Logical Observation Identifiers Names and Codes

观测指标逻辑命名与代码系统

V 2.19

〔美〕Clem McDonald，M. D.，Stan Huff，M. D.　原著

梁铭会　俞汝龙　主译

北京大学医学出版社

图书在版编目（CIP）数据

观测指标逻辑命名与代码系统 V 2.19/（美）麦克唐纳（McDonald，C.）著；梁铭会，俞汝龙译. —北京：北京大学医学出版社，2008.8

书名原文：Logical Observation Identifiers Names and Codes

ISBN 978-7-81116-593-7

Ⅰ.观… Ⅱ.①麦…②梁…③俞… Ⅲ.医院—管理信息系统 Ⅳ.R197.324

中国版本图书馆 CIP 数据核字（2008）第 100959 号

北京市版权局著作权合同登记号：图字：01-2008-4220

观测指标逻辑命名与代码系统 V 2.19

主　　译　梁铭会　俞汝龙

出版发行：北京大学医学出版社（电话：010-82802230）

地　　址：（100191）北京市海淀区学院路 38 号　北京大学医学部院内

网　　址：http：//www.pumpress.com.cn

E - mail：booksale@bjmu.edu.cn

印　　刷：莱芜市圣龙印务有限责任公司

经　　销：新华书店

责任编辑：简　浦　**责任校对**：杜　悦　**责任印制**：郭桂兰

开　　本：889mm×1194mm　1/16　**印张**：115.5　**字数**：3795 千字

版　　次：2008 年 8 月第 1 版　2008 年 8 月第 1 次印刷　**印数**：1—1000 册

书　　号：ISBN 978-7-81116-593-7

定　　价：680.00 元

翻译委员会名单

主　译　梁铭会　俞汝龙

副主译　舒　婷　张　林　陈建河

译　审　刘道践　王英凯

译　委　（按姓氏笔画排序）

丁　云　王英凯　王冠一　仇玉敏　文传鸿

朱微微　刘道践　芦玉环　杨　星　李金平

李　涛　张　林　张　嘉　张文燕　陈　兴

陈建河　宗井彬　赵英杰　俞汝龙　俞柏青

黄文智　盛桢智　梁铭会　舒　婷　戴行锷

Introduction

Author: Clem McDonald MD, Regenstrief Institute, Indianapolis, Indiana;
Stan Huff MD, Intermountain Health Care, Salt Lake City, Utah.

Computers assist in the collection and reporting of enormous numbers of messages each year. In 1996, laboratory systems alone-generated from 5 to 10 *billion* [1] discrete laboratory results in the United States. Other clinical systems-electrocardiogram carts and obstetrical ultrasound units, spirometry systems, automatic blood pressure (oscillometry) and oximetry machines, intensive care monitors and nursing systems add to these numbers as they deliver such measures as P-R intervals, FEV1, diastolic blood pressure and APGAR scores. Today most medium to large health care organizations in the United States and other counties use electronic Health Level Seven (HL7) [2] messages to deliver patient information produced by such systems to their internal electronic medical record systems and to their external clients such as physician practices, Health Maintained Organizations and public health departments.

The HL7 message carries one record for each separate observation/measurement. Within this record is one slot that carries a code that identifies the test/measurement, e. g. , serum sodium, and another that carries its value, e. g. , 142. Historically, health care organizations stored their own locally invented codes to identify clinical observations delivered in these messages. This use of local codes is workable for messages that move within the organization. For example, from a hospital's laboratory system to their medical record system-in which case the sender and the receiver use the same locally defined codes. However, when an organization sends messages to an outside system, e. g. , to a physician office or a Health maintenance organization, the sender's codes are "foreign" to the outside system because they only know how to interpret and file the codes they have defined locally.

The fact that every organization invents it own unique codes for identifying clinical results creates a huge barrier to the efficient use of electronic clinical data because it requires expensive efforts in human coding to map the thousands of codes delivered by each sender to each independent receiver. In 1994, the LOINC™ committee set out to remove this barrier by defining a universal code or "*Lingua Franca*" for test results, measurements and reports that all systems could understand. Diagnostic services that included LOINC codes as test/measurement identifiers in HL7 messages could communicate with any system that also used LOINC codes and all systems could then understand the content of all clinical data producers' messages.

The LOINC committee began its quest in February of 1994 following a public meeting with the informatics community in 1994. The committee released the first LOINC database with universal identifiers and names for more than 6000 laboratory tests such as serum glucose and blood leukocyte count as well as a 70-page user's guide. The first release covered only laboratory tests, but within the next year, the committee added clinical observations, such as blood pressure, height, weight, radiology reports electrocardiogram, cardiac echo and obstetrical ultrasound, measurements to the LOINC data base, and provided a program called (RELMA™) for browsing the LOINC database and mapping local institutional terms to the appropriate LOINC code, all delivered under a no-cost perpetual license. Twelve years and twenty releases later the LOINC [4] database contains

42 000 terms across the full spectrum of laboratory testing and many kinds of clinical observations ranging from electrocardiograms, cardiac echoes, obstetrical ultrasound, ventilator management, body measurements, and much more. It includes translations of all of the laboratory LOINC terms to simplified Chinese and to Spanish, and translations of the 3800 most common LOINC terms into French, German, Italian and Spanish. The LOINC database now also includes separate tables for the concepts that are the building blocks of LOINC terms and classifications and synonyms for these building blocks. RELMA now includes a program for generating a table of all results (including sample values) from large samples of HL7 messages produced by a given diagnostic service. We also include a program called HL7 Lint to analyze the semantic quality of HL7 messages, e. g. , "does the message producer place each discrete measurement into its own separate HL7 record and put each attribute of a measurement in the designated slot?" Interested parties can download the LOINC data base and all of the RELMA tools from WWW. LOINC. org.

Today, HL7 defines LOINC as the preferred code systems for identifying observation in its messages as does CDSC, for reporting the drug trial results to the Federal Drug Administration and DICOM for reporting some diagnostic imaging results. The US government requires that all governmental agencies use LOINC codes to identify laboratory tests and orders in HL7 messages. The proposed HIPAA Attachment Standard also requires LOINC codes for identifying requests for all kinds of clinical data. Large US referral laboratories (Quest, ARUP) and large health care systems (Partners of Boston, Clarian of Indianapolis, the Veterans Administration and Kaiser Permanente) use LOINC to report laboratory results and/or to organize their institutional longitudinal data bases. LOINC has much international adoption as well-in German (by the Deutche Institute der Normung) (Sprechen Sie LOINC) [4]; in Mexico by the Mexican Institute of Social Security (IMSS); in Canada, by the Ontario pediatric hospital collaborative. Australia, New Zealand, and the Hong Kong Public Health Authority have also adopted LOINC, and the People's Republic of China is publishing this book about LOINC.

The use of LOINC codes in all electronic clinical reporting will facilitate the merging of clinical data about an individual patient from many sources; make it easy to build electronic medical record systems based on this data, and to aggregate this data for use in clinical care, pubic health, clinical research, drug trials and many other appropriate purposes.

Reference:

1. Steindel SJ, Rauch WJ, Simon MK; Handsfield J, National Inventory of Clinical Laboratory Testing Services (NICLTS)-Development and Test Distribution for 1996. Arch Path Lab Med 2000; 124: 1201-1208.
2. Health Level Seven, Version 2. 4. An application protocol for electronic data exchange in healthcare environments. Ann Arbor, Michigan: Health Level Seven, 2002.
3. McDonald CJ, Huff SM, Suico JG, Hill G, Leavelle D, Aller R, et al. LOINC, A universal standard for identifying laboratory observations: a 5-year update. Clin Chem 2003; 49(4): 624-633

序　言

作者：**Clem McDonald MD，Regenstrief Institute，Indianapolis，Indiana**
克莱姆·麦克唐纳　医学博士，印第安纳州，印第安那不勒斯，Regenstrief 研究中心
Stan Huff MD，Intermountain Health Care，Salt Lake City，Utah
斯坦·哈夫　医学博士，犹他州，盐湖城，Intermountain 医疗保健中心

在美国，人们无时无刻不在依靠计算机来对数量庞大的信息进行收集汇总与报告。在 1996 年一年中，仅实验室系统所产生的相互独立的（discrete）实验室结果量就从 50 亿增长到了 100 亿[1]。而其他临床系统，如心电图专用手推车、产科超声波单位、肺量测量系统、自动血压测量仪（振量法）、血氧定量法、特护监控和护理系统等又使这个统计结果继续上升，因为它们也在传送诸如 P-R 间期、FEV1、舒张压和 APGAR 值等测量结果。如今，美国和其他国家的大型医疗机构中都采用电子化的健康信息交换第七层协议（HL7）[2]，来将这些系统产生的患者信息传送到内部电子病例系统和诸如医生实习单位、健康维护机构以及公共卫生部门等外部用户系统中。

每条 HL7 消息中都包含一个单独的观察/测量的记录。每条记录都为标识此项检验/测量的代码留出了空格，例如血胆红素，而另一个空格则记载了此项检验/测量的值，比如 142。从前，医疗机构都是用他们自创的本地代码来标识在信息中传递的临床观测结果。在本机构的信息交流中使用本地代码是可行的。比如，从某医院自身的实验室系统到电子病历系统——在这种情况中消息的发出者和接收者使用的是同一套本地代码。但是，当医疗机构要向外部系统发送消息时（比如其他机构的医生办公室或健康维护组织），所发出的代码就无异于佶屈聱牙的"天书"，因为人家只能理解并整理本地的代码，而对外部代码一无所知。

如果每个机构都为了标识临床结果而独创一套代码，那就相当于为临床数据便捷有效的使用设立了一道鸿沟：接收方要耗费大量的人力来将发送方成千上万的代码与本地代码进行对照与匹配。1994 年，LOINC 委员会开始致力于用一套通用的代码或 *Linqua Franca*（共通语，通用语）（也作 Lingua Franca 语言学名词，指辅助的或折衷的语言，用于没有其他共同语言的集团间）来标识所有系统都能识别的观测结果、测量结果和报告，以填平这道信息交流的鸿沟。将 LOINC 代码作为 HL7 消息中检验/测量标识符的诊断服务系统能够与同样应用 LOINC 代码的任意系统交流，这样所有系统就都能够理解产生临床信息一方所发出的消息内容了。

LOINC 委员会在参与了 1994 年信息学学会的公开会议后，开始了其探索之路。同年 2 月，LOINC 委员会发布了第一个 LOINC 数据库，其中包括 6000 多种实验室检验的通用标识符和名称，例如血糖和白细胞计数，还有一份 70 页的用户指南。第一次发布的版本中只涵盖了实验室检验的内容，而到了第二年，委员会就增加了临床观测结果，如血压、身高、体重、放射学报告、心电图、心脏超声波和产科超声波、测量方法等内容，同时还开发了便于浏览 LOINC 数据库和辅助本地术语与 LOINC 代码对照的 RELMA 程序，所有这些均可让用户永久性地免费使用。在经历了 12 年二十几个版本的发布后，LOINC[3] 数据库的术语已增加到 42 000 条，贯穿了所有的实验室检验项目以及从心电图、心脏超声波、产科超声波、通风设备管理到身体测量等多种临床观测结果。包括了所有 LOINC 实验室术语的简体中文、西班牙文翻译，以及 3800 多个常用 LOINC 术语的法语、德语、意大利语和西班牙语翻译。如今的 LOINC 数据库中还包括独立的表格，表格中有组成 LOINC 术语的基础概念及其同义词和分类。RELMA 中还包括这样的程序，用户可以用它来生成包含所有来自 HL7 消息的、由指定诊断服务系统生成的大量样本检测结果（包括样本值）的表格。此外，我们还提供了一组名为 HL7 Lint 的程序，来分析 HL7 消息的语义本质，例如，"消息的生成者是否将单独的测量结果置入相应的

HL7 记录中？是否将每个测量结果的属性置入指定的空格中？”有兴趣者可登录WWW. LOINC. org 下载 LOINC 数据库和 RELMA 工具。

现在，HL7 已将 LOINC 作为其消息中标识观测结果的首选代码系统，HL7 对 LOINC 的信任就如同联邦药品管理局信任 CDSC 报告的药物测量结果、DICOM 报告的影像诊断结果一样。美国政府要求所有政府性机构都在 HL7 消息中使用 LOINC 代码来标识实验室检验结果和医嘱。已通过的健康保险与便携法案的附属标准中也规定使用 LOINC 代码来确定各种临床数据的要求。美国多家大型参比实验室（Quest，ARUP）和大型医疗卫生保健系统（Partners of Boston，Clarian of Indianapolis，the Veterans Administration and Kaiser Permanente）都使用 LOINC 来报告实验室结果和/或构建其组织内部的纵贯性数据库。LOINC 还接纳了很多国际朋友，如德国标准研究院《请您说说 LOINC》（ Deutche Institute der Normung）（Sprechen Sie LOINC）；墨西哥社会安全研究院（Mexican Institute of Social Security）（IMSS）；加拿大安大略协作儿科医院（Ontario pediatric hospital collaborative）。澳大利亚、新西兰和香港的公共卫生局也都在使用 LOINC ，中国也即将出版 LOINC 的中译本。

如果在所用电子化临床报告中都使用 LOINC 代码，将会大大简化来自同一患者不同系统的临床数据的合并，也会简化基于这些数据的电子病例卡系统的建立，以及应用于临床护理、公共卫生、临床研究、药物测量等其他领域的数据整合。

参考文献

[1] Steindel SJ，Rauch WJ，Simon MK；Handsfield J，National Inventory of Clinical Laboratory Testing Services (NICLTS)-Development and Test Distribution for 1996. Arch Path Lab Med，2000，124：1201-1208

[2] Health Level Seven，Version 2.4. An application protocol for electronic data exchange in healthcare environments. Ann Arbor，Michigan：Health Level Seven，2002

[3] McDonald CJ，Huff SM，Suico JG，Hill G，Leavelle D，Aller R，et al. LOINC，A universal standard for identifying laboratory observations：a 5-year update. Clin Chem，2003，49(4)：624-633

序　言

温家宝总理在 2007 年第十届全国人民代表大会第五次会议所作政府工作报告中明确指出，我们在今后的工作中要加快卫生事业改革发展，健全卫生服务网络。在这个社会改革的大环境下，卫生行业的信息化需求越来越紧迫。

当前，全国范围内信息化建设都在飞速发展，多种信息系统应运而生，这在很大程度上加快了医疗卫生机构的信息化进程，这些无疑是利国利民的好事情。但是，我们在实际工作中，发现了多种信息系统共存的诸多问题，其中一个重要的问题就是各医学术语的命名、分类、编码等在各医院的系统，甚至是同一医院内部的各系统中都不尽相同，影响了系统间数据信息的理解、分析、利用与交换，因此解决医学术语标准化的问题是实现语义互操作性的当务之急。

以 LOINC 为代表的一系列信息规范、标准正是为了解决这些问题而被开发研究，并且其功能与效用得到了国际性的公认。卫生部医院管理研究所组织大量人力物力翻译出版 LOINC 中文版，我相信，这一工作将对所有需求医疗卫生信息资料的专家、学者、科研人员以及临床领域的工作人员产生极大的帮助。我希望，在 LOINC 等规范、标准的推动下，中国的医疗卫生信息化进程能够进行得更加稳妥和迅速！同时，我也希望，经过大量的实践和研究，能够产生具有中国特色的拥有自主知识产权的创新的医疗卫生信息规范和标准，用来指导中国的医疗卫生信息化建设。

卫生部信息化工作领导小组办公室主任
卫生部统计信息中心主任
中国卫生信息学会副会长

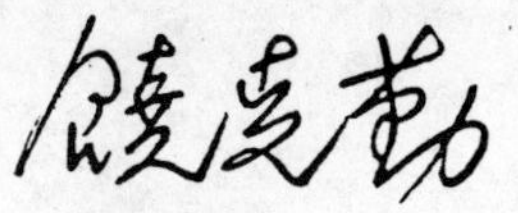

译者前言

观测指标逻辑命名与代码系统（Logical Observation Identifiers Names and Codes，LOINC），最初由美国电子病历研究与开发的先驱者之一克莱姆·麦克唐纳教授（Clem McDonald）于1995年发起，在美国疾病控制与预防中心（CDC）、美国医疗保健政策研究署（AHCPR）、美国国立医学图书馆（NLM）等资助下，由美国印第安纳州雷根斯特里夫（Regenstrief）研究院承担所有的LOINC数据库及其底层支持文档的开发和维护工作，进展迅速，目前应用非常广泛。

2003年3月，美国卫生部、国防部、退役军人事务部联合宣布了美国联邦政府将采用首套统一的临床医疗卫生电子信息交换标准，其中与医疗卫生数据处理相关的所有联邦政府机构都将采用LOINC的实验室部分来实现临床实验室结果电子信息交换的标准化。

2004年5月，美国正式宣布采纳包括LOINC在内的15项卫生信息标准，为实现美国总统布什许诺的10年内大多数美国人拥有自己的电子健康档案（EHR）奠定了坚实的基础。

在美国，很多诊所、医院或医学院校的实验室都使用LOINC标准来传输和交换实验室检验结果。LOINC与其他医学信息学标准的联合，如HL7，SNOMED，CPT，UMLS等，也彰显了其重要的地位与作用。LOINC已经成为目前国际上应用非常广泛的实验室代码系统。

LOINC的目标是促进相互独立的计算机系统之间实现临床数据的交流与沟通，包括机构内部的数据共享（不同系统之间）和机构之间的数据共享，如公共卫生信息上报、各种临床研究数据整理等。

LOINC主要用于提供电子消息（Messages）观测指标标识（Observation ID）字段使用的通用标识，包括HL7消息、ASTM、CEN TC251和DICOM中的对等字段，作为实验室及临床观测指标的通用标识符，使电子消息中观测指标及其结果的信息，在各种电子病历系统以及科研和管理方面的数据库管理系统之间的交流与共享得以实现。

LOINC的结构组成是基于六轴概念表达模型的结构化命名原则。

① 分析物成分（Analyte Component）：如钾、血红蛋白、红细胞。

② 受检属性（Property Measured）：如质量浓度、压力。

③ 时间特征（Time Aspect）：如随机或时间点型（PT）、1H、24H。

④ 标本，器官系统（Specimen，Organ System）：如血清、尿液。

⑤ 数据精度（Precision）：如定量型（QN）、等级型（ORD）、名义型（NOM）。

⑥ 方法（Method）：如放射免疫分析（RIA）。

LOINC促进了临床观测指标及其结果的交换与共享，解决了临床实验室的信息互通和实际应用问题。目前LOINC的功能正在进一步扩大，已经或即将涉及临床护理、临床结果管理和临床基因研究等学科的各种临床观测指标的应用。

卫生部医院管理研究所十多年来一直从事医院信息标准的研究和开发工作，为了促进国内同行对国外医院信息标准的学习、借鉴和本地化，我们一直坚持进行国外信息标准的翻译工作，已经组织翻译了HL7（美国医疗健康信息传输与交换标准）、SNOMED（系统医学术语全集）、IHE（医疗健康信息集成规范）、NDC（美国国家药品代码系统）、ATC（世界卫生组织药品代码）等。

我们从2004年开始组织LOINC的翻译工作，国内最早进行LOINC翻译的张林同志也加入了我们的翻译队伍。我们首先组织翻译了LOINC标准的2.14版，共收载术语38 308条，包括实验室检验项目、临床观测指标、管理补充信息等。之后，又翻译了2.15版和2.17版，由于LOINC标准大约一年要更新2～3次，当时我们的翻译出版工作赶不上LOINC标准的更新速度。从2007年开始，我们重新调整了翻译队伍和资金保障，在对2.14版和2.17版重新校对的基础上，开始翻译LOINC标准的最新版——2.19版。2.19版收载术语

46812条，比2.14版增加了8504条。

在2005年的AMIA大会上，舒婷在LOINC分会场发言介绍LOINC在中国的发展情况，并第一次与麦克唐纳教授见面，聆听了关于翻译和使用方面的教诲，并获得了中译本的授权书；在西安举办的2006年中华医院信息网络大会上，有幸邀请到麦克唐纳教授来华做关于LOINC标准的演讲。后来舒婷还参加了麦克唐纳教授在华盛顿的家里举行的Regentrief研究所的Party，之后一直保持着联系；2007年麦克唐纳教授还介绍浙江大学迪诺遗传与基因组医学研究中心的祁鸣教授与医院管理研究所合作，争取在中国开展临床基因组研究工作的同时就按照LOINC临床基因组方面的标准来进行，同时也是对LOINC代码的进一步扩充。

希望LOINC这棵大树能够深深植根于我们中国的土地上，正如它已经茁壮成长于美国、法国、德国、阿根廷、意大利等国家那样，枝繁叶茂，欣欣向荣，让火热的中国医学信息学标准行业也能借此感受到来自遥远西方的阵阵荫凉。

LOINC标准仍在不断发展，我们的专业水平及翻译能力和经验非常有限，翻译不足之处在所难免，恳切希望各位同仁和朋友批评指正，多提宝贵意见。

来信请寄北京市学院路38号卫生部医院管理研究所，邮政编码100191。E-mail：nctingting@yahoo.com.cn。

译　者

2008年5月于北京

凡　　例

LOINC 数据库提供的是一套用于标识实验室和临床检测项目结果的通用名称和标识代码。其目的在于促进这些结果信息的交换、汇集与共享。

下面对本书中需要注意的部分内容加以简单说明：

1. 药物名称的翻译均采用通用名，而不是商品名。

	通用名	其他译名
Acetaminophen	对乙酰氨基酚	扑热息痛
Sulpiride	舒必利	硫苯酰胺，舒宁，止呕灵

2. 原文中一些常用的缩写未翻译，如：

Ab	抗体
Ag	抗原
NOS	未作特别说明
HIV	人类免疫缺陷病毒
DNA	脱氧核糖核酸
RNA	核糖核酸
rRNA	核糖体核糖核酸
HLA	人类白细胞抗原

3. 原文中一些单位的表示也都是采用国际统一标准单位，如：

μg	微克
kg	公斤
U	单位
mg	毫克

4. 书中的希腊字母的表示依原文的原则采用英文全名表示，如：

α	alpha
β	beta
γ	gama
δ	deta

5. 原文对所有字段中的字母均不区分大小写。对于一些名称中按国际惯例需要区分大小写的部分，在需要小写的字母前面加上单词“LITTLE”以示区别，以单词“SUPER”来表示上标（Superscripts）。

6. 原文中，有一些字段名称无法查找到对应的中文词汇，就没有进行翻译，或者进行了部分的翻译，如：

Spondylocladium citrovirens Ab. IgE	citrovirens 椎枝孢 Ab. IgE
Coralbumin Ab. IgE	Coralbumin Ab. IgE

凡例是对书的宗旨、内容、体裁、结构以及编写中一些基本问题的规定或说明。简言之，就是说明书的宗旨、内容和编纂体例的文字。再通俗一点，就像我国著名语言学家王力先生所说：“凡例是作者认为应该注意的地方。”

目　录

第一部分

观测指标逻辑命名与代码系统（LOINC®）

LOINC 用户指南

V 2.19

2006 年 12 月

原著： Clem McDonald，M. D.
Stan Huff，M. D.
Daniel J. Vreeman，PT，DPT
Kathy Mercer

用户如果对原版内容有任何问题、意见及建议，敬请告知。联系地址如下：

LOINC
c/o Regenstrief Institute
1050 Wishard Boulevard
Indianapolis，IN 46202
或发送电子邮件至：loinc@regenstrief. org

用户如果对译文内容有任何问题、意见及建议，敬请告知。联系地址如下：

北京市海淀区学院路 38 号
卫生部医院管理研究所
或发送电子邮件至：nctingting@yahoo. com. cn

版权声明与许可协议

LOINC®代码、LOINC®数据库、LOINC®数据库表和相关文件及《LOINC®用户指南》版权所有© 1995—2006，Regenstrief Institute，Inc.（Regenstrief研究院股份有限公司）及Logical Observation Identifiers Names and Codes（LOINC）Committee（观测指标标识符逻辑命名与编码系统委员会，LOINC委员会）。保留所有权利。

RELMA®程序、RELMA®数据库（但除外其中所包含的适用于上述版权的LOINC®代码、LOINC®数据库表和相关文件）及《RELMA®用户手册》版权所有© 1995—2006 Regenstrief Institute，Inc.（Regenstrief研究院股份有限公司）。保留所有权利。

LOINC®和RELMA®属于Regenstrief Institute，Inc. 的美国注册商标。

在符合下列条款的情况下，特此永久准许出于任何商业性或非商业性目的而使用、拷贝或分发RELMA®程序、《RELMA®用户手册》、RELMA®数据库、LOINC®代码、《LOINC®用户指南》、LOINC®数据库及LOINC®数据库表和相关文件者，无须支付许可费用或版税：

（1）为了防止削弱LOINC®代码和LOINC®数据库表作为标识电子报告中临床信息的权威性标准的目的，任何用户不得将RELMA®程序、《RELMA®用户手册》、RELMA®数据库、《LOINC®用户指南》、LOINC®数据库、LOINC®数据库表和相关文件和/或LOINC®代码用于另行制定或分发旨在标识电子报告与消息中实验室检测结果、诊断性检查报告、临床观测指标或这些实体的医嘱的任何其他不同的标准。

（2）如果用户选择使用RELMA®程序，用户所收到的RELMA®程序将附带有完整的RELMA®数据库；其中，包括LOINC®数据库表及其他组成RELMA®数据库的数据库表。除了可以将LOINC®数据库表与RELMA®程序一同使用外，用户尚可单独使用LOINC®数据库表，并可以在遵守本文条款的基础上对LOINC数据库表加以修改。事先未经Regenstrief Institute，Inc. 的书面许可，除了将RELMA数据库中的其他数据库表与RELMA程序一同使用外，用户不得使用和修改RELMA数据库中的其他数据库表。若需申请书面许可，可通过电子邮件地址loinc@regenstrief. org进行联系。

（3）任何用户不得变更任何LOINC®代码的含义。任何用户不得变更LOINC®数据库表中任何字段的名称或内容。用户可通过向LOINC®数据库表中添加新字段来为已有的LOINC记录附加额外信息。

（4）用户可以依据用户当地的要求，删除LOINC®数据库表中的记录。同样地，为满足用户当地的要求，用户也可以向LOINC®数据库中添加新记录。不过，这类新纪录在LOINC _ NUM字段（♯1字段，即LOINC编号字段）中的任何条目都必须以大写英文字母“X”开头，以避免与已有的LOINC®代码以及与较新版本LOINC®数据库表中新定义的纪录相混淆。用户为适应当地要求而删除或添加的记录，不会反映到Regenstrief研究院（Regenstrief Institute）及LOINC委员会（LOINC Committee）所维护的正式版本的LOINC®数据库中。为了尽可能减少对X-代码（X-codes）的需求，用户还需要适当付出精力，向LOINC提交新的术语记录，以便收录那些在LOINC®数据库中未找到的观测指标。

（5）LOINC®数据库表中的LOINC®代码及其他信息，可以在诸如HL7 ORU消息等用于传输实验室检测结果及临床观测指标结果的电子消息中使用，而不必在消息中包含这篇《版权声明与许可协议》或其出处参考（同样，也不必包括本文第7部分条款所要求的所有字段）。当消息中包含有LOINC代码（来自LOINC _ NUM字段），且该消息中设有表示其文本名称的位置时，鼓励但不要求用户在消息中包含相应的LOINC简称

（来自 SHORTNAME 字段）。

（6）用户可以制作和分发任意拷贝数的未经更改的原版 RELMA 程序、RELMA 数据库、LOINC 数据库表和/或 LOINC 数据库。所发布的每份拷贝必须含有这篇《版权声明与许可协议》，且必须包含 LOINC 数据库表/LOINC 数据库或 RELMA 程序的版本编号。所有 LOINC 数据库表印刷本都必须含有这篇《版权声明与许可协议》。以磁盘、CD-ROM 等固定存储介质形式分发 RELMA 程序、RELMA 数据库、LOINC 数据库表和/或 LOINC 数据库时，该存储介质上必须包括或带有这篇《版权声明与许可协议》的印刷本；而且其存储介质中同时还必须存有一个含该文档完整信息的名为"license. txt"的文本文件。在国际互联网（Internet）上分发 RELMA 程序、RELMA 数据库、LOINC 数据库表和/或 LOINC 数据库时，在下载 RELMA 程序、RELMA 数据库、LOINC 数据库表和/或 LOINC 数据库的页面中也必须能获得这篇《版权声明与许可协议》。

（7）在遵守本文第 1 部分条款及其他限制条件的情况下，用户可以将 LOINC 数据库内容合并到另一个实验室检测项目定义数据库或软件程序之中，向其所属的公司或机构之外分发；并且，任何这种实验室检测项目定义数据库或软件程序还必须包括以下从 LOINC 数据库中完整复制而来的字段：1 号 LOINC 编号字段 LOINC _ NUM、2 号成分字段 COMPONENT、3 号属性字段 PROPERTY、4 号时间特征字段 TIME _ ASPCT、5 号体系/样本类型字段 SYSTEM、6 号标尺类型字段 SCALE _ TYP、7 号方法类型字段 METHOD _ TYP、18 号结果选项列表字段 ANSWERLIST、19 号状态字段 STATUS 及 59 号简称字段 SHORTNAME。同时，还鼓励但不要求用户在此类数据库中包括 58 号相关名称字段 RelatedNames2。有关这些字段的详细说明请参见《LOINC 用户指南》中的附录 A。合并有或分发时附带有 LOINC 数据库表的其他数据库或软件程序，在其所有拷贝中必须包含以下声明：

"本产品含有全部或部分的 LOINC® 数据库，或者本产品源自 LOINC® 数据库；有关内容受到 Regenstrief 研究院（Regenstrief Institute，Inc）的许可协议的约束。用户对 LOINC 数据库及 LOINC 代码的使用同样受到该许可协议的约束。该许可协议可从网址 http：//www. regenstrief. org/loinc/＃copyright 获得。完整的最新版本 LOINC 数据库及《LOINC 用户指南》可从网址 http：//www. regenstrief. org/loinc 下载。LOINC 数据库及 LOINC 代码版权所有© 1995—2006，Regenstrief Institute，Inc.（Regenstrief 研究院）及 Logical Observation Identifiers Names and Codes（LOINC）Committee（观测指标逻辑命名与代码系统委员会，LOINC 委员会）。保留所有权利。LOINC 数据库按原样分发。不做任何明示或默示保证，其中包括（但不限于）对特定用途的适销性、适用性的默示保证。LOINC® 是 Regenstrief Institute，Inc. 的美国注册商标。LOINC 的一小部分表可能含有版权属于第三方的内容（如调查工具），这样的内容已根据相关版权协议和使用条款被反映到了 LOINC 术语。如果 LOINC 中出现了这样的内容，则同时会出现第三方版权和许可协议条款。"

含有 LOINC 数据库表内容的主术语词典或软件程序分发时如果附有印刷的许可协议，上述这一声明必须出现其中。含有 LOINC 数据库表内容的实验室检测项目定义数据库或软件程序分发时如果采用固定存储介质，该存储介质中必须存有一个含上述这一声明信息的名为"LOINC _ short _ license. txt"的文本文件。含有 LOINC 数据库表内容的主术语词典或软件程序在国际互联网（Internet）上分发时，在该产品的同一下载页面中也必须能获得这一声明信息。

（8）按照各种在此未做特别说明的方式使用和分发 LOINC 数据库表及 LOINC 代码时，应当附带和遵循本文第 7 部分的声明条款，且第 7 部分最后一段中所包括的有关提供声明的原则条款也同样适用。用户如果对 RELMA 程序、RELMA 数据库、LOINC 代码、LOINC 数据库和/或 LOINC 数据库表及相关文件是否可以用于某种用途存在任何疑问，欢迎以电子邮件（e-mail）的方式与 Regenstrief Institute 联系；电子邮件地址为 loinc@regenstrief. org。

（9）对制作和分发《RELMA 用户手册》及《LOINC 用户指南》的拷贝数不作任何限制。《RELMA 用户手册》和《LOINC 用户指南》的所有电子文档和印刷材料中必须含有这篇《版权声明与许可协议》的完整全文。事先未经 Regenstrief Institute，Inc. 的书面许可，不得对《RELMA 用户手册》或《LOINC 用户指南》进行任何修订或改写。若需申请书面许可，可通过电子邮件地址loinc@regenstrief. org 进行联系。Regenstrief Institute，Inc. 保留批准对《RELMA 用户手册》或《LOINC 用户指南》进行任何修订或改写的权利。

（10）如果用户希望将 LOINC 代码、LOINC 数据库表、LOINC 数据库、《LOINC 用户指南》、《RELMA 用户手册》、RELMA 程序或 RELMA 数据库翻译成非英语语种，则用户应该通过电子邮件地址loinc@regenstrief. org 通知 Regenstrief 方面。任何这样的翻译都属于一种派生工作，用户则因此同意并确实将此类派生工作中的权利、资格和利益赋予：（1）给 Regenstrief 和 LOINC 委员会，如果该翻译是 LOINC 代码、《LOINC 用户指南》、LOINC 数据库表或 LOINC 数据库的一种派生；（2）给 Regenstrief 和 LOINC 委员会，如果该翻译是 RELMA 程序、《RELMA 用户手册》或 RELMA 数据库（但除外与 LOINC 相关的数据库表或文件）的一种派生。而且，在任何版权申请或其他法律文档的归档和审核，以及对准备此类版权申请相当必要的任何文档（如声明、转让、宣誓书等）的签署方面，用户应该与 Regenstrief 进行全面配合。本段落所授予的转让拓展至美国国内以及所有其他国家的全部所有权。这里，并未授予创建有关 LOINC 代码、LOINC 数据库表、LOINC 数据库、《LOINC 用户指南》、《RELMA 用户手册》、RELMA 程序或 RELMA 数据库（除翻译成非英语的一种语种的权利之外）的派生性工作的任何权利，且 Regenstrief 和 LOINC 委员会分别保留在此并未具体授予的所有其他权利。应该采用电子格式将所有此类翻译传送给 Regenstrief，且应该使此类翻译可用；所有此类翻译同样遵循这里所包含的许可权利与限制。Regenstrief 将在其网站上（以及 RELMA 网页及其用户指南上）向完成该项翻译工作的用户和/或实体致谢。

（11）事先未经 Regenstrief Institute，Inc. 的书面许可，不得将“Regenstrief”、“Regenstrief Foundation（Regenstrief 基金）”、“Regenstrief Institute（Regenstrief 研究院）”和“LOINC Committee（LOINC 委员会）”这些名称用于可能被解释为 Regenstrief Institute，Inc 对任何产品或服务的认可或促销宣传的目的。而且，下文也未许可任何使用 Regenstrief 的商标的权利。若需申请书面许可，可通过电子邮件地址loinc@regenstrief. org 进行联系。

（12）**免责声明：**REGENSTRIEF INSTITUTE（REGENSTRIEF 研究院）及 LOINC COMMITTEE（LOINC 委员会），对 RELMA 程序、《RELMA 用户手册》、RELMA 数据库、LOINC 代码、《LOINC 用户指南》、LOINC 数据库以及 LOINC 数据库表和相关文件中的任何疏失或错误不承担任何责任。RELMA 程序、《RELMA 用户手册》、RELMA 数据库、《LOINC 用户指南》、LOINC 代码、LOINC 数据库以及 LOINC 数据库表和相关文件均按原样分发，不做任何保证。不做任何明示或默示保证，其中包括（但不限于）对特定用途的权利、非权利侵犯、适销性、适用性的默示保证。同时，对交易、贸易惯例及贸易活动期间发生的上述问题也不做任何保证。此外，对 LOINC 代码、《LOINC 用户指南》、LOINC 数据库、LOINC 数据库表和相关文件、RELMA 程序、《RELMA 用户手册》、RELMA 数据库以及任何翻译和派生性著作的准确性、完整性、顺序、及时性或可用性也不做任何保证和陈述。REGENSTRIEF INSTITUTE（REGENSTRIEF 研究院）、LOINC COMMITTEE（LOINC 委员会）及其捐助者绝不就在任何情况下不论何种原因而发生的任何直接的、间接的、意外的、特殊的、信誉的、惩罚性或后果性的损失以及律师费用（包括，但不限于替代商品或服务的获得、机会成本、使用价值、储蓄金及数据信息或营业利润的损失、营业中断的损失）承担合同中任何责任理论所规定的严格赔偿责任，或任何情况下因不能使用 RELMA 程序、《RELMA 用户手册》、RELMA 数据库、《LOINC 用户指南》、LOINC 代码、LOINC 数据库以及 LOINC 数据库表和相关文件所引起的民事侵权行为（包括疏忽或其他情况）的赔偿责任，即使 REGENSTRIEF INSTITUTE，INC 和 LOINC COMMITTEE 或其捐助者事先被告知该损害发生的可能性。某些管辖区域的司法制度并不允许限制或拒绝某些保证或先行条件，因而，上述某些条款可能对用户并不适用。

（13）对本许可协议的解释与说明，除其与相关法律条款抵触的情况外，必须遵循美国印第安纳州的相关法律。

第三方内容和版权条款声明

LOINC 和 RELMA 数据库的很少一部分内容的版权属于第三方。这部分内容的使用是经过许可的或是符合相关使用条款的。在所有这样的情况下，我们都附有版权声明。第三方内容在程序中用以下方式进行突出标记：当这样的内容出现在 RELMA 查找网格中时，RELMA 将突出标记含有该内容的行，即将该行用带有不同颜色背景的斜体字来表示。同时还在（EXT（C））栏设置一个链接，通过点击该链接，用户可以看到那些含有该第三方内容的 LONIC 映射术语所需的版权声明和使用许可条款。LOINC 数据库（如定位分隔文件和 LOINC Access 数据库）也含有一个版权声明（最多为 250 个字符）。

我们所采用的第三方内容至少允许为临床、管理和研究目的而被使用和分发。通常情况下，第三方版权拥有者要求说明内容来源并允许将这样的内容免费用于治疗、医疗保健管理和研究目的。他们不允许对其内容（如调查问题和/或答案）的更改以及将其用于商业目的，后者通常意味着对这些调查工具的直接销售。然而，他们常常允许将这些内容用在商业性的软件、医疗记录和其他临床数据库系统以及对采用这些工具收集到的患者信息的消息创建中。在使用 RELMA 查找工具或 LONIC 定位分隔数据库时，可以获取与术语相关的第三方内容版权声明的细节。LONIC 代码本身的版权仍然属于 Regenstrief Institute，Inc. 和 LONIC 委员会并受 LOINC 所需版权和许可协议的保护。

我们期望将来能得到第三方的允许将更多这样的调查工具和问卷（尤其是那些美国联邦政府要求的支付和偿还所需的内容）包括在我们的文件中，同时我们相信用一个综合系统（LOINC 数据库）对所有这些数据收集形式进行的分类与实验室和其他临床变量一起将促进这些数据在直接临床看护、研究和医疗实践管理方面的应用。

前言与简介

LOINC 数据库是一套用于标识实验室和临床检测项目结果的通用名称和标识代码[1,2]。其目的在于促进结果信息的交换、整合与共享。比如临床医疗护理、结局管理和研究工作中检测的血红蛋白、血清钾离子，或生命体征）。当前，许多实验室在将实验室结果以电子数据的形式从信息发生源头实验室（Producer Laboratories）传送到医院的临床医疗保健信息系统中的时候，采用的是 ASTM 1238 或其姊妹标准 HL7。大多数实验室采用其内部，甚至是自己特有的代码值来标识这些消息中的各种试验。除非作为消息接收者的医疗信息系统同样也采用信源实验室（Source Laboratories）的编码规则，否则就不能完全“理解”所收到的结果。这是一种解决办法。然而，如果收到的结果来自于多个信源实验室，就不可能做到这一点。比如，其中有医院的实验室、当地的营利性商业实验室和疗养院的实验室。要么就需要出资将所有这些实验室的编码系统分别都与自己的内部编码系统加以对照[3]。

（**译者注：**LOINC 的英文全称是 The Logical Observation Identifiers Names and Codes。其字面意思是“逻辑性观测结果标识符名称和代码系统”，而其内在含义则是“观测指标标识符逻辑命名与编码系统”。也就是说，LOINC 从比较抽象的层次将实验室和临床的各种观测项目都统一称为观测指标，并从这些概念术语的内在逻辑关系上对它们进行命名和编码。其中，Observations 的本意为“观测结果”或“观测结果概念”，但为了将“观测结果”概念本身与其所对应的实际结果取值相区别，本文将 Observations 统一称为“观测指标”。换言之，上述区别就是结果概念与结果取值之间的区别。）

如果上述这些期望相互交流与沟通的医疗信息产生者在数据传输中均采用了 LOINC 代码来标识其结果的话，这一问题就会迎刃而解。按照 LOINC 代码标识临床观测结果而生成的 HL7 结果消息，就能被主词表文件中存储有 LOINC 代码的数据接收系统理解和正确归档。类似地，如果报告的试验和观测指标都采用了 LOINC 代码，政府机构就能方便地将来自不同地点的试验结果汇集起来，用于科研管理和公众卫生工作。与试验及观测指标的 LOINC 编码及命名息息相关的方面应当包括医院、临床实验室、医生办公室、州卫生部门、政府医疗保健服务部门、第三方赔付人以及那些负责质量保证和效用复审的主管机构。

LOINC 代码的目的并非要传送所有可能与试验或观测指标（观测结果）相关的信息，而仅仅是旨在对试验结果或临床观测指标结果加以标识。而信源实验室的身份标识及当前样本的具体细节信息则可在消息的其他字段中加以传送。比如，结果代码标识的可能只是全血培养，而消息源代码则可能会更具体地标明该样本是*来自循环泵的血样*（*Pump Blood*）。LOINC 定义之所以到这种详细程度，其目的在于将现有实验室（信息）系统主文件中本来就互不相同的一个个独立的试验结果区别开来。当然，为达到这一目的，我们在开始的时候就使用了来自于美国的 7 家大型实验室的主文件；后来，还依据多家营利性商业实验室和医院提出的相关申请来继续改进 LOINC 的内容。

每条 LOINC 记录都与唯一一种试验结果或套组相对应，且均包括以下几个详细说明性的字段：

（1）成分（或分析物、受检物）：如钾、血红蛋白、丙型肝炎抗原。

（2）受检属性：如质量浓度、酶活性（催化速率）。

（3）时间特征：也就是说，某个检测指标是片刻或短时间的观测结果，还是在更长时间段内的观测结果，如 24 小时尿液标本。

（4）样本类型：如尿液、全血。

（5）标尺类型：即一个检测指标是定量型（其实这才是真正意义上的测量）、等级型（一套具有秩次的结果选项）、名义型（如 E. coli 和金黄色葡萄球菌），还是叙述型（如 X 线检查的口述结果）。

（6）方法：是指在获得试验结果或其他观测结果时所采用的方法（存在相关方法时才使用的字段）。

另外，每条记录中还包含有关生理性或药理性刺激的剂量、途径和时间方面的信息。如口服葡萄糖耐量试验用 LOINC 代码可表示为：GLUCOSE^1H POST 100 G GLUCOSE PO①。对化学试验而言，往往要依照标准参考方法来标准化；因而，LOINC 标识符通常并不在化学试验名称中包括其测定方法。然而，大多数血清学试验和凝血功能检查的名称中则常常含有测定方法。这一原则同样也反映在许多现有实验室的主文件之中。当然，无论方法是不是试验名称的一部分，在结果消息中都可以将其作为单独的一项信息加以报告。

在构建 LOINC 数据库时，我们利用了许多资源，其中包括理论化学与应用化学国际联合会（International Union of Pure and Applied Chemistry，IUPAC）与国际临床化学联合会（International Federation of Clinical Chemistry，IFCC）共同编制的银书（Silver Book）[4]、Henry[5] 及 Tietz[6] 等编著的多种临床病理学教材、LOINC 委员的工作成果和 LOINC 专家的意见，以及欧几里得的学说。我们还回顾了来自 7 个实验室的试验主文件；他们分别来自印地安那州大学 Regenstrief 研究院（Indiana University / Regenstrief)、犹他州大学、地区与大学病理学家协会（Association of Regional and University Pathologists，ARUP)、梅奥医学实验室(Mayo Medical Laboratories)、盐湖城 LDS 医院（LDS Hospital in Salt Lake City)、退伍军人事务部（Department of Veterans Affairs)、Quest 诊断实验室（Quest Diagnostics）以及华盛顿大学（University of Washington)。这一直是一项经验性很强的工作。我们的目标就是要提供与现实世界中的实验室及临床医学相关部门主文件中的概念相对应的通用代码。

LOINC 数据库中包括了名称的所有六个部分的字段。另外，其中还包含所有观测指标的简称（参见 2002 年 8 月版以后数据库中有关实验室检测项目方面的内容)、相关词汇、同义词及注释。其中，相关词汇（同义词）是为了便于搜索具体实验室检测项目及临床观测指标结果而设置的字段。

在 LOINC 数据库中，我们还针对典型计量单位和正常范围示例等许多数据元素，相应地定义了若干字段。不过，并非所有记录的此类字段都输有数据，而大多数只是部分地输入了数据。我们还为那些通常以代码形式报告结果的试验推荐了标准结果选项列表。不过，这种情况并不很多见。由于 LOINC 数据库属于一个持续改进的项目，我们还为那些需要添加或更改 LOINC 数据库记录的用户建立了若干指导性原则（详情见附录 D)。

对于某些类型的试验和观测指标，LOINC 数据库为其提供了几种结果报告方法。例如，在确定亲子关系时，试验项目“血细胞抗原”可以按套组表示，其中各个单独的试验用于报告每种可能抗原的有或无；而在交叉配血时，结果则可能会报告为所发现的一系列抗原。我们尝试在 LOINC 数据库中包括相应的两种试验标识符，以便该数据库能同时提供这两种报告方法。

病历系统的管理者以及各实验室应当将 LOINC 代码作为现有试验/观测指标主文件的属性加以记录，并在 ASTM 的 OBSERVATION ID 字段（OBX-3)、HL7 的 OBX 区段以及相应的 CEN TC251 和 DICOM 消息之中，使用 LOINC 代码及名称来标识实验室结果。

LOINC 数据库打印输出版文件以电子文档形式出版。其组织结构采用的是常识性的分类，为的是便于用户更容易地找到感兴趣的总体领域。LOINC 数据库分为四个大类，即实验室、临床、附件和调查。这一分类信息记录在第 35 号类字段 CLASSTYPE 之中。LOINC 数据库的实验室部分又按传统进一步细分出 5 个常见类别，即化学、血液学、血清学、微生物学及毒理学。其中，微生物学类型中还包括了寄生虫学和病毒学。并且，我们已将抗生素敏感性单独分为一类。LOINC 数据库的临床部分所包括的条目有生命体征、血液动力学、摄入与排出、心电图、产科超声、心脏超声、泌尿道成像、胃镜检查、呼吸机（肺通气装置）管理及其他临床观测指标。附录 B 中的表 20 详细罗列了这些类型。不过，这些类别的划分并非“神圣不可侵犯”的死板教条。只要方便用户的应用（程序)，可以采用任何分类对数据库加以排序。

目前，LOINC 数据库中已经拥有 34 000 条以上不同的实验室检测项目和临床观测指标。Regenstrief 研究院将继续维护 LOINC 数据库。该数据库及其支持文档，以及 RELMA® 对照程序，都可以通过 Regenstrief 研究院的网站免费下载（http：//www.regenstrief.org/loinc)。

LOINC 数据库拥有多种文件格式的版本。所有这些格式的文件的第一部分均为版权声明，声明中规定无

① 在美国，PO 是拉丁文 per ora 的缩写，用于表示口服药物。

需缴费和书面许可就可以使用本数据库。我们已经对该数据库的版权进行了注册，发布这篇文档只是为了确保避免该编码系统出现多种变体。不然，我们竭力编制试验结果通用标识符的一番苦心将会付之东流。

LOINC ACCESS 数据库：

LOINC 数据库发布有 ACCESS 数据库文件格式的正式版本。文件名为 LOINC. MDB。采用 Microsoft Access™ 97 创建。

从第 2 版开始，LOINC 数据库的发布就已采用了 Microsoft Access97 数据库格式。2001 年 8 月 31 日，微软公司终止了对 Access97 的大多数支持服务，并将其余所有支持服务的最后终止期限定在 2004 年 1 月 16 日。因此，我们正在进行 Access97 到 Access2002 的转换工作。在今后一两年内，LOINC 和 RELMA 的发布将采用该新格式。

若用户只是使用 RELMA 程序，其中的变化则会一目了然。然而，若用户直接或通过其他程序访问该数据库，上述转换则可能会造成一些不兼容问题。在此提前加以通知，我们是希望用户能够届时避免任何相关问题的发生。若用户愿意就这一问题与 LOINC/RELMA 开发人员进行探讨，请发送 E-mail 至loinc@regenstrief. org。

制表符分隔的 ASCII 文件格式的 LOINC 数据库：

LOINC 数据库的每条记录各占一行，并都以 CR/LF 结束，而字段之间均以制表符分隔。非空文本字段两侧分别加注英文（半角）双引号（“ ”）。如果要将其导入自己的数据库，则会需要使用这一格式。这一文件包含了 LOINC 数据库的所有内容，并且这种格式非常便于导入形形色色的其他数据库和电子表格应用程序之中。与 PDF 版本不同的是，这一文件将一直保留本数据库中已实施的所有字段。

PDF 文件格式的 LOINC 数据库：

这一格式的文件用于打印 LOINC 数据库的概貌，以便浏览阅读之用。其中，字体为 6 号快报体。其中，LOINC 数据库记录先按大的类型（即实验室或临床）排序，然后按类别排序，最后按完整的 LOINC 全称的字母顺序排序。该可打印版本并未包括所有 LOINC 字段，且有些较长的字段还会垂直换行。由于受打印页面大小的限制，该文件不可能显示 LOINC 数据库的所有字段。

LOINC 用户指南：

本指南有 PDF 和 Word 97 两种格式的电子文件。本指南（即当前这篇文档）解释了 LOINC 数据库的结构、基本原理）以及试验结果的命名规则。本指南的这两种文件均未压缩。

RELMA：

除了上述基本的 LOINC 文件外，我们还编制了一个基于 Windows 操作系统的对照工具——Regenstrief LOINC 对照辅助程序。同样，该程序也可以免费获得和使用。

在用于程序安装的 RELMA 压缩包中，LOINC 数据库表以及几个大型的数据库索引表包含在 RELMA 数据库内。不包括使用手册在内，程序和数据库文件经压缩（Zip 格式压缩）后的文件大小为 12 兆以上。所有 RELMA 文件大约需要 90 兆的磁盘空间。

RELMA 用户手册

RELMA 程序有自己专门的用户手册。

上述所有文件均可从 LOINC 站点免费获取。LOINC 站点的地址为http：//www. regenstrief. org/loinc。同时，这些文件还发布有 CD 光盘形式。

我们竭诚欢迎对 LOINC 数据库进行修正和扩充。我们并不准备收录只是在将来某些情况下才**可能会**需要的术语，而我们**感兴趣**的只是那些在当前结果报告中正在有效使用的试验/观测指标。提交新术语的有关说明，请参见附录 D。

Clem McDonald
LOINC 委员会主席
(Chairman，LOINC Committee)
实验室 LOINC 委员会主席
(Chairman，Laboratory LOINC Committee)

Stan Huff
LOINC 委员会副主席
(Co-Chairman，LOINC Committee)
临床 LOINC 委员会主席
(Chairman，Clinical LOINC Committee)

致　谢

在此，我们要感谢IUPAC主席、临床化学量与单位委员会的Henrik Olesen对实验室检测项目编码工作的敏锐的洞察力及其做出的有益评论。

这项工作也得到了美国疾病控制与预防中心（Centers for Disease Control and Prevention，CDC）的支持（基金编号/Grant Numbers为R13/CCR517099和H75/CCH522778）；本书内容并不一定代表CDC的官方观点，责任全部由作者承担。同时，这项工作还得到了纽约John A. Hartford基金（John A. Hartford Foundation of New York）、美国国立医学图书馆（National Library of Medicine，NLM；合同编号为N01-LM-4-3510、N01-LM-6-3546、N01-LM-9-3517和N01-LM-3-3501）以及美国医疗保健政策研究署（Agency for Health Care Policy and Research，AHCPR；基金编号HS 08750和HS 07719）的基金与合同的支持。这项工作最初由Regenstrief研究院发起和资助。

1 目 标

当前，临床实验室信息管理系统和基于计算机的病历系统（Computer-Based Patient Record Systems；电子病历系统，Electric Medical Record Systems）[7,8]等各个医疗保健信息学子领域，都在采用现有的 ASTM E1238、HL7、CEN TC251 及 DICOM 观测指标结果报告消息标准。本标准旨在构建这种条件下使用的通用标识符（命名与代码）。我们特别想编制用于 ORU HL7（HL7 的 2.x 和 3 版[9]，或 ASTM 1238-94[10]）消息中 OBX 区段的“观测指标标识符”字段（#3）、或者 HL7 和 DICOM 标准未来版本中的相应字段结果取值编码标准化的标识符。在 HL7 中被标记为“LN”的编码系统就是 LOINC 代码。这些通用标识符的最终目的就是，通过其在各种通讯标准共存环境下的应用，促进临床实验室数据信息在不同计算处理环境之间的相互交换（交流与沟通）。

为了促进这一过程，每个标识符就都需要一个用标准方法命名的全称，以便用户为自己的每个试验都创建一个长名（全名），并可以用半自动方法将其与通用试验标识符相对应（对照）。

最初，我们的精力主要集中在编制可报告的试验或临床观测指标结果的名称，而并非可申请性医嘱组。这是因为试验结果方面的问题要比医嘱组的简单。不过，现在我们也已定义了一些医嘱组的代码。但是需要注意的是，单个试验、各种报告及观测指标的 LOINC 代码对其相应的医嘱开立和结果报告而言，都是同样适用的。

LOINC 数据库实际上就是提供标准“试验项目”名称及代码的一个“通用”主文件，其涵盖了可用性实验室系统的主文件里的大多数条目。因此，这些系统主文件中的术语都可以直接与通用代码和名称进行对照。我们所创建的名称与这些试验主文件中的“试验项目详细说明”密切对应，二者的性质最为相似。LOINC 名称属于完整描述或详细说明的全称。也就是说，如果用户要将自己本地的试验项目字典与 LOINC 代码进行对照，那么把一个本地试验名称与一个 LOINC 全称对照起来所需的全部信息都应已包括在 LOINC 名称之中。

简称

我们的工作旨在使每个试验的定义都达到一定的详细程度，以便能将其与临床实验室报告中单独报告的观测指标一一对照起来。如果一项试验在临床报告中自成一列，或有与众不同的参考值范围，或与其他相关试验临床意义有所不同，我们通常就会赋予一个单独的 LOINC 代码和名称。我们将这些全称及其代码和相关名称汇集起来，建立成一个数据库。其中，每条记录都与唯一一个试验指标相对应。

LOINC 全称一般都比较长，有时还显得冗长笨拙。因而，我们并不想将其作为标准临床报告中试验项目的文本标签来使用；同时，我们专门为可开立医嘱/可申请性结果指标制定了若干命名规则。在过去的 7 年（1996—2002 年）里，人们纷纷要求我们编制可以用于 HL7 消息，或许还可用于结果报告的一套通用简称。在 2002 年发布的数据库中，我们在这种简称的编制方面迈出了第一步。现阶段，这项工作还仅限于除刺激试验（刺激耐受试验）之外的实验室检验项目方面。因为这部分指标的名称特别长，很难控制在有限的指定空间里。LOINC 委员会建议简称长度不应超过 30 个英文字符。我们建议将这些简称与 LOINC 代码一起传送，并将其作为 HL7 消息中 HL7 编码元素数据类型（CE 数据类型）的第二部分来使用。这些简称都是唯一的；不过，在我们改进简称生成算法时，它们就会因受到影响而发生变化。

同时，我们想应用由本地的计算机系统来负责创建和维护的、更简短、更便捷的缩略名称和同义词。目前，我们已接到了不少请求，要求编制适宜于报告或适宜于显示的标准化“简称”。在以后的项目计划中，我们将会对此类名称的定义加以考虑。

1.1 成功应用

自 1996 年 4 月首次在互联网上发布以来，LOINC 代码得到了各方的热烈欢迎。至今，LOINC 数据库累计发布了 13 个修订本。目前，其中的观测指标概念已逾 30000 个。目前，LOINC 代码已得到美国病理学会信息学委员会（Informatics Committee of the College of American Pathologists）的认可。由美国许多大型参比实验室组建的美国临床实验室协会（American Clinical Laboratory Association，ACLA）目前也推荐其成员采用 LOINC 系统。该协会成员承担着全美 60%以上的门诊患者实验室检测工作。全美最大型的商业实验室中的三家，即 Quest Diagnostics（前身为 Corning MetPath）、LabCorp 和 SmithKline Beecham（目前隶属 Quest Diagnostics），也将 LOINC 作为其可报告性试验结果的编码系统。同时，还有区域及大学病理学家协会（Associated Regional and University Pathologists，ARUP）也同样采用了这一系统。梅奥医学实验室（Mayo Medical Laboratories）当前也正在将其试验与 LOINC 进行对照。此外，科罗拉多大学（University of Colorado）、Intermountain Health Care、Kaiser Permanante、Clarian Health（由印第安纳大学、卫理公会派教徒医院和 Riley 医院合作组建；Clarian Health：Indiana University，Methodist Hospital，and Riley Hospital）、波士顿伙伴医疗保健体系（Partners Healthcare System of Boston）、波士顿医疗照护组（Care Group of Boston）、梅奥医学组（Mayo Medical Group）以及美国国防部（Department of Defense），都在采用 LOINC 代码来处理和传送实验室报告。美国全国的兽医学实验室（Veterinary Medicine Laboratories）也都承诺使用 LOINC。

帝国蓝十字（Empire Blue Cross）和艾德纳医疗保健（Aetna Health Care）等健康维护组织（Health Maintenance Organizations，HMOs）出于自身考虑也均在采用 LOINC。在国际范围内，LOINC 同样成绩卓著。瑞士日内瓦正将 LOINC 应用于强制性质量保证授权。目前，加拿大的安大略省及不列颠哥伦比亚省也都在全省范围内采用 LOINC；而且，纽芬兰省也准备紧追其后。最近，德国在全国范围也已采用了 LOINC。

LOINC 代码已被美国国立医学图书馆纳入其所创建的一体化医学语言系统（Unified Medical Language System，UMLS）之中。同时，LOINC 代码也被引入 HCFA 的质量保证测试试点计划（Quality Assurance Testing Pilot Programs）之中。并且，LOINC 还可能将被列入美国《健康保险便携与责任法案（Health Insurance Portability and Accountability Act，HIPAA）》的电子文档格式信息附件技术规范。LOINC 代码还被美国疾病控制与预防中心（Centers for Disease Control and Prevention）/各州及本土流行病学家委员会（Council of State and Territorial Epidemiologists）应用于传染病的电子信息上报与传输计划之中。[11,12] 此外，LOINC 代码还被北美癌症登记中心协会（North American Association of Central Cancer Registries，NAACCR）用于肿瘤登记指标。

2003 年 3 月 21 日，美国健康与人类服务部（Department of Health and Human Services，HHS）、国防部与退伍军人事务部三大部联合宣布了美国联邦政府将采用的首套统一的临床医疗卫生电子信息交换标准。其中，与医疗卫生数据处理相关的所有联邦政府机构都将采用观测指标标识符逻辑命名与编码系统（LOINC）的实验室部分来实现临床实验室结果电子信息交换的标准化。

与 SNOMED 携手合作

LOINC 与 SNOMED 正在共同携手支持和开展一个合作项目。双方的实力无疑将会组建一套协调一致、清晰无误的临床参考术语系统。SNOMED 编辑委员会与 LOINC 委员会就避免相互重叠的前提下，通力协作链接 SNOMED 与 LOINC 两个术语系统的方法，达成了以下意见：

- LOINC 所提供的详细实验室检验项目名称将全部纳入 SNOMED 发布的资料之中。这些代码将保留包括数字编号及校验位在内的完整 LOINC 代码；不过，同时在其代码前面加入一个标识 SNOMED 轴的前缀。LOINC 委员会仍将继续独立运作，对这些术语拥有完全的编辑控制权，并会继续在互联网上向公众免费发布。
- SNOMED 将不再定义那些与 LOINC 全称在含义上相互重叠的实验室检验项目名称。在 SNOMED P3

（实验室操作）轴中，SNOMED 编辑委员会可结合任何一种或两种 LOINC 关系，创建层级结构性的概念。不过，如果上述关系之一为 LOINC 成分关系，SNOMED 则不能将其与 LOINC 体系关系相结合。在需要使用的 LOINC 关系多于两种时，SNOMED 编辑委员会将与 LOINC 委员会共同制定一个双方都可以接受的解决方案。目前，SNOMED P3 轴中尚不满足这些标准的概念都将被废止和/或转交 LOINC 委员会加以考虑。LOINC 将不再对那些会被存储为观测指标结果取值的实体对象的编码进行定义；其中，包括那些在 LOINC 数据库结果字段中被列为文本的实体对象。

1.2 不属于 LOINC 名称组成部分的内容

与试验性能有关的某些参数和描述被明确排除在全称构成的内容之外。这些参数在报告时通常出现在试验/观测指标报告消息中的单独字段（特征）里，而不作为观测指标名称的组成部分。明确排除在全称构成内容之外的特征有：

- 检测中所使用的仪器设备；
- 有关样本或采样部位方面非常具体的细节信息，如“右臂肘前窝”；
- 检测的优先性，例如，是急诊还是常规；
- 结果审核者；
- 样本采集量；
- 检测地点：如家中、床边或临床实验室。

对于实验室试验项目而言，其名称中确实含有标识样本或标本类型的信息。然而，其名称中的这个“样本”部分并不是要携带有关样本的所有可能的信息，而只是足以表明该结果的与其他结果的重要差别以及反映试验名称的当前用法即可。比如，许多实验室通常都将尿钠、汗液钠及血清钠确定为不同的试验，因为它们的正常参考值范围各不相同。然而，尽管在报告动脉血清钠及静脉血清钠结果时，实验室可能会在报告的另一处注明样本是动脉血还是静脉血，但并不将其视为不同的试验来区分二者的浓度。实际工作中，我们遵循的是传统用法的语用学规律。[①] 如果实验室将同一种方法检测不同样本的项目确定为不同的单个试验的话（这往往意味着其正常参考范围间存在明确差异），我们也就会在 LOINC 字典中将其定义为各不相同的“可报告结果性”试验项目。否则，我们就不会这样做。

同样，将方法作为 LOINC 名称的组成部分同样也遵循的是语用学规律。只有当特定类型的方法对结果解释具有重大影响的情况下，我们才会将检测方法的类型用于标识和区别试验/观测指标。不过，这是一个比较复杂的话题，这里难以完整阐述我们的理论依据。在实验室不倾向于在名称中包含方法信息的时候，如大多数化学试验，我们就不把方法引入到名称之中；反之，对于免疫化学项目，我们则将方法信息引入名称。对于某些试验而言，将产生“等价”结果的多种方法加以标准化即可，而有时则可能需要将大量的变量（方法、试剂）完全表达在单个名称里才行。然而，即使确实要区别这些情况时，我们所采用的也只是方法类型，而不是方法间最详细的差别。（详情见 2.7 节—方法类型）

目前，美国病理学会（College of American Pathologists，CAP）负责标准样本检测结果统计学概要的提出工作。这类工作被称为 CAP 调查。其中，按照实验室、仪器设备或检测程序对结果指标进行了分类。我们曾经考虑根据以往经验利用这种 CAP 调查数据来确定何时用方法来区别试验名称。但是，这一方法并不可行。因为样本发现了方法中有许多明显的差异都属于样本基质的假象，而这些差异并不适用于血清样本。此外，就同一方法而言，实验室间的变异幅度往往与实验室内方法间的变异幅度相同。

我们并不想忽略方法差异的重要性。结果消息仍会含有关于特定试验正常参考范围和来源于实验室方面的信息；而且，如果实验室愿意的话，还会包括有关检测方法的具体信息。例如，OBX 17 就能携带非常具体的方法信息。然而，在 HL7 消息中这类信息都是放在单独字段中出现的，并不存在于试验名称之中。

① 译者注：语用学是研究语言符号与其使用者之间关系的一种理论，其属于符号学的一个部分。

1.3 本指南的适用范围

当前，LOINC 数据库中现有实验室部分的内容包括临床实验室所报告的所有观测指标。其中的专业领域包括化学、血液学、血清学、血库、微生物学、细胞学、手术病理学及生殖医学。其中，化学还涵盖了治疗药物监测与毒理学。同时，本数据库还收录了大量的兽医学术语。此外，还收录了结果解释通常所需要的，并且往往与实验室观测指标一同报告的那些非试验型检测指标。例如：

- 宫颈涂片有关指标：月经周期的分期或雌激素的使用。
- 动脉血气分析有关指标：吸入氧。
- 药代动力学中药物浓度的有关指标：剂量。
- 血库有关指标：所分发的血液制品单位的数量。

2000 年 6 月发布的 LOINC 数据库中包括了我们对医嘱组（套餐医嘱；见 3.10 节）方面的首次尝试结果。现有 LOINC 代码可能总能用于申请具体的试验观测指标，但在 2000 年之前，尚没有建立用 LOINC 代码去申请一套观测指标的机制。当前，我们只是提出了自然形成时就是组套形式（如尿液分析）的，或由某一国家机构确定的观测指标组套。比如，HCFA 于 2000 年确定的基础代谢医嘱组（BASIC METABOLIC HCFA 2000 PANEL），就属于后一种情况。

LOINC 数据库临床部分涉及的领域包括血压、心率和呼吸频率、危重护理指标、心输出量、体型尺寸、体温、摄入与排出、心电图、心脏超声、产科超声、泌尿系统超声、胃肠道内镜、呼吸机管理、牙科、DEEDS 急诊科报告①、放射诊断报告、索赔信息附件、病史、体格检查、出院小结及手术记录报告中的主标题，以及肿瘤登记指标。有关临床产科学及护理观测指标方面的工作正在进行中。其中，索赔信息附件和调查工具分别自成一节。

对于每个指标名称，我们都赋予唯一永久性的编码——我们称之为 LOINC 代码。这就是各种相关系统在电子格式的报告中标识试验结果时都应当采用的代码。除了其最后一个字符为 MOD 10 校验位之外，LOINC 代码中并没有其他内在的固有结构。计算该模校验位的算法见附录 C。单个 LOINC 实体相关结构的全部信息都存储在 LOINC 数据库的其他字段之中。

① 译者注：DEEDS 指的是美国 CDC 急诊科系统代码的数据元素。

2 试验/观测指标名称的主要组成部分

一项试验结果或观测数据的全称有 5 或 6 个主要组成部分，其中包括成分或分析物的名称（如葡萄糖或普萘洛尔）、所观测的属性类型（如物质的浓度、质量或体积）、检测指标的时间特征（比如持续一段时间的或瞬间性的）、样本类型（如尿液或血清）、检测指标的标尺（如定性的或定量的），以及合适的时候还包括检测方法（如放射免疫分析或免疫印迹）。这些部分可按照下列语法规则予以正式的描述。

＜Analyte/component＞：＜kind of property of observation or measurement＞：＜time aspect＞：＜system（sample）＞：＜scale＞：＜method＞

＜分析物/成分＞：＜观测指标或测量指标的属性类型＞：＜时间特征＞：＜体系（样本）＞：＜标尺＞：＜方法＞

其中，英文冒号“:”属于名称的组成部分，用于分隔名称的各个主要组成部分。

名称中的第一个组成部分又可以细分为三个子块，而这些子块之间的分隔符为英文克拉符（“^”）。其中，第一个子块中的分类学描述又可有多个级别，不同级别间的分隔符为英文句号（“.”）。名称中的第三个和第四个组成部分（即时间特征和体系/样本类型），还可以被第一部分中用一个克拉符与第一子块隔开的第二子块所修饰。就时间特征而言，修饰成分表示该观测指标是按指定标准（如最大值、最小值、均值等）选择的；对体系来说，修饰成分则表明并非患者（如献血者、胚胎类或血液制品单位）的标本来源。表 1 概括描述的是试验结果或观测结果指标全称的层级结构；其中，每个条目的有关详情可参见其所对应编号的章节。

表 1 分析物全称的层级结构

子块名称		章节
成分/分析物	Component/analyte	2.2
名称与修饰成分	Name and modifier	2.2.1
成分/分析物名称	Component/analyte name	2.2.1.1
成分/分析物子名称	Component/analyte subname	2.2.1.2
成分/分析物子子名称	Component/analyte sub-sub-name	2.2.1.3
刺激因素的有关信息（如口服 100 g 某刺激物后 1 小时）	Information about the challenge（e.g.，1 H post 100 gm PO challenge）	2.2.2
调整/校正	Adjustments/corrections	2.2.3
属性类型（如质量浓度，质量等）	Kind of Property（mass concentration，mass）	2.3
时间特征（如时间点型与时间间隔型）	Time Aspect（point or moment in time vs. time interval）	2.4
体系/样本类型（如尿液，血清等）	System/Sample type（urine，serum）	2.5
超体系（如患者，捐献者及血液制品单位）	“Super System”（patient，donor，blood product unit）	2.5.1
标尺类型（名义型，等级型，定量型）	Type of Scale（nominal，ordinal，quantitative）	2.6
方法类型	Method Type	2.7

在首选名称的选择问题上，我们使用了 Tietz[6]、Henry[4]、IUPAC[3] 和 EUCLIDES[13] 四篇文献，Mahon 与 Manuselis[14] 编写的诊断微生物学教科书、美国血库协会（American Association of Blood Banking）[15] 及其文献资料；同时，我们还采纳了许多个人或 LOINC 委员会的专家意见等其他资料。

LOINC 全称举例：

Sodium:SCnc:PT:Ser/Plas:Qn

Sodium: SCnc: PT: Urine: Qn

Sodium: SRat: 24 H: Urine: Qn

Creatinine renal clearance: VRat: 24 H: Ur+Ser/Plas: Qn

Glucose^2 H post 100 g glucose PO: MCnc: PT: Ser/Plas: Qn

Gentamicin^trough: MCnc: PT: Ser/Plas: Qn

ABO group: Type: PT: Bld^donor: Nom

Body temperature: Temp: 8 H^max: XXX: Qn

Chief complaint: Find: PT: ^Patient: Nar: Reported

Physical findings: Find: PT: Abdomen: Nar: Observed

Binocular distance: Len: PT: Head^fetus: Qn: US. measured

2.1　一般命名规则

2.1.1　成分/分析物名称中的缩略语

除了表 2 中列举的允许使用的缩略语之外，全称的成分（分析物）部分中不得使用任何其他缩略语。比如，要求使用“total”而非“tot”、“fraction”而非“frac”、“alpha”而非“A-”、“Beta”而非“B-”（所有希腊字母都如此）、“oxygen”而非“O_2”等。

表 2　成分（分析物）名称中允许出现的缩略语

缩略语	完整名称
Ab	Antibody（抗体）
Ag	Antigen（抗原）
DNA	deoxyribonucleic acid（脱氧核糖核酸）
HIV	human immunodeficiency virus（人类免疫缺陷病毒）
HLA	human histocompatibility complex derived antigens（人组织相容性抗原复合物衍生抗原）
HTLV 1	human t-cell lymphotropic virus-1（Ⅰ型人类 T 淋巴细胞病毒）
Igx	immunoglobulins (e. g., IgG for immune globulin G, IgM for immune globulin M) （免疫球蛋白，如 IgG 表示免疫球蛋白 G，IgM 表示免疫球蛋白 M）
NOS	not otherwise specified（未另作规定，未另作说明）
RNA	ribonucleic acid（核糖核酸）
rRNA	ribosomal ribonucleic acid（核糖体核糖核酸）

2.1.2　全称中成分（分析物）部分的一般命名规则

2.1.2.1　将被检物质的标识符置于最后面。也就是说，如甲型肝炎抗体应当记作“Hepatitis A antibodies (Ab)”，而不是“Antibodies, Hepatitis A”。

2.1.2.2　药物的通用名的使用。提及药物浓度和抗生素敏感性时，应使用药物的通用名，而不用商标名。比如，心得安须用普萘洛尔（Propranolol），而不是 Inderal。我们通常将商品名放在相关名称（同义词）字段中。

2.1.2.3　应采用生物体或病毒名称的完整分类学命名，而非某一疾病的名称，来描述诊断该疾病的一项试验。例如，用“Rickettsia rickettsii（立克次体属立克次体）Ab”，而非“Rocky Mountain spotted fever（落基山斑疹热）Ab”；用“herpes simplex virus（单纯疱疹病毒）Ab”，而非“HSV（单纯疱疹病毒的缩写）Ab”。疾病名称则应作为相关名称字段中的一个同义词。

2.1.2.4 种及种群：SP 表示性质尚不清楚的单个种。SPP 表示构成属的种的集合。此外，第三种情况是，对于某些试验而言，抗体尚有针对种的不同株之分。就立克次体疾病而言，抗体就有针对种的不同群之分，如斑疹热群和伤寒群。这种情况下，我们就分别用 Rickettsia spotted fever group（立克次体属斑疹热群）和 Rickettsia typhus group（立克次体属伤寒群）来描述。

对于像淋病奈瑟菌 DNA 探针这样在正式的 LOINC 名称中含有细菌名称的试验，我们就采用《国际系统与进化微生物学杂志（International Journal of Systematic and Evolutionary Microbiology）》[20] 提供的细菌全称。而像西尼罗河病毒 IGM 抗体这样含有病毒名称的试验，病毒名称采用的是《病毒索引》[16]。

当试验检测的是某生物体（主要是指微生物）某一特定种的一种抗原，而又因交叉反应能检出其他生物体时，试验的命名则以其所针对的首要生物体为准。

2.1.2.5 除非用于构成名称的同义词，应避免使用“直接”和“间接”这两个单词。当有更为准确的术语时，比如“葡糖醛酸化（Glucuronidated）”或“白蛋白结合性（Albumin-bound）”，应避免使用“结合”与“非结合”。

2.1.2.6 用“血小板”，而不用“凝血细胞”。

2.1.2.7 维生素按化学名命名。例如，维生素 B_1 用“硫胺（Thiamine）”，而非“Vitamin B_1”。后者含有“Vitamin”一词，应作同义词处理。这是维生素仅有的合理命名方法。因为所有维生素都有各自的化学名，但并非都有带编号的维生素名。

2.1.2.8 血清学试验均用“Ab（抗体）”和“Ag（抗原）”两个缩略语指明其检测的是抗体还是抗原。从类似“ANTI X Ab”的名称中去除前缀“anti”。因为这不但画蛇添足，还会使名称中最重要的单词出现歧义。这样，“抗平滑肌抗体（anti-smooth muscle Ab）”就变成了“平滑肌抗体（Smooth muscle Ab）”。ANA（anti-nuclear antibody，抗核抗体）等常用缩略语或简称则被放在相关名称字段中。

2.1.2.9 用 Reagin Ab（反应素抗体）取代 VDRL（Venereal Disease Research Laboratory，性病研究实验室）。因为前者才是其庐山真面目。今后，我们就得靠同义词和别名来将这些“标准化”的名称与其相应的旧名称对应起来。

2.1.2.10 抗体的靶向采用名词形式。比如，用“心肌抗体（Myocardium Ab）”替代“心肌性抗体（Myocardial Ab）”

2.1.2.11 阴离子与酸：化学物质均采用其阴离子名，而不用酸名。如用乳酸根/盐、枸橼酸根/盐和尿酸根/盐，取代乳酸、枸橼酸和尿酸。其酸形式的名称将放在本数据库的相关名称字段中。

2.1.2.12 醇类：均采用单个单词的醇类名称，即用甲醇（methanol）代替 methyl alcohol，用乙醇（ethanol）代替 ethyl alcohol，等等。

2.1.2.13 OH 均拼写为“氢氧根或羟基（Hydroxy）”或“-ol”，且在“Hydroxy”与下一个单词之间不加任何空格或连字符。

2.1.2.14　希腊字母（alpha、beta、gamma 等）均完整地拼写出其英文名，且在希腊字母英文名与化学名的其余部分之间加一个空格。如用生育酚，维生素 E（alpha tocopherol）替代 A-tocopherol。

2.1.2.15　酸度使用 pH，而不用 log（H^+）。

2.1.2.16　LOINC 全称的成分部分尽可能使用变应原的学名。注意：这是 2002 年 1 月才实施的一条新规则。

2.1.2.17　除非表示分数的分母，实验室检测项目名称中应避免使用单词“总/总计等”。这样，除 ALKALINE PHOSPHATASE. BONE/ALKALINE PHOSPHATASE. TOTAL 之外，ALKALINE PHOSPHATASE. TOTAL 均用 ALKALINE PHOSPHATASE 替代。

2.1.2.18　对于药物代谢产物，“去甲基”采用“nor”代替。如去甲基多虑平用“nordoxepin”代替“dismethyldoxepin”。

2.1.3　分析物名称中的标点符号

许多分析物名称中都包含有标点符号。比如，逗号用于标识碳链中多个烷基或烃基基团的位置。除非 IUPAC、Chemical Abstract Service（CAS，化学文摘服务）或其他国际惯例指定的名称中含有逗号、破折号和括号等，我们将避免使用这些特殊字符。这样，逗号就会按 CAS 标准出现在烷基或烃基基团链的多个取代位置上，破折号就会出现在 HLA 抗原名称中，而括号（即圆括号）则会出现在血细胞抗原的名称中。

2.1.4　字母不区分大小写

所有名称中的字母均不区分大小写。2006 年 12 月以前我们在本数据库及这里的示例均用大写，但以后将改为大小写混杂，目的是更容易被阅读。而对信息发送方和接收方而言，大写、小写或大小写混杂三种情况均可能出现。不过，为了避免在网络上传送的信息出现任何可能的混淆，无论大小写，其含义都不应受字母大小写转换的影响。因为信息在网络上传送时有可能进行大小写转换。为了标识红细胞抗原等一些名称中那些按国际惯例区分大小写的部分，我们会在需要小写的字母前面加上单词“LITTLE”以示区别。按类似的规则，我们用单词“SUPER”来表示上标。参见表 3 中的例子。

鉴于一些系统具有区别大小写的能力，在 32 号字段 EXT _ CP _ SY（Exact Component Synonym，确切形式的成分同义词）中，我们还提供了大小写兼有的名称。不过，现有字符集并不允许直接表示上标。因而，在 EXT _ CP _ SY 字段中，上标就以克拉符（“^”）表示，如 Lu^a。

表 3　字母大小写规则

LOINC 字母大小写规则	标准的大小写混杂格式
L little u super little a	Lu^a
little i-1 subtype	i-1 Subtype

2.1.5　罗马数字与阿拉伯数字

数字尽可能采用阿拉伯数字形式表示。然而，倘若其惯用名称中使用的是罗马数字，其 LOINC 首选名称也将采用罗马数字；同时，还为其定义一个采用阿拉伯数字的同义词。例如，因子Ⅷ等凝血因子就是这样。

2.2 成分/分析物（第一部分）

LOINC 名称中第一个主要部分，即成分/分析物，由三个子块组成：(1) 主名（如分析物或检测指标的名称）；(2) 适当的情况下，刺激或激发因素可包括延迟时间、刺激物质、刺激量和刺激途径；(3) 任何标准化或校正调整。

第一部分这三个子块的语法规则如下：

＜[analyte].[subclass].[sub-subclass]＞^
＜[time delay] post [amount] [substance] [route])＞^
＜adjustment＞

在上述语法规则中，克拉符属于必需的分隔符，而圆点（"."）则用于分析物名称与其亚种的分隔。

另外，这条规则还意味着圆点和克拉符不能作为其所连接的任何单词的正式组成部分。后面的 2.2.1 至 2.2.3 小节还要更为详细地对这些子块加以说明。

2.2.1 分析物名称（第一子块）

第一子块对分析物进行命名时，将包括所有的相关子类。这些子类与分析物主名之间以圆点分隔。

2.2.1.1 类/子类

主名（第一子块）可以进一步细分成子类。比如，钙（Calcium）本身属于成分/分析物，而离子钙（Calcium. ionized）则是用于检测钙之子类的另外一个试验。子类由圆点分隔。常见的子类如：结合型、游离型和生物可利用型；离子型与非离子型；糖化、糖醛酸化及非糖醛酸化；表示抗体亚型的修饰语 IgA、IgD、IgE、IgG 和 IgM。注意，与游离型不同，生物可利用型包括游离型和部分结合型。

如果抗体属于特定亚型，则需要指明其亚型（IgM、IgG、IgA 或 IgD）。比如，甲型肝炎病毒抗体 IgG 型表示为 Hepatitis A virus Ab. IgG，甲型肝炎病毒抗体 IgM 型表示为 Hepatitis A virus Ab. IgM。

如果检测指标中包括不止一个种（型），则需要全部在子类部分中列出。比如，腮腺炎病毒抗体 IgG 和 IgM 表示为 Mumps virus Ab. IgG＋IgM。其中，加号（"＋"）为子类之间的分隔符；而且，加号与其相连的单词之间不得有空格。如果两种组分测定出一个量，则二者均应命名并以加号分隔。比如，环孢霉素与代谢产物表示为 Cylosporine＋Metabolites。

2.2.2 刺激试验（第二子块）

第二子块中含有说明刺激试验（负荷试验，耐受试验）所必需的信息。那些用于报告刺激施加并经一定时间后的测定结果的指标变量，必须依据刺激及刺激后所经历的时间对其加以区别。例如，口服葡萄糖耐量试验后所检测的葡萄糖。那么，这个第二子块就应当具有用于标识时间间隔（或时间差）与刺激因素的子结构。其语法规则如下：

＜time delay＞ "post" ＜challenge＞

其中，单词"post（在……刺激之后；或基线，base line，BS)"是必需的；而刺激又可按以下规则进一步加以说明：

＜amount given＞ ＜substance/treatment given＞ ＜route given＞

举一个使用了上述所有组成部分的刺激的例子，口服 25 mg 卡托普利 1 小时后的醛固酮可表示为：

Aldosterone^1 H post 25 mg captopril PO

时间差的表示规则为：n＜S | M | H | D | W＞。其中，n 为一个数值（可能为小数）；S 表示秒数；M 表示分钟数；H 表示小时数；D 表示天数；W 表示周（星期）数。延迟时间前面可以加大于号（“＞”；如＞4 H）。表 4 列举了时间差可能取的一些值。不过，任何合乎上述语法规则的时间表示形式都是合法的。

除了说明刺激后所经历的时间外，延迟时间位尚可用于表示指标测定时的钟点。例如，用上午 10:00 的标本所测定的葡萄糖可表示为 Glucose^10AM specimen。或者，还可以用来指明标本的先后次序。例如，第一个和第二个标本分别可表示为^1st specimen 和^2nd specimen。另外，还可以采用这一规则来区分免疫接种前后的标本、急性期与康复期的标本，或一系列没有更详细信息的标本。

表 4　刺激后的时间延迟

基线	BS	基线或时间基线（就在刺激前的那一刻）	
峰值	PEAK	给予一剂（服）药后药物（浓度）水平达到峰值的时间；注意药物与一剂（服）药的区别	
低谷	TROUGH	给予一剂（服）药后药物（浓度）水平达到最低的时间；随药物的不同而不同	
随机	RANDOM	刺激后所经历的时间、或给药时间不明（随机）	
刺激开始之后经历了 n 分钟、小时、天、周或月等：			
1M	刺激后 1 分钟	6H	刺激后 6 小时
2M	刺激后 2 分钟	7H	刺激后 7 小时
3M	刺激后 3 分钟	8H	刺激后 8 小时
4M	刺激后 4 分钟	8H SHIFT	与护理班次同步的 8 小时
5M	刺激后 5 分钟	12H	刺激后 12 小时
6M	刺激后 6 分钟	24H	刺激后 24 小时
7M	刺激后 7 分钟	2D	2 天（days）
8M	刺激后 8 分钟	3D	3 天
9M	刺激后 9 分钟	4D	4 天
10M	刺激后 10 分钟	5D	5 天
15M	刺激后 15 分钟	6D	6 天
20M	刺激后 20 分钟	7D	7 天
25M	刺激后 25 分钟	1W	1 周（Week，星期）
30M	刺激后 30 分钟	10D	10 天
1H	刺激后 1 小时	2W	2 周
1.5H	刺激后 1.5 小时（90 分钟）	3W	3 周
2H	刺激后 2 小时	4W	4 周
2.5H	刺激后 2.5 小时	1MO	刺激后 1 个月（30 天）
3H	刺激后 3 小时	2MO	刺激后 2 个月（60 天）
4H	刺激后 4 小时	3MO	刺激后 3 个月（90 天）
5H	刺激后 5 小时		

第二子块还可以用于描述某一正在进行的治疗在其开始后特定时刻所检测的指标。比如，腹膜透析开始后 12 小时对肌酐的测定，可表示为 Creatinine^12H post peritoneal dialysis。简单地说，这一语法规则可用于表示相应临床观测资料已被记录下来。比如，分娩后、手术后和 EDTA 治疗后可分别表示为^post partum、^post surgery 和^post EDTA therapy。

为了说明特异性或大或小的种种刺激，并根据实验室对刺激试验标本细节信息了解的多少，可采用多种方式对第二子块的语法规则加以说明；比如，会有以下种种可能的表示方法。

分析物	“^”	时间	“POST”	量	物质或治疗	途径
11-deoxycortisol	^	8H	post	30 mg/kg	metyrapone	PO
Corticotropin	^	45M	post	dose u/kg	insulin	IV
Ascorbate	^		post	dose		PO
11-deoxycortisol	^	2ND SPECIMEN	post		XXX challenge	
17-hydroxyprogesterone	^	6H	post		XXX challenge	
11-deoxycortisol	^		post		XXX challenge	
Calcium	^		post	12H	CFst	
C peptide	^		post		CFst	

2.2.2.1　将基线指标作为刺激试验的一部分加以报告

当刺激的剂量和给予途径相同时，无论不同刺激试验指标组的构成指标有什么不同，我们也只确定一个基线术语。比如，无论针对 100 克口服葡萄糖耐量试验而开立的检测指标组中有多少不同的指标，也只是确定一项基线试验，即基线血清葡萄糖。其表示形式为：

Glucose^pre 100 g glucose PO

这样，实验室就可以利用同一个试验项目标识符来标识比如 2 小时葡萄糖耐量和 3 小时葡萄糖耐量的基线结果。

对于同一检测指标，当所用的刺激物质不同时，我们就会将其定义为不同的基线指标。50 U 胰岛素刺激前的基线血清葡萄糖检测与 OGTT 的基线血清葡萄糖检测将是两个不同的试验项目。之所以这些定义成不同的基线试验，就是为了方便那些依照惯例总要检测同一项目的实验室。不过，任何刺激的基线葡萄糖检测项目的标识与报告均不受该刺激的影响；而且，理论上，报告为葡萄糖即可，无需说明基线葡萄糖与将要给予的刺激之间的关系。

如表 5 所示，我们采用 HL7 2.3 版的“给药途径缩略语”来标注刺激途径。其中，口服给药途径标注为“PO”，而静脉内给药途径则标注为“IV”。

表 5　刺激部分中的途径缩略语

（来自于 HL7 V2.3 的第四章）

缩略语	名称	缩略语	名称
AP	Apply Externally 外用	MM	Mucous Membrane 粘膜
B	Buccal 颊的、口腔的	NS	Nasal 鼻的
DT	Dental 牙齿的、齿的、牙的	NG	Nasogastric 鼻饲的
EP	Epidural 硬膜外的、硬脑（脊）膜外的	NP	Nasal Prongs 鼻腔插管
ET	Endotrachial Tube 气管内插管	NT	Nasotrachial Tube 鼻一气管插管
GTT	Gastronomy Tube 胃管	OP	Ophthalmic 眼（科）的
GU	U IrrigantU 型灌洗插管	OT	Otic 耳的
IMR	Immerse (Soak) Body Part 身体部位浸入（浸泡）	OTH	Other/Miscellaneous 其他/杂项
IA	Intra-arterial 动脉内	PF	Perfusion 灌注
IB	Intrabursal（粘液）囊内	PO	Oral 口的、口部的
IC	Intracardiac 心（脏）内	PR	Rectal 直肠的
ICN	Intracervical (uterus) 子宫（颈）内、宫（颈）内	RM	Rebreather Mask 再呼吸面罩
ID	Intradermal 皮（层）内	SD	Soaked Dressing 湿敷料

续表

缩略语	名称	缩略语	名称
IH	Inhalation 吸入	SC	Subcutaneous 皮下的
IHA	Intrahepatic Artery 肝内动脉	SL	Sublingual 舌下的、舌下腺的
IM	Intramuscular 肌（肉）内	TP	Topical 局部的、表面的
IN	Intranasal 鼻（腔）内	TRA	Tracheostomy 气管造口/切开术
IO	Intraocular 眼内	TD	Transdermal 经皮肤、通过皮肤的、透皮的
IP	Intraperitoneal 腹膜腔内	TL	Translingual 经舌的、通过舌的
IS	Intrasynovial 滑囊（腔）内	UR	Urethral 尿道的
IT	Intrathecal 胸内的、胸廓内	VG	Vaginal 阴道的
IU	Intrauterine 子宫内的、宫内的	VM	Ventimask 通气面罩
IV	Intravenous 静脉内	WND	Wound 创伤、伤口
MTH	Mouth/Throat 口腔/喉部		

举例：

Glucose^per 100 g glucose PO:MCnc:PT:Ser/Plas:Qn

Glucose^30M post 100 g glucose PO:MCnc:PT:Ser/Plas:Qn

Gentamicin^trough:MCnc:PT:Ser/Plas:Qn

对于药物水平的峰值（假定是在达到最高浓度时获得的）与低谷（假定是在达到最低浓度时获得的）指标而言，所加载刺激物质的本性与分析物名称完全一致，因而无需再重复说明。

2.2.2.2 生理性刺激

某些刺激是从生理性刺激角度下的定义，而不是指一定剂量的化学物质。当前，LOINC 数据库中已有涉及热量型禁食（即无热量摄入）、锻炼和进水限制方面的 LOINC 名称。这类刺激的标识代码参见表 6。

对于此类刺激，语法规则中还包括该刺激的持续时间。其语法规则为：

post <duration><physiologic challenge>

如热量型禁食 12 小时后的甘油三酯表示为：Triglyceride^post 12H CFst

表 6 刺激的性质

CFst	热量型禁食（能量型禁食）。在术语的时间部分所指定的时间内未摄入热量（食物）。比如，POST 12H CFst。
Excercise	将锻炼活动作为（可定量的）刺激。
FFst	液体型禁食（Fluid "Fast"，进水限制）。也就是在指定时间内无液体摄入。

这种命名结构与化学刺激的命名结构极为类似。能量型禁食 12 小时后葡萄糖的检测项目可表示为：

Glucose^post 12 H CFst:MCnc:PT:Ser/Plas:Qn

进水限制 12 小时后渗透压检测项目可表示为：

Osmolality^post 12 H FFst:Osmol:PT:Urine:Qn

能量型禁食 12 小时后甘油三酯的检测项目可表示为：

Triglyceride^post 12 H CFst:MCnc:PT:Ser/Plas:Qn

LOINC 名称中，一个刺激说明部分还允许同时出现两个刺激持续时间，如：

Cortisol^1.5 H post 0.05～0.15 U insulin/kg IV post 12 H CFst:MCnc:PT:Ser/Plas:Qn

只有当刺激后随时间的延长检测一个或多个成分的某项试验所对应的是单独一项干预措施时，我们所采用的这种刺激试验命名规则才会行之有效。涉及多种干预措施或复杂采样方法的那些复杂的刺激试验，一般都需要有一个独特的名称，且该名称可能并无法完整地说明所有的试验参数。

2.2.2.3 将刺激特性作为单独的观测指标加以报告

由于并不能预见所有类型的刺激及其给予途径，且某些刺激试验并不具有通常所说的剂量，某些刺激试验的名称中将不含剂量信息。名称中未包括特定剂量的刺激型观测指标，在原本是数值型剂量的位置上用“DOSE”代替。其一般格式为：

＜analyte＞^＜time＞ post dose ＜route＞

示例：

Glucose^1H post dose insulin IV:MCnc:PT:Ser/Plas:Qn

然后，实际剂量数据则可能作为注释信息或带有剂量数据的单独试验被发送出去。对于那些希望将有关刺激剂量作为单独观测指标传输的实验室，我们还为这些剂量信息的报告定义了单独的试验名称（及代码）。通过报告服务，这种剂量就会作为 OBX 区段中的一项单独结果发送。

标识剂量值的观测指标的名称可能会采用以下格式：

＜drug or challenge substance＞:＜time＞ post dose ＜challenge substance＞

示例：

Glucose.PO:Mass:PT:Dose:Qn
Gentamicin:Mass:PT:Dose:Qn

因此，我们要利用试验名称第四部分体系（样本）类型来定义药物浓度，使之区别于药物剂量（参见 2.5 节）。在 LOINC 数据库中，会有归为 DRUGDOSE 类的带有药物或刺激剂量的观测指标。这一方法十分简洁有效。同时，还为那些必须与观测指标申请一起传输的信息提供了观测指标标识（ID）。

比如，这里另举一例：

Oxygen:PPres:PT:BldA:Qn
Oxygen inhaled:VRat:PT:IhG:Qn（升/分或毫升/秒）
Oxygen inhaled mechanism:Type:PT:Dose:Nom（用来报告给药机制的种类，如鼻腔插管）

另外，在许多类相关变量在习惯上未内置于 LOINC 名称中的情况下，我们采用了一种与上述方法类似的，作为报告相关变量的方法。部分是因为这些变量的水平太多，所以并不可行。

2.2.2.4 刺激的一般性语法规范

我们对各种刺激所采用的语法规范十分灵活，从一般性到特异性的刺激因素都适用。

对有些刺激因素，可进行具体描述，如上述的“口服 100 克葡萄糖 30 分钟后”表示为^30 M post 100 g glucose PO。还有不含剂量说明的刺激因素，如“给予葡萄糖 30 分钟后”表示为^30 M post dose glucose；还有未指明特定刺激而只描述了经历时间的刺激因素，如“给予某刺激 1 小时后”表示为^1 H post XXX challenge；还有未指明确切时间而只提供了医嘱开立（申请）信息的刺激因素，如“给予某刺激后的第二个标本”表示为^2nd specimen post XXX challenge；甚至还可以是更为一般性的描述，如“给予某刺激后”表示为

^post XXX challenge。为了兼容那些不适宜于任何常见方案的刺激因素，或为了与那些不报告其检查方案的参比实验室进行参比，就需要上述列举的这种变化。

2.2.2.5　免疫反应急性期与康复期及免疫接种前后

为了评估免疫接种的功效，常常测定免疫接种前后的抗体滴度；类似地，对急性期与康复期筛查项目的评测，可以获得急性感染的证据。在这两种情况下，报告时就需要采用“第一个标本、第二个标本”之类的语法规则。比如：

急性期标本、第一次标本或免疫接种前的标本，如用患者的第一次血清标本定量检测肺炎双球菌抗体（IgG）可表示为：

Streptococcus pneumoniae Ab. IgG^1st specimen:ACnc:PT:Ser:Qn

恢复期标本、第二次标本、免疫接种后的标本，如用患者的第二次血清标本定量检测肺炎双球菌抗体（IgG）则可表示为：

Streptococcus pneumoniae Ab. IgG^2nd specimen:ACnc:PT:Ser:Qn

2.2.3　调整/校正（第三子块）

本数据元素的第三个子块中记录的内容是调整或校正某一测定值的计算方法。该子块用于区别校正值或调整值与未经校正的测定值，如区别细胞计数的校正值与其原始值。由于这类属性对于每一个具体检测指标而言都各不相同，因此该子块的内容将采用文本性的简短惯用语，而并不采用受控词表（控制词表，约束性术语）。不过，这种试验一经定义，就会被赋予一个独特（唯一）的 LOINC 代码，且其含义将由第三子块中的文本内容来决定。

举例：

pH 调整至 7.4 的条件下，对患者血清或血浆标本中离子钙的定量检测，可表示为：

Calcium. ionized^^adjusted to pH 7.4:SCnc:PT:Ser/Plas:Qn

校正有核红细胞影响后，患者全血标本的白细胞计数，可以表示为：

Leukocytes^^corrected for nucleated erythrocytes:NCnc:PT:Bld:Qn

2.2.4　以试验名称区分多值型试验（第四子块）

HL7 消息交换标准允许一个观测指标拥有多个结果。然而，有些系统并不能将同一检测指标的不同结果区别开，在报告同一样本中检测出的多种生物或物质时，把试验项目表示为，“生物 1”和“生物 2”，或“物质 1”和“物质 2”等诸如此类的名称。我们并不提倡使用这类报告方法，因为只需使用一个试验名称（如 Organism Identified）和一个 HL7 子标识（Sub ID）即可更为明确地区分同一样本中检测出的多种生物或物质。不过，为了兼容那些借助试验名称来实现上述区别的系统，我们也创建了不少术语。成分名称的第四子块则允许报告同时发生或来自同一个样本的重复监测指标的结果。

举例：

患者粪便标本培养中检出的第二种微生物可表示为

Bacteria identified^^^2:Prid:PT:Stool:Nom:Culture

2.3 属性类型（又称量值类型）（第二部分）

LOINC全称的第二部分用于区分同一物质的不同类型的量。比如，尿液标本中钠离子的质量浓度与物质量（摩尔）浓度、嗜酸性粒细胞的绝对计数与其占白细胞计数的百分数（嗜酸性粒细胞为一类白细胞）。该属性类型（量值类型）属于银书中的一个IUPAC概念[4]。大多数有关的IUPAC属性类型见表7（详细示例见附录F）。

主要的属性类别：

质量：报告测量单位的分子中质量单位（如毫克，克等）的观测指标，其属性名称都以“**质量（Mass）**”开头，如质量含量和质量浓度等。

物质的量：报告结果的测量单位的分子中为摩尔或毫当量的观测指标，其属性名称都以“**物质的量（Substance）**”开头。

催化活性/度：报告酶活性的观测指标，其属性则以“**催化剂的（Catalytic）**”开头，比如催化剂浓度和催化剂含量。

任意：报告测量单位的分子中任意单位的观测指标，其属性名称都以“**任意（Arbitrary）**”开头。

数量（或称计数）：计数型观测指标的属性名称都以“**数量（Number）**”开头。比如，结果报告为单位体积血液中白细胞数量的白细胞计数，就具有数量浓度的性质。

制药行业也已经提出了对实验室术语的需求；不过，他们所需要的这些术语并非专门针对试验检测的物质的量型指标（物质的量型浓度或物质的量型速率）或质量型指标（质量型浓度或质量型速率）。为此，我们也相应创建了属性为MSCNC或MSRAT的术语，以表示这些更为一般性的试验观察指标。在RELMA程序中，用户只有在“LIMIT SEARCH（限制搜索范围）”窗口中选择两个新增选项（只有MS＊ prop和all MS＊ prop两项可供选择）之一后，方可显示出这些术语。

属性类别的子类：

上述所有的主要属性类别均有一些派生出来的变体或子类，即浓度、含量、比值、分数和比率。参见表7。

浓度：指的是总量除以体积。mg/dL（毫克/分升）和g/L（克/升）就属于这类单位。

含量：指的是量除以质量。mg/g sample（毫克/克样品）或mg/total protein（毫克/总蛋白）。

比率：来自同一体系（样本）的两个指标相除的结果。比如，尿液标本中物质A的质量浓度除以肌酐的质量浓度所得到的比值，就称为质量浓度比（MCrto，mass concentration ratio）；比值的分子和分母必须来自同一体系。如果两个指标来自不同标本，则该比值属于相对比值（RelRto，**Relative** Ratio）。比如，患者与对照者的PT之比，或血清肌酐与尿肌酐之比。实际标本与正常对照的时间比值属于相对时间（RlTm，relative time）。比如，某些凝血试验项目。两个不同标本的质量浓度之比则称为相对质量浓度（RlMCnc，relative mass concentrate）。两个不同标本的催化剂浓度之比则属于相对催化剂浓度（RlCCnc，relative catalytic concentrate）。

分数：指的是用部分除以整体。比如，若按克计算，肌酸激酶MB型/总肌酸激酶（Creatine kinase. MB/Creatine kinase. total）就属于质量分数。分数往往以百分数的形式报告。

速率：指的是一定时间内某指标的变化。如mg/day（毫克/天）就属于质量速率（MRal，mass rate）。清除率属于体积速率。不过，为了使含义清楚，分析物名称中常带有清除率“Clearance”一词。比如，Sodium renal clearance:VRat:24 H:Urine:Qn。

上述分型方案并不适用于某些指标，如IUPAC所描述的实体量。这是指单位数量实体（细胞、受体或分子等）的指标检测结果。实体量往往在其单位中含有特定实体的名称，如红细胞的一种实体量单位为per 10^6

RBCs（即每 10^6 个 RBC）。

由于红细胞组成成分指标有许多表示方式，如单位质量血红蛋白、平均每升全血或平均每个红细胞等，在将其与 LOINC 代码对照的时候，必须倍加小心。其中，这三个例子属性各不相同，分别属于质量含量、质量浓度和实体质量。

有些试验将微生物、毒性物质、抗体或抗原的名称作为试验结果来报告。对微生物而言，也可能是开始先报告存在某种微生物，后来才鉴定出特定的株。字段 Prid（presence or identity）正是作为此类结果的属性类型字段而设置的。比如：

Bacteria identified:Prid:PT:Isolate:Nom:Bacterial subtyping

Barbiturates positive:Prid:PT:Urine:Nom:Confirm

对 LOINC 的新用户来说，正确属性的指定往往是最为棘手的工作。附录 F 有更多的解释和许多详细的例子可供用户参考。

注意：对医嘱组而言，其属性字段可填为破折号（“—”）。

表 7　属性类型

酶活性		**其他属性**	
CAct	* Catalytic Activity 催化活性	Accel	Acceleration 加速
CCnc	* Catalytic Concentration 催化浓度	Addr	Address 地址
CCrto	Catalytic Concentration Ratio 催化浓度比率	Anat	Anatomy 解剖学
CCnt	* Catalytic Content 催化型含量	Angle	Angle 角度
CFr	* Catalytic Fraction 催化型分数	Aper	Appearance 外观
CRat	* Catalytic Rate 催化型速率	Arb	* Arbitrary 任意型
RlCCnc	Relative Catalytic Concentration 相对催化浓度	Area	Area 面积
实体属性（Entitic）		AreaRto	Area Ratio 面积比率
EntCat	* Entitic Catalytic Activity 实体催化活性	Bib	Bibliographic Citation 文献引文
EntLen	Entitic Length 实体长度	Circ	Circumference 周长
EntMass	Entitic Mass 实体质量	CircFr	Circumference Fraction 周长分数
EntNum	* Entitic Number 实体数量	Class	* Class 类
EntVol	* Entitic Volume 实体容积	Compli	Compliance 符合（性）
质量（Mass）		CompliRto	Compliance Ratio 符合（性）比率
Mass	Mass 质量	Cmplx	Complex 复杂型
MAric	Mass Aeric 单位面积质量	Desc	Description 描述
MCnc	* Mass Concentration 质量浓度	Dosage	Dosage 剂量
MCrto	Mass Concentration Ratio 质量型浓度比率	Elpot	Electrical Potential（Voltage）电势、电位（电压、伏特数）
MCnt	Mass Content 质量型含量		
Mfr	* Mass Fraction 质量型分数	ElpotRat	Voltage Rate（=Amperage）电流强度（=安培数）
MRat	Mass Rate 质量型速率	EngCnt	Energy Content 能量含量
MRto	Mass Ratio 质量型比率	EngRat	Power = Energy/Time 功率=能量/时间
RlMCnc	* Relative Mass Concentration 相对质量浓度	EngRto	Energy Ratio 能量比率
ThrMCnc	* Threshold Mass Concentration 阈值型质量浓度	Enrg	Energy 能量
计数		Equ	Equation 方程
Num	* Number 数量或计数	Fcn	Function 函数
Naric	Number Areic（number per area）单位面积数量或计数	Find	Finding 发现（结果）
NCnc	* Number Concentration（count/vol）数量或计数型浓度（计数/容积）	FldConduct	Fluid Conductance 液体电导率
NCnt	Number Content = Count/Mass 数量或计数型含量=计数/质量	FldResist	Fluid Resistance 液体阻抗、电阻
		Force	Mechanical Force 机械力

续表

计数	
Nfr	* Number Fraction 数量或计数型分数
NRat	Number Rate = Count/Time 数量或计数型速率=计数/时间
NRto	Number Ratio 数量或计数型比率
LnCnc	Log Number Concentration 数量或计数型浓度之对数
物质的量（摩尔/毫当量）	
RlSCnc	* Relative Substance Concentration 相对摩尔浓度
Sub	* Substance Amount 物质的量（摩尔、克分子）
SCnc	* Substance Concentration 摩尔浓度
SCrto	* Substance Concentration Ratio 摩尔浓度比率
SCnt	* Substance Content 摩尔型含量
SFr	* Substance Fraction 摩尔型分数
SRat	* Substance Rate 摩尔型速率
Srti	* Substance Ratio 摩尔型比率
ThrSCnc	Threshold Substance Concentration 阈值型摩尔浓度
体积	
Vol	* Volume 容积、体积
VCnt	* Volume Content 容积型含量
VFr	* Volume Fraction 容积型分数
VRat	* Volume Rate 容积型速率
VRatCnt	Volume Rate Content 容积型速率含量
VRatRti	Volume Rate Ratio 容积型速率比率
VRto	* Volume Ratio 容积型比率
RelVol	Relative Volume 相对容积或体积
RelVRat	Relative Volume Rate 相对容积型速率
ArEnrg	Energy/Area 能量/面积
ArResis	Resistance/Area 阻抗/面积
ArVol	Volume/Area 容积（体积）/面积
ArVolRt	Volume Rate/Ratio 容积型速率/比率
任意单位指标	
ACnc	Arbitrary Concentration 任意浓度
ACnt	Arbitrary Content 任意含量
ThrACnc	Threshold Arbitrary Concentration 阈值型任意浓度
ARat	Arbitrary Rate 任意速率
LaCnc	Log Arbitrary Concentration 对数任意浓度
RlACnc	Relative Arbitrary Concentration 相对任意浓度
时间	
TimeDif	Time Difference 时间差
TnStp	Time Stamp-Date and Time 时间戳—日期和时间
TRto	Time Ratio 时间比率
RlTm	* Relative Time 相对时间

其他属性	
Imp	Impression/interpretation of study 印象/检查结果的解释
ID	Identifier 标识符
Instrct	Instructions 指导、指南
InvLen	Inverse Length 逆长
Hx	History 病史
Len	Length 长度
LenFr	Length Fraction 长度分数
LenRto	Length Ratio 长度比率
Loc	Location 位置
Morph	Morphology 形态学
OD	Optical density 光密度
Osmol	* Osmolality 同渗重摩、渗透度、溶质度
Prctl	Percentile 百分点、百分位数
Prid	Presence or Identity 存在与否或特征标识
PPres	* Pressure（partial）压力或压强（局部性）
Pres	Pressure 压力或压强
PresRat	Pressure Rate 压力速率
PressDiff	Pressure Difference 压力差
PresRto	Pressure Ratio 压力比率
Ratio	Ratios 比率
Rden	Relative Density 相对密度
RelRto	Relative Ratio 相对比率
Resis	Resistance 阻力
SatFr	* Saturation Fraction 饱和分数
Shape	Shape 性状
Susc	Susceptibility 敏感性
Temp	* Temperature 温度
Txt	Text 文本
Threshold	* Threshold 阈值
Titr	Dilution Factor（Titer）稀释系数、稀释倍数（滴度）
Type	Type 类型
Vel	* Velocity 速度、速率
VelRat	* Velocity Rate 速度型速率
VelRto	* Velocity Ratio 速度比率
Visc	Viscosity 粘度、粘稠度

* 带星号者来自 IUPAC Silver Book（银书）[3]，不带星号者属于扩充的条目。

2.4　时间特征（时刻与时间间隔）（第三部分）

对一个属性指标的测定可能发生在某一时刻（瞬间时间点），也可能发生在某一时间段内，并在时间轴上予以数学积分。后者是将一系列的生理状态综合表示成单独反映特定时间段内某种“平均”属性的标量值。时间段还适宜于描述速率指标，如排泄率（物质的量的速率或质量速率）和清除率（体积速率）。在一定时间段内的量的变化常常表示为质量速率（MRat；如 g/24 h，即每 24 小时的克数）或物质的量的速率（SRat；如 mol/24 h，即每 24 小时的摩尔数）。时间段（时间间隔）性的检测指标往往应用于尿液和粪便标本（如收集 24 小时的标本，并计算浓度、总量或清除率）。它们还适用于临床检测指标，比如，尿量可分为昼/夜尿量（或称工作班次尿量）和 24 小时尿量。生理指标监测装置中的事件计数亦属此类。例如，Holter 监视器所记录的 24 小时内室性期前收缩（PVCs，premature ventricular contractions）的次数。

非时间点性时间特征指标的允许值的语法规则与刺激耐受试验的时间语法规则极为相似。例如，<numeric value><S | M | H | W>（译者注：<数值><秒 | 分 | 时 | 周>）。其中之一以 24 H（24 小时）最为常见。其他一些例子见表 8。

对尿液标本而言，带有 24 H 的指标就属于“标准”的积分型指标，并且总是以质量速率（MRat）、物质的量的速率（SRat）或催化活性速率（CRat）的形式报告。相比而言，在本术语命名方法中，现留或随机尿液标本试验则属于时刻型指标，并通常表示成各种浓度（质量浓度、催化活性浓度和物质的量的浓度分别为 MCnc、CCnc 和 SCnc）。不过，24 小时标本还可以报告平均浓度；这时，时间特征值为 24 H，但属性则属于 MCnc、SCnc 或 CCnc，而不是 MRat、SRat 或 CRat。

保留 24 H 标本名称标记，为的是兼容那些依据 24 小时内清除或排泄的某一成分的物质的量，且传统上就具有参考值范围的试验。不过，收集时间为 23 小时的特定标本有可能会仍称为 24 H 检查。依据实验室有关原则和程序的不同，他们可能会推断出假如标本收集时间满 24 小时时报告值的可能值，单位为摩尔/天。

同时，我们还允许对时间窗口的间接说明。Stdy 表示的就是检测所经历的时间（其中并未确切指明时间）；而 Enctr 标识的则是接诊或就医过程的持续时间，如到急诊科就诊、住院就诊等。

在结果消息中，各种定时性指标所报告的样本体积，可放在其他字段中，或表示为其他 OBX 消息区段中单独的“试验”结果。

表 8　持续时间的类别

PT	用于标识时刻型指标。对尿液指标而言，其为时间点或随机的同义词。
Stdy	检查的持续时间。
Enctr	就医或接诊过程（如住院就医，门诊就诊）的持续时间。
Procedure dur	操作的持续时间（如手术等）。
XXX	未做说明；时间将作为电子消息的另一部分来报告。
*（star）	星号；血液制品单位的有效期。

1 M	1 分钟	7 H	7 小时	2 W	2 周
5 M	5 分钟	8 H	8 小时	3 W	3 周
10 M	10 分钟	9 H	9 小时	4 W	4 周
15 M	15 分钟	10 H	10 小时	1 MO	1 个月（30 天）
20 M	20 分钟	12H	12 小时	2 MO	2 个月
30 M	30 分钟	18 H	18 小时	3 MO	3 个月
45 M	45 分钟	24 H	24 小时		
90 M	90 分钟	72 H	72 小时		
1 H	1 小时	1 D	1 天		
2 H	2 小时	2 D	2 天		

续表

2.5 H	2.5 小时	3 D	3 天	
3 H	3 小时	4 D	4 天	
4 H	4 小时	5 D	5 天	
5 H	5 小时	6 D	6 天	
6 H	6 小时	1 W	1 周（星期）	

2.4.1 时间特征的修饰成分

LOINC 全称中的时间部分中可选性的第二子块可用于表示在特定时间段内所测定的指标的某一部分或积分。例如，8H^max heart rate（8 小时最大心率）指的就是 8 小时（一个班次的工作时间，Shift）内观察到的最大心率。这一字块的可能取值包括 min（最小）、max（最大）、first（第一个）、last（最后一个）和 mean（平均）。若该子块为空，我们就默认为所述时间内的均值。表 9 罗列了该子块的有效值。

表 9 时间特征修饰成分的代码

时间	定义
min	特定时间段内的最小值
max	特定时间段内的最大值
first	特定时间段内观测到的第一个值
last	特定时间段内观测到的最后一个值
mean	特定时间段内所观测到的所有值的均值（此项为默认选项）

2.5 体系（样本）类型（第四部分）

LOINC 试验全称的第四部分是体系（样本）类型。该部分又由两个子块组成：第一子块用于体系的命名；以克拉符“^”与第一子块隔开的第二子块属于可选部分表示的是胚胎类、血液制品单位或献血者等非患者样本的超体系来源。

我们针对结果报告中常见的成分（分析物）与体系（样本）类型的不同组合，来定义不同的试验项目。实际工作中，具体实验室的试验项目名称中所涉及的样本类型都相对比较少。通常，化学试验的标本类型有血清、尿液、全血和脑脊液之分。微生物培养的标本来源则往往较为丰富。

对体系字段第一字块进行编码时，应当采用表 10 中所罗列的缩略语。这一缩略语列表的定义旨在利用 HL7/ASTM 消息的一个字段来报告样本类型，且 HL7/ASTM 消息相对于试验/指标名称相当独立，因此并不是所有这些样本类型都要与不同的 LOINC 名称一一对应。不过，在确实需要按体系类型对名称加以区别时，就应当用其中的一个代码来表示。

在许多化学试验中，为了标识形形色色的体液类型，LOINC 数据库中专门设置了一类试验名称，以便为 LOINC 数据库中那些检测但未明示体液类型的不同试验提供一种区别手段。LOINC 数据库采用代码“XXX”来标识那些来源不明的样本。比如，样本可能是某种固体或液体。

何时应当在非特定代码“Body fld”下详细罗列种种标本类型呢？何时应当针对某一特定成分为不同的机体材料各自设立一个独特唯一的名称呢？这两个问题的答案取决于具体实验室将体系—成分的成对报告作为一个单独结果的程度，以及特定成分—体系对的正常参考范围的标准化程度。依据这一规则，当血清和尿液标本都能检测到同一种成分时，我们就总会将其定义成两个不同的试验。我们之所以将汗液钠定义为一项单独的试验，就是因为其属于诊断囊性纤维化（属遗传性胰腺病）的一项标准化试验尚未标准化，因此这一指标因而就未被赋予专门的 LOINC 代码。这并不意味着要忽略该样本（体系）类型的细节信息，而是要将这方面的信息记录到消息的其他字段里，即 HL7 OBR 区段中的标本字段。一般而言，我们至少会将样本（体系）区分为六种类型，即血液、尿液、脑脊液、胸水、滑液和腹水。

对于许多类型的试验而言，并不适于区分血清与血浆。从临床意义上讲，如果检测采用血清和血浆是等价的，体系（样本）字段就应当记为 Ser/Plas（血清或血浆）。如果一项试验只能用血清或血浆，该观测指标的成分（分析物）也就只能与血清和血浆中的一种类型相关联。假如，一项试验用血清或血浆均可，只是其结果不同且结果又已标准化，这时我们就会在 LOINC 数据库文件中将二者定义为两个不同的试验。其中，一个的体系类型是 Plas（血浆），而另一个是 Ser（血清）。不过，这种情况极为罕见。当前，LOINC 数据库中的某些 Ser 标本试验和 Plas 标本试验实际上应当属于 Ser/Plas 类型。一旦确定某 Ser 或 Plas 标本试验应当属于 Ser/Plas 类型的，我们就将对其原先的名称标记加以更新。

如果试验中组合使用了多个体系（样本）类型，如 CSF 与血浆中某检出物质的比值，就是使用加号（“＋”）将各个相应的体系（样本）类型代码连接起来。例如，PLas＋CSF、Ser＋CSF、Isolate＋SerR 等。

但是，有关标本确切来源和采集方法的细节信息，如血液采集于患者右臂且冰浴保存等，并不适用于试验的命名或者作为消息的其他组成部分（如 HL7 消息的 OBX 和 OBR 区段）来报告。

表 10　实验室系统/样本类型代码示例

缩写	全称	缩写	全称	缩写	全称
Abs	Abscess 脓肿	Fistula	Fistula 瘘，瘘管	Ser	Serum 血清
Amnio fld	Amniotic fluid 羊水，羊膜水	Body fld	Body fluid，unsp 体液	Skn	Skin 皮肤
Anal	Anus 肛门	Food	Food sample 食物样本	Sputum	Sputum 痰
Asp	Aspirate 抽出物，吸出物	Gas	Gas 气体	Sptt	Sputum-tracheal aspirate 痰-由气管吸出
Bile fld	Bile fluid 胆汁	Gast fld	Gastric fluid/contents 胃液/内容物	Stool	Stool ＝ Fecal 粪便
BldA	Blood arterial 动脉血	Gen	Genital 外生殖器，外阴	Sweat	Sweat 汗
BBL	Blood bag 袋装血	Genf	Genital fluid 外阴液体标本	Synv fld	Synovial fluid (Joint fluid) 滑液（关节液）
BldC	Blood capillary 毛细血管血	Genl	Genital lochia 恶露	Tear	Tears 眼泪
BldCo	Blood - cord 脐带血	Genm	Genital Mucus 外阴粘液	Thrt	Throat 喉
BldMv	Blood-Mixed Venous 混合静脉血	Genv	Genital vaginal 阴道	Thrb	Thrombocyte (platelet) 凝血细胞（血小板）
BldP	Blood - peripheral 外周血	Hair	Hair 毛发	Tiss	Tissue，unspecified 组织（未指定）
BldV	Blood venous 静脉血	IhG	Inhaled Gas 吸入气体，吸气	Tlgi	Tissue large intestine 大肠组织
Bld. dot	Blood filter paper 血液滤纸（滤膜）	Isolate	Isolate 分离株	Tlng	Tissue lung 肺组织
Bone	Bone 骨	WBC	Leukocytes 白细胞	Tsmi	Tissue small intestine 小肠组织
Brain	Brain 脑	Ln	Line 管道	Trac	Trachea 气管
Bronchial	Bronchial 支气管	Liver	Liver 肝脏	Tube	Tube，unspecified 管，未指定
Brn	Burn 烧伤	Bone mar	Marrow (bone) 髓（骨）	Ulc	Ulcer 溃疡
Calculus	Calculus (＝Stone) 结石	Meconium	Meconium 胎便	Urth	Urethra 输尿管
Cnl	Cannula 套管，插管	Mlk	Milk 牛乳，乳	Urine	Urine 尿液
Ctp	Catheter tip 导管头，尿液管头	Milk	Breast milk 母乳，母奶	Urine sed	Urine sediment 尿沉淀
CSF	Cerebral spinal fluid 脑脊液	Nail	Nail 指甲	Unk sub	Unknown substance 未知物质
Cvm	Cervical mucus 宫颈粘液	Nose	Nose (nasal passage) 鼻（鼻孔，鼻腔）	Vitr fld	Vitreous Fluid 玻璃体液
Cvx	Cervix 子宫颈	Nph	Naspopharynx 鼻咽部	Vomitus	Vomitus 呕吐物
Col	Colostrum 初乳	Pen	Penis 阴茎	Bld	Whole blood 全血
Cnjt	Conjunctiva 结膜	Pericard fld	Pericardial Fluid 心包积液	Water	Water 水

续表

缩写	全称	缩写	全称	缩写	全称
Crn	Cornea 角膜	Periton fld	Peritoneal fluid /ascites 腹腔液/腹水	Wound	Wound 创伤，伤口
Dentin	Dentin 牙质	Plc	Placenta 胎盘	XXX	To be specified in another part of the message 将在本消息的其他部分中加以说明
DiafP	Peritoneal Dialysis fluid 腹膜透析液	Plas	Plasma 血浆		
Diaf	Dialysis fluid 透析液	Plr fld	Pleural fluid（thoracentesis fld）胸腔积液（胸腔穿刺液），胸水		
Dose	Dose med or substance 药物或某种物质的剂量	PPP	Platelet poor plasma 贫血小板血浆，乏血小板血浆		
Drn	Drain 导液，引流管	PRP	Platelet rich plasma 富血小板血浆		
Dufl	Duodenal fluid 十二指肠液	Pus	Pus 脓液，脓		
Ear	Ear 耳	Saliva	Saliva 唾液，津液		
Endm	Endometrium 子宫内膜	Semen	Seminal fluid 精液		
RBC	Erythrocytes 红细胞				
Eye	Eye 眼				
ExG	Exhaled gas（＝breath）呼出气体				
Fib	Fibroblasts 成纤维细胞，纤维母细胞				

表 10 中的这些缩略语皆用于编制实验室 LOINC 代码；同时，表中还列出了临床 LOINC 术语中体系（样本）类型相应的全称，理解起来应该不难。

2.5.1 超体系（第二子块）

当样本并非来自患者时，如血液制品单位（BPU）、骨髓捐献者或胚胎类，体系（样本）类型的第二子块就标记为“超体系”。在名称中未包含超体系类型时，体系（样本）类型的默认值就假定为“患者”。超体系子块的可能取值见表 11。注意，我们所使用的“fetus”这一术语，其含义较广，包括胚胎或胎儿、胎盘和各种妊娠产物。

表 11 超体系

BPU	Blood product unit（Pack）血液制品单位（包装单位）
BPU. platelet pheresis	Pheresis blood product unit 分离术血小板血液制品单位
breathing circuit	Breathing circuit 呼吸管路
control	Control 对照或质控物
control. neg	Negative Control 阴性对照或质控物
control. pos	Positive Control 阳性对照或质控物
donor	Donor 捐献者
envir	Environment 环境
family member	Family member 家庭成员
family member-caregiver	Family member/caregiver 家庭成员/照护者
fetus	Fetus 胚胎类
mother	Mother 母亲
mushroom specimen	Mushroom specimen 蘑菇标本
patient	
newborn	Newborn 新生儿
plant specimen	Plant specimen 植物标本
pool	Pool specimen 储集标本（混合标本）
Population Distribution	Population Distribution 人口分布

比如，同时使用患者和质控物指标的凝血功能检查可表示为：

Coagulation reptilase induced:Time:PT:PPP:Qn:Coag
Coagulation reptilase induced:Time:PT:PPP^control:Qn:Coag

血库经常要同时报告患者以及配发给该患者的每个血液制品包装单位的红细胞抗原。例如：

A Ag:ACnc:PT:RBC:Ord
A Ag:ACnc:PT:RBC^BPU:Ord

注意： 在体系（样本）类型中加入超体系子块是对 1998 年 5 月发布的 LOINC 数据库 1.0K 版（Release 1.0K, May, 1998）之前各版本的一项更新。以前版本将这一信息存储在成分（分析物）部分的第四子块（该子块今后不再赋值）。

2.6 标尺类型（第五部分）

试验名称的第五组成部分是必需的，它说明的是该指标的标尺。LOINC 全称中允许使用的标尺类型（以前称为精度）的缩略语见表 12。注意，为了更确切地表示标尺类型的含义，自从 1998 年 5 月的 LOINC 数据库 1.0K 版发布开始，我们将从 SQ 到 ORD 的代码变为从 QL 到 NOM。

表 12　标尺类型

标尺类型	缩略语	说明
Quantitative 定量型	Qn	试验结果属于连续数值型标尺上的数值。报告时采用整数、比值、实数或数值范围。有时结果值中可能还会包含一个关系算符。其中，后者所属的算符集为 {<=，<，>，>=}。定量试验结果取值的有效形式如“7”，“−7”，“7.4”，“−7.4”，“7.8912”，“0.125”，“<10”，“<10.15”，“>12 000”，1−10，1∶256
Ordinal 序数型（或称等级型）	Ord	有序的分类反应，如 1+、2+和 3+；阳性和阴性；反应、不确定和不反应。（以前称为 SQ）
Quantitative or Ordinal 定量型或序数型	OrdQn	试验结果可报告成定量型或序数型，如抗生素敏感性试验结果可报告为耐药、中度耐药或敏感，也可报告成抑菌圈直径的毫米数。（以前称为 SQN）。**不过，我们并不鼓励用户使用 OrdQn 这种类型。**
Nominal 名义型	Nom	名义型或分类型反应本身并没有次序，如作为结果报告的细菌名称；外观的分类也没有自然次序，如黄色、清亮或血性。（以前称为 QL）
Narrative 叙述型	Nar	即文本叙述型，如对外科丘疹检查的显微镜检结果的描述
“Multi” 多样型	Multi	许多单独的结果构成一个文本块（Text “glob”），并报告为单个观测指标（带或不带内置的文本显示格式）。
Document 文档型	Doc	用于临床文档
Set 集	Set	用于索赔信息附件

定量（Qn）型：

指的是通过线性方程与某物理量相联系的那些标尺。这就是说，如果有两个关于同一物理量的报告，一个的取值为 5，另一个为 10，则二者的相关关系可使用线性方程 $Y = aX + b$ 来表示。只要截距 $b \neq 0$，X 与 Y 的标尺就不相同。例如，华氏温度就不同于摄氏温度的标尺。若 $b = 0$，标尺就属于比例标尺。例如，相对于摄氏温度，凯氏温度就是比例标尺[17,18]。定量（Qn）型报告结果取值可以采用连续型标尺（如血清钠），也可采用一系列离散值。滴度就属于后一种，如 1∶16、1∶32。

序数型（Ord，等级型）：

有些观测指标的取值十分有序，如“存在和不存在”、“1＋、2＋和3＋”，“阴性、中度（可疑）和阳性”等。但是，它们相互之间并无线性关系。尽管并不知道阳性到底是中度的2倍还是3倍，但我们肯定知道阳性要强于中度。这些类型的观测指标采用的就是序数型标尺（Ord）。结果选项列表为“是或否”的试验都属于序数型。低于检测水平试验结果报告为阴性，而在采用定量数值时则应当作为定量型（Qn）。

定量型或序数型（OrdQn）：

有的结果既可按序数型标尺报告，又可按定量型标尺报告。不过，此属罕见情况。这类标尺的典型例子就是最小抑菌浓度MIC。MIC结果可报告为耐药、中度耐药或敏感，亦可报告成抑菌圈直径大小的数值。

名义型（Nom）：

有些观测指标的取值并没有相对次序。就拿足球运动衫上的号码来说，这些号码只是用于区别不同的球员，并没有提供有关球员的定量信息或次序排列情况。我们称其为名义型标尺。血液培养结果就是一个很好的例子。其可能取的值包括大肠埃希菌或金黄色葡萄球菌。其他例子还有各种入院诊断和出院诊断。与各种患者或标本密切相关且在其结果中报告检出物名称的任何试验或指标，所采用的都是名义型标尺。这里，假设的是采用名义型标尺的观测指标的取值均来自不同的预制代码列表或约束性词表（约束性术语集）。

叙述型（Nar）：

有些观测指标的报告采用自由文本性叙述。其内容并非来自正式的术语集或词表或代码系统，例如口述。许多临床LOINC代码将以两种版本形式出现：一种是命名（标准编码）型版本，而另一种则是叙述（自由文本）型版本。

我们非常希望所有结果报告都能达到细节信息的最细粒度水平。也就是说，假如有三个数值要报告，就应当使用各不相同的LOINC代码来分别表示，并放置于一个单独的HL7 OBX区段中传送。有时也会有些报告系统无法与该规则兼容。比如，有些色谱检测设备可以从整个已知化学物质谱中鉴别出多种化学物质（CAS可检出1000万种以上不同的化学物质）。这时，我们的LOINC代码就不足以用来报告诸多细节信息。我们之所以确定多样型标尺Multl，目的就在于对那些由多个单独结果构成一个文本块，并以单个观测指标（带或不带内置的文本显示格式）形式报告的结果加以区别。有些实验室就是采用这种文本块来报告多指标试验的全部细节信息，并将试验名称与其申请名称对应起来。我们强烈建议不要采用这种报告方法，因为它违背了使用唯一性代码标记内容的原则。

注意：医嘱组中具体指标的标尺往往会各不相同，因此医嘱组术语的标尺字段就用英文破折号（—）代替。

2.7 方法类型（第六部分）

试验的LOINC全称的第六部分就是试验所采用的方法。在采用不同方法检测同一成分（分析物），其临床意义或临床参考值范围又不相同的情况下，就需要将试验方法作为试验名称的一部分，以示区别。比如，使用试纸条测定全血葡萄糖就需要在方法字段中加以区别。

表13中所列的并不是所有的试验方法，而只是那些LOINC数据库中采用了缩略语或者是那些需要解释或澄清的试验方法。LOINC数据库中涉及的大多数方法都是完整拼写的，无需加以说明。

对于大多数常见的化学和血液学试验，实验室一般都未在其试验名称中加入有关方法信息。因为他们往往需要这种自由度，以便根据每天的时间、服务申请的紧急程度、仪器的可用与否等等因素来选择仪器，即使不同仪器要采用不同的方法。所以实验室就要对这些“可互换的”仪器加以调整，以便产生等价的结果，即便是这些仪器采用的方法不同。因此，我们并不打算从方法基本原理上对试验进行过细地划分。对许多化学和血液学试验的命名和编码而言，方法信息很少有用，意义也不大；但它对免疫化学试验或血清学试验的作用却不容忽视，因为某些试验的灵敏度和特异性会因方法的不同而发生变化。正是出于这个原因，LOINC 数据库中的微生物学试验和凝血功能试验的全称中通常会带有方法信息。

但这并不意味着命名和编码时就不适合使用方法信息，而是说方法信息对于试验名称来说并不一定总有意义。方法信息属于实验室内部质量保证的一个基本要素。不过，要注意的是，参考值范围和方法，二者均可在 ASTM、HL7 和 CEN TC251 结果消息的其他字段中加以传送。

表 13　试验方法缩略语

方法	缩略语	注释
AGGLUTINATION 凝集试验	Aggl	
COAGULATION ASSAY 凝血功能分析	Coag	依据凝集反应来区别不同的凝血功能分析方法
COMPLEMENT FIXATION 补体结合试验	CF	
COMPUTERIZED TOMOGRAPHY 计算机断层扫描或体层扫描	CT	
CYTOLOGY STAIN 细胞学染色	Cyto stain	用于 pap 涂片的染色方法、细针穿刺采样和其他细胞染色
DNA NUCLEIC ACID PROBE 核酸探针	Probe	有关探针的详细信息请参见 2.7.1 节
CHROMOGENTIC/ENZYMATIC ASSAY 色原/酶学分析	Chromo	依据色原/酶类催化活性区别不同的凝血功能分析方法
ENZYME IMMUNOASSAY 酶免疫分析	EIA	包括各种变体（衍生方法），如 ELISA
FLOCCULATION ASSAY 絮凝分析	Floc	
FLOW CYTOMETRY 流式细胞计数仪	FC	
HEMAGGLUTINATION INHIBITION 血凝抑制	HAI	
HEMAGGLUTINATION 血凝	HA	包括直接和间接血凝
IMMUNE BLOT 免疫印迹	IB	
IMMUNE FLUORESCENCE 免疫荧光	IF	包括 DFA、IFA 和 FA
LATEX AGGLUTINATION 乳胶凝集	LA	
LEUKOCYTE HISTAMINE RELEASE 白细胞组胺释放	LHR	
MINIMUM INHIBITORY CONCENTRATION 最小抑制浓度	MIC	抗生素敏感性
MINIMUM LETHAL CONCENTRATION 最小致死浓度	MLC	又称为最小杀菌浓度（minimum bactericidal concentration，MBC）
MOLECULAR GENETICS 分子遗传学	Molgen	基于 RFL、PCR 及其他分子生物学方法的遗传特征/属性检测方法的总类
NEUTRALIZATION 中和反应	Neut	

续表

方法	缩略语	注释
RADIOIMMUNOASSAY 放射免疫分析	RIA	
SERUM BACTERICIDAL TITER 血清杀菌滴度	SBT	测定能够杀灭微生物的血清稀释度
ULTRASOUND 超声	US	
VISUAL COUNT 人工直接计数（肉眼计数）	VC	

2.7.1 DNA/RNA 探针/指标

我们将 DNA 探针方法区分为三类：

1. 无需扩增的 DNA 探针方法
2. 靶向扩增的 DNA 探针方法（Probe. amp. tar）

按 LOINC 方法，表 14A 中的一系列方法将被确定为 Probe. amp. tar。

3. 信号扩增的 DNA 探针方法（Probe. amp. sig）

按 LOINC 术语中方法部分的规则，表 14B 中的一系列方法将被确定为 Probe. amp. sig。

表 14A 分类为 DNA/RNA 靶向扩增方法的特异性方法举例

靶向扩增 DNA 探针方法（包括核酸信号扩增及探针）		
PCR	Polymerase Chain Reaction 聚合酶链反应	适用于 DNA、RNA Roche Molecular Systems （热循环仪法） 需要反复的加热与冷却循环—每次循环靶基因增加一倍
TMA	Transcription Mediated Amplification 转录介导的扩增	适用于 DNA、RNA Gen-Probe 有限公司（等温型）
NASBA	Nucleic Acid Sequence Based Analysis 基于核酸序列的分析方法	适用于 RNA、DNA Organon-Tenika 公司（等温型）
SDA	Strand Displacement Amplification 链置换扩增	适用于 DNA Becton Dickinso 公司（等温型）
LAT	Ligation-Activated Transcription 连接（反应）激活的转录	
3SR SR	3 Self-Sustaining Sequence Replication 三自维持性序列复制	适用于 RNA、DNA Bartel's Diagnostic 公司（等温型）
LCR	Ligase Chain Reaction 连接酶链式反应	又属探针扩增类方法 Abbott Laboratories（等温型）
QBR	Q-Beta Replicase or probe amplification category method Q-Beta复制酶或探针扩增类方法	适用于 DNA、RNA Gene Track Systems（热循环仪法）

表 14B LOINC 中被定义为信号放大方法的特异性方法举例

信号扩增 DNA 探针方法（包括核酸信号扩增及探针）		
HPA	Hybridization Protection Assay 核酸杂交保护分析	适用于 RNA Gen-Probe 有限公司的 Accuprobe（意为精确探针）
BdnA	Branched Chain DNA 分岔（分支）链 DNA	适用于 DNA、RNA Chiron 公司（等温型）
……	Hybrid Capture 核酸杂交捕获	

2.7.2 免疫荧光（IF）

对免疫荧光试验的各种变体方法，我们并未加以区分。DFA 和 ACIF 均被划分为免疫荧光。

2.7.3 免疫染色

组织标本的过氧化物酶及所有其他免疫染色方法均划分为免疫染色方法类。

2.7.4 酶免疫分析（EIA）

酶免疫分析方法的各种变体方法（包括 ELISA 和 CEIA 等）均划归酶免疫分析（EIA）。

2.7.5 凝血功能试验

我们将凝血功能试验方法分为三类：（1）血液凝集反应（Coag，Coagulation）类，其检测的是凝血活性；（2）免疫（Imm，Immune）类，其检测的是凝血因子的蛋白量，而非活性；（3）色原（Chromo，Chromogenic）类，此类方法是通过酶促反应的速率来检测凝血因子的。其中的酶又称发色体。

2.7.6 染色试验检查

我们通过确定各种组织染色方法的全称，对其进行了详细的区分。在基础方法上改良的那些染色方法，在命名时采用＜basic＞.＜modification＞语法规则，也就是“基础方法信息”加上“改良方法信息”的命名结构。例如：Methenamine silver stain. Jones。

2.7.7 临床指标

我们对临床指标的估计报告值与测量报告值作区分。比如，体重报告值可能来自患者或代言人。体重估计值则可能是由观察者估计的体重，而体重测量值则是使用体重测量仪器检测出来的体重值。

2.7.8 成像检查

由成像检查衍生而来的大多数指标的区别，依据的是其主要的成像方法或特征。其中，成像检查包括 MUGA 扫描检测心输出量、血管造影术、2D 超声检查和多普勒超声检查等。

2.8 短小实用的简称

从 2002 年 8 月版的《LOINC 数据库用户指南》及 LOINC 数据库开始，我们新增了一个 LOINC 数据库“简称”字段。该字段将被用于存储 LOINC 概念的大小写混杂的简短名称。从 2002 年 8 月版开始，大多数试验的这一字段都将被赋值。不过，由于实验室刺激或耐受试验术语所含信息过多，我们并没有为其制定相应简称。我们旨在制定长度不超过 30 个字符的简称，以便适用于大多数实验室报告系统为消息和/或数据库字段所分配的相应空间大小。目前，我们尚未达到这一要求。在使用时，我们强烈建议用户在 HL7 CE 数据类型第二成分中最好将 LOINC 简称作为所发送 LOINC 代码的打印名称来使用。就此而言，与正式的 LOINC 全称相比，LOINC 简称具有更为重要的意义。在 LOINC 简称中，我们尽可能使用常用首字母缩略词和常用名称，而不采用 LOINC 全称的那种更为正式的命名规则。例如，在简称中，生物性过敏原（生物性变应原）使用的是其英文名称，而不是正式的拉丁文种类名称；其中部分原因就是其比较简短。LOINC 简称在将来的版本中可能会有所变化，因而在任何数据库中都不宜将其作为区别和标识不同试验项目的关键字。

这些简称是采用一种代码表驱动的算法程序创建的。如上文中的相应命名规则中所述，在表示首字母缩写词时我们均采用大写字母，表示生物体名称时采用大小写混杂格式（如属用大写，而种则不大写），而病毒名称则采用《病毒索引》中的首字母缩写词（如果其中有的话）。

3　特殊情况

3.1　被看作变量或数值的结果

对于一些复杂的试验，其报告中各项结果的组织有两种方式。

3.1.1　结果取值

假设有五个结果（Findings）组成的结果集 X，其各项结果的标尺使用（无 有）或（0 1）。该结果集 X 则可按以下格式报告：

Finding 1 = Present -or - 1 |结果 1 = 有 或 1
Finding 2 = Absent 0 |结果 2 = 无 或 0
Finding 3 = Present 1 |结果 3 = 有 或 1
Finding 4 = Absent 0 |结果 4 = 无 或 0
Finding 5 = Absent 0 |结果 5 = 无 或 0

其中 Finding 指“结果”，Present 指“有（存在）”，Absent 指“无（不存在）”。

那么，就可将上述每项结果看作二进制变量。有时，也称这种报告结果组织方式为成组方法。

3.1.2　可变性或多项选择性结果的标识方法

对于上述的例子，另外还有一种方法就是，将上述结果信息报告成单个带有多个可能取值的变量，或者说，将其看作是一个多项选择题。其结果的形式如下：

Variable X-Finding 1，Finding 3
变量 X-结果 1,结果 3
(译者注:上述的例子中只有结果 1 和结果 3 取值为“有”或“1”)

在这种情况下，作为上述变量 X 的取值，上述各项结果中只有阳性结果才予以报告。理论上讲，HLA 抗原、红细胞抗原及毒性物质筛选等许多实验室检验项目的结果按照上述两种方法组织均可。细胞分类计数和尿液分析的显微镜检部分的结果也可以采用上述两种方法之一加以组织。病史、体格检查结果，在实际的特定范围内甚至还包括（微生物）培养结果，均可构成一组，或多项选择或多重结果的格式。

单个实验室可以依据试验的目的，采用上述两种方法之一将红细胞抗原结果构造为二进制结果组或多项选择型结果。常规的交叉配型试验一般都采用多项选择型的组织方式来报告结果（相对固定的一套受检抗原中的阳性结果才予以报告）。但是，如果该试验用于证实父亲身份时，则通常按照二进制结果组的格式来报告结果。

理论上，血培养结果可看作结果组。例如：

Test Name 试验名称	Value	结果取值
Escherichia coli 大肠埃希菌	absent	无
Staphylococcus aureus 金黄色葡萄球菌	present	有
Diphtheroids 类白喉	absent	无
Streptococcus pneumoniae 肺炎双球菌	absent	无
Pseudomonas 假单胞菌	present	有

但是，这类试验实际上几乎总是按照多项选择或多重结果的格式报告。比如上述这个例子就可能采用以下格式：

Test Name	**试验名称**	**Values**	**结果取值**
Blood culture	血培养	*Pseudomonas*	假单胞菌
		S. aureus	金黄色葡萄球菌

之所以提出这些问题，目的就是解释为什么在LOINC数据库中我们有时会为某些类型的试验采用不同的数据格式，有时又会同时提供两种结果报告方法（如血细胞HLA抗原试验）。在试验结果采用二进制标尺的情况下，其属性类型往往会是ACnc（Arbitrary Concentration，任意浓度单位）和等级型标尺（Ord）；而对于那些采用多项选择或多重结果格式的试验，其标尺将是名义型（Nom），而属性类型则往往属于Prid（presence or identification，存在与否或特征标识）。

3.2 血库

红细胞抗原的命名将与美国血库协会（American Association of Blood Banking，AABB）制定的命名标准保持一致[19]。除抗原或抗体外，LOINC全称的超体系字段［LOINC全称第四字段—体系/样本中的第二子字段］中还会包括一个修饰成分。其目的是标明试验样本究竟是来自患者、捐献者还是血液制品包装单位。除非明示，否则所有的试验样本/材料均假设来自患者。第四子块中标明的有关人员的附加信息，应放置在结果消息的OBX区段或注释区段中，而**不应**作为试验名称的一部分。比如，捐献者的姓名或其与患者的关系等。

血库的工作实践表明，其需要的是结果组与多重结果两种机制**相结合**的一种结果报告方法。LOINC数据库为这两种报告方法均提供了相应的观测指标名称。

3.2.1 成组结果的报告

每个可报告型性抗原指标都必须拥有自己的试验，所以整个二进制结果型试验集合中的每一个结果元素都将报告成（阴性，阳性）或（0，1）的形式。

作为观测指标，血型A、AB、B和O的全称的表示形式如下：

抗献血者A型血的血清抗体的检测指标可表示为：

A Ab:ACnc:PT:Ser/Plas^donor:Ord

献血者红细胞上存在的血型抗原A可表示为：

A Ag:ACnc:PT:RBC^donor:Ord

配发给患者的一袋血液中的红细胞上存在的血型抗原A可表示为：

A Ag:ACnc:PT:RBC^BPU:Ord

3.2.2 多项选择型结果的报告

所有血型抗体（发现或未发现的）还可按一个结果条目报告，如：

Antigens absent:Prid:PT:BBL^BPU:Nom
Antibodies identified:Prid:PT:Ser/Plas:Nom

LOINC数据库还提供了其他用于结果报告的“观测指标”：在医院信息系统（HIS）和病历系统所需要的每个血液制品包装单位的状态（如库存、发出或废弃）；在时间上某一时刻每型血液制品发出多少；每个包装单位的类型；对该包装单位的任何不良反应；以及包装单位数量（这是为了照顾那些将其作为一个个单独观测指标发送的实验室）。比如：

Blood product disposition:Type:PT:^BPU:Nom
Blood product type:Type:PT:^BPU:Nom

3.3 免疫活性检查（流式细胞仪）

LOINC 数据库中收录的 T 细胞标志物包括了所有单个的标志物以及大多数报告中常见的标志物组合，如 CD11C+CD20C+。其中大多试验测定的实际上是具有特定 T 细胞标志物模式的细胞的数量或存在与否。据此，即可知道这些细胞所属的淋巴细胞亚群。如 CELLS. CDx（即某某 CD 编号的细胞）。另外，在其他的可能情况下，可以对这些细胞命名。比如，Blasts. CD2（CD2 型幼稚细胞）或 Abnormal blood cells. CD5（CD5 型异常血细胞）。

另外，还要提及两类大家关心的指标：

1. 一个是每立方毫米某类细胞的绝对数量，即数量浓度，如：

Cells. CD16C+CD56+:NCnc:PT:Bld:Qn

2. 另一个数量指标是，每 100 个某类细胞中带有指定标志物的细胞所占的百分数。该指标通常为分数形式，如：

Cells. CD16C+CD56+/100 cells:NFr:PT:Bld:Qn

LOINC 数据库中还包括了所有报告中常见的 HLA 抗原的全称。它们在数据库中隶属于 HLA 类。由于许多抗原可采用实验方法划分为许多亚型，因而本数据库中的抗原列表并不是完尽的，会随时间的推移而扩展。

举例：

HLA-A1:ACnc:PT:Bld:Ord

3.4 微生物学结果的一般处理方法

对实现观测指标命名标准化的目标而言，微生物培养结果所固有的复杂结构，是一个不同寻常且富有挑战性的问题。

结果状态：

无论是初步的，还是最终的结果状态，均不应单独作为一个观测指标或作为其名称的一部分来报告，而是应该放在 HL7 OBR 区段中的结果状态字段 OBR-25 中报告。

标本类型：

报告结果时，血清、全血和尿液等标本类型要放在 HL7 OBR 区段中的标本来源字段 OBR-15 中，但同时还可以出现在指标名称中。

标本采集的细节信息：

标本采集有关的详细信息通常可以在 OBX 区段或注释字段中加以标注，并随培养结果消息一同发送。OBX 区段中该观测指标标识符将采用的全称是“SPECIMEN COLLECTION DESCRIPTION:FIND:PT: *:

NOM”，而且观测指标子标识字段 Observation Sub-ID 将被用于观测指标集的排序或编组。换句话说，假如是通过擦拭患者右臂伤口而采集的标本，就需要创建多个 OBX 区段，每个区段名称均为“SPECIMEN COLLECTION DESCRIPTION：FIND：PT：＊：NOM”，且这些 OBX 区段的各个观测结果字段中将会分别含有“拭子”、“右”、“臂”和“伤口”几个词。标本说明中所采用的实际术语的粒度粗细取决于用户的审慎判断与斟酌决定。因此，有的用户就有可能会只使用一个取值为“右臂伤口”的 OBX 区段来取代上述的三个代码。

培养物生长及检测方法的描述：

关于培养物生长及检测方法的各种描述将被表示为多个单独的 OBX 区段，并随培养结果消息一同发送。观测指标标识符的名称将对该观测指标的背景信息（上下文关系）起着说明作用。比如，标本中细菌的一项定量试验的命名就可能会是：

Colony count:Num:PT:XXX:Qn:VC

革兰染色结果：

革兰染色结果的各种描述将被记入不同的 OBX 区段中，并随培养结果消息一同发送。其观测指标标识符的名称则为：

Microscopic observation:Prid:PT:XXX:Nom:Gram stain

由于该试验属于多项选择/多重结果型观测指标，该试验在报告结果时可能包括一个或多个结果取值，如：

Epithelial cells(上皮细胞)
Gram positive cocci in chains(链状排列的革兰阳性球菌)
Many Gram negative diplococci(许多革兰阴性双球菌)

培养鉴定出的微生物：

培养鉴定出的微生物将被分别作为 OBX 区段中的多个结果取值来发送。在不得不报告保守性结果的情况下，就需要一张存储有允许使用的微生物名称和/或代码的数据库表。这时，可以采用 Euzéby 细菌名称列表[20]或其他某种权威性资料（比如，SNOMED 就是一个适合于这些微生物概念的医学标准参考术语集）作为标准。另外，像“咽拭子培养”这样的试验项目名称，在其指出培养接种物来源的同时，还预示着所接种培养基的类型及该实验室所使用的其他有关技术方法。因而，这种试验名称是一种试验方法的速记手段，并将被记入试验名称的方法部分之中。这样，“咽拭子培养”、“血培养”和“梭状芽胞杆菌培养”等试验名称就都可以通过这一手段对其培养方法加以标示。以下为培养结果名称的几个例子：

Bacteria identified:Prid:PT:Bld:Nom:Culture
Bacteria identified:Prid:PT:Brn:Nom:Culture
Bacteria identified:Prid:PT:Stool:Nom:Culture

标本或材料直接染色方法的名称（可能有许多描述性的观测指标时）如：

Microscopic observation:Prid:PT:XXX:Nom:Gram stain
Microscopic observation:Prid:PT:XXX:Nom:Dry mount
Microscopic observation:Prid:PT:XXX:Nom:India ink preparation
Microscopic observation:Prid:PT:XXX:Nom:Trichrome stain
Microscopic observation:Prid:PT:XXX:Nom:Giemsa stain

培养物中正在生长的微生物的染色试验结果的名称，将使用 Isolate（ISLT，即分离株）作为其体系（样本）类型，如：

Fungus identified:Prid:PT:Isolate:Nom:Fungal subtyping

微生物特异性培养的名称如：

Brucella sp identified:Prid:PT:Bld:Nom:Organism specific culture
Bordetella pertussis:ACnc:PT:Thrt:Ord:Organism specific culture
Chlamydia sp identified:Prid:PT:Gen:Nom:Organism specific culture
Legionella sp identified:Prid:PT:Sputum:Nom:Organism specific culture

注意：若试验适用于微生物的特定种，（至少）属和种的名称均应包括在 LOINC 全称的成分部分中。若是该指标对同一科微生物的一系列种都适用，则须包括字符串“SP”。若其适用于某属微生物的一个亚群，须指定其亚群名称。

微生物总类鉴定方法的名称如：

Fungus identified:Prid:PT:Wound:Nom:Culture
Bacteria identified:Prid:PT:CSF:Nom:Culture

同样，这些试验的结果取值既可以是微生物名称，也可以是有关培养结果的其他陈述。表 15 中罗列的是一些培养结果 OBX 区段的有效取值。

表 15 培养结果举例

Culture Results	培养结果
No growth	无细菌生长
Gram-positive cocci	革兰阳性球菌
Small Gram negative rod	革兰阴性小型棒状杆菌
Escherichia coli	大肠埃希菌
Normal flora	正常菌群
Candida albicans	白色念珠菌

当某试验的结果取值能够鉴别开一组备选的传染性病原体时，就应当使用作为属性的 Prid。若培养适用于单纯疱疹病毒，且培养结果可以是 HSV-1 或 HSV-2 等情况下，就应采用 Prid 属性；若培养适用于单纯疱疹病毒，且培养结果属于阳性/阴性型，或者是/否型，则应采用属性 ACnc 和等级型标尺 Ord。

3.5 抗生素敏感性试验

在 LOINC 数据库中，药物敏感性试验统一划归 ABXBACT 类。

抗生素敏感性试验的命名依据的是测试药物的通用名、试验方法，以及取值可以是 Qn 或 Ord 的 Susc 属性。以下所示为几个恰当的试验名称：

Ampicillin:Susc:PT:Isolate:OrdQn:MIC
Ampicillin:Susc:PT:Isolate:OrdQn:Agar diffusion
Ticarcillin+clavulanate:Susc:PT:Isolate:Qn:MLC

表 16 中罗列的是药物敏感性试验所采用的方法。

表 16　药物敏感性试验方法

Methods	试验方法	说明
Agar diffusion	琼脂扩散	采用琼脂扩散法的细菌敏感性试验
MIC	最小抑菌浓度	最小抑菌浓度
MLC	最小致死浓度	最小致死浓度
SBT	血清杀菌滴度	血清杀菌滴度
Gradient strip	梯度纸条	采用 E-Test 或梯度纸条法进行的细菌敏感性试验

同时，每种抗菌物质各自还有相应的方法无关性代码。

3.6　细胞计数

血液、尿液、脑脊液（CSF）及其他体液中各种细胞和实体对象的定量性计数与结果报告均有三种方法可选。细胞计数往往报告成单位体积的绝对计数值（属性为 NCnc）或某一般细胞类型所占百分比（属性为 NFr，如嗜酸性粒细胞百分比）。通常，采用手工或自动化计数方法得到的血液细胞计数结果就是以这种方式报告的。同样，尿液及其他体液也可以直接计数并报告为 NCnc 或 NFr 类型的结果；不过，它们经常报告成显微镜下每个高倍视野或低倍视野中的细胞或实体数，如每个高倍视野 5～10 个细胞。实际上，这些都属于单位面积下的数值结果（numbers per area，Naric）。例如，每个低倍视野的红细胞数可以报告为：

Erythrocyte casts:Naric:PT:Urine sed:Qn:Microscopy. light. LPF

注意：上述结果取值即使是报告为一个数值范围，但由于这些取值间属比值关系，其标尺仍还属于定量型（Qn）。另外，我们用 HPF 和 LPF 分别代表高倍视野和低倍视野；各种管型等较大的实体通常按低倍视野报告，而较小的则按高倍视野报告。

这类实体的结果报告还有另外一种方式，即纯等级型。例如，无或未见、少量、中等量和满视野或过量。这些属于使用序数型标尺的 ACnc 类型的结果，如：

Erythrocytes:ACnc:PT:Semen:Ord:Microscopy. light

3.7　皮肤试验

皮肤试验与刺激（耐受）试验的命名模式相同。比如，结核分支杆菌皮肤试验可表示为：

Tuberculosis reaction wheal^3D post 25 TU ID:Len:PT:Skn:Qn

其中，TU 为结核菌素单位，ID 为皮内，Len 表示斑块（水疱）直径的长度测量指标。其他标识含义略。

3.8　毒理学—药物滥用的筛查与确认

毒理学试验方法有许多种类：

筛查试验方法有 HPLC、EIA、TLC、RIA、GC 和 GCMS（鲜用）。

确认试验方法有 GCMS，LCMS，GC 和 HPLC。

缩略语	方法名称	
HPLC	high pressure liquid chromatography	高压液相色谱法
TLC	thin layer chromatography	薄层色谱法

GC	gas chromatography	气相色谱法
EIA	enzyme immune assay	酶免疫分析法
RIA	radioimmune assay	放射免疫分析法
GCMS	gas chromatography/mass Spectrometry	气相色谱/质谱法
LCMS	liquid chromatography/mass Spectrometry	液相色谱/质谱法

许多实验室采用GCMS方法，其目的在于表明该试验是对之前的筛查试验的一种证实和确认。但是，其他方法同样也用于确认，且一种方法即可用于筛查，又可用于确认另一项试验的结果。不过，重要的是应当采用两种不同的方法分别进行筛查和确认，且二者所采用的技术方法均应适用于相应的目的和情形，即筛查或确认。因而，LOINC委员会决定，不是去为试验方法命名一个特异性的名称，而是应在LOINC全称的方法部分中使用单词“筛查”或“确认”比较妥贴，才能更好地将筛查与确认过程区别开来。因此，LOINC将依据筛查和确认的目的，用Screen和Confirm来标识毒理学方法，而不是用种种特定的方法来区别毒理学试验。

毒理学试验既可以检测成套的药物或其他物质，也可以单独检测不同的药物、代谢产物或其他物质。对此，我们建立了两类LOINC名称和代码：分析物组，如“巴比妥酸盐类”；以及具体分析物，如“苯巴比妥”。

成组试验往往以序数型方式报告结果，如有/无；而且，若结果取值的分子为分析物组中可检出物各自的总质量，还可以采用质量浓度的形式报告结果。

成组筛查试验之后，还可进行成组确认试验，或在确认水平上对具体药物或其他物质分别予以确认。结果中可报告具体药物或其他物质的有/无（序数型，Ord)，亦可报告定量（Qn）型标尺的质量浓度或物质的量浓度。

按照序数型标尺报告结果时，具体药物或其他物质的报告阈值（即判定结果是否阳性的界值—阳性判定值）可各自单独作为一项“结果”加以报告。这样，用于确定阴性或阳性结果的界值（截断值）在报告时就可以具有各自的LOINC代码。

3.8.1 药物的毒理学分组

一般原理：对于苯丙胺、苯二氮和阿片等各“组”药物，将定义以下种类的LOINC观测指标：

(1) 一组药物或毒物的筛查指标

此类是将整组药物或毒物作为一个指标看待。

语法规则为：“X”:ACnc:PT:Ord:SYS:Screen

结果取值：有/无

举例：Amphetamines:ACnc:PT:Urine:Ord:Screen（译者注：苯丙胺试验的一项筛查结果指标）

示例结果：“有”

(2) 成组试验所筛查的一套药物或毒物的标识。其结果将是一系列离散的药物或毒物名称或代码。

语法规则：“X” tested for:Prid:PT:Sys:Nom:Screen

结果取值：从某一确定的药物或毒物列表中该项筛查试验可能检出的具体药物。

举例（名义型）：Amphetamines tested for:Prid:PT:Urine:Nom:Screen

示例结果：“amphetamine，methamphetamine，dextroamphetamine，levoamphetamine，pseudoephedrine”

(3) 所筛查药物或其他物质（或许还包括其他信息）的标识。结果为叙述型的文本块。

语法规则：“X” tested for:Prid:PT:SYS:Nar:Screen

结果取值：individual drugs that this screening test could detect，as a “blob” of text or canned comment

举例（叙述型）：Amphetamines tested for:Prid:PT:Urine:Nar:Screen

示例结果：“The EMIT urine screen for amphetamines detects amphetamine，methamphetamine，dextroamphetamine，levoamphetamine as indications of methamphetamine abuse. It is also reactive with a component present in over-the-counter nasal decongestant inhalers, and a positive result must be confirmed by a quantitative method that rules out the non-abuse situation"

当筛查试验报告阴性结果时，就不再进行确认试验。当筛查试验阳性时，则必须采用另外不同的试验方法对其结果加以确认。

(4) 表示为单个观测指标的分析物组中一个或一个以上成员阳性结果（存在与否）的确认试验。

语法规则："X":ACnc:PT:SYS:Ord:Confirm

结果取值：有/无

举例：Amphetamines:ACnc:PT:Urine:Ord:Confirm

示例结果："有"

(5) 实际得到确认的药物或其他物质的列表。

语法规则："X" positive:Prid:PT:SYS:Nom:Confirm

结果取值：检出的分析物列表

举例：Amphetamines positive:Prid:PT:Urine:Nom:Confirm

示例结果："dextroamphetamine, methamphetamine"

(6) 作为一套观测指标来报告的较为常见的确认试验。其中，每个观测指标都相应报告分析物组中一个成员的存在与否或定量检测结果。

语法规则："X":ACnc:PT:SYS:Ord:Confirm

结果取值：有/无

或者

语法规则："X":MCnc:PT:SYS:Qn:Confirm

结果取值：定量检测结果

举例：

Amphetamine:ACnc:PT:Urine:Ord:Confirm [present]

Dextroamphetamine:ACnc:PT:Urine:Ord:Confirm [present]

Methamphetamine:ACnc:PT:Urine:Ord:Confirm [present]

Levomethamphetamine:ACnc:PT:Urine:Ord:Confirm [present]

3.8.2　判断界值

某一物质或某组物质筛查或确认试验中所用判断界值水平通常都各不相同。在 LOINC 中，特定界值的表示方法有三种：

(1) 我们对许多常见的滥用物质及物质组都分别定义了用于报告其判断界值的 LOINC 术语。

语法规则："X" cutoff:MCnc:PT:Urine:Qn:Screen

语法规则："X" cutoff:MCnc:PT:Urine:Qn:Confirm

举例：Amphetamines cutoff:MCnc:PT:Urine:Qn:Screen

示例结果："1000 ng/ml"

举例：Methamphetamine cutoff:MCnc:PT:Urine:Qn:Confirm

示例结果："500 ng/ml"

(2) 分别针对筛查和确认的两条通用界值术语，无论前组合式术语是否存在，均可用于所有物质。

语法规则：XXX cutoff:MCnc:PT:SYS:Qn:Screen

语法规则：XXX cutoff:MCnc:PT:SYS:Qn:Confirm

(3) 对于常用的界值，如由规章制定机构强制实施的那些界值，我们还提供了前组合式术语，以便在报告"有/无（二进制）"结果时用来将指定界值置于方法字段中。

语法规则："X":ACnc:PT:SYS:Ord:Screen>"N"

语法规则："X"：ACnc：PT：SYS：Ord：Confirm＞"N"

举例：Amphetamines：ACnc：PT：Urine：Ord：Screen＞1000 ng/ml

示例结果："未检出"

3.8.3 筛查与确认方法的报告

我们还制定了用于报告筛查试验方法及确认试验方法的术语。

语法规则："X" screen method：Prid：PT：SYS：Nom：*

语法规则："X" confirm method：Prid：PT：SYS：Nom：*

通常，这些术语会与检出水平（可能还包括界值）的报告术语一起报告。示例如下：

Amphetamines：ACnc：PT：Urine：Ord：Confirm
　　[answer = positive]
Amphetamines cutoff：MCnc：PT：Urine：Qn：Screen
　　[answer = 1000 ng/ml]
Amphetamines screen method：Prid：PT：Urine：Nom：*
　　[answer = EIA]
Amphetamines positive：Prid：PT：Urine：Nom：Confirm
　　[answer = amphetamine, methamphetamine]
Amphetamine cutoff：MCnc：PT：Urine：Qn：Confirm
　　[answer = 500 ng/ml]
Methamphetamine cutoff：MCnc：PT：Urine：Qn：Confirm
　　[answer = 500 ng/ml]
Amphetamines confirm method：Prid：PT：Urine：Nom：*
　[answer = GC/MS]

3.8.4 具体药物/代谢物的检测结果

具体物质的检测结果可以采用筛查（序数型）、确认（序数型）或确认（定量型—通常为质量浓度或物质的量的浓度）的形式予以报告。

成组筛查试验的确认既可采用成组确认试验（如上所述）方法，也可采用单项确认试验方法（究竟采用序数型还是定量型，取决于具体实验室的偏好或具体情况）。

(1) 单项筛查试验（等级型）

举例：Methamphetamine：ACnc：PT：Urine：Ord：Screen

示例结果："有"

(2) 单项确认试验（等级型）

举例：Methamphetamine：ACnc：PT：Urine：Ord：Confirm

示例结果："有"

(3) 单项确认试验（定量型）

举例：Methamphetamine：MCnc：PT：Urine：Qn：Confirm

示例结果："250 ng/ml"

在未经序数型确认或筛查试验的情况下，单项试验还可以直接报告成简单的定量型结果。例如，治疗药物水平的监测就是如此。

(4) 不适于进行筛查或确认试验时具体物质的单项定量检测

举例：Digoxin：MCnc：PT：Ser/Plas：Qn

示例结果："1.2 ng/ml"

3.8.5 命名问题

就确认试验而言，其目的总是要检测特定的分析物。比如，用户只是想检测 Δ-9-四氢大麻酚和 11-氢化大麻酚等物质，但从未打算去检测四氢大麻酚。

3.8.6 小结

对于每"组"分析物，LOINC 定义了以下一套术语：

"analyte group"：ACnc：PT：Urine：Ord：Screen
"analyte group"：ACnc：PT：Urine：Ord：Confirm
"analyte group"：MCnc：PT：Urine：Qn：Confirm
"analyte group" tested for：Prid：PT：Urine：Nom：Screen
"analyte group" tested for：Prid：PT：Urine：Nar：Screen
"analyte group" positive：Prid：PT：Urine：Nom：Confirm
"analyte group" screen method：Prid：PT：Urine：Nom：*
"analyte group" confirm method：Prid：PT：Urine：Nom：*

对于单独或者说具体的每种分析物，LOINC 又定义了以下一套术语：

Analyte：ACnc：PT：Urine：Ord：Screen
Analyte：ACnc：PT：Urine：Ord：Confirm
Analyte：MCnc：PT：Urine：Qn：Confirm
Analyte：MCnc：PT：Urine：Qn
Analyte cutoff：MCnc：PT：Urine：Qn：Screen
Analyte cutoff：MCnc：PT：Urine：Qn：Confirm

3.9 分子遗传学方面的 LOINC 命名

3.9.1 引言

分子病理学试验有很多用途。对传染性疾病而言，可以鉴定各种微生物及其突变；在遗传学分析方面，可以鉴定各种突变，包括替换、缺失/插入、框移和三核苷酸重复序列；可以鉴定白血病和淋巴瘤的具体染色体易位和细胞克隆增殖特性；可以鉴定实体肿瘤的各种肿瘤相关基因和基因缺失；亲子鉴定可以确定某人是某孩子父亲或母亲的可能性；法医鉴定可以确定遗传物质证据与罪犯的关系。

3.9.2 术语学

分子病理学试验的主要方法有：适用于目的 DNA 限制性酶切片段杂交分析的 Southern 印迹法；适用于细胞内自然产生的全部小片段 RNA 杂交分析及限制性酶切片段多态性分析（Fragment Length Polymorphism，RFLP）的 Northern 印迹法；其中，RFLP 依赖于串联重复序列可变数量（Variable Number of Tandem Repeats，VNTR），而 VNTR 属于每个人的 DNA 的正常特异性变异特征。Southern 印迹法可与 RFLP 方法相结合，用于定位分子化学具体机理尚不清楚的基因突变。出于全面性的考虑，我们还提到了用于蛋白质分析的类似印迹方法的 Western 印迹法。

原位杂交是检测完好组织标本的一种探针分析方法。采用该方法，在显微镜下就很容易识别出各类同质的细胞模式。此类原位探针的检测方法多种多样。常见的一种方法就是荧光原位杂交（Fluorescent *In Situ*

Hybridization，FISH）。该技术在原理上类似于免疫染色。不过，其分子结合机制为同源性 DNA/RNA 之间的杂交，而不是靠抗原—抗体间的结合。

DNA 芯片是鉴定 DNA 和 RNA 序列的全新方法。就已注册专利的 AFYMETRIX®技术而言，采用类似平版印刷术的方法使得核苷链得以延长。在芯片上，靶 DNA 一步步地标记上检测标志并进行洗涤。芯片上标志（标签）的定位信息用来鉴别样品中的 DNA 或 RNA。

身份鉴别试验用于确定人与人之间的关系，具有特殊的复杂性。对亲子鉴定而言，为了辨别出来自于父亲的等位基因，尽可能同时获取孩子及其疑似父亲和亲生母亲三者的 DNA，对鉴定的顺利进行是非常有益的。

血液标本在分子病理学检查中最为常见。同样，来源于白细胞、骨髓、肿瘤、各种妊娠产物和法医标本的 DNA 也是重要的标本。

法医鉴定具有要求严格的特殊性，且常常将血液抗原检测与 RFLP 分析结合使用。法医鉴定结果通常采取可能性或概率的形式报告[21]。

患者一生中会发生种种遗传学变化。例如，属体细胞性突变的肿瘤突变和属可遗传性突变的胚系突变。标本和试验的性质足以将这两类突变区分开来，因而试验名称就无需画蛇添足，再将这一区别考虑进来。

等位基因指的是一个基因的不同形式。在表现型层次上即可对其加以区别。基因座位则指的是特定的 DNA 或 RNA 密码子，或是由该密码子编码的蛋白质中相应的氨基酸。

“突变”这一术语常常用于描述引起基因功能性变化和导致疾病的遗传学变化。术语“等位基因”则往往用于描述那些并不引起疾病的基因变异，或者说遗传学变化。

编码蛋白质的 DNA 序列常常被那些对蛋白质编码并无贡献的内含子打断。负责一种蛋白质编码的 DNA 序列一般要被数个内含子分隔开来。内含子之间编码蛋白质的 DNA 序列则称为外显子。连接起来的外显子即可指导特定蛋白质的合成。可对外显子予以编号，如 1 号外显子和 2 号外显子等。外显子编号有时会出现在 DNA 突变的名称中；但是，出于许多原因，相对于外显子来标识密码子位置的做法是靠不住的。因此，我们会尽量避免在 LOINC 名称中采用这种命名方法。

密码子指的是编码一种氨基酸的三核苷酸序列。密码子的编号从蛋白质合成中的第一个密码子（人类为蛋氨酸）开始，即 1 号密码子。

基因缺陷可用表 17 中所列的三种不同的命名方法进行编码。

表 17　标识遗传基因缺陷位置的三种命名方法

标记	解释
p	基因缺陷的位置通过从第一个密码子算起，数出某基因所编码的蛋白质中的氨基酸个数来标识。
c	通过数信使 RNA 中核苷酸的个数来标识基因缺陷的位置。其中，信使 RNA 用于指导蛋白质合成，且不含内含子。这种方法所产生编号数字的大小是前一方法的三倍。
g	从 DNA 中第一个核苷酸算起，通过计数来标识基因缺陷的位置。这里的 DNA 指的是染色体中天然存在的且包括内含子在内的基因。

3.9.3　分子遗传学一般命名规则

对于分子病理学突变 LOINC 全称的分析物部分的命名，将尽可能依照基因名称以及该基因的特定缺陷信息。例如，47 位缺失丙氨酸。只有在某基因尚未命名和/或其遗传缺陷尚不完全清楚的情况下，LOINC 才会采用其疾病名称。我们将始终把遗传性疾病的名称放在 LOINC 数据库的相关名称字段中；因此，用户按照疾病名称同样可以轻松地找出其 LOINC 术语。

对于 LOINC 全称的成分部分，我们使用的是由 Beaudet[22]提出来的人类基因命名方法（试验名称中包括有突变名称时）；而试验结果中含有突变名称时也是这样。这一命名方法建议采用氨基酸的单字母缩略语来命名错义突变。注意，记号 p 并非指核苷酸。单字母的氨基酸代码列表见表 18。

表 18 单字母氨基酸代码列表

氨基酸		代码	氨基酸		代码
丙氨酸	Alanine	A	亮氨酸	Leucine	L
精氨酸	Arginine	R	赖氨酸	Lysine	K
天（门）冬酰胺	Asparagine	N	蛋氨酸（甲硫氨酸）	Methionine	M
天（门）冬氨酸	Aspartic acid	D	苯丙氨酸	Phenylalanine	F
半胱氨酸	Cysteine	C	脯氨酸	Proline	P
谷氨酸	Glutamic acid	E	丝氨酸	Serine	S
谷氨酰胺	Glutamine	Q	苏氨酸	Threonine	T
甘氨酸	Glycine	G	色氨酸	Tryptophan	W
组氨酸	Histidine	H	酪氨酸	Tyrosine	Y
异亮氨酸	Isoleucine	I	缬氨酸	Valine	V

遗传学检测试验的 LOINC 名称中使用的体系（样本）一般将被指定为 BLD/TISS（血液/组织）。这是因为，对分子病理学试验结果而言，二者间的区别几乎没有什么重要的。在今后的发布版本中，我们将对其体系（样本）类型进一步细分，以便将各种胚胎类标本也包括进来。

我们并未给每类分子遗传学方法分别单独创建变量；换句话说，采用 Southern 印迹法、PCR 法及 RFLP 法的检测并没有各自专有的变量。这是因为试验结果都是相同的，只是所采用的方法不同而已，且其间的区别也几乎没有什么重要意义。此外，由于方法的变体数不胜数，我们也从未打算追随所有这些无足轻重的变化；而对于分子遗传学方法，我们将会采用通用的方法名称 MOLGEN（分子遗传学）来表明分析结果采用的是分子遗传学方法，并不是什么化学方法或免疫学抗原检测方法。

3.9.4 传染性疾病

对大多数传染性疾病而言，如通过检测 DNA 同源性来鉴定特定种类的微生物，现有的 LOINC 术语命名方法是行之有效的。其中，在 LOINC 全称的分析物名称部分中含有“DNA”一词，且对检测微生物时所采用试验方法的类型（即 Probe、Probe. amp. tar 和 Probe. amp. sig）也作了区分。详情请参见微生物学部分的内容。

3.9.5 遗传性疾病

3.9.5.1 用于检测特定疾病基因突变的 DNA 诊断试验

这方面的大多数情况下，我们要求使用基因名称、命名方法（如标志 p、g 或 c）的说明以及突变名称。在标识某一特定突变时，我们使用 Beaudet's 语法规则[22]来构造其 LOINC 术语；其中，首先是基因名称，接着是突变说明。基因名称与突变标识符之间用圆点隔开。在基因突变 LOINC 全称中，分析物部分（第一部分）所采取的形式如下所示：

<gene name> gene. <mutation nomenclature><mutation and its location>

比如，因子 V 的 Leiden 突变可表示为 F5 gene. p. R506Q。其中，“F5”表示基因，“gene”是个固定不变的成分，“p”表示基因突变名称（蛋白质）的类型，而“R506Q”则表示在 506 号密码子处谷氨酰胺（Q）替换了原来的精氨酸（R）。氨基酸的单字母缩略语参见表 18。

下面是特定突变检测试验的 LOINC 全称的一些例子：

F5 gene. p. R506Q:Arb:PT:Bld/Tiss:Ord:Molgen

同义词：Factor V Leiden（因子 V Leiden）、Factor V resistance（因子 V 抗性）、APC resistance gene（APC 抗性基因）

HFE gene. p. C282Y:Arb:PT:Bld/Tiss:Ord:Molgen

同义词:HLA-H gene(HLA-H 基因)、hemochromatosis gene(血色素沉着病基因)

CFTR gene. p. F508 del:Arb:PT:Bld/Tiss:Ord:Molgen

同义词:Cystic Fibrosis Transmembrane Regulator(囊性纤维化跨膜调节因子)

此类 LOINC 代码所用的标尺为序数型（Ord）。鉴定单点突变的试验方法一般都使用两种 DNA 探针：一个用于正常基因座位（位点），另一个用于异常基因座位。当只有正常探针反应时，实验室就报告“无突变”；正常探针和异常探针均反应时，则报告“杂合性突变”；仅有异常探针反应时，则报告“纯合性突变”。因此，此类单点突变试验就有三种可能的报告结果（等级型）：

1）无突变

2）杂合性突变（等位基因中的一个发生了突变）

3）纯合性突变（一对等位基因均发生了突变）

这样的试验只有在基因的分子病理学机理非常清楚且只需报告一种基因缺陷的情况下才会出现。

3.9.5.2 检测多种疾病基因突变（多种等位基因）的 DNA 诊断方法

多种疾病基因突变检测试验结果的报告可有四种形式：每对等位基因仅对应一个单项指标型结果报告形式、等位基因双方分别对应一个单项指标型结果报告形式、基因突变分析性指标或叙述型结果报告形式。

3.9.5.2.1 每对等位基因对应一个单项指标型结果报告形式

本报告形式与 3.9.5.1 一节中所使用的相同。每个受检突变仅编制一个 LOINC 代码。例如：

HFE gene. p. C282Y:Arb:PT:Bld/Tiss:Ord:Molgen

HFE gene. p. H63D:Arb:PT:Bld/Tiss:Ord:Molgen

3.9.5.2.2 等位基因双方分别对应一个单项指标型结果报告形式

这两个指标中，一项指标负责报告在第一条染色体中检出的等位基因突变类型，而另一项则用于报告配对染色体上对应等位基因的突变类型。这种情况下，结果中还要包括等位基因的标识。例如：

语法规则：APOE gene allele 1：Prid：PT：Bld/Tiss：Nom：Molgen

示例结果：E1、E2、E3 或 E4

语法规则：APOE gene allele 2：Prid：PT：Bld/Tiss：Nom：Molgen

示例结果：E1、E2、E3 或 E4

3.9.5.2.3 基因突变分析型结果报告形式

此类结果形式实际上是对前一形式的扩展。其 LOINC 全称的一般形式为：

<genetic disease> mutation analysis：Prid:PT:Bld/Tiss:Nom:Molgen

其结果为受检基因的名称。

举例：CFTR gene mutation analysis:Prid:PT:Bld/Tiss:Nom:Molgen

同义词：囊性纤维化跨膜调节因子（Cystic fibrosis transmembrane regulator）

举例：BRCA1 gene mutation analysis:Prid:PT:Bld/Tiss:Nom:Molgen

同义词：乳腺癌危险基因（breast cancer risk gene）

上述示例的结果可能为：“可确认性突变”、“非可确认性突变”。

对于此类报告方式，为了报告清楚所检测的等位基因或突变，通常需要报告一项单独的观测指标。这样，接到报告的人员即可知道如何解释阴性结果。由于其涉及的突变不止一种，因此我们还是采用疾病名称来标识所关注的问题域或突变。结果报告中还要提供涉及多种可能突变的信息。一般表示形式如下：

<allele class or disease name> gene mutations tested for:Prid:PT:Bld/Tiss:Nom:Molgen.

举例：CFTR gene mutations tested for:Prid:PT:Bld/Tiss:Nom:Molgen

示例结果："Delta F508"、"G542X"、"R553X"、"W1282X" 或 "N1303K" 等。

3.9.5.2.4 叙述型结果报告形式

这种形式所提供的信息为大块内容构成的叙述型报告，与查房记录类似且没有支持计算机进行自动化信息处理的信息结构。由于其不利于实现自动化分析，我们不鼓励使用这一方法。

3.9.6 三核苷酸重复序列

许多具有神经系统症状的疾病都是由特定三核苷酸序列重复过多造成的。这类疾病的发病年龄与过度重复序列的数量成反比。此类疾病的例子有：

Fragile X syndrome(脆弱 X 综合征)
Huntington disease(Huntington 病)
Spinocerebellar ataxia(SCA1,脊髓小脑共济失调)

在对该疾病或其基因了解非常清楚时，我们就依次采用其基因名称、三核苷酸重复序列名称并再加上单词"repeats"，对其 LOINC 术语的成分部分进行命名。

＜disease name＞ ＜trinucleotide＞ repeats

例如，对于 Huntington 病，就表示为 HD gene. CAG repeats。

下列为一些 LOINC 全称的例子：

举例：FRAXE gene. CGG repeats:Arb:PT:Bld/Tiss:Ord:Molgen
　　同义词：Fragile x syndrome
举例：HD gene. CAG repeats:Arb:PT:Bld/Tiss:Ord:Molgen
　　同义词：Huntington Disease，It15，Hd，Huntington Chorea
举例：Spinocerebellar ataxia genes. CAG repeats:Arb:PT:Bld/Tiss:Ord:Molgen
举例：DMPK gene. CTG repeats:Arb:PT:Bld/Tiss:Ord:Molgen
　　同义词：Myotonic Dystrophy

此类检测项目的结果往往报告为"未重复过多"、"可疑"或"重复过多"，其标尺因此属于序数型(Ord)。

当报告三核苷酸重复序列的实际数量时，其 LOINC 全称中的 EntNum（实体数量）和标尺部分则为定量型（Qn）。目前，据我们了解，尚无任何实验室报告其实际数量。在需要的时候，我们会对这些定量型变量指标进行定义。

3.9.7 血液病理学基因重组

免疫细胞由于基因重组而具有天然的遗传可变性。这种独特的基因重组可用于检测和鉴别特定类型细胞的单克隆增殖，如淋巴瘤等许多淋巴系统肿瘤中出现的。细胞克隆性过度增殖的标识采用以下格式：

Immunoglobulin heavy chain gene rearrangements:Arb:PT:Bld/Tiss:Ord:Molgen
Immunoglobulin kappa light chain gene rearrangements:Arb:PT:Bld/Tiss:Ord:Molgen
Immunoglobulin lambda light chain gene rearrangements:Arb:PT:Bld/Tiss:Ord:Molgen
TCRB gene rearrangements:Arb:PT:Bld/Tiss:Ord:Molgen
　　同义词：T cell receptor beta chain（T 淋巴细胞受体 β 链）
举例：TCRD gene rearrangements:Arb:PT:Bld/Tiss:Ord:Molgen
　　同义词：T cell receptor delta chain（T 淋巴细胞受体 δ 链）

举例：TCRG gene rearrangements:Arb:PT:Bld/Tiss:Ord:Molgen

同义词：T cell receptor gamma chain（T 淋巴细胞受体 γ 链）

上述这些试验的结果可报告为“克隆性增殖”或“非克隆性增殖”。

3.9.8 基因易位

“伴侣”基因已知的情况下，检测基因特异性易位断点的试验的命名规则如下：

T（＜breakpoint gene 1＞，＜breakpoint gene 2＞）（＜gene1＞，＜gene2＞）gene translocation

举例：T（9，22）（ABL1，BCR）gene translocation:Arb:PT:Bld/Tiss:Ord:Molgen

同义词：Philadelphia chromosome（费城染色体）、BCR1、chronic myeloid leukemia（慢性粒细胞白血病）、CML（慢粒）

举例：T（14，18）（IGH，BCL2）gene translocation:Arb:PT:Bld/Tiss:Ord:Molgen

同义词：Follicular B cell lymphoma（滤泡型 B 细胞淋巴瘤）、oncogene B-cell leukemia 2（致癌基因 B 细胞白血病 2 型）、CLL（慢淋）、chronic lymphatic leukemia（慢性淋巴细胞白血病）、follicular lymphoma（滤泡型淋巴瘤）

举例：T（15，17）（PML，RARA）gene translocation:Arb:PT:Bld/Tiss:Ord:Molgen

同义词：RAR，promyelocytic leukemia（早幼粒细胞性白血病）、myelogenous（髓系性）、retinoic acid receptor（视黄酸受体）、acute promyelocytic leukemia（急性早幼粒细胞性白血病）、APL

这些试验结果亦可表示为基因重组细胞占特定细胞总数的分数（比例），如：

Cells. t（9，22）（ABL1，BCR）/Cells. total:NFr:PT:Bld/Tiss:Qn:Molgen

在具体“伙伴”基因未知的情况下，采用以下格式：

举例：CCND1 gene rearrangements:Arb:PT:Bld/Tiss:Ord:Molgen

同义词：Lymphoma 1（淋巴瘤 1 型）

举例：BCL2 gene rearrangements:Arb:PT:Bld/Tiss:Ord:Molgen

同义词：Lymphoma 2（淋巴瘤 2 型）

“主要（major）”或“次要（minor）”断点的特征按以下格式表示：

T（9，22）（ABL1，BCR）gene translocation major break points:Arb:PT:Bld/Tiss:Ord:Molgen

T（9，22）（ABL1，BCR）gene translocation minor break points:Arb:PT:Bld/Tiss:Ord:Molgen

3.9.9 身份测试

通常，身份测试关心的基因座位有四个。每个座位的多态性足够高，以至出现匹配错误结果的机会仅有 10%。由于座位之间相互独立，所有四种探针同时都匹配时，包括所有可能的情况在内，错误几率仅有 0.0001，即万分之一。根据具体测试情况所要求的可信程度的不同，测试所需探针可能会不止四种。法医界一般采用大约 20 种探针。

目前，我们**建议**的身份测试报告形式有两种类型：原子型术语定义和前组合式术语定义。

3.9.9.1 原子型术语

此类报告形式利用一系列的 LOINC 名称来报告索引型试验的种类、比较型试验的种类、身份测试的各种结果及其所有其他单独成分。其中，一项观测指标用于报告实际所用的探针，另一项则用来报告探针所假定的适用人群。这一报告方法的语法规则为 MOLGEN. IDENTITY. TESTING。

举例：

DNA probes used: Prid: PT: Index case^comparison case: Nom: Molgen. identity. testing
Population base: Prid: PT: Probes: Nom: Molgen. identity. testing
Relationship: Type: PT: index case: Nom: Molgen. identity. testing
示例结果：child（孩子）、victim（受害者）、suspect（犯罪嫌疑人）
Relationship: Type: PT: ^comparison case: Nom: Molgen. identity. testing
示例结果：mother（母亲）、alleged mother（疑似母亲）、father（父亲）、alleged father（疑似父亲）、evidence（external to victim）（受害者之外的人员证据）
Confidence of relationship: likelihood: PT: Index case^comparison case: QN: Molgen. identity. testing
（此例结论中给出了统计学可信度＜statistical confidence＞）
Conclusion: Imp: PT: index case^comparison case: Nar: Molgen. identity. testing
（对亲缘关系特征＜ identity of relatedness ＞结论的简要陈述）

3.9.9.2　备选的前组合式术语定义

上述一些原子型术语，如所用的 DNA 探针，还可能与前组合式结果一起报告。

Relationship: likelihood: child^alleged mother: Qn: Molgen. identity. testing
同义词：maternity testing（母亲身份鉴定）
（其中指出了“所谓母亲/alleged mother”确实为“特定孩子/ index child”母亲的可能性/likelihood）
Relationship: likelihood: child^alleged father: Qn: Molgen. identity. testing
同义词：paternity testing（父亲身份鉴定）
（其中指出了“所谓父亲/alleged father”确实为“特定孩子/ index child”父亲的可能性/likelihood）
Relationship: likelihood: victim^suspect: Qn: Molgen. identity. testing
（其中指出了受害者/victim 身上的遗传物质属于犯罪嫌疑人/suspect 的可能性/likelihood）
Relationship: likelihood: suspect^victim: Qn: Molgen. identity. testing
（其中指出了犯罪嫌疑人/suspect 身上的遗传物质属于受害者/victim 的可能性/likelihood）
Identity: likelihood: Evidence^suspect: Qn: Molgen. identity. testing
（其中指出了证物/evidence 上的遗传物质属于犯罪嫌疑人/suspect 的可能性/likelihood）
Identity: likelihood: evidence^victim: Qn: Molgen. identity. testing
（其中指出了证物/evidence 上的遗传物质属于受害者/victim 的可能性/likelihood）

3.9.10　肿瘤相关的肿瘤遗传学

以 N-Myc 基因（N-Myc gene，生长控制基因）的拷贝数为例。

N-Myc gene amplification: EntNum: PT: Bld/Tiss: Qn: Ord: Molgen
N-Myc gene amplification: ArbEnt: PT: Bld/Tiss: Ord: Molgen
结果：Non-amplified，indeterminant，amplified（扩增阴性、可疑、扩增阳性）

注释：这些其实是指由生物性事件造成的过量拷贝的数量，并非真正的测定过程。

基因丧失

p gene loss：Arb：PT：tumor：Ord：Molgen

结果：gene loss，no gene loss（基因丧失，无基因丧失）

按照总 DNA 校正后，比较肿瘤与正常组织的信号。

3.10 变态反应的检测

当今，变态反应方面的试验可检测 450 种以上不同的变应原。大多数试验检测的都是这些变应原的 IgE 型抗体，而某些试验则尚可检测 IgG 型和 IgA 型抗体。

对于表示变应原检测试验的 LOINC 术语而言，其分析物部分由变应原名称加上抗体类型（大多数为 IgE 型）构成。大多数变应原与各种动植物及其衍生物有关。过去，在 LOINC 2.04 版之前，我们表示变应原时采用的不是学名，而是普通名称。然而，由于两个不同的公司对同一变应原采用的命名不同，结果导致了术语的重复定义。同时，不同种类的动物或植物有时会拥有相同的普通名称，这会造成相应术语意义的混淆。从 2.04 版 LOINC 数据库开始，这类问题得到了纠正。为了有助于减少模糊性，对于引起变态反应的生物体，我们使用其种类的拉丁文名称。

一些背景情况：首先大多数变应原还可以使用 Pharmacia 公司[23]编制的 2～5 个字符的专用代码来标识。目前，从事变态反应检测方面的公司大多数都在其试验目录中引用这一代码。我们使用这些代码的目的是标识那些重复和多义的变态反应试验方面的 LOINC 术语。在 RELMA 软件中，这些 Pharmacia 代码还被作为相应变应原的同义词。其次，变应原检测试验常常有两种结果报告方式：定量型原始测量指标和序数型严重性分级（如 0～6 级）。后者经常又被称为 RAST 类。LOINC 为每种报告方式都定义了相应的单独术语。比如，用来报告针对日本黍的 IgE 型抗体的两个 LOINC 代码为：

Echinochloa crus-galli Ab. IgE：ACnc：PT：Ser：Qn

Echinochloa crus-galli Ab. IgE. RAST class：ACnc：PT：Ser：Ord

RAST 类是依据特定变态反应标准，对原始测量指标的分类。这种特异性 IgE 类结果取值（0、1、2、3、4、5 或 6）属于有序性分类反应，而不是连续数值型标尺。因此，“RAST CLASS”术语属于序数型（ORD）标尺。

为了得到单独一项结果，实验室还会检测变应原混合物。这种情况按 LOINC 命名规则表示如下：

（Acer negundo＋Quercus alba＋Ulmus americana＋Populus deltoides＋Carya pecan）Ab. IgE：ACnc：PT：Ser：Ord：Multidisk

Related name ＝ tx2

每种植物还会有不止一种变应原。比如，同一种树木可分别诱发机体产生针对其花粉和果实的 IgE 型抗体。类似地，谷物及其花粉均有各自的抗体。为了区分花粉变应原与食物变应原，LOINC 成分将含有单词“POLLEN”。比如，针对玉米的 IgE 型抗体的 LOINC 术语可表示为：

Zea mays Ab. IgE：ACnc：PT：Ser：Qn

Related names ＝ f8；cultivated corn；maize

Zea mays pollen Ab. IgE：ACnc：PT：Ser：Qn

Related names ＝ g202；cultivated corn；maize

4 临床观测指标

4.1 引言

对大多数指标而言，汇总性数据各自都有单独的观测指标。比如，总尿量方面有昼/夜尿量（班次尿量）和24小时尿量。同时，我们还为观测指标及其来源的身体部位和观测方法提供了不同程度的前组合。例如，Fick法得出的心输出量就区别于2D心脏超声数据计算而来的心输出量。

生理指标常常采用连续性监测的方法，而且监测仪器一般还会报告监测期间的汇总性统计指标。对于生命体征指标，还可以包括一段时间内的最小值、最大值和均值。摄入和排出总量也是一类报告中常见的汇总性统计指标。在提及随时间测定的指标（过程性指标，时程性指标）时，我们通常使用1小时、8小时、10小时、12小时和24小时等时间间隔（时间段），以便涵盖各个医疗机构（单位）内部和机构之间各种长度的工作班次。此类指标的LOINC名称采用24小时尿标本那样的形式。这些时间信息则记录在LOINC名称的第三部分——持续时间部分中。

临床指标名称的各个组成部分在很大程度上与实验室指标都是相同的，只是有一些细微差异，具体如下：

实验室和临床的LOINC代码在其第2、3、5和6部分（即属性类型、时间特征、标尺和方法）的含义上，二者之间都是确切对应的。

第4部分体系（样本）类型的机体系统的总体含义对于实验室与临床指标也都是相同的。不过，对于实验室检测项目来说，体系（样本）类型不仅表示体液类型，还会暗示着身体的腔室或部位。比如，血清和脑脊液。而对于临床术语而言，体系（样本）类型则常常表示的是身体部位（如胸部）、器官（如心脏）或器官的具体部位（如心室），而且还会暗示着身体的腔室部位。某些情况下，临床术语的体系（样本）类型很可能是与该系统上附带的仪器或装置，如OB超声成像设备。

成分部分：对实验室检测指标来说，成分部分（第一部分）往往表示的是体系（样本）中分布的某种化学成分，如葡萄糖或HIV抗体。对临床术语而言，成分部分常常表示的则是三维或四维空间到某一动态变化指标（如左心室流出道）的具体特征指标的某种投影（投射），如心脏收缩的QRS间期。此外，成分部分还用于标识特定的生理性示踪指标的各种范围或变形，或用于受检区域或范围所在的三维空间中的精确定位。

当属性类型为长度，且在特定水平和轴向上测量某一身体部位时，如测量乳缘的周长，LOINC全称的成分部分尚包括长度的各种特殊类型，如周长、直径或半径。对于所测量的投影、轴向或特定子时间帧，成分部分应彻底消除其中存在的所有模糊性。因此，若正在测定的是肾脏直径，则体系类型就得说明右肾或左肾，且在成分部分中还得标明测量直径时所采用的轴向和水平，如骨盆水平处的横断面。这样，若在乳缘处测量胸围，则其体系类型为胸部，而属性指标为乳缘的周长，指标属性为长度。为了有效地区别所测量的特定面积或长度指标，成分部分中必须对有关器官的各种面积、长度和体积全部加以详细的描述。当某测量指标随某种周期变化时，如吸气、呼气、心脏舒张或心脏收缩，也应当在成分部分中标明。其中，持续时间部分用于表示整个检查的持续时间。

对大多数临床指标而言，成分部分表示的是患者或患者体内某一器官系统的一项属性。然而，非患者体系（与试验标本对应的体系概念）常常也需要标示各种属性。例如，我们可能会想知道获得某项观测指标时所用仪器设备的种类，即生产商所提供的设备型号或某种内镜的法定的商品目录编号。在LOINC中，此类标识号的属性为ID。感染控制方面为了跟踪院内感染情况，可能就会需要报告后一种标识号。

在报告仪器或装置的属性时，LOINC全称中的体系类型字段就采用该仪器设备的名称。在报告用于将液体输入或移出体腔的导管的特性时，也是这样。比如，我们可能想报告鼻饲管的大小和类型信息。

表 19 迄今临床 LOINC 部分所涵盖的主题

Subjects	主题
Blood pressure (systolic, diastolic, and mean)	血压（收缩压、舒张压和平均血压）
Body height	身高
Body temperature	体温
Body weight (and measures used to estimate ideal body weight)	体重（以及用于估计理想体重的各种指标）
Cardiac ultrasound (echo) imaging	心脏超声（超声）成像
Cardiac output, resistance, stroke work, ejection fraction, etc.	心输出量、阻力、每搏作功、射血分数等
Circumference of chest, thigh, legs	胸围、股（大腿）围、小腿围
Critical care measures	危重护理指标
Dental	牙科
Electrocardiographic measures	心电图指标
Emergency department case reports—CDC DEEDS	急诊科（部）病例报告—CDC DEEDS
Gastrointestinal endoscopy	胃肠道内窥镜
Heart rate (and character of the pulse wave)	心率（脉搏波形特征）
Intake and output	摄入与排出
Major headings in operative note	手术记录主标目
Major headings of discharge summary	出院小结主标目
Major headings of history and physical	病史与体格检查主标目
Obstetric ultrasound imaging	产科超声成像
Ophthalmology measurements	眼科学测量指标
Pathology protocols	病理学方案
Pulmonary ventilator management	肺通气装置（呼吸机）管理
Radiology reports	放射诊断报告
Respiratory rate	呼吸速率
Standardized survey instruments	标准化调查问卷
Urology ultrasound imaging	泌尿系统超声成像

为了满足临床观测指标各种特定维度的要求，我们还为属性类型引入了新的选项。这些新增类型的属性有可能就是用户希望测量新增类型的维度时所需要的，如阻力、电压和每搏作功等。此外，我们还新增了三个重要的属性：

Anat：表示解剖位置的专用 Prid。

Imp（印象）：属于一种诊断陈述。始终是对其他某种观测指标（如一系列试验结果、一幅图像或整个患者）的解释或摘要总述，且几乎都是由专业人员或专家作出的。另外，我们可能还会将心电图车的自动诊断作为印象来处理。除了临床医学之外，用户在同样还会在实验室医学（检验医学）方面看到和使用各种印象。

Find（发现或检查结果）：与作为概括性陈述的印象不同的是，发现属于一种原子型的临床观测指标。体格检查、病史、对各种系统的检查回顾以及其他观测指标都属于发现，即具有发现的属性。其中，对于编码的发现而言，标尺可为名义型；而对于在叙述型文本中所报告的发现而言，标尺则为叙述型。

在临床指标中还可能会需要超体系（LOINC 全称中体系部分的第二子块）。例如，我们按照以下规则区分患者与胎儿的头部指标：

Circumference. occipital-frontal：Len：PT：Head：Qn

Diameter. biparietal：Len：PT：Head^fetus：Qn

4.2 原子型与分子型（前组合式命名）

对于临床术语，我们一般有两种报告方式。第一种结果报告方式是，报告某项观测指标时，采用许多综合起来可完整描述该项指标的原子型变量。比如，周长指标可采用如下原子型变量指标。这些变量我们能够处理尚未定义前组合式术语的所有特殊球类的周长。

Circumference:Len:PT:XXX:Qn	某种周长的实际指标
Circumference site:Anat:PT:*:Nom	标明所测量的身体部位（即指明体系类型）
Circumference method:Type:PT:XXX:Nom:*	标明获得周长所采用的测量技术或方法；结果选项为卷尺测量法、推导法、成像法

同时，我们还提供了将一些原子型变量组合成单个 LOINC 代码的前组合式术语。如：

8279-2 Circumference. at nipple line:Len:PT:Chest:Qn

和

8293-3 Circumference^inspiration:Len:PT:Chest:Qn

这些前组合式术语的特异性更高，从而允许将某指标的若干关键部分组合为单一变量。目前，这已成为许多临床（信息）系统的惯例。我们称这些前组合式代码为分子型变量。

在 LOINC 数据库中，分子型变量随所组合的原子型成分的多少而有所不同。对于某些实验室指标而言，也是如此；同时，试验方法往往并不参与名称构成，且一般也不予以报告。由功能性指标和特定测量部位组成的分子型变量最为常见。例如，有许多不同血管内测量位点的血压测量。而在某些情况下，分子型变量是由特异性指标与特定方法组合而成，如心输出量指标。请用户注意的是，大多数分子型变量还可以伴有一个或多个指标，以便提供该变量有关的特定信息。例如，特定的测量环境、测量仪器的型号或其法定的商品目录编号。

当一个变量实际上报告的是某一完全的前组合式术语中 LOINC 全称所要包含的信息内容时，我们就将在作为取值来报告的部分中放置一个星号。比如，在 LOINC 全称的体系类型部分中，用于将解剖位置作为一个原子型变量来报告的变量将会带有一个星号（*）。用于报告特定指标检测方法的变量，在其 LOINC 全称的方法部分中也会有个星号（*）。

4.3 放射医学报告

用于放射医学报告命名的 LOINC 代码的创建工作最初始于委员会成员的一个特别小组和多家临床机构的一套报告名称。放射医学 LOINC 代码首次发布于 2000 年，而在 2004 年 12 月，又成批发布了 2000 多个新增的放射医学代码。

放射医学报告的 LOINC 名称遵循的是其他临床观测指标和测量指标的一般模式。如下文所述，其中也存在一些细微的差异。不过，其名称的第 2、第 3 和第 5 部分（即属性类型、时间特征和标尺类型）在各自的含义上都是与其他临床和实验室 LOINC 代码完全对应的。

4.3.1 诊断性放射医学报告

4.3.1.1 成分

像其他临床 LOINC 代码那样，放射医学报告 LOINC 名称的成分部分标识的是三维空间的特定投影。该成分部分应当清除了与所检测投影有关的所有歧义。

4.3.1.1.1 成分/分析物名称

成分字段的第一子块描述的是图像采集过程中所出现的投影和空间条件。第一子块的命名采用以下语法规则：

<descriptor> [<number of views>] [<projection beam orientation>] [<body position>]

<描述符或称叙词> [<视图数量>] [<投射光束的方向>] [<体位>]

描述符或称叙词<descriptor>标识的是报告中图像的类型。对诊断性X线检查和乳房造影术检查而言，其<descriptor>为“视图”或“多重视图”。对诊断性的超声、磁共振成像、CT和各种体层摄影术检查而言，其<descriptor>为“多切面”。该描述符或称叙词是成分部分中唯一必备的字段。

在合适的情况下，会在成分部分的第一子块中添加额外的单词，以澄清该项检查的重点。比如，“多切面 有限的”或“多切面 用于 幽门狭窄”。

视图数量<number of views>属于一个可选参数，用来描述当前投影中视图的具体个数（整数）。许多放射医学报告的名称并未详细说明实际所获取的投影，而只是说明了视图的数量。一些报告名称则采用“最少3个视图”或“少于4个视图”等相对性术语来描述视图的数量。在需要明确说明这些相对性限定因素时，我们则采用以下表达形式：

- Gt=大于
- Ge=大于或等于
- Lt =小于
- Le=小于或等于

投射光束的方向<projection beam orientation>也属于一个可选参数。它描述的是光束相对于患者的方向。合适的情况下，还使用那些广为采用且无模糊含义的缩略语，如PA（后前位）和AP（前后位）等。采用不同方向不同的多个图像采用英文和号“&”加以连接组合。

体位<body position>也属于一个可选参数。其描述的是对象相对于重力的身体位置（体位）。体位的示例包括俯卧位、直立位、仰卧位：

View PA prone:Find:PT:Abdomen:Nar:XR

有的时候根据需要特指一组视图或刺激组时，允许在放射学检查的名称中破例使用圆括号（见2.1.3节）。例如：

Views (AP^standing) & (lateral^W hyperextension):Find:PT:Knee:Nar:XR

4.3.1.1.2 便携式检查的报告名称

除了便携式检查所产生的图像与常规检查存在差异的情况之外，一般而言，我们并不编制便携式检查的报告名称。比如，便携式胸部X线检查通常比在放射科检查时采用的成像距离要短，如下例所示，我们在这种情况下就为其创建单独的LOINC代码：

Views AP portable:Find:PT:Chest:Nar:XR

4.3.1.1.3 人名名词与口语表达形式

放射医学检测项目常常采用人名名词与口语表达形式来指代。在广泛使用和理解的情况下，这些名称就能作为一种简洁的方式，用于所报告的检测项目的交流与沟通。许多情况下，这些表达形式所传达的含义会涵盖多种参数，甚至横跨多个LOINC轴（如成分、方法和体系）。通常，只有在含义明确清晰，不存模糊歧义的情况下，LOINC名称中才会使用这些表达形式，并会将其使用限制在一个轴的范围内。示例如下：

View Merchants:Find:PT:Knee:Nar:XR

4.3.1.1.4 刺激试验

LOINC成分部分的第二子块是化学、物理和/或功能性的刺激因素。给予对比剂等化学刺激的命名规则遵循以前所阐述的模式。其中，包括给药途径的缩略语。示例如下：

VIEWS^10M POST W & WO CONTRAST IV:FIND:PT:
KIDNEYS+COLLECTING SYSTEM:NAR:XR. TOMO

在描述向并无缩略语的特定空间中给予对比剂时，该空间采用完整的拼写形式，并依据以下这些指导原则在前面冠以“intra（…内）”或“via（经…）”。

当对比剂直接注入某解剖学空间，且该空间正是该检查所要可视化的对象时，我们使用“intra（…内）”。示例如下：

Views^W contrast intra lymphatic:Find:PT:Lymphatics:Nar:XR. fluor

当所注射的对比剂通过某装置，如导液管，尔后进入所要可视化的某解剖学空间时，我们使用“via（经…）”。示例如下：

Views^W contrast via T-tube:Find:PT:Biliary ducts+Gallbladder:Nar:XR. fluor
Views^W contrast via colostomy:Find:PT:Colon:Nar:XR. fluor

成像过程中出现的物理性刺激采用一种类似的模式加以表示：

[<existence>] <challenge>
[<存在状态>] <刺激因素>

其中，存在状态采用“W”、“WO”或“W & WO”表示。使用“W & WO”时表示有（W）和无（WO）刺激因素分别均有单独的视图。示例如下：

Views^W & WO weight:Find:PT:Acromioclavicular joint:Nar:XR

4.3.1.2　时间特征

大多数放射医学报告的时间特征均为“时间点（PT）”型或称“随机”型。不过，有少数报告指明了具体的时间窗，如定时荧光检查（定时荧光屏检查，定时荧光镜透视检查）。此类报告将采用通常的规则来加以命名，即<numeric value><S | M | H | W>。其中，当需用限定成分来指明相对时间范围时，将采用以下表达惯例：

- Gt = 大于
- Ge = 大于或等于
- Lt = 小于
- Le = 小于或等于

例如，“小于或等于1小时”将表示为“Le 1H”。

4.3.1.3　体系

所有的临床LOINC术语的体系类型均采用完整的拼写形式；因此，应该不存在歧义。对大多数放射医学报告而言，其体系类型描述的是所观察的内容，而不仅仅是所感兴趣的解剖学区域。比如，确定前关节窝病理的一项常见检查就是X线西点视图。由于该视图显示的是整个肩部，而不仅仅是关节窝的边缘，因而其体系类型就是“肩部”。

View West Point:Find:PT:Shoulder:Nar:XR

对于涵盖多个器官系统的那些体系类型，我们命名时采用英文加号（+）将各个器官系统连接起来。具体参数采用头尾型和/或近心-远心型的次序进行排列。

Views:Find:PT:Spine. cervical+Spine. thoracic+Spine. lumbar:Nar:XR
Views:Find:PT:Spine. lumbar+Sacrum+Coccyx:Nar:XR

体系类型描述的是检查所观察的内容，但其并不是其视图中所有结构的详尽列表。比如，在实际工作中，桡骨与尺骨的X线标准侧位视图不但完整地显示了这些骨骼，还会显示出肘关节和近心端的一排腕骨。然而，该报告的体系类型则仅有“桡骨+尺骨”。

4.3.1.3.1 脉管

对于脉管检查的报告，如果其体系类型中包含多条脉管，则分别列出每条脉管的名称，并用英文加号（+）将它们连接起来。例如，腹腔动脉+肠系膜下动脉。当所观察的脉管同属于某一部分时，则命名时应首先指明此部分，接着是作为分隔符的英文句号（“.”），最后是分支部分。例如，腔静脉.下。当脉管属于独立分支时，则分别指明并用加号（+）连接。例如，肠系膜上动脉+肠系膜下动脉。

对于所观察的是某一区域内所有脉管的检查，其体系类型通常采用复数形式命名，如下肢脉管、下肢静脉。其基本原因就是，大多数血管造影术检查所显示的都是某些脉管分支，而不仅仅是单独的某条脉管。

4.3.1.3.2 脑部、头部、大脑和颅骨

目前，有关头部解剖学区域的放射医学体系命名模式还存在相当多的变异。我们所构建的命名模式模型很大程度上遵循的是通行的优势规则。通常，我们将含有“头部”的体系类型用于MRA、CTA、CT和US检查的报告。含有“脑部”的体系类型用于MRI和核医学检查，而含有“颅骨”的体系类型则用于平片检查报告。对于传统荧光检查法血管造影术报告，当不详细指明特定动脉时，则使用含有“大脑”的体系类型。

4.3.1.3.3 肢体

在相应的术语系统中，肢体检查的检测项目名称常常变化多样。从技术上讲，术语“臂”指的是上肢中从肩部至肘关节的部分，但它还常常用来指代整个上肢；从技术上讲，术语“腿”指的是下肢中位于膝关节至踝关节之间的部分，但它还常常用来指代整个下肢。详情请参见《多兰氏图解医学词典》。因此，我们只是将“臂”和“腿”收录为广义同义词，而并不在体系类型中使用它们。指代整个肢体或并未具体指明肢体的可视化区域时，我们采用上肢和下肢。对于更具体的区域，则依据采用特定方法所可视化的解剖学结构来对体系类型加以命名。例如，我们对上臂的一个X线检查命名如下：

Views:Find:PT:Humerus:Nar:XR

4.3.1.3.4 偏侧性

对于大多数双侧对称性实体而言，我们为放射医学报告创建单独的按偏侧性不同区分的LOINC代码。因此，对于许多检查而言，我们现在收录了仅按其体系类型偏侧性区分的LOINC代码，如肩部、肩部.左侧、肩部.右侧和肩部.双侧。

4.3.1.3.5 多重体系的系列投影

对于有关包含多重体系，如肋骨+胸廓的一系列投影的放射医学报告，其成分部分中各投影的罗列次序与该体系中解剖学部位的次序相对应。此外，第二解剖部位将被添加至成分部分中，以澄清究竟哪些视图针对的是那个解剖学区域。例如：

Views lateral & PA chest:Find:PT:Ribs+Chest:Nar:XR

4.3.1.3.6 体系中圆点的使用

在体系中使用圆点（“.”）意味着修饰充分是主词的一个子部分或组成部分。当修饰成分只是一个用于澄清的形容词时，则不用圆点分隔。例如：

Chest. pleura, but Superficial tissue.

4.3.1.4　方法

一般而言，放射医学报告的方法类型与其他 LOINC 术语的方法类型是相对应的部分。放射医学方法的命名模式是：

<modality>.［submodality］
<设备>.［子设备］

4.3.1.4.1　用于血管造影术语的方法

LOINC 术语描述血管造影术检查报告时用到的方法类型有 X 线．荧光检查法．血管、核磁共振成像．血管和计算机 X 射线断层造影术．血管。在血管造影术检查的检测项目名称中，放射医学体系常常使用的缩略语有 MRA、MRV、CTA 和 CTV。MRA 和 CTA 都能指代动脉、静脉或二者兼有的检查，因而二者分别是 LOINC 方法类型 MRI. angio 和 CT. angio 的等价同义词，并作为同义词收录在 LOINC 数据库中。然而，仅当 LOINC 术语的方法类型为 MRI. angio 和 CT. angio，且体系类型中包含静脉的单词“Vein”或“Veins”时，MRV 和 CTV 才被添加为相应术语的同义词。

4.3.2　介入性放射医学报告

4.3.2.1　成分

通常，成像引导下的介入性检查的放射医学报告的 LOINC 术语成分部分采取的形式为：引导 为了 <指征>（Guidance for <indication>）；其中，<indication>是对该引导的性质的说明。示例如下：

Guidance for biopsy:Find:PT:Breast:Nar:Mam
Guidance for drainage:Find:PT:Kidney:Nar:US

4.3.2.2　体系

介入性放射医学报告体系类型的命名针对的是所观察的解剖学结构，且其命名模式与诊断性放射医学报告体系类型的类似。

4.3.2.3　方法

一般而言，介入性放射医学报告的方法类型对应于（或相当于）诊断性放射医学报告及其他 LOINC 术语的方法类型。其方法类型的命名模式为：

<modality>.［submodality］
<设备>.［子设备］

5 肿瘤登记

在与北美癌症登记中心协会进行合作的基础上，我们开发了一套可用于在临床医疗机构与肿瘤登记机构之间，以及肿瘤登记机构之间传送和交换肿瘤登记变量指标信息的 LOINC 代码。这些 LOINC 术语与 NAACCR 数据集的内容相对应；其中，包括有许多种变量，如首次诊断为肿瘤的医院、肿瘤的原发解剖位置、肿瘤大小、诊断当时的肿瘤扩散程度以及肿瘤登记机构所需的其他一系列变量。所有这些变量都划归肿瘤登记类 TUMRREG（Class TUMRREG）。

NAACCR 及各方合作者正在编制有关在 HL7 消息中如何实施这些 LOINC 肿瘤登记变量的详细指南。

6　索赔信息附件

详情请参见由 HL7 附件 SIG（专业组）发布的具体的 RELMA 任务、HIPAA 信息附件及其相应的索赔信息附件书籍。

译者注：这里的索赔信息附件指的是在医疗服务活动中，索赔支付方为完成健康保险等索赔案件的裁决而向医疗服务提供方请求和索取的附加信息。换句话说，信息附件是指与医疗保健索赔或就医过程（接诊）相关的一系列支持性文档或信息。如今，这种附件信息常见于纸质和电子格式索赔文件的备注或注释字段。此外，索赔信息附件尚可用于医疗费用支付情况的医学评价、继往账目的审计及医疗护理质量的管理等情况。

7 HL7 LOINC 文档类型词表域

本文旨在提出一套文档类型代码。这是对 Stan Huff 与 Pavla Frazier 在 LOINC 中所做的工作，以及 Stan Huff、Bob Dolin、Clem McDonald 和有关方面的代表们所获工作成果的延续。

7.1 文档类型代码在 HL7 消息中的使用

在文档类型代码的创建与维护中，重要的是要将本地文档名称与文档类型代码所代表的名称一这二者的目的或用途区别开来。创建文档类型代码旨在为相互独立的机构或企事业单位之间所共享或交换的文档名称提供协调一致的语义学基础。一个企事业单位内部所使用的本地名称及代码完全由该单位来控制，而且这些名称对该单位内部的工作流程和信息使用都是颇有价值的。这里我们假定的是，此类文档确切的本地名称仍将保留在其原有的创建系统中；而在将此类文档发往外部组织机构时，其本地名称将随同其文档类型代码一并发送。不过，文档类型代码只应表示其文档名称在相互独立的机构或企事业单位之间可以共享的含义。比如，在一个企事业单位内部，像“史密斯医生星期二的门诊疼痛记录”和“阿尔伯克基退伍军人事务部门普通内科会诊记录”这样的文档名称都是合适的；然而，在原有企事业单位之外，这些非常具体的本地名称的意义就显得没那么明确。因此，恰当的文档类型代码应当具有像“门诊患者疼痛之门诊记录”和“普通内科学会诊记录”这样的文档名称才行。

7.2 与其他术语的关系

与 LOINC 的关系

这项工作由 LOINC 委员会与 HL7 文档本体任务组共同完成。对于临床文档代码，HL7 将采用 LOINC 代码。而且，HL7 也将不再另行为临床文档单独编制文档代码系统。不过，HL7 具有将 HL7 域限制在 LOINC 代码某一子集范围内的选择权；而且，HL7 尚可将 LOINC 文档代码结合到 HL7 域之中。

在本文中，相关的命名规则仅适用于“临床记录”，且我们所采用的术语——“临床记录”尚具有其特定的含义。就本文的各种用途而言，“临床记录”指的是…HL7 CDA 标准（HL7 临床文档结构标准）所定义的临床文档。在本文中，所谓的“临床文档”的模型仅适用于临床专业技术人员及受训人员自发产生（比如，医生书写自己所负责的入院记录）或由于回复会诊申请而生成的各种文档。这些文档最好称为“临床记录”；须将它们区别于针对特定操作（如检验和检查）的医嘱而产生的各种患者报告，如放射诊断学报告、病理学报告、实验室检验报告和心脏导管插入术报告等。临床 LOINC 命名结构已很好地解决了后面这些概念中大多数的名称问题。

与 HL7 2.x 版代码值的关系

HL7 文档类型代码域与 HL7 2.x 版中的类似概念之间会出现交叉重复（用户自定义表 0270-文件类型；用户自定义表 0496-同意书类型）。对于这种交叉重复问题，我们认为：

- 可将 LOINC 代码与 HL7 2.x 版文档代码进行对照。
- HL7 3.0 版的域可含有 HL7 2.x 版代码表中所没有的概念。

与参考术语系统的关系

我们会尽可能快地将用于创建文档类型代码名称的成分术语与 UMLS 超级叙词表或 SNOMED CT 进行对

照。该对照工作将有助于确定相应术语的含义，并使参考术语系统中已有的基于各种定义、可计算性关系及分类层次的文档类型代码的归并与分类成为可能。

7.3 文档类型成分

文档代码定义将采用以下成分。其中，同义词或等价术语将采用圆括号标出。

文档种类

文档种类是在宏观水平描述相应文档的总体结构。文档种类是依据定义不同文档标题时的需要来区别的。文档种类的允许值①：

- 临床记录：

  临床记录又称为“临床文档”。作为患者医疗护理工作中的一部分，临床记录是由临床医生所产生的文档；其中，包括门诊及会诊医生个人主动书写的记录，但并不包括临床报告，如放射医学、病理学及心脏导管插入术方面的报告。这些报告通常是由具体特定的医嘱而引起的。如 CDA 1.0 所定义，临床文档满足五项标准：完整无缺、工作职位、证据真实、持久不变及人工易读。
- 工作展望—本文仅描述临床文档的策略与初步内容。以下为将成为明年工作重点的其他几种文档类型：
  - 信函
  - 同意书
  - 法律文书
  - 引用文件

服务类型

服务类型描述的是如相应记录中所述的，施于患者或服务对象的服务或活动的种类的特征。检查、评估和管理属于服务的共同子类。开始（入院）和结束（出院）等时间序列概念就包含在这一轴中。

- 沟通与交流
- 评估与管理
  - 讨论会
    - 病例讨论会
  - 会诊
    - 确诊性会诊
  - 咨询
    - 小组咨询
  - 教育
  - 病史与体格检查
    - 入院病史与体格检查
    - 全面病史与体格检查
    - 针对性的病史与体格检查
  - 初步评估
    - 入院评估
      - 入院病史与体格检查
  - 术前评估与管理

① 当前的提案尚主要侧重于临床记录。而“同意书”、“法律文书”和“引用文件”作为将来的工作目标，均会在晚些时候加以解决。

    - 后续评估
    - 事件小结
        - 转院小结
        - 出院小结
        - 死亡小结
        - 转诊介绍的递送
    - 监督指导
    - 电话接诊
- 干预操作
    - 手术性
- 病理学操作
    - 尸检

环境

这里，环境是对 CMS（又称 HCFA）的含义明确的环境的粗略定义的适度扩展。环境并不等价于位置；后者的含义通常在场所位置上更为明确而恰当，并被置于消息的其他部分中加以传送。环境将局限在以下类别中，且将来还可能增加新的类别。各种 CMS 环境概念位于该层次结构的第一层，而其同义词列于圆括号中。

- 家庭
    - 非自理生活
    - 家庭卫生保健
- 医院（住院）环境
    - 紧急救护型医院
    - 医院单元
        - 危重护理单元
        - 急诊科
        - 观察病房
    - 康复治疗型医院
- 疗养院
    - 高级护理设施
- 门诊（办公室/诊室）

为避免重要报告类别间的混淆，大多数临床报告名称中（至少在最高级层次上）将含有一个环境概念。比如，入院病史与体格检查往往称作某某医院入院病史与体格检查；若不用环境来区别，则其就可能与疗养院病史与体格检查相混淆。不过，环境并不是其名称的必需组件。

主题域

主题域描述的是记录所属主题的领域。

- 麻醉
- 心脏病学
- 病例管理者
- 牧师
- 牙科学
- 糖尿病学
- 内分泌学

- 肠胃病学
- 普通内科学
- 普通外科学
- 妇科学
- 多学科
- 神经外科学
- 产科学
- 肿瘤学
- 眼科学
- 视力测定/验光
- 矫形外科学
- 耳鼻喉科学
- 病理学
- 药剂学
- 物理治疗学
- 整形外科学
- 足病学
- 精神病学
- 肺部疾病
- 甲状腺病学
- 肿瘤委员会
- 泌尿科学
- 兽医学

培训/专业技术等级

培训/专业技术等级指的是文档作者的教育培训层次或专业技术等级，但并不继续分专业或子专业。

- 主治医师
- 病例管理者
- 牧师
- 牙科卫生学家
- 牙科医师
- 学者/研究员
- 实习医师
- 医科学生
- 护士
- 正式护士
- 护理学生
- 职业治疗师
- 药剂师
- 医师*
- 助理医师
- 物理治疗师
- 住院医师

- 呼吸治疗师
- 社会工作者
- 下级实习医师
- 兽医

* 医师包括内科医师和骨科医师。

7.4 采用多个成分创建临床记录的规则

必需型临床记录的名称至少要选择上述四轴之一的词条来构建。

LOINC 委员会将为所有必要的组合创建 LOINC 代码，并不是对所有可能的组合。开立医嘱申请时可采用以下简化名称：

<Subject Matter Domain> ：<Training / Professional Level>：<Setting>：<Type> ：Note*

<主题域> ：<培训/专业技术等级>：<环境>：<类型> ：记录*

*（当我们将本文拓展到其他文档类型时，该部分将是另外一个轴。）

如上所述，确定一个名称时，至少需要四个轴中的一个，且需使用"note（记录）"一词。名称示例如下：

- Cardiology note（心脏病学记录）
- Cardiology attending note（心脏病学主治医师记录）
- Cardiology attending hospital admission note（心脏病学主治医师医院入院记录）
- Cardiology nurse hospital admission note（心脏病学护士医院入院记录）
- Cardiology fellow admission note（心脏病学者入院记录）
- Pulmonary note（肺部记录）
- Consult note（会诊记录）
- Nurse note（护理记录）
- Hospital admission H&P note（医院入院病史与体格检查记录）

7.5 工作展望

我们将为其他类型的医疗护理相关文档（包括以下在即将发布的手册，即新版 LOINC 用户指南草稿中所使用的文档）编制同样具体而明确的相应文档。

- [草稿] 法律文书—通常不是由临床医师撰写但又必须保留在病历中的高级指令等法医学文档。
- [草稿] 信函—主要用于人员之间的沟通与交流，其次作为对病历的报告的临床文档。信函通常需注明具体人员或机构的通信地址，且其内容包括创建日期、称呼语、正文和签字行。表示转诊介绍信名称时，可采用信函作为其文档类型，同时选择转诊介绍作为其服务类型。其中，转诊介绍信指的是一个医疗服务提供者（个人或机构）向另一个医疗服务提供者提出请求，要求后者为转诊患者提供有关服务的信函。
- [草稿] 引用文件—非患者特异的一种知识性文档。比如，图书资料、面向患者的宣教材料、临床实践准则和处方药品包装内的插页。

初步提交的文档类型

文档名称列中的每个条目都将成为文档类型词表域中的代码值。如下表所示，文档名称由上述成分构成。

简称	文档种类	服务类型	环境	培训/专业技术等级	主题域	对应代码	注释
1. Anesthesia Hospital Pre-op Note 医院术前麻醉记录	Clinical Note 临床记录	Pre-operative evaluation and management 术前评估与管理	Hospital 医院		Anesthesia 麻醉		
2. Attending Outpatient Supervisory Note 主治医师门诊监督记录	Clinical Note 临床记录	Supervisory direction 监督指导（督导）	Outpatient 门诊	Attending physician 主治医师			
3. Autopsy Note 尸体剖检记录	Clinical Note 临床记录	Autopsy 尸体剖检				18743-5^LN; AR^HL70270	
4. Cardiology Attending Outpatient Supervisory Note 心脏病学主治医师门诊监督记录	Clinical Note 临床记录	Supervisory direction 监督指导	Outpatient 门诊	Attending physician 主治医师	Cardiology 心脏病学		
5. Cardiology Consultation Note 心脏病学会诊记录	Clinical Note 临床记录	Consultation 会诊			Cardiology 心脏病学		
6. Cardiology Hospital Admission Note 心脏病学医院入院记录	Clinical Note 临床记录	Admission history and physical 入院病史与体格检查	Hospital 医院		Cardiology 心脏病学		
7. Cardiology Outpatient Progress Note 心脏病学门诊进展记录	Clinical Note 临床记录	Subsequent visit evaluation 后续就诊评估	Outpatient 门诊		Cardiology 心脏病学		
8. Case Manager Home Health Care Progress Note 病例管理者家庭卫生保健进展记录	Clinical Note 临床记录	Subsequent visit evaluation 后续就诊评估	Home Health Care 家庭卫生保健	Case Manager 病例管理者			
9. Clinical Encounter Note 临床就医记录	Clinical Note 临床记录	Evaluation and Management 评估与管理					
10. Comprehensive H & P Note 全面病史与体格检查记录	Clinical Note 临床记录	Comprehensive history and physical 全面病史与体格检查					
11. Conference Note 讨论会记录	Clinical Note 临床记录	Conference evaluations 讨论会评估					
12. Consultation Note 会诊记录	Clinical Note 临床记录	Consultation 会诊					
13. Critical Care Consultation Note 危重护理会诊记录	Clinical Note 临床记录	Consultation 会诊	Critical Care Unit 危重护理单元				
14. Critical Care Progress Note 危重护理进展记录	Clinical Note 临床记录	Subsequent visit evaluation 后续就诊评估	Critical Care Unit 危重护理单元				

续表

简称	文档种类	服务类型	环境	培训/专业技术等级	主题域	对应代码	注释
15. Dental Hygienist Outpatient Progress Note 牙科卫生学家门诊进展记录	Clinical Note 临床记录	Subsequent visit evaluation 后续就诊评估	Outpatient 门诊	Dental hygienist 牙科卫生学家			
16. Dentist Outpatient Progress Note 牙科医师门诊进展记录	Clinical Note 临床记录	Subsequent visit evaluation 后续就诊评估	Outpatient 门诊	Dentist 牙科医师			
17. Diabetology Outpatient Note 糖尿病学门诊记录	Clinical Note 临床记录	Evaluation and management 评估与管理	Outpatient 门诊		Diabetology 糖尿病学		
18. Emergency Department Note 急诊科记录	Clinical Note 临床记录	Evaluation and management 评估与管理	Emergency Department 急诊科				
19. Gastroenterology Attending Outpatient Supervisory Note 胃肠病学主治医师门诊监督记录	Clinical Note 临床记录	Supervisory direction 监督指导	Outpatient 门诊	Attending physician 主治医师	Gastroenterology 胃肠病学		
20. General Medicine Outpatient Consultation Note 普通内科学门诊会诊记录	Clinical Note 临床记录	Consultation 会诊	Outpatient 门诊		General Medicine 普通内科学		
21. History and Physical Note 病史与体格检查记录	Clinical Note 临床记录	History and Physical 病史与体格检查					
22. Home Health Educational Visit Note 家庭健康教育型出诊记录	Clinical Note 临床记录	Education procedure 教育操作	Home Health 家庭保健				
23. Home Health Initial Evaluation Note 家庭健康初步评估记录	Clinical Note 临床记录	Initial evaluation 初步评估	Home Health 家庭保健				
24. Home Health Progress Note 家庭健康进展记录	Clinical Note 临床记录	Subsequent visit evaluation 后续出诊评估	Home Health 家庭保健				
25. Hospital Admission H & P Note 医院入院病史与体格检查记录	Clinical Note 临床记录	Admission history and physical 入院病史与体格检查	Hospital 医院			28636-9^LN	
26. Hospital Consultation Note 医院会诊记录	Clinical Note 临床记录	Consultation 会诊	Hospital 医院			11488-4^LN; CN^HL70270	
27. Hospital Discharge Summary Note 医院出院小结记录	Clinical Note 临床记录	Discharge Summarization 出院小结	Hospital 医院				

续表

简称	文档种类	服务类型	环境	培训/专业技术等级	主题域	对应代码	注释
28. Hospital Group Counseling Note 医院小组咨询记录	Clinical Note 临床记录	Group counseling 小组咨询	Hospital 医院				
29. Hospital Progress Note 医院进展记录	Clinical Note 临床记录	Subsequent visit evaluation 后续就诊评估	Hospital 医院				
30. Inpatient Note 住院记录	Clinical Note 临床记录	Evaluation and Management 评估与管理	Inpatient 住院				
31. Interventional Procedure Note 干预操作记录	Clinical Note 临床记录	Interventional Procedure 干预操作				28570-0^LN; PN^HL70270	
32. Medical Student Hospital H & P Note 医科学生医院病史与体格检查记录	Clinical Note 临床记录	History & Physical 病史与体格检查	Hospital 医院	Medical student 医科学生			
33. Nurse Telephone Encounter Note 护士电话接诊记录	Clinical Note 临床记录	Telephone encounter 电话接诊		Nurse 护士			
34. Nursing Home Comprehensive H&P Note 疗养院全面病史与体格检查记录	Clinical Note 临床记录	Comprehensive history and physical 全面病史与体格检查	Nursing Home 疗养院			28626-0^LN	
35. Nursing Home Conference Note 疗养院讨论会记录	Clinical Note 临床记录	Conference evaluation 讨论会评估	Nursing Home 疗养院				
36. Nursing Home Initial Evaluation Note 疗养院初步评估记录	Clinical Note 临床记录	Initial Evaluation 初步评估	Nursing Home 疗养院				
37. Nursing Home Note 疗养院记录	Clinical Note 临床记录	Evaluation and management 评估与管理					
38. Operative Note 手术记录	Clinical Note 临床记录	Surgical operation 外科手术					
39. Outpatient Confirmatory Consultation Note 门诊确证性会诊记录	Clinical Note 临床记录	Confirmatory consultation 确证性会诊	Outpatient 门诊			24611-6^LN	
40. Outpatient Initial Evaluation Note 门诊初步评估记录	Clinical Note 临床记录	Initial evaluation 初步评估	Outpatient 门诊				
41. Outpatient Note 门诊记录	Clinical Note 临床记录	Evaluation and management 评估与管理	Outpatient 门诊			11516-2^LN	
42. Outpatient Operative Note 门诊手术记录	Clinical Note 临床记录	Surgical operation 外科手术	Outpatient 门诊			11504-8^LN; OP^HL70270	
43. Outpatient Progress Note 门诊进展记录	Clinical Note 临床记录	Subsequent visit evaluation 后续就诊评估	Outpatient 门诊				

续表

简称	文档种类	服务类型	环境	培训/专业技术等级	主题域	对应代码	注释
44. Pathology Note 病理学记录	Clinical Note 临床记录	Evaluation and management 评估与管理			Pathology 病理学		
45. Pharmacist Outpatient Progress Note 药剂师门诊进展记录	Clinical Note 临床记录	Subsequent visit evaluation 后续就诊评估	Outpatient 门诊	Pharmacist 药剂师			
46. Physician Hospital Discharge Summary Note 医院医师出院小结记录	Clinical Note 临床记录	Discharge summarization 出院小结	Hospital 医院	Physician 医师		11490-0^LN	
47. Physician Nursing Home H & P Note 疗养院医师病史与体格检查记录	Clinical Note 临床记录	History & Physical 病史与体格检查	Nursing Home 疗养院		Physician 医师		
48. Progress Note 进展记录	Clinical Note 临床记录	Subsequent visit evaluation 后续就诊评估				11506-3^LN; PR^HL70270	
49. Psychiatry Hospital Consultation Note 精神病学医院会诊记录	Clinical Note 临床记录	Consultation 会诊	Hospital 医院		Psychiatry 精神病学		
50. Pulmonary Consultation Note 肺部疾病会诊记录	Clinical Note 临床记录	Consultation 会诊			Pulmonary 肺部疾病		
51. Summary Note 小结记录	Clinical Note 临床记录	Summarization of episode 事件小结					
52. Targeted H & P Note 针对性的病史与体格检查记录	Clinical Note 临床记录	Targeted history and physical 针对性的病史与体格检查					
53. Transfer Referral Note 转诊介绍递送记录	Clinical Note 临床记录	Transfer of care referral 转诊介绍的递送					
54. Transfer Summary Note 转院小结记录	Clinical Note 临床记录	Transfer summarization 转院小结				18761-7^LN; TS^HL70270	
55. Over the Counter Drug Label 非处方药标签	Reference Document 引用文件						
56. Prescription Drug Label 处方药品标签	Reference Document 引用文件						
57. Reference Document 引用文件	Reference Document 引用文件						

8 医嘱组

从 1.0o 版本开始，LOINC 数据库经扩展就已涵盖了医嘱组（套餐医嘱）的概念。这些医嘱组在成分名称字段中用“PANEL”一词标识。鉴于属性类型随医嘱组元素变换不定，LOINC 名称的第二部分则总是带有英文破折号（—）。如果医嘱组元素的标尺可能会各不相同，则 LOINC 名称的第五部分——标尺同样也带有英文破折号。

如果医嘱组属于官方权威机构许可的，在成分名称中将会有所指示，并包含医嘱组生效的年份。比如，2000 年 HCFA 确定的关于机体代谢方面的全面医嘱组—COMPREHENSIVE METABOLIC HCFA 2000 PANEL。

另外，LOINC 数据库中还增加了一个叫“**医嘱组元素**”的新字段。其中记录的是组成相应医嘱组的具体试验项目的列表。这些元素将带有一个医嘱组试验标记；这些标记旨在表明获得结果时被期望出现在医嘱组中的元素。医嘱组试验标记必为以下三者之一：

- R—必需型元素
  表示获得医嘱组结果时期望总有被标记元素。
- O—可选型元素
  医嘱组结果中是否包含被标记元素，取决于所在机构的规章制度或报告结果的实验室的能力。
- C—条件型元素
  被标记元素属于医嘱组报告中的一项关键结果或检查发现，并且当医嘱组结果中未包含其数据时该元素结果被假定为阴性或不存在。

下面是医嘱组的一些例子：

24358-4	血象检查组		PT	Bld	Qn	R
26464-8	粒细胞	NCnc	PT	Bld	Qn	R
26453-1	红细胞	NCnc	PT	Bld	Qn	R
718-7	血红蛋白	MCnc	PT	Bld	Qn	R
20570-8	红细胞压积	VFr	PT	Bld	Qn	R
30428-7	红细胞平均容积	EntVol	PT	RBC	Qn	R
28539-5	红细胞平均细胞血红蛋白	EntMass	PT	RBC	Qn	R
28540-3	红细胞平均细胞血红蛋白浓度	MCnc	PT	RBC	Qn	R
30384-2	红细胞分布宽度	EntVol	PT	RBC	Qn	O
24326-1	电解质 HCFA98 组		PT	Ser/Plas	Qn	R
2028-9	二氮化碳	SCnc	PT	Ser/Plas	Qn	R
2075-0	氯化物	SCnc	PT	Ser/Plas	Qn	R
2823-3	钾	SCnc	PT	Ser/Plas	Qn	R
2951-2	钠	SCnc	PT	Ser/Plas	Qn	R
10466-1	阴离子间隙 3	SCnc	PT	Ser/Plas	Qn	O
1863-0	阴离子间隙 4	SCnc	PT	Ser/Plas	Qn	O

8.1 目的

目前，许多医疗信息系统销售商已经纷纷地要求我们建立一套标准的试验医嘱代码。他们之所以想要常用医嘱的标准代码，就是为了在系统安装的时候能有一套行之有效的初始代码集。同时，他们还想利用这些标准代码，使医院间的相互通讯变得更加轻松便捷。

对于大多数单个的实验室观测指标，以及许多临床和索赔信息附件方面的观测指标，相应的 LOINC 代码都已确定。显然，这些统一的 LOINC 代码不但可以用于申请单个的实验室及临床观测指标，还可以同样用于结果的报告。比如，全血血红蛋白（LOINC ＃ 20504-6）的医嘱申请与结果报告都很简便。先前已有的 LOINC 代码也可能用于申请更复杂的观测指标。尿肌酐清除率（LOINC ＃ 2164-8）还可能用于开立肌酐清除率医嘱。既然肌酐清除率的计算需要两个不同的指标，即血清肌酐及 24 小时尿肌酐，那么一条关于肌酐清除率的医嘱就意味着开立的是一条含有这两项指标的医嘱。然而，像 CBC、尿液试纸、血细胞分类计数及 LDH 同功酶那样的具有单个名称的试验（组），其由多项实验室或临床检查项目构成，并不能单独使用现有 LOINC 代码来申请。同样地，医生开立测量血压的医嘱，期望同时（至少）得到舒张压和收缩压。尽管这是两个不同的测量指标，但实际上从不单独测量其中某一项。

就 LOINC 这一阶段的工作而言，我们就是要为那些常见的“已确定的”观测指标组件包建立 LOINC 代码。这里所谓“已确定的”观测指标组件包，是指总是作为特定医嘱组一部分的那些类型的指标，以及与检测方法或仪器息息相关的那些指标的特定集合。例如，2000 年由 HCFA 所确定的，编号为 LOINC ＃ 24325-3 的肝功能组。

各种医嘱组中结果种类的背景资料

为了便于理解创建医嘱组的规则，我们将各种适宜于医嘱开立的试验项目组合中的结果分成以下几类。

8.2 级联试验（追加试验）

一般来说，试验检测工作可分步骤进行。有些分析试验是首先要做的，依据这些被分析对象结果的不同，继而又检测其他不同的分析或观测项目。例如，可能首先做的是促甲状腺激素（TSH）试验，据此结果接着又来做其他的确认性试验。目前，我们还没有解决 LOINC 数据库中带有级联试验项目的医嘱组的命名问题。这部分工作留待今后解决。

8.3 计算或衍生结果

医嘱组中的结果往往包括那些单纯根据基本测定指标而简单计算出来的结果。比如，其中可能同时包括某一给定元素（如嗜碱性粒细胞）的绝对浓度和百分数。从信息论的角度看，这类指标并未提供新的额外信息。因而，依据基本测定指标计算出来的指标无论有多少，我们通常也只使用同一个医嘱组名称。

8.4 关联观测指标

某些医嘱组不但包括由实验室产生的一套指标，还带有一套医嘱开立者自己获得的，并与申请单一起发送过来的观测指标。比如，医嘱开立者（医生）在申请动脉血气分析时，通常会报告吸入氧的百分数；而实验室出具的报告中既有其直接测定出来的数值，也有申请医生所提供的数值。我们将后者称为“关联观测指标”；这里，所采集标本的体积和时间也被包括在此类指标之中。同样，无论报告中所包含的临床指标（非实验室测定的）有多少，仍都属于同一个医嘱组。

8.5 医嘱组的 LOINC 命名规则

与单个观测指标一样，对于观测指标组，我们也将同样采用大多数的 LOINC 一般命名规则。

成分名称：

对于那些由 3 个或 3 个以上要素试验构成的医嘱组，其成分名称由下列部分串联构成：

(1) 像血象、细胞分类计数和生命体征等医嘱组那样，采用能够说明医嘱组实质内容的一个名称作为医嘱组名称。

(2) 医嘱组名称均以“组”一词作后缀。这是为了明确无误地表示该 LOINC 术语指的是一个医嘱组，而不是单个的指标。

在已有明确定义的医嘱组，而只是缺少常规名称的情况下，其成分名称则由其中各个单个测定指标实体的名称用“&”符号相连构成。比如，24 小时尿液标本同时测定肌酐和钠的医嘱组就可以这样命名。我们还将按照这一惯例用已有的医嘱组再来构建新的医嘱组。另外，我们还采用了一种更为有效的语法规则，来解决名称开始部分的重复问题。比如，关于衣原体 IgM 与 IgG 抗体检测的医嘱组名称将记为 CHLAMYDIA Ab IgM & IgG Panel。

这些医嘱组都可能会其结果报告中包含种种衍生指标。而后者则可能源自报告中的测定指标，以及与申请单一块发送的信息（如吸入氧的百分数）。大多数情况下，对于采用不同方法测定的同一套试验，我们并不冠以不同的名称。这是因为一个医嘱组中不同方法的组合可能变化多端，如果都要区别开来命名，就可能会导致名称的组合爆炸；而这一后果（通常）会给开立医嘱申请者造成沉重的负担。此外，在不少情况下，申请者只能申请到日常工作中依靠的信息源一方（常规的信息发生方）所提供的那些方法。那么，这时的医嘱就意味着医生说“就按你们实验室日常使用的方法所形成的医嘱组执行吧”。在特定情况下，我们还会给出方法特异的观测指标组。就拿通常是自动测量的血压指标来说，申请医生可能会希望有这样一个选项，以便允许把血压测量的手工方法作为复查手段。

属性、时间特征、精度与方法：

由于医嘱组的属性（LOINC 名称中的第二部分）因其中指标的不同而不同，通常我们并不为医嘱组的属性类型赋值。但既然 LOINC 名称中的这一字段不能为空，我们就在其中填以破折号（—）。而其中的时间特征、体系和标尺字段通常都赋值。

在这次首期工作中确定的医嘱组如下：

- 血象与细胞分类计数（包括自动化和手工两种方法）
- 动脉血气分析
- 尿液分析
- 同功酶类
- IgG 与 IgM 抗体检测医嘱组（用于二者成对同时测定时）
- 常见毒理学检测医嘱组
- 药物敏感性检测
- HCFA 确定的化学检测医嘱组
- 此外，还有少数临床医嘱

LOINC 医嘱组（套餐医嘱名称）举例

LOINC 代码	LOINC 全称	详细说明
24358-4	Hemogram panel:-:PT:Bld:Qn 血象医嘱组	HCT & HGB & WBC & RBC & Indices 红细胞压积 & 血红蛋白 & 白细胞计数 & 红细胞计数 & 计算指标
24359-2	Hemogram & differential panel :-:PT:Bld:Qn 血象与血细胞分类医嘱组	Hemogram & Differential Count 血象 & 细胞分类计数
24361-8	Hemogram, platelets & differential panel:-:PT; Bld:Qn 血象、血小板与血细胞分类医嘱组	Hemogram & Differential & Platelets 血象 & 细胞分类计数 & 血小板

续表

LOINC 代码	LOINC 全称	详细说明
24317-0	Hemogram & platelet panel:-:PT:Bld:Qn 血象与血小板医嘱组	HCT & HGB & WBC & RBC & Indices & Platelets 红细胞压积 & 血红蛋白 & 白细胞计数 & 红细胞计数 & 计算指标 & 血小板
24338-6	Gas panel:-:PT:Bld:Qn (一般)血气分析医嘱组	pH & PO2 & PCO2 on blood without specifying whether arterial, venous, or other source. The report would usually include an observation about the inspired O2 sent along with the report. It may include a variety of other patient characteristics sent by the requester and a variety of computed variables 未说明样本是动脉血、静脉血还是其他来源时血液的 pH & PO_2 & PCO_2。此种报告中通常同时带有关于吸入氧浓度的一项指标。其中还可能会包括各种计算指标，以及申请者提供的患者相关的各种其他特征资料。
24336-0	Gas panel:-:PT:BldA:Qn 动脉血气分析医嘱组	pH & PO2 & PCO2 on arterial blood. The report would usually include an observation about the inspired O2 sent along with the report. It may include a variety of other patient characteristics sent by the requester and a variety of computed variables 动脉血样本的 pH & PO_2 & PCO_2。此种报告中通常同时还带有关于吸入氧浓度的一项指标。其中还可能会包括各种计算指标，以及申请者提供的患者相关的各种其他特征资料。
24339-4	Gas panel:-:PT:BldV:Qn 静脉血气分析医嘱组	pH & PO2 & PCO2 on venous blood. The report would usually include an observation about the inspired O2 sent along with the report. It may include a variety of other patient characteristics sent by the requester and a variety of computed variables 静脉血样本的 pH & PO_2 & PCO_2。此种报告中通常同时还带有关于吸入氧浓度的一项指标。其中还可能会包括各种计算指标，以及申请者提供的患者相关的各种其他特征资料。
29274-8	Vital signs measurments:Find:PT:^Patient^Multi 生命体征医嘱组	Diastolic Blood Pressure & Systolic Blood Pressure & Pulse Rate & Respiratory Rate 舒张压 & 收缩压 & 脉搏速率 & 呼吸速率
24357-6	UA dipstick panel:-:PT:Urine:- 尿液分析试纸条医嘱组	Urinalysis dip stick results. Usually includes Glucose, Bilirubin, estimate of leukocytes, estimate of RBCs, estimate of bacteria, Ph, Specific gravity. But we do not make distinctions about the exact set of measures on the dipstick. The ordering clinician will not necessarily know what particular dipstick is being used and is not able or interested in making those distinctions. 尿液分析试纸条结果。其通常包括葡萄糖、胆红素、白细胞估计值、红细胞估计值、细菌估计值和酸碱度、比重。但是，我们并未再进一步仔细区别尿液试纸条分析指标集合的具体差异。开立医嘱的医生并不一定知道分析中使用的到底是什么样的试纸条，而且他们也无法或不想去探究其中的差别。
29576-6	Bacterial susceptibility panel:-: PT: Isolate: OrdQn 细菌药物敏感试验医嘱组	Would include susceptibility results for the antibiotics relevant to the isolates and the kind of culture. 这一医嘱组包括那些与分离菌株及培养类型有关的抗生素的敏感试验结果。

9 命名组合规则的演变

9.1 目标和一般方法

我们正在对 LOINC 中命名组合所需的模型进行改进。改进这个模型的目标是：

- 创建在 LOINC 的各主题域中都一致的名称
- 使创建一个在 CDA 中可被用作文档类型的所有代码的列表变得很容易
- 使创建一个在 CDA 中可被用作小节标题的所有代码的列表变得很容易
- 避免增殖性名称的出现

从根本上说，我们正在开发用于组合命名的规则，这些规则将适用于实验室检查组合（CBC，CHEM7）、编码性和结构化临床组合（生命体征）、文档（入院病史和体格检查）、Apgar 评分、Broden 量表和疼痛量表(Pain scales) 等。组合的名称有两类：

- 含有枚举性一般内容的组合的名称
- 一般信息组合的名称

通过采用现有的组合机制，LOINC 数据库将记录 LOINC 组合与各个观测指标之间的联系（在这些联系可知的情况下)。例如，LOINC 已经 CBC 和肝脏酶等的预期内容，它就会包含生命体征、心脏插管治疗、Braden 量表以及评估等所需的定义。我们将为任何一个信息组合创建一个单一的 LOINC 代码。无论为文本文档、文本扫描图像还是同一个信息的声音文件，其组合的信息内容都是同样的。

因为组合是根据它们的真实或预期内容而命名的，所以同一个 LOINC 代码既可被用作一个文档类型也可被用作一个小节类型。

9.2 医嘱和观测指标的组合

同一个 LOINC 代码可被用来为一项检验下达医嘱、命名一个作为改项检验描述的文档或命名从改项检验获得的观测指标的结构化和编码性集和。

对于检验组合来讲，CBC 所需的同一个代码可被用来在一个医嘱记录或消息中表示被申请的项目，也可被作在一个结果记录或消息的片段中的检验组合的标识符。实验室程序和临床程序也将采用同样的方式。

对于一般的组合来讲，同一个代码可被用作一个医嘱记录或消息中的被申请的项目，也可被用作一个结果消息中的结果标识符。例如，在一个结果消息中一般组合的名称可被用作一个文档类型的标识符、一个小节标志、在一个 OBR 片段中用作通用标识符，或根据情况需要用作在一个 OBX 片段中的标识符。放射检查程序和临床程序也将采用这种方式。

我们并不是想放弃将医嘱代码和结果代码相区别这方面的灵活性。例如，通常情况下医嘱代码的特异性和抽象性都不如结果代码那样高。LOINC 将采用“Exercise EKG”这样的内容需要的代码，目的是使结果重新成为“AHA Protocol Stess EKG Results”。问题的关键是我们**什么时候**在医嘱和结果的上下文中采用同一个 LOINC 代码才是**合适的**。我们不会使 LONIC 代码的意义变成“CBC Order”和“CBC Results”，在医嘱和结果中都将为 CBC 采用同一个 LOINC 代码。

当前的实践还将继续，目标是申请一个“纯粹”的程序并返回一个精确的结果。例如，将申请一个尿液显微镜检查，返回细胞类型、管型、无定形材料等的精确数值。

9.3 组合的 LONIC 量表

组合的量表就是"组合"。一般信息组合的量表是"Doc"，即英文文档一词的简写，用来概略地表示文本文档、图像、扫描文本图像等。在目前的 LONIC 数据库中，"Doc"将会取代现在使用的 Nar（描述性）或 Nom（正式的）。

LOINC 委员会将对 LONIC 数据库的现有内容进行审核并对名称进行修正以符合新的规则。在当前的附件 NPRM 完成之前，我们不会对名称变更进行补充。

9.4 根据新的政策提出的变更示例

24358-4	Hemogram panel 血象组合	—	PT	Bld	Panel		PANEL. HEM/BC
24320-4	Basic Metabolic HCFA 98 panel 基础代谢 HCFA98 组合	—	PT	Ser/Plas	Panel		PANEL. CHEM
24362-6	Renal Function HCFA 2000 Panel 肾功能 HCFA2000 组合	—	PT	Ser/Plas	Panel		PANEL. CHEM
34566-0	Vital signs panel 生命体征组合	—	PT	^Patient	Panel		PANEL. VITALS
11488-4	Consultation note 就诊组合	Find	PT	{Setting}	Doc	{Provider}	ATTACH. CLINRPT
34066-1	Boxed warning section 带方框的警告部分	—	—	^FDA package insert	Doc		DOC. REF
35511-5	Background information section 背景信息部分	—	—	^Clinical trial protocol	Doc		DOC. REF. CTP
35660-0	Path report. final diagnosis section-text 路径报告最终诊断部分—文本	Imp	PT	Specimen	Doc		TUMRRGT
24534-0	Multisection 多部分	Find	PT	Abdominal vessels	Doc	US. doppler	RAD

10 标准化调查问卷

LOINC 委员会已批准将标准化调查问卷引入到 LOINC 数据库 1.0 p 版中来。最初的收录内容中包括的标准化护理评价问卷有：家庭医疗保健分类（Home Health Care Classification，HHC）、质量审核指标（Quality Audit Marker，QAM）、艾滋病病毒感染者症状与体征列表（Signs and Symptoms Checklist for Persons with HIV、HIV-SSC）、艾滋病病毒感染者（Living with HIV）以及 Omaha 系统。对于 LOINC 的收录与评价以及 LOINC 轴的扩展方面的方法学问题，可参见其他有关资料，如 Bakken，S，et al. Evaluation of Clinical LOINC (Logical Identifiers，Names，and Codes) for Terminology Model for Standardized Assessment of Measures，JAMIA，Volume 7，Nov/Dec 2000，p. 529-538。

此外，LOINC 还在 LOINC 数据库中新增了两列，用来存储原样的问卷调查测试问题、调查问卷来源及问题编号。同时，为了添加新类 SURVEY（问卷调查），还对 LOINC Class（LOINC 类）的结构进行了扩展，这将为今后从其他领域添加标准化评价指标奠定了基础。

各种调查问卷可采用与医嘱组相同的结构进行存储。对调查问卷而言，其具体的单个问题就相当于试验医嘱组中的一项试验。而且，调查问卷还可以像医嘱组那样采用嵌套方式进行定义。

1. 调查问卷中的每个问题需要一些额外的属性。其中包括所要询问的确切问题。
2. 节点类型—标题型、计算型或指定型。

附录 A　LOINC 数据库结构

字段名	类型	宽度	描述
1. LOINC _ NUM	Text 文本型	7	The unique LOINC Code is a string in the format of nnnnn-n. 唯一的 LONIC 代码，是一格式为 nnnnn-n 的字符串。
2. COMPONENT	Text 文本型	150	Fields 2～7 contain the six parts of the name. The fully specified name for a given LOINC code would be constructed by printing out the contents of these fields (2～7), inserting a colon (:) between the contents of each of these fields. 字段 2～7 分别为组成 LOINC 全称的六个部分。也就是，某一 LOINC 代码对应的 LOINC 全称由这六个字段的内容构成。其中，字段内容之间用冒号（“:”）分隔。
3. PROPERTY	Text 文本型	30	
4. TIME _ ASPCT	Text 文本型	15	
5. SYSTEM	Text 文本型	100	
6. SCALE _ TYP	Text 文本型	30	
7. METHOD _ TYP	Text 文本型	50	
8. RELAT _ NMS	Text 文本型	254	This field is no longer being maintained. It has been replaced by ＃ 58 RelatedNames2 该字段不再继续使用。已被＃ 58 RelatedNames2 取代。
9. CLASS	Text 文本型	20	An arbitrary classification of the terms for grouping related observations together. The current classifications are listed in Table 20. We present the database sorted by the class field within class type (see field 35). Users of the database should feel free to re-sort the database in any way they find useful, and/or to add their own classifying fields to the database. The content of the laboratory test subclasses should be obvious from the subclass name. However some of these need more specification. Microbiology includes all tests used to identify microorganisms and evidence for infection by specific organisms as well as cultures direct microscopic exams that identify organisms or prove evidence for present or past infection with specific organisms. Microbiology includes tests for antibodies, antigens, DNA and RNA. The serology class does not include measures antibodies or antigens related to microorganisms. Molecular pathology class does not include RNA or DNA based tests for infectious organisms. (They are all included in microbiology.) The class blood bank includes all blood bank testing including ABO-Rh testing. Allergies include testing to allergens (cat dander, trees, etc). Serology includes rheumatological, and autoantibodies, and antigen measures not covered by these two classes. Hematology as defined, excludes cell counts and differential counts and coagulation studies. Measures of complement activity are included within Hematology, not chemistry. Chemistry does not include challenge tests such as Glucose tolerance, ACTH stimulation, etc. These are in a separate category-Challenge tests. 为了给相关观测指标编组而对 LOINC 术语设置的专用分类。当前的分类列表情况参见表 20。目前，我们在分类类型（见＃35 字段）范围内对 LOINC 数据库记录排序所依据的是分类字段。当然，本数据库的用户可随意采用任何有效的方式对数据库重新排序，和/或在数据库中添加自己的分类字段。 一般来说，从实验室检测项目子类的名称中即可明显看出其内容。不过，其中有些尚需进一步的说明。 微生物学部分包括用于鉴定微生物、证实特定微生物感染、培养物直接显微镜检鉴别微生物，或确定当前或以往特定微生物感染方面的所有试验。微生物学类还包括各种抗体、抗原、DNA 和 RNA 检测方面的试验。血清学类并不包括那些与微生物相关的抗原或抗体检测试验。分子病理学类不包括那些基于 RNA 或 DNA 的检测传染性微生物的试验（此类试验全部属于微生物学类）。 包括 ABO-Rh 血型鉴定试验在内的所有血库试验都划归血库类。变态反应类涵盖变应原检测的所有试验（如猫的毛屑和树木等）。血清学类包括风湿病学、自身抗体以及这两类之外的其他抗原检测指标。血液学类不包括细胞计数和分类计数及凝血功能检查。补体活性指标包括在血液学类中，而不是化学类中。 化学类中不包括葡萄糖耐量和 ACTH 刺激试验等各种刺激（耐受）试验。此类试验自成一类，即刺激（耐受）试验类。

续表

字段名	类型	宽度	描述
10. SOURCE	Text 文本型	8	This is for our internal use, and should be ignored by database users. 专供 LOINC 内部人员使用。用户可忽略字段。
11. EUCLIDE_CD	Text 文本型	10	EUCLIDES analyte code. The Euclides code identifies the analyte (the first subpart of the first part of the name). EUCLIDES 分析物代码。EUCLIDES 代码用于标识分析物，即 LOINC 全称第一部分的第一子成分。
12. ASTM_CD	Text 文本型	9	The ASTM codes apply to only a few of the tests (e.g., cell counts, antibiotic sensitivities). These are the codes included in the appendices of HL7 and ASTM E1238-94. This field is no longer being maintained ASTM 代码仅适用于细胞计数和抗生素敏感性试验等少数试验。这些代码来自 HL7 及 ASTM E1238-94 的附录。不再对本字段进行维护。
13. IUPAC_CD	Text 文本型	8	The IUPAC code identifies the component, kind of property, and system. Note: Most of the IUPAC codes for chemistry assume the component is measured in substance concentration, e.g., moles, while most U.S. labs report in mass concentration. We have applied the IUPAC code for substance concentration to mass concentration, because IUPAC has no code for the mass concentration variant. IUPAC 代码用于标识 LOINC 全称中的成分、属性类型及体系（样本）类型三个部分。注：化学方面的大多数 IUPAC 代码均假定受检成分采用物质的量的浓度（如摩尔），而美国大多数实验室采用的是质量浓度。由于 IUPAC 并未提供针对质量浓度变量的代码，我们就将物质的量的浓度的 IUPAC 代码应用于质量浓度。
14. DT_LAST_CH	Text 文本型	8	Date last changed, in the format YYYYMMDD 最后变更的日期。格式为 YYYYMMDD（如 20040214）
15. CHNG_REAS	Text 文本型	254	Reason term was changed. If a term has been changed, the reason for the change is detailed here. 变更术语的缘由。某项术语被变更后，就在本字段中详细说明其原因。
16. CHNG_TYPE	Text 文本型	3	Change Type Code. DEL = delete (deprecate) ADD = add NAM = change to Analyte/Component (field #2) MAJ = change to name field other than #2 (#3～#7) MIN = change to field other than name UND = undelete 变更类型代码。 DEL = delete（删除） ADD = add（添加） NAM = 对分析物/成分的变更（#2 字段） MAJ = 对#2 字段之外其他名称字段（即#3～#7 字段）的变更 MIN =对名称字段之外其他字段的变更 UND=未删除
17. COMMENTS	Memo 备注型	—	Free-text comments relating to the test result. 与试验结果相关的自由文本式的注释。
18. ANSWERLIST	Memo 备注型	—	The list of answers for results that are reportable from a multiple-choice list (e.g., the answers for the term with component of "Blood product disposition" are GIVEN; PARTIALLY GIVEN; DISCARDED). This field provides examples, not required answer lists. 结果选项列表字段。针对可报告性试验结果的，来自于多项选择列表的一系列结果项。例如，血袋处置术语相应的结果列表为 GIVEN（已发出）、PARTIALLY GIVEN（已部分发出）和 DISCARDED（已废弃）。本字段所提供的结果项只是示例，并非真正所需的结果项列表。
19. STATUS	Text 文本型	3	Deprecated or superseded status indicated by DEL in this field (otherwise blank). Used to mark terms as the database evolves. LOINC codes will not ever be re-used nor will they be removed from the database, they will instead be cross-referenced to superseding terms in Field 20. 本字段中用 DEL 表示不赞同或淘汰状态（否则为空）。用于数据库演变过程中术语的标记。若 LOINC 代码将不再使用或将从数据库中删除，则将其与#20 字段中的准备淘汰的术语交叉引用（前后参照）。

续表

字段名	类型	宽度	描述
20. MAP _ TO	Text 文本型	7	Used when a field has been dropped from the active database (by entering "DEL" in the Status field) because it has been replaced by an updated term. In those cases, Map _ To contains the LOINC code of the new term that should be used. 在某字段因已被新术语取代而被移出现行数据库时使用（即在状态字段 Status 中输入删除标记"DEL"）。应当使用的新术语的 LOINC 代码就记录在这个映射（对照）字段中。
21. SCOPE	Text 文本型	20	Not currently used. 当前并不使用。
22. SNOWMED _ CD	Text 文本型	10	SNOMED Code (future versions). Not currently used. SNOMED 代码（将在未来版本中使用）。当前并不使用。
23. VA _ CD	Text 文本型	8	VA Code (future versions). Not currently used. VA 代码（将在未来版本中使用）。当前并不使用。
24. METPATH _ CD	Text 文本型	10	Metpath Code. Not currently used. Metpath 代码（将在未来版本中使用）。当前并不使用。
25. HCFA _ CODE	Text 文本型	12	HCFA code (future versions). Not currently used. HCFA 代码（将在未来版本中使用）。当前并不使用。
26. CDC _ CODE	Text 文本型	6	Code from CDC Complexity file that maps laboratory tests to the instruments used to perform them. These codes are at the analyte level, not the test instrument level. CDC 复杂性文件中的代码。此类代码用于将实验室检测项目（试验）与其所采用的仪器设备相匹配。此类代码属于分析物水平，而不是试验仪器设备水平。
27. NORM _ RANGE	Text 文本型	30	Normal Range-Example answers from real tests 正常参考值范围—实际试验的示例结果。
28. EX _ US _ UNITS	Text 文本型	30	Example units used in the US. The terms have been standardized to more closely resemble HL7 version 3 美国采用的计量单位示例。该项术语已被标准化，从而更加类似 HL7 第三版。
29. IPCC _ UNITS	Text 文本型	30	Example units used by IUPAC/IFCC (future) IUPAC/IFCC 所采用的计量单位示例（将来使用）
30. GPI _ CD	Text 文本型	100	GPI Code. For drugs, this field contains a map to the Medispan GPI codes, a hierarchical system of classifying pharmaceutical products. In cases where a one-to-one mapping was not possible, all applicable GPI codes are contained in this field, separated by semicolons. GPI 代码。对药物而言，该字段存储的是与 Medispan GPI 代码系统的对应关系。GPI 代码系统是一个药品等级分类系统。许多情况下，不可能出现一对一的对应关系；此时，所有可用的 GPI 代码都包含在本字段中，代码之间的分隔符为分号。
31. REFERENCE	Memo 备注型	—	Contains references to medical literature, product announcements, or other written sources of information on the test or measurement described by the LOINC record. 包括医学文献出处、产品声明或 LOINC 记录所描述的该项试验或指标有关的其他书面材料。
32. EXACT _ CMP _ SY	Text 文本型	50	Exact core component synonym: This field contains an exact synonym for the "core component" of the LOINC component name. We have included the mixed case and "superscript" form of blood bank and HLA antigens (e.g., Lu^a) here. As there is no ASCⅡ representation for superscript letters, we use the hat (^) to signify superscripts in this field. (e.g., if the core component is represented as "L little u super little a" in the LOINC component/analyte name field, it is represented in the Exact Core Synonym field as Lu^a.) 核心成分确切同义词：本字段记录的是 LOINC 成分名称中"核心成分"的确切的同义词。其中，包括血库和 HLA 抗原方面采用了大小写字母混杂及上标形式的术语，如 Lu^a。由于缺少表示上标字母的 ASCⅡ 字符，在本字段中我们就用克拉符（帽子符，"^"）来表示上标。比如，如果 LOINC 成分/分析物名称字段中的核心成分表示为 L little u super little a，在核心成分确切同义词字段中就将其记作 Lu^a。
33. MOLAR _ MASS	Text 文本型	13	Molecular weights: This field contains the molecular weights of chemical moieties when they are provided to us. This release contains values kindly contributed by IUPAC. 分子量：本字段不为空时，其中的数值表示化学组份的分子量。当前版本中的分子量数据由 IUPAC 友情提供。

续表

字段名	类型	宽度	描述
34. IUPC_ANLT_CD	Text 文本型	13	IUPAC analyte code: This field contains the Chemical Abstract service number or the Enzyme Nomenclature number for the chemical components for chemicals and/or enzymes. These were also contributed by IUPAC. IUPAC分析物代码：本字段是针对化学物质和/或酶类而提供的化学成分的化学文摘服务编号或酶类命名编号。这些仍是由 IUPAC 友情提供的。
35. CLASSTYPE	Int 整数型	2	1=Laboratory class; 2=Clinical class; 3=Claims attachments; 4=Surveys 1=实验室类；2=临床类；3=索赔信息附件；4=问卷调查
36. FORMULA	Text 文本型	255	Regression equation details for many OB. US calculated terms. 用于计算许多 OB. US（产科超声）术语的具体回归方程（计算公式）
37. MULTUM_CD	Text 文本型	6	Maps to Multum Inc. database of codes for drugs. 与 Multum 有限公司药物代码数据库的映射（对照）
38. DEEDS_CD	Text 文本型	7	Data Elements for Emergency Department Systems Codes (CDC). This field contains the DEEDS code value which maps to the LOINC code in question. 急诊科系统代码的数据元素（CDC）。本字段记录为与当前 LOINC 代码相对应的 DEEDS 代码值。
39. CSCQ_FRNCH_NM	Text 文本型	255	French name for LOINC term. Supplied by Centre Suisse de Contrôle de Qualité. This field contains extended characters and will not transfer correctly to 7-bit systems LOINC 术语的法语名称。由瑞士质量控制中心提供。本字段中含有扩展字符集中的字符，将无法向 7 位系统正确传送。
40. CSCQ_GRMN_NM	Text 文本型	255	German name for LOINC term. Supplied by Centre Suisse de Contrôle de Qualité. This field contains extended characters and will not transfer correctly to 7-bit systems LOINC 术语的德语名称。由瑞士质量控制中心提供。本字段中含有扩展字符集中的字符，将无法向 7 位系统正确传送。
41. SPNSH_NM	Text 文本型	255	Spanish name for LOINC term. Supplied by Centre Suisse de Contrôle de Qualité. This field contains extended characters and will not transfer correctly to 7-bit systems LOINC 术语的西班牙语名称。由瑞士质量控制中心提供。本字段中含有扩展字符集中的字符，将无法向 7 位系统正确传送。
42. CSCQ_ITLN_NM	Text 文本型	255	Italian name for LOINC term. Supplied by Centre Suisse de Contrôle de Qualité This field contains extended characters and will not transfer correctly to 7-bit systems LOINC 术语的意大利语名称。由瑞士质量控制中心提供。本字段中含有扩展字符集中的字符，将无法向 7 位系统正确传送。
43. SPECIES	Text 文本型	20	Codes detailing which non-human species the term applies to. If blank, "human" is assumed. 表示当前术语适用于非人类物种的代码；若本字段为空，即物种假定为"人类"。
44. EXMPL_ANSWERS	Memo 备注型	—	For some tests and measurements, we have supplied examples of valid answers, such as "1:64", "negative @ 1:16", or "55". This differs from the ANSWERLIST field, which details possible choices for nominal scale terms. 对于一些试验或指标，我们在本字段中提供了有效结果的示例，如"1:64"、"negative @ 1:16"或"55"等。本字段与结果选项列表字段 ANSWERLIST 不同，后者是对名义型术语的所有可能的结果选项的详细描述。
45. ACSSYM	Memo 备注型	—	Chemical name synonyms, alternative name synonyms, and chemical formulae supplied by the Chemical Abstract Society 由化学文摘协会提供的化学物质名称的同义词、别称同义词及化学分子式。
46. MOLEID	Text 文本型	15	Molecular structure ID, usually CAS number 分子结构标识号，且通常是 CAS 编号。
47. BASE_NAME	Text 文本型	50	Chemical base name from CAS CAS (Chemical Abstract Society，化学文摘协会) 提供的化学基团名称。
48. FINAL	Text 文本型	1	Internal LOINC use field LOINC 内部人员专用字段。
49. GENE_ID	Text 文本型	20	OMIM (Online Mendelian Inheritance in Man) Names OMIM（人类孟德尔遗传在线）命名

续表

字段名	类型	宽度	描述
50. NAACCR _ ID	Text 文本型	20	Maps to North American Association of Central Cancer Registries Identification Number 与癌症登记中心北美协会（North American Association of Central Cancer Registries，NAACCR）的标识号的对应关系。
51. CODE _ TABLE	Text 文本型	10	Examples on CR0050 Cancer Registry CR0050 Cancer Registry（CR0050 癌症登记）有关示例。
52. SetRoot	Yes/No 逻辑型	1	Currently used for claims attachments. Yes in this field signifies that this record is the root of a set of LOINC codes. 当前用于索赔信息附件。字段取值为“Yes”时，表示该条记录为某一套 LOINC 代码集的根节点。
53. PanelElements	Memo 备注型	—	This field is no longer being maintained. See “Viewing LOINC Details” in RELMA . 该字段不再继续使用。参见 RELMA 中的“LOINC 细节的可视化”一节。
54. SURVEY _ QUEST _ TXT	Text 文本型	255	Verbatim question from the survey instrument 来自调查问卷的测试问题原题。
55. SURVEY _ QUEST _ SRC	Text 文本型	50	Exact name of the survey instrument and the item/question number 调查问卷的确切名称，以及调查项目或测试问题编号
56. UnitsRequired	Text 文本型	1	Y/N field that indicates that units are required when this LOINC is included as an OBX segment in a HIPAA attachment 本字段（Y/N 型）表示的是，当本 LOINC 术语作为某一 HIPAA 信息附件中的一个 OBX 区段时，需要计量单位。
57. SUBMITTED _ UNITS	Text 文本型	30	Example units as submitted by original requester. 原申请者所提交的计量单位示例。
58. RelatedNames2	Memo 备注型	—	This is a new field in version 2. 05. It contains synonyms for all parts of the fully specified LOINC name（component，property，time，system，scale，method）. It may eventually replace ＃8，Relat _ NMS. 这是 2. 05 版中的新增字段。其记录的是 LOINC 全称各个组成部分（即成分、属性、时间、体系、标尺和方法）的同义词。本字段将最终取代字段＃8，Relat-NMS.
59. SHORTNAME	Text 文本型	40	Introduced in version 2. 07，this field is a concatenation of the fully specified LOINC name. The field width may change in a future release. 这是 2. 07 版中介绍的字段，是与特定 LONIC 名称相联系的。本字段的宽度未来版本中可能会出现变化。
60. ORDER _ OBS	Text 文本型	15	Defines term as order only，observation only，or both. A fourth category，Subset，is used for terms that are subsets of a panel but do not represent a package that is known to be orderable we have defined them only to make it easier to maintain panels or other sets within the LOINC construct. 用于将术语定义为医嘱、观测指标或两者兼备这三种类型之一。第四类子集用于定义那些属于医嘱组子集但非已知是可申请试验组件包的指标术语。我们对这些术语的定义只是为了使 LOINC 结构模型中的医嘱组或其他组套维护起来更加便捷。
61. CDISC _ COMMON _ TESTS	Text 文本型	1	“Y” in this field means that the term is a part of subset of terms used by CDISC in clinical trials. 该字段取值为“Y”时表示当前术语属于 CDISC 在临床试验中所使用术语的子集的一个部分
62. HL7 _ FIELD _ SUBFIELD _ ID	Text 文本型	50	A value in this field means that the content should be delivered in the named field/subfield of the HL7 message. When NULL，the data for this data element should be sent in an OBX Seg. with this LOINC code stored in OBX-3 and with the value in the OBX-5. 该字段中的一个值表示内容应该在 HL7 消息的已命名字段/子字段中被发送。当该值为空时，该数据元素所需的数据应作为一个 OBX 片段被发送，这个片段带有存储在 OBX-3 中的 LOINC 代码和 OBX-5 中的值。
63. EXTERNAL _ COPYRIGHT _ NOTICE	Memo 备注型	—	External copyright holders copyright notice for this LOINC code. 外部版权所有者关于该 LONIC 代码版权的声明。

附录B 类

表20 类

临床术语类		
缩略语	**Clinical Term Class**	缩略语所属的临床术语类
BDYCRC. ATOM	Body circumference atomic	原子型身体周长
BDYCRC. MOLEC	Body circumference molecular	分子型身体周长
BDYHGT. ATOM	Body height atomic	原子型身高
BDYHGT. MOLEC	Body height molecular	分子型身高
BDYSURF. ATOM	Body surface atomic	原子型体表
BDYTMP. ATOM	Body temperature atomic	原子型体温
BDYTMP. MOLEC	Body temperature molecular	分子型体温
BDYTMP. TIMED. MOLE	Body temperature timed molecular	分子型特定时间的体温
BDYWGT. ATOM	Body weight atomic	原子型体重
BDYWGT. MOLEC	Body weight molecular	分子型体重
BP. ATOM	Blood pressure atomic	原子型血压
BP. CENT. MOLEC	Blood pressure central molecular	分子型中心血压
BP. MOLEC	Blood pressure molecular	分子型血压
BP. PSTN. MOLEC	Blood pressure positional molecular	分子型体位血压
BP. TIMED. MOLEC	Blood pressure timed molecular	分子型特定时间的血压
BP. VENOUS. MOLEC	Blood pressure venous molecular	分子型静脉血压
CARD. US	Cardiac Ultrasound (was US. ECHO)	心脏超声（曾用名称：US. ECHO）
CLIN	Clinical NEC (not elsewhere classified)	临床 NEC（别处未做分类）
DENTAL	Dental	牙科
DEVICES	Medical devices	医疗设备
DOC. CLINRPT	Clinical report documentation	临床报告文档
DOC. REF	Referral documentation	转诊介绍文档
DOC. REF. CTP	Clinical trial protocol document	临床试验方案文档
DOCUMENT. REGULATORY	Regulatory documentation	规章制度文档
ED	Emergency Department (DEEDS)	急诊科（DEEDS，Data Elements for Emergency Department Systems Codes，急诊科系统代码之数据元素；CDC）
EKG. ATOM	Electrocardiogram atomic	原子型心电图
EKG. IMP	Electrocardiogram impression	心电图印象
EKG. MEAS	Electrocardiogram measures	心电图指标
ENDO. GI	Gastrointestinal endoscopy	胃肠道内窥镜
EYE	Eye	眼睛
EYE. CONTACT _ LENS	Ophthalmology Contact Lens	眼科隐型眼镜
EYE. GLASSES	Ophthalmology Glasses: Lens Manufacturer (LM) & Prescription	普通眼科眼镜：镜片制作者及处方
EYE. HETEROPHORIA	Ophthalmology Heterophoria	眼科隐斜视
EYE. PX	Ophthalmology Physical Findings	眼科查体发现（结果）
EYE. REFRACTION	Ophthalmology Refraction	眼科屈光度

续表

临床术语类		
缩略语	Clinical Term Class	缩略语所属的临床术语类
EYE. RETINAL _ RX	Ophthalmology Treatments	眼科治疗
EYE. TONOMETRY	Ophthalmology Tonometry	眼科眼压测量法
EYE. US	Ophthalmology Ultrasound	眼科超声
EYE. VISUAL _ FIELD	Ophthalmology Visual Field	眼科视野
FUNCTION	Functional status (e. g. Glasgow)	功能状态（如格拉斯哥）
GEN. US	General Ultrasound	普通超声
H&P. HX	History	病史
H&P. PX	Physical	体格检查
H&P. SURG PROC	Surgical procedure	手术过程
HEMODYN. ATOM	Hemodynamics anatomic	解剖学型血液动力学
HEMODYN. MOLEC	Hemodynamics molecular	分子型血液动力学
HRTRATE. ATOM	Heart rate atomic	原子型心率
HRTRATE. MOLEC	Heart rate molecular	分子型心率
HRTRATE. TIMED. MOL	Heart rate timed molecular	分子型特定时间的心率
IO. TUBE	Input/Output of tube	导管的输入/输出
IO _ IN. ATOM	Input/Output atomic	原子型输入/输出
IO _ IN. MOLEC	Input/Output molecular	分子型输入/输出
IO _ IN. SUMMARY	Input/Output summary	概括型输入/输出
IO _ IN. TIMED. MOLEC	Input/Output timed molecular	分子型特定时间的输入/输出
IO _ IN _ SALTS+CALS	Input/Output electrolytes and calories	电解质与热量的输入/输出
IO _ OUT. ATOM	Input/Output. Atomic	原子型输入/输出
IO _ OUT. MOLEC	Input/Output. Molecular	分子型输入/输出
IO _ OUT. TIMED. MOLE	Input/Output Timed Molecular	分子型特定时间的输入/输出
NEONAT	Neonatal measures	新生儿指标
OB. US	Obstetric ultrasound	产科超声
OBGYN	Obstetrics/gynecology	产科学/妇科学
PANEL. BDYTMP	Body temperature order set	体温医嘱组
PANEL. BP	Blood pressure order set	血压医嘱组
PANEL. CARDIAC	Cardiac studies order set	心脏检查医嘱组
PANEL. DEVICES	Medical devices order set	医疗设备医嘱组
PANEL. FUNCTION	Function order set	功能医嘱组
PANEL. H&P	History & physical order set	病史与体格检查医嘱组
PANEL. IO	Input/Output order set	摄入/排出医嘱组
PANEL. OB. US	Obstetrical ultrasound order set	产科超声医嘱组
PANEL. US. URO	Urology ultrasound order set	泌尿系统超声医嘱组
PANEL. VITALS	Vital signs order set	生命体征医嘱组
PATH. PROTOCOLS. BRST	Pathology protocols-breast	病理学方案—乳腺
PATH. PROTOCOLS. GENER	Pathology protocols-general	病理学方案—综合
PATH. PROTOCOLS. PROST	Pathology protocols-prostate	病理学方案—前列腺
PATH. PROTOCOLS. SKIN	Pathology protocols-skin	病理学方案—皮肤
PATIENT SAFETY	Patient safety	病人安全
PULM	Pulmonary ventilator management	肺通气装置（呼吸机）管理
RAD	Radiology	放射医学

续表

临床术语类		
缩略语	Clinical Term Class	缩略语所属的临床术语类
RESP. ATOM	Respiration atomic	原子型呼吸
RESP. MOLEC	Respiration molecular	分子型呼吸
RESP. TIMED. MOLEC	Respiration timed molecular	分子型特定时间的呼吸
SKNFLD. MOLEC	Skinfold measurements molecular	分子型皮肤褶测量
TUMRRGT	Tumor registry (NAACCR)	肿瘤登记（NAACCR）
TRANSPLNT. ORGAN	Organ transplant	器官移植
US. URO	Urological ultrasound	泌尿系统超声
VACCIN	Vaccinations	免疫接种
VOLUME. MOLEC	Volume (specimens) molecular	分子型（标本）体积

实验室术语类		
缩略语	Laboratory Term Class	缩略语所属的实验室术语类
ABXBACT	Antibiotic susceptibility	抗生素敏感性
ALLERGY	Response to antigens	对抗原的反应
BLDBK	Blood bank	血库
CELLMARK	Cell surface models	细胞表面模型
CHAL	Challenge tests	刺激（耐受）试验
CHALSKIN	Skin challenge tests	皮肤刺激试验
CHEM	Chemistry	化学
COAG	Coagulation study	凝血功能检查
CYTO	Cytology	细胞学
DRUG/TOX	Drug levels and Toxicology	药物水平与毒理学
DRUGDOSE	Drug dose (for transmitting doses for pharmacokinetics)	药物剂量（针对药物代谢动力学的输入剂量）
FERT	Fertility	生育能力
HEM/BC	Hematology (coagulation) and differential count	血液学（凝血功能）与细胞分类计数
HLA	HLA tissue typing antigens	HLA 组织配型抗原
MICRO	Microbiology	微生物学
MISC	Miscellaneous	杂项
MOLPATH	Molecular Pathology	分子病理学
MOLPATH. DEL	Gene deletion	基因缺失
MOLPATH. MUT	Gene mutation	基因突变
MOLPATH. REARRANGE	Gene rearrangement	基因重组
MOLPATH. TRINUC	Gene trinucleotide repeats	基因三核苷酸重复序列
MOLPATH. TRISOMY	Gene chromosome trisomy	基因三体性染色体
MOLPATH. TRNLOC	Gene translocation	基因易位
PANEL. ABXBACT	Susceptibility order set	（抗生素）敏感性医嘱组
PANEL. ALLERGY	Allergy order set	变态反应医嘱组
PANEL. BLDBK	Blood bank order set	血库医嘱组
PANEL. CELLMARK	Cellmarker order sets	细胞标志物医嘱组
PANEL. CHAL	Challenge order set	刺激医嘱组
PANEL. CHEM	Chemistry order set	化学医嘱组
PANEL. COAG	Coagulation order set	凝血功能医嘱组
PANEL. DRUG/TOX	Drug levels and Toxicology order set	药物水平与毒理学医嘱组

续表

实验室术语类		
缩略语	Laboratory Term Class	缩略语所属的实验室术语类
PANEL. FERT	Fertility testing order set	生育力实验医嘱组
PANEL. HLA	HLA order set	HLA 配型医嘱组
PANEL. HEM/BC	Hematology and blood count order set	血液学与血液细胞计数医嘱组
PANEL. MICRO	Microbiology order set	微生物学医嘱组
PANEL. OBS	Obstetrics order set	产科学医嘱组
PANEL. SERO	Serology order set	血清学医嘱组
PANEL. UA	Urinalysis order set	尿液分析医嘱组
PATH	Pathology	病理学
SERO	Serology (antibodies and most antigens except blood bank and infectious agents)	血清学（除血库和传染性病原体外的各种抗体和大多数抗原）
SPEC	Specimen characteristics	标本特性
UA	Urinalysis	尿液分析

信息附件术语类		
缩略语	Attachment Term Class	所属的信息附件术语类
ATTACH	Attachment	信息附件
ATTACH. AMB	Ambulance claims attachment	救护车索赔信息附件
ATTACH. CARD	Cardiac attachment	心脏信息附件
ATTACH. CLINRPT	Clinical report attachment	临床报告信息附件
ATTACH. CPHS	Children's Preventative Health System Attachments	儿童预防保健系统信息附件
ATTACH. ED	Emergency department attachment	急诊科信息附件
ATTACH. GI	Gastrointestinal attachment	胃肠道信息附件
ATTACH. LAB	Laboratory claims attachment	实验室索赔信息附件
ATTACH. MEDS	Medication attachment	药物治疗信息附件
ATTACH. MODIFIER	Modifier attachment	修饰成分信息附件
ATTACH. OBS	Obstetrics attachment	产科学信息附件
ATTACH. REHAB	Rehabilitation attachment	康复信息附件
ATTACH. REHAB. ABUSE	Alcohol/Substance Abuse Rehabilitation attachment	乙醇/其他物质滥用康复信息附件
ATTACH. REHAB. CARDIAC	Cardiac Rehabilitation attachment	心脏康复信息附件
ATTACH. REHAB. NURS	Specialized Nursing attachment	专科护理信息附件
ATTACH. REHAB. OT	Occupational Therapy attachment	职业性治疗信息附件
ATTACH. REHAB. PSYCH	Psychiatric Rehabilitation attachment	精神病治疗信息附件
ATTACH. REHAB. PT	Physical Therapy attachment	物理治疗信息附件
ATTACH. REHAB. RT	Respiratory Therapy attachment	呼吸治疗信息附件
ATTACH. REHAB. SOCIAL	Medical Social Work attachment	社会医学工作信息附件
ATTACH. REHAB. SPEECH	Speech Therapy Rehabilitation attachment	语音治疗康复信息附件
ATTACH. RESP	Respiratory attachment	呼吸信息附件

Survey Term Classes 问卷调查术语类		
缩略语	Survey Term Class	问卷调查术语类
SURVEY. MDS	Minimum Data Set for Nursing Home Resident Assessment and Care Screening	用于疗养所医师评估与护理筛的最小数据集
SURVEY. NURSE. HHCC	Home Health Care Classification Survey	家庭医疗保健分类问卷调查
SURVEY. NURSE. HIV-SSC	Signs and Symptoms Checklist for Persons with HIV Survey	用于 HIV 感染者问卷调查的症状与体征列表
SURVEY. NURSE. LIV-HIV	Living with HIV Survey	关于艾滋病病毒感染者的问卷调查
SURVEY. NURSE. OMAHA	OMAHA Survey	OMAHA 问卷调查
SURVEY. NURSE. QAM	Quality Audit Marker Survey	质量审核指标问卷调查
SURVEY. OASIS	Outcome and Assessment Information Set	预后与评估信息集
SURVEY. PHQ9	Patient Health Questionnaire PHQ-9	病人健康问卷PHQ-9
SURVEY. RFC	Residual Functional Capactiy Assessment	功能余气量评估
PANEL. SURVEY. MDS	MDS forms sets	MDS 表格集
PANEL. SURVEY. OASIS	QASIS forms sets	QASIS 表格集
PANEL. SURVEY. RFC	RFC forms sets	RFC 表格集

附录 C　Mod 10 校验位的计算方法

计算 Mod 10 校验位的算法如下：

用法说明	举例
	就以数字 12345 为例子
1. Assign positions to the digits, from right to left 自右向左为各位数字指定位置	第一个位置（1st）＝5 第二个位置（2nd）＝4 第三个位置（3rd）＝3 第四个位置（4th）＝2 第五个位置（5th）＝1
2. Take the odd digit positions counting from the right (1st, 3rd, 5th, etc.) 按自右向左依次取出奇数位置的数字组成一个新数。	531
3. Multiply by 2 将这个新数乘以 2。	1062
4. Take the even digit positions starting from the right (2nd, 4th, etc.) 再按自右向左依次取出原数中偶数位置的数字组成另一个新数。	42
5. Append (4) to the front of the results of (3) 将第 3 步得到的数接到第 4 步得到的数的后面组成一个新数。	421 062
6. Add the digits of (5) together 将第 5 步得到的这个新数的各位数字相加，从而得到又一个新数。	4＋2＋1＋0＋6＋2 ＝ 15
7. Find the next highest multiple of 10 找出大于第 6 步所得新数的，10 的整数倍的最小数字。	20
8. Subtract (6) from (7) 将第 7 步所得新数减去第 6 步所得新数。	那么，数字 12345 的 Mod 10 模校验位就等于 5。

附录 D　向 LOINC 数据库提交新增或变更记录的方法与步骤

引言

Regenstrief 研究院接收两类添加型申请：

(1) 第一类申请为：(a) 一种全新的检测指标，如 DNA 测序；(b) 未经 LOINC 委员会许可的 LOINC 代码的新用途，如为了涵盖微生物 1、微生物 2 等进行的术语定义，以及许多实验室数据库中存在的结构。

(2) 第二类申请则是对 LOINC 数据库中已有的观测指标的各种变更。比如，LOINC 数据库中已有一条标本（体系）类型为血清的精确试验结果相应术语，而用户又申请为胃内容物标本设立相同的术语。如果申请者遵守了以下规则，且在特定时间内所申请的术语数量并不多的话，我们将立即对这类申请作出处理。

只有当申请者就所申请的新术语为 Regenstrief 研究院提供了条理清晰的资料信息并且达到了下文表 22 所规定的详细程度的要求，我们才能够对其申请做出快速的反应。我们要根据表 22 的要求来确定是否要对申请者所提交的代码赋予新的 LOINC 代码。用户在发送申请之前，请务必确认已经在申请中至少列出了新术语的组成部分、属性、时间特征、体系、标尺和方法的有关信息。同时，了解所申请试验/观测指标的计量单位及（可能的情况下）结果取值示例。我们需要用户提交检查的单位及检测/观察的结果示例，因为我们将根据用户提交的这些信息对属性、标尺和方法加以核实。

提交文件既可以是人工编制的，也可以是用 RELMA 程序产生的。无论选择哪种方式，发往 Regenstrief 研究院的提交文件均须采用以下三种文件格式之一：首选是 Microsoft Access 数据库文件（mdb）格式；其次是制表符分隔的 ASCII 文本文件（txt）格式（这也是 RELMA 程序将生成的文件的格式）；第三种是 Microsoft Excel 电子表格文件（xls）。下文中的示例文件和字段说明会帮助用户如何创建提交文件（不借助 RELMA 程序）。

提交前注意事项

下文中的“新增记录”、“所申请术语”和“新提交术语”三者为同义词。它们指的都是，用户出于向 LOINC 数据库中新增记录的考虑，已经或将要提交到 Regenstrief 研究院的新创概念或术语。

请注意，我们倾向于避免使用化学试验的方法。常规情况下，我们将不接受那些方法特殊的化学试验的有关申请。尽管我们采用方法类型来区别微生物学、血清学及凝血功能试验，但只有在非常特殊的情况下，我们才会对不同的化学分析方法加以区分。不过即使是这样，我们也并不是区分方法的所有变体。有关 LOINC 的区别类型，请参见本指南正文部分。

如果用户在 LOINC 数据库中发现了可能存在错误的试验，请写信或发送电子邮件至 loinc@regenstrief.org 告知该术语及其错误原因。比如，我们未采用标准命名方法；印刷错误；仅对血浆标本才有效的试验的标本类型写成了血清；或者，LOINC 数据库中有概念的重复等。欢迎广大用户向我们提出反馈意见和建议。

注意：在血清学以及抗生素敏感性试验方面，原则上允许存在方法不明（或无方法）的指标和特殊方法指标（如抗体/Ab 和抗原/Ag 指标）。

请用户特别注意那些提交术语体系（样本）类型仅为血清或血浆的申请。对于大多数临床分析方法而言，血清与血浆标本所获得的结果在临床上并没有什么显著差异。而且，我们会在数据库中用 Ser/Plas 表示此类情况，以表明我们忽略二者的差异。不幸的是，许多申请者只是碰巧使用了某一类型的标本（如血清或血浆），但又没有指出该指标选择血清或血浆均可且二者并无区别。事实上，大多数此类申请体系（样本）类型应该是

Ser/Plas。如果某检测方法确实只能采用血清或血浆之中的一种作为标本，请用户务必对申请加以科学的验证。否则，这将大大延迟我们对用户所提交术语的回复时间。

如果用户提交的是与 LOINC 数据库中现有术语截然不同的试验或指标，务请提供该试验项目及其用途和操作程序的详细信息。销售商提供的检测试剂盒说明资料或教科书中有关其操作程序和用途的内容副本都是十分有用的资料。为了决定如何表述新主题的问题，我们经常要召开委员会讨论，所以对此类申请的反应时间会比较长。

同时，申请者还需要提供可表明 LOINC 数据库，并且确定 LOINC 数据库中尚不存在所申请的术语的一些证据。实际上，这些申请带来的主要工作就是确认数据库中尚未收录所申请的观测指标。如果申请者已经自行完成了这项工作的大部分任务，我们即可方便地受理其提交文件。因此，我们要求用户找出与所申请试验最相近的 LOINC 术语，并标记出所申请试验与已有试验之间的差异。换言之，在新观测指标只是原有指标的变体时，需要用户以现有 LOINC 观测指标为模板，更改与新术语的不同之处并标示出其差别。

提交文件示例及其定义

下面是一个提交示例。由于受手册页面的限制，表格中只是显示了前几个字段。实际的提交文件应当具备表 22 所列出的全部条目的相应列（字段）。在本附录后的小节中，我们还对 Access 和 Excel 提交文件的创建过程进行了更为详细的说明。

表 21 提交文件示例

Row＃ 行号	Your test ID 用户的试验	Analyte/Component 分析物/成分	Property 属性	Time 时间	System 体系	Scale 标尺	Method 方法	Class 类	Related 相关名称	Etc 其他
1	G23	Glucose^90 M post 50 g lactose PO	MCnc	PT	Urine	Ord	Test strip	CHAL		
2	C47	Coproporphyrin 1 isomer	MRat	24 H	Urine	Qn		CHEM		
3	I98	Indican	MRat	24 H	Urine	Qn		CHEM		
4	T51	Thyroxine. free	MCnc	PT	Urine					

下表说明的是与 RELMA 程序一同安装到计算机上的示例提交文件 submit. mdb 中所含的字段。提交到 Regenstrief 研究院的文件中均应包括这些字段。只是其中有些字段需要按照以下注解填写。

表 22a 提交文件中的 Access 数据库字段名

项目编号	字段名称	数据类型	字段宽度（英文字符数）	字段说明
1	S_ROW	LONG（长整数型）	4	提交文件中该术语记录的行号。
2	S_LOCAL_CD	TEXT（文本型）	50	提交者主文件中用于标识该试验/观测指标的提交者的本地代码。
3	S_COMPO	TEXT（文本型）	150	提交者所申请的分析物/成分。必填。（《用户指南》2.2 节）
4	S_PROP	TEXT（文本型）	30	提交者所设的属性类型。必填。—用户若提供足够的细节信息，会对我们有所帮助。（《用户指南》2.3 节）
5	S_TIME	TEXT（文本型）	15	提交者所设的时间特征。必填。（《用户指南》2.4 节）
6	S_SYS	TEXT（文本型）	100	提交者所设的体系/样本类型。必填。（《用户指南》2.5 节）
7	S_SCALE	TEXT（文本型）	30	提交者所设的标尺类型。必填。（《用户指南》2.6 节）
8	S_METH	TEXT（文本型）	50	提交者所设的方法类型。需要时填写。（《用户指南》2.7 节）
9	S_REL_NAM	TEXT（文本型）	254	提交者所设的相关名称。强烈建议填写。包括常用名称、首字母缩写词或同义词。

续表

项目编号	字段名称	数据类型	字段宽度（英文字符数）	字段说明
10	S_LOINC	TEXT（文本型）	10	提交者所设的最相近 LOINC 术语的 LOINC 代码。强烈建议填写。这是一个类似于但又区别于所申请试验的代码。
11	S_RESULTS	Memo（备注型）	-	提交者所设的示例结果。强烈建议填写。按用户实验室的报告形式填写。
12	S_UNITS	TEXT（文本型）	30	提交者所设计量单位示例。强烈建议填写。按用户实验室的报告形式填写。
13	S_SPECIES	TEXT（文本型）	20	用于提交兽医学术语。
14	S_ID	TEXT（文本型）	50	用于记录提交者为每个提交条目设置的 LOINC 参考标号；用于将该标号与问题一同回复，或在回复文件中返回我们赋予的 LOINC 代码值。
15	S_COMMENT	TEXT（文本型）	254	提交者在需要时希望 RI 阅读的注释信息。
16	BLANK1	TEXT（文本型）	50	预留的占位字段。请勿使用。
17	BLANK2	TEXT（文本型）	20	预留的占位字段。请勿使用。
表 22b　供 Regenstrief 填写的内容（提交时需保持空值的字段）				
18	RI_REF	TEXT（文本型）	50	供将来使用的预留字段。
19	LOINC	TEXT（文本型）	10	赋予所提交概念的 LOINC 代码。该代码可能为新编代码或已有代码。
20	RI_ACTION	TEXT（文本型）	30	Regenstrief 动作代码： DONE—术语被接收并被赋予新代码 DUP—LOINC 数据库中已有所提交的术语 IDUP—提交者无意中重复提交的术语（内部重复） INFO—需要提交者提供更多的信息 HOLD—提交内容属于当前尚未考虑收录的领域
21	RI_COMMENT	TEXT（文本型）	250	RI 写给提交者的注释或问题。
22	R_COMPO	TEXT（文本型）	150	RI 对所提交分析物/成分字段的修订
23	R_PROP	TEXT（文本型）	30	RI 对提交者所设属性类型的修订
24	R_TIME	TEXT（文本型）	15	RI 对提交者所设时间特征的修订
25	R_SYS	TEXT（文本型）	100	RI 对提交者所设体系/样本类型的修订
26	R_SCALE	TEXT（文本型）	30	RI 对提交者所设标尺类型的修订
27	R_METH	TEXT（文本型）	50	RI 对提交者所设方法类型的修订
28	R_REL_NAM	TEXT（文本型）	254	RI 对提交者所设相关名称的修订
29	R_RESULTS	Memo（备注型）	-	RI 对提交者所设示例结果的修订
30	R_UNITS	TEXT（文本型）	30	RI 对提交者所设计量单位示例的修订
31	R_SPECIES	TEXT（文本型）	20	RI 对提交者所设物种的修订
32	R_CLASS	TEXT（文本型）	20	RI 对提交者所设的类的修订
33	L_COMPO	TEXT（文本型）	150	被赋予 LOINC 代码时，分析物/成分的正式 LOINC 名称
34	L_PROP	TEXT（文本型）	30	被赋予 LOINC 代码时，属性类型的正式 LOINC 名称
35	L_TIME	TEXT（文本型）	15	被赋予 LOINC 代码时，时间特征的正式 LOINC 名称
36	L_SYS	TEXT（文本型）	100	被赋予 LOINC 代码时，体系/样本类型的正式 LOINC 名称
37	L_SCALE	TEXT（文本型）	30	被赋予 LOINC 代码时，标尺类型的正式 LOINC 名称
38	L_METH	TEXT（文本型）	50	被赋予 LOINC 代码时，方法类型的正式 LOINC 名称
39	L_REL_NAM	TEXT（文本型）	254	被赋予 LOINC 代码时，相关名称的正式 LOINC 名称
40	L_RESULTS	Memo（备注型）	-	被赋予 LOINC 代码时，示例结果的的正式 LOINC 名称
41	L_UNITS	TEXT（文本型）	30	被赋予 LOINC 代码时，计量单位示例的正式 LOINC 名称
42	L_SPECIES	TEXT（文本型）	20	被赋予 LOINC 代码时，物种的正式 LOINC 名称
43	L_CLASS	TEXT（文本型）	20	被赋予 LOINC 代码时，类的正式 LOINC 名称
下列字段仅供 Regenstrief 内部使用，提交者不必过于关心。				
44	STATUS	TEXT（文本型）	20	所提交术语的 Regenstrief 状态。

续表

项目编号	字段名称	数据类型	字段宽度（英文字符数）	字段说明
45	ID	TEXT（文本型）	50	Regenstrief 内部赋予提交文件的 ID。（内部路径和文件名信息）
46	COMMENT	TEXT（文本型）	250	Regenstrief 对提交术语的自动化注释。这些信息用于识别内部矛盾和自动等价替换（如将 serum 替换为 SER/PLAS）。
47	UNIQ	TEXT（文本型）	150	此字段用于罗列所提交的某一概念中对 LOINC 数据库而言的所有生词。这些生词不仅可以列出概念中的生词，尚可显示出单词的打字错误和陈述错误。
48	DUPS	TEXT（文本型）	150	所提交术语对应的若干 LOINC 子集或近似匹配的 LOINC 术语。仅用于协助提交文件的审核过程；用户不必对其过于信任。
49	EDIT _ CTL	TEXT（文本型）	10	Regenstrief 的编辑控制

采用 Microsoft Access 创建提交文件

RELMA 软件包中有一个名称为 SUBMIT. MDB 的空白 Microsoft Access 97 数据库模板文件。该数据库含有上述表 22 所列的字段。对于用户提交文件中的每条术语，该表所要求的前 15 个字段均应耐心细致地填写。下图 1 所示为一个用 Microsoft Access 创建的提交文件示例。其中，该用户打开了模板文件 submit. mdb，并编辑了其中的前 15 个字段。

这一数据库模板文件的默认路径为：

C：\ Program Files \ RELMA \ submit. mdb

不过，该文件在用户计算机上的具体位置可能会随 RELMA 程序安装情况的不同而有所不同。

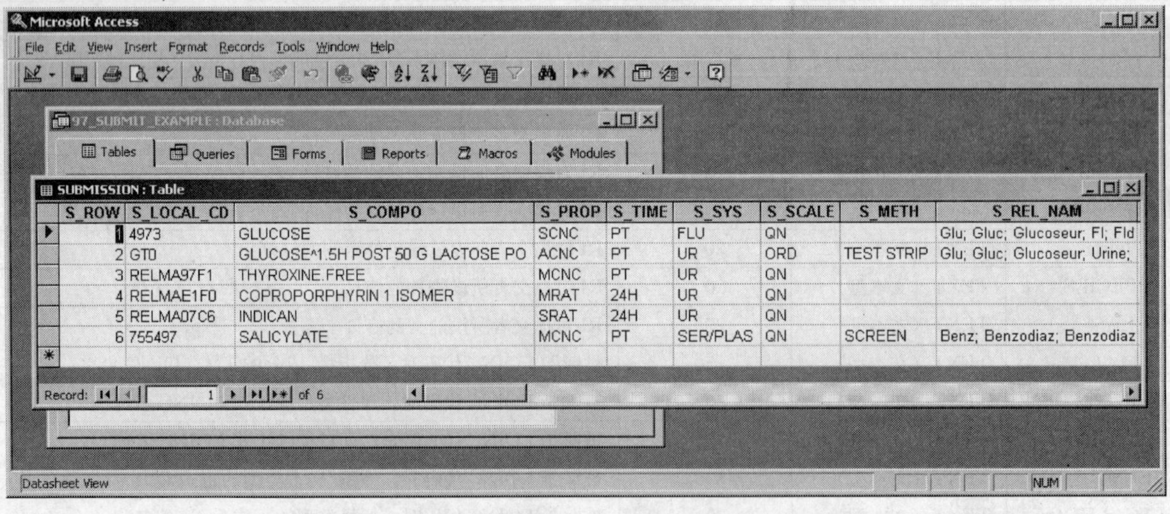

图 1　Microsoft Access 97 创建的提交文件示例

采用 Microsoft Excel 创建提交文件

如果用户选用 Microsoft Excel 来创建提交文件，则必须使用表 22 中所指定的字段名称。下图 2 所示为 Excel 提交文件的一个例子。请注意，第一行应为表 22 中所指定的字段名称。

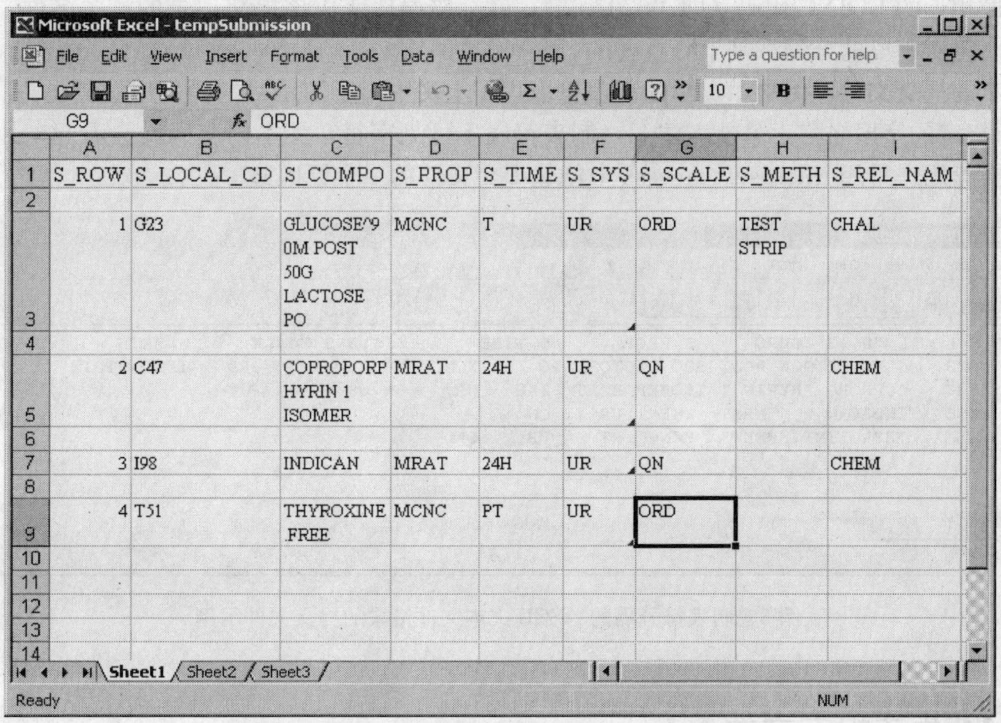

	A	B	C	D	E	F	G	H	I
1	S_ROW	S_LOCAL_CD	S_COMPO	S_PROP	S_TIME	S_SYS	S_SCALE	S_METH	S_REL_NAM
2									
3	1	G23	GLUCOSE^90M POST 50G LACTOSE PO	MCNC	T	UR	ORD	TEST STRIP	CHAL
4									
5	2	C47	COPROPORPHYRIN 1 ISOMER	MRAT	24H	UR	QN		CHEM
6									
7	3	I98	INDICAN	MRAT	24H	UR	QN		CHEM
8									
9	4	T51	THYROXINE.FREE	MCNC	PT	UR	ORD		

图 2　Excel 提交文件示例（仅显示了前 9 个字段）

警告：请注意表 22 中所指定的字段宽度。在收到用户的提交文件时，我们会将提交数据拷贝到按表 22 要求而定义的 Microsoft Access 数据库中。若用户的 Excel 提交文件中单元格字段包含的字符过多，某些数据则会在这一格式转换过程中丢失。

采用制表符分隔的 ASCII 文本文件格式创建提交文件

若用户选用制表符分隔的 ASCII 文本文件格式来创建和发送提交文件，请采用以下格式：

S _ ROW | S _ LOCAL _ CD | S _ COMPO | S _ PROP | S _ TIME | S _ SYS | S _ SCALE | S _ METH | S _ REL _ NAM | S _ LOINC | S _ RESULTS | S _ UNITS | S _ ID | S _ SPECIES | S _ COMMENT＜CRLF＞

其中，所有字段相互之间均应采用制表符分隔开。实际上，上述格式中的每条竖线（“|”，管道符或通道符）都分别代表一个制表符（即 ASCII 编码为 9 的字符，ASCII 9）。每行均以一个回车/换行符号对（亦即＜CRLF＞）结束。也就是说，在该 ASCII 文本文件中，每个以＜CRLF＞结束的行（＜CRLF＞-terminated Line）就是一条提交记录。注意，表 22 中所示的字段宽度仍适用于 ASCII 文本文件格式的提交文件。因为只有如此，我们才能将用户所提交的 ASCII 文本文件格式的数据拷贝到上述格式的 Access 数据库文件中进行处理。

再拿先前的例子来说，每行的格式类似以下示例：

1|G23|GLUCOSE^90 m POST 50 g LACTOSE PO|MCNC|PT|UR|ORD|TEST STRIP|||6762-9||MG/DL|||

其中，每条竖线代表一个制表符。请注意正确理解“TEST STRIP”与“6762-9”之间多出来的那两条竖线；在该例子中，这意味着其相关名称字段为空（即空值）。同时，这里的空值字段还有 S _ RESULTS、S _ ID 和 S _ COMMENT。如果不预留出空值字段的位置，相应字段信息就会无法保持一致；而且，实际上本应是与提交记录最相近的 LOINC 代码（即“6762-9”），就会错误地变成该提交记录的相关名称。因而，字段排列的次序及制表符对字段的分隔都是十分重要的。

下图 3 所示的提交文件示例中，实际的制表符取代了上文中出于演示目的而采用的竖线。请注意，第一行应为表 22 中所指定的字段名称。另外需注意，制表符属不可见字符，文本内容因此会看起来比较混乱（这也是我们之所以推荐用户采用 Microsoft Access 来创建提交文件的一个原因）。

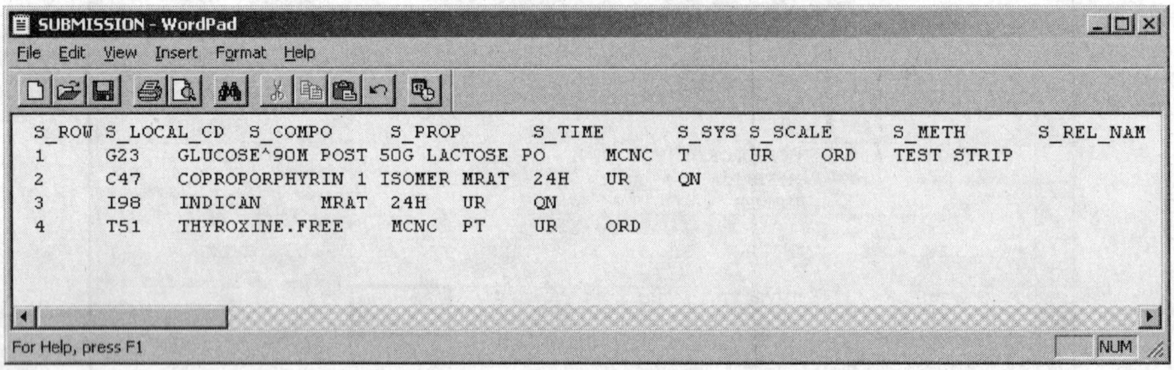

图 3　制表符分隔的 ASCII 文本文件格式的提交文件示例

利用 RELMA 生成提交文件

RELMA 程序可协助用户创建提交文件，即采用类似于该程序创建、管理和存储本地工作集的方式来创建、管理和存储用户的提交术语。使用 RELMA 程序，不但可以随时创建所要提交的术语，还可以批量提交成组的术语。该程序将自动记录术语的创建时间及提交日期。该程序还会帮助用户组织所创建的术语，并实现创建提交文件过程的自动化。

既然存在两类添加型申请，相应也就有两种创建方法。第一种方法就是从对所申请术语的一系列组成部分的草稿拟定、打字键入或选择开始。第二种方法就是从现有 LOINC 术语着手，通过修改其中一个或多个组成部分，来创建 LOINC 数据库中尚不存在的唯一的变体。我们推荐用户采用后一种方法。这是因为，用户无需再手工选择所申请术语的每个组成部分，主要通过提供前 6 个字段之外的额外信息即可加快创建过程，节约用户的时间。

从头开始的方法

要从零做起，可在欢迎窗口上的文件菜单中选择“提出 LOINC 术语”。如果正在使用的是对照窗口，除了可在文件菜单中选择与前者相同的菜单项外，在结果网格为空（即其中尚无 LOINC 记录）的情况下，尚可点击位于结果网格上方的“提出 LOINC 术语”按钮。

从现有 LOINC 术语开始的方法

要修改现有的 LOINC 术语，则必须从对照窗口开始。执行搜索之后，即可在搜索结果网格所显示的 LOINC 术语中选择一条术语；这时，即可从文件菜单中选择“提出 LOINC 术语”菜单项，或点击“提出 LOINC 术语”按钮，或单击鼠标右键并从右键菜单中选择“提出 LOINC 术语”选项。详情请参见下文中的“利用现有 LOINC 术语提出新的 LOINC 术语”一节。

按照上述某种方法操作之后，应出现一个与图 4 所示非常类似的窗体。

提出 LOINC 术语窗体概况

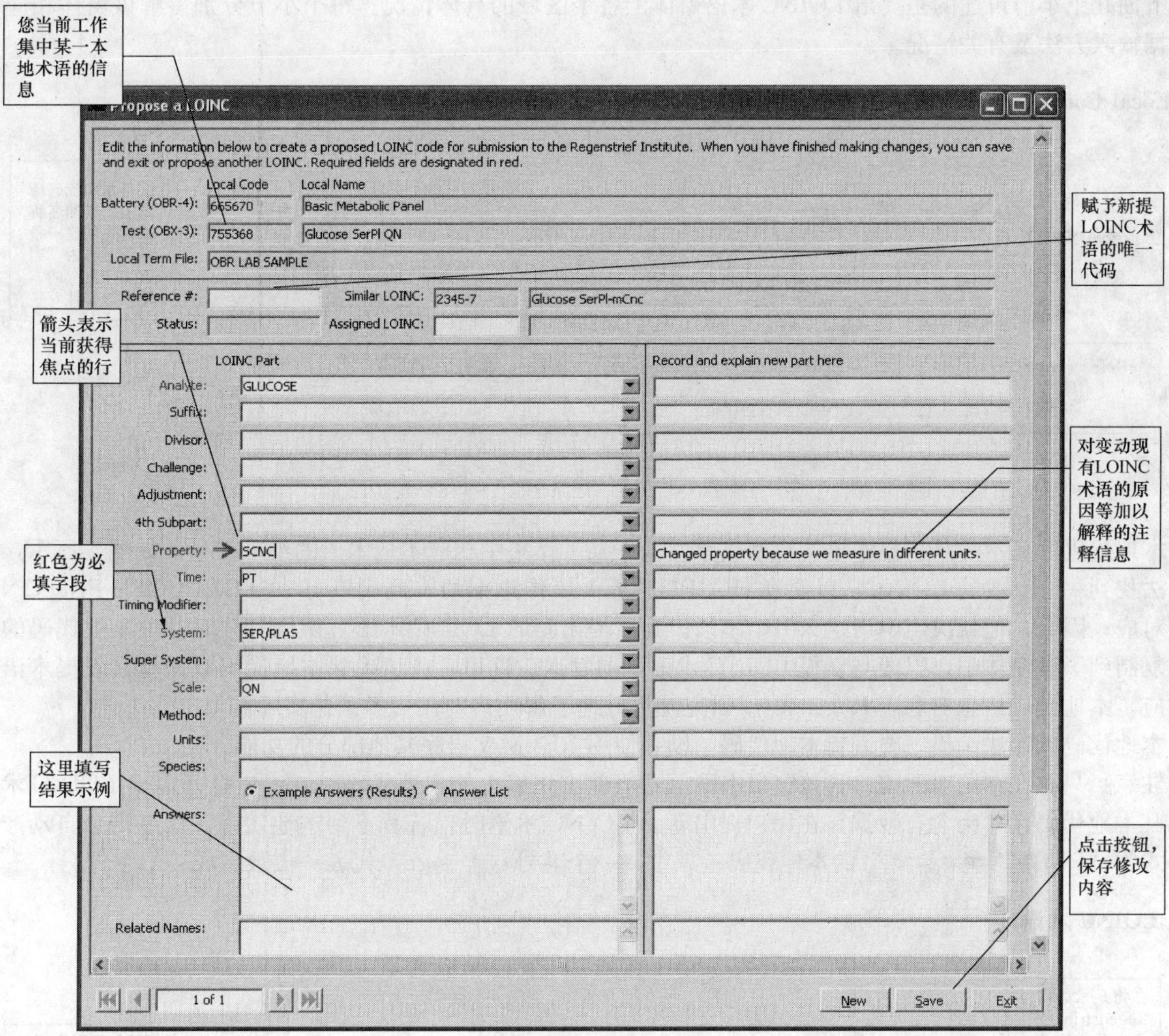

图 4 提出 LOINC 术语窗体

图 4 所示的窗体加载之后，即可编辑其中新提术语的各组成部分（分界线左侧的字段），以使新提术语相应部分的取值（内容）符合用户的愿望。分界线右侧字段用于填写注释，以便对所做更改或取值加以解释。新提 LOINC 术语的创建工作一旦完成，即可点击“保存”按钮；这样，即可将新提术语保存在本地计算机中，以备将来提交之用。

注意：正如表 22 所述，对所有新提 LOINC 术语而言，以红色突出显示的字段均为必填字段。只要其中有一个必填字段为空，则所申请的相应术语就无法保存起来供提交使用。

需输入另一条新提 LOINC 术语时，可点击“新建”按钮。若要浏览以前创建的申请术语（即新提术语），可点击窗体左下角的左、右箭头按钮。点击窗体右下角的“退出”按钮则可关闭本窗体。

提出 LOINC 术语窗体的详细说明

下面几个小节讲述的是提出 LOINC 术语窗体上各个区域的具体情况。每个小节分别讲解该窗体相应区域的数据输入方法及有关情况。

The Local Code Section（本地代码区）

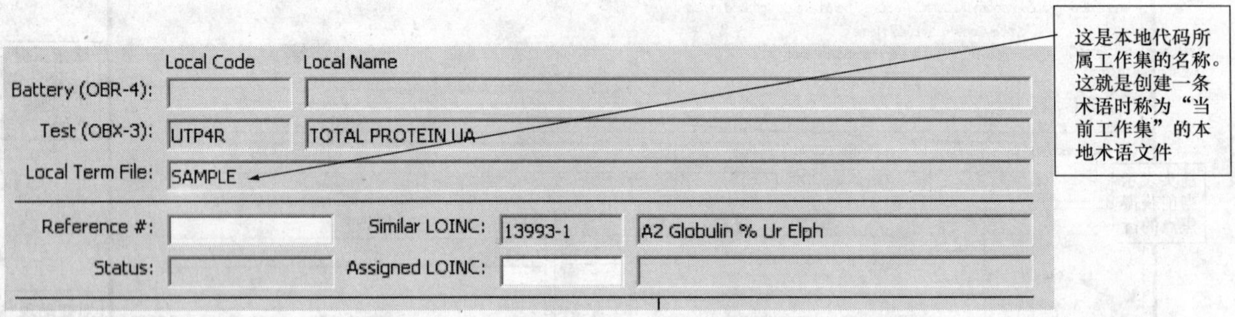

图 5　本地代码区（The Local Code Section）

本地代码区显示的是新提术语的模型或原型——某工作集中相应本地术语的细节信息。如图 5 所示，该用户无法找到一个有效的 LOINC，以便将 HOSPITAL A 工作集中的本地代码 4973（GLUCOSE FLD QN）与之相对应；因而，他就决定申请这么一个术语。当“提出新的 LOINC 术语”窗体打开时，该本地代码的信息就被复制到了该窗体中，以便与新提 LOINC 术语一同发送。这里，务请确保本地代码数据与其新提术语的正确对应。本地代码信息有利于 Regenstrief 研究院更好地了解用户对新提术语的实际需求。

本地代码区无法编辑。要编辑本地代码，则须使用 RELMA 程序其他部分的功能。

注意：只有在浏览对照窗口且该窗口上显示着当前工作集中的本地代码时，用户打开提出 LOINC 术语窗体，其本地代码区才会含有数据。在用户提出新的 LOINC 术语时，若看不到本地代码，程序则会自动产生一个格式为“RELMA＃＃＃＃”的本地代码；其中，一个＃号（＃ sign）代表一位数字或一个字母。

类似 LOINC 术语区

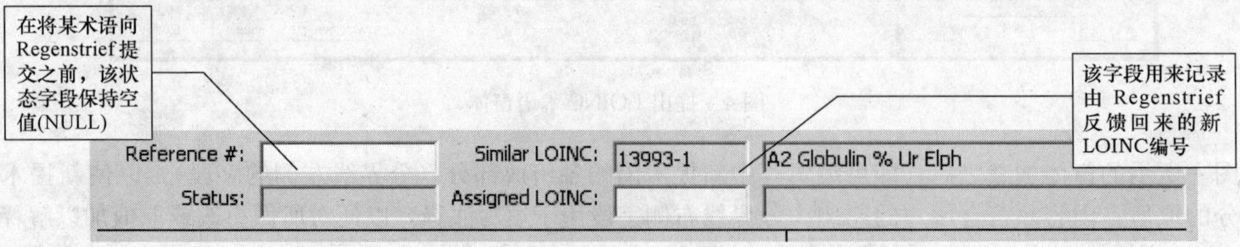

图 6　类似 LOINC 术语区（The Similar LOINC Section）

类似 LOINC 术语区中显示的是与新提 LOINC 术语最为相似的的 LOINC 代码和简称。LOINC 数据库一直努力编制的是一套唯一性的概念集，因而每条新提 LOINC 术语均须具有唯一性，以区别于现有 LOINC 术语。用户所提供的类似 LOINC 术语将有助于 Regenstrief 研究院确定其所申请新增记录的唯一性。

正如本地代码区那样，类似 LOINC 术语区也不能编辑。该区的内容就是创建新提术语时对照窗口中的相应信息。要确保这些数据能被自动复制到本区来，就要在决定提出新 LOINC 术语之前保证确实选中了原窗口结果网格中相应的 LOINC 代码。后面的“采用现有 LOINC 术语提出新的 LOINC 术语”一节将对此加以介绍。

参考标号

在上面的图6中，类似LOINC术语信息右侧有一个标签为“Reference #”的文本框。用户可在该文本框中为所创建的新提术语设置唯一的参考标号。该参考标号将与其相应的新提LOINC术语一同发送。而Regenstrief研究院的人员则可利用该标号就提交文件中的相应术语与用户联络。在提交文件处理完成后，这些标号仍将与所申请的LOINC术语一并反馈给用户。

状态字段

状态字段在图4和图6中均有显示。在这两幅图中，该字段显示的信息告诉用户该术语已被提交及其最后提交的日期。虽然相同术语能够进行多次提交，但建议用户最好不要这样做。

注意：术语一旦提交，就不能再对其进行编辑。如果用户对以前提交的术语进行编辑，就相当于创建一条新术语。这似乎有些让人无法理解，但这么做可确保一个新提LOINC术语在重复提交时很容易被确定为之前所提交术语的副本。

指定LOINC编号字段

“指定LOINC编号”字段如图6所示。在向Regenstrief提交术语后，用户通常会收到其所提交的文件。这时，该文件中已添加了注释，经过了编辑并提供了“指定LOINC编号”。这些“指定LOINC编号”往往属于根据用户所提交的术语而创建的新术语。在提交文件返回时，该字段使得用户能够记录这些“指定LOINC编号”。

一旦用户输入了一个“指定LOINC编号”，RELMA就会尝试去查找该术语的简称。如果找到了相应的简称，该简称将会显示在“指定LOINC编号”右侧的文本框中。LOINC数据库的更新和发布每年只有那么几次。然而，用户全年都在提交新的术语。因此，RELMA程序常常难以找到相应的简称。

新提术语的组成部分

每条LOINC术语均由多个部分组成。若要建议向LOINC数据库中添加记录，用户必须对该新提术语的各个组成部分分别加以说明。“LOINC Part（LOINC组成部分）”区域的左侧一列就是供输入LOINC术语各组成部分数据的地方。将鼠标指针放在其文本框（其最右边带有一个向下箭头的矩形按钮）上，即可看到这些组成部分的有关说明和示例。详细的说明和论述可参见《LOINC用户指南》的正文部分。

注意：标签文字为红色的文本框必须输入文本。如表22所示，这些均属于必需字段。

这些文本框看起来像Windows标准下拉式控件（译者注：有点像组合框或列表框）；而且，其行为也确实很像下拉式控件。不过，其中许多文本框还含有反映术语概念关系的LOINC层级结构；因而，它们又与RELMA及其他Windows应用程序所使用的那些标准控件有些不同。

如其他Windows应用程序一样，用户可以使用TAB键（制表键）在文本框之间切换；不过，与普通文本框相比，这些文本框只是在按回车键时有些不同。按回车键后，焦点不是移到下一个文本框，而是接受用户所输入的文本（即字符串）并在数据列表中搜索该字符串。搜索时若发现该字符串，屏幕上将显示出含有这一字符串的单词和短语。如图7和图8所示，这一过程由该窗口中相应控件的“上拉”或“下拉”来完成。

一旦相应控件出现“上拉”或“下拉”，即可用鼠标左键点击搜索结果中的某一条目。这样点击就会选中一条结果，并将所选条目的LOINC字符串取值复制到用户刚刚输入文本的文本框中。不进行上述搜索，用户也能够点击其列表或层级结构中的条目。条目的LOINC取值可能会与其文本框控件“上拉”或“下拉”部分中所显示的LOINC取值有所不同。这种现象是由于LOINC数据库使用缩略语和同义词而造成的。正如下图8所示，当用户单击体系树中的“全血”一词时，文本“BLD”就会被复制到新提术语的体系部分文本框之中。

注意：要在体系树中搜索“全血”时，用户键入“bld”或“blood”均可。对于这两个字符串，体系文本框控件虽然并不会相应返回完全相同的两套搜索结果，但每次都会返回“全血”。搜索中，同义词并不总是有效；因此，要找出其确实想要用其组成当前创建中的新提术语的字符串，用户可能需要尝试多个不同的搜索。

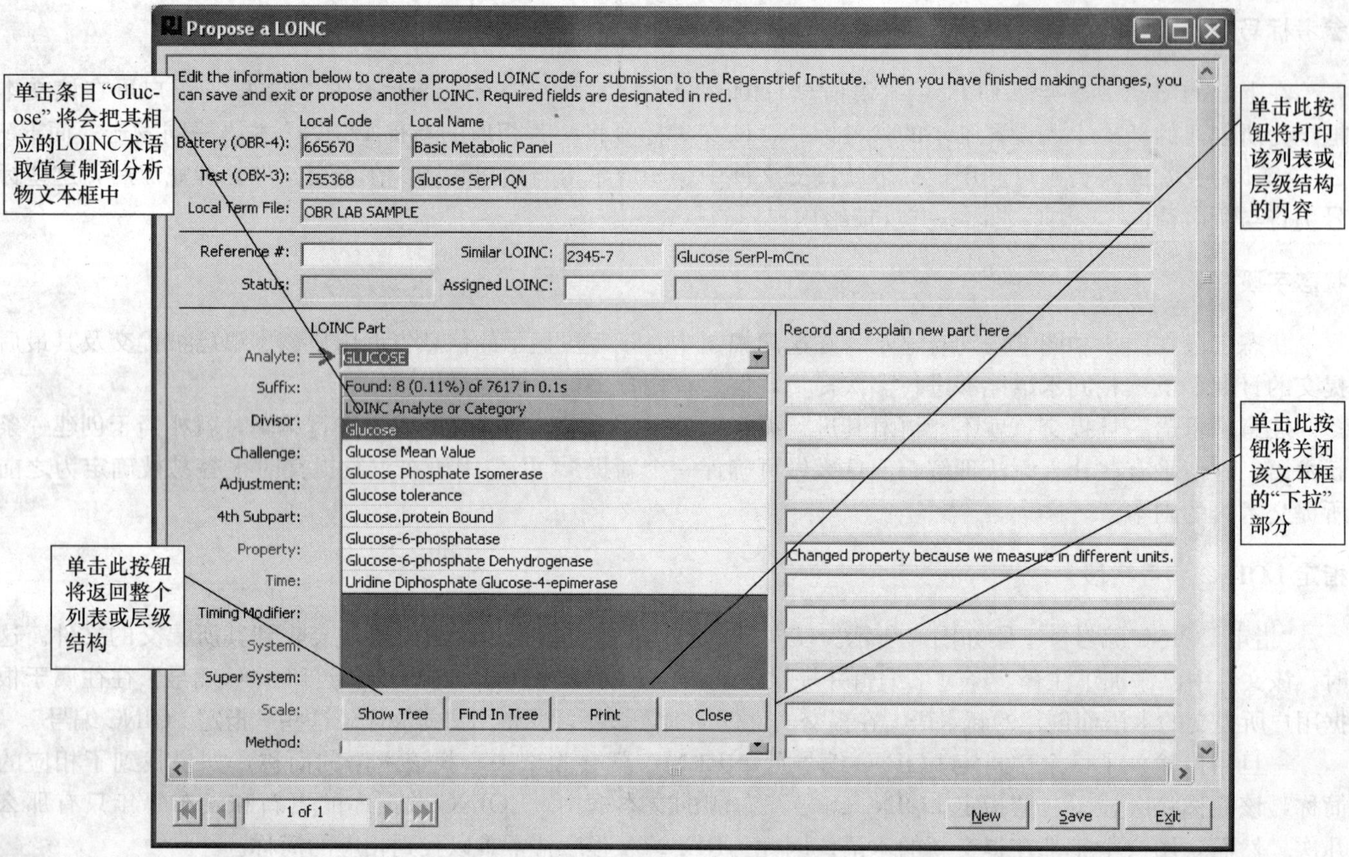

图 7　提出 LOINC 术语窗体显示分析物文本框“下拉”部分

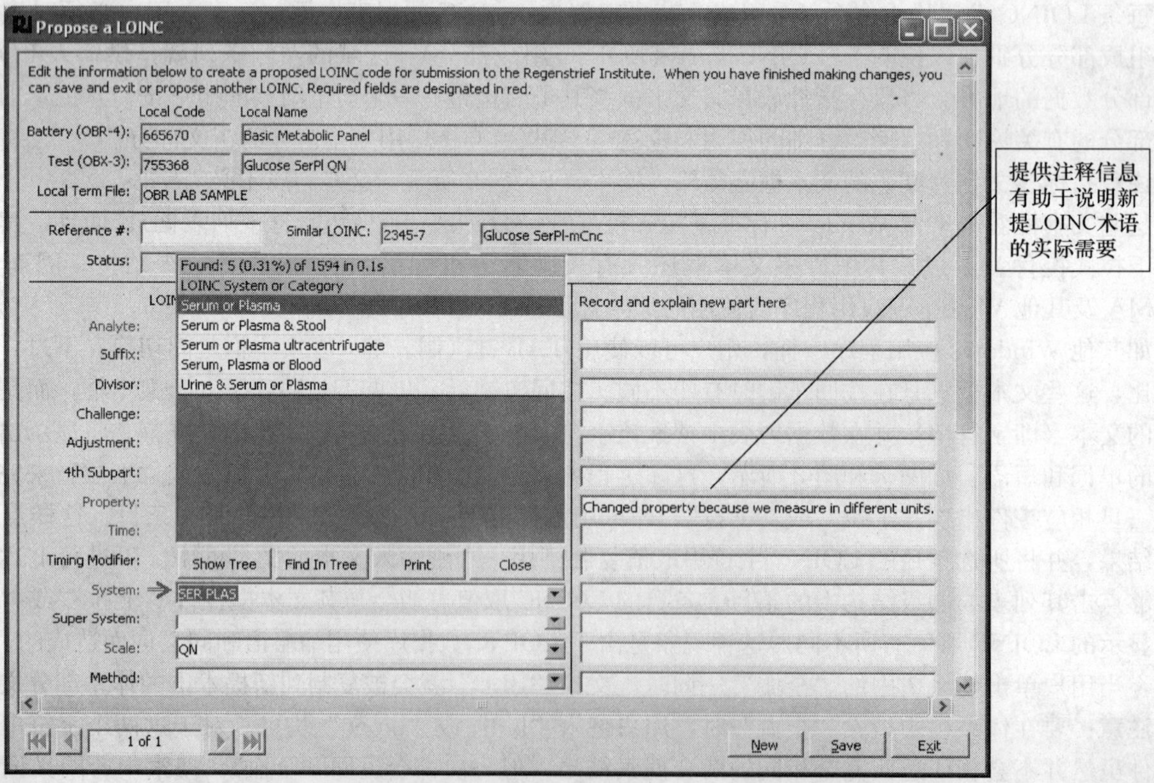

图 8　显示体系文本框“上拉”部分的提出 LOINC 术语窗体

译者注： 在 Windows 及其应用程序的窗体中，当用户按回车键时，文本框控件中的光标一般会自动移动到下一个文本框或其他控件，也就是把焦点交给后者，而其自身则失去焦点。程序员所设置的窗体控件 Tab 键顺序是决定这种外在行为的内在因素。

提供注释信息

尽管不要求，但我们还是强烈推荐用户提供新提术语相关的注释信息。这些注释信息有助于处理提交文件的 Regenstrief 研究院人员了解贵方机构申请术语的缘由。特别是在需要申请新部分时，如新属性和新体系等，这些注释信息就显得更为重要；因为这时 Regenstrief 研究院人员需要理解新部分的定义并确保其不是现有部分的同义词。若我方人员不能理解用户的申请，他们就需要查找定义，并与用户沟通，以便更好地了解该申请的性质；这样，用户的申请就可能会需要比较长的时间来处理。因此，请用户提供注释信息，协助我们尽可能最高效地来处理所提出的术语。

结果及结果选项列表示例

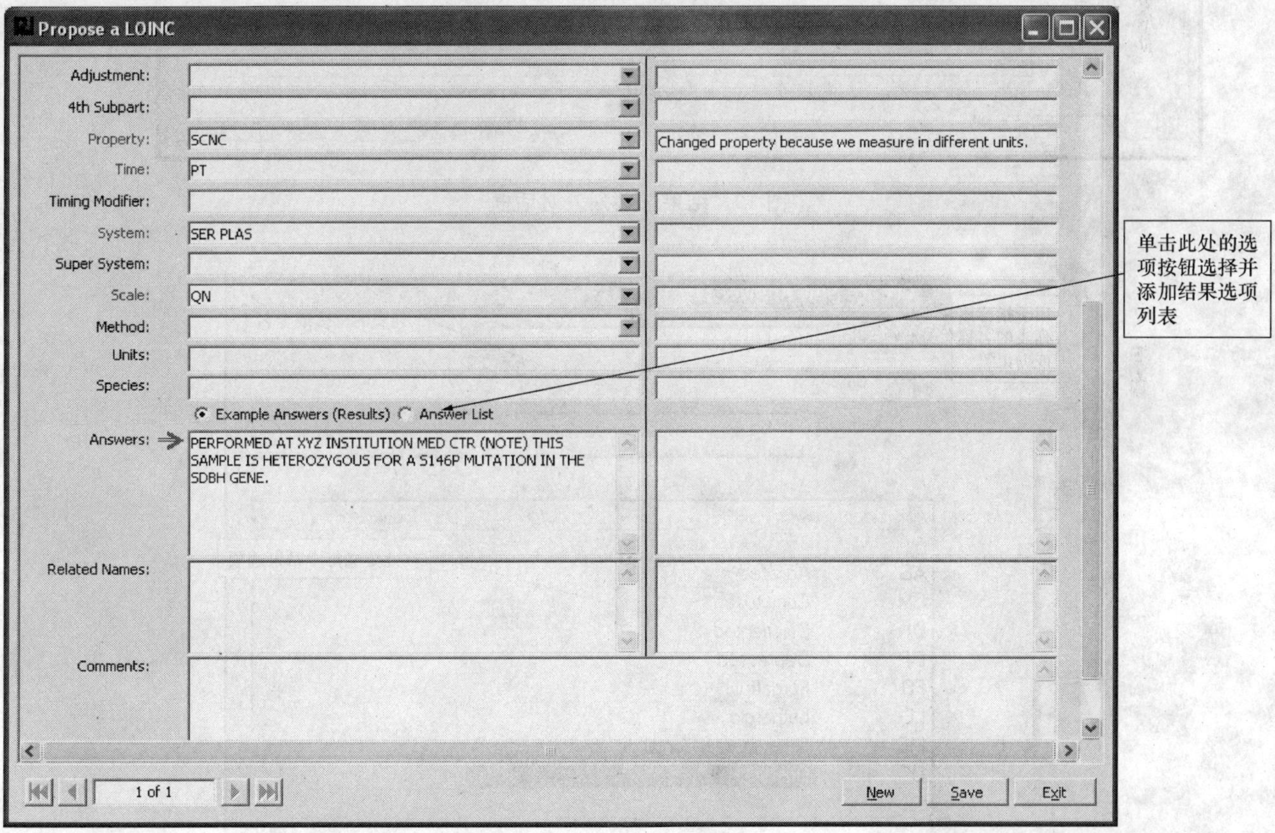

图 9　结果示例

附加信息有助于 Regenstrief 研究院人员更好地了解贵方申请的性质，而示例性的结果或结果选项列表则可提供用户所申请试验的有关背景和结果输出。用户既可以输入如上图所示的任何简短说明，亦可输入来自 HL7 消息的大块文本信息。用户所能提供的任何信息对处理和评价用户的申请的人员都是有益的。

注意： 当采用 HL7 消息作为结果示例时，请务必去掉其中的患者身份标识信息。

有时，用户试验的结果也可能会是来自贵方信息系统中定义的结果选项列表。正如上述作为结果示例的 HL7 消息那样，提供这些列表的结果选项同样也是十分有益的。图 9 所示窗体为用户提供了一种定义结果选

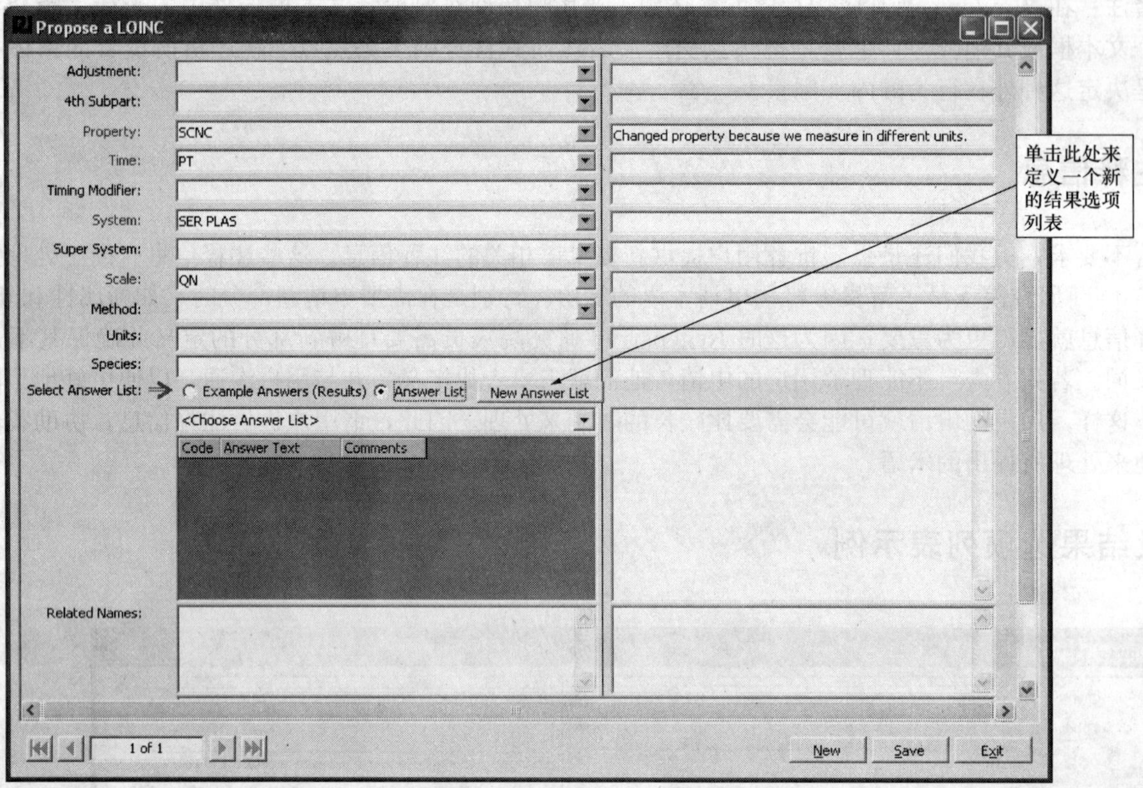

图 10　结果选项列表对话框

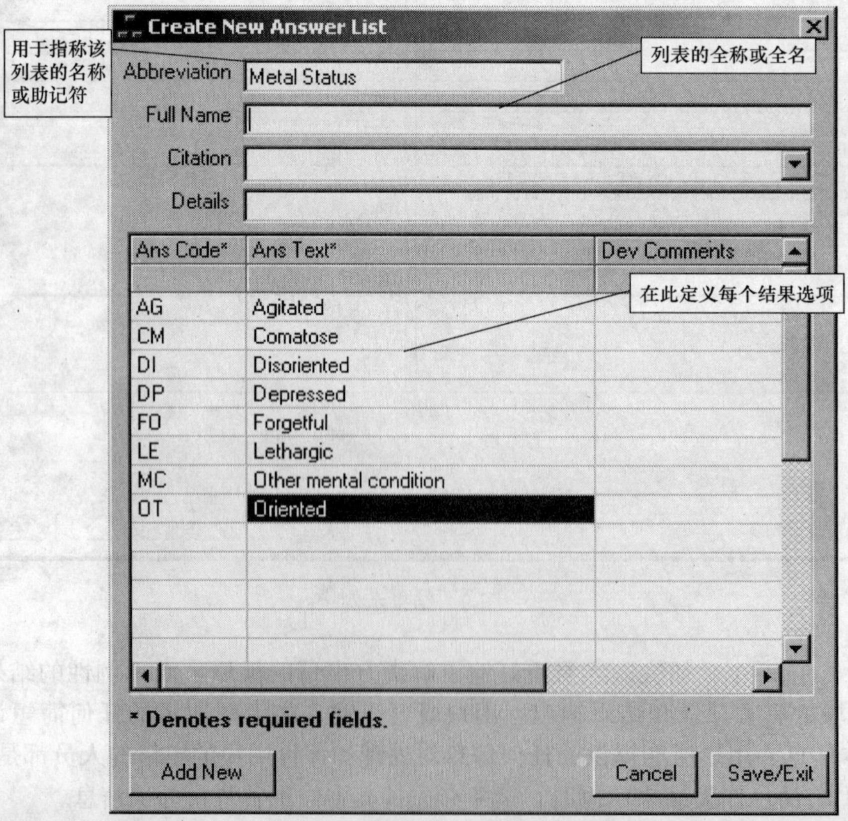

图 11　定义新的结果选项列表

项列表的手段。如图 9 所示，要定义一个列表，可先单击标有“结果选项列表”的圆圈（即选项按钮）。这时，窗体即会显示出带有可用结果选项列表集的一个下拉文本框。同时，窗体中还会出现一个“新建结果选项列表”按钮。单击该按钮将显示图 11 所示的窗体。

输入新结果选项列表的有关信息之后，单击“保存并退出”按钮返回此前的“提出新 LOINC 术语”窗体。这时，新定义的结果选项列表就被自动指定给当前的新提术语。

使用现有 LOINC 术语提出新的 LOINC 术语

若要以现有 LOINC 术语为基础开始编辑和提出新的 LOINC 术语，首先需打开对照窗口。在对照窗口中，通过搜索找出与用户所要申请术语最相近（最匹配）的现有 LOINC 术语。接着以鼠标左键单击选中最相近的那条术语，然后点击“提出新 LOINC 术语”按钮。示例如下：

步骤 1—在对照窗口中进行搜索

步骤 2—选中与用户所要申请术语最相近的现有 LOINC 术语

步骤 3—点击“提出新 LOINC 术语”按钮来申请一条新术语

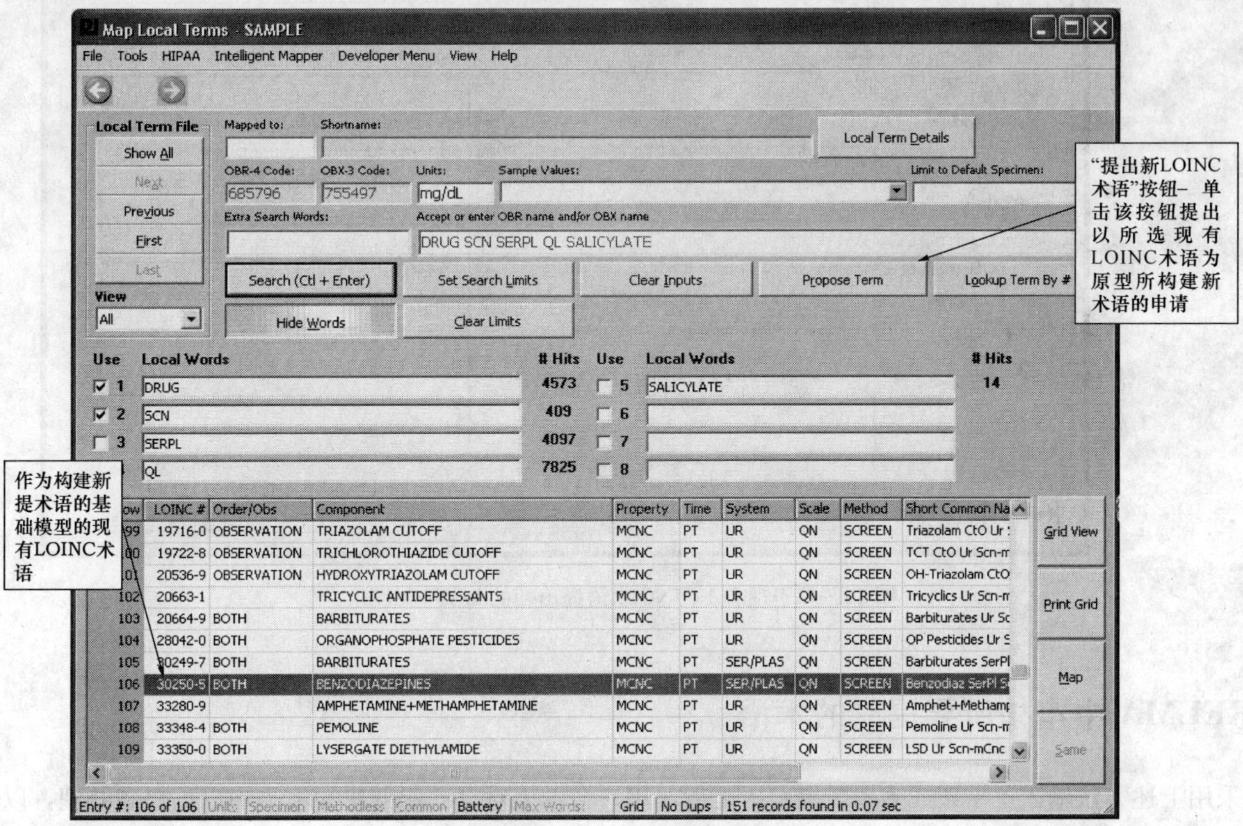

图 12　提出新术语前选中一条现有 LOINC 术语

在上述示例中，该用户为将自己的一条本地术语（SALICYLATE SERPL QN）与 LOINC 代码对照起来并进行了一次搜索；但一无所获——搜索结果为空。虽有许多药物筛选术语，但还是没有一条有关水杨酸盐药物筛选的 LOINC 术语。该用户就在搜索结果网格中选择了最为相似的一条记录（30250-5）并单击了“提出新 LOINC 术语”按钮。随后，如图 13 所示，“提出新 LOINC 术语”窗体就出现在该用户眼前。

点击“提出 LOINC 术语”按钮后，显示提出 LOINC 术语窗体，且来自对照窗口的有关信息也已被自动复制到该窗体的各个相应区域中。这时，用户即可对现有术语的某一（某些）部分进行编辑，以创建其所要提出的独特概念（即新术语）。

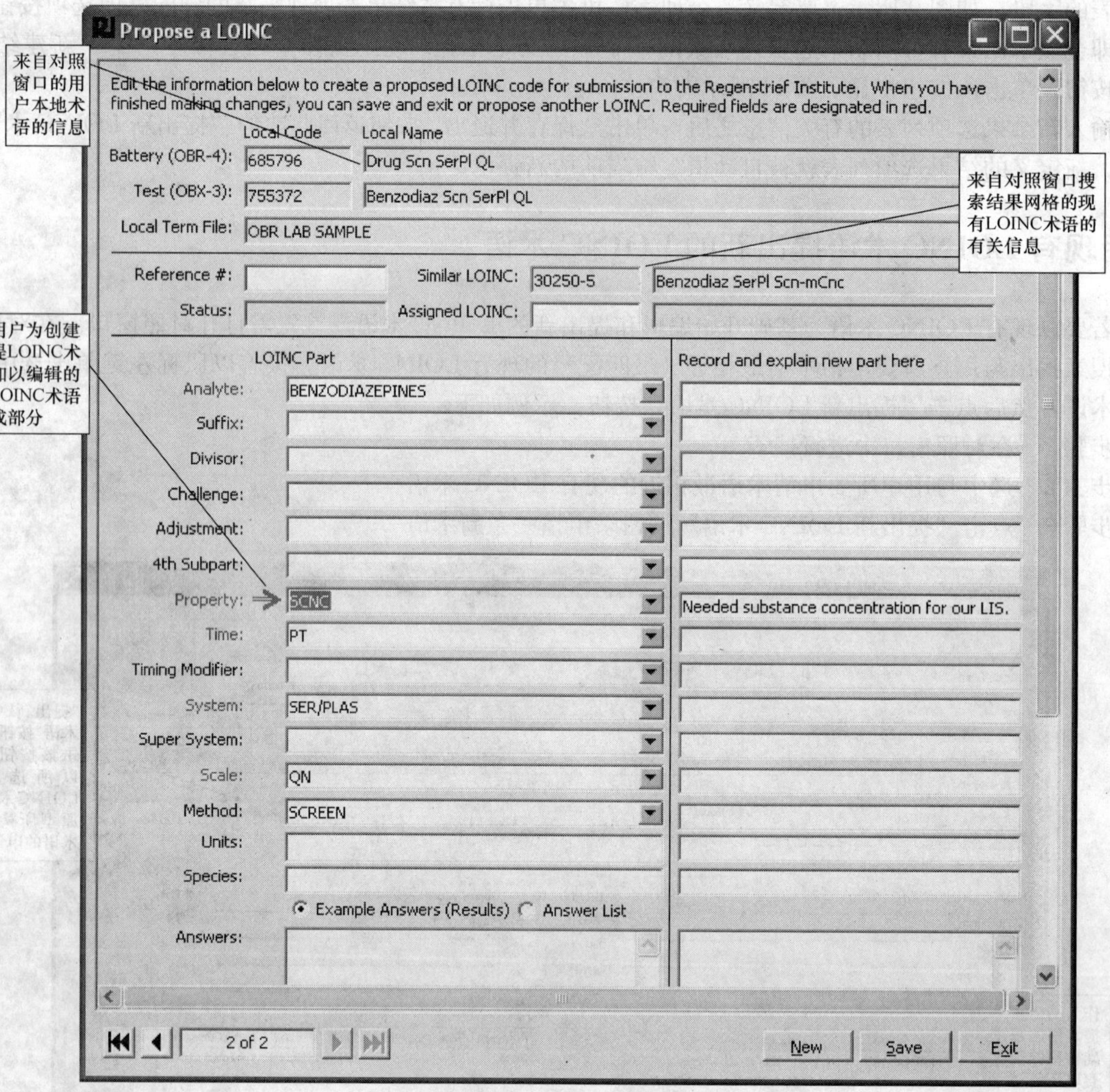

图 13 基于现有 LOINC 术语提出新的 LOINC 术语

在 RELMA 中审核所要提交的术语

采用上述方法输入了一条或多条新提术语之后，用户会希望对自己所创建的术语加以审核和处理，以备提交之用。在欢迎窗口或对照窗口的文件菜单中，选择“审核新提 LOINC 术语”菜单项，即可显示与图 14 所示类似的一个窗体—“审核新提 LOINC 术语”窗体。

用户在提交新 LOINC 术语之前，必须提供姓名、机构名称和联系方式（电话、传真和电子邮件），以便 Regenstrief 研究院的工作人员必要时就所提交文件的问题与用户进行联系。这些信息一旦输入该窗体，就会被保存起来，且每次用户运行 RELMA 程序时都会加载。因此，建议用户在首次见到该窗体时就输入这些信息。

采用本指南前些小节所述方法所创建的新提术语的关键信息将被加载在该窗体中央的数据网格中。标题为“发送”的网格列中的复选框可对用户想要向 Regenstrief 研究院提交的 LOINC 术语加以编组。“试验代码”网格列代表的是相应新提 LOINC 术语所依据的贵方系统的本地代码。其中，有些代码可能会带有前缀“REL-

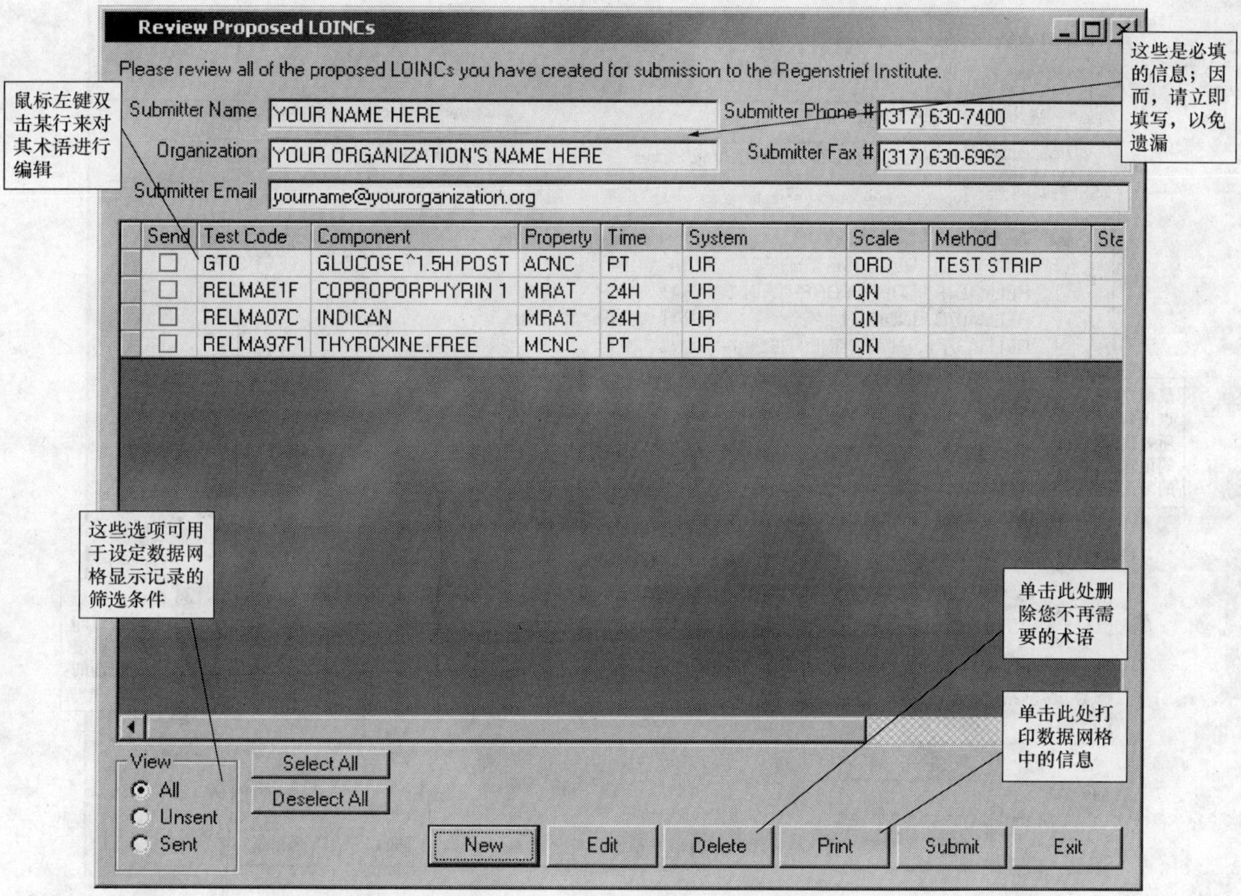

图 14　审核新提 LOINC 术语窗体

MA"；这些是在缺少本地代码信息时由 RELMA 程序自动产生的代码（这就是说，当时用户是从头创建的新提术语，或对照窗口中未显示任何工作集术语）。接下来，在该网格中一套字段列分别代表新提 LOINC 术语的六个组成部分。这些字段将有助于用户对自己所可能创建的许多个术语加以标识和鉴别。该网格中最后的那些列则有助于鉴别已提交的和未提交的代码。当然，通过选择设置窗体左下角"视图"复选框的取值，还可以对该数据网格显示的记录加以筛选，仅显示未提交术语或已提交术语，或全部予以显示。

要从头创建新提 LOINC 术语，可单击"新建"按钮。要编辑某条新提术语时，可在数据网格中用鼠标左键单击选中它，并接着点击"编辑"按钮。若要永久地删除一条或多条新提 LOINC 术语时，先用鼠标选中，再点击"删除"按钮即可。单击"打印"按钮即可打印数据网格中当前显示的条目。若要使用"提交"按钮，请参见下文中的说明。单击"退出"按钮即可关闭当前窗体并返回欢迎窗口或对照窗口。

采用 RELMA 提交文件

采用本附录前几小节的方法所创建和审核的术语，可按下列操作步骤进行提交。用户只须勾选所欲提交的术语，再点击提交按钮，即可用电子邮件或普通邮件将 RELMA 所生成的提交文件寄给 Regenstrief 研究院的工作人员。

1. 勾选所欲提交的术语：使用鼠标左键点击勾选网格中的"发送"列，将其中所要提交的记录行的复选框由空白变为复选标记即可。若要选中所有尚未发送的术语，点击网格下方窗体左侧的"全选"按钮即可。若要取消所有术语的选定状态，点击网格下方窗体左侧的"全部取消"按钮即可。此前已发送术语的状态为"已发送"。选择术语时需小心谨慎：这是因为，若有不慎，则可能重复提交状态为"SENT"的术语；即可能造

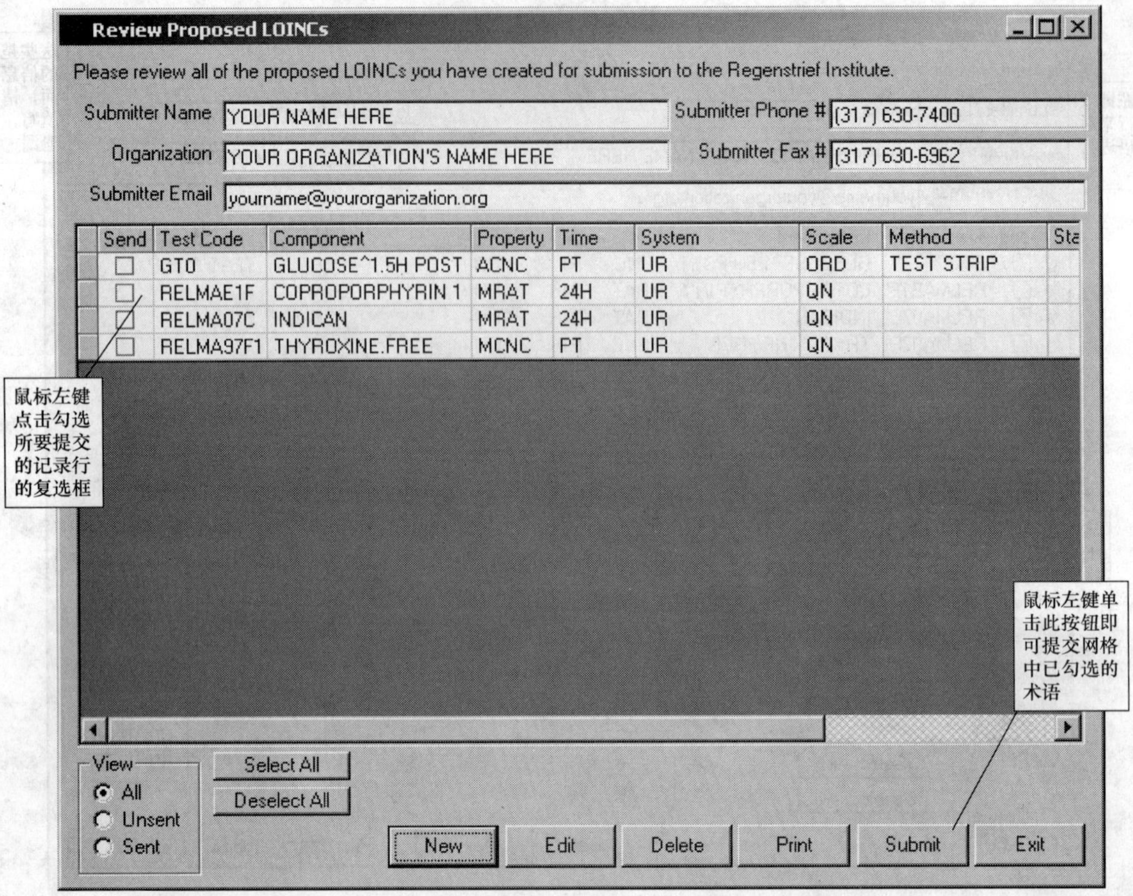

图 15　用户勾选所要提交的术语

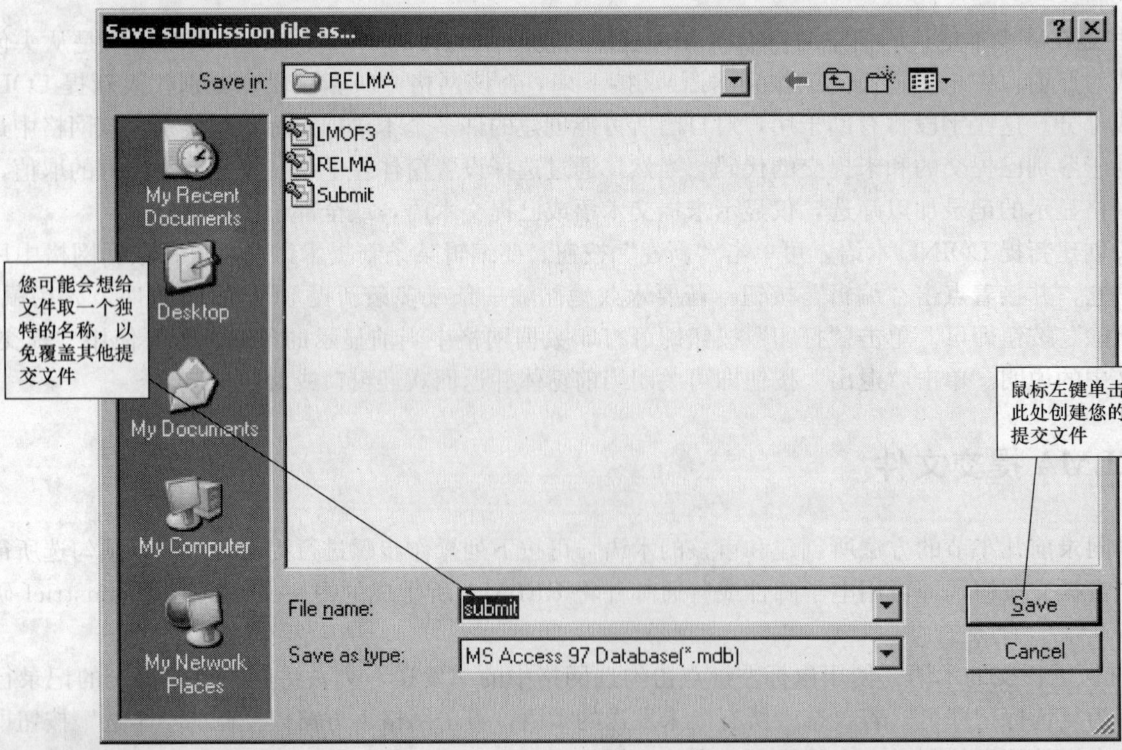

图 16　用于创建 LOINC 提交文件的 Windows 通用对话框

成相同术语的多次提交。虽然可以多次提交同一术语，但我们并不提倡这么做。大量提交文件中含有的已申请的术语会减缓该文件的处理速度。

2. 选定了所欲提交的术语之后，点击“提交”按钮。如图 16 所示，这时会出现一个 Windows 通用对话框（“提交文件另存为…”对话框），提示用户输入正在创建的提交文件的路径和名称。注意记住该文件的路径和名称。其默认路径和名称是“C：\ Program Files \ RELMA \ submit. mdb”。输入其路径和名称后，点击“保存”按钮即可。

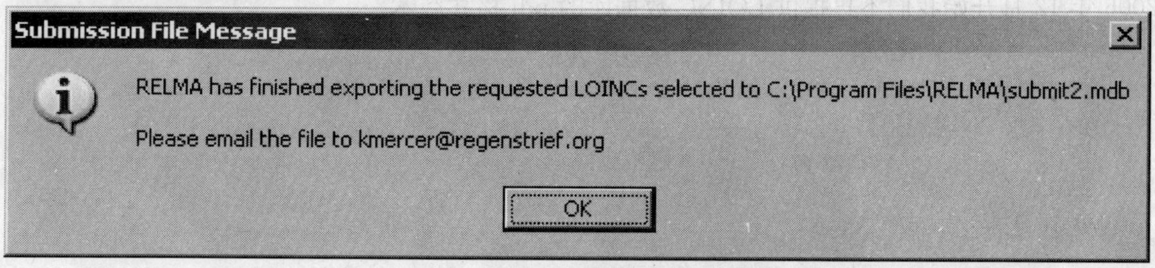

图 17 提交文件创建完成后显示的消息提示

3. 这时，RELMA 将依照所选定的新提 LOINC 术语，并按步骤 2 中所设定的文件名称和路径创建出一个提交文件。当所要提交的术语比较多时，这一步可能会花上一会儿时间。请耐心等待。提交文件创建完成之后，即会显示如图 17 所示的消息提示。该消息提示用户采用电子邮件方式将该文件发送到kmercer@regenstrief.org。这是整个过程的最后一步。若无法使用电子邮件，可将该文件复制到光盘（CD-ROM）或软盘中，并以邮件形式寄给我们；收件人及地址如下：

Kathy Mercer
Regenstrief Institute，RG5
1050 Wishard Blvd.
Indianapolis，IN 46205

在收到你的文件两天内，你将收到一封确认电子邮件；同时，我们也将开始对提交文件进行处理。需要时，Regenstrief 研究院会与用户联系，要求用户进一步提供更多的信息。提交文件的处理工作一旦完成，我们就会将该文件再反馈给用户。

附录 E　有关 LOINC 打印报告的说明

从 2006 年 12 月开始我们不再提供 LOINC 数据库的 pdf 格式版本。

附录F　LOINC属性匹配示例

1. Content（CNT）

Content（CNT）意指含量，与浓度类似，但不是那些**分母**中**体积**被**质量**取代的浓度。下列为CNT的扩展形式：

CCnt　（Catalytic Content，催化型含量），指的是单位质量的样本（体系）中某成分的催化活性。

24048-1|Alpha galactosidase:CCnt:PT:Fib:Qn

MCnt　（Mass Content，质量型含量），指的是单位质量的样本（体系）中某成分的质量。

9435-9|I Isopropanol:MCnt:PT:Tiss:Qn

注意：头发（hair）、指甲（nails）及组织（tissue）的所有重金属检测指标均应属于质量型含量。

8157-0|Arsenic:MCnt:PT:Nail:Qn

NCnt　（Number Content，数量型含量），指的是单位质量的样本（体系）中某种成分实体的数量（计数）。

20711-2|Coliform bacteria:NCnt:PT:Egg:Qn:Viability count

2. Fraction（FR）

Fraction（FR）意为分数，指的是在体系1中成分A占一组实体（B、C、Y、N）的分数。下列为其扩展形式：

CFr　（Catalytic Fraction，催化型分数）

2536-1|Lactate dehydrogenase 1/Lactate dehydrogenase. total:CFr:PT:Ser/Plas:Qn:Electrophoresis

9642-0|Creatine Kinase. BB/Creatine kinase. total:CFr:PT:Ser/Plas:Qn

NFr　（Number Fraction，数量型分数）

10602-1|Spermatozoa. abnormal head/100 spermatozoa:NFr:PT:Semen:Qn

764-1|Neutrophils. band form/100 leukocytes:NFr:PT:Bld:Qn:Manual count

MFr　（Mass Fraction，质量型分数）

2614-6|Methemoglobin/Hemoglobin. total:MFr:PT:Bld:Qn

SFr　（Substance Fraction，物质的量型分数，克分子型分数）

4546-8|Hemoglobin A/Hemoglobin. total:MFr:PT:Bld:Qn

VRf　（Volume Fraction，容量型分数）

4545-0|Hematocrit:VFr:PT:Bld:Qn:Spun

3. Ratio（RTO）

Ratio（RTO）指的是在体系1中成分A与成分B的比率（比值）。下列为其扩展形式：

CCRto　（Catalytic Concentration Ratio，催化型比率）

2325-9|Gamma glutamyl transferase/Aspartate aminotransferase:CCrto:PT:Ser/Plas:Qn

SCRto　（Substance Concentration Ratio，物质的量型比率，克分子型比率）

2958-7|Sodium/Potassium:ScRto:PT:Sweat:Qn

MCRto　（Mass Concentration Ratio，质量型比率）

2768-0|Phenylalanine/Tyrosine:MCrto:PT:Ser/Plas:Qn

NRto (Number Ratio，数量型比率)

11138-5|Myeloid cells/Erythroid cells:NRto:PT:Bone mar:Qn

TRto (Time Ratio，时间型比率)

6302-4|COAGULATION TISSUE FACTOR INDUCED. NORMAL/ACTUAL: TRTO: PT: PPP^PATIENT:QN

VelRto (Velocity Ratio，速度型比率)

12022-0|Resistivity index:VelRto:PT:Uterine artery. right:Qn:Doppler. calculated

VRatRto (Volume Rate Ratio，容量速率型比率)

29462-9|Pulmonic flow/Systemic flow:VRatRto:PT:Circulatory system. XXX:Qn:US. doppler

VRto (Volume Ratio，容量型比率)

8818-7|Ejection fraction:VRto:PT:Heart. ventricle. right:Qn:MRI

Ratio (比值型比率)

1811-9|Amylase/Creatinine renal clearance:Ratio:24 H:Urine:Qn

注意：脑脊液蛋白质/血清蛋白质 [CSF/SERUM Protein Calculation]，这一计算比值并非比率，因为所检测的成分（即蛋白质）并不属于同一体系。其属性类型应为下文所述的相对质量浓度（Relative Mass Concentration，RlMCnc）。

注意：

若分子分母的计量单位均为质量，如 mg/g，则采用 MCRto。

13719-0|Carnitine/Creatinine:MCrto:PT:Urine:Qn

若分子分母的计量单位均为物质的量，如 mmol/mol，则采用 SCRto。

22695-1|Carnitine/Creatinine:ScRto:PT:Urine:Qn

若分子分母的计量单位互不相同，如 mmol/g，则采用 Ratio。

17866-5|Carnitine/Creatinine:Ratio:PT:Urine:Qn

4. Relative (REL/RL)

Relative (REL/RL) 指的是与体系 0 相比，体系 1 中成分 A 的相对量。

扩展形式：只要是实际指标除以正常指标或对照指标，就应当使用 REL。Serum（血清）样本中某受检物质的指标除以 CSF（脑脊液）或 Urine（尿液）等样本中同一物质的指标所得到的商。

RlMCnc (Relative Mass Concentration，相对质量浓度)（如之前所举的例子）

2858-9|Protein. CSF/Protein. serum:RlMCnc:PT:Ser+CSF:Qn

3235-9|Coagulation factor XII Ag actual/Normal:RlMCnc:PT:PPP:Qn:Imm

RlTm (Relative time，相对时间)

3232-6|Coagulation factor XII activity actual/Normal:RlTm:PT:PPP:Qn:Coag

RlCCnc (Relative Catalytic Concentration，相对催化浓度)

28660-9|Plasminogen actual/Normal:RlCCnc:PT:PPP:Qn:Chromo

RelRto (Relative Ratio，相对比率)

20450-3|Alpha-1-fetoprotein multiple of the median:RelRto:PT:Ser/Plas:Qn

RelVol (Relative Volume，相对容积)

19853-1|Capacity. inspiratory. bs/Capacity. inspiratory. preop: RelVol: PT: Respiratory system:Qn:Spirometry

RELVRAT（Relative Volume Rate，相对容积速率）

20161-6|Voluntary ventilation. max^post bronchodilator/MVV: predicted: RelVRat: PT: Respiratory system: Qn

5. Cmplx

一个指标除以另一个指标的其他情况，若上述规则中未涉及，就应当划分为具有复杂属性的类型，且应当明确表示出该量值的确切计算公式。

6. ARBITRARY

各种项目的任意浓度。如果我们所检测**并不是**某种酶的活性，则其计量单位和属性如下所示：

可能取值	属性	标尺的精度类型
Units/ml，IU/ml，etc.	ACNc	Qn
单位/毫升、国际单位/毫升等	（专用型浓度）	（定量型）
Units/gm，IU/gm，etc.	ACNt	Qn
单位/克、国际单位/克等	（专用型含量）	（定量型）
Unit/min，IU/24hr，etc.	ARat	Qn
单位/分钟、国际单位/24 小时等	（专用型速率）	（定量型）
Unitless（Patient/Control）	AFr	Qn
无单位（患者/对照者）	（专用型分数）	（定量型）

当检测的是某一成分的有/无或排序型指标，则在序数型（ORD）标尺下，ACNC 同样也是一个正确的属性。

注意：如果我们所检测的是某种酶的活性，则其计量单位和属性如下所示：

可能取值	属性	标尺的精度类型
Units/ml，IU/ml，etc.	CCNc	Qn
单位/毫升、国际单位/毫升等		（定量型）
Units/gm，IU/gm，etc.	CCNt	Qn
单位/克、国际单位/克等		（定量型）
Unit/min，IU/24hr，etc.	ARat	Qn
单位/分钟、国际单位/24 小时等	（专用型速率）	（定量型）
Unitless（Patient/Control）	AFr	Qn
无单位（患者/对照者）	（专用型分数）	（定量型）

7. 若属性为 Titr（滴度型），则标尺精度类型均为 Qn（定量型）

对于任何的某抗体或某抗原（For any X Ab or Ag）

可能取值	属性	标尺的精度类型
<1∶2，1∶4，1∶8...	Titr	Qn
<1∶2、1∶4、1∶8......	（滴度单位）	（定量型）

8. 任何的某抗体或某抗原（Any X Ab or Ag）

可能取值	属性	标尺的精度类型
Neg, Indeterminate, Pos	ACnc	Ord
阴性、可疑、阳性	（专用浓度单位）	（序数型）
1+, 2+, 3+...	ACnc	Ord
1+、2+、3+......	（专用浓度单位）	（序数型）
<1∶2, 1∶4, 1∶8...	Titr	Qn
<1∶2、1∶4、1∶8......	（滴度单位）	（定量型）
Neg, 1∶4, 1∶8...	Titr	Qn
阴性、1∶4、1∶8......	（滴度单位）	（定量型）
Neg, 0.90...	ACnc	Qn (EIA units)
阴性、0.90......	（专用浓度单位）	［定量型（酶免疫单位）］

9. 取值来自于由无秩次的（独立的）编码项目组成的有限集合的那些指标可分为两大类。一类是精细型评价指标，属性类型为 PRID 型（TYPE），标尺精度为 NOM（名义型）。另一类是粗略型指标，属性类型为粗略型，而标尺精度亦为 NOM 型。

精细型属性	可能取值（编码的）	属性	标尺的精度类型
Organism Identified	*E. coli*, *S. aureus*, etc.	Prid	Nom
所鉴定的微生物	大肠埃希菌、金黄色葡萄球菌等	（存在与否或特征标识）	（名义型）
ABO Group	A, B, AB, O	Prid	Nom
ABO 血型	A、B、AB 或 O 型	（存在与否或特征标识）	（名义型）
Surgery (Dis. Summary)	Cholecystectomy, Appendectomy	Prid	Nom
手术（出院小结）	胆囊切除术、阑尾切除术	（存在与否或特征标识）	（名义型）

粗略型属性	可能取值（编码的）	属性	标尺的精度类型
Urine Color	Amber, straw, etc.	Color	Nom
尿液颜色	琥珀色、稻草色等（译者注：均属淡黄色）	（颜色）	（名义型）
Urine Turbidity	Hazy, cloudy, opaque	Turbidity	Nom
尿液浊度	雾状、云状、不透明（译者注：均属浑浊）	（浊度）	（名义型）

10. 取值由无秩次的自由文本性项目或段落文本组成的一个有限的集合的那些指标可分为两大类。一类是精细型评价指标，属性类型为 Prid 型或 Find 型，而标尺精度为 Nar（叙述型；表示其结果为叙述性的自由文本）。另一类是粗略型指标，属性类型为粗略型，而标尺精度亦为 Nar 型。

精细型属性	可能取值（文本）	属性	标尺的精度类型
Organism Identified	*E. coli*, *S. aureus*, etc.	Prid	Nar
所鉴定的微生物	大肠埃希菌、金黄色葡萄球菌等	（存在与否或身份）	（叙述型）
ABO Group	A, B, AB, O	Prid	Nar
ABO 血型	A、B、AB 或 O 型	（存在与否或身份）	（叙述型）
Surgery (Dis. Summary)	Cholecystectomy, Appendectomy	Prid	Nar
手术（出院小结）	胆囊切除术、阑尾切除术	（存在与否或身份）	（叙述型）

粗略型属性	可能取值（文本）	属性	标尺的精度类型
Urine Color	Amber, straw, etc.	Color	Nar
尿液颜色	琥珀色、稻草色等（译者注：均属淡黄色）	（颜色）	（叙述型）
Urine Turbidity	Hazy, cloudy, opaque	Turbidity	Nar
尿液浊度	雾状、云状、不透明（译者注：均属浑浊）	（浊度）	（叙述型）

11. Imp（印象）型用于表示基于一套检测指标或数据进行脑力型的抽象与概括所获得的评价指标的属性

类型。比如，相对于 Serum 和 CSF 中的免疫球蛋白水平，某一重症肌无力医嘱组检测了几项指标。假如某位病理学家研究了所有这些指标证据后，确定这一结果模式代表的是疾病（可能被表示成一个代码值）处于活动期。那么，他的思维过程的结果则可能会表示为以下形式：

可能取值（文本）	属性	标尺的精度类型
Myasthenia Evaluation No disease，chronic disease	Imp	Nom
肌无力评价结果为无病、慢性疾病	印象型	名义型

假如这位病理学家的评价为自由文本或段落文本性的信息，则其表达形式可为：

可能取值（文本）	属性	标尺的精度类型
Myasthenia Evaluation No disease，chronic disease	Imp	Nar
肌无力评价结果为无病、慢性疾病	印象型	叙述型

12. 除了方法部分之外，LOINC 全称中的其他五个 LOINC 字段记录都一样的指标，尚可使用方法对其加以区分。这是由于其相应方法间存在着灵敏度或特异性上的差异。LOINC 全称的方法部分只是用于区分此类指标。

13. 用属性来区别终点检测方法时，需要加以小心。例如，离子特异性电极检测钠时，其属性并不是电压之差。电压之差仅仅是一种间接检测钠离子浓度的方法。实际上，浓度才是真正的属性。同样，目前的许多抗原和抗体的检测都采用光密度，并将其作为检测方法。不过，我们所检测的属性实际上是一种专用浓度，而并非光密度。假如指标为麦醇溶蛋白抗体或细小病毒 B19 抗体等的光密度结果进行比较（患者结果除以标准对照结果）而得到的比率，则其属性应当为 ACRto（专用浓度比率）型。

14. ml/min/1. 73sqM（Milliliters per min per 1. 73 square meters BSA）

“ml/min/1. 73sqM（Milliliters per min per 1. 73 square meters BSA，毫升/分钟/1. 73 平方米 BSA）”与刚列举的前一个例子类似。该结果的属性类型与假设其单位采用“ml/min/sqM”时的属性类型是一样。不过，实际上该指标的属性应称为“areic volume rate（单位面积容积速率；译者注：areic 指的是单位面积）”。计量单位的层次结构应当为：RateUnits（速率单位）→AereicVolumeRateUnits（单位面积容积速率单位）→ml/min/sqM。“ml/min/1. 73sqM”应当属于与“ml/min/sqM”的同一级别的单位。

附录 G　LOINC 中使用的缩略语

Acronym 缩略语	Meaning 意义
AC	Abdominal Circumference 腹围
ADL	Activities of Daily Living 日常活动
AE	Anion Exchange protein 阴离子交换蛋白
AP	Anterio-Posterior 前—后
APAD	AnteroPosterior Diameter of the Abdomen 腹部的前后径
AUT	Automated Ultrasound Testing 自动超声检查
B2GP1	Beta 2 Glycoprotein 1 β2 糖蛋白 1
BD	Binocular Distance 双眼间距
BPC	Biparietal Circumference 双顶（骨）围
BPD	Biparietal diameter 双顶（骨）直径
CCC	Clinical Care Classification 临床看护分类
CD	Cluster of differentiation 分化群
CDA	Congenital dyserythropoietic anaemia 先天性红细胞生成异常性贫血
CDB	Childhood Disability Benefits 儿童残障福利
cDNA	complementary DNA 补体 DNA
CFst	Calorie Fast 热量型禁食
CHAMPUS	Civilian Health and Medical Program of the Uniformed Services 美军文职人员保健医疗计划
Cine	Cinematographic 电影摄影术的
COC	Commission on Cancer 癌症委员会
COPD	Chronic Obstructive Pulmonary Disease 慢性阻塞性肺病
CPT	Current Procedural Terminology 通用过程术语
CRL	Crown-Rump Length 双顶径
CSF	Cerebral spinal fluid 脑脊液
CW	Continuous wave 连续波
CyCD22	Cytoplasmic CD22 胞浆性 CD22
DBG	Donna Bennett-Goodspeed DBG 血型抗原
DCIS	Ductal carcinoma in situ 导管原位癌
DISIDA	Diisopropyliminodiacetic acid 二异丙基亚氨基乙酰乙酸
DRG	Diagnostic Related Groups 诊断相关组
DTPA	Diethylenetriamine pentaacetate 二亚乙基三胺五乙酸，二乙烯三胺五乙酸

续表

Acronym 缩略语	**Meaning** 意义
Dx	Diagnosis 诊断
ED	Emergency Department 急诊科
EDD	Estimated Delivery Date 预产期
EEG	Electroencephalogram 脑电图
EFW	Estimated Fetal Weight 估计胎儿重量
EGD	Esophagogastro duodenoscopy 食管、胃和十二指肠镜检
EKG	Electrocardiogram 心电图
EMS	Emergency Medical Service（s）紧急医疗服务（救护）
ENT	Ear，Nose Throat 耳鼻喉
ERCP	Endoscopic Retrograde Cholangiopancreatography 内窥镜逆行胰胆管造影术
FL	Femur Length 股骨长度
FLACC	Face Legs Activity Cry Consolability 改良面部表情评分法
FNA	Fine needle 细针
FTA	Fetal Trunk Area 胎儿躯干面积
GALOP	Gait disorder Autoantibody Late-age Onset Polyneuropathy 步态失调性自身抗体性迟发的多神经病
GSD	Gestational Sac Diameter 妊娠囊直径
GSL	Gestatonal Sac Length 妊娠囊长度
HC	Head Circumference 头围
HCFA	Health Care Financing Administration 美国联邦政府医疗保险财政管理委员会
HIV	Human immunodeficiency virus 人类免疫缺陷病毒
HIV-SSC	Sign and Symptom Check-List for Persons with HIV Disease HIV 疾病患者体征、症状及检查列表
HL	Humerus Length 肱骨长度
HLA	Human Leukocyte Antigen 人白细胞抗原
HMPAO	Hexamethylpropyleneamine oxime 六甲基丙二胺肟，六甲基丙烯胺肟
HTLV	Human T-cell Lymphotrophic Virus 人类嗜 T 淋巴细胞病毒
HWL	Height Width Length 长宽高
ICD	International Classification of Diseases 国际疾病分类法
ICD9	International Classification of Diseases，Ninth Revision 国际疾病分类法，第九次修订版
ICD9-CM	International Classification of Diseases，Ninth Revision，Clinical Modification 国际疾病分类法，第九次修订版，临床修正
ICD-O	International Classification of Diseases for Oncology 国际疾病分类法——肿瘤学分册
ID	Intradermal 皮下的
INR	International normalized ratio 国际标准化比率

续表

Acronym 缩略语	Meaning 意义
IOD	Inter Ocular Distance 目间距
KUB	Kidney-Ureter-Bladder 肾—输尿管—膀胱
LHON	Leber hereditary optic neuropathy 勒伯尔遗传性视神经病
LOINC	Logical Observation Identifiers Names and Codes 观测指标标识符逻辑命名与编码系统
LVOT	Left Ventricular Outflow Tract 左心室流出道
LW	Landsteiner-Wiener 兰斯泰纳—维讷尔（血型分析）
LWT	Length Width Thickness 长宽厚
MAA	Microalbumin aggregate albumin 小颗粒聚合白蛋白
MEMS	Medication Event Monitoring System 用药事件监控系统
MERSTH	Medical Event Reporting System-Total Health System 药物治疗事件报告系统—全面健康系统
MIB-1	Mindbomb homolog 1 同源基因 1
MIBG	Metaiodobenzylguanidine 间碘苄胍，间位碘代苄胍
MIC	Minimum inhibitory concentration 最低抑菌浓度
MLC	Minimum lethal concentration 最小致死量
MLO	Mediolateral oblique 内外斜位，内外侧斜位，侧斜位
MMA	Macro aggregate albumin 大颗粒聚合白蛋白
MVV	Maximum Voluntary Ventilation 最大随意通气量
NAACCR	North American Association of Central Cancer Registries 癌症登记中心北美协会
Ng	Nasogastric 鼻胃的
NPI	National Provider Identifier 国内提供者标识符
OFD	Occipital-Frontal Diameter 枕额径
O-I BPD	Outer to Inner Biparietal Diameter 由外至内的双顶径
OmpC	Outer membrane porin of E coli 大肠埃希菌外膜穿孔素
O-O BPD	Outer to Outer Biparietal Diameter 由外至外的双顶径
O-O TD	Outer to Outer Tympanum Diameter 由外至外的鼓膜直径
OOD	Outer Orbital Diameter 眼眶外径，眼眶外侧直径
PA	Postero-Anterior 后—前的
PCP	Primary Care Physician 初级照护医师，初级保健医师
PEG	Polyethylene Glycol 聚乙二醇
PHQ	Patient Health Questionnaire 患者健康问卷
PISA	Proximal Isovelocity Surface Area 近端等速表面积
PSR	Peridontal Screening and Recording 牙周病筛查与记录
PYP	Pyrophosphate 焦磷酸盐
QAM	Quality Audit Marker 质量审核指标
QID	Four times a day 每日四次
RAST	Radioallergosorbent test 放射过敏原吸附试验

续表

Acronym 缩略语	Meaning 意义
RFC	Residual Functional Capacity 功能残余量
RFLP	Restriction fragment length polymorphism 限制性片段长度多态性
RUG	Resource Utilization Groups 资源利用组，资源耗用群组
SBT	Sequence based typing 基于序列的定型（分型）
SC	Sulphur colloid 硫胶体
SCL	Scleroderma 硬皮病，硬皮症，皮硬化症
SEER	Surveillance Epidemiology and End Result 监测、流行病学与最终结果
TAD	Transverse Abdominal Diameter 腹部横径，腹部横向直径，横向腹部直径
TC	Thoracic Circumference 胸围
TCD	Transverse Cerebellar Diameter 小脑横径，小脑横向直径，横向小脑直径
TD	Transaxial Diameter 轴位横断直径
TEC	Tubingen electric campimetry 子平面视野计检查法
TID	three times a day 每日三次
TNM	Tumor，node，metastasis 肿瘤、结节、转移
TORCH	Toxoplasma，Rubella. Cytomegalovirus，Herpes Simplex Virus 弓形体、风疹病毒、巨细胞病毒、单纯疱疹病毒
TTD	Transverse Thoracic Diameter 胸部横径
TU	Tubeculin Units 结核菌素单位
VTI	Velocity Time Integral 速度时间积分
VWF	von Willebrand Factor 血管性假血友病因子，血管性血友病因子

附录 H　LOINC 委员会成员名单

姓名	组织机构	国家，州/省，城市
Ray Aller	Integrated Regional Laboratories	Snellville，GA
John Baenziger	Indiana University Hospital，	Indianapolis，IN
Suzanne Bakken	Columbia School of Nursing	New York，NY
Pam Banning	3M	West Linn，OR
Rita Barsoum	Kaiser Permanente	Pasadena，CA
James Barthel	H. Lee Moffitt Cancer Ctr	Tampa，FL
Harold Beckala	Mayo Medical Laboratories	Rochester，MN
Dean Bidgood	Duke Medical Center	Durham，NC
Bruce Bray	University of Utah	Salt Lake City，UT
James Campbell	University of Nebraska	Omaha，NE
Jim Case	California Veterinary Diag Labs	Davis，CA
Jim Cimino	Columbia Presbyterian Med Center	New York，NY
Ronda Crist	ARUP Laboratories	Salt Lake City，UT
Robert Dolin	Mayo Foundation	Rochester，MN
James K Fleming	Laboratory Corp of America	Burlington，NC
Arden Forrey	University of Washington	Seattle，WA
Bill Francis	Augilent Technologies	Andover，MA
Pavla Frazier	University of Utah	Salt Lake City，UT
Alan Golichowski	Indiana Univ. Dept. of Medicine	Indianapolis，IN
Barry Gordon	C/NET Solutions	Berkeley，CA
Brian Griffin	Quest Diagnostics	Rutherford，NJ
Gil Hill	Hospital for Sick Children	Toronto，ON，Canada
Stan Huff	Intermountain Health Care	Salt Lake City，UT
William (Bill) Karitis	Department of Defence，U. S. Navy	Onley，MD
Jeff Lamothe	USAF	Biloxi，MS
Dennis Leavelle	Mayo Medical Laboratories	Rochester，MN
Lee Min Lau	3M HIS	Salt Lake City，UT
Diane Leland	Riley Hospital for Children	Indianapolis，IN
Pat Maloney	Quest Diagnostics	Teterboro，NJ
Doug Martin	Roudebush VA Medical Center	Indianapolis，IN
Susan Matney	Intermountain Health Care	Salt Lake City，UT
Ken McCaslin	Quest Diagnostics	Collegeville，PA
Clem McDonald	Regenstrief Institute/IUSM	Indianapolis，IN
Kathy Mercer	Regenstrief Institute	Indianapolis，IN
Deirdre O'Neill	National Medical Services Assoc	Willow Grove，PA
Judy Ozbolt	Vanderbilt University	Nashville，TN
Dan Pollock	Centers for Disease Control	Atlanta，GA
Rick Press	Oregon Health Sciences University	Portland，OR
Christine Raine	Parners Healthcare，Inc.	Brookline，MA
Angelo Rossi Mori	Instituto Tecnologie Biomediche	Rome，Italy

姓名	组织机构	国家，州/省，城市
Margie Scott	Central AR VA Healthcare System	Little Rock，AR
Shawn Shakib	3M HIS	Salt Lake City，UT
John Stelling	World Health Organization	Geneva，Switzerland
Steve Steindel	CDC	Atlanta，GA
Jeff Suico	Eli Lilly & Co.	Indianapolis，IN
Anders Thurin	University Hospital	Linkoping，Sweden
Wayne Tracy	Health Patterns，LLC	Overland Park，KS
Alex Tuszynski	Strategic Healthcare Group (VA)	Washington，DC
Margaret Vaughn	Partners HealthCare System，Inc.	Boston，MA
Larry West	ARUP Laboratories	Salt Lake City，UT
Thomas White	New York State Office of Mental Health	New York，NY
Warren Williams	CDC and Prevention	Atlanta，GA
Pat Wilson	3M HIS	Salt Lake City，UT

参考文献

1. Forrey AW, McDonald CJ, DeMoor G, Huff, SM, Leavelle D, Leland D, Fiers T, Charles L, Stalling F, Tullis A, et. al. The logical observation identifier names and codes (LOINC) database: A public use set of codes and names for electronic reporting of clinical laboratory results. Clinical Chemistry 1996; 42: 81-90.
2. McDonald CJ, Huff SM, Suico JG, Hill G, Leavelle D, Aller R, Forrey A, Mercer K, DeMoor G, Hook J, Williams W, Case J, Maloney P. LOINC, a Universal Standard for Identifying Laboratory Observations: A 5-Year Update. Clinical Chemistry 2003; 49: 624-633
3. McDonald CJ, Park BH, Blevins L. Grocers, physicians, and electronic data processing. AMA Continuing Medical Education Newsletter 1983; 12 (1): 5-8.
4. International Union of Pure and Applied Chemistry/International Federation of Clinical Chemistry. The Silver Book: Compendium of terminology and nomenclature of properties in clinical laboratory sciences. Oxford: Blackwell Scientific Publishers, 1995.
5. Henry JB. Clinical Diagnosis and Management by Laboratory Methods. Philadelphia: W. B. Saunders, 1994.
6. Burtis CA, Ashwood ER. Tietz Textbook of Clinical Chemistry, 2nd ed. Philadelphia: W. B. Saunders, 1994.
7. McDonald CJ, Tierney WM. Computer-stored medical records. JAMA 1988; 259: 3433-3440.
8. Dick AS, Steen EB (eds). The computer based patient record. Washington DC: National Academy Press, 1991.
9. Health Level Seven. An application protocol for electronic data exchange in healthcare environments. Version 2. 3 Ann Arbor, MI: Health Level Seven, Inc. ; 1997.
10. ASTM E1238-94. Standard Specification for Transferring Clinical Observations Between Independent Computer Systems. Philadelphia: American Society for Testing Materials; 1994.
11. McDonald CJ, Overhage JM, Dexter P, Takesue BY, Dwyer DM. A Framework for capturing clinical data sets from computerized sources. Ann Intern Med 1997; 127 (8): 675-682.
12. Health Level Seven Specification for Electronic Laboratory-based Reporting of Public Health Information. Final Guideline for Implementation. Centers for Disease Control and Prevention. October 1, 1997.
13. Euclides Foundation International. EUCLIDES Laboratory Investigation Codes. Available from Dr. Georges DeMoor, Euclides Foundation International nv, Excelsioriaan 4A, B-1930, Zaventern, Belgium. Phone: 32 2 720 90 60.
14. Mahon CR, Manuselis G (eds). Textbook of Diagnostic Microbiology. (Philadelphia: W. B. Saunders, 1995).
15. Walker RH. *American Association of Blood Banks Technical Manual*. 11th ed. Bethesda, MD: American Association of Blood Banks, 1993.
16. Index Virum, Catalogue of Viruses Version 2, based on the 6th ICTV Report. URL: http: //phene. cpmc. columbia. edu/.
17. Stevens SS. Measurement, statistics, and the chemapiric view. Like the faces of Janus, science looks two ways - toward schematics and empirics. Science 1968; 161: 849-856.
18. Holt JG, Krieg NR, Sneath JT, Williams ST. *Bergey's Manual of Determinative Bacteriology*. Williams & Williams, Baltimore, MD 1994.
19. Tang YW, Procop GW, Persing DH. Molecular diagnostics of infectious diseases. Clin Chem 1997 43 (11): 2021-2038.
20. Euzéby JP. List of bacterial names with standing in nomenclature: a folder available on the Internet URL: http: //wwwbacterio. cict. fr/. Int. J. Syst. Bacteriol, 1997; 47: 590-592.
21. Human genome recommendation nomenclature. Human Mutation 1998.
22. Beaudet AL, Tsui LC. A Suggested Nomenclature for Designating Mutations. Human Mutation 1993: 2: 245-248.
23. Pharmacia Diagnostics URL: http: //www. immunocapinvitrosight. com/

第二部分

观测指标逻辑命名与代码系统（LOINC®）

RELMA 用户指南

LOLNC 本地对照辅助程序

3. 19 版用户指南

2006 年 12 月

原著： Clem McDonald，M. D.
Stan Huff，M. D.
Daniel J. Vreeman，PT，DPT
Kathy Mercer

1　版权与使用条款（Copyright and Terms of Use）

版权声明与许可协议（Copyright Notice and License）

LOINC®代码、LOINC®数据库、LOINC®数据库表和相关文件及《LOINC®用户指南》版权所有© 1995—2006 Regenstrief Institute, Inc.（Regenstrief 研究院股份有限公司）及 Logical Observation Identifiers Names and Codes（LOINC）Committee（观测指标标识符逻辑命名与编码系统委员会，LOINC 委员会）。保留所有权利。

RELMA®程序、RELMA®数据库（但除外其中所包含的适用于上述版权的 LOINC®代码、LOINC®数据库表和相关文件）及《RELMA®用户手册》版权所有© 1995—2006 Regenstrief Institute, Inc.（Regenstrief 研究院股份有限公司）。保留所有权利。

LOINC®和 RELMA®属于 Regenstrief Institute, Inc. 的美国注册商标。

在符合下列条款的情况下，特此永久准许出于任何商业性或非商业性目的而使用、拷贝或分发 RELMA®程序、《RELMA®用户手册》、RELMA®数据库、LOINC®代码、《LOINC®用户指南》、LOINC®数据库及 LOINC®数据库表和相关文件者，无需支付许可费用或版税：

（1）为了防止削弱 LOINC®代码和 LOINC®数据库表作为标识电子报告中临床信息的权威性标准的目的，任何用户不得将 RELMA®程序、《RELMA®用户手册》、RELMA®数据库、《LOINC®用户指南》、LOINC®数据库、LOINC®数据库表和相关文件和/或 LOINC®代码用于另行制定或分发旨在标识电子报告与消息中实验室检测结果、诊断性检查报告、临床观测指标或这些实体的医嘱的任何其他不同的标准。

（2）如果用户选择使用 RELMA®程序，用户所收到的 RELMA®程序将附带有完整的 RELMA®数据库；其中，包括 LOINC®数据库表及其他组成 RELMA®数据库的数据库表。除了可以将 LOINC®数据库表与 RELMA®程序一同使用外，用户尚可单独使用 LOINC®数据库表，并可以在遵守本文条款的基础上对 LOINC 数据库表加以修改。事先未经 Regenstrief Institute, Inc. 的书面许可，除了将 RELMA 数据库中的其他数据库表与 RELMA 程序一同使用外，用户不得使用和修改 RELMA 数据库中的其他数据库表。若需申请书面许可，可通过电子邮件地址loinc@regenstrief.org 进行联系。

（3）任何用户不得变更任何 LOINC®代码的含义。任何用户不得变更 LOINC®数据库表中任何字段的名称或内容。用户可通过向 LOINC®数据库表中添加新字段来为已有的 LOINC 记录附加额外信息。

（4）用户可以依据用户当地的要求，删除 LOINC®数据库表中的记录。同样地，为满足用户当地的要求，用户也可以向 LOINC®数据库中添加新记录。不过，这类新纪录在 LOINC _ NUM 字段（#1 字段，即 LOINC 编号字段）中的任何条目都必须以大写英文字母“X”开头，以避免与已有的 LOINC®代码以及与较新版本 LOINC®数据库表中新定义的纪录相混淆。用户为适应当地要求而删除或添加的记录，不会反映到 Regenstrief 研究院（Regenstrief Institute）及 LOINC 委员会（LOINC Committee）所维护的正式版本的 LOINC®数据库中。为了尽可能减少对 X-代码（X-codes）的需求，用户还需要适当付出精力，向 LOINC 提交新的术语记录，以便收录那些在 LOINC®数据库中未找到的观测指标。

（5）LOINC®数据库表中的 LOINC®代码及其他信息，可以在诸如 HL7 ORU 消息等用于传输实验室检测结果及临床观测指标结果的电子消息中使用，而不必在消息中包含这篇《版权声明与许可协议》或其出处参考

(同样，也不必包括本文第 7 部分条款所要求的所有字段)。当消息中包含有 LOINC 代码（来自 LOINC _ NUM 字段)，且该消息中设有表示其文本名称的位置时，鼓励但不要求用户在消息中包含相应的 LOINC 简称 (来自 SHORTNAME 字段)。

(6) 用户可以制作和分发任意拷贝数的未经更改的原版 RELMA 程序、RELMA 数据库、LOINC 数据库表和/或 LOINC 数据库。所发布的每份拷贝必须含有这篇《版权声明与许可协议》且必须包含 LOINC 数据库表/LOINC 数据库或 RELMA 程序的版本编号。所有 LOINC 数据库表印刷本都必须含有这篇《版权声明与许可协议》。以磁盘、CD-ROM 等固定存储介质形式分发 RELMA 程序、RELMA 数据库、LOINC 数据库表和/或 LOINC 数据库时，该存储介质上必须包括或带有这篇《版权声明与许可协议》的印刷本；而且其存储介质中同时还必须存有一个含该文档完整信息的名为"license. txt"的文本文件。在国际互联网（Internet）上分发 RELMA 程序、RELMA 数据库、LOINC 数据库表和/或 LOINC 数据库时，在下载 RELMA 程序、RELMA 数据库、LOINC 数据库表和/或 LOINC 数据库的页面中也必须能获得这篇《版权声明与许可协议》。

(7) 在遵守本文第 1 部分条款及其他限制条件的情况下，用户可以将 LOINC 数据库内容合并到另一个实验室检测项目定义数据库或软件程序之中，向其所属的公司或机构之外分发；并且，任何这种实验室检测项目定义数据库或软件程序还必须包括如下从 LOINC 数据库中完整复制而来的字段：1 号 LOINC 编号字段 LOINC _ NUM、2 号成分字段 COMPONENT、3 号属性字段 PROPERTY、4 号时间特征字段 TIME _ ASPCT、5 号体系/样本类型字段 SYSTEM、6 号标尺类型字段 SCALE _ TYP、7 号方法类型字段 METHOD _ TYP、18 号结果选项列表字段 ANSWERLIST、19 号状态字段 STATUS 及 59 号简称字段 SHORTNAME。用户还需要：(1) 包含外部版权信息（字段＃63）或（2）删除包含第三方版权的内容（即第三方调查文书和回应)。如果包含了第三方内容，用户则需要遵守所有第三方版权协议条款。同时，还鼓励但不要求用户在此类数据库中包括 58 号相关名称字段 RelatedNames2。有关这些字段的详细说明请参见《LOINC 用户指南》中的附录 A。合并有或分发时附带有 LOINC 数据库表的其他数据库或软件程序，在其所有拷贝中必须包含如下声明：

> "本产品含有全部或部分的 LOINC® 数据库，或者本产品源自 LOINC® 数据库；有关内容受到 Regenstrief 研究院（Regenstrief Institute，Inc）的许可协议的约束。用户对 LOINC 数据库及 LOINC 代码的使用同样受到该许可协议的约束。该许可协议可从网址 http://www.regenstrief.org/loinc/#copyright 获得。完整的最新版本 LOINC 数据库及《LOINC 用户指南》可从网址 http://www.regenstrief.org/loinc 下载。LOINC 数据库及 LOINC 代码版权所有© 1995—2006 Regenstrief Institute，Inc. （Regenstrief 研究院）及 Logical Observation Identifiers Names and Codes（LOINC）Committee（观测指标标识符逻辑命名与编码系统委员会，LOINC 委员会)。保留所有权利。LOINC 数据库按原样分发。不做任何明示或默示保证，其中包括（但不限于）对特定用途的适销性、适用性的默示保证。LOINC® 是 Regenstrief Institute，Inc. 的美国注册商标。LOINC 的一小部分表可能含有版权属于第三方的内容（如调查工具)，这样的内容已根据相关版权协议和使用条款被反映到了 LOINC 术语。如果 LOINC 中出现了这样的内容，则同时会出现第三方版权和许可协议条款。"

含有 LOINC 数据库表内容的主术语词典或软件程序分发时如果附有印刷的许可协议，上述这一声明必须出现其中。含有 LOINC 数据库表内容的实验室检测项目定义数据库或软件程序分发时如果采用固定存储介质，该存储介质中必须存有一个含上述这一声明信息的名为"LOINC _ short _ license. txt"的文本文件。含有 LOINC 数据库表内容的实验室检测项目定义数据库或软件程序在国际互联网（Internet）上分发时，在该产品的同一下载页面中也必须能获得这一声明信息。

(8) 按照各种在此未做特别说明的方式使用和分发 LOINC 数据库表及 LOINC 代码时，应当附带和遵循本文第 7 部分的声明条款，且第 7 部分最后一段中所包括的有关提供声明的原则条款也同样适用。用户如果对

RELMA 程序、RELMA 数据库、LOINC 代码、LOINC 数据库和/或 LOINC 数据库表及相关文件是否可以用于某种用途存在任何疑问，欢迎以电子邮件（E-mail）的方式与 Regenstrief Institute 联系；电子邮件地址为 loinc@regenstrief. org。

(9) 对制作和分发《RELMA 用户手册》及《LOINC 用户指南》的拷贝数不作任何限制。《RELMA 用户手册》和《LOINC 用户指南》的所有电子文档和印刷材料中必须含有这篇《版权声明与许可协议》的完整全文。事先未经 Regenstrief Institute，Inc. 的书面许可，不得对《RELMA 用户手册》或《LOINC 用户指南》进行任何修订或改写。若需申请书面许可，可通过电子邮件地址loinc@regenstrief. org 进行联系。Regenstrief Institute，Inc. 保留批准对《RELMA 用户手册》或《LOINC 用户指南》进行任何修订或改写的权利。

(10) 如果用户希望将 LOINC 代码、LOINC 数据库表、LOINC 数据库、《LOINC 用户指南》、《RELMA 用户手册》、RELMA 程序或 RELMA 数据库翻译成非英语语种，则用户应该通过电子邮件地址loinc@regenstrief. org 通知 Regenstrief 方面。任何这样的翻译都属于一种派生工作，用户则因此同意并确实将此类派生工作中的权利、资格和利益赋予：① 给 Regenstrief 和 LOINC 委员会，如果该翻译是 LOINC 代码、《LOINC 用户指南》、LOINC 数据库表或 LOINC 数据库的一种派生；② 给 Regenstrief 和 LOINC 委员会，如果该翻译是 RELMA 程序、《RELMA 用户手册》或 RELMA 数据库（但除外与 LOINC 相关的数据库表或文件）的一种派生。而且，在任何版权申请或其他法律文档的归档和审核，以及对准备此类版权申请相当必要的任何文档（如声明、转让、宣誓书等）的签署方面，用户应该与 Regenstrief 进行全面配合。本段落所授予的转让拓展至美国国内以及所有其他国家的全部所有权。这里，并未授予创建有关 LOINC 代码、LOINC 数据库表、LOINC 数据库、《LOINC 用户指南》、《RELMA 用户手册》、RELMA 程序或 RELMA 数据库（除翻译成非英语的一种语种的权利之外）的派生性工作的任何权利，且 Regenstrief 和 LOINC 委员会分别保留在此并未具体授予的所有其他权利。应该采用电子格式将所有此类翻译传送给 Regenstrief，且应该使此类翻译可用；所有此类翻译同样遵循这里所包含的许可权利与限制。Regenstrief 将在其网站上（并在 RELMA 的屏幕和其用户指南中）向完成该项翻译工作的用户和/或实体致谢。

(11) 事先未经 Regenstrief Institute，Inc. 的书面许可，不得将“Regenstrief”、“Regenstrief Foundation (Regenstrief基金)”、“Regenstrief Institute（Regenstrief 研究院）”和“LOINC Committee（LOINC 委员会）”这些名称用于可能被解释为 Regenstrief Institute，Inc 对任何产品或服务的认可或促销宣传的目的。而且，下文也未许可任何使用 Regenstrief 的商标的权利。若需申请书面许可，可通过电子邮件地址loinc@regenstrief. org 进行联系。

(12) **免责声明：REGENSTRIEF INSTITUTE（REGENSTRIEF 研究院）及 LOINC COMMITTEE (LOINC 委员会)，对 RELMA 程序、《RELMA 用户手册》、RELMA 数据库、LOINC 代码、《LOINC 用户指南》、LOINC 数据库以及 LOINC 数据库表和相关文件中的任何疏失或错误不承担任何责任。RELMA 程序、《RELMA 用户手册》、RELMA 数据库、《LOINC 用户指南》、LOINC 代码、LOINC 数据库以及 LOINC 数据库表和相关文件均按原样分发，不做任何保证。不做任何明示或默示保证，其中包括（但不限于）对特定用途的权利、非权利侵犯、适销性、适用性的默示保证。同时，对交易、贸易惯例及贸易活动期间发生的上述问题也不做任何保证。此外，对 LOINC 代码、《LOINC 用户指南》、LOINC 数据库、LOINC 数据库表和相关文件、RELMA 程序、《RELMA 用户手册》、RELMA 数据库以及任何翻译和派生性著作的准确性、完整性、顺序、及时性或可用性也不做任何保证和陈述。REGENSTRIEF INSTITUTE（REGENSTRIEF 研究院）、LOINC COMMITTEE（LOINC 委员会）及其捐助者绝不就在任何情况下不论何种原因而发生的任何直接的、间接的、意外的、特殊的、信誉的、惩罚性或后果性的损失以及律师费用（包括，但不限于替代商品或服务的获得、机会成本、使用价值、储蓄金及数据信息或营业利润的损失、营业中断的损失）承担合同中任何责任理论所规定的严格赔偿责任，或任何情况下因不能使用 RELMA 程序、《RELMA 用户手册》、RELMA 数据库、《LOINC 用户指南》、LOINC 代码、LOINC 数据库以及 LOINC 数据库表和相关文件所引起的民事侵权行为（包括疏忽**

或其他情况）的赔偿责任，即使 REGENSTRIEF INSTITUTE，INC 和 LOINC COMMITTEE 或其捐助者事先被告知该损害发生的可能性。某些管辖区域的司法制度并不允许限制或拒绝某些保证或先行条件，因而，上述某些条款可能对用户并不适用。

（13）对本许可协议的解释与说明，除其与相关法律条款抵触的情况外，必须遵循美国印第安纳州的相关法律。

第三方内容和版权条款声明

LOINC 和 RELMA 数据库的很少一部分内容的版权属于第三方。这部分内容的使用是经过许可的或是符合相关使用条款的。在所有这样的情况下，我们都附有版权声明。第三方内容在程序中用以下方式进行突出标记：当这样的内容出现在 RELMA 查找网格中时，RELMA 将突出标记含有该内容的行，即将该行用带有不同颜色背景的斜体字来表示。同时还在（EXT（C））栏设置一个链接，通过点击该链接，用户可以看到那些含有该第三方内容的 LONIC 映射术语所需的版权声明和使用许可条款。LOINC 数据库（如定位分隔文件和 LOINC Access 数据库）也含有一个版权声明（最多为 250 个字符）。

我们所采用的第三方内容至少允许为临床、管理和研究目的而被使用和分发。通常情况下，第三方版权拥有者要求说明内容来源并允许将这样的内容免费用于治疗、医疗保健管理和研究目的。他们不允许对其内容（如调查问题和/或答案）的更改以及将其用于商业目的，后者通常意味着对这些调查工具的直接销售。然而，他们常常允许将这些内容用在商业性的软件、医疗记录和其他临床数据库系统以及对采用这些工具收集到的患者信息的消息创建中。在使用 RELMA 查找工具或 LONIC 定位分隔数据库时，可以获取与术语相关的第三方内容版权声明的细节。LONIC 代码本身的版权仍然属于 Regenstrief Institute，Inc. 和 LONIC 委员会并受 LOINC 所需版权和许可协议的保护。

我们期望将来能得到第三方的允许将更多这样的调查工具和问卷（尤其是那些美国联邦政府要求的支付和偿还所需的内容）包括在我们的文件中，同时我们相信用一个综合系统（LOINC 数据库）对所有这些数据收集形式进行的分类与实验室和其它临床变量一起将促进这些数据在直接临床看护、研究和医疗实践管理方面的应用。

2　目的与新功能

2.1　目的

观测指标标识符逻辑命名与编码系统的既定目标就是要创建可应用于现有 HL7、ASTM E1238 及 CEN TC251 观测指标报告消息之中的通用标识符（包括名称与代码）；而 Regenstrief LOINC 对照辅助程序（Regenstrief LOINC Mapping Assistant program，RELMA）则旨在帮助用户将本地术语与上述通用 LOINC 代码对照或关联起来。

2.2　新功能

1. 为查找限制屏增加了一个“多轴层级”树。

2. 层级树现在包含一个“细节”栏。当用户点击该“细节”链接时，会打开一个包含指定项目附加信息的新窗口。

3. 层级树的一个分支可被充分扩展和折叠（点击“扩展”和“折叠”者两个按钮就可以做到）。

4. 使用“显示 LOINC 代码”和“隐藏 LOINC 代码”这两个新按钮可显示或隐藏在层级树中的所有 LOINC 代码。这取代了过去采用 Shift＋点击某个分支的操作。

5. 层级查找在显示术语的同时还显示作为层级树部分的来源术语。

6. 层级查找可返回带有匹配同义词的部分。

7. 采用 CTrl-C 可将层级行拷贝到剪贴簿。通过 Ctrl＋点击和 Ctrl＋拖曳就可对多个连续的行进行选定。

8. 在主查找屏上的“分组（grouper）”功能被一个新的试验性“树”查找功能代替。在树查找模式下，一项查找的结果显示为树的格式。该功能还是初步的。RELMA 开发项目的工作人员非常感谢对该新功能的建议或反馈。

3　程序安装

由于 LOINC 的国际化及其对简体中文等国外字符集的支持，当前版本的 RELMA 程序不能安装于 Windows 95/98/Me/NT 操作系统，仅能正常运行于 Windows 2000/XP 操作系统。

RELMA 采用CD-ROM光盘和 Internet 下载两种形式免费发布。本程序的具体安装步骤取决于用户采用何种形式。下文将对二者之间的差异加以论述。无论安装采用何种发布形式，全部安装本软件包至少需要 300 MB的可用磁盘空间。其中，大量的磁盘空间主要用于 LOINC 数据库。

警告：强烈建议用户每次安装 RELMA 程序之前备份本地观测指标主文件（Local Master Observation File，LMOF）数据库。通常，该文件的位置为：

C：\ Program Files \ RELMA \ LMOF3. MDB

3.1　国际互联网发布形式

目前，RELMA 安装文件与其他各种 LOINC 文件均可从 Regenstrief 研究院的 LOINC 网站上获得。LOINC 网站的网址如下：http：//www. loinc. org

为了便于从 Internet 上下载，RELMA 发布文件被全部压缩在一个 ZIP 格式的文件之中。成功下载之后，必须首先解压缩，然后方可安装。文件解压缩之后，运行名为“setup. exe”的可执行文件即开始安装 RELMA 程序。

3.2　CD-ROM 光盘发布形式

从 CD-ROM 光盘驱动器安装时，只需先将 CD-ROM 安装盘放入光驱，单击 Windows 桌面任务栏的“开始”按钮，然后单击“运行”；显示运行对话框后，在其中输入“D：\ RELMA \ setup”即可开始运行安装程序。若用户的 CD-ROM 驱动器盘符不是“D”，则须用正确的盘符字母替换上述命令中的字母“D”。

3.3　程序安装之后

安装完成时，程序即会显示简短的消息，提示安装成功。依据系统配置的不同，系统可能会要求重新启动计算机。

现在，在“开始”/“程序”菜单中进入“Regenstrief Institute”程序组，然后单击“RELMA”即可启动并开始运行 RELMA 程序。

4 REALMA 程序概述

本节旨在概括介绍 RELMA 程序的功能；RELMA 的具体使用方法将在后续章节中讲述。

数据库文件 RELMA．MDB 与 LMOF3．MDB

RELMA 的运行依赖于两个 Microsoft Access 数据库。一个是文件名为“RELMA．MDB”的数据库。其中，包括 LOINC 编码系统所有有关数据以及 RELMA 程序各种功能选项运行所需的系统操作信息。文件名为“LMOF3．MDB”的另一个数据库则用于本地观测指标主文件。该数据库所要存储的是由用户提供的试验及检测指标的本地代码与说明信息。只有这两个数据库共同发挥作用，才可将编码系统与 LOINC 的编码系统关联起来。

有三种方法可将本地代码及其说明信息输入 LMOF 数据库。第一种方法是，采用 RELMA 由 ASCII 文本文件导入，详情见第 141 页。第二种方法是手工输入数据；不过，若所要输入的数据量极大时，这一过程会冗长而耗时。第三种方法是，直接采用 Microsoft Access®将数据加载到 LMOF 数据库中。

采用上述方法将数据导入、输入或装载到 RELMA 系统中之后，即可利用 RELMA 的对照功能项将本地代码及其说明信息与相关的 LOINC 代码及其说明信息匹配或对应起来。对照程序启动后，屏幕窗口中上会显示出本地代码及其说明信息的详细情况。这时，即可逐条滚动和查看这些本地记录。用户还可选择每项本地试验项目说明信息中的单词，利用该程序搜索所有与其相匹配的 LOINC 数据库中的单词及相应的 LOINC 记录。甚至还可以使用通配符搜索 LOINC 数据库。搜索之后，RELMA 将显示试验/检测指标名称中含有这些搜索中所选用的单词或其同义词的一系列 LOINC 记录。这时，即可逐条滚动和查看上述搜索结果，以找出其中与本地说明匹配的 LOINC 记录。当发现某条 LOINC 说明与本地说明匹配时，可将其 LOINC 代码存入 LMOF 数据库。将 LOINC 代码及其说明信息与本地代码及其说明信息匹配的过程就称为对照。一经对照，每条已对照术语就会立即存入 LMOF 数据库表。这样，就可以随时从暂停的地方继续对照，而不必一次性地完成对照工作。

本手册将在后续章节中对 RELMA 如何对照本地数据与 LOINC 数据予以详述。

5 RELMA 术语

RELMA 程序及本手册将始终使用下列单词和短语。

配色方案——旨在赋予 RELMA 程序特定部分的一套规定配色。这一概念非常类似于 Microsoft Windows XP 操作系统中的“主题”。

已淘汰 LOINC 术语——指的是非活动性的 LOINC 术语或已经被取代的 LOINC 术语。

本地术语——由代码（或名称）及其说明信息组成的概念。

本地术语文件——有组织的一套本地术语（所构成的文件或档案）。注意，以前版本的手册中称其为“工作集”。

译者注：这里所说的“文件”其实是一种“虚拟文件”，并不是通常所指的独立的计算机文件，而是用户以一定的分组字段（如 LabSections 字段）作为分组依据，将 LMOF 数据库中用户的本地术语分成的若干个子集（即工作集）；其中，每个子集被称为一个“本地术语文件”。若将其称作“本地术语文件”也许在文字上就会与实际计算机文件的概念有比较明显的区别，两者概念不易混淆；那么，存储这些“虚拟文件”的数据库表则像一个档案库。LMOF 数据库的有关情况可参见本手册后面的附录 A。

本地关键词——指派生于本地术语说明的单词，如“AB”、“GLUCOSE”等。

LOINC 数据库——由 Regenstrief 研究院所发布的 Microsoft Access® 数据库；其中，储存有 LOINC 代码及其定义；同时，该数据库中还含有 RELMA 程序运行所必需的信息。

LOINC 层级结构——由 Regenstrief 研究院设计用于 RELMA 程序的 LOINC 元素（又称组成部分）的一种结构化组织形式。层级结构最常用于限制 RELMA 程序所进行的搜索。

LMOF 数据库——旨在存储用户的本地术语以及本地术语与 LOINC 术语间对照关系的一个 Microsoft Access® 数据库。

已对照术语——指以前已与某一 LOINC 术语对照起来的本地术语。

对照——将某条 LOINC 术语与某条本地术语进行对照的过程。

译者注：在本版中文的《RELMA 手册》及相应版本的《LOINC 用户指南》中，为了保持用词的一致，译者均采用的是“对照”一词；不过，将其译作“关联”可能更为清晰和准确；另外，还有一种译法就是“映射”；“映射”一词虽较为专业，但其含义似乎不像“关联”和“对照”那么通俗易懂。

有关 LOINC 术语及已淘汰 LOINC 术语定义的详情，请参见《LOINC 用户指南》中的附录 A。

6 运行 RELMA 程序

若用户已按程序安装章节所述成功安装了 RELMA 程序，现在即可运行该程序。同许多 Windows 应用程序一样，RELMA 程序也有多种启动方法。

6.1 启动 RELMA 程序

首先，单击任务栏上的“开始”按钮；接着，进入“程序”菜单；然后，进入“Regenstrief”程序组，单击快捷方式“RELMA”即可启动 RELMA 程序。上述过程如图 1 所示。

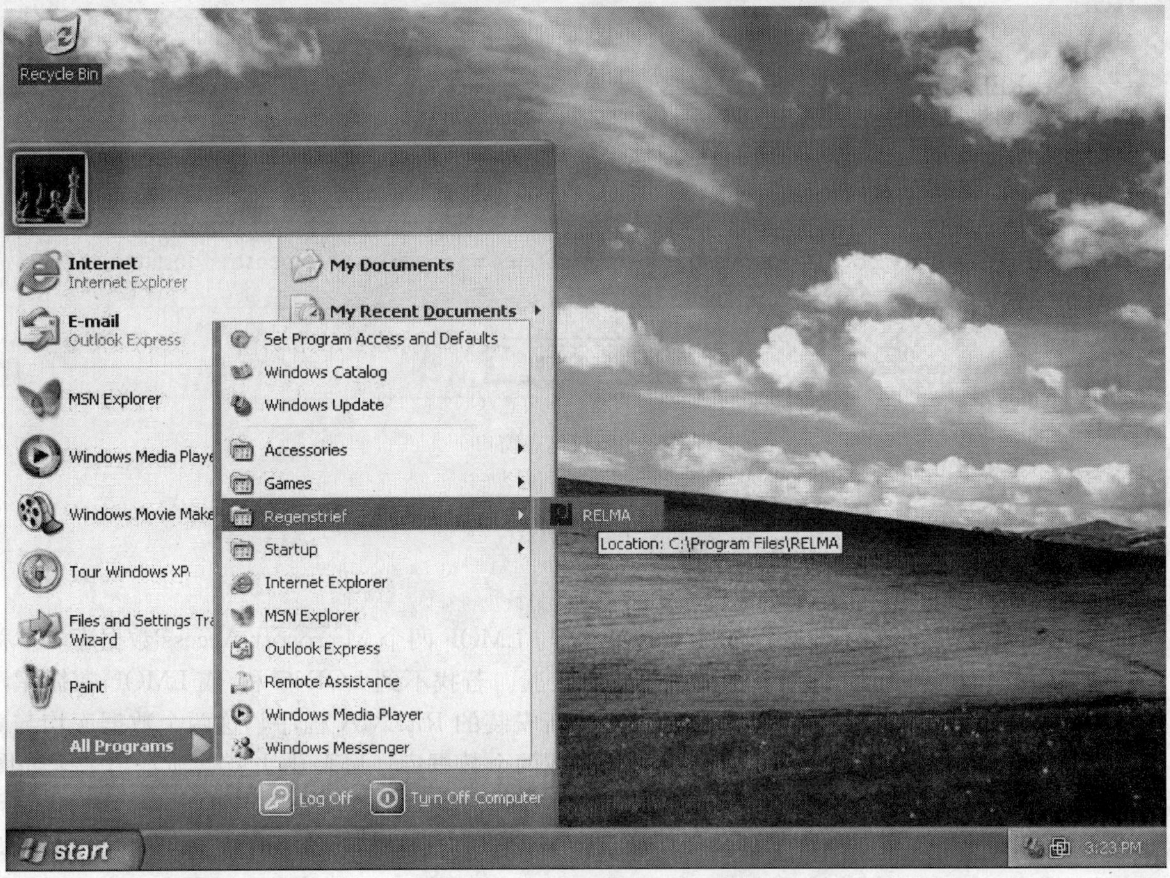

图 1 启动 RELMA

6.2 版权信息窗口

RELMA 程序加载过程中，会看到一个类似于如图 2 所示的窗口。该窗口中显示的是有关使用和发布 RELMA 程序及 LOINC 数据库的版权信息。窗口底部的进度条实时显示的是程序加载过程。

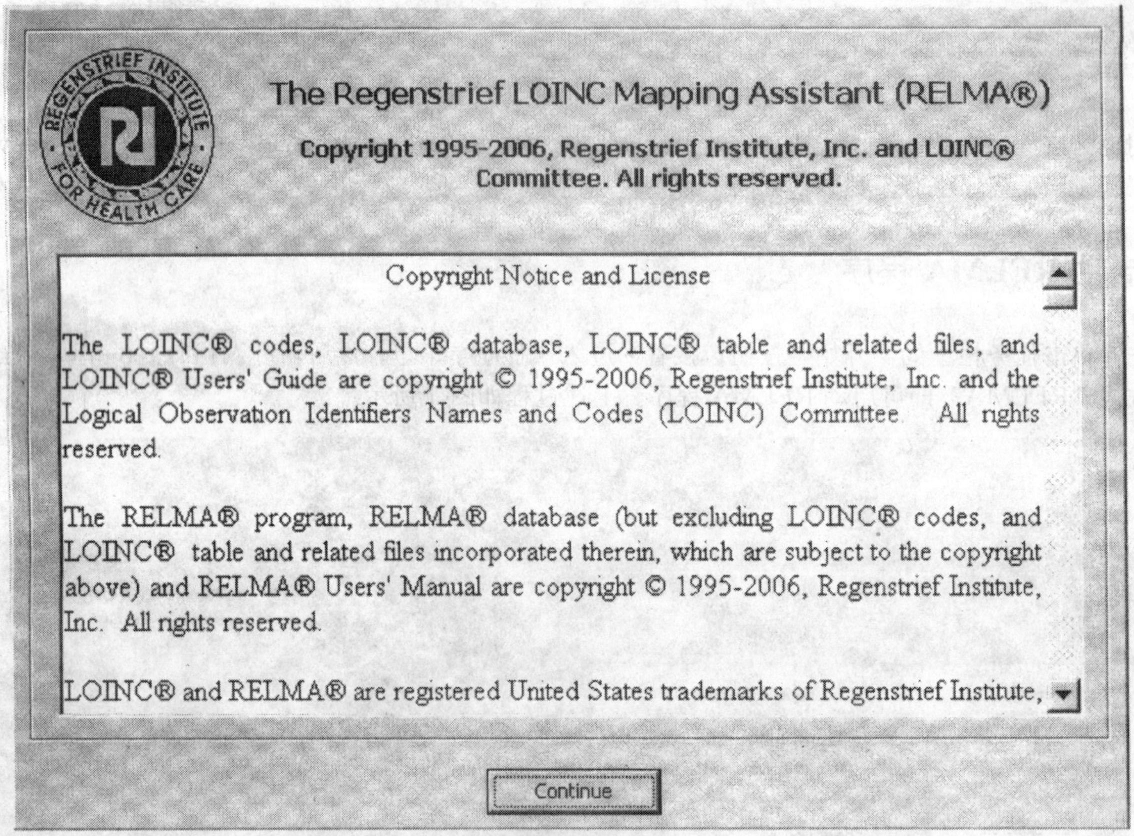

图 2 版权信息窗口

6.3 打开 LOINC 和 LMOF 数据库

如前所述，RELMA 程序的正常运行依赖于 LOINC 与 LMOF 两个 Microsoft Access 数据库。本程序加载过程中，其会试图打开这些数据库并对其中的内容加以校验。若找不到 LOINC 和/或 LMOF 数据库，程序就会要求用户为其指出这些数据库文件的具体路径。对于新安装的 RELMA 程序，这两个数据库均与 RELMA 程序的其他文件在同一个目录中。若未找到其中的一个或两个数据库，屏幕中央就会显示出一个如图 3 所示的 Windows 资源管理器窗口。

缺少 LMOF 数据库时，也会出现类似的窗口。单击所需的数据库名称，接着单击“打开”按钮即可选择所需数据库。RELMA 将使用这一新路径（文件目录）继续其加载过程。加载完毕，单击“继续”按钮即可进入主菜单窗口。

注意： LOINC 及 LMOF 数据库的目录路径保存在 RELMA 程序的 INI 配置文件中，而后者则位于该程序安装目录中。程序运行之前，用户可手工设置其中的数据库路径；不过，若路径设置有误，则会出现如图 4 所示的错误提示对话框。

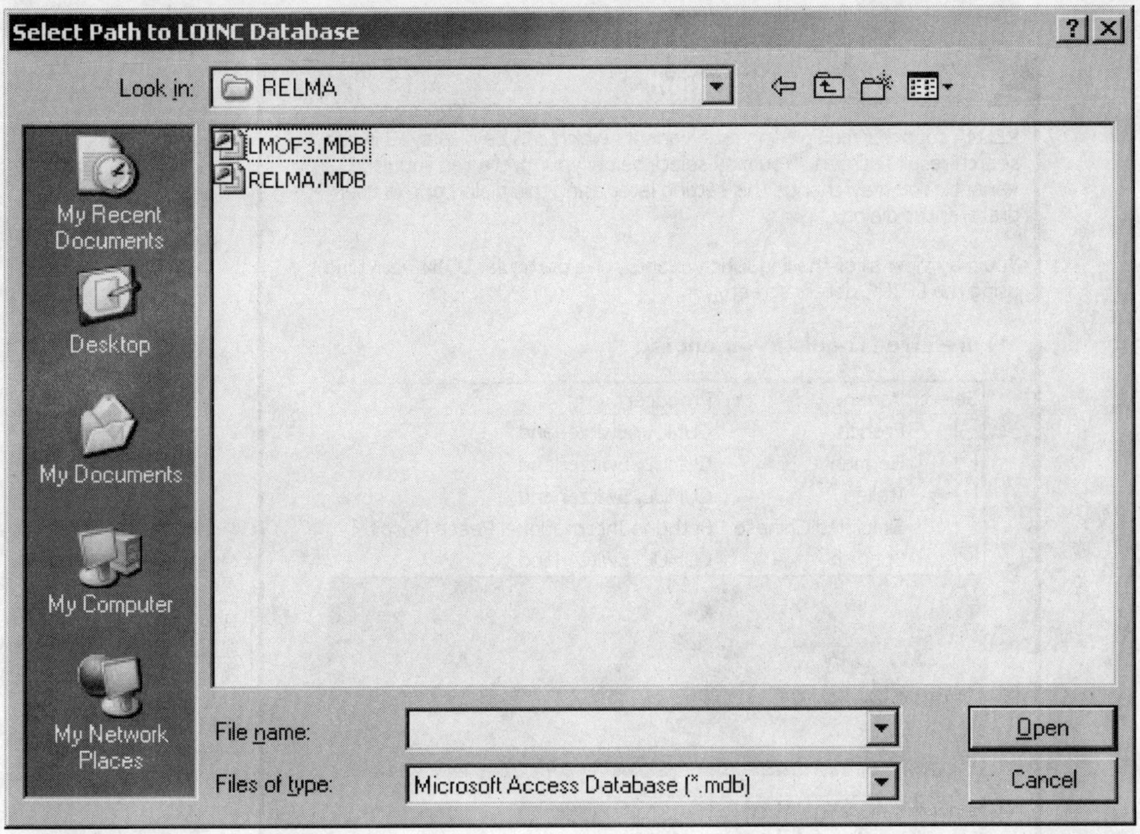

图 3 选择 LOINC 数据库

6.4 LOINC 数据库版本

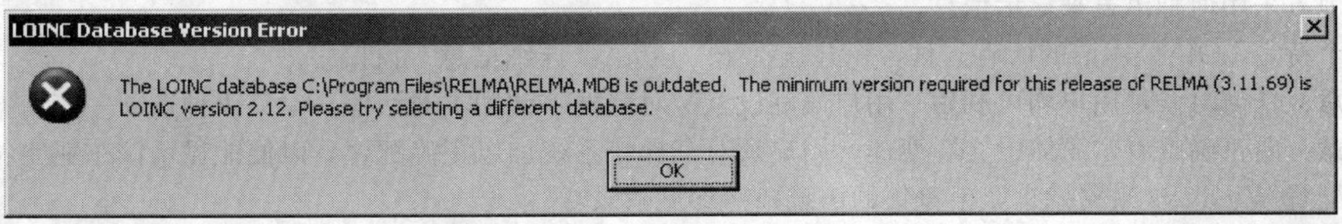

图 4 数据库版本警告消息

RELMA 核实上述数据库路径之后，可能会显示如图 4 所示的对话框，提示用户有关 RELMA. MDB 数据库的过期消息。其中，RELMA 会在 RELMA. MDB 数据库中查对有关信息，确定其是否支持本地计算机上的这一版本的 LOINC 数据库。若 RELMA 程序认为该 LOINC 数据库属于过期版本，则在获得最新版本 LOINC 数据库之前无法运行 RELMA 程序。

可到 LOINC 站点 http：//www. loinc. org 下载最新版本 LOINC 数据库；或者从该版 RELMA 的 CD-ROM光盘中下载 LOINC 数据库。

6.5 首选语种

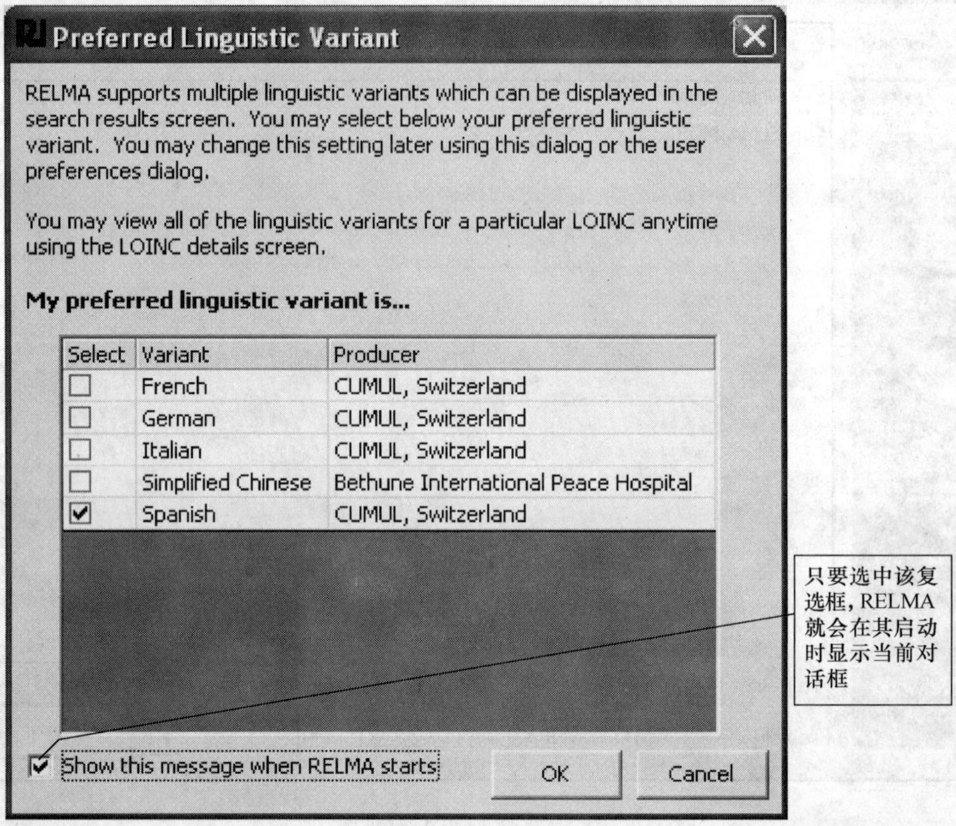

图 5　首选语种对话框

启动时，RELMA 会显示一个如图 5 所示的对话框来提示用户。该对话框用来选择首选语种，以便控制在适当的地方采用何种语言来显示信息。

一个特定 LOINC 术语的所有语种皆一并显示于“LOINC 详细信息”窗口中。

注意：任何时候，用户均可利用“用户偏好设置”对话框来调用本对话框。参见语种选项一节。

注意：要正确查看“简体中文”变体，用户须对其操作系统加以正确配置，以便能显示该东亚字符集。有关如何配置 Windows 来支持东亚字符集的信息，请参见附录 C。

6.6 RELMA 关于对话框

RELMA 的关于对话框如图 6 所示。要查看该对话框，可随时按 F1 键或从帮助菜单中选择“关于 RELMA”菜单项。该对话框是非常有用的。其中显示有 RELMA 程序及 LOINC 数据库的版本号等重要信息；若用户需要 Regenstrief 研究院的技术支持，该窗口还提供了必要的联系方式信息；相应地，Regenstrief 研究院的工作人员则会向用户询问该对话框所显示的具体信息。因此，建议将 RELMA 程序的版本号（包括 version 和 build numbers）以及 LOINC 数据库的版本号和路径记录下来，以备无法启动程序且需要协助时使用。点击 LOINC 站点的网址会自动启动默认网页浏览器，并帮助用户连接到 RELMA 程序及 LOINC 数据库有关信息部分的网页。点击 LOINC 电子邮件地址则会自动启动默认电子邮件程序，并新建出一条发给 LOINC 工作人员的消息。

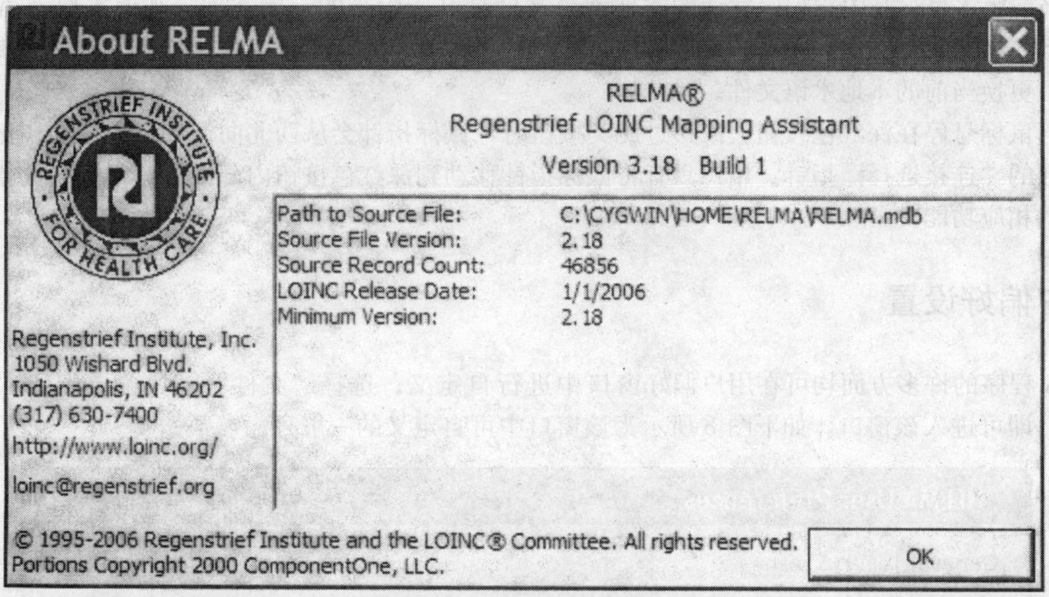

图 6 查看 RELMA 关于对话框

6.7 欢迎窗口

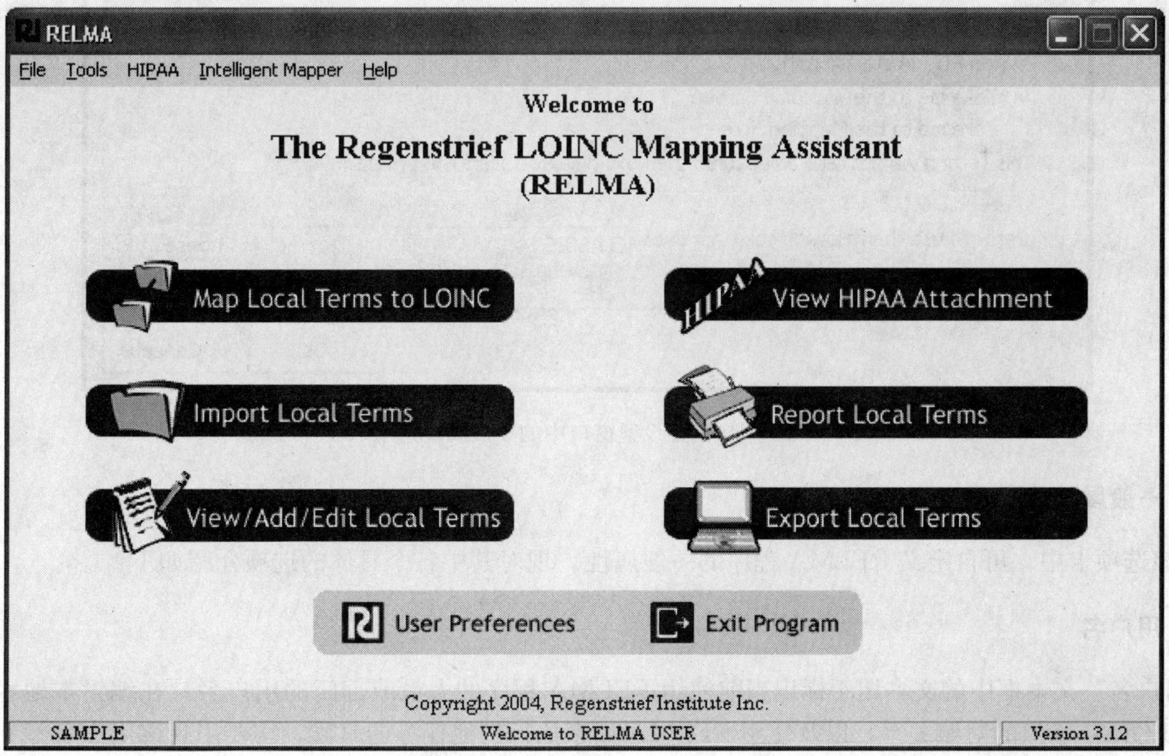

图 7 欢迎窗口（主菜单窗口）

RELMA 程序的欢迎窗口（或称主菜单窗口）如图 7 所示。

窗口中的深红色大型按钮便于用户快捷地调用 RELMA 程序的主要功能；通过窗口顶部的下拉菜单，用户则可使用该程序的全部功能。本手册中为每项功能都设立了专门的小节。

在窗口底部的状态栏中，中部显示的是一条欢迎消息，左侧是用户当前所选本地术语文件的名称，右侧是

RELMA 的当前版本号。其中，程序默认的本地术语文件是其所附带的示例文件。其他本地术语文件可采用“导入本地术语”功能项从分隔符分隔的文件中导入。用户从“文件”下拉菜单中选择“更换本地术语文件”菜单项，即可更换当前的本地术语文件。

注意：当鼠标悬停在深红色按钮上或移过此类按钮时，鼠标指针会从西北向箭头形的标准“正常选择”指针变为手指形的“连接选择”指针。用户只有将鼠标指针移动到深红色按钮内部或离其很近的位置时，方可激活其所连接的相应功能。

6.8 用户偏好设置

RELMA 程序的许多方面均可在用户偏好窗口中进行自定义。选择“文件”下拉菜单中的“设置用户偏好”菜单项，即可进入该窗口。如下图 8 所示为该窗口中可自定义的一般程序参数选项。

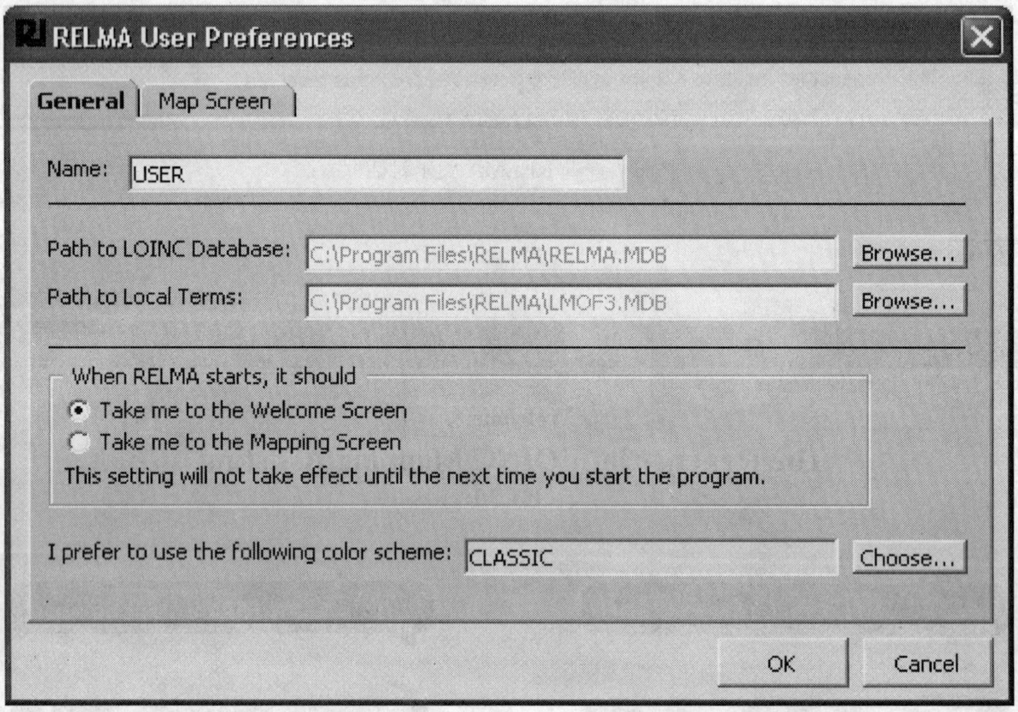

图 8　用户偏好设置窗口中的一般属性选项卡

6.8.1 一般属性选项卡

在该选项卡中，可自定义 RELMA 程序的一般属性。现对其中各个具体的选项介绍如下：

6.8.2 用户名

“用户名”文本框中的文本用于标识当前使用 RELMA 程序的人员或部门的用户名。在编辑本地术语和建立其与 LOINC 术语的对照关系，以及使用 RELMA 程序执行其他任务的时候，均要用到该用户名。

6.8.3 LOINC 数据库文件路径

“LOINC 数据库文件路径”文本框显示的是存储着 RELMA 程序所使用的 LOINC 术语及其他有关数据信息的 Microsoft Access™格式的 LOINC 数据库的路径和文件名。该文本框中的默认路径为“C:\ Program Files \ RELMA \ RELMA. MDB”，或 RELMA 程序的默认安装路径。单击该文本框右侧的“浏览…”按钮，可为 RELMA 程序指定不同的 LOINC 数据库。其中，所显示 Windows 资源管理器对话框可帮助用户找到并设置新数据库文件的位置。之后，程序即对所选定的文件进行检查，确保其是可为RELMA程序所打开和使用的有效的LOINC数据库。

6.8.4 本地术语数据库文件路径

"本地术语数据库文件路径"文本框显示的是存储本地术语信息的Microsoft Access™格式数据库的路径和文件名。该文本框中的默认路径为"C：\Program Files\RELMA\LMOF3．MDB"，或RELMA程序的默认安装路径。单击该文本框右侧的"浏览…"按钮，可为RELMA程序指定不同的LMOF数据库。其中，所显示Windows资源管理器对话框可帮助用户找到并设置新数据库文件的位置。之后，程序即对所选定的文件进行检查，确保其是一个可为RELMA程序所打开和使用的有效的LMOF数据库。

6.8.5 程序加载选项

"RELMA启动时"单选框中设有两个选项（单选按钮），用于设定RELMA启动时首先进入的窗口。第一个选项"进入欢迎窗口"是每次新安装后的默认选项，表示启动程序时首先显示的是带有深红色大型按钮的欢迎窗口；第二个选项"进入对照窗口"表示启动时绕过欢迎窗口，直接进入对照窗口。在对照窗口中，同样可以进行本地术语与LOINC术语的对照，以及使用程序的其他功能。不过，对本单选框中参数的任何变动，在再次启动RELMA时才会生效。

6.8.6 配色方案

许多用户不喜欢程序开发者对程序的默认设置，而更喜欢对其计算机及应用程序进行自定义设置。RELMA用户可单击"选择…"按钮来自定义本程序的配色方案。单击"选择…"按钮后将打开一个如下图9所示的"自定义配色方案"对话框。用户既可选择开发者预制的颜色方案，亦可单击"新建颜色方案"按钮创建独

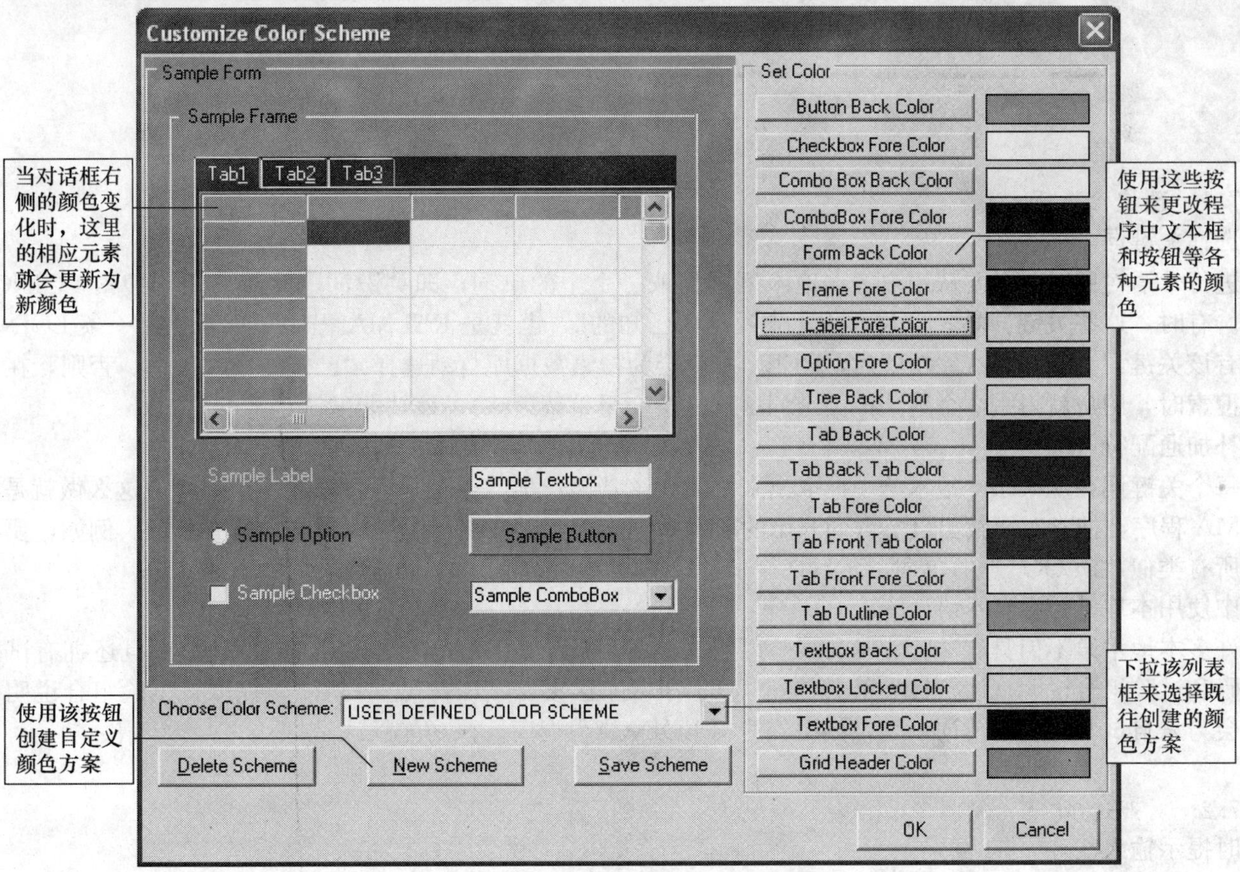

图9 "自定义配色方案"对话框

特的颜色方案。对配色方案的更改即可改变 RELMA 程序中文本及其他内容的颜色。（注意：该操作不会影响用户计算机上任何已安装的其他程序。）同样，此处参数的变动会保存起来，并在今后运行程序时才会生效。默认的配色方案为“经典色”。

6.8.7 对照窗口选项卡

用户偏好窗口上的第二个选项卡可用来自定义有关本地术语与 LOINC®术语进行对照的选项。如图 10 为某一用户的设置示例。每项设置的说明如下所述。

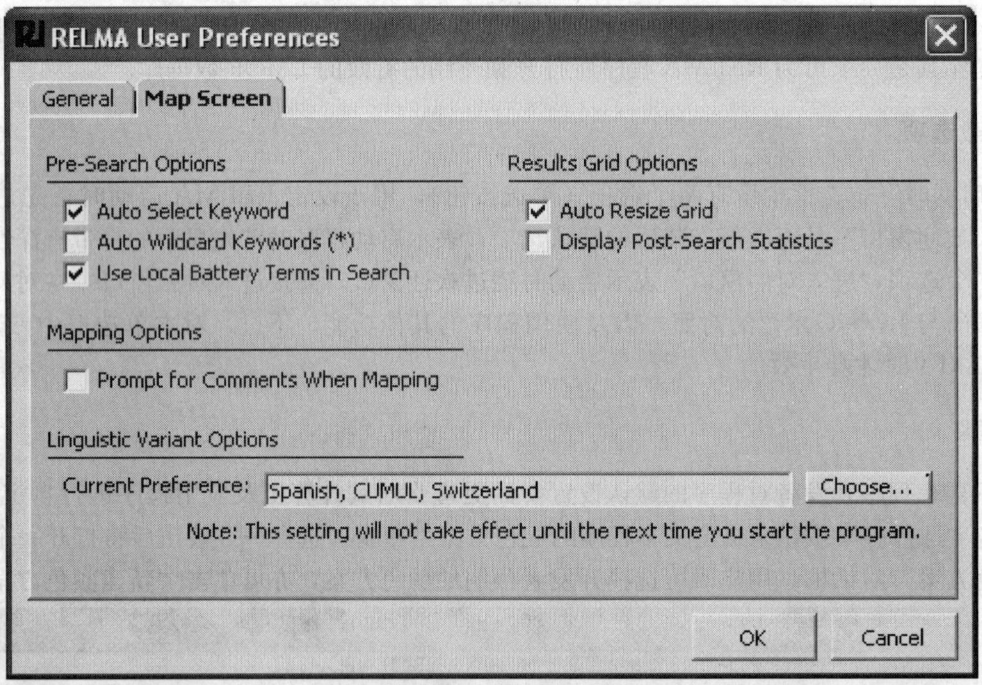

图 10 用户偏好窗口中的对照窗口选项卡

6.8.7.1 预搜索选项

自动选择关键词

进行术语对照时，需要从用户的本地术语中提取一个个的单词，即关键词，并将其用于搜索 LOINC®数据库。有时，这些关键词对 RELMA 程序来说是“已知的”，也就是 RELMA 程序知道至少有一条 LOINC 术语享有该关键词。当选中这一功能时，RELMA 就会为搜索数据库自动选择“已知的”关键词。否则，在每次进行搜索时，用户就得一个个地选择关键词（这样会变得单调乏味）。该功能默认是打开的。

自动补加通配符（*）

每个关键词在从某条本地术语中提取出来之后，该功能选项就会在其尾部添加一个星号。这么做就是告诉 RELMA 程序，搜索时要找出以关键词开始的所有单词，而不是找出与关键词相同的所有单词。例如，要找出的是所有类似“BLOO*”的单词，而不是等于“BLOOD”的单词。该功能默认是关闭的。

搜索中使用本地试验组合术语

许多本地术语不但具有试验代码和试验说明（该条目见于 HL7 消息的 OBX-3 区段），而且还拥有试验组合代码和试验组合说明（该条目见于 HL7 消息的 OBR-4 区段）。若打开这一功能，提取自试验组合说明的单词就会与来自试验说明的单词一起，被用于搜索 LOINC®数据库。该功能默认是打开的。

6.8.7.2 对照选项

对照时提示输入注释

注释也就是用户在使用 RELMA 程序进行对照时，为自己所做的补充或解释性的笔记。注释常常有助于用户今后回顾既往对照。若打开这一功能，每当用户将一条本地术语与一条 LOINC 术语对照起来时，RELMA 就会提示用户填写注释。该功能默认是关闭的。

6.8.7.3 结果网格选项

自动调整网格大小

如果打开这一功能，每次进行搜索时，搜索结果网格就会自动调整含有搜索结果的单元格，使大小适合其中的数据。该功能保证了单元格的内容不会因为截掉或隐藏而无法查看。该功能默认是打开的。

搜索后显示统计数字

一些用户很想知道搜索中所分析的 LOINC 术语的数量或搜索算法的各个部分所耗费的时间。若启用这一功能，在每次搜索后，RELMA 程序就会打开一个弹出对话框，显示当次搜索的上述有关信息。该功能默认是关闭的。

6.8.7.4 语种选项

当前偏好设置

当前所显示的取值代表的是用户的首选语种，决定的是在若干语种中到底哪个语种用来与 LOINC 术语的其他信息一起在搜索结果网格中出现。若需更改首选语种，单击“选择…”按钮即可。

6.9 与国际互联网接通时运行 RELMA 程序

借助 Citrix© 技术，Regenstrief 研究院得以为国际互联网用户提供可在线使用的 RELMA 程序网络版。尽管用户使用 RELMA 程序网络版并不能完成光盘（CD-ROM）或 ZIP 格式下载安装文件所提供的完整版 RELMA 程序的所有功能，但可以完成搜索 LOINC 数据库和查看 HIPAA 信息附件。如图 11 所示为从 RELMA 站点上启动 RELMA 程序网络版后所显示的欢迎窗口。

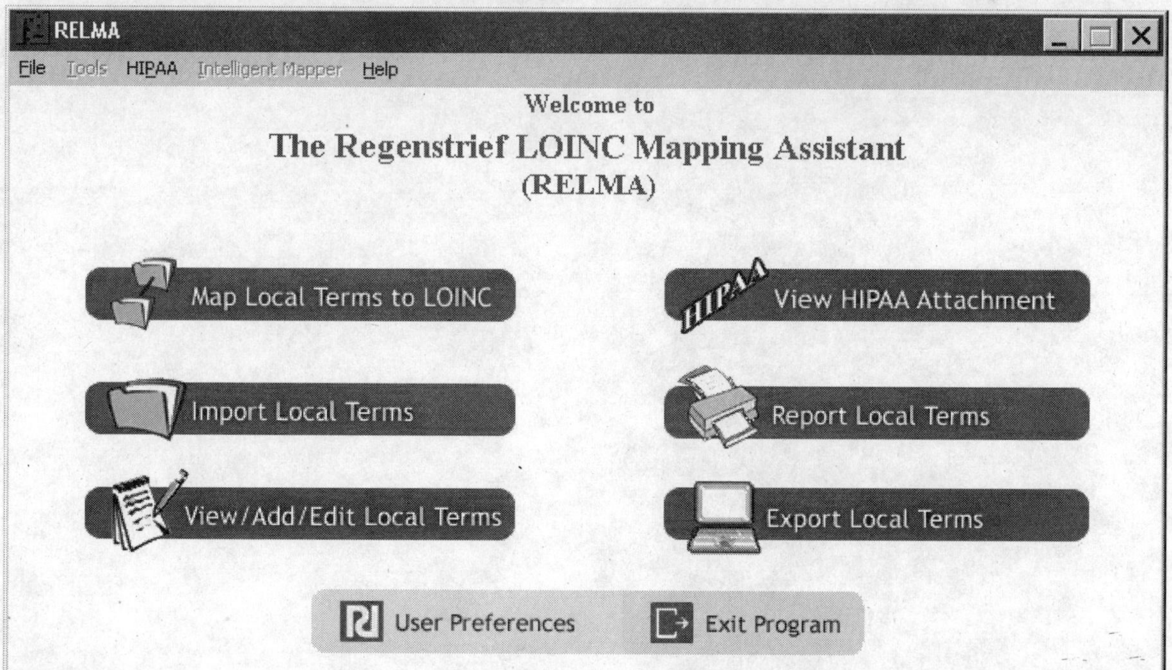

图 11 RELMA 程序网络版的欢迎窗口

如上所述，运行在互联网上的这一 RELMA 程序网络版的功能是非常有限的。目前，该网络版并不能处理用户的本地术语。因而，与本地术语文件相关的所有程序功能在该网络版中均未提供。其中，未包括的功能有导入术语、导出本地术语文件、编辑工作集、查找本地术语文件中已淘汰 LOINC 术语的对照关系以及多个本地术语文件之间的切换；同时，该网络版还不允许进行编辑本地实验室部门默认设置、本地词表代用词以及确定 LOINC 词表未知本地关键词的对照前准备工作等任务。

除上述的功能限制外，RELMA 网络版用户尚不能使用对照窗口的以下几项功能：

- 用户在打印搜索结果时，其结果将直接发送至用户的默认打印机，而不会显示可用于选择不同打印机的打印对话框。
- 用户无法将其搜索结果保存到制表符分隔的文件中。

6.9.1 Citrix© 技术

通过 Internet 运行 RELMA 网络版之前，用户必须事先在其计算机上安装 Citrix ICA 网络客户端软件。在第一次尝试通过 Internet 运行 RELMA 网络版时，用户会收到安装 Citrix 软件的提示信息。欲知 Citrix Systems，Inc. 及其软件的有关详情，请访问 Citrix 公司站点http：//www. citrix. com。

要使用 RELMA 网络版，请访问 RELMA 站点http：//www. loinc. org/relma/。

RELMA 网络版的有关常见问题，请访问 RELMA 站点上的常见问题页面。其网址为http：//www. loinc. org/relma/faq。

7 将本地术语从分组文件导入 RELMA

将本地代码导入 RELMA 程序的一种方法需要创建一个普通 ASCII 文本文件。该文件中的分隔符应当采用制表符、竖线、逗号或用户代码及说明字段中所没有的其他字符。若用户代码或说明字段中需使用上述分隔符时，可采用一对英文双引号（“ ”）将相应字段括起来。该文本文件中应当包含的信息如下表所示：

字段（列）	要求	字段说明
试验组合代码 Battery Code	可选字段	当针对不同标本和方法重复使用试验代码时，试验组合代码及说明字段均为必备字段。比如，动脉血气（ABG）和静脉血气（VBG）两个医嘱组均采用的同一个 PO2（氧分压）代码。在 HL7 消息的 OBX-4 字段中报告。
试验组合说明 Battery Description	可选字段	
试验代码 Test Code	必备字段	
试验说明 Test Description	必备字段	在 HL7 消息的 OBX-3 字段中报告
计量单位 Units	可选字段	
实验室部门 Lab Section	可选字段	当试验说明字段未明示标本时，其相应的实验室部门往往则可对其标本信息给予提示。
LOINC 代码 LOINC Code	可选字段	若以前该试验已与 LOINC 代码对照过，则请提供其所对应的 LOINC 代码。
注释 Comments	可选字段	请在此字段中提供任何注释信息
示例数据 Sample Data	可选字段	请提供结果选项和结果示例
异常结果标记 Abnormal Flag	可选字段	
正常范围 Normal Range	可选字段	
相关代码 Related Code	可选字段	来自 CPT4 或 ICD9 等某一外部编码系统的代码
相关代码系统 Related Code System	可选字段	表明相关代码来源的代码系统标识符（比如 CPT4 的 C4；ICD9 的 I9）
相关代码说明 Related Code Description	可选字段	外部代码说明
机构列表 Institution List	可选字段	采用该本地术语的机构列表
排序次序 Sort Order	可选字段	指定 RELMA“全部显示”窗口中排序方法的可选字段
患者计数 Patient Count	可选字段	系统中与该本地术语的相关的患者数
观测指标计数 Observation Count	可选字段	已记录的包括该本地术语的观测指标数
观测指标最早使用日期或时间 Earliest Observation	可选字段	该本地术语观测指标最早使用的时间戳或日期
观测指标最近使用日期或时间 Most Recent Observation	可选字段	该本地术语观测指标最近使用的时间戳或日期
最小值 Minimum Value	可选字段	所存储的该本地术语的最小值
最大值 Maximum Value	可选字段	所存储的该本地术语的最大值
平均值 Average Value	可选字段	所存储的该本地术语的平均值

对有些实验室而言，其试验代码及说明中所含信息可能足够完成对照工作。对于其他一些机构而言，其试验组合项目与单个具体试验项目之间则往往存在着密切的关系。若仅使用单个试验项目信息，则上述关系可能不够明显。比如，分别标有“动脉血气”与“静脉血气”的 OBR 区段（消息中用于标识试验组合项目的区段）共有同一个名为“pO2（氧分压）”的 OBX 代码；这种情况下，为了与其相应的 LOINC 代码正确对应起来，就需考虑同时采用 OBR 代码（试验组合代码）和 OBX 代码（试验代码）；同样对 pO2 而言，若其在名为“ABG”的试验组合中的试验代码为“Art PO2”，而在试验组合“VBG”中为“Ven PO2”，则不必为决定如何对照其试验代码而考虑采用试验组合代码。同时，还可以查看本地的将试验组合与试验代码关联起来的 HL7 消息或数据库的具体情况，以便决定是否要在导入文件中包含 OBR 代码。

除了本地术语外，还可以在导入文件中输入示例数据、计量单位、异常结果标记和正常范围。RELMA 将会把这些示例数据等信息存储起来，并可将其显示在对照窗口的下拉列表框中。当导入带有示例数据的本地术语时，RELMA 希望用户在分隔符分隔的数据文件的每条记录中录入完整的代码信息。

同时，RELMA 还允许用户从本地数据库导入患者计数和最小值等其他信息。这些信息将显示在“全部显示”窗口以及本地术语详细信息对话框中。这些信息是可选的。严格地讲，这些信息只是为了协助用户获得那些有助于其将本地术语与 LOINC 术语对照起来的信息。

■ 以下示例旨在说明导入文件中应当包含的信息。分隔符分隔的文本示例见下一页。

Battery code 试验组合代码	Battery Description 试验组合说明	Test Code 试验代码	Test Description 试验说明	Units 计量单位
		EOSAB	ABSOLUTE EOSINOPHILS BLD	K/CUMM
		EOSJT	EOS-JOINT FLD	%
		PURKRS	PURKINJE CELL AB SER	
		UDSB	BZDP	
		UDSBG	BENZOYLEC	
		UDSO	OPIATES	
		UDST	TCA	
		UTP4R	TOTAL PROTEIN UA	MG/24 HR
		UTPR	TOTAL PROTEIN UA	MG/DL
		WBCT	WHITE BLOOD CT	K/CUMM
AFBCL	ACID FAST CULT	CULT	CULTURE	
ANAC	ANAEROBIC CULTURE	CULT	CULTURE	
BGART	BLD GAS ART-RT	FIO2	O2 INSPIRED	
BGART	BLD GAS ART-RT	HCO3	BICARBONATE	MMOL/L
BGART	BLD GAS ART-RT	O2S	O2 SATURATION	%
BGART	BLD GAS ART-RT	PCO2	PCO2	MMHG
BGART	BLD GAS ART-RT	PH	PH	
BGART	BLD GAS ART-RT	PO2	PO2	MMHG
BLC	BLOOD CULTURE	CULT	CULTURE	
BLDAFB	ACID FAST CULT，BLD	CULT	CULTURE	
CBCDF	CBC+DIFF	HCT	HEMATOCRIT	%
CBCDF	CBC+DIFF	HGB	HEMOGLOBIN	G/DL
CBCDF	CBC+DIFF	LYMPH	LYMPHOCYTE	%
CBCDF	CBC+DIFF	MCH	MCH	PG
CBCDF	CBC+DIFF	MCHC	MCHC	G/DL
CBCDF	CBC+DIFF	MCV	MCV	FL
CBCDF	CBC+DIFF	META	METAMYELOCYTE	%
CBCDF	CBC+DIFF	MMYEL	MYELOCYTE	%
CBCDF	CBC+DIFF	MONO	MONOCYTE	%
CBCDF	CBC+DIFF	MPV	MPV	FL
CBCDF	CBC+DIFF	PLT	PLATELET COUNT	K/CUMM
CTFLD	CELL COUNT BF	APPRB	BODY FLD-APPR	
CTFLD	CELL COUNT BF	BASOB	BODY FLD-BASO	%
CTFLD	CELL COUNT BF	COLB	BODY FLD-COLOR	
CTFLD	CELL COUNT BF	EOSB	BODY FLD-EOS	%
CTFLD	CELL COUNT BF	LYMB	BODY FLD-LYMPHS	%
CTFLD	CELL COUNT BF	MACRB	BODY FLD-MACRPHG	%
EBVSOT	EPSTEIN-BARR SCREEN	EBNA	NUCLEAR AG ANTIBODY	TITER
EBVSOT	EPSTEIN-BARR SCREEN	VCAG	VIRAL CAPSID AG/IGG	TITER

续表

Battery code 试验组合代码	Battery Description 试验组合说明	Test Code 试验代码	Test Description 试验说明	Units 计量单位
EBVSOT	EPSTEIN-BARR SCREEN	VCAM	AG/IGM-VIRAL CAPSID	TITER
GCMASS	GCMASS CONFIRM	AMPHCUT	AMPHET CUTOFF	NG/ML
GCMASS	GCMASS CONFIRM	AMPHET	AMPHET	NG/ML
GCMASS	GCMASS CONFIRM	MNACUT	MONOACETMORP CUTOFF	NG/ML
GCMASS	GCMASS CONFIRM	MONOAC	MONOACETMORP	NG/ML
GTT3H	GLUCOSE TOLERANCE 3H	GT0	GLUCOSE FASTING	MG/DL
GTT3H	GLUCOSE TOLERANCE 3H	GT1	GLUCOSE 1H	MG/DL
GTT3H	GLUCOSE TOLERANCE 3H	GT2	GLUCOSE 2H	MG/DL
GTT3H	GLUCOSE TOLERANCE 3H	GT3	GLUCOSE 3H	MG/DL
HIAA5	5HIA UA 24H	DUR	DURATION OF COLLECTION	HRS
HIAA5	5HIA UA 24H	HIAAR	5HIAA	MG/24HR
HIAA5	5HIA UA 24H	UVOL	VOLUME UA	ML
THC	THROAT CULTURE	CULT	CULTURE	
UAMCP	UA MICROSCOPIC	BACT	URINE-BACTERIA	/HPF
UAMCP	UA MICROSCOPIC	COCRY	CRYSTALS-CA OXAL	/HPF
UAMCP	UA MICROSCOPIC	EPIU	URINE-EPI CELL	/HPF
UAMCP	UA MICROSCOPIC	HYAL	CASTS-HYALINE	/LPF
UAMCP	UA MICROSCOPIC	MUC	URINE-MUCUS	/LPF
UAMCP	UA MICROSCOPIC	UAMRPH	URATE CRYSTALS-AMORPH	/HPF
ZZ01	SUSCEPTIBILITY	AK	AMIKACIN	
ZZ01	SUSCEPTIBILITY	AM	AMPICILLIN	
ZZ01	SUSCEPTIBILITY	AMC	AMOXICILLIN/CLAVULANIC A	
ZZ01	SUSCEPTIBILITY	AMS	AMPICILLIN/SULBACTAM	
ZZ01	SUSCEPTIBILITY	AZM	AZITHROMYCIN	
ZZ01	SUSCEPTIBILITY	MTYP	METHOD	

以下文本文件示例采用的就是以竖线为分隔符的分隔文件格式，其中的数据与上述表格中的数据完全相同。

```
|| EOSAB | ABSOLUTE EOSINOPHILS BLD | K/CUMM
|| EOSJT | EOS-JOINT FLD | %
|| PURKRS | PURKINJE CELL AB SER |
|| UDSB | BZDP |
|| UDSBG | BENZOYLEC |
|| UDSO | OPIATES |
|| UDST | TCA |
|| UTP4R | TOTAL PROTEIN UA | MG/24 HR
|| UTPR | TOTAL PROTEIN UA | MG/DL
|| WBCT | WHITE BLOOD CT | K/CUMM
AFBCL | ACID FAST CULT | CULT | CULTURE |
ANAC | ANAEROBIC CULTURE | CULT | CULTURE |
BGART | BLD GAS ART-RT | FIO2 | O2 INSPIRED |
BGART | BLD GAS ART-RT | HCO3 | BICARBONATE | MMOL/L
BGART | BLD GAS ART-RT | O2S | O2 SATURATION | %
BGART | BLD GAS ART-RT | PCO2 | PCO2 | MMHG
BGART | BLD GAS ART-RT | PH | PH |
BGART | BLD GAS ART-RT | PO2 | PO2 | MMHG
```

BLC | BLOOD CULTURE | CULT | CULTURE |
BLDAFB | ACID FAST CULT，BLD | CULT | CULTURE |
CBCDF | CBC+DIFF | HCT | HEMATOCRIT | %
CBCDF | CBC+DIFF | HGB | HEMOGLOBIN | G/DL
CBCDF | CBC+DIFF | LYMPH | LYMPHOCYTE | %
CBCDF | CBC+DIFF | MCH | MCH | PG
CBCDF | CBC+DIFF | MCHC | MCHC | G/DL
CBCDF | CBC+DIFF | MCV | MCV | FL
CBCDF | CBC+DIFF | META | METAMYELOCYTE | %
CBCDF | CBC+DIFF | MMYEL | MYELOCYTE | %
CBCDF | CBC+DIFF | MONO | MONOCYTE | %
CBCDF | CBC+DIFF | MPV | MPV | FL
CBCDF | CBC+DIFF | PLT | PLATELET COUNT | K/CUMM
CTFLD | CELL COUNT BF | APPRB | BODY FLD-APPR |
CTFLD | CELL COUNT BF | BASOB | BODY FLD-BASO | %
CTFLD | CELL COUNT BF | COLB | BODY FLD-COLOR |
CTFLD | CELL COUNT BF | EOSB | BODY FLD-EOS | %
CTFLD | CELL COUNT BF | LYMB | BODY FLD-LYMPHS | %
CTFLD | CELL COUNT BF | MACRB | BODY FLD-MACRPHG | %
EBVSOT | EPSTEIN-BARR SCREEN | EBNA | NUCLEAR AG ANTIBODY | TITER
EBVSOT | EPSTEIN-BARR SCREEN | VCAG | VIRAL CAPSID AG/IGG | TITER
EBVSOT | EPSTEIN-BARR SCREEN | VCAM | AG/IGM-VIRAL CAPSID | TITER
GCMASS | GCMASS CONFIRM | AMPHCUT | AMPHET CUTOFF | NG/ML
GCMASS | GCMASS CONFIRM | AMPHET | AMPHET | NG/ML
GCMASS | GCMASS CONFIRM | MNACUT | MONOACETMORP CUTOFF | NG/ML
GCMASS | GCMASS CONFIRM | MONOAC | MONOACETMORP | NG/ML
GTT3H | GLUCOSE TOLERANCE 3H | GT0 | GLUCOSE FASTING | MG/DL
GTT3H | GLUCOSE TOLERANCE 3H | GT1 | GLUCOSE 1H | MG/DL
GTT3H | GLUCOSE TOLERANCE 3H | GT2 | GLUCOSE 2H | MG/DL
GTT3H | GLUCOSE TOLERANCE 3H | GT3 | GLUCOSE 3H | MG/DL
HIAA5 | 5HIA UA 24H | DUR | DURATION OF COLLECTION | HRS
HIAA5 | 5HIA UA 24H | HIAAR | 5HIAA | MG/24HR
HIAA5 | 5HIA UA 24H | UVOL | VOLUME UA | ML
THC | THROAT CULTURE | CULT | CULTURE |
UAMCP | UA MICROSCOPIC | BACT | URINE-BACTERIA | /HPF
UAMCP | UA MICROSCOPIC | COCRY | CRYSTALS-CA OXAL | /HPF
UAMCP | UA MICROSCOPIC | EPIU | URINE-EPI CELL | /HPF
UAMCP | UA MICROSCOPIC | HYAL | CASTS-HYALINE | /LPF
UAMCP | UA MICROSCOPIC | MUC | URINE-MUCUS | /LPF
UAMCP | UA MICROSCOPIC | UAMRPH | URATE CRYSTALS-AMORPH | /HPF
ZZ01 | SUSCEPTIBILITY | AK | AMIKACIN |
ZZ01 | SUSCEPTIBILITY | AM | AMPICILLIN |
ZZ01 | SUSCEPTIBILITY | AMC | AMOXICILLIN/CLAVULANIC A |
ZZ01 | SUSCEPTIBILITY | AMS | AMPICILLIN/SULBACTAM |
ZZ01 | SUSCEPTIBILITY | AZM | AZITHROMYCIN |
ZZ01 | SUSCEPTIBILITY | MTYP | METHOD |

一旦创建好了如上所述的 ASCII 分隔文件，即可将本地术语导入到 RELMA 程序中。单击“导入本地术语”按钮，或从欢迎窗口或对照窗口的“文件”菜单中选择“从分隔文件导入本地术语”菜单项，即可启动程序的数据导入功能。这时，就会显示一个 Windows 资源管理器窗口，提示用户选择所要导入的文本文件。在该窗口中找到所创建的文件，选中它并单击“打开”按钮，然后就会显示如图 12 所示的导入本地术语窗口。

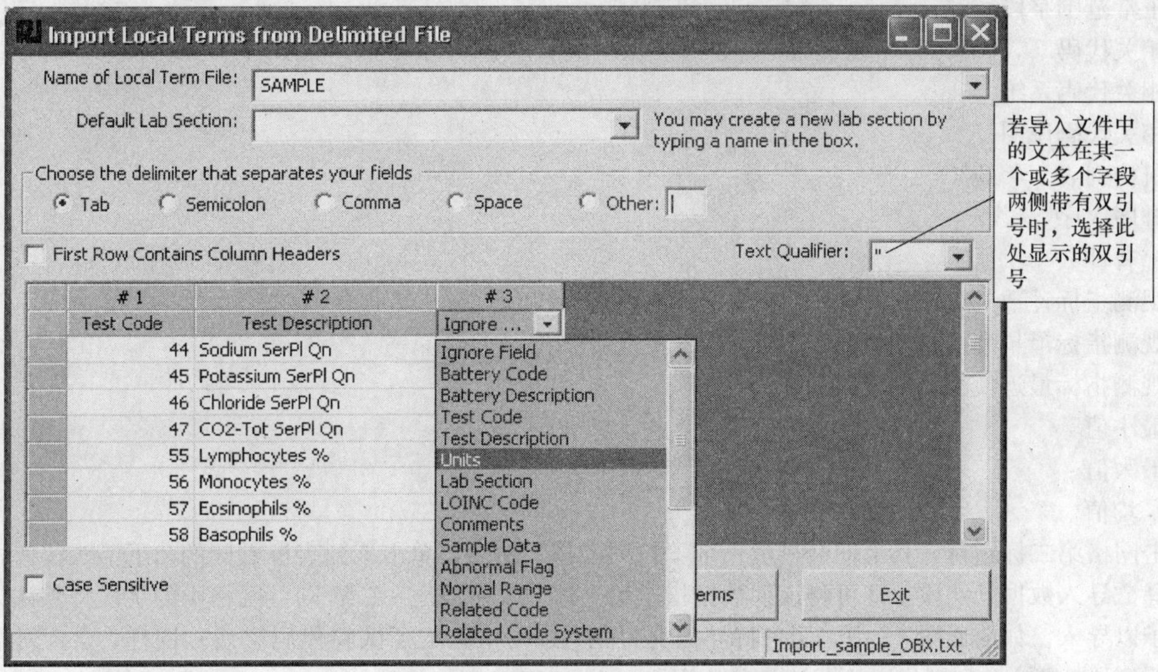

图 12 从分隔文件导入本地术语

上述数据导入窗口顶部的第一部分是需要用户输入本地术语文件名称和所导入的那组本地代码所属的默认实验室部门标识信息的位置。本地术语文件名称是必填信息，且只是一种便于处理 LMOF 数据库文件所有记录中的某个子集所需的编组手段。若用户在文本框中输入一个新名称，即会创建出一个本地术语文件。若所输入的是 LMOF 数据库中已有的本地术语文件名称，则会将所导入的术语添加到现有本地术语组中。默认实验室部门则可用于保存所导入的那些尚未确定具体实验室部门的本地代码。比如，用户可能想导入一组来自血液学部、泌尿学部和血清学部等多个实验室部门的本地代码；但是，对这些尚未指定具体实验室部门的代码，你可能会将它们指定到更为一般性的部门——化学部。

窗口中部的单选框用于选择分隔文件中分隔记录字段所采用的分隔符。只要正确选择了的分隔符，用于显示数据的数据网格即会实时地反映出所做选择对数据分列情况的影响。

窗口底部的数据网格显示来自用户数据文件的前 250 条记录。若为导入文件选择了合适的分隔符，反映导入数据格式的网格列中即会显示出相应记录。网格顶部的标题行则会依据当前所选分隔符，显示出导入文件中各字段的实际字段编号。

然后，接下来的任务就是将文件中的字段分别指定给 LMOF 数据库中的合适字段。用户可将数据相应导入到以下所示的 23 个 LMOF 数据库字段中：

- 试验组合代码字段
- 试验组合说明字段
- 试验代码字段
- 试验说明字段
- 计量单位字段
- 实验室部门字段

- LOINC 代码字段
- 注释字段
- 示例数据（结果）字段
- 异常结果标记字段
- 正常范围字段
- 相关代码
- 相关代码系统
- 相关代码说明
- 机构列表
- 排序次序
- 患者计数
- 观测指标计数
- 观测指标最早使用日期或时间
- 观测指标最近使用日期或时间
- 最小值
- 最大值
- 平均值

单击网格第二标题行，其上即会显示一个下拉列表框；然后，单击该列表框右侧的向下箭头按钮，从其列表中选择欲导入数据的字段，即可将该列数据指定给上述 8 个字段之一。否则，网格中的字段将默认为忽略字段而不予以导入。如前面图 12 中，用户将导入文件的＃1 列指定给了试验代码字段；同样，＃2 列指定给了试验说明字段，而＃3 列则指定给了计量单位字段。

导入文件中的多个字段可以一同存入 LMOF 数据库的单个字段中。这种方法可通过将多列数据指定给同一个字段来实现。如此导入数据时，这些列将在窗口中从左至右串联起来，并以空格字符分隔。这些列按窗口中的显示次序，从左至右依次串联。同时，也可通过调整各列的位置来控制字段的排列次序，以便适合用户的需要。用鼠标单击并按住不放所要移动列的标题行，当看到较粗的竖线出现时，即可将该列移动到一个新的位置。

窗口左下方紧接数据网格的位置上有一个标有“Case Sensitive（区分大小写）”的复选框。该复选框可决定 RELMA 导入数据时是否区分大小写。区分大小写就意味着字母的不同大小写组合将具有不同的含义或解释。比如，apple、APPLE 和 Apple 三者的含义就会各不相同。若选中此复选框，则可将文本相同但字母大小写组合不同的若干条记录导入到本地术语文件中。比如，分别具有“INPC76”、“inpc76”和“INpc76”试验代码的记录均将作为不同的记录导入。若清除该复选框，导入的代码记录则只有第一个（即字母全部大写的“INPC76”）。

若按照上述步骤操作，现在就已为导入数据做好了准备。单击“导入术语”按钮即可开始导入过程。请注意，任何长度超过最大最长字段的数据都将被自动缩短。随着记录的导入，窗口底部的状态栏就会显示有关该过程进度的消息。一旦导入完成，窗口底部状态栏就会显示“Import complete. X records added to the [Name of Local Term File] Local Term File（导入完成。X 条记录已添加到本地术语文件［本地术语文件名称］之中)”。此时，单击“退出”按钮，即可返回欢迎窗口。

8 将本地术语从 HL7 文件中导入 RELMA

将本地术语导入 RELMA 的另一种方法需要创建一个或多个含有若干 HL7 消息的文件。RELMA 能够在 2. x 版 HL7 文件中搜索 OBR 和 OBX 代码，并针对其在用户的一个或多个文件中所发现的每个不同的 OBR 与 OBX 对创建本地术语文件记录。若消息中提供的话，RELMA 还能存储示例数据、计量单位、异常标志和正常范围。为了能够创建本地术语文件记录，用户 HL7 消息中至少要提供有 OBX 代码及其说明信息。

为了解析本地术语信息，RELMA 会首先在用户的一个或多个 HL7 文件中搜索 MSH 区段。找到一个 MSH 区段后，RELMA 则会继续查找 OBR 和 OBX 区段。若发现存在 OBR 和 OBX 区段，RELMA 接着会尝试读取 OBR-4 和 OBX-3 字段中存储的数据。同时，RELMA 还会对 OBX 区段进行分析，读取分别存储在 OBX-5、OBX-6、OBX-7 和 OBX-8 之中的计量单位、示例数据、正常范围和异常标志。

用户还可选择要导入的 OBR-4 和 OBX-3 字段中发现的代码集的类型，即基本代码集、备用代码集或二者都选。OBX-3 区段是空值时将被忽略。

注意： RELMA 中的 HL7 解析程序目前尚属于实验性的，对本地术语信息的解析结果可能不如本地的信息系统的解析结果那么准确。

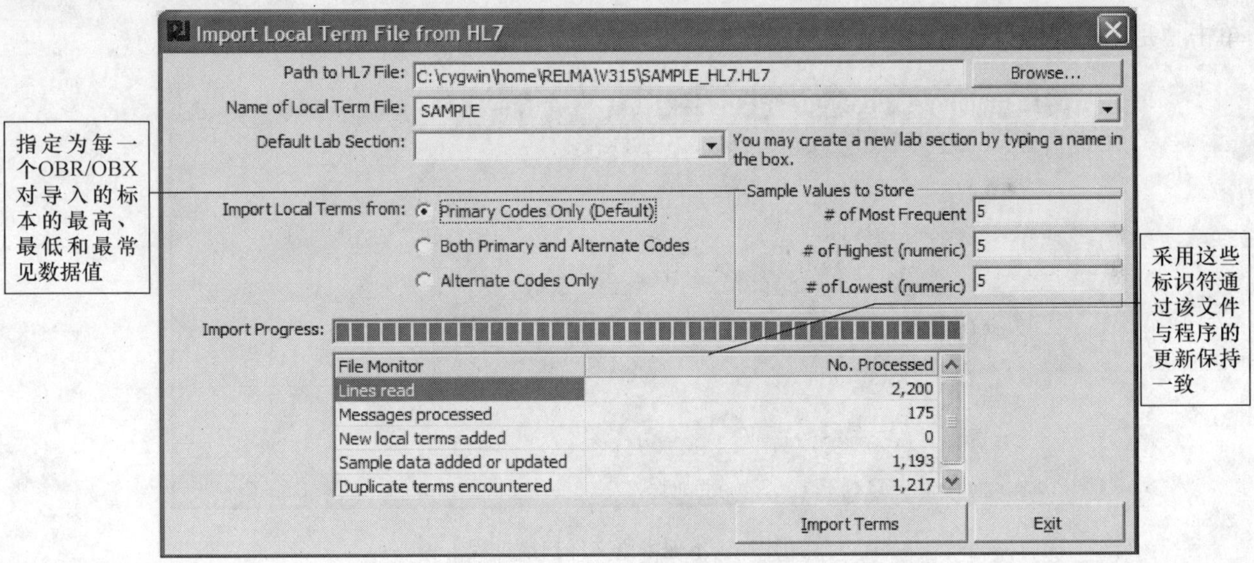

图 13 导入 HL7 文件对话框

9　对照准备工作

9.1　查找本地术语文件中 RELMA 未知的概念

对照之前，用户可能会希望查找本地术语说明中 RELMA 程序未知的单词与计量单位。比如，那些不在 LOINC 词表之中的单词和计量单位。在欢迎窗口或对照窗口中，选择其下拉主菜单上“工具”菜单中的菜单项“本地术语文件中 RELMA 未知的概念”，即可完成这一工作。若这是首次运行 RELMA 程序或并未扫描过所用的本地术语文件，就会显示如下图 14 所示的消息。否则，该菜单项将会打开一个如图 16 所示的窗口。

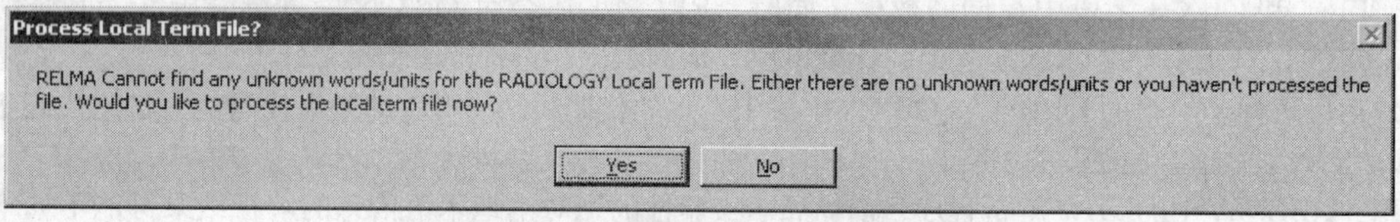

图 14　本地术语文件预处理消息

单击“是”按钮即可开始扫描。扫描过程中，将会显示一个如图 15 所示的窗口。

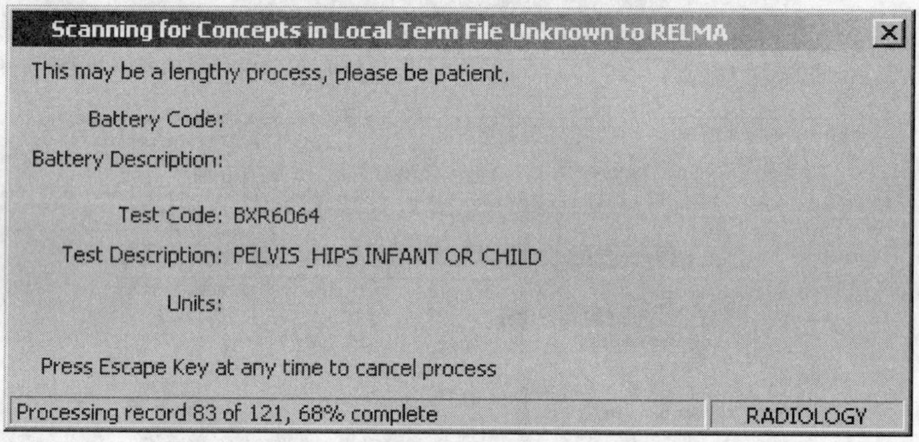

图 15　本地术语文件扫描过程

扫描过程中，RELMA 将会检查当前本地术语文件中的每条记录的试验组合说明及试验说明。同时，该对话框中部显示的是当前所处理的记录的上述文本，而底部状态栏显示的则是扫描进度。

在图 15 示例中，RELMA 正在处理本地术语文件 RADIOLOGY 中的第 83 条记录，而该文件中共有 121 条记录。如其状态栏上方的提示所示，还可按下键盘上的 ESC 键来中断这一记录处理过程。不过，在进行下一步工作之前，应使其运行直至处理完毕。若是处理完毕前中断了这一过程，则在重新开始该处理过程时又会从头开始。

如图 15 窗口中的提示所述，该过程可能会需要比较长的时间才能完成。处理本地术语文件所需的时间取决于其中的记录数及代码说明中单词的数量。下表所示为我们在 Regenstrief 研究院处理时所需的时间。

记录条数	总处理时间
66	10 秒
16 404	38 分 59 秒

完成未知单词及计量单位的搜索之后，程序将显示如下窗口。

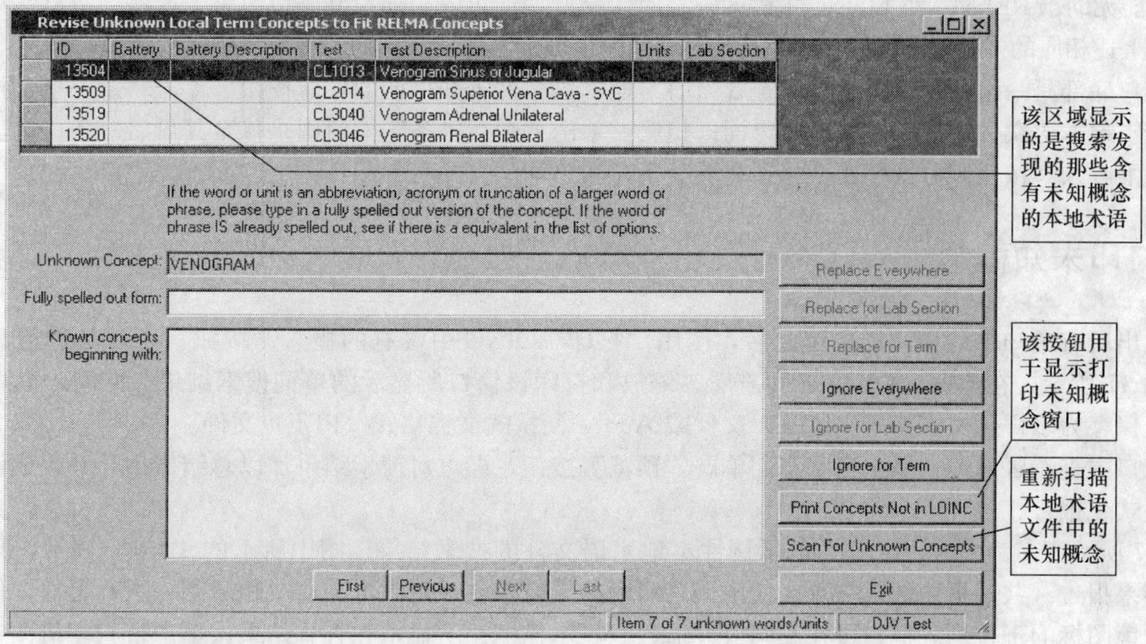

图 16　为符合 RELMA 概念而修订未知的本地术语概念

9.2　审核未知概念

搜索一旦完成，用户就有机会采用 RELMA 程序来协助用对照的单词替换缩略语以及本机构特有的术语。这一单词替换过程与在文字处理软件或其他软件中运行拼写检查程序非常类似。

该窗口顶部是一个数据网格。其中显示的是当前本地术语文件中含有当前未知单词及计量单位的那些术语。如图 16 所示，程序找到并标识出一个未知字符串“ANEURYSM”。该字符串仅出现在示例性本地术语文件 RADIOLOGY 的一条记录中，因而我们在该窗口顶部的网格中仅看到相应的一行。

在窗口中部，黑体突出显示的是未知单词。而其正下方标签为“完整拼写形式”的那个文本框，就是一个供用户输入适当代用词的位置。当用户开始在该文本框中打字输入正确单词时，RELMA 程序则会在下方的列表框中显示一系列与当前所输字符相匹配的 LOINC 词典中的单词。若发现该列表中显示了所需的正确单词，用鼠标点击该单词即可用其替换文本框中所输的文本；当然，用户也可以自己输入整个单词。

有了供替换的代用词，就得告知程序将如何进行相应的替换。该窗口的右下部设有一系列的按钮。前三者提供的是与单词替换有关的功能项，而后三者提供的则是告诉 RELMA 忽略当前字符串的功能项。

为了避免重复操作，单词替换设有三个功能选项。

其中，单击“全部替换”按钮，可将当前本地术语文件中任何位置出现的当前未知单词替换成相应的代用词。

只有在窗口顶部网格中选择一条已指定具体实验室的记录时，“按实验室部门替换”按钮才会被激活。单击这一功能项按钮，可将当前本地术语文件中任何位置出现的且属于指定实验室部门的当前未知单词替换成其相应的代用词。采用这一功能项，可让 RELMA 将同一未知单词按实验室组别的不同分别替换成不同的 LOINC 单词。比如，字符串“ag”在一个实验室部门中可能被替换成“silver”，而在另一个实验室部门中则可能被替换成“antigen”。

“按术语替换”按钮提供的则是第三个更细节的功能项。用该项功能，用户可以逐条记录地替换单词。其使用方法也很简单：选择适于替换的一条记录，然后单击该按钮即可；同时，亦可在键盘上使用标准 Windows 选择快捷键来选择记录（还支持多选）。

当应忽略某一单词或没有需要替换的地方时，可使用三个与“忽略”相关的按钮。比如，当单词“CLERICAL”可能无助于 RELMA 对 LOINC 术语的查找时，藉此功能可安全地对其予以忽略。这些“忽略”按钮的其他用法与上述相应的“替换”按钮一样，且其忽略范围也分别与各自对应的“替换”按钮的范围一样。

该窗口底部是一组用于逐条滚动和查看当前本地术语文件未知单词的导航按钮。单击“第一条”按钮将移动至当前本地术语文件中的第一条未知单词；相反，单击“最后一条”按钮则是移至其最后一条；单击“上一条”和“下一条”按钮则分别移至上一条和下一条未知单词。

9.3 打印未知概念

在找出所有未知单词和计量单位之后，使用“打印 LOINC 中没有的概念”按钮，可对其进行显示和打印。如图 17 所示，在该窗口中，用户可查看、缩放和打印该窗口所显示的单词搜索结果。同时，尚可将此格式化报告保存为多样化文本格式（RTF）文件或 Adobe 便携式文档格式（PDF）文件。

该窗口主查看区域最初呈空白状态。单击“预览”按钮，即可对搜索结果加以总结概括，并生成供显示和打印的格式化报告。

图 17 所示为名为“SAMPLE”的示例性本地术语文件的搜索结果。图中所示的“1/1”表示，当前显示的是其结果报告（共一页）的第一页。使用页码两侧的导航控件，每次可向前或相后翻一页。另外，使用左侧带有放大镜图标的下拉列表框，可在不同放大倍数（显示比例）下显示和查看结果。单击带打印机图标的按钮可显示一个供选择打印机的 Windows 打印对话框。

图 17 中的示例显示了 3 个未知单词。字符串“GCMASS”在 4 个不同的试验组合说明中共计出现了 4 次，字符串“MONOACETMORP”出现在两条记录中，而其他两个单词则各出现了 1 次。下一步，用户将有机会为这些单词设置代用词。

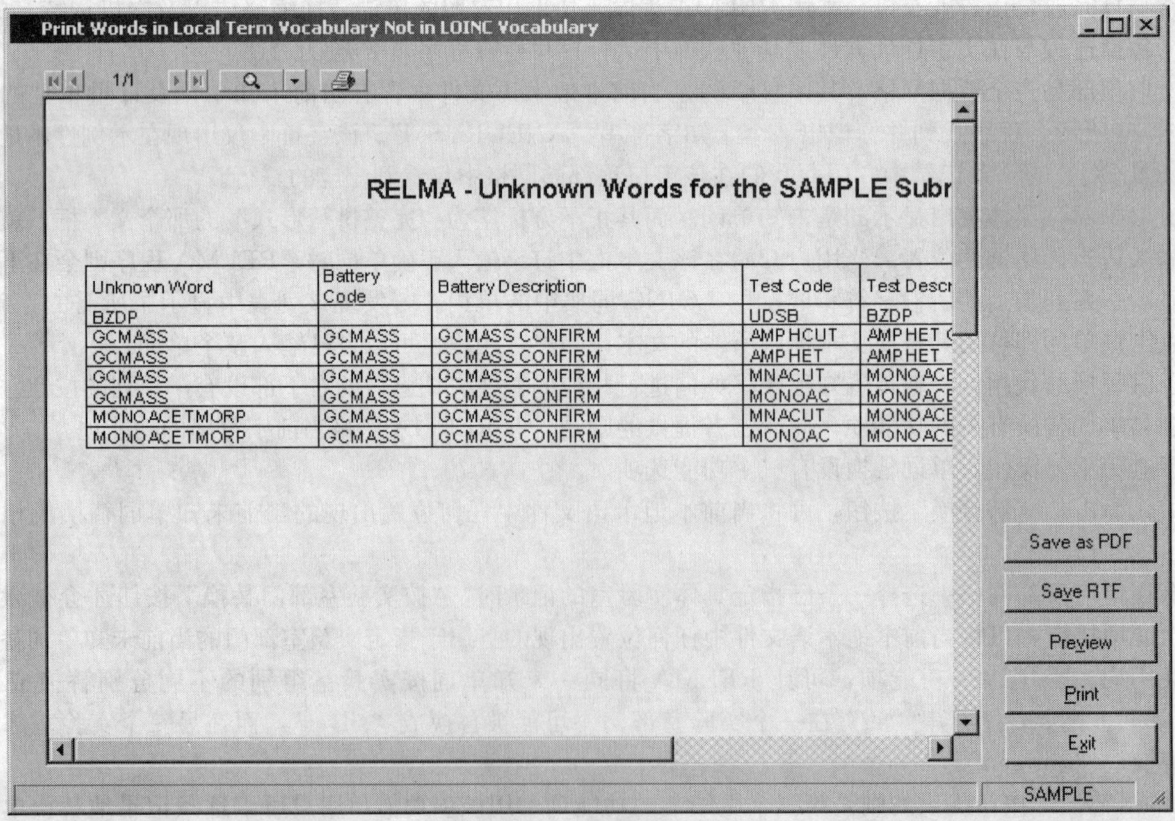

图 17 报告未知字符串

10　本地术语对照至 LOINC

在主窗口中，单击“对照本地术语至 LOINC”，即可显示一个图 18 所示的窗口。以下若干页的内容将详细说明如何使用各类窗口进行 LOINC 数据库的搜索，以及如何采用交互方式将本地术语与 LOINC 术语对照。

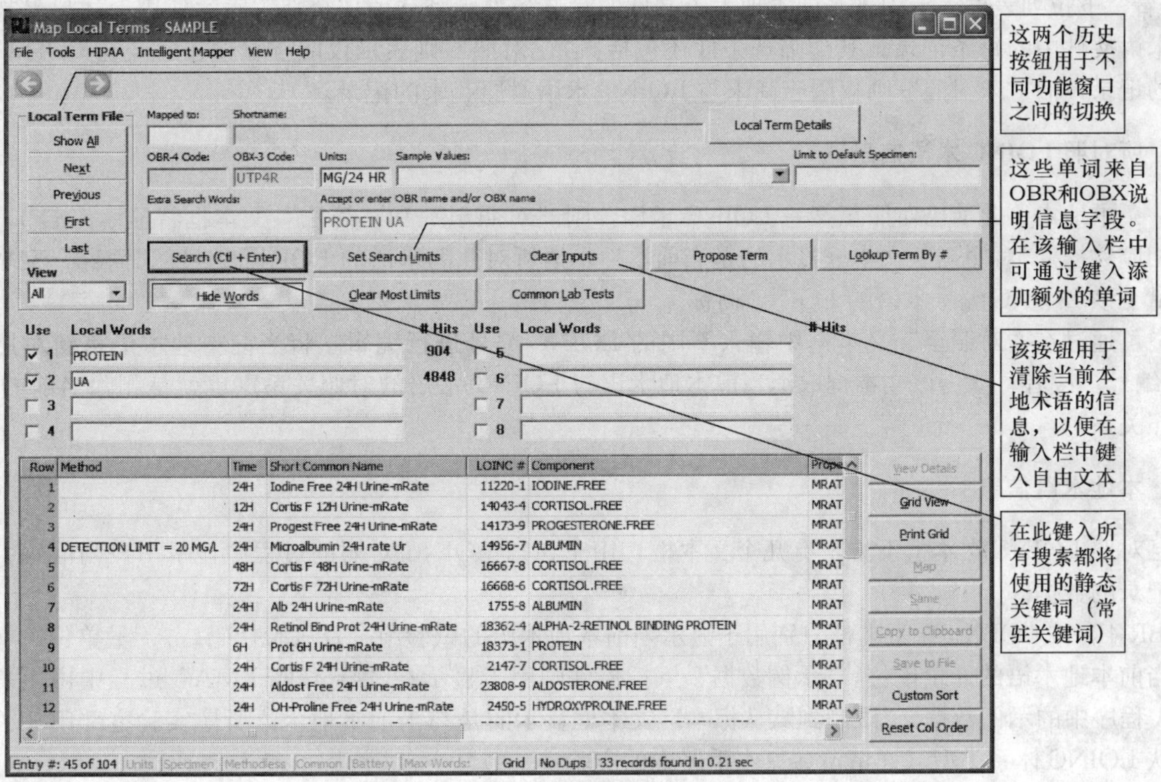

图 18　对照窗口（关键词已隐藏）

10.1　后退与前进按钮

后退与前进按钮如上图 18 所示。紧接菜单条下方的这两个按钮可帮助用户在搜索窗口、本地术语浏览器窗口及搜索条件窗口之间切换。当第一个显示的是搜索窗口时，这两个按钮呈失活状态（如图 18 中所示的灰色按钮）。当用户再切换到本地术语浏览器窗口或搜索条件窗口时，这两个按钮将被激活（变为绿色）。激活之后，用户即可利用这两个按钮在不同窗口之间来回切换。

10.2　对照窗口

当用户在主窗口中选择“本地术语对照至 LOINC 术语”功能选项时，打开的默认窗口即为对照窗口。该窗口用来综合显示来自本地术语文件及 LOINC 数据库的数据。以下几节将详细讲述对照窗口各个方面的功能。

10.2.1 本地术语文件的导航

在对照窗口左上角后退与前进按钮的下方有一个标签为“本地术语文件”的框架。该框架内的几个按钮和一个下拉列表框均用于当前本地术语文件的导航。

“全部显示”按钮用来打开本地术语浏览器窗口。后者将在另一小节里进行介绍。

“下一条”、“上一条”、“第一条”与“最后一条”，这4个导航按钮以直线往返的方式分别指向当前本地术语文件中的第一条、最后一条、下一条与上一条记录。状态栏最左侧的格子始终显示的是对照窗口当前显示的当前本地术语文件的当前记录号（Entry ♯X of Y；即第X条，共Y条）。比如，用户单击“下一条”按钮可从“第6条，共100条”移至“第7条，共100条”。

“查看”下拉列表框表示用于当前本地术语文件的筛选条件。默认值“全部”表示使用上述导航按钮可显示本地术语文件中的每条记录。其他筛选条件还包括：“已对照”则表示仅能查看过去已经与LOINC术语对照起来的记录，而“未对照”则仅限于尚未与LOINC术语对照起来的记录。

10.2.2 所对照LOINC术语信息

若一条本地术语此前已对照至某一LOINC术语，则“对照至”和“简称”文本框将显示来自LOINC数据库的相应数据。“对照至”文本框显示的是当前本地术语所对照的术语的LOINC编号。“简称”文本框显示的则是赋予该LOINC编号术语的LOINC简称。

用户可通过在“对照至”文本框中输入不同的LOINC编号进行编辑，将当前本地术语重新对照到其他LOINC编号。或者，双击该文本框取消当前本地术语与LOINC术语的对照关系（也就是删除当前的LOINC术语对照关系）。

10.2.3 本地术语信息

在已对照LOINC文本框下方，有几个文本框，用于在与LOINC对照的过程中显示用户当前感兴趣的本地术语记录的数据。

“OBR-4”和“OBX-3”文本框分别用于显示当前本地术语的试验组合及试验代码。“计量单位”文本框显示的是当前本地术语的计量单位。“示例数据”下拉控件则用于显示在“导入RELMA”过程中由用户加载到RELMA程序中的示例数据。“限制到默认标本”文本框显示的是与当前本地术语所属实验室部门相关联的一系列默认LOINC体系类型（详情请参见本手册中的实验室一节）。

“接受或键入OBR名称和/或OBX名称”文本框显示的是来自于当前本地术语的试验组合及试验说明字段的单词。来自于当前本地术语的试验组合说明字段的单词采用红色文字，而来自当前本地术语的试验说明字段的单词采用绿色文字。该颜色功能可利用“用户偏好”对话框中的相应选项予以关闭。详情请参见“用户偏好设置”一节。RELMA未知的术语则在其下面添加一条波形下划线。

注意：采用“RELMA未知的本地术语文件中的概念”功能所创建的任何替换，适用于被输入对照窗口显示栏之前的原始的试验组合及试验说明字段数据。“RELMA未知的本地术语文件中的概念”功能在本手册中将另行说明。

10.2.4 特殊搜索关键词

“特殊搜索关键词”文本框允许用户输入当前本地术语试验组合及试验说明字段中可能不存在的关键词，并将其添加到自己的搜索条件当中。正如下面的例子所示，由于试验说明字段中并不包括本地试验的时间特征，为了将搜索结果限制到在24小时内进行的试验，于是在该文本框中输入了关键词“24H”。

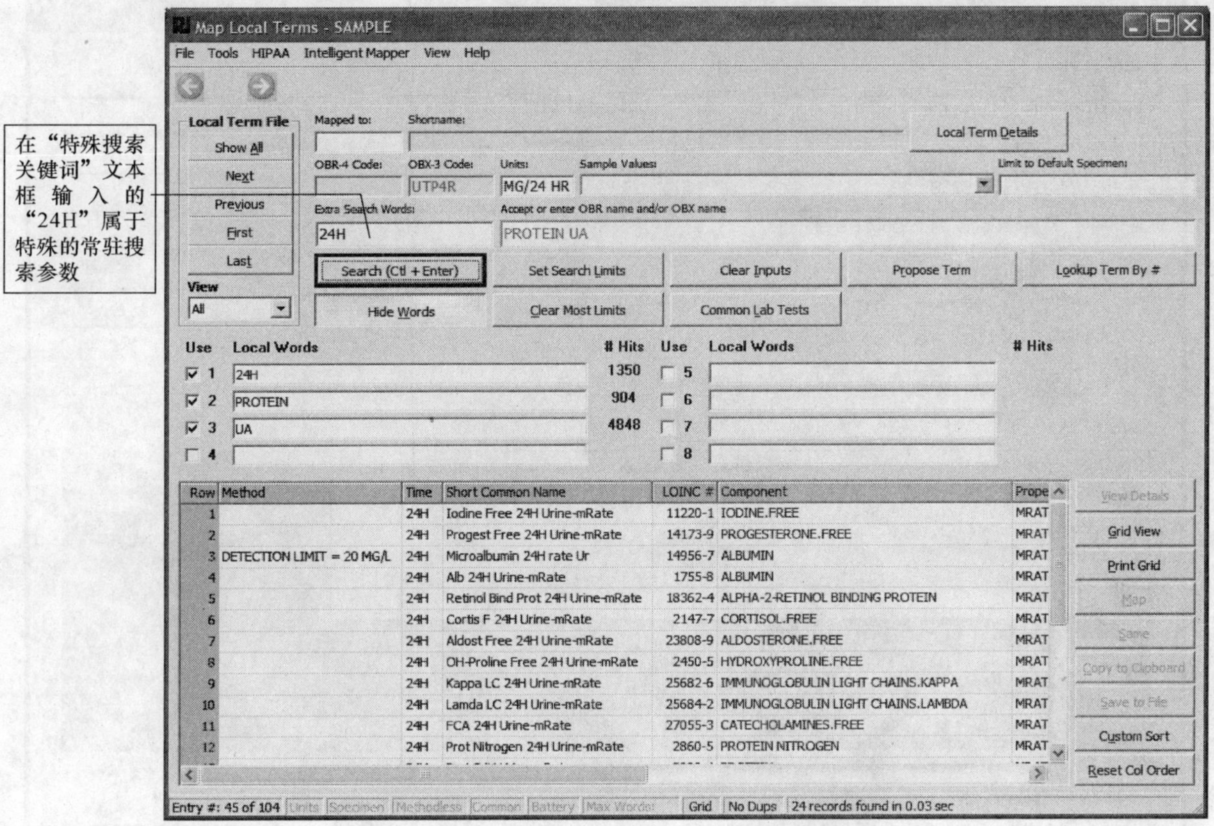

图 19　采用“特殊搜索关键词”文本框进行搜索

10.2.5　本地术语详细信息

如图 20 所示，单击“本地术语详细信息”按钮可打开一个显示本地术语记录完整信息的对话框。当本地术语某些部分的信息不能完整显示在搜索窗口中，或用户希望查看搜索窗口中未显示的注释信息时，窗口就显得十分方便。

同时，用户尚可利用该弹出对话框来编辑本地术语的有关数据。一旦编辑完成，点击其中的“保存”按钮即可保存编辑后的信息，并返回搜索窗口。

10.2.6　搜索按钮

搜索按钮“Search（Ctl＋Rtn）”用于执行 LOINC 数据库搜索。要执行搜索，用鼠标单击该按钮，或按住 Control 键（Ctl）的同时击回车键即可。详情请参见本手册中的“执行搜索”一节。

10.2.7　设置搜索限制条件按钮

“搜索限制条件”按钮用于打开搜索限制条件窗口。在搜索限制条件窗口中，用户可设置各种条件，来限制采用自己输入的关键词或来自本地术语的关键词所进行的搜索。详情请参见本手册中的“搜索限制条件”一节。

10.2.8　提出术语按钮

“提出术语”按钮用于打开“提出 LONIC 术语”窗口。用户可利用该窗口定义其所希望新建的 LOINC 术语。详情请参见“附录 B：LOINC 提交文件”。

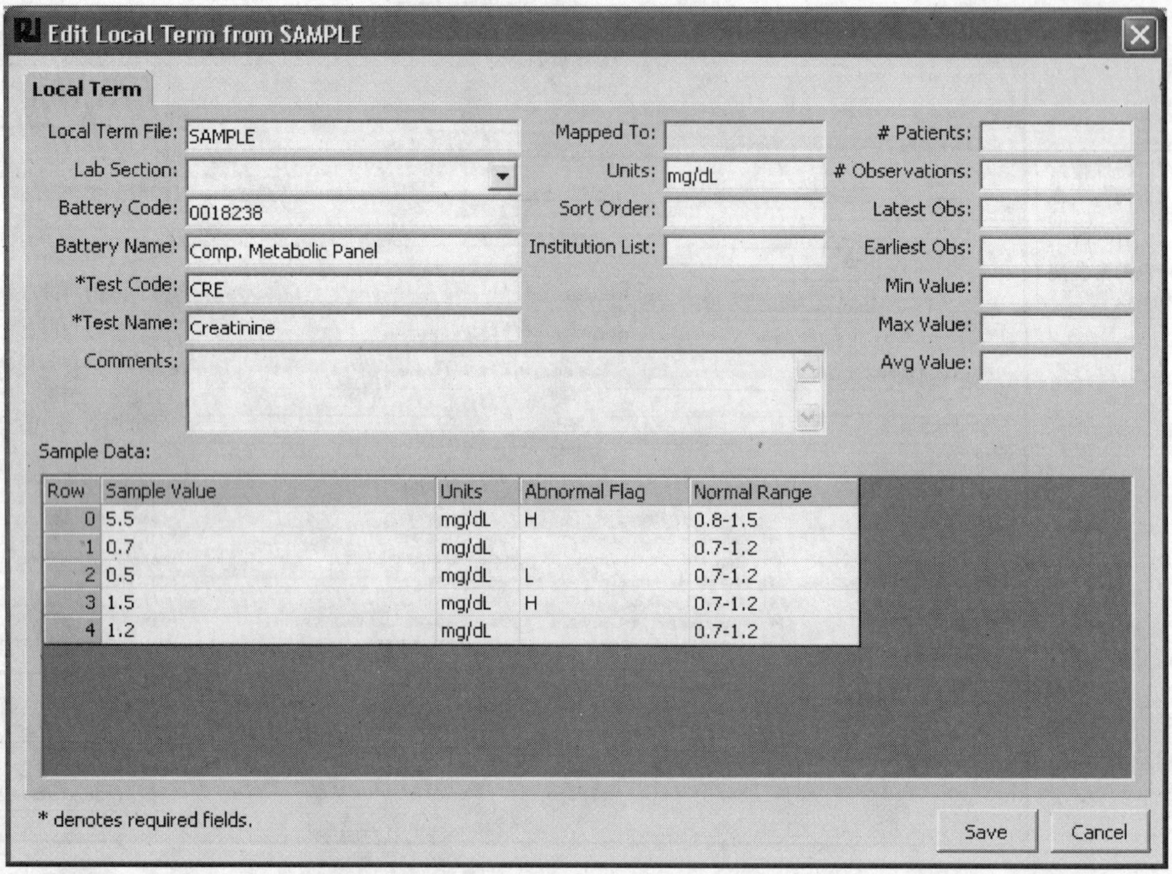

图 20　本地术语详细信息窗口

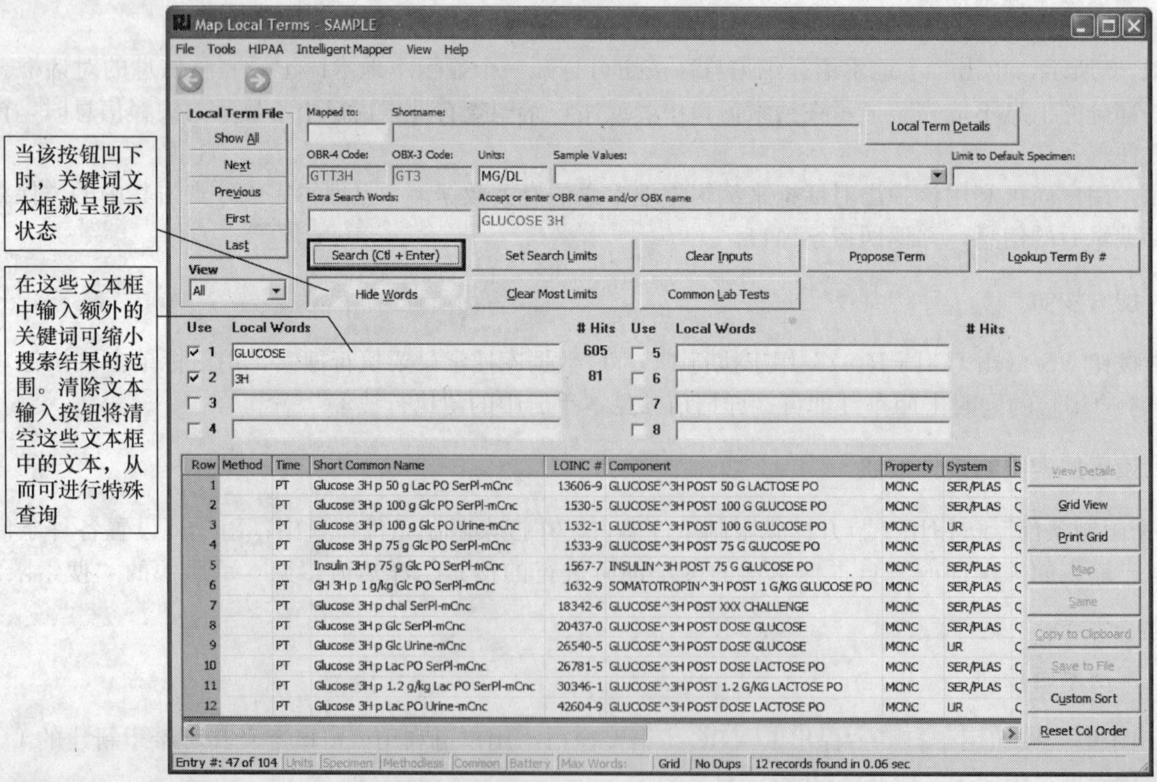

图 21　对照窗口（显示关键词）

10.2.9 按编号查找 LOINC 术语按钮

“按编号查找 LOINC 术语”按钮用于打开“LOINC 详细信息”窗口。该窗口显示的是用户所输入的特定 LOINC 编号的术语在 LOINC 数据库中的详细信息。详情请参见本手册中的“查看 LOINC 术语详细信息”一节。

10.2.10 “本地关键词”文本框

每条本地术语记录中的试验（OBX-3）说明及试验组合（OBR-4）说明字段都包含称为**字符串**的一系列字符—。其中，单词之间都由一个或多个空格字符分隔开来。RELMA 程序将所有出现在空格之间的字符串都视为关键词，并将其复制到该窗口中部的“本地关键词”文本框。默认情况下，分别显示不同关键词的文本框呈显示状态；不过，用户尚可通过将“隐藏关键词”按钮切换为关闭状态来隐藏这些文本框。如图 21 所示的例子就是关键词文本框呈显示状态的对照窗口。而图 18 的例子则是关键词文本框呈隐藏状态的对照窗口。

默认情况下，只有试验（OBX-3）说明中的关键词才会被复制到“本地关键词”文本框中。然而，使用“用户偏好”对话框中的一个选项，还可使试验组合（OBR-4）说明中的关键词也被复制到“本地关键词”文本框中去。搜索 LOINC 数据库时可采用上述这些关键词中的一个或多个。这将在后续部分详细介绍。

尽管 RELMA 在这些“本地关键词”与 LOINC 数据库中那些关键词之间匹配时并不关心大小写，但仍会自动将每个关键词都转换成大写。

如表 1 所示，说明字段信息中的任何特殊字符，都将被 RELMA 替换成空格。RELMA 在读取数据的过程中就已完成了这一替换过程，但并不影响这些数据在 LMOF 数据库中的存储方式。比如，对于本地说明“GRASS SORGHUM AB. IGE”，将有“GRASS”、“SORGHUM”、“AB”和“IGE”4 个字符串分别被拷贝到各自的“本地关键词”文本框中；而在将说明文字分隔成关键词之前，RELMA 就已将“AB”与“IGE”间的句点转换成了空格。不过，两个数字间（如 2.5）或单个数字前（如 .6）用于表示小数的句点例外。

表 1 将被替换为空格的 LMOF 字符

字符	说明	
&	Ampersand	表示“and（和）”的符号
‘	Apostrophe	省略符号，撇号
(	Open Parenthesis	左圆括号
)	Close Parenthesis	右圆括号
＋	Plus	加号
,	Comma	逗号
.	Period	句号，句点
/	Slash	斜杠，正斜杠
:	Colon	冒号
;	Semicolon	分号
＝	Equal Sign	等号
^	Carat	克拉符

10.2.11 本地关键词“使用”复选框

在“本地关键词”文本框左侧，黑体“**Use**”标题的下方，是相应的本地关键词复选框。当某一本地关键词前的复选框中显示复选标记（即对号）时，RELMA 就会认为用户想在搜索 LOINC 数据库时使用该本地关键词作为搜索关键词之一。反之，RELMA 在搜索中将不使用该本地关键词。比如，图 21 中本地关键词“COLOR”左侧的复选框已被选中，搜索 LOINC 数据库时则会使用这一本地关键词。

本地关键词复选框中显示复选标记时，单击该标记将会清除该复选框，同时还会从 LOINC 数据库搜索关键词中清除掉右侧的本地关键词。反之，再次单击该复选框，又会恢复其中的复选标记，并将其右侧的本地关键词作为 LOINC 数据库搜索的关键词。换句话说，单击本地关键词复选框即可切换右侧相应本地关键词的状态，决定其是否作为 LOINC 数据库搜索的关键词。

默认情况下，RELMA 将关键词从当前本地术语的 OBR-4 和 OBR-3 说明字段复制到相应“本地关键词”文本框中之后，左侧相应的本地关键词复选框就会自动被选中。类似地，若用户在“本地关键词”文本框中输入一个单词并将光标移出文本框或按下回车键后，相应的本地关键词复选框同样会被自动选中。用户若要关闭这一自动复选功能，在“用户偏好”对话框中取消“自动选择关键词”复选框即可。

若复制于本地术语说明字段的某关键词未出现在 LOINC 数据库的任何术语之中，则该本地关键词复选框中的复选标记将被自动清除，且该关键词也将自动被排除在 LOINC 数据库搜索条件之外。

10.2.12 清除输入的搜索条件

尽管在用户浏览其本地术语文件的同时，RELMA 程序会自动将关键词填入“本地关键词”文本框中，但常常还是需要采用手工方式输入搜索关键词的。若要清除该窗口中的本地术语信息，进行不采用任何来自本地术语文件的关键词的搜索，只需单击位于“设置搜索限制条件”按钮右侧的“清除文本输入”即可。单击之后，窗口中显示的所有本地术语文件的信息将被清除掉。此时，如图 22 所示，用户即可随意输入搜索关键词。

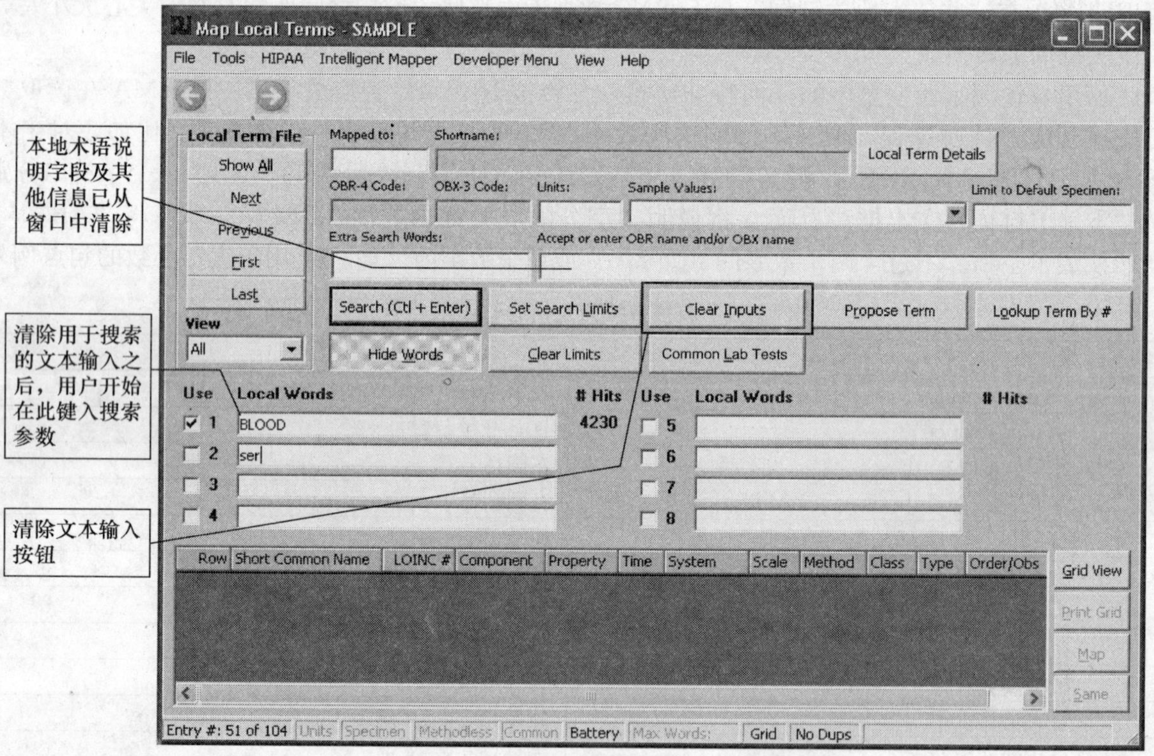

图 22 对照窗口（用户清除用于搜索的文本输入之后）

10.2.13 搜索结果网格

在对照窗口底部，是一个平面型电子数据表格样的控件—搜索结果网格。其中，若干 LOINC 数据库字段，如 LOINC 编号、简称、成分和属性等，分别占据一列，并带有相应的列标题。每次的搜索结果都将在这个数据网格中显示。不过，搜索结果只是被暂时存储在此处，因而每次新的搜索都将取代上次的搜索结果。同时，在 RELMA 程序中，确实也有不少方法可将数据网格中的结果导出到打印机或文件中。

10.2.13.1　标准模式

搜索结果网格有两种模式。第一种模式是新装程序所默认的标准平面模式（Flat Mode），可将搜索结果数据按简单的电子表格的样式组织起来。像电子表格程序那样，在 RELMA 中亦可重排各列的次序，调整单元格的大小，用滚动条导航或定位，将数据导出到文件中以及打印数据。

要在两种搜索模式之间进行转换，则点击位于搜索结果窗口右边的“树视图”按钮。按钮上的标识将在“树视图”和“网格视图”间来回变换，这两个标识表示用户在点击该按钮后将要显示的窗口。

10.2.13.2　成组模式

注意：从本次发布的版本开始，“成组模式”已被“树视图”模式取代。

树视图模式

注意：这只是一个初步的功能。我们知道这一功能还不完善，但我们为其可能被完善而感到兴奋并希望用户能看一看这一新功能。RELMA 开发团队欢迎用户针对此新功能提出的评价或建议。

在“树视图”模式下，搜索结果被以层级结构的形式进行显示。这个树与搜索限制窗口中的“多轴”层级结构的构造相同。

要对照一个本地术语，则突出显示从搜索返回的 LOINC 代码中的一个，同时点击位于窗口右侧的“对照”按钮。用户也可通过双击一个 LOINC 行或在搜索结果窗口中点击右键弹出内容菜单来对照一个术语。

注意：用户不能将一个本地术语与树的一个黑体字行进行对照。这些行表示 LOINC 部分而不是 LOINC 代码本身。

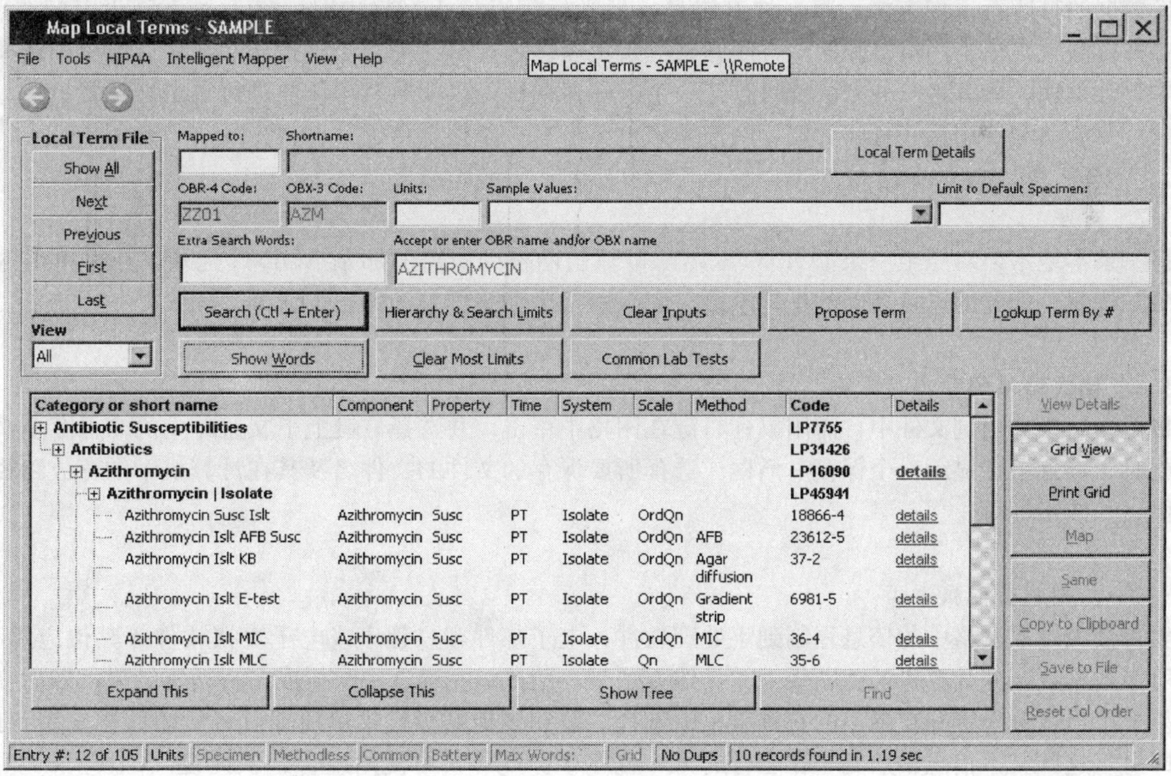

图 23　在树视图中搜索模式示例

10.2.13.3　网格列次序的重排

若要重排网格列的排列次序，可将鼠标移至相应列标题（所在列顶端的灰色矩形框）上，单击且按住鼠标左键，左右移动鼠标，在所需的位置释放鼠标左键即可。注意，鼠标拖动过程中，网格某两列之间会显示一个较粗的灰色竖线，用来实时指示若此时释放鼠标左键被拖动列的新位置。也就是说，释放鼠标左键时，被拖动列将位于与该灰色竖线相邻的两列之间。

若要将网格列的排列次序重置为程序的默认次序，只需鼠标右键单击网格并选择“重置网格列次序”即可。

10.2.13.4 按网格列排序搜索结果

若要依据某列对网格中的记录进行排序，鼠标左键单击相应列标题即可。这里，列标题其实起着决定是按升序还是按降序排序的切换开关的作用；若一次单击是按所点击列的升序对整个网格内的记录进行排序的话（从 A 到 Z），双击时则按降序排序（从 Z 到 A）。

10.2.13.5 调整行与列的大小

要调整行或列的大小，需将鼠标放在两个列标题之间（调整单元格宽度时），或两个行标题之间（调整单元格高度时）。当鼠标指针由箭头状（正常选择指针）变为一左一右（一上一下）两个箭头夹着一条竖线（横线）形状的指针（调整大小指针）时，表明鼠标已有效地移到了两列（行）之间。此时，单击并按住鼠标左键，左右（上下）移动鼠标，即可根据所需的宽度（高度）对其进行调整。释放鼠标左键后，调整即会生效，并会影响该网格中的相应列或行。

注意：只能在标准模式下调整行的高度。

10.2.13.6 打印

网格数据的打印有三种方法。第一种方法是，当光标焦点位于网格内时，敲击一下键盘上的“P”键即可；第二种方法就是单击网格右侧的“打印网格”菜单项即可；第三种方法则是从“文件”菜单中选择“打印搜索结果”菜单项。所有这三种方法都将打开一个打印对话框，以便对打印作业进行自定义设置。

注意：要激活和使用这些打印功能，网格中必须至少有一条搜索结果。

10.2.13.7 对照

要将一条本地术语对照至一条 LOINC 术语，可双击网格中所需的那条 LOINC 记录，亦可单击网格右侧的“对照”按钮。如此即可将当前的本地术语对照至网格中高亮选中的那条 LOINC 术语。

10.2.13.8 搜索结果的导出与保存

要将搜索结果导出到文件中，需用鼠标右键在网格中单击，并选择右键上下文菜单中的“保存至文件”菜单项。此时，屏幕上会显示一个保存对话框。选择所要保存的文件的文件名及其在计算机中的存放路径，然后单击“保存”按钮即可。

10.2.13.9 复制到剪贴板

若要将搜索结果网格中的信息复制到字处理软件、电子邮件客户程序或电子表格软件等其他应用程序中，可先将所需数据复制到计算机的剪贴板中。具体方法是，用鼠标左键选中一行或多行搜索结果，然后在高亮显示的结果上单击鼠标右键并在弹出的右键菜单中选择“复制到剪贴板”菜单项即可将所需数据复制到剪贴板。这时，即可将这些文本信息粘贴到正在运行的另一程序中。此外，可使用组合式快捷键“Ctrl”＋“C”来复制；其具体操作方法为：按住“Ctrl”键不放，同时按一下“C”键，之后松开两键，亦可将相应数据复制到 Windows 剪贴板中。

注意：在默认情况下，使用“复制到剪贴板”菜单项所复制的是搜索结果网格中所选的整行数据（一行或多行）。如果希望复制的只是某行中显示的 LOINC 编号，则可在键盘上使用快捷键“Ctrl”＋“L”来复制；其具体方法与上述的快捷键“Ctrl”＋“C”类似。不过，“Ctrl”＋“L”快捷键每次只能复制一个 LOINC 编号。

10.2.14 状态栏

在图23所示窗口的最底部，可见一个由多个信息区（信息显示框）组成的状态栏。其中，各个信息区均显示的是旨在增强RELMA程序可操作性的不同文本元素。鼠标指针放在某一区域上并停留数秒，就会相应显示一条简短的说明信息。这里，将按从左至右的顺序对状态栏中的各个区域逐一加以比较详细的介绍。

最左侧信息区显示的是有关本地术语文件的导航信息。其消息样式为“Entry＃：X of Y（第X条共Y条)”。这两个数值中，前者（X）指的是当前显示在窗口顶部文本框中的那条记录，而后者（Y）则是当前本地术语文件中的记录总数。随着用户在本地术语文件中向前或向后滚动记录，该区将会实时更新上述信息，以与用户在该术语集中的位置保持同步，使用户随时了解自己所在的位置。若单击“全部清除”按钮，则其中的信息将全部清空；这是因为，单击此钮表示不再浏览当前的本地术语文件，而是要手工输入欲搜索的术语。只要再次开始浏览本地术语文件，该信息区就会重新开始实时反映用户在该文件中的位置。

“计量单位”消息区是搜索限制条件的一个二态指示器，用于表明是否要求所查找的LOINC术语之LOINC属性与本地计量单位文本框中的文本一致。默认状态下，这一功能项是关闭的，该区则呈灰色的失活状态，亦即“搜索选项”选项卡上相应的复选框为清除状态；反过来，当相应复选框为选中状态，该功能项开启的时候，该信息区则呈黑色激活状态。直接单击该信息区可切换相应复选框的状态（激活或关闭该搜索限制条件）；或者，亦可通过在搜索限制条件窗口中改变“LOINC术语与本地术语的计量单位一致”复选框的状态来实现。

同样，“标本”信息区也是一个二态指示器；其所指示的搜索限制条件是将搜索结果限制在LOINC体系类型属于对照窗口上“仅限于默认标本类型”文本框所罗列的默认标本类型之一的那些LOINC术语的范围内。若要激活或关闭该搜索限制条件，可直接单击该信息区来切换相应复选框的状态，亦可通过在搜索限制条件窗口中改变“LOINC术语与本地术语的标本类型一致”复选框的状态来实现。

“无方法”信息区也是一个二态指示器；其反映和控制的是搜索结果中是否返回那些方法字段带有取值的LOINC术语。若该区显示为开启，将仅返回方法字段为空值（NULL）的那些术语；若该区显示为关闭，搜索时则对方法字段不作限制。若要激活或关闭该搜索限制条件，可直接单击该信息区来切换相应复选框的状态，亦可通过在搜索限制条件窗口中改变“仅限于无方法的LOINC术语”复选框的状态来实现。

“常见”信息区也是一个二态指示器；其控制的是搜索范围究竟是整个LOINC数据库，还是仅限于“常见试验”子集。若该区显示为开启，搜索将仅限于“常见试验”子集中的那些术语；若该区显示为关闭，搜索范围为整个LOINC数据库。若要激活或关闭该搜索限制条件，可直接单击该信息区来切换相应复选框的状态，亦可通过在搜索限制条件窗口中改变“常见试验”复选框的状态来实现。

“最大词数：”信息区显示的是用户对搜索结果LOINC成分字段中单词最大个数的限制。当未设最大值时，该区为灰色且冒号右侧无数值显示。要编辑该条件，用户必须在搜索限制条件窗口的“成分字段最大单词数”文本框中输入1至9之间的一个整数。

“网格”信息区显示的只是用户是否希望程序自动调整搜索结果网格大小。若该区开启，用户浏览搜索结果时程序将自动调整网格行；若该区关闭，搜索结果网格的行将保持不变，除非：(1) 网格单元格大小被手工调整；(2) 或者用户激活了该信息区。若要激活或关闭该搜索限制条件，可直接单击该信息区来切换相应复选框的状态，亦可通过改变“用户偏好”窗口上对照窗口选项卡中的“自动调整网格大小”复选框的状态来实现。

“禁止重复”信息区表示用户是否希望删除结果网格中那些重复的LOINC术语记录。该区将保持开启状态，不能编辑，以便每次搜索后自动从网格中删除重复记录。

状态栏最右侧的是反映搜索结果的记录数和完成搜索所花费的时间的搜索统计数字信息区。程序启动时为空白，执行搜索后显示的信息样式为“X records found in Y sec（找到X条记录，历时Y秒)”。每搜索一次，该区信息才更新一次。

10.3 搜索限制条件窗口

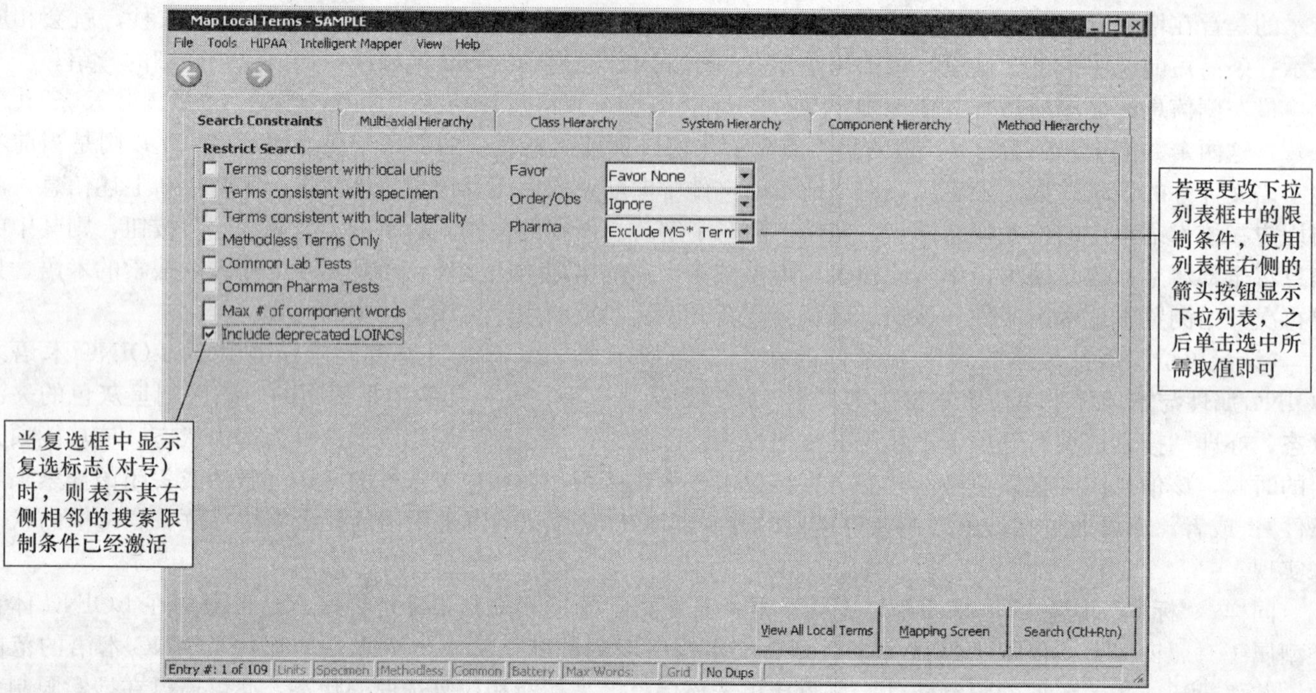

图 24 搜索限制条件窗口

以下几个小节将详细介绍用户如何使用搜索限制条件来缩小 LOINC 数据库搜索结果的范围。RELMA 程序的目的就在于帮助用户找出可能适合于每条本地术语的最小的一套候选 LOINC 术语，以便用户能迅速有效地将自己的本地术语与 LOINC 术语对照起来。而各个搜索限制条件的目的则分别是从 LOINC 数据集的不同侧面来缩小搜索结果的范围。

10.3.1 与本地计量单位一致的 LOINC 术语

注意：从 RELMA v3.16 开始，本功能选项在每次程序启动时默认是开启的。若不想要此限制条件，则需手工关闭该选项。

当选中“与本地计量单位一致的 LOINC 术语”复选框时，搜索结果将仅仅返回那些 LOINC 属性与本地术语相关计量单位一致的 LOINC 记录（这些计量单位就显示在对照窗口的“计量单位”文本框中）。

这里，就以针对示例本地术语文件“SAMPLE”所提供的“PROTEIN UA”的搜索为例。如图 25 所示为不加计量单位限制条件进行搜索的结果。该次搜索共返回 162 条候选的 LOINC 术语（显示在结果网格中）。若要手工确定究竟其中哪条 LOINC 术语与本地术语“UTP4R”最匹配的话，该搜索结果的总数就显得有些多。

若加以计量单位的限制，则搜索结果中保留下来的就只有那些属性为 MRAT（质量速率）的那些 LOINC 术语。而其他那些属性与本地术语计量单位“MG/24 HR”不一致的候选 LOINC 术语则被从搜索结果剔除。如图 26 所示，显然侯选 LOINC 术语的数量明显减少（从 208 条降至 33 条）。对用户手工审核并确定适宜于本地术语的 LOINC 术语来说，这一结果记录集的大小就显得容易处理得多。

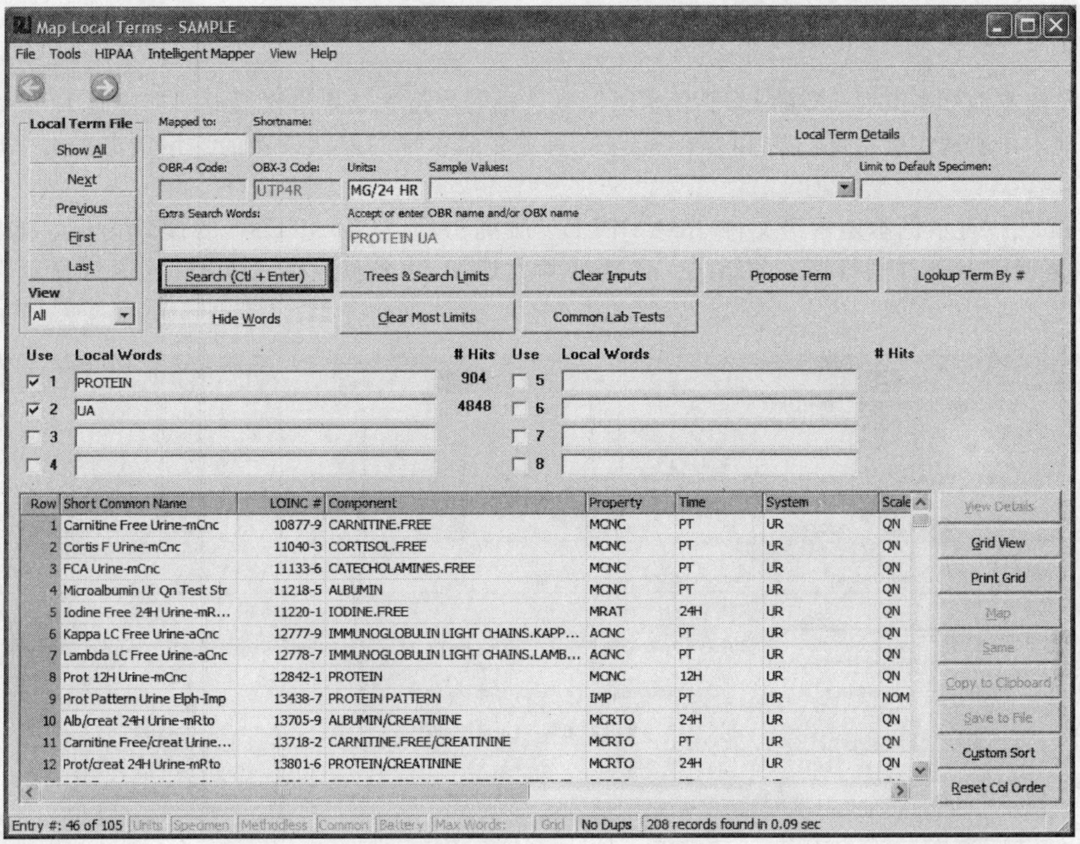

图 25 不加计量单位限制时对 PROTEIN UA 进行的搜索

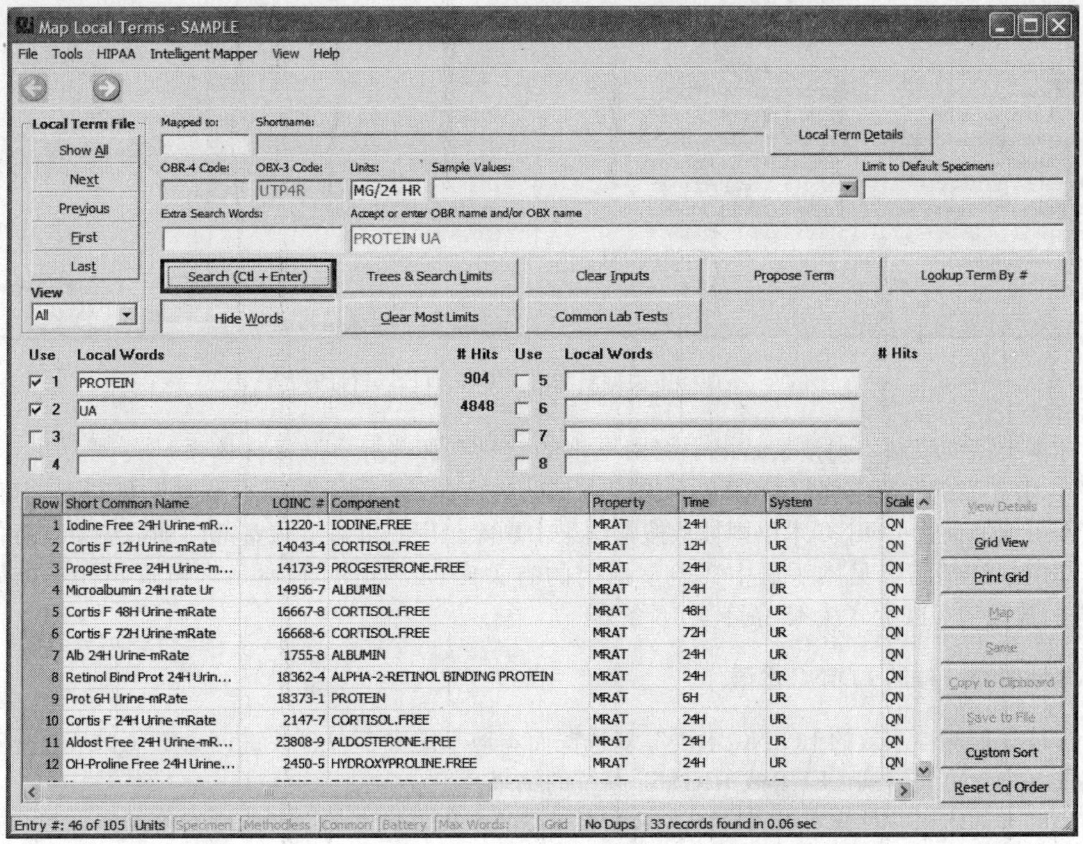

图 26 对 PROTEIN UA 进行加以计量单位限制的搜索

10.3.2 与本地标本类型一致的 LOINC 术语

当选中“与本地标本类型一致的 LOINC 术语”复选框时，搜索结果将仅仅返回那些其 LOINC 体系类型已指定给本地术语所属实验室部门的 LOINC 记录。有关实验室部门默认设置的详情请参见本手册的“实验室”一节。

这里，就以针对示例本地术语文件“SAMPLE”所提供的“OPIATES”的搜索为例。如图 27 所示为不加标本类型限制条件进行搜索的结果。该次搜索共返回 43 条候选的 LOINC 术语（显示在结果网格中）。

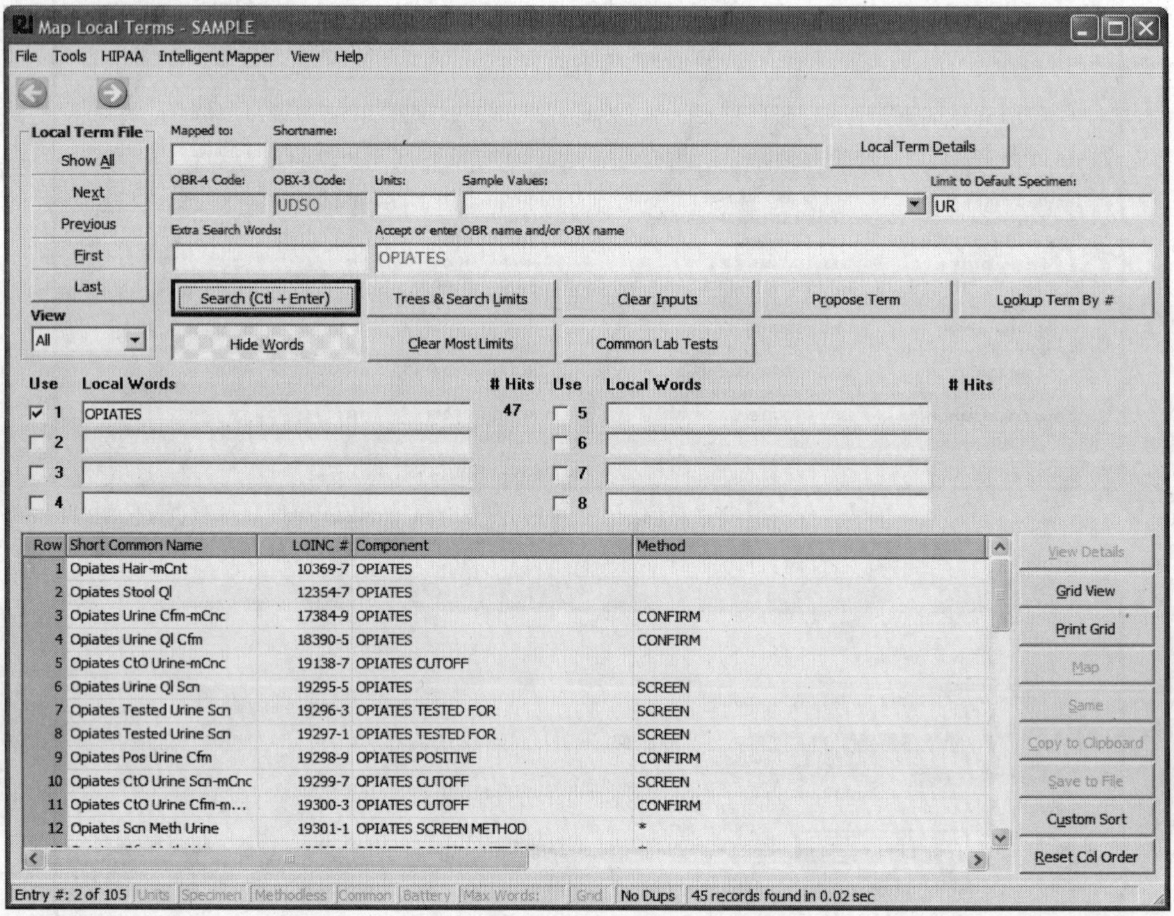

图 27 不加标本类型限制时对 OPIATES 进行的搜索

若加以标本类型的限制，则搜索结果中保留下来的就只有那些标本（又称体系）类型为 UR（尿液）的 LOINC 术语。由于当前实验室部门 DRUG SCREEN（药物筛查）被赋予的标本类型只有 UR，其他那些标本类型与 UR 不一致的候选 LOINC 术语则被从搜索结果中剔除。用户可对实验室部门加以编辑，且能新建自定义的实验室部门。详情请参见本手册中实验室部门的有关内容。如图 28 所示，当限制标本类型时，候选 LOINC 术语的数量明显减少（从 45 条降至 18 条）。

10.3.3 与本地侧性一致的 LOINC 术语

当选中“与本地侧性一致的 LOINC 术语”复选框而本地术语又不包含关键词 LEFT 或 RIGHT 时，搜索将不会返回带一个含有关键词 LEFT 或 RIGHT 系统的结果。

假定用户的本地术语文件含有 MAMMOGRAM 所需的术语，对该关键词的搜索将返回如图 29 所示的 109 个结果。

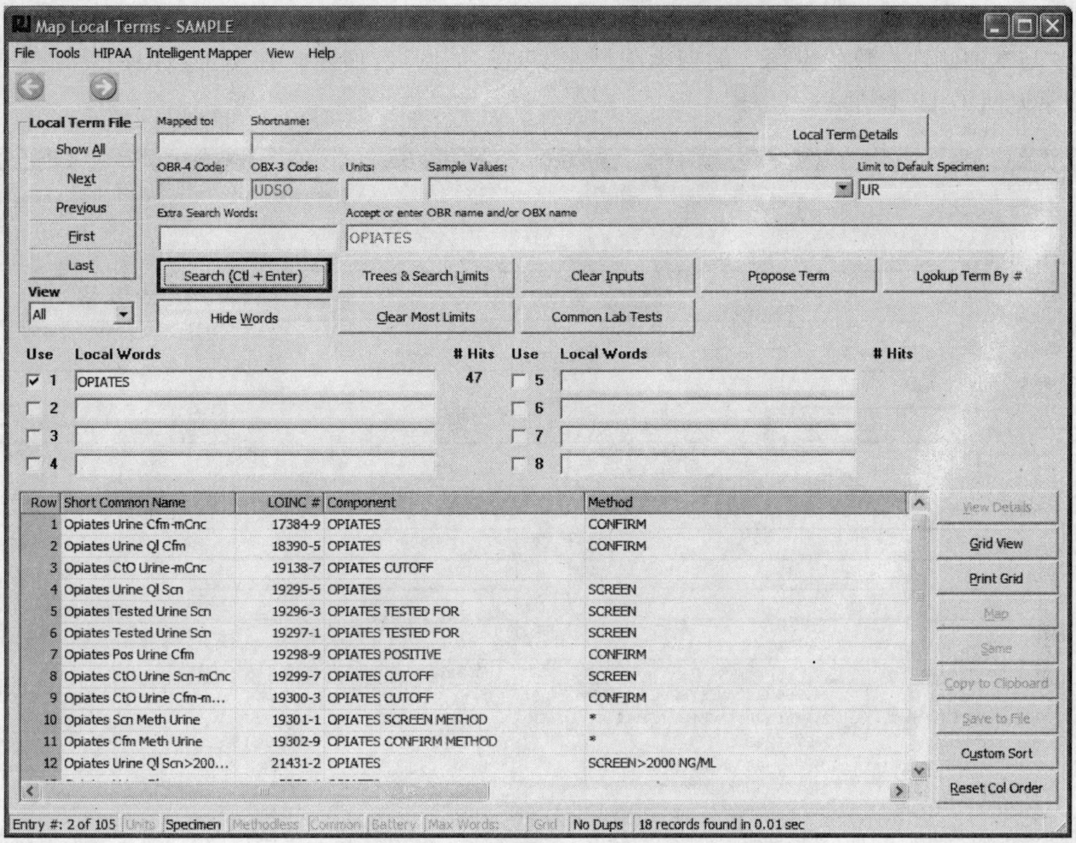

图 28 加以标本类型限制时对 OPIATES 进行的搜索

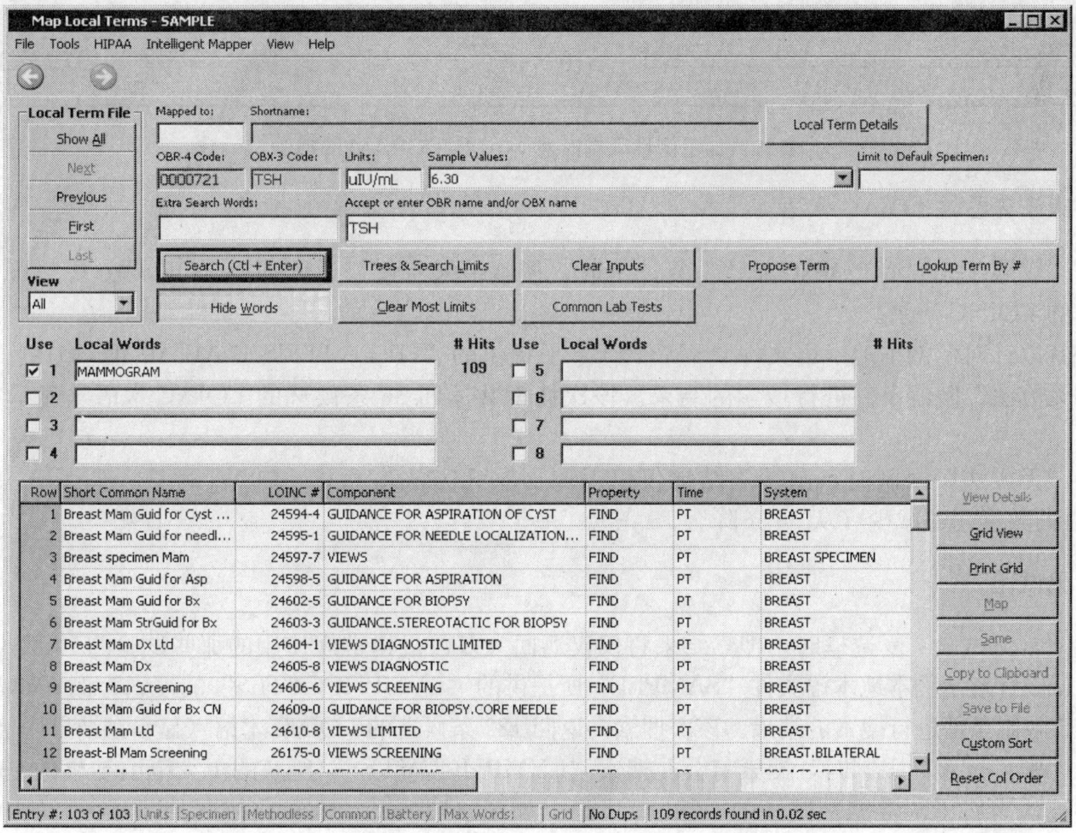

图 29 不加侧性限制时对 MAMMOGRAM 的搜索

如果用户的本地术语文件包含有关键词 LEFT 或 RIGHT，用户可能想将含有这些关键词的术语去掉。这可通过增加“与本地侧性一致的术语”的搜索限制来实现。如图 30 所示，在增加该限制后，对 MAMMORGRAM 的搜索返回了 41 个结果。

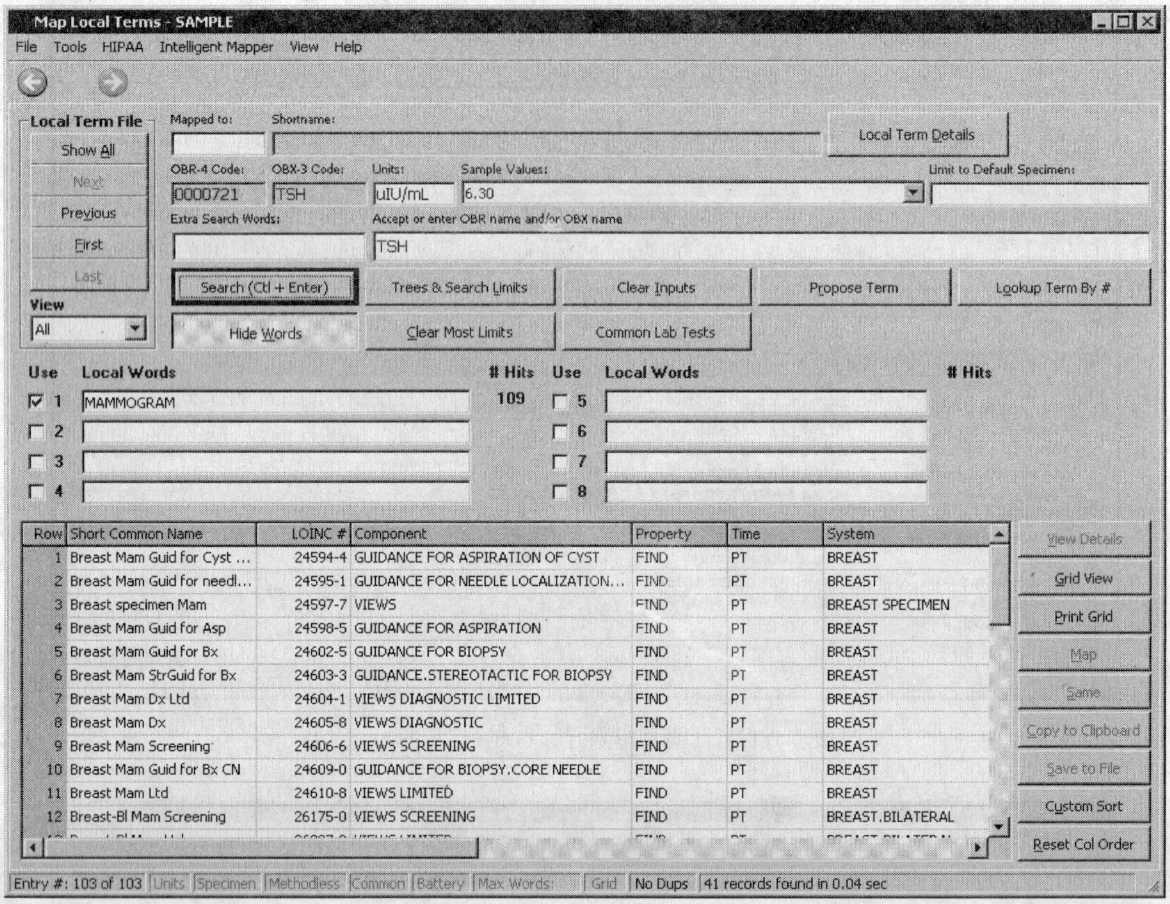

图 30　加了侧性限制时对 MAMMOGRAM 的搜索

10.3.4　仅限于无方法 LOINC 术语

当选中“仅限于无方法 LOINC 术语”复选框时，搜索结果将仅仅返回那些 LOINC 方法字段为空（如缺值或空白）的 LOINC 记录。

这里，就以针对示例本地术语文件“SAMPLE”所提供的“HEPATITIS B AB”的搜索为例。如图 31 所示为不加“无方法”限制条件进行搜索的结果。该次搜索共返回 36 条候选的 LOINC 术语（显示在结果网格中）。

当加以“无方法”限制时，则搜索结果仅仅返回那些无方法信息的 LOINC 术语。如图 32 所示，候选 LOINC 术语的数量明显减少（从 36 条降至 18 条）。

10.3.5　常见试验

当选中“常见试验”复选框时，搜索结果将仅仅返回大多数机构常规使用的那些试验的 LOINC 术语。

这里，就以针对示例本地术语文件“SAMPLE”所提供的“LYMPHOCYTES”的搜索为例。如图 33 所示为不加常见试验限制条件进行搜索的结果。该次搜索共返回 122 条候选的 LOINC 术语（显示在结果网格中）。

当加以“常见试验”限制时，搜索将会在搜索“LYMPHOCYTES”所获的更大范围结果的基础之上，仅仅返回那些被认为属于“常见”试验的 LOINC 术语。如图 34 所示，候选 LOINC 术语的数量明显减少（从 122 条降至 15 条）。

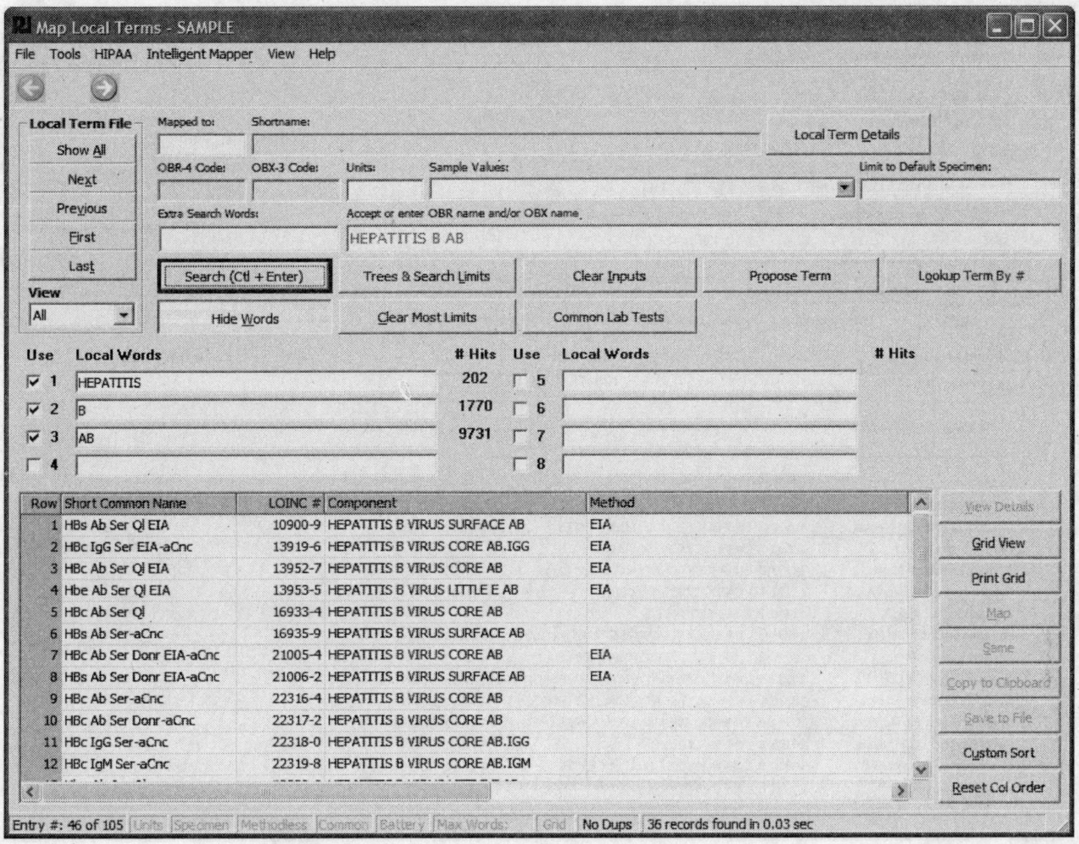

图 31 不加“无方法”限制时对 HEPATITIS B AB 进行的搜索

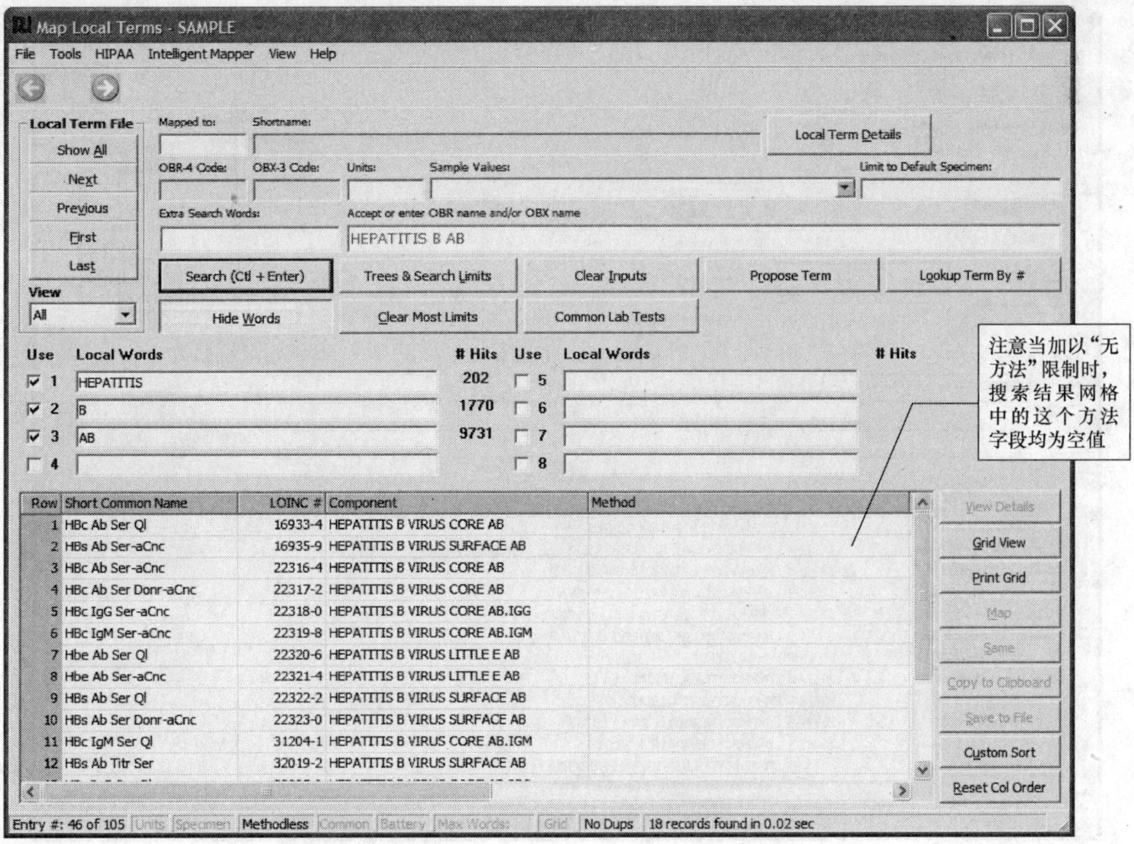

图 32 加以“无方法”限制时对 HEPATITIS B AB 进行的搜索

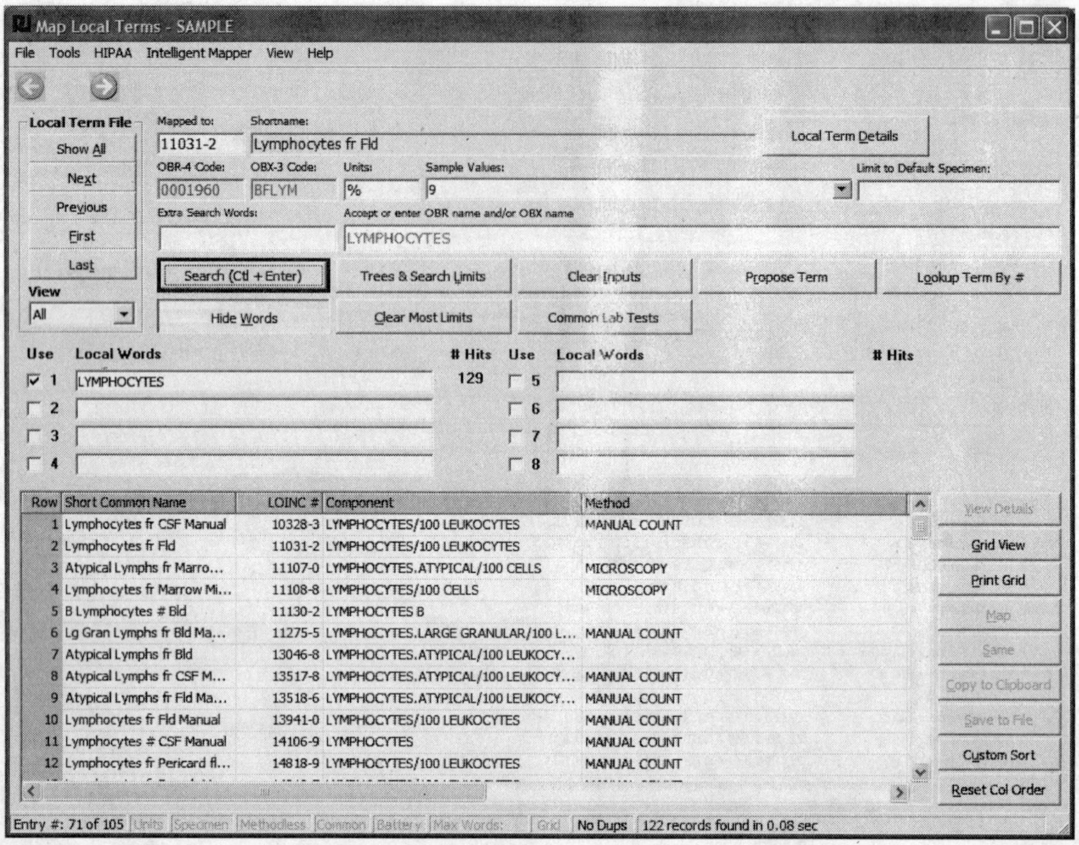

图 33 不加常见试验限制时对 LYMPHOCYTES 进行的搜索

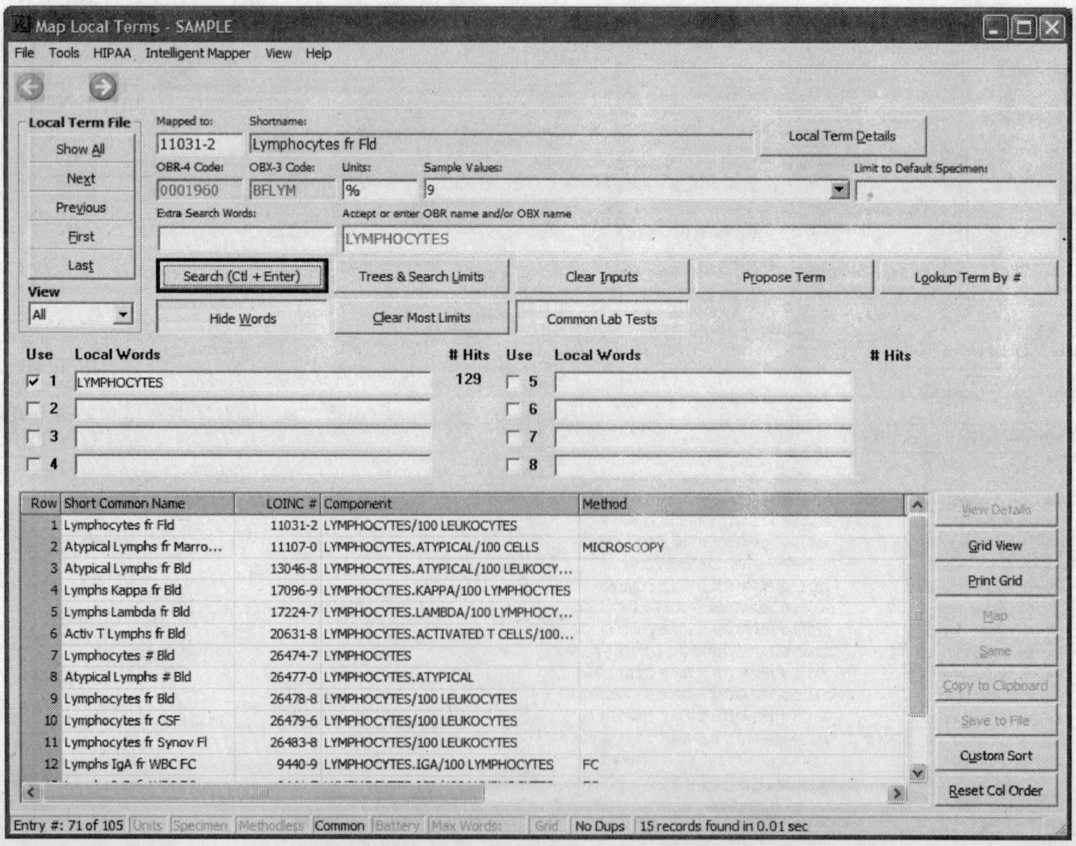

图 34 加以常见试验限制时对 LYMPHOCYTES 进行的搜索

10.3.6 常见药理试验检测指标

当选中“常见药理试验检测指标”复选框时，搜索将仅仅返回那些被 CDISC 标记为常见药理试验检测指标的结果。

这里，就以对示例本地术语文件中的 PROTEIN UA 的搜索为例。如图 35 所示为不加常见药理试验检测指标限制时，对 PROTEIN UA 进行的搜索。结果，搜索共计返回了 208 个候选 LOINC 术语（显示在搜索结果网格中）。

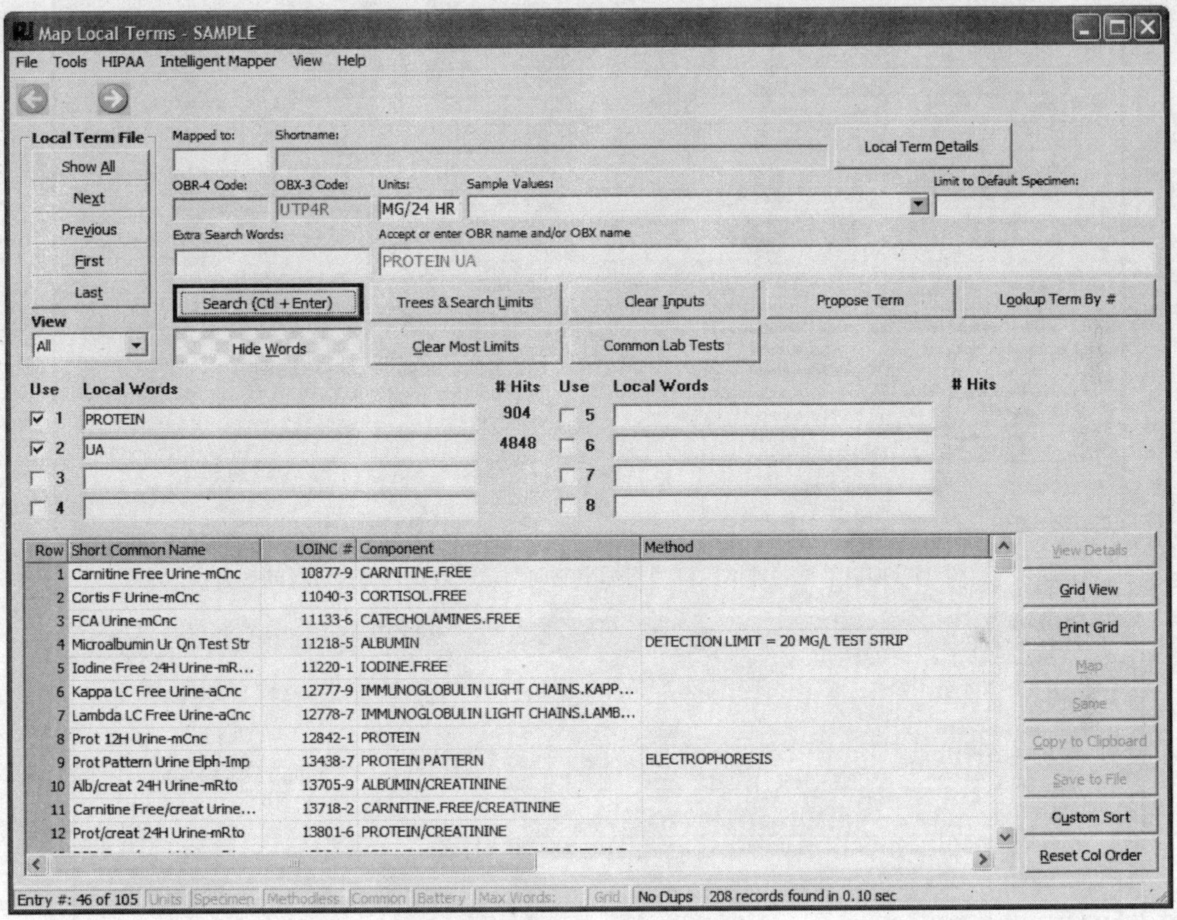

图 35 不加常见药理试验检测指标限制时对 PROTEIN UA 进行的搜索

选中常见药理试验检测指标限制时，在对关键词“PROTEIN UA”进行搜索所得到的较大的候选 LOINC 术语样本的基础上，最终返回的只有那些被 CDISC 标记为常见药理试验检测指标的 LOINC 术语。如图 36 所示，当加以常见药理试验检测指标限制时，候选 LOINC 术语的个数明显减少（从 208 个降至 17 个）。

10.3.7 成分关键词最大个数

当在“成分关键词最大个数”文本框中输入某一正整数值时，搜索结果将仅仅返回那些成分字段中关键词个数不超过上述输入值的 LOINC 术语。比如，输入 4 时，返回结果中 LOINC 术语的成分字段中关键词将不超过 4 个。

这里，就以针对示例本地术语文件“SAMPLE”所提供的“HEMOGLOBIN”的搜索为例。如图 37 所示为不加成分关键词最大个数限制条件进行搜索的结果。该次搜索共返回 292 条候选的 LOINC 术语（显示在结果网格中）。

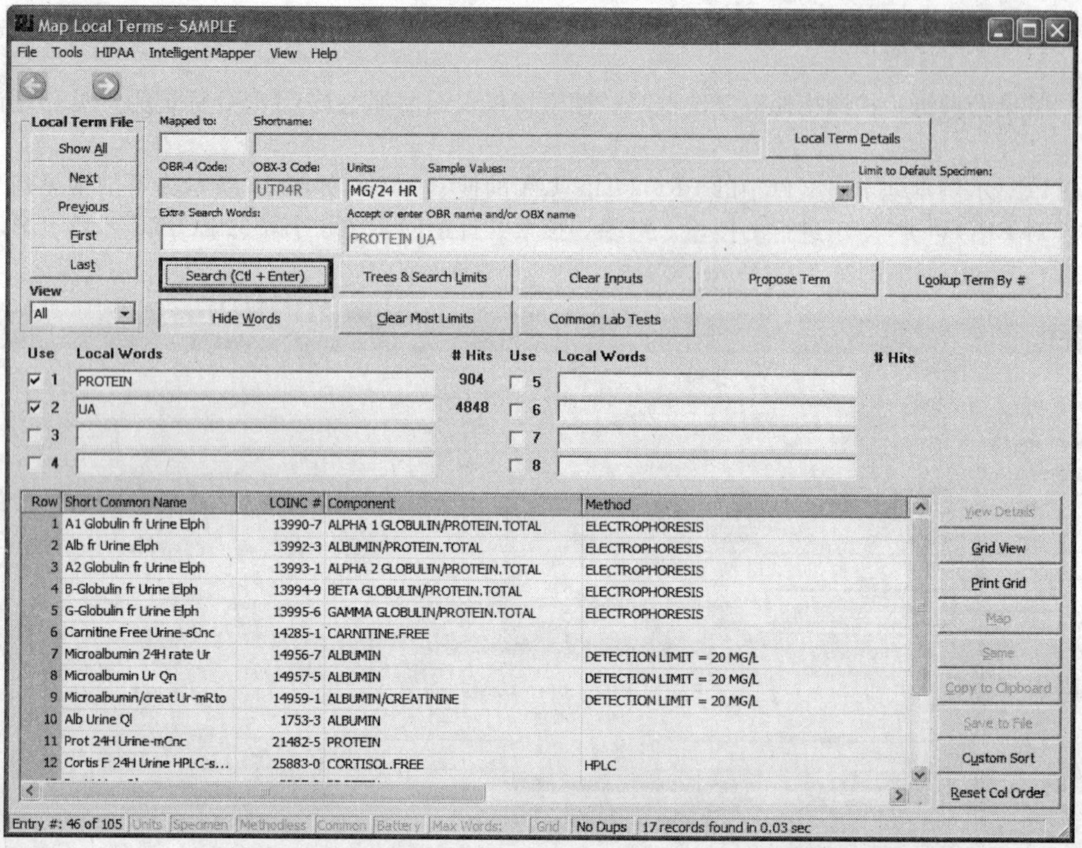

图 36 加以常见药理试验检测指标限制时对 PROTEIN UA 进行的搜索

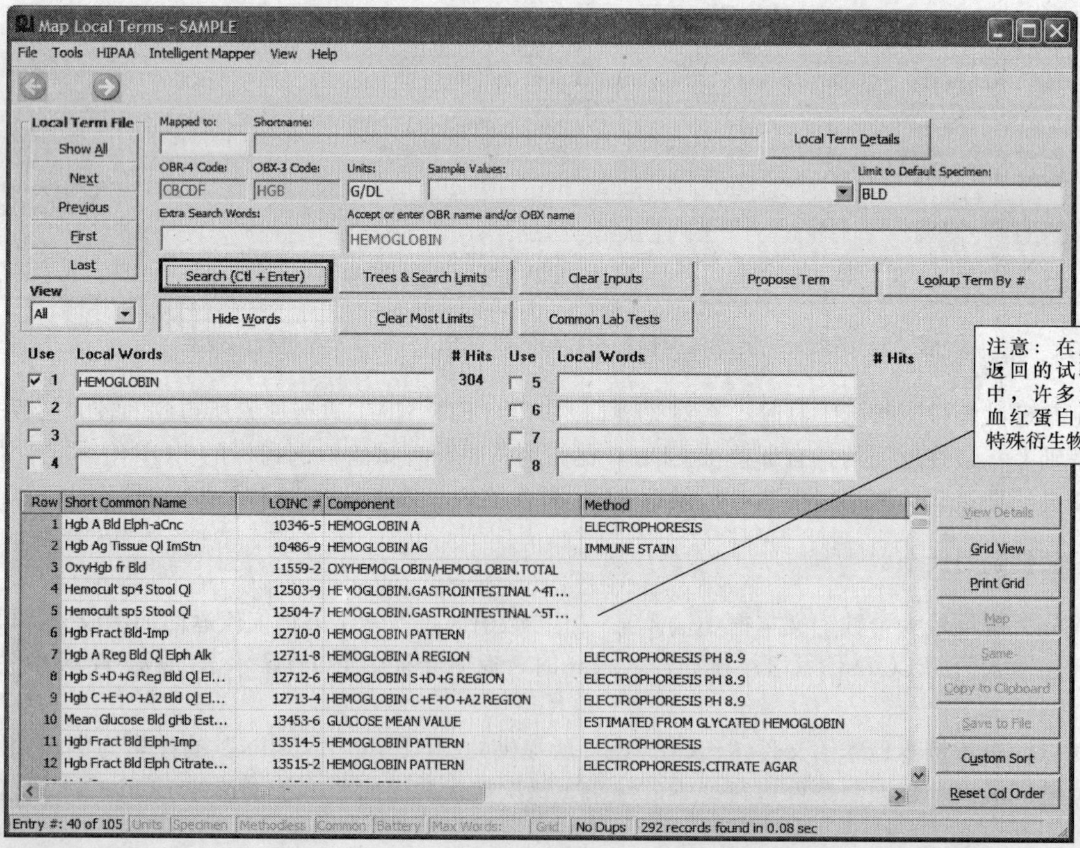

图 37 不加成分关键词最大个数限制时对 HEMOGLOBIN 进行的搜索

当所输入的成分关键词最大个数限制条件为 1 时，搜索结果将仅仅返回那些成分字段中只含有一个关键词的 LOINC 术语（对于本例而言，这个关键词就是 HEMOGLOBIN）。如图 38 所示，输入成分关键词最大个数限制条件后，候选 LOINC 术语的数量明显减少（从 292 条降至 32 条）。

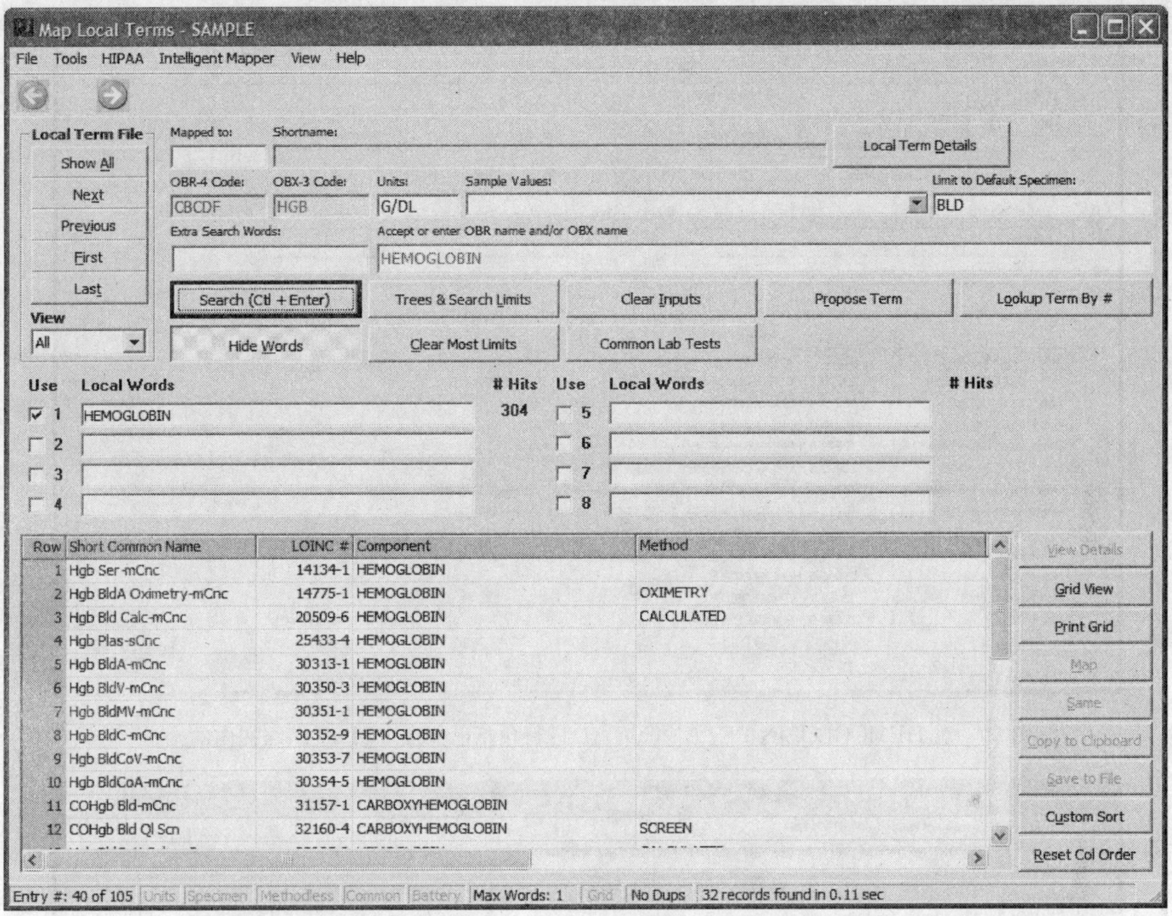

图 38　加以成分关键词最大个数限制时对 HEMOGLOBIN 进行的搜索

10.3.8　包括已淘汰 LOINC 术语在内

当选中“包括已淘汰 LOINC 术语在内”复选框时，搜索结果将既有现行 LOINC 术语，又有已淘汰 LOINC 术语。当清除该复选框时，搜索结果中将不包括已淘汰的 LOINC 术语。当需要查找较老的 LOINC 代码或本地术语已对照但又不再出现在搜索结果网格中的代码时，这一功能项就会显得十分便利。如图 39 所示就是一次包括已淘汰 LOINC 术语在内的搜索示例。在结果网格中，已淘汰 LOINC 术语将采用加删除线的字体格式，并在其行号的左侧带有一个红色的“禁止”符号。这将有利于用户对现行 LOINC 术语和已淘汰 LOINC 术语加以区别。

注意：用户将无法把本地术语与已淘汰的 LOINC 术语进行对照。

10.3.9　首选属性类型

某些 LOINC 术语，除了其属性字段之外，其他方面均无两样。其中许多术语的属性差别只是物质的量（Substance，欧洲、加拿大和澳大利亚的实验室常用）与质量（Mass，美国的实验室常用）类型上的区别。如图 40 所示，采用“首选属性类型”下拉列表框，用户可告诉 RELMA 程序其更希望搜索哪种属性类型的 LOINC 术语。比如说，用户更希望搜索返回的是采用质量浓度的 LOINC 术语，而不是采用物质的量浓度的 LOINC 术语。

这里，就以如下图 40 所示的对“GLUCOSE 3H 100 G”的搜索为例。该次搜索得到三条候选 LOINC 术

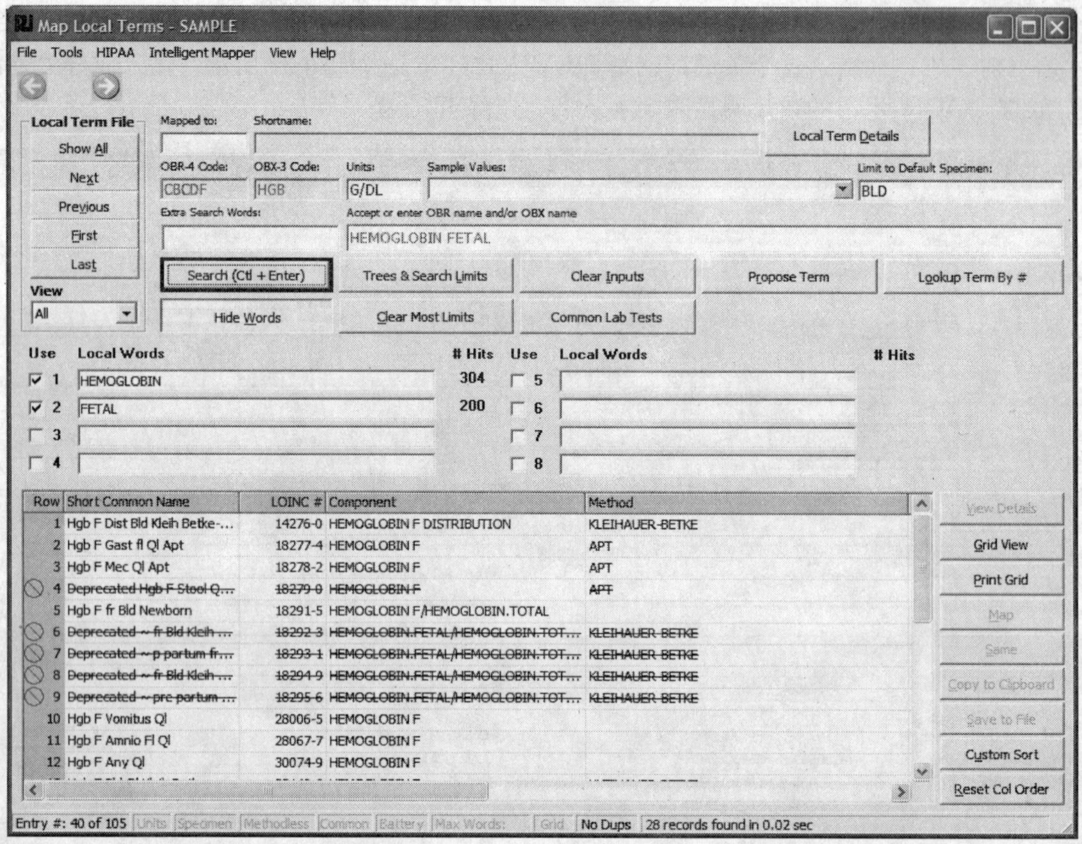

图 39 对 HEMOGLOBIN FETAL TOTAL 进行包括已淘汰 LOINC 术语在内的搜索

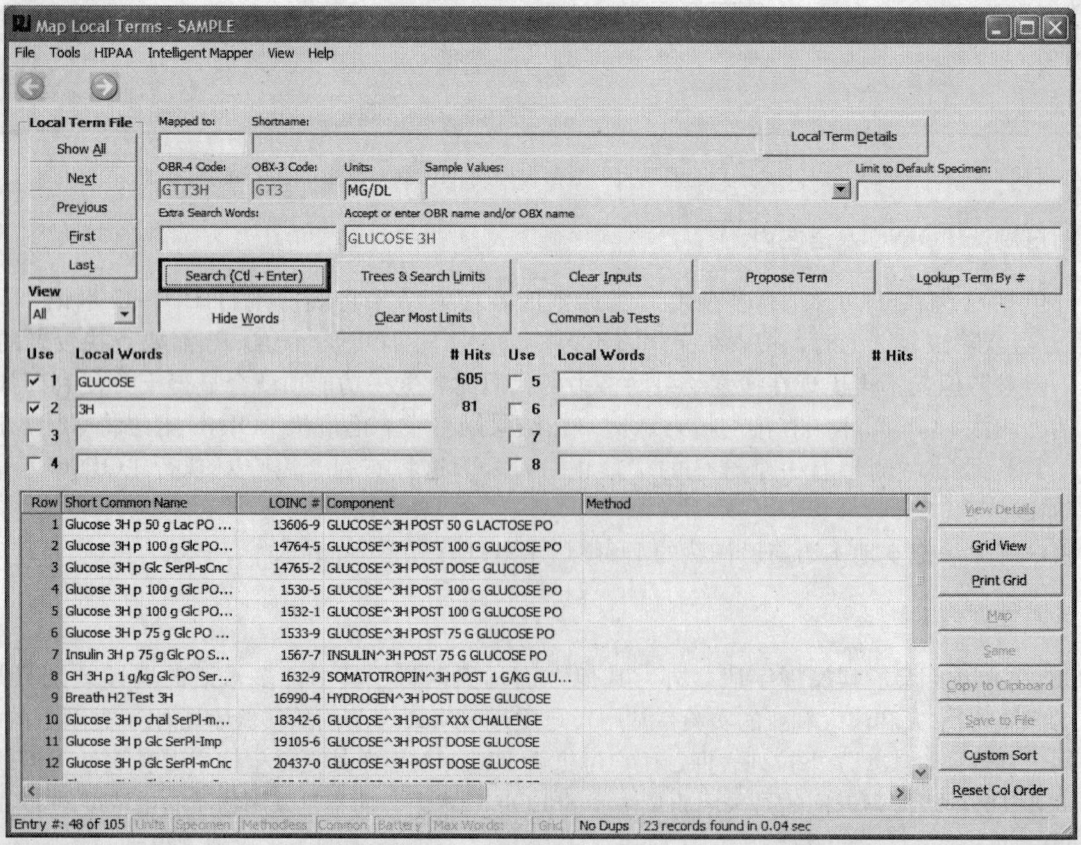

图 40 首选属性类型选“无”时对 GLUCOSE 3H 100 G 进行的搜索

语。其中，前两者除属性字段外内容完全相同。假如我们实验室的检测结果采用的是 mg/dL，我们实验室则会更喜欢采用质量浓度的 LOINC 术语，而不是采用物质的量浓度的 LOINC 术语。

当“首选属性类型”设置为“首选质量”时，属性为物质的量浓度的结果将被剔除，返回的结果将仅为属性为质量浓度的 LOINC 术语记录。保留这一设置并进一步对照本地术语文件中的其他术语时，若存在质量浓度类型试验的 LOINC 术语，与其相对应的属性为物质的量浓度的 LOINC 术语将被隐藏掉。

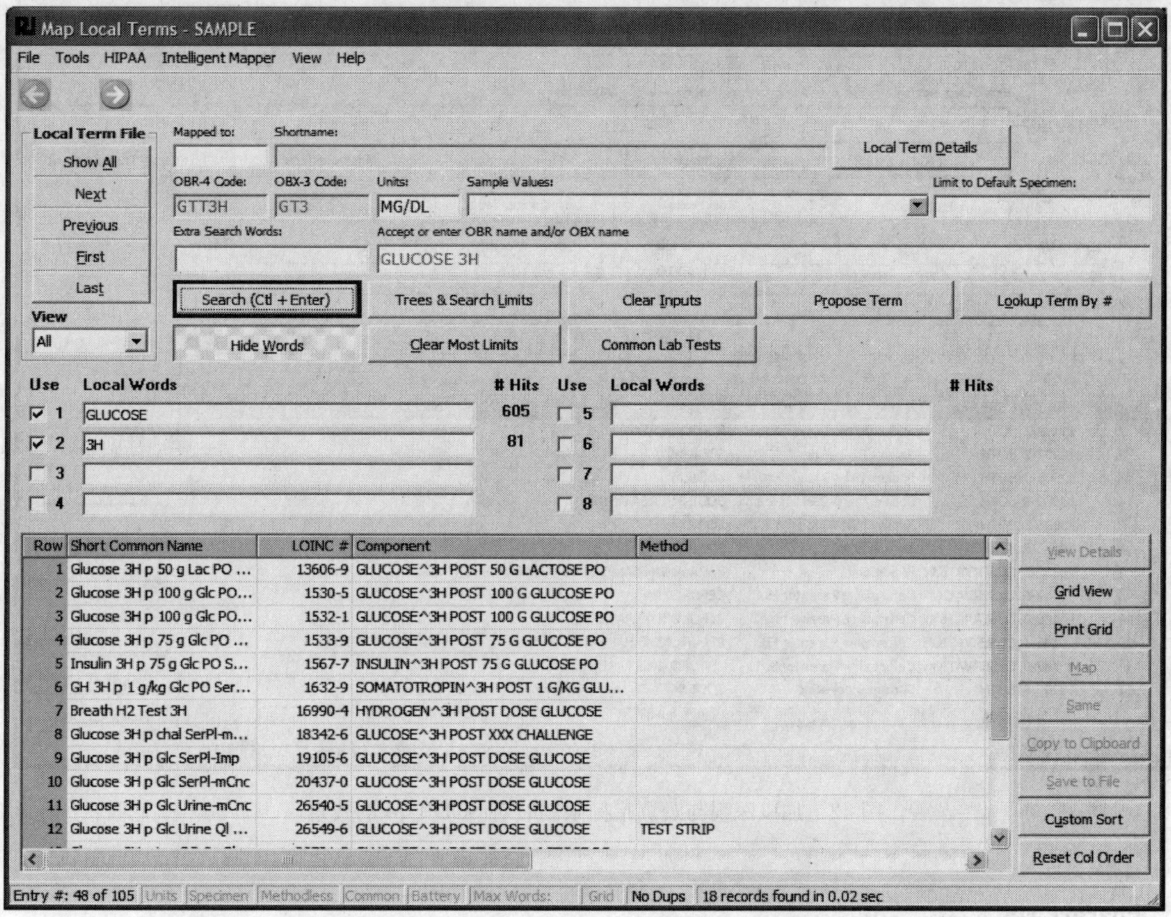

图 41　首选属性类型选“首选质量”时对 GLUCOSE 3H 100 G 进行的搜索

10.3.10　医嘱与观测指标

许多实验室 LOINC 术语可分为医嘱和观测指标两类（有的还可看作二者兼有）。在图 42 所示的窗口中将“医嘱与观测指标”下拉列表框的默认值为“忽略”。通过设置该列表框的取值，用户即可选择自己首选的 LOINC 类型。比如，可首选医嘱类，而不是观测指标类。该搜索限制条件对应于 LOINC 数据库表的ORDER_OBS 字段。详情可参见《LOINC 用户指南》。

默认值“忽略”的作用是告诉 RELMA 程序忽略 LOINC 术语 ORDER_OBS 字段的取值。“首选观测指标”一值的作用是告诉 RELMA 程序返回那些观测指标类型的或既为医嘱又为观测指标类型的 LOINC 术语。同时，结果忽略的是那些仅被标记为医嘱类型或子集的 LOINC 术语。如图 42 所示为将“医嘱与观测指标”限制条件设置为“首选观测指标”时对关键词 SODIUM 进行的搜索。注意：结果中 Order/Obs 字段包括“BOTH”和“OBSERVATION”两种取值。

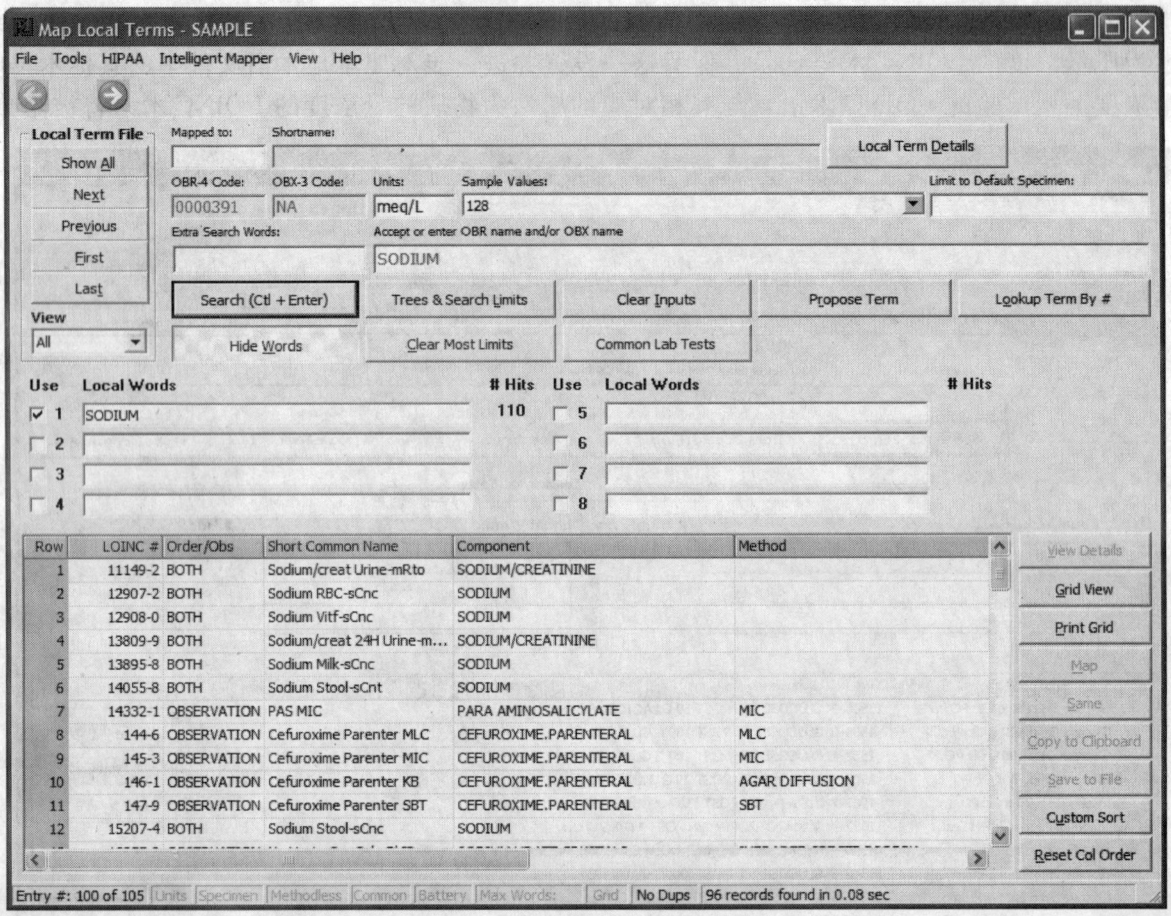

图 42　加以医嘱与观测指标限制时对 SODIUM 的搜索

10.3.11　Pharma MS*

摘录自《LOINC 用户指南》：

制药行业也已经提出了对实验室术语的需求；不过，他们所需要的这些术语并非专门针对试验检测的物质的量型指标（物质的量型浓度或物质的量型速率）或质量型指标（质量型浓度或质量型速率）。为此，我们也相应创建了属性为 MSCNC 或 MSRAT 的术语，以表示这些更为一般性的试验观察指标。

默认情况下，RELMA 在搜索结果集中并不包括此类 LOINC 术语。要在搜索中包括这些术语，用户必须将搜索"制药 MS* 类术语"限制条件设置为"包括 MS* 类术语"或"仅限 MS* 类术语"。其中，前者告诉 RELMA 搜索应包括制药类术语和非制药类术语，而后者则让程序的搜索结果仅限于制药类术语。如下示例演示了"制药 MS* 类术语"限制条件的取值对搜索结果的影响。

就以搜索 GLUCOSE SER PLAS 为例。如图 43 所示为"制药 MS* 类术语"限制条件采用其默认值"排除 MS* 类术语"的搜索结果**。

注**：该次搜索还设置了最大成分关键词个数为 1 的限制条件。

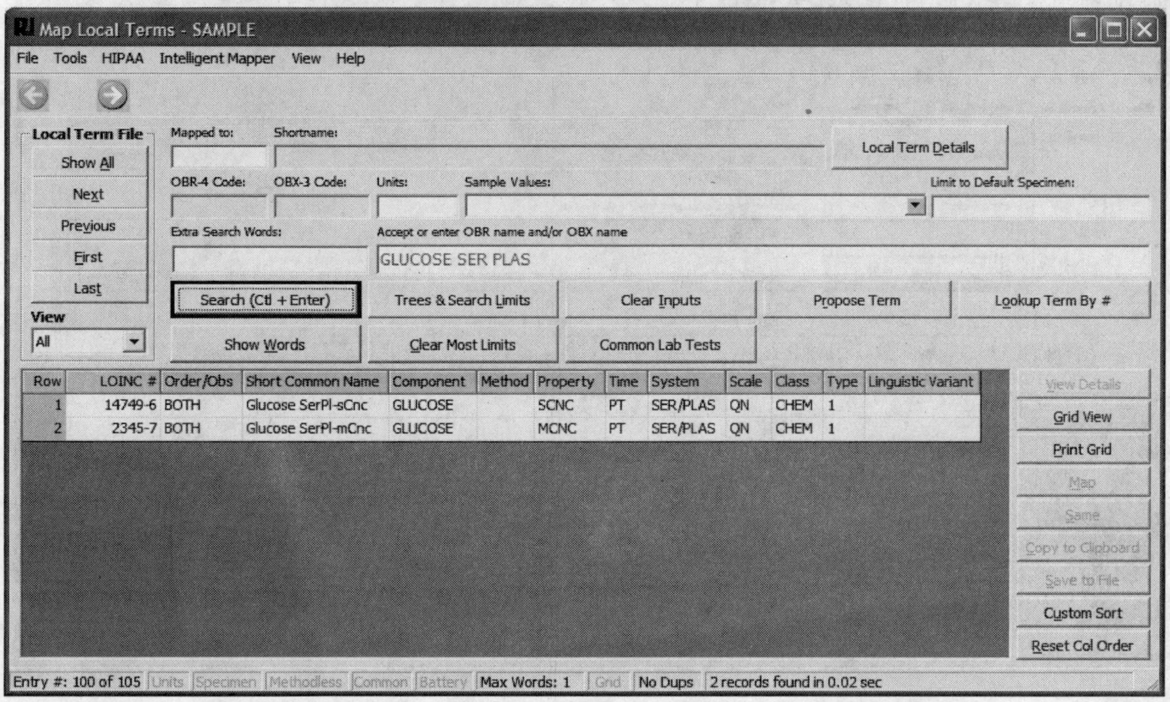

图 43　排除 MS* 类术语时对 GLUCOSE SER PLAS 进行搜索的结果

如图 44 所示为制药 MS* 类术语限制条件采用“包括 MS* 类术语”时进行相同搜索的结果。

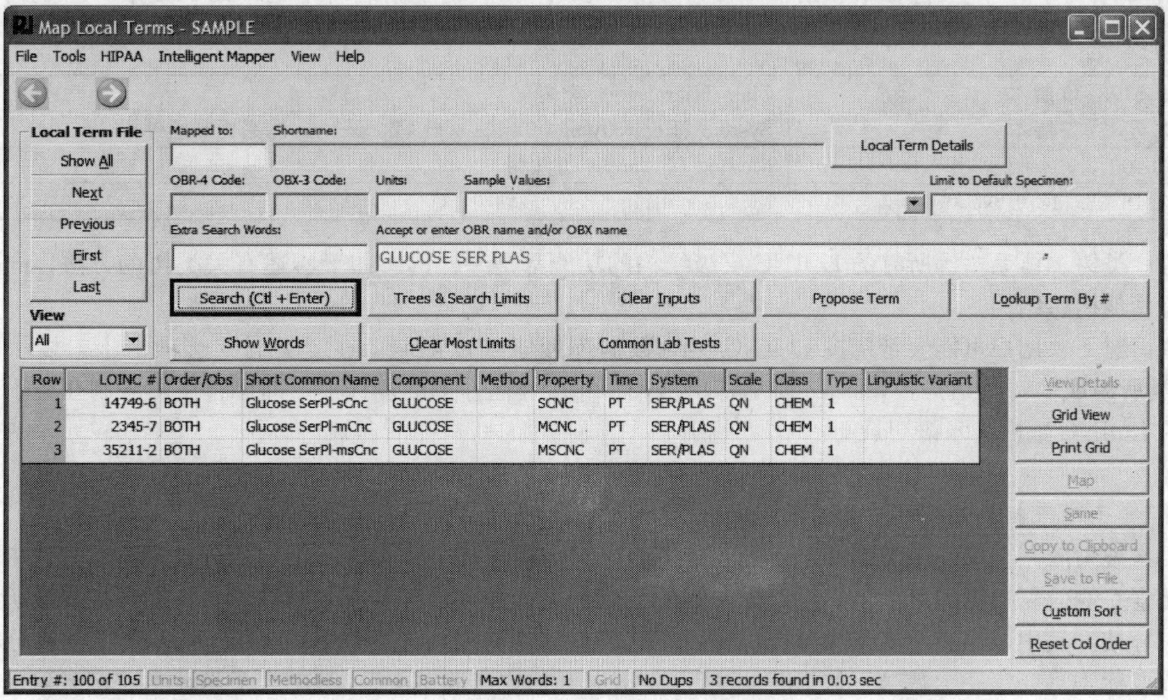

图 44　包括制药 MS* 类术语时对 GLUCOSE SER PLAS 进行搜索的结果

如图 45 所示为制药 MS* 类术语限制条件采用“仅限 MS* 类术语”时进行相同搜索的结果。

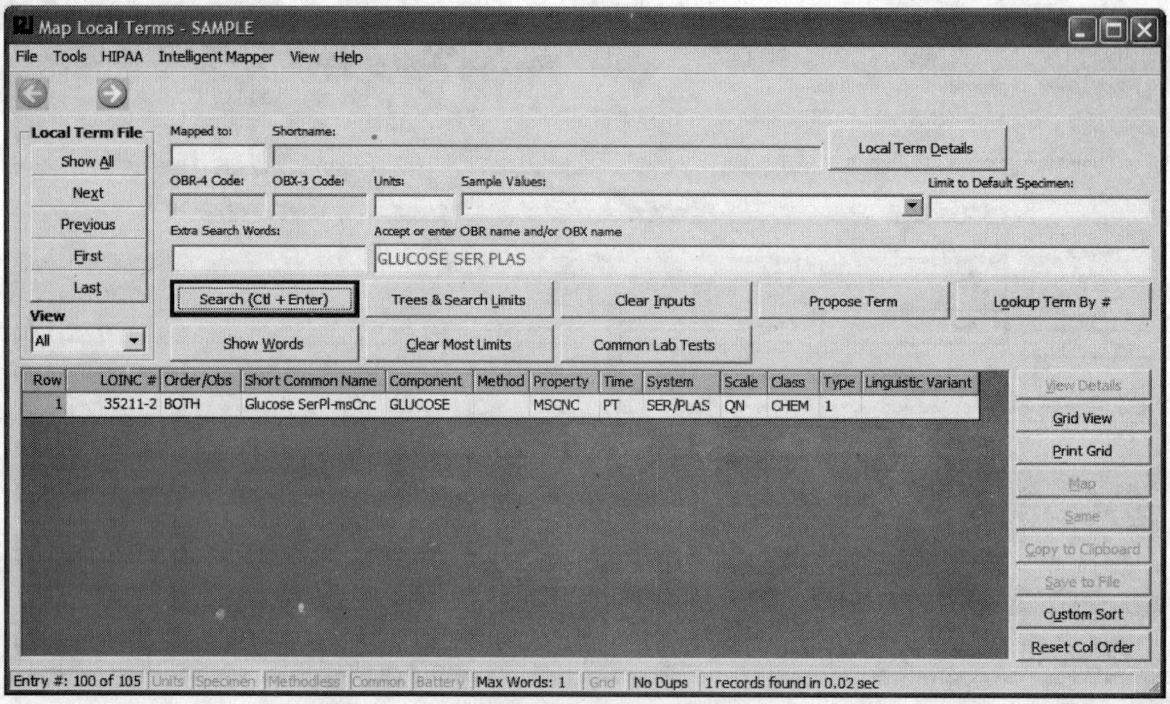

图 45　仅限制药 MS* 类术语时对 GLUCOSE SER PLAS 进行搜索的结果

10.3.12　LOINC 层级结构

LOINC 结构中有一些自然形成的层级结构。这些层级结构有助于限制对本地术语的搜索。以下列出了目前可用的层级结构，同时说明它们在什么地方适合被引入到 RELMA 程序。

Version 3.5　3.5 版本	Class Hierarchy　类树
Version 3.7　3.7 版本	System Hierarchy and Component Hierarchy　体系树和组件树
Version 3.10　3.10 版本	Method Hierarchy 方法树
Version 3.18　3.18 版本	Multi-axial Hierarchy 多轴树

注意：类树、体系树等所有的 LOINC 层级结构的功能都是一样的。如下所述有关类树的方法，同样也适用于所有其他树状结构。

某些情况下，用户可能会希望按 LOINC 类对数据库搜索加以限制。在“类树”选项卡上，显示的是由 LOINC 类所组成的树状结构。如图 46 所示，单击选中相应类名左侧的复选框，即可将搜索限制在属于三大主类之一的 LOINC 数据库术语记录上。

10.3.12.1　子类限制条件

若要将搜索限制在某一主类的特定子类的范围内，只需扩展相应主类树状结构的分枝，再单击选中其中具体子类元素左侧的复选框即可。单击复选框左侧的节点标志（加号（+）或减号（−）)，即可扩展或折叠该树上的相应分枝。其中，当一个主干或分枝折叠后，其节点标志将变为一个加号（+）；而一个主干或分枝扩展后，其节点标志将变为一个减号。如下图 47 所示是扩展开的“实验室类”；其中，子类元素“刺激耐受化学试验”已被选中。这表明，该用户希望将搜索结果限制在实验室类下“刺激耐受化学试验”子类 LOINC 术语范围内。

这里，就以查找某一葡萄糖医嘱组为例。不加任何限制情况下，对关键词 GLUCOSE 的搜索共获得 400 多条记录。而添加一条“实验室医嘱组”类树限制后，搜索结果则减少至 5 条记录以下。

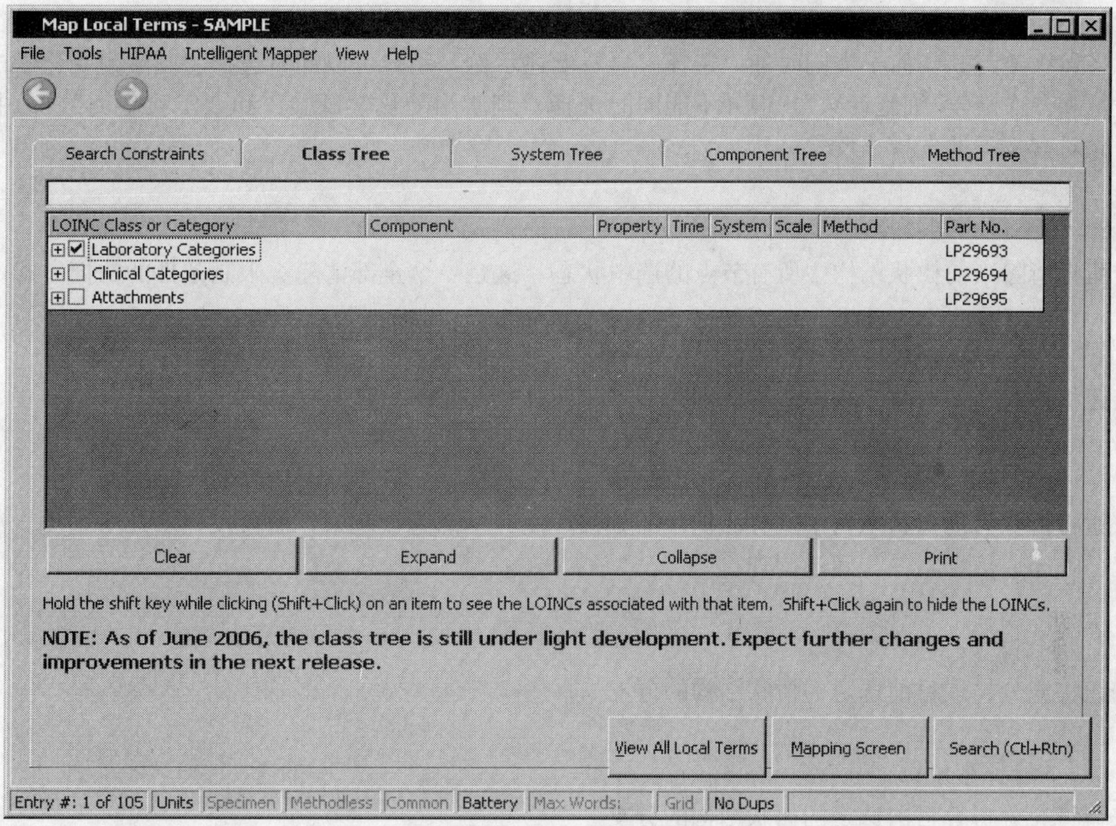

图 46　利用类树将搜索限制在实验室 LOINC 术语的范围内

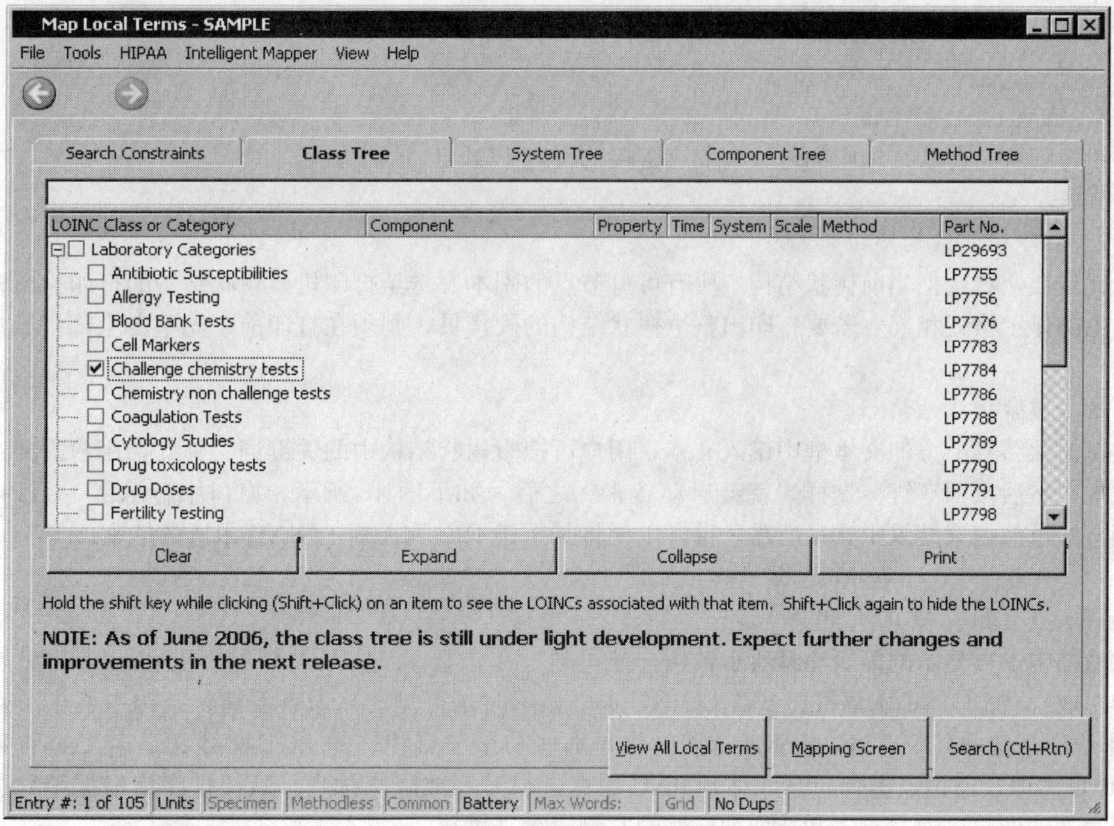

图 47　类树限制条件的选择

注意：不同级别的类之间都是相互排斥的。用户可以在同一级别上或多个不同的类别中同时选择多个类，但却不能将父级类与其任何子类同时加以选择。再看上述示例，用户可以同时选择“刺激耐受化学试验”、“细胞学检查”和“血液学/细胞计数”，但并不能同时选择“刺激耐受化学试验”和“实验室类”。选中了子类就会自动清除对其父类的选择，反之亦然。

10.3.12.2 清除树状结构按钮

该按钮将清除当前树状结构中所有节点的选中状态。这是一个全部清除类限制条件的快捷方式。

10.3.12.3 全部扩展按钮

该按钮将扩展当前树状结构中所有级别的节点，使其全部显示出来。

10.3.12.4 全部折叠按钮

该按钮将折叠当前树状结构中所有已扩展的分枝，使其全部隐藏起来，而仅仅显示几个主类。注：主类包括实验室、临床、信息附件和问卷调查。

10.3.12.5 个别扩展按钮

该按钮将充分扩展目前选定的树状结构的分支。

10.3.12.6 个别折叠按钮

该按钮将充分折叠目前选定的树状结构的分支。

10.3.12.7 显示 LOINC 术语按钮

该按钮将显示与树状结构中的每一个节点链接的所有 LOINC 术语。

10.3.12.8 隐藏 LOINC 术语按钮

该按钮将隐藏与树状结构中的每一个节点链接的所有 LOINC 术语。

10.3.12.9 打印树状结构按钮

单击此按钮，将会把当前树状结构中所有可见节点的副本发送至打印机。树状结构的打印输出格式与其在当前窗口中的显示格式相同。若要打印出整个树状结构的硬拷贝，则须在打印前事先单击全部扩展按钮。

10.3.12.10 搜索树状结构

通过在树状结构上方的文本框中键入文本，用户可搜索树状结构中的关键词。为此，用户需要在该文本框中键入文本，然后按回车键。这样，就会启动搜索。之后，如下图 48 所示，窗口中显示了一系列搜索结果。这时，用户即可从搜索结果中选择所需条目，以便将其用于 RELMA 对 LOINC 术语的搜索。

10.3.12.11 查看相关 LOINC 术语

如树状结构下方显示的简短注释所示，用户还可通过单击显示 LOINC 术语按钮（当 LOINC 术语隐藏时是可见的）或隐藏 LOINC 术语按钮（在 LOINC 术语显示时是可见的）来查看树状结构中各个节点所代表的 LOINC 术语。当选中某节点时，搜索所返回的将是那些与该节点相连的 LOINC 术语。若要查看某节点所关联的 LOINC 术语。通过点击列标题可对 LOINC 数据进行升序或降序排列。默认排序为根据简称进行的降序排列。列宽度的调整可通过点击和拖拽列标题的右侧边缘来进行。

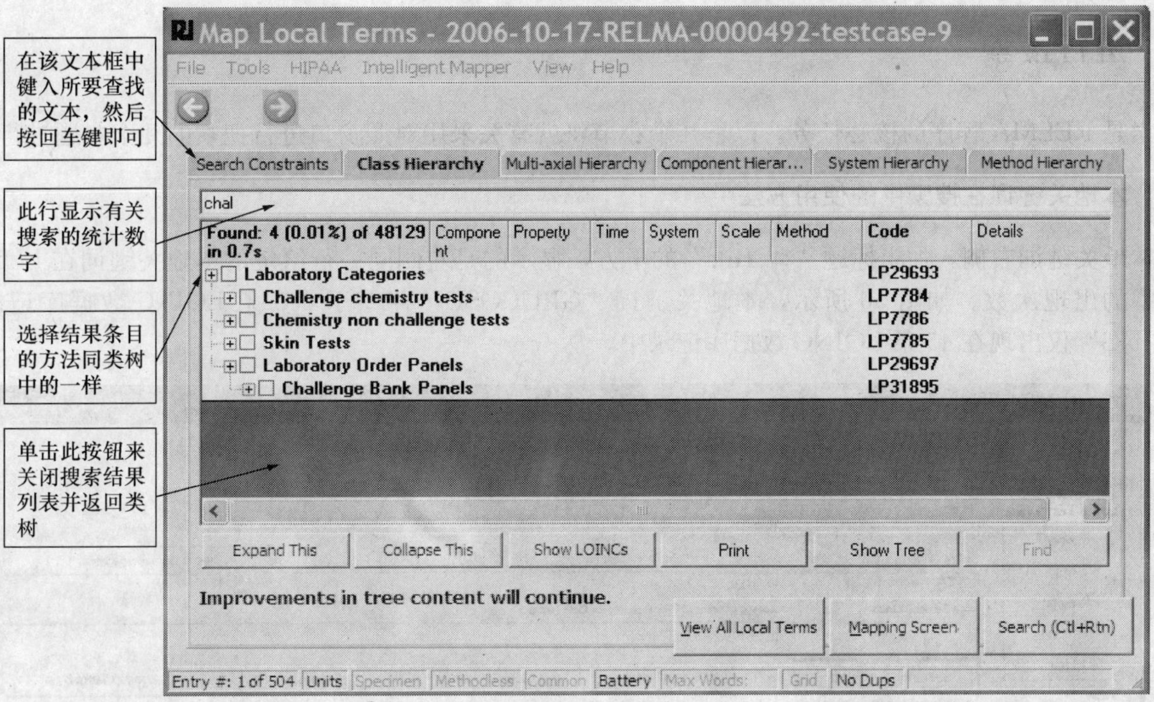

图 48 在类树中搜索字符串“chal”

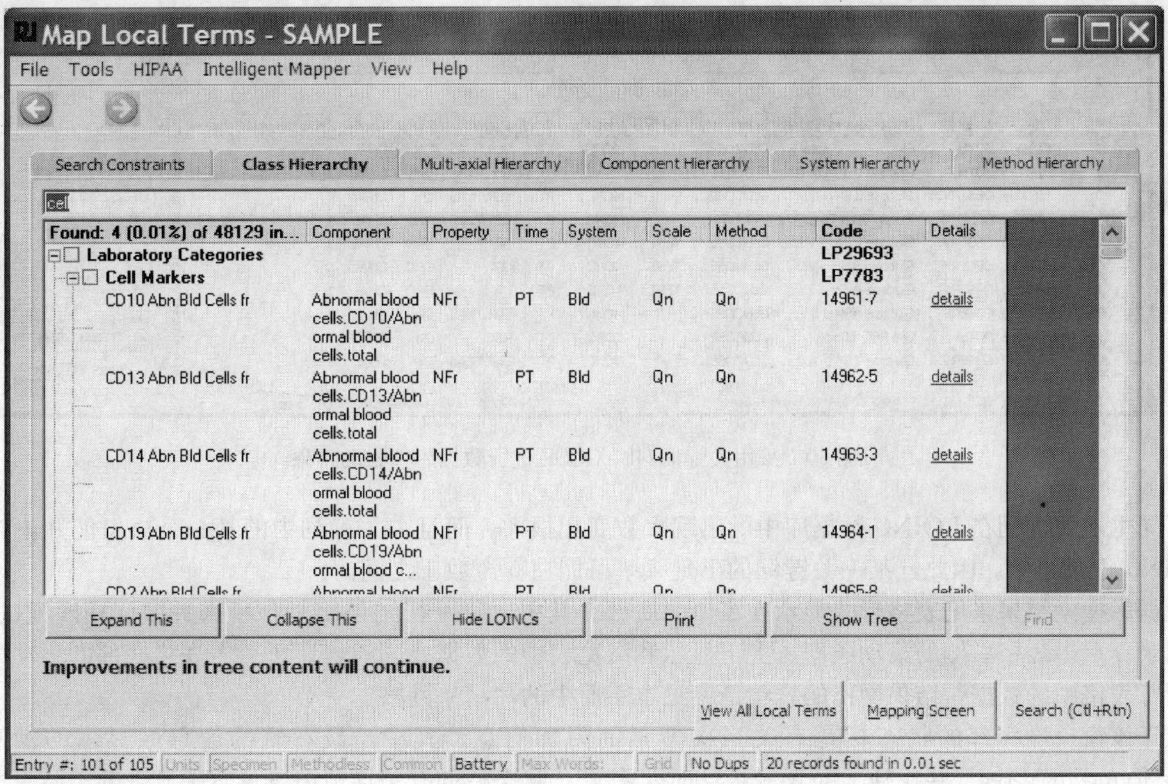

图 49 一个显示 LOINC 术语的结果

注意：树状结构中的一些节点所关联的 LOINC 术语数目较大，因此从单击节点至窗口上显示出 LOINC 术语，会需要一些时间。

10.4 进行搜索

搜索是 RELMA 程序的核心任务。以下几个小节将就有关采用对照窗口进行搜索的几个主题进行介绍。

10.4.1 本地关键词在搜索中的使用方法

在本地关键词右侧，加粗标题“# **Hits**”的下方，显示的是左侧同一行给定的本地关键词在 LOINC 数据库记录中的出现次数。如图 50 所示，本地关键词“GLUCOSE”存在于 605 条 LOINC 数据库记录中，而“FASTING”仅出现在 45 条 LOINC 数据库记录中。

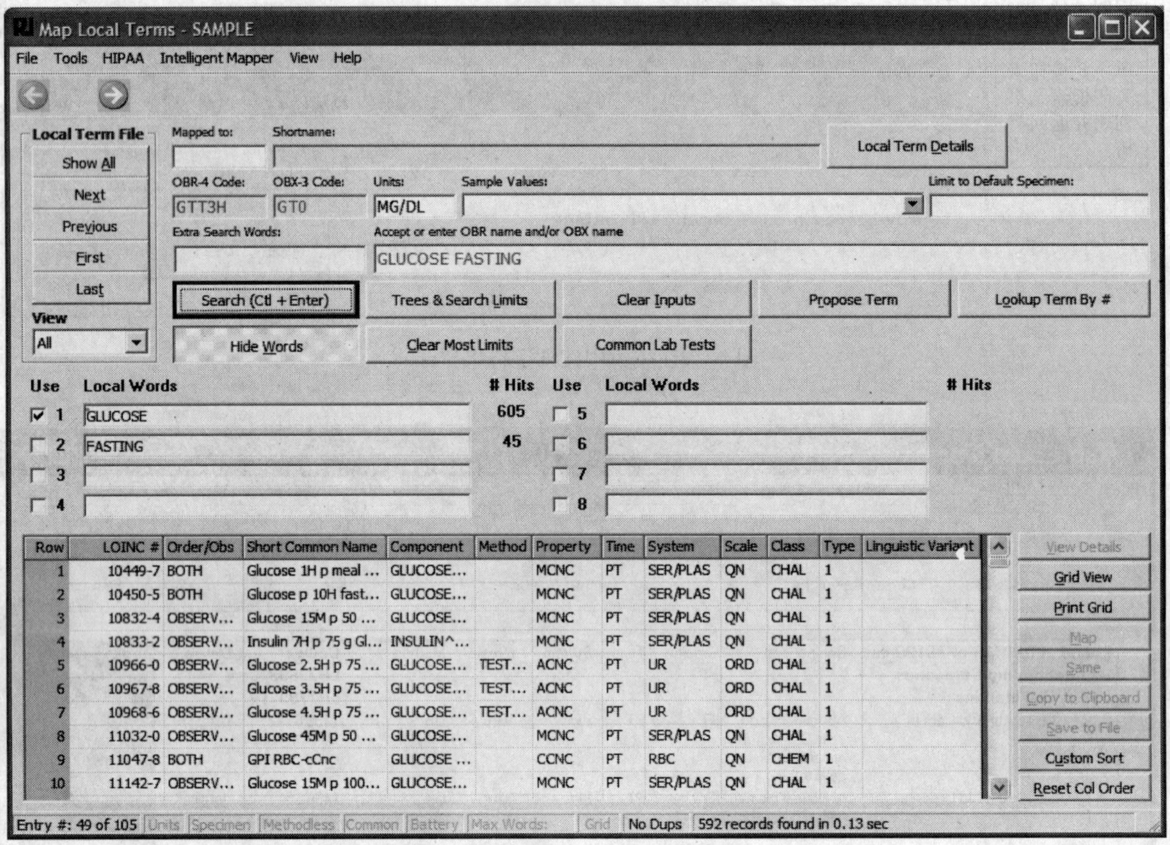

图 50 采用关键词 GLUCOSE 进行数据库搜索的结果

不同本地关键词在 LOINC 数据库中的出现次数变化很大。而且，关键词中的某一个很可能并不存在于任何 LOINC 记录之中。因此，某一关键词的出现频率可能在 0 至数千之间。

数据库搜索结果采用表格形式显示在窗口的底部。其中，每一行结果都是与所选关键词相匹配的 LOINC 术语记录。点击表格右侧的滚动条即可上下显示和浏览表中的数据。同时，还可点击表格底部的滚动条来水平方向浏览表格中的数据。结果网格的详情请参见本手册中的“结果网格”一节。

位于该窗口最底部的状态栏是有关当次搜索的附加信息。其中，最右侧的信息区显示的消息为“X records found in Y sec（共找到 X 条记录，耗时 Y 秒）”。状态栏的有关详情请参见本手册中的“结果网格”一节。

10.4.2 逻辑与条件的表示

如前面的图 50 所示为，仅选中本地关键词“GLUCOSE”左侧的复选框后，仅以“GLUCOSE”为关键词而对 LOINC 数据库进行的搜索。如“**命中次数**”列所示，该本地关键词在 LOINC 数据库中出现了 592 次。状态栏最右侧区域显示的消息为“共找到 592 条记录，耗时 0.13 秒”。“GLUCOSE”的命中次数为 592，意思是仅仅以“GLUCOSE”为关键词搜索时找到了 592 条记录。

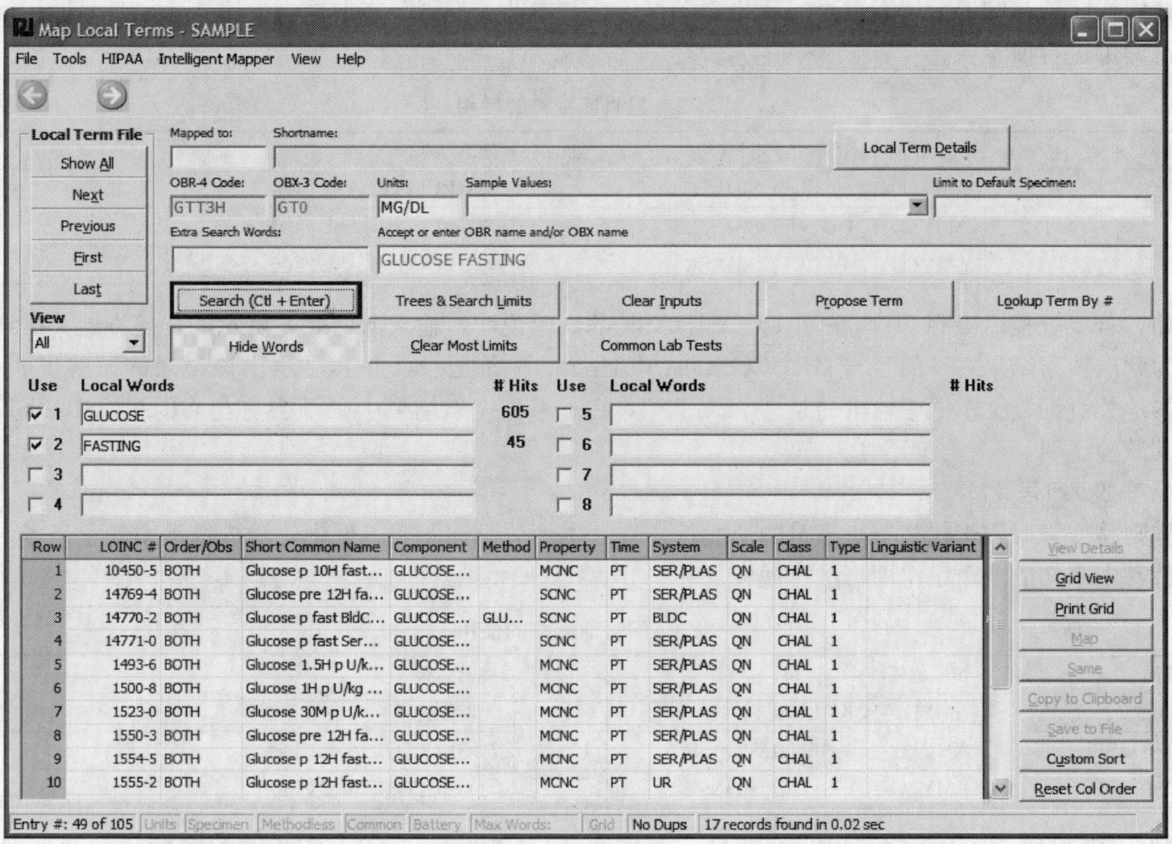

图 51 以 GLUCOSE 和 FASTING 为关键词搜索数据库的结果

图 51 所示为，同时选中“GLUCOSE”和“FASTING”两个本地关键词左侧的复选框后，以“GLUCOSE”和“FASTING”为关键词而对 LOINC 数据库进行的一次搜索。由于两个本地关键词均被选中，RELMA 执行搜索时则采用逻辑与操作符将上述两个关键词联合起来。这时，我们的目的是查找 LOINC 说明中同时存在“GLUCOSE”和“FASTING”本地关键词的记录。如“**命中次数**”列所示，“FASTING”在 LOINC 数据库中的出现次数为 45 次。从而，我们就知道“GLUCOSE”和“FASTING”同时出现在同一条 LOINC 记录中的最多次数即为 45。

进行搜索时，RELMA 程序首先分别检查“GLUCOSE”（605 次）和“FASTING”（45 次）的命中次数。之后，程序将选择其中次数较少的一个，并采用该关键词进行初步搜索。既然“FASTING”的次数比“GLUCOSE”少，则首先对“FASTING”进行搜索。然后，程序再在这 45 条记录中搜索关键词“GLUCOSE”。若程序在这 45 条记录中任何一条的 LOINC 说明中发现了关键词“GLUCOSE”，则该条记录将被显示在上述表格中。

在图 51 中，状态栏最右边的区域有一条消息：“0.02 秒内找到 17 条记录”。也就是说，在上述 45 条记录中两个搜索关键词均有的记录仅有 17 条。一般来说，搜索数据库时，采用的搜索关键词越多，搜索结果中含有所有关键词的匹配记录就会越少。在运算速度较慢的计算机上，搜索时采用命中次数相对较少的搜索关键词通常会减少搜索时间。

10.4.3 数据库搜索时关键词中通配符的使用

下面介绍的是采用不完整搜索关键词进行搜索的可行办法及其具体使用方法和情况。

通配符 1：星号（*）

当知道欲搜索术语的前几个或后几个字符时，常常使用星号通配符，且星号可用来代替一个或多个字符。若是知道欲搜索术语的前几个字符，在“本地关键词”文本框中先输入这些字符，后面再加上一个星号即可进行搜索；同样，若是知道欲搜索术语的后几个字符，在“本地关键词”文本框中先输入一个星号，后面再加上这些字符即可进行搜索。

表 2　星号通配符的使用

本地关键词	试验说明	搜索结果
GLUC*	AMYLO-1，6-GLUCOSIDASE	与 GLUCOSIDASE 匹配
* ASE	AMYLO-1，6-GLUCOSIDASE	与 GLUCOSIDASE 匹配
G* ASE	AMYLO-1，6-GLUCOSIDASE	与 GLUCOSIDASE 匹配

比如，若要查找 AMYLO-1，6-GLUCOSIDASE 的试验说明，输入上面表 2 所示的任何本地关键词，即可得到作为此次搜索结果之一的且与 GLUCOSIDASE 匹配的一条记录，并会显示出该记录的试验说明；然而，若在“本地关键词”文本框中输入的是“GLUT*”，在一系列搜索结果中则不会有与 GLUCOSIDASE 匹配的记录及其试验说明。

通配符 2：问号（?）

问号则是搜索时用于代替单个字符的通配符。在“本地关键词”文本框中，输入欲搜索的整条术语，并用问号代替其中未知的单个字符即可进行搜索。

表 3　问号通配符的使用

本地关键词	试验说明	搜索结果
GLUC?	AMYLO-1，6-GLUCOSIDASE	无匹配记录
? LUCOSIDASE	AMYLO-1，6-GLUCOSIDASE	与 GLUCOSIDASE 匹配
G? UCOSIDASE	AMYLO-1，6-GLUCOSIDASE	与 GLUCOSIDASE 匹配

比如，表 3 所示的几个例子说明的就是，在查找 AMYLO-1，6-GLUCOSIDASE 的试验说明时问号的使用以及相应的搜索结果。第一个本地关键词并未找到与 GLUCOSIDASE 匹配的记录，这是因为 GLUCOSIDASE 中字母 C 的后面还有不止一个字符。在其他两个例子中，每个问号在本地关键词中替换单个字符，因而得到了作为相应搜索结果之一的，与 GLUCOSIDASE 匹配的记录，并会显示出其相应的试验说明。

10.4.4　逻辑非条件的表示

逻辑非条件的表示方法是，在**不属于**所需 LOINC 记录之中的关键词前加一个井字号。

比如，若希望在 LOINC 数据库中找出所有含有 SALMONELLA 但不含 AB 的试验说明，执行搜索之前，在第一个“本地关键词”文本框中输入 SALMONELLA，在第二个“本地关键词”文本框中输入 ♯AB 即可。其搜索结果如上面图 52 所示

10.4.5　逻辑或条件的表示

逻辑或条件的表示方法是，在同一个“本地关键词”文本框中将本地关键词用逻辑或运算符相连即可；这里，本地关键词之间的逻辑或运算符用竖线（|）表示。按住 Shift 键，再按一下反斜杠（\）键即可输入一个竖线。

每次搜索及每个文本框均可使用不止一个逻辑或条件。同时，还可将含有 NOT（♯）和 OR（|）的文本框与不含这两个运算符的文本框混合使用。采用这种方式，可对逻辑条件的大多数组合进行搜索。

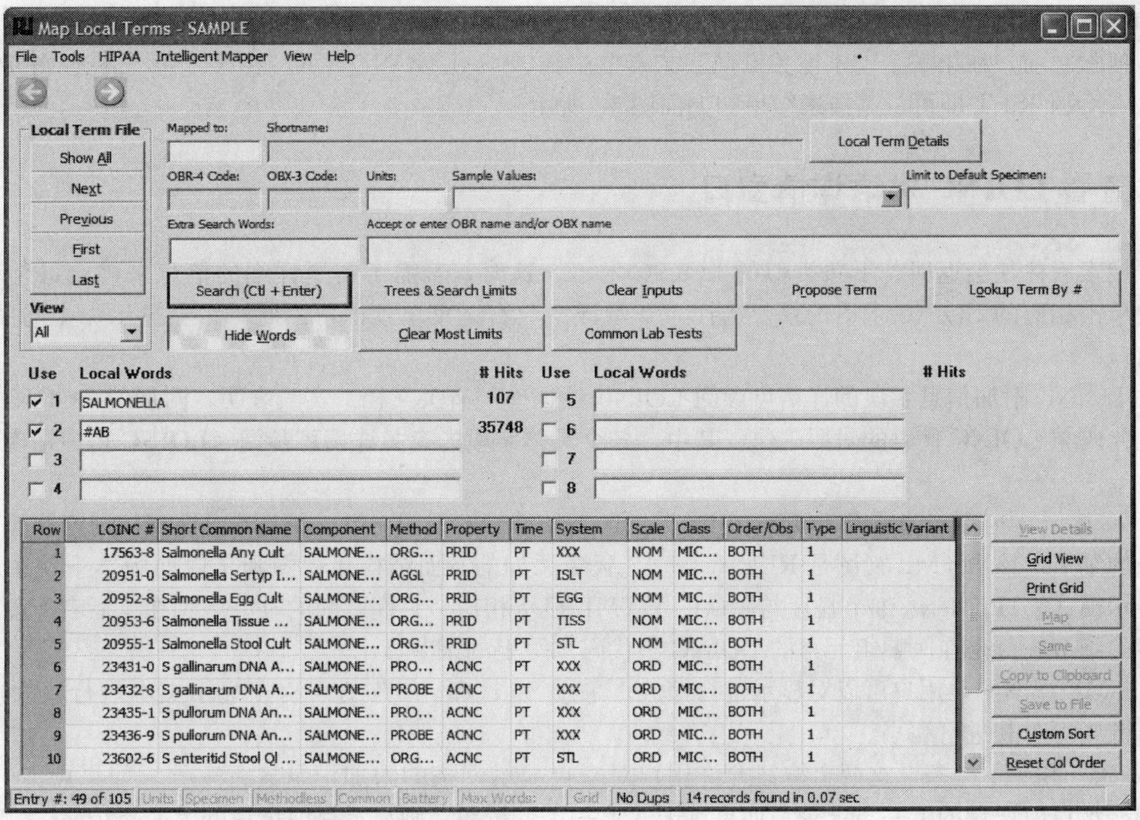

图 52 采用逻辑非条件对数据库进行搜索的结果

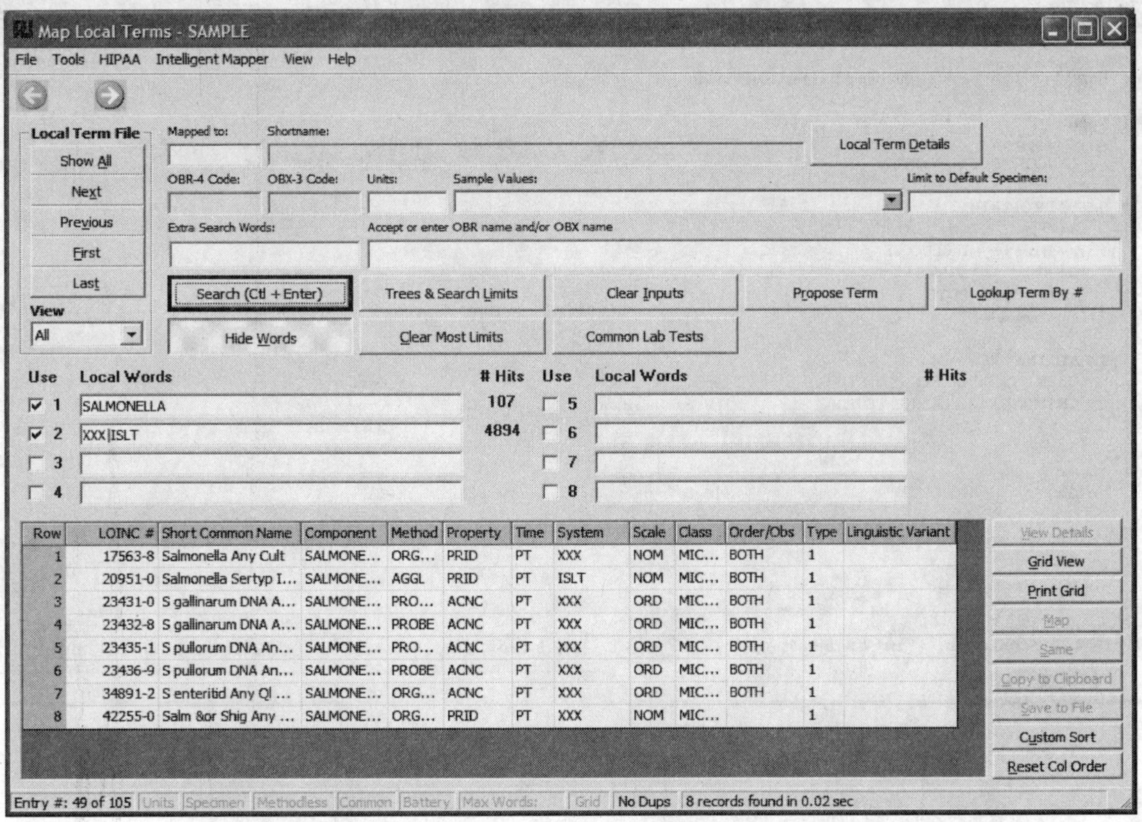

图 53 逻辑或条件的数据库搜索结果

比如，若希望在 LOINC 数据库中找出所有含有 SALMONELLA 的同时，又含有 XXX 或 ISLT 的试验说明，执行搜索之前，在第一个“本地关键词”文本框中输入 SALMONELLA，在第二个“本地关键词”文本框中输入 XXX | ISLT 即可。其搜索结果如上面图 53 所示。

10.5 查看 LOINC 术语详情窗口

对照搜索后往往会返回若干条类似的 LOINC 术语。这时，若需了解更详细的信息来确定最佳匹配的记录，右键单击相应的 LOINC 术语记录，选择“查看详情”右键菜单项即可。此时，会显示一个与图 54 所示类似的窗口。

有关 LOINC 附加信息字段的详情可参阅 LOINC 数据库的有关文档。实践表明，附加的 LOINC 详情将有利于本地代码与 LOINC 代码的对照工作。**其中，各个具体字段的有关详情可参阅《LOINC 用户指南》中的附录 A。**

LOINC 术语详情窗口为一条 LOINC 记录提供了三种不同的视图。默认视图以 HTML 浏览器显示格式显示了记录的细节，该 HTML 视图是 RELMA 3.17 版新添加的。而结构化视图则是以前版本中使用的结构化制表符显示模式。HTMLw/细节显示与默认的 HTML 显示相似。它们之间的唯一区别在于后者所显示的医嘱组有更多的细节，且是在医嘱组元素的 LOINC 子代码水平上的细节显示。

在 HTML 视图中，用户可以对显示进行缩放。采用 Shift 和“+”键可对所显示文本进行放大，而 Shift 和“－”键则可对其进行缩小。

“上一条”和“下一条”这两个按钮允许用户对来自显示网格的附加记录进行审核。如果点击“下一条”按钮，则显示目前记录的下一条记录。如果点击“上一条”按钮，则显示目前记录的上一条记录。

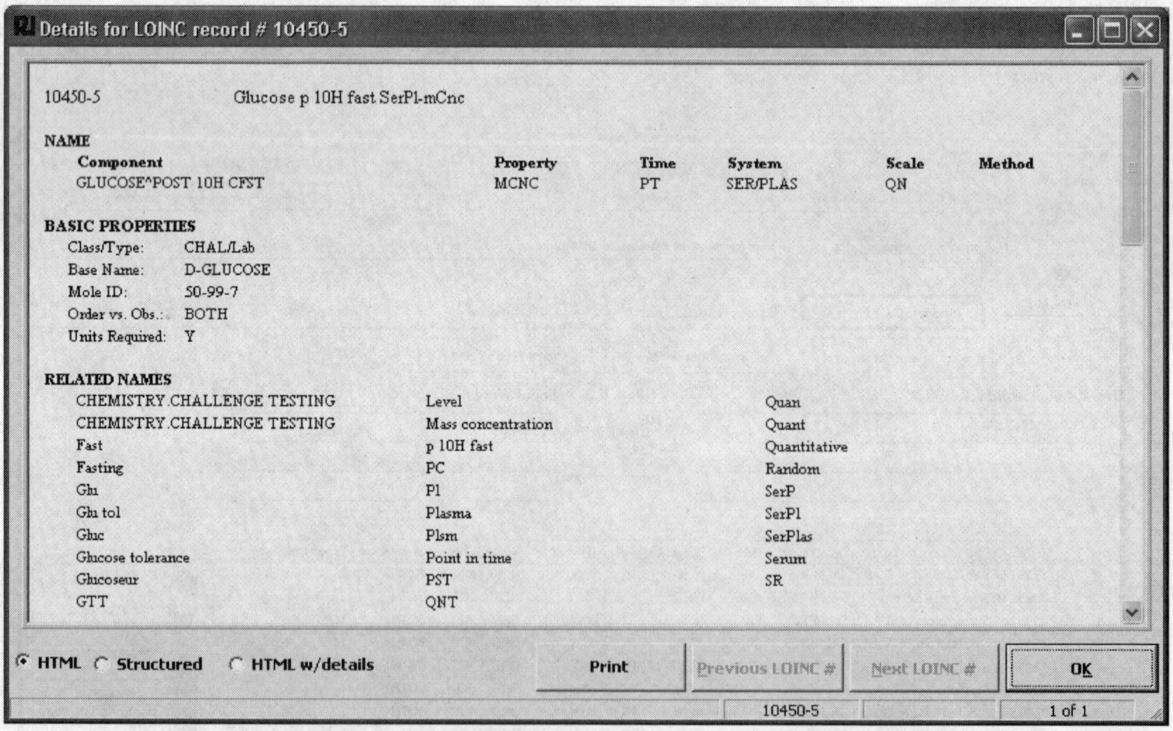

图 54　查看 LOINC 术语详情

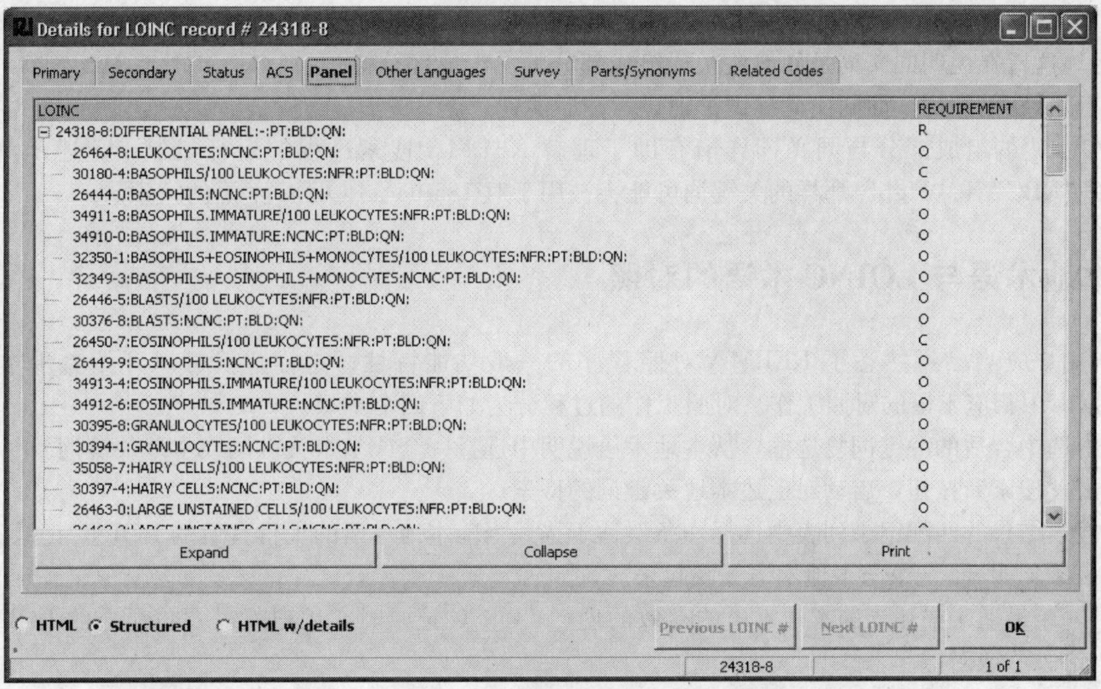

图 55　24318-8 号 LOINC 术语的医嘱组详情（细胞分类医嘱组）

图 56 所示例子为某医嘱组的详情。左侧一列说明的是该医嘱组各个元素及其层级结构。右侧一列表示该医嘱组各个元素究竟是属于必备类（R）、可选类（O），还是条件类（C）元素。

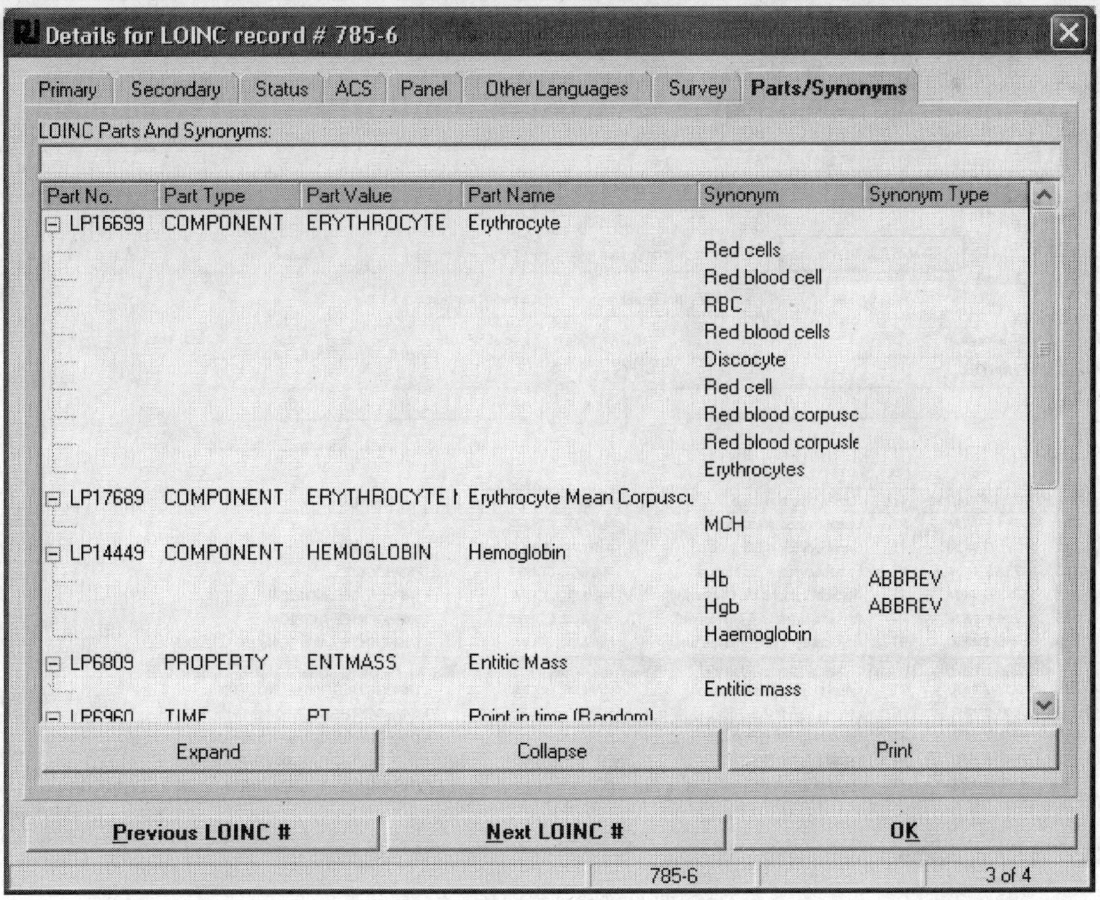

图 56　785-6 号 LOINC 术语（MCH RBC Qn Auto）的组成部分与同义词详情

图 56 所示例子为显示某 LOINC 术语的组成部分与同义词详情的窗口。其中，组成部分与同义词均显示为树状结构。这旨在说明同义词是如何关联到组成部分的。组成部分标识符（即 LOINC Part 或 LOINC 概念的标识符）显示在前两列，而同义词标识符则显示在后两列。

LOINC 术语的组成部分与同义词详情有助于理解 RELMA 搜索过程的运行机制。上述示例说明，像“MCH”和“RBC”＋“Hgb”那样的关键词可能会被用于对 785-6 号 LOINC 术语的搜索。

10.6 本地术语与 LOINC 术语的对照

至此，用户应当已经熟悉了 RELMA 对照程序的一般功能特性；这样，就可以开始着手本地术语与 LOINC 数据库中相应术语的对照工作。对照工作的过程分为如下四个步骤：

1. 单击选中合适的关键词复选框，从本地术语说明中选择一个或多个关键词或本地关键词。
2. 单击“搜索”按钮，启动对上述本地关键词的搜索。
3. 从搜索结果的匹配记录列表中选择一条最适于描述当前本地术语的现行有效的 LOINC 记录。
4. 将该条 LOINC 记录与本地术语关联起来。

当找到一条最适于描述当前本地术语的有效的现行 LOINC 记录时，用户就需要将所选的 LOINC 术语与当前本地术语**关联**或**对照**起来。

请参照下面的图 57。要对照本地术语，首先要在搜索结果网格中单击选择需要与本地术语关联的 LOINC 术语，程序将会高亮显示所选 LOINC 术语；此时，双击该 LOINC 术语所在的行，其相应的 LOINC 编号和说明信息将自动复制到当前本地术语的“LOINC”输入栏中。至此，当前本地术语已成功地与所选 LOINC 术语

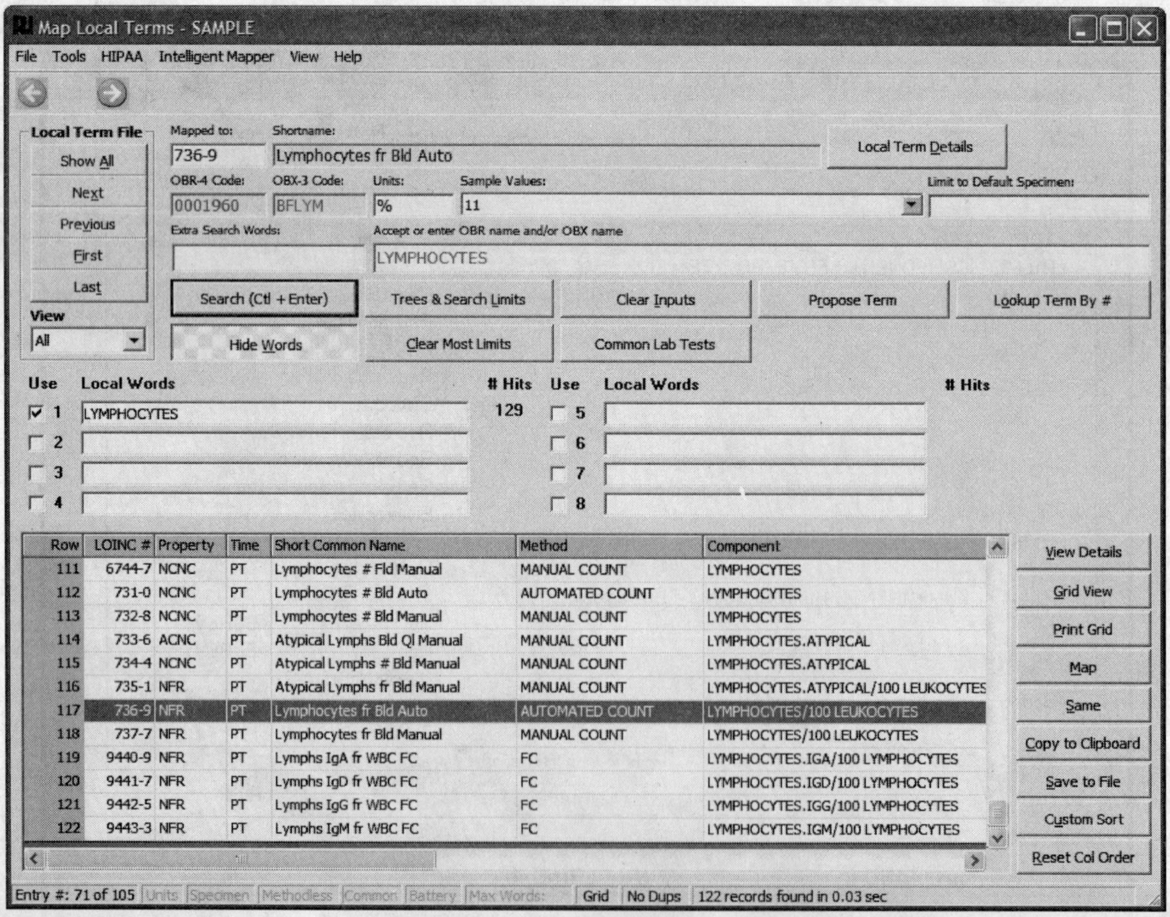

图 57 成功对照的示例

对照起来。如果当前本地术语此前已经与某条 LOINC 术语对照，那么程序就会要求用户确认是否要覆盖已有的 LOINC 对照关系。

重要说明： 用户无法进行本地术语与已淘汰 LOINC 术语的对照。在搜索结果网格中，已淘汰 LOINC 术语的最左侧一列显示有一个国际通用禁止标志 ⊘，并且该记录条目显示时采用带删除线（~~strikethrough~~）的字体格式。这些显示手段都是为了强调该 LOINC 术语已失效，即不再使用。

注意： 此外，还有其他几种可将本地术语与 LOINC 术语对照起来的方法。一种方法是，在搜索结果网格中，右键单击与本地术语最匹配的 LOINC 术语所在的行，选择右键上下文菜单中“对照”菜单项即可；另外，用户也可以在当前本地术语的“LOINC 代码”文本栏中手工输入一个有效的 LOINC 代码（也就是手工对照 LOINC 术语的方法）。

对于本地术语文件中的其他各条本地术语记录，应分别重复上述对照过程。

注意： 采用 RELMA 进行对照时，不必一次完成。可以随时从上次停下来的地方继续对照。不过，在后续的对照工作中，可能会需要使用“仅显示尚未对照的记录”功能选项。

10.7 HIPAA 信息附件

从“HIPAA”菜单中选择“查看 HIPAA 信息附件”菜单项，即可显示如下图 58 所示的窗口。在该窗口中，用户可选择和显示各种 HIPAA 信息附件文档。上述各种文档的选择可采用该窗口顶部的下拉列表框。

注意： 使用欢迎窗口或对照窗口上的“HIPAA”菜单，可直接跳转到特定的文档。要查看各种信息附件的顶层节点，需单击第一个菜单项“查看 HIPAA 信息附件”，或者单击信息附件窗口上的“信息附件手册”按钮。

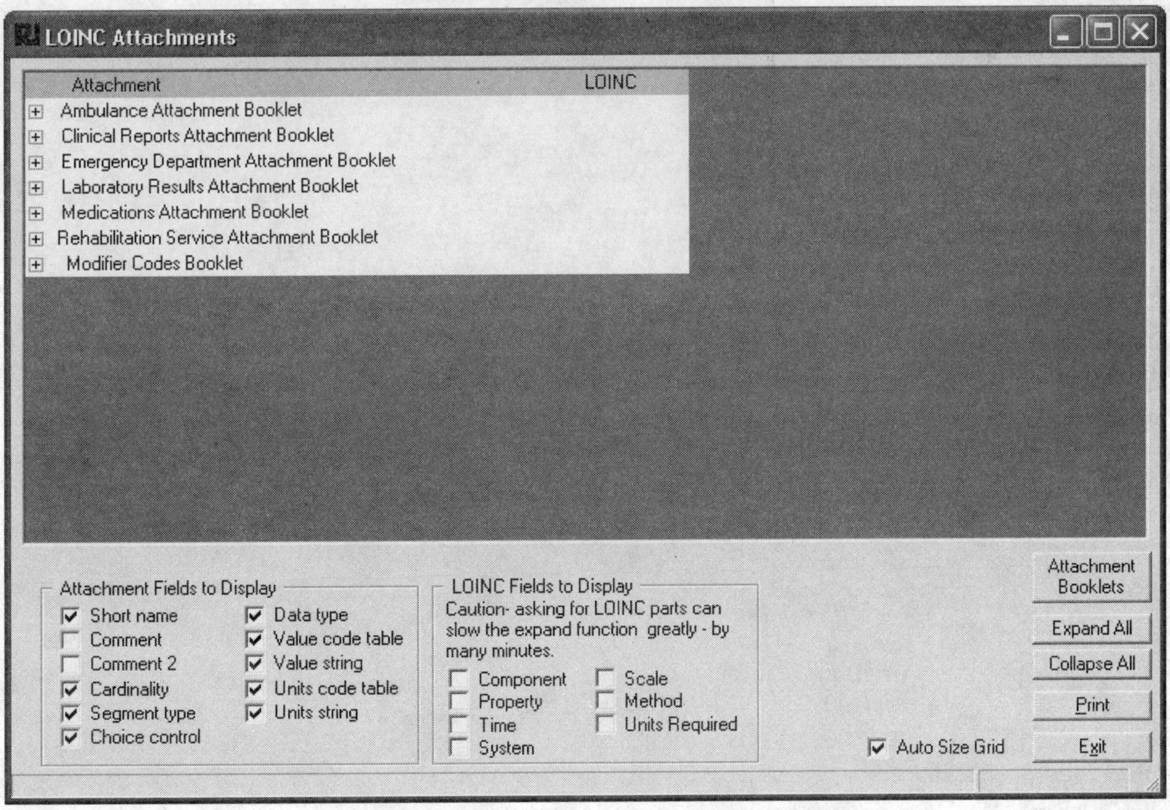

图 58 HIPAA 索赔信息附件

图 58 中被选中的是救护车索赔信息附件。这些信息附件本来就属于层级性的结构，因而在这里也被显示为树状结构格式。单击最左侧的加号标志即可扩展或折叠树状结构中相应的分枝（节点）。单击“全部扩展”按钮即可扩展整个树状结构。注意，实验室检查信息附件根节点拥有 20 000 多个子节点，因而扩展起来将需要一定的时间。

该窗口底部的复选框用于决定其上方数据网格中所要显示的具体列。这些复选框分为两组。其中，“需显示的信息附件字段”组中的复选框用来决定要显示信息附件的哪些属性列，而“需显示的 LOINC 字段”组中的复选框则用来决定要显示哪些 LOINC 字段。

与其他数据网格一样，点击和拖动列标题可调整相应列的宽度和位置。还有一点不太明显的就是行高的调整：当鼠标移动到最左侧一列两行之间时，鼠标指针会变成调整指针，此时即可按住鼠标左键，通过拖动来将其调整到所需的行高。

本窗口中的打印功能项不像其他一些窗口那样好。这里的打印输出内容只是当前窗口布局的一个基本的快照。必须首先隐藏不必要的列或显示所需的列，适当调整列宽和行高后，才能得到所需样式的打印输出。

11 智能对照程序

智能对照程序工具包中包括三个功能项，可帮助用户实现其本地术语文件与 LOINC 术语对照的自动化。第一个功能项“找出 N 条最佳匹配的 LOINC 术语”将采用一系列专用算法，同时依据默认实验室部门定义以及已明确的代用词，在本地术语文件中进行搜索，旨在找出与用户的本地术语非常相似的 LOINC 术语。一旦智能对照程序完成对本地术语文件的分析，用户即可通过输出的报告，即第三个功能项“报告 N 条最佳匹配的 LOINC 术语”，来查看其分析结果。该报告显示的是用户的本地术语以及上述分析过程中程序所鉴别出来的相应 LOINC 术语。分析完成之后，即可使用第三个功能项“从 N 条最佳匹配 LOINC 术语选择”将本地术语与智能对照程序所鉴别出来的最佳匹配的相应 LOINC 术语相对照。

注意：这里，强烈推荐用户利用 RELMA 程序所提供的预对照功能。这样，才会大幅度提高智能对照程序为本地术语选择合适的 LOINC 术语的几率。

11.1 找出与本地术语最佳匹配的 N 条 LOINC 术语

利用智能对照程序进行的本地术语与 LOINC 术语的对照过程中，首先使用的是“找出与本地术语最佳匹配的 N 条 LOINC 术语”自动处理程序。该程序将采用一系列算法，并依据 RELMA 的预对照功能所创建的默认实验室部门定义以及已明确的代用词，对用户当前的本地术语文件进行扫描和分析。

通常，上述过程将依次处理共同构成某本地术语文件的一系列本地术语，并为每条本地术语找出用户指定个数的精确匹配的 LOINC 术语记录。继而，采用来自于本地术语及用户所输入的计量单位或搜索条件等附加标准的关键词组合对这些匹配记录加以确定。比如，类限制于放射学，体系类型限制于“BLD（全血）”等。

对用户的一系列本地术语进行上述搜索的结果将保存在用户本地的 LMOF3. MDB 文件中。这样，今后用户尚可再次调用搜索结果，并采用“报告 N 条最佳匹配的 LOINC 术语”菜单项对其进行打印；或者，采用交互方式审核搜索结果（参见“从 N 条最佳匹配 LOINC 术语选择”），以便将自己的本地术语对照到智能对照搜索引擎所返回的 LOINC 术语之一。

下一页图 59 显示的是用户准备和运行处理程序的窗口。在该窗口的顶部，黑色实线的上方，显示的是处理程序所分析的每条术语的信息。在黑线下方，用户可指定搜索本地术语的限制条件。用户可限制每次搜索所返回的候选 LOINC 术语的最多个数（默认值为 25）。

另外，用户还可将交互式对照窗口中（参见“对照本地术语至 LOINC”一节）的搜索限制条件同样应用于智能对照程序所进行的搜索中。

注意：智能对照过程中，任何时候只需按 ESC 键即可中止其运行。

11.2 智能对照处理程序详解

智能对照过程开始于 RELMA 层次。此时，程序将依次处理用户当前所选的本地术语文件中的每条本地术语。采用与主对照窗口中为交互式对照做说明字段准备工作时相同的功能，对术语的 OBR 和 OBX 说明字段进行合并和预处理。这一预处理过程包括剔除重复关键词以及应用用户在 RELMA 程序其他模块中准备的本地关键词代用词进行替换。比如将“OH”替换为“HYDROXY”。

预处理完毕，程序将采用预处理后的术语说明、关联的相关代码（如 CPT4 和 ICD9 等）、计量单位以及据其实验室部门定义赋予术语的默认标本类型，新建一个搜索对象。然后，该搜索对象通过一个程序接口而被传递给一个批量搜索引擎。后者将为这个本地术语搜索对象确定候选 LOINC 术语。开始时，批量搜索引擎先

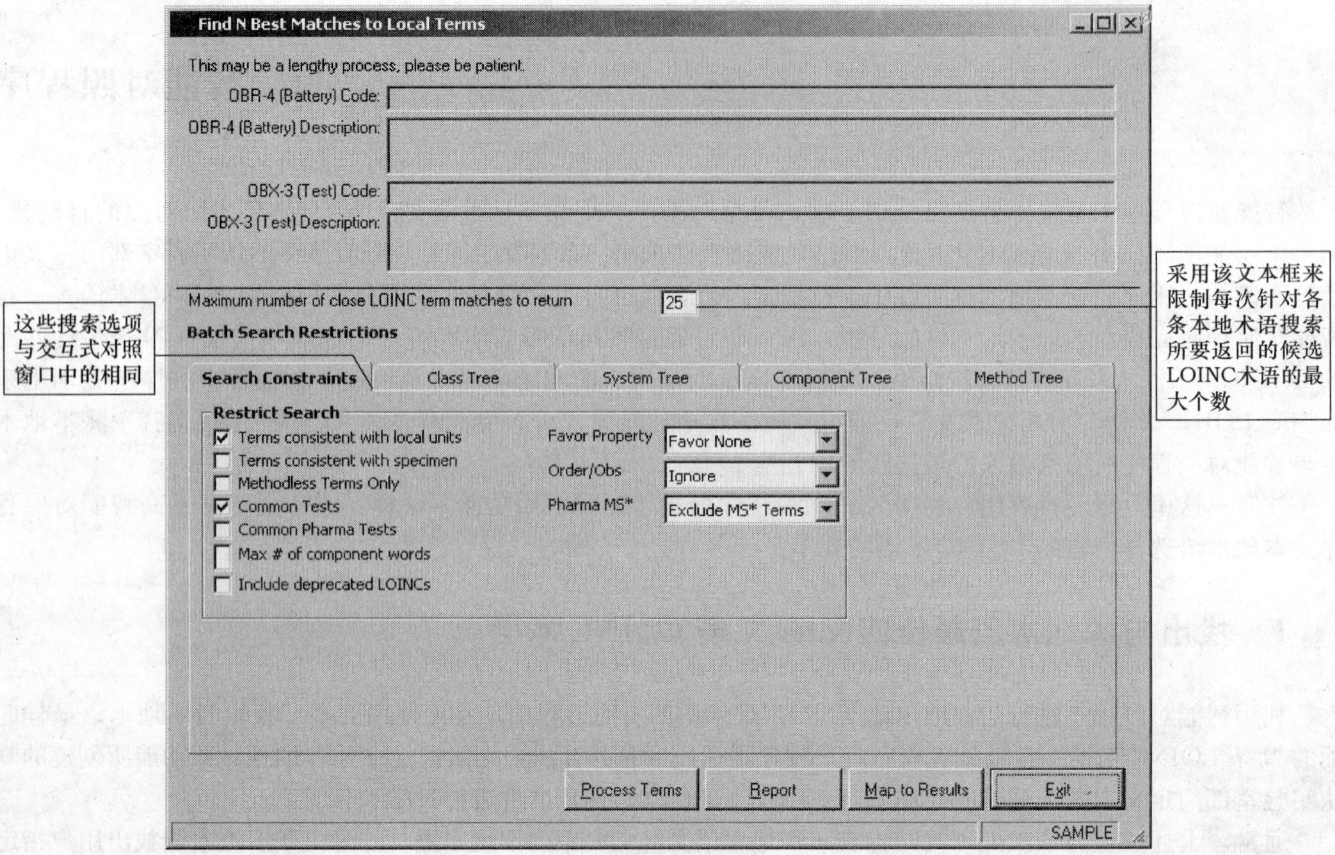

图 59　找出 N 条最佳匹配的 LOINC 术语

对来自用户本地术语的预处理后的关键词进行替换。而关键词则接受检查，确定是否为 LOINC 数据库中已定义的“组成部分”和（或）“同义词”。已定义为“组成部分”和（或）“同义词”的关键词将被添加到一个分隔符分隔的字符串。若关键词为同义词，则将其对应的“组成部分”添加到分隔符分隔的字符串，而将该关键词排除在外，不予添加。

针对采用由替换后的关键词所构成的分隔符分隔的字符串所产生的每个组合，都将在 LOINC 数据库中进行一次搜索。对于每种关键词组合以及用户所输入的计量单位、标本类型、相关代码和树状结构限制等其他搜索限制条件，都将返回一个候选 LOINC 术语集。之后，每次搜索得到的候选 LOINC 术语都会得到一个评分。该评分代表候选 LOINC 术语与相应本地术语匹配的程度。这些分值采用替换后的关键词的分隔符分隔的列表计算得到。搜索引擎对关键词列表中的 LOINC 全称（即 LOINC 术语记录的前六个字段）存在的单词个数进行计数。然后，计算一种比值。该比值代表关键词个数与 LOINC 全称单词总数的比。如.7 个单词中有 4 个；或者说 4/7＝0.57）。之后，依据关键词在 LOINC 全称中匹配的位置对上述评分进行某种加权。比如，与 LOINC 成分字段匹配的关键词所获的权重较大，且高于匹配 LOINC 方法字段的关键词权重。

候选 LOINC 术语集一旦确定和获得评分，即对该记录集进行排序。这样，匹配较密切者将被放在列表的前面。而匹配较差者则被放在列表后部。术语排序的第一轮依赖于上述过程计算出来的分值。若两个术语的分值相等，则匹配比值较高者首选。若两个术语的分值相等，匹配比值也一样，则匹配计数（所匹配本地术语的个数）较大者优先。若两个术语的分值、匹配比值相等和匹配计数都相等，则单词总数（LOINC 术语的单词数）较少者优先。

该套候选 LOINC 术语一经排序，前 N 个（由用户确定；默认值为 25）即被返回到 RELMA 程序。上述候选 LOINC 术语及搜索统计数字则被传递给另一个程序接口并实际存储在用户的 LMOF3. MDB 数据库文件中。

注意：如该窗口顶部的注释信息所述，该处理程序所采用的算法对计算资源消耗比较大，可能需要相当长的时间来进行搜索和分析。该程序实际所要耗费的时间取决于本地术语文件中本地术语的数量，以及试验组合字段和试验说明信息字段中独立单词的数量。下表所示搜索时间是在操作系统为 Windows XP Professional、内存为 512 MB、CPU 为 1.0 GHz Pentium Ⅲ的环境下的程序运行状况。

记录数	总的搜索时间
103	4 分 23 秒
1890	2 小时 8 分 16 秒

11.3 报告 N 条与本地术语最佳匹配的 LOINC 术语

智能对照过程将其结果存储在用户本地的 LMOF3. MDB 数据库中。这样，在智能对照过程完成之后，即使返回 RELMA 若干次，也不会影响智能对照结果的审核和打印。从菜单中选择“智能对照程序”→“报告 N 条最佳匹配的 LOINC 术语”菜单项，用户即可使用智能对照报告功能。在智能对照过程运行窗口中的“报告”按钮亦可使用这一报告功能。

报告窗口最初显示时，其主显示区尚为空白。这样设计是为了让用户能够在生成报告之前输入自己首选的选项参数。

图 60 报告 N 条最佳匹配的 LOINC 术语

11.3.1 结果打印的最大条数

如前所述，在 LMOF 数据库中，智能对照程序的子处理程序将为每条本地术语存储许多 LOINC 术语。具体个数由用户在执行时确定。可想而知，打印或查看带有这么多 LOINC 术语的一个大型本地术语文件可能会生成一个非常庞大的报告。控制报告篇幅大小的一种方法就是预先对所要打印的 LOINC 术语的数量加以限制；这个术语打印数量限制的有效取值范围是 1～99。如图 60 所示，其默认值为 10。

11.3.2 包括统计指标

在针对 LOINC 术语分析本地术语文件的过程中，上述处理程序会自动记录搜索情况的一些基本统计指标。选中“包括统计指标”复选框，亦可同时在报告中打印出这些统计指标。使用该项功能时，本地术语文件中每条记录的报告内容下面将另外附加两行。若要尽可能缩小报告的篇幅，则需确保清除该复选框。

11.3.3 包括行号

选中该复选框将在报告的左侧一列打印按顺序编排的行号。

11.3.4 禁止打印重复记录

对于每条本地术语而言，上述处理程序主要分析的是其试验组合及试验说明字段中的单词。因此，当本地术语文件中某两条记录的说明文字相同时，二者就会相应产生出相同的两套匹配的 LOINC 术语。若本地术语文件中含有许多相同说明的术语时，采用每种说明仅打印一条记录的方法将会显著缩小报告的篇幅。

注意：如果采用本手册前面的一个小节中所述的那些预对照工具为上述这些本地术语定义的计量单位或代用词各不相同，这时就可能会有某种矛盾的情况出现。

11.3.5 排除空结果集

有些情况下，用户会中止智能对照过程，而本地术语文件中的一些术语将得不到检查。而且，在相对较少的情况下，本地术语文件中的某些术语在搜索过程中还可能会不返回任何候选 LOINC 术语记录。在出现这两种情况时，将空结果集排除在报告之外就显得非常有用了。

11.3.6 排序选项

采用标签为“排序按”的这套下拉列表框，可对所要报告的信息加以排序。默认情况下，第一个列表框将依据试验说明字段中的单词，按升序对报告内容进行排序。

11.3.7 查看报告

设置全部所需选项之后，即可对报告进行预览、打印，或保存到文件中。上述这些功能选项的基本操作与本手册其他章节中所述的功能选项是相同。

11.3.8 报告内容的有关注释

在报告中，本地术语文件中的每条术语将各自打印成一节。第一行分成 5 个打印栏。如果已为当前本地术语指定了其所属的实验室小组，则**“实验室小组”**一栏中打印将是其实验室小组。若未指定，则此栏为空。第二栏表示的是**“指定的体系列表”**或者是生成报告时指定给**实验室小组**的那些默认标本类型。

“术语名称中的体系信息”一栏表示的是，在执行预对照功能时，上述处理程序从试验组合及试验说明字段中所能发现的 LOINC 体系信息。在搜索 LOINC 术语时，程序将首选那些体系与该栏取值相匹配的 LOINC 术语。若采用这一体系信息未能找到较好的候选术语，程序将回过头，并接着尝试当前实验室小组的默认体系类型。

“计量单位”一栏显示的是当前本地术语计量单位字段的取值。这一取值在处理程序确定合适的 LOINC 属性的过程中发挥着巨大的作用。在窗口右侧的“属性”一栏中，用户将会看到与某一特定计量单位一同显示的属性信息。若在执行分析时启用了“仅返回与记录计量单位一致的 LOINC 术语”功能项，此时在 LOINC 属性列表之后将可看到强制条件标志字样“enforced”。

报告中接下来的 3 行显示的是本地代码。开头有“TRANS:”字样的那行值得注意。该行显示的是，在依据预对照中所创建的已确定的代用词进行分析时，相应单词替换过程的结果。若用户视力好的话，还可分辨出前面图 60 中所示文字的话，便可发现该替换步骤对原始文本进行过大量的替换操作。比如，就拿第一条记录来说，其试验组合说明中的“5HIA”被替换成了“5 HYDROXYINDOLE ACETATE”。这是一个不小的变化。不过，实际上的上替换过程就是这样的。搜索程序将其说明信息分割成若干个相互独立的单词，并确定这些单词在 LOINC 术语中的具体含义。比如，字符串“5HIA”就属于“5 HYDROXYINDOLEACETATE”的一个同义词。可见，上述替换程序为相应搜索程序搜索 LOINC 代码提供了大量的附加信息。

在报告中，接着显示的是处理程序所发现的与当前本地术语可能匹配的那些 LOINC 术语。这里，可显示的 LOINC 术语的数量至多等于用户在“结果的最大显示条数”文本框中所键入的数值。LOINC 术语的排列次序是在处理程序试图将最佳匹配的 LOINC 记录排在结果列表的最前面的过程中产生的。若能看清报告内容的话，即可发现该排列次序取决于已替换的说明字段中的单词与构成 LOINC 术语的单词的匹配程度。在上述报告示例的第 0004 行中，可见来自已替换的代码说明的 4 个单词均与 1695-6 号 LOINC 术语匹配。为了清晰易辨，LOINC 术语中的这些匹配的单词分别被括在一对方括号（[ ]）内。在该报告中，用户还可在此行的行号右侧看到这样一条描述匹配概况的信息—“4 个 LOINC 单词中有 5 个单词匹配”。

仔细查看图中的那条 LOINC 术语时会发现，实际上其中有不止 5 个单词。其实，这是本程序为了便于将最佳结果排到最前面而采取的特殊措施。即使是评分程序忽略了 LOINC 名称中的单词，那么在大多数情况下，忽略的也是说明字段中罕见的单词。比如，这些被忽略者可能包括诸如时间特征字段中的“PT”和属性类型字段中的“MRAT”之类的单词。

11.4 将 LOINC 代码赋予本地术语

实际上，智能对照程序操作过程的最后一步就是要真正地将 LOINC 代码赋予本地术语。这一步可在图 61 所示的窗口中进行。由图 61 可见，该窗口中的许多组成部分与刚才所述报告窗口中的相应要素都是一样的；其中的差别就是，用户可与该窗口进行交互并可将 LOINC 代码赋予本地术语。

该窗口上部显示的是当前本地术语及其已替换的说明字段；窗口最右侧是该术语的计量单位和实验室部门；此外，如果有的话，还可看到当前已指定给该术语的 LOINC 代码（字体显示为红色）。

显示在窗口中部的数据网格中的是上述处理程序在分析本地术语文件的过程中返回的那些 LOINC 代码。该数据网格中所显示的 LOINC 代码的个数将不大于此前进行 LOINC 搜索时所键入的最大值，且被显示在窗口底部的状态栏中。

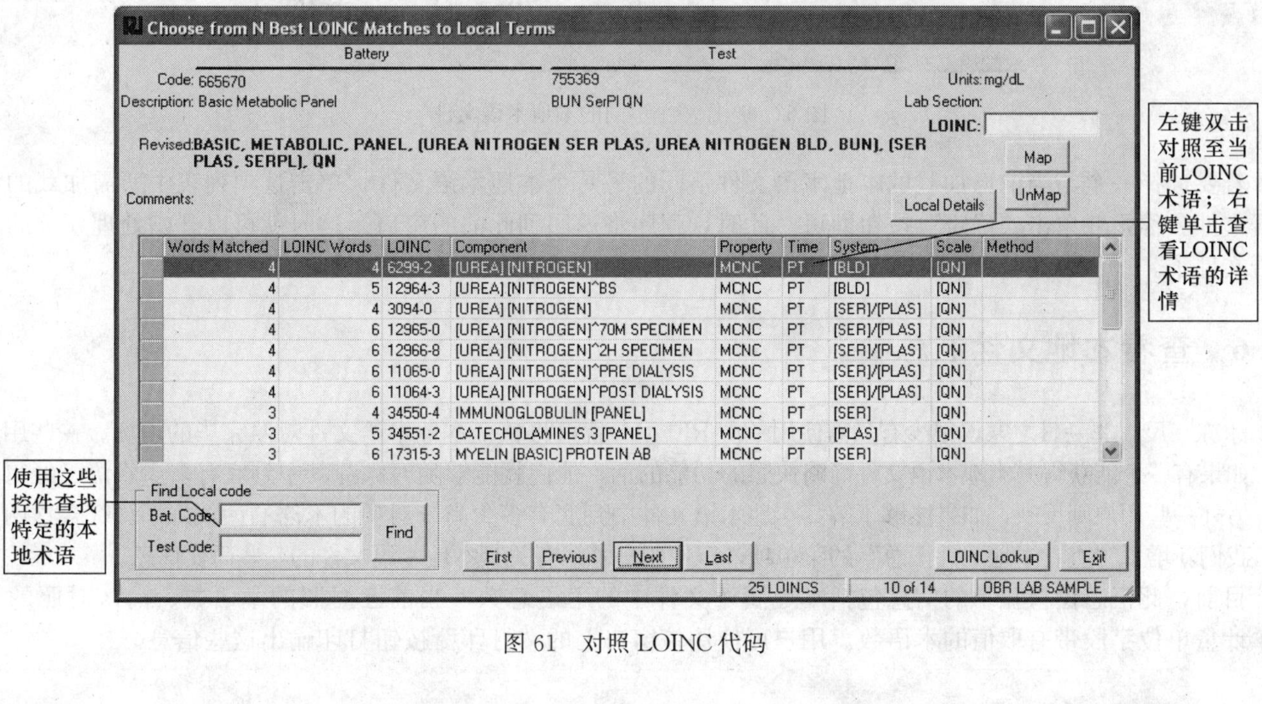

图 61 对照 LOINC 代码

该数据网格中最初显示的记录次序与上述分析过程中的相同。也就是说，程序所确定的最佳匹配 LOINC 代码将被列在网格的第一行。不过，该网格尚可按用户所需的任何方式对其中的记录加以排序。若希望将某列作为排序依据，单击该列标题即可。若第一次单击是依据该列信息按升序排序的话，第二次就是按降序排序。同时，点击和拖动列标题尚可重排各列布局。点击并向适当方向拖动列分隔标志，可调整相应的列宽。

要将 LOINC 代码与本地术语对照，只需在网格中找到正确的 LOINC 代码，然后双击它即可；然后，将会看到 LOINC 编号显示在窗口右上部的一个文本框中。而且，亦可单击窗口右侧网格上方的“对照”按钮来完成。另外，也可通过在窗口中的“LOINC:”文本框中手工键入未显示的 LOINC 编号，将当前本地术语对照到该 LOINC 术语。

在窗口底部的中间，可见到用于浏览和定位本地术语文件中的术语的 4 个导航按钮，即“第一条”、“上一条”、“下一条”和“最后一条”按钮。本地术语文件中的当前位置将显示在窗口最底部的状态栏中。

要想直接定位到特定本地术语的位置上，可在窗口左下角的文本框中键入相应代码，然后单击“查找”按钮即可。当然，不要求必须同时键入试验组合代码和试验代码；但是，如果没有分别将两者都输入上述文本框中，则不能保证会定位到正确的那条本地术语。

单击“本地术语详情”按钮，可查看和编辑本地术语的细节信息。

若要查看具体某一 LOINC 编号 LOINC 术语的详情，单击“查找 LOINC”按钮，或者右键单击网格中的相应 LOINC 术语记录即可。

11.5 选择欲处理的本地术语文件

有些用户会将其本地术语组织到多个术语集里。因此，RELMA 程序为用户在其所创建的各种代码集之间切换提供了一种方法。在欢迎窗口或对照窗口中，选择“文件”菜单中的“切换本地术语文件”菜单项，即可显示如图 62 所示的一个窗口。

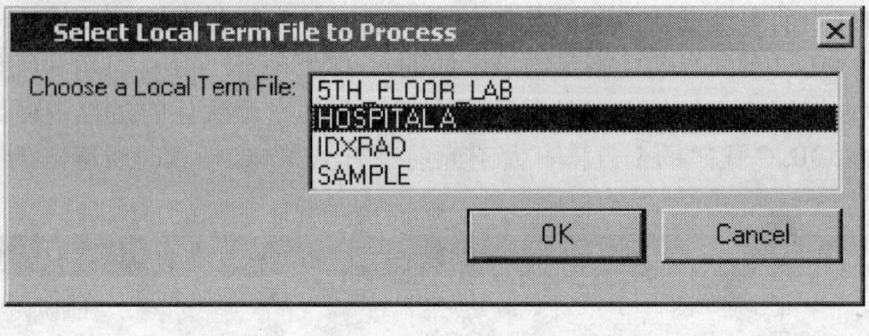

图 62 选择一个不同的本地术语文件

若要选择一个与当前已加载的本地术语文件不同的另一个本地术语文件，单击选项列表中所需加载的本地术语文件名称，并单击“确定”按钮即可。此时，程序将返回到此前的窗口。这时就可以开始处理新选的本地术语文件了。

11.6 查看本地文件汇总

冰冻三尺，非一日之寒，很少有只需使用一次 RELMA 就可将整个本地术语文件对照完毕的情况。一些用户反映，如果有一个能获得其本地术语文件简略快照的功能的话，他们就能够随时跟踪其中到底有多少术语已经得到对照。另外一些用户则反映，如果能够了解其本地术语文件中到底有多少尚未对照的术语的话就好了。综合这两个想法，我们新增了“查看本地文件汇总”的菜单项，以便用户了解有关其本地术语文件的一些简要信息。

目前，此汇总窗口显示的信息包括本地属于文件中的术语总数、当前已对照的术语数、尚未对照的术语数、计量单位字段带有取值的术语数。用户可使用该窗口上的“打印”按钮打印输出这些信息。

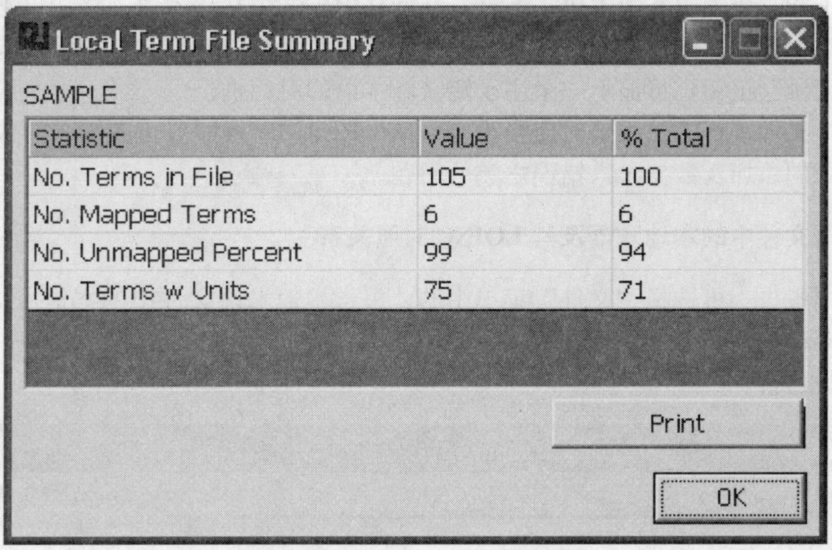

图 63 示例本地术语文件“SAMPLE”的汇总信息

注意：Regenstrief 研究院欢迎用户对该窗口中可能还需要显示本地文件其他方面的哪些汇总信息提出宝贵的意见和建议。请将意见和建议发送至loinc@regenstrief.org.

11.6.1 本地术语文件的查看、术语添加与编辑

选择“文件”菜单中的“本地术语文件的查看、术语添加与编辑”菜单项，即可显示如图 64 所示的本地术语文件编辑窗口。其中，当前本地术语文件中的本地术语显示在一个电子表格样式的数据网格中。

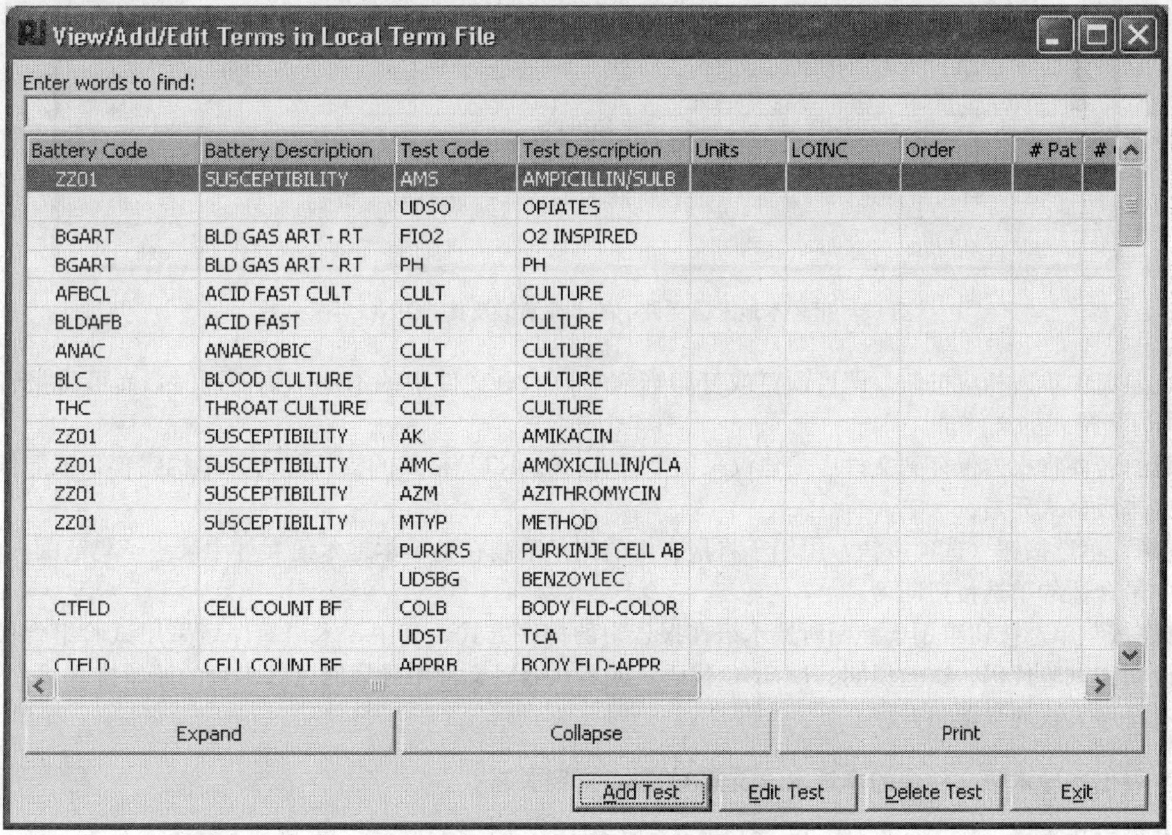

图 64 本地术语的查看、添加与编辑

在上述网格中，不能直接编辑本地术语；不过，在网格中先选中某一术语，接着单击窗口底部的“编辑试验”即可编辑术语。类似地，在网格中先选中某一术语，接着单击窗口底部的“删除试验”即可删除术语。单击窗口底部的“添加记录”按钮，可显示一个用于定义新术语的对话框。

注意：对本地术语文件进行手工编辑时应当小心谨慎。RELMA 程序对正在输入的数据的核对能力是有限的，且不检查重复记录的添加及数据录入错误之类的问题。

11.6.2 报告本地术语文件中的本地术语及其 LOINC 对照关系

若要打印本地术语报告，可选择“文件”菜单中的“报告本地术语文件中的本地术语及其 LOINC 对照信息”菜单项。选择该菜单项后所显示的窗口如图 65 所示。该窗口刚刚打开时其数据显示区是空白的。点击“预览”按钮即可查看报告。

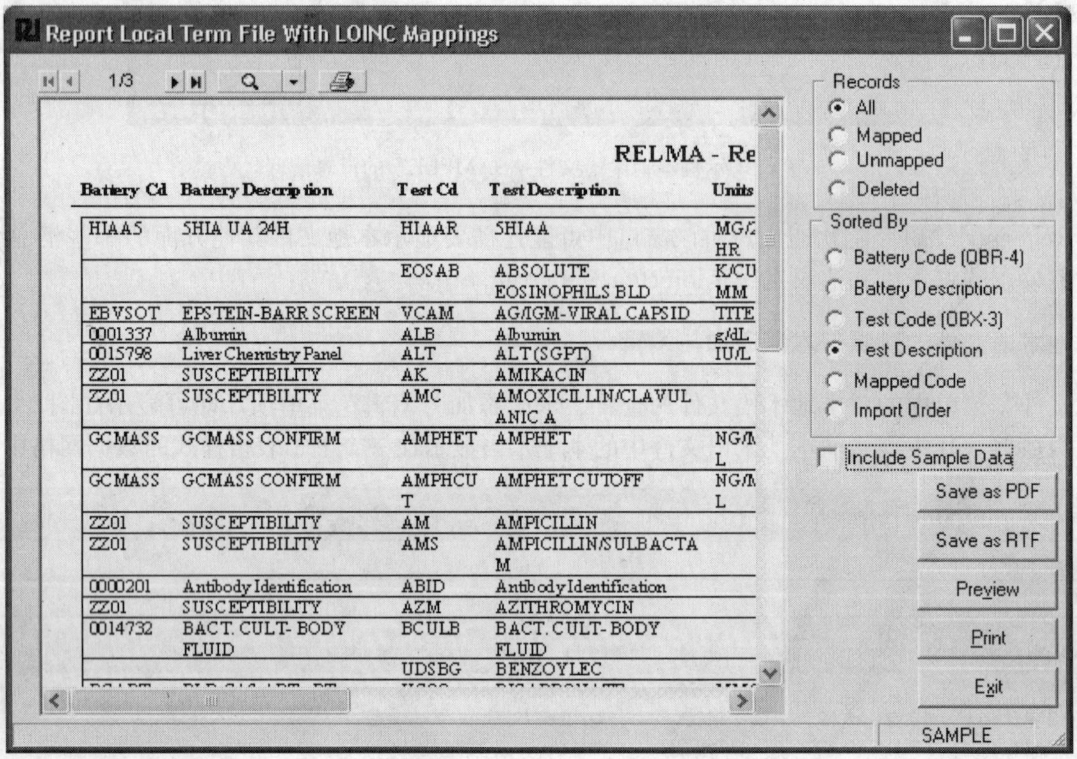

图 65 报告本地术语文件中的本地术语及其 LOINC 对照关系

在此窗口中单击相应按钮，即可预览或打印当前本地术语文件中的本地术语。同时，尚可将报告保存为 PDF 或 RTF 格式的文件。

注意：若要将报告保存到文件中，建议采用 PDF 格式。RTF 格式的支持能力并不构完善，不能保存报告中的某些排版格式元素。

“记录”单选按钮（选项按钮）组用于将报告中的记录限制在整个本地术语文件中某一子集范围内的术语。单击选中最合适的单选按钮即可。

“排序按”单选按钮组用于控制所选术语在报告中的排序方式。其中，术语排序可采用试验组合代码、试验组合说明、试验代码、试验说明、LOINC 代码，或者从分隔文件中导入时这些术语的原始排列顺序。不过，上述所有排序方式均只能是升序。

11.6.3 导出本地术语文件中的本地术语及其 LOINC 对照关系

该功能可将本地术语文件中的内容（本地术语及其 LOINC 对照关系）导出到 ASCII 文件中。选择该功能项时，将显示如图 66 所示的对话框。

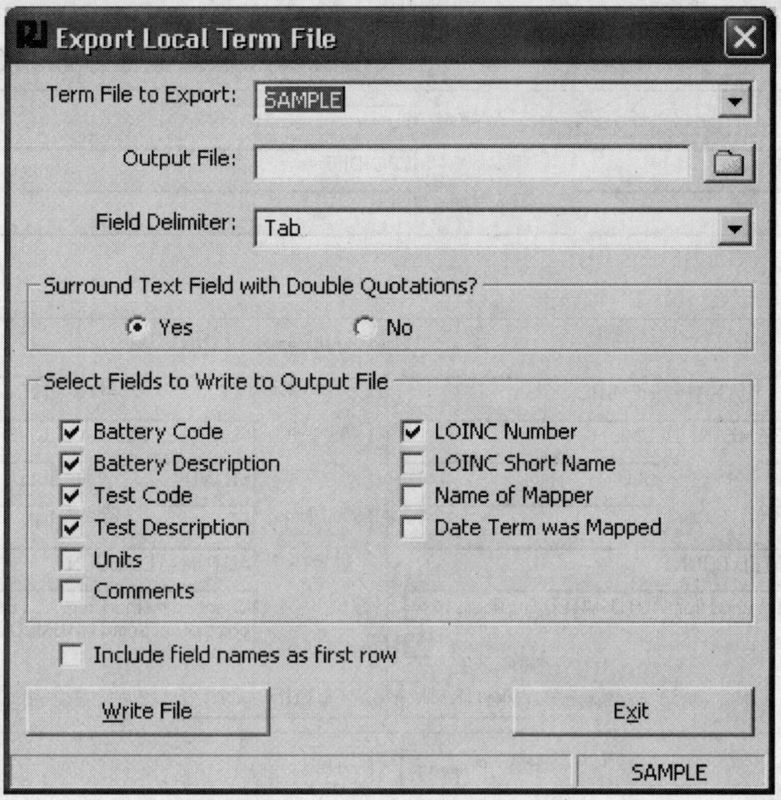

图 66 导出本地术语文件中的术语

第一个文本框要求用户指定要导出其内容的本地术语文件（数据源文件）的名称。这里，我们假设准备导出的是一个名叫“SAMPLE”的本地术语文件。第二个文本框要求用户指定作为导出目标来保存导出结果的 ASCII 文本文件的名称和路径。默认情况下，该文件名由上述源数据表的名称（如“SAMPLE”），后面加上扩展名“. TXT”组成，即“SAMPLE. TXT”。另一种方法是，单击该文本框右侧带有文件夹图标的按钮，并在显示的对话框中选择导出目标文件的路径和名称。

第三个输入框是一个用于选择字段分隔符的组合列表框。这里，我们建议采用竖线（|）来分隔各个字段。接下来是一个单项选择框，用于选择每个字段是否要用一对引号（“ ”）括起来。在导入其他程序（如 Excel）时，若引号确实有用，我们才建议使用。

最后，窗口中还设有一系列分别对应欲导出字段的复选框。除非有特殊原因，建议用户导出全部字段。此时，单击“写文件”命令按钮，即可将数据导入到上述文本文件中。导出完成，程序将发出声音提示，并会把焦点自动移至用于返回主菜单窗口的“退出”按钮。

11.6.4 找出与已淘汰 LOINC 术语对照的本地术语

许多 LOINC 代码会随时间的推移而被淘汰；对用户而言，重要的是在本地术语文件中找出与已淘汰 LOINC 术语的对照关系，并采取一系列步骤，将本地术语重新与各种更新的 LOINC 概念对照起来。RELMA 3.8 版中提供了协助这一工作的一个工具。该工具可对本地术语文件中的本地术语进行扫描和分析，并显示出那些与已淘汰 LOINC 术语对照的本地术语。之后，该工具还将提供已淘汰 LOINC 术语的有关信息，并向用户建议可与当前本地术语重新建立对照关系的新 LOINC 术语。图 67 所示即该分析工具的屏幕拷贝。

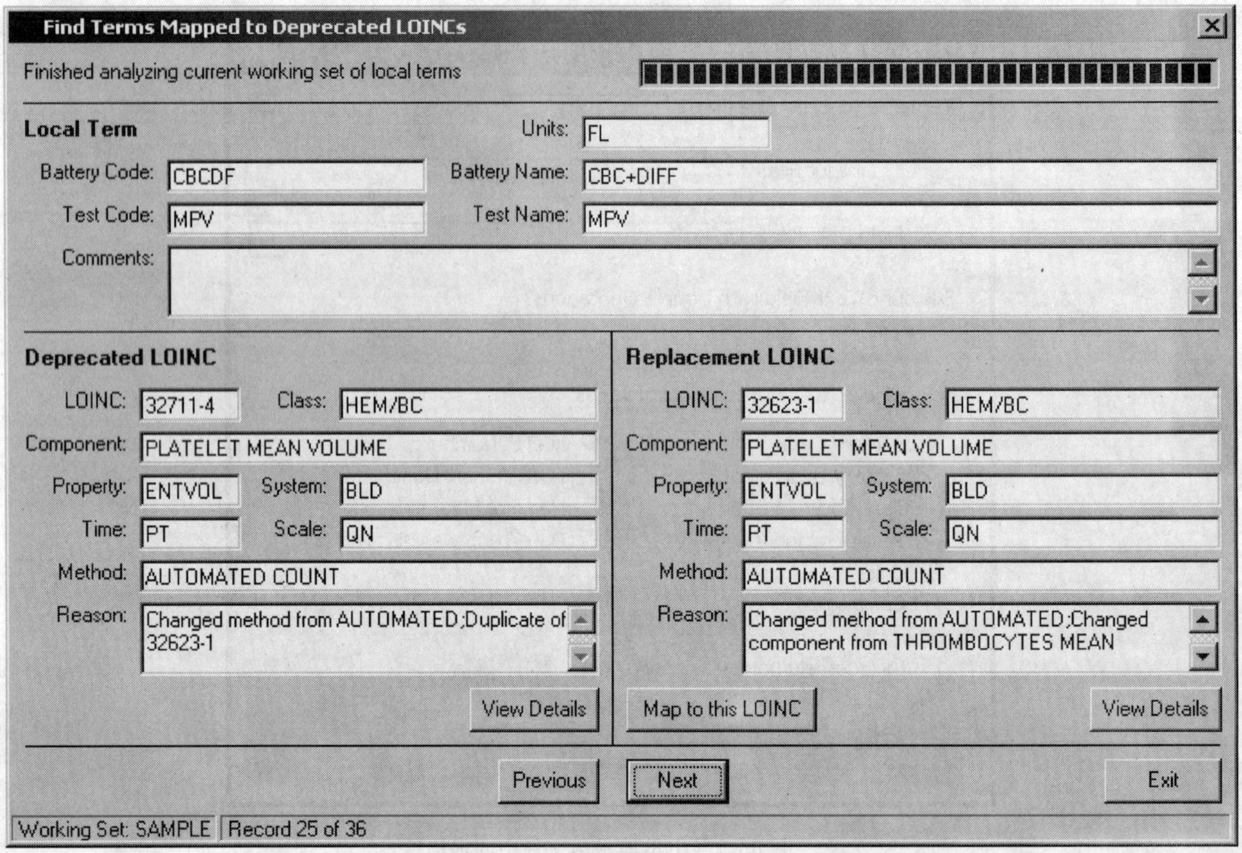

图 67　查找与已淘汰 LOINC 术语的对照关系

若该工具扫描和分析了本地术语文件，但又未找到任何本地术语与已淘汰 LOINC 术语值见的对照关系，屏幕上就会显示如下消息：

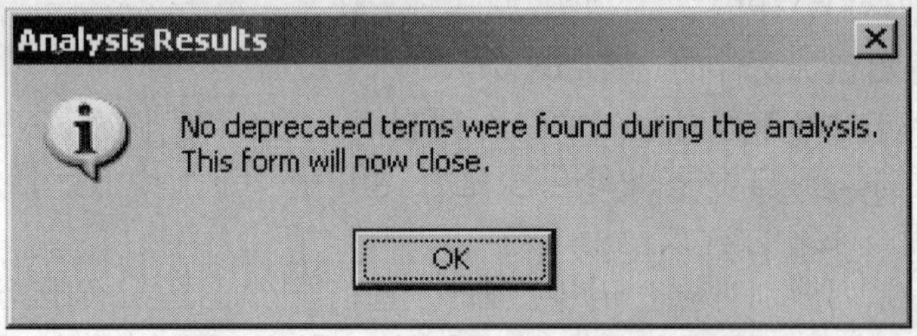

图 68　未找到与已淘汰 LOINC 术语的对照关系时显示的消息

单击“确定”按钮，将关闭该工具并返回此前的窗口。

要重新将某本地代码与推荐的 LOINC 术语对照起来，单击“对照到此 LOINC”按钮即可。之后，新旧两条 LOINC 术语都将立即变灰，这是从显示格式上表明重新对照操作已成功完成。

11.6.5　定义本地实验室部门的默认标本

实验室部门同样也是组织和分类各种术语组的可选方法。若用户所在的机构当前采用的也是这种术语组织方法，就会希望将本机构对术语的组织分类情况导入到 RELMA 程序中，以便于本地术语与 LOINC 术语的对照。此外，还可将相关的 LOINC 体系类型指定给不同的实验室部门，以便于在 RELMA 程序中搜索 LOINC 术语。使用主菜单中的“实验室”菜单项即可实现这一过程。

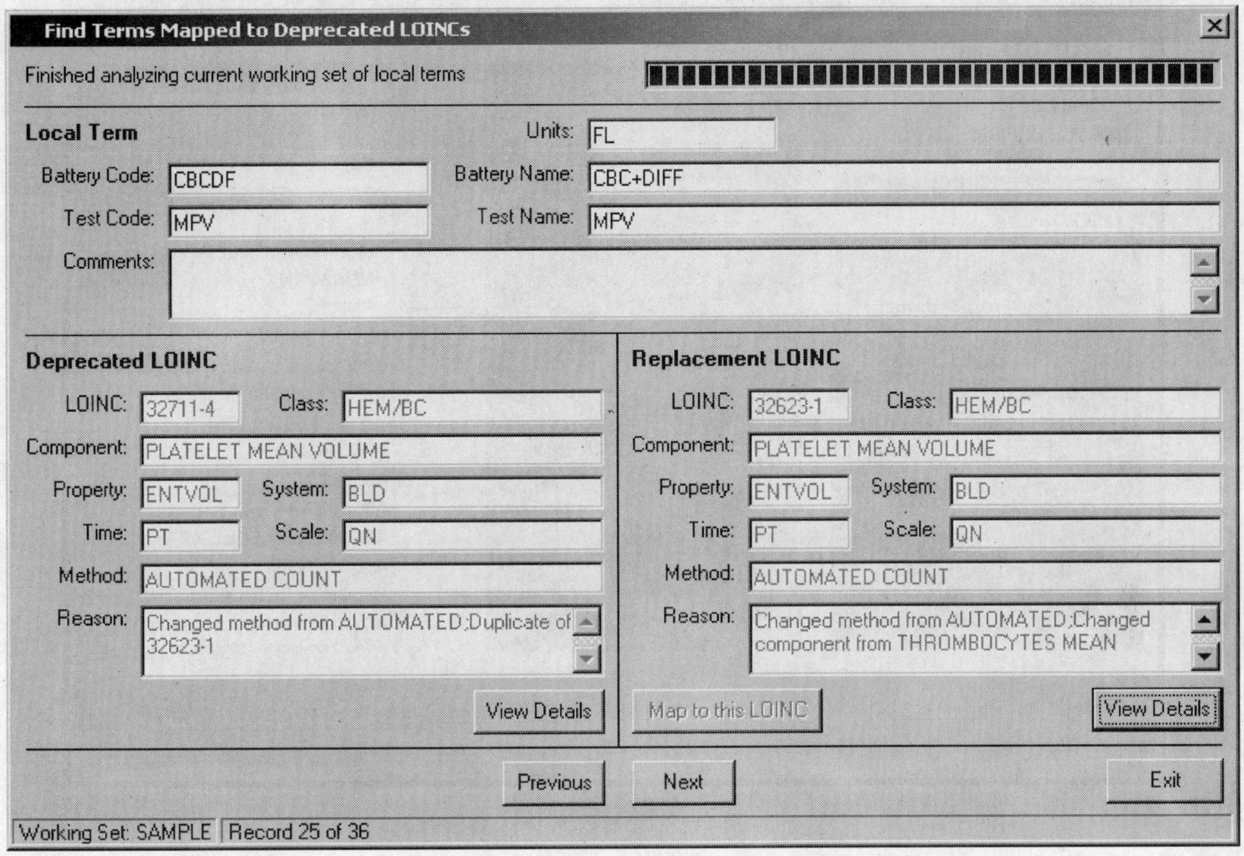

图 69 本地术语与现行 LOINC 术语重新对照成功完成时的屏幕拷贝

在主菜单中选择“工具”菜单中的“定义本地实验室部门的默认标本”菜单项，即可显示一个与图 70 所示类似的窗口。图 70 中显示了当前所选实验室部门—“血液学”及其右侧与之相关联的 LOINC 体系（标本）类型—“BLD（全血）”

单击“添加实验室部门”按钮即可定义一个新的实验室部门。此时，窗口最左侧的“实验室部门”列表框中就会增加名称为“新建实验室部门（NEW)”的新的一行。用所需的实验室部门名称替换单词“新建实验室部门”，然后按回车键即可完成新建实验室部门的操作。

若要删除一个实验室部门，则首先选中所要删除的实验室部门，单击鼠标右键并选择右键菜单中的“删除实验室部门”；当屏幕出现确认提示，单击“是”按钮即可永久地删除所选的实验室部门。

若要为一个实验室部门指定一个默认 LOINC 体系类型，则须首先在窗口最右侧的“LOINC 体系类型”列表框中选中所需的 LOINC 体系类型名称，接着单击窗口中（该列表框左侧中部）的左向箭头（小于号）按钮，该体系类型名称即可显示在窗口中间一列的“默认体系类型”列表框中。此时，也就完成了默认 LOINC 体系类型的指定操作。

若要从一个实验室部门中删除一个已指定的 LOINC 体系类型，则须首先在窗口中间一列的“默认体系类型”列表框中选中所要删除的 LOINC 体系类型，接着单击窗口中（该列表框左侧中部）的右向箭头（大于号）按钮，该体系类型就会从该列表框中删除。此时，也就完成了已指定 LOINC 体系类型的删除操作。

注意：已指定的 LOINC 体系类型将会显示在当前对照窗口的“默认标本”文本框中。在搜索 LOINC 术语的过程中，若使用这些默认标本类型作为限制条件，就会排除那些 LOINC 数据库体系字段取值与这些类型不同的搜索结果。

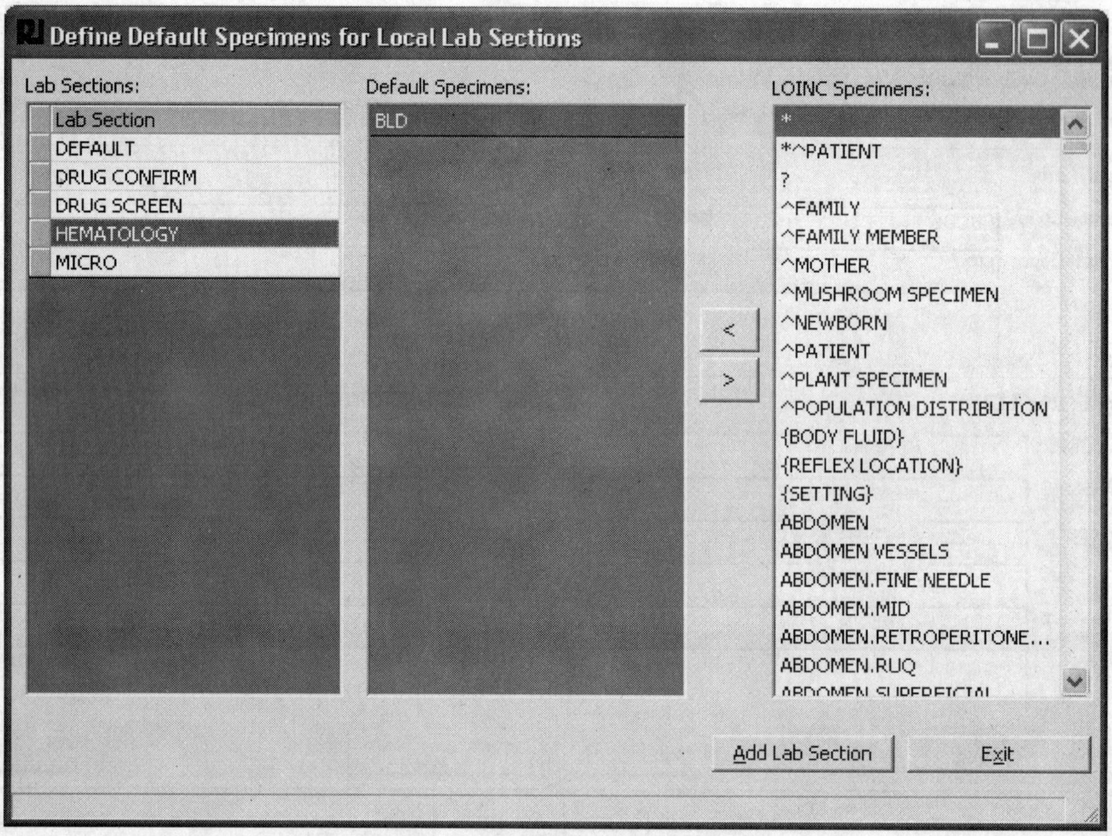

图 70　定义本地实验室部门的默认标本

11.6.6　定义本地术语词表的单词替换规则

选择“工具”菜单中的“定义本地术语词表的单词替换规则”菜单项，即可为本地关键词创建一个个性化的本地词典。当本地术语名称或其说明中的一个单词与 LOINC 数据库中的相关单词不同时，单词替换规则将非常有用。比如，在本地术语文件中，假设用户采用术语“ANT”来表示“ANTIBODY（抗体）”，而且“ANT”可能还是许多本地术语中都使用的一个本地关键词；但是，当运行 RELMA 进行对照时，LOINC 并不认识它；这是因为 LOINC 并未将“ANT”作为“ANTIBODY”的缩略语。这时，用户可能就会希望将自己本地术语文件的本地说明中的所有“ANT”都替换成“ANTIBODY”。

选择“工具”菜单中的“定义本地术语词表的单词替换规则”菜单项，即可显示一个与图 71 所示类似的窗口。

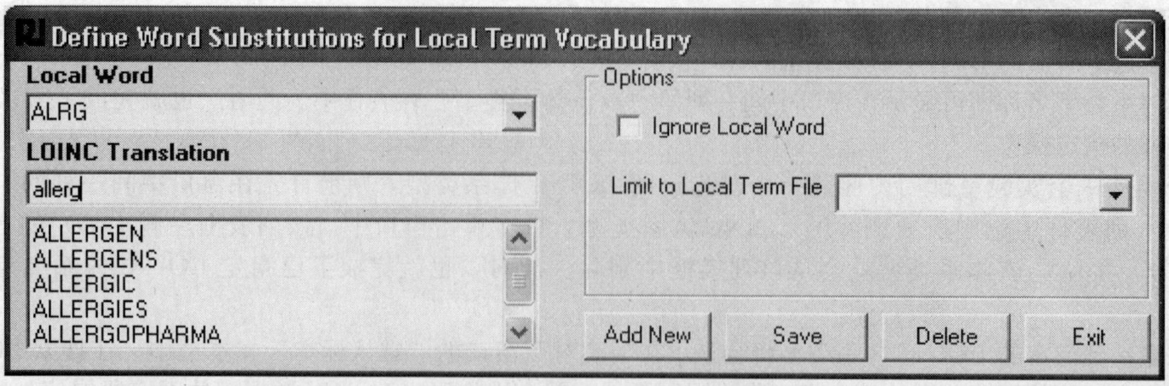

图 71　本地术语词表的单词替换规则

该窗口左上角的“本地关键词”组合列表框提供的是当前本地术语文件中已定义有单词替换规则的一系列单词。首次使用该功能时，该列表中的单词是由 Regenstrief 研究院提供的示例。要进行替换，首先需从该组合列表框选择一个本地关键词。在上述示例中，用户选择所需替换的本地关键词是“ALRG”。若要在“本地关键词”组合列表框中添加新的关键词或缩略语，请单击“添加新词”按钮，接着在其中键入需要添加的新词即可。

在“本地关键词”组合列表框下方是一个可键入所需代用词的“LOINC 代用词”文本框。在人工键入代用词时，其下方的列表框中会显示很多单词条目。这里，我们建议用户选择该列表框中的单词之一作为本地关键词的代用词；因为该列表框中的这些单词均已存在于当前的 LOINC 数据库中。从该列表中选择一个单词之后，单击窗口右下方的“保存”按钮，即可将上述代用词及其与本地关键词的对应关系保存起来。

有时，忽略某些本地关键词同样也是有用的。比如用户可能就会希望选中窗口右上方的“忽略本地关键词”复选框。选中该复选框时，每次检查本地关键词时，RELMA 就会忽略当前被设置为忽略的那些本地关键词，就如同它们不存在。

当同时定义有多个本地术语集时，用户可能还希望将某一本地关键词的替换操作限制在特定的本地术语文件中。若要这样限制，如图 71 所示，可在窗口右侧中部的“限制到本地术语文件”组合列表框中选择特定的一个本地术语文件。在以后使用这个本地术语文件中的本地术语进行搜索时，用户所设定的上述替换规则就会生效；若搜索时使用的是任何其他本地术语文件，则上述已限定范围的单词替换将被忽略。

用户所创建或编辑的任何替换规则都将被保存在 LMOF 数据库里名为“本地词表”的数据库表中。如图 72 所示，RELMA 在搜索时将会使用这些信息。

在下次运行对照程序时，在单词替换表中输入的那些单词或缩略语将自动被其相应已扩展的单词替换。下一个例子将说明该功能的实现情况。

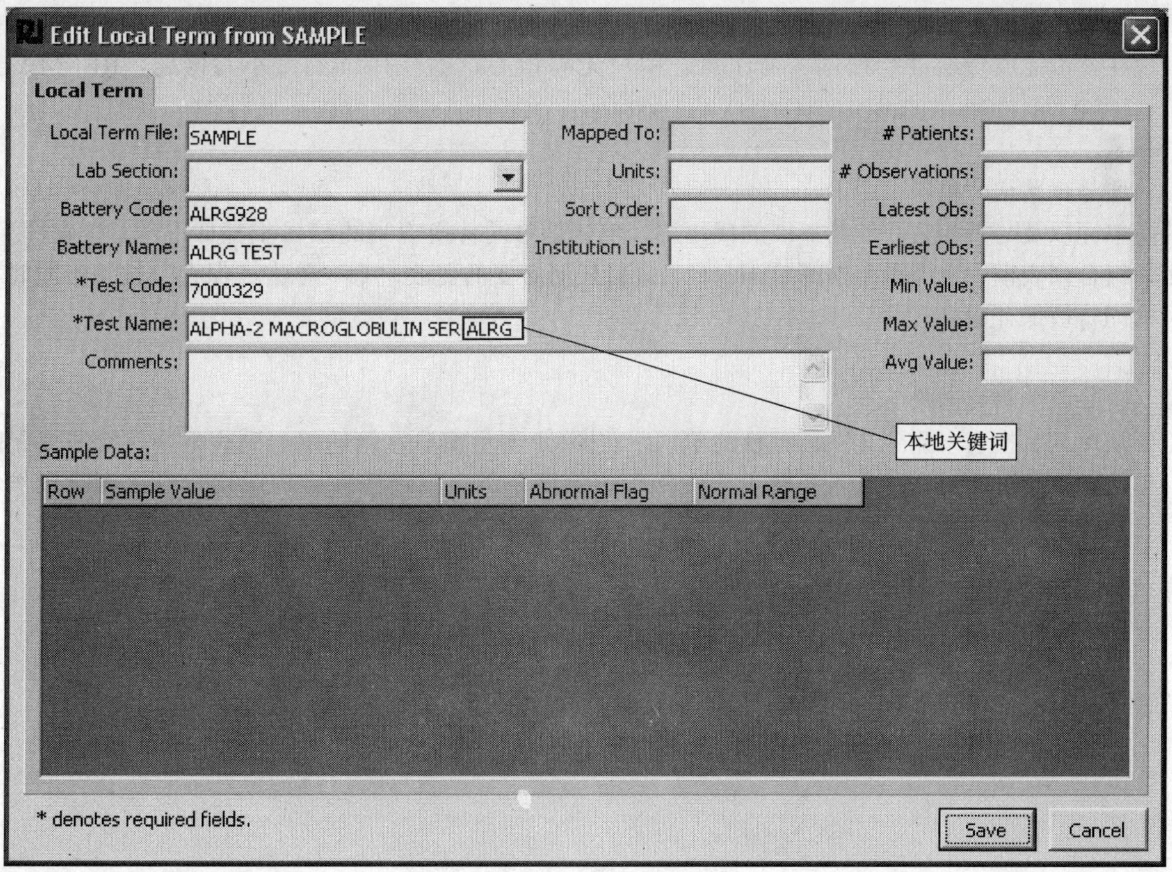

图 72 本地术语“Alpha-2 Macroglobulin Ser Alrg”的详细信息

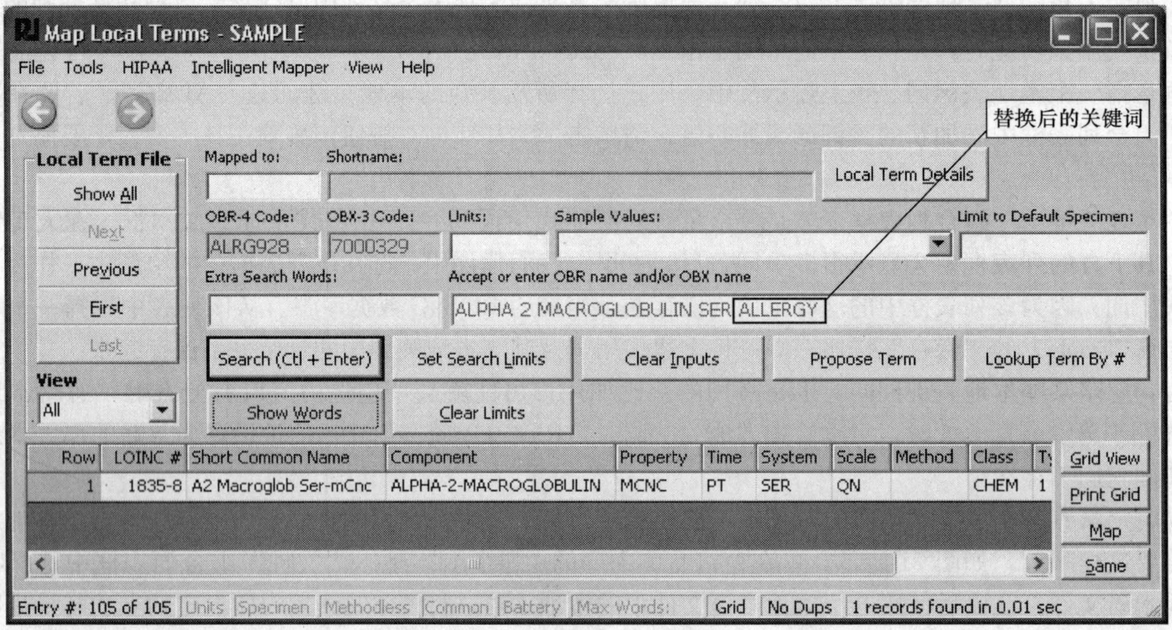

图 73 “Alpha-2 Macroglobulin Ser Alrg”的搜索结果

首先，请看图 72 所示窗口“试验名称”文本框显示的名称“ALPHA-2-MACROGLOBULIN SER ALRG”。然后，而再看图 73 中来自本地术语说明的那些单词。请注意，该本地说明中的单词“ALRG”已被替换成了“ALLERGY”。若不进行这一替换，该单词则还是“ALRG”，一个 RELMA 不认识的单词，相应的搜索也将毫无结果。不过，既然用户已创建了含有单词替换关系“alrg-allergy”的相应记录，供代用词替换时之用，那么现在就可能成功地进行搜索。请注意，用户无需担心这些代用词的大小写问题，RELMA 会自动处理。

11.6.6.1 需替换单词的编辑

需替换单词以及与其相关联的已扩展的代用词，也就是单词替换规则的编辑步骤如下：（1）在图 71 所示窗口左侧的组合列表框中选择需替换的单词；（2）进行任何必要的更改；（3）单击“保存”按钮。此时，修改后的那对单词将被保存起来。

11.6.6.2 需替换单词的删除

若需要从单词替换表中删除某一需替换的单词，在图 71 所示窗口左侧的组合列表框中选择所要删除的那个单词，单击“删除”按钮；接着，在真正从文件中删除该单词之前，程序会提示用户对该删除操作予以确认。换言之，相应的单词替换规则也就被删除了。

附录A　本地术语文件库（LMOF数据库）

RELMA采用Microsoft® Access®数据库作为其存储数据的场所。用户的本地术语就将保存在该数据库的LMOF表中。如下表格所述为该数据库表的正式定义。该表格中的内容仅提供有关信息，在将来版本的RELMA中可能会有所变动。

LMOF数据库表的结构

	字段名称	类型	宽度	说明
1	ID 编号	数字型	4	当前记录的唯一标识符
2	Submission 记录分组名称	文本型	255	用于将记录编组分成用户所需的若干子集。RELMA可在各个记录组内分别处理相应记录。这里，这些记录组称为本地术语文件（或本地术语档案）
3	BatteryCode 试验组合代码	文本型	50	当前术语在HL7 OBR区段中的本地代码
4	BatteryDescription 试验组合说明	文本型	255	当前试验组合代码的文本说明
5	BatteryDescriptionTranslated 试验组合说明（替换后）	文本型	255	当前试验组合代码的文本说明（替换成LOINC关键词后）
6	TestCode 试验代码	文本型	50	当前术语在HL7 OBX区段中的本地代码
7	TestDescription 试验说明	文本型	255	当前OBX代码的文本说明
8	TestDescriptionTranslated 试验说明（替换后）	文本型	255	当前试验代码的文本说明（替换成LOINC关键词后）
9	LOINC LOINC编号	文本型	10	已对照至当前术语的LOINC编号
10	MappedBy 对照人	文本型	255	将LOINC编号指定给当前术语的人员
11	MappedOn 对照日期	日期/时间	8	将LOINC编号指定给当前术语的日期
12	Units 计量单位	文本型	255	报告当前术语结果时使用
13	LabSection 实验室部门	文本型	255	链接LabSections表的外关键字。 （译者注：在当前表的关系中并非记录的唯一标识，但在与LabSections表的关系中可用作对匹配字段链接的一个关键字。）
14	Status 状态	长整型	4	用于标明当前记录的对照状态：未对照（0）、已对照（1）、已删除（2）
15	Comments 注释	文本型	备注	该记录添加者或最后编辑者的注释
16	SearchTime 搜索时间	长整型	4	搜索统计指标（统计量）；最后一次搜索该记录所花费的秒数
17	LOINCSExamined LOINC术语条数	长整型	4	搜索统计指标（统计量）；最后一次搜索中所分析的LOINC术语条数
18	KeyWordCombinations 关键词组合数	长整型	4	搜索统计指标（统计量）；最后一次搜索中所分析的唯一性单词（关键词）组合的个数
19	SearchProperties 搜索属性	文本型	255	最后一次搜索所采用的LOINC属性类型
20	SearchKeyWords 搜索关键词	文本型	255	最后一次搜索所采用的LOINC关键词
21	SortOrder 排序次序	文本型	50	用户为一个本地术语文件定义的排序字段（又称为记录分组名称）
22	PatientCount 患者计数	文本型	10	该OBR/OBX代码对下记录有观测结果的患者人数
23	ObservationCount 观测结果个数	文本型	10	该OBR/OBX代码对下所存储的观测结果个数

续表

LMOF 数据库表的结构				
	字段名称	类型	宽度	说明
24	MostRecentObservation 最新观测结果	文本型	10	该 OBR/OBX 代码对下存储的最新观测结果的日期
25	EarliestObservation 最早观测结果	文本型	10	该 OBR/OBX 代码对下存储的最早观测结果的日期
26	MinimumValue 最小值	文本型	25	该 OBR/OBX 代码对下存储的最小值。仅适用于数值型结果的代码
27	MaximumValue 最大值	文本型	25	该 OBR/OBX 代码对下存储的最大值。仅适用于数值型结果的代码
28	AverageValue 平均值	文本型	25	该 OBR/OBX 代码对下存储的平均值。仅适用于数值型结果的代码
29	InstitutionList 机构列表	文本型	255	用户定义的与 OBR/OBX 代码对有某种联系的该机构或设施列表
30	CreatedBy 创建者	文本型	50	该记录添加者的姓名
31	CreatedOn 创建日期	日期型		该记录的添加日期
32	EditedBy 编辑者	文本型	50	最后编辑该记录者的姓名
33	EditedOn 编辑日期	日期型		该记录的最后编辑日期

附录 B　新提 LOINC 的提交

Regenstrief 研究院接收两类添加型申请：

(1) 第一类申请为：①一种全新的检测指标，如 DNA 测序；②未经 LOINC 委员会许可的 LOINC 代码的新用途，如为了涵盖微生物 1、微生物 2 等进行的术语定义，以及许多实验室数据库中存在的结构。

(2) 第二类申请则是对 LOINC 数据库中已有的观测指标的各种变更。比如，LOINC 数据库中已有一条标本（体系）类型为血清的精确试验结果相应术语，而用户又申请为胃内容物标本设立相同的术语。如果申请者遵守了以下规则，且在特定时间内所申请的术语数量并不多的话，我们将尽快对这类申请予以处理。

只有当申请者就所申请的新术语为 Regenstrief 研究院提供了条理清晰的资料信息，并且达到下文表 5 所规定的详细程度的要求，我们才能够对其申请做出快速的反应。我们要根据表 5 的要求来确定是否要对申请者所提交的代码赋予新的 LOINC 代码。发送申请之前，请用户务必确认至少已在申请中提供了新术语的成分、属性、时间特征、体系、标尺和方法的有关信息。同时，了解所申请试验/观测指标的计量单位及（可能的情况下）结果取值示例，对我们来说也是非常重要的。我们并不能保证对那些缺少第 11 和 12 条信息的申请给予回复。因为我们将根据这些信息对属性、标尺和方法加以核实。

提交文件既可以是由人工编制的，也可以是用 RELMA 程序产生的。无论选择哪种方式，发往 Regenstrief 研究院的提交文件均须采用以下三种文件格式之一：首选是 Microsoft Access 数据库文件（mdb）格式（同时也是 RELMA 程序将生成的文件的格式）；其次是制表符分隔的 ASCII 文本文件（txt）格式；第三种是 Microsoft Excel 电子表格文件（xls）。下文中的示例文件和字段说明会帮助用户创建提交文件（不借助 RELMA 程序）。

B.1　注意事项

下文中的“新增记录”、“所申请术语”和“新提交术语”三者为同义词。它们指的都是，用户出于向 LOINC 数据库中新增记录的考虑，已经或将要提交到 Regenstrief 研究院的新创概念或术语。

请注意，我们倾向于避免使用化学试验的方法。常规情况下，我们将不接受那些方法特异性化学试验的有关申请。尽管我们采用方法类型来区别微生物学、血清学及凝血功能试验，但只有在非常特殊的情况下，我们才会对不同的化学分析方法加以区分。不过即使是这样，我们也并不是区分方法的所有变体。有关 LOINC 的区别类类型，请参阅本指南的正文部分。

当在 LOINC 数据库中发现了可能存在错误的试验，请写信或发送电子邮件至（loinc@regenstrief. org）告知该术语及其错误原因。比如，我们采用的不是标准的命名方法；印刷错误；仅对血浆标本才有效的试验的标本类型写成了血清；或者，LOINC 数据库中存在某一概念的重复等。欢迎广大用户向我们提出反馈意见和建议。

注意：在血清学以及抗生素敏感性试验方面，允许存在方法不明或无方法的指标和方法特异性指标（如抗体/AB 和抗原/AG 指标）。

请特别注意那些提交术语体系（样本）类型仅为血清或血浆的申请。对于大多数临床分析方法而言，血清与血浆标本所获得的结果在临床上并没有什么显著差异。而且我们会在数据库中用 SER/PLAS 表示此类情况，以表明我们忽略二者的差异。不幸的是，许多申请者只是碰巧使用了某一类型的标本（如血清或血浆），但又没有指出该指标选择血清或血浆均可且二者并无区别。事实上，大多数此类申请体系（样本）类型应该是 SER/PLAS。如果某检测方法确实只能采用血清或血浆之中的一种作为标本，请用户务必对申请加以科学的验证。否则，这将大大延迟我们对用户所提交术语的回复时间。

如果用户提交的是与 LOINC 数据库中现有术语截然不同的试验或指标，务请提供该试验项目及其用途和操作程序的详细信息。销售商提供的检测试剂盒说明资料或教科书中有关其操作程序和用途的内容副本都是十分有用的资料。为了决定如何表述新主题的问题，我们经常要召开委员会开展讨论，所以对此类申请的反应时间会比较长。

同时，申请者还需要提供可表明其熟悉 LOINC 数据库，并且确定 LOINC 数据库中尚不存在所申请的术语的一些证据。实际上，这些申请带来的主要工作就是确认数据库中尚未收录所申请的观测指标。如果申请者已经自行完成了这项工作的大部分任务，我们即可方便地受理其提交文件。因此，我们要求用户找出与所申请的试验最接近的 LOINC 术语，并标记出所申请试验与已有试验之间的差异。换言之，在新观测指标只是原有指标的变体时，需要用户以现有 LOINC 观测指标为模板，更改与新术语的不同之处并标示出其差别。

B.2 提交文件示例及其定义

下面是一个提交示例。由于受手册页面限制，表格中只是显示了前几个字段。实际的提交文件应当具备表 5 所列全部条目的相应列（字段）。在本附录后的小节中，我们还对 Access 和 Excel 提交文件的创建过程进行了更详细的说明。

表 4 提交文件示例

Row＃ 行号	Your test ID 用户的试验标示	Analyte/Component 分析物/成分	Property 属性	Time 时间	System 体系	Scale 标尺	Method 方法	Class 类	Related 相关名称	Etc 其他
1	G23	GLUCOSE^90M POST 50G LACTOSE PO	MCNC	T	UR	ORD	TEST STRIP	CHAL		
2	C47	COPROPORPHYRIN 1 ISOMER	MRAT	24H	UR	QN		CHEM		
3	I98	INDICAN	MRAT	24H	UR	QN		CHEM		
4	T51	THYROXINE. FREE	MCNC	PT	UR					

下表说明的是与 RELMA 程序一同安装到计算机上的示例提交文件 submit. mdb 中所含的字段。提交到 Regenstrief 研究院的文件中均应包括这些字段。其中有些字段需要按照如下注解填写。

表 5 术语提交数据库表 SUBMIT 的定义（位于数据库文件 submit. mdb 中）

提交文件中的 Access 数据库字段名				
Item ＃ 项目编号	Field Name 字段名称	Data Type 数据类型	Size (Characters) 字段宽度（英文字符数）	Description 字段说明
1	S_ROW	LONG（长整数型）	4	提交文件中该术语记录的行号
2	S_LOCAL_CD	TEXT（文本型）	50	提交者主文件中用于标识该试验/观测指标的提交者的本地代码。
3	S_COMPO	TEXT（文本型）	150	提交者所申请的分析物/成分。必填。（《用户指南》2.2 节）
4	S_PROP	TEXT（文本型）	30	提交者所设的属性类型。必填。—用户若提供足够的细节信息，会对我们有所帮助（《用户指南》2.3 节）
5	S_TIME	TEXT（文本型）	15	提交者所设的时间特征。必填。（《用户指南》2.4 节）
6	S_SYS	TEXT（文本型）	100	提交者所设的体系/样本类型。必填。（《用户指南》2.5 节）
7	S_SCALE	TEXT（文本型）	30	提交者所设的标尺类型。必填。（《用户指南》2.6 节）
8	S_METH	TEXT（文本型）	50	提交者所设的方法类型。需要时填写。（《用户指南》2.7 节）
9	S_REL_NAM	TEXT（文本型）	254	提交者所设的相关名称。强烈建议填写。包括常用名称、首字母缩写词或同义词。

续表

提交文件中的 Access 数据库字段名				
Item # **项目编号**	**Field Name** **字段名称**	**Data Type** **数据类型**	**Size (Characters)** **字段宽度（英文字符数）**	**Description** **字段说明**
10	S_LOINC	TEXT（文本型）	10	提交者所设的最接近 LOINC 术语的 LOINC 代码。强烈建议填写。这是一个类似于但又区别于所申请试验的代码。
11	S_RESULTS	Memo（备注型）	—	提交者所设的示例结果。强烈建议填写。按用户实验室的报告形式填写。
12	S_UNITS	TEXT（文本型）	30	提交者所设计量单位示例。强烈建议填写。按用户实验室的报告形式填写。
13	S_SPECIES	TEXT（文本型）	20	用于提交兽医学术语。
14	S_ID	TEXT（文本型）	50	用于记录提交者为每个提交条目设置的 LOINC 参考标号；用于将该标号与问题一同回复，或在回复文件中返回我们赋予的 LOINC 代码值。
15	S_COMMENT	TEXT（文本型）	254	提交者在需要时希望 RI（Regenstrief Institute）阅读的注释信息。
16	BLANK1	TEXT（文本型）	50	预留的占位字段。请勿使用。
17	BLANK2	TEXT（文本型）	20	预留的占位字段。请勿使用。
供 Regenstrief 填写的内容（提交时需保持空值的字段）				
18	RI_REF	TEXT（文本型）	50	供将来使用的预留字段。
19	LOINC	TEXT（文本型）	10	赋予所提交概念的 LOINC 代码。该代码可能为新编代码或已有代码。
20	RI_ACTION	TEXT（文本型）	30	Regenstrief 行动代码： DONE - 术语被接收并被赋予新代码 DUP - LOINC 数据库中已有所提交的术语 IDUP - 提交者无意中重复提交的术语（内部重复） INFO - 需要提交者提供更多的信息 HOLD - 提交内容属于当前尚未考虑收录的领域
21	RI_COMMENT	TEXT（文本型）	250	RI 写给提交者的注释或问题。
22	R_COMPO	TEXT（文本型）	150	RI 对所提交分析物/成分字段的修订
23	R_PROP	TEXT（文本型）	30	RI 对提交者所设属性类型的修订
24	R_TIME	TEXT（文本型）	15	RI 对提交者所设时间特征的修订
25	R_SYS	TEXT（文本型）	100	RI 对提交者所设体系/样本类型的修订
26	R_SCALE	TEXT（文本型）	30	RI 对提交者所设标尺类型的修订
27	R_METH	TEXT（文本型）	50	RI 对提交者所设方法类型的修订
28	R_REL_NAM	TEXT（文本型）	254	RI 对提交者所设相关名称的修订
29	R_RESULTS	Memo（备注型）	—	RI 对提交者所设示例结果的修订
30	R_UNITS	TEXT（文本型）	30	RI 对提交者所设计量单位示例的修订
31	R_SPECIES	TEXT（文本型）	20	RI 对提交者所设物种的修订
32	R_CLASS	TEXT（文本型）	20	RI 对提交者所设的类的修订
33	L_COMPO	TEXT（文本型）	150	被赋予 LOINC 代码时，分析物/成分的正式 LOINC 名称
34	L_PROP	TEXT（文本型）	30	被赋予 LOINC 代码时，属性类型的正式 LOINC 名称
35	L_TIME	TEXT（文本型）	15	被赋予 LOINC 代码时，时间特征的正式 LOINC 名称
36	L_SYS	TEXT（文本型）	100	被赋予 LOINC 代码时，体系/样本类型的正式 LOINC 名称
37	L_SCALE	TEXT（文本型）	30	被赋予 LOINC 代码时，标尺类型的正式 LOINC 名称
38	L_METH	TEXT（文本型）	50	被赋予 LOINC 代码时，方法类型的正式 LOINC 名称
39	L_REL_NAM	TEXT（文本型）	254	被赋予 LOINC 代码时，相关名称的正式 LOINC 名称
40	L_RESULTS	Memo（备注型）	—	被赋予 LOINC 代码时，示例结果的的正式 LOINC 名称
41	L_UNITS	TEXT（文本型）	30	被赋予 LOINC 代码时，计量单位示例的正式 LOINC 名称
42	L_SPECIES	TEXT（文本型）	20	被赋予 LOINC 代码时，物种的正式 LOINC 名称
43	L_CLASS	TEXT（文本型）	20	被赋予 LOINC 代码时，类的正式 LOINC 名称
下列字段仅供 Regenstrief 内部使用，提交者不必过于关心：				
44	STATUS	TEXT（文本型）	20	所提交术语的 Regenstrief 状态。
45	ID	TEXT（文本型）	50	Regenstrief 内部赋予提交文件的 ID。（内部路径和文件名信息）

续表

供 Regenstrief 填写的内容（提交时需保持空值的字段）				
Item ＃ 项目编号	Field Name 字段名称	Data Type 数据类型	Size (Characters) 字段宽度（英文字符数）	Description 字段说明
46	COMMENT	TEXT（文本型）	250	Regenstrief 对提交术语的自动化注释。这些信息用于识别内部矛盾和自动等价替换（如将 serum 替换为 SER/PLAS）。
47	UNIQ	TEXT（文本型）	150	此字段用于罗列所提交的某一概念中对 LOINC 数据库而言的所有生词。这些生词不仅可以列出概念中的生词，尚可显示出单词的打字错误和陈述错误。
48	DUPS	TEXT（文本型）	150	所提交术语对应的若干 LOINC 子集或近似匹配的 LOINC 术语。仅用于协助提交文件的审核过程；用户不必对其过于信任。
49	EDIT _ CTL	TEXT（文本型）	10	Regenstrief 的编辑控制

B.3 采用 Microsoft Access 创建提交文件

RELMA 软件包中有一个名称为 SUBMIT. MDB 的空白 Microsoft Access 数据库模板文件。该数据库含有上述表 5 所列的字段。对于用户提交文件中的每条术语，该表所要求的前 15 个字段均应耐心细致地填写。下图 74 为一个用 Microsoft Access 创建的提交文件示例。其中，该用户打开了模板文件 submit. mdb，并编辑了其中的前 15 个字段。

这一数据库模板文件的默认路径为：

C:\ Program Files \ RELMA \ submit. mdb

不过，该文件在用户计算机上的具体位置可能会随 RELMA 程序安装情况的不同而有所不同。

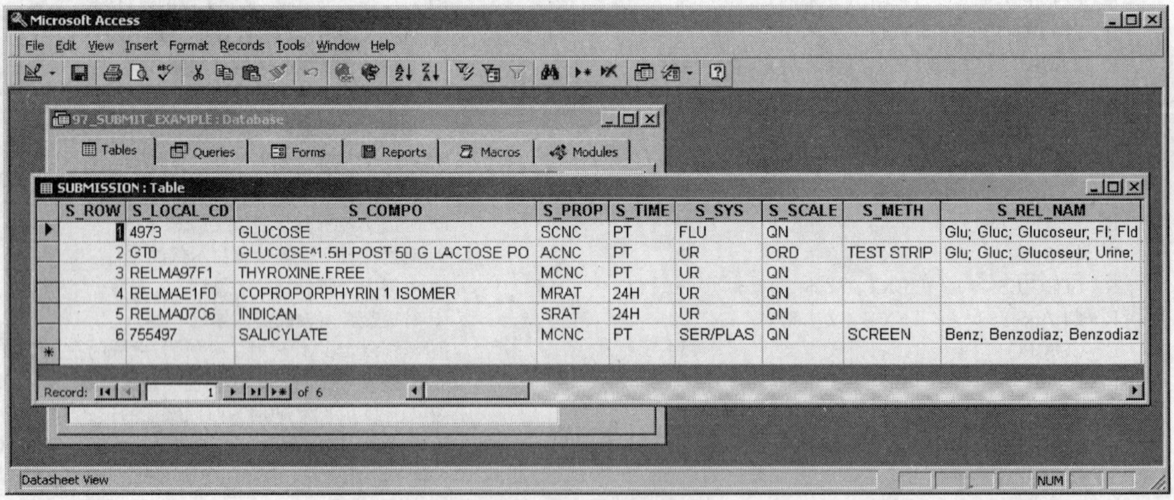

图 74 Microsoft Access 创建的提交文件示例

B.4 采用 Microsoft Excel 创建提交文件

如果用户选用 Microsoft Excel 来创建提交文件，则必须使用表 5 中所指定的字段名称。如下图 75 所示为 Excel 提交文件的一个例子。请注意，第一行应为表 5 中所指定的字段名称。

注意表 5 中所指定的字段宽度。在收到提交文件时，我们会将提交数据拷贝到按表 5 要求而定义的 Microsoft Access 数据库中。若 Excel 提交文件中单元格字段包含的字符过多，某些数据则会在这一格式转换过程中丢失。

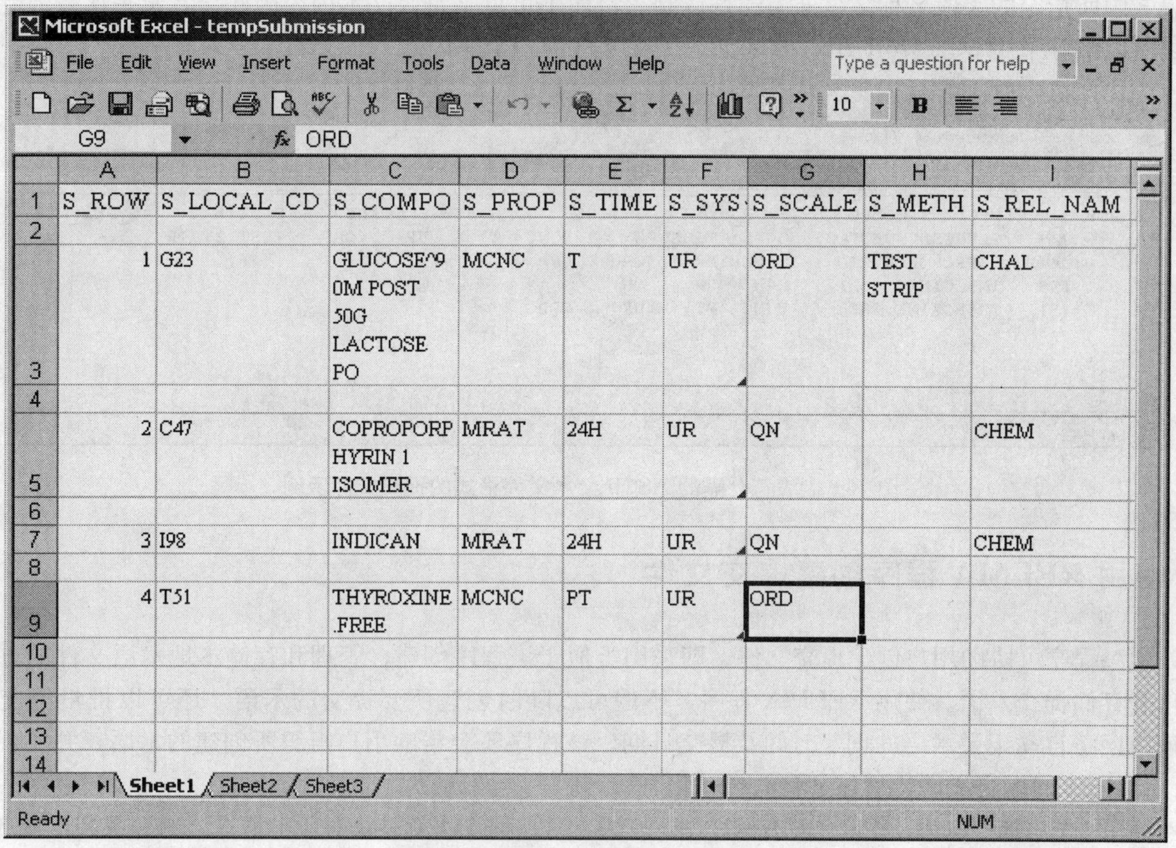

图 75　Excel 提交文件示例（仅显示了前 9 个字段）

B.5　采用制表符分隔的文本文件格式创建提交文件

用户若选用制表符分隔的 ASCII 文本文件格式来创建和发送提交文件，请采用如下格式：

S_ROW | S_LOCAL_CD | S_COMPO | S_PROP | S_TIME | S_SYS | S_SCALE | S_METH | S_REL_NAM | S_LOINC | S_RESULTS | S_UNITS | S_ID | S_SPECIES | S_COMMENT<CRLF>

其中，所有字段相互之间均应采用制表符分隔开。实际上，上述格式中的每条竖线（“|”，管道符或通道符）都分别代表一个制表符（即 ASCII 编码为 9 的字符，ASCII 9）。每行均以一个回车/换行符号对（亦即<CRLF>）结束。也就是说，在该 ASCII 文本文件中，每个以<CRLF>结束的行就是一条提交记录。注意，表 5 中所示的字段宽度仍适用于 ASCII 文本文件格式的提交文件。因为只有如此，我们才能将用户所提交的 ASCII 文本文件格式的数据拷贝到上述格式的 Access 数据库文件中进行处理。

再拿先前的例子来说，每行的格式类似如下所示：

1 | G23 | GLUCOSE^90m POST 50g LACTOSE PO | MCNC | PT | UR | ORD | TEST STRIP | | | 6762-9 | | MG/DL | | |

其中，每条竖线代表一个制表符。请注意正确理解“TEST STRIP”与“6762-9”之间多出来的那两条竖线；在该例子中，这意味着其相关名称字段为空（即空值）。同时，这里的空值字段还有 S_RESULTS、S_ID 和 S_COMMENT。如果不预留出空值字段的位置，相应字段信息就会无法保持一致；而且，实际上本应是与提交记录最接近的 LOINC 代码（即“6762-9”），就会错误地变成该提交记录的相关名称。因而，字段排列的次序及制表符对字段的分隔都是十分重要的。

如图 76 所示的提交文件示例中，实际的制表符取代了上文中出于演示目的而采用的竖线。请注意，第一行应为表 5 中所指定的字段名称。另外需注意，制表符属不可见字符，文本内容因此会看起来比较混乱（这也是我们之所以推荐采用 Microsoft Access 来创建提交文件的一个原因）。

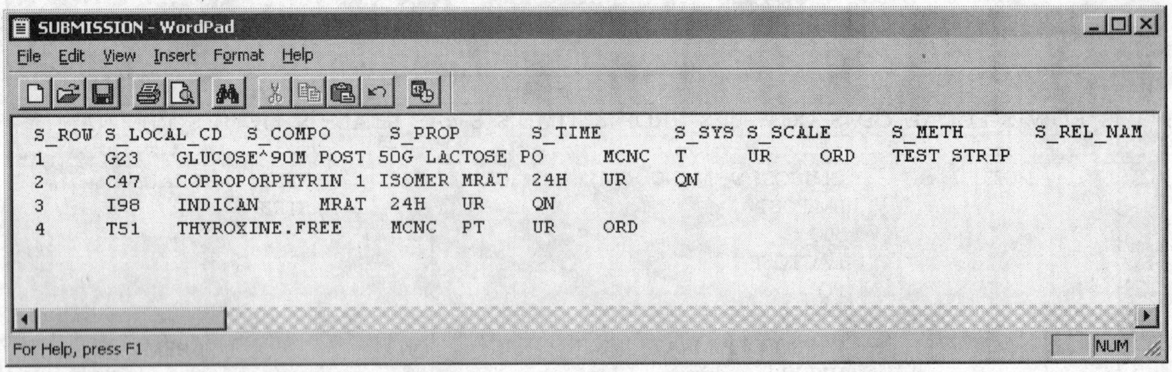

图 76 制表符分隔的 ASCII 文本文件格式的提交文件示例

B.6 使用 RELMA 程序创建提交文件

RELMA 程序可协助用户创建提交文件，即采用类似于该程序创建、管理和存储本地术语文件的方式来创建、管理和存储提交术语。使用 RELMA 程序，不但可以随时创建所要提交的术语，还可以批量提交成组的术语。该程序将自动记录术语的创建时间及提交日期。该程序还会帮助用户组织所创建的术语，并实现准备发送给 Regenstrief 的提交文件的创建过程的自动化。

既然存在两类添加型申请，相应也就有两种创建方法。第一种方法就是从对所申请术语的一系列组成部分的草稿拟定、打字键入或选择开始。第二种方法就是从现有 LOINC 术语着手，通过修改其中一个或多个组成部分，来创建 LOINC 数据库中尚不存在的唯一的变体。我们推荐用户采用后一种方法。这是因为，用户无需再人工选择所申请术语的每个组成部分，主要通过提供前 6 个字段之外的额外信息即可加快创建过程，节约时间。

B.6.1 从头开始的方法

要从零做起，可在欢迎窗口上的文件菜单中选择“提出 LOINC 术语”。如果正在使用的是对照窗口，除了可在文件菜单中选择与前者相同的菜单项外，在结果网格（见图 18）为空（即其中尚无 LOINC 记录）的情况下，尚可点击位于结果网格上方的“提出 LOINC 术语”按钮。

B.6.2 从现有 LOINC 术语开始的方法

要修改现有的 LOINC 术语，则必须从对照窗口开始。执行搜索之后，即可在搜索结果网格所显示的 LOINC 术语中选择一条术语；这时，即可从文件菜单中选择“提出 LOINC 术语”菜单项，或点击“提出 LOINC 术语”按钮，或单击鼠标右键并从右键菜单中选择“提出 LOINC 术语”选项。详情请参见下文中的“利用现有 LOINC 术语提出新的 LOINC 术语”一节。

按照上述某种方法操作之后，应出现一个与图 77 所示非常类似的窗口。

B.7 提出 LOINC 术语窗口概况

图 77 所示的窗口加载之后，即可编辑其中新提术语的各组成部分（分界线左侧的字段），以使新提术语相应部分的取值（内容）符合用户的愿望。分界线右侧字段用于填写注释，以便对所做更改或取值加以解释。新提 LOINC 术语的创建工作一旦完成，即可点击“保存”按钮；这样，即可将新提术语保存在本地计算机中，以备将来提交之用。

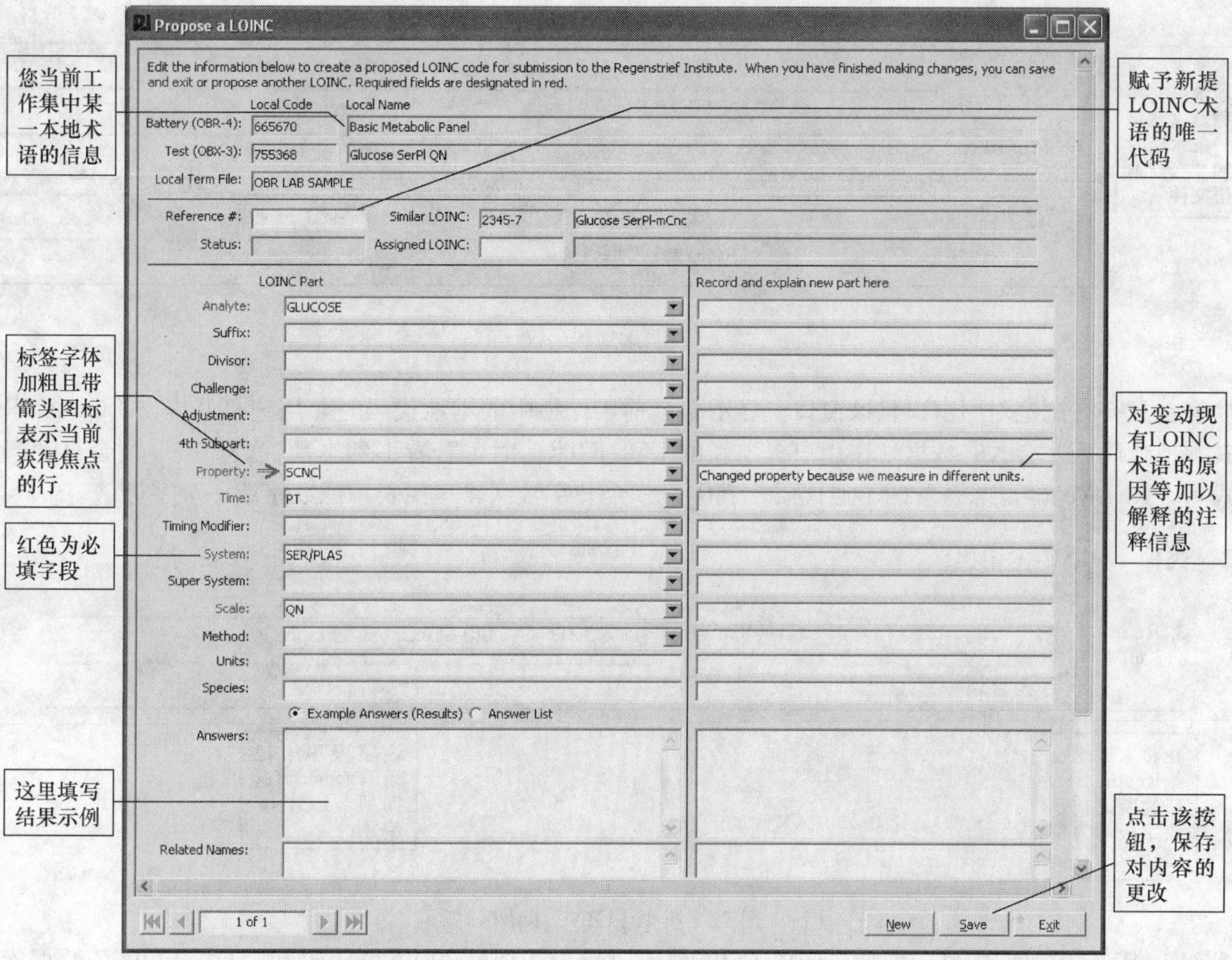

图 77　提出 LOINC 术语窗口

注意：正如表 5 所述，对所有新提 LOINC 术语而言，以红色突出显示的字段均为必填字段。只要其中有一个必填字段为空，则所申请的相应术语就无法保存起来供提交使用。

需输入另一条新提 LOINC 术语时，可点击“新建”按钮。若要浏览以前创建的申请术语（即新提术语），可点击窗口左下角的左、右箭头按钮。点击窗口右下角的“退出”按钮则可关闭本窗口。

B.8　提出 LOINC 术语窗口的详细说明

下面几个小节讲述的是提出 LOINC 术语窗口上各个区域的具体情况。每个小节分别讲解该窗口相应区域的数据输入方法及有关情况。

B.8.1　本地代码区

本地代码区显示的是新提术语的模型或原型——某工作集中相应本地术语的细节信息。如图 78 所示，该用户无法找到一个有效的 LOINC，以便将 HOSPITAL A 工作集中的本地代码 4973（GLUCOSE FLD QN）与之相对应；因而，他就决定申请这么一个术语。当“提出新的 LOINC 术语”窗口打开时，该本地代码的信息就被复制到了该窗口中，以便与新提 LOINC 术语一同发送。这里，务请确保本地代码数据与其新提术语的正确对应。本地代码信息有利于 Regenstrief 研究院更好地了解用户对新提术语的实际需求。

本地代码区无法编辑。要编辑本地代码，则须使用 RELMA 程序其他部分的功能。

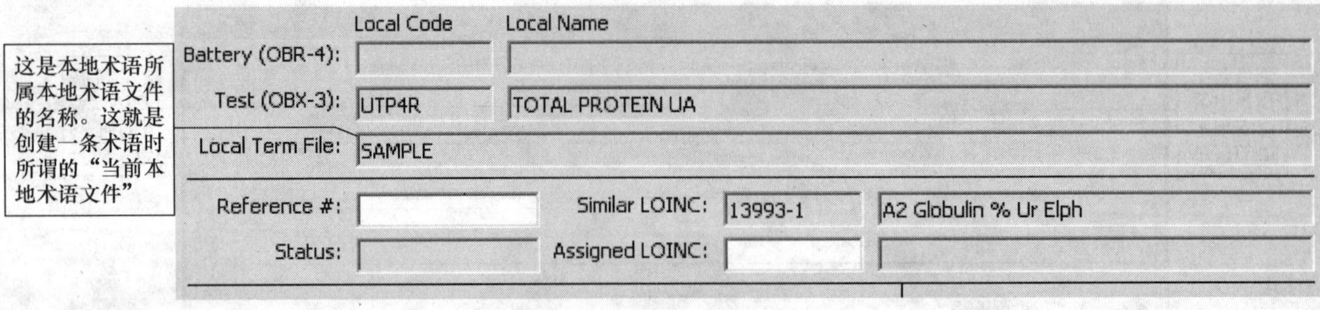

图 78　本地代码区

注意：只有在浏览对照窗口且该窗口上显示着当前工作集中的本地代码时，用户打开提出 LOINC 术语窗口，其本地代码区才会含有数据。在用户提出新的 LOINC 术语时，若看不到本地代码，程序则会自动产生一个格式为"RELMA＃＃＃＃"的本地代码；其中，一个井字号（＃）代表一位数字或一个字母。

B. 8. 2　类似 LOINC 术语区

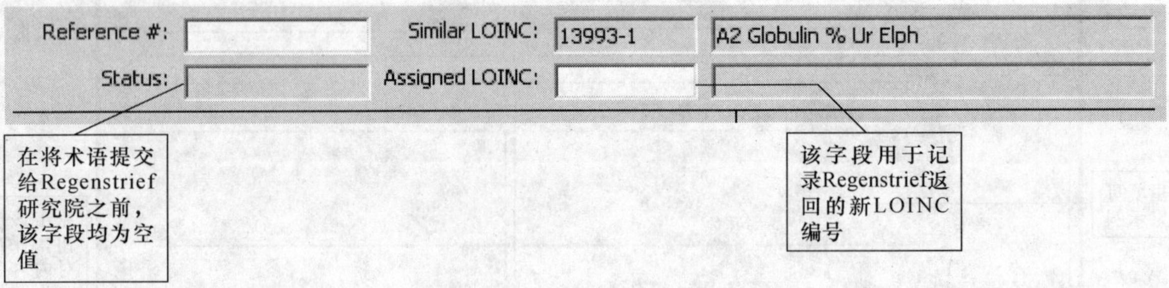

图 79　类似 LOINC 术语区

类似 LOINC 术语区中显示的是与新提 LOINC 术语最为相似的 LOINC 代码和简称。LOINC 数据库一直努力编制的是一套唯一性的概念集，因而每条新提 LOINC 术语均须具有唯一性，以区别于现有 LOINC 术语。用户所提供的类似 LOINC 术语将有助于 Regenstrief 研究院确定用户所申请新增记录的唯一性。

正如本地代码区那样，类似 LOINC 术语区也不能编辑。该区的内容就是创建新提术语时对照窗口中的相应信息。要确保这些数据能被自动复制到本区来，就要在决定提出新 LOINC 术语之前保证确实选中原窗口结果网格中相应的一个 LOINC 代码。后面的"采用现有 LOINC 术语提出新的 LOINC 术语"一节将对此加以介绍。

B. 8. 3　参考标号

在上面的图 79 中，类似 LOINC 术语信息右侧有一个标签为"Reference ＃"的文本框。用户可在该文本框中为所创建的各个新提术语设置一个唯一的参考标号。该参考标号将与其相应的新提 LOINC 术语一同发送。而 Regenstrief 研究院的人员则可利用该标号就提交文件中的相应术语与用户联络。在提交文件处理完成后，这些标号仍将与所申请的 LOINC 术语一并反馈给。

B. 8. 4　状态字段

状态字段在图 77 和图 79 中均有显示。在这两幅图中，该字段显示的信息告知用户该术语已被提交及其最后提交的日期。虽然相同术语可被多次提交，但建议用户最好不要这样做。

注意：术语一旦提交，就不能对其进行编辑。如果用户对以前提交的术语进行编辑，就相当于创建一条新术语。用户似乎有些无法理解，但这么做可确保一个新提 LOINC 术语在重复提交时很容易被确定为之前所提交术语的副本。

B.8.5 指定 LOINC 编号字段

指定 LOINC 编号字段如图 79 所示。在向 Regenstrief 提交术语后，用户通常会收到其所提交的文件。这时，该文件中已添加了注释，经过了编辑并提供了“指定 LOINC 编号”。这些“指定 LOINC 编号”往往属于依据用户所提交的术语而创建的新术语。在提交文件返回时，该字段使得用户能够记录这些“指定 LOINC 编号”。

一旦用户输入了一个“指定 LOINC 编号”，RELMA 就会尝试去查找该术语的简称。如果找到了相应的简称，该简称将会显示在“指定 LOINC 编号”右侧的文本框中。LOINC 数据库的更新和发布每年只有那么几次。然而，用户全年都在提交新的术语。因此，RELMA 程序常常难以找到相应的简称。

B.8.6 新提术语的组成部分

每条 LOINC 术语均由多个部分组成。若要建议向 LOINC 数据库中添加记录，用户必须对该新提术语的各个组成部分分别加以说明。“LOINC Part（LOINC 组成部分）”区域的左侧一列就是供输入 LOINC 术语各组成部分数据的地方。将鼠标指针放在其文本框（其最右边带有一个向下箭头的矩形按钮）上，即可看到这些组成部分的有关说明和示例。详细的说明和论述可参见《LOINC 用户指南》的正文部分。

注意：标签文字为红色的文本框必须输入文本。如表 5 所示，这些均属于必需字段。

这些文本框看起来像 Windows 标准下拉式控件（译者注：有点像组合框或列表框）；而且，其行为也确实很像下拉式控件。不过，其中许多文本框还含有反映术语概念关系的 LOINC 层级结构；因而，它们又与 RELMA 及其他 Windows 应用程序所使用的那些标准控件有些不同。

如其他 Windows 应用程序一样，用户可以使用 TAB 键（TAB Key，制表键）在文本框之间切换；不过，与普通文本框相比，这些文本框只是在按回车键时有些不同。按回车键后，焦点不是移到下一个文本框，而是接受所输入的文本（即字符串）并在数据列表中搜索该字符串。搜索时若发现该字符串，屏幕上将显示出含有这一字符串的单词和短语。如图 80 和图 81 所示，这一过程由该窗口中相应控件的“上拉”或“下拉”来完成。

一旦相应控件出现“上拉”或“下拉”，即可用鼠标左键点击搜索结果中的某一条目。这样点击就会选中一条结果，并将所选条目的 LOINC 字符串取值复制到刚刚输入文本的文本框中。**不进行上述搜索，用户也能够点击其列表或层级结构中的条目**。条目的 LOINC 取值可能会与其文本框控件“上拉”或“下拉”部分中所显示的 LOINC 取值有所不同。这种现象是由于 LOINC 数据库使用缩略语和同义词而造成的。正如下面图 81 所示，当用户单击体系树中的“全血”一词时，文本“BLD”就会被复制到新提术语的“体系部分”文本框之中。

注意：要在体系树中搜索“全血”时，用户键入“bld”或“blood”均可。对于这两个字符串，体系文本框控件虽然并不会相应返回完全相同的两套搜索结果，但每次都会返回“全血”。搜索中，同义词并不总是有效；因此，要找出其确实想要用其组成当前创建中的新提术语的字符串，用户可能需要尝试多个不同的搜索。

译者注：在 Windows 及其应用程序的窗口中，当用户按回车键时，文本框控件中的光标一般会自动移动到下一个文本框或其他控件，也就是把焦点交给后者，而其自身则失去焦点。程序员所设置的窗口控件 Tab 键顺序是决定这种外在行为的内在因素。

B.8.7 提供注释信息

尽管不要求，但我们还是强烈推荐用户提供新提术语相关的注释信息。这些注释信息有助于处理提交文件的 Regenstrief 研究院人员了解贵方机构申请术语的缘由。特别是在需要申请新部分时，如新属性和新体系等，这些注释信息就显得更为重要；因为这时 Regenstrief 研究院人员需要理解新部分的定义并确保其不是现有部

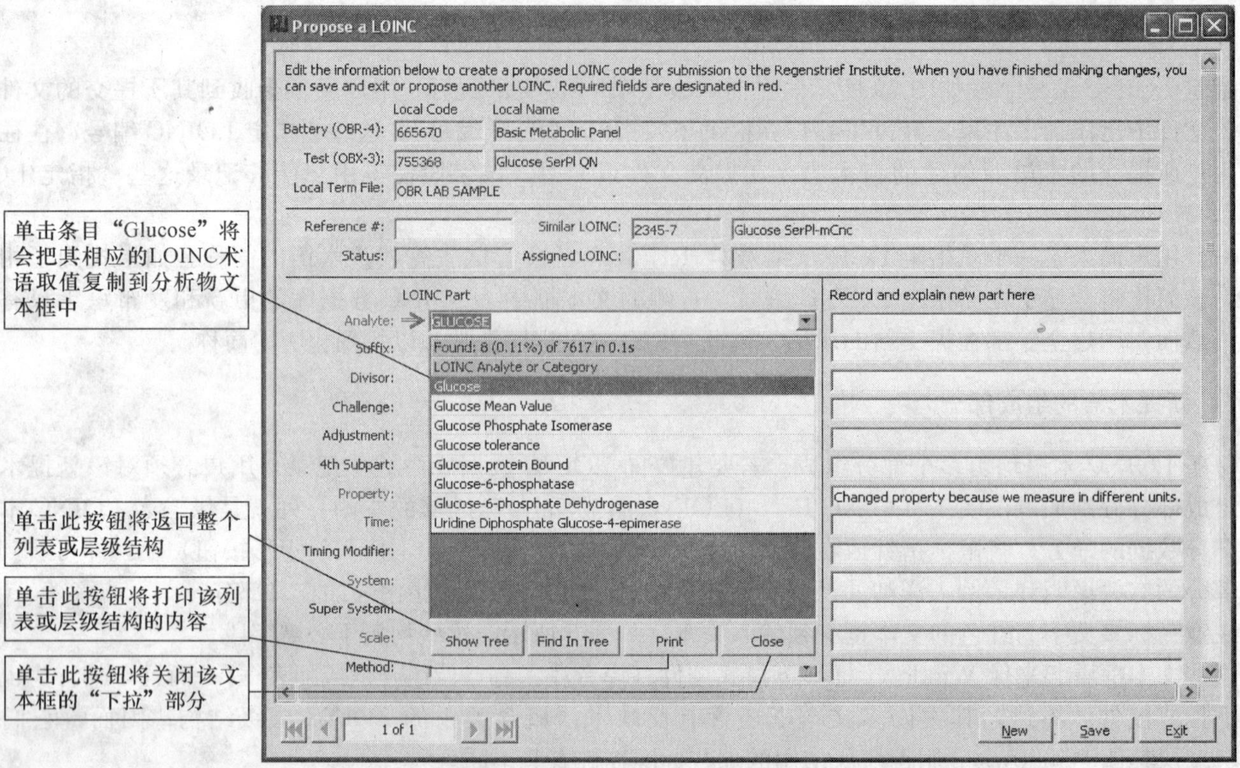

图 80 提出 LOINC 术语窗口显示分析物文本框“下拉”部分

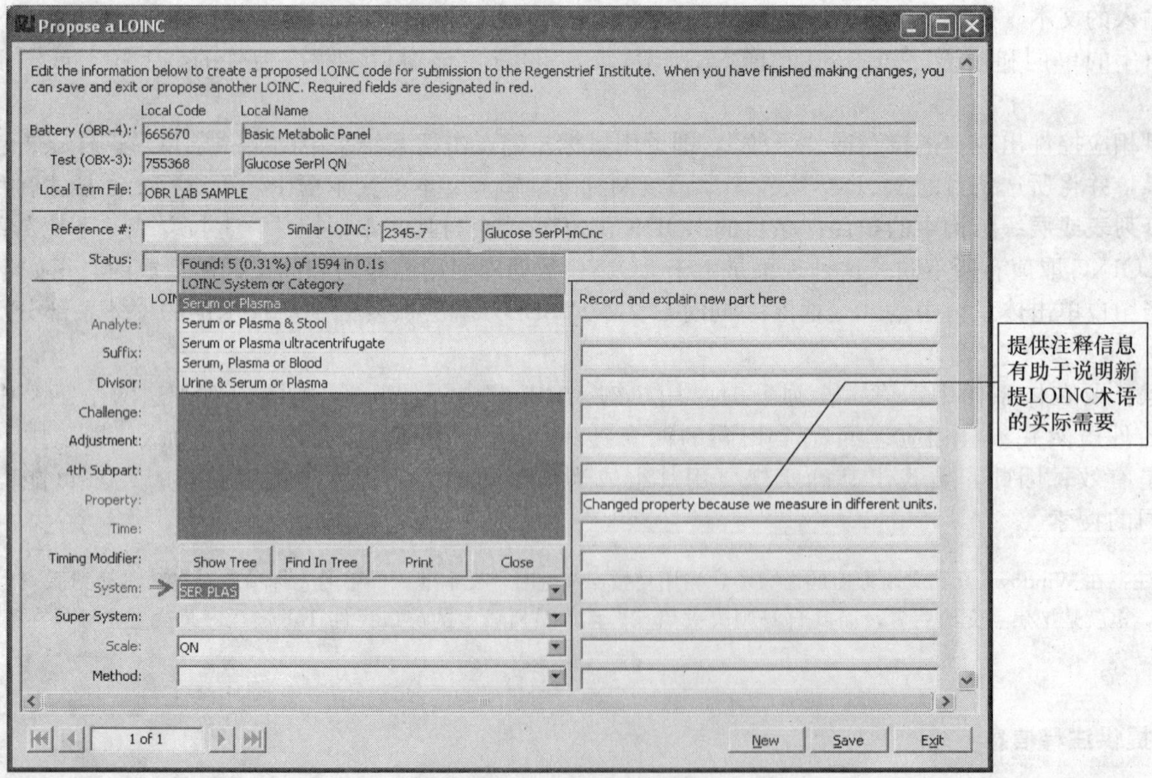

图 81 显示体系文本框“上拉”部分的提出 LOINC 术语窗口

分的同义词。若我方人员不能理解用户的申请，他们就需要查找定义，并与用户联系，以便更好地了解该申请的性质；这样，申请就可能会需要比较长的时间来处理。因此，请用户提供注释信息，协助我们尽可能最高效地来处理所提出的术语。

B. 8. 8　结果及结果选项列表示例

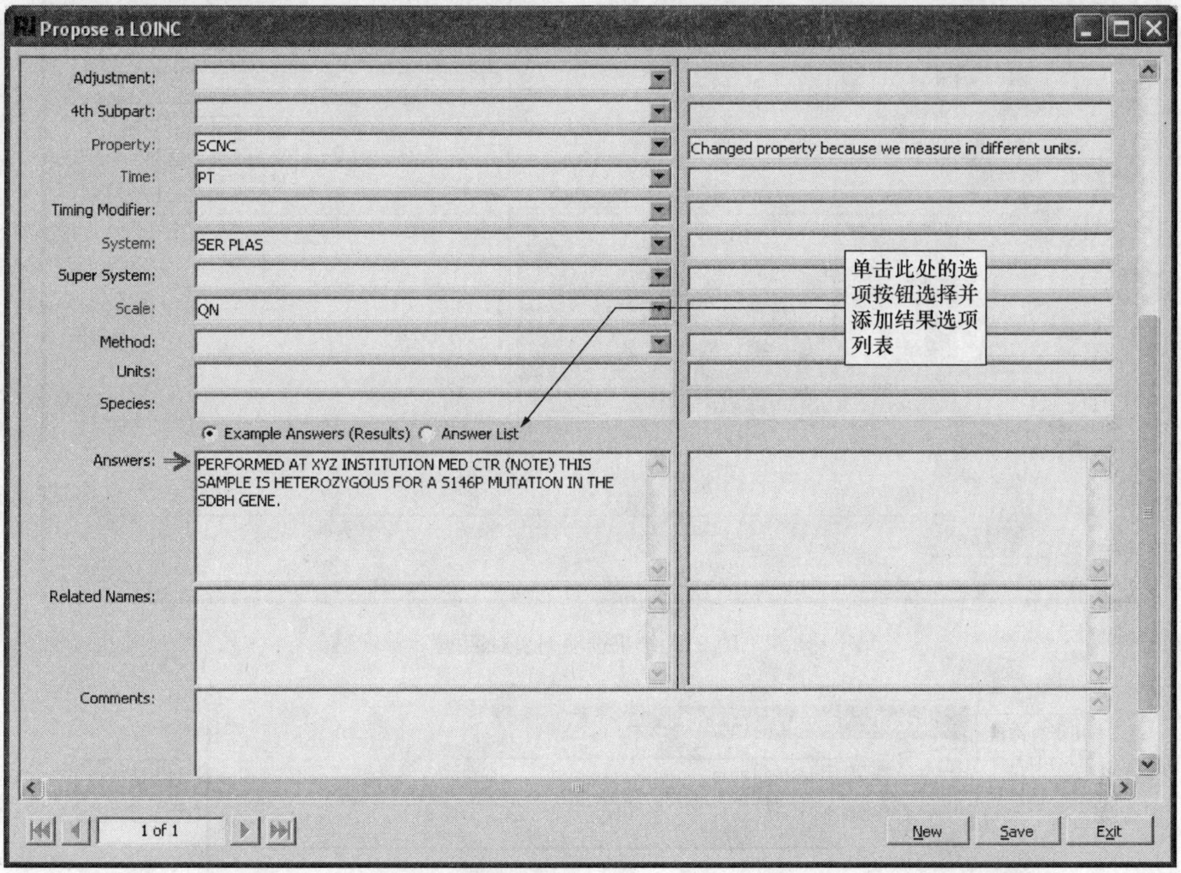

图 82　结果示例

附加信息有助于 Regenstrief 研究院人员更好地了解贵方申请的性质，而示例性的结果或结果选项列表则可提供用户所申请试验的有关背景和结果输出。用户既可以输入如上图所示的任何简短说明，亦可输入来自 HL7 消息的大块文本信息。用户所能提供的任何信息对处理和评价所申请的人员都是有益的。

注意：当采用 HL7 消息作为结果示例时，请务必去掉其中患者的身份标识信息。

有时，试验的结果也可能会是来自贵方信息系统中定义的结果选项列表。正如上述作为结果示例的 HL7 消息那样，提供这些列表的结果选项同样也是十分有益的。这些表单为用户提供了一种定义结果选项列表的手段。如图 82 所示，要定义一个列表，可先单击标有“结果选项列表”的圆圈（即选项按钮）。这时，窗口即会显示出带有可用结果选项列表集的一个下拉文本框。同时，窗口中还会出现一个“新建结果选项列表”按钮。单击该按钮将显示图 84 所示的窗口。

输入新结果选项列表的有关信息之后，单击“Save/Exit（保存/退出）”按钮返回此前的“提出新 LOINC 术语”窗口。这时，新定义的结果选项列表就被自动指定给当前的新提术语。

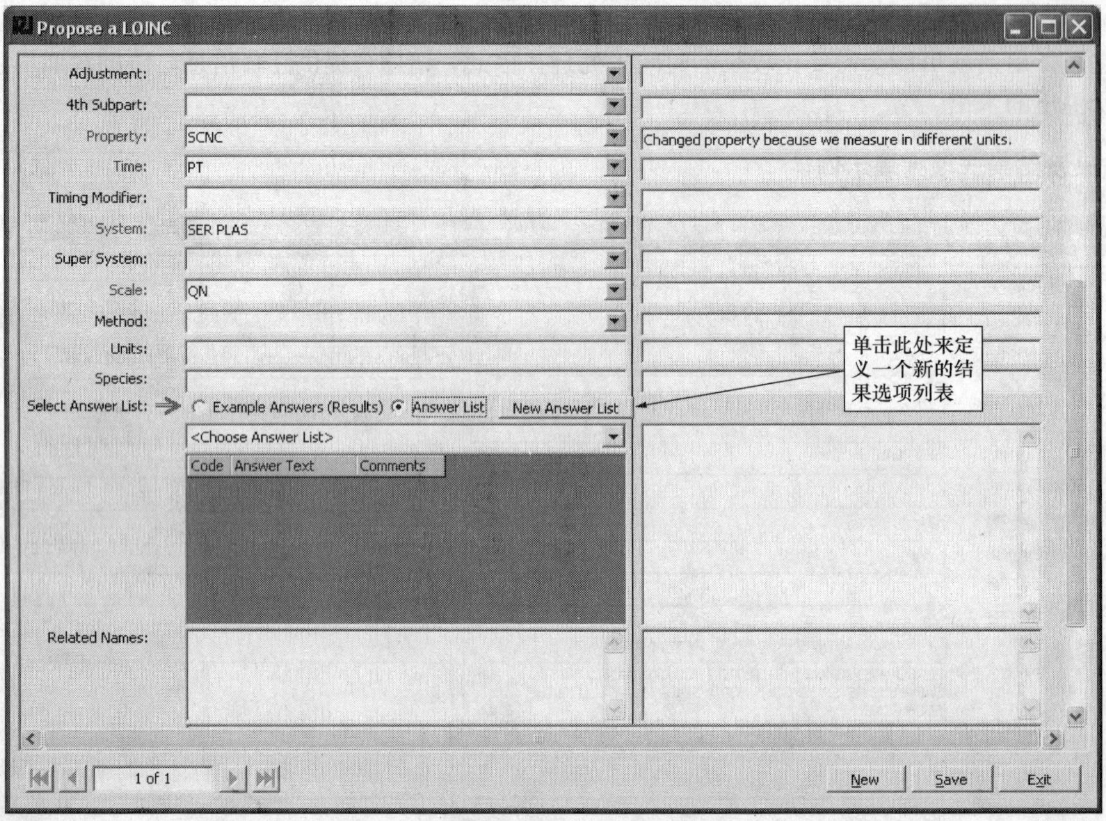

图 83　结果选项列表对话框

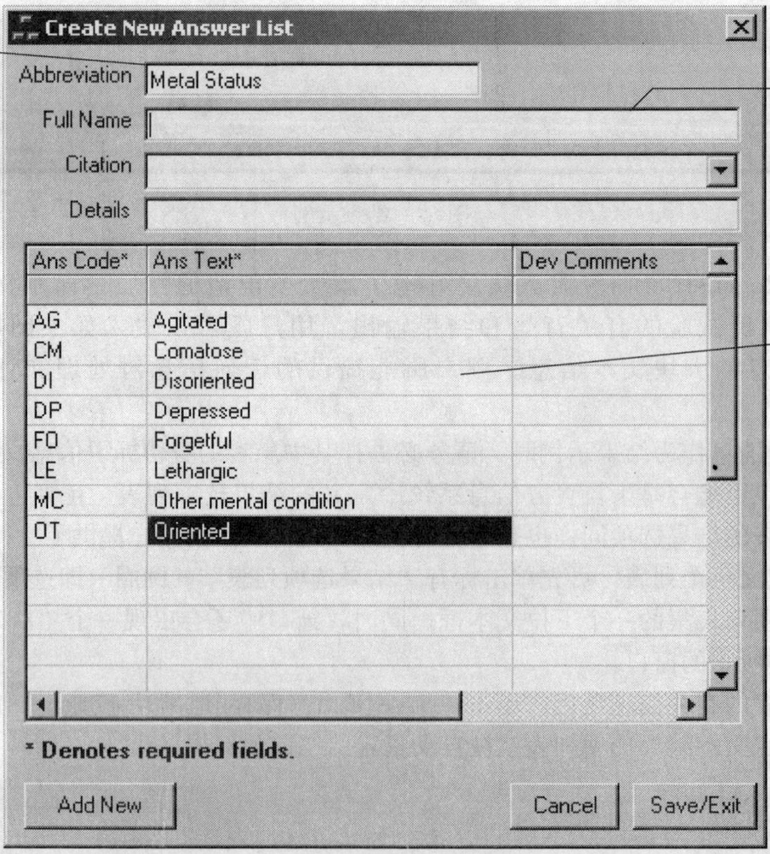

图 84　定义新的结果选项列表

B.9　使用现有 LOINC 术语提出新的 LOINC 术语

若要以现有 LOINC 术语为基础开始编辑和提出新的 LOINC 术语，首先需打开对照窗口。在对照窗口中，通过搜索找出与用户所要申请术语最接近（最匹配）的现有 LOINC 术语。接着以鼠标左键单击选中最接近的那条术语，然后点击“提出新 LOINC 术语”按钮。示例如下：

步骤 1 – 在对照窗口中进行搜索

步骤 2 – 选中与用户所要申请术语最接近的现有 LOINC 术语

步骤 3 – 点击“提出新 LOINC 术语”按钮来申请一条新术语

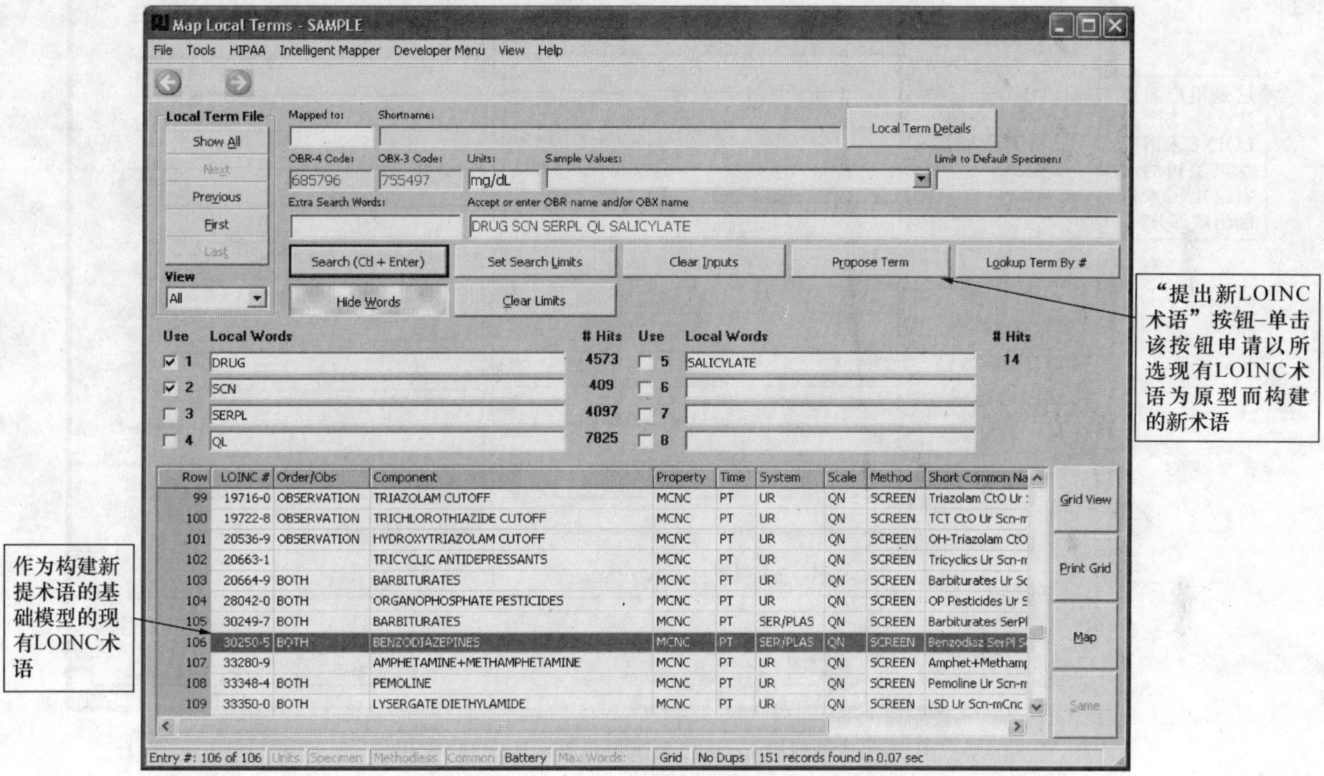

图 85　提出新术语前选中一条现有 LOINC 术语

在上述示例中，该用户为将自己的一条本地术语（SALICYLATE SERPL QN）与 LOINC 代码对照起来并进行了一次搜索；但一无所获——搜索结果为空。虽有许多药物筛选术语，但还是没有一条有关水杨酸盐药物筛选的 LOINC 术语。该用户就在搜索结果网格中选择了最为相似的一条记录（30250-5）并单击了“提出新 LOINC 术语”按钮。随后，如图 86 所示，“提出新 LOINC 术语”窗口就出现在该用户眼前。

点击“提出 LOINC 术语”按钮后，显示提出 LOINC 术语窗口，且来自对照窗口的有关信息也已被自动复制到该窗口的各个相应区域中。这时，用户即可对现有术语的某一（某些）部分进行编辑，以创建其所要提出的独特概念（即新术语）。

B.10　在 RELMA 中审核所要提交的术语

采用上述方法输入了一条或多条新提术语之后，用户会希望对自己所创建的术语加以审核和处理，以备提交之用。在欢迎窗口或对照窗口的“文件”菜单中，选择“审核新提 LOINC 术语”菜单项，即可显示与图 87 所示类似的一个窗口——“审核新提 LOINC 术语”窗口。

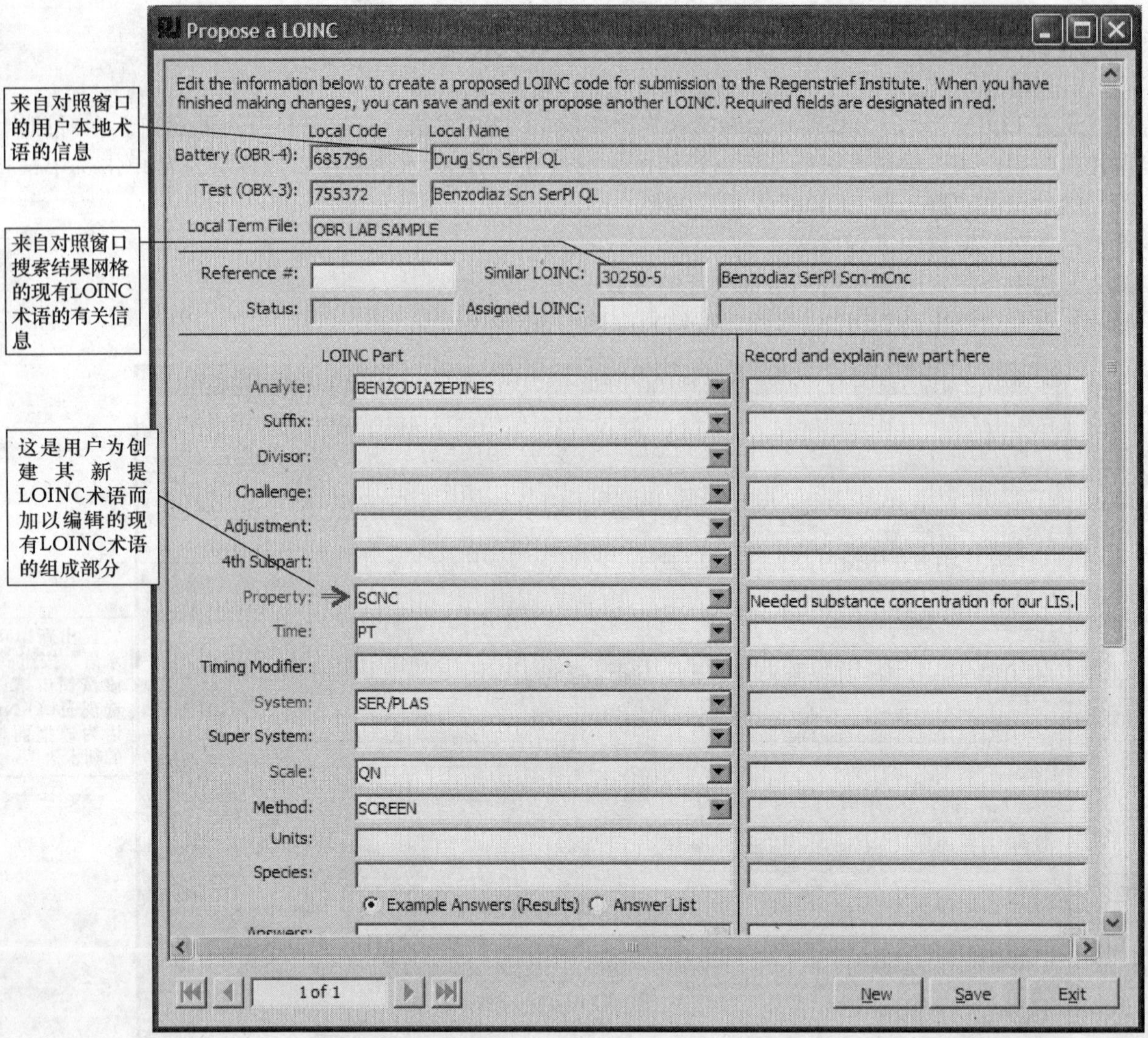

图 86　基于现有 LOINC 术语提出新的 LOINC 术语

在提交新提 LOINC 术语之前，用户须提供姓名、机构名称和联系方式（电话、传真和电子邮件），以便 Regenstrief 研究院的工作人员必要时就提交文件的问题进行联系。这些信息一旦输入该窗口，就会被保存起来，且每次运行 RELMA 程序时都会加载。因此，建议用户在首次见到该窗口时就输入这些信息。

采用本指南前些小节所述方法所创建的新提术语的关键信息将被加载在该窗口中央的数据网格中。标题为“发送”的网格列中的复选框可对用户想要向 Regenstrief 研究院提交的 LOINC 术语加以编组。“试验代码”网格列代表的是相应新提 LOINC 术语所依据的贵方系统的本地代码。其中，有些代码可能会带有前缀“RELMA”；这些是在缺少本地代码信息时由 RELMA 程序自动产生的代码（这就是说，当时用户是从头创建的新提术语，或对照窗口中未显示任何工作集术语）。接下来，在该网格中一套字段列分别代表新提 LOINC 术语的六个组成部分。这些字段将有助于用户对自己可能创建的许多个术语加以标识和鉴别。该网格中最后的那些列则有助于鉴别已提交的和未提交的代码。当然，通过选择设置窗口左下角“视图”复选框的取值，用户还可以对该数据网格显示的记录加以筛选，仅显示未提交术语或已提交术语，或全部予以显示。

要从头创建新提 LOINC 术语，可单击“新建”按钮。要编辑某条新提术语时，可在数据网格中用鼠标左键单击选中它，并接着点击“编辑”按钮。若要永久地删除一条或多条新提 LOINC 术语时，先用鼠标选中，

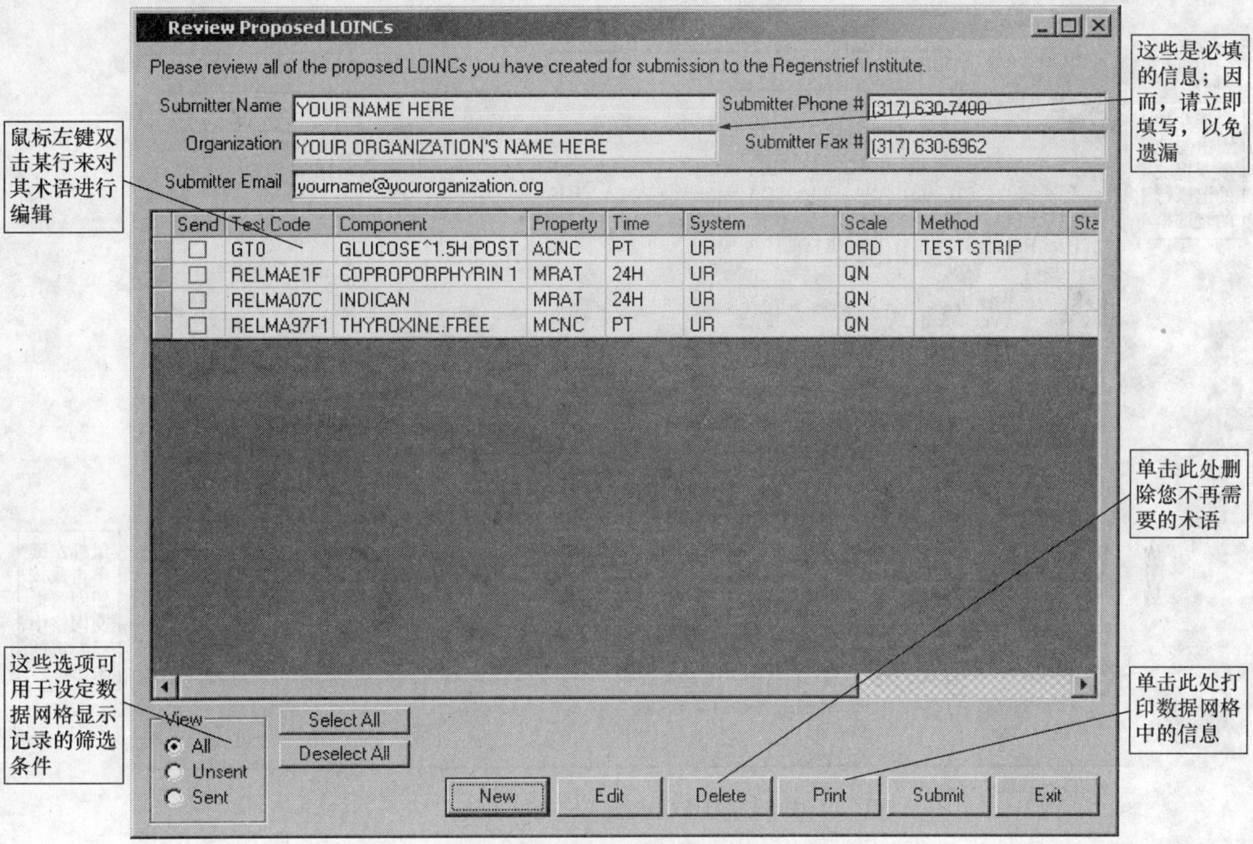

图87 审核新提LOINC术语窗口

再点击“删除”按钮即可。单击“打印”按钮即可打印数据网格中当前显示的条目。若要使用“提交”按钮，请参见下文中的说明。单击“退出”按钮即可关闭当前窗口并返回欢迎窗口或对照窗口。

B.11 采用RELMA来提交一个提交文件

用本附录前几小节的方法所创建和审核的术语，可按下列操作步骤进行提交。用户只需勾选所欲提交的术语，再点击提交按钮，即可用电子邮件或普通邮件将RELMA所生成的提交文件寄给Regenstrief研究院的工作人员。

1. 勾选所欲提交的术语。使用鼠标左键点击勾选网格中的“发送”列，将其中所要提交的记录行的复选框由空白变为复选标记即可。若要选中所有尚未发送的术语，点击网格下方窗口左侧的“全选”按钮即可。若要取消所有术语的选定状态，点击网格下方窗口左侧的“全部取消”按钮即可。此前已发送术语的状态为“SENT（已发送)”。选择术语时需小心谨慎：这是因为，若有不慎，则可能重复提交状态为“SENT”的术语；即可能造成相同术语的多次提交。虽然可以多次提交同一术语，但我们并不提倡这么做。大量提交文件中含有的已申请术语会减缓该文件的处理速度。

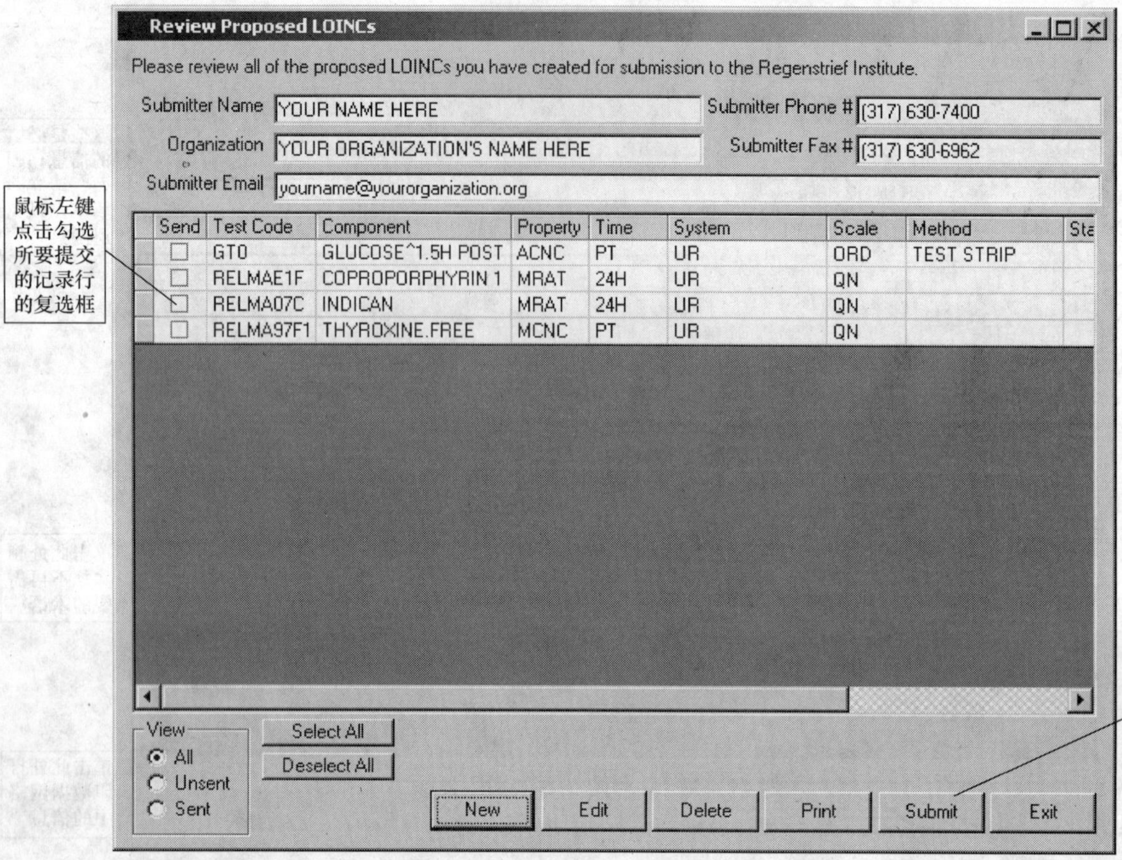

图 88 勾选用户所要提交的术语

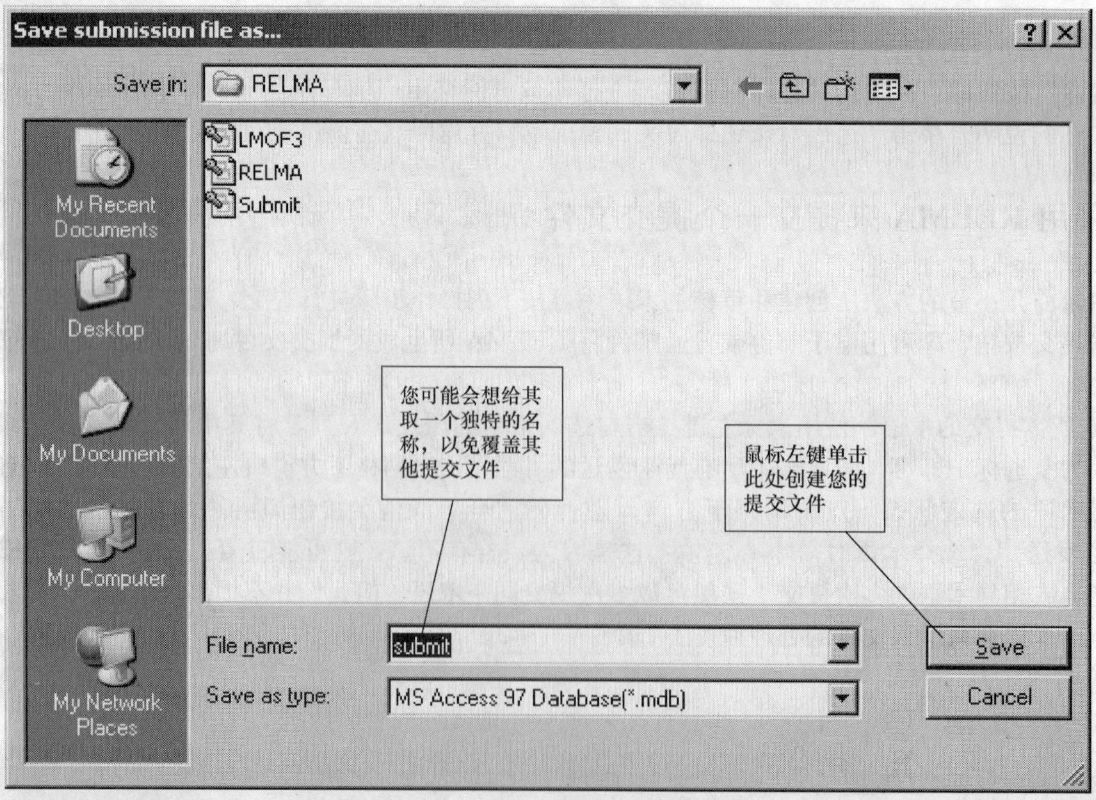

图 89 用于创建 LOINC 提交文件的 Windows 通用对话框

2. 选定了所欲提交的术语之后，点击“提交”按钮。如图 89 所示，这时会出现一个 Windows 通用对话框（“提交文件另存为…”对话框），提示用户输入正在创建的提交文件的路径和名称。请注意记住该文件的路径和名称。其默认路径和名称是“C：\ Program Files \ RELMA \ submit. mdb”。输入其路径和名称后，点击“保存”按钮即可。

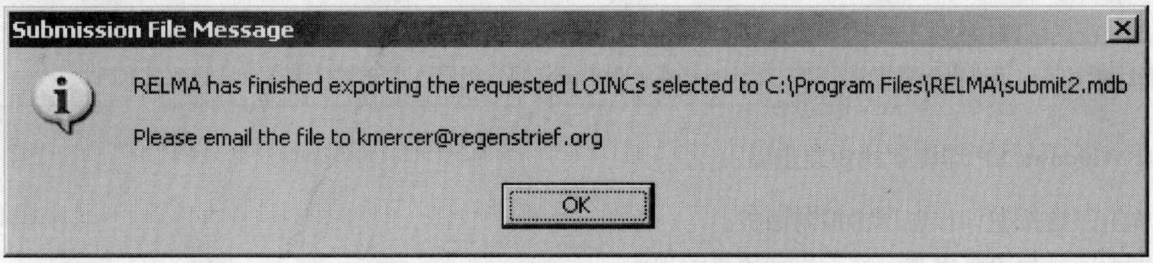

图 90 提交文件创建完成后显示的消息提示

3. 这时，RELMA 将依照所选定的新提 LOINC 术语，并按步骤 2 中所设定的文件名称和路径创建出一个提交文件。当所要提交的术语比较多时，这一步可能会花上一会儿时间。请耐心等待。提交文件创建完成之后，即会显示如图所示的消息提示。该消息提示用户采用电子邮件方式将该文件发送到kmercer@regenstrief.org。这是整个过程的最后一步。若无法使用电子邮件，可将该文件复制到光盘（CD-ROM）或软盘中，并以邮件形式寄给我们；收件人及地址如下：

Kathy Mercer
Regenstrief Institute，RG5
1050 Wishard Blvd.
Indianapolis，IN 46202

一旦收到文件，用户将收到一封确认电子邮件；同时，我们也将开始对提交文件进行处理。需要时，Regenstrief 研究院会与用户联系，要求提供更多的信息。提交文件的处理工作一旦完成，我们就会将该文件再反馈给用户；不过，这时的提交文件中还会带有如表 5 所述的附加字段。

附录 C　安装东亚语言支持组件

注意：要安装东亚语言支持组件，用户必须拥有系统管理员权限。否则，在安装时请与系统管理员联系。

Microsoft Windows XP 环境下的安装步骤：

1. 单击**开始**按钮，接着单击**控制面板**。
2. 单击**区域与语言设置**，接着单击**语言选项卡**。
3. 在**辅助语言支持**部分中，确保选中**安装亚洲语言文件**复选框。
4. 当勾选东亚语言复选框时，系统会提示用户安装这些文件将需要大约 230 MB 的硬盘空间。继续安装这些文件之前，请确保拥有足够的硬盘空间可用。单击**确定**按钮关闭**安装辅助语言支持**对话框。
5. 单击**确定**按钮关闭**区域与语言设置**对话框。

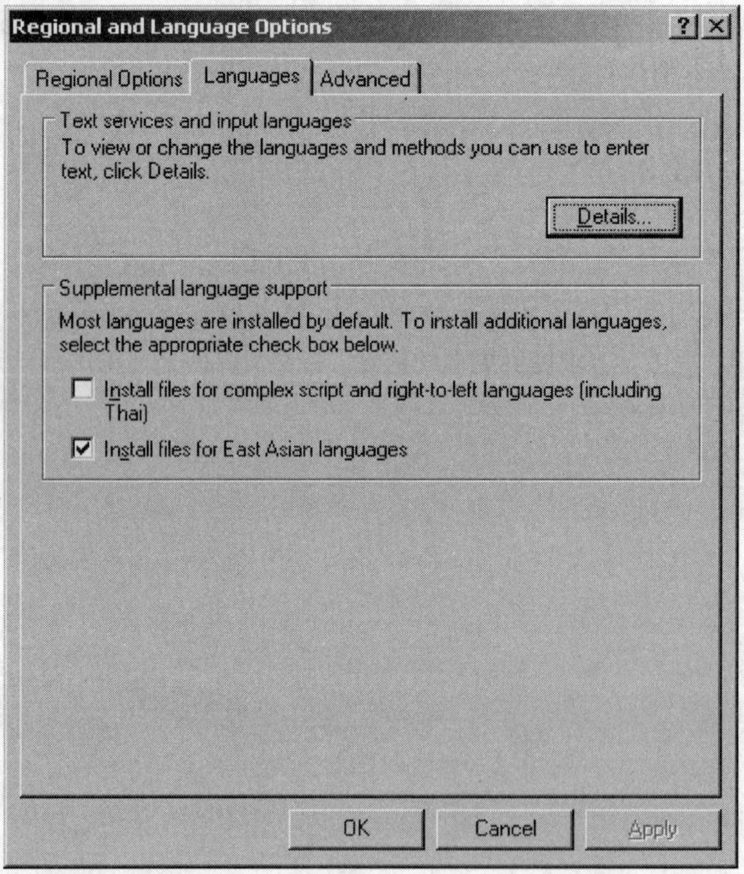

Microsoft Windows 2000 环境下的安装步骤：

1. 单击**开始**按钮，指向设置，接着单击**控制面板**。
2. 双击**区域设置**图标。
3. 在**系统的语言设置**部分中，确保选中**简体中文**的复选框。

4. 单击**确定**按钮，关闭**区域设置**对话框。
5. 若系统提示重新启动计算机，单击**是**按钮重新启动计算机。

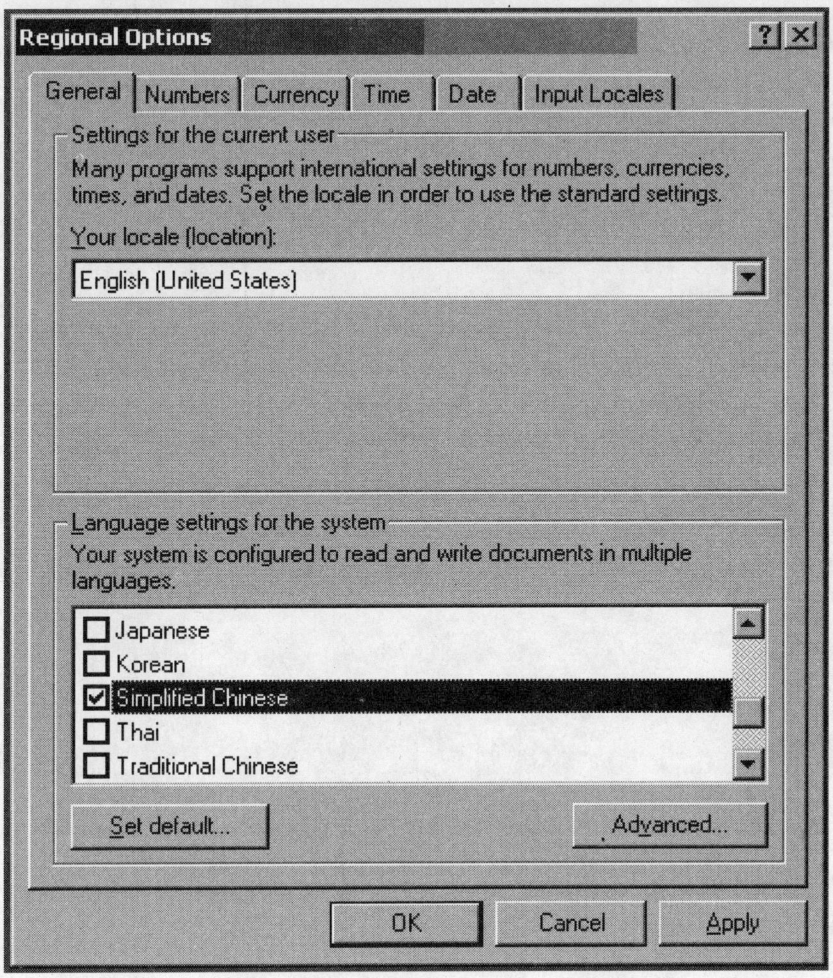

第三部分

观测指标逻辑命名与代码系统（LOINC®）

LOINC 数据库

LOINC 代码	名称	属性	时间特征	系统	标尺类型	方法类型	分类
10000-8	R 波间期. aVR 导联	时间（如秒数）	时间点	心脏	定量型	心电图	心电图. 指标
10001-6	R 波间期. Ⅰ导联	时间（如秒数）	时间点	心脏	定量型	心电图	心电图. 指标
10002-4	R 波间期. Ⅱ导联	时间（如秒数）	时间点	心脏	定量型	心电图	心电图. 指标
10003-2	R 波间期. Ⅲ导联	时间（如秒数）	时间点	心脏	定量型	心电图	心电图. 指标
10004-0	R 波间期. V_1 导联	时间（如秒数）	时间点	心脏	定量型	心电图	心电图. 指标
10005-7	R 波间期. V_2 导联	时间（如秒数）	时间点	心脏	定量型	心电图	心电图. 指标
10006-5	R 波间期. V_3 导联	时间（如秒数）	时间点	心脏	定量型	心电图	心电图. 指标
10007-3	R 波间期. V_4 导联	时间（如秒数）	时间点	心脏	定量型	心电图	心电图. 指标
10008-1	R 波间期. V_5 导联	时间（如秒数）	时间点	心脏	定量型	心电图	心电图. 指标
1000-9	DBG Ab	任意浓度	时间点	血清/血浆^血液制品单位	等级型		血库
10009-9	R 波间期. V_6 导联	时间（如秒数）	时间点	心脏	定量型	心电图	心电图. 指标
10010-7	R'波幅. aVF 导联	电势、电位（电压、伏特数）	时间点	心脏	定量型	心电图	心电图. 指标
10011-5	R'波幅. aVL 导联	电势、电位（电压、伏特数）	时间点	心脏	定量型	心电图	心电图. 指标
10012-3	R'波幅. aVR 导联	电势、电位（电压、伏特数）	时间点	心脏	定量型	心电图	心电图. 指标
10013-1	R'波幅. Ⅰ导联	电势、电位（电压、伏特数）	时间点	心脏	定量型	心电图	心电图. 指标
10014-9	R'波幅. Ⅱ导联	电势、电位（电压、伏特数）	时间点	心脏	定量型	心电图	心电图. 指标
10015-6	R'波幅. Ⅲ导联	电势、电位（电压、伏特数）	时间点	心脏	定量型	心电图	心电图. 指标
10016-4	R'波幅. V_1 导联	电势、电位（电压、伏特数）	时间点	心脏	定量型	心电图	心电图. 指标
1001-7	DBG Ab	任意浓度	时间点	血清/血浆^供者	等级型		血库
10017-2	R'波幅. V_2 导联	电势、电位（电压、伏特数）	时间点	心脏	定量型	心电图	心电图. 指标
10018-0	R'波幅. V_3 导联	电势、电位（电压、伏特数）	时间点	心脏	定量型	心电图	心电图. 指标
10019-8	R'波幅. V_4 导联	电势、电位（电压、伏特数）	时间点	心脏	定量型	心电图	心电图. 指标
10020-6	R'波幅. V_5 导联	电势、电位（电压、伏特数）	时间点	心脏	定量型	心电图	心电图. 指标
10021-4	R'波幅. V_6 导联	电势、电位（电压、伏特数）	时间点	心脏	定量型	心电图	心电图. 指标
10022-2	R'波间期. aVF 导联	时间（如秒数）	时间点	心脏	定量型	心电图	心电图. 指标
10023-0	R'波间期. aVL 导联	时间（如秒数）	时间点	心脏	定量型	心电图	心电图. 指标
10024-8	R'波间期. aVR 导联	时间（如秒数）	时间点	心脏	定量型	心电图	心电图. 指标
1002-5	DBG Ab	任意浓度	时间点	血清/血浆	等级型		血库
10025-5	R'波间期. Ⅰ导联	时间（如秒数）	时间点	心脏	定量型	心电图	心电图. 指标
10026-3	R'波间期. Ⅱ导联	时间（如秒数）	时间点	心脏	定量型	心电图	心电图. 指标
10027-1	R'波间期. Ⅲ导联	时间（如秒数）	时间点	心脏	定量型	心电图	心电图. 指标
10028-9	R'波间期. V_1 导联	时间（如秒数）	时间点	心脏	定量型	心电图	心电图. 指标
10029-7	R'波间期. V_2 导联	时间（如秒数）	时间点	心脏	定量型	心电图	心电图. 指标
10030-5	R'波间期. V_3 导联	时间（如秒数）	时间点	心脏	定量型	心电图	心电图. 指标
10031-3	R'波间期. V_4 导联	时间（如秒数）	时间点	心脏	定量型	心电图	心电图. 指标
10032-1	R'波间期. V_5 导联	时间（如秒数）	时间点	心脏	定量型	心电图	心电图. 指标
1003-3	间接抗球蛋白试验. 补体特效试剂	任意浓度	时间点	血清/血浆	等级型		血库
10033-9	R'波间期. V_6 导联	时间（如秒数）	时间点	心脏	定量型	心电图	心电图. 指标
10034-7	S 波幅. aVF 导联	电势、电位（电压、伏特数）	时间点	心脏	定量型	心电图	心电图. 指标
10035-4	S 波幅. aVL 导联	电势、电位（电压、伏特数）	时间点	心脏	定量型	心电图	心电图. 指标
10036-2	S 波幅. aVR 导联	电势、电位（电压、伏特数）	时间点	心脏	定量型	心电图	心电图. 指标
10037-0	S 波幅. Ⅰ导联	电势、电位（电压、伏特数）	时间点	心脏	定量型	心电图	心电图. 指标
10038-8	S 波幅. Ⅱ导联	电势、电位（电压、伏特数）	时间点	心脏	定量型	心电图	心电图. 指标
10039-6	S 波幅. Ⅲ导联	电势、电位（电压、伏特数）	时间点	心脏	定量型	心电图	心电图. 指标
10040-4	S 波幅. V_1 导联	电势、电位（电压、伏特数）	时间点	心脏	定量型	心电图	心电图. 指标

LOINC 代码	名称	属性	时间特征	系统	标尺类型	方法类型	分类
1004-1	直接抗球蛋白试验. 补体特异性试剂	任意浓度	时间点	红细胞	等级型		血库
10041-2	S 波幅. V_2 导联	电势、电位（电压、伏特数）	时间点	心脏	定量型	心电图	心电图. 指标
10042-0	S 波幅. V_3 导联	电势、电位（电压、伏特数）	时间点	心脏	定量型	心电图	心电图. 指标
10043-8	S 波幅. V_4 导联	电势、电位（电压、伏特数）	时间点	心脏	定量型	心电图	心电图. 指标
10044-6	S 波幅. V_5 导联	电势、电位（电压、伏特数）	时间点	心脏	定量型	心电图	心电图. 指标
10045-3	S 波幅. V_6 导联	电势、电位（电压、伏特数）	时间点	心脏	定量型	心电图	心电图. 指标
10046-1	S 波间期. aVF 导联	时间（如秒数）	时间点	心脏	定量型	心电图	心电图. 指标
10047-9	S 波间期. aVL 导联	时间（如秒数）	时间点	心脏	定量型	心电图	心电图. 指标
10048-7	S 波间期. aVR 导联	时间（如秒数）	时间点	心脏	定量型	心电图	心电图. 指标
10049-5	S 波间期. Ⅰ导联	时间（如秒数）	时间点	心脏	定量型	心电图	心电图. 指标
10050-3	S 波间期. Ⅱ导联	时间（如秒数）	时间点	心脏	定量型	心电图	心电图. 指标
10051-1	S 波间期. Ⅲ导联	时间（如秒数）	时间点	心脏	定量型	心电图	心电图. 指标
10052-9	S 波间期. V_1 导联	时间（如秒数）	时间点	心脏	定量型	心电图	心电图. 指标
10053-7	S 波间期. V_2 导联	时间（如秒数）	时间点	心脏	定量型	心电图	心电图. 指标
10054-5	S 波间期. V_3 导联	时间（如秒数）	时间点	心脏	定量型	心电图	心电图. 指标
10055-2	S 波间期. V_4 导联	时间（如秒数）	时间点	心脏	定量型	心电图	心电图. 指标
10056-0	S 波间期. V_5 导联	时间（如秒数）	时间点	心脏	定量型	心电图	心电图. 指标
10057-8	S 波间期. V_6 导联	时间（如秒数）	时间点	心脏	定量型	心电图	心电图. 指标
1005-8	间接抗球蛋白试验. IgG 特效试剂	任意浓度	时间点	血清/血浆	等级型		血库
10058-6	S'波幅. aVF 导联	电势、电位（电压、伏特数）	时间点	心脏	定量型	心电图	心电图. 指标
10059-4	S'波幅. aVL 导联	电势、电位（电压、伏特数）	时间点	心脏	定量型	心电图	心电图. 指标
10060-2	S'波幅. aVR 导联	电势、电位（电压、伏特数）	时间点	心脏	定量型	心电图	心电图. 指标
10061-0	S'波幅. Ⅰ导联	电势、电位（电压、伏特数）	时间点	心脏	定量型	心电图	心电图. 指标
10062-8	S'波幅. Ⅱ导联	电势、电位（电压、伏特数）	时间点	心脏	定量型	心电图	心电图. 指标
10063-6	S'波幅. Ⅲ导联	电势、电位（电压、伏特数）	时间点	心脏	定量型	心电图	心电图. 指标
10064-4	S'波幅. V_1 导联	电势、电位（电压、伏特数）	时间点	心脏	定量型	心电图	心电图. 指标
10065-1	S'波幅. V_2 导联	电势、电位（电压、伏特数）	时间点	心脏	定量型	心电图	心电图. 指标
1006-6	直接抗球蛋白试验. IgG 特异性试剂	印象/检查结果的解释	时间点	红细胞	名义型		血库
10066-9	S'波幅. V_3 导联	电势、电位（电压、伏特数）	时间点	心脏	定量型	心电图	心电图. 指标
10067-7	S'波幅. V_4 导联	电势、电位（电压、伏特数）	时间点	心脏	定量型	心电图	心电图. 指标
10068-5	S'波幅. V_5 导联	电势、电位（电压、伏特数）	时间点	心脏	定量型	心电图	心电图. 指标
10069-3	S'波幅. V_6 导联	电势、电位（电压、伏特数）	时间点	心脏	定量型	心电图	心电图. 指标
10070-1	S'波间期. aVF 导联	时间（如秒数）	时间点	心脏	定量型	心电图	心电图. 指标
10071-9	S'波间期. aVL 导联	时间（如秒数）	时间点	心脏	定量型	心电图	心电图. 指标
10072-7	S'波间期. aVR 导联	时间（如秒数）	时间点	心脏	定量型	心电图	心电图. 指标
10073-5	S'波间期. Ⅰ导联	时间（如秒数）	时间点	心脏	定量型	心电图	心电图. 指标
1007-4	直接抗球蛋白试验. 多特异性试剂	任意浓度	时间点	红细胞	等级型		血库
10074-3	S'波间期. Ⅱ导联	时间（如秒数）	时间点	心脏	定量型	心电图	心电图. 指标
10075-0	S'波间期. Ⅲ导联	时间（如秒数）	时间点	心脏	定量型	心电图	心电图. 指标
10076-8	S'波间期. V_1 导联	时间（如秒数）	时间点	心脏	定量型	心电图	心电图. 指标
10077-6	S'波间期. V_2 导联	时间（如秒数）	时间点	心脏	定量型	心电图	心电图. 指标
10078-4	S'波间期. V_3 导联	时间（如秒数）	时间点	心脏	定量型	心电图	心电图. 指标
10079-2	S'波间期. V_4 导联	时间（如秒数）	时间点	心脏	定量型	心电图	心电图. 指标
100-8	头孢哌酮	药物敏感度	时间点	分离物	定量或等级型	最小抑制浓度	抗生素敏感性

LOINC 代码	名称	属性	时间特征	系统	标尺类型	方法类型	分类
10080-0	S'波间期. V_5 导联	时间（如秒数）时间	时间点	心脏	定量型	心电图	心电图. 指标
10081-8	S'波间期. V_6 导联	时间（如秒数）	时间点	心脏	定量型	心电图	心电图. 指标
1008-2	间接抗球蛋白试验. 多形核白细胞特效试剂	任意浓度	时间点	血清/血浆	等级型		血库
10082-6	ST 初振幅 6ms. aVF 导联	电势、电位（电压、伏特数）	时间点	心脏	定量型	心电图	心电图. 指标
10083-4	ST 初振幅 6ms. aVL 导联	电势、电位（电压、伏特数）	时间点	心脏	定量型	心电图	心电图. 指标
10084-2	ST 初振幅 6ms. aVR 导联	电势、电位（电压、伏特数）	时间点	心脏	定量型	心电图	心电图. 指标
10085-9	ST 初振幅 6ms. Ⅰ导联	电势、电位（电压、伏特数）	时间点	心脏	定量型	心电图	心电图. 指标
10086-7	ST 初振幅 6ms. Ⅱ导联	电势、电位（电压、伏特数）	时间点	心脏	定量型	心电图	心电图. 指标
10087-5	ST 初振幅 6ms. Ⅲ导联	电势、电位（电压、伏特数）	时间点	心脏	定量型	心电图	心电图. 指标
10088-3	ST 初振幅 6ms. V_1 导联	电势、电位（电压、伏特数）	时间点	心脏	定量型	心电图	心电图. 指标
10089-1	ST 初振幅 6ms. V_2 导联	电势、电位（电压、伏特数）	时间点	心脏	定量型	心电图	心电图. 指标
1009-0	直接抗球蛋白试验. 多特异性试剂	任意浓度	时间点	红细胞	等级型		血库
10090-9	ST 初振幅 6ms. V_3 导联	电势、电位（电压、伏特数）	时间点	心脏	定量型	心电图	心电图. 指标
10091-7	ST 初振幅 6ms. V_4 导联	电势、电位（电压、伏特数）	时间点	心脏	定量型	心电图	心电图. 指标
10092-5	ST 初振幅 6ms. V_5 导联	电势、电位（电压、伏特数）	时间点	心脏	定量型	心电图	心电图. 指标
10093-3	ST 初振幅 6ms. V_6 导联	电势、电位（电压、伏特数）	时间点	心脏	定量型	心电图	心电图. 指标
10094-1	ST 斜率. aVF 导联	电流强度（＝安培数）	时间点	心脏	定量型	心电图	心电图. 指标
10095-8	ST 斜率. aVL 导联	电流强度（＝安培数）	时间点	心脏	定量型	心电图	心电图. 指标
10096-6	ST 斜率. aVR 导联	电流强度（＝安培数）	时间点	心脏	定量型	心电图	心电图. 指标
10097-4	ST 斜率. Ⅰ导联	电流强度（＝安培数）	时间点	心脏	定量型	心电图	心电图. 指标
10098-2	ST 斜率. Ⅱ导联	电流强度（＝安培数）	时间点	心脏	定量型	心电图	心电图. 指标
10099-0	ST 斜率. Ⅲ导联	电流强度（＝安培数）	时间点	心脏	定量型	心电图	心电图. 指标
10100-6	ST 斜率. V_1 导联	电流强度（＝安培数）	时间点	心脏	定量型	心电图	心电图. 指标
10101-4	ST 斜率. V_2 导联	电流强度（＝安培数）	时间点	心脏	定量型	心电图	心电图. 指标
10102-2	ST 斜率. V_3 导联	电流强度（＝安培数）	时间点	心脏	定量型	心电图	心电图. 指标
10103-0	ST 斜率. V_4 导联	电流强度（＝安培数）	时间点	心脏	定量型	心电图	心电图. 指标
10104-8	ST 斜率. V_5 导联	电流强度（＝安培数）	时间点	心脏	定量型	心电图	心电图. 指标
10105-5	ST 斜率. V_6 导联	电流强度（＝安培数）	时间点	心脏	定量型	心电图	心电图. 指标
10106-3	ST 波位移. 末. aVF 导联	电势、电位（电压、伏特数）	时间点	心脏	定量型	心电图	心电图. 指标
10107-1	ST 波位移. 末. aVL 导联	电势、电位（电压、伏特数）	时间点	心脏	定量型	心电图	心电图. 指标
1010-8	E little w Ab	任意浓度	时间点	血清/血浆^血液制品单位	等级型		血库
10108-9	ST 波位移. 末. aVR 导联	电势、电位（电压、伏特数）	时间点	心脏	定量型	心电图	心电图. 指标
10109-7	ST 波位移. 末. Ⅰ导联	电势、电位（电压、伏特数）	时间点	心脏	定量型	心电图	心电图. 指标
10110-5	ST 波位移. 末. Ⅱ导联	电势、电位（电压、伏特数）	时间点	心脏	定量型	心电图	心电图. 指标
10111-3	ST 波位移. 末. Ⅲ导联	电势、电位（电压、伏特数）	时间点	心脏	定量型	心电图	心电图. 指标
10112-1	ST 波位移. 末. V_1 导联	电势、电位（电压、伏特数）	时间点	心脏	定量型	心电图	心电图. 指标
10113-9	ST 波位移. 末. V_2 导联	电势、电位（电压、伏特数）	时间点	心脏	定量型	心电图	心电图. 指标
10114-7	ST 波位移. 末. V_3 导联	电势、电位（电压、伏特数）	时间点	心脏	定量型	心电图	心电图. 指标
10115-4	ST 波位移. 末. V_4 导联	电势、电位（电压、伏特数）	时间点	心脏	定量型	心电图	心电图. 指标
1011-6	E little w Ab	任意浓度	时间点	血清/血浆^供者	等级型		血库
10116-2	ST 波位移. 末. V_5 导联	电势、电位（电压、伏特数）	时间点	心脏	定量型	心电图	心电图. 指标
10117-0	ST 波位移. 末. V_6 导联	电势、电位（电压、伏特数）	时间点	心脏	定量型	心电图	心电图. 指标
10118-8	ST 波位移. 中. aVF 导联	电势、电位（电压、伏特数）	时间点	心脏	定量型	心电图	心电图. 指标
10119-6	ST 波位移. 中. aVL 导联	电势、电位（电压、伏特数）	时间点	心脏	定量型	心电图	心电图. 指标

LOINC代码	名称	属性	时间特征	系统	标尺类型	方法类型	分类
10120-4	ST 波位移.中.aVR 导联	电势、电位（电压、伏特数）	时间点	心脏	定量型	心电图	心电图.指标
10121-2	ST 波位移.中.Ⅰ导联	电势、电位（电压、伏特数）	时间点	心脏	定量型	心电图	心电图.指标
10122-0	ST 波位移.中.Ⅱ导联	电势、电位（电压、伏特数）	时间点	心脏	定量型	心电图	心电图.指标
10123-8	ST 波位移.中.Ⅲ导联	电势、电位（电压、伏特数）	时间点	心脏	定量型	心电图	心电图.指标
1012-4	E little w Ab	任意浓度	时间点	血清/血浆	等级型		血库
10124-6	ST 波位移.中.V_1 导联	电势、电位（电压、伏特数）	时间点	心脏	定量型	心电图	心电图.指标
10125-3	ST 波位移.中.V_2 导联	电势、电位（电压、伏特数）	时间点	心脏	定量型	心电图	心电图.指标
10126-1	ST 波位移.中.V_3 导联	电势、电位（电压、伏特数）	时间点	心脏	定量型	心电图	心电图.指标
10127-9	ST 波位移.中.V_4 导联	电势、电位（电压、伏特数）	时间点	心脏	定量型	心电图	心电图.指标
10128-7	ST 波位移.中.V_5 导联	电势、电位（电压、伏特数）	时间点	心脏	定量型	心电图	心电图.指标
10129-5	ST 波位移.中.V_6 导联	电势、电位（电压、伏特数）	时间点	心脏	定量型	心电图	心电图.指标
10130-3	T'波幅.aVR 导联	电势、电位（电压、伏特数）	时间点	心脏	定量型	心电图	心电图.指标
10131-1	T'波幅.aVL 导联	电势、电位（电压、伏特数）	时间点	心脏	定量型	心电图	心电图.指标
1013-2	E little w Ag	任意浓度	时间点	红细胞^血液制品单位	等级型		血库
10132-9	T'波幅.aVR 导联	电势、电位（电压、伏特数）	时间点	心脏	定量型	心电图	心电图.指标
10133-7	T'波幅.Ⅰ导联	电势、电位（电压、伏特数）	时间点	心脏	定量型	心电图	心电图.指标
10134-5	T'波幅.Ⅱ导联	电势、电位（电压、伏特数）	时间点	心脏	定量型	心电图	心电图.指标
10135-2	T'波幅.Ⅲ导联	电势、电位（电压、伏特数）	时间点	心脏	定量型	心电图	心电图.指标
10136-0	T'波幅.V_1 导联	电势、电位（电压、伏特数）	时间点	心脏	定量型	心电图	心电图.指标
10137-8	T'波幅.V_2 导联	电势、电位（电压、伏特数）	时间点	心脏	定量型	心电图	心电图.指标
10138-6	T'波幅.V_3 导联	电势、电位（电压、伏特数）	时间点	心脏	定量型	心电图	心电图.指标
10139-4	T'波幅.V_4 导联	电势、电位（电压、伏特数）	时间点	心脏	定量型	心电图	心电图.指标
1014-0	E little w Ag	任意浓度	时间点	红细胞^供者	等级型		血库
10140-2	T'波幅.V_5 导联	电势、电位（电压、伏特数）	时间点	心脏	定量型	心电图	心电图.指标
10141-0	T'波幅.V_6 导联	电势、电位（电压、伏特数）	时间点	心脏	定量型	心电图	心电图.指标
10142-8	T 波幅.aVR 导联	电势、电位（电压、伏特数）	时间点	心脏	定量型	心电图	心电图.指标
10143-6	T 波幅.aVL 导联	电势、电位（电压、伏特数）	时间点	心脏	定量型	心电图	心电图.指标
10144-4	T 波幅.aVR 导联	电势、电位（电压、伏特数）	时间点	心脏	定量型	心电图	心电图.指标
10145-1	T 波幅.Ⅰ导联	电势、电位（电压、伏特数）	时间点	心脏	定量型	心电图	心电图.指标
10146-9	T 波幅.Ⅱ导联	电势、电位（电压、伏特数）	时间点	心脏	定量型	心电图	心电图.指标
10147-7	T 波幅.Ⅲ导联	电势、电位（电压、伏特数）	时间点	心脏	定量型	心电图	心电图.指标
10148-5	T 波幅.V_1 导联	电势、电位（电压、伏特数）	时间点	心脏	定量型	心电图	心电图.指标
10149-3	T 波幅.V_2 导联	电势、电位（电压、伏特数）	时间点	心脏	定量型	心电图	心电图.指标
10150-1	T 波幅.V_3 导联	电势、电位（电压、伏特数）	时间点	心脏	定量型	心电图	心电图.指标
10151-9	T 波幅.V_4 导联	电势、电位（电压、伏特数）	时间点	心脏	定量型	心电图	心电图.指标
10152-7	T 波幅.V_5 导联	电势、电位（电压、伏特数）	时间点	心脏	定量型	心电图	心电图.指标
10153-5	T 波幅.V_6 导联	电势、电位（电压、伏特数）	时间点	心脏	定量型	心电图	心电图.指标
10154-3	主诉	发现（结果）	时间点	病人	叙述型	报告的	病史与体格检查.病史
10155-0	变态反应史	发现（结果）	时间点	病人	叙述型	报告的	信息附件.临床报告
10156-8	儿童期疾病史	发现（结果）	时间点	病人	叙述型	报告的	病史与体格检查.病史
1015-7	E little w Ag	任意浓度	时间点	红细胞	等级型		血库
10157-6	家族成员疾病史	发现（结果）	时间点	家族	叙述型	报告的	病史与体格检查.病史
10158-4	机能状况史	发现（结果）	时间点	病人	叙述型	报告的	病史与体格检查.病史

LOINC 代码	名称	属性	时间特征	系统	标尺类型	方法类型	分类
10159-2	工业照射史	发现（结果）	时间点	病人	叙述型	报告的	病史与体格检查.病史
101-6	头孢哌酮	药物敏感度	时间点	分离物	定量或等级型	琼脂扩散	抗生素敏感性
10160-0	药物使用史	发现（结果）	时间点	病人	叙述型	报告的	病史与体格检查.病史
10161-8	职业性照射史	发现（结果）	时间点	病人	叙述型	报告的	病史与体格检查.病史
10162-6	妊娠史	发现（结果）	时间点	生殖系统	叙述型	报告的	病史与体格检查.病史
10163-4	妊娠史	发现（结果）	时间点	生殖系统	名义型	报告的	病史与体格检查.病史
10164-2	现病史	发现（结果）	时间点	病人	叙述型	报告的	病史与体格检查.病史
1016-5	E Ab	任意浓度	时间点	血清/血浆^血液制品单位	等级型		血库
10165-9	精神病症状与疾病史	发现（结果）	时间点	病人	叙述型	报告的	病史与体格检查.病史
10166-7	社交功能史	发现（结果）	时间点	病人	叙述型	报告的	病史与体格检查.病史
10167-5	外科手术诊疗史	发现（结果）	时间点	病人	叙述型	报告的	病史与体格检查.病史
10168-3	症状与疾病史	发现（结果）	时间点	心血管系统	叙述型	报告的	病史与体格检查.病史
10169-1	症状与疾病史	发现（结果）	时间点	耳	叙述型	报告的	病史与体格检查.病史
10170-9	症状与疾病史	发现（结果）	时间点	内分泌系统	叙述型	报告的	病史与体格检查.病史
10171-7	症状与疾病史	发现（结果）	时间点	眼	叙述型	报告的	病史与体格检查.病史
10172-5	症状与疾病史	发现（结果）	时间点	血液系统	叙述型	报告的	病史与体格检查.病史
1017-3	E Ab	任意浓度	时间点	血清/血浆^供者	等级型		血库
10173-3	症状与疾病史	发现（结果）	时间点	肌肉骨骼系统	叙述型	报告的	病史与体格检查.病史
10174-1	症状与疾病史	发现（结果）	时间点	鼻	叙述型	报告的	病史与体格检查.病史
10175-8	症状与疾病史	发现（结果）	时间点	口腔	叙述型	报告的	病史与体格检查.病史
10176-6	症状与疾病史	发现（结果）	时间点	生殖系统	叙述型	报告的	病史与体格检查.病史
10177-4	症状与疾病史	发现（结果）	时间点	呼吸系统	叙述型	报告的	病史与体格检查.病史
10178-2	症状与疾病史	发现（结果）	时间点	皮肤	叙述型	报告的	病史与体格检查.病史
10179-0	症状与疾病史	发现（结果）	时间点	咽喉＋颈部	叙述型		病史与体格检查.病史

LOINC 代码	名称	属性	时间特征	系统	标尺类型	方法类型	分类
10180-8	症状与疾病史	发现（结果）	时间点	咽喉+颈部	名义型		病史与体格检查.病史
1018-1	E Ab	任意浓度	时间点	血清/血浆	等级型		血库
10181-6	症状与疾病史	发现（结果）	时间点	泌尿道	叙述型	报告的	病史与体格检查.病史
10182-4	旅行史	发现（结果）	时间点	病人	叙述型	报告的	病史与体格检查.病史
10183-2	医院出院药疗法	发现（结果）	时间点	病人	叙述型		病史与体格检查.病史
10184-0	医院出院体征	发现（结果）	时间点	病人	叙述型		病史与体格检查.病史
10185-7	医院出院手续	发现（结果）	时间点	病人	叙述型		病史与体格检查.病史
10186-5	标识信息	发现（结果）	时间点	病人	叙述型	观察	病史与体格检查.病史
10187-3	系统回顾	发现（结果）	时间点	病人	叙述型	报告的	病史与体格检查.病史
10188-1	系统概述回顾	发现（结果）	时间点	病人	叙述型	报告的	病史与体格检查.病史
10189-9	系统概述回顾	发现（结果）	时间点	病人	名义型	报告的	病史与体格检查.病史
10190-7	精神状态	发现（结果）	时间点	病人	叙述型	观察	病史与体格检查.体格检查
10191-5	体征	发现（结果）	时间点	腹部	叙述型	观察	病史与体格检查.体格检查
10192-3	体征	发现（结果）	时间点	背部	叙述型	观察	病史与体格检查.体格检查
10193-1	体征	发现（结果）	时间点	乳腺（复数）	叙述型	观察	病史与体格检查.体格检查
10194-9	体征	发现（结果）	时间点	神经深度腱反射	叙述型	观察	病史与体格检查.体格检查
10195-6	体征	发现（结果）	时间点	耳	叙述型	观察	病史与体格检查.体格检查
10196-4	体征	发现（结果）	时间点	四肢	叙述型	观察	病史与体格检查.体格检查
10197-2	体征	发现（结果）	时间点	眼	叙述型	观察	病史与体格检查.体格检查
10198-0	体征	发现（结果）	时间点	泌尿生殖道	叙述型	观察	病史与体格检查.体格检查
1019-9	E Ag	任意浓度	时间点	红细胞^血液制品单位	等级型		血库
10199-8	体征	发现（结果）	时间点	头部	叙述型	观察	病史与体格检查.体格检查
10200-4	体征	发现（结果）	时间点	心脏	叙述型	观察	病史与体格检查.体格检查
10201-2	体征	发现（结果）	时间点	口与咽喉与牙齿	叙述型	观察	病史与体格检查.体格检查
10202-0	体征	发现（结果）	时间点	神经系统	叙述型	观察	病史与体格检查.体格检查

LOINC 代码	名称	属性	时间特征	系统	标尺类型	方法类型	分类
10203-8	体征	发现（结果）	时间点	鼻	叙述型	观察	病史与体格检查.体格检查
10204-6	体征	发现（结果）	时间点	骨盆	叙述型	观察	病史与体格检查.体格检查
10205-3	体征	发现（结果）	时间点	直肠	叙述型	观察	病史与体格检查.体格检查
10206-1	体征	发现（结果）	时间点	皮肤	叙述型	观察	病史与体格检查.体格检查
1020-7	E Ag	任意浓度	时间点	红细胞^供者	等级型		血库
10207-9	体征	发现（结果）	时间点	胸腔＋肺部	叙述型	观察	病史与体格检查.体格检查
10208-7	体征	发现（结果）	时间点	血管	叙述型	观察	病史与体格检查.体格检查
10209-5	体征	发现（结果）	时间点	神经平衡＋协调	叙述型	观察	病史与体格检查.体格检查
10210-3	体征	发现（结果）	时间点	一般状态或全身状态	叙述型	观察	病史与体格检查.体格检查
10211-1	体征	发现（结果）	时间点	触觉	叙述型	观察	病史与体格检查.体格检查
10212-9	体征	发现（结果）	时间点	力量或强度	叙述型	观察	病史与体格检查.体格检查
10213-7	手术记录麻醉	发现（结果）	时间点	病人	叙述型		病史与体格检查.手术过程
10214-5	手术记录麻醉持续时间	时间（如秒数）	操作过程	手术步骤	定量型		病史与体格检查.手术过程
1021-5	E Ag	任意浓度	时间点	红细胞	等级型		血库
10215-2	手术记录发现	发现（结果）	时间点	病人	叙述型		病史与体格检查.手术过程
10216-0	手术记录液体	类型	时间点	病人	叙述型		病史与体格检查.手术过程
10217-8	手术记录指征	印象/检查结果的解释	时间点	病人	叙述型		病史与体格检查.手术过程
10218-6	手术记录术后诊断	印象/检查结果的解释	时间点	病人	叙述型		病史与体格检查.手术过程
10219-4	手术记录术前诊断	印象/检查结果的解释	时间点	病人	叙述型		病史与体格检查.手术过程
10220-2	手术记录准备时间持续时间	时间（如秒数）	操作过程	手术步骤	定量型		病史与体格检查.手术过程
10221-0	手术记录所采标本	发现（结果）	时间点	病人	叙述型		病史与体格检查.手术过程
10222-8	手术记录外科手术并发症	印象/检查结果的解释	时间点	病人	叙述型		病史与体格检查.手术过程
1022-3	F little y super little a Ab	任意浓度	时间点	血清/血浆^血液制品单位	等级型		血库
10223-6	手术记录外科手术诊疗	发现（结果）	时间点	病人	叙述型		病史与体格检查.手术过程
10224-4	血液动力学方法特定情况下	类型	时间点	病人	名义型		血液动力学.原子型

LOINC 代码	名称	属性	时间特征	系统	标尺类型	方法类型	分类
10225-1	机构清单号	标识符	时间点	心脏测量装置	名义型		血液动力学.原子型
10226-9	氧含量	摩尔浓度	时间点	血管内空间.XXX	定量型		化学
10227-7	厂商型号	存在与否或身份标识	时间点	心脏测量装置	名义型		血液动力学.原子型
10228-5	厂商序列号	标识符	时间点	心脏测量装置	名义型		血液动力学.原子型
10229-3	类别	类型	时间点	血液动力学方法	名义型		血液动力学.分子型
10230-1	射血分数	容积比率	时间点	心脏.心室.左侧	定量型		血液动力学.分子型
1023-1	F little y super little a Ab	任意浓度	时间点	血清/血浆^供者	等级型		血库
10231-9	射血分数	容积比率	时间点	心脏.心室.右侧	定量型		血液动力学.分子型
10232-7	氧含量	摩尔浓度	时间点	主动脉根	定量型		化学
10233-5	氧含量	摩尔浓度	时间点	心脏.心房.左侧	定量型		化学
10234-3	氧含量	摩尔浓度	时间点	心脏.心房.右侧	定量型		化学
10235-0	氧含量	摩尔浓度	时间点	心脏.心房.右侧.高	定量型		化学
10236-8	氧含量	摩尔浓度	时间点	心脏.心房.右侧.低	定量型		化学
10237-6	氧含量	摩尔浓度	时间点	心脏.心房.右侧.中	定量型		化学
10238-4	氧含量	摩尔浓度	时间点	心脏.心室.左侧	定量型		化学
10239-2	氧含量	摩尔浓度	时间点	心脏.心室.右侧.流出道	定量型		化学
102-4	头孢哌酮	药物敏感度	时间点	分离物+血清	等级型	测序分型	抗生素敏感性
10240-0	氧含量	摩尔浓度	时间点	心脏.心室.右侧	定量型		化学
10241-8	氧含量	摩尔浓度	时间点	冠状窦	定量型		化学
10242-6	氧含量	摩尔浓度	时间点	动脉导管	定量型		化学
10243-4	氧含量	摩尔浓度	时间点	腔静脉.下	定量型		化学
10244-2	氧含量	摩尔浓度	时间点	肺动脉.左侧	定量型		化学
10245-9	氧含量	摩尔浓度	时间点	肺动脉.主	定量型		化学
10246-7	氧含量	摩尔浓度	时间点	肺动脉.右侧	定量型		化学
10247-5	氧含量	摩尔浓度	时间点	肺楔	定量型		化学
10248-3	氧含量	摩尔浓度	时间点	腔静脉.上	定量型		化学
1024-9	F little y super little a Ab	任意浓度	时间点	血清/血浆	等级型		血库
10249-1	机构清单号	标识符	时间点	心率测量装置	名义型		心率.原子型
10250-9	厂商型号	存在与否或身份标识	时间点	心率测量装置	名义型		心率.原子型
10251-7	厂商序列号	标识符	时间点	心率测量装置	名义型		心率.原子型

LOINC 代码	名称	属性	时间特征	系统	标尺类型	方法类型	分类
10252-5	胆汁引流处	解剖学	时间点	*^病人	名义型		输入与输出.导管
10253-3	类别	类型	时间点	胆汁引流	名义型		输入与输出.导管
10254-1	类别	类型	时间点	腹膜引流	名义型		输入与输出.导管
10255-8	类别	类型	时间点	蛛网膜下腔引流	名义型		输入与输出.导管
1025-6	F little y super little a Ag	任意浓度	时间点	红细胞^血液制品单位	等级型		血库
10256-6	机构清单号	标识符	时间点	胆汁引流	名义型		输入与输出.导管
10257-4	机构清单号	标识符	时间点	胸腔插管	名义型		输入与输出.导管
10258-2	机构清单号	标识符	时间点	肠道插管	名义型		输入与输出.导管
10259-0	机构清单号	标识符	时间点	胃造口术插管	名义型		输入与输出.导管
10260-8	机构清单号	标识符	时间点	胃肠道插管	名义型		输入与输出.导管
10261-6	机构清单号	标识符	时间点	血管内插管	名义型		输入与输出.导管
10262-4	机构清单号	标识符	时间点	输入与输出插管	名义型		输入与输出.导管
10263-2	机构清单号	标识符	时间点	鼻饲管	名义型		输入与输出.导管
1026-4	F little y super little a Ag	任意浓度	时间点	红细胞^供者	等级型		血库
10264-0	机构清单号	标识符	时间点	口腔插管	名义型		输入与输出.导管
10265-7	机构清单号	标识符	时间点	腹膜引流	名义型		输入与输出.导管
10266-5	机构清单号	标识符	时间点	腹膜腔插管	名义型		输入与输出.导管
10267-3	机构清单号	标识符	时间点	速率控制装置	名义型		输入与输出.导管
10268-1	机构清单号	标识符	时间点	大便采集装置	名义型		输入与输出.导管
10269-9	机构清单号	标识符	时间点	蛛网膜下腔引流	名义型		输入与输出.导管
10270-7	机构清单号	标识符	时间点	滑液引流	名义型		输入与输出.导管
10271-5	机构清单号	标识符	时间点	插管/引流管	名义型		输入与输出.导管
1027-2	F little y super little a Ag	任意浓度	时间点	红细胞	等级型		血库
10272-3	机构清单号	标识符	时间点	上消化道插管	名义型		输入与输出.导管
10273-1	机构清单号	标识符	时间点	膀胱灌洗插管	名义型		输入与输出.导管
10274-9	机构清单号	标识符	时间点	尿液插管	名义型		输入与输出.导管

LOINC 代码	名称	属性	时间特征	系统	标尺类型	方法类型	分类
10275-6	机构清单号	标识符	时间点	伤口引流装置	名义型		输入与输出.导管
10276-4	腹膜腔引流部位	解剖学	时间点	*^病人	名义型		输入与输出.导管
10277-2	大便采集地点	类型	时间点	*^病人	名义型		输入与输出.导管
10278-0	蛛网膜下引流部位	解剖学	时间点	*^病人	名义型		输入与输出.导管
10279-8	厂商型号	存在与否或身份标识	时间点	胆汁引流	名义型		输入与输出.导管
1028-0	F little y super little b Ab	任意浓度	时间点	血清/血浆^血液制品单位	等级型		血库
10280-6	厂商型号	存在与否或身份标识	时间点	胸腔插管	名义型		输入与输出.导管
10281-4	厂商型号	存在与否或身份标识	时间点	肠道插管	名义型		输入与输出.导管
10282-2	厂商型号	存在与否或身份标识	时间点	胃造口术插管	名义型		输入与输出.导管
10283-0	厂商型号	存在与否或身份标识	时间点	胃肠道插管	名义型		输入与输出.导管
10284-8	厂商型号	存在与否或身份标识	时间点	血管内插管	名义型		输入与输出.导管
10285-5	厂商型号	存在与否或身份标识	时间点	输入与输出插管	名义型		输入与输出.导管
10286-3	厂商型号	存在与否或身份标识	时间点	鼻饲管	名义型		输入与输出.导管
10287-1	厂商型号	存在与否或身份标识	时间点	口腔插管	名义型		输入与输出.导管
10288-9	厂商型号	存在与否或身份标识	时间点	腹膜引流	名义型		输入与输出.导管
10289-7	厂商型号	存在与否或身份标识	时间点	腹膜腔插管	名义型		输入与输出.导管
10290-5	厂商型号	存在与否或身份标识	时间点	速率控制装置	名义型		输入与输出.导管
10291-3	厂商型号	存在与否或身份标识	时间点	大便采集装置	名义型		输入与输出.导管
10292-1	厂商型号	存在与否或身份标识	时间点	蛛网膜下腔引流	名义型		输入与输出.导管
10293-9	厂商型号	存在与否或身份标识	时间点	滑液引流	名义型		输入与输出.导管
10294-7	厂商型号	存在与否或身份标识	时间点	插管/引流管	名义型		输入与输出.导管
10295-4	厂商型号	存在与否或身份标识	时间点	上消化道插管	名义型		输入与输出.导管
10296-2	厂商型号	存在与否或身份标识	时间点	膀胱灌洗插管	名义型		输入与输出.导管
10297-0	厂商型号	存在与否或身份标识	时间点	尿液插管	名义型		输入与输出.导管

LOINC 代码	名称	属性	时间特征	系统	标尺类型	方法类型	分类
1029-8	F little y super little b Ab	任意浓度	时间点	血清/血浆^供者	等级型		血库
10298-8	厂商型号	存在与否或身份标识	时间点	伤口引流装置	名义型		输入与输出.导管
10299-6	厂商序列号	标识符	时间点	胆汁引流	名义型		输入与输出.导管
10300-2	厂商序列号	标识符	时间点	胸腔插管	名义型		输入与输出.导管
10301-0	厂商序列号	标识符	时间点	肠道插管	名义型		输入与输出.导管
10302-8	厂商序列号	标识符	时间点	胃造口术插管	名义型		输入与输出.导管
10303-6	厂商序列号	标识符	时间点	胃肠道插管	名义型		输入与输出.导管
10304-4	厂商序列号	标识符	时间点	血管内插管	名义型		输入与输出.导管
10305-1	厂商序列号	标识符	时间点	输入与输出插管	名义型		输入与输出.导管
1030-6	F little y super little b Ab	任意浓度	时间点	血清/血浆	等级型		血库
10306-9	厂商序列号	标识符	时间点	鼻饲管	名义型		输入与输出.导管
10307-7	厂商序列号	标识符	时间点	口腔插管	名义型		输入与输出.导管
10308-5	厂商序列号	标识符	时间点	腹膜引流	名义型		输入与输出.导管
10309-3	厂商序列号	标识符	时间点	腹膜腔插管	名义型		输入与输出.导管
10310-1	厂商序列号	标识符	时间点	速率控制装置	名义型		输入与输出.导管
10311-9	厂商序列号	标识符	时间点	大便采集装置	名义型		输入与输出.导管
10312-7	厂商序列号	标识符	时间点	蛛网膜下腔引流	名义型		输入与输出.导管
10313-5	厂商序列号	标识符	时间点	滑液引流	名义型		输入与输出.导管
1031-4	F little y super little b Ag	任意浓度	时间点	红细胞^血液制品单位	等级型		血库
10314-3	厂商序列号	标识符	时间点	插管/引流管	名义型		输入与输出.导管
10315-0	厂商序列号	标识符	时间点	上消化道插管	名义型		输入与输出.导管
10316-8	厂商序列号	标识符	时间点	膀胱灌洗插管	名义型		输入与输出.导管
10317-6	厂商序列号	标识符	时间点	尿液插管	名义型		输入与输出.导管
10318-4	厂商序列号	标识符	时间点	伤口引流装置	名义型		输入与输出.导管
10319-2	机构清单号	标识符	时间点	灌肠装置	名义型		输入与输出_输入.分子型

LOINC 代码	名称	属性	时间特征	系统	标尺类型	方法类型	分类
103-2	水溶性油	药物敏感度	时间点	分离物	定量型	最小致死浓度	抗生素敏感性
10320-0	厂商型号	存在与否或身份标识	时间点	灌肠装置	名义型		输入与输出_输入.分子型
10321-8	厂商序列号	标识符	时间点	灌肠装置	名义型		输入与输出_输入.分子型
1032-2	F little y super little b Ag	任意浓度	时间点	红细胞^供者	等级型		血库
10322-6	钾摄入量	摩尔速率	24 小时	病人	定量型		输入与输出_输入.盐类+热量
10323-4	伤口引流液	外观	时间点	下胃肠道	名义型		输入与输出_输出.分子型
10324-2	机构清单号	标识符	时间点	呼吸速率测量装置	名义型		呼吸.原子型
10325-9	厂商型号	存在与否或身份标识	时间点	呼吸速率测量装置	名义型		呼吸.原子型
10326-7	厂商序列号	标识符	时间点	呼吸速率测量装置	名义型		呼吸.原子型
10327-5	嗜酸粒细胞/100 白细胞	数量或计数分数	时间点	唾液	定量型	手工计数	血液学/细胞分类计数
10328-3	淋巴细胞/100 白细胞	数量或计数分数	时间点	脑脊液	定量型	手工计数	血液学/细胞分类计数
10329-1	单核细胞/100 白细胞	数量或计数分数	时间点	脑脊液	定量型	手工计数	血液学/细胞分类计数
1033-0	F little y super little b Ag	任意浓度	时间点	红细胞	等级型		血库
10330-9	单核细胞/100 白细胞	数量或计数分数	时间点	体液	定量型	手工计数	血液学/细胞分类计数
10331-7	Rh	类型	时间点	全血	名义型		血库
10332-5	皮质醇^肌内注射 250 μg 促肾上腺皮质激素前	质量浓度	时间点	血清/血浆	定量型		刺激耐受试验
10333-3	外观	外观	时间点	脑脊液	名义型		标本特性
10334-1	癌 Ag 125	任意浓度	时间点	血清/血浆	定量型		化学
10335-8	颜色	类型	时间点	脑脊液	名义型		标本特性
10336-6	促性腺激素肽	质量浓度	时间点	尿液	定量型		化学
10337-4	前胶原肽.1 型	质量浓度	时间点	血清	定量型		化学
10338-2	巴比妥类	质量浓度	时间点	血清/血浆	定量型		药物水平/毒理学
10339-0	氟西汀+去甲氟西汀	质量浓度	时间点	血清/血浆	定量型		药物水平/毒理学
10340-8	吗茚酮	质量浓度	时间点	血清/血浆	定量型		药物水平/毒理学
10341-6	去甲丙氧芬	质量浓度	时间点	血清/血浆	定量型		药物水平/毒理学
10342-4	磺胺甲噁唑	质量浓度	时间点	血清/血浆	定量型		药物水平/毒理学
10343-2	替马西泮	质量浓度	时间点	血清/血浆	定量型		药物水平/毒理学
10344-0	反苯环丙胺	质量浓度	时间点	血清/血浆	定量型		药物水平/毒理学

LOINC 代码	名称	属性	时间特征	系统	标尺类型	方法类型	分类
10345-7	苯海索	质量浓度	时间点	尿液	定量型		药物水平/毒理学
10346-5	血红蛋白 A	任意浓度	时间点	全血	定量型	电泳	血液学/细胞分类计数
10347-3	田鼠巴贝虫 已鉴定的	存在与否或身份标识	时间点	全血	名义型	光学显微镜检查	微生物学
1034-8	胎儿细胞筛查	印象/检查结果的解释	时间点	全血	名义型		血库
10348-1	副百日咳博德特菌 Ab	任意浓度	时间点	血清	等级型		微生物学
10349-9	布鲁氏杆菌 Ab	任意浓度	时间点	血清	定量型		微生物学
10350-7	单纯疱疹病毒 Ab. IgM	稀释系数、稀释倍数（滴度）	时间点	血清	定量型	酶免疫分析	微生物学
10351-5	艾滋病毒 1 RNA	任意浓度	时间点	血清/血浆	定量型	探针. 扩增	微生物学
10352-3	细菌 已鉴定的	存在与否或身份标识	时间点	生殖器	名义型	需氧培养	微生物学
10353-1	细菌 已鉴定的	存在与否或身份标识	时间点	鼻	名义型	需氧培养	微生物学
10354-9	细菌 已鉴定的	存在与否或身份标识	时间点	尿道	名义型	培养	微生物学
1035-5	指定的新鲜冰冻血浆	容积、体积	时间点	剂量	定量型		血库
10355-6	显微镜观察	存在与否或身份标识	时间点	骨髓	名义型	瑞氏姬姆萨染色	微生物学
10356-4	显微镜观察	存在与否或身份标识	时间点	大便	名义型	三色染色	微生物学
10357-2	显微镜观察	存在与否或身份标识	时间点	创伤	名义型	革兰染色	微生物学
10358-0	磷壁酸 Ab	稀释系数、稀释倍数（滴度）	时间点	血清	定量型	免疫扩散	微生物学
10359-8	无唾液酸神经节苷脂 GM1 Ab. IgM	稀释系数、稀释倍数（滴度）	时间点	血清	定量型		血清学
10360-6	单链 DNA Ab. IgG	任意浓度	时间点	血清	定量型		血清学
10361-4	单链 DNA Ab. IgM	任意浓度	时间点	血清	定量型		血清学
10362-2	肌内膜 Ab. IgA	任意浓度	时间点	血清	等级型		血清学
1036-3	G Ab	任意浓度	时间点	血清/血浆^血液制品单位	等级型		血库
10363-0	巴比妥类	任意浓度	时间点	XXX	等级型		药物水平/毒理学
10364-8	可替宁	质量含量	时间点	头发	定量型		药物水平/毒理学
10365-5	可替宁	质量浓度	时间点	血清/血浆	定量型		药物水平/毒理学
10366-3	可替宁	质量浓度	时间点	尿液	定量型		药物水平/毒理学
10367-1	乙醇	质量浓度	时间点	胃液	定量型		药物水平/毒理学
10368-9	铅	质量浓度	时间点	毛细血管全血	定量型		药物水平/毒理学
10369-7	阿片制剂	质量含量	时间点	头发	定量型		药物水平/毒理学
10370-5	苯环利定	质量含量	时间点	头发	定量型		药物水平/毒理学
1037-1	G Ab	任意浓度	时间点	血清/血浆^供者	等级型		血库
10371-3	噬咬状细胞	任意浓度	时间点	全血	等级型	光学显微镜检查	血液学/细胞分类计数
10372-1	水泡细胞	任意浓度	时间点	全血	等级型	光学显微镜检查	血液学/细胞分类计数

LOINC代码	名称	属性	时间特征	系统	标尺类型	方法类型	分类
10373-9	碎片	任意浓度	时间点	全血	等级型	光学显微镜检查	血液学/细胞分类计数
10374-7	盔形细胞	任意浓度	时间点	全血	等级型	光学显微镜检查	血液学/细胞分类计数
10375-4	不规则皱缩细胞	任意浓度	时间点	全血	等级型	光学显微镜检查	血液学/细胞分类计数
10376-2	大红细胞.卵圆形	任意浓度	时间点	全血	等级型	光学显微镜检查	血液学/细胞分类计数
10377-0	锥形红细胞	任意浓度	时间点	全血	等级型	光学显微镜检查	血液学/细胞分类计数
10378-8	多染性	任意浓度	时间点	全血	等级型	光学显微镜检查	血液学/细胞分类计数
10379-6	红细胞.双峰群	任意浓度	时间点	全血	等级型	光学显微镜检查	血液学/细胞分类计数
10380-4	口细胞	任意浓度	时间点	全血	等级型	光学显微镜检查	血液学/细胞分类计数
10381-2	靶细胞	任意浓度	时间点	全血	等级型	光学显微镜检查	血液学/细胞分类计数
10382-0	Ab变体NOS Ag	任意浓度	时间点	红细胞^血液制品单位	等级型		血库
10383-8	Ab变体NOS Ag	任意浓度	时间点	红细胞^供者	等级型		血库
10384-6	Ab变体NOS Ag	任意浓度	时间点	红细胞	等级型		血库
10385-3	白蛋白浓度	任意浓度	时间点	病人	等级型		血库
10386-1	特定白蛋白	容积、体积	时间点	病人	定量型		血库
10387-9	自体红细胞指定的	容积、体积	时间点	病人	定量型		血库
10388-7	自体全血指定的	容积、体积	时间点	病人	定量型		血库
1038-9	G Ab	任意浓度	时间点	血清/血浆	等级型		血库
10389-5	血制品.其他	类型	时间点	血液制品单位	名义型		血库
10390-3	血制品特殊制品	类型	时间点	血液制品单位	名义型		血库
10391-1	指定的巨细胞病毒免疫球蛋白	容积、体积	时间点	病人	定量型		血库
10392-9	指定的冷沉淀物	容积、体积	时间点	病人	定量型		血库
10393-7	因子Ⅸ指定的	类型	时间点	病人	名义型		血库
10394-5	因子Ⅸ指定的	容积、体积	时间点	病人	定量型		血库
10395-2	因子Ⅷ指定的	类型	时间点	病人	名义型		血库
10396-0	因子Ⅷ指定的	容积、体积	时间点	病人	定量型		血库
1039-7	G Ag	任意浓度	时间点	红细胞^血液制品单位	等级型		血库
10397-8	乙型肝炎病毒免疫球蛋白指定的	容积、体积	时间点	病人	定量型		血库
10398-6	I Ag	任意浓度	时间点	红细胞^血液制品单位	等级型		血库
10399-4	I Ag	任意浓度	时间点	红细胞^供者	等级型		血库
104-0	水溶性油	药物敏感度	时间点	分离物	定量或等级型	最小抑制浓度	抗生素敏感性
10400-0	I Ag	任意浓度	时间点	红细胞	等级型		血库
10401-8	指定的免疫血清球蛋白	类型	时间点	病人	名义型		血库

LOINC 代码	名称	属性	时间特征	系统	标尺类型	方法类型	分类
10402-6	指定的免疫血清球蛋白	容积、体积	时间点	病人	定量型		血库
10403-4	注射免疫血清球蛋白	容积、体积	时间点	病人	定量型		血库
10404-2	注射 Rh 免疫球蛋白	容积、体积	时间点	病人	定量型		血库
1040-5	G Ag	任意浓度	时间点	红细胞^供者	等级型		血库
10405-9	注射带状疱疹病毒免疫球蛋白	容积、体积	时间点	病人	定量型		血库
10406-7	LITTLE I Ag	任意浓度	时间点	红细胞^血液制品单位	等级型		血库
10407-5	LITTLE I Ag	任意浓度	时间点	红细胞^供者	等级型		血库
10408-3	LITTLE I Ag	任意浓度	时间点	红细胞	等级型		血库
10409-1	指定五聚淀粉盐溶液	容积、体积	时间点	病人	定量型		血库
10410-9	血浆，指定的	类型	时间点	病人	名义型		血库
10411-7	血浆，指定的	容积、体积	时间点	病人	定量型		血库
10412-5	血小板，指定的	类型	时间点	病人	名义型		血库
1041-3	G Ag	任意浓度	时间点	红细胞	等级型		血库
10413-3	Rh 免疫球蛋白，指定的	容积、体积	时间点	病人	定量型		血库
10414-1	输注白蛋白	容积、体积	时间点	病人	定量型		血库
10415-8	输注血液交换输血	容积、体积	时间点	病人	定量型		血库
10416-6	输注血液制品. 其他	容积、体积	时间点	病人	定量型		血库
10417-4	输注冷沉淀物	容积、体积	时间点	病人	定量型		血库
10418-2	输注因子Ⅸ	容积、体积	时间点	病人	定量型		血库
10419-0	输注因子Ⅷ	容积、体积	时间点	病人	定量型		血库
10420-8	输注免疫血清球蛋白	容积、体积	时间点	病人	定量型		血库
1042-1	H Ab	任意浓度	时间点	血清/血浆^血液制品单位	等级型		血库
10421-6	输注五聚淀粉	容积、体积	时间点	病人	定量型		血库
10422-4	输注血浆	容积、体积	时间点	病人	定量型		血库
10423-2	输注血小板	容积、体积	时间点	病人	定量型		血库
10424-0	输注红细胞	容积、体积	时间点	病人	定量型		血库
10425-7	输注 Rh 免疫球蛋白	容积、体积	时间点	病人	定量型		血库
10426-5	输全血	容积、体积	时间点	病人	定量型		血库
10427-3	输全血，自体的	容积、体积	时间点	病人	定量型		血库
10428-1	水痘-带状疱疹病毒指定免疫球蛋白	容积、体积	时间点	病人	定量型		血库
10429-9	AE 1 Ag	任意浓度	时间点	组织	等级型	免疫染色	细胞标志物
10430-7	AE 3 Ag	任意浓度	时间点	组织	等级型	免疫染色	细胞标志物
10431-5	B-细胞 Ag	任意浓度	时间点	组织	等级型	免疫染色	细胞标志物
10432-3	CD30 Ag	任意浓度	时间点	组织	等级型	免疫染色	细胞标志物
10433-1	BR-2 Ag	任意浓度	时间点	组织	等级型	免疫染色	细胞标志物
10434-9	补体 C3 Ag	任意浓度	时间点	组织	等级型	免疫染色	细胞标志物
10435-6	C5B-9 Ag	任意浓度	时间点	组织	等级型	免疫染色	细胞标志物
10436-4	CD15 Ag	任意浓度	时间点	组织	等级型	免疫染色	细胞标志物
10437-2	CD16 Ag	任意浓度	时间点	组织	等级型	免疫染色	细胞标志物
10438-0	CD20 Ag	任意浓度	时间点	组织	等级型	免疫染色	细胞标志物
1043-9	H Ab	任意浓度	时间点	血清/血浆^供者	等级型		血库
10439-8	CD3 Ag	任意浓度	时间点	组织	等级型	免疫染色	细胞标志物
10440-6	CD30 Ag	任意浓度	时间点	组织	等级型	免疫染色	细胞标志物

LOINC 代码	名称	属性	时间特征	系统	标尺类型	方法类型	分类
10441-4	CD34 Ag	任意浓度	时间点	组织	等级型	免疫染色	细胞标志物
10442-2	CD56 Ag	任意浓度	时间点	组织	等级型	免疫染色	细胞标志物
10443-0	CD43. T-细胞单核细胞＋髓系细胞 Ag	任意浓度	时间点	组织	等级型	免疫染色	细胞标志物
10444-8	CD57 Ag	任意浓度	时间点	组织	等级型	免疫染色	细胞标志物
10445-5	CD11C Ag	任意浓度	时间点	组织	等级型	免疫染色	细胞标志物
10446-3	白细胞，共同 Ag	任意浓度	时间点	组织	等级型	免疫染色	细胞标志物
1044-7	H Ab	任意浓度	时间点	血清	等级型		血库
10447-1	M-5 Ag	任意浓度	时间点	组织	等级型	免疫染色	细胞标志物
10448-9	T-细胞 Ag	任意浓度	时间点	组织	等级型	免疫染色	细胞标志物
10449-7	葡萄糖^餐后 1 小时	质量浓度	时间点	血清/血浆	定量型		刺激耐受试验
10450-5	葡萄糖^热量型禁食后 10 小时	质量浓度	时间点	血清/血浆	定量型		刺激耐受试验
10451-3	胰岛素原^热量型禁食后 12 小时	摩尔浓度	时间点	血清/血浆	定量型		刺激耐受试验
10452-1	木糖^口服 25 g 木糖后 1 小时	质量浓度	时间点	血清/血浆	定量型		刺激耐受试验
10453-9	木糖^口服木糖后 1 小时	质量浓度	时间点	血清/血浆	定量型		刺激耐受试验
1045-4	H NOS Ab	任意浓度	时间点	血清/血浆^血液制品单位	等级型		血库
10454-7	木糖^口服 25 g 木糖后 2 小时	质量浓度	时间点	血清/血浆	定量型		刺激耐受试验
10455-4	木糖^口服 25 g 木糖后 30 分钟	质量浓度	时间点	血清/血浆	定量型		刺激耐受试验
10456-2	木糖^ 6 小时热量型禁食后	质量浓度	时间点	血清/血浆	定量型		刺激耐受试验
10457-0	肌动蛋白 Ag	任意浓度	时间点	组织	等级型	免疫染色	病理学
10458-8	碱性磷酸酶. 胎盘型 Ag	任意浓度	时间点	组织	等级型	免疫染色	病理学
10459-6	α-1-胎蛋白 Ag	任意浓度	时间点	组织	等级型	免疫染色	病理学
10460-4	乳白蛋白 α Ag	任意浓度	时间点	组织	等级型	免疫染色	病理学
10461-2	α-1-抗胰凝乳蛋白酶 Ag	任意浓度	时间点	组织	等级型	免疫染色	病理学
1046-2	H NOS Ab	任意浓度	时间点	血清/血浆^供者	等级型		血库
10462-0	α-1 抗胰蛋白酶 Ag	任意浓度	时间点	组织	等级型	免疫染色	病理学
10463-8	淀粉状蛋白 A 成分 Ag	任意浓度	时间点	组织	等级型	免疫染色	病理学
10464-6	淀粉状蛋白 P 成分 Ag	任意浓度	时间点	组织	等级型	免疫染色	病理学
10465-3	淀粉状蛋白. 前白蛋白 Ag	任意浓度	时间点	组织	等级型	免疫染色	病理学
10466-1	阴离子间隙 3	摩尔浓度	时间点	血清/血浆	定量型		化学
10467-9	β-2-微球蛋白淀粉状蛋白 Ag	任意浓度	时间点	组织	等级型	免疫染色	病理学
10468-7	降钙素 Ag	任意浓度	时间点	组织	等级型	免疫染色	病理学
10469-5	癌胚抗原	任意浓度	时间点	组织	等级型	免疫染色	病理学
1047-0	H NOS Ab	任意浓度	时间点	血清/血浆	等级型		血库
10470-3	绒毛膜促性腺激素 Ag	任意浓度	时间点	组织	等级型	免疫染色	病理学
10471-1	嗜铬粒蛋白 A Ag	任意浓度	时间点	组织	等级型	免疫染色	病理学
10472-9	嗜铬粒蛋白 Ag	任意浓度	时间点	组织	等级型	免疫染色	病理学
10473-7	糜蛋白酶 Ag	任意浓度	时间点	组织	等级型	免疫染色	病理学

LOINC 代码	名称	属性	时间特征	系统	标尺类型	方法类型	分类
10474-5	4 型胶原 Ag	任意浓度	时间点	组织	等级型	免疫染色	病理学
10475-2	促肾上腺皮质激素 Ag	任意浓度	时间点	组织	等级型	免疫染色	病理学
10476-0	结蛋白 Ag	任意浓度	时间点	组织	等级型	免疫染色	病理学
10477-8	烯醇化酶. 神经元特异性 Ag	任意浓度	时间点	组织	等级型	免疫染色	病理学
10478-6	嗜伊红性主要碱性蛋白 Ag	任意浓度	时间点	组织	等级型	免疫染色	病理学
10479-4	CD227 Ag	任意浓度	时间点	组织	等级型	免疫染色	细胞标志物
10480-2	雌激素+孕酮受体 Ag	任意浓度	时间点	组织	等级型	免疫染色	病理学
10481-0	促卵泡素. α 亚基 Ag	任意浓度	时间点	组织	等级型	免疫染色	病理学
10482-8	促卵泡素. β 亚基 Ag	任意浓度	时间点	组织	等级型	免疫染色	病理学
10483-6	胃泌素 Ag	任意浓度	时间点	组织	等级型	免疫染色	病理学
10484-4	神经胶质纤维酸性蛋白 Ag	任意浓度	时间点	组织	等级型	免疫染色	病理学
10485-1	胰高血糖素 Ag	任意浓度	时间点	组织	等级型	免疫染色	病理学
10486-9	血红蛋白 Ag	任意浓度	时间点	组织	等级型	免疫染色	病理学
10487-7	HMB-45 Ag	任意浓度	时间点	组织	等级型	免疫染色	病理学
1048-8	H NOS Ag	任意浓度	时间点	红细胞^血液制品单位	等级型		血库
10488-5	IgA Ag	任意浓度	时间点	组织	等级型	免疫染色	病理学
10489-3	IgA. 重链 Ag	任意浓度	时间点	组织	等级型	免疫染色	病理学
10490-1	IgE Ag	任意浓度	时间点	组织	等级型	免疫染色	病理学
10491-9	IgG Ag	任意浓度	时间点	组织	等级型	免疫染色	病理学
10492-7	IgG. 重链 Ag	任意浓度	时间点	组织	等级型	免疫染色	病理学
10493-5	IgM Ag	任意浓度	时间点	组织	等级型	免疫染色	病理学
10494-3	IgM. 重链 Ag	任意浓度	时间点	组织	等级型	免疫染色	病理学
10495-0	胰岛素 Ag	任意浓度	时间点	组织	等级型	免疫染色	病理学
1049-6	H NOS Ag	任意浓度	时间点	红细胞^供者	等级型		血库
10496-8	免疫球蛋白轻链. κ Ag	任意浓度	时间点	组织	等级型	免疫染色	病理学
10497-6	免疫球蛋白轻链. κ 淀粉状蛋白 Ag	任意浓度	时间点	组织	等级型	免疫染色	病理学
10498-4	角蛋白 Ag	任意浓度	时间点	组织	等级型	免疫染色	病理学
10499-2	免疫球蛋白轻链. λ Ag	任意浓度	时间点	组织	等级型	免疫染色	病理学
10500-7	免疫球蛋白轻链. λ 淀粉状蛋白 Ag	任意浓度	时间点	组织	等级型	免疫染色	病理学
10501-5	促黄体激素	任意浓度	时间点	血清/血浆	定量型		化学
10502-3	促黄体激素 Ag	任意浓度	时间点	组织	等级型	免疫染色	病理学
10503-1	溶菌酶 Ag	任意浓度	时间点	组织	等级型	免疫染色	病理学
1050-4	H NOS Ag	任意浓度	时间点	红细胞	等级型		血库
10504-9	髓磷脂碱性蛋白 Ag	任意浓度	时间点	组织	等级型	免疫染色	病理学
10505-6	肌红蛋白 Ag	任意浓度	时间点	组织	等级型	免疫染色	病理学
10506-4	花生凝集素 Ag	任意浓度	时间点	组织	等级型	免疫染色	病理学
10507-2	催乳激素 Ag	任意浓度	时间点	组织	等级型	免疫染色	病理学
10508-0	前列腺特异性 Ag	任意浓度	时间点	组织	等级型	免疫染色	病理学
10509-8	酸性磷酸酶. 前列腺性 Ag	任意浓度	时间点	组织	等级型	免疫染色	病理学
10510-6	S-100 Ag	任意浓度	时间点	组织	等级型	免疫染色	病理学
10511-4	5-羟色胺 Ag	任意浓度	时间点	组织	等级型	免疫染色	病理学
1051-2	新生儿溶血性疾病筛查	印象/检查结果的解释	时间点	全血	名义型		血库

LOINC 代码	名称	属性	时间特征	系统	标尺类型	方法类型	分类
10512-2	生长抑素 Ag	任意浓度	时间点	组织	等级型	免疫染色	病理学
10513-0	生长激素 Ag	任意浓度	时间点	组织	等级型	免疫染色	病理学
10514-8	突触素 Ag	任意浓度	时间点	组织	等级型	免疫染色	病理学
10515-5	甲状腺球蛋白 Ag	任意浓度	时间点	组织	等级型	免疫染色	病理学
10516-3	促甲状腺激素 Ag	任意浓度	时间点	组织	等级型	免疫染色	病理学
10517-1	胰蛋白酶 Ag	任意浓度	时间点	组织	等级型	免疫染色	病理学
10518-9	荆豆凝集素 Ag	任意浓度	时间点	组织	等级型	免疫染色	病理学
10519-7	波形纤维蛋白 Ag	任意浓度	时间点	组织	等级型	免疫染色	病理学
1052-0	I (int) 亚型	任意浓度	时间点	血清/血浆^血液制品单位	等级型	红细胞凝集试验	血库
10520-5	凝血因子Ⅵ Ag	任意浓度	时间点	组织	等级型	免疫染色	凝血功能检查
10521-3	凝血因子Ⅷ Ag	任意浓度	时间点	组织	等级型	免疫染色	凝血功能检查
10522-1	凝血因子ⅩⅢ Ag	任意浓度	时间点	组织	等级型	免疫染色	凝血功能检查
10523-9	纤维蛋白原 Ag	任意浓度	时间点	组织	等级型	免疫染色	凝血功能检查
10524-7	显微镜观察	存在与否或身份标识	时间点	子宫颈	名义型	细胞学染色	细胞学
10525-4	显微镜观察	存在与否或身份标识	时间点	XXX	名义型	细胞学染色	细胞学
10526-2	显微镜观察	存在与否或身份标识	时间点	唾液	名义型	细胞学染色	细胞学
10527-0	显微镜观察	存在与否或身份标识	时间点	组织	名义型	细胞学染色	细胞学
10528-8	醋奋乃静	质量浓度	时间点	血清/血浆	定量型		药物水平/毒理学
10529-6	阿莫沙平代谢物	质量浓度	时间点	血清/血浆	定量型		药物水平/毒理学
10530-4	阿普比妥	质量浓度	时间点	血清/血浆	定量型		药物水平/毒理学
10531-2	溴苄胺	质量浓度	时间点	血清/血浆	定量型		药物水平/毒理学
10532-0	去甲乙胺碘呋酮	质量浓度	时间点	血清/血浆	定量型		药物水平/毒理学
10533-8	右丙氧芬+对乙酰氨基酚	质量浓度	时间点	血清/血浆	定量型		药物水平/毒理学
10534-6	二氮嗪	质量浓度	时间点	血清/血浆	定量型		药物水平/毒理学
10535-3	地高辛	质量浓度	时间点	血清/血浆	定量型		药物水平/毒理学
10536-1	双嘧达莫	质量浓度	时间点	血清/血浆	定量型		药物水平/毒理学
10537-9	多塞平+去甲多塞平	质量浓度	时间点	血清/血浆	定量型		药物水平/毒理学
1053-8	I (int) 亚型	任意浓度	时间点	血清/血浆^供者	等级型	红细胞凝集试验	血库
10538-7	氟西汀+去甲氟西汀	质量浓度	时间点	血清/血浆	定量型		药物水平/毒理学
10539-5	格列吡嗪	质量浓度	时间点	血清/血浆	定量型		药物水平/毒理学
10540-3	格列本脲	质量浓度	时间点	血清/血浆	定量型		药物水平/毒理学
10541-1	马比佛卡因	质量浓度	时间点	血清/血浆	定量型		药物水平/毒理学

LOINC 代码	名称	属性	时间特征	系统	标尺类型	方法类型	分类
10542-9	甲巴比妥	质量浓度	时间点	血清/血浆	定量型		药物水平/毒理学
10543-7	甲琥胺+去甲甲琥胺	质量浓度	时间点	血清/血浆	定量型		药物水平/毒理学
10544-5	去甲哌替啶	任意浓度	时间点	血清/血浆	等级型		药物水平/毒理学
10545-2	去甲美芬妥英	质量浓度	时间点	血清/血浆	定量型		药物水平/毒理学
1054-6	I (int) 亚型	任意浓度	时间点	血清	等级型	红细胞凝集试验	血库
10546-0	去甲甲琥胺	质量浓度	时间点	血清/血浆	定量型		药物水平/毒理学
10547-8	扑米酮+苯巴比妥	质量浓度	时间点	血清/血浆	定量型		药物水平/毒理学
10548-6	苯妥英.游离型/苯妥英.总计	质量分数	时间点	血清/血浆	定量型		药物水平/毒理学
10549-4	吡美诺	质量浓度	时间点	血清/血浆	定量型		药物水平/毒理学
10550-2	替马西泮	质量浓度	时间点	血清/血浆	定量型		药物水平/毒理学
10551-0	氨苯蝶啶	质量浓度	时间点	血清/血浆	定量型		药物水平/毒理学
10552-8	三环抗抑郁症类药物	质量浓度	时间点	血清/血浆	定量型		药物水平/毒理学
1055-3	I (int) 亚型	任意浓度	时间点	红细胞^血液制品单位	等级型	红细胞凝集试验	血库
10553-6	酸性磷酸酶.前列腺性	催化浓度	时间点	外阴液体	定量型		化学
10554-4	酸性磷酸酶.前列腺性	催化浓度	时间点	样本	定量型		生育能力
10555-1	顶体蛋白	实体催化活性	时间点	精子	定量型		生育能力
10556-9	三磷酸腺苷酶	催化浓度	时间点	样本	定量型		生育能力
10557-7	三磷酸腺苷	摩尔浓度	时间点	精液	定量型		化学
10558-5	白蛋白	摩尔浓度	时间点	精液	定量型		化学
10559-3	钙	摩尔浓度	时间点	样本	定量型		生育能力
10560-1	癌胚抗原	任意浓度	时间点	精液	定量型		化学
1056-1	I (int) 亚型	任意浓度	时间点	红细胞^供者	等级型	红细胞凝集试验	血库
10561-9	肉碱	摩尔浓度	时间点	精液	定量型		化学
10562-7	细胞	数量或计数浓度（计数/容积）	时间点	宫颈粘液	定量型		生育能力
10563-5	除精子之外的细胞	数量或计数浓度（计数/容积）	时间点	精液	定量型		生育能力
10564-3	宫颈粘液	容积、体积	时间点	病人	定量型		生育能力
10565-0	绒毛膜促性腺激素	任意浓度	时间点	精液	定量型		化学
10566-8	绒毛膜促性腺激素	摩尔浓度	时间点	样本	定量型		生育能力
10567-6	枸橼酸盐	摩尔浓度	时间点	精液	定量型		化学
10568-4	透明度	类型	时间点	精液	名义型		标本特性
10569-2	颜色	类型	时间点	精液	名义型		标本特性
105-7	水溶性油	药物敏感度	时间点	分离物	定量或等级型	琼脂扩散	抗生素敏感性
10570-0	稠度	任意浓度	时间点	宫颈粘液	等级型		标本特性
10571-8	稠度	任意浓度	时间点	精液	等级型		标本特性

LOINC代码	名称	属性	时间特征	系统	标尺类型	方法类型	分类
10572-6	持续时间^射精后	时间（如秒数）	时间点	病人	定量型		生育能力
10573-4	蕨样结晶模式	类型	时间点	宫颈粘液	名义型		生育能力
10574-2	果糖	摩尔浓度	时间点	精液	定量型		化学
10575-9	γ谷氨酰转移酶	催化浓度	时间点	样本	定量型		生育能力
10576-7	生殖细胞.不成熟的	数量或计数浓度（计数/容积）	时间点	精液	定量型		生育能力
10577-5	葡萄糖苷酶	催化浓度	时间点	精液 血浆	定量型		化学
10578-3	甘油磷脂酰胆碱	摩尔浓度	时间点	精液 血浆	定量型		化学
1057-9	I (int) 亚型	任意浓度	时间点	红细胞^病人	等级型	红细胞凝集试验	血库
10579-1	白细胞	数量或计数浓度（计数/容积）	时间点	精液	定量型		生育能力
10580-9	液化	时间（如秒数）	时间点	精液	定量型		生育能力
10581-7	实体数	数量或计数（正整数）	时间点	精子	定量型		生育能力
10582-5	pH	摩尔浓度	时间点	宫颈粘液	定量型		生育能力
10583-3	前列腺素 F1-α	摩尔浓度	时间点	精液	定量型		化学
10584-1	蛋白质	质量浓度	时间点	样本	定量型		生育能力
10585-8	圆形细胞	数量或计数浓度（计数/容积）	时间点	精液	定量型		生育能力
10586-6	精液	容积、体积	时间点	病人	定量型		生育能力
1058-7	I Ab	任意浓度	时间点	血清/血浆^血液制品单位	等级型		血库
10587-4	禁欲持续时间	时间（如秒数）	时间点	病人	定量型		生育能力
10588-2	精原细胞	数量或计数浓度（计数/容积）	时间点	精子	定量型		生育能力
10589-0	精细胞. sab	数量或计数浓度（计数/容积）	时间点	精子	定量型		生育能力
10590-8	精细胞. scb	数量或计数浓度（计数/容积）	时间点	精子	定量型		生育能力
10591-6	精母细胞.初级	数量或计数浓度（计数/容积）	时间点	精子	定量型		生育能力
10592-4	精母细胞.次级	数量或计数浓度（计数/容积）	时间点	精子	定量型		生育能力
10593-2	精子.梨状的头部/100精子	数量或计数分数	时间点	精液	定量型		生育能力
10594-0	精子.锥形的头部/100精子	数量或计数分数	时间点	精液	定量型		生育能力
1059-5	I Ab	任意浓度	时间点	血清/血浆^供者	等级型		血库
10595-7	精子	数量或计数浓度（计数/容积）	时间点	精液	定量型		生育能力
10596-5	精子	任意浓度	时间点	宫颈粘液	定量或等级型		生育能力
10597-3	精子	任意浓度	时间点	精液	定量或等级型		生育能力
10598-1	精子	任意浓度	时间点	血清	定量或等级型		生育能力
10599-9	精子穿透	任意浓度	时间点	精液＋宫颈粘液	等级型	Kremer 试验	生育能力
10600-5	精子穿透	任意浓度	时间点	精液＋宫颈粘液	等级型		生育能力
10601-3	精子穿透^性交后	任意浓度	时间点	精液＋宫颈粘液	等级型		生育能力
10602-1	精子.异常的头部/100精子	数量或计数分数	时间点	精液	定量型		生育能力
1060-3	I Ab	任意浓度	时间点	血清/血浆	等级型		血库
10603-9	精子.异常的中段/100精子	数量或计数分数	时间点	精子	定量型		生育能力

LOINC 代码	名称	属性	时间特征	系统	标尺类型	方法类型	分类
10604-7	精子.异常的尾部/100 精子	数量或计数分数	时间点	精液	定量型		生育能力
10605-4	精子.粘结的/100 精子	数量或计数分数	时间点	精液	定量型		生育能力
10606-2	精子.无定形头部/100 精子	数量或计数分数	时间点	精液	定量型		生育能力
10607-0	精子.卷曲的尾部/100 精子	数量或计数分数	时间点	精液	定量型		生育能力
10608-8	精子.胞浆小滴/100 精子	数量或计数分数	时间点	精液	定量型		生育能力
10609-6	精子.双头部/100 精子	数量或计数分数	时间点	精液	定量型		生育能力
10610-4	精子.双尾部/100 精子	数量或计数分数	时间点	精液	定量型		生育能力
1061-1	I NOS Ab	任意浓度	时间点	血清/血浆^血液制品单位	等级型		血库
10611-2	精子.不能游动的/100 精子	数量或计数分数	时间点	精液	定量型		生育能力
10612-0	精子.大型卵圆形的头部/100 精子	数量或计数分数	时间点	精液	定量型		生育能力
10613-8	精子.活性的/100 精子	数量或计数分数	时间点	精液	定量型		生育能力
10614-6	精子.运动型 采用 IgA/100 精子	数量或计数分数	时间点	精液	定量型	免疫珠	生育能力
10615-3	精子.运动型 采用 IgA/100 精子	数量或计数分数	时间点	精液	定量型	混合抗球蛋白反应	生育能力
10616-1	精子.运动型 采用 IGG/100 精子	数量或计数分数	时间点	精液	定量型	免疫珠	生育能力
10617-9	精子.运动型 采用 IGG/100 精子	数量或计数分数	时间点	精液	定量型	混合抗球蛋白反应	生育能力
10618-7	精子.运动型 采用 IGM/100 精子	数量或计数分数	时间点	精液	定量型	免疫珠	生育能力
10619-5	精子.运动型 采用 IGM/100 精子	数量或计数分数	时间点	精液	定量型	混合抗球蛋白反应	生育能力
10620-3	精子.非进行性的/100 精子	数量或计数分数	时间点	精液	定量型		生育能力
10621-1	精子.正常的头部/100 精子	数量或计数分数	时间点	精液	定量型		生育能力
10622-9	精子.正常的/100 精子	数量或计数分数	时间点	精液	定量型		生育能力
10623-7	精子.针头状头部/100 精子	数量或计数分数	时间点	精液	定量型		生育能力
10624-5	精子.快速的/100 精子	数量或计数分数	时间点	精液	定量型		生育能力
10625-2	精子.圆形的头部/100 精子	数量或计数分数	时间点	精液	定量型		生育能力
10626-0	精子.缓慢的/100 精子	数量或计数分数	时间点	精液	定量型		生育能力
10627-8	精子.小型卵圆形的头部/100 精子	数量或计数分数	时间点	精液	定量型		生育能力
10628-6	精子.尾部肿胀/100 精子	数量或计数分数	时间点	精液	定量型		生育能力
1062-9	I NOS Ab	任意浓度	时间点	血清/血浆^供者	等级型		血库
10629-4	精子.有空泡的头部/100 精子	数量或计数分数	时间点	精液	定量型		生育能力
10630-2	粘液成丝现象	长度	时间点	宫颈粘液	定量型		生育能力

LOINC 代码	名称	属性	时间特征	系统	标尺类型	方法类型	分类
10631-0	睾酮	摩尔浓度	时间点	精液	定量型		化学
10632-8	直到下次月经期为止的时间	时间（如秒数）	时间点	病人	定量型		生育能力
10633-6	锌	摩尔浓度	时间点	精液	定量型		药物水平/毒理学
10634-4	补体 C1 酯酶抑制剂.功能性/补体 C1 酯酶抑制剂.总计	质量分数	时间点	血清/血浆	定量型		血液学/细胞分类计数
10635-1	棘阿米巴 已鉴定的	存在与否或身份标识	时间点	眼	名义型	微生物特异性培养	微生物学
10636-9	棘阿米巴 已鉴定的	存在与否或身份标识	时间点	眼	名义型	湿片法	微生物学
1063-7	I NOS Ab	任意浓度	时间点	血清/血浆	等级型		血库
10637-7	抗酸菌 已鉴定的	任意浓度	时间点	组织	等级型	尼罗兰染色	微生物学
10638-5	放线菌.嗜热性菌落计数	数量或计数浓度（计数/容积）	时间点	XXX	定量型	微生物特异性培养	微生物学
10639-3	放线菌.嗜热性 已鉴定的	存在与否或身份标识	时间点	XXX	名义型	微生物特异性培养	微生物学
10640-1	腺病毒 40+41	存在与否或身份标识	时间点	大便	名义型	电子显微镜检查	微生物学
10641-9	阿米巴 已鉴定的	存在与否或身份标识	时间点	抽出物	名义型	免疫染色	微生物学
10642-7	阿米巴 已鉴定的	存在与否或身份标识	时间点	抽出物	名义型	湿片法	微生物学
10643-5	阿米巴 已鉴定的	存在与否或身份标识	时间点	大便	名义型	微生物特异性培养	微生物学
10644-3	节肢动物 已鉴定的	存在与否或身份标识	时间点	XXX	名义型		微生物学
1064-5	I NOS Ag	任意浓度	时间点	红细胞^血液制品单位	等级型		血库
10645-0	烟曲霉菌 Ag	任意浓度	时间点	组织	等级型	免疫荧光	微生物学
10646-8	星形病毒	存在与否或身份标识	时间点	大便	名义型	电子显微镜检查	微生物学
10647-6	巴贝虫 已鉴定的	存在与否或身份标识	时间点	全血	名义型	厚膜法	微生物学
10648-4	巴贝虫 已鉴定的	存在与否或身份标识	时间点	全血	名义型	薄膜法	微生物学
10649-2	杯状病毒	存在与否或身份标识	时间点	大便	名义型	电子显微镜检查	微生物学
106-5	水溶性油	药物敏感度	时间点	分离物+血清	等级型	测序分型	抗生素敏感性
10650-0	念珠菌 DNA	任意浓度	时间点	全血	等级型	探针.扩增	微生物学
10651-8	肺炎衣原体 Ag	任意浓度	时间点	痰/支气管液	等级型		微生物学
1065-2	I NOS Ag	任意浓度	时间点	红细胞^供者	等级型		血库
10652-6	肺炎衣原体 DNA	任意浓度	时间点	痰/支气管液	等级型	探针.扩增	微生物学
10653-4	克霉唑	药物敏感度	时间点	分离物	定量或等级型	最小抑制浓度	抗生素敏感性
10654-2	克霉唑	药物敏感度	时间点	分离物	定量型	最小致死浓度	抗生素敏感性
10655-9	球虫 已鉴定的	存在与否或身份标识	时间点	十二指肠液	名义型	抗酸染色	微生物学
10656-7	球虫 已鉴定的	存在与否或身份标识	时间点	大便	名义型	抗酸染色	微生物学
10657-5	新型隐球菌 Ag	任意浓度	时间点	组织	等级型	免疫荧光	微生物学
10658-3	藻青菌 已鉴定的	存在与否或身份标识	时间点	水	名义型	光学显微镜检查	微生物学
10659-1	环孢菌 已鉴定的	存在与否或身份标识	时间点	大便	名义型	抗酸染色	微生物学

LOINC 代码	名称	属性	时间特征	系统	标尺类型	方法类型	分类
1066-0	I NOS Ag	任意浓度	时间点	红细胞	等级型		血库
10660-9	巨细胞病毒 Ag	任意浓度	时间点	组织	等级型	免疫染色	微生物学
10661-7	腰鞭毛虫 已鉴定的	存在与否或身份标识	时间点	水	名义型	光学显微镜检查	微生物学
10662-5	丝虫 已鉴定的	存在与否或身份标识	时间点	全血	名义型	浓聚	微生物学
10663-3	丝虫 已鉴定的	存在与否或身份标识	时间点	全血	名义型	厚膜法	微生物学
10664-1	丝虫 已鉴定的	存在与否或身份标识	时间点	全血	名义型	薄膜法	微生物学
10665-8	真菌菌落计数	数量或计数浓度（计数/容积）	时间点	XXX	定量型	环境培养	微生物学
10666-6	真菌 已鉴定的	存在与否或身份标识	时间点	组织	名义型	Fontana-Masson 染色	微生物学
10667-4	真菌 已鉴定的	存在与否或身份标识	时间点	XXX	名义型	动物接种	微生物学
10668-2	真菌 已鉴定的	存在与否或身份标识	时间点	XXX	名义型	环境培养	微生物学
10669-0	真菌 已鉴定的	存在与否或身份标识	时间点	XXX	名义型	环境真菌粘性胶带	微生物学
10670-8	贾第鞭毛虫 已鉴定的	存在与否或身份标识	时间点	大便	名义型	微生物特异性培养	微生物学
10671-6	蠕虫 已鉴定的	存在与否或身份标识	时间点	XXX	名义型		微生物学
10672-4	蠕虫＋节肢动物 已鉴定的	存在与否或身份标识	时间点	XXX	名义型		微生物学
10673-2	乙型肝炎病毒核心 Ag	任意浓度	时间点	组织	等级型	免疫染色	微生物学
10674-0	乙型肝炎病毒表面 Ag	任意浓度	时间点	组织	等级型	免疫染色	微生物学
10675-7	乙型肝炎病毒表面 Ag	存在与否或身份标识	时间点	组织	名义型	地衣红染色	微生物学
10676-5	丙型肝炎病毒 RNA	任意浓度	时间点	血清/血浆	定量型	探针.扩增	微生物学
10677-3	单纯疱疹病毒 1 Ag	任意浓度	时间点	组织	等级型	免疫染色	微生物学
1067-8	Jk[a] Ab	任意浓度	时间点	血清/血浆^血液制品单位	等级型		血库
10678-1	单纯疱疹病毒 1＋2 Ag	任意浓度	时间点	组织	等级型	免疫染色	微生物学
10679-9	单纯疱疹病毒 2 Ag	任意浓度	时间点	组织	等级型	免疫染色	微生物学
10680-7	单纯疱疹病毒 已鉴定的	存在与否或身份标识	时间点	脑脊液	名义型	电子显微镜检查	微生物学
10681-5	单纯疱疹病毒 已鉴定的	存在与否或身份标识	时间点	组织	名义型	电子显微镜检查	微生物学
10682-3	艾滋病毒 1 RNA	任意浓度	时间点	血清/血浆	定量型	探针.扩增	微生物学
10683-1	水泡囊，已鉴定的	存在与否或身份标识	时间点	抽出物	名义型	免疫染色	微生物学
10684-9	水泡囊，已鉴定的	存在与否或身份标识	时间点	肝脏	名义型	湿片法	微生物学
10685-6	水泡囊，已鉴定的	存在与否或身份标识	时间点	肺组织	名义型	湿片法	微生物学
1068-6	Jk[a] Ab	任意浓度	时间点	血清/血浆^供者	等级型		血库
10686-4	利什曼原虫 已鉴定的	存在与否或身份标识	时间点	组织	名义型	姬姆萨染色	微生物学
10687-2	利什曼原虫 已鉴定的	存在与否或身份标识	时间点	组织	名义型	微生物特异性培养	微生物学
10688-0	显微镜观察	存在与否或身份标识	时间点	头发	名义型	氢氧化钾处理标本	微生物学
10689-8	显微镜观察	存在与否或身份标识	时间点	指甲	名义型	氢氧化钾处理标本	微生物学
10690-6	微孢子目，已鉴定的	存在与否或身份标识	时间点	十二指肠液	名义型	改良三色染色	微生物学
10691-4	蘑菇.毒性，已鉴定的	存在与否或身份标识	时间点	蘑菇标本	名义型	目测	微生物学

LOINC代码	名称	属性	时间特征	系统	标尺类型	方法类型	分类
10692-2	蘑菇.毒性，已鉴定的	存在与否或身份标识	时间点	食物	名义型	光学显微镜检查	微生物学
10693-0	蘑菇.毒性，已鉴定的	存在与否或身份标识	时间点	呕吐物	名义型	光学显微镜检查	微生物学
1069-4	Jk^a Ab	任意浓度	时间点	血清/血浆	等级型		血库
10694-8	耐格里原虫 sp，已鉴定的	存在与否或身份标识	时间点	组织	名义型	微生物特异性培养	微生物学
10695-5	耐格里原虫 sp，已鉴定的	存在与否或身份标识	时间点	组织	名义型	湿片法	微生物学
10696-3	诺沃克病毒	存在与否或身份标识	时间点	大便	名义型	电子显微镜检查	微生物学
10697-1	制霉菌素	药物敏感度	时间点	分离物	定量或等级型	最小抑制浓度	抗生素敏感性
10698-9	制霉菌素	药物敏感度	时间点	分离物	定量型	最小致死浓度	抗生素敏感性
10699-7	盘尾，已鉴定的	存在与否或身份标识	时间点	组织	名义型	湿片法	微生物学
10700-3	正痘病毒	存在与否或身份标识	时间点	皮肤	名义型	电子显微镜检查	微生物学
10701-1	虫卵+寄生虫，已鉴定的	存在与否或身份标识	时间点	大便	名义型	浓聚	微生物学
1070-2	Jk^a Ag	任意浓度	时间点	红细胞^血液制品单位	等级型		血库
10702-9	虫卵+寄生虫，已鉴定的	存在与否或身份标识	时间点	大便	名义型	免疫染色	微生物学
10703-7	虫卵+寄生虫，已鉴定的	存在与否或身份标识	时间点	大便	名义型	Kinyoun 铁苏木精染色	微生物学
10704-5	虫卵+寄生虫，已鉴定的	存在与否或身份标识	时间点	大便	名义型	光学显微镜检查	微生物学
10705-2	人乳头瘤病毒 Ag	任意浓度	时间点	组织	等级型	免疫染色	微生物学
10706-0	微小核糖核酸病毒	存在与否或身份标识	时间点	大便	名义型	电子显微镜检查	微生物学
10707-8	植物.毒性，已鉴定的	存在与否或身份标识	时间点	植物标本	名义型	目测	微生物学
10708-6	植物.毒性，已鉴定的	存在与否或身份标识	时间点	呕吐物	名义型	光学显微镜检查	微生物学
10709-4	恶性疟原虫 Ag	任意浓度	时间点	全血	定量型	免疫荧光	微生物学
1071-0	Jk^a Ag	任意浓度	时间点	红细胞^供者	等级型		血库
10710-2	疟原虫，已鉴定的	存在与否或身份标识	时间点	全血	名义型	薄膜法	微生物学
10711-0	间日疟原虫 Ag	任意浓度	时间点	全血	定量型	免疫荧光	微生物学
10712-8	肺囊虫，已鉴定的	存在与否或身份标识	时间点	肺组织	名义型		微生物学
10713-6	前套，已鉴定的	存在与否或身份标识	时间点	XXX	名义型	培养	微生物学
10714-4	轮状病毒	存在与否或身份标识	时间点	大便	名义型	电子显微镜检查	微生物学
10715-1	裂体吸虫，已鉴定的	存在与否或身份标识	时间点	尿沉渣	名义型	光学显微镜检查	微生物学
10716-9	裂体吸虫，已鉴定的	存在与否或身份标识	时间点	XXX	名义型	微生物特异性培养	微生物学
10717-7	肺炎双球菌 Ab	任意浓度	时间点	血清	定量型	胶乳凝集试验	微生物学
10718-5	类圆线虫 sp Ab	任意浓度	时间点	血清	定量型	酶免疫分析	微生物学
10719-3	猪带绦虫成体 Ab	任意浓度	时间点	血清	定量型	免疫印迹	微生物学
10720-1	特比萘芬	药物敏感度	时间点	分离物	定量或等级型	最小抑制浓度	抗生素敏感性

LOINC 代码	名称	属性	时间特征	系统	标尺类型	方法类型	分类
10721-9	特比萘芬	药物敏感度	时间点	分离物	定量型	最小致死浓度	抗生素敏感性
10722-7	环状病毒属	存在与否或身份标识	时间点	大便	名义型	电子显微镜检查	微生物学
10723-5	鼠弓形体 Ab. IgA	任意浓度	时间点	血清	定量型	酶免疫分析	微生物学
10724-3	鼠弓形体 Ab. IgE	任意浓度	时间点	血清	定量型	酶免疫分析	微生物学
10725-0	鼠弓形体 DNA	任意浓度	时间点	体液	定量型	探针. 扩增	微生物学
10726-8	鼠弓形体	任意浓度	时间点	组织	等级型	姬姆萨染色	微生物学
10727-6	鼠弓形体，已鉴定的	存在与否或身份标识	时间点	组织	名义型		微生物学
1072-8	Jk^{a} Ag	任意浓度	时间点	红细胞	等级型		血库
10728-4	毛滴虫，已鉴定的	存在与否或身份标识	时间点	生殖器	名义型	微生物特异性培养	微生物学
10729-2	锥虫，已鉴定的	存在与否或身份标识	时间点	全血	名义型	光学显微镜检查	微生物学
107-3	头孢噻肟	药物敏感度	时间点	分离物	定量型	最小致死浓度	抗生素敏感性
10730-0	锥虫，已鉴定的	存在与否或身份标识	时间点	全血	名义型	微生物特异性培养	微生物学
10731-8	锥虫，已鉴定的	存在与否或身份标识	时间点	全血	名义型	厚膜法	微生物学
10732-6	锥虫，已鉴定的	存在与否或身份标识	时间点	全血	名义型	薄膜法	微生物学
10733-4	锥虫，已鉴定的	存在与否或身份标识	时间点	全血	名义型	湿片法	微生物学
10734-2	水痘-带状疱疹病毒，已鉴定的	存在与否或身份标识	时间点	皮肤	名义型	电子显微镜检查	微生物学
10735-9	病毒序列测定	存在与否或身份标识	时间点	血清	名义型	扩增/序列测定	微生物学
1073-6	Jk^{b} Ab	任意浓度	时间点	血清/血浆^血液制品单位	等级型		血库
10736-7	病毒，已鉴定的	存在与否或身份标识	时间点	脑脊液	名义型	电子显微镜检查	微生物学
10737-5	病毒，已鉴定的	存在与否或身份标识	时间点	大便	名义型	电子显微镜检查	微生物学
10738-3	病毒，已鉴定的	存在与否或身份标识	时间点	组织	名义型	电子显微镜检查	微生物学
10739-1	病毒，已鉴定的	存在与否或身份标识	时间点	XXX	名义型	电子显微镜检查	微生物学
10740-9	铝. 显微镜观察	存在与否或身份标识	时间点	骨	名义型	组织形态测量学染色	病理学
10741-7	淀粉状蛋白. 显微镜观察	存在与否或身份标识	时间点	大脑	名义型	甲基脱硫氢. 对甲苯胺磺酸-S 染色	病理学
10742-5	淀粉状蛋白. 显微镜观察	存在与否或身份标识	时间点	组织	名义型	Bennhold 染色. Putchler 改良的	病理学
10743-3	淀粉状蛋白. 显微镜观察	存在与否或身份标识	时间点	组织	名义型	Highman 染色	病理学
1074-4	Jk^{b} Ab	任意浓度	时间点	血清/血浆^供者	等级型		血库
10744-1	淀粉状蛋白. 显微镜观察	存在与否或身份标识	时间点	组织	名义型	Vassar-culling 染色	病理学

LOINC 代码	名称	属性	时间特征	系统	标尺类型	方法类型	分类
10745-8	胆汁.显微镜观察	存在与否或身份标识	时间点	组织	名义型	Fouchet 染色	病理学
10746-6	钙.显微镜观察	存在与否或身份标识	时间点	组织	名义型	Von Kossa 染色	病理学
10747-4	胶原纤维+弹力纤维.显微镜观察	存在与否或身份标识	时间点	组织	名义型	Lawson-Van Gieson 染色	病理学
10748-2	胶原纤维+弹力纤维.显微镜观察	存在与否或身份标识	时间点	组织	名义型	Verhoeff-Van Gieson 染色	病理学
10749-0	胶原纤维.显微镜观察	存在与否或身份标识	时间点	组织	名义型	Van Gieson 染色	病理学
10750-8	结缔组织.显微镜观察	存在与否或身份标识	时间点	组织	名义型	三色染色.Masson	病理学
1075-1	Jk^b Ab	任意浓度	时间点	血清/血浆	等级型		血库
10751-6	铜.显微镜观察	存在与否或身份标识	时间点	组织	名义型	若丹明染色	病理学
10752-4	脂肪.显微镜观察	存在与否或身份标识	时间点	乳	名义型	苏丹Ⅳ染色	病理学
10753-2	脂肪.显微镜观察	存在与否或身份标识	时间点	大便	名义型	苏丹Ⅳ染色	化学
10754-0	脂肪.显微镜观察	存在与否或身份标识	时间点	组织	名义型	苏丹Ⅳ染色	病理学
10755-7	真菌.显微镜观察	存在与否或身份标识	时间点	组织	名义型	乌洛托品银染色.Grocott	病理学
10756-5	神经胶质纤维.显微镜观察	存在与否或身份标识	时间点	组织	名义型	Holzer 染色	病理学
10757-3	血液学+细胞核成分.显微镜观察	存在与否或身份标识	时间点	组织	名义型	姬姆萨染色.May-Grunwald	病理学
10758-1	铁.显微镜观察	存在与否或身份标识	时间点	骨	名义型	组织形态测量学染色	病理学
10759-9	铁.显微镜观察	存在与否或身份标识	时间点	唾液	名义型	Gomori 染色	病理学
10760-7	铁.显微镜观察	存在与否或身份标识	时间点	组织	名义型	Gomori 染色	病理学
10761-5	铁.显微镜观察	存在与否或身份标识	时间点	组织	名义型	XXX 染色	病理学
10762-3	显微镜观察	存在与否或身份标识	时间点	全血	名义型	含铁血黄素染色	病理学
10763-1	显微镜观察	存在与否或身份标识	时间点	体液	名义型	苏丹黑染色	病理学
10764-9	显微镜观察	存在与否或身份标识	时间点	唾液	名义型	银染色	病理学
10765-6	显微镜观察	存在与否或身份标识	时间点	组织	名义型	乙酸酯酯酶染色	病理学
10766-4	显微镜观察	存在与否或身份标识	时间点	组织	名义型	阿尔新蓝染色	病理学
10767-2	显微镜观察	存在与否或身份标识	时间点	组织	名义型	阿尔新蓝染色.硫酸化的	病理学
10768-0	显微镜观察	存在与否或身份标识	时间点	组织	名义型	阿尔新蓝染色.采用高碘酸-Schiff	病理学
1076-9	Jk^b Ag	任意浓度	时间点	红细胞^血液制品单位	等级型		血库
10769-8	显微镜观察	存在与否或身份标识	时间点	组织	名义型	茜素红 S 染色	病理学

LOINC 代码	名称	属性	时间特征	系统	标尺类型	方法类型	分类
10770-6	显微镜观察	存在与否或身份标识	时间点	组织	名义型	嗜银染色	病理学
10771-4	显微镜观察	存在与否或身份标识	时间点	组织	名义型	若丹明-金胺荧光染料染色	病理学
10772-2	显微镜观察	存在与否或身份标识	时间点	组织	名义型	天青-曙红染色	病理学
10773-0	显微镜观察	存在与否或身份标识	时间点	组织	名义型	碱性复红染色	病理学
10774-8	显微镜观察	存在与否或身份标识	时间点	组织	名义型	Bielschow-sky 染色	病理学
10775-5	显微镜观察	存在与否或身份标识	时间点	组织	名义型	漂白染色	病理学
10776-3	显微镜观察	存在与否或身份标识	时间点	组织	名义型	Bodian 染色	病理学
1077-7	Jk^b Ag	任意浓度	时间点	红细胞^供者	等级型		血库
10777-1	显微镜观察	存在与否或身份标识	时间点	组织	名义型	Brown 与 Brenn 染色	病理学
10778-9	显微镜观察	存在与否或身份标识	时间点	组织	名义型	丁酸酯酯酶染色	病理学
10779-7	显微镜观察	存在与否或身份标识	时间点	组织	名义型	卡红染色.最佳	病理学
10780-5	显微镜观察	存在与否或身份标识	时间点	组织	名义型	氯乙酸酯酯酶染色	病理学
10781-3	显微镜观察	存在与否或身份标识	时间点	组织	名义型	Churukian-Schenk 染色	病理学
10782-1	显微镜观察	存在与否或身份标识	时间点	组织	名义型	刚果红染色	病理学
10783-9	显微镜观察	存在与否或身份标识	时间点	组织	名义型	结晶紫染色	病理学
10784-7	显微镜观察	存在与否或身份标识	时间点	组织	名义型	酯酶染色.非-特异性	病理学
1078-5	Jk^b Ag	任意浓度	时间点	红细胞	等级型		血库
10785-4	显微镜观察	存在与否或身份标识	时间点	组织	名义型	Fite-Faraco 染色	病理学
10786-2	显微镜观察	存在与否或身份标识	时间点	组织	名义型	姬姆萨染色.3 微米	病理学
10787-0	显微镜观察	存在与否或身份标识	时间点	组织	名义型	Gridley 染色	病理学
10788-8	显微镜观察	存在与否或身份标识	时间点	组织	名义型	Hansel 染色	病理学
10789-6	显微镜观察	存在与否或身份标识	时间点	组织	名义型	苏木精-曙红-Harris 退行性染色	病理学
10790-4	显微镜观察	存在与否或身份标识	时间点	组织	名义型	苏木精-曙红-Mayers 进行性染色	病理学
10791-2	显微镜观察	存在与否或身份标识	时间点	组织	名义型	Mallory-Heidenhain 染色	病理学
10792-0	显微镜观察	存在与否或身份标识	时间点	组织	名义型	乌洛托品银染色.Jones	病理学
1079-3	J little s super little a Ab	任意浓度	时间点	血清/血浆^血液制品单位	等级型		血库

LOINC 代码	名称	属性	时间特征	系统	标尺类型	方法类型	分类
10793-8	显微镜观察	存在与否或身份标识	时间点	组织	名义型	甲基绿染色	病理学
10794-6	显微镜观察	存在与否或身份标识	时间点	组织	名义型	甲基绿-焦宁Y染色	病理学
10795-3	显微镜观察	存在与否或身份标识	时间点	组织	名义型	甲基紫染色	病理学
10796-1	显微镜观察	存在与否或身份标识	时间点	组织	名义型	粘蛋白卡红染色	病理学
10797-9	显微镜观察	存在与否或身份标识	时间点	组织	名义型	中性红染色	病理学
10798-7	显微镜观察	存在与否或身份标识	时间点	组织	名义型	油红O染色	病理学
10799-5	显微镜观察	存在与否或身份标识	时间点	组织	名义型	五色染色.movat	病理学
10800-1	显微镜观察	存在与否或身份标识	时间点	组织	名义型	高碘酸-Schiff染色采用淀粉酶消化	病理学
1080-1	J little s super little a Ab	任意浓度	时间点	血清/血浆^供者	等级型		血库
10801-9	显微镜观察	存在与否或身份标识	时间点	组织	名义型	磷钨酸苏木精	病理学
10802-7	显微镜观察	存在与否或身份标识	时间点	组织	名义型	普鲁士蓝染色	病理学
10803-5	显微镜观察	存在与否或身份标识	时间点	组织	名义型	阿的平荧光染色	病理学
10804-3	显微镜观察	存在与否或身份标识	时间点	组织	名义型	网硬蛋白染色；网硬蛋白网状菌素	病理学
10805-0	显微镜观察	存在与否或身份标识	时间点	组织	名义型	碱性藏红染色；番红；藏红	病理学
10806-8	显微镜观察	存在与否或身份标识	时间点	组织	名义型	Schmorl 染色	病理学
10807-6	显微镜观察	存在与否或身份标识	时间点	组织	名义型	Sevier-Munger 染色	病理学
10808-4	显微镜观察	存在与否或身份标识	时间点	组织	名义型	浸银染色.Dieterle	病理学
10809-2	显微镜观察	存在与否或身份标识	时间点	组织	名义型	硝酸银染色	病理学
108-1	头孢噻肟	药物敏感度	时间点	分离物	定量或等级型	最小抑制浓度	抗生素敏感性
10810-0	显微镜观察	存在与否或身份标识	时间点	组织	名义型	银染色.Fontana-Masson	病理学
10811-8	显微镜观察	存在与否或身份标识	时间点	组织	名义型	银染色.Grimelius	病理学
10812-6	显微镜观察	存在与否或身份标识	时间点	组织	名义型	Steiner 染色	病理学
10813-4	显微镜观察	存在与否或身份标识	时间点	组织	名义型	苏丹黑染色	病理学
10814-2	显微镜观察	存在与否或身份标识	时间点	组织	名义型	离体活体染色；体外活体的；超活体的	病理学

LOINC 代码	名称	属性	时间特征	系统	标尺类型	方法类型	分类
10815-9	显微镜观察	存在与否或身份标识	时间点	组织	名义型	四色染色	病理学
10816-7	显微镜观察	存在与否或身份标识	时间点	组织	名义型	甲苯胺蓝 O 染色	病理学
10817-5	显微镜观察	存在与否或身份标识	时间点	组织	名义型	三色染色. Gomori-Wheatley	病理学
10818-3	显微镜观察	存在与否或身份标识	时间点	组织	名义型	三色染色. Masson 改良的	病理学
1081-9	J little s super little a Ab	任意浓度	时间点	血清/血浆	等级型		血库
10819-1	显微镜观察	存在与否或身份标识	时间点	组织	名义型	Wade 染色	病理学
10820-9	显微镜观察	存在与否或身份标识	时间点	组织	名义型	Warthin-Starry 染色	病理学
10821-7	显微镜观察	存在与否或身份标识	时间点	组织	名义型	瑞氏姬姆萨染色	病理学
10822-5	粘蛋白. 显微镜观察	存在与否或身份标识	时间点	组织	名义型	粘蛋白卡红染色. Mayer	病理学
10823-3	粘多糖类. 显微镜观察	存在与否或身份标识	时间点	组织	名义型	胶体氧化铁染色. Hale	病理学
10824-1	髓磷脂＋髓磷脂降解产物. 显微镜观察	存在与否或身份标识	时间点	组织	名义型	Luxol 坚牢蓝/高碘酸-Schiff 染色	病理学
10825-8	髓磷脂＋神经细胞. 显微镜观察	存在与否或身份标识	时间点	组织	名义型	Luxol 坚牢蓝/甲酚紫染色	病理学
10826-6	Nissel. 显微镜观察	存在与否或身份标识	时间点	组织	名义型	甲苯纯紫染色	病理学
1082-7	J little s super little a Ag	任意浓度	时间点	红细胞^血液制品单位	等级型		血库
10827-4	网状组织. 显微镜观察	存在与否或身份标识	时间点	组织	名义型	Gomori 染色	病理学
10828-2	尿酸结晶. 显微镜观察	存在与否或身份标识	时间点	组织	名义型	De Galantha 染色	病理学
10829-0	硅	质量浓度	时间点	血清/血浆	定量型		药物水平/毒理学
10830-8	手术记录并发症	印象/检查结果的解释	时间点	病人	叙述型		病史与体格检查. 手术过程
10831-6	手术记录并发症	印象/检查结果的解释	时间点	病人	名义型		病史与体格检查. 手术过程
10832-4	葡萄糖^口服 50 g 乳糖后 15 分钟	质量浓度	时间点	血清/血浆	定量型		刺激耐受试验
10833-2	胰岛素^口服 75 g 葡萄糖后 7 小时	质量浓度	时间点	血清/血浆	定量型		刺激耐受试验
10834-0	球蛋白	质量浓度	时间点	血清	定量型	计算的	化学
1083-5	J little s super little a Ag	任意浓度	时间点	红细胞^供者	等级型		血库
10835-7	脂蛋白 (little a)	质量浓度	时间点	血清/血浆	定量型		化学
10836-5	烟酸	质量浓度	时间点	全血	定量型		化学
10837-3	有机酸	任意浓度	时间点	血清/血浆	等级型		化学

LOINC 代码	名称	属性	时间特征	系统	标尺类型	方法类型	分类
10838-1	磷酸丝氨酸	质量浓度	时间点	血清/血浆	定量型		化学
10839-9	肌钙蛋白 I.心脏型	质量浓度	时间点	血清/血浆	定量型		化学
10840-7	阿托品	质量浓度	时间点	尿液	定量型		药物水平/毒理学
10841-5	甲醋唑胺	质量浓度	时间点	血清/血浆	定量型		药物水平/毒理学
10842-3	人类白细胞抗原-DQ1	任意浓度	时间点	全血	等级型		人类白细胞抗原
1084-3	J little s super little a Ag	任意浓度	时间点	红细胞	等级型		血库
10843-1	人类白细胞抗原-DQ2	任意浓度	时间点	全血	等级型		人类白细胞抗原
10844-9	人类白细胞抗原-DQ3	任意浓度	时间点	全血	等级型		人类白细胞抗原
10845-6	人类白细胞抗原-DQ4	任意浓度	时间点	全血	等级型		人类白细胞抗原
10846-4	博氏疏螺旋体 DNA	任意浓度	时间点	全血	等级型	探针.扩增	微生物学
10847-2	博氏疏螺旋体 DNA	任意浓度	时间点	体液	等级型	探针.扩增	微生物学
10848-0	衣原体 Ab.IgG	稀释系数、稀释倍数（滴度）	时间点	血清	定量型	免疫荧光	微生物学
10849-8	衣原体 Ab.IgM	稀释系数、稀释倍数（滴度）	时间点	血清	定量型	免疫荧光	微生物学
1085-0	J little s super little b Ab	任意浓度	时间点	血清/血浆^血液制品单位	等级型		血库
10850-6	圆孢子球虫	任意浓度	时间点	XXX	等级型		微生物学
10851-4	大肠杆菌 O157：H7	任意浓度	时间点	大便	等级型	微生物特异性培养	微生物学
10852-2	真菌 已鉴定的	存在与否或身份标识	时间点	全血	名义型	常规真菌培养	微生物学
10853-0	贝氏等孢球虫	任意浓度	时间点	XXX	等级型	抗酸染色.Kinyoun 改良的	微生物学
10854-8	丝虫 sp，已鉴定的	存在与否或身份标识	时间点	全血	名义型	浓聚	微生物学
10855-5	显微镜观察	存在与否或身份标识	时间点	十二指肠液/胃液	名义型	虫卵与寄生虫标本制备	微生物学
10856-3	显微镜观察	存在与否或身份标识	时间点	外阴粘液	名义型	革兰染色	微生物学
10857-1	微孢子目，已鉴定的	存在与否或身份标识	时间点	XXX	名义型	光学显微镜检查	微生物学
10858-9	磷壁酸 Ab	任意浓度	时间点	血清	等级型		微生物学
10859-7	锥虫 sp	存在与否或身份标识	时间点	全血	名义型	吖啶橙与姬姆萨染色	微生物学
10860-5	水痘-带状疱疹病毒	任意浓度	时间点	XXX	等级型	微生物特异性培养	微生物学
10861-3	孕酮受体	质量含量	时间点	组织	定量型		病理学
10862-1	基底膜 Ab	稀释系数、稀释倍数（滴度）	时间点	血清	定量型		血清学
10863-9	肌内膜 Ab.IgA	稀释系数、稀释倍数（滴度）	时间点	血清	定量型		血清学
10864-7	免疫复合物	任意浓度	时间点	血清/血浆	定量型	Raji 细胞分析	血清学
10865-4	细胞间质 Ab	任意浓度	时间点	血清	等级型		血清学
10866-2	硫苷脂 Ab.IgG	稀释系数、稀释倍数（滴度）	时间点	血清	定量型		血清学
10867-0	硫苷脂 Ab.IgM	稀释系数、稀释倍数（滴度）	时间点	血清	定量型		血清学

LOINC 代码	名称	属性	时间特征	系统	标尺类型	方法类型	分类
1086-8	J little e super little b Ab	任意浓度	时间点	血清/血浆^供者	等级型		血库
10868-8	杆菌肽	药物敏感度	时间点	分离物	定量或等级型	琼脂扩散	抗生素敏感性
10869-6	木糖^口服 25 g 木糖后 3 小时	质量浓度	时间点	全血	定量型		刺激耐受试验
10870-4	木糖^口服 25 g 木糖后 4 小时	质量浓度	时间点	全血	定量型		刺激耐受试验
10871-2	木糖^口服 25g 木糖后 5 小时	质量浓度	时间点	全血	定量型		刺激耐受试验
10872-0	木糖^基线	质量浓度	时间点	全血	定量型		刺激耐受试验
10873-8	β-2-微球蛋白	质量速率	24 小时	尿液	定量型		化学
10874-6	铃蟾肽	质量浓度	时间点	血浆	定量型		化学
10875-3	肉碱酯	质量浓度	时间点	尿液	定量型		化学
1087-6	J little s super little b Ab	任意浓度	时间点	血清/血浆	等级型		血库
10876-1	肉碱酯	质量浓度	时间点	血清/血浆	定量型		化学
10877-9	游离型肉碱	质量浓度	时间点	尿液	定量型		化学
10878-7	碘.蛋白结合型	质量浓度	时间点	血清/血浆	定量型		化学
10879-5	异戊酰甘氨酸	质量浓度	时间点	尿液	定量型		化学
10880-3	镁	质量含量	时间点	大便	定量型		化学
10881-1	五羧基卟啉	质量浓度	时间点	红细胞	定量型		化学
10882-9	五羧基卟啉	质量浓度	时间点	血清/血浆	定量型		化学
10883-7	酚酞	质量含量	时间点	大便	定量型		药物水平/毒理学
1088-4	J little s super little b Ag	任意浓度	时间点	红细胞^血液制品单位	等级型		血库
10884-5	磷酸盐	质量含量	时间点	大便	定量型		化学
10885-2	卟啉	质量速率	24 小时	尿液	定量型		化学
10886-0	前列腺特异性 Ag.游离型	质量浓度	时间点	血清/血浆	定量型		化学
10887-8	吡啶诺林	质量速率	24 小时	尿液	定量型		化学
10888-6	三酰基甘油酯酶	催化浓度	时间点	尿液	定量型		化学
10889-4	比沙可啶	质量含量	时间点	大便	定量型		药物水平/毒理学
10890-2	去甲甲琥胺	质量浓度	时间点	血清	定量型		药物水平/毒理学
10891-0	酚汀	质量含量	时间点	大便	定量型		药物水平/毒理学
1089-2	J little s super little b Ag	任意浓度	时间点	红细胞^供者	等级型		血库
10892-8	己酮可可碱	质量浓度	时间点	血清/血浆	定量型		药物水平/毒理学
10893-6	群勃龙	质量浓度	时间点	尿液	定量型		药物水平/毒理学
10894-4	黑曲霉菌 Ab	任意浓度	时间点	血清	等级型	免疫扩散	微生物学
10895-1	艰难梭菌毒素 B	任意浓度	时间点	大便	等级型		微生物学
10896-9	东方马脑炎病毒 Ab.IgG	稀释系数、稀释倍数（滴度）	时间点	血清	定量型	免疫荧光	微生物学
10897-7	东方马脑炎病毒 Ab.IgG	稀释系数、稀释倍数（滴度）	时间点	脑脊液	定量型	免疫荧光	微生物学
10898-5	东方马脑炎病毒 Ab.IgM	稀释系数、稀释倍数（滴度）	时间点	血清	定量型	免疫荧光	微生物学
10899-3	东方马脑炎病毒 Ab.IgM	稀释系数、稀释倍数（滴度）	时间点	脑脊液	定量型	免疫荧光	微生物学

LOINC 代码	名称	属性	时间特征	系统	标尺类型	方法类型	分类
10-9	美西林	药物敏感度	时间点	分离物＋血清	等级型	测序分型	抗生素敏感性
1090-0	J little s super little b Ag	任意浓度	时间点	红细胞	等级型		血库
10900-9	乙型肝炎病毒表面 Ab	任意浓度	时间点	血清	等级型	酶免疫分析	微生物学
10901-7	艾滋病毒 2 gp125 Ab	任意浓度	时间点	血清	等级型	免疫印迹	微生物学
10902-5	艾滋病毒 2 gp36 Ab	任意浓度	时间点	血清	等级型	免疫印迹	微生物学
10903-3	透明质酸酶 Ab	稀释系数、稀释倍数（滴度）	时间点	血清	定量型		微生物学
10904-1	拉克罗斯病毒 Ab. IgG	稀释系数、稀释倍数（滴度）	时间点	血清	定量型	免疫荧光	微生物学
10905-8	拉克罗斯病毒 Ab. IgM	稀释系数、稀释倍数（滴度）	时间点	血清	定量型	免疫荧光	微生物学
10906-6	圣路易脑炎病毒 Ab. IgG	稀释系数、稀释倍数（滴度）	时间点	血清	定量型	免疫荧光	微生物学
10907-4	圣路易脑炎病毒 Ab. IgM	稀释系数、稀释倍数（滴度）	时间点	血清	定量型	免疫荧光	微生物学
10908-2	肺炎双球菌 7 Ab. IgG	任意浓度	时间点	血清	定量型	酶免疫分析	微生物学
10909-0	联苯胺	质量浓度	时间点	尿液	定量型		药物水平/毒理学
10910-8	硼酸盐	质量浓度	时间点	尿液	定量型		药物水平/毒理学
10911-6	二氯联苯胺	质量浓度	时间点	尿液	定量型		药物水平/毒理学
10912-4	铅	质量浓度	时间点	血清/血浆	定量型		药物水平/毒理学
10913-2	4，4'-亚甲基双（2-氯苯胺）	质量浓度	时间点	尿液	定量型		药物水平/毒理学
10914-0	亚甲基二胺	质量浓度	时间点	尿液	定量型		药物水平/毒理学
10915-7	苯环利定	质量浓度	时间点	XXX	定量型		药物水平/毒理学
10916-5	铂	质量浓度	时间点	全血	定量型		药物水平/毒理学
10917-3	锌	质量含量	时间点	大便	定量型		药物水平/毒理学
1091-8	K Ab	任意浓度	时间点	血清/血浆^血液制品单位	等级型		血库
10918-1	锌	质量浓度	时间点	XXX	定量型		药物水平/毒理学
10919-9	茴香 Ab. IgE	任意浓度	时间点	血清	定量型		变态反应
10920-7	毛竹 Ab. IgE	任意浓度	时间点	血清	定量型		变态反应
10921-5	热带无爪螨 Ab. IgE	任意浓度	时间点	血清	定量型		变态反应
10922-3	牛血清白蛋白 Ab. IgE	任意浓度	时间点	血清	定量型		变态反应
10923-1	菠萝蛋白酶 Ab. IgE	任意浓度	时间点	血清	定量型		变态反应
10924-9	杨桃 Ab. IgE	任意浓度	时间点	血清	定量型		变态反应
10925-6	日本鲭 Ab. IgE	任意浓度	时间点	血清	定量型		变态反应
1092-6	K Ab	任意浓度	时间点	血清/血浆^供者	等级型		血库
10926-4	鹿上皮 Ab. IgE	任意浓度	时间点	血清	定量型		变态反应
10927-2	麋鹿肉 Ab. IgE	任意浓度	时间点	血清	定量型		变态反应
10928-0	新鲜茴香 Ab. IgE	任意浓度	时间点	血清	定量型		变态反应
10929-8	茴香种子 Ab. IgE	任意浓度	时间点	血清	定量型		变态反应
10930-6	卤虫 Ab. IgE	任意浓度	时间点	血清	定量型		变态反应

LOINC 代码	名称	属性	时间特征	系统	标尺类型	方法类型	分类
10931-4	水蚤 Ab. IgE	任意浓度	时间点	血清	定量型		变态反应
10932-2	吡咯烷甲基四环素 Ab. IgE	任意浓度	时间点	血清	定量型		变态反应
10933-0	瓜儿豆 Ab. IgE	任意浓度	时间点	血清	定量型		变态反应
1093-4	K Ab	任意浓度	时间点	血清/血浆	等级型		血库
10934-8	番石榴 Ab. IgE	任意浓度	时间点	血清	定量型		变态反应
10935-5	马血清蛋白 Ab. IgE	任意浓度	时间点	血清	定量型		变态反应
10936-3	马乳 Ab. IgE	任意浓度	时间点	血清	定量型		变态反应
10937-1	马约兰 Ab. IgE	任意浓度	时间点	血清	定量型		变态反应
10938-9	地中海粉螟 Ab. IgE	任意浓度	时间点	血清	定量型		变态反应
10939-7	雅鲆 Ab. IgE	任意浓度	时间点	血清	定量型		变态反应
10940-5	煮过的牛奶 Ab. IgE	任意浓度	时间点	血清	定量型		变态反应
10941-3	奶粉 Ab. IgE	任意浓度	时间点	血清	定量型		变态反应
1094-2	K Ag	任意浓度	时间点	红细胞^血液制品单位	等级型		血库
10942-1	稗草 Ab. IgE	任意浓度	时间点	血清	定量型		变态反应
10943-9	貂上皮 Ab. IgE	任意浓度	时间点	血清	定量型		变态反应
10944-7	真蛸 Ab. IgE	任意浓度	时间点	血清	定量型		变态反应
10945-4	木瓜蛋白酶 Ab. IgE	任意浓度	时间点	血清	定量型		变态反应
10946-2	百香果 Ab. IgE	任意浓度	时间点	血清	定量型		变态反应
10947-0	柿子 Ab. IgE	任意浓度	时间点	血清	定量型		变态反应
10948-8	鸽羽毛 Ab. IgE	任意浓度	时间点	血清	定量型		变态反应
10949-6	糠秕马拉色菌 Ab. IgE	任意浓度	时间点	血清	定量型		变态反应
10950-4	驯鹿上皮 Ab. IgE	任意浓度	时间点	血清	定量型		变态反应
10951-2	丝胶蛋白 Ab. IgE	任意浓度	时间点	血清	定量型		变态反应
10952-0	猪尿蛋白 Ab. IgE	任意浓度	时间点	血清	定量型		变态反应
10953-8	梯牧草 Ab. IgG	任意浓度	时间点	血清	定量型		变态反应
10954-6	食松 Ab. IgE	任意浓度	时间点	血清	定量型		变态反应
10955-3	长叶松 Ab. IgE	任意浓度	时间点	血清	定量型		变态反应
10956-1	短叶松 Ab. IgE	任意浓度	时间点	血清	定量型		变态反应
10957-9	湿地松 Ab. IgE	任意浓度	时间点	血清	定量型		变态反应
10958-7	矮松 Ab. IgE	任意浓度	时间点	血清	定量型		变态反应
1095-9	K Ag	任意浓度	时间点	红细胞^供者	等级型		血库
10959-5	鲽 Ab. IgE	任意浓度	时间点	血清	定量型		变态反应
10960-3	兔血清蛋白 Ab. IgE	任意浓度	时间点	血清	定量型		变态反应
10961-1	兔尿蛋白 Ab. IgE	任意浓度	时间点	血清	定量型		变态反应
10962-9	三齿蒿 Ab. IgE	任意浓度	时间点	血清	定量型		变态反应
10963-7	citrovirens 椎枝孢 Ab. IgE	任意浓度	时间点	血清	定量型		变态反应
10964-5	17-羟孕酮^肌内注射 250 μg促肾上腺皮质激素后 15 分钟	质量浓度	时间点	血清/血浆	定量型		刺激耐受试验
10965-2	17-羟孕酮^肌内注射 250 μg促肾上腺皮质激素后 30 分钟	质量浓度	时间点	血清/血浆	定量型		刺激耐受试验
10966-0	葡萄糖^口服 75 g 葡萄糖后 2.5 小时	任意浓度	时间点	尿液	等级型	试纸条	刺激耐受试验
1096-7	K Ag	任意浓度	时间点	红细胞	等级型		血库
10967-8	葡萄糖^口服 75 g 葡萄糖后 3.5 小时	任意浓度	时间点	尿液	等级型	试纸条	刺激耐受试验

LOINC 代码	名称	属性	时间特征	系统	标尺类型	方法类型	分类
10968-6	葡萄糖^口服 75 g 葡萄糖后 4.5 小时	任意浓度	时间点	尿液	等级型	试纸条	刺激耐受试验
10969-4	胱氨酸＋同型半胱氨酸	任意浓度	时间点	尿液	等级型		化学
10970-2	半乳糖 1 磷酸尿苷酰转移酶	催化浓度	时间点	全血	定量型		化学
10971-0	溶菌酶	质量浓度	时间点	尿液	定量型		化学
10972-8	有机酸	质量浓度	时间点	尿液	定量型		化学
10973-6	3 甲氧基 o 去甲恩卡胺	质量浓度	时间点	血清/血浆	定量型		药物水平/毒理学
10974-4	5-氟胞嘧啶	质量浓度	时间点	尿液	定量型		药物水平/毒理学
1097-5	K little p super little a Ab	任意浓度	时间点	血清/血浆^血液制品单位	等级型		血库
10975-1	6-单乙酰吗啡	质量浓度	时间点	尿液	定量型		药物水平/毒理学
10976-9	6-单乙酰吗啡	任意浓度	时间点	尿液	等级型		药物水平/毒理学
10977-7	阿普唑仑	质量浓度	时间点	全血	定量型		药物水平/毒理学
10978-5	阿米替林＋去甲阿米替林	质量浓度	时间点	尿液	定量型		药物水平/毒理学
10979-3	卡立普多	质量浓度	时间点	尿液	定量型		药物水平/毒理学
10980-1	头孢匹林	质量浓度	时间点	血清/血浆	定量型		药物水平/毒理学
10981-9	可乐定	质量浓度	时间点	尿液	定量型		药物水平/毒理学
10982-7	地美环素	质量浓度	时间点	血清/血浆	定量型		药物水平/毒理学
1098-3	K little p super little a Ab	任意浓度	时间点	血清/血浆^供者	等级型		血库
10983-5	去甲甲乙双酮	质量浓度	时间点	血清/血浆	定量型		药物水平/毒理学
10984-3	双氯西林	质量浓度	时间点	血清/血浆	定量型		药物水平/毒理学
10985-0	多沙普仑	质量浓度	时间点	血清/血浆	定量型		药物水平/毒理学
10986-8	强力霉素	质量浓度	时间点	血清/血浆	定量型		药物水平/毒理学
10987-6	氟康唑	质量浓度	时间点	血清/血浆	定量型		药物水平/毒理学
10988-4	氟伏沙明	质量浓度	时间点	血清/血浆	定量型		药物水平/毒理学
10989-2	伊曲康唑	质量浓度	时间点	血清/血浆	定量型		药物水平/毒理学
109-9	头孢噻肟	药物敏感度	时间点	分离物	定量或等级型	琼脂扩散	抗生素敏感性
10990-0	酮康唑	质量浓度	时间点	血清/血浆	定量型		药物水平/毒理学

LOINC 代码	名称	属性	时间特征	系统	标尺类型	方法类型	分类
1099-1	K little p super little a Ab	任意浓度	时间点	血清/血浆	等级型		血库
10991-8	甲硝哒唑	质量浓度	时间点	血清/血浆	定量型		药物水平/毒理学
10992-6	去甲氯氮平	质量浓度	时间点	血清/血浆	定量型		药物水平/毒理学
10993-4	萘夫西林	质量浓度	时间点	血清/血浆	定量型		药物水平/毒理学
10994-2	纳曲酮	质量浓度	时间点	血清/血浆	定量型		药物水平/毒理学
10995-9	新霉素	质量浓度	时间点	血清/血浆	定量型		药物水平/毒理学
10996-7	去甲哌替啶	质量浓度	时间点	血清/血浆	定量型		药物水平/毒理学
10997-5	O-去甲恩卡胺	质量浓度	时间点	血清/血浆	定量型		药物水平/毒理学
10998-3	羟考酮	任意浓度	时间点	尿液	等级型		药物水平/毒理学
10999-1	甲乙双酮	质量浓度	时间点	血清/血浆	定量型		药物水平/毒理学
11000-7	异丙嗪	任意浓度	时间点	尿液	等级型		药物水平/毒理学
11001-5	吡嗪酰胺	质量浓度	时间点	血清/血浆	定量型		药物水平/毒理学
11002-3	东莨菪碱	任意浓度	时间点	尿液	等级型		药物水平/毒理学
11003-1	噻氯匹定	质量浓度	时间点	血清/血浆	定量型		药物水平/毒理学
11004-9	三环抗抑郁症类药物	任意浓度	时间点	尿液	等级型		药物水平/毒理学
11005-6	甲氧苄啶	质量浓度	时间点	血清/血浆	定量型		药物水平/毒理学
11006-4	博氏疏螺旋体 Ab	任意浓度	时间点	血清	等级型		微生物学
1100-7	K little p super little a Ag	任意浓度	时间点	红细胞^血液制品单位	等级型		血库
11007-2	博氏疏螺旋体 Ag	任意浓度	时间点	尿液	定量型		微生物学
11008-0	巨细胞病毒 Ab. IgG	稀释系数、稀释倍数（滴度）	时间点	脑脊液	定量型	免疫荧光	微生物学
11009-8	EB 病毒衣壳 Ab. IgG	稀释系数、稀释倍数（滴度）	时间点	脑脊液	定量型	免疫荧光	微生物学
11010-6	EB 病毒衣壳 Ab. IgM	稀释系数、稀释倍数（滴度）	时间点	脑脊液	定量型	免疫荧光	微生物学
11011-4	丙型肝炎病毒 RNA	任意浓度	时间点	血清/血浆	定量型	探针.扩增.靶向扩增	微生物学
11012-2	呼肠病毒 Ab	稀释系数、稀释倍数（滴度）	时间点	血清	定量型	补体结合试验	微生物学
11013-0	双链 DNA Ab	稀释系数、稀释倍数（滴度）	时间点	血清	定量型		血清学
11014-8	生长激素 Ab	稀释系数、稀释倍数（滴度）	时间点	血清/血浆	定量型		血清学
1101-5	K little p super little a Ag	任意浓度	时间点	红细胞^供者	等级型		血库
11015-5	生长激素结合蛋白	摩尔浓度	时间点	血清/血浆	定量型		血清学
11016-3	显微镜观察	存在与否或身份标识	时间点	全血/骨髓	名义型	酯酶染色.非-特异性	病理学
11017-1	显微镜观察	存在与否或身份标识	时间点	全血/骨髓	名义型	氯乙酸酯酯酶染色	病理学

LOINC代码	名称	属性	时间特征	系统	标尺类型	方法类型	分类
11018-9	显微镜观察	存在与否或身份标识	时间点	全血/骨髓	名义型	过氧化物酶染色	病理学
11019-7	显微镜观察	存在与否或身份标识	时间点	全血/骨髓	名义型	苏丹黑B染色	病理学
11020-5	显微镜观察	存在与否或身份标识	时间点	全血/骨髓	名义型	抗酒石酸酸性磷酸酶染色	病理学
11021-3	显微镜观察	存在与否或身份标识	时间点	全血/骨髓	名义型	末端核苷酸转移酶染色	病理学
11022-1	巴比妥类	质量浓度	时间点	胎粪	定量型		药物水平/毒理学
1102-3	K little p super little a Ag	任意浓度	时间点	红细胞	等级型		血库
11023-9	苯二氮	质量浓度	时间点	胎粪	定量型		药物水平/毒理学
11024-7	苯二氮	质量浓度	时间点	血清/血浆	定量型		药物水平/毒理学
11025-4	美沙酮	质量浓度	时间点	胎粪	定量型		药物水平/毒理学
11026-2	甲喹酮	质量浓度	时间点	胎粪	定量型		药物水平/毒理学
11027-0	右丙氧芬	质量浓度	时间点	胎粪	定量型		药物水平/毒理学
11028-8	锌	质量浓度	时间点	体液	定量型		药物水平/毒理学
11029-6	稠度	类型	时间点	大便	名义型		标本特性
11030-4	(烟曲霉菌＋黑曲霉菌)Ab. IgE	任意浓度	时间点	血清	定量型		变态反应
1103-1	K little p super little b Ab	任意浓度	时间点	血清/血浆^血液制品单位	等级型		血库
11031-2	淋巴细胞/100白细胞	数量或计数分数	时间点	体液	定量型		血液学/细胞分类计数
11032-0	葡萄糖^口服50 g乳糖后45分钟	质量浓度	时间点	血清/血浆	定量型		刺激耐受试验
11033-8	促甲状腺激素^静脉注入促甲状腺激素释放激素后45分钟	质量浓度	时间点	血清/血浆	定量型		刺激耐受试验
11034-6	乙酰胆碱受体结合Ab	摩尔浓度	时间点	血清	定量型		血清学
11035-3	腺苷酸激酶	催化浓度	时间点	红细胞	定量型		化学
11036-1	醛缩酶	催化浓度	时间点	红细胞	定量型		化学
11037-9	α-N-乙酰半乳糖苷酶	催化浓度	时间点	血浆	定量型		化学
11038-7	βγ生育酚	质量浓度	时间点	血清/血浆	定量型		化学
11039-5	C反应蛋白	任意浓度	时间点	血清/血浆	等级型		化学
11040-3	皮质醇.游离型	质量浓度	时间点	尿液	定量型		化学
11041-1	肌酐^透析后	质量浓度	时间点	血清/血浆	定量型		化学
11042-9	肌酐^透析前	质量浓度	时间点	血清/血浆	定量型		化学
11043-7	冷沉纤维蛋白原	任意浓度	时间点	血浆	等级型		化学
11044-5	二磷酸甘油酸异构酯变位酶	催化浓度	时间点	红细胞	定量型		化学

LOINC 代码	名称	属性	时间特征	系统	标尺类型	方法类型	分类
11045-2	烯醇化酶	催化浓度	时间点	红细胞	定量型		化学
11046-0	肾上腺素	质量浓度	时间点	尿液	定量型		化学
11047-8	葡萄糖磷酸异构酶	催化浓度	时间点	红细胞	定量型		化学
11048-6	3 磷酸甘油醛脱氢酶	催化浓度	时间点	红细胞	定量型		化学
1104-9	K little p super little b Ab	任意浓度	时间点	血清/血浆^供者	等级型		血库
11049-4	羟基脯氨酸	质量浓度	时间点	尿液	定量型		化学
11050-2	免疫球蛋白轻链.κ	质量浓度	时间点	血清	定量型		化学
11051-0	免疫球蛋白轻链.λ	质量浓度	时间点	血清	定量型		化学
11052-8	氯胺酮	质量浓度	时间点	尿液	定量型		药物水平/毒理学
11053-6	乳酸脱氢酶	催化浓度	时间点	红细胞	定量型		化学
11054-4	低密度脂蛋白胆固醇/高密度脂蛋白胆固醇	质量浓度比率	时间点	血清/血浆	定量型		化学
11055-1	褪黑素	质量浓度	时间点	血清/血浆	定量型		化学
1105-6	K little p super little b Ab	任意浓度	时间点	血清/血浆	等级型		血库
11056-9	褪黑素	容积速率	24 小时	尿液	定量型		化学
11057-7	单磷酸甘油变位酶	催化浓度	时间点	红细胞	定量型		化学
11058-5	磷酸果糖激酶	催化浓度	时间点	红细胞	定量型		化学
11059-3	磷酸甘油酸酯激酶	催化浓度	时间点	红细胞	定量型		化学
11060-1	还原物质	任意浓度	时间点	大便	等级型		化学
11061-9	血栓素 β-2	质量速率	24 小时	尿液	定量型		化学
11062-7	甲状腺素.白蛋白结合型	质量浓度	时间点	血清/血浆	定量型		化学
11063-5	磷酸丙糖异构酶	催化浓度	时间点	红细胞	定量型		化学
1106-4	K little p super little b Ag	任意浓度	时间点	红细胞^血液制品单位	等级型		血库
11064-3	尿素氮^透析后	质量浓度	时间点	血清/血浆	定量型		化学
11065-0	尿素氮^透析前	质量浓度	时间点	血清/血浆	定量型		化学
11066-8	尿卟啉原Ⅲ合成酶	催化浓度	时间点	红细胞	定量型		化学
11067-6	出血时间	时间（如秒数）	时间点	病人	定量型		凝血功能检查
11068-4	显微镜观察	存在与否或身份标识	时间点	体液	名义型	细胞学染色	细胞学
11069-2	显微镜观察	存在与否或身份标识	时间点	胃液	名义型	细胞学染色	细胞学
110-7	头孢噻肟	药物敏感度	时间点	分离物＋血清	等级型	测序分型	抗生素敏感性
11070-0	显微镜观察	存在与否或身份标识	时间点	尿液	名义型	细胞学染色	细胞学
11071-8	布他比妥	质量浓度	时间点	尿液	定量型		药物水平/毒理学
1107-2	K little p super little b Ag	任意浓度	时间点	红细胞^供者	等级型		血库
11072-6	去丙酰芬太奴	质量浓度	时间点	血清/血浆	定量型		药物水平/毒理学
11073-4	去丙酰芬太奴	质量浓度	时间点	尿液	定量型		药物水平/毒理学
11074-2	去甲芬太奴	质量浓度	时间点	血清/血浆	定量型		药物水平/毒理学
11075-9	去甲芬太奴	质量浓度	时间点	尿液	定量型		药物水平/毒理学
11076-7	丙型肝炎病毒 5-1-1 Ab	任意浓度	时间点	血清	等级型	免疫印迹	微生物学
11077-5	丙型肝炎病毒超氧化物歧化酶 Ab	任意浓度	时间点	血清	等级型	免疫印迹	微生物学
11078-3	艾滋病毒 2 pg80 Ab	任意浓度	时间点	血清	等级型	免疫印迹	微生物学

LOINC代码	名称	属性	时间特征	系统	标尺类型	方法类型	分类
11079-1	艾滋病毒 2 p26 Ab	任意浓度	时间点	血清	等级型	免疫印迹	微生物学
1108-0	K little p super little b Ag	任意浓度	时间点	红细胞	等级型		血库
11080-9	艾滋病毒 2 p53 Ab	任意浓度	时间点	血清	等级型	免疫印迹	微生物学
11081-7	艾滋病毒 2 p56 Ab	任意浓度	时间点	血清	等级型	免疫印迹	微生物学
11082-5	艾滋病毒 2 p68 Ab	任意浓度	时间点	血清	等级型	免疫印迹	微生物学
11083-3	人乳头瘤病毒，已鉴定的	存在与否或身份标识	时间点	子宫颈	名义型		微生物学
11084-1	反应素 Ab	稀释系数、稀释倍数（滴度）	时间点	血清	定量型		微生物学
11085-8	裂体吸虫 sp，已鉴定的	存在与否或身份标识	时间点	大便	名义型	浓聚	微生物学
11086-6	肺炎双球菌 Ag	任意浓度	时间点	血清	等级型		微生物学
11087-4	胰岛素 Ab	稀释系数、稀释倍数（滴度）	时间点	血清	定量型		血清学
11088-2	神经元细胞核 Ab	任意浓度	时间点	血清	等级型		血清学
11089-0	神经元细胞核 Ab	任意浓度	时间点	脑脊液	等级型		血清学
11090-8	Smith 可提取核 Ab	任意浓度	时间点	血清	定量型		血清学
11091-6	α 氯丹	质量浓度	时间点	血清/血浆	定量型		药物水平/毒理学
11092-4	巴比妥类	质量含量	时间点	头发	定量型		药物水平/毒理学
11093-2	二氯二苯二氯乙烯	质量浓度	时间点	血清/血浆	定量型		药物水平/毒理学
11094-0	二氯二苯三氯乙烷	质量浓度	时间点	血清/血浆	定量型		药物水平/毒理学
11095-7	氧桥氯甲桥奈	质量浓度	时间点	血清/血浆	定量型		药物水平/毒理学
11096-5	γ 氯丹	质量浓度	时间点	血清/血浆	定量型		药物水平/毒理学
11097-3	六氯化苯	质量浓度	时间点	血清/血浆	定量型		药物水平/毒理学
1109-8	L little b	任意浓度	时间点	血清	等级型	红细胞凝集试验	血库
11098-1	马拉氧磷	质量浓度	时间点	血清/血浆	定量型		药物水平/毒理学
11099-9	甲氧氯	质量浓度	时间点	血清/血浆	定量型		药物水平/毒理学
11100-5	四氯乙烯	质量浓度	时间点	全血	定量型		药物水平/毒理学
11101-3	细菌	单位面积数量或计数	时间点	关节液	定量型	光学显微镜检查. 高倍视野	微生物学
11102-1	夏科-雷登结晶	存在与否或身份标识	时间点	XXX	名义型	三色染色	微生物学
11103-9	嗜中性粒细胞. 杆状核/100 细胞	数量或计数分数	时间点	骨髓	定量型	显微镜检查	血液学/细胞分类计数
11104-7	幼红细胞. 嗜碱性/100 细胞	数量或计数分数	时间点	骨髓	定量型	显微镜检查	血液学/细胞分类计数
11105-4	嗜碱粒细胞/100 细胞	数量或计数分数	时间点	骨髓	定量型	显微镜检查	血液学/细胞分类计数
1110-6	L little e super little a Ab	任意浓度	时间点	血清/血浆^血液制品单位	等级型		血库
11106-2	嗜酸粒细胞/100 细胞	数量或计数分数	时间点	骨髓	定量型	显微镜检查	血液学/细胞分类计数

LOINC 代码	名称	属性	时间特征	系统	标尺类型	方法类型	分类
11107-0	淋巴细胞. 异型/100 细胞	数量或计数分数	时间点	骨髓	定量型	显微镜检查	血液学/细胞分类计数
11108-8	淋巴细胞/100 细胞	数量或计数分数	时间点	骨髓	定量型	显微镜检查	血液学/细胞分类计数
11109-6	肥大细胞/100 细胞	数量或计数分数	时间点	骨髓	定量型	显微镜检查	血液学/细胞分类计数
11110-4	巨核细胞/100 细胞	数量或计数分数	时间点	骨髓	定量型	显微镜检查	血液学/细胞分类计数
11111-2	晚幼粒细胞/100 细胞	数量或计数分数	时间点	骨髓	定量型	显微镜检查	血液学/细胞分类计数
11112-0	单核细胞/100 细胞	数量或计数分数	时间点	骨髓	定量型	显微镜检查	血液学/细胞分类计数
11113-8	原始粒细胞/100 细胞	数量或计数分数	时间点	骨髓	定量型	显微镜检查	血液学/细胞分类计数
1111-4	L little e super little a Ab	任意浓度	时间点	血清/血浆^供者	等级型		血库
11114-6	中幼粒细胞/100 细胞	数量或计数分数	时间点	骨髓	定量型	显微镜检查	血液学/细胞分类计数
11115-3	嗜中性粒细胞/100 细胞	数量或计数分数	时间点	骨髓	定量型	显微镜检查	血液学/细胞分类计数
11116-1	幼红细胞. 正染性/100 细胞	数量或计数分数	时间点	骨髓	定量型	显微镜检查	血液学/细胞分类计数
11117-9	浆细胞. 不成熟性/100 细胞	数量或计数分数	时间点	骨髓	定量型	显微镜检查	血液学/细胞分类计数
11118-7	浆细胞/100 细胞	数量或计数分数	时间点	骨髓	定量型	显微镜检查	血液学/细胞分类计数
11119-5	幼红细胞. 多染性/100 细胞	数量或计数分数	时间点	骨髓	定量型	显微镜检查	血液学/细胞分类计数
11120-3	早幼粒细胞/100 细胞	数量或计数分数	时间点	骨髓	定量型	显微镜检查	血液学/细胞分类计数
11121-1	幼淋巴细胞/100 细胞	数量或计数分数	时间点	骨髓	定量型	显微镜检查	血液学/细胞分类计数
1112-2	L little e super little a Ab	任意浓度	时间点	血清/血浆	等级型		血库
11122-9	幼单核细胞/100 细胞	数量或计数分数	时间点	骨髓	定量型	显微镜检查	血液学/细胞分类计数
11123-7	早幼粒细胞/100 白细胞	数量或计数分数	时间点	骨髓	定量型	显微镜检查	血液学/细胞分类计数
11124-5	原始红细胞/100 细胞	数量或计数分数	时间点	骨髓	定量型	显微镜检查	血液学/细胞分类计数
11125-2	血小板	形态学	时间点	全血	名义型		血液学/细胞分类计数
11126-0	血小板	形态学	时间点	骨髓	名义型		血液学/细胞分类计数
11127-8	红细胞	形态学	时间点	骨髓	名义型		血液学/细胞分类计数
11128-6	嗜中性粒细胞. 分叶型/100 细胞	数量或计数分数	时间点	骨髓	定量型		血液学/细胞分类计数
11129-4	原始红细胞	数量或计数浓度（计数/容积）	时间点	全血	定量型		血液学/细胞分类计数

LOINC 代码	名称	属性	时间特征	系统	标尺类型	方法类型	分类
1113-0	L little e super little a Ag	任意浓度	时间点	红细胞^血液制品单位	等级型		血库
11130-2	淋巴细胞 B	数量或计数浓度（计数/容积）	时间点	全血	定量型		细胞标志物
11131-0	早幼红细胞/100 细胞	数量或计数分数	时间点	骨髓	定量型		血液学/细胞分类计数
11132-8	胆红素	质量浓度	时间点	体液	定量型		化学
11133-6	游离型儿茶酚胺	质量浓度	时间点	尿液	定量型		化学
11134-4	外观	外观	时间点	体液	名义型	旋转离心	标本特性
11135-1	外观	外观	时间点	脑脊液	名义型	旋转离心	标本特性
11136-9	晚幼红细胞/100 红细胞	数量或计数分数	时间点	骨髓	定量型		血液学/细胞分类计数
11137-7	中幼红细胞/100 红细胞	数量或计数分数	时间点	骨髓	定量型		血液学/细胞分类计数
11138-5	骨髓细胞/红系细胞	数量或计数比率	时间点	骨髓	定量型		血液学/细胞分类计数
11139-3	间甲肾上腺素	质量浓度	时间点	尿液	定量型		化学
11140-1	间甲肾上腺素	摩尔速率	24 小时	尿液	定量型		化学
11141-9	磷酸盐/肌酐	质量浓度比率	时间点	尿液	定量型		化学
11142-7	葡萄糖^口服 100g 葡萄糖后 15 分钟	质量浓度	时间点	血清/血浆	定量型		刺激耐受试验
11143-5	葡萄糖^口服 100g 葡萄糖后 45 分钟	质量浓度	时间点	血清/血浆	定量型		刺激耐受试验
11144-3	同型香子兰酸	质量浓度	时间点	尿液	定量型		化学
11145-0	5-羟基吲哚乙酸/肌酐	质量浓度比率	时间点	尿液	定量型		化学
11146-8	同型香子兰酸/肌酐	质量浓度比率	时间点	尿液	定量型		化学
11147-6	肌红蛋白/肌酐	质量浓度比率	时间点	尿液	定量型		化学
1114-8	L little e super little a Ag	任意浓度	时间点	红细胞^供者	等级型		血库
11148-4	钾/肌酐	质量浓度比率	时间点	尿液	定量型		化学
11149-2	钠/肌酐	质量浓度比率	时间点	尿液	定量型		化学
111-5	头孢替坦	药物敏感度	时间点	分离物	定量型	最小致死浓度	抗生素敏感性
11150-0	幼稚细胞/100 细胞	数量或计数分数	时间点	骨髓	定量型		血液学/细胞分类计数
11151-8	红细胞压积	容积分数	时间点	脐带全血	定量型		血液学/细胞分类计数
11152-6	嗜酸粒细胞/100 细胞	数量或计数分数	时间点	骨髓	定量型		血液学/细胞分类计数
11153-4	红细胞压积	容积分数	时间点	体液	定量型		血液学/细胞分类计数
11154-2	胆碱酯酶	催化浓度	时间点	全血	定量型		化学
1115-5	L little e super little a Ag	任意浓度	时间点	红细胞	等级型		血库
11155-9	皮质醇/肌酐	质量浓度比率	时间点	尿液	定量型		化学
11156-7	白细胞	形态学	时间点	全血	名义型		血液学/细胞分类计数
11157-5	白细胞	形态学	时间点	骨髓	名义型		血液学/细胞分类计数
11158-3	外观	外观	时间点	血清	名义型		标本特性
11159-1	碱性蛋白酶 Ab. IgE	任意浓度	时间点	血清	定量型		变态反应
11160-9	β乳球蛋白 Ab. IgG	任意浓度	时间点	血清	定量型		变态反应

LOINC 代码	名称	属性	时间特征	系统	标尺类型	方法类型	分类
11161-7	麦麸 Ab. IgE	任意浓度	时间点	血清	定量型		变态反应
11162-5	可可 Ab. IgE	任意浓度	时间点	血清	定量型		变态反应
1116-3	L little e super little b Ab	任意浓度	时间点	血清/血浆^血液制品单位	等级型		血库
11163-3	卡拉胶 Ab. IgE	任意浓度	时间点	血清	定量型		变态反应
11164-1	涂沫乳酪 Ab. IgE	任意浓度	时间点	血清	定量型		变态反应
11165-8	南美栗鼠 Ab. IgE	任意浓度	时间点	血清	定量型		变态反应
11166-6	拱殖嗜渣螨 Ab. IgE	任意浓度	时间点	血清	定量型		变态反应
11167-4	鸡尾鹦鹉羽毛 Ab. IgE	任意浓度	时间点	血清	定量型		变态反应
11168-2	绿干柏 Ab. IgE	任意浓度	时间点	血清	定量型		变态反应
11169-0	鹿毛 Ab. IgE	任意浓度	时间点	血清	定量型		变态反应
11170-8	暗色孢菌 Ab. IgE	任意浓度	时间点	血清	定量型		变态反应
1117-1	L little e super little b Ab	任意浓度	时间点	血清/血浆^供者	等级型		血库
11171-6	红霉素 Ab. IgE	任意浓度	时间点	血清	定量型		变态反应
11172-4	雪貂上皮 Ab. IgE	任意浓度	时间点	血清	定量型		变态反应
11173-2	无花果 Ab. IgE	任意浓度	时间点	血清	定量型		变态反应
11174-0	谷象 Ab. IgE	任意浓度	时间点	血清	定量型		变态反应
11175-7	小麦叶部根腐病菌 Ab. IgE	任意浓度	时间点	血清	定量型		变态反应
11176-5	乳清蛋白 ALPHA Ab. IgG	任意浓度	时间点	血清	定量型		变态反应
11177-3	乳清蛋白 BETA Ab. IgE	任意浓度	时间点	血清	定量型		变态反应
11178-1	β半乳糖苷酶 Ab. IgE	任意浓度	时间点	血清	定量型		变态反应
11179-9	小叶椴 Ab. IgE	任意浓度	时间点	血清	定量型		变态反应
11180-7	羽扇豆 spp Ab. IgE	任意浓度	时间点	血清	定量型		变态反应
11181-5	石松属 spp Ab. IgE	任意浓度	时间点	血清	定量型		变态反应
11182-3	溶菌酶 Ab. IgE	任意浓度	时间点	血清	定量型		变态反应
11183-1	澳大利亚坚果 spp Ab. IgE	任意浓度	时间点	血清	定量型		变态反应
11184-9	日本竹筴鱼 Ab. IgE	任意浓度	时间点	血清	定量型		变态反应
11185-6	蛋白水解酶 Ab. IgE	任意浓度	时间点	血清	定量型		变态反应
11186-4	粟 Ab. IgE	任意浓度	时间点	血清	定量型		变态反应
11187-2	常现青霉 Ab. IgE	任意浓度	时间点	血清	定量型		变态反应
11188-0	辣椒 Ab. IgE	任意浓度	时间点	血清	定量型		变态反应
1118-9	L little e super little b Ab	任意浓度	时间点	血清/血浆	等级型		血库
11189-8	墨西哥胡椒 Ab. IgE	任意浓度	时间点	血清	定量型		变态反应
11190-6	欧薄荷 Ab. IgE	任意浓度	时间点	血清	定量型		变态反应
11191-4	青鳕 Ab. IgE	任意浓度	时间点	血清	定量型		变态反应
11192-2	鱼精蛋白 Ab. IgE	任意浓度	时间点	血清	定量型		变态反应
11193-0	西葫芦种子 Ab. IgE	任意浓度	时间点	血清	定量型		变态反应
11194-8	甘蓝型油菜花粉 Ab. IgE	任意浓度	时间点	血清	定量型		变态反应
11195-5	白菜型油菜 Ab. IgE	任意浓度	时间点	血清	定量型		变态反应
11196-3	大西洋胸棘鲷 Ab. IgE	任意浓度	时间点	血清	定量型		变态反应
1119-7	L little e super little b Ag	任意浓度	时间点	红细胞^血液制品单位	等级型		血库
11197-1	沙丁鱼 Ab. IgE	任意浓度	时间点	血清	定量型		变态反应
11198-9	鲨鱼 Ab. IgE	任意浓度	时间点	血清	定量型		变态反应

LOINC代码	名称	属性	时间特征	系统	标尺类型	方法类型	分类
11199-7	银 Ab. IgE	任意浓度	时间点	血清	定量型		变态反应
11200-3	褐蜗牛 Ab. IgE	任意浓度	时间点	血清	定量型		变态反应
11201-1	琥珀酰胆碱 Ab. IgE	任意浓度	时间点	血清	定量型		变态反应
11202-9	龙艾 Ab. IgE	任意浓度	时间点	血清	定量型		变态反应
11203-7	芽毛孢子菌 Ab. IgE	任意浓度	时间点	血清	定量型		变态反应
11204-5	纸龈枝孢 Ab. IgE	任意浓度	时间点	血清	定量型		变态反应
1120-5	L little e super little b Ag	任意浓度	时间点	红细胞^供者	等级型		血库
11205-2	黄蜂 spp Ab. IgE	任意浓度	时间点	血清	定量型		变态反应
11206-0	18-羟去氧皮质酮	质量浓度	时间点	血清/血浆	定量型		化学
11207-8	α-1-胎蛋白	质量浓度	时间点	体液	定量型		化学
11208-6	心房利钠因子	质量浓度	时间点	血浆	定量型		化学
11209-4	β葡萄糖醛酸酶	催化浓度	时间点	脑脊液	定量型		化学
11210-2	癌 Ag125	任意浓度	时间点	体液	定量型		化学
11211-0	二氧化碳	摩尔浓度	时间点	体液	定量型		化学
11212-8	粪卟啉	质量浓度	时间点	尿液	定量型		化学
1121-3	L little e super little b Ag	任意浓度	时间点	红细胞	等级型		血库
11213-6	促肾上腺皮质激素释放激素	质量浓度	时间点	血清/血浆	定量型		化学
11214-4	肌酐	任意浓度	时间点	尿液	等级型		化学
11215-1	δ氨基酮戊酸	质量浓度	时间点	尿液	定量型		化学
11216-9	脱氧吡啶啉	质量浓度	时间点	尿液	定量型		化学
11217-7	六卟啉	质量速率	24小时	尿液	定量型		化学
11218-5	白蛋白	质量浓度	时间点	尿液	定量型	检出限=20 mg/L 试纸条	化学
11219-3	免疫球蛋白轻链	任意浓度	时间点	血清	等级型		化学
11220-1	碘. 游离型	质量速率	24小时	尿液	定量型		化学
1122-1	L little e super little x Ab	任意浓度	时间点	血清/血浆^血液制品单位	等级型		血库
11221-9	五羧基卟啉	质量浓度	时间点	尿液	定量型		化学
11222-7	五羧基卟啉	任意浓度	时间点	尿液	等级型		化学
11223-5	酚酞	质量浓度	时间点	尿液	等级型		药物水平/毒理学
11224-3	磷酸乙醇胺	质量浓度	时间点	脑脊液	定量型		化学
11225-0	卟啉	质量浓度	时间点	尿液	定量型		化学
11226-8	肾素原	任意浓度	时间点	血浆	定量型		化学
11227-6	丙酮酸激酶	任意浓度	时间点	全血	等级型		化学
11228-4	尿卟啉	质量浓度	时间点	尿液	定量型		化学
11229-2	3-o-甲基多巴	质量浓度	时间点	血清/血浆	定量型		药物水平/毒理学
112-3	头孢替坦	药物敏感度	时间点	分离物	定量或等级型	最小抑制浓度	抗生素敏感性
11230-0	异戊巴比妥	质量浓度	时间点	尿液	定量型		药物水平/毒理学
11231-8	阿司咪唑	质量浓度	时间点	血清/血浆	定量型		药物水平/毒理学
11232-6	溴隐亭	质量浓度	时间点	血清/血浆	定量型		药物水平/毒理学

LOINC 代码	名称	属性	时间特征	系统	标尺类型	方法类型	分类
11233-4	溴苯那敏	质量浓度	时间点	血清/血浆	定量型		药物水平/毒理学
11234-2	右丙氧芬	质量含量	时间点	头发	定量型		药物水平/毒理学
11235-9	芬太尼	任意浓度	时间点	尿液	等级型		药物水平/毒理学
11236-7	吉非罗齐	质量浓度	时间点	血清/血浆	定量型		药物水平/毒理学
11237-5	肼苯哒嗪	质量浓度	时间点	血清/血浆	定量型		药物水平/毒理学
11238-3	羟基阿普唑仑	质量浓度	时间点	尿液	定量型		药物水平/毒理学
1123-9	L little e super little x Ab	任意浓度	时间点	血清/血浆^供者	等级型		血库
11239-1	羟嗪	质量浓度	时间点	尿液	等级型		药物水平/毒理学
11240-9	羟嗪	质量浓度	时间点	尿液	定量型		药物水平/毒理学
11241-7	莨菪碱	质量浓度	时间点	血清/血浆	定量型		药物水平/毒理学
11242-5	颈基嘌呤	质量浓度	时间点	血清/血浆	定量型		药物水平/毒理学
11243-3	美沙酮	质量含量	时间点	头发	定量型		药物水平/毒理学
11244-1	吗啡.游离型	质量浓度	时间点	血清/血浆	定量型		药物水平/毒理学
11245-8	奥芬那君	质量浓度	时间点	尿液	等级型		药物水平/毒理学
11246-6	羟考酮	质量浓度	时间点	尿液	定量型		药物水平/毒理学
1124-7	L little e super little x Ab	任意浓度	时间点	血清/血浆	等级型		血库
11247-4	羟吗啡酮	任意浓度	时间点	尿液	等级型		药物水平/毒理学
11248-2	培高利特	质量浓度	时间点	血清/血浆	定量型		药物水平/毒理学
11249-0	苯乙酰脲	质量浓度	时间点	血清/血浆	定量型		药物水平/毒理学
11250-8	苯基乙基丙二酸	质量浓度	时间点	血清/血浆	定量型		药物水平/毒理学
11251-6	吡罗昔康	质量浓度	时间点	血清/血浆	定量型		药物水平/毒理学
11252-4	东莨菪碱	质量浓度	时间点	血清/血浆	定量型		药物水平/毒理学
11253-2	他克莫司	质量浓度	时间点	全血	定量型		药物水平/毒理学
1125-4	L little e Ab	任意浓度	时间点	血清/血浆^血液制品单位	等级型		血库
11254-0	肺炎衣原体 Ab	稀释系数、稀释倍数（滴度）	时间点	血清	定量型		微生物学

LOINC 代码	名称	属性	时间特征	系统	标尺类型	方法类型	分类
11255-7	软性下疳嗜血杆菌	任意浓度	时间点	XXX	等级型	微生物特异性培养	微生物学
11256-5	流感嗜血杆菌 B Ab. IgG	质量浓度	时间点	血清	定量型		微生物学
11257-3	流感嗜血杆菌 B Ab. IgG	质量浓度	时间点	血清	定量型	酶免疫分析	微生物学
11258-1	乙型肝炎病毒 DNA	任意浓度	时间点	血清	定量型		微生物学
11259-9	丙型肝炎病毒 RNA	任意浓度	时间点	血清/血浆	等级型	探针. 扩增. 靶向扩增	微生物学
11260-7	人 T 淋巴细胞白血病病毒 1 型 Ab	任意浓度	时间点	血清	等级型	酶免疫分析	微生物学
11261-5	细菌 已鉴定的	存在与否或身份标识	时间点	阴道	名义型	需氧培养	微生物学
1126-2	L little e Ab	任意浓度	时间点	血清/血浆^供者	等级型		血库
11262-3	副流感病毒 3 Ab. IgG	稀释系数、稀释倍数（滴度）	时间点	血清	定量型		微生物学
11263-1	副流感病毒 3 Ab. IgM	稀释系数、稀释倍数（滴度）	时间点	血清	定量型		微生物学
11264-9	副伤寒沙门菌 A Ab	任意浓度	时间点	血清	等级型	凝集试验	微生物学
11265-6	副伤寒沙门菌 B Ab	任意浓度	时间点	血清	等级型	凝集试验	微生物学
11266-4	无乳链球菌 Ag	任意浓度	时间点	XXX	等级型		微生物学
11267-2	链球菌. β-溶血性	任意浓度	时间点	生殖器	等级型	微生物特异性培养	微生物学
11268-0	化脓性链球菌	任意浓度	时间点	咽喉	等级型	微生物特异性培养	微生物学
11269-8	化脓性链球菌 Ag	任意浓度	时间点	血清	等级型	凝集试验	微生物学
1127-0	L little e NOS Ab	任意浓度	时间点	血清/血浆^血液制品单位	等级型		血库
11270-6	病毒包涵体	存在与否或身份标识	时间点	XXX	名义型	细胞学染色	细胞学
11271-4	红细胞压积	容积分数	时间点	脐带全血	定量型	自动化计数	血液学/细胞分类计数
11272-2	平均红细胞容积	实体容积	时间点	脐带全血	定量型	自动化计数	血液学/细胞分类计数
11273-0	红细胞	形态学	时间点	全血	名义型	自动化计数	血液学/细胞分类计数
11274-8	椭圆红细胞	任意浓度	时间点	全血	等级型	光学显微镜检查	血液学/细胞分类计数
11275-5	淋巴细胞. 大颗粒型/100 白细胞	数量或计数分数	时间点	全血	定量型	手工计数	血液学/细胞分类计数
11276-3	管状细胞	任意浓度	时间点	尿沉渣	等级型	光学显微镜检查	尿液分析
11277-1	鳞状上皮细胞	单位面积数量或计数	时间点	尿沉渣	定量型	光学显微镜检查. 高倍视野	尿液分析
11278-9	囊状细胞	单位面积数量或计数	时间点	尿沉渣	定量型	光学显微镜检查. 高倍视野	尿液分析
11279-7	尿沉渣注释	发现（结果）	时间点	尿沉渣	叙述型	光学显微镜检查	尿液分析
11280-5	卡伯特环	任意浓度	时间点	全血	等级型	光学显微镜检查	血液学/细胞分类计数
11281-3	奥氏小体	任意浓度	时间点	全血	等级型	光学显微镜检查	血液学/细胞分类计数
11282-1	已计数细胞. 合计	数量或计数（正整数）	时间点	全血	定量型		血液学/细胞分类计数

LOINC 代码	名称	属性	时间特征	系统	标尺类型	方法类型	分类
11283-9	分辨能力评估	功能状态	就医过程的持续时间^第一个	病人	名义型		临床
11284-7	分辨能力评估执业医师识别标识	类型	时间点	服务提供方	名义型		临床
11285-4	分辨能力评估执业医师专业	类型	时间点	服务提供方	名义型		临床
11286-2	酒精暴饮事件	数量或计数速率＝计数/时间	1 分钟	病人	定量型	报告的	病史与体格检查.病史
11287-0	饮酒时日饮酒次数	数量或计数速率＝计数/时间	1 天	病人	定量型	报告的	病史与体格检查.病史
1128-8	L little e NOS Ab	任意浓度	时间点	血清/血浆^供者	等级型		血库
11288-8	病历记录的就诊时间	时间（如秒数）	时间点	病人	定量型		急诊科
11289-6	体温	温度	就医过程的持续时间^第一个	病人	定量型		体温.原子型
11290-4	体温部位	解剖学	就医过程的持续时间^第一个	XXX	名义型		体温.原子型
11291-2	呼吸	数量或计数速率＝计数/时间	就医过程的持续时间^第一个	病人	定量型		呼吸.特定时间.分子型
11292-0	主诉	存在与否或身份标识	时间点	病人	名义型	报告的	病史与体格检查.病史
11293-8	类别	类型	时间点	转诊介绍来源	名义型		急诊科
11294-6	当前就业情况	发现（结果）	时间点	病人	叙述型	报告的	病史与体格检查.病史
11295-3	当前就业情况	发现（结果）	时间点	病人	名义型	报告的	病史与体格检查.病史
1129-6	L little e NOS Ab	任意浓度	时间点	血清/血浆	等级型		血库
11296-1	急诊科临床发现执业医师标识码	类型	时间点	服务提供方	名义型		急诊科
11297-9	急诊科临床发现执业医师专业	类型	时间点	服务提供方	名义型		急诊科
11298-7	急诊科会诊执业医师标识码	类型	时间点	服务提供方	名义型		急诊科
11299-5	急诊科会诊执业医师专业	类型	时间点	服务提供方	名义型		急诊科
11300-1	急诊科诊断	印象/检查结果的解释	时间点	病人	名义型		急诊科
11301-9	急诊科诊断	类型	时间点	病人	名义型		急诊科
11302-7	急诊科处置	类型	时间点	?	名义型		急诊科
11303-5	急诊科处置会诊/转诊	类型	时间点	病人	名义型		急诊科
1130-4	L little e NOS Ag	任意浓度	时间点	红细胞^血液制品单位	等级型		血库

LOINC代码	名称	属性	时间特征	系统	标尺类型	方法类型	分类
11304-3	急诊科处置诊断执业医师识别标识	类型	时间点	服务提供方	名义型		急诊科
11305-0	急诊科处置诊断执业医师专业	类型	时间点	服务提供方	名义型		急诊科
11306-8	急诊科药物治疗执业医师识别标识	类型	时间点	服务提供方	名义型		急诊科
11307-6	急诊科药物治疗执业医师专业	类型	时间点	服务提供方	名义型		急诊科
11308-4	急诊科结局观察执业医师识别标识	类型	时间点	服务提供方	名义型		急诊科
11309-2	急诊科结局观察执业医师专业	类型	时间点	服务提供方	名义型		急诊科
113-1	头孢替坦	药物敏感度	时间点	分离物	定量或等级型	琼脂扩散	抗生素敏感性
11310-0	急诊科病人满意度报告类型	类型	时间点	病人	名义型		急诊科
11311-8	急诊科操作执业医师专业	类型	时间点	服务提供方	名义型		急诊科
1131-2	L little e NOS Ag	任意浓度	时间点	红细胞^供者	等级型		血库
11312-6	急诊科操作执业医师标识码	类型	时间点	服务提供方	名义型		急诊科
11313-4	急诊科操作结果观测	印象/检查结果的解释	时间点	病人	名义型		急诊科
11314-2	急诊科操作结果类型	类型	时间点	病人	名义型		急诊科
11315-9	急诊科服务水平	类型	时间点	病人	名义型		急诊科
11316-7	急诊科服务水平执业医师专业	类型	时间点	服务提供方	名义型		急诊科
11317-5	急诊科服务水平执业医师识别标识	类型	时间点	服务提供方	名义型		急诊科
11318-3	紧急医疗服务运送机构	标识符	时间点	急救医疗服务系统	名义型		急诊科
11319-1	紧急医疗服务运送小组	标识符	时间点	急救医疗服务系统	名义型		急诊科
1132-0	L little e NOS Ag	任意浓度	时间点	红细胞	等级型		血库
11320-9	哺养与饮食情况	发现（结果）	时间点	病人	叙述型	报告的	病史与体格检查.病史
11321-7	哺养与饮食情况	发现（结果）	时间点	病人	名义型	报告的	病史与体格检查.病史
11322-5	总体健康状况史	发现（结果）	时间点	病人	叙述型	报告的	病史与体格检查.病史
11323-3	一般健康状况	发现（结果）	时间点	病人	名义型	报告的	病史与体格检查.病史
11324-1	昏迷指数.睁眼反应	功能状态	就医过程的持续时间^第一个	病人	等级型		功能状态
11325-8	昏迷指数.动作反应	功能状态	就医过程的持续时间^第一个	病人	等级型		功能状态
11326-6	昏迷指数.言语反应	功能状态	就医过程的持续时间^第一个	病人	等级型		功能状态
11327-4	心率测量方法	类型	就医过程的持续时间^第一个	XXX	名义型		心率.原子型

LOINC 代码	名称	属性	时间特征	系统	标尺类型	方法类型	分类
11328-2	心率	数量或计数速率＝计数/时间	就医过程的持续时间^第一个	动脉系统	定量型		心率.原子型
11329-0	既往史，总体的	发现（结果）	时间点	病人	叙述型	报告的	病史与体格检查.病史
11330-8	饮酒史	发现（结果）	时间点	病人	叙述型	报告的	病史与体格检查.病史
11331-6	饮酒史	发现（结果）	时间点	病人	名义型	报告的	病史与体格检查.病史
11332-4	认知机能史	发现（结果）	时间点	病人	叙述型	报告的	病史与体格检查.病史
11333-2	认知机能史	发现（结果）	时间点	病人	名义型	报告的	病史与体格检查.病史
11334-0	生长发育史	发现（结果）	时间点	病人	叙述型	报告的	病史与体格检查.病史
11335-7	生长发育史	发现（结果）	时间点	病人	名义型	报告的	病史与体格检查.病史
11336-5	住院治疗史	发现（结果）	时间点	病人	叙述型	报告的	病史与体格检查.病史
11337-3	住院治疗史	发现（结果）	时间点	病人	名义型	报告的	病史与体格检查.病史
1133-8	L little u super little a Ab	任意浓度	时间点	血清/血浆^血液制品单位	等级型		血库
11338-1	重大疾病与损伤史	发现（结果）	时间点	病人	叙述型	报告的	病史与体格检查.病史
11339-9	重大疾病与损伤史	发现（结果）	时间点	病人	名义型	报告的	病史与体格检查.病史
11340-7	职业史	发现（结果）	时间点	病人	叙述型	报告的	病史与体格检查.病史
11341-5	职业史	发现（结果）	时间点	病人	名义型	报告的	病史与体格检查.病史
11342-3	其他非医用药物使用史	发现（结果）	时间点	病人	叙述型	报告的	病史与体格检查.病史
11343-1	其他非医用药物使用史	发现（结果）	时间点	病人	名义型	报告的	病史与体格检查.病史
11344-9	其他社会因素史	发现（结果）	时间点	病人	叙述型	报告的	病史与体格检查.病史
11345-6	其他社会因素史	发现（结果）	时间点	病人	名义型	报告的	病史与体格检查.病史
1134-6	L little u super little a Ab	任意浓度	时间点	血清/血浆^供者	等级型		血库
11346-4	门诊就诊史	发现（结果）	时间点	病人	叙述型	报告的	病史与体格检查.病史
11347-2	门诊就诊史	发现（结果）	时间点	病人	名义型	报告的	病史与体格检查.病史
11348-0	既往病史	发现（结果）	时间点	病人	叙述型	报告的	病史与体格检查.病史

LOINC代码	名称	属性	时间特征	系统	标尺类型	方法类型	分类
11349-8	既往病史	发现（结果）	时间点	病人	名义型	报告的	病史与体格检查.病史
11350-6	性行为史	发现（结果）	时间点	病人	叙述型	报告的	病史与体格检查.病史
11351-4	性行为史	发现（结果）	时间点	病人	名义型	报告的	病史与体格检查.病史
11352-2	症状与疾病史	发现（结果）	时间点	变态反应与免疫	叙述型	报告的	病史与体格检查.病史
1135-3	L little u super little a Ab	任意浓度	时间点	血清/血浆	等级型		血库
11353-0	症状与疾病史	发现（结果）	时间点	乳腺（复数）	叙述型	报告的	病史与体格检查.病史
11354-8	症状与疾病史	发现（结果）	时间点	耳与鼻与鼻窦与口与咽喉	叙述型	报告的	病史与体格检查.病史
11355-5	症状与疾病史	发现（结果）	时间点	胃肠道系统	叙述型	报告的	病史与体格检查.病史
11356-3	症状与疾病史	发现（结果）	时间点	泌尿生殖系统	叙述型	报告的	病史与体格检查.病史
11357-1	症状与疾病史	发现（结果）	时间点	皮肤系统	叙述型	报告的	病史与体格检查.病史
11358-9	症状与疾病史	发现（结果）	时间点	精神病学	叙述型	报告的	病史与体格检查.病史
11359-7	症状与疾病史	发现（结果）	时间点	变态反应与免疫	名义型	报告的	病史与体格检查.病史
11360-5	症状与疾病史	发现（结果）	时间点	乳腺（复数）	名义型	报告的	病史与体格检查.病史
1136-1	L little u super little a Ag	任意浓度	时间点	红细胞^血液制品单位	等级型		血库
11361-3	症状与疾病史	发现（结果）	时间点	耳与鼻与鼻窦与口与咽喉	名义型	报告的	病史与体格检查.病史
11362-1	症状与疾病史	发现（结果）	时间点	胃肠道系统	名义型	报告的	病史与体格检查.病史
11363-9	症状与疾病史	发现（结果）	时间点	泌尿生殖系统	名义型	报告的	病史与体格检查.病史
11364-7	症状与疾病史	发现（结果）	时间点	皮肤系统	名义型	报告的	病史与体格检查.病史
11365-4	症状与疾病史	发现（结果）	时间点	精神病学	名义型	报告的	病史与体格检查.病史
11366-2	吸烟史	发现（结果）	时间点	病人	叙述型	报告的	病史与体格检查.病史
11367-0	吸烟史	发现（结果）	时间点	病人	名义型	报告的	病史与体格检查.病史
11368-8	疾病/损伤发生的日期/时间	时间戳、时间标记	时间点	病人	定量型		病史与体格检查.病史
11369-6	免疫接种史	发现（结果）	时间点	病人	叙述型	报告的	病史与体格检查.病史
11370-4	免疫接种状况	发现（结果）	时间点	病人	名义型	报告的	病史与体格检查.病史

LOINC 代码	名称	属性	时间特征	系统	标尺类型	方法类型	分类
11371-2	为主诉初次就诊	类型	时间点	病人	名义型		病史与体格检查.病史
11372-0	（造成）损伤的相关活动	类型	时间点	病人	名义型		急诊科
11373-8	损伤原因	类型	时间点	病人	名义型		急诊科
11374-6	损伤事件描述	发现（结果）	时间点	病人	叙述型		急诊科
11375-3	损伤意图	类型	时间点	病人	名义型		急诊科
11376-1	损伤地点	类型	时间点	病人	名义型		急诊科
11377-9	血管内舒张压	压力或压强	就医过程的持续时间^第一个	动脉系统	定量型		血压.分子型
11378-7	血管内收缩压	压力或压强	就医过程的持续时间^第一个	动脉系统	定量型		血压.分子型
1137-9	L little u super little a Ag	任意浓度	时间点	红细胞^供者	等级型		血库
11379-5	教育水平	时间（如秒数）	时间点	病人	定量型	报告的	病史与体格检查.病史
11380-3	婚姻状况与生活安排	发现（结果）	时间点	病人	叙述型	报告的	病史与体格检查.病史
11381-1	婚姻状况与生活安排	发现（结果）	时间点	病人	名义型	报告的	病史与体格检查.病史
11382-9	药物过敏	既往史	时间点	病人	名义型	报告的	病史与体格检查.病史
11383-7	病人问题结果	发现（结果）	时间点	病人	叙述型		病史与体格检查.病史
11384-5	按照器官系统进行身体检查	发现（结果）	时间点	病人	名义型	观察	病史与体格检查.体格检查
11385-2	体征	发现（结果）	时间点	踝关节	叙述型	观察	病史与体格检查.体格检查
11386-0	体征	发现（结果）	时间点	上臂	叙述型	观察	病史与体格检查.体格检查
1138-7	L little u super little a Ag	任意浓度	时间点	红细胞	等级型		血库
11387-8	体征	发现（结果）	时间点	腋窝	叙述型	观察	病史与体格检查.体格检查
11388-6	体征	发现（结果）	时间点	臀部	叙述型	观察	病史与体格检查.体格检查
11389-4	体征	发现（结果）	时间点	腓（小腿肚）	叙述型	观察	病史与体格检查.体格检查
11390-2	体征	发现（结果）	时间点	心血管系统	叙述型	观察	病史与体格检查.体格检查
11391-0	体征	发现（结果）	时间点	胸部	叙述型	观察	病史与体格检查.体格检查
11392-8	体征	发现（结果）	时间点	胸腔壁	叙述型	观察	病史与体格检查.体格检查
11393-6	体征	发现（结果）	时间点	耳与鼻与口与咽喉	叙述型	观察	病史与体格检查.体格检查
11394-4	体征	发现（结果）	时间点	肘部	叙述型	观察	病史与体格检查.体格检查
1139-5	L little u super little a super little b Ab	任意浓度	时间点	血清/血浆^血液制品单位	等级型		血库

LOINC 代码	名称	属性	时间特征	系统	标尺类型	方法类型	分类
11395-1	体征	发现（结果）	时间点	四肢	叙述型	观察	病史与体格检查.体格检查
11396-9	体征	发现（结果）	时间点	四肢	叙述型	观察	病史与体格检查.体格检查
11397-7	体征	发现（结果）	时间点	脚	叙述型	观察	病史与体格检查.体格检查
11398-5	体征	发现（结果）	时间点	前臂	叙述型	观察	病史与体格检查.体格检查
11399-3	体征	发现（结果）	时间点	胃肠道系统	叙述型	观察	病史与体格检查.体格检查
11400-9	体征	发现（结果）	时间点	生殖器	叙述型	观察	病史与体格检查.体格检查
11401-7	体征	发现（结果）	时间点	生殖器.女性	叙述型	观察	病史与体格检查.体格检查
11402-5	体征	发现（结果）	时间点	生殖器.男性	叙述型	观察	病史与体格检查.体格检查
1140-3	L little u super little a super little b Ab	任意浓度	时间点	血清/血浆^供者	等级型		血库
11403-3	体征	发现（结果）	时间点	腹股沟	叙述型	观察	病史与体格检查.体格检查
11404-1	体征	发现（结果）	时间点	手	叙述型	观察	病史与体格检查.体格检查
11405-8	体征	发现（结果）	时间点	心脏	叙述型	观察	病史与体格检查.体格检查
11406-6	体征	发现（结果）	时间点	臀部	叙述型	观察	病史与体格检查.体格检查
11407-4	体征	发现（结果）	时间点	膝	叙述型	观察	病史与体格检查.体格检查
11408-2	体征	发现（结果）	时间点	口与咽喉与牙齿	叙述型	观察	病史与体格检查.体格检查
11409-0	体征	发现（结果）	时间点	口与咽喉与牙齿	叙述型	观察	病史与体格检查.体格检查
11410-8	体征	发现（结果）	时间点	肌肉骨骼系统	叙述型	观察	病史与体格检查.体格检查
1141-1	L little u super little a super little b Ab	任意浓度	时间点	血清/血浆	等级型		血库
11411-6	体征	发现（结果）	时间点	颈部	叙述型	观察	病史与体格检查.体格检查
11412-4	体征	发现（结果）	时间点	呼吸系统	叙述型	观察	病史与体格检查.体格检查
11413-2	体征	发现（结果）	时间点	肩部	叙述型	观察	病史与体格检查.体格检查
11414-0	体征	发现（结果）	时间点	股	叙述型	观察	病史与体格检查.体格检查
11415-7	体征	发现（结果）	时间点	腕部	叙述型	观察	病史与体格检查.体格检查
11416-5	体征	发现（结果）	时间点	踝关节	名义型	观察	病史与体格检查.体格检查
11417-3	体征	发现（结果）	时间点	上臂	名义型	观察	病史与体格检查.体格检查

LOINC 代码	名称	属性	时间特征	系统	标尺类型	方法类型	分类
11418-1	体征	发现（结果）	时间点	腋窝	名义型	观察	病史与体格检查.体格检查
11419-9	体征	发现（结果）	时间点	臀部	名义型	观察	病史与体格检查.体格检查
11420-7	体征	发现（结果）	时间点	腓（小腿肚）	名义型	观察	病史与体格检查.体格检查
11421-5	体征	发现（结果）	时间点	心血管系统	名义型	观察	病史与体格检查.体格检查
11422-3	体征	发现（结果）	时间点	胸部	名义型	观察	病史与体格检查.体格检查
11423-1	体征	发现（结果）	时间点	胸腔壁	名义型	观察	病史与体格检查.体格检查
11424-9	体征	发现（结果）	时间点	耳与鼻与口与咽喉	名义型	观察	病史与体格检查.体格检查
11425-6	体征	发现（结果）	时间点	肘部	名义型	观察	病史与体格检查.体格检查
11426-4	体征	发现（结果）	时间点	四肢	名义型	观察	病史与体格检查.体格检查
11427-2	体征	发现（结果）	时间点	四肢	名义型	观察	病史与体格检查.体格检查
11428-0	体征	发现（结果）	时间点	脚	名义型	观察	病史与体格检查.体格检查
1142-9	L little u super little b Ab	任意浓度	时间点	血清/血浆^血液制品单位	等级型		血库
11429-8	体征	发现（结果）	时间点	前臂	名义型	观察	病史与体格检查.体格检查
11430-6	体征	发现（结果）	时间点	胃肠道系统	名义型	观察	病史与体格检查.体格检查
11431-4	体征	发现（结果）	时间点	生殖器	名义型	观察	病史与体格检查.体格检查
11432-2	体征	发现（结果）	时间点	生殖器.女性	名义型	观察	病史与体格检查.体格检查
11433-0	体征	发现（结果）	时间点	生殖器.男性	名义型	观察	病史与体格检查.体格检查
11434-8	体征	发现（结果）	时间点	腹股沟	名义型	观察	病史与体格检查.体格检查
11435-5	体征	发现（结果）	时间点	手	名义型	观察	病史与体格检查.体格检查
11436-3	体征	发现（结果）	时间点	心脏	名义型	观察	病史与体格检查.体格检查
1143-7	L little u super little b Ab	任意浓度	时间点	血清/血浆^供者	等级型		血库
11437-1	体征	发现（结果）	时间点	臀部	名义型	观察	病史与体格检查.体格检查
11438-9	体征	发现（结果）	时间点	膝	名义型	观察	病史与体格检查.体格检查
11439-7	体征	发现（结果）	时间点	口与咽喉与牙齿	名义型	观察	病史与体格检查.体格检查
11440-5	体征	发现（结果）	时间点	口与咽喉与牙齿	名义型	观察	病史与体格检查.体格检查

LOINC 代码	名称	属性	时间特征	系统	标尺类型	方法类型	分类
11441-3	体征	发现（结果）	时间点	肌肉骨骼系统	名义型	观察	病史与体格检查.体格检查
11442-1	体征	发现（结果）	时间点	颈部	名义型	观察	病史与体格检查.体格检查
11443-9	体征	发现（结果）	时间点	呼吸系统	名义型	观察	病史与体格检查.体格检查
11444-7	体征	发现（结果）	时间点	肩部	名义型	观察	病史与体格检查.体格检查
1144-5	L little u super little b Ab	任意浓度	时间点	血清/血浆	等级型		血库
11445-4	体征	发现（结果）	时间点	股	名义型	观察	病史与体格检查.体格检查
11446-2	体征	发现（结果）	时间点	腕部	名义型	观察	病史与体格检查.体格检查
11447-0	体征	发现（结果）	时间点	血液＋淋巴＋免疫系统	叙述型	观察	病史与体格检查.体格检查
11448-8	体征	发现（结果）	时间点	血液＋淋巴＋免疫系统	名义型	观察	病史与体格检查.体格检查
11449-6	妊娠状况	印象/检查结果的解释	时间点	病人	名义型	报告的	病史与体格检查.病史
11450-4	问题列表	发现（结果）	时间点	病人	名义型	报告的	病史与体格检查.病史
11451-2	精神病学发现	发现（结果）	时间点	病人	叙述型	观察	病史与体格检查.体格检查
1145-2	L little u super little b Ag	任意浓度	时间点	红细胞^血液制品单位	等级型		血库
11452-0	精神病学发现	发现（结果）	时间点	病人	名义型	观察	病史与体格检查.体格检查
11453-8	接收设备	类型	时间点	急救医疗服务系统	名义型		急诊科
11454-6	反应性评估	功能状态	就医过程的持续时间^第一个	病人	等级型		功能状态
11455-3	症状与疾病回顾	发现（结果）	时间点	病人	叙述型	报告的	病史与体格检查.病史
11456-1	症状与疾病回顾	发现（结果）	时间点	病人	名义型	报告的	病史与体格检查.病史
11457-9	所采用的安全设备	类型	时间点	病人	名义型		急诊科
11458-7	破伤风免疫接种情况	既往史	时间点	病人	名义型		病史与体格检查.病史
11459-5	运送方式	类型	时间点	急救医疗服务系统	名义型		急诊科
1146-0	L little u super little b Ag	任意浓度	时间点	红细胞^供者	等级型		血库
11467-8	炭疽杆菌 Ab	任意浓度	时间点	血清	定量型	免疫印迹	微生物学
11468-6	炭疽杆菌 Ab	任意浓度	时间点	XXX	定量型	免疫荧光	微生物学
11469-4	炭疽杆菌	任意浓度	时间点	XXX	等级型	微生物特异性培养	微生物学
11470-2	肉毒梭菌毒素	任意浓度	时间点	大便	定量型		微生物学
11471-0	新型隐球菌 Ag	稀释系数、稀释倍数（滴度）	时间点	XXX	定量型		微生物学
11472-8	新型隐球菌 Ag	任意浓度	时间点	XXX	等级型		微生物学

LOINC 代码	名称	属性	时间特征	系统	标尺类型	方法类型	分类
11473-6	隐球菌 Ag	稀释系数、稀释倍数（滴度）	时间点	XXX	定量型		微生物学
11474-4	水泡囊，已鉴定的	存在与否或身份标识	时间点	XXX	名义型	湿片法	微生物学
11475-1	微生物，已鉴定的	存在与否或身份标识	时间点	XXX	名义型	培养	微生物学
11476-9	显微镜观察	存在与否或身份标识	时间点	胃液	名义型	抗酸染色	微生物学
11477-7	显微镜观察	存在与否或身份标识	时间点	唾液	名义型	抗酸染色	微生物学
1147-8	L little u super little b Ag	任意浓度	时间点	红细胞	等级型		血库
11478-5	显微镜观察	存在与否或身份标识	时间点	大便	名义型	抗酸染色	微生物学
11479-3	显微镜观察	存在与否或身份标识	时间点	组织	名义型	抗酸染色	微生物学
11480-1	显微镜观察	存在与否或身份标识	时间点	尿液	名义型	抗酸染色	微生物学
11481-9	人乳头瘤病毒，已鉴定的	存在与否或身份标识	时间点	XXX	名义型		微生物学
11482-7	立克次氏立克次体 RNA	任意浓度	时间点	组织	等级型	探针.扩增.靶向扩增	微生物学
11483-5	水痘-带状疱疹病毒 DNA	任意浓度	时间点	XXX	等级型	探针.扩增.靶向扩增	微生物学
11484-3	病毒，已鉴定的	存在与否或身份标识	时间点	羊水	名义型	培养	微生物学
11485-0	麻醉记录	发现（结果）	—	病人	多样型		信息附件.临床报告
1148-6	L little u NOS Ab	任意浓度	时间点	血清/血浆^血液制品单位	等级型		血库
11486-8	化疗记录	发现（结果）	—	病人	多样型		信息附件.实验室
11487-6	会诊申请.总计	发现（结果）	时间点	病人	叙述型		信息附件.临床报告
11488-4	会诊记录	发现（结果）	时间点	{设置}	文档型	{提供者}	信息附件.临床报告
11489-2	口授执业医师标识码	标识符	时间点	服务提供方	名义型		信息附件.临床报告
114-9	头孢替坦	药物敏感度	时间点	分离物+血清	等级型	测序分型	抗生素敏感性
11490-0	出院小结记录	发现（结果）	时间点	{设置}	文档型	医师	信息附件.临床报告
11491-6	紧急就诊记录.总计	发现（结果）持续时间	就医过程的	病人	叙述型		病史与体格检查.病史
11492-6	既往史与体征记录	发现（结果）	时间点	医院	文档型	{提供者}	信息附件.临床报告
11493-4	医院出院研究小结	发现（结果）	时间点	病人	叙述型		病史与体格检查.病史
1149-4	L little u NOS Ab	任意浓度	时间点	血清/血浆^供者	等级型		血库
11494-2	初始评估记录	发现（结果）	就医过程的持续时间^第一个	病人	多样型	医师	病史与体格检查.病史
11495-9	初始评估记录	发现（结果）	就医过程的持续时间^第一个	病人	多样型	物理疗法	病史与体格检查.病史
11496-7	初始评估记录	发现（结果）	就医过程的持续时间^第一个	病人	多样型	脚医学	病史与体格检查.病史
11497-5	初始评估记录	发现（结果）	就医过程的持续时间^第一个	病人	多样型	心理学	病史与体格检查.病史

LOINC 代码	名称	属性	时间特征	系统	标尺类型	方法类型	分类
11498-3	初始评估记录	发现（结果）	就医过程的持续时间^第一个	病人	多样型	社会公益服务	病史与体格检查.病史
11499-1	初始评估记录	发现（结果）	就医过程的持续时间^第一个	病人	多样型	言语矫治	病史与体格检查.病史
11500-6	初始评估记录	发现（结果）	就医过程的持续时间^第一个	病人	多样型	作业疗法	病史与体格检查.病史
11501-6	分娩记录.总计	发现（结果）	就医过程的持续时间	病人	叙述型		病史与体格检查.病史
1150-2	L little u NOS Ab	任意浓度	时间点	血清/血浆	等级型		血库
11502-2	实验室报告.总计	发现（结果）	就医过程的持续时间	病人	多样型		信息附件.实验室
11503-0	病历	发现（结果）	—	病人	多样型		信息附件.临床报告
11504-8	外科手术记录	发现（结果）	时间点	{设置}	文档型	{提供者}	信息附件.临床报告
11505-5	操作记录	发现（结果）	时间点	{设置}	文档型	医师	信息附件.临床报告
11506-3	后继评价记录	发现（结果）	时间点	{设置}	文档型	{提供者}	信息附件.临床报告
11507-1	后继评价记录	发现（结果）	时间点	{设置}	文档型	作业疗法	信息附件.临床报告
11508-9	后继评价记录	发现（结果）	时间点	{设置}	文档型	物理疗法	信息附件.临床报告
11509-7	后继评价记录	发现（结果）	时间点	{设置}	文档型	脚医学	信息附件.临床报告
1151-0	L little u NOS Ag	任意浓度	时间点	红细胞^血液制品单位	等级型		血库
11510-5	后继评价记录	发现（结果）	时间点	{设置}	文档型	心理学	信息附件.临床报告
11511-3	进展记录.总计	发现（结果）	时间点	病人	叙述型		病史与体格检查.病史
11512-1	后继评价记录	发现（结果）	时间点	{设置}	文档型	言语矫治	信息附件.临床报告
11513-9	提供者.签字	标识符	时间点	报告	名义型		临床
11514-7	记录.总计	发现（结果）	就医过程的持续时间	病人	多样型	脊柱按摩疗法	信息附件.临床报告
11515-4	记录.总计	发现（结果）	就医过程的持续时间	病人	多样型	物理疗法	信息附件.临床报告
11516-2	记录.总计	发现（结果）	就医过程的持续时间	病人	多样型	医师	信息附件.临床报告

LOINC代码	名称	属性	时间特征	系统	标尺类型	方法类型	分类
11517-0	记录.总计	发现（结果）	就医过程的持续时间	病人	多样型	脚医学	信息附件.临床报告
11518-8	记录.总计	发现（结果）	就医过程的持续时间	病人	多样型	心理学	信息附件.临床报告
11519-6	记录.总计	发现（结果）	就医过程的持续时间	病人	多样型	社会公益服务	信息附件.临床报告
11520-4	记录.总计	发现（结果）	就医过程的持续时间	病人	多样型	言语矫治	信息附件.临床报告
11521-2	记录.总计	发现（结果）	就医过程的持续时间	病人	多样型	作业疗法	信息附件.临床报告
11522-0	研究报告	发现（结果）	时间点	心脏	文档型	心脏超声	信息附件.临床报告
11523-8	研究报告	发现（结果）	时间点	大脑	文档型	脑电图	信息附件.临床报告
11524-6	研究报告	发现（结果）	时间点	心脏	文档型	心电图	信息附件.临床报告
11525-3	研究报告	发现（结果）	时间点	骨盆＋胎儿	文档型	产科超声	信息附件.临床报告
11526-1	研究报告	发现（结果）	时间点	病人	文档型	病理学	信息附件.临床报告
11527-9	研究报告	发现（结果）	时间点	病人	文档型	精神病学	信息附件.临床报告
1152-8	L little u NOS Ag	任意浓度	时间点	红细胞^供者	等级型		血库
11528-7	研究.总计	发现（结果）	时间点	XXX	多样型	放射学.XXX	信息附件.临床报告
11529-5	研究报告	发现（结果）	时间点	病人	文档型	外科病理学	信息附件.临床报告
11530-3	外科医师.助理	标识符	时间点	手术步骤	名义型		临床
11531-1	外科医师.住院医师	标识符	时间点	手术步骤	名义型		临床
11532-9	外科医师.医务人员	标识符	时间点	手术步骤	名义型		临床
11533-7	外科引流	发现（结果）	时间点	手术步骤	名义型		临床
11534-5	温度图表	发现（结果）	—	病人	多样型		信息附件.临床报告
11535-2	医院出院诊断	印象/检查结果的解释	时间点	病人	叙述型		病史与体格检查.病史
1153-6	L little u NOS Ag	任意浓度	时间点	红细胞	等级型		血库
11536-0	记录	发现（结果）	就医过程的持续时间	病人	文档型	护理	信息附件.临床报告
11537-8	外科引流	发现（结果）	时间点	手术步骤	叙述型		临床
11538-6	研究.总计	发现（结果）	时间点	胸部	多样型	计算机X射线断层造影术	信息附件.临床报告

LOINC 代码	名称	属性	时间特征	系统	标尺类型	方法类型	分类
11539-4	研究.总计	发现（结果）	时间点	头部	多样型	计算机X射线断层造影术	信息附件.临床报告
11540-2	研究.总计	发现（结果）	时间点	腹部	多样型	计算机X射线断层造影术	信息附件.临床报告
11541-0	研究报告	发现（结果）	时间点	大脑	文档型	核磁共振成像	信息附件.临床报告
11542-8	后继就诊评价记录	发现（结果）	时间点	{设置}	文档型	{提供者}	信息附件.临床报告
11543-6	婴儿室记录	发现（结果）	—	病人	多样型		信息附件.临床报告
1154-4	little c Ab	任意浓度	时间点	血清/血浆^血液制品单位	等级型		血库
11544-4	医院出院随访	发现（结果）	时间点	病人	叙述型		病史与体格检查.病史
11545-1	显微镜观察	存在与否或身份标识	时间点	XXX	名义型	抗酸染色	微生物学
11546-9	显微镜观察	存在与否或身份标识	时间点	XXX	名义型	XXX 染色	微生物学
11550-1	博氏疏螺旋体	任意浓度	时间点	XXX	等级型	微生物特异性培养	微生物学
1155-1	little c Ab	任意浓度	时间点	血清/血浆^供者	等级型		血库
11551-9	博氏疏螺旋体 DNA	任意浓度	时间点	脑脊液	等级型	探针.扩增	微生物学
11552-7	显微镜检	印象/检查结果的解释	时间点	组织.已固定的小肠	名义型	细胞学	细胞学
11553-5	显微镜检	印象/检查结果的解释	时间点	唾液	名义型	细胞学	细胞学
11554-3	镁	摩尔浓度	时间点	血清/血浆	定量型		化学
11555-0	碱剩余	摩尔浓度	时间点	全血	定量型		化学
11556-8	氧	压力或压强（局部性）	时间点	全血	定量型		化学
11557-6	二氧化碳	压力或压强（局部性）	时间点	全血	定量型		化学
11558-4	pH	摩尔浓度	时间点	全血	定量型		化学
11559-2	氧合血红蛋白/血红蛋白.总计	质量分数	时间点	全血	定量型		化学
115-6	头孢西丁	药物敏感度	时间点	分离物	定量型	最小致死浓度	抗生素敏感性
11560-0	乙酰胆碱受体结合 Ab	任意浓度	时间点	血清	定量型		血清学
11561-8	乙酰胆碱受体阻断型 Ab	任意浓度	时间点	血清	定量型		血清学
11562-6	乙酰胆碱受体调节 Ab	任意浓度	时间点	血清	定量型		血清学
11563-4	双链 DNA Ab	任意浓度	时间点	血清	定量型		血清学
11564-2	内因子 Ab	任意浓度	时间点	血清	定量型		血清学
11565-9	Jo-1 可提取核 Ab	任意浓度	时间点	血清	定量型		血清学
11566-7	肝肾微粒体 Ab	任意浓度	时间点	血清	定量型		血清学
11567-5	嗜中性粒细胞细胞质 Ab	任意浓度	时间点	血清	定量型		血清学
11568-3	磷脂酰丝氨酸 Ab.IgG	任意浓度	时间点	血清	等级型		凝血功能检查
1156-9	little c Ab	任意浓度	时间点	血清/血浆	等级型		血库
11569-1	磷脂酰丝氨酸 Ab.IgM	任意浓度	时间点	血清	等级型		凝血功能检查
11570-9	血小板 Ab.IgG	任意浓度	时间点	血清	定量型		血清学
11571-7	类风湿关节炎细胞核 Ab	任意浓度	时间点	血清	定量型		血清学

LOINC 代码	名称	属性	时间特征	系统	标尺类型	方法类型	分类
11572-5	类风湿因子	任意浓度	时间点	血清	定量型		血清学
11573-3	类风湿因子. IgM	任意浓度	时间点	血清	定量型		血清学
11574-1	甲状腺过氧化物酶 Ab	任意浓度	时间点	血清	定量型		血清学
11575-8	头孢美唑	药物敏感度	时间点	分离物	定量或等级型	梯度纸条	抗生素敏感性
11576-6	红霉素＋磺胺二甲异噁唑	药物敏感度	时间点	分离物	定量或等级型	梯度纸条	抗生素敏感性
1157-7	little c Ag	任意浓度	时间点	红细胞^血液制品单位	等级型		血库
11577-4	磺胺甲噁唑	药物敏感度	时间点	分离物	定量或等级型	梯度纸条	抗生素敏感性
11578-2	磺胺异噁唑	药物敏感度	时间点	分离物	定量或等级型	梯度纸条	抗生素敏感性
11579-0	促甲状腺激素	任意浓度	时间点	血清/血浆	定量型	检出限＝0.01 mu/L	化学
11580-8	促甲状腺激素	任意浓度	时间点	血清/血浆	定量型	检出限＝0.001 mu/L	化学
11581-6	埃博拉病毒 Ab	任意浓度	时间点	血清	定量型		微生物学
11582-4	斑氏线虫 Ab	任意浓度	时间点	血清	定量型		微生物学
11583-2	烟曲霉菌 1 Ab	任意浓度	时间点	血清	等级型		微生物学
11584-0	出芽短梗霉菌 Ab	任意浓度	时间点	血清	等级型		微生物学
1158-5	little c Ag	任意浓度	时间点	红细胞^供者	等级型		血库
11585-7	百日咳杆菌 Ab	任意浓度	时间点	血清	定量型		微生物学
11586-5	流产布鲁氏杆菌 Ab	任意浓度	时间点	血清	定量型		微生物学
11587-3	犬布鲁氏菌 Ab	任意浓度	时间点	血清	定量型		微生物学
11588-1	羊流产布氏杆菌 Ab	任意浓度	时间点	血清	定量型		微生物学
11589-9	猪流产布氏杆菌 Ab	任意浓度	时间点	血清	定量型		微生物学
11590-7	柯萨奇病毒 A10 Ab	任意浓度	时间点	血清	定量型		微生物学
11591-5	柯萨奇病毒 A2 Ab	任意浓度	时间点	血清	定量型		微生物学
11592-3	烟曲霉菌 6 Ab	任意浓度	时间点	血清	等级型		微生物学
1159-3	little c Ag	任意浓度	时间点	红细胞	等级型		血库
11593-1	柯萨奇病毒 A4 Ab	任意浓度	时间点	血清	定量型		微生物学
11594-9	埃柯病毒 16 Ab	任意浓度	时间点	血清	定量型		微生物学
11595-6	埃柯病毒 18 Ab	任意浓度	时间点	血清	定量型		微生物学
11596-4	痢疾志贺杆菌 Ab	任意浓度	时间点	血清	定量型		微生物学
11597-2	苍白密螺旋体 Ab	任意浓度	时间点	血清	定量型		微生物学
11598-0	鼠弓形体 Ab	任意浓度	时间点	血清	定量型		微生物学
11599-8	柯萨奇病毒 A21 Ab	任意浓度	时间点	血清	定量型		微生物学
11600-4	福氏志贺杆菌 Ab	任意浓度	时间点	血清	定量型		微生物学
1160-1	little e Ab	任意浓度	时间点	血清/血浆^血液制品单位	等级型		血库
11601-2	埃柯病毒 7 Ab	任意浓度	时间点	血清	定量型		微生物学
11602-0	鲍氏志贺菌 Ab	任意浓度	时间点	血清	定量型		微生物学
11603-8	沙门菌 sp Ab	任意浓度	时间点	血清	定量型		微生物学
11604-6	伯克氏菌 Ab	任意浓度	时间点	血清	定量型		微生物学
11605-3	淋巴细胞性脉络丛脑膜炎病毒 Ab	任意浓度	时间点	血清	定量型		微生物学
11606-1	问号钩端螺旋体 Ab	任意浓度	时间点	血清	定量型		微生物学

LOINC 代码	名称	属性	时间特征	系统	标尺类型	方法类型	分类
11607-9	胡宁病毒（阿根廷出血热病毒）Ab	任意浓度	时间点	血清	定量型		微生物学
11608-7	日本脑炎病毒 Ab	任意浓度	时间点	血清	定量型		微生物学
11609-5	人 T 淋巴细胞白血病病毒 1 型 Ab	任意浓度	时间点	血清	定量型		微生物学
11610-3	嗜异性 Ab	任意浓度	时间点	血清	定量型		微生物学
11611-1	宋内志贺杆菌 Ab	任意浓度	时间点	血清	定量型		微生物学
11612-9	流产	数量或计数（正整数）	时间点	病人	定量型	报告的	产科学.超声
11613-7	流产.诱导型	数量或计数（正整数）	时间点	病人	定量型	报告的	产科学.超声
11614-5	流产.自发型	数量或计数（正整数）	时间点	病人	定量型	报告的	产科学.超声
11615-2	活动性	发现（结果）	时间点	心脏^胎儿	名义型	超声	产科学.超声
11616-0	活动性	发现（结果）	时间点	心脏^胎儿	叙述型	超声	产科学.超声
11617-8	活动性	发现（结果）	时间点	肢^胎儿	名义型	超声	产科学.超声
11618-6	活动性	发现（结果）	时间点	肢^胎儿	叙述型	超声	产科学.超声
1161-9	little e Ab	任意浓度	时间点	血清/血浆^供者	等级型		血库
11619-4	活动性	发现（结果）	时间点	呼吸系统^胎儿	名义型	超声	产科学.超声
11620-2	活动性	发现（结果）	时间点	呼吸系统^胎儿	叙述型	超声	产科学.超声
11621-0	活动性	发现（结果）	时间点	躯干^胎儿	名义型	超声	产科学.超声
11622-8	活动性	发现（结果）	时间点	躯干^胎儿	叙述型	超声	产科学.超声
11623-6	羊水指数	长度	时间点	羊水空间.第四象限^胎儿	定量型	超声.导出的	产科学.超声
11624-4	羊水指数	长度	时间点	羊水空间.第一象限^胎儿	定量型	超声.导出的	产科学.超声
11625-1	羊水指数	长度	时间点	羊水空间.第三象限^胎儿	定量型	超声.导出的	产科学.超声
11626-9	羊水指数	长度	时间点	羊水空间.第二象限^胎儿	定量型	超声.导出的	产科学.超声
1162-7	little e Ab	任意浓度	时间点	血清/血浆	等级型		血库
11627-7	羊水指数.和	长度	时间点	羊水空间^胎儿	定量型	超声.导出的	产科学.超声
11628-5	双目距离	长度	时间点	头部^胎儿	定量型	超声.估计自 BPD	产科学.超声
11629-3	双目距离	长度	时间点	头部^胎儿	定量型	超声.测量的	产科学.超声
11630-1	生物物理评分.羊水体积	功能状态	时间点	胎儿	等级型	超声	产科学.超声
11631-9	生物物理评分.身体运动	功能状态	时间点	胎儿	等级型	超声	产科学.超声
11632-7	生物物理评分.呼吸运动	功能状态	时间点	胎儿	等级型	超声	产科学.超声
11633-5	生物物理评分.心率反应性	功能状态	时间点	胎儿	等级型	超声	产科学.超声
11634-3	生物物理评分.总计	功能状态	时间点	胎儿	等级型	衍生	产科学.超声
1163-5	little e Ag	任意浓度	时间点	红细胞^血液制品单位	等级型		血库
11635-0	生物物理评分.音调	功能状态	时间点	胎儿	等级型	超声	产科学.超声
11636-8	生产数.顺产	数量或计数（正整数）	时间点	病人	定量型	报告的	产科学.超声
11637-6	生产数.早产	数量或计数（正整数）	时间点	病人	定量型	报告的	产科学.超声
11638-4	生产数.存活	数量或计数（正整数）	时间点	病人	定量型	报告的	产科学.超声

LOINC 代码	名称	属性	时间特征	系统	标尺类型	方法类型	分类
11639-2	生产数.足月	数量或计数（正整数）	时间点	病人	定量型	报告的	产科学.超声
116-4	头孢西丁	药物敏感度	时间点	分离物	定量或等级型	最小抑制浓度	抗生素敏感性
11640-0	生产数.总计	数量或计数（正整数）	时间点	病人	定量型	报告的	产科学.超声
11641-8	血流量.舒张期.心房波.最大值	速度、速率	时间点	二尖瓣^胎儿	定量型	多普勒.测量的	产科学.超声
11642-6	血流量.舒张期.心房波.最大值	速度、速率	时间点	二尖瓣	定量型	多普勒.测量的	产科学.超声
1164-3	little e Ag	任意浓度	时间点	红细胞^供者	等级型		血库
11643-4	血流量.舒张期.心房波.最大值	速度、速率	时间点	三尖瓣^胎儿	定量型	多普勒.测量的	产科学.超声
11644-2	血流量.舒张期.心房波.最大值	速度、速率	时间点	三尖瓣	定量型	多普勒.测量的	产科学.超声
11645-9	血流量.舒张期.早期波.最大值	速度、速率	时间点	二尖瓣^胎儿	定量型	多普勒.测量的	产科学.超声
11646-7	血流量.舒张期.早期波.最大值	速度、速率	时间点	二尖瓣	定量型	多普勒.测量的	产科学.超声
11647-5	血流量.舒张期.早期波.最大值	速度、速率	时间点	三尖瓣^胎儿	定量型	多普勒.测量的	产科学.超声
11648-3	血流量.舒张期.早期波.最大值	速度、速率	时间点	三尖瓣	定量型	多普勒.测量的	产科学.超声
11649-1	血流量.舒张期.早期波/心房波比值	速度比率	时间点	二尖瓣^胎儿	定量型	多普勒.测量的	产科学.超声
1165-0	little e Ag	任意浓度	时间点	红细胞	等级型		血库
11650-9	血流量.舒张期.早期波/心房波比值	速度比率	时间点	二尖瓣	定量型	多普勒.测量的	产科学.超声
11651-7	血流量.舒张期.早期波/心房波比值	速度比率	时间点	三尖瓣^胎儿	定量型	多普勒.测量的	产科学.超声
11652-5	血流量.舒张期.早期波/心房波比值	速度比率	时间点	三尖瓣	定量型	多普勒.测量的	产科学.超声
11653-3	血流量.舒张期.末期	速度、速率	时间点	{循环系统}	定量型	多普勒.测量的	产科学.超声
11654-1	血流量.舒张期.最小值	速度、速率	时间点	大脑前动脉^胎儿	定量型	多普勒.测量的	产科学.超声
11655-8	血流量.舒张期.最小值	速度、速率	时间点	大脑前动脉	定量型	多普勒.测量的	产科学.超声
11656-6	血流量.舒张期.最小值	速度、速率	时间点	大脑中动脉^胎儿	定量型	多普勒.测量的	产科学.超声
11657-4	血流量.舒张期.最小值	速度、速率	时间点	大脑中动脉	定量型	多普勒.测量的	产科学.超声
11658-2	血流量.舒张期.最小值	速度、速率	时间点	卵巢动脉.左侧	定量型	多普勒.测量的	产科学.超声
11659-0	血流量.舒张期.最小值	速度、速率	时间点	卵巢动脉.右侧	定量型	多普勒.测量的	产科学.超声
11660-8	血流量.舒张期.最小值	速度、速率	时间点	脐动脉.^胎儿部分^胎儿	定量型	多普勒.测量的	产科学.超声
11661-6	血流量.舒张期.最小值	速度、速率	时间点	脐动脉.胎盘部分^胎儿	定量型	多普勒.测量的	产科学.超声
11662-4	血流量.舒张期.最小值	速度、速率	时间点	脐动脉.^胎儿与胎盘之间^胎儿	定量型	多普勒.测量的	产科学.超声

LOINC 代码	名称	属性	时间特征	系统	标尺类型	方法类型	分类
11663-2	血流量.舒张期.最小值	速度、速率	时间点	子宫动脉.左侧	定量型	多普勒.测量的	产科学.超声
11664-0	血流量.舒张期.最小值	速度、速率	时间点	子宫动脉.右侧	定量型	多普勒.测量的	产科学.超声
11665-7	血流量.舒张期.最小值	速度、速率	时间点	{循环系统}	定量型	多普勒.测量的	产科学.超声
11666-5	血流量.均值	速度、速率	时间点	主动脉升^胎儿	定量型	多普勒.测量的	产科学.超声
11667-3	血流量.均值	速度、速率	时间点	主动脉升	定量型	多普勒.测量的	产科学.超声
1166-8	little f Ab	任意浓度	时间点	血清/血浆^血液制品单位	等级型		血库
11668-1	血流量.均值	速度、速率	时间点	主动脉降^胎儿	定量型	多普勒.测量的	产科学.超声
11669-9	血流量.均值	速度、速率	时间点	主动脉降	定量型	多普勒.测量的	产科学.超声
11670-7	血流量.均值	速度、速率	时间点	主动脉弓^胎儿	定量型	多普勒.测量的	产科学.超声
11671-5	血流量.均值	速度、速率	时间点	主动脉弓	定量型	多普勒.测量的	产科学.超声
11672-3	血流量.均值	速度、速率	时间点	大脑前动脉^胎儿	定量型	多普勒.测量的	产科学.超声
11673-1	血流量.均值	速度、速率	时间点	大脑前动脉	定量型	多普勒.测量的	产科学.超声
11674-9	血流量.均值	速度、速率	时间点	大脑中动脉	定量型	多普勒.测量的	产科学.超声
11675-6	血流量.均值	速度、速率	时间点	动脉导管^胎儿	定量型	多普勒.测量的	产科学.超声
1167-6	little f Ab	任意浓度	时间点	血清/血浆^供者	等级型		血库
11676-4	血流量.均值	速度、速率	时间点	动脉导管	定量型	多普勒.测量的	产科学.超声
11677-2	血流量.均值	速度、速率	时间点	肺动脉瓣^胎儿	定量型	多普勒.测量的	产科学.超声
11678-0	血流量.均值	速度、速率	时间点	肺动脉瓣	定量型	多普勒.测量的	产科学.超声
11679-8	血流量.均值	速度、速率	时间点	心脏.心室.左侧.流出道^胎儿	定量型	多普勒.测量的	产科学.超声
11680-6	血流量.均值	速度、速率	时间点	心脏.心室.左侧.流出道	定量型	多普勒.测量的	产科学.超声
11681-4	血流量.均值	速度、速率	时间点	心脏.心室.右侧.流出道^胎儿	定量型	多普勒.测量的	产科学.超声
11682-2	血流量.均值	速度、速率	时间点	心脏.心室.右侧.流出道	定量型	多普勒.测量的	产科学.超声
11683-0	血流量.均值	速度、速率	时间点	卵巢动脉.左侧	定量型	多普勒.测量的	产科学.超声

LOINC 代码	名称	属性	时间特征	系统	标尺类型	方法类型	分类
1168-4	little f Ab	任意浓度	时间点	血清/血浆	等级型		血库
11684-8	血流量.均值	速度、速率	时间点	卵巢动脉.右侧	定量型	多普勒.测量的	产科学.超声
11685-5	血流量.均值	速度、速率	时间点	肺动脉.主^胎儿	定量型	多普勒.测量的	产科学.超声
11686-3	血流量.均值	速度、速率	时间点	肺动脉.主	定量型	多普勒.测量的	产科学.超声
11687-1	血流量.均值	速度、速率	时间点	脐动脉.^胎儿部分^胎儿	定量型	多普勒.测量的	产科学.超声
11688-9	血流量.均值	速度、速率	时间点	脐动脉.胎盘部分^胎儿	定量型	多普勒.测量的	产科学.超声
11689-7	血流量.均值	速度、速率	时间点	脐动脉.^胎儿与胎盘之间^胎儿	定量型	多普勒.测量的	产科学.超声
11690-5	血流量.均值	速度、速率	时间点	子宫动脉.左侧	定量型	多普勒.测量的	产科学.超声
11691-3	血流量.均值	速度、速率	时间点	子宫动脉.右侧	定量型	多普勒.测量的	产科学.超声
1169-2	little f Ag	任意浓度	时间点	红细胞^血液制品单位	等级型		血库
11692-1	血流量.均值.最大值	速度、速率	时间点	{循环系统}	定量型	多普勒.测量的	产科学.超声
11693-9	血流量.收缩期.最大值	速度、速率	时间点	主动脉升^胎儿	定量型	多普勒.测量的	产科学.超声
11694-7	血流量.收缩期.最大值	速度、速率	时间点	主动脉升	定量型	多普勒.测量的	产科学.超声
11695-4	血流量.收缩期.最大值	速度、速率	时间点	主动脉降^胎儿	定量型	多普勒.测量的	产科学.超声
11696-2	血流量.收缩期.最大值	速度、速率	时间点	主动脉降	定量型	多普勒.测量的	产科学.超声
11697-0	血流量.收缩期.最大值	速度、速率	时间点	主动脉弓^胎儿	定量型	多普勒.测量的	产科学.超声
11698-8	血流量.收缩期.最大值	速度、速率	时间点	主动脉弓	定量型	多普勒.测量的	产科学.超声
11699-6	血流量.收缩期.最大值	速度、速率	时间点	大脑前动脉^胎儿	定量型	多普勒.测量的	产科学.超声
11-7	阿米卡星	药物敏感度	时间点	分离物	定量型	最小致死浓度	抗生素敏感性
1170-0	little f Ag	任意浓度	时间点	红细胞^供者	等级型		血库
11700-2	血流量.收缩期.最大值	速度、速率	时间点	大脑前动脉	定量型	多普勒.测量的	产科学.超声
11701-0	血流量.收缩期.最大值	速度、速率	时间点	大脑中动脉^胎儿	定量型	多普勒.测量的	产科学.超声
11702-8	血流量.收缩期.最大值	速度、速率	时间点	大脑中动脉	定量型	多普勒.测量的	产科学.超声
11703-6	血流量.收缩期.最大值	速度、速率	时间点	动脉导管^胎儿	定量型	多普勒.测量的	产科学.超声
11704-4	血流量.收缩期.最大值	速度、速率	时间点	动脉导管	定量型	多普勒.测量的	产科学.超声
11705-1	血流量.收缩期.最大值	速度、速率	时间点	主动脉瓣^胎儿	定量型	多普勒.测量的	产科学.超声

LOINC代码	名称	属性	时间特征	系统	标尺类型	方法类型	分类
11706-9	血流量.收缩期.最大值	速度、速率	时间点	主动脉瓣	定量型	多普勒.测量的	产科学.超声
11707-7	血流量.收缩期.最大值	速度、速率	时间点	二尖瓣^胎儿	定量型	多普勒.测量的	产科学.超声
11708-5	血流量.收缩期.最大值	速度、速率	时间点	二尖瓣	定量型	多普勒.测量的	产科学.超声
11709-3	血流量.收缩期.最大值	速度、速率	时间点	肺动脉瓣^胎儿	定量型	多普勒.测量的	产科学.超声
11710-1	血流量.收缩期.最大值	速度、速率	时间点	肺动脉瓣	定量型	多普勒.测量的	产科学.超声
11711-9	血流量.收缩期.最大值	速度、速率	时间点	三尖瓣^胎儿	定量型	多普勒.测量的	产科学.超声
11712-7	血流量.收缩期.最大值	速度、速率	时间点	三尖瓣	定量型	多普勒.测量的	产科学.超声
11713-5	血流量.收缩期.最大值	速度、速率	时间点	心脏.心室.左侧.流出道^胎儿	定量型	多普勒.测量的	产科学.超声
11714-3	血流量.收缩期.最大值	速度、速率	时间点	心脏.心室.左侧.流出道	定量型	多普勒.测量的	产科学.超声
11715-0	血流量.收缩期.最大值	速度、速率	时间点	心脏.心室.右侧.流出道^胎儿	定量型	多普勒.测量的	产科学.超声
11716-8	血流量.收缩期.最大值	速度、速率	时间点	心脏.心室.右侧.流出道	定量型	多普勒.测量的	产科学.超声
11717-6	血流量.收缩期.最大值	速度、速率	时间点	卵巢动脉.左侧	定量型	多普勒.测量的	产科学.超声
1171-8	little f Ag	任意浓度	时间点	红细胞	等级型		血库
11718-4	血流量.收缩期.最大值	速度、速率	时间点	卵巢动脉.右侧	定量型	多普勒.测量的	产科学.超声
11719-2	血流量.收缩期.最大值	速度、速率	时间点	肺动脉.主^胎儿	定量型	多普勒.测量的	产科学.超声
117-2	头孢西丁	药物敏感度	时间点	分离物	定量或等级型	琼脂扩散	抗生素敏感性
11720-0	血流量.收缩期.最大值	速度、速率	时间点	肺动脉.主	定量型	多普勒.测量的	产科学.超声
11721-8	血流量.收缩期.最大值	速度、速率	时间点	脐动脉.^胎儿部分^胎儿	定量型	多普勒.测量的	产科学.超声
11722-6	血流量.收缩期.最大值	速度、速率	时间点	脐动脉.胎盘部分^胎儿	定量型	多普勒.测量的	产科学.超声
11723-4	血流量.收缩期.最大值	速度、速率	时间点	脐动脉.^胎儿与胎盘之间^胎儿	定量型	多普勒.测量的	产科学.超声
11724-2	血流量.收缩期.最大值	速度、速率	时间点	子宫动脉.左侧	定量型	多普勒.测量的	产科学.超声
11725-9	血流量.收缩期.最大值	速度、速率	时间点	子宫动脉.右侧	定量型	多普勒.测量的	产科学.超声
1172-6	little i -1 Ab	任意浓度	时间点	血清/血浆^血液制品单位	等级型	红细胞凝集试验	血库
11726-7	血流量.收缩期.最大值	速度、速率	时间点	{循环系统}	定量型	多普勒.测量的	产科学.超声

LOINC 代码	名称	属性	时间特征	系统	标尺类型	方法类型	分类
11727-5	体重	质量	时间点	胎儿	定量型	超声. 估计的	产科学. 超声
11728-3	体重	质量	时间点	胎儿	定量型	超声. 估计自 AC	产科学. 超声
11729-1	体重	质量	时间点	胎儿	定量型	超声. 估计自 AC&BPD	产科学. 超声
11730-9	体重	质量	时间点	胎儿	定量型	超声. 估计自 AC&BPD&FL	产科学. 超声
11731-7	体重	质量	时间点	胎儿	定量型	超声. 估计自 AC&BPD&FL&HC	产科学. 超声
11732-5	体重	质量	时间点	胎儿	定量型	超声. 估计自 AC&BPD&FL&HC. HADLOCK. 85	产科学. 超声
11733-3	体重	质量	时间点	胎儿	定量型	超声. 估计自 AC&BPD&FL& HC. ROBERTS. 85	产科学. 超声
1173-4	little i -1 Ab	任意浓度	时间点	血清/血浆^供者	等级型	红细胞凝集试验	血库
11734-1	体重	质量	时间点	胎儿	定量型	超声. 估计自 AC &BPD&FL. HADLOCK. 84	产科学. 超声
11735-8	体重	质量	时间点	胎儿	定量型	超声. 估计自 AC &BPD&FL. HADLOCK. 85	产科学. 超声
11736-6	体重	质量	时间点	胎儿	定量型	超声. 估计自 AC&BPD&FL. WOO. 85	产科学. 超声
11737-4	体重	质量	时间点	胎儿	定量型	超声. 估计自 AC&BPD. EIKNES. 82	产科学. 超声
11738-2	体重	质量	时间点	胎儿	定量型	超声. 估计自 AC&BPD. HADLOCK. 84	产科学. 超声
11739-0	体重	质量	时间点	胎儿	定量型	超声. 估计自 AC&BPD. SHEPARD. 82	产科学. 超声

LOINC 代码	名称	属性	时间特征	系统	标尺类型	方法类型	分类
11740-8	体重	质量	时间点	胎儿	定量型	超声.估计自 AC & BPD. THURNAU. 83	产科学.超声
11741-6	体重	质量	时间点	胎儿	定量型	超声.估计自 AC & BPD. WARSOF. 77	产科学.超声
1174-2	little i -1 Ab	任意浓度	时间点	血清	等级型	红细胞凝集试验	血库
11742-4	体重	质量	时间点	胎儿	定量型	超声.估计自 AC& BPD. WEINBERGER. 84	产科学.超声
11743-2	体重	质量	时间点	胎儿	定量型	超声.估计自 AC&FL	产科学.超声
11744-0	体重	质量	时间点	胎儿	定量型	超声.估计自 AC&FL &HC	产科学.超声
11745-7	体重	质量	时间点	胎儿	定量型	超声.估计自 AC&FL& HC. HADLOCK. 84	产科学.超声
11746-5	体重	质量	时间点	胎儿	定量型	超声.估计自 AC&FL& HC. HADLOCK. 85	产科学.超声
11747-3	体重	质量	时间点	胎儿	定量型	超声.估计自 AC&FL& HC. OTT. 86	产科学.超声
11748-1	体重	质量	时间点	胎儿	定量型	超声.估计自 AC&FL& HC. VINTZILEOS. 87	产科学.超声
11749-9	体重	质量	时间点	胎儿	定量型	超声.估计自 AC&FL& HC. WEINER. 85	产科学.超声
11750-7	体重	质量	时间点	胎儿	定量型	超声.估计自 AC&FL. HADLOCK. 84	产科学.超声
11751-5	体重	质量	时间点	胎儿	定量型	超声.估计自 AC&FL. HADLOCK. 85	产科学.超声

LOINC 代码	名称	属性	时间特征	系统	标尺类型	方法类型	分类
11752-3	体重	质量	时间点	胎儿	定量型	超声.估计自AC&FL.WOO.85	产科学.超声
11753-1	体重	质量	时间点	胎儿	定量型	超声.估计自AC&HC	产科学.超声
11754-9	体重	质量	时间点	胎儿	定量型	超声.估计自AC&HC.HADLOCK.84	产科学.超声
11755-6	体重	质量	时间点	胎儿	定量型	超声.估计自AC&HC.JORDAAN.83	产科学.超声
11756-4	体重	质量	时间点	胎儿	定量型	超声.估计自AC. CAMPBELL.75	产科学.超声
11757-2	体重	质量	时间点	胎儿	定量型	超声.估计自AC. VINTZILEOS.87	产科学.超声
11758-0	体重	质量	时间点	胎儿	定量型	超声.估计自AC. WARSOF.77	产科学.超声
1175-9	little i -1 Ag	任意浓度	时间点	红细胞^血液制品单位	等级型	红细胞凝集试验	血库
11759-8	体重	质量	时间点	胎儿	定量型	超声.估计自AD&BPD	产科学.超声
11760-6	体重	质量	时间点	胎儿	定量型	超声.估计自AD&BPD&FL	产科学.超声
11761-4	体重	质量	时间点	胎儿	定量型	超声.估计自AD&BPD&FL. ROSE.87	产科学.超声
11762-2	体重	质量	时间点	胎儿	定量型	超声.估计自AD&BPD.ROSE.87	产科学.超声
11763-0	体重	质量	时间点	胎儿	定量型	超声.估计自AD&BPD.VINTZILEOS.87	产科学.超声
11764-8	体重	质量	时间点	胎儿	定量型	超声.估计自AD&FL	产科学.超声
11765-5	体重	质量	时间点	胎儿	定量型	超声.估计自AD&FL.ROSE.87	产科学.超声
11766-3	体重百分位数	百分点、百分位数	时间点	胎儿	定量型	标准人口分布相同孕龄条件下胎儿体重估计值的计算	产科学.超声

LOINC 代码	名称	属性	时间特征	系统	标尺类型	方法类型	分类
1176-7	little i -1 Ag	任意浓度	时间点	红细胞^供者	等级型	红细胞凝集试验	血库
11767-1	体重百分位数	百分点、百分位数	时间点	病人	定量型	标准人口分布相同孕龄条件下胎儿体重估计值的计算	产科学.超声
11768-9	体重百分位数范围	百分点、百分位数	时间点	胎儿	等级型	对照各种标准进行分类	产科学.超声
11769-7	体重百分位数范围	百分点、百分位数	时间点	病人	等级型	对照各种标准进行分类	产科学.超声
11770-5	体重.10th	百分点、百分位数	时间点	人口分布	定量型	估计的.人口分布出生体重孕龄相关的.参考值	产科学.超声
11771-3	体重.25th	百分点、百分位数	时间点	人口分布	定量型	估计的.人口分布出生体重孕龄相关的.参考值	产科学.超声
11772-1	体重.50th	百分点、百分位数	时间点	人口分布	定量型	估计的.人口分布出生体重孕龄相关的.参考值	产科学.超声
11773-9	体重.75th	百分点、百分位数	时间点	人口分布	定量型	估计的.人口分布出生体重孕龄相关的.参考值	产科学.超声
11774-7	体重.90th	百分点、百分位数	时间点	人口分布	定量型	估计的.人口分布出生体重孕龄相关的.参考值	产科学.超声
1177-5	little i-1 Ag	任意浓度	时间点	红细胞^病人	等级型	红细胞凝集试验	血库
11775-4	引用	文献引文	时间点	胎儿体重估算公式	叙述型		产科学.超声
11776-2	引用	文献引文	时间点	孕龄估算公式	叙述型		产科学.超声
11777-0	横截面	面积	时间点	腹部^胎儿	定量型	超声.导出的	产科学.超声
11778-8	分娩日期	时间戳、时间标记	时间点	病人	定量型	临床.估计值	产科学.超声
11779-6	分娩日期	时间戳、时间标记	时间点	病人	定量型	估计自末次月经	产科学.超声
11780-4	分娩日期	时间戳、时间标记	时间点	病人	定量型	估计自排卵日期	产科学.超声
11781-2	分娩日期	时间戳、时间标记	时间点	病人	定量型	超声.复合.估计的	产科学.超声

LOINC 代码	名称	属性	时间特征	系统	标尺类型	方法类型	分类
11782-0	直径	长度	时间点	肠^胎儿	定量型	超声. 测量的	产科学. 超声
1178-3	little i-2 Ab	任意浓度	时间点	血清/血浆^血液制品单位	等级型	红细胞凝集试验	血库
11783-8	直径	长度	时间点	肠	定量型	超声. 测量的	产科学. 超声
11784-6	直径	长度	时间点	颈管. 外口	定量型	触诊	产科学. 超声
11785-3	直径	长度	时间点	颈管. 外口	定量型	超声. 测量的	产科学. 超声
11786-1	直径	长度	时间点	颈管. 内口	定量型	触诊	产科学. 超声
11787-9	直径	长度	时间点	颈管. 内口	定量型	超声. 测量的	产科学. 超声
11788-7	直径	长度	时间点	颈管	定量型	探针插入. Hagar	产科学. 超声
11789-5	直径	长度	时间点	颈管	定量型	探针插入. Pratt	产科学. 超声
11790-3	直径	长度	时间点	结肠. 内腔^胎儿	定量型	超声. 测量的	产科学. 超声
1179-1	little i-2 Ab	任意浓度	时间点	血清/血浆^供者	等级型	红细胞凝集试验	血库
11791-1	直径	长度	时间点	结肠. 内腔	定量型	超声. 测量的	产科学. 超声
11792-9	直径	长度	时间点	眼^胎儿	定量型	超声. 测量的	产科学. 超声
11793-7	直径	长度	时间点	滤泡或卵泡	定量型	超声. 测量的	产科学. 超声
11794-5	直径	长度	时间点	主动脉瓣^胎儿	定量型	超声. 测量的	产科学. 超声
11795-2	直径	长度	时间点	主动脉瓣	定量型	超声. 测量的	产科学. 超声
11796-0	直径	长度	时间点	二尖瓣^胎儿	定量型	超声. 测量的	产科学. 超声
11797-8	直径	长度	时间点	二尖瓣	定量型	超声. 测量的	产科学. 超声
11798-6	直径	长度	时间点	肺动脉瓣^胎儿	定量型	超声. 测量的	产科学. 超声
11799-4	直径	长度	时间点	肺动脉瓣	定量型	超声. 测量的	产科学. 超声
118-0	头孢西丁	药物敏感度	时间点	分离物+血清	等级型	测序分型	抗生素敏感性
11800-0	直径	长度	时间点	三尖瓣^胎儿	定量型	超声. 测量的	产科学. 超声
11801-8	直径	长度	时间点	三尖瓣	定量型	超声. 测量的	产科学. 超声
11802-6	直径	长度	时间点	心脏. 心室. 左侧. 流出道^胎儿	定量型	多普勒. 测量的	产科学. 超声
11803-4	直径	长度	时间点	心脏. 心室. 左侧. 流出道	定量型	多普勒. 测量的	产科学. 超声
11804-2	直径	长度	时间点	心脏. 心室. 右侧. 流出道^胎儿	定量型	超声. 测量的	产科学. 超声

LOINC 代码	名称	属性	时间特征	系统	标尺类型	方法类型	分类
11805-9	直径	长度	时间点	心脏.心室.右侧.流出道	定量型	超声.测量的	产科学.超声
11806-7	直径	长度	时间点	肺动脉^胎儿	定量型	超声.测量的	产科学.超声
11807-5	直径	长度	时间点	肺动脉	定量型	超声.测量的	产科学.超声
11808-3	直径	长度	时间点	肾盂.左侧^胎儿	定量型	超声.测量的	产科学.超声
1180-9	little i -2 Ab	任意浓度	时间点	血清	等级型	红细胞凝集试验	血库
11809-1	直径	长度	时间点	肾盂.左侧	定量型	超声.测量的	产科学.超声
11810-9	直径	长度	时间点	肾盂.右侧^胎儿	定量型	超声.测量的	产科学.超声
11811-7	直径	长度	时间点	肾盂.右侧	定量型	超声.测量的	产科学.超声
11812-5	直径	长度	时间点	小肠^胎儿	定量型	超声.测量的	产科学.超声
11813-3	直径	长度	时间点	小肠	定量型	超声.测量的	产科学.超声
11814-1	直径	长度	时间点	脐静脉^胎儿	定量型	超声.测量的	产科学.超声
11815-8	直径	长度	时间点	膀胱^胎儿	定量型	超声.测量的	产科学.超声
11816-6	直径	长度	时间点	卵黄囊^胎儿	定量型	超声.测量的	产科学.超声
1181-7	little i -2 Ag	任意浓度	时间点	红细胞^血液制品单位	等级型	红细胞凝集试验	血库
11817-4	直径乘积.最大值口袋	面积	时间点	羊水空间^胎儿	定量型	超声.测量的	产科学.超声
11818-2	直径.前部-后部	长度	时间点	腹部^胎儿	定量型	超声.测量的	产科学.超声
11819-0	直径.前部-后部	长度	时间点	胸腔^胎儿	定量型	超声.测量的	产科学.超声
11820-8	直径.双顶径	长度	时间点	头部^胎儿	定量型	超声.测量的	产科学.超声
11821-6	直径.双顶径.均值	长度	时间点	头部^胎儿	定量型	估计自孕龄	产科学.超声
11822-4	直径.双顶径.均值	长度	时间点	头部^胎儿	定量型	超声.估计自小脑直径	产科学.超声
11823-2	直径.双顶径/直径.枕骨	长度比率	时间点	头部^胎儿	定量型	超声.导出的	产科学.超声
11824-0	直径.双顶径.校正面积	长度	时间点	头部^胎儿	定量型	超声.导出的	产科学.超声
1182-5	little i -2 Ag	任意浓度	时间点	红细胞^供者	等级型	红细胞凝集试验	血库
11825-7	直径.门-皮质	长度	时间点	肾脏.左侧^胎儿	定量型	超声.测量的	产科学.超声
11826-5	直径.门-皮质	长度	时间点	肾脏.左侧	定量型	超声.测量的	产科学.超声

LOINC 代码	名称	属性	时间特征	系统	标尺类型	方法类型	分类
11827-3	直径.门-皮质	长度	时间点	肾脏.右侧^胎儿	定量型	超声.测量的	产科学.超声
11828-1	直径.门-皮质	长度	时间点	肾脏.右侧	定量型	超声.测量的	产科学.超声
11829-9	直径.门-皮质	长度	时间点	卵巢.左侧	定量型	超声.测量的	产科学.超声
11830-7	直径.门-皮质	长度	时间点	卵巢.右侧	定量型	超声.测量的	产科学.超声
11831-5	直径.门-皮质.均值	长度	时间点	肾脏^胎儿	定量型	估计自孕龄	产科学.超声
11832-3	直径.最大值口袋.最大值	长度	时间点	羊水空间^胎儿	定量型	超声.测量的	产科学.超声
1183-3	little i -2 Ag	任意浓度	时间点	红细胞^病人	等级型	红细胞凝集试验	血库
11833-1	直径.最大值口袋.均值	长度	时间点	羊水空间^胎儿	定量型	超声.测量的	产科学.超声
11834-9	直径.长	长度	时间点	肾脏.左侧^胎儿	定量型	超声.测量的	产科学.超声
11835-6	直径.长	长度	时间点	肾脏.左侧	定量型	超声.测量的	产科学.超声
11836-4	直径.长	长度	时间点	肾脏.右侧^胎儿	定量型	超声.测量的	产科学.超声
11837-2	直径.长	长度	时间点	肾脏.右侧	定量型	超声.测量的	产科学.超声
11838-0	直径.长	长度	时间点	肝脏^胎儿	定量型	超声.测量的	产科学.超声
11839-8	直径.长	长度	时间点	肝脏	定量型	超声.测量的	产科学.超声
11840-6	直径.长	长度	时间点	卵巢.左侧	定量型	超声.测量的	产科学.超声
1184-1	little i Ab	任意浓度	时间点	血清/血浆^血液制品单位	等级型		血库
11841-4	直径.长	长度	时间点	卵巢.右侧	定量型	超声.测量的	产科学.超声
11842-2	直径.长	长度	时间点	子宫	定量型	超声.测量的	产科学.超声
11843-0	直径.长.均值	长度	时间点	肾脏^胎儿	定量型	估计自孕龄	产科学.超声
11844-8	直径.长.均值	长度	时间点	肝脏^胎儿	定量型	估计自腹围	产科学.超声
11845-5	直径.长.均值	长度	时间点	肝脏^胎儿	定量型	估计自孕龄	产科学.超声
11846-3	直径.最大值	长度	时间点	卵巢.最大滤泡	定量型	超声.测量的	产科学.超声
11847-1	直径.最大值	长度	时间点	卵巢.左侧.最大滤泡	定量型	超声	产科学.超声
11848-9	直径.最大值	长度	时间点	卵巢.右侧.最大滤泡	定量型	超声	产科学.超声
11849-7	直径.均值	长度	时间点	腹部^胎儿	定量型	估计自孕龄	产科学.超声
11850-5	直径.均值	长度	时间点	妊娠囊	定量型	超声.测量的	产科学.超声
11851-3	直径.枕骨-额骨	长度	时间点	头部^胎儿	定量型	超声.测量的	产科学.超声

LOINC 代码	名称	属性	时间特征	系统	标尺类型	方法类型	分类
11852-1	直径.外侧至外侧	长度	时间点	头部^胎儿	定量型	超声.测量的	产科学.超声
11853-9	直径.垂直	长度	时间点	肾脏.左侧^胎儿	定量型	超声.测量的	产科学.超声
11854-7	直径.垂直	长度	时间点	肾脏.左侧	定量型	超声.测量的	产科学.超声
11855-4	直径.垂直	长度	时间点	肾脏.右侧^胎儿	定量型	超声.测量的	产科学.超声
11856-2	直径.垂直	长度	时间点	肾脏.右侧	定量型	超声.测量的	产科学.超声
11857-0	直径.垂直	长度	时间点	卵巢.左侧	定量型	超声.测量的	产科学.超声
1185-8	little i Ab	任意浓度	时间点	血清/血浆^供者	等级型		血库
11858-8	直径.垂直	长度	时间点	卵巢.右侧	定量型	超声.测量的	产科学.超声
11859-6	直径.垂直	长度	时间点	子宫	定量型	超声.测量的	产科学.超声
11860-4	直径.矢状	长度	时间点	小脑延髓池^胎儿	定量型	超声.测量的	产科学.超声
11861-2	直径.矢状.均值	长度	时间点	小脑延髓池^胎儿	定量型	估计自孕龄	产科学.超声
11862-0	直径.横向	长度	时间点	腹部^胎儿	定量型	超声.测量的	产科学.超声
11863-8	直径.横向	长度	时间点	小脑^胎儿	定量型	超声.测量的	产科学.超声
11864-6	直径.横向	长度	时间点	胸腔^胎儿	定量型	超声.测量的	产科学.超声
11865-3	直径.横向	长度	时间点	子宫	定量型	超声.测量的	产科学.超声
1186-6	little i Ab	任意浓度	时间点	血清/血浆	等级型		血库
11866-1	直径.横向.均值	长度	时间点	小脑^胎儿	定量型	估计自孕龄	产科学.超声
11867-9	宫颈管消失	百分点、百分位数	时间点	子宫颈	等级型	触诊	产科学/妇科学
11868-7	方程式	方程	时间点	胎儿体重估算公式	叙述型		产科学.超声
11869-5	方程式	方程	时间点	孕龄估算公式	叙述型		产科学.超声
11870-3	检查水平.超声	类型	时间点	病人	名义型		产科学.超声
11871-1	股骨长度/腹围	长度比率	时间点	胎儿	定量型	超声.导出的	产科学.超声
11872-9	股骨长度/双顶间径	长度比率	时间点	胎儿	定量型	超声.导出的	产科学.超声
11873-7	股骨长度/头围	长度比率	时间点	胎儿	定量型	超声.导出的	产科学.超声
1187-4	little i NOS Ag	任意浓度	时间点	红细胞^血液制品单位	等级型		血库
11874-5	胎位	类型	时间点	骨盆	名义型	触诊	产科学.超声
11875-2	胎位	类型	时间点	骨盆	名义型	超声	产科学.超声
11876-0	胎儿产式	类型	时间点	骨盆	名义型	触诊	产科学.超声
11877-8	胎儿产式	类型	时间点	骨盆	名义型	超声	产科学.超声
11878-6	胎儿	数量或计数（正整数）	时间点	病人	定量型	超声	产科学.超声
11879-4	卵泡	数量或计数（正整数）	时间点	卵巢.左侧	定量型	超声	产科学.超声

LOINC 代码	名称	属性	时间特征	系统	标尺类型	方法类型	分类
11880-2	卵泡	数量或计数（正整数）	时间点	卵巢.右侧	定量型	超声	产科学.超声
11881-0	底部高度	长度	时间点	子宫	定量型	卷尺	产科学.超声
1188-2	little i NOS Ag	任意浓度	时间点	红细胞^供者	等级型		血库
11882-8	性别	发现（结果）	时间点	胎儿	名义型	超声	产科学.超声
11883-6	性别	发现（结果）	时间点	胎儿	叙述型	超声	产科学.超声
11884-4	孕龄	时间（如秒数）	时间点	胎儿	定量型	临床.估计值	产科学.超声
11885-1	孕龄	时间（如秒数）	时间点	胎儿	定量型	估计自末次月经	产科学.超声
11886-9	孕龄	时间（如秒数）	时间点	胎儿	定量型	估计自排卵日期	产科学.超声
11887-7	孕龄	时间（如秒数）	时间点	胎儿	定量型	估计自所选择的分娩日期	产科学.超声
11888-5	孕龄	时间（如秒数）	时间点	胎儿	定量型	超声.复合.估计的	产科学.超声
11889-3	孕龄	时间（如秒数）	时间点	胎儿	定量型	超声.估计自 AC	产科学.超声
1189-0	little i NOS Ag	任意浓度	时间点	红细胞	等级型		血库
11890-1	孕龄	时间（如秒数）	时间点	胎儿	定量型	超声.估计自 AC. CAMPBELL.75	产科学.超声
11891-9	孕龄	时间（如秒数）	时间点	胎儿	定量型	超声.估计自 AC. HADLOCK.82	产科学.超声
11892-7	孕龄	时间（如秒数）	时间点	胎儿	定量型	超声.估计自 AC. HADLOCK.84	产科学.超声
11893-5	孕龄	时间（如秒数）	时间点	胎儿	定量型	超声.估计自 AC. JEANTY.84	产科学.超声
11894-3	孕龄	时间（如秒数）	时间点	胎儿	定量型	超声.估计自面积校正的 BPC	产科学.超声
11895-0	孕龄	时间（如秒数）	时间点	胎儿	定量型	超声.估计自 BD	产科学.超声
11896-8	孕龄	时间（如秒数）	时间点	胎儿	定量型	超声.估计自 BD. JEANTY.84	产科学.超声
11897-6	孕龄	时间（如秒数）	时间点	胎儿	定量型	超声.估计自 BPC	产科学.超声
11898-4	孕龄	时间（如秒数）	时间点	胎儿	定量型	超声.估计自 BPD	产科学.超声
11899-2	孕龄	时间（如秒数）	时间点	胎儿	定量型	超声.估计自 BPD. CAMPBELL.75	产科学.超声
11900-8	孕龄	时间（如秒数）	时间点	胎儿	定量型	超声.估计自 BPD. DOUBILET.93	产科学.超声

LOINC 代码	名称	属性	时间特征	系统	标尺类型	方法类型	分类
11901-6	孕龄	时间（如秒数）	时间点	胎儿	定量型	超声.估计自 BPD. HADLOCK. 82	产科学.超声
11902-4	孕龄	时间（如秒数）	时间点	胎儿	定量型	超声.估计自 BPD. HADLOCK. 84	产科学.超声
11903-2	孕龄	时间（如秒数）	时间点	胎儿	定量型	超声.估计自 BPD. HANSMANN. 85	产科学.超声
11904-0	孕龄	时间（如秒数）	时间点	胎儿	定量型	超声.估计自 BPD. HOBBINS. 83	产科学.超声
11905-7	孕龄	时间（如秒数）	时间点	胎儿	定量型	超声.估计自 BPD. JEANTY. 84	产科学.超声
11906-5	孕龄	时间（如秒数）	时间点	胎儿	定量型	超声.估计自 BPD. KURTZ. 80	产科学.超声
11907-3	孕龄	时间（如秒数）	时间点	胎儿	定量型	超声.估计自 BPD. SABBAGHA. 78	产科学.超声
1190-8	little k Ab	任意浓度	时间点	血清/血浆^血液制品单位	等级型		血库
11908-1	孕龄	时间（如秒数）	时间点	胎儿	定量型	超声.估计自小脑. GOLDSTEIN. 87	产科学.超声
11909-9	孕龄	时间（如秒数）	时间点	胎儿	定量型	超声.估计自 CRL	产科学.超声
11910-7	孕龄	时间（如秒数）	时间点	胎儿	定量型	超声.估计自 CRL. HADLOCK. 92	产科学.超声
11911-5	孕龄	时间（如秒数）	时间点	胎儿	定量型	超声.估计自 CRL. HANSMANN. 85	产科学.超声
11912-3	孕龄	时间（如秒数）	时间点	胎儿	定量型	超声.估计自 CRL. JEANTY. 84	产科学.超声
11913-1	孕龄	时间（如秒数）	时间点	胎儿	定量型	超声.估计自 CRL. NELSON. 81	产科学.超声
11914-9	孕龄	时间（如秒数）	时间点	胎儿	定量型	超声.估计自 CRL. ROBINSON. 75	产科学.超声
11915-6	孕龄	时间（如秒数）	时间点	胎儿	定量型	超声.估计自 CRL. YEH. 88	产科学.超声

LOINC 代码	名称	属性	时间特征	系统	标尺类型	方法类型	分类
1191-6	little k Ab	任意浓度	时间点	血清/血浆^供者	等级型		血库
11916-4	孕龄	时间（如秒数）	时间点	胎儿	定量型	超声. 估计自腓骨长度	产科学. 超声
11917-2	孕龄	时间（如秒数）	时间点	胎儿	定量型	超声. 估计自腓骨长度. JEANTY. 84	产科学. 超声
11918-0	孕龄	时间（如秒数）	时间点	胎儿	定量型	超声. 估计自腓骨长度. MERZ. 87	产科学. 超声
11919-8	孕龄	时间（如秒数）	时间点	胎儿	定量型	超声. 估计自 FL	产科学. 超声
11920-6	孕龄	时间（如秒数）	时间点	胎儿	定量型	超声. 估计自股骨长度. HADLOCK. 84	产科学. 超声
11921-4	孕龄	时间（如秒数）	时间点	胎儿	定量型	超声. 估计自股骨长度. HANSMANN. 85	产科学. 超声
11922-2	孕龄	时间（如秒数）	时间点	胎儿	定量型	超声. 估计自股骨长度. HOHLER. 82	产科学. 超声
11923-0	孕龄	时间（如秒数）	时间点	胎儿	定量型	超声. 估计自股骨长度. JEANTY. 84	产科学. 超声
1192-4	little k Ab	任意浓度	时间点	血清/血浆	等级型		血库
11924-8	孕龄	时间（如秒数）	时间点	胎儿	定量型	超声. 估计自股骨长度. MERZ. 87	产科学. 超声
11925-5	孕龄	时间（如秒数）	时间点	胎儿	定量型	超声. 估计自股骨长度. OBRIEN. 82	产科学. 超声
11926-3	孕龄	时间（如秒数）	时间点	胎儿	定量型	超声. 估计自股骨长度. MERCER. 87	产科学. 超声
11927-1	孕龄	时间（如秒数）	时间点	胎儿	定量型	超声. 估计自 GSD	产科学. 超声
11928-9	孕龄	时间（如秒数）	时间点	胎儿	定量型	超声. 估计自 GSD. HELLMAN. 69	产科学. 超声
11929-7	孕龄	时间（如秒数）	时间点	胎儿	定量型	超声. 估计自 GSD. REMPEN. 91	产科学. 超声

LOINC 代码	名称	属性	时间特征	系统	标尺类型	方法类型	分类
11930-5	孕龄	时间（如秒数）	时间点	胎儿	定量型	超声.估计自 HC	产科学.超声
11931-3	孕龄	时间（如秒数）	时间点	胎儿	定量型	超声.估计自 HC.HADLOCK.82	产科学.超声
1193-2	little k Ag	任意浓度	时间点	红细胞^血液制品单位	等级型		血库
11932-1	孕龄	时间（如秒数）	时间点	胎儿	定量型	超声.估计自 HC.HADLOCK.84	产科学.超声
11933-9	孕龄	时间（如秒数）	时间点	胎儿	定量型	超声.估计自 HC.HOFFBAUER.79	产科学.超声
11934-7	孕龄	时间（如秒数）	时间点	胎儿	定量型	超声.估计自 HC.JEANTY.84	产科学.超声
11935-4	孕龄	时间（如秒数）	时间点	胎儿	定量型	超声.估计自 HL	产科学.超声
11936-2	孕龄	时间（如秒数）	时间点	胎儿	定量型	超声.估计自 HL.JEANTY.84	产科学.超声
11937-0	孕龄	时间（如秒数）	时间点	胎儿	定量型	超声.估计自 HL.MERZ.87	产科学.超声
11938-8	孕龄	时间（如秒数）	时间点	胎儿	定量型	超声.估计自桡骨长度	产科学.超声
11939-6	孕龄	时间（如秒数）	时间点	胎儿	定量型	超声.估计自桡骨长度.MERZ.87	产科学.超声
1194-0	little k Ag	任意浓度	时间点	红细胞^供者	等级型		血库
11940-4	孕龄	时间（如秒数）	时间点	胎儿	定量型	超声.估计自胫骨长度	产科学.超声
11941-2	孕龄	时间（如秒数）	时间点	胎儿	定量型	超声.估计自胫骨长度.JEANTY.84	产科学.超声
11942-0	孕龄	时间（如秒数）	时间点	胎儿	定量型	超声.估计自胫骨长度.MERZ.87	产科学.超声
11943-8	孕龄	时间（如秒数）	时间点	胎儿	定量型	超声.估计自尺骨长度	产科学.超声
11944-6	孕龄	时间（如秒数）	时间点	胎儿	定量型	超声.估计自尺骨长度.JEANTY.84	产科学.超声
11945-3	孕龄	时间（如秒数）	时间点	胎儿	定量型	超声.估计自尺骨长度.MERZ.87	产科学.超声

LOINC 代码	名称	属性	时间特征	系统	标尺类型	方法类型	分类
11946-1	等级	类型	时间点	胎盘^胎儿	等级型	超声	产科学.超声
11947-9	头围/腹围	长度比率	时间点	胎儿	定量型	超声.导出的	产科学.超声
11948-7	心率	数量或计数速率=计数/时间	时间点	胎儿	定量型	超声.测量的	产科学.超声
11949-5	鉴定标准	发现（结果）	时间点	胎儿	名义型	超声	产科学.超声
11950-3	鉴定标准	发现（结果）	时间点	胎儿	叙述型	超声	产科学.超声
11951-1	标识	标识符	时间点	胎儿	名义型	*	产科学.超声
11952-9	插入部位	发现（结果）	时间点	脐带.胎盘^胎儿	叙述型	超声	产科学.超声
11953-7	机构清单号	标识符	时间点	产科超声成像装置	名义型		产科学.超声
11954-5	肾脏长度/腹围	长度比率	时间点	肾脏^胎儿	定量型	超声.导出的	产科学.超声
11955-2	末次月经	时间戳、时间标记	时间点	病人	定量型	报告的	产科学.超声
11956-0	侧脑室体宽度/大脑半球宽度	长度比率	时间点	头部^胎儿	定量型	超声.导出的	产科学.超声
1195-7	little k Ag	任意浓度	时间点	红细胞	等级型		血库
11957-8	长度.顶臀长度	长度	时间点	胎儿	定量型	超声.测量的	产科学.超声
11958-6	长轴	长度	时间点	颈管	定量型	触诊	产科学.超声
11959-4	长轴	长度	时间点	颈管	定量型	超声.测量的	产科学.超声
11960-2	长轴	长度	时间点	子宫颈.外部可触及的表面	定量型	触诊	产科学.超声
11961-0	长轴	长度	时间点	子宫颈	定量型	超声.测量的	产科学.超声
11962-8	长轴	长度	时间点	锁骨.骨干^胎儿	定量型	超声.测量的	产科学.超声
11963-6	长轴	长度	时间点	股骨.骨干^胎儿	定量型	超声.测量的	产科学.超声
11964-4	长轴	长度	时间点	腓骨.骨干^胎儿	定量型	超声.测量的	产科学.超声
1196-5	Little NOS Ab	任意浓度	时间点	血清/血浆^血液制品单位	等级型		血库
11965-1	长轴	长度	时间点	脚^胎儿	定量型	超声.测量的	产科学.超声
11966-9	长轴	长度	时间点	肱骨.骨干^胎儿	定量型	超声.测量的	产科学.超声
11967-7	长轴	长度	时间点	桡骨.骨干^胎儿	定量型	超声.测量的	产科学.超声
11968-5	长轴	长度	时间点	胫骨.骨干^胎儿	定量型	超声.测量的	产科学.超声
11969-3	长轴	长度	时间点	尺骨.骨干^胎儿	定量型	超声.测量的	产科学.超声
11970-1	长轴.均值	长度	时间点	股骨.骨干^胎儿	定量型	估计自孕龄.MERZ.1987	产科学.超声

LOINC 代码	名称	属性	时间特征	系统	标尺类型	方法类型	分类
11971-9	长轴. 均值	长度	时间点	腓骨. 骨干^胎儿	定量型	估计自孕龄. MERZ. 1987	产科学. 超声
11972-7	长轴. 均值	长度	时间点	肱骨. 骨干^胎儿	定量型	估计自孕龄. MERZ. 1987	产科学. 超声
1197-3	Little NOS Ab	任意浓度	时间点	血清/血浆^供者	等级型		血库
11973-5	长轴. 均值	长度	时间点	桡骨. 骨干^胎儿	定量型	估计自孕龄. MERZ. 1987	产科学. 超声
11974-3	长轴. 均值	长度	时间点	胫骨. 骨干^胎儿	定量型	估计自孕龄. MERZ. 1987	产科学. 超声
11975-0	长轴. 均值	长度	时间点	尺骨. 骨干^胎儿	定量型	估计自孕龄. MERZ. 1987	产科学. 超声
11976-8	排卵 日期	时间戳、时间标记	时间点	病人	定量型	报告的	产科学. 超声
11977-6	产次	数量或计数（正整数）	时间点	病人	定量型	报告的	产科学. 超声
11978-4	周长	长度	时间点	腹部^胎儿	定量型	超声. 导出的	产科学. 超声
11979-2	周长	长度	时间点	腹部^胎儿	定量型	超声. 测量的	产科学. 超声
119-8	头孢泊肟	药物敏感度	时间点	分离物	定量型	最小致死浓度	抗生素敏感性
11980-0	周长	长度	时间点	腹部^胎儿	定量型	超声. 测量的. 椭圆重叠	产科学. 超声
1198-1	Little NOS Ab	任意浓度	时间点	血清/血浆	等级型		血库
11981-8	周长	长度	时间点	腹部^胎儿	定量型	超声. 示踪的	产科学. 超声
11982-6	周长	长度	时间点	头部^胎儿	定量型	超声. 导出自 OFD&O-OTD	产科学. 超声
11983-4	周长	长度	时间点	头部^胎儿	定量型	超声. 导出自 OFD&O-IBPD	产科学. 超声
11984-2	周长	长度	时间点	头部^胎儿	定量型	超声. 测量的	产科学. 超声
11985-9	周长	长度	时间点	头部^胎儿	定量型	超声. 测量的. 椭圆重叠	产科学. 超声
11986-7	周长	长度	时间点	头部^胎儿	定量型	超声. 示踪的	产科学. 超声
11987-5	周长	长度	时间点	胸腔^胎儿	定量型	超声. 导出的	产科学. 超声
11988-3	周长	长度	时间点	胸腔^胎儿	定量型	超声. 测量的	产科学. 超声
11989-1	周长	长度	时间点	胸腔^胎儿	定量型	超声. 测量的. 椭圆重叠	产科学. 超声

LOINC 代码	名称	属性	时间特征	系统	标尺类型	方法类型	分类
11990-9	周长	长度	时间点	胸腔^胎儿	定量型	超声.示踪的	产科学.超声
11991-7	周长.均值	长度	时间点	腹部^胎儿	定量型	估计自孕龄	产科学.超声
11992-5	位置.心脏	发现（结果）	时间点	胸腔^胎儿	名义型	超声	产科学.超声
11993-3	位置.心脏	发现（结果）	时间点	胸腔^胎儿	叙述型	超声	产科学.超声
11994-1	位置.胎盘	发现（结果）	时间点	子宫	名义型	超声.测量的	产科学.超声
11995-8	位置.胎盘	发现（结果）	时间点	子宫	叙述型	超声.测量的	产科学.超声
11996-6	妊娠	数量或计数（正整数）	时间点	病人	定量型	报告的	产科学.超声
11997-4	搏动指数	速度比率	时间点	大脑前动脉^胎儿	定量型	多普勒.计算的	产科学.超声
11998-2	搏动指数	速度比率	时间点	大脑前动脉	定量型	多普勒.计算的	产科学.超声
1199-9	little p little k Ab	任意浓度	时间点	血清/血浆^血液制品单位	等级型		血库
11999-0	搏动指数	速度比率	时间点	大脑中动脉^胎儿	定量型	多普勒.计算的	产科学.超声
12000-6	搏动指数	速度比率	时间点	大脑中动脉	定量型	多普勒.计算的	产科学.超声
12001-4	搏动指数	速度比率	时间点	卵巢动脉.左侧	定量型	多普勒.计算的	产科学.超声
12002-2	搏动指数	速度比率	时间点	卵巢动脉.右侧	定量型	多普勒.计算的	产科学.超声
12003-0	搏动指数	速度比率	时间点	脐动脉.^胎儿部分^胎儿	定量型	多普勒.计算的	产科学.超声
12004-8	搏动指数	速度比率	时间点	脐动脉.胎盘部分^胎儿	定量型	多普勒.计算的	产科学.超声
1200-5	little p little k Ab	任意浓度	时间点	血清/血浆^供者	等级型		血库
12005-5	搏动指数	速度比率	时间点	脐动脉.^胎儿与胎盘之间^胎儿	定量型	多普勒.计算的	产科学.超声
12006-3	搏动指数	速度比率	时间点	子宫动脉.左侧	定量型	多普勒.计算的	产科学.超声
12007-1	搏动指数	速度比率	时间点	子宫动脉.右侧	定量型	多普勒.计算的	产科学.超声
12008-9	搏动指数	速度比率	时间点	病人	定量型	多普勒.计算的	产科学.超声
12009-7	RR 持续时间	时间（如秒数）	时间点	心脏^胎儿	定量型	超声.测量的	产科学.超声
12010-5	RR 持续时间	时间（如秒数）	时间点	病人	定量型	超声.测量的	产科学.超声
12011-3	复制小结	类型	时间点	测量	*		产科学.超声
12012-1	电阻率指数	速度比率	时间点	大脑前动脉^胎儿	定量型	多普勒.计算的	产科学.超声
1201-3	little p little k Ab	任意浓度	时间点	血清/血浆	等级型		血库
12013-9	电阻率指数	速度比率	时间点	大脑前动脉^胎儿	定量型	多普勒.计算的	产科学.超声

LOINC 代码	名称	属性	时间特征	系统	标尺类型	方法类型	分类
12014-7	电阻率指数	速度比率	时间点	大脑中动脉	定量型	多普勒.计算的	产科学.超声
12015-4	电阻率指数	速度比率	时间点	大脑中动脉^病人	定量型	多普勒.计算的	产科学.超声
12016-2	电阻率指数	速度比率	时间点	卵巢动脉.左侧	定量型	多普勒.计算的	产科学.超声
12017-0	电阻率指数	速度比率	时间点	卵巢动脉.右侧	定量型	多普勒.计算的	产科学.超声
12018-8	电阻率指数	速度比率	时间点	脐动脉.^胎儿部分^胎儿	定量型	多普勒.计算的	产科学.超声
12019-6	电阻率指数	速度比率	时间点	脐动脉.胎盘部分^胎儿	定量型	多普勒.计算的	产科学.超声
12020-4	电阻率指数	速度比率	时间点	脐动脉.^胎儿与胎盘之间^胎儿	定量型	多普勒.计算的	产科学.超声
1202-1	little p little k Ag	任意浓度	时间点	红细胞^血液制品单位	等级型		血库
12021-2	电阻率指数	速度比率	时间点	子宫动脉.左侧	定量型	多普勒.计算的	产科学.超声
12022-0	电阻率指数	速度比率	时间点	子宫动脉.右侧	定量型	多普勒.计算的	产科学.超声
12023-8	电阻率指数	速度比率	时间点	病人	定量型	多普勒.计算的	产科学.超声
12024-6	短轴.心脏舒张	长度	时间点	心脏.心室.左侧	定量型	超声.测量的.M-模式	产科学.超声
12025-3	短轴.心脏舒张	长度	时间点	心脏.心室.左侧	定量型	超声.测量的.实时二维	产科学.超声
12026-1	短轴.心脏收缩	长度	时间点	心脏.心室.左侧	定量型	超声.测量的.M-模式	产科学.超声
12027-9	短轴.心脏收缩	长度	时间点	心脏.心室.左侧	定量型	超声.测量的.实时二维	产科学.超声
12028-7	研究观察	发现（结果）	时间点	腹部^胎儿	名义型	超声	产科学.超声
12029-5	研究观察	发现（结果）	时间点	腹部^胎儿	叙述型	超声	产科学.超声
12030-3	研究观察	发现（结果）	时间点	腹壁^胎儿	名义型	超声	产科学.超声
12031-1	研究观察	发现（结果）	时间点	腹壁^胎儿	叙述型	超声	产科学.超声
12032-9	研究观察	发现（结果）	时间点	升主动脉^胎儿	名义型	超声	产科学.超声
12033-7	研究观察	发现（结果）	时间点	升主动脉^胎儿	叙述型	超声	产科学.超声
12034-5	研究观察	发现（结果）	时间点	降主动脉^胎儿	名义型	超声	产科学.超声
12035-2	研究观察	发现（结果）	时间点	降主动脉^胎儿	叙述型	超声	产科学.超声
12036-0	研究观察	发现（结果）	时间点	主动脉^胎儿	名义型	超声	产科学.超声
12037-8	研究观察	发现（结果）	时间点	主动脉^胎儿	叙述型	超声	产科学.超声
12038-6	研究观察	发现（结果）	时间点	主动脉弓^胎儿	名义型	超声	产科学.超声
1203-9	little p little k Ag	任意浓度	时间点	红细胞^供者	等级型		血库

LOINC 代码	名称	属性	时间特征	系统	标尺类型	方法类型	分类
12039-4	研究观察	发现（结果）	时间点	主动脉弓^胎儿	叙述型	超声	产科学.超声
12040-2	研究观察	发现（结果）	时间点	小脑^胎儿	名义型	超声	产科学.超声
12041-0	研究观察	发现（结果）	时间点	小脑^胎儿	叙述型	超声	产科学.超声
12042-8	研究观察	发现（结果）	时间点	大脑^胎儿	名义型	超声	产科学.超声
12043-6	研究观察	发现（结果）	时间点	大脑^胎儿	叙述型	超声	产科学.超声
12044-4	研究观察	发现（结果）	时间点	子宫颈	名义型	目测	产科学.超声
12045-1	研究观察	发现（结果）	时间点	子宫颈	名义型	触诊	产科学.超声
12046-9	研究观察	发现（结果）	时间点	子宫颈	名义型	超声	产科学.超声
1204-7	little p little k Ag	任意浓度	时间点	红细胞	等级型		血库
12047-7	研究观察	发现（结果）	时间点	结肠^胎儿	名义型	超声	产科学.超声
12048-5	研究观察	发现（结果）	时间点	结肠^胎儿	叙述型	超声	产科学.超声
12049-3	研究观察	发现（结果）	时间点	颅骨^胎儿	名义型	超声	产科学.超声
12050-1	研究观察	发现（结果）	时间点	颅骨^胎儿	叙述型	超声	产科学.超声
12051-9	研究观察	发现（结果）	时间点	膈^胎儿	名义型	超声	产科学.超声
12052-7	研究观察	发现（结果）	时间点	膈^胎儿	叙述型	超声	产科学.超声
12053-5	研究观察	发现（结果）	时间点	导管弓^胎儿	名义型	超声	产科学.超声
1205-4	little p Ag	任意浓度	时间点	红细胞^血液制品单位	等级型		血库
12054-3	研究观察	发现（结果）	时间点	导管弓^胎儿	叙述型	超声	产科学.超声
12055-0	研究观察	发现（结果）	时间点	面部^胎儿	名义型	超声	产科学.超声
12056-8	研究观察	发现（结果）	时间点	面部^胎儿	叙述型	超声	产科学.超声
12057-6	研究观察	发现（结果）	时间点	头部.脉络丛^胎儿	名义型	超声	产科学.超声
12058-4	研究观察	发现（结果）	时间点	头部.脉络丛^胎儿	叙述型	超声	产科学.超声
12059-2	研究观察	发现（结果）	时间点	头部.第四脑室^胎儿	定量型	超声	产科学.超声
120-6	头孢泊肟	药物敏感度	时间点	分离物	定量或等级型	最小抑制浓度	抗生素敏感性
12060-0	研究观察	发现（结果）	时间点	头部.第四脑室^胎儿	叙述型	超声	产科学.超声
12061-8	研究观察	发现（结果）	时间点	头部.颅内解剖^胎儿	名义型	超声	产科学.超声
1206-2	little p Ag	任意浓度	时间点	红细胞^供者	等级型		血库
12062-6	研究观察	发现（结果）	时间点	头部.颅内解剖^胎儿	叙述型	超声	产科学.超声
12063-4	研究观察	发现（结果）	时间点	头部.侧脑室^胎儿	名义型	超声	产科学.超声
12064-2	研究观察	发现（结果）	时间点	头部.侧脑室^胎儿	叙述型	超声	产科学.超声
12065-9	研究观察	发现（结果）	时间点	头部.后颅窝^胎儿	名义型	超声.测量的	产科学.超声
12066-7	研究观察	发现（结果）	时间点	头部.后颅窝^胎儿	叙述型	超声.测量的	产科学.超声
12067-5	研究观察	发现（结果）	时间点	头部.第三脑室^胎儿	定量型	超声.测量的	产科学.超声
12068-3	研究观察	发现（结果）	时间点	头部.第三脑室^胎儿	叙述型	超声.测量的	产科学.超声

LOINC 代码	名称	属性	时间特征	系统	标尺类型	方法类型	分类
12069-1	研究观察	发现（结果）	时间点	头部^胎儿	名义型	超声	产科学.超声
1207-0	little p Ag	任意浓度	时间点	红细胞	等级型		血库
12070-9	研究观察	发现（结果）	时间点	头部^胎儿	叙述型	超声	产科学.超声
12071-7	研究观察	发现（结果）	时间点	主动脉瓣^胎儿	名义型	超声	产科学.超声
12072-5	研究观察	发现（结果）	时间点	主动脉瓣^胎儿	叙述型	超声	产科学.超声
12073-3	研究观察	发现（结果）	时间点	心脏.心房^胎儿	名义型	超声	产科学.超声
12074-1	研究观察	发现（结果）	时间点	心脏.心房^胎儿	叙述型	超声	产科学.超声
12075-8	研究观察	发现（结果）	时间点	心脏.房室^胎儿	名义型	超声	产科学.超声
12076-6	研究观察	发现（结果）	时间点	心脏.房室^胎儿	叙述型	超声	产科学.超声
12077-4	研究观察	发现（结果）	时间点	心脏.大血管^胎儿	名义型	超声	产科学.超声
12078-2	研究观察	发现（结果）	时间点	心脏.大血管^胎儿	叙述型	超声	产科学.超声
12079-0	研究观察	发现（结果）	时间点	心脏.室间隔^胎儿	名义型	超声	产科学.超声
12080-8	研究观察	发现（结果）	时间点	心脏.室间隔^胎儿	叙述型	超声	产科学.超声
12081-6	研究观察	发现（结果）	时间点	二尖瓣^胎儿	定量型	超声	产科学.超声
12082-4	研究观察	发现（结果）	时间点	二尖瓣^胎儿	叙述型	超声	产科学.超声
12083-2	研究观察	发现（结果）	时间点	肺动脉瓣^胎儿	定量型	超声	产科学.超声
12084-0	研究观察	发现（结果）	时间点	三尖瓣^胎儿	定量型	超声	产科学.超声
12085-7	研究观察	发现（结果）	时间点	三尖瓣^胎儿	叙述型	超声	产科学.超声
12086-5	研究观察	发现（结果）	时间点	心脏.瓣膜^胎儿	名义型	超声	产科学.超声
12087-3	研究观察	发现（结果）	时间点	心脏.瓣膜^胎儿	叙述型	超声	产科学.超声
1208-8	little s Ab	任意浓度	时间点	血清/血浆^血液制品单位	等级型		血库
12088-1	研究观察	发现（结果）	时间点	心脏.心室.左侧.流出道^胎儿	定量型	超声	产科学.超声
12089-9	研究观察	发现（结果）	时间点	心脏.心室.左侧.流出道^胎儿	叙述型	超声	产科学.超声
12090-7	研究观察	发现（结果）	时间点	心脏.心室.右侧.流出道^胎儿	定量型	超声	产科学.超声
12091-5	研究观察	发现（结果）	时间点	心脏.心室.右侧.流出道^胎儿	叙述型	超声	产科学.超声
12092-3	研究观察	发现（结果）	时间点	肠^胎儿	名义型	超声	产科学.超声

LOINC 代码	名称	属性	时间特征	系统	标尺类型	方法类型	分类
12093-1	研究观察	发现（结果）	时间点	肠^胎儿	叙述型	超声	产科学.超声
12094-9	研究观察	发现（结果）	时间点	肾脏.左侧^胎儿	名义型	超声	产科学.超声
12095-6	研究观察	发现（结果）	时间点	肾脏.左侧^胎儿	叙述型	超声	产科学.超声
1209-6	little s Ab	任意浓度	时间点	血清/血浆^供者	等级型		血库
12096-4	研究观察	发现（结果）	时间点	肾脏.右侧^胎儿	名义型	超声	产科学.超声
12097-2	研究观察	发现（结果）	时间点	肾脏.右侧^胎儿	叙述型	超声	产科学.超声
12098-0	研究观察	发现（结果）	时间点	肾脏^胎儿	名义型	超声	产科学.超声
12099-8	研究观察	发现（结果）	时间点	肾脏^胎儿	叙述型	超声	产科学.超声
12100-4	研究观察	发现（结果）	时间点	肢^胎儿	名义型	超声	产科学.超声
12101-2	研究观察	发现（结果）	时间点	肢^胎儿	叙述型	超声	产科学.超声
12102-0	研究观察	发现（结果）	时间点	颈褶^胎儿	名义型	超声	产科学.超声
12103-8	研究观察	发现（结果）	时间点	颈褶^胎儿	叙述型	超声	产科学.超声
1210-4	little s Ab	任意浓度	时间点	血清/血浆	等级型		血库
12104-6	研究观察	发现（结果）	时间点	肺动脉^胎儿	名义型	超声	产科学.超声
12105-3	研究观察	发现（结果）	时间点	肺动脉^胎儿	叙述型	超声	产科学.超声
12106-1	研究观察	发现（结果）	时间点	肺静脉^胎儿	名义型	超声	产科学.超声
12107-9	研究观察	发现（结果）	时间点	肺静脉^胎儿	叙述型	超声	产科学.超声
12108-7	研究观察	发现（结果）	时间点	小肠^胎儿	名义型	超声	产科学.超声
12109-5	研究观察	发现（结果）	时间点	小肠^胎儿	叙述型	超声	产科学.超声
12110-3	研究观察	发现（结果）	时间点	脊柱^胎儿	名义型	超声	产科学.超声
12111-1	研究观察	发现（结果）	时间点	脊柱^胎儿	叙述型	超声	产科学.超声
1211-2	little s Ag	任意浓度	时间点	红细胞^血液制品单位	等级型		血库
12112-9	研究观察	发现（结果）	时间点	胃^胎儿	名义型	超声	产科学.超声
12113-7	研究观察	发现（结果）	时间点	胃^胎儿	叙述型	超声	产科学.超声
12114-5	研究观察	发现（结果）	时间点	胸腔^胎儿	名义型	超声	产科学.超声
12115-2	研究观察	发现（结果）	时间点	胸腔^胎儿	叙述型	超声	产科学.超声
12116-0	研究观察	发现（结果）	时间点	脐带^胎儿	名义型	超声	产科学.超声
12117-8	研究观察	发现（结果）	时间点	脐带^胎儿	叙述型	超声	产科学.超声
12118-6	研究观察	发现（结果）	时间点	膀胱^胎儿	名义型	超声	产科学.超声
12119-4	研究观察	发现（结果）	时间点	膀胱^胎儿	叙述型	超声	产科学.超声
1212-0	little s Ag	任意浓度	时间点	红细胞^供者	等级型		血库
12120-2	研究观察	发现（结果）	时间点	腔静脉.下^胎儿	名义型	超声	产科学.超声
12121-0	研究观察	发现（结果）	时间点	腔静脉.下^胎儿	叙述型	超声	产科学.超声
12122-8	研究观察	发现（结果）	时间点	腔静脉.上^胎儿	名义型	超声	产科学.超声
12123-6	研究观察	发现（结果）	时间点	腔静脉.上^胎儿	叙述型	超声	产科学.超声
12124-4	研究观察	发现（结果）	时间点	腔静脉^胎儿	名义型	超声	产科学.超声
12125-1	研究观察	发现（结果）	时间点	腔静脉^胎儿	叙述型	超声	产科学.超声
12126-9	研究观察	发现（结果）	时间点	XXX	叙述型	超声	产科学.超声
12127-7	研究观察	发现（结果）	时间点	卵黄囊^胎儿	定量型	超声	产科学.超声

LOINC 代码	名称	属性	时间特征	系统	标尺类型	方法类型	分类
12128-5	研究观察	发现（结果）	时间点	卵黄囊^胎儿	叙述型	超声	产科学.超声
12129-3	研究观察.总体的	印象/检查结果的解释	时间点	胎儿	名义型	超声	产科学.超声
12130-1	研究观察.总体的	印象/检查结果的解释	时间点	胎儿	叙述型	超声	产科学.超声
12131-9	研究观察.总体的	印象/检查结果的解释	时间点	病人	名义型	超声	产科学.超声
12132-7	研究观察.总体的	印象/检查结果的解释	时间点	病人	叙述型	超声	产科学.超声
12133-5	心脏收缩流量/心脏舒张流量	速度比率	时间点	大脑前动脉^胎儿	定量型	多普勒.计算的	产科学.超声
12134-3	心脏收缩流量/心脏舒张流量	速度比率	时间点	大脑前动脉	定量型	多普勒.计算的	产科学.超声
12135-0	心脏收缩流量/心脏舒张流量	速度比率	时间点	大脑中动脉^胎儿	定量型	多普勒.计算的	产科学.超声
12136-8	心脏收缩流量/心脏舒张流量	速度比率	时间点	大脑中动脉	定量型	多普勒.计算的	产科学.超声
12137-6	心脏收缩流量/心脏舒张流量	速度比率	时间点	卵巢动脉.左侧	定量型	多普勒.计算的	产科学.超声
1213-8	little s Ag	任意浓度	时间点	红细胞	等级型		血库
12138-4	心脏收缩流量/心脏舒张流量	速度比率	时间点	卵巢动脉.右侧	定量型	多普勒.计算的	产科学.超声
12139-2	心脏收缩流量/心脏舒张流量	速度比率	时间点	脐动脉.^胎儿部分^胎儿	定量型	多普勒.计算的	产科学.超声
121-4	头孢泊肟	药物敏感度	时间点	分离物	定量或等级型	琼脂扩散	抗生素敏感性
12140-0	心脏收缩流量/心脏舒张流量	速度比率	时间点	脐动脉.胎盘部分^胎儿	定量型	多普勒.计算的	产科学.超声
12141-8	心脏收缩流量/心脏舒张流量	速度比率	时间点	脐动脉.^胎儿与胎盘之间^胎儿	定量型	多普勒.计算的	产科学.超声
12142-6	心脏收缩流量/心脏舒张流量	速度比率	时间点	子宫动脉.左侧	定量型	多普勒.计算的	产科学.超声
12143-4	心脏收缩流量/心脏舒张流量	速度比率	时间点	子宫动脉.右侧	定量型	多普勒.计算的	产科学.超声
12144-2	心脏收缩流量/心脏舒张流量	速度比率	时间点	病人	定量型	多普勒.计算的	产科学.超声
12145-9	厚度	长度	时间点	子宫内膜	定量型	超声.测量的	产科学.超声
1214-6	LW Ab	任意浓度	时间点	血清/血浆^血液制品单位	等级型		血库
12146-7	厚度	长度	时间点	颈褶^胎儿	定量型	超声.测量的	产科学.超声
12147-5	厚度	长度	时间点	胎盘^胎儿	定量型	超声.测量的	产科学.超声
12148-3	厚度.心脏舒张	长度	时间点	心脏.室间隔^胎儿	定量型	超声.测量的.M-模式	产科学.超声
12149-1	厚度.心脏舒张	长度	时间点	心脏.室间隔^胎儿	定量型	超声.测量的.实时二维	产科学.超声
12150-9	厚度.心脏舒张	长度	时间点	心脏.心室.后壁.左侧^胎儿	定量型	超声.测量的.M-模式	产科学.超声

LOINC 代码	名称	属性	时间特征	系统	标尺类型	方法类型	分类
12151-7	厚度.心脏舒张	长度	时间点	心脏.心室.后壁.左侧^胎儿	定量型	超声.测量的.实时二维	产科学.超声
12152-5	厚度.心脏收缩	长度	时间点	心脏.室间隔^胎儿	定量型	超声.测量的.M-模式	产科学.超声
1215-3	LW Ab	任意浓度	时间点	血清/血浆^供者	等级型		血库
12153-3	厚度.心脏收缩	长度	时间点	心脏.室间隔^胎儿	定量型	超声.测量的.实时二维	产科学.超声
12154-1	厚度.心脏收缩	长度	时间点	心脏.心室.后壁.左侧^胎儿	定量型	超声.测量的.M-模式	产科学.超声
12155-8	厚度.心脏收缩	长度	时间点	心脏.心室.后壁.左侧^胎儿	定量型	超声.测量的.实时二维	产科学.超声
12156-6	传感器部位	解剖学	时间点	病人	名义型		产科学.超声
12157-4	超声图记录仪孕次号	数量或计数（正整数）	时间点	病人	定量型		产科学.超声
12158-2	超声级别	类型	时间点	产科超声成像装置	名义型		产科学.超声
12159-0	超声扫描质量	类型	时间点	病人	名义型	超声	产科学.超声
12160-8	厂商型号	标识符	时间点	产科超声成像装置	名义型		产科学.超声
1216-1	LW Ab	任意浓度	时间点	血清/血浆	等级型		血库
12161-6	厂商序列号	标识符	时间点	产科超声成像装置	名义型		产科学.超声
12162-4	体积	容积、体积	时间点	肾脏.左侧^胎儿	定量型	超声.导出的	产科学.超声
12163-2	体积	容积、体积	时间点	肾脏.右侧^胎儿	定量型	超声.导出的	产科学.超声
12164-0	体积	容积、体积	时间点	卵巢.左侧	定量型	超声.导出的	产科学.超声
12165-7	体积	容积、体积	时间点	卵巢.右侧	定量型	超声.导出的	产科学.超声
12166-5	体积	容积、体积	时间点	卵黄囊^胎儿	定量型	超声.测量的	产科学.超声
12167-3	体积.羊水	印象/检查结果的解释	时间点	羊水空间^胎儿	名义型	超声	产科学.超声
12168-1	体积^排泄后	容积、体积	时间点	膀胱^胎儿	定量型	超声.测量的	产科学.超声
12169-9	体积.排泄前	容积、体积	时间点	膀胱^胎儿	定量型	超声.测量的	产科学.超声
12170-7	宽度.半球	长度	时间点	头部^胎儿	定量型	超声.测量的	产科学.超声
12171-5	宽度.横向	长度	时间点	头部.侧脑室^胎儿	定量型	超声.测量的	产科学.超声
12172-3	5-羟基吲哚乙酸	任意浓度	24 小时	尿液	等级型		化学
12173-1	酸性磷酸酶.非前列腺性	催化浓度	时间点	血清/血浆	定量型		化学
12174-9	白蛋白/球蛋白	质量浓度比率	时间点	体液	定量型		化学
12175-6	白蛋白/球蛋白	质量浓度比率	时间点	血清	定量型		化学

LOINC 代码	名称	属性	时间特征	系统	标尺类型	方法类型	分类
12176-4	氨基酸	摩尔浓度	时间点	血清/血浆	定量型		化学
12177-2	氨基酸/肌酐	比率	时间点	尿液	定量型		化学
12178-0	细菌	任意浓度	时间点	生殖器	等级型	湿片法	微生物学
1217-9	LW Ag	任意浓度	时间点	红细胞^血液制品单位	等级型		血库
12179-8	嗜碱粒细胞/100 白细胞	数量或计数分数	时间点	体液	定量型	手工计数	血液学/细胞分类计数
12180-6	离子钙	摩尔浓度	时间点	血清/血浆	定量型	离子选择性电极	化学
12181-4	钙	摩尔浓度	时间点	体液	定量型		化学
12182-2	细胞	数量或计数浓度（计数/容积）	时间点	体液	定量型	手工计数	血液学/细胞分类计数
12183-0	胆固醇	质量浓度	时间点	体液	定量型		化学
12184-8	绒毛膜促性腺激素	任意浓度	时间点	体液	等级型		化学
12185-5	表面诱导的凝血	时间（如秒数）	时间点	全血^对照	定量型	凝集反应	凝血功能检查
12186-3	胶体渗透压	压力或压强（局部性）	时间点	血浆	定量型		化学
1218-7	LW Ag	任意浓度	时间点	红细胞^供者	等级型		血库
12187-1	肌酸激酶. MB/肌酸激酶. 总计	催化分数	时间点	血清/血浆	定量型	电泳	化学
12188-9	肌酸激酶. MB/肌酸激酶. 总计	催化分数	时间点	血清/血浆	定量型	酶免疫分析	化学
12189-7	肌酸激酶. MB/肌酸激酶. 总计	催化分数	时间点	血清/血浆	定量型	计算的	化学
12190-5	肌酐	质量浓度	时间点	体液	定量型		化学
12191-3	肌酐	质量浓度	时间点	腹腔液	定量型		化学
12192-1	肌酐^腹膜透析后 2 小时	质量浓度	时间点	腹腔液	定量型		化学
12193-9	肌酐^腹膜透析后 4 小时	质量浓度	时间点	腹腔液	定量型		化学
12194-7	肌酐^腹膜透析后 12 小时	质量浓度	时间点	腹腔液	定量型		化学
1219-5	LW Ag	任意浓度	时间点	红细胞	等级型		血库
12195-4	肌酐肾清除率/1.73 平方米	容积速率	24 小时	尿液＋血清/血浆	定量型		化学
12196-2	冷沉纤维蛋白原	任意浓度	时间点	血浆	等级型	4 小时冷孵育	化学
12197-0	冷沉纤维蛋白原	任意浓度	时间点	血浆	等级型	1 天冷孵育	化学
12198-8	冷沉纤维蛋白原	任意浓度	时间点	血浆	等级型	2 天冷孵育	化学
12199-6	冷沉纤维蛋白原	任意浓度	时间点	血浆	等级型	3 天冷孵育	化学
12200-2	冷球蛋白	任意浓度	时间点	血清	等级型	4 小时冷孵育	化学
12201-0	冷球蛋白	任意浓度	时间点	血清	等级型	1 天冷孵育	化学
12202-8	冷球蛋白	任意浓度	时间点	血清	等级型	2 天冷孵育	化学
1220-3	M little g Ab	任意浓度	时间点	血清/血浆^血液制品单位	等级型		血库
12203-6	冷球蛋白	任意浓度	时间点	血清	等级型	3 天冷孵育	化学
12204-4	冷球蛋白	任意浓度	时间点	血清	等级型	4 天冷孵育	化学
12205-1	冷球蛋白	任意浓度	时间点	血清	等级型	5 天冷孵育	化学
12206-9	冷球蛋白	任意浓度	时间点	血清	等级型	6 天冷孵育	化学
12207-7	冷球蛋白	任意浓度	时间点	血清	等级型	1 周冷孵育	化学
12208-5	嗜酸粒细胞/100 白细胞	数量或计数分数	时间点	脑脊液	定量型	手工计数	血液学/细胞分类计数

LOINC 代码	名称	属性	时间特征	系统	标尺类型	方法类型	分类
12209-3	嗜酸粒细胞/100 白细胞	数量或计数分数	时间点	体液	定量型	手工计数	血液学/细胞分类计数
12210-1	嗜酸粒细胞/100 白细胞	数量或计数分数	时间点	尿沉渣	定量型	手工计数	尿液分析
1221-1	M little g Ab	任意浓度	时间点	血清/血浆^供者	等级型		血库
12211-9	上皮细胞	任意浓度	时间点	阴道	等级型	湿片法	血液学/细胞分类计数
12212-7	EB 病毒细胞核 Ab. IgG	稀释系数、稀释倍数（滴度）	时间点	血清	定量型	免疫荧光	微生物学
12213-5	雌二醇	质量浓度	时间点	血清	定量型	放射免疫分析	化学
12214-3	雌二醇	质量浓度	时间点	血清	定量型	MEIA	化学
12215-0	脂肪酸. 极长链	摩尔浓度	时间点	血清/血浆	定量型		化学
12216-8	胃泌素	质量浓度	时间点	血清	定量型		化学
12217-6	球蛋白	质量浓度	时间点	体液	定量型		化学
12218-4	葡萄糖^腹膜透析后 2 小时	质量浓度	时间点	腹腔液	定量型		化学
12219-2	葡萄糖^腹膜透析后 4 小时	质量浓度	时间点	腹腔液	定量型		化学
122-2	头孢泊肟	药物敏感度	时间点	分离物+血清	等级型	测序分型	抗生素敏感性
12220-0	葡萄糖^腹膜透析后 12 小时	质量浓度	时间点	腹腔液	定量型		化学
12221-8	嗜异性 Ab	任意浓度	时间点	血清	等级型	绵羊红细胞凝集反应	微生物学
12222-6	人乳头瘤病毒 Ag	任意浓度	时间点	生殖器	等级型		微生物学
12223-4	人乳头瘤病毒 16+18 Ag	任意浓度	时间点	生殖器	等级型		微生物学
12224-2	白细胞	单位面积数量或计数	时间点	鼻	定量型	光学显微镜检查. 高倍视野	血液学/细胞分类计数
12225-9	白细胞	单位面积数量或计数	时间点	唾液	定量型	光学显微镜检查. 高倍视野	血液学/细胞分类计数
12226-7	白细胞	任意浓度	时间点	阴道	等级型	湿片法	血液学/细胞分类计数
12227-5	白细胞^^更正为有核红细胞	数量或计数浓度（计数/容积）	时间点	全血	定量型		血液学/细胞分类计数
12228-3	甘油三酯	质量浓度	时间点	体液	定量型		化学
1222-9	M little g Ab	任意浓度	时间点	血清/血浆	等级型		血库
12229-1	巨噬细胞/100 白细胞	数量或计数分数	时间点	脑脊液	定量型	手工计数	血液学/细胞分类计数
12230-9	巨噬细胞/100 白细胞	数量或计数分数	时间点	体液	定量型	手工计数	血液学/细胞分类计数
12231-7	催乳激素^基线	质量浓度	时间点	血清/血浆	定量型		刺激耐受试验
12232-5	麻疹病毒 Ag	任意浓度	时间点	XXX	等级型	免疫荧光	微生物学
12233-3	间皮细胞/100 白细胞	数量或计数分数	时间点	脑脊液	定量型	手工计数	血液学/细胞分类计数
12234-1	间皮细胞/100 白细胞	数量或计数分数	时间点	体液	定量型	手工计数	血液学/细胞分类计数
12235-8	显微镜观察	存在与否或身份标识	时间点	尿沉渣	名义型	光学显微镜检查	尿液分析

LOINC 代码	名称	属性	时间特征	系统	标尺类型	方法类型	分类
12236-6	单核细胞/100 白细胞	数量或计数分数	时间点	脑脊液	定量型	手工计数	血液学/细胞分类计数
1223-7	M little g Ag	任意浓度	时间点	红细胞^血液制品单位	等级型		血库
12237-4	腮腺炎病毒 Ag	任意浓度	时间点	XXX	等级型	免疫荧光	微生物学
12238-2	嗜中性粒细胞/100 白细胞	数量或计数分数	时间点	体液	定量型	手工计数	血液学/细胞分类计数
12239-0	寡糖	任意浓度	时间点	尿液	等级型		化学
12240-8	乳清酸核苷	摩尔浓度	时间点	尿液	定量型		化学
12241-6	渗透脆性	数量或计数分数	时间点	红细胞	定量型	稀释的红细胞	血液学/细胞分类计数
12242-4	磷酸盐	质量浓度	时间点	体液	定量型		化学
12243-2	血小板	形态学	时间点	全血	名义型	光学显微镜检查	血液学/细胞分类计数
12244-0	多形核白细胞/100 白细胞	数量或计数分数	时间点	脑脊液	定量型	手工计数	血液学/细胞分类计数
1224-5	M little g Ag	任意浓度	时间点	红细胞^供者	等级型		血库
12245-7	胆色素原	任意浓度	24 小时	尿液	等级型		化学
12246-5	卟啉	任意浓度	24 小时	尿液	等级型		化学
12247-3	丙酮酸	质量浓度	时间点	血清/血浆	定量型		化学
12248-1	上皮细胞. 肾	任意浓度	时间点	尿沉渣	等级型	光学显微镜检查	尿液分析
12249-9	高血压蛋白原酶	质量速率	时间点	血浆	定量型		化学
12250-7	网织红细胞/1000 红细胞^^红细胞比积，调整的	数量或计数分数	时间点	红细胞	定量型		血液学/细胞分类计数
12251-5	风疹病毒 Ag	任意浓度	时间点	XXX	等级型	免疫荧光	微生物学
1225-2	M little g Ag	任意浓度	时间点	红细胞	等级型		血库
12252-3	生长调节素 C	质量浓度	时间点	血清	定量型		化学
12253-1	生长激素^基线	质量浓度	时间点	血清/血浆	定量型		刺激耐受试验
12254-9	标本体积	容积、体积	时间点	体液	定量型		标本特性
12255-6	标本体积	容积、体积	5 小时	尿液	定量型		标本特性
12256-4	精子^输精管切除后	单位面积数量或计数	时间点	精液	定量型	光学显微镜检查. 高倍视野	生育能力
12257-2	精子. 运动型/100 精子^输精管切除后	数量或计数分数	时间点	精液	定量型	光学显微镜检查. 高倍视野	生育能力
12258-0	鳞状上皮细胞	任意浓度	时间点	尿沉渣	等级型	光学显微镜检查. 高倍视野	尿液分析
12259-8	化脓性链球菌酶 Ab	任意浓度	时间点	血清	等级型	绵羊红细胞凝集反应	微生物学
1226-0	M Ab	任意浓度	时间点	血清/血浆^血液制品单位	等级型		血库
12260-6	蔗糖溶血	任意浓度	时间点	红细胞	等级型		血液学/细胞分类计数
12261-4	鼠弓形体 Ab. IgG	稀释系数、稀释倍数（滴度）	时间点	血清	定量型	酶免疫分析	微生物学
12262-2	鼠弓形体 Ab. IgM	稀释系数、稀释倍数（滴度）	时间点	血清	定量型	酶免疫分析	微生物学

LOINC 代码	名称	属性	时间特征	系统	标尺类型	方法类型	分类
12263-0	鼠弓形体	任意浓度	时间点	脑脊液	等级型	免疫荧光	微生物学
12264-8	尿酸	质量浓度	时间点	体液	定量型		化学
12265-5	尿素氮	质量浓度	时间点	腹腔液	定量型		化学
12266-3	尿素氮^腹膜透析后 2 小时	质量浓度	时间点	腹腔液	定量型		化学
12267-1	尿素氮^腹膜透析后 4 小时	质量浓度	时间点	腹腔液	定量型		化学
12268-9	尿素氮^腹膜透析后 12 小时	质量浓度	时间点	腹腔液	定量型		化学
12269-7	尿胆素原	任意浓度	24 小时	尿液	等级型		化学
12270-5	尿卟啉	任意浓度	24 小时	尿液	等级型		化学
12271-3	水痘-带状疱疹病毒 Ab	任意浓度	时间点	血清	等级型	胶乳凝集试验	微生物学
12272-1	病毒，已鉴定的	存在与否或身份标识	时间点	XXX	名义型	免疫荧光	微生物学
12273-9	黄变	任意浓度	时间点	体液	等级型	目视	标本特性
12274-7	木糖	质量速率	5 小时	尿液	定量型		化学
12275-4	酵母菌	任意浓度	时间点	生殖器	等级型	湿片法	微生物学
12276-2	大肠杆菌 O157：H7 已鉴定的	存在与否或身份标识	时间点	大便	名义型	微生物特异性培养	微生物学
12277-0	双链 DNA Ab	任意浓度	时间点	血清	等级型	Farr	血清学
1227-8	M Ab	任意浓度	时间点	血清/血浆^供者	等级型		血库
12278-8	嗜中性粒细胞.杆状核/100 白细胞	数量或计数分数	时间点	脑脊液	定量型	手工计数	血液学/细胞分类计数
12279-6	精子	任意浓度	时间点	精液	定量型		生育能力
12280-4	丙氨酸	质量浓度	时间点	羊水	定量型		化学
12281-2	细菌 已鉴定的	存在与否或身份标识	时间点	子宫颈	名义型	厌氧培养	微生物学
12282-0	华法林	任意浓度	时间点	尿液	等级型		药物水平/毒理学
12283-8	促肾上腺皮质激素释放激素	任意浓度	时间点	血清/血浆	定量型		化学
12284-6	生长激素释放激素	任意浓度	时间点	血清/血浆	定量型		化学
12285-3	人白细胞抗原-DP Ag	类型	时间点	白细胞	名义型		人类白细胞抗原
1228-6	M Ab	任意浓度	时间点	血清/血浆	等级型		血库
12286-1	药物 已鉴定的	存在与否或身份标识	时间点	尿液	名义型	筛查试验	药物水平/毒理学
12287-9	药物 已鉴定的	存在与否或身份标识	时间点	胃液	名义型	筛查试验	药物水平/毒理学
12288-7	利尿药	存在与否或身份标识	时间点	尿液	名义型		药物水平/毒理学
12289-5	药物 已鉴定的	存在与否或身份标识	时间点	玻璃体液	名义型	筛查试验	药物水平/毒理学
12290-3	丙环定	任意浓度	时间点	尿液	等级型		药物水平/毒理学
12291-1	甲苯丁胺	任意浓度	时间点	尿液	等级型		药物水平/毒理学
12292-9	二甲基色胺	任意浓度	时间点	尿液	等级型		药物水平/毒理学

LOINC 代码	名称	属性	时间特征	系统	标尺类型	方法类型	分类
12293-7	可替宁	任意浓度	时间点	尿液	等级型		药物水平/毒理学
1229-4	M Ag	任意浓度	时间点	红细胞^血液制品单位	等级型		血库
12294-5	尼古丁	任意浓度	时间点	尿液	等级型		药物水平/毒理学
12295-2	致幻药	存在与否或身份标识	时间点	尿液	名义型		药物水平/毒理学
12296-0	麦司卡林	任意浓度	时间点	尿液	等级型		药物水平/毒理学
12297-8	氯酸盐	任意浓度	时间点	全血	等级型		药物水平/毒理学
12298-6	红霉素	任意浓度	时间点	尿液	等级型		药物水平/毒理学
12299-4	炔己蚁胺	任意浓度	时间点	尿液	等级型		药物水平/毒理学
123-0	头孢丙烯	药物敏感度	时间点	分离物	定量型	最小致死浓度	抗生素敏感性
12300-0	泊利噻嗪	任意浓度	时间点	尿液	等级型		药物水平/毒理学
12301-8	普鲁卡因	任意浓度	时间点	尿液	等级型		药物水平/毒理学
1230-2	M Ag	任意浓度	时间点	红细胞^供者	等级型		血库
12302-6	可可碱	任意浓度	时间点	血清/血浆	等级型		药物水平/毒理学
12303-4	可可碱	任意浓度	时间点	尿液	等级型		药物水平/毒理学
12304-2	苯甲醇	任意浓度	时间点	血清/血浆	等级型		药物水平/毒理学
12305-9	十氯酮	任意浓度	时间点	全血	等级型		药物水平/毒理学
12306-7	环已烷	质量浓度	时间点	全血	定量型		药物水平/毒理学
12307-5	二氯乙烷	质量浓度	时间点	全血	定量型		药物水平/毒理学
12308-3	氢可酮	任意浓度	时间点	尿液	等级型		药物水平/毒理学
12309-1	纳曲酮	任意浓度	时间点	尿液	等级型		药物水平/毒理学
1231-0	M Ag	任意浓度	时间点	红细胞	等级型		血库
12310-9	苯妥英	任意浓度	时间点	尿液	等级型		药物水平/毒理学
12311-7	普拉西泮	质量浓度	时间点	尿液	定量型		药物水平/毒理学
12312-5	环丙烷	质量浓度	时间点	全血	定量型		药物水平/毒理学
12313-3	阿普比妥	任意浓度	时间点	尿液	等级型		药物水平/毒理学
12314-1	氯氮草	任意浓度	时间点	尿液	等级型		药物水平/毒理学

LOINC 代码	名称	属性	时间特征	系统	标尺类型	方法类型	分类
12315-8	甲苯巴比妥	任意浓度	时间点	尿液	等级型		药物水平/毒理学
12316-6	噻吩甲吡胺	任意浓度	时间点	尿液	等级型		药物水平/毒理学
12317-4	酚酞	任意浓度	时间点	尿液	等级型		药物水平/毒理学
12318-2	螺内酯	任意浓度	时间点	尿液	等级型		药物水平/毒理学
12319-0	甲硫哒嗪	任意浓度	时间点	尿液	等级型		药物水平/毒理学
12320-8	替沃噻吨	任意浓度	时间点	尿液	等级型		药物水平/毒理学
12321-6	三氟啦嗪	任意浓度	时间点	尿液	等级型		药物水平/毒理学
12322-4	三氟丙嗪	任意浓度	时间点	尿液	等级型		药物水平/毒理学
12323-2	阿利马嗪	任意浓度	时间点	尿液	等级型		药物水平/毒理学
12324-0	羟嗪	任意浓度	时间点	尿液	等级型		药物水平/毒理学
12325-7	四氢可的松	任意浓度	时间点	尿液	等级型		药物水平/毒理学
12326-5	二乙酰吗啡	任意浓度	时间点	不明物质	等级型		药物水平/毒理学
12327-3	氯胺酮	任意浓度	时间点	尿液	等级型		药物水平/毒理学
1232-8	M little i super little a Ag	任意浓度	时间点	红细胞^血液制品单位	等级型		血库
12328-1	β阻滞剂	存在与否或身份标识	时间点	尿液	名义型		药物水平/毒理学
12329-9	氯磺丙脲	任意浓度	时间点	尿液	等级型		药物水平/毒理学
12330-7	降血糖药物. 口服	存在与否或身份标识	时间点	尿液	名义型		药物水平/毒理学
12331-5	苯乙胺	任意浓度	时间点	尿液	等级型		药物水平/毒理学
12332-3	抗组胺药物类	存在与否或身份标识	时间点	尿液	名义型		药物水平/毒理学
12333-1	布托啡诺	任意浓度	时间点	尿液	等级型		药物水平/毒理学
12334-9	对氨基苯酚	质量浓度	时间点	尿液	定量型		药物水平/毒理学
12335-6	氟烷	任意浓度	时间点	全血	等级型		药物水平/毒理学
1233-6	M little i super little a Ag	任意浓度	时间点	红细胞^供者	等级型		血库
12336-4	肼苯哒嗪	任意浓度	时间点	血清/血浆	等级型		药物水平/毒理学
12337-2	二甲基硫氧化物	任意浓度	时间点	血清/血浆	等级型		药物水平/毒理学

LOINC代码	名称	属性	时间特征	系统	标尺类型	方法类型	分类
12338-0	五氯苯酚	任意浓度	时间点	血清/血浆	等级型		药物水平/毒理学
12339-8	敌草快	任意浓度	时间点	尿液	等级型		药物水平/毒理学
12340-6	乙烯	任意浓度	时间点	全血	等级型		药物水平/毒理学
12341-4	氯苯咪吲哚	任意浓度	时间点	血清/血浆	等级型		药物水平/毒理学
12342-2	羟吗啡酮	任意浓度	时间点	血清/血浆	等级型		药物水平/毒理学
12343-0	噻嗪类药物	存在与否或身份标识	时间点	尿液	名义型		药物水平/毒理学
1234-4	M little i super little a Ag	任意浓度	时间点	红细胞	等级型		血库
12344-8	抗精神病药	存在与否或身份标识	时间点	血清/血浆	名义型		药物水平/毒理学
12345-5	环噻嗪	任意浓度	时间点	尿液	等级型		药物水平/毒理学
12346-3	甲氯噻嗪	任意浓度	时间点	尿液	等级型		药物水平/毒理学
12347-1	美托拉宗	任意浓度	时间点	尿液	等级型		药物水平/毒理学
12348-9	喹乙宗	任意浓度	时间点	尿液	等级型		药物水平/毒理学
12349-7	三氯噻嗪	任意浓度	时间点	尿液	等级型		药物水平/毒理学
12350-5	苯异丙胺	任意浓度	时间点	大便	等级型		药物水平/毒理学
1235-1	M little i super little a Ab	任意浓度	时间点	血清/血浆^血液制品单位	等级型		血库
12351-3	四氢大麻酚	任意浓度	时间点	大便	等级型		药物水平/毒理学
12352-1	苯甲酰芽子碱	任意浓度	时间点	大便	等级型		药物水平/毒理学
12353-9	甲喹酮	任意浓度	时间点	大便	等级型		药物水平/毒理学
12354-7	阿片制剂	任意浓度	时间点	大便	等级型		药物水平/毒理学
12355-4	苯环利定	任意浓度	时间点	大便	等级型		药物水平/毒理学
12356-2	美沙酮	任意浓度	时间点	大便	等级型		药物水平/毒理学
12357-0	右丙氧芬	任意浓度	时间点	大便	等级型		药物水平/毒理学
12358-8	巴比妥类	任意浓度	时间点	大便	等级型		药物水平/毒理学
12359-6	苯二氮	任意浓度	时间点	大便	等级型		药物水平/毒理学
12360-4	巴比妥	任意浓度	时间点	尿液	等级型		药物水平/毒理学

LOINC 代码	名称	属性	时间特征	系统	标尺类型	方法类型	分类
12361-2	奥沙西泮	任意浓度	时间点	尿液	等级型		药物水平/毒理学
12362-0	奥沙西泮	任意浓度	时间点	血清/血浆	等级型		药物水平/毒理学
12363-8	卡马西平	任意浓度	时间点	尿液	等级型		药物水平/毒理学
12364-6	苯二氮	任意浓度	时间点	胃液	等级型		药物水平/毒理学
12365-3	茶苯海明	任意浓度	时间点	尿液	等级型		药物水平/毒理学
12366-1	双异丙吡胺	任意浓度	时间点	尿液	等级型		药物水平/毒理学
12367-9	甲砜哒嗪	任意浓度	时间点	尿液	等级型		药物水平/毒理学
12368-7	非那西汀	任意浓度	时间点	尿液	等级型		药物水平/毒理学
1236-9	M little i super little a Ab	任意浓度	时间点	血清/血浆^供者	等级型		血库
12369-5	仿交感神经作用类药物	存在与否或身份标识	时间点	尿液	名义型		药物水平/毒理学
12370-3	硫喷妥钠	质量浓度	时间点	尿液	定量型		药物水平/毒理学
12371-1	异丙醚	质量浓度	时间点	全血	定量型		药物水平/毒理学
12372-9	二甲基乙酰胺	质量浓度	时间点	尿液	定量型		药物水平/毒理学
12373-7	去甲甲氨二氮䓬	质量浓度	时间点	血清/血浆	定量型		药物水平/毒理学
12374-5	氯巴占	质量浓度	时间点	尿液	定量型		药物水平/毒理学
12375-2	氯氮平＋去甲氯氮平	质量浓度	时间点	血清/血浆	定量型		药物水平/毒理学
12376-0	去甲氯氮平	质量浓度	时间点	血清/血浆	定量型		药物水平/毒理学
1237-7	M little i super little a Ab	任意浓度	时间点	血清/血浆	等级型		血库
12377-8	地莫西泮	质量浓度	时间点	血清/血浆	定量型		药物水平/毒理学
12378-6	地西泮	任意浓度	时间点	大便	等级型		药物水平/毒理学
12379-4	三氟甲安定	质量浓度	时间点	血清/血浆	定量型		药物水平/毒理学
12380-2	氯羟去甲安定	任意浓度	时间点	大便	等级型		药物水平/毒理学
12381-0	奥沙西泮	任意浓度	时间点	大便	等级型		药物水平/毒理学
12382-8	替马西泮	质量浓度	时间点	尿液	定量型		药物水平/毒理学
12383-6	羟基三唑苯二氮	任意浓度	时间点	大便	等级型		药物水平/毒理学

LOINC 代码	名称	属性	时间特征	系统	标尺类型	方法类型	分类
12384-4	三唑仑	任意浓度	时间点	大便	等级型		药物水平/毒理学
1238-5	M NOS Ab	任意浓度	时间点	血清/血浆^血液制品单位	等级型		血库
12385-1	去甲多塞平	质量浓度	时间点	血清/血浆	定量型		药物水平/毒理学
12386-9	去甲多虑平	质量浓度	时间点	尿液	定量型		药物水平/毒理学
12387-7	扑米酮	质量浓度	时间点	尿液	定量型		药物水平/毒理学
12388-5	苯乙基丙二酰胺	质量浓度	时间点	血清/血浆	定量型		药物水平/毒理学
12389-3	奥氮平	质量浓度	时间点	血清/血浆	定量型		药物水平/毒理学
12390-1	柳氮磺吡啶	质量浓度	时间点	血清/血浆	定量型		药物水平/毒理学
12391-9	茶苯海明	质量浓度	时间点	血清/血浆	定量型		药物水平/毒理学
12392-7	伊曲康唑	质量浓度	时间点	血清/血浆	定量型		药物水平/毒理学
1239-3	M NOS Ab	任意浓度	时间点	血清/血浆^供者	等级型		血库
12393-5	酮康唑	质量浓度	时间点	血清/血浆	定量型		药物水平/毒理学
12394-3	布托啡诺	质量浓度	时间点	血清/血浆	定量型		药物水平/毒理学
12395-0	布托啡诺	质量浓度	时间点	尿液	定量型		药物水平/毒理学
12396-8	氯磺丙脲	质量浓度	时间点	尿液	定量型		药物水平/毒理学
12397-6	秋水仙碱	质量浓度	时间点	血清/血浆	定量型		药物水平/毒理学
12398-4	地芬诺酯	质量浓度	时间点	血清/血浆	定量型		药物水平/毒理学
12399-2	吐根碱	质量浓度	时间点	血清/血浆	定量型		药物水平/毒理学
12400-8	吐根碱	质量浓度	时间点	尿液	定量型		药物水平/毒理学
1240-1	M NOS Ab	任意浓度	时间点	血清/血浆	等级型		血库
12401-6	炔己蚁胺	质量浓度	时间点	血清/血浆	定量型		药物水平/毒理学
12402-4	灰黄霉素	质量浓度	时间点	血清/血浆	定量型		药物水平/毒理学
12403-2	甲苯丁胺	质量浓度	时间点	全血	定量型		药物水平/毒理学
12404-0	硝酸甘油	质量浓度	时间点	血清/血浆	定量型		药物水平/毒理学
12405-7	萘丁美酮	质量浓度	时间点	血清/血浆	定量型		药物水平/毒理学

LOINC 代码	名称	属性	时间特征	系统	标尺类型	方法类型	分类
12406-5	纳多洛尔	质量浓度	时间点	血清/血浆	定量型		药物水平/毒理学
12407-3	6-β环丙甲羟二氢吗啡酮	质量浓度	时间点	血清/血浆	定量型		药物水平/毒理学
12408-1	奥昔布宁	质量浓度	时间点	血清/血浆	定量型		药物水平/毒理学
12409-9	己酮可可碱	质量浓度	时间点	血清/血浆	定量型		药物水平/毒理学
12410-7	匹莫齐特	质量浓度	时间点	血清/血浆	定量型		药物水平/毒理学
12411-5	丙嗪	质量浓度	时间点	血清/血浆	定量型		药物水平/毒理学
12412-3	吡啶	质量浓度	时间点	血清/血浆	定量型		药物水平/毒理学
12413-1	利血平	质量浓度	时间点	血清/血浆	定量型		药物水平/毒理学
12414-9	利血平	质量浓度	时间点	尿液	定量型		药物水平/毒理学
12415-6	司来吉兰	质量浓度	时间点	血清/血浆	定量型		药物水平/毒理学
12416-4	索他洛尔	质量浓度	时间点	血清/血浆	定量型		药物水平/毒理学
12417-2	舒林酸	质量浓度	时间点	血清/血浆	定量型		药物水平/毒理学
12418-0	特非那定	质量浓度	时间点	血清/血浆	定量型		药物水平/毒理学
1241-9	M NOS Ag	任意浓度	时间点	红细胞^血液制品单位	等级型		血库
12419-8	特非那定	质量浓度	时间点	尿液	定量型		药物水平/毒理学
12420-6	硫代硫酸盐	质量浓度	时间点	尿液	定量型		化学
12421-4	硫代硫酸盐/肌酐	质量浓度比率	时间点	尿液	定量型		化学
12422-2	三氟丙嗪	质量浓度	时间点	血清/血浆	定量型		药物水平/毒理学
12423-0	阿利马嗪	质量浓度	时间点	血清/血浆	定量型		药物水平/毒理学
12424-8	曲普利啶	质量浓度	时间点	血清/血浆	定量型		药物水平/毒理学
12425-5	氯羟苯唑	质量浓度	时间点	血清/血浆	定量型		药物水平/毒理学
12426-3	溴鼠隆	质量浓度	时间点	血清/血浆	定量型		药物水平/毒理学
1242-7	M NOS Ag	任意浓度	时间点	红细胞^供者	等级型		血库
12427-1	氯美扎酮	质量浓度	时间点	血清/血浆	定量型		药物水平/毒理学
12428-9	氟比洛芬	质量浓度	时间点	血清/血浆	定量型		药物水平/毒理学
12429-7	琥珀酰胆碱	质量浓度	时间点	尿液	定量型		药物水平/毒理学

LOINC 代码	名称	属性	时间特征	系统	标尺类型	方法类型	分类
12430-5	枯烯	质量浓度	时间点	血清/血浆	定量型		药物水平/毒理学
12431-3	去甲氟苯丙胺	质量浓度	时间点	血清/血浆	定量型		药物水平/毒理学
12432-1	羟基三唑苯二氮	质量浓度	时间点	尿液	定量型		药物水平/毒理学
12433-9	蟾毒色胺	质量浓度	时间点	血清/血浆	定量型		药物水平/毒理学
12434-7	泼尼松	质量浓度	时间点	血清/血浆	定量型		药物水平/毒理学
1243-5	M NOS Ag	任意浓度	时间点	红细胞	等级型		血库
12435-4	萘	质量浓度	时间点	血清/血浆	定量型		药物水平/毒理学
12436-2	萘酚	质量浓度	时间点	血清/血浆	定量型		药物水平/毒理学
12437-0	曲马多	质量浓度	时间点	血清/血浆	定量型		药物水平/毒理学
12438-8	去甲曲马多	质量浓度	时间点	血清/血浆	定量型		药物水平/毒理学
12439-6	氟西汀	质量浓度	时间点	尿液	定量型		药物水平/毒理学
12440-4	咪达唑仑	任意浓度	时间点	大便	等级型		药物水平/毒理学
12441-2	托美丁	质量浓度	时间点	血清/血浆	定量型		药物水平/毒理学
12442-0	对乙酰氨基酚	质量浓度	时间点	XXX	定量型		药物水平/毒理学
1244-3	M1 Ab	任意浓度	时间点	血清/血浆^血液制品单位	等级型		血库
12443-8	曲米帕明	质量浓度	时间点	尿液	定量型		药物水平/毒理学
12444-6	去甲三甲丙咪嗪	质量浓度	时间点	尿液	定量型		药物水平/毒理学
12445-3	诺氟西汀	质量浓度	时间点	尿液	定量型		药物水平/毒理学
12446-1	碳氢化合物，卤化的	存在与否或身份标识	时间点	尿液	名义型		药物水平/毒理学
12447-9	苯乙基丙二酰胺	质量浓度	时间点	尿液	等级型		药物水平/毒理学
12448-7	酮类^热量型禁食后	质量浓度	时间点	尿液	定量型	试纸条	刺激耐受试验
12449-5	酮类^给予某刺激后1小时	质量浓度	时间点	尿液	定量型	试纸条	刺激耐受试验
1245-0	M1 Ab	任意浓度	时间点	血清/血浆^供者	等级型		血库
12450-3	酮类^给予某刺激后 2 小时	质量浓度	时间点	尿液	定量型	试纸条	刺激耐受试验
12451-1	酮类^给予某刺激后 3 小时	质量浓度	时间点	尿液	定量型	试纸条	刺激耐受试验
12452-9	上皮细胞	任意浓度	时间点	精液	等级型	光学显微镜检查	生育能力

LOINC 代码	名称	属性	时间特征	系统	标尺类型	方法类型	分类
12453-7	磷酸盐结晶.无定形	任意浓度	时间点	尿沉渣	等级型	光学显微镜检查	尿液分析
12454-5	尿酸结晶.无定形	任意浓度	时间点	尿沉渣	等级型	光学显微镜检查	尿液分析
12455-2	荚膜组织胞浆菌酵母 Ab	任意浓度	时间点	脑脊液	等级型		微生物学
12456-0	荚膜组织胞浆菌菌丝体 Ab	任意浓度	时间点	脑脊液	等级型		微生物学
12457-8	标本体积	容积、体积	时间点	透析液	定量型		标本特性
12458-6	促肾上腺皮质激素^给予某刺激后第 2 份标本	质量浓度	时间点	血浆	定量型		刺激耐受试验
12459-4	促肾上腺皮质激素^给予某刺激后第 3 份标本	质量浓度	时间点	血浆	定量型		刺激耐受试验
12460-2	促肾上腺皮质激素^给予某刺激后第 4 份标本	质量浓度	时间点	血浆	定量型		刺激耐受试验
12461-0	促肾上腺皮质激素^给予某刺激后第 5 份标本	质量浓度	时间点	血浆	定量型		刺激耐受试验
12462-8	促肾上腺皮质激素^给予某刺激后第 6 份标本	质量浓度	时间点	血浆	定量型		刺激耐受试验
12463-6	促肾上腺皮质激素^给予某刺激后第 7 份标本	质量浓度	时间点	血浆	定量型		刺激耐受试验
12464-4	促肾上腺皮质激素^给予某刺激后第 8 份标本	质量浓度	时间点	血浆	定量型		刺激耐受试验
12465-1	乙醇	质量浓度	时间点	玻璃体液	定量型		药物水平/毒理学
12466-9	α-1 抗胰蛋白酶	质量浓度	时间点	羊水	定量型	比浊法	化学
12467-7	氨基酸	存在与否或身份标识	时间点	尿液	名义型		化学
1246-8	M1 Ab	任意浓度	时间点	血清/血浆	等级型		血库
12468-5	氨基酸	存在与否或身份标识	时间点	血清/血浆	名义型		化学
12469-3	胱氨酸结晶	存在与否或身份标识	时间点	结石	名义型	光学显微镜检查	化学
12470-1	同型半胱氨酸	质量浓度	时间点	尿液	定量型		化学
12471-9	氨基β胍基丙酸	质量浓度	时间点	尿液	定量型		化学
12472-7	氨基β胍基丙酸	质量浓度	24 小时	尿液	定量型		化学
12473-5	磷酸乙醇胺	质量速率	时间点	尿液	定量型		化学
12474-3	肌肽	质量浓度	24 小时	尿液	定量型		化学
12475-0	δ氨基酮戊酸	质量速率	时间点	尿液	定量型		化学
1247-6	M1 Ag	任意浓度	时间点	红细胞^血液制品单位	等级型		血库
12476-8	胆红素	质量浓度	时间点	羊水	定量型	直接分光光度法	化学
12477-6	右旋甲基苯异丙胺	质量浓度	时间点	尿液	定量型		药物水平/毒理学
12478-4	左旋脱氧麻黄碱	质量浓度	时间点	尿液	定量型		药物水平/毒理学
12479-2	雄酮	质量速率	时间点	尿液	定量型		化学
124-8	头孢丙烯	药物敏感度	时间点	分离物	定量或等级型	最小抑制浓度	抗生素敏感性
12480-0	血管紧张素转换酶	催化浓度	时间点	脑脊液	定量型		化学
12481-8	砷.无机	质量浓度	时间点	尿液	定量型		药物水平/毒理学

LOINC 代码	名称	属性	时间特征	系统	标尺类型	方法类型	分类
12482-6	抗坏血酸盐	质量浓度	时间点	白细胞	定量型		化学
12483-4	钨	任意浓度	时间点	血清/血浆	等级型		药物水平/毒理学
1248-4	M1 Ag	任意浓度	时间点	红细胞^供者	等级型		血库
12484-2	苯巴比妥	任意浓度	时间点	胃液	等级型		药物水平/毒理学
12485-9	异戊巴比妥	任意浓度	时间点	胃液	等级型		药物水平/毒理学
12486-7	仲丁巴比妥	任意浓度	时间点	胃液	等级型		药物水平/毒理学
12487-5	布他比妥	任意浓度	时间点	胃液	等级型		药物水平/毒理学
12488-3	戊巴比妥	任意浓度	时间点	胃液	等级型		药物水平/毒理学
12489-1	司可巴比妥	任意浓度	时间点	胃液	等级型		药物水平/毒理学
12490-9	烯丙基-sec-丁基-巴比妥酸盐	质量浓度	时间点	血清/血浆	定量型		药物水平/毒理学
12491-7	甲丙烯基甲戊	任意浓度	时间点	血清/血浆	等级型		药物水平/毒理学
1249-2	M1 Ag	任意浓度	时间点	红细胞	等级型		血库
12492-5	硫戊巴比妥	任意浓度	时间点	血清/血浆	等级型		药物水平/毒理学
12493-3	环已烯巴比妥	质量浓度	时间点	血清/血浆	定量型		药物水平/毒理学
12494-1	异戊巴比妥	任意浓度	时间点	大便	等级型		药物水平/毒理学
12495-8	巴比妥	任意浓度	时间点	大便	等级型		药物水平/毒理学
12496-6	仲丁巴比妥	任意浓度	时间点	大便	等级型		药物水平/毒理学
12497-4	布他比妥	任意浓度	时间点	大便	等级型		药物水平/毒理学
12498-2	甲巴比妥	任意浓度	时间点	大便	等级型		药物水平/毒理学
12499-0	戊巴比妥	任意浓度	时间点	大便	等级型		药物水平/毒理学
12-5	阿米卡星	药物敏感度	时间点	分离物	定量或等级型	最小抑制浓度	抗生素敏感性
1250-0	主要交叉配血	印象/检查结果的解释	时间点	血清/血浆	名义型		血库
12500-5	司可巴比妥	任意浓度	时间点	大便	等级型		药物水平/毒理学
12501-3	苯巴比妥	任意浓度	时间点	大便	等级型		药物水平/毒理学
12502-1	阿洛巴比妥	任意浓度	时间点	大便	等级型		药物水平/毒理学
12503-9	血红蛋白.胃肠道性^第4份标本	任意浓度	时间点	大便	等级型		化学
12504-7	血红蛋白.胃肠道性^第5份标本	任意浓度	时间点	大便	等级型		化学

LOINC 代码	名称	属性	时间特征	系统	标尺类型	方法类型	分类
12505-4	镉	质量浓度	时间点	红细胞	定量型		药物水平/毒理学
12506-2	降钙素^给予某刺激后第2份标本	质量浓度	时间点	血清/血浆	定量型		刺激耐受试验
12507-0	降钙素^给予某刺激后第3份标本	质量浓度	时间点	血清/血浆	定量型		刺激耐受试验
12508-8	降钙素^给予某刺激后第4份标本	质量浓度	时间点	血清/血浆	定量型		刺激耐受试验
12509-6	降钙素^给予某刺激后第5份标本	质量浓度	时间点	血清/血浆	定量型		刺激耐受试验
12510-4	降钙素^给予某刺激后第6份标本	质量浓度	时间点	血清/血浆	定量型		刺激耐受试验
12511-2	钙	质量浓度	4 小时	尿液	定量型		化学
12512-0	磷酸氢钙二水合物	任意浓度	时间点	尿沉渣	等级型	光学显微镜检查	尿液分析
12513-8	碳酸氢盐	摩尔浓度	时间点	水	定量型		化学
12514-6	碳酸氢盐	摩尔浓度	时间点	透析液	定量型		化学
12515-3	癌胚抗原	质量浓度	时间点	体液	定量型		化学
12516-1	儿茶酚胺^给予某刺激后第2份标本	质量浓度	时间点	尿液	定量型		刺激耐受试验
12517-9	儿茶酚胺^给予某刺激后第3份标本	质量浓度	时间点	尿液	定量型		刺激耐受试验
1251-8	主要交叉配血	印象/检查结果的解释	时间点	血清/血浆	名义型	立即旋转	血库
12518-7	儿茶酚胺^给予某刺激后第4份标本	质量浓度	时间点	尿液	定量型		刺激耐受试验
12519-5	儿茶酚胺^给予某刺激后第5份标本	质量浓度	时间点	尿液	定量型		刺激耐受试验
12520-3	儿茶酚胺^给予某刺激后第6份标本	质量浓度	时间点	尿液	定量型		刺激耐受试验
12521-1	儿茶酚胺^给予某刺激后第7份标本	质量浓度	时间点	尿液	定量型		刺激耐受试验
12522-9	儿茶酚胺^给予某刺激后第2份标本	质量浓度	时间点	血浆	定量型		刺激耐受试验
12523-7	儿茶酚胺^给予某刺激后第3份标本	质量浓度	时间点	血浆	定量型		刺激耐受试验
12524-5	儿茶酚胺^给予某刺激后第4份标本	质量浓度	时间点	血浆	定量型		刺激耐受试验
12525-2	去甲肾上腺素^给予某刺激后1小时	质量浓度	时间点	血浆	定量型		刺激耐受试验
1252-6	主要交叉配血^立即旋转后	印象/检查结果的解释	时间点	血清/血浆	名义型		血库
12526-0	去甲肾上腺素^给予某刺激后2小时	质量浓度	时间点	血浆	定量型		刺激耐受试验
12527-8	去甲肾上腺素^给予某刺激后3小时	质量浓度	时间点	血浆	定量型		刺激耐受试验
12528-6	去甲肾上腺素^给予某刺激后4小时	质量浓度	时间点	血浆	定量型		刺激耐受试验
12529-4	肾上腺素^给予某刺激后2小时	质量浓度	时间点	血浆	定量型		刺激耐受试验

LOINC 代码	名称	属性	时间特征	系统	标尺类型	方法类型	分类
12530-2	氯化物	摩尔浓度	时间点	水	定量型		化学
12531-0	胆固醇	质量浓度	时间点	体液	定量型		化学
12532-8	美其敏	任意浓度	时间点	血清/血浆	等级型		药物水平/毒理学
12533-6	噻唑烷-2-硫酮-4-羧酸	质量浓度	时间点	尿液	定量型		药物水平/毒理学
1253-4	主要交叉配血	印象/检查结果的解释	时间点	血清/血浆	名义型	预热	血库
12534-4	噻唑烷-2-硫酮-4-羧酸/肌酐	质量浓度比率	时间点	尿液	定量型		药物水平/毒理学
12535-1	亚硝酸异戊酯	任意浓度	时间点	全血	等级型		药物水平/毒理学
12536-9	硝酸丁酯	任意浓度	时间点	全血	等级型		药物水平/毒理学
12537-7	苯基乙醛酸	质量浓度	时间点	尿液	定量型		药物水平/毒理学
12538-5	硝酸盐	质量浓度	时间点	全血	定量型		药物水平/毒理学
12539-3	2-枸橼酸甲酯	质量浓度	时间点	尿液	定量型		化学
12540-1	2-枸橼酸甲酯	质量浓度	时间点	血清/血浆	定量型		化学
12541-9	间甲基马尿酸＋对甲基马尿酸	质量浓度	时间点	尿液	定量型		药物水平/毒理学
1254-2	主要交叉配血.再次交叉配血	印象/检查结果的解释	时间点	血清/血浆	名义型		血库
12542-7	N-甲基乙酰胺	质量浓度	时间点	尿液	定量型		药物水平/毒理学
12543-5	甲基甲酰胺	质量浓度	时间点	尿液	定量型		药物水平/毒理学
12544-3	奈法唑酮	质量浓度	时间点	血清/血浆	定量型		药物水平/毒理学
12545-0	佐美酸	质量浓度	时间点	血清/血浆	定量型		药物水平/毒理学
12546-8	喹乙宗	任意浓度	时间点	血清/血浆	等级型		药物水平/毒理学
12547-6	甲拌磷	质量浓度	时间点	血清/血浆	定量型		药物水平/毒理学
12548-4	泰巴氨酯	质量浓度	时间点	血清/血浆	定量型		药物水平/毒理学
12549-2	松节油	质量浓度	时间点	血清/血浆	定量型		药物水平/毒理学
125-5	头孢丙烯	药物敏感度	时间点	分离物	定量或等级型	琼脂扩散	抗生素敏感性
12550-0	罂粟碱	质量浓度	时间点	血清/血浆	定量型		药物水平/毒理学
12551-8	异卡波肼	质量浓度	时间点	血清/血浆	定量型		药物水平/毒理学
12552-6	丙二醇	质量浓度	时间点	血清/血浆	定量型		药物水平/毒理学
12553-4	兴奋剂类药物	存在与否或身份标识	时间点	尿液	名义型		药物水平/毒理学

LOINC 代码	名称	属性	时间特征	系统	标尺类型	方法类型	分类
12554-2	麻醉药	存在与否或身份标识	时间点	尿液	名义型		药物水平/毒理学
12555-9	松节油	质量浓度	时间点	尿液	定量型		药物水平/毒理学
12556-7	铜	质量浓度	时间点	全血	定量型		药物水平/毒理学
12557-5	皮质醇^给予某刺激后第2份标本	质量浓度	时间点	血清/血浆	定量型		刺激耐受试验
12558-3	皮质醇^给予某刺激后第3份标本	质量浓度	时间点	血清/血浆	定量型		刺激耐受试验
1255-9	次要交叉配血	印象/检查结果的解释	时间点	红细胞	名义型		血库
12559-1	皮质醇^给予某刺激后第4份标本	质量浓度	时间点	血清/血浆	定量型		刺激耐受试验
12560-9	皮质醇^给予某刺激后第5份标本	质量浓度	时间点	血清/血浆	定量型		刺激耐受试验
12561-7	皮质醇^给予某刺激后第6份标本	质量浓度	时间点	血清/血浆	定量型		刺激耐受试验
12562-5	皮质醇^给予某刺激后第7份标本	质量浓度	时间点	血清/血浆	定量型		刺激耐受试验
12563-3	皮质醇^给予某刺激后第8份标本	质量浓度	时间点	血清/血浆	定量型		刺激耐受试验
12564-1	皮质醇^给予某刺激后第9份标本	质量浓度	时间点	血清/血浆	定量型		刺激耐受试验
12565-8	皮质醇^给予某刺激后第10份标本	质量浓度	时间点	血清/血浆	定量型		刺激耐受试验
12566-6	皮质醇^给予某刺激后30分钟	质量浓度	时间点	血清/血浆	定量型		刺激耐受试验
1256-7	N Ab	任意浓度	时间点	血清/血浆^血液制品单位	等级型		血库
12567-4	皮质醇^给予某刺激后1小时	质量浓度	时间点	血清/血浆	定量型		刺激耐受试验
12568-2	皮质醇^给予某刺激后20分钟	质量浓度	时间点	血清/血浆	定量型		刺激耐受试验
12569-0	皮质醇^给予某刺激后2.5小时	质量浓度	时间点	血清/血浆	定量型		刺激耐受试验
12570-8	皮质醇^给予某刺激后	质量浓度	时间点	血清/血浆	定量型		刺激耐受试验
12571-6	肌酐	质量浓度	时间点	体液	定量型		化学
12572-4	肌酐^2小时标本	质量浓度	时间点	腹膜透析液	定量型		化学
12573-2	肌酐^4小时标本	质量浓度	时间点	腹膜透析液	定量型		化学
12574-0	肌酐^24小时标本	质量浓度	时间点	腹膜透析液	定量型		化学
1257-5	N Ab	任意浓度	时间点	血清/血浆^供者	等级型		血库
12575-7	肌酐^基线	质量浓度	时间点	腹膜透析液	定量型		刺激耐受试验
12576-5	肌酐^第1份标本	质量浓度	时间点	腹膜透析液	定量型		化学
12577-3	肌酐^2小时标本	质量浓度	时间点	腹膜透析液	定量型		化学
12578-1	肌酐^第3份标本	质量浓度	时间点	腹膜透析液	定量型		化学
12579-9	肌酐^第4份标本	质量浓度	时间点	腹膜透析液	定量型		化学
12580-7	肌酐^第5份标本	质量浓度	时间点	腹膜透析液	定量型		化学
12581-5	肌酐^第6份标本	质量浓度	时间点	腹膜透析液	定量型		化学

LOINC 代码	名称	属性	时间特征	系统	标尺类型	方法类型	分类
12582-3	肌酐^第 7 份标本	质量浓度	时间点	腹膜透析液	定量型		化学
1258-3	N Ab	任意浓度	时间点	血清/血浆	等级型		血库
12583-1	肌酐^第 8 份标本	质量浓度	时间点	腹膜透析液	定量型		化学
12584-9	肌酐	质量浓度	时间点	玻璃体液	定量型		化学
12585-6	肌酐	质量速率	2 小时	尿液	定量型		化学
12586-4	肌酐	质量速率	4 小时	尿液	定量型		化学
12587-2	肌酐	质量速率	6 小时	尿液	定量型		化学
12588-0	肌酐	质量速率	8 小时	尿液	定量型		化学
12589-8	肌酐	质量速率	12 小时	尿液	定量型		化学
12590-6	脱氢表雄酮^给予某刺激后第 2 份标本	质量浓度	时间点	血清/血浆	定量型		刺激耐受试验
1259-1	N Ag	任意浓度	时间点	红细胞^血液制品单位	等级型		血库
12591-4	脱氢表雄酮^给予某刺激后第 3 份标本	质量浓度	时间点	血清/血浆	定量型		刺激耐受试验
12592-2	脱氢表雄酮^给予某刺激后第 4 份标本	质量浓度	时间点	血清/血浆	定量型		刺激耐受试验
12593-0	脱氢表雄酮^给予某刺激后第 5 份标本	质量浓度	时间点	血清/血浆	定量型		刺激耐受试验
12594-8	脱氢表雄酮^给予某刺激后第 6 份标本	质量浓度	时间点	血清/血浆	定量型		刺激耐受试验
12595-5	雌二醇	质量浓度	时间点	尿液	定量型		化学
12596-3	雌二醇^给予某刺激后 3 小时	质量浓度	时间点	血清/血浆	定量型		刺激耐受试验
12597-1	雌激素^给予某刺激后第 2 份标本	质量浓度	时间点	血清/血浆	定量型		刺激耐受试验
12598-9	脂肪. 中性	任意浓度	时间点	大便	等级型		化学
12599-7	姥鲛烷酸	质量浓度	时间点	血清/血浆	定量型		化学
12600-3	姥鲛烷酸/植烷酸盐	质量浓度比率	时间点	血清/血浆	定量型		化学
12601-1	氟化物	质量浓度	时间点	透析液	定量型		药物水平/毒理学
12602-9	羟乙基氟胺安定	质量浓度	时间点	尿液	定量型		药物水平/毒理学
12603-7	N-去烷基氟胺安定	任意浓度	时间点	大便	等级型		药物水平/毒理学
12604-5	羟乙基氟胺安定	任意浓度	时间点	大便	等级型		药物水平/毒理学
12605-2	氟西泮	任意浓度	时间点	大便	等级型		药物水平/毒理学
12606-0	长萜醇	质量浓度	时间点	血清/血浆	定量型		化学
12607-8	葡萄糖^透析前	质量浓度	时间点	腹膜透析液	定量型		化学
12608-6	葡萄糖^ 2 小时标本	质量浓度	时间点	腹膜透析液	定量型		化学
1260-9	N Ag	任意浓度	时间点	红细胞^供者	等级型		血库
12609-4	葡萄糖^ 4 小时标本	质量浓度	时间点	腹膜透析液	定量型		化学
12610-2	葡萄糖^给予某刺激后 2 小时	质量浓度	时间点	血清/血浆	定量型		刺激耐受试验
12611-0	葡萄糖^ 4 小时标本	质量浓度	时间点	血清/血浆	定量型		化学
12612-8	葡萄糖^ 2 小时标本	质量浓度	时间点	透析液	定量型		化学
12613-6	葡萄糖^ 4 小时标本	质量浓度	时间点	透析液	定量型		化学

LOINC 代码	名称	属性	时间特征	系统	标尺类型	方法类型	分类
12614-4	葡萄糖^餐后 7 小时	质量浓度	时间点	血清/血浆	定量型		刺激耐受试验
12615-1	葡萄糖^给予某刺激后第 1 份标本	质量浓度	时间点	血清/血浆	定量型		刺激耐受试验
12616-9	葡萄糖^给予某刺激后第 2 份标本	质量浓度	时间点	血清/血浆	定量型		刺激耐受试验
1261-7	N Ag	任意浓度	时间点	红细胞	等级型		血库
12617-7	葡萄糖^给予某刺激后第 3 份标本	质量浓度	时间点	血清/血浆	定量型		刺激耐受试验
12618-5	葡萄糖^给予某刺激后第 4 份标本	质量浓度	时间点	血清/血浆	定量型		刺激耐受试验
12619-3	葡萄糖^给予某刺激后第 5 份标本	质量浓度	时间点	血清/血浆	定量型		刺激耐受试验
12620-1	葡萄糖^给予某刺激后第 6 份标本	质量浓度	时间点	血清/血浆	定量型		刺激耐受试验
12621-9	葡萄糖^给予某刺激后第 9 份标本	质量浓度	时间点	血清/血浆	定量型		刺激耐受试验
12622-7	葡萄糖^给予某刺激后第 10 份标本	质量浓度	时间点	血清/血浆	定量型		刺激耐受试验
12623-5	葡萄糖^给予某刺激后第 11 份标本	质量浓度	时间点	血清/血浆	定量型		刺激耐受试验
12624-3	葡萄糖^给予某刺激后第 12 份标本	质量浓度	时间点	血清/血浆	定量型		刺激耐受试验
1262-5	N NOS Ab	任意浓度	时间点	血清/血浆^血液制品单位	等级型		血库
12625-0	葡萄糖^给予某刺激后第 13 份标本	质量浓度	时间点	血清/血浆	定量型		刺激耐受试验
12626-8	葡萄糖^给予某刺激后第 14 份标本	质量浓度	时间点	血清/血浆	定量型		刺激耐受试验
12627-6	葡萄糖^给予某刺激后第 15 份标本	质量浓度	时间点	血清/血浆	定量型		刺激耐受试验
12628-4	葡萄糖	质量浓度	时间点	腹膜透析液	定量型		化学
12629-2	葡萄糖	质量浓度	24 小时	腹膜透析液	定量型		化学
126-3	头孢丙烯	药物敏感度	时间点	分离物＋血清	等级型	测序分型	抗生素敏感性
12630-0	葡萄糖^第 1 份标本	质量浓度	时间点	腹膜透析液	定量型		化学
12631-8	葡萄糖^第 2 份标本	质量浓度	时间点	腹膜透析液	定量型		化学
12632-6	葡萄糖^第 3 份标本	质量浓度	时间点	腹膜透析液	定量型		化学
1263-3	N NOS Ab	任意浓度	时间点	血清/血浆^供者	等级型		血库
12633-4	葡萄糖^第 4 份标本	质量浓度	时间点	腹膜透析液	定量型		化学
12634-2	葡萄糖^第 5 份标本	质量浓度	时间点	腹膜透析液	定量型		化学
12635-9	葡萄糖^第 6 份标本	质量浓度	时间点	腹膜透析液	定量型		化学
12636-7	葡萄糖^第 7 份标本	质量浓度	时间点	腹膜透析液	定量型		化学
12637-5	葡萄糖^给予某刺激后第 8 份标本	质量浓度	时间点	腹膜透析液	定量型		刺激耐受试验
12638-3	葡萄糖^口服乳糖前	质量浓度	时间点	血清/血浆	定量型		刺激耐受试验
12639-1	葡萄糖^给予某刺激后 15 分钟	质量浓度	时间点	血清/血浆	定量型		刺激耐受试验
12640-9	葡萄糖^给予某刺激后 6.5 小时	质量浓度	时间点	血清/血浆	定量型		刺激耐受试验

LOINC 代码	名称	属性	时间特征	系统	标尺类型	方法类型	分类
1264-1	N NOS Ab	任意浓度	时间点	血清/血浆	等级型		血库
12641-7	葡萄糖^给予某刺激后 7 小时	质量浓度	时间点	血清/血浆	定量型		刺激耐受试验
12642-5	葡萄糖^给予某刺激后 7.5 小时	质量浓度	时间点	血清/血浆	定量型		刺激耐受试验
12643-3	葡萄糖^给予某刺激后 8 小时	质量浓度	时间点	血清/血浆	定量型		刺激耐受试验
12644-1	葡萄糖^给予某刺激后 9 小时	质量浓度	时间点	血清/血浆	定量型		刺激耐受试验
12645-8	葡萄糖^给予某刺激后 10 小时	质量浓度	时间点	血清/血浆	定量型		刺激耐受试验
12646-6	葡萄糖^给予某刺激后 1 小时	质量浓度	时间点	血清/血浆	定量型		刺激耐受试验
12647-4	葡萄糖^给予某刺激后 12 小时	质量浓度	时间点	血清/血浆	定量型		刺激耐受试验
12648-2	葡萄糖^口服乳糖后 15 分钟	质量浓度	时间点	血清/血浆	定量型		刺激耐受试验
12649-0	葡萄糖^乳糖给药后第 6 份标本	质量浓度	时间点	血清/血浆	定量型		刺激耐受试验
12650-8	葡萄糖^口服乳糖后 3.5 小时	质量浓度	时间点	血清/血浆	定量型		刺激耐受试验
12651-6	葡萄糖^给予某刺激后 10 分钟	质量浓度	时间点	血清/血浆	定量型		刺激耐受试验
12652-4	葡萄糖^给予某刺激后 2 分钟	质量浓度	时间点	血清/血浆	定量型		刺激耐受试验
12653-2	葡萄糖^给予某刺激后 8 分钟	质量浓度	时间点	血清/血浆	定量型		刺激耐受试验
12654-0	葡萄糖^给予某刺激后 10 分钟	质量浓度	时间点	血清/血浆	定量型		刺激耐受试验
12655-7	葡萄糖^给予某刺激后 20 分钟	质量浓度	时间点	血清/血浆	定量型		刺激耐受试验
12656-5	葡萄糖^给予某刺激后 4 分钟	质量浓度	时间点	血清/血浆	定量型		刺激耐受试验
12657-3	葡萄糖^给予某刺激后 40 分钟	质量浓度	时间点	血清/血浆	定量型		刺激耐受试验
1265-8	N NOS Ag	任意浓度	时间点	红细胞^血液制品单位	等级型		血库
12658-1	葡萄糖^给予某刺激后 50 分钟	质量浓度	时间点	血清/血浆	定量型		刺激耐受试验
12659-9	葡萄糖^给予某刺激后 70 分钟	质量浓度	时间点	血清/血浆	定量型		刺激耐受试验
12660-7	促卵泡素^给予某刺激后 3 小时	摩尔浓度	时间点	血清/血浆	定量型		刺激耐受试验
12661-5	促卵泡素^给予某刺激后 10 分钟	摩尔浓度	时间点	血清/血浆	定量型		刺激耐受试验
12662-3	促卵泡素^给予某刺激后 20 分钟	摩尔浓度	时间点	血清/血浆	定量型		刺激耐受试验
12663-1	促卵泡素^给予某刺激后 40 分钟	摩尔浓度	时间点	血清/血浆	定量型		刺激耐受试验

LOINC 代码	名称	属性	时间特征	系统	标尺类型	方法类型	分类
12664-9	促卵泡素^给予某刺激后第 2 份标本	摩尔浓度	时间点	血清/血浆	定量型		刺激耐受试验
12665-6	促卵泡素^给予某刺激后第 3 份标本	摩尔浓度	时间点	血清/血浆	定量型		刺激耐受试验
1266-6	N NOS Ag	任意浓度	时间点	红细胞^供者	等级型		血库
12666-4	促卵泡素^给予某刺激后第 4 份标本	摩尔浓度	时间点	血清/血浆	定量型		刺激耐受试验
12667-2	促卵泡素^给予某刺激后第 5 份标本	摩尔浓度	时间点	血清/血浆	定量型		刺激耐受试验
12668-0	促卵泡素^给予某刺激后第 6 份标本	摩尔浓度	时间点	血清/血浆	定量型		刺激耐受试验
12669-8	促卵泡素^给予某刺激后第 7 份标本	摩尔浓度	时间点	血清/血浆	定量型		刺激耐受试验
12670-6	促卵泡素^给予某刺激后第 8 份标本	摩尔浓度	时间点	血清/血浆	定量型		刺激耐受试验
12671-4	促卵泡素^给予某刺激后第 9 份标本	摩尔浓度	时间点	血清/血浆	定量型		刺激耐受试验
12672-2	促黄体激素^给予某刺激后 10 分钟	摩尔浓度	时间点	血清/血浆	定量型		刺激耐受试验
12673-0	促黄体激素^给予某刺激后 3 小时	摩尔浓度	时间点	血清/血浆	定量型		刺激耐受试验
1267-4	N NOS Ag	任意浓度	时间点	红细胞	等级型		血库
12674-8	促黄体激素^给予某刺激 15 分钟前	摩尔浓度	时间点	血清/血浆	定量型		刺激耐受试验
12675-5	促黄体激素^给予某刺激后 20 分钟	摩尔浓度	时间点	血清/血浆	定量型		刺激耐受试验
12676-3	促黄体激素^给予某刺激后 40 分钟	摩尔浓度	时间点	血清/血浆	定量型		刺激耐受试验
12677-1	促黄体激素^给予某刺激后第 2 份标本	摩尔浓度	时间点	血清/血浆	定量型		刺激耐受试验
12678-9	促黄体激素^给予某刺激后第 3 份标本	摩尔浓度	时间点	血清/血浆	定量型		刺激耐受试验
12679-7	促黄体激素^给予某刺激后第 4 份标本	摩尔浓度	时间点	血清/血浆	定量型		刺激耐受试验
12680-5	促黄体激素^给予某刺激后第 5 份标本	摩尔浓度	时间点	血清/血浆	定量型		刺激耐受试验
12681-3	促黄体激素^给予某刺激后第 6 份标本	摩尔浓度	时间点	血清/血浆	定量型		刺激耐受试验
1268-2	NOS Ab	任意浓度	时间点	血清/血浆^血液制品单位	等级型		血库
12682-1	促黄体激素^给予某刺激后第 7 份标本	摩尔浓度	时间点	血清/血浆	定量型		刺激耐受试验
12683-9	促黄体激素^给予某刺激后第 8 份标本	摩尔浓度	时间点	血清/血浆	定量型		刺激耐受试验
12684-7	促黄体激素^给予某刺激后第 9 份标本	摩尔浓度	时间点	血清/血浆	定量型		刺激耐受试验
12685-4	生长激素^给予某刺激后第 2 份标本	摩尔浓度	时间点	血清/血浆	定量型		刺激耐受试验

LOINC 代码	名称	属性	时间特征	系统	标尺类型	方法类型	分类
12686-2	生长激素^给予某刺激后第 3 份标本	摩尔浓度	时间点	血清/血浆	定量型		刺激耐受试验
12687-0	生长激素^给予某刺激后第 4 份标本	摩尔浓度	时间点	血清/血浆	定量型		刺激耐受试验
12688-8	生长激素^给予某刺激后第 5 份标本	摩尔浓度	时间点	血清/血浆	定量型		刺激耐受试验
12689-6	生长激素^给予某刺激后第 6 份标本	摩尔浓度	时间点	血清/血浆	定量型		刺激耐受试验
1269-0	NOS Ab	任意浓度	时间点	血清/血浆^供者	等级型		血库
12690-4	生长激素^给予某刺激后第 7 份标本	摩尔浓度	时间点	血清/血浆	定量型		刺激耐受试验
12691-2	生长激素^给予某刺激后第 8 份标本	摩尔浓度	时间点	血清/血浆	定量型		刺激耐受试验
12692-0	生长激素^给予某刺激后第 9 份标本	摩尔浓度	时间点	血清/血浆	定量型		刺激耐受试验
12693-8	生长激素^给予某刺激后第 10 份标本	摩尔浓度	时间点	血清/血浆	定量型		刺激耐受试验
12694-6	生长激素^给予某刺激后	摩尔浓度	时间点	血清/血浆	定量型		刺激耐受试验
12695-3	生长激素^给予某刺激 15 分钟前	摩尔浓度	时间点	血清/血浆	定量型		刺激耐受试验
12696-1	生长激素^给予某刺激前	摩尔浓度	时间点	血清/血浆	定量型		刺激耐受试验
12697-9	生长激素^给予某刺激后 10 分钟	摩尔浓度	时间点	血清/血浆	定量型		刺激耐受试验
12698-7	生长激素^给予某刺激后 15 分钟	摩尔浓度	时间点	血清/血浆	定量型		刺激耐受试验
12699-5	生长激素^给予某刺激后 20 分钟	摩尔浓度	时间点	血清/血浆	定量型		刺激耐受试验
12700-1	生长激素^给予某刺激后 45 分钟	摩尔浓度	时间点	血清/血浆	定量型		刺激耐受试验
12701-9	生长激素^给予某刺激后 2.5 小时	摩尔浓度	时间点	血清/血浆	定量型		刺激耐受试验
12702-7	锑	任意浓度	时间点	血清/血浆	等级型		药物水平/毒理学
12703-5	镓	质量浓度	时间点	血清/血浆	定量型		药物水平/毒理学
12704-3	长度	实体长度	时间点	头发	定量型		标本特性
12705-0	锶	质量浓度	时间点	尿液	定量型		药物水平/毒理学
12706-8	碲	质量浓度	时间点	血清/血浆	定量型		药物水平/毒理学
12707-6	钍	质量浓度	时间点	血清/血浆	定量型		药物水平/毒理学
1270-8	未经确认的 Ab	任意浓度	时间点	血清/血浆	等级型		血库
12708-4	锡	质量浓度	时间点	尿液	定量型		药物水平/毒理学
12709-2	去甲阿司咪唑	质量浓度	时间点	血清/血浆	定量型		药物水平/毒理学
127-1	头孢磺啶	药物敏感度	时间点	分离物	定量型	最小致死浓度	抗生素敏感性

LOINC 代码	名称	属性	时间特征	系统	标尺类型	方法类型	分类
12710-0	血红蛋白模式	印象/检查结果的解释	时间点	全血	名义型		血液学/细胞分类计数
12711-8	血红蛋白 A 区带	任意浓度	时间点	全血	等级型	电泳 pH8.9	血液学/细胞分类计数
12712-6	血红蛋白 S+D+G 区带	任意浓度	时间点	全血	等级型	电泳 pH8.9	血液学/细胞分类计数
12713-4	血红蛋白 C+E+O+A2 区带	任意浓度	时间点	全血	等级型	电泳 pH8.9	血液学/细胞分类计数
12714-2	N-甲基组胺	质量浓度	时间点	尿液	定量型		化学
12715-9	同型香子兰酸	质量速率	时间点	尿液	定量型		化学
1271-6	O NOS Ab	任意浓度	时间点	血清/血浆^血液制品单位	等级型	红细胞凝集试验	血库
12716-7	17-羟孕酮^给予某刺激后第 2 份标本	质量浓度	时间点	血清/血浆	定量型		刺激耐受试验
12717-5	17-羟孕酮^给予某刺激后第 3 份标本	质量浓度	时间点	血清/血浆	定量型		刺激耐受试验
12718-3	17-羟孕酮^给予某刺激后第 4 份标本	质量浓度	时间点	血清/血浆	定量型		刺激耐受试验
12719-1	17-羟孕酮^给予某刺激后第 5 份标本	质量浓度	时间点	血清/血浆	定量型		刺激耐受试验
12720-9	羟基脯氨酸	质量浓度	2 小时	尿液	定量型		化学
12721-7	褪黑素	任意浓度	时间点	血清/血浆	定量型		化学
12722-5	胰岛素样生长因子结合蛋白 1	质量浓度	时间点	血清/血浆	定量型		化学
12723-3	胰岛素样生长因子结合蛋白 2	质量浓度	时间点	血清/血浆	定量型		化学
1272-4	O NOS Ab	任意浓度	时间点	血清/血浆^供者	等级型	红细胞凝集试验	血库
12724-1	电压-门控式钙通道 Ab.IgG	任意浓度	时间点	血清	定量型		血清学
12725-8	IgA.分泌型	任意浓度	时间点	血清/血浆	定量型		化学
12726-6	亮氨酸-脑啡肽	任意浓度	时间点	血清/血浆	定量型		化学
12727-4	泼尼松龙	质量浓度	时间点	血清/血浆	定量型		药物水平/毒理学
12728-2	α 亚单位	任意浓度	时间点	血清/血浆	定量型		化学
12729-0	干扰素.γ	任意浓度	时间点	血清/血浆	定量型		血液学/细胞分类计数
12730-8	干扰素.β	任意浓度	时间点	血清/血浆	定量型		血液学/细胞分类计数
12731-6	干扰素.α	任意浓度	时间点	血清/血浆	定量型		血液学/细胞分类计数
1273-2	O NOS Ab	任意浓度	时间点	血清	等级型	红细胞凝集试验	血库
12732-4	白介素 12	任意浓度	时间点	血清/血浆	定量型		化学
12733-2	纤溶酶	催化浓度	时间点	血清/血浆	定量型		化学
12734-0	细胞角蛋白 Ab	任意浓度	时间点	血清	定量型		血清学
12735-7	胶原 Ab	任意浓度	时间点	尿液	定量型		血清学
12736-5	透明质酸盐或透明质酸酯	质量浓度	时间点	血清/血浆	定量型		药物水平/毒理学

LOINC 代码	名称	属性	时间特征	系统	标尺类型	方法类型	分类
12737-3	内皮素	任意浓度	时间点	血清/血浆	定量型		血清学
12738-1	胰岛素^给予某刺激前	质量浓度	时间点	血清/血浆	定量型		刺激耐受试验
12739-9	胰岛素^给予某刺激后第2份标本	质量浓度	时间点	血清/血浆	定量型		刺激耐受试验
1274-0	O NOS Ag	任意浓度	时间点	红细胞^血液制品单位	等级型	红细胞凝集试验	血库
12740-7	胰岛素^给予某刺激后第3份标本	质量浓度	时间点	血清/血浆	定量型		刺激耐受试验
12741-5	胰岛素^给予某刺激后第4份标本	质量浓度	时间点	血清/血浆	定量型		刺激耐受试验
12742-3	胰岛素^给予某刺激后第5份标本	质量浓度	时间点	血清/血浆	定量型		刺激耐受试验
12743-1	胰岛素^给予某刺激后第6份标本	质量浓度	时间点	血清/血浆	定量型		刺激耐受试验
12744-9	胰岛素^给予某刺激后第7份标本	质量浓度	时间点	血清/血浆	定量型		刺激耐受试验
12745-6	胰岛素^给予某刺激后第8份标本	质量浓度	时间点	血清/血浆	定量型		刺激耐受试验
12746-4	胰岛素^给予某刺激后第9份标本	质量浓度	时间点	血清/血浆	定量型		刺激耐受试验
12747-2	胰岛素^给予某刺激后3.5小时	质量浓度	时间点	血清/血浆	定量型		刺激耐受试验
12748-0	胰岛素^给予某刺激后4.5小时	质量浓度	时间点	血清/血浆	定量型		刺激耐受试验
12749-8	胰岛素^给予某刺激后5.5小时	质量浓度	时间点	血清/血浆	定量型		刺激耐受试验
12750-6	胰岛素^给予某刺激后7小时	质量浓度	时间点	血清/血浆	定量型		刺激耐受试验
12751-4	胰岛素^给予某刺激后7.5小时	质量浓度	时间点	血清/血浆	定量型		刺激耐受试验
12752-2	胰岛素^给予某刺激后8小时	质量浓度	时间点	血清/血浆	定量型		刺激耐受试验
12753-0	胰岛素^给予某刺激后9小时	质量浓度	时间点	血清/血浆	定量型		刺激耐受试验
12754-8	胰岛素^给予某刺激后10小时	质量浓度	时间点	血清/血浆	定量型		刺激耐受试验
12755-5	胰岛素^给予某刺激后11小时	质量浓度	时间点	血清/血浆	定量型		刺激耐受试验
12756-3	胰岛素^给予某刺激后12小时	质量浓度	时间点	血清/血浆	定量型		刺激耐受试验
1275-7	O NOS Ag	任意浓度	时间点	红细胞^供者	等级型	红细胞凝集试验	血库
12757-1	胰岛素^给予某刺激30分钟前	质量浓度	时间点	血清/血浆	定量型		刺激耐受试验
12758-9	胰岛素^给予某刺激15分钟前	质量浓度	时间点	血清/血浆	定量型		刺激耐受试验
12759-7	胰岛素^给予某刺激后2分钟	质量浓度	时间点	血清/血浆	定量型		刺激耐受试验
12760-5	胰岛素^给予某刺激后4分钟	质量浓度	时间点	血清/血浆	定量型		刺激耐受试验

LOINC 代码	名称	属性	时间特征	系统	标尺类型	方法类型	分类
12761-3	胰岛素^给予某刺激后 8 分钟	质量浓度	时间点	血清/血浆	定量型		刺激耐受试验
12762-1	胰岛素^给予某刺激后 15 分钟	质量浓度	时间点	血清/血浆	定量型		刺激耐受试验
12763-9	胰岛素^给予某刺激后 19 分钟	质量浓度	时间点	血清/血浆	定量型		刺激耐受试验
12764-7	胰岛素^给予某刺激后 22 分钟	质量浓度	时间点	血清/血浆	定量型		刺激耐受试验
1276-5	O NOS Ag	任意浓度	时间点	红细胞^病人	等级型	红细胞凝集试验	血库
12765-4	胰岛素^给予某刺激后 40 分钟	质量浓度	时间点	血清/血浆	定量型		刺激耐受试验
12766-2	胰岛素^给予某刺激后 45 分钟	质量浓度	时间点	血清/血浆	定量型		刺激耐受试验
12767-0	胰岛素^给予某刺激后 50 分钟	质量浓度	时间点	血清/血浆	定量型		刺激耐受试验
12768-8	胰岛素^给予某刺激后 70 分钟	质量浓度	时间点	血清/血浆	定量型		刺激耐受试验
12769-6	17-酮类固醇.中性总计	质量速率	时间点	尿液	定量型		化学
12770-4	铅	质量含量	时间点	组织	定量型		药物水平/毒理学
12771-2	高密度脂蛋白胆固醇	任意浓度	时间点	血清/血浆	等级型	电泳	化学
12772-0	高密度脂蛋白胆固醇	任意浓度	时间点	血清/血浆	定量型	电泳	化学
1277-3	P Ab	任意浓度	时间点	血清/血浆^血液制品单位	等级型		血库
12773-8	低密度脂蛋白胆固醇	任意浓度	时间点	血清/血浆	定量型	电泳	化学
12774-6	汞	质量浓度	时间点	红细胞	定量型		药物水平/毒理学
12775-3	汞	质量浓度	时间点	牙质	定量型		药物水平/毒理学
12776-1	粘蛋白样癌相关的 Ag	任意浓度	时间点	血清/血浆	定量型		化学
12777-9	免疫球蛋白轻链.κ.游离型	任意浓度	时间点	尿液	定量型		化学
12778-7	免疫球蛋白轻链.λ.游离型	任意浓度	时间点	尿液	定量型		化学
12779-5	镍	质量速率	时间点	尿液	定量型		药物水平/毒理学
12780-3	镍	质量浓度	时间点	红细胞	定量型		药物水平/毒理学
1278-1	P Ab	任意浓度	时间点	血清/血浆^供者	等级型		血库
12781-1	博氏疏螺旋体 Ab 区带模式	印象/检查结果的解释	时间点	血清	名义型	免疫印迹	微生物学
12782-9	蛋白质组份.寡克隆带	印象/检查结果的解释	时间点	脑脊液	名义型	电泳	化学
12783-7	蛋白质组份.寡克隆带	印象/检查结果的解释	时间点	血清/血浆	名义型		化学
12784-5	可待因.游离型	质量浓度	时间点	血清/血浆	定量型		药物水平/毒理学
12785-2	二氢可待因.游离型	质量浓度	时间点	血清/血浆	定量型		药物水平/毒理学

LOINC 代码	名称	属性	时间特征	系统	标尺类型	方法类型	分类
12786-0	氢可酮.游离型	质量浓度	时间点	血清/血浆	定量型		药物水平/毒理学
12787-8	氢吗啡酮.游离型	质量浓度	时间点	血清/血浆	定量型		药物水平/毒理学
12788-6	6-单乙酰吗啡	质量浓度	时间点	血清/血浆	定量型		药物水平/毒理学
12789-4	羟考酮.游离型	质量浓度	时间点	血清/血浆	定量型		药物水平/毒理学
12790-2	草酸盐^给予某刺激后第2份标本	质量浓度	时间点	尿液	定量型		刺激耐受试验
12791-0	草酸盐^给予某刺激后第3份标本	质量浓度	时间点	尿液	定量型		刺激耐受试验
12792-8	草酸盐^给予某刺激后第4份标本	质量浓度	时间点	尿液	定量型		刺激耐受试验
12793-6	草酸盐^给予某刺激后第5份标本	质量浓度	时间点	尿液	定量型		刺激耐受试验
12794-4	草酸盐^给予某刺激后第6份标本	质量浓度	时间点	尿液	定量型		刺激耐受试验
12795-1	草酸盐^给予某刺激后第7份标本	质量浓度	时间点	尿液	定量型		刺激耐受试验
12796-9	草酸盐^给予某刺激后第8份标本	质量浓度	时间点	尿液	定量型		刺激耐受试验
12797-7	草酸盐^给予某刺激后第9份标本	质量浓度	时间点	尿液	定量型		刺激耐受试验
12798-5	草酸盐^给予某刺激后第10份标本	质量浓度	时间点	尿液	定量型		刺激耐受试验
1279-9	P Ab	任意浓度	时间点	血清/血浆	等级型		血库
12799-3	甲状旁腺素 Ab	任意浓度	时间点	血清	定量型		血清学
12800-9	阿利马嗪	质量浓度	时间点	血清/血浆	等级型		药物水平/毒理学
12801-7	甲地拉嗪	质量浓度	时间点	血清/血浆	定量型		药物水平/毒理学
12802-5	丙酰马嗪	质量浓度	时间点	血清/血浆	定量型		药物水平/毒理学
12803-3	苯丙氨酸	任意浓度	时间点	全血	等级型	Guthrie 试验	化学
12804-1	酸性磷酸酶	催化浓度	时间点	体液	定量型		化学
12805-8	碱性磷酸酶同功酶	任意浓度	时间点	血清/血浆	定量型		化学
12806-6	碱性磷酸酶.肺	催化浓度	时间点	血清/血浆	定量型		化学
1280-7	P NOS Ab	任意浓度	时间点	血清/血浆^血液制品单位	等级型		血库
12807-4	磷酸丝氨酸	质量浓度	时间点	脑脊液	定量型		化学
12808-2	尿卟啉	质量速率	时间点	尿液	定量型		化学
12809-0	粪卟啉	质量速率	时间点	尿液	定量型		化学
12810-8	胆色素原脱氨基酶	催化浓度	时间点	全血	定量型		化学
12811-6	尿卟啉原Ⅲ合成酶	催化浓度	时间点	全血	定量型		化学
12812-4	钾^第2份标本	摩尔浓度	时间点	血清/血浆	定量型		化学
12813-2	钾^第3份标本	摩尔浓度	时间点	血清/血浆	定量型		化学
12814-0	钾	摩尔浓度	时间点	玻璃体液	定量型		化学

LOINC 代码	名称	属性	时间特征	系统	标尺类型	方法类型	分类
1281-5	P NOS Ab	任意浓度	时间点	血清/血浆^供者	等级型		血库
12815-7	孕酮^给予某刺激后第 2 份标本	质量浓度	时间点	血清/血浆	定量型		刺激耐受试验
12816-5	孕酮^给予某刺激后第 3 份标本	质量浓度	时间点	血清/血浆	定量型		刺激耐受试验
12817-3	孕酮^给予某刺激后第 4 份标本	质量浓度	时间点	血清/血浆	定量型		刺激耐受试验
12818-1	孕酮^给予某刺激后第 5 份标本	质量浓度	时间点	血清/血浆	定量型		刺激耐受试验
12819-9	孕酮^给予某刺激后第 6 份标本	质量浓度	时间点	血清/血浆	定量型		刺激耐受试验
12820-7	孕酮	质量浓度	24 小时	尿液	定量型		化学
12821-5	孕酮^给予某刺激后 30 分钟	质量浓度	时间点	血清/血浆	定量型		刺激耐受试验
12822-3	孕酮^给予某刺激后 1 小时	质量浓度	时间点	血清/血浆	定量型		刺激耐受试验
1282-3	P NOS Ab	任意浓度	时间点	血清/血浆	等级型		血库
12823-1	催乳激素^给予某刺激后第 2 份标本	质量浓度	时间点	血清/血浆	定量型		刺激耐受试验
12824-9	催乳激素^给予某刺激后第 3 份标本	质量浓度	时间点	血清/血浆	定量型		刺激耐受试验
12825-6	催乳激素^给予某刺激后第 4 份标本	质量浓度	时间点	血清/血浆	定量型		刺激耐受试验
12826-4	催乳激素^给予某刺激后第 5 份标本	质量浓度	时间点	血清/血浆	定量型		刺激耐受试验
12827-2	催乳激素^给予某刺激后第 6 份标本	质量浓度	时间点	血清/血浆	定量型		刺激耐受试验
12828-0	催乳激素^给予某刺激后第 7 份标本	质量浓度	时间点	血清/血浆	定量型		刺激耐受试验
12829-8	催乳激素^给予某刺激后第 8 份标本	质量浓度	时间点	血清/血浆	定量型		刺激耐受试验
12830-6	催乳激素^给予某刺激后第 9 份标本	质量浓度	时间点	血清/血浆	定量型		刺激耐受试验
1283-1	P NOS Ag	任意浓度	时间点	红细胞^血液制品单位	等级型		血库
12831-4	催乳激素^给予某刺激后第 10 份标本	质量浓度	时间点	血清/血浆	定量型		刺激耐受试验
12832-2	催乳激素^给予某刺激后 10 分钟	质量浓度	时间点	血清/血浆	定量型		刺激耐受试验
12833-0	催乳激素^给予某刺激后 20 分钟	质量浓度	时间点	血清/血浆	定量型		刺激耐受试验
12834-8	催乳激素^给予某刺激后 15 分钟	质量浓度	时间点	血清/血浆	定量型		刺激耐受试验
12835-5	催乳激素^给予某刺激后 45 分钟	质量浓度	时间点	血清/血浆	定量型		刺激耐受试验
12836-3	前列腺素 E2	质量浓度	24 小时	尿液	定量型		化学
12837-1	前列腺素 E1	质量浓度	24 小时	尿液	定量型		化学
12838-9	前列腺素 D2	质量浓度	时间点	尿液	定量型		化学

LOINC 代码	名称	属性	时间特征	系统	标尺类型	方法类型	分类
12839-7	前列腺素 D2	质量浓度	时间点	血清/血浆	定量型		化学
12840-5	前列腺素 F2-α	摩尔浓度	时间点	尿液	定量型		化学
12841-3	前列腺特异性 Ag. 游离型/前列腺特异性 Ag. 总计	质量分数	时间点	血清/血浆	定量型		化学
12842-1	蛋白质	质量浓度	12 小时	尿液	定量型		化学
12843-9	蛋白质	质量浓度	时间点	腹膜透析液	定量型		化学
12844-7	蛋白质^第 2 个标本	质量浓度	时间点	腹膜透析液	定量型		化学
12845-4	蛋白质^第 3 个标本	质量浓度	时间点	腹膜透析液	定量型		化学
12846-2	蛋白质^第 4 个标本	质量浓度	时间点	腹膜透析液	定量型		化学
12847-0	蛋白质^第 5 个标本	质量浓度	时间点	腹膜透析液	定量型		化学
12848-8	蛋白质^第 6 个标本	质量浓度	时间点	腹膜透析液	定量型		化学
1284-9	P NOS Ag	任意浓度	时间点	红细胞^供者	等级型		血库
12849-6	蛋白质^第 7 个标本	质量浓度	时间点	腹膜透析液	定量型		化学
12850-4	蛋白质^第 8 个标本	质量浓度	时间点	腹膜透析液	定量型		化学
12851-2	蛋白质模式	印象/检查结果的解释	时间点	血清/血浆	名义型	电泳	化学
12852-0	牛内耳 Ag	任意浓度	时间点	血清/血浆	等级型	免疫印迹	血清学
12853-8	浦肯野细胞 Ab	任意浓度	时间点	血清	等级型	免疫印迹	血清学
12854-6	神经元细胞核类型 1 Ab	任意浓度	时间点	血清	定量型		血清学
12855-3	艾滋病毒 1 p23 Ab	任意浓度	时间点	血清	等级型	免疫印迹	微生物学
1285-6	P NOS Ag	任意浓度	时间点	红细胞	等级型		血库
12856-1	艾滋病毒 1 p65 Ab	任意浓度	时间点	血清	等级型	免疫印迹	微生物学
12857-9	艾滋病毒 1 p28 Ab	任意浓度	时间点	血清	等级型	免疫印迹	微生物学
12858-7	艾滋病毒 1 p32 Ab	任意浓度	时间点	血清	等级型	免疫印迹	微生物学
12859-5	艾滋病毒 1 p18 Ab	任意浓度	时间点	血清	等级型	免疫印迹	微生物学
12860-3	博氏疏螺旋体 39 kD Ab	任意浓度	时间点	脑脊液	等级型	免疫印迹	微生物学
12861-1	博氏疏螺旋体 88 kD Ab	任意浓度	时间点	脑脊液	等级型	免疫印迹	微生物学
12862-9	博氏疏螺旋体 66 kD Ab	任意浓度	时间点	脑脊液	等级型	免疫印迹	微生物学
12863-7	博氏疏螺旋体 41 kD Ab	任意浓度	时间点	脑脊液	等级型	免疫印迹	微生物学
1286-4	P1 Ab	任意浓度	时间点	血清/血浆^血液制品单位	等级型		血库
12864-5	博氏疏螺旋体 25 kD Ab	任意浓度	时间点	脑脊液	等级型	免疫印迹	微生物学
12865-2	博氏疏螺旋体 29 kD Ab	任意浓度	时间点	脑脊液	等级型	免疫印迹	微生物学
12866-0	博氏疏螺旋体 18 kD Ab	任意浓度	时间点	脑脊液	等级型	免疫印迹	微生物学
12867-8	博氏疏螺旋体 58 kD Ab	任意浓度	时间点	脑脊液	等级型	免疫印迹	微生物学
12868-6	博氏疏螺旋体 47 kD Ab	任意浓度	时间点	脑脊液	等级型	免疫印迹	微生物学
12869-4	博氏疏螺旋体 30 kD Ab	任意浓度	时间点	脑脊液	等级型	免疫印迹	微生物学
12870-2	艾滋病毒 1 gp34 Ab	任意浓度	时间点	血清	等级型	免疫印迹	微生物学
12871-0	艾滋病毒 1 p26 Ab	任意浓度	时间点	血清	等级型	免疫印迹	微生物学
1287-2	P1 Ab	任意浓度	时间点	血清/血浆^供者	等级型		血库
12872-8	艾滋病毒 1 p15 Ab	任意浓度	时间点	血清	等级型	免疫印迹	微生物学
12873-6	博氏疏螺旋体 88 kD Ab	任意浓度	时间点	血清	等级型	免疫印迹	微生物学
12874-4	博氏疏螺旋体 93 kD Ab	任意浓度	时间点	血清	等级型	免疫印迹	微生物学
12875-1	艾滋病毒 1 p64 Ab	任意浓度	时间点	血清	等级型	免疫印迹	微生物学
12876-9	艾滋病毒 1 p53 Ab	任意浓度	时间点	血清	等级型	免疫印迹	微生物学
12877-7	博氏疏螺旋体 47 kD Ab	任意浓度	时间点	血清	等级型	免疫印迹	微生物学
12878-5	博氏疏螺旋体 29 kD Ab	任意浓度	时间点	血清	等级型	免疫印迹	微生物学

LOINC 代码	名称	属性	时间特征	系统	标尺类型	方法类型	分类
12879-3	博氏疏螺旋体 25 kD Ab	任意浓度	时间点	血清	等级型	免疫印迹	微生物学
1288-0	P1 Ab	任意浓度	时间点	血清/血浆	等级型		血库
12880-1	博氏疏螺旋体 58 kD Ab	任意浓度	时间点	体液	等级型	免疫印迹	微生物学
12881-9	博氏疏螺旋体 47 kD Ab	任意浓度	时间点	体液	等级型	免疫印迹	微生物学
12882-7	博氏疏螺旋体 29 kD Ab	任意浓度	时间点	体液	等级型	免疫印迹	微生物学
12883-5	博氏疏螺旋体 18 kD Ab	任意浓度	时间点	体液	等级型	免疫印迹	微生物学
12884-3	博氏疏螺旋体 39 kD Ab	任意浓度	时间点	体液	等级型	免疫印迹	微生物学
12885-0	博氏疏螺旋体 88 kD Ab	任意浓度	时间点	体液	等级型	免疫印迹	微生物学
12886-8	博氏疏螺旋体 66 kD Ab	任意浓度	时间点	体液	等级型	免疫印迹	微生物学
12887-6	博氏疏螺旋体 41 kD Ab	任意浓度	时间点	体液	等级型	免疫印迹	微生物学
12888-4	博氏疏螺旋体 25 kD Ab	任意浓度	时间点	体液	等级型	免疫印迹	微生物学
12889-2	博氏疏螺旋体 30 kD Ab	任意浓度	时间点	体液	等级型	免疫印迹	微生物学
128-9	头孢磺啶	药物敏感度	时间点	分离物	定量或等级型	最小抑制浓度	抗生素敏感性
12890-0	博氏疏螺旋体 45 kD Ab	任意浓度	时间点	血清	等级型	免疫印迹	微生物学
12891-8	博氏疏螺旋体 41 kD Ab	任意浓度	时间点	血清	等级型	免疫印迹	微生物学
12892-6	博氏疏螺旋体 30 kD Ab	任意浓度	时间点	血清	等级型	免疫印迹	微生物学
12893-4	艾滋病毒 1 gp105 Ab	任意浓度	时间点	血清	等级型	免疫印迹	微生物学
12894-2	艾滋病毒 1 p68 Ab	任意浓度	时间点	血清	等级型	免疫印迹	微生物学
12895-9	艾滋病毒 1 p58 Ab	任意浓度	时间点	血清	等级型	免疫印迹	微生物学
12896-7	博氏疏螺旋体 58 kD Ab	任意浓度	时间点	血清	等级型	免疫印迹	微生物学
12897-5	髓磷脂相关糖蛋白 Ab	任意浓度	时间点	脑脊液	等级型	免疫印迹	血清学
1289-8	P1 Ag	任意浓度	时间点	红细胞^血液制品单位	等级型		血库
12898-3	氯化物	摩尔浓度	时间点	玻璃体液	定量型		化学
12899-1	乙炔	质量浓度	时间点	血清/血浆	定量型		药物水平/毒理学
12900-7	高血压蛋白原酶^给予某刺激后第 2 份标本	催化浓度	时间点	血浆	定量型		刺激耐受试验
12901-5	高血压蛋白原酶^给予某刺激后第 3 份标本	催化浓度	时间点	血浆	定量型		刺激耐受试验
12902-3	高血压蛋白原酶^给予某刺激后第 4 份标本	催化浓度	时间点	血浆	定量型		刺激耐受试验
12903-1	高血压蛋白原酶^给予某刺激后第 5 份标本	催化浓度	时间点	血浆	定量型		刺激耐受试验
12904-9	高血压蛋白原酶^给予某刺激后第 6 份标本	催化浓度	时间点	血浆	定量型		刺激耐受试验
12905-6	高血压蛋白原酶^给予某刺激后第 7 份标本	催化浓度	时间点	血浆	定量型		刺激耐受试验
1290-6	P1 Ag	任意浓度	时间点	红细胞^供者	等级型		血库
12906-4	高血压蛋白原酶^给予某刺激后第 8 份标本	催化浓度	时间点	血浆	定量型		刺激耐受试验
12907-2	钠	摩尔浓度	时间点	红细胞	定量型		化学
12908-0	钠	摩尔浓度	时间点	玻璃体液	定量型		化学
12909-8	胰岛素样生长因子-I^给予某刺激后 30 分钟	质量浓度	时间点	血清/血浆	定量型		刺激耐受试验
12910-6	胰岛素样生长因子-I^给予某刺激后 1 小时	质量浓度	时间点	血清/血浆	定量型		刺激耐受试验
12911-4	胰岛素样生长因子-I^给予某刺激后 1.5 小时	质量浓度	时间点	血清/血浆	定量型		刺激耐受试验

LOINC 代码	名称	属性	时间特征	系统	标尺类型	方法类型	分类
12912-2	脂类	质量浓度	时间点	体液	定量型		化学
12913-0	β-n-乙酰己糖胺酶	催化浓度	时间点	白细胞	定量型		化学
1291-4	P1 Ag	任意浓度	时间点	红细胞	等级型		血库
12914-8	β-N-乙酰己糖胺酶. A/β-N-乙酰己糖胺酶. 总计	催化分数	时间点	血清	定量型		化学
12915-5	β半乳糖苷酶	催化浓度	时间点	白细胞	定量型		化学
12916-3	胆色素原合酶	催化浓度	时间点	全血	定量型		化学
12917-1	胆色素原合酶	催化浓度	时间点	血清/血浆	定量型		化学
12918-9	单胺氧化酶	催化浓度	时间点	富血小板血浆	定量型		化学
12919-7	单胺氧化酶	催化浓度	时间点	全血	定量型		化学
12920-5	硫酸盐	质量浓度	24 小时	尿液	定量型		化学
12921-3	睾酮^给予某刺激后 3 小时	质量浓度	时间点	血清/血浆	定量型		刺激耐受试验
1292-2	P2 Ab	任意浓度	时间点	血清/血浆^血液制品单位	等级型	红细胞凝集试验	血库
12922-1	睾酮^给予某刺激后 1 小时	质量浓度	时间点	血清/血浆	定量型		刺激耐受试验
12923-9	甲状腺素^给予某刺激后第 2 份标本	质量浓度	时间点	血清/血浆	定量型		刺激耐受试验
12924-7	甲状腺素^给予某刺激后第 3 份标本	质量浓度	时间点	血清/血浆	定量型		刺激耐受试验
12925-4	甲状腺素^给予某刺激后第 4 份标本	质量浓度	时间点	血清/血浆	定量型		刺激耐受试验
12926-2	甲状腺素^给予某刺激后第 5 份标本	质量浓度	时间点	血清/血浆	定量型		刺激耐受试验
12927-0	甲状腺素^给予某刺激后第 6 份标本	质量浓度	时间点	血清/血浆	定量型		刺激耐受试验
12928-8	甲状腺素^给予某刺激后第 7 份标本	质量浓度	时间点	血清/血浆	定量型		刺激耐受试验
12929-6	甲状腺素^给予某刺激后第 8 份标本	质量浓度	时间点	血清/血浆	定量型		刺激耐受试验
1293-0	P2 Ab	任意浓度	时间点	血清/血浆^供者	等级型	红细胞凝集试验	血库
12930-4	甲状腺素^给予某刺激后第 9 份标本	质量浓度	时间点	血清/血浆	定量型		刺激耐受试验
12931-2	甲状腺素^给予某刺激后 1 小时	质量浓度	时间点	血清/血浆	定量型		刺激耐受试验
12932-0	促甲状腺激素^给予某刺激后	任意浓度	时间点	血清/血浆	定量型		刺激耐受试验
12933-8	促甲状腺激素^给予某刺激后 10 分钟	任意浓度	时间点	血清/血浆	定量型		刺激耐受试验
12934-6	促甲状腺激素^给予某刺激后 15 分钟	任意浓度	时间点	血清/血浆	定量型		刺激耐受试验
12935-3	促甲状腺激素^给予某刺激后 20 分钟	任意浓度	时间点	血清/血浆	定量型		刺激耐受试验
12936-1	促甲状腺激素^给予某刺激后 40 分钟	任意浓度	时间点	血清/血浆	定量型		刺激耐受试验
12937-9	促甲状腺激素^给予某刺激后 45 分钟	任意浓度	时间点	血清/血浆	定量型		刺激耐受试验

LOINC 代码	名称	属性	时间特征	系统	标尺类型	方法类型	分类
12938-7	促甲状腺激素^给予某刺激后 1.5 小时	任意浓度	时间点	血清/血浆	定量型		刺激耐受试验
12939-5	促甲状腺激素^给予某刺激后 2 小时	任意浓度	时间点	血清/血浆	定量型		刺激耐受试验
12940-3	促甲状腺激素^给予某刺激 30 分钟前	任意浓度	时间点	血清/血浆	定量型		刺激耐受试验
12941-1	促甲状腺激素^给予某刺激后第 2 份标本	任意浓度	时间点	血清/血浆	定量型		刺激耐受试验
12942-9	促甲状腺激素^给予某刺激后第 3 份标本	任意浓度	时间点	血清/血浆	定量型		刺激耐受试验
12943-7	促甲状腺激素^给予某刺激后第 4 份标本	任意浓度	时间点	血清/血浆	定量型		刺激耐受试验
12944-5	促甲状腺激素^给予某刺激后第 5 份标本	任意浓度	时间点	血清/血浆	定量型		刺激耐受试验
12945-2	促甲状腺激素^给予某刺激后第 6 份标本	任意浓度	时间点	血清/血浆	定量型		刺激耐受试验
12946-0	促甲状腺激素^给予某刺激后第 7 份标本	任意浓度	时间点	血清/血浆	定量型		刺激耐受试验
12947-8	促甲状腺激素^给予某刺激后第 8 份标本	任意浓度	时间点	血清/血浆	定量型		刺激耐受试验
1294-8	P2 Ab	任意浓度	时间点	血清	等级型	红细胞凝集试验	血库
12948-6	促甲状腺激素^给予某刺激后第 9 份标本	任意浓度	时间点	血清/血浆	定量型		刺激耐受试验
12949-4	转铁蛋白.碳水化合物缺乏	质量浓度	时间点	血清/血浆	定量型		化学
12950-2	甘油三酯	质量浓度	时间点	体液	定量型		化学
12951-0	甘油三酯	质量浓度	时间点	血清/血浆	定量型	计算的	化学
12952-8	甲状腺素摄取^给予某刺激后 1 小时	质量浓度	时间点	血清/血浆	定量型		刺激耐受试验
12953-6	碘塞罗宁^给予某刺激后第 2 份标本	质量浓度	时间点	血清/血浆	定量型		刺激耐受试验
12954-4	碘塞罗宁^给予某刺激后第 3 份标本	质量浓度	时间点	血清/血浆	定量型		刺激耐受试验
1295-5	P2 Ag	任意浓度	时间点	红细胞^血液制品单位	等级型		血库
12955-1	碘塞罗宁^给予某刺激后第 4 份标本	质量浓度	时间点	血清/血浆	定量型		刺激耐受试验
12956-9	碘塞罗宁^给予某刺激后第 5 份标本	质量浓度	时间点	血清/血浆	定量型		刺激耐受试验
12957-7	碘塞罗宁^给予某刺激后第 6 份标本	质量浓度	时间点	血清/血浆	定量型		刺激耐受试验
12958-5	碘塞罗宁^给予某刺激后第 7 份标本	质量浓度	时间点	血清/血浆	定量型		刺激耐受试验
12959-3	碘塞罗宁^给予某刺激后第 8 份标本	质量浓度	时间点	血清/血浆	定量型		刺激耐受试验
12960-1	α-1 抗胰蛋白酶清除率	任意浓度	时间点	血清＋大便	定量型		化学
12961-9	尿素氮	质量浓度	时间点	动脉全血	定量型		化学
12962-7	尿素氮	质量浓度	时间点	静脉全血	定量型		化学

LOINC 代码	名称	属性	时间特征	系统	标尺类型	方法类型	分类
1296-3	P2 Ag	任意浓度	时间点	红细胞^供者	等级型		血库
12963-5	尿素氮	质量浓度	时间点	外周全血	定量型		化学
12964-3	尿素氮^基线	质量浓度	时间点	全血	定量型		化学
12965-0	尿素氮^70 分钟标本	质量浓度	时间点	血清/血浆	定量型		化学
12966-8	尿素氮^2 小时标本	质量浓度	时间点	血清/血浆	定量型		化学
12967-6	尿素氮	质量浓度	24 小时	尿液	定量型		化学
12968-4	尿素氮^4 小时标本	质量浓度	时间点	透析液	定量型		化学
12969-2	尿素氮^基线	质量浓度	时间点	腹膜透析液	定量型		化学
129-7	头孢磺啶	药物敏感度	时间点	分离物	定量或等级型	琼脂扩散	抗生素敏感性
12970-0	尿素氮^2 小时标本	质量浓度	时间点	腹膜透析液	定量型		化学
1297-1	P2 Ag	任意浓度	时间点	红细胞	等级型		血库
12971-8	尿素氮^4 小时标本	质量浓度	时间点	腹膜透析液	定量型		化学
12972-6	尿素氮^第 1 个标本	质量浓度	时间点	腹膜透析液	定量型		化学
12973-4	尿素氮^第 4 个标本	质量浓度	时间点	腹膜透析液	定量型		化学
12974-2	尿素氮^第 3 个标本	质量浓度	时间点	腹膜透析液	定量型		化学
12975-9	尿素氮^第 5 个标本	质量浓度	时间点	腹膜透析液	定量型		化学
12976-7	尿素氮^第 6 个标本	质量浓度	时间点	腹膜透析液	定量型		化学
12977-5	尿素氮^第 8 个标本	质量浓度	时间点	腹膜透析液	定量型		化学
12978-3	尿素氮^第 7 个标本	质量浓度	时间点	腹膜透析液	定量型		化学
12979-1	尿素氮^24 小时标本	质量浓度	时间点	腹膜透析液	定量型		化学
12980-9	尿酸	质量浓度	时间点	体液	定量型		化学
12981-7	尿素氮^透析后/尿素氮^透析前	质量浓度比率	时间点	腹膜透析液	定量型		化学
12982-5	加压素^给予某刺激后第 2 份标本	质量浓度	时间点	血浆	定量型		刺激耐受试验
12983-3	挥发性物质	存在与否或身份标识	时间点	尿液	名义型		药物水平/毒理学
12984-1	2，4 甲苯二胺	质量浓度	时间点	全血	定量型		药物水平/毒理学
12985-8	2，6 甲苯二胺	质量浓度	时间点	全血	定量型		药物水平/毒理学
12986-6	2，5-已二酮	质量浓度	时间点	全血	定量型		药物水平/毒理学
12987-4	乙腈	质量浓度	时间点	尿液	定量型		药物水平/毒理学
12988-2	丙烯酰胺	质量浓度	时间点	全血	定量型		药物水平/毒理学
1298-9	指定的浓缩红细胞	容积、体积	时间点	剂量	定量型		血库
12989-0	烯丙醇	质量浓度	时间点	血清/血浆	定量型		药物水平/毒理学
12990-8	多氯联苯. 氯化三联苯 1260	质量浓度	时间点	血清/血浆	定量型		药物水平/毒理学
12991-6	多氯联苯. 氯化三联苯 1254	质量浓度	时间点	血清/血浆	定量型		药物水平/毒理学
12992-4	异丁烷	质量浓度	时间点	全血	定量型		药物水平/毒理学
12993-2	碳氢化合物，氯化的	存在与否或身份标识	时间点	全血	名义型		药物水平/毒理学

LOINC 代码	名称	属性	时间特征	系统	标尺类型	方法类型	分类
12994-0	氧化氯丹	质量浓度	时间点	全血	定量型		药物水平/毒理学
12995-7	环已酮	质量浓度	时间点	全血	定量型		药物水平/毒理学
12996-5	二氯二氟甲烷	质量浓度	时间点	全血	定量型		药物水平/毒理学
1299-7	血小板，指定的	容积、体积	时间点	剂量	定量型		血库
12997-3	1，4-二氧杂环乙烷	质量浓度	时间点	血清/血浆	定量型		药物水平/毒理学
12998-1	甲叉二氯	质量浓度	时间点	全血	定量型		药物水平/毒理学
12999-9	表氯醇	质量浓度	时间点	血清/血浆	定量型		药物水平/毒理学
13000-5	扁桃酸盐	质量浓度	时间点	尿液	定量型		化学
13001-3	扁桃酸盐/肌酐	质量浓度比率	时间点	尿液	定量型		化学
13002-1	异亚丙基丙酮	质量浓度	时间点	全血	定量型		药物水平/毒理学
1300-3	PP1 Ab	任意浓度	时间点	血清/血浆^血液制品单位	等级型	红细胞凝集试验	血库
13003-9	碳氢化合物，卤化的	存在与否或身份标识	时间点	全血	名义型		药物水平/毒理学
13004-7	碳氢化合物，卤化的，挥发性	存在与否或身份标识	时间点	全血	名义型		药物水平/毒理学
13005-4	2，4，5-三氯苯氧乙酸	类型	时间点	血清/血浆	名义型		药物水平/毒理学
13006-2	1，4-二氯苯	质量浓度	时间点	血清/血浆	定量型		药物水平/毒理学
13007-0	乙烷	质量浓度	时间点	全血	定量型		药物水平/毒理学
13008-8	甲基丙基甲酮	质量浓度	时间点	全血	定量型		药物水平/毒理学
13009-6	甲乙酮	质量浓度	时间点	尿液	定量型		药物水平/毒理学
13010-4	甲基戊基甲酮	质量浓度	时间点	全血	定量型		药物水平/毒理学
1301-1	PP1 Ab	任意浓度	时间点	血清/血浆^供者	等级型	红细胞凝集试验	血库
13011-2	甲乙酮	质量浓度	时间点	全血	定量型		药物水平/毒理学
13012-0	甲基异戊基甲酮	质量浓度	时间点	全血	定量型		药物水平/毒理学
13013-8	甲基异丁基甲酮	质量浓度	时间点	全血	定量型		药物水平/毒理学
13014-6	甲基丁基甲酮	质量浓度	时间点	全血	定量型		药物水平/毒理学
13015-3	二异丁酮	质量浓度	时间点	全血	定量型		药物水平/毒理学
13016-1	硝基酚	任意浓度	时间点	全血	定量型		药物水平/毒理学

LOINC 代码	名称	属性	时间特征	系统	标尺类型	方法类型	分类
13017-9	四氯乙烯	质量浓度	时间点	全血	定量型		药物水平/毒理学
13018-7	杀虫剂	存在与否或身份标识	时间点	尿液	名义型		药物水平/毒理学
13019-5	杀虫剂	存在与否或身份标识	时间点	血清/血浆	名义型		药物水平/毒理学
13020-3	杀虫剂	存在与否或身份标识	时间点	全血	名义型		药物水平/毒理学
13021-1	杀虫剂	存在与否或身份标识	时间点	胃液	名义型		药物水平/毒理学
13022-9	丙烷	质量浓度	时间点	全血	定量型		药物水平/毒理学
13023-7	三氯氟甲烷	质量浓度	时间点	全血	定量型		药物水平/毒理学
13024-5	三氯氟乙烷	质量浓度	时间点	全血	定量型		药物水平/毒理学
13025-2	三氯三氟乙烷	质量浓度	时间点	全血	定量型		药物水平/毒理学
13026-0	邻甲酚	质量浓度	时间点	尿液	定量型		药物水平/毒理学
13027-8	乙酸乙酯	质量浓度	时间点	血清/血浆	定量型		药物水平/毒理学
13028-6	木糖^给予某刺激后 1.5 小时	质量浓度	时间点	血清/血浆	定量型		刺激耐受试验
1302-9	PP1 Ab	任意浓度	时间点	血清	等级型	红细胞凝集试验	血库
13029-4	木糖^给予某刺激后 3 小时	质量浓度	时间点	血清/血浆	定量型		刺激耐受试验
13030-2	木糖^给予某刺激后 4 小时	质量浓度	时间点	血清/血浆	定量型		刺激耐受试验
13031-0	木糖^给予某刺激后 5 小时	质量浓度	时间点	血清/血浆	定量型		刺激耐受试验
13032-8	C 肽^给予某刺激后第 2 份标本	质量浓度	时间点	血清/血浆	定量型		刺激耐受试验
13033-6	C 肽^给予某刺激后第 3 份标本	质量浓度	时间点	血清/血浆	定量型		刺激耐受试验
13034-4	C 肽^给予某刺激后第 4 份标本	质量浓度	时间点	血清/血浆	定量型		刺激耐受试验
13035-1	C 肽^给予某刺激后第 5 份标本	质量浓度	时间点	血清/血浆	定量型		刺激耐受试验
13036-9	C 肽^给予某刺激后第 6 份标本	质量浓度	时间点	血清/血浆	定量型		刺激耐受试验
1303-7	反 ABO 血型	类型	时间点	全血	名义型		血库
13037-7	C 肽^热量型禁食后	质量浓度	时间点	血清/血浆	定量型		刺激耐受试验
13038-5	C 肽^给予某刺激后 30 分钟	质量浓度	时间点	血清/血浆	定量型		刺激耐受试验
13039-3	C 肽^给予某刺激后 1 小时	质量浓度	时间点	血清/血浆	定量型		刺激耐受试验
13040-1	C 肽^给予某刺激后 1.5 小时	质量浓度	时间点	血清/血浆	定量型		刺激耐受试验

LOINC 代码	名称	属性	时间特征	系统	标尺类型	方法类型	分类
13041-9	C 肽^给予某刺激后 2 小时	质量浓度	时间点	血清/血浆	定量型		刺激耐受试验
13042-7	C 肽^给予某刺激后 2.5 小时	质量浓度	时间点	血清/血浆	定量型		刺激耐受试验
13043-5	C 肽^给予某刺激后 3 小时	质量浓度	时间点	血清/血浆	定量型		刺激耐受试验
13044-3	C 肽^给予某刺激后 5 小时	质量浓度	时间点	血清/血浆	定量型		刺激耐受试验
1304-5	D Ab	稀释系数、稀释倍数（滴度）	时间点	血清/血浆	定量型		血库
13045-0	C 肽^给予某刺激后 6 小时	质量浓度	时间点	血清/血浆	定量型		刺激耐受试验
13046-8	淋巴细胞.异型/100 白细胞	数量或计数分数	时间点	全血	定量型		血液学/细胞分类计数
13047-6	浆细胞/100 白细胞	数量或计数分数	时间点	全血	定量型		血液学/细胞分类计数
13048-4	西泽里细胞	任意浓度	时间点	全血	等级型	光学显微镜检查	血液学/细胞分类计数
13049-2	血管假性血友病因子 Ag	任意浓度	时间点	贫血小板血浆	定量型	免疫学	凝血功能检查
130-5	头孢磺啶	药物敏感度	时间点	分离物+血清	等级型	测序分型	抗生素敏感性
13050-0	蛋白 C/凝血因子 IX	质量浓度比率	时间点	贫血小板血浆	定量型		凝血功能检查
13051-8	蛋白质 S	任意浓度	时间点	贫血小板血浆	定量型		凝血功能检查
1305-2	D Ag	任意浓度	时间点	全血	等级型		血库
13052-6	蛋白质 S/凝血因子 IX	质量浓度比率	时间点	贫血小板血浆	定量型	凝集反应	凝血功能检查
13053-4	高岭土诱导的凝血	任意浓度	时间点	贫血小板血浆	定量型		凝血功能检查
13054-2	纤维蛋白+纤维蛋白原片段	任意浓度	时间点	尿液	定量型		凝血功能检查
13055-9	肝素	任意浓度	时间点	贫血小板血浆	定量型		凝血功能检查
13056-7	血小板	数量或计数浓度（计数/容积）	时间点	血浆	定量型	自动化计数	血液学/细胞分类计数
13057-5	血小板	任意浓度	时间点	透析液	定量型		血液学/细胞分类计数
13058-3	表面诱导的凝血^第 2 份标本	时间（如秒数）	时间点	贫血小板血浆	定量型	凝集反应	凝血功能检查
13059-1	表面诱导的凝血^第 3 份标本	时间（如秒数）	时间点	贫血小板血浆	定量型	凝集反应	凝血功能检查
1306-0	D NOS Ab	任意浓度	时间点	血清/血浆	等级型		血库
13060-9	表面诱导的凝血^第 4 份标本	时间（如秒数）	时间点	贫血小板血浆	定量型	凝集反应	凝血功能检查
13061-7	血小板 Ab.IgM	任意浓度	时间点	血清	定量型		血清学
13062-5	血小板 Ab.IgA	任意浓度	时间点	血清	定量型		血清学
13063-3	血小板 Ab.药物，诱导的	任意浓度	时间点	血清	定量型		血清学
13064-1	血小板相关 Ab.IgA	任意浓度	时间点	全血	定量型		血清学
13065-8	血小板 Ab.循环型	任意浓度	时间点	血清	定量型		血清学

LOINC 代码	名称	属性	时间特征	系统	标尺类型	方法类型	分类
13066-6	细胞核 Ab	任意浓度	时间点	体液	定量型	免疫荧光	血清学
13067-4	细胞核 Ab 模式	印象/检查结果的解释	时间点	体液	名义型	免疫荧光	血清学
13068-2	细胞核 Ab 模式	印象/检查结果的解释	时间点	血清	名义型	免疫荧光	血清学
13069-0	磷脂酰丝氨酸 Ab. IgA	任意浓度	时间点	血清	定量型		凝血功能检查
13070-8	磷脂酸 Ab. IgG	任意浓度	时间点	血清	定量型		血清学
13071-6	磷脂酸 Ab. IgM	任意浓度	时间点	血清	定量型		血清学
13072-4	磷脂酸 Ab. IgA	任意浓度	时间点	血清	定量型		血清学
13073-2	磷酸卵磷酯 Ab. IgG	任意浓度	时间点	血清	定量型		凝血功能检查
13074-0	磷酸卵磷酯 Ab. IgM	任意浓度	时间点	血清	定量型		凝血功能检查
13075-7	磷酸卵磷酯 Ab. IgA	任意浓度	时间点	血清	定量型		凝血功能检查
13076-5	磷脂酰乙醇胺 Ab. IgG	任意浓度	时间点	血清	定量型		凝血功能检查
13077-3	磷脂酰乙醇胺 Ab. IgM	任意浓度	时间点	血清	定量型		凝血功能检查
1307-8	D NOS Ab	任意浓度	时间点	血清/血浆^血液制品单位	等级型		血库
13078-1	磷脂酰乙醇胺 Ab. IgA	任意浓度	时间点	血清	定量型		凝血功能检查
13079-9	磷脂酰甘油 Ab. IgG	任意浓度	时间点	血清	定量型		凝血功能检查
13080-7	磷脂酰甘油 Ab. IgM	任意浓度	时间点	血清	定量型		凝血功能检查
13081-5	磷脂酰甘油 Ab. IgA	任意浓度	时间点	血清	定量型		凝血功能检查
13082-3	磷脂酰肌醇 Ab. IgG	任意浓度	时间点	血清	定量型		凝血功能检查
13083-1	磷脂酰肌醇 Ab. IgM	任意浓度	时间点	血清	定量型		凝血功能检查
13084-9	磷脂酰肌醇 Ab. IgA	任意浓度	时间点	血清	定量型		凝血功能检查
13085-6	补体 C4. 肾	质量浓度	时间点	血清/血浆	定量型		血液学/细胞分类计数
1308-6	D NOS Ab	任意浓度	时间点	血清/血浆^供者	等级型		血库
13086-4	补体 C3. 肾	质量浓度	时间点	血清/血浆	定量型		血液学/细胞分类计数
13087-2	补体总量替代途径 AH50	任意浓度	时间点	血清/血浆	定量型		血液学/细胞分类计数
13088-0	总溶血补体 CH100	任意浓度	时间点	血清/血浆	定量型		血液学/细胞分类计数
13089-8	无唾液酸神经节苷脂 GM1 Ab	任意浓度	时间点	血清	定量或等级型	酶免疫分析	血清学
13090-6	无唾液酸神经节苷脂 GM1 Ab. IgG	任意浓度	时间点	血清	定量或等级型		血清学
13091-4	脱氧核糖核蛋白 Ab	任意浓度	时间点	血清	定量型		血清学
13092-2	肌内膜 Ab	任意浓度	时间点	血清	定量型		血清学
13093-0	单唾液酸神经节苷脂 GM1 Ab. IgM	任意浓度	时间点	血清	定量或等级型		血清学
1309-4	D NOS Ab	任意浓度	时间点	血清/血浆	等级型	红细胞凝集试验	血库
13094-8	单唾液酸神经节苷脂 GM1 Ab. IgA	任意浓度	时间点	血清	定量或等级型		血清学
13095-5	单唾液酸神经节苷脂 GM1 Ab. IgA	任意浓度	时间点	血清/血浆	定量或等级型		血清学
13096-3	髓磷脂相关糖蛋白 Ab. IgM	任意浓度	时间点	血清	定量或等级型		血清学
13097-1	PM-SCL 可提取核 Ab	任意浓度	时间点	血清	定量或等级型	酶免疫分析	血清学

LOINC 代码	名称	属性	时间特征	系统	标尺类型	方法类型	分类
13098-9	硫苷脂 Ab. IgG	任意浓度	时间点	血清	定量或等级型		血清学
13099-7	硫苷脂 Ab. IgM	任意浓度	时间点	血清	定量或等级型		血清学
13100-3	硫酸盐-3-葡萄糖醛酸基对红细胞糖苷酯 Ab. IgM	任意浓度	时间点	血清	定量或等级型		血清学
13101-1	硫酸盐-3-葡萄糖醛酸基对红细胞糖苷酯 Ab. IgM	任意浓度	时间点	脑脊液	定量或等级型		血清学
1310-2	D NOS Ag	任意浓度	时间点	红细胞^血液制品单位	等级型		血库
13102-9	双唾液酸神经节苷脂 GD1b Ab	任意浓度	时间点	血清	定量或等级型		血清学
13103-7	双唾液酸神经节苷脂 GD1b Ab. IgG	任意浓度	时间点	血清	定量或等级型		血清学
13104-5	双唾液酸神经节苷脂 GD1b Ab. IgM	任意浓度	时间点	血清	定量或等级型		血清学
13105-2	四唾液酸神经节苷脂 GQ1b Ab. IgG	任意浓度	时间点	血清	定量或等级型		血清学
13106-0	四唾液酸神经节苷脂 GQ1b Ab	任意浓度	时间点	血清	定量或等级型		血清学
13107-8	双唾液酸神经节苷脂 GD1a Ab	任意浓度	时间点	血清	定量或等级型		血清学
13108-6	四唾液酸神经节苷脂 GQ1b Ab	任意浓度	时间点	血清/血浆	定量或等级型		血清学
13109-4	双唾液酸神经节苷脂 GD1b Ab	任意浓度	时间点	血清/血浆	定量或等级型		血清学
1311-0	D NOS Ag	任意浓度	时间点	红细胞^供者	等级型		血库
13110-2	β微管蛋白 Ab. IgM	任意浓度	时间点	血清	定量或等级型		血清学
13111-0	细胞核 Ab	任意浓度	时间点	血清	定量或等级型	免疫荧光	血清学
13112-8	细胞核 Ab	任意浓度	时间点	血清	定量或等级型	免疫荧光大鼠肾脏底物	血清学
13113-6	髓磷脂相关糖蛋白 Ab. IgM	任意浓度	时间点	血清/血浆	定量或等级型		血清学
13114-4	神经元细胞核类型 2 Ab	任意浓度	时间点	血清	定量或等级型		血清学
13115-1	神经元细胞核类型 1 Ab	任意浓度	时间点	血清	定量或等级型		血清学
13116-9	网硬蛋白 Ab. IgG	任意浓度	时间点	血清	定量或等级型		血清学
13117-7	补体 Sc5b-9 Ab	任意浓度	时间点	血清/血浆	定量型		血液学/细胞分类计数
13118-5	髓磷脂相关糖蛋白 Ab	任意浓度	时间点	血清	定量或等级型		血清学
13119-3	髓磷脂相关糖蛋白 Ab	任意浓度	时间点	血清	等级型	免疫印迹	血清学
13120-1	卵巢 Ab	任意浓度	时间点	血清	定量型		血清学
13121-9	核糖体 P 蛋白 Ab	任意浓度	时间点	血清	定量或等级型		血清学

LOINC 代码	名称	属性	时间特征	系统	标尺类型	方法类型	分类
13122-7	硫苷脂 Ab. IgM	任意浓度	时间点	血清/血浆	定量或等级型		血清学
13123-5	硫酸盐-3-葡萄糖醛酸基对红细胞糖苷脂 Ab	任意浓度	时间点	血清	定量或等级型		血清学
13124-3	硫酸盐-3-葡萄糖醛酸基对红细胞糖苷脂 Ab	任意浓度	时间点	血清/血浆	定量或等级型		化学
13125-0	丙型肝炎病毒 c33c Ab	任意浓度	时间点	血清/血浆	等级型	免疫印迹	微生物学
13126-8	乙型肝炎病毒 DNA	任意浓度	时间点	全血	等级型	免疫印迹	微生物学
13127-6	癌 Ag DM/70K	任意浓度	时间点	血清/血浆	定量型		化学
1312-8	D NOS Ag	任意浓度	时间点	红细胞	等级型		血库
13128-4	蛋白质. 免疫酸性	任意浓度	时间点	血清/血浆	定量型		化学
13129-2	胰癌胚 Ag	任意浓度	时间点	血清/血浆	定量型		血清学
131-3	头孢磺啶	质量浓度	时间点	血清/血浆	定量型		药物水平/毒理学
13130-0	胃肠动素	任意浓度	时间点	血清/血浆	定量型		化学
13131-8	肺炎双球菌 1 Ab	任意浓度	时间点	血清	定量型		微生物学
13132-6	肺炎双球菌 4 Ab	任意浓度	时间点	血清	定量型		微生物学
13133-4	肺炎双球菌 26 Ab	任意浓度	时间点	血清	定量型		微生物学
13134-2	肺炎双球菌 8 Ab	任意浓度	时间点	血清	定量型		微生物学
13135-9	肺炎双球菌 12 Ab	任意浓度	时间点	血清	定量型		微生物学
1313-6	Rh 免疫球蛋白剂量. 推荐瓶数	数量或计数（正整数）	时间点	病人	定量型		血库
13136-7	肺炎双球菌 56 Ab	任意浓度	时间点	血清	定量型		微生物学
13137-5	肺炎双球菌 19 Ab	任意浓度	时间点	血清	定量型		微生物学
13138-3	肺炎双球菌 23 Ab	任意浓度	时间点	血清	定量型		微生物学
13139-1	肺炎双球菌 1 Ab^第 1 份标本	任意浓度	时间点	血清	定量型		微生物学
13140-9	肺炎双球菌 1 Ab^第 2 份标本	任意浓度	时间点	血清	定量型		微生物学
13141-7	肺炎双球菌 3 Ab^第 1 份标本	任意浓度	时间点	血清	定量型		微生物学
13142-5	肺炎双球菌 3 Ab^第 2 份标本	任意浓度	时间点	血清	定量型		微生物学
13143-3	肺炎双球菌 4 Ab^第 1 份标本	任意浓度	时间点	血清	定量型		微生物学
1314-4	Rh 免疫球蛋白筛查	印象/检查结果的解释	时间点	全血	名义型		血库
13144-1	肺炎双球菌 4 Ab^第 2 份标本	任意浓度	时间点	血清	定量型		微生物学
13145-8	肺炎双球菌 26 Ab^第 1 份标本	任意浓度	时间点	血清	定量型		微生物学
13146-6	肺炎双球菌 26 Ab^第 2 份标本	任意浓度	时间点	血清	定量型		微生物学
13147-4	肺炎双球菌 51 Ab^第 1 份标本	任意浓度	时间点	血清	定量型		微生物学
13148-2	肺炎双球菌 51 Ab^第 2 份标本	任意浓度	时间点	血清	定量型		微生物学
13149-0	肺炎双球菌 8 Ab^第 1 份标本	任意浓度	时间点	血清	定量型		微生物学
13150-8	肺炎双球菌 8 Ab^第 2 份标本	任意浓度	时间点	血清	定量型		微生物学

LOINC 代码	名称	属性	时间特征	系统	标尺类型	方法类型	分类
1315-1	S Ab	任意浓度	时间点	血清/血浆^血液制品单位	等级型		血库
13151-6	肺炎双球菌 9 Ab^第 1 份标本	任意浓度	时间点	血清	定量型		微生物学
13152-4	肺炎双球菌 9 Ab^第 2 份标本	任意浓度	时间点	血清	定量型		微生物学
13153-2	肺炎双球菌 12 Ab^第 1 份标本	任意浓度	时间点	血清	定量型		微生物学
13154-0	肺炎双球菌 12 Ab^第 2 份标本/第 1 份标本	比率	时间点	血清	定量型		微生物学
13155-7	肺炎双球菌 14 Ab^第 1 份标本	任意浓度	时间点	血清	定量型		微生物学
13156-5	肺炎双球菌 14 Ab^第 2 份标本/第 1 份标本	比率	时间点	血清	定量型		微生物学
13157-3	肺炎双球菌 56 Ab^第 1 份标本	任意浓度	时间点	血清	定量型		微生物学
13158-1	肺炎双球菌 56 Ab^第 2 份标本	任意浓度	时间点	血清	定量型		微生物学
13159-9	肺炎双球菌 19 Ab^第 1 份标本	任意浓度	时间点	血清	定量型		微生物学
13160-7	肺炎双球菌 19 Ab^第 2 份标本	任意浓度	时间点	血清	定量型		微生物学
13161-5	肺炎双球菌 23 Ab^第 1 份标本	任意浓度	时间点	血清	定量型		微生物学
13162-3	肺炎双球菌 23 Ab^第 2 份标本	任意浓度	时间点	血清	定量型		微生物学
13163-1	肺炎双球菌 12 Ab	任意浓度	时间点	血清	定量型		微生物学
13164-9	人抗鼠 Ab	任意浓度	时间点	血清	定量型		血清学
13165-6	肺炎双球菌 19 Ab	任意浓度	时间点	血清	定量型		微生物学
13166-4	肺炎双球菌 23 Ab	任意浓度	时间点	血清	定量型		微生物学
13167-2	肺炎双球菌 51 Ab	任意浓度	时间点	血清	定量型		微生物学
13168-0	肺炎双球菌 6/26 Ab	任意浓度	时间点	血清	定量型		微生物学
1316-9	S Ab	任意浓度	时间点	血清/血浆^供者	等级型		血库
13169-8	解释	印象/检查结果的解释	时间点	血清/血浆	名义型	免疫电泳	化学
13170-6	免疫复合物	任意浓度	时间点	血清/血浆	定量型	共凝集素分析	血清学
13171-4	免疫复合物	任意浓度	时间点	血清/血浆	定量型	聚乙二醇分析	血清学
13172-2	补体 C1q Ag	任意浓度	时间点	血清/血浆	定量型	Raji 细胞分析	血液学/细胞分类计数
13173-0	聚合纤维连接蛋白 Ab.IgA	任意浓度	时间点	血清	定量型		血清学
13174-8	解释	印象/检查结果的解释	时间点	脑脊液	名义型	免疫固定	化学
13175-5	肝胞质溶胶 Ab	任意浓度	时间点	血清	等级型		血清学
13176-3	黄蜂毒液 Ab.IgE	任意浓度	时间点	血清/血浆	定量型		变态反应
1317-7	S Ab	任意浓度	时间点	血清/血浆	等级型		血库
13177-1	沙枣 Ab.IgE	任意浓度	时间点	血清/血浆	定量型		变态反应

LOINC代码	名称	属性	时间特征	系统	标尺类型	方法类型	分类
13178-9	黄蜂毒液 Ab. IgG	任意浓度	时间点	血清/血浆	定量型		变态反应
13179-7	胡桃 Ab. IgG	任意浓度	时间点	血清/血浆	定量型		变态反应
13180-5	甲醛 Ab. IgG	任意浓度	时间点	血清/血浆	定量型		变态反应
13181-3	巴伊亚草 Ab. IgG	任意浓度	时间点	血清/血浆	定量型		变态反应
13182-1	牧豆树 Ab. IgG	任意浓度	时间点	血清/血浆	定量型		变态反应
13183-9	美国榆 Ab. IgG	任意浓度	时间点	血清/血浆	定量型		变态反应
13184-7	美洲黑杨 Ab. IgG	任意浓度	时间点	血清/血浆	定量型		变态反应
1318-5	S Ag	任意浓度	时间点	红细胞^血液制品单位	等级型		血库
13185-4	大荨麻 Ab. IgG	任意浓度	时间点	血清/血浆	定量型		变态反应
13186-2	皱叶酸模 Ab. IgG	任意浓度	时间点	血清/血浆	定量型		变态反应
13187-0	伪豚草 Ab. IgG	任意浓度	时间点	血清/血浆	定量型		变态反应
13188-8	藏北艾 Ab. IgG	任意浓度	时间点	血清/血浆	定量型		变态反应
13189-6	长叶车前 Ab. IgG	任意浓度	时间点	血清/血浆	定量型		变态反应
13190-4	甲醛 Ab. IgM	任意浓度	时间点	血清/血浆	定量型		变态反应
13191-2	类风湿因子	任意浓度	时间点	血清/血浆	定量型		血清学
13192-0	腺病毒 Ab	任意浓度	时间点	脑脊液	定量型		微生物学
1319-3	S Ag	任意浓度	时间点	红细胞^供者	等级型		血库
13193-8	黄曲霉菌 Ab	任意浓度	时间点	脑脊液	定量型		微生物学
13194-6	灰绿曲霉 Ab	任意浓度	时间点	血清	定量型		微生物学
13195-3	查菲埃立克体 Ab	任意浓度	时间点	血清	定量型		微生物学
13196-1	埃立克体 Ab. IgG	任意浓度	时间点	血清	等级型		微生物学
13197-9	埃立克体 Ab. IgM	任意浓度	时间点	血清	等级型		微生物学
13198-7	高温放线菌 sp Ab	任意浓度	时间点	血清	定量型		微生物学
13199-5	康氏立克次体 Ab. IgG	任意浓度	时间点	血清	定量型		微生物学
13200-1	康氏立克次体 Ab. IgM	任意浓度	时间点	血清	定量型		微生物学
1320-1	S Ag	任意浓度	时间点	红细胞	等级型		血库
13201-9	皮炎芽生菌 Ab	任意浓度	时间点	脑脊液	定量型		微生物学
13202-7	博氏疏螺旋体 Ab. IgG	任意浓度	时间点	脑脊液	等级型	免疫印迹	微生物学
13203-5	博氏疏螺旋体 Ab. IgM	任意浓度	时间点	脑脊液	等级型	免疫印迹	微生物学
13204-3	博氏疏螺旋体 Ab. IgG	任意浓度	时间点	脑脊液	定量型	免疫荧光	微生物学
13205-0	博氏疏螺旋体 Ab. IgM	任意浓度	时间点	脑脊液	定量型	免疫荧光	微生物学
13206-8	博氏疏螺旋体 Ab. IgG	任意浓度	时间点	关节液	等级型	免疫印迹	微生物学
13207-6	博氏疏螺旋体 Ab. IgM	任意浓度	时间点	关节液	等级型	免疫印迹	微生物学
13208-4	赫氏疏螺旋体 Ab. IgG	任意浓度	时间点	血清	定量型		微生物学
13209-2	赫氏疏螺旋体 Ab. IgM	任意浓度	时间点	血清	定量型		微生物学
132-1	头孢他啶	药物敏感度	时间点	分离物	定量型	最小致死浓度	抗生素敏感性
13210-0	布鲁氏杆菌 Ab. IgG	任意浓度	时间点	血清	定量型		微生物学
13211-8	布鲁氏杆菌 Ab. IgA	任意浓度	时间点	血清	定量型		微生物学
13212-6	流产布鲁氏杆菌 Ab. IgG	任意浓度	时间点	脑脊液	定量型		微生物学
13213-4	流产布鲁氏杆菌 Ab. IgM	任意浓度	时间点	脑脊液	定量型		微生物学
13214-2	犬布鲁氏菌 Ab. IgG	任意浓度	时间点	脑脊液	定量型		微生物学
13215-9	犬布鲁氏菌 Ab. IgM	任意浓度	时间点	脑脊液	定量型		微生物学
13216-7	白色念珠菌免疫复合物	任意浓度	时间点	血清/血浆	定量型		变态反应
13217-5	沙眼衣原体 B Ab	任意浓度	时间点	血清	定量型		微生物学
13218-3	沙眼衣原体 C Ab	任意浓度	时间点	血清	定量型		微生物学
1321-9	输血期间	时间（如秒数）	*	血液制品单位	定量型		血库

LOINC 代码	名称	属性	时间特征	系统	标尺类型	方法类型	分类
13219-1	沙眼衣原体 G+F+K Ab	任意浓度	时间点	血清	定量型		微生物学
13220-9	沙眼衣原体 C Ab. IgM	任意浓度	时间点	血清	定量型		微生物学
13221-7	沙眼衣原体 G+F+K Ab. IgM	任意浓度	时间点	血清	定量型		微生物学
13222-5	沙眼衣原体 C Ab	任意浓度	时间点	血清/血浆	定量型		微生物学
13223-3	沙眼衣原体 B Ab	任意浓度	时间点	血清/血浆	定量型		微生物学
13224-1	沙眼衣原体 G+F+K Ab	任意浓度	时间点	血清/血浆	定量型		微生物学
13225-8	巨细胞病毒 Ab. IgG ^第1份标本	任意浓度	时间点	血清	定量型		微生物学
13226-6	巨细胞病毒 Ab. IgM	任意浓度	时间点	脑脊液	定量型		微生物学
1322-7	输血量	容积、体积	*	血液制品单位	定量型		血库
13227-4	白喉棒状杆菌 Ab. IgG	任意浓度	时间点	血清	定量型		微生物学
13228-2	东方马脑炎病毒 Ab. IgG	任意浓度	时间点	脑脊液	定量型		微生物学
13229-0	东方马脑炎病毒 Ab. IgM	任意浓度	时间点	脑脊液	定量型		微生物学
13230-8	圣路易脑炎病毒 Ab. IgG	任意浓度	时间点	脑脊液	定量型		微生物学
13231-6	圣路易脑炎病毒 Ab. IgM	任意浓度	时间点	脑脊液	定量型		微生物学
13232-4	柯萨奇病毒 A Ab	任意浓度	时间点	脑脊液	定量型		微生物学
13233-2	柯萨奇病毒 A2 Ab	任意浓度	时间点	脑脊液	定量型		微生物学
13234-0	柯萨奇病毒 A4 Ab	任意浓度	时间点	脑脊液	定量型		微生物学
1323-5	U Ab	任意浓度	时间点	血清/血浆^血液制品单位	等级型		血库
13235-7	柯萨奇病毒 A16 Ab	任意浓度	时间点	脑脊液	定量型		微生物学
13236-5	EB 病毒早期 Ab. 扩散模式	任意浓度	时间点	血清	等级型	免疫荧光	微生物学
13237-3	EB 病毒早期 Ab. 受限模式	任意浓度	时间点	血清	等级型	免疫荧光	微生物学
13238-1	EB 病毒 Ab	任意浓度	时间点	血清	定量型		微生物学
13239-9	EB 病毒细胞核 Ab. IgG	任意浓度	时间点	血清/血浆	等级型		微生物学
13240-7	草茎点霉 Ab. IgE	任意浓度	时间点	血清/血浆	定量型		变态反应
13241-5	申氏孢子丝菌 Ab. IgG	任意浓度	时间点	血清	定量型		微生物学
13242-3	申氏孢子丝菌 Ab. IgM	任意浓度	时间点	血清	定量型		微生物学
1324-3	U Ab	任意浓度	时间点	血清/血浆^供者	等级型		血库
13243-1	申氏孢子丝菌 Ab. IgA	任意浓度	时间点	血清	定量型		微生物学
13244-9	丝虫 Ab. IgG	任意浓度	时间点	血清	定量型		微生物学
13245-6	丝虫 Ab. IgM	任意浓度	时间点	血清	定量型		微生物学
13246-4	流感嗜血杆菌 B Ab	任意浓度	时间点	血清	定量型		微生物学
13247-2	人 T 淋巴细胞白血病病毒 1+2 Ab	任意浓度	时间点	脑脊液	定量型		微生物学
13248-0	丁型肝炎病毒 Ab	任意浓度	时间点	血清	等级型		微生物学
13249-8	单纯疱疹病毒 1+2 Ab. IgG	任意浓度	时间点	脑脊液	定量型		微生物学
1325-0	U Ab	任意浓度	时间点	血清/血浆	等级型		血库
13250-6	疱疹病毒 6 Ab. IgG+IgM	任意浓度	时间点	血清	定量型		微生物学
13251-4	单纯疱疹病毒 1 Ab. IgM	任意浓度	时间点	脑脊液	定量型		微生物学
13252-2	单纯疱疹病毒 2 Ab. IgM	任意浓度	时间点	脑脊液	定量型		微生物学
13253-0	非嗜肺军团菌 SP Ab	任意浓度	时间点	血清	等级型		微生物学

LOINC代码	名称	属性	时间特征	系统	标尺类型	方法类型	分类
13254-8	非典型嗜肺军团菌 Ab	任意浓度	时间点	血清	等级型		微生物学
13255-5	长滩军团菌 1+2 Ab	任意浓度	时间点	血清	等级型		微生物学
13256-3	杜氏利什曼原虫 Ab. IgG	任意浓度	时间点	血清	定量型		微生物学
13257-1	杜氏利什曼原虫 Ab. IgM	任意浓度	时间点	血清	定量型		微生物学
13258-9	巴西利什曼原虫 Ab. IgG	任意浓度	时间点	血清	定量型		微生物学
13259-7	巴西利什曼原虫 Ab. IgM	任意浓度	时间点	血清	定量型		微生物学
13260-5	墨西哥利什曼原虫 Ab. IgG	任意浓度	时间点	血清	定量型		微生物学
13261-3	墨西哥利什曼原虫 Ab. IgM	任意浓度	时间点	血清	定量型		微生物学
13262-1	热带利什曼原虫 Ab. IgG	任意浓度	时间点	血清	定量型		微生物学
13263-9	热带利什曼原虫 Ab. IgM	任意浓度	时间点	血清	定量型		微生物学
13264-7	钩端螺旋体 sp Ab. IgG	稀释系数、稀释倍数（滴度）	时间点	血清	定量型		微生物学
13265-4	钩端螺旋体 sp Ab. IgM	稀释系数、稀释倍数（滴度）	时间点	血清	定量型		微生物学
13266-2	腮腺炎病毒 Ab. IgG	任意浓度	时间点	脑脊液	定量型		微生物学
13267-0	腮腺炎病毒 Ab. IgM	任意浓度	时间点	脑脊液	定量型		微生物学
1326-8	U Ag	任意浓度	时间点	红细胞^血液制品单位	等级型		血库
13268-8	肺炎支原体 Ab^第1份标本	任意浓度	时间点	血清	定量型		微生物学
13269-6	肺炎支原体 Ab^第2份标本	任意浓度	时间点	血清	定量型		微生物学
13270-4	肺炎支原体 Ab. IgA	任意浓度	时间点	血清	定量型		微生物学
13271-2	脑膜炎奈瑟菌 A Ab	任意浓度	时间点	血清	定量型		微生物学
13272-0	脑膜炎奈瑟菌 C Ab	任意浓度	时间点	血清	定量型		微生物学
13273-8	申氏孢子丝菌 Ab	任意浓度	时间点	血清	等级型		微生物学
13274-6	犬弓蛔虫 Ab	任意浓度	时间点	脑脊液	定量型		微生物学
13275-3	犬弓蛔虫 Ab. IgM	任意浓度	时间点	血清	定量型		微生物学
1327-6	U Ag	任意浓度	时间点	红细胞^供者	等级型		血库
13276-1	犬弓蛔虫 Ab. IgA	任意浓度	时间点	血清	定量型		微生物学
13277-9	裂体吸虫 sp Ab. IgG	任意浓度	时间点	血清	定量型		微生物学
13278-7	裂体吸虫 sp Ab. IgM	任意浓度	时间点	血清	定量型		微生物学
13279-5	风疹病毒 Ab. IgG^第1份标本	任意浓度	时间点	血清	定量型		微生物学
13280-3	风疹病毒 Ab. IgG^第2份标本	任意浓度	时间点	血清	定量型		微生物学
13281-1	风疹病毒 Ab. IgG	任意浓度	时间点	脑脊液	定量型		微生物学
13282-9	风疹病毒 Ab. IgM	任意浓度	时间点	脑脊液	定量型		微生物学
13283-7	麻疹病毒 Ab. IgM	任意浓度	时间点	脑脊液	定量型		微生物学
1328-4	U Ag	任意浓度	时间点	红细胞	等级型		血库
13284-5	伤寒沙门菌 H D Ab	任意浓度	时间点	血清	等级型		微生物学
13285-2	伤寒沙门菌 O D Ab	任意浓度	时间点	血清	等级型		微生物学
13286-0	鼠弓形体 Ab. IgG^第2份标本	任意浓度	时间点	血清	定量型		微生物学
13287-8	鼠弓形体 Ab	任意浓度	时间点	脑脊液	定量型		微生物学
13288-6	苍白密螺旋体 Ab	任意浓度	时间点	全血	定量型	免疫荧光	微生物学
13289-4	hantaan 汉坦病毒 Ab	任意浓度	时间点	血清	定量型		微生物学
13290-2	克氏锥虫 Ab. IgM	任意浓度	时间点	血清	定量型		微生物学
13291-0	克氏锥虫 Ab. IgG	任意浓度	时间点	血清	定量型		微生物学
1329-2	V Ab	任意浓度	时间点	血清/血浆^血液制品单位	等级型		血库

LOINC 代码	名称	属性	时间特征	系统	标尺类型	方法类型	分类
13292-8	科罗拉多蜱热病毒 Ab. IgG	任意浓度	时间点	血清	定量型		微生物学
13293-6	科罗拉多蜱热病毒 Ab. IgM	任意浓度	时间点	血清	定量型		微生物学
13294-4	戊型肝炎病毒 Ab	任意浓度	时间点	血清	等级型		微生物学
13295-1	柯萨奇病毒 A10 Ab	任意浓度	时间点	脑脊液	定量型		微生物学
13296-9	柯萨奇病毒 A10 Ab	任意浓度	时间点	血清/血浆	定量型		微生物学
13297-7	柯萨奇病毒 A1 Ab	任意浓度	时间点	血清	定量型		微生物学
13298-5	人类白细胞抗原-A Ag	类型	时间点	白细胞	名义型		人类白细胞抗原
13299-3	人类白细胞抗原-B Ag	类型	时间点	白细胞	名义型		人类白细胞抗原
13-3	阿米卡星	药物敏感度	时间点	分离物	定量或等级型	琼脂扩散	抗生素敏感性
1330-0	V Ab	任意浓度	时间点	血清/血浆^供者	等级型		血库
13300-9	人类白细胞抗原-A＋B Ag	类型	时间点	白细胞	名义型		人类白细胞抗原
13301-7	人类白细胞抗原-A＋B＋Bw Ag	类型	时间点	白细胞	名义型		人类白细胞抗原
13302-5	人类白细胞抗原-C Ag	类型	时间点	白细胞	名义型		人类白细胞抗原
13303-3	人类白细胞抗原-A＋B＋C Ag	类型	时间点	白细胞	名义型		人类白细胞抗原
13304-1	人类白细胞抗原-DR Ag	类型	时间点	白细胞	名义型		人类白细胞抗原
13305-8	人类白细胞抗原-DQ Ag	类型	时间点	白细胞	名义型		人类白细胞抗原
13306-6	人类白细胞抗原-DR β Ag	类型	时间点	白细胞	名义型		人类白细胞抗原
13307-4	人类白细胞抗原-DQ α Ag	类型	时间点	白细胞	名义型		人类白细胞抗原
13308-2	DNA	类型	时间点	XXX	名义型	限制性酶切片段多态性分析探针	血清学
13309-0	Duffy 血型 Ag	类型	时间点	红细胞	名义型		血库
13310-8	Kell 血型 Ag	类型	时间点	红细胞	名义型		血库
13311-6	MNSs 血型 Ag	类型	时间点	红细胞	名义型		血库
13312-4	IgA Ab. IgG	任意浓度	时间点	血清/血浆	定量型		化学
13313-2	IgM Ab. IgM	任意浓度	时间点	血清/血浆	定量型		化学
13314-0	细菌 已鉴定的	存在与否或身份标识	时间点	精液	名义型		微生物学
13315-7	细菌 已鉴定的	存在与否或身份标识	24 小时	尿液	名义型	培养	微生物学
13316-5	肠球菌.万古霉素耐药 已鉴定的	任意浓度	时间点	XXX	等级型	微生物特异性培养	微生物学
13317-3	金黄色葡萄球菌.抗甲氧西林隔离	任意浓度	时间点	XXX	等级型	微生物特异性培养	微生物学
1331-8	V Ab	任意浓度	时间点	血清/血浆	等级型		血库
13318-1	大肠杆菌肠侵袭性 已鉴定的	存在与否或身份标识	时间点	大便	名义型	微生物特异性培养	微生物学

LOINC 代码	名称	属性	时间特征	系统	标尺类型	方法类型	分类
13319-9	显微镜观察^第 2 份标本	存在与否或身份标识	时间点	大便	名义型	虫卵与寄生虫标本制备	微生物学
13320-7	显微镜观察^第 3 份标本	存在与否或身份标识	时间点	大便	名义型	虫卵与寄生虫标本制备	微生物学
13321-5	人乳头瘤病毒 Ab. IgG	任意浓度	时间点	血清	等级型		微生物学
13322-3	人乳头瘤病毒 Ab. IgM	任意浓度	时间点	血清	等级型		微生物学
13323-1	单纯疱疹病毒 2 Ab	任意浓度	时间点	血清	定量型	免疫荧光	微生物学
13324-9	单纯疱疹病毒 1 Ab	任意浓度	时间点	血清	定量型	免疫荧光	微生物学
13325-6	巴尔通体 已鉴定的	存在与否或身份标识	时间点	全血	名义型	光学显微镜检查	微生物学
1332-6	V Ag	任意浓度	时间点	红细胞^血液制品单位	等级型		血库
13326-4	肺囊虫 sp，已鉴定的	存在与否或身份标识	时间点	XXX	名义型	光学显微镜检查	微生物学
13327-2	副流感病毒 Ag	任意浓度	时间点	XXX	等级型	免疫荧光	微生物学
13328-0	麻疹病毒 Ag	任意浓度	时间点	血清/血浆	等级型	免疫荧光	微生物学
13329-8	大肠杆菌不稳定性毒素	任意浓度	时间点	XXX	等级型		微生物学
13330-6	巴氏小体	任意浓度	时间点	子宫颈	等级型	光学显微镜检查	血液学/细胞分类计数
13331-4	细胞. CD2＋CD26＋/100 细胞	数量或计数分数	时间点	全血	定量型		细胞标志物
13332-2	细胞. CD4＋CD25＋/100 细胞	数量或计数分数	时间点	全血	定量型		细胞标志物
13333-0	细胞. CD3＋CD25＋/100 细胞	数量或计数分数	时间点	全血	定量型		细胞标志物
1333-4	V Ag	任意浓度	时间点	红细胞^供者	等级型		血库
13334-8	细胞. CD8＋CD25＋/100 细胞	数量或计数分数	时间点	全血	定量型		细胞标志物
13335-5	细胞. CD4＋CD29＋/100 细胞	数量或计数分数	时间点	全血	定量型		细胞标志物
13336-3	细胞. CD4＋CD45RA＋/100 细胞	数量或计数分数	时间点	全血	定量型		细胞标志物
13337-1	细胞. CD8＋HLA-DR＋/100 细胞	数量或计数分数	时间点	全血	定量型		细胞标志物
13338-9	细胞. CD8＋CD57＋/100 细胞	数量或计数分数	时间点	全血	定量型		细胞标志物
13339-7	细胞. CD8＋CD56＋/100 细胞	数量或计数分数	时间点	全血	定量型		细胞标志物
13340-5	细胞. CD3＋CD38＋/100 细胞	数量或计数分数	时间点	全血	定量型		细胞标志物
13341-3	细胞. CD3＋CD25＋/100 细胞	数量或计数分数	时间点	组织	定量型		细胞标志物
1334-2	V Ag	任意浓度	时间点	红细胞	等级型		血库
13342-1	细胞. CD3＋CD26＋/100 细胞	数量或计数分数	时间点	全血	定量型		细胞标志物
13343-9	细胞. CD4＋HLA-DR＋/100 细胞	数量或计数分数	时间点	全血	定量型		细胞标志物
13344-7	细胞. CD8＋CD38＋/100 细胞	数量或计数分数	时间点	全血	定量型		细胞标志物

LOINC 代码	名称	属性	时间特征	系统	标尺类型	方法类型	分类
13345-4	细胞. CD8 ＋ CD11B ＋/100 细胞	数量或计数分数	时间点	全血	定量型		细胞标志物
13346-2	细胞. CD35/100 细胞	数量或计数分数	时间点	全血	定量型		细胞标志物
13347-0	RNA 多聚酶 Ⅰ＋Ⅱ＋Ⅲ Ab	任意浓度	时间点	血清	等级型		血清学
13348-8	单克隆带，观察到的	存在与否或身份标识	时间点	血清/血浆	名义型		化学
13349-6	白细胞	数量或计数浓度（计数/容积）	时间点	大便	定量型	手工计数	血液学/细胞分类计数
13350-4	嗜酸粒细胞/100 白细胞	数量或计数分数	时间点	脑脊液	定量型	手工计数	血液学/细胞分类计数
13351-2	其他白细胞	数量或计数浓度（计数/容积）	时间点	脑脊液	定量型	手工计数	血液学/细胞分类计数
13352-0	嗜中性粒细胞/100 白细胞	数量或计数分数	时间点	体液	定量型	手工计数	血液学/细胞分类计数
13353-8	嗜酸粒细胞/100 白细胞	数量或计数分数	时间点	体液	定量型	手工计数	血液学/细胞分类计数
13354-6	嗜中性粒细胞. 杆状核/100 白细胞	数量或计数分数	时间点	体液	定量型	手工计数	血液学/细胞分类计数
13355-3	未指明的细胞/100 白细胞	数量或计数分数	时间点	体液	定量型	手工计数	血液学/细胞分类计数
13356-1	脂肪	任意浓度	时间点	体液	等级型		化学
13357-9	滑液细胞	任意浓度	时间点	体液	定量型		血液学/细胞分类计数
13358-7	采集时间	时间戳、时间标记	时间点	精液	定量型		标本特性
1335-9	全血，指定的	容积、体积	时间点	剂量	定量型		血库
13359-5	性状	外观	时间点	精液	名义型		标本特性
13360-3	颜色	印象/检查结果的解释	时间点	精液	名义型		标本特性
13361-1	精液分析医嘱组	—	时间点	精液	—		生育能力
13362-9	采集持续时间	时间（如秒数）	*	尿液	定量型		标本特性
13363-7	采集持续时间	时间（如秒数）	*	大便	定量型		标本特性
13364-5	氨基 β 胍基丙酸	质量浓度	时间点	血浆	定量型		化学
13365-2	氨基 β 胍基丙酸	质量浓度	时间点	脑脊液	定量型		化学
13366-0	α 氨基已二酸	质量浓度	时间点	脑脊液	定量型		化学
1336-7	X little g super little a Ab	任意浓度	时间点	血清/血浆^血液制品单位	等级型		血库
13367-8	β 氨基异丁酸	质量浓度	时间点	脑脊液	定量型		化学
13368-6	β 丙氨酸	质量浓度	时间点	脑脊液	定量型		化学
13369-4	肌肽	质量浓度	时间点	脑脊液	定量型		化学
13370-2	胱硫醚	质量浓度	时间点	脑脊液	定量型		化学
13371-0	胱氨酸	质量浓度	时间点	脑脊液	定量型		化学
13372-8	同型胱氨酸	质量浓度	时间点	脑脊液	定量型		化学
13373-6	羟基赖氨酸	质量浓度	时间点	脑脊液	定量型		化学
13374-4	羟基脯氨酸	质量浓度	时间点	脑脊液	定量型		化学
1337-5	X little g super little a Ab	任意浓度	时间点	血清/血浆^供者	等级型		血库
13375-1	赖氨酸	质量浓度	时间点	脑脊液	定量型		化学
13376-9	蛋氨酸	质量浓度	时间点	脑脊液	定量型		化学
13377-7	1-甲基组氨酸	质量浓度	时间点	脑脊液	定量型		化学
13378-5	3-甲基组氨酸	质量浓度	时间点	脑脊液	定量型		化学

LOINC 代码	名称	属性	时间特征	系统	标尺类型	方法类型	分类
13379-3	鸟氨酸	质量浓度	时间点	脑脊液	定量型		化学
13380-1	肌氨酸	质量浓度	时间点	脑脊液	定量型		化学
13381-9	酪氨酸	质量浓度	时间点	脑脊液	定量型		化学
13382-7	氨基β胍基丙酸	质量浓度	时间点	羊水	定量型		化学
1338-3	X little g super little a Ab	任意浓度	时间点	血清/血浆	等级型		血库
13383-5	α氨基丁酸	质量浓度	时间点	羊水	定量型		化学
13384-3	α氨基己二酸	质量浓度	时间点	羊水	定量型		化学
13385-0	β氨基异丁酸	质量浓度	时间点	羊水	定量型		化学
13386-8	鹅肌肽	质量浓度	时间点	羊水	定量型		化学
13387-6	精氨酸	质量浓度	时间点	羊水	定量型		化学
13388-4	天冬酰胺	质量浓度	时间点	羊水	定量型		化学
13389-2	天冬氨酸	质量浓度	时间点	羊水	定量型		化学
133-9	头孢他啶	药物敏感度	时间点	分离物	定量或等级型	最小抑制浓度	抗生素敏感性
13390-0	β丙氨酸	质量浓度	时间点	羊水	定量型		化学
1339-1	X little g super little a Ag	任意浓度	时间点	红细胞^血液制品单位	等级型		血库
13391-8	肌肽	质量浓度	时间点	羊水	定量型		化学
13392-6	瓜氨酸	质量浓度	时间点	羊水	定量型		化学
13393-4	胱硫醚	质量浓度	时间点	羊水	定量型		化学
13394-2	胱氨酸	质量浓度	时间点	羊水	定量型		化学
13395-9	谷氨酸	质量浓度	时间点	羊水	定量型		化学
13396-7	谷氨酰胺	质量浓度	时间点	羊水	定量型		化学
13397-5	甘氨酸	质量浓度	时间点	羊水	定量型		化学
13398-3	组氨酸	质量浓度	时间点	羊水	定量型		化学
13399-1	同型胱氨酸	质量浓度	时间点	羊水	定量型		化学
13400-7	羟基赖氨酸	质量浓度	时间点	羊水	定量型		化学
13401-5	羟基脯氨酸	质量浓度	时间点	羊水	定量型		化学
13402-3	异亮氨酸	质量浓度	时间点	羊水	定量型		化学
13403-1	亮氨酸	质量浓度	时间点	羊水	定量型		化学
13404-9	赖氨酸	质量浓度	时间点	羊水	定量型		化学
13405-6	蛋氨酸	质量浓度	时间点	羊水	定量型		化学
13406-4	1-甲基组氨酸	质量浓度	时间点	羊水	定量型		化学
13407-2	3-甲基组氨酸	质量浓度	时间点	羊水	定量型		化学
13408-0	鸟氨酸	质量浓度	时间点	羊水	定量型		化学
1340-9	X little g super little a Ag	任意浓度	时间点	红细胞^供者	等级型		血库
13409-8	苯丙氨酸	质量浓度	时间点	羊水	定量型		化学
13410-6	磷酸乙醇胺	质量浓度	时间点	羊水	定量型		化学
13411-4	磷酸丝氨酸	质量浓度	时间点	羊水	定量型		化学
13412-2	脯氨酸	质量浓度	时间点	羊水	定量型		化学
13413-0	肌氨酸	质量浓度	时间点	羊水	定量型		化学
13414-8	丝氨酸	质量浓度	时间点	羊水	定量型		化学
13415-5	牛磺酸	质量浓度	时间点	羊水	定量型		化学
13416-3	苏氨酸	质量浓度	时间点	羊水	定量型		化学
1341-7	X little g super little a Ag	任意浓度	时间点	红细胞	等级型		血库
13417-1	酪氨酸	质量浓度	时间点	羊水	定量型		化学
13418-9	色氨酸	质量浓度	时间点	羊水	定量型		化学
13419-7	缬氨酸	质量浓度	时间点	羊水	定量型		化学
13420-5	肾上腺素^给予某刺激后第2份标本	质量浓度	时间点	血浆	定量型		刺激耐受试验

LOINC 代码	名称	属性	时间特征	系统	标尺类型	方法类型	分类
13421-3	肾上腺素^给予某刺激后第 3 份标本	质量浓度	时间点	血浆	定量型		刺激耐受试验
13422-1	肾上腺素^给予某刺激后第 4 份标本	质量浓度	时间点	血浆	定量型		刺激耐受试验
13423-9	肾上腺素^给予某刺激后第 5 份标本	质量浓度	时间点	血浆	定量型		刺激耐受试验
13424-7	肾上腺素^给予某刺激后第 6 份标本	质量浓度	时间点	血浆	定量型		刺激耐受试验
1342-5	Y little t super little a Ab	任意浓度	时间点	血清/血浆^血液制品单位	等级型		血库
13425-4	肾上腺素^给予某刺激后第 7 份标本	质量浓度	时间点	血浆	定量型		刺激耐受试验
13426-2	去甲肾上腺素^给予某刺激后第 2 份标本	质量浓度	时间点	血浆	定量型		刺激耐受试验
13427-0	去甲肾上腺素^给予某刺激后第 3 份标本	质量浓度	时间点	血浆	定量型		刺激耐受试验
13428-8	去甲肾上腺素^给予某刺激后第 4 份标本	质量浓度	时间点	血浆	定量型		刺激耐受试验
13429-6	去甲肾上腺素^给予某刺激后第 5 份标本	质量浓度	时间点	血浆	定量型		刺激耐受试验
13430-4	去甲肾上腺素^给予某刺激后第 6 份标本	质量浓度	时间点	血浆	定量型		刺激耐受试验
13431-2	去甲肾上腺素^给予某刺激后第 7 份标本	质量浓度	时间点	血浆	定量型		刺激耐受试验
13432-0	多巴胺^给予某刺激后第 2 份标本	质量浓度	时间点	血清/血浆	定量型		刺激耐受试验
1343-3	Y little t super little a Ab	任意浓度	时间点	血清/血浆^供者	等级型		血库
13433-8	多巴胺^给予某刺激后第 3 份标本	质量浓度	时间点	血清/血浆	定量型		刺激耐受试验
13434-6	多巴胺^给予某刺激后第 4 份标本	质量浓度	时间点	血清/血浆	定量型		刺激耐受试验
13435-3	多巴胺^给予某刺激后第 5 份标本	质量浓度	时间点	血清/血浆	定量型		刺激耐受试验
13436-1	多巴胺^给予某刺激后第 6 份标本	质量浓度	时间点	血清/血浆	定量型		刺激耐受试验
13437-9	多巴胺^给予某刺激后第 7 份标本	质量浓度	时间点	血清/血浆	定量型		刺激耐受试验
13438-7	蛋白质模式	印象/检查结果的解释	时间点	尿液	名义型	电泳	化学
13439-5	蛋白质模式	印象/检查结果的解释	时间点	脑脊液	名义型	电泳	化学
13440-3	解释	印象/检查结果的解释	时间点	尿液	名义型	免疫固定	化学
1344-1	Y little t super little a Ab	任意浓度	时间点	血清/血浆	等级型		血库
13441-1	肌酐肾清除率	容积速率	4 小时	尿液＋血清/血浆	定量型		化学
13442-9	肌酐肾清除率	容积速率	6 小时	尿液＋血清/血浆	定量型		化学
13443-7	肌酐肾清除率	容积速率	8 小时	尿液＋血清/血浆	定量型		化学
13444-5	钙/白蛋白	质量浓度比率	时间点	血清/血浆	定量型		化学

LOINC 代码	名称	属性	时间特征	系统	标尺类型	方法类型	分类
13445-2	肌酐肾清除率/1.73 平方米	容积速率	24 小时	尿液＋血清/血浆	定量型		化学
13446-0	肌酐肾清除率/1.73 平方米	容积速率	4 小时	尿液＋血清/血浆	定量型		化学
13447-8	肌酐肾清除率/1.73 平方米	容积速率	6 小时	尿液＋血清/血浆	定量型		化学
13448-6	钙/渗透压	质量浓度比率	时间点	血清/血浆	定量型		化学
13449-4	肌酐肾清除率/1.73 平方米	容积速率	8 小时	尿液＋血清/血浆	定量型		化学
13450-2	肌酐肾清除率/1.73 平方米	容积速率	12 小时	尿液＋血清/血浆	定量型		化学
13451-0	肌酐清除率	容积速率	时间点	透析液	定量型		化学
13452-8	铁/转铁蛋白	质量浓度比率	时间点	血清/血浆	定量型		化学
13453-6	葡萄糖平均值	任意浓度	时间点	全血	定量型	估计自糖化血红蛋白	化学
13454-4	钙磷乘积	任意浓度	时间点	血清/血浆	定量型		化学
13455-1	锂.血浆/锂.红细胞	质量浓度比率	时间点	全血	定量型		药物水平/毒理学
13456-9	IgG 合成速率	任意浓度	时间点	血清＋脑脊液	定量型		化学
13457-7	低密度脂蛋白胆固醇	质量浓度	时间点	血清/血浆	定量型	计算的	化学
1345-8	Y little t super little a Ag	任意浓度	时间点	红细胞^血液制品单位	等级型		血库
13458-5	极低密度脂蛋白胆固醇	质量浓度	时间点	血清/血浆	定量型	计算的	化学
13459-3	低密度脂蛋白胆固醇/总胆固醇	质量浓度比率	时间点	血清/血浆	定量型		化学
13460-1	低密度脂蛋白胆固醇/高密度脂蛋白胆固醇	质量浓度比率	时间点	血清/血浆	定量型		化学
13461-9	单乙酰氨苯砜/氨苯砜	质量浓度比率	时间点	血清/血浆	定量型		药物水平/毒理学
13462-7	载脂蛋白 A-I/载脂蛋白 B	质量浓度比率	时间点	血清/血浆	定量型		化学
13463-5	砷/肌酐	质量浓度比率	时间点	尿液	定量型		药物水平/毒理学
13464-3	铬/肌酐	质量浓度比率	时间点	尿液	定量型		药物水平/毒理学
13465-0	汞/肌酐	质量浓度比率	时间点	尿液	定量型		药物水平/毒理学
1346-6	Y little t super little a Ag	任意浓度	时间点	红细胞^供者	等级型		血库
13466-8	铅/肌酐	质量浓度比率	时间点	尿液	定量型		药物水平/毒理学
13467-6	硒/肌酐	质量浓度比率	时间点	尿液	定量型		药物水平/毒理学
13468-4	钴/肌酐	质量浓度比率	时间点	尿液	定量型		药物水平/毒理学
13469-2	铊/肌酐	质量浓度比率	时间点	尿液	定量型		药物水平/毒理学
134-7	头孢他啶	药物敏感度	时间点	分离物	定量或等级型	琼脂扩散	抗生素敏感性
13470-0	铝/肌酐	质量浓度比率	时间点	尿液	定量型		药物水平/毒理学

LOINC代码	名称	属性	时间特征	系统	标尺类型	方法类型	分类
13471-8	镉/肌酐	质量浓度比率	时间点	尿液	定量型		药物水平/毒理学
13472-6	镍/肌酐	质量浓度比率	时间点	尿液	定量型		药物水平/毒理学
13473-4	锌/肌酐	质量浓度比率	时间点	尿液	定量型		药物水平/毒理学
1347-4	Y little t super little a Ag	任意浓度	时间点	红细胞	等级型		血库
13474-2	镁/肌酐	质量浓度比率	时间点	尿液	定量型		化学
13475-9	氟化物/肌酐	质量浓度比率	时间点	尿液	定量型		药物水平/毒理学
13476-7	银/肌酐	质量浓度比率	时间点	尿液	定量型		药物水平/毒理学
13477-5	邻甲酚/肌酐	质量浓度比率	时间点	尿液	定量型		药物水平/毒理学
13478-3	四氢大麻酚/肌酐	质量浓度比率	时间点	尿液	定量型		药物水平/毒理学
13479-1	苯甲酰芽子碱/肌酐	质量浓度比率	时间点	尿液	定量型		药物水平/毒理学
13480-9	18-羟去氧皮质醇/肌酐	质量浓度比率	时间点	尿液	定量型		化学
13481-7	促性腺激素肽/肌酐	质量浓度比率	时间点	尿液	定量型		化学
1348-2	Y little t super little b Ab	任意浓度	时间点	血清/血浆^血液制品单位	等级型		血库
13482-5	醛固酮/肌酐	质量浓度比率	时间点	尿液	定量型		化学
13483-3	草酸盐/肌酐	质量浓度比率	时间点	尿液	定量型		化学
13484-1	肌酸/肌酐	质量浓度比率	时间点	尿液	定量型		化学
13485-8	β-2-微球蛋白/肌酐	质量浓度比率	时间点	尿液	定量型		化学
13486-6	睾酮/肌酐	质量浓度比率	时间点	尿液	定量型		化学
13487-4	苯酚/肌酐	质量浓度比率	时间点	尿液	定量型		药物水平/毒理学
13488-2	表面诱导的凝血	时间（如秒数）	时间点	贫血小板血浆^对照	定量型	凝集反应	凝血功能检查
13489-0	促卵泡素/肌酐	质量浓度比率	时间点	尿液	定量型		化学
1349-0	Y little t super little b Ab	任意浓度	时间点	血清/血浆^供者	等级型		血库
13490-8	促黄体激素/肌酐	质量浓度比率	时间点	尿液	定量型		化学
13491-6	细胞.CD4＋CD25＋	数量或计数分数	时间点	全血	定量型		细胞标志物
13492-4	细胞.CD4＋HLA-DR＋	数量或计数分数	时间点	全血	定量型		细胞标志物
13493-2	细胞.CD8＋CD25＋	数量或计数分数	时间点	全血	定量型		细胞标志物
13494-0	标本体积	容积、体积	4小时	透析液	定量型		标本特性
13495-7	标本体积	容积、体积	24小时	透析液	定量型		标本特性
13496-5	磷酸胺镁结晶	存在与否或身份标识	时间点	结石	名义型	光学显微镜检查	化学
13497-3	右旋苯丙胺/左旋苯异丙胺	质量浓度比率	时间点	尿液	定量型		药物水平/毒理学
13498-1	右旋甲基苯异丙胺/左旋甲基苯异丙胺	质量浓度比率	时间点	尿液	定量型		药物水平/毒理学
13499-9	艾滋病毒1 Ab区带模式	印象/检查结果的解释	时间点	血清	名义型	免疫印迹	微生物学
13500-4	氨基酸模式	印象/检查结果的解释	时间点	血清/血浆	名义型		化学

LOINC 代码	名称	属性	时间特征	系统	标尺类型	方法类型	分类
13501-2	单纯疱疹病毒 2 Ab 模式	印象/检查结果的解释	时间点	血清	名义型		微生物学
13502-0	博氏疏螺旋体 Ab. IgG 区带模式	印象/检查结果的解释	时间点	血清	名义型	免疫印迹	微生物学
13503-8	博氏疏螺旋体 Ab. IgM 区带模式	印象/检查结果的解释	时间点	血清	名义型	免疫印迹	微生物学
13504-6	博氏疏螺旋体 Ab	印象/检查结果的解释	时间点	血清/血浆	名义型		微生物学
13505-3	单纯疱疹病毒 1+2 Ab 模式	印象/检查结果的解释	时间点	血清	名义型		微生物学
13506-1	尿素氮肾清除率	容积速率	时间点	尿液	定量型		化学
13507-9	红斑狼疮细胞	任意浓度	时间点	全血	等级型		血液学/细胞分类计数
1350-8	Y little t super little b Ab	任意浓度	时间点	血清/血浆	等级型		血库
13508-7	红细胞压积	容积分数	时间点	脑脊液	定量型	旋转离心	血液学/细胞分类计数
13509-5	显微镜观察	存在与否或身份标识	时间点	全血	名义型	结晶紫染色	血液学/细胞分类计数
13510-3	显微镜观察	存在与否或身份标识	时间点	骨髓	名义型	髓过氧物酶染色	血液学/细胞分类计数
13511-1	氰化物抗坏血酸盐筛查	任意浓度	时间点	全血	等级型		血液学/细胞分类计数
13512-9	显微镜观察	存在与否或身份标识	时间点	骨髓	名义型	丁酸酯酯酶染色	血液学/细胞分类计数
13513-7	铁. 显微镜观察	存在与否或身份标识	时间点	骨髓	名义型	亚铁氰化钾染色	血液学/细胞分类计数
13514-5	血红蛋白模式	印象/检查结果的解释	时间点	全血	叙述型	电泳	血液学/细胞分类计数
13515-2	血红蛋白模式	印象/检查结果的解释	时间点	全血	叙述型	电泳. 枸橼酸盐琼脂	血液学/细胞分类计数
1351-6	Y little t super little b Ag	任意浓度	时间点	红细胞^血液制品单位	等级型		血库
13516-0	嗜中性粒细胞/100 白细胞	数量或计数分数	时间点	脑脊液	定量型	手工计数	血液学/细胞分类计数
13517-8	淋巴细胞. 异型/100 白细胞	数量或计数分数	时间点	脑脊液	定量型	手工计数	血液学/细胞分类计数
13518-6	淋巴细胞. 异型/100 白细胞	数量或计数分数	时间点	体液	定量型	手工计数	血液学/细胞分类计数
13519-4	嗜碱粒细胞/100 白细胞	数量或计数分数	时间点	脑脊液	定量型	手工计数	血液学/细胞分类计数
13520-2	嗜碱粒细胞/100 白细胞	数量或计数分数	时间点	体液	定量型	手工计数	血液学/细胞分类计数
13521-0	幼稚细胞/100 白细胞	数量或计数分数	时间点	脑脊液	定量型	手工计数	血液学/细胞分类计数
13522-8	幼稚细胞/100 白细胞	数量或计数分数	时间点	体液	定量型	手工计数	血液学/细胞分类计数
13523-6	其他白细胞/100 白细胞	数量或计数分数	时间点	脑脊液	定量型	手工计数	血液学/细胞分类计数
1352-4	Y little t super little b Ag	任意浓度	时间点	红细胞^供者	等级型		血库
13524-4	其他白细胞/100 白细胞	数量或计数分数	时间点	体液	定量型	手工计数	血液学/细胞分类计数

LOINC 代码	名称	属性	时间特征	系统	标尺类型	方法类型	分类
13525-1	非造血细胞/100 白细胞	数量或计数分数	时间点	脑脊液	定量型	手工计数	血液学/细胞分类计数
13526-9	非造血细胞/100 白细胞	数量或计数分数	时间点	体液	定量型	手工计数	血液学/细胞分类计数
13527-7	未经确认的细胞/100 白细胞	数量或计数分数	时间点	脑脊液	定量型	手工计数	血液学/细胞分类计数
13528-5	未经确认的细胞/100 白细胞	数量或计数分数	时间点	体液	定量型	手工计数	血液学/细胞分类计数
13529-3	有核红细胞	数量或计数浓度（计数/容积）	时间点	脑脊液	定量型	手工计数	血液学/细胞分类计数
13530-1	有核红细胞	数量或计数浓度（计数/容积）	时间点	体液	定量型	手工计数	血液学/细胞分类计数
13531-9	脂肪. 显微镜观察	任意浓度	时间点	唾液	等级型	苏丹 III 染色	病理学
1353-2	Y little t super little b Ag	任意浓度	时间点	红细胞	等级型		血库
13532-7	黄变	任意浓度	时间点	脑脊液	等级型		标本特性
13533-5	酸性溶血	任意浓度	时间点	全血	等级型		血液学/细胞分类计数
13534-3	蔗糖溶血	任意浓度	时间点	全血	等级型		血液学/细胞分类计数
13535-0	蔗糖溶血	数量或计数分数	时间点	红细胞	定量型		血液学/细胞分类计数
13536-8	球蛋白	质量浓度	时间点	血浆	定量型		化学
13537-6	蛋白质	质量浓度	时间点	血浆	定量型		化学
13538-4	二氧化碳	摩尔浓度	时间点	尿液	定量型		化学
13539-2	磷酸盐	摩尔浓度	时间点	尿液	定量型		化学
135-4	头孢他啶	药物敏感度	时间点	分离物+血清	等级型	测序分型	抗生素敏感性
1354-0	11-脱氧皮质类固醇^口服 3g 美替拉酮过夜后 9 小时	质量浓度	时间点	血浆	定量型		刺激耐受试验
13540-0	二氧化碳	摩尔浓度	时间点	脑脊液	定量型		化学
13541-8	二氧化碳	摩尔浓度	时间点	体液	定量型		化学
13542-6	磷酸盐	质量浓度	时间点	脑脊液	定量型		化学
13543-4	磷酸盐	质量浓度	时间点	体液	定量型		化学
13544-2	4-羟基苯乙哌啶酮	任意浓度	时间点	血清/血浆	等级型		药物水平/毒理学
13545-9	阿普唑仑	任意浓度	时间点	血清/血浆	等级型		药物水平/毒理学
13546-7	阿米卡星	质量浓度	时间点	体液	定量型		药物水平/毒理学
13547-5	布替林	任意浓度	时间点	血清/血浆	等级型		药物水平/毒理学
13548-3	氯丙嗪	任意浓度	时间点	血清/血浆	等级型		药物水平/毒理学
13549-1	氯米帕明	任意浓度	时间点	血清/血浆	等级型		药物水平/毒理学
13550-9	氯硝西泮	任意浓度	时间点	血清/血浆	等级型		药物水平/毒理学
13551-7	氯氮草	任意浓度	时间点	血清/血浆	等级型		药物水平/毒理学

LOINC 代码	名称	属性	时间特征	系统	标尺类型	方法类型	分类
13552-5	氯氮平	任意浓度	时间点	血清/血浆	等级型		药物水平/毒理学
13553-3	古柯乙烯	任意浓度	时间点	血清/血浆	等级型		药物水平/毒理学
13554-1	环苯扎林	任意浓度	时间点	血清/血浆	等级型		药物水平/毒理学
13555-8	D-伪麻黄碱	任意浓度	时间点	血清/血浆	等级型		药物水平/毒理学
13556-6	地莫西泮	任意浓度	时间点	血清/血浆	等级型		药物水平/毒理学
1355-7	11-脱氧皮质类固醇^口服3g美替拉酮过夜前	质量浓度	时间点	血浆	定量型		刺激耐受试验
13557-4	去甲舍曲林	任意浓度	时间点	血清/血浆	等级型		药物水平/毒理学
13558-2	双异丙吡胺	任意浓度	时间点	血清/血浆	等级型		药物水平/毒理学
13559-0	氟卡胺	任意浓度	时间点	血清/血浆	等级型		药物水平/毒理学
13560-8	氟伏沙明	任意浓度	时间点	血清/血浆	等级型		药物水平/毒理学
13561-6	庆大霉素	质量浓度	时间点	脑脊液	定量型		药物水平/毒理学
13562-4	庆大霉素	质量浓度	时间点	体液	定量型		药物水平/毒理学
13563-2	格鲁米特	任意浓度	时间点	血清/血浆	等级型		药物水平/毒理学
13564-0	布洛芬	任意浓度	时间点	血清/血浆	等级型		药物水平/毒理学
1356-5	11-脱氧皮质醇^口服30mg/kg美替拉酮后8小时	质量浓度	时间点	血清/血浆	定量型		刺激耐受试验
13565-7	氯羟去甲安定	任意浓度	时间点	血清/血浆	等级型		药物水平/毒理学
13566-5	甲砜哒嗪	任意浓度	时间点	血清/血浆	等级型		药物水平/毒理学
13567-3	美西律	任意浓度	时间点	血清/血浆	等级型		药物水平/毒理学
13568-1	N-去烷基氟胺安定	任意浓度	时间点	血清/血浆	等级型		药物水平/毒理学
13569-9	去甲甲氨二氮䓬	任意浓度	时间点	血清/血浆	等级型		药物水平/毒理学
13570-7	去甲氯米帕明	任意浓度	时间点	血清/血浆	等级型		药物水平/毒理学
13571-5	去甲氯氮平	任意浓度	时间点	血清/血浆	等级型		药物水平/毒理学
13572-3	去甲安定	任意浓度	时间点	血清/血浆	等级型		药物水平/毒理学
1357-3	11-脱氧皮质醇^750 mg美替拉酮Q4h×6后	质量浓度	时间点	血清/血浆	定量型		刺激耐受试验
13573-1	去甲多虑平	任意浓度	时间点	血清/血浆	等级型		药物水平/毒理学

LOINC 代码	名称	属性	时间特征	系统	标尺类型	方法类型	分类
13574-9	诺氟西汀	任意浓度	时间点	血清/血浆	等级型		药物水平/毒理学
13575-6	去甲马普替林	任意浓度	时间点	血清/血浆	等级型		药物水平/毒理学
13576-4	羟考酮	任意浓度	时间点	血清/血浆	等级型		药物水平/毒理学
13577-2	帕罗西汀	任意浓度	时间点	血清/血浆	等级型		药物水平/毒理学
13578-0	丙嗪	任意浓度	时间点	血清/血浆	等级型		药物水平/毒理学
13579-8	舍曲林	任意浓度	时间点	血清/血浆	等级型		药物水平/毒理学
13580-6	替马西泮	任意浓度	时间点	血清/血浆	等级型		药物水平/毒理学
1358-1	促肾上腺皮质激素^静脉注射胰岛素后 1.5 小时	质量浓度	时间点	血浆	定量型		刺激耐受试验
13581-4	茶碱	质量浓度	时间点	脑脊液	定量型		药物水平/毒理学
13582-2	茶碱	质量浓度	时间点	体液	定量型		药物水平/毒理学
13583-0	甲硫哒嗪	任意浓度	时间点	血清/血浆	等级型		药物水平/毒理学
13584-8	妥布霉素	质量浓度	时间点	体液	定量型		药物水平/毒理学
13585-5	三氟啦嗪	任意浓度	时间点	血清/血浆	等级型		药物水平/毒理学
13586-3	万古霉素	质量浓度	时间点	脑脊液	定量型		药物水平/毒理学
13587-1	万古霉素	质量浓度	时间点	体液	定量型		药物水平/毒理学
13588-9	文拉法辛	任意浓度	时间点	血清/血浆	等级型		药物水平/毒理学
13589-7	活化蛋白 C 抵抗	任意浓度	时间点	全血	等级型	探针.扩增.靶向扩增	凝血功能检查
13590-5	活化蛋白 C 抵抗	时间比率	时间点	贫血小板血浆	定量型	凝集反应	凝血功能检查
13591-3	因子抑制剂 XXX	任意浓度	时间点	贫血小板血浆	定量型	凝集反应	凝血功能检查
13592-1	血小板聚集.XXX，诱导的	阈值摩尔浓度	时间点	富血小板血浆	定量型		凝血功能检查
13593-9	血小板聚集.前列腺素，诱导的	阈值摩尔浓度	时间点	富血小板血浆	定量型		凝血功能检查
13594-7	前激肽释放酶	任意浓度	时间点	贫血小板血浆	等级型		凝血功能检查
13595-4	嗜碱粒细胞/100 白细胞	数量或计数分数	时间点	鼻	定量型		血液学/细胞分类计数
13596-2	组织细胞	任意浓度	时间点	鼻	等级型	光学显微镜检查	血液学/细胞分类计数
13597-0	嗜中性粒细胞/100 白细胞	数量或计数分数	时间点	鼻	定量型		血液学/细胞分类计数
13598-8	早幼粒细胞/100 白细胞	数量或计数分数	时间点	全血	定量型	手工计数	血液学/细胞分类计数

LOINC 代码	名称	属性	时间特征	系统	标尺类型	方法类型	分类
1359-9	促肾上腺皮质激素^静脉注射 1μg/kg CRH 后 1 小时	质量浓度	时间点	血浆	定量型		刺激耐受试验
13599-6	幼单核细胞/100 白细胞	数量或计数分数	时间点	全血	定量型	手工计数	血液学/细胞分类计数
13600-2	11-脱氧皮质醇^ 250 μg 促肾上腺皮质激素给药后 15 分钟	质量浓度	时间点	血清/血浆	定量型		刺激耐受试验
13601-0	11-脱氧皮质醇^ 250 μg 促肾上腺皮质激素给药后 1 小时	质量浓度	时间点	血清/血浆	定量型		刺激耐受试验
13602-8	11-脱氧皮质醇^ 250 μg 促肾上腺皮质激素给药后 30 分钟	质量浓度	时间点	血清/血浆	定量型		刺激耐受试验
13603-6	17-羟基孕烯醇酮^ 250 μg 促肾上腺皮质激素给药后 15 分钟	质量浓度	时间点	血清/血浆	定量型		刺激耐受试验
13604-4	17-羟基孕烯醇酮^ 250 μg 促肾上腺皮质激素给药后 1 小时	质量浓度	时间点	血清/血浆	定量型		刺激耐受试验
13605-1	17-羟基孕烯醇酮^ 250 μg 促肾上腺皮质激素给药后 30 分钟	质量浓度	时间点	血清/血浆	定量型		刺激耐受试验
13606-9	葡萄糖^口服 50 g 乳糖后 3 小时	质量浓度	时间点	血清/血浆	定量型		刺激耐受试验
1360-7	促肾上腺皮质激素^静脉注射胰岛素后 1 小时	质量浓度	时间点	血浆	定量型		刺激耐受试验
13607-7	葡萄糖^口服 50 g 乳糖后 4 小时	质量浓度	时间点	血清/血浆	定量型		刺激耐受试验
13608-5	胰岛素^口服 75 g 葡萄糖后 1.5 小时	质量浓度	时间点	血清/血浆	定量型		刺激耐受试验
13609-3	胰岛素^口服 75 g 葡萄糖后 2.5 小时	质量浓度	时间点	血清/血浆	定量型		刺激耐受试验
13610-1	3-β-雄烷二醇	质量浓度	时间点	血清/血浆	定量型		化学
13611-9	6-β-羟皮质醇	质量速率	24 小时	尿液	定量型		化学
13612-7	脱氢表雄酮	质量速率	24 小时	尿液	定量型		化学
13613-5	乙醇胺	质量浓度	时间点	脑脊液	定量型		化学
13614-3	本胆烷醇酮	质量浓度	时间点	血清/血浆	定量型		化学
1361-5	促肾上腺皮质激素^静脉注射 1μg/kg CRH 后 1 分钟	质量浓度	时间点	血浆	定量型		刺激耐受试验
13615-0	γ-氨基丁酸	质量浓度	时间点	脑脊液	定量型		化学
13616-8	亚硝酸盐	质量浓度	时间点	水	定量型		化学
13617-6	前列腺素 D2	质量浓度	时间点	血清	定量型		化学
13618-4	四氢醛固酮	质量速率	24 小时	尿液	定量型		化学
13619-2	标本体积	容积、体积	2 小时	尿液	定量型		标本特性
136-2	头孢唑肟	药物敏感度	时间点	分离物	定量型	最小致死浓度	抗生素敏感性
13620-0	标本体积	容积、体积	12 小时	尿液	定量型		标本特性
13621-8	凝血酶诱导的凝血	时间（如秒数）	时间点		定量型	凝集反应	凝血功能检查

LOINC 代码	名称	属性	时间特征	系统	标尺类型	方法类型	分类
13622-6	对乙酰氨基酚	质量浓度	时间点	尿液	定量型		药物水平/毒理学
1362-3	促肾上腺皮质激素^静脉注射 1 μg/kg CRH 后 30 分钟	质量浓度	时间点	血浆	定量型		刺激耐受试验
13623-4	右旋氨基丙苯	质量浓度	时间点	血清/血浆	定量型		药物水平/毒理学
13624-2	阿霉素	质量浓度	时间点	血清/血浆	定量型		药物水平/毒理学
13625-9	甲氧呋豆素	质量浓度	时间点	血清/血浆	定量型		药物水平/毒理学
13626-7	邻氯苯对氯苯二氯乙烷	质量浓度	时间点	血清/血浆	定量型		药物水平/毒理学
13627-5	红细胞	任意浓度	时间点	精液	等级型	光学显微镜检查	生育能力
13628-3	精子.运动型/100 精子	数量或计数分数	时间点	精液	定量型		生育能力
13629-1	白介素 1 β	质量浓度	时间点	血清/血浆	定量型		化学
13630-9	免疫复合物	任意浓度	时间点	血清/血浆	定量型	共凝集素分析	血清学
1363-1	促肾上腺皮质激素^静脉注射胰岛素后 30 分钟	质量浓度	时间点	血浆	定量型		刺激耐受试验
13631-7	免疫复合物	质量浓度	时间点	血清/血浆	定量型	聚乙二醇分析	血清学
13632-5	胰岛素受体 Ab	稀释系数、稀释倍数（滴度）	时间点	血清	定量型		血清学
13633-3	胰岛素受体 Ab	任意浓度	时间点	血清	等级型		血清学
13634-1	类风湿因子	任意浓度	时间点	关节液	定量型		血清学
13635-8	核糖体 Ab	稀释系数、稀释倍数（滴度）	时间点	血清	定量型		血清学
13636-6	核糖体 P Ab	任意浓度	时间点	血清	定量型		血清学
13637-4	三氯乙烷	质量浓度	时间点	血清/血浆	定量型		药物水平/毒理学
13638-2	十氯酮	质量浓度	时间点	全血	定量型		药物水平/毒理学
13639-0	十氯酮	质量浓度	时间点	血清/血浆	定量型		药物水平/毒理学
13640-8	氯化乙烯	质量浓度	时间点	尿液	定量型		药物水平/毒理学
13641-6	可待因	任意浓度	时间点	尿液	等级型	SAMHSA 确认试验	药物水平/毒理学
13642-4	乙二醇	质量浓度	时间点	尿液	等级型		药物水平/毒理学
13643-2	六氯化苯	质量浓度	时间点	尿液	定量型		药物水平/毒理学
13644-0	1，3-二甲苯	质量浓度	时间点	全血	定量型		药物水平/毒理学
13645-7	锰	质量浓度	时间点	水	定量型		药物水平/毒理学
13646-5	甲喹酮	质量含量	时间点	头发	定量型		药物水平/毒理学
13647-3	甲叉二氯	质量浓度	时间点	全血	定量型		药物水平/毒理学

LOINC 代码	名称	属性	时间特征	系统	标尺类型	方法类型	分类
13648-1	吗啡	任意浓度	时间点	尿液	等级型	SAMHSA 确认试验	药物水平/毒理学
1364-9	促肾上腺皮质激素^静脉注射 1 μg/kg CRH 后 45 分钟	质量浓度	时间点	血浆	定量型		刺激耐受试验
13649-9	镍	质量浓度	时间点	水	定量型		药物水平/毒理学
13650-7	1，2-二甲苯	质量浓度	时间点	全血	定量型		药物水平/毒理学
13651-5	1，4-二甲苯	质量浓度	时间点	全血	定量型		药物水平/毒理学
13652-3	锌	质量含量	时间点	头发	定量型		药物水平/毒理学
13653-1	上皮细胞.肾	数量或计数浓度（计数/容积）	时间点	尿沉渣	定量型		尿液分析
13654-9	鳞状上皮细胞	数量或计数浓度（计数/容积）	时间点	尿沉渣	定量型		尿液分析
13655-6	白细胞	任意浓度	时间点	大便	等级型	光学显微镜检查	血液学/细胞分类计数
1365-6	促肾上腺皮质激素^静脉注射胰岛素后 45 分钟	质量浓度	时间点	血浆	定量型		刺激耐受试验
13656-4	磷酸盐结晶.无定形	数量或计数浓度（计数/容积）	时间点	尿沉渣	定量型		尿液分析
13657-2	尿酸结晶.无定形	数量或计数浓度（计数/容积）	时间点	尿沉渣	定量型		尿液分析
13658-0	尿胆素原	任意浓度	时间点	尿液	等级型		化学
13659-8	表皮生长因子受体	质量含量	时间点	组织	定量型		病理学
13660-6	促性腺激素释放激素	质量浓度	时间点	血清/血浆	定量型		化学
13661-4	神经节苷脂 GD1b Ab. IgM	稀释系数、稀释倍数（滴度）	时间点	血清	定量型		血清学
13662-2	神经节苷脂 GD1b Ab. IgG	稀释系数、稀释倍数（滴度）	时间点	血清	定量型		血清学
13663-0	无唾液酸神经节苷脂 GM1 Ab. IgG	稀释系数、稀释倍数（滴度）	时间点	血清	定量型		血清学
1366-4	促肾上腺皮质激素^静脉注射 1 μg/kg CRH 后 5 分钟	质量浓度	时间点	血浆	定量型		刺激耐受试验
13664-8	髓磷脂相关糖蛋白-硫酸化葡萄糖醛酸基拟红细胞糖苷酯 Ab. IgM	稀释系数、稀释倍数（滴度）	时间点	血清	定量型		血清学
13665-5	1-甲基组氨酸/肌酐	质量浓度比率	时间点	尿液	定量型		化学
13666-3	α 氨基己二酸/肌酐	质量浓度比率	时间点	尿液	定量型		化学
13667-1	α 氨基丁酸/肌酐	质量浓度比率	时间点	尿液	定量型		化学
13668-9	2-乙基-3-羟基丙酸/肌酐	质量浓度比率	时间点	尿液	定量型		化学
13669-7	2-羟基-3-甲基戊酸盐/肌酐	质量浓度比率	时间点	尿液	定量型		化学
13670-5	2-羟基己二酸/肌酐	质量浓度比率	时间点	尿液	定量型		化学
13671-3	α 羟基丁酸/肌酐	质量浓度比率	时间点	尿液	定量型		化学
1367-2	促肾上腺皮质激素^静脉注射 1 μg/kg CRH 前	质量浓度	时间点	血浆	定量型		刺激耐受试验
13672-1	2-羟基戊二酸/肌酐	质量浓度比率	时间点	尿液	定量型		化学
13673-9	2-羟基异己酸/肌酐	质量浓度比率	时间点	尿液	定量型		化学
13674-7	2-羟异戊酸/肌酐	质量浓度比率	时间点	尿液	定量型		化学
13675-4	2-甲基，3-羟基丁酸/肌酐	质量浓度比率	时间点	尿液	定量型		化学

LOINC 代码	名称	属性	时间特征	系统	标尺类型	方法类型	分类
13676-2	2-羰基，3-甲基戊酸/肌酐	质量浓度比率	时间点	尿液	定量型		化学
13677-0	2-羰基己二酸/肌酐	质量浓度比率	时间点	尿液	定量型		化学
13678-8	α酮戊二酸/肌酐	质量浓度比率	时间点	尿液	定量型		化学
13679-6	2-羰基异已酸盐/肌酐	质量浓度比率	时间点	尿液	定量型		化学
1368-0	促肾上腺皮质激素^静脉注射胰岛素前	质量浓度	时间点	血浆	定量型		刺激耐受试验
13680-4	2-羰基异戊酸/肌酐	质量浓度比率	时间点	尿液	定量型		化学
13681-2	β氨基异丁酸/肌酐	质量浓度比率	时间点	尿液	定量型		化学
13682-0	3-羟基，3-甲基戊二酸/肌酐	质量浓度比率	时间点	尿液	定量型		药物水平/毒理学
13683-8	3-羟基已二酸/肌酐	质量浓度比率	时间点	尿液	定量型		化学
13684-6	β羟基丁酸/肌酐	质量浓度比率	时间点	尿液	定量型		化学
13685-3	3-羟基戊二酸/肌酐	质量浓度比率	时间点	尿液	定量型		化学
13686-1	3-羟基异丁酸/肌酐	质量浓度比率	时间点	尿液	定量型		化学
13687-9	3-羟基异戊酸/肌酐	质量浓度比率	时间点	尿液	定量型		化学
13688-7	3-羟基丙酸/肌酐	质量浓度比率	时间点	尿液	定量型		化学
13689-5	3-羟基戊酸/肌酐	质量浓度比率	时间点	尿液	定量型		化学
13690-3	香草扁桃酸盐/肌酐	质量浓度比率	时间点	尿液	定量型		化学
13691-1	3-甲基丁烯酰甘氨酸/肌酐	质量浓度比率	时间点	尿液	定量型		化学
13692-9	3-甲基戊烯二酸/肌酐	质量浓度比率	时间点	尿液	定量型		化学
13693-7	3-甲基戊二酸/肌酐	质量浓度比率	时间点	尿液	定量型		化学
13694-5	3-甲基组氨酸/肌酐	质量浓度比率	时间点	尿液	定量型		化学
13695-2	γ氨基丁酸/肌酐	质量浓度比率	时间点	尿液	定量型		化学
13696-0	4-羟基乙酸苯酯/肌酐	质量浓度比率	时间点	尿液	定量型		药物水平/毒理学
13697-8	4-羟基苯乳酸/肌酐	质量浓度比率	时间点	尿液	定量型		化学
1369-8	维生素 C^口服给药后	质量速率	24 小时	尿液	定量型		刺激耐受试验
13698-6	4-羟基苯丙酮酸/肌酐	质量浓度比率	时间点	尿液	定量型		化学
13699-4	5-羟基已酸/肌酐	质量浓度比率	时间点	尿液	定量型		化学
137-0	头孢唑肟	药物敏感度	时间点	分离物	定量或等级型	最小抑制浓度	抗生素敏感性
13700-0	5-羰基脯氨酸/肌酐	质量浓度比率	时间点	尿液	定量型		化学
13701-8	乙酰乙酸/肌酐	质量浓度比率	时间点	尿液	定量型		化学
13702-6	乌头酸/肌酐	质量浓度比率	时间点	尿液	定量型		化学
13703-4	已二酸/肌酐	质量浓度比率	时间点	尿液	定量型		化学
13704-2	丙氨酸/肌酐	质量浓度比率	时间点	尿液	定量型		化学
13705-9	白蛋白/肌酐	质量浓度比率	24 小时	尿液	定量型		化学
1370-6	胡萝卜素^15 000 U 胡萝卜素 QDX3 3 天后	质量浓度	时间点	血清	定量型		刺激耐受试验
13706-7	淀粉酶/肌酐	质量浓度比率	时间点	尿液	定量型		化学
13707-5	鹅肌肽/肌酐	质量浓度比率	时间点	尿液	定量型		化学
13708-3	精氨酸/肌酐	质量浓度比率	时间点	尿液	定量型		化学
13709-1	精氨基琥珀酸/肌酐	质量浓度比率	时间点	尿液	定量型		化学
13710-9	天冬酰胺/肌酐	质量浓度比率	时间点	尿液	定量型		化学
13711-7	天冬氨酸/肌酐	质量浓度比率	时间点	尿液	定量型		化学
13712-5	壬二酸酯/肌酐	质量浓度比率	时间点	尿液	定量型		药物水平/毒理学
13713-3	苯甲酸盐/肌酐	质量浓度比率	时间点	尿液	定量型		药物水平/毒理学

LOINC 代码	名称	属性	时间特征	系统	标尺类型	方法类型	分类
1371-4	溴磺酞林	质量浓度	时间点	血清/血浆	定量型		药物水平/毒理学
13714-1	β丙氨酸/肌酐	质量浓度比率	时间点	尿液	定量型		化学
13715-8	C肽/肌酐	质量浓度比率	24 小时	尿液	定量型		化学
13716-6	C肽/肌酐	质量浓度比率	时间点	尿液	定量型		化学
13717-4	钙/肌酐	质量浓度比率	24 小时	尿液	定量型		化学
13718-2	游离型肉碱/肌酐	质量浓度比率	时间点	尿液	定量型		化学
13719-0	肉碱/肌酐	质量浓度比率	时间点	尿液	定量型		化学
13720-8	肌肽/肌酐	质量浓度比率	时间点	尿液	定量型		化学
13721-6	氯化物/肌酐	质量浓度比率	24 小时	尿液	定量型		化学
1372-2	降钙素^静脉注射0.5 μg/kg 五肽胃泌素后 90 秒	质量浓度	时间点	血清/血浆	定量型		刺激耐受试验
13722-4	枸橼酸/肌酐	质量浓度比率	时间点	尿液	定量型		化学
13723-2	瓜氨酸/肌酐	质量浓度比率	时间点	尿液	定量型		化学
13724-0	胱硫醚/肌酐	质量浓度比率	时间点	尿液	定量型		化学
13725-7	胱氨酸/肌酐	质量浓度比率	时间点	尿液	定量型		化学
13726-5	癸二烯二酸/肌酐	质量浓度比率	时间点	尿液	定量型		化学
13727-3	癸烯二酸/肌酐	质量浓度比率	时间点	尿液	定量型		化学
13728-1	δ氨基酮戊酸/肌酐	质量浓度比率	时间点	尿液	定量型		化学
13729-9	脱氧吡啶啉/肌酐	质量浓度比率	时间点	尿液	定量型		化学
1373-0	降钙素^静脉短时给 2.4 mg/kg钙后 10 分钟	质量浓度	时间点	血清/血浆	定量型		刺激耐受试验
13730-7	脱氧吡啶啉/肌酐	质量浓度比率	24 小时	尿液	定量型		化学
13731-5	脱氧吡啶啉/肌酐	质量浓度比率	2 小时	尿液	定量型		化学
13732-3	十二烷二酸/肌酐	质量浓度比率	时间点	尿液	定量型		化学
13733-1	多巴胺/肌酐	质量浓度比率	时间点	尿液	定量型		化学
13734-9	肾上腺素/肌酐	质量浓度比率	时间点	尿液	定量型		化学
13735-6	肾上腺素＋去甲肾上腺素/肌酐	质量浓度比率	时间点	尿液	定量型		化学
13736-4	雌二醇/肌酐	质量浓度比率	24 小时	尿液	定量型		化学
13737-2	雌三醇/肌酐	质量浓度比率	24 小时	尿液	定量型		化学
13738-0	雌激素/肌酐	质量浓度比率	24 小时	尿液	定量型		化学
13739-8	雌酮/肌酐	质量浓度比率	24 小时	尿液	定量型		化学
13740-6	乙醇胺/肌酐	质量浓度比率	时间点	尿液	定量型		化学
13741-4	乙基丙二酸/肌酐	质量浓度比率	时间点	尿液	定量型		化学
13742-2	甲酸/肌酐	质量浓度比率	时间点	尿液	定量型		药物水平/毒理学
13743-0	延胡索酸/肌酐	质量浓度比率	时间点	尿液	定量型		化学
13744-8	半乳糖/肌酐	质量浓度比率	时间点	尿液	定量型		化学
13745-5	戊烯二酸/肌酐	质量浓度比率	时间点	尿液	定量型		化学
13746-3	谷氨酸/肌酐	质量浓度比率	时间点	尿液	定量型		化学
13747-1	谷氨酰胺/肌酐	质量浓度比率	时间点	尿液	定量型		化学
1374-8	降钙素^静脉注射15 mg/kg 葡萄糖酸钙后 3 小时	质量浓度	时间点	血清/血浆	定量型		刺激耐受试验
13748-9	戊二酸/肌酐	质量浓度比率	时间点	尿液	定量型		化学
13749-7	甘油酸/肌酐	质量浓度比率	时间点	尿液	定量型		化学
13750-5	甘氨酸/肌酐	质量浓度比率	时间点	尿液	定量型		化学
13751-3	乙醇酸/肌酐	质量浓度比率	时间点	尿液	定量型		化学
13752-1	乙醛酸/肌酐	质量浓度比率	时间点	尿液	定量型		化学

LOINC 代码	名称	属性	时间特征	系统	标尺类型	方法类型	分类
13753-9	己酰甘氨酸/肌酐	质量浓度比率	时间点	尿液	定量型		化学
13754-7	马尿酸/肌酐	质量浓度比率	时间点	尿液	定量型		药物水平/毒理学
1375-5	降钙素^静脉注射15 mg/kg 葡萄糖酸钙后 4 小时	质量浓度	时间点	血清/血浆	定量型		刺激耐受试验
13755-4	组胺/肌酐	质量浓度比率	时间点	尿液	定量型		化学
13756-2	组胺/肌酐	质量浓度比率	24 小时	尿液	定量型		化学
13757-0	组氨酸/肌酐	质量浓度比率	时间点	尿液	定量型		化学
13758-8	同型半胱氨酸/肌酐	质量浓度比率	时间点	尿液	定量型		化学
13759-6	同型胱氨酸/肌酐	质量浓度比率	时间点	尿液	定量型		化学
13760-4	同型香子兰酸/肌酐	质量浓度比率	24 小时	尿液	定量型		化学
13761-2	羟基癸二酸/肌酐	质量浓度比率	时间点	尿液	定量型		化学
13762-0	羟基赖氨酸/肌酐	质量浓度比率	时间点	尿液	定量型		化学
1376-3	降钙素^静脉注射0.5 μg/kg 五肽胃泌素后 5 分钟	质量浓度	时间点	血清/血浆	定量型		刺激耐受试验
13763-8	羟基脯氨酸/肌酐	质量浓度比率	时间点	尿液	定量型		化学
13764-6	异枸橼酸/肌酐	质量浓度比率	时间点	尿液	定量型		化学
13765-3	异亮氨酸/肌酐	质量浓度比率	时间点	尿液	定量型		化学
13766-1	异戊酰甘氨酸/肌酐	质量浓度比率	时间点	尿液	定量型		化学
13767-9	乳酸/肌酐	质量浓度比率	时间点	尿液	定量型		化学
13768-7	亮氨酸/肌酐	质量浓度比率	时间点	尿液	定量型		化学
13769-5	赖氨酸/肌酐	质量浓度比率	时间点	尿液	定量型		化学
13770-3	苹果酸/肌酐	质量浓度比率	时间点	尿液	定量型		化学
1377-1	降钙素^静脉短时给 2.4 mg/kg 钙后 5 分钟	质量浓度	时间点	血清/血浆	定量型		刺激耐受试验
13771-1	间甲肾上腺素/肌酐	质量浓度比率	时间点	尿液	定量型		化学
13772-9	蛋氨酸/肌酐	质量浓度比率	时间点	尿液	定量型		化学
13773-7	2-枸橼酸甲酯/肌酐	质量浓度比率	时间点	尿液	定量型		化学
13774-5	甲基马尿酸/肌酐	质量浓度比率	时间点	尿液	定量型		药物水平/毒理学
13775-2	甲基丙二酸/肌酐	质量浓度比率	24 小时	尿液	定量型		化学
13776-0	甲基丙二酸/肌酐	质量浓度比率	时间点	尿液	定量型		化学
13777-8	丁二酸二甲酯/肌酐	质量浓度比率	时间点	尿液	定量型		化学
13778-6	甲羟戊酸/肌酐	质量浓度比率	时间点	尿液	定量型		化学
13779-4	N-乙酰-L-天门冬氨酸/肌酐	质量浓度比率	时间点	尿液	定量型		化学
13780-2	N-乙酰酪氨酸/肌酐	质量浓度比率	时间点	尿液	定量型		化学
13781-0	N-甲基组胺/肌酐	质量浓度比率	时间点	尿液	定量型		化学
13782-8	去甲肾上腺素/肌酐	质量浓度比率	时间点	尿液	定量型		化学
13783-6	去甲间甲肾上腺素/肌酐	质量浓度比率	时间点	尿液	定量型		化学
13784-4	辛酸/肌酐	质量浓度比率	时间点	尿液	定量型		化学
13785-1	辛烯二酸/肌酐	质量浓度比率	时间点	尿液	定量型		化学
13786-9	鸟氨酸/肌酐	质量浓度比率	时间点	尿液	定量型		化学
13787-7	乳清酸/肌酐	质量浓度比率	时间点	尿液	定量型		化学
13788-5	草酸盐/肌酐	质量浓度比率	24 小时	尿液	定量型		化学
1378-9	降钙素^静脉注射0.5 μg/kg 五肽胃泌素前	质量浓度	时间点	血清/血浆	定量型		刺激耐受试验
13789-3	磷酸乙醇胺/肌酐	质量浓度比率	时间点	尿液	定量型		化学
13790-1	对硝基苯酚/肌酐	质量浓度比率	时间点	尿液	定量型		药物水平/毒理学

LOINC 代码	名称	属性	时间特征	系统	标尺类型	方法类型	分类
13791-9	乙酸苯酯/肌酐	质量浓度比率	时间点	尿液	定量型		药物水平/毒理学
13792-7	苯乳酸/肌酐	质量浓度比率	时间点	尿液	定量型		化学
13793-5	苯丙酰甘氨酸/肌酐	质量浓度比率	时间点	尿液	定量型		化学
13794-3	苯丙酮酸/肌酐	质量浓度比率	时间点	尿液	定量型		化学
13795-0	磷酸盐/肌酐	质量浓度比率	24 小时	尿液	定量型		化学
13796-8	磷酸丝氨酸/肌酐	质量浓度比率	时间点	尿液	定量型		化学
1379-7	降钙素^静脉短时给 2.4 mg/kg 钙前	质量浓度	时间点	血清/血浆	定量型		刺激耐受试验
13797-6	胆色素原/肌酐	质量浓度比率	时间点	尿液	定量型		化学
13798-4	钾/肌酐	质量浓度比率	24 小时	尿液	定量型		化学
13799-2	脯氨酸/肌酐	质量浓度比率	时间点	尿液	定量型		化学
13800-8	丙酰甘氨酸/肌酐	质量浓度比率	时间点	尿液	定量型		化学
13801-6	蛋白质/肌酐	质量浓度比率	24 小时	尿液	定量型		化学
13802-4	吡啶诺林/肌酐	质量浓度比率	时间点	尿液	定量型		化学
13803-2	吡啶诺林/肌酐	质量浓度比率	24 小时	尿液	定量型		化学
13804-0	吡啶诺林/肌酐	质量浓度比率	2 小时	尿液	定量型		化学
1380-5	钙/磷甲状旁腺刺激试验	质量浓度比率	时间点	血清	定量型		刺激耐受试验
13805-7	丙酮酸/肌酐	质量浓度比率	时间点	尿液	定量型		化学
13806-5	肌氨酸/肌酐	质量浓度比率	时间点	尿液	定量型		化学
13807-3	癸二酸/肌酐	质量浓度比率	时间点	尿液	定量型		化学
13808-1	丝氨酸/肌酐	质量浓度比率	时间点	尿液	定量型		化学
13809-9	钠/肌酐	质量浓度比率	24 小时	尿液	定量型		化学
13810-7	辛二酸/肌酐	质量浓度比率	时间点	尿液	定量型		化学
13811-5	环庚基甘氨酸/肌酐	质量浓度比率	时间点	尿液	定量型		化学
13812-3	琥珀酸盐/肌酐	质量浓度比率	时间点	尿液	定量型		化学
1381-3	钙^静脉短时给 2.4 mg/kg 钙后 10 分钟	摩尔浓度	时间点	血清/血浆	定量型		刺激耐受试验
13813-1	琥珀酰丙酮/肌酐	质量浓度比率	时间点	尿液	定量型		化学
13814-9	牛磺酸/肌酐	质量浓度比率	时间点	尿液	定量型		化学
13815-6	苏氨酸/肌酐	质量浓度比率	时间点	尿液	定量型		化学
13816-4	甲基巴豆酰甘氨酸/肌酐	质量浓度比率	时间点	尿液	定量型		化学
13817-2	色氨酸/肌酐	质量浓度比率	时间点	尿液	定量型		化学
13818-0	酪氨酸/肌酐	质量浓度比率	时间点	尿液	定量型		化学
13819-8	尿嘧啶/肌酐	质量浓度比率	时间点	尿液	定量型		化学
13820-6	尿酸/肌酐	质量浓度比率	24 小时	尿液	定量型		化学
1382-1	钙^静脉短时给 2.4 mg/kg 钙后 5 分钟	摩尔浓度	时间点	血清/血浆	定量型		刺激耐受试验
13821-4	尿素氮/肌酐	质量浓度比率	24 小时	尿液	定量型		化学
13822-2	缬氨酸/肌酐	质量浓度比率	时间点	尿液	定量型		化学
13823-0	锑/肌酐	质量浓度比率	时间点	尿液	定量型		药物水平/毒理学
13824-8	砷/肌酐	质量浓度比率	24 小时	尿液	定量型		药物水平/毒理学
13825-5	砷.无机/肌酐	质量浓度比率	时间点	尿液	定量型		药物水平/毒理学
13826-3	钡/肌酐	质量浓度比率	时间点	尿液	定量型		药物水平/毒理学
13827-1	铍/肌酐	质量浓度比率	时间点	尿液	定量型		药物水平/毒理学

LOINC 代码	名称	属性	时间特征	系统	标尺类型	方法类型	分类
13828-9	镉/肌酐	质量浓度比率	24 小时	尿液	定量型		药物水平/毒理学
13829-7	铜/肌酐	质量浓度比率	时间点	尿液	定量型		药物水平/毒理学
13830-5	苯基乙醛酸/肌酐	质量浓度比率	时间点	尿液	定量型		药物水平/毒理学
13831-3	钒/肌酐	质量浓度比率	时间点	尿液	定量型		药物水平/毒理学
13832-1	二甲苯/肌酐	质量浓度比率	时间点	尿液	定量型		药物水平/毒理学
13833-9	雀类羽毛 Ab. IgE	任意浓度	时间点	血清	定量型		变态反应
13834-7	IgE. 总计	任意浓度	时间点	血清	定量型	放射过敏原吸附试验	变态反应
13835-4	单核细胞/100 白细胞	数量或计数分数	时间点	腹腔液	定量型	手工计数	血液学/细胞分类计数
13836-2	嗜中性粒细胞/100 白细胞	数量或计数分数	时间点	腹腔液	定量型	手工计数	血液学/细胞分类计数
13837-0	幼稚细胞. CD10/100 幼稚细胞	数量或计数分数	时间点	全血	定量型	流式细胞术	细胞标志物
13838-8	幼稚细胞. CD13/100 幼稚细胞	数量或计数分数	时间点	全血	定量型	流式细胞术	细胞标志物
1383-9	钙^静脉短时给 2.4 mg/kg 钙前	摩尔浓度	时间点	血清/血浆	定量型		刺激耐受试验
13839-6	幼稚细胞. CD14/100 幼稚细胞	数量或计数分数	时间点	全血	定量型	流式细胞术	细胞标志物
13840-4	幼稚细胞. CD19/100 幼稚细胞	数量或计数分数	时间点	全血	定量型	流式细胞术	细胞标志物
13841-2	幼稚细胞. CD2/100 幼稚细胞	数量或计数分数	时间点	全血	定量型	流式细胞术	细胞标志物
13842-0	幼稚细胞. CD20/100 幼稚细胞	数量或计数分数	时间点	全血	定量型	流式细胞术	细胞标志物
13843-8	幼稚细胞. CD33/100 幼稚细胞	数量或计数分数	时间点	全血	定量型	流式细胞术	细胞标志物
13844-6	幼稚细胞. CD34/100 幼稚细胞	数量或计数分数	时间点	全血	定量型	流式细胞术	细胞标志物
13845-3	幼稚细胞. CD5/100 幼稚细胞	数量或计数分数	时间点	全血	定量型	流式细胞术	细胞标志物
13846-1	幼稚细胞. CD7/100 幼稚细胞	数量或计数分数	时间点	全血	定量型	流式细胞术	细胞标志物
1384-7	钙^钙输注后	摩尔浓度	时间点	全血	定量型		刺激耐受试验
13847-9	幼稚细胞. 末端脱氧核糖核苷酸转移酶/100 幼稚细胞	数量或计数分数	时间点	全血	定量型	免疫过氧化物酶染色	细胞标志物
13848-7	细胞. CD3＋CD26＋	数量或计数浓度（计数/容积）	时间点	全血	定量型		细胞标志物
13849-5	淋巴细胞. CD3＋CD26＋/100 淋巴细胞	数量或计数分数	时间点	全血	定量型		细胞标志物
13850-3	细胞. CD5＋CD25＋	数量或计数浓度（计数/容积）	时间点	全血	定量型		细胞标志物
13851-1	细胞. CD5＋CD25＋/100 细胞	数量或计数分数	时间点	全血	定量型		细胞标志物

LOINC 代码	名称	属性	时间特征	系统	标尺类型	方法类型	分类
13852-9	醛固酮^肌肉注射 250 μg 促肾上腺皮质激素后 1 小时	质量浓度	时间点	血清/血浆	定量型		刺激耐受试验
13853-7	醛固酮^口服 25 mg 巯甲丙脯氨酸后 1 小时	质量浓度	时间点	血清/血浆	定量型		刺激耐受试验
1385-4	游离型儿茶酚胺分级^口服 300 μg 氯压定后 1 小时	质量浓度	时间点	血浆	定量型		刺激耐受试验
13854-5	醛固酮^口服 25 mg 巯甲丙脯氨酸后 2 小时	质量浓度	时间点	血清/血浆	定量型		刺激耐受试验
13855-2	醛固酮^肌肉注射 250 μg 促肾上腺皮质激素后 30 分钟	质量浓度	时间点	血清/血浆	定量型		刺激耐受试验
13856-0	雄烯二酮^肌肉注射250 μg 促肾上腺皮质激素后 15 分钟	质量浓度	时间点	血清/血浆	定量型		刺激耐受试验
13857-8	雄烯二酮^肌肉注射 250 μg 促肾上腺皮质激素后 1 小时	质量浓度	时间点	血清/血浆	定量型		刺激耐受试验
13858-6	雄烯二酮^肌肉注射 250 μg 促肾上腺皮质激素后 30 分钟	质量浓度	时间点	血清/血浆	定量型		刺激耐受试验
13859-4	C 肽^静脉注射 1 mg 胰高血糖素后 10 分钟	质量浓度	时间点	血清/血浆	定量型		刺激耐受试验
13860-2	C 肽^静脉注射 1 mg 胰高血糖素后 15 分钟	质量浓度	时间点	血清/血浆	定量型		刺激耐受试验
13861-0	C 肽^静脉注射 1 mg 胰高血糖素后 5 分钟	质量浓度	时间点	血清/血浆	定量型		刺激耐受试验
1386-2	游离型儿茶酚胺分级^口服 300 μg 氯压定后 2 小时	质量浓度	时间点	血浆	定量型		刺激耐受试验
13862-8	脱氢表雄酮^ 250 μg 促肾上腺皮质激素给药后 15 分钟	质量浓度	时间点	血清/血浆	定量型		刺激耐受试验
13863-6	脱氢表雄酮^ 250 μg 促肾上腺皮质激素给药后 1 小时	质量浓度	时间点	血清/血浆	定量型		刺激耐受试验
13864-4	脱氢表雄酮^ 250 μg 促肾上腺皮质激素给药后 30 分钟	质量浓度	时间点	血清/血浆	定量型		刺激耐受试验
13865-1	葡萄糖^口服 50 g 乳糖后 2.5 小时	质量浓度	时间点	血清/血浆	定量型		刺激耐受试验
13866-9	葡萄糖^口服 50 g 乳糖后 5 小时	质量浓度	时间点	血清/血浆	定量型		刺激耐受试验
13867-7	高血压蛋白原酶^口服 25 mg卡托普利后 1 小时	催化浓度	时间点	血浆	定量型		刺激耐受试验
13868-5	高血压蛋白原酶^口服 25 mg卡托普利后 2 小时	催化浓度	时间点	血浆	定量型		刺激耐受试验
13869-3	促甲状腺激素^静脉注射促甲状腺激素释放激素后 1.5 小时	质量浓度	时间点	血清/血浆	定量型		刺激耐受试验
1387-0	游离型儿茶酚胺分级^口服 300 μg 氯压定后 3 小时	质量浓度	时间点	血浆	定量型		刺激耐受试验

LOINC 代码	名称	属性	时间特征	系统	标尺类型	方法类型	分类
13870-1	促甲状腺激素^静脉注射促甲状腺激素释放激素后15分钟	质量浓度	时间点	血清/血浆	定量型		刺激耐受试验
13871-9	促甲状腺激素^静脉注射促甲状腺激素释放激素后2小时	质量浓度	时间点	血清/血浆	定量型		刺激耐受试验
13872-7	11-脱氧皮质醇	质量速率	24 小时	尿液	定量型		化学
13873-5	白蛋白.糖化型/白蛋白.总计	质量分数	时间点	血清/血浆	定量型		化学
13874-3	碱性磷酸酶.肝 1	催化浓度	时间点	血清/血浆	定量型		化学
13875-0	碱性磷酸酶.肝 2	催化浓度	时间点	血清/血浆	定量型		化学
13876-8	β-2 转铁蛋白	任意浓度	时间点	体液	等级型		化学
13877-6	胆红素	任意浓度	时间点	羊水	等级型		化学
13878-4	1 型胶原 Ab.IgG	任意浓度	时间点	血清	定量型		血清学
13879-2	2 型胶原 Ab.IgG	任意浓度	时间点	血清	定量型		血清学
138-8	头孢唑肟	药物敏感度	时间点	分离物	定量或等级型	琼脂扩散	抗生素敏感性
13880-0	4 型胶原 Ab.IgG	任意浓度	时间点	血清	定量型		血清学
13881-8	脱氧吡啶啉.游离型/肌酐	摩尔浓度比率	时间点	尿液	定量型		化学
13882-6	雄诺龙.游离型/雄诺龙.总计	质量分数	时间点	血清/血浆	定量型		化学
13883-4	雌二醇.可生物利用性/雌二醇.总计	质量分数	时间点	血清/血浆	定量型		化学
13884-2	雌二醇.可生物利用性	质量浓度	时间点	血清/血浆	定量型		化学
13885-9	雌激素/肌酐	质量浓度比率	24 小时	尿液	定量型		化学
13886-7	乳酸脱氢酶 1/乳酸脱氢酶.总计	催化分数	时间点	尿液	定量型	电泳	化学
13887-5	乳酸脱氢酶 2/乳酸脱氢酶.总计	催化分数	时间点	尿液	定量型	电泳	化学
1388-8	游离型儿茶酚胺分级^口服 300 μg 氯压定前	质量浓度	时间点	血浆	定量型		刺激耐受试验
13888-3	乳酸脱氢酶 3/乳酸脱氢酶.总计	催化分数	时间点	尿液	定量型	电泳	化学
13889-1	乳酸脱氢酶 4/乳酸脱氢酶.总计	催化分数	时间点	尿液	定量型	电泳	化学
13890-9	乳酸脱氢酶 5/乳酸脱氢酶.总计	催化分数	时间点	尿液	定量型	电泳	化学
13891-7	胃肠动素	质量浓度	时间点	血清/血浆	定量型		化学
13892-5	亚硝基萘酚	任意浓度	时间点	尿液	等级型		化学
13893-3	苯丙氨酸	任意浓度	时间点	尿液	等级型		化学
13894-1	孕烯诺龙	质量速率	24 小时	尿液	定量型		化学
13895-8	钠	摩尔浓度	时间点	乳	定量型		化学
1389-6	皮质醇.游离型^连续 3 天每日两次肌内注射 40 μg 促肾上腺皮质激素后 24 小时	质量浓度	24 小时	尿液	定量型		刺激耐受试验
13896-6	胰岛素样生长因子-I	任意浓度	时间点	全血	定量型		化学
13897-4	促甲状腺激素.β 亚单位	质量浓度	时间点	血清/血浆	定量型		化学
13898-2	三氯乙酸	质量浓度	时间点	血清/血浆	定量型		药物水平/毒理学

LOINC 代码	名称	属性	时间特征	系统	标尺类型	方法类型	分类
13899-0	甘油三酯	质量浓度	时间点	体液	定量型		化学
13900-6	肿瘤坏死因子.α	质量浓度	时间点	血清/血浆	定量型		化学
13901-4	酪氨酸	任意浓度	时间点	尿液	等级型		化学
13902-2	尿酸	质量浓度	时间点	脑脊液	定量型		化学
13903-0	加压素	质量浓度	时间点	尿液	定量型		化学
1390-4	皮质醇.游离型^连续 3 天每日两次肌内注射 40 μg 促肾上腺皮质激素后 48 小时	质量浓度	24 小时	尿液	定量型		刺激耐受试验
13904-8	美其敏	质量浓度	时间点	血清/血浆	定量型		药物水平/毒理学
13905-5	甲氯芬那酸	质量浓度	时间点	血清/血浆	定量型		药物水平/毒理学
13906-3	甲砜哒嗪	质量浓度	时间点	尿液	等级型		药物水平/毒理学
13907-1	炔诺酮	质量浓度	时间点	血清/血浆	定量型		药物水平/毒理学
13908-9	奥昔嘌醇	质量浓度	时间点	血清/血浆	定量型		药物水平/毒理学
13909-7	他莫昔芬	质量浓度	时间点	血清/血浆	定量型		药物水平/毒理学
13910-5	人白细胞抗原-B22	任意浓度	时间点	全血	等级型		人类白细胞抗原
13911-3	人白细胞抗原-B27，相关的 Ag	任意浓度	时间点	全血	等级型		人类白细胞抗原
1391-2	皮质醇.游离型^连续 2.5 天每 6 小时口服 500 μg 地塞米松后 48 小时	质量浓度	24 小时	尿液	定量型		刺激耐受试验
13912-1	人白细胞抗原-B42	任意浓度	时间点	全血	等级型		人类白细胞抗原
13913-9	腺病毒 Ab	稀释系数、稀释倍数（滴度）	时间点	血清	定量型	免疫荧光	微生物学
13914-7	腺病毒 Ab. IgG	任意浓度	时间点	血清	定量型		微生物学
13915-4	腺病毒 Ab. IgM	稀释系数、稀释倍数（滴度）	时间点	血清	定量型		微生物学
13916-2	副百日咳博德特菌 Ag	任意浓度	时间点	XXX	等级型	免疫荧光	微生物学
13917-0	粗球孢子菌 Ab	稀释系数、稀释倍数（滴度）	时间点	脑脊液	定量型	补体结合试验	微生物学
13918-8	东方马脑炎病毒 Ab	稀释系数、稀释倍数（滴度）	时间点	血清	定量型	免疫荧光	微生物学
13919-6	乙型肝炎病毒核心 Ab. IgG	任意浓度	时间点	血清	定量型	酶免疫分析	微生物学
1392-0	皮质醇.游离型^连续 2.5 天每 6 小时口服 2 mg 地塞米松后 48 小时	质量浓度	24 小时	尿液	定量型		刺激耐受试验
13920-4	艾滋病毒 2 p41 Ab	任意浓度	时间点	血清	等级型	免疫印迹	微生物学
13921-2	腮腺炎病毒	任意浓度	时间点	XXX	等级型	微生物特异性培养	微生物学
13922-0	旋毛虫 Ab. IgA	任意浓度	时间点	血清	等级型	酶免疫分析	微生物学
13923-8	旋毛虫 Ab. IgM	任意浓度	时间点	血清	等级型	酶免疫分析	微生物学
13924-6	降钙素 Ab	任意浓度	时间点	血清	等级型		血清学
13925-3	细胞角蛋白 Ab	任意浓度	时间点	血清	等级型		血清学

LOINC 代码	名称	属性	时间特征	系统	标尺类型	方法类型	分类
13926-1	谷氨酸脱羧酶 65 Ab	任意浓度	时间点	血清	定量型		血清学
13927-9	胰岛细胞 Ab	稀释系数、稀释倍数（滴度）	时间点	血清	定量型		血清学
13928-7	甲状旁腺素 Ab	任意浓度	时间点	血清	等级型		血清学
13929-5	类风湿因子	稀释系数、稀释倍数（滴度）	时间点	关节液	定量型	绵羊红细胞凝集反应	血清学
13930-3	类风湿因子	稀释系数、稀释倍数（滴度）	时间点	关节液	定量型	凝集试验	血清学
13931-1	横纹肌 Ab	任意浓度	时间点	血清	等级型		血清学
13932-9	睾丸 Ab.IgG	稀释系数、稀释倍数（滴度）	时间点	血清	定量型		血清学
13933-7	苯二氮	质量含量	时间点	头发	定量型		药物水平/毒理学
13934-5	丁醇	质量浓度	时间点	全血	定量型		药物水平/毒理学
13935-2	二氯二氟甲烷	质量浓度	时间点	全血	定量型		药物水平/毒理学
13936-0	乙醚	质量浓度	时间点	全血	定量型		药物水平/毒理学
13937-8	乙酸乙酯	质量浓度	时间点	全血	定量型		药物水平/毒理学
1393-8	皮质醇.游离型^连续3天每日两次肌内注射 40 μg 促肾上腺皮质激素后 72 小时	质量浓度	24 小时	尿液	定量型		刺激耐受试验
13938-6	三氯乙烷	质量浓度	时间点	全血	定量型		药物水平/毒理学
13939-4	三氯三氟乙烷	质量浓度	时间点	全血	定量型		药物水平/毒理学
13940-2	二甲苯	质量浓度	时间点	全血	定量型		药物水平/毒理学
13941-0	淋巴细胞/100 白细胞	数量或计数分数	时间点	体液	定量型	手工计数	血液学/细胞分类计数
13942-8	精子.运动型	任意浓度	时间点	精液	等级型	光学显微镜检查	生育能力
13943-6	果糖	任意浓度	时间点	精液	等级型		化学
13944-4	磷酸酯酶.白细胞	催化浓度	时间点	白细胞^对照	定量型	光学显微镜检查	血液学/细胞分类计数
13945-1	红细胞	单位面积数量或计数	时间点	尿沉渣	定量型	光学显微镜检查.高倍视野	尿液分析
1394-6	皮质醇.游离型^肌内注射 50 μg 促肾上腺皮质激素前 3 天	质量浓度	24 小时	尿液	定量型		刺激耐受试验
13946-9	补体＋免疫球蛋白	任意浓度	时间点	红细胞	等级型		血液学/细胞分类计数
13947-7	粗球孢子菌 Ab.IgG	任意浓度	时间点	血清	等级型	酶免疫分析	微生物学
13948-5	粗球孢子菌 Ab.IgM	任意浓度	时间点	血清	等级型	酶免疫分析	微生物学
13949-3	巨细胞病毒 Ab.IgG	任意浓度	时间点	血清	等级型	酶免疫分析	微生物学
13950-1	甲型肝炎病毒 Ab.IgM	任意浓度	时间点	血清	等级型	酶免疫分析	微生物学
13951-9	甲型肝炎病毒 Ab	任意浓度	时间点	血清	等级型	酶免疫分析	微生物学
13952-7	乙型肝炎病毒核心 Ab	任意浓度	时间点	血清	等级型	酶免疫分析	微生物学

LOINC 代码	名称	属性	时间特征	系统	标尺类型	方法类型	分类
1395-3	皮质醇.游离型^每6小时一次口服500 μg地塞米松前2.5天	质量浓度	24小时	尿液	定量型		刺激耐受试验
13953-5	乙型肝炎病毒 Little e Ab	任意浓度	时间点	血清	等级型	酶免疫分析	微生物学
13954-3	乙型肝炎病毒 Little e Ag	任意浓度	时间点	血清	等级型	酶免疫分析	微生物学
13955-0	丙型肝炎病毒 Ab	任意浓度	时间点	血清	等级型	酶免疫分析	微生物学
13956-8	结核分枝杆菌 DNA	任意浓度	时间点	XXX	等级型	探针.扩增.靶向扩增	微生物学
13957-6	艰难梭菌毒素 A	任意浓度	时间点	大便	等级型	酶免疫分析	微生物学
13958-4	砷	任意浓度	24小时	尿液	等级型		药物水平/毒理学
13959-2	离子钙	摩尔浓度	时间点	血清/血浆	定量型	计算的	化学
139-6	头孢唑肟	药物敏感度	时间点	分离物+血清	等级型	测序分型	抗生素敏感性
13960-0	粪卟啉	任意浓度	24小时	尿液	等级型		化学
1396-1	皮质醇.游离型^每6小时一次口服2 mg地塞米松前2.5天	质量浓度	24小时	尿液	定量型		刺激耐受试验
13961-8	汞	任意浓度	24小时	尿液	等级型		药物水平/毒理学
13962-6	β葡萄糖醛酸酶	催化浓度	时间点	血清/血浆	定量型		化学
13963-4	乳清酸	摩尔浓度	时间点	尿液	定量型		化学
13964-2	甲基丙二酸	摩尔浓度	时间点	血清/血浆	定量型		化学
13965-9	同型半胱氨酸	摩尔浓度	时间点	血清/血浆	定量型		化学
13966-7	胱氨酸	摩尔速率	24小时	尿液	定量型		化学
13967-5	性激素结合球蛋白	摩尔浓度	时间点	血清/血浆	定量型		化学
13968-3	青霉素	药物敏感度	时间点	分离物	定量或等级型	琼脂扩散	抗生素敏感性
13969-1	肌酸激酶.MB	质量浓度	时间点	血清/血浆	定量型		化学
13970-9	δ生育酚	质量浓度	时间点	血清/血浆	定量型		化学
13971-7	荚膜组织胞浆菌 Ag	任意浓度	时间点	尿液	定量型	酶免疫分析	微生物学
13972-5	α1球蛋白/蛋白质.总计	质量分数	时间点	脑脊液	定量型	电泳	化学
13973-3	前白蛋白/蛋白质.总计	质量分数	时间点	脑脊液	定量型	电泳	化学
13974-1	白蛋白/蛋白质.总计	质量分数	时间点	脑脊液	定量型	电泳	化学
13975-8	α2球蛋白/蛋白质.总计	质量分数	时间点	脑脊液	定量型	电泳	化学
13976-6	β球蛋白/蛋白质.总计	质量分数	时间点	脑脊液	定量型	电泳	化学
13977-4	γ球蛋白/蛋白质.总计	质量分数	时间点	脑脊液	定量型	电泳	化学
13978-2	α1球蛋白/蛋白质.总计	质量分数	时间点	血清/血浆	定量型	电泳	化学
1397-9	皮质醇^热量型禁食12小时后静脉注射胰岛素0.05～0.15 U/kg后1.5小时	质量浓度	时间点	血清/血浆	定量型		刺激耐受试验
13979-0	前白蛋白/蛋白质.总计	质量分数	时间点	血清/血浆	定量型	电泳	化学
13980-8	白蛋白/蛋白质.总计	质量分数	时间点	血清/血浆	定量型	电泳	化学
13981-6	α2球蛋白/蛋白质.总计	质量分数	时间点	血清/血浆	定量型	电泳	化学
13982-4	β球蛋白/蛋白质.总计	质量分数	时间点	血清/血浆	定量型	电泳	化学
13983-2	γ球蛋白/蛋白质.总计	质量分数	时间点	血清/血浆	定量型	电泳	化学
13984-0	α1球蛋白/蛋白质.总计	质量分数	24小时	尿液	定量型	电泳	化学
13985-7	前白蛋白/蛋白质.总计	质量分数	24小时	尿液	定量型	电泳	化学

LOINC 代码	名称	属性	时间特征	系统	标尺类型	方法类型	分类
13986-5	白蛋白/蛋白质.总计	质量分数	24 小时	尿液	定量型	电泳	化学
1398-7	皮质醇^静脉注射胰岛素后 1.5 小时	质量浓度	时间点	血清/血浆	定量型		刺激耐受试验
13987-3	α2 球蛋白/蛋白质.总计	质量分数	24 小时	尿液	定量型	电泳	化学
13988-1	β 球蛋白/蛋白质.总计	质量分数	24 小时	尿液	定量型	电泳	化学
13989-9	γ 球蛋白/蛋白质.总计	质量分数	24 小时	尿液	定量型	电泳	化学
13990-7	α1 球蛋白/蛋白质.总计	质量分数	时间点	尿液	定量型	电泳	化学
13991-5	前白蛋白/蛋白质.总计	质量分数	时间点	尿液	定量型	电泳	化学
13992-3	白蛋白/蛋白质.总计	质量分数	时间点	尿液	定量型	电泳	化学
13993-1	α2 球蛋白/蛋白质.总计	质量分数	时间点	尿液	定量型	电泳	化学
13994-9	β 球蛋白/蛋白质.总计	质量分数	时间点	尿液	定量型	电泳	化学
1399-5	皮质醇^热量型禁食 12 小时后静脉注射胰岛素 0.05～0.15 U/kg 后 1 小时	质量浓度	时间点	血清/血浆	定量型		刺激耐受试验
13995-6	γ 球蛋白/蛋白质.总计	质量分数	时间点	尿液	定量型	电泳	化学
13996-4	羟基脯氨酸/肌酐	摩尔浓度比率	24 小时	尿液	定量型		化学
13997-2	神经元细胞核类型 1 Ab	稀释系数、稀释倍数（滴度）	时间点	血清	定量型		血清学
13998-0	神经元细胞核类型 2 Ab	稀释系数、稀释倍数（滴度）	时间点	血清	定量型		血清学
13999-8	转铁蛋白.碳水化合物缺乏	任意浓度	时间点	血清/血浆	定量型		化学
14000-4	尿素氮	质量浓度	时间点	脑脊液	定量型		化学
1400-1	皮质醇^静脉注射 1 μg/kg CRH 后 1 小时	质量浓度	时间点	血清/血浆	定量型		刺激耐受试验
14001-2	IgE	任意浓度	时间点	脐带全血	定量型		化学
14002-0	IgM	任意浓度	时间点	脐带全血	定量型		化学
14003-8	二氧化碳	压力或压强（局部性）	时间点	脐带全血	定量型		化学
14004-6	前列腺素 A	质量速率	24 小时	尿液	定量型		化学
14005-3	前列腺素 E1	质量速率	24 小时	尿液	定量型		化学
14006-1	前列腺素 E2	质量速率	24 小时	尿液	定量型		化学
14007-9	前列腺素 F2 α	质量速率	24 小时	尿液	定量型		化学
14008-7	磷酸卵磷酯 Ab. IgG	任意浓度	时间点	血清	定量型	酶免疫分析	凝血功能检查
14009-5	磷酸卵磷酯 Ab. IgM	任意浓度	时间点	血清	定量型	酶免疫分析	凝血功能检查
14010-3	磷酸卵磷酯 Ab. IgA	任意浓度	时间点	血清	定量型	酶免疫分析	凝血功能检查
14011-1	血小板相关 Ab. IgA	任意浓度	时间点	全血	定量型		血清学
14012-9	血小板相关 Ab. IgG	任意浓度	时间点	全血	定量型	流式细胞术	血清学
14013-7	血小板相关 Ab. IgM	任意浓度	时间点	全血	定量型	流式细胞术	血清学
14014-5	甲状腺素.前白蛋白结合型	质量浓度	时间点	血清/血浆	定量型		化学
14015-2	甲状腺素.前白蛋白结合型/前白蛋白	质量浓度比率	时间点	血清/血浆	定量型		化学
14016-0	甲状腺素.甲状腺素结合球蛋白结合型	质量浓度	时间点	血清/血浆	定量型		化学
14017-8	细胞.CD22/100 细胞	数量或计数分数	时间点	全血	定量型		细胞标志物
14018-6	细胞.CD23/100 细胞	数量或计数分数	时间点	全血	定量型		细胞标志物
1401-9	皮质醇^快速肌肉注射 250 μg 促肾上腺皮质激素后 1 小时	质量浓度	时间点	血清/血浆	定量型		刺激耐受试验
14019-4	人 T 淋巴细胞白血病病毒 1+2 gp46 Ab	任意浓度	时间点	血清	等级型	免疫印迹	微生物学

LOINC 代码	名称	属性	时间特征	系统	标尺类型	方法类型	分类
14020-2	人 T 淋巴细胞白血病病毒 1+2 p19 Ab	任意浓度	时间点	血清	等级型	免疫印迹	微生物学
14021-0	人 T 淋巴细胞白血病病毒 1+2 p24 Ab	任意浓度	时间点	血清	等级型	免疫印迹	微生物学
14022-8	人 T 淋巴细胞白血病病毒 1+2 p26 Ab	任意浓度	时间点	血清	等级型	免疫印迹	微生物学
14023-6	人 T 淋巴细胞白血病病毒 1+2 p28 Ab	任意浓度	时间点	血清	等级型	免疫印迹	微生物学
14024-4	人 T 淋巴细胞白血病病毒 1+2 p32 Ab	任意浓度	时间点	血清	等级型	免疫印迹	微生物学
14025-1	人 T 淋巴细胞白血病病毒 1+2 p36 Ab	任意浓度	时间点	血清	等级型	免疫印迹	微生物学
14026-9	人 T 淋巴细胞白血病病毒 1+2 p53 Ab	任意浓度	时间点	血清	等级型	免疫印迹	微生物学
1402-7	皮质醇^快速静脉注射 250 μg 促肾上腺皮质激素后 1 小时	质量浓度	时间点	血清/血浆	定量型		刺激耐受试验
14027-7	人 T 淋巴细胞白血病病毒 1+2 rgp21 Ab	任意浓度	时间点	血清	等级型	免疫印迹	微生物学
14028-5	人 T 淋巴细胞白血病病毒 1+2 rgp46-1 Ab	任意浓度	时间点	血清	等级型	免疫印迹	微生物学
14029-3	人 T 淋巴细胞白血病病毒 1+2 rgp46-2 Ab	任意浓度	时间点	血清	等级型	免疫印迹	微生物学
14030-1	Smith 可提取核 Ab+核糖核蛋白可提取核 Ab	任意浓度	时间点	血清	定量型	酶免疫分析	血清学
14031-9	环丙沙星^峰值	质量浓度	时间点	血清/血浆	定量型		药物水平/毒理学
14032-7	环丙沙星^谷值	质量浓度	时间点	血清/血浆	定量型		药物水平/毒理学
14033-5	1，4-二氧杂环乙烷	质量浓度	时间点	全血	定量型	气相色谱法	药物水平/毒理学
14034-3	类风湿因子	任意浓度	时间点	脑脊液	定量型		血清学
1403-5	皮质醇^肌内注射 250 μg 促肾上腺皮质激素后 1 小时	质量浓度	时间点	血清/血浆	定量型		刺激耐受试验
14035-0	日本柳杉 Ab. IgE	任意浓度	时间点	血清	定量型		变态反应
14036-8	小角尘螨 Ab. IgE	任意浓度	时间点	血清	定量型		变态反应
14037-6	狐狸 Ab. IgE	任意浓度	时间点	血清	定量型		变态反应
14038-4	太平洋褶柔鱼 Ab. IgE	任意浓度	时间点	血清	定量型		变态反应
14039-2	嗜中性粒细胞/100 白细胞	数量或计数分数	时间点	脑脊液	定量型	显微镜检查	血液学/细胞分类计数
140-4	头孢曲松	药物敏感度	时间点	分离物	定量型	最小致死浓度	抗生素敏感性
14040-0	二氧化碳	摩尔浓度	时间点	大便	定量型		化学
14041-8	绒毛膜促性腺激素. β 亚单位	任意浓度	时间点	脑脊液	定量型		化学
14042-6	皮质酮	质量速率	24 小时	尿液	定量型		化学
1404-3	皮质醇^静脉注射胰岛素后 1 小时	质量浓度	时间点	血清/血浆	定量型		刺激耐受试验
14043-4	皮质醇. 游离型	质量速率	12 小时	尿液	定量型		化学

LOINC 代码	名称	属性	时间特征	系统	标尺类型	方法类型	分类
14044-2	可的松	质量速率	24 小时	尿液	定量型		化学
14045-9	D-乳酸	摩尔浓度	时间点	血清/血浆	定量型		化学
14046-7	D-乳酸	摩尔浓度	时间点	尿液	定量型		化学
14047-5	雄诺龙.游离型	质量浓度	时间点	血清/血浆	定量型		化学
14048-3	弹性蛋白酶.胰腺性	质量浓度	时间点	血清	定量型		化学
14049-1	表皮生长因子	质量浓度	时间点	血浆	定量型		化学
1405-0	皮质醇^依公斤体重静脉注射胰岛素后 1 小时	质量浓度	时间点	血浆	定量型		刺激耐受试验
14050-9	表皮生长因子受体	摩尔含量	时间点	组织	定量型		病理学
14051-7	雌激素结合蛋白	质量浓度	时间点	血清/血浆	定量型		化学
14052-5	甲酸	质量浓度	时间点	尿液	定量型		药物水平/毒理学
14053-3	同型胱氨酸	任意浓度	时间点	尿液	等级型		化学
14054-1	前列腺素 D2	质量速率	24 小时	尿液	定量型		化学
14055-8	钠	摩尔含量	时间点	大便	定量型		化学
14056-6	卡马西平 10，11-环氧化物.游离型	质量浓度	时间点	血清/血浆	定量型		药物水平/毒理学
14057-4	游离型卡马西平	质量浓度	时间点	唾液	定量型		药物水平/毒理学
14058-2	环丙沙星^峰值	质量浓度	时间点	血清	定量型		药物水平/毒理学
14059-0	环丙沙星^谷值	质量浓度	时间点	血清	定量型		药物水平/毒理学
14060-8	环苯扎林	任意浓度	时间点	尿液	等级型		药物水平/毒理学
14061-6	环苯扎林	质量浓度	时间点	尿液	定量型		药物水平/毒理学
14062-4	地塞米松	质量浓度	时间点	血清/血浆	定量型		药物水平/毒理学
14063-2	地佐辛	任意浓度	时间点	尿液	等级型		药物水平/毒理学
14064-0	己烯雌酚	质量浓度	时间点	血清/血浆	定量型		药物水平/毒理学
14065-7	二氟尼柳	质量浓度	时间点	血清/血浆	定量型		药物水平/毒理学
14066-5	二氢可待因	任意浓度	时间点	尿液	等级型		药物水平/毒理学
14067-3	二氢可待因	质量浓度	时间点	全血	定量型		药物水平/毒理学
1406-8	皮质醇^静脉注射 1 μg/kg CRH 后 1 分钟	质量浓度	时间点	血清/血浆	定量型		刺激耐受试验
14068-1	氨苯蝶啶＋氢氯噻嗪	质量浓度	时间点	血清/血浆	定量型		药物水平/毒理学
14069-9	艾司唑仑	质量浓度	时间点	血清/血浆	定量型		药物水平/毒理学
14070-7	氟奋乃静	任意浓度	时间点	尿液	等级型		药物水平/毒理学
14071-5	布洛芬	任意浓度	时间点	尿液	等级型		药物水平/毒理学

LOINC代码	名称	属性	时间特征	系统	标尺类型	方法类型	分类
14072-3	单乙酰氨苯砜	质量浓度	时间点	血清/血浆	定量型		药物水平/毒理学
14073-1	苯妥英	质量浓度	时间点	唾液	定量型		药物水平/毒理学
14074-9	螺内酯	质量浓度	时间点	血清/血浆	定量型		药物水平/毒理学
14075-6	磺胺吡啶	质量浓度	时间点	血清/血浆	定量型		药物水平/毒理学
1407-6	皮质醇^每6小时一次口服2 mg地塞米松2.5天后24小时	质量浓度	时间点	血清/血浆	定量型		刺激耐受试验
14076-4	总溶血补体CH100	任意浓度	时间点	血清/血浆	等级型	免疫扩散	血液学/细胞分类计数
14077-2	博氏疏螺旋体 Ab. IgG	任意浓度	时间点	脑脊液	定量型	酶免疫分析	微生物学
14078-0	博氏疏螺旋体 Ab. IgM	任意浓度	时间点	脑脊液	定量型	酶免疫分析	微生物学
14079-8	犬布鲁氏菌 Ab. IgG	稀释系数、稀释倍数（滴度）	时间点	血清	定量型	免疫荧光	微生物学
14080-6	犬布鲁氏菌 Ab. IgM	稀释系数、稀释倍数（滴度）	时间点	血清	定量型	免疫荧光	微生物学
14081-4	大肠杆菌	任意浓度	时间点	水	等级型		微生物学
14082-2	棘球绦虫 Ab. IgG	任意浓度	时间点	血清	定量型	免疫印迹	微生物学
14083-0	EB病毒早期 Ab	稀释系数、稀释倍数（滴度）	时间点	血清	定量型	免疫荧光	微生物学
1408-4	皮质醇^每日2次肌内注射40 μg促肾上腺皮质激素3天后24小时	质量浓度	时间点	血清/血浆	定量型		刺激耐受试验
14084-8	单纯疱疹病毒1	任意浓度	时间点	分离物	等级型	免疫荧光	微生物学
14085-5	单纯疱疹病毒2	任意浓度	时间点	分离物	等级型	免疫荧光	微生物学
14086-3	单纯疱疹病毒1 Ab. IgG	稀释系数、稀释倍数（滴度）	时间点	脑脊液	定量型	免疫荧光	微生物学
14087-1	单纯疱疹病毒1 Ab. IgM	稀释系数、稀释倍数（滴度）	时间点	脑脊液	定量型	免疫荧光	微生物学
14088-9	单纯疱疹病毒1 Ab. IgM	稀释系数、稀释倍数（滴度）	时间点	脑脊液	定量型	免疫荧光	微生物学
14089-7	单纯疱疹病毒2 Ab. IgG	稀释系数、稀释倍数（滴度）	时间点	脑脊液	定量型	免疫荧光	微生物学
14090-5	单纯疱疹病毒2 Ab. IgM	稀释系数、稀释倍数（滴度）	时间点	脑脊液	定量型	免疫荧光	微生物学
14091-3	单纯疱疹病毒2 Ab. IgM	稀释系数、稀释倍数（滴度）	时间点	脑脊液	定量型	免疫荧光	微生物学
1409-2	皮质醇^500 μg肌内注射促肾上腺皮质激素后24小时	质量浓度	时间点	血清/血浆	定量型		刺激耐受试验
14092-1	艾滋病毒1 Ab	任意浓度	时间点	血清	等级型	免疫荧光	微生物学
14093-9	细菌 已鉴定的	存在与否或身份标识	时间点	水	名义型	培养	微生物学
14094-7	克氏锥虫 Ab. IgG	稀释系数、稀释倍数（滴度）	时间点	血清	定量型		微生物学
14095-4	聚合纤维连接蛋白 Ab. IgG	任意浓度	时间点	血清	定量型		血清学
14096-2	闰盘 Ab	稀释系数、稀释倍数（滴度）	时间点	血清	定量型	免疫荧光	血清学
14097-0	锑	质量速率	24小时	尿液	定量型		药物水平/毒理学
14098-8	二甲基硫氧化物	质量浓度	时间点	血清/血浆	定量型		药物水平/毒理学
14099-6	镍	质量浓度	时间点	尿液	定量型		药物水平/毒理学
14-1	阿米卡星	药物敏感度	时间点	分离物＋血清	等级型	测序分型	抗生素敏感性
1410-0	皮质醇^500 μg地塞米松每6小时一次口服2.5天后24小时	质量浓度	时间点	血清/血浆	定量型		刺激耐受试验

LOINC 代码	名称	属性	时间特征	系统	标尺类型	方法类型	分类
14100-2	锶	任意浓度	时间点	尿液	等级型		药物水平/毒理学
14101-0	士的宁	质量浓度	时间点	胃液	定量型		药物水平/毒理学
14102-8	士的宁	质量浓度	时间点	全血	定量型		药物水平/毒理学
14103-6	上皮细胞	任意浓度	时间点	大便	等级型	光学显微镜检查	血液学/细胞分类计数
14104-4	大麦散黑穗病菌+小麦散黑穗病菌 Ab. IgE	任意浓度	时间点	血清	定量型		变态反应
14105-1	白细胞	任意浓度	时间点	鼻	等级型	光学显微镜检查	血液学/细胞分类计数
14106-9	淋巴细胞	数量或计数浓度（计数/容积）	时间点	脑脊液	定量型	手工计数	血液学/细胞分类计数
14107-7	嗜中性粒细胞. 分叶型/100 白细胞	数量或计数分数	时间点	脑脊液	定量型	手工计数	血液学/细胞分类计数
14108-5	细胞. CD16C+CD56+	数量或计数浓度（计数/容积）	时间点	全血	定量型		细胞标志物
14109-3	细胞. CD16C+CD56+/100 细胞	数量或计数分数	时间点	全血	定量型		细胞标志物
14110-1	淋巴细胞. CD22/100 淋巴细胞	数量或计数分数	时间点	全血	定量型		细胞标志物
14111-9	淋巴细胞. CD23/100 淋巴细胞	数量或计数分数	时间点	全血	定量型		细胞标志物
14112-7	细胞. CD25+CD19+/100 细胞	数量或计数分数	时间点	全血	定量型		细胞标志物
14113-5	细胞. CD56	数量或计数浓度（计数/容积）	时间点	全血	定量型		细胞标志物
14114-3	17-羟孕酮^肌内注射 250 μg促肾上腺皮质激素后 1 小时	质量浓度	时间点	血清/血浆	定量型		刺激耐受试验
14115-0	胶原 N 端交联肽/肌酐	摩尔浓度比率	时间点	尿液	定量型		化学
14116-8	IgG 合成速率	质量速率	时间点	血清+脑脊液	定量型		化学
14117-6	IgG/白蛋白	相对比率	时间点	血清+脑脊液	定量型		化学
1411-8	皮质醇^500 μg 地塞米松每 6 小时一次口服 2.5 天后 26 小时	质量浓度	时间点	血清/血浆	定量型		刺激耐受试验
14118-4	乳酸	质量浓度	时间点	血清/血浆	定量型		化学
14119-2	乳酸脱氢酶 1/乳酸脱氢酶 2	催化浓度比率	时间点	血清/血浆	定量型		化学
141-2	头孢曲松	药物敏感度	时间点	分离物	定量或等级型	最小抑制浓度	抗生素敏感性
14120-0	前列腺特异性 Ag. 游离型/前列腺特异性 Ag. 总计	质量分数	时间点	血清/血浆	定量型		化学
14121-8	丙酮酸	摩尔浓度	时间点	全血	定量型		化学
14122-6	丙酮酸	摩尔浓度	时间点	脑脊液	定量型		化学
14123-4	甲状腺素. 白蛋白结合型/白蛋白	质量浓度比率	时间点	血清/血浆	定量型		化学

LOINC 代码	名称	属性	时间特征	系统	标尺类型	方法类型	分类
14124-2	细菌	任意浓度	时间点	精液	等级型	显微镜检查	生育能力
14125-9	溶组织内阿米巴	任意浓度	时间点	大便	等级型	三色染色	微生物学
1412-6	皮质醇^2 mg 地塞米松每6小时一次口服 2.5 天后26 小时	质量浓度	时间点	血清/血浆	定量型		刺激耐受试验
14126-7	艾滋病毒 1 gp120+gp160 Ab	任意浓度	时间点	血清	等级型	免疫印迹	微生物学
14127-5	淋病奈瑟菌	任意浓度	时间点	肛门	等级型	微生物特异性培养	微生物学
14128-3	狂犬病病毒 Ab	稀释系数、稀释倍数（滴度）	时间点	血清	定量型		微生物学
14129-1	呼吸道合胞病毒	任意浓度	时间点	鼻	等级型	微生物特异性培养	微生物学
14130-9	雌激素受体	摩尔含量	时间点	组织	定量型		病理学
14131-7	PM-1 Ab	任意浓度	时间点	血清	等级型		血清学
14132-5	颜色	类型	时间点	胃液	名义型		标本特性
14133-3	银槭 Ab. IgE	任意浓度	时间点	血清	定量型		变态反应
1413-4	皮质醇^500 μg 促肾上腺皮质激素肌内给药后 2 天	质量浓度	时间点	血清/血浆	定量型		刺激耐受试验
14134-1	血红蛋白	质量浓度	时间点	血清	定量型		血液学/细胞分类计数
14135-8	细胞. CD3+CD8+	数量或计数浓度（计数/容积）	时间点	全血	定量型		细胞标志物
14136-6	细胞. CD34	数量或计数浓度（计数/容积）	时间点	全血	定量型		细胞标志物
14137-4	葡萄糖^口服 100 g 葡萄糖后 5.5 小时	质量浓度	时间点	血清/血浆	定量型		刺激耐受试验
14138-2	酮类^给予某刺激后 30 分钟	任意浓度	时间点	尿液	等级型		刺激耐受试验
14139-0	酮类^给予某刺激后 4 小时	任意浓度	时间点	尿液	等级型		刺激耐受试验
14140-8	酮类^给予某刺激后 5 小时	任意浓度	时间点	尿液	等级型		刺激耐受试验
14141-6	酮类^给予某刺激后 6 小时	任意浓度	时间点	尿液	等级型		刺激耐受试验
1414-2	皮质醇^热量型禁食 12 小时后静脉注射胰岛素 0.05～0.15 U/kg 后 30 分钟	质量浓度	时间点	血清/血浆	定量型		刺激耐受试验
14142-4	生长激素^给予某刺激后 15 分钟	质量浓度	时间点	血清/血浆	定量型		刺激耐受试验
14143-2	生长激素^给予某刺激后 20 分钟	质量浓度	时间点	血清/血浆	定量型		刺激耐受试验
14144-0	生长激素^给予某刺激后 2 小时	质量浓度	时间点	血清/血浆	定量型		刺激耐受试验
14145-7	生长激素^给予某刺激后 40 分钟	质量浓度	时间点	血清/血浆	定量型		刺激耐受试验
14146-5	生长激素^给予某刺激后 1 小时	质量浓度	时间点	血清/血浆	定量型		刺激耐受试验
14147-3	生长激素^给予某刺激后 1.5 小时	质量浓度	时间点	血清/血浆	定量型		刺激耐受试验
14148-1	18-羟皮质醇	质量速率	24 小时	尿液	定量型		化学

LOINC 代码	名称	属性	时间特征	系统	标尺类型	方法类型	分类
14149-9	促肾上腺皮质激素.大片段	质量浓度	时间点	血清/血浆	定量型		化学
14150-7	β葡萄糖醛酸酶	催化浓度	时间点	血清/血浆	定量型		化学
14151-5	碳酸氢盐	摩尔浓度	时间点	脐带全血	定量型		化学
14152-3	胆红素.葡萄糖醛酸化+胆红素.白蛋白结合型	质量浓度	时间点	体液	定量型		化学
14153-1	肉碱酯/肌酐	质量浓度比率	时间点	尿液	定量型		化学
14154-9	胆固醇硫酸酯	质量浓度	时间点	血清	定量型		化学
14155-6	低密度脂蛋白胆固醇	百分点、百分位数	时间点	血清/血浆	定量型		化学
14156-4	粪卟啉	质量含量	24 小时	大便	定量型		化学
14157-2	粪卟啉	质量浓度	时间点	血清/血浆	定量型		化学
14158-0	皮质醇	质量速率	24 小时	尿液	定量型		化学
1415-9	皮质醇^静脉注射 1 μg/kg CRH 后 30 分钟	质量浓度	时间点	血清/血浆	定量型		刺激耐受试验
14159-8	可的松	质量浓度	时间点	血清/血浆	定量型		化学
14160-6	雌酮.未结合型/雌酮.总计	质量分数	时间点	血清/血浆	定量型		化学
14161-4	甲醛	质量分数	时间点	不明体液.非生物性	定量型		药物水平/毒理学
14162-2	γ黑素细胞刺激素	质量浓度	时间点	血清/血浆	定量型		化学
14163-0	IgA.分泌型	质量浓度	时间点	血清/血浆	定量型		化学
14164-8	免疫抑制酸性蛋白	质量浓度	时间点	血清/血浆	定量型		化学
14165-5	乳酸	摩尔浓度	时间点	体液	定量型		化学
14166-3	甲烷	质量浓度	时间点	全血	定量型		药物水平/毒理学
1416-7	皮质醇^ 250 μg 促肾上腺皮质激素肌内快速给药后 30 分钟	质量浓度	时间点	血清/血浆	定量型		刺激耐受试验
14167-1	N-甲基咪唑乙酸	质量速率	24 小时	尿液	定量型		化学
14168-9	Palatinase	催化含量	时间点	组织	定量型		化学
14169-7	组异肽	质量浓度	时间点	血浆	定量型		化学
14170-5	垂体糖蛋白激素.α亚单位	质量浓度	时间点	血清	定量型		化学
14171-3	卟啉	质量含量	24 小时	大便	定量型		化学
14172-1	钾	摩尔浓度	时间点	关节液	定量型		化学
14173-9	孕酮.游离型	质量速率	24 小时	尿液	定量型		化学
14174-7	前列腺素 F2 -α	质量浓度	时间点	血清/血浆	定量型		化学
1417-5	皮质醇^ 250 μg 促肾上腺皮质激素静脉内快速给药后 30 分钟	质量浓度	时间点	血清/血浆	定量型		刺激耐受试验
14175-4	原卟啉	质量含量	24 小时	大便	定量型		化学
14176-2	吡咯	质量浓度	时间点	尿液	定量型		化学
14177-0	生长激素释放激素	质量浓度	时间点	血清/血浆	定量型		化学
14178-8	蔗糖酶	催化含量	时间点	组织	定量型		化学
14179-6	组织多肽 Ag	质量浓度	时间点	血清/血浆	定量型		化学
14180-4	尿卟啉	质量浓度	时间点	红细胞	定量型		化学
14181-2	尿卟啉	质量含量	24 小时	大便	定量型		化学
14182-0	凝血酶抗凝血酶复合物 Ag	质量浓度	时间点	贫血小板血浆	定量型	免疫学	凝血功能检查

LOINC 代码	名称	属性	时间特征	系统	标尺类型	方法类型	分类
1418-3	皮质醇^250 μg 促肾上腺皮质激素肌内给药后 30 分钟	质量浓度	时间点	血清/血浆	定量型		刺激耐受试验
14183-8	阿普比妥	质量浓度	时间点	尿液	定量型		药物水平/毒理学
14184-6	阿托品	任意浓度	时间点	尿液	等级型		药物水平/毒理学
14185-3	甲硫咪唑	质量浓度	时间点	血清/血浆	定量型		药物水平/毒理学
14186-1	甲泼尼龙	质量浓度	时间点	血清/血浆	定量型		药物水平/毒理学
14187-9	OKT3	质量浓度	时间点	血清/血浆	定量型		药物水平/毒理学
14188-7	奥美拉唑	质量浓度	时间点	血清/血浆	定量型		药物水平/毒理学
14189-5	苯托沙敏	质量浓度	时间点	尿液	定量型		药物水平/毒理学
14190-3	苯妥英.游离型	质量浓度	时间点	唾液	定量型		药物水平/毒理学
1419-1	皮质醇^静脉注射胰岛素后 30 分钟	质量浓度	时间点	血清/血浆	定量型		刺激耐受试验
14191-1	派唑嗪	质量浓度	时间点	血清/血浆	定量型		药物水平/毒理学
14192-9	三唑仑	任意浓度	时间点	尿液	等级型		药物水平/毒理学
14193-7	曲吡那敏	任意浓度	时间点	尿液	等级型		药物水平/毒理学
14194-5	精子.进行性的/100 精子	数量或计数分数	时间点	精液	定量型		生育能力
14195-2	补体 C3b.无活性	质量浓度	时间点	血浆	定量型		血液学/细胞分类计数
14196-0	网织红细胞	数量或计数浓度（计数/容积）	时间点	红细胞	定量型		血液学/细胞分类计数
14197-8	皮炎芽生菌菌表抗原鉴定	存在与否或身份标识	时间点	分离物	名义型		微生物学
14198-6	鹦鹉热嗜衣原体 Ab	稀释系数、稀释倍数（滴度）	时间点	血清	定量型	免疫荧光	微生物学
14199-4	沙眼衣原体 B Ab. IgA	稀释系数、稀释倍数（滴度）	时间点	血清	定量型	免疫荧光	微生物学
142-0	头孢曲松	药物敏感度	时间点	分离物	定量或等级型	琼脂扩散	抗生素敏感性
14200-0	沙眼衣原体 B Ab. IgG	稀释系数、稀释倍数（滴度）	时间点	血清	定量型	免疫荧光	微生物学
14201-8	沙眼衣原体 B Ab. IgM	稀释系数、稀释倍数（滴度）	时间点	血清	定量型	免疫荧光	微生物学
14202-6	沙眼衣原体 C Ab. IgA	稀释系数、稀释倍数（滴度）	时间点	血清	定量型	免疫荧光	微生物学
14203-4	沙眼衣原体 C Ab. IgG	稀释系数、稀释倍数（滴度）	时间点	血清	定量型	免疫荧光	微生物学
14204-2	沙眼衣原体 C Ab. IgM	稀释系数、稀释倍数（滴度）	时间点	血清	定量型	免疫荧光	微生物学
14205-9	粗球孢子菌 Ag	任意浓度	时间点	分离物	等级型	免疫扩散	微生物学
14206-7	粗球孢子菌脱落抗原鉴定	存在与否或身份标识	时间点	分离物	名义型		微生物学
14207-5	脱氧核糖核酸酶 B Ab.链球菌	稀释系数、稀释倍数（滴度）	时间点	血清	定量型		微生物学
14208-3	丝虫 Ab. IgG4	任意浓度	时间点	血清	定量型		微生物学
1420-9	皮质醇^依公斤体重静脉注射胰岛素后 30 分钟	质量浓度	时间点	血浆	定量型		刺激耐受试验

LOINC 代码	名称	属性	时间特征	系统	标尺类型	方法类型	分类
14209-1	土拉弗氏菌 Ab. IgA	任意浓度	时间点	血清	等级型		微生物学
14210-9	蓝氏贾第鞭毛虫 Ag	任意浓度	时间点	大便	等级型	免疫荧光	微生物学
14211-7	戊型肝炎病毒 Ab. IgG	任意浓度	时间点	血清	等级型		微生物学
14212-5	戊型肝炎病毒 Ab. IgM	任意浓度	时间点	血清	等级型		微生物学
14213-3	单纯疱疹病毒 Ab. IgM	稀释系数、稀释倍数（滴度）	时间点	血清	定量型	免疫荧光	微生物学
14214-1	荚膜组织胞浆菌脱落抗原鉴定	存在与否或身份标识	时间点	分离物	名义型		微生物学
14215-8	人 T 淋巴细胞白血病病毒 1 型 g46 Ab	任意浓度	时间点	血清	等级型		微生物学
14216-6	人 T 淋巴细胞白血病病毒 1 型 gp46 Ab	任意浓度	时间点	血清	等级型		微生物学
1421-7	皮质醇^肌内注射 40 mg 促肾上腺皮质激素每天 2 次连续 3 天后 32 小时	质量浓度	时间点	血清/血浆	定量型		刺激耐受试验
14217-4	人 T 淋巴细胞白血病病毒 1 型 p19 Ab	任意浓度	时间点	血清	等级型		微生物学
14218-2	人 T 淋巴细胞白血病病毒 1 型 p24 Ab	任意浓度	时间点	血清	等级型		微生物学
14219-0	人 T 淋巴细胞白血病病毒 1 型 p26 Ab	任意浓度	时间点	血清	等级型		微生物学
14220-8	人 T 淋巴细胞白血病病毒 1 型 p28 Ab	任意浓度	时间点	血清	等级型		微生物学
14221-6	人 T 淋巴细胞白血病病毒 1 型 p32 Ab	任意浓度	时间点	血清	等级型		微生物学
14222-4	人 T 淋巴细胞白血病病毒 1 型 p36 Ab	任意浓度	时间点	血清	等级型		微生物学
14223-2	人 T 淋巴细胞白血病病毒 1 型 p53 Ab	任意浓度	时间点	血清	等级型		微生物学
14224-0	人 T 淋巴细胞白血病病毒 1 型 rgp21 Ab	任意浓度	时间点	血清	等级型		微生物学
1422-5	皮质醇^ 500 μg 促肾上腺皮质激素肌内给药后 3 天	质量浓度	时间点	血清/血浆	定量型		刺激耐受试验
14225-7	人 T 淋巴细胞白血病病毒 2 型 g46 Ab	任意浓度	时间点	血清	等级型		微生物学
14226-5	奴卡氏菌 sp 已鉴定的	存在与否或身份标识	时间点	分离物	名义型	微生物特异性培养	微生物学
14227-3	伤寒沙门菌 H D Ab	稀释系数、稀释倍数（滴度）	时间点	血清	定量型		微生物学
14228-1	雌激素受体/100 细胞	数量或计数分数	时间点	组织	定量型	免疫染色	病理学
14229-9	P53 蛋白 Ag	任意浓度	时间点	组织	等级型	免疫染色	病理学
14230-7	孕酮受体/100 细胞	数量或计数分数	时间点	组织	定量型	免疫染色	病理学
14231-5	H2a-H2b DNA Ab. IgG	任意浓度	时间点	血清	定量型		血清学
14232-3	肾上腺 Ab	任意浓度	时间点	血清	等级型		血清学
1423-3	皮质醇^静脉注射 1 μg/kg CRH 后 45 分钟	质量浓度	时间点	血清/血浆	定量型		刺激耐受试验
14233-1	β 微管蛋白 Ab. IgG	稀释系数、稀释倍数（滴度）	时间点	血清	定量型		血清学
14234-9	β 微管蛋白 Ab. IgM	稀释系数、稀释倍数（滴度）	时间点	血清	定量型		血清学
14235-6	Jo-1 可提取核 Ab	稀释系数、稀释倍数（滴度）	时间点	血清	定量型		血清学
14236-4	线粒体 Ab	任意浓度	时间点	血清	等级型		血清学
14237-2	髓磷脂碱性蛋白 Ab. IgA	任意浓度	时间点	血清	定量型		血清学

LOINC 代码	名称	属性	时间特征	系统	标尺类型	方法类型	分类
14238-0	髓磷脂碱性蛋白 Ab. IgG	任意浓度	时间点	血清	定量型		血清学
14239-8	髓磷脂碱性蛋白 Ab. IgM	任意浓度	时间点	血清	定量型		血清学
14240-6	神经元细胞核 Ab	任意浓度	时间点	脑脊液	定量型		血清学
1424-1	皮质醇^静脉注射胰岛素后 45 分钟	质量浓度	时间点	血清/血浆	定量型		刺激耐受试验
14241-4	壁细胞 Ab	任意浓度	时间点	血清	等级型		血清学
14242-2	磷酸卵磷酯 Ab. IgA	任意浓度	时间点	血清	等级型		凝血功能检查
14243-0	磷酸卵磷酯 Ab. IgG	任意浓度	时间点	血清	等级型		凝血功能检查
14244-8	磷酸卵磷酯 Ab. IgM	任意浓度	时间点	血清	等级型		凝血功能检查
14245-5	磷脂酰丝氨酸 Ab. IgG	任意浓度	时间点	血清	定量型		凝血功能检查
14246-3	磷脂酰丝氨酸 Ab. IgM	任意浓度	时间点	血清	定量型		凝血功能检查
14247-1	浦肯野细胞 Ab	任意浓度	时间点	脑脊液	等级型	免疫荧光	血清学
14248-9	浦肯野细胞 Ab	稀释系数、稀释倍数（滴度）	时间点	脑脊液	定量型	免疫荧光	血清学
14249-7	浦肯野细胞 Ab	任意浓度	时间点	血清	等级型	免疫荧光	血清学
14250-5	浦肯野细胞 Ab. IgG	任意浓度	时间点	血清	定量型	免疫荧光	血清学
14251-3	线粒体 M2 Ab. IgG	任意浓度	时间点	血清	定量型		血清学
14252-1	平滑肌 Ab	任意浓度	时间点	血清	等级型		血清学
14253-9	生长激素 Ab	任意浓度	时间点	血清/血浆	等级型		血清学
14254-7	四唾液酸神经节苷脂 GQ1b Ab. IgG	稀释系数、稀释倍数（滴度）	时间点	血清	定量型		血清学
14255-4	促甲状腺激素阻断型 Ab	任意浓度	时间点	血清	定量型		血清学
14256-2	四氯二苯基乙烷	质量含量	时间点	组织	定量型		药物水平/毒理学
14257-0	四氯二苯基乙烷	质量浓度	时间点	血清/血浆	定量型		药物水平/毒理学
1425-8	皮质醇^ 2 mg 地塞米松每 6 小时一次口服 2.5 天后 48 小时	质量浓度	时间点	血清/血浆	定量型		刺激耐受试验
14258-8	1，4-二氧杂环乙烷	质量浓度	时间点	全血	定量型		药物水平/毒理学
14259-6	1-戊醇	质量浓度	时间点	全血	定量型		药物水平/毒理学
14260-4	三溴甲烷	质量浓度	时间点	全血	定量型		药物水平/毒理学
14261-2	可待因	任意浓度	时间点	胃液	等级型		药物水平/毒理学
14262-0	二氯二苯二氯乙烯	质量含量	时间点	组织	定量型		药物水平/毒理学
14263-8	二氯二苯三氯乙烷	质量含量	时间点	组织	定量型		药物水平/毒理学
14264-6	安氟醚	质量浓度	时间点	全血	定量型		药物水平/毒理学
14265-3	乙酸异丁酯	质量浓度	时间点	全血	定量型		药物水平/毒理学
1426-6	皮质醇^ 40 μg 促肾上腺皮质激素每天两次肌内注射 3 天后 48 小时	质量浓度	时间点	血清/血浆	定量型		刺激耐受试验
14266-1	甲氧氟烷	质量浓度	时间点	全血	定量型		药物水平/毒理学

LOINC 代码	名称	属性	时间特征	系统	标尺类型	方法类型	分类
14267-9	亚甲基二氧甲基苯异丙胺	任意浓度	时间点	尿液	等级型		药物水平/毒理学
14268-7	乙酸丁酯	质量浓度	时间点	全血	定量型		药物水平/毒理学
14269-5	乙酸赛丁酯	质量浓度	时间点	全血	定量型		药物水平/毒理学
14270-3	乙酸特丁酯	质量浓度	时间点	全血	定量型		药物水平/毒理学
14271-1	性状	外观	时间点	关节液	名义型		标本特性
14272-9	肝肾微粒体 Ab	任意浓度	时间点	血清	等级型		血清学
14273-7	网硬蛋白 Ab. IgA	任意浓度	时间点	血清	等级型		血清学
1427-4	皮质醇^500 μg 地塞米松每 6 小时一次口服 2.5 天后 48 小时	质量浓度	时间点	血清/血浆	定量型		刺激耐受试验
14274-5	尿卟啉	质量浓度	时间点	血清/血浆	定量型		化学
14275-2	免疫复合物	任意浓度	时间点	血清/血浆	定量型	C3b 结合分析	血清学
14276-0	血红蛋白 F 分布	印象/检查结果的解释	时间点	全血	名义型	克一贝试验	血液学/细胞分类计数
14277-8	嗜中性粒细胞细胞质 Ab. 标准的	稀释系数、稀释倍数（滴度）	时间点	血清	定量型	免疫荧光	血清学
14278-6	嗜中性粒细胞细胞质 Ab. 核周的	稀释系数、稀释倍数（滴度）	时间点	血清	定量型	免疫荧光	血清学
1428-2	皮质醇^500 μg 地塞米松每 6 小时一次口服 2.5 天后 50 小时	质量浓度	时间点	血清/血浆	定量型		刺激耐受试验
14282-8	酰基肉毒碱	摩尔浓度	时间点	血清/血浆	定量型		化学
14283-6	酰基肉毒碱	摩尔浓度	时间点	尿液	定量型		化学
14284-4	β 葡萄糖醛酸酶	摩尔浓度	时间点	血清/血浆	定量型		化学
14285-1	游离型肉碱	摩尔浓度	时间点	尿液	定量型		化学
14286-9	游离型肉碱	摩尔浓度	时间点	血清/血浆	定量型		化学
14287-7	肉碱	摩尔浓度	时间点	尿液	定量型		化学
14288-5	肉碱	摩尔浓度	时间点	血清/血浆	定量型		化学
14289-3	粪卟啉	任意浓度	24 小时	尿液	等级型		化学
1429-0	皮质醇^2 mg 地塞米松每 6 小时一次口服 2.5 天后 56 小时	质量浓度	时间点	血清/血浆	定量型		刺激耐受试验
14290-1	红细胞	任意浓度	时间点	尿沉渣	定量型	手工计数	尿液分析
14291-9	促卵泡素^基线	摩尔浓度	时间点	血清/血浆	定量型		刺激耐受试验
14292-7	IgE	摩尔浓度	时间点	血清	定量型		化学
14293-5	胰岛素^基线	摩尔浓度	时间点	血清/血浆	定量型		刺激耐受试验
14294-3	溶酶体酶类筛查	存在与否或身份标识	时间点	血浆+尿液	名义型		化学
14295-0	有机酸/肌酐	摩尔浓度比率	时间点	尿液	定量型		化学
14296-8	甲状腺过氧化物酶 Ab	摩尔浓度	时间点	血清	定量型		血清学
14297-6	促甲状腺激素	摩尔浓度	时间点	血清/血浆	定量型		化学
14298-4	血浆，可用的	数量或计数（正整数）	时间点	血液制品单位	定量型		血库
14299-2	可用的冷沉淀物	数量或计数（正整数）	时间点	血液制品单位	定量型		血库

LOINC 代码	名称	属性	时间特征	系统	标尺类型	方法类型	分类
14300-8	血小板分离置换法，可用的	数量或计数（正整数）	时间点	血液制品单位	定量型		血库
14301-6	血小板浓缩制品，可用的	数量或计数（正整数）	时间点	血液制品单位	定量型		血库
14302-4	可用的浓缩红细胞	数量或计数（正整数）	时间点	袋装全血	定量型		血库
14303-2	输注血小板提取制品	容积、体积	时间点	病人	定量型		血库
14304-0	麻疹病毒 Ab. IgG ^第 1 份标本	任意浓度	时间点	血清	定量型	酶免疫分析	微生物学
14305-7	麻疹病毒 Ab. IgG ^第 2 份标本	任意浓度	时间点	血清	定量型	酶免疫分析	微生物学
14306-5	水痘-带状疱疹病毒 Ab. IgG ^第 1 份标本	任意浓度	时间点	血清	定量型	酶免疫分析	微生物学
14307-3	水痘-带状疱疹病毒 Ab. IgG ^第 2 份标本	任意浓度	时间点	血清	定量型	酶免疫分析	微生物学
1430-8	皮质醇^ 40 μg 促肾上腺皮质激素每天两次肌内给药 3 天后 56 小时	质量浓度	时间点	血清/血浆	定量型		刺激耐受试验
14308-1	苯异丙胺	任意浓度	时间点	尿液	等级型	筛查试验>1000 ng/ml	药物水平/毒理学
14309-9	苯异丙胺	任意浓度	时间点	尿液	等级型	确认试验>200 ng/ml	药物水平/毒理学
14310-7	苯环利定	任意浓度	时间点	尿液	等级型	筛查试验>25 ng/ml	药物水平/毒理学
14311-5	苯环利定	任意浓度	时间点	尿液	等级型	确认试验>20 ng/ml	药物水平/毒理学
14312-3	四氢大麻酚	任意浓度	时间点	尿液	等级型	筛查试验>50 ng/ml	药物水平/毒理学
14313-1	四氢大麻酚	质量浓度	时间点	尿液	定量型	确认试验	药物水平/毒理学
14314-9	苯甲酰芽子碱	任意浓度	时间点	尿液	等级型	筛查试验	药物水平/毒理学
14315-6	苯甲酰芽子碱	任意浓度	时间点	尿液	等级型	确认试验	药物水平/毒理学
1431-6	皮质醇^静脉注射 1 μg/kg CRH 后 5 分钟	质量浓度	时间点	血清/血浆	定量型		刺激耐受试验
14316-4	苯二氮	任意浓度	时间点	尿液	等级型	筛查试验	药物水平/毒理学
14317-2	显微镜观察	存在与否或身份标识	时间点	生殖器	名义型	湿片法	微生物学
14318-0	显微镜观察	存在与否或身份标识	时间点	子宫颈	名义型	湿片法	微生物学
14319-8	显微镜观察	存在与否或身份标识	时间点	阴道	名义型	湿片法	微生物学
14320-6	细菌 已鉴定的	存在与否或身份标识	时间点	尿液	名义型	培养@1：100	微生物学
14321-4	流感嗜血杆菌 B Ag	任意浓度	时间点	脑脊液	等级型	胶乳凝集试验	微生物学
14322-2	肺炎双球菌 Ag	任意浓度	时间点	脑脊液	等级型	胶乳凝集试验	微生物学
14323-0	无乳链球菌 Ag	任意浓度	时间点	脑脊液	等级型	胶乳凝集试验	微生物学
1432-4	皮质醇^ 2 mg 地塞米松每 6 小时一次口服 2.5 天后 72 小时	质量浓度	时间点	血清/血浆	定量型		刺激耐受试验

LOINC 代码	名称	属性	时间特征	系统	标尺类型	方法类型	分类
14324-8	大肠杆菌 K1 Ag	任意浓度	时间点	脑脊液	等级型	胶乳凝集试验	微生物学
14325-5	细菌 已鉴定的	存在与否或身份标识	时间点	XXX	名义型	环境培养	微生物学
14326-3	嗜酸粒细胞/100 白细胞	数量或计数分数	时间点	大便	定量型	手工计数	血液学/细胞分类计数
14327-1	鳞状上皮细胞	任意浓度	时间点	唾液	等级型	光学显微镜检查	血液学/细胞分类计数
14328-9	白细胞	任意浓度	时间点	唾液	等级型	光学显微镜检查	血液学/细胞分类计数
14329-7	粘液	任意浓度	时间点	唾液	等级型	光学显微镜检查	血液学/细胞分类计数
14330-5	多形核白细胞/100 白细胞	数量或计数分数	时间点	大便	定量型	手工计数	血液学/细胞分类计数
14331-3	红细胞	任意浓度	时间点	大便	定量型	手工计数	血液学/细胞分类计数
1433-2	皮质醇^ 500 μg 地塞米松每 6 小时一次口服 2.5 天后 72 小时	质量浓度	时间点	血清/血浆	定量型		刺激耐受试验
14332-1	对氨基水杨酸	药物敏感度	时间点	分离物	定量或等级型	最小抑制浓度	抗生素敏感性
14333-9	铅	任意浓度	24 小时	尿液	等级型		药物水平/毒理学
14334-7	锂	摩尔浓度	时间点	血清/血浆	定量型		药物水平/毒理学
14335-4	光密度	光密度	时间点	羊水	定量型	分光光度法；分光光度测定法；光谱测定法	化学
14336-2	乙醇	质量浓度	时间点	血清/血浆	定量型	气相色谱法	药物水平/毒理学
14337-0	苯妥英.总计/苯妥英.游离型	质量比率	时间点	血清/血浆	定量型		药物水平/毒理学
14338-8	前白蛋白	质量浓度	时间点	血清/血浆	定量型		化学
14339-6	IgG/蛋白质.总计	质量分数	时间点	脑脊液	定量型		化学
1434-0	皮质醇^口服 1 mg 地塞米松过夜后 8 小时	质量浓度	时间点	血清/血浆	定量型		刺激耐受试验
14340-4	丙种球蛋白病	印象/检查结果的解释	时间点	血清/血浆	名义型	电泳	化学
14341-2	球蛋白/总蛋白质	质量分数	24 小时	尿液	定量型	电泳	化学
14342-0	儿茶酚胺/肌酐	质量浓度比率	时间点	尿液	定量型		化学
14343-8	嗜酸粒细胞/100 白细胞	数量或计数分数	时间点	腹腔液	定量型	手工计数	血液学/细胞分类计数
14344-6	嗜酸粒细胞/100 白细胞	数量或计数分数	时间点	胸水	定量型	手工计数	血液学/细胞分类计数
14345-3	比重	相对密度	时间点	羊水	定量型	屈光计检查	化学
14346-1	比重	相对密度	时间点	脑脊液	定量型	屈光计检查	化学
14347-9	比重	相对密度	时间点	胃液	定量型	屈光计检查	化学
14348-7	比重	相对密度	时间点	腹腔液	定量型	屈光计检查	化学
14349-5	比重	相对密度	时间点	胸水	定量型	屈光计检查	化学
14350-3	比重	相对密度	时间点	关节液	定量型	屈光计检查	化学

LOINC代码	名称	属性	时间特征	系统	标尺类型	方法类型	分类
14351-1	比重	相对密度	时间点	大便	定量型	屈光计检查	化学
14352-9	比重	相对密度	时间点	水	定量型	屈光计检查	化学
14353-7	显微镜观察	存在与否或身份标识	时间点	胸水	名义型	抗酸染色. Kinyoun 改良的	微生物学
14354-5	显微镜观察	存在与否或身份标识	时间点	创伤	名义型	抗酸染色. Kinyoun 改良的	微生物学
14355-2	显微镜观察	存在与否或身份标识	时间点	子宫颈	名义型	氢氧化钾处理标本	微生物学
14356-0	显微镜观察	存在与否或身份标识	时间点	阴道	名义型	氢氧化钾处理标本	微生物学
1435-7	皮质醇^2 mg 地塞米松每6小时一次口服 2.5 天后8小时	质量浓度	时间点	血清/血浆	定量型		刺激耐受试验
14357-8	显微镜观察	存在与否或身份标识	时间点	脑脊液	名义型	革兰染色	微生物学
14358-6	显微镜观察	存在与否或身份标识	时间点	抽出物	名义型	革兰染色	微生物学
14359-4	显微镜观察	存在与否或身份标识	时间点	腹腔液	名义型	革兰染色	微生物学
14360-2	显微镜观察	存在与否或身份标识	时间点	胸水	名义型	革兰染色	微生物学
14361-0	显微镜观察	存在与否或身份标识	时间点	阴道	名义型	革兰染色	微生物学
14362-8	显微镜观察	存在与否或身份标识	时间点	咽喉	名义型	革兰染色	微生物学
14363-6	显微镜观察	存在与否或身份标识	时间点	关节液	名义型	革兰染色	微生物学
14364-4	显微镜观察	存在与否或身份标识	时间点	眼	名义型	革兰染色	微生物学
1436-5	皮质醇^口服 30 mg/kg 美替拉酮后 8 小时	质量浓度	时间点	血清/血浆	定量型		刺激耐受试验
14365-1	显微镜观察	存在与否或身份标识	时间点	耳	名义型	革兰染色	微生物学
14366-9	阴道毛滴虫	任意浓度	时间点	子宫颈	等级型	湿片法	微生物学
14367-7	阴道毛滴虫	任意浓度	时间点	阴道	等级型	湿片法	微生物学
14368-5	阴道毛滴虫	任意浓度	时间点	尿道	等级型	湿片法	微生物学
14369-3	酵母菌	任意浓度	时间点	子宫颈	等级型	湿片法	微生物学
14370-1	酵母菌	任意浓度	时间点	阴道	等级型	湿片法	微生物学
14371-9	酵母菌	任意浓度	时间点	尿道	等级型	湿片法	微生物学
14372-7	红细胞	数量或计数浓度（计数/容积）	时间点	胃液	定量型	手工计数	血液学/细胞分类计数
1437-3	皮质醇^500 μg 地塞米松每6小时一次口服 2.5 天后 8 小时	质量浓度	时间点	血清/血浆	定量型		刺激耐受试验
14373-5	白细胞	数量或计数浓度（计数/容积）	时间点	胃液	定量型	手工计数	血液学/细胞分类计数
14374-3	多形核白细胞/100 白细胞	数量或计数分数	时间点	胸水	定量型	手工计数	血液学/细胞分类计数
14375-0	多形核白细胞/100 白细胞	数量或计数分数	时间点	腹腔液	定量型	手工计数	血液学/细胞分类计数
14376-8	多形核白细胞/100 白细胞	数量或计数分数	时间点	关节液	定量型	手工计数	血液学/细胞分类计数
14377-6	多形核白细胞/100 白细胞	数量或计数分数	时间点	精液	定量型	手工计数	血液学/细胞分类计数
14378-4	多形核白细胞/100 白细胞	数量或计数分数	时间点	尿液	定量型	手工计数	血液学/细胞分类计数

LOINC 代码	名称	属性	时间特征	系统	标尺类型	方法类型	分类
14379-2	多形核白细胞/100 白细胞	数量或计数分数	时间点	胃液	定量型	手工计数	血液学/细胞分类计数
143-8	头孢曲松	药物敏感度	时间点	分离物＋血清	等级型	测序分型	抗生素敏感性
14380-0	单核细胞/100 白细胞	数量或计数分数	时间点	胸水	定量型	手工计数	血液学/细胞分类计数
1438-1	皮质醇^ 40 μg 促肾上腺皮质激素每天两次肌内给药 3 天后 8 小时	质量浓度	时间点	血清/血浆	定量型		刺激耐受试验
14381-8	单核细胞/100 白细胞	数量或计数分数	时间点	腹腔液	定量型	手工计数	血液学/细胞分类计数
14382-6	单核细胞/100 白细胞	数量或计数分数	时间点	关节液	定量型	手工计数	血液学/细胞分类计数
14383-4	单核细胞/100 白细胞	数量或计数分数	时间点	精液	定量型	手工计数	血液学/细胞分类计数
14384-2	单核细胞/100 白细胞	数量或计数分数	时间点	尿沉渣	定量型	手工计数	血液学/细胞分类计数
14385-9	单核细胞/100 白细胞	数量或计数分数	时间点	胃液	定量型	手工计数	血液学/细胞分类计数
14386-7	葡萄糖	质量浓度	时间点	胃液	定量型		化学
14387-5	蛋白质	质量浓度	时间点	胃液	定量型		化学
14388-3	淀粉酶	催化浓度	时间点	关节液	定量型		化学
14389-1	淀粉酶	催化浓度	时间点	脑脊液	定量型		化学
14390-9	淀粉酶	催化浓度	时间点	透析液	定量型		化学
14391-7	淀粉酶	催化浓度	时间点	胃液	定量型		化学
14392-5	淀粉酶	催化浓度	时间点	羊水	定量型		化学
14393-3	尿素氮	质量浓度	时间点	羊水	定量型		化学
14394-1	尿素氮	质量浓度	时间点	胸水	定量型		化学
14395-8	尿素氮	质量浓度	时间点	腹腔液	定量型		化学
14396-6	尿素氮	质量浓度	时间点	关节液	定量型		化学
14397-4	尿素氮	质量浓度	时间点	胃液	定量型		化学
14398-2	肌酐	质量浓度	时间点	脑脊液	定量型		化学
1439-9	皮质醇^口服 8 mg 地塞米松过夜后 9.5 小时	质量浓度	时间点	血清/血浆	定量型		刺激耐受试验
14399-0	肌酐	质量浓度	时间点	胸水	定量型		化学
14400-6	肌酐	质量浓度	时间点	腹腔液	定量型		化学
14401-4	肌酐	质量浓度	时间点	关节液	定量型		化学
14402-2	肌酐	质量浓度	时间点	胃液	定量型		化学
14403-0	乳酸脱氢酶	催化浓度	时间点	胃液	定量型		化学
14404-8	磷酸盐	质量浓度	时间点	胸水	定量型		化学
14405-5	磷酸盐	质量浓度	时间点	腹腔液	定量型		化学
14406-3	磷酸盐	质量浓度	时间点	关节液	定量型		化学
1440-7	皮质醇^口服 1 mg 地塞米松过夜后 9 小时	质量浓度	时间点	血清/血浆	定量型		刺激耐受试验
14407-1	磷酸盐	质量浓度	时间点	胃液	定量型		化学
14408-9	磷酸盐	质量浓度	时间点	羊水	定量型		化学
14409-7	天冬氨酸氨基转移酶	催化浓度	时间点	胸水	定量型		化学
14410-5	天冬氨酸氨基转移酶	催化浓度	时间点	腹腔液	定量型		化学
14411-3	天冬氨酸氨基转移酶	催化浓度	时间点	关节液	定量型		化学

LOINC 代码	名称	属性	时间特征	系统	标尺类型	方法类型	分类
14412-1	天冬氨酸氨基转移酶	催化浓度	时间点	胃液	定量型		化学
14413-9	天冬氨酸氨基转移酶	催化浓度	时间点	尿液	定量型		化学
14414-7	天冬氨酸氨基转移酶	催化浓度	时间点	透析液	定量型		化学
1441-5	皮质醇^口服 3 g 美替拉酮过夜后 9 小时	质量浓度	时间点	血清/血浆	定量型		刺激耐受试验
14415-4	钙	摩尔浓度	时间点	羊水	定量型		化学
14416-2	钙	摩尔浓度	时间点	胸水	定量型		化学
14417-0	钙	摩尔浓度	时间点	腹腔液	定量型		化学
14418-8	钙	摩尔浓度	时间点	关节液	定量型		化学
14419-6	钙	摩尔浓度	时间点	胃液	定量型		化学
14420-4	胆红素	质量浓度	时间点	透析液	定量型		化学
14421-2	胆红素	质量浓度	时间点	胸水	定量型		化学
14422-0	胆红素	质量浓度	时间点	腹腔液	定量型		化学
1442-3	皮质醇^口服 8 mg 地塞米松过夜后 9 小时	质量浓度	时间点	血清/血浆	定量型		刺激耐受试验
14423-8	胆红素	质量浓度	时间点	关节液	定量型		化学
14424-6	胆红素	质量浓度	时间点	胃液	定量型		化学
14425-3	球蛋白	质量浓度	时间点	羊水	定量型		化学
14426-1	球蛋白	质量浓度	时间点	脑脊液	定量型		化学
14427-9	球蛋白	质量浓度	时间点	胸水	定量型		化学
14428-7	球蛋白	质量浓度	时间点	腹腔液	定量型		化学
14429-5	球蛋白	质量浓度	时间点	精液	定量型		化学
14430-3	球蛋白	质量浓度	时间点	关节液	定量型		化学
1443-1	皮质醇^静脉注射 1 μg/kg CRH 前	质量浓度	时间点	血清/血浆	定量型		刺激耐受试验
14431-1	球蛋白	质量浓度	时间点	尿液	定量型		化学
14432-9	白蛋白/球蛋白	质量浓度比率	时间点	羊水	定量型		化学
14433-7	白蛋白/球蛋白	质量浓度比率	时间点	脑脊液	定量型		化学
14434-5	白蛋白/球蛋白	质量浓度比率	时间点	胸水	定量型		化学
14435-2	白蛋白/球蛋白	质量浓度比率	时间点	腹腔液	定量型		化学
14436-0	白蛋白/球蛋白	质量浓度比率	时间点	精液	定量型		化学
14437-8	白蛋白/球蛋白	质量浓度比率	时间点	关节液	定量型		化学
14438-6	胆固醇	质量浓度	时间点	羊水	定量型		化学
14439-4	胆固醇	质量浓度	时间点	脑脊液	定量型		化学
14440-2	胆固醇	质量浓度	时间点	胸水	定量型		化学
14441-0	胆固醇	质量浓度	时间点	腹腔液	定量型		化学
14442-8	胆固醇	质量浓度	时间点	精液	定量型		化学
14443-6	胆固醇	质量浓度	时间点	关节液	定量型		化学
14444-4	胆固醇	质量浓度	时间点	尿液	定量型		化学
14445-1	甘油三酯	质量浓度	时间点	羊水	定量型		化学
14446-9	甘油三酯	质量浓度	时间点	脑脊液	定量型		化学
14447-7	甘油三酯	质量浓度	时间点	腹腔液	定量型		化学
14448-5	甘油三酯	质量浓度	时间点	精液	定量型		化学
1444-9	皮质醇^热量型禁食前 12 小时	质量浓度	时间点	血清/血浆	定量型		刺激耐受试验
14449-3	甘油三酯	质量浓度	时间点	关节液	定量型		化学
14450-1	甘油三酯	质量浓度	时间点	尿液	定量型		化学
14451-9	病毒，已鉴定的	存在与否或身份标识	时间点	眼	名义型	培养	微生物学
14452-7	病毒，已鉴定的	存在与否或身份标识	时间点	子宫颈	名义型	培养	微生物学

LOINC 代码	名称	属性	时间特征	系统	标尺类型	方法类型	分类
14453-5	病毒，已鉴定的	存在与否或身份标识	时间点	阴道	名义型	培养	微生物学
14454-3	病毒，已鉴定的	存在与否或身份标识	时间点	鼻	名义型	培养	微生物学
14455-0	病毒，已鉴定的	存在与否或身份标识	时间点	胸水	名义型	培养	微生物学
1445-6	皮质醇^口服 1 mg 地塞米松过夜前	质量浓度	时间点	血清/血浆	定量型		刺激耐受试验
14456-8	病毒，已鉴定的	存在与否或身份标识	时间点	腹腔液	名义型	培养	微生物学
14457-6	病毒，已鉴定的	存在与否或身份标识	时间点	尿液	名义型	培养	微生物学
14458-4	病毒，已鉴定的	存在与否或身份标识	时间点	唾液	名义型	培养	微生物学
14459-2	病毒，已鉴定的	存在与否或身份标识	时间点	阴茎	名义型	培养	微生物学
144-6	头孢呋辛.胃肠外	药物敏感度	时间点	分离物	定量型	最小致死浓度	抗生素敏感性
14460-0	病毒，已鉴定的	存在与否或身份标识	时间点	尿道	名义型	培养	微生物学
14461-8	沙眼衣原体	任意浓度	时间点	全血	等级型	微生物特异性培养	微生物学
14462-6	沙眼衣原体	任意浓度	时间点	脑脊液	等级型	微生物特异性培养	微生物学
14463-4	沙眼衣原体	任意浓度	时间点	子宫颈	等级型	微生物特异性培养	微生物学
1446-4	皮质醇^口服 3 g 美替拉酮过夜前	质量浓度	时间点	血清/血浆	定量型		刺激耐受试验
14464-2	沙眼衣原体	任意浓度	时间点	阴道	等级型	微生物特异性培养	微生物学
14465-9	沙眼衣原体	任意浓度	时间点	尿道	等级型	微生物特异性培养	微生物学
14466-7	沙眼衣原体	任意浓度	时间点	阴茎	等级型	微生物特异性培养	微生物学
14467-5	沙眼衣原体	任意浓度	时间点	尿沉渣	等级型	微生物特异性培养	微生物学
14468-3	沙眼衣原体 Ag	任意浓度	时间点	全血	等级型	酶免疫分析	微生物学
14469-1	沙眼衣原体 Ag	任意浓度	时间点	脑脊液	等级型	酶免疫分析	微生物学
14470-9	沙眼衣原体 Ag	任意浓度	时间点	子宫颈	等级型	酶免疫分析	微生物学
14471-7	沙眼衣原体 Ag	任意浓度	时间点	阴道	等级型	酶免疫分析	微生物学
1447-2	皮质醇^ 40 μg 促肾上腺皮质激素肌内给药 3 天前	质量浓度	时间点	血清/血浆	定量型		刺激耐受试验
14472-5	沙眼衣原体 Ag	任意浓度	时间点	尿道	等级型	酶免疫分析	微生物学
14473-3	沙眼衣原体 Ag	任意浓度	时间点	阴茎	等级型	酶免疫分析	微生物学
14474-1	沙眼衣原体 Ag	任意浓度	时间点	尿沉渣	等级型	酶免疫分析	微生物学
14475-8	细菌 已鉴定的	存在与否或身份标识	时间点	子宫颈	名义型	需氧培养	微生物学
14476-6	微生物，已鉴定的	存在与否或身份标识	时间点	阴道	名义型	需氧培养	微生物学
14477-4	细菌 已鉴定的	存在与否或身份标识	时间点	尿道	名义型	需氧培养	微生物学
14478-2	细菌 已鉴定的	存在与否或身份标识	时间点	阴茎	名义型	需氧培养	微生物学
14479-0	白喉 sp 已鉴定的	存在与否或身份标识	时间点	咽喉	名义型	微生物特异性培养	微生物学
1448-0	皮质醇^ 500 μg 地塞米松每 6 小时 1 次口服给药连用 2.5 天前	质量浓度	时间点	血清/血浆	定量型		刺激耐受试验
14480-8	白喉 sp 已鉴定的	存在与否或身份标识	时间点	唾液	名义型	微生物特异性培养	微生物学
14481-6	白喉 sp 已鉴定的	存在与否或身份标识	时间点	鼻	名义型	微生物特异性培养	微生物学

LOINC 代码	名称	属性	时间特征	系统	标尺类型	方法类型	分类
14482-4	白喉 sp 已鉴定的	存在与否或身份标识	时间点	皮肤	名义型	微生物特异性培养	微生物学
14483-2	白喉 sp 已鉴定的	存在与否或身份标识	时间点	支气管	名义型	微生物特异性培养	微生物学
14484-0	支原体 sp＋脲原体 sp	任意浓度	时间点	子宫颈	等级型	微生物特异性培养	微生物学
14485-7	支原体 sp＋脲原体 sp	任意浓度	时间点	阴道	等级型	微生物特异性培养	微生物学
14486-5	支原体 sp＋脲原体 sp	任意浓度	时间点	阴茎	等级型	微生物特异性培养	微生物学
14487-3	支原体 sp＋脲原体 sp	任意浓度	时间点	尿道	等级型	微生物特异性培养	微生物学
14488-1	病毒，已鉴定的	存在与否或身份标识	时间点	脑脊液	名义型	免疫荧光	微生物学
14489-9	病毒，已鉴定的	存在与否或身份标识	时间点	全血	名义型	免疫荧光	微生物学
14490-7	病毒，已鉴定的	存在与否或身份标识	时间点	精液	名义型	免疫荧光	微生物学
14491-5	病毒，已鉴定的	存在与否或身份标识	时间点	咽喉	名义型	免疫荧光	微生物学
14492-3	病毒，已鉴定的	存在与否或身份标识	时间点	眼	名义型	免疫荧光	微生物学
14493-1	病毒，已鉴定的	存在与否或身份标识	时间点	子宫颈	名义型	免疫荧光	微生物学
14494-9	病毒，已鉴定的	存在与否或身份标识	时间点	阴道	名义型	免疫荧光	微生物学
14495-6	病毒，已鉴定的	存在与否或身份标识	时间点	尿沉渣	名义型	免疫荧光	微生物学
14496-4	病毒，已鉴定的	存在与否或身份标识	时间点	唾液	名义型	免疫荧光	微生物学
14497-2	病毒，已鉴定的	存在与否或身份标识	时间点	阴茎	名义型	免疫荧光	微生物学
1449-8	皮质醇^口服 8 mg 地塞米松过夜前	质量浓度	时间点	血清/血浆	定量型		刺激耐受试验
14498-0	病毒，已鉴定的	存在与否或身份标识	时间点	尿道	名义型	免疫荧光	微生物学
14499-8	人乳头瘤病毒 Ag	任意浓度	时间点	子宫颈	等级型		微生物学
14500-3	人乳头瘤病毒 Ag	任意浓度	时间点	阴道	等级型		微生物学
14501-1	人乳头瘤病毒 Ag	任意浓度	时间点	阴茎	等级型		微生物学
14502-9	人乳头瘤病毒 Ag	任意浓度	时间点	尿道	等级型		微生物学
14503-7	人乳头瘤病毒 16＋18 Ag	任意浓度	时间点	子宫颈	等级型		微生物学
14504-5	人乳头瘤病毒 16＋18 Ag	任意浓度	时间点	阴道	等级型		微生物学
14505-2	人乳头瘤病毒 16＋18 Ag	任意浓度	时间点	阴茎	等级型		微生物学
1450-6	皮质醇^ 2 mg 地塞米松每 6 小时一次口服 2.5 天前	质量浓度	时间点	血清/血浆	定量型		刺激耐受试验
14506-0	人乳头瘤病毒 16＋18 Ag	任意浓度	时间点	尿道	等级型		微生物学
14507-8	沙眼衣原体 Ag	任意浓度	时间点	全血	等级型	免疫荧光	微生物学
14508-6	沙眼衣原体 Ag	任意浓度	时间点	脑脊液	等级型	免疫荧光	微生物学
14509-4	沙眼衣原体 Ag	任意浓度	时间点	子宫颈	等级型	免疫荧光	微生物学
14510-2	沙眼衣原体 Ag	任意浓度	时间点	阴道	等级型	免疫荧光	微生物学
14511-0	沙眼衣原体 Ag	任意浓度	时间点	尿道	等级型	免疫荧光	微生物学
14512-8	沙眼衣原体 Ag	任意浓度	时间点	阴茎	等级型	免疫荧光	微生物学
14513-6	沙眼衣原体 Ag	任意浓度	时间点	尿沉渣	等级型	免疫荧光	微生物学
1451-4	皮质醇^静脉注射胰岛素前	质量浓度	时间点	血清/血浆	定量型		刺激耐受试验
14514-4	金罗维氏肺孢子虫 Ag	任意浓度	时间点	全血	等级型	免疫荧光	微生物学
14515-1	金罗维氏肺孢子虫 Ag	任意浓度	时间点	脑脊液	等级型	免疫荧光	微生物学
14516-9	金罗维氏肺孢子虫 Ag	任意浓度	时间点	精液	等级型	免疫荧光	微生物学
14517-7	金罗维氏肺孢子虫 Ag	任意浓度	时间点	大便	等级型	免疫荧光	微生物学
14518-5	金罗维氏肺孢子虫 Ag	任意浓度	时间点	咽喉	等级型	免疫荧光	微生物学

LOINC 代码	名称	属性	时间特征	系统	标尺类型	方法类型	分类
14519-3	金罗维氏肺孢子虫 Ag	任意浓度	时间点	眼	等级型	免疫荧光	微生物学
14520-1	金罗维氏肺孢子虫 Ag	任意浓度	时间点	鼻	等级型	免疫荧光	微生物学
14521-9	金罗维氏肺孢子虫 Ag	任意浓度	时间点	尿液	等级型	免疫荧光	微生物学
1452-2	肌酐^ 40 μg 促肾上腺皮质激素每日两次肌内给药连用 3 天后 24 小时	质量浓度	24 小时	尿液	定量型		刺激耐受试验
14522-7	金罗维氏肺孢子虫 Ag	任意浓度	时间点	支气管	等级型	免疫荧光	微生物学
14523-5	风疹病毒 Ag	任意浓度	时间点	脑脊液	等级型	免疫荧光	微生物学
14524-3	风疹病毒 Ag	任意浓度	时间点	咽喉	等级型	免疫荧光	微生物学
14525-0	风疹病毒 Ag	任意浓度	时间点	皮肤	等级型	免疫荧光	微生物学
14526-8	风疹病毒 Ag	任意浓度	时间点	眼	等级型	免疫荧光	微生物学
14527-6	风疹病毒 Ag	任意浓度	时间点	鼻	等级型	免疫荧光	微生物学
14528-4	风疹病毒 Ag	任意浓度	时间点	唾液	等级型	免疫荧光	微生物学
14529-2	风疹病毒 Ag	任意浓度	时间点	子宫颈	等级型	免疫荧光	微生物学
145-3	头孢呋辛.胃肠外	药物敏感度	时间点	分离物	定量或等级型	最小抑制浓度	抗生素敏感性
1453-0	肌酐^ 40 μg 促肾上腺皮质激素每天两次肌内给药 3 天后 48 小时	质量浓度	24 小时	尿液	定量型		刺激耐受试验
14530-0	风疹病毒 Ag	任意浓度	时间点	阴道	等级型	免疫荧光	微生物学
14531-8	风疹病毒 Ag	任意浓度	时间点	尿沉渣	等级型	免疫荧光	微生物学
14532-6	风疹病毒 Ag	任意浓度	时间点	阴茎	等级型	免疫荧光	微生物学
14533-4	风疹病毒 Ag	任意浓度	时间点	尿道	等级型	免疫荧光	微生物学
14534-2	麻疹病毒 Ag	任意浓度	时间点	脑脊液	等级型	免疫荧光	微生物学
14535-9	麻疹病毒 Ag	任意浓度	时间点	咽喉	等级型	免疫荧光	微生物学
14536-7	麻疹病毒 Ag	任意浓度	时间点	皮肤	等级型	免疫荧光	微生物学
14537-5	麻疹病毒 Ag	任意浓度	时间点	眼	等级型	免疫荧光	微生物学
14538-3	麻疹病毒 Ag	任意浓度	时间点	鼻	等级型	免疫荧光	微生物学
14539-1	麻疹病毒 Ag	任意浓度	时间点	唾液	等级型	免疫荧光	微生物学
14540-9	麻疹病毒 Ag	任意浓度	时间点	子宫颈	等级型	免疫荧光	微生物学
14541-7	麻疹病毒 Ag	任意浓度	时间点	阴道	等级型	免疫荧光	微生物学
14542-5	麻疹病毒 Ag	任意浓度	时间点	尿沉渣	等级型	免疫荧光	微生物学
14543-3	麻疹病毒 Ag	任意浓度	时间点	阴茎	等级型	免疫荧光	微生物学
14544-1	麻疹病毒 Ag	任意浓度	时间点	尿道	等级型	免疫荧光	微生物学
14545-8	腮腺炎病毒 Ag	任意浓度	时间点	脑脊液	等级型	免疫荧光	微生物学
14546-6	腮腺炎病毒 Ag	任意浓度	时间点	咽喉	等级型	免疫荧光	微生物学
14547-4	腮腺炎病毒 Ag	任意浓度	时间点	皮肤	等级型	免疫荧光	微生物学
1454-8	肌酐^ 500 μg 地塞米松口服每 6 小时一次 2.5 天后 48 小时	质量浓度	24 小时	尿液	定量型		刺激耐受试验
14548-2	腮腺炎病毒 Ag	任意浓度	时间点	眼	等级型	免疫荧光	微生物学
14549-0	腮腺炎病毒 Ag	任意浓度	时间点	鼻	等级型	免疫荧光	微生物学
14550-8	腮腺炎病毒 Ag	任意浓度	时间点	唾液	等级型	免疫荧光	微生物学
14551-6	腮腺炎病毒 Ag	任意浓度	时间点	子宫颈	等级型	免疫荧光	微生物学
14552-4	腮腺炎病毒 Ag	任意浓度	时间点	阴道	等级型	免疫荧光	微生物学
14553-2	腮腺炎病毒 Ag	任意浓度	时间点	尿沉渣	等级型	免疫荧光	微生物学
14554-0	腮腺炎病毒 Ag	任意浓度	时间点	阴茎	等级型	免疫荧光	微生物学
1455-5	肌酐^ 2 mg 地塞米松口服每 6 小时一次 2.5 天后 48 小时	质量浓度	24 小时	尿液	定量型		刺激耐受试验

LOINC 代码	名称	属性	时间特征	系统	标尺类型	方法类型	分类
14555-7	腮腺炎病毒 Ag	任意浓度	时间点	尿道	等级型	免疫荧光	微生物学
14556-5	结核分枝杆菌 DNA	任意浓度	时间点	唾液	等级型	探针.扩增.靶向扩增	微生物学
14557-3	结核分枝杆菌 DNA	任意浓度	时间点	支气管	等级型	探针.扩增.靶向扩增	微生物学
14558-1	结核分枝杆菌 DNA	任意浓度	时间点	胃液	等级型	探针.扩增.靶向扩增	微生物学
14559-9	结核分枝杆菌 DNA	任意浓度	时间点	胸水	等级型	探针.扩增.靶向扩增	微生物学
14560-7	结核分枝杆菌 DNA	任意浓度	时间点	尿液	等级型	探针.扩增.靶向扩增	微生物学
14561-5	结核分枝杆菌 DNA	任意浓度	时间点	脑脊液	等级型	探针.扩增.靶向扩增	微生物学
14562-3	结核分枝杆菌 DNA	任意浓度	时间点	精液	等级型	探针.扩增.靶向扩增	微生物学
1456-3	肌酐^ 40 μg 促肾上腺皮质激素每日 2 次肌内给药 3 天后 72 小时	质量浓度	24 小时	尿液	定量型		刺激耐受试验
14563-1	血红蛋白.胃肠道性^第 1 份标本	任意浓度	时间点	大便	等级型		化学
14564-9	血红蛋白.胃肠道性^第 2 份标本	任意浓度	时间点	大便	等级型		化学
14565-6	血红蛋白.胃肠道性^第 3 份标本	任意浓度	时间点	大便	等级型		化学
14566-4	钙三醇	摩尔浓度	时间点	血清/血浆	定量型		化学
14567-2	11-脱氧皮质醇	摩尔浓度	时间点	血清/血浆	定量型		化学
14568-0	17-羟基皮质类固醇	摩尔速率	24 小时	尿液	定量型		化学
14569-8	17-羟孕酮	摩尔浓度	时间点	血清/血浆	定量型		化学
14570-6	17-羟孕酮	摩尔浓度	时间点	尿液	定量型		化学
1457-1	肌酐^ 40 μg 促肾上腺皮质激素肌内给药前 3 天	质量浓度	24 小时	尿液	定量型		刺激耐受试验
14571-4	17-羟孕酮	摩尔速率	24 小时	尿液	定量型		化学
14572-2	17-酮类固醇	摩尔速率	24 小时	尿液	定量型		化学
14573-0	5-羟基吲哚乙酸	摩尔速率	24 小时	尿液	定量型		化学
14574-8	8-羟基阿莫沙平	摩尔浓度	时间点	血清/血浆	定量型		药物水平/毒理学
14575-5	Ab 调查	印象/检查结果的解释	时间点	血浆/红细胞	名义型		血库
14576-3	Ab 调查	印象/检查结果的解释	时间点	血浆/红细胞	名义型	高级评论	血库
14577-1	ABO+Rh 血型	类型	时间点	全血^供者	名义型		血库
14578-9	ABO 血型	类型	时间点	全血^血液制品单位	名义型		血库
14579-7	ABO 血型	类型	时间点	全血^供者	名义型		血库
14580-5	ABO 血型	类型	时间点	全血^新生儿	名义型		血库
14581-3	对乙酰氨基酚	摩尔浓度	时间点	血清/血浆	定量型		药物水平/毒理学
14582-1	丙酮	摩尔浓度	时间点	血清/血浆	定量型		药物水平/毒理学
14583-9	酸度.可滴定	质量浓度	时间点	胃液	定量型		化学
14584-7	一磷酸腺苷.环化型	摩尔速率	24 小时	尿液	定量型		化学

LOINC 代码	名称	属性	时间特征	系统	标尺类型	方法类型	分类
14585-4	白蛋白/肌酐	摩尔浓度比率	时间点	尿液	定量型		化学
14586-2	醛固酮	摩尔浓度	时间点	血清/血浆	定量型		化学
14587-0	醛固酮	摩尔速率	24 小时	尿液	定量型		化学
14588-8	碱性磷酸酶同功酶	印象/检查结果的解释	时间点	血清/血浆	名义型		化学
1458-9	肌酐^ 500 μg 地塞米松每 6 小时一次口服 2.5 天前	质量浓度	24 小时	尿液	定量型		刺激耐受试验
14589-6	淀粉酶同功酶	印象/检查结果的解释	时间点	血清/血浆	名义型		化学
14590-4	α-生育酚	摩尔浓度	时间点	血清/血浆	定量型		化学
14591-2	阿普唑仑	摩尔浓度	时间点	血清/血浆	定量型		药物水平/毒理学
14592-0	铝	摩尔浓度	24 小时	尿液	定量型		药物水平/毒理学
14593-8	铝	摩尔浓度	时间点	血清/血浆	定量型		药物水平/毒理学
14594-6	阿米替林+去甲阿米替林	任意浓度	时间点	胃液	等级型		药物水平/毒理学
14595-3	阿米替林+去甲阿米替林	任意浓度	时间点	血清/血浆	等级型		药物水平/毒理学
14596-1	阿米替林+去甲阿米替林	任意浓度	时间点	尿液	等级型		药物水平/毒理学
1459-7	肌酐^每 6 小时一次口服 2 mg 地塞米松 2.5 天前	质量浓度	24 小时	尿液	定量型		刺激耐受试验
14597-9	阿米替林	摩尔浓度	时间点	血清/血浆	定量型		药物水平/毒理学
14598-7	阿米替林+去甲阿米替林	摩尔浓度	时间点	血清/血浆	定量型		药物水平/毒理学
14599-5	铵	任意浓度	时间点	结石	等级型		化学
14600-1	阿莫沙平	摩尔浓度	时间点	血清/血浆	定量型		药物水平/毒理学
14601-9	阿莫沙平+8-羟基阿莫沙平	摩尔浓度	时间点	血清/血浆	定量型		药物水平/毒理学
14602-7	阿莫沙平+8-羟基阿莫沙平	摩尔浓度	时间点	血清/血浆	定量型		药物水平/毒理学
14603-5	雄烯二酮	摩尔浓度	时间点	血清/血浆	定量型		化学
14604-3	Ab 检测	存在与否或身份标识	时间点	血清/血浆^血液制品单位	名义型		血库
1460-5	钴胺素^氰钴胺素给药后	质量速率	24 小时	尿液	定量型		刺激耐受试验
14605-0	Ab 检测	存在与否或身份标识	时间点	血清/血浆^供者	名义型		血库
14606-8	抗体筛查	任意浓度	时间点	血清/血浆	等级型	预热	血库
14607-6	细胞核 Ab	任意浓度	时间点	体液	等级型		血清学
14608-4	细胞核 Ab	任意浓度	时间点	胸水	等级型		血清学
14609-2	细胞核 Ab	任意浓度	时间点	腹腔液	等级型		血清学
146-1	头孢呋辛. 胃肠外	药物敏感度	时间点	分离物	定量或等级型	琼脂扩散	抗生素敏感性
14610-0	细胞核 Ab	任意浓度	时间点	关节液	等级型		血清学
14611-8	细胞核 Ab 模式	印象/检查结果的解释	时间点	血清	名义型		血清学
14612-6	细胞核 Ab	稀释系数、稀释倍数（滴度）	时间点	心包液	定量型		血清学
1461-3	肾上腺素^口服 300 μg 氯压定后 1 小时	质量浓度	时间点	血浆	定量型		刺激耐受试验

LOINC 代码	名称	属性	时间特征	系统	标尺类型	方法类型	分类
14613-4	细胞核 Ab	稀释系数、稀释倍数（滴度）	时间点	体液	定量型		血清学
14614-2	细胞核 Ab	稀释系数、稀释倍数（滴度）	时间点	胸水	定量型		血清学
14615-9	细胞核 Ab	稀释系数、稀释倍数（滴度）	时间点	腹腔液	定量型		血清学
14616-7	细胞核 Ab	稀释系数、稀释倍数（滴度）	时间点	关节液	定量型		血清学
14617-5	外观	外观	时间点	心包液	名义型		标本特性
14618-3	外观	外观	时间点	结石	名义型		标本特性
14619-1	外观	外观	时间点	血浆	名义型		标本特性
14620-9	外观	外观	时间点	胸水	名义型		标本特性
1462-1	肾上腺素^口服 300 μg 氯压定后 2 小时	质量浓度	时间点	血浆	定量型		刺激耐受试验
14621-7	外观	外观	时间点	腹腔液	名义型		标本特性
14622-5	维生素 C	摩尔浓度	时间点	血清/血浆	定量型		化学
14623-3	巴比妥	任意浓度	时间点	血清/血浆	等级型		药物水平/毒理学
14624-1	巴比妥类	任意浓度	时间点	胃液	等级型		药物水平/毒理学
14625-8	嗜碱粒细胞/100 白细胞	数量或计数分数	时间点	支气管	定量型	手工计数	血液学/细胞分类计数
14626-6	β-2-微球蛋白	摩尔浓度	时间点	血清	定量型		化学
14627-4	碳酸氢盐	摩尔浓度	时间点	静脉全血	定量型		化学
14628-2	胆汁酸	摩尔浓度	时间点	血清	定量型		化学
14629-0	胆红素.葡萄糖醛酸化＋胆红素.白蛋白结合型	摩尔浓度	时间点	血清/血浆	定量型		化学
14630-8	胆红素.非葡萄糖醛酸化	摩尔浓度	时间点	血清/血浆	定量型		化学
14631-6	胆红素	摩尔浓度	时间点	血清/血浆	定量型		化学
14632-4	血沉棕黄层	印象/检查结果的解释	时间点	全血	名义型	光学显微镜检查	血液学/细胞分类计数
14633-2	C 肽	摩尔浓度	时间点	血清/血浆	定量型		化学
14634-0	C 反应蛋白	稀释系数、稀释倍数（滴度）	时间点	血清/血浆	定量型		化学
14635-7	钙化二醇	摩尔浓度	时间点	血清/血浆	定量型		化学
14636-5	钙	任意浓度	时间点	结石	等级型		化学
14637-3	钙	摩尔速率	24 小时	尿液	定量型		化学
14638-1	结石分析	印象/检查结果的解释	时间点	结石	名义型		病理学
1463-9	肾上腺素^口服 300 μg 氯压定后 3 小时	质量浓度	时间点	血浆	定量型		刺激耐受试验
14639-9	卡马西平	摩尔浓度	时间点	血清/血浆	定量型		药物水平/毒理学
14640-7	二氧化碳	摩尔浓度	时间点	透析液	定量型		化学
14641-5	碳酸盐	任意浓度	时间点	结石	等级型		化学
14642-3	胡萝卜素	摩尔浓度	时间点	血清	定量型		化学
14643-1	游离型儿茶酚胺	摩尔速率	24 小时	尿液	定量型		化学
14644-9	氯丙嗪	任意浓度	时间点	胃液	等级型		药物水平/毒理学
14645-6	氯丙嗪	摩尔浓度	时间点	血清/血浆	定量型		药物水平/毒理学
14646-4	高密度脂蛋白胆固醇	摩尔浓度	时间点	血清/血浆	定量型		化学
1464-7	肾上腺素^300 μg 氯压定口服前	质量浓度	时间点	血浆	定量型		刺激耐受试验
14647-2	胆固醇	摩尔浓度	时间点	血清/血浆	定量型		化学

LOINC 代码	名称	属性	时间特征	系统	标尺类型	方法类型	分类
14648-0	乳糜微粒	摩尔浓度	时间点	血清/血浆	定量型		化学
14649-8	西咪替丁	任意浓度	时间点	胃液	等级型		药物水平/毒理学
14650-6	枸橼酸盐	摩尔速率	24 小时	尿液	定量型		化学
14651-4	氯巴占	摩尔浓度	时间点	血清/血浆	定量型		药物水平/毒理学
14652-2	氯米帕明	摩尔浓度	时间点	血清/血浆	定量型		药物水平/毒理学
14653-0	氯米帕明	摩尔浓度	时间点	尿液	定量型		药物水平/毒理学
1465-4	肾上腺素^仰卧位	质量浓度	时间点	血浆	定量型		化学
14654-8	氯米帕明+去甲氯米帕明	摩尔浓度	时间点	血清/血浆	定量型		药物水平/毒理学
14655-5	氯硝西泮	摩尔浓度	时间点	血清/血浆	定量型		药物水平/毒理学
14656-3	氯氮平	摩尔浓度	时间点	血清/血浆	定量型		药物水平/毒理学
14657-1	氯氮平+去甲氯氮平	摩尔浓度	时间点	血清/血浆	定量型		药物水平/毒理学
14658-9	寒冷凝集素	稀释系数、稀释倍数（滴度）	时间点	血清/血浆	定量型		血清学
14659-7	采集持续时间	时间（如秒数）	时间点	尿液	定量型		标本特性
14660-5	颜色	类型	时间点	腹腔液	名义型	目视	标本特性
14661-3	颜色	类型	时间点	心包液	名义型	目视	标本特性
1466-2	促卵泡素^静脉注射 100 μg促黄体激素后 1.5 小时	质量浓度	时间点	血清/血浆	定量型		刺激耐受试验
14662-1	颜色	类型	时间点	胸水	名义型	目视	标本特性
14663-9	颜色	类型	时间点	精液	名义型	目视	标本特性
14664-7	颜色	类型	时间点	关节液	名义型	目视	标本特性
14665-4	铜	摩尔浓度	时间点	血清/血浆	定量型		药物水平/毒理学
14666-2	铜	摩尔速率	24 小时	尿液	定量型		药物水平/毒理学
14667-0	粪卟啉 1	摩尔浓度	时间点	血清/血浆	定量型		化学
14668-8	粪卟啉 1	摩尔浓度	时间点	大便	定量型		化学
14669-6	粪卟啉 1	摩尔浓度	时间点	尿液	定量型		化学
1467-0	促卵泡素^促性腺激素释放激素给药后 1.5 小时	质量浓度	时间点	血清/血浆	定量型		刺激耐受试验
14670-4	粪卟啉 1/卟啉.总计	摩尔分数	时间点	尿液	定量型		化学
14671-2	粪卟啉 3	摩尔浓度	时间点	血清/血浆	定量型		化学
14672-0	粪卟啉 3	摩尔浓度	时间点	大便	定量型		化学
14673-8	粪卟啉 3	摩尔浓度	时间点	尿液	定量型		化学
14674-6	促肾上腺皮质激素	摩尔浓度	时间点	血浆	定量型		化学
14675-3	皮质醇	摩尔浓度	时间点	血清/血浆	定量型		化学
14676-1	皮质醇.游离型	摩尔速率	24 小时	尿液	定量型		化学
14677-9	皮质醇^500 μg 地塞米松每 6 小时一次口服 2.5 天后 24 小时	摩尔浓度	时间点	血清/血浆	定量型		刺激耐受试验
14678-7	皮质醇^晚间	摩尔浓度	时间点	血清/血浆	定量型		化学

LOINC 代码	名称	属性	时间特征	系统	标尺类型	方法类型	分类
14679-5	皮质醇^早间	摩尔浓度	时间点	血清/血浆	定量型		化学
14680-3	肌酸激酶同功酶	印象/检查结果的解释	时间点	血清/血浆	名义型	电泳	化学
14681-1	肌酐	摩尔浓度	时间点	腹膜透析液	定量型		化学
14682-9	肌酐	摩尔浓度	时间点	血清/血浆	定量型		化学
14683-7	肌酐	摩尔浓度	时间点	尿液	定量型		化学
14684-5	肌酐	摩尔速率	24 小时	尿液	定量型		化学
14685-2	钴胺素	摩尔浓度	时间点	血清	定量型		化学
14686-0	胱氨酸	任意浓度	时间点	结石	等级型		化学
14687-8	输血日期	时间戳、时间标记	时间点	病人	定量型		血库
1468-8	促卵泡素^静脉给 100 μg 黄体化释放激素后 105 分钟	质量浓度	时间点	血清/血浆	定量型		刺激耐受试验
14688-6	脱氢表雄酮硫酸酯	摩尔浓度	时间点	血清/血浆	定量型		化学
14689-4	δ 氨基酮戊酸	摩尔速率	24 小时	尿液	定量型		化学
14690-2	N-去烷基氟胺安定	摩尔浓度	时间点	血清/血浆	定量型		药物水平/毒理学
14691-0	去甲丙咪嗪	摩尔浓度	时间点	血清/血浆	定量型		药物水平/毒理学
14692-8	去甲丙咪嗪	摩尔浓度	时间点	尿液	定量型		药物水平/毒理学
14693-6	去甲氯巴詹	摩尔浓度	时间点	血清/血浆	定量型		药物水平/毒理学
14694-4	去甲氯米帕明	摩尔浓度	时间点	血清/血浆	定量型		药物水平/毒理学
14695-1	去甲多虑平	摩尔浓度	时间点	血清/血浆	定量型		药物水平/毒理学
1469-6	促卵泡素^静脉给 100 μg 黄体化释放激素后 15 分钟	质量浓度	时间点	血清/血浆	定量型		刺激耐受试验
14696-9	次卟啉	摩尔浓度	时间点	大便	定量型		化学
14697-7	地西泮	摩尔浓度	时间点	血清/血浆	定量型		药物水平/毒理学
14698-5	地高辛	摩尔浓度	时间点	血清/血浆	定量型		药物水平/毒理学
14699-3	苯海拉明+氯茶碱苯海拉明	任意浓度	时间点	胃液	等级型		药物水平/毒理学
14700-9	苯海拉明+氯茶碱苯海拉明	任意浓度	时间点	血清/血浆	等级型		药物水平/毒理学
14701-7	苯海拉明+氯茶碱苯海拉明	任意浓度	时间点	尿液	等级型		药物水平/毒理学
14702-5	双异丙吡胺	摩尔浓度	时间点	血清/血浆	定量型		药物水平/毒理学
14703-3	多巴胺	摩尔浓度	时间点	血清/血浆	定量型		化学
1470-4	促卵泡素^静脉给 100 μg 黄体化释放激素后 1 小时	质量浓度	时间点	血清/血浆	定量型		刺激耐受试验
14704-1	多塞平	任意浓度	时间点	胃液	等级型		药物水平/毒理学
14705-8	多塞平	摩尔浓度	时间点	血清/血浆	定量型		药物水平/毒理学

LOINC 代码	名称	属性	时间特征	系统	标尺类型	方法类型	分类
14706-6	多塞平	摩尔浓度	时间点	尿液	定量型		药物水平/毒理学
14707-4	多塞平＋去甲多塞平	摩尔浓度	时间点	血清/血浆	定量型		药物水平/毒理学
14708-2	肌内膜 Ab	稀释系数、稀释倍数（滴度）	时间点	血清	定量型		血清学
14709-0	嗜酸粒细胞/100 白细胞	数量或计数分数	时间点	支气管	定量型	手工计数	血液学/细胞分类计数
14710-8	麻黄碱＋伪麻黄碱	任意浓度	时间点	胃液	等级型		药物水平/毒理学
14711-6	肾上腺素	摩尔浓度	时间点	血浆	定量型		化学
1471-2	促卵泡素^促性腺激素释放激素给药后 1 小时	质量浓度	时间点	血清/血浆	定量型		刺激耐受试验
14712-4	肾上腺素	摩尔速率	24 小时	尿液	定量型		化学
14713-2	红细胞	数量或计数浓度（计数/容积）	时间点	心包液	定量型	手工计数	血液学/细胞分类计数
14714-0	促红细胞生成素	摩尔浓度	时间点	血清/血浆	定量型		化学
14715-7	雌二醇	摩尔浓度	时间点	血清/血浆	定量型		化学
14716-5	雌三醇	摩尔浓度	时间点	血清/血浆	定量型		化学
14717-3	雌三醇	摩尔浓度	时间点	尿液	定量型		化学
14718-1	雌三醇	摩尔速率	24 小时	尿液	定量型		化学
14719-9	乙醇	摩尔浓度	时间点	血清/血浆	定量型		药物水平/毒理学
1472-0	促卵泡素^静脉注射 100 μg黄体化释放激素后 2 小时	质量浓度	时间点	血清/血浆	定量型		刺激耐受试验
14720-7	乙琥胺	摩尔浓度	时间点	血清/血浆	定量型		药物水平/毒理学
14721-5	乙二醇	摩尔浓度	时间点	血清/血浆	定量型		药物水平/毒理学
14722-3	可提取核 Ab	任意浓度	时间点	血清	等级型		血清学
14723-1	铁蛋白	摩尔浓度	时间点	血清/血浆	定量型		化学
14724-9	铁蛋白	印象/检查结果的解释	时间点	全血	名义型		化学
14725-6	体液	类型	时间点	体液	名义型		化学
14726-4	氟化物	摩尔浓度	时间点	血清/血浆	定量型		药物水平/毒理学
14727-2	氟西汀	任意浓度	时间点	胃液	等级型		药物水平/毒理学
14728-0	氟西汀	摩尔浓度	时间点	血清/血浆	定量型		药物水平/毒理学
14729-8	氟西泮	摩尔浓度	时间点	血清/血浆	定量型		药物水平/毒理学
14730-6	氟西泮＋N-去烷基氟西泮	摩尔浓度	时间点	血清/血浆	定量型		药物水平/毒理学
14731-4	叶酸	摩尔浓度	时间点	红细胞	定量型		化学
14732-2	叶酸	摩尔浓度	时间点	血清/血浆	定量型		化学
14733-0	叶酸＋氰钴胺	印象/检查结果的解释	时间点	血清/全血	名义型		化学
14734-8	促卵泡素	摩尔速率	24 小时	尿液	定量型		化学
14735-5	胃泌素^给予 0.2U/kg 分泌素后 10 分钟	摩尔浓度	时间点	血清/血浆	定量型		刺激耐受试验

LOINC 代码	名称	属性	时间特征	系统	标尺类型	方法类型	分类
14736-3	胃泌素^给予 0.2U/kg 分泌素后 15 分钟	摩尔浓度	时间点	血清/血浆	定量型		刺激耐受试验
14737-1	胃泌素^给予 0.2U/kg 分泌素后 20 分钟	摩尔浓度	时间点	血清/血浆	定量型		刺激耐受试验
1473-8	促卵泡素^静脉注射100μg黄体化释放激素后 30 分钟	质量浓度	时间点	血清/血浆	定量型		刺激耐受试验
14738-9	胃泌素^给予 0.2U/kg 分泌素后 25 分钟	摩尔浓度	时间点	血清/血浆	定量型		刺激耐受试验
14739-7	胃泌素^给予 0.2U/kg 分泌素后 2 分钟	摩尔浓度	时间点	血清/血浆	定量型		刺激耐受试验
14740-5	胃泌素^给予 0.2U/kg 分泌素后 30 分钟	摩尔浓度	时间点	血清/血浆	定量型		刺激耐受试验
14741-3	胃泌素^给予 0.2U/kg 分泌素后 5 分钟	摩尔浓度	时间点	血清/血浆	定量型		刺激耐受试验
14742-1	胃泌素^给予 0.2U/kg 分泌素前	摩尔浓度	时间点	血清/血浆	定量型		刺激耐受试验
14743-9	葡萄糖	摩尔浓度	时间点	毛细血管全血	定量型	葡萄糖计	化学
14744-7	葡萄糖	摩尔浓度	时间点	脑脊液	定量型		化学
14745-4	葡萄糖	摩尔浓度	时间点	体液	定量型		化学
1474-6	促卵泡素^促性腺激素释放激素给药后 30 分钟	质量浓度	时间点	血清/血浆	定量型		刺激耐受试验
14746-2	葡萄糖	摩尔浓度	时间点	腹膜透析液	定量型		化学
14747-0	葡萄糖	摩尔浓度	时间点	胸水	定量型		化学
14748-8	葡萄糖	摩尔浓度	时间点	腹腔液	定量型		化学
14749-6	葡萄糖	摩尔浓度	时间点	血清/血浆	定量型		化学
14750-4	葡萄糖	摩尔浓度	时间点	关节液	定量型		化学
14751-2	葡萄糖^口服 50 g 乳糖后 1.5 小时	摩尔浓度	时间点	血清/血浆	定量型		刺激耐受试验
14752-0	葡萄糖^葡萄糖给药后 1.5 小时	摩尔浓度	时间点	血清/血浆	定量型		刺激耐受试验
1475-3	促卵泡素^静脉注射100μg黄体化释放激素后 45 分钟	质量浓度	时间点	血清/血浆	定量型		刺激耐受试验
14753-8	葡萄糖^口服 100g 葡萄糖后 1 小时	摩尔浓度	时间点	血清/血浆	定量型		刺激耐受试验
14754-6	葡萄糖^口服 50 g 葡萄糖后 1 小时	摩尔浓度	时间点	血清/血浆	定量型		刺激耐受试验
14755-3	葡萄糖^口服 50 g 乳糖后 1 小时	摩尔浓度	时间点	血清/血浆	定量型		刺激耐受试验
14756-1	葡萄糖^葡萄糖给药后 1 小时	摩尔浓度	时间点	血清/血浆	定量型		刺激耐受试验
14757-9	葡萄糖^口服 100g 葡萄糖后 2 小时	摩尔浓度	时间点	血清/血浆	定量型		刺激耐受试验
14758-7	葡萄糖^口服 50 g 乳糖后 2 小时	摩尔浓度	时间点	血清/血浆	定量型		刺激耐受试验
14759-5	葡萄糖^葡萄糖给药后 2 小时	摩尔浓度	时间点	血清/血浆	定量型		刺激耐受试验
14760-3	葡萄糖^餐后 2 小时	摩尔浓度	时间点	毛细血管全血	定量型		刺激耐受试验

LOINC 代码	名称	属性	时间特征	系统	标尺类型	方法类型	分类
1476-1	促卵泡素^静脉注射100 μg黄体化释放激素后 75 分钟	质量浓度	时间点	血清/血浆	定量型		刺激耐受试验
14761-1	葡萄糖^餐后 2 小时	摩尔浓度	时间点	血清/血浆	定量型		刺激耐受试验
14762-9	葡萄糖^口服 50 g 乳糖后 30 分钟	摩尔浓度	时间点	血清/血浆	定量型		刺激耐受试验
14763-7	葡萄糖^葡萄糖给药后 30 分钟	摩尔浓度	时间点	血清/血浆	定量型		刺激耐受试验
14764-5	葡萄糖^口服 100g 葡萄糖后 3 小时	摩尔浓度	时间点	血清/血浆	定量型		刺激耐受试验
14765-2	葡萄糖^葡萄糖给药后 3 小时	摩尔浓度	时间点	血清/血浆	定量型		刺激耐受试验
14766-0	葡萄糖^葡萄糖给药后 4 小时	摩尔浓度	时间点	血清/血浆	定量型		刺激耐受试验
14767-8	葡萄糖^葡萄糖给药后 5 小时	摩尔浓度	时间点	血清/血浆	定量型		刺激耐受试验
14768-6	葡萄糖^基线	摩尔浓度	时间点	血清/血浆	定量型		刺激耐受试验
14769-4	葡萄糖^热量型禁食前 12 小时	摩尔浓度	时间点	血清/血浆	定量型		刺激耐受试验
14770-2	葡萄糖^热量型禁食后	摩尔浓度	时间点	毛细血管全血	定量型	葡萄糖计	刺激耐受试验
14771-0	葡萄糖^热量型禁食后	摩尔浓度	时间点	血清/血浆	定量型		刺激耐受试验
14772-8	金	摩尔浓度	时间点	血清/血浆	定量型		药物水平/毒理学
14773-6	粒细胞/100 白细胞	数量或计数分数	时间点	支气管	定量型	手工计数	血液学/细胞分类计数
14774-4	氟哌啶醇	摩尔浓度	时间点	血清/血浆	定量型		药物水平/毒理学
14775-1	血红蛋白	质量浓度	时间点	动脉全血	定量型	血氧定量法	血液学/细胞分类计数
14776-9	七羧酸	摩尔浓度	时间点	血浆	定量型		化学
14777-7	七羧酸	摩尔浓度	时间点	大便	定量型		化学
14778-5	七羧酸	摩尔浓度	时间点	尿液	定量型		化学
1477-9	促卵泡素^基线	质量浓度	时间点	血清/血浆	定量型		刺激耐受试验
14779-3	六羧酸	摩尔浓度	时间点	血浆	定量型		化学
14780-1	六羧酸	摩尔浓度	时间点	大便	定量型		化学
14781-9	六羧酸	摩尔浓度	时间点	尿液	定量型		化学
14782-7	同型香子兰酸	摩尔浓度	时间点	尿液	定量型		化学
14783-5	同型香子兰酸	摩尔速率	24 小时	尿液	定量型		化学
14784-3	羟基脯氨酸.游离型	摩尔速率	24 小时	尿液	定量型		化学
14785-0	羟基脯氨酸	摩尔速率	24 小时	尿液	定量型		化学
14786-8	节肢动物 已鉴定的	存在与否或身份标识	时间点	XXX	名义型	大体/显微镜	微生物学
1478-7	促卵泡素^促性腺激素释放激素给药前	质量浓度	时间点	血清/血浆	定量型		刺激耐受试验
14787-6	节肢动物 已鉴定的	存在与否或身份标识	时间点	XXX	名义型	固定包埋	微生物学
14788-4	蠕虫+节肢动物 已鉴定的	存在与否或身份标识	时间点	XXX	名义型	饲养/培养	微生物学
14789-2	蠕虫 已鉴定的	存在与否或身份标识	时间点	XXX	名义型	大体/显微镜鉴定	微生物学
147-9	头孢呋辛.胃肠外	药物敏感度	时间点	分离物+血清	等级型	测序分型	抗生素敏感性

LOINC 代码	名称	属性	时间特征	系统	标尺类型	方法类型	分类
14790-0	蠕虫 已鉴定的	存在与否或身份标识	时间点	XXX	名义型	固定包埋	微生物学
14791-8	丙米嗪＋地昔帕明	任意浓度	时间点	胃液	等级型		药物水平/毒理学
14792-6	丙米嗪＋地昔帕明	任意浓度	时间点	血清/血浆	等级型		药物水平/毒理学
14793-4	丙米嗪＋地昔帕明	任意浓度	时间点	尿液	等级型		药物水平/毒理学
14794-2	丙米嗪＋地昔帕明	摩尔浓度	时间点	血清/血浆	定量型		药物水平/毒理学
1479-5	半乳糖^口服 40 g 半乳糖后 1.5 小时	质量浓度	时间点	全血	定量型		刺激耐受试验
14795-9	免疫球蛋白轻链	印象/检查结果的解释	时间点	尿液	名义型		化学
14796-7	胰岛素	摩尔浓度	时间点	血清/血浆	定量型		化学
14797-5	铁	印象/检查结果的解释	时间点	血清/血浆	名义型		化学
14798-3	铁	摩尔浓度	时间点	血清/血浆	定量型		化学
14799-1	铁	摩尔速率	24 小时	尿液	定量型		化学
14800-7	铁结合力	摩尔浓度	时间点	血清/血浆	定量型		化学
14801-5	铁饱和度	摩尔浓度比率	时间点	血清/血浆	定量型		化学
14802-3	异丙醇	摩尔浓度	时间点	血清/血浆	定量型		药物水平/毒理学
1480-3	半乳糖^口服 40 g 半乳糖后 1 小时	质量浓度	时间点	全血	定量型		刺激耐受试验
14803-1	乳酸脱氢酶	催化浓度	时间点	体液	定量型	反应：乳酸到丙酮酸	化学
14804-9	乳酸脱氢酶	催化浓度	时间点	血清/血浆	定量型	反应：乳酸到丙酮酸	化学
14805-6	乳酸脱氢酶	催化浓度	时间点	血清/血浆	定量型	反应：丙酮酸到乳酸	化学
14806-4	乳糖.口服	质量	时间点	剂量	定量型		药物剂量
14807-2	铅	摩尔浓度	时间点	全血	定量型		药物水平/毒理学
14808-0	铅	摩尔浓度	时间点	尿液	定量型		药物水平/毒理学
14809-8	铅	摩尔速率	24 小时	尿液	定量型		药物水平/毒理学
14810-6	白细胞	数量或计数浓度（计数/容积）	时间点	支气管	定量型	手工计数	血液学/细胞分类计数
1481-1	半乳糖^口服 40 g 半乳糖后 2 小时	质量浓度	时间点	全血	定量型		刺激耐受试验
14811-4	白细胞	数量或计数浓度（计数/容积）	时间点	心包液	定量型	手工计数	血液学/细胞分类计数
14812-2	利多卡因	摩尔浓度	时间点	血清/血浆	定量型		药物水平/毒理学
14813-0	脂蛋白.α	摩尔浓度	时间点	血清/血浆	定量型	电泳	化学
14814-8	脂蛋白.β	摩尔浓度	时间点	血清/血浆	定量型	电泳	化学
14815-5	脂蛋白.β	摩尔浓度	时间点	血清/血浆	定量型	计算的	化学
14816-3	脂蛋白.pre-β	摩尔浓度	时间点	血清/血浆	定量型	电泳	化学
14817-1	氯羟去甲安定	摩尔浓度	时间点	血清/血浆	定量型		药物水平/毒理学

LOINC 代码	名称	属性	时间特征	系统	标尺类型	方法类型	分类
14818-9	淋巴细胞/100 白细胞	数量或计数分数	时间点	心包液	定量型	手工计数	血液学/细胞分类计数
14819-7	淋巴细胞/100 白细胞	数量或计数分数	时间点	支气管	定量型	手工计数	血液学/细胞分类计数
14820-5	淋巴细胞/100 白细胞	数量或计数分数	时间点	胸水	定量型	手工计数	血液学/细胞分类计数
14821-3	淋巴细胞/100 白细胞	数量或计数分数	时间点	腹腔液	定量型	手工计数	血液学/细胞分类计数
14822-1	淋巴细胞/100 白细胞	数量或计数分数	时间点	关节液	定量型	手工计数	血液学/细胞分类计数
14823-9	巨噬细胞/100 白细胞	数量或计数分数	时间点	支气管	定量型	手工计数	血液学/细胞分类计数
14824-7	镁	任意浓度	时间点	结石	等级型		化学
14825-4	马普替林	摩尔浓度	时间点	血清/血浆	定量型		药物水平/毒理学
14826-2	哌替啶	任意浓度	时间点	胃液	等级型		药物水平/毒理学
14827-0	中卟啉	摩尔浓度	时间点	大便	定量型		化学
14828-8	间皮细胞/100 白细胞	数量或计数分数	时间点	心包液	定量型	手工计数	血液学/细胞分类计数
1482-9	半乳糖^口服 40 g 半乳糖后 30 分钟	质量浓度	时间点	全血	定量型		刺激耐受试验
14829-6	间皮细胞/100 白细胞	数量或计数分数	时间点	胸水	定量型	手工计数	血液学/细胞分类计数
14830-4	间皮细胞/100 白细胞	数量或计数分数	时间点	腹腔液	定量型	手工计数	血液学/细胞分类计数
14831-2	间甲肾上腺素/肌酐	摩尔浓度比率	时间点	尿液	定量型		化学
14832-0	间甲肾上腺素	摩尔浓度	时间点	尿液	定量型		化学
14833-8	间甲肾上腺素	摩尔速率	24 小时	尿液	定量型		化学
14834-6	甲基苯丙胺	任意浓度	时间点	胃液	等级型		药物水平/毒理学
14835-3	甲醇	摩尔浓度	时间点	血清/血浆	定量型		药物水平/毒理学
14836-1	甲氨蝶呤	摩尔浓度	时间点	血清/血浆	定量型		药物水平/毒理学
1483-7	半乳糖^口服 40 g 半乳糖后	质量速率	5 小时	尿液	定量型		刺激耐受试验
14837-9	甲琥胺	摩尔浓度	时间点	血清/血浆	定量型		药物水平/毒理学
14838-7	鼠弓形体，已鉴定的	存在与否或身份标识	时间点	组织	名义型	微生物特异性培养	微生物学
14839-5	锥虫 sp，已鉴定的	存在与否或身份标识	时间点	全血.白细胞层	名义型	光学显微镜检查	微生物学
14840-3	锥虫 sp，已鉴定的	存在与否或身份标识	时间点	脑脊液	名义型	湿片法	微生物学
14841-1	显微镜观察	存在与否或身份标识	时间点	XXX	名义型	铁苏木精染色	微生物学
14842-9	显微镜观察	存在与否或身份标识	时间点	XXX	名义型	铁苏木精染色	微生物学
14843-7	6-单乙酰吗啡	任意浓度	时间点	胃液	等级型		药物水平/毒理学

LOINC 代码	名称	属性	时间特征	系统	标尺类型	方法类型	分类
14844-5	6-单乙酰吗啡	任意浓度	时间点	血清/血浆	等级型		药物水平/毒理学
1484-5	胃泌素^给予 0.2U/kg 分泌素后 10 分钟	质量浓度	时间点	血清/血浆	定量型		刺激耐受试验
14845-2	6-单乙酰吗啡	任意浓度	时间点	尿液	等级型		药物水平/毒理学
14846-0	N-乙酰普鲁卡因胺	摩尔浓度	时间点	血清/血浆	定量型		药物水平/毒理学
14847-8	嗜中性粒细胞/100 白细胞	数量或计数分数	时间点	心包液	定量型	手工计数	血液学/细胞分类计数
14848-6	嗜中性粒细胞/100 白细胞	数量或计数分数	时间点	胸水	定量型	手工计数	血液学/细胞分类计数
14849-4	硝西泮	摩尔浓度	时间点	血清/血浆	定量型		药物水平/毒理学
14850-2	硝西泮	摩尔浓度	时间点	尿液	定量型		药物水平/毒理学
14851-0	去甲氯氮平	摩尔浓度	时间点	血清/血浆	定量型		药物水平/毒理学
1485-2	胃泌素^给予 0.2U/kg 分泌素后 15 分钟	质量浓度	时间点	血清/血浆	定量型		刺激耐受试验
14852-8	去甲肾上腺素	摩尔浓度	时间点	血浆	定量型		化学
14853-6	去甲肾上腺素	摩尔浓度	时间点	尿液	定量型		化学
14854-4	去甲肾上腺素	摩尔速率	24 小时	尿液	定量型		化学
14855-1	诺氟西汀	摩尔浓度	时间点	血清/血浆	定量型		药物水平/毒理学
14856-9	去甲阿密曲替林	摩尔浓度	时间点	血清/血浆	定量型		药物水平/毒理学
14857-7	其他白细胞/100 白细胞	数量或计数分数	时间点	心包液	定量型	手工计数	血液学/细胞分类计数
14858-5	其他白细胞/100 白细胞	数量或计数分数	时间点	胸水	定量型	手工计数	血液学/细胞分类计数
14859-3	其他白细胞/100 白细胞	数量或计数分数	时间点	腹腔液	定量型	手工计数	血液学/细胞分类计数
1486-0	胃泌素^给予 0.2U/kg 分泌素后 20 分钟	质量浓度	时间点	血清/血浆	定量型		刺激耐受试验
14860-1	其他白细胞/100 白细胞	数量或计数分数	时间点	关节液	定量型	手工计数	血液学/细胞分类计数
14861-9	草酸盐	任意浓度	时间点	结石	等级型		化学
14862-7	草酸盐	摩尔速率	24 小时	尿液	定量型		化学
14863-5	羟考酮	任意浓度	时间点	胃液	等级型		药物水平/毒理学
14864-3	氧	压力或压强（局部性）	时间点	脐带全血	定量型		化学
14865-0	甲状旁腺素	印象/检查结果的解释	时间点	血清/血浆	名义型		化学
14866-8	甲状旁腺素.完整型	摩尔浓度	时间点	血清/血浆	定量型		化学
14867-6	帕罗西汀	摩尔浓度	时间点	血清/血浆	定量型		药物水平/毒理学
14868-4	病理学家报告	印象/检查结果的解释	时间点	血浆/红细胞	名义型		血库
14869-2	病理学家审查	印象/检查结果的解释	时间点	全血	名义型	病理学家意见	血库

LOINC 代码	名称	属性	时间特征	系统	标尺类型	方法类型	分类
148-7	头孢氨苄	药物敏感度	时间点	分离物	定量型	最小致死浓度	抗生素敏感性
14870-0	五羧酸	摩尔浓度	时间点	血浆	定量型		化学
14871-8	五羧酸	摩尔浓度	时间点	大便	定量型		化学
14872-6	五羧酸	摩尔浓度	时间点	尿液	定量型		化学
14873-4	pH	摩尔浓度	时间点	脐带全血	定量型		化学
14874-2	苯巴比妥	摩尔浓度	时间点	血清/血浆	定量型		药物水平/毒理学
14875-9	苯丙氨酸	摩尔浓度	时间点	血清/血浆	定量型		化学
14876-7	苯丙醇胺	任意浓度	时间点	胃液	等级型		药物水平/毒理学
14877-5	苯妥英	摩尔浓度	时间点	血清/血浆	定量型		药物水平/毒理学
1487-8	胃泌素^给予 0.2U/kg 分泌素后 25 分钟	质量浓度	时间点	血清/血浆	定量型		刺激耐受试验
14878-3	磷酸盐	任意浓度	时间点	结石	等级型		化学
14879-1	磷酸盐	摩尔浓度	时间点	血清/血浆	定量型		化学
14880-9	磷酸盐	摩尔浓度	时间点	尿液	定量型		化学
14881-7	磷酸盐	摩尔速率	24 小时	尿液	定量型		化学
14882-5	胆色素原	摩尔速率	24 小时	尿液	定量型		化学
14883-3	卟啉	印象/检查结果的解释	时间点	血清/血浆	名义型		化学
14884-1	卟啉	印象/检查结果的解释	时间点	大便	名义型		化学
14885-8	孕二醇	摩尔速率	24 小时	尿液	定量型		化学
1488-6	胃泌素^给予 0.2U/kg 分泌素后 30 分钟	质量浓度	时间点	血清/血浆	定量型		刺激耐受试验
14886-6	孕三醇	摩尔速率	24 小时	尿液	定量型		化学
14887-4	扑米酮	摩尔浓度	时间点	血清/血浆	定量型		药物水平/毒理学
14888-2	普鲁卡因胺	摩尔浓度	时间点	血清/血浆	定量型		药物水平/毒理学
14889-0	普鲁卡因胺＋N-乙酰普鲁卡因胺	摩尔浓度	时间点	血清/血浆	定量型		药物水平/毒理学
14890-8	孕酮	摩尔浓度	时间点	血清/血浆	定量型		化学
14891-6	普萘洛尔	摩尔浓度	时间点	血清/血浆	定量型		药物水平/毒理学
14892-4	普萘洛尔	摩尔浓度	时间点	尿液	定量型		药物水平/毒理学
14893-2	普萘洛尔	摩尔速率	24 小时	尿液	定量型		药物水平/毒理学
1489-4	胃泌素^给予 0.2U/kg 分泌素后 5 分钟	质量浓度	时间点	血清/血浆	定量型		刺激耐受试验
14894-0	丙二醇	任意浓度	时间点	血清/血浆	等级型		药物水平/毒理学
14895-7	蛋白质模式	印象/检查结果的解释	时间点	血清/血浆	名义型	免疫固定	化学
14896-5	蛋白质模式	印象/检查结果的解释	时间点	尿液	名义型	免疫固定	化学
14897-3	蛋白质	质量浓度	时间点	血浆	定量型		化学
14898-1	普罗替林	摩尔浓度	时间点	血清/血浆	定量型		药物水平/毒理学
14899-9	奎尼丁	摩尔浓度	时间点	血清/血浆	定量型		药物水平/毒理学

LOINC代码	名称	属性	时间特征	系统	标尺类型	方法类型	分类
14900-5	雷尼替丁	任意浓度	时间点	胃液	等级型		药物水平/毒理学
14901-3	雷尼替丁	任意浓度	时间点	血清/血浆	等级型		药物水平/毒理学
1490-2	胃泌素^给予0.2U/kg分泌素前	质量浓度	时间点	血清/血浆	定量型		刺激耐受试验
14902-1	雷尼替丁	任意浓度	时间点	尿液	等级型		药物水平/毒理学
14903-9	叶酸	印象/检查结果的解释	时间点	全血	名义型		化学
14904-7	反应素 Ab	任意浓度	时间点	XXX	等级型	絮凝作用	微生物学
14905-4	维生素 A	摩尔浓度	时间点	血清/血浆	定量型		化学
14906-2	Rh	类型	时间点	脐带全血	名义型		血库
14907-0	Rh	类型	时间点	全血^血液制品单位	名义型		血库
14908-8	Rh	类型	时间点	全血^新生儿	名义型		血库
14909-6	水杨酸盐类药物	摩尔浓度	时间点	血清/血浆	定量型		药物水平/毒理学
1491-0	葡萄糖^口服100g葡萄糖后30分钟	质量浓度	时间点	尿液	定量型		刺激耐受试验
14910-4	5-羟色胺	摩尔浓度	时间点	血清	定量型		化学
14911-2	舍曲林	摩尔浓度	时间点	血清/血浆	定量型		药物水平/毒理学
14912-0	破碎细胞/100白细胞	数量或计数分数	时间点	全血	定量型	手工计数	血液学/细胞分类计数
14913-8	睾酮	摩尔浓度	时间点	血清/血浆	定量型		化学
14914-6	睾酮.游离型	摩尔浓度	时间点	血清/血浆	定量型		化学
14915-3	茶碱	摩尔浓度	时间点	血清/血浆	定量型		药物水平/毒理学
14916-1	硫氰酸	摩尔浓度	时间点	血清/血浆	定量型		药物水平/毒理学
14917-9	甲硫哒嗪	摩尔浓度	时间点	血清/血浆	定量型		药物水平/毒理学
14918-7	甲状腺球蛋白	摩尔浓度	时间点	血清/血浆	定量型		化学
14919-5	促甲状腺激素结合抑制性免疫球蛋白	任意浓度	时间点	血清	等级型		化学
14920-3	甲状腺素.游离型	摩尔浓度	时间点	血清/血浆	定量型		化学
14921-1	甲状腺素	摩尔浓度	时间点	血清/血浆	定量型		化学
14922-9	鼠弓形体 Ab. IgA+IGE	任意浓度	时间点	血清	定量型	酶免疫分析	微生物学
14923-7	鼠弓形体 Ab	任意浓度	时间点	XXX	定量型		微生物学
14924-5	输血反应	印象/检查结果的解释	时间点	血浆/红细胞	叙述型		血库
14925-2	曲唑酮	摩尔浓度	时间点	血清/血浆	定量型		药物水平/毒理学
14926-0	三唑仑	摩尔浓度	时间点	血清/血浆	定量型		药物水平/毒理学
14927-8	甘油三酯	摩尔浓度	时间点	血清/血浆	定量型		化学
1492-8	葡萄糖^静脉注射0.5g/kg葡萄糖后1.5小时	质量浓度	时间点	血清/血浆	定量型		刺激耐受试验
14928-6	碘塞罗宁.游离型	摩尔浓度	时间点	血清/血浆	定量型		化学
14929-4	碘塞罗宁.逆转的	摩尔浓度	时间点	血清/血浆	定量型		化学

LOINC 代码	名称	属性	时间特征	系统	标尺类型	方法类型	分类
14930-2	碘塞罗宁	摩尔浓度	时间点	血清/血浆	定量型		化学
14931-0	曲米帕明	摩尔浓度	时间点	血清/血浆	定量型		药物水平/毒理学
14932-8	尿酸	任意浓度	时间点	结石	等级型		化学
14933-6	尿酸	摩尔浓度	时间点	血清/血浆	定量型		化学
14934-4	尿酸	摩尔浓度	时间点	尿液	定量型		化学
14935-1	尿酸	摩尔速率	24 小时	尿液	定量型		化学
1493-6	葡萄糖^热量型禁食 12 小时后静脉注射胰岛素 0.05～0.15 U/kg 后 1.5 小时	质量浓度	时间点	血清/血浆	定量型		刺激耐受试验
14936-9	尿素氮	摩尔浓度	时间点	腹膜透析液	定量型		化学
14937-7	尿素氮	摩尔浓度	时间点	血清/血浆	定量型		化学
14938-5	尿素氮	摩尔浓度	时间点	尿液	定量型		化学
14939-3	尿素氮	摩尔速率	24 小时	尿液	定量型		化学
14940-1	尿卟啉 1 异构体	摩尔浓度	时间点	血清/血浆	定量型		化学
14941-9	尿卟啉 1 异构体	摩尔浓度	时间点	大便	定量型		化学
14942-7	尿卟啉 1 异构体	摩尔浓度	时间点	尿液	定量型		化学
14943-5	尿卟啉 3 异构体	摩尔浓度	时间点	血清/血浆	定量型		化学
1494-4	葡萄糖^口服 100 g 葡萄糖后 1.5 小时	质量浓度	时间点	血清/血浆	定量型		刺激耐受试验
14944-3	尿卟啉 3 异构体	摩尔浓度	时间点	大便	定量型		化学
14945-0	尿卟啉 3 异构体	摩尔浓度	时间点	尿液	定量型		化学
14946-8	丙戊酸盐	摩尔浓度	时间点	血清/血浆	定量型		药物水平/毒理学
14947-6	香草扁桃酸盐	摩尔速率	24 小时	尿液	定量型		化学
14948-4	香草扁桃酸盐/肌酐	摩尔浓度比率	时间点	尿液	定量型		化学
14949-2	加压素	摩尔浓度	时间点	血浆	定量型		化学
149-5	头孢氨苄	药物敏感度	时间点	分离物	定量或等级型	最小抑制浓度	抗生素敏感性
14950-0	粘度	粘度、粘稠度	时间点	关节液	等级型		标本特性
1495-1	葡萄糖^口服 100 g 葡萄糖后 1.5 小时	质量浓度	时间点	尿液	定量型		刺激耐受试验
14951-8	挥发性药物，阳性的	存在与否或身份标识	时间点	血清/血浆	名义型	筛查试验	药物水平/毒理学
14952-6	木糖^口服 25 g 木糖后 1 小时	摩尔浓度	时间点	全血	定量型		刺激耐受试验
14953-4	木糖^口服 25 g 木糖后 2 小时	摩尔浓度	时间点	全血	定量型		刺激耐受试验
14954-2	木糖^口服后	摩尔速率	5 小时	尿液	定量型		刺激耐受试验
14955-9	锌	摩尔浓度	时间点	血清/血浆	定量型		药物水平/毒理学
14956-7	白蛋白	质量速率	24 小时	尿液	定量型	检出限 = 20 mg/L	化学
14957-5	白蛋白	质量浓度	时间点	尿液	定量型	检出限 = 20 mg/L	化学
14958-3	白蛋白/肌酐	质量浓度比率	24 小时	尿液	定量型	检出限 = 20 mg/L	化学
14959-1	白蛋白/肌酐	质量浓度比率	时间点	尿液	定量型	检出限 = 20 mg/L	化学

LOINC 代码	名称	属性	时间特征	系统	标尺类型	方法类型	分类
14960-9	雌二醇.游离型/雌二醇.总计	质量分数	时间点	血清/血浆	定量型		化学
14961-7	异常血细胞.CD10/异常血细胞总数	数量或计数分数	时间点	全血	定量型		细胞标志物
14962-5	异常血细胞.CD13/异常血细胞总数	数量或计数分数	时间点	全血	定量型		细胞标志物
14963-3	异常血细胞.CD14/异常血细胞总数	数量或计数分数	时间点	全血	定量型		细胞标志物
14964-1	异常血细胞.CD19/异常血细胞总数	数量或计数分数	时间点	全血	定量型		细胞标志物
14965-8	异常血细胞.CD2/异常血细胞总数	数量或计数分数	时间点	全血	定量型		细胞标志物
14966-6	异常血细胞.CD20/异常血细胞总数	数量或计数分数	时间点	全血	定量型		细胞标志物
14967-4	异常血细胞.CD33/异常血细胞总数	数量或计数分数	时间点	全血	定量型		细胞标志物
14968-2	异常血细胞.CD5/异常血细胞总数	数量或计数分数	时间点	全血	定量型		细胞标志物
1496-9	葡萄糖^口服75g葡萄糖后1.5小时	质量浓度	时间点	血清/血浆	定量型		刺激耐受试验
14969-0	异常血细胞.CD7/异常血细胞总数	数量或计数分数	时间点	全血	定量型		细胞标志物
14970-8	雌酮.可生物利用性	质量浓度	时间点	血清/血浆	定量型		化学
14971-6	雌酮.可生物利用性/雌酮.总计	质量分数	时间点	血清/血浆	定量型		化学
14972-4	分枝杆菌 sp DNA	任意浓度	时间点	脑脊液	等级型	探针.扩增.靶向扩增	微生物学
14973-2	分枝杆菌 sp DNA	任意浓度	时间点	唾液	等级型	探针.扩增.靶向扩增	微生物学
14974-0	分枝杆菌 sp DNA	任意浓度	时间点	XXX	等级型	探针.扩增.靶向扩增	微生物学
14975-7	人抗鼠 Ab	质量浓度	时间点	血清	定量型		血清学
14976-5	卵磷脂/鞘磷脂	比率	时间点	羊水	定量型		化学
1497-7	葡萄糖^静脉注射胰岛素后1.5小时	质量浓度	时间点	血清/血浆	定量型		刺激耐受试验
14977-3	免疫球蛋白轻链.游离型	类型	时间点	尿液	名义型		化学
14978-1	环孢霉素	质量浓度	时间点	全血	定量型	酶免疫分析	药物水平/毒理学
14979-9	表面诱导的凝血	时间（如秒数）	时间点	贫血小板血浆	定量型	凝集反应	凝血功能检查
14980-7	A变体亚型	任意浓度	时间点	血清/血浆^血液制品单位	等级型		血库
14981-5	A变体亚型	任意浓度	时间点	血清/血浆^供者	等级型		血库
14982-3	A变体亚型	任意浓度	时间点	血清/血浆	等级型		血库
14983-1	I（int）亚型	任意浓度	时间点	红细胞^血液制品单位	等级型		血库
14984-9	I（int）亚型	任意浓度	时间点	红细胞^供者	等级型		血库

LOINC 代码	名称	属性	时间特征	系统	标尺类型	方法类型	分类
1498-5	葡萄糖^静脉注射 0.5 g/kg 葡萄糖后 10 分钟	质量浓度	时间点	血清/血浆	定量型		刺激耐受试验
14985-6	I (int) 亚型	任意浓度	时间点	红细胞	等级型		血库
14986-4	little i-1 亚型	任意浓度	时间点	红细胞^血液制品单位	等级型		血库
14987-2	little i-1 亚型	任意浓度	时间点	红细胞^供者	等级型		血库
14988-0	little i-1 亚型	任意浓度	时间点	红细胞	等级型		血库
14989-8	little i-2 亚型	任意浓度	时间点	红细胞^血液制品单位	等级型		血库
14990-6	little i-2 亚型	任意浓度	时间点	红细胞^供者	等级型		血库
14991-4	little i-2 亚型	任意浓度	时间点	红细胞	等级型		血库
14992-2	O 型	任意浓度	时间点	红细胞^血液制品单位	等级型		血库
1499-3	葡萄糖^静脉注射 0.5 g/kg 葡萄糖后 1 小时	质量浓度	时间点	血清/血浆	定量型		刺激耐受试验
14993-0	O 型	任意浓度	时间点	红细胞^供者	等级型		血库
14994-8	O 型	任意浓度	时间点	红细胞	等级型		血库
14995-5	葡萄糖^口服 75 g 葡萄糖后 2 小时	摩尔浓度	时间点	血清/血浆	定量型		刺激耐受试验
14996-3	葡萄糖^口服 75 g 葡萄糖前	摩尔浓度	时间点	血清/血浆	定量型		刺激耐受试验
14997-1	促甲状腺激素^静脉注射促甲状腺激素释放激素后 30 分钟	任意浓度	时间点	血清/血浆	定量型		刺激耐受试验
14998-9	促甲状腺激素^静脉注射促甲状腺激素释放激素后 1 小时	任意浓度	时间点	血清/血浆	定量型		刺激耐受试验
14999-7	促甲状腺激素^基线	任意浓度	时间点	血清/血浆	定量型		刺激耐受试验
15000-3	促甲状腺激素^静脉注射促甲状腺激素释放激素前	任意浓度	时间点	血清/血浆	定量型		刺激耐受试验
15001-1	木糖^口服 25 g 木糖后 1 小时	摩尔浓度	时间点	血清/血浆	定量型		刺激耐受试验
15002-9	木糖^口服 25 g 木糖后 2 小时	摩尔浓度	时间点	血清/血浆	定量型		刺激耐受试验
15003-7	11-羟基雄酮	摩尔速率	24 小时	尿液	定量型		化学
15004-5	11-羟基本胆烷醇酮	摩尔速率	24 小时	尿液	定量型		化学
15005-2	11-酮雄酮	摩尔速率	24 小时	尿液	定量型		化学
15006-0	11-酮本胆烷醇酮	摩尔速率	24 小时	尿液	定量型		化学
15007-8	2，3-二磷酸甘油酸酯	摩尔浓度	时间点	红细胞	定量型		化学
1500-8	葡萄糖^热量型禁食后 12 小时静脉注射 0.05～0.15 U/kg胰岛素后 1 小时	质量浓度	时间点	血清/血浆	定量型		刺激耐受试验
15008-6	3-α-雄甾醇葡萄糖醛酸化物	摩尔浓度	时间点	血清	定量型		化学
15009-4	5-羟基吲哚乙酸	摩尔浓度	时间点	尿液	定量型		化学
15010-2	醛固酮	摩尔浓度	时间点	尿液	定量型		化学
15011-0	醛固酮^仰卧位	摩尔浓度	时间点	血清/血浆	定量型		化学
15012-8	醛固酮^直立位	摩尔浓度	时间点	血清/血浆	定量型		化学
15013-6	碱性磷酸酶.骨骼/碱性磷酸酶.总计	催化分数	时间点	血清/血浆	定量型		化学

LOINC 代码	名称	属性	时间特征	系统	标尺类型	方法类型	分类
15014-4	碱性磷酸酶.小肠/碱性磷酸酶.总计	催化分数	时间点	血清/血浆	定量型		化学
15015-1	碱性磷酸酶.肝/碱性磷酸酶.总计	催化分数	时间点	血清/血浆	定量型		化学
1501-6	葡萄糖^口服 100 g 葡萄糖后 1 小时	质量浓度	时间点	血清/血浆	定量型		刺激耐受试验
15016-9	碱性磷酸酶.胎盘/碱性磷酸酶.总计	催化分数	时间点	血清/血浆	定量型		化学
15017-7	碱性磷酸酶.regan/碱性磷酸酶.总计	催化分数	时间点	血清/血浆	定量型		化学
15018-5	碱性磷酸酶.肾/碱性磷酸酶.总计	催化分数	时间点	血清/血浆	定量型		化学
15019-3	α-1-胎蛋白	摩尔浓度	时间点	羊水	定量型		化学
15020-1	淀粉酶.P1/淀粉酶.总计	催化分数	时间点	血清/血浆	定量型		化学
15021-9	淀粉酶.P2/淀粉酶.总计	催化分数	时间点	血清/血浆	定量型		化学
15022-7	淀粉酶.P3/淀粉酶.总计	催化分数	时间点	血清/血浆	定量型		化学
15023-5	淀粉酶.S1/淀粉酶.总计	催化分数	时间点	血清/血浆	定量型		化学
1502-4	葡萄糖^口服 100 g 葡萄糖后 1 小时	质量浓度	时间点	血清	定量型		刺激耐受试验
15024-3	淀粉酶.S2/淀粉酶.总计	催化分数	时间点	血清/血浆	定量型		化学
15025-0	淀粉酶.S3/淀粉酶.总计	催化分数	时间点	血清/血浆	定量型		化学
15026-8	二氢雄酮	摩尔浓度	时间点	血清/血浆	定量型		化学
15027-6	雄烯二酮	摩尔浓度	时间点	尿液	定量型		化学
15028-4	雄烯二酮	摩尔速率	24 小时	尿液	定量型		化学
15029-2	雄酮	摩尔浓度	时间点	血清/血浆	定量型		化学
150-3	头孢氨苄	药物敏感度	时间点	分离物	定量或等级型	琼脂扩散	抗生素敏感性
15030-0	雄酮	摩尔速率	24 小时	尿液	定量型		化学
15031-8	血管紧张素Ⅰ	摩尔浓度	时间点	血浆	定量型		化学
1503-2	葡萄糖^口服 100 g 葡萄糖后 1 小时	质量浓度	时间点	尿液	定量型		刺激耐受试验
15032-6	血管紧张素Ⅱ	摩尔浓度	时间点	血浆	定量型		化学
15033-4	维生素 C	摩尔速率	24 小时	尿液	定量型		化学
15034-2	溴化物	摩尔浓度	时间点	血清/血浆	定量型		药物水平/毒理学
15035-9	降钙素	摩尔浓度	时间点	血清/血浆	定量型		化学
15036-7	儿茶酚胺	摩尔速率	24 小时	尿液	定量型		化学
15037-5	糜蛋白酶	摩尔含量	时间点	大便	定量型		化学
15038-3	枸橼酸盐	摩尔浓度	时间点	血清/血浆	定量型		化学
15039-1	钴胺素	摩尔浓度	时间点	血清	定量型		化学
1504-0	葡萄糖^口服 50 g 葡萄糖后 1 小时	质量浓度	时间点	血清/血浆	定量型		刺激耐受试验
15040-9	粪卟啉	摩尔速率	24 小时	大便	定量型		化学
15041-7	粪卟啉	摩尔速率	24 小时	尿液	定量型		化学
15042-5	促肾上腺皮质激素	任意浓度	时间点	血清	定量型		化学
15043-3	皮质醇	摩尔浓度	时间点	尿液	定量型		化学
15044-1	皮质醇.游离型	摩尔浓度	时间点	血清/血浆	定量型		化学
15045-8	肌酸	摩尔浓度	时间点	血清/血浆	定量型		化学
15046-6	肌酸	摩尔浓度	时间点	尿液	定量型		化学

LOINC 代码	名称	属性	时间特征	系统	标尺类型	方法类型	分类
15047-4	肌酸	摩尔速率	24 小时	尿液	定量型		化学
15048-2	肌酸激酶. BB/肌酸激酶. 总计	催化分数	时间点	血清/血浆	定量型	电泳	化学
15049-0	肌酸激酶. MM/肌酸激酶. 总计	催化分数	时间点	血清/血浆	定量型	电泳	化学
15050-8	肌酐	摩尔浓度	时间点	羊水	定量型		化学
15051-6	肌酐	摩尔浓度	时间点	透析液	定量型		化学
15052-4	钴胺素. 未饱和的结合力	摩尔浓度	时间点	血清	定量型		化学
15053-2	脱氢表雄酮硫酸酯	摩尔速率	24 小时	尿液	定量型		化学
15054-0	脱氢表雄酮	摩尔浓度	时间点	血清/血浆	定量型		化学
15055-7	脱氧吡啶啉	摩尔速率	24 小时	尿液	定量型		化学
15056-5	脱氧吡啶啉	摩尔速率	24 小时	尿液	定量型		化学
1505-7	葡萄糖^口服 50 g 葡萄糖后 1 小时	质量浓度	时间点	尿液	定量型		刺激耐受试验
15057-3	雄诺龙	摩尔浓度	时间点	血清/血浆	定量型		化学
15058-1	多巴胺	摩尔浓度	时间点	尿液	定量型		化学
15059-9	多巴胺	摩尔速率	24 小时	尿液	定量型		化学
15060-7	烯醇化酶. 神经元特异性	质量浓度	时间点	血清/血浆	定量型		化学
15061-5	促红细胞生成素	任意浓度	时间点	血清/血浆	定量型		化学
15062-3	雌二醇. 未结合型	摩尔速率	24 小时	尿液	定量型		化学
15063-1	雌三醇. 结合型	摩尔浓度	时间点	血清/血浆	定量型		化学
15064-9	雌三醇. 未结合型	摩尔浓度	时间点	血清/血浆	定量型		化学
1506-5	葡萄糖^口服 50 g 乳糖后 1 小时	质量浓度	时间点	血清/血浆	定量型		刺激耐受试验
15065-6	本胆烷醇酮	摩尔速率	24 小时	尿液	定量型		化学
15066-4	脂肪酸. 游离型	摩尔浓度	时间点	血清/血浆	定量型		化学
15067-2	促卵泡素	任意浓度	时间点	血清/血浆	定量型		化学
15068-0	促卵泡素	任意速率	24 小时	尿液	定量型		化学
15069-8	果糖胺	摩尔浓度	时间点	血清/血浆	定量型		化学
15070-6	果糖	摩尔速率	24 小时	尿液	定量型		化学
15071-4	半乳糖	摩尔速率	24 小时	尿液	定量型		化学
15072-2	胃泌素	摩尔浓度	时间点	血清/血浆	定量型		化学
1507-3	葡萄糖^口服 75 g 葡萄糖后 1 小时	质量浓度	时间点	血清/血浆	定量型		刺激耐受试验
15073-0	胰高血糖素	摩尔浓度	时间点	血清/血浆	定量型		化学
15074-8	葡萄糖	摩尔浓度	时间点	全血	定量型		化学
15075-5	葡萄糖	摩尔浓度	时间点	透析液	定量型		化学
15076-3	葡萄糖	摩尔浓度	时间点	尿液	定量型		化学
15077-1	葡萄糖	摩尔速率	24 小时	尿液	定量型		化学
15078-9	乳酸	摩尔速率	24 小时	尿液	定量型		化学
15079-7	促黄体激素	任意浓度	时间点	尿液	定量型		化学
15080-5	促黄体激素	任意速率	24 小时	尿液	定量型		化学
1508-1	葡萄糖^口服 75 g 葡萄糖后 1 小时	质量浓度	时间点	血清	定量型		刺激耐受试验
15081-3	催乳激素	任意浓度	时间点	血清/血浆	定量型		化学
15082-1	高铁血红蛋白	质量浓度	时间点	全血	定量型		化学
15083-9	去甲间甲肾上腺素	摩尔速率	24 小时	尿液	定量型		化学
15084-7	骨钙素	摩尔浓度	时间点	血清/血浆	定量型		化学
15085-4	草酸盐	摩尔浓度	时间点	血清/血浆	定量型		化学

LOINC 代码	名称	属性	时间特征	系统	标尺类型	方法类型	分类
15086-2	草酸盐	摩尔浓度	时间点	尿液	定量型		化学
15087-0	甲状旁腺素相关蛋白	摩尔浓度	时间点	血清/血浆	定量型		化学
15088-8	甲状旁腺素.C-末端	摩尔浓度	时间点	血清/血浆	定量型		化学
15089-6	磷脂	摩尔浓度	时间点	血清/血浆	定量型		化学
15090-4	卟啉	摩尔速率	24 小时	大便	定量型		化学
15091-2	孕二醇	摩尔浓度	时间点	尿液	定量型		化学
15092-0	孕三醇	摩尔浓度	时间点	尿液	定量型		化学
15093-8	原卟啉.游离型	摩尔浓度	时间点	全血	定量型		化学
15094-6	睾酮	摩尔浓度	时间点	尿液	定量型		化学
15095-3	睾酮	摩尔速率	24 小时	尿液	定量型		化学
15096-1	尿卟啉	摩尔速率	24 小时	尿液	定量型		化学
15097-9	香草扁桃酸盐	摩尔浓度	时间点	尿液	定量型		化学
15098-7	阿米卡星^随机值	摩尔浓度	时间点	血清/血浆	定量型		药物水平/毒理学
1509-9	葡萄糖^口服 75 g 葡萄糖后 1 小时	质量浓度	时间点	尿液	定量型		刺激耐受试验
15099-5	胺碘酮	摩尔浓度	时间点	血清/血浆	定量型		药物水平/毒理学
15100-1	巴比妥类	摩尔浓度	时间点	血清/血浆	定量型		药物水平/毒理学
15101-9	氯霉素	摩尔浓度	时间点	血清/血浆	定量型		药物水平/毒理学
15102-7	可待因	摩尔浓度	时间点	血清/血浆	定量型		药物水平/毒理学
15103-5	环孢霉素	摩尔浓度	时间点	血清	定量型		药物水平/毒理学
15104-3	洋地黄毒苷	摩尔浓度	时间点	血清/血浆	定量型		药物水平/毒理学
15105-0	氟卡胺	摩尔浓度	时间点	血清/血浆	定量型		药物水平/毒理学
15106-8	庆大霉素^随机	摩尔浓度	时间点	血清/血浆	定量型		药物水平/毒理学
1510-7	葡萄糖^静脉注射胰岛素后 1 小时	质量浓度	时间点	血清/血浆	定量型		刺激耐受试验
15107-6	丙米嗪	摩尔浓度	时间点	血清/血浆	定量型		药物水平/毒理学
15108-4	美沙酮	摩尔浓度	时间点	血清/血浆	定量型		药物水平/毒理学
15109-2	咪达唑仑	摩尔浓度	时间点	血清/血浆	定量型		药物水平/毒理学
151-1	头孢氨苄	药物敏感度	时间点	分离物+血清	等级型	测序分型	抗生素敏感性
15110-0	吗啡	摩尔浓度	时间点	血清/血浆	定量型		药物水平/毒理学
15111-8	三环抗抑郁症类药物	摩尔浓度	时间点	血清/血浆	定量型		药物水平/毒理学
15112-6	磷酸酯酶.白细胞	任意浓度	时间点	白细胞	定量型		血液学/细胞分类计数
15113-4	铝	摩尔浓度	时间点	透析液	定量型		药物水平/毒理学

LOINC 代码	名称	属性	时间特征	系统	标尺类型	方法类型	分类
15114-2	砷	摩尔浓度	时间点	全血	定量型		药物水平/毒理学
1511-5	葡萄糖^依公斤体重静脉注射胰岛素后 1 小时	质量浓度	时间点	血浆	定量型		刺激耐受试验
15115-9	砷	摩尔浓度	时间点	尿液	定量型		药物水平/毒理学
15116-7	砷	摩尔浓度	时间点	尿液	定量型		药物水平/毒理学
15117-5	镉	摩尔浓度	时间点	全血	定量型		药物水平/毒理学
15118-3	铬	摩尔浓度	时间点	全血	定量型		药物水平/毒理学
15119-1	钴	摩尔浓度	时间点	全血	定量型		药物水平/毒理学
15120-9	乙醇	摩尔浓度	时间点	全血	定量型		药物水平/毒理学
15121-7	脂蛋白.α/脂蛋白.总计	质量分数	时间点	血清/血浆	定量型		化学
15122-5	脂蛋白.β/脂蛋白.总计	质量分数	时间点	血清/血浆	定量型		化学
1512-3	葡萄糖^静脉注射 0.5 g/kg 葡萄糖后 1 分钟	质量浓度	时间点	血清/血浆	定量型		刺激耐受试验
15123-3	脂蛋白. PRE-β/脂蛋白.总计	质量分数	时间点	血清/血浆	定量型		化学
15124-1	白蛋白/蛋白质.总计	质量分数	时间点	关节液	定量型	电泳	化学
15125-8	α1 球蛋白/蛋白质.总计	质量分数	时间点	关节液	定量型	电泳	化学
15126-6	α2 球蛋白/蛋白质.总计	质量分数	时间点	关节液	定量型	电泳	化学
15127-4	β 球蛋白/蛋白质.总计	质量分数	时间点	关节液	定量型	电泳	化学
15128-2	γ 球蛋白/蛋白质.总计	质量分数	时间点	关节液	定量型	电泳	化学
15129-0	纤维蛋白 D-二聚体	质量浓度	时间点	贫血小板血浆	定量型	酶免疫分析	凝血功能检查
15130-8	蛋氨酸+色氨酸	任意浓度	时间点	血清/血浆	等级型		化学
1513-1	葡萄糖^静脉注射 0.5 g/kg 葡萄糖后 20 分钟	质量浓度	时间点	血清/血浆	定量型		刺激耐受试验
15131-6	异亮氨酸+亮氨酸	任意浓度	时间点	血清/血浆	等级型		化学
15132-4	β 氨基异丁酸+脯氨酸	任意浓度	时间点	血清/血浆	等级型		化学
15133-2	鹅肌肽+肌肽+半胱氨酸+组氨酸+鸟氨酸	任意浓度	时间点	血清/血浆	等级型		化学
15134-0	谷氨酸+谷氨酰胺+苏氨酸	任意浓度	时间点	血清/血浆	等级型		化学
15135-7	天冬氨酸+瓜氨酸+甘氨酸+同型胱氨酸+羟基脯氨酸	任意浓度	时间点	血清/血浆	等级型		化学
15136-5	精氨酸+精氨基琥珀酸+赖氨酸+丝氨酸+牛磺酸	任意浓度	时间点	血清/血浆	等级型		化学
15137-3	丙氨酸+乙醇胺	任意浓度	时间点	血清/血浆	等级型		化学
15138-1	异亮氨酸+亮氨酸	任意浓度	时间点	尿液	等级型		化学
15139-9	鹅肌肽+肌肽+半胱氨酸+组氨酸+鸟氨酸	任意浓度	时间点	尿液	等级型		化学
15140-7	精氨酸+精氨基琥珀酸+赖氨酸+丝氨酸+牛磺酸	任意浓度	时间点	尿液	等级型		化学

LOINC 代码	名称	属性	时间特征	系统	标尺类型	方法类型	分类
15141-5	β氨基异丁酸＋脯氨酸	任意浓度	时间点	尿液	等级型		化学
15142-3	丙氨酸＋乙醇胺	任意浓度	时间点	尿液	等级型		化学
15143-1	天冬氨酸＋瓜氨酸＋甘氨酸＋同型胱氨酸＋羟基脯氨酸	任意浓度	时间点	尿液	等级型		化学
15144-9	谷氨酸＋谷氨酰胺＋苏氨酸	任意浓度	时间点	尿液	等级型		化学
15145-6	蛋氨酸＋色氨酸	任意浓度	时间点	尿液	等级型		化学
15146-4	丙酮	任意浓度	时间点	体液	定量型		药物水平/毒理学
15147-2	丙酮	任意速率	24 小时	尿液	等级型		药物水平/毒理学
15148-0	碱性磷酸酶	催化浓度	时间点	体液	定量型		化学
1514-9	葡萄糖^口服 100g 葡萄糖后 2 小时	质量浓度	时间点	血清/血浆	定量型		刺激耐受试验
15149-8	氨	摩尔浓度	时间点	体液	定量型		化学
15150-6	异形红细胞	任意浓度	时间点	全血	等级型	自动化计数	血液学/细胞分类计数
15151-4	烟曲霉菌 3 Ab	任意浓度	时间点	血清	等级型	免疫扩散	微生物学
15152-2	胆红素.葡萄糖醛酸化	质量浓度	时间点	血清/血浆	定量型		化学
15153-0	胆红素.非葡萄糖醛酸化	质量浓度	时间点	血清/血浆	定量型	差示光吸收	化学
15154-8	幼稚细胞	任意浓度	时间点	全血	等级型	自动化计数	血液学/细胞分类计数
15155-5	钙	质量浓度	时间点	体液	定量型		化学
1515-6	葡萄糖^口服 100g 葡萄糖后 2 小时	质量浓度	时间点	血清	定量型		刺激耐受试验
15156-3	癌 Ag125	任意浓度	时间点	体液	定量型	稀释	化学
15157-1	癌 Ag125	任意浓度	时间点	血清/血浆	定量型	稀释	化学
15158-9	氯化物	摩尔浓度	时间点	大便	定量型		化学
15159-7	凝血因子.外部途径	印象/检查结果的解释	时间点	贫血小板血浆	叙述型		凝血功能检查
15160-5	凝血因子.内因子	印象/检查结果的解释	时间点	贫血小板血浆	叙述型		凝血功能检查
15161-3	补体 C1 酯酶抑制剂.功能性	任意浓度	时间点	血清/血浆	等级型		血液学/细胞分类计数
15162-1	补体 C1q	质量浓度	时间点	体液	定量型		血液学/细胞分类计数
15163-9	补体 C2	质量浓度	时间点	体液	定量型		血液学/细胞分类计数
1516-4	葡萄糖^口服 100g 葡萄糖后 2 小时	质量浓度	时间点	尿液	定量型		刺激耐受试验
15164-7	补体 C3	质量浓度	时间点	关节液	定量型		血液学/细胞分类计数
15165-4	补体 C4	质量浓度	时间点	关节液	定量型		血液学/细胞分类计数
15166-2	补体 C5	质量浓度	时间点	体液	定量型		血液学/细胞分类计数
15167-0	补体 C6	质量浓度	时间点	体液	定量型		血液学/细胞分类计数

LOINC 代码	名称	属性	时间特征	系统	标尺类型	方法类型	分类
15168-8	总溶血补体 C50	任意浓度	时间点	体液	定量型	酶免疫分析	血液学/细胞分类计数
15169-6	总溶血补体 C50	任意浓度	时间点	血清/血浆	定量型	酶免疫分析	血液学/细胞分类计数
15170-4	总溶血补体 C50	任意浓度	时间点	关节液	定量型	酶免疫分析	血液学/细胞分类计数
15171-2	冷球蛋白. IgA	任意浓度	时间点	血清	定量型		血清学
1517-2	葡萄糖^口服 50 g 乳糖后 2 小时	质量浓度	时间点	血清/血浆	定量型		刺激耐受试验
15172-0	冷球蛋白. IgG	任意浓度	时间点	血清	定量型		血清学
15173-8	冷球蛋白. IgM	任意浓度	时间点	血清	定量型		血清学
15174-6	冷球蛋白/血清. 总计	容积分数	时间点	血清	定量型	旋转离心韦斯特格伦管	化学
15175-3	冷沉蛋白	印象/检查结果的解释	时间点	血清/血浆	名义型	电泳. 琼脂糖凝胶	化学
15176-1	冷沉蛋白 已鉴定的	存在与否或身份标识	时间点	血清/血浆	名义型		化学
15177-9	双链 DNA Ab	任意浓度	时间点	体液	定量型		血清学
15178-7	补体因子 B	质量浓度	时间点	体液	定量型		血液学/细胞分类计数
15179-5	纤维蛋白 D-二聚体	任意浓度	时间点	贫血小板血浆	等级型		凝血功能检查
1518-0	葡萄糖^口服 75 g 葡萄糖后 2 小时	质量浓度	时间点	血清/血浆	定量型		刺激耐受试验
15180-3	血红蛋白过少	任意浓度	时间点	全血	等级型	自动化计数	血液学/细胞分类计数
15181-1	IgA	质量浓度	时间点	体液	定量型		化学
15182-9	IgA	任意浓度	时间点	血清	等级型	免疫电泳	化学
15183-7	IgG	质量浓度	时间点	体液	定量型		化学
15184-5	IgG	任意浓度	时间点	血清	等级型	免疫电泳	化学
15185-2	IgM	质量浓度	时间点	体液	定量型		化学
15186-0	IgM	任意浓度	时间点	血清	等级型	免疫电泳	化学
15187-8	免疫球蛋白轻链. λ	质量浓度	24 小时	尿液	定量型		化学
15188-6	免疫球蛋白轻链. κ	质量浓度	24 小时	尿液	定量型		化学
15189-4	免疫球蛋白轻链. κ/免疫球蛋白轻链. λ	质量浓度比率	时间点	血清	定量型		化学
15190-2	其他白细胞	存在与否或身份标识	时间点	全血	名义型	自动化计数	血液学/细胞分类计数
15191-0	狼疮抗凝剂中和作用. 稀释磷脂	任意浓度	时间点	贫血小板血浆	等级型		凝血功能检查
15192-8	淋巴细胞. 异型	任意浓度	时间点	全血	等级型	自动化计数	血液学/细胞分类计数
15193-6	细胞. CD3-CD16＋	数量或计数浓度（计数/容积）	时间点	全血	定量型		细胞标志物
15194-4	细胞. CD3-CD16＋/100 细胞	数量或计数分数	时间点	全血	定量型		细胞标志物
15195-1	细胞. CD3-CD19＋	数量或计数浓度（计数/容积）	时间点	全血	定量型		细胞标志物
15196-9	细胞. CD3-CD19＋/100 细胞	数量或计数分数	时间点	全血	定量型		细胞标志物
15197-7	淋巴细胞. 龟裂型/100 白细胞	数量或计数分数	时间点	全血	定量型	手工计数	血液学/细胞分类计数
1519-8	葡萄糖^口服 75 g 葡萄糖后 2 小时	质量浓度	时间点	血清	定量型		刺激耐受试验

LOINC 代码	名称	属性	时间特征	系统	标尺类型	方法类型	分类
15198-5	大红细胞	任意浓度	时间点	全血	等级型	自动化计数	血液学/细胞分类计数
15199-3	小红细胞	任意浓度	时间点	全血	等级型	自动化计数	血液学/细胞分类计数
15200-9	重量克分子渗透压浓度	同渗重摩、渗透度、溶质度	时间点	体液	定量型		化学
15201-7	血小板.大型碎片	数量或计数浓度（计数/容积）	时间点	全血	定量型	手工计数	血液学/细胞分类计数
15202-5	钾	摩尔浓度	时间点	大便	定量型		化学
15203-3	类风湿因子	任意浓度	时间点	体液	定量型	比浊法	血清学
15204-1	类风湿因子	稀释系数、稀释倍数（滴度）	时间点	血清	定量型	比浊法	血清学
15205-8	类风湿因子	任意浓度	时间点	血清	定量型	比浊法	血清学
1520-6	葡萄糖^口服 75 g 葡萄糖后 2 小时	质量浓度	时间点	尿液	定量型		刺激耐受试验
15206-6	类风湿因子	任意浓度	时间点	关节液	定量型	比浊法	血清学
15207-4	钠	摩尔浓度	时间点	大便	定量型		化学
15208-2	牛磺酸	任意浓度	时间点	鼻	等级型		化学
15209-0	绿色糖单孢菌 Ab	任意浓度	时间点	血清	等级型	免疫扩散	微生物学
15210-8	甲状腺球蛋白 Ab	任意浓度	时间点	血清	等级型		血清学
15211-6	甲状腺活组织检查	印象/检查结果的解释	时间点	XXX	叙述型		病理学
15212-4	三酰基甘油酯酶	催化浓度	时间点	体液	定量型		化学
15213-2	（猫毛屑＋狗毛屑＋豚鼠上皮＋小鼠＋大鼠）Ab. IgE	任意浓度	时间点	血清	等级型	多盘	变态反应
1521-4	葡萄糖^餐后 2 小时	质量浓度	时间点	血清/血浆	定量型		刺激耐受试验
15214-0	（豚鼠上皮＋仓鼠上皮＋小鼠＋兔上皮＋大鼠）Ab. IgE	任意浓度	时间点	血清	等级型	多盘	变态反应
15215-7	（鸡羽毛＋鸭羽毛＋鹅羽毛＋火鸡羽毛）Ab. IgE	任意浓度	时间点	血清	等级型	多盘	变态反应
15216-5	（虎皮鹦鹉羽毛＋金丝雀羽毛＋雀类羽毛＋长尾鹦鹉羽毛＋鹦鹉羽毛）Ab. IgE	任意浓度	时间点	血清	等级型	多盘	变态反应
15217-3	（落花生＋巴西坚果＋椰子＋灰黄榛＋甜杏）Ab. IgE	任意浓度	时间点	血清	等级型	多盘	变态反应
15218-1	（大西洋真鳕＋紫贻贝＋北极甜虾＋大西洋鲑＋长鳍金枪鱼）Ab. IgE	任意浓度	时间点	血清	等级型	多盘	变态反应
15219-9	（荞麦＋玉米＋燕麦＋芝麻种子＋小麦）Ab. IgE	任意浓度	时间点	血清	等级型	多盘	变态反应
15220-7	（落花生＋牛奶＋卵白＋大豆＋小麦）Ab. IgE	任意浓度	时间点	血清	等级型	多盘	变态反应
15221-5	（荞麦＋大豆＋水稻＋芝麻＋小麦）Ab. IgE	任意浓度	时间点	血清	等级型	多盘	变态反应
1522-2	葡萄糖^静脉注射 0.5 g/kg 葡萄糖后 30 分钟	质量浓度	时间点	血清/血浆	定量型		刺激耐受试验
15222-3	（黄道蟹＋荞麦＋北极甜虾＋芝麻＋玉米）Ab. IgE	任意浓度	时间点	血清	等级型	多盘	变态反应

LOINC 代码	名称	属性	时间特征	系统	标尺类型	方法类型	分类
15223-1	(龙艾＋欧当归＋马约兰）Ab. IgE	任意浓度	时间点	血清	等级型	多盘	变态反应
15224-9	(藏红茴香＋小豆蔻＋肉豆蔻＋丁香）Ab. IgE	任意浓度	时间点	血清	等级型	多盘	变态反应
15225-6	(茴香普通种子＋紫叶罗勒＋茴芹＋姜）Ab. IgE	任意浓度	时间点	血清	等级型	多盘	变态反应
15226-4	(牛肉＋鸡肉＋猪肉＋鲽鱼）Ab. IgE	任意浓度	时间点	血清	等级型	多盘	变态反应
15227-2	(大西洋鲱鱼＋大西洋真鳕＋鲽鱼＋鲭鱼）Ab. IgE	任意浓度	时间点	血清	等级型	多盘	变态反应
15228-0	(香黄花茅＋绒毛草＋黑麦草＋PHR AgMITES普通＋黑麦）Ab. IgE	任意浓度	时间点	血清	等级型	多盘	变态反应
15229-8	(香黄花茅＋黑麦草＋梯牧草＋黑麦＋绒毛草）Ab. IgE	任意浓度	时间点	血清	等级型	多盘	变态反应
1523-0	葡萄糖^热量型禁食12小时后静脉注射 0.05～0.15U/kg胰岛素后30分钟	质量浓度	时间点	血清/血浆	定量型		刺激耐受试验
15230-6	(无芒雀麦＋狗牙根＋绒毛草＋巴伊亚草＋梯牧草）Ab. IgE	任意浓度	时间点	血清	等级型	多盘	变态反应
15231-4	(德国小蜚蠊蟑螂＋粉尘螨＋屋尘螨＋室内灰尘GREER）Ab. IgE	任意浓度	时间点	血清	等级型	多盘	变态反应
15232-2	(猪草＋藏北艾＋日本柳杉＋鸭茅＋梯牧草）Ab. IgE	任意浓度	时间点	血清	等级型	多盘	变态反应
15233-0	(链格孢＋烟曲霉菌＋白色念珠菌＋草本支孢霉＋点青霉菌）Ab. IgE	任意浓度	时间点	血清	等级型	多盘	变态反应
15234-8	(链格孢＋烟曲霉菌＋白色念珠菌＋草本支孢霉＋长蠕孢菌 HALODES＋点青霉菌）Ab. IgE	任意浓度	时间点	血清	等级型	多盘	变态反应
15235-5	(鸡羽毛＋奶牛毛屑＋鹅羽毛＋马毛屑）Ab. IgE	任意浓度	时间点	血清	等级型	多盘	变态反应
15236-3	(粗脚粉螨＋害鳞嗜螨＋肠胃蝇＋谷象）Ab. IgE	任意浓度	时间点	血清	等级型	多盘	变态反应
15237-1	(链格孢＋烟曲霉菌＋黑麦花粉＋小麦花粉）Ab. IgE	任意浓度	时间点	血清	等级型	多盘	变态反应
15238-9	(淀粉酶＋大豆＋谷象＋小麦花）Ab. IgE	任意浓度	时间点	血清	等级型	多盘	变态反应
15239-7	(异氰酸盐 HDI＋异氰酸盐 MDI＋异氰酸盐TDI＋邻苯二甲酸酐）Ab. IgE	任意浓度	时间点	血清	等级型	多盘	变态反应

LOINC 代码	名称	属性	时间特征	系统	标尺类型	方法类型	分类
15240-5	(氯胺 T＋乙撑氧＋甲醛＋邻苯二甲酸酐) Ab. IgE	任意浓度	时间点	血清	等级型	多盘	变态反应
15241-3	(牛肉＋鸡肉＋卵黄＋猪肉＋火鸡肉) Ab. IgE	任意浓度	时间点	血清	等级型	多盘	变态反应
15242-1	(青花菜＋胡萝卜＋肾豆＋豌豆＋玉米) Ab. IgE	任意浓度	时间点	血清	等级型	多盘	变态反应
15243-9	(圆生蘑菇＋西葫芦＋水稻＋黑麦＋马铃薯) Ab. IgE	任意浓度	时间点	血清	等级型	多盘	变态反应
15244-7	(胡萝卜＋肾豆＋豌豆＋马铃薯) Ab. IgE	任意浓度	时间点	血清	等级型	多盘	变态反应
15245-4	(结球甘蓝＋辣椒＋番茄＋菠菜) Ab. IgE	任意浓度	时间点	血清	等级型	多盘	变态反应
15246-2	(甜橙＋欧洲苹果＋芭蕉属＋桃) Ab. IgE	任意浓度	时间点	血清	等级型	多盘	变态反应
15247-0	(波萝＋柠檬＋草莓＋鳄梨) Ab. IgE	任意浓度	时间点	血清	等级型	多盘	变态反应
1524-8	葡萄糖^静脉注射 0.1 U/kg 胰岛素后 30 分钟	质量浓度	时间点	血清/血浆	定量型		刺激耐受试验
15248-8	(落花生＋大豆＋豌豆) Ab. IgE	任意浓度	时间点	血清	等级型	多盘	变态反应
15249-6	(黄瓜＋胡萝卜＋马铃薯＋菠菜) Ab. IgE	任意浓度	时间点	血清	等级型	多盘	变态反应
15250-4	(大麦＋水稻＋黑麦＋小麦) Ab. IgE	任意浓度	时间点	血清	等级型	多盘	变态反应
15251-2	(猕猴桃＋菠萝＋南瓜＋芭蕉属＋桃) Ab. IgE	任意浓度	时间点	血清	等级型	多盘	变态反应
15252-0	(腰果＋美国山核桃＋胡桃属＋开心果) Ab. IgE	任意浓度	时间点	血清	等级型	多盘	变态反应
15253-8	(洋葱＋大蒜＋旱芹＋番茄＋酵母) Ab. IgE	任意浓度	时间点	血清	等级型	多盘	变态反应
15254-6	(巴西坚果＋甜橙＋灰黄榛＋欧洲苹果＋可可树) Ab. IgE	任意浓度	时间点	血清	等级型	多盘	变态反应
1525-5	葡萄糖^口服 100 g 葡萄糖后 30 分钟	质量浓度	时间点	血清/血浆	定量型		刺激耐受试验
15255-3	(猕猴桃＋南瓜＋芭蕉属＋甜杏＋酿酒葡萄) Ab. IgE	任意浓度	时间点	血清	等级型	多盘	变态反应
15256-1	(梯牧草＋藏北艾＋矛尖状车前草＋犹大墙草＋疣皮桦) Ab. IgE	任意浓度	时间点	血清	等级型	多盘	变态反应
15257-9	(链格孢＋猫毛屑＋粉尘螨＋狗毛屑＋马毛屑) Ab. IgE	任意浓度	时间点	血清	等级型	多盘	变态反应
15258-7	(猪草＋白藜＋狗牙根＋黑麦草＋巴伊亚草) Ab. IgE	任意浓度	时间点	血清	等级型	多盘	变态反应

LOINC 代码	名称	属性	时间特征	系统	标尺类型	方法类型	分类
15259-5	(狗牙根+黑麦草+无芒雀麦+猪草+藏北艾+矛尖状车前草) Ab. IgE	任意浓度	时间点	血清	等级型	多盘	变态反应
15260-3	(灰桤木+疣皮桦+欧洲榛子+美国白蜡) Ab. IgE	任意浓度	时间点	血清	等级型	多盘	变态反应
15261-1	(猪草+多年生豚草+三裂叶豚草) Ab. IgE	任意浓度	时间点	血清	等级型	多盘	变态反应
15262-9	(岑叶槭+疣皮桦+白栎+美国榆+加利福尼亚胡桃) Ab. IgE	任意浓度	时间点	血清	等级型	多盘	变态反应
1526-3	葡萄糖^口服 50 g 乳糖后 30 分钟	质量浓度	时间点	血清/血浆	定量型		刺激耐受试验
15263-7	(棉白杨+榆+槭+橡+山核桃树) Ab. IgE	任意浓度	时间点	血清	等级型	多盘	变态反应
15264-5	(桧属 S AbINOIDES+白栎+美国榆+三角叶杨+牧豆树) Ab. IgE	任意浓度	时间点	血清	等级型	多盘	变态反应
15265-2	(一球悬铃木+三角叶杨+白栎+曲柳+美国榆) Ab. IgE	任意浓度	时间点	血清	等级型	多盘	变态反应
15266-0	(灰桤木+灰黄榛+美国榆+曲柳+三角叶杨) Ab. IgE	任意浓度	时间点	血清	等级型	多盘	变态反应
15267-8	(岑叶槭+疣皮桦+F AgUSGRANDIFOLIA+白栎+加利福尼亚胡桃) Ab. IgE	任意浓度	时间点	血清	等级型	多盘	变态反应
15268-6	(齐墩果欧洲+曲柳+松属五须松+桉树属+长叶相思+白千层) Ab. IgE	任意浓度	时间点	血清	等级型	多盘	变态反应
15269-4	(灰桤木+疣皮桦+灰黄榛+白栎+曲柳) Ab. IgE	任意浓度	时间点	血清	等级型	多盘	变态反应
15270-2	(岑叶槭+疣皮桦+灰黄榛+白栎+枫叶法国梧桐) Ab. IgE	任意浓度	时间点	血清	等级型	多盘	变态反应
1527-1	葡萄糖^口服 75 g 葡萄糖后 30 分钟	质量浓度	时间点	血清/血浆	定量型		刺激耐受试验
15271-0	(猪草+藏北艾+白藜+矛尖状车前草+钾猪毛菜) Ab. IgE	任意浓度	时间点	血清	等级型	多盘	变态反应
15272-8	(多年生豚草+藏北艾+大滨藜+白藜+矛尖状车前草) Ab. IgE	任意浓度	时间点	血清	等级型	多盘	变态反应
15273-6	(藏北艾+白藜+矛尖状车前草+毛果一枝黄花+大荨麻) Ab. IgE	任意浓度	时间点	血清	等级型	多盘	变态反应
15274-4	(猪草+藏北艾+白菊花+蒲公英+毛果一枝黄花) Ab. IgE	任意浓度	时间点	血清	等级型	多盘	变态反应

LOINC 代码	名称	属性	时间特征	系统	标尺类型	方法类型	分类
15275-1	(矛尖状车前草＋白藜＋钾猪毛菜＋小酸模) Ab. IgE	任意浓度	时间点	血清	等级型	多盘	变态反应
15276-9	(白菊花＋蒲公英＋矛尖状车前草＋白藜＋毛果一枝黄花) Ab. IgE	任意浓度	时间点	血清	等级型	多盘	变态反应
15277-7	火鸡羽毛 Ab. IgE	任意浓度	时间点	血清	定量型		变态反应
15278-5	欧当归 Ab. IgE	任意浓度	时间点	血清	定量型		变态反应
15279-3	小豆蔻 Ab. IgE	任意浓度	时间点	血清	定量型		变态反应
15280-1	肉豆寇 Ab. IgE	任意浓度	时间点	血清	定量型		变态反应
15281-9	肠胃蝇 Ab. IgE	任意浓度	时间点	血清	定量型		变态反应
15282-7	黑麦花粉 Ab. IgE	任意浓度	时间点	血清	定量型		变态反应
15283-5	疣皮桦 Ab. IgE	任意浓度	时间点	血清	定量型		变态反应
15284-3	灰桤木 Ab. IgE	任意浓度	时间点	血清	定量型		变态反应
15285-0	枫叶法国梧桐 Ab. IgE	任意浓度	时间点	血清	定量型		变态反应
15286-8	高度	长度	时间点	肾脏. 左侧	定量型	超声. 测量的	泌尿学. 超声
15287-6	宽度	长度	时间点	肾脏. 左侧	定量型	超声. 测量的	泌尿学. 超声
15288-4	长度	长度	时间点	肾脏. 左侧	定量型	超声. 测量的	泌尿学. 超声
1528-9	葡萄糖^静脉注射胰岛素后 30 分钟	质量浓度	时间点	血清/血浆	定量型		刺激耐受试验
15289-2	高度	长度	时间点	肾脏. 右侧	定量型	超声. 测量的	泌尿学. 超声
152-9	头孢来星	药物敏感度	时间点	分离物	定量型	最小致死浓度	抗生素敏感性
15290-0	宽度	长度	时间点	肾脏. 右侧	定量型	超声. 测量的	泌尿学. 超声
15291-8	长度	长度	时间点	肾脏. 右侧	定量型	超声. 测量的	泌尿学. 超声
15292-6	高度	长度	时间点	睾丸. 左侧	定量型	超声. 测量的	泌尿学. 超声
15293-4	宽度	长度	时间点	睾丸. 左侧	定量型	超声. 测量的	泌尿学. 超声
15294-2	长度	长度	时间点	睾丸. 左侧	定量型	超声. 测量的	泌尿学. 超声
15295-9	高度	长度	时间点	睾丸. 右侧	定量型	超声. 测量的	泌尿学. 超声
15296-7	宽度	长度	时间点	睾丸. 右侧	定量型	超声. 测量的	泌尿学. 超声
1529-7	葡萄糖^依公斤体重静脉注射胰岛素后 30 分钟	质量浓度	时间点	血浆	定量型		刺激耐受试验
15297-5	长度	长度	时间点	睾丸. 右侧	定量型	超声. 测量的	泌尿学. 超声
15298-3	高度	长度	时间点	膀胱	定量型	超声. 测量的	泌尿学. 超声
15299-1	宽度	长度	时间点	膀胱	定量型	超声. 测量的	泌尿学. 超声
15300-7	长度	长度	时间点	膀胱	定量型	超声. 测量的	泌尿学. 超声
15301-5	高度	长度	时间点	前列腺	定量型	超声. 测量的	泌尿学. 超声
15302-3	宽度	长度	时间点	前列腺	定量型	超声. 测量的	泌尿学. 超声
15303-1	长度	长度	时间点	前列腺	定量型	超声. 测量的	泌尿学. 超声
15304-9	体积	容积、体积	时间点	肾脏. 左侧	定量型	超声. 导出的. HWL	泌尿学. 超声
1530-5	葡萄糖^口服 100 g 葡萄糖后 3 小时	质量浓度	时间点	血清/血浆	定量型		刺激耐受试验
15305-6	体积	容积、体积	时间点	肾脏. 右侧	定量型	超声. 导出的. HWL	泌尿学. 超声
15306-4	体积	容积、体积	时间点	睾丸. 左侧	定量型	超声. 导出的. HWL	泌尿学. 超声

LOINC 代码	名称	属性	时间特征	系统	标尺类型	方法类型	分类
15307-2	体积	容积、体积	时间点	睾丸. 右侧	定量型	超声. 导出的. HWL	泌尿学. 超声
15308-0	体积	容积、体积	时间点	前列腺	定量型	超声. 导出的. HWL	泌尿学. 超声
15309-8	体积	容积、体积	时间点	膀胱	定量型	超声. 导出的. HWL	泌尿学. 超声
15310-6	体积	容积、体积	时间点	肾脏. 左侧	定量型	超声. 导出的. ROT	泌尿学. 超声
15311-4	体积	容积、体积	时间点	肾脏. 右侧	定量型	超声. 导出的. ROT	泌尿学. 超声
15312-2	体积	容积、体积	时间点	睾丸. 左侧	定量型	超声. 导出的. ROT	泌尿学. 超声
1531-3	葡萄糖^口服 100g 葡萄糖后 3 小时	质量浓度	时间点	血清	定量型		刺激耐受试验
15313-0	体积	容积、体积	时间点	睾丸. 右侧	定量型	超声. 导出的. ROT	泌尿学. 超声
15314-8	体积	容积、体积	时间点	前列腺	定量型	超声. 导出的. ROT	泌尿学. 超声
15315-5	体积	容积、体积	时间点	前列腺	定量型	超声. 导出的. PLN	泌尿学. 超声
15316-3	步长	长度	时间点	体积. 面积法	定量型	报告的	泌尿学. 超声
15317-1	体积	容积、体积	时间点	肾脏. 左侧	定量型	超声. 导出的. AUT	泌尿学. 超声
15318-9	体积	容积、体积	时间点	肾脏. 右侧	定量型	超声. 导出的. AUT	泌尿学. 超声
15319-7	体积	容积、体积	时间点	睾丸. 左侧	定量型	超声. 导出的. AUT	泌尿学. 超声
15320-5	体积	容积、体积	时间点	睾丸. 右侧	定量型	超声. 导出的. AUT	泌尿学. 超声
1532-1	葡萄糖^口服 100g 葡萄糖后 3 小时	质量浓度	时间点	尿液	定量型		刺激耐受试验
15321-3	体积	容积、体积	时间点	膀胱	定量型	超声. 导出的. EMP	泌尿学. 超声
15323-9	前列腺特异性 Ag/前列腺体积	比率	时间点	血清＋前列腺	定量型	计算的. 采用 HWL 体积	泌尿学. 超声
15324-7	前列腺特异性 Ag/前列腺体积	比率	时间点	血清＋前列腺	定量型	计算的. 采用 PLN 体积	泌尿学. 超声
15325-4	前列腺特异性 Ag/前列腺体积	比率	时间点	血清＋前列腺	定量型	计算的	泌尿学. 超声
15326-2	体积	容积、体积	时间点	前列腺. 腺瘤	定量型	超声. 导出的. HWL	泌尿学. 超声
15327-0	体积	容积、体积	时间点	前列腺. 腺瘤	定量型	超声. 导出的. 面积法	泌尿学. 超声
15328-8	血流量. 收缩期. 最大值^、基线	速度速率	时间点	阴茎海绵体动脉	定量型	超声. 多普勒	泌尿学. 超声
15329-6	血流量. 收缩期. 最大值^给予某刺激后	速度速率	时间点	阴茎海绵体动脉	定量型	超声. 多普勒	泌尿学. 超声

LOINC 代码	名称	属性	时间特征	系统	标尺类型	方法类型	分类
15330-4	血流量.舒张期.末期^基线	速度速率	时间点	阴茎海绵体动脉	定量型	超声.多普勒	泌尿学.超声
15331-2	血流量.舒张期.末期^给予某刺激后	速度速率	时间点	阴茎海绵体动脉	定量型	超声.多普勒	泌尿学.超声
15332-0	阻力.指数^基线	速度比率	时间点	阴茎海绵体动脉	定量型	超声.计算的	泌尿学.超声
15333-8	阻力.指数^给予某刺激后	速度比率	时间点	阴茎海绵体动脉	定量型	超声.计算的	泌尿学.超声
15334-6	刺激	类型	时间点	病人	名义型		泌尿学.超声
15335-3	搏动.指数	速度比率	时间点	阴茎海绵体动脉	定量型	超声.计算的	泌尿学.超声
15336-1	某抗生素	药物敏感度	时间点	分离物＋血清	等级型	测序分型	抗生素敏感性
15337-9	某抗生素^峰值	药物敏感度	时间点	分离物＋血清	等级型	测序分型	抗生素敏感性
15338-7	某抗生素^谷值	药物敏感度	时间点	分离物＋血清	等级型	测序分型	抗生素敏感性
1533-9	葡萄糖^口服 75 g 葡萄糖后 3 小时	质量浓度	时间点	血清/血浆	定量型		刺激耐受试验
15339-5	皮蠹 Ab. IgE	任意浓度	时间点	血清	定量型		变态反应
15340-3	意大利雪松 Ab. IgE	任意浓度	时间点	血清	定量型		变态反应
15341-1	媚蚋 Ab. IgE	任意浓度	时间点	血清	定量型		变态反应
15342-9	黄边胡蜂 Ab. IgE	任意浓度	时间点	血清	定量型		变态反应
15343-7	抗体筛查	稀释系数、稀释倍数（滴度）	时间点	血清/血浆	定量型		血库
15344-5	little i Ab	稀释系数、稀释倍数（滴度）	时间点	血清/血浆	定量型		血库
15345-2	醛固酮^给予某刺激后 1 小时	质量浓度	时间点	血清/血浆	定量型		刺激耐受试验
15346-0	醛固酮^给予某刺激后 30 分钟	质量浓度	时间点	血清/血浆	定量型		刺激耐受试验
1534-7	葡萄糖^静脉注射 0.5 g/kg 葡萄糖后 3 分钟	质量浓度	时间点	血清/血浆	定量型		刺激耐受试验
15347-8	生长激素^给予某刺激后 30 分钟	质量浓度	时间点	血清/血浆	定量型		刺激耐受试验
15348-6	碱性磷酸酶.肝 1/碱性磷酸酶.总计	催化分数	时间点	血清/血浆	定量型		化学
15349-4	碱性磷酸酶.肝 2/碱性磷酸酶.总计	催化分数	时间点	血清/血浆	定量型		化学
15350-2	淀粉酶	催化速率	2 小时	尿液	定量型		化学
15351-0	载脂蛋白 E-Ⅱ	任意浓度	时间点	全血	等级型		化学
15352-8	载脂蛋白 E-Ⅲ	任意浓度	时间点	全血	等级型		化学
15353-6	载脂蛋白 E-Ⅳ	任意浓度	时间点	全血	等级型		化学
1535-4	葡萄糖^静脉注射 0.5 g/kg 葡萄糖后 40 分钟	质量浓度	时间点	血清/血浆	定量型		刺激耐受试验
15354-4	铃蟾肽 Ag	任意浓度	时间点	组织	等级型	免疫染色	病理学
15355-1	雌酮硫酸酯	质量浓度	时间点	血清/血浆	定量型		化学
15356-9	球蛋白	质量速率	24 小时	尿液	定量型		化学
15357-7	铁	质量含量	时间点	组织	定量型		化学
15358-5	大分子淀粉酶	任意浓度	时间点	血清/血浆	等级型		化学
15359-3	稀释锁链蛇蛇毒诱导的凝血检测值/正常值	相对时间	时间点	贫血小板血浆	定量型	凝集反应	凝血功能检查

LOINC 代码	名称	属性	时间特征	系统	标尺类型	方法类型	分类
15360-1	稀释锁链蛇蛇毒诱导的凝血检测值/正常值	任意浓度	时间点	贫血小板血浆	等级型	凝集反应	凝血功能检查
15361-9	表面诱导的凝血. 因子替换^按 1：4 加入正常血浆后立即	时间（如秒数）	时间点	贫血小板血浆	定量型	凝集反应	凝血功能检查
1536-2	葡萄糖^静脉注射胰岛素后 45 分钟	质量浓度	时间点	血清/血浆	定量型		刺激耐受试验
15362-7	表面诱导的凝血. 抑制剂敏感性	时间（如秒数）	时间点	贫血小板血浆	定量型	凝集反应	凝血功能检查
15363-5	白消安	质量浓度	时间点	血清/血浆	定量型		药物水平/毒理学
15364-3	可待因	质量浓度	时间点	胎粪	定量型		药物水平/毒理学
15365-0	可待因	质量浓度	时间点	胎粪	等级型		药物水平/毒理学
15366-8	右旋苯丙胺	质量浓度	时间点	尿液	定量型		药物水平/毒理学
15367-6	更昔洛韦	质量浓度	时间点	血清/血浆	定量型		药物水平/毒理学
15368-4	降血糖药物. 磺酰脲	存在与否或身份标识	时间点	血清/血浆	名义型		药物水平/毒理学
15369-2	锂. 唾液/锂. 血清	相对比率	时间点	血清＋唾液	定量型		药物水平/毒理学
153-7	头孢来星	药物敏感度	时间点	分离物	定量或等级型	最小抑制浓度	抗生素敏感性
1537-0	葡萄糖^口服 100 g 葡萄糖后 4 小时	质量浓度	时间点	血清/血浆	定量型		刺激耐受试验
15370-0	吗啡	质量浓度	时间点	胎粪	定量型		药物水平/毒理学
15371-8	吗啡	质量浓度	时间点	胎粪	等级型		药物水平/毒理学
15372-6	去甲安定	质量浓度	时间点	尿液	定量型		药物水平/毒理学
15373-4	苯托沙敏	质量浓度	时间点	全血	定量型		药物水平/毒理学
15374-2	磺酰脲	任意浓度	时间点	血清/血浆	等级型		药物水平/毒理学
15375-9	丙戊酸盐. 游离型	质量浓度	时间点	唾液	定量型		药物水平/毒理学
15376-7	精子. 异常的/100 精子	数量或计数分数	时间点	精液	定量型		生育能力
15377-5	巨细胞病毒 Ab	任意浓度	时间点	血清	等级型	胶乳凝集试验	微生物学
15378-3	真菌 已鉴定的	存在与否或身份标识	时间点	分离物	名义型	培养	微生物学
15379-1	流感嗜血杆菌 B Ag	任意浓度	时间点	尿液	等级型		微生物学
15380-9	巴西利什曼原虫 Ab. IgG	稀释系数、稀释倍数（滴度）	时间点	血清	定量型		微生物学
15381-7	巴西利什曼原虫 Ab. IgM	稀释系数、稀释倍数（滴度）	时间点	血清	定量型		微生物学
15382-5	杜氏利什曼原虫 Ab. IgG	稀释系数、稀释倍数（滴度）	时间点	血清	定量型		微生物学
15383-3	杜氏利什曼原虫 Ab. IgM	稀释系数、稀释倍数（滴度）	时间点	血清	定量型		微生物学
15384-1	墨西哥利什曼原虫 Ab. IgG	稀释系数、稀释倍数（滴度）	时间点	血清	定量型		微生物学

LOINC 代码	名称	属性	时间特征	系统	标尺类型	方法类型	分类
15385-8	墨西哥利什曼原虫 Ab. IgM	稀释系数、稀释倍数（滴度）	时间点	血清	定量型		微生物学
15386-6	热带利什曼原虫 Ab. IgG	稀释系数、稀释倍数（滴度）	时间点	血清	定量型		微生物学
15387-4	热带利什曼原虫 Ab. IgM	稀释系数、稀释倍数（滴度）	时间点	血清	定量型		微生物学
1538-8	葡萄糖^口服 100 g 葡萄糖后 4 小时	质量浓度	时间点	尿液	定量型		刺激耐受试验
15388-2	人支原体	任意浓度	时间点	XXX	等级型	微生物特异性培养	微生物学
15389-0	副流感病毒 1 Ab. IgG	任意浓度	时间点	血清	等级型		微生物学
15390-8	副流感病毒 1 Ab. IgM	任意浓度	时间点	血清	等级型		微生物学
15391-6	副流感病毒 1 Ab. IgM	稀释系数、稀释倍数（滴度）	时间点	血清	定量型		微生物学
15392-4	副流感病毒 2 Ab. IgG	任意浓度	时间点	血清	等级型		微生物学
15393-2	副流感病毒 2 Ab. IgM	稀释系数、稀释倍数（滴度）	时间点	血清	定量型		微生物学
15394-0	副流感病毒 3 Ab. IgG	任意浓度	时间点	血清	等级型		微生物学
15395-7	副流感病毒 3 Ab. IgM	任意浓度	时间点	血清	等级型		微生物学
1539-6	葡萄糖^口服 75 g 葡萄糖后 4 小时	质量浓度	时间点	血清/血浆	定量型		刺激耐受试验
15396-5	弓浆虫 sp Ab. IgG	任意浓度	时间点	血清	定量型		微生物学
15397-3	克氏锥虫 Ab. IgM	稀释系数、稀释倍数（滴度）	时间点	血清	定量型		微生物学
15398-1	神经元细胞核 Ab	稀释系数、稀释倍数（滴度）	时间点	血清	定量型		血清学
15399-9	神经元细胞核 Ab. IgG	任意浓度	时间点	血清	定量型	免疫荧光	血清学
15400-5	血小板 Ab. IgG	任意浓度	时间点	血清	等级型		血清学
15401-3	药物 已鉴定的	存在与否或身份标识	时间点	全血	名义型	筛查试验	药物水平/毒理学
15402-1	乙醇	任意浓度	时间点	胎粪	等级型		药物水平/毒理学
15403-9	异丙醇	任意浓度	时间点	胎粪	等级型		药物水平/毒理学
1540-4	葡萄糖^口服 100 g 葡萄糖后 5 小时	质量浓度	时间点	血清/血浆	定量型		刺激耐受试验
15404-7	左旋脱氧麻黄碱/苯异丙胺类药物. 总计	质量分数	时间点	尿液	定量型		药物水平/毒理学
15405-4	甲基苯丙胺	质量浓度	时间点	胎粪	定量型		药物水平/毒理学
15406-2	甲基苯丙胺	质量浓度	时间点	胎粪	等级型		药物水平/毒理学
15407-0	甲醇	任意浓度	时间点	胎粪	等级型		药物水平/毒理学
15408-8	铊	质量含量	时间点	头发	定量型		药物水平/毒理学
15409-6	铊	质量含量	时间点	指甲	定量型		药物水平/毒理学
15410-4	水痘-带状疱疹病毒 Ab. IgG	任意浓度	时间点	血清	等级型	酶免疫分析	微生物学
15411-2	麦角固醇	质量浓度	时间点	血清/血浆	定量型		化学
1541-2	葡萄糖^口服 100 g 葡萄糖后 5 小时	质量浓度	时间点	尿液	定量型		刺激耐受试验
15412-0	服务注释 21	印象/检查结果的解释	时间点	XXX	名义型		杂项
15413-8	服务注释 22	印象/检查结果的解释	时间点	XXX	名义型		杂项
15414-6	服务注释 23	印象/检查结果的解释	时间点	XXX	名义型		杂项

LOINC 代码	名称	属性	时间特征	系统	标尺类型	方法类型	分类
15415-3	服务注释 24	印象/检查结果的解释	时间点	XXX	名义型		杂项
15416-1	服务注释 25	印象/检查结果的解释	时间点	XXX	名义型		杂项
15417-9	服务注释 26	印象/检查结果的解释	时间点	XXX	名义型		杂项
15418-7	服务注释 27	印象/检查结果的解释	时间点	XXX	名义型		杂项
15419-5	服务注释 28	印象/检查结果的解释	时间点	XXX	名义型		杂项
1542-0	葡萄糖^口服 75 g 葡萄糖后 5 小时	质量浓度	时间点	血清/血浆	定量型		刺激耐受试验
15420-3	服务注释 29	印象/检查结果的解释	时间点	XXX	名义型		杂项
15421-1	服务注释 30	印象/检查结果的解释	时间点	XXX	名义型		杂项
15422-9	服务注释 31	印象/检查结果的解释	时间点	XXX	名义型		杂项
15423-7	服务注释 32	印象/检查结果的解释	时间点	XXX	名义型		杂项
15424-5	服务注释 33	印象/检查结果的解释	时间点	XXX	名义型		杂项
15425-2	服务注释 34	印象/检查结果的解释	时间点	XXX	名义型		杂项
15426-0	服务注释 35	印象/检查结果的解释	时间点	XXX	名义型		杂项
15427-8	服务注释 36	印象/检查结果的解释	时间点	XXX	名义型		杂项
15428-6	服务注释 37	印象/检查结果的解释	时间点	XXX	名义型		杂项
15429-4	服务注释 38	印象/检查结果的解释	时间点	XXX	名义型		杂项
15430-2	服务注释 39	印象/检查结果的解释	时间点	XXX	名义型		杂项
15431-0	服务注释 40	印象/检查结果的解释	时间点	XXX	名义型		杂项
15432-8	睾酮.游离型/睾酮.总计	质量分数	时间点	血清/血浆	定量型		化学
15433-6	边缘无形原体 Ab	任意浓度	时间点	血清	等级型	凝集试验	微生物学
15434-4	禽腺病毒 Ab	任意浓度	时间点	血清	等级型	免疫扩散	微生物学
15435-1	禽腺病毒 2 Ab	任意浓度	时间点	血清	等级型	免疫扩散	微生物学
15436-9	禽脑脊髓炎病毒 Ab	任意浓度	时间点	血清	等级型	酶免疫分析	微生物学
15437-7	禽脑脊髓炎病毒 Ab	任意浓度	时间点	血清	等级型	免疫扩散	微生物学
1543-8	葡萄糖^静脉注射 0.5 g/kg 葡萄糖后 5 分钟	质量浓度	时间点	血清/血浆	定量型		刺激耐受试验
15438-5	禽出血性小肠炎病毒 Ab	任意浓度	时间点	血清	等级型	酶免疫分析	微生物学
15439-3	传染性支气管炎病毒 Ark-99 Ab	稀释系数、稀释倍数（滴度）	时间点	血清	定量型	血凝抑制试验	微生物学
15440-1	传染性支气管炎病毒 Mass-41 Ab	稀释系数、稀释倍数（滴度）	时间点	血清	定量型	血凝抑制试验	微生物学
15441-9	传染性支气管炎病毒 Conn-42 Ab	稀释系数、稀释倍数（滴度）	时间点	血清	定量型	血凝抑制试验	微生物学
15442-7	禽传染性喉气管炎病毒 Ab	任意浓度	时间点	血清	等级型	酶免疫分析	微生物学
15443-5	禽传染性喉气管炎病毒 Ab	任意浓度	时间点	血清	等级型	免疫扩散	微生物学
15444-3	甲型流感病毒 Ab	任意浓度	时间点	血清	等级型	免疫扩散	微生物学
15445-0	禽类白细胞增生病毒 Ag	稀释系数、稀释倍数（滴度）	时间点	血清	定量型	酶免疫分析	微生物学
1544-6	葡萄糖^口服 100 g 葡萄糖后 6 小时	质量浓度	时间点	血清/血浆	定量型		刺激耐受试验
15446-8	禽类白细胞增生病毒 Ag	稀释系数、稀释倍数（滴度）	时间点	卵黄	定量型	酶免疫分析	微生物学
15447-6	禽副粘病毒 1 Ab	任意浓度	时间点	血清	等级型	酶免疫分析	微生物学
15448-4	禽副粘病毒 1 Ab	稀释系数、稀释倍数（滴度）	时间点	血清	定量型	血凝抑制试验	微生物学
15449-2	禽副粘病毒 2 Ab	稀释系数、稀释倍数（滴度）	时间点	血清	定量型	血凝抑制试验	微生物学
154-5	头孢来星	药物敏感度	时间点	分离物	定量或等级型	琼脂扩散	抗生素敏感性

LOINC 代码	名称	属性	时间特征	系统	标尺类型	方法类型	分类
15450-0	禽副粘病毒 3 Ab	稀释系数、稀释倍数（滴度）	时间点	血清	定量型	血凝抑制试验	微生物学
15451-8	禽痘病毒 Ab	任意浓度	时间点	血清	等级型	免疫扩散	微生物学
15452-6	禽呼肠孤病毒 Ab	任意浓度	时间点	血清	等级型	免疫扩散	微生物学
1545-3	葡萄糖^口服 100g 葡萄糖后 6 小时	质量浓度	时间点	血清	定量型		刺激耐受试验
15453-4	禽呼肠孤病毒 Ab	任意浓度	时间点	血清	等级型	酶免疫分析	微生物学
15454-2	网状内皮组织增生病毒 Ab	任意浓度	时间点	血清	等级型	酶免疫分析	微生物学
15455-9	蓝舌病毒 Ab	任意浓度	时间点	血清	等级型	免疫扩散	微生物学
15456-7	蓝舌病毒 Ab	任意浓度	时间点	血清	等级型	酶免疫分析	微生物学
15457-5	鸟博德特氏菌 Ab	稀释系数、稀释倍数（滴度）	时间点	血清	定量型	凝集试验	微生物学
15458-3	鸟博德特氏菌 Ab	任意浓度	时间点	血清	等级型	酶免疫分析	微生物学
15459-1	牛疱疹病毒 1 Ab	稀释系数、稀释倍数（滴度）	时间点	血清	定量型	中和作用	微生物学
15460-9	牛白血病病毒 Ab	任意浓度	时间点	血清	等级型	酶免疫分析	微生物学
1546-1	葡萄糖^口服 100g 葡萄糖后 6 小时	质量浓度	时间点	尿液	定量型		刺激耐受试验
15461-7	牛白血病病毒 Ab	任意浓度	时间点	血清	等级型	免疫扩散	微生物学
15462-5	牛腹泻病毒 1 Ab	稀释系数、稀释倍数（滴度）	时间点	血清	定量型	中和作用	微生物学
15463-3	牛腹泻病毒 2 Ab	稀释系数、稀释倍数（滴度）	时间点	血清	定量型	中和作用	微生物学
15464-1	山羊关节炎脑炎病毒 Ab	任意浓度	时间点	血清	等级型	酶免疫分析	微生物学
15465-8	山羊关节炎脑炎病毒 Ab	任意浓度	时间点	血清	等级型	免疫扩散	微生物学
15466-6	兽疫流行性出血病病毒 Ab	任意浓度	时间点	血清	等级型	免疫扩散	微生物学
15467-4	马疱疹病毒 1 Ab	稀释系数、稀释倍数（滴度）	时间点	血清	定量型	中和作用	微生物学
15468-2	马传染性贫血病毒 Ab	任意浓度	时间点	血清	等级型	免疫扩散	微生物学
15469-0	马流感病毒 A1 Ab	稀释系数、稀释倍数（滴度）	时间点	血清	定量型	血凝抑制试验	微生物学
15470-8	马流感病毒 A2 Ab	任意浓度	时间点	血清	等级型		微生物学
15471-6	马流感病毒 A2 Ab	稀释系数、稀释倍数（滴度）	时间点	血清	定量型	血凝抑制试验	微生物学
15472-4	马流感病毒 Ag	任意浓度	时间点	鼻	等级型	酶免疫分析	微生物学
15473-2	马动脉炎病毒 Ab	稀释系数、稀释倍数（滴度）	时间点	血清	定量型	中和作用	微生物学
15474-0	传染性粘液囊病病毒 Ab	任意浓度	时间点	血清	等级型	免疫扩散	微生物学
15475-7	传染性粘液囊病病毒 Ab	任意浓度	时间点	血清	等级型	酶免疫分析	微生物学
15476-5	问号钩端螺旋体血清型 Bratislava Ab	稀释系数、稀释倍数（滴度）	时间点	血清	定量型	凝集试验	微生物学
15477-3	问号钩端螺旋体血清型 Canicola Ab	稀释系数、稀释倍数（滴度）	时间点	血清	定量型	凝集试验	微生物学
15478-1	问号钩端螺旋体血清型 Grippotyphosa Ab	稀释系数、稀释倍数（滴度）	时间点	血清	定量型	凝集试验	微生物学
1547-9	葡萄糖^基线	质量浓度	时间点	血清/血浆	定量型		刺激耐受试验
15479-9	问号钩端螺旋体血清型 Hardjo Ab	稀释系数、稀释倍数（滴度）	时间点	血清	定量型	凝集试验	微生物学
15480-7	问号钩端螺旋体血清型出血性黄疸 Ab	稀释系数、稀释倍数（滴度）	时间点	血清	定量型	凝集试验	微生物学
15481-5	问号钩端螺旋体血清型 Pomona Ab	稀释系数、稀释倍数（滴度）	时间点	血清	定量型	凝集试验	微生物学
15482-3	禽类分枝杆菌亚种副结核 Ab	任意浓度	时间点	血清	等级型	免疫扩散	微生物学

LOINC 代码	名称	属性	时间特征	系统	标尺类型	方法类型	分类
15483-1	禽类分枝杆菌亚种副结核 Ab	任意浓度	时间点	血清	等级型	酶免疫分析	微生物学
15484-9	鸡败血支原体 Ab	任意浓度	时间点	血清	等级型	凝集试验	微生物学
15485-6	鸡败血支原体 Ab	任意浓度	时间点	血清	等级型	酶免疫分析	微生物学
15486-4	鸡败血支原体 rRNA	任意浓度	时间点	鼻/气管	等级型	探针	微生物学
1548-7	葡萄糖^静脉注射 0.5 g/kg 葡萄糖前	质量浓度	时间点	血清/血浆	定量型		刺激耐受试验
15487-2	火鸡支原体 Ab	任意浓度	时间点	血清	等级型	酶免疫分析	微生物学
15488-0	火鸡支原体 Ab	任意浓度	时间点	血清	等级型	凝集试验	微生物学
15489-8	关节液支原体 Ab	任意浓度	时间点	血清	等级型	酶免疫分析	微生物学
15490-6	关节液支原体 Ab	任意浓度	时间点	血清	等级型	凝集试验	微生物学
15491-4	关节液支原体 rRNA	任意浓度	时间点	血清	等级型	探针	微生物学
15492-2	犬新孢子虫 Ab	任意浓度	时间点	血清	等级型	酶免疫分析	微生物学
15493-0	副流感病毒 3 Ab	稀释系数、稀释倍数（滴度）	时间点	血清	定量型	血凝抑制试验	微生物学
15494-8	出血败血性巴斯德菌 Ab	任意浓度	时间点	血清	等级型	酶免疫分析	微生物学
1549-5	葡萄糖^口服 100 g 葡萄糖前	质量浓度	时间点	血清/血浆	定量型		刺激耐受试验
15495-5	猪生殖与呼吸综合征病毒 Ab	任意浓度	时间点	血清	等级型	酶免疫分析	微生物学
15496-3	猪生殖与呼吸综合征病毒 Ab	任意浓度	时间点	血清	等级型	免疫荧光	微生物学
15497-1	假狂犬病病毒 Ab	任意浓度	时间点	血清	等级型	酶免疫分析	微生物学
15498-9	假狂犬病病毒 Ab	任意浓度	时间点	血清	等级型	胶乳凝集试验	微生物学
15499-7	假狂犬病病毒 Ab	稀释系数、稀释倍数（滴度）	时间点	血清	定量型	中和作用	微生物学
15500-2	假狂犬病病毒. ClinEase 基因缺失 Ab	任意浓度	时间点	血清	等级型	酶免疫分析	微生物学
15501-0	假狂犬病病毒. Herd-Check 基因缺失 Ab	任意浓度	时间点	血清	等级型	酶免疫分析	微生物学
15502-8	假狂犬病病毒. OmniMa-rk 基因缺失 Ab	任意浓度	时间点	血清	等级型	酶免疫分析	微生物学
1550-3	葡萄糖^热量型禁食前 12 小时	质量浓度	时间点	血清/血浆	定量型		刺激耐受试验
15503-6	假狂犬病病毒. Tolvid 基因缺失 Ab	任意浓度	时间点	血清	等级型	酶免疫分析	微生物学
15504-4	亚利桑那沙门菌 Ab	任意浓度	时间点	血清	等级型	凝集试验	微生物学
15505-1	鸡瘟沙门菌 Ab	任意浓度	时间点	血清	等级型	凝集试验	微生物学
15506-9	鼠伤寒沙门菌 Ab	任意浓度	时间点	血清	等级型	凝集试验	微生物学
15507-7	后继评价记录	发现（结果）	时间点	急诊	文档型	{提供者}	信息附件. 临床报告
15508-5	分娩记录	发现（结果）	—	病人	多样型		信息附件. 临床报告
15509-3	预定运送的原理	类型	时间点	急救医疗服务运输	名义型		信息附件. 救护车
15510-1	运送的距离	长度	时间点	急救医疗服务运输	定量型		信息附件. 救护车
1551-1	葡萄糖^口服 50 g 乳糖前	质量浓度	时间点	血清/血浆	定量型		刺激耐受试验
15511-9	起源地信息	复杂	时间点	急救医疗服务运输	集合型		信息附件. 救护车

LOINC 代码	名称	属性	时间特征	系统	标尺类型	方法类型	分类
15512-7	目的地地点信息	复杂	时间点	急救医疗服务运输	集合型		信息附件. 救护车
15513-5	预定行程的原因	复杂	时间点	急救医疗服务运输	集合型		信息附件. 救护车
15514-3	开立医嘱的执业医师身份标识	类型	时间点	急救医疗服务运输	名义型		信息附件. 救护车
15515-0	运送的医学理由	印象/检查结果的解释	时间点	急救医疗服务运输	名义型		信息附件. 救护车
15516-8	(需要) 额外护理人员的正当理由	类型	时间点	救护车运送	名义型		信息附件. 救护车
15517-6	运送方向	类型	时间点	急救医疗服务运输	名义型		信息附件. 救护车
15518-4	鲍属 spp Ab. IgE. RAST 类	任意浓度	时间点	血清	等级型		变态反应
15519-2	长叶相思 Ab. IgE. RAST 类	任意浓度	时间点	血清	等级型		变态反应
155-2	头孢来星	药物敏感度	时间点	分离物+血清	等级型	测序分型	抗生素敏感性
15520-0	促肾上腺皮质激素 Ab. IgE. RAST 类	任意浓度	时间点	血清	等级型		变态反应
15521-8	白色桤木 Ab. IgE. RAST 类	任意浓度	时间点	血清	等级型		变态反应
15522-6	桤木 Ab. IgE. RAST 类	任意浓度	时间点	血清	等级型		变态反应
15523-4	北美灌木杨 Ab. IgE. RAST 类	任意浓度	时间点	血清	等级型		变态反应
15524-2	紫花苜蓿 Ab. IgE. RAST 类	任意浓度	时间点	血清	等级型		变态反应
15525-9	碱性蛋白酶 Ab. IgE. RAST 类	任意浓度	时间点	血清	等级型		变态反应
15526-7	多香果树 Ab. IgE. RAST 类	任意浓度	时间点	血清	等级型		变态反应
15527-5	甜杏 Ab. IgE. RAST 类	任意浓度	时间点	血清	等级型		变态反应
15528-3	甜杏树 Ab. IgE. RAST 类	任意浓度	时间点	血清	等级型		变态反应
1552-9	葡萄糖^口服 75 g 葡萄糖前	质量浓度	时间点	血清/血浆	定量型		刺激耐受试验
15529-1	乳清蛋白 α Ab. IgE. RAST 类	任意浓度	时间点	血清	等级型		变态反应
15530-9	链格孢 Ab. IgE. RAST 类	任意浓度	时间点	血清	等级型		变态反应
15531-7	链格孢 Ab. IgE. RAST 类	任意浓度	时间点	血清	等级型		变态反应
15532-5	阿莫西林 Ab. IgE. RAST 类	任意浓度	时间点	血清	等级型		变态反应
15533-3	氨苄西林 Ab. IgE. RAST 类	任意浓度	时间点	血清	等级型		变态反应
15534-1	欧洲鳀 Ab. IgE. RAST 类	任意浓度	时间点	血清	等级型		变态反应
15535-8	茴香 Ab. IgE. RAST 类	任意浓度	时间点	血清	等级型		变态反应
15536-6	茴芹 Ab. IgE. RAST 类	任意浓度	时间点	血清	等级型		变态反应
1553-7	葡萄糖^静脉给胰岛素前	质量浓度	时间点	血清/血浆	定量型		刺激耐受试验
15537-4	红火蚁 Ab. IgE. RAST 类	任意浓度	时间点	血清	等级型		变态反应
15538-2	红火蚁 Ab. IgE. RAST 类	任意浓度	时间点	血清	等级型		变态反应

LOINC 代码	名称	属性	时间特征	系统	标尺类型	方法类型	分类
15539-0	欧洲苹果 Ab. IgE. RAST 类	任意浓度	时间点	血清	等级型		变态反应
15540-8	欧洲苹果树 Ab. IgE. RAST 类	任意浓度	时间点	血清	等级型		变态反应
15541-6	杏 Ab. IgE. RAST 类	任意浓度	时间点	血清	等级型		变态反应
15542-4	竹芋 Ab. IgE. RAST 类	任意浓度	时间点	血清	等级型		变态反应
15543-2	菜蓟 Ab. IgE. RAST 类	任意浓度	时间点	血清	等级型		变态反应
15544-0	蛔虫属 Ab. IgE. RAST 类	任意浓度	时间点	血清	等级型		变态反应
1554-5	葡萄糖^热量型禁食后 12 小时	质量浓度	时间点	血清/血浆	定量型		刺激耐受试验
15545-7	绒毛白蜡 Ab. IgE. RAST 类	任意浓度	时间点	血清	等级型		变态反应
15546-5	美国白腊 Ab. IgE. RAST 类	任意浓度	时间点	血清	等级型		变态反应
15547-3	石刁柏 Ab. IgE. RAST 类	任意浓度	时间点	血清	等级型		变态反应
15548-1	欧洲山杨 Ab. IgE. RAST 类	任意浓度	时间点	血清	等级型		变态反应
15549-9	烟曲霉菌 Ab. IgE. RAST 类	任意浓度	时间点	血清	等级型		变态反应
15550-7	黑曲霉菌 Ab. IgE. RAST 类	任意浓度	时间点	血清	等级型		变态反应
15551-5	鳄梨 Ab. IgE. RAST 类	任意浓度	时间点	血清	等级型		变态反应
1555-2	葡萄糖^热量型禁食后 12 小时	质量浓度	时间点	尿液	定量型		刺激耐受试验
15552-3	酒神菊 spp Ab. IgE. RAST 类	任意浓度	时间点	血清	等级型		变态反应
15553-1	毛竹 Ab. IgE. RAST 类	任意浓度	时间点	血清	等级型		变态反应
15554-9	芭蕉 spp Ab. IgE. RAST 类	任意浓度	时间点	血清	等级型		变态反应
15555-6	大麦 Ab. IgE. RAST 类	任意浓度	时间点	血清	等级型		变态反应
15556-4	大麦花粉 Ab. IgE. RAST 类	任意浓度	时间点	血清	等级型		变态反应
15557-2	紫叶罗勒 Ab. IgE. RAST 类	任意浓度	时间点	血清	等级型		变态反应
15558-0	鲈鱼 Ab. IgE. RAST 类	任意浓度	时间点	血清	等级型		变态反应
15559-8	钩刺雾冰藜 Ab. IgE. RAST 类	任意浓度	时间点	血清	等级型		变态反应
1556-0	葡萄糖^热量型禁食后	质量浓度	时间点	毛细血管全血	定量型		刺激耐受试验
15560-6	杨梅 spp Ab. IgE. RAST 类	任意浓度	时间点	血清	等级型		变态反应
15561-4	月桂 Ab. IgE. RAST 类	任意浓度	时间点	血清	等级型		变态反应
15562-2	蓖麻 Ab. IgE. RAST 类	任意浓度	时间点	血清	等级型		变态反应
15563-0	咖啡豆绿 Ab. IgE. RAST 类	任意浓度	时间点	血清	等级型		变态反应
15564-8	绿豆 Ab. IgE. RAST 类	任意浓度	时间点	血清	等级型		变态反应
15565-5	红芸豆 Ab. IgE. RAST 类	任意浓度	时间点	血清	等级型		变态反应
15566-3	皇帝豆 Ab. IgE. RAST 类	任意浓度	时间点	血清	等级型		变态反应
15567-1	菜豆属黑曲霉菌 Ab. IgE. RAST 类	任意浓度	时间点	血清	等级型		变态反应
15568-9	大豆 Ab. IgE. RAST 类	任意浓度	时间点	血清	等级型		变态反应
15569-7	白豆 Ab. IgE. RAST 类	任意浓度	时间点	血清	等级型		变态反应
15570-5	西方蜜蜂 Ab. IgE. RAST 类	任意浓度	时间点	血清	等级型		变态反应
15571-3	山毛榉 Ab. IgE. RAST 类	任意浓度	时间点	血清	等级型		变态反应
15572-1	牛肉 Ab. IgE. RAST 类	任意浓度	时间点	血清	等级型		变态反应
15573-9	甜菜 Ab. IgE. RAST 类	任意浓度	时间点	血清	等级型		变态反应

LOINC 代码	名称	属性	时间特征	系统	标尺类型	方法类型	分类
15574-7	甜菜种子 Ab. IgE. RAST 类	任意浓度	时间点	血清	等级型		变态反应
15575-4	皮蠹 Ab. IgE. RAST 类	任意浓度	时间点	血清	等级型		变态反应
15576-2	乳清蛋白 β Ab. IgE. RAST 类	任意浓度	时间点	血清	等级型		变态反应
15577-0	β 乳球蛋白 Ab. IgE. RAST 类	任意浓度	时间点	血清	等级型		变态反应
1557-8	葡萄糖^热量型禁食后	质量浓度	时间点	静脉全血	定量型		刺激耐受试验
15578-8	桦树 Ab. IgE. RAST 类	任意浓度	时间点	血清	等级型		变态反应
15579-6	疣皮桦 Ab. IgE. RAST 类	任意浓度	时间点	血清	等级型		变态反应
15580-4	树莓 Ab. IgE. RAST 类	任意浓度	时间点	血清	等级型		变态反应
15581-2	热带无爪螨 Ab. IgE. RAST 类	任意浓度	时间点	血清	等级型		变态反应
15582-0	拟背摇蚊 Ab. IgE. RAST 类	任意浓度	时间点	血清	等级型		变态反应
15583-8	黑果越橘 Ab. IgE. RAST 类	任意浓度	时间点	血清	等级型		变态反应
15584-6	灰霉病菌 Ab. IgE. RAST 类	任意浓度	时间点	血清	等级型		变态反应
15585-3	岑叶槭 Ab. IgE. RAST 类	任意浓度	时间点	血清	等级型		变态反应
1558-6	葡萄糖^热量型禁食后	质量浓度	时间点	血清/血浆	定量型		刺激耐受试验
15586-1	巴西坚果 Ab. IgE. RAST 类	任意浓度	时间点	血清	等级型		变态反应
15587-9	青花菜 Ab. IgE. RAST 类	任意浓度	时间点	血清	等级型		变态反应
15588-7	菠萝蛋白酶 Ab. IgE. RAST 类	任意浓度	时间点	血清	等级型		变态反应
15589-5	抱子甘蓝 Ab. IgE. RAST 类	任意浓度	时间点	血清	等级型		变态反应
15590-3	牛血清白蛋白 Ab. IgE. RAST 类	任意浓度	时间点	血清	等级型		变态反应
15591-1	荞麦 Ab. IgE. RAST 类	任意浓度	时间点	血清	等级型		变态反应
15592-9	虎皮鹦鹉羽毛 Ab. IgE. RAST 类	任意浓度	时间点	血清	等级型		变态反应
15593-7	欧洲熊蜂 Ab. IgE. RAST 类	任意浓度	时间点	血清	等级型		变态反应
1559-4	胰岛素^静脉注射甲苯磺丁脲后 1.5 小时	质量浓度	时间点	血清/血浆	定量型		刺激耐受试验
15594-5	Hymenoclea salsola Ab. IgE. RAST 类	任意浓度	时间点	血清	等级型		变态反应
15595-2	假苍耳 Ab. IgE. RAST 类	任意浓度	时间点	血清	等级型		变态反应
15596-0	结球甘蓝 Ab. IgE. RAST 类	任意浓度	时间点	血清	等级型		变态反应
15597-8	可可 Ab. IgE. RAST 类	任意浓度	时间点	血清	等级型		变态反应
15598-6	金丝雀羽毛 Ab. IgE. RAST 类	任意浓度	时间点	血清	等级型		变态反应
15599-4	白色念珠菌 Ab. IgE. RAST 类	任意浓度	时间点	血清	等级型		变态反应
156-0	头孢噻啶	药物敏感度	时间点	分离物	定量型	最小致死浓度	抗生素敏感性
15600-0	甜瓜 Ab. IgE. RAST 类	任意浓度	时间点	血清	等级型		变态反应
15601-8	杨桃 Ab. IgE. RAST 类	任意浓度	时间点	血清	等级型		变态反应
1560-2	胰岛素^静脉注射甲苯磺丁脲后 1 小时	质量浓度	时间点	血清/血浆	定量型		刺激耐受试验
15602-6	藏茴香 Ab. IgE. RAST 类	任意浓度	时间点	血清	等级型		变态反应
15603-4	长芒苋 Ab. IgE. RAST 类	任意浓度	时间点	血清	等级型		变态反应
15604-2	角豆 Ab. IgE. RAST 类	任意浓度	时间点	血清	等级型		变态反应
15605-9	胡萝卜 Ab. IgE. RAST 类	任意浓度	时间点	血清	等级型		变态反应

LOINC 代码	名称	属性	时间特征	系统	标尺类型	方法类型	分类
15606-7	酪蛋白 Ab. IgE. RAST 类	任意浓度	时间点	血清	等级型		变态反应
15607-5	腰果 Ab. IgE. RAST 类	任意浓度	时间点	血清	等级型		变态反应
15608-3	猫 Ab. IgE. RAST 类	任意浓度	时间点	血清	等级型		变态反应
15609-1	猫毛屑 Ab. IgE. RAST 类	任意浓度	时间点	血清	等级型		变态反应
1561-0	胰岛素^口服 75g 葡萄糖后 1 小时	质量浓度	时间点	血清/血浆	定量型		刺激耐受试验
15610-9	猫上皮 Ab. IgE. RAST 类	任意浓度	时间点	血清	等级型		变态反应
15611-7	鲶鱼 Ab. IgE. RAST 类	任意浓度	时间点	血清	等级型		变态反应
15612-5	花椰菜 Ab. IgE. RAST 类	任意浓度	时间点	血清	等级型		变态反应
15613-3	意大利雪松 Ab. IgE. RAST 类	任意浓度	时间点	血清	等级型		变态反应
15614-1	日本柳杉 Ab. IgE. RAST 类	任意浓度	时间点	血清	等级型		变态反应
15615-8	sabinoides 刺柏 Ab. IgE. RAST 类	任意浓度	时间点	血清	等级型		变态反应
15616-6	（美国）弗吉尼亚刺柏 Ab. IgE. RAST 类	任意浓度	时间点	血清	等级型		变态反应
15617-4	柽柳 spp Ab. IgE. RAST 类	任意浓度	时间点	血清	等级型		变态反应
15618-2	旱芹 Ab. IgE. RAST 类	任意浓度	时间点	血清	等级型		变态反应
15619-0	支顶孢 Ab. IgE. RAST 类	任意浓度	时间点	血清	等级型		变态反应
15620-8	球毛壳 Ab. IgE. RAST 类	任意浓度	时间点	血清	等级型		变态反应
15621-6	洋甘菊 Ab. IgE. RAST 类	任意浓度	时间点	血清	等级型		变态反应
15622-4	美国乳酪 Ab. IgE. RAST 类	任意浓度	时间点	血清	等级型		变态反应
15623-2	车打乳酪类型 Ab. IgE. RAST 类	任意浓度	时间点	血清	等级型		变态反应
15624-0	农家乳酪 Ab. IgE. RAST 类	任意浓度	时间点	血清	等级型		变态反应
15625-7	马苏里拉乳酪 Ab. IgE. RAST 类	任意浓度	时间点	血清	等级型		变态反应
15626-5	帕尔玛乳酪 Ab. IgE. RAST 类	任意浓度	时间点	血清	等级型		变态反应
15627-3	瑞士乳酪 Ab. IgE. RAST 类	任意浓度	时间点	血清	等级型		变态反应
1562-8	胰岛素^静脉注射甲苯磺丁脲后 2.5 小时	质量浓度	时间点	血清/血浆	定量型		刺激耐受试验
15628-1	甜樱桃 Ab. IgE. RAST 类	任意浓度	时间点	血清	等级型		变态反应
15629-9	欧洲板栗 Ab. IgE. RAST 类	任意浓度	时间点	血清	等级型		变态反应
15630-7	七叶树 Ab. IgE. RAST 类	任意浓度	时间点	血清	等级型		变态反应
15631-5	欧洲板栗 Ab. IgE. RAST 类	任意浓度	时间点	血清	等级型		变态反应
15632-3	欧洲板栗花粉 Ab. IgE. RAST 类	任意浓度	时间点	血清	等级型		变态反应
15633-1	鸡羽毛 Ab. IgE. RAST 类	任意浓度	时间点	血清	等级型		变态反应
15634-9	鸡肉 Ab. IgE. RAST 类	任意浓度	时间点	血清	等级型		变态反应
15635-6	菊苣 Ab. IgE. RAST 类	任意浓度	时间点	血清	等级型		变态反应
1563-6	胰岛素^静脉注射甲苯磺丁脲后 2 小时	质量浓度	时间点	血清/血浆	定量型		刺激耐受试验
15636-4	南美栗鼠 Ab. IgE. RAST 类	任意浓度	时间点	血清	等级型		变态反应
15637-2	氯胺 T Ab. IgE. RAST 类	任意浓度	时间点	血清	等级型		变态反应
15638-0	拱殖嗜渣螨 Ab. IgE. RAST 类	任意浓度	时间点	血清	等级型		变态反应
15639-8	Chymofast Ab. IgE. RAST 类	任意浓度	时间点	血清	等级型		变态反应

LOINC 代码	名称	属性	时间特征	系统	标尺类型	方法类型	分类
15640-6	木瓜凝乳蛋白酶 Ab. IgE. RAST 类	任意浓度	时间点	血清	等级型		变态反应
15641-4	樟属 spp Ab. IgE. RAST 类	任意浓度	时间点	血清	等级型		变态反应
15642-2	草本支孢霉 Ab. IgE. RAST 类	任意浓度	时间点	血清	等级型		变态反应
15643-0	蛤仔 spp Ab. IgE. RAST 类	任意浓度	时间点	血清	等级型		变态反应
1564-4	胰岛素^口服 75g 葡萄糖后 2 小时	质量浓度	时间点	血清/血浆	定量型		刺激耐受试验
15644-8	丁香 Ab. IgE. RAST 类	任意浓度	时间点	血清	等级型		变态反应
15645-5	苜蓿 Ab. IgE. RAST 类	任意浓度	时间点	血清	等级型		变态反应
15646-3	commune 苍耳 Ab. IgE. RAST class	任意浓度	时间点	血清	等级型		变态反应
15647-1	德国小蜚蠊蟑螂 Ab. IgE. RAST 类	任意浓度	时间点	血清	等级型		变态反应
15648-9	可可 Ab. IgE. RAST 类	任意浓度	时间点	血清	等级型		变态反应
15649-7	椰子 Ab. IgE. RAST 类	任意浓度	时间点	血清	等级型		变态反应
15650-5	大西洋真鳕 Ab. IgE. RAST 类	任意浓度	时间点	血清	等级型		变态反应
1565-1	胰岛素^静脉注射甲苯磺丁脲后 30 分钟	质量浓度	时间点	血清/血浆	定量型		刺激耐受试验
15651-3	咖啡属 spp Ab. IgE. RAST 类	任意浓度	时间点	血清	等级型		变态反应
15652-1	可乐 Ab. IgE. RAST 类	任意浓度	时间点	血清	等级型		变态反应
15653-9	玉米 Ab. IgE. RAST 类	任意浓度	时间点	血清	等级型		变态反应
15654-7	玉米花粉 Ab. IgE. RAST 类	任意浓度	时间点	血清	等级型		变态反应
15655-4	栽培棉花 Ab. IgE. RAST 类	任意浓度	时间点	血清	等级型		变态反应
15656-2	棉花纤维 Ab. IgE. RAST 类	任意浓度	时间点	血清	等级型		变态反应
15657-0	西部棉花 Ab. IgE. RAST 类	任意浓度	时间点	血清	等级型		变态反应
15658-8	棉籽 Ab. IgE. RAST 类	任意浓度	时间点	血清	等级型		变态反应
15659-6	美洲黑杨 Ab. IgE. RAST 类	任意浓度	时间点	血清	等级型		变态反应
15660-4	弗氏黑杨 Ab. IgE. RAST 类	任意浓度	时间点	血清	等级型		变态反应
15661-2	奶牛毛屑 Ab. IgE. RAST 类	任意浓度	时间点	血清	等级型		变态反应
15662-0	奶牛上皮 Ab. IgE. RAST 类	任意浓度	时间点	血清	等级型		变态反应
15663-8	黄道蟹 Ab. IgE. RAST 类	任意浓度	时间点	血清	等级型		变态反应
15664-6	红莓苔子 Ab. IgE. RAST 类	任意浓度	时间点	血清	等级型		变态反应
15665-3	螯虾 Ab. IgE. RAST 类	任意浓度	时间点	血清	等级型		变态反应
15666-1	土隐球菌 Ab. IgE. RAST 类	任意浓度	时间点	血清	等级型		变态反应
15667-9	黄瓜 Ab. IgE. RAST 类	任意浓度	时间点	血清	等级型		变态反应
15668-7	咖喱 Ab. IgE. RAST 类	任意浓度	时间点	血清	等级型		变态反应
1566-9	胰岛素^静脉注射甲苯磺丁脲后 3 小时	质量浓度	时间点	血清/血浆	定量型		刺激耐受试验
15669-5	月状弯孢霉 Ab. IgE. RAST 类	任意浓度	时间点	血清	等级型		变态反应
15670-3	specifera 弯孢菌 Ab. IgE. RAST 类	任意浓度	时间点	血清	等级型		变态反应
15671-1	绿干柏 Ab. IgE. RAST 类	任意浓度	时间点	血清	等级型		变态反应
15672-9	落羽松 Ab. IgE. RAST 类	任意浓度	时间点	血清	等级型		变态反应
15673-7	地中海柏木 Ab. IgE. RAST 类	任意浓度	时间点	血清	等级型		变态反应

LOINC 代码	名称	属性	时间特征	系统	标尺类型	方法类型	分类
15674-5	雏菊 Ab. IgE. RAST 类	任意浓度	时间点	血清	等级型		变态反应
15675-2	白菊花 Ab. IgE. RAST 类	任意浓度	时间点	血清	等级型		变态反应
15676-0	蒲公英 Ab. IgE. RAST 类	任意浓度	时间点	血清	等级型		变态反应
1567-7	胰岛素^口服 75g 葡萄糖后 3 小时	质量浓度	时间点	血清/血浆	定量型		刺激耐受试验
15677-8	水蚤 Ab. IgE. RAST 类	任意浓度	时间点	血清	等级型		变态反应
15678-6	加纳利海枣花粉 Ab. IgE. RAST 类	任意浓度	时间点	血清	等级型		变态反应
15679-4	鹿上皮 Ab. IgE. RAST 类	任意浓度	时间点	血清	等级型		变态反应
15680-2	粉尘螨 Ab. IgE. RAST 类	任意浓度	时间点	血清	等级型		变态反应
15681-0	小角尘螨 Ab. IgE. RAST 类	任意浓度	时间点	血清	等级型		变态反应
15682-8	屋尘螨 Ab. IgE. RAST 类	任意浓度	时间点	血清	等级型		变态反应
15683-6	莳萝 Ab. IgE. RAST 类	任意浓度	时间点	血清	等级型		变态反应
15684-4	皱叶酸模 Ab. IgE. RAST 类	任意浓度	时间点	血清	等级型		变态反应
1568-5	胰岛素^口服 75g 葡萄糖后 4 小时	质量浓度	时间点	血清/血浆	定量型		刺激耐受试验
15685-1	狗毛屑 Ab. IgE. RAST 类	任意浓度	时间点	血清	等级型		变态反应
15686-9	狗上皮 Ab. IgE. RAST 类	任意浓度	时间点	血清	等级型		变态反应
15687-7	鸭羽毛 Ab. IgE. RAST 类	任意浓度	时间点	血清	等级型		变态反应
15688-5	棘球绦虫 Ab. IgE. RAST 类	任意浓度	时间点	血清	等级型		变态反应
15689-3	卵白 Ab. IgE. RAST 类	任意浓度	时间点	血清	等级型		变态反应
15690-1	完整卵 Ab. IgE. RAST 类	任意浓度	时间点	血清	等级型		变态反应
15691-9	卵黄 Ab. IgE. RAST 类	任意浓度	时间点	血清	等级型		变态反应
15692-7	茄子 Ab. IgE. RAST 类	任意浓度	时间点	血清	等级型		变态反应
1569-3	胰岛素^口服 75g 葡萄糖后 5 小时	质量浓度	时间点	血清/血浆	定量型		刺激耐受试验
15693-5	沼泽牛蒡 Ab. IgE. RAST 类	任意浓度	时间点	血清	等级型		变态反应
15694-3	欧洲接骨木 Ab. IgE. RAST 类	任意浓度	时间点	血清	等级型		变态反应
15695-0	欧洲接骨木 Ab. IgE. RAST 类	任意浓度	时间点	血清	等级型		变态反应
15696-8	麋鹿肉 Ab. IgE. RAST 类	任意浓度	时间点	血清	等级型		变态反应
15697-6	美国榆 Ab. IgE. RAST 类	任意浓度	时间点	血清	等级型		变态反应
15698-4	榆 Ab. IgE. RAST 类	任意浓度	时间点	血清	等级型		变态反应
15699-2	苦苣 Ab. IgE. RAST 类	任意浓度	时间点	血清	等级型		变态反应
15700-8	紫附球菌 Ab. IgE. RAST 类	任意浓度	时间点	血清	等级型		变态反应
1570-1	胰岛素^基线	质量浓度	时间点	血清/血浆	定量型		刺激耐受试验
15701-6	絮状表皮癣菌 Ab. IgE. RAST 类	任意浓度	时间点	血清	等级型		变态反应
15702-4	环氧乙烷 Ab. IgE. RAST 类	任意浓度	时间点	血清	等级型		变态反应
15703-2	桉树 Ab. IgE. RAST 类	任意浓度	时间点	血清	等级型		变态反应
15704-0	梅氏嗜霉螨 Ab. IgE. RAST 类	任意浓度	时间点	血清	等级型		变态反应
15705-7	臭春黄菊 Ab. IgE. RAST 类	任意浓度	时间点	血清	等级型		变态反应
15706-5	新鲜茴香 Ab. IgE. RAST 类	任意浓度	时间点	血清	等级型		变态反应
15707-3	茴香种子 Ab. IgE. RAST 类	任意浓度	时间点	血清	等级型		变态反应
15708-1	雪貂上皮 Ab. IgE. RAST 类	任意浓度	时间点	血清	等级型		变态反应
15709-9	牛尾草 Ab. IgE. RAST 类	任意浓度	时间点	血清	等级型		变态反应
15710-7	雀类羽毛 Ab. IgE. RAST 类	任意浓度	时间点	血清	等级型		变态反应

LOINC 代码	名称	属性	时间特征	系统	标尺类型	方法类型	分类
15711-5	花旗松 Ab. IgE. RAST 类	任意浓度	时间点	血清	等级型		变态反应
15712-3	地肤 Ab. IgE. RAST 类	任意浓度	时间点	血清	等级型		变态反应
15713-1	无花果 Ab. IgE. RAST 类	任意浓度	时间点	血清	等级型		变态反应
15714-9	栉头蚤 SP Ab. IgE. RAST 类	任意浓度	时间点	血清	等级型		变态反应
15715-6	鲽鱼 Ab. IgE. RAST 类	任意浓度	时间点	血清	等级型		变态反应
15716-4	娟蚋 Ab. IgE. RAST 类	任意浓度	时间点	血清	等级型		变态反应
15717-2	牛虻 spp Ab. IgE. RAST 类	任意浓度	时间点	血清	等级型		变态反应
15718-0	甲醛 Ab. IgE. RAST 类	任意浓度	时间点	血清	等级型		变态反应
1571-9	胰岛素^静脉注射甲苯磺丁脲前	质量浓度	时间点	血清/血浆	定量型		刺激耐受试验
15719-8	狐狸 Ab. IgE. RAST 类	任意浓度	时间点	血清	等级型		变态反应
15720-6	Alopercurus pratensis Ab. IgE. RAST class	任意浓度	时间点	血清	等级型		变态反应
15721-4	大刀镰刀菌 Ab. IgE. RAST 类	任意浓度	时间点	血清	等级型		变态反应
15722-2	串珠镰刀菌 Ab. IgE. RAST 类	任意浓度	时间点	血清	等级型		变态反应
15723-0	腐皮镰刀菌 Ab. IgE. RAST 类	任意浓度	时间点	血清	等级型		变态反应
15724-8	大蒜 Ab. IgE. RAST 类	任意浓度	时间点	血清	等级型		变态反应
15725-5	明胶 Ab. IgE. RAST 类	任意浓度	时间点	血清	等级型		变态反应
15726-3	念珠地丝菌 Ab. IgE. RAST 类	任意浓度	时间点	血清	等级型		变态反应
1572-7	胰岛素^口服 75 g 葡萄糖前	质量浓度	时间点	血清/血浆	定量型		刺激耐受试验
15727-1	沙鼠 Ab. IgE. RAST 类	任意浓度	时间点	血清	等级型		变态反应
15728-9	姜 Ab. IgE. RAST 类	任意浓度	时间点	血清	等级型		变态反应
15729-7	麦麸 Ab. IgE. RAST 类	任意浓度	时间点	血清	等级型		变态反应
15730-5	家甜食螨 Ab. IgE. RAST 类	任意浓度	时间点	血清	等级型		变态反应
15731-3	山羊上皮 Ab. IgE. RAST 类	任意浓度	时间点	血清	等级型		变态反应
15732-1	山羊乳 Ab. IgE. RAST 类	任意浓度	时间点	血清	等级型		变态反应
15733-9	毛果一枝黄花 Ab. IgE. RAST 类	任意浓度	时间点	血清	等级型		变态反应
15734-7	鹅羽毛 Ab. IgE. RAST 类	任意浓度	时间点	血清	等级型		变态反应
1573-5	胰岛素^热量型禁食 12 小时后	质量浓度	时间点	血清/血浆	定量型		刺激耐受试验
15735-4	葡萄 Ab. IgE. RAST 类	任意浓度	时间点	血清	等级型		变态反应
15736-2	葡萄柚 Ab. IgE. RAST 类	任意浓度	时间点	血清	等级型		变态反应
15737-0	巴伊亚草 Ab. IgE. RAST 类	任意浓度	时间点	血清	等级型		变态反应
15738-8	狗牙根 Ab. IgE. RAST 类	任意浓度	时间点	血清	等级型		变态反应
15739-6	加拿大早熟禾 Ab. IgE. RAST 类	任意浓度	时间点	血清	等级型		变态反应
15740-4	无芒雀麦 Ab. IgE. RAST 类	任意浓度	时间点	血清	等级型		变态反应
15741-2	燕麦草 Ab. IgE. RAST 类	任意浓度	时间点	血清	等级型		变态反应
15742-0	格兰马草 Ab. IgE. RAST 类	任意浓度	时间点	血清	等级型		变态反应
1574-3	17-生酮类固醇^ 40 μg 促肾上腺皮质激素 IM BID 3 天后 24 小时	质量速率	24 小时	尿液	定量型		刺激耐受试验
15743-8	强生草 Ab. IgE. RAST 类	任意浓度	时间点	血清	等级型		变态反应

LOINC 代码	名称	属性	时间特征	系统	标尺类型	方法类型	分类
15744-6	草地早熟禾 Ab. IgE. RAST 类	任意浓度	时间点	血清	等级型		变态反应
15745-3	Koehlers 禾木 Ab. IgE. RAST 类	任意浓度	时间点	血清	等级型		变态反应
15746-1	鸭茅 Ab. IgE. RAST 类	任意浓度	时间点	血清	等级型		变态反应
15747-9	偃麦草 Ab. IgE. RAST 类	任意浓度	时间点	血清	等级型		变态反应
15748-7	本特草 Ab. IgE. RAST 类	任意浓度	时间点	血清	等级型		变态反应
15749-5	黑麦草 Ab. IgE. RAST 类	任意浓度	时间点	血清	等级型		变态反应
1575-0	17-生酮类固醇^每日 2 次肌内注射 40 μg 促肾上腺皮质激素 3 天后 48 小时	质量速率	24 小时	尿液	定量型		刺激耐受试验
15750-3	黑麦草 Ab. IgE. RAST 类	任意浓度	时间点	血清	等级型		变态反应
15751-1	无芒野麦草 Ab. IgE. RAST 类	任意浓度	时间点	血清	等级型		变态反应
15752-9	美国盐草 Ab. IgE. RAST 类	任意浓度	时间点	血清	等级型		变态反应
15753-7	高粱 Ab. IgE. RAST 类	任意浓度	时间点	血清	等级型		变态反应
15754-5	苏丹草 Ab. IgE. RAST 类	任意浓度	时间点	血清	等级型		变态反应
15755-2	香黄花茅 Ab. IgE. RAST 类	任意浓度	时间点	血清	等级型		变态反应
15756-0	绒毛草 Ab. IgE. RAST 类	任意浓度	时间点	血清	等级型		变态反应
15757-8	瓜儿豆 Ab. IgE. RAST 类	任意浓度	时间点	血清	等级型		变态反应
15758-6	番石榴 Ab. IgE. RAST 类	任意浓度	时间点	血清	等级型		变态反应
15759-4	豚鼠上皮 Ab. IgE. RAST 类	任意浓度	时间点	血清	等级型		变态反应
15760-2	阿拉伯胶 Ab. IgE. RAST 类	任意浓度	时间点	血清	等级型		变态反应
15761-0	北美枫香 Ab. IgE. RAST 类	任意浓度	时间点	血清	等级型		变态反应
15762-8	朴木 Ab. IgE. RAST 类	任意浓度	时间点	血清	等级型		变态反应
15763-6	黑线鳕 Ab. IgE. RAST 类	任意浓度	时间点	血清	等级型		变态反应
15764-4	大西洋庸鲽 Ab. IgE. RAST 类	任意浓度	时间点	血清	等级型		变态反应
15765-1	仓鼠上皮 Ab. IgE. RAST 类	任意浓度	时间点	血清	等级型		变态反应
15766-9	欧榛 Ab. IgE. RAST 类	任意浓度	时间点	血清	等级型		变态反应
15767-7	欧榛花粉 Ab. IgE. RAST 类	任意浓度	时间点	血清	等级型		变态反应
1576-8	17-生酮类固醇^500 μg 地塞米松每 6 小时一次口服 2.5 天后 48 小时	质量速率	24 小时	尿液	定量型		刺激耐受试验
15768-5	长蠕孢菌 Ab. IgE. RAST 类	任意浓度	时间点	血清	等级型		变态反应
15769-3	Halodes 长蠕孢菌 Ab. IgE. RAST 类	任意浓度	时间点	血清	等级型		变态反应
15770-1	加拿大铁杉 Ab. IgE. RAST 类	任意浓度	时间点	血清	等级型		变态反应
15771-9	Tuberculatus 苋 Ab. IgE. RAST 类	任意浓度	时间点	血清	等级型		变态反应
15772-7	大西洋鲱鱼 Ab. IgE. RAST 类	任意浓度	时间点	血清	等级型		变态反应
15773-5	美国山核桃坚果 Ab. IgE. RAST 类	任意浓度	时间点	血清	等级型		变态反应
15774-3	美洲山核桃树 Ab. IgE. RAST 类	任意浓度	时间点	血清	等级型		变态反应
15775-0	大糙皮山核桃 Ab. IgE. RAST 类	任意浓度	时间点	血清	等级型		变态反应

LOINC 代码	名称	属性	时间特征	系统	标尺类型	方法类型	分类
1577-6	17-生酮类固醇^2 mg 地塞米松每 6 小时一次口服 2.5 天后 48 小时	质量速率	24 小时	尿液	定量型		刺激耐受试验
15776-8	毡毛山核桃 Ab. IgE. RAST 类	任意浓度	时间点	血清	等级型		变态反应
15777-6	蜂蜜 Ab. IgE. RAST 类	任意浓度	时间点	血清	等级型		变态反应
15778-4	忍冬 Ab. IgE. RAST 类	任意浓度	时间点	血清	等级型		变态反应
15779-2	啤酒花 Ab. IgE. RAST 类	任意浓度	时间点	血清	等级型		变态反应
157-8	头孢噻啶	药物敏感度	时间点	分离物	定量或等级型	最小抑制浓度	抗生素敏感性
15780-0	欧洲鹅耳 Ab. IgE. RAST 类	任意浓度	时间点	血清	等级型		变态反应
15781-8	胡蜂 Ab. IgE. RAST 类	任意浓度	时间点	血清	等级型		变态反应
15782-6	斑长黄胡蜂 Ab. IgE. RAST 类	任意浓度	时间点	血清	等级型		变态反应
15783-4	长黄胡蜂 Ab. IgE. RAST 类	任意浓度	时间点	血清	等级型		变态反应
1578-4	17-生酮类固醇^每日 2 次肌内注射 40 μg 促肾上腺皮质激素 3 天后 72 小时	质量速率	24 小时	尿液	定量型		刺激耐受试验
15784-2	马皮屑 Ab. IgE. RAST 类	任意浓度	时间点	血清	等级型		变态反应
15785-9	马上皮 Ab. IgE. RAST 类	任意浓度	时间点	血清	等级型		变态反应
15786-7	马血清蛋白 Ab. IgE. RAST 类	任意浓度	时间点	血清	等级型		变态反应
15787-5	辣根 Ab. IgE. RAST 类	任意浓度	时间点	血清	等级型		变态反应
15788-3	室尘 Ab. IgE. RAST 类	任意浓度	时间点	血清	等级型		变态反应
15789-1	室尘 Greer Ab. IgE. RAST 类	任意浓度	时间点	血清	等级型		变态反应
15790-9	室尘 Hausstaub Ab. IgE. RAST 类	任意浓度	时间点	血清	等级型		变态反应
15791-7	室尘 Hollister Stier Ab. IgE. RAST 类	任意浓度	时间点	血清	等级型		变态反应
1579-2	17-生酮类固醇^肌内注射 40 μg 促肾上腺皮质激素 3 天前	质量速率	24 小时	尿液	定量型		刺激耐受试验
15792-5	牛胰岛素 Ab. IgE. RAST 类	任意浓度	时间点	血清	等级型		变态反应
15793-3	人胰岛素 Ab. IgE. RAST 类	任意浓度	时间点	血清	等级型		变态反应
15794-1	猪胰岛素 Ab. IgE. RAST 类	任意浓度	时间点	血清	等级型		变态反应
15795-8	囊果碱蓬 Ab. IgE. RAST 类	任意浓度	时间点	血清	等级型		变态反应
15796-6	异氰酸盐 HDI Ab. IgE. RAST 类	任意浓度	时间点	血清	等级型		变态反应
15797-4	异氰酸盐 MDI Ab. IgE. RAST 类	任意浓度	时间点	血清	等级型		变态反应
15798-2	异氰酸盐 TDI Ab. IgE. RAST 类	任意浓度	时间点	血清	等级型		变态反应
15799-0	Ispaghula laxative Ab. IgE. RAST 类	任意浓度	时间点	血清	等级型		变态反应
15-8	阿莫西林	药物敏感度	时间点	分离物	定量型	最小致死浓度	抗生素敏感性

LOINC 代码	名称	属性	时间特征	系统	标尺类型	方法类型	分类
1580-0	17-生酮类固醇^ 500 μg 地塞米松每 6 小时一次口服 2.5 天前	质量速率	24 小时	尿液	定量型		刺激耐受试验
15800-6	杜松 Ab. IgE. RAST 类	任意浓度	时间点	血清	等级型		变态反应
15801-4	木棉 Ab. IgE. RAST 类	任意浓度	时间点	血清	等级型		变态反应
15802-2	猕猴桃 Ab. IgE. RAST 类	任意浓度	时间点	血清	等级型		变态反应
15803-0	羔羊肉 Ab. IgE. RAST 类	任意浓度	时间点	血清	等级型		变态反应
15804-8	羊肉 Ab. IgE. RAST 类	任意浓度	时间点	血清	等级型		变态反应
15805-5	白藜 Ab. IgE. RAST 类	任意浓度	时间点	血清	等级型		变态反应
15806-3	乳胶 Ab. IgE. RAST 类	任意浓度	时间点	血清	等级型		变态反应
15807-1	乳胶手套提取物 Ab. IgE. RAST 类	任意浓度	时间点	血清	等级型		变态反应
15808-9	乳胶手套提取物，氨化的 Ab. IgE. RAST 类	任意浓度	时间点	血清	等级型		变态反应
15809-7	乳胶手套提取物，缓冲的 Ab. IgE. RAST 类	任意浓度	时间点	血清	等级型		变态反应
15810-5	豆荚 Ab. IgE. RAST 类	任意浓度	时间点	血清	等级型		变态反应
15811-3	柠檬 Ab. IgE. RAST 类	任意浓度	时间点	血清	等级型		变态反应
15812-1	大滨藜 Ab. IgE. RAST 类	任意浓度	时间点	血清	等级型		变态反应
15813-9	兵豆 Ab. IgE. RAST 类	任意浓度	时间点	血清	等级型		变态反应
15814-7	害鳞嗜螨 Ab. IgE. RAST 类	任意浓度	时间点	血清	等级型		变态反应
15815-4	莴苣 Ab. IgE. RAST 类	任意浓度	时间点	血清	等级型		变态反应
15816-2	欧洲丁香 Ab. IgE. RAST 类	任意浓度	时间点	血清	等级型		变态反应
15817-0	铁炮百合 Ab. IgE. RAST 类	任意浓度	时间点	血清	等级型		变态反应
1581-8	17-生酮类固醇^ 2 mg 地塞米松每 6 小时一次口服 2.5 天前	质量速率	24 小时	尿液	定量型		刺激耐受试验
15818-8	白柠檬 Ab. IgE. RAST 类	任意浓度	时间点	血清	等级型		变态反应
15819-6	小叶椴 Ab. IgE. RAST 类	任意浓度	时间点	血清	等级型		变态反应
15820-4	牛肝 Ab. IgE. RAST 类	任意浓度	时间点	血清	等级型		变态反应
15821-2	欧洲龙虾 Ab. IgE. RAST 类	任意浓度	时间点	血清	等级型		变态反应
15822-0	真龙虾 SPP Ab. IgE. RAST 类	任意浓度	时间点	血清	等级型		变态反应
15823-8	刺槐 Ab. IgE. RAST 类	任意浓度	时间点	血清	等级型		变态反应
15824-6	羽扇豆 spp Ab. IgE. RAST 类	任意浓度	时间点	血清	等级型		变态反应
15825-3	石松属 spp Ab. IgE. RAST 类	任意浓度	时间点	血清	等级型		变态反应
1582-6	乳糖^口服 50 g 乳糖后 1 小时	质量浓度	时间点	血清/血浆	定量型		刺激耐受试验
15826-1	溶菌酶 Ab. IgE. RAST 类	任意浓度	时间点	血清	等级型		变态反应
15827-9	鲭鱼 Ab. IgE. RAST 类	任意浓度	时间点	血清	等级型		变态反应
15828-7	日本鲭 Ab. IgE. RAST 类	任意浓度	时间点	血清	等级型		变态反应
15829-5	日本竹筴鱼 Ab. IgE. RAST 类	任意浓度	时间点	血清	等级型		变态反应
15830-3	玉米 Ab. IgE. RAST 类	任意浓度	时间点	血清	等级型		变态反应
15831-1	麦芽 Ab. IgE. RAST 类	任意浓度	时间点	血清	等级型		变态反应
15832-9	芒果 Ab. IgE. RAST 类	任意浓度	时间点	血清	等级型		变态反应
15833-7	大叶枫 Ab. IgE. RAST 类	任意浓度	时间点	血清	等级型		变态反应

LOINC 代码	名称	属性	时间特征	系统	标尺类型	方法类型	分类
1583-4	乳糖^口服 50 g 乳糖后 2 小时	质量浓度	时间点	血清/血浆	定量型		刺激耐受试验
15834-5	美国红枫 Ab. IgE. RAST 类	任意浓度	时间点	血清	等级型		变态反应
15835-2	银槭 Ab. IgE. RAST 类	任意浓度	时间点	血清	等级型		变态反应
15836-0	槭糖 Ab. IgE. RAST 类	任意浓度	时间点	血清	等级型		变态反应
15837-8	马乳 Ab. IgE. RAST 类	任意浓度	时间点	血清	等级型		变态反应
15838-6	马约兰 Ab. IgE. RAST 类	任意浓度	时间点	血清	等级型		变态反应
15839-4	蛋白水解酶 Ab. IgE. RAST 类	任意浓度	时间点	血清	等级型		变态反应
15840-2	雅鲆 Ab. IgE. RAST 类	任意浓度	时间点	血清	等级型		变态反应
15841-0	白千层 Ab. IgE. RAST 类	任意浓度	时间点	血清	等级型		变态反应
1584-2	乳糖^口服 50 g 乳糖后 30 分钟	质量浓度	时间点	血清/血浆	定量型		刺激耐受试验
15842-8	甜瓜 Ab. IgE. RAST 类	任意浓度	时间点	血清	等级型		变态反应
15843-6	牧豆树 Ab. IgE. RAST 类	任意浓度	时间点	血清	等级型		变态反应
15844-4	土荆芥 Ab. IgE. RAST 类	任意浓度	时间点	血清	等级型		变态反应
15845-1	Cladotanytarsus lewisi Ab. IgE. RAST 类	任意浓度	时间点	血清	等级型		变态反应
15846-9	乳 Ab. IgE. RAST 类	任意浓度	时间点	血清	等级型		变态反应
15847-7	煮过的牛奶 Ab. IgE. RAST 类	任意浓度	时间点	血清	等级型		变态反应
15848-5	奶粉 Ab. IgE. RAST 类	任意浓度	时间点	血清	等级型		变态反应
15849-3	黍 Ab. IgE. RAST 类	任意浓度	时间点	血清	等级型		变态反应
15850-1	粟 Ab. IgE. RAST 类	任意浓度	时间点	血清	等级型		变态反应
15851-9	稗草 Ab. IgE. RAST 类	任意浓度	时间点	血清	等级型		变态反应
15852-7	貂上皮 Ab. IgE. RAST 类	任意浓度	时间点	血清	等级型		变态反应
15853-5	欧薄荷 Ab. IgE. RAST 类	任意浓度	时间点	血清	等级型		变态反应
15854-3	乳酪霉菌类型 Ab. IgE. RAST 类	任意浓度	时间点	血清	等级型		变态反应
15855-0	好食脉孢菌 Ab. IgE. RAST 类	任意浓度	时间点	血清	等级型		变态反应
15856-8	普通伊蚊 Ab. IgE. RAST 类	任意浓度	时间点	血清	等级型		变态反应
15857-6	蛾 Ab. IgE. RAST 类	任意浓度	时间点	血清	等级型		变态反应
15858-4	地中海粉螟 Ab. IgE. RAST 类	任意浓度	时间点	血清	等级型		变态反应
1585-9	乳糖^热量型禁食 12 小时前	质量浓度	时间点	血清/血浆	定量型		刺激耐受试验
15859-2	鼠上皮 Ab. IgE. RAST 类	任意浓度	时间点	血清	等级型		变态反应
158-6	头孢噻啶	药物敏感度	时间点	分离物	定量或等级型	琼脂扩散	抗生素敏感性
15860-0	鼠血清蛋白 Ab. IgE. RAST 类	任意浓度	时间点	血清	等级型		变态反应
15861-8	鼠尿蛋白 Ab. IgE. RAST 类	任意浓度	时间点	血清	等级型		变态反应
15862-6	波罗毛霉菌 Ab. IgE. RAST 类	任意浓度	时间点	血清	等级型		变态反应
15863-4	藏北艾 Ab. IgE. RAST 类	任意浓度	时间点	血清	等级型		变态反应
15864-2	桑 Ab. IgE. RAST 类	任意浓度	时间点	血清	等级型		变态反应
15865-9	桑 Ab. IgE. RAST 类	任意浓度	时间点	血清	等级型		变态反应
15866-7	圆生蘑菇 Ab. IgE. RAST 类	任意浓度	时间点	血清	等级型		变态反应

LOINC 代码	名称	属性	时间特征	系统	标尺类型	方法类型	分类
1586-7	铅^EDTA 治疗后	质量浓度	时间点	尿液	定量型		刺激耐受试验
15867-5	甜瓜 Ab. IgE. RAST 类	任意浓度	时间点	血清	等级型		变态反应
15868-3	蛤贝 Ab. IgE. RAST 类	任意浓度	时间点	血清	等级型		变态反应
15869-1	紫贻贝 Ab. IgE. RAST 类	任意浓度	时间点	血清	等级型		变态反应
15870-9	芥末 Ab. IgE. RAST 类	任意浓度	时间点	血清	等级型		变态反应
15871-7	油桃 Ab. IgE. RAST 类	任意浓度	时间点	血清	等级型		变态反应
15872-5	大荨麻 Ab. IgE. RAST 类	任意浓度	时间点	血清	等级型		变态反应
15873-3	球黑孢霉 Ab. IgE. RAST 类	任意浓度	时间点	血清	等级型		变态反应
15874-1	肉豆蔻 Ab. IgE. RAST 类	任意浓度	时间点	血清	等级型		变态反应
1587-5	促黄体激素^静脉注射 100 μg 促黄体激素后 1.5 小时	质量浓度	时间点	血清/血浆	定量型		刺激耐受试验
15875-8	白栎 Ab. IgE. RAST 类	任意浓度	时间点	血清	等级型		变态反应
15876-6	加州黑栎 Ab. IgE. RAST 类	任意浓度	时间点	血清	等级型		变态反应
15877-4	什里夫栎 Ab. IgE. RAST 类	任意浓度	时间点	血清	等级型		变态反应
15878-2	Gambel 橡木 Ab. IgE. RAST 类	任意浓度	时间点	血清	等级型		变态反应
15879-0	香藜 Ab. IgE. RAST. RAST 类	任意浓度	时间点	血清	等级型		变态反应
15880-8	弗吉尼亚栎 Ab. IgE. RAST 类	任意浓度	时间点	血清	等级型		变态反应
15881-6	北美红栎 Ab. IgE. RAST 类	任意浓度	时间点	血清	等级型		变态反应
15882-4	谷橡木 Ab. IgE. RAST 类	任意浓度	时间点	血清	等级型		变态反应
1588-3	促黄体激素^给予促性腺激素释放激素后 1.5 小时	质量浓度	时间点	血清/血浆	定量型		刺激耐受试验
15883-2	弗吉尼亚栎 Ab. IgE. RAST 类	任意浓度	时间点	血清	等级型		变态反应
15884-0	白栎 Ab. IgE. RAST 类	任意浓度	时间点	血清	等级型		变态反应
15885-7	燕麦 Ab. IgE. RAST 类	任意浓度	时间点	血清	等级型		变态反应
15886-5	栽培燕麦 Ab. IgE. RAST 类	任意浓度	时间点	血清	等级型		变态反应
15887-3	栽培燕麦 Ab. IgE. RAST 类	任意浓度	时间点	血清	等级型		变态反应
15888-1	真蛸 Ab. IgE. RAST 类	任意浓度	时间点	血清	等级型		变态反应
15889-9	Oidiodendrum spp Ab. IgE. RAST 类	任意浓度	时间点	血清	等级型		变态反应
15890-7	咖啡黄葵 Ab. IgE. RAST 类	任意浓度	时间点	血清	等级型		变态反应
1589-1	促黄体激素^静脉注射 100 μg 促黄体激素后 105 分钟	质量浓度	时间点	血清/血浆	定量型		刺激耐受试验
15891-5	橄榄 Ab. IgE. RAST 类	任意浓度	时间点	血清	等级型		变态反应
15892-3	齐墩果花粉 Ab. IgE. RAST 类	任意浓度	时间点	血清	等级型		变态反应
15893-1	洋葱 Ab. IgE. RAST 类	任意浓度	时间点	血清	等级型		变态反应
15894-9	甜橙 Ab. IgE. RAST 类	任意浓度	时间点	血清	等级型		变态反应
15895-6	牛至 Ab. IgE. RAST 类	任意浓度	时间点	血清	等级型		变态反应
15896-4	德国鸢尾草 Ab. IgE. RAST 类	任意浓度	时间点	血清	等级型		变态反应
15897-2	卵清蛋白 Ab. IgE. RAST 类	任意浓度	时间点	血清	等级型		变态反应

LOINC 代码	名称	属性	时间特征	系统	标尺类型	方法类型	分类
15898-0	卵类粘蛋白 Ab. IgE. RAST 类	任意浓度	时间点	血清	等级型		变态反应
15899-8	食用牡蛎 Ab. IgE. RAST 类	任意浓度	时间点	血清	等级型		变态反应
15900-4	皇后葵 Ab. IgE. RAST 类	任意浓度	时间点	血清	等级型		变态反应
15901-2	番木瓜 Ab. IgE. RAST 类	任意浓度	时间点	血清	等级型		变态反应
15902-0	辣椒 Ab. IgE. RAST 类	任意浓度	时间点	血清	等级型		变态反应
15903-8	长尾鹦鹉羽毛 Ab. IgE. RAST 类	任意浓度	时间点	血清	等级型		变态反应
15904-6	虎皮鹦鹉粪 Ab. IgE. RAST 类	任意浓度	时间点	血清	等级型		变态反应
15905-3	虎皮鹦鹉羽毛 Ab. IgE. RAST 类	任意浓度	时间点	血清	等级型		变态反应
15906-1	虎皮鹦鹉血清蛋白质 Ab. IgE. RAST 类	任意浓度	时间点	血清	等级型		变态反应
15907-9	鹦鹉粪 Ab. IgE. RAST 类	任意浓度	时间点	血清	等级型		变态反应
15908-7	鹦鹉羽毛 Ab. IgE. RAST 类	任意浓度	时间点	血清	等级型		变态反应
1590-9	促黄体激素^静脉注射 100 μg 促黄体激素后 15 分钟	质量浓度	时间点	血清/血浆	定量型		刺激耐受试验
15909-5	鹦鹉血清蛋白 Ab. IgE. RAST 类	任意浓度	时间点	血清	等级型		变态反应
15910-3	欧芹 Ab. IgE. RAST 类	任意浓度	时间点	血清	等级型		变态反应
15911-1	美国防风 Ab. IgE. RAST 类	任意浓度	时间点	血清	等级型		变态反应
15912-9	百香果 Ab. IgE. RAST 类	任意浓度	时间点	血清	等级型		变态反应
15913-7	豌豆 Ab. IgE. RAST 类	任意浓度	时间点	血清	等级型		变态反应
15914-5	豇豆 Ab. IgE. RAST 类	任意浓度	时间点	血清	等级型		变态反应
15915-2	鹰嘴豆 Ab. IgE. RAST 类	任意浓度	时间点	血清	等级型		变态反应
15916-0	桃树 Ab. IgE. RAST 类	任意浓度	时间点	血清	等级型		变态反应
1591-7	促黄体激素^静脉注射 100 μg 促黄体激素后 1 小时	质量浓度	时间点	血清/血浆	定量型		刺激耐受试验
15917-8	落花生 Ab. IgE. RAST 类	任意浓度	时间点	血清	等级型		变态反应
15918-6	西洋梨 Ab. IgE. RAST 类	任意浓度	时间点	血清	等级型		变态反应
15919-4	美国山核桃坚果 Ab. IgE. RAST 类	任意浓度	时间点	血清	等级型		变态反应
15920-2	美洲山核桃树 Ab. IgE. RAST 类	任意浓度	时间点	血清	等级型		变态反应
15921-0	青霉素 G Ab. IgE. RAST 类	任意浓度	时间点	血清	等级型		变态反应
15922-8	青霉素 V Ab. IgE. RAST 类	任意浓度	时间点	血清	等级型		变态反应
15923-6	常现青霉 Ab. IgE. RAST 类	任意浓度	时间点	血清	等级型		变态反应
15924-4	点青霉 Ab. IgE. RAST 类	任意浓度	时间点	血清	等级型		变态反应
1592-5	促黄体激素^给予促性腺激素释放激素后 1 小时	质量浓度	时间点	血清/血浆	定量型		刺激耐受试验
15925-1	黑胡椒 Ab. IgE. RAST 类	任意浓度	时间点	血清	等级型		变态反应
15926-9	辣椒 Ab. IgE. RAST 类	任意浓度	时间点	血清	等级型		变态反应
15927-7	牛角椒 Ab. IgE. RAST 类	任意浓度	时间点	血清	等级型		变态反应
15928-5	绿胡椒 Ab. IgE. RAST 类	任意浓度	时间点	血清	等级型		变态反应

LOINC 代码	名称	属性	时间特征	系统	标尺类型	方法类型	分类
15929-3	加州胡椒 Ab.IgE.RAST 类	任意浓度	时间点	血清	等级型		变态反应
15930-1	金鲈 spp Ab.IgE.RAST 类	任意浓度	时间点	血清	等级型		变态反应
15931-9	甜菜茎点霉 Ab. IgE. RAST 类	任意浓度	时间点	血清	等级型		变态反应
15932-7	磷脂酶 Ab.IgE.RAST 类	任意浓度	时间点	血清	等级型		变态反应
1593-3	促黄体激素^静脉注射 100 μg 促黄体激素后 2 小时	质量浓度	时间点	血清/血浆	定量型		刺激耐受试验
15933-5	邻苯二甲酸酐 Ab. IgE. RAST 类	任意浓度	时间点	血清	等级型		变态反应
15934-3	鸽粪 Ab.IgE.RAST 类	任意浓度	时间点	血清	等级型		变态反应
15935-0	鸽羽毛 Ab.IgE.RAST 类	任意浓度	时间点	血清	等级型		变态反应
15936-8	普通苋 Ab.IgE.RAST 类	任意浓度	时间点	血清	等级型		变态反应
15937-6	涩苋 Ab.IgE.RAST 类	任意浓度	时间点	血清	等级型		变态反应
15938-4	刺苋 Ab.IgE.RAST 类	任意浓度	时间点	血清	等级型		变态反应
15939-2	欧洲黑松 Ab.IgE.RAST 类	任意浓度	时间点	血清	等级型		变态反应
159-4	头孢噻啶	药物敏感度	时间点	分离物＋血清	等级型	测序分型	抗生素敏感性
15940-0	火炬松 Ab.IgE.RAST 类	任意浓度	时间点	血清	等级型		变态反应
1594-1	促黄体激素^给予促性腺激素释放激素后 2 小时	质量浓度	时间点	血清/血浆	定量型		刺激耐受试验
15941-8	长叶松 Ab.IgE.RAST 类	任意浓度	时间点	血清	等级型		变态反应
15942-6	辐射松 Ab.IgE.RAST 类	任意浓度	时间点	血清	等级型		变态反应
15943-4	食松 Ab.IgE.RAST 类	任意浓度	时间点	血清	等级型		变态反应
15944-2	短叶松 Ab.IgE.RAST 类	任意浓度	时间点	血清	等级型		变态反应
15945-9	湿地松 Ab.IgE.RAST 类	任意浓度	时间点	血清	等级型		变态反应
15946-7	矮松 Ab.IgE.RAST 类	任意浓度	时间点	血清	等级型		变态反应
15947-5	北美乔松 Ab.IgE.RAST 类	任意浓度	时间点	血清	等级型		变态反应
15948-3	菠萝 Ab.IgE.RAST 类	任意浓度	时间点	血清	等级型		变态反应
15949-1	开心果 Ab.IgE.RAST 类	任意浓度	时间点	血清	等级型		变态反应
15950-9	糠秕马拉色菌 Ab. IgE. RAST 类	任意浓度	时间点	血清	等级型		变态反应
15951-7	鲽 Ab.IgE.RAST 类	任意浓度	时间点	血清	等级型		变态反应
15952-5	长叶车前 Ab.IgE.RAST 类	任意浓度	时间点	血清	等级型		变态反应
15953-3	杏梅 Ab.IgE.RAST 类	任意浓度	时间点	血清	等级型		变态反应
15954-1	黑杨 Ab.IgE.RAST 类	任意浓度	时间点	血清	等级型		变态反应
15955-8	罂粟 Ab.IgE.RAST 类	任意浓度	时间点	血清	等级型		变态反应
15956-6	猪肉 Ab.IgE.RAST 类	任意浓度	时间点	血清	等级型		变态反应
15957-4	马铃薯 Ab.IgE.RAST 类	任意浓度	时间点	血清	等级型		变态反应
1595-8	促黄体激素^静脉注射 100 μg 促黄体激素后 30 分钟	质量浓度	时间点	血清/血浆	定量型		刺激耐受试验
15958-2	番薯 Ab.IgE.RAST 类	任意浓度	时间点	血清	等级型		变态反应
15959-0	小花假苍耳 Ab. IgE. RAST 类	任意浓度	时间点	血清	等级型		变态反应
15960-8	欧洲女贞 Ab.IgE.RAST 类	任意浓度	时间点	血清	等级型		变态反应
15961-6	鱼精蛋白 Ab.IgE.RAST 类	任意浓度	时间点	血清	等级型		变态反应

LOINC 代码	名称	属性	时间特征	系统	标尺类型	方法类型	分类
15962-4	苯磺素 Ab. IgE. RAST 类	任意浓度	时间点	血清	等级型		变态反应
15963-2	车前草种子 Ab. IgE. RAST 类	任意浓度	时间点	血清	等级型		变态反应
15964-0	出芽短梗霉菌 Ab. IgE. RAST 类	任意浓度	时间点	血清	等级型		变态反应
15965-7	产糖芽霉菌 Ab. IgE. RAST 类	任意浓度	时间点	血清	等级型		变态反应
1596-6	促黄体激素^给予促性腺激素释放激素后 30 分钟	质量浓度	时间点	血清/血浆	定量型		刺激耐受试验
15966-5	西葫芦 Ab. IgE. RAST 类	任意浓度	时间点	血清	等级型		变态反应
15967-3	西葫芦种子 Ab. IgE. RAST 类	任意浓度	时间点	血清	等级型		变态反应
15968-1	良叶除虫菊 Ab. IgE. RAST 类	任意浓度	时间点	血清	等级型		变态反应
15969-9	兔肉 Ab. IgE. RAST 类	任意浓度	时间点	血清	等级型		变态反应
15970-7	沙生胶兔木 Ab. IgE. RAST 类	任意浓度	时间点	血清	等级型		变态反应
15971-5	兔上皮 Ab. IgE. RAST 类	任意浓度	时间点	血清	等级型		变态反应
15972-3	兔血清蛋白 Ab. IgE. RAST 类	任意浓度	时间点	血清	等级型		变态反应
15973-1	兔尿蛋白 Ab. IgE. RAST 类	任意浓度	时间点	血清	等级型		变态反应
1597-4	促黄体激素^静脉注射 100 μg 促黄体激素后 45 分钟	质量浓度	时间点	血清/血浆	定量型		刺激耐受试验
15974-9	萝卜 Ab. IgE. RAST 类	任意浓度	时间点	血清	等级型		变态反应
15975-6	猪草 Ab. IgE. RAST 类	任意浓度	时间点	血清	等级型		变态反应
15976-4	dumosa 豚草 Ab. IgE. RAST 类	任意浓度	时间点	血清	等级型		变态反应
15977-2	伪豚草 Ab. IgE. RAST 类	任意浓度	时间点	血清	等级型		变态反应
15978-0	三裂叶豚草 Ab. IgE. RAST 类	任意浓度	时间点	血清	等级型		变态反应
15979-8	猪草 Ab. IgE. RAST 类	任意浓度	时间点	血清	等级型		变态反应
15980-6	bidentata 豚草 Ab. IgE. RAST 类	任意浓度	时间点	血清	等级型		变态反应
15981-4	多年生豚草 Ab. IgE. RAST 类	任意浓度	时间点	血清	等级型		变态反应
1598-2	促黄体激素^静脉注射 100 μg 促黄体激素后 75 分钟	质量浓度	时间点	血清/血浆	定量型		刺激耐受试验
15982-2	白菜型油菜 Ab. IgE. RAST 类	任意浓度	时间点	血清	等级型		变态反应
15983-0	覆盆子 Ab. IgE. RAST 类	任意浓度	时间点	血清	等级型		变态反应
15984-8	鼠上皮 Ab. IgE. RAST 类	任意浓度	时间点	血清	等级型		变态反应
15985-5	鼠血清蛋白 Ab. IgE. RAST 类	任意浓度	时间点	血清	等级型		变态反应
15986-3	鼠尿蛋白 Ab. IgE. RAST 类	任意浓度	时间点	血清	等级型		变态反应
15987-1	红杉 spp Ab. IgE. RAST 类	任意浓度	时间点	血清	等级型		变态反应
15988-9	藕草 Ab. IgE. RAST 类	任意浓度	时间点	血清	等级型		变态反应
15989-7	芦苇 Ab. IgE. RAST 类	任意浓度	时间点	血清	等级型		变态反应

LOINC 代码	名称	属性	时间特征	系统	标尺类型	方法类型	分类
1599-0	促黄体激素^基线	质量浓度	时间点	血清/血浆	定量型		刺激耐受试验
15990-5	驯鹿上皮 Ab. IgE. RAST 类	任意浓度	时间点	血清	等级型		变态反应
15991-3	黑色根霉菌 Ab. IgE. RAST 类	任意浓度	时间点	血清	等级型		变态反应
15992-1	红酵母 spp Ab. IgE. RAST 类	任意浓度	时间点	血清	等级型		变态反应
15993-9	大黄 spp Ab. IgE. RAST 类	任意浓度	时间点	血清	等级型		变态反应
15994-7	水稻 Ab. IgE. RAST 类	任意浓度	时间点	血清	等级型		变态反应
15995-4	菰 spp Ab. IgE. RAST 类	任意浓度	时间点	血清	等级型		变态反应
15996-2	蔷薇 spp HIP Ab. IgE. RAST 类	任意浓度	时间点	血清	等级型		变态反应
15997-0	黑麦花粉 Ab. IgE. RAST 类	任意浓度	时间点	血清	等级型		变态反应
15998-8	黑麦 Ab. IgE. RAST 类	任意浓度	时间点	血清	等级型		变态反应
15999-6	黑麦花粉 Ab. IgE. RAST 类	任意浓度	时间点	血清	等级型		变态反应
16000-2	黑麦草 Ab. IgE. RAST 类	任意浓度	时间点	血清	等级型		变态反应
16001-0	红花 Ab. IgE. RAST 类	任意浓度	时间点	血清	等级型		变态反应
16002-8	欧鼠尾草 Ab. IgE. RAST 类	任意浓度	时间点	血清	等级型		变态反应
16003-6	三齿蒿 Ab. IgE. RAST 类	任意浓度	时间点	血清	等级型		变态反应
16004-4	三齿蒿 Ab. IgE. RAST 类	任意浓度	时间点	血清	等级型		变态反应
16005-1	咸水鱼饲料 Ab. IgE. RAST 类	任意浓度	时间点	血清	等级型		变态反应
1600-6	促黄体激素^给予促性腺激素释放激素前	质量浓度	时间点	血清/血浆	定量型		刺激耐受试验
16006-9	大西洋鲑 Ab. IgE. RAST 类	任意浓度	时间点	血清	等级型		变态反应
16007-7	滨藜 Ab. IgE. RAST 类	任意浓度	时间点	血清	等级型		变态反应
16008-5	沙丁鱼 Ab. IgE. RAST 类	任意浓度	时间点	血清	等级型		变态反应
16009-3	Savinase 蛋白酶 Ab. IgE. RAST 类	任意浓度	时间点	血清	等级型		变态反应
16010-1	大滨藜 Ab. IgE. RAST 类	任意浓度	时间点	血清	等级型		变态反应
16011-9	扇贝 spp Ab. IgE. RAST 类	任意浓度	时间点	血清	等级型		变态反应
16012-7	金雀花 Ab. IgE. RAST 类	任意浓度	时间点	血清	等级型		变态反应
16013-5	丝胶蛋白 Ab. IgE. RAST 类	任意浓度	时间点	血清	等级型		变态反应
1601-4	去甲肾上腺素^仰卧位	质量浓度	时间点	血浆	定量型		刺激耐受试验
16014-3	芝麻 Ab. IgE. RAST 类	任意浓度	时间点	血清	等级型		变态反应
16015-0	绵羊上皮 Ab. IgE. RAST 类	任意浓度	时间点	血清	等级型		变态反应
16016-8	小酸模 Ab. IgE. RAST 类	任意浓度	时间点	血清	等级型		变态反应
16017-6	绵羊毛 Ab. IgE. RAST 类	任意浓度	时间点	血清	等级型		变态反应
16018-4	北极甜虾 Ab. IgE. RAST 类	任意浓度	时间点	血清	等级型		变态反应
16019-2	蚕丝 Ab. IgE. RAST 类	任意浓度	时间点	血清	等级型		变态反应
160-2	头孢噻吩	药物敏感度	时间点	分离物	定量型	最小致死浓度	抗生素敏感性
16020-0	废弃的蚕丝 Ab. IgE. RAST 类	任意浓度	时间点	血清	等级型		变态反应
16021-8	银 Ab. IgE. RAST 类	任意浓度	时间点	血清	等级型		变态反应
1602-2	去甲肾上腺素^直立 10 分钟后	质量浓度	时间点	血浆	定量型		刺激耐受试验

LOINC代码	名称	属性	时间特征	系统	标尺类型	方法类型	分类
16022-6	狗牙根黑粉菌 Ab. IgE. RAST类	任意浓度	时间点	血清	等级型		变态反应
16023-4	高粱散粒黑粉菌 Ab. IgE. RAST类	任意浓度	时间点	血清	等级型		变态反应
16024-2	褐蜗牛 Ab. IgE. RAST类	任意浓度	时间点	血清	等级型		变态反应
16025-9	红鳍笛鲷 Ab. IgE. RAST类	任意浓度	时间点	血清	等级型		变态反应
16026-7	鳎 Ab. IgE. RAST类	任意浓度	时间点	血清	等级型		变态反应
16027-5	菠菜 Ab. IgE. RAST类	任意浓度	时间点	血清	等级型		变态反应
16028-3	citrovirens 椎枝孢 Ab. IgE. RAST类	任意浓度	时间点	血清	等级型		变态反应
16029-1	欧洲云杉 Ab. IgE. RAST类	任意浓度	时间点	血清	等级型		变态反应
1603-0	去甲肾上腺素^口服300 μg氯压定后1小时	质量浓度	时间点	血浆	定量型		刺激耐受试验
16030-9	南瓜 Ab. IgE. RAST类	任意浓度	时间点	血清	等级型		变态反应
16031-7	枪乌贼 sp Ab. IgE. RAST类	任意浓度	时间点	血清	等级型		变态反应
16032-5	太平洋褶柔鱼 Ab. IgE. RAST类	任意浓度	时间点	血清	等级型		变态反应
16033-3	匍柄霉菌 Ab. IgE. RAST类	任意浓度	时间点	血清	等级型		变态反应
16034-1	茄匍柄霉 Ab. IgE. RAST类	任意浓度	时间点	血清	等级型		变态反应
16035-8	粗脚粉螨 Ab. IgE. RAST类	任意浓度	时间点	血清	等级型		变态反应
16037-4	腐食酪螨 Ab. IgE. RAST类	任意浓度	时间点	血清	等级型		变态反应
16038-2	草莓 Ab. IgE. RAST类	任意浓度	时间点	血清	等级型		变态反应
16039-0	琥珀酰胆碱 Ab. IgE. RAST类	任意浓度	时间点	血清	等级型		变态反应
16040-8	甘蔗 Ab. IgE. RAST类	任意浓度	时间点	血清	等级型		变态反应
16041-6	向日葵花粉 Ab. IgE. RAST类	任意浓度	时间点	血清	等级型		变态反应
16042-4	向日葵种子 Ab. IgE. RAST类	任意浓度	时间点	血清	等级型		变态反应
16043-2	猪上皮 Ab. IgE. RAST类	任意浓度	时间点	血清	等级型		变态反应
16044-0	猪尿蛋白 Ab. IgE. RAST类	任意浓度	时间点	血清	等级型		变态反应
16045-7	剑鱼 Ab. IgE. RAST类	任意浓度	时间点	血清	等级型		变态反应
16046-5	一球悬铃木 Ab. IgE. RAST类	任意浓度	时间点	血清	等级型		变态反应
16047-3	红橘 Ab. IgE. RAST类	任意浓度	时间点	血清	等级型		变态反应
1604-8	去甲肾上腺素^口服300 μg氯压定后2小时	质量浓度	时间点	血浆	定量型		刺激耐受试验
16048-1	树薯 Ab. IgE. RAST类	任意浓度	时间点	血清	等级型		变态反应
16049-9	龙艾 Ab. IgE. RAST类	任意浓度	时间点	血清	等级型		变态反应
16050-7	茶 Ab. IgE. RAST类	任意浓度	时间点	血清	等级型		变态反应
16051-5	吡咯烷甲基四环素 Ab. IgE. RAST类	任意浓度	时间点	血清	等级型		变态反应
16052-3	钾猪毛菜 Ab. IgE. RAST类	任意浓度	时间点	血清	等级型		变态反应
16053-1	百里香 Ab. IgE. RAST类	任意浓度	时间点	血清	等级型		变态反应
16054-9	梯牧草 Ab. IgE. RAST类	任意浓度	时间点	血清	等级型		变态反应
1605-5	去甲肾上腺素^口服300 μg氯压定后3小时	质量浓度	时间点	血浆	定量型		刺激耐受试验

LOINC 代码	名称	属性	时间特征	系统	标尺类型	方法类型	分类
16055-6	烟草香烟 Ab.IgE.RAST 类	任意浓度	时间点	血清	等级型		变态反应
16056-4	烟草 Ab.IgE.RAST 类	任意浓度	时间点	血清	等级型		变态反应
16057-2	番茄 Ab.IgE.RAST 类	任意浓度	时间点	血清	等级型		变态反应
16058-0	黄芪属 spp Ab.IgE.RAST 类	任意浓度	时间点	血清	等级型		变态反应
16059-8	绿色木霉 Ab.IgE.RAST 类	任意浓度	时间点	血清	等级型		变态反应
16060-6	发癣菌 Ab.IgE.RAST 类	任意浓度	时间点	血清	等级型		变态反应
16061-4	红色毛癣菌 Ab.IgE.RAST 类	任意浓度	时间点	血清	等级型		变态反应
16062-2	毛孢子菌 spp Ab.IgE.RAST 类	任意浓度	时间点	血清	等级型		变态反应
1606-3	去甲肾上腺素^口服 300 μg 氯压定前	质量浓度	时间点	血浆	定量型		刺激耐受试验
16063-0	偏苯三酸酐 Ab.IgE.RAST 类	任意浓度	时间点	血清	等级型		变态反应
16064-8	虹鳟鱼 Ab.IgE.RAST 类	任意浓度	时间点	血清	等级型		变态反应
16065-5	长鳍金枪鱼 Ab.IgE.RAST 类	任意浓度	时间点	血清	等级型		变态反应
16066-3	火鸡肉 Ab.IgE.RAST 类	任意浓度	时间点	血清	等级型		变态反应
16067-1	芜箐 Ab.IgE.RAST 类	任意浓度	时间点	血清	等级型		变态反应
16069-7	纸龈枝孢 Ab.IgE.RAST 类	任意浓度	时间点	血清	等级型		变态反应
16070-5	大麦散黑穗病菌 Ab.IgE.RAST 类	任意浓度	时间点	血清	等级型		变态反应
1607-1	重量克分子渗透压浓度^液体型禁食后 12 小时	同渗重摩、渗透度、溶质度	时间点	尿液	定量型		刺激耐受试验
16071-3	香子兰 Ab.IgE.RAST 类	任意浓度	时间点	血清	等级型		变态反应
16072-1	小牛肉 Ab.IgE.RAST 类	任意浓度	时间点	血清	等级型		变态反应
16073-9	墙草 Ab.IgE.RAST 类	任意浓度	时间点	血清	等级型		变态反应
16074-7	胡桃 spp Ab.IgE.RAST 类	任意浓度	时间点	血清	等级型		变态反应
16075-4	黑胡桃 Ab.IgE.RAST 类	任意浓度	时间点	血清	等级型		变态反应
16076-2	黑胡桃花粉 Ab.IgE.RAST 类	任意浓度	时间点	血清	等级型		变态反应
16077-0	胡桃花粉 Ab.IgG.RAST 类	任意浓度	时间点	血清	等级型		变态反应
16078-8	加州黑胡桃花粉 Ab.IgE.RAST 类	任意浓度	时间点	血清	等级型		变态反应
16079-6	加州黑胡桃花粉 Ab.IgE.RAST 类	任意浓度	时间点	血清	等级型		变态反应
16080-4	黄蜂 spp Ab.IgE.RAST 类	任意浓度	时间点	血清	等级型		变态反应
16081-2	黄蜂 spp Ab.IgE.RAST 类	任意浓度	时间点	血清	等级型		变态反应
16082-0	黄胡蜂 spp Ab.IgE.RAST 类	任意浓度	时间点	血清	等级型		变态反应
16083-8	西瓜 Ab.IgE.RAST 类	任意浓度	时间点	血清	等级型		变态反应
16084-6	谷象 Ab.IgE.RAST 类	任意浓度	时间点	血清	等级型		变态反应
16085-3	小麦 Ab.IgE.RAST 类	任意浓度	时间点	血清	等级型		变态反应
16086-1	小麦花粉 Ab.IgE.RAST 类	任意浓度	时间点	血清	等级型		变态反应
16087-9	小麦花粉 Ab.IgE.RAST 类	任意浓度	时间点	血清	等级型		变态反应
16088-7	小麦杆锈菌 Ab.IgE.RAST 类	任意浓度	时间点	血清	等级型		变态反应

LOINC代码	名称	属性	时间特征	系统	标尺类型	方法类型	分类
1608-9	重量克分子渗透压浓度^液体型禁食后8小时	同渗重摩、渗透度、溶质度	时间点	尿液	定量型		刺激耐受试验
16089-5	奶牛乳清 Ab. IgE. RAST类	任意浓度	时间点	血清	等级型		变态反应
16090-3	白鲑 Ab. IgE. RAST类	任意浓度	时间点	血清	等级型		变态反应
16091-1	曲柳 Ab. IgE. RAST类	任意浓度	时间点	血清	等级型		变态反应
16092-9	黑杨柳 Ab. IgE. RAST类	任意浓度	时间点	血清	等级型		变态反应
16093-7	法国猫柳 Ab. IgE. RAST类	任意浓度	时间点	血清	等级型		变态反应
16094-5	四翅滨藜 Ab. IgE. RAST类	任意浓度	时间点	血清	等级型		变态反应
16095-2	苦艾 Ab. IgE. RAST类	任意浓度	时间点	血清	等级型		变态反应
16096-0	酿酒酵母 Ab. IgE. RAST类	任意浓度	时间点	血清	等级型		变态反应
1609-7	催乳激素^静脉注射胰岛素后1.5小时	质量浓度	时间点	血清/血浆	定量型		刺激耐受试验
16097-8	面包酵母 Ab. IgE. RAST类	任意浓度	时间点	血清	等级型		变态反应
16098-6	啤酒用酵母 Ab. IgE. RAST类	任意浓度	时间点	血清	等级型		变态反应
16099-4	乙硫异烟胺	药物敏感度	时间点	分离物	定量或等级型	最小抑制浓度	抗生素敏感性
161-0	头孢噻吩	药物敏感度	时间点	分离物	定量或等级型	最小抑制浓度	抗生素敏感性
16100-0	利福布汀	药物敏感度	时间点	分离物	定量或等级型	最小抑制浓度	抗生素敏感性
16101-8	孜然 Ab. IgE	任意浓度	时间点	血清	定量型		变态反应
16102-6	牛明胶 Ab. IgE	任意浓度	时间点	血清	定量型		变态反应
16103-4	猪明胶 Ab. IgE	任意浓度	时间点	血清	定量型		变态反应
16104-2	构树 Ab. IgE	任意浓度	时间点	血清	定量型		变态反应
1610-5	催乳激素^口服L-多巴后1小时	质量浓度	时间点	血清/血浆	定量型		刺激耐受试验
16105-9	雉鸡 Ab. IgE	任意浓度	时间点	血清	定量型		变态反应
16106-7	细胞. CD8+CD28+	数量或计数浓度（计数/容积）	时间点	全血	定量型		细胞标志物
16107-5	细胞. CD8+HLA-DR+	数量或计数浓度（计数/容积）	时间点	全血	定量型		细胞标志物
16108-3	17-羟孕酮^肌内注射250 μg促肾上腺皮质激素后45分钟	质量浓度	时间点	血清/血浆	定量型		刺激耐受试验
16109-1	催乳激素^给予某刺激后2小时	质量浓度	时间点	血清/血浆	定量型		刺激耐受试验
16110-9	11-脱氧皮质酮	质量速率	24小时	尿液	定量型		化学
16111-7	肾上腺素+去甲肾上腺素	质量速率	24小时	尿液	定量型		化学
16112-5	雌激素受体	印象/检查结果的解释	时间点	组织	名义型		病理学
1611-3	催乳激素^静脉注射促甲状腺激素释放激素后1小时	质量浓度	时间点	血清/血浆	定量型		刺激耐受试验
16113-3	孕酮受体	印象/检查结果的解释	时间点	组织	名义型		病理学
16114-1	阿米替林	质量浓度	时间点	尿液	定量型		药物水平/毒理学
16115-8	多塞平	质量含量	时间点	组织	定量型		药物水平/毒理学
16116-6	四氢可的松	质量速率	24小时	尿液	定量型		药物水平/毒理学
16117-4	田鼠巴贝虫 Ab. IgG	稀释系数、稀释倍数（滴度）	时间点	血清	定量型		微生物学
16118-2	田鼠巴贝虫 Ab. IgM	稀释系数、稀释倍数（滴度）	时间点	血清	定量型		微生物学

LOINC 代码	名称	属性	时间特征	系统	标尺类型	方法类型	分类
16119-0	流产布鲁氏杆菌 Ab. IgG	稀释系数、稀释倍数（滴度）	时间点	血清	定量型		微生物学
16120-8	流产布鲁氏杆菌 Ab. IgM	稀释系数、稀释倍数（滴度）	时间点	血清	定量型		微生物学
1612-1	催乳激素^静脉注射胰岛素后 1 小时	质量浓度	时间点	血清/血浆	定量型		刺激耐受试验
16121-6	科罗拉多蜱热病毒 Ab. IgG	稀释系数、稀释倍数（滴度）	时间点	血清	定量型		微生物学
16122-4	科罗拉多蜱热病毒 Ab. IgM	稀释系数、稀释倍数（滴度）	时间点	血清	定量型		微生物学
16123-2	隐球菌 Ab	稀释系数、稀释倍数（滴度）	时间点	脑脊液	定量型		微生物学
16124-0	隐球菌 Ab	稀释系数、稀释倍数（滴度）	时间点	血清	定量型		微生物学
16125-7	幽门螺杆菌 Ab. IgA	任意浓度	时间点	血清	等级型		微生物学
16126-5	幽门螺杆菌 Ab. IgG	任意浓度	时间点	血清	等级型		微生物学
16127-3	幽门螺杆菌 Ab. IgM	任意浓度	时间点	血清	等级型		微生物学
16128-1	丙型肝炎病毒 Ab	任意浓度	时间点	血清	等级型		微生物学
16129-9	丙型肝炎病毒 Ab. IgG	任意浓度	时间点	血清	等级型		微生物学
16130-7	单纯疱疹病毒 1 DNA	任意浓度	时间点	XXX	等级型	探针. 扩增. 靶向扩增	微生物学
16131-5	单纯疱疹病毒 2 DNA	任意浓度	时间点	XXX	等级型	探针. 扩增. 靶向扩增	微生物学
16132-3	艾滋病毒 1 p15+p18 Ab	任意浓度	时间点	血清	等级型	免疫印迹	微生物学
16133-1	嗜肺军团菌 Ab. IgM	稀释系数、稀释倍数（滴度）	时间点	血清	定量型	免疫荧光	微生物学
16134-9	脑膜炎奈瑟菌	任意浓度	时间点	XXX	等级型	微生物特异性培养	微生物学
16135-6	β2 糖蛋白 1 Ab. IgG	任意浓度	时间点	血清	定量型		血清学
16136-4	β2 糖蛋白 1 Ab. IgM	任意浓度	时间点	血清	定量型		血清学
16137-2	着丝点 Ab	任意浓度	时间点	血清	等级型		血清学
16138-0	单唾液酸神经节苷脂 GM1 Ab. IgA	稀释系数、稀释倍数（滴度）	时间点	血清	定量型		血清学
1613-9	催乳激素^口服 L-多巴后 2 小时	质量浓度	时间点	血清/血浆	定量型		刺激耐受试验
16139-8	神经元细胞核 Ab	稀释系数、稀释倍数（滴度）	时间点	脑脊液	定量型		血清学
16140-6	碲	质量浓度	时间点	全血	定量型		药物水平/毒理学
16141-4	氮	质量速率	24 小时	大便	定量型		化学
16142-2	脂肪	质量速率	24 小时	大便	定量型		化学
16143-0	丁烷	质量浓度	时间点	全血	定量型		药物水平/毒理学
16144-8	氟哌利多	任意浓度	时间点	血清/血浆	等级型		药物水平/毒理学
16145-5	麦司卡林	质量浓度	时间点	血清/血浆	定量型		药物水平/毒理学
16146-3	裸头草辛	质量浓度	时间点	血清/血浆	定量型		药物水平/毒理学
1614-7	催乳激素^静脉注射促甲状腺激素释放激素后 30 分钟	质量浓度	时间点	血清/血浆	定量型		刺激耐受试验
16147-1	醛固酮^给予某刺激后第 3 份标本	质量浓度	时间点	血清/血浆	定量型		刺激耐受试验
16148-9	醛固酮^给予某刺激后第 4 份标本	质量浓度	时间点	血清/血浆	定量型		刺激耐受试验

LOINC 代码	名称	属性	时间特征	系统	标尺类型	方法类型	分类
16149-7	醛固酮^给予某刺激后第5份标本	质量浓度	时间点	血清/血浆	定量型		刺激耐受试验
16150-5	羧基四氢大麻酚	质量浓度	时间点	血清/血浆	定量型		药物水平/毒理学
16151-3	灭蚁灵	任意浓度	时间点	血清/血浆	等级型		药物水平/毒理学
16152-1	胃泌素^给予某刺激后第2份标本	质量浓度	时间点	血清/血浆	定量型		刺激耐受试验
16153-9	胃泌素^给予某刺激后第3份标本	质量浓度	时间点	血清/血浆	定量型		刺激耐受试验
1615-4	催乳激素^静脉注射胰岛素后30分钟	质量浓度	时间点	血清/血浆	定量型		刺激耐受试验
16154-7	胃泌素^给予某刺激后第4份标本	质量浓度	时间点	血清/血浆	定量型		刺激耐受试验
16155-4	胃泌素^给予某刺激后第5份标本	质量浓度	时间点	血清/血浆	定量型		刺激耐受试验
16156-2	胃泌素^给予某刺激后第6份标本	质量浓度	时间点	血清/血浆	定量型		刺激耐受试验
16157-0	胃泌素^给予某刺激后第7份标本	质量浓度	时间点	血清/血浆	定量型		刺激耐受试验
16158-8	胃泌素^给予某刺激后第8份标本	质量浓度	时间点	血清/血浆	定量型		刺激耐受试验
16159-6	胃泌素^给予某刺激后第9份标本	质量浓度	时间点	血清/血浆	定量型		刺激耐受试验
16160-4	胃泌素^给予某刺激后第10份标本	质量浓度	时间点	血清/血浆	定量型		刺激耐受试验
16161-2	胃泌素^给予某刺激后	质量浓度	时间点	血清/血浆	定量型		刺激耐受试验
1616-2	催乳激素^依公斤体重静脉注射胰岛素后30分钟	质量浓度	时间点	血浆	定量型		刺激耐受试验
16162-0	甲状旁腺素.完整型^给予某刺激后30分钟	质量浓度	时间点	血清/血浆	定量型		刺激耐受试验
16163-8	甲状旁腺素.完整型^给予某刺激后1小时	质量浓度	时间点	血清/血浆	定量型		刺激耐受试验
16164-6	甲状旁腺素.完整型^给予某刺激后2小时	质量浓度	时间点	血清/血浆	定量型		刺激耐受试验
16165-3	葡萄糖^上午10点的标本	质量浓度	时间点	血清/血浆	定量型		刺激耐受试验
16166-1	葡萄糖^上午11点的标本	质量浓度	时间点	血清/血浆	定量型		刺激耐受试验
16167-9	葡萄糖^下午2点的标本	质量浓度	时间点	血清/血浆	定量型		刺激耐受试验
16168-7	葡萄糖^下午3点的标本	质量浓度	时间点	血清/血浆	定量型		刺激耐受试验
16169-5	葡萄糖^下午4点的标本	质量浓度	时间点	血清/血浆	定量型		刺激耐受试验
1617-0	催乳激素^口服L-多巴后3小时	质量浓度	时间点	血清/血浆	定量型		刺激耐受试验
16170-3	葡萄糖^下午5点的标本	质量浓度	时间点	血清/血浆	定量型		刺激耐受试验
16171-1	古柯乙烯	质量含量	时间点	头发	定量型		药物水平/毒理学
16172-9	镁	质量含量	时间点	头发	定量型		化学
16173-7	戊醚	质量浓度	时间点	全血	定量型		药物水平/毒理学
16174-5	汉赛巴尔通体 Ab. IgG	任意浓度	时间点	脑脊液	等级型		微生物学

LOINC 代码	名称	属性	时间特征	系统	标尺类型	方法类型	分类
16175-2	汉赛巴尔通体 Ab. IgM	任意浓度	时间点	脑脊液	等级型		微生物学
16176-0	五日热巴尔通体 Ab. IgG	任意浓度	时间点	脑脊液	定量型		微生物学
16177-8	五日热巴尔通体 Ab. IgM	任意浓度	时间点	脑脊液	定量型		微生物学
16178-6	铍	质量含量	时间点	组织	定量型		药物水平/毒理学
16179-4	多氯联苯	质量含量	时间点	组织	定量型		药物水平/毒理学
16180-2	锌	质量含量	时间点	组织	定量型		药物水平/毒理学
16181-0	三环抗抑郁症类药物	质量浓度	时间点	尿液	定量型	确认试验	药物水平/毒理学
16182-8	碱性磷酸酶同功酶	催化浓度	时间点	血清/血浆	定量型	热稳定性	化学
16183-6	酚酞	质量浓度	时间点	大便	定量型		药物水平/毒理学
16184-4	替马西泮	质量浓度	时间点	大便	定量型		药物水平/毒理学
16185-1	氯氮䓬	质量浓度	时间点	大便	定量型		药物水平/毒理学
16186-9	羟基阿普唑仑	质量浓度	时间点	大便	定量型		药物水平/毒理学
16187-7	阿普唑仑	质量浓度	时间点	大便	定量型		药物水平/毒理学
1618-8	催乳激素^静脉注射胰岛素后 45 分钟	质量浓度	时间点	血清/血浆	定量型		刺激耐受试验
16188-5	肌酐^2 小时标本	质量浓度	时间点	血清/血浆	定量型		化学
16189-3	肌酐^4 小时标本	质量浓度	时间点	血清/血浆	定量型		化学
16190-1	异戊巴比妥	任意浓度	时间点	尿液	等级型	确认试验	药物水平/毒理学
16191-9	仲丁巴比妥	任意浓度	时间点	尿液	等级型	确认试验	药物水平/毒理学
16192-7	苯巴比妥	任意浓度	时间点	尿液	等级型	确认试验	药物水平/毒理学
16193-5	戊巴比妥	任意浓度	时间点	尿液	等级型	确认试验	药物水平/毒理学
16194-3	司可巴比妥	任意浓度	时间点	尿液	等级型	确认试验	药物水平/毒理学
16195-0	苯二氮	任意浓度	时间点	尿液	等级型	确认试验	药物水平/毒理学
1619-6	催乳激素^口服 L-多巴前	质量浓度	时间点	血清/血浆	定量型		刺激耐受试验
16196-8	吗啡	任意浓度	时间点	尿液	等级型	确认试验	药物水平/毒理学
16197-6	可待因	任意浓度	时间点	尿液	等级型	确认试验	药物水平/毒理学
16198-4	二乙酰吗啡	任意浓度	时间点	尿液	等级型	确认试验	药物水平/毒理学
16199-2	美沙酮	任意浓度	时间点	尿液	等级型	确认试验	药物水平/毒理学
16200-8	右丙氧芬	任意浓度	时间点	尿液	等级型	确认试验	药物水平/毒理学

LOINC 代码	名称	属性	时间特征	系统	标尺类型	方法类型	分类
16201-6	奥沙西泮	质量浓度	时间点	尿液	定量型	确认试验	药物水平/毒理学
16202-4	去甲安定	任意浓度	时间点	尿液	等级型	确认试验	药物水平/毒理学
16203-2	阿普唑仑	任意浓度	时间点	尿液	等级型	确认试验	药物水平/毒理学
1620-4	催乳激素^静脉注射促甲状腺激素释放激素前	质量浓度	时间点	血清/血浆	定量型		刺激耐受试验
16204-0	氯硝西泮	任意浓度	时间点	尿液	等级型	确认试验	药物水平/毒理学
16205-7	氯羟去甲安定	任意浓度	时间点	尿液	等级型	确认试验	药物水平/毒理学
16206-5	替马西泮	任意浓度	时间点	尿液	等级型	确认试验	药物水平/毒理学
16207-3	哌替啶	任意浓度	时间点	尿液	等级型	确认试验	药物水平/毒理学
16208-1	丁丙诺啡	任意浓度	时间点	尿液	等级型	确认试验	药物水平/毒理学
16209-9	氯苯那敏	任意浓度	时间点	尿液	等级型	确认试验	药物水平/毒理学
16210-7	安非拉酮	任意浓度	时间点	尿液	等级型	确认试验	药物水平/毒理学
16211-5	二氢可待因	任意浓度	时间点	尿液	等级型	确认试验	药物水平/毒理学
1621-2	催乳激素^静脉注射胰岛素前	质量浓度	时间点	血清/血浆	定量型		刺激耐受试验
16212-3	乙基苯异丙胺	任意浓度	时间点	尿液	等级型	确认试验	药物水平/毒理学
16213-1	羟甲左吗南	任意浓度	时间点	尿液	等级型	确认试验	药物水平/毒理学
16214-9	麦角酸二乙胺	任意浓度	时间点	尿液	等级型	确认试验	药物水平/毒理学
16215-6	甲苯巴比妥	质量浓度	时间点	血清/血浆	定量型	确认试验	药物水平/毒理学
16216-4	甲基麻黄碱	任意浓度	时间点	尿液	等级型	确认试验	药物水平/毒理学
16217-2	甲乙哌酮	任意浓度	时间点	尿液	等级型	确认试验	药物水平/毒理学
16218-0	纳布啡	任意浓度	时间点	尿液	等级型	确认试验	药物水平/毒理学
16219-8	喷他佐辛	任意浓度	时间点	尿液	等级型	确认试验	药物水平/毒理学
1622-0	高血压蛋白原酶^口服 600 μg 呋塞米后 5 小时	催化浓度	时间点	血浆	定量型		刺激耐受试验
16220-6	芬美曲嗪	任意浓度	时间点	尿液	等级型	确认试验	药物水平/毒理学
16221-4	吩噻嗪	任意浓度	时间点	尿液	等级型	确认试验	药物水平/毒理学
16222-2	芬特明	任意浓度	时间点	尿液	等级型	确认试验	药物水平/毒理学

LOINC 代码	名称	属性	时间特征	系统	标尺类型	方法类型	分类
16223-0	硫喷妥钠	任意浓度	时间点	尿液	等级型	确认试验	药物水平/毒理学
16224-8	三唑仑	任意浓度	时间点	尿液	等级型	确认试验	药物水平/毒理学
16225-5	阿米替林	任意浓度	时间点	尿液	等级型	确认试验	药物水平/毒理学
16226-3	苯甲酰芽子碱	质量浓度	时间点	尿液	定量型	确认试验	药物水平/毒理学
16227-1	地西泮	质量浓度	时间点	尿液	定量型	确认试验	药物水平/毒理学
16228-9	去甲安定	质量浓度	时间点	尿液	定量型	确认试验	药物水平/毒理学
16229-7	氯硝西泮	质量浓度	时间点	尿液	定量型	确认试验	药物水平/毒理学
16230-5	N-去烷基氟胺安定	质量浓度	时间点	尿液	定量型	确认试验	药物水平/毒理学
16231-3	氟西泮	质量浓度	时间点	尿液	定量型	确认试验	药物水平/毒理学
16232-1	三唑仑	质量浓度	时间点	尿液	定量型	确认试验	药物水平/毒理学
16233-9	咪达唑仑	质量浓度	时间点	尿液	定量型	确认试验	药物水平/毒理学
16234-7	苯丙胺	质量浓度	时间点	尿液	定量型	确认试验	药物水平/毒理学
16235-4	甲基苯丙胺	质量浓度	时间点	尿液	定量型	确认试验	药物水平/毒理学
16236-2	仲丁巴比妥	质量浓度	时间点	尿液	定量型	确认试验	药物水平/毒理学
16237-0	布他比妥	质量浓度	时间点	尿液	定量型	确认试验	药物水平/毒理学
1623-8	高血压蛋白原酶^口服 600 μg 呋塞米前	催化浓度	时间点	血浆	定量型		刺激耐受试验
16238-8	司可巴比妥	质量浓度	时间点	尿液	定量型	确认试验	药物水平/毒理学
16239-6	异戊巴比妥	质量浓度	时间点	尿液	定量型	确认试验	药物水平/毒理学
16240-4	戊巴比妥	质量浓度	时间点	尿液	定量型	确认试验	药物水平/毒理学
16241-2	苯巴比妥	质量浓度	时间点	尿液	定量型	确认试验	药物水平/毒理学
16242-0	右丙氧芬	质量浓度	时间点	尿液	定量型	确认试验	药物水平/毒理学
16243-8	大麻类物质	质量浓度	时间点	全血	定量型	确认试验	药物水平/毒理学
16244-6	甲喹酮	质量浓度	时间点	尿液	定量型	确认试验	药物水平/毒理学
16245-3	羟乙基氟胺安定	质量浓度	时间点	血清/血浆	定量型	确认试验	药物水平/毒理学
1624-6	维生素 A^给予 5000 单位后 3 小时	质量浓度	时间点	血清/血浆	定量型		刺激耐受试验

LOINC 代码	名称	属性	时间特征	系统	标尺类型	方法类型	分类
16246-1	美沙酮	质量浓度	时间点	尿液	定量型	确认试验	药物水平/毒理学
16247-9	右旋氨基丙苯	质量浓度	时间点	血清/血浆	定量型	确认试验	药物水平/毒理学
16248-7	6-单乙酰吗啡.游离型	质量浓度	时间点	血清/血浆	定量型	确认试验	药物水平/毒理学
16249-5	羟考酮	质量浓度	时间点	尿液	定量型	确认试验	药物水平/毒理学
16250-3	可待因	质量浓度	时间点	尿液	定量型	确认试验	药物水平/毒理学
16251-1	吗啡	质量浓度	时间点	尿液	定量型	确认试验	药物水平/毒理学
16252-9	氢可酮	质量浓度	时间点	尿液	定量型	确认试验	药物水平/毒理学
1625-3	维生素 A^给予 5000 单位后 6 小时	质量浓度	时间点	血清/血浆	定量型		刺激耐受试验
16253-7	哌替啶	质量浓度	时间点	尿液	定量型	确认试验	药物水平/毒理学
16254-5	苯环利定	质量浓度	时间点	尿液	定量型	确认试验	药物水平/毒理学
16255-2	肌钙蛋白 I.心脏型	任意浓度	时间点	血清/血浆	定量型		化学
16257-8	尿酸钠结晶	任意浓度	时间点	结石	等级型	红外光谱	化学
16258-6	尿酸铵结晶	任意浓度	时间点	结石	等级型	红外光谱	化学
16259-4	尿酸二水合物结晶	任意浓度	时间点	结石	等级型	红外光谱	化学
16260-2	氨苯蝶啶结晶	任意浓度	时间点	结石	等级型	红外光谱	化学
1626-1	维生素 A^给予 5000 单位前	质量浓度	时间点	血清/血浆	定量型		刺激耐受试验
16261-0	胆红素钙结晶	任意浓度	时间点	结石	等级型	红外光谱	化学
16262-8	镁磷石结晶	任意浓度	时间点	结石	等级型	红外光谱	化学
16263-6	草酸钙二水合物结晶	任意浓度	时间点	结石	等级型	红外光谱	化学
16264-4	草酸钙一水化合物结晶	任意浓度	时间点	结石	等级型	红外光谱	化学
16265-1	磷酸胺镁结晶	任意浓度	时间点	结石	等级型	红外光谱	化学
16266-9	磷酸氢钙结晶	任意浓度	时间点	结石	等级型	红外光谱	化学
16267-7	碳酸钙结晶	任意浓度	时间点	结石	等级型	红外光谱	化学
16268-5	磷酸钙结晶	任意浓度	时间点	结石	等级型	红外光谱	化学
16269-3	尿酸结晶	任意浓度	时间点	结石	等级型	红外光谱	化学
16270-1	钙^给予某刺激后 1 小时	质量浓度	时间点	血清/血浆	定量型		刺激耐受试验
16271-9	钙^给予某刺激后 30 分钟	质量浓度	时间点	血清/血浆	定量型		刺激耐受试验
16272-7	钙^给予某刺激后 2 小时	质量浓度	时间点	血清/血浆	定量型		刺激耐受试验
16273-5	钙	质量含量	时间点	红细胞	定量型		化学
16274-3	细胞.CD4/细胞.C4	质量浓度比率	时间点	血浆	定量型		细胞标志物
16275-0	巴尔通体 DNA	任意浓度	时间点	全血	等级型	探针.扩增.靶向扩增	微生物学
16276-8	汉赛巴尔通体 DNA	任意浓度	时间点	全血	等级型	探针.扩增.靶向扩增	微生物学
16277-6	五日热巴尔通体 DNA	任意浓度	时间点	全血	等级型	探针.扩增.靶向扩增	微生物学
16278-4	结核分枝杆菌 DNA	任意浓度	时间点	全血	等级型	探针.扩增.靶向扩增	微生物学

LOINC 代码	名称	属性	时间特征	系统	标尺类型	方法类型	分类
1627-9	生长激素^静脉注射胰岛素后 1.5 小时	质量浓度	时间点	血清/血浆	定量型		刺激耐受试验
16279-2	鼠弓形体 DNA	任意浓度	时间点	全血	等级型	探针.扩增.靶向扩增	微生物学
162-8	头孢噻吩	药物敏感度	时间点	分离物	定量或等级型	琼脂扩散	抗生素敏感性
16280-0	人乳头瘤病毒 DNA	任意浓度	时间点	XXX	等级型	探针.扩增	微生物学
16281-8	曲唑酮	任意浓度	时间点	尿液	定量型		药物水平/毒理学
16282-6	对乙酰氨基酚	任意浓度	时间点	尿液	定量型		药物水平/毒理学
16283-4	大肠杆菌毒素	任意浓度	时间点	XXX	等级型		微生物学
16284-2	脊髓灰质炎病毒 Ab	任意浓度	时间点	血清	定量型		微生物学
16285-9	肌酐/蛋白质	质量浓度比率	时间点	尿液	定量型		化学
16286-7	睾酮.游离型/睾酮.总计	数量或计数分数	时间点	血清/血浆	定量型		化学
1628-7	生长激素^口服 1 g/kg 葡萄糖后 1 小时	质量浓度	时间点	血清/血浆	定量型		刺激耐受试验
16287-5	硫苷脂 Ab	任意浓度	时间点	血清	定量或等级型		血清学
16288-3	单唾液酸神经节苷脂 GM1 Ab.IgG+IgM	任意浓度	时间点	血清	定量或等级型		血清学
16289-1	单唾液酸神经节苷脂 GM1 Ab	任意浓度	时间点	血清	定量或等级型		血清学
16290-9	嗜中性粒细胞	任意浓度	时间点	大便	等级型		血液学/细胞分类计数
16291-7	单纯疱疹病毒 1	任意浓度	时间点	XXX	等级型	微生物特异性培养	微生物学
16292-5	1，4-二氧杂环乙烷	质量浓度	时间点	尿液	定量型		药物水平/毒理学
16293-3	11-脱氧皮质类固醇	质量浓度	时间点	血浆	定量型		化学
16294-1	11-脱氧皮质酮^给予某刺激后	质量浓度	时间点	血清/血浆	定量型		刺激耐受试验
1629-5	生长激素^静脉注射胰岛素后 1 小时	质量浓度	时间点	血清/血浆	定量型		刺激耐受试验
16295-8	11-脱氧皮质醇^给予某刺激后	质量浓度	时间点	血清/血浆	定量型		刺激耐受试验
16296-6	11-羟基雄酮	质量浓度	时间点	血清/血浆	定量型		化学
16297-4	17-羟基孕烯醇酮	质量浓度	时间点	尿液	定量型		化学
16298-2	17-羟基孕烯醇酮^给予某刺激后 45 分钟	质量浓度	时间点	血清/血浆	定量型		刺激耐受试验
16299-0	17-羟基孕烯醇酮^给予某刺激后 6 小时	质量浓度	时间点	血清/血浆	定量型		刺激耐受试验
16300-6	17-生酮类固醇	质量速率	72 小时	尿液	定量型		化学
16301-4	17-生酮类固醇^基线	质量速率	24 小时	尿液	定量型		刺激耐受试验
16302-2	1-甲基组氨酸	任意浓度	时间点	尿液	等级型		化学
1630-3	生长激素^口服 1 g/kg 葡萄糖后 2 小时	质量浓度	时间点	血清/血浆	定量型		刺激耐受试验
16303-0	2-已醇	质量浓度	时间点	尿液	定量型		药物水平/毒理学

LOINC 代码	名称	属性	时间特征	系统	标尺类型	方法类型	分类
16304-8	2-己醇/肌酐	质量浓度比率	时间点	尿液	定量型		药物水平/毒理学
16305-5	2-甲氧乙醇	质量浓度	时间点	全血	定量型		药物水平/毒理学
16306-3	3-甲基组氨酸	任意浓度	时间点	尿液	等级型		化学
16307-1	乙酸	质量浓度	时间点	透析液	定量型		药物水平/毒理学
16308-9	乙酰唑胺	任意浓度	时间点	血清/血浆	定量型		药物水平/毒理学
16309-7	乙酰唑胺	任意浓度	时间点	尿液	定量型		药物水平/毒理学
16310-5	丙酮	任意浓度	时间点	体液	等级型		药物水平/毒理学
1631-1	生长激素^静脉注射胰岛素后 30 分钟	质量浓度	时间点	血清/血浆	定量型		刺激耐受试验
16311-3	丙酮	质量浓度	时间点	体液	定量型		药物水平/毒理学
16312-1	乙腈	质量浓度	时间点	血清/血浆	定量型		药物水平/毒理学
16313-9	乙炔	质量浓度	时间点	全血	定量型		药物水平/毒理学
16314-7	乙酰水杨酸	任意浓度	时间点	尿液	等级型		药物水平/毒理学
16315-4	酸性磷酸酶	催化浓度	时间点	全血	定量型	酒石酸抑制的	化学
16316-2	酸性磷酸酶.耐酒石酸	催化浓度	时间点	全血	定量型		化学
16317-0	酸性磷酸酶.前列腺性	任意浓度	时间点	阴道	等级型		化学
16318-8	丙烯酰胺	质量浓度	时间点	尿液	定量型		药物水平/毒理学
16319-6	丙烯酰胺	质量浓度	时间点	血清/血浆	定量型		药物水平/毒理学
16320-4	阿昔洛韦	药物敏感度	时间点	分离物＋血清	等级型	测序分型	抗生素敏感性
16321-2	酰基肉毒碱	质量浓度	时间点	血清/血浆	定量型		化学
16322-0	比哌立登	质量浓度	时间点	血清/血浆	定量型		药物水平/毒理学
16323-8	丙氨酸	任意浓度	时间点	尿液	等级型		化学
16324-6	丙氨酸氨基转移酶	催化浓度	时间点	红细胞	定量型		化学
16325-3	丙氨酸氨基转移酶/天冬氨酸氨基转移酶	催化浓度比率	时间点	血清/血浆	定量型		化学
16327-9	烯丙醇	质量浓度	时间点	全血	定量型		药物水平/毒理学
16328-7	苯甲醇	任意浓度	时间点	全血	等级型		药物水平/毒理学
1632-9	生长激素^口服 1 g/kg 葡萄糖后 3 小时	质量浓度	时间点	血清/血浆	定量型		刺激耐受试验
16329-5	醛固酮^给予某刺激后第 6 份标本	质量浓度	时间点	血清/血浆	定量型		刺激耐受试验
16330-3	醛固酮^给予某刺激后第 7 份标本	质量浓度	时间点	血清/血浆	定量型		刺激耐受试验

LOINC 代码	名称	属性	时间特征	系统	标尺类型	方法类型	分类
16331-1	醛固酮^给予某刺激后第8份标本	质量浓度	时间点	血清/血浆	定量型		刺激耐受试验
16332-9	醛固酮^给予某刺激后第9份标本	质量浓度	时间点	血清/血浆	定量型		刺激耐受试验
16333-7	氯甲桥萘	质量浓度	时间点	全血	定量型		药物水平/毒理学
16334-5	阿芬他尼	质量浓度	时间点	尿液	定量型		药物水平/毒理学
16335-2	碳氢化合物，脂肪族的	存在与否或身份标识	时间点	全血	名义型		药物水平/毒理学
16336-0	碱性磷酸酶.胎盘	催化浓度	时间点	血清/血浆	定量型		化学
1633-7	生长激素^静脉注射胰岛素后45分钟	质量浓度	时间点	血清/血浆	定量型		刺激耐受试验
16337-8	碱性磷酸酶	催化浓度	时间点	尿液	定量型		化学
16338-6	α氨基己二酸	任意浓度	时间点	尿液	等级型		化学
16339-4	α氨基异丁酸盐	任意浓度	时间点	尿液	等级型		化学
16340-2	α氨基异丁酸盐	质量浓度	时间点	尿液	定量型		化学
16341-0	α氨基异丁酸盐	任意浓度	时间点	血浆	等级型		化学
16342-8	α氨基异丁酸盐	质量浓度	时间点	血浆	定量型		化学
16343-6	α氨基异丁酸盐	质量浓度	时间点	脑脊液	定量型		化学
16344-4	α氨基异丁酸盐	质量浓度	时间点	羊水	定量型		化学
1634-5	生长激素^250 μg L-多巴每日3次口服2天后52小时	质量浓度	时间点	血清/血浆	定量型		刺激耐受试验
16345-1	α氨基丁酸	任意浓度	时间点	尿液	等级型		化学
16346-9	α氯丹	质量浓度	时间点	尿液	定量型		药物水平/毒理学
16347-7	α氯丹	质量浓度	时间点	全血	定量型		药物水平/毒理学
16348-5	α羟基阿普唑仑	质量浓度	时间点	尿液	定量型	确认试验	药物水平/毒理学
16349-3	铝	质量浓度	时间点	体液	定量型		药物水平/毒理学
16350-1	金刚烷胺	药物敏感度	时间点	分离物+血清	等级型	测序分型	抗生素敏感性
16351-9	阿米洛利	任意浓度	时间点	血清/血浆	定量型		药物水平/毒理学
1635-2	生长激素^口服1 g/kg葡萄糖前	质量浓度	时间点	血清/血浆	定量型		刺激耐受试验
16352-7	阿米洛利	任意浓度	时间点	尿液	定量型		药物水平/毒理学
16353-5	氨基β胍基丙酸	任意浓度	时间点	尿液	等级型		化学
16354-3	氨基β胍基丙酸	质量浓度	时间点	尿液	定量型		化学
16355-0	氨基β胍基丙酸	任意浓度	时间点	血浆	等级型		化学
16356-8	氨基β胍基丙酸	质量浓度	时间点	血浆	定量型		化学
16357-6	氨基β胍基丙酸	质量浓度	时间点	脑脊液	定量型		化学
16358-4	氨基β胍基丙酸	质量浓度	时间点	羊水	定量型		化学
16359-2	胺碘酮+去乙基胺碘酮	质量浓度	时间点	血清	定量型		药物水平/毒理学
163-6	头孢噻吩	药物敏感度	时间点	分离物+血清	等级型	测序分型	抗生素敏感性

LOINC 代码	名称	属性	时间特征	系统	标尺类型	方法类型	分类
1636-0	生长激素^ 250 μg L-多巴每日 3 次口服 2 天前	质量浓度	时间点	血清/血浆	定量型		刺激耐受试验
16360-0	阿米替林^峰值	质量浓度	时间点	血清/血浆	定量型		药物水平/毒理学
16361-8	阿米替林^谷值	质量浓度	时间点	血清/血浆	定量型		药物水平/毒理学
16362-6	氨	摩尔浓度	时间点	血浆	定量型		化学
16363-4	氨	摩尔含量	时间点	组织	定量型		化学
16364-2	异戊巴比妥	质量浓度	时间点	胃液	定量型		药物水平/毒理学
16365-9	阿莫西林+克拉维酸	质量浓度	时间点	血清/血浆	定量型		药物水平/毒理学
16366-7	安非拉酮	质量浓度	时间点	血清/血浆	定量型		药物水平/毒理学
16367-5	苯丙胺/甲基苯丙胺	质量浓度比率	时间点	尿液	等级型		药物水平/毒理学
16369-1	苯异丙胺	任意浓度	时间点	尿液	等级型	确认试验	药物水平/毒理学
16370-9	两性霉素 B	质量浓度	时间点	尿液	定量型		药物水平/毒理学
16373-3	戊醚	任意浓度	时间点	全血	等级型		药物水平/毒理学
16374-1	亚硝酸异戊酯	质量浓度	时间点	血清/血浆	定量型		药物水平/毒理学
1637-8	生长激素^静脉注射胰岛素前	质量浓度	时间点	血清/血浆	定量型		刺激耐受试验
16378-2	雄烯二酮^给予某刺激后第 2 份标本	质量浓度	时间点	血清/血浆	定量型		刺激耐受试验
16379-0	雄烯二酮^给予某刺激后第 3 份标本	质量浓度	时间点	血清/血浆	定量型		刺激耐受试验
16380-8	雄烯二酮^给予某刺激后第 4 份标本	质量浓度	时间点	血清/血浆	定量型		刺激耐受试验
16381-6	雄烯二酮^给予某刺激后第 5 份标本	质量浓度	时间点	血清/血浆	定量型		刺激耐受试验
16382-4	雄烯二酮^给予某刺激后第 6 份标本	质量浓度	时间点	血清/血浆	定量型		刺激耐受试验
16383-2	雄烯二酮^给予某刺激后第 7 份标本	质量浓度	时间点	血清/血浆	定量型		刺激耐受试验
16384-0	雄烯二酮^给予某刺激后第 8 份标本	质量浓度	时间点	血清/血浆	定量型		刺激耐受试验
16385-7	雄烯二酮^给予某刺激后第 9 份标本	质量浓度	时间点	血清/血浆	定量型		刺激耐受试验
1638-6	睾酮^肌肉注射 5000U 人绒毛膜促性腺激素后 96 小时	质量浓度	时间点	血清/血浆	定量型		刺激耐受试验
16386-5	利福布汀	药物敏感度	时间点	分离物	定量或等级型	最小抑制浓度	抗生素敏感性
16387-3	利福布汀+乙胺丁醇	药物敏感度	时间点	分离物	定量或等级型	最小抑制浓度	抗生素敏感性

LOINC 代码	名称	属性	时间特征	系统	标尺类型	方法类型	分类
16388-1	抗惊厥类药物	存在与否或身份标识	时间点	尿液	名义型		药物水平/毒理学
16389-9	抗抑郁药	存在与否或身份标识	时间点	血清/血浆	名义型		药物水平/毒理学
16390-7	抗利尿剂	存在与否或身份标识	时间点	尿液	名义型		药物水平/毒理学
16391-5	锑	任意浓度	时间点	尿液	等级型		药物水平/毒理学
16392-3	细胞核 Ab	任意浓度	时间点	血清	等级型	啮齿类底物	血清学
16393-1	细胞核 Ab	任意浓度	时间点	血清	定量型	啮齿类底物	血清学
1639-4	睾酮^肌肉注射 5000U 人绒毛膜促性腺激素前	质量浓度	时间点	血清/血浆	定量型		刺激耐受试验
16394-9	细胞核 Ab	任意浓度	时间点	体液	等级型	免疫荧光	血清学
16395-6	抗精神病药	存在与否或身份标识	时间点	尿液	名义型		药物水平/毒理学
16400-4	外观	外观	时间点	精液 血浆	名义型		标本特性
16401-2	精氨酸	任意浓度	时间点	尿液	等级型		化学
1640-2	促甲状腺激素^静脉注入促甲状腺激素释放激素后30 分钟	质量浓度	时间点	血清/血浆	定量型		刺激耐受试验
16402-0	芳香族溶剂	存在与否或身份标识	时间点	全血	名义型		药物水平/毒理学
16403-8	砷	任意浓度	时间点	血清/血浆	等级型		药物水平/毒理学
16404-6	砷	任意浓度	时间点	尿液	等级型		药物水平/毒理学
16405-3	芳香酰胺酶	任意浓度	时间点	尿液	等级型		化学
16406-1	芳香酰胺酶	催化浓度	时间点	尿液	定量型		化学
16407-9	石棉 已鉴定的	存在与否或身份标识	时间点	唾液	名义型	光学显微镜检查	药物水平/毒理学
16408-7	维生素 C	质量浓度	时间点	尿液	定量型		化学
16409-5	维生素 C^给药后	质量浓度	时间点	血清/血浆	定量型		刺激耐受试验
1641-0	促甲状腺激素^静脉注入促甲状腺激素释放激素后1 小时	质量浓度	时间点	血清/血浆	定量型		刺激耐受试验
16410-3	天冬酰胺	任意浓度	时间点	尿液	等级型		化学
16411-1	天冬氨酸	任意浓度	时间点	尿液	等级型		化学
16412-9	天冬氨酸氨基转移酶	催化浓度	时间点	红细胞	定量型		化学
16414-5	阿姆斯特洛达姆曲霉 Ab	任意浓度	时间点	血清	定量型		变态反应
16415-2	黄曲霉菌 Ab	任意浓度	时间点	脑脊液	等级型		微生物学
16416-0	土曲霉 Ab	任意浓度	时间点	血清	定量型		变态反应
16417-8	花斑曲霉 Ab	任意浓度	时间点	血清	定量型		变态反应
16418-6	阿扎他定	任意浓度	时间点	尿液	等级型		药物水平/毒理学
16419-4	硫唑嘌呤	质量浓度	时间点	血清/血浆	定量型		药物水平/毒理学
16420-2	阿奇霉素	质量浓度	时间点	血清/血浆	定量型		药物水平/毒理学
16421-0	阿奇霉素+乙胺丁醇	药物敏感度	时间点	分离物	定量或等级型	最小抑制浓度	抗生素敏感性

LOINC代码	名称	属性	时间特征	系统	标尺类型	方法类型	分类
16422-8	阿洛西林	质量浓度	时间点	尿液	定量型		药物水平/毒理学
16423-6	氨曲南	质量浓度	时间点	尿液	定量型		药物水平/毒理学
16424-4	柳氮磺胺吡啶	质量浓度	时间点	血清	定量型		药物水平/毒理学
16425-1	巴贝虫 Ab. IgM	任意浓度	时间点	血清	定量型	免疫荧光	微生物学
16426-9	巴贝虫 Ab. IgM	稀释系数、稀释倍数（滴度）	时间点	血清	定量型		微生物学
16427-7	田鼠巴贝虫 Ab	稀释系数、稀释倍数（滴度）	时间点	血清	定量型		微生物学
1642-8	促甲状腺激素^基线	质量浓度	时间点	血清/血浆	定量型		刺激耐受试验
16428-5	杆菌肽	质量浓度	时间点	血清/血浆	定量型		药物水平/毒理学
16429-3	巴比妥类	任意浓度	时间点	尿液	等级型	确认试验	药物水平/毒理学
16430-1	巴比妥类	任意浓度	时间点	尿液	定量型		药物水平/毒理学
16431-9	钡	任意浓度	时间点	尿液	等级型		药物水平/毒理学
16432-7	钡	质量浓度	时间点	全血	定量型		药物水平/毒理学
16433-5	基底膜 Ab	任意浓度	时间点	血清	等级型		血清学
16434-3	基底膜 Ab	任意浓度	时间点	血清	定量型	免疫荧光	血清学
16435-0	白豆 Ab. IgE	任意浓度	时间点	血清	定量型		变态反应
1643-6	促甲状腺激素^静脉注射促甲状腺激素释放激素前	质量浓度	时间点	血清/血浆	定量型		刺激耐受试验
16436-8	蜡豆 Ab. IgE	任意浓度	时间点	血清	定量型		变态反应
16437-6	苄氟噻嗪	任意浓度	时间点	尿液	定量型		药物水平/毒理学
16438-4	苯甲醛	任意浓度	时间点	尿液	等级型		药物水平/毒理学
16439-2	苯	任意浓度	时间点	全血	等级型		药物水平/毒理学
164-4	头孢匹林	药物敏感度	时间点	分离物	定量型	最小致死浓度	抗生素敏感性
16440-0	苯环 Ab. IgE	任意浓度	时间点	血清	定量型		变态反应
16441-8	苯环 Ab. IgG	任意浓度	时间点	血清	定量型		血清学
16442-6	苯环 Ab. IgM	任意浓度	时间点	血清	定量型		血清学
16443-4	苯佐那酯	质量浓度	时间点	血清	定量型		药物水平/毒理学
1644-4	甘油三酯^12小时热量型禁食后	质量浓度	时间点	血清/血浆	定量型		刺激耐受试验
16444-2	二苯甲酮	质量浓度	时间点	血清/血浆	定量型		药物水平/毒理学
16446-7	苯甲酰芽子碱	任意浓度	时间点	血清/血浆	等级型	确认试验	药物水平/毒理学
16447-5	可卡因	任意浓度	时间点	血清/血浆	定量型		药物水平/毒理学
16448-3	可卡因	任意浓度	时间点	尿液	定量型		药物水平/毒理学

LOINC 代码	名称	属性	时间特征	系统	标尺类型	方法类型	分类
16449-1	苄噻嗪	质量浓度	时间点	血清/血浆	定量型		药物水平/毒理学
16450-9	苯基联氨	质量浓度	时间点	血清/血浆	定量型		药物水平/毒理学
1645-1	木糖^口服 25 g 木糖后 2 小时	质量浓度	时间点	全血	定量型		刺激耐受试验
16451-7	铍	任意浓度	时间点	尿液	等级型		药物水平/毒理学
16452-5	β丙氨酸	任意浓度	时间点	尿液	等级型		化学
16453-3	β氨基异丁酸	任意浓度	时间点	尿液	等级型		化学
16454-1	β半乳糖苷酶	催化浓度	时间点	全血	定量型		化学
16455-8	β羟基丁酸	摩尔浓度	时间点	脑脊液	定量型		化学
16456-6	β羟基丁酸	摩尔浓度	时间点	尿液	定量型		化学
16457-4	β-N-乙酰己糖胺酶. A	催化浓度	时间点	白细胞	定量型		化学
16458-2	氨基甲酰甲基胆碱	质量浓度	时间点	血清/血浆	定量型		药物水平/毒理学
16459-0	碳酸氢盐	摩尔浓度	时间点	体液	定量型		化学
16460-8	碳酸氢盐	摩尔浓度	时间点	脑脊液	定量型		化学
16461-6	碳酸氢盐	摩尔浓度	时间点	红细胞	定量型		化学
16462-4	碳酸氢盐	摩尔浓度	时间点	羊水	定量型		化学
16463-2	胆汁酸.二羟基	质量浓度	时间点	血清	定量型		化学
16464-0	胆汁酸	任意浓度	时间点	呼出气体	定量型		化学
16465-7	胆汁酸	质量浓度	时间点	尿液	定量型		化学
16466-5	胆汁酸.三羟基	质量浓度	时间点	血清	定量型		化学
16467-3	铋	任意浓度	时间点	全血	等级型		药物水平/毒理学
16468-1	铋	任意浓度	时间点	尿液	等级型		药物水平/毒理学
1646-9	木糖^口服后	质量速率	5 小时	尿液	定量型		刺激耐受试验
16469-9	铋/肌酐	质量浓度比率	时间点	尿液	定量型		药物水平/毒理学
16470-7	皮炎芽生菌 Ab	任意浓度	时间点	血清	等级型	补体结合试验	微生物学
16471-5	皮炎芽生菌 Ab	任意浓度	时间点	血清	定量型		微生物学
16472-3	皮炎芽生菌 rRNA	任意浓度	时间点	血清	等级型	探针	微生物学
16473-1	副百日咳博德特菌 Ab	任意浓度	时间点	血清	定量型		微生物学
16474-9	百日咳杆菌 Ab	任意浓度	时间点	血清	定量型	补体结合试验	微生物学
16475-6	博氏疏螺旋体 Ab	任意浓度	时间点	脑脊液	等级型	酶免疫分析	微生物学
16476-4	博氏疏螺旋体 Ab	任意浓度	时间点	体液	等级型	酶免疫分析	微生物学
1647-7	结核反应疹块^皮内注射 25 结核菌素单位后 3 天	长度	时间点	皮肤	定量型		皮肤刺激耐受试验
16477-2	博氏疏螺旋体 Ab	任意浓度	时间点	体液	等级型		微生物学
16478-0	博氏疏螺旋体 Ab. IgA	任意浓度	时间点	血清	等级型	酶免疫分析	微生物学
16479-8	博氏疏螺旋体 Ab. IgA	任意浓度	时间点	脑脊液	等级型	酶免疫分析	微生物学
16480-6	博氏疏螺旋体 Ab. IgG	任意浓度	时间点	血清	等级型	酶免疫分析	微生物学
16481-4	博氏疏螺旋体 Ab. IgG	任意浓度	时间点	体液	定量型	酶免疫分析	微生物学
16482-2	博氏疏螺旋体 Ab. IgM	任意浓度	时间点	体液	定量型	酶免疫分析	微生物学
16483-0	赫氏疏螺旋体	任意浓度	时间点	XXX	等级型	微生物特异性培养	微生物学

LOINC 代码	名称	属性	时间特征	系统	标尺类型	方法类型	分类
16484-8	波森莓 Ab. IgE	任意浓度	时间点	血清	定量型		变态反应
1648-5	结核反应疹块^皮内注射5结核菌素单位后3天	长度	时间点	皮肤	定量型		皮肤刺激耐受试验
16485-5	溴苯海拉明	质量浓度	时间点	尿液	定量型		药物水平/毒理学
16486-3	流产布鲁氏杆菌 Ab. IgA+IgG+IgM	任意浓度	时间点	血清	定量型		微生物学
16487-1	流产布鲁氏杆菌 Ab. IgG	任意浓度	时间点	血清	定量型	凝集试验	微生物学
16488-9	流产布鲁氏杆菌 Ab. IgG	任意浓度	时间点	血清	定量型	补体结合试验	微生物学
16489-7	羊流产布氏杆菌 Ab	任意浓度	时间点	血清	定量型	胶乳凝集试验	微生物学
16490-5	猪流产布氏杆菌 Ab	任意浓度	时间点	血清	定量型	胶乳凝集试验	微生物学
16491-3	刷状缘 Ab	任意浓度	时间点	血清	等级型	免疫荧光	血清学
16492-1	蟾毒色胺	任意浓度	时间点	尿液	定量型		药物水平/毒理学
1649-3	钙三醇	质量浓度	时间点	血清/血浆	定量型		化学
16493-9	蟾毒色胺	任意浓度	时间点	血清/血浆	定量型		药物水平/毒理学
16494-7	布美他尼	任意浓度	时间点	尿液	定量型		药物水平/毒理学
16495-4	丁丙诺啡	任意浓度	时间点	血清/血浆	定量型		药物水平/毒理学
16496-2	丁丙诺啡	任意浓度	时间点	尿液	定量型		药物水平/毒理学
16497-0	仲丁巴比妥	质量浓度	时间点	胃液	定量型		药物水平/毒理学
16498-8	布他比妥	任意浓度	时间点	胃液	定量型		药物水平/毒理学
16499-6	布托啡诺	质量浓度	时间点	尿液	定量型	确认试验	药物水平/毒理学
16500-1	丁酸	质量浓度	时间点	大便	定量型		化学
1650-1	1，4-α 葡聚糖分枝酶	催化浓度	时间点	白细胞	定量型		化学
16501-9	C 肽^给予某刺激后第7份标本	质量浓度	时间点	血清/血浆	定量型		刺激耐受试验
16502-7	C 肽^给予某刺激后第8份标本	质量浓度	时间点	血清/血浆	定量型		刺激耐受试验
16503-5	C 反应蛋白	质量浓度	时间点	体液	定量型		化学
16504-3	降钙素^给予某刺激后1.5分钟	质量浓度	时间点	血清/血浆	定量型		刺激耐受试验
16505-0	降钙素^给予某刺激后10分钟	质量浓度	时间点	血清/血浆	定量型		刺激耐受试验
16506-8	降钙素^给予某刺激后3小时	质量浓度	时间点	血清/血浆	定量型		刺激耐受试验
16507-6	降钙素^给予某刺激后4小时	质量浓度	时间点	血清/血浆	定量型		刺激耐受试验
16508-4	降钙素^给予某刺激后5分钟	质量浓度	时间点	血清/血浆	定量型		刺激耐受试验

LOINC 代码	名称	属性	时间特征	系统	标尺类型	方法类型	分类
16509-2	降钙素^给予某刺激后第7份标本	质量浓度	时间点	血清/血浆	定量型		刺激耐受试验
165-1	头孢匹林	药物敏感度	时间点	分离物	定量或等级型	最小抑制浓度	抗生素敏感性
16510-0	降钙素^给予某刺激后第8份标本	质量浓度	时间点	血清/血浆	定量型		刺激耐受试验
16511-8	降钙素^给予某刺激后第9份标本	质量浓度	时间点	血清/血浆	定量型		刺激耐受试验
16512-6	离子钙^给予某刺激后第2份标本	摩尔浓度	时间点	血清/血浆	定量型		刺激耐受试验
16513-4	离子钙^给予某刺激后第3份标本	摩尔浓度	时间点	血清/血浆	定量型		刺激耐受试验
16514-2	离子钙^给予某刺激后第4份标本	摩尔浓度	时间点	血清/血浆	定量型		刺激耐受试验
16515-9	离子钙^给予某刺激后第5份标本	摩尔浓度	时间点	血清/血浆	定量型		刺激耐受试验
16516-7	离子钙^给予某刺激后第6份标本	摩尔浓度	时间点	血清/血浆	定量型		刺激耐受试验
16517-5	离子钙^给予某刺激后第7份标本	摩尔浓度	时间点	血清/血浆	定量型		刺激耐受试验
16518-3	钙	质量速率	2小时	尿液	定量型		化学
1651-9	1-甲基组氨酸	任意浓度	时间点	血清/血浆	等级型		化学
16519-1	钙^给予某刺激后10分钟	摩尔浓度	时间点	血清/血浆	定量型		刺激耐受试验
16520-9	钙^给予某刺激后第2份标本	摩尔浓度	时间点	尿液	定量型		刺激耐受试验
16521-7	钙^给予某刺激后第3份标本	摩尔浓度	时间点	尿液	定量型		刺激耐受试验
16522-5	钙^给予某刺激后第4份标本	摩尔浓度	时间点	尿液	定量型		刺激耐受试验
16523-3	钙^给予某刺激后5分钟	摩尔浓度	时间点	血清/血浆	定量型		刺激耐受试验
16524-1	钙^给予某刺激后6小时	摩尔浓度	时间点	血清/血浆	定量型		刺激耐受试验
16525-8	钙/磷	质量浓度比率	时间点	血清/血浆	定量型		化学
16526-6	钙/蛋白质	质量浓度比率	时间点	血清/血浆	定量型		化学
1652-7	1-甲基组氨酸	质量浓度	时间点	血清/血浆	定量型		化学
16527-4	钙/钠	质量浓度比率	时间点	血清/血浆	定量型		化学
16528-2	结肠弯曲杆菌 rRNA	任意浓度	时间点	血清	定量型	探针	微生物学
16529-0	空肠弯曲杆菌 rRNA	任意浓度	时间点	血清	定量型	探针	微生物学
16530-8	空肠弯曲杆菌 rRNA	任意浓度	时间点	血清	等级型	探针	微生物学
16531-6	红嘴鸥弯曲杆菌 rRNA	任意浓度	时间点	血清	定量型	探针	微生物学
16532-4	红嘴鸥弯曲杆菌 rRNA	任意浓度	时间点	血清	等级型	探针	微生物学
16533-2	幽门螺杆菌 Ab	稀释系数、稀释倍数（滴度）	时间点	血清	定量型		微生物学
16534-0	弯曲菌 rRNA	任意浓度	时间点	血清	等级型	探针	微生物学
1653-5	1-甲基组氨酸	质量浓度	时间点	尿液	定量型		化学
16535-7	金丝雀粪 Ab.IgE	任意浓度	时间点	血清	定量型		变态反应
16536-5	金丝雀血清蛋白 Ab	任意浓度	时间点	血清	定量型		变态反应
16537-3	白色念珠菌 Ab	任意浓度	时间点	血清	定量型	免疫扩散	微生物学
16538-1	念珠菌 Ab.IgA	任意浓度	时间点	唾液	定量型		微生物学
16539-9	念珠菌 Ag	任意浓度	时间点	血清	等级型		微生物学
16540-7	大麻类物质	任意浓度	时间点	血清/血浆	等级型	确认试验	药物水平/毒理学

LOINC 代码	名称	属性	时间特征	系统	标尺类型	方法类型	分类
16542-3	大麻类物质	质量浓度	时间点	血清/血浆	定量型	确认试验	药物水平/毒理学
1654-3	1-萘	质量浓度	时间点	尿液	定量型		药物水平/毒理学
16543-1	大麻类物质	质量浓度	时间点	不明物质	定量型	确认试验	药物水平/毒理学
16544-9	坎利酮	任意浓度	时间点	尿液	定量型		药物水平/毒理学
16545-6	卷曲霉素	质量浓度	时间点	血清/血浆	定量型		药物水平/毒理学
16546-4	卡托普利	质量浓度	时间点	血清/血浆	定量型		药物水平/毒理学
16547-2	氨基甲酸酯类杀虫剂	类型	时间点	尿液	名义型		药物水平/毒理学
16548-0	卡马西平	质量浓度	时间点	尿液	定量型		药物水平/毒理学
16549-8	卡比沙明	任意浓度	时间点	尿液	等级型		药物水平/毒理学
1655-0	11-脱氧/11-氧类固醇	质量浓度比率	时间点	尿液	定量型		化学
16550-6	碳水化合物	存在与否或身份标识	时间点	尿液	名义型		化学
16551-4	二氧化碳	摩尔浓度	时间点	毛细血管全血	定量型		化学
16553-0	肉碱	质量含量	时间点	组织	定量型		化学
16555-5	肉碱	质量浓度	时间点	脑脊液	定量型		化学
16556-3	肉碱	质量浓度	时间点	羊水	定量型		化学
16557-1	肌肽	任意浓度	时间点	尿液	等级型		化学
16558-9	儿茶酚胺^给予某刺激后2小时	质量浓度	时间点	血浆	定量型		刺激耐受试验
16559-7	儿茶酚胺^给予某刺激后3小时	质量浓度	时间点	血浆	定量型		刺激耐受试验
16560-5	儿茶酚胺^给予某刺激后第5份标本	质量浓度	时间点	血浆	定量型		刺激耐受试验
16561-3	儿茶酚胺^给予某刺激后第6份标本	质量浓度	时间点	血浆	定量型		刺激耐受试验
16562-1	导泻性轻泻剂	存在与否或身份标识	时间点	尿液	名义型		药物水平/毒理学
16563-9	组织蛋白酶 D	摩尔分数	时间点	血清/血浆	定量型		化学
16564-7	头孢克洛	质量浓度	时间点	血清/血浆	定量型		药物水平/毒理学
16565-4	头孢羟氨苄	质量浓度	时间点	血清/血浆	定量型		药物水平/毒理学
16566-2	头孢唑林	质量浓度	时间点	尿液	定量型		药物水平/毒理学
16567-0	头孢克肟	质量浓度	时间点	血清/血浆	定量型		药物水平/毒理学
1656-8	11-脱氧皮质酮	质量浓度	时间点	血清/血浆	定量型		化学
16568-8	头孢呋辛 Ab. IgE	任意浓度	时间点	血清	定量型		变态反应
16569-6	头孢曲松 Ab. IgE	质量浓度	时间点	血清	定量型		变态反应
16570-4	着丝点 Ab	任意浓度	时间点	血清	等级型	免疫荧光	血清学

LOINC 代码	名称	属性	时间特征	系统	标尺类型	方法类型	分类
16571-2	Cephadrine	质量浓度	时间点	血清/血浆	定量型		药物水平/毒理学
16572-0	头孢噻啶	质量浓度	时间点	血清/血浆	定量型		药物水平/毒理学
16573-8	脑苷脂硫酸酯酶	任意浓度	时间点	血清/血浆	等级型		化学
16574-6	脑苷脂硫酸酯酶	催化含量	时间点	组织	定量型		化学
16575-3	脑苷脂硫酸酯酶 B	催化浓度	时间点	尿液	定量型		化学
1657-6	11-脱氧皮质醇	质量浓度	时间点	血清/血浆	定量型		化学
16576-1	脑苷脂硫酸酯酶 B	催化浓度	时间点	羊水	定量型		化学
16577-9	脑苷脂硫酸酯酶 B	催化浓度	时间点	血清/血浆	定量型		化学
16578-7	脑苷脂硫酸酯酶 B	催化含量	时间点	组织	定量型		化学
16579-5	脑苷脂硫酸酯酶 B	催化浓度	时间点	全血	定量型		化学
16580-3	脑苷脂硫酸酯酶 B	催化浓度	时间点	白细胞	定量型		化学
16581-1	肺炎衣原体 Ab. IgA	稀释系数、稀释倍数（滴度）	时间点	脑脊液	定量型	免疫荧光	微生物学
16582-9	肺炎衣原体 Ab. IgG	稀释系数、稀释倍数（滴度）	时间点	脑脊液	定量型	免疫荧光	微生物学
16583-7	肺炎衣原体 Ab. IgM	稀释系数、稀释倍数（滴度）	时间点	脑脊液	定量型	免疫荧光	微生物学
1658-4	11-羟雄烯二酮	质量浓度	时间点	血清/血浆	定量型		化学
16584-5	肺炎衣原体 rRNA	任意浓度	时间点	唾液	等级型	探针	微生物学
16585-2	肺炎衣原体 rRNA	任意浓度	时间点	血清/血浆	等级型	探针	微生物学
16586-0	鹦鹉热嗜衣原体 Ab. IgA	稀释系数、稀释倍数（滴度）	时间点	脑脊液	定量型	免疫荧光	微生物学
16587-8	鹦鹉热嗜衣原体 Ab. IgG	稀释系数、稀释倍数（滴度）	时间点	脑脊液	定量型	免疫荧光	微生物学
16588-6	鹦鹉热嗜衣原体 Ab. IgM	任意浓度	时间点	脑脊液	定量型		微生物学
16589-4	衣原体 Ab	任意浓度	时间点	血清	定量型	免疫荧光	微生物学
16590-2	衣原体 Ab	任意浓度	时间点	血清	定量型	补体结合试验	微生物学
16591-0	衣原体 Ab. IgG	任意浓度	时间点	脑脊液	定量型	免疫荧光	微生物学
1659-2	11-羟基雄酮	质量浓度	时间点	尿液	定量型		化学
16592-8	衣原体 Ab. IgM	任意浓度	时间点	脑脊液	定量型	免疫荧光	微生物学
16593-6	衣原体 Ag	任意浓度	时间点	尿液	等级型		微生物学
16594-4	沙眼衣原体 Ab. IgA	稀释系数、稀释倍数（滴度）	时间点	脑脊液	定量型	免疫荧光	微生物学
16595-1	沙眼衣原体 Ab. IgG	任意浓度	时间点	脑脊液	标量型	免疫荧光	微生物学
16596-9	沙眼衣原体 Ab. IgM	任意浓度	时间点	脑脊液	定量型	免疫荧光	微生物学
16597-7	沙眼衣原体 B Ab. IgG	任意浓度	时间点	血清	定量型		微生物学
16598-5	沙眼衣原体 C Ab. IgG	任意浓度	时间点	血清	定量型		微生物学
16599-3	沙眼衣原体 DNA	任意浓度	时间点	全血	等级型	探针.扩增.靶向扩增	微生物学
16-6	阿莫西林	药物敏感度	时间点	分离物	定量或等级型	最小抑制浓度	抗生素敏感性
1660-0	11-羟基本胆烷醇酮	质量浓度	时间点	血清	定量型		化学
16600-9	沙眼衣原体 rRNA	任意浓度	时间点	生殖器	等级型	探针	微生物学
16601-7	沙眼衣原体 rRNA	任意浓度	时间点	尿液	等级型	探针	微生物学
16602-5	沙眼衣原体 rRNA	任意浓度	时间点	尿液	等级型	探针	微生物学
16603-3	氯霉素^峰值	质量浓度	时间点	血清/血浆	定量型		药物水平/毒理学
16604-1	氯霉素^谷值	质量浓度	时间点	血清/血浆	定量型		药物水平/毒理学
16605-8	氯环素	质量浓度	时间点	尿液	定量型		药物水平/毒理学
16606-6	氯	质量浓度	时间点	透析液	定量型		药物水平/毒理学

LOINC 代码	名称	属性	时间特征	系统	标尺类型	方法类型	分类
16607-4	氯	质量浓度	时间点	水	定量型		药物水平/毒理学
16608-2	氯苯那敏	任意浓度	时间点	尿液	定量型		药物水平/毒理学
16609-0	对氯苯丁胺	任意浓度	时间点	全血	定量型		药物水平/毒理学
16610-8	对氯苯丁胺	任意浓度	时间点	尿液	定量型		药物水平/毒理学
16611-6	毒死蜱	质量浓度	时间点	尿液	定量型		药物水平/毒理学
16612-4	氯噻酮	质量浓度	时间点	血清/血浆	定量型		药物水平/毒理学
16613-2	胆固醇结晶	任意浓度	时间点	结石	等级型	红外光谱	化学
16614-0	胆固醇结晶	任意浓度	时间点	体液	等级型	光学显微镜检查	化学
16615-7	总胆固醇/低密度脂蛋白胆固醇	质量浓度比率	时间点	血清/血浆	定量型		化学
16616-5	高密度脂蛋白胆固醇/低密度脂蛋白胆固醇	质量浓度比率	时间点	血清/血浆	定量型		化学
16617-3	绒毛膜促性腺激素.完整型	摩尔浓度	时间点	精液	定量型		化学
1661-8	11-酮雄酮	质量浓度	时间点	血清	定量型		化学
16618-1	草本支孢霉 Ab	任意浓度	时间点	血清	定量型		变态反应
16619-9	克拉霉素	质量浓度	时间点	血清/血浆	定量型		药物水平/毒理学
16620-7	克拉霉素＋乙胺丁醇	药物敏感度	时间点	分离物	定量或等级型	最小抑制浓度	抗生素敏感性
16621-5	克林霉素^峰值	质量浓度	时间点	血清/血浆	定量型		药物水平/毒理学
16622-3	克林霉素^谷值	质量浓度	时间点	血清/血浆	定量型		药物水平/毒理学
16623-1	氯法齐明	药物敏感度	时间点	分离物	定量或等级型	最小抑制浓度	抗生素敏感性
16624-9	氯米帕明	任意浓度	时间点	乳	定量型		药物水平/毒理学
16625-6	氯米帕明	质量浓度	时间点	乳	定量型		药物水平/毒理学
1662-6	11-酮本胆烷醇酮	质量浓度	时间点	血清	定量型		化学
16626-4	破伤风芽胞梭菌 Ab^第1份标本	任意浓度	时间点	血清	定量型		微生物学
16627-2	破伤风芽胞梭菌 Ab^第2份标本	任意浓度	时间点	血清	定量型		微生物学
16628-0	氯唑西林	质量浓度	时间点	血清/血浆	定量型		药物水平/毒理学
16629-8	表面诱导的凝血	时间（如秒数）	时间点	全血^对照	定量型	凝集反应	凝血功能检查
16630-6	表面诱导的凝血	时间（如秒数）	时间点	全血^对照	定量型	凝集反应.盐水1∶1	凝血功能检查
16631-4	表面诱导的凝血	时间（如秒数）	时间点	全血	定量型	凝集反应.盐水1∶1	凝血功能检查

LOINC 代码	名称	属性	时间特征	系统	标尺类型	方法类型	分类
16632-2	古柯乙烯	质量浓度	时间点	尿液	定量型	确认试验	药物水平/毒理学
16633-0	可卡因	任意浓度	时间点	全血	等级型		药物水平/毒理学
1663-4	11-氧皮质酮	质量浓度	时间点	血清	定量型		化学
16634-8	粗球孢子菌 Ab	任意浓度	时间点	脑脊液	定量型		微生物学
16635-5	粗球孢子菌 Ab. IgA	任意浓度	时间点	血清	定量型	酶免疫分析	微生物学
16636-3	粗球孢子菌 Ab. IgA	任意浓度	时间点	脑脊液	定量型		微生物学
16637-1	粗球孢子菌 Ab. IgE	任意浓度	时间点	血清	定量型		变态反应
16638-9	粗球孢子菌 Ab. IgG	任意浓度	时间点	脑脊液	定量型		微生物学
16639-7	粗球孢子菌 Ab. IgM	任意浓度	时间点	脑脊液	定量型		微生物学
16640-5	球孢子菌反应风团	长度	时间点	皮肤	定量型		皮肤刺激耐受试验
16641-3	鸡尾鹦鹉粪 Ab	任意浓度	时间点	血清	定量型		变态反应
1664-2	17-羟基皮质类固醇	质量浓度	时间点	羊水	定量型		化学
16642-1	鸡尾鹦鹉粪 Ab. IgG	任意浓度	时间点	血清	定量型		变态反应
16643-9	葵花鹦鹉粪 Ab	任意浓度	时间点	血清	定量型		变态反应
16644-7	可待因. 游离型	任意浓度	时间点	血清/血浆	等级型	确认试验	药物水平/毒理学
16645-4	粘杆菌素	质量浓度	时间点	血清/血浆	定量型		药物水平/毒理学
16647-0	胶原 Ab	任意浓度	时间点	血清	定量型		血清学
16648-8	铜	质量浓度	时间点	体液	定量型		药物水平/毒理学
16649-6	粪卟啉原氧化酶	催化浓度	时间点	红细胞	定量型		化学
16650-4	芫荽 Ab. IgE	任意浓度	时间点	血清	定量型		变态反应
16651-2	皮质酮^给予某刺激后	质量浓度	时间点	血清/血浆	定量型		刺激耐受试验
16652-0	促肾上腺皮质激素	质量浓度	时间点	羊水	定量型	放射免疫分析	化学
16653-8	促肾上腺皮质激素. 犬	质量浓度	时间点	血浆	定量型		化学
16654-6	促肾上腺皮质激素^给予某刺激后 1.5 小时	质量浓度	时间点	血浆	定量型	放射免疫分析	刺激耐受试验
16655-3	促肾上腺皮质激素^给予某刺激后 10 分钟	质量浓度	时间点	血浆	定量型	放射免疫分析	刺激耐受试验
16656-1	促肾上腺皮质激素^给予某刺激后 15 分钟	质量浓度	时间点	血浆	定量型	放射免疫分析	刺激耐受试验
16657-9	促肾上腺皮质激素^给予某刺激后 1 小时	质量浓度	时间点	血浆	定量型	放射免疫分析	刺激耐受试验
16658-7	促肾上腺皮质激素^给予某刺激后 1 分钟	质量浓度	时间点	血浆	定量型	放射免疫分析	刺激耐受试验
1665-9	17-羟基皮质类固醇	质量浓度	时间点	血浆	定量型		化学
16659-5	促肾上腺皮质激素^给予某刺激后 2.5 小时	质量浓度	时间点	血浆	定量型	放射免疫分析	刺激耐受试验
16660-3	促肾上腺皮质激素^给予某刺激后 20 分钟	质量浓度	时间点	血浆	定量型	放射免疫分析	刺激耐受试验
16661-1	促肾上腺皮质激素^给予某刺激后 2 小时	质量浓度	时间点	血浆	定量型	放射免疫分析	刺激耐受试验
16662-9	促肾上腺皮质激素^给予某刺激后 30 分钟	质量浓度	时间点	血浆	定量型	放射免疫分析	刺激耐受试验

LOINC代码	名称	属性	时间特征	系统	标尺类型	方法类型	分类
16663-7	促肾上腺皮质激素^给予某刺激后3小时	质量浓度	时间点	血浆	定量型	放射免疫分析	刺激耐受试验
16664-5	促肾上腺皮质激素^给予某刺激后45分钟	质量浓度	时间点	血浆	定量型	放射免疫分析	刺激耐受试验
16665-2	促肾上腺皮质激素^给予某刺激后5分钟	质量浓度	时间点	血浆	定量型	放射免疫分析	刺激耐受试验
16666-0	促肾上腺皮质激素^给予某刺激后第9份标本	质量浓度	时间点	血浆	定量型	放射免疫分析	刺激耐受试验
1666-7	17-羟基皮质类固醇	质量浓度	时间点	尿液	定量型		化学
16667-8	皮质醇.游离型	质量速率	48小时	尿液	定量型		化学
16668-6	皮质醇.游离型	质量速率	72小时	尿液	定量型		化学
16669-4	皮质醇^给予某刺激后10分钟	质量浓度	时间点	血清/血浆	定量型		刺激耐受试验
16670-2	皮质醇^给予某刺激后15分钟	质量浓度	时间点	血清/血浆	定量型		刺激耐受试验
16671-0	皮质醇^给予某刺激后1分钟	质量浓度	时间点	血清/血浆	定量型		刺激耐受试验
16672-8	皮质醇^给予某刺激后40分钟	质量浓度	时间点	血清/血浆	定量型		刺激耐受试验
16673-6	皮质醇^给予某刺激后50分钟	质量浓度	时间点	血清/血浆	定量型		刺激耐受试验
16674-4	皮质醇^给予某刺激后70分钟	质量浓度	时间点	血清/血浆	定量型		刺激耐受试验
1667-5	17-羟基酮类固醇	质量浓度	时间点	尿液	定量型		化学
16675-1	皮质醇^给予某刺激后80分钟	质量浓度	时间点	血清/血浆	定量型		刺激耐受试验
16676-9	白喉棒状杆菌 Ab	任意浓度	时间点	XXX	等级型	微生物特异性培养	微生物学
16677-7	贝氏柯克斯体 Ab. IgG	任意浓度	时间点	血清	定量型		微生物学
16678-5	贝氏柯克斯体 Ab. IgM	任意浓度	时间点	血清	定量型		微生物学
16679-3	柯萨奇病毒 A Ab	任意浓度	时间点	血清	定量型		微生物学
16680-1	柯萨奇病毒 A Ab. IgG	任意浓度	时间点	血清	定量型		微生物学
16681-9	柯萨奇病毒 A Ab. IgM	任意浓度	时间点	血清	定量型		微生物学
16682-7	柯萨奇病毒 A2 Ab	稀释系数、稀释倍数（滴度）	时间点	脑脊液	定量型		微生物学
1668-3	17-羟孕酮	质量浓度	时间点	血清/血浆	定量型		化学
16683-5	柯萨奇病毒 A4 Ab	稀释系数、稀释倍数（滴度）	时间点	脑脊液	定量型		微生物学
16684-3	柯萨奇病毒 B Ab	任意浓度	时间点	血清	定量型		微生物学
16685-0	柯萨奇病毒 B Ab. IgG	任意浓度	时间点	血清	定量型	中和作用	微生物学
16686-8	柯萨奇病毒 B Ab. IgM	任意浓度	时间点	血清	定量型	中和作用	微生物学
16687-6	肌酸	质量浓度	时间点	玻璃体液	定量型		化学
16688-4	肌酸激酶	催化浓度	时间点	体液	定量型		化学
16689-2	肌酐	质量速率	48小时	尿液	定量型		化学
166-9	头孢匹林	药物敏感度	时间点	分离物	定量或等级型	琼脂扩散	抗生素敏感性
16690-0	肌酐	质量速率	72小时	尿液	定量型		化学
1669-1	17-羟孕酮	质量浓度	时间点	血清	定量型		化学
16691-8	甲酚	存在与否或身份标识	时间点	XXX	名义型		药物水平/毒理学
16692-6	隐球菌 Ag	任意浓度	时间点	体液	等级型		微生物学

LOINC 代码	名称	属性	时间特征	系统	标尺类型	方法类型	分类
16693-4	隐球菌 Ag	任意浓度	时间点	尿液	等级型		微生物学
16694-2	枯烯	任意浓度	时间点	全血	等级型		药物水平/毒理学
16695-9	钴胺素	质量浓度	时间点	全血	定量型		化学
16696-7	钴胺素^给予某刺激后	质量浓度	时间点	尿液	定量型		刺激耐受试验
16697-5	环己烷	任意浓度	时间点	全血	等级型		药物水平/毒理学
16698-3	环己醇	质量浓度	时间点	全血	定量型		药物水平/毒理学
16699-1	环己醇	质量浓度	时间点	尿液	定量型		药物水平/毒理学
16700-7	环己醇/肌酐	质量浓度比率	时间点	尿液	定量型		药物水平/毒理学
16701-5	环丙烷	任意浓度	时间点	全血	等级型		药物水平/毒理学
16702-3	环丝氨酸	质量浓度	时间点	尿液	定量型		药物水平/毒理学
16703-1	环孢霉素	质量浓度	时间点	血浆	定量型		药物水平/毒理学
16704-9	赛庚啶	质量浓度	时间点	血清/血浆	定量型		药物水平/毒理学
16705-6	胱硫醚	任意浓度	时间点	尿液	等级型		化学
16706-4	猪带绦虫幼体 Ab. IgM	任意浓度	时间点	脑脊液	定量型		微生物学
16707-2	猪带绦虫幼体 Ab. IgM	任意浓度	时间点	血清	定量型		微生物学
16708-0	猪带绦虫幼体 Ab	任意浓度	时间点	脑脊液	定量型		微生物学
1670-9	17-羟孕酮	质量浓度	时间点	尿液	定量型		化学
16709-8	胱氨酸	任意浓度	时间点	尿液	定量型		化学
16710-6	胱氨酸结晶	任意浓度	时间点	结石	等级型	红外光谱	化学
16711-4	胱氨酸＋同型胱氨酸	任意浓度	时间点	尿液	等级型		化学
16712-2	巨细胞病毒 Ab	任意浓度	时间点	体液	定量型		微生物学
16713-0	巨细胞病毒 Ab	任意浓度	时间点	脑脊液	定量型		微生物学
16714-8	巨细胞病毒 Ab	任意浓度	时间点	血清	定量型	胶乳凝集试验	微生物学
16715-5	巨细胞病毒 Ab. IgG	任意浓度	时间点	血清	定量型	免疫荧光	微生物学
16716-3	巨细胞病毒 Ab. IgG ^第2份标本	任意浓度	时间点	血清	定量型	酶免疫分析	微生物学
1671-7	17-生酮类固醇	质量浓度	时间点	全血	定量型		化学
16717-1	巨细胞病毒 Ag	任意浓度	时间点	尿液	等级型	酶免疫分析	微生物学
16718-9	巨细胞病毒 Ag	任意浓度	时间点	全血	等级型		微生物学
16719-7	巨细胞病毒包涵体	任意浓度	时间点	尿液	等级型	显微镜观察	微生物学
16720-5	灭蚁灵	任意浓度	时间点	全血	等级型		药物水平/毒理学
16721-3	脱氢表雄酮硫酸酯	质量浓度	时间点	唾液	定量型		化学
16722-1	脱氢表雄酮硫酸酯^给予某刺激后第 10 份标本	质量浓度	时间点	血清/血浆	定量型		刺激耐受试验
16723-9	脱氢表雄酮硫酸酯^给予某刺激后第 2 份标本	质量浓度	时间点	血清/血浆	定量型		刺激耐受试验
16724-7	脱氢表雄酮硫酸酯^给予某刺激后第 3 份标本	质量浓度	时间点	血清/血浆	定量型		刺激耐受试验

LOINC 代码	名称	属性	时间特征	系统	标尺类型	方法类型	分类
1672-5	17-生酮类固醇	质量浓度	时间点	全血	定量型		化学
16725-4	脱氢表雄酮硫酸酯^给予某刺激后第 4 份标本	质量浓度	时间点	血清/血浆	定量型		刺激耐受试验
16726-2	脱氢表雄酮硫酸酯^给予某刺激后第 5 份标本	质量浓度	时间点	血清/血浆	定量型		刺激耐受试验
16727-0	脱氢表雄酮硫酸酯^给予某刺激后第 6 份标本	质量浓度	时间点	血清/血浆	定量型		刺激耐受试验
16728-8	脱氢表雄酮硫酸酯^给予某刺激后第 7 份标本	质量浓度	时间点	血清/血浆	定量型		刺激耐受试验
16729-6	脱氢表雄酮硫酸酯^给予某刺激后第 8 份标本	质量浓度	时间点	血清/血浆	定量型		刺激耐受试验
16730-4	脱氢表雄酮硫酸酯^给予某刺激后第 9 份标本	质量浓度	时间点	血清/血浆	定量型		刺激耐受试验
16731-2	脱氢表雄酮.未结合型	质量浓度	时间点	血清/血浆	定量型		化学
16732-0	脱氢表雄酮^给予某刺激后第 7 份标本	质量浓度	时间点	血清/血浆	定量型		刺激耐受试验
1673-3	17-生酮类固醇	质量速率	24 小时	尿液	定量型		化学
16733-8	脱氢表雄酮^给予某刺激后第 9 份标本	质量浓度	时间点	血清/血浆	定量型		刺激耐受试验
16734-6	脱氢表雄酮^基线	质量浓度	时间点	血清/血浆	定量型		刺激耐受试验
16735-3	脱氢表雄酮^给予某刺激后	质量浓度	时间点	血清/血浆	定量型		刺激耐受试验
16736-1	登革热病毒 1 Ab	稀释系数、稀释倍数（滴度）	时间点	血清	定量型		微生物学
16737-9	登革热病毒 2 Ab	稀释系数、稀释倍数（滴度）	时间点	血清	定量型		微生物学
16738-7	登革热病毒 3 Ab	稀释系数、稀释倍数（滴度）	时间点	血清	定量型		微生物学
16739-5	登革热病毒 4 Ab	稀释系数、稀释倍数（滴度）	时间点	血清	定量型		微生物学
16740-3	登革热病毒 Ab	任意浓度	时间点	血清	等级型		微生物学
1674-1	18-羟皮质类固醇	质量浓度	时间点	血清/血浆	定量型		化学
16741-1	粉尘螨 Ab.IgG	任意浓度	时间点	全血	等级型		变态反应
16742-9	屋尘螨 Ab.IgG	任意浓度	时间点	全血	等级型		变态反应
16743-7	去甲安定	任意浓度	时间点	血清/血浆	等级型		药物水平/毒理学
16744-5	去甲安定	任意浓度	时间点	尿液	等级型		药物水平/毒理学
16745-2	去甲甲琥胺	质量浓度	时间点	血清	定量型		药物水平/毒理学
16746-0	去甲三甲丙咪嗪	质量浓度	时间点	血清/血浆	定量型		药物水平/毒理学
16747-8	右旋吗酰胺	任意浓度	时间点	血清/血浆	等级型		药物水平/毒理学
16748-6	右丙氧芬	任意浓度	时间点	血清/血浆	等级型	确认试验	药物水平/毒理学
16749-4	右丙氧芬＋去甲右丙氧芬	任意浓度	时间点	尿液	定量型		药物水平/毒理学
16750-2	地佐辛	质量浓度	时间点	血清/血浆	定量型		药物水平/毒理学
16751-0	地佐辛	质量浓度	时间点	全血	定量型		药物水平/毒理学
16752-8	双乙酸	任意浓度	时间点	尿液	等级型		化学

LOINC 代码	名称	属性	时间特征	系统	标尺类型	方法类型	分类
16753-6	Dialtrazene	质量浓度	时间点	血清/血浆	定量型		药物水平/毒理学
16754-4	二乙酰吗啡	质量浓度	时间点	不明物质	定量型		药物水平/毒理学
16755-1	二乙酰吗啡	质量浓度	时间点	尿液	定量型	确认试验	药物水平/毒理学
16756-9	二乙酰吗啡	质量浓度	时间点	血清/血浆	定量型	确认试验	药物水平/毒理学
16757-7	地西泮+去甲地西泮	质量浓度	时间点	血清/血浆	定量型		药物水平/毒理学
1675-8	2，3-二磷酸甘油酸酯	质量浓度	时间点	红细胞	定量型		化学
16758-5	麦草畏	质量浓度	时间点	血清/血浆	定量型		药物水平/毒理学
16759-3	麦草畏	质量浓度	时间点	尿液	定量型		药物水平/毒理学
16760-1	二羧基卟啉	质量浓度	时间点	全血	定量型		化学
16761-9	二羧基卟啉	质量浓度	时间点	大便	定量型		化学
16762-7	二氯代苯	质量浓度	时间点	全血	定量型		药物水平/毒理学
16763-5	二氯二苯二氯乙烯	质量浓度	时间点	尿液	定量型		药物水平/毒理学
16764-3	二氯二苯二氯乙烯	质量浓度	时间点	全血	定量型		药物水平/毒理学
16765-0	二氯二苯三氯乙烷	质量浓度	时间点	乳	定量型		药物水平/毒理学
1676-6	2，3-二磷酸甘油酸酯	质量浓度	时间点	血清	定量型		化学
16766-8	二氯乙烷	任意浓度	时间点	全血	等级型		药物水平/毒理学
16767-6	2，4-二氯苯氧乙酸	质量浓度	时间点	尿液	定量型		药物水平/毒理学
16768-4	敌敌畏	质量浓度	时间点	尿液	定量型		药物水平/毒理学
16769-2	双氯西林	质量浓度	时间点	尿液	定量型		药物水平/毒理学
167-7	头孢匹林	药物敏感度	时间点	分离物+血清	等级型	测序分型	抗生素敏感性
16770-0	双香豆素	质量浓度	时间点	尿液	定量型		药物水平/毒理学
16771-8	双环胺	质量浓度	时间点	血清/血浆	定量型		药物水平/毒理学
16772-6	氧桥氯甲桥奈	质量浓度	时间点	尿液	定量型		药物水平/毒理学
16773-4	氧桥氯甲桥奈	质量浓度	时间点	全血	定量型		药物水平/毒理学
1677-4	α 羟基丁酸脱氢酶	催化浓度	时间点	血清	定量型		化学
16774-2	乙胺嗪	质量浓度	时间点	血清/血浆	定量型		药物水平/毒理学
16775-9	二氢可待因.游离型	任意浓度	时间点	血清/血浆	等级型	确认试验	药物水平/毒理学

LOINC代码	名称	属性	时间特征	系统	标尺类型	方法类型	分类
16776-7	地尔硫䓬	质量浓度	时间点	尿液	定量型		药物水平/毒理学
16777-5	二甲基乙酰胺	任意浓度	时间点	尿液	等级型		药物水平/毒理学
16778-3	二硝基酚	任意浓度	时间点	血清/血浆	等级型		药物水平/毒理学
16779-1	二硝基酚	质量浓度	时间点	尿液	定量型		药物水平/毒理学
16780-9	双异丙吡胺	质量浓度	时间点	尿液	定量型		药物水平/毒理学
16781-7	双硫仑	任意浓度	时间点	尿液	等级型		药物水平/毒理学
1678-2	20-羟孕酮	质量浓度	时间点	血清	定量型		化学
16782-5	双链 DNA Ab	任意浓度	时间点	血清	定量型	Farr	血清学
16784-1	多巴胺^给予某刺激后第2份标本	质量浓度	时间点	尿液	定量型		刺激耐受试验
16785-8	多巴胺^给予某刺激后第3份标本	质量浓度	时间点	尿液	定量型		刺激耐受试验
16786-6	多巴胺^给予某刺激后第4份标本	质量浓度	时间点	尿液	定量型		刺激耐受试验
16787-4	多巴胺^给予某刺激后第5份标本	质量浓度	时间点	尿液	定量型		刺激耐受试验
16788-2	多巴胺^给予某刺激后第6份标本	质量浓度	时间点	尿液	定量型		刺激耐受试验
16789-0	多巴胺^给予某刺激后第7份标本	质量浓度	时间点	尿液	定量型		刺激耐受试验
1679-0	24r-羟基钙化二醇	质量浓度	时间点	血清/血浆	定量型		化学
16790-8	多塞平+去甲多塞平	质量浓度	时间点	血清/血浆	定量型		药物水平/毒理学
16791-6	多西拉敏	质量浓度	时间点	血清/血浆	定量型		药物水平/毒理学
16792-4	多西拉敏	质量浓度	时间点	尿液	定量型		药物水平/毒理学
16793-2	药物 已鉴定的	存在与否或身份标识	时间点	不明物质	名义型	筛查试验	药物水平/毒理学
16794-0	棘球绦虫 Ab. IgM	任意浓度	时间点	血清	定量型		微生物学
16795-7	埃柯病毒 Ab	任意浓度	时间点	血清	定量型		微生物学
16796-5	埃柯病毒 Ab	任意浓度	时间点	血清	定量型	补体结合试验	微生物学
16797-3	埃柯病毒 1 Ab	任意浓度	时间点	血清	定量型	补体结合试验	微生物学
16798-1	埃柯病毒 14 Ab	任意浓度	时间点	血清	定量型		微生物学
16799-9	埃柯病毒 140 Ab	任意浓度	时间点	血清	定量型	补体结合试验	微生物学
16800-5	埃柯病毒 19 Ab	任意浓度	时间点	血清	定量型	补体结合试验	微生物学
16801-3	埃柯病毒 3 Ab	任意浓度	时间点	血清	定量型	补体结合试验	微生物学
16802-1	埃柯病毒 30 Ab	任意浓度	时间点	血清	定量型		微生物学

LOINC 代码	名称	属性	时间特征	系统	标尺类型	方法类型	分类
16803-9	埃柯病毒 4 Ab	任意浓度	时间点	血清	定量型	补体结合试验	微生物学
16804-7	埃柯病毒 40 Ab	任意浓度	时间点	血清	定量型		微生物学
16805-4	埃柯病毒 6 Ab	任意浓度	时间点	血清	定量型	补体结合试验	微生物学
16806-2	埃柯病毒 6＋18＋30 Ab	任意浓度	时间点	血清	定量型		微生物学
16807-0	埃柯病毒 9 Ab	任意浓度	时间点	血清	定量型	补体结合试验	微生物学
1680-8	3-α-雄甾醇葡糖醛酸化物	质量浓度	时间点	血清	定量型		化学
16808-8	嗜吞噬无形体 Ab. IgG	任意浓度	时间点	血清	定量型		微生物学
16809-6	嗜吞噬无形体 Ab. IgM	任意浓度	时间点	血清	定量型		微生物学
16811-2	二十烷酸	质量浓度	时间点	血清/血浆	定量型		化学
16812-0	吐根碱	任意浓度	时间点	血清/血浆	等级型		药物水平/毒理学
16813-8	吐根碱	任意浓度	时间点	血清/血浆	定量型		药物水平/毒理学
16814-6	肌内膜 Ab	任意浓度	时间点	血清	等级型	免疫荧光	血清学
16815-3	肌内膜 Ab	任意浓度	时间点	血清	定量型	免疫荧光	血清学
1681-6	β羟基丁酸脱氢酶	催化浓度	时间点	全血	定量型		化学
16816-1	依诺沙星	质量浓度	时间点	尿液	定量型		药物水平/毒理学
16817-9	溶组织内阿米巴 Ab	任意浓度	时间点	血清	等级型	免疫扩散	微生物学
16818-7	溶组织内阿米巴 Ab	任意浓度	时间点	脑脊液	定量型		微生物学
16819-5	溶组织内阿米巴 Ab	任意浓度	时间点	血清	定量型	免疫荧光	微生物学
16820-3	溶组织内阿米巴 Ab	任意浓度	时间点	血清	定量型	补体结合试验	微生物学
16821-1	肾上腺素^给予某刺激后 4 小时	质量浓度	时间点	血浆	定量型		刺激耐受试验
16822-9	上皮细胞	任意浓度	时间点	鼻	等级型	光学显微镜检查	血液学/细胞分类计数
16823-7	EB 病毒早期 Ab	任意浓度	时间点	血清	定量型	酶免疫分析	微生物学
1682-4	β羟基丁酸脱氢酶	催化浓度	时间点	血清/血浆	定量型		化学
16824-5	EB 病毒细胞核 Ab	任意浓度	时间点	脑脊液	等级型		微生物学
16825-2	EB 病毒细胞核 Ab. IgG	任意浓度	时间点	体液	等级型		微生物学
16826-0	EB 病毒衣壳 Ab. IgG	任意浓度	时间点	脑脊液	定量型		微生物学
16827-8	EB 病毒衣壳 Ab. IgG	任意浓度	时间点	脑脊液	等级型		微生物学
16828-6	红细胞	数量或计数浓度（计数/容积）	时间点	精液 血浆	定量型	手工计数	血液学/细胞分类计数
16829-4	红霉素	质量浓度	时间点	尿液	定量型		药物水平/毒理学
16830-2	红霉素＋乙胺丁醇	药物敏感度	时间点	分离物	定量或等级型	最小抑制浓度	抗生素敏感性
1683-2	3-羟基异戊酸	质量浓度	时间点	尿液	定量型		化学
16832-8	大肠杆菌肠毒素性 已鉴定的	存在与否或身份标识	时间点	大便	名义型	微生物特异性培养	微生物学
16833-6	大肠杆菌 K1 Ag	任意浓度	时间点	XXX	等级型	酶免疫分析	微生物学
16834-4	大肠杆菌 K1 Ag	任意浓度	时间点	XXX	等级型	胶乳凝集试验	微生物学
16835-1	大肠杆菌志贺样 已鉴定的	存在与否或身份标识	时间点	大便	名义型	微生物特异性培养	微生物学

LOINC 代码	名称	属性	时间特征	系统	标尺类型	方法类型	分类
16836-9	大肠杆菌 verotoxic 毒素已鉴定的	存在与否或身份标识	时间点	大便	名义型	微生物特异性培养	微生物学
16838-5	雌三醇	质量浓度	时间点	体液	定量型		化学
1684-0	3-甲氧基-4-羟基苯乙二醇	质量浓度	时间点	尿液	定量型		化学
16840-1	利尿酸	质量浓度	时间点	血清/血浆	定量型		药物水平/毒理学
16841-9	乙胺丁醇＋利福平	药物敏感度	时间点	分离物	定量或等级型	最小抑制浓度	抗生素敏感性
16842-7	乙醇	质量浓度	时间点	不明物质	定量型		药物水平/毒理学
16843-5	乙醇	质量浓度	时间点	体液	定量型		药物水平/毒理学
16844-3	炔己蚁胺	任意浓度	时间点	血清/血浆	等级型	确认试验	药物水平/毒理学
16845-0	乙硫异烟胺	质量浓度	时间点	血清/血浆	定量型		药物水平/毒理学
16847-6	依索庚嗪	任意浓度	时间点	血清/血浆	等级型		药物水平/毒理学
16848-4	依索庚嗪	质量浓度	时间点	血清/血浆	定量型		药物水平/毒理学
16849-2	乙苯	质量浓度	时间点	尿液	定量型		药物水平/毒理学
168-5	头孢拉定	药物敏感度	时间点	分离物	定量型	最小致死浓度	抗生素敏感性
16850-0	环氧乙烷	质量浓度	时间点	全血	定量型		药物水平/毒理学
16851-8	乙基吗啡	任意浓度	时间点	尿液	定量型		药物水平/毒理学
16852-6	依托度酸	质量浓度	时间点	血清/血浆	定量型		药物水平/毒理学
16853-4	脂肪	质量	时间点	大便	定量型		化学
16855-9	脂肪	质量速率	48 小时	大便	定量型		化学
16856-7	脂肪.显微镜观察	存在与否或身份标识	时间点	关节液	名义型	苏丹 IV 染色	病理学
1685-7	3-甲基组氨酸	任意浓度	时间点	血清/血浆	等级型		化学
16857-5	Fenclorvos	任意浓度	时间点	全血	等级型		药物水平/毒理学
16858-3	芬太尼	质量浓度	时间点	体液	定量型		药物水平/毒理学
16859-1	纤维蛋白原	任意浓度	时间点	贫血小板血浆	等级型		凝血功能检查
16860-9	纤维蛋白肽 A	任意浓度	时间点	腹腔液	定量型	酶免疫分析	凝血功能检查
16861-7	纤维蛋白肽 A	任意浓度	时间点	贫血小板血浆	定量型	酶免疫分析	凝血功能检查
16862-5	纤维蛋白肽 B	任意浓度	时间点	贫血小板血浆	定量型	酶免疫分析	凝血功能检查
16863-3	纤维蛋白肽 Bβ (1-14)	任意浓度	时间点	贫血小板血浆	定量型	酶免疫分析	凝血功能检查
16864-1	纤维蛋白肽 Bβ (1-42)	任意浓度	时间点	贫血小板血浆	定量型	酶免疫分析	凝血功能检查

LOINC 代码	名称	属性	时间特征	系统	标尺类型	方法类型	分类
1686-5	3-甲基组氨酸	质量浓度	时间点	血清/血浆	定量型		化学
16865-8	纤维蛋白肽 Bβ（15-42）	任意浓度	时间点	贫血小板血浆	定量型	酶免疫分析	凝血功能检查
16866-6	纤维蛋白肽 Bβ（43-47）	任意浓度	时间点	贫血小板血浆	定量型	酶免疫分析	凝血功能检查
16867-4	聚合纤维连接蛋白 Ab. IgG	质量浓度	时间点	血清	定量型		血清学
16868-2	雀类 Ab. IgE	任意浓度	时间点	血清	等级型		变态反应
16869-0	氟比洛芬	质量浓度	时间点	血清/血浆	定量型		药物水平/毒理学
16870-8	氟康唑	质量浓度	时间点	尿液	定量型		药物水平/毒理学
16871-6	氟化物	任意浓度	时间点	骨	定量型		药物水平/毒理学
16872-4	碳氟化合物	存在与否或身份标识	时间点	血清/血浆	名义型		药物水平/毒理学
1687-3	3-甲基组氨酸	质量浓度	时间点	尿液	定量型		化学
16873-2	促卵泡素^给予某刺激后 105 分钟	摩尔浓度	时间点	血清/血浆	定量型		刺激耐受试验
16874-0	甲酸＋甲醛	质量浓度	时间点	全血	定量型		药物水平/毒理学
16875-7	土拉弗氏菌 Ab	稀释系数、稀释倍数（滴度）	时间点	血清	定量型		微生物学
16876-5	土拉弗氏菌 Ab. IgA	任意浓度	时间点	血清	等级型	胶乳凝集试验	微生物学
16877-3	土拉弗氏菌 Ab. IgG	任意浓度	时间点	血清	等级型	胶乳凝集试验	微生物学
16878-1	土拉弗氏菌 Ab. IgM	任意浓度	时间点	血清	定量型		微生物学
16879-9	土拉弗氏菌 Ag	任意浓度	时间点	血清	等级型	免疫荧光	微生物学
1688-1	4-吡哆酸	质量浓度	时间点	血清/血浆	定量型		化学
16881-5	镓	质量浓度	时间点	全血	定量型		药物水平/毒理学
16882-3	γ氨基丁酸	任意浓度	时间点	尿液	等级型		化学
16883-1	γ氨基丁酸	质量浓度	时间点	尿液	定量型		化学
16884-9	γ氨基丁酸	任意浓度	时间点	血浆	等级型		化学
16885-6	γ氨基丁酸	质量浓度	时间点	血浆	定量型		化学
16886-4	γ氨基丁酸	质量浓度	时间点	脑脊液	定量型		化学
16887-2	γ氨基丁酸	质量浓度	时间点	羊水	定量型		化学
16888-0	γ氯丹	质量浓度	时间点	尿液	定量型		药物水平/毒理学
16890-6	胃泌素^给予某刺激后 10 分钟	质量浓度	时间点	血清/血浆	定量型		刺激耐受试验
16891-4	胃泌素^给予某刺激后第 11 份标本	质量浓度	时间点	血清/血浆	定量型		刺激耐受试验
16892-2	胃泌素^给予某刺激后 15 分钟	质量浓度	时间点	血清/血浆	定量型		刺激耐受试验
16893-0	胃泌素^给予某刺激后 20 分钟	质量浓度	时间点	血清/血浆	定量型		刺激耐受试验
16894-8	胃泌素^给予某刺激后 25 分钟	质量浓度	时间点	血清/血浆	定量型		刺激耐受试验
16895-5	胃泌素^给予某刺激后 30 分钟	质量浓度	时间点	血清/血浆	定量型		刺激耐受试验

LOINC 代码	名称	属性	时间特征	系统	标尺类型	方法类型	分类
16896-3	胃泌素^给予某刺激后 5 分钟	质量浓度	时间点	血清/血浆	定量型		刺激耐受试验
16898-9	蓝氏贾第鞭毛虫 65 Ag	任意浓度	时间点	大便	等级型		微生物学
1689-9	5'-核苷酸酶	催化浓度	时间点	羊水	定量型		化学
16899-7	蓝氏贾第鞭毛虫 Ag	任意浓度	时间点	XXX	等级型		微生物学
16900-3	醇溶蛋白 Ab	任意浓度	时间点	唾液	定量型		血清学
16901-1	醇溶蛋白 Ab. IgA	任意浓度	时间点	血清	等级型		血清学
16902-9	醇溶蛋白 Ab. IgG	任意浓度	时间点	血清	等级型		血清学
16903-7	葡萄糖	质量浓度	时间点	玻璃体液	定量型		化学
16904-5	葡萄糖^给予某刺激后第 1 份标本	任意浓度	时间点	尿液	等级型		刺激耐受试验
16905-2	葡萄糖^给予某刺激后第 2 份标本	任意浓度	时间点	尿液	等级型		刺激耐受试验
16906-0	葡萄糖^给予某刺激后第 3 份标本	任意浓度	时间点	尿液	等级型		刺激耐受试验
1690-7	5'-核苷酸酶	催化浓度	时间点	血清/血浆	定量型		化学
16907-8	葡萄糖^给予某刺激后第 4 份标本	任意浓度	时间点	尿液	等级型		刺激耐受试验
16908-6	葡萄糖^给予某刺激后第 5 份标本	任意浓度	时间点	尿液	等级型		刺激耐受试验
16909-4	葡萄糖^给予某刺激后第 6 份标本	任意浓度	时间点	尿液	等级型		刺激耐受试验
16910-2	葡萄糖^给予某刺激后第 7 份标本	任意浓度	时间点	尿液	等级型		刺激耐受试验
16911-0	葡萄糖^给予某刺激后第 8 份标本	任意浓度	时间点	尿液	等级型		刺激耐受试验
16912-8	葡萄糖^给予某刺激后第 9 份标本	任意浓度	时间点	尿液	等级型		刺激耐受试验
16913-6	葡萄糖^热量型禁食后	任意浓度	时间点	尿液	等级型		刺激耐受试验
16914-4	葡萄糖^给予某刺激后	质量浓度	时间点	血清/血浆	定量型		刺激耐受试验
1691-5	5，10-甲烯四氢叶酸还原酶	催化浓度	时间点	血清	定量型		化学
16915-1	葡萄糖^餐后	质量浓度	时间点	血清/血浆	定量型		刺激耐受试验
16916-9	谷氨酸	任意浓度	时间点	尿液	等级型		化学
16917-7	谷氨酰胺	任意浓度	时间点	尿液	等级型		化学
16918-5	谷胱甘肽	质量浓度	时间点	血清/血浆	定量型		化学
16919-3	甘氨酸	任意浓度	时间点	尿液	等级型		化学
16920-1	糖蛋白	任意浓度	时间点	血清/血浆	等级型		化学
16921-9	偏序钝叶草 Ab. IgE	任意浓度	时间点	血清	定量型		变态反应
16922-7	无芒野麦草 Ab. IgE	任意浓度	时间点	血清	定量型		变态反应
1692-3	5-羟基吲哚乙酸	质量浓度	时间点	脑脊液	定量型		化学
16923-5	愈创甘油醚	质量浓度	时间点	血清/血浆	定量型		药物水平/毒理学
16924-3	流感嗜血杆菌 Ab. IgG	任意浓度	时间点	血清	定量型		微生物学
16925-0	流感嗜血杆菌 A Ag	任意浓度	时间点	尿液	等级型		微生物学
16926-8	流感嗜血杆菌 A Ag	任意浓度	时间点	脑脊液	等级型		微生物学
16927-6	流感嗜血杆菌 B Ab. IgG	任意浓度	时间点	血清	定量型		微生物学
16928-4	普马拉型汉坦病毒 Ab. IgG+IgM	任意浓度	时间点	血清	定量型		微生物学

LOINC 代码	名称	属性	时间特征	系统	标尺类型	方法类型	分类
16929-2	幽门螺杆菌 Ab	任意浓度	时间点	血清	定量型	免疫荧光	微生物学
169-3	头孢拉定	药物敏感度	时间点	分离物	定量或等级型	最小抑制浓度	抗生素敏感性
16930-0	蠕虫 Ab. IgE	任意浓度	时间点	血清	定量型		变态反应
1693-1	5-羟基吲哚乙酸	质量浓度	时间点	血清	定量型		化学
16931-8	红细胞压积/血红蛋白	比率	时间点	全血	定量型	自动化计数	血液学/细胞分类计数
16932-6	血红蛋白 A3/总血红蛋白	质量分数	时间点	全血	定量型	电泳	血液学/细胞分类计数
16933-4	乙型肝炎病毒核心 Ab	任意浓度	时间点	血清	等级型		微生物学
16934-2	乙型肝炎病毒多聚酶 DNA	任意浓度	时间点	全血	等级型	探针.扩增.靶向扩增	微生物学
16935-9	乙型肝炎病毒表面 Ab	任意浓度	时间点	血清	定量型		微生物学
16936-7	丙型肝炎病毒 Ab. IgG	任意浓度	时间点	血清	定量型		微生物学
16937-5	庚型肝炎病毒 RNA	任意浓度	时间点	血清	等级型	探针.扩增.靶向扩增	微生物学
16938-3	七羧基卟啉	质量浓度	时间点	大便	定量型		化学
16939-1	七氯	质量浓度	时间点	尿液	定量型		药物水平/毒理学
16940-9	七氯环氧化物	质量浓度	时间点	尿液	定量型		药物水平/毒理学
16941-7	除草剂	存在与否或身份标识	时间点	XXX	名义型		药物水平/毒理学
16942-5	单纯疱疹病毒 Ab	任意浓度	时间点	血清	等级型	免疫印迹	微生物学
16943-3	单纯疱疹病毒 Ab. IgG	任意浓度	时间点	脑脊液	定量型		微生物学
16944-1	单纯疱疹病毒 Ab. IgM	任意浓度	时间点	血清	定量型		微生物学
16945-8	单纯疱疹病毒 Ag	任意浓度	时间点	XXX	等级型		微生物学
16947-4	单纯疱疹病毒 1 Ab	任意浓度	时间点	脑脊液	等级型	免疫印迹	微生物学
16948-2	单纯疱疹病毒 1 Ab. IgG	任意浓度	时间点	脑脊液	定量型		微生物学
1694-9	5-羟基吲哚乙酸	质量浓度	时间点	尿液	定量型		化学
16949-0	单纯疱疹病毒 1 Ab. IgG^第 1 份标本	任意浓度	时间点	血清	定量型		微生物学
16950-8	单纯疱疹病毒 1 Ab. IgG^第 2 份标本	任意浓度	时间点	血清	定量型		微生物学
16952-4	单纯疱疹病毒 1 DNA	任意浓度	时间点	脑脊液	等级型	探针.扩增.靶向扩增	微生物学
16953-2	单纯疱疹病毒 1 DNA	任意浓度	时间点	血清/血浆	等级型	探针.扩增.靶向扩增	微生物学
16954-0	单纯疱疹病毒 2 Ab	任意浓度	时间点	血清	等级型		微生物学
16955-7	单纯疱疹病毒 2 Ab. IgG	任意浓度	时间点	血清	等级型	免疫印迹	微生物学
1695-6	5-羟基吲哚乙酸	质量速率	24 小时	尿液	定量型		化学
16956-5	单纯疱疹病毒 2 Ab. IgG	任意浓度	时间点	脑脊液	定量型		微生物学
16957-3	单纯疱疹病毒 2 Ab. IgG^第 1 份标本	任意浓度	时间点	血清	定量型		微生物学
16958-1	单纯疱疹病毒 2 Ab. IgG^第 2 份标本	任意浓度	时间点	血清	定量型		微生物学
16959-9	单纯疱疹病毒 2 DNA	任意浓度	时间点	血清/血浆	等级型	探针.扩增.靶向扩增	微生物学
16960-7	单纯疱疹病毒 2 DNA	任意浓度	时间点	脑脊液	等级型	探针.扩增.靶向扩增	微生物学

LOINC代码	名称	属性	时间特征	系统	标尺类型	方法类型	分类
16962-3	嗜异性 Ab	任意浓度	时间点	关节液	等级型	胶乳凝集试验	微生物学
16963-1	六羧基卟啉	质量浓度	时间点	全血	定量型		化学
1696-4	5-甲基四氢叶酸和同型半胱氨酸甲基转移酶	催化浓度	时间点	血清	定量型		化学
16964-9	六羧基卟啉	质量浓度	时间点	大便	定量型		化学
16965-6	六氯化苯	质量浓度	时间点	全血	定量型		药物水平/毒理学
16966-4	六氯乙烷	质量浓度	时间点	全血	定量型		药物水平/毒理学
16967-2	己糖激酶 1	催化浓度	时间点	红细胞	定量型		化学
16968-0	己糖激酶 3	催化浓度	时间点	红细胞	定量型		化学
16969-8	组蛋白 H2a+H2b Ab	任意浓度	时间点	血清	定量型	免疫荧光	血清学
16970-6	荚膜组织胞浆菌 Ab	任意浓度	时间点	血清	等级型	补体结合试验	微生物学
16971-4	荚膜组织胞浆菌 Ab. IgA	任意浓度	时间点	血清	等级型	免疫扩散	微生物学
1697-2	6-磷酸葡萄糖酸脱氢酶	催化浓度	时间点	红细胞	定量型		化学
16972-2	荚膜组织胞浆菌 Ab. IgE	任意浓度	时间点	血清	等级型	免疫扩散	微生物学
16973-0	荚膜组织胞浆菌 Ab. IgM	任意浓度	时间点	血清	等级型	免疫扩散	微生物学
16974-8	艾滋病毒 1 Ab	任意浓度	时间点	脑脊液	等级型		微生物学
16975-5	艾滋病毒 1 Ab. IgG	任意浓度	时间点	血清	等级型		微生物学
16976-3	艾滋病毒 1 Ag	任意浓度	时间点	血清	定量型		微生物学
16977-1	艾滋病毒 1 Ag	任意浓度	时间点	脑脊液	等级型		微生物学
16978-9	艾滋病毒 1 p24 Ab	任意浓度	时间点	血清	定量型		微生物学
16979-7	艾滋病毒 1 p24 Ag	任意浓度	时间点	脑脊液	定量型		微生物学
1698-0	8-羟基阿莫沙平	质量浓度	时间点	血清/血浆	定量型		药物水平/毒理学
16980-5	人T淋巴细胞白血病病毒2型 DNA	任意浓度	时间点	XXX	等级型	探针.扩增.靶向扩增	微生物学
16981-3	人T淋巴细胞白血病病毒1型 DNA	任意浓度	时间点	XXX	等级型	探针.扩增.靶向扩增	微生物学
16982-1	人T淋巴细胞白血病病毒1+2 Ab	任意浓度	时间点	血清	等级型	免疫印迹	微生物学
16983-9	肼苯哒嗪	任意浓度	时间点	尿液	等级型		药物水平/毒理学
16984-7	白毛莨碱	任意浓度	时间点	尿液	等级型		药物水平/毒理学
16985-4	氢/呼出的气体^给予葡萄糖后 1.5 小时	容积分数	时间点	呼出气体	定量型		刺激耐受试验
16986-2	氢/呼出的气体^给予葡萄糖后 1 小时	容积分数	时间点	呼出气体	定量型		刺激耐受试验
16987-0	氢/呼出的气体^给予葡萄糖后 2.5 小时	容积分数	时间点	呼出气体	定量型		刺激耐受试验
16988-8	氢/呼出的气体^给予葡萄糖后 2 小时	容积分数	时间点	呼出气体	定量型		刺激耐受试验
16989-6	氢/呼出的气体^给予葡萄糖后 3.5 小时	容积分数	时间点	呼出气体	定量型		刺激耐受试验
16990-4	氢/呼出的气体^给予葡萄糖后 3 小时	容积分数	时间点	呼出气体	定量型		刺激耐受试验

LOINC 代码	名称	属性	时间特征	系统	标尺类型	方法类型	分类
16991-2	氢/呼出的气体^给予葡萄糖后 4.5 小时	容积分数	时间点	呼出气体	定量型		刺激耐受试验
16992-0	氢/呼出的气体^给予葡萄糖后 4 小时	容积分数	时间点	呼出气体	定量型		刺激耐受试验
16993-8	氢/呼出的气体^给予葡萄糖后 5.5 小时	容积分数	时间点	呼出气体	定量型		刺激耐受试验
16994-6	氢/呼出的气体^给予葡萄糖后 5 小时	容积分数	时间点	呼出气体	定量型		刺激耐受试验
16995-3	氢/呼出的气体^给予葡萄糖后 6 小时	容积分数	时间点	呼出气体	定量型		刺激耐受试验
16996-1	氢/呼出的气体^给予葡萄糖前	容积分数	时间点	呼出气体	定量型		刺激耐受试验
16997-9	氢/呼出的气体^给予葡萄糖后	容积分数	时间点	呼出气体	定量型		刺激耐受试验
1699-8	α-L-艾杜糖苷酸酶	催化含量	时间点	组织	定量型		化学
16998-7	氢吗啡酮	质量浓度	时间点	尿液	定量型	确认试验	药物水平/毒理学
16999-5	氢醌	质量浓度	时间点	尿液	定量型		药物水平/毒理学
17000-1	羟基赖氨酸	任意浓度	时间点	尿液	等级型		化学
17001-9	羟基脯氨酸	任意浓度	时间点	尿液	等级型		化学
17002-7	羟基三唑苯二氮	质量浓度	时间点	血清/血浆	定量型	确认试验	药物水平/毒理学
17003-5	5-羟色胺	质量浓度	时间点	尿液	定量型		化学
1700-4	乙醛	质量浓度	时间点	全血	定量型		药物水平/毒理学
17004-3	次黄嘌呤	质量浓度	时间点	尿液	定量型		化学
17005-0	IgA 亚类 1	质量浓度	时间点	脑脊液	定量型		化学
17006-8	IgA 亚类 2	质量浓度	时间点	脑脊液	定量型		化学
17007-6	IgG	任意浓度	时间点	血清	等级型		化学
17008-4	IgG/β 微管蛋白	质量浓度比率	时间点	血清	定量型		化学
17009-2	IgM	任意浓度	时间点	血清	等级型		化学
170-1	头孢拉定	药物敏感度	时间点	分离物	定量或等级型	琼脂扩散	抗生素敏感性
17010-0	亚胺培南	质量浓度	时间点	血清/血浆	定量型		药物水平/毒理学
1701-2	乙醛	质量浓度	时间点	血清/血浆	定量型		药物水平/毒理学
17012-6	甲型流感病毒 Ab	任意浓度	时间点	脑脊液	定量型		微生物学
17013-4	甲型+乙型流感病毒 Ab	任意浓度	时间点	血清	定量型	免疫荧光	微生物学
17014-2	乙型流感病毒 Ab	任意浓度	时间点	脑脊液	定量型		微生物学
17015-9	乙型流感病毒 Ab.IgG	任意浓度	时间点	血清	定量型		微生物学
17016-7	乙型流感病毒 Ab.IgM	任意浓度	时间点	血清	定量型		微生物学
17017-5	胰岛素^给予某刺激后 10 分钟	质量浓度	时间点	血清/血浆	定量型		刺激耐受试验
17018-3	胰岛素^给予某刺激后 20 分钟	质量浓度	时间点	血清/血浆	定量型		刺激耐受试验
17019-1	胰岛素样生长因子-I^给予某刺激后 2 小时	质量浓度	时间点	血清/血浆	定量型		刺激耐受试验

LOINC 代码	名称	属性	时间特征	系统	标尺类型	方法类型	分类
1702-0	乙酰乙酸	质量浓度	时间点	尿液	定量型		化学
17020-9	细胞间质 Ab	任意浓度	时间点	血清	等级型	免疫荧光	血清学
17021-7	细胞间质 Ab	任意浓度	时间点	血清	定量型	免疫荧光	血清学
17022-5	白介素 1+2	任意浓度	时间点	血清/血浆	定量型		化学
17023-3	白介素 7	任意浓度	时间点	血清	定量型		化学
17024-1	碘.无机	质量浓度	时间点	血清/血浆	定量型		化学
17025-8	铁	质量浓度	时间点	水	定量型		化学
17026-6	异氰酸盐 Ab. IgE	任意浓度	时间点	血清	定量型		变态反应
17027-4	异氰酸盐 Ab. IgG	任意浓度	时间点	血清	定量型		变态反应
17028-2	异氰酸盐 Ab. IgM	任意浓度	时间点	血清	定量型		变态反应
17029-0	异亮氨酸	任意浓度	时间点	尿液	等级型		化学
17030-8	异丙醚	任意浓度	时间点	全血	等级型		药物水平/毒理学
17031-6	Jo-1 可提取核 Ab	任意浓度	时间点	血清	等级型	免疫荧光	血清学
17032-4	Jo-1 可提取核 Ab	任意浓度	时间点	血清	定量型	免疫荧光	血清学
17033-2	氯胺酮	任意浓度	时间点	尿液	等级型	确认试验	药物水平/毒理学
17034-0	酮基布洛芬	质量浓度	时间点	血清/血浆	定量型		药物水平/毒理学
17035-7	酮咯酸	质量浓度	时间点	血清/血浆	定量型		药物水平/毒理学
17036-5	拉克罗斯病毒 Ab	稀释系数、稀释倍数（滴度）	时间点	血清	定量型		微生物学
17037-3	拉克罗斯病毒 Ab	稀释系数、稀释倍数（滴度）	时间点	脑脊液	定量型		微生物学
1703-8	乙酰乙酸	质量浓度	时间点	脑脊液	定量型		化学
17038-1	拉克罗斯病毒 Ab. IgG	稀释系数、稀释倍数（滴度）	时间点	血清	定量型		微生物学
17039-9	拉克罗斯病毒 Ab. IgM	稀释系数、稀释倍数（滴度）	时间点	血清	定量型		微生物学
17040-7	柳胺苄心定	任意浓度	时间点	血清/血浆	等级型		药物水平/毒理学
17041-5	乳酸脱氢酶	任意浓度	时间点	尿液	等级型		化学
17042-3	乳球蛋白 Ab. IgE	任意浓度	时间点	血清	定量型		变态反应
17043-1	乳糖	质量浓度	时间点	尿液	定量型		化学
17044-9	层状小体	任意浓度	时间点	羊水	等级型		血液学/细胞分类计数
17045-6	乳胶 Ab. IgE	任意浓度	时间点	全血	定量型		变态反应
1704-6	乙酰乙酸	任意浓度	时间点	血清/血浆	等级型		化学
17046-4	乳胶 Ab. IgG	任意浓度	时间点	血清	定量型		变态反应
17047-2	乳胶米安色林 Ab. IgE	任意浓度	时间点	血清	定量型		变态反应
17048-0	乳胶手套提取物 Ab. IgE	任意浓度	时间点	全血	定量型		变态反应
17049-8	乳胶手套提取物，氨化的 Ab. IgE	任意浓度	时间点	全血	定量型		变态反应
17050-6	乳胶手套提取物，缓冲的 Ab. IgE	任意浓度	时间点	全血	定量型		变态反应
17051-4	轻泻剂	存在与否或身份标识	时间点	尿液	名义型		药物水平/毒理学
17052-2	铅	任意浓度	时间点	全血	等级型		药物水平/毒理学
1705-3	乙酰乙酸	质量浓度	时间点	血清/血浆	定量型		化学
17053-0	长滩军团菌 1 Ab. IgG	任意浓度	时间点	血清	等级型		微生物学
17054-8	长滩军团菌 1 Ab. IgM	任意浓度	时间点	血清	等级型		微生物学

LOINC 代码	名称	属性	时间特征	系统	标尺类型	方法类型	分类
17055-5	长滩军团菌 2 Ab. IgG	任意浓度	时间点	血清	等级型		微生物学
17056-3	长滩军团菌 2 Ab. IgM	任意浓度	时间点	血清	等级型		微生物学
17057-1	嗜肺军团菌 Ag	任意浓度	时间点	XXX	等级型		微生物学
17058-9	嗜肺军团菌 Ag	任意浓度	时间点	尿液	等级型	胶乳凝集试验	微生物学
17059-7	嗜肺军团菌 Ag	任意浓度	时间点	尿液	等级型	免疫荧光	微生物学
17060-5	嗜肺军团菌 1 Ab	稀释系数、稀释倍数（滴度）	时间点	血清	定量型		微生物学
1706-1	乙腈	质量浓度	时间点	全血	定量型		药物水平/毒理学
17061-3	嗜肺军团菌 1 Ab. IgM	任意浓度	时间点	血清	定量型		微生物学
17062-1	嗜肺军团菌 2 Ab	稀释系数、稀释倍数（滴度）	时间点	血清	定量型		微生物学
17063-9	嗜肺军团菌 2 Ab. IgM	任意浓度	时间点	血清	定量型		微生物学
17064-7	嗜肺军团菌 3 Ab	稀释系数、稀释倍数（滴度）	时间点	血清	定量型		微生物学
17065-4	嗜肺军团菌 3 Ab. IgM	任意浓度	时间点	血清	定量型		微生物学
17066-2	嗜肺军团菌 4 Ab	稀释系数、稀释倍数（滴度）	时间点	血清	定量型		微生物学
17067-0	嗜肺军团菌 4 Ab. IgM	任意浓度	时间点	血清	定量型		微生物学
17068-8	嗜肺军团菌 5 Ab	稀释系数、稀释倍数（滴度）	时间点	血清	定量型		微生物学
17069-6	嗜肺军团菌 5 Ab. IgM	任意浓度	时间点	血清	定量型		微生物学
17070-4	嗜肺军团菌 6 Ab	稀释系数、稀释倍数（滴度）	时间点	血清	定量型		微生物学
17071-2	嗜肺军团菌 7 Ab	任意浓度	时间点	血清	等级型		微生物学
17072-0	嗜肺军团菌 8 Ab	任意浓度	时间点	血清	等级型		微生物学
17073-8	嗜肺军团菌 9 Ab	任意浓度	时间点	血清	等级型		微生物学
17074-6	亮氨酸	任意浓度	时间点	羊水	定量型		化学
17075-3	利多卡因	质量浓度	时间点	尿液	定量型		药物水平/毒理学
17076-1	利多卡因	质量浓度	时间点	体液	定量型		药物水平/毒理学
17077-9	六氯化苯	质量浓度	时间点	全血	定量型		药物水平/毒理学
17078-7	脂肪酸. 酯化型	质量浓度	时间点	血清/血浆	定量型		化学
1707-9	乙酰胆碱	质量浓度	时间点	血清	定量型		化学
17079-5	脂肪酸. 长链	存在与否或身份标识	时间点	血清/血浆	名义型		化学
17080-3	脂肪酸. 极长链	存在与否或身份标识	时间点	血清/血浆	名义型		化学
17081-1	甘油三酯^热量型禁食后	质量浓度	时间点	血清	定量型		刺激耐受试验
17082-9	脂蛋白. α	质量浓度	时间点	体液	定量型		化学
17083-7	脂蛋白. β	质量浓度	时间点	体液	定量型		化学
17084-5	脂蛋白. pre-β	质量浓度	时间点	体液	定量型		化学
17085-2	脂蛋白	任意浓度	时间点	血清/血浆	等级型		化学
17086-0	锂	质量浓度	时间点	体液	定量型		药物水平/毒理学
1708-7	乙酰胆碱酯酶	催化浓度	时间点	羊水	定量型		化学
17087-8	洛哌丁胺	质量浓度	时间点	血清/血浆	定量型		药物水平/毒理学
17088-6	氯羟去甲安定	质量浓度	时间点	尿液	定量型	确认试验	药物水平/毒理学
17089-4	哌苯醋胺	质量浓度	时间点	血清/血浆	定量型		药物水平/毒理学
17090-2	克塞平＋8-羟基克塞平	质量浓度	时间点	血清/血浆	定量型		药物水平/毒理学

LOINC 代码	名称	属性	时间特征	系统	标尺类型	方法类型	分类
17091-0	圆鳍鱼卵 Ab. IgE	任意浓度	时间点	血清	定量型		变态反应
17092-8	红斑狼疮因子	任意浓度	时间点	血清	等级型	胶乳凝集试验	血清学
17094-4	促黄体激素^给予某刺激后 105 分钟	摩尔浓度	时间点	血清/血浆	定量型		刺激耐受试验
1709-5	乙酰胆碱酯酶	催化浓度	时间点	红细胞	定量型		化学
17095-1	促黄体激素^给予某刺激后 75 分钟	摩尔浓度	时间点	血清/血浆	定量型		刺激耐受试验
17096-9	淋巴细胞. κ/100 淋巴细胞	数量或计数分数	时间点	全血	定量型		细胞标志物
17097-7	细胞. CD10 + CD20 +/100 细胞	数量或计数分数	时间点	全血	定量型		细胞标志物
17098-5	细胞. CD100/100 细胞	数量或计数分数	时间点	全血	定量型		细胞标志物
17099-3	细胞. CD102/100 细胞	数量或计数分数	时间点	全血	定量型		细胞标志物
17100-9	细胞. CD103/100 细胞	数量或计数分数	时间点	全血	定量型		细胞标志物
17101-7	细胞. CD104/100 细胞	数量或计数分数	时间点	全血	定量型		细胞标志物
17102-5	细胞. CD105/100 细胞	数量或计数分数	时间点	全血	定量型		细胞标志物
1710-3	乙酰胆碱酯酶	催化浓度	时间点	血清/血浆	定量型		化学
17103-3	细胞. CD106/100 细胞	数量或计数分数	时间点	全血	定量型		细胞标志物
17104-1	细胞. CD107A/100 细胞	数量或计数分数	时间点	全血	定量型		细胞标志物
17105-8	细胞. CD107B/100 细胞	数量或计数分数	时间点	全血	定量型		细胞标志物
17106-6	细胞. CD115/100 细胞	数量或计数分数	时间点	全血	定量型		细胞标志物
17107-4	细胞. CD117/100 细胞	数量或计数分数	时间点	全血	定量型		细胞标志物
17108-2	细胞. CD118/100 细胞	数量或计数分数	时间点	全血	定量型		细胞标志物
17109-0	细胞. CD11A/100 细胞	数量或计数分数	时间点	全血	定量型		细胞标志物
17110-8	细胞. CD11B/100 细胞	数量或计数分数	时间点	全血	定量型		细胞标志物
1711-1	酸性磷酸酶	催化浓度	时间点	全血	定量型		化学
17111-6	细胞. CD12/100 细胞	数量或计数分数	时间点	全血	定量型		细胞标志物
17112-4	细胞. CD120A/100 细胞	数量或计数分数	时间点	全血	定量型		细胞标志物
17113-2	细胞. CD120B/100 细胞	数量或计数分数	时间点	全血	定量型		细胞标志物
17114-0	细胞. CD122/100 细胞	数量或计数分数	时间点	全血	定量型		细胞标志物
17115-7	细胞. CD126/100 细胞	数量或计数分数	时间点	全血	定量型		细胞标志物
17116-5	细胞. CD128/100 细胞	数量或计数分数	时间点	全血	定量型		细胞标志物
17117-3	细胞. CD15/100 细胞	数量或计数分数	时间点	全血	定量型		细胞标志物
17118-1	细胞. CD16B/100 细胞	数量或计数分数	时间点	全血	定量型		细胞标志物
17119-9	细胞. CD16-CD34 +/100 细胞	数量或计数分数	时间点	全血	定量型		细胞标志物
17120-7	细胞. CD17/100 细胞	数量或计数分数	时间点	全血	定量型		细胞标志物
17121-5	细胞. CD18/100 细胞	数量或计数分数	时间点	全血	定量型		细胞标志物
17122-3	细胞. CD19 + κ +/100 细胞	数量或计数分数	时间点	全血	定量型		细胞标志物
17123-1	细胞. CD19 + λ +/100 细胞	数量或计数分数	时间点	全血	定量型		细胞标志物
17124-9	细胞. CD2 + CD20 +/100 细胞	数量或计数分数	时间点	全血	定量型		细胞标志物
17125-6	细胞. CD22 + CD19 +/100 细胞	数量或计数分数	时间点	全血	定量型		细胞标志物
17126-4	细胞. CD24/100 细胞	数量或计数分数	时间点	全血	定量型		细胞标志物
17127-2	细胞. CD26/100 细胞	数量或计数分数	时间点	全血	定量型		细胞标志物

LOINC 代码	名称	属性	时间特征	系统	标尺类型	方法类型	分类
17128-0	细胞.CD27/100 细胞	数量或计数分数	时间点	全血	定量型		细胞标志物
1712-9	酸性磷酸酶.前列腺性	催化浓度	时间点	阴道	定量型		化学
17129-8	细胞.CD28/100 细胞	数量或计数分数	时间点	全血	定量型		细胞标志物
17130-6	细胞.CD29/100 细胞	数量或计数分数	时间点	全血	定量型		细胞标志物
17131-4	细胞.CD3＋CD69＋/100 细胞	数量或计数分数	时间点	全血	定量型		细胞标志物
17132-2	细胞.CD3＋IL2R1＋/100 细胞	数量或计数分数	时间点	全血	定量型		细胞标志物
17133-0	细胞.CD3＋CD16＋/100 细胞	数量或计数分数	时间点	全血	定量型		细胞标志物
17135-5	细胞.CD3＋CD56＋/100 细胞	数量或计数分数	时间点	全血	定量型		细胞标志物
17136-3	细胞.CD3＋DR＋/100 细胞	数量或计数分数	时间点	全血	定量型		细胞标志物
1713-7	酸性磷酸酶.前列腺性	催化浓度	时间点	精液	定量型		化学
17137-1	细胞.CD30/100 细胞	数量或计数分数	时间点	全血	定量型		细胞标志物
17138-9	细胞.CD31/100 细胞	数量或计数分数	时间点	全血	定量型		细胞标志物
17139-7	细胞.CD32/100 细胞	数量或计数分数	时间点	全血	定量型		细胞标志物
17140-5	细胞.CD34＋DR＋/100 细胞	数量或计数分数	时间点	全血	定量型		细胞标志物
17141-3	细胞.CD36/100 细胞	数量或计数分数	时间点	全血	定量型		细胞标志物
17142-1	细胞.CD37/100 细胞	数量或计数分数	时间点	全血	定量型		细胞标志物
17143-9	细胞.CD39/100 细胞	数量或计数分数	时间点	全血	定量型		细胞标志物
17144-7	细胞.CD4＋CD69＋/100 细胞	数量或计数分数	时间点	全血	定量型		细胞标志物
1714-5	酸性磷酸酶.前列腺性	催化浓度	时间点	血清	定量型		化学
17145-4	细胞.CD4＋2H4/100 细胞	数量或计数分数	时间点	全血	定量型		细胞标志物
17146-2	细胞.CD4＋CD8＋/100 细胞	数量或计数分数	时间点	全血	定量型		细胞标志物
17147-0	细胞.CD40/100 细胞	数量或计数分数	时间点	全血	定量型		细胞标志物
17148-8	细胞.CD41/100 细胞	数量或计数分数	时间点	全血	定量型		细胞标志物
17149-6	细胞.CD42A/100 细胞	数量或计数分数	时间点	全血	定量型		细胞标志物
17150-4	细胞.CD42B/100 细胞	数量或计数分数	时间点	全血	定量型		细胞标志物
17151-2	细胞.CD42C/100 细胞	数量或计数分数	时间点	全血	定量型		细胞标志物
1715-2	酸性磷酸酶	催化浓度	时间点	血清/血浆	定量型		化学
17152-0	细胞.CD42D/100 细胞	数量或计数分数	时间点	全血	定量型		细胞标志物
17153-8	细胞.CD4＋CD45RA＋/细胞.CD8	数量或计数比率	时间点	全血	定量型		细胞标志物
17154-6	细胞.CD43/100 细胞	数量或计数分数	时间点	全血	定量型		细胞标志物
17155-3	细胞.CD44/100 细胞	数量或计数分数	时间点	全血	定量型		细胞标志物
17156-1	细胞.CD44R/100 细胞	数量或计数分数	时间点	全血	定量型		细胞标志物
17157-9	细胞.CD45RA/100 细胞	数量或计数分数	时间点	全血	定量型		细胞标志物
17158-7	细胞.CD45RB/100 细胞	数量或计数分数	时间点	全血	定量型		细胞标志物
17159-5	细胞.CD45RO/100 细胞	数量或计数分数	时间点	全血	定量型		细胞标志物
1716-0	酸度.可滴定	质量浓度	时间点	尿液	定量型		化学
17160-3	细胞.CD46/100 细胞	数量或计数分数	时间点	全血	定量型		细胞标志物
17161-1	细胞.CD47/100 细胞	数量或计数分数	时间点	全血	定量型		细胞标志物
17162-9	细胞.CD48/100 细胞	数量或计数分数	时间点	全血	定量型		细胞标志物

LOINC 代码	名称	属性	时间特征	系统	标尺类型	方法类型	分类
17163-7	细胞.CD49A/100 细胞	数量或计数分数	时间点	全血	定量型		细胞标志物
17164-5	细胞.CD49B/100 细胞	数量或计数分数	时间点	全血	定量型		细胞标志物
17165-2	细胞.CD49C/100 细胞	数量或计数分数	时间点	全血	定量型		细胞标志物
17166-0	细胞.CD49D/100 细胞	数量或计数分数	时间点	全血	定量型		细胞标志物
17167-8	细胞.CD49E/100 细胞	数量或计数分数	时间点	全血	定量型		细胞标志物
17168-6	细胞.CD49F/100 细胞	数量或计数分数	时间点	全血	定量型		细胞标志物
17169-4	细胞.CD5+CD2-/100 细胞	数量或计数分数	时间点	全血	定量型		细胞标志物
17170-2	细胞.CD50/100 细胞	数量或计数分数	时间点	全血	定量型		细胞标志物
17171-0	细胞.CD51/100 细胞	数量或计数分数	时间点	全血	定量型		细胞标志物
17172-8	细胞.CD52/100 细胞	数量或计数分数	时间点	全血	定量型		细胞标志物
17173-6	细胞.CD53/100 细胞	数量或计数分数	时间点	全血	定量型		细胞标志物
17174-4	细胞.CD54/100 细胞	数量或计数分数	时间点	全血	定量型		细胞标志物
17175-1	细胞.CD55/100 细胞	数量或计数分数	时间点	全血	定量型		细胞标志物
17176-9	细胞.CD58/100 细胞	数量或计数分数	时间点	全血	定量型		细胞标志物
17177-7	细胞.CD59/100 细胞	数量或计数分数	时间点	全血	定量型		细胞标志物
1717-8	酰基肉毒碱	质量浓度	时间点	血清/血浆	定量型		化学
17178-5	细胞.CD6/100 细胞	数量或计数分数	时间点	全血	定量型		细胞标志物
17179-3	细胞.CD62E/100 细胞	数量或计数分数	时间点	全血	定量型		细胞标志物
17180-1	细胞.CD62L/100 细胞	数量或计数分数	时间点	全血	定量型		细胞标志物
17181-9	细胞.CD62P/100 细胞	数量或计数分数	时间点	全血	定量型		细胞标志物
17182-7	细胞.CD63/100 细胞	数量或计数分数	时间点	全血	定量型		细胞标志物
17183-5	细胞.CD64/100 细胞	数量或计数分数	时间点	全血	定量型		细胞标志物
17184-3	细胞.CD66A/100 细胞	数量或计数分数	时间点	全血	定量型		细胞标志物
17185-0	细胞.CD66B/100 细胞	数量或计数分数	时间点	全血	定量型		细胞标志物
1718-6	脂酰辅酶 A 脱氢酶	催化浓度	时间点	血清	定量型		化学
17186-8	细胞.CD66C/100 细胞	数量或计数分数	时间点	全血	定量型		细胞标志物
17187-6	细胞.CD66D/100 细胞	数量或计数分数	时间点	全血	定量型		细胞标志物
17188-4	细胞.CD66E/100 细胞	数量或计数分数	时间点	全血	定量型		细胞标志物
17189-2	细胞.CD68/100 细胞	数量或计数分数	时间点	全血	定量型		细胞标志物
171-9	头孢拉定	药物敏感度	时间点	分离物+血清	等级型	测序分型	抗生素敏感性
17190-0	细胞.CD69/100 细胞	数量或计数分数	时间点	全血	定量型		细胞标志物
17191-8	细胞.CD7+CD3-/100 细胞	数量或计数分数	时间点	全血	定量型		细胞标志物
17192-6	细胞.CD72/100 细胞	数量或计数分数	时间点	全血	定量型		细胞标志物
17193-4	细胞.CD73/100 细胞	数量或计数分数	时间点	全血	定量型		细胞标志物
1719-4	腺嘌呤	质量浓度	时间点	血清	定量型		化学
17194-2	细胞.CD74/100 细胞	数量或计数分数	时间点	全血	定量型		细胞标志物
17195-9	细胞.CD77/100 细胞	数量或计数分数	时间点	全血	定量型		细胞标志物
17196-7	细胞.CD79A/100 细胞	数量或计数分数	时间点	全血	定量型		细胞标志物
17197-5	细胞.CD79B/100 细胞	数量或计数分数	时间点	全血	定量型		细胞标志物
17198-3	细胞.CD8+CD28+/100 细胞	数量或计数分数	时间点	全血	定量型		细胞标志物
17199-1	细胞.CD80/100 细胞	数量或计数分数	时间点	全血	定量型		细胞标志物
17200-7	细胞.CD82/100 细胞	数量或计数分数	时间点	全血	定量型		细胞标志物
17201-5	细胞.CD83/100 细胞	数量或计数分数	时间点	全血	定量型		细胞标志物
1720-2	腺嘌呤磷酸核糖转移酶	催化浓度	时间点	红细胞	定量型		化学
17202-3	细胞.CD85/100 细胞	数量或计数分数	时间点	全血	定量型		细胞标志物

LOINC 代码	名称	属性	时间特征	系统	标尺类型	方法类型	分类
17203-1	细胞.CD86/100 细胞	数量或计数分数	时间点	全血	定量型		细胞标志物
17204-9	细胞.CD87/100 细胞	数量或计数分数	时间点	全血	定量型		细胞标志物
17205-6	细胞.CD88/100 细胞	数量或计数分数	时间点	全血	定量型		细胞标志物
17206-4	细胞.CD9/100 细胞	数量或计数分数	时间点	全血	定量型		细胞标志物
17207-2	细胞.CD91/100 细胞	数量或计数分数	时间点	全血	定量型		细胞标志物
17208-0	细胞.CD93/100 细胞	数量或计数分数	时间点	全血	定量型		细胞标志物
17209-8	细胞.CD94/100 细胞	数量或计数分数	时间点	全血	定量型		细胞标志物
1721-0	三磷酸腺苷	质量浓度	时间点	全血	定量型		化学
17210-6	细胞.CD95/100 细胞	数量或计数分数	时间点	全血	定量型		细胞标志物
17211-4	细胞.CD96/100 细胞	数量或计数分数	时间点	全血	定量型		细胞标志物
17212-2	细胞.CD97/100 细胞	数量或计数分数	时间点	全血	定量型		细胞标志物
17213-0	细胞.CD98/100 细胞	数量或计数分数	时间点	全血	定量型		细胞标志物
17214-8	细胞.CD99/100 细胞	数量或计数分数	时间点	全血	定量型		细胞标志物
17215-5	淋巴细胞.CV/100 淋巴细胞	数量或计数分数	时间点	全血	定量型		细胞标志物
17216-3	细胞.CYCD3/100 细胞	数量或计数分数	时间点	全血	定量型		细胞标志物
17217-1	细胞.CYCD79/100 细胞	数量或计数分数	时间点	全血	定量型		细胞标志物
17218-9	细胞.cyIg mu/100 细胞	数量或计数分数	时间点	全血	定量型		细胞标志物
17219-7	细胞.cyIg/100 细胞	数量或计数分数	时间点	全血	定量型		细胞标志物
17220-5	细胞.FMC7/100 细胞	数量或计数分数	时间点	全血	定量型		细胞标志物
17221-3	细胞.CD235A/100 细胞	数量或计数分数	时间点	全血	定量型		细胞标志物
17222-1	淋巴细胞.HLE/100 淋巴细胞	数量或计数分数	时间点	全血	定量型		细胞标志物
17223-9	细胞.CD14/100 细胞	数量或计数分数	时间点	全血	定量型		细胞标志物
17224-7	淋巴细胞.λ/100 淋巴细胞	数量或计数分数	时间点	全血	定量型		细胞标志物
17225-4	淋巴细胞.SmIg/100 淋巴细胞	数量或计数分数	时间点	全血	定量型		细胞标志物
17226-2	细胞.SmIg-CD79/100 细胞	数量或计数分数	时间点	全血	定量型		细胞标志物
17227-0	淋巴细胞/100 白细胞	数量或计数分数	时间点	关节液	定量型	自动化计数	血液学/细胞分类计数
1722-8	腺苷脱氨酶	催化浓度	时间点	全血	定量型		化学
17228-8	淋巴细胞性脉络丛脑膜炎病毒 Ab	稀释系数、稀释倍数（滴度）	时间点	脑脊液	定量型		微生物学
17229-6	淋巴细胞性脉络丛脑膜炎病毒 Ab.IgM	稀释系数、稀释倍数（滴度）	时间点	脑脊液	定量型		微生物学
17230-4	赖氨酸	任意浓度	时间点	尿液	等级型		化学
17231-2	溶酶体酶类	存在与否或身份标识	时间点	血浆	名义型		化学
17232-0	溶菌酶	催化浓度	时间点	泪液	定量型		化学
17234-6	镁.血浆/镁.红细胞	摩尔浓度比率	时间点	全血	定量型		化学
17235-3	镁	摩尔浓度	时间点	白细胞	定量型		化学
1723-6	腺苷脱氨酶结合蛋白	质量浓度	时间点	尿液	定量型		化学
17236-1	镁	摩尔浓度	时间点	大便	定量型		化学
17237-9	镁	摩尔含量	时间点	头发	定量型		化学
17238-7	毒曲菌素 Ab	任意浓度	时间点	血清	定量型		血清学
17241-1	催乳激素^给予某刺激后 3 小时	质量浓度	时间点	血清/血浆	定量型		刺激耐受试验
17242-9	催乳激素^给予某刺激后 40 分钟	质量浓度	时间点	血清/血浆	定量型		刺激耐受试验

LOINC代码	名称	属性	时间特征	系统	标尺类型	方法类型	分类
17243-7	催乳激素^给予某刺激前	质量浓度	时间点	血清/血浆	定量型		刺激耐受试验
1724-4	二磷酸腺苷	质量浓度	时间点	血清	定量型		化学
17244-5	锰	质量含量	时间点	头发	定量型		药物水平/毒理学
17245-2	美其敏	质量浓度	时间点	血清/血浆	定量型		药物水平/毒理学
17246-0	甲灭酸	质量浓度	时间点	血清/血浆	定量型		药物水平/毒理学
17247-8	黑色素	任意浓度	时间点	尿液	定量型		化学
17248-6	黑色素	任意浓度	时间点	血清/血浆	定量型		化学
17249-4	薄荷醇	质量浓度	时间点	全血	定量型		药物水平/毒理学
17250-2	甲苯巴比妥	质量浓度	时间点	尿液	定量型	确认试验	药物水平/毒理学
1725-1	一磷酸腺苷脱氨酶	催化浓度	时间点	血清	定量型		化学
17251-0	马比佛卡因	任意浓度	时间点	血清/血浆	等级型		药物水平/毒理学
17252-8	颈基嘌呤	任意浓度	时间点	血清/血浆	等级型		药物水平/毒理学
17253-6	汞	质量浓度	时间点	乳	定量型		药物水平/毒理学
17254-4	汞	质量浓度	时间点	食物	定量型		药物水平/毒理学
17255-1	汞	质量浓度	时间点	透析液	定量型		药物水平/毒理学
17256-9	甲砜咕嗪	质量浓度	时间点	尿液	定量型		药物水平/毒理学
17257-7	间皮细胞	任意浓度	时间点	体液	等级型	光学显微镜检查	血液学/细胞分类计数
17258-5	去氢甲睾酮	质量浓度	时间点	血清/血浆	定量型		药物水平/毒理学
17259-3	美沙酮.长效代谢产物	质量浓度	时间点	血清/血浆	定量型		药物水平/毒理学
17260-1	甲基苯丙胺	质量浓度	时间点	血清/血浆	定量型	确认试验	药物水平/毒理学
17261-9	噻吡二胺	质量浓度	时间点	尿液	定量型		药物水平/毒理学
17263-5	高铁白蛋白	任意浓度	时间点	血清/血浆	等级型		化学
17264-3	蛋氨酸	任意浓度	时间点	尿液	等级型		化学
17265-0	氨甲酸愈甘醚酯	任意浓度	时间点	血清/血浆	定量型		药物水平/毒理学
17266-8	甲氨蝶呤	质量浓度	时间点	尿液	定量型		药物水平/毒理学
17267-6	甲氧氯	质量浓度	时间点	尿液	定量型		药物水平/毒理学
17268-4	甲琥胺＋去甲甲琥胺	质量浓度	时间点	血清/血浆	定量型		药物水平/毒理学
1726-9	一磷酸腺苷.环化型	质量浓度	时间点	血清/血浆	定量型		化学
17269-2	甲基异丁基甲酮	质量浓度	时间点	尿液	定量型		药物水平/毒理学

LOINC 代码	名称	属性	时间特征	系统	标尺类型	方法类型	分类
172-7	氯霉素	药物敏感度	时间点	分离物	定量型	最小致死浓度	抗生素敏感性
17270-0	异丁烯酸盐	质量浓度	时间点	血清/血浆	定量型		药物水平/毒理学
17271-8	1，1，1-三氯乙烷	质量浓度	时间点	全血	定量型		药物水平/毒理学
17272-6	二苯氨基甲烷	质量浓度	时间点	全血	定量型		药物水平/毒理学
17273-4	甲基麻黄碱	任意浓度	时间点	尿液	定量型		药物水平/毒理学
17274-2	甲基麦角新碱	质量浓度	时间点	血清/血浆	定量型		药物水平/毒理学
17275-9	甲基芬太奴	质量浓度	时间点	血清/血浆	定量型		药物水平/毒理学
17276-7	2-甲基戊烷	质量浓度	时间点	全血	定量型		药物水平/毒理学
1727-7	一磷酸腺苷.环化型	质量速率	24 小时	尿液	定量型		化学
17277-5	美托拉宗	质量浓度	时间点	血清/血浆	定量型		药物水平/毒理学
17278-3	双氯苯咪唑	质量浓度	时间点	血清/血浆	定量型		药物水平/毒理学
17279-1	细菌 已鉴定的	存在与否或身份标识	时间点	胸水	名义型	需氧培养	微生物学
17280-9	显微镜观察	存在与否或身份标识	时间点	组织	名义型	疟疾厚涂片	微生物学
17281-7	显微镜观察	存在与否或身份标识	时间点	唾液	名义型	氢氧化钾处理标本	微生物学
17282-5	长压定	质量浓度	时间点	血清/血浆	定量型		药物水平/毒理学
17283-3	米氮平	质量浓度	时间点	血清/血浆	定量型		药物水平/毒理学
17284-1	线粒体 Ab	任意浓度	时间点	血清	等级型	免疫荧光	血清学
1728-5	一磷酸腺苷.环化型/肌酐	质量浓度比率	时间点	血清/血浆	定量型		化学
17285-8	线粒体 Ab	任意浓度	时间点	血清	定量型	免疫荧光	血清学
17286-6	单核细胞/100 白细胞	数量或计数分数	时间点	关节液	定量型	手工计数	血液学/细胞分类计数
17287-4	单核细胞/100 白细胞	数量或计数分数	时间点	尿液	定量型	手工计数	血液学/细胞分类计数
17288-2	单唾液酸神经节苷脂 GM1 Ab	任意浓度	时间点	血清	等级型	免疫荧光	血清学
17289-0	谷氨酸单钠 Ab. IgE	任意浓度	时间点	血清	定量型		变态反应
17290-8	吗啡	任意浓度	时间点	血清/血浆	等级型	确认试验	药物水平/毒理学
17291-6	桑 Ab. IgE	任意浓度	时间点	血清	定量型		变态反应
17292-4	腮腺炎病毒 Ab	任意浓度	时间点	脑脊液	定量型		微生物学
1729-3	三磷酸腺苷酶	催化浓度	时间点	红细胞	定量型		化学
17293-2	腮腺炎病毒 Ab. IgG＋IgM	任意浓度	时间点	血清	定量型		微生物学
17294-0	蘑菇.毒素	存在与否或身份标识	时间点	尿液	名义型		微生物学
17296-5	结核分枝杆菌复合物 rRNA	任意浓度	时间点	XXX	等级型	探针	微生物学

LOINC 代码	名称	属性	时间特征	系统	标尺类型	方法类型	分类
17297-3	结核分枝杆菌 rRNA	任意浓度	时间点	XXX	等级型	探针	微生物学
17298-1	结核分枝杆菌 rRNA	任意浓度	时间点	XXX	等级型	探针	微生物学
17299-9	发酵支原体 Ab	任意浓度	时间点	血清	等级型		微生物学
17300-5	人支原体 Ab	稀释系数、稀释倍数（滴度）	时间点	血清	定量型	补体结合试验	微生物学
1730-1	三磷酸腺苷酶	催化浓度	时间点	精液	定量型		化学
17301-3	人支原体 Ab	任意浓度	时间点	血清	等级型		微生物学
17302-1	肺炎支原体 Ab	任意浓度	时间点	血清	等级型		微生物学
17303-9	肺炎支原体 Ab	任意浓度	时间点	脑脊液	定量型		微生物学
17304-7	肺炎支原体 Ab. IgG＋IgM	任意浓度	时间点	血清	定量型		微生物学
17305-4	髓磷脂 Ab. IgA	任意浓度	时间点	血清	等级型		血清学
17306-2	髓磷脂 Ab. IgG	任意浓度	时间点	血清	等级型		血清学
17307-0	髓磷脂 Ab. IgM	任意浓度	时间点	血清	等级型		血清学
17308-8	髓磷脂相关糖蛋白 Ab	任意浓度	时间点	血清	定量型	免疫印迹	血清学
17310-4	髓磷脂相关糖蛋白 Ab	任意浓度	时间点	血清	等级型	免疫荧光	血清学
17311-2	髓磷脂相关糖蛋白 Ab. IgA	任意浓度	时间点	血清	定量型		血清学
17312-0	髓磷脂相关糖蛋白 Ab. IgG	属性浓度	时间点	血清	定量型		血清学
17313-8	髓磷脂相关糖蛋白 Ab. IgG	任意浓度	时间点	血清	定量型	免疫荧光	血清学
17314-6	髓磷脂相关糖蛋白 Ab. IgM	任意浓度	时间点	血清	定量型	酶免疫分析	血清学
17315-3	髓磷脂碱性蛋白 Ab	质量浓度	时间点	血清	定量型		血清学
17316-1	髓过氧化物酶 Ab	任意浓度	时间点	血清	等级型		血清学
17317-9	N-乙酰普鲁卡因胺	质量浓度	时间点	尿液	定量型		药物水平/毒理学
17318-7	纳布啡	质量浓度	时间点	血清/血浆	定量型		药物水平/毒理学
1731-9	腺苷酸激酶	催化浓度	时间点	血清	定量型		化学
17319-5	萘啶酮酸	质量浓度	时间点	血清/血浆	定量型		药物水平/毒理学
17320-3	奈法唑酮	质量浓度	时间点	尿液	定量型		药物水平/毒理学
17321-1	脑膜炎奈瑟菌 A＋Y Ag	任意浓度	时间点	尿液	等级型		微生物学
17322-9	脑膜炎奈瑟菌 Ab	任意浓度	时间点	血清	等级型		微生物学
17323-7	脑膜炎奈瑟菌 Ag	任意浓度	时间点	尿液	等级型		微生物学
17324-5	脑膜炎奈瑟菌 Ag	任意浓度	时间点	脑脊液	定量型	胶乳凝集试验	微生物学
17325-2	脑膜炎奈瑟菌 C＋w135 Ag	任意浓度	时间点	尿液	等级型		微生物学
17326-0	脑膜炎奈瑟菌 A Ag	任意浓度	时间点	脑脊液	等级型	免疫荧光	微生物学
1732-7	腺苷酸琥珀酸裂解酶	催化浓度	时间点	血清	定量型		化学
17327-8	脑膜炎奈瑟菌 B Ab	任意浓度	时间点	血清	定量型		微生物学
17328-6	脑膜炎奈瑟菌 B Ag	任意浓度	时间点	尿液	等级型	胶乳凝集试验	微生物学
17329-4	脑膜炎奈瑟菌 C Ag	任意浓度	时间点	脑脊液	等级型	免疫荧光	微生物学
17330-2	脑膜炎奈瑟菌 Y Ag	任意浓度	时间点	脑脊液	等级型		微生物学
17331-0	脑膜炎奈瑟菌，多价的 Ab	任意浓度	时间点	血清	定量型		微生物学

LOINC 代码	名称	属性	时间特征	系统	标尺类型	方法类型	分类
17332-8	脑膜炎奈瑟菌，多价的 Ag	任意浓度	时间点	脑脊液	等级型		微生物学
17333-6	脑膜炎奈瑟菌 w135 Ag	任意浓度	时间点	血清/血浆	等级型	胶乳凝集试验	微生物学
17334-4	新蝶呤/肌酐	质量浓度比率	时间点	尿液	定量型		化学
1733-5	己二酸	质量浓度	时间点	尿液	定量型		化学
17335-1	新斯的明	质量浓度	时间点	血清/血浆	定量型		药物水平/毒理学
17336-9	神经元 Ab	任意浓度	时间点	血清	等级型	免疫荧光	血清学
17337-7	神经元 Ab	任意浓度	时间点	脑脊液	等级型	免疫荧光	血清学
17338-5	神经元 Ab	任意浓度	时间点	血清	定量型	免疫荧光	血清学
17339-3	神经元 Ab	任意浓度	时间点	脑脊液	定量型	免疫荧光	血清学
17340-1	神经元 Ab. IgG	任意浓度	时间点	体液	等级型	酶免疫分析	血清学
17341-9	神经元细胞核 Ab	任意浓度	时间点	脑脊液	等级型	免疫荧光	血清学
17342-7	神经元细胞核类型 2 Ab	任意浓度	时间点	血清	定量型		血清学
1734-3	醛固酮肾清除率	容积速率	24 小时	尿液	定量型		化学
17343-5	神经元细胞核类型 2 Ab	任意浓度	时间点	脑脊液	等级型		血清学
17344-3	神经元细胞核类型 2 Ab	任意浓度	时间点	血清	定量型	免疫荧光	血清学
17345-0	嗜中性粒细胞 Ab	任意浓度	时间点	血清	定量型		血清学
17346-8	嗜中性粒细胞 Ab	任意浓度	时间点	血清	等级型	免疫荧光	血清学
17347-6	嗜中性粒细胞 Ab	任意浓度	时间点	血清	定量型	免疫荧光	血清学
17348-4	嗜中性粒细胞 Ab. IgA	任意浓度	时间点	血清	定量型		血清学
17349-2	嗜中性粒细胞 Ab. IgG	任意浓度	时间点	血清	定量型		血清学
173-5	氯霉素	药物敏感度	时间点	分离物	定量或等级型	最小抑制浓度	抗生素敏感性
1735-0	丙氨酸	质量浓度	时间点	脑脊液	定量型		化学
17350-0	嗜中性粒细胞 Ab. IgM	任意浓度	时间点	血清	定量型		血清学
17351-8	嗜中性粒细胞细胞质 Ab	任意浓度	时间点	血清	等级型		血清学
17352-6	嗜中性粒细胞细胞质 Ab	印象/检查结果的解释	时间点	血清	名义型		血清学
17353-4	嗜中性粒细胞细胞质 Ab. 标准的	任意浓度	时间点	血清	等级型	免疫荧光	血清学
17354-2	嗜中性粒细胞细胞质 Ab. IgA	任意浓度	时间点	血清	等级型		血清学
17355-9	嗜中性粒细胞细胞质 Ab. IgG	任意浓度	时间点	血清	等级型		血清学
17356-7	嗜中性粒细胞细胞质 Ab. IgM	任意浓度	时间点	血清	等级型		血清学
17357-5	嗜中性粒细胞细胞质 Ab. 核周的	任意浓度	时间点	血清	等级型	免疫荧光	血清学
17358-3	嗜中性粒细胞细胞质 Ab. 非典型的	任意浓度	时间点	血清	定量型		血清学
17359-1	嗜中性粒细胞	数量或计数浓度（计数/容积）	时间点	精液	定量型	手工计数	血液学/细胞分类计数
17360-9	庚烷	质量浓度	时间点	全血	定量型		药物水平/毒理学
17361-7	己烷	质量浓度	时间点	全血	定量型		药物水平/毒理学
17362-5	烟酰胺	任意浓度	时间点	尿液	等级型		药物水平/毒理学

LOINC代码	名称	属性	时间特征	系统	标尺类型	方法类型	分类
17363-3	硝西泮	质量浓度	时间点	血清/血浆	定量型	确认试验	药物水平/毒理学
17364-1	硝基酚	任意浓度	时间点	尿液	等级型		药物水平/毒理学
17365-8	硝普盐	质量浓度	时间点	血清/血浆	定量型		药物水平/毒理学
17366-6	尼扎替丁	质量浓度	时间点	血清/血浆	定量型		药物水平/毒理学
17367-4	诺米芬辛	质量浓度	时间点	血清/血浆	定量型		药物水平/毒理学
1736-8	丙氨酸	任意浓度	时间点	血清/血浆	等级型		化学
17368-2	去甲肾上腺素^直立位	质量浓度	时间点	血浆	定量型		刺激耐受试验
17369-0	去甲肾上腺素^给予某刺激后第2份标本	质量浓度	时间点	尿液	定量型		刺激耐受试验
17370-8	去甲肾上腺素^给予某刺激后第3份标本	质量浓度	时间点	尿液	定量型		刺激耐受试验
17371-6	去甲肾上腺素^给予某刺激后第4份标本	质量浓度	时间点	尿液	定量型		刺激耐受试验
17372-4	去甲肾上腺素^给予某刺激后第5份标本	质量浓度	时间点	尿液	定量型		刺激耐受试验
17373-2	去甲肾上腺素^给予某刺激后第6份标本	质量浓度	时间点	尿液	定量型		刺激耐受试验
17374-0	去甲肾上腺素^给予某刺激后第7份标本	质量浓度	时间点	尿液	定量型		刺激耐受试验
17375-7	去甲氟硝安定	质量浓度	时间点	全血	定量型		药物水平/毒理学
1737-6	丙氨酸	质量浓度	时间点	血清/血浆	定量型		化学
17376-5	去甲丙氧芬	任意浓度	时间点	尿液	等级型	确认试验	药物水平/毒理学
17377-3	去甲丙氧芬	质量浓度	时间点	尿液	定量型	确认试验	药物水平/毒理学
17378-1	新生霉素	质量浓度	时间点	血清/血浆	定量型		药物水平/毒理学
17379-9	丙醇	质量浓度	时间点	全血	定量型		药物水平/毒理学
17380-7	细胞核 Ab.组蛋白反应性	任意浓度	时间点	血清	等级型		血清学
17381-5	尿卟啉	质量速率	24小时	大便	定量型		化学
17382-3	十八烷酸	质量浓度	时间点	血清/血浆	定量型		化学
1738-4	丙氨酸	质量浓度	时间点	尿液	定量型		化学
17384-9	阿片制剂	质量浓度	时间点	尿液	定量型	确认试验	药物水平/毒理学
17385-6	有机酸	任意浓度	时间点	尿液	定量型		化学
17386-4	有机酸	任意浓度	时间点	全血	定量型		化学
17387-2	有机酸	任意浓度	时间点	血清/血浆	定量型		化学
17388-0	有机氯杀虫剂	类型	时间点	尿液	名义型		药物水平/毒理学
17389-8	鸟氨酸	任意浓度	时间点	尿液	等级型		化学
17390-6	奥芬那君	质量浓度	时间点	尿液	定量型		药物水平/毒理学

LOINC 代码	名称	属性	时间特征	系统	标尺类型	方法类型	分类
17391-4	邻甲酚	质量浓度	时间点	全血	定量型		药物水平/毒理学
1739-2	丙氨酸	质量速率	24 小时	尿液	定量型		化学
17392-2	锇	质量浓度	时间点	尿液	定量型		药物水平/毒理学
17393-0	卵巢 Ab	任意浓度	时间点	血清	等级型		血清学
17394-8	氧化氯丹	质量浓度	时间点	尿液	定量型		药物水平/毒理学
17395-5	羟吗啡酮	质量浓度	时间点	尿液	定量型	确认试验	药物水平/毒理学
17396-3	土霉素	质量浓度	时间点	血清/血浆	定量型		药物水平/毒理学
17397-1	茶碱胆碱	质量浓度	时间点	血清/血浆	定量型		药物水平/毒理学
17398-9	人乳头瘤病毒 11 Ag	任意浓度	时间点	XXX	等级型		微生物学
17399-7	人乳头瘤病毒 16 Ag	任意浓度	时间点	XXX	等级型		微生物学
17-4	阿莫西林	药物敏感度	时间点	分离物	定量或等级型	琼脂扩散	抗生素敏感性
1740-0	丙氨酸氨肽酶	质量浓度	时间点	血清	定量型		化学
17400-3	人乳头瘤病毒 16＋18 Ag	任意浓度	时间点	XXX	等级型		微生物学
17401-1	人乳头瘤病毒 18 Ag	任意浓度	时间点	XXX	等级型		微生物学
17402-9	人乳头瘤病毒 31 Ag	任意浓度	时间点	XXX	等级型		微生物学
17403-7	人乳头瘤病毒 31＋33＋35 Ag	任意浓度	时间点	XXX	等级型		微生物学
17404-5	人乳头瘤病毒 33 Ag	任意浓度	时间点	XXX	等级型		微生物学
17405-2	人乳头瘤病毒 42 Ag	任意浓度	时间点	XXX	等级型		微生物学
17406-0	人乳头瘤病毒 43 Ag	任意浓度	时间点	XXX	等级型		微生物学
17407-8	人乳头瘤病毒 44 Ag	任意浓度	时间点	XXX	等级型		微生物学
17408-6	人乳头瘤病毒 45 Ag	任意浓度	时间点	XXX	等级型		微生物学
17409-4	人乳头瘤病毒 5 Ag	任意浓度	时间点	XXX	等级型		微生物学
17410-2	人乳头瘤病毒 51 Ag	任意浓度	时间点	XXX	等级型		微生物学
17411-0	人乳头瘤病毒 6 Ag	任意浓度	时间点	XXX	等级型		微生物学
17412-8	人乳头瘤病毒 6＋11 Ag	任意浓度	时间点	XXX	等级型		微生物学
17413-6	乳多泡病毒 SV40 Ab	任意浓度	时间点	血清	定量型		微生物学
17414-4	副流感病毒 1＋2＋3 Ag	任意浓度	时间点	XXX	等级型		微生物学
17415-1	副流感病毒 A Ab	任意浓度	时间点	血清	定量型		微生物学
17416-9	长尾鹦鹉类 Ab	任意浓度	时间点	血清	定量型		变态反应
17417-7	长尾鹦鹉类 Ab. IgG	任意浓度	时间点	血清	定量型		变态反应
1741-8	丙氨酸氨基转移酶	催化浓度	时间点	羊水	定量型		化学
17418-5	长尾鹦鹉血清 Ab	任意浓度	时间点	血清	定量型		变态反应
17419-3	对硫磷	质量浓度	时间点	尿液	定量型		药物水平/毒理学
17420-1	鹦鹉类 Ab	任意浓度	时间点	血清	定量型		变态反应
17421-9	鹦鹉血清 Ab	任意浓度	时间点	血清	定量型		变态反应
17422-7	细小病毒 B19 Ab. IgG＋IgM	任意浓度	时间点	血清	定量型		微生物学
17423-5	细小病毒 B19 Ab. IgM	任意浓度	时间点	血清	等级型		微生物学
17424-3	1，4-二氯苯	质量浓度	时间点	全血	定量型		药物水平/毒理学

LOINC 代码	名称	属性	时间特征	系统	标尺类型	方法类型	分类
1742-6	丙氨酸氨基转移酶	催化浓度	时间点	血清/血浆	定量型		化学
17426-8	娄地青霉菌 Ab. IgE	任意浓度	时间点	血清	定量型		变态反应
17427-6	青霉属 Ab	任意浓度	时间点	血清	定量型		变态反应
17428-4	五羧基卟啉	质量速率	24 小时	大便	定量型		化学
17429-2	五氯苯酚	质量浓度	时间点	全血	定量型		药物水平/毒理学
174-3	氯霉素	药物敏感度	时间点	分离物	定量或等级型	琼脂扩散	抗生素敏感性
17430-0	戊烷	质量浓度	时间点	全血	定量型		药物水平/毒理学
17431-8	戊巴比妥	质量浓度	时间点	胃液	定量型		药物水平/毒理学
17432-6	四氯乙烯	质量浓度	时间点	血清/血浆	定量型		药物水平/毒理学
17433-4	pH	摩尔浓度	时间点	XXX	定量型		化学
1743-4	丙氨酸氨基转移酶	催化浓度	时间点	血清/血浆	定量型	采用 P-5'-P	化学
17434-2	非那吡啶	质量浓度	时间点	血清/血浆	定量型		药物水平/毒理学
17435-9	非尼拉敏	质量浓度	时间点	尿液	定量型		药物水平/毒理学
17436-7	苯巴比妥	质量浓度	时间点	胃液	定量型		药物水平/毒理学
17437-5	酚酞	质量浓度	时间点	尿液	定量型		药物水平/毒理学
17438-3	酚酞	质量浓度	时间点	全血	定量型		药物水平/毒理学
17439-1	酚类	质量浓度	时间点	全血	定量型		药物水平/毒理学
17440-9	吩噻嗪	任意浓度	时间点	血清/血浆	定量型		药物水平/毒理学
17441-7	吩噻嗪	任意浓度	时间点	尿液	标量型		药物水平/毒理学
1744-2	丙氨酸氨基转移酶	催化浓度	时间点	血清/血浆	定量型	不采用 P-5'-P	化学
17442-5	去氧肾上腺素	质量浓度	时间点	血清/血浆	定量型		药物水平/毒理学
17443-3	苯丙醇胺	质量浓度	时间点	尿液	定量型		药物水平/毒理学
17444-1	苯妥英	质量浓度	时间点	尿液	定量型		药物水平/毒理学
17445-8	草茎点霉 Ab. IgG	任意浓度	时间点	血清	定量型		变态反应
17446-6	茎点霉 sp Ab. IgE	任意浓度	时间点	血清	定量型		变态反应
17447-4	磷酸盐	任意浓度	时间点	大便	等级型		化学
17448-2	磷脂酰乙醇胺 Ab. IgA	任意浓度	时间点	血清	等级型		凝血功能检查
17449-0	磷脂酰乙醇胺 Ab. IgG	任意浓度	时间点	血清	等级型		凝血功能检查
17450-8	磷脂酰乙醇胺 Ab. IgM	任意浓度	时间点	血清	等级型		凝血功能检查
17451-6	磷脂酰甘油 Ab. IgA	任意浓度	时间点	血清	等级型		凝血功能检查
17452-4	磷脂酰甘油 Ab. IgG	任意浓度	时间点	血清	等级型		凝血功能检查
17453-2	磷脂酰甘油 Ab. IgM	任意浓度	时间点	血清	等级型		凝血功能检查

LOINC 代码	名称	属性	时间特征	系统	标尺类型	方法类型	分类
17454-0	磷脂酰肌醇 Ab. IgA	任意浓度	时间点	血清	等级型		凝血功能检查
17455-7	磷脂酰肌醇 Ab. IgG	任意浓度	时间点	血清	等级型		凝血功能检查
17456-5	磷脂酰肌醇 Ab. IgM	任意浓度	时间点	血清	等级型		凝血功能检查
17457-3	磷酸乙醇胺	任意浓度	时间点	尿液	等级型		化学
17458-1	磷酸乙醇胺	任意浓度	时间点	血清/血浆	等级型		化学
1745-9	白蛋白	质量浓度	时间点	羊水	定量型		化学
17459-9	磷脂 Ab. IgA	任意浓度	时间点	血清	定量型	酶免疫分析	凝血功能检查
17460-7	磷酸丝氨酸	任意浓度	时间点	尿液	等级型		化学
17461-5	磷酸丝氨酸	任意浓度	时间点	血清/血浆	等级型		化学
17462-3	落叶素	质量浓度	时间点	尿液	定量型		药物水平/毒理学
17463-1	鸽粪 Ab	任意浓度	时间点	血清	定量型		变态反应
17464-9	鸽羽毛 Ab. IgE	任意浓度	时间点	血清	等级型		变态反应
17465-6	鸽血清 Ab. IgE	任意浓度	时间点	血清	等级型		变态反应
17466-4	纤溶酶原激活剂抑制剂 1 Ag	任意浓度	时间点	贫血小板血浆	定量型	酶免疫分析	凝血功能检查
1746-7	白蛋白	质量浓度	时间点	脑脊液	定量型		化学
17467-2	纤溶酶原激活剂抑制剂 2 Ag	任意浓度	时间点	贫血小板血浆	定量型	酶免疫分析	凝血功能检查
17468-0	钚	质量浓度	时间点	尿液	定量型		药物水平/毒理学
17469-8	PM-1 Ab	任意浓度	时间点	血清	定量型		血清学
17470-6	PM-1 Ab	任意浓度	时间点	血清	等级型	免疫荧光	血清学
17471-4	PM-1 Ab	任意浓度	时间点	血清	定量型	免疫荧光	血清学
17472-2	多溴化联苯	质量浓度	时间点	血清/血浆	定量型		药物水平/毒理学
17473-0	多粘菌素 B	质量浓度	时间点	血清/血浆	定量型		药物水平/毒理学
17474-8	胆色素原	摩尔浓度	时间点	血清/血浆	定量型		化学
1747-5	白蛋白	质量浓度	时间点	体液	定量型		化学
17475-5	卟啉	任意浓度	时间点	尿液	定量型		化学
17476-3	卟啉	任意浓度	时间点	红细胞	定量型		化学
17477-1	卟啉	任意浓度	时间点	大便	定量型		化学
17478-9	卟啉	任意浓度	时间点	体液	等级型		化学
17479-7	普拉西泮	质量浓度	时间点	尿液	定量型	确认试验	药物水平/毒理学
17480-5	孕烯诺龙	质量浓度	时间点	尿液	定量型		化学
17481-3	丙磺舒	任意浓度	时间点	尿液	定量型		药物水平/毒理学
17482-1	普鲁卡因胺	质量浓度	时间点	尿液	定量型		药物水平/毒理学
1748-3	白蛋白	质量浓度	时间点	胸水	定量型		化学
17483-9	孕酮	质量浓度	时间点	尿液	定量型		化学
17484-7	孕酮^给予某刺激后 1.5 小时	质量浓度	时间点	血清/血浆	定量型		刺激耐受试验
17485-4	孕酮^给予某刺激后 15 分钟	质量浓度	时间点	血清/血浆	定量型		刺激耐受试验
17486-2	孕酮^给予某刺激后 2 小时	质量浓度	时间点	血清/血浆	定量型		刺激耐受试验

LOINC代码	名称	属性	时间特征	系统	标尺类型	方法类型	分类
17487-0	孕酮^给予某刺激后45分钟	质量浓度	时间点	血清/血浆	定量型		刺激耐受试验
17488-8	孕酮^给予某刺激后第7份标本	质量浓度	时间点	血清/血浆	定量型		刺激耐受试验
17489-6	孕酮^给予某刺激后第8份标本	质量浓度	时间点	血清/血浆	定量型		刺激耐受试验
17490-4	孕酮^给予某刺激后第9份标本	质量浓度	时间点	血清/血浆	定量型		刺激耐受试验
1749-1	白蛋白	质量浓度	时间点	腹腔液	定量型		化学
17491-2	胰岛素原^基线	质量浓度	时间点	血清/血浆	定量型		刺激耐受试验
17492-0	脯氨酸	任意浓度	时间点	尿液	等级型		化学
17493-8	前列腺素E	质量浓度	时间点	血清	定量型		化学
17494-6	前列腺素F2 α	质量浓度	时间点	尿液	定量型		化学
17495-3	前列腺素	质量浓度	时间点	尿液	定量型		化学
17496-1	α1球蛋白	质量浓度	时间点	体液	定量型	电泳	化学
17497-9	α2球蛋白	质量浓度	时间点	体液	定量型	电泳	化学
17498-7	β球蛋白	质量浓度	时间点	体液	定量型	电泳	化学
17499-5	γ球蛋白	质量浓度	时间点	体液	定量型	电泳	化学
175-0	氯霉素	药物敏感度	时间点	分离物＋血清	等级型	测序分型	抗生素敏感性
17501-8	原卟啉	质量浓度	时间点	血清/血浆	定量型		化学
17502-6	铜绿假单胞菌Ab	任意浓度	时间点	血清	定量型		微生物学
17504-2	西洛西宾	任意浓度	时间点	尿液	等级型		药物水平/毒理学
17505-9	西洛西宾/裸头草辛	质量浓度比率	时间点	血清/血浆	定量型		药物水平/毒理学
17506-7	米帕林	质量浓度	时间点	血清/血浆	定量型		药物水平/毒理学
17507-5	奎尼丁	质量浓度	时间点	尿液	定量型		药物水平/毒理学
17508-3	奎宁	任意浓度	时间点	尿液	定量型		药物水平/毒理学
1750-9	白蛋白	质量浓度	时间点	精液	定量型		化学
17509-1	沼泽豚草Ab. IgE	任意浓度	时间点	血清	定量型		变态反应
17510-9	葡萄干Ab. IgE	任意浓度	时间点	血清	定量型		变态反应
17511-7	红色染料Ab. IgE	任意浓度	时间点	血清	定量型		变态反应
17512-5	红鱼Ab. IgE	任意浓度	时间点	血清	定量型		变态反应
17513-3	高血压蛋白原酶^给予某刺激后5小时	催化浓度	时间点	血浆	定量型		刺激耐受试验
17514-1	高血压蛋白原酶^给予某刺激后第9份标本	催化浓度	时间点	血浆	定量型		刺激耐受试验
17515-8	高血压蛋白原酶^基线	催化浓度	时间点	血浆	定量型		刺激耐受试验
17516-6	高血压蛋白原酶^仰卧位	催化浓度	时间点	血浆	定量型		化学
1751-7	白蛋白	质量浓度	时间点	血清/血浆	定量型		化学
17517-4	呼吸道合胞病毒Ab. IgG	稀释系数、稀释倍数（滴度）	时间点	脑脊液	定量型		微生物学
17518-2	呼吸道合胞病毒Ab. IgG	稀释系数、稀释倍数（滴度）	时间点	血清	定量型		微生物学
17519-0	呼吸道合胞病毒Ab. IgM	稀释系数、稀释倍数（滴度）	时间点	脑脊液	定量型		微生物学
17520-8	呼吸道合胞病毒，已鉴定的	存在与否或身份标识	时间点	XXX	名义型	微生物特异性培养	微生物学

LOINC 代码	名称	属性	时间特征	系统	标尺类型	方法类型	分类
17521-6	网硬蛋白 Ab	任意浓度	时间点	血清	等级型		血清学
17522-4	网硬蛋白 Ab. IgA	稀释系数、稀释倍数（滴度）	时间点	血清	定量型	免疫荧光	血清学
17523-2	网硬蛋白 Ab. IgG	稀释系数、稀释倍数（滴度）	时间点	血清	定量型		血清学
17524-0	网硬蛋白 Ab. IgG	稀释系数、稀释倍数（滴度）	时间点	血清	定量型	免疫荧光	血清学
1752-5	白蛋白	质量浓度	时间点	关节液	定量型		化学
17525-7	视黄酸酯类	质量浓度	时间点	血清/血浆	定量型		化学
17526-5	维生素 A 酯类	质量浓度	时间点	血清/血浆	定量型		化学
17527-3	维生素 A. 游离型	质量浓度	时间点	血清/血浆	定量型		化学
17528-1	维生素 A^给予后 3 小时	质量浓度	时间点	血清/血浆	定量型		刺激耐受试验
17529-9	维生素 A^给予后 6 小时	质量浓度	时间点	血清/血浆	定量型		刺激耐受试验
17530-7	逆转录病毒，已鉴定的	存在与否或身份标识	时间点	XXX	名义型	微生物特异性培养	微生物学
17531-5	Rh	类型	时间点	羊水	名义型		血库
17532-3	类风湿关节炎细胞核 Ab	任意浓度	时间点	血清	等级型		血清学
1753-3	白蛋白	任意浓度	时间点	尿液	等级型		化学
17533-1	类风湿关节炎细胞核 Ab	任意浓度	时间点	血清	等级型	免疫荧光	血清学
17534-9	类风湿因子	任意浓度	时间点	体液	定量型	酶免疫分析	血清学
17535-6	核糖核蛋白可提取核 Ab	任意浓度	时间点	血清	等级型	免疫荧光	血清学
17536-4	核糖核蛋白可提取核 Ab	任意浓度	时间点	血清	定量型	免疫荧光	血清学
17537-2	斑疹热立克次体群 RNA	任意浓度	时间点	血清	等级型	探针. 扩增. 靶向扩增	微生物学
17538-0	斑疹热立克次体群 RNA	任意浓度	时间点	血清	等级型	探针	微生物学
17539-8	伤寒立克次体 Ab	任意浓度	时间点	血清	定量型	胶乳凝集试验	微生物学
17540-6	伤寒立克次体 Ab. IgA	任意浓度	时间点	血清	定量型	免疫荧光	微生物学
1754-1	白蛋白	质量浓度	时间点	尿液	定量型		化学
17541-4	伤寒立克次体 Ab. IgG	任意浓度	时间点	血清	等级型	酶免疫分析	微生物学
17544-8	五日热巴尔通体 Ab. IgG	任意浓度	时间点	脑脊液	等级型		微生物学
17545-5	五日热巴尔通体 Ab. IgM	任意浓度	时间点	脑脊液	等级型		微生物学
17546-3	五日热巴尔通体 Ab. rRNA	任意浓度	时间点	XXX	等级型	探针	微生物学
17547-1	轮状病毒 Ag	任意浓度	时间点	大便	等级型		微生物学
17548-9	轮状病毒 RNA	任意浓度	时间点	XXX	等级型	探针	微生物学
17549-7	风疹病毒 Ab	任意浓度	时间点	脑脊液	定量型		微生物学
17550-5	风疹病毒 Ab	任意浓度	时间点	血清	定量型	胶乳凝集试验	微生物学
17551-3	风疹病毒 Ab. IgG	任意浓度	时间点	脑脊液	定量型	酶免疫分析	微生物学
17552-1	风疹病毒 Ab. IgM	任意浓度	时间点	脑脊液	等级型		微生物学
17553-9	麻疹病毒 Ab	任意浓度	时间点	脑脊液	定量型		微生物学
17554-7	麻疹病毒 Ab. IgA	任意浓度	时间点	血清	定量型		微生物学
17555-4	麻疹病毒 Ab^第 1 份标本	任意浓度	时间点	血清	定量型		微生物学
17556-2	麻疹病毒 Ab^第 2 份标本	任意浓度	时间点	血清	定量型		微生物学
17557-0	绿色糖单孢菌 Ab. IgG	任意浓度	时间点	血清	定量型		微生物学
1755-8	白蛋白	质量速率	24 小时	尿液	定量型		化学
17558-8	圣路易脑炎病毒 Ab	任意浓度	时间点	脑脊液	定量型		微生物学
17559-6	水杨酸盐类药物	任意浓度	时间点	全血	等级型		药物水平/毒理学

LOINC 代码	名称	属性	时间特征	系统	标尺类型	方法类型	分类
17560-4	水杨酸盐类药物	任意浓度	时间点	胃液	等级型		药物水平/毒理学
17561-2	大西洋鲑鱼卵 Ab.IgE	任意浓度	时间点	血清	定量型		变态反应
17562-0	沙门菌 sp Ab	任意浓度	时间点	血清	等级型		微生物学
17563-8	沙门菌 sp，已鉴定的	存在与否或身份标识	时间点	XXX	名义型	微生物特异性培养	微生物学
17564-6	伤寒沙门菌 O D Ab	任意浓度	时间点	血清	等级型	胶乳凝集试验	微生物学
17565-3	伤寒沙门菌 H D Ab	任意浓度	时间点	血清	等级型	胶乳凝集试验	微生物学
1756-6	CSF 白蛋白/血浆白蛋白	相对质量浓度	时间点	血浆+脑脊液	定量型		化学
17566-1	伤寒沙门菌 O Ab	任意浓度	时间点	血清	等级型		微生物学
17567-9	水杨酰水杨酸	质量浓度	时间点	血清/血浆	定量型		药物水平/毒理学
17568-7	肌氨酸	任意浓度	时间点	尿液	等级型		化学
17569-5	SCL-70 可提取核 Ab	任意浓度	时间点	血清	等级型	免疫荧光	血清学
17570-3	SCL-70 可提取核 Ab.IgG	任意浓度	时间点	血清	等级型	酶免疫分析	血清学
17571-1	东莨菪碱	质量浓度	时间点	尿液	定量型		药物水平/毒理学
17572-9	2-丁醇	质量浓度	时间点	全血	定量型		药物水平/毒理学
17573-7	司可巴比妥	质量浓度	时间点	胃液	定量型		药物水平/毒理学
1757-4	白蛋白肾清除率	容积速率	24 小时	尿液	定量型		化学
17574-5	硒	质量浓度	时间点	体液	定量型		药物水平/毒理学
17575-2	丝氨酸	任意浓度	时间点	尿液	等级型		化学
17576-0	志贺杆菌 sp，已鉴定的	存在与否或身份标识	时间点	XXX	名义型	微生物特异性培养	微生物学
17577-8	唾液酸神经节苷脂 GQ1A Ab.IgM	任意浓度	时间点	血清	等级型		血清学
17578-6	唾液酸神经节苷脂 GQ1B Ab	任意浓度	时间点	血清	等级型		血清学
17579-4	唾液酸神经节苷脂 GQ1B Ab.IgG	任意浓度	时间点	血清	等级型		血清学
17580-2	唾液酸神经节苷脂 GQ1B Ab.IgG	任意浓度	时间点	脑脊液	等级型		血清学
17581-0	唾液酸神经节苷脂 GQ1B Ab.IgM	任意浓度	时间点	血清	等级型		血清学
1758-2	白蛋白.糖化型	质量浓度	时间点	血清/血浆	定量型		化学
17582-8	银	质量浓度	时间点	透析液	定量型		药物水平/毒理学
17583-6	舍格伦综合征-a 可提取核 Ab	任意浓度	时间点	血清	等级型	免疫荧光	血清学
17584-4	舍格伦综合征-a 可提取核 Ab	任意浓度	时间点	血清	定量型	免疫荧光	血清学
17585-1	舍格伦综合征-a 可提取核 Ab.IgG	任意浓度	时间点	血清	等级型	酶免疫分析	血清学
17586-9	舍格伦综合征-b 可提取核 Ab	任意浓度	时间点	血清	等级型	免疫荧光	血清学

LOINC 代码	名称	属性	时间特征	系统	标尺类型	方法类型	分类
17587-7	舍格伦综合征-b 可提取核 Ab	任意浓度	时间点	血清	定量型	免疫荧光	血清学
17588-5	舍格伦综合征-b 可提取核 Ab. IgG	任意浓度	时间点	血清	等级型	酶免疫分析	血清学
17589-3	Smith 可提取核 Ab	稀释系数、稀释倍数（滴度）	时间点	血清	定量型	免疫扩散	血清学
1759-0	白蛋白/球蛋白	质量浓度比率	时间点	血清/血浆	定量型		化学
17590-1	Smith 可提取核 Ab	稀释系数、稀释倍数（滴度）	时间点	血清	定量型	酶免疫分析	血清学
17591-9	Smith 可提取核 Ab	任意浓度	时间点	血清	等级型	免疫荧光	血清学
17592-7	Smith 可提取核 Ab	任意浓度	时间点	血清	定量型	免疫荧光	血清学
17593-5	平滑肌 Ab	任意浓度	时间点	汗	等级型		血清学
17594-3	生长激素^给予某刺激后 1.5 小时	质量浓度	时间点	血清	定量型		刺激耐受试验
17595-0	生长激素^给予某刺激后 1 小时	质量浓度	时间点	血清	定量型		刺激耐受试验
17597-6	生长激素^给予某刺激后 52 小时	质量浓度	时间点	血清/血浆	定量型		刺激耐受试验
17598-4	比重	相对密度	时间点	关节液	定量型		化学
17599-2	标本体积	容积、体积	24 小时	腹膜透析液	定量型		标本特性
17600-8	标本体积	容积、体积	6 小时	尿液	定量型		标本特性
17601-6	标本体积	容积、体积	24 小时	唾液	定量型		标本特性
17602-4	标本体积	容积、体积	时间点	精液 血浆	定量型		标本特性
17603-2	标本体积	容积、体积	24 小时	大便	定量型		标本特性
17604-0	标本体积	容积、体积	24 小时	汗	定量型		标本特性
17605-7	标本体积	容积、体积	24 小时	XXX	定量型		标本特性
17606-5	标本体积	容积、体积	时间点	大便	定量型		标本特性
17607-3	标本体积	容积、体积	时间点	脑脊液	定量型		标本特性
1760-8	醇脱氢酶	催化浓度	时间点	血清	定量型		化学
17608-1	标本重量	质量速率	48 小时	大便	定量型		标本特性
17609-9	标本重量	质量速率	72 小时	大便	定量型		标本特性
17610-7	精子. 运动型^采集后 30 分钟	任意浓度	时间点	精液	等级型		生育能力
17611-5	兴奋剂类药物	存在与否或身份标识	时间点	血清/血浆	名义型		药物水平/毒理学
17612-3	肺炎双球菌 1 Ab^第 1 份标本	任意浓度	时间点	血清	定量型		微生物学
17613-1	肺炎双球菌 1 Ab^第 2 份标本	任意浓度	时间点	血清	定量型		微生物学
17614-9	肺炎双球菌 12 Ab	任意浓度	时间点	血清	等级型		微生物学
17615-6	肺炎双球菌 12f Ab^第 1 份标本	任意浓度	时间点	血清	定量型		微生物学
1761-6	醛缩酶	催化浓度	时间点	血清/血浆	定量型		化学
17616-4	肺炎双球菌 12f Ab^第 2 份标本/肺炎双球菌 12f Ab^第 1 份标本	比率	时间点	血清	定量型		微生物学
17617-2	肺炎双球菌 14 Ab^第 1 份标本	任意浓度	时间点	血清	定量型	酶免疫分析	微生物学
17618-0	肺炎双球菌 14 Ab^第 2 份标本	任意浓度	时间点	血清	定量型	酶免疫分析	微生物学
17619-8	肺炎双球菌 14 Ab^第 2 份标本/第 1 份标本	比率	时间点	血清	定量型	酶免疫分析	微生物学

LOINC 代码	名称	属性	时间特征	系统	标尺类型	方法类型	分类
17620-6	肺炎双球菌 18c Ab^第 1 份标本	任意浓度	时间点	血清	定量型		微生物学
17621-4	肺炎双球菌 18c Ab^第 2 份标本	任意浓度	时间点	血清	定量型		微生物学
17622-2	肺炎双球菌 18f Ab^第 1 份标本	任意浓度	时间点	血清	定量型		微生物学
17623-0	肺炎双球菌 19f Ab^第 2 份标本	任意浓度	时间点	血清	定量型		微生物学
1762-4	醛固酮	质量浓度	时间点	全血	定量型		化学
17624-8	肺炎双球菌 23f Ab^第 1 份标本	任意浓度	时间点	血清	定量型		微生物学
17625-5	肺炎双球菌 23f Ab^第 2 份标本	任意浓度	时间点	血清	定量型		微生物学
17626-3	肺炎双球菌 3 Ab^第 1 份标本	任意浓度	时间点	血清	定量型		微生物学
17627-1	肺炎双球菌 3 Ab^第 1 份标本	任意浓度	时间点	血清	定量型	酶免疫分析	微生物学
17628-9	肺炎双球菌 3 Ab^第 2 份标本	任意浓度	时间点	血清	定量型		微生物学
17629-7	肺炎双球菌 3 Ab^第 2 份标本	任意浓度	时间点	血清	定量型	酶免疫分析	微生物学
17630-5	肺炎双球菌 3 Ab^第 2 份标本/第 1 份标本	比率	时间点	血清	定量型		微生物学
17631-3	肺炎双球菌 36a+6b Ab. IgG	任意浓度	时间点	血清	定量型		微生物学
1763-2	醛固酮	质量浓度	时间点	血清/血浆	定量型		化学
17632-1	肺炎双球菌 4 Ab. IgG	任意浓度	时间点	血清	定量型		微生物学
17633-9	肺炎双球菌 4 Ab^第 1 份标本	任意浓度	时间点	血清	定量型		微生物学
17634-7	肺炎双球菌 4 Ab^第 2 份标本	任意浓度	时间点	血清	定量型		微生物学
17635-4	肺炎双球菌 56 Ab. IgG	任意浓度	时间点	血清	定量型		微生物学
17636-2	肺炎双球菌 6b Ab^第 1 份标本	任意浓度	时间点	血清	定量型		微生物学
17637-0	肺炎双球菌 6b Ab^第 2 份标本	任意浓度	时间点	血清	定量型		微生物学
17638-8	肺炎双球菌 51 Ab^第 1 份标本	任意浓度	时间点	血清	定量型	酶免疫分析	微生物学
17639-6	肺炎双球菌 51 Ab^第 2 份标本	任意浓度	时间点	血清	定量型	酶免疫分析	微生物学
1764-0	醛固酮	质量浓度	时间点	尿液	定量型		化学
17640-4	肺炎双球菌 51 Ab^第 2 份标本/第 1 份标本	比率	时间点	血清	定量型	酶免疫分析	微生物学
17641-2	肺炎双球菌 8 Ab	任意浓度	时间点	血清	等级型		微生物学
17642-0	肺炎双球菌 8 Ab	任意浓度	时间点	血清	等级型	酶免疫分析	微生物学
17643-8	肺炎双球菌 9 Ab	任意浓度	时间点	血清	等级型	酶免疫分析	微生物学
17644-6	肺炎双球菌 9 Ab^第 1 份标本/第 2 份标本	比率	时间点	血清	定量型	酶免疫分析	微生物学
17645-3	肺炎双球菌 9 Ab^第 1 份标本	任意浓度	时间点	血清	定量型	酶免疫分析	微生物学

LOINC 代码	名称	属性	时间特征	系统	标尺类型	方法类型	分类
17646-1	肺炎双球菌 9 Ab^第 2 份标本	任意浓度	时间点	血清	定量型	酶免疫分析	微生物学
17647-9	肺炎双球菌 Ab	任意浓度	时间点	血清	定量型		微生物学
17648-7	肺炎双球菌 Ab	任意浓度	时间点	血清	定量型	酶免疫分析	微生物学
17649-5	肺炎双球菌 Ab. IgG ^第 1 份标本/第 2 份标本	比率	时间点	血清	定量型	酶免疫分析	微生物学
17650-3	肺炎双球菌 Ab. IgG ^第 1 份标本	任意浓度	时间点	血清	定量型	酶免疫分析	微生物学
17651-1	肺炎双球菌 Ab. IgG ^第 2 份标本	任意浓度	时间点	血清	定量型	酶免疫分析	微生物学
17652-9	肺炎双球菌 Ag	任意浓度	时间点	XXX	等级型	胶乳凝集试验	微生物学
17653-7	肺炎双球菌组 A Ag	任意浓度	时间点	XXX	等级型		微生物学
17654-5	肺炎双球菌组 B Ab	任意浓度	时间点	血清	等级型	酶免疫分析	微生物学
17655-2	肺炎双球菌组 B Ag	任意浓度	时间点	尿液	等级型	免疫荧光	微生物学
17656-0	化脓性链球菌，已鉴定的	存在与否或身份标识	时间点	XXX	名义型	微生物特异性培养	微生物学
1765-7	醛固酮	质量速率	24 小时	尿液	定量型		化学
17657-8	链球菌溶血素 O Ab	任意浓度	时间点	关节液	定量型		微生物学
17658-6	锶/肌酐	质量浓度比率	时间点	尿液	定量型		药物水平/毒理学
17659-4	士的宁	任意浓度	时间点	血清/血浆	定量型		药物水平/毒理学
17660-2	士的宁	任意浓度	时间点	尿液	定量型		药物水平/毒理学
17661-0	琥珀酰胆碱	质量浓度	时间点	血清/血浆	定量型		药物水平/毒理学
17662-8	琥珀酰嘌呤	任意浓度	时间点	尿液	等级型		化学
17663-6	磺胺嘧啶 Ab. IgE	任意浓度	时间点	血清	定量型		变态反应
17664-4	柳氮磺胺吡啶 Ab. IgE	任意浓度	时间点	血清	定量型		变态反应
1766-5	醛固酮受体	数量或计数（正整数）	时间点	白细胞	定量型		化学
17665-1	Sulfamedraxozole Ab. IgE	任意浓度	时间点	血清	定量型		变态反应
17666-9	硫酸盐	质量浓度	时间点	透析液	定量型		化学
17667-7	硫酸盐. 无机的/硫酸盐. 总计	质量分数	时间点	尿液	定量型		化学
17668-5	硫苷脂 Ab. IgG	任意浓度	时间点	血清	定量型	免疫荧光	血清学
17669-3	硫苷脂 Ab. IgG	任意浓度	时间点	血清	定量型	酶免疫分析	血清学
17670-1	硫苷脂 Ab. IgM	任意浓度	时间点	血清	定量型	免疫荧光	血清学
17671-9	硫苷脂 Ab. IgM	任意浓度	时间点	血清	定量型	酶免疫分析	血清学
17672-7	硫化物	质量浓度	时间点	尿液	定量型		药物水平/毒理学
1767-3	醛固酮^仰卧位	质量浓度	时间点	血清/血浆	定量型		化学
17673-5	磺胺异噁唑 Ab. IgE	任意浓度	时间点	血清	定量型		变态反应
17674-3	氨苯磺胺	任意浓度	时间点	血清/血浆	定量型		药物水平/毒理学
17675-0	氨苯磺胺	任意浓度	时间点	尿液	定量型		药物水平/毒理学
17676-8	舒林酸硫化物代谢产物	质量浓度	时间点	血清/血浆	定量型		药物水平/毒理学

LOINC 代码	名称	属性	时间特征	系统	标尺类型	方法类型	分类
17677-6	向日葵 Ab. IgE	任意浓度	时间点	血清	定量型		变态反应
17678-4	牛磺酸	任意浓度	时间点	尿液	等级型		化学
17679-2	牛磺酸	任意浓度	时间点	脑脊液	等级型		化学
176-8	氯四环素	药物敏感度	时间点	分离物	定量型	最小致死浓度	抗生素敏感性
1768-1	醛固酮^直立位	质量浓度	时间点	血清/血浆	定量型		化学
17681-8	碲	任意浓度	时间点	尿液	等级型		药物水平/毒理学
17682-6	萜品醇	任意浓度	时间点	全血	等级型		药物水平/毒理学
17683-4	2-甲基-2-丙醇	质量浓度	时间点	全血	定量型		药物水平/毒理学
17685-9	睾酮. 游离型	质量浓度	时间点	透析液	定量型		化学
17686-7	睾酮. 微弱结合型	质量浓度	时间点	血清/血浆	定量型		化学
17687-5	睾酮/表睾酮	质量浓度比率	时间点	血清/血浆	定量型		化学
17688-3	睾酮^给予某刺激后 1.5 小时	质量浓度	时间点	血清/血浆	定量型		刺激耐受试验
17689-1	睾酮^给予某刺激后 15 分钟	质量浓度	时间点	血清/血浆	定量型		刺激耐受试验
17690-9	睾酮^给予某刺激后 2 小时	质量浓度	时间点	血清/血浆	定量型		刺激耐受试验
17691-7	睾酮^给予某刺激后 30 分钟	质量浓度	时间点	血清/血浆	定量型		刺激耐受试验
17692-5	睾酮^给予某刺激后 45 分钟	质量浓度	时间点	血清/血浆	定量型		刺激耐受试验
17693-3	睾酮^给予某刺激后 4 天	质量浓度	时间点	血清/血浆	定量型		刺激耐受试验
17694-1	粪卟啉	质量速率	24 小时	大便	定量型		化学
17695-8	四氯二苯基乙烷	质量浓度	时间点	全血	定量型		药物水平/毒理学
17696-6	四氯二苯基乙烷	质量浓度	时间点	尿液	定量型		药物水平/毒理学
17697-4	四氯乙烷	质量浓度	时间点	全血	定量型		药物水平/毒理学
17698-2	四乙基铅	质量浓度	时间点	全血	定量型		药物水平/毒理学
1769-9	脂肪酸. 游离型	质量浓度	时间点	血清/血浆	定量型		化学
17699-0	二甲氢吗啡	质量浓度	时间点	血清/血浆	定量型		药物水平/毒理学
17700-6	茶碱	质量浓度	时间点	尿液	定量型		药物水平/毒理学
17701-4	噻嗪类药物	质量浓度	时间点	尿液	定量型		药物水平/毒理学
17703-0	钍	质量浓度	时间点	尿液	定量型		药物水平/毒理学
17704-8	苏氨酸	任意浓度	时间点	尿液	等级型		化学
17705-5	甲状腺球蛋白 Ab. IgM	任意浓度	时间点	血清	定量型		血清学
17706-3	甲状腺过氧化物酶 Ab	稀释系数、稀释倍数（滴度）	时间点	脑脊液	定量型	胶乳凝集试验	血清学
1770-7	脂肪族羧酸酯 C14-C26. 吸收型	质量浓度	时间点	血清/血浆	定量型		化学
17707-1	甲状腺过氧化物酶 Ab. IgM	任意浓度	时间点	血清	定量型		血清学
17708-9	甲状腺刺激性免疫球蛋白	任意浓度	时间点	血清	等级型		化学
17709-7	噻氯匹定	任意浓度	时间点	尿液	等级型		药物水平/毒理学

LOINC 代码	名称	属性	时间特征	系统	标尺类型	方法类型	分类
17710-5	锡/肌酐	质量浓度比率	时间点	尿液	定量型		药物水平/毒理学
17712-1	二异氰酸甲苯酯	质量浓度	时间点	全血	定量型		药物水平/毒理学
17713-9	托吡酯	质量浓度	时间点	血清/血浆	定量型		药物水平/毒理学
17714-7	八氯莰烯	质量浓度	时间点	血清/血浆	定量型		药物水平/毒理学
1771-5	脂肪族羧酸酯 C14-C26.酯类	质量浓度	时间点	血清/血浆	定量型		化学
17715-4	犬弓蛔虫 Ab	任意浓度	时间点	脑脊液	定量型	酶免疫分析	微生物学
17716-2	鼠弓形体 Ab. IgE	任意浓度	时间点	血清	定量型		微生物学
17717-0	鼠弓形体 Ab. IgG+IgM	任意浓度	时间点	血清	等级型		微生物学
17718-8	曲马多	任意浓度	时间点	尿液	等级型	确认试验	药物水平/毒理学
17719-6	曲马多	质量浓度	时间点	尿液	定量型		药物水平/毒理学
17720-4	反九氯	质量浓度	时间点	尿液	定量型		药物水平/毒理学
17721-2	反九氯	质量浓度	时间点	全血	定量型		药物水平/毒理学
1772-3	脂肪族羧酸酯 C14-C26.酯类	质量浓度	时间点	大便	定量型		化学
17723-8	苍白密螺旋体 Ab	任意浓度	时间点	血清	等级型	制动试验	微生物学
17724-6	苍白密螺旋体 Ab	任意浓度	时间点	血清	定量型	免疫荧光	微生物学
17725-3	苍白密螺旋体 Ab	任意浓度	时间点	血清	定量型	胶乳凝集试验	微生物学
17726-1	苍白密螺旋体 Ab. IgG	任意浓度	时间点	血清	等级型	免疫荧光	微生物学
17727-9	苍白密螺旋体 Ab. IgG	任意浓度	时间点	血清	定量型	免疫荧光	微生物学
17728-7	苍白密螺旋体 Ab. IgM	任意浓度	时间点	血清	定量型	免疫荧光	微生物学
17729-5	苍白密螺旋体 Ab. IgM	任意浓度	时间点	血清	等级型	免疫荧光	微生物学
17730-3	氨苯蝶啶	任意浓度	时间点	尿液	定量型		药物水平/毒理学
1773-1	脂肪酸.极长链.C24:0/C22:0	质量浓度比率	时间点	血清/血浆	定量型		化学
17732-9	旋毛虫 Ab	任意浓度	时间点	血清	等级型	胶乳凝集试验	微生物学
17733-7	旋毛虫 Ab. IgA	任意浓度	时间点	血清	等级型		微生物学
17734-5	旋毛虫 Ab. IgG	任意浓度	时间点	血清	定量型		微生物学
17735-2	旋毛虫 Ab. IgM	任意浓度	时间点	血清	等级型		微生物学
17736-0	三氯乙酸	质量浓度	时间点	全血	定量型		药物水平/毒理学
17737-8	三氯乙烷	质量浓度	时间点	尿液	定量型		药物水平/毒理学
17738-6	水合氯醛	任意浓度	时间点	尿液	等级型		药物水平/毒理学
17739-4	水合氯醛	任意浓度	时间点	尿液	等级型	确认试验	药物水平/毒理学
17740-2	三氯苯氧基乙酸	任意浓度	时间点	全血	等级型		药物水平/毒理学

LOINC 代码	名称	属性	时间特征	系统	标尺类型	方法类型	分类
17741-0	三氯苯氧基乙酸	质量浓度	时间点	血清/血浆	定量型		药物水平/毒理学
17742-8	三氯噻嗪化物	任意浓度	时间点	尿液	等级型		药物水平/毒理学
17743-6	碘塞罗宁树脂摄取^给予某刺激后 1 小时	数量或计数分数	时间点	血清/血浆	定量型		刺激耐受试验
17744-4	偏苯三酸酐 Ab. IgG	任意浓度	时间点	血清	定量型		变态反应
17745-1	偏苯三酸酐 Ab. IgM	任意浓度	时间点	血清	定量型		变态反应
17746-9	阿利吗嗪	任意浓度	时间点	血清/血浆	等级型		药物水平/毒理学
17747-7	甲氧苄啶	质量浓度	时间点	尿液	定量型		药物水平/毒理学
17748-5	三甲胺	任意浓度	时间点	尿液	等级型		药物水平/毒理学
1774-9	脂肪酸. 极长链. C26：0/C22：0	质量浓度比率	时间点	血清/血浆	定量型		化学
17749-3	氨丁三醇	质量浓度	时间点	血清/血浆	定量型		药物水平/毒理学
17750-1	胰蛋白酶原	催化浓度	时间点	血清/血浆	定量型		化学
17751-9	色胺	质量浓度	时间点	血清/血浆	定量型		药物水平/毒理学
17752-7	色氨酸	任意浓度	时间点	尿液	等级型		化学
17753-5	钨	质量浓度	时间点	血清/血浆	定量型		药物水平/毒理学
17754-3	酪氨酸	任意浓度	时间点	全血	等级型		化学
17755-0	尿酸	质量速率	2 小时	尿液	定量型		化学
1775-6	碱性磷酸酶	质量浓度	时间点	体液	定量型		化学
17756-8	尿酸	质量速率	4 小时	尿液	定量型		化学
17757-6	尿素氮	质量浓度	时间点	腹膜透析液	定量型		化学
17758-4	尿素氮	质量浓度	时间点	玻璃体液	定量型		化学
17759-2	尿素氮^透析后	质量浓度	时间点	动脉全血	定量型		化学
177-6	氯四环素	药物敏感度	时间点	分离物	定量或等级型	最小抑制浓度	抗生素敏感性
17760-0	尿素氮^透析前	质量浓度	时间点	静脉全血	定量型		化学
17761-8	尿胆素原	质量速率	48 小时	大便	定量型		化学
17762-6	丙戊酸盐	质量浓度	时间点	尿液	定量型		药物水平/毒理学
17763-4	水痘-带状疱疹病毒 Ab. IgG	任意浓度	时间点	血清	定量型	免疫荧光	微生物学
1776-4	碱性磷酸酶	质量浓度	时间点	尿液	定量型		化学
17764-2	水痘-带状疱疹病毒 Ab. IgG	任意浓度	时间点	脑脊液	定量型		微生物学
17765-9	水痘-带状疱疹病毒 Ab. IgG	任意浓度	时间点	脑脊液	定量型	免疫荧光	微生物学
17766-7	水痘-带状疱疹病毒 Ab. IgM	任意浓度	时间点	血清	定量型	免疫荧光	微生物学
17767-5	维拉帕米	质量浓度	时间点	尿液	定量型		药物水平/毒理学
17768-3	氯化乙烯	质量浓度	时间点	全血	定量型		药物水平/毒理学

LOINC 代码	名称	属性	时间特征	系统	标尺类型	方法类型	分类
17769-1	西方马脑炎病毒 Ab	稀释系数、稀释倍数（滴度）	时间点	脑脊液	定量型		微生物学
17770-9	西方马脑炎病毒 Ab	稀释系数、稀释倍数（滴度）	时间点	血清	定量型		微生物学
17771-7	白鲑鱼卵 Ab. IgE	任意浓度	时间点	血清	定量型		变态反应
1777-2	碱性磷酸酶. 骨骼	催化浓度	时间点	血清/血浆	定量型		化学
17772-5	二甲苯	质量浓度	时间点	尿液	定量型		药物水平/毒理学
17773-3	酵母菌	任意浓度	时间点	大便	等级型	光学显微镜检查	微生物学
17774-1	黄色染料 Ab. IgE	任意浓度	时间点	血清	定量型		变态反应
17775-8	耶尔森菌 sp Ab. IgA	任意浓度	时间点	血清	定量型		微生物学
17776-6	耶尔森菌 sp Ab. IgG	任意浓度	时间点	血清	定量型		微生物学
17777-4	耶尔森菌 sp Ab. IgM	任意浓度	时间点	血清	定量型		微生物学
17778-2	锌	质量浓度	时间点	白细胞	定量型		药物水平/毒理学
1778-0	碱性磷酸酶. 小肠	催化浓度	时间点	血清/血浆	定量型		化学
17780-8	幽门螺杆菌 Ag	任意浓度	时间点	大便	等级型	酶免疫分析	微生物学
17781-6	21-羟化酶 Ab	任意浓度	时间点	血清	定量型		血清学
17782-4	脂蛋白. β. 亚微颗粒	实体长度	时间点	血清/血浆	定量型		化学
17783-2	含铁血黄素	任意浓度	时间点	尿液	等级型	光学显微镜检查	血液学/细胞分类计数
17784-0	寄生虫	发现（结果）	时间点	全血	名义型	光学显微镜检查	微生物学
17785-7	放射性碘. 甲状腺/放射性碘. 剂量	比率	时间点	甲状腺	定量型		化学
17786-5	促甲状腺激素^给予促甲状腺激素释放激素后	印象/检查结果的解释	时间点	XXX	多样型		刺激耐受试验
17787-3	研究报告	发现（结果）	时间点	甲状腺	文档型	放射性核素扫描	病理学
17788-1	大型未染色细胞/100 白细胞	数量或计数分数	时间点	全血	定量型	自动化计数	血液学/细胞分类计数
17789-9	大型未染色细胞	数量或计数浓度（计数/容积）	时间点	全血	定量型	自动化计数	血液学/细胞分类计数
17790-7	白细胞. 左移	任意浓度	时间点	全血	等级型	自动化计数	血液学/细胞分类计数
17791-5	舍格伦综合征-b 可提取核 Ab	任意浓度	时间点	血清	定量型		血清学
17792-3	舍格伦综合征-a 可提取核 Ab	任意浓度	时间点	血清	定量型		血清学
17793-1	免疫球蛋白轻链	质量浓度	24 小时	尿液	定量型		化学
17794-9	重量克分子渗透压浓度	同渗重摩、渗透度、溶质度	时间点	高渗溶液	定量型		化学
17795-6	钾	摩尔浓度	时间点	高渗溶液	定量型		化学
17796-4	钠	摩尔浓度	时间点	高渗溶液	定量型		化学
17797-2	甲状腺胶质 Ab	任意浓度	时间点	血清	定量型		血清学
1779-8	碱性磷酸酶. 肝	催化浓度	时间点	血清/血浆	定量型		化学
17798-0	阿米卡星	质量浓度	时间点	脑脊液	定量型		药物水平/毒理学
17799-8	早幼粒细胞/100 白细胞	数量或计数分数	时间点	体液	定量型		血液学/细胞分类计数
17800-4	中幼粒细胞/100 白细胞	数量或计数分数	时间点	体液	定量型		血液学/细胞分类计数

LOINC代码	名称	属性	时间特征	系统	标尺类型	方法类型	分类
17801-2	晚幼粒细胞/100白细胞	数量或计数分数	时间点	体液	定量型		血液学/细胞分类计数
17802-0	幼淋巴细胞/100白细胞	数量或计数分数	时间点	体液	定量型		血液学/细胞分类计数
17803-8	浆细胞/100白细胞	数量或计数分数	时间点	体液	定量型		血液学/细胞分类计数
17804-6	幼单核细胞/100白细胞	数量或计数分数	时间点	体液	定量型		血液学/细胞分类计数
17805-3	普鲁卡因胺	质量浓度	时间点	体液	定量型		药物水平/毒理学
1780-6	碱性磷酸酶.胎盘	催化浓度	时间点	血清/血浆	定量型		化学
17806-1	N-乙酰普鲁卡因胺	质量浓度	时间点	体液	定量型		药物水平/毒理学
17807-9	环孢霉素	质量浓度	时间点	体液	定量型		药物水平/毒理学
17808-7	妥布霉素	质量浓度	时间点	尿液	定量型		药物水平/毒理学
17809-5	红细胞压积	容积分数	时间点	尿液	定量型		血液学/细胞分类计数
17810-3	前白蛋白/蛋白质.总计	质量分数	时间点	体液	定量型	电泳	化学
17811-1	α1球蛋白/蛋白质.总计	质量分数	XXX	尿液	定量型	电泳	化学
17812-9	α1球蛋白/蛋白质.总计	质量分数	时间点	体液	定量型	电泳	化学
17813-7	α2球蛋白/蛋白质.总计	质量分数	XXX	尿液	定量型	电泳	化学
1781-4	碱性磷酸酶.regan	催化浓度	时间点	血清/血浆	定量型		化学
17814-5	α2球蛋白/蛋白质.总计	质量分数	时间点	体液	定量型	电泳	化学
17815-2	β球蛋白/蛋白质.总计	质量分数	XXX	尿液	定量型	电泳	化学
17816-0	β球蛋白/蛋白质.总计	质量分数	时间点	体液	定量型	电泳	化学
17817-8	γ球蛋白/蛋白质.总计	质量分数	XXX	尿液	定量型	电泳	化学
17818-6	γ球蛋白/蛋白质.总计	质量分数	时间点	体液	定量型	电泳	化学
17819-4	白蛋白/蛋白质.总计	质量分数	XXX	尿液	定量型	电泳	化学
17820-2	白蛋白/蛋白质.总计	质量分数	时间点	体液	定量型	电泳	化学
17821-0	蛋白质组分.寡克隆带	印象/检查结果的解释	时间点	体液	叙述型	电泳	化学
1782-2	碱性磷酸酶.肾	催化浓度	时间点	血清/血浆	定量型		化学
17822-8	细胞.CD4/100细胞	数量或计数分数	时间点	体液	定量型		细胞标志物
17823-6	细胞.CD45/100细胞	数量或计数分数	时间点	体液	定量型		细胞标志物
17824-4	细胞.CD8/100细胞	数量或计数分数	时间点	体液	定量型		细胞标志物
17825-1	细胞.CD41A/100细胞	数量或计数分数	时间点	全血	定量型		细胞标志物
17826-9	细胞.CD3/100细胞	数量或计数分数	时间点	体液	定量型		细胞标志物
17827-7	细胞.CD2/100细胞	数量或计数分数	时间点	体液	定量型		细胞标志物
17828-5	细胞.CD16/100细胞	数量或计数分数	时间点	体液	定量型		细胞标志物
17829-3	细胞.CD19/100细胞	数量或计数分数	时间点	体液	定量型		细胞标志物
1783-0	碱性磷酸酶	催化浓度	时间点	全血	定量型		化学
17830-1	着丝点Ab	任意浓度	时间点	体液	定量型		血清学
17831-9	5-氟胞嘧啶	药物敏感度	时间点	分离物	定量或等级型	最小抑制浓度	抗生素敏感性
17832-7	5-氟胞嘧啶	药物敏感度	时间点	分离物	定量型	最小致死浓度	抗生素敏感性
17833-5	嗜碱粒细胞/100白细胞	数量或计数分数	时间点	关节液	定量型		血液学/细胞分类计数

LOINC 代码	名称	属性	时间特征	系统	标尺类型	方法类型	分类
17834-3	嗜酸粒细胞/100 白细胞	数量或计数分数	时间点	关节液	定量型		血液学/细胞分类计数
17835-0	单核细胞/100 白细胞	数量或计数分数	时间点	关节液	定量型		血液学/细胞分类计数
17836-8	嗜中性粒细胞/100 白细胞	数量或计数分数	时间点	关节液	定量型		血液学/细胞分类计数
17837-6	酸性磷酸酶.耐酒石酸	催化浓度	时间点	血清	定量型		化学
17838-4	碱性磷酸酶.骨骼	质量浓度	时间点	血清/血浆	定量型		化学
17839-2	α 岩藻糖苷酶	催化浓度	时间点	全血	定量型		化学
178-4	氯四环素	药物敏感度	时间点	分离物	定量或等级型	琼脂扩散	抗生素敏感性
17840-0	α-L-艾杜糖苷酸酶	催化浓度	时间点	全血	定量型		化学
17841-8	淀粉酶	催化速率	12 小时	尿液	定量型		化学
17842-6	癌 Ag27-29	任意浓度	时间点	血清/血浆	定量型		化学
17843-4	癌 Ag72-4	任意浓度	时间点	血清/血浆	定量型		化学
17844-2	雌二醇.白蛋白结合型	质量浓度	时间点	血清/血浆	定量型		化学
17845-9	脂蛋白.α	任意浓度	时间点	血清/血浆	等级型		化学
17846-7	脂蛋白.β	任意浓度	时间点	血清/血浆	等级型		化学
17847-5	脂蛋白.pre-β	任意浓度	时间点	血清/血浆	等级型		化学
1784-8	α 氨基酸氮	质量浓度	时间点	血浆	定量型		化学
17848-3	网织红细胞/1000 红细胞	数量或计数分数	时间点	红细胞	定量型	手工	血液学/细胞分类计数
17849-1	网织红细胞/100 红细胞	数量或计数分数	时间点	红细胞	定量型	自动化计数	血液学/细胞分类计数
17850-9	单纯疱疹病毒 1 Ab.IgG	任意浓度	时间点	血清	等级型		微生物学
17851-7	单纯疱疹病毒 2 Ab.IgG	任意浓度	时间点	血清	等级型		微生物学
17852-5	尿素分解尿素原体	任意浓度	时间点	XXX	等级型	微生物特异性培养	微生物学
17853-3	神经节苷脂 GM1b Ab.IgG	稀释系数、稀释倍数（滴度）	时间点	血清	定量型		血清学
17854-1	神经节苷脂 GM1b Ab.IgM	稀释系数、稀释倍数（滴度）	时间点	血清	定量型		血清学
1785-5	α 氨基酸氮	质量速率	24 小时	尿液	定量型		化学
17855-8	血红蛋白 A1c/总血红蛋白	质量分数	时间点	全血	定量型	计算的	血液学/细胞分类计数
17856-6	血红蛋白 A1c/总血红蛋白	质量分数	时间点	全血	定量型	高效液相色谱	血液学/细胞分类计数
17857-4	类风湿因子	稀释系数、稀释倍数（滴度）	时间点	血清	定量型		血清学
17858-2	γ 谷氨酰转移酶	催化浓度	时间点	体液	定量型		化学
17859-0	幽门螺杆菌 Ab.IgG	任意浓度	时间点	血清	等级型	酶免疫分析	微生物学
17860-8	3-甲基组氨酸	质量浓度	24 小时	尿液	定量型		化学
17861-6	钙	质量浓度	时间点	血清/血浆	定量型		化学
17862-4	钙	质量浓度	时间点	尿液	定量型		化学
1786-3	α 氨基丁酸	质量浓度	时间点	脑脊液	定量型		化学
17863-2	离子钙	质量浓度	时间点	血清/血浆	定量型		化学
17864-0	离子钙	质量浓度	时间点	血清/血浆	定量型	离子选择性电极	化学
17865-7	葡萄糖^热量型禁食后 8 小时	质量浓度	时间点	血清/血浆	定量型		刺激耐受试验

LOINC 代码	名称	属性	时间特征	系统	标尺类型	方法类型	分类
17866-5	肉碱/肌酐	比率	时间点	尿液	定量型		化学
17867-3	游离型肉碱/肌酐	比率	时间点	尿液	定量型		化学
17868-1	酰基肉毒碱/肌酐	比率	时间点	尿液	定量型		化学
17869-9	乳清酸/肌酐	摩尔浓度比率	时间点	尿液	定量型		化学
17870-7	乳清酸核苷/肌酐	摩尔浓度比率	时间点	尿液	定量型		化学
1787-1	α氨基丁酸	任意浓度	时间点	血清/血浆	等级型		化学
17871-5	血红蛋白 H	任意浓度	时间点	全血	等级型	热变性	血液学/细胞分类计数
17872-3	四氢大麻酚	任意浓度	时间点	尿液	等级型	确认试验>25 ng/ml	药物水平/毒理学
17873-1	细菌 已鉴定的^^^ 2	存在与否或身份标识	时间点	骨	名义型	需氧培养	微生物学
17874-9	细菌 已鉴定的^^^ 3	存在与否或身份标识	时间点	骨	名义型	需氧培养	微生物学
17875-6	细菌 已鉴定的^^^ 4	存在与否或身份标识	时间点	骨	名义型	需氧培养	微生物学
17876-4	细菌 已鉴定的^^^ 5	存在与否或身份标识	时间点	骨	名义型	需氧培养	微生物学
17877-2	细菌 已鉴定的^^^ 6	存在与否或身份标识	时间点	骨	名义型	需氧培养	微生物学
17878-0	细菌 已鉴定的^^^ 2	存在与否或身份标识	时间点	支气管	名义型	需氧培养	微生物学
17879-8	细菌 已鉴定的^^^ 3	存在与否或身份标识	时间点	支气管	名义型	需氧培养	微生物学
17880-6	细菌 已鉴定的^^^ 4	存在与否或身份标识	时间点	支气管	名义型	需氧培养	微生物学
17881-4	细菌 已鉴定的^^^ 5	存在与否或身份标识	时间点	支气管	名义型	需氧培养	微生物学
17882-2	细菌 已鉴定的^^^ 6	存在与否或身份标识	时间点	支气管	名义型	需氧培养	微生物学
17883-0	细菌 已鉴定的^^^ 2	存在与否或身份标识	时间点	生殖器	名义型	需氧培养	微生物学
17884-8	细菌 已鉴定的^^^ 3	存在与否或身份标识	时间点	生殖器	名义型	需氧培养	微生物学
17885-5	细菌 已鉴定的^^^ 4	存在与否或身份标识	时间点	生殖器	名义型	需氧培养	微生物学
17886-3	细菌 已鉴定的^^^ 5	存在与否或身份标识	时间点	生殖器	名义型	需氧培养	微生物学
17887-1	细菌 已鉴定的^^^ 6	存在与否或身份标识	时间点	生殖器	名义型	需氧培养	微生物学
17888-9	细菌 已鉴定的^^^ 2	存在与否或身份标识	时间点	鼻	名义型	需氧培养	微生物学
1788-9	α氨基丁酸	质量浓度	时间点	血清/血浆	定量型		化学
17889-7	细菌 已鉴定的^^^ 3	存在与否或身份标识	时间点	鼻	名义型	需氧培养	微生物学
17890-5	细菌 已鉴定的^^^ 4	存在与否或身份标识	时间点	鼻	名义型	需氧培养	微生物学
17891-3	细菌 已鉴定的^^^ 5	存在与否或身份标识	时间点	鼻	名义型	需氧培养	微生物学
17892-1	细菌 已鉴定的^^^ 6	存在与否或身份标识	时间点	鼻	名义型	需氧培养	微生物学
17893-9	细菌 已鉴定的^^^ 2	存在与否或身份标识	时间点	唾液	名义型	需氧培养	微生物学
17894-7	细菌 已鉴定的^^^ 3	存在与否或身份标识	时间点	唾液	名义型	需氧培养	微生物学
17895-4	细菌 已鉴定的^^^ 4	存在与否或身份标识	时间点	唾液	名义型	需氧培养	微生物学
17896-2	细菌 已鉴定的^^^ 5	存在与否或身份标识	时间点	唾液	名义型	需氧培养	微生物学
1789-7	α氨基丁酸	质量浓度	时间点	血清	定量型		化学
17897-0	细菌 已鉴定的^^^ 6	存在与否或身份标识	时间点	唾液	名义型	需氧培养	微生物学
17898-8	细菌 已鉴定的	存在与否或身份标识	时间点	咽喉	名义型	需氧培养	微生物学
17899-6	细菌 已鉴定的^^^ 2	存在与否或身份标识	时间点	咽喉	名义型	需氧培养	微生物学
17900-2	细菌 已鉴定的^^^ 3	存在与否或身份标识	时间点	咽喉	名义型	需氧培养	微生物学
17901-0	细菌 已鉴定的^^^ 4	存在与否或身份标识	时间点	咽喉	名义型	需氧培养	微生物学
17902-8	细菌 已鉴定的^^^ 5	存在与否或身份标识	时间点	咽喉	名义型	需氧培养	微生物学
17903-6	细菌 已鉴定的^^^ 6	存在与否或身份标识	时间点	咽喉	名义型	需氧培养	微生物学
17904-4	细菌 已鉴定的^^^ 2	存在与否或身份标识	时间点	组织	名义型	需氧培养	微生物学
1790-5	α氨基丁酸	质量浓度	时间点	尿液	定量型		化学
17905-1	细菌 已鉴定的^^^ 3	存在与否或身份标识	时间点	组织	名义型	需氧培养	微生物学
17906-9	细菌 已鉴定的^^^ 4	存在与否或身份标识	时间点	组织	名义型	需氧培养	微生物学
17907-7	细菌 已鉴定的^^^ 5	存在与否或身份标识	时间点	组织	名义型	需氧培养	微生物学
17908-5	细菌 已鉴定的^^^ 6	存在与否或身份标识	时间点	组织	名义型	需氧培养	微生物学

LOINC 代码	名称	属性	时间特征	系统	标尺类型	方法类型	分类
17909-3	细菌 已鉴定的	存在与否或身份标识	时间点	深伤口	名义型	需氧培养	微生物学
17910-1	细菌 已鉴定的^^^ 2	存在与否或身份标识	时间点	深伤口	名义型	需氧培养	微生物学
17911-9	细菌 已鉴定的^^^ 3	存在与否或身份标识	时间点	深伤口	名义型	需氧培养	微生物学
17912-7	细菌 已鉴定的^^^ 4	存在与否或身份标识	时间点	深伤口	名义型	需氧培养	微生物学
1791-3	α 氨基己二酸	任意浓度	时间点	血浆	等级型		化学
17913-5	细菌 已鉴定的^^^ 5	存在与否或身份标识	时间点	深伤口	名义型	需氧培养	微生物学
17914-3	细菌 已鉴定的^^^ 6	存在与否或身份标识	时间点	深伤口	名义型	需氧培养	微生物学
17915-0	细菌 已鉴定的	存在与否或身份标识	时间点	浅伤口	名义型	需氧培养	微生物学
17916-8	细菌 已鉴定的^^^ 2	存在与否或身份标识	时间点	浅伤口	名义型	需氧培养	微生物学
17917-6	细菌 已鉴定的^^^ 3	存在与否或身份标识	时间点	浅伤口	名义型	需氧培养	微生物学
17918-4	细菌 已鉴定的^^^ 4	存在与否或身份标识	时间点	浅伤口	名义型	需氧培养	微生物学
17919-2	细菌 已鉴定的^^^ 5	存在与否或身份标识	时间点	浅伤口	名义型	需氧培养	微生物学
179-2	氯四环素	药物敏感度	时间点	分离物+血清	等级型	测序分型	抗生素敏感性
17920-0	细菌 已鉴定的^^^ 6	存在与否或身份标识	时间点	浅伤口	名义型	需氧培养	微生物学
1792-1	α 氨基己二酸	质量浓度	时间点	血浆	定量型		化学
17921-8	细菌 已鉴定的^^^ 2	存在与否或身份标识	时间点	鼻	名义型	厌氧培养	微生物学
17922-6	细菌 已鉴定的^^^ 3	存在与否或身份标识	时间点	鼻	名义型	厌氧培养	微生物学
17923-4	细菌 已鉴定的^^^ 2	存在与否或身份标识	时间点	组织	名义型	厌氧培养	微生物学
17924-2	细菌 已鉴定的^^^ 3	存在与否或身份标识	时间点	组织	名义型	厌氧培养	微生物学
17925-9	细菌 已鉴定的	存在与否或身份标识	时间点	深伤口	名义型	厌氧培养	微生物学
17926-7	细菌 已鉴定的^^^ 2	存在与否或身份标识	时间点	深伤口	名义型	厌氧培养	微生物学
17927-5	细菌 已鉴定的^^^ 3	存在与否或身份标识	时间点	深伤口	名义型	厌氧培养	微生物学
17928-3	细菌 已鉴定的	存在与否或身份标识	时间点	全血	名义型	需氧培养	微生物学
17929-1	细菌 已鉴定的^^^ 2	存在与否或身份标识	时间点	全血	名义型	需氧培养	微生物学
17930-9	细菌 已鉴定的^^^ 3	存在与否或身份标识	时间点	全血	名义型	需氧培养	微生物学
17931-7	细菌 已鉴定的^^^ 4	存在与否或身份标识	时间点	全血	名义型	需氧培养	微生物学
17932-5	细菌 已鉴定的^^^ 5	存在与否或身份标识	时间点	全血	名义型	需氧培养	微生物学
17933-3	细菌 已鉴定的^^^ 6	存在与否或身份标识	时间点	全血	名义型	需氧培养	微生物学
17934-1	细菌 已鉴定的	存在与否或身份标识	时间点	全血	名义型	厌氧培养	微生物学
17935-8	细菌 已鉴定的^^^ 2	存在与否或身份标识	时间点	全血	名义型	厌氧培养	微生物学
17936-6	细菌 已鉴定的^^^ 3	存在与否或身份标识	时间点	全血	名义型	厌氧培养	微生物学
17937-4	细菌 已鉴定的^^^ 2	存在与否或身份标识	时间点	烧伤	名义型	培养	微生物学
17938-2	细菌 已鉴定的^^^ 3	存在与否或身份标识	时间点	烧伤	名义型	培养	微生物学
1793-9	α 氨基己二酸	质量浓度	时间点	尿液	定量型		化学
17939-0	细菌 已鉴定的^^^ 4	存在与否或身份标识	时间点	烧伤	名义型	培养	微生物学
17940-8	细菌 已鉴定的^^^ 5	存在与否或身份标识	时间点	烧伤	名义型	培养	微生物学
17941-6	细菌 已鉴定的^^^ 6	存在与否或身份标识	时间点	烧伤	名义型	培养	微生物学
17942-4	细菌 已鉴定的^^^ 2	存在与否或身份标识	时间点	管道	名义型	血管内管道培养	微生物学
17943-2	细菌 已鉴定的^^^ 3	存在与否或身份标识	时间点	管道	名义型	血管内管道培养	微生物学
17944-0	细菌 已鉴定的^^^ 4	存在与否或身份标识	时间点	管道	名义型	血管内管道培养	微生物学
17945-7	细菌 已鉴定的^^^ 5	存在与否或身份标识	时间点	管道	名义型	血管内管道培养	微生物学
17946-5	细菌 已鉴定的^^^ 6	存在与否或身份标识	时间点	管道	名义型	血管内管道培养	微生物学
1794-7	淀粉酶	催化浓度	时间点	十二指肠液	定量型		化学
17947-3	真菌 已鉴定的^^^ 2	存在与否或身份标识	时间点	XXX	名义型	培养	微生物学

LOINC代码	名称	属性	时间特征	系统	标尺类型	方法类型	分类
17948-1	真菌 已鉴定的^^^3	存在与否或身份标识	时间点	XXX	名义型	培养	微生物学
17949-9	真菌 已鉴定的^^^4	存在与否或身份标识	时间点	XXX	名义型	培养	微生物学
17950-7	微生物，已鉴定的	存在与否或身份标识	时间点	体液	名义型	需氧培养	微生物学
17951-5	细菌 已鉴定的^^^2	存在与否或身份标识	时间点	体液	名义型	需氧培养	微生物学
17952-3	细菌 已鉴定的^^^3	存在与否或身份标识	时间点	体液	名义型	需氧培养	微生物学
17953-1	细菌 已鉴定的^^^4	存在与否或身份标识	时间点	体液	名义型	需氧培养	微生物学
1795-4	淀粉酶	催化浓度	时间点	体液	定量型		化学
17954-9	细菌 已鉴定的^^^5	存在与否或身份标识	时间点	体液	名义型	需氧培养	微生物学
17955-6	细菌 已鉴定的^^^6	存在与否或身份标识	时间点	体液	名义型	需氧培养	微生物学
17956-4	细菌 已鉴定的	存在与否或身份标识	时间点	体液	名义型	厌氧培养	微生物学
17957-2	细菌 已鉴定的^^^2	存在与否或身份标识	时间点	体液	名义型	厌氧培养	微生物学
17958-0	细菌 已鉴定的^^^3	存在与否或身份标识	时间点	体液	名义型	厌氧培养	微生物学
17959-8	细菌 已鉴定的^^^2	存在与否或身份标识	时间点	腹腔液	名义型	培养	微生物学
17960-6	细菌 已鉴定的^^^3	存在与否或身份标识	时间点	腹腔液	名义型	培养	微生物学
17961-4	细菌 已鉴定的^^^4	存在与否或身份标识	时间点	腹腔液	名义型	培养	微生物学
1796-2	淀粉酶	催化浓度	时间点	胸水	定量型		化学
17962-2	细菌 已鉴定的^^^5	存在与否或身份标识	时间点	腹腔液	名义型	培养	微生物学
17963-0	细菌 已鉴定的^^^6	存在与否或身份标识	时间点	腹腔液	名义型	培养	微生物学
17964-8	细菌 已鉴定的^^^2	存在与否或身份标识	时间点	大便	名义型	培养	微生物学
17965-5	细菌 已鉴定的^^^3	存在与否或身份标识	时间点	大便	名义型	培养	微生物学
17966-3	细菌 已鉴定的^^^4	存在与否或身份标识	时间点	大便	名义型	培养	微生物学
17967-1	细菌 已鉴定的^^^5	存在与否或身份标识	时间点	大便	名义型	培养	微生物学
17968-9	细菌 已鉴定的^^^6	存在与否或身份标识	时间点	大便	名义型	培养	微生物学
17969-7	细菌 已鉴定的	存在与否或身份标识	时间点	尿液	名义型	需氧培养	微生物学
1797-0	淀粉酶	催化浓度	时间点	腹腔液	定量型		化学
17970-5	细菌 已鉴定的^^^2	存在与否或身份标识	时间点	尿液	名义型	需氧培养	微生物学
17971-3	细菌 已鉴定的^^^3	存在与否或身份标识	时间点	尿液	名义型	需氧培养	微生物学
17972-1	细菌 已鉴定的^^^4	存在与否或身份标识	时间点	尿液	名义型	需氧培养	微生物学
17973-9	细菌 已鉴定的^^^5	存在与否或身份标识	时间点	尿液	名义型	需氧培养	微生物学
17974-7	细菌 已鉴定的^^^6	存在与否或身份标识	时间点	尿液	名义型	需氧培养	微生物学
17975-4	病毒，已鉴定的^^^2	存在与否或身份标识	时间点	XXX	名义型	培养	微生物学
17976-2	病毒，已鉴定的^^^3	存在与否或身份标识	时间点	XXX	名义型	培养	微生物学
17977-0	心尖4心腔	面积	时间点	心脏.心房.左侧	定量型	超声.2维	心脏.超声
17978-8	A波.最大值	速度、速率	时间点	二尖瓣	定量型	超声.多普勒	心脏.超声
17979-6	A-C持续时间	时间（如秒数）	时间点	二尖瓣.叶瓣.前部	定量型	超声.M-模式	心脏.超声
17980-4	A-C斜率	速度、速率	时间点	二尖瓣.叶瓣.前部	定量型	超声.M-模式	心脏.超声
17981-2	加速度	时间（如秒数）	时间点	主动脉瓣	定量型	超声.多普勒	心脏.超声
17982-0	加速度	时间（如秒数）	时间点	肺动脉瓣	定量型	超声.多普勒	心脏.超声
17983-8	加速度	时间（如秒数）	时间点	三尖瓣	定量型	超声.多普勒	心脏.超声
17984-6	主动脉瓣面积方法	存在与否或身份标识	时间点	主动脉瓣	名义型	*	心脏.超声
17985-3	AP尺度.左心房/AP尺度.主动脉根	长度比率	时间点	心脏.心房.左侧	定量型	超声	心脏.超声

LOINC 代码	名称	属性	时间特征	系统	标尺类型	方法类型	分类
17986-1	心尖 2 心腔. 舒张期. 最大值	容积、体积	时间点	心脏. 心室. 左侧	定量型	超声. 2 维. mod	心脏. 超声
17987-9	心尖 2 心腔. 收缩期. 最小值	容积、体积	时间点	心脏. 心室. 左侧	定量型	超声. 2 维. mod	心脏. 超声
1798-8	淀粉酶	催化浓度	时间点	血清/血浆	定量型		化学
17988-7	心尖 4 心腔	面积	时间点	心脏. 心房. 右侧	定量型	超声. 2 维	心脏. 超声
17989-5	心尖 4 心腔. 舒张期. 最大值	容积、体积	时间点	心脏. 心室. 左侧	定量型	超声. 2 维. mod	心脏. 超声
17990-3	心尖 4 心腔. 收缩期. 最小值	容积、体积	时间点	心脏. 心室. 左侧	定量型	超声. 2 维. mod	心脏. 超声
17991-1	LV 容积超声测量方法	存在与否或身份标识	时间点	心脏. 心室. 左侧	名义型	*	心脏. 超声
17992-9	心输出量	容积速率	时间点	主动脉. 根	定量型	超声. 多普勒	心脏. 超声
17993-7	心输出量	容积速率	时间点	二尖瓣	定量型	超声. 多普勒	心脏. 超声
17994-5	心输出量	容积速率	时间点	肺动脉	定量型	超声	心脏. 超声
17995-2	缩窄. 梯度. 最大值	压力或压强	时间点	主动脉	定量型	超声. 多普勒	心脏. 超声
1799-6	淀粉酶	催化浓度	时间点	尿液	定量型		化学
17996-0	尖瓣分离. 最大值	长度	时间点	主动脉瓣	定量型	超声	心脏. 超声
17997-8	D-E 漂移	长度	时间点	二尖瓣. 叶瓣. 前部	定量型	超声. M-模式	心脏. 超声
17998-6	减速度	时间（如秒数）	时间点	主动脉瓣. 回流喷射	定量型	超声. 多普勒	心脏. 超声
17999-4	减速度	时间（如秒数）	时间点	二尖瓣	定量型	超声. 多普勒	心脏. 超声
1-8	阿昔洛韦	药物敏感度	时间点	分离物	定量或等级型		抗生素敏感性
180-0	西诺沙星	药物敏感度	时间点	分离物	定量型	最小致死浓度	抗生素敏感性
18000-0	减速度	时间（如秒数）	时间点	三尖瓣	定量型	超声. 多普勒	心脏. 超声
18001-8	减速度. 压力. 半时值	时间（如秒数）	时间点	二尖瓣	定量型	超声. 多普勒	心脏. 超声
1800-2	淀粉酶	催化速率	24 小时	尿液	定量型		化学
18002-6	减速度斜率	加速度	时间点	二尖瓣	定量型	超声. 多普勒	心脏. 超声
18003-4	减速度时间斜率	加速度	时间点	主动脉瓣. 回流喷射	定量型	超声. 多普勒	心脏. 超声
18004-2	缺损. 直径	长度	时间点	心脏. 心房. 隔膜	定量型	超声	心脏. 超声
18005-9	缺损. 直径	长度	时间点	心脏. 心室. 隔膜	定量型	超声	心脏. 超声
18006-7	直径	长度	时间点	腔静脉. 下	定量型	超声	心脏. 超声
18007-5	直径	长度	时间点	腔静脉. 上	定量型	超声	心脏. 超声
18008-3	缺损. 梯度. 收缩期. 最大值	压力或压强	时间点	心脏. 心室. 隔膜	定量型	超声. 多普勒	心脏. 超声

LOINC 代码	名称	属性	时间特征	系统	标尺类型	方法类型	分类
18009-1	缺损. 梯度. 收缩期. 均值	压力或压强	时间点	心脏. 心室. 隔膜	定量型	超声. 多普勒	心脏. 超声
1801-0	淀粉酶肾清除率	容积速率	24 小时	尿液	定量型		化学
18010-9	直径	长度	时间点	主动脉	定量型	超声	心脏. 超声
18011-7	直径	长度	时间点	主动脉. 胸部. 弓	定量型	超声	心脏. 超声
18012-5	直径	长度	时间点	主动脉. 胸部. 升	定量型	超声	心脏. 超声
18013-3	直径	长度	时间点	主动脉. 胸部. 降	定量型	超声	心脏. 超声
18014-1	直径	长度	时间点	主动脉. 峡部	定量型	超声	心脏. 超声
18015-8	直径	长度	时间点	主动脉. 根. 环-主动脉连接部	定量型	超声	心脏. 超声
18016-6	直径	长度	时间点	主动脉瓣. 环	定量型	超声	心脏. 超声
18017-4	直径	长度	时间点	二尖瓣. 环	定量型	超声	心脏. 超声
18018-2	直径	长度	时间点	心脏. 心室. 左侧. 流出道	定量型	超声	心脏. 超声
18019-0	直径	长度	时间点	肺动脉. 左侧	定量型	超声	心脏. 超声
18020-8	直径	长度	时间点	肺动脉. 主	定量型	超声	心脏. 超声
18021-6	直径	长度	时间点	肺动脉. 右侧	定量型	超声	心脏. 超声
18022-4	直径	长度	时间点	肺动脉瓣. 环	定量型	超声	心脏. 超声
18023-2	直径	长度	时间点	三尖瓣. 环	定量型	超声	心脏. 超声
18024-0	直径. 前部-后部. 收缩期	长度	时间点	心脏. 心房. 左侧	定量型	超声. M-模式	心脏. 超声
18025-7	直径. 前部-后部. 收缩期/直径. 主动脉根	长度比率	时间点	心脏	定量型	超声	心脏. 超声
18026-5	舒张期. 最大值	容积、体积	时间点	心脏. 心室. 左侧	定量型	超声	心脏. 超声
18027-3	舒张期. 最大值	容积、体积	时间点	心脏. 心室. 左侧	定量型	超声. 2 维. 单-平面椭圆	心脏. 超声
1802-8	淀粉酶. P1	催化浓度	时间点	血清/血浆	定量型		化学
18028-1	舒张期. 最大值	容积、体积	时间点	心脏. 心室. 左侧	定量型	超声. 2 维. 双平面椭圆	心脏. 超声
18029-9	舒张期. 最大值	容积、体积	时间点	心脏. 心室. 左侧	定量型	超声. 2 维. mod	心脏. 超声
18030-7	A 波. 最大值	速度、速率	时间点	三尖瓣	定量型	超声. 多普勒	心脏. 超声
18031-5	E 波. 最大值	速度、速率	时间点	三尖瓣	定量型	超声. 多普勒	心脏. 超声
18032-3	舒张期. 压力半时值	时间（如秒数）	时间点	三尖瓣	定量型	超声. 多普勒	心脏. 超声
18033-1	舒张期-收缩期	容积、体积	时间点	心脏. 心室. 左侧	定量型	超声	心脏. 超声
18034-9	dP/Dt (1M/S to 3M/S). 收缩期	压力速率（单位时间）	时间点	三尖瓣. 回流喷射	定量型	超声. 多普勒	心脏. 超声
18035-6	dP/Dt (1M/S to 3M/S)	压力速率（单位时间）	时间点	二尖瓣. 回流喷射	定量型	超声. 多普勒. CW	心脏. 超声

LOINC 代码	名称	属性	时间特征	系统	标尺类型	方法类型	分类
1803-6	淀粉酶. P2	催化浓度	时间点	血清/血浆	定量型		化学
18036-4	E 点至中隔分离	时间（如秒数）	时间点	二尖瓣. 叶瓣. 前部	定量型	超声. M-模式	心脏. 超声
18037-2	E 波. 最大值	速度、速率	时间点	二尖瓣	定量型	超声. 多普勒	心脏. 超声
18038-0	E 波. 最大值/A 波. 最大值	速度比率	时间点	二尖瓣	定量型	超声. 多普勒. 导出的	心脏. 超声
18039-8	E 波. 最大值/A 波. 最大值	速度比率	时间点	三尖瓣	定量型	超声. 多普勒	心脏. 超声
18040-6	E-f 斜率	速度、速率	时间点	二尖瓣. 叶瓣. 前部	定量型	超声. M-模式	心脏. 超声
18041-4	射血	时间（如秒数）	时间点	主动脉瓣	定量型	超声. 多普勒	心脏. 超声
18042-2	射血	时间（如秒数）	时间点	肺动脉瓣	定量型	超声. 多普勒	心脏. 超声
18043-0	射血分数	容积分数	时间点	心脏. 心室. 左侧	定量型	超声	心脏. 超声
1804-4	淀粉酶. P3	催化浓度	时间点	血清/血浆	定量型		化学
18044-8	射血分数	容积分数	时间点	心脏. 心室. 左侧	定量型	超声. 2 维. 单-平面椭圆	心脏. 超声
18045-5	射血分数	容积分数	时间点	心脏. 心室. 左侧	定量型	超声. 2 维. 双平面椭圆	心脏. 超声
18046-3	射血分数	容积分数	时间点	心脏. 心室. 左侧	定量型	超声. 2 维. mod	心脏. 超声
18047-1	射血分数	容积分数	时间点	心脏. 心室. 左侧	定量型	超声. 2 维. mod. 双平面	心脏. 超声
18048-9	射血分数	容积分数	时间点	心脏. 心室. 左侧	定量型	超声. 2 维. mod. 单-平面	心脏. 超声
18049-7	射血分数	容积分数	时间点	心脏. 心室. 左侧	定量型	超声. M-模式. Teich-holz	心脏. 超声
18050-5	局部的塌陷^吸气	长度分数	时间点	腔静脉. 下	定量型	超声	心脏. 超声
1805-1	淀粉酶. 胰腺	催化浓度	时间点	血清/血浆	定量型		化学
18051-3	局部的缩短. 短轴	长度分数	时间点	心脏. 心室. 左侧	定量型	超声	心脏. 超声
18052-1	局部的增厚. 游离壁	长度分数	时间点	心脏. 心室. 右侧. 前壁	定量型	超声	心脏. 超声
18053-9	增厚. 分次的改变	长度分数	时间点	心脏. 心室. 左侧. 后壁	定量型	超声	心脏. 超声
18054-7	局部的厚度；局部的变化	长度分数	时间点	心脏. 室间隔	定量型	超声. 2 维	心脏. 超声
18055-4	梯度. 舒张期. 最大值	压力或压强	时间点	三尖瓣	定量型	超声. 多普勒	心脏. 超声
18056-2	梯度. 舒张期. 均值	压力或压强	时间点	三尖瓣	定量型	超声. 多普勒	心脏. 超声
18057-0	梯度. 最大值	压力或压强	时间点	二尖瓣	定量型	超声. 多普勒	心脏. 超声
18058-8	梯度. 最大值	压力或压强	时间点	肺动脉瓣	定量型	超声. 多普勒	心脏. 超声
18059-6	梯度. 均值	压力或压强	时间点	二尖瓣	定量型	超声. 多普勒	心脏. 超声
18060-4	梯度. 均值	压力或压强	时间点	肺动脉瓣	定量型	超声. 多普勒	心脏. 超声

LOINC 代码	名称	属性	时间特征	系统	标尺类型	方法类型	分类
18061-2	梯度.收缩期.最大值	压力或压强	时间点	主动脉瓣	定量型	超声.多普勒.导出的.完全的 Bernoulli	心脏.超声
18062-0	梯度.收缩期.最大值	压力或压强	时间点	主动脉瓣	定量型	超声.多普勒.导出的.简化的 Bernoulli	心脏.超声
18063-8	梯度.收缩期.均值	压力或压强	时间点	主动脉瓣	定量型	超声.多普勒.导出的.简化的 Bernoulli	心脏.超声
18064-6	梯度.收缩期.最大值	压力或压强	时间点	心脏.心室.左侧.流出道	定量型	超声.多普勒	心脏.超声
18065-3	梯度.收缩期.最大值	压力或压强	时间点	三尖瓣.回流喷射	定量型	超声.多普勒	心脏.超声
18066-1	梯度.收缩期.均值	压力或压强	时间点	主动脉瓣	定量型	超声.多普勒.导出的.完全的 Bernoulli	心脏.超声
18067-9	图像质量	类型	时间点	心脏超声仪器	名义型	超声	心脏.超声
18068-7	射血前期	时间（如秒数）	时间点	心脏.心室.左侧	定量型	超声	心脏.超声
1806-9	淀粉酶.S1	催化浓度	时间点	血清/血浆	定量型		化学
18069-5	心脏房室内.心脏收缩.均值	压力或压强	时间点	心脏.心房.右侧	定量型	估计自颈静脉扩张	心脏.超声
18070-3	心脏房室内.心脏收缩.均值	压力或压强	时间点	心脏.心房.右侧	定量型	超声	心脏.超声
18071-1	等容舒张	时间（如秒数）	时间点	心脏.心室.左侧	定量型	超声.多普勒	心脏.超声
18072-9	主轴.心尖 2 心腔.心脏舒张	长度	时间点	心脏.心室.左侧	定量型	超声.2 维	心脏.超声
18073-7	主轴.心尖 2 心腔.心脏收缩	长度	时间点	心脏.心室.左侧	定量型	超声.2 维	心脏.超声
18074-5	主轴.心尖 4 心腔.心脏舒张	长度	时间点	心脏.心室.左侧	定量型	超声.2 维	心脏.超声
18075-2	主轴.心尖 4 心腔.心脏收缩	长度	时间点	心脏.心室.左侧	定量型	超声.2 维	心脏.超声
18076-0	主轴.心尖.心脏收缩	长度	时间点	心脏.心室.左侧	定量型	超声.2 维	心脏.超声
1807-7	淀粉酶.S2	催化浓度	时间点	血清/血浆	定量型		化学
18077-8	主轴.心尖.心脏舒张	长度	时间点	心脏.心室.左侧	定量型	超声.2 维	心脏.超声
18078-6	主轴.心脏舒张.最大	长度	时间点	心脏.心室.右侧	定量型	超声.2 维	心脏.超声
18079-4	主轴.心脏收缩.最小	长度	时间点	心脏.心室.右侧	定量型	超声.2 维	心脏.超声
18080-2	血流量.收缩期.最大值	速度、速率	时间点	心脏.心室.右侧.流出道	定量型	超声.多普勒	心脏.超声

LOINC代码	名称	属性	时间特征	系统	标尺类型	方法类型	分类
18081-0	短轴.4心腔.心脏舒张	长度	时间点	心脏.心室.左侧	定量型	超声.2维	心脏.超声
18082-8	短轴.4心腔.心脏收缩	长度	时间点	心脏.心室.左侧	定量型	超声.M-模式	心脏.超声
18083-6	内直径.短轴.心脏舒张	长度	时间点	心脏.心室.左侧	定量型	超声.2维	心脏.超声
18084-4	短轴.心脏舒张.最大	长度	时间点	心脏.心室.右侧	定量型	超声.2维	心脏.超声
1808-5	淀粉酶.S3	催化浓度	时间点	血清/血浆	定量型		化学
18085-1	内直径.短轴.心脏收缩	长度	时间点	心脏.心室.左侧	定量型	超声.2维	心脏.超声
18086-9	短轴.心脏收缩.最小	长度	时间点	心脏.心室.右侧	定量型	超声.2维	心脏.超声
18087-7	心肌	质量	时间点	心脏.心室.左侧	定量型	超声	心脏.超声
18088-5	心肌	质量	时间点	心脏.心室.左侧	定量型	超声.M-模式	心脏.超声
18089-3	口	面积	时间点	主动脉瓣	定量型	超声	心脏.超声
18090-1	口	面积	时间点	主动脉瓣	定量型	超声.连续性	心脏.超声
18091-9	口	面积	时间点	主动脉瓣	定量型	超声.连续性.VTI+面积	心脏.超声
18092-7	口	面积	时间点	主动脉瓣	定量型	超声.连续性.VTI+直径	心脏.超声
1809-3	淀粉酶.唾液	催化浓度	时间点	血清/血浆	定量型		化学
18093-5	口	面积	时间点	主动脉瓣	定量型	超声.连续性.Vmax+面积	心脏.超声
18094-3	口	面积	时间点	主动脉瓣	定量型	超声.连续性.Vmax+直径	心脏.超声
18095-0	横截面	面积	时间点	肺动脉.主	定量型	超声	心脏.超声
18096-8	口	面积	时间点	肺动脉瓣	定量型	超声.连续性	心脏.超声
18097-6	口.最小	面积	时间点	二尖瓣	定量型	超声.多普勒.压力半周期	心脏.超声
18098-4	口.短轴.最小	面积	时间点	二尖瓣	定量型	超声.2维	心脏.超声
18099-2	平面.心尖2心腔.心脏舒张	面积	时间点	心脏.心室.左侧	定量型	超声.2维	心脏.超声
18100-8	平面.心尖2心腔.心脏收缩	面积	时间点	心脏.心室.左侧	定量型	超声.2维	心脏.超声
1810-1	淀粉酶/肌酐	质量浓度比率	时间点	血清/血浆	定量型		化学
18101-6	平面.心尖4心腔.心脏舒张	面积	时间点	心脏.心室.左侧	定量型	超声.2维	心脏.超声
18102-4	平面.心尖4心腔.心脏收缩	面积	时间点	心脏.心室.左侧	定量型	超声.2维	心脏.超声
18103-2	面积法.胸骨旁短轴	面积	时间点	心脏.心室.左侧.流出道	定量型	超声.2维	心脏.超声

LOINC代码	名称	属性	时间特征	系统	标尺类型	方法类型	分类
18104-0	压力半时值	时间（如秒数）	时间点	主动脉瓣	定量型	超声.多普勒	心脏.超声
18105-7	压力半时值	时间（如秒数）	时间点	主动脉瓣.回流喷射	定量型	超声.多普勒	心脏.超声
18106-5	操作	存在与否或身份标识	时间点	心脏超声检查	名义型	*	心脏.超声
18107-3	操作应激方法	类型	时间点	心脏超声检查	名义型	*	心脏.超声
18108-1	人工瓣膜类型	存在与否或身份标识	时间点	主动脉瓣	名义型	超声	心脏.超声
18109-9	人工瓣膜类型	存在与否或身份标识	时间点	二尖瓣	名义型	超声	心脏.超声
18110-7	人工瓣膜类型	存在与否或身份标识	时间点	肺动脉瓣	名义型	超声	心脏.超声
18111-5	人工瓣膜类型	存在与否或身份标识	时间点	三尖瓣	名义型	超声	心脏.超声
18112-3	回流程度	任意	时间点	主动脉瓣	等级型	超声.多普勒	心脏.超声
18113-1	回流程度	任意	时间点	二尖瓣	等级型	超声.多普勒	心脏.超声
18114-9	回流程度	任意	时间点	肺动脉瓣	等级型	超声.多普勒	心脏.超声
18115-6	回流程度	任意	时间点	三尖瓣	等级型	超声.多普勒	心脏.超声
18116-4	节段性壁外观	发现（结果）	时间点	心脏.心室.左侧	名义型	超声	心脏.超声
18117-2	节段性壁运动	任意	时间点	心脏.心室.左侧	等级型	超声	心脏.超声
18118-0	节段性壁运动	发现（结果）	时间点	心脏.心室.左侧	叙述型	超声	心脏.超声
1811-9	淀粉酶/肌酐肾清除率	比率	24小时	尿液	定量型		化学
18119-8	节段性壁运动	任意	时间点	心脏.心室.左侧.尖前部	等级型	超声	心脏.超声
18120-6	节段性壁运动	任意	时间点	心脏.心室.左侧.尖隔膜	等级型	超声	心脏.超声
18121-4	节段性壁运动	任意	时间点	心脏.心室.左侧.底前部	等级型	超声	心脏.超声
18122-2	节段性壁运动	任意	时间点	心脏.心室.左侧.底前部隔膜	等级型	超声	心脏.超声
18123-0	节段性壁运动	任意	时间点	心脏.心室.左侧.底下部	等级型	超声	心脏.超声
18124-8	节段性壁运动	任意	时间点	心脏.心室.左侧.底侧部	等级型	超声	心脏.超声
18125-5	节段性壁运动	任意	时间点	心脏.心室.左侧.底后部	等级型	超声	心脏.超声
18126-3	节段性壁运动	任意	时间点	心脏.心室.左侧.底部隔膜	等级型	超声	心脏.超声
1812-7	α岩藻糖苷酶	催化含量	时间点	组织	定量型		化学
18127-1	节段性壁运动	任意	时间点	心脏.心室.左侧.下尖部	等级型	超声	心脏.超声
18128-9	节段性壁运动	任意	时间点	心脏.心室.左侧.侧尖部	等级型	超声	心脏.超声

LOINC 代码	名称	属性	时间特征	系统	标尺类型	方法类型	分类
18129-7	节段性壁运动	任意	时间点	心脏.心室.左侧.中前部	等级型	超声	心脏.超声
18130-5	节段性壁运动	任意	时间点	心脏.心室.左侧.中前部隔膜	等级型	超声	心脏.超声
18131-3	节段性壁运动	任意	时间点	心脏.心室.左侧.中下部	等级型	超声	心脏.超声
18132-1	节段性壁运动	任意	时间点	心脏.心室.左侧.中侧部	等级型	超声	心脏.超声
18133-9	节段性壁运动	任意	时间点	心脏.心室.左侧.中后部	等级型	超声	心脏.超声
18134-7	节段性壁运动	任意	时间点	心脏.心室.左侧.中部隔膜	等级型	超声	心脏.超声
1813-5	α半乳糖苷酶	催化浓度	时间点	血清/血浆	定量型		化学
18135-4	短轴.二尖瓣水平.心脏舒张	面积	时间点	心脏.心室.左侧	定量型	超声.2维	心脏.超声
18136-2	短轴.二尖瓣水平.心脏收缩	面积	时间点	心脏.心室.左侧	定量型	超声.2维	心脏.超声
18137-0	短轴.乳头水平.心脏舒张	面积	时间点	心脏.心室.左侧	定量型	超声.2维	心脏.超声
18138-8	短轴.乳头水平.心脏收缩	面积	时间点	心脏.心室.左侧	定量型	超声.2维	心脏.超声
18139-6	阶段	存在与否或身份标识	时间点	应力检查	名义型	超声	心脏.超声
18140-4	研究观察	发现（结果）	时间点	心血管.中枢	名义型	超声	心脏.超声
18141-2	研究观察	发现（结果）	时间点	心血管.中枢	叙述型	超声	心脏.超声
18142-0	研究观察	发现（结果）	时间点	心脏.房室	名义型	超声	心脏.超声
1814-3	α葡萄糖苷酶	催化浓度	时间点	精液	定量型		化学
18143-8	研究观察	发现（结果）	时间点	心脏.房室	叙述型	超声	心脏.超声
18144-6	研究观察	发现（结果）	时间点	心脏.瓣膜	叙述型	超声	心脏.超声
18145-3	研究观察	发现（结果）	时间点	心脏.瓣膜	名义型	超声	心脏.超声
18146-1	研究观察.总体	印象/检查结果的解释	时间点	心血管.中枢	叙述型	超声	心脏.超声
18147-9	研究观察.总体	印象/检查结果的解释	时间点	心血管.中枢	名义型	超声	心脏.超声
18148-7	心脏收缩.最小值	容积、体积	时间点	心脏.心室.左侧	定量型	超声	心脏.超声
18149-5	心脏收缩.最小值	容积、体积	时间点	心脏.心室.左侧	定量型	超声.2维.单平面椭圆	心脏.超声
1815-0	α葡萄糖苷酶	催化含量	时间点	组织	定量型		化学
18150-3	心脏收缩.最小值	容积、体积	时间点	心脏.心室.左侧	定量型	超声.2维.双平面椭圆	心脏.超声
18151-1	心脏收缩.最小值	容积、体积	时间点	心脏.心室.左侧	定量型	超声.2维.mod	心脏.超声
18152-9	厚度.心脏舒张	长度	时间点	心脏.心室.左侧.后壁	定量型	超声	心脏.超声
18153-7	厚度.心脏舒张	长度	时间点	心脏.心室.右侧.前壁	定量型	超声	心脏.超声
18154-5	厚度.心脏舒张	长度	时间点	心脏.室间隔	定量型	超声	心脏.超声
18155-2	厚度.中隔壁/厚度.后壁	长度比率	时间点	心脏.心室.左侧	定量型	超声	心脏.超声

LOINC 代码	名称	属性	时间特征	系统	标尺类型	方法类型	分类
18156-0	厚度.心脏收缩	长度	时间点	心脏.心室.左侧.后壁	定量型	超声	心脏.超声
18157-8	厚度.心脏收缩	长度	时间点	心脏.心室.右侧.前壁	定量型	超声	心脏.超声
18158-6	厚度.心脏收缩	长度	时间点	心脏.室间隔	定量型	超声	心脏.超声
18159-4	传感器部位	存在与否或身份标识	时间点	心脏超声检查	名义型	*	心脏.超声
18160-2	超声级别	类型	时间点	心脏超声仪器	名义型	*	心脏.超声
18161-0	血流量.最大值	速度、速率	时间点	三尖瓣	定量型	超声.多普勒	心脏.超声
18162-8	血流量.最大值	速度、速率	时间点	肺动脉瓣	定量型	超声.多普勒	心脏.超声
18163-6	血流量.收缩期.最大值	速度、速率	时间点	主动脉.根	定量型	超声.多普勒	心脏.超声
18164-4	血流量.收缩期.最大值	速度、速率	时间点	心脏.心室.左侧.流出道	定量型	超声.多普勒	心脏.超声
18165-1	血流量.舒张期.最大值	速度、速率	时间点	肺动脉瓣.回流喷射	定量型	超声.多普勒	心脏.超声
18166-9	血流量.收缩期.最大值	速度、速率	时间点	三尖瓣.回流喷射	定量型	超声.多普勒	心脏.超声
18167-7	血流量.收缩期.均值	速度、速率	时间点	主动脉.根	定量型	超声.多普勒	心脏.超声
1816-8	α葡萄糖苷酶	催化浓度	时间点	白细胞	定量型		化学
18168-5	速率-时间积分	长度	时间点	主动脉.根	定量型	超声.多普勒	心脏.超声
18169-3	速率-时间积分	长度	时间点	主动脉瓣	定量型	超声.多普勒	心脏.超声
18170-1	速率-时间积分	长度	时间点	心脏.心室.左侧.流出道	定量型	超声.多普勒	心脏.超声
18171-9	速率-时间积分	长度	时间点	心脏.心室.右侧.流出道	定量型	超声.多普勒	心脏.超声
18172-7	速率-时间积分	长度	时间点	二尖瓣	定量型	超声.多普勒	心脏.超声
18173-5	速率-时间积分	长度	时间点	肺动脉	定量型	超声.多普勒	心脏.超声
18174-3	速率-时间积分	长度	时间点	肺动脉瓣	定量型	超声.多普勒	心脏.超声
18175-0	速率-时间积分.心脏舒张	长度	时间点	三尖瓣	定量型	超声.多普勒	心脏.超声
1817-6	α酮戊二酸	质量浓度	时间点	血清	定量型		化学
18176-8	厂商型号	标识符	时间点	心脏超声仪器	定量型		心脏.超声
18177-6	厂商序列号	标识符	时间点	心脏超声仪器	定量型		心脏.超声
18178-4	室壁运动指数	任意	时间点	心脏.心室.左侧	等级型	超声	心脏.超声
18179-2	壁节段	存在与否或身份标识	时间点	心脏.心室.左侧	名义型	超声	心脏.超声
181-8	西诺沙星	药物敏感度	时间点	分离物	定量或等级型	最小抑制浓度	抗生素敏感性
18180-0	白蛋白	质量速率	2 小时	血清	定量型		化学
18182-6	重量克分子渗透压浓度	同渗重摩、渗透度、溶质度	时间点	血清/血浆	定量型	计算的	化学
18183-4	褪黑素	质量速率	24 小时	尿液	定量型		化学
1818-4	α甘露糖苷酶	催化浓度	时间点	血清	定量型		化学
18184-2	红细胞沉降速率	速度、速率	时间点	全血	定量型	韦斯特格伦法.2 小时读数	血液学/细胞分类计数
18185-9	孕龄	时间（如秒数）	时间点	胎儿	定量型		产科学.超声

LOINC 代码	名称	属性	时间特征	系统	标尺类型	方法类型	分类
18186-7	钙	质量速率	12 小时	尿液	定量型		化学
18187-5	氯羟去甲安定	任意浓度	时间点	尿液	等级型		药物水平/毒理学
18188-3	醋丁洛尔	质量浓度	时间点	XXX	定量型		药物水平/毒理学
18189-1	丙酮	质量速率	24 小时	尿液	定量型		药物水平/毒理学
18190-9	酸性磷酸酶.耐酒石酸	任意浓度	时间点	XXX	等级型		化学
18191-7	氨基酸	存在与否或身份标识	24 小时	尿液	名义型		化学
1819-2	α 甘露糖苷酶	催化含量	时间点	组织	定量型		化学
18192-5	细菌	任意浓度	时间点	鼻	等级型	光学显微镜检查	微生物学
18194-1	钡	质量速率	24 小时	尿液	定量型		药物水平/毒理学
18195-8	β 葡萄糖苷酶	任意含量	时间点	组织	等级型		化学
18196-6	β-N-乙酰己糖胺酶.A	任意含量	时间点	组织	等级型		化学
18197-4	皮炎芽生菌 Ab	任意浓度	时间点	脑脊液	等级型		微生物学
18198-2	皮炎芽生菌 Ab.IgE	任意浓度	时间点	血清	等级型		微生物学
18199-0	皮炎芽生菌 Ab.IgG	任意浓度	时间点	血清	等级型		微生物学
18-2	阿莫西林	药物敏感度	时间点	分离物＋血清	等级型	测序分型	抗生素敏感性
1820-0	α 黑素细胞刺激素	质量浓度	时间点	血清/血浆	定量型		化学
18200-6	皮炎芽生菌 Ab.IgM	任意浓度	时间点	血清	等级型		微生物学
18201-4	博氏疏螺旋体 Ab.IgA	任意浓度	时间点	血清	等级型	免疫印迹	微生物学
18202-2	博氏疏螺旋体 Ab.IgA	任意浓度	时间点	脑脊液	等级型	免疫印迹	微生物学
18203-0	博氏疏螺旋体 Ab.IgG＋IgM	任意浓度	时间点	血清	等级型	免疫印迹	微生物学
18204-8	咖啡因肾清除率	容积速率	24 小时	尿液	定量型		药物水平/毒理学
18205-5	二硫化碳	任意浓度	时间点	尿液	等级型		药物水平/毒理学
18206-3	儿茶酚胺^给予某刺激后第 7 份标本	质量浓度	时间点	血浆	定量型		刺激耐受试验
18208-9	可卡因	质量浓度	时间点	XXX	定量型		药物水平/毒理学
18209-7	泛醌 10	任意浓度	时间点	血清/血浆	定量型		化学
18210-5	补体 C1 酯酶抑制剂结合 Ab.IgG	质量浓度	时间点	血清/血浆	定量型		血液学/细胞分类计数
18211-3	补体 C1 酯酶抑制剂结合 Ab.IgM	质量浓度	时间点	血清/血浆	定量型		血液学/细胞分类计数
18212-1	补体 C1 酯酶抑制剂游离 Ab.IgG	质量浓度	时间点	血清/血浆	定量型		血液学/细胞分类计数
18213-9	补体 C1 酯酶抑制剂游离 Ab.IgM	质量浓度	时间点	血清/血浆	定量型		血液学/细胞分类计数
18214-7	δ5-孕三醇	质量浓度	时间点	尿液	定量型		化学
18215-4	δ 丙氨酸	质量浓度	时间点	尿液	定量型		化学
18216-2	地佐辛	任意浓度	时间点	尿液	等级型	确认试验	药物水平/毒理学
18217-0	表皮 Ab.IgA	任意含量	时间点	组织	等级型		血清学

LOINC 代码	名称	属性	时间特征	系统	标尺类型	方法类型	分类
1821-8	α萘基酯酶	催化浓度	时间点	血清	定量型		化学
18218-8	表皮 Ab. IgM	任意含量	时间点	组织	等级型		血清学
18219-6	肾上腺素^给予某刺激后第 2 份标本	质量浓度	时间点	尿液	定量型		刺激耐受试验
18220-4	肾上腺素^给予某刺激后第 3 份标本	质量浓度	时间点	尿液	定量型		刺激耐受试验
18221-2	肾上腺素^给予某刺激后第 4 份标本	质量浓度	时间点	尿液	定量型		刺激耐受试验
18222-0	肾上腺素^给予某刺激后第 5 份标本	质量浓度	时间点	尿液	定量型		刺激耐受试验
18223-8	肾上腺素^给予某刺激后第 6 份标本	质量浓度	时间点	尿液	定量型		刺激耐受试验
18224-6	肾上腺素^给予某刺激后第 7 份标本	质量浓度	时间点	尿液	定量型		刺激耐受试验
18225-3	红细胞形状	形态学	时间点	全血	名义型		血液学/细胞分类计数
1822-6	α胸腺素	质量浓度	时间点	血清	定量型		化学
18226-1	红细胞大小	形态学	时间点	全血	名义型		血液学/细胞分类计数
18227-9	葡萄糖	质量速率	6 小时	尿液	定量型		化学
18228-7	葡萄糖-6-磷酸脱氢酶	任意含量	时间点	组织	等级型		化学
18229-5	硫酸乙酰肝素	任意浓度	时间点	血清/血浆	等级型		化学
18230-3	组蛋白 H2a+H2b Ab	任意浓度	时间点	血清	定量型		血清学
18231-1	组蛋白 H2a+H2b Ab	任意浓度	时间点	血清	等级型	免疫荧光	血清学
18232-9	氢化皮质酮	任意浓度	时间点	尿液	等级型		化学
18233-7	流感病毒 Ab	任意浓度	时间点	脑脊液	定量型		微生物学
1823-4	α生育酚	质量浓度	时间点	血清/血浆	定量型		化学
18234-5	胰岛素	任意浓度	时间点	不明物质	等级型		化学
18235-2	酮类溶剂	存在与否或身份标识	时间点	全血	名义型		药物水平/毒理学
18236-0	铅	任意含量	时间点	组织	等级型		药物水平/毒理学
18237-8	非典型嗜肺军团菌 Ab. IgM	任意浓度	时间点	血清	等级型		微生物学
18238-6	锂	质量含量	时间点	组织	定量型		药物水平/毒理学
18239-4	红斑狼疮因子	质量浓度	时间点	全血	定量型	胶乳凝集试验	血清学
18240-2	1，3-二氯苯	质量浓度	时间点	全血	定量型		药物水平/毒理学
18241-0	头孢西丁 Ab. IgE	任意浓度	时间点	血清	定量型		变态反应
1824-2	α-1-抗胰凝乳蛋白酶	质量浓度	时间点	血清	定量型		化学
18242-8	甲乙哌酮	质量速率	24 小时	尿液	定量型		药物水平/毒理学
18243-6	肺炎支原体 Ab. IgG	任意浓度	时间点	脑脊液	定量型		微生物学
18244-4	烟酸	质量浓度	时间点	血清/血浆	定量型		化学
18245-1	镍	质量浓度	时间点	XXX	定量型		药物水平/毒理学
18246-9	氮	质量浓度	时间点	大便	定量型		化学

LOINC 代码	名称	属性	时间特征	系统	标尺类型	方法类型	分类
18247-7	氮	质量浓度	时间点	透析液	定量型		化学
18248-5	去甲安定	质量浓度	时间点	大便	定量型		药物水平/毒理学
18249-3	对氨基苯甲酸	质量浓度	时间点	血清/血浆	定量型		药物水平/毒理学
18250-1	五羧基卟啉	质量浓度	时间点	全血	定量型		化学
18251-9	多氯联苯	任意含量	时间点	组织	等级型		药物水平/毒理学
18252-7	泼尼松	质量速率	24 小时	尿液	定量型		药物水平/毒理学
18253-5	5-羟色胺	质量速率	24 小时	尿液	定量型		化学
18254-3	硅酸盐	质量浓度	时间点	体液	定量型		药物水平/毒理学
18255-0	磺酰脲	质量浓度	时间点	血清/血浆	定量型		药物水平/毒理学
18256-8	磺酰脲	质量浓度	时间点	尿液	定量型		药物水平/毒理学
18257-6	粪卟啉	质量浓度	时间点	全血	定量型		化学
18258-4	甲氧苄啶 Ab. IgE	任意浓度	时间点	血清	定量型		变态反应
1825-9	α1 抗胰蛋白酶	质量浓度	时间点	血清/血浆	定量型		化学
18259-2	血管活性肠肽	质量速率	24 小时	尿液	定量型		化学
182-6	西诺沙星	药物敏感度	时间点	分离物	定量或等级型	琼脂扩散	抗生素敏感性
18260-0	锌	任意含量	时间点	组织	等级型		药物水平/毒理学
18261-8	低密度脂蛋白胆固醇	质量浓度	时间点	血清/血浆.超速离心	定量型		化学
18262-6	低密度脂蛋白胆固醇	质量浓度	时间点	血清/血浆	定量型	直接分析	化学
18263-4	高密度脂蛋白胆固醇	质量浓度	时间点	血清/血浆.超速离心	定量型		化学
18264-2	胆红素.葡萄糖醛酸化+胆红素.白蛋白结合型	质量浓度	时间点	血清/血浆	定量型	孵育.1 分钟	化学
18265-9	对乙酰氨基酚	任意浓度	时间点	体液	等级型		药物水平/毒理学
18266-7	细胞.CD4/细胞.CD8	数量或计数比率	时间点	体液	定量型		细胞标志物
1826-7	α1 抗胰蛋白酶.MM	质量浓度	时间点	血清/血浆	定量型		化学
18267-5	细胞.CD16 + CD56 +/100 细胞	数量或计数分数	时间点	全血	定量型		细胞标志物
18268-3	细胞.CD16 + CD56 +/100 细胞	数量或计数分数	时间点	体液	定量型		细胞标志物
18269-1	免疫复合物	任意浓度	时间点	体液	定量型		血清学
18270-9	卡马西平-10，11-环氧化物	摩尔浓度	时间点	血清/血浆	定量型		药物水平/毒理学
18271-7	α1 抗胰蛋白酶清除率	容积速率	24 小时	血清/血浆+大便	定量型		化学
18272-5	RNA Ab	任意浓度	时间点	血清	定量型		血清学
18273-3	抗体筛查	任意浓度	时间点	血清/血浆^血液制品单位	等级型		血库

LOINC 代码	名称	属性	时间特征	系统	标尺类型	方法类型	分类
18274-1	抗体筛查	任意浓度	时间点	血清/血浆^供者	等级型		血库
1827-5	α1 抗胰蛋白酶. MS	质量浓度	时间点	血清/血浆	定量型		化学
18275-8	抗原存在	存在与否或身份标识	时间点	红细胞^供者	名义型		血库
18276-6	抗原缺失	存在与否或身份标识	时间点	红细胞^供者	名义型		血库
18277-4	血红蛋白 F	任意浓度	时间点	胃液	等级型	Apt	血液学/细胞分类计数
18278-2	血红蛋白 F	任意浓度	时间点	胎粪	等级型	Apt	血液学/细胞分类计数
18279-0	血红蛋白 F	任意浓度	时间点	大便	等级型	Apt	血液学/细胞分类计数
18280-8	背景染色法	任意浓度	时间点	全血	等级型	光学显微镜检查	血液学/细胞分类计数
18281-6	钙^^校正总蛋白影响后	摩尔浓度	时间点	血清/血浆	定量型		化学
18282-4	大麻类物质	任意浓度	时间点	尿液	等级型	筛查试验	药物水平/毒理学
1828-3	α1 抗胰蛋白酶. MZ	质量浓度	时间点	血清/血浆	定量型		化学
18283-2	细胞. CD11/100 细胞	数量或计数分数	时间点	全血	定量型		细胞标志物
18284-0	细胞. CD198/100 细胞	数量或计数分数	时间点	全血	定量型		细胞标志物
18285-7	细胞. CDA/100 细胞	数量或计数分数	时间点	全血	定量型		细胞标志物
18286-5	冷热溶血试验 Ab	任意浓度	时间点	全血	等级型		血库
18287-3	冷热溶血试验 Ab	任意浓度	时间点	血清＋红细胞^对照	等级型		血库
18288-1	冷热溶血试验 Ab	稀释系数、稀释倍数（滴度）	时间点	血清＋红细胞^对照	定量型		血库
18289-9	红细胞	形态学	时间点	脑脊液	名义型	光学显微镜检查	血液学/细胞分类计数
18290-7	红细胞	形态学	时间点	关节液	名义型	光学显微镜检查	血液学/细胞分类计数
1829-1	α1 抗胰蛋白酶. SS	质量浓度	时间点	血清/血浆	定量型		化学
18291-5	血红蛋白 F/总血红蛋白	质量分数	时间点	全血^新生儿	定量型		血液学/细胞分类计数
18292-3	血红蛋白. 胎儿型/总血红蛋白^羊膜穿刺后	摩尔分数	时间点	全血	等级型	克－贝试验	血液学/细胞分类计数
18293-1	血红蛋白. 胎儿型/总血红蛋白^分娩后	摩尔分数	时间点	全血	等级型	克－贝试验	血液学/细胞分类计数
18294-9	血红蛋白. 胎儿型/总血红蛋白^羊膜穿刺前	摩尔分数	时间点	全血	等级型	克－贝试验	血液学/细胞分类计数
18295-6	血红蛋白. 胎儿型/总血红蛋白^分娩前	摩尔分数	时间点	全血	等级型	克－贝试验	血液学/细胞分类计数
18296-4	葡萄糖^给予葡萄糖后	印象/检查结果的解释	时间点	血清/血浆	名义型		刺激耐受试验
18297-2	酸性溶血	质量浓度	时间点	红细胞	定量型		血液学/细胞分类计数
18298-0	高滴度低亲合力 Ab	任意浓度	时间点	血清/血浆	等级型		血库
18299-8	IgA	任意浓度	时间点	血清	等级型	免疫固定	化学
18300-4	IgA	任意浓度	时间点	尿液	等级型	免疫固定	化学
18301-2	IgG	任意浓度	时间点	血清	等级型	免疫固定	化学
18302-0	IgG	任意浓度	时间点	尿液	等级型	免疫固定	化学
18303-8	IgM	任意浓度	时间点	血清	等级型	免疫固定	化学

LOINC 代码	名称	属性	时间特征	系统	标尺类型	方法类型	分类
18304-6	IgM	任意浓度	时间点	尿液	等级型	免疫固定	化学
18305-3	阿米巴 已鉴定的	存在与否或身份标识	时间点	抽出物	名义型	铁苏木精染色	微生物学
18306-1	水泡囊，已鉴定的	存在与否或身份标识	时间点	抽出物	名义型	铁苏木精染色	微生物学
18307-9	虫卵十寄生虫，已鉴定的	存在与否或身份标识	时间点	大便	名义型	铁苏木精染色	微生物学
18308-7	肺囊虫 sp，已鉴定的	存在与否或身份标识	时间点	肺组织	名义型	免疫组织化学	微生物学
1830-9	α1 抗胰蛋白酶. SZ	质量浓度	时间点	血清/血浆	定量型		化学
18309-5	有核红细胞/100 白细胞	比率	时间点	全血	定量型	手工计数	血液学/细胞分类计数
18310-3	血红蛋白. 其他/总血红蛋白	印象/检查结果的解释	时间点	全血	名义型		血液学/细胞分类计数
18311-1	核分叶不良细胞	任意浓度	时间点	全血	等级型	光学显微镜检查	血液学/细胞分类计数
18312-9	血小板卫星现象	任意浓度	时间点	全血	等级型	光学显微镜检查	血液学/细胞分类计数
18313-7	凝血	任意浓度	时间点	精液	等级型	目视	生育能力
18314-5	形态学	印象/检查结果的解释	时间点	全血	叙述型		血液学/细胞分类计数
1831-7	α1 抗胰蛋白酶. ZZ	质量浓度	时间点	血清/血浆	定量型		化学
18319-4	嗜中性粒细胞. 空泡型	任意浓度	时间点	全血	等级型	光学显微镜检查	血液学/细胞分类计数
18320-2	球蛋白	质量浓度	时间点	尿液	定量型	计算的	化学
18321-0	联苯胺	质量浓度	时间点	血清/血浆	定量型		药物水平/毒理学
18322-8	去甲氯胺酮	质量浓度	时间点	尿液	定量型		药物水平/毒理学
18323-6	Smith 可提取核 Ab. IgG	任意浓度	时间点	血清	定量型		血清学
18324-4	鸡尾鹦鹉血清 Ab. IgE	任意浓度	时间点	血清	定量型		变态反应
1832-5	α-1-胎蛋白	质量浓度	时间点	羊水	定量型		化学
18325-1	羟吗啡酮	任意浓度	时间点	尿液	等级型	确认试验	药物水平/毒理学
18326-9	显微镜观察	存在与否或身份标识	时间点	子宫颈	名义型	XXX 染色	微生物学
18327-7	显微镜观察	存在与否或身份标识	时间点	十二指肠液	名义型	XXX 染色	微生物学
18328-5	显微镜观察	存在与否或身份标识	时间点	体液	名义型	XXX 染色	细胞学
18329-3	嗜中性粒细胞细胞质 Ab. IgA	任意浓度	时间点	血清	定量型		血清学
18330-1	嗜中性粒细胞细胞质 Ab. IgG	任意浓度	时间点	血清	定量型		血清学
18331-9	嗜中性粒细胞细胞质 Ab. IgM	任意浓度	时间点	血清	定量型		血清学
18332-7	甲状腺过氧化物酶 Ab. IgG	任意浓度	时间点	血清	定量型		血清学
1833-3	α-1-胎蛋白	质量浓度	时间点	脑脊液	定量型		化学
18333-5	埃柯病毒 7 Ab	任意浓度	时间点	脑脊液	定量型		微生物学
18334-3	纳曲酮	任意浓度	时间点	尿液	等级型	确认试验	药物水平/毒理学

LOINC代码	名称	属性	时间特征	系统	标尺类型	方法类型	分类
18335-0	抗组胺药物类	任意浓度	时间点	尿液	等级型	确认试验	药物水平/毒理学
18336-8	甲基特丁基醚	质量浓度	时间点	全血	定量型		药物水平/毒理学
18337-6	羟基伊曲康唑	质量浓度	时间点	血清/血浆	定量型		药物水平/毒理学
18338-4	去甲曲马多	质量浓度	时间点	尿液	定量型		药物水平/毒理学
18339-2	去甲曲马多	任意浓度	时间点	血清/血浆	等级型	确认试验	药物水平/毒理学
183-4	西诺沙星	药物敏感度	时间点	分离物＋血清	等级型	测序分型	抗生素敏感性
18340-0	去甲曲马多	质量浓度	时间点	血清/血浆	定量型	确认试验	药物水平/毒理学
1834-1	α-1-胎蛋白	质量浓度	时间点	血清/血浆	定量型		化学
18341-8	丙二醇	质量浓度	时间点	尿液	定量型		药物水平/毒理学
18342-6	葡萄糖^给予某刺激后3小时	质量浓度	时间点	血清/血浆	定量型		刺激耐受试验
18343-4	6-单乙酰吗啡	任意浓度	时间点	血清/血浆	等级型	筛查试验	药物水平/毒理学
18344-2	β-n-乙酰己糖胺酶	催化浓度	时间点	血小板	定量型		化学
18345-9	蛋白质S Ag/凝血因子Ⅷ Ag	质量浓度比率	时间点	贫血小板血浆	定量型	凝集反应	凝血功能检查
18346-7	肺炎双球菌18c Ab. IgG	任意浓度	时间点	血清	定量型		微生物学
18347-5	肺炎双球菌12 Ab^第2份标本	任意浓度	时间点	血清	定量型		微生物学
18348-3	鼠弓形体 Ab. IgM	任意浓度	时间点	脑脊液	定量型		微生物学
18349-1	细胞. CD8＋CD25＋	数量或计数浓度（计数/容积）	时间点	全血	定量型		细胞标志物
18350-9	细胞. CD8＋CD57＋	数量或计数浓度（计数/容积）	时间点	全血	定量型		细胞标志物
18351-7	11-脱氧皮质醇^给予某刺激后第2份标本	质量浓度	时间点	血清/血浆	定量型		刺激耐受试验
18352-5	标本体积	容积、体积	4小时	尿液	定量型		标本特性
18353-3	葡萄糖^口服50 g乳糖后6小时	质量浓度	时间点	血清/血浆	定量型		刺激耐受试验
18354-1	葡萄糖^口服50 g乳糖后12小时	质量浓度	时间点	血清/血浆	定量型		刺激耐受试验
18355-8	二亚甲肾上腺素	质量浓度	时间点	尿液	定量型		药物水平/毒理学
18356-6	亚甲基二氧甲基苯异丙胺	质量浓度	时间点	血清/血浆	定量型		药物水平/毒理学
18357-4	亚甲基二氧甲基苯异丙胺	质量浓度	时间点	全血	定量型		药物水平/毒理学
1835-8	α-2-巨球蛋白	质量浓度	时间点	血清	定量型		化学
18358-2	亚甲基二氧甲基苯异丙胺	质量浓度	时间点	尿液	定量型	确认试验	药物水平/毒理学
18359-0	二亚甲肾上腺素	质量浓度	时间点	全血	定量型		药物水平/毒理学
18360-8	8-羟基阿莫沙平	质量浓度	时间点	尿液	定量型		药物水平/毒理学

LOINC 代码	名称	属性	时间特征	系统	标尺类型	方法类型	分类
18361-6	一磷酸腺苷.环化型/肌酐	质量浓度比率	时间点	尿液	定量型		化学
18362-4	α-2-视黄醇结合蛋白	质量速率	24 小时	尿液	定量型		化学
18363-2	游离型肉碱	任意含量	时间点	组织	定量型		化学
18364-0	硫酸软骨素	质量浓度	时间点	血清	定量型		化学
18365-7	皮质醇.游离型	质量浓度	时间点	唾液	定量型		化学
1836-6	α-2-视黄醇结合蛋白	质量浓度	时间点	血清/血浆	定量型		化学
18366-5	细胞色素 C 氧化酶	催化含量	时间点	组织	定量型		化学
18367-3	碘.游离型	质量浓度	时间点	血清/血浆	定量型		化学
18368-1	镁	摩尔速率	2 小时	尿液	定量型		化学
18369-9	镁	摩尔速率	4 小时	尿液	定量型		化学
18370-7	亚硝酸盐	质量浓度	时间点	全血	定量型		化学
18371-5	甲基对硫磷	质量浓度	时间点	尿液	定量型		药物水平/毒理学
18372-3	钾	摩尔速率	6 小时	尿液	定量型		化学
18373-1	蛋白质	质量速率	6 小时	尿液	定量型		尿液分析
1837-4	α-N-乙酰氨基葡萄糖苷酶	催化浓度	时间点	血清/血浆	定量型		化学
18374-9	维生素 B_2	质量浓度	24 小时	尿液	定量型		化学
18375-6	5-羟色胺	质量浓度	时间点	尿液	定量型		化学
18376-4	钠	摩尔速率	6 小时	尿液	定量型		化学
18377-2	钠	摩尔速率	12 小时	尿液	定量型		化学
18378-0	皮质激素传递蛋白	质量浓度	时间点	脑脊液	定量型		化学
18379-8	尿酸	质量速率	6 小时	尿液	定量型		化学
18380-6	尿卟啉原脱羧酶	实体催化活性	时间点	红细胞	定量型		化学
18381-4	尿卟啉原脱羧酶	催化浓度	时间点	全血	定量型		化学
1838-2	α-N-乙酰氨基葡萄糖苷酶	催化含量	时间点	组织	定量型		化学
18382-2	标本.干重	质量速率	24 小时	大便	定量型		标本特性
18383-0	阿芬他尼	任意浓度	时间点	尿液	等级型		药物水平/毒理学
18384-8	仲丁巴比妥	质量浓度	时间点	血清/血浆	定量型	确认试验	药物水平/毒理学
18385-5	布他比妥	任意浓度	时间点	尿液	等级型	确认试验	药物水平/毒理学
18386-3	氯噻嗪	任意浓度	时间点	血清/血浆	等级型		药物水平/毒理学
18387-1	二乙酰吗啡	质量浓度	时间点	血清/血浆	定量型		药物水平/毒理学
18388-9	地西泮	任意浓度	时间点	尿液	等级型	确认试验	药物水平/毒理学
18389-7	甲喹酮	任意浓度	时间点	尿液	等级型	确认试验	药物水平/毒理学
1839-0	氨	摩尔浓度	时间点	全血	定量型		化学
18390-5	阿片制剂	任意浓度	时间点	尿液	等级型	确认试验	药物水平/毒理学
18391-3	副醛	质量浓度	时间点	尿液	定量型		药物水平/毒理学
18392-1	苯环利定	任意浓度	时间点	尿液	等级型	确认试验	药物水平/毒理学
18393-9	奎尼丁＋奎宁	任意浓度	时间点	尿液	等级型		药物水平/毒理学

LOINC 代码	名称	属性	时间特征	系统	标尺类型	方法类型	分类
18394-7	人类白细胞抗原-A24 (9)	任意浓度	时间点	全血	等级型		人类白细胞抗原
18395-4	黑曲霉菌 Ab	任意浓度	时间点	脑脊液	等级型		微生物学
18396-2	艾滋病毒 1 p24 Ag	任意浓度	时间点	血清	等级型	酶免疫分析	微生物学
18397-0	脊髓灰质炎病毒 1 Ab	稀释系数、稀释倍数（滴度）	时间点	脑脊液	定量型	补体结合试验	微生物学
18398-8	脊髓灰质炎病毒 2 Ab	稀释系数、稀释倍数（滴度）	时间点	脑脊液	定量型	补体结合试验	微生物学
18399-6	脊髓灰质炎病毒 3 Ab	稀释系数、稀释倍数（滴度）	时间点	脑脊液	定量型	补体结合试验	微生物学
18400-2	精子 Ab. IgA	任意浓度	时间点	宫颈粘液	定量型		生育能力
18401-0	精子 Ab. IgG	任意浓度	时间点	宫颈粘液	定量型		生育能力
18402-8	精子 Ab. IgA	任意浓度	时间点	精液	定量型		生育能力
18403-6	精子 Ab. IgG	任意浓度	时间点	精液	定量型		生育能力
18404-4	精子 Ab. IgM	任意浓度	时间点	精液	定量型		生育能力
18405-1	砷酸盐	质量浓度	时间点	尿液	定量型		药物水平/毒理学
18406-9	三氧化二砷	质量浓度	时间点	尿液	定量型		药物水平/毒理学
18407-7	白细胞	数量或计数速率＝计数/时间	12 小时	尿沉渣	定量型	光学显微镜检查	尿液分析
1840-8	氨	摩尔浓度	时间点	脑脊液	定量型		化学
18408-5	细胞. CD3＋HLA-DR＋/100 细胞	数量或计数分数	时间点	全血	定量型		细胞标志物
18409-3	月状弯孢霉 Ab. IgG	任意浓度	时间点	血清	定量型		变态反应
18410-1	紫附球菌 Ab. IgG	任意浓度	时间点	血清	定量型		变态反应
18411-9	黑色根霉菌 Ab. IgG	任意浓度	时间点	血清	定量型		变态反应
18412-7	匍柄霉菌 Ab. IgG	任意浓度	时间点	血清	定量型		变态反应
18413-5	人类白细胞抗原-DR16	任意浓度	时间点	全血	等级型		人类白细胞抗原
18414-3	裸头草辛	任意浓度	时间点	尿液	等级型		药物水平/毒理学
18415-0	裸头草辛	质量浓度	时间点	尿液	定量型		药物水平/毒理学
1841-6	氨	摩尔浓度	时间点	血清	定量型		化学
18416-8	构巢曲霉 Ab. IgG	任意浓度	时间点	血清	定量型		变态反应
18417-6	黑豆 Ab. IgG	任意浓度	时间点	血清	定量型		变态反应
18418-4	酪蛋白 Ab. IgA	任意浓度	时间点	血清	定量型		变态反应
18419-2	头孢菌素霉 Ab. IgG	任意浓度	时间点	血清	定量型		变态反应
184-2	环丙沙星	药物敏感度	时间点	分离物	定量型	最小致死浓度	抗生素敏感性
18420-0	球毛壳 Ab. IgG	任意浓度	时间点	血清	定量型		变态反应
18421-8	尖孢镰刀菌 Ab. IgG	任意浓度	时间点	血清	定量型		变态反应
18422-6	小红细胞	任意浓度	时间点	尿液	等级型	光学显微镜检查	血液学/细胞分类计数
18423-4	邻苯二甲酸酐 Ab. IgG	任意浓度	时间点	血清	定量型		变态反应
1842-4	氨	摩尔浓度	时间点	尿液	定量型		化学
18424-2	邻苯二甲酸酐 Ab. IgM	任意浓度	时间点	血清	定量型		变态反应
18425-9	南瓜 绿皮密生西葫芦 Ab. IgG	任意浓度	时间点	血清	定量型		变态反应

LOINC 代码	名称	属性	时间特征	系统	标尺类型	方法类型	分类
18426-7	曲霉菌属 Ab	任意浓度	时间点	脑脊液	等级型		微生物学
18427-5	EB 病毒早期 Ab	任意浓度	时间点	体液	等级型		微生物学
18428-3	EB 病毒细胞核 Ab. IgG	任意浓度	时间点	脑脊液	等级型		微生物学
18429-1	立克次氏立克次体 Ab. IgG	任意浓度	时间点	脑脊液	定量型		微生物学
18430-9	立克次氏立克次体 Ab. IgM	任意浓度	时间点	脑脊液	定量型		微生物学
18431-7	苯异丙胺	任意浓度	时间点	大便	等级型	筛查试验	药物水平/毒理学
1843-2	氨氮	质量速率	24 小时	尿液	定量型		化学
18432-5	四氢大麻酚	任意浓度	时间点	大便	等级型	筛查试验	药物水平/毒理学
18433-3	1，3-二氯苯	质量浓度	时间点	全血	定量型		药物水平/毒理学
18434-1	1，2-二氯苯	质量浓度	时间点	全血	定量型		药物水平/毒理学
18435-8	舒芬太尼	任意浓度	时间点	尿液	等级型		药物水平/毒理学
18436-6	乙酰肉毒碱	质量浓度	时间点	血清/血浆	定量型		化学
18437-4	丙烯肉碱	质量浓度	时间点	血清/血浆	定量型		化学
18438-2	丙酰肉碱	质量浓度	时间点	血清/血浆	定量型		化学
18439-0	丁酰肉碱	质量浓度	时间点	血清/血浆	定量型		化学
1844-0	铵离子	摩尔浓度	时间点	动脉全血	定量型		化学
18440-8	巴豆酰肉碱	质量浓度	时间点	血清/血浆	定量型		化学
18441-6	异戊酰肉碱	质量浓度	时间点	血清/血浆	定量型		化学
18442-4	3-羟基丁酰肉毒碱	质量浓度	时间点	血清/血浆	定量型		化学
18443-2	己酰肉碱	质量浓度	时间点	血清/血浆	定量型		化学
18444-0	3-羟基异戊酰肉碱	质量浓度	时间点	血清/血浆	定量型		化学
18445-7	苯甲酰肉碱	质量浓度	时间点	血清/血浆	定量型		化学
18446-5	甲基丙二酰肉碱	质量浓度	时间点	血清/血浆	定量型		化学
18447-3	辛烯酰肉碱	质量浓度	时间点	血清/血浆	定量型		化学
18448-1	辛酰肉碱	质量浓度	时间点	血清/血浆	定量型		化学
18449-9	戊二酰肉碱	质量浓度	时间点	血清/血浆	定量型		化学
18450-7	己二酰肉碱	质量浓度	时间点	血清/血浆	定量型		化学
18451-5	顺式-4-癸烯酰肉碱	质量浓度	时间点	血清/血浆	定量型		化学
18452-3	癸酰基肉碱	质量浓度	时间点	血清/血浆	定量型		化学
18453-1	环庚基肉碱	质量浓度	时间点	血清/血浆	定量型		化学
18454-9	十二烯酰肉碱	质量浓度	时间点	血清/血浆	定量型		化学
18455-6	十二烷酰肉碱	质量浓度	时间点	血清/血浆	定量型		化学
18456-4	十四烷二烯酰肉碱	质量浓度	时间点	血清/血浆	定量型		化学
1845-7	铵离子	摩尔浓度	时间点	血浆	定量型		化学
18457-2	四癸烯酰基肉碱	质量浓度	时间点	血清/血浆	定量型		化学
18458-0	3-羟基十四烷二烯酰肉碱	质量浓度	时间点	血清/血浆	定量型		化学
18459-8	3-羟基四癸烯酰肉碱	质量浓度	时间点	血清/血浆	定量型		化学
18460-6	棕榈酰肉碱	质量浓度	时间点	血清/血浆	定量型		化学
18461-4	3-羟基棕榈酰肉碱	质量浓度	时间点	血清/血浆	定量型		化学
18462-2	亚油酰肉碱	质量浓度	时间点	血清/血浆	定量型		化学
18463-0	油酰肉碱	质量浓度	时间点	血清/血浆	定量型		化学
18464-8	3-羟基亚油酰肉碱	质量浓度	时间点	血清/血浆	定量型		化学

LOINC 代码	名称	属性	时间特征	系统	标尺类型	方法类型	分类
1846-5	淀粉-1，6-葡萄糖苷酶	催化浓度	时间点	红细胞	定量型		化学
18465-5	3-羟基油酰肉碱	质量浓度	时间点	血清/血浆	定量型		化学
18466-3	二羧基油酰肉碱	质量浓度	时间点	血清/血浆	定量型		化学
18467-1	文拉法辛	质量浓度	时间点	尿液	定量型		药物水平/毒理学
18468-9	烟曲霉菌 Ab	任意浓度	时间点	脑脊液	等级型		微生物学
18469-7	甲氯噻嗪	质量浓度	时间点	血清/血浆	定量型		药物水平/毒理学
18470-5	去甲氯米帕明	质量浓度	时间点	尿液	定量型		药物水平/毒理学
18471-3	灭吐灵	质量浓度	时间点	尿液	定量型		药物水平/毒理学
18472-1	有机磷酸酯杀虫剂	存在与否或身份标识	时间点	尿液	名义型		药物水平/毒理学
1847-3	淀粉状蛋白相关蛋白	质量浓度	时间点	血清	定量型		化学
18473-9	氢吗啡酮	任意浓度	时间点	尿液	等级型	确认试验	药物水平/毒理学
18474-7	HER2 Ag	任意浓度	时间点	组织	等级型	免疫染色	病理学
18475-4	苯丙氨酸/肌酐	摩尔浓度比率	时间点	尿液	定量型		化学
18476-2	尿卟啉原脱羧酶	任意浓度	时间点	红细胞	等级型		化学
18477-0	锂	摩尔速率	24 小时	尿液	定量型		药物水平/毒理学
18478-8	人乳头瘤病毒 16＋18 DNA	任意浓度	时间点	组织	等级型	探针	微生物学
18479-6	人乳头瘤病毒 31＋35＋51 DNA	任意浓度	时间点	组织	等级型	探针	微生物学
18480-4	人乳头瘤病毒 6＋11 DNA	任意浓度	时间点	组织	等级型	探针	微生物学
1848-1	雄诺龙	质量浓度	时间点	血清/血浆	定量型		化学
18481-2	化脓性链球菌 Ag	任意浓度	时间点	咽喉	等级型		微生物学
18482-0	酵母菌	任意浓度	时间点	XXX	等级型	微生物特异性培养	微生物学
18483-8	酵母菌	任意浓度	时间点	生殖器	等级型	微生物特异性培养	微生物学
18484-6	Ku Ab	任意浓度	时间点	血清	等级型		血清学
18485-3	Mi-2 Ab	任意浓度	时间点	血清	等级型		血清学
18486-1	亚甲基二胺	任意浓度	时间点	尿液	等级型		药物水平/毒理学
18487-9	宽大管型	单位面积数量或计数	时间点	尿沉渣	定量型	光学显微镜检查. 低倍视野	尿液分析
18488-7	钙	质量浓度	24 小时	尿液	定量型		化学
18489-5	丙戊酸盐. 蛋白质结合型	质量浓度	时间点	血清/血浆	定量型		药物水平/毒理学
18490-3	沙眼衣原体 G＋F＋K Ab. IgA	稀释系数、稀释倍数（滴度）	时间点	血清	定量型	免疫荧光	微生物学
18491-1	沙眼衣原体 G＋F＋K Ab. IgG	稀释系数、稀释倍数（滴度）	时间点	血清	定量型	免疫荧光	微生物学
18492-9	沙眼衣原体 G＋F＋K Ab. IgM	稀释系数、稀释倍数（滴度）	时间点	血清	定量型	免疫荧光	微生物学

LOINC 代码	名称	属性	时间特征	系统	标尺类型	方法类型	分类
18493-7	虫卵+寄生虫，已鉴定的^第3份标本	存在与否或身份标识	时间点	大便	名义型	浓聚	微生物学
18494-5	虫卵+寄生虫，已鉴定的^第2份标本	存在与否或身份标识	时间点	大便	名义型	浓聚	微生物学
18495-2	虫卵+寄生虫，已鉴定的^第3份标本	存在与否或身份标识	时间点	大便	名义型	三色染色	微生物学
18496-0	虫卵+寄生虫，已鉴定的^第2份标本	存在与否或身份标识	时间点	大便	名义型	三色染色	微生物学
18497-8	显微镜观察	存在与否或身份标识	时间点	甲状腺.细针	名义型	细胞学染色	细胞学
18498-6	显微镜观察	存在与否或身份标识	时间点	乳腺.细针	名义型	细胞学染色	细胞学
1849-9	雄诺龙	质量浓度	时间点	精液	定量型		化学
18499-4	显微镜观察	存在与否或身份标识	时间点	乳头流出物	名义型	细胞学染色	细胞学
18500-9	显微镜观察	存在与否或身份标识	时间点	子宫颈	名义型	细胞学染色.薄层制片	细胞学
18501-7	显微镜观察	存在与否或身份标识	时间点	颊部涂片	名义型	细胞学染色	细胞学
18502-5	显微镜观察	存在与否或身份标识	时间点	深部组织.细针	名义型	细胞学染色	细胞学
18503-3	显微镜观察	存在与否或身份标识	时间点	表浅组织.细针	名义型	细胞学染色	细胞学
18504-1	PP 间期	时间（如秒数）	检查的持续时间^平均值	心脏	定量型	心电图	心电图.指标
18505-8	RR 间期	时间（如秒数）	检查的持续时间^平均值	心脏	定量型	心电图	心电图.指标
18506-6	P 波轴.水平面	角度	时间点	参照心搏	定量型	心电图	心电图.指标
1850-7	二氢雄酮	质量浓度	时间点	尿液	定量型		化学
18507-4	QRS 轴.水平面	角度	时间点	参照心搏	定量型	心电图	心电图.指标
18508-2	R 波轴.水平面	角度	时间点	心脏	定量型	心电图	心电图.指标
18509-0	T 波轴.水平面	角度	时间点	参照心搏	定量型	心电图	心电图.指标
18510-8	ST 段轴.水平面	角度	时间点	心脏	定量型	心电图	心电图.指标
18511-6	P 波起始	时间（如秒数）	时间点	参照心搏	定量型	心电图	心电图.指标
18512-4	P 波偏移	时间（如秒数）	时间点	参照心搏	定量型	心电图	心电图.指标
18513-2	QRS 起始	时间（如秒数）	时间点	参照心搏	定量型	心电图	心电图.指标
18514-0	QRS 偏移	时间（如秒数）	时间点	参照心搏	定量型	心电图	心电图.指标
1851-5	雄烯二酮	质量浓度	时间点	羊水	定量型		化学
18515-7	T 波偏移	时间（如秒数）	时间点	参照心搏	定量型	心电图	心电图.指标
18516-5	P 波轴.额状面	角度	时间点	参照心搏	定量型	心电图	心电图.指标
18517-3	QRS 轴.额状面	角度	时间点	参照心搏	定量型	心电图	心电图.指标
18518-1	T 波轴.额状面	角度	时间点	参照心搏	定量型	心电图	心电图.指标
18519-9	参照心搏	类型	时间点	参照心搏	名义型	心电图	心电图.指标
18520-7	PR 间期	时间（如秒数）	时间点	导联 aVF	定量型	心电图	心电图.指标
18521-5	PR 间期	时间（如秒数）	时间点	导联 aVL	定量型	心电图	心电图.指标
18522-3	PR 间期	时间（如秒数）	时间点	导联 aVR	定量型	心电图	心电图.指标
1852-3	雄烯二酮	质量浓度	时间点	毛细血管全血	定量型		化学
18523-1	PR 间期	时间（如秒数）	时间点	导联Ⅰ	定量型	心电图	心电图.指标
18524-9	PR 间期	时间（如秒数）	时间点	导联Ⅱ	定量型	心电图	心电图.指标
18525-6	PR 间期	时间（如秒数）	时间点	导联Ⅲ	定量型	心电图	心电图.指标

LOINC 代码	名称	属性	时间特征	系统	标尺类型	方法类型	分类
18526-4	PR 间期	时间（如秒数）	时间点	导联 V_1	定量型	心电图	心电图.指标
18527-2	PR 间期	时间（如秒数）	时间点	导联 V_2	定量型	心电图	心电图.指标
18528-0	PR 间期	时间（如秒数）	时间点	导联 V_3	定量型	心电图	心电图.指标
18529-8	PR 间期	时间（如秒数）	时间点	导联 V_4	定量型	心电图	心电图.指标
18530-6	PR 间期	时间（如秒数）	时间点	导联 V_5	定量型	心电图	心电图.指标
1853-1	雄烯二酮	质量浓度	时间点	精液	定量型		化学
18531-4	PR 间期	时间（如秒数）	时间点	导联 V_6	定量型	心电图	心电图.指标
18532-2	QT 间期	时间（如秒数）	时间点	导联 aVF	定量型	心电图	心电图.指标
18533-0	QT 间期	时间（如秒数）	时间点	导联 aVL	定量型	心电图	心电图.指标
18534-8	QT 间期	时间（如秒数）	时间点	导联 aVR	定量型	心电图	心电图.指标
18535-5	QT 间期	时间（如秒数）	时间点	导联Ⅰ	定量型	心电图	心电图.指标
18536-3	QT 间期	时间（如秒数）	时间点	导联Ⅱ	定量型	心电图	心电图.指标
18537-1	QT 间期	时间（如秒数）	时间点	导联Ⅲ	定量型	心电图	心电图.指标
18538-9	QT 间期	时间（如秒数）	时间点	导联 V_1	定量型	心电图	心电图.指标
18539-7	QT 间期	时间（如秒数）	时间点	导联 V_2	定量型	心电图	心电图.指标
18540-5	QT 间期	时间（如秒数）	时间点	导联 V_3	定量型	心电图	心电图.指标
18541-3	QT 间期	时间（如秒数）	时间点	导联 V_4	定量型	心电图	心电图.指标
18542-1	QT 间期	时间（如秒数）	时间点	导联 V_5	定量型	心电图	心电图.指标
18543-9	QT 间期	时间（如秒数）	时间点	导联 V_6	定量型	心电图	心电图.指标
18544-7	ST 波幅.J 点＋20ms	电势、电位（电压、伏特数）	时间点	导联 aVF	定量型	心电图	心电图.指标
18545-4	ST 波幅.J 点＋20ms	电势、电位（电压、伏特数）	时间点	导联 aVL	定量型	心电图	心电图.指标
18546-2	ST 波幅.J 点＋20ms	电势、电位（电压、伏特数）	时间点	导联 aVR	定量型	心电图	心电图.指标
18547-0	ST 波幅.J 点＋20ms	电势、电位（电压、伏特数）	时间点	导联Ⅰ	定量型	心电图	心电图.指标
18548-8	ST 波幅.J 点＋20ms	电势、电位（电压、伏特数）	时间点	导联Ⅱ	定量型	心电图	心电图.指标
1854-9	雄烯二酮	质量浓度	时间点	血清/血浆	定量型		化学
18549-6	ST 波幅.J 点＋20ms	电势、电位（电压、伏特数）	时间点	导联Ⅲ	定量型	心电图	心电图.指标
18550-4	ST 波幅.J 点＋20ms	电势、电位（电压、伏特数）	时间点	导联 V_1	定量型	心电图	心电图.指标
18551-2	ST 波幅.J 点＋20ms	电势、电位（电压、伏特数）	时间点	导联 V_2	定量型	心电图	心电图.指标
18552-0	ST 波幅.J 点＋20ms	电势、电位（电压、伏特数）	时间点	导联 V_3	定量型	心电图	心电图.指标
18553-8	ST 波幅.J 点＋20ms	电势、电位（电压、伏特数）	时间点	导联 V_4	定量型	心电图	心电图.指标
18554-6	ST 波幅.J 点＋20ms	电势、电位（电压、伏特数）	时间点	导联 V_5	定量型	心电图	心电图.指标
18555-3	ST 波幅.J 点＋20ms	电势、电位（电压、伏特数）	时间点	导联 V_6	定量型	心电图	心电图.指标
1855-6	雄烯二酮	质量浓度	时间点	尿液	定量型		化学
18556-1	ST 波幅.J 点＋60ms	电势、电位（电压、伏特数）	时间点	导联 aVF	定量型	心电图	心电图.指标
18557-9	ST 波幅.J 点＋60ms	电势、电位（电压、伏特数）	时间点	导联 aVL	定量型	心电图	心电图.指标
18558-7	ST 波幅.J 点＋60ms	电势、电位（电压、伏特数）	时间点	导联 aVR	定量型	心电图	心电图.指标
18559-5	ST 波幅.J 点＋60ms	电势、电位（电压、伏特数）	时间点	导联Ⅰ	定量型	心电图	心电图.指标
18560-3	ST 波幅.J 点＋60ms	电势、电位（电压、伏特数）	时间点	导联Ⅱ	定量型	心电图	心电图.指标
18561-1	ST 波幅.J 点＋60ms	电势、电位（电压、伏特数）	时间点	导联Ⅲ	定量型	心电图	心电图.指标
18562-9	ST 波幅.J 点＋60ms	电势、电位（电压、伏特数）	时间点	导联 V_1	定量型	心电图	心电图.指标
18563-7	ST 波幅.J 点＋60ms	电势、电位（电压、伏特数）	时间点	导联 V_2	定量型	心电图	心电图.指标
1856-4	雄酮	质量浓度	时间点	血清/血浆	定量型		化学
18564-5	ST 波幅.J 点＋60ms	电势、电位（电压、伏特数）	时间点	导联 V_3	定量型	心电图	心电图.指标
18565-2	ST 波幅.J 点＋60ms	电势、电位（电压、伏特数）	时间点	导联 V_4	定量型	心电图	心电图.指标
18566-0	ST 波幅.J 点＋60ms	电势、电位（电压、伏特数）	时间点	导联 V_5	定量型	心电图	心电图.指标
18567-8	ST 波幅.J 点＋60ms	电势、电位（电压、伏特数）	时间点	导联 V_6	定量型	心电图	心电图.指标
18568-6	ST 波幅.J 点＋80ms	电势、电位（电压、伏特数）	时间点	导联 aVF	定量型	心电图	心电图.指标
18569-4	ST 波幅.J 点＋80ms	电势、电位（电压、伏特数）	时间点	导联 aVL	定量型	心电图	心电图.指标
18570-2	ST 波幅.J 点＋80ms	电势、电位（电压、伏特数）	时间点	导联 aVR	定量型	心电图	心电图.指标

LOINC 代码	名称	属性	时间特征	系统	标尺类型	方法类型	分类
18571-0	ST 波幅.J 点＋80ms	电势、电位（电压、伏特数）	时间点	导联Ⅰ	定量型	心电图	心电图.指标
1857-2	血管紧张素转换酶	催化浓度	时间点	全血	定量型		化学
18572-8	ST 波幅.J 点＋80ms	电势、电位（电压、伏特数）	时间点	导联Ⅱ	定量型	心电图	心电图.指标
18573-6	ST 波幅.J 点＋80ms	电势、电位（电压、伏特数）	时间点	导联Ⅲ	定量型	心电图	心电图.指标
18574-4	ST 波幅.J 点＋80ms	电势、电位（电压、伏特数）	时间点	导联 V_1	定量型	心电图	心电图.指标
18575-1	ST 波幅.J 点＋80ms	电势、电位（电压、伏特数）	时间点	导联 V_2	定量型	心电图	心电图.指标
18576-9	ST 波幅.J 点＋80ms	电势、电位（电压、伏特数）	时间点	导联 V_3	定量型	心电图	心电图.指标
18577-7	ST 波幅.J 点＋80ms	电势、电位（电压、伏特数）	时间点	导联 V_4	定量型	心电图	心电图.指标
18578-5	ST 波幅.J 点＋80ms	电势、电位（电压、伏特数）	时间点	导联 V_5	定量型	心电图	心电图.指标
18579-3	ST 波幅.J 点＋80ms	电势、电位（电压、伏特数）	时间点	导联 V_6	定量型	心电图	心电图.指标
1858-0	血管紧张素Ⅰ	质量浓度	时间点	血浆	定量型		化学
18580-1	起源地	类型	时间点	急救医疗服务运输	名义型		信息附件.救护车
18581-9	起源地	地址（来自 HL7）	时间点	急救医疗服务运输	名义型		信息附件.救护车
18582-7	目的地地点	类型	时间点	急救医疗服务运输	名义型		信息附件.救护车
18583-5	目的地地点	地址（来自 HL7）	时间点	急救医疗服务运输	名义型		信息附件.救护车
18584-3	体重^急救运输时	复杂	时间点	病人	集合型		信息附件.救护车
18588-4	担架的用途	发现（结果）	时间点	急救医疗服务运输	叙述型		信息附件.救护车
18589-2	在预订机构入院	任意	时间点	急救医疗服务运输	等级型		信息附件.救护车
185-9	环丙沙星	药物敏感度	时间点	分离物	定量或等级型	最小抑制浓度	抗生素敏感性
18591-8	严格卧床^急救医疗服务运输之前	发现（结果）	时间点	病人	等级型		信息附件.救护车
18592-6	严格卧床^急救医疗服务运输之后	发现（结果）	时间点	病人	等级型		信息附件.救护车
18593-4	从原机构出院	发现（结果）	时间点	急救医疗服务运输	等级型		信息附件.救护车
18594-2	康复.精神病要求信息附件	复杂	时间点	病人	集合型		信息附件.康复
1859-8	血管紧张素Ⅱ	质量浓度	时间点	脑脊液	定量型		化学
18598-3	控制编号标识.索赔信息附件	标识符	时间点	病人	名义型		信息附件
18600-7	初级执业医师身份标识	标识符	时间点	服务提供方	名义型		信息附件
18601-5	初级执业医师专业	类型	时间点	服务提供方	名义型		信息附件
18602-3	急诊科执业医师标识码	标识符	时间点	服务提供方	名义型		信息附件
18605-6	药物.当前的	复杂	时间点	病人	集合型	报告的	信息附件.药物治疗
1860-6	血管紧张素Ⅱ	质量浓度	时间点	血浆	定量型		化学
18606-4	名称＋标识	标识符	时间点	药物.当前	名义型		信息附件.药物治疗
18607-2	药物 XXX	剂量、用量、服药量、给药量	时间点	药物.当前	定量型		信息附件.药物治疗
18608-0	定时＋定量	TQ2（来自 HL7）	时间点	药物.当前	定量型		信息附件.药物治疗

LOINC 代码	名称	属性	时间特征	系统	标尺类型	方法类型	分类
18609-8	途径	存在与否或身份标识	时间点	药物. 当前	名义型		信息附件. 药物治疗
18610-6	药物. 配给的	复杂	时间点	病人	集合型		信息附件. 药物治疗
18611-4	名称+标识	标识符	时间点	施用的药物	名义型		信息附件. 药物治疗
18612-2	途径	存在与否或身份标识	时间点	施用的药物	名义型		信息附件. 药物治疗
1861-4	血管紧张素原	质量浓度	时间点	血浆	定量型		化学
18614-8	定时	TQ2（来自 HL7）	时间点	施用的药物	定量型		信息附件. 药物治疗
18615-5	某药物	剂量、用量、服药量、给药量	时间点	施用的药物	定量型		信息附件. 药物治疗
18616-3	强度	存在与否或身份标识	时间点	施用的药物	名义型		信息附件. 药物治疗
18617-1	药物. 出院	复杂	时间点	病人	集合型		信息附件. 药物治疗
18618-9	名称+标识	标识符	时间点	药物. 出院	名义型		信息附件. 药物治疗
18619-7	某药物	剂量、用量、服药量、给药量	时间点	药物. 出院	定量型		信息附件. 药物治疗
18620-5	定时+定量	TQ2（来自 HL7）	时间点	药物. 出院	定量型		信息附件. 药物治疗
18621-3	途径	存在与否或身份标识	时间点	药物. 出院	名义型		信息附件. 药物治疗
1862-2	苯胺	质量浓度	时间点	血清/血浆	定量型		药物水平/毒理学
18622-1	调剂数量	数量或计数（正整数）	时间点	药物. 出院	定量型		信息附件. 药物治疗
18623-9	补充品	数量或计数（正整数）	时间点	药物. 出院	定量型		信息附件. 药物治疗
18624-7	急诊科问题	发现（结果）	时间点	病人	叙述型	报告的	信息附件. 急诊科
18626-2	新的/修订的	类型	时间点	精神病学康复治疗计划	等级型		信息附件. 康复. 精神病治疗
18627-0	发作或恶化日期	时间戳、时间标记	时间点	初步诊断用于精神病康复治疗计划	定量型		信息附件. 康复. 精神病治疗
18628-8	开始日期	时间戳、时间标记	时间点	精神病学康复治疗计划	定量型		信息附件. 康复. 精神病治疗
18629-6	临床学科	类型	时间点	精神病学康复治疗计划	名义型		信息附件. 康复. 精神病治疗
1863-0	阴离子间隙 4	摩尔浓度	时间点	血清/血浆	定量型		化学
18630-4	初步的诊断	印象/检查结果的解释	时间点	病人	名义型		信息附件. 康复
18631-2	依计划所提出的诊断	印象/检查结果的解释	时间点	精神病学康复治疗计划	集合型		信息附件. 康复. 精神病治疗

LOINC 代码	名称	属性	时间特征	系统	标尺类型	方法类型	分类
18632-0	治疗计划作者	复杂	时间点	精神病学康复治疗计划	集合型		信息附件.康复.精神病治疗
18633-8	作者姓名	人员编号（来自 HL7）	时间点	精神病学康复治疗计划	名义型		信息附件.康复.精神病治疗
18634-6	作者专业	存在与否或身份标识	时间点	精神病学康复治疗计划	名义型		信息附件.康复.精神病治疗
18635-3	签字日期	时间戳、时间标记	时间点	精神病学康复治疗计划	定量型		信息附件.康复.精神病治疗
18637-9	就诊频率	TQ2（来自 HL7）	时间点	精神病学康复治疗计划	等级型		信息附件.康复
18638-7	就诊持续时间	时间（如秒数）	时间点	精神病学康复治疗计划	定量型		信息附件.康复.精神病治疗
18639-5	计划所描述的日期范围（起始/完成）	复杂	时间点	精神病学康复治疗计划	集合型		信息附件.康复.精神病治疗
18640-3	开始日期	时间戳、时间标记	时间点	精神病学康复治疗计划	定量型		信息附件.康复.精神病治疗
18641-1	结束日期	时间戳、时间标记	时间点	精神病学康复治疗计划	定量型		信息附件.康复.精神病治疗
18642-9	日期范围	复杂	就医过程的持续时间	精神病学康复治疗计划	集合型		信息附件.康复.精神病治疗
18643-7	开始日期	时间戳、时间标记	时间点/就医过程的持续时间	住院进行精神病康复治疗	定量型		信息附件.康复.精神病治疗
18644-5	结束日期	时间戳、时间标记	时间点/就医过程的持续时间	住院进行精神病康复治疗	定量型		信息附件.康复.精神病治疗
18645-2	延续状况	类型	时间点	精神病学康复治疗计划	等级型		信息附件.康复.精神病治疗
18646-0	主治 MD 转诊病人的日期	时间戳、时间标记	时间点	精神病学康复治疗	定量型		信息附件.康复.精神病治疗
18647-8	主治 MD 签字日期	时间戳、时间标记	时间点	精神病学康复治疗计划	定量型		信息附件.康复.精神病治疗
1864-8	鹅肌肽	质量浓度	时间点	脑脊液	定量型		化学
18648-6	康复治疗专业人员签字的日期	时间戳、时间标记	时间点	精神病学康复治疗计划	定量型		信息附件.康复.精神病治疗
18649-4	文件中责任主治医师的签字	任意	时间点	精神病学康复治疗计划	等级型		信息附件.康复.精神病治疗
18650-2	文件中责任康复治疗专业人员的签字	任意	时间点	精神病学康复治疗计划	等级型		信息附件.康复.精神病治疗
18651-0	配给的药物	复杂	时间点	精神病学康复治疗	集合型		信息附件.康复.精神病治疗
18652-8	康复预后	印象/检查结果的解释	时间点	精神病学康复治疗计划	等级型		信息附件.康复.精神病治疗
18653-6	预计完成日期	时间戳、时间标记	时间点	精神病学康复治疗	定量型		信息附件.康复.精神病治疗
18654-4	最后治疗计划证明的日期	时间戳、时间标记	时间点	精神病学康复治疗计划	定量型		信息附件.康复.精神病治疗
1865-5	鹅肌肽	任意浓度	时间点	血清/血浆	等级型		化学

LOINC代码	名称	属性	时间特征	系统	标尺类型	方法类型	分类
18655-1	过去的医学史＋功能水平	发现（结果）	时间点	精神病学康复治疗计划	叙述型		信息附件.康复.精神病治疗
18656-9	评估.最初的	发现（结果）	时间点	精神病学康复治疗计划	叙述型		信息附件.康复.精神病治疗
18657-7	治疗计划	发现（结果）	时间点	精神病学康复治疗计划	叙述型		信息附件.康复.精神病治疗
18658-5	进展记录＋目标完成情况	发现（结果）	时间点	精神病学康复治疗	叙述型		信息附件.康复.精神病治疗
18659-3	继续的原因	发现（结果）	时间点	精神病学康复治疗计划	叙述型		信息附件.康复.精神病治疗
18660-1	正当理由	发现（结果）	时间点	精神病学康复治疗计划	叙述型		信息附件.康复.精神病治疗
18661-9	精神病症状	发现（结果）	时间点	精神病学康复治疗	叙述型		信息附件.康复.精神病治疗
18662-7	主诉＋转诊原因＋复发原因（可选）	发现（结果）	时间点	酒精及其他物质滥用康复治疗	叙述型		信息附件.康复.物质滥用
1866-3	鹅肌肽	质量浓度	时间点	血清/血浆	定量型		化学
18663-5	目前酒精和/或（精神性）药物滥用史	发现（结果）	时间点	病人	叙述型		信息附件.康复.物质滥用
18664-3	随访方法	复杂	时间点	康复治疗计划	集合型		信息附件.康复.物质滥用
18665-0	随访机构	存在与否或身份标识	时间点	酒精及其他物质滥用康复治疗计划	名义型		信息附件.康复.精神病治疗
18666-8	之后随访的人员	存在与否或身份标识	时间点	酒精及其他物质滥用康复治疗计划	名义型		信息附件.康复.精神病治疗
18667-6	随访方法学	文本	时间点	酒精及其他物质滥用康复治疗计划	叙述型		信息附件.康复.精神病治疗
18668-4	随访评估的频率	数量或计数（正整数）	时间点	酒精及其他物质滥用康复治疗计划	定量型		信息附件.康复.精神病治疗
18669-2	病人参与程度	文本	时间点	康复治疗计划	名义型		信息附件.康复.物质滥用
186-7	环丙沙星	药物敏感度	时间点	分离物	定量或等级型	琼脂扩散	抗生素敏感性
18670-0	下一次计划内康复治疗的日期	复杂	时间点	康复治疗计划	集合型		信息附件.康复.物质滥用
1867-1	鹅肌肽	质量浓度	时间点	尿液	定量型		化学
18671-8	下一个治疗计划	文本	时间点	精神病学康复治疗计划	叙述型		信息附件.康复.精神病治疗
18672-6	酒精/药物滥用症状伴生理依赖性表现	发现（结果）	时间点	病人	等级型		信息附件.康复.物质滥用
18673-4	康复问题缓解状况	存在与否或身份标识	时间点	病人	名义型		信息附件.康复.物质滥用
18674-2	（精神性）药物滥用情况下的最长清醒时间	时间（如秒数）	时间点	病人	集合型		信息附件.康复.物质滥用

LOINC 代码	名称	属性	时间特征	系统	标尺类型	方法类型	分类
18675-9	滥用的精神性药物	类型	时间点	病人	叙述型		信息附件.康复
18676-7	最长清醒时间	时间（如秒数）	时间点	病人	定量型		信息附件.康复
18677-5	康复.服务要求信息附件	复杂	—	病人	集合型		信息附件.康复
18679-1	急诊科说明附件	复杂	就医过程的持续时间	病人	集合型		信息附件.急诊科
18682-5	救护车说明附件	复杂	就医过程的持续时间	病人	集合型		信息附件.救护车
18684-1	血压	复杂	就医过程的持续时间^第一个	病人	集合型		信息附件.急诊科
18685-8	特殊情况血压	类型	就医过程的持续时间^第一个	病人	名义型		信息附件.急诊科
18686-6	呼吸速率	复杂	就医过程的持续时间^第一个	病人	集合型		信息附件.急诊科
18687-4	呼吸速率特定情况	类型	就医过程的持续时间^第一个	病人	名义型		信息附件.急诊科
18688-2	体温	复杂	就医过程的持续时间^第一个	病人	集合型		信息附件.急诊科
1868-9	抗凝血酶 Ag	质量浓度	时间点	贫血小板血浆	定量型	免疫学	凝血功能检查
18689-0	特殊情况体温	类型	就医过程的持续时间^第一个	病人	名义型		信息附件.急诊科
18690-8	体重	复杂	就医过程的持续时间^第一个	病人	集合型		信息附件.急诊科
18692-4	特殊情况体重	类型	就医过程的持续时间^第一个	病人	名义型		信息附件.急诊科
18693-2	急诊科会诊执业医师	复杂	时间点	服务提供方	集合型		信息附件.急诊科
18694-0	急诊科会诊执业医师姓名	人员编号（来自 HL7）	时间点	服务提供方	名义型		信息附件.急诊科
18695-7	急诊科临床发现类型	类型	时间点	病人	名义型		信息附件.急诊科
18696-5	急诊科临床发现	发现（结果）	时间点	病人	叙述型		信息附件.急诊科
1869-7	载脂蛋白 A-I	质量浓度	时间点	血清/血浆	定量型		化学
18697-3	急诊科临床发现数据源	类型	时间点	病人	名义型		信息附件.急诊科
18698-1	急诊科临床发现信息	复杂	时间点	病人	集合型		信息附件.急诊科
18699-9	急诊科执业医师	复杂	时间点	服务提供方	集合型		信息附件.急诊科
18700-5	急诊科执业医师姓名	人员编号（来自 HL7）	时间点	服务提供方	名义型		信息附件.急诊科

LOINC 代码	名称	属性	时间特征	系统	标尺类型	方法类型	分类
18701-3	急诊科执业医师专业	类型	时间点	服务提供方	名义型		信息附件.急诊科
18702-1	急诊科执业医师职责	类型	时间点	服务提供方	名义型		信息附件.急诊科
18703-9	急诊科诊断操作结果	复杂	时间点	病人	集合型		信息附件.急诊科
18704-7	急诊科转诊执业医师	复杂	时间点	服务提供方	集合型		信息附件.急诊科
1870-5	载脂蛋白 A-Ⅱ	质量浓度	时间点	血清/血浆	定量型		化学
18705-4	急诊科转诊执业医师姓名	人员编号（来自 HL7）	时间点	服务提供方	名义型		信息附件.急诊科
18706-2	急诊科转诊执业医师标识码	标识符	时间点	服务提供方	名义型		信息附件.急诊科
18707-0	急诊科转诊执业医师专业	类型	时间点	服务提供方	名义型		信息附件.急诊科
18708-8	心率	复杂	就医过程的持续时间^第一个	动脉系统	集合型		信息附件.急诊科
18709-6	心率特定情况下	类型	就医过程的持续时间^第一个	病人	名义型		信息附件.急诊科
18710-4	初级执业医师	复杂	时间点	服务提供方	集合型		信息附件.急诊科
18711-2	初级执业医师姓名	人员编号（来自 HL7）	时间点	服务提供方	名义型		信息附件.急诊科
1871-3	载脂蛋白 B-100	质量浓度	时间点	血清/血浆	定量型		化学
18716-1	变态反应检查	复杂	—	病人	集合型		信息附件.实验室
18717-9	血库检查	复杂	—	病人	集合型		信息附件.实验室
18718-7	细胞标志物检查	复杂	—	病人	集合型		信息附件.实验室
18719-5	化学检查	复杂	—	病人	集合型		信息附件.实验室
18720-3	凝血功能检查	复杂	—	病人	集合型		信息附件.实验室
1872-1	载脂蛋白 B-150	质量浓度	时间点	血清/血浆	定量型		化学
18721-1	治疗药物监测检查	复杂	—	病人	集合型		信息附件.实验室
18722-9	生育力检查	复杂	—	病人	集合型		信息附件.实验室
18723-7	血液学检查	复杂	—	病人	集合型		信息附件.实验室
18724-5	人类白细胞抗原研究	复杂	—	病人	集合型		信息附件.实验室
18725-2	微生物学研究	复杂	—	病人	集合型		信息附件.实验室
18726-0	放射学研究	复杂	—	病人	集合型		信息附件.临床报告

LOINC 代码	名称	属性	时间特征	系统	标尺类型	方法类型	分类
18727-8	血清学检查	复杂	—	病人	集合型		信息附件. 实验室
18728-6	毒理学研究	复杂	—	病人	集合型		信息附件. 实验室
18729-4	尿液分析研究	复杂	—	病人	集合型		信息附件. 实验室
18730-2	作者标识	标识符	时间点	精神病学康复治疗计划	名义型		信息附件. 康复. 精神病治疗
18733-6	后继评价记录	发现（结果）	时间点	{设置}	文档型	主治医师	信息附件. 临床报告
18734-4	初始评估记录	发现（结果）	时间点	{设置}	文档型	作业疗法	信息附件. 临床报告
18735-1	初始评估记录	发现（结果）	时间点	{设置}	文档型	物理疗法	信息附件. 临床报告
18736-9	初始评估记录	发现（结果）	时间点	{设置}	文档型	医师	信息附件. 临床报告
18737-7	初始评估记录	发现（结果）	时间点	{设置}	文档型	脚医学	信息附件. 临床报告
18738-5	初始评估记录	发现（结果）	时间点	{设置}	文档型	心理学	信息附件. 临床报告
1873-9	载脂蛋白 B-48	质量浓度	时间点	血清/血浆	定量型		化学
18739-3	初始评估记录	发现（结果）	时间点	{设置}	文档型	社会公益服务	信息附件. 临床报告
18740-1	初始评估记录	发现（结果）	时间点	{设置}	文档型	言语矫治	信息附件. 临床报告
18741-9	后继就诊评价记录	发现（结果）	时间点	{设置}	文档型	主治医师	信息附件. 临床报告
18742-7	研究报告	发现（结果）	时间点	XXX	文档型	关节内窥镜检查	信息附件. 临床报告
18743-5	尸体解剖记录	发现（结果）	时间点	{设置}	文档型	{提供者}	信息附件. 临床报告
18744-3	研究报告	发现（结果）	时间点	呼吸系统	文档型	支气管镜检查	信息附件. 临床报告
18745-0	研究报告	发现（结果）	时间点	心脏	文档型	心脏导管插入术	信息附件. 临床报告
18746-8	研究报告	发现（结果）	时间点	下胃肠道	文档型	结肠镜检查	信息附件. 临床报告
1874-7	载脂蛋白 B/载脂蛋白 A-I	质量浓度比率	时间点	血清/血浆	定量型		化学
18747-6	研究	发现（结果）	时间点	XXX	文档型	计算机 X 射线断层造影术	信息附件. 临床报告
18748-4	研究报告	发现（结果）	时间点	XXX	文档型	诊断成像	信息附件. 临床报告
18749-2	研究报告	发现（结果）	时间点	XXX	文档型	肌电图	信息附件. 临床报告
187-5	环丙沙星	药物敏感度	时间点	分离物＋血清	等级型	测序分型	抗生素敏感性
18750-0	研究报告	发现（结果）	时间点	心脏	文档型	电生理学	信息附件. 临床报告

LOINC 代码	名称	属性	时间特征	系统	标尺类型	方法类型	分类
18751-8	研究报告	发现（结果）	时间点	上消化道	文档型	内窥镜检查	信息附件.临床报告
18752-6	研究报告	发现（结果）	时间点	病人	文档型	运动压力试验	信息附件.临床报告
18753-4	研究报告	发现（结果）	时间点	下胃肠道	文档型	柔韧性乙状结肠镜检查	信息附件.临床报告
1875-4	载脂蛋白 C-I	质量浓度	时间点	血清/血浆	定量型		化学
18754-2	研究报告	发现（结果）	时间点	心脏	文档型	动态心电监护	信息附件.临床报告
18755-9	研究报告	发现（结果）	时间点	XXX	文档型	核磁共振成像	信息附件.临床报告
18756-7	研究报告	发现（结果）	时间点	脊柱.XXX	文档型	核磁共振成像	信息附件.临床报告
18757-5	研究报告	发现（结果）	时间点	XXX	文档型	放射性核素扫描	信息附件.临床报告
18758-3	研究	发现（结果）	时间点	XXX	文档型	正电子发射体层扫描	信息附件.临床报告
18759-1	研究报告	发现（结果）	时间点	呼吸系统	文档型	肺活量测定法	信息附件.临床报告
18760-9	研究	发现（结果）	时间点	XXX	文档型	超声	信息附件.临床报告
18761-7	转移总结记录	发现（结果）	时间点	{设置}	文档型	{提供者}	信息附件.临床报告
1876-2	载脂蛋白 C-Ⅱ	质量浓度	时间点	血清/血浆	定量型		化学
18762-5	后继评价记录	发现（结果）	时间点	{设置}	文档型	按摩技士	信息附件.临床报告
18763-3	初始评估记录	发现（结果）	时间点	{设置}	文档型	会诊医师；顾问医师	信息附件.临床报告
18764-1	后继评价记录	发现（结果）	时间点	{设置}	文档型	正式护士	信息附件.临床报告
18765-8	后继就诊评价记录	发现（结果）	时间点	{设置}	文档型	脚医学	信息附件.临床报告
18766-6	后继就诊评价记录	发现（结果）	时间点	{设置}	文档型	心理学	信息附件.临床报告
18767-4	血气分析	复杂	—	病人	集合型		信息附件.实验室
18768-2	细胞计数＋细胞分类检查	复杂	—	病人	集合型		信息附件.实验室
18769-0	微生物敏感性试验	药物敏感度	时间点	病人	集合型		信息附件.实验室
1877-0	载脂蛋白 C-Ⅲ	质量浓度	时间点	血清/血浆	定量型		化学
18770-8	口授执业医师姓名	人员编号（来自 HL7）	时间点	服务提供方	名义型		信息附件.临床报告
18771-6	提供者.签署姓名	人员编号（来自 HL7）	时间点	报告	名义型		信息附件.临床报告
18772-4	外科医师.住院医师姓名	人员编号（来自 HL7）	时间点	手术步骤	名义型		信息附件.临床报告
18773-2	外科医师.医务人员姓名	人员编号（来自 HL7）	时间点	手术步骤	名义型		信息附件.临床报告

LOINC 代码	名称	属性	时间特征	系统	标尺类型	方法类型	分类
18774-0	从业工作人员姓名	人员编号（来自 HL7）	时间点	服务提供方	名义型		信息附件.临床报告
18775-7	从业工作人员标识	标识符	时间点	服务提供方	名义型		信息附件.临床报告
18776-5	治疗计划	发现（结果）	时间点	治疗计划	叙述型		信息附件.临床报告
18777-3	初步的诊断	印象/检查结果的解释	时间点	精神病学康复治疗	叙述型		信息附件.康复.精神病治疗
18779-9	比较.检查	时间戳、时间标记	时间点	XXX	定量型	放射学	信息附件.临床报告
18780-7	开立医嘱的执业医师身份标识	类型	时间点	服务提供方	名义型		信息附件.临床报告
18781-5	开立医嘱的执业医师姓名	人员编号（来自 HL7）	时间点	服务提供方	名义型		信息附件.临床报告
18782-3	研究观察	发现（结果）	时间点	XXX	叙述型	X 射线检查	信息附件.临床报告
18783-1	研究建议	印象/检查结果的解释	时间点	病人	叙述型	放射学	信息附件.临床报告
18785-6	检查原因	发现（结果）	时间点	报告	叙述型	放射学	信息附件.临床报告
1878-8	载脂蛋白 A-Ⅲ	质量浓度	时间点	血清/血浆	定量型		化学
18789-8	包括在该日期窗口内与该索赔案件相关的所选类型的所有数据	范围.修饰成分.选择条目	时间点	X12^277			信息附件.修饰成分
18790-6	包括在该索赔案件的服务日期当天或之前所选类型的所有数据	范围.修饰成分.选择条目	时间点	X12^277			信息附件.修饰成分
18791-4	包括按照相同的索赔案件或就医过程在某一就医过程中或调整至某一就医过程时所选类型的所有数据	范围.修饰成分.选择条目	时间点	X12^277			信息附件.修饰成分
18792-2	包括在该索赔案件的服务日期当天或之后所选类型的所有数据	范围.修饰成分.选择条目	时间点	X12^277			信息附件.修饰成分
18793-0	对数据不采用固定期限（无论何时获得，任何所选类型都是相关的）	范围.修饰成分.选择条目	时间点	X12^277	—		信息附件.修饰成分
18794-8	发送该时间窗口内指定类型的所有项目	范围.修饰成分.选择条目	时间点	X12^277			信息附件.修饰成分
18795-5	发送与该索赔案件相关的该时间窗口内指定类型的所有项目	范围.修饰成分.选择条目	时间点	X12^277			信息附件.修饰成分
1879-6	载脂蛋白 E-Ⅱ	质量浓度	时间点	血清/血浆	定量型		化学
18796-3	发送该时间窗口内的所有异常信息	范围.修饰成分.选择条目	时间点	X12^277			信息附件.修饰成分
18797-1	发送该时间窗口内的首批异常信息	范围.修饰成分.选择条目	时间点	X12^277			信息附件.修饰成分
18798-9	发送该时间窗口内的最后一批异常信息	范围.修饰成分.选择条目	时间点	X12^277			信息附件.修饰成分

LOINC 代码	名称	属性	时间特征	系统	标尺类型	方法类型	分类
18799-7	发送该时间窗口内的每种观测指标的首批（即最早的）结果	范围. 修饰成分. 选择条目	时间点	X12 ^ 277			信息附件. 修饰成分
18800-3	发送该时间窗口内的每种观测指标的最坏的异常结果	范围. 修饰成分. 选择条目	时间点	X12 ^ 277			信息附件. 修饰成分
18802-9	发送该时间窗口内的最后的（最新的）信息	范围. 修饰成分. 选择条目	时间点	X12 ^ 277			信息附件. 修饰成分
18803-7	包括代表在该索赔案件服务开始日期之前 30 天或 30 天以内所做观测所选类型的所有数据	范围. 修饰成分. 时间窗口	时间点	X12 ^ 277			信息附件. 修饰成分
1880-4	β2 糖蛋白 1	质量浓度	时间点	血清/血浆	定量型		化学
18804-5	包括代表在该索赔案件服务开始日期之前 3 个月或 3 个月以内所做观测所选类型的所有数据	范围. 修饰成分. 时间窗口	时间点	X12 ^ 277			信息附件. 修饰成分
18805-2	包括代表在该索赔案件服务开始日期之前 6 个月或 6 个月以内所做观测所选类型的所有数据	范围. 修饰成分. 时间窗口	时间点	X12 ^ 277			信息附件. 修饰成分
18806-0	包括代表在该索赔案件服务开始日期之前 9 个月或 9 个月以内所做观测所选类型的所有数据	范围. 修饰成分. 时间窗口	时间点	X12 ^ 277			信息附件. 修饰成分
18807-8	包括代表在该索赔案件服务开始日期之前 1 年或 1 年以内所做观测所选类型的所有数据	范围. 修饰成分. 时间窗口	时间点	X12 ^ 277			信息附件. 修饰成分
18810-2	研究观察. 总体	发现（结果）	时间点	心脏	叙述型	心电图	信息附件. 临床报告
1881-2	载脂蛋白 LPA	质量浓度	时间点	血清/血浆	定量型		化学
18812-8	开立医嘱的执业医师	标识符	时间点	急救医疗服务运输	名义型		信息附件. 救护车
18813-6	开立医嘱的执业医师	人员编号（来自 HL7）	时间点	急救医疗服务运输	名义型		信息附件. 救护车
18814-4	预订行程的原因	印象/检查结果的解释	时间点	急救医疗服务运输	名义型		信息附件. 救护车
18815-1	预订行程附加服务信息的原因	印象/检查结果的解释	时间点	急救医疗服务运输	叙述型		信息附件. 救护车
18816-9	药物名称＋标识	标识符	时间点	病人	名义型		信息附件. 药物治疗
18817-7	某药物	剂量、用量、服药量、给药量	时间点	病人	定量型		信息附件. 药物治疗
18818-5	药物定时＋定量	TQ2（来自 HL7）	时间点	病人	定量型		信息附件. 药物治疗
18819-3	药物途径	存在与否或身份标识	时间点	精神病学康复治疗	名义型		信息附件. 药物治疗
1882-0	载脂蛋白 LPQ	质量浓度	时间点	血清/血浆	定量型		化学
18820-1	初步的诊断	标识符	时间点	精神病学康复治疗	名义型		信息附件. 康复

LOINC 代码	名称	属性	时间特征	系统	标尺类型	方法类型	分类
18821-9	依计划所提出的诊断	标识符	时间点	病人	名义型		信息附件.康复
18822-7	依计划所提出的诊断	文本	时间点	病人	叙述型		信息附件.康复
18823-5	康复.酒精/精神性药物滥用要求信息附件	复杂	时间点	病人	集合型		信息附件.康复
18824-3	康复.心脏病要求信息附件	复杂	时间点	病人	集合型		信息附件.康复
18825-0	康复.医学社会公益服务要求信息附件	复杂	时间点	病人	集合型		信息附件.康复
18826-8	康复.职业疗法要求信息附件	复杂	时间点	病人	集合型		信息附件.康复
188-3	克拉霉素	药物敏感度	时间点	分离物	定量型	最小致死浓度	抗生素敏感性
18833-4	体重	质量	就医过程的持续时间^第一个	病人	定量型	测量的	信息附件.临床报告
18834-2	比较.检查	印象/检查结果的解释	时间点	XXX	叙述型	放射学	信息附件.临床报告
18835-9	主动脉瓣面积方法	存在与否或身份标识	时间点	主动脉瓣	叙述型	*	信息附件.临床报告
18836-7	操作	类型	时间点	心脏应力检查	文档型	*	信息附件.临床报告
18837-5	节段性壁外观	发现（结果）	时间点	心脏.心室.左侧	叙述型	超声	信息附件.临床报告
1883-8	载脂蛋白 A	质量浓度	时间点	血清/血浆	定量型		化学
18838-3	传感器部位	存在与否或身份标识	时间点	心脏超声检查	叙述型	*	信息附件.临床报告
18839-1	超声级别	类型	时间点	心脏超声仪器	叙述型	*	信息附件.临床报告
18840-9	室壁运动指数	任意	时间点	心脏.心室.左侧	叙述型	超声	信息附件.临床报告
18841-7	医院会诊	类型	时间点	病人	文档型		信息附件.临床报告
18842-5	出院小结记录	发现（结果）	时间点	{设置}	文档型	{提供者}	信息附件.临床报告
18843-3	比较.检查	印象/检查结果的解释	时间点		叙述型	心电图	信息附件.临床报告
18844-1	心电图印象	印象/检查结果的解释	时间点	心脏	叙述型	心电图	信息附件.临床报告
18845-8	参照心搏类型	存在与否或身份标识	时间点	心脏	叙述型	心电图	信息附件.临床报告
1884-6	载脂蛋白 B	质量浓度	时间点	血清/血浆	定量型		化学
18846-6	检查水平.超声	类型	时间点	病人	叙述型		信息附件.临床报告
18847-4	胎位	类型	时间点	骨盆	叙述型	触诊	信息附件.临床报告
18848-2	胎位	类型	时间点	骨盆	叙述型	超声	信息附件.临床报告

LOINC代码	名称	属性	时间特征	系统	标尺类型	方法类型	分类
18849-0	胎儿产式	类型	时间点	骨盆	叙述型	触诊	信息附件.临床报告
18850-8	胎儿产式	类型	时间点	骨盆	叙述型	超声	信息附件.临床报告
18851-6	等级	类型	时间点	胎盘^胎儿	叙述型	超声	信息附件.临床报告
18852-4	外科引流	发现（结果）	时间点	外科手术^病人	叙述型		信息附件.临床报告
1885-3	载脂蛋白C	质量浓度	时间点	血清/血浆	定量型		化学
18855-7	5-氟胞嘧啶	药物敏感度	时间点	分离物	定量或等级型		抗生素敏感性
18857-3	阿美西林	药物敏感度	时间点	分离物	定量或等级型		抗生素敏感性
18859-9	氮䓬西林	药物敏感度	时间点	分离物	定量或等级型		抗生素敏感性
18860-7	阿米卡星	药物敏感度	时间点	分离物	定量或等级型		抗生素敏感性
1886-1	载脂蛋白E	质量浓度	时间点	血清/血浆	定量型		化学
18861-5	阿莫西林	药物敏感度	时间点	分离物	定量或等级型		抗生素敏感性
18862-3	阿莫西林+克拉维酸	药物敏感度	时间点	分离物	定量或等级型		抗生素敏感性
18863-1	两性霉素B	药物敏感度	时间点	分离物	定量或等级型		抗生素敏感性
18864-9	氨苄西林	药物敏感度	时间点	分离物	定量或等级型		抗生素敏感性
18865-6	氨苄西林+舒巴坦	药物敏感度	时间点	分离物	定量或等级型		抗生素敏感性
18866-4	阿奇霉素	药物敏感度	时间点	分离物	定量或等级型		抗生素敏感性
18867-2	阿洛西林	药物敏感度	时间点	分离物	定量或等级型		抗生素敏感性
18868-0	氨曲南	药物敏感度	时间点	分离物	定量或等级型		抗生素敏感性
18869-8	巴氨西林	药物敏感度	时间点	分离物	定量或等级型		抗生素敏感性
18870-6	杆菌肽	药物敏感度	时间点	分离物	定量或等级型		抗生素敏感性
18871-4	布替罗星	药物敏感度	时间点	分离物	定量或等级型		抗生素敏感性
18872-2	卷曲霉素	药物敏感度	时间点	分离物	定量或等级型		抗生素敏感性
18873-0	羧苄青霉素	药物敏感度	时间点	分离物	定量或等级型		抗生素敏感性
18874-8	头孢克洛	药物敏感度	时间点	分离物	定量或等级型		抗生素敏感性
18875-5	头孢羟氨苄	药物敏感度	时间点	分离物	定量或等级型		抗生素敏感性
18876-3	头孢孟多	药物敏感度	时间点	分离物	定量或等级型		抗生素敏感性

LOINC 代码	名称	属性	时间特征	系统	标尺类型	方法类型	分类
18877-1	头孢曲秦	药物敏感度	时间点	分离物	定量或等级型		抗生素敏感性
18878-9	头孢唑林	药物敏感度	时间点	分离物	定量或等级型		抗生素敏感性
1887-9	外观	外观	时间点	羊水	名义型		标本特性
18879-7	头孢吡肟	药物敏感度	时间点	分离物	定量或等级型		抗生素敏感性
18880-5	头孢克肟	药物敏感度	时间点	分离物	定量或等级型		抗生素敏感性
18881-3	头孢美唑	药物敏感度	时间点	分离物	定量或等级型		抗生素敏感性
18882-1	头孢地嗪	药物敏感度	时间点	分离物	定量或等级型		抗生素敏感性
18883-9	头孢尼西	药物敏感度	时间点	分离物	定量或等级型		抗生素敏感性
18884-7	头孢哌酮	药物敏感度	时间点	分离物	定量或等级型		抗生素敏感性
18885-4	水溶性油	药物敏感度	时间点	分离物	定量或等级型		抗生素敏感性
18886-2	头孢噻肟	药物敏感度	时间点	分离物	定量或等级型		抗生素敏感性
1888-7	水钴胺	质量浓度	时间点	血清	定量型		化学
18887-0	头孢替坦	药物敏感度	时间点	分离物	定量或等级型		抗生素敏感性
18888-8	头孢西丁	药物敏感度	时间点	分离物	定量或等级型		抗生素敏感性
18889-6	头孢匹罗	药物敏感度	时间点	分离物	定量或等级型		抗生素敏感性
18890-4	头孢泊肟	药物敏感度	时间点	分离物	定量或等级型		抗生素敏感性
18891-2	头孢丙烯	药物敏感度	时间点	分离物	定量或等级型		抗生素敏感性
18892-0	头孢磺啶	药物敏感度	时间点	分离物	定量或等级型		抗生素敏感性
18893-8	头孢他啶	药物敏感度	时间点	分离物	定量或等级型		抗生素敏感性
18894-6	头孢唑肟	药物敏感度	时间点	分离物	定量或等级型		抗生素敏感性
1889-5	花生四烯酸	质量浓度	时间点	血清/血浆	定量型		化学
18895-3	头孢曲松	药物敏感度	时间点	分离物	定量或等级型		抗生素敏感性
18896-1	头孢呋辛.胃肠外	药物敏感度	时间点	分离物	定量或等级型		抗生素敏感性
18897-9	头孢氨苄	药物敏感度	时间点	分离物	定量或等级型		抗生素敏感性
18898-7	头孢来星	药物敏感度	时间点	分离物	定量或等级型		抗生素敏感性
18899-5	头孢噻啶	药物敏感度	时间点	分离物	定量或等级型		抗生素敏感性

LOINC 代码	名称	属性	时间特征	系统	标尺类型	方法类型	分类
18900-1	头孢噻吩	药物敏感度	时间点	分离物	定量或等级型		抗生素敏感性
18901-9	头孢匹林	药物敏感度	时间点	分离物	定量或等级型		抗生素敏感性
18902-7	头孢拉定	药物敏感度	时间点	分离物	定量或等级型		抗生素敏感性
1890-3	精氨酸酶	催化浓度	时间点	红细胞	定量型		化学
18903-5	氯霉素	药物敏感度	时间点	分离物	定量或等级型		抗生素敏感性
18904-3	氯四环素	药物敏感度	时间点	分离物	定量或等级型		抗生素敏感性
18905-0	西诺沙星	药物敏感度	时间点	分离物	定量或等级型		抗生素敏感性
18906-8	环丙沙星	药物敏感度	时间点	分离物	定量或等级型		抗生素敏感性
18907-6	克拉霉素	药物敏感度	时间点	分离物	定量或等级型		抗生素敏感性
18908-4	克林霉素	药物敏感度	时间点	分离物	定量或等级型		抗生素敏感性
18909-2	克霉唑	药物敏感度	时间点	分离物	定量或等级型		抗生素敏感性
189-1	克拉霉素	药物敏感度	时间点	分离物	定量或等级型	最小抑制浓度	抗生素敏感性
18910-0	氯唑西林	药物敏感度	时间点	分离物	定量或等级型		抗生素敏感性
1891-1	精氨酸	质量浓度	时间点	脑脊液	定量型		化学
18911-8	甲磺酸粘菌素	药物敏感度	时间点	分离物	定量或等级型		抗生素敏感性
18912-6	粘杆菌素	药物敏感度	时间点	分离物	定量或等级型		抗生素敏感性
18913-4	环己西林	药物敏感度	时间点	分离物	定量或等级型		抗生素敏感性
18914-2	环丝氨酸	药物敏感度	时间点	分离物	定量或等级型		抗生素敏感性
18915-9	地美环素	药物敏感度	时间点	分离物	定量或等级型		抗生素敏感性
18916-7	双氯西林	药物敏感度	时间点	分离物	定量或等级型		抗生素敏感性
18917-5	强力霉素	药物敏感度	时间点	分离物	定量或等级型		抗生素敏感性
18918-3	依诺沙星	药物敏感度	时间点	分离物	定量或等级型		抗生素敏感性
18919-1	红霉素	药物敏感度	时间点	分离物	定量或等级型		抗生素敏感性
18920-9	红霉素＋磺胺二甲异噁唑	药物敏感度	时间点	分离物	定量或等级型		抗生素敏感性
18921-7	乙胺丁醇	药物敏感度	时间点	分离物	定量或等级型		抗生素敏感性
18922-5	乙硫异烟胺	药物敏感度	时间点	分离物	定量或等级型		抗生素敏感性

LOINC 代码	名称	属性	时间特征	系统	标尺类型	方法类型	分类
18923-3	氟氯西林	药物敏感度	时间点	分离物	定量或等级型		抗生素敏感性
18924-1	氟康唑	药物敏感度	时间点	分离物	定量或等级型		抗生素敏感性
18925-8	5-氟胞嘧啶	药物敏感度	时间点	分离物	定量或等级型		抗生素敏感性
18926-6	新霉素 b	药物敏感度	时间点	分离物	定量或等级型		抗生素敏感性
18927-4	夫西地酸	药物敏感度	时间点	分离物	定量或等级型		抗生素敏感性
18928-2	庆大霉素	药物敏感度	时间点	分离物	定量或等级型		抗生素敏感性
1892-9	精氨酸	任意浓度	时间点	血清/血浆	等级型		化学
18929-0	庆大霉素.高效	药物敏感度	时间点	分离物	定量或等级型		抗生素敏感性
18930-8	短杆菌肽 D	药物敏感度	时间点	分离物	定量或等级型		抗生素敏感性
18931-6	海他西林	药物敏感度	时间点	分离物	定量或等级型		抗生素敏感性
18932-4	亚胺培南	药物敏感度	时间点	分离物	定量或等级型		抗生素敏感性
18933-2	亚胺培南＋西司他丁	药物敏感度	时间点	分离物	定量或等级型		抗生素敏感性
18934-0	异烟肼	药物敏感度	时间点	分离物	定量或等级型		抗生素敏感性
18935-7	卡那霉素	药物敏感度	时间点	分离物	定量或等级型		抗生素敏感性
18936-5	卡那霉素.高效	药物敏感度	时间点	分离物	定量或等级型		抗生素敏感性
1893-7	精氨酸	质量浓度	时间点	血清/血浆	定量型		化学
18937-3	酮康唑	药物敏感度	时间点	分离物	定量或等级型		抗生素敏感性
18938-1	林可霉素	药物敏感度	时间点	分离物	定量或等级型		抗生素敏感性
18939-9	洛美沙星	药物敏感度	时间点	分离物	定量或等级型		抗生素敏感性
18940-7	氯碳头孢	药物敏感度	时间点	分离物	定量或等级型		抗生素敏感性
18941-5	赖氨甲四环素	药物敏感度	时间点	分离物	定量或等级型		抗生素敏感性
18942-3	甲氯环素	药物敏感度	时间点	分离物	定量或等级型		抗生素敏感性
18943-1	美罗培南	药物敏感度	时间点	分离物	定量或等级型		抗生素敏感性
18944-9	甲烯土霉素	药物敏感度	时间点	分离物	定量或等级型		抗生素敏感性
1894-5	精氨酸	质量浓度	时间点	尿液	定量型		化学
18945-6	二甲氧基苯青霉素	药物敏感度	时间点	分离物	定量或等级型		抗生素敏感性

LOINC 代码	名称	属性	时间特征	系统	标尺类型	方法类型	分类
18946-4	甲硝哒唑	药物敏感度	时间点	分离物	定量或等级型		抗生素敏感性
18947-2	美洛西林	药物敏感度	时间点	分离物	定量或等级型		抗生素敏感性
18948-0	二甲胺四环素	药物敏感度	时间点	分离物	定量或等级型		抗生素敏感性
18949-8	麦白霉素	药物敏感度	时间点	分离物	定量或等级型		抗生素敏感性
18950-6	羟羧氧酰胺菌素	药物敏感度	时间点	分离物	定量或等级型		抗生素敏感性
18951-4	萘夫西林	药物敏感度	时间点	分离物	定量或等级型		抗生素敏感性
1895-2	精氨酸	质量速率	24 小时	尿液	定量型		化学
18952-2	萘啶酮酸	药物敏感度	时间点	分离物	定量或等级型		抗生素敏感性
18953-0	新霉素	药物敏感度	时间点	分离物	定量或等级型		抗生素敏感性
18954-8	奈替米星	药物敏感度	时间点	分离物	定量或等级型		抗生素敏感性
18955-5	呋喃妥因	药物敏感度	时间点	分离物	定量或等级型		抗生素敏感性
18956-3	诺氟沙星	药物敏感度	时间点	分离物	定量或等级型		抗生素敏感性
18957-1	新生霉素	药物敏感度	时间点	分离物	定量或等级型		抗生素敏感性
18958-9	制霉菌素	药物敏感度	时间点	分离物	定量或等级型		抗生素敏感性
18959-7	氧氟沙星	药物敏感度	时间点	分离物	定量或等级型		抗生素敏感性
1896-0	精氨基琥珀酸	质量浓度	时间点	血清/血浆	定量型		化学
18960-5	竹桃霉素	药物敏感度	时间点	分离物	定量或等级型		抗生素敏感性
18961-3	苯唑西林	药物敏感度	时间点	分离物	定量或等级型		抗生素敏感性
18962-1	土霉素	药物敏感度	时间点	分离物	定量或等级型		抗生素敏感性
18963-9	培氟沙星	药物敏感度	时间点	分离物	定量或等级型		抗生素敏感性
18964-7	青霉素	药物敏感度	时间点	分离物	定量或等级型		抗生素敏感性
18965-4	青霉素 G	药物敏感度	时间点	分离物	定量或等级型		抗生素敏感性
18966-2	青霉素 V	药物敏感度	时间点	分离物	定量或等级型		抗生素敏感性
18967-0	苯氧乙基青霉素	药物敏感度	时间点	分离物	定量或等级型		抗生素敏感性
18968-8	吡哌酸盐	药物敏感度	时间点	分离物	定量或等级型		抗生素敏感性
18969-6	哌拉西林	药物敏感度	时间点	分离物	定量或等级型		抗生素敏感性

LOINC 代码	名称	属性	时间特征	系统	标尺类型	方法类型	分类
18970-4	哌拉西林+三唑巴坦	药物敏感度	时间点	分离物	定量或等级型		抗生素敏感性
18971-2	匹氨西林	药物敏感度	时间点	分离物	定量或等级型		抗生素敏感性
18972-0	多粘菌素 B	药物敏感度	时间点	分离物	定量或等级型		抗生素敏感性
18973-8	吡嗪酰胺	药物敏感度	时间点	分离物	定量或等级型		抗生素敏感性
18974-6	利福平	药物敏感度	时间点	分离物	定量或等级型		抗生素敏感性
18975-3	利托菌素	药物敏感度	时间点	分离物	定量或等级型		抗生素敏感性
18976-1	罗利环素	药物敏感度	时间点	分离物	定量或等级型		抗生素敏感性
18977-9	罗索沙星	药物敏感度	时间点	分离物	定量或等级型		抗生素敏感性
1897-8	精氨基琥珀酸	质量浓度	时间点	尿液	定量型		化学
18978-7	罗红霉素	药物敏感度	时间点	分离物	定量或等级型		抗生素敏感性
18979-5	西索米星	药物敏感度	时间点	分离物	定量或等级型		抗生素敏感性
18980-3	大观霉素	药物敏感度	时间点	分离物	定量或等级型		抗生素敏感性
18981-1	螺旋霉素	药物敏感度	时间点	分离物	定量或等级型		抗生素敏感性
18982-9	链霉素	药物敏感度	时间点	分离物	定量或等级型		抗生素敏感性
18983-7	链霉素.高效	药物敏感度	时间点	分离物	定量或等级型		抗生素敏感性
18984-5	磺胺嘧啶	药物敏感度	时间点	分离物	定量或等级型		抗生素敏感性
18985-2	磺胺甲噁唑	药物敏感度	时间点	分离物	定量或等级型		抗生素敏感性
1898-6	精氨基琥珀酸裂解酶	催化浓度	时间点	血清	定量型		化学
18986-0	磺胺异噁唑	药物敏感度	时间点	分离物	定量或等级型		抗生素敏感性
18987-8	氨苯磺胺	药物敏感度	时间点	分离物	定量或等级型		抗生素敏感性
18988-6	酞氨西林	药物敏感度	时间点	分离物	定量或等级型		抗生素敏感性
18989-4	替考拉宁	药物敏感度	时间点	分离物	定量或等级型		抗生素敏感性
18990-2	替马沙星	药物敏感度	时间点	分离物	定量或等级型		抗生素敏感性
18991-0	替莫西林	药物敏感度	时间点	分离物	定量或等级型		抗生素敏感性
18992-8	特比萘芬	药物敏感度	时间点	分离物	定量或等级型		抗生素敏感性
18993-6	四环素	药物敏感度	时间点	分离物	定量或等级型		抗生素敏感性

LOINC 代码	名称	属性	时间特征	系统	标尺类型	方法类型	分类
1899-4	精氨基琥珀酸合成酶	催化含量	时间点	组织	定量型		化学
18994-4	替卡西林	药物敏感度	时间点	分离物	定量或等级型		抗生素敏感性
18995-1	替卡西林+棒酸钾	药物敏感度	时间点	分离物	定量或等级型		抗生素敏感性
18996-9	妥布霉素	药物敏感度	时间点	分离物	定量或等级型		抗生素敏感性
18997-7	甲氧苄啶	药物敏感度	时间点	分离物	定量或等级型		抗生素敏感性
18998-5	甲氧苄啶+磺胺甲嘧唑	药物敏感度	时间点	分离物	定量或等级型		抗生素敏感性
18999-3	醋竹桃霉素	药物敏感度	时间点	分离物	定量或等级型		抗生素敏感性
19-0	阿莫西林+克拉维酸	药物敏感度	时间点	分离物	定量型	最小致死浓度	抗生素敏感性
1900-0	芳香酰胺酶	催化浓度	时间点	血清	定量型		化学
19000-9	万古霉素	药物敏感度	时间点	分离物	定量或等级型		抗生素敏感性
19001-7	紫霉素	药物敏感度	时间点	分离物	定量或等级型		抗生素敏感性
19002-5	康复.物理疗法要求信息附件	复杂	时间点	病人	集合型		信息附件.康复
19003-3	康复.呼吸性治疗法要求信息附件	复杂	时间点	病人	集合型		信息附件.康复
19004-1	康复.熟练护理要求信息附件	复杂	时间点	病人	集合型		信息附件.康复
19005-8	X-射线印迹	印象/检查结果的解释	时间点	XXX	叙述型	放射学	信息附件.康复
19006-6	图像质量	类型	时间点	心脏超声仪器	叙述型	超声	信息附件.临床报告
19007-4	初步的诊断	复杂	时间点	精神病学康复治疗	集合型		信息附件.康复.精神病治疗
19008-2	传感器部位	解剖学	时间点	病人	叙述型		信息附件.临床报告
19009-0	药物.当前的	复杂	时间点	病人	叙述型	报告的	信息附件.药物治疗
19010-8	药物.出院	复杂	时间点	病人	叙述型		信息附件.药物治疗
19011-6	药物.配给的	复杂	时间点	病人	叙述型		信息附件.药物治疗
19012-4	替换说明	存在与否或身份标识	时间点	药物.出院	名义型		信息附件.药物治疗
19013-2	药物.当前的.报告请求	发现（结果）	时间点	病人	名义型		信息附件.药物治疗
19014-0	药物.出院.报告请求	发现（结果）	时间点	病人	名义型		信息附件.药物治疗
19015-7	药物.配给的.报告请求	发现（结果）	时间点	病人	名义型		信息附件.药物治疗

LOINC 代码	名称	属性	时间特征	系统	标尺类型	方法类型	分类
19016-5	X12 277，本次数据交换所含信息相应的所有请求都按照具体服务分别加以说明	范围.修饰成分.选择条目	时间点	X12^277			信息附件.修饰成分
1901-8	芳基硫酸酯酶	催化浓度	时间点	血清/血浆	定量型		化学
19021-5	研究观察	发现（结果）	时间点	子宫颈	叙述型	触诊	信息附件.临床报告
19022-3	脑膜炎奈瑟菌 C＋w135 Ag	任意浓度	时间点	脑脊液	等级型		微生物学
19023-1	粒细胞/100 白细胞	数量或计数分数	时间点	全血	定量型	自动化计数	血液学/细胞分类计数
1902-6	维生素 C	质量浓度	时间点	全血	定量型		化学
1903-4	维生素 C	质量浓度	时间点	血清/血浆	定量型		化学
1904-2	维生素 C	任意浓度	时间点	尿液	等级型		化学
19044-7	卤虫 Ab. IgE. RAST 类	任意浓度	时间点	血清	等级型		变态反应
19045-4	大西洋鲑 Ab. IgG. RAST 类	任意浓度	时间点	血清	等级型		变态反应
19046-2	牛血清白蛋白 Ab. IgE. RAST 类	任意浓度	时间点	血清	等级型		变态反应
19047-0	长鳍金枪鱼 Ab. IgG. RAST 类	任意浓度	时间点	血清	等级型		变态反应
19048-8	有核红细胞/100 白细胞	比率	时间点	全血	定量型		血液学/细胞分类计数
19049-6	间甲肾上腺素	质量速率	24 小时	尿液	定量型		化学
19050-4	间甲肾上腺素	质量浓度	24 小时	尿液	定量型		化学
19051-2	沙奎那韦	质量浓度	时间点	血清/血浆	定量型		药物水平/毒理学
19052-0	博氏疏螺旋体 DNA	任意浓度	时间点	尿液	等级型	探针.扩增	微生物学
19053-8	布鲁氏杆菌 Ab	稀释系数、稀释倍数（滴度）	时间点	血清	定量型	凝集试验	微生物学
19054-6	肺炎支原体	任意浓度	时间点	XXX	等级型	微生物特异性培养	微生物学
19055-3	羧基四氢大麻酚/肌酐	质量浓度比率	时间点	尿液	定量型		药物水平/毒理学
19056-1	汞	任意浓度	时间点	尿液	等级型		药物水平/毒理学
19057-9	ABO＋Rh 血型	类型	时间点	全血^新生儿	名义型		血库
19058-7	变应原 已鉴定的	存在与否或身份标识	时间点	血清	名义型		变态反应
1905-9	维生素 C	质量速率	24 小时	尿液	定量型		化学
19059-5	苯异丙胺类截断值	质量浓度	时间点	尿液	定量型		药物水平/毒理学
19060-3	抗体 已鉴定的	存在与否或身份标识	时间点	血清/血浆	名义型		血库
19064-5	苯二氮类药物截断值	质量浓度	时间点	尿液	定量型		药物水平/毒理学
19065-2	苯甲酰芽子碱截断值	质量浓度	时间点	尿液	定量型		药物水平/毒理学
19066-0	血库注释	印象/检查结果的解释	时间点	病人	名义型		血库
1906-7	天冬酰胺	质量浓度	时间点	脑脊液	定量型		化学
19071-0	病人自体全血	容积、体积	时间点	全血	定量型		血库
19072-8	离子钙^^调整 pH 至 7.4	摩尔浓度	时间点	血清/血浆	定量型		化学

LOINC 代码	名称	属性	时间特征	系统	标尺类型	方法类型	分类
19073-6	大麻类物质截断值	质量浓度	时间点	尿液	定量型		药物水平/毒理学
19074-4	肉碱酯	摩尔浓度	时间点	血清/血浆	定量型		化学
1907-5	天冬酰胺	任意浓度	时间点	血清/血浆	等级型		化学
19075-1	已计数细胞. 合计	数量或计数（正整数）	时间点	脑脊液	定量型		血液学/细胞分类计数
19076-9	已计数细胞. 合计	数量或计数（正整数）	时间点	XXX	定量型		血液学/细胞分类计数
19077-7	已确定的细胞	存在与否或身份标识	时间点	体液	名义型		血液学/细胞分类计数
19078-5	细胞. CD23/100 细胞	数量或计数分数	时间点	XXX	定量型		细胞标志物
19079-3	细胞. CD43/100 细胞	数量或计数分数	时间点	XXX	定量型		细胞标志物
19080-1	绒毛膜促性腺激素	任意浓度	时间点	血清/血浆	定量型		化学
1908-3	天冬酰胺	质量浓度	时间点	血清/血浆	定量型		化学
19085-0	采集持续时间	时间（如秒数）	*	尿液	定量型		标本特性
19086-8	采集结束日期	时间戳、时间标记	时间点	尿液	定量型		标本特性
19087-6	采集结束时间	时间戳、时间标记	时间点	尿液	定量型		标本特性
19088-4	采集开始日期	时间戳、时间标记	时间点	尿液	定量型		标本特性
19089-2	采集开始时间	时间戳、时间标记	时间点	尿液	定量型		标本特性
190-9	克拉霉素	药物敏感度	时间点	分离物	定量或等级型	琼脂扩散	抗生素敏感性
19090-0	菌落计数	数量或计数浓度（计数/容积）	时间点	尿液	定量型		微生物学
1909-1	天冬酰胺	质量浓度	时间点	尿液	定量型		化学
19091-8	菌落计数	数量或计数（正整数）	时间点	尿液	定量型	目视计数	微生物学
19092-6	可替宁 截断值	质量浓度	时间点	尿液	定量型		药物水平/毒理学
19096-7	电解质	印象/检查结果的解释	24 小时	尿液	叙述型		化学
19098-3	红细胞	任意浓度	时间点	羊水	等级型		血液学/细胞分类计数
19099-1	已计数的事件	数量或计数（正整数）	时间点	XXX	定量型		细胞标志物
19101-5	真菌菌落计数	数量或计数浓度（计数/容积）	时间点	XXX	定量型	培养	微生物学
19102-3	遗传学筛查	发现（结果）	时间点	XXX	叙述型	分子遗传学	分子病理学
19104-9	葡萄糖^葡萄糖给药后 1 小时	印象/检查结果的解释	时间点	血清/血浆	名义型		刺激耐受试验
19105-6	葡萄糖^葡萄糖给药后 3 小时	印象/检查结果的解释	时间点	血清/血浆	名义型		刺激耐受试验
19106-4	单纯疱疹病毒 Ab. IgG	任意浓度	时间点	血清	等级型		微生物学
19107-2	荚膜组织胞浆菌 Ag	任意浓度	时间点	血清	定量型	放射免疫分析	微生物学
19108-0	荚膜组织胞浆菌 Ag	任意浓度	时间点	血清	等级型		微生物学
1910-9	天冬酰胺	质量速率	24 小时	尿液	定量型		化学
19109-8	荚膜组织胞浆菌 Ag	任意浓度	时间点	XXX	等级型		微生物学
19110-6	艾滋病毒 1 gp41+gp43 Ab	任意浓度	时间点	血清	等级型	免疫印迹	微生物学
19111-4	医院编号	标识符	时间点	母亲	名义型		临床
19113-0	IgE	任意浓度	时间点	血清	定量型		化学
19114-8	层状小体	数量或计数浓度（计数/容积）	时间点	羊水	定量型		血液学/细胞分类计数
1911-7	天冬氨酸	质量浓度	时间点	脑脊液	定量型		化学
19122-1	细胞. CD42/100 细胞	数量或计数分数	时间点	全血	定量型		细胞标志物

LOINC 代码	名称	属性	时间特征	系统	标尺类型	方法类型	分类
19123-9	镁	质量浓度	时间点	血清/血浆	定量型		化学
19124-7	镁	质量浓度	时间点	尿液	定量型		化学
1912-5	天冬氨酸	任意浓度	时间点	血清/血浆	等级型		化学
19125-4	胎便	任意浓度	时间点	羊水	等级型		化学
19126-2	细菌 已鉴定的	存在与否或身份标识	时间点	骨髓	名义型	需氧培养	微生物学
19127-0	细菌 已鉴定的	存在与否或身份标识	时间点	唾液	名义型	急性呼吸窘迫培养	微生物学
19128-8	细菌 已鉴定的	存在与否或身份标识	时间点	导管头	名义型	培养	微生物学
19129-6	显微镜观察	存在与否或身份标识	时间点	组织	名义型	活组织检查培养	微生物学
19132-0	名称	标识符	时间点	母亲	名义型		临床
1913-3	天冬氨酸	质量浓度	时间点	血清/血浆	定量型		化学
19133-8	脑膜炎奈瑟菌 A＋C＋w135＋Y Ag	任意浓度	时间点	脑脊液	等级型	胶乳凝集试验	微生物学
19134-6	脑膜炎奈瑟菌 B＋大肠杆菌 K1 Ag	任意浓度	时间点	脑脊液	等级型	胶乳凝集试验	微生物学
19137-9	神经元细胞核 Ab	任意浓度	时间点	血清	定量型	免疫印迹	血清学
19138-7	阿片制剂截断值	质量浓度	时间点	尿液	定量型		药物水平/毒理学
19139-5	病理学家姓名	标识符	时间点	服务提供方	名义型		临床
19140-3	磷脂 Ab	任意浓度	时间点	血清	等级型		凝血功能检查
1914-1	天冬氨酸	质量浓度	时间点	尿液	定量型		化学
19141-1	右丙氧芬	任意浓度	时间点	尿液	等级型		药物水平/毒理学
19144-5	检验药物的原因	印象/检查结果的解释	时间点	病人	名义型		药物水平/毒理学
19145-2	参考实验室检验名称	类型	XXX	标准实验室检查	名义型		杂项
19146-0	参考实验室检验结果	发现（结果）	XXX	标准实验室检查	名义型		杂项
19147-8	参考实验室检验参考值范围	发现（结果）	XXX	标准实验室检查	名义型		杂项
19148-6	罗加姆候补	任意	时间点	病人	等级型		血库
19149-4	利福布汀	药物敏感度	时间点	分离物	定量或等级型		抗生素敏感性
19150-2	可接受的样本肌酐	任意	时间点	尿液	等级型		药物水平/毒理学
19151-0	标本抽取	时间戳、时间标记	时间点	血清/血浆	定量型		标本特性
19152-8	可接受的标本比重	任意	时间点	尿液	等级型		药物水平/毒理学
19153-6	标本体积	容积、体积	XXX	尿液	定量型		标本特性
19156-9	敏感性（试验）方法	存在与否或身份标识	时间点	XXX	名义型	*	抗生素敏感性
19157-7	试管编号	标识符	时间点	脑脊液	名义型		标本特性
1915-8	天冬氨酸	质量速率	24 小时	尿液	定量型		化学
19158-5	尿素氮注释	印象/检查结果的解释	24 小时	尿液	叙述型		化学
19159-3	尿液分析标本采集方法	存在与否或身份标识	时间点	尿液	名义型	*	尿液分析
19161-9	尿胆素原	任意浓度	时间点	尿液	定量型	试纸条	尿液分析
19162-7	水痘-带状疱疹病毒 Ab. IgG	任意浓度	时间点	血清	等级型		微生物学

LOINC 代码	名称	属性	时间特征	系统	标尺类型	方法类型	分类
19163-5	癌 Ag19-9	任意浓度	时间点	胸水	定量型		化学
19164-3	癌 Ag72-4	任意浓度	时间点	胸水	定量型		化学
19165-0	癌 Ag125	任意浓度	时间点	胸水	定量型		化学
1916-6	天冬氨酸氨基转移酶/丙氨酸氨基转移酶	催化浓度比率	时间点	血清/血浆	定量型		化学
19166-8	癌胚抗原	任意浓度	时间点	血清/血浆	定量型		化学
19167-6	癌胚抗原	摩尔浓度	时间点	血清/血浆	定量型		化学
19168-4	癌胚抗原	任意浓度	时间点	胸水	定量型		化学
19169-2	癌胚抗原	质量浓度	时间点	胸水	定量型		化学
191-7	克拉霉素	药物敏感度	时间点	分离物＋血清	等级型	测序分型	抗生素敏感性
19170-0	癌胚抗原	摩尔浓度	时间点	胸水	定量型		化学
19171-8	α-1-胎蛋白	任意浓度	时间点	羊水	定量型		化学
19172-6	α-1-胎蛋白	任意浓度	时间点	胸水	定量型		化学
19173-4	α-1-胎蛋白	摩尔浓度	时间点	胸水	定量型		化学
1917-4	天冬氨酸氨基转移酶	催化浓度	时间点	羊水	定量型		化学
19174-2	绒毛膜促性腺激素. β 亚单位	任意浓度	时间点	羊水	定量型		化学
19175-9	绒毛膜促性腺激素. β 亚单位	摩尔浓度	时间点	羊水	定量型		化学
19176-7	α-1-胎蛋白	任意浓度	时间点	血清/血浆	定量型		化学
19177-5	α-1-胎蛋白	摩尔浓度	时间点	血清/血浆	定量型		化学
19178-3	绒毛膜促性腺激素. β 亚单位. 游离型	任意浓度	时间点	羊水	定量型		化学
19179-1	绒毛膜促性腺激素. β 亚单位. 游离型	摩尔浓度	时间点	羊水	定量型		化学
19180-9	绒毛膜促性腺激素. β 亚单位. 游离型	任意浓度	时间点	血清/血浆	定量型		化学
1918-2	天冬氨酸氨基转移酶	催化浓度	时间点	脑脊液	定量型		化学
19182-5	细胞角蛋白 19	任意浓度	时间点	血清/血浆	定量型		化学
19183-3	细胞角蛋白 19	任意浓度	时间点	胸水	定量型		化学
19184-1	组织多肽特异性 Ag	任意浓度	时间点	血清/血浆	定量型		化学
19185-8	组织多肽特异性 Ag	任意浓度	时间点	胸水	定量型		化学
19186-6	癌 Ag15-3	任意浓度	时间点	胸水	定量型		化学
19187-4	癌 Ag27-29	任意浓度	时间点	胸水	定量型		化学
19188-2	粘蛋白样癌，相关的 Ag	任意浓度	时间点	胸水	定量型		化学
19189-0	癌 Ag549	任意浓度	时间点	血清/血浆	定量型		化学
1919-0	天冬氨酸氨基转移酶	催化浓度	时间点	体液	定量型		化学
19190-8	癌 Ag549	任意浓度	时间点	胸水	定量型		化学
19193-2	烯醇化酶. 神经元特异性	任意浓度	时间点	血清/血浆	定量型		化学
19194-0	烯醇化酶. 神经元特异性	任意浓度	时间点	胸水	定量型		化学
19195-7	前列腺特异性 Ag	任意浓度	时间点	血清/血浆	定量型		化学
19197-3	前列腺特异性 Ag	摩尔浓度	时间点	血清/血浆	定量型		化学
19198-1	前列腺特异性 Ag	任意浓度	时间点	精液	定量型		化学
19199-9	前列腺特异性 Ag	质量浓度	时间点	精液	定量型		化学
19200-5	前列腺特异性 Ag	摩尔浓度	时间点	精液	定量型		化学
19201-3	前列腺特异性 Ag. 游离型	任意浓度	时间点	血清/血浆	定量型		化学
19203-9	前列腺特异性 Ag. 游离型	摩尔浓度	时间点	血清/血浆	定量型		化学
19204-7	前列腺特异性 Ag. 游离型	任意浓度	时间点	精液	定量型		化学

LOINC 代码	名称	属性	时间特征	系统	标尺类型	方法类型	分类
19205-4	前列腺特异性 Ag.游离型	质量浓度	时间点	精液	定量型		化学
19206-2	前列腺特异性 Ag.游离型	摩尔浓度	时间点	精液	定量型		化学
19207-0	鳞状上皮细胞癌 Ag	任意浓度	时间点	血清/血浆	定量型		化学
1920-8	天冬氨酸氨基转移酶	催化浓度	时间点	血清/血浆	定量型		化学
19208-8	鳞状上皮细胞癌 Ag	摩尔浓度	时间点	血清/血浆	定量型		化学
19209-6	鳞状上皮细胞癌 Ag	任意浓度	时间点	胸水	定量型		化学
19210-4	鳞状上皮细胞癌 Ag	摩尔浓度	时间点	胸水	定量型		化学
19211-2	氧	压力或压强（局部性）	时间点	混合静脉全血	定量型		化学
19212-0	二氧化碳	压力或压强（局部性）	时间点	混合静脉全血	定量型		化学
19213-8	pH	摩尔浓度	时间点	混合静脉全血	定量型		化学
19214-6	氧^^饱和度调整至 0.5	压力或压强（局部性）	时间点	动脉全血	定量型		化学
19215-3	氧^^饱和度调整至 0.5	压力或压强（局部性）	时间点	毛细血管全血	定量型		化学
1921-6	心房利钠因子	质量浓度	时间点	动脉全血	定量型		化学
19216-1	氧^^饱和度调整至 0.5	压力或压强（局部性）	时间点	静脉全血	定量型		化学
19217-9	氧^^饱和度调整至 0.5	压力或压强（局部性）	时间点	混合静脉全血	定量型		化学
19218-7	氧含量	摩尔浓度	时间点	动脉全血	定量型		化学
19219-5	氧含量	摩尔浓度	时间点	毛细血管全血	定量型		化学
19220-3	氧含量	摩尔浓度	时间点	静脉全血	定量型		化学
19221-1	氧含量	摩尔浓度	时间点	混合静脉全血	定量型		化学
19223-7	二氧化碳	摩尔浓度	时间点	混合静脉全血	定量型		化学
1922-4	碱缺失	摩尔浓度	时间点	动脉全血	定量型		化学
19224-5	氧饱和度	摩尔分数	时间点	混合静脉全血	定量型		血液动力学.分子型
19225-2	脱氧血红蛋白/总血红蛋白	质量分数	时间点	动脉全血	定量型		血液学/细胞分类计数
19226-0	脱氧血红蛋白/总血红蛋白	质量分数	时间点	毛细血管全血	定量型		血液学/细胞分类计数
19227-8	脱氧血红蛋白/总血红蛋白	质量分数	时间点	静脉全血	定量型		血液学/细胞分类计数
19228-6	脱氧血红蛋白/总血红蛋白	质量分数	时间点	混合静脉全血	定量型		血液学/细胞分类计数
19229-4	碳酸氢盐	摩尔浓度	时间点	混合静脉全血	定量型		化学
19230-2	碳酸氢盐^^标准	摩尔浓度	时间点	动脉全血	定量型		化学
19231-0	碳酸氢盐^^标准	摩尔浓度	时间点	毛细血管全血	定量型		化学
1923-2	碱缺失	摩尔浓度	时间点	毛细血管全血	定量型		化学
19232-8	碳酸氢盐^^标准	摩尔浓度	时间点	静脉全血	定量型		化学
19233-6	碳酸氢盐^^标准	摩尔浓度	时间点	混合静脉全血	定量型		化学
19234-4	碱剩余	摩尔浓度	时间点	混合静脉全血	定量型		化学
19235-1	碱剩余^^标准	摩尔浓度	时间点	动脉全血	定量型		化学
19236-9	碱剩余^^标准	摩尔浓度	时间点	毛细血管全血	定量型		化学
19237-7	碱剩余^^标准	摩尔浓度	时间点	静脉全血	定量型		化学
19238-5	碱剩余^^标准	摩尔浓度	时间点	混合静脉全血	定量型		化学
19239-3	乳酸	摩尔浓度	时间点	毛细血管全血	定量型		化学
1924-0	碱缺失	摩尔浓度	时间点	静脉全血	定量型		化学
19240-1	乳酸	摩尔浓度	时间点	混合静脉全血	定量型		化学

LOINC代码	名称	属性	时间特征	系统	标尺类型	方法类型	分类
19242-7	促肾上腺皮质激素^给予给予某刺激后	质量浓度	时间点	血浆	定量型		刺激耐受试验
19243-5	流产布鲁氏杆菌 Ab	任意浓度	时间点	血清	定量型	酶免疫分析	微生物学
19244-3	性状	外观	时间点	尿液	名义型		标本特性
19245-0	氯硝西泮	任意浓度	时间点	尿液	等级型		药物水平/毒理学
19247-6	多塞平＋代谢产物	质量浓度	时间点	尿液	定量型		药物水平/毒理学
19248-4	乳酸脱氢酶 2	催化浓度	时间点	血清/血浆	定量型	电泳	化学
19249-2	乳糖^口服 50 g 乳糖后 3 小时	质量浓度	时间点	血清/血浆	定量型		刺激耐受试验
192-5	克林霉素	药物敏感度	时间点	分离物	定量型	最小致死浓度	抗生素敏感性
19250-0	脂蛋白.α	质量浓度	时间点	胸水	定量型		化学
19251-8	催乳激素^给予某刺激后	质量浓度	时间点	血清/血浆	定量型		刺激耐受试验
19252-6	巨核细胞/100 白细胞	数量或计数分数	时间点	全血	定量型		血液学/细胞分类计数
19253-4	旋毛虫 Ab	任意浓度	时间点	血清	等级型	酶免疫分析	微生物学
19254-2	氧^^调整至患者实际体温	压力或压强（局部性）	时间点	全血	定量型		化学
19255-9	氧^^调整至患者实际体温	压力或压强（局部性）	时间点	动脉全血	定量型		化学
19256-7	氧^^调整至患者实际体温	压力或压强（局部性）	时间点	毛细血管全血	定量型		化学
1925-7	碱剩余	摩尔浓度	时间点	动脉全血	定量型		化学
19257-5	氧^^调整至患者实际体温	压力或压强（局部性）	时间点	混合静脉全血	定量型		化学
19258-3	氧^^调整至患者实际体温	压力或压强（局部性）	时间点	静脉全血	定量型		化学
19259-1	脑膜炎奈瑟菌 A＋C＋w135＋Y Ag	任意浓度	时间点	XXX	等级型	胶乳凝集试验	微生物学
19260-9	脑膜炎奈瑟菌 B＋大肠杆菌 K1 Ag	任意浓度	时间点	XXX	等级型	胶乳凝集试验	微生物学
19261-7	苯异丙胺	任意浓度	时间点	尿液	等级型	筛查试验	药物水平/毒理学
19262-5	苯异丙胺类检测	存在与否或身份标识	时间点	尿液	名义型	筛查试验	药物水平/毒理学
19263-3	苯异丙胺类检测	存在与否或身份标识	时间点	尿液	叙述型	筛查试验	药物水平/毒理学
1926-5	碱剩余	摩尔浓度	时间点	毛细血管全血	定量型		化学
19265-8	苯异丙胺类阳性	存在与否或身份标识	时间点	尿液	名义型	确认试验	药物水平/毒理学
19266-6	苯异丙胺类截断值	质量浓度	时间点	尿液	定量型	筛查试验	药物水平/毒理学
19267-4	苯异丙胺类截断值	质量浓度	时间点	尿液	定量型	确认试验	药物水平/毒理学
19268-2	苯异丙胺类筛查方法	存在与否或身份标识	时间点	尿液	名义型	*	药物水平/毒理学
19269-0	苯异丙胺类确认方法	存在与否或身份标识	时间点	尿液	名义型	*	药物水平/毒理学
19270-8	巴比妥类	任意浓度	时间点	尿液	等级型	筛查试验	药物水平/毒理学
19271-6	巴比妥类检测	存在与否或身份标识	时间点	尿液	名义型	筛查试验	药物水平/毒理学

LOINC 代码	名称	属性	时间特征	系统	标尺类型	方法类型	分类
19272-4	巴比妥类检测	存在与否或身份标识	时间点	尿液	叙述型	筛查试验	药物水平/毒理学
1927-3	碱剩余	摩尔浓度	时间点	静脉全血	定量型		化学
19274-0	巴比妥类阳性	存在与否或身份标识	时间点	尿液	名义型	确认试验	药物水平/毒理学
19275-7	巴比妥类截断值	质量浓度	时间点	尿液	定量型	筛查试验	药物水平/毒理学
19276-5	巴比妥类截断值	质量浓度	时间点	尿液	定量型	确认试验	药物水平/毒理学
19277-3	巴比妥类筛查方法	存在与否或身份标识	时间点	尿液	名义型	*	药物水平/毒理学
19278-1	巴比妥类确认方法	存在与否或身份标识	时间点	尿液	名义型	*	药物水平/毒理学
19279-9	苯二氮类药物检测	存在与否或身份标识	时间点	尿液	名义型	筛查试验	药物水平/毒理学
19280-7	苯二氮类药物检测	存在与否或身份标识	时间点	尿液	叙述型	筛查试验	药物水平/毒理学
1928-1	免疫球蛋白轻链	任意浓度	时间点	尿液	等级型		化学
19282-3	苯二氮类药物阳性	存在与否或身份标识	时间点	尿液	名义型	确认试验	药物水平/毒理学
19283-1	苯二氮类药物截断值	质量浓度	时间点	尿液	定量型	筛查试验	药物水平/毒理学
19284-9	苯二氮类药物截断值	质量浓度	时间点	尿液	定量型	确认试验	药物水平/毒理学
19285-6	苯二氮类药物筛查方法	存在与否或身份标识	时间点	尿液	名义型	*	药物水平/毒理学
19286-4	苯二氮类药物确认方法	存在与否或身份标识	时间点	尿液	名义型	*	药物水平/毒理学
19287-2	大麻类物质检测	存在与否或身份标识	时间点	尿液	名义型	筛查试验	药物水平/毒理学
19288-0	大麻类物质检测	存在与否或身份标识	时间点	尿液	叙述型	筛查试验	药物水平/毒理学
19289-8	大麻类物质	任意浓度	时间点	尿液	等级型	确认试验	药物水平/毒理学
19290-6	大麻类物质阳性	存在与否或身份标识	时间点	尿液	名义型	确认试验	药物水平/毒理学
19291-4	大麻类物质截断值	质量浓度	时间点	尿液	定量型	筛查试验	药物水平/毒理学
19292-2	大麻类物质截断值	质量浓度	时间点	尿液	定量型	确认试验	药物水平/毒理学
19293-0	大麻类物质筛查方法	存在与否或身份标识	时间点	尿液	名义型	*	药物水平/毒理学
19294-8	大麻类物质确认方法	存在与否或身份标识	时间点	尿液	名义型	*	药物水平/毒理学
19295-5	阿片制剂	任意浓度	时间点	尿液	等级型	筛查试验	药物水平/毒理学
19296-3	阿片制剂，经检验的	存在与否或身份标识	时间点	尿液	名义型	筛查试验	药物水平/毒理学
19297-1	阿片制剂，经检验的	存在与否或身份标识	时间点	尿液	叙述型	筛查试验	药物水平/毒理学

LOINC 代码	名称	属性	时间特征	系统	标尺类型	方法类型	分类
19298-9	阿片制剂阳性	存在与否或身份标识	时间点	尿液	名义型	确认试验	药物水平/毒理学
1929-9	免疫球蛋白轻链	质量浓度	时间点	尿液	定量型		化学
19299-7	阿片制剂截断值	质量浓度	时间点	尿液	定量型	筛查试验	药物水平/毒理学
19300-3	阿片制剂截断值	质量浓度	时间点	尿液	定量型	确认试验	药物水平/毒理学
19301-1	阿片制剂筛查方法	存在与否或身份标识	时间点	尿液	名义型	*	药物水平/毒理学
19302-9	阿片制剂确认方法	存在与否或身份标识	时间点	尿液	名义型	*	药物水平/毒理学
19303-7	噻嗪类药物	任意浓度	时间点	尿液	等级型	筛查试验	药物水平/毒理学
19304-5	噻嗪类药物，经检验的	存在与否或身份标识	时间点	尿液	名义型	筛查试验	药物水平/毒理学
19305-2	噻嗪类药物，经检验的	存在与否或身份标识	时间点	尿液	叙述型	筛查试验	药物水平/毒理学
19306-0	噻嗪类药物	任意浓度	时间点	尿液	等级型	确认试验	药物水平/毒理学
1930-7	苯甲酸盐	质量浓度	时间点	血清/血浆	定量型		药物水平/毒理学
19307-8	噻嗪类药物，阳性的	存在与否或身份标识	时间点	尿液	名义型	确认试验	药物水平/毒理学
19308-6	噻嗪类药物截断值	质量浓度	时间点	尿液	定量型	筛查试验	药物水平/毒理学
19309-4	噻嗪类药物截断值	质量浓度	时间点	尿液	定量型	确认试验	药物水平/毒理学
19310-2	噻嗪类药物筛查方法	存在与否或身份标识	时间点	尿液	名义型	*	药物水平/毒理学
19311-0	噻嗪类药物确认方法	存在与否或身份标识	时间点	尿液	名义型	*	药物水平/毒理学
19312-8	三环抗抑郁症类药物	任意浓度	时间点	尿液	等级型	筛查试验	药物水平/毒理学
19313-6	三环抗抑郁症类药物，经检验的	存在与否或身份标识	时间点	尿液	名义型	筛查试验	药物水平/毒理学
19314-4	三环抗抑郁症类药物，经检验的	存在与否或身份标识	时间点	尿液	叙述型	筛查试验	药物水平/毒理学
1931-5	β丙氨酸	任意浓度	时间点	血清/血浆	等级型		化学
19315-1	三环抗抑郁症类药物	任意浓度	时间点	尿液	等级型	确认试验	药物水平/毒理学
19316-9	三环抗抑郁症类药物阳性	存在与否或身份标识	时间点	尿液	名义型	确认试验	药物水平/毒理学
19317-7	三环抗抑郁症类药物截断值	质量浓度	时间点	尿液	定量型	筛查试验	药物水平/毒理学
19318-5	三环抗抑郁症类药物截断值	质量浓度	时间点	尿液	定量型	确认试验	药物水平/毒理学
19319-3	三环抗抑郁症类药物筛查方法	存在与否或身份标识	时间点	尿液	名义型	*	药物水平/毒理学
19320-1	三环抗抑郁症类药物确认方法	存在与否或身份标识	时间点	尿液	名义型	*	药物水平/毒理学

LOINC 代码	名称	属性	时间特征	系统	标尺类型	方法类型	分类
19321-9	6-单乙酰吗啡	任意浓度	时间点	尿液	等级型	筛查试验	药物水平/毒理学
19322-7	6-单乙酰吗啡	任意浓度	时间点	尿液	等级型	确认试验	药物水平/毒理学
1932-3	β丙氨酸	质量浓度	时间点	血清/血浆	定量型		化学
19323-5	6-单乙酰吗啡截断值	质量浓度	时间点	尿液	定量型	筛查试验	药物水平/毒理学
19324-3	6-单乙酰吗啡截断值	质量浓度	时间点	尿液	定量型	确认试验	药物水平/毒理学
19325-0	α羟基阿普唑仑	任意浓度	时间点	尿液	等级型	筛查试验	药物水平/毒理学
19326-8	α羟基阿普唑仑	任意浓度	时间点	尿液	等级型	确认试验	药物水平/毒理学
19328-4	α羟基阿普唑仑	质量浓度	时间点	尿液	定量型		药物水平/毒理学
19329-2	α羟基阿普唑仑截断值	质量浓度	时间点	尿液	定量型	筛查试验	药物水平/毒理学
193-3	克林霉素	药物敏感度	时间点	分离物	定量或等级型	最小抑制浓度	抗生素敏感性
19330-0	α羟基阿普唑仑截断值	质量浓度	时间点	尿液	定量型	确认试验	药物水平/毒理学
1933-1	β丙氨酸	质量浓度	时间点	尿液	定量型		化学
19331-8	阿米替林	任意浓度	时间点	尿液	等级型	筛查试验	药物水平/毒理学
19333-4	阿米替林截断值	质量浓度	时间点	尿液	定量型	筛查试验	药物水平/毒理学
19334-2	阿米替林截断值	质量浓度	时间点	尿液	定量型	确认试验	药物水平/毒理学
19335-9	阿米替林+去甲阿米替林	任意浓度	时间点	尿液	等级型	筛查试验	药物水平/毒理学
19336-7	阿米替林+去甲阿米替林	任意浓度	时间点	尿液	等级型	确认试验	药物水平/毒理学
19337-5	阿米替林+去甲阿米替林截断值	质量浓度	时间点	尿液	定量型	筛查试验	药物水平/毒理学
19338-3	阿米替林+去甲阿米替林截断值	质量浓度	时间点	尿液	定量型	确认试验	药物水平/毒理学
19339-1	异戊巴比妥	任意浓度	时间点	尿液	等级型	筛查试验	药物水平/毒理学
19341-7	异戊巴比妥截断值	质量浓度	时间点	尿液	定量型	筛查试验	药物水平/毒理学
19342-5	异戊巴比妥截断值	质量浓度	时间点	尿液	定量型	确认试验	药物水平/毒理学
19343-3	苯丙胺	任意浓度	时间点	尿液	等级型	筛查试验	药物水平/毒理学
19344-1	苯丙胺	任意浓度	时间点	尿液	等级型	确认试验	药物水平/毒理学
19346-6	苯丙胺	质量浓度	时间点	尿液	定量型		药物水平/毒理学
19347-4	苯丙胺截断值	质量浓度	时间点	尿液	定量型	筛查试验	药物水平/毒理学

LOINC 代码	名称	属性	时间特征	系统	标尺类型	方法类型	分类
19348-2	苯丙胺截断值	质量浓度	时间点	尿液	定量型	确认试验	药物水平/毒理学
1934-9	β氨基异丁酸	任意浓度	时间点	血浆	等级型		化学
19349-0	阿普比妥	任意浓度	时间点	尿液	等级型	筛查试验	药物水平/毒理学
19350-8	阿普比妥	任意浓度	时间点	尿液	等级型	确认试验	药物水平/毒理学
19351-6	阿普比妥截断值	质量浓度	时间点	尿液	定量型	筛查试验	药物水平/毒理学
19352-4	阿普比妥截断值	质量浓度	时间点	尿液	定量型	确认试验	药物水平/毒理学
19353-2	巴比妥	任意浓度	时间点	尿液	等级型	筛查试验	药物水平/毒理学
19354-0	巴比妥	任意浓度	时间点	尿液	等级型	确认试验	药物水平/毒理学
19355-7	巴比妥截断值	质量浓度	时间点	尿液	定量型	筛查试验	药物水平/毒理学
1935-6	β氨基异丁酸	质量浓度	时间点	血浆	定量型		化学
19356-5	巴比妥截断值	质量浓度	时间点	尿液	定量型	确认试验	药物水平/毒理学
19357-3	苯甲酰芽子碱截断值	质量浓度	时间点	尿液	定量型	筛查试验	药物水平/毒理学
19358-1	苯甲酰芽子碱截断值	质量浓度	时间点	尿液	定量型	确认试验	药物水平/毒理学
19359-9	可卡因	任意浓度	时间点	尿液	等级型	筛查试验	药物水平/毒理学
19360-7	可卡因	任意浓度	时间点	尿液	等级型	确认试验	药物水平/毒理学
19361-5	可卡因	质量浓度	时间点	尿液	定量型		药物水平/毒理学
19362-3	可卡因截断值	质量浓度	时间点	尿液	定量型	筛查试验	药物水平/毒理学
19363-1	可卡因截断值	质量浓度	时间点	尿液	定量型	确认试验	药物水平/毒理学
1936-4	β氨基异丁酸	质量浓度	时间点	尿液	定量型		化学
19364-9	溴西泮	任意浓度	时间点	尿液	等级型	筛查试验	药物水平/毒理学
19365-6	溴西泮	任意浓度	时间点	尿液	等级型	确认试验	药物水平/毒理学
19366-4	溴西泮截断值	质量浓度	时间点	尿液	定量型	筛查试验	药物水平/毒理学
19367-2	溴西泮截断值	质量浓度	时间点	尿液	定量型	确认试验	药物水平/毒理学
19368-0	仲丁巴比妥	任意浓度	时间点	尿液	等级型	筛查试验	药物水平/毒理学
19370-6	仲丁巴比妥	质量浓度	时间点	尿液	定量型		药物水平/毒理学
19371-4	仲丁巴比妥截断值	质量浓度	时间点	尿液	定量型	筛查试验	药物水平/毒理学

LOINC 代码	名称	属性	时间特征	系统	标尺类型	方法类型	分类
1937-2	β内啡肽	质量浓度	时间点	血清/血浆	定量型		化学
19372 2	仲丁巴比妥截断值	质量浓度	时间点	尿液	定量型	确认试验	药物水平/毒理学
19373-0	布他比妥	任意浓度	时间点	尿液	等级型	筛查试验	药物水平/毒理学
19375-5	布他比妥截断值	质量浓度	时间点	尿液	定量型	筛查试验	药物水平/毒理学
19376-3	布他比妥截断值	质量浓度	时间点	尿液	定量型	确认试验	药物水平/毒理学
19377-1	布托啡诺	任意浓度	时间点	尿液	等级型	筛查试验	药物水平/毒理学
19378-9	布托啡诺	任意浓度	时间点	尿液	等级型	确认试验	药物水平/毒理学
19379-7	布托啡诺截断值	质量浓度	时间点	尿液	定量型	筛查试验	药物水平/毒理学
1938-0	β呋喃果糖苷酶	催化浓度	时间点	红细胞	定量型		化学
19380-5	布托啡诺截断值	质量浓度	时间点	尿液	定量型	确认试验	药物水平/毒理学
19381-3	羧基四氢大麻酚	任意浓度	时间点	尿液	等级型	筛查试验	药物水平/毒理学
19382-1	羧基四氢大麻酚	任意浓度	时间点	尿液	等级型	确认试验	药物水平/毒理学
19383-9	羧基四氢大麻酚截断值	质量浓度	时间点	尿液	定量型	筛查试验	药物水平/毒理学
19384-7	羧基四氢大麻酚截断值	质量浓度	时间点	尿液	定量型	确认试验	药物水平/毒理学
19385-4	氯氮草	任意浓度	时间点	尿液	等级型	筛查试验	药物水平/毒理学
19386-2	氯氮草	任意浓度	时间点	尿液	等级型	确认试验	药物水平/毒理学
19387-0	氯氮草截断值	质量浓度	时间点	尿液	定量型	筛查试验	药物水平/毒理学
19388-8	氯氮草截断值	质量浓度	时间点	尿液	定量型	确认试验	药物水平/毒理学
19389-6	氯苯那敏	任意浓度	时间点	尿液	等级型	筛查试验	药物水平/毒理学
19391-2	氯苯那敏	质量浓度	时间点	尿液	定量型	确认试验	药物水平/毒理学
19392-0	氯苯那敏	质量浓度	时间点	尿液	定量型		药物水平/毒理学
19393-8	氯苯那敏截断值	质量浓度	时间点	尿液	定量型	筛查试验	药物水平/毒理学
19394-6	氯苯那敏截断值	质量浓度	时间点	尿液	定量型	确认试验	药物水平/毒理学
19395-3	氯丙嗪	任意浓度	时间点	尿液	等级型	筛查试验	药物水平/毒理学
19396-1	氯丙嗪	任意浓度	时间点	尿液	等级型	确认试验	药物水平/毒理学
19397-9	氯丙嗪截断值	质量浓度	时间点	尿液	定量型	筛查试验	药物水平/毒理学

LOINC 代码	名称	属性	时间特征	系统	标尺类型	方法类型	分类
1939-8	β呋喃果糖苷酶	催化浓度	时间点	血清	定量型		化学
19398-7	氯丙嗪截断值	质量浓度	时间点	尿液	定量型	确认试验	药物水平/毒理学
19399-5	氯硝西泮	任意浓度	时间点	尿液	等级型	筛查试验	药物水平/毒理学
19402-7	氯硝西泮	质量浓度	时间点	尿液	定量型		药物水平/毒理学
19403-5	氯硝西泮截断值	质量浓度	时间点	尿液	定量型	筛查试验	药物水平/毒理学
19404-3	氯硝西泮截断值	质量浓度	时间点	尿液	定量型	确认试验	药物水平/毒理学
19405-0	古柯乙烯	任意浓度	时间点	尿液	等级型	筛查试验	药物水平/毒理学
1940-6	β半乳糖苷酶	催化浓度	时间点	红细胞	定量型		化学
19406-8	古柯乙烯	任意浓度	时间点	尿液	等级型	确认试验	药物水平/毒理学
19408-4	古柯乙烯	质量浓度	时间点	尿液	定量型		药物水平/毒理学
19409-2	古柯乙烯截断值	质量浓度	时间点	尿液	定量型	筛查试验	药物水平/毒理学
194-1	克林霉素	药物敏感度	时间点	分离物	定量或等级型	琼脂扩散	抗生素敏感性
19410-0	古柯乙烯截断值	质量浓度	时间点	尿液	定量型	确认试验	药物水平/毒理学
19411-8	可待因	任意浓度	时间点	尿液	等级型	筛查试验	药物水平/毒理学
19413-4	可待因截断值	质量浓度	时间点	尿液	定量型	筛查试验	药物水平/毒理学
1941-4	β半乳糖苷酶	催化浓度	时间点	血清/血浆	定量型		化学
19414-2	可待因截断值	质量浓度	时间点	尿液	定量型	确认试验	药物水平/毒理学
19415-9	四氢大麻酚	任意浓度	时间点	尿液	等级型	筛查试验	药物水平/毒理学
19416-7	四氢大麻酚	任意浓度	时间点	尿液	等级型	确认试验	药物水平/毒理学
19417-5	δ-9-四氢大麻酚截断值	质量浓度	时间点	尿液	定量型	筛查试验	药物水平/毒理学
19418-3	δ-9-四氢大麻酚截断值	质量浓度	时间点	尿液	定量型	确认试验	药物水平/毒理学
19419-1	右旋苯丙胺	任意浓度	时间点	尿液	等级型	筛查试验	药物水平/毒理学
19420-9	右旋苯丙胺	任意浓度	时间点	尿液	等级型	确认试验	药物水平/毒理学
19421-7	右旋苯丙胺截断值	质量浓度	时间点	尿液	定量型	筛查试验	药物水平/毒理学
1942-2	β半乳糖苷酶	催化含量	时间点	组织	定量型		化学
19422-5	右旋苯丙胺截断值	质量浓度	时间点	尿液	定量型	确认试验	药物水平/毒理学
19423-3	右旋甲基苯异丙胺	任意浓度	时间点	尿液	等级型	筛查试验	药物水平/毒理学

LOINC 代码	名称	属性	时间特征	系统	标尺类型	方法类型	分类
19424-1	右旋甲基苯异丙胺	任意浓度	时间点	尿液	等级型	确认试验	药物水平/毒理学
19425-8	右旋甲基苯异丙胺	质量浓度	时间点	尿液	定量型	确认试验	药物水平/毒理学
19426-6	右旋甲基苯异丙胺	质量浓度	时间点	尿液	定量型		药物水平/毒理学
19427-4	右旋甲基苯异丙胺截断值	质量浓度	时间点	尿液	定量型	筛查试验	药物水平/毒理学
19428-2	右旋甲基苯异丙胺截断值	质量浓度	时间点	尿液	定量型	确认试验	药物水平/毒理学
19429-0	右丙氧芬	任意浓度	时间点	尿液	等级型	筛查试验	药物水平/毒理学
1943-0	β葡萄糖苷酶	催化浓度	时间点	白细胞	定量型		化学
19431-6	右丙氧芬截断值	质量浓度	时间点	尿液	定量型	筛查试验	药物水平/毒理学
19432-4	右丙氧芬截断值	质量浓度	时间点	尿液	定量型	确认试验	药物水平/毒理学
19433-2	右丙氧芬＋去甲右丙氧芬	任意浓度	时间点	尿液	等级型	筛查试验	药物水平/毒理学
19434-0	右丙氧芬＋去甲右丙氧芬	任意浓度	时间点	尿液	等级型	确认试验	药物水平/毒理学
19435-7	右丙氧芬＋去甲右丙氧芬	质量浓度	时间点	尿液	定量型	确认试验	药物水平/毒理学
19436-5	右丙氧芬＋去甲右丙氧芬	质量浓度	时间点	尿液	定量型		药物水平/毒理学
19437-3	右丙氧芬＋去甲右丙氧芬截断值	质量浓度	时间点	尿液	定量型	筛查试验	药物水平/毒理学
19438-1	右丙氧芬＋去甲右丙氧芬截断值	质量浓度	时间点	尿液	定量型	确认试验	药物水平/毒理学
19439-9	二乙酰吗啡	任意浓度	时间点	尿液	等级型	筛查试验	药物水平/毒理学
19441-5	二乙酰吗啡截断值	质量浓度	时间点	尿液	定量型	筛查试验	药物水平/毒理学
19442-3	二乙酰吗啡截断值	质量浓度	时间点	尿液	定量型	确认试验	药物水平/毒理学
19443-1	地西泮	任意浓度	时间点	尿液	等级型	筛查试验	药物水平/毒理学
19444-9	地西泮截断值	质量浓度	时间点	尿液	定量型	筛查试验	药物水平/毒理学
19445-6	地西泮截断值	质量浓度	时间点	尿液	定量型	确认试验	药物水平/毒理学
19446-4	二氢可待因	任意浓度	时间点	尿液	等级型	筛查试验	药物水平/毒理学
1944-8	β葡萄糖醛酸酶	催化含量	时间点	组织	定量型		化学
19448-0	二氢可待因	质量浓度	时间点	尿液	定量型	确认试验	药物水平/毒理学
19449-8	二氢可待因	质量浓度	时间点	尿液	定量型		药物水平/毒理学
19450-6	二氢可待因截断值	质量浓度	时间点	尿液	定量型	筛查试验	药物水平/毒理学

LOINC代码	名称	属性	时间特征	系统	标尺类型	方法类型	分类
19451-4	二氢可待因截断值	质量浓度	时间点	尿液	定量型	确认试验	药物水平/毒理学
19452-2	二甲基苯丙胺	任意浓度	时间点	尿液	等级型	筛查试验	药物水平/毒理学
19453-0	二甲基苯丙胺	任意浓度	时间点	尿液	等级型	确认试验	药物水平/毒理学
19454-8	二甲基苯丙胺截断值	质量浓度	时间点	尿液	定量型	筛查试验	药物水平/毒理学
1945-5	β葡萄糖醛酸酶	催化浓度	时间点	尿液	定量型		化学
19455-5	二甲基苯丙胺截断值	质量浓度	时间点	尿液	定量型	确认试验	药物水平/毒理学
19456-3	乙基苯异丙胺	任意浓度	时间点	尿液	等级型	筛查试验	药物水平/毒理学
19458-9	乙基苯异丙胺	质量浓度	时间点	尿液	定量型	确认试验	药物水平/毒理学
19459-7	乙基苯异丙胺	质量浓度	时间点	尿液	定量型		药物水平/毒理学
19460-5	乙基苯异丙胺截断值	质量浓度	时间点	尿液	定量型	筛查试验	药物水平/毒理学
19461-3	乙基苯异丙胺截断值	质量浓度	时间点	尿液	定量型	确认试验	药物水平/毒理学
19462-1	乙基吗啡	任意浓度	时间点	尿液	等级型	筛查试验	药物水平/毒理学
1946-3	β羟基丁酸	质量浓度	时间点	脑脊液	定量型		化学
19463-9	乙基吗啡	任意浓度	时间点	尿液	等级型	确认试验	药物水平/毒理学
19464-7	乙基吗啡截断值	质量浓度	时间点	尿液	定量型	筛查试验	药物水平/毒理学
19465-4	乙基吗啡截断值	质量浓度	时间点	尿液	定量型	确认试验	药物水平/毒理学
19466-2	氟硝西泮	任意浓度	时间点	尿液	等级型	筛查试验	药物水平/毒理学
19467-0	氟硝西泮	任意浓度	时间点	尿液	等级型	确认试验	药物水平/毒理学
19468-8	氟硝西泮截断值	质量浓度	时间点	尿液	定量型	筛查试验	药物水平/毒理学
19469-6	氟硝西泮截断值	质量浓度	时间点	尿液	定量型	确认试验	药物水平/毒理学
19470-4	氟西汀	任意浓度	时间点	尿液	等级型	筛查试验	药物水平/毒理学
1947-1	β羟基丁酸	质量浓度	时间点	尿液	定量型		化学
19471-2	氟西汀	任意浓度	时间点	尿液	等级型	确认试验	药物水平/毒理学
19472-0	氟西汀截断值	质量浓度	时间点	尿液	定量型	筛查试验	药物水平/毒理学
19473-8	氟西汀截断值	质量浓度	时间点	尿液	定量型	确认试验	药物水平/毒理学
19474-6	氟西泮	任意浓度	时间点	尿液	等级型	筛查试验	药物水平/毒理学

LOINC 代码	名称	属性	时间特征	系统	标尺类型	方法类型	分类
19475-3	氟西泮	任意浓度	时间点	尿液	等级型	确认试验	药物水平/毒理学
19476-1	氟西泮截断值	质量浓度	时间点	尿液	定量型	筛查试验	药物水平/毒理学
19477-9	氟西泮截断值	质量浓度	时间点	尿液	定量型	确认试验	药物水平/毒理学
19478-7	氟哌啶醇	任意浓度	时间点	尿液	等级型	筛查试验	药物水平/毒理学
19479-5	氟哌啶醇	任意浓度	时间点	尿液	等级型	确认试验	药物水平/毒理学
19480-3	氟哌啶醇截断值	质量浓度	时间点	尿液	定量型	筛查试验	药物水平/毒理学
19481-1	氟哌啶醇截断值	质量浓度	时间点	尿液	定量型	确认试验	药物水平/毒理学
19482-9	氢可酮	任意浓度	时间点	尿液	等级型	筛查试验	药物水平/毒理学
19483-7	氢可酮	任意浓度	时间点	尿液	等级型	确认试验	药物水平/毒理学
19484-5	氢可酮截断值	质量浓度	时间点	尿液	定量型	筛查试验	药物水平/毒理学
19485-2	氢可酮截断值	质量浓度	时间点	尿液	定量型	确认试验	药物水平/毒理学
19486-0	氢吗啡酮	任意浓度	时间点	尿液	等级型	筛查试验	药物水平/毒理学
19487-8	氢吗啡酮截断值	质量浓度	时间点	尿液	定量型	筛查试验	药物水平/毒理学
19488-6	氢吗啡酮截断值	质量浓度	时间点	尿液	定量型	确认试验	药物水平/毒理学
1948-9	β羟基丁酸脱氢酶	催化浓度	时间点	血清/血浆	定量型		化学
19489-4	羟基阿普唑仑	任意浓度	时间点	尿液	等级型	筛查试验	药物水平/毒理学
19490-2	羟基阿普唑仑	任意浓度	时间点	尿液	等级型	确认试验	药物水平/毒理学
19491-0	羟基阿普唑仑截断值	质量浓度	时间点	尿液	定量型	筛查试验	药物水平/毒理学
19492-8	羟基阿普唑仑截断值	质量浓度	时间点	尿液	定量型	确认试验	药物水平/毒理学
19493-6	羟乙基氟胺安定	任意浓度	时间点	尿液	等级型	筛查试验	药物水平/毒理学
19494-4	羟乙基氟胺安定	任意浓度	时间点	尿液	等级型	确认试验	药物水平/毒理学
19495-1	羟乙基氟胺安定截断值	质量浓度	时间点	尿液	定量型	筛查试验	药物水平/毒理学
19496-9	羟乙基氟胺安定截断值	质量浓度	时间点	尿液	定量型	确认试验	药物水平/毒理学
1949-7	β促脂解素	质量浓度	时间点	血清/血浆	定量型		化学
19497-7	羟基三唑苯二氮	任意浓度	时间点	尿液	等级型	筛查试验	药物水平/毒理学
19499-3	氯胺酮	质量浓度	时间点	尿液	定量型	筛查试验	药物水平/毒理学

LOINC代码	名称	属性	时间特征	系统	标尺类型	方法类型	分类
19500-8	氯胺酮截断值	质量浓度	时间点	尿液	定量型	确认试验	药物水平/毒理学
19501-6	氯胺酮截断值	质量浓度	时间点	尿液	定量型	筛查试验	药物水平/毒理学
19502-4	左旋甲丙嗪	任意浓度	时间点	尿液	等级型	筛查试验	药物水平/毒理学
19503-2	左旋甲丙嗪	任意浓度	时间点	尿液	等级型	确认试验	药物水平/毒理学
19504-0	左旋甲丙嗪截断值	质量浓度	时间点	尿液	定量型	筛查试验	药物水平/毒理学
1950-5	β黑素细胞刺激素	质量浓度	时间点	血清/血浆	定量型		化学
19505-7	左旋甲丙嗪截断值	质量浓度	时间点	尿液	定量型	确认试验	药物水平/毒理学
19506-5	左旋甲丙嗪	任意浓度	时间点	尿液	等级型	筛查试验	药物水平/毒理学
19507-3	左旋甲丙嗪	任意浓度	时间点	尿液	等级型	确认试验	药物水平/毒理学
19508-1	左旋甲丙嗪截断值	质量浓度	时间点	尿液	定量型	筛查试验	药物水平/毒理学
19509-9	左旋甲丙嗪截断值	质量浓度	时间点	尿液	定量型	确认试验	药物水平/毒理学
19510-7	左旋脱氧麻黄碱	任意浓度	时间点	尿液	等级型	筛查试验	药物水平/毒理学
19511-5	左旋脱氧麻黄碱	任意浓度	时间点	尿液	等级型	确认试验	药物水平/毒理学
19512-3	左旋脱氧麻黄碱	质量浓度	时间点	尿液	定量型	确认试验	药物水平/毒理学
1951-3	β-2-微球蛋白	质量浓度	时间点	脑脊液	定量型		化学
19514-9	左旋脱氧麻黄碱截断值	质量浓度	时间点	尿液	定量型	筛查试验	药物水平/毒理学
19515-6	左旋脱氧麻黄碱截断值	属性浓度	时间点	尿液	标尺型	确认试验	药物水平/毒理学
19516-4	羟甲左吗南	任意浓度	时间点	尿液	等级型	筛查试验	药物水平/毒理学
19518-0	羟甲左吗南截断值	质量浓度	时间点	尿液	定量型	筛查试验	药物水平/毒理学
19519-8	羟甲左吗南截断值	质量浓度	时间点	尿液	定量型	确认试验	药物水平/毒理学
19520-6	氯羟去甲安定	任意浓度	时间点	尿液	等级型	筛查试验	药物水平/毒理学
1952-1	β-2-微球蛋白	质量浓度	时间点	血清	定量型		化学
19522-2	氯羟去甲安定截断值	质量浓度	时间点	尿液	定量型	筛查试验	药物水平/毒理学
19523-0	氯羟去甲安定截断值	质量浓度	时间点	尿液	定量型	确认试验	药物水平/毒理学
19524-8	氯甲西泮	任意浓度	时间点	尿液	等级型	筛查试验	药物水平/毒理学
19525-5	氯甲西泮	任意浓度	时间点	尿液	等级型	确认试验	药物水平/毒理学

LOINC 代码	名称	属性	时间特征	系统	标尺类型	方法类型	分类
19526-3	氯甲西泮截断值	质量浓度	时间点	尿液	定量型	筛查试验	药物水平/毒理学
19527-1	氯甲西泮截断值	质量浓度	时间点	尿液	定量型	确认试验	药物水平/毒理学
19528-9	麦角酸二乙胺	任意浓度	时间点	尿液	等级型	筛查试验	药物水平/毒理学
19530-5	麦角酸二乙胺截断值	质量浓度	时间点	尿液	定量型	筛查试验	药物水平/毒理学
19531-3	麦角酸二乙胺截断值	质量浓度	时间点	尿液	定量型	确认试验	药物水平/毒理学
19532-1	哌替啶	任意浓度	时间点	尿液	等级型	筛查试验	药物水平/毒理学
19534-7	哌替啶截断值	质量浓度	时间点	尿液	定量型	筛查试验	药物水平/毒理学
19535-4	哌替啶截断值	质量浓度	时间点	尿液	定量型	确认试验	药物水平/毒理学
19536-2	甲苯巴比妥	任意浓度	时间点	尿液	等级型	筛查试验	药物水平/毒理学
19537-0	甲苯巴比妥	任意浓度	时间点	尿液	等级型	确认试验	药物水平/毒理学
1953-9	β-2-微球蛋白	质量浓度	时间点	尿液	定量型		化学
19539-6	甲苯巴比妥	质量浓度	时间点	尿液	定量型		药物水平/毒理学
19540-4	甲苯巴比妥截断值	质量浓度	时间点	尿液	定量型	筛查试验	药物水平/毒理学
19541-2	甲苯巴比妥截断值	质量浓度	时间点	尿液	定量型	确认试验	药物水平/毒理学
19542-0	麦司卡林	任意浓度	时间点	尿液	等级型	筛查试验	药物水平/毒理学
19543-8	麦司卡林	任意浓度	时间点	尿液	等级型	确认试验	药物水平/毒理学
19544-6	麦司卡林截断值	质量浓度	时间点	尿液	定量型	筛查试验	药物水平/毒理学
19545-3	麦司卡林截断值	质量浓度	时间点	尿液	定量型	确认试验	药物水平/毒理学
19546-1	甲砜哒嗪	任意浓度	时间点	尿液	等级型	筛查试验	药物水平/毒理学
1954-7	β-n-乙酰己糖胺酶	催化浓度	时间点	血清	定量型		化学
19547-9	甲砜哒嗪	任意浓度	时间点	尿液	等级型	确认试验	药物水平/毒理学
19548-7	甲砜哒嗪截断值	质量浓度	时间点	尿液	定量型	筛查试验	药物水平/毒理学
19549-5	甲砜哒嗪截断值	质量浓度	时间点	尿液	定量型	确认试验	药物水平/毒理学
19550-3	美沙酮	任意浓度	时间点	尿液	等级型	筛查试验	药物水平/毒理学
19552-9	美沙酮截断值	质量浓度	时间点	尿液	定量型	筛查试验	药物水平/毒理学
19553-7	美沙酮截断值	质量浓度	时间点	尿液	定量型	确认试验	药物水平/毒理学

LOINC 代码	名称	属性	时间特征	系统	标尺类型	方法类型	分类
1955-4	β-n-乙酰己糖胺酶	催化含量	时间点	组织	定量型		化学
19554-5	甲基苯丙胺	任意浓度	时间点	尿液	等级型	筛查试验	药物水平/毒理学
19555-2	甲基苯丙胺	任意浓度	时间点	尿液	等级型	确认试验	药物水平/毒理学
19556-0	甲基苯丙胺截断值	质量浓度	时间点	尿液	定量型	筛查试验	药物水平/毒理学
19557-8	甲基苯丙胺截断值	质量浓度	时间点	尿液	定量型	确认试验	药物水平/毒理学
19558-6	甲喹酮	任意浓度	时间点	尿液	等级型	筛查试验	药物水平/毒理学
19559-4	甲喹酮截断值	质量浓度	时间点	尿液	定量型	筛查试验	药物水平/毒理学
19560-2	甲喹酮截断值	质量浓度	时间点	尿液	定量型	确认试验	药物水平/毒理学
19561-0	亚甲基二胺	任意浓度	时间点	尿液	等级型	筛查试验	药物水平/毒理学
1956-2	β-n-乙酰己糖胺酶. A	催化浓度	时间点	血清	定量型		化学
19562-8	亚甲基二胺	任意浓度	时间点	尿液	等级型	确认试验	药物水平/毒理学
19563-6	亚甲基二胺截断值	质量浓度	时间点	尿液	定量型	筛查试验	药物水平/毒理学
19564-4	亚甲基二胺截断值	质量浓度	时间点	尿液	定量型	确认试验	药物水平/毒理学
19565-1	二亚甲肾上腺素	任意浓度	时间点	尿液	等级型	筛查试验	药物水平/毒理学
19566-9	二亚甲肾上腺素	任意浓度	时间点	尿液	等级型	确认试验	药物水平/毒理学
19567-7	二亚甲肾上腺素截断值	质量浓度	时间点	尿液	定量型	筛查试验	药物水平/毒理学
19568-5	亚甲基二氧甲基苯异丙胺	任意浓度	时间点	尿液	等级型	筛查试验	药物水平/毒理学
19569-3	亚甲基二氧甲基苯异丙胺	任意浓度	时间点	尿液	等级型	确认试验	药物水平/毒理学
1957-0	β-n-乙酰己糖胺酶. B	催化浓度	时间点	血清	定量型		化学
19570-1	亚甲基二氧甲基苯异丙胺	质量浓度	时间点	尿液	定量型		药物水平/毒理学
19571-9	亚甲基二氧甲基苯异丙胺截断值	质量浓度	时间点	尿液	定量型	筛查试验	药物水平/毒理学
19572-7	亚甲基二氧甲基苯异丙胺截断值	质量浓度	时间点	尿液	定量型	确认试验	药物水平/毒理学
19573-5	甲基麻黄碱	任意浓度	时间点	尿液	等级型	筛查试验	药物水平/毒理学
19575-0	甲基麻黄碱截断值	质量浓度	时间点	尿液	定量型	筛查试验	药物水平/毒理学
19576-8	甲基麻黄碱截断值	质量浓度	时间点	尿液	定量型	确认试验	药物水平/毒理学
19577-6	苯哌啶醋酸甲酯	任意浓度	时间点	尿液	等级型	筛查试验	药物水平/毒理学

LOINC 代码	名称	属性	时间特征	系统	标尺类型	方法类型	分类
19578-4	苯哌啶醋酸甲酯	任意浓度	时间点	尿液	等级型	确认试验	药物水平/毒理学
19579-2	苯哌啶醋酸甲酯截断值	质量浓度	时间点	尿液	定量型	筛查试验	药物水平/毒理学
195-8	克林霉素	药物敏感度	时间点	分离物+血清	等级型	测序分型	抗生素敏感性
19580-0	苯哌啶醋酸甲酯截断值	质量浓度	时间点	尿液	定量型	确认试验	药物水平/毒理学
19581-8	甲乙哌酮	任意浓度	时间点	尿液	等级型	筛查试验	药物水平/毒理学
19583-4	甲乙哌酮截断值	质量浓度	时间点	尿液	定量型	筛查试验	药物水平/毒理学
19584-2	甲乙哌酮截断值	质量浓度	时间点	尿液	定量型	确认试验	药物水平/毒理学
19585-9	咪达唑仑	任意浓度	时间点	尿液	等级型	筛查试验	药物水平/毒理学
19586-7	咪达唑仑	任意浓度	时间点	尿液	等级型	确认试验	药物水平/毒理学
1958-8	β-N-乙酰己糖胺酶.I	催化浓度	时间点	血清	定量型		化学
19588-3	咪达唑仑	质量浓度	时间点	尿液	定量型		药物水平/毒理学
19589-1	咪达唑仑截断值	质量浓度	时间点	尿液	定量型	筛查试验	药物水平/毒理学
19590-9	咪达唑仑截断值	质量浓度	时间点	尿液	定量型	确认试验	药物水平/毒理学
19591-7	6-单乙酰吗啡	任意浓度	时间点	尿液	等级型	筛查试验	药物水平/毒理学
19592-5	6-单乙酰吗啡	任意浓度	时间点	尿液	等级型	确认试验	药物水平/毒理学
19593-3	6-单乙酰吗啡	质量浓度	时间点	尿液	定量型	确认试验	药物水平/毒理学
19594-1	6-单乙酰吗啡	质量浓度	时间点	尿液	定量型		药物水平/毒理学
19595-8	6-单乙酰吗啡截断值	质量浓度	时间点	尿液	定量型	筛查试验	药物水平/毒理学
1959-6	碳酸氢盐	摩尔浓度	时间点	全血	定量型		化学
19596-6	6-单乙酰吗啡截断值	质量浓度	时间点	尿液	定量型	确认试验	药物水平/毒理学
19597-4	吗啡	任意浓度	时间点	尿液	等级型	筛查试验	药物水平/毒理学
19599-0	吗啡截断值	质量浓度	时间点	尿液	定量型	筛查试验	药物水平/毒理学
19600-6	吗啡截断值	质量浓度	时间点	尿液	定量型	确认试验	药物水平/毒理学
19601-4	吗啡.游离型	任意浓度	时间点	尿液	等级型	筛查试验	药物水平/毒理学
19602-2	吗啡.游离型	任意浓度	时间点	尿液	等级型	确认试验	药物水平/毒理学
19603-0	吗啡.游离型截断值	质量浓度	时间点	尿液	定量型	筛查试验	药物水平/毒理学

LOINC代码	名称	属性	时间特征	系统	标尺类型	方法类型	分类
1960-4	碳酸氢盐	摩尔浓度	时间点	动脉全血	定量型		化学
19604-8	吗啡.游离型截断值	质量浓度	时间点	尿液	定量型	确认试验	药物水平/毒理学
19605-5	纳布啡	任意浓度	时间点	尿液	等级型	筛查试验	药物水平/毒理学
19607-1	纳布啡截断值	质量浓度	时间点	尿液	定量型	筛查试验	药物水平/毒理学
19608-9	纳布啡截断值	质量浓度	时间点	尿液	定量型	确认试验	药物水平/毒理学
19609-7	纳曲酮	任意浓度	时间点	尿液	等级型	筛查试验	药物水平/毒理学
19610-5	纳曲酮	质量浓度	时间点	尿液	定量型	确认试验	药物水平/毒理学
19611-3	纳曲酮	质量浓度	时间点	尿液	定量型		药物水平/毒理学
1961-2	碳酸氢盐	摩尔浓度	时间点	毛细血管全血	定量型		化学
19612-1	纳曲酮截断值	质量浓度	时间点	尿液	定量型	筛查试验	药物水平/毒理学
19613-9	纳曲酮截断值	质量浓度	时间点	尿液	定量型	确认试验	药物水平/毒理学
19614-7	N-去烷基氟胺安定	任意浓度	时间点	尿液	等级型	筛查试验	药物水平/毒理学
19615-4	N-去烷基氟胺安定	任意浓度	时间点	尿液	等级型	确认试验	药物水平/毒理学
19617-0	N-去烷基氟胺安定	质量浓度	时间点	尿液	定量型		药物水平/毒理学
19618-8	N-去烷基氟胺安定截断值	质量浓度	时间点	尿液	定量型	筛查试验	药物水平/毒理学
19619-6	N-去烷基氟胺安定截断值	质量浓度	时间点	尿液	定量型	确认试验	药物水平/毒理学
1962-0	碳酸氢盐	摩尔浓度	时间点	血浆	定量型		化学
19620-4	硝西泮	任意浓度	时间点	尿液	等级型	筛查试验	药物水平/毒理学
19621-2	硝西泮	任意浓度	时间点	尿液	等级型	确认试验	药物水平/毒理学
19622-0	硝西泮截断值	质量浓度	时间点	尿液	定量型	筛查试验	药物水平/毒理学
19623-8	硝西泮截断值	质量浓度	时间点	尿液	定量型	确认试验	药物水平/毒理学
19624-6	去甲安定	任意浓度	时间点	尿液	等级型	筛查试验	药物水平/毒理学
19626-1	去甲安定截断值	质量浓度	时间点	尿液	定量型	筛查试验	药物水平/毒理学
19627-9	去甲安定截断值	质量浓度	时间点	尿液	定量型	确认试验	药物水平/毒理学
19628-7	诺氟西汀	任意浓度	时间点	尿液	等级型	筛查试验	药物水平/毒理学
19629-5	诺氟西汀	任意浓度	时间点	尿液	等级型	确认试验	药物水平/毒理学

LOINC 代码	名称	属性	时间特征	系统	标尺类型	方法类型	分类
19630-3	诺氟西汀截断值	质量浓度	时间点	尿液	定量型	筛查试验	药物水平/毒理学
19631-1	诺氟西汀截断值	质量浓度	时间点	尿液	定量型	确认试验	药物水平/毒理学
19632-9	去甲丙氧芬	任意浓度	时间点	尿液	等级型	筛查试验	药物水平/毒理学
19635-2	去甲丙氧芬	质量浓度	时间点	尿液	定量型		药物水平/毒理学
19636-0	去甲氟西汀截断值	质量浓度	时间点	尿液	定量型	筛查试验	药物水平/毒理学
19637-8	去甲氟西汀截断值	质量浓度	时间点	尿液	定量型	确认试验	药物水平/毒理学
1963-8	碳酸氢盐	摩尔浓度	时间点	血清	定量型		化学
19638-6	奥沙西泮	任意浓度	时间点	尿液	等级型	筛查试验	药物水平/毒理学
19639-4	奥沙西泮	任意浓度	时间点	尿液	等级型	确认试验	药物水平/毒理学
19640-2	奥沙西泮截断值	质量浓度	时间点	尿液	定量型	筛查试验	药物水平/毒理学
19641-0	奥沙西泮截断值	质量浓度	时间点	尿液	定量型	确认试验	药物水平/毒理学
19642-8	羟考酮	任意浓度	时间点	尿液	等级型	筛查试验	药物水平/毒理学
19643-6	羟考酮	任意浓度	时间点	尿液	等级型	确认试验	药物水平/毒理学
19644-4	羟考酮截断值	质量浓度	时间点	尿液	定量型	筛查试验	药物水平/毒理学
19645-1	羟考酮截断值	质量浓度	时间点	尿液	定量型	确认试验	药物水平/毒理学
1964-6	碳酸氢盐	摩尔浓度	时间点	尿液	定量型		化学
19646-9	羟吗啡酮	任意浓度	时间点	尿液	等级型	筛查试验	药物水平/毒理学
19648-5	羟吗啡酮	质量浓度	时间点	尿液	定量型		药物水平/毒理学
19649-3	羟吗啡酮截断值	质量浓度	时间点	尿液	定量型	筛查试验	药物水平/毒理学
19650-1	羟吗啡酮截断值	质量浓度	时间点	尿液	定量型	确认试验	药物水平/毒理学
19651-9	对羟基苯丙胺	任意浓度	时间点	尿液	等级型	筛查试验	药物水平/毒理学
19652-7	对羟基苯丙胺	任意浓度	时间点	尿液	等级型	确认试验	药物水平/毒理学
1965-3	胆汁	任意浓度	时间点	大便	等级型		化学
19653-5	对羟基苯丙胺截断值	质量浓度	时间点	尿液	定量型	筛查试验	药物水平/毒理学
19654-3	对羟基苯丙胺截断值	质量浓度	时间点	尿液	定量型	确认试验	药物水平/毒理学
19655-0	戊巴比妥	任意浓度	时间点	尿液	等级型	筛查试验	药物水平/毒理学

LOINC 代码	名称	属性	时间特征	系统	标尺类型	方法类型	分类
19657-6	戊巴比妥截断值	质量浓度	时间点	尿液	定量型	筛查试验	药物水平/毒理学
19658-4	戊巴比妥截断值	质量浓度	时间点	尿液	定量型	确认试验	药物水平/毒理学
19659-2	苯环利定	任意浓度	时间点	尿液	等级型	筛查试验	药物水平/毒理学
196-6	氯唑西林	药物敏感度	时间点	分离物	定量型	最小致死浓度	抗生素敏感性
19660-0	苯环利定截断值	质量浓度	时间点	尿液	定量型	筛查试验	药物水平/毒理学
1966-1	胆汁酸	质量浓度	时间点	呼出气体	定量型		化学
19661-8	苯环利定截断值	质量浓度	时间点	尿液	定量型	确认试验	药物水平/毒理学
19662-6	芬美曲嗪	任意浓度	时间点	尿液	等级型	筛查试验	药物水平/毒理学
19664-2	芬美曲嗪截断值	质量浓度	时间点	尿液	定量型	筛查试验	药物水平/毒理学
19665-9	芬美曲嗪截断值	质量浓度	时间点	尿液	定量型	确认试验	药物水平/毒理学
19666-7	苯巴比妥	任意浓度	时间点	尿液	等级型	筛查试验	药物水平/毒理学
19668-3	苯巴比妥截断值	质量浓度	时间点	尿液	定量型	筛查试验	药物水平/毒理学
19669-1	苯巴比妥截断值	质量浓度	时间点	尿液	定量型	确认试验	药物水平/毒理学
19670-9	吩噻嗪	任意浓度	时间点	尿液	等级型	筛查试验	药物水平/毒理学
19672-5	吩噻嗪截断值	质量浓度	时间点	尿液	定量型	筛查试验	药物水平/毒理学
19673-3	吩噻嗪截断值	质量浓度	时间点	尿液	定量型	确认试验	药物水平/毒理学
19674-1	芬特明	任意浓度	时间点	尿液	等级型	筛查试验	药物水平/毒理学
19676-6	芬特明截断值	质量浓度	时间点	尿液	定量型	筛查试验	药物水平/毒理学
19677-4	芬特明截断值	质量浓度	时间点	尿液	定量型	确认试验	药物水平/毒理学
19678-2	普拉西泮	任意浓度	时间点	尿液	等级型	筛查试验	药物水平/毒理学
1967-9	胆汁酸	质量浓度	时间点	血清	定量型		化学
19679-0	普拉西泮	任意浓度	时间点	尿液	等级型	确认试验	药物水平/毒理学
19680-8	普拉西泮截断值	质量浓度	时间点	尿液	定量型	筛查试验	药物水平/毒理学
19681-6	普拉西泮截断值	质量浓度	时间点	尿液	定量型	确认试验	药物水平/毒理学
19682-4	裸头草辛	任意浓度	时间点	尿液	等级型	筛查试验	药物水平/毒理学
19683-2	裸头草辛	任意浓度	时间点	尿液	等级型	确认试验	药物水平/毒理学

LOINC 代码	名称	属性	时间特征	系统	标尺类型	方法类型	分类
19684-0	裸头草辛截断值	质量浓度	时间点	尿液	定量型	筛查试验	药物水平/毒理学
19685-7	裸头草辛截断值	质量浓度	时间点	尿液	定量型	确认试验	药物水平/毒理学
19686-5	西洛西宾	任意浓度	时间点	尿液	等级型	筛查试验	药物水平/毒理学
1968-7	胆红素.葡萄糖醛酸化+胆红素.白蛋白结合型	质量浓度	时间点	血清/血浆	定量型		化学
19687-3	西洛西宾	任意浓度	时间点	尿液	等级型	确认试验	药物水平/毒理学
19688-1	西洛西宾	质量浓度	时间点	尿液	定量型	确认试验	药物水平/毒理学
19689-9	西洛西宾	质量浓度	时间点	尿液	定量型		药物水平/毒理学
19690-7	西洛西宾截断值	质量浓度	时间点	尿液	定量型	筛查试验	药物水平/毒理学
19691-5	西洛西宾截断值	质量浓度	时间点	尿液	定量型	确认试验	药物水平/毒理学
19692-3	司可巴比妥	任意浓度	时间点	尿液	等级型	筛查试验	药物水平/毒理学
1969-5	胆红素肾清除率	容积速率	24 小时	尿液	定量型		化学
19695-6	司可巴比妥	质量浓度	时间点	尿液	定量型		药物水平/毒理学
19696-4	司可巴比妥截断值	质量浓度	时间点	尿液	定量型	筛查试验	药物水平/毒理学
19697-2	司可巴比妥截断值	质量浓度	时间点	尿液	定量型	确认试验	药物水平/毒理学
19698-0	替马西泮	任意浓度	时间点	尿液	等级型	筛查试验	药物水平/毒理学
19700-4	替马西泮截断值	质量浓度	时间点	尿液	定量型	筛查试验	药物水平/毒理学
19701-2	替马西泮截断值	质量浓度	时间点	尿液	定量型	确认试验	药物水平/毒理学
19702-0	四氢大麻酚	任意浓度	时间点	尿液	等级型	筛查试验	药物水平/毒理学
1970-3	胆红素.白蛋白结合型	质量浓度	时间点	血清/血浆	定量型		化学
19703-8	四氢大麻酚	任意浓度	时间点	尿液	等级型	确认试验	药物水平/毒理学
19704-6	四氢大麻酚截断值	质量浓度	时间点	尿液	定量型	筛查试验	药物水平/毒理学
19705-3	四氢大麻酚截断值	质量浓度	时间点	尿液	定量型	确认试验	药物水平/毒理学
19706-1	甲硫哒嗪	任意浓度	时间点	尿液	等级型	筛查试验	药物水平/毒理学
19707-9	甲硫哒嗪	任意浓度	时间点	尿液	等级型	确认试验	药物水平/毒理学
19708-7	甲硫哒嗪截断值	质量浓度	时间点	尿液	定量型	筛查试验	药物水平/毒理学
19709-5	甲硫哒嗪截断值	质量浓度	时间点	尿液	定量型	确认试验	药物水平/毒理学

LOINC 代码	名称	属性	时间特征	系统	标尺类型	方法类型	分类
19710-3	曲马多	任意浓度	时间点	尿液	等级型	筛查试验	药物水平/毒理学
1971-1	胆红素.非葡萄糖醛酸化	质量浓度	时间点	血清/血浆	定量型		化学
19712-9	曲马多截断值	质量浓度	时间点	尿液	定量型	筛查试验	药物水平/毒理学
19713-7	曲马多截断值	质量浓度	时间点	尿液	定量型	确认试验	药物水平/毒理学
19714-5	三唑仑	任意浓度	时间点	尿液	等级型	筛查试验	药物水平/毒理学
19716-0	三唑仑截断值	质量浓度	时间点	尿液	定量型	筛查试验	药物水平/毒理学
19717-8	三唑仑截断值	质量浓度	时间点	尿液	定量型	确认试验	药物水平/毒理学
19718-6	三氯噻嗪化物	任意浓度	时间点	尿液	等级型	筛查试验	药物水平/毒理学
19719-4	三氯噻嗪化物	任意浓度	时间点	尿液	等级型	确认试验	药物水平/毒理学
19720-2	三氯噻嗪化物	质量浓度	时间点	尿液	定量型	确认试验	药物水平/毒理学
19721-0	三氯噻嗪化物	质量浓度	时间点	尿液	定量型		药物水平/毒理学
19722-8	三氯噻嗪化物截断值	质量浓度	时间点	尿液	定量型	筛查试验	药物水平/毒理学
19723-6	三氯噻嗪化物截断值	质量浓度	时间点	尿液	定量型	确认试验	药物水平/毒理学
19724-4	白梧桐 Ab. IgE	任意浓度	时间点	血清	定量型		变态反应
19725-1	黄曲霉菌 Ab. IgG	任意浓度	时间点	血清	等级型		微生物学
19726-9	烟曲霉菌 Ab. IgG	任意浓度	时间点	血清	等级型		微生物学
19727-7	黑曲霉菌 Ab. IgG	任意浓度	时间点	血清	等级型		微生物学
19728-5	甜菜 Ab. IgE	任意浓度	时间点	血清	定量型		变态反应
1972-9	胆红素	质量浓度	时间点	羊水	定量型		化学
19729-3	家山黧豆 Ab. IgE	任意浓度	时间点	血清	定量型		变态反应
19730-1	虎皮鹦鹉粪 Ab. IgE	任意浓度	时间点	血清	定量型		变态反应
19731-9	虎皮鹦鹉血清蛋白质 Ab. IgE	任意浓度	时间点	血清	定量型		变态反应
19732-7	猫血清白蛋白 Ab. IgE	任意浓度	时间点	血清	定量型		变态反应
19733-5	头孢克洛 Ab. IgE	任意浓度	时间点	血清	定量型		变态反应
19734-3	鸡粪 Ab. IgE	任意浓度	时间点	血清	定量型		变态反应
19735-0	鸭茅 Ab. IgE	任意浓度	时间点	血清	定量型		变态反应
19736-8	Coralbumin Ab. IgE	任意浓度	时间点	血清	定量型		变态反应
1973-7	胆红素	质量浓度	时间点	脑脊液	定量型		化学
19737-6	棉花纤维 Ab. IgE	任意浓度	时间点	血清	定量型		变态反应
19738-4	狗血清白蛋白 Ab. IgE	任意浓度	时间点	血清	定量型		变态反应
19739-2	胡芦巴 Ab. IgE	任意浓度	时间点	血清	定量型		变态反应
197-4	氯唑西林	药物敏感度	时间点	分离物	定量或等级型	最小抑制浓度	抗生素敏感性
19740-0	狐狸上皮 Ab. IgE	任意浓度	时间点	血清	定量型		变态反应
19741-8	无须鳕 Ab. IgE	任意浓度	时间点	血清	定量型		变态反应
19742-6	六氢邻苯二甲酸酐 Ab. IgE	任意浓度	时间点	血清	定量型		变态反应

LOINC 代码	名称	属性	时间特征	系统	标尺类型	方法类型	分类
19743-4	马肉 Ab. IgE	任意浓度	时间点	血清	定量型		变态反应
19744-2	木菠萝 Ab. IgE	任意浓度	时间点	血清	定量型		变态反应
1974-5	胆红素	质量浓度	时间点	体液	定量型		化学
19745-9	栽培亚麻 Ab. IgE	任意浓度	时间点	血清	定量型		变态反应
19746-7	马来酸酐 Ab. IgE	任意浓度	时间点	血清	定量型		变态反应
19747-5	黄粉虫 Ab. IgE	任意浓度	时间点	血清	定量型		变态反应
19748-3	甲基四氢邻苯二甲酸酐 Ab. IgE	任意浓度	时间点	血清	定量型		变态反应
19749-1	直杆糖多孢菌 Ab. IgG	任意浓度	时间点	血清	等级型		变态反应
19750-9	欧薄荷 Ab. IgE	任意浓度	时间点	血清	定量型		变态反应
19751-7	鼠上皮＋血清蛋白＋尿蛋白 Ab. IgE	任意浓度	时间点	血清	定量型		变态反应
1975-2	胆红素	质量浓度	时间点	血清/血浆	定量型		化学
19752-5	鸽血清 Ab. IgG	任意浓度	时间点	血清	等级型		变态反应
19753-3	鼠上皮＋血清蛋白＋尿蛋白 Ab. IgE	任意浓度	时间点	血清	定量型		变态反应
19754-1	Ribes sylvestre Ab. IgE	任意浓度	时间点	血清	定量型		变态反应
19755-8	藏红花 Ab. IgE	任意浓度	时间点	血清	定量型		变态反应
19756-6	绵羊乳 Ab. IgE	任意浓度	时间点	血清	定量型		变态反应
19757-4	绵羊乳清 Ab. IgE	任意浓度	时间点	血清	定量型		变态反应
19758-2	废弃的蚕丝 Ab. IgE	任意浓度	时间点	血清	定量型		变态反应
19759-0	猪血清白蛋白 Ab. IgE	任意浓度	时间点	血清	定量型		变态反应
1976-0	胆红素	任意浓度	时间点	大便	等级型		化学
19760-8	芽胞梭菌属破伤风类毒素 Ab. IgE	任意浓度	时间点	血清	定量型		变态反应
19761-6	普通高温放线菌 Ab. IgG	任意浓度	时间点	血清	等级型		微生物学
19762-4	一般类别	印象/检查结果的解释	时间点	子宫颈/阴道	名义型	细胞学染色	细胞学
19763-2	标本来源	存在与否或身份标识	时间点	子宫颈/阴道	名义型	细胞学染色	细胞学
19764-0	恰当性陈述	印象/检查结果的解释	时间点	子宫颈/阴道	名义型	细胞学染色	细胞学
19765-7	显微镜观察	存在与否或身份标识	时间点	子宫颈/阴道	名义型	细胞学染色	细胞学
19766-5	显微镜观察	存在与否或身份标识	时间点	子宫颈/阴道	叙述型	细胞学染色	细胞学
19767-3	细胞学家	标识符	时间点	子宫颈/阴道	名义型	细胞学染色	细胞学
19768-1	回顾细胞学	标识符	时间点	子宫颈/阴道	名义型	细胞学染色	细胞学
19769-9	病理学家	标识符	时间点	子宫颈/阴道	名义型	细胞学染色	细胞学
19770-7	标本来源	存在与否或身份标识	时间点	子宫颈/阴道	名义型	细胞学染色	细胞学
19771-5	筛查技术	存在与否或身份标识	时间点	子宫颈/阴道	名义型	细胞学染色	细胞学
19772-3	制备技术	主要区域编号	时间点	子宫颈/阴道	名义型	细胞学染色	细胞学
19773-1	推荐随访	存在与否或身份标识	时间点	子宫颈/阴道	名义型	细胞学染色	细胞学
19774-9	细胞学检查注释	印象/检查结果的解释	时间点	子宫颈/阴道	叙述型	细胞学染色	细胞学
19775-6	诊疗相关的既往史与体格检查	发现（结果）	时间点	病人	叙述型	内窥镜检查	内窥镜.胃肠道
19776-4	操作相关的既往史与体格检查	发现（结果）	时间点	病人	名义型	内窥镜检查	内窥镜.胃肠道
19777-2	指征	发现（结果）	时间点	病人	名义型	内窥镜检查	内窥镜.胃肠道
1977-8	胆红素	任意浓度	时间点	尿液	等级型		化学
19778-0	指征描述	发现（结果）	时间点	病人	叙述型	内窥镜检查	内窥镜.胃肠道
19779-8	操作	类型	时间点	内窥镜检查	名义型	内窥镜检查	内窥镜.胃肠道
19780-6	操作描述	描述、说明	时间点	内窥镜检查	叙述型	内窥镜检查	内窥镜.胃肠道
19781-4	操作监视参数	类型	检查的持续时间	内窥镜检查	名义型		内窥镜.胃肠道

LOINC 代码	名称	属性	时间特征	系统	标尺类型	方法类型	分类
19782-2	操作监视描述	描述、说明	检查的持续时间	内窥镜检查	叙述型		内窥镜.胃肠道
19783-0	类别	类型	时间点	内窥镜装置	名义型		内窥镜.胃肠道
19784-8	机构清单号	标识符	时间点	内窥镜装置	名义型		内窥镜.胃肠道
19785-5	厂商型号	标识符	时间点	内窥镜装置	名义型		内窥镜.胃肠道
1978-6	胆红素	质量浓度	时间点	尿液	定量型		化学
19786-3	厂商序列号	标识符	时间点	内窥镜装置	名义型		内窥镜.胃肠道
19787-1	清洁方法	类型	时间点	内窥镜装置	名义型		内窥镜.胃肠道
19788-9	清洁方法	时间戳、时间标记	时间点	内窥镜装置	定量型		内窥镜.胃肠道
19789-7	药物	存在与否或身份标识	检查的持续时间	病人	名义型		内窥镜.胃肠道
19790-5	药物配给	发现（结果）	检查的持续时间	病人	叙述型		内窥镜.胃肠道
19791-3	插入深度	长度	检查的持续时间	胃肠道.上	定量型	食管胃十二指肠镜检查	内窥镜.胃肠道
19792-1	检查范围界标	解剖学	检查的持续时间	胃肠道.上	名义型	食管胃十二指肠镜检查	内窥镜.胃肠道
19793-9	检查范围界标	描述、说明	检查的持续时间	胆管	叙述型	内窥镜逆向胆管胰腺造影术	内窥镜.胃肠道
1979-4	生物蝶呤	质量浓度	24 小时	尿液	定量型		化学
19794-7	检查范围界标	解剖学	检查的持续时间	胰管	名义型	内窥镜逆向胆管胰腺造影术	内窥镜.胃肠道
19795-4	插入深度	长度	检查的持续时间	胃肠道.下	定量型	柔韧性乙状结肠镜检查	内窥镜.胃肠道
19796-2	检查范围界标	解剖学	检查的持续时间	胃肠道.下	名义型	柔韧性乙状结肠镜检查	内窥镜.胃肠道
19797-0	检查范围界标	描述、说明	检查的持续时间	腹部	叙述型	腹腔镜检查	内窥镜.胃肠道
19798-8	检查的限制	类型	检查的持续时间	内窥镜操作程序	名义型		内窥镜.胃肠道
19799-6	检查的限制	描述、说明	检查的持续时间	内窥镜操作程序	叙述型		内窥镜.胃肠道
19800-2	标本数，获取的	数量或计数（正整数）	检查的持续时间	胃肠道.上	定量型	食管胃十二指肠镜检查	内窥镜.胃肠道
19801-0	获取的标本	解剖学	检查的持续时间	胃肠道.上	名义型	食管胃十二指肠镜检查	内窥镜.胃肠道
1980-2	生物素	质量浓度	时间点	血清/血浆	定量型		化学
19802-8	获取的标本	类型	检查的持续时间	胃肠道.上	名义型	食管胃十二指肠镜检查	内窥镜.胃肠道
19803-6	标本采集地点	类型	检查的持续时间	*	叙述型		内窥镜.胃肠道
19804-4	研究观察	发现（结果）	检查的持续时间	内窥镜操作程序	名义型		内窥镜.胃肠道
19805-1	研究观察	发现（结果）	检查的持续时间	内窥镜操作程序	叙述型		内窥镜.胃肠道
19806-9	诊断	印象/检查结果的解释	检查的持续时间	胃肠道.上	名义型		内窥镜.胃肠道

LOINC 代码	名称	属性	时间特征	系统	标尺类型	方法类型	分类
19807-7	诊断	印象/检查结果的解释	检查的持续时间	胆管＋胰腺导管	名义型		内窥镜.胃肠道
19808-5	诊断	印象/检查结果的解释	检查的持续时间	胃肠道.下	名义型		内窥镜.胃肠道
19809-3	诊断	印象/检查结果的解释	检查的持续时间	腹部	名义型		内窥镜.胃肠道
1981-0	生物素化物酶	任意浓度	时间点	全血	等级型		化学
19810-1	诊断	印象/检查结果的解释	检查的持续时间	内窥镜操作程序.XXX	名义型		内窥镜.胃肠道
19811-9	诊断	印象/检查结果的解释	检查的持续时间	内窥镜操作程序.XXX	叙述型		内窥镜.胃肠道
19812-7	治疗干预	描述、说明	检查的持续时间	内窥镜操作程序	名义型		内窥镜.胃肠道
19813-5	治疗干预	描述、说明	检查的持续时间	内窥镜操作程序	叙述型		内窥镜.胃肠道
19814-3	治疗结果	印象/检查结果的解释	检查的持续时间	内窥镜操作程序	名义型		内窥镜.胃肠道
19815-0	治疗结果	描述、说明	检查的持续时间	内窥镜操作程序	叙述型		内窥镜.胃肠道
19816-8	图像，拍摄的	任意	检查的持续时间	内窥镜操作程序	等级型		内窥镜.胃肠道
19817-6	并发症	类型	检查的持续时间	病人	名义型		内窥镜.胃肠道
19818-4	并发症	描述、说明	检查的持续时间	病人	叙述型		内窥镜.胃肠道
19819-2	胃肠道诊疗后的指示	指示、指令、用法说明	时间点	病人	叙述型		内窥镜.胃肠道
198-2	氯唑西林	药物敏感度	时间点	分离物	定量或等级型	琼脂扩散	抗生素敏感性
19820-0	胃肠道诊疗后复诊	指示、指令、用法说明	时间点	病人	叙述型		内窥镜.胃肠道
19821-8	胃肠道诊疗后复诊	时间戳、时间标记	时间点	病人	定量型		内窥镜.胃肠道
19822-6	胃肠道诊疗后复诊	位置、场所	时间点	病人	叙述型		内窥镜.胃肠道
19823-4	胃肠道诊疗后复诊	电话号码（来自 HL7）	时间点	病人	名义型		内窥镜.胃肠道
19824-2	复诊情况	类型	时间点	病人	定量型		内窥镜.胃肠道
19825-9	设施位置	存在与否或身份标识	时间点	内窥镜操作程序	名义型		内窥镜.胃肠道
19826-7	征得同意，获得的	任意	时间点	病人	等级型		内窥镜.胃肠道
19827-5	窒息监视器警报类型	类型	时间点	窒息监视器	名义型		呼吸机管理
1982-8	生物素化物酶	催化浓度	时间点	血清/血浆	定量型		化学
19828-3	呼吸最大值.参数设置	数量或计数速率＝计数/时间	时间点	呼吸机 XXX	定量型		呼吸机管理
19829-1	呼吸最大值.参数设置	数量或计数速率＝计数/时间	时间点	呼吸机.警报	定量型		呼吸机管理
19830-9	呼吸最大值.参数设置	数量或计数速率＝计数/时间	时间点	窒息监视器	定量型		呼吸机管理
19831-7	呼吸最小值.参数设置	数量或计数速率＝计数/时间	时间点	呼吸机 XXX	定量型		呼吸机管理
19832-5	呼吸最小值.参数设置	数量或计数速率＝计数/时间	时间点	呼吸机.警报	定量型		呼吸机管理
19833-3	呼吸最小值.参数设置	数量或计数速率＝计数/时间	时间点	窒息监视器	定量型		呼吸机管理
19834-1	呼吸.参数设置	数量或计数速率＝计数/时间	时间点	呼吸机	定量型		呼吸机管理
19835-8	呼吸.参数设置	数量或计数速率＝计数/时间	时间点	呼吸机.同步间歇强制	定量型		呼吸机管理
1983-6	缓激肽	质量浓度	时间点	血清/血浆	定量型		凝血功能检查
19836-6	呼吸.参数设置	数量或计数速率＝计数/时间	时间点	呼吸机.间歇强制	定量型		呼吸机管理

LOINC 代码	名称	属性	时间特征	系统	标尺类型	方法类型	分类
19837-4	呼吸.参数设置	数量或计数速率=计数/时间	时间点	呼吸机.新生儿	定量型		呼吸机管理
19838-2	呼吸.叹气.参数设置	数量或计数速率=计数/时间	时间点	呼吸机	定量型		呼吸机管理
19839-0	呼吸.自觉^采用呼吸机	数量或计数速率=计数/时间	时间点	呼吸系统	定量型		呼吸机管理
19840-8	呼吸.自觉+机械^采用呼吸机	数量或计数速率=计数/时间	时间点	呼吸系统	定量型		呼吸机管理
19841-6	呼吸^最大呼吸量	数量或计数速率=计数/时间	时间点	呼吸系统	定量型	肺活量测定法	呼吸机管理
19842-4	呼吸^最大呼吸量	数量或计数速率=计数/时间	时间点	呼吸系统	定量型		呼吸机管理
19843-2	功能残气量	容积、体积	时间点	呼吸系统	定量型		呼吸机管理
1984-4	溴化物	质量浓度	时间点	血清/血浆	定量型		药物水平/毒理学
19844-0	功能残气量	容积、体积	时间点	呼吸系统	定量型	再呼吸氦	呼吸机管理
19845-7	功能残气量	容积、体积	时间点	呼吸系统	定量型	一次呼吸氦	呼吸机管理
19846-5	功能残气量	容积、体积	时间点	呼吸系统	定量型	体积描记.bodybox	呼吸机管理
19847-3	功能残气量	容积、体积	时间点	呼吸系统	定量型	预测	呼吸机管理
19848-1	深吸气量	容积、体积	时间点	呼吸系统	定量型		呼吸机管理
19849-9	深吸气量	容积、体积	时间点	呼吸系统	定量型	再呼吸氦	呼吸机管理
19850-7	深吸气量	容积、体积	时间点	呼吸系统	定量型	一次呼吸氦	呼吸机管理
1985-1	溴化物	质量浓度	时间点	尿液	定量型		药物水平/毒理学
19851-5	深吸气量	容积、体积	时间点	呼吸系统	定量型	预测	呼吸机管理
19852-3	深吸气量	容积、体积	时间点	呼吸系统	定量型	肺活量测定法	呼吸机管理
19853-1	深吸气量.bs/深吸气量.术前	相对容积	时间点	呼吸系统	定量型	肺活量测定法	呼吸机管理
19854-9	深吸气量.bs/深吸气量.术前	相对容积	时间点	呼吸系统	定量型		呼吸机管理
19855-6	深吸气量测量值/深吸气量预计值	相对容积	时间点	呼吸系统	定量型	肺活量测定法	呼吸机管理
19856-4	深吸气量测量值/深吸气量预计值	相对容积	时间点	呼吸系统	定量型		呼吸机管理
19857-2	肺总量	容积、体积	时间点	呼吸系统	定量型	再呼吸氦	呼吸机管理
19858-0	肺总量	容积、体积	时间点	呼吸系统	定量型	一次呼吸氦	呼吸机管理
19859-8	肺总量	容积、体积	时间点	呼吸系统	定量型	体积描记.bodybox	呼吸机管理
19860-6	肺总量	容积、体积	时间点	呼吸系统	定量型	胸部x光.计算值	呼吸机管理
19861-4	肺总量	容积、体积	时间点	呼吸系统	定量型	预测	呼吸机管理
19862-2	肺总量	容积、体积	时间点	呼吸系统	定量型		呼吸机管理
19863-0	肺活量	容积、体积	时间点	呼吸系统	定量型	再呼吸氦	呼吸机管理
19864-8	肺活量	容积、体积	时间点	呼吸系统	定量型	一次呼吸氦	呼吸机管理
19865-5	肺活量	容积、体积	时间点	呼吸系统	定量型	预测	呼吸机管理
19866-3	肺活量	容积、体积	时间点	呼吸系统	定量型	肺活量测定法	呼吸机管理
19867-1	肺活量	容积、体积	时间点	呼吸系统	定量型		呼吸机管理
19868-9	用力肺活量	容积、体积	时间点	呼吸系统	定量型	肺活量测定法	呼吸机管理

LOINC 代码	名称	属性	时间特征	系统	标尺类型	方法类型	分类
1986-9	C 肽	质量浓度	时间点	血清/血浆	定量型		化学
19869-7	用力肺活量	容积、体积	时间点	呼吸系统	定量型	预测	呼吸机管理
19870-5	用力肺活量	容积、体积	时间点	呼吸系统	定量型		呼吸机管理
19871-3	用力肺活量.支气管扩张前测量值/用力肺活量预计值	相对容积	时间点	呼吸系统	定量型		呼吸机管理
19872-1	用力肺活量.测量值/用力肺活量预计值	相对容积	时间点	呼吸系统	定量型		呼吸机管理
19873-9	用力肺活量.支气管扩张后/用力肺活量预计值	相对容积	时间点	呼吸系统	定量型		呼吸机管理
19874-7	用力肺活量^支气管扩张后	容积、体积	时间点	呼吸系统	定量型	肺活量测定法	呼吸机管理
19875-4	用力肺活量^支气管扩张后	容积、体积	时间点	呼吸系统	定量型		呼吸机管理
19876-2	用力肺活量^支气管扩张前	容积、体积	时间点	呼吸系统	定量型	肺活量测定法	呼吸机管理
1987-7	C 肽	质量浓度	时间点	尿液	定量型		化学
19877-0	用力肺活量^支气管扩张前	容积、体积	时间点	呼吸系统	定量型		呼吸机管理
19878-8	二氧化碳	压力或压强（局部性）	8 小时^最大值	毛细血管全血	定量型	经皮监护仪	呼吸机管理
19879-6	二氧化碳	压力或压强（局部性）	8 小时^最大值	毛细血管全血	定量型		呼吸机管理
19880-4	二氧化碳	压力或压强（局部性）	8 小时^最小值	毛细血管全血	定量型	经皮监护仪	呼吸机管理
19881-2	二氧化碳	压力或压强（局部性）	8 小时^最小值	毛细血管全血	定量型		呼吸机管理
19882-0	二氧化碳	压力或压强（局部性）	时间点	呼吸机气道管路	定量型	红外线吸收	呼吸机管理
19883-8	二氧化碳	压力或压强（局部性）	时间点	呼吸机气道管路	定量型		呼吸机管理
19884-6	二氧化碳	压力或压强（局部性）	时间点	全血.导管前	定量型	经皮监护仪	呼吸机管理
1988-5	C 反应蛋白	质量浓度	时间点	血清/血浆	定量型		化学
19885-3	二氧化碳	压力或压强（局部性）	时间点	全血.导管前	定量型		呼吸机管理
19886-1	二氧化碳	压力或压强（局部性）	时间点	全血.导管后	定量型	经皮监护仪	呼吸机管理
19887-9	二氧化碳	压力或压强（局部性）	时间点	全血.导管后	定量型		呼吸机管理
19888-7	二氧化碳/呼气末期总气体	容积分数	时间点	呼出气体	定量型	红外线吸收	呼吸机管理
19889-5	二氧化碳/呼气末期总气体	容积分数	时间点	呼出气体	定量型		呼吸机管理
19890-3	二氧化碳^呼气末	压力或压强（局部性）	时间点	呼出气体	定量型	计算	呼吸机管理
19891-1	二氧化碳^呼气末	压力或压强（局部性）	时间点	呼出气体	定量型		呼吸机管理
19892-9	二氧化碳^支气管扩张时	压力或压强（局部性）	时间点	毛细血管全血	定量型	经皮监护仪	呼吸机管理
1989-3	钙化二醇	质量浓度	时间点	血清/血浆	定量型		化学
19893-7	二氧化碳^支气管扩张时	压力或压强（局部性）	时间点	毛细血管全血	定量型		呼吸机管理
19894-5	二氧化碳^胸部理疗时	压力或压强（局部性）	时间点	毛细血管全血	定量型	经皮监护仪	呼吸机管理
19895-2	二氧化碳^胸部理疗时	压力或压强（局部性）	时间点	毛细血管全血	定量型		呼吸机管理
19896-0	二氧化碳^某治疗时	压力或压强（局部性）	时间点	毛细血管全血	定量型		呼吸机管理
19897-8	二氧化碳^某治疗时	压力或压强（局部性）	时间点	毛细血管全血	定量型	经皮监护仪	呼吸机管理
19898-6	二氧化碳^支气管扩张后	压力或压强（局部性）	时间点	毛细血管全血	定量型	经皮监护仪	呼吸机管理
19899-4	二氧化碳^支气管扩张后	压力或压强（局部性）	时间点	毛细血管全血	定量型		呼吸机管理

LOINC 代码	名称	属性	时间特征	系统	标尺类型	方法类型	分类
199-0	氯唑西林	药物敏感度	时间点	分离物＋血清	等级型	测序分型	抗生素敏感性
19900-0	二氧化碳^胸部理疗后	压力或压强（局部性）	时间点	毛细血管全血	定量型	经皮监护仪	呼吸机管理
1990-1	胆钙化醇	质量浓度	时间点	血清/血浆	定量型		化学
19901-8	二氧化碳^胸部理疗后	压力或压强（局部性）	时间点	毛细血管全血	定量型		呼吸机管理
19902-6	二氧化碳^某治疗后	压力或压强（局部性）	时间点	毛细血管全血	定量型	经皮监护仪	呼吸机管理
19903-4	二氧化碳^某治疗后	压力或压强（局部性）	时间点	毛细血管全血	定量型		呼吸机管理
19904-2	二氧化碳^支气管扩张前	压力或压强（局部性）	时间点	毛细血管全血	定量型	经皮监护仪	呼吸机管理
19905-9	二氧化碳^支气管扩张前	压力或压强（局部性）	时间点	毛细血管全血	定量型		呼吸机管理
19906-7	二氧化碳^胸部理疗前	压力或压强（局部性）	时间点	毛细血管全血	定量型	经皮监护仪	呼吸机管理
19907-5	二氧化碳^胸部理疗前	压力或压强（局部性）	时间点	毛细血管全血	定量型		呼吸机管理
19908-3	二氧化碳^某治疗前	压力或压强（局部性）	时间点	毛细血管全血	定量型	经皮监护仪	呼吸机管理
19909-1	二氧化碳^某治疗前	压力或压强（局部性）	时间点	毛细血管全血	定量型		呼吸机管理
19910-9	扩散容量.一氧化碳	液体电导率	时间点	呼吸系统	定量型	预测	呼吸机管理
19911-7	扩散容量.一氧化碳	液体电导率	时间点	呼吸系统	定量型		呼吸机管理
19912-5	扩散容量.一氧化碳^^依血红蛋白校正	液体电导率	时间点	呼吸系统	定量型	一次呼吸氦	呼吸机管理
19913-3	扩散容量.一氧化碳^^依血红蛋白校正	液体电导率	时间点	呼吸系统	定量型		呼吸机管理
19914-1	扩散容量/肺泡体积	Inverse VI	时间点	呼吸系统	定量型	单次呼吸.一氧化碳＋氦	呼吸机管理
19915-8	扩散容量/肺泡体积	Inverse VI	时间点	呼吸系统	定量型	预测	呼吸机管理
19916-6	扩散容量/肺泡体积	Inverse VI	时间点	呼吸系统	定量型		呼吸机管理
19917-4	扩散容量^^调整至身体状况	液体电导率	时间点	呼吸系统	定量型	单次呼吸.一氧化碳＋氦	呼吸机管理
19918-2	扩散容量^^调整至身体状况	液体电导率	时间点	呼吸系统	定量型		呼吸机管理
1991-9	钙化醇结合蛋白	质量浓度	时间点	血清	定量型		化学
19919-0	气管内抽吸导管类型	类型	时间点	*	名义型		呼吸机管理
19920-8	呼气.参数设置	时间（如秒数）	时间点	呼吸机	定量型		呼吸机管理
19921-6	呼气性储备	容积、体积	时间点	呼吸系统	定量型	再呼吸氦	呼吸机管理
19922-4	呼气性储备	容积、体积	时间点	呼吸系统	定量型	一次呼吸氦	呼吸机管理
19923-2	呼气性储备	容积、体积	时间点	呼吸系统	定量型	预测	呼吸机管理
19924-0	呼气性储备	容积、体积	时间点	呼吸系统	定量型		呼吸机管理
19925-7	体积^被动呼气后 1.0 秒/肺活量.被动	容积比率	时间点	呼吸系统	定量型	预测	呼吸机管理
19926-5	体积^被动呼气后 1.0 秒/肺活量.被动	容积比率	时间点	呼吸系统	定量型		呼吸机管理
1992-7	降钙素	质量浓度	时间点	血清/血浆	定量型		化学
19927-3	气流^被动呼气的 25%～75%	容积速率	时间点	呼吸系统	定量型		呼吸机管理
19928-1	气体输送来源	类型	时间点	呼吸系统	名义型		呼吸机管理
19929-9	气流	容积速率	时间点	呼吸系统.气道	定量型	在呼吸	呼吸机管理
19930-7	气流	容积速率	时间点	呼吸系统.气道	定量型		呼吸机管理
19931-5	气流.最大值吸气性.参数设置	容积速率	时间点	呼吸机	定量型		呼吸机管理
19932-3	气流.常数.参数设置	容积速率	时间点	呼吸机	定量型		呼吸机管理

LOINC 代码	名称	属性	时间特征	系统	标尺类型	方法类型	分类
19933-1	气流.常数^基线.参数设置	容积速率	时间点	呼吸机	定量型		呼吸机管理
19934-9	气流.输送的.参数设置	容积速率	时间点	呼吸机	定量型		呼吸机管理
1993-5	钙肾清除率	容积速率	24 小时	尿液	定量型		化学
19935-6	气流.最大值	容积速率	时间点	呼吸系统.气道	定量型	峰流表	呼吸机管理
19936-4	气流.最大值	容积速率	时间点	呼吸系统.气道	定量型		呼吸机管理
19937-2	气流.最大值^治疗后	容积速率	时间点	呼吸系统.气道	定量型	峰流表	呼吸机管理
19938-0	气流.最大值^治疗后	容积速率	时间点	呼吸系统.气道	定量型		呼吸机管理
19939-8	气流.最大值^治疗前	容积速率	时间点	呼吸系统.气道	定量型	峰流表	呼吸机管理
19940-6	气流.最大值^治疗前	容积速率	时间点	呼吸系统.气道	定量型		呼吸机管理
19941-4	气流.氧	容积速率	时间点	氧气输送系统	定量型		呼吸机管理
19942-2	气流.氧.参数设置	容积速率	时间点	氧量计	定量型		呼吸机管理
1994-3	离子钙	摩尔浓度	时间点	全血	定量型		化学
19943-0	气流.次级气体.参数设置	容积速率	时间点	呼吸机	定量型		呼吸机管理
19944-8	气流^被动呼气的 25%～75%	容积速率	时间点	呼吸系统.气道	定量型	预测	呼吸机管理
19945-5	气流^被动呼气的 25%～75%	容积速率	时间点	呼吸系统.气道	定量型		呼吸机管理
19946-3	最大心率.参数设置	数量或计数速率=计数/时间	时间点	窒息监视器.警报	定量型		呼吸机管理
19947-1	心率最小值.参数设置	数量或计数速率=计数/时间	时间点	窒息监视器.警报	定量型		呼吸机管理
19948-9	氧合血红蛋白/血红蛋白.总计	质量分数	8 小时^最大值	动脉全血	定量型	脉冲血氧定量法	呼吸机管理
19949-7	氧合血红蛋白/血红蛋白.总计	质量分数	8 小时^最大值	动脉全血	定量型		呼吸机管理
1995-0	离子钙	摩尔浓度	时间点	血清/血浆	定量型		化学
19950-5	氧合血红蛋白/血红蛋白.总计	质量分数	8 小时^最小值	动脉全血	定量型	脉冲血氧定量法	呼吸机管理
19951-3	氧合血红蛋白/血红蛋白.总计	质量分数	8 小时^最小值	动脉全血	定量型		呼吸机管理
19952-1	氧合血红蛋白/血红蛋白.总计	质量分数	时间点	全血.导管前	定量型	脉冲血氧定量法	呼吸机管理
19953-9	氧合血红蛋白/血红蛋白.总计	质量分数	时间点	全血.导管前	定量型		呼吸机管理
19954-7	氧合血红蛋白/血红蛋白.总计	质量分数	时间点	全血.导管后	定量型	脉冲血氧定量法	呼吸机管理
19955-4	氧合血红蛋白/血红蛋白.总计	质量分数	时间点	全血.导管后	定量型		呼吸机管理
19956-2	氧合血红蛋白/血红蛋白.总计^支气管扩张期间	质量分数	时间点	动脉全血	定量型	脉冲血氧定量法	呼吸机管理
19957-0	氧合血红蛋白/血红蛋白.总计^支气管扩张期间	质量分数	时间点	动脉全血	定量型		呼吸机管理

LOINC 代码	名称	属性	时间特征	系统	标尺类型	方法类型	分类
19958-8	氧合血红蛋白/血红蛋白.总计^治疗期间	质量分数	时间点	动脉全血	定量型	脉冲血氧定量法	呼吸机管理
19959-6	氧合血红蛋白/血红蛋白.总计^治疗期间	质量分数	时间点	动脉全血	定量型		呼吸机管理
19960-4	氧合血红蛋白/血红蛋白.总计^呼吸室内空气	质量分数	时间点	动脉全血	定量型	脉冲血氧定量法	呼吸机管理
19961-2	氧合血红蛋白/血红蛋白.总计^呼吸室内空气	质量分数	时间点	动脉全血	定量型		呼吸机管理
19962-0	氧合血红蛋白/血红蛋白.总计^支气管扩张后	质量分数	时间点	动脉全血	定量型	脉冲血氧定量法	呼吸机管理
19963-8	氧合血红蛋白/血红蛋白.总计^支气管扩张后	质量分数	时间点	动脉全血	定量型		呼吸机管理
19964-6	氧合血红蛋白/血红蛋白.总计^治疗后	质量分数	时间点	动脉全血	定量型	脉冲血氧定量法	呼吸机管理
19965-3	氧合血红蛋白/血红蛋白.总计^治疗后	质量分数	时间点	动脉全血	定量型		呼吸机管理
19966-1	氧合血红蛋白/血红蛋白.总计^支气管扩张前	质量分数	时间点	动脉全血	定量型	脉冲血氧定量法	呼吸机管理
19967-9	氧合血红蛋白/血红蛋白.总计^支气管扩张前	质量分数	时间点	动脉全血	定量型		呼吸机管理
1996-8	钙	摩尔浓度	时间点	全血	定量型		化学
19968-7	氧合血红蛋白/血红蛋白.总计^物理治疗前	质量分数	时间点	动脉全血	定量型	脉冲血氧定量法	呼吸机管理
19969-5	氧合血红蛋白/血红蛋白.总计^物理治疗前	质量分数	时间点	动脉全血	定量型		呼吸机管理
19970-3	氧合血红蛋白/血红蛋白.总计^治疗前	质量分数	时间点	动脉全血	定量型	脉冲血氧定量法	呼吸机管理
19971-1	氧合血红蛋白/血红蛋白.总计^治疗前	质量分数	时间点	动脉全血	定量型		呼吸机管理
19972-9	加湿器类型	类型	时间点	*	名义型		呼吸机管理
19973-7	吸气.参数设置	时间（如秒数）	时间点	呼吸机	定量型		呼吸机管理
19974-5	吸气/呼气.参数设置	时间比率	时间点	呼吸机	定量型		呼吸机管理
19975-2	最大^利用呼吸机吸气	压力或压强	时间点	呼吸系统.气道开口	定量型	气道压力监视器	呼吸机管理
1997-6	钙	摩尔浓度	时间点	脑脊液	定量型		化学
19976-0	最大^利用呼吸机吸气	压力或压强	时间点	呼吸系统.气道开口	定量型		呼吸机管理
19977-8	最大^利用呼吸机吸气	压力或压强	时间点	气管.气道	定量型	气道压力监视器	呼吸机管理
19978-6	最大^利用呼吸机吸气	压力或压强	时间点	气管.气道	定量型		呼吸机管理
19979-4	鼻套管类型	类型	时间点	*	名义型		呼吸机管理
19980-2	氧	压力或压强（局部性）	8 小时^最大值	毛细血管全血	定量型	经皮监护仪	呼吸机管理
19981-0	氧	压力或压强（局部性）	8 小时^最大值	毛细血管全血	定量型		呼吸机管理
19982-8	氧	压力或压强（局部性）	8 小时^最小值	毛细血管全血	定量型	经皮监护仪	呼吸机管理
19983-6	氧	压力或压强（局部性）	8 小时^最小值	毛细血管全血	定量型		呼吸机管理

LOINC 代码	名称	属性	时间特征	系统	标尺类型	方法类型	分类
1998-4	钙	摩尔浓度	时间点	透析液	定量型		化学
19984-4	氧	压力或压强（局部性）	时间点	呼吸系统.肺泡	定量型	计算的	呼吸机管理
19985-1	氧	压力或压强（局部性）	时间点	全血.导管前	定量型	经皮监护仪	呼吸机管理
19986-9	氧	压力或压强（局部性）	时间点	全血.导管前	定量型		呼吸机管理
19987-7	氧	压力或压强（局部性）	时间点	全血.导管后	定量型	经皮监护仪	呼吸机管理
19988-5	氧	压力或压强（局部性）	时间点	全血.导管后	定量型		呼吸机管理
19989-3	氧最大.参数设置	容积速率	时间点	呼吸机.警报	定量型		呼吸机管理
19990-1	氧最小.参数设置	容积速率	时间点	呼吸机.警报	定量型		呼吸机管理
19991-9	氧.肺泡-动脉	压力或压强（局部性）	时间点	呼吸系统	定量型		呼吸机管理
1999-2	钙	摩尔浓度	时间点	精液	定量型		化学
19992-7	氧/吸入的气体	容积分数	时间点	吸入气体	定量型	一次呼吸氦	呼吸机管理
19993-5	氧/吸入的气体	容积分数	时间点	吸入气体	定量型	气体稀释.再呼吸	呼吸机管理
19994-3	氧/吸入的气体.参数设置	容积分数	时间点	呼吸机	定量型		呼吸机管理
19995-0	氧/吸入的气体^利用呼吸机	容积分数	时间点	呼吸系统	定量型	氧分析仪	呼吸机管理
19996-8	氧/吸入的气体^利用呼吸机	容积分数	时间点	呼吸系统	定量型		呼吸机管理
19997-6	氧^支气管扩张期间	压力或压强（局部性）	时间点	毛细血管全血	定量型	经皮监护仪	呼吸机管理
19998-4	氧^支气管扩张期间	压力或压强（局部性）	时间点	毛细血管全血	定量型		呼吸机管理
19999-2	氧^胸部物理治疗期间	压力或压强（局部性）	时间点	毛细血管全血	定量型	经皮监护仪	呼吸机管理
20000-6	氧^胸部物理治疗期间	压力或压强（局部性）	时间点	毛细血管全血	定量型		呼吸机管理
20001-4	氧^治疗期间	压力或压强（局部性）	时间点	毛细血管全血	定量型	经皮监护仪	呼吸机管理
20002-2	氧^吸氧.高流量与睡眠	压力或压强（局部性）	检查的持续时间^最大值	毛细血管全血	定量型	经皮监护仪	呼吸机管理
20003-0	氧^吸氧.高流量与睡眠	压力或压强（局部性）	检查的持续时间^最小值	毛细血管全血	定量型	经皮监护仪	呼吸机管理
20004-8	氧^吸氧.高流量与清醒	压力或压强（局部性）	检查的持续时间^最大值	毛细血管全血	定量型	经皮监护仪	呼吸机管理
20005-5	氧^吸氧.高流量与清醒	压力或压强（局部性）	检查的持续时间^最小值	毛细血管全血	定量型	经皮监护仪	呼吸机管理
20006-3	氧^吸氧.高流量与进食	压力或压强（局部性）	检查的持续时间^最大值	毛细血管全血	定量型	经皮监护仪	呼吸机管理
20007-1	氧^吸氧.高流量与进食	压力或压强（局部性）	检查的持续时间^最小值	毛细血管全血	定量型	经皮监护仪	呼吸机管理
2000-8	钙	摩尔浓度	时间点	血清/血浆	定量型		化学
20008-9	氧^吸氧.低流量与睡眠	压力或压强（局部性）	检查的持续时间^最大值	毛细血管全血	定量型	经皮监护仪	呼吸机管理
20009-7	氧^吸氧.低流量与睡眠	压力或压强（局部性）	检查的持续时间^最小值	毛细血管全血	定量型	经皮监护仪	呼吸机管理

LOINC 代码	名称	属性	时间特征	系统	标尺类型	方法类型	分类
20010-5	氧^吸氧.低流量与清醒	压力或压强（局部性）	检查的持续时间^最大值	毛细血管全血	定量型	经皮监护仪	呼吸机管理
20011-3	氧^吸氧.低流量与清醒	压力或压强（局部性）	检查的持续时间^最小值	毛细血管全血	定量型	经皮监护仪	呼吸机管理
20012-1	氧^吸氧.低流量与进食	压力或压强（局部性）	检查的持续时间^最大值	毛细血管全血	定量型	经皮监护仪	呼吸机管理
20013-9	氧^吸氧.低流量与进食	压力或压强（局部性）	检查的持续时间^最小值	毛细血管全血	定量型	经皮监护仪	呼吸机管理
20014-7	氧^呼吸室内空气与睡眠	压力或压强（局部性）	检查的持续时间^最大值	毛细血管全血	定量型	经皮监护仪	呼吸机管理
20015-4	氧^呼吸室内空气与睡眠	压力或压强（局部性）	检查的持续时间^最小值	毛细血管全血	定量型	经皮监护仪	呼吸机管理
2001-6	钙	摩尔浓度	24 小时	大便	定量型		化学
20016-2	氧^呼吸室内空气与清醒	压力或压强（局部性）	检查的持续时间^最大值	毛细血管全血	定量型	经皮监护仪	呼吸机管理
20017-0	氧^呼吸室内空气与清醒	压力或压强（局部性）	检查的持续时间^最小值	毛细血管全血	定量型	经皮监护仪	呼吸机管理
20018-8	氧^呼吸室内空气与进食	压力或压强（局部性）	检查的持续时间^最大值	毛细血管全血	定量型	经皮监护仪	呼吸机管理
20019-6	氧^呼吸室内空气与进食	压力或压强（局部性）	检查的持续时间^最小值	毛细血管全血	定量型	经皮监护仪	呼吸机管理
20020-4	氧^支气管扩张后	压力或压强（局部性）	时间点	毛细血管全血	定量型	经皮监护仪	呼吸机管理
20021-2	氧^支气管扩张后	压力或压强（局部性）	时间点	毛细血管全血	定量型		呼吸机管理
20022-0	氧^胸部物理治疗后	压力或压强（局部性）	时间点	毛细血管全血	定量型	经皮监护仪	呼吸机管理
20023-8	氧^胸部物理治疗后	压力或压强（局部性）	时间点	毛细血管全血	定量型		呼吸机管理
2002-4	钙	摩尔浓度	时间点	大便	定量型		化学
20024-6	氧^治疗后	压力或压强（局部性）	时间点	毛细血管全血	定量型	经皮监护仪	呼吸机管理
20025-3	氧^治疗后	压力或压强（局部性）	时间点	毛细血管全血	定量型		呼吸机管理
20026-1	氧^支气管扩张前	压力或压强（局部性）	时间点	毛细血管全血	定量型	经皮监护仪	呼吸机管理
20027-9	氧^支气管扩张前	压力或压强（局部性）	时间点	毛细血管全血	定量型		呼吸机管理
20028-7	氧^胸部物理治疗前	压力或压强（局部性）	时间点	毛细血管全血	定量型	经皮监护仪	呼吸机管理
20029-5	氧^胸部物理治疗前	压力或压强（局部性）	时间点	毛细血管全血	定量型		呼吸机管理
20030-3	氧^治疗前	压力或压强（局部性）	时间点	毛细血管全血	定量型	经皮监护仪	呼吸机管理

LOINC 代码	名称	属性	时间特征	系统	标尺类型	方法类型	分类
20031-1	氧^治疗前	压力或压强（局部性）	时间点	毛细血管全血	定量型		呼吸机管理
2003-2	钙	摩尔浓度	时间点	尿液	等级型		化学
20032-9	最大吸气流量^0.5 升/秒利用呼吸机	压力或压强	时间点	呼吸系统.气道开口	定量型	气道压力监视器	呼吸机管理
20033-7	最大吸气流量^0.5 升/秒利用呼吸机	压力或压强	时间点	呼吸系统.气道开口	定量型		呼吸机管理
20034-5	最大吸气流量^0.5 升/秒利用呼吸机	压力或压强	时间点	气管.气道	定量型	气道压力监视器	呼吸机管理
20035-2	最大吸气流量^0.5 升/秒利用呼吸机	压力或压强	时间点	气管.气道	定量型		呼吸机管理
20036-0	最大吸气流量^1.0 升/秒利用呼吸机	压力或压强	时间点	呼吸系统.气道开口	定量型	气道压力监视器	呼吸机管理
20037-8	最大吸气流量^1.0 升/秒利用呼吸机	压力或压强	时间点	呼吸系统.气道开口	定量型		呼吸机管理
20038-6	最大吸气流量^1.0 升/秒利用呼吸机	压力或压强	时间点	气管.气道	定量型	气道压力监视器	呼吸机管理
20039-4	最大吸气流量^1.0 升/秒利用呼吸机	压力或压强	时间点	气管.气道	定量型		呼吸机管理
2004-0	钙	摩尔浓度	时间点	尿液	定量型		化学
20040-2	最大吸气流量^1.5 升/秒利用呼吸机	压力或压强	时间点	呼吸系统.气道开口	定量型	气道压力监视器	呼吸机管理
20041-0	最大吸气流量^1.5 升/秒利用呼吸机	压力或压强	时间点	呼吸系统.气道开口	定量型		呼吸机管理
20042-8	最大吸气流量^1.5 升/秒利用呼吸机	压力或压强	时间点	气管.气道	定量型	气道压力监视器	呼吸机管理
20043-6	最大吸气流量^1.5 升/秒利用呼吸机	压力或压强	时间点	气管.气道	定量型		呼吸机管理
20044-4	最大吸气流量^2.0 升/秒利用呼吸机	压力或压强	时间点	呼吸系统.气道开口	定量型	气道压力监视器	呼吸机管理
20045-1	最大吸气流量^2.0 升/秒利用呼吸机	压力或压强	时间点	呼吸系统.气道开口	定量型		呼吸机管理
20046-9	最大吸气流量^2.0 升/秒利用呼吸机	压力或压强	时间点	气管.气道	定量型	气道压力监视器	呼吸机管理
20047-7	最大吸气流量^2.0 升/秒利用呼吸机	压力或压强	时间点	气管.气道	定量型		呼吸机管理
20048-5	最大吸气流量^2.5 升/秒利用呼吸机	压力或压强	时间点	呼吸系统.气道开口	定量型	气道压力监视器	呼吸机管理
20049-3	最大吸气流量^2.5 升/秒利用呼吸机	压力或压强	时间点	呼吸系统.气道开口	定量型		呼吸机管理
20050-1	最大吸气流量^2.5 升/秒利用呼吸机	压力或压强	时间点	气管.气道	定量型	气道压力监视器	呼吸机管理
20051-9	最大吸气流量^2.5 升/秒利用呼吸机	压力或压强	时间点	气管.气道	定量型		呼吸机管理
20052-7	压力	压力或压强	时间点	大气	定量型	水银柱；汞柱	呼吸机管理
20053-5	压力	压力或压强	时间点	大气	定量型		呼吸机管理
20054-3	压力最大值.参数设置	压力或压强	时间点	呼吸机.警报	定量型		呼吸机管理
20055-0	压力最小值.参数设置	压力或压强	时间点	呼吸机.警报	定量型		呼吸机管理
20056-8	压力.气道^平均呼气流量	压力或压强	时间点	呼吸系统.气	定量型		呼吸机管理

LOINC 代码	名称	属性	时间特征	系统	标尺类型	方法类型	分类
	时利用呼吸机			道			
2005-7	钙^热量型禁食后 12 小时	摩尔速率	2 小时	尿液	定量型		刺激耐受试验
20057-6	压力.气道^高峰吸气流量最大值.参数设置	压力或压强	时间点	呼吸机	定量型		呼吸机管理
20058-4	压力.气道^高峰吸气流量.参数设置	压力或压强	时间点	呼吸机	定量型		呼吸机管理
20059-2	压力.气道^零吸气流量时利用呼吸机	压力或压强	时间点	呼吸系统.气道	定量型	气道压力监视器	呼吸机管理
200-6	甲磺酸粘菌素	药物敏感度	时间点	分离物	定量型	最小致死浓度	抗生素敏感性
20060-0	压力.气道^零吸气流量时利用呼吸机	压力或压强	时间点	呼吸系统.气道	定量型		呼吸机管理
20061-8	压力.气道^利用呼吸机.压力目标控制	压力或压强	时间点	呼吸系统.气道	定量型	气道压力监视器	呼吸机管理
20062-6	压力.气道^利用呼吸机.压力目标控制	压力或压强	时间点	呼吸系统.气道	定量型		呼吸机管理
20063-4	压力.气道^利用呼吸机.体积目标辅助与控制	压力或压强	时间点	呼吸系统.气道	定量型	气道压力监视器	呼吸机管理
20064-2	压力.气道^利用呼吸机.体积目标辅助与控制	压力或压强	时间点	呼吸系统.气道	定量型		呼吸机管理
2006-5	癌 Ag125	任意浓度	时间点	血清/血浆	等级型		化学
20065-9	压力.气道^利用呼吸机.体积目标控制	压力或压强	时间点	呼吸系统.气道	定量型	气道压力监视器	呼吸机管理
20066-7	压力.气道^利用呼吸机.体积目标控制	压力或压强	时间点	呼吸系统.气道	定量型		呼吸机管理
20067-5	压力.驱动力最大值.参数设置	压力或压强	时间点	呼吸机.伺服系统	定量型		呼吸机管理
20068-3	压力.驱动力最小值.参数设置	压力或压强	时间点	呼吸机.伺服系统	定量型		呼吸机管理
20069-1	压力.膨胀.均值	压力或压强	时间点	呼吸系统	定量型	计算的	呼吸机管理
20070-9	压力.吸气最小值.参数设置	压力或压强	时间点	呼吸机.警报	定量型		呼吸机管理
20071-7	压力.均值	压力或压强	时间点	呼吸系统.气道	定量型	计算的	呼吸机管理
20072-5	压力.平均最大值.参数设置	压力或压强	时间点	呼吸机.警报	定量型		呼吸机管理
2007-3	癌 Ag15-3	任意浓度	时间点	血清/血浆	等级型		化学
20073-3	压力.平均最小值.参数设置	压力或压强	时间点	呼吸机.警报	定量型		呼吸机管理
20074-1	压力.消极吸气.参数设置	压力或压强	时间点	呼吸机	定量型		呼吸机管理
20075-8	压力.积极末期呼气	压力或压强	时间点	呼吸系统	定量型		呼吸机管理
20076-6	压力.积极末期呼气最小值.参数设置	压力或压强	时间点	呼吸机.警报	定量型		呼吸机管理
20077-4	压力.积极末期呼气.参数设置	压力或压强	时间点	呼吸机	定量型		呼吸机管理
20078-2	压力.肺部气道最大值.参数设置	压力或压强	时间点	呼吸机	定量型		呼吸机管理
20079-0	压力.支持.参数设置	压力或压强	时间点	呼吸机	定量型		呼吸机管理
20080-8	肺功能检验方法	类型	时间点	呼吸系统	名义型	*	呼吸机管理
2008-1	癌 Ag19-5	任意浓度	时间点	血清/血浆	等级型		化学
20081-6	脉搏血氧定量法部位	解剖学	时间点	*	名义型		呼吸机管理

LOINC 代码	名称	属性	时间特征	系统	标尺类型	方法类型	分类
20082-4	救授设备类型	类型	时间点	*	名义型		呼吸机管理
20083-2	阻力.气道	液体电阻抗、电阻	检查的持续时间^平均值	呼吸系统.气道	定量型	体积描记.bodybox	呼吸机管理
20084-0	阻力.气道	液体电阻抗、电阻	检查的持续时间^平均值	呼吸系统.气道	定量型		呼吸机管理
20085-7	阻力.气道	液体电阻抗、电阻	检查的持续时间^平均值	呼吸系统.气道	定量型	计算的	呼吸机管理
20086-5	呼吸.暂停.参数设置	时间（如秒数）	时间点	呼吸机	定量型		呼吸机管理
20087-3	呼吸面罩	类型	时间点	*	名义型		呼吸机管理
20088-1	呼吸测试预测方法	类型	时间点	呼吸系统	名义型	*	呼吸机管理
20089-9	次级气体/气体.总计.参数设置	容积分数	时间点	呼吸机	定量型		呼吸机管理
20090-7	叹气/呼吸事件.参数设置	数量或计数比率	时间点	呼吸机	定量型		呼吸机管理
20091-5	温度	温度	时间点	吸入气体	定量型	身体的保温罩（body-hood）	呼吸机管理
20092-3	温度	温度	时间点	吸入气体	定量型		呼吸机管理
20093-1	温度	温度	时间点	加湿器	定量型		呼吸机管理
20094-9	温度	温度	时间点	气道.近端	定量型		呼吸机管理
20095-6	温度	温度	时间点	气道.远端	定量型		呼吸机管理
20096-4	温度.气道最大值.参数设置	温度	时间点	呼吸机.警报	定量型		呼吸机管理
20097-2	温度.气道最小值.参数设置	温度	时间点	呼吸机.警报	定量型		呼吸机管理
20098-0	温度.参数设置	温度	时间点	加湿器	定量型		呼吸机管理
2009-9	癌 Ag19-9	任意浓度	时间点	血清/血浆	等级型		化学
20099-8	潮气量最大值.参数设置	容积、体积	时间点	呼吸机.警报	定量型		呼吸机管理
20100-4	潮气量最小值.参数设置	容积、体积	时间点	呼吸机.警报	定量型		呼吸机管理
20101-2	潮气量.呼气.利用呼吸机/压力.最大吸气性.利用呼吸机	顺应性	时间点	呼吸系统	定量型	计算的	呼吸机管理
20102-0	潮气量.呼气.利用呼吸机/压力.最大吸气性.利用呼吸机	顺应性	时间点	呼吸系统	定量型		呼吸机管理
20103-8	潮气量.呼气.利用呼吸机/压力.平台^1.5～2.0秒吸气性摒住呼吸后.利用呼吸机	顺应性	时间点	呼吸系统	定量型		呼吸机管理
20104-6	潮气量.呼气.利用呼吸机/压力.平台^1.5～2.0秒吸气性摒住呼吸后.利用呼吸机	顺应性	时间点	呼吸系统	定量型	计算的	呼吸机管理
20105-3	潮气量.呼气.自发的^^未按照可压缩气体体积校正.参数设置	容积、体积	时间点	呼吸机	定量型		呼吸机管理

LOINC 代码	名称	属性	时间特征	系统	标尺类型	方法类型	分类
20106-1	潮气量.呼气.自发的^利用呼吸机^按照可压缩气体体积校正	容积、体积	时间点	呼吸系统.气道	定量型		呼吸机管理
2010-7	癌 Ag19-9	任意浓度	时间点	血清/血浆	等级型		化学
20107-9	潮气量.呼气.自发的＋机械的^利用呼吸机	容积、体积	时间点	呼吸系统.气道	定量型		呼吸机管理
20108-7	潮气量.呼气.自发的＋机械的^利用呼吸机^按照可压缩气体体积校正	容积、体积	时间点	呼吸系统	定量型		呼吸机管理
20109-5	潮气量.吸气.自发的＋机械的^利用呼吸机	容积、体积	时间点	呼吸系统	定量型	测量的	呼吸机管理
20110-3	潮气量.吸气.自发的＋机械的^利用呼吸机	容积、体积	时间点	呼吸系统	定量型		呼吸机管理
20111-1	潮气量.吸气.自发的＋机械的^利用呼吸机^按照可压缩气体体积校正	容积、体积	时间点	呼吸系统	定量型		呼吸机管理
20112-9	潮气量.参数设置	容积、体积	时间点	呼吸机	定量型		呼吸机管理
20113-7	潮气量.参数设置	容积速率	时间点	呼吸机	定量型		呼吸机管理
20114-5	潮气量.叹气.自发的＋机械的^利用呼吸机	容积、体积	时间点	呼吸系统	定量型		呼吸机管理
2011-5	癌 Ag242	任意浓度	时间点	血清/血浆	等级型		化学
20115-2	潮气量.自发的.利用呼吸机/体重	容积含量	时间点	呼吸系统	定量型		呼吸机管理
20116-0	潮气量.自发的^利用呼吸机	容积、体积	时间点	呼吸系统	定量型		呼吸机管理
20117-8	潮气量.自发的＋机械的.利用呼吸机/体重	容积含量	时间点	呼吸系统	定量型		呼吸机管理
20118-6	潮气量.自发的＋机械的^利用呼吸机	容积、体积	时间点	呼吸系统	定量型		呼吸机管理
20119-4	潮气量.自发的＋机械的^利用呼吸机^按照可压缩气体体积校正	容积、体积	时间点	呼吸系统	定量型		呼吸机管理、
20120-2	潮气量.自发的＋机械的^利用呼吸机^按照可压缩气体体积校正/体重	容积含量	时间点	呼吸系统	定量型		呼吸机管理
20121-0	潮气量.自发的＋机械的^利用呼吸机^未按照可压缩气体体积校正	容积、体积	时间点	呼吸系统	定量型		呼吸机管理
20122-8	经皮监测部位	解剖学	时间点	*	名义型		呼吸机管理
2012-3	癌 Ag27-29	任意浓度	时间点	血清/血浆	等级型		化学
20123-6	插管类型	类型	时间点	*	名义型		呼吸机管理
20124-4	通气模式	存在与否或身份标识	时间点	呼吸机	名义型	*	呼吸机管理
20125-1	通风机类型	类型	时间点	*	名义型		呼吸机管理
20126-9	通风机.波型	类型	时间点	*	名义型		呼吸机管理
20127-7	体积	容积、体积	时间点	气体呼吸环路	定量型	气体稀释.再呼吸	呼吸机管理
20128-5	体积	容积、体积	时间点	气体呼吸环路	定量型		呼吸机管理
20129-3	体积	容积、体积	时间点	呼吸袋	定量型	气体稀释.再呼吸	呼吸机管理

LOINC 代码	名称	属性	时间特征	系统	标尺类型	方法类型	分类
20130-1	体积	容积、体积	时间点	呼吸袋	定量型		呼吸机管理
2013-1	癌 Ag50	任意浓度	时间点	血清/血浆	等级型		化学
20131-9	体积	容积、体积	时间点	胸部气体	定量型	体积描记. bodybox	呼吸机管理
20132-7	体积	容积、体积	时间点	胸部气体	定量型		呼吸机管理
20133-5	体积最大值.参数设置	容积速率	时间点	呼吸机.警报	定量型		呼吸机管理
20134-3	体积最小值.参数设置	容积速率	时间点	呼吸机.警报	定量型		呼吸机管理
20135-0	体积.25%～75%被动呼气.测量的.支气管扩张后/体积.25%～75%被动呼气.预测的	相对容积	时间点	呼吸系统	定量型		呼吸机管理
20136-8	体积.25%～75%被动呼气.测量的.支气管扩张前/体积.25%～75%被动呼气.预测的	相对容积	时间点	呼吸系统	定量型		呼吸机管理
20137-6	体积.25%～75%被动呼气.测量的/体积.25%～75%被动呼气.预测的	相对容积	时间点	呼吸系统	定量型		呼吸机管理
20138-4	体积.压缩气体	容积、体积	时间点	呼吸机气道管路	定量型		呼吸机管理
20139-2	体积.呼出的	容积、体积	1分钟	呼吸系统	定量型	计算的	呼吸机管理
201-4	甲磺酸粘菌素	药物敏感度	时间点	分离物	定量或等级型	最小抑制浓度	抗生素敏感性
20140-0	体积.呼出的	容积、体积	时间点	呼吸系统	定量型		呼吸机管理
20141-8	体积.呼出的/分钟.利用呼吸机/体重	容积速率含量	时间点	呼吸系统	定量型		呼吸机管理
20142-6	体积.被动呼气.总计	容积、体积	时间点	呼吸系统	定量型		呼吸机管理
20143-4	体积.残余	容积、体积	时间点	呼吸系统	定量型	再呼吸氦	呼吸机管理
20144-2	体积.残余	容积、体积	时间点	呼吸系统	定量型	一次呼吸氦	呼吸机管理
20145-9	体积.残余	容积、体积	时间点	呼吸系统	定量型	预测	呼吸机管理
20146-7	体积.残余	容积、体积	时间点	呼吸系统	定量型		呼吸机管理
20147-5	体积^被动呼气后 0.5 秒	容积、体积	时间点	呼吸系统	定量型	预测	呼吸机管理
20148-3	体积^被动呼气后 0.5 秒	容积、体积	时间点	呼吸系统	定量型		呼吸机管理
2014-9	癌 Ag549	任意浓度	时间点	血清/血浆	等级型		化学
20149-1	体积^被动呼气后 1.0 秒	容积、体积	时间点	呼吸系统	定量型	预测	呼吸机管理
20150-9	体积^被动呼气后 1.0 秒	容积、体积	时间点	呼吸系统	定量型		呼吸机管理
20151-7	体积^被动呼气后 1.0 秒，测量的/预测的	相对容积	时间点	呼吸系统	定量型	计算	呼吸机管理
20152-5	体积^被动呼气后 1.0 秒，测量的/预测的	相对容积	时间点	呼吸系统	定量型		呼吸机管理
20153-3	体积^被动呼气后 1.0 秒/体积.被动呼气.总计	容积分数	时间点	呼吸系统	定量型		呼吸机管理
20154-1	体积^被动呼气后 1.0 秒^支气管扩张后	容积、体积	时间点	呼吸系统	定量型	预测	呼吸机管理
20155-8	体积^被动呼气后 1.0 秒^支气管扩张后	容积、体积	时间点	呼吸系统	定量型		呼吸机管理
2015-6	癌 Ag72-4	任意浓度	时间点	血清/血浆	等级型		化学
20156-6	体积^被动呼气后 1.0 秒^支气管扩张前	容积、体积	时间点	呼吸系统	定量型	预测	呼吸机管理

LOINC 代码	名称	属性	时间特征	系统	标尺类型	方法类型	分类
20157-4	体积^被动呼气后 1.0 秒^支气管扩张前	容积、体积	时间点	呼吸系统	定量型		呼吸机管理
20158-2	自主通气.最大值	容积速率	时间点	呼吸系统	定量型	预测	呼吸机管理
20159-0	自主通气.最大值	容积速率	时间点	呼吸系统	定量型		呼吸机管理
20160-8	自主通气.最大值^给予支气管扩张剂后	容积速率	时间点	呼吸系统	定量型		呼吸机管理
20161-6	自主通气.最大值^给予支气管扩张剂后/最大通气量，预测的	相对容积速率	时间点	呼吸系统	定量型		呼吸机管理
20162-4	自主通气.最大值^给予支气管扩张剂前	容积速率	时间点	呼吸系统	定量型	测量的	呼吸机管理
20163-2	自主通气.最大值^给予支气管扩张剂前	容积速率	时间点	呼吸系统	定量型		呼吸机管理
2016-4	氨甲酰磷酸合成酶	催化浓度	时间点	血清	定量型		化学
20164-0	自主通气.最大值^给予支气管扩张剂前/最大通气量，预测的	相对容积速率	时间点	呼吸系统	定量型		呼吸机管理
20165-7	局部区域	面积	时间点	关注的区域.XXX	定量型	超声.2 维	心脏.超声
20166-5	直径	长度	时间点	循环系统.XXX	定量型	超声.2 维	心脏.超声
20167-3	加速度斜率	速度、速率	时间点	{循环系统}	定量型	超声.多普勒	心脏.超声
20168-1	加速度	时间（如秒数）	时间点	{循环系统}	定量型	超声.多普勒	心脏.超声
20169-9	加速度	时间（如秒数）	时间点	循环系统.XXX	定量型	超声.多普勒	心脏.超声
20170-7	加速度 2	时间（如秒数）	时间点	循环系统.XXX	定量型	超声	心脏.超声
20171-5	加速度/加速度 2	时间比率	时间点	循环系统.XXX	定量型	超声	心脏.超声
2017-2	氨甲酰磷酸合成酶（氨）	催化含量	时间点	组织	定量型		化学
20172-3	血流量.舒张期.末期	速度、速率	时间点	主动脉瓣.回流喷射	定量型	超声.多普勒	心脏.超声
20173-1	血流量.舒张期.最大值	速度、速率	时间点	主动脉瓣.回流喷射	定量型	超声.多普勒	心脏.超声
20174-9	加速度斜率	速度、速率	时间点	主动脉瓣	定量型	超声	心脏.超声
20175-6	减速度斜率	速度、速率	时间点	主动脉瓣	定量型	超声	心脏.超声
20176-4	减速度	时间（如秒数）	时间点	主动脉瓣	定量型	超声	心脏.超声
20177-2	横截面	面积	时间点	主动脉.根	定量型	超声.计算的	心脏.超声
20178-0	横截面	面积	时间点	主动脉.根	定量型	超声.2 维	心脏.超声
20179-8	R-R 间期^在主动脉血流量测定时	时间（如秒数）	时间点	心脏	定量型	超声	心脏.超声
2018-0	二氧化碳	压力或压强（局部性）	时间点	羊水	定量型		化学
20180-6	面积	面积	时间点	关注的区域.XXX	定量型	超声	心脏.超声
20181-4	面积 2	面积	时间点	关注的区域.XXX	定量型	超声	心脏.超声
20182-2	面积.XXX/面积 2.XXX	面积比率	时间点	关注的区域.XXX	定量型	超声	心脏.超声
20183-0	血流量.最大值^狭窄处	速度、速率	时间点	主动脉瓣	定量型	超声.多普勒	心脏.超声

LOINC 代码	名称	属性	时间特征	系统	标尺类型	方法类型	分类
20184-8	血管内.舒张压	压力或压强	时间点	循环系统.XXX	定量型	超声	心脏.超声
20185-5	血管内末期心脏收缩.XXX	压力或压强	时间点	循环系统.XXX	定量型	超声	心脏.超声
20186-3	血管内峰值心脏收缩.XXX	压力或压强	时间点	循环系统.XXX	定量型	超声	心脏.超声
20187-1	心输出量/体表面积	容积速率/比率	时间点	心脏.心室.左侧	定量型	超声.2维.双平面椭圆.计算的	心脏.超声
20188-9	心输出量/体表面积	容积速率/比率	时间点	心脏.心室.左侧	定量型	超声.2维.弹丸.计算的	心脏.超声
20189-7	心输出量/体表面积	容积速率/比率	时间点	心脏.心室.XXX	定量型	超声.求立方的.计算的	心脏.超声
20190-5	心输出量/体表面积	容积速率/比率	时间点	心脏.心室.左侧	定量型	超声.2维.左心室流出道面积.计算的	心脏.超声
20191-3	心输出量/体表面积	容积速率/比率	时间点	心脏.心室.左侧	定量型	超声.2维.mod.双平面椭圆.计算的	心脏.超声
20192-1	心输出量/体表面积	容积速率/比率	时间点	心脏.心室.左侧	定量型	超声.改良的Simpson.计算的	心脏.超声
20193-9	心输出量/体表面积.2腔	容积速率/比率	时间点	心脏.心室.左侧	定量型	超声.mod.单-平面.计算的	心脏.超声
20194-7	心输出量/体表面积.4腔	容积速率/比率	时间点	心脏.心室.左侧	定量型	超声.mod.单-平面.计算的	心脏.超声
20195-4	心输出量/体表面积	容积速率/比率	时间点	心脏.心室.左侧	定量型	超声.2维.二尖瓣.计算的	心脏.超声
20196-2	心输出量/体表面积	容积速率/比率	时间点	心脏.心室.右侧	定量型	超声.2维.肺动脉瓣.计算的	心脏.超声
20197-0	心输出量/体表面积	容积速率/比率	时间点	心脏.心室.左侧	定量型	超声.2维.单-平面椭圆.计算的	心脏.超声
2019-8	二氧化碳	压力或压强(局部性)	时间点	动脉全血	定量型		化学
20198-8	心输出量/体表面积	容积速率/比率	时间点	心脏.心室.左侧	定量型	超声.teicholz.计算的	心脏.超声
20199-6	心输出量/体表面积	容积速率/比率	时间点	心脏.心室.右侧	定量型	超声.2维.三尖瓣.计算的	心脏.超声
20200-2	周长.XXX/周长2.XXX	周长分数	时间点	关注的区域.XXX	定量型	超声	心脏.超声
20201-0	循环系统	存在与否或身份标识	时间点	*	名义型		心脏.超声
20202-8	周长	周长	时间点	关注的区域.XXX	定量型	超声	心脏.超声

LOINC代码	名称	属性	时间特征	系统	标尺类型	方法类型	分类
20203-6	周长 2	周长	时间点	关注的区域.XXX	定量型	超声	心脏.超声
20204-4	心输出量	容积速率	时间点	心脏.心室.左侧	定量型	超声.2维.双平面椭圆.计算的	心脏.超声
20205-1	心输出量	容积速率	时间点	心脏.心室.左侧	定量型	超声.2维.弹丸.计算的	心脏.超声
2020-6	二氧化碳	压力或压强（局部性）	时间点	毛细血管全血	定量型		化学
20206-9	心输出量	容积速率	时间点	心脏.心室.左侧	定量型	超声.求立方的.计算的	心脏.超声
20207-7	心输出量	容积速率	时间点	心脏.心室.左侧	定量型	超声.2维.左心室流出道.计算的	心脏.超声
20208-5	心输出量	容积速率	时间点	心脏.心室.左侧	定量型	超声.2维.mod.双平面.计算的	心脏.超声
20209-3	心输出量	容积速率	时间点	心脏.心室.XXX	定量型	超声.2维.改良的Simpson.计算的	心脏.超声
20210-1	心输出量.2腔	容积速率	时间点	心脏.心室.左侧	定量型	超声.2维.mod.单-平面.计算的	心脏.超声
20211-9	心输出量.4腔	容积速率	时间点	心脏.心室.左侧	定量型	超声.2维.mod.单-平面.计算的	心脏.超声
20212-7	心输出量	容积速率	时间点	心脏.心室.左侧	定量型	超声.2维.单-平面椭圆.计算的	心脏.超声
20213-5	心输出量	容积速率	时间点	心脏.心室.左侧	定量型	超声.teicholz.计算的	心脏.超声
2021-4	二氧化碳	压力或压强（局部性）	时间点	静脉全血	定量型		化学
20214-3	心输出量	容积速率	时间点	心脏.心室.右侧	定量型	超声.2维.三尖瓣	心脏.超声
20215-0	减速度.最大值	速度、速率	时间点	循环系统.XXX	定量型	超声	心脏.超声
20216-8	减速度斜率	速度、速率	时间点	循环系统.XXX	定量型	超声	心脏.超声
20217-6	减速度	时间（如秒数）	时间点	{循环系统}	定量型	超声	心脏.超声
20218-4	减速度	速度、速率	时间点	循环系统.XXX	定量型	超声	心脏.超声
20219-2	减速度 2	速度、速率	时间点	循环系统.XXX	定量型	超声	心脏.超声
202-2	甲磺酸粘菌素	药物敏感度	时间点	分离物	定量或等级型	琼脂扩散	抗生素敏感性
20220-0	减速度.XXX/减速度 2.XXX	时间比率	时间点	循环系统.XXX	定量型	超声	心脏.超声
20221-8	射血	时间（如秒数）	时间点	心脏.心室.XXX	定量型	超声.多普勒	心脏.超声

LOINC 代码	名称	属性	时间特征	系统	标尺类型	方法类型	分类
2022-2	二氧化碳	压力或压强（局部性）	时间点	脑脊液	定量型		化学
20222-6	射血	时间（如秒数）	时间点	心脏.心室.XXX	定量型	超声	心脏.超声
20223-4	射血 2	时间（如秒数）	时间点	心脏.心室.XXX	定量型	超声	心脏.超声
20224-2	射血/射血 2	时间比率	时间点	心脏.心室.左侧	定量型	超声.计算的	心脏.超声
20225-9	血流量.舒张期.最小值.末期	速度、速率	时间点	肺动脉瓣.回流喷射	定量型	超声	心脏.超声
20226-7	血流量.XXX	面积	时间点	循环系统.XXX	定量型	超声.计算的	心脏.超声
20227-5	高度	长度	时间点	关注的区域.XXX	定量型	超声.M-模式	心脏.超声
20228-3	偏侧性	类型	时间点	解剖部分.*	定量型		心脏.超声
20229-1	长度.XXX/长度 2.XXX	长度分数	时间点	关注的区域.XXX	定量型	超声	心脏.超声
2023-0	二氧化碳	压力或压强（局部性）	时间点	体液	定量型		化学
20230-9	长度	长度	时间点	关注的区域.XXX	定量型	超声	心脏.超声
20231-7	长度 2	长度	时间点	关注的区域.XXX	定量型	超声	心脏.超声
20232-5	血流量.均值	速度、速率	时间点	心脏.心室.左侧.流出道	定量型	超声.多普勒	心脏.超声
20233-3	梯度.收缩期.均值	压力或压强	时间点	心脏.心室.左侧.流出道	定量型	超声.多普勒	心脏.超声
20234-1	舒张期.最大值	容积、体积	时间点	心脏.心室.左侧	定量型	超声.2 维.弹丸.计算的	心脏.超声
20235-8	舒张期.最大值	容积、体积	时间点	心脏.心室.左侧	定量型	超声.求立方的.计算的	心脏.超声
20236-6	舒张期.最大值	容积、体积	时间点	心脏.心室.左侧	定量型	超声.2 维.mod.双平面椭圆.计算的	心脏.超声
20237-4	舒张期.最大值	容积、体积	时间点	心脏.心室.左侧	定量型	超声.2 维.改良的 Simpson.计算的	心脏.超声
20238-2	舒张期.最大值	容积、体积	时间点	心脏.心室.左侧	定量型	超声.M-模式.Teicholz	心脏.超声
20239-0	平面.心尖.心脏舒张	面积	时间点	心脏.心室.左侧	定量型	超声.2 维	心脏.超声
20240-8	短轴.乳头水平.心脏舒张	面积	时间点	心脏.心室.左侧.心外膜	定量型	超声.2 维	心脏.超声
20241-6	平面.心尖.心脏收缩	面积	时间点	心脏.心室.左侧	定量型	超声.2 维	心脏.超声
20242-4	短轴.乳头水平.心脏收缩	面积	时间点	心脏.心室.左侧.心外膜	定量型	超声.2 维	心脏.超声
20243-2	内直径.短轴.心脏舒张	长度	时间点	心脏.心室.左侧	定量型	超声.2 维	心脏.超声

LOINC 代码	名称	属性	时间特征	系统	标尺类型	方法类型	分类
20244-0	内直径.短轴.心脏收缩	长度	时间点	心脏.心室.左侧	定量型	超声.2维	心脏.超声
20245-7	局部区域横截面	面积	时间点	心脏.心室.左侧.流出道	定量型	超声.计算的	心脏.超声
20246-5	射血前期	时间（如秒数）	时间点	心脏.心室.左侧	定量型	超声.测量的	心脏.超声
20247-3	梯度.最大值	压力或压强	时间点	循环系统.XXX	定量型	超声.计算的	心脏.超声
2024-8	溶解型二氧化碳	摩尔浓度	时间点	血浆	定量型		化学
20248-1	梯度 2.最大值	压力或压强	时间点	循环系统.XXX	定量型	超声.计算的	心脏.超声
20249-9	梯度.最大值	压力或压强	时间点	主动脉瓣.回流喷射	定量型	超声.计算的	心脏.超声
20250-7	梯度.最大值	压力或压强	时间点	二尖瓣.回流喷射	定量型	超声.计算的	心脏.超声
20251-5	梯度.最大值	压力或压强	时间点	肺动脉瓣.回流喷射	定量型	超声.计算的	心脏.超声
20252-3	心脏收缩.最大值/心脏收缩 2.最大值	速度比率	时间点	循环系统.XXX	定量型	超声.多普勒	心脏.超声
20253-1	血流量.最大值	速度、速率	时间点	三尖瓣.回流喷射	定量型	超声.多普勒	心脏.超声
20254-9	血流 2.最大值	速度、速率	时间点	三尖瓣.回流喷射	定量型	超声.多普勒	心脏.超声
2025-5	溶解型二氧化碳	摩尔浓度	时间点	红细胞	定量型		化学
20255-6	梯度.均值	压力或压强	时间点	循环系统.XXX	定量型	超声.计算的	心脏.超声
20256-4	梯度.均值	压力或压强	时间点	循环系统.XXX	定量型	超声.多普勒	心脏.超声
20257-2	梯度 2.均值	压力或压强	时间点	循环系统.XXX	定量型	超声.计算的	心脏.超声
20258-0	梯度 2.均值	压力或压强	时间点	循环系统.XXX	定量型	超声	心脏.超声
20259-8	梯度.均值.XXX/梯度 2.均值.XXX	压力或压强的比率	时间点	循环系统.XXX	定量型	超声.多普勒.计算的	心脏.超声
20260-6	心脏收缩.均值/心脏收缩 2.均值	速度比率	时间点	循环系统.XXX	定量型	超声.多普勒.计算的	心脏.超声
20261-4	血流量.均值	速度、速率	时间点	三尖瓣.回流喷射	定量型	超声	心脏.超声
20262-2	血流 2.均值	速度、速率	时间点	三尖瓣.回流喷射	定量型	超声	心脏.超声
2026-3	二氧化碳	摩尔浓度	时间点	动脉全血	定量型		化学
20263-0	RR 间期^在二尖瓣血流量测定时	时间（如秒数）	时间点	心脏	定量型	超声	心脏.超声
20264-8	局部区域横截面	面积	时间点	二尖瓣.环	定量型	超声.计算的	心脏.超声
20265-5	斜率	速度、速率	时间点	循环系统.XXX	定量型	超声.M-模式	心脏.超声
20266-3	斜率 2	速度、速率	时间点	循环系统.XXX	定量型	超声.M-模式	心脏.超声
20267-1	斜率.XXX/斜率 2.XXX	速度比率	时间点	循环系统.XXX	定量型	超声.M-模式.计算的	心脏.超声

LOINC 代码	名称	属性	时间特征	系统	标尺类型	方法类型	分类
20268-9	血流量. 收缩期. 最大值	速度、速率	时间点	二尖瓣. 回流喷射	定量型	超声. 多普勒	心脏. 超声
20269-7	加速度斜率	速度、速率	时间点	二尖瓣	定量型	超声. 多普勒	心脏. 超声
20270-5	加速度	时间（如秒数）	时间点	二尖瓣	定量型	超声. 多普勒	心脏. 超声
2027-1	二氧化碳	摩尔浓度	时间点	静脉全血	定量型		化学
20271-3	充盈时间. 舒张期	时间（如秒数）	时间点	二尖瓣	定量型	超声	心脏. 超声
20272-1	直径	长度	时间点	二尖瓣	定量型	超声	心脏. 超声
20273-9	直径 2	长度	时间点	二尖瓣	定量型	超声	心脏. 超声
20274-7	血流	面积	时间点	二尖瓣	定量型	超声. 计算的	心脏. 超声
20275-4	减速度. 压力半时值	长度	时间点	二尖瓣	定量型	超声. 多普勒. 计算的	心脏. 超声
20276-2	速率. 心脏收缩. 最大值^为峰值半时值的计算	速度、速率	时间点	二尖瓣	定量型	超声	心脏. 超声
20277-0	血流量. 速率. 最大值	速度、速率	时间点	二尖瓣	定量型	超声. 多普勒	心脏. 超声
20278-8	血液速率. 均值	速度、速率	时间点	二尖瓣	定量型	超声. 多普勒	心脏. 超声
20279-6	口面积	面积	时间点	二尖瓣	定量型	超声. 2 维	心脏. 超声
20280-4	压力半时值. XXX	时间（如秒数）	时间点	循环系统. XXX	定量型	超声. 计算的	心脏. 超声
20281-2	加速度斜率	速度、速率	时间点	肺动脉	定量型	超声	心脏. 超声
20282-0	减速度斜率	速度、速率	时间点	肺动脉	定量型	超声	心脏. 超声
20283-8	减速度	时间（如秒数）	时间点	肺动脉	定量型	超声	心脏. 超声
20284-6	血流量. 均值	速度、速率	时间点	肺动脉瓣. 远端	定量型	超声. 多普勒	心脏. 超声
20285-3	射血前期	时间（如秒数）	时间点	心脏. 心室. 左侧	定量型	超声	心脏. 超声
20286-1	RR 间期^在肺部血流量测定时	时间（如秒数）	时间点	心脏	定量型	超声	心脏. 超声
20287-9	局部区域口	面积	时间点	肺动脉瓣	定量型	超声. 多普勒. VTI＋面积. 计算的	心脏. 超声
20288-7	局部区域口	面积	时间点	肺动脉瓣	定量型	超声. 多普勒. VTI＋直径. 计算的	心脏. 超声
2028-9	二氧化碳	摩尔浓度	时间点	血清/血浆	定量型		化学
20289-5	局部区域口	面积	时间点	肺动脉瓣	定量型	超声. 多普勒. Vmax＋面积. 计算的	心脏. 超声
20290-3	局部区域口	面积	时间点	肺动脉瓣	定量型	超声. 多普勒. Vmax＋直径. 计算的	心脏. 超声
20291-1	肺部流量/全身流量	容积速率比率	时间点	循环系统. XXX	定量型	超声. 多普勒. VTI＋主动脉. 计算的	心脏. 超声
20292-9	肺部流量/全身流量	容积速率比率	时间点	循环系统. XXX	定量型	超声. 多普勒. VTI＋LVOT. 计算的	心脏. 超声

LOINC 代码	名称	属性	时间特征	系统	标尺类型	方法类型	分类
20293-7	肺部流量/全身流量	容积速率比率	时间点	循环系统. XXX	定量型	超声. 多普勒. Vmax+主动脉. 计算的	心脏. 超声
20294-5	肺部流量/全身流量	容积速率比率	时间点	循环系统. XXX	定量型	超声. 多普勒. Vmax+LVOT. 计算的	心脏. 超声
20295-2	Q-波至关闭	时差	时间点	肺动脉瓣	定量型	超声. 测量的	心脏. 超声
20296-0	Q-波至打开	时差	时间点	三尖瓣	定量型	超声. 测量的	心脏. 超声
2029-7	碳氧血红蛋白	摩尔分数	时间点	红细胞	等级型		化学
20297-8	心脏房室内. 心脏舒张	压力或压强	时间点	心脏. 心房. 右侧	定量型	估计自颈静脉扩张	心脏. 超声
20298-6	所关心的局部区域	存在与否或身份标识	时间点	*	名义型		心脏. 超声
20299-4	梯度. 最大值	压力或压强	时间点	心脏. 心室. 右侧	定量型	超声. 多普勒	心脏. 超声
203-0	甲磺酸粘菌素	药物敏感度	时间点	分离物+血清	等级型	测序分型	抗生素敏感性
20300-0	梯度. 均值	压力或压强	时间点	心脏. 心室. 右侧	定量型	超声. 多普勒	心脏. 超声
20301-8	射血前期	时间（如秒数）	时间点	心脏. 心室. 右侧	定量型	超声	心脏. 超声
20302-6	血流量. 均值	速度、速率	时间点	心脏. 心室. 右侧. 流出道	定量型	超声. 多普勒	心脏. 超声
20303-4	梯度. 收缩期. 均值	压力或压强	时间点	心脏. 心室. 右侧. 流出道	定量型	超声. 多普勒	心脏. 超声
20304-2	短轴. 最大	长度	时间点	心脏. 心室. 右侧	定量型	超声. 2 维	心脏. 超声
2030-5	碳氧血红蛋白/总血红蛋白	质量分数	时间点	动脉全血	定量型		化学
20305-9	直径. 收缩期	长度	时间点	心脏. 心室. 右侧	定量型	超声	心脏. 超声
20306-7	局部区域横截面	面积	时间点	心脏. 心室. 右侧. 流出道	定量型	超声. 计算的	心脏. 超声
20307-5	直径	长度	时间点	心脏. 心室. 右侧. 流出道	定量型	超声. 2 维	心脏. 超声
20308-3	心搏出量/体表面积	容积/面积	时间点	心脏. 心室. 左侧	定量型	超声. 2 维. 计算的	心脏. 超声
20309-1	心搏出量/体表面积	容积/面积	时间点	心脏. 心室. 左侧	定量型	超声. 2 维. 主动脉根. 计算的	心脏. 超声
20310-9	心搏出量/体表面积	容积/面积	时间点	心脏. 心室. 左侧	定量型	超声. 2 维. 双平面椭圆. 计算的	心脏. 超声
20311-7	心搏出量/体表面积	容积/面积	时间点	心脏. 心室. 左侧	定量型	超声. 2 维. 弹丸. 计算的	心脏. 超声
20312-5	心搏出量/体表面积	容积/面积	时间点	心脏. 心室. 左侧	定量型	超声. 求立方的. 计算的	心脏. 超声
2031-3	碳氧血红蛋白/总血红蛋白	质量分数	时间点	毛细血管全血	定量型		化学
20313-3	心搏出量/体表面积	容积/面积	时间点	心脏. 心室. 左侧	定量型	超声. 2 维. 左心室流出道面积. 计算的	心脏. 超声

LOINC 代码	名称	属性	时间特征	系统	标尺类型	方法类型	分类
20314-1	心搏出量/体表面积	容积/面积	时间点	心脏.心室.左侧	定量型	超声.2维.mod.双平面椭圆.计算的	心脏.超声
20315-8	心搏出量/体表面积	容积/面积	时间点	心脏.心室.左侧	定量型	超声.改良的 Simpson.计算的	心脏.超声
20316-6	心搏出量/体表面积.2腔	容积/面积	时间点	心脏.心室.左侧	定量型	超声.2维.mod.单-平面椭圆.计算的	心脏.超声
20317-4	心搏出量/体表面积.4腔	容积/面积	时间点	心脏.心室.左侧	定量型	超声.2维.mod.单-平面椭圆.计算的	心脏.超声
20318-2	心搏出量/体表面积	容积/面积	时间点	心脏.心室.左侧	定量型	超声.2维.二尖瓣.计算的	心脏.超声
20319-0	心搏出量/体表面积	容积/面积	时间点	心脏.心室.左侧	定量型	超声.2维.肺动脉瓣流动面积.计算的	心脏.超声
20320-8	心搏出量/体表面积	容积/面积	时间点	心脏.心室.左侧	定量型	超声.2维.单-平面椭圆.计算的	心脏.超声
2032-1	碳氧血红蛋白/总血红蛋白	质量分数	时间点	静脉全血	定量型		化学
20321-6	心搏出量/体表面积	容积/面积	时间点	心脏.心室.左侧	定量型	超声.teicholz	心脏.超声
20322-4	心搏出量/体表面积	容积/面积	时间点	心脏.心室.左侧	定量型	超声.2维.三尖瓣.计算的	心脏.超声
20323-2	心输出量/心率	容积、体积	时间点	心脏.心室.左侧	定量型	超声.2维.计算的	心脏.超声
20324-0	心搏出量	容积/面积	时间点	心脏.心室.左侧	定量型	超声.2维.主动脉根.计算的	心脏.超声
20325-7	心输出量/心率	容积、体积	时间点	心脏.心室.左侧	定量型	超声.2维.双平面椭圆.计算的	心脏.超声
20326-5	心输出量/心率	容积、体积	时间点	心脏.心室.左侧	定量型	超声.2维.弹丸.计算的	心脏.超声
20327-3	心输出量/心率	容积、体积	时间点	心脏.心室.左侧	定量型	超声.求立方的.计算的	心脏.超声
20328-1	心输出量/心率	容积、体积	时间点	心脏.心室.左侧	定量型	超声.2维.左心室流出道面积.计算的	心脏.超声
20329-9	心输出量/心率	容积、体积	时间点	心脏.心室.左侧	定量型	超声.2维.mod.双平面椭圆.计算的	心脏.超声

LOINC代码	名称	属性	时间特征	系统	标尺类型	方法类型	分类
20330-7	心输出量/心率	容积、体积	时间点	心脏.心室.左侧	定量型	超声.2维.改良的Simpson.计算的	心脏.超声
20331-5	心输出量/心率.2腔	容积、体积	时间点	心脏.心室.左侧	定量型	超声.2维.mod.单-平面.计算的	心脏.超声
20332-3	心输出量/心率.4腔	容积、体积	时间点	心脏.心室.左侧	定量型	超声.2维.mod.单-平面.计算的	心脏.超声
20333-1	心输出量/心率	容积、体积	时间点	心脏.心室.左侧	定量型	超声.2维.二尖瓣流动面积.计算的	心脏.超声
20334-9	心输出量/心率	容积、体积	时间点	心脏.心室.右侧	定量型	超声.2维.肺动脉瓣流动面积.计算的	心脏.超声
20335-6	心输出量/心率	容积、体积	时间点	心脏.心室.左侧	定量型	超声.2维.单-平面椭圆.计算的	心脏.超声
20336-4	心输出量/心率	容积、体积	时间点	心脏.心室.左侧	定量型	超声.teicholz.计算的	心脏.超声
20337-2	心输出量/心率	容积、体积	时间点	心脏.心室.右侧	定量型	超声.2维.三尖瓣.计算的	心脏.超声
20338-0	时间	时间（如秒数）	时间点	循环系统.XXX	定量型	超声.M-模式	心脏.超声
2033-9	碳酸盐	质量浓度	时间点	动脉全血	定量型		化学
20339-8	时间	时间（如秒数）	时间点	循环系统.XXX	定量型	超声	心脏.超声
20340-6	时间2	时间（如秒数）	时间点	循环系统.XXX	定量型	超声	心脏.超声
20341-4	时间.XXX/时间2.XXX	时间比率	时间点	循环系统.XXX	定量型	超声	心脏.超声
20342-2	RR间期^在三尖瓣血流量测定时	时间（如秒数）	时间点	心脏	定量型	超声	心脏.超声
20343-0	加速度斜率	速度、速率	时间点	三尖瓣	定量型	超声	心脏.超声
20344-8	局部区域横截面	面积	时间点	三尖瓣.环	定量型	超声.计算的	心脏.超声
20345-5	减速度斜率	速度、速率	时间点	三尖瓣	定量型	超声	心脏.超声
20346-3	充盈时间.舒张期	时间（如秒数）	时间点	心脏.心房.右侧	定量型	超声.测量的	心脏.超声
2034-7	碳酸盐	质量浓度	时间点	静脉全血	定量型		化学
20347-1	血流	面积	时间点	三尖瓣	定量型	超声.计算的	心脏.超声
20348-9	直径.4腔	长度	时间点	三尖瓣.口	定量型	超声.测量的	心脏.超声
20349-7	压力半时值.速率.最大值	时差	时间点	三尖瓣	定量型	超声	心脏.超声
20350-5	血流量.均值	速度、速率	时间点	三尖瓣	定量型	超声.多普勒	心脏.超声
20351-3	血流量.最大值	速度、速率	时间点	循环系统.XXX	定量型	超声.多普勒	心脏.超声
20352-1	血流量.均值	速度、速率	时间点	{循环系统}	定量型	超声.多普勒	心脏.超声

LOINC 代码	名称	属性	时间特征	系统	标尺类型	方法类型	分类
20353-9	梯度	压力或压强	时间点	关注的区域.XXX	定量型	超声.多普勒	心脏.超声
2035-4	碳酸盐	质量浓度	时间点	血浆	定量型		化学
20354-7	速率-时间积分	速度、速率	时间点	循环系统.XXX	定量型	超声.多普勒	心脏..超声
20355-4	血流 2.最大值	速度、速率	时间点	循环系统.XXX	定量型	超声.多普勒	心脏.超声
20356-2	血流 2.均值	速度、速率	时间点	循环系统.XXX	定量型	超声.多普勒	心脏.超声
20357-0	梯度 2	压力或压强	时间点	关注的区域.XXX	定量型	超声.多普勒	心脏.超声
20358-8	速率-时间积分 2	速度、速率	时间点	循环系统.XXX	定量型	超声.多普勒	心脏.超声
20359-6	局部区域	面积	时间点	心脏.瓣膜.XXX	定量型	超声.多普勒.VTI＋面积.计算的	心脏.超声
20360-4	局部区域	面积	时间点	心脏.瓣膜.XXX	定量型	超声.多普勒.VTI＋直径.计算的	心脏.超声
20361-2	局部区域	面积	时间点	心脏.瓣膜.XXX	定量型	超声.多普勒.速度＋面积.计算的	心脏.超声
2036-2	碳酸酐酶	催化浓度	时间点	红细胞	定量型		化学
20362-0	局部区域	面积	时间点	心脏.瓣膜.XXX	定量型	超声.多普勒.速度＋直径.计算的	心脏.超声
20363-8	速率曲线斜度	速度、速率	时间点	循环系统.XXX	定量型	超声	心脏.超声
20364-6	速率曲线斜度 2	速度、速率	时间点	循环系统.XXX	定量型	超声	心脏.超声
20365-3	体积.XXX/体积 2.XXX	容积分数	时间点	关注的区域.XXX	定量型	超声.计算的	心脏.超声
20366-1	体积	容积、体积	时间点	关注的区域.XXX	定量型	超声.2 维.面积-长度	心脏.超声
20367-9	体积 2	容积、体积	时间点	关注的区域.XXX	定量型	超声.2 维.面积-长度	心脏.超声
20368-7	血流量.最大值	速度、速率	时间点	心脏.室间隔.缺损	定量型	超声.多普勒	心脏.超声
20369-5	速率曲线斜度.XXX/速率曲线斜度 2.XXX	速度比率	时间点	循环系统.XXX	定量型	超声.多普勒.计算的	心脏.超声
2037-0	癌胚抗原	质量浓度	时间点	脑脊液	定量型		化学
20370-3	速率-时间积分.XXX	长度	时间点	循环系统.XXX	定量型	超声.多普勒	心脏.超声
20371-1	速率时间积分.XXX/速率-时间积分 2.XXX	长度分数	时间点	循环系统.XXX	定量型	超声.多普勒.计算的	心脏.超声
20372-9	速率-时间积分 2.XXX	长度	时间点	循环系统.XXX	定量型	超声.多普勒	心脏.超声
20373-7	阿米卡星	药物敏感度	时间点	分离物	定量或等级型	分支杆菌.缓慢	抗生素敏感性

LOINC代码	名称	属性	时间特征	系统	标尺类型	方法类型	分类
20374-5	氨苄西林+舒巴坦	药物敏感度	时间点	分离物	定量或等级型	分支杆菌.缓慢	抗生素敏感性
20375-2	克拉霉素	药物敏感度	时间点	分离物	定量或等级型	分支杆菌.缓慢	抗生素敏感性
20376-0	氯法齐明	药物敏感度	时间点	分离物	定量或等级型	分支杆菌.缓慢	抗生素敏感性
20377-8	环丙沙星	药物敏感度	时间点	分离物	定量或等级型	分支杆菌.缓慢	抗生素敏感性
20378-6	头孢唑肟	药物敏感度	时间点	分离物	定量或等级型	分支杆菌.缓慢	抗生素敏感性
20379-4	强力霉素	药物敏感度	时间点	分离物	定量或等级型	分支杆菌.缓慢	抗生素敏感性
20380-2	红霉素	药物敏感度	时间点	分离物	定量或等级型	分支杆菌.缓慢	抗生素敏感性
20381-0	乙胺丁醇	药物敏感度	时间点	分离物	定量或等级型	分支杆菌.缓慢	抗生素敏感性
20382-8	乙硫异烟胺	药物敏感度	时间点	分离物	定量或等级型	分支杆菌.缓慢	抗生素敏感性
20383-6	异烟肼	药物敏感度	时间点	分离物	定量或等级型	分支杆菌.缓慢	抗生素敏感性
20384-4	氧氟沙星	药物敏感度	时间点	分离物	定量或等级型	分支杆菌.缓慢	抗生素敏感性
20385-1	利福平	药物敏感度	时间点	分离物	定量或等级型	分支杆菌.缓慢	抗生素敏感性
20386-9	利福布汀	药物敏感度	时间点	分离物	定量或等级型	分支杆菌.缓慢	抗生素敏感性
20387-7	甲氧苄啶+磺胺甲噁唑	药物敏感度	时间点	分离物	定量或等级型	分支杆菌.缓慢	抗生素敏感性
2038-8	癌胚抗原	质量浓度	时间点	精液	定量型		化学
20388-5	呋喃西林.局部的	药物敏感度	时间点	分离物	定量或等级型		抗生素敏感性
20389-3	莫匹罗星	药物敏感度	时间点	分离物	定量或等级型		抗生素敏感性
20390-1	Silvadine.局部	药物敏感度	时间点	分离物	定量或等级型		抗生素敏感性
20391-9	高磺胺	药物敏感度	时间点	分离物	定量或等级型		抗生素敏感性
20392-7	黄疸样品	任意浓度	时间点	血清/血浆	等级型		标本特性
20393-5	溶血样品	任意浓度	时间点	血清/血浆	等级型		标本特性
20394-3	脂血样品	任意浓度	时间点	血清/血浆	等级型		标本特性
20395-0	完整样品	类型	时间点	血清/血浆	名义型		标本特性
2039-6	癌胚抗原	质量浓度	时间点	血清/血浆	定量型		化学
20396-8	左氧氟沙星	药物敏感度	时间点	分离物	定量或等级型	最小抑制浓度	抗生素敏感性
20397-6	司帕沙星	药物敏感度	时间点	分离物	定量或等级型	最小抑制浓度	抗生素敏感性
20398-4	细胞核 Ab 模式.均质状	稀释系数、稀释倍数（滴度）	时间点	血清	定量型		血清学
20399-2	细胞核 Ab 模式.核仁型	稀释系数、稀释倍数（滴度）	时间点	血清	定量型		血清学
20400-8	细胞核 Ab 模式.边缘型	稀释系数、稀释倍数（滴度）	时间点	血清	定量型		血清学

LOINC 代码	名称	属性	时间特征	系统	标尺类型	方法类型	分类
20401-6	细胞核 Ab 模式. 斑点型	稀释系数、稀释倍数（滴度）	时间点	血清	定量型		血清学
20402-4	细胞. CD16＋CD56＋	数量或计数浓度（计数/容积）	时间点	全血	定量型		细胞标志物
20403-2	纤维连接蛋白. 胎儿型	质量浓度	时间点	阴道	定量型		化学
2040-4	心磷脂	质量浓度	时间点	血清	定量型		凝血功能检查
20404-0	纤维连接蛋白. 胎儿型	任意浓度	时间点	阴道	等级型		化学
20405-7	尿胆素原	质量浓度	时间点	尿液	定量型	试纸条	尿液分析
20406-5	葡萄糖	质量分数	时间点	尿液	定量型	试纸条	尿液分析
20407-3	亚硝酸盐	质量浓度	时间点	尿液	定量型	试纸条	尿液分析
20408-1	白细胞	数量或计数浓度（计数/容积）	时间点	尿液	定量型	试纸条	尿液分析
20409-9	红细胞	数量或计数浓度（计数/容积）	时间点	尿液	定量型	试纸条	尿液分析
20410-7	苯异丙胺	质量浓度	时间点	尿液	定量型	确认试验	药物水平/毒理学
20411-5	巴比妥类	质量浓度	时间点	尿液	定量型	确认试验	药物水平/毒理学
2041-2	肉毒碱脂酰转移酶	催化浓度	时间点	血清/血浆	定量型		化学
20412-3	苯二氮	质量浓度	时间点	尿液	定量型	确认试验	药物水平/毒理学
20413-1	大麻类物质	质量浓度	时间点	尿液	定量型	确认试验	药物水平/毒理学
20414-9	噻嗪类药物	质量浓度	时间点	尿液	定量型	确认试验	药物水平/毒理学
20415-6	绒毛膜促性腺激素. β 亚单位	任意浓度	时间点	血清/血浆	定量型	酶免疫分析. 第 3 版国际标准	化学
20416-4	丙型肝炎病毒 RNA	数量或计数浓度（计数/容积）	时间点	血清/血浆	定量型	探针. 扩增. 靶向扩增	微生物学
20417-2	荚膜组织胞浆菌菌丝体 Ab	稀释系数、稀释倍数（滴度）	时间点	血清	定量型		微生物学
20418-0	荚膜组织胞浆菌酵母 Ab	稀释系数、稀释倍数（滴度）	时间点	血清	定量型		微生物学
20419-8	促黄体激素	任意浓度	时间点	血清/血浆	定量型	第一国际参考标准品	化学
2042-0	游离型肉碱	任意浓度	时间点	血清/血浆	等级型		化学
20420-6	酸性磷酸酶. 前列腺性	质量浓度	时间点	血清	定量型		化学
20421-4	巴比妥类	任意浓度	时间点	血清/血浆	等级型	筛查试验	药物水平/毒理学
20422-2	α1 抗胰蛋白酶	质量浓度	时间点	血清/血浆	定量型		化学
20423-0	产 β 内酰胺酶的生物 已鉴定的	存在与否或身份标识	时间点	分离物	名义型		微生物学
20424-8	心磷脂 Ab. IgG	印象/检查结果的解释	时间点	血清	名义型		凝血功能检查
20425-5	心磷脂 Ab. IgM	印象/检查结果的解释	时间点	血清	名义型		凝血功能检查
20426-3	碱性磷酸酶. 胆汁	催化浓度	时间点	血清/血浆	定量型		化学
20427-1	乙酰胆碱受体 Ab	摩尔浓度	时间点	血清	定量型		血清学
20428-9	磷脂 Ab. IgG	任意浓度	时间点	血清	等级型		凝血功能检查
20429-7	磷脂 Ab. IgM	任意浓度	时间点	血清	等级型		凝血功能检查
20430-5	培养基	类型	时间点	分离物	名义型		微生物学
20431-3	显微镜观察	存在与否或身份标识	时间点	XXX	名义型	涂片	微生物学
20432-1	EB 病毒细胞核 Ab	任意浓度	时间点	血清	等级型	免疫荧光	微生物学
20433-9	促卵泡素	任意浓度	时间点	血清/血浆	定量型	第二国际参考标准品	化学

LOINC 代码	名称	属性	时间特征	系统	标尺类型	方法类型	分类
20434-7	催乳激素	任意浓度	时间点	血清/血浆	定量型	第 3 版国际标准	化学
20435-4	未经确认的可提取核 Ab	任意浓度	时间点	血清	等级型	免疫扩散	血清学
20436-2	葡萄糖^葡萄糖给药后 2 小时	质量浓度	时间点	血清/血浆	定量型		刺激耐受试验
20437-0	葡萄糖^葡萄糖给药后 3 小时	质量浓度	时间点	血清/血浆	定量型		刺激耐受试验
2043-8	游离型肉碱	质量浓度	时间点	血清/血浆	定量型		化学
20438-8	葡萄糖^葡萄糖给药后 1 小时	质量浓度	时间点	血清/血浆	定量型		刺激耐受试验
20439-6	葡萄糖^葡萄糖给药后 30 分钟	质量浓度	时间点	血清/血浆	定量型		刺激耐受试验
20440-4	葡萄糖^葡萄糖给药后 1.5 小时	质量浓度	时间点	血清/血浆	定量型		刺激耐受试验
20441-2	葡萄糖^ 50g 葡萄糖后	质量浓度	时间点	血清/血浆	定量型		刺激耐受试验
20442-0	乙型肝炎病毒 DNA	数量或计数浓度（计数/容积）	时间点	血清	定量型	探针. 扩增. 信号扩增	微生物学
20444-6	单纯疱疹病毒 1+2 DNA	任意浓度	时间点	XXX	等级型	探针. 扩增. 靶向扩增	微生物学
20445-3	疱疹病毒 已鉴定的	存在与否或身份标识	时间点	XXX	名义型	微生物特异性培养	微生物学
2044-6	肉碱	质量浓度	时间点	精液	定量型		化学
20446-1	单纯疱疹病毒 Ab. IgG	印象/检查结果的解释	时间点	血清	名义型	酶免疫分析	微生物学
20447-9	艾滋病毒 1 RNA	数量或计数浓度（计数/容积）	时间点	血清/血浆	定量型	探针. 扩增. 靶向扩增	微生物学
20448-7	胰岛素	任意浓度	时间点	血清/血浆	定量型		化学
20449-5	博氏疏螺旋体 Ab	任意浓度	时间点	血清	等级型	酶免疫分析	微生物学
20450-3	α-1-胎蛋白中位数倍数	相对比率	时间点	血清/血浆	定量型		化学
20451-1	甲状腺素	任意浓度	时间点	全血	等级型		化学
20452-9	促甲状腺激素	任意浓度	时间点	全血	等级型		化学
2045-3	肉碱	任意浓度	时间点	血清/血浆	等级型		化学
20453-7	上皮细胞	任意浓度	时间点	尿沉渣	等级型	光学显微镜检查	尿液分析
20454-5	蛋白质	任意浓度	时间点	尿液	等级型	试纸条	尿液分析
20455-2	白细胞	任意浓度	时间点	尿沉渣	等级型	光学显微镜检查	尿液分析
20456-0	真菌. 酵母样	任意浓度	时间点	尿沉渣	等级型	光学显微镜检查	尿液分析
20457-8	真菌. 丝状	任意浓度	时间点	尿沉渣	等级型	光学显微镜检查	尿液分析
20458-6	风疹病毒 Ab. IgG	印象/检查结果的解释	时间点	血清	名义型		微生物学
20459-4	无乳链球菌 Ag	任意浓度	时间点	XXX	等级型	胶乳凝集试验	微生物学
20460-2	头孢呋辛. 口服剂	药物敏感度	时间点	分离物	定量或等级型	最小抑制浓度	抗生素敏感性
2046-1	肉碱	质量浓度	时间点	血清/血浆	定量型		化学
20461-0	吡嗪酰胺	药物敏感度	时间点	分离物	定量或等级型	分支杆菌. 缓慢	抗生素敏感性
20462-8	链霉素	药物敏感度	时间点	分离物	定量或等级型	分支杆菌. 缓慢	抗生素敏感性

LOINC 代码	名称	属性	时间特征	系统	标尺类型	方法类型	分类
20463-6	禽类分枝杆菌复合 rRNA	任意浓度	时间点	XXX	等级型	探针.扩增.靶向扩增	微生物学
20464-4	鼠弓形体 Ab	印象/检查结果的解释	时间点	血清	名义型		微生物学
20465-1	绒毛膜促性腺激素中位数倍数	相对比率	时间点	血清/血浆	定量型		化学
20466-9	雌三醇.未结合型中位数倍数	相对比率	时间点	血清/血浆	定量型		化学
20467-7	血库警报	印象/检查结果的解释	时间点	病人	名义型		血库
20468-5	维生素 B_1	摩尔浓度	时间点	血清/血浆	定量型		化学
20469-3	丙酮	任意浓度	时间点	血清/血浆	等级型	筛查试验	药物水平/毒理学
20470-1	乙醇	任意浓度	时间点	血清/血浆	等级型	筛查试验	药物水平/毒理学
20471-9	异丙醇	任意浓度	时间点	血清/血浆	等级型	筛查试验	药物水平/毒理学
20472-7	嗜酸粒细胞	任意浓度	时间点	XXX	等级型	瑞氏染色	血液学/细胞分类计数
20473-5	多形核白细胞	任意浓度	时间点	XXX	等级型	瑞氏染色	血液学/细胞分类计数
20474-3	细菌 已鉴定的	存在与否或身份标识	时间点	组织	名义型	活组织检查培养	微生物学
20475-0	巨细胞病毒 Ab.IgG	印象/检查结果的解释	时间点	血清	名义型		微生物学
20476-8	细胞.CD1a/100 细胞	数量或计数分数	时间点	全血	定量型		细胞标志物
20477-6	细胞.CD33＋CD44＋/100 细胞	数量或计数分数	时间点	全血	定量型		细胞标志物
20478-4	细胞.CD61/100 细胞	数量或计数分数	时间点	全血	定量型		细胞标志物
2047-9	肉碱	质量浓度	时间点	尿液	定量型		化学
20479-2	麻疹病毒 Ab.IgG	任意浓度	时间点	血清	等级型		微生物学
204-8	粘杆菌素	药物敏感度	时间点	分离物	定量型	最小致死浓度	抗生素敏感性
20480-0	苯甲酰芽子碱	任意浓度	时间点	胎粪	等级型	筛查试验	药物水平/毒理学
20481-8	阿片制剂	任意浓度	时间点	胎粪	等级型	筛查试验	药物水平/毒理学
20482-6	粒细胞	数量或计数浓度（计数/容积）	时间点	全血	定量型	自动化计数	血液学/细胞分类计数
20483-4	线粒体 Ab	稀释系数、稀释倍数（滴度）	时间点	血清	定量型		血清学
20484-2	心磷脂 Ab.IgG	稀释系数、稀释倍数（滴度）	时间点	血清	定量型		凝血功能检查
20485-9	心磷脂 Ab.IgM	稀释系数、稀释倍数（滴度）	时间点	血清	定量型		凝血功能检查
20486-7	流感嗜血杆菌 B Ag	任意浓度	时间点	脑脊液	定量型		微生物学
2048-7	肉碱/肌酐	质量浓度比率	时间点	血清/血浆	定量型		化学
20487-5	脑膜炎奈瑟菌 A＋Y Ag	任意浓度	时间点	脑脊液	等级型		微生物学
20488-3	无乳链球菌 Ag	任意浓度	时间点	脑脊液	等级型		微生物学
20489-1	肺炎双球菌 Ag	任意浓度	时间点	脑脊液	等级型		微生物学
20490-9	EB 病毒衣壳 Ab.IgG	稀释系数、稀释倍数（滴度）	时间点	血清	定量型		微生物学
20491-7	EB 病毒衣壳 Ab.IgM	稀释系数、稀释倍数（滴度）	时间点	血清	定量型		微生物学
20492-5	血红蛋白模式印象	印象/检查结果的解释	时间点	全血	定量型	电泳	血液学/细胞分类计数
20493-3	组织细胞/100 细胞	数量或计数分数	时间点	体液	定量型	光学显微镜检查	血液学/细胞分类计数

LOINC代码	名称	属性	时间特征	系统	标尺类型	方法类型	分类
20494-1	淋巴细胞/100白细胞	数量或计数分数	时间点	体液	定量型	手工计数	血液学/细胞分类计数
2049-5	肌肽	任意浓度	时间点	血清/血浆	等级型		化学
20495-8	醇溶蛋白 Ab. IgA	任意浓度	时间点	血清	定量型	酶免疫分析	血清学
20496-6	醇溶蛋白 Ab. IgG	任意浓度	时间点	血清	定量型	酶免疫分析	血清学
20497-4	荚膜组织胞浆菌菌丝体 Ab	任意浓度	时间点	血清	定量型	补体结合试验	微生物学
20498-2	荚膜组织胞浆菌酵母 Ab	任意浓度	时间点	血清	定量型	补体结合试验	微生物学
20499-0	磷脂酰甘油/表面活性剂.总计	质量分数	时间点	羊水	定量型		化学
20500-5	羟基阿普唑仑	质量浓度	时间点	尿液	定量型	确认试验	药物水平/毒理学
20501-3	羟基三唑苯二氮	质量浓度	时间点	尿液	定量型	确认试验	药物水平/毒理学
20502-1	线索细胞	存在与否或身份标识	时间点	阴道	名义型	湿片法	微生物学
2050-3	肌肽	质量浓度	时间点	血清/血浆	定量型		化学
20503-9	细胞. CD22＋CD11C＋/100细胞	数量或计数分数	时间点	全血	定量型		细胞标志物
20504-7	组织细胞/100细胞	数量或计数分数	时间点	脑脊液	定量型		血液学/细胞分类计数
20505-4	胆红素	质量浓度	时间点	尿液	定量型	试纸条	尿液分析
20506-2	标本抽取自	类型	时间点	病人	名义型		标本特性
20507-0	反应素 Ab	任意浓度	时间点	血清	等级型	快速试验	微生物学
20508-8	反应素 Ab	任意浓度	时间点	血清	定量型	快速试验	微生物学
20509-6	血红蛋白	质量浓度	时间点	全血	定量型	计算的	血液学/细胞分类计数
20510-4	脂蛋白模式	印象/检查结果的解释	时间点	血清/血浆	名义型	电泳	化学
2051-1	肌肽	质量浓度	时间点	尿液	定量型		化学
20511-2	肌酐	印象/检查结果的解释	时间点	尿液	名义型		化学
20512-0	混浊度	任意浓度	时间点	脑脊液	等级型		标本特性
20513-8	混浊度	任意浓度	时间点	体液	等级型		标本特性
20514-6	6-单乙酰吗啡	质量浓度	时间点	尿液	定量型	确认试验	药物水平/毒理学
20515-3	阿米替林	质量浓度	时间点	尿液	定量型	确认试验	药物水平/毒理学
20516-1	阿米替林＋去甲阿米替林	质量浓度	时间点	尿液	定量型	确认试验	药物水平/毒理学
20517-9	阿普比妥	质量浓度	时间点	尿液	定量型	确认试验	药物水平/毒理学
20518-7	巴比妥	质量浓度	时间点	尿液	定量型	确认试验	药物水平/毒理学
20519-5	可卡因	质量浓度	时间点	尿液	定量型	确认试验	药物水平/毒理学
20520-3	溴西泮	质量浓度	时间点	尿液	定量型	确认试验	药物水平/毒理学
20521-1	羧基四氢大麻酚	质量浓度	时间点	尿液	定量型	确认试验	药物水平/毒理学
20522-9	氯氮䓬	质量浓度	时间点	尿液	定量型	确认试验	药物水平/毒理学

LOINC 代码	名称	属性	时间特征	系统	标尺类型	方法类型	分类
20523-7	氯丙嗪	质量浓度	时间点	尿液	定量型	确认试验	药物水平/毒理学
20524-5	四氢大麻酚	质量浓度	时间点	尿液	定量型	确认试验	药物水平/毒理学
20525-2	右旋苯丙胺	质量浓度	时间点	尿液	定量型	确认试验	药物水平/毒理学
20526-0	二甲基苯丙胺	质量浓度	时间点	尿液	定量型	确认试验	药物水平/毒理学
20527-8	乙基吗啡	质量浓度	时间点	尿液	定量型	确认试验	药物水平/毒理学
20528-6	氟硝西泮	质量浓度	时间点	尿液	定量型	确认试验	药物水平/毒理学
2052-9	胡萝卜素	质量浓度	时间点	全血	定量型		化学
20529-4	氟西汀	质量浓度	时间点	尿液	定量型	确认试验	药物水平/毒理学
20530-2	氟哌啶醇	质量浓度	时间点	尿液	定量型	确认试验	药物水平/毒理学
20531-0	羟基阿普唑仑	质量浓度	时间点	尿液	定量型	确认试验	药物水平/毒理学
20532-8	羟乙基氟胺安定	质量浓度	时间点	尿液	定量型	确认试验	药物水平/毒理学
20533-6	羟基三唑苯二氮	任意浓度	时间点	尿液	等级型	确认试验	药物水平/毒理学
20534-4	羟基三唑苯二氮	质量浓度	时间点	尿液	定量型	确认试验	药物水平/毒理学
20535-1	羟基三唑苯二氮截断值	质量浓度	时间点	尿液	定量型	确认试验	药物水平/毒理学
20536-9	羟基三唑苯二氮截断值	质量浓度	时间点	尿液	定量型	筛查试验	药物水平/毒理学
2053-7	胡萝卜素	质量浓度	时间点	血清	定量型		化学
20537-7	氯胺酮	质量浓度	时间点	尿液	定量型	确认试验	药物水平/毒理学
20538-5	左旋甲丙嗪	质量浓度	时间点	尿液	定量型	确认试验	药物水平/毒理学
20539-3	左旋甲丙嗪	质量浓度	时间点	尿液	定量型	确认试验	药物水平/毒理学
20540-1	羟甲左吗南	质量浓度	时间点	尿液	定量型	确认试验	药物水平/毒理学
20541-9	氯甲西泮	质量浓度	时间点	尿液	定量型	确认试验	药物水平/毒理学
20542-7	麦角酸二乙胺	质量浓度	时间点	尿液	定量型	确认试验	药物水平/毒理学
20543-5	麦司卡林	质量浓度	时间点	尿液	定量型	确认试验	药物水平/毒理学
20544-3	甲砜哒嗪	质量浓度	时间点	尿液	定量型	确认试验	药物水平/毒理学
2054-5	过氧化氢酶	催化浓度	时间点	红细胞	定量型		化学
20545-0	二亚甲肾上腺素	质量浓度	时间点	尿液	定量型	确认试验	药物水平/毒理学

LOINC 代码	名称	属性	时间特征	系统	标尺类型	方法类型	分类
20546-8	二亚甲肾上腺素截断值	质量浓度	时间点	尿液	定量型	确认试验	药物水平/毒理学
20547-6	甲基麻黄碱	质量浓度	时间点	尿液	定量型	确认试验	药物水平/毒理学
20548-4	苯哌啶醋酸甲酯	质量浓度	时间点	尿液	定量型	确认试验	药物水平/毒理学
20549-2	甲乙哌酮	质量浓度	时间点	尿液	定量型	确认试验	药物水平/毒理学
205-5	粘杆菌素	药物敏感度	时间点	分离物	定量或等级型	最小抑制浓度	抗生素敏感性
20550-0	吗啡.游离型	质量浓度	时间点	尿液	定量型	确认试验	药物水平/毒理学
20551-8	纳布啡	质量浓度	时间点	尿液	定量型	确认试验	药物水平/毒理学
2055-2	儿茶酚胺	质量浓度	时间点	全血	定量型		化学
20552-6	硝西泮	质量浓度	时间点	尿液	定量型	确认试验	药物水平/毒理学
20553-4	诺氟西汀	质量浓度	时间点	尿液	定量型	确认试验	药物水平/毒理学
20554-2	对羟基苯丙胺	质量浓度	时间点	尿液	定量型	确认试验	药物水平/毒理学
20555-9	芬美曲嗪	质量浓度	时间点	尿液	定量型	确认试验	药物水平/毒理学
20556-7	吩噻嗪	质量浓度	时间点	尿液	定量型	确认试验	药物水平/毒理学
20557-5	芬特明	质量浓度	时间点	尿液	定量型	确认试验	药物水平/毒理学
20558-3	裸头草辛	质量浓度	时间点	尿液	定量型	确认试验	药物水平/毒理学
20559-1	替马西泮	质量浓度	时间点	尿液	定量型	确认试验	药物水平/毒理学
2056-0	儿茶酚胺	质量浓度	时间点	血浆	定量型		化学
20560-9	甲硫哒嗪	质量浓度	时间点	尿液	定量型	确认试验	药物水平/毒理学
20561-7	曲马多	质量浓度	时间点	尿液	定量型	确认试验	药物水平/毒理学
20562-5	心输出量/心率	容积、体积	时间点	心脏.心室.左侧	定量型		血液动力学.分子型
20563-3	碳氧血红蛋白/总血红蛋白	质量分数	时间点	全血	定量型		化学
20564-1	氧饱和度	摩尔分数	时间点	全血	定量型		血液动力学.分子型
20565-8	二氧化碳	摩尔浓度	时间点	全血	定量型		化学
20566-6	菌落计数	数量或计数浓度（计数/容积）	时间点	导管头	定量型	培养	微生物学
20567-4	铁蛋白	质量浓度	时间点	血清/血浆	定量型	酶免疫分析	化学
20568-2	催乳激素	质量浓度	时间点	血清/血浆	定量型	酶免疫分析	化学
20569-0	肌酸激酶.MB/肌酸激酶.总计	催化分数	时间点	血清/血浆	定量型		化学
20570-8	红细胞压积	容积分数	时间点	全血	定量型		血液学/细胞分类计数

LOINC 代码	名称	属性	时间特征	系统	标尺类型	方法类型	分类
20571-6	丙型肝炎病毒 RNA	数量或计数浓度（计数/容积）	时间点	血清/血浆	定量型	探针.扩增.信号扩增	微生物学
20572-4	血红蛋白 A/总血红蛋白	质量分数	时间点	全血	定量型	电泳	血液学/细胞分类计数
20573-2	荚膜组织胞浆菌菌丝体 Ab	稀释系数、稀释倍数（滴度）	时间点	血清	定量型	补体结合试验	微生物学
20574-0	荚膜组织胞浆菌酵母 Ab	稀释系数、稀释倍数（滴度）	时间点	血清	定量型	补体结合试验	微生物学
20575-7	甲型肝炎病毒 Ab	任意浓度	时间点	血清	等级型		微生物学
20576-5	半乳糖 1 磷酸尿苷酰转移酶	任意浓度	时间点	全血	等级型		化学
20577-3	蛋白质	质量浓度	时间点	血清/血浆	定量型	电泳	化学
2057-8	儿茶酚胺	质量浓度	时间点	尿液	定量型		化学
20578-1	万古霉素	质量浓度	时间点	血清/血浆	定量型		药物水平/毒理学
20579-9	甲醇	任意浓度	时间点	血清/血浆	等级型	筛查试验	药物水平/毒理学
20584-9	白细胞	数量或计数浓度（计数/容积）	时间点	XXX	定量型	自动化计数	细胞标志物
20585-6	淋巴细胞	数量或计数浓度（计数/容积）	时间点	XXX	定量型	自动化计数	血液学/细胞分类计数
2058-6	儿茶酚胺	质量速率	24 小时	尿液	定量型		化学
20586-4	细胞.CD1/100 细胞	数量或计数分数	时间点	XXX	定量型		细胞标志物
20587-2	细胞.CD10/100 细胞	数量或计数分数	时间点	XXX	定量型		细胞标志物
20588-0	细胞.CD13/100 细胞	数量或计数分数	时间点	XXX	定量型		细胞标志物
20589-8	细胞.CD14/100 细胞	数量或计数分数	时间点	XXX	定量型		细胞标志物
20590-6	细胞.CD15/100 细胞	数量或计数分数	时间点	XXX	定量型		细胞标志物
20591-4	细胞. CD16＋CD57-/100 细胞	数量或计数分数	时间点	XXX	定量型		细胞标志物
20592-2	细胞.CD19	数量或计数浓度（计数/容积）	时间点	XXX	定量型		细胞标志物
20593-0	细胞.CD19/100 细胞	数量或计数分数	时间点	XXX	定量型		细胞标志物
2059-4	脑苷脂硫酸酯酶	任意浓度	时间点	血清/血浆	等级型		化学
20594-8	细胞.CD2/100 细胞	数量或计数分数	时间点	XXX	定量型		细胞标志物
20595-5	细胞.CD20/100 细胞	数量或计数分数	时间点	XXX	定量型		细胞标志物
20596-3	细胞.CD22/100 细胞	数量或计数分数	时间点	XXX	定量型		细胞标志物
20597-1	细胞.CD24/100 细胞	数量或计数分数	时间点	XXX	定量型		细胞标志物
20598-9	细胞.CD3	数量或计数浓度（计数/容积）	时间点	XXX	定量型		细胞标志物
20599-7	细胞.CD3/100 细胞	数量或计数分数	时间点	XXX	定量型		细胞标志物
20600-3	细胞.CD30/100 细胞	数量或计数分数	时间点	XXX	定量型		细胞标志物
20601-1	细胞.CD33/100 细胞	数量或计数分数	时间点	XXX	定量型		细胞标志物
2060-2	脑苷脂硫酸酯酶	催化含量	时间点	组织	定量型		化学
20602-9	细胞.CD34/100 细胞	数量或计数分数	时间点	XXX	定量型		细胞标志物
20603-7	细胞.CD38/100 细胞	数量或计数分数	时间点	XXX	定量型		细胞标志物
20604-5	细胞.CD3-CD16＋CD56＋	数量或计数浓度（计数/容积）	时间点	XXX	定量型		细胞标志物
20605-2	细胞.CD4	数量或计数浓度（计数/容积）	时间点	XXX	定量型		细胞标志物
20606-0	细胞.CD4/100 细胞	数量或计数分数	时间点	XXX	定量型		细胞标志物
20607-8	细胞.CD4/细胞.CD8	数量或计数比率	时间点	XXX	定量型		细胞标志物
20608-6	细胞.CD41/100 细胞	数量或计数分数	时间点	XXX	定量型		细胞标志物
20609-4	细胞.CD42/100 细胞	数量或计数分数	时间点	XXX	定量型		细胞标志物
2061-0	脑苷脂硫酸酯酶	催化浓度	时间点	尿液	定量型		化学

LOINC 代码	名称	属性	时间特征	系统	标尺类型	方法类型	分类
20610-2	细胞.CD45/100 细胞	数量或计数分数	时间点	XXX	定量型		细胞标志物
20611-0	细胞.CD5/100 细胞	数量或计数分数	时间点	XXX	定量型		细胞标志物
20612-8	细胞.CD7/100 细胞	数量或计数分数	时间点	XXX	定量型		细胞标志物
20613-6	细胞.CD8	数量或计数浓度（计数/容积）	时间点	XXX	定量型		细胞标志物
20614-4	细胞.CD8/100 细胞	数量或计数分数	时间点	XXX	定量型		细胞标志物
20615-1	淋巴细胞.IgD/100 淋巴细胞	数量或计数分数	时间点	XXX	定量型	流式细胞术	细胞标志物
20616-9	淋巴细胞.IgM/100 淋巴细胞	数量或计数分数	时间点	XXX	定量型	流式细胞术	细胞标志物
20617-7	淋巴细胞.kappa/100 淋巴细胞	数量或计数分数	时间点	XXX	定量型		细胞标志物
20618-5	淋巴细胞.lambda/100 淋巴细胞	数量或计数分数	时间点	XXX	定量型		细胞标志物
20619-3	淋巴细胞/100 白细胞	数量或计数分数	时间点	XXX	定量型	自动化计数	细胞标志物
20620-1	细胞.CD16 ＋ CD56 ＋/100 细胞	数量或计数分数	时间点	XXX	定量型		细胞标志物
20621-9	白蛋白/肌酐	任意浓度	时间点	尿液	等级型	试纸条	化学
20622-7	皮质醇	质量浓度	24 小时	尿液	定量型		化学
20623-5	粪卟啉	质量浓度	24 小时	尿液	定量型		化学
20624-3	肌酐	质量浓度	24 小时	尿液	定量型		化学
20625-0	铅	质量浓度	24 小时	尿液	定量型		药物水平/毒理学
20626-8	还原物质	任意浓度	时间点	尿液	定量型	试纸条	尿液分析
20627-6	混浊度	任意浓度	时间点	尿液	等级型		标本特性
2062-8	脑苷脂硫酸酯酶	任意浓度	时间点	白细胞	等级型		化学
20628-4	幼稚细胞.末端脱氧核糖核苷酸转移酶/100 幼稚细胞	数量或计数分数	时间点	XXX	定量型	免疫过氧化物酶染色	细胞标志物
20629-2	左氧氟沙星	药物敏感度	时间点	分离物	定量或等级型		抗生素敏感性
206-3	粘杆菌素	药物敏感度	时间点	分离物	定量或等级型	琼脂扩散	抗生素敏感性
20631-8	淋巴细胞.激活的 T 细胞/100 淋巴细胞.小	数量或计数分数	时间点	全血	定量型		细胞标志物
20632-6	淋巴细胞.激活的 T 细胞/100 淋巴细胞.小	数量或计数分数	时间点	XXX	定量型		细胞标志物
20633-4	1-甲基组氨酸	摩尔浓度	时间点	血清/血浆	定量型		化学
20634-2	α 氨基丁酸	摩尔浓度	时间点	血清/血浆	定量型		化学
20635-9	3-甲基组氨酸	摩尔浓度	时间点	血清/血浆	定量型		化学
2063-6	脑苷脂硫酸酯酶	催化浓度	时间点	白细胞	定量型		化学
20636-7	丙氨酸	摩尔浓度	时间点	血清/血浆	定量型		化学
20637-5	精氨酸	摩尔浓度	时间点	血清/血浆	定量型		化学
20638-3	天冬酰胺	摩尔浓度	时间点	血清/血浆	定量型		化学
20639-1	天冬氨酸	摩尔浓度	时间点	血清/血浆	定量型		化学
20640-9	瓜氨酸	摩尔浓度	时间点	血清/血浆	定量型		化学
20641-7	半胱氨酸	摩尔浓度	时间点	血清/血浆	定量型		化学
20642-5	谷氨酸	摩尔浓度	时间点	血清/血浆	定量型		化学
20643-3	谷氨酰胺	摩尔浓度	时间点	血清/血浆	定量型		化学
2064-4	铜蓝蛋白	质量浓度	时间点	血清	定量型		化学

LOINC 代码	名称	属性	时间特征	系统	标尺类型	方法类型	分类
20644-1	甘氨酸	摩尔浓度	时间点	血清/血浆	定量型		化学
20645-8	组氨酸	摩尔浓度	时间点	血清/血浆	定量型		化学
20646-6	同型胱氨酸	摩尔浓度	时间点	血清/血浆	定量型		化学
20647-4	羟基脯氨酸	摩尔浓度	时间点	血清/血浆	定量型		化学
20648-2	异亮氨酸	摩尔浓度	时间点	血清/血浆	定量型		化学
20649-0	亮氨酸	摩尔浓度	时间点	血清/血浆	定量型		化学
20650-8	赖氨酸	摩尔浓度	时间点	血清/血浆	定量型		化学
2065-1	鹅脱氧胆酸	质量浓度	时间点	血清	定量型		化学
20651-6	蛋氨酸	摩尔浓度	时间点	血清/血浆	定量型		化学
20652-4	鸟氨酸	摩尔浓度	时间点	血清/血浆	定量型		化学
20653-2	苯丙氨酸	摩尔浓度	时间点	血清/血浆	定量型		化学
20654-0	磷酸丝氨酸	摩尔浓度	时间点	血清/血浆	定量型		化学
20655-7	脯氨酸	摩尔浓度	时间点	血清/血浆	定量型		化学
20656-5	丝氨酸	摩尔浓度	时间点	血清/血浆	定量型		化学
20657-3	牛磺酸	摩尔浓度	时间点	血清/血浆	定量型		化学
20658-1	苏氨酸	摩尔浓度	时间点	血清/血浆	定量型		化学
20659-9	色氨酸	摩尔浓度	时间点	血清/血浆	定量型		化学
20660-7	酪氨酸	摩尔浓度	时间点	血清/血浆	定量型		化学
20661-5	缬氨酸	摩尔浓度	时间点	血清/血浆	定量型		化学
20662-3	变应原检测	存在与否或身份标识	时间点	血清	名义型		变态反应
20663-1	三环抗抑郁症类药物	质量浓度	时间点	尿液	定量型	筛查试验	药物水平/毒理学
20664-9	巴比妥类	质量浓度	时间点	尿液	定量型	筛查试验	药物水平/毒理学
20665-6	埃柯病毒 14 Ab	稀释系数、稀释倍数（滴度）	时间点	血清	定量型	中和作用	微生物学
20666-4	埃柯病毒 Ab	印象/检查结果的解释	时间点	血清	名义型		微生物学
2066-9	鹅脱氧甘氨胆酸	质量浓度	时间点	血清	定量型		化学
20669-8	心磷脂 Ab. IgA	稀释系数、稀释倍数（滴度）	时间点	血清	定量型		凝血功能检查
20671-4	氨基酸	印象/检查结果的解释	时间点	血清/血浆	名义型		化学
20672-2	胸膜肺炎放线杆菌血清型	存在与否或身份标识	时间点	分离物	名义型		微生物学
20673-0	胸膜肺炎放线杆菌 Ab	任意浓度	时间点	血清	等级型		微生物学
20674-8	禽腺病毒 2 Ag	任意浓度	时间点	组织	等级型	免疫扩散	微生物学
20675-5	牛腺病毒 3 Ag	任意浓度	时间点	组织	等级型	免疫荧光	微生物学
20676-3	牛腺病毒 5 Ag	任意浓度	时间点	组织	等级型	免疫荧光	微生物学
2067-7	结合型鹅脱氧甘氨胆酸	质量浓度	时间点	血清	定量型		化学
20677-1	马腺病毒 Ag	任意浓度	时间点	肺脏	等级型	免疫荧光	微生物学
20678-9	生物碱 已鉴定的	存在与否或身份标识	时间点	尿液	名义型	薄层色谱法	药物水平/毒理学
20679-7	生物碱 已鉴定的	存在与否或身份标识	时间点	植物	名义型	薄层色谱法	药物水平/毒理学
20680-5	生物碱 已鉴定的	存在与否或身份标识	时间点	饮食物	名义型	薄层色谱法	药物水平/毒理学
20681-3	α 生育酚	质量含量	时间点	组织	定量型		化学
20682-1	氨	质量浓度	时间点	尿液	定量型		化学
20683-9	氨	质量浓度	时间点	饮食物	定量型		化学
20684-7	氨	质量浓度	时间点	血清	定量型		化学
2068-5	氯化物	摩尔浓度	时间点	羊水	定量型		化学
20685-4	边缘无形原体 Ab	任意浓度	时间点	血清	等级型	凝集试验.卡片	微生物学

LOINC 代码	名称	属性	时间特征	系统	标尺类型	方法类型	分类
20686-2	边缘无形原体 Ab	任意浓度	时间点	血清	等级型	补体结合试验	微生物学
20687-0	砷	质量浓度	时间点	胃液	定量型		药物水平/毒理学
20688-8	曲霉菌属 已鉴定的	存在与否或身份标识	时间点	担架	名义型	微生物特异性培养	微生物学
20689-6	驽巴贝虫 Ab	任意浓度	时间点	血清	等级型	补体结合试验	微生物学
20690-4	马泰累尔梨浆虫 Ab	任意浓度	时间点	血清	等级型	补体结合试验	微生物学
20691-2	炭疽杆菌	任意浓度	时间点	XXX	等级型	微生物特异性培养	微生物学
20692-0	蜡样芽胞杆菌	任意浓度	时间点	食物	等级型	培养. 美国食品及药物管理局方法	微生物学
2069-3	氯化物	摩尔浓度	时间点	全血	定量型		化学
20693-8	细菌 已鉴定的	存在与否或身份标识	时间点	担架	名义型	需氧培养	微生物学
20694-6	细菌 已鉴定的	存在与否或身份标识	时间点	胚胎	名义型	需氧培养	微生物学
20695-3	细菌	数量或计数浓度（计数/容积）	时间点	母乳	定量型		微生物学
20696-1	双歧杆菌	数量或计数浓度（计数/容积）	时间点	乳	定量型	微生物特异性培养	微生物学
20697-9	胺. 生物源	质量含量	时间点	饲料	定量型		药物水平/毒理学
20698-7	蓝舌病毒血清型	存在与否或身份标识	时间点	分离物	名义型		微生物学
20699-5	蓝舌病毒 Ab	任意浓度	时间点	血清	等级型	补体结合试验	微生物学
20700-1	蓝舌病毒 RNA	任意浓度	时间点	组织	等级型	探针. 扩增. 靶向扩增	微生物学
2070-1	氯化物	摩尔浓度	时间点	脑脊液	定量型		化学
20701-9	蓝舌病毒 Ag	任意浓度	时间点	组织	等级型	免疫荧光	微生物学
20702-7	蓝舌病毒	任意浓度	时间点	XXX	等级型	培养	微生物学
20703-5	边境病病毒 Ag	任意浓度	时间点	组织	等级型	免疫荧光	微生物学
20704-3	边境病病毒 Ag	任意浓度	时间点	全血	等级型	免疫荧光	微生物学
20705-0	肉毒梭菌毒素	存在与否或身份标识	时间点	血清	名义型	动物接种	微生物学
20706-8	肉毒梭菌毒素	存在与否或身份标识	时间点	XXX	名义型	动物接种	微生物学
20707-6	牛白血病病毒 Ab	任意浓度	时间点	血清	等级型	免疫扩散	微生物学
20708-4	牛脓疱口炎病毒 Ag	任意浓度	时间点	组织	等级型	免疫荧光	微生物学
20709-2	牛腹泻病毒 RNA	任意浓度	时间点	组织	等级型	探针. 扩增. 靶向扩增	微生物学
207-1	粘杆菌素	药物敏感度	时间点	分离物+血清	等级型	测序分型	抗生素敏感性
20710-0	牛腹泻病毒 RNA	任意浓度	时间点	血清	等级型	探针. 扩增. 靶向扩增	微生物学
20711-8	牛腹泻病毒 Ag	任意浓度	时间点	鼻	等级型	免疫荧光	微生物学
20712-6	牛腹泻病毒 Ag	任意浓度	时间点	组织	等级型	免疫荧光	微生物学
20713-4	牛腹泻病毒 Ag	任意浓度	时间点	全血	等级型	免疫荧光	微生物学
20714-2	牛腹泻病毒 Ag	任意浓度	时间点	大便	等级型	免疫荧光	微生物学
20715-9	牛腹泻病毒 Ag	任意浓度	时间点	血清	等级型	免疫染色	微生物学
20716-7	牛腹泻病毒	任意浓度	时间点	血清	等级型	培养	微生物学
20717-5	牛腹泻病毒 2 Ag	任意浓度	时间点	组织	等级型	免疫荧光	微生物学

LOINC 代码	名称	属性	时间特征	系统	标尺类型	方法类型	分类
20718-3	溴化物	质量浓度	时间点	眼液	定量型		药物水平/毒理学
2071-9	氯化物	摩尔浓度	时间点	透析液	定量型		化学
20719-1	流产布鲁氏杆菌 Ab	稀释系数、稀释倍数（滴度）	时间点	血清	定量型	凝集试验.标准管	微生物学
20720-9	流产布鲁氏杆菌 Ab	任意浓度	时间点	乳	等级型	凝集试验.系列成环试验	微生物学
20721-7	流产布鲁氏杆菌 Ab	任意浓度	时间点	精液	等级型	凝集试验	微生物学
20722-5	流产布鲁氏杆菌 Ab	稀释系数、稀释倍数（滴度）	时间点	血清	定量型	凝集试验.利凡诺	微生物学
20723-3	流产布鲁氏杆菌 Ab	任意浓度	时间点	血清	等级型	凝集试验.快速	微生物学
20724-1	流产布鲁氏杆菌 Ab	任意浓度	时间点	乳清	等级型	凝集试验.成环试验	微生物学
20725-8	流产布鲁氏杆菌 Ab	任意浓度	时间点	乳	等级型	凝集试验.成环试验	微生物学
20726-6	流产布鲁氏杆菌 Ab	任意浓度	时间点	血清	等级型	凝集试验.卡片	微生物学
2072-7	氯化物	摩尔浓度	时间点	体液	定量型		化学
20727-4	流产布鲁氏杆菌 Ab	任意浓度	时间点	血清	等级型	凝集试验.平板.缓冲的酸化的	微生物学
20728-2	流产布鲁氏杆菌 Ab	任意浓度	时间点	血清	等级型	补体结合试验	微生物学
20729-0	流产布鲁氏杆菌 Ab	稀释系数、稀释倍数（滴度）	时间点	血清	定量型	凝集试验.平板	微生物学
20730-8	流产布鲁氏杆菌 Ab	任意浓度	时间点	血清	等级型	酶免疫分析	微生物学
20731-6	流产布鲁氏杆菌 Ab	任意浓度	时间点	血清	等级型	酶免疫分析.RST	微生物学
20732-4	羊布鲁氏菌 Ab	任意浓度	时间点	血清	等级型	酶免疫分析	微生物学
20733-2	羊布鲁氏菌 Ab	任意浓度	时间点	血清	等级型	补体结合试验	微生物学
20734-0	布鲁氏杆菌 已鉴定的	存在与否或身份标识	时间点	组织	名义型	微生物特异性培养	微生物学
2073-5	氯化物	摩尔浓度	时间点	红细胞	定量型		化学
20735-7	布鲁氏杆菌 已鉴定的	存在与否或身份标识	时间点	乳	名义型	微生物特异性培养	微生物学
20736-5	卡希谷病毒 Ab	任意浓度	时间点	血清	等级型	中和作用	微生物学
20737-3	镉	质量含量	时间点	组织	定量型		药物水平/毒理学
20738-1	弯曲菌 已鉴定的	存在与否或身份标识	时间点	分离物	名义型	微生物特异性培养	微生物学
20739-9	弯曲菌 已鉴定的	存在与否或身份标识	时间点	体液	名义型	微生物特异性培养	微生物学
20740-7	弯曲菌 已鉴定的	存在与否或身份标识	时间点	组织	名义型	微生物特异性培养	微生物学
20741-5	金丝雀痘病毒 Ag	任意浓度	时间点	血清	等级型	免疫荧光	微生物学
20742-3	犬瘟热病毒 Ag	任意浓度	时间点	结膜	等级型	免疫荧光	微生物学

LOINC 代码	名称	属性	时间特征	系统	标尺类型	方法类型	分类
2074-3	氯化物	摩尔浓度	时间点	唾液	定量型		化学
20743-1	山羊关节炎脑炎病毒 Ab	任意浓度	时间点	血清	等级型	免疫扩散	微生物学
20744-9	山羊关节炎脑炎病毒 Ab	任意浓度	时间点	血清	等级型	酶免疫分析	微生物学
20745-6	氨基甲酸酯	任意浓度	时间点	胃液	等级型	筛查试验	药物水平/毒理学
20746-4	氨基甲酸酯	任意浓度	时间点	XXX	等级型	筛查试验	药物水平/毒理学
20747-2	氨基甲酸酯	任意含量	时间点	饮食物	等级型	筛查试验	药物水平/毒理学
20748-0	氨基甲酸酯	任意含量	时间点	组织	等级型	筛查试验	药物水平/毒理学
20749-8	氨基甲酸酯	任意浓度	时间点	饲料	等级型	筛查试验	药物水平/毒理学
2075-0	氯化物	摩尔浓度	时间点	血清/血浆	定量型		化学
20750-6	鸡贫血病毒 Ab	任意浓度	时间点	血清	等级型	中和作用	微生物学
20751-4	鸡贫血病毒 Ab	任意浓度	时间点	血清	等级型	酶免疫分析	微生物学
20752-2	鹦鹉热嗜衣原体	任意浓度	时间点	XXX	等级型	微生物特异性培养	微生物学
20753-0	鹦鹉热嗜衣原体 Ag	任意浓度	时间点	组织	等级型	免疫荧光	微生物学
20754-8	鹦鹉热嗜衣原体 Ab	任意浓度	时间点	血清	等级型	补体结合试验	微生物学
20755-5	衣原体 Ag	任意浓度	时间点	体液	等级型	酶免疫分析	微生物学
20756-3	衣原体 Ag	任意浓度	时间点	大便	等级型	酶免疫分析	微生物学
20757-1	衣原体 Ag	任意浓度	时间点	组织	等级型	免疫荧光	微生物学
20758-9	胆碱酯酶	催化含量	时间点	大脑	定量型		化学
20759-7	铬	质量含量	时间点	组织	定量型		药物水平/毒理学
20760-5	气肿疽梭菌 Ag	任意浓度	时间点	组织	等级型	免疫荧光	微生物学
20761-3	艰难梭菌	任意浓度	时间点	大便	等级型	凝集试验	微生物学
20762-1	艰难梭菌	任意浓度	时间点	大便	等级型	需氧培养	微生物学
20763-9	Novyii 芽胞梭菌 Ag	任意浓度	时间点	组织	等级型	免疫荧光	微生物学
20764-7	产气荚膜梭菌基因型	存在与否或身份标识	时间点	分离物	名义型		微生物学
20765-4	败血梭状芽胞杆菌 Ag	任意浓度	时间点	组织	等级型	免疫荧光	微生物学
20766-2	双酶梭状芽胞杆菌 Ag	任意含量	时间点	组织	等级型	免疫荧光	微生物学
20767-0	粗球孢子菌	任意浓度	时间点	分离物	等级型		微生物学
2076-8	氯化物	摩尔含量	时间点	大便	定量型		化学
20768-8	粗球孢子菌 Ab	任意浓度	时间点	血清	等级型	补体结合试验	微生物学
20769-6	大肠杆菌	数量或计数浓度（计数/容积）	时间点	水	定量型	生存能力计数	微生物学
20770-4	大肠杆菌	数量或计数浓度（计数/容积）	时间点	环境	定量型	生存能力计数	微生物学
20771-2	大肠杆菌	数量或计数含量=计数/质量	时间点	卵	定量型	生存能力计数	微生物学
20772-0	大肠杆菌菌落计数	数量或计数浓度（计数/容积）	时间点	乳	定量型		微生物学
20773-8	菌落计数	数量或计数浓度（计数/容积）	时间点	乳	定量型	培养.标准平板计数	微生物学
20774-6	菌落计数	任意浓度	时间点	XXX	定量型	目视计数	微生物学

LOINC 代码	名称	属性	时间特征	系统	标尺类型	方法类型	分类
20775-3	菌落计数	任意浓度	时间点	XXX	定量型	生存能力计数.美国食品及药物管理局方法	微生物学
2077-6	氯化物	摩尔浓度	时间点	汗	定量型		化学
20776-1	山羊副痘病毒 Ab	任意含量	时间点	组织	等级型	免疫荧光	微生物学
20777-9	山羊副痘病毒 Ab	任意浓度	时间点	血清	等级型	补体结合试验	微生物学
20778-7	铜	质量浓度	时间点	XXX	定量型		药物水平/毒理学
20779-5	牛冠状病毒 Ag	任意含量	时间点	组织	等级型	免疫荧光	微生物学
20780-3	隐孢子虫	任意浓度	时间点	大肠组织/小肠组织	等级型	抗酸染色	微生物学
20781-1	隐孢子虫	任意浓度	时间点	大便	等级型	抗酸染色	微生物学
20782-9	氰化物	质量含量	时间点	植物	定量型		药物水平/毒理学
20783-7	氰化物	任意含量	时间点	植物	等级型		药物水平/毒理学
2078-4	氯化物	摩尔浓度	时间点	尿液	定量型		化学
20784-5	氰化物	质量浓度	时间点	XXX	定量型		药物水平/毒理学
20785-2	药物 已鉴定的	存在与否或身份标识	时间点	血清/血浆	名义型	筛查试验	药物水平/毒理学
20786-0	药物 已鉴定的	存在与否或身份标识	时间点	组织	名义型	筛查试验	药物水平/毒理学
20787-8	药物 已鉴定的	存在与否或身份标识	时间点	XXX	名义型	筛查试验	药物水平/毒理学
20788-6	鸭肠炎病毒 Ab	任意浓度	时间点	血清	等级型	中和作用	微生物学
20789-4	大肠杆菌血清型	存在与否或身份标识	时间点	分离物	名义型		微生物学
20790-2	东方马脑炎病毒 Ab	任意浓度	时间点	血清	等级型	血凝抑制试验	微生物学
20791-0	东方马脑炎病毒 Ab	任意浓度	时间点	血清	等级型	免疫荧光	微生物学
2079-2	氯化物	摩尔速率	24 小时	尿液	定量型		化学
20792-8	东方马脑炎病毒 Ab	任意浓度	时间点	脑脊液	等级型	免疫荧光	微生物学
20793-6	东方马脑炎病毒 Ab	任意浓度	时间点	血清	等级型	补体结合试验	微生物学
20794-4	东方马脑炎病毒 Ab	任意浓度	时间点	脑脊液	等级型	补体结合试验	微生物学
20795-1	东方马脑炎病毒 Ab	稀释系数、稀释倍数（滴度）	时间点	血清	定量型	中和作用	微生物学
20796-9	内生菌 已鉴定的	存在与否或身份标识	时间点	植物	名义型		微生物学
20797-7	内毒素 已鉴定的	存在与否或身份标识	时间点	XXX	名义型		微生物学
20798-5	产气荚膜梭菌肠毒素	任意含量	时间点	组织	等级型		微生物学
20799-3	产气荚膜梭菌肠毒素	任意浓度	时间点	体液	等级型		微生物学
20-8	阿莫西林＋克拉维酸	药物敏感度	时间点	分离物	定量或等级型	最小抑制浓度	抗生素敏感性
2080-0	胆酸	质量浓度	时间点	血清	定量型		化学
20800-9	产气荚膜梭菌肠毒素	任意浓度	时间点	已固定的小肠	等级型		微生物学
20801-7	家兔脑胞内原虫 Ab	任意浓度	时间点	血清	等级型		微生物学

LOINC代码	名称	属性	时间特征	系统	标尺类型	方法类型	分类
20802-5	兽疫流行性出血病病毒 Ab	任意浓度	时间点	血清	等级型	中和作用	微生物学
20803-3	兽疫流行性出血病病毒 Ab	任意浓度	时间点	血清	等级型		微生物学
20804-1	兽疫流行性出血病病毒 Ag	任意浓度	时间点	全血	等级型	免疫荧光	微生物学
20805-8	兽疫流行性出血病病毒 Ag	任意含量	时间点	肺	等级型	免疫荧光	微生物学
20806-6	圣路易脑炎病毒 Ab	任意浓度	时间点	血清	等级型		微生物学
20807-4	马动脉炎病毒	任意浓度	时间点	全血	等级型	微生物特异性培养	微生物学
20808-2	麦角生物碱	质量浓度	时间点	XXX	定量型		药物水平/毒理学
20809-0	麦角生物碱	质量含量	时间点	饲料	定量型		药物水平/毒理学
20810-8	马埃立克体 Ab	任意浓度	时间点	血清	等级型		微生物学
20811-6	大肠杆菌	任意浓度	时间点	XXX	等级型	培养.美国食品及药物管理局方法	微生物学
20812-4	大肠杆菌 987P	任意浓度	时间点	小肠组织	等级型	免疫荧光	微生物学
20813-2	大肠杆菌 F41	任意浓度	时间点	分离物	等级型	凝集试验	微生物学
20814-0	大肠杆菌 F41	任意浓度	时间点	小肠组织	等级型	免疫荧光	微生物学
20815-7	大肠杆菌 K88	任意浓度	时间点	小肠组织	等级型	凝集试验	微生物学
20816-5	大肠杆菌 K88	任意浓度	时间点	分离物	等级型	凝集试验	微生物学
20817-3	大肠杆菌 K88	任意浓度	时间点	小肠组织	等级型	免疫荧光	微生物学
2081-8	胆囊收缩素	质量浓度	时间点	血清/血浆	定量型		化学
20818-1	大肠杆菌 K99	任意浓度	时间点	小肠组织	等级型	凝集试验	微生物学
20819-9	大肠杆菌 K99	任意浓度	时间点	分离物	等级型	凝集试验	微生物学
20820-7	大肠杆菌 K99	任意浓度	时间点	小肠组织	等级型	凝集试验	微生物学
20821-5	大肠杆菌 K99	任意浓度	时间点	大便	等级型	凝集试验	微生物学
20822-3	大肠杆菌 K99	任意浓度	时间点	小肠组织	等级型	免疫荧光	微生物学
20823-1	大肠杆菌 O157：H7	任意浓度	时间点	乳.生	等级型	微生物特异性培养	微生物学
20824-9	凝固点	温度	时间点	乳	定量型		标本特性
20825-6	烟曲霉毒素	质量含量	时间点	饲料	定量型		药物水平/毒理学
2082-6	胆甾烷醇	质量浓度	时间点	血清/血浆	定量型		化学
20826-4	没食子鞣酸	质量浓度	时间点	血清/血浆	定量型		药物水平/毒理学
20827-2	没食子鞣酸	质量含量	时间点	胃液	定量型		药物水平/毒理学
20828-0	没食子鞣酸	质量含量	时间点	植物	定量型		药物水平/毒理学
20829-8	乙二醇	质量含量	时间点	组织	定量型		药物水平/毒理学
20830-6	乙二醇	质量浓度	时间点	尿液	定量型		药物水平/毒理学
20831-4	乙醇酸	质量含量	时间点	组织	定量型		化学
20832-2	棉酚	质量含量	时间点	饲料	定量型		药物水平/毒理学
20833-0	副鸡嗜血杆菌血清型	存在与否或身份标识	时间点	分离物	名义型		微生物学
2083-4	胆固醇酯酶	催化浓度	时间点	血清	定量型		化学
20834-8	除草剂	存在与否或身份标识	时间点	XXX	名义型		药物水平/毒理学

LOINC 代码	名称	属性	时间特征	系统	标尺类型	方法类型	分类
20835-5	除草剂	存在与否或身份标识	时间点	饮食物	名义型		药物水平/毒理学
20836-3	除草剂	存在与否或身份标识	时间点	组织	名义型		药物水平/毒理学
20837-1	除草剂	存在与否或身份标识	时间点	饲料	名义型		药物水平/毒理学
20838-9	除草剂	任意浓度	时间点	胃液	等级型	筛查试验	药物水平/毒理学
20839-7	除草剂	任意浓度	时间点	XXX	等级型	筛查试验	药物水平/毒理学
20840-5	除草剂	任意含量	时间点	饮食物	等级型	筛查试验	药物水平/毒理学
20841-3	除草剂	任意含量	时间点	组织	等级型	筛查试验	药物水平/毒理学
2084-2	胆固醇酯	质量浓度	时间点	血清/血浆	定量型		化学
20842-1	除草剂	任意含量	时间点	饲料	等级型	筛查试验	药物水平/毒理学
20843-9	禽传染性喉气管炎病毒 Ag	任意浓度	时间点	气管	等级型	免疫荧光	微生物学
20844-7	禽传染性喉气管炎病毒 Ag	任意浓度	时间点	肺组织	等级型	免疫荧光	微生物学
20845-4	牛疱疹病毒 1 Ab	任意浓度	时间点	血清	等级型	酶免疫分析	微生物学
20846-2	牛疱疹病毒 1 Ag	任意含量	时间点	组织	等级型	免疫荧光	微生物学
20847-0	牛疱疹病毒 2 Ag	任意浓度	时间点	渗出物	等级型	免疫荧光	微生物学
20848-8	牛疱疹病毒 2 Ag	任意含量	时间点	组织	等级型	免疫荧光	微生物学
20849-6	牛疱疹病毒 4 Ag	任意浓度	时间点	体液	等级型	免疫荧光	微生物学
20850-4	牛疱疹病毒 4 Ag	任意含量	时间点	组织	等级型	免疫荧光	微生物学
20851-2	牛疱疹病毒 5 Ag	任意含量	时间点	组织	等级型	免疫荧光	微生物学
20852-0	鸭肠炎病毒 Ag	任意含量	时间点	组织	等级型	免疫荧光	微生物学
20853-8	马疱疹病毒 1 Ag	任意浓度	时间点	气管拭子	等级型	免疫荧光	微生物学
20854-6	马疱疹病毒 1 Ag	任意含量	时间点	组织	等级型	免疫荧光	微生物学
20855-3	IgG. 牛	质量浓度	时间点	血清	定量型	免疫扩散	化学
20856-1	IgG. 马	质量浓度	时间点	体液^ fetus	定量型	免疫扩散	化学
20857-9	IgG. 马	质量浓度	时间点	初乳	定量型	免疫扩散	化学
20858-7	传染性支气管炎病毒基因型	存在与否或身份标识	时间点	分离物	名义型	聚丙烯酰胺凝胶电泳	微生物学
2085-9	高密度脂蛋白胆固醇	质量浓度	时间点	血清/血浆	定量型		化学
20859-5	传染性支气管炎病毒血清型	存在与否或身份标识	时间点	分离物	名义型	中和作用	微生物学
20860-3	传染性支气管炎病毒	任意含量	时间点	组织	等级型	微生物特异性培养	微生物学
20861-1	传染性支气管炎病毒基因型	存在与否或身份标识	时间点	分离物	名义型	探针. 扩增. 靶向扩增	微生物学
20862-9	甲型流感病毒 Ab	任意浓度	时间点	血清	等级型	血凝抑制试验	微生物学
20863-7	碘	质量浓度	时间点	水	定量型		药物水平/毒理学
20864-5	碘	质量浓度	时间点	乳	定量型		药物水平/毒理学
20865-2	碘	质量含量	时间点	肝脏	定量型		药物水平/毒理学

LOINC 代码	名称	属性	时间特征	系统	标尺类型	方法类型	分类
20866-0	嗜酸乳杆菌菌落计数	数量或计数浓度（计数/容积）	时间点	乳	定量型	微生物特异性培养	微生物学
2086-7	高密度脂蛋白胆固醇	质量浓度	时间点	血清/血浆	定量型		化学
20867-8	铅	质量含量	时间点	骨	定量型		药物水平/毒理学
20868-6	钩端螺旋体 sp	任意含量	时间点	组织	等级型	免疫荧光	微生物学
20869-4	钩端螺旋体 sp	任意含量	时间点	组织	等级型	微生物特异性培养	微生物学
20870-2	李斯特菌 sp	任意浓度	时间点	乳	等级型	微生物特异性培养	微生物学
20871-0	李斯特菌 sp	任意浓度	时间点	干酪	等级型	微生物特异性培养	微生物学
20872-8	镁	质量浓度	时间点	眼液	定量型		化学
20873-6	猬羚疱疹病毒 1 Ab	任意浓度	时间点	血清	等级型	中和作用	微生物学
20874-4	锰	质量含量	时间点	组织	定量型		药物水平/毒理学
2087-5	中间密度脂蛋白胆固醇	质量浓度	时间点	血清/血浆	定量型		化学
20875-1	锰	质量含量	时间点	饲料	定量型		药物水平/毒理学
20876-9	汞	质量含量	时间点	饲料	定量型		药物水平/毒理学
20877-7	细菌 已鉴定的	存在与否或身份标识	时间点	分离物	名义型	动物接种	微生物学
20878-5	细菌 已鉴定的	存在与否或身份标识	时间点	分离物	名义型	厌氧培养	微生物学
20879-3	细菌 已鉴定的	存在与否或身份标识	时间点	乳	名义型	需氧培养	微生物学
20881-9	显微镜观察	存在与否或身份标识	时间点	组织	名义型	电子显微镜检查. 薄切片	微生物学
20882-7	显微镜观察	存在与否或身份标识	时间点	大便	名义型	电子显微镜检查. 负染色	微生物学
2088-3	中间密度脂蛋白胆固醇	质量浓度	时间点	血清/血浆	定量型		化学
20883-5	显微镜观察	存在与否或身份标识	时间点	尿液	名义型	暗视野检查	微生物学
20884-3	显微镜观察	存在与否或身份标识	时间点	大便	名义型	暗视野检查	微生物学
20885-0	显微镜观察	存在与否或身份标识	时间点	胃液	名义型	暗视野检查	微生物学
20886-8	钼	质量浓度	时间点	XXX	定量型		药物水平/毒理学
20887-6	钼	质量含量	时间点	组织	定量型		药物水平/毒理学
20888-4	钼	质量含量	时间点	饲料	定量型		药物水平/毒理学
20889-2	莫能菌素	质量含量	时间点	胃液	定量型		药物水平/毒理学
208-9	环已西林	药物敏感度	时间点	分离物	定量型	最小致死浓度	抗生素敏感性
20890-0	莫能菌素	质量含量	时间点	饲料	定量型		药物水平/毒理学
2089-1	低密度脂蛋白胆固醇	质量浓度	时间点	血清/血浆	定量型		化学
20891-8	蘑菇，已鉴定的	存在与否或身份标识	时间点	蘑菇标本	名义型		微生物学
20892-6	禽类分枝杆菌亚种副结核	任意含量	时间点	组织	等级型	微生物特异性培养	微生物学

LOINC 代码	名称	属性	时间特征	系统	标尺类型	方法类型	分类
20893-4	禽类分枝杆菌亚种副结核	任意浓度	时间点	大便	等级型	微生物特异性培养	微生物学
20894-2	禽类分枝杆菌亚种副结核 Ab	任意浓度	时间点	血清	等级型	补体结合试验	微生物学
20895-9	鸡败血支原体 Ag	任意含量	时间点	组织	等级型	免疫染色	微生物学
20896-7	支原体 sp	任意浓度	时间点	组织	等级型	微生物特异性培养. NPIP 方法	微生物学
20897-5	支原体 sp 血清型	存在与否或身份标识	时间点	分离物	名义型		微生物学
20898-3	支原体 sp	任意浓度	时间点	乳	等级型	微生物特异性培养	微生物学
20899-1	支原体 sp	任意浓度	时间点	渗出物	等级型	微生物特异性培养	微生物学
20900-7	支原体 sp Ab	任意浓度	时间点	血清	等级型	酶免疫分析	微生物学
20901-5	支原体 sp Ag	任意浓度	时间点	分离物	等级型	免疫染色	微生物学
20902-3	支原体 sp+脲原体 sp	任意含量	时间点	组织	等级型	微生物特异性培养	微生物学
20903-1	霉菌毒素，已鉴定的	存在与否或身份标识	时间点	饲料	名义型		微生物学
20904-9	犬新孢子虫 Ab	任意浓度	时间点	血清	等级型	免疫荧光	微生物学
20905-6	夹竹桃苷	质量浓度	时间点	尿液	定量型		药物水平/毒理学
20906-4	夹竹桃苷	质量浓度	时间点	饮食物	定量型		药物水平/毒理学
20907-2	有机氯杀虫剂	存在与否或身份标识	时间点	全血	名义型		药物水平/毒理学
20908-0	有机氯杀虫剂	存在与否或身份标识	时间点	XXX	名义型		药物水平/毒理学
2090-9	低密度脂蛋白胆固醇	质量浓度	时间点	血清/血浆	定量型		化学
20909-8	有机氯杀虫剂	存在与否或身份标识	时间点	胃液	名义型		药物水平/毒理学
20910-6	有机氯杀虫剂	存在与否或身份标识	时间点	乳	名义型		药物水平/毒理学
20911-4	有机氯杀虫剂	存在与否或身份标识	时间点	组织	名义型		药物水平/毒理学
20912-2	有机氯杀虫剂	任意浓度	时间点	全血	等级型	筛查试验	药物水平/毒理学
20913-0	有机氯杀虫剂	任意浓度	时间点	XXX	等级型	筛查试验	药物水平/毒理学
20914-8	有机氯杀虫剂	任意浓度	时间点	胃液	等级型	筛查试验	药物水平/毒理学
20915-5	有机氯杀虫剂	任意浓度	时间点	乳	等级型	筛查试验	药物水平/毒理学
20916-3	有机氯杀虫剂	任意含量	时间点	组织	等级型	筛查试验	药物水平/毒理学
2091-7	极低密度脂蛋白胆固醇	质量浓度	时间点	血清/血浆	定量型		化学
20917-1	有机磷酸酯杀虫剂	任意浓度	时间点	全血	等级型	筛查试验	药物水平/毒理学
20918-9	有机磷酸酯杀虫剂	任意浓度	时间点	XXX	等级型	筛查试验	药物水平/毒理学

LOINC代码	名称	属性	时间特征	系统	标尺类型	方法类型	分类
20919-7	有机磷酸酯杀虫剂	任意浓度	时间点	胃液	等级型	筛查试验	药物水平/毒理学
20920-5	有机磷酸酯杀虫剂	任意含量	时间点	组织	等级型	筛查试验	药物水平/毒理学
20921-3	有机磷酸酯杀虫剂	存在与否或身份标识	时间点	XXX	名义型		药物水平/毒理学
20922-1	有机磷酸酯杀虫剂	存在与否或身份标识	时间点	胃液	名义型		药物水平/毒理学
20923-9	有机磷酸酯杀虫剂	存在与否或身份标识	时间点	组织	名义型		药物水平/毒理学
20924-7	虫卵＋寄生虫，已鉴定的	存在与否或身份标识	时间点	大便	名义型	寄生虫沉淀法	微生物学
2092-5	极低密度脂蛋白胆固醇	质量浓度	时间点	血清/血浆	定量型		化学
20925-4	虫卵＋寄生虫，已鉴定的	存在与否或身份标识	时间点	大便	名义型	浓聚. McMaster	微生物学
20926-2	虫卵＋寄生虫，已鉴定的	存在与否或身份标识	时间点	大便	名义型	浓聚. Baerman	微生物学
20927-0	草酸盐	质量含量	时间点	组织	定量型		化学
20928-8	草酸盐	质量含量	时间点	植物	定量型		化学
20929-6	百草枯	质量浓度	时间点	胃液	定量型		药物水平/毒理学
20930-4	百草枯	质量含量	时间点	组织	定量型		药物水平/毒理学
20931-2	寄生虫	数量或计数浓度（计数/容积）	时间点	胃液	定量型		微生物学
20932-0	寄生虫，已鉴定的	存在与否或身份标识	时间点	XXX	名义型	目测	微生物学
2093-3	胆固醇	质量浓度	时间点	血清/血浆	定量型		化学
20933-8	寄生虫，已鉴定的	存在与否或身份标识	时间点	血清	名义型	光学显微镜检查	微生物学
20934-6	牛细小病毒 Ag	任意含量	时间点	组织	等级型	免疫荧光	微生物学
20935-3	出血败血性巴斯德菌血清型	存在与否或身份标识	时间点	分离物	名义型	免疫扩散	微生物学
20936-1	五氯苯酚	质量含量	时间点	组织	定量型		药物水平/毒理学
20937-9	五氯苯酚	质量含量	时间点	组织脂肪	定量型		药物水平/毒理学
20938-7	酚类	质量浓度	时间点	胃液	定量型		药物水平/毒理学
20939-5	磷化物	质量含量	时间点	胃肠道内容物	定量型		药物水平/毒理学
20940-3	磷化物	质量含量	时间点	饲料	定量型		药物水平/毒理学
2094-1	非酯化胆固醇	质量浓度	时间点	血清/血浆	定量型		化学
20941-1	磷酸盐	质量浓度	时间点	血清/血浆	定量型		化学
20942-9	植物，已鉴定的	类型	时间点	植物	名义型		药物水平/毒理学
20943-7	牛呼吸道合胞病毒 Ag	任意浓度	时间点	肺	等级型	免疫染色	微生物学
20944-5	牛呼吸道合胞病毒 Ag	任意浓度	时间点	肺	等级型	酶免疫分析	微生物学
20945-2	牛呼吸道合胞病毒 Ag	任意浓度	时间点	肺	等级型	免疫荧光	微生物学
20946-0	维生素 A	质量含量	时间点	肝脏	定量型		化学

LOINC 代码	名称	属性	时间特征	系统	标尺类型	方法类型	分类
20947-8	维生素 A	质量含量	时间点	饲料	定量型		化学
20948-6	维生素 A	质量含量	时间点	组织	定量型		化学
20949-4	立克次体 sp	任意浓度	时间点	全血	等级型	光学显微镜检查	微生物学
20950-2	牛轮状病毒 Ag	任意含量	时间点	组织	等级型	免疫荧光	微生物学
20951-0	沙门菌 sp 血清型	存在与否或身份标识	时间点	分离物	名义型	凝集试验	微生物学
20952-8	沙门菌 sp，已鉴定的	存在与否或身份标识	时间点	卵	名义型	微生物特异性培养	微生物学
20953-6	沙门菌 sp，已鉴定的	存在与否或身份标识	时间点	组织	名义型	微生物特异性培养	微生物学
20954-4	沙门菌 sp，已鉴定的	存在与否或身份标识	时间点	XXX	名义型	微生物特异性培养	微生物学
20955-1	沙门菌 sp，已鉴定的	存在与否或身份标识	时间点	大便	名义型	微生物特异性培养	微生物学
20956-9	神经闪孢子虫 Ab	任意浓度	时间点	体液	等级型	免疫印迹	微生物学
20957-7	神经闪孢子虫 Ab	任意浓度	时间点	血清	等级型	免疫印迹	微生物学
2095-8	高密度脂蛋白胆固醇/总胆固醇	质量浓度比率	时间点	血清/血浆	定量型		化学
20958-5	神经闪孢子虫 Ab	任意浓度	时间点	全血	等级型	免疫印迹	微生物学
20959-3	神经闪孢子虫 Ag	任意含量	时间点	组织	等级型	免疫染色	微生物学
20960-1	硒	质量含量	时间点	胃液	定量型		药物水平/毒理学
20961-9	硒	质量含量	时间点	饲料	定量型		药物水平/毒理学
20962-7	Serpulina hyodysenteria	任意浓度	时间点	螺旋结肠	等级型	微生物特异性培养	微生物学
20963-5	Serpulina hyodysenteria	任意浓度	时间点	大便	等级型	微生物特异性培养	微生物学
20964-3	志贺杆菌 sp，已鉴定的	存在与否或身份标识	时间点	饲料	名义型	微生物特异性培养	微生物学
20965-0	体细胞	数量或计数浓度（计数/容积）	时间点	乳	定量型		微生物学
2096-6	胆固醇/甘油三酯	质量浓度比率	时间点	血清/血浆	定量型		化学
20966-8	葡萄球菌 sp，已鉴定的	存在与否或身份标识	时间点	XXX	名义型	微生物特异性培养	微生物学
20967-6	葡萄球菌 sp，已鉴定的	存在与否或身份标识	时间点	乳	名义型	微生物特异性培养	微生物学
20968-4	葡萄球菌 sp，已鉴定的	存在与否或身份标识	时间点	干酪	名义型	微生物特异性培养	微生物学
20969-2	士的宁	任意浓度	时间点	胃液	等级型		药物水平/毒理学
209-7	环己西林	药物敏感度	时间点	分离物	定量或等级型	最小抑制浓度	抗生素敏感性
20970-0	士的宁	任意浓度	时间点	XXX	等级型		药物水平/毒理学
20972-6	士的宁	质量含量	时间点	组织	定量型		药物水平/毒理学
20973-4	硫酸盐	质量浓度	时间点	胃液	定量型		化学
2097-4	胆碱酯酶	催化浓度	时间点	羊水	定量型		化学
20974-2	硫酸盐	质量浓度	时间点	血清/血浆	定量型		化学

LOINC 代码	名称	属性	时间特征	系统	标尺类型	方法类型	分类
20975-9	铊	质量含量	时间点	组织	定量型		药物水平/毒理学
20976-7	胎儿三毛滴虫	任意浓度	时间点	包皮洗液	等级型	微生物特异性培养	微生物学
20977-5	尿素	质量浓度	时间点	全血	定量型		化学
20978-3	尿素	质量浓度	时间点	胃液	定量型		化学
20979-1	尿素	质量含量	时间点	饲料	定量型		化学
20980-9	委内瑞拉马脑炎病毒 Ab	稀释系数、稀释倍数（滴度）	时间点	血清	定量型	中和作用	微生物学
20981-7	一种细菌外毒素，已鉴定的	存在与否或身份标识	时间点	分离物	名义型		微生物学
2098-2	胆碱酯酶	催化浓度	时间点	血清/血浆	定量型		化学
20982-5	西方马脑炎病毒 Ab	稀释系数、稀释倍数（滴度）	时间点	血清	定量型	中和作用	微生物学
20983-3	西方马脑炎病毒 Ab	任意浓度	时间点	血清	等级型	免疫荧光	微生物学
20984-1	西方马脑炎病毒 Ab	任意浓度	时间点	脑脊液	等级型	免疫荧光	微生物学
20985-8	西方马脑炎病毒 Ab	任意浓度	时间点	血清	等级型	补体结合试验	微生物学
20986-6	西方马脑炎病毒 Ab	任意浓度	时间点	脑脊液	等级型	补体结合试验	微生物学
20987-4	耶尔森菌 sp，已鉴定的	存在与否或身份标识	时间点	乳制品	名义型	微生物特异性培养	微生物学
20988-2	磷化锌	质量含量	时间点	胃肠道内容物	定量型		药物水平/毒理学
20989-0	磷化锌	质量含量	时间点	XXX	定量型		药物水平/毒理学
2099-0	胆碱酯酶	催化浓度	时间点	红细胞	定量型		化学
20990-8	APC 基因突变分析	存在与否或身份标识	时间点	全血/组织	名义型	分子遗传学	分子病理学.基因突变
20991-6	抗凝血酶	印象/检查结果的解释	时间点	贫血小板血浆	名义型		凝血功能检查
20992-4	百日咳杆菌 Ab	任意浓度	时间点	XXX	等级型		微生物学
20993-2	沙眼衣原体 rRNA	任意浓度	时间点	XXX	等级型	探针	微生物学
20994-0	绒毛膜促性腺激素	印象/检查结果的解释	时间点	血清/血浆	名义型		化学
20995-7	皮质醇^促肾上腺皮质激素给药后 1 小时	印象/检查结果的解释	时间点	血清/血浆	名义型		刺激耐受试验
20996-5	柯萨奇病毒 B1＋B2＋B3＋B4＋B5＋B6 Ab	印象/检查结果的解释	时间点	血清	名义型		微生物学
20997-3	隐孢菌						微生物学
20998-1	细胞分类	印象/检查结果的解释	时间点	脑脊液	名义型		血液学/细胞分类计数
20999-9	细胞分类	印象/检查结果的解释	时间点	体液	名义型		血液学/细胞分类计数
21000-5	红细胞分布宽度	实体容积	时间点	红细胞	定量型	自动化计数	血液学/细胞分类计数
21001-3	凝血因子Ⅷ	印象/检查结果的解释	时间点	XXX	名义型		凝血功能检查
21002-1	纤维蛋白原	印象/检查结果的解释	时间点	贫血小板血浆	名义型		凝血功能检查
21003-9	真菌 已鉴定的	存在与否或身份标识	时间点	XXX	名义型	真菌染色	微生物学
21004-7	葡萄糖耐量	印象/检查结果的解释	时间点	血清/血浆	名义型		刺激耐受试验
21005-4	乙型肝炎病毒核心 Ab	任意浓度	时间点	血清^供者	定量型	酶免疫分析	微生物学

LOINC 代码	名称	属性	时间特征	系统	标尺类型	方法类型	分类
2100-6	甘氨胆酸	质量浓度	时间点	血清	定量型		化学
21006-2	乙型肝炎病毒表面 Ab	任意浓度	时间点	血清^供者	定量型	酶免疫分析	微生物学
21007-0	艾滋病毒 1 Ab	任意浓度	时间点	血清^供者	等级型		微生物学
21008-8	艾滋病毒 1 RNA	数量或计数浓度（计数/容积）	时间点	血清/血浆	定量型	探针	微生物学
21009-6	艾滋病毒 1	印象/检查结果的解释	时间点	血清	名义型	免疫印迹	微生物学
21010-4	细胞. CD1	数量或计数浓度（计数/容积）	时间点	全血	定量型		细胞标志物
21011-2	细胞. CD13	数量或计数浓度（计数/容积）	时间点	全血	定量型		细胞标志物
21012-0	细胞. CD15	数量或计数浓度（计数/容积）	时间点	全血	定量型		细胞标志物
21013-8	细胞. CD22	数量或计数浓度（计数/容积）	时间点	全血	定量型		细胞标志物
2101-4	结合型甘氨胆酸	质量浓度	时间点	血清	定量型		化学
21014-6	细胞. CD24	数量或计数浓度（计数/容积）	时间点	全血	定量型		细胞标志物
21015-3	细胞. CD33	数量或计数浓度（计数/容积）	时间点	全血	定量型		细胞标志物
21016-1	细胞. CD41	数量或计数浓度（计数/容积）	时间点	全血	定量型		细胞标志物
21017-9	细胞. CD57	数量或计数浓度（计数/容积）	时间点	全血	定量型		细胞标志物
21018-7	细胞. CD61	数量或计数浓度（计数/容积）	时间点	全血	定量型		细胞标志物
21019-5	间甲肾上腺素	质量浓度	24 小时	尿液	定量型		化学
21020-3	细菌 已鉴定的	存在与否或身份标识	时间点	XXX	名义型	厌氧＋需氧培养	微生物学
21021-1	显微镜观察	存在与否或身份标识	时间点	支气管	名义型	革兰染色	微生物学
2102-2	硫酸软骨素	质量浓度	时间点	尿液	定量型		化学
21022-9	显微镜观察	存在与否或身份标识	时间点	透析液	名义型	革兰染色	微生物学
21023-7	嗜中性粒细胞细胞质 Ab	稀释系数、稀释倍数（滴度）	时间点	血清	定量型		血清学
21024-5	病理学家解释	印象/检查结果的解释	时间点	脑脊液	名义型		病理学
21025-2	病理学家解释	印象/检查结果的解释	时间点	体液	名义型		病理学
21026-0	病理学家解释	印象/检查结果的解释	时间点	全血	名义型		病理学
21027-8	血小板聚集	印象/检查结果的解释	时间点	贫血小板血浆	名义型		凝血功能检查
21028-6	蛋白质	印象/检查结果的解释	24 小时	尿液	名义型		化学
2103-0	绒毛膜催乳素	质量浓度	时间点	羊水	定量型		化学
21030-2	反应素 Ab	任意浓度	时间点	血清^供者	等级型	絮凝作用	微生物学
21031-0	圣路易脑炎病毒	印象/检查结果的解释	时间点	XXX	名义型		微生物学
21032-8	凝血酶诱导的凝血	印象/检查结果的解释	时间点	全血	名义型		凝血功能检查
21033-6	酵母菌. 出芽	任意浓度	时间点	尿沉渣	等级型		尿液分析
21034-4	11-脱氧皮质醇^晚间	质量浓度	时间点	血清/血浆	定量型		化学
21035-1	11-脱氧皮质醇^早间	质量浓度	时间点	血清/血浆	定量型		化学
21036-9	17-羟基皮质类固醇	质量速率	24 小时	尿液	定量型		化学
21037-7	17-羟基孕烯醇酮	质量速率	24 小时	尿液	定量型		化学
21038-5	17-酮类固醇	质量浓度	24 小时	尿液	定量型		化学
21039-3	18-羟皮质醇	质量浓度	24 小时	尿液	定量型		化学
21040-1	α 酮戊二酸/肌酐	质量浓度比率	时间点	尿液	定量型		化学
21041-9	3-羟基十二烷二酸/肌酐	质量浓度比率	时间点	尿液	定量型		化学
21042-7	3-羟基十二烷二酸/肌酐	质量浓度比率	时间点	尿液	定量型		化学
21043-5	3-甲氧基-4-羟基苯乙二醇	质量浓度	24 小时	尿液	定量型		化学
21044-3	5α-四氢皮质醇	质量速率	24 小时	尿液	定量型		化学
21045-0	5-羟基色氨酸	质量速率	24 小时	尿液	定量型		药物水平/毒理学
21046-8	7-氨基氟硝安定	质量浓度	时间点	血清/血浆	定量型		药物水平/毒理学
21047-6	8-羟基克塞平	质量浓度	时间点	尿液	定量型		药物水平/毒理学

LOINC代码	名称	属性	时间特征	系统	标尺类型	方法类型	分类
2104-8	绒毛膜催乳素	质量浓度	时间点	血清	定量型		化学
21048-4	乙醛	质量浓度	时间点	尿液	定量型		药物水平/毒理学
21049-2	丙酮	质量含量	时间点	组织	定量型		药物水平/毒理学
210-5	环己西林	药物敏感度	时间点	分离物	定量或等级型	琼脂扩散	抗生素敏感性
21050-0	6-单乙酰吗啡	质量浓度	时间点	尿液	定量型		药物水平/毒理学
21051-8	丙烯醛	质量浓度	时间点	血清/血浆	定量型		药物水平/毒理学
21052-6	一磷酸腺苷.环化型.肾原性	摩尔浓度	时间点	尿液+血清/血浆	定量型		化学
21053-4	腺病毒 Ab. IgG	稀释系数、稀释倍数（滴度）	时间点	血清	定量型		微生物学
21054-2	腺病毒 Ab. IgM	任意浓度	时间点	血清	等级型		微生物学
2105-5	绒毛膜促性腺激素	摩尔浓度	时间点	精液	定量型		化学
21055-9	腺病毒 DNA	任意浓度	时间点	血浆	等级型	探针.扩增.靶向扩增	微生物学
21056-7	丙氨酸+胱氨酸+组氨酸+同型半胱氨酸+亮氨酸+苯丙氨酸+酪氨酸	任意浓度	时间点	尿液	等级型		化学
21057-5	丙氨酸+组氨酸+亮氨酸+苯丙氨酸+酪氨酸	任意浓度	时间点	血清/血浆	等级型		化学
21058-3	白蛋白^腹膜透析后2小时	质量浓度	时间点	血清/血浆	定量型		化学
21059-1	白蛋白	质量浓度	24小时	尿液	定量型		化学
21060-9	灰桤木 Ab. IgE. RAST类	任意浓度	时间点	血清	等级型		变态反应
21061-7	紫花苜蓿 Ab. IgG. RAST类	任意浓度	时间点	血清	等级型		变态反应
21062-5	阿洛巴比妥	质量浓度	时间点	血清/血浆	定量型		药物水平/毒理学
2106-3	绒毛膜促性腺激素	任意浓度	时间点	尿液	等级型		化学
21063-3	甜杏 Ab. IgG. RAST类	任意浓度	时间点	血清	等级型		变态反应
21064-1	α葡萄糖苷酶	催化浓度	时间点	羊水	定量型		化学
21065-8	链格孢 Ab. IgG. RAST类	任意浓度	时间点	血清	等级型		变态反应
21066-6	氨苄西林	质量浓度	时间点	XXX	定量型		药物水平/毒理学
21067-4	小黑蚁 Ab. IgE. RAST类	任意浓度	时间点	血清	等级型		变态反应
21068-2	红收获蚁 Ab. IgE. RAST类	任意浓度	时间点	血清	等级型		变态反应
21070-8	某抗生素	药物敏感度	时间点	分离物	定量或等级型	最小抑制浓度	抗生素敏感性
2107-1	绒毛膜促性腺激素	摩尔浓度	时间点	尿液	定量型		化学
21071-6	锑	质量浓度	24小时	尿液	定量型		药物水平/毒理学
21072-4	欧洲苹果 Ab. IgE. RAST类	任意浓度	时间点	血清	等级型		变态反应
21073-2	杏 Ab. IgG. RAST类	任意浓度	时间点	血清	等级型		变态反应
21074-0	砷	质量浓度	24小时	尿液	定量型		药物水平/毒理学
21075-7	蛔虫 Ab. IgE	任意浓度	时间点	血清	定量型		变态反应

LOINC 代码	名称	属性	时间特征	系统	标尺类型	方法类型	分类
21076-5	蛔虫 Ab. IgE. RAST 类	任意浓度	时间点	血清	等级型		变态反应
21077-3	黑槐 Ab. IgE	任意浓度	时间点	血清	定量型		变态反应
21078-1	绿色灰 Ab. IgE	任意浓度	时间点	血清	定量型		变态反应
21079-9	绿色灰 Ab. IgE. RAST 类	任意浓度	时间点	血清	等级型		变态反应
21080-7	无唾液酸神经节苷脂 GM1 Ab	稀释系数、稀释倍数（滴度）	时间点	血清	定量型		血清学
21081-5	ASPA 基因突变分析	存在与否或身份标识	时间点	全血/组织	名义型	分子遗传学	分子病理学.基因突变
21082-3	石刁柏 Ab. IgG. RAST 类	任意浓度	时间点	血清	等级型		变态反应
21083-1	欧洲山杨 Ab. IgE. RAST 类	任意浓度	时间点	血清	等级型		变态反应
21084-9	黄曲霉菌 Ab	任意浓度	时间点	脑脊液	等级型	免疫扩散	微生物学
21085-6	烟曲霉菌 Ab	任意浓度	时间点	脑脊液	等级型	免疫扩散	微生物学
21086-4	黑曲霉菌 Ab	任意浓度	时间点	脑脊液	等级型	免疫扩散	微生物学
21087-2	土曲霉 Ab. IgE. RAST 类	任意浓度	时间点	血清	等级型		变态反应
21088-0	甲基谷硫磷	质量浓度	时间点	尿液	定量型		药物水平/毒理学
2108-9	绒毛膜促性腺激素. α 亚单位	任意浓度	时间点	血清/血浆	等级型		化学
21089-8	田鼠巴贝虫 DNA	任意浓度	时间点	全血	等级型	探针. 扩增. 靶向扩增	微生物学
21090-6	芭蕉 spp Ab. IgG. RAST 类	任意浓度	时间点	血清	等级型		变态反应
21091-4	巴比妥类存在	存在与否或身份标识	时间点	血清/血浆	名义型	筛查试验	药物水平/毒理学
21092-2	大麦 Ab. IgG. RAST 类	任意浓度	时间点	血清	等级型		变态反应
21093-0	基底膜 Ab. IgG	印象/检查结果的解释	时间点	血清	名义型	免疫荧光	血清学
21094-8	嗜碱粒细胞/100 白细胞	数量或计数分数	时间点	唾液	定量型	手工计数	血液学/细胞分类计数
21095-5	BCL2 基因重排	任意	时间点	全血/组织	等级型	分子遗传学	分子病理学.基因重排
21096-3	黑豆 Ab. IgE	任意浓度	时间点	血清	定量型		变态反应
2109-7	绒毛膜促性腺激素. α 亚单位	摩尔浓度	时间点	血清/血浆	定量型		化学
21097-1	黑豆 Ab. IgE. RAST 类	任意浓度	时间点	血清	等级型		变态反应
21098-9	绿豆 Ab. IgG. RAST 类	任意浓度	时间点	血清	等级型		变态反应
21099-7	红芸豆 Ab. IgG. RAST 类	任意浓度	时间点	血清	等级型		变态反应
21100-3	绿豆 Ab. IgG. RAST 类	任意浓度	时间点	血清	等级型		变态反应
21101-1	菜豆属黑曲霉菌 Ab. IgG. RAST 类	任意浓度	时间点	血清	等级型		变态反应
21102-9	大豆 Ab. IgG. RAST 类	任意浓度	时间点	血清	等级型		变态反应
21104-5	大豆粉 Ab. IgE. RAST 类	任意浓度	时间点	血清	等级型		变态反应
2110-5	绒毛膜促性腺激素. β 亚单位	任意浓度	时间点	血清/血浆	等级型		化学
21105-2	黄豆 Ab. IgG. RAST 类	任意浓度	时间点	血清	等级型		变态反应
21106-0	牛肉 Ab. IgG. RAST 类	任意浓度	时间点	血清	等级型		变态反应
21107-8	恶虫威	质量浓度	时间点	尿液	定量型		药物水平/毒理学
21108-6	β2 糖蛋白 1 Ab. IgA	任意浓度	时间点	血清	定量型		血清学
21109-4	β.乳球蛋白 Ab. IgG. RAST 类	任意浓度	时间点	血清	等级型		变态反应

LOINC 代码	名称	属性	时间特征	系统	标尺类型	方法类型	分类
21110-2	β-N-乙酰己糖胺酶.B/β-N-乙酰己糖胺酶.总计	催化分数	时间点	全血	定量型		化学
21111-0	β-N-乙酰己糖胺酶.B/β-N-乙酰己糖胺酶.总计	催化分数	时间点	血清	定量型		化学
21112-8	出生日期	时间戳、时间标记	时间点	病人	定量型		杂项
2111-3	绒毛膜促性腺激素.β亚单位	摩尔浓度	时间点	血清/血浆	定量型		化学
21113-6	铋	质量浓度	24 小时	尿液	定量型		药物水平/毒理学
21114-4	幼稚细胞/100 白细胞	数量或计数分数	时间点	全血	定量型	自动化计数	血液学/细胞分类计数
21115-1	黑果越橘 Ab. IgG. RAST 类	任意浓度	时间点	血清	等级型		变态反应
21116-9	博氏疏螺旋体 66 kD Ab. IgM	任意浓度	时间点	血清	等级型	免疫印迹	微生物学
21117-7	博氏疏螺旋体 93 kD Ab. IgM	任意浓度	时间点	血清	等级型	免疫印迹	微生物学
21118-5	博氏疏螺旋体 Ab. IgG	任意浓度	时间点	关节液	等级型	酶免疫分析	微生物学
21119-3	博氏疏螺旋体 Ab. IgM	任意浓度	时间点	关节液	等级型	酶免疫分析	微生物学
21120-1	博氏疏螺旋体 DNA	任意浓度	时间点	尿液	等级型	探针.扩增.靶向扩增	微生物学
2112-1	绒毛膜促性腺激素.β亚单位	任意浓度	时间点	尿液	等级型		化学
21121-9	赫氏疏螺旋体 Ab. IgG	稀释系数、稀释倍数（滴度）	时间点	血清	定量型	免疫荧光	微生物学
21122-7	赫氏疏螺旋体 Ab. IgM	稀释系数、稀释倍数（滴度）	时间点	血清	定量型	免疫荧光	微生物学
21123-5	麦麸 Ab. IgE. RAST 类	任意浓度	时间点	血清	等级型		变态反应
21124-3	青花菜 Ab. IgG. RAST 类	任意浓度	时间点	血清	等级型		变态反应
21125-0	刷状缘 Ab	稀释系数、稀释倍数（滴度）	时间点	血清	定量型	免疫荧光	血清学
21126-8	抱子甘蓝 Ab. IgG. RAST 类	任意浓度	时间点	血清	等级型		变态反应
21127-6	结球甘蓝 Ab. IgG. RAST 类	任意浓度	时间点	血清	等级型		变态反应
21128-4	镉	质量含量	时间点	指甲	定量型		药物水平/毒理学
21129-2	镉	质量浓度	时间点	血清/血浆	定量型		药物水平/毒理学
211-3	环己西林	药物敏感度	时间点	分离物＋血清	等级型	测序分型	抗生素敏感性
21130-0	镉	质量浓度	24 小时	尿液	定量型		药物水平/毒理学
21131-8	降钙素^静脉注射 0.5 μg/kg 五肽胃泌素后 10 分钟	质量浓度	时间点	血清/血浆	定量型		刺激耐受试验
21132-6	降钙素^静脉注射 0.5 μg/kg 五肽胃泌素后 1 分钟	质量浓度	时间点	血清/血浆	定量型		刺激耐受试验
21133-4	降钙素^静脉注射 0.5 μg/kg 五肽胃泌素后 2 分钟	质量浓度	时间点	血清/血浆	定量型		刺激耐受试验
21134-2	降钙素^静脉注射 0.5 μg/kg 五肽胃泌素后 3 分钟	质量浓度	时间点	血清/血浆	定量型		刺激耐受试验
21135-9	坎利酮	质量浓度	时间点	血清/血浆	定量型		药物水平/毒理学
21136-7	甜瓜 Ab. IgG. RAST 类	任意浓度	时间点	血清	等级型		变态反应

LOINC 代码	名称	属性	时间特征	系统	标尺类型	方法类型	分类
21137-5	卡拉胶 Ab. IgE. RAST 类	任意浓度	时间点	血清	等级型		变态反应
21138-3	胺甲萘	质量浓度	时间点	尿液	定量型		药物水平/毒理学
2113-9	绒毛膜促性腺激素. β 亚单位	质量速率	24 小时	尿液	定量型		化学
21139-1	卡巴呋喃	质量浓度	时间点	尿液	定量型		药物水平/毒理学
21140-9	三硫磷	质量浓度	时间点	尿液	定量型		药物水平/毒理学
21141-7	小豆蔻 Ab. IgE. RAST 类	任意浓度	时间点	血清	等级型		变态反应
21142-5	卡立普多	任意浓度	时间点	尿液	等级型		药物水平/毒理学
21143-3	鲤鱼 Ab. IgE	任意浓度	时间点	血清	定量型		变态反应
21144-1	鲤鱼 Ab. IgE. RAST 类	任意浓度	时间点	血清	等级型		变态反应
21145-8	胡萝卜 Ab. IgG. RAST 类	任意浓度	时间点	血清	等级型		变态反应
21146-6	酪蛋白 Ab. IgG. RAST 类	任意浓度	时间点	血清	等级型		变态反应
2114-7	绒毛膜促性腺激素. β 亚单位	摩尔浓度	时间点	尿液	定量型		化学
21147-4	花椰菜 Ab. IgG. RAST 类	任意浓度	时间点	血清	等级型		变态反应
21148-2	雪松 Ab. IgE	任意浓度	时间点	血清	定量型		变态反应
21149-0	头孢克洛 Ab. IgE	任意浓度	时间点	血清	定量型		药物水平/毒理学
21150-8	头孢克洛 Ab. IgE. RAST 类	任意浓度	时间点	血清	等级型		变态反应
21151-6	头孢他啶	质量浓度	时间点	XXX	定量型		药物水平/毒理学
21152-4	旱芹 Ab. IgG. RAST 类	任意浓度	时间点	血清	等级型		变态反应
21153-2	细胞. CD10/选通的细胞总数	数量或计数分数	时间点	XXX	定量型		细胞标志物
2115-4	绒毛膜促性腺激素. β 亚单位. 游离型	摩尔浓度	时间点	血清/血浆	定量型		化学
21154-0	细胞. CD11C/100 细胞	数量或计数分数	时间点	XXX	定量型		细胞标志物
21155-7	细胞. CD13/选通的细胞总数	数量或计数分数	时间点	XXX	定量型		细胞标志物
21156-5	细胞. CD14/选通的细胞总数	数量或计数分数	时间点	XXX	定量型		细胞标志物
21157-3	细胞. CD19/选通的细胞总数	数量或计数分数	时间点	XXX	定量型		细胞标志物
21158-1	细胞. CD20/选通的细胞总数	数量或计数分数	时间点	XXX	定量型		细胞标志物
21159-9	细胞. CD23/选通的细胞总数	数量或计数分数	时间点	XXX	定量型		细胞标志物
21160-7	细胞. CD 3/选通的细胞总数	数量或计数分数	时间点	XXX	定量型		细胞标志物
21161-5	细胞. CD33/选通的细胞总数	数量或计数分数	时间点	XXX	定量型		细胞标志物
2116-2	绒毛膜促性腺激素. 完整型	任意浓度	时间点	血清/血浆	等级型		化学
21162-3	细胞. CD34/选通的细胞总数	数量或计数分数	时间点	XXX	定量型		细胞标志物
21163-1	细胞. CD38/选通的细胞总数	数量或计数分数	时间点	XXX	定量型		细胞标志物

LOINC 代码	名称	属性	时间特征	系统	标尺类型	方法类型	分类
21164-9	细胞.CD4/选通的细胞总数	数量或计数分数	时间点	XXX	定量型		细胞标志物
21165-6	细胞.CD5/选通的细胞总数	数量或计数分数	时间点	XXX	定量型		细胞标志物
21166-4	细胞.CD56/100 细胞	数量或计数分数	时间点	XXX	定量型		细胞标志物
21167-2	细胞.CD61/100 细胞	数量或计数分数	时间点	XXX	定量型		细胞标志物
21168-0	细胞.CD7/选通的细胞总数	数量或计数分数	时间点	XXX	定量型		细胞标志物
21169-8	细胞.CD71/100 细胞	数量或计数分数	时间点	XXX	定量型		细胞标志物
2117-0	绒毛膜促性腺激素.完整型	摩尔浓度	时间点	血清/血浆	定量型		化学
21170-6	细胞.CD8/选通的细胞总数	数量或计数分数	时间点	XXX	定量型		细胞标志物
21171-4	细胞.FMC7/100 细胞	数量或计数分数	时间点	XXX	定量型		细胞标志物
21172-2	细胞.XXX/100 细胞	数量或计数分数	时间点	XXX	定量型		细胞标志物
21173-0	去甲吐根碱	质量浓度	时间点	血清/血浆	定量型		药物水平/毒理学
21174-8	去甲吐根碱	质量浓度	时间点	尿液	定量型		药物水平/毒理学
21175-5	头孢氨苄	质量浓度	时间点	XXX	定量型		药物水平/毒理学
21176-3	脑室衬细胞	任意浓度	时间点	脑脊液	等级型	光学显微镜检查	细胞学
21177-1	CFTR 基因突变分析	存在与否或身份标识	时间点	全血/组织	名义型	分子遗传学	分子病理学.基因突变
21178-9	车打乳酪类型 Ab.IgE.RAST 类	任意浓度	时间点	血清	等级型		变态反应
21179-7	涂沫乳酪 Ab.IgE.RAST 类	任意浓度	时间点	血清	等级型		变态反应
21180-5	洛克福乳酪 Ab.IgE.RAST 类	任意浓度	时间点	血清	等级型		变态反应
21181-3	甜樱桃 Ab.IgG.RAST 类	任意浓度	时间点	血清	等级型		变态反应
21182-1	鸡 Ab.IgG.RAST 类	任意浓度	时间点	血清	等级型		变态反应
21183-9	鸡肉 Ab.IgG.RAST 类	任意浓度	时间点	血清	等级型		变态反应
21184-7	肺炎衣原体	存在与否或身份标识	时间点	XXX	名义型	微生物特异性培养	微生物学
21185-4	衣原体 Ab.IgG	任意浓度	时间点	血清	等级型		微生物学
21186-2	衣原体 Ab.IgM	任意浓度	时间点	血清	等级型		微生物学
21187-0	沙眼衣原体 DNA	任意浓度	时间点	结膜	等级型	探针.扩增.靶向扩增	微生物学
2118-8	绒毛膜促性腺激素	任意浓度	时间点	血清/血浆	等级型		化学
21188-8	沙眼衣原体 rRNA	任意浓度	时间点	结膜	等级型	探针	微生物学
21189-6	沙眼衣原体 DNA	任意浓度	时间点	宫颈粘液	等级型	探针.扩增.靶向扩增	微生物学
21190-4	沙眼衣原体 DNA	任意浓度	时间点	子宫颈	等级型	探针.扩增.靶向扩增	微生物学
21191-2	沙眼衣原体 DNA	任意浓度	时间点	尿道	等级型	探针.扩增.靶向扩增	微生物学
21192-0	沙眼衣原体 rRNA	任意浓度	时间点	尿道	等级型	探针	微生物学
21193-8	氯氮䓬+去甲甲氨二氮	质量浓度	时间点	血清/血浆	定量型		药物水平/毒理学

LOINC 代码	名称	属性	时间特征	系统	标尺类型	方法类型	分类
21194-6	氯化物	摩尔浓度	24 小时	尿液	定量型		化学
21195-3	氯羟苯唑	质量浓度	时间点	尿液	定量型		药物水平/毒理学
2119-6	绒毛膜促性腺激素	摩尔浓度	时间点	血清/血浆	定量型		化学
21196-1	巧克力 Ab. IgG. RAST 类	任意浓度	时间点	血清	等级型		变态反应
21197-9	胆固醇酯/总胆固醇	质量分数	时间点	血清/血浆	定量型		化学
21198-7	绒毛膜促性腺激素. β 亚单位	任意浓度	时间点	血清/血浆	定量型		化学
21199-5	铬	质量浓度	时间点	体液	定量型		药物水平/毒理学
21200-1	铬	质量含量	时间点	指甲	定量型		药物水平/毒理学
21201-9	铬	质量浓度	24 小时	尿液	定量型		药物水平/毒理学
21202-7	樟属 spp Ab. IgG. RAST 类	任意浓度	时间点	血清	等级型		变态反应
21203-5	枸橼酸盐	质量浓度	24 小时	尿液	定量型		化学
2120-4	乳糜微粒	质量浓度	时间点	血清/血浆	定量型		化学
21204-3	蛤仔 spp Ab. IgG. RAST 类	任意浓度	时间点	血清	等级型		变态反应
21205-0	丁香 Ab. IgG. RAST 类	任意浓度	时间点	血清	等级型		变态反应
21206-8	草木樨 Ab. IgE	任意浓度	时间点	血清	定量型		变态反应
21207-6	CCR5 基因突变分析	存在与否或身份标识	时间点	全血	名义型	分子遗传学	分子病理学.基因突变
21208-4	钴	质量浓度	24 小时	尿液	定量型		药物水平/毒理学
21209-2	粗球孢子菌 Ab	任意浓度	时间点	脑脊液	等级型	免疫扩散	微生物学
212-1	环丝氨酸	药物敏感度	时间点	分离物	定量型	最小致死浓度	抗生素敏感性
21210-0	鸡尾鹦鹉类 Ab. IgE. RAST 类	任意浓度	时间点	血清	等级型		变态反应
21211-8	鸡尾鹦鹉羽毛 Ab. IgE. RAST 类	任意浓度	时间点	血清	等级型		变态反应
2121-2	乳糜微粒	任意浓度	时间点	血清/血浆	等级型		化学
21212-6	椰子 Ab. IgG. RAST 类	任意浓度	时间点	血清	等级型		变态反应
21213-4	大西洋真鳕 Ab. IgG. RAST 类	任意浓度	时间点	血清	等级型		变态反应
21214-2	咖啡属 spp Ab. IgG. RAST 类	任意浓度	时间点	血清	等级型		变态反应
21215-9	胶原 N-端交联肽	摩尔浓度	时间点	血清	定量型		化学
21216-7	胶原 N-端交联肽/肌酐	摩尔浓度比率	24 小时	尿液	定量型		化学
21217-5	补体 C4d	质量浓度	时间点	血浆	定量型		血液学/细胞分类计数
21218-3	总溶血补体 CH50	任意浓度	时间点	脑脊液	定量型		血液学/细胞分类计数
21219-1	铜	质量浓度	24 小时	尿液	定量型		药物水平/毒理学
2122-0	木瓜凝乳蛋白酶	质量浓度	时间点	血清	定量型		化学
21220-9	芫荽 Ab. IgE. RAST 类	任意浓度	时间点	血清	等级型		变态反应
21221-7	玉米 Ab. IgG. RAST 类	任意浓度	时间点	血清	等级型		变态反应
21222-5	皮质醇^11PM 标本	质量浓度	时间点	血清/血浆	定量型		刺激耐受试验

LOINC 代码	名称	属性	时间特征	系统	标尺类型	方法类型	分类
21223-3	皮质醇^给予某刺激后第1份标本	质量浓度	时间点	血清/血浆	定量型		刺激耐受试验
21224-1	皮质醇^给予某刺激后 2 小时	质量浓度	时间点	血清/血浆	定量型		刺激耐受试验
21225-8	皮质醇^给予某刺激后 3 小时	质量浓度	时间点	血清/血浆	定量型		刺激耐受试验
21226-6	皮质醇^ 4PM 标本	质量浓度	时间点	血清/血浆	定量型		刺激耐受试验
21227-4	棉绒 Ab. IgE. RAST 类	任意浓度	时间点	血清	等级型		变态反应
21228-2	棉籽 Ab. IgG. RAST 类	任意浓度	时间点	血清	等级型		变态反应
21229-0	蝇毒磷	质量浓度	时间点	尿液	定量型		药物水平/毒理学
21230-8	牛奶 Ab. IgG. RAST 类	任意浓度	时间点	血清	等级型		变态反应
21231-6	黄道蟹 Ab. IgG. RAST 类	任意浓度	时间点	血清	等级型		变态反应
21232-4	肌酐	质量浓度	时间点	动脉全血	定量型		化学
21233-2	隐孢子虫 Ag	任意浓度	时间点	大便	等级型		微生物学
21234-0	黄瓜 Ab. IgG. RAST 类	任意浓度	时间点	血清	等级型		变态反应
21235-7	孜然 Ab. IgE. RAST 类	任意浓度	时间点	血清	等级型		变态反应
21236-5	环己酮	质量浓度	时间点	尿液	定量型		药物水平/毒理学
21237-3	巨细胞病毒 Ab. IgM	稀释系数、稀释倍数（滴度）	时间点	脑脊液	定量型	免疫荧光	微生物学
2123-8	糜蛋白酶	催化浓度	时间点	体液	定量型		化学
21238-1	鹿毛 Ab. IgE. RAST 类	任意浓度	时间点	血清	等级型		变态反应
21239-9	去烷基三氟甲安定	质量浓度	时间点	血清/血浆	定量型		药物水平/毒理学
21240-7	右旋氨基丙苯	质量浓度	时间点	尿液	定量型		药物水平/毒理学
21241-5	地西泮十去甲地西泮	质量浓度	时间点	尿液	定量型		药物水平/毒理学
21242-3	二羧基卟啉	质量速率	XXX	大便	定量型		化学
21243-1	乙醚	质量浓度	时间点	尿液	定量型		药物水平/毒理学
21244-9	安非拉酮	质量浓度	时间点	血清/血浆	定量型		药物水平/毒理学
21245-6	二异丁酮	质量浓度	时间点	尿液	定量型		药物水平/毒理学
2124-6	糜蛋白酶	质量浓度	时间点	血清/血浆	定量型		化学
21246-4	乐果	质量浓度	时间点	尿液	定量型		药物水平/毒理学
21247-2	DMD 基因突变分析	存在与否或身份标识	时间点	全血/组织	名义型	分子遗传学	分子病理学.基因突变
21248-0	多巴酚丁胺	质量浓度	时间点	血清/血浆	定量型		药物水平/毒理学
21249-8	长萜醇	质量浓度	时间点	尿液	定量型		化学
21250-6	强力霉素	质量浓度	时间点	XXX	定量型		药物水平/毒理学
21251-4	细粒棘球绦虫 Ab. IgE. RAST 类	任意浓度	时间点	血清	等级型		变态反应
21252-2	细粒棘球绦虫 Ab. IgG	任意浓度	时间点	血清	等级型	免疫印迹	微生物学
2125-3	糜蛋白酶	质量含量	时间点	大便	定量型		化学

LOINC 代码	名称	属性	时间特征	系统	标尺类型	方法类型	分类
21253-0	卵白 Ab. IgG. RAST 类	任意浓度	时间点	血清	等级型		变态反应
21254-8	卵黄 Ab. IgG. RAST 类	任意浓度	时间点	血清	等级型		变态反应
21255-5	茄子 Ab. IgG. RAST 类	任意浓度	时间点	血清	等级型		变态反应
21256-3	假苍耳 Ab. IgE. RAST 类	任意浓度	时间点	血清	等级型		变态反应
21257-1	假苍耳 Ab. IgE. RAST 类	任意浓度	时间点	血清	等级型		变态反应
21258-9	苦苣 Ab. IgG. RAST 类	任意浓度	时间点	血清	等级型		变态反应
21259-7	溶组织内阿米巴 Ab	稀释系数、稀释倍数（滴度）	时间点	血清	定量型	血凝试验	微生物学
21260-5	EB 病毒细胞核 Ab	稀释系数、稀释倍数（滴度）	时间点	血清	定量型	免疫荧光	微生物学
2126-1	枸橼酸盐	质量浓度	时间点	精液	定量型		化学
21261-3	红霉素 Ab. IgE. RAST 类	任意浓度	时间点	血清	等级型		变态反应
21262-1	大肠杆菌志贺样	任意浓度	时间点	大便	等级型	酶免疫分析	微生物学
21263-9	雌二醇	质量速率	24 小时	尿液	定量型		化学
21264-7	雌三醇. 未结合型中位数倍数^^调整	相对比率	时间点	血清/血浆	定量型		化学
21265-4	雌三醇. 未结合型中位数倍数^^未调整	相对比率	时间点	血清/血浆	定量型		化学
21266-2	乙硫磷	质量浓度	时间点	尿液	定量型		药物水平/毒理学
21267-0	乙基 o-（p-硝基苯基）苯基二氧磷基硫代硫酸盐	质量浓度	时间点	尿液	定量型		药物水平/毒理学
21268-8	皮蝇硫磷	质量浓度	时间点	尿液	定量型		药物水平/毒理学
21269-6	倍硫磷	质量浓度	时间点	尿液	定量型		药物水平/毒理学
21270-4	无花果 Ab. IgE. RAST 类	任意浓度	时间点	血清	等级型		变态反应
21271-2	柳兰 Ab. IgE	任意浓度	时间点	血清	定量型		变态反应
21272-0	柳兰 Ab. IgE. RAST class	任意浓度	时间点	血清	等级型		变态反应
21273-8	栽培亚麻 Ab. IgE. RAST 类	任意浓度	时间点	血清	等级型		变态反应
21274-6	鲽 Ab. IgG. RAST 类	任意浓度	时间点	血清	等级型		变态反应
21275-3	促卵泡素^促性腺激素释放激素给药后 15 分钟	任意浓度	时间点	血清/血浆	定量型		刺激耐受试验
21276-1	促卵泡素^给予某刺激后 1 小时	任意浓度	时间点	血清/血浆	定量型		刺激耐受试验
21277-9	促卵泡素^促性腺激素释放激素给药后 2 小时	任意浓度	时间点	血清/血浆	定量型		刺激耐受试验
21278-7	促卵泡素^促性腺激素释放激素给药后 45 分钟	任意浓度	时间点	血清/血浆	定量型		刺激耐受试验
2127-9	枸橼酸盐	质量浓度	时间点	血清/血浆	定量型		化学
21279-5	促卵泡素^给予某刺激后 1.5 小时	任意浓度	时间点	血清/血浆	定量型		刺激耐受试验
21280-3	地虫磷	质量浓度	时间点	尿液	定量型		药物水平/毒理学
21281-1	尖孢镰刀菌 Ab. IgE. RAST 类	任意浓度	时间点	血清	等级型		变态反应
21282-9	神经节苷脂 GD1a Ab. IgM	稀释系数、稀释倍数（滴度）	时间点	血清	定量型	酶免疫分析	血清学
21283-7	神经节苷脂 GD1a Ab. IgG	稀释系数、稀释倍数（滴度）	时间点	血清	定量型	酶免疫分析	血清学
21284-5	阴道加德纳菌	任意浓度	时间点	生殖器	等级型	微生物特异性培养	微生物学

LOINC 代码	名称	属性	时间特征	系统	标尺类型	方法类型	分类
21285-2	大蒜 Ab. IgG. RAST 类	任意浓度	时间点	血清	等级型		变态反应
21286-0	胃泌素^给予 0.2U/kg 分泌素后 1.5 小时	质量浓度	时间点	血清/血浆	定量型		刺激耐受试验
2128-7	枸橼酸盐	质量浓度	时间点	尿液	定量型		化学
21287-8	胃泌素^给予 0.2U/kg 分泌素后 1 小时	质量浓度	时间点	血清/血浆	定量型		刺激耐受试验
21288-6	胃泌素^给予 0.2U/kg 分泌素后 2.5 小时	质量浓度	时间点	血清/血浆	定量型		刺激耐受试验
21289-4	胃泌素^给予 0.2U/kg 分泌素后 2 小时	质量浓度	时间点	血清/血浆	定量型		刺激耐受试验
21290-2	胃泌素^给予 0.2U/kg 分泌素后 3.5 小时	质量浓度	时间点	血清/血浆	定量型		刺激耐受试验
21291-0	胃泌素^给予 0.2U/kg 分泌素后 3 小时	质量浓度	时间点	血清/血浆	定量型		刺激耐受试验
21292-8	胃泌素^给予 0.2U/kg 分泌素后 40 分钟	质量浓度	时间点	血清/血浆	定量型		刺激耐受试验
21293-6	胃泌素^给予 0.2U/kg 分泌素后 45 分钟	质量浓度	时间点	血清/血浆	定量型		刺激耐受试验
21294-4	胃泌素^给予 0.2U/kg 分泌素后 4 小时	质量浓度	时间点	血清/血浆	定量型		刺激耐受试验
2129-5	瓜氨酸	任意浓度	时间点	血清/血浆	等级型		化学
21295-1	胃泌素^给予 0.2U/kg 分泌素后 50 分钟	质量浓度	时间点	血清/血浆	定量型		刺激耐受试验
21296-9	胃泌素^给予 0.2U/kg 分泌素后 7 分钟	质量浓度	时间点	血清/血浆	定量型		刺激耐受试验
21297-7	牛明胶 Ab. IgE. RAST 类	任意浓度	时间点	血清	等级型		变态反应
21298-5	猪明胶 Ab. IgE. RAST 类	任意浓度	时间点	血清	等级型		变态反应
21299-3	孕龄确定方法	存在与否或身份标识	时间点	胎儿	名义型	*	产科学. 超声
21300-9	蓝氏贾第鞭毛虫 Ab. IgA	稀释系数、稀释倍数（滴度）	时间点	血清	定量型	免疫荧光	微生物学
21301-7	蓝氏贾第鞭毛虫 Ab. IgM	稀释系数、稀释倍数（滴度）	时间点	血清	定量型	免疫荧光	微生物学
21302-5	蓝氏贾第鞭毛虫 Ag^第 2 份标本	任意浓度	时间点	大便	等级型	酶免疫分析	微生物学
2130-3	瓜氨酸	质量浓度	时间点	血清/血浆	定量型		化学
21303-3	蓝氏贾第鞭毛虫 Ag^第 3 份标本	任意浓度	时间点	大便	等级型	酶免疫分析	微生物学
21304-1	姜 Ab. IgG. RAST 类	任意浓度	时间点	血清	等级型		变态反应
21305-8	葡萄糖	质量浓度	24 小时	尿液	定量型		化学
21306-6	葡萄糖	质量速率	8 小时	尿液	定量型		化学
21307-4	葡萄糖	质量速率	10 小时	尿液	定量型		化学
21308-2	葡萄糖^给予某刺激后 105 分钟	质量浓度	时间点	血清/血浆	定量型		刺激耐受试验
21309-0	葡萄糖^给予某刺激后 45 分钟	质量浓度	时间点	血清/血浆	定量型		刺激耐受试验
21310-8	葡萄糖^给予某刺激后 75 分钟	质量浓度	时间点	血清/血浆	定量型		刺激耐受试验
2131-1	瓜氨酸	质量浓度	时间点	尿液	定量型		化学
21311-6	麦麸 Ab. IgG. RAST 类	任意浓度	时间点	血清	等级型		变态反应
21312-4	金	质量浓度	时间点	体液	定量型		药物水平/毒理学

LOINC 代码	名称	属性	时间特征	系统	标尺类型	方法类型	分类
21313-2	扬谷机灰尘 Ab. IgE. RAST 类	任意浓度	时间点	血清	等级型		变态反应
21314-0	葡萄 Ab. IgG. RAST 类	任意浓度	时间点	血清	等级型		变态反应
21315-7	葡萄柚 Ab. IgG. RAST 类	任意浓度	时间点	血清	等级型		变态反应
21316-5	格帕沙星	药物敏感度	时间点	分离物	定量或等级型	梯度纸条	抗生素敏感性
21317-3	酒神菊 Ab. IgE	任意浓度	时间点	血清	定量型		变态反应
21318-1	酒神菊 Ab. IgE. RAST 类	任意浓度	时间点	血清	等级型		变态反应
21319-9	黑线鳕 Ab. IgG. RAST 类	任意浓度	时间点	血清	等级型		变态反应
21320-7	流感嗜血杆菌 B Ag	任意浓度	时间点	XXX	等级型	胶乳凝集试验	微生物学
21321-5	大西洋庸鲽 Ab. IgG. RAST 类	任意浓度	时间点	血清	等级型		变态反应
21322-3	普马拉型汉坦病毒 Ab. IgG	稀释系数、稀释倍数（滴度）	时间点	血清	定量型	免疫荧光	微生物学
21323-1	普马拉型汉坦病毒 Ab. IgM	稀释系数、稀释倍数（滴度）	时间点	血清	定量型	免疫荧光	微生物学
21324-9	小麦叶部根腐病菌 Ab. IgE. RAST 类	任意浓度	时间点	血清	等级型		变态反应
21325-6	长蠕孢菌 Ab. IgE. RAST 类	任意浓度	时间点	血清	等级型		变态反应
21326-4	单纯疱疹病毒 1 Ab. IgM	稀释系数、稀释倍数（滴度）	时间点	血清	定量型		微生物学
21327-2	单纯疱疹病毒 2 Ab. IgM	稀释系数、稀释倍数（滴度）	时间点	血清	定量型		微生物学
21328-0	β-n-乙酰己糖胺酶 A&B	印象/检查结果的解释	时间点	全血	名义型		化学
2132-9	钴胺素	质量浓度	时间点	血清	定量型		化学
21329-8	小糙皮山核桃 Ab. IgE. RAST 类	任意浓度	时间点	血清	等级型		变态反应
21330-6	荚膜组织胞浆菌 Ab	任意浓度	时间点	脑脊液	等级型	免疫扩散	微生物学
21331-4	艾滋病毒 1 p24 Ab	稀释系数、稀释倍数（滴度）	时间点	血清	定量型	免疫印迹	微生物学
21332-2	艾滋病毒 1 p41 Ab	稀释系数、稀释倍数（滴度）	时间点	血清	定量型	免疫印迹	微生物学
21333-0	艾滋病毒 1 RNA	数量或计数浓度（计数/容积）	时间点	血清	定量型		微生物学
21334-8	艾滋病毒 2 gp105 Ab	任意浓度	时间点	血清	等级型	免疫印迹	微生物学
21335-5	艾滋病毒 2 gp120 Ab	任意浓度	时间点	血清	等级型	免疫印迹	微生物学
21336-3	艾滋病毒 2 gp15 Ab	任意浓度	时间点	血清	等级型	免疫印迹	微生物学
2133-7	胶原酶	催化浓度	时间点	血清	定量型		化学
21337-1	艾滋病毒 2 gp34 Ab	任意浓度	时间点	血清	等级型	免疫印迹	微生物学
21338-9	艾滋病毒 2 p31 Ab	任意浓度	时间点	血清	等级型	免疫印迹	微生物学
21339-7	艾滋病毒 2 p55 Ab	任意浓度	时间点	血清	等级型	免疫印迹	微生物学
21340-5	艾滋病毒 2 p58 Ab	任意浓度	时间点	血清	等级型	免疫印迹	微生物学
21341-3	人类白细胞抗原-DR Ag. 基因座	类型	时间点	白细胞	名义型		人类白细胞抗原
21342-1	人类白细胞抗原-DR Ag. 基因座 2	类型	时间点	白细胞	名义型		人类白细胞抗原
21343-9	人类白细胞抗原-DR＋DQ Ag	类型	时间点	白细胞	名义型		人类白细胞抗原
21344-7	室尘 Greer Ab. IgG. RAST 类	任意浓度	时间点	血清	等级型		变态反应
2134-5	粪卟啉	摩尔浓度	时间点	红细胞	定量型		化学
21345-4	人 T 淋巴细胞白血病病毒 1＋2 Ab	任意浓度	时间点	脑脊液	等级型	免疫印迹	微生物学

LOINC 代码	名称	属性	时间特征	系统	标尺类型	方法类型	分类
21346-2	人 T 淋巴细胞白血病病毒 1+2 Ab 区带模式	印象/检查结果的解释	时间点	脑脊液	名义型	免疫印迹	微生物学
21347-0	人 T 淋巴细胞白血病病毒 1+2 Ab 区带模式	印象/检查结果的解释	时间点	血清	名义型	免疫印迹	微生物学
21348-8	人 T 淋巴细胞白血病病毒 1+2 Ab. IgG	任意浓度	时间点	血清	等级型	酶免疫分析	微生物学
21349-6	IgA	任意浓度	时间点	脑脊液	等级型	免疫固定	化学
21350-4	IgG	任意浓度	时间点	脑脊液	等级型	免疫固定	化学
21351-2	IgM	任意浓度	时间点	脑脊液	等级型	免疫固定	化学
2135-2	粪卟啉	质量速率	24 小时	大便	定量型		化学
21352-0	细胞间质 Ab. IgG	印象/检查结果的解释	时间点	血清	名义型	免疫荧光	血清学
21353-8	北美西部圆柏 Ab. IgE. RAST 类	任意浓度	时间点	血清	等级型		变态反应
21354-6	刺梧桐树胶 Ab. IgE. RAST 类	任意浓度	时间点	血清	等级型		变态反应
21355-3	酮类^给予某刺激后 2.5 小时	任意浓度	时间点	尿液	等级型		刺激耐受试验
21356-1	酮类^给予某刺激后 3.5 小时	任意浓度	时间点	尿液	等级型		刺激耐受试验
21357-9	酮类^给予某刺激后 1.5 小时	任意浓度	时间点	尿液	等级型		刺激耐受试验
21358-7	乳清蛋白 α Ab. IgG. RAST 类	任意浓度	时间点	血清	等级型		变态反应
21359-5	β 半乳糖苷酶 Ab. IgE. RAST 类	任意浓度	时间点	血清	等级型		变态反应
2136-0	粪卟啉	任意浓度	时间点	尿液	等级型		化学
21360-3	羔羊肉 Ab. IgG. RAST 类	任意浓度	时间点	血清	等级型		变态反应
21361-1	轻泻剂，存在的	存在与否或身份标识	时间点	大便	名义型	筛查试验	药物水平/毒理学
21362-9	嗜肺军团菌 Ab. IgG	稀释系数、稀释倍数（滴度）	时间点	血清	定量型	免疫荧光	微生物学
21363-7	嗜肺军团菌 DNA	任意浓度	时间点	XXX	等级型	探针. 扩增. 靶向扩增	微生物学
21364-5	柠檬 Ab. IgG. RAST 类	任意浓度	时间点	血清	等级型		变态反应
21365-2	来普汀	质量浓度	时间点	血清/血浆	定量型		化学
21366-0	莴苣 Ab. IgG. RAST 类	任意浓度	时间点	血清	等级型		变态反应
21367-8	左氧氟沙星	药物敏感度	时间点	分离物	定量或等级型	琼脂扩散	抗生素敏感性
21368-6	左氧氟沙星	质量浓度	时间点	血清/血浆	定量型		药物水平/毒理学
21369-4	美洲甘草 Ab. IgE. RAST 类	任意浓度	时间点	血清	等级型		变态反应
21370-2	白柠檬 Ab. IgG. RAST 类	任意浓度	时间点	血清	等级型		变态反应
21371-0	欧洲龙虾 Ab. IgG. RAST 类	任意浓度	时间点	血清	等级型		变态反应
21372-8	淋巴细胞. 异常/100 白细胞	数量或计数分数	时间点	脑脊液	定量型	手工计数	血液学/细胞分类计数
21373-6	淋巴细胞. 异常/100 白细胞	数量或计数分数	时间点	关节液	定量型	手工计数	血液学/细胞分类计数
21374-4	细胞. CD8+CD38+	数量或计数浓度（计数/容积）	时间点	全血	定量型		细胞标志物
21375-1	淋巴细胞. κ/淋巴细胞. λ	数量或计数比率	时间点	全血	定量型		细胞标志物

LOINC 代码	名称	属性	时间特征	系统	标尺类型	方法类型	分类
21376-9	澳大利亚坚果 spp Ab. IgE. RAST 类	任意浓度	时间点	血清	等级型		变态反应
21377-7	镁	质量浓度	时间点	全血	定量型		化学
2137-8	粪卟啉	质量速率	24 小时	尿液	定量型		化学
21378-5	马拉硫磷	质量浓度	时间点	尿液	定量型		药物水平/毒理学
21379-3	麦芽 Ab. IgG. RAST 类	任意浓度	时间点	血清	等级型		变态反应
21380-1	催乳激素	质量速率	24 小时	尿液	定量型		化学
21381-9	催乳激素^给予某刺激后 1.5 小时	质量浓度	时间点	血清/血浆	定量型		刺激耐受试验
21382-7	锰	质量浓度	24 小时	尿液	定量型		药物水平/毒理学
21383-5	汞	质量浓度	24 小时	尿液	定量型		药物水平/毒理学
21384-3	间皮细胞	任意浓度	时间点	腹腔液	等级型	光学显微镜检查	血液学/细胞分类计数
21385-0	甲基内吸磷	质量浓度	时间点	尿液	定量型		药物水平/毒理学
2138-6	粪卟啉原氧化酶	催化浓度	时间点	血清	定量型		化学
21386-8	甲基苯丙胺	任意浓度	时间点	尿液	等级型	SAMHSA 确认试验	药物水平/毒理学
21387-6	甲基马尿酸	质量浓度	时间点	尿液	定量型		药物水平/毒理学
21388-4	速灭磷	质量浓度	时间点	尿液	定量型		药物水平/毒理学
21389-2	直杆糖多孢菌 Ab. IgE	任意浓度	时间点	血清	定量型		变态反应
213-9	环丝氨酸	药物敏感度	时间点	分离物	定量或等级型	最小抑制浓度	抗生素敏感性
21390-0	直杆糖多孢菌 Ab. IgE. RAST 类	任意浓度	时间点	血清	等级型		变态反应
21391-8	显微镜观察	存在与否或身份标识	时间点	骨	名义型	酸性磷酸酶染色	病理学
21392-6	黍 Ab. IgE. RAST 类	任意浓度	时间点	血清	等级型		变态反应
21393-4	猴上皮 Ab. IgE. RAST 类	任意浓度	时间点	血清	等级型		变态反应
2139-4	皮质酮	质量浓度	时间点	血清/血浆	定量型		化学
21394-2	单核细胞＋巨噬细胞/100 白细胞	数量或计数分数	时间点	体液	定量型	手工计数	血液学/细胞分类计数
21395-9	单核细胞＋巨噬细胞/100 白细胞	数量或计数分数	时间点	关节液	定量型	手工计数	血液学/细胞分类计数
21396-7	单核细胞	数量或计数浓度（计数/容积）	时间点	脑脊液	定量型	手工计数	血液学/细胞分类计数
21397-5	单核细胞	数量或计数浓度（计数/容积）	时间点	体液	定量型	手工计数	血液学/细胞分类计数
21398-3	单核细胞	数量或计数浓度（计数/容积）	时间点	关节液	定量型	手工计数	血液学/细胞分类计数
21399-1	构树 Ab. IgE. RAST 类	任意浓度	时间点	血清	等级型		变态反应
21400-7	红色桑树 Ab. IgE. RAST 类	任意浓度	时间点	血清	等级型		变态反应
21401-5	腮腺炎病毒 Ab. IgG	稀释系数、稀释倍数（滴度）	时间点	脑脊液	定量型	免疫荧光	微生物学

LOINC 代码	名称	属性	时间特征	系统	标尺类型	方法类型	分类
2140-2	促肾上腺皮质激素	质量浓度	时间点	羊水	定量型		化学
21402-3	腮腺炎病毒 Ab. IgM	稀释系数、稀释倍数（滴度）	时间点	脑脊液	定量型	免疫荧光	微生物学
21403-1	圆生蘑菇 Ab. IgG. RAST 类	任意浓度	时间点	血清	等级型		变态反应
21404-9	芥末 Ab. IgG. RAST 类	任意浓度	时间点	血清	等级型		变态反应
21405-6	分枝杆菌 sp DNA	任意浓度	时间点	支气管	等级型	探针. 扩增. 靶向扩增	微生物学
21406-4	肺炎支原体 Ab. IgM	任意浓度	时间点	血清	等级型		微生物学
21407-2	髓磷脂 Ab. IgA	稀释系数、稀释倍数（滴度）	时间点	血清	定量型		血清学
21408-0	髓磷脂 Ab. IgG	稀释系数、稀释倍数（滴度）	时间点	血清	定量型		血清学
21409-8	髓磷脂 Ab. IgM	稀释系数、稀释倍数（滴度）	时间点	血清	定量型		血清学
2141-0	促肾上腺皮质激素	质量浓度	时间点	血浆	定量型		化学
21410-6	髓磷脂相关糖蛋白 Ab. IgM	稀释系数、稀释倍数（滴度）	时间点	血清	定量型		血清学
21411-4	髓磷脂相关糖蛋白 Ab. IgM	任意浓度	时间点	血清	定量型		血清学
21412-2	心肌 Ab 模式	印象/检查结果的解释	时间点	血清	名义型		血清学
21413-0	N-乙酰半乳糖胺-4-硫酸酯酶	催化浓度	时间点	尿液	定量型		化学
21414-8	淋病奈瑟菌 DNA	任意浓度	时间点	宫颈粘液	等级型	探针. 扩增. 靶向扩增	微生物学
21415-5	淋病奈瑟菌 DNA	任意浓度	时间点	尿道	等级型	探针. 扩增. 靶向扩增	微生物学
21416-3	淋病奈瑟菌 DNA	任意浓度	时间点	尿液	等级型	探针. 扩增. 靶向扩增	微生物学
21417-1	神经激肽 A	任意浓度	时间点	血清/血浆	定量型		血清学
21418-9	嗜中性粒细胞 Ab	任意浓度	时间点	血清	等级型		血清学
21419-7	嗜中性粒细胞细胞质 Ab 模式	印象/检查结果的解释	时间点	血清	名义型	免疫荧光	血清学
21420-5	硝酸盐	质量浓度	时间点	尿液	定量型		药物水平/毒理学
21421-3	去甲氯胺酮	质量浓度	时间点	血清/血浆	定量型		药物水平/毒理学
21422-1	去甲间甲肾上腺素	质量浓度	24 小时	尿液	定量型		化学
21423-9	细胞核 Ab	稀释系数、稀释倍数（滴度）	时间点	血清	定量型	免疫荧光大鼠肝脏底物	血清学
21424-7	细胞核 Ab. IgG	任意浓度	时间点	血清	等级型	免疫荧光	血清学
21425-4	肉豆蔻 Ab. IgG. RAST 类	任意浓度	时间点	血清	等级型		变态反应
21426-2	燕麦 Ab. IgG. RAST 类	任意浓度	时间点	血清	等级型		变态反应
21427-0	燕麦 Ab. IgE. RAST 类	任意浓度	时间点	血清	等级型		变态反应
2142-8	皮质醇	质量浓度	时间点	唾液	定量型		化学
21428-8	黑齐墩果 Ab. IgE	任意浓度	时间点	血清	定量型		变态反应
21429-6	黑齐墩果 Ab. IgE. RAST 类	任意浓度	时间点	血清	等级型		变态反应
21430-4	洋葱 Ab. IgG. RAST 类	任意浓度	时间点	血清	等级型		变态反应
21431-2	阿片制剂	任意浓度	时间点	尿液	等级型	筛查试验>2000 ng/ml	药物水平/毒理学
21432-0	甜橙 Ab. IgG. RAST 类	任意浓度	时间点	血清	等级型		变态反应
21433-8	甜橙树 Ab. IgE. RAST 类	任意浓度	时间点	血清	等级型		变态反应
21434-6	牛至 Ab. IgG. RAST 类	任意浓度	时间点	血清	等级型		变态反应

LOINC 代码	名称	属性	时间特征	系统	标尺类型	方法类型	分类
21435-3	骨钙素.牛	质量浓度	时间点	血清/血浆	定量型		化学
2143-6	皮质醇	质量浓度	时间点	血清/血浆	定量型		化学
21436-1	卵巢 Ab	任意浓度	时间点	血清	等级型	免疫荧光	血清学
21437-9	氧化氯丹	质量浓度	时间点	血清/血浆	定量型		药物水平/毒理学
21438-7	食用牡蛎 Ab.IgG.RAST 类	任意浓度	时间点	血清	等级型		变态反应
21439-5	木瓜蛋白酶 Ab.IgE.RAST 类	任意浓度	时间点	血清	等级型		变态反应
21440-3	人乳头瘤病毒 16＋18＋31＋33＋35＋45＋51＋52＋56 DNA	任意浓度	时间点	子宫颈	等级型	探针	微生物学
21441-1	人乳头瘤病毒 6＋11＋42＋43＋44 DNA	任意浓度	时间点	子宫颈	等级型	探针	微生物学
21442-9	副流感病毒，已鉴定的	存在与否或身份标识	时间点	鼻	名义型	微生物特异性培养	微生物学
21443-7	对氧磷	质量浓度	时间点	尿液	定量型		药物水平/毒理学
2144-4	皮质醇	质量浓度	时间点	尿液	定量型		化学
21444-5	欧芹 Ab.IgG.RAST 类	任意浓度	时间点	血清	等级型		变态反应
21445-2	豌豆 Ab.IgG.RAST 类	任意浓度	时间点	血清	等级型		变态反应
21446-0	桃树 Ab.IgG.RAST 类	任意浓度	时间点	血清	等级型		变态反应
21447-8	落花生 Ab.IgG.RAST 类	任意浓度	时间点	血清	等级型		变态反应
21448-6	西洋梨 Ab.IgG.RAST 类	任意浓度	时间点	血清	等级型		变态反应
21449-4	黑胡椒 Ab.IgG.RAST 类	任意浓度	时间点	血清	等级型		变态反应
21450-2	辣椒 Ab.IgG.RAST 类	任意浓度	时间点	血清	等级型		变态反应
2145-1	皮质醇.游离型	质量浓度	时间点	血清/血浆	定量型		化学
21451-0	牛角椒 Ab.IgG.RAST 类	任意浓度	时间点	血清	等级型		变态反应
21452-8	绿胡椒 Ab.IgG.RAST 类	任意浓度	时间点	血清	等级型		变态反应
21453-6	墨西哥胡椒 Ab.IgE.RAST 类	任意浓度	时间点	血清	等级型		变态反应
21454-4	白胡椒 Ab.IgG.RAST 类	任意浓度	时间点	血清	等级型		变态反应
21455-1	欧薄荷 Ab.IgE.RAST 类	任意浓度	时间点	血清	等级型		变态反应
21456-9	雉鸡 Ab.IgE.RAST 类	任意浓度	时间点	血清	等级型		变态反应
21457-7	甲拌磷	质量浓度	时间点	尿液	定量型		药物水平/毒理学
21458-5	磷酸盐	质量浓度	24 小时	尿液	定量型		化学
21459-3	海蓬子 spp Ab.IgE.RAST 类	任意浓度	时间点	血清	等级型		变态反应
21460-1	大眼狮鲈 Ab.IgE.RAST 类	任意浓度	时间点	血清	等级型		变态反应
21461-9	（小干松＋美国黄松）Ab.IgE	任意浓度	时间点	血清	定量型		变态反应
21462-7	（小干松＋美国黄松）Ab.IgE.RAST 类	任意浓度	时间点	血清	等级型		变态反应
21463-5	菠萝 Ab.IgG.RAST 类	任意浓度	时间点	血清	等级型		变态反应
21464-3	纤溶酶原激活剂尿激酶类型	任意浓度	时间点	组织	等级型		凝血功能检查
21465-0	恶性疟原虫 Ab	稀释系数、稀释倍数（滴度）	时间点	血清	定量型	免疫荧光	微生物学
21466-8	三日疟原虫 Ab	稀释系数、稀释倍数（滴度）	时间点	血清	定量型	免疫荧光	微生物学
21467-6	卵形疟原虫 Ab	稀释系数、稀释倍数（滴度）	时间点	血清	定量型	免疫荧光	微生物学

LOINC代码	名称	属性	时间特征	系统	标尺类型	方法类型	分类
21468-4	间日疟原虫 Ab	稀释系数、稀释倍数（滴度）	时间点	血清	定量型	免疫荧光	微生物学
2146-9	皮质醇.游离型	质量浓度	时间点	血清/血浆	定量型		化学
21469-2	杏梅 Ab. IgG. RAST 类	任意浓度	时间点	血清	等级型		变态反应
214-7	环丝氨酸	药物敏感度	时间点	分离物	定量或等级型	琼脂扩散	抗生素敏感性
21470-0	青鳕 Ab. IgE. RAST 类	任意浓度	时间点	血清	等级型		变态反应
21471-8	石榴 Ab. IgE	任意浓度	时间点	血清	定量型		变态反应
21472-6	石榴 Ab. IgE. RAST 类	任意浓度	时间点	血清	等级型		变态反应
21473-4	银白杨 Ab. IgE	任意浓度	时间点	血清	定量型		变态反应
21474-2	银白杨 Ab. IgE. RAST 类	任意浓度	时间点	血清	等级型		变态反应
21475-9	猪肉 Ab. IgG. RAST 类	任意浓度	时间点	血清	等级型		变态反应
21476-7	钾	摩尔浓度	24 小时	尿液	定量型		化学
2147-7	皮质醇.游离型	质量速率	24 小时	尿液	定量型		化学
21477-5	马铃薯 Ab. IgE	任意浓度	时间点	血清	定量型		变态反应
21478-3	马铃薯 Ab. IgE. RAST 类	任意浓度	时间点	血清	等级型		变态反应
21479-1	马铃薯 Ab. IgG. RAST 类	任意浓度	时间点	血清	等级型		变态反应
21480-9	残杀威	质量浓度	时间点	尿液	定量型		药物水平/毒理学
21481-7	普萘洛尔	质量浓度	时间点	胃液	定量型		药物水平/毒理学
21482-5	蛋白质	质量浓度	24 小时	尿液	定量型		化学
21483-3	奎尼丁^峰值	质量浓度	时间点	血清/血浆	定量型		药物水平/毒理学
21484-1	种族	类型	时间点	母亲	名义型		临床
2148-5	肌酸	质量浓度	时间点	血清/血浆	定量型		化学
21485-8	萝卜 Ab. IgG. RAST 类	任意浓度	时间点	血清	等级型		变态反应
21486-6	甘蓝型油菜花粉 Ab. IgE. RAST 类	任意浓度	时间点	血清	等级型		变态反应
21487-4	核糖体 P Ab	任意浓度	时间点	脑脊液	定量型		血清学
21488-2	水稻 Ab. IgG. RAST 类	任意浓度	时间点	血清	等级型		变态反应
21489-0	立克次体（变形菌 OX19）Ab	稀释系数、稀释倍数（滴度）	时间点	血清	定量型	胶乳凝集试验	微生物学
21490-8	立克次体（变形菌 OX2）Ab	稀释系数、稀释倍数（滴度）	时间点	血清	定量型	胶乳凝集试验	微生物学
21491-6	立克次体（变形菌 OXK）Ab	稀释系数、稀释倍数（滴度）	时间点	血清	定量型	胶乳凝集试验	微生物学
21492-4	康氏立克次体 Ab. IgG	稀释系数、稀释倍数（滴度）	时间点	血清	定量型		微生物学
2149-3	肌酸	质量浓度	时间点	尿液	定量型		化学
21493-2	康氏立克次体 Ab. IgM	稀释系数、稀释倍数（滴度）	时间点	血清	定量型		微生物学
21494-0	斑疹热立克次体群 Ab. IgG	稀释系数、稀释倍数（滴度）	时间点	脑脊液	定量型	免疫荧光	微生物学
21495-7	斑疹热立克次体群 Ab. IgM	稀释系数、稀释倍数（滴度）	时间点	脑脊液	定量型	免疫荧光	微生物学
21496-5	斑疹伤寒立克次体群 Ab. IgG	稀释系数、稀释倍数（滴度）	时间点	脑脊液	定量型	免疫荧光	微生物学
21497-3	斑疹伤寒立克次体群 Ab. IgM	稀释系数、稀释倍数（滴度）	时间点	脑脊液	定量型	免疫荧光	微生物学
21498-1	恙虫病东方体 Ab. IgG	稀释系数、稀释倍数（滴度）	时间点	血清	定量型		微生物学
21499-9	大西洋胸棘鲷 Ab. IgE. RAST 类	任意浓度	时间点	血清	等级型		变态反应

LOINC 代码	名称	属性	时间特征	系统	标尺类型	方法类型	分类
21500-4	麻疹病毒 Ab. IgG	稀释系数、稀释倍数（滴度）	时间点	脑脊液	定量型	免疫荧光	微生物学
2150-1	肌酸	质量速率	24 小时	尿液	定量型		化学
21501-2	麻疹病毒 Ab. IgG	稀释系数、稀释倍数（滴度）	时间点	血清	定量型	免疫荧光	微生物学
21502-0	麻疹病毒 Ab. IgM	稀释系数、稀释倍数（滴度）	时间点	脑脊液	定量型	免疫荧光	微生物学
21503-8	麻疹病毒 Ab. IgM	任意浓度	时间点	血清	等级型		微生物学
21504-6	黑麦 Ab. IgG. RAST 类	任意浓度	时间点	血清	等级型		变态反应
21505-3	黑麦 Ab. IgG. RAST 类	任意浓度	时间点	血清	等级型		变态反应
21506-1	红花 Ab. IgG. RAST 类	任意浓度	时间点	血清	等级型		变态反应
21507-9	欧鼠尾草 Ab. IgG. RAST 类	任意浓度	时间点	血清	等级型		变态反应
21508-7	加利福尼亚蒿 Ab. IgE. RAST 类	任意浓度	时间点	血清	等级型		变态反应
21509-5	圣路易脑炎病毒 Ab. IgG	稀释系数、稀释倍数（滴度）	时间点	脑脊液	定量型	免疫荧光	微生物学
21510-3	圣路易脑炎病毒 Ab. IgM	稀释系数、稀释倍数（滴度）	时间点	脑脊液	定量型	免疫荧光	微生物学
21511-1	副伤寒沙门菌 A H Ab	稀释系数、稀释倍数（滴度）	时间点	血清	定量型	凝集试验	微生物学
21512-9	副伤寒沙门菌 A H Ab	稀释系数、稀释倍数（滴度）	时间点	血清	定量型	免疫荧光	微生物学
21513-7	副伤寒沙门菌 B H Ab	稀释系数、稀释倍数（滴度）	时间点	血清	定量型	凝集试验	微生物学
21514-5	副伤寒沙门菌 B H Ab	稀释系数、稀释倍数（滴度）	时间点	血清	定量型	免疫荧光	微生物学
21515-2	一年生滨藜 Ab. IgE. RAST 类	任意浓度	时间点	血清	等级型		变态反应
21516-0	扇贝 spp Ab. IgG. RAST 类	任意浓度	时间点	血清	等级型		变态反应
21517-8	裂体吸虫 sp Ab. IgE. RAST 类	任意浓度	时间点	血清	等级型		变态反应
21518-6	SCL-70 可提取核 Ab. IgG	任意浓度	时间点	血清	等级型		血清学
2151-9	肌酸激酶	催化浓度	时间点	脑脊液	定量型		化学
21519-4	芝麻 Ab. IgG. RAST 类	任意浓度	时间点	血清	等级型		变态反应
21520-2	鲨鱼 Ab. IgE. RAST 类	任意浓度	时间点	血清	等级型		变态反应
21521-0	北极甜虾 Ab. IgG. RAST 类	任意浓度	时间点	血清	等级型		变态反应
21522-8	Smith 可提取核 Ab＋核糖核蛋白可提取核 Ab. IgG	任意浓度	时间点	血清	定量型		血清学
21523-6	Smith 可提取核 Ab. IgG	任意浓度	时间点	血清	等级型		血清学
21524-4	红鳍笛鲷 Ab. IgG. RAST 类	任意浓度	时间点	血清	等级型		变态反应
21525-1	钠	摩尔浓度	24 小时	尿液	定量型		化学
21526-9	钠	质量浓度	24 小时	尿液	定量型		化学
2152-7	肌酸激酶. BB	催化浓度	时间点	血清/血浆	定量型	电泳	化学
21527-7	钠	质量速率	24 小时	尿液	定量型		化学
21528-5	鳎鱼 Ab. IgG. RAST 类	任意浓度	时间点	血清	等级型		变态反应
21529-3	标本体积	容积、体积	8 小时	尿液	定量型		标本特性
21530-1	标本体积	容积、体积	10 小时	尿液	定量型		标本特性
21531-9	精子. 运动型/100 精子^射精后 1 小时	数量或计数分数	时间点	精液	定量型		生育能力
21532-7	精子. 运动型/100 精子^射精后 2 小时	数量或计数分数	时间点	精液	定量型		生育能力
21533-5	精子. 运动型/100 精子^射精后 3 小时	数量或计数分数	时间点	精液	定量型		生育能力
21534-3	精子. 运动型/100 精子^射精后 4 小时	数量或计数分数	时间点	精液	定量型		生育能力

LOINC代码	名称	属性	时间特征	系统	标尺类型	方法类型	分类
2153-5	肌酸激酶.大分子型	催化浓度	时间点	血清/血浆	定量型		化学
21535-0	精子.运动型/100 精子^射精后 6 小时	数量或计数分数	时间点	精液	定量型		生育能力
21536-8	鞘磷脂酶	催化浓度	时间点	全血	定量型		化学
21537-6	菠菜 Ab. IgG. RAST 类	任意浓度	时间点	血清	等级型		变态反应
21538-4	密叶云杉 Ab. IgE. RAST 类	任意浓度	时间点	血清	等级型		变态反应
21539-2	西葫芦 Ab. IgE. RAST 类	任意浓度	时间点	血清	等级型		变态反应
215-4	环丝氨酸	药物敏感度	时间点	分离物＋血清	等级型	测序分型	抗生素敏感性
21540-0	南瓜 绿皮密生西葫芦 Ab. IgE. RAST 类	任意浓度	时间点	血清	等级型		变态反应
21541-8	南瓜 绿皮密生西葫芦 Ab. IgG. RAST 类	任意浓度	时间点	血清	等级型		变态反应
21542-6	草莓 Ab. IgG. RAST 类	任意浓度	时间点	血清	等级型		变态反应
2154-3	肌酸激酶.MB	催化浓度	时间点	血清/血浆	定量型	电泳	化学
21543-4	甘蔗 Ab. IgG. RAST 类	任意浓度	时间点	血清	等级型		变态反应
21544-2	磺胺甲噁唑 Ab. IgE. RAST 类	任意浓度	时间点	血清	等级型		变态反应
21545-9	硫苷脂 Ab. IgG	稀释系数、稀释倍数（滴度）	时间点	脑脊液	定量型		血清学
21546-7	硫苷脂 Ab. IgM	稀释系数、稀释倍数（滴度）	时间点	脑脊液	定量型		血清学
21547-5	向日葵种子 Ab. IgG. RAST 类	任意浓度	时间点	血清	等级型		变态反应
21548-3	番薯 Ab. IgG. RAST 类	任意浓度	时间点	血清	等级型		变态反应
21549-1	北美枫香 Ab. IgE. RAST 类	任意浓度	时间点	血清	等级型		变态反应
2155-0	肌酸激酶.MM	催化浓度	时间点	血清/血浆	定量型	电泳	化学
21550-9	滑液衬里细胞	任意浓度	时间点	关节液	等级型	光学显微镜检查	血液学/细胞分类计数
21551-7	T（15，17）（PML，RARA）基因易位	任意	时间点	全血/组织	等级型	分子遗传学	分子病理学.基因易位
21552-5	红橘 Ab. IgG. RAST 类	任意浓度	时间点	血清	等级型		变态反应
21553-3	茶 Ab. IgG. RAST 类	任意浓度	时间点	血清	等级型		变态反应
21554-1	特丁磷	质量浓度	时间点	尿液	定量型		药物水平/毒理学
21555-8	睾酮^^调整为性激素结合球蛋白	质量浓度	时间点	血清/血浆	定量型		化学
21556-6	四氢大麻酚	任意浓度	时间点	尿液	等级型	筛查试验＞20 ng/ml	药物水平/毒理学
21557-4	四氢大麻酚	任意浓度	时间点	尿液	等级型	筛查试验＞100 ng/ml	药物水平/毒理学
21558-2	铊	质量浓度	24 小时	尿液	定量型		药物水平/毒理学
21559-0	茶碱	质量浓度	时间点	胃液	定量型		药物水平/毒理学
21560-8	纯白嗜热放线菌 Ab	任意浓度	时间点	血清	等级型		微生物学
21561-6	萨哈尔（氏）热放线菌 Ab	任意浓度	时间点	血清	等级型		微生物学
21562-4	硫氰酸/肌酐	质量浓度比率	时间点	尿液	定量型		药物水平/毒理学

LOINC 代码	名称	属性	时间特征	系统	标尺类型	方法类型	分类
21563-2	硫代嘌呤甲基转移酶	催化浓度	时间点	红细胞	定量型		化学
21564-0	硫代硫酸盐	质量浓度	时间点	血清/血浆	定量型		化学
21565-7	噻加宾	质量浓度	时间点	血清/血浆	定量型		药物水平/毒理学
21566-5	妥拉磺脲	任意浓度	时间点	血清/血浆	等级型		药物水平/毒理学
21567-3	甲苯磺丁脲	任意浓度	时间点	血清/血浆	等级型		药物水平/毒理学
2156-8	肌酸激酶	催化浓度	时间点	羊水	定量型		化学
21568-1	番茄 Ab. IgG. RAST 类	任意浓度	时间点	血清	等级型		变态反应
21569-9	鼠弓形体 Ab. IgG	稀释系数、稀释倍数（滴度）	时间点	脑脊液	定量型	免疫荧光	微生物学
21570-7	鼠弓形体 Ab. IgG	任意浓度	时间点	血清	等级型	染料试验	微生物学
21571-5	鼠弓形体 Ab. IgM	稀释系数、稀释倍数（滴度）	时间点	脑脊液	定量型	免疫荧光	微生物学
21572-3	转铁蛋白. 碳水化合物缺乏. 无唾液酸成分/转铁蛋白. 总计	质量分数	时间点	血清/血浆	定量型		化学
21573-1	转铁蛋白. 碳水化合物缺乏. 二唾液酸成分/转铁蛋白. 总计	质量分数	时间点	血清/血浆	定量型		化学
21574-9	转铁蛋白. 碳水化合物缺乏. 单唾液酸成分/转铁蛋白. 总计	质量分数	时间点	血清/血浆	定量型		化学
21575-6	转铁蛋白. 碳水化合物缺乏. 五唾液酸成分/转铁蛋白. 总计	质量分数	时间点	血清/血浆	定量型		化学
2157-6	肌酸激酶	催化浓度	时间点	血清/血浆	定量型		化学
21576-4	转铁蛋白. 碳水化合物缺乏. 四唾液酸成分/转铁蛋白. 总计	质量分数	时间点	血清/血浆	定量型		化学
21577-2	转铁蛋白. 碳水化合物缺乏. 三唾液酸成分/转铁蛋白. 总计	质量分数	时间点	血清/血浆	定量型		化学
21578-0	臭椿 Ab. IgE. RAST 类	任意浓度	时间点	血清	等级型		变态反应
21579-8	三氯乙烯	质量浓度	时间点	全血	定量型		药物水平/毒理学
21580-6	曲美苄胺	质量浓度	时间点	XXX	定量型		药物水平/毒理学
21581-4	虹鳟 Ab. IgG. RAST 类	任意浓度	时间点	血清	等级型		变态反应
21582-2	纤溶酶	质量浓度	时间点	血清/血浆	定量型		化学
21583-0	火鸡 Ab. IgG. RAST 类	任意浓度	时间点	血清	等级型		变态反应
2158-4	肌酸激酶. 总计/肌酸激酶. MB	催化浓度比率	时间点	血清/血浆	定量型		化学
21584-8	火鸡羽毛 Ab. IgE. RAST 类	任意浓度	时间点	血清	等级型		变态反应
21585-5	铀	质量浓度	24 小时	尿液	定量型		药物水平/毒理学
21586-3	铀	质量速率	24 小时	尿液	定量型		药物水平/毒理学
21587-1	尿酸	质量浓度	24 小时	尿液	定量型		化学

LOINC 代码	名称	属性	时间特征	系统	标尺类型	方法类型	分类
21588-9	尿胆素原	质量含量	时间点	大便	定量型		化学
21589-7	大麦散黑穗病菌＋小麦散黑穗病菌 Ab. IgE. RAST 类	任意浓度	时间点	血清/血浆	等级型		变态反应
21590-5	丙戊酸盐. 结合型/丙戊酸盐. 总计	质量分数	时间点	血清/血浆	定量型		药物水平/毒理学
21591-3	香子兰 Ab. IgG. RAST 类	任意浓度	时间点	血清	等级型		变态反应
2159-2	肌酐	质量浓度	时间点	羊水	定量型		化学
21592-1	水痘-带状疱疹病毒 Ab	稀释系数、稀释倍数（滴度）	时间点	脑脊液	定量型		微生物学
21594-7	水痘-带状疱疹病毒 Ab	稀释系数、稀释倍数（滴度）	时间点	血清	定量型		微生物学
21595-4	水痘-带状疱疹病毒 Ab. IgG	稀释系数、稀释倍数（滴度）	时间点	脑脊液	定量型	免疫荧光	微生物学
21596-2	水痘-带状疱疹病毒 Ab. IgM	稀释系数、稀释倍数（滴度）	时间点	脑脊液	定量型	免疫荧光	微生物学
21597-0	水痘-带状疱疹病毒 Ab. IgM	任意浓度	时间点	血清	等级型		微生物学
21598-8	水痘-带状疱疹病毒 DNA	任意浓度	时间点	脑脊液	等级型	探针. 扩增. 靶向扩增	微生物学
21599-6	鹿肉 Ab. IgE. RAST 类	任意浓度	时间点	血清	等级型		变态反应
21-6	阿莫西林＋克拉维酸	药物敏感度	时间点	分离物	定量或等级型	琼脂扩散	抗生素敏感性
2160-0	肌酐	质量浓度	时间点	血清/血浆	定量型		化学
21600-2	胡桃 Ab. IgE. RAST 类	任意浓度	时间点	血清	等级型		变态反应
21601-0	西瓜 Ab. IgG. RAST 类	任意浓度	时间点	血清	等级型		变态反应
21602-8	小麦 Ab. IgG. RAST 类	任意浓度	时间点	血清	等级型		变态反应
21603-6	小麦灰尘 Ab. IgE	任意浓度	时间点	血清/血浆	定量型		变态反应
21604-4	小麦灰尘 Ab. IgE. RAST 类	任意浓度	时间点	血清/血浆	等级型		变态反应
21605-1	白鲑 Ab. IgG. RAST 类	任意浓度	时间点	血清	等级型		变态反应
21606-9	木糖^给予某刺激后第 2 份标本	质量浓度	时间点	血清/血浆	定量型		刺激耐受试验
21607-7	面包酵母 Ab. IgG. RAST 类	任意浓度	时间点	血清	等级型		变态反应
21608-5	啤酒用酵母 Ab. IgG. RAST 类	任意浓度	时间点	血清	等级型		变态反应
21609-3	酸乳酪 Ab. IgE. RAST 类	任意浓度	时间点	血清	等级型		变态反应
21610-1	锌	质量浓度	24 小时	尿液	定量型		药物水平/毒理学
21611-9	年龄	时间（如秒数）	时间点	病人	定量型	估计	杂项
21612-7	年龄	时间（如秒数）	时间点	病人	定量型	报告的	杂项
21613-5	沙眼衣原体 DNA	任意浓度	时间点	XXX	等级型	探针. 扩增. 靶向扩增	微生物学
21614-3	CDKN2A 基因缺失	任意	时间点	全血/组织	等级型	分子遗传学	分子病理学. 基因缺失
21615-0	CDKN2B 基因缺失	任意	时间点	全血/组织	等级型	分子遗传学	分子病理学. 基因缺失
21616-8	APC 基因突变分析	存在与否或身份标识	时间点	全血/组织	名义型	分子遗传学	分子病理学. 基因突变
21617-6	APC 基因. p. I1307K	任意	时间点	全血/组织	等级型	分子遗传学	分子病理学. 基因突变
2161-8	肌酐	质量浓度	时间点	尿液	定量型		化学

LOINC 代码	名称	属性	时间特征	系统	标尺类型	方法类型	分类
21618-4	APC 基因突变检测	存在与否或身份标识	时间点	全血/组织	名义型	分子遗传学	分子病理学.基因突变
21619-2	APOE 基因突变分析	存在与否或身份标识	时间点	全血/组织	名义型	分子遗传学	分子病理学.基因突变
216-2	地美环素	药物敏感度	时间点	分离物	定量型	最小致死浓度	抗生素敏感性
21620-0	STS 基因缺失	任意	时间点	全血/组织	等级型	分子遗传学	分子病理学.基因缺失
21622-6	ASPA 基因. p. E285A	任意	时间点	全血/组织	等级型	分子遗传学	分子病理学.基因突变
21623-4	ASPA 基因突变检测	存在与否或身份标识	时间点	全血/组织	名义型	分子遗传学	分子病理学.基因突变
21624-2	ATM 基因突变分析	存在与否或身份标识	时间点	全血/组织	名义型	分子遗传学	分子病理学.基因突变
21625-9	ATM 基因突变检测	存在与否或身份标识	时间点	全血/组织	名义型	分子遗传学	分子病理学.基因突变
2162-6	肌酐	质量速率	24 小时	尿液	定量型		化学
21626-7	ATP7B 基因突变分析	存在与否或身份标识	时间点	全血/组织	名义型	分子遗传学	分子病理学.基因突变
21627-5	ATP7B 基因. c. 2010-2016 缺失	任意	时间点	全血/组织	等级型	分子遗传学	分子病理学.基因突变
21628-3	ATP7B 基因. c. 2337delc	任意	时间点	全血/组织	等级型	分子遗传学	分子病理学.基因突变
21629-1	ATP7B 基因. c. 2487inst	任意	时间点	全血/组织	等级型	分子遗传学	分子病理学.基因突变
21630-9	ATP7B 基因. c. G1711C	任意	时间点	全血/组织	等级型	分子遗传学	分子病理学.基因突变
21631-7	ATP7B 基因. p. G1267R	任意	时间点	全血/组织	等级型	分子遗传学	分子病理学.基因突变
21632-5	ATP7B 基因. p. H1070Q	任意	时间点	全血/组织	等级型	分子遗传学	分子病理学.基因突变
21633-3	ATP7B 基因. p. H714Q	任意	时间点	全血/组织	等级型	分子遗传学	分子病理学.基因突变
2163-4	肌酐肾清除率	容积速率	12 小时	尿液＋血清/血浆	定量型		化学
21634-1	ATP7B 基因. p. N915S	任意	时间点	全血/组织	等级型	分子遗传学	分子病理学.基因突变
21635-8	ATP7B 基因. p. R778L	任意	时间点	全血/组织	等级型	分子遗传学	分子病理学.基因突变
21636-6	BRCA1 基因突变分析	存在与否或身份标识	时间点	全血/组织	名义型	分子遗传学	分子病理学.基因突变
21637-4	BRCA1 基因. c. 185 缺失 Ag	任意	时间点	全血/组织	等级型	分子遗传学	分子病理学.基因突变
21638-2	BRCA1 基因. c. 5382 插入 C	任意	时间点	全血/组织	等级型	分子遗传学	分子病理学.基因突变
21639-0	BRCA1 基因突变检测	存在与否或身份标识	时间点	全血/组织	名义型	分子遗传学	分子病理学.基因突变
21640-8	BRCA2 基因. c. 6174 缺失 T	任意	时间点	全血/组织	等级型	分子遗传学	分子病理学.基因突变

LOINC 代码	名称	属性	时间特征	系统	标尺类型	方法类型	分类
21641-6	CACNA1S 基因突变分析	存在与否或身份标识	时间点	全血/组织	名义型	分子遗传学	分子病理学.基因突变
2164-2	肌酐肾清除率	容积速率	24 小时	尿液+血清/血浆	定量型		化学
21642-4	CACNA1S 基因. p. R1239G	任意	时间点	全血/组织	等级型	分子遗传学	分子病理学.基因突变
21643-2	CACNA1S 基因. p. R1239H	任意	时间点	全血/组织	等级型	分子遗传学	分子病理学.基因突变
21644-0	CACNA1S 基因. p. R528H	任意	时间点	全血/组织	等级型	分子遗传学	分子病理学.基因突变
21645-7	CACNA1S 基因突变检测	存在与否或身份标识	时间点	全血/组织	名义型	分子遗传学	分子病理学.基因突变
21646-5	CBS 基因突变分析	存在与否或身份标识	时间点	全血/组织	名义型	分子遗传学	分子病理学.基因突变
21647-3	CBS 基因. p. G307S	任意	时间点	全血/组织	等级型	分子遗传学	分子病理学.基因突变
21648-1	CBS 基因. p. I278T	任意	时间点	全血/组织	等级型	分子遗传学	分子病理学.基因突变
21649-9	CBS 基因突变检测	存在与否或身份标识	时间点	全血/组织	名义型	分子遗传学	分子病理学.基因突变
21650-7	CCR5 基因突变分析	存在与否或身份标识	时间点	全血/组织	名义型	分子遗传学	分子病理学.基因突变
21651-5	CCR5 基因突变检测	存在与否或身份标识	时间点	全血/组织	名义型	分子遗传学	分子病理学.基因突变
21652-3	CDH1 基因突变分析	存在与否或身份标识	时间点	全血/组织	名义型	分子遗传学	分子病理学.基因突变
21653-1	CDH1 基因突变检测	存在与否或身份标识	时间点	全血/组织	名义型	分子遗传学	分子病理学.基因突变
21654-9	CFTR 基因突变分析	存在与否或身份标识	时间点	全血/组织	名义型	分子遗传学	分子病理学.基因突变
21655-6	CFTR 基因. p. F508 缺失	任意	时间点	全血/组织	等级型	分子遗传学	分子病理学.基因突变
21656-4	CFTR 基因突变检测	存在与否或身份标识	时间点	全血/组织	名义型	分子遗传学	分子病理学.基因突变
21657-2	COL2A1 基因突变分析	存在与否或身份标识	时间点	全血/组织	名义型	分子遗传学	分子病理学.基因突变
21658-0	COL2A1 基因突变检测	存在与否或身份标识	时间点	全血/组织	名义型	分子遗传学	分子病理学.基因突变
2165-9	冷沉纤维蛋白原	质量浓度	时间点	全血	定量型		化学
21659-8	CTNNB1 基因突变分析	存在与否或身份标识	时间点	全血/组织	名义型	分子遗传学	分子病理学.基因突变
21660-6	CTNNB1 基因突变检测	存在与否或身份标识	时间点	全血/组织	名义型	分子遗传学	分子病理学.基因突变
21661-4	CYP2D6 基因突变分析缺失	存在与否或身份标识	时间点	全血/组织	名义型	分子遗传学	分子病理学.基因突变
21662-2	CYP2D6 基因. 1-BP 缺失	任意	时间点	全血/组织	等级型	分子遗传学	分子病理学.基因突变
21663-0	CYP2D6 基因突变分析 G-A NT1 X4	存在与否或身份标识	时间点	全血/组织	名义型	分子遗传学	分子病理学.基因突变

LOINC 代码	名称	属性	时间特征	系统	标尺类型	方法类型	分类
21664-8	CYP2D6 基因. p. G169X	任意	时间点	全血/组织	等级型	分子遗传学	分子病理学.基因突变
21665-5	EGFR 基因突变分析	存在与否或身份标识	时间点	全血/组织	名义型	分子遗传学	分子病理学.基因突变
21666-3	EGFR 基因突变检测	存在与否或身份标识	时间点	全血/组织	名义型	分子遗传学	分子病理学.基因突变
2166-7	冷球蛋白	质量浓度	时间点	全血	定量型		化学
21667-1	F5 基因突变分析	存在与否或身份标识	时间点	全血/组织	名义型	分子遗传学	分子病理学.基因突变
21668-9	F5 基因. p. R506Q	任意	时间点	全血/组织	等级型	分子遗传学	分子病理学.基因突变
21669-7	F5 基因突变检测	存在与否或身份标识	时间点	全血/组织	名义型	分子遗传学	分子病理学.基因突变
21670-5	F7 基因突变分析	存在与否或身份标识	时间点	全血/组织	名义型	分子遗传学	分子病理学.基因突变
21671-3	F7 基因突变检测	存在与否或身份标识	时间点	全血/组织	名义型	分子遗传学	分子病理学.基因突变
21672-1	F8 基因突变分析	存在与否或身份标识	时间点	全血/组织	名义型	分子遗传学	分子病理学.基因突变
21673-9	F8 基因突变检测	存在与否或身份标识	时间点	全血/组织	名义型	分子遗传学	分子病理学.基因突变
21674-7	FGFR2 基因突变分析	存在与否或身份标识	时间点	全血/组织	名义型	分子遗传学	分子病理学.基因突变
2167-5	冷球蛋白	任意浓度	时间点	血浆	等级型		化学
21675-4	FGFR2 基因突变检测	存在与否或身份标识	时间点	全血/组织	名义型	分子遗传学	分子病理学.基因突变
21676-2	FGFR3 基因突变分析	存在与否或身份标识	时间点	全血/组织	名义型	分子遗传学	分子病理学.基因突变
21677-0	FGFR3 基因. p. G375C	任意	时间点	全血/组织	等级型	分子遗传学	分子病理学.基因突变
21678-8	FGFR3 基因. p. G380R	任意	时间点	全血/组织	等级型	分子遗传学	分子病理学.基因突变
21679-6	FGFR3 基因. p. K650E	任意	时间点	全血/组织	等级型	分子遗传学	分子病理学.基因突变
21680-4	G6PD 基因突变分析	存在与否或身份标识	时间点	全血/组织	名义型	分子遗传学	分子病理学.基因突变
21681-2	G6PD 基因突变检测	存在与否或身份标识	时间点	全血/组织	名义型	分子遗传学	分子病理学.基因突变
21682-0	戈谢病类型 1 基因突变检测	存在与否或身份标识	时间点	全血/组织	名义型	分子遗传学	分子病理学.基因突变
2168-3	冷球蛋白	质量浓度	时间点	血浆	定量型		化学
21683-8	戈谢病类型 2 基因突变检测	存在与否或身份标识	时间点	全血/组织	名义型	分子遗传学	分子病理学.基因突变
21684-6	戈谢病类型 3 基因突变检测	存在与否或身份标识	时间点	全血/组织	名义型	分子遗传学	分子病理学.基因突变
21685-3	HADHB 基因突变分析	存在与否或身份标识	时间点	全血/组织	名义型	分子遗传学	分子病理学.基因突变
21686-1	HADHB 基因突变检测	存在与否或身份标识	时间点	全血/组织	名义型	分子遗传学	分子病理学.基因突变

LOINC 代码	名称	属性	时间特征	系统	标尺类型	方法类型	分类
21687-9	HBA1 基因突变分析	存在与否或身份标识	时间点	全血/组织	名义型	分子遗传学	分子病理学.基因突变
21688-7	HBA1 基因突变检测	存在与否或身份标识	时间点	全血/组织	名义型	分子遗传学	分子病理学.基因突变
21689-5	HBB 基因突变分析	存在与否或身份标识	时间点	全血/组织	名义型	分子遗传学	分子病理学.基因突变
21690-3	HBB 基因. p. e6v	任意	时间点	全血/组织	等级型	分子遗传学	分子病理学.基因突变
2169-1	钴胺素肾清除率	容积速率	24 小时	尿液	定量型		化学
21691-1	HBB 基因突变检测	存在与否或身份标识	时间点	全血/组织	名义型	分子遗传学	分子病理学.基因突变
21692-9	PRSS1 基因突变分析	存在与否或身份标识	时间点	全血/组织	名义型	分子遗传学	分子病理学.基因突变
21693-7	遗传性胰腺炎基因突变检测	存在与否或身份标识	时间点	全血/组织	名义型	分子遗传学	分子病理学.基因突变
21694-5	HFE 基因突变分析	存在与否或身份标识	时间点	全血/组织	名义型	分子遗传学	分子病理学.基因突变
21695-2	HFE 基因. p. C282Y	任意	时间点	全血/组织	等级型	分子遗传学	分子病理学.基因突变
21696-0	HFE 基因. p. H63D	任意	时间点	全血/组织	等级型	分子遗传学	分子病理学.基因突变
21697-8	HFE 基因突变，经检验的	存在与否或身份标识	时间点	全血/组织	名义型	分子遗传学	分子病理学.基因突变
21698-6	HRAS 基因突变分析	存在与否或身份标识	时间点	全血/组织	名义型	分子遗传学	分子病理学.基因突变
21699-4	HRAS 基因突变检测	存在与否或身份标识	时间点	全血/组织	名义型	分子遗传学	分子病理学.基因突变
217-0	地美环素	药物敏感度	时间点	分离物	定量或等级型	最小抑制浓度	抗生素敏感性
21700-0	卡尔曼综合征基因突变分析	存在与否或身份标识	时间点	全血/组织	名义型	分子遗传学	分子病理学.基因突变
21701-8	卡尔曼综合征基因突变，经检验的	存在与否或身份标识	时间点	全血/组织	名义型	分子遗传学	分子病理学.基因突变
21702-6	KRAS2 基因突变分析	存在与否或身份标识	时间点	全血/组织	名义型	分子遗传学	分子病理学.基因突变
21703-4	KRAS2 基因突变，经检验的	存在与否或身份标识	时间点	全血/组织	名义型	分子遗传学	分子病理学.基因突变
21704-2	MTATP6 基因突变分析	存在与否或身份标识	时间点	全血/组织	名义型	分子遗传学	分子病理学.基因突变
21705-9	Mtnd4 基因. p. I312V	任意	时间点	全血/组织	等级型	分子遗传学	分子病理学.基因突变
21706-7	Mtnd4 基因. p. R304H	任意	时间点	全血/组织	等级型	分子遗传学	分子病理学.基因突变
21707-5	Mtnd4 基因. p. T109A	任意	时间点	全血/组织	等级型	分子遗传学	分子病理学.基因突变
21708-3	MTATP6 基因. p. L156R	任意	时间点	全血/组织	等级型	分子遗传学	分子病理学.基因突变
2170-9	氰钴胺.真性	质量浓度	时间点	血清	定量型		化学
21709-1	亚甲基四氢叶酸还原酶基因突变分析	存在与否或身份标识	时间点	全血/组织	名义型	分子遗传学	分子病理学.基因突变

LOINC 代码	名称	属性	时间特征	系统	标尺类型	方法类型	分类
21710-9	亚甲基四氢叶酸还原酶基因. p. A677V	任意	时间点	全血/组织	等级型	分子遗传学	分子病理学.基因突变
21711-7	亚甲基四氢叶酸还原酶基因. p. C677E	任意	时间点	全血/组织	等级型	分子遗传学	分子病理学.基因突变
21712-5	亚甲基四氢叶酸还原酶基因突变，经检验的	存在与否或身份标识	时间点	全血/组织	名义型	分子遗传学	分子病理学.基因突变
21713-3	MTTK 基因. C. A8344G	任意	时间点	全血/组织	等级型	分子遗传学	分子病理学.基因突变
21714-1	Mttl1 基因. C. A3243G	任意	时间点	全血/组织	等级型	分子遗传学	分子病理学.基因突变
21715-8	MXI1 基因突变分析	存在与否或身份标识	时间点	全血/组织	名义型	分子遗传学	分子病理学.基因突变
21716-6	NB 基因突变分析	存在与否或身份标识	时间点	全血/组织	名义型	分子遗传学	分子病理学.基因突变
2171-7	钴胺素.未饱和的结合力	质量浓度	时间点	血清	定量型		化学
21717-4	NF1 基因突变分析	存在与否或身份标识	时间点	全血/组织	名义型	分子遗传学	分子病理学.基因突变
21718-2	NF1 基因突变检测	存在与否或身份标识	时间点	全血/组织	名义型	分子遗传学	分子病理学.基因突变
21719-0	NRAS 基因突变分析	存在与否或身份标识	时间点	全血/组织	名义型	分子遗传学	分子病理学.基因突变
21720-8	NRAS 基因突变，经检验的	存在与否或身份标识	时间点	全血/组织	名义型	分子遗传学	分子病理学.基因突变
21721-6	OTC 基因突变分析	存在与否或身份标识	时间点	全血/组织	名义型	分子遗传学	分子病理学.基因突变
21722-4	OTC 基因突变，经检验的	存在与否或身份标识	时间点	全血/组织	名义型	分子遗传学	分子病理学.基因突变
21723-2	SERPINA1 基因突变分析	存在与否或身份标识	时间点	全血/组织	名义型	分子遗传学	分子病理学.基因突变
21724-0	SERPINA1 基因. p. E264V	任意	时间点	全血/组织	等级型	分子遗传学	分子病理学.基因突变
2172-5	胱硫醚	任意浓度	时间点	血清/血浆	等级型		化学
21725-7	SERPINA1 基因. p. E342V	任意	时间点	全血/组织	等级型	分子遗传学	分子病理学.基因突变
21726-5	SERPINA1 基因突变，经检验的	存在与否或身份标识	时间点	全血/组织	名义型	分子遗传学	分子病理学.基因突变
21727-3	PMP22 基因突变分析	存在与否或身份标识	时间点	全血/组织	名义型	分子遗传学	分子病理学.基因突变
21728-1	PMP22 基因突变，经检验的	存在与否或身份标识	时间点	全血/组织	名义型	分子遗传学	分子病理学.基因突变
21729-9	PSAP 基因突变分析	存在与否或身份标识	时间点	全血/组织	名义型	分子遗传学	分子病理学.基因突变
21730-7	PSAP 基因突变，经检验的	存在与否或身份标识	时间点	全血/组织	名义型	分子遗传学	分子病理学.基因突变
21731-5	RB1 基因突变分析	存在与否或身份标识	时间点	全血/组织	名义型	分子遗传学	分子病理学.基因突变
21732-3	RB1 基因突变，经检测的	存在与否或身份标识	时间点	全血/组织	名义型	分子遗传学	分子病理学.基因突变
2173-3	胱硫醚	质量浓度	时间点	血清/血浆	定量型		化学

LOINC 代码	名称	属性	时间特征	系统	标尺类型	方法类型	分类
21733-1	RET 基因突变分析	存在与否或身份标识	时间点	全血/组织	名义型	分子遗传学	分子病理学.基因突变
21734-9	RET 基因突变，经检验的	存在与否或身份标识	时间点	全血/组织	名义型	分子遗传学	分子病理学.基因突变
21735-6	SNCA 基因突变分析	存在与否或身份标识	时间点	全血/组织	名义型	分子遗传学	分子病理学.基因突变
21736-4	SNCA 基因. p. A30P	任意	时间点	全血/组织	等级型	分子遗传学	分子病理学.基因突变
21737-2	SNCA 基因. p. A53T	任意	时间点	全血/组织	等级型	分子遗传学	分子病理学.基因突变
21738-0	SNCA 基因突变，经检验的	存在与否或身份标识	时间点	全血/组织	名义型	分子遗传学	分子病理学.基因突变
21739-8	TP53 基因突变分析	存在与否或身份标识	时间点	全血/组织	名义型	分子遗传学	分子病理学.基因突变
21740-6	TRAF3 基因突变分析	存在与否或身份标识	时间点	全血/组织	名义型	分子遗传学	分子病理学.基因突变
2174-1	胱硫醚	质量浓度	时间点	尿液	定量型		化学
21741-4	TRAF3 基因突变检测	存在与否或身份标识	时间点	全血/组织	名义型	分子遗传学	分子病理学.基因突变
21742-2	WT1 基因突变分析	存在与否或身份标识	时间点	全血/组织	名义型	分子遗传学	分子病理学.基因突变
21743-0	WT1 基因突变，经检验的	存在与否或身份标识	时间点	全血/组织	名义型	分子遗传学	分子病理学.基因突变
21744-8	CCND1 基因重排	任意	时间点	全血/组织	等级型	分子遗传学	分子病理学.基因重排
21745-5	BCL2 基因重排	任意	时间点	全血/组织	等级型	分子遗传学	分子病理学.基因重排
21746-3	BCL6 基因重排	任意	时间点	全血/组织	等级型	分子遗传学	分子病理学.基因重排
21747-1	免疫球蛋白重链基因重排	任意	时间点	全血/组织	等级型	分子遗传学	分子病理学.基因重排
21748-9	免疫球蛋白 κ 轻链基因重排	任意	时间点	全血/组织	等级型	分子遗传学	分子病理学.基因重排
21749-7	免疫球蛋白 λ 轻链基因重排	任意	时间点	全血/组织	等级型	分子遗传学	分子病理学.基因重排
21750-5	MYC 基因重排	任意	时间点	全血/组织	等级型	分子遗传学	分子病理学.基因重排
21751-3	TCRB 基因重排	任意	时间点	全血/组织	等级型	分子遗传学	分子病理学.基因重排
21752-1	TCRD 基因重排	任意	时间点	全血/组织	等级型	分子遗传学	分子病理学.基因重排
21753-9	TCRG 基因重排	任意	时间点	全血/组织	等级型	分子遗传学	分子病理学.基因重排
21754-7	AR 基因. CAG 重复序列	任意	时间点	全血/组织	等级型	分子遗传学	分子病理学.基因三核苷酸重复序列
21755-4	CACNA1A 基因. CAG 重复序列	任意	时间点	全血/组织	等级型	分子遗传学	分子病理学.基因三核苷酸重复序列

LOINC 代码	名称	属性	时间特征	系统	标尺类型	方法类型	分类
21756-2	DRPLA 基因. CAG 重复序列	任意	时间点	全血/组织	等级型	分子遗传学	分子病理学.基因三核苷酸重复序列
21757-0	DMPK 基因. CTG 重复序列	任意	时间点	全血/组织	等级型	分子遗传学	分子病理学.基因三核苷酸重复序列
2175-8	胱氨酸	任意浓度	时间点	全血	等级型		化学
21759-6	FMR1 基因. CGG 重复序列	任意	时间点	全血/组织	等级型	分子遗传学	分子病理学.基因三核苷酸重复序列
21760-4	FRAXE 基因. CGG 重复序列	任意	时间点	全血/组织	等级型	分子遗传学	分子病理学.基因三核苷酸重复序列
21761-2	FRAXE 基因. CGG 重复序列	任意	时间点	全血/组织	等级型	分子遗传学	分子病理学.基因三核苷酸重复序列
21762-0	FRDA 基因. GAA 重复序列	任意	时间点	全血/组织	等级型	分子遗传学	分子病理学.基因三核苷酸重复序列
21763-8	HD 基因. CAG 重复序列	任意	时间点	全血/组织	等级型	分子遗传学	分子病理学.基因三核苷酸重复序列
21764-6	MJD 基因. CAG 重复序列	任意	时间点	全血/组织	等级型	分子遗传学	分子病理学.基因三核苷酸重复序列
21765-3	SCA1 基因. CAG 重复序列	任意	时间点	全血/组织	等级型	分子遗传学	分子病理学.基因三核苷酸重复序列
2176-6	胱氨酸	任意浓度	时间点	血清/血浆	等级型		化学
21766-1	SCA2 基因. CAG 重复序列	任意	时间点	全血/组织	等级型	分子遗传学	分子病理学.基因三核苷酸重复序列
21767-9	SCA7 基因. CAG 重复序列	任意	时间点	全血/组织	等级型	分子遗传学	分子病理学.基因三核苷酸重复序列
21768-7	脊髓小脑性共济失调基因突变，经检验的	存在与否或身份标识	时间点	全血/组织	名义型	分子遗传学	分子病理学.基因突变
21769-5	脊髓小脑性共济失调基因.CAG 重复序列	任意	时间点	全血/组织	等级型	分子遗传学	分子病理学.基因三核苷酸重复序列
21770-3	染色体 12 三体型	任意	时间点	全血/组织	等级型	细胞遗传学	分子病理学.基因三体性染色体
21771-1	染色体 21 三体型	任意	时间点	全血/组织	等级型	细胞遗传学	分子病理学.基因三体性染色体
21772-9	染色体 7 三体型	任意	时间点	全血/组织	等级型	细胞遗传学	分子病理学.基因三体性染色体

LOINC 代码	名称	属性	时间特征	系统	标尺类型	方法类型	分类
21773-7	染色体 8 三体型	任意	时间点	全血/组织	等级型	细胞遗传学	分子病理学.基因三体性染色体
2177-4	胱氨酸	质量浓度	时间点	血清/血浆	定量型		化学
21774-5	染色体 9 三体型	任意	时间点	全血/组织	等级型	细胞遗传学	分子病理学.基因三体性染色体
21775-2	细胞.t（1，13）（PAX7，FKHR）/细胞总数	数量或计数分数	时间点	全血/组织	定量型	分子遗传学	分子病理学.基因易位
21776-0	细胞.t（1，19）（PBX1，TCF3）/细胞总数	数量或计数分数	时间点	全血/组织	定量型	分子遗传学	分子病理学.基因易位
21777-8	细胞.t（11，14）（CLL，IGH）/细胞总数	数量或计数分数	时间点	全血/组织	定量型	分子遗传学	分子病理学.基因易位
21778-6	细胞.t（11，19）（MLL，MLLT1）/细胞总数	数量或计数分数	时间点	全血/组织	定量型	分子遗传学	分子病理学.基因易位
21779-4	细胞.t（11，22）（FLI1，EWSR1）/细胞总数	数量或计数分数	时间点	全血/组织	定量型	分子遗传学	分子病理学.基因易位
21780-2	细胞.t（11，22）（WT1，EWSR1）/细胞总数	数量或计数分数	时间点	全血/组织	定量型	分子遗传学	分子病理学.基因易位
21781-0	细胞.t（12，16）（FUS，DDIT3）/细胞总数	数量或计数分数	时间点	全血/组织	定量型	分子遗传学	分子病理学.基因易位
2178-2	胱氨酸	质量浓度	时间点	尿液	定量型		化学
21782-8	细胞.t（12，21）（ETV6，CBFA2）/细胞总数	数量或计数分数	时间点	全血/组织	定量型	分子遗传学	分子病理学.基因易位
21783-6	细胞.t（12，22）（ATF1，EWSR1）/细胞总数	数量或计数分数	时间点	全血/组织	定量型	分子遗传学	分子病理学.基因易位
21784-4	细胞.t（14，18）（IGH，BCL2）/细胞总数	数量或计数分数	时间点	全血/组织	定量型	分子遗传学	分子病理学.基因易位
21785-1	细胞.t（15，17）（PML，RARA）/细胞总数	数量或计数分数	时间点	全血/组织	定量型	分子遗传学	分子病理学.基因易位
21786-9	细胞.t（2，13）（PAX3，FKHR）/细胞总数	数量或计数分数	时间点	全血/组织	定量型	分子遗传学	分子病理学.基因易位
21787-7	细胞.t（2，5）（ALK，NPM1）/细胞总数	数量或计数分数	时间点	全血/组织	定量型	分子遗传学	分子病理学.基因易位
21788-5	细胞.t（21，22）（ERG，EWSR1）/细胞总数	数量或计数分数	时间点	全血/组织	定量型	分子遗传学	分子病理学.基因易位
21789-3	细胞.t（4，11）（MLLT2，MLL）/细胞总数	数量或计数分数	时间点	全血/组织	定量型	分子遗传学	分子病理学.基因易位
2179-0	胱氨酸	质量速率	24 小时	尿液	定量型		化学
21790-1	细胞.t（5，12）（PDGFRB，ETV6）/细胞总数	数量或计数分数	时间点	全血/组织	定量型	分子遗传学	分子病理学.基因易位
21791-9	细胞.t（6，9）（D6S231E，NUP6）/细胞总数	数量或计数分数	时间点	全血/组织	定量型	分子遗传学	分子病理学.基因易位
21792-7	细胞.t（8，14）（MYC，IGH）/细胞总数	数量或计数分数	时间点	全血/组织	定量型	分子遗传学	分子病理学.基因易位
21793-5	细胞.t（8，21）（CBFA2T1，CBFA2）/细胞总数	数量或计数分数	时间点	全血/组织	定量型	分子遗传学	分子病理学.基因易位
21794-3	细胞.t（9，11）（MLL，MLLT3）/细胞总数	数量或计数分数	时间点	全血/组织	定量型	分子遗传学	分子病理学.基因易位

LOINC 代码	名称	属性	时间特征	系统	标尺类型	方法类型	分类
21795-0	细胞.t（9，22）（ABL1，BCR）/细胞总数	数量或计数分数	时间点	全血/组织	定量型	分子遗传学	分子病理学.基因易位
21796-8	细胞.t（9，22）（CSMF，EWSR1）/细胞总数	数量或计数分数	时间点	全血/组织	定量型	分子遗传学	分子病理学.基因易位
21797-6	细胞.t（X，18）（SSXT，SSX1）/细胞总数	数量或计数分数	时间点	全血/组织	定量型	分子遗传学	分子病理学.基因易位
21798-4	细胞.t（X，18）（SSXT，SSX2）/细胞总数	数量或计数分数	时间点	全血/组织	定量型	分子遗传学	分子病理学.基因易位
21799-2	T（1，13）（PAX7，FKHR）基因易位	任意	时间点	全血/组织	等级型	分子遗传学	分子病理学.基因易位
21800-8	T（1，19）（PBX1，TCF3）基因易位	任意	时间点	全血/组织	等级型	分子遗传学	分子病理学.基因易位
21801-6	T（11，14）（CLL，IGH）基因易位	任意	时间点	全血/组织	等级型	分子遗传学	分子病理学.基因易位
21802-4	T（11，19）（MLL，MLLT1）基因易位	任意	时间点	全血/组织	等级型	分子遗传学	分子病理学.基因易位
21803-2	T（11，22）（FLI1，EWSR1）基因易位	任意	时间点	全血/组织	等级型	分子遗传学	分子病理学.基因易位
21804-0	T（11，22）（WT1，EWSR1）基因易位	任意	时间点	全血/组织	等级型	分子遗传学	分子病理学.基因易位
21805-7	T（12，16）（FUS，DDIT3）基因易位	任意	时间点	全血/组织	等级型	分子遗传学	分子病理学.基因易位
21806-5	T（12，21）（ETV6，CBFA2）基因易位	任意	时间点	全血/组织	等级型	分子遗传学	分子病理学.基因易位
21807-3	T（12，22）（ATF1，EWSR1）基因易位	任意	时间点	全血/组织	等级型	分子遗传学	分子病理学.基因易位
2180-8	胱氨酸+半胱氨酸	质量浓度	时间点	血清/血浆	定量型		化学
21808-1	T（14，18）（IGH，BCL2）基因易位	任意	时间点	全血/组织	等级型	分子遗传学	分子病理学.基因易位
21809-9	T（14，18）（IGH，BCL2）基因易位主要断裂点	任意	时间点	全血/组织	等级型	分子遗传学	分子病理学.基因易位
21810-7	T（14，18）（IGH，BCL2）基因易位次要断裂点	任意	时间点	全血/组织	等级型	分子遗传学	分子病理学.基因易位
21811-5	T（15，17）（PML，RARA）基因易位	任意	时间点	全血/组织	等级型	分子遗传学	分子病理学.基因易位
21812-3	T（2，13）（PAX3，FKHR）基因易位	任意	时间点	全血/组织	等级型	分子遗传学	分子病理学.基因易位
21813-1	T（2，5）（ALK，NPM1）基因易位	任意	时间点	全血/组织	等级型	分子遗传学	分子病理学.基因易位
21814-9	T（21，22）（ERG，EWSR1）基因易位	任意	时间点	全血/组织	等级型	分子遗传学	分子病理学.基因易位
21815-6	T（4，11）（MLLT2，MLL）基因易位	任意	时间点	全血/组织	等级型	分子遗传学	分子病理学.基因易位
2181-6	胱氨酰氨基肽酶	催化浓度	时间点	血清	定量型		化学
21816-4	T（5，12）（PDGFRB，ETV6）基因易位	任意	时间点	全血/组织	等级型	分子遗传学	分子病理学.基因易位
21817-2	T（6，9）（DEK，NUP214）基因易位	任意	时间点	全血/组织	等级型	分子遗传学	分子病理学.基因易位
21818-0	T（8，14）（MYC，IGH）基因易位	任意	时间点	全血/组织	等级型	分子遗传学	分子病理学.基因易位

LOINC 代码	名称	属性	时间特征	系统	标尺类型	方法类型	分类
21819-8	T（8，21）（CBFA2T1，CBFA2）基因易位	任意	时间点	全血/组织	等级型	分子遗传学	分子病理学.基因易位
21820-6	T（9，11）（MLL，MLLT3）基因易位	任意	时间点	全血/组织	等级型	分子遗传学	分子病理学.基因易位
21821-4	T（9，22）（ABL1，BCR）基因易位	任意	时间点	全血/组织	等级型	分子遗传学	分子病理学.基因易位
21822-2	T（9，22）（ABL1，BCR）基因易位主要断裂点	任意	时间点	全血/组织	等级型	分子遗传学	分子病理学.基因易位
21823-0	T（9，22）（ABL1，BCR）基因易位次要断裂点	任意	时间点	全血/组织	等级型	分子遗传学	分子病理学.基因易位
2182-4	细胞色素 B 还原酶	催化浓度	时间点	羊水	定量型		化学
21824-8	T（9，22）（CSMF，EWSR1）基因易位	任意	时间点	全血/组织	等级型	分子遗传学	分子病理学.基因易位
21825-5	T（X，18）（SSXT，SSX1）基因易位	任意	时间点	全血/组织	等级型	分子遗传学	分子病理学.基因易位
21826-3	T（X，18）（SSXT，SSX2）基因易位	任意	时间点	全血/组织	等级型	分子遗传学	分子病理学.基因易位
21827-1	传输记录类型	类型	时间点	癌症登记中心北美协会消息	名义型		肿瘤登记
21828-9	癌症登记	类型	时间点	癌症登记中心北美协会消息	名义型		肿瘤登记
21829-7	机构数据源	标识符	时间点	挂号登记消息	名义型		肿瘤登记
21830-5	版本	类型	时间点	癌症登记中心北美协会消息	名义型		肿瘤登记
21831-3	特别肿瘤病例标识码	标识符	时间点	癌.XXX	名义型		肿瘤登记
2183-2	细胞色素 B5 还原酶	催化浓度	时间点	血清	定量型		化学
21832-1	编码系统 1970 & 1980 & 1990 年	类型	时间点	普查地域针对某癌诊断	名义型		肿瘤登记
21833-9	针对某癌诊断的备用普查地域	标识符	时间点	病人	名义型		肿瘤登记
21834-7	编码系统	类型	时间点	普查地域针对某癌诊断.备用	名义型		肿瘤登记
21835-4	编码系统.当前的	类型	时间点	种族	名义型		肿瘤登记
21836-2	编码系统.原始的	类型	时间点	种族	名义型		肿瘤登记
21837-0	西班牙血统	类型	时间点	病人	名义型	最佳估计	肿瘤登记
21838-8	种族划分	类型	时间点	病人	名义型	用计算机计算（computed）	肿瘤登记
21839-6	推导方法	类型	时间点	种族划分估计	名义型	*	肿瘤登记
2184-0	细胞色素 C 氧化酶	催化浓度	时间点	血浆	定量型		化学
21840-4	性别	类型	时间点	病人	名义型		肿瘤登记
21841-2	癌症诊断年龄	数量或计数（正整数）	时间点	癌.XXX	定量型		肿瘤登记
21842-0	出生地	标识符	时间点	病人	名义型		肿瘤登记

LOINC 代码	名称	属性	时间特征	系统	标尺类型	方法类型	分类
21843-8	普通职业既往史	发现（结果）	时间点	病人	名义型	XXX	肿瘤登记
21844-6	普通工业既往史	发现（结果）	时间点	病人	名义型	XXX	肿瘤登记
21845-3	信息源	类型	时间点	普通职业既往史	名义型	*	肿瘤登记
21846-1	信息源	类型	时间点	普通工业既往史	名义型	*	肿瘤登记
21847-9	普通职业	发现（结果）	时间点	病人	叙述型		肿瘤登记
21848-7	普通工业	发现（结果）	时间点	病人	叙述型		肿瘤登记
21849-5	编码系统	类型	时间点	职业与工业既往史	名义型		肿瘤登记
21850-3	癌症既往史	发现（结果）	时间点	家族成员	叙述型		肿瘤登记
21851-1	针对某癌诊断	扩展地址、扩充地址、详细地址（来自 HL7）	时间点	病人	名义型		肿瘤登记
21852-9	1970&1980&1990 年确定的人口普查统计区域	类型	时间点	普查地域	名义型	*	肿瘤登记
21853-7	序列号中心的. 病人	任意	时间点	癌. XXX	等级型		肿瘤登记
21854-5	首次诊断日期	时间戳、时间标记	时间点	癌. XXX	定量型		肿瘤登记
21855-2	原发部位	解剖学	时间点	癌. XXX	名义型		肿瘤登记
21856-0	组织学 ICD-0-2	存在与否或身份标识	时间点	癌. XXX	名义型		肿瘤登记
2185-7	细胞色素 C 氧化酶	催化浓度	时间点	血小板	定量型		化学
21857-8	行为 ICD-0-2	存在与否或身份标识	时间点	癌. XXX	名义型		肿瘤登记
21858-6	等级	存在与否或身份标识	时间点	癌. XXX	名义型		肿瘤登记
21859-4	编码系统. 原始的	类型	时间点	癌. XXX. 解剖部位	名义型		肿瘤登记
21860-2	编码系统. 原始的	类型	时间点	癌. XXX. 形态学	名义型		肿瘤登记
21861-0	诊断确认由	类型	时间点	癌. XXX	名义型		肿瘤登记
21862-8	用于摘要的文档来源	类型	时间点	癌. XXX	名义型		肿瘤登记
21863-6	最后被屏蔽的日期	时间戳、时间标记	时间点	癌. XXX	定量型		肿瘤登记
21864-4	多数最近的筛查结果	类型	时间点	癌. XXX	名义型		肿瘤登记
2186-5	细胞色素 C 氧化酶	催化浓度	时间点	白细胞	定量型		化学
21865-1	医院. 报告	标识符	时间点	癌. XXX	名义型		肿瘤登记
21866-9	病人标识码. 医院	标识符	时间点	病人	名义型		肿瘤登记
21867-7	序列号. 医院	任意	时间点	癌. XXX	等级型		肿瘤登记
21868-5	用户标识码. 医院指定的	标识符	时间点	摘录者	名义型		肿瘤登记
21869-3	医院入院. 首次接触	时间戳、时间标记	时间点	癌	定量型		肿瘤登记
21870-1	病人入院日期	时间戳、时间标记	时间点	癌. XXX	定量型		肿瘤登记
21871-9	病人出院日期	时间戳、时间标记	时间点	癌. XXX	定量型		肿瘤登记
21872-7	该医院与癌症诊断之间的关系	类型	事件	癌. XXX	名义型		肿瘤登记
2187-3	胞质氨基肽酶	催化浓度	时间点	血清/血浆	定量型		化学
21873-5	首次因故在这家医院见到的年份	时间戳、时间标记	时间点	癌. XXX	定量型		肿瘤登记
21874-3	癌症会议. 关于病例报告的发言情况	类型	时间点	癌. XXX	名义型		肿瘤登记
21875-0	癌症会议	时间戳、时间标记	时间点	癌. XXX	定量型		肿瘤登记
21876-8	针对原发部位依靠医疗设备进行的外科手术流程. YYY	存在与否或身份标识	时间点	癌. XXX	名义型		肿瘤登记

LOINC代码	名称	属性	时间特征	系统	标尺类型	方法类型	分类
21877-6	针对局部结节依靠医疗设备进行的外科手术流程.YYY	存在与否或身份标识	时间点	癌.XXX	名义型		肿瘤登记
21878-4	其他地区性疾病^依靠医疗设备.YYY最明确的诊疗	存在与否或身份标识	时间点	癌.XXX	名义型		肿瘤登记
21879-2	外科手术.依靠医疗设备已检查的局部结节.YYY最明确的流程	数量或计数（正整数）	外科手术	癌.XXX	定量型		肿瘤登记
218-8	地美环素	药物敏感度	时间点	分离物	定量或等级型	琼脂扩散	抗生素敏感性
21880-0	放射治疗方案疗法^依靠医疗设施.YYY	类型	时间点	癌.XXX	名义型		肿瘤登记
2188-1	胞质氨基肽酶	任意浓度	时间点	尿液	等级型		化学
21881-8	化疗治疗方案^在医疗保健设施.YYY	类型	时间点	癌.XXX	名义型		肿瘤登记
21882-6	激素疗法^依靠医疗设备.YYY	类型	时间点	癌.XXX	名义型		肿瘤登记
21883-4	移植治疗方案^依靠医疗设备.YYY	类型	时间点	癌.XXX	名义型		肿瘤登记
21884-2	其他治疗方案^依靠医疗设备.YYY	类型	时间点	癌.XXX	名义型		肿瘤登记
21885-9	外科手术.非癌症治疗方案^依靠医疗设备.YYY	类型	时间点	癌.XXX	名义型		肿瘤登记
21886-7	乳腺-前列腺分期.癌症登记中心北美协会	类型	时间点	癌.XXX	名义型		肿瘤登记
21887-5	监察总结阶段1977	类型	时间点	癌.XXX	名义型		肿瘤登记
21888-3	阶段.诊断时简化的小结	类型	时间点	癌.XXX	名义型		肿瘤登记
21889-1	大小	长度	时间点	肿瘤	定量型		肿瘤登记
21890-9	蔓延	类型	时间点	癌.XXX	名义型		肿瘤登记
21891-7	疾病范围	类型	时间点	前列腺癌.XXX	名义型		肿瘤登记
21892-5	淋巴结包含	类型	时间点	癌.XXX	名义型		肿瘤登记
21893-3	局部淋巴结，阳性的	数量或计数（正整数）	时间点	癌.XXX	定量型		肿瘤登记
21894-1	局部淋巴结，经检查的	数量或计数（正整数）	时间点	癌.XXX	定量型		肿瘤登记
21895-8	疾病范围.癌症登记中心北美协会.旧13位	复杂	时间点	癌.XXX	多样型		肿瘤登记
21896-6	疾病范围.癌症登记中心北美协会.旧2位	复杂	时间点	癌.XXX	多样型		肿瘤登记
21897-4	疾病范围.癌症登记中心北美协会.旧4位	复杂	时间点	癌.XXX	多样型		肿瘤登记
21898-2	所采用的版本	类型	时间点	疾病编码系统的范围	名义型		肿瘤登记
2189-9	胞质氨基肽酶	催化浓度	时间点	尿液	定量型		化学
21899-0	原发性肿瘤.病理学	存在与否或身份标识	时间点	癌.XXX	名义型		肿瘤登记
21900-6	局部淋巴结.病理学	类	时间点	癌.XXX	名义型		肿瘤登记
21901-4	远处转移.病理学	类	时间点	癌.XXX	名义型		肿瘤登记
21902-2	阶段组.病理学	类	时间点	癌.XXX	名义型		肿瘤登记
21903-0	描述符.病理学	发现（结果）	时间点	癌.XXX	叙述型		肿瘤登记
21904-8	分期程序病理学	类型	时间点	癌.XXX	名义型		肿瘤登记

LOINC 代码	名称	属性	时间特征	系统	标尺类型	方法类型	分类
21905-5	原发性肿瘤.临床	类	时间点	癌.XXX	名义型		肿瘤登记
21906-3	局部淋巴结，临床的	类	时间点	癌.XXX	名义型		肿瘤登记
2190-7	脱氢表雄酮硫酸酯	质量浓度	时间点	羊水	定量型		化学
21907-1	远处转移.临床	类	时间点	癌.XXX	名义型		肿瘤登记
21908-9	阶段组.临床	类	时间点	癌.XXX	名义型		肿瘤登记
21909-7	描述符.临床	发现（结果）	时间点	癌.XXX	叙述型		肿瘤登记
21910-5	分期程序临床	类型	时间点	癌.XXX	名义型		肿瘤登记
21911-3	原发性肿瘤.其他	类	时间点	癌.XXX	名义型		肿瘤登记
21912-1	局部淋巴结.其他	类	时间点	癌.XXX	名义型		肿瘤登记
21913-9	远处转移.其他	类	时间点	癌.XXX	名义型		肿瘤登记
21914-7	阶段组.其他	类	时间点	癌.XXX	名义型		肿瘤登记
2191-5	脱氢表雄酮硫酸酯	质量浓度	时间点	血清/血浆	定量型		化学
21915-4	分期程序其他	类型	时间点	癌.XXX	名义型		肿瘤登记
21916-2	描述符.其他	发现（结果）	时间点	癌.XXX	叙述型		肿瘤登记
21917-0	所采用的版本	标识符	时间点	TNM 分类	名义型		肿瘤登记
21918-8	其他分期分类	类	时间点	癌.XXX	叙述型		肿瘤登记
21919-6	首次阳性 BX 日期	时间戳、时间标记	时间点	癌.XXX	定量型		肿瘤登记
21920-4	远端转移部位	解剖学	时间点	癌.XXX	名义型		肿瘤登记
21921-2	儿科分期	类型	时间点	癌.XXX	名义型		肿瘤登记
21922-0	所采用的编码系统	存在与否或身份标识	时间点	癌.XXX 儿科分期	名义型		肿瘤登记
2192-3	脱氢表雄酮硫酸酯	质量速率	24 小时	尿液	定量型		化学
21923-8	儿科癌症分期程序	类型	时间点	癌.XXX	名义型		肿瘤登记
21924-6	肿瘤标识	类型	时间点	癌.XXX	名义型		肿瘤登记
21925-3	首次外科手术治疗日期	时间戳、时间标记	时间点	癌.XXX	定量型		肿瘤登记
21926-1	首次放射治疗日期	时间戳、时间标记	时间点	癌.XXX	定量型		肿瘤登记
21927-9	首次化疗治疗日期	时间戳、时间标记	时间点	癌.XXX	定量型		肿瘤登记
21928-7	首次激素治疗日期	时间戳、时间标记	时间点	癌.XXX	定量型		肿瘤登记
21929-5	首次免疫疗法治疗日期	时间戳、时间标记	时间点	癌.XXX	定量型		肿瘤登记
21930-3	首次其他治疗日期	时间戳、时间标记	时间点	癌.XXX	定量型		肿瘤登记
2193-1	脱氢表雄酮	质量浓度	时间点	血清/血浆	定量型		化学
21931-1	首次（任何）癌症治疗方案日期.SEERS	时间戳、时间标记	时间点	癌.XXX	定量型		肿瘤登记
21932-9	首次（任何）癌症治疗方案日期.COC	时间戳、时间标记	时间点	癌.XXX	定量型		肿瘤登记
21933-7	癌症病人的非肿瘤相关的手术日期	时间戳、时间标记	时间点	癌.XXX	定量型		肿瘤登记
21934-5	外科手术部位.原发	解剖学	时间点	癌.XXX	名义型		肿瘤登记
21935-2	外科手术范围	存在与否或身份标识	时间点	癌.XXX	名义型		肿瘤登记
21936-0	外科手术.其他局部疾病	存在与否或身份标识	时间点	癌.XXX	名义型		肿瘤登记
21937-8	外科手术已检查的局部结节	数量或计数（正整数）	时间点	癌.XXX	定量型		肿瘤登记
21938-6	外科途径	类型	时间点	手术步骤	名义型		肿瘤登记
21939-4	外科边缘癌症包含	类型	时间点	癌.XXX	名义型		肿瘤登记
21940-2	外科手术重建	存在与否或身份标识	时间点	癌.XXX	名义型		肿瘤登记
21941-0	非针对癌症的外科手术的原因	类型	时间点	癌.XXX	名义型		肿瘤登记
21942-8	非针对癌症的外科手术小结	类型	时间点	癌.XXX	名义型		肿瘤登记
21943-6	放射治疗方案	类型	时间点	癌.XXX	名义型		肿瘤登记

LOINC 代码	名称	属性	时间特征	系统	标尺类型	方法类型	分类
21944-4	肺部 & 白血病中枢神经系统放射疗法状况	类型	时间点	癌. XXX	名义型		肿瘤登记
21945-1	外科手术-放射序列	类型	时间点	癌. XXX	名义型		肿瘤登记
21946-9	化疗治疗方案	类型	时间点	癌. XXX	名义型		肿瘤登记
21947-7	激素疗法	类型	时间点	癌. XXX	名义型		肿瘤登记
21948-5	生物反应修饰剂治疗方案	类型	时间点	癌. XXX	名义型		肿瘤登记
2194-9	脱氢表雄酮	任意浓度	时间点	尿液	等级型		化学
21949-3	其他治疗方案	类型	时间点	癌. XXX	名义型		肿瘤登记
21950-1	无放射治疗方案的原因	类型	时间点	癌. XXX	名义型		肿瘤登记
21951-9	无化学疗法治疗方案的原因	类型	时间点	癌. XXX	名义型		肿瘤登记
21952-7	无激素治疗方案的原因	类型	时间点	癌. XXX	名义型		肿瘤登记
21953-5	编码系统用于治疗方案	标识符	时间点	癌. XXX	名义型		肿瘤登记
21954-3	原始记录合格状况	类型	时间点	癌. XXX	名义型		肿瘤登记
21955-0	登记病人的原始记录的来源	类型	时间点	癌. XXX	名义型		肿瘤登记
2195-6	脱氢表雄酮	质量浓度	时间点	尿液	定量型		化学
21956-8	涉及支持服务	任意	时间点	癌. XXX	等级型		肿瘤登记
21957-6	第一疗程时间间隔的计算方法	类型	时间点	癌. XXX	名义型		肿瘤登记
21958-4	局部放射疗法	能量含量	时间点	剂量	定量型		肿瘤登记
21959-2	放射疗法治疗方案数	数量或计数（正整数）	时间点	放射疗法. 治疗方案	定量型		肿瘤登记
219-6	地美环素	药物敏感度	时间点	分离物＋血清	等级型	测序分型	抗生素敏感性
21960-0	持续时间	时间（如秒数）	事件^第一个	放射疗法. 治疗方案	定量型		肿瘤登记
21961-8	器官靶向	解剖学	事件^第一个	放射疗法. 治疗方案	名义型		肿瘤登记
21962-6	执行地点	类型	时间点	放射疗法. 治疗方案	名义型		肿瘤登记
21963-4	治疗方案的治疗目的	类型	时间点	放射疗法. 治疗方案	名义型		肿瘤登记
2196-4	脱氢表雄酮. 未结合型	质量浓度	时间点	血清/血浆	定量型		化学
21964-2	医疗器械	存在与否或身份标识	时间点	放射疗法. 治疗方案	名义型		肿瘤登记
21965-9	完成情况	类型	时间点	放射疗法. 治疗方案	名义型		肿瘤登记
21966-7	局部出口	类型	时间点	放射疗法. 治疗方案	名义型		肿瘤登记
21967-5	化学治疗	存在与否或身份标识	时间点	癌. XXX	名义型		肿瘤登记
21968-3	外科手术	类型	时间点	癌. XXX	名义型		肿瘤登记
21969-1	诊断/分期	标识符	时间点	操作步骤	名义型		肿瘤登记
21970-9	第二疗程治疗开始日期	时间戳、时间标记	时间点	继发癌症治疗方案	定量型		肿瘤登记
21971-7	第二疗程治疗	类型	时间点	继发癌症治疗方案	名义型		肿瘤登记
2197-2	脱氢表雄酮. 未结合型	质量速率	24 小时	尿液	定量型		化学
21972-5	第二疗程治疗. 外科手术. 其他局部疾病	存在与否或身份标识	时间点	癌. XXX	名义型		肿瘤登记
21973-3	第三疗程治疗	存在与否或身份标识	时间点	继发癌症治疗方案	名义型		肿瘤登记

LOINC 代码	名称	属性	时间特征	系统	标尺类型	方法类型	分类
21974-1	外科手术重建	存在与否或身份标识	时间点	继发癌症治疗方案	名义型		肿瘤登记
21975-8	最后联系日期	时间戳、时间标记	时间点	病人	定量型		肿瘤登记
21976-6	癌症愈后情况	类型	时间点	癌.XXX	名义型		肿瘤登记
21977-4	存活质量	类型	时间点	癌.XXX	名义型		肿瘤登记
21978-2	随访信息来源	类型	时间点	癌.XXX	名义型		肿瘤登记
21979-0	有计划的/下次随访	类型	时间点	病人	名义型		肿瘤登记
2198-0	δ氨基酮戊酸	质量浓度	时间点	血浆	定量型		化学
21980-8	其他随访方法	类型	时间点	病人	叙述型		肿瘤登记
21981-6	复发日期	时间戳、时间标记	事件^第一个	癌.XXX	定量型		肿瘤登记
21982-4	复发远隔部位	解剖学	事件^第一个	癌.XXX	名义型		肿瘤登记
21983-2	复发类型	类型	事件^第一个	癌.XXX	名义型		肿瘤登记
21984-0	死亡原因	存在与否或身份标识	时间点	病人	名义型		肿瘤登记
21985-7	ICD 修订号	标识符	时间点	死亡原因	名义型		肿瘤登记
21986-5	尸体解剖情况	类型	时间点	病人	名义型		肿瘤登记
21987-3	死亡的地理学位置	类型	时间点	病人	名义型		肿瘤登记
21988-1	部位.ICD-0-1	解剖学	时间点	癌.XXX	名义型		肿瘤登记
21989-9	形态学.ICD-0-1	存在与否或身份标识	时间点	癌.XXX	名义型		肿瘤登记
21990-7	ICD-0-1 至 ICD-0-2 的转变方法	类型	时间点	癌.XXX	名义型		肿瘤登记
21991-5	年龄与部位与形态学的替换标记	任意	时间点	癌症病例.XXX	等级型		肿瘤登记
21992-3	序列号与诊断确认覆盖标记	任意	时间点	癌症病例.XXX	等级型		肿瘤登记
21993-1	部位 & 偏侧性 & 序列号覆盖标记	任意	时间点	癌症病例.XXX	等级型		肿瘤登记
21994-9	外科手术与诊断确认覆盖标记	任意	时间点	癌症病例.XXX	等级型		肿瘤登记
21995-6	部位 & 类型覆盖标记	任意	时间点	癌症病例.XXX	等级型		肿瘤登记
21996-4	组织学覆盖标记	任意	时间点	癌症病例.XXX	等级型		肿瘤登记
21997-2	报告来源覆盖标记	任意	时间点	癌症病例.XXX	等级型		肿瘤登记
2199-8	δ氨基酮戊酸	质量浓度	时间点	血清	定量型		化学
21998-0	不明确部位覆盖标记	任意	时间点	癌症病例.XXX	等级型		肿瘤登记
21999-8	白血病 & 淋巴瘤覆盖标记	任意	时间点	癌症病例.XXX	等级型		肿瘤登记
22000-4	部位 & 行为覆盖标记	任意	时间点	癌症病例.XXX	等级型		肿瘤登记
22001-2	部位 & 疾病范围 & 诊断日期覆盖标记	任意	时间点	癌症病例.XXX	等级型		肿瘤登记
22002-0	部位 & 偏侧性 & 疾病范围覆盖标记	任意	时间点	癌症病例.XXX	等级型		肿瘤登记
22003-8	部位 & 偏侧性 & 形态学覆盖标记	任意	时间点	癌症病例.XXX	等级型		肿瘤登记

LOINC 代码	名称	属性	时间特征	系统	标尺类型	方法类型	分类
2200-4	δ氨基酮戊酸	质量速率	24 小时	尿液	定量型		化学
22004-6	CRC 校验和	时间戳、时间标记	时间点	癌症病例.XXX	定量型		肿瘤登记
22005-3	病例完成的日期	时间戳、时间标记	时间点	癌症病例.XXX	定量型		肿瘤登记
22006-1	病例最后修改的日期	时间戳、时间标记	时间点	癌症病例.XXX	定量型		肿瘤登记
22007-9	病例报告输出的日期	时间戳、时间标记	时间点	癌症病例.XXX	定量型		肿瘤登记
22008-7	病例报告接收到的日期	时间戳、时间标记	时间点	癌症病例.XXX	定量型		肿瘤登记
22009-5	病例报告加载的日期	时间戳、时间标记	时间点	癌症病例.XXX	定量型		肿瘤登记
22010-3	可用的肿瘤记录日期	时间戳、时间标记	时间点	癌症病例.XXX	定量型		肿瘤登记
22011-1	编码系统.当前.SEER	标识符	时间点	癌症登记	名义型		肿瘤登记
2201-2	脱氧胆酸	质量浓度	时间点	血清	定量型		化学
22012-9	编码系统.原始.SEER	标识符	时间点	癌症登记	名义型		肿瘤登记
22013-7	编码系统.当前.COC	标识符	时间点	癌症登记	名义型		肿瘤登记
22014-5	编码系统.原始.COC	标识符	时间点	癌症登记	名义型		肿瘤登记
22015-2	随访预期	类型	时间点	癌症病例.XXX	名义型		肿瘤登记
22016-0	监察记录号	任意	时间点	癌症病例.XXX	等级型		肿瘤登记
22017-8	明确叙述状况	发现（结果）	时间点	病人	叙述型		肿瘤登记
22018-6	部队病人编号	标识符	时间点	病人	名义型		肿瘤登记
22019-4	死亡证明书编号	标识符	时间点	癌症登记中心北美协会病例?	名义型		肿瘤登记
2202-0	脱氧甘氨胆酸	质量浓度	时间点	血清	定量型		化学
22020-2	婚前姓	人员编号（来自 HL7）	时间点	病人	名义型		肿瘤登记
22021-0	机构转诊自	标识符	时间点	癌症登记	名义型		肿瘤登记
22022-8	机构转诊至	标识符	时间点	癌症登记	名义型		肿瘤登记
22023-6	末次随访医院	标识符	时间点	癌症登记	名义型		肿瘤登记
22024-4	随访登记	标识符	时间点	癌症登记	名义型		肿瘤登记
22025-1	医师管理	标识符	时间点	病人	名义型		肿瘤登记
22026-9	医师随访	标识符	时间点	病人	名义型		肿瘤登记
22027-7	外科医师初级	标识符	时间点	病人	名义型		肿瘤登记
22028-5	医师	标识符	时间点	病人	名义型		肿瘤登记
22029-3	体格检查.总计	发现（结果）	时间点	病人	叙述型		肿瘤登记
22030-1	X 线/扫描.总计	发现（结果）	时间点	病人	叙述型		肿瘤登记
22031-9	窥镜检查.总计	发现（结果）	时间点	病人	叙述型		肿瘤登记
22032-7	实验室检验项目.总计	发现（结果）	时间点	病人	叙述型		肿瘤登记
22033-5	手术（?）.总计	发现（结果）	时间点	病人	叙述型		肿瘤登记
22034-3	病理学报告.总计	发现（结果）	时间点	癌.XXX	叙述型		肿瘤登记
22035-0	原发部位	发现（结果）	时间点	癌.XXX	叙述型		肿瘤登记
22036-8	组织学	发现（结果）	时间点	癌.XXX	叙述型		肿瘤登记
22037-6	分期	发现（结果）	时间点	癌.XXX	叙述型		肿瘤登记
2203-8	皮肤素硫酸酯	质量浓度	时间点	血清/血浆	定量型		化学

LOINC 代码	名称	属性	时间特征	系统	标尺类型	方法类型	分类
22038-4	外科手术治疗方案	发现（结果）	时间点	癌.XXX	叙述型		肿瘤登记
22039-2	辐射束治疗方案	发现（结果）	时间点	癌.XXX	叙述型		肿瘤登记
220-4	双氯西林	药物敏感度	时间点	分离物	定量型	最小致死浓度	抗生素敏感性
22040-0	放射其他治疗方案	发现（结果）	时间点	癌.XXX	叙述型		肿瘤登记
22041-8	化疗治疗方案	发现（结果）	时间点	癌.XXX	叙述型		肿瘤登记
22042-6	激素疗法	发现（结果）	时间点	癌.XXX	叙述型		肿瘤登记
22043-4	移植治疗方案	发现（结果）	时间点	癌.XXX	叙述型		肿瘤登记
22044-2	其他治疗方案	发现（结果）	时间点	癌.XXX	叙述型		肿瘤登记
22045-9	意见，已记录的	发现（结果）	时间点	癌.XXX	叙述型		肿瘤登记
2204-6	皮肤素硫酸酯	质量浓度	时间点	尿液	定量型		化学
22046-7	首次诊断的处所	位置、场所	时间点	癌.XXX	叙述型		肿瘤登记
22047-5	记录标识组套	复杂	时间点		多样型		肿瘤登记
22048-3	病人人口统计组套	复杂	时间点		多样型		肿瘤登记
22049-1	癌症鉴定组	复杂	时间点		多样型		肿瘤登记
22050-9	医院特有组套	复杂	时间点		多样型		肿瘤登记
22051-7	状况与预后因素组套	复杂	时间点		多样型		肿瘤登记
22052-5	治疗组套.首次	复杂	时间点		多样型		肿瘤登记
2205-3	双乙酸	质量浓度	时间点	血清	定量型		化学
22053-3	治疗组套.后续	复杂	时间点		多样型		肿瘤登记
22054-1	随访与复发与死亡组	复杂	时间点		多样型		肿瘤登记
22055-8	覆盖 & 转换 & 系统管理组套	复杂	时间点		多样型		肿瘤登记
22056-6	特别用途组套	复杂	时间点		多样型		肿瘤登记
22057-4	病人秘密组套	复杂	时间点		多样型		肿瘤登记
22058-2	医院机密组套	复杂	时间点		多样型		肿瘤登记
22059-0	其他机密组套	复杂	时间点		多样型		肿瘤登记
22060-8	文本诊断组套	复杂	时间点		多样型		肿瘤登记
2206-1	二羧酸 C6-C8-C10	质量浓度	时间点	血清	定量型		化学
22061-6	文本治疗组套	复杂	时间点		多样型		肿瘤登记
22062-4	文本杂项组套	复杂	时间点		多样型		肿瘤登记
22063-2	校正注释组套	复杂	时间点		多样型		肿瘤登记
22064-0	α1 球蛋白	质量浓度	时间点	尿液	定量型		化学
22065-7	右丙氧芬	质量浓度	时间点	尿液	定量型		药物水平/毒理学
22066-5	PRSS1 基因突变，经检验的	存在与否或身份标识	时间点	全血/组织	名义型	分子遗传学	分子病理学.基因突变
22067-3	NB 基因突变，经检验的	存在与否或身份标识	时间点	全血/组织	名义型	分子遗传学	分子病理学.基因突变
22068-1	MXI1 基因突变检测	存在与否或身份标识	时间点	全血/组织	名义型	分子遗传学	分子病理学.基因突变
22069-9	MTATP6 基因突变，经检验的	存在与否或身份标识	时间点	全血/组织	名义型	分子遗传学	分子病理学.基因突变
22070-7	遗传性胰腺炎基因突变分析	存在与否或身份标识	时间点	全血/组织	名义型	分子遗传学	分子病理学.基因突变
22071-5	戈谢病类型 3 基因突变分析	存在与否或身份标识	时间点	全血/组织	名义型	分子遗传学	分子病理学.基因突变
22072-3	戈谢病类型 2 基因突变分析	存在与否或身份标识	时间点	全血/组织	名义型	分子遗传学	分子病理学.基因突变

LOINC 代码	名称	属性	时间特征	系统	标尺类型	方法类型	分类
22073-1	戈谢病类型 1 基因突变分析	存在与否或身份标识	时间点	全血/组织	名义型	分子遗传学	分子病理学.基因突变
22074-9	FGFR3 基因突变检测	存在与否或身份标识	时间点	全血/组织	名义型	分子遗传学	分子病理学.基因突变
22075-6	DMD 基因突变检测	存在与否或身份标识	时间点	全血/组织	名义型	分子遗传学	分子病理学.基因突变
22076-4	CMKBR5 基因突变检测	存在与否或身份标识	时间点	全血/组织	名义型	分子遗传学	分子病理学.基因突变
22077-2	棘阿米巴 Ab	任意浓度	时间点	角膜	等级型		微生物学
22078-0	棘阿米巴 Ab	任意浓度	时间点	脑脊液	等级型		微生物学
2207-9	二羧酸 C6-C8-C10	质量浓度	时间点	尿液	定量型		化学
22079-8	放线菌 Ab	稀释系数、稀释倍数（滴度）	时间点	血清	定量型		微生物学
22080-6	腺病毒 Ab	稀释系数、稀释倍数（滴度）	时间点	血清	定量型		微生物学
22081-4	阿菲彼亚猫 Ab. IgG	稀释系数、稀释倍数（滴度）	时间点	血清	定量型		微生物学
22082-2	阿菲彼亚猫 Ab. IgM	稀释系数、稀释倍数（滴度）	时间点	血清	定量型		微生物学
22083-0	狷羚疱疹病毒 1 Ab	任意浓度	时间点	血清	等级型		微生物学
22084-8	边缘无形原体 Ab	任意浓度	时间点	血清	等级型		微生物学
22085-5	烟曲霉菌 3 Ab	任意浓度	时间点	血清	等级型		微生物学
22086-3	黑曲霉菌 Ab	任意浓度	时间点	血清	等级型		微生物学
2208-7	乙醚	质量浓度	时间点	血清/血浆	定量型		药物水平/毒理学
22087-1	曲霉菌属 Ab	稀释系数、稀释倍数（滴度）	时间点	血清	定量型		微生物学
22088-9	禽腺病毒 2 Ab	任意浓度	时间点	血清	等级型		微生物学
22089-7	禽腺病毒 Ab	任意浓度	时间点	血清	等级型		微生物学
22090-5	禽脑脊髓炎病毒 Ab	任意浓度	时间点	血清	等级型		微生物学
22091-3	禽出血性小肠炎病毒 Ab	任意浓度	时间点	血清	等级型		微生物学
22092-1	传染性支气管炎病毒 Ark-99 Ab	稀释系数、稀释倍数（滴度）	时间点	血清	定量型		微生物学
22093-9	传染性支气管炎病毒 Conn-42 Ab	稀释系数、稀释倍数（滴度）	时间点	血清	定量型		微生物学
22094-7	传染性支气管炎病毒 Mass-41 Ab	稀释系数、稀释倍数（滴度）	时间点	血清	定量型		微生物学
2209-5	二氢叶酸	质量浓度	时间点	血清	定量型		化学
22095-4	禽传染性喉气管炎病毒 Ab	任意浓度	时间点	血清	等级型		微生物学
22096-2	甲型流感病毒 Ab	任意浓度	时间点	血清	等级型		微生物学
22097-0	禽副粘病毒 1 Ab	任意浓度	时间点	血清	等级型		微生物学
22098-8	禽副粘病毒 1 Ab	稀释系数、稀释倍数（滴度）	时间点	血清	定量型		微生物学
22099-6	禽副粘病毒 2 Ab	稀释系数、稀释倍数（滴度）	时间点	血清	定量型		微生物学
22100-2	禽副粘病毒 3 Ab	稀释系数、稀释倍数（滴度）	时间点	血清	定量型		微生物学
22101-0	禽痘病毒 Ab	任意浓度	时间点	血清	等级型		微生物学
22102-8	禽呼肠孤病毒 Ab	任意浓度	时间点	血清	等级型		微生物学
2210-3	二氢硫辛酰胺乙酰转移酶	催化含量	时间点	组织	定量型		化学
22103-6	网状内皮组织增生病毒 Ab	任意浓度	时间点	血清	等级型		微生物学
22104-4	驽巴贝虫 Ab	任意浓度	时间点	血清	等级型		微生物学
22105-1	马泰累尔梨浆虫 Ab	任意浓度	时间点	血清	等级型		微生物学
22106-9	巴贝虫 Ab	稀释系数、稀释倍数（滴度）	时间点	血清	定量型		微生物学
22107-7	巴贝虫 Ab. IgG	稀释系数、稀释倍数（滴度）	时间点	巴清	定量型		微生物学

LOINC 代码	名称	属性	时间特征	系统	标尺类型	方法类型	分类
22108-5	巴贝虫 Ab. IgM	任意浓度	时间点	血清	定量型		微生物学
22109-3	炭疽杆菌 Ab	任意浓度	时间点	XXX	定量型		微生物学
22110-1	汉赛巴尔通体 Ab. IgG	稀释系数、稀释倍数（滴度）	时间点	血清	定量型		微生物学
2211-1	二氢硫辛酰胺脱氢酶	催化含量	时间点	组织	定量型		化学
22111-9	汉赛巴尔通体 Ab. IgM	稀释系数、稀释倍数（滴度）	时间点	血清	定量型		微生物学
22112-7	皮炎芽生菌 Ab	稀释系数、稀释倍数（滴度）	时间点	血清	定量型		微生物学
22113-5	蓝舌病毒 Ab	任意浓度	时间点	血清	等级型		微生物学
22114-3	鸟博德特氏菌 Ab	任意浓度	时间点	血清	等级型		微生物学
22115-0	鸟博德特氏菌 Ab	稀释系数、稀释倍数（滴度）	时间点	血清	定量型		微生物学
22116-8	百日咳杆菌 Ab	稀释系数、稀释倍数（滴度）	时间点	血清	定量型		微生物学
22117-6	百日咳杆菌 Ab	稀释系数、稀释倍数（滴度）	时间点	XXX	定量型		微生物学
22118-4	博氏疏螺旋体 Ab	任意浓度	时间点	脑脊液	等级型		微生物学
22119-2	博氏疏螺旋体 Ab	任意浓度	时间点	脑脊液	定量型		微生物学
221-2	双氯西林	药物敏感度	时间点	分离物	定量或等级型	最小抑制浓度	抗生素敏感性
22120-0	博氏疏螺旋体 Ab	任意浓度	时间点	体液	定量型		微生物学
22121-8	博氏疏螺旋体 Ab	任意浓度	时间点	血清	定量型		微生物学
22122-6	博氏疏螺旋体 Ab	稀释系数、稀释倍数（滴度）	时间点	血清	定量型		微生物学
22123-4	博氏疏螺旋体 Ab. IgA	任意浓度	时间点	脑脊液	等级型		微生物学
22124-2	博氏疏螺旋体 Ab. IgA	任意浓度	时间点	血清	等级型		微生物学
22125-9	博氏疏螺旋体 Ab. IgG	任意浓度	时间点	脑脊液	等级型		微生物学
22126-7	博氏疏螺旋体 Ab. IgG	任意浓度	时间点	脑脊液	定量型		微生物学
22127-5	博氏疏螺旋体 Ab. IgG	任意浓度	时间点	体液	定量型		微生物学
22128-3	博氏疏螺旋体 Ab. IgG	任意浓度	时间点	血清	等级型		微生物学
2212-9	二氢嘧啶还原酶	催化浓度	时间点	血清	定量型		化学
22129-1	博氏疏螺旋体 Ab. IgG	任意浓度	时间点	关节液	等级型		微生物学
22130-9	博氏疏螺旋体 Ab. IgG	稀释系数、稀释倍数（滴度）	时间点	血清	定量型		微生物学
22131-7	博氏疏螺旋体 Ab. IgG+IgM	任意浓度	时间点	血清	等级型		微生物学
22132-5	博氏疏螺旋体 Ab. IgM	任意浓度	时间点	脑脊液	等级型		微生物学
22133-3	博氏疏螺旋体 Ab. IgM	任意浓度	时间点	脑脊液	定量型		微生物学
22134-1	博氏疏螺旋体 Ab. IgM	任意浓度	时间点	体液	定量型		微生物学
22135-8	博氏疏螺旋体 Ab. IgM	任意浓度	时间点	血清	等级型		微生物学
22136-6	博氏疏螺旋体 Ab. IgM	任意浓度	时间点	关节液	等级型		微生物学
2213-7	二甲双酮	质量浓度	时间点	血清/血浆	定量型		药物水平/毒理学
22137-4	博氏疏螺旋体 Ab. IgM	稀释系数、稀释倍数（滴度）	时间点	血清	定量型		微生物学
22138-2	赫氏疏螺旋体 Ab. IgG	稀释系数、稀释倍数（滴度）	时间点	血清	定量型		微生物学
22139-0	赫氏疏螺旋体 Ab. IgM	稀释系数、稀释倍数（滴度）	时间点	血清	定量型		微生物学
22140-8	牛腹泻病毒 1 Ab	稀释系数、稀释倍数（滴度）	时间点	血清	定量型		微生物学
22141-6	牛腹泻病毒 2 Ab	稀释系数、稀释倍数（滴度）	时间点	血清	定量型		微生物学
22142-4	牛疱疹病毒 1 Ab	任意浓度	时间点	血清	等级型		微生物学
22143-2	牛疱疹病毒 1 Ab	稀释系数、稀释倍数（滴度）	时间点	血清	定量型		微生物学
22144-0	牛白血病病毒 Ab	任意浓度	时间点	血清	等级型		微生物学
2214-5	二硝基苯	质量浓度	时间点	尿液	定量型		药物水平/毒理学
22145-7	牛白血病病毒 Ab	任意浓度	时间点	血清	等级型		微生物学
22146-5	流产布鲁氏杆菌 Ab	任意浓度	时间点	乳	等级型		微生物学
22147-3	流产布鲁氏杆菌 Ab	任意浓度	时间点	血清	等级型		微生物学

LOINC 代码	名称	属性	时间特征	系统	标尺类型	方法类型	分类
22148-1	流产布鲁氏杆菌 Ab	任意浓度	时间点	精液	等级型		微生物学
22149-9	流产布鲁氏杆菌 Ab	任意浓度	时间点	乳清	等级型		微生物学
22150-7	流产布鲁氏杆菌 Ab	稀释系数、稀释倍数（滴度）	时间点	血清	定量型		微生物学
22151-5	流产布鲁氏杆菌 Ab. IgM	任意浓度	时间点	血清	定量型		微生物学
2215-2	二棕榈酰磷脂酰胆碱	质量浓度	时间点	血清	定量型		化学
22152-3	犬布鲁氏菌 Ab	稀释系数、稀释倍数（滴度）	时间点	血清	定量型		微生物学
22153-1	犬布鲁氏菌 Ab. IgG	任意浓度	时间点	血清	定量型		微生物学
22154-9	犬布鲁氏菌 Ab. IgG	稀释系数、稀释倍数（滴度）	时间点	血清	定量型		微生物学
22155-6	犬布鲁氏菌 Ab. IgM	任意浓度	时间点	血清	定量型		微生物学
22156-4	犬布鲁氏菌 Ab. IgM	稀释系数、稀释倍数（滴度）	时间点	血清	定量型		微生物学
22157-2	羊流产布氏杆菌 Ab	稀释系数、稀释倍数（滴度）	时间点	血清	定量型		微生物学
22158-0	羊布鲁氏菌 Ab	任意浓度	时间点	血清	等级型		微生物学
22159-8	布鲁氏杆菌 Ab	稀释系数、稀释倍数（滴度）	时间点	血清	定量型		微生物学
2216-0	多巴胺	质量浓度	时间点	血清/血浆	定量型		化学
22160-6	猪流产布氏杆菌 Ab	稀释系数、稀释倍数（滴度）	时间点	血清	定量型		微生物学
22161-4	卡希谷病毒 Ab	任意浓度	时间点	血清	等级型		微生物学
22162-2	白色念珠菌 Ab	任意浓度	时间点	血清	等级型		微生物学
22163-0	白色念珠菌 Ab	任意浓度	时间点	血清	定量型		微生物学
22164-8	山羊关节炎脑炎病毒 Ab	任意浓度	时间点	血清	等级型		微生物学
22165-5	山羊关节炎脑炎病毒 Ab	任意浓度	时间点	血清	等级型		微生物学
22166-3	山羊副痘病毒 Ab	任意浓度	时间点	血清	等级型		微生物学
22167-1	山羊副痘病毒 Ab	任意含量	时间点	组织	等级型		微生物学
22168-9	鸡贫血病毒 Ab	任意浓度	时间点	血清	等级型		微生物学
22169-7	肺炎衣原体 Ab. IgA	稀释系数、稀释倍数（滴度）	时间点	脑脊液	定量型		微生物学
22170-5	肺炎衣原体 Ab. IgA	稀释系数、稀释倍数（滴度）	时间点	血清	定量型		微生物学
22171-3	肺炎衣原体 Ab. IgG	稀释系数、稀释倍数（滴度）	时间点	脑脊液	定量型		微生物学
22172-1	肺炎衣原体 Ab. IgG	稀释系数、稀释倍数（滴度）	时间点	血清	定量型		微生物学
22173-9	肺炎衣原体 Ab. IgM	稀释系数、稀释倍数（滴度）	时间点	脑脊液	定量型		微生物学
22174-7	肺炎衣原体 Ab. IgM	稀释系数、稀释倍数（滴度）	时间点	血清	定量型		微生物学
22175-4	鹦鹉热嗜衣原体 Ab	任意浓度	时间点	血清	等级型		微生物学
22176-2	鹦鹉热嗜衣原体 Ab	稀释系数、稀释倍数（滴度）	时间点	血清	定量型		微生物学
22177-0	鹦鹉热嗜衣原体 Ab. IgA	稀释系数、稀释倍数（滴度）	时间点	脑脊液	定量型		微生物学
2217-8	多巴胺	质量浓度	时间点	尿液	定量型		化学
22178-8	鹦鹉热嗜衣原体 Ab. IgA	稀释系数、稀释倍数（滴度）	时间点	血清	定量型		微生物学
22179-6	鹦鹉热嗜衣原体 Ab. IgG	稀释系数、稀释倍数（滴度）	时间点	脑脊液	定量型		微生物学
22180-4	鹦鹉热嗜衣原体 Ab. IgG	稀释系数、稀释倍数（滴度）	时间点	血清	定量型		微生物学
22181-2	鹦鹉热嗜衣原体 Ab. IgM	稀释系数、稀释倍数（滴度）	时间点	血清	定量型		微生物学
22182-0	衣原体 Ab	稀释系数、稀释倍数（滴度）	时间点	血清	定量型		微生物学
22183-8	衣原体 Ab. IgG	任意浓度	时间点	脑脊液	定量型		微生物学
22184-6	衣原体 Ab. IgG	稀释系数、稀释倍数（滴度）	时间点	血清	定量型		微生物学
22185-3	衣原体 Ab. IgM	任意浓度	时间点	脑脊液	定量型		微生物学
2218-6	多巴胺	质量速率	24 小时	尿液	定量型		化学
22186-1	衣原体 Ab. IgM	稀释系数、稀释倍数（滴度）	时间点	血清	定量型		微生物学
22187-9	沙眼衣原体 Ab	稀释系数、稀释倍数（滴度）	时间点	血清	定量型		微生物学
22188-7	沙眼衣原体 Ab. IgA	稀释系数、稀释倍数（滴度）	时间点	脑脊液	定量型		微生物学
22189-5	沙眼衣原体 Ab. IgA	稀释系数、稀释倍数（滴度）	时间点	血清	定量型		微生物学
22190-3	沙眼衣原体 Ab. IgG	任意浓度	时间点	脑脊液	定量型		微生物学
22191-1	沙眼衣原体 Ab. IgG	稀释系数、稀释倍数（滴度）	时间点	血清	定量型		微生物学
22192-9	沙眼衣原体 Ab. IgM	任意浓度	时间点	脑脊液	定量型		微生物学

LOINC 代码	名称	属性	时间特征	系统	标尺类型	方法类型	分类
22193-7	沙眼衣原体 Ab. IgM	稀释系数、稀释倍数（滴度）	时间点	血清	定量型		微生物学
2219-4	多巴胺β-羟化酶	催化浓度	时间点	血清/血浆	定量型		化学
22194-5	沙眼衣原体 B Ab. IgA	稀释系数、稀释倍数（滴度）	时间点	血清	定量型		微生物学
22195-2	沙眼衣原体 B Ab. IgG	稀释系数、稀释倍数（滴度）	时间点	血清	定量型		微生物学
22196-0	沙眼衣原体 B Ab. IgM	稀释系数、稀释倍数（滴度）	时间点	血清	定量型		微生物学
22197-8	沙眼衣原体 C Ab. IgA	稀释系数、稀释倍数（滴度）	时间点	血清	定量型		微生物学
22198-6	沙眼衣原体 C Ab. IgG	稀释系数、稀释倍数（滴度）	时间点	血清	定量型		微生物学
22199-4	沙眼衣原体 C Ab. IgM	稀释系数、稀释倍数（滴度）	时间点	血清	定量型		微生物学
222-0	双氯西林	药物敏感度	时间点	分离物	定量或等级型	琼脂扩散	抗生素敏感性
22200-0	沙眼衣原体 G＋F＋K Ab. IgA	稀释系数、稀释倍数（滴度）	时间点	血清	定量型		微生物学
22201-8	沙眼衣原体 G＋F＋K Ab. IgG	稀释系数、稀释倍数（滴度）	时间点	血清	定量型		微生物学
2220-2	弹性蛋白酶. 胰腺性. 游离型	催化浓度	时间点	血清	定量型		化学
22202-6	沙眼衣原体 G＋F＋K Ab. IgM	稀释系数、稀释倍数（滴度）	时间点	血清	定量型		微生物学
22203-4	破伤风芽孢梭菌 Ab. IgG	任意浓度	时间点	血清	定量型		微生物学
22204-2	粗球孢子菌 Ab	任意浓度	时间点	脑脊液	等级型		微生物学
22205-9	粗球孢子菌 Ab	任意浓度	时间点	血清	等级型		微生物学
22206-7	粗球孢子菌 Ab	任意浓度	时间点	血清	定量型		微生物学
22207-5	粗球孢子菌 Ab	稀释系数、稀释倍数（滴度）	时间点	脑脊液	定量型		微生物学
22208-3	粗球孢子菌 Ab	稀释系数、稀释倍数（滴度）	时间点	血清	定量型		微生物学
22209-1	粗球孢子菌 Ab. IgG	任意浓度	时间点	血清	等级型		微生物学
2221-0	弹性蛋白酶. 胰腺性	催化浓度	时间点	血清	定量型		化学
22210-9	粗球孢子菌 Ab. IgM	任意浓度	时间点	血清	等级型		微生物学
22211-7	贝氏柯克斯体 Ab	稀释系数、稀释倍数（滴度）	时间点	血清	定量型		微生物学
22212-5	柯萨奇病毒 A10 Ab	稀释系数、稀释倍数（滴度）	时间点	脑脊液	定量型		微生物学
22213-3	柯萨奇病毒 A10 Ab	稀释系数、稀释倍数（滴度）	时间点	血清	定量型		微生物学
22214-1	柯萨奇病毒 A16 Ab	稀释系数、稀释倍数（滴度）	时间点	脑脊液	定量型		微生物学
22215-8	柯萨奇病毒 A16 Ab	稀释系数、稀释倍数（滴度）	时间点	血清	定量型		微生物学
22216-6	柯萨奇病毒 A2 Ab	稀释系数、稀释倍数（滴度）	时间点	血清	定量型		微生物学
22217-4	柯萨奇病毒 A21 Ab	稀释系数、稀释倍数（滴度）	时间点	血清	定量型		微生物学
22218-2	柯萨奇病毒 A4 Ab	稀释系数、稀释倍数（滴度）	时间点	血清	定量型		微生物学
22219-0	柯萨奇病毒 A7 Ab	稀释系数、稀释倍数（滴度）	时间点	脑脊液	定量型		微生物学
22220-8	柯萨奇病毒 A7 Ab	稀释系数、稀释倍数（滴度）	时间点	血清	定量型		微生物学
22221-6	柯萨奇病毒 A9 Ab	稀释系数、稀释倍数（滴度）	时间点	脑脊液	定量型		微生物学
22222-4	柯萨奇病毒 A9 Ab	稀释系数、稀释倍数（滴度）	时间点	血清	定量型		微生物学
22223-2	柯萨奇病毒 B Ab. IgG	任意浓度	时间点	血清	定量型		微生物学
22224-0	柯萨奇病毒 B Ab. IgM	任意浓度	时间点	血清	定量型		微生物学
22225-7	柯萨奇病毒 B1 Ab	稀释系数、稀释倍数（滴度）	时间点	脑脊液	定量型		微生物学
22226-5	柯萨奇病毒 B1 Ab	稀释系数、稀释倍数（滴度）	时间点	血清	定量型		微生物学
22227-3	柯萨奇病毒 B2 Ab	稀释系数、稀释倍数（滴度）	时间点	脑脊液	定量型		微生物学
2222-8	弹性蛋白酶. 胰腺性 2	催化浓度	时间点	血清	定量型		化学
22228-1	柯萨奇病毒 B2 Ab	稀释系数、稀释倍数（滴度）	时间点	血清	定量型		微生物学
22229-9	柯萨奇病毒 B3 Ab	稀释系数、稀释倍数（滴度）	时间点	脑脊液	定量型		微生物学
22230-7	柯萨奇病毒 B3 Ab	稀释系数、稀释倍数（滴度）	时间点	血清	定量型		微生物学
22231-5	柯萨奇病毒 B4 Ab	稀释系数、稀释倍数（滴度）	时间点	脑脊液	定量型		微生物学

LOINC 代码	名称	属性	时间特征	系统	标尺类型	方法类型	分类
22232-3	柯萨奇病毒 B4 Ab	稀释系数、稀释倍数（滴度）	时间点	血清	定量型		微生物学
22233-1	柯萨奇病毒 B5 Ab	稀释系数、稀释倍数（滴度）	时间点	脑脊液	定量型		微生物学
22234-9	柯萨奇病毒 B5 Ab	稀释系数、稀释倍数（滴度）	时间点	血清	定量型		微生物学
22235-6	柯萨奇病毒 B6 Ab	稀释系数、稀释倍数（滴度）	时间点	脑脊液	定量型		微生物学
2223-6	弹性蛋白酶. 白细胞性	催化浓度	时间点	血浆	定量型		化学
22236-4	柯萨奇病毒 B6 Ab	稀释系数、稀释倍数（滴度）	时间点	血清	定量型		微生物学
22237-2	新型隐球菌 Ab	稀释系数、稀释倍数（滴度）	时间点	血清	定量型		微生物学
22238-0	猪带绦虫幼体 Ab	任意浓度	时间点	血清	等级型		微生物学
22239-8	巨细胞病毒 Ab	任意浓度	时间点	血清	等级型		微生物学
22240-6	巨细胞病毒 Ab	稀释系数、稀释倍数（滴度）	时间点	脑脊液	定量型		微生物学
22241-4	巨细胞病毒 Ab	稀释系数、稀释倍数（滴度）	时间点	血清	定量型		微生物学
22242-2	巨细胞病毒 Ab	稀释系数、稀释倍数（滴度）	时间点	血清	定量型		微生物学
22243-0	巨细胞病毒 Ab. IgG	任意浓度	时间点	脑脊液	定量型		微生物学
2224-4	烯醇化酶	催化浓度	时间点	血清	定量型		化学
22244-8	巨细胞病毒 Ab. IgG	任意浓度	时间点	血清	等级型		微生物学
22245-5	巨细胞病毒 Ab. IgG	稀释系数、稀释倍数（滴度）	时间点	脑脊液	定量型		微生物学
22246-3	巨细胞病毒 Ab. IgG	稀释系数、稀释倍数（滴度）	时间点	血清	定量型		微生物学
22247-1	巨细胞病毒 Ab. IgG ^第2份标本	任意浓度	时间点	血清	定量型		微生物学
22248-9	巨细胞病毒 Ab. IgM	稀释系数、稀释倍数（滴度）	时间点	脑脊液	定量型		微生物学
22249-7	巨细胞病毒 Ab. IgM	稀释系数、稀释倍数（滴度）	时间点	血清	定量型		微生物学
22250-5	登革热病毒 1 Ab	任意浓度	时间点	血清	等级型		微生物学
2225-1	烯醇化酶. 神经元特异性	催化浓度	时间点	血清/血浆	定量型		化学
22251-3	登革热病毒 2 Ab	任意浓度	时间点	血清	等级型		微生物学
22252-1	登革热病毒 3 Ab	任意浓度	时间点	血清	等级型		微生物学
22253-9	登革热病毒 4 Ab	任意浓度	时间点	血清	等级型		微生物学
22254-7	鸭肠炎病毒 Ab	任意浓度	时间点	血清	等级型		微生物学
22255-4	东方马脑炎病毒 Ab	任意浓度	时间点	脑脊液	等级型		微生物学
22256-2	东方马脑炎病毒 Ab	任意浓度	时间点	血清	等级型		微生物学
22257-0	东方马脑炎病毒 Ab	稀释系数、稀释倍数（滴度）	时间点	血清	定量型		微生物学
22258-8	东方马脑炎病毒 Ab. IgG	稀释系数、稀释倍数（滴度）	时间点	脑脊液	定量型		微生物学
22259-6	东方马脑炎病毒 Ab. IgG	稀释系数、稀释倍数（滴度）	时间点	血清	定量型		微生物学
22260-4	东方马脑炎病毒 Ab. IgM	稀释系数、稀释倍数（滴度）	时间点	脑脊液	定量型		微生物学
22261-2	东方马脑炎病毒 Ab. IgM	稀释系数、稀释倍数（滴度）	时间点	血清	定量型		微生物学
22262-0	东方马脑炎病毒 Ab	稀释系数、稀释倍数（滴度）	时间点	血清	定量型		微生物学
22263-8	埃博拉病毒 Ab	稀释系数、稀释倍数（滴度）	时间点	血清	定量型		微生物学
22264-6	细粒棘球绦虫 Ab. IgG	任意浓度	时间点	血清	等级型		微生物学
22265-3	棘球绦虫 Ab. IgG	任意浓度	时间点	血清	定量型		微生物学
22266-1	埃柯病毒 1 Ab	稀释系数、稀释倍数（滴度）	时间点	血清	定量型		微生物学
22267-9	埃柯病毒 11 Ab	稀释系数、稀释倍数（滴度）	时间点	脑脊液	定量型		微生物学
22268-7	埃柯病毒 11 Ab	稀释系数、稀释倍数（滴度）	时间点	血清	定量型		微生物学
2226-9	肠胰高血糖素	质量浓度	时间点	血清	定量型		化学
22269-5	埃柯病毒 14 Ab	稀释系数、稀释倍数（滴度）	时间点	血清	定量型		微生物学
22270-3	埃柯病毒 140 Ab	任意浓度	时间点	血清	定量型		微生物学
22271-1	埃柯病毒 16 Ab	稀释系数、稀释倍数（滴度）	时间点	血清	定量型		微生物学
22272-9	埃柯病毒 18 Ab	稀释系数、稀释倍数（滴度）	时间点	血清	定量型		微生物学
22273-7	埃柯病毒 19 Ab	稀释系数、稀释倍数（滴度）	时间点	血清	定量型		微生物学
22274-5	埃柯病毒 3 Ab	稀释系数、稀释倍数（滴度）	时间点	血清	定量型		微生物学
22275-2	埃柯病毒 30 Ab	稀释系数、稀释倍数（滴度）	时间点	脑脊液	定量型		微生物学

LOINC 代码	名称	属性	时间特征	系统	标尺类型	方法类型	分类
22276-0	埃柯病毒 4 Ab	稀释系数、稀释倍数（滴度）	时间点	脑脊液	定量型		微生物学
2227-7	肠肽酶	催化浓度	时间点	血浆	定量型		化学
22277-8	埃柯病毒 4 Ab	稀释系数、稀释倍数（滴度）	时间点	血清	定量型		微生物学
22278-6	埃柯病毒 6 Ab	稀释系数、稀释倍数（滴度）	时间点	血清	定量型		微生物学
22279-4	埃柯病毒 7 Ab	稀释系数、稀释倍数（滴度）	时间点	血清	定量型		微生物学
22280-2	埃柯病毒 9 Ab	稀释系数、稀释倍数（滴度）	时间点	脑脊液	定量型		微生物学
22281-0	埃柯病毒 9 Ab	稀释系数、稀释倍数（滴度）	时间点	血清	定量型		微生物学
22282-8	埃柯病毒 NOS Ab	稀释系数、稀释倍数（滴度）	时间点	血清	定量型		微生物学
22283-6	查菲埃立克体 Ab. IgG	任意浓度	时间点	血清	等级型		微生物学
22284-4	查菲埃立克体 Ab. IgG	任意浓度	时间点	血清	定量型		微生物学
2228-5	肠毒素	质量浓度	时间点	血清	定量型		微生物学
22285-1	溶组织内阿米巴 Ab	任意浓度	时间点	血清	等级型		微生物学
22286-9	溶组织内阿米巴 Ab	稀释系数、稀释倍数（滴度）	时间点	血清	定量型		微生物学
22287-7	溶组织内阿米巴 Ab. IgA	任意浓度	时间点	血清	定量型		微生物学
22288-5	溶组织内阿米巴 Ab. IgG	任意浓度	时间点	血清	定量型		微生物学
22289-3	溶组织内阿米巴 Ab. IgM	任意浓度	时间点	血清	定量型		微生物学
22290-1	EB 病毒衣壳 Ab. IgA	稀释系数、稀释倍数（滴度）	时间点	血清	定量型		微生物学
22291-9	EB 病毒衣壳 Ab. IgG	稀释系数、稀释倍数（滴度）	时间点	脑脊液	定量型		微生物学
22292-7	EB 病毒衣壳 Ab. IgM	稀释系数、稀释倍数（滴度）	时间点	脑脊液	定量型		微生物学
2229-3	表雄酮	质量浓度	时间点	血清/血浆	定量型		化学
22293-5	EB 病毒早期 Ab	任意浓度	时间点	血清	定量型		微生物学
22294-3	EB 病毒早期 Ab	稀释系数、稀释倍数（滴度）	时间点	血清	定量型		微生物学
22295-0	EB 病毒早期 Ab. IgG	任意浓度	时间点	血清	等级型		微生物学
22296-8	EB 病毒细胞核 Ab	任意浓度	时间点	血清	等级型		微生物学
22297-6	EB 病毒细胞核 Ab	稀释系数、稀释倍数（滴度）	时间点	血清	定量型		微生物学
22298-4	EB 病毒细胞核 Ab. IgG	稀释系数、稀释倍数（滴度）	时间点	血清	定量型		微生物学
22299-2	马动脉炎病毒 Ab	稀释系数、稀释倍数（滴度）	时间点	血清	定量型		微生物学
22300-8	马疱疹病毒 1 Ab	稀释系数、稀释倍数（滴度）	时间点	血清	定量型		微生物学
2230-1	肾上腺素	质量浓度	时间点	血浆	定量型		化学
22301-6	马传染性贫血病毒 Ab	任意浓度	时间点	血清	等级型		微生物学
22302-4	马流感病毒 A1 Ab	稀释系数、稀释倍数（滴度）	时间点	血清	定量型		微生物学
22303-2	马流感病毒 A2 Ab	稀释系数、稀释倍数（滴度）	时间点	血清	定量型		微生物学
22304-0	蓝氏贾第鞭毛虫 Ab	稀释系数、稀释倍数（滴度）	时间点	血清	定量型		微生物学
22305-7	蓝氏贾第鞭毛虫 Ab. IgA	稀释系数、稀释倍数（滴度）	时间点	血清	定量型		微生物学
22306-5	蓝氏贾第鞭毛虫 Ab. IgG	稀释系数、稀释倍数（滴度）	时间点	血清	定量型		微生物学
22307-3	蓝氏贾第鞭毛虫 Ab. IgM	稀释系数、稀释倍数（滴度）	时间点	血清	定量型		微生物学
22308-1	普马拉型汉坦病毒 Ab. IgG	稀释系数、稀释倍数（滴度）	时间点	血清	定量型		微生物学
22309-9	普马拉型汉坦病毒 Ab. IgM	稀释系数、稀释倍数（滴度）	时间点	血清	定量型		微生物学
22310-7	幽门螺杆菌 Ab	任意浓度	时间点	血清	等级型		微生物学
22311-5	幽门螺杆菌 Ab	稀释系数、稀释倍数（滴度）	时间点	血清	定量型		微生物学
22312-3	甲型肝炎病毒 Ab	任意浓度	时间点	血清	定量型		微生物学
22313-1	甲型肝炎病毒 Ab. IgG	任意浓度	时间点	血清	定量型		微生物学
22314-9	甲型肝炎病毒 Ab. IgM	任意浓度	时间点	血清	等级型		微生物学
22315-6	甲型肝炎病毒 Ab. IgM	任意浓度	时间点	血清	定量型		微生物学
22316-4	乙型肝炎病毒核心 Ab	任意浓度	时间点	血清	定量型		微生物学
22317-2	乙型肝炎病毒核心 Ab	任意浓度	时间点	血清^供者	定量型		微生物学
22318-0	乙型肝炎病毒核心 Ab. IgG	任意浓度	时间点	血清	定量型		微生物学
2231-9	肾上腺素	质量浓度	时间点	血清	定量型		化学

LOINC 代码	名称	属性	时间特征	系统	标尺类型	方法类型	分类
22319-8	乙型肝炎病毒核心 Ab. IgM	任意浓度	时间点	血清	定量型		微生物学
22320-6	乙型肝炎病毒 Little e Ab	任意浓度	时间点	血清	等级型		微生物学
22321-4	乙型肝炎病毒 Little e Ab	任意浓度	时间点	血清	定量型		微生物学
22322-2	乙型肝炎病毒表面 Ab	任意浓度	时间点	血清	等级型		微生物学
22323-0	乙型肝炎病毒表面 Ab	任意浓度	时间点	血清^供者	定量型		微生物学
22324-8	丙型肝炎病毒 100-3 Ab	任意浓度	时间点	血清	等级型		微生物学
22325-5	丙型肝炎病毒 22-3 Ab	任意浓度	时间点	血清	等级型		微生物学
22326-3	丙型肝炎病毒 5-1-1 Ab	任意浓度	时间点	血清	等级型		微生物学
2232-7	肾上腺素	质量速率	24 小时	尿液	定量型		化学
22327-1	丙型肝炎病毒 Ab	任意浓度	时间点	血清	定量型		微生物学
22328-9	丙型肝炎病毒超氧化物歧化酶 Ab	任意浓度	时间点	血清	等级型		微生物学
22329-7	丙型肝炎病毒 c33c Ab	任意浓度	时间点	血清	等级型		微生物学
22330-5	丁型肝炎病毒 Ab	任意浓度	时间点	血清	定量型		微生物学
22331-3	单纯疱疹病毒 1 Ab	任意浓度	时间点	脑脊液	等级型		微生物学
22332-1	单纯疱疹病毒 1 Ab	任意浓度	时间点	血清/血浆	定量型		微生物学
22333-9	单纯疱疹病毒 1 Ab. IgG	稀释系数、稀释倍数（滴度）	时间点	脑脊液	定量型		微生物学
22334-7	单纯疱疹病毒 1 Ab. IgM	稀释系数、稀释倍数（滴度）	时间点	脑脊液	定量型		微生物学
2233-5	表睾酮	质量浓度	时间点	血清/血浆	定量型		化学
22335-4	单纯疱疹病毒 2 Ab	任意浓度	时间点	血清/血浆	定量型		微生物学
22336-2	单纯疱疹病毒 2 Ab. IgG	任意浓度	时间点	血清	等级型		微生物学
22337-0	单纯疱疹病毒 2 Ab. IgG	稀释系数、稀释倍数（滴度）	时间点	脑脊液	定量型		微生物学
22338-8	单纯疱疹病毒 2 Ab. IgM	稀释系数、稀释倍数（滴度）	时间点	脑脊液	定量型		微生物学
22339-6	单纯疱疹病毒 Ab	任意浓度	时间点	血清	等级型		微生物学
22340-4	单纯疱疹病毒 Ab	稀释系数、稀释倍数（滴度）	时间点	脑脊液	定量型		微生物学
22341-2	单纯疱疹病毒 Ab	稀释系数、稀释倍数（滴度）	时间点	血清	定量型		微生物学
22342-0	单纯疱疹病毒 Ab. IgG	印象/检查结果的解释	时间点	血清	名义型		微生物学
2234-3	表睾酮	任意浓度	时间点	尿液	等级型		化学
22343-8	单纯疱疹病毒 Ab. IgM	稀释系数、稀释倍数（滴度）	时间点	血清	定量型		微生物学
22344-6	嗜异性 Ab 吸附后	稀释系数、稀释倍数（滴度）	时间点	血清	定量型		微生物学
22345-3	荚膜组织胞浆菌 Ab	任意浓度	时间点	脑脊液	等级型		微生物学
22346-1	荚膜组织胞浆菌 Ab	任意浓度	时间点	血清	等级型		微生物学
22347-9	荚膜组织胞浆菌 Ab	稀释系数、稀释倍数（滴度）	时间点	血清	定量型		微生物学
22348-7	荚膜组织胞浆菌 Ab. IgA	任意浓度	时间点	血清	等级型		微生物学
22349-5	荚膜组织胞浆菌 Ab. IgA	任意浓度	时间点	血清	定量型		微生物学
2235-0	表睾酮	质量浓度	时间点	尿液	定量型		化学
22350-3	荚膜组织胞浆菌 Ab. IgE	任意浓度	时间点	血清	等级型		微生物学
22351-1	荚膜组织胞浆菌 Ab. IgG	任意浓度	时间点	血清	定量型		微生物学
22352-9	荚膜组织胞浆菌 Ab. IgM	任意浓度	时间点	血清	等级型		微生物学
22353-7	荚膜组织胞浆菌 Ab. IgM	任意浓度	时间点	血清	定量型		微生物学
22354-5	荚膜组织胞浆菌菌丝体 Ab	任意浓度	时间点	血清	定量型		微生物学
22355-2	荚膜组织胞浆菌酵母 Ab	任意浓度	时间点	血清	定量型		微生物学
22356-0	艾滋病毒 1 Ab	任意浓度	时间点	血清	定量型		微生物学
22357-8	艾滋病毒 1+2 Ab	任意浓度	时间点	血清	定量型		微生物学
22358-6	艾滋病毒 2 Ab	任意浓度	时间点	血清	定量型		微生物学
22359-4	人 T 淋巴细胞白血病病毒 1 型 Ab	任意浓度	时间点	血清	等级型		微生物学

LOINC 代码	名称	属性	时间特征	系统	标尺类型	方法类型	分类
22360-2	人 T 淋巴细胞白血病病毒 1 型 Ab. IgG	任意浓度	时间点	血清	等级型		微生物学
22361-0	人 T 淋巴细胞白血病病毒 1+2 Ab	任意浓度	时间点	脑脊液	等级型		微生物学
22362-8	人 T 淋巴细胞白血病病毒 1+2 Ab	任意浓度	时间点	血清	等级型		微生物学
22363-6	人 T 淋巴细胞白血病病毒 1+2 Ab	任意浓度	时间点	血清	定量型		微生物学
22364-4	传染性粘液囊病病毒 Ab	任意浓度	时间点	血清	等级型		微生物学
22365-1	甲型流感病毒 Ab	稀释系数、稀释倍数（滴度）	时间点	血清	定量型		微生物学
22366-9	甲型＋乙型流感病毒 Ab	稀释系数、稀释倍数（滴度）	时间点	血清	定量型		微生物学
22367-7	乙型流感病毒 Ab	稀释系数、稀释倍数（滴度）	时间点	血清	定量型		微生物学
2236-8	钙化醇	质量浓度	时间点	血清/血浆	定量型		化学
22368-5	丙型流感病毒 Ab	稀释系数、稀释倍数（滴度）	时间点	血清	定量型		微生物学
22369-3	日本脑炎病毒 Ab	任意浓度	时间点	脑脊液	等级型		微生物学
22370-1	日本脑炎病毒 Ab	任意浓度	时间点	血清	等级型		微生物学
22371-9	胡宁病毒（阿根廷出血热病毒）Ab	任意浓度	时间点	血清	等级型		微生物学
22372-7	拉克罗斯病毒 Ab	任意浓度	时间点	血清	定量或等级型		微生物学
22373-5	拉克罗斯病毒 Ab. IgG	稀释系数、稀释倍数（滴度）	时间点	脑脊液	定量型		微生物学
22374-3	拉克罗斯病毒 Ab. IgG	稀释系数、稀释倍数（滴度）	时间点	血清	定量型		微生物学
22375-0	拉克罗斯病毒 Ab. IgM	稀释系数、稀释倍数（滴度）	时间点	脑脊液	定量型		微生物学
2237-6	促红细胞生成素	质量浓度	时间点	血清/血浆	定量型		化学
22376-8	拉克罗斯病毒 Ab. IgM	稀释系数、稀释倍数（滴度）	时间点	血清	定量型		微生物学
22377-6	拉沙病毒 Ab. IgG	任意浓度	时间点	血清	等级型		微生物学
22378-4	拉沙病毒 Ab. IgG	稀释系数、稀释倍数（滴度）	时间点	血清	定量型		微生物学
22379-2	拉沙病毒 Ab. IgM	任意浓度	时间点	血清	等级型		微生物学
223-8	双氯西林	药物敏感度	时间点	分离物＋血清	等级型	测序分型	抗生素敏感性
22380-0	拉沙病毒 Ab. IgM	稀释系数、稀释倍数（滴度）	时间点	血清	定量型		微生物学
22381-8	嗜肺军团菌 1 Ab. IgG	稀释系数、稀释倍数（滴度）	时间点	血清	定量型		微生物学
22382-6	嗜肺军团菌 1 Ab. IgM	稀释系数、稀释倍数（滴度）	时间点	血清	定量型		微生物学
22383-4	嗜肺军团菌 2 Ab. IgG	稀释系数、稀释倍数（滴度）	时间点	血清	定量型		微生物学
2238-4	雌二醇	质量浓度	时间点	唾液	定量型		化学
22384-2	嗜肺军团菌 2 Ab. IgM	稀释系数、稀释倍数（滴度）	时间点	血清	定量型		微生物学
22385-9	嗜肺军团菌 3 Ab. IgG	稀释系数、稀释倍数（滴度）	时间点	血清	定量型		微生物学
22386-7	嗜肺军团菌 3 Ab. IgM	稀释系数、稀释倍数（滴度）	时间点	血清	定量型		微生物学
22387-5	嗜肺军团菌 4 Ab. IgG	稀释系数、稀释倍数（滴度）	时间点	血清	定量型		微生物学
22388-3	嗜肺军团菌 4 Ab. IgM	稀释系数、稀释倍数（滴度）	时间点	血清	定量型		微生物学
22389-1	嗜肺军团菌 5 Ab. IgG	稀释系数、稀释倍数（滴度）	时间点	血清	定量型		微生物学
22390-9	嗜肺军团菌 5 Ab. IgM	稀释系数、稀释倍数（滴度）	时间点	血清	定量型		微生物学
22391-7	嗜肺军团菌 6 Ab. IgG	稀释系数、稀释倍数（滴度）	时间点	血清	定量型		微生物学
2239-2	雌二醇	质量浓度	时间点	精液	定量型		化学
22392-5	嗜肺军团菌 6 Ab. IgM	稀释系数、稀释倍数（滴度）	时间点	血清	定量型		微生物学
22393-3	嗜肺军团菌 7 Ab	稀释系数、稀释倍数（滴度）	时间点	血清	定量型		微生物学
22394-1	嗜肺军团菌 8 Ab	稀释系数、稀释倍数（滴度）	时间点	血清	定量型		微生物学
22395-8	嗜肺军团菌 9 Ab	稀释系数、稀释倍数（滴度）	时间点	血清	定量型		微生物学
22396-6	嗜肺军团菌 Ab	稀释系数、稀释倍数（滴度）	时间点	血清	定量型		微生物学

LOINC 代码	名称	属性	时间特征	系统	标尺类型	方法类型	分类
22397-4	嗜肺军团菌 Ab. IgG	稀释系数、稀释倍数（滴度）	时间点	血清	定量型		微生物学
22398-2	嗜肺军团菌 Ab. IgM	稀释系数、稀释倍数（滴度）	时间点	血清	定量型		微生物学
22399-0	军团菌 sp Ab	稀释系数、稀释倍数（滴度）	时间点	血清	定量型		微生物学
22-4	阿莫西林＋克拉维酸	药物敏感度	时间点	分离物＋血清	等级型	测序分型	抗生素敏感性
2240-0	雌二醇. 游离型	质量浓度	时间点	血清/血浆	定量型		化学
22400-6	问号钩端螺旋体血清型 Bratislava Ab	稀释系数、稀释倍数（滴度）	时间点	血清	定量型		微生物学
22401-4	问号钩端螺旋体血清型 Canicola Ab	稀释系数、稀释倍数（滴度）	时间点	血清	定量型		微生物学
22402-2	问号钩端螺旋体血清型 Grippotyphosa Ab	稀释系数、稀释倍数（滴度）	时间点	血清	定量型		微生物学
22403-0	问号钩端螺旋体血清型 Hardjo Ab	稀释系数、稀释倍数（滴度）	时间点	血清	定量型		微生物学
22404-8	问号钩端螺旋体血清型出血性黄疸 Ab	稀释系数、稀释倍数（滴度）	时间点	血清	定量型		微生物学
22405-5	问号钩端螺旋体血清型 Pomona Ab	稀释系数、稀释倍数（滴度）	时间点	血清	定量型		微生物学
22406-3	单核细胞增多性李斯特菌 Ab	稀释系数、稀释倍数（滴度）	时间点	血清	定量型		微生物学
22407-1	ds DNA（Crithidia lucilia）Ab	任意浓度	时间点	血清	等级型		微生物学
22408-9	淋巴细胞性脉络丛脑膜炎病毒 Ab	稀释系数、稀释倍数（滴度）	时间点	血清	定量型		微生物学
22409-7	淋巴细胞性脉络丛脑膜炎病毒 Ab. IgG	稀释系数、稀释倍数（滴度）	时间点	脑脊液	定量型		微生物学
22410-5	淋巴细胞性脉络丛脑膜炎病毒 Ab. IgG	稀释系数、稀释倍数（滴度）	时间点	血清	定量型		微生物学
22411-3	淋巴细胞性脉络丛脑膜炎病毒 Ab. IgM	稀释系数、稀释倍数（滴度）	时间点	血清	定量型		微生物学
22412-1	直杆糖多孢菌 Ab	任意浓度	时间点	血清	等级型		微生物学
22413-9	腮腺炎病毒 Ab	稀释系数、稀释倍数（滴度）	时间点	脑脊液	定量型		微生物学
22414-7	腮腺炎病毒 Ab	稀释系数、稀释倍数（滴度）	时间点	血清	定量型		微生物学
22415-4	腮腺炎病毒 Ab. IgG	任意浓度	时间点	血清	等级型		微生物学
22416-2	腮腺炎病毒 Ab. IgG	稀释系数、稀释倍数（滴度）	时间点	脑脊液	定量型		微生物学
22417-0	腮腺炎病毒 Ab. IgG	稀释系数、稀释倍数（滴度）	时间点	血清	定量型		微生物学
2241-8	雌二醇. 游离型	摩尔含量	时间点	组织	定量型		化学
22418-8	腮腺炎病毒 Ab. IgM	任意浓度	时间点	血清	等级型		微生物学
22419-6	腮腺炎病毒 Ab. IgM	稀释系数、稀释倍数（滴度）	时间点	脑脊液	定量型		微生物学
22420-4	腮腺炎病毒 Ab. IgM	稀释系数、稀释倍数（滴度）	时间点	血清	定量型		微生物学
22421-2	禽类分枝杆菌亚种副结核 Ab	任意浓度	时间点	血清	等级型		微生物学
22422-0	鸡败血支原体 Ab	任意浓度	时间点	血清	等级型		微生物学
22423-8	人支原体 Ab	稀释系数、稀释倍数（滴度）	时间点	血清	定量型		微生物学
22424-6	火鸡支原体 Ab	任意浓度	时间点	血清	等级型		微生物学
22425-3	肺炎支原体 Ab	稀释系数、稀释倍数（滴度）	时间点	血清	定量型		微生物学
2242-6	雌二醇. 非蛋白质结合型	质量浓度	时间点	血清/血浆	定量型		化学
22426-1	肺炎支原体 Ab. IgG	稀释系数、稀释倍数（滴度）	时间点	血清	定量型		微生物学
22427-9	肺炎支原体 Ab. IgM	稀释系数、稀释倍数（滴度）	时间点	血清	定量型		微生物学

LOINC 代码	名称	属性	时间特征	系统	标尺类型	方法类型	分类
22428-7	支原体 sp Ab	任意浓度	时间点	血清	等级型		微生物学
22429-5	关节液支原体 Ab	任意浓度	时间点	血清	等级型		微生物学
22430-3	淋病奈瑟菌 Ab	稀释系数、稀释倍数（滴度）	时间点	血清	定量型		微生物学
22431-1	脑膜炎奈瑟菌 Y Ab	稀释系数、稀释倍数（滴度）	时间点	XXX	定量型		微生物学
22432-9	犬新孢子虫 Ab	任意浓度	时间点	血清	等级型		微生物学
22433-7	犬新孢子虫 Ab	任意浓度	时间点	血清	等级型		微生物学
2243-4	雌二醇	质量浓度	时间点	血清/血浆	定量型		化学
22434-5	人乳头瘤病毒 Ab	任意浓度	时间点	组织	等级型		微生物学
22435-2	巴西副球孢子菌 Ab	稀释系数、稀释倍数（滴度）	时间点	血清	定量型		微生物学
22436-0	并殖吸虫 sp Ab	稀释系数、稀释倍数（滴度）	时间点	血清	定量型		微生物学
22437-8	副流感病毒 1 Ab	稀释系数、稀释倍数（滴度）	时间点	血清	定量型		微生物学
22438-6	副流感病毒 2 Ab	稀释系数、稀释倍数（滴度）	时间点	血清	定量型		微生物学
22439-4	副流感病毒 3 Ab	稀释系数、稀释倍数（滴度）	时间点	血清	定量型		微生物学
22440-2	出血败血性巴斯德菌 Ab	任意浓度	时间点	血清	等级型		微生物学
22441-0	恶性疟原虫 Ab	稀释系数、稀释倍数（滴度）	时间点	血清	定量型		微生物学
2244-2	雌二醇	质量浓度	时间点	唾液	定量型		化学
22442-8	三日疟原虫 Ab	稀释系数、稀释倍数（滴度）	时间点	血清	定量型		微生物学
22443-6	卵形疟原虫 Ab	稀释系数、稀释倍数（滴度）	时间点	血清	定量型		微生物学
22444-4	间日疟原虫 Ab	稀释系数、稀释倍数（滴度）	时间点	血清	定量型		微生物学
22445-1	脊髓灰质炎病毒 1 Ab	稀释系数、稀释倍数（滴度）	时间点	脑脊液	定量型		微生物学
22446-9	脊髓灰质炎病毒 1 Ab	稀释系数、稀释倍数（滴度）	时间点	血清	定量型		微生物学
22447-7	脊髓灰质炎病毒 2 Ab	稀释系数、稀释倍数（滴度）	时间点	脑脊液	定量型		微生物学
22448-5	脊髓灰质炎病毒 2 Ab	稀释系数、稀释倍数（滴度）	时间点	血清	定量型		微生物学
22449-3	脊髓灰质炎病毒 3 Ab	稀释系数、稀释倍数（滴度）	时间点	脑脊液	定量型		微生物学
22450-1	脊髓灰质炎病毒 3 Ab	稀释系数、稀释倍数（滴度）	时间点	血清	定量型		微生物学
22451-9	猪生殖与呼吸综合征病毒 Ab	任意浓度	时间点	血清	等级型		微生物学
22452-7	假狂犬病病毒 Ab	任意浓度	时间点	血清	等级型		微生物学
22453-5	假狂犬病病毒 Ab	稀释系数、稀释倍数（滴度）	时间点	血清	定量型		微生物学
22454-3	假狂犬病病毒. ClinEase 基因缺失 Ab	任意浓度	时间点	血清	等级型		微生物学
22455-0	假狂犬病病毒. Herd-Check 基因缺失 Ab	任意浓度	时间点	血清	等级型		微生物学
22456-8	假狂犬病病毒. OmniMark 基因缺失 Ab	任意浓度	时间点	血清	等级型		微生物学
22457-6	假狂犬病病毒. Tolvid 基因缺失 Ab	任意浓度	时间点	血清	等级型		微生物学
22458-4	狂犬病病毒 Ab	任意浓度	时间点	组织	定量型		微生物学
2245-9	雌二醇	摩尔含量	时间点	组织	定量型		化学
22459-2	反应素 Ab	任意浓度	时间点	脑脊液	等级型		微生物学
224-6	强力霉素	药物敏感度	时间点	分离物	定量型	最小致死浓度	抗生素敏感性
22460-0	反应素 Ab	任意浓度	时间点	脑脊液	定量型		微生物学
22461-8	反应素 Ab	任意浓度	时间点	血清	等级型		微生物学
22462-6	反应素 Ab	任意浓度	时间点	血清	定量型		微生物学
22463-4	反应素 Ab	任意浓度	时间点	血清^供者	等级型		微生物学
22464-2	反应素 Ab	任意浓度	时间点	XXX	等级型		微生物学
22465-9	呼肠病毒 Ab	稀释系数、稀释倍数（滴度）	时间点	血清	定量型		微生物学
22466-7	呼吸道合胞病毒 Ab	稀释系数、稀释倍数（滴度）	时间点	血清	定量型		微生物学

LOINC 代码	名称	属性	时间特征	系统	标尺类型	方法类型	分类
2246-7	雌二醇.未结合型	质量速率	24 小时	尿液	定量型		化学
22467-5	呼吸道合胞病毒 Ab. IgM	稀释系数、稀释倍数（滴度）	时间点	血清	定量型		微生物学
22468-3	立克次体（变形菌 OX19）Ab	任意浓度	时间点	血清	等级型		微生物学
22469-1	立克次体（变形菌 OX19）Ab	稀释系数、稀释倍数（滴度）	时间点	血清	定量型		微生物学
22470-9	立克次体（变形菌 OX2）Ab	任意浓度	时间点	血清	等级型		微生物学
22471-7	立克次体（变形菌 OX2）Ab	稀释系数、稀释倍数（滴度）	时间点	血清	定量型		微生物学
22472-5	立克次体（变形菌 OXK）Ab	任意浓度	时间点	血清	等级型		微生物学
22473-3	立克次体（变形菌 OXK）Ab	稀释系数、稀释倍数（滴度）	时间点	血清	定量型		微生物学
22474-1	斑疹热立克次体群 Ab	任意浓度	时间点	血清	等级型		微生物学
2247-5	雌三醇.结合型	质量浓度	时间点	血清/血浆	定量型		化学
22475-8	斑疹热立克次体群 Ab	稀释系数、稀释倍数（滴度）	时间点	血清	定量型		微生物学
22476-6	斑疹热立克次体群 Ab. IgG	稀释系数、稀释倍数（滴度）	时间点	脑脊液	定量型		微生物学
22477-4	斑疹热立克次体群 Ab. IgG	稀释系数、稀释倍数（滴度）	时间点	血清	定量型		微生物学
22478-2	斑疹热立克次体群 Ab. IgM	稀释系数、稀释倍数（滴度）	时间点	脑脊液	定量型		微生物学
22479-0	斑疹热立克次体群 Ab. IgM	稀释系数、稀释倍数（滴度）	时间点	血清	定量型		微生物学
22480-8	斑疹伤寒立克次体群 Ab. IgG	稀释系数、稀释倍数（滴度）	时间点	脑脊液	定量型		微生物学
22481-6	斑疹伤寒立克次体群 Ab. IgM	稀释系数、稀释倍数（滴度）	时间点	脑脊液	定量型		微生物学
22482-4	立克次氏立克次体 Ab. IgG	稀释系数、稀释倍数（滴度）	时间点	血清	定量型		微生物学
2248-3	雌三醇	质量浓度	时间点	羊水	定量型		化学
22483-2	立克次氏立克次体 Ab. IgM	稀释系数、稀释倍数（滴度）	时间点	血清	定量型		微生物学
22484-0	立克次体 sp Ab	稀释系数、稀释倍数（滴度）	时间点	血清	定量型		微生物学
22485-7	恙虫病东方体 Ab	稀释系数、稀释倍数（滴度）	时间点	血清	定量型		微生物学
22486-5	伤寒立克次体 Ab	任意浓度	时间点	血清	定量型		微生物学
22487-3	伤寒立克次体 Ab. IgA	任意浓度	时间点	血清	定量型		微生物学
22488-1	伤寒立克次体 Ab. IgG	任意浓度	时间点	血清	等级型		微生物学
22489-9	伤寒立克次体 Ab. IgG	稀释系数、稀释倍数（滴度）	时间点	血清	定量型		微生物学
22490-7	伤寒立克次体 Ab. IgM	稀释系数、稀释倍数（滴度）	时间点	血清	定量型		微生物学
2249-1	雌三醇.未结合型	质量浓度	时间点	羊水	定量型		化学
22491-5	斑疹伤寒立克次体群 Ab	任意浓度	时间点	血清	等级型		微生物学
22492-3	斑疹伤寒立克次体群 Ab	稀释系数、稀释倍数（滴度）	时间点	血清	定量型		微生物学
22493-1	斑疹伤寒立克次体群 Ab. IgG	稀释系数、稀释倍数（滴度）	时间点	血清	定量型		微生物学
22494-9	斑疹伤寒立克次体群 Ab. IgM	稀释系数、稀释倍数（滴度）	时间点	血清	定量型		微生物学
22495-6	轮状病毒 Ab	稀释系数、稀释倍数（滴度）	时间点	血清	定量型		微生物学

LOINC 代码	名称	属性	时间特征	系统	标尺类型	方法类型	分类
22496-4	风疹病毒 Ab	任意浓度	时间点	血清	等级型		微生物学
22497-2	风疹病毒 Ab	稀释系数、稀释倍数（滴度）	时间点	血清	定量型		微生物学
22498-0	麻疹病毒 Ab	稀释系数、稀释倍数（滴度）	时间点	脑脊液	定量型		微生物学
22499-8	麻疹病毒 Ab	稀释系数、稀释倍数（滴度）	时间点	血清	定量型		微生物学
22500-3	麻疹病毒 Ab. IgG	任意浓度	时间点	脑脊液	定量型		微生物学
22501-1	麻疹病毒 Ab. IgG	稀释系数、稀释倍数（滴度）	时间点	脑脊液	定量型		微生物学
22502-9	麻疹病毒 Ab. IgG	稀释系数、稀释倍数（滴度）	时间点	血清	定量型		微生物学
22503-7	麻疹病毒 Ab. IgG ^第 1 份标本	任意浓度	时间点	血清	定量型		微生物学
22504-5	麻疹病毒 Ab. IgG ^第 2 份标本	任意浓度	时间点	血清	定量型		微生物学
22505-2	麻疹病毒 Ab. IgM	稀释系数、稀释倍数（滴度）	时间点	脑脊液	定量型		微生物学
22506-0	麻疹病毒 Ab. IgM	稀释系数、稀释倍数（滴度）	时间点	血清	定量型		微生物学
22507-8	圣路易脑炎病毒 Ab	任意浓度	时间点	脑脊液	等级型		微生物学
22508-6	圣路易脑炎病毒 Ab	任意浓度	时间点	血清	等级型		微生物学
2250-9	雌三醇. 未结合型	质量浓度	时间点	血清/血浆	定量型		化学
22509-4	圣路易脑炎病毒 Ab	稀释系数、稀释倍数（滴度）	时间点	脑脊液	定量型		微生物学
22510-2	圣路易脑炎病毒 Ab	稀释系数、稀释倍数（滴度）	时间点	血清	定量型		微生物学
22511-0	圣路易脑炎病毒 Ab. IgG	稀释系数、稀释倍数（滴度）	时间点	脑脊液	定量型		微生物学
22512-8	圣路易脑炎病毒 Ab. IgG	稀释系数、稀释倍数（滴度）	时间点	血清	定量型		微生物学
22513-6	圣路易脑炎病毒 Ab. IgM	稀释系数、稀释倍数（滴度）	时间点	脑脊液	定量型		微生物学
22514-4	圣路易脑炎病毒 Ab. IgM	稀释系数、稀释倍数（滴度）	时间点	血清	定量型		微生物学
22515-1	亚利桑那沙门菌 Ab	任意浓度	时间点	血清	等级型		微生物学
22516-9	副伤寒沙门菌 A Ab	任意浓度	时间点	血清	等级型		微生物学
2251-7	雌三醇	质量浓度	时间点	血清/血浆	定量型		化学
22517-7	副伤寒沙门菌 A H Ab	任意浓度	时间点	血清	等级型		微生物学
22518-5	副伤寒沙门菌 A H Ab	稀释系数、稀释倍数（滴度）	时间点	血清	定量型		微生物学
22519-3	副伤寒沙门菌 A O Ab	任意浓度	时间点	血清	等级型		微生物学
22520-1	副伤寒沙门菌 B Ab	任意浓度	时间点	血清	等级型		微生物学
22521-9	副伤寒沙门菌 B H Ab	任意浓度	时间点	血清	等级型		微生物学
22522-7	副伤寒沙门菌 B H Ab	稀释系数、稀释倍数（滴度）	时间点	血清	定量型		微生物学
22523-5	副伤寒沙门菌 B O Ab	任意浓度	时间点	血清	等级型		微生物学
22524-3	副伤寒沙门菌 C H Ab	任意浓度	时间点	血清	等级型		微生物学
2252-5	雌三醇	质量浓度	时间点	尿液	定量型		化学
22525-0	副伤寒沙门菌 C O Ab	任意浓度	时间点	血清	等级型		微生物学
22526-8	鸡瘟沙门菌 Ab	任意浓度	时间点	血清	等级型		微生物学
22527-6	沙门菌 sp Ab	稀释系数、稀释倍数（滴度）	时间点	血清	定量型		微生物学
22528-4	伤寒沙门菌 D Ab	任意浓度	时间点	血清	等级型		微生物学
22529-2	伤寒沙门菌 H Ab	任意浓度	时间点	血清	等级型		微生物学
225-3	强力霉素	药物敏感度	时间点	分离物	定量或等级型	最小抑制浓度	抗生素敏感性
22530-0	伤寒沙门菌 little d Ab	任意浓度	时间点	血清	等级型		微生物学
22531-8	鼠伤寒沙门菌 Ab	任意浓度	时间点	血清	等级型		微生物学
22532-6	神经闪孢子虫 Ab	任意浓度	时间点	全血	等级型		微生物学
2253-3	雌三醇	质量速率	24 小时	尿液	定量型		化学
22533-4	神经闪孢子虫 Ab	任意浓度	时间点	体液	等级型		微生物学
22534-2	神经闪孢子虫 Ab	任意浓度	时间点	血清	等级型		微生物学
22535-9	日本裂体吸虫 Ab	稀释系数、稀释倍数（滴度）	时间点	血清	定量型		微生物学
22536-7	曼［森］氏裂体吸虫 Ab	任意浓度	时间点	血清	等级型		微生物学

LOINC 代码	名称	属性	时间特征	系统	标尺类型	方法类型	分类
22537-5	鲍氏志贺菌 Ab	稀释系数、稀释倍数（滴度）	时间点	血清	定量型		微生物学
22538-3	痢疾志贺杆菌 Ab	稀释系数、稀释倍数（滴度）	时间点	血清	定量型		微生物学
22539-1	福氏志贺杆菌 Ab	稀释系数、稀释倍数（滴度）	时间点	血清	定量型		微生物学
22540-9	宋内志贺杆菌 Ab	稀释系数、稀释倍数（滴度）	时间点	血清	定量型		微生物学
2254-1	雌激素	质量浓度	时间点	血清/血浆	定量型		化学
22541-7	肺炎双球菌 1 Ab. IgG	任意浓度	时间点	血清	定量型		微生物学
22542-5	肺炎双球菌 12 Ab. IgG	任意浓度	时间点	血清	定量型		微生物学
22543-3	肺炎双球菌 14 Ab. IgG	任意浓度	时间点	血清	定量型		微生物学
22544-1	肺炎双球菌 14 Ab ^第 1 份标本	任意浓度	时间点	血清	定量型		微生物学
22545-8	肺炎双球菌 14 Ab ^第 2 份标本	任意浓度	时间点	血清	定量型		微生物学
22546-6	肺炎双球菌 14 Ab ^第 2 份标本/肺炎双球菌 14 Ab^第 1 份标本	比率	时间点	血清	定量型		微生物学
22547-4	肺炎双球菌 19 Ab. IgG	任意浓度	时间点	血清	定量型		微生物学
22548-2	肺炎双球菌 23 Ab. IgG	任意浓度	时间点	血清	定量型		微生物学
22549-0	肺炎双球菌 3 Ab. IgG	任意浓度	时间点	血清	定量型		微生物学
22550-8	肺炎双球菌 6a＋6b Ab. IgG	任意浓度	时间点	血清	定量型		微生物学
22551-6	肺炎双球菌 7 Ab. IgG	任意浓度	时间点	血清	定量型		微生物学
22552-4	肺炎双球菌 51 Ab. IgG	任意浓度	时间点	血清	定量型		微生物学
22553-2	肺炎双球菌 7f Ab ^第 1 份标本	任意浓度	时间点	血清	定量型		微生物学
22554-0	肺炎双球菌 7f Ab ^第 2 份标本	任意浓度	时间点	血清	定量型		微生物学
22555-7	肺炎双球菌 51 Ab ^第 2 份标本/第 1 份标本	比率	时间点	血清	定量型		微生物学
22556-5	肺炎双球菌 8 Ab. IgG	任意浓度	时间点	血清	定量型		微生物学
22557-3	肺炎双球菌 9 Ab	任意浓度	时间点	血清	等级型		微生物学
2255-8	雌激素	质量浓度	时间点	尿液	定量型		化学
22558-1	肺炎双球菌 9 Ab. IgG	任意浓度	时间点	血清	定量型		微生物学
22559-9	肺炎双球菌 9n Ab ^第 1 份标本	任意浓度	时间点	血清	定量型		微生物学
22560-7	肺炎双球菌 9 Ab^第 1 份标本/第 2 份标本	比率	时间点	血清	定量型		微生物学
22561-5	肺炎双球菌 9n Ab ^第 2 份标本	任意浓度	时间点	血清	定量型		微生物学
22562-3	肺炎双球菌 Ab. IgG ^第 1 份标本	任意浓度	时间点	血清	定量型		微生物学
22563-1	肺炎双球菌 Ab. IgG ^第 1 份标本/第 2 份标本	比率	时间点	血清	定量型		微生物学
22564-9	肺炎双球菌 Ab. IgG ^第 2 份标本	任意浓度	时间点	血清	定量型		微生物学
22565-6	肺炎双球菌组 B Ab	任意浓度	时间点	血清	等级型		微生物学
2256-6	雌激素	质量速率	24 小时	尿液	定量型		化学
22566-4	化脓性链球菌酶 Ab	任意浓度	时间点	血清	等级型		微生物学
22567-2	化脓性链球菌酶 Ab	稀释系数、稀释倍数（滴度）	时间点	血清	定量型		微生物学
22568-0	链球菌溶血素 O Ab	稀释系数、稀释倍数（滴度）	时间点	血清	定量型		微生物学

LOINC 代码	名称	属性	时间特征	系统	标尺类型	方法类型	分类
22569-8	类圆线虫 sp Ab	任意浓度	时间点	血清/血浆	定量型		微生物学
22570-6	猪带绦虫 Ab	任意浓度	时间点	血清/血浆	定量型		微生物学
22571-4	磷壁酸 Ab	稀释系数、稀释倍数（滴度）	时间点	血清	定量型		微生物学
22572-2	绿色糖单孢菌 Ab	任意浓度	时间点	血清	等级型		微生物学
22573-0	普通高温放线菌 Ab	任意浓度	时间点	血清	等级型		微生物学
2257-4	雌酮	质量浓度	时间点	精液	定量型		化学
22574-8	犬弓蛔虫 Ab. IgA	任意浓度	时间点	血清	定量型		微生物学
22575-5	犬弓蛔虫 Ab. IgG	任意浓度	时间点	血清	定量型		微生物学
22576-3	犬弓蛔虫 Ab. IgM	任意浓度	时间点	血清	定量型		微生物学
22577-1	鼠弓形体 Ab	任意浓度	时间点	血清	等级型		微生物学
22578-9	鼠弓形体 Ab. IgA	任意浓度	时间点	血清	定量型		微生物学
22579-7	鼠弓形体 Ab. IgA+IgE	任意浓度	时间点	血清	定量型		微生物学
22580-5	鼠弓形体 Ab. IgG	任意浓度	时间点	血清	等级型		微生物学
22581-3	鼠弓形体 Ab. IgG	稀释系数、稀释倍数（滴度）	时间点	脑脊液	定量型		微生物学
2258-2	雌酮	质量浓度	时间点	血清/血浆	定量型		化学
22582-1	鼠弓形体 Ab. IgG	稀释系数、稀释倍数（滴度）	时间点	血清	定量型		微生物学
22583-9	鼠弓形体 Ab. IgM	稀释系数、稀释倍数（滴度）	时间点	脑脊液	定量型		微生物学
22584-7	鼠弓形体 Ab. IgM	稀释系数、稀释倍数（滴度）	时间点	血清	定量型		微生物学
22585-4	苍白密螺旋体 Ab	任意浓度	时间点	全血	定量型		微生物学
22586-2	苍白密螺旋体 Ab	任意浓度	时间点	脑脊液	等级型		微生物学
22587-0	苍白密螺旋体 Ab	任意浓度	时间点	血清	等级型		微生物学
22588-8	苍白密螺旋体 Ab	任意浓度	时间点	血清/血浆	等级型		微生物学
22589-6	苍白密螺旋体 Ab	任意浓度	时间点	血清/血浆	定量型		微生物学
2259-0	雌酮	质量浓度	时间点	尿液	定量型		化学
22590-4	苍白密螺旋体 Ab	稀释系数、稀释倍数（滴度）	时间点	血清	定量型		微生物学
22591-2	苍白密螺旋体 Ab. IgG	任意浓度	时间点	血清/血浆	等级型		微生物学
22592-0	苍白密螺旋体 Ab. IgG	任意浓度	时间点	血清	定量型		微生物学
22593-8	苍白密螺旋体 Ab. IgM	任意浓度	时间点	血清/血浆	等级型		微生物学
22594-6	苍白密螺旋体 Ab. IgM	任意浓度	时间点	血清	定量型		微生物学
22595-3	旋毛虫 Ab	任意浓度	时间点	血清	等级型		微生物学
22596-1	旋毛虫 Ab	稀释系数、稀释倍数（滴度）	时间点	血清	定量型		微生物学
22597-9	旋毛虫 Ab. IgA	任意浓度	时间点	血清	等级型		微生物学
22598-7	旋毛虫 Ab. IgM	任意浓度	时间点	血清	等级型		微生物学
22599-5	克氏锥虫 Ab	稀释系数、稀释倍数（滴度）	时间点	血清	定量型		微生物学
22600-1	水痘-带状疱疹病毒 Ab	任意浓度	时间点	血清	等级型		微生物学
22601-9	水痘-带状疱疹病毒 Ab. IgG	稀释系数、稀释倍数（滴度）	时间点	脑脊液	定量型		微生物学
22602-7	水痘-带状疱疹病毒 Ab. IgG	稀释系数、稀释倍数（滴度）	时间点	血清	定量型		微生物学
22603-5	水痘-带状疱疹病毒 Ab. IgG^第 1 份标本	任意浓度	时间点	血清	定量型		微生物学
22604-3	水痘-带状疱疹病毒 Ab. IgG^第 2 份标本	任意浓度	时间点	血清	定量型		微生物学
22605-0	水痘-带状疱疹病毒 Ab. IgM	稀释系数、稀释倍数（滴度）	时间点	脑脊液	定量型		微生物学
22606-8	水痘-带状疱疹病毒 Ab. IgM	稀释系数、稀释倍数（滴度）	时间点	血清	定量型		微生物学
22607-6	委内瑞拉马脑炎病毒 Ab	稀释系数、稀释倍数（滴度）	时间点	血清	定量型		微生物学
2260-8	雌酮. 未结合型	质量浓度	时间点	羊水	定量型		化学
22608-4	大肠杆菌毒素 1 Ab	稀释系数、稀释倍数（滴度）	时间点	大便	定量型		微生物学

LOINC 代码	名称	属性	时间特征	系统	标尺类型	方法类型	分类
22609-2	大肠杆菌毒素 2 Ab	稀释系数、稀释倍数（滴度）	时间点	大便	定量型		微生物学
226-1	强力霉素	药物敏感度	时间点	分离物	定量或等级型	琼脂扩散	抗生素敏感性
22610-0	西方马脑炎病毒 Ab	任意浓度	时间点	脑脊液	等级型		微生物学
22611-8	西方马脑炎病毒 Ab	任意浓度	时间点	血清	等级型		微生物学
22612-6	西方马脑炎病毒 Ab	稀释系数、稀释倍数（滴度）	时间点	血清	定量型		微生物学
22613-4	西方马脑炎病毒 Ab. IgG	稀释系数、稀释倍数（滴度）	时间点	脑脊液	定量型		微生物学
22614-2	西方马脑炎病毒 Ab. IgG	稀释系数、稀释倍数（滴度）	时间点	血清	定量型		微生物学
22615-9	西方马脑炎病毒 Ab. IgM	稀释系数、稀释倍数（滴度）	时间点	脑脊液	定量型		微生物学
2261-6	雌酮. 未结合型	质量浓度	时间点	血清/血浆	定量型		化学
22616-7	西方马脑炎病毒 Ab. IgM	稀释系数、稀释倍数（滴度）	时间点	血清	定量型		微生物学
22617-5	斑氏线虫 Ab	任意浓度	时间点	血清	等级型		微生物学
22618-3	黄热病病毒 Ab	稀释系数、稀释倍数（滴度）	时间点	血清	定量型		微生物学
22619-1	小肠结肠炎耶尔森菌 Ab. IgA	任意浓度	时间点	血清	定量型		微生物学
22620-9	小肠结肠炎耶尔森菌 Ab. IgG	任意浓度	时间点	血清	定量型		微生物学
22621-7	小肠结肠炎耶尔森菌 Ab. IgM	任意浓度	时间点	血清	定量型		微生物学
22622-5	木糖^口服 25 g 木糖后 1 小时	质量浓度	时间点	全血	定量型		刺激耐受试验
22623-3	木糖^口服 25 g 木糖后 2 小时	摩尔浓度	时间点	全血	定量型		刺激耐受试验
2262-4	雌酮. 未结合型	质量速率	24 小时	尿液	定量型		化学
22624-1	木糖^口服5g木糖后2小时	摩尔浓度	时间点	全血	定量型		刺激耐受试验
22625-8	木糖^口服木糖后 2 小时	摩尔浓度	时间点	全血	定量型		刺激耐受试验
22626-6	木糖^口服 25 g 木糖后	质量速率	5 小时	尿液	定量型		刺激耐受试验
22627-4	木糖^口服 5 g 木糖后	质量速率	5 小时	尿液	定量型		刺激耐受试验
22628-2	木糖^口服 25 g 木糖后	摩尔速率	5 小时	尿液	定量型		刺激耐受试验
22629-0	木糖^口服 5 g 木糖后	摩尔速率	5 小时	尿液	定量型		刺激耐受试验
22630-8	木糖/木糖. 剂量^口服 25 g木糖后	摩尔分数	5 小时	尿液	定量型		刺激耐受试验
22631-6	木糖/木糖. 剂量^口服 5 g 木糖后	摩尔分数	5 小时	尿液	定量型		刺激耐受试验
2263-2	乙醇胺	质量浓度	时间点	血清/血浆	定量型		化学
22632-4	木糖/木糖. 剂量^口服木糖后	摩尔分数	5 小时	尿液	定量型		刺激耐受试验
22633-2	病理学报告. 起源部位	解剖学	时间点	标本	叙述型		肿瘤登记
22634-0	病理学报告. 总体观察	发现（结果）	时间点	标本	叙述型		肿瘤登记
22635-7	病理学报告. 显微镜观察	存在与否或身份标识	时间点	标本	叙述型	XXX 染色	肿瘤登记
22636-5	病理学报告. 相关既往史	发现（结果）	时间点	标本	叙述型		肿瘤登记
22637-3	病理学报告. 最终诊断	印象/检查结果的解释	时间点	标本	叙述型		肿瘤登记
22638-1	病理学报告. 注释	印象/检查结果的解释	时间点	标本	叙述型		肿瘤登记
22639-9	病理学报告. 补充报告	发现（结果）	时间点	标本	叙述型		肿瘤登记
2264-0	乙醇胺	质量浓度	时间点	尿液	定量型		化学
22640-7	病理学报告. 分期证据	发现（结果）	时间点	标本	叙述型		肿瘤登记
22641-5	谷氨酰胺	摩尔浓度	时间点	脑脊液	定量型		化学
22642-3	酪氨酸	摩尔浓度	时间点	脑脊液	定量型		化学
22643-1	苏氨酸	摩尔浓度	时间点	脑脊液	定量型		化学

LOINC 代码	名称	属性	时间特征	系统	标尺类型	方法类型	分类
22644-9	丝氨酸	摩尔浓度	时间点	脑脊液	定量型		化学
22645-6	脯氨酸	摩尔浓度	时间点	脑脊液	定量型		化学
22646-4	苯丙氨酸	摩尔浓度	时间点	脑脊液	定量型		化学
22647-2	鸟氨酸	摩尔浓度	时间点	脑脊液	定量型		化学
22648-0	蛋氨酸	摩尔浓度	时间点	脑脊液	定量型		化学
22649-8	缬氨酸	摩尔浓度	时间点	脑脊液	定量型		化学
22650-6	甘氨酸	摩尔浓度	时间点	脑脊液	定量型		化学
22651-4	赖氨酸	摩尔浓度	时间点	脑脊液	定量型		化学
22652-2	谷氨酸	摩尔浓度	时间点	脑脊液	定量型		化学
22653-0	胱氨酸	摩尔浓度	时间点	脑脊液	定量型		化学
22654-8	瓜氨酸	摩尔浓度	时间点	脑脊液	定量型		化学
22655-5	天冬氨酸	摩尔浓度	时间点	脑脊液	定量型		化学
22656-3	精氨酸	摩尔浓度	时间点	脑脊液	定量型		化学
2265-7	乙基丙二酸	质量浓度	时间点	尿液	定量型		化学
22657-1	丙氨酸	摩尔浓度	时间点	脑脊液	定量型		化学
22658-9	别异亮氨酸	摩尔浓度	时间点	脑脊液	定量型		化学
22659-7	异亮氨酸	摩尔浓度	时间点	脑脊液	定量型		化学
22660-5	同型胱氨酸	摩尔浓度	时间点	脑脊液	定量型		化学
22661-3	粪卟啉	摩尔浓度	时间点	血清/血浆	定量型		化学
22662-1	尿卟啉	摩尔浓度	时间点	血清/血浆	定量型		化学
22663-9	雌酮	摩尔浓度	时间点	血清/血浆	定量型		化学
22664-7	尿素	摩尔浓度	时间点	血清/血浆	定量型		化学
2266-5	本胆烷醇酮	任意浓度	时间点	尿液	等级型		化学
22665-4	胆红素.白蛋白结合型	摩尔浓度	时间点	血清/血浆	定量型		化学
22666-2	白消安	摩尔浓度	时间点	血清/血浆	定量型		药物水平/毒理学
22667-0	脂肪酸.游离型	摩尔浓度	时间点	血清/血浆	定量型		化学
22668-8	丙二醇	摩尔浓度	时间点	血清/血浆	定量型		药物水平/毒理学
22669-6	谷氨酸	摩尔浓度	时间点	血清/血浆	定量型		化学
22670-4	别异亮氨酸	摩尔浓度	时间点	血清/血浆	定量型		化学
22671-2	植烷酸	摩尔浓度	时间点	血清/血浆	定量型		化学
22672-0	胱氨酸	摩尔浓度	时间点	血清/血浆	定量型		化学
2267-3	本胆烷醇酮	质量浓度	时间点	尿液	定量型		化学
22673-8	同型胱氨酸	摩尔浓度	时间点	血清/血浆	定量型		化学
22674-6	转铁蛋白	摩尔浓度	时间点	血清/血浆	定量型		化学
22675-3	血管紧张素转换酶	催化浓度	时间点	血清/血浆	定量型		化学
22676-1	7-脱氢胆固醇	任意浓度	时间点	血清/血浆	等级型		化学
22677-9	天冬氨酸	摩尔浓度	时间点	血清/血浆	定量型		化学
22678-7	乙二醇	摩尔浓度	时间点	尿液	定量型		药物水平/毒理学
22679-5	赖氨酸/肌酐	摩尔浓度比率	时间点	尿液	定量型		化学
22680-3	汞/肌酐	摩尔浓度比率	时间点	尿液	定量型		药物水平/毒理学
2268-1	本胆烷醇酮	质量速率	24 小时	尿液	定量型		化学
22681-1	蛋氨酸/肌酐	摩尔浓度比率	时间点	尿液	定量型		化学
22682-9	鸟氨酸/肌酐	摩尔浓度比率	时间点	尿液	定量型		化学
22683-7	苯丙氨酸/肌酐	摩尔浓度比率	时间点	尿液	定量型		化学
22684-5	丝氨酸/肌酐	摩尔浓度比率	时间点	尿液	定量型		化学

LOINC 代码	名称	属性	时间特征	系统	标尺类型	方法类型	分类
22685-2	酪氨酸/肌酐	摩尔浓度比率	时间点	尿液	定量型		化学
22686-0	原卟啉	摩尔速率	24 小时	尿液	定量型		化学
22687-8	胱氨酸/肌酐	摩尔浓度比率	时间点	尿液	定量型		化学
22688-6	苏氨酸/肌酐	摩尔浓度比率	时间点	尿液	定量型		化学
22689-4	锌	摩尔速率	24 小时	尿液	定量型		药物水平/毒理学
22690-2	脯氨酸/肌酐	摩尔浓度比率	时间点	尿液	定量型		化学
22691-0	天冬氨酸/肌酐	摩尔浓度比率	时间点	尿液	定量型		化学
22692-8	缬氨酸/肌酐	摩尔浓度比率	时间点	尿液	定量型		化学
22693-6	亮氨酸/肌酐	摩尔浓度比率	时间点	尿液	定量型		化学
22694-4	瓜氨酸/肌酐	摩尔浓度比率	时间点	尿液	定量型		化学
22695-1	肉碱/肌酐	摩尔浓度比率	时间点	尿液	定量型		化学
22696-9	镉/肌酐	摩尔浓度比率	时间点	尿液	定量型		药物水平/毒理学
22697-7	精氨酸/肌酐	摩尔浓度比率	时间点	尿液	定量型		化学
22698-5	丙氨酸/肌酐	摩尔浓度比率	时间点	尿液	定量型		化学
2269-9	补体因子 B	质量浓度	时间点	血清/血浆	定量型		血液学/细胞分类计数
22699-3	别异亮氨酸/肌酐	摩尔浓度比率	时间点	尿液	定量型		化学
22700-9	尿素	摩尔浓度	时间点	尿液	定量型		化学
22701-7	水杨酸盐类药物	摩尔浓度	时间点	尿液	定量型		药物水平/毒理学
22702-5	酮类	摩尔浓度	时间点	尿液	定量型	试纸条	尿液分析
22703-3	组氨酸/肌酐	摩尔浓度比率	时间点	尿液	定量型		化学
22704-1	游离型肉碱/肌酐	摩尔浓度比率	时间点	尿液	定量型		化学
22705-8	葡萄糖	摩尔浓度	时间点	尿液	定量型	试纸条	尿液分析
22706-6	异亮氨酸/肌酐	摩尔浓度比率	时间点	尿液	定量型		化学
2270-7	脂肪	任意浓度	时间点	大便	等级型		化学
22707-4	同型胱氨酸/肌酐	摩尔浓度比率	时间点	尿液	定量型		化学
22708-2	同型香子兰酸/肌酐	摩尔浓度比率	时间点	尿液	定量型		化学
22709-0	甘氨酸/肌酐	摩尔浓度比率	时间点	尿液	定量型		化学
22710-8	谷氨酰胺/肌酐	摩尔浓度比率	时间点	尿液	定量型		化学
22711-6	谷氨酸/肌酐	摩尔浓度比率	时间点	尿液	定量型		化学
22712-4	一磷酸腺苷.环化型	摩尔浓度	时间点	尿液	定量型		化学
22713-2	赖氨酸	摩尔浓度	时间点	XXX	定量型		化学
22714-0	异亮氨酸	摩尔浓度	时间点	XXX	定量型		化学
2271-5	脂肪	质量速率	72 小时	大便	定量型		化学
22715-7	同型胱氨酸	摩尔浓度	时间点	XXX	定量型		化学
22716-5	蛋氨酸	摩尔浓度	时间点	XXX	定量型		化学
22717-3	组氨酸	摩尔浓度	时间点	XXX	定量型		化学
22718-1	甘氨酸	摩尔浓度	时间点	XXX	定量型		化学
22719-9	亮氨酸	摩尔浓度	时间点	XXX	定量型		化学
22720-7	谷氨酰胺	摩尔浓度	时间点	XXX	定量型		化学
22721-5	谷氨酸	摩尔浓度	时间点	XXX	定量型		化学
22722-3	瓜氨酸	摩尔浓度	时间点	XXX	定量型		化学
2272-3	脂肪	任意浓度	时间点	尿液	等级型		化学
22723-1	天冬氨酸	摩尔浓度	时间点	XXX	定量型		化学
22724-9	丙氨酸	摩尔浓度	时间点	XXX	定量型		化学
22725-6	鸟氨酸	摩尔浓度	时间点	XXX	定量型		化学

LOINC 代码	名称	属性	时间特征	系统	标尺类型	方法类型	分类
22726-4	肌酐	摩尔浓度	时间点	XXX	定量型		化学
22727-2	精氨酸	摩尔浓度	时间点	XXX	定量型		化学
22728-0	胱氨酸	摩尔浓度	时间点	XXX	定量型		化学
22729-8	缬氨酸	摩尔浓度	时间点	XXX	定量型		化学
22730-6	别异亮氨酸	摩尔浓度	时间点	XXX	定量型		化学
2273-1	脂肪酸.酯化型	质量浓度	时间点	全血	定量型		化学
22731-4	甘油三酯	摩尔浓度	时间点	XXX	定量型		化学
22732-2	水杨酸盐类药物	摩尔浓度	时间点	XXX	定量型		药物水平/毒理学
22733-0	磷酸盐	摩尔浓度	时间点	XXX	定量型		化学
22734-8	乙二醇	摩尔浓度	时间点	XXX	定量型		药物水平/毒理学
22735-5	碳酸氢盐	摩尔浓度	时间点	XXX	定量型		化学
22736-3	对乙酰氨基酚	摩尔浓度	时间点	XXX	定量型		药物水平/毒理学
22737-1	苯丙氨酸	摩尔浓度	时间点	XXX	定量型		化学
22738-9	尿素	摩尔浓度	时间点	XXX	定量型		化学
22739-7	酪氨酸	摩尔浓度	时间点	XXX	定量型		化学
22740-5	苏氨酸	摩尔浓度	时间点	XXX	定量型		化学
22741-3	丝氨酸	摩尔浓度	时间点	XXX	定量型		化学
22742-1	丙二醇	摩尔浓度	时间点	XXX	定量型		药物水平/毒理学
22743-9	脯氨酸	摩尔浓度	时间点	XXX	定量型		化学
22744-7	铜	摩尔浓度	时间点	XXX	定量型		药物水平/毒理学
22745-4	乙醇	摩尔浓度	时间点	尿液	定量型		药物水平/毒理学
22746-2	庆大霉素^峰值	摩尔浓度	时间点	血清/血浆	定量型		药物水平/毒理学
22747-0	庆大霉素^谷值	摩尔浓度	时间点	血清/血浆	定量型		药物水平/毒理学
22748-8	低密度脂蛋白胆固醇	摩尔浓度	时间点	血清/血浆	定量型		化学
2274-9	脂肪酸.游离型	质量浓度	时间点	血浆	定量型		化学
22749-6	淀粉酶.胰腺	催化浓度	时间点	尿液	定量型		化学
22750-4	妥布霉素^随机	摩尔浓度	时间点	血清/血浆	定量型		药物水平/毒理学
22751-2	妥布霉素^峰值	摩尔浓度	时间点	血清/血浆	定量型		药物水平/毒理学
22752-0	妥布霉素^低谷	摩尔浓度	时间点	血清/血浆	定量型		药物水平/毒理学
22753-8	铁结合力.未饱和的	摩尔浓度	时间点	血清/血浆	定量型		化学
22754-6	地布卡因量	任意浓度	时间点	血清	定量型		化学
22755-3	流感嗜血杆菌 B Ab	质量浓度	时间点	血清	定量型		微生物学
2275-6	脂肪酸	质量浓度	时间点	血清/血浆	定量型		化学
22756-1	人类白细胞抗原-DR	任意浓度	时间点	脑脊液	定量型		人类白细胞抗原
22757-9	间甲肾上腺素	质量速率	24 小时	尿液	定量型		化学
22758-7	纤溶酶原激活剂抑制剂 1 Ag	质量浓度	时间点	贫血小板血浆	定量型	免疫学	凝血功能检查

LOINC代码	名称	属性	时间特征	系统	标尺类型	方法类型	分类
22759-5	血小板 Ab	稀释系数、稀释倍数（滴度）	时间点	血清	定量型		血清学
22760-3	钾	质量浓度	时间点	血清/血浆	定量型		化学
22761-1	姥鲛烷酸	摩尔浓度	时间点	血清/血浆	定量型		化学
22762-9	肺炎双球菌 12 Ab. IgG	任意浓度	时间点	血清	定量型		微生物学
22763-7	氨	质量浓度	时间点	血浆	定量型		化学
2276-4	铁蛋白	质量浓度	时间点	血清/血浆	定量型		化学
22764-5	胸膜肺炎放线杆菌 Ab	任意浓度	时间点	血清	等级型	补体结合试验	微生物学
22765-2	苍蝇成虫 已鉴定的	存在与否或身份标识	时间点	XXX	名义型		微生物学
22766-0	非洲马病病毒 Ab	任意浓度	时间点	血清	等级型	酶免疫分析	微生物学
22767-8	非洲马病病毒 Ab	任意浓度	时间点	血清	等级型	免疫印迹	微生物学
22768-6	非洲马病病毒 Ab	任意浓度	时间点	血清	等级型	补体结合试验	微生物学
22769-4	非洲马病病毒 Ab	稀释系数、稀释倍数（滴度）	时间点	血清	定量型	中和作用	微生物学
22770-2	非洲马病病毒 Ab	稀释系数、稀释倍数（滴度）	时间点	血清	定量型		微生物学
22771-0	非洲马病病毒 Ab	任意浓度	时间点	血清	等级型		微生物学
2277-2	亚铁螯合酶	催化浓度	时间点	血清	定量型		化学
22772-8	非洲马病病毒 Ag	任意浓度	时间点	组织	等级型	酶免疫分析	微生物学
22773-6	非洲马病病毒 Ag	任意浓度	时间点	XXX	等级型	酶免疫分析	微生物学
22774-4	非洲马病病毒 RNA	任意浓度	时间点	组织	等级型	探针. 扩增. 靶向扩增	微生物学
22775-1	非洲马病病毒血清型	存在与否或身份标识	时间点	血清	名义型	中和作用	微生物学
22776-9	非洲马病病毒血清型	存在与否或身份标识	时间点	XXX	名义型	中和作用	微生物学
22777-7	猪疣病病毒 Ab	任意浓度	时间点	体液	等级型	酶免疫分析	微生物学
22778-5	猪疣病病毒 Ab	任意浓度	时间点	体液	等级型		微生物学
22779-3	猪疣病病毒 Ab	任意浓度	时间点	血清	等级型		微生物学
2278-0	纤维蛋白肽 B	质量浓度	时间点	血清	定量型		凝血功能检查
22780-1	猪疣病病毒 Ab	任意浓度	时间点	血清	等级型	酶免疫分析	微生物学
22781-9	猪疣病病毒 Ag	任意浓度	时间点	XXX	等级型	凝集试验	微生物学
22782-7	猪疣病病毒 Ag	任意浓度	时间点	组织	等级型	凝集试验	微生物学
22783-5	猪疣病病毒 Ag	任意浓度	时间点	组织	等级型	免疫荧光	微生物学
22784-3	猪疣病病毒 Ag	任意浓度	时间点	XXX	等级型	免疫荧光	微生物学
22785-0	猪疣病病毒 DNA	任意浓度	时间点	组织	等级型	探针. 扩增. 靶向扩增	微生物学
22786-8	狷羚疱疹病毒 1 Ab	稀释系数、稀释倍数（滴度）	时间点	血清	定量型		微生物学
22787-6	狷羚疱疹病毒 1 Ab	任意浓度	时间点	血清	等级型	免疫荧光	微生物学
22788-4	狷羚疱疹病毒 1 Ab	稀释系数、稀释倍数（滴度）	时间点	血清	定量型	中和作用	微生物学
22789-2	狷羚疱疹病毒 1 Ag	任意浓度	时间点	XXX	等级型	免疫荧光	微生物学
227-9	强力霉素	药物敏感度	时间点	分离物＋血清	等级型	测序分型	抗生素敏感性
22790-0	狷羚疱疹病毒 1 Ag	任意浓度	时间点	XXX	等级型	免疫染色	微生物学
22791-8	狷羚疱疹病毒 1 DNA	任意浓度	时间点	组织	等级型	探针. 扩增. 靶向扩增	微生物学
22792-6	阿留特氏病病毒 Ab	任意浓度	时间点	血清	等级型	反向免疫电泳	微生物学
22793-4	阿留特氏病病毒 Ab	任意浓度	时间点	血清	等级型		微生物学
22794-2	边缘无形原体 Ab	任意浓度	时间点	血清	等级型	免疫荧光	微生物学
22795-9	边缘无形原体 Ab	任意浓度	时间点	血清	等级型	酶免疫分析	微生物学
22796-7	边缘无形原体 Ag	任意浓度	时间点	组织	等级型	免疫荧光	微生物学
22797-5	边缘无形原体 DNA	任意浓度	时间点	组织	等级型	探针. 扩增. 靶向扩增	微生物学

LOINC 代码	名称	属性	时间特征	系统	标尺类型	方法类型	分类
2279-8	纤维蛋白肽 A	质量浓度	时间点	腹腔液	定量型		凝血功能检查
22798-3	边缘无形原体 rRNA	任意浓度	时间点	组织	等级型	探针	微生物学
22799-1	无形体属 已鉴定的	存在与否或身份标识	时间点	组织	名义型	改良的姬姆萨	微生物学
22800-7	无形体属 已鉴定的	存在与否或身份标识	时间点	全血	名义型	改良的姬姆萨	微生物学
22801-5	传染性支气管炎病毒 Ab	稀释系数、稀释倍数（滴度）	时间点	血清	定量型		微生物学
22802-3	传染性支气管炎病毒 Ab	稀释系数、稀释倍数（滴度）	时间点	血清	定量型	血凝抑制试验	微生物学
22803-1	传染性支气管炎病毒 Ab	稀释系数、稀释倍数（滴度）	时间点	血清	定量型	酶免疫分析	微生物学
22804-9	传染性支气管炎病毒 Ab	稀释系数、稀释倍数（滴度）	时间点	血清	定量型	中和作用	微生物学
22805-6	传染性支气管炎病毒 Ag	任意浓度	时间点	XXX	等级型	中和作用	微生物学
2280-6	纤维连接蛋白	质量浓度	时间点	血浆	定量型		化学
22806-4	传染性支气管炎病毒 Ag	任意浓度	时间点	组织	等级型	免疫染色	微生物学
22807-2	传染性支气管炎病毒 Ag	任意浓度	时间点	XXX	等级型	免疫荧光	微生物学
22808-0	传染性支气管炎病毒	任意浓度	时间点	XXX	等级型	电子显微镜检查	微生物学
22809-8	传染性支气管炎病毒 RNA	任意浓度	时间点	XXX	等级型	探针	微生物学
22810-6	传染性支气管炎病毒 RNA	任意浓度	时间点	XXX	等级型	探针.扩增.靶向扩增	微生物学
22811-4	禽传染性喉气管炎病毒	任意浓度	时间点	XXX	等级型	电子显微镜检查	微生物学
22812-2	禽传染性喉气管炎病毒	任意浓度	时间点	气管	等级型	电子显微镜检查	微生物学
22813-0	禽传染性喉气管炎病毒 Ab	稀释系数、稀释倍数（滴度）	时间点	血清	定量型	免疫荧光	微生物学
2281-4	黄素腺嘌呤二核苷酸	质量浓度	时间点	血清	定量型		化学
22814-8	禽传染性喉气管炎病毒 Ab	稀释系数、稀释倍数（滴度）	时间点	血清	定量型	中和作用	微生物学
22815-5	禽传染性喉气管炎病毒 Ab	稀释系数、稀释倍数（滴度）	时间点	血清	定量型		微生物学
22816-3	禽传染性喉气管炎病毒 Ag	任意浓度	时间点	XXX	等级型	中和作用	微生物学
22817-1	禽传染性喉气管炎病毒 Ag	任意浓度	时间点	气管	等级型	免疫扩散	微生物学
22818-9	禽传染性喉气管炎病毒 Ag	任意浓度	时间点	气管	等级型	酶免疫分析	微生物学
22819-7	禽传染性喉气管炎病毒 Ag	任意浓度	时间点	XXX	等级型	免疫扩散	微生物学
22820-5	禽呼肠孤病毒 Ag	任意浓度	时间点	XXX	等级型		微生物学
22821-3	甲型流感病毒 Ab	稀释系数、稀释倍数（滴度）	时间点	血清	定量型		微生物学
2282-2	叶酸	质量浓度	时间点	全血	定量型		化学
22822-1	甲型流感病毒 Ab	任意浓度	时间点	血清	等级型	酶免疫分析	微生物学
22823-9	甲型流感病毒 Ab	稀释系数、稀释倍数（滴度）	时间点	血清	定量型	凝集试验	微生物学
22824-7	甲型流感病毒 Ab	稀释系数、稀释倍数（滴度）	时间点	血清	定量型	血凝抑制试验	微生物学
22825-4	甲型流感病毒 Ag	任意浓度	时间点	XXX	等级型	免疫扩散	微生物学
22826-2	甲型流感病毒，已鉴定的	存在与否或身份标识	时间点	XXX	名义型	生物鉴定	微生物学
22827-0	甲型流感病毒亚型	存在与否或身份标识	时间点	XXX	名义型	探针.扩增.靶向扩增	微生物学
22828-8	甲型流感病毒亚型	存在与否或身份标识	时间点	XXX	名义型	免疫扩散	微生物学
22829-6	禽副粘病毒 1 Ab	任意浓度	时间点	血清	等级型	血凝抑制试验	微生物学
2283-0	叶酸	质量浓度	时间点	红细胞	定量型		化学
22830-4	禽副粘病毒 1 Ab	稀释系数、稀释倍数（滴度）	时间点	血清	定量型	凝集试验	微生物学

LOINC 代码	名称	属性	时间特征	系统	标尺类型	方法类型	分类
22831-2	禽副粘病毒 1 Ag	任意浓度	时间点	XXX	等级型	血凝抑制试验	微生物学
22832-0	禽副粘病毒 1 已鉴定的	存在与否或身份标识	时间点	XXX	名义型	生物鉴定	微生物学
22833-8	禽副粘病毒 1	任意浓度	时间点	XXX	定量型	生物鉴定	微生物学
22834-6	禽肺病毒 Ab	任意浓度	时间点	血清	等级型		微生物学
22835-3	禽肺病毒 Ab	任意浓度	时间点	血清	等级型		微生物学
22836-1	禽痘病毒	任意浓度	时间点	组织	等级型	电子显微镜检查	微生物学
22837-9	禽痘病毒 Ab	任意浓度	时间点	血清	等级型	凝集试验	微生物学
22838-7	禽痘病毒 Ab	任意浓度	时间点	血清	等级型	免疫荧光	微生物学
22839-5	禽痘病毒 Ab	任意浓度	时间点	血清	等级型	中和作用	微生物学
22840-3	禽痘病毒 Ab	任意浓度	时间点	血清	等级型	免疫染色	微生物学
22841-1	禽痘病毒 Ab	任意浓度	时间点	血清	等级型	酶免疫分析	微生物学
22842-9	禽痘病毒 DNA	任意浓度	时间点	组织	等级型	探针. 扩增. 靶向扩增	微生物学
22843-7	禽痘病毒 DNA	任意浓度	时间点	组织	等级型	探针	微生物学
22844-5	二联巴贝虫 Ab	任意浓度	时间点	血清	等级型		微生物学
22845-2	二联巴贝虫 Ab	任意浓度	时间点	血清	等级型	免疫荧光	微生物学
22846-0	二联巴贝虫 Ab	任意浓度	时间点	血清	等级型	酶免疫分析	微生物学
22847-8	牛巴贝虫 Ab	任意浓度	时间点	血清	等级型		微生物学
2284-8	叶酸	质量浓度	时间点	血清/血浆	定量型		化学
22848-6	牛巴贝虫 Ab	任意浓度	时间点	血清	等级型	酶免疫分析	微生物学
22849-4	牛巴贝虫 Ab	任意浓度	时间点	血清	等级型	免疫荧光	微生物学
22850-2	驽巴贝虫 Ab	任意浓度	时间点	血清	等级型	酶免疫分析	微生物学
22851-0	驽巴贝虫 Ab	任意浓度	时间点	血清	等级型	免疫荧光	微生物学
22852-8	驽巴贝虫 Ab	任意浓度	时间点	血清	等级型		微生物学
22853-6	驽巴贝虫 rRNA	任意浓度	时间点	全血	等级型	探针	微生物学
22854-4	分离巴贝虫 Ab	任意浓度	时间点	血清	等级型	免疫荧光	微生物学
2285-5	促卵泡素	摩尔浓度	时间点	精液	定量型		化学
22855-1	分离巴贝虫 Ab	任意浓度	时间点	血清	等级型		微生物学
22856-9	巴贝虫 rRNA	任意浓度	时间点	组织	等级型	探针	微生物学
22857-7	巴贝虫 DNA	任意浓度	时间点	组织	等级型	探针. 扩增. 靶向扩增	微生物学
22858-5	巴贝虫 已鉴定的	存在与否或身份标识	时间点	组织	名义型	姬姆萨染色	微生物学
22859-3	炭疽杆菌 Ab	稀释系数、稀释倍数（滴度）	时间点	血清	定量型		微生物学
22860-1	炭疽杆菌 Ab	任意浓度	时间点	血清	等级型		微生物学
22861-9	炭疽杆菌 Ab	任意浓度	时间点	血清	等级型	免疫扩散	微生物学
22862-7	炭疽杆菌 Ab	任意浓度	时间点	血清	等级型	凝集试验	微生物学
2286-3	促卵泡素	摩尔浓度	时间点	血清/血浆	定量型		化学
22863-5	炭疽杆菌 Ab	任意浓度	时间点	血清	等级型	酶免疫分析	微生物学
22864-3	炭疽杆菌 Ab	任意浓度	时间点	血清	等级型	补体结合试验	微生物学
22865-0	炭疽杆菌 Ab	稀释系数、稀释倍数（滴度）	时间点	血清	定量型	免疫扩散	微生物学
22866-8	炭疽杆菌 Ag	任意浓度	时间点	组织	等级型	免疫荧光	微生物学
22867-6	炭疽杆菌 Ag	任意浓度	时间点	XXX	等级型	免疫荧光	微生物学
22868-4	蓝舌病毒 Ab	任意浓度	时间点	血清	等级型	中和作用	微生物学
22869-2	蓝舌病毒 Ag	任意浓度	时间点	XXX	等级型	免疫荧光	微生物学
228-7	依诺沙星	药物敏感度	时间点	分离物	定量型	最小致死浓度	抗生素敏感性

LOINC 代码	名称	属性	时间特征	系统	标尺类型	方法类型	分类
22870-0	蓝舌病毒 Ag	任意浓度	时间点	XXX	等级型	酶免疫分析	微生物学
2287-1	促卵泡素	质量速率	24 小时	尿液	定量型		化学
22871-8	蓝舌病毒 Ag	任意浓度	时间点	XXX	等级型	中和作用	微生物学
22872-6	蓝舌病毒 Ag	任意浓度	时间点	全血	等级型		微生物学
22873-4	蓝舌病毒 Ag	任意浓度	时间点	XXX	等级型	免疫染色	微生物学
22874-2	蓝舌病毒血清型	存在与否或身份标识	时间点	XXX	名义型	探针.扩增.靶向扩增	微生物学
22875-9	边境病病毒 Ab	任意浓度	时间点	血清	定量型	酶免疫分析	微生物学
22876-7	边境病病毒 Ab	任意浓度	时间点	血清	定量型		微生物学
22877-5	边境病病毒 Ab	稀释系数、稀释倍数（滴度）	时间点	血清	定量型		微生物学
22878-3	边境病病毒 Ab	稀释系数、稀释倍数（滴度）	时间点	血清	定量型	中和作用	微生物学
22879-1	边境病病毒 Ag	任意浓度	时间点	XXX	等级型	免疫荧光	微生物学
22880-9	边境病病毒 Ag	任意浓度	时间点	XXX	等级型	免疫染色	微生物学
22881-7	边境病病毒 Ag	任意浓度	时间点	组织	等级型	酶免疫分析	微生物学
22882-5	边境病病毒 Ag	任意浓度	时间点	全血	等级型	酶免疫分析	微生物学
22883-3	边境病病毒 RNA	任意浓度	时间点	组织^胎儿	等级型	探针.扩增.靶向扩增	微生物学
22884-1	边境病病毒 RNA	任意浓度	时间点	组织	等级型	探针.扩增.靶向扩增	微生物学
22885-8	边境病病毒 RNA	任意浓度	时间点	全血	等级型	探针.扩增.靶向扩增	微生物学
22886-6	支气管败血性博德特菌 Ab	任意浓度	时间点	血清	等级型		微生物学
22887-4	支气管败血性博德特菌 Ab	任意浓度	时间点	血清	等级型	凝集试验	微生物学
22888-2	支气管败血性博德特菌 Ag	任意浓度	时间点	XXX	等级型	凝集试验	微生物学
2288-9	促卵泡素.α 亚单位	摩尔浓度	时间点	血清/血浆	定量型		化学
22889-0	牛腹泻病毒 Ab	任意浓度	时间点	乳	等级型		微生物学
22890-8	牛腹泻病毒 Ab	任意浓度	时间点	乳	等级型	酶免疫分析	微生物学
22891-6	牛腹泻病毒 Ab	稀释系数、稀释倍数（滴度）	时间点	血清	定量型		微生物学
22892-4	牛腹泻病毒 Ab	稀释系数、稀释倍数（滴度）	时间点	血清	定量型	中和作用	微生物学
22893-2	牛腹泻病毒 Ab	任意浓度	时间点	血清	等级型	中和作用	微生物学
22894-0	牛腹泻病毒 Ab	任意浓度	时间点	血清	等级型	酶免疫分析	微生物学
22895-7	牛腹泻病毒 Ab	任意浓度	时间点	血清	等级型		微生物学
22896-5	牛腹泻病毒 Ag	任意浓度	时间点	全血	等级型	酶免疫分析	微生物学
2289-7	促卵泡素.β 亚单位	摩尔浓度	时间点	血清/血浆	定量型		化学
22897-3	牛腹泻病毒 Ag	任意浓度	时间点	XXX	等级型	免疫染色	微生物学
22898-1	牛腹泻病毒 Ag	任意浓度	时间点	XXX	等级型	免疫荧光	微生物学
22899-9	牛腹泻病毒 RNA	任意浓度	时间点	组织	等级型	探针	微生物学
22900-5	牛腹泻病毒 RNA	任意浓度	时间点	XXX	等级型	探针.扩增.靶向扩增	微生物学
22901-3	牛疱疹病毒 1 Ab	任意浓度	时间点	血清	等级型	免疫荧光	微生物学
22902-1	牛疱疹病毒 1 Ab	任意浓度	时间点	血清	等级型	免疫扩散	微生物学
22903-9	牛疱疹病毒 1 Ab	任意浓度	时间点	乳	等级型	酶免疫分析	微生物学
22904-7	牛疱疹病毒 1 Ab	任意浓度	时间点	血清	等级型	中和作用	微生物学
2290-5	促卵泡素/促黄体激素	摩尔浓度比率	时间点	血清/血浆	定量型		化学
22905-4	牛疱疹病毒 1 Ab	任意浓度	时间点	乳	等级型		微生物学
22906-2	牛疱疹病毒 1 Ag	任意浓度	时间点	XXX	等级型	酶免疫分析	微生物学

LOINC 代码	名称	属性	时间特征	系统	标尺类型	方法类型	分类
22907-0	牛疱疹病毒 1 Ag	任意浓度	时间点	鼻	等级型	免疫荧光	微生物学
22908-8	牛疱疹病毒 1 Ag	任意浓度	时间点	XXX	定量型	中和作用	微生物学
22909-6	牛疱疹病毒 1 Ag	任意浓度	时间点	XXX	等级型	免疫染色	微生物学
22910-4	牛疱疹病毒 1 Ag	任意浓度	时间点	XXX	等级型	免疫荧光	微生物学
22911-2	牛疱疹病毒 1 Ag	任意浓度	时间点	生殖器	等级型	免疫荧光	微生物学
22912-0	牛疱疹病毒 1 Ag	任意浓度	时间点	组织	等级型	免疫染色	微生物学
2291-3	甲酸	质量浓度	时间点	全血	定量型		药物水平/毒理学
22913-8	牛疱疹病毒 1 DNA	任意浓度	时间点	精液	等级型	探针.扩增.靶向扩增	微生物学
22914-6	牛疱疹病毒 1 DNA	任意浓度	时间点	组织	等级型	探针.扩增.靶向扩增	微生物学
22915-3	牛白血病病毒 Ab	任意浓度	时间点	乳	等级型		微生物学
22916-1	牛白血病病毒 Ab	任意浓度	时间点	乳	等级型	酶免疫分析	微生物学
22917-9	牛白血病病毒 Ag	任意浓度	时间点	XXX	等级型		微生物学
22918-7	牛白血病病毒 RNA	任意浓度	时间点	全血	等级型	探针.扩增.靶向扩增	微生物学
22919-5	牛白血病病毒 RNA	任意浓度	时间点	组织	等级型	探针.扩增.靶向扩增	微生物学
22920-3	流产布鲁氏杆菌 Ab	任意浓度	时间点	血清	等级型	免疫荧光	微生物学
2292-1	甲酸	质量浓度	时间点	血清/血浆	定量型		药物水平/毒理学
22921-1	流产布鲁氏杆菌 Ab	任意浓度	时间点	血清	定量型	凝集试验	微生物学
22922-9	流产布鲁氏杆菌 Ab.IgG1	任意浓度	时间点	血清	等级型	酶免疫分析	微生物学
22923-7	流产布鲁氏杆菌 Ab.IgG1	任意浓度	时间点	乳	等级型	酶免疫分析	微生物学
22924-5	流产布鲁氏杆菌 Ab.IgG1	任意浓度	时间点	血清	等级型		微生物学
22925-2	流产布鲁氏杆菌 Ab.IgG1	任意浓度	时间点	乳	等级型		微生物学
22926-0	流产布鲁氏杆菌 rRNA	任意浓度	时间点	XXX	等级型	探针	微生物学
22927-8	流产布鲁氏杆菌 DNA	任意浓度	时间点	XXX	等级型	探针.扩增.靶向扩增	微生物学
22928-6	犬布鲁氏菌 Ab	任意浓度	时间点	血清	等级型		微生物学
22929-4	犬布鲁氏菌 Ab	任意浓度	时间点	血清	等级型	免疫扩散	微生物学
22930-2	犬布鲁氏菌 Ab	任意浓度	时间点	血清	等级型	凝集试验	微生物学
22931-0	羊流产布氏杆菌 Ab	任意浓度	时间点	血清	等级型		微生物学
22932-8	羊流产布氏杆菌 Ab	任意浓度	时间点	血清	等级型	酶免疫分析	微生物学
22933-6	羊流产布氏杆菌 Ab	任意浓度	时间点	血清	等级型	凝集试验	微生物学
22934-4	羊流产布氏杆菌 Ab	任意浓度	时间点	血清	定量型	补体结合试验	微生物学
22935-1	羊流产布氏杆菌 Ab	任意浓度	时间点	血清	等级型	补体结合试验	微生物学
22936-9	羊流产布氏杆菌 DNA	任意浓度	时间点	XXX	等级型	探针.扩增.靶向扩增	微生物学
22937-7	羊布鲁氏菌 Ab	任意浓度	时间点	血清	定量型	补体结合试验	微生物学
22938-5	羊布鲁氏菌 Ab	任意浓度	时间点	血清	等级型	凝集试验	微生物学

LOINC 代码	名称	属性	时间特征	系统	标尺类型	方法类型	分类
2293-9	果糖激酶	催化浓度	时间点	血清	定量型		化学
22939-3	羊布鲁氏菌 Ab	任意浓度	时间点	血清	定量型		微生物学
22940-1	羊布鲁氏菌 Ab	任意浓度	时间点	血清	等级型	免疫扩散	微生物学
22941-9	布鲁氏杆菌反应风团^皮内 0.1 ml 布鲁氏菌素刺激后 2 天	长度	时间点	皮肤	定量型		皮肤刺激耐受试验
22942-7	布鲁氏杆菌反应风团^皮内 0.1 ml 布鲁氏菌素刺激后 3 天	长度	时间点	皮肤	定量型		皮肤刺激耐受试验
22943-5	布鲁氏杆菌 Ag	任意浓度	时间点	胎盘	等级型	免疫荧光	微生物学
22944-3	布鲁氏杆菌 Ag	任意浓度	时间点	阴道	等级型	免疫染色	微生物学
22945-0	布鲁氏杆菌 Ag	任意浓度	时间点	组织	等级型	免疫染色	微生物学
22946-8	布鲁氏杆菌 Ag	任意浓度	时间点	组织^胎儿	等级型	免疫荧光	微生物学
2294-7	果糖胺	催化浓度	时间点	血清	定量型		化学
22947-6	布鲁氏杆菌 Ag	任意浓度	时间点	阴道	等级型	免疫荧光	微生物学
22948-4	布鲁氏杆菌 Ag	任意浓度	时间点	组织^胎儿	等级型	免疫染色	微生物学
22949-2	布鲁氏杆菌 Ag	任意浓度	时间点	胎盘	等级型	免疫染色	微生物学
229-5	依诺沙星	药物敏感度	时间点	分离物	定量或等级型	最小抑制浓度	抗生素敏感性
22950-0	猪流产布氏杆菌 Ab	任意浓度	时间点	血清	等级型	凝集试验.平板	微生物学
22951-8	猪流产布氏杆菌 Ab	任意浓度	时间点	血清	等级型		微生物学
22952-6	猪流产布氏杆菌 Ab	任意浓度	时间点	血清	等级型	酶免疫分析	微生物学
22953-4	猪流产布氏杆菌 Ab	任意浓度	时间点	血清	定量型	补体结合试验	微生物学
2295-4	果糖	质量浓度	时间点	精液	定量型		化学
22954-2	猪流产布氏杆菌 rRNA	任意浓度	时间点	XXX	等级型	探针	微生物学
22955-9	猪流产布氏杆菌 DNA	任意浓度	时间点	XXX	等级型	探针.扩增.靶向扩增	微生物学
22956-7	鼻疽假单胞菌 Ab	任意浓度	时间点	血清	等级型		微生物学
22957-5	鼻疽假单胞菌 Ab	任意浓度	时间点	血清	等级型		微生物学
22958-3	鼻疽假单胞菌 Ab	任意浓度	时间点	血清	等级型	酶免疫分析	微生物学
22959-1	鼻疽假单胞菌 Ab	任意浓度	时间点	血清	等级型	补体结合试验	微生物学
22960-9	鼻疽假单胞菌反应^皮内 0.1ml 鼻疽菌素刺激后 1 天	外观	时间点	皮肤	名义型		皮肤刺激耐受试验
22961-7	鼻疽假单胞菌反应^皮内 0.1ml 鼻疽菌素刺激后 2 天	外观	时间点	皮肤	名义型		皮肤刺激耐受试验
2296-2	果糖	质量浓度	时间点	血清	定量型		化学
22962-5	胎儿弯曲菌 Ab	任意浓度	时间点	外阴粘液	等级型		微生物学
22963-3	胎儿弯曲菌 Ab	任意浓度	时间点	外阴粘液	等级型	凝集试验	微生物学
22964-1	胎儿弯曲菌 Ag	任意浓度	时间点	外阴液体	等级型	免疫荧光	微生物学
22965-8	胎儿弯曲菌 Ag	任意浓度	时间点	XXX	等级型	免疫荧光	微生物学
22966-6	胎儿弯曲菌 Ag	任意浓度	时间点	组织	等级型	免疫荧光	微生物学
22967-4	胚胎弯曲杆菌性病亚种 Ab	任意浓度	时间点	外阴粘液	等级型		微生物学
22968-2	胚胎弯曲杆菌性病亚种 Ab	任意浓度	时间点	外阴粘液	等级型	凝集试验	微生物学

LOINC 代码	名称	属性	时间特征	系统	标尺类型	方法类型	分类
22969-0	胚胎弯曲杆菌性病亚种 Ab. IgA	任意浓度	时间点	外阴粘液	等级型	酶免疫分析	微生物学
2297-0	果糖	质量速率	24 小时	尿液	定量型		化学
22970-8	胚胎弯曲杆菌性病亚种 Ab. IgA	任意浓度	时间点	外阴粘液	等级型		微生物学
22971-6	山羊关节炎脑炎病毒	任意浓度	时间点	XXX	等级型	电子显微镜检查	微生物学
22972-4	山羊关节炎脑炎病毒 Ab	任意浓度	时间点	乳	等级型		微生物学
22973-2	山羊关节炎脑炎病毒 Ab	任意浓度	时间点	乳	等级型	酶免疫分析	微生物学
22974-0	山羊关节炎脑炎病毒 Ab	任意浓度	时间点	血清	等级型	凝集试验	微生物学
22975-7	山羊关节炎脑炎病毒 Ag	任意浓度	时间点	XXX	等级型	免疫染色	微生物学
22976-5	山羊关节炎脑炎病毒 Ag	任意浓度	时间点	XXX	等级型	免疫荧光	微生物学
22977-3	山羊关节炎脑炎病毒 DNA	任意浓度	时间点	XXX	等级型	聚丙烯酰胺凝胶电泳	微生物学
22978-1	山羊关节炎脑炎病毒 DNA	任意浓度	时间点	XXX	等级型	探针.扩增.靶向扩增	微生物学
22979-9	1 型山羊疱疹病毒 Ab	任意浓度	时间点	血清	等级型		微生物学
22980-7	1 型山羊疱疹病毒 Ab	任意浓度	时间点	血清	等级型	中和作用	微生物学
22981-5	山羊痘病毒	任意浓度	时间点	组织	等级型	动物接种	微生物学
22982-3	山羊痘病毒 Ab	任意浓度	时间点	血清	等级型		微生物学
22983-1	山羊痘病毒 Ab	任意浓度	时间点	血清	等级型	免疫印迹	微生物学
22984-9	山羊痘病毒 Ab	任意浓度	时间点	血清	等级型	中和作用	微生物学
22985-6	山羊痘病毒 Ab	任意浓度	时间点	血清	等级型		微生物学
22986-4	山羊痘病毒 Ag	任意浓度	时间点	XXX	等级型	免疫扩散	微生物学
22987-2	山羊痘病毒 Ag	任意浓度	时间点	组织	等级型	免疫染色	微生物学
2298-8	醛缩酶	催化浓度	时间点	血清	定量型		化学
22988-0	山羊痘病毒 Ag	任意浓度	时间点	XXX	等级型	酶免疫分析	微生物学
22989-8	山羊痘病毒 Ag	任意浓度	时间点	XXX	等级型	免疫荧光	微生物学
22990-6	山羊痘病毒 Ag	任意浓度	时间点	组织	等级型	酶免疫分析	微生物学
22991-4	山羊痘病毒 DNA	任意浓度	时间点	XXX	等级型	限制性酶切片段多态性分析	微生物学
22992-2	鹦鹉热嗜衣原体	任意浓度	时间点	XXX	等级型	姬姆萨染色	微生物学
22993-0	鹦鹉热嗜衣原体	任意浓度	时间点	胎盘	等级型	电子显微镜检查	微生物学
22994-8	鹦鹉热嗜衣原体 Ab	任意浓度	时间点	血清	等级型	凝集试验	微生物学
22995-5	鹦鹉热嗜衣原体 Ab	任意浓度	时间点	血清	等级型	免疫扩散	微生物学
2299-6	醛缩酶	催化浓度	时间点	红细胞	定量型		化学
22996-3	鹦鹉热嗜衣原体 Ab	任意浓度	时间点	血清	等级型	酶免疫分析	微生物学
22997-1	鹦鹉热嗜衣原体 Ag	任意浓度	时间点	XXX	等级型	免疫染色	微生物学
22998-9	鹦鹉热嗜衣原体 Ag	任意浓度	时间点	组织	等级型	免疫染色	微生物学
22999-7	鹦鹉热嗜衣原体 Ag	任意浓度	时间点	大便	等级型	免疫染色	微生物学
23000-3	鹦鹉热嗜衣原体 Ag	任意浓度	时间点	渗出物	等级型	免疫染色	微生物学
23001-1	鹦鹉热嗜衣原体 DNA	任意浓度	时间点	XXX	等级型	探针.扩增.靶向扩增	微生物学
2300-2	醛缩酶	催化浓度	时间点	血清	定量型		化学
23002-9	经典猪瘟病毒 Ab	任意浓度	时间点	血清	等级型	酶免疫分析	微生物学
23003-7	经典猪瘟病毒 Ab	任意浓度	时间点	血清	等级型	中和作用	微生物学
23004-5	经典猪瘟病毒 Ab	任意浓度	时间点	血清	等级型		微生物学

LOINC 代码	名称	属性	时间特征	系统	标尺类型	方法类型	分类
23005-2	经典猪瘟病毒 Ag	任意浓度	时间点	组织	等级型	免疫荧光	微生物学
23006-0	经典猪瘟病毒 Ag	任意浓度	时间点	XXX	等级型	免疫荧光	微生物学
23007-8	经典猪瘟病毒 Ag	任意浓度	时间点	组织	等级型	免疫染色	微生物学
23008-6	经典猪瘟病毒 RNA	任意浓度	时间点	XXX	等级型	探针.扩增.靶向扩增	微生物学
23009-4	反刍动物考德里体	任意浓度	时间点	大脑	等级型	姬姆萨染色	微生物学
2301-0	醛缩酶	催化浓度	时间点	全血	定量型		化学
23010-2	反刍动物考德里体 Ab	任意浓度	时间点	血清	等级型	免疫荧光	微生物学
23011-0	反刍动物考德里体 Ab	任意浓度	时间点	血清	等级型	酶免疫分析	微生物学
23012-8	反刍动物考德里体 Ab	任意浓度	时间点	血清	等级型		微生物学
23013-6	反刍动物考德里体 Ab	任意浓度	时间点	血清	等级型	免疫印迹	微生物学
23014-4	反刍动物考德里体 DNA	任意浓度	时间点	XXX	等级型	探针.扩增.靶向扩增	微生物学
23015-1	反刍动物考德里体 rRNA	任意浓度	时间点	XXX	等级型	探针	微生物学
23016-9	贝氏柯克斯体	任意浓度	时间点	胎盘	等级型	光学显微镜检查	微生物学
23017-7	贝氏柯克斯体 Ab	任意浓度	时间点	血清	等级型	补体结合试验	微生物学
23018-5	贝氏柯克斯体 Ab	任意浓度	时间点	血清	等级型	免疫荧光	微生物学
23019-3	贝氏柯克斯体 Ab	任意浓度	时间点	血清	等级型	酶免疫分析	微生物学
23020-1	贝氏柯克斯体 Ab	任意浓度	时间点	血清	等级型		微生物学
23021-9	贝氏柯克斯体 Ag	任意浓度	时间点	组织	等级型	酶免疫分析	微生物学
23022-7	贝氏柯克斯体 Ag	任意浓度	时间点	胎盘	等级型	免疫荧光	微生物学
23023-5	贝氏柯克斯体 Ag	任意浓度	时间点	XXX	等级型	免疫荧光	微生物学
23024-3	贝氏柯克斯体 DNA	任意浓度	时间点	XXX	等级型	探针.扩增.靶向扩增	微生物学
23025-0	刚果嗜皮菌	任意浓度	时间点	皮肤	等级型	姬姆萨染色	微生物学
23026-8	刚果嗜皮菌 Ab	任意浓度	时间点	血清	等级型		微生物学
23027-6	刚果嗜皮菌 Ab	任意浓度	时间点	血清	等级型	酶免疫分析	微生物学
2302-8	延胡索酸酶	催化浓度	时间点	血清	定量型		化学
23028-4	刚果嗜皮菌 Ag	任意浓度	时间点	组织	等级型	免疫荧光	微生物学
23029-2	犬恶丝虫 Ag	任意浓度	时间点	全血	等级型		微生物学
230-3	依诺沙星	药物敏感度	时间点	分离物	定量或等级型	琼脂扩散	抗生素敏感性
23030-0	鸭肠炎病毒	任意浓度	时间点	组织	等级型	电子显微镜检查	微生物学
23031-8	鸭肠炎病毒 Ag	任意浓度	时间点	XXX	等级型	中和作用	微生物学
23032-6	鸭肠炎病毒 Ag	任意浓度	时间点	XXX	等级型	凝集试验	微生物学
23033-4	鸭肝炎病毒 1 Ab	任意浓度	时间点	血清	等级型	中和作用	微生物学
23034-2	鸭肝炎病毒 1 Ab	任意浓度	时间点	血清	等级型		微生物学
23035-9	鸭肝炎病毒 1 Ag	任意浓度	时间点	XXX	等级型	中和作用	微生物学
2303-6	延胡索酸	质量浓度	时间点	尿液	定量型		化学
23036-7	鸭肝炎病毒 2 Ab	任意浓度	时间点	血清	等级型		微生物学
23037-5	鸭肝炎病毒 2 Ab	任意浓度	时间点	血清	等级型	中和作用	微生物学
23038-3	鸭肝炎病毒 2 Ag	任意浓度	时间点	XXX	等级型	中和作用	微生物学
23039-1	鸭肝炎病毒 3 Ab	任意浓度	时间点	血清	等级型		微生物学
23040-9	鸭肝炎病毒 3 Ab	任意浓度	时间点	血清	等级型	中和作用	微生物学
23041-7	鸭肝炎病毒 3 Ag	任意浓度	时间点	XXX	等级型	免疫荧光	微生物学
23042-5	东方马脑炎病毒 Ab	稀释系数、稀释倍数（滴度）	时间点	血清	定量型	血凝抑制试验	微生物学

LOINC 代码	名称	属性	时间特征	系统	标尺类型	方法类型	分类
23043-3	东方马脑炎病毒 Ab	任意浓度	时间点	血清	等级型	凝集试验	微生物学
2304-4	延胡索酰乙酰乙酸水解酶	质量浓度	时间点	血清	定量型		化学
23044-1	东方马脑炎病毒 Ab	任意浓度	时间点	血清	等级型	中和作用	微生物学
23045-8	东方马脑炎病毒 Ab. IgM	任意浓度	时间点	血清	等级型	酶免疫分析	微生物学
23046-6	东方马脑炎病毒 Ab. IgM	任意浓度	时间点	血清	等级型		微生物学
23047-4	东方马脑炎病毒 Ag	任意浓度	时间点	大脑	等级型	补体结合试验	微生物学
23048-2	东方马脑炎病毒 Ag	任意浓度	时间点	XXX	等级型	免疫荧光	微生物学
23049-0	东方马脑炎病毒 Ag	任意浓度	时间点	XXX	等级型	补体结合试验	微生物学
23050-8	东方马脑炎病毒 Ag	任意浓度	时间点	XXX	等级型	中和作用	微生物学
2305-1	半乳糖激酶	催化浓度	时间点	红细胞	定量型		化学
23051-6	东方马脑炎病毒 RNA	任意浓度	时间点	组织	等级型	探针. 扩增. 靶向扩增	微生物学
23052-4	东方马脑炎病毒 RNA	任意浓度	时间点	组织	等级型	探针	微生物学
23053-2	棘球绦虫 Ag	任意浓度	时间点	大便	等级型	酶免疫分析	微生物学
23054-0	犬埃立克体 Ab	任意浓度	时间点	血清	等级型	免疫荧光	微生物学
23055-7	立氏埃立克体 Ab	任意浓度	时间点	血清	等级型	免疫荧光	微生物学
23056-5	立氏埃立克体 Ab	任意浓度	时间点	血清	等级型		微生物学
23057-3	一日热病毒 Ab	任意浓度	时间点	血清	等级型	中和作用	微生物学
23058-1	一日热病毒 Ab	任意浓度	时间点	血清	等级型		微生物学
23059-9	兽疫流行性出血病病毒 Ab	任意浓度	时间点	血清	等级型	酶免疫分析	微生物学
23060-7	兽疫流行性出血病病毒 Ab	任意浓度	时间点	血清	等级型	补体结合试验	微生物学
23061-5	兽疫流行性出血病病毒 Ag	任意浓度	时间点	XXX	等级型		微生物学
23062-3	兽疫流行性出血病病毒 Ag	任意浓度	时间点	全血	等级型		微生物学
23063-1	阿尔伯特兽疫流行性出血病病毒 Ab	任意浓度	时间点	血清	等级型		微生物学
23064-9	阿尔伯特兽疫流行性出血病病毒 Ab	任意浓度	时间点	血清	等级型	免疫扩散	微生物学
23065-6	新泽西兽疫流行性出血病病毒 Ab	任意浓度	时间点	血清	等级型		微生物学
23066-4	新泽西兽疫流行性出血病病毒 Ab	任意浓度	时间点	血清	等级型	免疫扩散	微生物学
23067-2	兽疫流行性出血病病毒 RNA	任意浓度	时间点	全血	等级型	探针. 扩增. 靶向扩增	微生物学
23068-0	马动脉炎病毒 Ab	任意浓度	时间点	血清	等级型	免疫扩散	微生物学
2306-9	半乳糖	任意浓度	时间点	全血	等级型		化学
23069-8	马动脉炎病毒 Ab	稀释系数、稀释倍数（滴度）	时间点	血清	定量型	补体结合试验	微生物学
23070-6	马动脉炎病毒 Ab	任意浓度	时间点	血清	等级型	酶免疫分析	微生物学
23071-4	马动脉炎病毒 Ab	任意浓度	时间点	血清	等级型	中和作用	微生物学
23072-2	马动脉炎病毒 Ab	任意浓度	时间点	血清	等级型	免疫荧光	微生物学
23073-0	马动脉炎病毒 Ab	任意浓度	时间点	血清	等级型		微生物学
23074-8	马动脉炎病毒 Ag	任意浓度	时间点	XXX	等级型	免疫荧光	微生物学
23075-5	马动脉炎病毒 Ag	任意浓度	时间点	XXX	等级型	免疫染色	微生物学
23076-3	马动脉炎病毒 Ag	任意浓度	时间点	XXX	等级型	中和作用	微生物学
2307-7	半乳糖	质量浓度	时间点	全血	定量型		化学

LOINC 代码	名称	属性	时间特征	系统	标尺类型	方法类型	分类
23077-1	马动脉炎病毒 Ag	任意浓度	时间点	组织	等级型	免疫荧光	微生物学
23078-9	马动脉炎病毒 Ag	任意浓度	时间点	组织	等级型	免疫染色	微生物学
23079-7	马动脉炎病毒 RNA	任意浓度	时间点	XXX	等级型	探针.扩增.靶向扩增	微生物学
23080-5	马疱疹病毒 1 Ag	任意浓度	时间点	XXX	等级型	免疫荧光	微生物学
23081-3	马疱疹病毒 1 Ag	任意浓度	时间点	组织	等级型	免疫染色	微生物学
23082-1	马疱疹病毒 1 DNA	任意浓度	时间点	鼻	等级型	探针.扩增.靶向扩增	微生物学
23083-9	马疱疹病毒 1 DNA	任意浓度	时间点	XXX	等级型	探针.扩增.靶向扩增	微生物学
23084-7	马疱疹病毒 1 DNA	任意浓度	时间点	组织	等级型	探针.扩增.靶向扩增	微生物学
2308-5	半乳糖	质量浓度	时间点	血清/血浆	定量型		化学
23085-4	马疱疹病毒 1+4 Ab	任意浓度	时间点	血清	等级型	中和作用	微生物学
23086-2	马疱疹病毒 1+4 Ab	稀释系数、稀释倍数（滴度）	时间点	血清	定量型	酶免疫分析	微生物学
23087-0	马疱疹病毒 1+4 Ab	任意浓度	时间点	血清	等级型		微生物学
23088-8	马疱疹病毒 1+4 Ab	稀释系数、稀释倍数（滴度）	时间点	血清	定量型		微生物学
23089-6	马疱疹病毒 1+4 Ab	稀释系数、稀释倍数（滴度）	时间点	血清	定量型	中和作用	微生物学
23090-4	马疱疹病毒 1+4 Ab	稀释系数、稀释倍数（滴度）	时间点	血清	定量型	补体结合试验	微生物学
23091-2	马疱疹病毒 1+4 Ag	任意浓度	时间点	体液	等级型	免疫荧光	微生物学
23092-0	马疱疹病毒 4 Ag	任意浓度	时间点	XXX	等级型	免疫荧光	微生物学
2309-3	半乳糖	任意浓度	时间点	尿液	等级型		化学
23093-8	马疱疹病毒 4 DNA	任意浓度	时间点	鼻	等级型	探针.扩增.靶向扩增	微生物学
23094-6	马疱疹病毒 4 DNA	任意浓度	时间点	组织	等级型	探针.扩增.靶向扩增	微生物学
23095-3	马疱疹病毒 4 DNA	任意浓度	时间点	XXX	等级型	探针.扩增.靶向扩增	微生物学
23096-1	马传染性贫血病毒 Ab	任意浓度	时间点	血清	等级型	免疫印迹	微生物学
23097-9	马传染性贫血病毒 Ab	任意浓度	时间点	血清	等级型	酶免疫分析	微生物学
23098-7	马传染性贫血病毒 Ag	任意浓度	时间点	XXX	等级型	免疫荧光	微生物学
23099-5	马传染性贫血病毒 Ag	任意浓度	时间点	XXX	等级型	酶免疫分析	微生物学
23100-1	马流感病毒 A1 Ab	任意浓度	时间点	血清	等级型	补体结合试验	微生物学
2310-1	半乳糖	质量浓度	时间点	尿液	定量型		化学
23101-9	马流感病毒 A1 Ab	任意浓度	时间点	血清	等级型		微生物学
23102-7	马流感病毒 A1 Ag	稀释系数、稀释倍数（滴度）	时间点	XXX	定量型	血凝抑制试验	微生物学
23103-5	马流感病毒 A2 Ab	任意浓度	时间点	血清	等级型	补体结合试验	微生物学
23104-3	马流感病毒 A2 Ag	稀释系数、稀释倍数（滴度）	时间点	XXX	定量型	血凝抑制试验	微生物学
23105-0	苍蝇幼虫 已鉴定的	存在与否或身份标识	时间点	XXX	名义型		微生物学
23106-8	口蹄疫病毒 Ab	任意浓度	时间点	血清	等级型		微生物学
23107-6	口蹄疫病毒 Ab	任意浓度	时间点	血清	等级型	中和作用	微生物学
23108-4	口蹄疫病毒 Ab	任意浓度	时间点	血清	等级型	酶免疫分析	微生物学
23109-2	口蹄疫病毒 Ab	任意浓度	时间点	血清	等级型	免疫扩散	微生物学
231-1	依诺沙星	药物敏感度	时间点	分离物+血清	等级型	测序分型	抗生素敏感性

LOINC 代码	名称	属性	时间特征	系统	标尺类型	方法类型	分类
23110-0	口蹄疫病毒 Ag	任意浓度	时间点	组织	等级型	酶免疫分析	微生物学
23111-8	口蹄疫病毒 Ag	任意浓度	时间点	咽喉	等级型	酶免疫分析	微生物学
23112-6	口蹄疫病毒 Ag	任意浓度	时间点	组织	等级型	补体结合试验	微生物学
23113-4	口蹄疫病毒 Ag	任意浓度	时间点	咽喉	等级型	补体结合试验	微生物学
23114-2	口蹄疫病毒 RNA	任意浓度	时间点	组织	等级型	探针	微生物学
23115-9	口蹄疫病毒血清型	存在与否或身份标识	时间点	XXX	名义型	补体结合试验	微生物学
23116-7	口蹄疫病毒血清型	存在与否或身份标识	时间点	组织	名义型	酶免疫分析	微生物学
23117-5	口蹄疫病毒血清型	存在与否或身份标识	时间点	血清	名义型	酶免疫分析	微生物学
23118-3	口蹄疫病毒血清型	存在与否或身份标识	时间点	血清	名义型	中和作用	微生物学
2311-9	半乳糖肾清除率	容积速率	24 小时	尿液	定量型		化学
23119-1	口蹄疫病毒血清型	存在与否或身份标识	时间点	组织	名义型	补体结合试验	微生物学
23120-9	口蹄疫病毒血清型	存在与否或身份标识	时间点	XXX	名义型	酶免疫分析	微生物学
23121-7	口蹄疫病毒血清型	存在与否或身份标识	时间点	组织	名义型	探针. 扩增. 靶向扩增	微生物学
23122-5	土拉弗氏菌 A DNA	任意浓度	时间点	组织	等级型	探针. 扩增. 靶向扩增	微生物学
23123-3	土拉弗氏菌 A rRNA	任意浓度	时间点	组织	等级型	探针	微生物学
23124-1	土拉弗氏菌 Ab	任意浓度	时间点	血清	等级型	酶免疫分析	微生物学
23125-8	土拉弗氏菌 Ab	稀释系数、稀释倍数（滴度）	时间点	血清	定量型	凝集试验	微生物学
23126-6	土拉弗氏菌 Ag	任意浓度	时间点	组织	等级型	免疫染色	微生物学
2312-7	半乳糖 1 磷酸	质量浓度	时间点	红细胞	定量型		化学
23127-4	土拉弗氏菌 Ag	任意浓度	时间点	组织	等级型	免疫荧光	微生物学
23128-2	土拉弗氏菌 B DNA	任意浓度	时间点	组织	等级型	探针. 扩增. 靶向扩增	微生物学
23129-0	土拉弗氏菌 B rRNA	任意浓度	时间点	组织	等级型	探针	微生物学
23130-8	土拉弗氏菌 DNA	任意浓度	时间点	组织	等级型	探针. 扩增. 靶向扩增	微生物学
23131-6	土拉弗氏菌 rRNA	任意浓度	时间点	组织	等级型	探针	微生物学
23132-4	腊肠组织胞浆菌 Ab	任意浓度	时间点	血清	等级型	免疫荧光	微生物学
23133-2	腊肠组织胞浆菌 Ab	任意浓度	时间点	血清	等级型	酶免疫分析	微生物学
23134-0	腊肠组织胞浆菌 Ab	任意浓度	时间点	血清	等级型	血凝试验	微生物学
2313-5	半乳糖 1 磷酸尿苷酰转移酶	催化浓度	时间点	红细胞	等级型		化学
23135-7	腊肠组织胞浆菌 Ab	任意浓度	时间点	血清	等级型		微生物学
23136-5	腊肠组织胞浆菌反应疹块 ^给予标识 1 天后	长度	时间点	皮肤	定量型		皮肤刺激耐受试验
23137-3	腊肠组织胞浆菌反应疹块 ^给予标识 2 天后	长度	时间点	皮肤	定量型		皮肤刺激耐受试验
23138-1	腊肠组织胞浆菌反应疹块 ^给予标识 3 天后	长度	时间点	皮肤	定量型		皮肤刺激耐受试验
23139-9	传染性粘液囊病病毒 Ab	稀释系数、稀释倍数（滴度）	时间点	血清	定量型		微生物学
23140-7	传染性粘液囊病病毒 Ab	稀释系数、稀释倍数（滴度）	时间点	血清	定量型	免疫扩散	微生物学
23141-5	传染性粘液囊病病毒 Ab	稀释系数、稀释倍数（滴度）	时间点	血清	定量型	中和作用	微生物学
23142-3	传染性粘液囊病病毒 Ag	任意浓度	时间点	XXX	等级型	中和作用	微生物学
2314-3	半乳糖 1 磷酸尿苷酰转移酶	催化浓度	时间点	红细胞	定量型		化学

LOINC 代码	名称	属性	时间特征	系统	标尺类型	方法类型	分类
23143-1	传染性粘液囊病病毒 Ag	任意浓度	时间点	法氏囊	等级型	免疫扩散	微生物学
23144-9	日本脑炎病毒 Ab	稀释系数、稀释倍数（滴度）	时间点	血清	定量型	中和作用	微生物学
23145-6	日本脑炎病毒 Ab	稀释系数、稀释倍数（滴度）	时间点	血清	定量型	补体结合试验	微生物学
23146-4	日本脑炎病毒 Ab	任意浓度	时间点	血清	等级型	血凝抑制试验	微生物学
23147-2	日本脑炎病毒 Ab	稀释系数、稀释倍数（滴度）	时间点	血清	定量型		微生物学
23148-0	日本脑炎病毒 Ag	任意浓度	时间点	XXX	等级型	免疫荧光	微生物学
23149-8	日本脑炎病毒 Ag	任意浓度	时间点	XXX	等级型	血凝抑制试验	微生物学
2315-0	半乳糖神经酰胺酶	催化含量	时间点	组织	定量型		化学
23150-6	杜氏利什曼原虫 Ag	任意浓度	时间点	组织	等级型	免疫染色	微生物学
23151-4	利什曼原虫属反应疹块^皮内给予 0.1 ml 利什曼素后 3 天	长度	时间点	皮肤	定量型		皮肤刺激耐受试验
23152-2	利什曼原虫 sp Ab	稀释系数、稀释倍数（滴度）	时间点	血清	定量型		微生物学
23153-0	利什曼原虫 sp Ab	任意浓度	时间点	血清	等级型	酶免疫分析	微生物学
23154-8	利什曼原虫 sp Ab	稀释系数、稀释倍数（滴度）	时间点	血清	定量型	血凝试验	微生物学
23155-5	利什曼原虫 sp Ab	任意浓度	时间点	血清	等级型	免疫电泳	微生物学
23156-3	利什曼原虫 sp Ab	稀释系数、稀释倍数（滴度）	时间点	血清	定量型	免疫荧光	微生物学
23157-1	利什曼原虫 sp Ab	任意浓度	时间点	血清	等级型	凝集试验	微生物学
23158-9	利什曼原虫 sp rRNA	存在与否或身份标识	时间点	XXX	名义型	探针	微生物学
23159-7	利什曼原虫 sp DNA	存在与否或身份标识	时间点	XXX	名义型	探针. 扩增. 靶向扩增	微生物学
23160-5	利什曼原虫 sp 已鉴定的	存在与否或身份标识	时间点	组织	名义型	免疫荧光	微生物学
23161-3	利什曼原虫 sp 已鉴定的	存在与否或身份标识	时间点	组织	名义型	电泳	微生物学
23162-1	利什曼原虫 sp 已鉴定的	存在与否或身份标识	时间点	组织	名义型	聚丙烯酰胺凝胶电泳	微生物学
23163-9	问号钩端螺旋体血清型 Australis Ab	任意浓度	时间点	血清	等级型	凝集试验	微生物学
23164-7	问号钩端螺旋体血清型 Australis Ab	任意浓度	时间点	血清	等级型		微生物学
23165-4	问号钩端螺旋体血清型 Autumnalis Ab	任意浓度	时间点	血清	等级型	凝集试验	微生物学
23166-2	问号钩端螺旋体血清型 Autumnalis Ab	任意浓度	时间点	血清	等级型		微生物学
23167-0	波氏钩端螺旋体血清型 Ballum Ab	任意浓度	时间点	血清	等级型		微生物学
2316-8	半乳糖半乳糖葡糖苷酰鞘氨醇酶	催化含量	时间点	组织	定量型		化学
23168-8	波氏钩端螺旋体血清型 Ballum Ab	任意浓度	时间点	血清	等级型	凝集试验	微生物学
23169-6	问号钩端螺旋体血清型 Bataviae Ab	任意浓度	时间点	血清	等级型	凝集试验	微生物学
23170-4	问号钩端螺旋体血清型 Bataviae Ab	任意浓度	时间点	血清	等级型		微生物学
23171-2	问号钩端螺旋体血清型 Bratislava Ab	任意浓度	时间点	血清	等级型	凝集试验	微生物学
23172-0	问号钩端螺旋体血清型 Bratislava Ab	任意浓度	时间点	血清	等级型		微生物学

LOINC 代码	名称	属性	时间特征	系统	标尺类型	方法类型	分类
23173-8	问号钩端螺旋体血清型 Canicola Ab	任意浓度	时间点	血清	等级型		微生物学
23174-6	问号钩端螺旋体血清型 Canicola Ab	任意浓度	时间点	血清	等级型	凝集试验	微生物学
23175-3	问号钩端螺旋体血清型 Copenhageni Ab	任意浓度	时间点	血清	等级型		微生物学
2317-6	γ氨基丁酸	任意浓度	时间点	血清/血浆	等级型		化学
23176-1	问号钩端螺旋体血清型 Copenhageni Ab	任意浓度	时间点	血清	等级型	凝集试验	微生物学
23177-9	问号钩端螺旋体血清型 Grippotyphosa Ab	任意浓度	时间点	血清	等级型		微生物学
23178-7	问号钩端螺旋体血清型 Grippotyphosa Ab	任意浓度	时间点	血清	等级型	凝集试验	微生物学
23179-5	问号钩端螺旋体血清型 Hardjo Ab	任意浓度	时间点	血清	等级型	酶免疫分析	微生物学
23180-3	问号钩端螺旋体血清型 Hardjo Ab	任意浓度	时间点	血清	等级型	凝集试验	微生物学
23181-1	问号钩端螺旋体血清型 Hardjo Ab	任意浓度	时间点	血清	等级型		微生物学
23182-9	问号钩端螺旋体血清型 Hebdomadis Ab	任意浓度	时间点	血清	等级型	凝集试验	微生物学
23183-7	问号钩端螺旋体血清型 Hebdomadis Ab	任意浓度	时间点	血清	等级型		微生物学
2318-4	γ氨基丁酸	质量浓度	时间点	血清/血浆	定量型		化学
23184-5	问号钩端螺旋体血清型出血性黄疸 Ab	任意浓度	时间点	血清	等级型	凝集试验	微生物学
23185-2	问号钩端螺旋体血清型出血性黄疸 Ab	任意浓度	时间点	血清	等级型		微生物学
23186-0	问号钩端螺旋体 Ab	任意浓度	时间点	血清	等级型	酶免疫分析	微生物学
23187-8	问号钩端螺旋体 Ab	任意浓度	时间点	血清	等级型		微生物学
23188-6	问号钩端螺旋体 Ab	任意浓度	时间点	血清	等级型	凝集试验	微生物学
23189-4	问号钩端螺旋体血清型 Mitis Ab	任意浓度	时间点	血清	等级型		微生物学
23190-2	问号钩端螺旋体血清型 Mitis Ab	任意浓度	时间点	血清	等级型	凝集试验	微生物学
23191-0	问号钩端螺旋体血清型 Pomona Ab	任意浓度	时间点	血清	等级型		微生物学
2319-2	Gamma 氨基丁酸	质量浓度	时间点	尿液	定量型		化学
23192-8	问号钩端螺旋体血清型 Pomona Ab	任意浓度	时间点	血清	等级型	凝集试验	微生物学
23193-6	波氏钩端螺旋体血清型 Sejroe Ab	任意浓度	时间点	血清	等级型		微生物学
23194-4	波氏钩端螺旋体血清型 Sejroe Ab	任意浓度	时间点	血清	等级型	凝集试验	微生物学
23195-1	钩端螺旋体 sp Ab	任意浓度	时间点	血清	等级型	酶免疫分析	微生物学
23196-9	钩端螺旋体 sp Ab	任意浓度	时间点	血清	等级型		微生物学
23197-7	钩端螺旋体 sp Ab	任意浓度	时间点	血清	等级型	凝集试验	微生物学
23198-5	钩端螺旋体 sp Ab	稀释系数、稀释倍数（滴度）	时间点	血清	定量型	凝集试验	微生物学
23199-3	钩端螺旋体 sp Ab. IgG	任意浓度	时间点	血清	等级型	酶免疫分析	微生物学

LOINC 代码	名称	属性	时间特征	系统	标尺类型	方法类型	分类
23-2	两性霉素 B	药物敏感度	时间点	分离物	定量型	最小致死浓度	抗生素敏感性
2320-0	γ谷氨酰半胱氨酸合成酶	催化浓度	时间点	红细胞	定量型		化学
23200-9	钩端螺旋体 sp Ab. IgG	任意浓度	时间点	血清	等级型		微生物学
23201-7	钩端螺旋体 sp Ab. IgM	任意浓度	时间点	血清	等级型	酶免疫分析	微生物学
23202-5	钩端螺旋体 sp Ab. IgM	任意浓度	时间点	血清	等级型		微生物学
23203-3	钩端螺旋体 sp Ag	任意浓度	时间点	组织	等级型	免疫荧光	微生物学
23204-1	钩端螺旋体 sp Ag	任意浓度	时间点	组织	等级型	免疫染色	微生物学
23205-8	钩端螺旋体 sp DNA	任意浓度	时间点	体液	等级型	探针. 扩增. 靶向扩增	微生物学
23206-6	钩端螺旋体 sp DNA	任意浓度	时间点	组织	等级型	探针. 扩增. 靶向扩增	微生物学
23207-4	钩端螺旋体 sp 亚型	存在与否或身份标识	时间点	XXX	名义型		微生物学
23208-2	波氏钩端螺旋体血清型 Tarrasovi Ab	任意浓度	时间点	血清	等级型		微生物学
23209-0	波氏钩端螺旋体血清型 Tarrasovi Ab	任意浓度	时间点	血清	等级型	凝集试验	微生物学
23210-8	李斯特菌 sp Ab	任意浓度	时间点	血清	等级型		微生物学
23211-6	李斯特菌 sp Ab	任意浓度	时间点	血清	等级型	凝集试验	微生物学
23212-4	结节性皮肤病病毒	任意浓度	时间点	组织	等级型	电子显微镜检查	微生物学
23213-2	结节性皮肤病病毒 Ab	稀释系数、稀释倍数（滴度）	时间点	血清	定量型	免疫荧光	微生物学
23214-0	结节性皮肤病病毒 Ab	任意浓度	时间点	血清	等级型	免疫印迹	微生物学
23215-7	结节性皮肤病病毒 Ab	任意浓度	时间点	血清	等级型	中和作用	微生物学
23216-5	结节性皮肤病病毒 Ab	任意浓度	时间点	血清	等级型		微生物学
23217-3	结节性皮肤病病毒 Ab	稀释系数、稀释倍数（滴度）	时间点	血清	定量型		微生物学
2321-8	γ谷氨酰半胱氨酸合成酶	催化浓度	时间点	血清	定量型		化学
23218-1	结节性皮肤病病毒 Ag	任意浓度	时间点	组织	等级型	酶免疫分析	微生物学
23219-9	结节性皮肤病病毒 Ag	任意浓度	时间点	XXX	等级型	酶免疫分析	微生物学
23220-7	结节性皮肤病病毒 Ag	任意浓度	时间点	XXX	等级型		微生物学
23221-5	结节性皮肤病病毒 Ag	任意浓度	时间点	XXX	等级型	免疫荧光	微生物学
23222-3	结节性皮肤病病毒 Ag	任意浓度	时间点	XXX	等级型	免疫扩散	微生物学
23223-1	结节性皮肤病病毒 DNA	任意浓度	时间点	XXX	等级型	限制性酶切片段多态性分析	微生物学
23224-9	鸟类淋巴瘤病毒 Ab	任意浓度	时间点	血清	等级型		微生物学
23225-6	鸟类淋巴瘤病毒 Ab	任意浓度	时间点	血清	等级型	酶免疫分析	微生物学
2322-6	γ谷氨酰转移酶	催化浓度	时间点	羊水	定量型		化学
23226-4	鸟类淋巴瘤病毒 Ab	任意浓度	时间点	血清	等级型	免疫荧光	微生物学
23227-2	鸟类淋巴瘤病毒 Ab	任意浓度	时间点	血清	等级型	中和作用	微生物学
23228-0	鸟类淋巴瘤病毒 Ab	任意浓度	时间点	血清	等级型	免疫扩散	微生物学
23229-8	鸟类淋巴瘤病毒 Ag	任意浓度	时间点	XXX	等级型	免疫荧光	微生物学
23230-6	鸟类淋巴瘤病毒 Ag	任意浓度	时间点	羽毛	等级型	免疫扩散	微生物学
23231-4	鸟类淋巴瘤病毒 DNA	任意浓度	时间点	XXX	等级型	探针. 扩增. 靶向扩增	微生物学
23232-2	螨，已鉴定的	存在与否或身份标识	时间点	皮肤	名义型	浮集法	微生物学
23233-0	螨，已鉴定的	存在与否或身份标识	时间点	皮肤	名义型	寄生虫沉淀法	微生物学
2323-4	γ谷氨酰转移酶	催化浓度	时间点	精液	定量型		化学

LOINC 代码	名称	属性	时间特征	系统	标尺类型	方法类型	分类
23234-8	禽类分枝杆菌亚种禽类 Ab	任意浓度	时间点	全血	等级型		微生物学
23235-5	禽类分枝杆菌亚种禽类 Ab	任意浓度	时间点	全血	等级型	凝集试验	微生物学
23236-3	禽类分枝杆菌亚种禽类 rRNA	任意浓度	时间点	组织	等级型	探针	微生物学
23237-1	禽类分枝杆菌亚种禽类，已鉴定的	存在与否或身份标识	时间点	XXX	名义型	生物鉴定	微生物学
23238-9	禽类分枝杆菌亚种禽类血清型	存在与否或身份标识	时间点	XXX	名义型		微生物学
23239-7	牛分枝杆菌 Ab	任意浓度	时间点	血清	等级型		微生物学
23240-5	牛分枝杆菌 Ab	任意浓度	时间点	血清	等级型	酶免疫分析	微生物学
23241-3	牛分枝杆菌 Ag	任意浓度	时间点	组织	等级型	免疫染色	微生物学
2324-2	γ谷氨酰转移酶	催化浓度	时间点	血清/血浆	定量型		化学
23242-1	牛分枝杆菌 Ag	任意浓度	时间点	全血	等级型		微生物学
23243-9	禽类分枝杆菌亚种副结核	任意浓度	时间点	大便	等级型	抗酸染色. Ziehi-Neelsen	微生物学
23244-7	禽类分枝杆菌亚种副结核	任意浓度	时间点	组织	等级型	抗酸染色. Ziehi-Neelsen	微生物学
23245-4	禽类分枝杆菌亚种副结核 DNA	任意浓度	时间点	XXX	等级型	探针. 扩增. 靶向扩增	微生物学
23246-2	禽类分枝杆菌亚种副结核 DNA	任意浓度	时间点	大便	等级型	探针. 扩增. 靶向扩增	微生物学
23247-0	分枝杆菌 sp DNA	任意浓度	时间点	组织	等级型	探针. 扩增. 靶向扩增	微生物学
23248-8	无乳支原体 Ab	任意浓度	时间点	血清	等级型	中和作用	微生物学
23249-6	无乳支原体 Ab	任意浓度	时间点	血清	等级型	补体结合试验	微生物学
23250-4	无乳支原体 Ab	任意浓度	时间点	血清	等级型	酶免疫分析	微生物学
23251-2	无乳支原体 Ab	任意浓度	时间点	血清	等级型		微生物学
23252-0	无乳支原体 DNA	任意浓度	时间点	XXX	等级型	探针. 扩增. 靶向扩增	微生物学
23253-8	精氨酸支原体 Ab	任意浓度	时间点	血清	等级型		微生物学
23254-6	精氨酸支原体 Ab	任意浓度	时间点	血清	等级型	补体结合试验	微生物学
23255-3	牛支原体 Ab	任意浓度	时间点	血清	等级型		微生物学
23256-1	牛支原体 Ab	任意浓度	时间点	血清	等级型	补体结合试验	微生物学
23257-9	山羊支原体亚种山羊 Ab	任意浓度	时间点	血清	等级型	酶免疫分析	微生物学
23258-7	山羊支原体亚种山羊 Ab	任意浓度	时间点	血清	等级型	补体结合试验	微生物学
2325-9	γ谷氨酰转移酶/天冬氨酸氨基转移酶	催化浓度比率	时间点	血清/血浆	定量型		化学
23259-5	山羊支原体亚种山羊 Ab	任意浓度	时间点	血清	等级型		微生物学
23260-3	山羊支原体亚种山羊肺炎 Ab	任意浓度	时间点	血清	等级型	凝集试验	微生物学
23261-1	山羊支原体亚种山羊肺炎 Ab	任意浓度	时间点	血清	等级型	凝集试验	微生物学

LOINC 代码	名称	属性	时间特征	系统	标尺类型	方法类型	分类
23262-9	山羊支原体亚种山羊肺炎 Ab	稀释系数、稀释倍数（滴度）	时间点	血清	定量型		微生物学
23263-7	山羊支原体亚种山羊肺炎 Ab	任意浓度	时间点	血清	等级型	酶免疫分析	微生物学
23264-5	山羊支原体亚种山羊肺炎 Ab	任意浓度	时间点	全血	等级型	凝集试验	微生物学
23265-2	山羊支原体亚种山羊肺炎 Ab	稀释系数、稀释倍数（滴度）	时间点	血清	定量型	补体结合试验	微生物学
23266-0	山羊支原体亚种山羊肺炎 Ab	任意浓度	时间点	血清	等级型	补体结合试验	微生物学
2326-7	胃抑制性多肽	质量浓度	时间点	血清	定量型		化学
23267-8	山羊支原体亚种山羊肺炎 Ag	任意浓度	时间点	XXX	等级型	中和作用	微生物学
23268-6	山羊支原体亚种山羊肺炎 Ag	任意浓度	时间点	XXX	等级型	免疫荧光	微生物学
23269-4	山羊支原体亚种山羊肺炎 Ag	任意浓度	时间点	XXX	等级型		微生物学
23270-2	山羊支原体亚种山羊肺炎 Ag	任意浓度	时间点	组织	等级型		微生物学
23271-0	山羊支原体亚种山羊肺炎 rRNA	任意浓度	时间点	XXX	等级型	探针	微生物学
23272-8	山羊支原体亚种山羊肺炎 rRNA	任意浓度	时间点	XXX	等级型	探针.扩增.靶向扩增	微生物学
23273-6	鸡败血支原体 Ab	任意浓度	时间点	血清	等级型	血凝试验	微生物学
23274-4	鸡败血支原体 Ab	稀释系数、稀释倍数（滴度）	时间点	血清	定量型	血凝试验	微生物学
2327-5	胃泌素释放多肽	质量浓度	时间点	脑脊液	定量型		化学
23275-1	鸡败血支原体 Ab	稀释系数、稀释倍数（滴度）	时间点	血清	定量型		微生物学
23276-9	鸡败血支原体 Ag	任意浓度	时间点	XXX	等级型	免疫荧光	微生物学
23277-7	鸡败血支原体 Ag	任意浓度	时间点	XXX	等级型	免疫染色	微生物学
23278-5	鸡败血支原体 Ag	任意浓度	时间点	XXX	等级型	中和作用	微生物学
23279-3	鸡败血支原体 DNA	任意浓度	时间点	鼻/气管	等级型	探针.扩增.靶向扩增	微生物学
23280-1	火鸡支原体 Ab	任意浓度	时间点	血清	等级型	血凝试验	微生物学
23281-9	蕈状支原体亚种 capri Ab	任意浓度	时间点	血清	等级型	补体结合试验	微生物学
23282-7	蕈状支原体亚种 capri Ab	任意浓度	时间点	血清	等级型		微生物学
2328-3	胃泌素释放多肽	摩尔浓度	时间点	脑脊液	定量型		化学
23283-5	蕈状支原体亚种蕈状大菌落 Ab	任意浓度	时间点	血清	等级型	补体结合试验	微生物学
23284-3	蕈状支原体亚种蕈状大菌落 Ab	任意浓度	时间点	血清	等级型	酶免疫分析	微生物学
23285-0	蕈状支原体亚种蕈状小菌落 Ab	任意浓度	时间点	血清	等级型		微生物学
23286-8	蕈状支原体亚种蕈状小菌落 Ab	任意浓度	时间点	血清	等级型	免疫印迹	微生物学
23287-6	蕈状支原体亚种蕈状小菌落 Ab	任意浓度	时间点	血清	等级型	酶免疫分析	微生物学
23288-4	蕈状支原体亚种蕈状小菌落 Ab	任意浓度	时间点	血清	等级型	补体结合试验	微生物学

LOINC 代码	名称	属性	时间特征	系统	标尺类型	方法类型	分类
23289-2	蕈状支原体亚种蕈状小菌落 Ab	任意浓度	时间点	血清	等级型	凝集试验	微生物学
232-9	红霉素	药物敏感度	时间点	分离物	定量型	最小致死浓度	抗生素敏感性
23290-0	蕈状支原体亚种蕈状小菌落 Ag	任意浓度	时间点	XXX	等级型	免疫扩散	微生物学
2329-1	胃泌素释放多肽	质量浓度	时间点	血清/血浆	定量型		化学
23291-8	蕈状支原体亚种蕈状小菌落 Ag	任意浓度	时间点	XXX	等级型	免疫荧光	微生物学
23292-6	蕈状支原体亚种蕈状小菌落 Ag	任意浓度	时间点	组织	等级型	免疫染色	微生物学
23293-4	蕈状支原体亚种蕈状小菌落 DNA	任意浓度	时间点	XXX	等级型	探针.扩增.靶向扩增	微生物学
23294-2	腐败支原体 Ab	任意浓度	时间点	血清	等级型	酶免疫分析	微生物学
23295-9	腐败支原体 Ab	任意浓度	时间点	血清	等级型	补体结合试验	微生物学
23296-7	腐败支原体 Ab	任意浓度	时间点	血清	等级型		微生物学
23297-5	支原体 sp Ab	任意浓度	时间点	血清	等级型	补体结合试验	微生物学
23298-3	支原体 sp Ag	任意浓度	时间点	XXX	等级型	免疫荧光	微生物学
23299-1	支原体 sp Ag	任意浓度	时间点	XXX	等级型		微生物学
23300-7	支原体 sp rRNA	任意浓度	时间点	XXX	等级型	探针	微生物学
23301-5	支原体 sp DNA	任意浓度	时间点	XXX	等级型	探针.扩增.靶向扩增	微生物学
23302-3	关节液支原体 Ab	任意浓度	时间点	血清	等级型	血凝试验	微生物学
23303-1	粘液瘤病毒 Ab	任意浓度	时间点	血清	等级型	免疫扩散	微生物学
23304-9	粘液瘤病毒 Ab	任意浓度	时间点	血清	等级型		微生物学
23305-6	粘液瘤病毒 Ab	稀释系数、稀释倍数（滴度）	时间点	血清	定量型		微生物学
23306-4	粘液瘤病毒 Ab	稀释系数、稀释倍数（滴度）	时间点	血清	定量型	免疫荧光	微生物学
23307-2	粘液瘤病毒 Ab	任意浓度	时间点	血清	等级型	补体结合试验	微生物学
23308-0	粘液瘤病毒 Ab	任意浓度	时间点	血清	等级型	中和作用	微生物学
2330-9	胃泌素.34 残余片段	质量浓度	时间点	血清/血浆	定量型		化学
23309-8	粘液瘤病毒 Ab	任意浓度	时间点	血清	等级型	免疫荧光	微生物学
23310-6	粘液瘤病毒 Ag	任意浓度	时间点	皮肤	等级型	免疫扩散	微生物学
23311-4	粘液瘤病毒 Ag	任意浓度	时间点	XXX	等级型	免疫荧光	微生物学
23312-2	内罗毕羊病病毒 Ab	任意浓度	时间点	血清	等级型		微生物学
23313-0	内罗毕羊病病毒 Ab	稀释系数、稀释倍数（滴度）	时间点	血清	定量型		微生物学
23314-8	内罗毕羊病病毒 Ab	任意浓度	时间点	血清	等级型	免疫扩散	微生物学
23315-5	内罗毕羊病病毒 Ab	任意浓度	时间点	血清	等级型	免疫荧光	微生物学
23316-3	内罗毕羊病病毒 Ab	任意浓度	时间点	血清	等级型		微生物学
2331-7	胃泌素.17 残余片段	质量浓度	时间点	血清/血浆	定量型		化学
23317-1	内罗毕羊病病毒 Ab	稀释系数、稀释倍数（滴度）	时间点	血清	定量型		微生物学
23318-9	内罗毕羊病病毒 Ag	任意浓度	时间点	XXX	等级型	补体结合试验	微生物学
23319-7	内罗毕羊病病毒 Ag	任意浓度	时间点	XXX	等级型	免疫荧光	微生物学
23320-5	内罗毕羊病病毒 Ag	任意浓度	时间点	XXX	等级型	酶免疫分析	微生物学
23321-3	羊疱疹病毒 2 Ab	任意浓度	时间点	血清	等级型		微生物学
23322-1	羊疱疹病毒 2 Ab	任意浓度	时间点	血清	等级型	补体结合试验	微生物学

LOINC 代码	名称	属性	时间特征	系统	标尺类型	方法类型	分类
23323-9	羊疱疹病毒 2 Ab	任意浓度	时间点	血清	等级型		微生物学
23324-7	羊疱疹病毒 2 Ab	任意浓度	时间点	血清	等级型	免疫荧光	微生物学
2332-5	胃泌素.14 残余片段	质量浓度	时间点	血清/血浆	定量型		化学
23325-4	羊疱疹病毒 2 Ab	任意浓度	时间点	血清	等级型	酶免疫分析	微生物学
23326-2	羊疱疹病毒 2 Ab	任意浓度	时间点	血清	等级型	免疫染色	微生物学
23327-0	羊疱疹病毒 2 DNA	任意浓度	时间点	组织	等级型	探针.扩增.靶向扩增	微生物学
23328-8	羊进行性肺炎病毒 Ab	任意浓度	时间点	乳	等级型		微生物学
23329-6	羊进行性肺炎病毒 Ab	任意浓度	时间点	血清	等级型		微生物学
23330-4	羊进行性肺炎病毒 Ab	任意浓度	时间点	血清	等级型	酶免疫分析	微生物学
23331-2	羊进行性肺炎病毒 Ab	任意浓度	时间点	血清	等级型		微生物学
23332-0	羊进行性肺炎病毒 Ab	任意浓度	时间点	血清	等级型	免疫扩散	微生物学
2333-3	胃泌素	质量浓度	时间点	血清/血浆	定量型		化学
23333-8	羊进行性肺炎病毒 Ab	任意浓度	时间点	乳	等级型	酶免疫分析	微生物学
23334-6	羊进行性肺炎病毒 Ag	任意浓度	时间点	XXX	等级型	免疫荧光	微生物学
23335-3	羊进行性肺炎病毒 Ag	任意浓度	时间点	XXX	等级型	免疫染色	微生物学
23336-1	羊进行性肺炎病毒 DNA	任意浓度	时间点	XXX	等级型	聚丙烯酰胺凝胶电泳	微生物学
23337-9	羊进行性肺炎病毒 DNA	任意浓度	时间点	XXX	等级型	探针.扩增.靶向扩增	微生物学
23338-7	羊肺腺瘤病逆转录病毒 RNA	任意浓度	时间点	肺组织	等级型	探针.扩增.靶向扩增	微生物学
23339-5	副结核反应疹块^皮内给予 0.1 ml 禽结核菌素后 3 天	长度	时间点	皮肤	定量型		皮肤刺激耐受试验
23340-3	副结核反应疹块^皮内给予 0.1 ml 副结核菌素后 3 天	长度	时间点	皮肤	定量型		皮肤刺激耐受试验
2334-1	血红蛋白.胃肠道性	任意浓度	时间点	胃液	等级型		化学
23341-1	出血败血性巴斯德菌 Ab	稀释系数、稀释倍数（滴度）	时间点	血清	定量型	酶免疫分析	微生物学
23342-9	出血败血性巴斯德菌 Ab	稀释系数、稀释倍数（滴度）	时间点	血清	定量型		微生物学
23343-7	出血败血性巴斯德菌 Ag	稀释系数、稀释倍数（滴度）	时间点	XXX	定量型	凝集试验	微生物学
23344-5	出血败血性巴斯德菌 rRNA	任意浓度	时间点	XXX	等级型	探针	微生物学
23345-2	出血败血性巴斯德菌血清型	存在与否或身份标识	时间点	XXX	名义型	凝集试验	微生物学
23346-0	出血败血性巴斯德菌血清型	存在与否或身份标识	时间点	XXX	名义型	免疫电泳	微生物学
23347-8	出血败血性巴斯德菌血清型	存在与否或身份标识	时间点	XXX	名义型	免疫荧光	微生物学
23348-6	出血败血性巴斯德菌血清型	存在与否或身份标识	时间点	XXX	名义型	凝集试验	微生物学
23349-4	出血败血性巴斯德菌毒素	任意浓度	时间点	XXX	等级型	酶免疫分析	微生物学
23350-2	牛瘟病毒 Ab	稀释系数、稀释倍数（滴度）	时间点	血清	定量型		微生物学
23351-0	牛瘟病毒 Ab	任意浓度	时间点	血清	等级型		微生物学
23352-8	牛瘟病毒 Ab	稀释系数、稀释倍数（滴度）	时间点	血清	定量型	中和作用	微生物学
23353-6	牛瘟病毒 Ab	任意浓度	时间点	血清	等级型		微生物学
23354-4	牛瘟病毒 Ab	任意浓度	时间点	血清	等级型	酶免疫分析	微生物学
23355-1	牛瘟病毒 Ag	任意浓度	时间点	组织	等级型	酶免疫分析	微生物学

LOINC代码	名称	属性	时间特征	系统	标尺类型	方法类型	分类
23356-9	牛瘟病毒 Ag	任意浓度	时间点	组织	等级型	免疫电泳	微生物学
23357-7	牛瘟病毒 Ag	任意浓度	时间点	组织	等级型	免疫扩散	微生物学
2335-8	血红蛋白.胃肠道性	任意浓度	时间点	大便	等级型		化学
23358-5	牛瘟病毒 RNA	任意浓度	时间点	组织	等级型	探针	微生物学
23359-3	牛瘟病毒 RNA	任意浓度	时间点	组织	等级型	探针.扩增.靶向扩增	微生物学
23360-1	猪肠道病毒 Ag	任意浓度	时间点	XXX	等级型	中和作用	微生物学
23361-9	猪肠道病毒 Ab	任意浓度	时间点	血清	等级型		微生物学
23362-7	猪肠道病毒 Ab	任意浓度	时间点	血清	等级型	中和作用	微生物学
23363-5	猪肠道病毒 Ab	任意浓度	时间点	血清	等级型	酶免疫分析	微生物学
23364-3	猪肠道病毒 Ag	任意浓度	时间点	XXX	等级型	免疫荧光	微生物学
23365-0	猪细小病毒 Ab	任意浓度	时间点	血清	等级型	血凝抑制试验	微生物学
2336-6	球蛋白	质量浓度	时间点	血清	定量型		化学
23366-8	猪细小病毒 Ab	任意浓度	时间点	血清	等级型		微生物学
23367-6	猪生殖与呼吸综合征病毒 Ab	任意浓度	时间点	血清	等级型	补体结合试验	微生物学
23368-4	猪生殖与呼吸综合征病毒 Ab	任意浓度	时间点	血清	等级型	中和作用	微生物学
23369-2	猪生殖与呼吸综合征病毒 Ag	任意浓度	时间点	XXX	等级型	免疫染色	微生物学
233-7	红霉素	药物敏感度	时间点	分离物	定量或等级型	最小抑制浓度	抗生素敏感性
23370-0	猪生殖与呼吸综合征病毒 Ag	任意浓度	时间点	组织	等级型	免疫染色	微生物学
23371-8	猪生殖与呼吸综合征病毒 RNA	任意浓度	时间点	精液	等级型	探针.扩增.靶向扩增	微生物学
23372-6	猪呼吸道冠状病毒 Ab	任意浓度	时间点	血清	等级型		微生物学
23373-4	猪呼吸道冠状病毒 Ab	任意浓度	时间点	血清	等级型	中和作用	微生物学
2337-4	胰高血糖素	质量浓度	时间点	羊水	定量型		化学
23374-2	猪呼吸道冠状病毒 Ab	任意浓度	时间点	血清	等级型	酶免疫分析	微生物学
23375-9	猪呼吸道冠状病毒 Ab	任意浓度	时间点	血清	等级型		微生物学
23376-7	猪呼吸道冠状病毒 Ag	任意浓度	时间点	XXX	等级型	免疫染色	微生物学
23377-5	猪呼吸道冠状病毒 Ag	任意浓度	时间点	小肠组织	等级型	免疫染色	微生物学
23378-3	猪呼吸道冠状病毒 RNA	任意浓度	时间点	XXX	等级型	探针	微生物学
23379-1	朊病毒蛋白质.异常	任意浓度	时间点	大脑	等级型	免疫印迹	微生物学
23380-9	朊病毒蛋白质.异常	任意浓度	时间点	大脑	等级型	免疫染色	微生物学
23381-7	朊病毒蛋白质.异常	任意浓度	时间点	大脑	等级型	电子显微镜检查	微生物学
2338-2	胰高血糖素	质量浓度	时间点	血清/血浆	定量型		化学
23382-5	假狂犬病病毒 Ab	任意浓度	时间点	血清	等级型	中和作用	微生物学
23383-3	假狂犬病病毒 Ag	任意浓度	时间点	XXX	等级型	免疫染色	微生物学
23384-1	假狂犬病病毒 Ag	任意浓度	时间点	XXX	等级型	酶免疫分析	微生物学
23385-8	假狂犬病病毒 Ag	任意浓度	时间点	XXX	等级型	免疫荧光	微生物学
23386-6	假狂犬病病毒 Ag	任意浓度	时间点	XXX	等级型	中和作用	微生物学
23387-4	假狂犬病病毒 DNA	任意浓度	时间点	XXX	等级型	探针.扩增.靶向扩增	微生物学
23388-2	狂犬病病毒	任意浓度	时间点	大脑	等级型	光学显微镜检查	微生物学

LOINC 代码	名称	属性	时间特征	系统	标尺类型	方法类型	分类
23389-0	狂犬病病毒 Ag	任意浓度	时间点	大脑	等级型	酶免疫分析	微生物学
2339-0	葡萄糖	质量浓度	时间点	全血	定量型		化学
23390-8	狂犬病病毒 Ag	任意浓度	时间点	大脑	等级型	免疫染色	微生物学
23391-6	狂犬病病毒 Ag	任意浓度	时间点	XXX	等级型	免疫染色	微生物学
23392-4	狂犬病病毒 DNA	任意浓度	时间点	XXX	等级型	探针	微生物学
23393-2	狂犬病病毒 DNA	任意浓度	时间点	XXX	等级型	探针.扩增.靶向扩增	微生物学
23394-0	网状内皮组织增生病毒 Ab	任意浓度	时间点	血清	等级型	酶免疫分析	微生物学
23395-7	网状内皮组织增生病毒 Ab	任意浓度	时间点	血清	等级型		微生物学
23396-5	立夫特山谷热病毒 Ab	稀释系数、稀释倍数（滴度）	时间点	血清	定量型	中和作用	微生物学
23397-3	立夫特山谷热病毒 Ab	任意浓度	时间点	血清	等级型		微生物学
23398-1	立夫特山谷热病毒 Ab	稀释系数、稀释倍数（滴度）	时间点	血清	定量型	血凝抑制试验	微生物学
23399-9	立夫特山谷热病毒 Ab	任意浓度	时间点	血清	等级型	酶免疫分析	微生物学
23400-5	立夫特山谷热病毒 Ab	稀释系数、稀释倍数（滴度）	时间点	血清	定量型		微生物学
23401-3	立夫特山谷热病毒 Ag	任意浓度	时间点	组织	等级型	中和作用	微生物学
23402-1	立夫特山谷热病毒 Ag	任意浓度	时间点	全血	等级型	中和作用	微生物学
23403-9	立夫特山谷热病毒 Ag	任意浓度	时间点	XXX	等级型	免疫荧光	微生物学
23404-7	立夫特山谷热病毒 Ag	任意浓度	时间点	组织	等级型	免疫荧光	微生物学
23405-4	立夫特山谷热病毒 Ag	任意浓度	时间点	组织	等级型	免疫扩散	微生物学
23406-2	立夫特山谷热病毒 Ag	任意浓度	时间点	血清	等级型	免疫扩散	微生物学
23407-0	牛瘟麻疹病毒 Ab	任意浓度	时间点	血清	等级型	中和作用	微生物学
2340-8	葡萄糖	质量浓度	时间点	全血	定量型	试纸条自动化	化学
23408-8	牛瘟麻疹病毒 Ab	稀释系数、稀释倍数（滴度）	时间点	血清	定量型		微生物学
23409-6	牛瘟麻疹病毒 Ab	稀释系数、稀释倍数（滴度）	时间点	血清	定量型	中和作用	微生物学
23410-4	牛瘟麻疹病毒 Ab	任意浓度	时间点	血清	等级型	酶免疫分析	微生物学
23411-2	牛瘟麻疹病毒 Ab	任意浓度	时间点	血清	等级型		微生物学
23412-0	牛瘟麻疹病毒 Ag	任意浓度	时间点	组织	定量型	酶免疫分析	微生物学
23413-8	牛瘟麻疹病毒 Ag	任意浓度	时间点	XXX	等级型	免疫荧光	微生物学
23414-6	牛瘟麻疹病毒 Ag	任意浓度	时间点	渗出物	等级型	免疫电泳	微生物学
23415-3	牛瘟麻疹病毒 Ag	任意浓度	时间点	渗出物	等级型	免疫扩散	微生物学
2341-6	葡萄糖	质量浓度	时间点	全血	定量型	试纸条手工	化学
23416-1	牛瘟麻疹病毒 Ag	任意浓度	时间点	XXX	定量型	酶免疫分析	微生物学
23417-9	牛瘟麻疹病毒 RNA	任意浓度	时间点	XXX	等级型	探针.扩增.靶向扩增	微生物学
23418-7	马流产沙门菌 Ab	任意浓度	时间点	血清	等级型	凝集试验	微生物学
23419-5	马流产沙门菌 Ab	任意浓度	时间点	血清	等级型		微生物学
23420-3	羊流产沙门菌 Ab	任意浓度	时间点	血清	等级型	补体结合试验	微生物学
23421-1	羊流产沙门菌 Ab	任意浓度	时间点	血清	等级型		微生物学
23422-9	肠炎沙门菌 Ab.IgG	任意浓度	时间点	血清	等级型		微生物学
23423-7	肠炎沙门菌 Ab.IgG	任意浓度	时间点	卵黄	等级型	酶免疫分析	微生物学
2342-4	葡萄糖	质量浓度	时间点	脑脊液	定量型		化学
23424-5	肠炎沙门菌 Ab.IgG	任意浓度	时间点	血清	等级型	酶免疫分析	微生物学
23425-2	肠炎沙门菌 Ab.IgG	任意浓度	时间点	卵黄	等级型		微生物学
23426-0	鸡沙门菌 Ab	任意浓度	时间点	全血	等级型	凝集试验	微生物学

LOINC 代码	名称	属性	时间特征	系统	标尺类型	方法类型	分类
23427-8	鸡沙门菌 Ab	任意浓度	时间点	血清	等级型		微生物学
23428-6	鸡沙门菌 Ab	任意浓度	时间点	血清	等级型	酶免疫分析	微生物学
23429-4	鸡沙门菌 Ab	任意浓度	时间点	血清	等级型	凝集试验	微生物学
23430-2	鸡沙门菌 Ab	任意浓度	时间点	血清	等级型		微生物学
23431-0	鸡沙门菌 RNA	任意浓度	时间点	XXX	等级型	探针.扩增.靶向扩增	微生物学
2343-2	葡萄糖	质量浓度	时间点	透析液	定量型		化学
23432-8	鸡沙门菌 rRNA	任意浓度	时间点	XXX	等级型	探针	微生物学
23433-6	鸡瘟沙门菌 Ab	任意浓度	时间点	血清	等级型	免疫扩散	微生物学
23434-4	鸡瘟沙门菌 Ab	任意浓度	时间点	血清	等级型	酶免疫分析	微生物学
23435-1	鸡瘟沙门菌 DNA	任意浓度	时间点	XXX	等级型	探针.扩增.靶向扩增	微生物学
23436-9	鸡瘟沙门菌 rRNA	任意浓度	时间点	XXX	等级型	探针	微生物学
23437-7	猪流感病毒 Ab	任意浓度	时间点	血清	等级型		微生物学
23438-5	猪流感病毒 Ab	任意浓度	时间点	血清	等级型	血凝抑制试验	微生物学
23439-3	猪水泡病病毒 Ab	任意浓度	时间点	血清	等级型		微生物学
2344-0	葡萄糖	质量浓度	时间点	体液	定量型		化学
23440-1	猪水泡病病毒 Ab	任意浓度	时间点	血清	等级型	中和作用	微生物学
23441-9	猪水泡病病毒 Ab	任意浓度	时间点	血清	等级型		微生物学
23442-7	猪水泡病病毒 Ab	任意浓度	时间点	血清	等级型	酶免疫分析	微生物学
23443-5	猪水泡病病毒 Ab	任意浓度	时间点	血清	等级型	免疫电泳	微生物学
23444-3	猪水泡病病毒 Ag	任意浓度	时间点	XXX	等级型	酶免疫分析	微生物学
23445-0	猪水泡病病毒 Ag	任意浓度	时间点	皮肤	等级型	补体结合试验	微生物学
23446-8	猪水泡病病毒 Ag	任意浓度	时间点	XXX	等级型	补体结合试验	微生物学
23447-6	猪水泡病病毒 Ag	任意浓度	时间点	皮肤	等级型	酶免疫分析	微生物学
23448-4	猪水泡病病毒 RNA	任意浓度	时间点	组织	等级型	探针.扩增.靶向扩增	微生物学
23449-2	水泡绦虫 Ag	任意浓度	时间点	大便	等级型	酶免疫分析	微生物学
234-5	红霉素	药物敏感度	时间点	分离物	定量或等级型	琼脂扩散	抗生素敏感性
23450-0	绦虫 sp Ag	任意浓度	时间点	大便	等级型	酶免疫分析	微生物学
23451-8	绦虫 sp 卵	任意浓度	时间点	大便	等级型	探针	微生物学
23452-6	绦虫 sp 卵	任意浓度	时间点	大便	等级型	探针.扩增.靶向扩增	微生物学
23453-4	马生殖器泰勒菌 Ab	任意浓度	时间点	血清	等级型	补体结合试验	微生物学
23454-2	马生殖器泰勒菌 Ab	任意浓度	时间点	血清	等级型		微生物学
23455-9	马生殖器泰勒菌 Ag	任意浓度	时间点	XXX	等级型	免疫荧光	微生物学
23456-7	马生殖器泰勒菌 Ag	任意浓度	时间点	XXX	等级型	凝集试验	微生物学
2345-7	葡萄糖	质量浓度	时间点	血清/血浆	定量型		化学
23457-5	马生殖器泰勒菌 Ag	任意浓度	时间点	XXX	等级型	凝集试验	微生物学
23458-3	马生殖器泰勒菌 DNA	任意浓度	时间点	生殖器	等级型	探针.扩增.靶向扩增	微生物学
23459-1	环状泰累尔梨浆虫 Ab	任意浓度	时间点	血清	等级型		微生物学
23460-9	环状泰累尔梨浆虫 Ab	任意浓度	时间点	血清	等级型	免疫荧光	微生物学
23461-7	环状泰累尔梨浆虫 Ab	稀释系数、稀释倍数（滴度）	时间点	血清	定量型		微生物学

LOINC 代码	名称	属性	时间特征	系统	标尺类型	方法类型	分类
23462-5	环状泰累尔梨浆虫 Ab	稀释系数、稀释倍数（滴度）	时间点	血清	定量型	免疫荧光	微生物学
23463-3	环状泰累尔梨浆虫 rRNA	任意浓度	时间点	血清	等级型	探针	微生物学
23464-1	马泰累尔梨浆虫 Ab	任意浓度	时间点	血清	等级型	酶免疫分析	微生物学
2346-5	葡萄糖	质量浓度	时间点	胸水	定量型		化学
23465-8	马泰累尔梨浆虫 rRNA	任意浓度	时间点	全血	等级型	探针	微生物学
23466-6	马泰累尔梨浆虫 Ab	任意浓度	时间点	血清	等级型	免疫荧光	微生物学
23467-4	突变泰累尔梨浆虫 Ab	稀释系数、稀释倍数（滴度）	时间点	血清	定量型	免疫荧光	微生物学
23468-2	突变泰累尔梨浆虫 Ab	任意浓度	时间点	血清	等级型	酶免疫分析	微生物学
23469-0	突变泰累尔梨浆虫 Ab	任意浓度	时间点	血清	等级型	免疫荧光	微生物学
23470-8	突变泰累尔梨浆虫 Ab	任意浓度	时间点	血清	等级型		微生物学
23471-6	突变泰累尔梨浆虫 Ab	稀释系数、稀释倍数（滴度）	时间点	血清	定量型		微生物学
23472-4	突变泰累尔梨浆虫 rRNA	任意浓度	时间点	血清	等级型	探针	微生物学
2347-3	葡萄糖	质量浓度	时间点	腹腔液	定量型		化学
23473-2	突变泰累尔梨浆虫 DNA	任意浓度	时间点	血清	等级型	探针. 扩增. 靶向扩增	微生物学
23474-0	小泰累尔梨浆虫 Ab	任意浓度	时间点	血清	等级型		微生物学
23475-7	小泰累尔梨浆虫 Ab	任意浓度	时间点	血清	等级型	免疫荧光	微生物学
23476-5	小泰累尔梨浆虫 Ab	稀释系数、稀释倍数（滴度）	时间点	血清	定量型	免疫荧光	微生物学
23477-3	小泰累尔梨浆虫 Ab	任意浓度	时间点	血清	等级型	酶免疫分析	微生物学
23478-1	小泰累尔梨浆虫 Ab	稀释系数、稀释倍数（滴度）	时间点	血清	定量型		微生物学
23479-9	小泰累尔梨浆虫 rRNA	任意浓度	时间点	血清	等级型	探针	微生物学
23480-7	小泰累尔梨浆虫 DNA	任意浓度	时间点	血清	等级型	探针. 扩增. 靶向扩增	微生物学
2348-1	葡萄糖	质量浓度	时间点	关节液	定量型		化学
23481-5	小泰累尔梨浆虫 rRNA	任意浓度	时间点	血清	等级型	探针	微生物学
23482-3	泰累尔梨浆虫 sp	任意浓度	时间点	全血	等级型	姬姆萨染色	微生物学
23483-1	泰累尔梨浆虫 sp	任意浓度	时间点	组织	等级型	姬姆萨染色	微生物学
23484-9	弓浆虫 sp Ab	任意浓度	时间点	血清	等级型		微生物学
23485-6	鼠弓形体 Ab	任意浓度	时间点	血清	等级型	凝集试验	微生物学
23486-4	鼠弓形体 Ab	任意浓度	时间点	血清	等级型	胶乳凝集试验	微生物学
23487-2	传染性肠胃炎病毒 Ab	任意浓度	时间点	血清	等级型		微生物学
23488-0	传染性肠胃炎病毒 Ab	任意浓度	时间点	血清	等级型	中和作用	微生物学
23489-8	传染性肠胃炎病毒 Ab	稀释系数、稀释倍数（滴度）	时间点	血清	定量型		微生物学
23490-6	传染性肠胃炎病毒 Ab	任意浓度	时间点	血清	等级型		微生物学
23491-4	传染性肠胃炎病毒 Ab	任意浓度	时间点	血清	等级型	酶免疫分析	微生物学
23492-2	传染性肠胃炎病毒 Ab	稀释系数、稀释倍数（滴度）	时间点	血清	定量型	中和作用	微生物学
23493-0	传染性肠胃炎病毒 Ag	任意浓度	时间点	XXX	等级型	中和作用	微生物学
23494-8	传染性肠胃炎病毒 Ag	任意浓度	时间点	大便	等级型	酶免疫分析	微生物学
23495-5	传染性肠胃炎病毒 Ag	任意浓度	时间点	XXX	等级型	免疫染色	微生物学
23496-3	传染性肠胃炎病毒 Ag	任意浓度	时间点	小肠组织	等级型	免疫染色	微生物学
23497-1	传染性肠胃炎病毒 Ag	任意浓度	时间点	小肠组织	等级型	免疫荧光	微生物学
23498-9	传染性肠胃炎病毒 RNA	任意浓度	时间点	XXX	等级型	探针	微生物学
2349-9	葡萄糖	任意浓度	时间点	尿液	等级型		化学
23499-7	旋毛虫	任意浓度	时间点	组织	等级型	光学显微镜检查	微生物学
23500-2	胎儿三毛滴虫 Ab	任意浓度	时间点	外阴粘液	等级型		微生物学
23501-0	胎儿三毛滴虫 Ab	任意浓度	时间点	外阴粘液	等级型	凝集试验	微生物学
23502-8	胎儿三毛滴虫 Ag	任意浓度	时间点	组织^胎儿	等级型	免疫染色	微生物学

LOINC 代码	名称	属性	时间特征	系统	标尺类型	方法类型	分类
23503-6	胎儿三毛滴虫 Ag	任意浓度	时间点	胎盘	等级型	免疫染色	微生物学
23504-4	胎儿三毛滴虫 DNA	任意浓度	时间点	XXX	等级型	探针.扩增.靶向扩增	微生物学
23505-1	胎儿三毛滴虫 DNA	任意浓度	时间点	外阴液体	等级型	探针.扩增.靶向扩增	微生物学
23506-9	胎儿三毛滴虫反应疹块^皮内给予 0.1ml 麦黄酮后	长度	时间点	皮肤	定量型		皮肤刺激耐受试验
2350-7	葡萄糖	质量浓度	时间点	尿液	定量型		化学
23507-7	布氏锥虫 DNA	任意浓度	时间点	全血	等级型	探针.扩增.靶向扩增	微生物学
23508-5	刚果锥虫 DNA	任意浓度	时间点	全血	等级型	探针.扩增.靶向扩增	微生物学
23509-3	马媾疫锥虫	任意浓度	时间点	体液	等级型	光学显微镜检查	微生物学
23510-1	马媾疫锥虫 Ab	稀释系数、稀释倍数（滴度）	时间点	血清	定量型	补体结合试验	微生物学
23511-9	马媾疫锥虫 Ab	任意浓度	时间点	血清	等级型	补体结合试验	微生物学
23512-7	马媾疫锥虫 Ab	任意浓度	时间点	血清	等级型	酶免疫分析	微生物学
23513-5	马媾疫锥虫 Ab	任意浓度	时间点	血清	等级型	免疫荧光	微生物学
23514-3	马媾疫锥虫 Ab	任意浓度	时间点	血清	等级型	免疫扩散	微生物学
2351-5	葡萄糖	质量速率	24 小时	尿液	定量型		化学
23515-0	马媾疫锥虫 Ab	任意浓度	时间点	血清	等级型		微生物学
23516-8	马媾疫锥虫 Ab	任意浓度	时间点	血清	等级型		微生物学
23517-6	马媾疫锥虫 Ab	稀释系数、稀释倍数（滴度）	时间点	血清	定量型		微生物学
23518-4	伊氏锥虫	任意浓度	时间点	抽出物	等级型	厚膜法	微生物学
23519-2	伊氏锥虫	任意浓度	时间点	抽出物	等级型	薄膜法	微生物学
235-2	红霉素	药物敏感度	时间点	分离物＋血清	等级型	测序分型	抗生素敏感性
23520-0	伊氏锥虫	任意浓度	时间点	抽出物	等级型	湿片法	微生物学
23521-8	伊氏锥虫 Ab	任意浓度	时间点	血清	定量型		微生物学
23522-6	伊氏锥虫 Ab	任意浓度	时间点	血清	等级型		微生物学
2352-3	脑脊液葡萄糖/血浆葡萄糖	相对质量浓度	时间点	血浆＋脑脊液	定量型		化学
23523-4	伊氏锥虫 Ab	任意浓度	时间点	血清	等级型	凝集试验	微生物学
23524-2	伊氏锥虫 Ab	任意浓度	时间点	血清	定量型	酶免疫分析	微生物学
23525-9	伊氏锥虫 Ab	任意浓度	时间点	血清	等级型		微生物学
23526-7	伊氏锥虫 Ab	任意浓度	时间点	血清	等级型	免疫荧光	微生物学
23527-5	伊氏锥虫 Ag	任意浓度	时间点	全血	等级型	凝集试验	微生物学
23528-3	伊氏锥虫 Ag	任意浓度	时间点	全血	等级型	酶免疫分析	微生物学
23529-1	伊氏锥虫 DNA	任意浓度	时间点	XXX	等级型	探针.扩增.靶向扩增	微生物学
23530-9	伊氏锥虫 rRNA	任意浓度	时间点	XXX	等级型	探针	微生物学
2353-1	葡萄糖磷酸异构酶	催化浓度	时间点	血清	定量型		化学
23531-7	锥虫 sp Ab	任意浓度	时间点	血清	等级型	酶免疫分析	微生物学
23532-5	锥虫 sp Ab	任意浓度	时间点	血清	等级型	凝集试验	微生物学
23533-3	锥虫 sp Ab	任意浓度	时间点	血清	等级型		微生物学
23534-1	锥虫 sp Ab	任意浓度	时间点	血清	等级型	免疫荧光	微生物学
23535-8	锥虫 sp Ag	任意浓度	时间点	全血	等级型	酶免疫分析	微生物学

LOINC 代码	名称	属性	时间特征	系统	标尺类型	方法类型	分类
23536-6	锥虫 sp，已鉴定的	存在与否或身份标识	时间点	全血	名义型	浓聚	微生物学
23537-4	结核反应疹块^皮内注射哺乳动物结核菌素后 2 天	长度	时间点	皮肤	定量型		皮肤刺激耐受试验
23538-2	结核反应疹块^皮内注射禽结核菌素后 3 天	长度	时间点	皮肤	定量型		皮肤刺激耐受试验
23539-0	结核反应疹块^皮内注射哺乳动物结核菌素后 3 天	长度	时间点	皮肤	定量型		皮肤刺激耐受试验
23540-8	火鸡肠炎冠状病毒	任意浓度	时间点	血清	等级型	免疫荧光	微生物学
23541-6	委内瑞拉马脑炎病毒 Ab	任意浓度	时间点	血清	等级型	补体结合试验	微生物学
23542-4	委内瑞拉马脑炎病毒 Ab	任意浓度	时间点	血清	等级型	血凝抑制试验	微生物学
23543-2	委内瑞拉马脑炎病毒 Ab	稀释系数、稀释倍数（滴度）	时间点	血清	定量型	血凝抑制试验	微生物学
23544-0	委内瑞拉马脑炎病毒 Ab	任意浓度	时间点	血清	等级型		微生物学
23545-7	委内瑞拉马脑炎病毒 Ab	任意浓度	时间点	血清	等级型	中和作用	微生物学
23546-5	委内瑞拉马脑炎病毒 Ab. IgM	任意浓度	时间点	血清	等级型		微生物学
23547-3	委内瑞拉马脑炎病毒 Ab. IgM	任意浓度	时间点	血清	等级型	酶免疫分析	微生物学
23548-1	委内瑞拉马脑炎病毒 Ag	任意浓度	时间点	XXX	等级型	中和作用	微生物学
2354-9	葡萄糖-6-磷酸酶	催化浓度	时间点	血清	定量型		化学
23549-9	委内瑞拉马脑炎病毒 Ag	任意浓度	时间点	XXX	等级型	免疫荧光	微生物学
23550-7	委内瑞拉马脑炎病毒 Ag	任意浓度	时间点	XXX	等级型	血凝抑制试验	微生物学
23551-5	委内瑞拉马脑炎病毒 Ag	任意浓度	时间点	XXX	等级型	补体结合试验	微生物学
23552-3	委内瑞拉马脑炎病毒亚型	存在与否或身份标识	时间点	XXX	名义型	中和作用	微生物学
23553-1	委内瑞拉马脑炎病毒亚型	存在与否或身份标识	时间点	XXX	名义型	探针. 扩增. 靶向扩增	微生物学
23554-9	委内瑞拉马脑炎病毒亚型	存在与否或身份标识	时间点	XXX	名义型	免疫荧光	微生物学
23555-6	水疱性口炎病毒 Ab	任意浓度	时间点	血清	等级型		微生物学
2355-6	葡萄糖-6-磷酸酶	催化含量	时间点	组织	定量型		化学
23556-4	水疱性口炎病毒 Ab	任意浓度	时间点	血清	等级型		微生物学
23557-2	水疱性口炎病毒 Ag	任意浓度	时间点	皮肤	等级型	酶免疫分析	微生物学
23558-0	水疱性口炎病毒 Ag	任意浓度	时间点	咽喉	等级型	酶免疫分析	微生物学
23559-8	水疱性口炎病毒 Ag	任意浓度	时间点	皮肤	等级型	补体结合试验	微生物学
23560-6	水疱性口炎病毒 Ag	任意浓度	时间点	咽喉	等级型	补体结合试验	微生物学
23561-4	水疱性口炎病毒印第安纳株 Ab	任意浓度	时间点	血清	等级型		微生物学
23562-2	水疱性口炎病毒印第安纳株 Ab	任意浓度	时间点	血清	等级型	中和作用	微生物学
23563-0	水疱性口炎病毒印第安纳株 Ab	任意浓度	时间点	血清	等级型	酶免疫分析	微生物学
2356-4	葡萄糖-6-磷酸脱氢酶	任意浓度	时间点	红细胞	等级型		化学
23564-8	水疱性口炎病毒印第安纳株 Ab	任意浓度	时间点	血清	等级型	补体结合试验	微生物学

LOINC 代码	名称	属性	时间特征	系统	标尺类型	方法类型	分类
23565-5	水疱性口炎病毒新泽西株 Ab	任意浓度	时间点	血清	等级型		微生物学
23566-3	水疱性口炎病毒新泽西株 Ab	任意浓度	时间点	血清	等级型	酶免疫分析	微生物学
23567-1	水疱性口炎病毒新泽西株 Ab	任意浓度	时间点	血清	等级型	中和作用	微生物学
23568-9	水疱性口炎病毒新泽西株 Ab	任意浓度	时间点	血清	等级型	补体结合试验	微生物学
23569-7	水疱性口炎病毒血清型	存在与否或身份标识	时间点	XXX	名义型	补体结合试验	微生物学
23570-5	水疱性口炎病毒血清型	存在与否或身份标识	时间点	组织	名义型	补体结合试验	微生物学
23571-3	水疱性口炎病毒血清型	存在与否或身份标识	时间点	组织	名义型	酶免疫分析	微生物学
2357-2	葡萄糖-6-磷酸脱氢酶	催化浓度	时间点	红细胞	定量型		化学
23572-1	水疱性口炎病毒血清型	存在与否或身份标识	时间点	XXX	名义型	酶免疫分析	微生物学
23573-9	病毒性出血性疾病病毒	任意浓度	时间点	组织	等级型	电子显微镜检查	微生物学
23574-7	病毒性出血性疾病病毒 Ab	任意浓度	时间点	血清	等级型		微生物学
23575-4	病毒性出血性疾病病毒 Ab	稀释系数、稀释倍数（滴度）	时间点	血清	定量型		微生物学
23576-2	病毒性出血性疾病病毒 Ab	稀释系数、稀释倍数（滴度）	时间点	血清	定量型	酶免疫分析	微生物学
23577-0	病毒性出血性疾病病毒 Ab	任意浓度	时间点	血清	等级型	酶免疫分析	微生物学
23578-8	病毒性出血性疾病病毒 Ab	稀释系数、稀释倍数（滴度）	时间点	血清	定量型	血凝抑制试验	微生物学
23579-6	病毒性出血性疾病病毒 Ag	任意浓度	时间点	组织	等级型	免疫荧光	微生物学
2358-0	葡萄糖-6-磷酸脱氢酶	任意浓度	时间点	血清	等级型		化学
23580-4	病毒性出血性疾病病毒 Ag	任意浓度	时间点	组织	等级型	酶免疫分析	微生物学
23581-2	病毒性出血性疾病病毒 Ag	任意浓度	时间点	组织	等级型	凝集试验	微生物学
23582-0	病毒性出血性疾病病毒 Ag	任意浓度	时间点	组织	等级型	免疫染色	微生物学
23583-8	西方马脑炎病毒 Ab	任意浓度	时间点	血清	等级型	凝集试验	微生物学
23584-6	西方马脑炎病毒 Ab	稀释系数、稀释倍数（滴度）	时间点	血清	定量型	血凝抑制试验	微生物学
23585-3	西方马脑炎病毒 Ab	任意浓度	时间点	血清	等级型	中和作用	微生物学
23586-1	西方马脑炎病毒 Ab	任意浓度	时间点	血清	等级型	血凝抑制试验	微生物学
23587-9	西方马脑炎病毒 Ab. IgM	任意浓度	时间点	血清	等级型		微生物学
23588-7	西方马脑炎病毒 Ab. IgM	任意浓度	时间点	血清	等级型	酶免疫分析	微生物学
23589-5	西方马脑炎病毒 Ag	任意浓度	时间点	XXX	等级型	中和作用	微生物学
23590-3	西方马脑炎病毒 Ag	任意浓度	时间点	XXX	等级型	免疫荧光	微生物学
23591-1	西方马脑炎病毒 Ag	任意浓度	时间点	XXX	等级型	补体结合试验	微生物学
23592-9	猪疣病病毒 Ab	任意浓度	时间点	血清	等级型	免疫染色	微生物学
23593-7	牛白血病病毒	任意浓度	时间点	全血	等级型	微生物特异性培养	微生物学
23594-5	布鲁氏杆菌 已鉴定的	存在与否或身份标识	时间点	精液	名义型	微生物特异性培养	微生物学

LOINC 代码	名称	属性	时间特征	系统	标尺类型	方法类型	分类
23595-2	刚果嗜皮菌	任意浓度	时间点	渗出物	等级型	姬姆萨染色	微生物学
23596-0	刚果嗜皮菌	任意浓度	时间点	渗出物	等级型	碱性品红染色	微生物学
23597-8	刚果嗜皮菌	任意浓度	时间点	渗出物	等级型	亚甲蓝染色	微生物学
2359-8	葡萄糖-6-磷酸脱氢酶	催化浓度	时间点	血清	定量型		化学
23598-6	刚果嗜皮菌 Ag	任意浓度	时间点	渗出物	等级型	免疫荧光	微生物学
23599-4	钩端螺旋体 sp，已鉴定的	存在与否或身份标识	时间点	组织	名义型	微生物特异性培养	微生物学
236-0	红霉素＋磺胺二甲异噁唑	药物敏感度	时间点	分离物	定量型	最小致死浓度	抗生素敏感性
23600-0	钩端螺旋体 sp，已鉴定的	存在与否或身份标识	时间点	乳	名义型	微生物特异性培养	微生物学
23601-8	鸟类淋巴瘤病毒血清型	存在与否或身份标识	时间点	组织	名义型	微生物特异性培养	微生物学
23602-6	肠炎沙门菌	任意浓度	时间点	大便	等级型	微生物特异性培养	微生物学
23603-4	马生殖器泰勒菌	任意浓度	时间点	生殖器	等级型	微生物特异性培养	微生物学
23604-2	胎儿三毛滴虫	任意浓度	时间点	体液	等级型	微生物特异性培养	微生物学
23605-9	胎儿三毛滴虫	任意浓度	时间点	胎盘	等级型	微生物特异性培养	微生物学
2360-6	葡萄糖-6-磷酸脱氢酶	催化浓度	时间点	白细胞	定量型		化学
23606-7	胎儿三毛滴虫	任意浓度	时间点	外阴液体	等级型	微生物特异性培养	微生物学
23607-5	卷曲霉素	药物敏感度	时间点	分离物	定量或等级型	抗酸杆菌抗生素敏感性试验	抗生素敏感性
23608-3	环丝氨酸	药物敏感度	时间点	分离物	定量或等级型	抗酸杆菌抗生素敏感性试验	抗生素敏感性
23609-1	卡那霉素	药物敏感度	时间点	分离物	定量或等级型	抗酸杆菌抗生素敏感性试验	抗生素敏感性
23610-9	司帕沙星	药物敏感度	时间点	分离物	定量或等级型	抗酸杆菌抗生素敏感性试验	抗生素敏感性
23611-7	对氨基水杨酸	药物敏感度	时间点	分离物	定量或等级型	抗酸杆菌抗生素敏感性试验	抗生素敏感性
23612-5	阿奇霉素	药物敏感度	时间点	分离物	定量或等级型	抗酸杆菌抗生素敏感性试验	抗生素敏感性
23613-3	亚胺培南	药物敏感度	时间点	分离物	定量或等级型	抗酸杆菌抗生素敏感性试验	抗生素敏感性
2361-4	葡糖神经酰胺酶	催化含量	时间点	组织	定量型		化学
23614-1	甲氧苄啶	药物敏感度	时间点	分离物	定量或等级型	抗酸杆菌抗生素敏感性试验	抗生素敏感性

LOINC 代码	名称	属性	时间特征	系统	标尺类型	方法类型	分类
23615-8	万古霉素	药物敏感度	时间点	分离物	定量或等级型	抗酸杆菌抗生素敏感性试验	抗生素敏感性
23616-6	紫霉素	药物敏感度	时间点	分离物	定量或等级型	抗酸杆菌抗生素敏感性试验	抗生素敏感性
23617-4	乙硫异烟胺	药物敏感度	时间点	分离物	定量或等级型	抗酸杆菌抗生素敏感性试验	抗生素敏感性
23618-2	氨苄西林+舒巴坦	药物敏感度	时间点	分离物	定量或等级型	抗酸杆菌抗生素敏感性试验	抗生素敏感性
23619-0	克拉霉素	药物敏感度	时间点	分离物	定量或等级型	抗酸杆菌抗生素敏感性试验	抗生素敏感性
23620-8	氯法齐明	药物敏感度	时间点	分离物	定量或等级型	抗酸杆菌抗生素敏感性试验	抗生素敏感性
23621-6	环丙沙星	药物敏感度	时间点	分离物	定量或等级型	抗酸杆菌抗生素敏感性试验	抗生素敏感性
2362-2	谷氨酸	质量浓度	时间点	脑脊液	定量型		化学
23622-4	头孢唑肟	药物敏感度	时间点	分离物	定量或等级型	抗酸杆菌抗生素敏感性试验	抗生素敏感性
23623-2	强力霉素	药物敏感度	时间点	分离物	定量或等级型	抗酸杆菌抗生素敏感性试验	抗生素敏感性
23624-0	阿米卡星	药物敏感度	时间点	分离物	定量或等级型	抗酸杆菌抗生素敏感性试验	抗生素敏感性
23625-7	乙胺丁醇	药物敏感度	时间点	分离物	定量或等级型	抗酸杆菌抗生素敏感性试验	抗生素敏感性
23626-5	链霉素	药物敏感度	时间点	分离物	定量或等级型	抗酸杆菌抗生素敏感性试验	抗生素敏感性
23627-3	氯法齐明	药物敏感度	时间点	分离物	定量或等级型		抗生素敏感性
23628-1	司帕沙星	药物敏感度	时间点	分离物	定量或等级型		抗生素敏感性
23629-9	对氨基水杨酸	药物敏感度	时间点	分离物	定量或等级型		抗生素敏感性
2363-0	谷氨酸	任意浓度	时间点	血清/血浆	等级型		化学
23630-7	利福布汀	药物敏感度	时间点	分离物	定量或等级型	抗酸杆菌抗生素敏感性试验	抗生素敏感性
23631-5	甲氧苄啶+磺胺甲噁唑	药物敏感度	时间点	分离物	定量或等级型	抗酸杆菌抗生素敏感性试验	抗生素敏感性

LOINC 代码	名称	属性	时间特征	系统	标尺类型	方法类型	分类
23632-3	吡嗪酰胺	药物敏感度	时间点	分离物	定量或等级型	抗酸杆菌抗生素敏感性试验	抗生素敏感性
23633-1	红霉素	药物敏感度	时间点	分离物	定量或等级型	抗酸杆菌抗生素敏感性试验	抗生素敏感性
23634-9	指定的促红细胞生成素	任意浓度	时间点	剂量	定量型		药物剂量
23635-6	指定的促红细胞生成素	任意含量	时间点	剂量	定量型		药物剂量
23636-4	头孢地尼	药物敏感度	时间点	分离物	定量或等级型		抗生素敏感性
23637-2	头孢地尼	药物敏感度	时间点	分离物	定量或等级型	最小抑制浓度	抗生素敏感性
23638-0	格帕沙星	药物敏感度	时间点	分离物	定量或等级型		抗生素敏感性
23639-8	格帕沙星	药物敏感度	时间点	分离物	定量或等级型	最小抑制浓度	抗生素敏感性
23640-6	奎奴普丁+达福普汀	药物敏感度	时间点	分离物	定量或等级型		抗生素敏感性
23641-4	奎奴普丁+达福普汀	药物敏感度	时间点	分离物	定量或等级型	最小抑制浓度	抗生素敏感性
23642-2	曲伐沙星	药物敏感度	时间点	分离物	定量或等级型		抗生素敏感性
23643-0	曲伐沙星	药物敏感度	时间点	分离物	定量或等级型	最小抑制浓度	抗生素敏感性
23644-8	胸膜肺炎放线杆菌 1 Ab	任意浓度	时间点	血清	等级型	酶免疫分析	微生物学
23645-5	胸膜肺炎放线杆菌 3 Ab	任意浓度	时间点	血清	等级型	酶免疫分析	微生物学
23646-3	胸膜肺炎放线杆菌 5 Ab	任意浓度	时间点	血清	等级型	酶免疫分析	微生物学
23647-1	胸膜肺炎放线杆菌 7 Ab	任意浓度	时间点	血清	等级型	酶免疫分析	微生物学
2364-8	谷氨酸	质量浓度	时间点	血清/血浆	定量型		化学
23648-9	胸膜肺炎放线杆菌 Ab	稀释系数、稀释倍数（滴度）	时间点	血清	定量型		微生物学
23649-7	胸膜肺炎放线杆菌 biovar2 血清型	存在与否或身份标识	时间点	XXX	名义型	凝集试验	微生物学
23650-5	胸膜肺炎放线杆菌血清型	存在与否或身份标识	时间点	XXX	名义型	凝集试验	微生物学
23651-3	猪放线杆菌血清型	存在与否或身份标识	时间点	分离物	名义型	凝集试验	微生物学
23652-1	杀鲑气单胞菌 DNA	任意浓度	时间点	组织	等级型	探针.扩增.靶向扩增	微生物学
23653-9	黄曲霉毒素	质量浓度	时间点	XXX	定量型		微生物学
23654-7	黄曲霉毒素	质量含量	时间点	饲料	定量型		微生物学
2365-5	谷氨酸	质量浓度	时间点	尿液	定量型		化学
23655-4	黄曲霉毒素	质量含量	时间点	组织	定量型		微生物学
23656-2	氨	质量浓度	时间点	XXX	定量型		化学
23657-0	边缘无形原体 Ab	稀释系数、稀释倍数（滴度）	时间点	血清	定量型	补体结合试验	微生物学
23658-8	某抗生素	药物敏感度	时间点	分离物	定量或等级型		抗生素敏感性
23659-6	安普霉素	药物敏感度	时间点	分离物	定量或等级型		抗生素敏感性
23660-4	曲霉菌属 Ab	稀释系数、稀释倍数（滴度）	时间点	血清	定量型	酶免疫分析	微生物学
23661-2	禽副粘病毒 1 Ab	稀释系数、稀释倍数（滴度）	时间点	血清	定量型	酶免疫分析	微生物学

LOINC代码	名称	属性	时间特征	系统	标尺类型	方法类型	分类
23662-0	二联巴贝虫 Ab	任意浓度	时间点	血清	等级型	补体结合试验	微生物学
2366-3	谷氨酸	质量速率	24小时	尿液	定量型		化学
23663-8	牛巴贝虫 Ab	任意浓度	时间点	血清	等级型	补体结合试验	微生物学
23664-6	犬巴贝虫 Ab	稀释系数、稀释倍数（滴度）	时间点	血清	定量型	免疫荧光	微生物学
23665-3	分离巴贝虫 Ab	任意浓度	时间点	血清	等级型	补体结合试验	微生物学
23666-1	巴贝虫 Ab	稀释系数、稀释倍数（滴度）	时间点	血清	定量型	补体结合试验	微生物学
23667-9	细菌 已鉴定的	存在与否或身份标识	时间点	XXX	名义型		微生物学
23668-7	汉赛巴尔通体 Ab	稀释系数、稀释倍数（滴度）	时间点	血清	定量型		微生物学
23669-5	鸡豆黄素	质量浓度	时间点	血清/血浆	定量型		药物水平/毒理学
23670-3	芽生菌 Ab	任意浓度	时间点	血清	等级型		微生物学
2367-1	谷氨酸脱氢酶	催化浓度	时间点	血清/血浆	定量型		化学
23671-1	蓝舌病毒 10 Ab	稀释系数、稀释倍数（滴度）	时间点	血清	定量型	中和作用	微生物学
23672-9	蓝舌病毒 11 Ab	稀释系数、稀释倍数（滴度）	时间点	血清	定量型	中和作用	微生物学
23673-7	蓝舌病毒 13 Ab	稀释系数、稀释倍数（滴度）	时间点	血清	定量型	中和作用	微生物学
23674-5	蓝舌病毒 17 Ab	稀释系数、稀释倍数（滴度）	时间点	血清	定量型	中和作用	微生物学
23675-2	蓝舌病毒 2 Ab	稀释系数、稀释倍数（滴度）	时间点	血清	定量型	中和作用	微生物学
23676-0	博氏疏螺旋体 Ab	任意浓度	时间点	血清	等级型	免疫荧光	微生物学
23677-8	牛白血病病毒 Ab	稀释系数、稀释倍数（滴度）	时间点	血清	定量型	补体结合试验	微生物学
23678-6	牛副流感病毒 3 Ag	任意浓度	时间点	组织	等级型	免疫荧光	微生物学
23679-4	牛呼吸道合胞病毒 Ag	任意浓度	时间点	XXX	等级型		微生物学
23680-2	溴化物	质量浓度	时间点	XXX	定量型		药物水平/毒理学
23681-0	犬布鲁氏菌 Ab	任意浓度	时间点	血清	等级型	免疫荧光	微生物学
23682-8	犬布鲁氏菌 Ab	稀释系数、稀释倍数（滴度）	时间点	血清	定量型	凝集试验	微生物学
23683-6	犬布鲁氏菌 Ab	稀释系数、稀释倍数（滴度）	时间点	血清	定量型	免疫荧光	微生物学
23684-4	羊布鲁氏菌 Ab	稀释系数、稀释倍数（滴度）	时间点	血清	定量型		微生物学
23685-1	犬腺病毒 1 Ab	任意浓度	时间点	血清	等级型	中和作用	微生物学
23686-9	犬腺病毒 Ag	任意浓度	时间点	组织	等级型	免疫荧光	微生物学
23687-7	犬冠状病毒 Ab	任意浓度	时间点	血清	等级型	免疫荧光	微生物学
23688-5	犬冠状病毒 Ag	任意浓度	时间点	组织	等级型	免疫荧光	微生物学
2368-9	谷氨酸脱氢酶. NAD	催化浓度	时间点	血清/血浆	定量型		化学
23689-3	犬瘟热病毒 Ab	任意浓度	时间点	血清	等级型	免疫荧光	微生物学
23690-1	犬瘟热病毒 Ab	稀释系数、稀释倍数（滴度）	时间点	血清	定量型		微生物学
23691-9	犬瘟热病毒 Ab. IgG	稀释系数、稀释倍数（滴度）	时间点	血清	定量型	免疫荧光	微生物学
23692-7	犬瘟热病毒 Ab. IgG	稀释系数、稀释倍数（滴度）	时间点	血清	定量型		微生物学
23693-5	犬瘟热病毒 Ab. IgM	稀释系数、稀释倍数（滴度）	时间点	血清	定量型	免疫荧光	微生物学
23694-3	犬瘟热病毒 Ab. IgM	稀释系数、稀释倍数（滴度）	时间点	血清	定量型		微生物学
23695-0	犬瘟热病毒 Ag	任意浓度	时间点	组织	等级型	免疫荧光	微生物学
23696-8	犬瘟热病毒 Ag	任意浓度	时间点	结膜	等级型		微生物学
2369-7	谷氨酸脱氢酶. NADP	催化浓度	时间点	血清/血浆	定量型		化学
23697-6	犬疱疹病毒 Ab	任意浓度	时间点	血清	等级型	中和作用	微生物学
23698-4	犬疱疹病毒 Ag	任意浓度	时间点	组织	等级型	免疫荧光	微生物学
23699-2	犬副流感病毒 2 Ag	任意浓度	时间点	组织	等级型	免疫荧光	微生物学

LOINC 代码	名称	属性	时间特征	系统	标尺类型	方法类型	分类
23700-8	犬细小病毒 Ab	任意浓度	时间点	血清	等级型	免疫荧光	微生物学
23701-6	犬细小病毒 Ab	任意浓度	时间点	血清	等级型		微生物学
23702-4	犬细小病毒 Ab	稀释系数、稀释倍数（滴度）	时间点	血清	定量型		微生物学
23703-2	犬细小病毒 Ab. IgG	稀释系数、稀释倍数（滴度）	时间点	血清	定量型		微生物学
23704-0	犬细小病毒 Ab. IgM	稀释系数、稀释倍数（滴度）	时间点	血清	定量型		微生物学
2370-5	谷氨酰胺	质量浓度	时间点	脑脊液	定量型		化学
23705-7	犬细小病毒 Ag	任意浓度	时间点	组织	等级型	免疫荧光	微生物学
23706-5	犬细小病毒 Ag	任意浓度	时间点	大便	等级型	免疫荧光	微生物学
23707-3	犬细小病毒 DNA	任意浓度	时间点	大便	等级型	探针	微生物学
23708-1	山羊关节炎脑炎病毒 Ag	任意浓度	时间点	XXX	等级型		微生物学
23709-9	头孢噻呋	药物敏感度	时间点	分离物	定量或等级型		抗生素敏感性
23710-7	犬恶丝虫 Ag	任意浓度	时间点	血清	等级型	酶免疫分析	微生物学
23711-5	犬埃立克体 Ab	稀释系数、稀释倍数（滴度）	时间点	血清	定量型		微生物学
23712-3	恩氟沙星	药物敏感度	时间点	分离物	定量或等级型		抗生素敏感性
2371-3	谷氨酰胺	任意浓度	时间点	血清/血浆	等级型		化学
23713-1	乙二醇	任意浓度	时间点	血清/血浆	等级型		药物水平/毒理学
23714-9	脂肪	质量浓度	时间点	乳	定量型		化学
23715-6	猫科杯状病毒 Ab	稀释系数、稀释倍数（滴度）	时间点	血清	定量型		微生物学
23716-4	猫科冠状病毒 Ab	任意浓度	时间点	血清	等级型	酶免疫分析	微生物学
23717-2	猫科冠状病毒 Ab	任意浓度	时间点	血清	等级型		微生物学
23718-0	猫科冠状病毒 Ab	稀释系数、稀释倍数（滴度）	时间点	血清	定量型		微生物学
23719-8	猫科疱疹病毒 1 Ab	任意浓度	时间点	血清	等级型	中和作用	微生物学
23720-6	猫科疱疹病毒 1 Ag	任意浓度	时间点	组织	等级型	免疫荧光	微生物学
2372-1	谷氨酰胺	质量浓度	时间点	血清/血浆	定量型		化学
23721-4	猫科疱疹病毒 1 DNA	任意浓度	时间点	XXX	等级型	探针. 扩增. 靶向扩增	微生物学
23722-2	猫科疱疹病毒 Ab	稀释系数、稀释倍数（滴度）	时间点	血清	定量型	中和作用	微生物学
23723-0	猫科免疫缺陷病毒 Ab	任意浓度	时间点	血清	等级型	酶免疫分析	微生物学
23724-8	猫科免疫缺陷病毒 Ab	任意浓度	时间点	血清	等级型		微生物学
23725-5	猫科免疫缺陷病毒 Ab	稀释系数、稀释倍数（滴度）	时间点	血清	定量型	免疫荧光	微生物学
23726-3	猫科传染性腹膜炎病毒 Ab	任意浓度	时间点	血清	等级型	酶免疫分析	微生物学
23727-1	猫科传染性腹膜炎病毒 Ab	任意浓度	时间点	血清	等级型	免疫荧光	微生物学
23728-9	猫科传染性腹膜炎病毒 Ab	任意浓度	时间点	血清	等级型		微生物学
23729-7	猫科传染性腹膜炎病毒 Ag	任意浓度	时间点	组织	等级型	免疫荧光	微生物学
23730-5	猫科传染性腹膜炎病毒 Ag	任意浓度	时间点	小肠组织	等级型	免疫荧光	微生物学
23731-3	猫科白血病前病毒	任意浓度	时间点	XXX	等级型		微生物学
23732-1	猫科白血病病毒 Ab	任意浓度	时间点	血清	等级型	酶免疫分析	微生物学
23733-9	猫科白血病病毒 Ab	任意浓度	时间点	血清	等级型	免疫荧光	微生物学
23734-7	猫科白血病病毒 Ab	任意浓度	时间点	血清	等级型		微生物学
23735-4	猫科白血病病毒 Ab	稀释系数、稀释倍数（滴度）	时间点	血清	定量型	中和作用	微生物学
23736-2	猫科白血病病毒 Ag	任意浓度	时间点	组织	等级型	免疫荧光	微生物学

LOINC 代码	名称	属性	时间特征	系统	标尺类型	方法类型	分类
23737-0	猫科传染性粒细胞缺乏症病毒 Ab	稀释系数、稀释倍数（滴度）	时间点	血清	定量型		微生物学
23738-8	猫科疱疹病毒 1 Ab	稀释系数、稀释倍数（滴度）	时间点	血清	定量型		微生物学
2373-9	谷氨酰胺	质量浓度	时间点	尿液	定量型		化学
23739-6	猫科合胞病毒 Ab	稀释系数、稀释倍数（滴度）	时间点	血清	定量型		微生物学
23740-4	氟苯尼考	药物敏感度	时间点	分离物	定量或等级型		抗生素敏感性
23741-2	土拉弗氏菌 Ab	稀释系数、稀释倍数（滴度）	时间点	血清	定量型	补体结合试验	微生物学
23742-0	烟曲霉毒素	质量浓度	时间点	XXX	定量型		药物水平/毒理学
23743-8	染料木素	任意浓度	时间点	血清/血浆	定量型		药物水平/毒理学
23744-6	蓝氏贾第鞭毛虫 Ag	任意浓度	时间点	XXX	等级型	免疫荧光	微生物学
23745-3	棉酚	质量浓度	时间点	XXX	定量型		药物水平/毒理学
23746-1	棉酚.游离型	质量浓度	时间点	XXX	定量型		药物水平/毒理学
2374-7	谷氨酰胺	质量速率	24 小时	尿液	定量型		化学
23747-9	重金属	任意浓度	时间点	XXX	等级型		药物水平/毒理学
23748-7	组织胞浆菌 Ab	任意浓度	时间点	血清	等级型	免疫扩散	微生物学
23749-5	铅	质量浓度	时间点	XXX	定量型		药物水平/毒理学
23750-3	钩端螺旋体 sp Ag	任意浓度	时间点	尿液	等级型	免疫荧光	微生物学
23751-1	多聚乙醛	质量浓度	时间点	XXX	定量型		药物水平/毒理学
23752-9	螨，已鉴定的	存在与否或身份标识	时间点	皮肤	名义型		微生物学
23753-7	猪肺炎支原体 Ab	任意浓度	时间点	血清	等级型	免疫荧光	微生物学
2375-4	戊二酰辅酶 A 脱氢酶	催化含量	时间点	组织	定量型		化学
23754-5	支原体 sp Ab	稀释系数、稀释倍数（滴度）	时间点	血清	定量型		微生物学
23755-2	关节液支原体 Ab	稀释系数、稀释倍数（滴度）	时间点	血清	定量型	血凝试验	微生物学
23756-0	犬新孢子虫 Ab	任意浓度	时间点	血清	定量型	酶免疫分析	微生物学
23757-8	犬新孢子虫 Ab	稀释系数、稀释倍数（滴度）	时间点	血清	定量型	免疫荧光	微生物学
23758-6	犬新孢子虫 Ab	稀释系数、稀释倍数（滴度）	时间点	血清	定量型		微生物学
23759-4	犬新孢子虫 Ag	任意浓度	时间点	组织	等级型	免疫染色	微生物学
23760-2	犬新孢子虫 Ag	任意浓度	时间点	已固定的组织	等级型	免疫染色	微生物学
23761-0	嗜中性粒细胞/100 白细胞	数量或计数分数	时间点	全血	定量型	手工计数	血液学/细胞分类计数
2376-2	谷胱甘肽过氧化物酶	催化浓度	时间点	血清/血浆	定量型		化学
23762-8	硝酸盐+亚硝酸盐	质量浓度	时间点	XXX	定量型		药物水平/毒理学
23763-6	出血败血性巴斯德菌血清型	存在与否或身份标识	时间点	分离物	名义型		微生物学
23764-4	杀虫剂	存在与否或身份标识	时间点	XXX	名义型		药物水平/毒理学
23765-1	猪腺病毒 Ag	任意浓度	时间点	组织	等级型	免疫荧光	微生物学
23766-9	猪环病毒 Ag	任意浓度	时间点	组织	等级型	免疫荧光	微生物学

LOINC代码	名称	属性	时间特征	系统	标尺类型	方法类型	分类
23767-7	猪环病毒 Ag	任意浓度	时间点	组织	等级型	免疫染色	微生物学
23768-5	猪流感病毒 A Ab	稀释系数、稀释倍数（滴度）	时间点	血清	定量型	血凝抑制试验	微生物学
23769-3	猪流感病毒 A Ag	任意浓度	时间点	组织	等级型	免疫染色	微生物学
2377-0	谷胱甘肽过氧化物酶	催化浓度	时间点	红细胞	定量型		化学
23770-1	猪细小病毒 Ab	稀释系数、稀释倍数（滴度）	时间点	血清	定量型		微生物学
23771-9	猪细小病毒 Ag	任意浓度	时间点	组织	等级型	免疫荧光	微生物学
23772-7	猪生殖与呼吸综合征病毒 Ab	稀释系数、稀释倍数（滴度）	时间点	血清	定量型	免疫荧光	微生物学
23773-5	猪轮状病毒 Ag	任意浓度	时间点	组织	等级型	免疫荧光	微生物学
23774-3	假狂犬病病毒 Ag	任意浓度	时间点	组织	等级型	免疫荧光	微生物学
23775-0	马红球菌 Ab	稀释系数、稀释倍数（滴度）	时间点	血清	定量型		微生物学
23776-8	斑疹热立克次体群 Ab	任意浓度	时间点	血清	等级型	免疫荧光	微生物学
23777-6	鸡瘟沙门菌 Ab	稀释系数、稀释倍数（滴度）	时间点	血清	定量型	凝集试验	微生物学
23778-4	鼠伤寒沙门菌 Ab	稀释系数、稀释倍数（滴度）	时间点	血清	定量型	凝集试验	微生物学
23779-2	硒	质量浓度	时间点	XXX	定量型		药物水平/毒理学
237-8	红霉素＋磺胺二甲异噁唑	药物敏感度	时间点	分离物	定量或等级型	最小抑制浓度	抗生素敏感性
23780-0	士的宁	质量浓度	时间点	XXX	定量型		药物水平/毒理学
23781-8	猪流感病毒 Ag	任意浓度	时间点	组织	等级型	免疫荧光	微生物学
23782-6	猪流感病毒 Ag	任意浓度	时间点	组织	等级型	免疫染色	微生物学
23783-4	马生殖器泰勒菌 Ab	稀释系数、稀释倍数（滴度）	时间点	血清	定量型	补体结合试验	微生物学
23784-2	鼠弓形体 Ab	稀释系数、稀释倍数（滴度）	时间点	血清	定量型	血凝试验	微生物学
23785-9	克氏锥虫 Ab	任意浓度	时间点	血清	等级型		微生物学
23786-7	尿素	质量浓度	时间点	XXX	定量型		化学
23787-5	委内端拉马脑炎病毒 Ab	稀释系数、稀释倍数（滴度）	时间点	血清	定量型	补体结合试验	微生物学
2378-8	谷胱甘肽还原酶	催化浓度	时间点	红细胞	定量型		化学
23788-3	水疱性口炎病毒印第安纳株 Ab	稀释系数、稀释倍数（滴度）	时间点	血清	定量型	补体结合试验	微生物学
23789-1	水疱性口炎病毒印第安纳株 Ab	稀释系数、稀释倍数（滴度）	时间点	血清	定量型	中和作用	微生物学
23790-9	水疱性口炎病毒新泽西株 Ab	稀释系数、稀释倍数（滴度）	时间点	血清	定量型	补体结合试验	微生物学
23791-7	水疱性口炎病毒新泽西株 Ab	稀释系数、稀释倍数（滴度）	时间点	血清	定量型	中和作用	微生物学
23792-5	西方马脑炎病毒 Ab	任意浓度	时间点	XXX	等级型		微生物学
23793-3	犬细小病毒 Ag	任意浓度	时间点	大便	等级型	酶免疫分析	微生物学
23794-1	（燕麦＋大麦＋水稻＋黑麦＋小麦＋玉米）Ab. IgE	任意浓度	时间点	血清	等级型		变态反应
23795-8	（德国小蜚蠊蟑螂＋粉尘螨＋屋尘螨＋室内灰尘 Hollister Stier）Ab. IgE	任意浓度	时间点	血清	等级型	多盘	变态反应
2379-6	谷胱甘肽 S-转移酶	催化浓度	时间点	红细胞	定量型		化学

LOINC 代码	名称	属性	时间特征	系统	标尺类型	方法类型	分类
23796-6	(岑叶槭＋疣皮桦＋白栎＋美国榆＋加利福尼亚胡桃) Ab. IgE	任意浓度	时间点	血清	等级型	多盘	变态反应
23797-4	(岑叶槭＋白栎＋美国榆＋三角叶杨＋美洲山核桃) Ab. IgE	任意浓度	时间点	血清	等级型	多盘	变态反应
23798-2	(猫毛屑＋奶牛毛屑＋狗毛屑＋马毛屑) Ab. IgE	任意浓度	时间点	血清	等级型	多盘	变态反应
23799-0	(鸡羽毛＋鸭羽毛＋鹅羽毛＋鹦鹉羽毛) Ab. IgE	任意浓度	时间点	血清	等级型	多盘	变态反应
23800-6	(链格孢＋烟曲霉菌＋草本支孢霉＋点青霉菌) Ab. IgE	任意浓度	时间点	血清	等级型	多盘	变态反应
23801-4	(落花生＋牛奶＋卵白＋大西洋真鳕＋大豆＋小麦) Ab. IgE	任意浓度	时间点	血清	等级型	多盘	变态反应
23802-2	(狗牙根＋黑麦草＋梯牧草＋草地早熟禾＋强生草) Ab. IgE	任意浓度	时间点	血清	等级型	多盘	变态反应
23803-0	(鸭茅＋牛尾草＋黑麦草＋梯牧草＋草地早熟禾) Ab. IgE	任意浓度	时间点	血清	等级型	多盘	变态反应
2380-4	谷胱甘肽合成酶	催化浓度	时间点	红细胞	定量型		化学
23804-8	(大西洋真鳕＋紫贻贝＋北极甜虾＋大西洋鲑＋长鳍金枪鱼) Ab. IgE	任意浓度	时间点	血清	等级型	多盘	变态反应
23805-5	5-氟胞嘧啶	质量浓度	时间点	XXX	定量型		药物水平/毒理学
23806-3	白蛋白^腹膜透析后 2 小时	质量浓度	时间点	腹腔液	定量型		化学
23807-1	白蛋白^腹膜透析后 4 小时	质量浓度	时间点	腹腔液	定量型		化学
23808-9	醛固酮. 游离型	质量速率	24 小时	尿液	定量型		化学
23809-7	别异亮氨酸	质量浓度	时间点	血清/血浆	定量型		化学
23810-5	α 岩藻糖苷酶	任意浓度	时间点	白细胞	定量型		化学
23811-3	α-1-胎蛋白中位数倍数^^调整	相对比率	时间点	血清/血浆	定量型		化学
2381-2	谷胱甘肽. 氧化型	质量浓度	时间点	红细胞	定量型		化学
23812-1	α-1-胎蛋白中位数倍数^^未调整	相对比率	时间点	血清/血浆	定量型		化学
23813-9	链格孢属 Ab. IgE. RAST 类	任意浓度	时间点	血清	等级型		变态反应
23814-7	金刚烷胺	质量浓度	时间点	尿液	定量型		药物水平/毒理学
23815-4	二氢雄酮	质量速率	24 小时	尿液	定量型		化学
23816-2	某抗生素	质量浓度	时间点	血清/血浆	定量型		药物水平/毒理学
23817-0	某抗生素^峰值	药物敏感度	时间点	分离物＋血清	等级型	最小致死浓度	抗生素敏感性
23818-8	某抗生素^谷值	药物敏感度	时间点	分离物＋血清	等级型	最小致死浓度	抗生素敏感性

LOINC 代码	名称	属性	时间特征	系统	标尺类型	方法类型	分类
23819-6	抗体包裹细菌	任意浓度	时间点	尿液	等级型	免疫荧光	微生物学
2382-0	谷胱甘肽.还原型	质量浓度	时间点	红细胞	定量型		化学
23820-4	黄曲霉菌 Ab	任意浓度	时间点	血清	等级型	免疫扩散	微生物学
23821-2	烟曲霉菌 Ab	任意浓度	时间点	血清	等级型	免疫扩散	微生物学
23822-0	甲基谷硫磷	质量浓度	时间点	全血	定量型		药物水平/毒理学
23823-8	嗜碱粒细胞/100 白细胞	数量或计数分数	时间点	XXX	定量型	手工计数	血液学/细胞分类计数
23824-6	β-N-乙酰己糖胺酶.A/β-N-乙酰己糖胺酶.总计	催化分数	时间点	血清	定量型		化学
23825-3	β-N-乙酰己糖胺酶.A/β-N-乙酰己糖胺酶.总计	催化分数	时间点	白细胞	定量型		化学
23826-1	百日咳杆菌 DNA	任意浓度	时间点	XXX	等级型	探针.扩增.靶向扩增	微生物学
23827-9	百日咳杆菌.丝状血凝素 Ab.IgA	任意浓度	时间点	血清	定量型		微生物学
23828-7	百日咳杆菌.丝状血凝素 Ab.IgG	任意浓度	时间点	血清	定量型		微生物学
23829-5	百日咳杆菌.丝状血凝素 Ab.IgM	任意浓度	时间点	血清	定量型		微生物学
23830-3	百日咳杆菌.毒素 Ab.IgA	任意浓度	时间点	血清	定量型		微生物学
23831-1	百日咳杆菌.毒素 Ab.IgG	任意浓度	时间点	血清	定量型		微生物学
23832-9	百日咳杆菌.毒素 Ab.IgM	任意浓度	时间点	血清	定量型		微生物学
23833-7	博氏疏螺旋体 Ab 指数	任意浓度	时间点	血清＋脑脊液	等级型		微生物学
23834-5	金丝雀粪 Ab.IgE.RAST 类	任意浓度	时间点	血清	等级型		变态反应
23835-2	二硫化碳	质量浓度	时间点	尿液	定量型		药物水平/毒理学
23836-0	二硫化碳	质量浓度	时间点	血清/血浆	定量型		药物水平/毒理学
23837-8	鸡血清蛋白质 Ab.IgE.RAST 类	任意浓度	时间点	血清	等级型		变态反应
2383-8	谷胱甘肽	质量浓度	时间点	红细胞	定量型		化学
23838-6	沙眼衣原体 rRNA	任意浓度	时间点	外阴液体	等级型	探针	微生物学
23839-4	胆碱酯酶	任意浓度	时间点	红细胞	定量型	计算的	化学
23840-2	绒毛膜促性腺激素.β亚单位中位数倍数^^未调整	相对比率	时间点	血清/血浆	定量型		化学
23841-0	绒毛膜促性腺激素.β亚单位中位数倍数^^调整	相对比率	时间点	血清/血浆	定量型		化学
23842-8	钴	质量浓度	时间点	关节液	定量型		药物水平/毒理学
23843-6	鸡尾鹦鹉粪 Ab	任意浓度	时间点	血清	等级型	免疫扩散	变态反应
23844-4	补体 C3.肾	任意浓度	时间点	血清/血浆	定量型		血液学/细胞分类计数
23845-1	粪卟啉 1	质量速率	24 小时	大便	定量型		化学
2384-6	3 磷酸甘油醛脱氢酶	催化浓度	时间点	血清	定量型		化学
23846-9	粪卟啉 3	质量速率	24 小时	大便	定量型		化学
23847-7	棉花纤维 Ab.IgE	任意浓度	时间点	血清	定量型		变态反应

LOINC 代码	名称	属性	时间特征	系统	标尺类型	方法类型	分类
23848-5	甲氧甲酚	质量浓度	时间点	XXX	定量型		药物水平/毒理学
23849-3	甲氧甲酚	质量浓度	时间点	血清/血浆	定量型		药物水平/毒理学
23850-1	甲氧甲酚	质量浓度	时间点	尿液	定量型		药物水平/毒理学
23851-9	环己酮	质量浓度	时间点	血清/血浆	定量型		药物水平/毒理学
23852-7	次卟啉	质量速率	XXX	大便	定量型		化学
2385-3	甘油酸	质量浓度	时间点	血清	定量型		化学
23853-5	二甲基甲酰胺/肌酐	质量浓度比率	时间点	尿液	定量型		药物水平/毒理学
23854-3	二噁英	质量浓度	时间点	血清/血浆	定量型		药物水平/毒理学
23855-0	细粒棘球绦虫 Ab. IgE	任意浓度	时间点	血清	定量型		变态反应
23856-8	异狄氏剂	质量浓度	时间点	血清/血浆	定量型		药物水平/毒理学
23857-6	表皮 Ab	印象/检查结果的解释	时间点	组织	名义型	免疫荧光	血清学
23858-4	EB 病毒 DNA	任意浓度	时间点	脑脊液	等级型	探针. 扩增. 靶向扩增	微生物学
23859-2	红细胞	数量或计数浓度（计数/容积）	时间点	XXX	定量型	光学显微镜检查	血液学/细胞分类计数
238-6	红霉素+磺胺二甲异嘧唑	药物敏感度	时间点	分离物	定量或等级型	琼脂扩散	抗生素敏感性
23860-0	红细胞	数量或计数浓度（计数/容积）	时间点	体液	定量型	自动化计数	血液学/细胞分类计数
2386-1	甘油酸	质量浓度	时间点	尿液	定量型		化学
23861-8	乙醇	质量含量	时间点	组织	定量型		药物水平/毒理学
23862-6	法莫替丁	质量浓度	时间点	血清/血浆	定量型		药物水平/毒理学
23863-4	雀类 Ab. IgE. RAST 类	任意浓度	时间点	血清	等级型		变态反应
23864-2	氟硝西泮	质量浓度	时间点	血清/血浆	定量型		药物水平/毒理学
23865-9	氟西汀+去甲氟西汀	任意浓度	时间点	尿液	等级型		药物水平/毒理学
23866-7	戊二醛	任意浓度	时间点	尿液	等级型		药物水平/毒理学
23867-5	辛诺柏汉坦病毒 Ab. IgG	稀释系数、稀释倍数（滴度）	时间点	血清	定量型		微生物学
23868-3	辛诺柏汉坦病毒 Ab. IgM	稀释系数、稀释倍数（滴度）	时间点	血清	定量型		微生物学
23869-1	乙型肝炎病毒 DNA	质量浓度	时间点	血清	定量型	探针	微生物学
23870-9	丙型肝炎病毒 100+5-1-1 Ab	任意浓度	时间点	血清	等级型	免疫印迹	微生物学
23871-7	丙型肝炎病毒 NS5 Ab	任意浓度	时间点	血清	等级型	免疫印迹	微生物学
23872-5	七羧基卟啉Ⅰ	质量速率	XXX	大便	定量型		化学
23873-3	七羧基卟啉Ⅲ	质量速率	XXX	大便	定量型		化学
23874-1	六羧基卟啉Ⅰ	质量速率	XXX	大便	定量型		化学
23875-8	六羧基卟啉Ⅲ	质量速率	XXX	大便	定量型		化学
23876-6	艾滋病毒 1 RNA	任意浓度	时间点	血浆	定量型	探针. 扩增. 信号扩增	微生物学

LOINC 代码	名称	属性	时间特征	系统	标尺类型	方法类型	分类
23877-4	嗜吞噬无形体 Ab. IgG	稀释系数、稀释倍数（滴度）	时间点	血清	定量型	免疫荧光	微生物学
23878-2	嗜吞噬无形体 Ab. IgM	稀释系数、稀释倍数（滴度）	时间点	血清	定量型	免疫荧光	微生物学
2387-9	甘油	质量浓度	时间点	血清/血浆	定量型		化学
23879-0	免疫复合物	任意浓度	时间点	体液	定量型	C1q 结合分析	血清学
23880-8	免疫复合物	任意浓度	时间点	体液	定量型	Raji 细胞分析	血清学
23881-6	免疫复合物	质量浓度	时间点	体液	定量型	聚乙二醇分析	血清学
23882-4	免疫复合物	任意浓度	时间点	体液	定量型	共凝集素分析	血清学
23883-2	抑制素 A	质量浓度	时间点	血清	定量型		化学
23884-0	白介素 2 受体	任意浓度	时间点	组织	等级型	免疫细胞化学分析	化学
23885-7	异七羧基卟啉	质量速率	XXX	大便	定量型		化学
23886-5	异六羧基卟啉	质量速率	XXX	大便	定量型		化学
2388-7	甘油	质量浓度	时间点	血清	定量型		化学
23887-3	异五羧基卟啉	质量速率	XXX	大便	定量型		化学
23888-1	异丙醇	质量浓度	时间点	胃液	定量型		药物水平/毒理学
23889-9	卡那霉素	质量浓度	时间点	XXX	定量型		药物水平/毒理学
23890-7	铅	质量含量	时间点	XXX	定量型		药物水平/毒理学
23891-5	镁	摩尔浓度	24 小时	大便	定量型		化学
23892-3	镁	摩尔速率	24 小时	大便	定量型		化学
23893-1	马拉氧磷	质量浓度	时间点	全血	定量型		药物水平/毒理学
23894-9	槭树 Ab. IgE. RAST 类	任意浓度	时间点	血清	等级型		变态反应
2389-5	甘氨酸	质量浓度	时间点	脑脊液	定量型		化学
23895-6	床垫灰尘 Ab. IgE. RAST 类	任意浓度	时间点	血清	等级型		变态反应
23896-4	汞	质量含量	时间点	XXX	定量型		药物水平/毒理学
23897-2	间皮细胞	任意浓度	时间点	XXX	等级型	光学显微镜检查	血液学/细胞分类计数
23898-0	间皮细胞	任意浓度	时间点	脑脊液	等级型	光学显微镜检查	血液学/细胞分类计数
23899-8	甲醇	质量浓度	时间点	胃液	定量型		药物水平/毒理学
23900-4	甲醇	质量含量	时间点	组织	定量型		药物水平/毒理学
23901-2	显微镜观察	存在与否或身份标识	时间点	体液	名义型	湿片法	微生物学
23902-0	单核细胞＋巨噬细胞/100 白细胞	数量或计数分数	时间点	体液	定量型	手工计数	血液学/细胞分类计数
2390-3	甘氨酸	任意浓度	时间点	血清/血浆	等级型		化学
23903-8	单核细胞＋巨噬细胞/100 白细胞	数量或计数分数	时间点	XXX	定量型	手工计数	血液学/细胞分类计数
23904-6	单核细胞＋巨噬细胞/100 白细胞	数量或计数分数	时间点	脑脊液	定量型	手工计数	血液学/细胞分类计数

LOINC 代码	名称	属性	时间特征	系统	标尺类型	方法类型	分类
23905-3	霉酚酸	质量浓度	时间点	血清/血浆	定量型		药物水平/毒理学
23906-1	霉酚酸酯葡萄糖醛酸苷	质量浓度	时间点	血清/血浆	定量型		药物水平/毒理学
23907-9	髓磷脂相关糖蛋白-硫酸化葡萄糖醛酸基拟红细胞糖苷酯 Ab. IgM	任意浓度	时间点	血清	定量型		血清学
23908-7	淋病奈瑟菌 rRNA	任意浓度	时间点	XXX	等级型	探针	微生物学
23909-5	Trisetum paniceum Ab. IgE. RAST class	任意浓度	时间点	血清	等级型		变态反应
23910-3	渗透脆性^ 0.0%氯化钠	数量或计数分数	时间点	红细胞	定量型		血液学/细胞分类计数
2391-1	甘氨酸	质量浓度	时间点	血清/血浆	定量型		化学
23911-1	渗透脆性^ 0.30%氯化钠	数量或计数分数	时间点	红细胞	定量型		血液学/细胞分类计数
23912-9	渗透脆性^ 0.35%氯化钠	数量或计数分数	时间点	红细胞	定量型		血液学/细胞分类计数
23913-7	渗透脆性^ 0.40%氯化钠	数量或计数分数	时间点	红细胞	定量型		血液学/细胞分类计数
23914-5	渗透脆性^ 0.45%氯化钠	数量或计数分数	时间点	红细胞	定量型		血液学/细胞分类计数
23915-2	渗透脆性^ 0.50%氯化钠	数量或计数分数	时间点	红细胞	定量型		血液学/细胞分类计数
23916-0	渗透脆性^ 0.55%氯化钠	数量或计数分数	时间点	红细胞	定量型		血液学/细胞分类计数
23917-8	渗透脆性^ 0.60%氯化钠	数量或计数分数	时间点	红细胞	定量型		血液学/细胞分类计数
23918-6	渗透脆性^ 0.60%氯化钠 在37℃温度下孵育 24 小时	数量或计数分数	时间点	红细胞	定量型		血液学/细胞分类计数
23919-4	渗透脆性^ 0.65%氯化钠	数量或计数分数	时间点	红细胞	定量型		血液学/细胞分类计数
23920-2	渗透脆性^ 0.65%氯化钠 在37℃温度下孵育 24 小时	数量或计数分数	时间点	红细胞	定量型		血液学/细胞分类计数
23921-0	渗透脆性^ 0.75%氯化钠 在37℃温度下孵育 24 小时	数量或计数分数	时间点	红细胞	定量型		血液学/细胞分类计数
23922-8	渗透脆性^ 0.85%氯化钠	数量或计数分数	时间点	红细胞	定量型		血液学/细胞分类计数
23923-6	长尾鹦鹉粪 Ab. IgE. RAST 类	任意浓度	时间点	血清	等级型		变态反应
23924-4	长尾鹦鹉血清 Ab. IgE. RAST 类	任意浓度	时间点	血清	等级型		变态反应
23925-1	青霉素	药物每 感度	时间点	分离物	定量或等级型	梯度纸条	抗生素敏感性
23926-9	圆椒 Ab. IgE. RAST 类	任意浓度	时间点	血清	等级型		变态反应
23927-7	白胡椒 Ab. IgE. RAST 类	任意浓度	时间点	血清	等级型		变态反应
23928-5	原卟啉	质量浓度	时间点	血清/血浆	定量型		化学
2392-9	甘氨酸	质量浓度	时间点	尿液	定量型		化学
23929-3	核糖核蛋白可提取核 Ab. IgG	任意浓度	时间点	血清	等级型		血清学

LOINC 代码	名称	属性	时间特征	系统	标尺类型	方法类型	分类
23930-1	伤寒沙门菌 O D Ab	稀释系数、稀释倍数（滴度）	时间点	血清	定量型	凝集试验	微生物学
23931-9	伤寒沙门菌 O D	稀释系数、稀释倍数（滴度）	时间点	血清	定量型	免疫荧光	微生物学
23932-7	南瓜 绿皮密生西葫芦 Ab. IgE. RAST 类	任意浓度	时间点	血清	定量型		变态反应
23933-5	金黄色葡萄球菌肠毒素 B	任意浓度	时间点	XXX	等级型		微生物学
23934-3	金黄色葡萄球菌肠毒素 B Ab	任意浓度	时间点	血清	等级型		微生物学
23935-0	金黄色葡萄球菌毒素 1	任意浓度	时间点	XXX	等级型		微生物学
23936-8	金黄色葡萄球菌毒素 1 Ab	任意浓度	时间点	血清	等级型		微生物学
2393-7	甘氨酸	质量速率	24 小时	尿液	定量型		化学
23937-6	反九氯	质量浓度	时间点	血清/血浆	定量型		药物水平/毒理学
23938-4	水红菱 Ab. IgE. RAST 类	任意浓度	时间点	血清	等级型		变态反应
23939-2	木糖^口服 5g 木糖后 1 小时	质量浓度	时间点	全血	定量型		刺激耐受试验
239-4	红霉素＋磺胺二甲异噁唑	药物敏感度	时间点	分离物＋血清	等级型	测序分型	抗生素敏感性
23940-0	木糖^口服木糖后 1 小时	质量浓度	时间点	全血	定量型		刺激耐受试验
23941-8	木糖^口服 25 g 木糖后 2 小时	质量浓度	时间点	全血	定量型		刺激耐受试验
23942-6	木糖^口服 5g 木糖后 2 小时	质量浓度	时间点	全血	定量型		刺激耐受试验
23943-4	木糖^口服木糖后 2 小时	质量浓度	时间点	全血	定量型		刺激耐受试验
23944-2	木糖^口服 25 g 木糖后 1 小时	摩尔浓度	时间点	全血	定量型		刺激耐受试验
2394-5	糖原合成酶	催化浓度	时间点	血清	定量型		化学
23945-9	木糖^口服 5g 木糖后 1 小时	摩尔浓度	时间点	全血	定量型		刺激耐受试验
23946-7	木糖^口服木糖后 1 小时	摩尔浓度	时间点	全血	定量型		刺激耐受试验
23947-5	异烟肼	药物敏感度	时间点	分离物	定量或等级型	抗酸杆菌抗生素敏感性试验	抗生素敏感性
23948-3	氧氟沙星	药物敏感度	时间点	分离物	定量或等级型	抗酸杆菌抗生素敏感性试验	抗生素敏感性
23949-1	利福平	药物敏感度	时间点	分离物	定量或等级型	抗酸杆菌抗生素敏感性试验	抗生素敏感性
23950-9	腺病毒 Ab	稀释系数、稀释倍数（滴度）	时间点	脑脊液	定量型	补体结合试验	微生物学
23951-7	无唾液酸神经节苷脂 GM1 Ab. IgG	稀释系数、稀释倍数（滴度）	时间点	脑脊液	定量型	酶免疫分析	血清学
2395-2	乙醇酸	质量浓度	时间点	血清/血浆	定量型		化学
23952-5	无唾液酸神经节苷脂 GM1 Ab. IgM	稀释系数、稀释倍数（滴度）	时间点	脑脊液	定量型	酶免疫分析	血清学
23953-3	曲霉菌属 Ab	稀释系数、稀释倍数（滴度）	时间点	脑脊液	定量型	补体结合试验	微生物学
23954-1	汉赛巴尔通体 Ab. IgG	稀释系数、稀释倍数（滴度）	时间点	脑脊液	定量型	免疫荧光	微生物学
23955-8	汉赛巴尔通体 Ab. IgM	稀释系数、稀释倍数（滴度）	时间点	脑脊液	定量型	免疫荧光	微生物学
23956-6	曲霉菌属 Ab	稀释系数、稀释倍数（滴度）	时间点	脑脊液	定量型		微生物学
23957-4	汉赛巴尔通体 Ab. IgG	稀释系数、稀释倍数（滴度）	时间点	脑脊液	定量型		微生物学
23958-2	登革热病毒 Ab. IgG	任意浓度	时间点	血清	定量型		微生物学

LOINC 代码	名称	属性	时间特征	系统	标尺类型	方法类型	分类
23959-0	皮炎芽生菌 Ab	稀释系数、稀释倍数（滴度）	时间点	脑脊液	定量型		微生物学
2396-0	乙醇酸	质量浓度	时间点	尿液	定量型		化学
23960-8	五日热巴尔通体 Ab. IgM	稀释系数、稀释倍数（滴度）	时间点	脑脊液	定量型		微生物学
23961-6	五日热巴尔通体 Ab. IgG	稀释系数、稀释倍数（滴度）	时间点	脑脊液	定量型		微生物学
23962-4	汉赛巴尔通体 Ab. IgM	稀释系数、稀释倍数（滴度）	时间点	脑脊液	定量型		微生物学
23963-2	流产布鲁氏杆菌 Ab. IgG	稀释系数、稀释倍数（滴度）	时间点	脑脊液	定量型		微生物学
23964-0	流产布鲁氏杆菌 Ab. IgM	稀释系数、稀释倍数（滴度）	时间点	脑脊液	定量型		微生物学
23965-7	伯克氏菌 Ab. IgG	稀释系数、稀释倍数（滴度）	时间点	血清	定量型		微生物学
23966-5	博氏疏螺旋体 Ab. IgG	稀释系数、稀释倍数（滴度）	时间点	脑脊液	定量型		微生物学
23967-3	衣原体 Ab	稀释系数、稀释倍数（滴度）	时间点	脑脊液	定量型		微生物学
23968-1	登革热病毒 Ab. IgM	任意浓度	时间点	血清	定量型		微生物学
23969-9	埃柯病毒 7 Ab	稀释系数、稀释倍数（滴度）	时间点	脑脊液	定量型		微生物学
23970-7	EB 病毒细胞核 Ab. IgG	稀释系数、稀释倍数（滴度）	时间点	脑脊液	定量型		微生物学
23971-5	EB 病毒早期 Ab. IgG	稀释系数、稀释倍数（滴度）	时间点	血清	定量型		微生物学
23972-3	EB 病毒早期 Ab. IgG	稀释系数、稀释倍数（滴度）	时间点	脑脊液	定量型		微生物学
23973-1	伯克氏菌 Ab. IgM	稀释系数、稀释倍数（滴度）	时间点	血清	定量型		微生物学
23974-9	五日热巴尔通体 Ab. IgG	稀释系数、稀释倍数（滴度）	时间点	脑脊液	定量型	免疫荧光	微生物学
23975-6	五日热巴尔通体 Ab. IgM	稀释系数、稀释倍数（滴度）	时间点	脑脊液	定量型	免疫荧光	微生物学
23976-4	皮炎芽生菌 Ab	稀释系数、稀释倍数（滴度）	时间点	脑脊液	定量型	补体结合试验	微生物学
23977-2	博氏疏螺旋体 Ag	任意浓度	时间点	XXX	等级型	免疫荧光	微生物学
2397-8	糖蛋白	任意浓度	时间点	尿液	等级型		化学
23978-0	博氏疏螺旋体 Ab. IgG	稀释系数、稀释倍数（滴度）	时间点	脑脊液	定量型	免疫荧光	微生物学
23979-8	博氏疏螺旋体 Ab. IgG 区带模式	印象/检查结果的解释	时间点	脑脊液	名义型	免疫印迹	微生物学
23980-6	博氏疏螺旋体 Ab. IgG	任意浓度	时间点	体液	等级型	免疫印迹	微生物学
23981-4	博氏疏螺旋体 Ab. IgG 区带模式	印象/检查结果的解释	时间点	体液	名义型	免疫印迹	微生物学
23982-2	博氏疏螺旋体 Ab. IgM	任意浓度	时间点	体液	等级型	免疫印迹	微生物学
23983-0	博氏疏螺旋体 Ab. IgM 区带模式	印象/检查结果的解释	时间点	体液	名义型	免疫印迹	微生物学
23984-8	博氏疏螺旋体 Ab. IgM	稀释系数、稀释倍数（滴度）	时间点	脑脊液	定量型	免疫荧光	微生物学
23985-5	博氏疏螺旋体 Ab. IgM 区带模式	印象/检查结果的解释	时间点	脑脊液	名义型	免疫印迹	微生物学
2398-6	葡糖胺聚糖	任意浓度	时间点	尿液	等级型		化学
23986-3	流产布鲁氏杆菌 Ab. IgG	稀释系数、稀释倍数（滴度）	时间点	脑脊液	定量型	免疫荧光	微生物学
23987-1	流产布鲁氏杆菌 Ab. IgM	稀释系数、稀释倍数（滴度）	时间点	脑脊液	定量型	免疫荧光	微生物学
23988-9	伯克氏菌 Ab. IgG	稀释系数、稀释倍数（滴度）	时间点	血清	定量型	免疫荧光	微生物学
23989-7	伯克氏菌 Ab. IgM	稀释系数、稀释倍数（滴度）	时间点	血清	定量型	免疫荧光	微生物学
23990-5	衣原体 Ab	稀释系数、稀释倍数（滴度）	时间点	脑脊液	定量型	补体结合试验	微生物学
23991-3	登革热病毒 Ab. IgG	任意浓度	时间点	血清	定量型	酶免疫分析	微生物学
23992-1	登革热病毒 Ab. IgM	任意浓度	时间点	血清	定量型	酶免疫分析	微生物学
23993-9	埃柯病毒 7 Ab	稀释系数、稀释倍数（滴度）	时间点	脑脊液	定量型	补体结合试验	微生物学
2399-4	葡糖胺聚糖	质量浓度	时间点	尿液	定量型		化学
23994-7	EB 病毒细胞核 Ab. IgG	稀释系数、稀释倍数（滴度）	时间点	脑脊液	定量型	免疫荧光	微生物学
23995-4	EB 病毒早期 Ab. IgG	稀释系数、稀释倍数（滴度）	时间点	血清	定量型	免疫荧光	微生物学
23996-2	EB 病毒早期 Ab. IgG	稀释系数、稀释倍数（滴度）	时间点	脑脊液	定量型	免疫荧光	微生物学

LOINC 代码	名称	属性	时间特征	系统	标尺类型	方法类型	分类
23997-0	神经节苷脂 GD1a Ab. IgG	稀释系数、稀释倍数（滴度）	时间点	脑脊液	定量型	酶免疫分析	血清学
23998-8	神经节苷脂 GD1a Ab. IgM	稀释系数、稀释倍数（滴度）	时间点	脑脊液	定量型	酶免疫分析	血清学
23999-6	神经节苷脂 GD1b Ab. IgG	稀释系数、稀释倍数（滴度）	时间点	脑脊液	定量型	酶免疫分析	血清学
24-0	两性霉素 B	药物敏感度	时间点	分离物	定量或等级型	最小抑制浓度	抗生素敏感性
2400-0	鸟嘌呤脱氨酶	催化浓度	时间点	全血	定量型		化学
24000-2	神经节苷脂 GD1b Ab. IgM	稀释系数、稀释倍数（滴度）	时间点	脑脊液	定量型	酶免疫分析	血清学
24001-0	四唾液酸神经节苷脂 GQ1b Ab. IgG	稀释系数、稀释倍数（滴度）	时间点	脑脊液	定量型	酶免疫分析	血清学
24002-8	显微镜观察	存在与否或身份标识	时间点	支气管	名义型	抗酸染色	微生物学
24003-6	布鲁氏杆菌 已鉴定的	存在与否或身份标识	时间点	骨髓	名义型	微生物特异性培养	微生物学
24004-4	肺炎衣原体 Ab. IgM	任意浓度	时间点	血清	等级型		微生物学
24005-1	衣原体 已鉴定的	存在与否或身份标识	时间点	支气管	名义型	微生物特异性培养	微生物学
24006-9	东方马脑炎病毒 Ab	印象/检查结果的解释	时间点	血清	名义型		微生物学
24007-7	EB 病毒早期 Ab. IgG	任意浓度	时间点	血清	定量型		微生物学
24008-5	埃柯病毒 14 Ab	稀释系数、稀释倍数（滴度）	时间点	血清	定量型	补体结合试验	微生物学
24009-3	真菌 已鉴定的	存在与否或身份标识	时间点	支气管	名义型	培养	微生物学
24010-1	流感嗜血杆菌 B Ag	任意浓度	时间点	脑脊液	等级型		微生物学
24011-9	丙型肝炎病毒 Ab 区带模式	印象/检查结果的解释	时间点	血清	名义型	免疫印迹	微生物学
24012-7	艾滋病毒 1 Ag	任意浓度	时间点	血清	等级型		微生物学
24013-5	艾滋病毒 1 RNA	印象/检查结果的解释	时间点	血清	名义型		微生物学
24014-3	单纯疱疹病毒 2 Ab. IgG	稀释系数、稀释倍数（滴度）	时间点	血清	定量型		微生物学
24015-0	甲型＋乙型流感病毒 Ag	任意浓度	时间点	XXX	等级型		微生物学
24016-8	拉克罗斯病毒 Ab	印象/检查结果的解释	时间点	血清	名义型		微生物学
24017-6	脑膜炎奈瑟菌 B Ag	任意浓度	时间点	脑脊液	等级型		微生物学
2401-8	鸟嘌呤脱氨酶	催化浓度	时间点	血清	定量型		化学
24018-4	脑膜炎奈瑟菌 B Ag	任意浓度	时间点	尿液	等级型		微生物学
24019-2	脑膜炎奈瑟菌 B Ag	任意浓度	时间点	尿液	等级型		微生物学
240-2	乙胺丁醇	药物敏感度	时间点	分离物	定量型	最小致死浓度	抗生素敏感性
24020-0	无乳链球菌 Ag	任意浓度	时间点	尿液	等级型		微生物学
24021-8	肺炎双球菌 12 Ab	质量浓度	时间点	血清	定量型		微生物学
24022-6	肺炎双球菌 14 Ab	质量浓度	时间点	血清	定量型		微生物学
24023-4	肺炎双球菌 3 Ab	质量浓度	时间点	血清	定量型		微生物学
24025-9	肺炎双球菌 8 Ab	质量浓度	时间点	血清	定量型		微生物学
2402-6	鸟嘌呤核苷一磷酸. 环化型	质量浓度	时间点	血清/血浆	定量型		化学
24027-5	肺炎双球菌 Ag	任意浓度	时间点	尿液	等级型		微生物学
24028-3	犬弓蛔虫 Ab. IgA	任意浓度	时间点	血清	等级型		微生物学
24029-1	犬弓蛔虫 Ab. IgG	任意浓度	时间点	血清	等级型		微生物学
24030-9	犬弓蛔虫 Ab. IgM	任意浓度	时间点	血清	等级型		微生物学

LOINC 代码	名称	属性	时间特征	系统	标尺类型	方法类型	分类
24031-7	14-3-3 Ag	任意浓度	时间点	脑脊液	等级型	免疫印迹	血清学
24032-5	利福布汀	质量浓度	时间点	血清/血浆	定量型		药物水平/毒理学
24033-3	百日咳杆菌.丝状血凝素 Ab. IgG	任意浓度	时间点	血清	定量型	酶免疫分析	微生物学
2403-4	血红素结合蛋白	质量浓度	时间点	血清	定量型		化学
24034-1	百日咳杆菌.丝状血凝素 Ab. IgA	任意浓度	时间点	血清	定量型	酶免疫分析	微生物学
24035-8	百日咳杆菌.丝状血凝素 Ab. IgM	任意浓度	时间点	血清	定量型	酶免疫分析	微生物学
24036-6	包柔氏螺旋体 Ag	任意浓度	时间点	XXX	等级型	免疫荧光	微生物学
24037-4	粗球孢子菌 rRNA	任意浓度	时间点	XXX	等级型	探针	微生物学
24038-2	冷球蛋白类型	存在与否或身份标识	时间点	血清	名义型	电泳	化学
24039-0	猪带绦虫幼体 Ab. IgG (染色体)带型	印象/检查结果的解释	时间点	血清	名义型	免疫印迹	微生物学
24040-8	猪带绦虫幼体 Ab. IgG (染色体)带型	印象/检查结果的解释	时间点	脑脊液	名义型	免疫印迹	微生物学
24041-6	巨细胞病毒 DNA	任意浓度	时间点	XXX	定量型	探针.扩增.信号扩增	微生物学
2404-2	血红素结合蛋白	质量浓度	时间点	尿液	定量型		化学
24042-4	查菲埃立克体 DNA	任意浓度	时间点	XXX	等级型	探针.扩增.靶向扩增	微生物学
24043-2	乙酰-CoA：葡糖胺乙酰基转移酶	催化含量	时间点	成纤维细胞	定量型		化学
24044-0	乙酰-CoA：葡糖胺乙酰基转移酶	催化含量	时间点	白细胞	定量型		化学
24045-7	α岩藻糖苷酶	催化浓度	时间点	血清/血浆	定量型		化学
24046-5	α岩藻糖苷酶	催化含量	时间点	成纤维细胞	定量型		化学
24047-3	α岩藻糖苷酶	催化含量	时间点	白细胞	定量型		化学
24048-1	α半乳糖苷酶	催化含量	时间点	成纤维细胞	定量型		化学
24049-9	α半乳糖苷酶	催化含量	时间点	白细胞	定量型		化学
24050-7	α葡萄糖苷酶	催化含量	时间点	成纤维细胞	定量型		化学
24051-5	α葡萄糖苷酶	催化含量	时间点	白细胞	定量型		化学
24052-3	α甘露糖苷酶	催化含量	时间点	成纤维细胞	定量型		化学
24053-1	α甘露糖苷酶	催化含量	时间点	白细胞	定量型		化学
24054-9	α-N-乙酰半乳糖苷酶	催化含量	时间点	成纤维细胞	定量型		化学
24055-6	α-N-乙酰半乳糖苷酶	催化含量	时间点	白细胞	定量型		化学
24056-4	α-L-艾杜糖苷酸酶	催化含量	时间点	成纤维细胞	定量型		化学
24057-2	α-L-艾杜糖苷酸酶	催化含量	时间点	白细胞	定量型		化学
24058-0	天冬氨酰氨基葡糖苷酶	催化含量	时间点	成纤维细胞	定量型		化学
2405-9	硫酸乙酰肝素	任意浓度	时间点	尿液	等级型		化学
24059-8	天冬氨酰氨基葡糖苷酶	催化含量	时间点	白细胞	定量型		化学
24060-6	β半乳糖苷酶	催化含量	时间点	成纤维细胞	定量型		化学
24061-4	β半乳糖苷酶	催化含量	时间点	白细胞	定量型		化学
24064-8	β葡萄糖醛酸酶	催化含量	时间点	成纤维细胞	定量型		化学
24065-5	β葡萄糖醛酸酶	催化含量	时间点	白细胞	定量型		化学
24066-3	β甘露糖苷酶	催化浓度	时间点	血清/血浆	定量型		化学
2406-7	硫酸乙酰肝素	质量浓度	时间点	尿液	定量型		化学
24067-1	β甘露糖苷酶	催化含量	时间点	成纤维细胞	定量型		化学

LOINC 代码	名称	属性	时间特征	系统	标尺类型	方法类型	分类
24068-9	β甘露糖苷酶	催化含量	时间点	白细胞	定量型		化学
24069-7	β-N-乙酰己糖胺酶. B/β-N-乙酰己糖胺酶. 总计	催化分数	时间点	血清	定量型		化学
24070-5	β-N-乙酰己糖胺酶. B/β-N-乙酰己糖胺酶. 总计	催化分数	时间点	成纤维细胞	定量型		化学
24071-3	β-N-乙酰己糖胺酶. B/β-N-乙酰己糖胺酶. 总计	催化分数	时间点	白细胞	定量型		化学
24072-1	β-N-乙酰己糖胺酶. B	催化含量	时间点	成纤维细胞	定量型		化学
24073-9	β-N-乙酰己糖胺酶. B	催化含量	时间点	白细胞	定量型		化学
24074-7	β-N-乙酰己糖胺酶	催化含量	时间点	成纤维细胞	定量型		化学
2407-5	七羧基卟啉	质量浓度	时间点	尿液	定量型		化学
24075-4	β-N-乙酰己糖胺酶	催化含量	时间点	白细胞	定量型		化学
24076-2	脑苷脂硫酸酯酶	催化浓度	时间点	血清/血浆	定量型		化学
24077-0	脑苷脂硫酸酯酶	催化含量	时间点	成纤维细胞	定量型		化学
24078-8	脑苷脂硫酸酯酶	催化含量	时间点	白细胞	定量型		化学
24079-6	胆固醇酯酶	催化含量	时间点	成纤维细胞	定量型		化学
24080-4	胆固醇酯酶	催化含量	时间点	白细胞	定量型		化学
24081-2	二羟基丙酮磷酸酰基 coa 酰基转移酶	催化含量	时间点	成纤维细胞	定量型		化学
24082-0	半乳糖 1 磷酸尿苷酰转移酶	催化含量	时间点	红细胞	定量型		化学
2408-3	六氯酚	质量浓度	时间点	全血	定量型		药物水平/毒理学
24083-8	半乳糖神经酰胺酶	催化含量	时间点	成纤维细胞	定量型		化学
24084-6	半乳糖神经酰胺酶	催化含量	时间点	白细胞	定量型		化学
24085-3	乙酰肝素 N-硫酸酯酶	催化含量	时间点	成纤维细胞	定量型		化学
24086-1	乙酰肝素 N-硫酸酯酶	催化含量	时间点	白细胞	定量型		化学
24087-9	艾杜糖醛酸-2-硫酸酯酶	催化浓度	时间点	血清/血浆	定量型		化学
24088-7	艾杜糖醛酸-2-硫酸酯酶	催化含量	时间点	成纤维细胞	定量型		化学
24089-5	艾杜糖醛酸-2-硫酸酯酶	催化含量	时间点	白细胞	定量型		化学
24090-3	α-N-乙酰氨基葡萄糖苷酶	催化浓度	时间点	血清/血浆	定量型		化学
2409-1	已糖激酶	催化浓度	时间点	血浆	定量型		化学
24091-1	α-N-乙酰氨基葡萄糖苷酶	催化含量	时间点	成纤维细胞	定量型		化学
24092-9	α-N-乙酰氨基葡萄糖苷酶	催化含量	时间点	白细胞	定量型		化学
24093-7	N-乙酰半乳糖胺-4-硫酸酯酶	催化含量	时间点	成纤维细胞	定量型		化学
24094-5	N-乙酰半乳糖胺-4-硫酸酯酶	催化含量	时间点	白细胞	定量型		化学
24095-2	N-乙酰半乳糖胺-6-硫酸酯酶	催化含量	时间点	成纤维细胞	定量型		化学
24096-0	N-乙酰半乳糖胺-6-硫酸酯酶	催化含量	时间点	白细胞	定量型		化学
24097-8	N-乙酰葡萄糖胺-6-硫酸酯酶	催化含量	时间点	成纤维细胞	定量型		化学
24098-6	N-乙酰葡萄糖胺-6-硫酸酯酶	催化含量	时间点	白细胞	定量型		化学
24099-4	唾液酸酶	催化含量	时间点	成纤维细胞	定量型		化学
241-0	乙胺丁醇	药物敏感度	时间点	分离物	定量或等级型	最小抑制浓度	抗生素敏感性

LOINC 代码	名称	属性	时间特征	系统	标尺类型	方法类型	分类
24100-0	鞘磷脂酶	催化含量	时间点	成纤维细胞	定量型		化学
24101-8	鞘磷脂酶	催化含量	时间点	白细胞	定量型		化学
24102-6	棒状杆菌毒素	存在与否或身份标识	时间点	XXX	名义型	免疫扩散	微生物学
24103-4	浆细胞	数量或计数浓度（计数/容积）	时间点	全血	定量型	手工计数	血液学/细胞分类计数
24104-2	淋巴瘤细胞/100 白细胞	数量或计数分数	时间点	全血	定量型	手工计数	血液学/细胞分类计数
24105-9	淋巴瘤细胞	数量或计数浓度（计数/容积）	时间点	全血	定量型	手工计数	血液学/细胞分类计数
24106-7	毛细胞/100 白细胞	数量或计数分数	时间点	全血	定量型	手工计数	血液学/细胞分类计数
24107-5	毛细胞	数量或计数浓度（计数/容积）	时间点	全血	定量型	手工计数	血液学/细胞分类计数
24108-3	癌 Ag19-9	任意浓度	时间点	血清/血浆	定量型		化学
2410-9	己糖激酶	催化浓度	时间点	红细胞	定量型		化学
24109-1	孕酮	摩尔浓度	时间点	唾液	定量型		化学
24110-9	苍白密螺旋体 Ab	任意浓度	时间点	血清	等级型	酶免疫分析	微生物学
24111-7	淋病奈瑟菌 DNA	任意浓度	时间点	XXX	等级型	探针.扩增.靶向扩增	微生物学
24112-5	阴道毛滴虫 rRNA	任意浓度	时间点	生殖器	等级型	探针	微生物学
24113-3	乙型肝炎病毒核心 Ab.IgM	任意浓度	时间点	血清	等级型	酶免疫分析	微生物学
24114-1	EB 病毒衣壳 Ab. IgG	任意浓度	时间点	血清	等级型	酶免疫分析	微生物学
24115-8	EB 病毒衣壳 Ab. IgM	任意浓度	时间点	血清	等级型	酶免疫分析	微生物学
24116-6	风疹病毒 Ab. IgM	任意浓度	时间点	血清	等级型	酶免疫分析	微生物学
2411-7	己糖激酶 1/己糖激酶.总计	催化分数	时间点	红细胞	定量型		化学
24117-4	罗斯河病毒 Ab. IgG	任意浓度	时间点	血清	等级型	酶免疫分析	微生物学
24118-2	Barmah 森林病毒 Ab. IgM	任意浓度	时间点	血清	等级型	酶免疫分析	微生物学
24119-0	巨细胞病毒 Ab. IgM	任意浓度	时间点	血清	等级型	酶免疫分析	微生物学
24120-8	罗斯河病毒 Ab. IgM	任意浓度	时间点	血清	等级型	酶免疫分析	微生物学
24121-6	Barmah 森林病毒 Ab. IgG	任意浓度	时间点	血清	等级型	酶免疫分析	微生物学
24122-4	白细胞	数量或计数浓度（计数/容积）	时间点	尿液	定量型	手工计数	血液学/细胞分类计数
24123-2	上皮细胞	数量或计数浓度（计数/容积）	时间点	尿液	定量型	手工计数	血液学/细胞分类计数
24124-0	管型	任意浓度	时间点	尿沉渣	等级型	光学显微镜检查	尿液分析
2412-5	己糖激酶 3/己糖激酶.总计	催化分数	时间点	红细胞	定量型		化学
24125-7	睾酮.游离型指数	摩尔浓度比率	时间点	血清/血浆	定量型	计算的	化学
24126-5	腺病毒类型	存在与否或身份标识	时间点	XXX	名义型	中和作用	微生物学
24127-3	百日咳杆菌.毒素 Ab.IgG	任意浓度	时间点	血清	定量型	酶免疫分析	微生物学
24128-1	百日咳杆菌.毒素 Ab.IgA	任意浓度	时间点	血清	定量型	酶免疫分析	微生物学
24129-9	百日咳杆菌.毒素 Ab.IgM	任意浓度	时间点	血清	定量型	酶免疫分析	微生物学

LOINC 代码	名称	属性	时间特征	系统	标尺类型	方法类型	分类
24130-7	百日咳杆菌. 分泌型 Ab. IgA	任意浓度	时间点	XXX	等级型	酶免疫分析	微生物学
24131-5	(荞麦＋玉米＋燕麦＋芝麻种子＋小麦) Ab. IgE	任意浓度	时间点	血清	等级型	多盘	变态反应
24132-3	(香黄花茅＋黑麦草＋芦苇＋黑麦＋绒毛草) Ab. IgE	任意浓度	时间点	血清	等级型	多盘	变态反应
2413-3	碘马尿酸钠肾清除率	容积速率	24 小时	尿液	定量型		化学
24133-1	(灰桤木＋灰黄榛＋美国榆＋曲柳＋三角叶杨) Ab. IgE	任意浓度	时间点	血清	等级型	多盘	变态反应
24134-9	(岑叶槭＋疣皮桦＋山毛榉＋白栎＋加利福尼亚胡桃) Ab. IgE	任意浓度	时间点	血清	等级型	多盘	变态反应
24135-6	(灰桤木＋疣皮桦＋灰黄榛＋白栎＋曲柳) Ab. IgE	任意浓度	时间点	血清	等级型	多盘	变态反应
24136-4	黑胡桃 Ab. IgG	任意浓度	时间点	血清	定量型		变态反应
24137-2	毡毛山核桃 Ab. IgG	任意浓度	时间点	血清	定量型		变态反应
24138-0	强生草 Ab. IgG	任意浓度	时间点	血清	定量型		变态反应
24139-8	德国小蜚蠊蟑螂 Ab. IgG	任意浓度	时间点	血清	定量型		变态反应
24140-6	美国白蜡 Ab. IgG	任意浓度	时间点	血清	定量型		变态反应
2414-1	马尿酸	质量速率	24 小时	尿液	定量型		药物水平/毒理学
24141-4	沼泽牛蒡 Ab. IgG	任意浓度	时间点	血清	定量型		变态反应
24142-2	红色桑树 Ab. IgG	任意浓度	时间点	血清	定量型		变态反应
24143-0	小酸模 Ab. IgG	任意浓度	时间点	血清	定量型		变态反应
24144-8	无芒雀麦 Ab. IgG	任意浓度	时间点	血清	定量型		变态反应
24145-5	一球悬铃木 Ab. IgG	任意浓度	时间点	血清	定量型		变态反应
24146-3	Acnida tamariscina Ab. IgG	任意浓度	时间点	血清	定量型		变态反应
24147-1	(鸡羽毛＋鸭羽毛＋鹅羽毛) Ab. IgE	任意浓度	时间点	血清	定量型		变态反应
24148-9	草地早熟禾 Ab. IgG	任意浓度	时间点	血清	定量型		变态反应
24149-7	(花椰菜＋结球甘蓝＋抱子甘蓝＋青花菜) Ab. IgG	任意浓度	时间点	血清	定量型		变态反应
24150-5	美国红枫 Ab. IgG	任意浓度	时间点	血清	定量型		变态反应
24151-3	三裂叶豚草 Ab. IgG	任意浓度	时间点	血清	定量型		变态反应
24152-1	链格孢 Ab. IgG	任意浓度	时间点	血清	定量型		变态反应
24153-9	Kamut 面粉 Ab. IgG	任意浓度	时间点	血清	定量型		变态反应
24154-7	白藜 Ab. IgG	任意浓度	时间点	血清	定量型		变态反应
24155-4	芒果 Ab. IgG	任意浓度	时间点	血清	定量型		变态反应
24156-2	槭糖浆 Ab. IgG	任意浓度	时间点	血清	定量型		变态反应
24157-0	弗吉尼亚栎 Ab. IgE	任意浓度	时间点	血清	定量型		变态反应
2415-8	组胺	质量浓度	时间点	全血	定量型		化学
24158-8	白胡椒＋黑胡椒 Ab. IgG	任意浓度	时间点	血清	定量型		变态反应
24159-6	白胡椒＋黑胡椒 Ab. IgE	任意浓度	时间点	血清	定量型		变态反应
24160-4	蜡豆 Ab. IgE	任意浓度	时间点	血清	定量型		变态反应

LOINC 代码	名称	属性	时间特征	系统	标尺类型	方法类型	分类
24161-2	甜瓜 Ab. IgE	任意浓度	时间点	血清	定量型		变态反应
24162-0	烟曲霉菌 Ab. IgG. RAST 类	任意浓度	时间点	血清/血浆	等级型		变态反应
24163-8	(牛肉＋鸡肉＋猪肉) Ab. IgE	任意浓度	时间点	血清	等级型	多盘	变态反应
24164-6	红橘 Ab. IgE	任意浓度	时间点	血清	定量型		变态反应
24165-3	甜菜种子 Ab. IgE	任意浓度	时间点	血清	定量型		变态反应
2416-6	组胺	质量浓度	时间点	血清/血浆	定量型		化学
24166-1	辐射松 Ab. IgE	任意浓度	时间点	血清	定量型		变态反应
24167-9	鼠 Ab. IgE	任意浓度	时间点	血清	定量型		变态反应
24168-7	猫毛＋猫毛屑 Ab. IgG	任意浓度	时间点	血清	定量型		变态反应
24169-5	脊髓灰质炎病毒 1 Ab^第 1 份标本	稀释系数、稀释倍数（滴度）	时间点	血清	定量型	中和作用	微生物学
24170-3	脊髓灰质炎病毒 1 Ab^第 2 份标本	稀释系数、稀释倍数（滴度）	时间点	血清	定量型	中和作用	微生物学
24171-1	脊髓灰质炎病毒 2 Ab^第 1 份标本	稀释系数、稀释倍数（滴度）	时间点	血清	定量型	中和作用	微生物学
24172-9	脊髓灰质炎病毒 2 Ab^第 2 份标本	稀释系数、稀释倍数（滴度）	时间点	血清	定量型	中和作用	微生物学
24173-7	脊髓灰质炎病毒 3 Ab^第 1 份标本	稀释系数、稀释倍数（滴度）	时间点	血清	定量型	中和作用	微生物学
2417-4	组胺	质量浓度	时间点	尿液	定量型		化学
24174-5	脊髓灰质炎病毒 3 Ab^第 2 份标本	稀释系数、稀释倍数（滴度）	时间点	血清	定量型	中和作用	微生物学
24175-2	腺病毒 Ab^第 1 份标本	稀释系数、稀释倍数（滴度）	时间点	血清	定量型	补体结合试验	微生物学
24176-0	腺病毒 Ab^第 2 份标本	稀释系数、稀释倍数（滴度）	时间点	血清	定量型	补体结合试验	微生物学
24177-8	柯萨奇病毒 B1 Ab^第 1 份标本	稀释系数、稀释倍数（滴度）	时间点	血清	定量型	补体结合试验	微生物学
24178-6	柯萨奇病毒 B1 Ab^第 2 份标本	稀释系数、稀释倍数（滴度）	时间点	血清	定量型	补体结合试验	微生物学
24179-4	柯萨奇病毒 B1 Ab^第 1 份标本	稀释系数、稀释倍数（滴度）	时间点	血清	定量型	中和作用	微生物学
24180-2	柯萨奇病毒 B1 Ab^第 2 份标本	稀释系数、稀释倍数（滴度）	时间点	血清	定量型	中和作用	微生物学
24181-0	柯萨奇病毒 B2 Ab^第 1 份标本	稀释系数、稀释倍数（滴度）	时间点	血清	定量型	补体结合试验	微生物学
2418-2	组氨酸	任意浓度	时间点	全血	等级型		化学
24182-8	柯萨奇病毒 B2 Ab^第 2 份标本	稀释系数、稀释倍数（滴度）	时间点	血清	定量型	补体结合试验	微生物学
24183-6	柯萨奇病毒 B2 Ab^第 1 份标本	稀释系数、稀释倍数（滴度）	时间点	血清	定量型	中和作用	微生物学
24184-4	柯萨奇病毒 B2 Ab^第 2 份标本	稀释系数、稀释倍数（滴度）	时间点	血清	定量型	中和作用	微生物学
24185-1	柯萨奇病毒 B3 Ab^第 1 份标本	稀释系数、稀释倍数（滴度）	时间点	血清	定量型	补体结合试验	微生物学
24186-9	柯萨奇病毒 B3 Ab^第 2 份标本	稀释系数、稀释倍数（滴度）	时间点	血清	定量型	补体结合试验	微生物学

LOINC 代码	名称	属性	时间特征	系统	标尺类型	方法类型	分类
24187-7	柯萨奇病毒 B3 Ab^第 1 份标本	稀释系数、稀释倍数（滴度）	时间点	血清	定量型	中和作用	微生物学
24188-5	柯萨奇病毒 B3 Ab^第 2 份标本	稀释系数、稀释倍数（滴度）	时间点	血清	定量型	中和作用	微生物学
24189-3	柯萨奇病毒 B4 Ab^第 1 份标本	稀释系数、稀释倍数（滴度）	时间点	血清	定量型	补体结合试验	微生物学
2419-0	组氨酸	质量浓度	时间点	全血	定量型		化学
24190-1	柯萨奇病毒 B4 Ab^第 2 份标本	稀释系数、稀释倍数（滴度）	时间点	血清	定量型	补体结合试验	微生物学
24191-9	柯萨奇病毒 B4 Ab^第 1 份标本	稀释系数、稀释倍数（滴度）	时间点	血清	定量型	中和作用	微生物学
24192-7	柯萨奇病毒 B4 Ab^第 2 份标本	稀释系数、稀释倍数（滴度）	时间点	血清	定量型	中和作用	微生物学
24193-5	柯萨奇病毒 B5 Ab^第 1 份标本	稀释系数、稀释倍数（滴度）	时间点	血清	定量型	补体结合试验	微生物学
24194-3	柯萨奇病毒 B5 Ab^第 2 份标本	稀释系数、稀释倍数（滴度）	时间点	血清	定量型	补体结合试验	微生物学
24195-0	柯萨奇病毒 B5 Ab^第 1 份标本	稀释系数、稀释倍数（滴度）	时间点	血清	定量型	中和作用	微生物学
24196-8	柯萨奇病毒 B5 Ab^第 2 份标本	稀释系数、稀释倍数（滴度）	时间点	血清	定量型	中和作用	微生物学
24197-6	柯萨奇病毒 B6 Ab^第 1 份标本	稀释系数、稀释倍数（滴度）	时间点	血清	定量型	补体结合试验	微生物学
24198-4	柯萨奇病毒 B6 Ab^第 2 份标本	稀释系数、稀释倍数（滴度）	时间点	血清	定量型	补体结合试验	微生物学
24199-2	柯萨奇病毒 B6 Ab^第 1 份标本	稀释系数、稀释倍数（滴度）	时间点	血清	定量型	中和作用	微生物学
24200-8	柯萨奇病毒 B6 Ab^第 2 份标本	稀释系数、稀释倍数（滴度）	时间点	血清	定量型	中和作用	微生物学
24201-6	圣路易脑炎病毒 Ab^第 1 份标本	稀释系数、稀释倍数（滴度）	时间点	血清	定量型	免疫荧光	微生物学
24202-4	圣路易脑炎病毒 Ab^第 2 份标本	稀释系数、稀释倍数（滴度）	时间点	血清	定量型	免疫荧光	微生物学
24203-2	嗜肺军团菌 Ab^第 1 份标本	稀释系数、稀释倍数（滴度）	时间点	血清	定量型	免疫荧光	微生物学
24204-0	嗜肺军团菌 Ab^第 2 份标本	稀释系数、稀释倍数（滴度）	时间点	血清	定量型	免疫荧光	微生物学
24205-7	伤寒立克次体 Ab. IgG^第 1 份标本	稀释系数、稀释倍数（滴度）	时间点	血清	定量型	免疫荧光	微生物学
24206-5	伤寒立克次体 Ab. IgG^第 2 份标本	稀释系数、稀释倍数（滴度）	时间点	血清	定量型	免疫荧光	微生物学
24207-3	斑疹热立克次体群 Ab. IgG^第 1 份标本	稀释系数、稀释倍数（滴度）	时间点	血清	定量型	免疫荧光	微生物学
2420-8	组氨酸	质量浓度	时间点	血清/血浆	定量型		化学
24208-1	斑疹热立克次体群 Ab. IgG^第 2 份标本	稀释系数、稀释倍数（滴度）	时间点	血清	定量型	免疫荧光	微生物学
24209-9	拉克罗斯病毒 Ab^第 1 份标本	稀释系数、稀释倍数（滴度）	时间点	血清	定量型	免疫荧光	微生物学
24210-7	拉克罗斯病毒 Ab^第 2 份标本	稀释系数、稀释倍数（滴度）	时间点	血清	定量型	免疫荧光	微生物学

LOINC 代码	名称	属性	时间特征	系统	标尺类型	方法类型	分类
24211-5	西方马脑炎病毒 Ab^第 1 份标本	稀释系数、稀释倍数（滴度）	时间点	血清	定量型	免疫荧光	微生物学
24212-3	西方马脑炎病毒 Ab^第 2 份标本	稀释系数、稀释倍数（滴度）	时间点	血清	定量型	免疫荧光	微生物学
24213-1	东方马脑炎病毒 Ab^第 1 份标本	稀释系数、稀释倍数（滴度）	时间点	血清	定量型	免疫荧光	微生物学
24214-9	东方马脑炎病毒 Ab^第 2 份标本	稀释系数、稀释倍数（滴度）	时间点	血清	定量型	免疫荧光	微生物学
24215-6	甲型流感病毒 Ab^第 1 份标本	稀释系数、稀释倍数（滴度）	时间点	血清	定量型	补体结合试验	微生物学
2421-6	组氨酸	任意浓度	时间点	血清/血浆	等级型		化学
24216-4	甲型流感病毒 Ab^第 2 份标本	稀释系数、稀释倍数（滴度）	时间点	血清	定量型	补体结合试验	微生物学
24217-2	乙型流感病毒 Ab^第 1 份标本	稀释系数、稀释倍数（滴度）	时间点	血清	定量型	补体结合试验	微生物学
24218-0	乙型流感病毒 Ab^第 2 份标本	稀释系数、稀释倍数（滴度）	时间点	血清	定量型	补体结合试验	微生物学
24219-8	副流感病毒 1 Ab^第 1 份标本	稀释系数、稀释倍数（滴度）	时间点	血清	定量型	补体结合试验	微生物学
24220-6	副流感病毒 2 Ab^第 1 份标本	稀释系数、稀释倍数（滴度）	时间点	血清	定量型	补体结合试验	微生物学
24221-4	副流感病毒 2 Ab^第 2 份标本	稀释系数、稀释倍数（滴度）	时间点	血清	定量型	补体结合试验	微生物学
24222-2	副流感病毒 3 Ab^第 1 份标本	稀释系数、稀释倍数（滴度）	时间点	血清	定量型	补体结合试验	微生物学
24223-0	副流感病毒 3 Ab^第 2 份标本	稀释系数、稀释倍数（滴度）	时间点	血清	定量型	补体结合试验	微生物学
2422-4	组氨酸	任意浓度	时间点	尿液	等级型		化学
24224-8	呼吸道合胞病毒 Ab^第 1 份标本	稀释系数、稀释倍数（滴度）	时间点	血清	定量型	补体结合试验	微生物学
24225-5	呼吸道合胞病毒 Ab^第 2 份标本	稀释系数、稀释倍数（滴度）	时间点	血清	定量型	补体结合试验	微生物学
24226-3	柯萨奇病毒 A10 Ab^第 1 份标本	稀释系数、稀释倍数（滴度）	时间点	血清	定量型	补体结合试验	微生物学
24227-1	柯萨奇病毒 A10 Ab^第 2 份标本	稀释系数、稀释倍数（滴度）	时间点	血清	定量型	补体结合试验	微生物学
24228-9	柯萨奇病毒 A16 Ab^第 1 份标本	稀释系数、稀释倍数（滴度）	时间点	血清	定量型	补体结合试验	微生物学
24229-7	柯萨奇病毒 A16 Ab^第 2 份标本	稀释系数、稀释倍数（滴度）	时间点	血清	定量型	补体结合试验	微生物学
24230-5	柯萨奇病毒 A7 Ab^第 1 份标本	稀释系数、稀释倍数（滴度）	时间点	血清	定量型	补体结合试验	微生物学
24231-3	柯萨奇病毒 A7 Ab^第 2 份标本	稀释系数、稀释倍数（滴度）	时间点	血清	定量型	补体结合试验	微生物学
2423-2	组氨酸	质量浓度	时间点	尿液	定量型		化学
24232-1	柯萨奇病毒 A9 Ab^第 1 份标本	稀释系数、稀释倍数（滴度）	时间点	血清	定量型	补体结合试验	微生物学
24233-9	柯萨奇病毒 A9 Ab^第 2 份标本	稀释系数、稀释倍数（滴度）	时间点	血清	定量型	补体结合试验	微生物学

LOINC 代码	名称	属性	时间特征	系统	标尺类型	方法类型	分类
24234-7	肺炎支原体 Ab. IgG ^第1份标本	任意浓度	时间点	血清	定量型		微生物学
24235-4	肺炎支原体 Ab. IgG ^第2份标本	任意浓度	时间点	血清	定量型		微生物学
24236-2	肺炎支原体 Ab ^第1份标本	稀释系数、稀释倍数（滴度）	时间点	血清	定量型	补体结合试验	微生物学
24237-0	肺炎支原体 Ab ^第2份标本	稀释系数、稀释倍数（滴度）	时间点	血清	定量型	补体结合试验	微生物学
24238-8	衣原体 Ab. IgG ^第1份标本	任意浓度	时间点	血清	定量型		微生物学
24239-6	衣原体 Ab. IgG ^第2份标本	任意浓度	时间点	血清	定量型		微生物学
2424-0	组氨酸	质量速率	24小时	尿液	定量型		化学
24240-4	腮腺炎病毒 Ab. IgG ^第1份标本	任意浓度	时间点	血清	定量型		微生物学
24241-2	腮腺炎病毒 Ab. IgG ^第2份标本	任意浓度	时间点	血清	定量型		微生物学
24242-0	鼠弓形体 Ab. IgG ^第1份标本	任意浓度	时间点	血清	定量型		微生物学
24243-8	脊髓灰质炎病毒1 Ab^第1份标本	稀释系数、稀释倍数（滴度）	时间点	血清	定量型		微生物学
24244-6	脊髓灰质炎病毒1 Ab^第2份标本	稀释系数、稀释倍数（滴度）	时间点	血清	定量型		微生物学
24245-3	脊髓灰质炎病毒2 Ab^第1份标本	稀释系数、稀释倍数（滴度）	时间点	血清	定量型		微生物学
24246-1	脊髓灰质炎病毒2 Ab^第2份标本	稀释系数、稀释倍数（滴度）	时间点	血清	定量型		微生物学
24247-9	脊髓灰质炎病毒3 Ab^第1份标本	稀释系数、稀释倍数（滴度）	时间点	血清	定量型		微生物学
24248-7	脊髓灰质炎病毒3 Ab^第2份标本	稀释系数、稀释倍数（滴度）	时间点	血清	定量型		微生物学
24249-5	腺病毒 Ab^第1份标本	稀释系数、稀释倍数（滴度）	时间点	血清	定量型		微生物学
24250-3	腺病毒 Ab^第2份标本	稀释系数、稀释倍数（滴度）	时间点	血清	定量型		微生物学
24251-1	柯萨奇病毒 B1 Ab ^第1份标本	稀释系数、稀释倍数（滴度）	时间点	血清	定量型		微生物学
24252-9	柯萨奇病毒 B1 Ab ^第2份标本	稀释系数、稀释倍数（滴度）	时间点	血清	定量型		微生物学
24255-2	柯萨奇病毒 B2 Ab ^第1份标本	稀释系数、稀释倍数（滴度）	时间点	血清	定量型		微生物学
24256-0	柯萨奇病毒 B2 Ab ^第2份标本	稀释系数、稀释倍数（滴度）	时间点	血清	定量型		微生物学
2425-7	组氨酸氨解酶	催化浓度	时间点	血清	定量型		化学
24259-4	柯萨奇病毒 B3 Ab ^第1份标本	稀释系数、稀释倍数（滴度）	时间点	血清	定量型		微生物学
24260-2	柯萨奇病毒 B3 Ab ^第2份标本	稀释系数、稀释倍数（滴度）	时间点	血清	定量型		微生物学
24263-6	柯萨奇病毒 B4 Ab ^第1份标本	稀释系数、稀释倍数（滴度）	时间点	血清	定量型		微生物学
24264-4	柯萨奇病毒 B4 Ab ^第2份标本	稀释系数、稀释倍数（滴度）	时间点	血清	定量型		微生物学

LOINC 代码	名称	属性	时间特征	系统	标尺类型	方法类型	分类
2426-5	高肌肽	质量浓度	时间点	脑脊液	定量型		化学
24267-7	柯萨奇病毒 B5 Ab^第 1 份标本	稀释系数、稀释倍数（滴度）	时间点	血清	定量型		微生物学
24268-5	柯萨奇病毒 B5 Ab^第 2 份标本	稀释系数、稀释倍数（滴度）	时间点	血清	定量型		微生物学
24271-9	柯萨奇病毒 B6 Ab^第 1 份标本	稀释系数、稀释倍数（滴度）	时间点	血清	定量型		微生物学
24272-7	柯萨奇病毒 B6 Ab^第 2 份标本	稀释系数、稀释倍数（滴度）	时间点	血清	定量型		微生物学
2427-3	高瓜氨酸	质量浓度	时间点	尿液	定量型		化学
24275-0	圣路易脑炎病毒 Ab^第 1 份标本	稀释系数、稀释倍数（滴度）	时间点	血清	定量型		微生物学
24276-8	圣路易脑炎病毒 Ab^第 2 份标本	稀释系数、稀释倍数（滴度）	时间点	血清	定量型		微生物学
24277-6	嗜肺军团菌 Ab^第 1 份标本	稀释系数、稀释倍数（滴度）	时间点	血清	定量型		微生物学
24278-4	嗜肺军团菌 Ab^第 2 份标本	稀释系数、稀释倍数（滴度）	时间点	血清	定量型		微生物学
24279-2	伤寒立克次体 Ab. IgG^第 1 份标本	稀释系数、稀释倍数（滴度）	时间点	血清	定量型		微生物学
242-8	乙胺丁醇	药物敏感度	时间点	分离物	定量或等级型	琼脂扩散	抗生素敏感性
24280-0	伤寒立克次体 Ab. IgG^第 2 份标本	稀释系数、稀释倍数（滴度）	时间点	血清	定量型		微生物学
2428-1	同型半胱氨酸	质量浓度	时间点	血清/血浆	定量型		化学
24281-8	斑疹热立克次体群 Ab. IgG^第 1 份标本	稀释系数、稀释倍数（滴度）	时间点	血清	定量型		微生物学
24282-6	斑疹热立克次体群 Ab. IgG^第 2 份标本	稀释系数、稀释倍数（滴度）	时间点	血清	定量型		微生物学
24283-4	拉克罗斯病毒 Ab^第 1 份标本	稀释系数、稀释倍数（滴度）	时间点	血清	定量型		微生物学
24284-2	拉克罗斯病毒 Ab^第 2 份标本	稀释系数、稀释倍数（滴度）	时间点	血清	定量型		微生物学
24285-9	西方马脑炎病毒 Ab^第 1 份标本	稀释系数、稀释倍数（滴度）	时间点	血清	定量型		微生物学
24286-7	西方马脑炎病毒 Ab^第 2 份标本	稀释系数、稀释倍数（滴度）	时间点	血清	定量型		微生物学
24287-5	东方马脑炎病毒 Ab^第 1 份标本	稀释系数、稀释倍数（滴度）	时间点	血清	定量型		微生物学
24288-3	东方马脑炎病毒 Ab^第 2 份标本	稀释系数、稀释倍数（滴度）	时间点	血清	定量型		微生物学
24289-1	甲型流感病毒 Ab^第 1 份标本	稀释系数、稀释倍数（滴度）	时间点	血清	定量型		微生物学
24290-9	甲型流感病毒 Ab^第 2 份标本	稀释系数、稀释倍数（滴度）	时间点	血清	定量型		微生物学
24291-7	乙型流感病毒 Ab^第 1 份标本	稀释系数、稀释倍数（滴度）	时间点	血清	定量型		微生物学
24292-5	乙型流感病毒 Ab^第 2 份标本	稀释系数、稀释倍数（滴度）	时间点	血清	定量型		微生物学

LOINC 代码	名称	属性	时间特征	系统	标尺类型	方法类型	分类
24293-3	副流感病毒 1 Ab^第 1 份样本	稀释系数、稀释倍数（滴度）	时间点	血清	定量型		微生物学
24294-1	副流感病毒 2 Ab^第 1 份标本	稀释系数、稀释倍数（滴度）	时间点	血清	定量型		微生物学
24295-8	副流感病毒 2 Ab^第 2 份标本	稀释系数、稀释倍数（滴度）	时间点	血清	定量型		微生物学
24296-6	副流感病毒 3 Ab^第 1 份标本	稀释系数、稀释倍数（滴度）	时间点	血清	定量型		微生物学
24297-4	副流感病毒 3 Ab^第 2 份标本	稀释系数、稀释倍数（滴度）	时间点	血清	定量型		微生物学
24298-2	呼吸道合胞病毒 Ab^第 1 份标本	稀释系数、稀释倍数（滴度）	时间点	血清	定量型		微生物学
2429-9	同型胱氨酸	任意浓度	时间点	血清/血浆	等级型		化学
24299-0	呼吸道合胞病毒 Ab^第 2 份标本	稀释系数、稀释倍数（滴度）	时间点	血清	定量型		微生物学
24300-6	柯萨奇病毒 A10 Ab^第 1 份标本	稀释系数、稀释倍数（滴度）	时间点	血清	定量型		微生物学
24301-4	柯萨奇病毒 A10 Ab^第 2 份标本	稀释系数、稀释倍数（滴度）	时间点	血清	定量型		微生物学
24302-2	柯萨奇病毒 A16 Ab^第 1 份标本	稀释系数、稀释倍数（滴度）	时间点	血清	定量型		微生物学
24303-0	柯萨奇病毒 A16 Ab^第 2 份标本	稀释系数、稀释倍数（滴度）	时间点	血清	定量型		微生物学
24304-8	柯萨奇病毒 A7 Ab^第 1 份标本	稀释系数、稀释倍数（滴度）	时间点	血清	定量型		微生物学
24305-5	柯萨奇病毒 A7 Ab^第 2 份标本	稀释系数、稀释倍数（滴度）	时间点	血清	定量型		微生物学
24306-3	柯萨奇病毒 A9 Ab^第 1 份标本	稀释系数、稀释倍数（滴度）	时间点	血清	定量型		微生物学
2430-7	同型胱氨酸	质量浓度	时间点	血清/血浆	定量型		化学
24307-1	柯萨奇病毒 A9 Ab^第 2 份标本	稀释系数、稀释倍数（滴度）	时间点	血清	定量型		微生物学
24310-5	肺炎支原体 Ab^第 1 份标本	稀释系数、稀释倍数（滴度）	时间点	血清	定量型		微生物学
24311-3	肺炎支原体 Ab^第 2 份标本	稀释系数、稀释倍数（滴度）	时间点	血清	定量型		微生物学
24312-1	苍白密螺旋体 Ab	任意浓度	时间点	血清	等级型	凝集试验	微生物学
24313-9	肝炎 HCFA96 医嘱组	—	时间点	血清	—		医嘱组.微生物学
24314-7	TORCH 综合征 HCFA96 医嘱组	—	时间点	血清	定量型		医嘱组.微生物学
2431-5	同型胱氨酸	质量浓度	时间点	尿液	定量型		化学
24315-4	巨细胞病毒 Ab.IgG 与 IgM 医嘱组	—	时间点	血清	定量型		医嘱组.微生物学
24316-2	EB 病毒衣壳 Ab.IgG 与 IgM 医嘱组	—	时间点	血清	定量型		医嘱组.微生物学
24317-0	血像与血小板 医嘱组	—	时间点	全血	定量型		医嘱组.血液学/血液细胞计数

LOINC 代码	名称	属性	时间特征	系统	标尺类型	方法类型	分类
24318-8	细胞分类 医嘱组	—	时间点	全血	定量型		医嘱组.血液学/血液细胞计数
24319-6	心磷脂 Ab. IgG 与 IgM 医嘱组	—	时间点	血清	定量型		医嘱组.血清学
24320-4	基础代谢 HCFA98 医嘱组	—	时间点	血清/血浆	定量型		医嘱组.化学
24321-2	基础代谢 HCFA2000 医嘱组	—	时间点	血清/血浆	定量型		医嘱组.化学
24322-0	综合代谢 HCFA98 医嘱组	—	时间点	血清/血浆	定量型		医嘱组.化学
2432-3	高龙胆酸	任意浓度	时间点	尿液	等级型		化学
24323-8	综合代谢 HCFA2000 医嘱组	—	时间点	血清/血浆	定量型		医嘱组.化学
24324-6	肝功能 HCFA96 医嘱组	—	时间点	血清/血浆	定量型		医嘱组.化学
24325-3	肝功能 HCFA2000 医嘱组	—	时间点	血清/血浆	定量型		医嘱组.化学
24326-1	电解质 HCFA98 医嘱组	—	时间点	血清/血浆	定量型		医嘱组.化学
24327-9	电解质 3 医嘱组	—	时间点	体液	定量型		医嘱组.化学
24328-7	电解质 3 医嘱组	—	时间点	大便	定量型		医嘱组.化学
24329-5	电解质 3 医嘱组	—	时间点	尿液	定量型		医嘱组.化学
2433-1	高龙胆酸	质量浓度	时间点	尿液	定量型		化学
24331-1	脂类 HCFA96 医嘱组	—	时间点	血清/血浆	定量型		医嘱组.化学
24332-9	碱性磷酸酶同功酶 医嘱组	—	时间点	血清/血浆	—		医嘱组.化学
24333-7	淀粉酶同功酶 3 医嘱组	—	时间点	血清/血浆	定量型		医嘱组.化学
24334-5	淀粉酶同功酶 7 医嘱组	—	时间点	血清	定量型		医嘱组.化学
24335-2	肌酸激酶 医嘱组	—	时间点	血清/血浆	定量型		医嘱组.化学
24336-0	气体 医嘱组	—	时间点	动脉全血	定量型		医嘱组.化学
24337-8	气体 医嘱组	—	时间点	毛细血管全血	定量型		医嘱组.化学
24338-6	气体 医嘱组	—	时间点	全血	定量型		医嘱组.化学
24339-4	气体 医嘱组	—	时间点	静脉全血	定量型		医嘱组.化学
24340-2	气体 医嘱组	—	时间点	体液	定量型		医嘱组.化学
24341-0	气体与一氧化碳 医嘱组	—	时间点	动脉全血	定量型		医嘱组.化学
24342-8	气体与一氧化碳 医嘱组	—	时间点	毛细血管全血	定量型		医嘱组.化学
24343-6	气体与一氧化碳 医嘱组	—	时间点	全血	定量型		医嘱组.化学
24344-4	气体与一氧化碳 医嘱组	—	时间点	静脉全血	定量型		医嘱组.化学
24345-1	气体与一氧化碳 医嘱组	—	时间点	体液	定量型		医嘱组.化学
24346-9	甲状旁腺素.完整型与钙 医嘱组	—	时间点	血清/血浆	定量型		医嘱组.化学
24347-7	甲状旁腺素.中分子与钙 医嘱组	—	时间点	血清/血浆	定量型		医嘱组.化学
24348-5	游离 T4 与 TSH 医嘱组	—	时间点	血清/血浆	定量型		医嘱组.化学
2434-9	同型香子兰酸	质量浓度	时间点	脑脊液	定量型		化学
24349-3	药物滥用 5 医嘱组	—	时间点	尿液	—		医嘱组.药物水平/毒理学
24350-1	挥发性物质 医嘱组	—	时间点	尿液	—		医嘱组.药物水平/毒理学

LOINC 代码	名称	属性	时间特征	系统	标尺类型	方法类型	分类
24351-9	蛋白电泳 医嘱组	—	时间点	血清/血浆	定量型		医嘱组.化学
24352-7	蛋白电泳 医嘱组	—	时间点	脑脊液	定量型		医嘱组.化学
24353-5	妊娠期葡萄糖耐量 医嘱组	—	2 小时	尿液＋血清/血浆	定量型		医嘱组.刺激耐受试验
24355-0	尿液分析肉眼观察 医嘱组	—	时间点	尿液	—		医嘱组.尿液分析
2435-6	同型香子兰酸	质量浓度	时间点	血清	定量型		化学
24356-8	尿液分析 医嘱组	—	时间点	尿液	—		医嘱组.尿液分析
24357-6	尿液分析浸渍片 医嘱组	—	时间点	尿液	—		医嘱组.尿液分析
24358-4	血像 医嘱组	—	时间点	全血	定量型		医嘱组.血液学/血液细胞计数
24359-2	血像与细胞分类 医嘱组	—	时间点	全血	定量型		医嘱组.血液学/血液细胞计数
243-6	乙胺丁醇	药物敏感度	时间点	分离物＋血清	等级型	测序分型	抗生素敏感性
24360-0	血红蛋白与红细胞比积 医嘱组	—	时间点	全血	定量型		医嘱组.血液学/血液细胞计数
24361-8	血像，血小板与细胞分类 医嘱组	—	时间点	全血	定量型		医嘱组.血液学/血液细胞计数
24362-6	肾功能 HCFA2000 医嘱组	—	时间点	血清/血浆	定量型		医嘱组.化学
24363-4	急性肝炎 HCFA 2000 医嘱组	—	时间点	血清	定量型		医嘱组.微生物学
2436-4	同型香子兰酸	质量速率	24 小时	尿液	定量型		化学
24364-2	产科学 HCFA 96 医嘱组	—	时间点	血清＋全血	—		医嘱组.产科学
24365-9	尿液分析显微镜观察医嘱组	—	时间点	尿沉渣	—		医嘱组.尿液分析
24369-1	RR 间期^XXX 测定期间	时间（如秒数）	时间点	心脏	定量型	心电图	心脏.超声
24370-9	血管内峰值心脏收缩^二尖瓣回流最大速率测定期间	压力或压强	时间点	动脉系统.XXX	定量型		心脏.超声
24371-7	血管内峰值心脏收缩^房间隔最大速率测定期间	压力或压强	时间点	动脉系统.XXX	定量型		心脏.超声
2437-2	氢/呼出的气体^口服 50g 葡萄糖后	容积分数	时间点	呼出气体	定量型		刺激耐受试验
24372-5	血管内峰值心脏收缩^右心室收缩压最大速率测定期间	压力或压强	时间点	动脉系统.XXX	定量型		心脏.超声
24373-3	铁蛋白	质量浓度	时间点	全血	定量型		化学
24374-1	血小板相关 Ab	任意浓度	时间点	全血	等级型		血清学
24375-8	血小板 Ab	任意浓度	时间点	血清	等级型		血清学
24376-6	血管假性血友病因子多聚体	任意浓度	时间点	贫血小板血浆	定量型	酶免疫分析	凝血功能检查

LOINC 代码	名称	属性	时间特征	系统	标尺类型	方法类型	分类
24377-4	血小板聚集.腺苷二磷酸，诱导的	任意浓度	时间点	富血小板血浆	等级型		凝血功能检查
24378-2	血小板聚集.肾上腺素，诱导的	任意浓度	时间点	富血小板血浆	等级型		凝血功能检查
24379-0	血小板聚集.胶原，诱导的	任意浓度	时间点	富血小板血浆	等级型		凝血功能检查
2438-0	硫化氢	质量浓度	时间点	全血	等级型		化学
24380-8	血小板聚集.瑞斯托菌素，诱导的	任意浓度	时间点	富血小板血浆	等级型		凝血功能检查
24381-6	血小板聚集.花生四烯酸，诱导的	任意浓度	时间点	富血小板血浆	等级型		凝血功能检查
24382-4	嗜中性粒细胞，相关的 Ab	存在与否或身份标识	时间点	血清	名义型		血清学
24383-2	内因子 Ab	任意浓度	时间点	血清	等级型	酶免疫分析	血清学
24384-0	Little c Ab	任意浓度	时间点	血清/血浆	定量型		血库
24385-7	心磷脂 Ab. IgG	任意浓度	时间点	血清	等级型	酶免疫分析	凝血功能检查
24386-5	心磷脂 Ab. IgM	任意浓度	时间点	血清	等级型	酶免疫分析	凝血功能检查
24387-3	布鲁氏杆菌 Ab. IgG	任意浓度	时间点	血清	等级型	酶免疫分析	微生物学
24388-1	布鲁氏杆菌 Ab. IgM	任意浓度	时间点	血清	等级型	酶免疫分析	微生物学
24389-9	皮质醇^肌内注射 250 μg 促肾上腺皮质激素前	摩尔浓度	时间点	血清/血浆	定量型		刺激耐受试验
24390-7	皮质醇^肌内注射 250 μg 促肾上腺皮质激素后 30 分钟	摩尔浓度	时间点	血清/血浆	定量型		刺激耐受试验
24391-5	皮质醇^肌内注射 250 μg 促肾上腺皮质激素后 1 小时	摩尔浓度	时间点	血清/血浆	定量型		刺激耐受试验
24392-3	皮质醇^口服 1 mg 地塞米松过夜前	摩尔浓度	时间点	血清/血浆	定量型		刺激耐受试验
24393-1	皮质醇^口服 1 mg 地塞米松过夜后 10 小时	摩尔浓度	时间点	血清/血浆	定量型		刺激耐受试验
24394-9	皮质醇^口服 1 mg 地塞米松过夜后 17 小时	摩尔浓度	时间点	血清/血浆	定量型		刺激耐受试验
24395-6	皮质醇^口服 1 mg 地塞米松过夜后 24 小时	摩尔浓度	时间点	血清/血浆	定量型		刺激耐受试验
24396-4	布鲁氏杆菌 Ab. IgG	任意浓度	时间点	血清	等级型		微生物学
24397-2	布鲁氏杆菌 Ab. IgM	任意浓度	时间点	血清	等级型		微生物学
2439-8	羟基钙化二醇	质量浓度	时间点	血清	定量型		化学
24398-0	弓浆虫 sp Ab. IgM	任意浓度	时间点	血清	定量型	酶免疫分析	微生物学
24399-8	弓浆虫 sp Ab. IgM	任意浓度	时间点	血清	定量型		微生物学
24400-4	神经元细胞核类型 1 Ab	稀释系数、稀释倍数（滴度）	时间点	脑脊液	定量型	免疫荧光	血清学
24401-2	神经元细胞核类型 2 Ab	稀释系数、稀释倍数（滴度）	时间点	脑脊液	定量型	免疫荧光	血清学
24402-0	肺炎衣原体＋鹦鹉热嗜衣原体 DNA	任意浓度	时间点	XXX	等级型	探针.扩增	微生物学
24403-8	神经元细胞核类型 1 Ab	稀释系数、稀释倍数（滴度）	时间点	脑脊液	定量型	免疫印迹	血清学
24404-6	神经元细胞核类型 2 Ab	稀释系数、稀释倍数（滴度）	时间点	脑脊液	定量型	免疫印迹	血清学
24405-3	杀鲑气单胞菌	任意浓度	时间点	XXX	等级型		微生物学
2440-6	羟钴胺	质量浓度	时间点	血清	定量型		化学
24406-1	杀鲑气单胞菌血清型	存在与否或身份标识	时间点	分离物	名义型		微生物学
24407-9	雄烯二酮^基线	质量浓度	时间点	血清/血浆	定量型		刺激耐受试验

LOINC 代码	名称	属性	时间特征	系统	标尺类型	方法类型	分类
24408-7	犬巴贝虫	任意浓度	时间点	全血	等级型	姬姆萨染色	微生物学
24409-5	短螺菌 已鉴定的	存在与否或身份标识	时间点	XXX	名义型	微生物特异性培养	微生物学
24410-3	犬布鲁氏菌 Ab	任意浓度	时间点	血清	等级型	凝集试验.平板	微生物学
24411-1	犬细小病毒 Ab	任意浓度	时间点	血清	等级型	血凝抑制试验	微生物学
24412-9	球虫 已鉴定的	存在与否或身份标识	时间点	小肠组织	名义型	姬姆萨染色	微生物学
24413-7	附红细胞体属	任意浓度	时间点	全血	等级型	姬姆萨染色	微生物学
2441-4	羟基赖氨酸	任意浓度	时间点	血清/血浆	等级型		化学
24414-5	雌二醇^基线	质量浓度	时间点	血清/血浆	定量型		刺激耐受试验
24415-2	猫科传染性粒细胞缺乏症病毒 Ag	任意浓度	时间点	组织	等级型	免疫荧光	微生物学
24416-0	纤丝病毒 Ab	稀释系数、稀释倍数（滴度）	时间点	血清	定量型		微生物学
24417-8	促卵泡素^给予某刺激后第 1 份标本	质量浓度	时间点	血清/血浆	定量型		刺激耐受试验
24418-6	芒柄花黄素	质量浓度	时间点	血清/血浆	定量型		药物水平/毒理学
24419-4	病理学报告.总体观察	发现（结果）	时间点	标本	名义型		肿瘤登记
24420-2	睡眠嗜血杆菌 Ab	稀释系数、稀释倍数（滴度）	时间点	血清	定量型		微生物学
24421-0	血巴尔通体猫	任意浓度	时间点	全血	等级型	光学显微镜检查	微生物学
2442-2	羟基赖氨酸	质量浓度	时间点	血清/血浆	定量型		化学
24422-8	碳氢化合物.氯化的	存在与否或身份标识	时间点	XXX	名义型		药物水平/毒理学
24427-7	禽类分支杆菌亚种副结核	任意浓度	时间点	XXX	等级型	微生物特异性培养	微生物学
24428-5	猪肺炎支原体 Ab	任意浓度	时间点	血清	等级型	酶免疫分析	微生物学
24429-3	寄生虫，已鉴定的	存在与否或身份标识	时间点	全血	名义型		微生物学
2443-0	羟基赖氨酸	质量浓度	时间点	尿液	定量型		化学
24430-1	猪链球菌血清型	存在与否或身份标识	时间点	分离物	名义型	凝集试验	微生物学
24431-9	IgA.犬	质量浓度	时间点	血清	定量型	免疫扩散	血清学
24432-7	IgG.犬	质量浓度	时间点	血清	定量型	免疫扩散	血清学
24433-5	IgG.马	质量浓度	时间点	血清	定量型		化学
24434-3	IgM.犬	质量浓度	时间点	血清	定量型	免疫扩散	血清学
24435-0	2-甲基丁酰甘氨酸/肌酐	摩尔浓度比率	时间点	尿液	定量型		化学
24436-8	3-甲基丁烯酰甘氨酸/肌酐	摩尔浓度比率	时间点	尿液	定量型		化学
24437-6	丁酰甘氨酸/肌酐	摩尔浓度比率	时间点	尿液	定量型		化学
24438-4	己酰甘氨酸/肌酐	摩尔浓度比率	时间点	尿液	定量型		化学
24439-2	异丁酰甘氨酸/肌酐	摩尔浓度比率	时间点	尿液	定量型		化学
244-4	氟氯西林	药物敏感度	时间点	分离物	定量型	最小致死浓度	抗生素敏感性
24440-0	异戊酰甘氨酸/肌酐	摩尔浓度比率	时间点	尿液	定量型		化学
24441-8	苯丙酰甘氨酸/肌酐	摩尔浓度比率	时间点	尿液	定量型		化学
24442-6	丙酰甘氨酸/肌酐	摩尔浓度比率	时间点	尿液	定量型		化学
24443-4	环庚基甘氨酸/肌酐	摩尔浓度比率	时间点	尿液	定量型		化学
24444-2	甲基巴豆酰甘氨酸/肌酐	摩尔浓度比率	时间点	尿液	定量型		化学
24445-9	戊酰甘氨酸/肌酐	摩尔浓度比率	时间点	尿液	定量型		化学

LOINC 代码	名称	属性	时间特征	系统	标尺类型	方法类型	分类
24446-7	胆色素原	质量浓度	时间点	尿液	定量型		化学
24447-5	镁	质量速率	24 小时	尿液	定量型		化学
2444-8	羟甲基戊二酸单酰 CoA 裂解酶	催化浓度	时间点	血清	定量型		化学
24448-3	肉碱	摩尔速率	24 小时	尿液	定量型		化学
24449-1	肉碱酯	摩尔浓度	时间点	尿液	定量型		化学
24450-9	肉碱酯	摩尔含量	时间点	组织	定量型		化学
24451-7	肉碱	摩尔含量	时间点	组织	定量型		化学
24452-5	游离型肉碱	摩尔含量	时间点	组织	定量型		化学
24453-3	肉碱	摩尔含量	时间点	组织			化学
24454-1	采集持续时间	时间（如秒数）	*	胃液	定量型		标本特性
2445-5	羟基脯氨酸	任意浓度	时间点	血清/血浆	等级型		化学
24456-6	脱氧吡啶啉/肌酐	摩尔浓度比率	24 小时	尿液	定量型		化学
24457-4	色氨酸	摩尔浓度	时间点	血清/血浆	定量型		化学
24458-2	白介素 2 受体	质量浓度	时间点	血清/血浆	定量型		化学
24459-0	促甲状腺激素^给予促甲状腺激素释放激素 20 分钟后	质量浓度	时间点	血清/血浆	定量型		刺激耐受试验
24461-6	脂肪酸	摩尔浓度	时间点	血清/血浆	定量型		化学
24462-4	七羧基卟啉	质量速率	24 小时	尿液	定量型		化学
2446-3	羟基脯氨酸	质量浓度	时间点	血清/血浆	定量型		化学
24463-2	硫酸角质素	任意浓度	时间点	尿液	等级型		化学
24464-0	硫酸软骨素	任意浓度	时间点	尿液	等级型		化学
24465-7	尿素氮	质量速率	12 小时	尿液	定量型		化学
24466-5	细胞.CD56/100 细胞	数量或计数分数	时间点	XXX	定量型		细胞标志物
24467-3	细胞.CD3＋CD4＋	数量或计数浓度（计数/容积）	时间点	全血	定量型		细胞标志物
24468-1	细胞.CD14＋CD16＋CD59＋	任意浓度	时间点	血清	等级型		细胞标志物
24469-9	血红蛋白 XXX/总血红蛋白	质量分数	时间点	全血	定量型	电泳	血液学/细胞分类计数
24470-7	血红蛋白 A2＋XXX/总血红蛋白	质量分数	时间点	全血	定量型	电泳	血液学/细胞分类计数
2447-1	羟基脯氨酸	质量速率	24 小时	尿液	定量型		化学
24471-5	血小板功能.胶原＋肾上腺素，诱导的	时间（如秒数）	时间点	全血	定量型		凝血功能检查
24472-3	血小板功能.胶原＋腺苷二磷酸，诱导的	时间（如秒数）	时间点	全血	定量型		凝血功能检查
24473-1	细胞.CD23/100 细胞	数量或计数分数	时间点	XXX	定量型		细胞标志物
24474-9	癌症相关血清抗原	任意浓度	时间点	血清	定量型		化学
24475-6	F2 基因.p.G20210A	任意	时间点	全血/组织	等级型	分子遗传学	分子病理学.基因突变
24476-4	F2 基因突变分析	存在与否或身份标识	时间点	全血/组织	名义型	分子遗传学	分子病理学.基因突变
24477-2	F2 基因突变检测	存在与否或身份标识	时间点	全血/组织	名义型	分子遗传学	分子病理学.基因突变
24478-0	（鸭茅＋牛尾草＋黑麦草＋梯牧草＋草地早熟禾）Ab.IgE.RAST 类	任意浓度	时间点	血清	等级型	多盘	变态反应

LOINC 代码	名称	属性	时间特征	系统	标尺类型	方法类型	分类
24479-8	(岑叶槭＋疣皮桦＋白栎＋美国榆＋加利福尼亚胡桃) Ab. IgE. RAST 类	任意浓度	时间点	血清	等级型	多盘	变态反应
24480-6	(猪草＋藏北艾＋白藜＋矛尖状车前草＋钾猪毛菜) Ab. IgE	任意浓度	时间点	血清	定量型	多盘	变态反应
24481-4	(猪草＋藏北艾＋白藜＋矛尖状车前草＋钾猪毛菜) Ab. IgE. RAST 类	任意浓度	时间点	血清	等级型	多盘	变态反应
24482-2	(大麦＋水稻＋黑麦＋小麦) Ab. IgE. RAST 类	任意浓度	时间点	血清	等级型	多盘	变态反应
24483-0	(猫毛屑＋奶牛毛屑＋狗毛屑＋马毛屑) Ab. IgE. RAST 类	任意浓度	时间点	血清	等级型	多盘	变态反应
24484-8	(落花生＋牛奶＋卵白＋大西洋真鳕＋大豆＋夏季小麦) Ab. IgE. RAST 类	任意浓度	时间点	血清	等级型	多盘	变态反应
24485-5	(链格孢＋烟曲霉菌＋草本支孢霉＋点青霉菌) Ab. IgE. RAST 类	任意浓度	时间点	血清	等级型	多盘	变态反应
24486-3	(狗牙根＋黑麦草＋梯牧草＋草地早熟禾＋强生草＋巴伊亚草) Ab. IgE. RAST 类	任意浓度	时间点	血清	等级型	多盘	变态反应
24487-1	(大西洋真鳕＋紫贻贝＋北极甜虾＋大西洋鲑＋长鳍金枪鱼) Ab. IgE. RAST 类	任意浓度	时间点	血清	等级型	多盘	变态反应
24488-9	(鸡羽毛＋鸭羽毛＋鹅羽毛＋鹦鹉羽毛) Ab. IgE. RAST 类	任意浓度	时间点	血清	等级型	多盘	变态反应
2448-9	羟基脯氨酸. 游离型	质量浓度	时间点	血清/血浆	定量型		化学
24489-7	(岑叶槭＋白栎＋美国榆＋三角叶杨＋美洲山核桃) Ab. IgE. RAST 类	任意浓度	时间点	血清	等级型	多盘	变态反应
24490-5	(桧属 S AbINOIDES＋白栎＋美国榆＋三角叶杨＋牧豆树) Ab. IgE. RAST 类	任意浓度	时间点	血清	等级型	多盘	变态反应
24491-3	(白栎＋美国榆＋枫叶法国梧桐＋曲柳＋三角叶杨) Ab. IgE	任意浓度	时间点	血清	定量型	多盘	变态反应
24492-1	(白栎＋美国榆＋枫叶法国梧桐＋曲柳＋三角叶杨) Ab. IgE. RAST 类	任意浓度	时间点	血清	等级型	多盘	变态反应
24493-9	(多年生豚草＋藏北艾＋大滨藜＋白藜＋矛尖状车前草) Ab. IgE	任意浓度	时间点	血清	定量型	多盘	变态反应

LOINC 代码	名称	属性	时间特征	系统	标尺类型	方法类型	分类
24494-7	(多年生豚草＋藏北艾＋大滨藜＋白藜＋矛尖状车前草) Ab. IgE. RAST 类	任意浓度	时间点	血清	等级型	多盘	变态反应
24495-4	(鸡羽毛＋鸭羽毛＋鹅羽毛＋火鸡羽毛) Ab. IgE. RAST 类	任意浓度	时间点	血清	等级型	多盘	变态反应
24496-2	(燕麦＋大麦＋水稻＋黑麦＋小麦＋玉米) Ab. IgE. RAST 类	任意浓度	时间点	血清	等级型		变态反应
2449-7	羟基脯氨酸. 游离型	质量浓度	时间点	尿液	定量型		化学
24497-0	金丝雀血清蛋白 Ab	任意浓度	时间点	血清	等级型	免疫扩散	变态反应
24498-8	鸡血清 Ab	任意浓度	时间点	血清	等级型	免疫扩散	变态反应
24499-6	皮质隐子座菌 Ab	任意浓度	时间点	血清	等级型	免疫扩散	微生物学
24500-1	鹦鹉血清 Ab	任意浓度	时间点	血清	等级型	免疫扩散	变态反应
24501-9	鹦鹉粪 Ab	任意浓度	时间点	血清	等级型	免疫扩散	变态反应
24502-7	长尾鹦鹉血清 Ab	任意浓度	时间点	血清	等级型	免疫扩散	变态反应
24503-5	长尾鹦鹉粪 Ab	任意浓度	时间点	血清	等级型	免疫扩散	变态反应
24504-3	芽霉菌 sp Ab	任意浓度	时间点	血清	等级型	免疫扩散	变态反应
2450-5	羟基脯氨酸. 游离型	质量速率	24 小时	尿液	定量型		化学
24505-0	鸽粪 Ab	任意浓度	时间点	血清	等级型	免疫扩散	变态反应
24506-8	(德国小蜚蠊蟑螂＋粉尘螨＋屋尘螨＋室内灰尘 HOLLISTERSTIER) Ab. IgE. RAST 类	任意浓度	时间点	血清	等级型	多盘	变态反应
24507-6	棒曲霉 Ab	任意浓度	时间点	血清	等级型	免疫扩散	微生物学
24508-4	构巢曲霉 Ab	任意浓度	时间点	血清	等级型	免疫扩散	微生物学
24509-2	土曲霉 Ab	任意浓度	时间点	血清	等级型	免疫扩散	微生物学
245-1	氟氯西林	药物敏感度	时间点	分离物	定量或等级型	最小抑制浓度	抗生素敏感性
24510-0	黄边胡蜂 Ab. IgE. RAST 类	任意浓度	时间点	血清	等级型		变态反应
24511-8	蓝茎冰草 Ab. IgE	任意浓度	时间点	血清	定量型		变态反应
24512-6	(Citharexylum caudatum＋桧属单种子的＋桧属 Scopulorum) Ab. IgE	任意浓度	时间点	血清	定量型		变态反应
2451-3	羟基脯氨酸	质量浓度	时间点	尿液	定量型		化学
24513-4	(Citharexylum caudatum＋桧属单种子的＋桧属 Scopulorum) Ab. IgE. RAST 类	任意浓度	时间点	血清	等级型		变态反应
24514-2	槭糖浆 Ab. IgE. RAST 类	任意浓度	时间点	血清	等级型		变态反应
24515-9	(香黄花茅＋狗牙根＋黑麦草＋梯牧草＋强生草) Ab. IgE	任意浓度	时间点	血清	定量型	多盘	变态反应
24516-7	蓝茎冰草 Ab. IgE. RAST 类	任意浓度	时间点	血清	等级型		变态反应
24517-5	茎点霉 sp Ab. IgG	任意浓度	时间点	血清	定量型		变态反应
24518-3	钙/肌酐	摩尔浓度比率	时间点	尿液	定量型		化学

LOINC 代码	名称	属性	时间特征	系统	标尺类型	方法类型	分类
24519-1	磷酸盐	摩尔浓度	时间点	全血	定量型		化学
24520-9	磷酸盐	摩尔浓度	时间点	红细胞	定量型		化学
2452-1	次黄嘌呤	质量浓度	时间点	体液	定量型		化学
24521-7	肾上腺素	摩尔浓度	时间点	尿液	定量型		化学
24522-5	肾上腺素/肌酐	摩尔浓度比率	时间点	尿液	定量型		化学
24523-3	去甲肾上腺素/肌酐	摩尔浓度比率	时间点	尿液	定量型		化学
24524-1	多巴胺/肌酐	摩尔浓度比率	时间点	尿液	定量型		化学
24525-8	心输出量/体表面积	容积速率/比率	时间点	心脏.心室.左侧	定量型	超声	心脏.超声
24526-6	心输出量	容积速率	时间点	心脏.心室.左侧	定量型	超声	心脏.超声
24527-4	心肌	质量	时间点	心脏.心室.左侧	定量型	超声.2维.mod.单-平面	心脏.超声
24528-2	心肌	质量	时间点	心脏.心室.左侧	定量型	超声.2维.mod.双平面	心脏.超声
24529-0	心脏收缩.最小值	容积、体积	时间点	心脏.心室.左侧	定量型	超声.2维.mod.双平面	心脏.超声
24530-8	心脏收缩.最小值	容积、体积	时间点	心脏.心室.左侧	定量型	超声.M-模式.Teichholz	心脏.超声
24531-6	多切面	发现(结果)	时间点	腹部.腹膜后腔	叙述型	超声	放射医学
24532-4	多切面	发现(结果)	时间点	腹部.右上象限	叙述型	超声	放射医学
24533-2	多切面^W 静脉注入对比剂	发现(结果)	时间点	腹部血管	叙述型	核磁共振成像.血管	放射医学
24534-0	多切面	发现(结果)	时间点	腹部血管	叙述型	超声.多普勒	放射医学
24535-7	多重视图	发现(结果)	时间点	髋臼	叙述型	X 射线检查	放射医学
24536-5	多重视图	发现(结果)	时间点	肩峰锁骨关节	叙述型	X 射线检查	放射医学
24537-3	引导清除羊水	发现(结果)	时间点	腹部	叙述型	超声	放射医学
24538-1	多切面	发现(结果)	时间点	踝关节	叙述型	核磁共振成像	放射医学
2453-9	次黄嘌呤	质量浓度	时间点	血清	定量型		化学
24539-9	多切面^W & WO 静脉注入对比剂	发现(结果)	时间点	踝关节	叙述型	核磁共振成像	放射医学
24540-7	多重视图 2	发现(结果)	时间点	踝关节	叙述型	X 射线检查	放射医学
24541-5	多重视图	发现(结果)	时间点	踝关节	叙述型	X 射线检查	放射医学
24542-3	多切面	发现(结果)	时间点	肛门	叙述型	超声	放射医学
24543-1	血管成形术^W 动脉内注入对比剂	发现(结果)	时间点	主动脉	叙述型	X 射线检查.荧光光谱.血管	放射医学
24544-9	多切面	发现(结果)	时间点	主动脉.胸部	叙述型	计算机 X 射线断层造影术	放射医学
24545-6	多切面^W 静脉注入对比剂	发现(结果)	时间点	主动脉.胸部	叙述型	计算机 X 射线断层造影术	放射医学
24546-4	多重视图^W 动脉内注入对比剂	发现(结果)	时间点	主动脉.胸部.弓	叙述型	X 射线检查.荧光光谱.血管	放射医学

LOINC 代码	名称	属性	时间特征	系统	标尺类型	方法类型	分类
2454-7	次黄嘌呤转磷酸核糖基酶	催化浓度	时间点	红细胞	定量型		化学
24547-2	多切面	发现（结果）	时间点	主动脉	叙述型	超声	放射医学
24548-0	多切面	发现（结果）	时间点	阑尾	叙述型	超声	放射医学
24549-8	多切面^ W 静脉注入对比剂	发现（结果）	时间点	上肢血管	叙述型	核磁共振成像.血管	放射医学
24550-6	多重视图^ W 静脉注入对比剂	发现（结果）	时间点	上肢静脉	叙述型	X 射线检查.荧光光谱.血管	放射医学
24551-4	多重视图^ W 动脉内注入对比剂	发现（结果）	时间点	动静脉瘘	叙述型	X 射线检查.荧光光谱.血管	放射医学
24552-2	多重视图^ W 支架内注入对比剂	发现（结果）	时间点	XXX 支架	叙述型	X射线检查.荧光光谱	放射医学
24553-0	栓子切除术^ W 静脉注入对比剂	发现（结果）	时间点	颅内血管.XXX	叙述型	X 射线检查.荧光光谱.血管	放射医学
2455-4	次黄嘌呤转磷酸核糖基酶	催化含量	时间点	组织	定量型		化学
24554-8	栓塞形成^ W 动脉内注入对比剂	发现（结果）	时间点	XXX 动脉	叙述型	X 射线检查.荧光光谱.血管	放射医学
24555-5	将扩张支架放入动脉	发现（结果）	时间点	XXX 动脉	叙述型	X 射线检查.荧光光谱.血管	放射医学
24556-3	多切面	发现（结果）	时间点	腹部	叙述型	核磁共振成像	放射医学
24557-1	多切面^ W & WO 静脉注入对比剂	发现（结果）	时间点	腹部	叙述型	核磁共振成像	放射医学
24558-9	多切面	发现（结果）	时间点	腹部	叙述型	超声	放射医学
24559-7	引导清除液体	发现（结果）	时间点	腹部.XXX	叙述型	超声	放射医学
24560-5	视图 左侧卧位 便携式	发现（结果）	时间点	腹部	叙述型	X射线检查	放射医学
24561-3	视图 左侧卧位	发现（结果）	时间点	腹部	叙述型	X射线检查	放射医学
2456-2	艾杜糖醛酸-2-硫酸酯酶	催化含量	时间点	组织	定量型		化学
24562-1	视图 AP（左和右）侧卧位	发现（结果）	时间点	腹部	叙述型	X射线检查	放射医学
24563-9	视图 右侧卧位	发现（结果）	时间点	腹部	叙述型	X射线检查	放射医学
24564-7	视图 AP 直立位 便携式	发现（结果）	时间点	腹部	叙述型	X射线检查	放射医学
24565-4	多重视图 AP（KUB 和直立位）和直立位 胸	发现（结果）	时间点	腹部＋胸部	叙述型	X射线检查	放射医学
24566-2	多切面	发现（结果）	时间点	腹部.腹膜后腔	叙述型	计算机 X 射线断层造影术	放射医学
24567-0	多切面^ W 对比剂	发现（结果）	时间点	腹部.腹膜后腔	叙述型	计算机 X 射线断层造影术	放射医学
24568-8	经皮腔内斑块旋切术^ W 静脉注入对比剂	发现（结果）	时间点	动静脉瘘.XXX	叙述型	X 射线检查.荧光光谱.血管	放射医学
24569-6	多重视图^ W 静脉注入对比剂	发现（结果）	时间点	动静脉分流.XXX	叙述型	X 射线检查.荧光光谱.血管	放射医学

LOINC 代码	名称	属性	时间特征	系统	标尺类型	方法类型	分类
2457-0	IgA	质量浓度	时间点	脑脊液	定量型		化学
24570-4	引导结石去除^ W 静脉注入对比剂通过胆道	发现（结果）	时间点	总胆管	叙述型	X 射线检查. 荧光光谱	放射医学
24571-2	多重视图 胆汁相关结构开放性^静脉注入^{99m}Tc & 射血分数^ W 静脉注入^{99m}Tc & 静脉注入辛卡利特后	发现（结果）	时间点	胆管+胆囊	叙述型	放射性核素扫描	放射医学
24572-0	多重视图 胆汁相关结构开放性^静脉注入^{99m}Tc ^ W 静脉注入^{99m}Tc	发现（结果）	时间点	胆管+胆囊	叙述型	放射性核素扫描	放射医学
24573-8	多重视图^ W 静脉注入对比剂	发现（结果）	时间点	胆管+胆囊	叙述型	X 射线检查	放射医学
24574-6	多重视图^外科手术期间 W 对比剂 胆管	发现（结果）	时间点	胆管+胆囊	叙述型	X 射线检查. 荧光光谱	放射医学
24575-3	多重视图^ W 对比剂经皮，经肝脏	发现（结果）	时间点	胆管+胆囊	叙述型	X 射线检查. 荧光光谱	放射医学
24576-1	多重视图^ W 动脉内注入对比剂	发现（结果）	时间点	膀胱动脉	叙述型	X 射线检查. 荧光光谱. 血管	放射医学
24577-9	多重视图^外科手术期间	发现（结果）	时间点	骨. XXX	叙述型	X 射线检查	放射医学
24578-7	多切面	发现（结果）	时间点	骨骼	叙述型	放射性核素扫描. SPECT	放射医学
24579-5	多重视图 测量	发现（结果）	时间点	长骨	叙述型	X 射线检查	放射医学
24580-3	血管成形术^ W 动脉内注入对比剂	发现（结果）	时间点	上臂+头部动脉	叙述型	X 射线检查. 荧光光谱. 血管	放射医学
24581-1	多重视图^ W 动脉内注入对比剂	发现（结果）	时间点	上臂+锁骨下动脉	叙述型	X 射线检查. 荧光光谱. 血管	放射医学
24582-9	多切面	发现（结果）	时间点	胸腔出口	叙述型	核磁共振成像	放射医学
24583-7	多切面^ W & WO 静脉注入对比剂	发现（结果）	时间点	胸腔出口	叙述型	核磁共振成像	放射医学
24584-5	多切面^ W 静脉注入对比剂	发现（结果）	时间点	胸腔出口血管	叙述型	核磁共振成像. 血管	放射医学
24585-2	引导. 立体定位活组织检查^ W 静脉注入对比剂	发现（结果）	时间点	头部	叙述型	计算机 X 射线断层造影术	放射医学
24586-0	多切面^ W 麻醉	发现（结果）	时间点	大脑	叙述型	核磁共振成像	放射医学
24587-8	多切面^ W & WO 静脉注入对比剂	发现（结果）	时间点	大脑	叙述型	核磁共振成像	放射医学
2458-8	IgA	质量浓度	时间点	血清	定量型		化学
24588-6	多切面^ W & WO 静脉注入对比剂 & W 麻醉	发现（结果）	时间点	大脑	叙述型	核磁共振成像	放射医学
24589-4	多切面^ W 静脉注入对比剂	发现（结果）	时间点	大脑	叙述型	核磁共振成像	放射医学
24590-2	多切面	发现（结果）	时间点	大脑	叙述型	核磁共振成像	放射医学

LOINC 代码	名称	属性	时间特征	系统	标尺类型	方法类型	分类
24591-0	多重视图 脑死亡记录^ W 静脉注入^{99m}Tc HMPAO	发现（结果）	时间点	大脑	叙述型	放射性核素扫描	放射医学
24592-8	多重视图^ W ^{99m}Tc DISIDA 或 MIBIDA	发现（结果）	时间点	大脑	叙述型	放射性核素扫描	放射医学
24593-6	多切面^ W 静脉注入对比剂	发现（结果）	时间点	头部血管	叙述型	核磁共振成像. 血管	放射医学
24594-4	引导抽吸胞囊	发现（结果）	时间点	乳腺	叙述型	乳房 X 线照相	放射医学
24595-1	引导针定位团块	发现（结果）	时间点	乳腺	叙述型	乳房 X 线照相	放射医学
2459-6	IgA. 单克隆型	质量浓度	时间点	血清	定量型		化学
24596-9	多切面	发现（结果）	时间点	乳腺. 标本	叙述型	超声	放射医学
24597-7	多重视图	发现（结果）	时间点	乳腺. 标本	叙述型	乳房 X 线照相	放射医学
24598-5	引导抽吸	发现（结果）	时间点	乳腺	叙述型	乳房 X 线照相	放射医学
24599-3	多切面，有限的	发现（结果）	时间点	乳腺	叙述型	超声	放射医学
24600-9	引导针定位	发现（结果）	时间点	乳腺	叙述型	超声	放射医学
24601-7	多切面	发现（结果）	时间点	乳腺	叙述型	超声	放射医学
24602-5	引导活组织检查	发现（结果）	时间点	乳腺	叙述型	乳房 X 线照相	放射医学
24603-3	引导. 立体定位活组织检查	发现（结果）	时间点	乳腺	叙述型	乳房 X 线照相	放射医学
2460-4	IgD	质量浓度	时间点	血清	定量型		化学
24604-1	多重视图 诊断 有限的	发现（结果）	时间点	乳腺	叙述型	乳房 X 线照相	放射医学
24605-8	多重视图 诊断	发现（结果）	时间点	乳腺	叙述型	乳房 X 线照相	放射医学
24606-6	多重视图 筛查	发现（结果）	时间点	乳腺	叙述型	乳房 X 线照相	放射医学
24609-0	引导活组织检查. 核心针	发现（结果）	时间点	乳腺	叙述型	乳房 X 线照相	放射医学
24610-8	多重视图 有限的	发现（结果）	时间点	乳腺	叙述型	乳房 X 线照相	放射医学
24611-6	确证性会诊记录	发现（结果）	时间点	门诊病人	文档型	{提供者}	信息附件. 临床报告
2461-2	IgD. 单克隆型	质量浓度	时间点	血清	定量型		化学
24612-4	多重视图	发现（结果）	时间点	跟骨	叙述型	X 射线检查	放射医学
24613-2	引导放置动脉内导管	发现（结果）	时间点	心血管. 中央动脉	叙述型	X 射线检查. 荧光光谱. 血管	放射医学
24614-0	血管成形术^ W 动脉内注入对比剂	发现（结果）	时间点	颈动脉. 颅外	叙述型	X 射线检查. 荧光光谱. 血管	放射医学
24615-7	血管成形术^ W 动脉内注入对比剂	发现（结果）	时间点	颈动脉. 颅内	叙述型	X 射线检查. 荧光光谱. 血管	放射医学
24616-5	多切面	发现（结果）	时间点	颈动脉	叙述型	超声	放射医学

LOINC 代码	名称	属性	时间特征	系统	标尺类型	方法类型	分类
24617-3	多重视图^W 动脉内注入对比剂	发现（结果）	时间点	颈动脉	叙述型	X 射线检查.荧光光谱.血管	放射医学
24619-9	多重视图	发现（结果）	时间点	腕部	叙述型	X 射线检查	放射医学
2462-0	IgE	质量浓度	时间点	血清	定量型		化学
24620-7	开放性核查^W 对比剂通过导管	发现（结果）	时间点	导管.XXX	叙述型	X 射线检查.荧光光谱	放射医学
24621-5	引导经皮肤引流	发现（结果）	时间点	腔.XXX	叙述型	X 射线检查.荧光光谱	放射医学
24622-3	多重视图^W 动脉内注入对比剂	发现（结果）	时间点	腹腔轴动脉	叙述型	X 射线检查.荧光光谱.血管	放射医学
24623-1	引导麻醉性阻滞注射	发现（结果）	时间点	腹腔神经丛	叙述型	计算机 X 射线断层造影术	放射医学
24624-9	引导更换中心导管^W 静脉注入对比剂	发现（结果）	时间点	中央静脉	叙述型	X 射线检查.荧光光谱.血管	放射医学
24625-6	引导放置导管^W 静脉注入对比剂	发现（结果）	时间点	中央静脉	叙述型	X 射线检查.荧光光谱.血管	放射医学
24626-4	引导复位导管^W 静脉注入对比剂	发现（结果）	时间点	中央静脉	叙述型	X 射线检查.荧光光谱.血管	放射医学
24627-2	多切面	发现（结果）	时间点	胸部	叙述型	计算机 X 射线断层造影术	放射医学
24628-0	多切面^W 静脉注入对比剂	发现（结果）	时间点	胸部	叙述型	计算机 X 射线断层造影术	放射医学
24629-8	多切面	发现（结果）	时间点	胸部	叙述型	核磁共振成像	放射医学
24630-6	多切面	发现（结果）	时间点	胸部	叙述型	超声	放射医学
24631-4	中央静脉导管放置位置核对	发现（结果）	时间点	XXX	叙述型	X 射线检查.荧光光谱	放射医学
24632-2	多重视图 AP 便携式	发现（结果）	时间点	胸部	叙述型	X 射线检查	放射医学
24634-8	多重视图 便携式^W 吸气与呼气	发现（结果）	时间点	胸部	叙述型	X 射线检查	放射医学
24635-5	多重视图 PA 直立位^W 吸气与呼气	发现（结果）	时间点	胸部	叙述型	X 射线检查	放射医学
24636-3	视图 AP 左侧卧位 便携式	发现（结果）	时间点	胸部	叙述型	X 射线检查	放射医学
24637-1	视图 AP 左侧卧位	发现（结果）	时间点	胸部	叙述型	X 射线检查	放射医学
2463-8	IgE.单克隆型	质量浓度	时间点	血清	定量型		化学
24638-9	视图 左侧直立位 便携式	发现（结果）	时间点	胸部	叙述型	X 射线检查	放射医学
24639-7	视图 左侧直立位	发现（结果）	时间点	胸部	叙述型	X 射线检查	放射医学
24640-5	视图 脊柱前凸	发现（结果）	时间点	胸部	叙述型	X 射线检查	放射医学
24641-3	视图 左斜位 便携式	发现（结果）	时间点	胸部	叙述型	X 射线检查	放射医学
24642-1	多重视图 AP 与 PA 直立位	发现（结果）	时间点	胸部	叙述型	X 射线检查	放射医学

LOINC 代码	名称	属性	时间特征	系统	标尺类型	方法类型	分类
24643-9	多重视图 PA 与侧位与右或左斜位 直立式	发现（结果）	时间点	胸部	叙述型	X 射线检查	放射医学
24644-7	多重视图 PA 与侧位 直立位 便携式	发现（结果）	时间点	胸部	叙述型	X 射线检查	放射医学
24645-4	多重视图 PA 与右侧位与右斜位与左斜位 直立位 便携式	发现（结果）	时间点	胸部	叙述型	X 射线检查	放射医学
2464-6	IgG	质量浓度	时间点	脑脊液	定量型		化学
24646-2	多重视图 PA 与右侧位与右斜位与左斜位 直立位	发现（结果）	时间点	胸部	叙述型	X 射线检查	放射医学
24647-0	多重视图 PA 与侧位 直立式	发现（结果）	时间点	胸部	叙述型	X 射线检查	放射医学
24648-8	视图 PA 直立位	发现（结果）	时间点	胸部	叙述型	X 射线检查	放射医学
24649-6	多重视图 AP（右侧卧位与左侧卧位）便携式	发现（结果）	时间点	胸部	叙述型	X 射线检查	放射医学
24650-4	多重视图 AP（右侧卧位与左侧卧位）	发现（结果）	时间点	胸部	叙述型	X 射线检查	放射医学
24651-2	多重视图右斜位与左斜位 直立式	发现（结果）	时间点	胸部	叙述型	X 射线检查	放射医学
24652-0	视图右卧位 便携式	发现（结果）	时间点	胸部	叙述型	X 射线检查	放射医学
2465-3	IgG	质量浓度	时间点	血清	定量型		化学
24653-8	多重视图 AP 右侧卧位	发现（结果）	时间点	胸部	叙述型	X 射线检查	放射医学
24654-6	多重视图 AP 右侧卧位 便携式	发现（结果）	时间点	胸部	叙述型	X 射线检查	放射医学
24655-3	图像增强器^外科手术期间	发现（结果）	时间点	胸部	叙述型	X 射线检查. 荧光光谱	放射医学
24656-1	视图^外科手术期间	发现（结果）	时间点	胸部	叙述型	X 射线检查. 荧光光谱	放射医学
24657-9	多切面	发现（结果）	时间点	胸部	叙述型	X 射线检查. 体层扫描	放射医学
24658-7	多重视图^W 动脉注入对比剂	发现（结果）	时间点	主动脉	叙述型	X 射线检查. 荧光光谱. 血管	放射医学
24659-5	多切面^W 静脉注入对比剂	发现（结果）	时间点	胸腔血管	叙述型	核磁共振成像. 血管	放射医学
24660-3	多切面	发现（结果）	时间点	主动脉. 胸部	叙述型	核磁共振成像. 血管	放射医学
2466-1	IgG 亚类 1	质量浓度	时间点	血清	定量型		化学
24661-1	多重视图^W 胸膜腔内注入对比剂	发现（结果）	时间点	胸膜腔	叙述型	X 射线检查	放射医学
24662-9	引导抽吸	发现（结果）	时间点	胸膜腔	叙述型	超声	放射医学
24663-7	多重视图^W 放射性核素 IT	发现（结果）	时间点	头部. 池囊	叙述型	放射性核素扫描	放射医学
24664-5	多重视图	发现（结果）	时间点	锁骨	叙述型	X 射线检查	放射医学
24665-2	多重视图	发现（结果）	时间点	骶骨＋尾骨	叙述型	X 射线检查	放射医学
24666-0	多重视图^W 直肠灌入空气及钡对比剂	发现（结果）	时间点	结肠	叙述型	X 射线检查. 荧光光谱	放射医学
24667-8	多重视图^W 直肠灌入对比剂	发现（结果）	时间点	结肠	叙述型	X 射线检查. 荧光光谱	放射医学

LOINC 代码	名称	属性	时间特征	系统	标尺类型	方法类型	分类
24668-6	视图 KUB 过渡^口服固体对比剂后	发现（结果）	时间点	结肠	叙述型	X射线检查.荧光光谱	放射医学
24669-4	多重视图^W 直肠灌入水溶性对比剂	发现（结果）	时间点	结肠	叙述型	X射线检查	放射医学
24670-2	引导胞囊活组织检查	发现（结果）	时间点	XXX	叙述型	超声	放射医学
24671-0	引导抽吸胞囊	发现（结果）	时间点	XXX	叙述型	X射线检查.荧光光谱	放射医学
24672-8	运动	发现（结果）	时间点	膈	叙述型	超声	放射医学
24673-6	多重视图^W 口服对比剂和低渗性制剂通过鼻饲管	发现（结果）	时间点	十二指肠	叙述型	X射线检查.荧光光谱	放射医学
24674-4	多切面	发现（结果）	时间点	肘部	叙述型	核磁共振成像	放射医学
24675-1	多切面^W & WO 静脉注入对比剂	发现（结果）	时间点	肘部	叙述型	核磁共振成像	放射医学
24676-9	多重视图	发现（结果）	时间点	肘部	叙述型	X射线检查	放射医学
24677-7	多切面，阴道内的	发现（结果）	时间点	骨盆	叙述型	超声	放射医学
24678-5	多重视图^W 口服对比剂	发现（结果）	时间点	食道	叙述型	X射线检查.荧光光谱	放射医学
2467-9	IgG 亚类 2	质量浓度	时间点	血清	定量型		化学
24679-3	多重视图^W 口服泛影葡胺制剂	发现（结果）	时间点	食道	叙述型	X射线检查.荧光光谱	放射医学
24680-1	引导扩张	发现（结果）	时间点	食道	叙述型	X射线检查.荧光光谱	放射医学
24681-9	多重视图^W 吞咽期间口服对比剂	发现（结果）	时间点	食道＋下咽部	叙述型	X射线检查.荧光光谱.视频	放射医学
24682-7	多重视图^W 在吞咽期间口服液态及糊状对比剂	发现（结果）	时间点	食道＋下咽部	叙述型	X射线检查.荧光光谱.视频	放射医学
24683-5	多重视图^W 口服^{99m}Tc SC	发现（结果）	时间点	食管＋胃	叙述型	放射性核素扫描	放射医学
24684-3	栓子切除术^W 动脉内注入对比剂	发现（结果）	时间点	颅外血管.XXX	叙述型	X射线检查.荧光光谱.血管	放射医学
24685-0	多重视图^W 静脉注入对比剂	发现（结果）	时间点	外周静脉.XXX	叙述型	X射线检查.荧光光谱.血管	放射医学
24686-8	多重视图	发现（结果）	时间点	下肢	叙述型	X射线检查	放射医学
2468-7	IgG 亚类 3	质量浓度	时间点	血清	定量型		化学
24687-6	多切面	发现（结果）	时间点	下肢.关节	叙述型	核磁共振成像	放射医学
24688-4	多切面	发现（结果）	时间点	上肢	叙述型	核磁共振成像	放射医学
24689-2	多重视图	发现（结果）	时间点	上肢	叙述型	X射线检查	放射医学
246-9	氟氯西林	药物敏感度	时间点	分离物	定量或等级型	琼脂扩散	抗生素敏感性
24690-0	多切面	发现（结果）	时间点	肢	叙述型	计算机X射线断层造影术	放射医学

LOINC 代码	名称	属性	时间特征	系统	标尺类型	方法类型	分类
24691-8	多切面^W 静脉注入对比剂	发现（结果）	时间点	肢	叙述型	计算机 X 射线断层造影术	放射医学
24692-6	引导引流	发现（结果）	时间点	肢	叙述型	超声	放射医学
24693-4	多切面	发现（结果）	时间点	肢	叙述型	超声	放射医学
24694-2	多切面^W & WO 静脉注入对比剂	发现（结果）	时间点	面部	叙述型	核磁共振成像	放射医学
2469-5	IgG 亚类 4	质量浓度	时间点	血清	定量型		化学
24695-9	多重视图	发现（结果）	时间点	面骨	叙述型	X 射线检查	放射医学
24696-7	多切面	发现（结果）	时间点	面骨＋鼻窦	叙述型	计算机 X 射线断层造影术	放射医学
24697-5	多切面^W 静脉注入对比剂	发现（结果）	时间点	面骨＋鼻窦	叙述型	计算机 X 射线断层造影术	放射医学
24698-3	血管成形术^W 动脉内注入对比剂	发现（结果）	时间点	股动脉	叙述型	X 射线检查. 荧光光谱. 血管	放射医学
24699-1	视图 径流量^W 动脉内注入对比剂	发现（结果）	时间点	股动脉	叙述型	X 射线检查. 荧光光谱. 血管	放射医学
24700-7	多重视图 腿长	发现（结果）	时间点	股骨＋胫骨	叙述型	X 射线检查	放射医学
24701-5	骨密度	单位面积的质量	时间点	股骨	定量型	X 射线检查. DEXA	放射医学
24702-3	多切面	发现（结果）	时间点	股	叙述型	核磁共振成像	放射医学
2470-3	IgG/白蛋白	质量浓度比率	时间点	脑脊液	定量型		化学
24703-1	多切面^W & WO 静脉注入对比剂	发现（结果）	时间点	股	叙述型	核磁共振成像	放射医学
24704-9	多重视图	发现（结果）	时间点	股骨	叙述型	X 射线检查	放射医学
24705-6	多切面	发现（结果）	时间点	手指	叙述型	核磁共振成像	放射医学
24706-4	多重视图	发现（结果）	时间点	手指	叙述型	X 射线检查	放射医学
24707-2	多切面	发现（结果）	时间点	脚	叙述型	核磁共振成像	放射医学
24708-0	多重视图^直立位	发现（结果）	时间点	脚	叙述型	X 射线检查	放射医学
24709-8	多重视图	发现（结果）	时间点	脚	叙述型	X 射线检查	放射医学
24710-6	多切面	发现（结果）	时间点	前臂	叙述型	核磁共振成像	放射医学
2471-1	IgM	质量浓度	时间点	脑脊液	定量型		化学
24711-4	多切面	发现（结果）	时间点	胆囊	叙述型	超声	放射医学
24712-2	多重视图^W 口服对比剂	发现（结果）	时间点	胆囊	叙述型	X 射线检查	放射医学
24713-0	多重视图^口服对比剂后 48 小时	发现（结果）	时间点	胆囊	叙述型	X 射线检查	放射医学
24714-8	多重视图^W 静脉注入 ^{99m}Tc 标记的红细胞	发现（结果）	时间点	胃肠道	叙述型	放射性核素扫描	放射医学
24715-5	视图 1^口服 W 对比剂	发现（结果）	时间点	胃肠道. 上	叙述型	X 射线检查. 荧光光谱	放射医学
24716-3	引导放置减压管	发现（结果）	时间点	胃肠道	叙述型	X 射线检查. 荧光光谱	放射医学

LOINC代码	名称	属性	时间特征	系统	标尺类型	方法类型	分类
24717-1	肾祥造影摄片	发现（结果）	时间点	泌尿生殖收集系统	叙述型	X射线检查	放射医学
24718-9	引导活组织检查.经颈静脉^W静脉注入对比剂	发现（结果）	时间点	肝脏	叙述型	X射线检查.荧光光谱	放射医学
24719-7	多切面	发现（结果）	时间点	腹股沟	叙述型	超声	放射医学
24720-5	多切面	发现（结果）	时间点	手	叙述型	核磁共振成像	放射医学
24721-3	多重视图 2	发现（结果）	时间点	手	叙述型	X射线检查	放射医学
24722-1	多重视图 3	发现（结果）	时间点	手	叙述型	X射线检查	放射医学
24723-9	视图 关节炎	发现（结果）	时间点	手	叙述型	X射线检查	放射医学
24724-7	多重视图 骨龄	发现（结果）	时间点	手+腕部	叙述型	X射线检查	放射医学
24725-4	多切面	发现（结果）	时间点	头部	叙述型	计算机X射线断层造影术	放射医学
24726-2	多切面^W & WO静脉注入对比剂	发现（结果）	时间点	头部	叙述型	计算机X射线断层造影术	放射医学
24727-0	多切面^W静脉注入对比剂	发现（结果）	时间点	头部	叙述型	计算机X射线断层造影术	放射医学
24728-8	多切面	发现（结果）	时间点	头部	叙述型	计算机X射线断层造影术.动态	放射医学
2472-9	IgM	质量浓度	时间点	血清	定量型		化学
24729-6	多切面^W & WO静脉注入对比剂	发现（结果）	时间点	头部	叙述型	计算机X射线断层造影术.动态	放射医学
24730-4	多重视图^W静脉注入放射性核素	发现（结果）	时间点	大脑	叙述型	放射性核素扫描	放射医学
24731-2	多切面	发现（结果）	时间点	头部	叙述型	超声	放射医学
24732-0	多切面^外科手术中	发现（结果）	时间点	头部	叙述型	超声	放射医学
24733-8	多切面	发现（结果）	时间点	头部血管	叙述型	超声.多普勒	放射医学
24734-6	多切面^W对比剂 IT	发现（结果）	时间点	头部.池囊	叙述型	计算机X射线断层造影术	放射医学
24735-3	多切面	发现（结果）	时间点	头部.内耳道+后颅窝	叙述型	核磁共振成像	放射医学
2473-7	IgM.单克隆型	质量浓度	时间点	血清	定量型		化学
24740-3	多切面^W & WO静脉注入对比剂	发现（结果）	时间点	头部.内耳道+后颅窝	叙述型	核磁共振成像	放射医学
2474-5	尿蓝母	任意浓度	时间点	尿液	等级型		化学
24745-2	多重视图	发现（结果）	时间点	颞骨岩部	叙述型	X射线检查	放射医学
24746-0	多切面	发现（结果）	时间点	头部.矢状窦	叙述型	核磁共振成像	放射医学
24747-8	多切面^W静脉注入对比剂	发现（结果）	时间点	头部.矢状窦	叙述型	核磁共振成像.血管	放射医学
24748-6	多切面	发现（结果）	时间点	心脏	叙述型	核磁共振成像	放射医学

LOINC代码	名称	属性	时间特征	系统	标尺类型	方法类型	分类
24750-2	多重视图^静止的 & W 静脉注入 ^{201}Tl	发现（结果）	时间点	心脏	叙述型	放射性核素扫描	放射医学
24751-0	多重视图^ W 静脉内注入 ^{201}Tl 减影 ^{99m}Tc	发现（结果）	时间点	甲状旁腺	叙述型	放射性核素扫描	放射医学
2475-2	尿蓝母	质量浓度	时间点	尿液	定量型		化学
24752-8	多重视图	发现（结果）	时间点	心脏	叙述型	X 射线检查.荧光光谱.视频	放射医学
24753-6	多切面^ W 静脉注入对比剂	发现（结果）	时间点	XXX	叙述型	计算机 X 射线断层造影术	放射医学
24754-4	血管舒张药导管给药	发现（结果）	时间点	静脉	叙述型		放射医学
24755-1	引导经皮腔内斑块旋切术^ W 静脉注入对比剂	发现（结果）	时间点	静脉	叙述型	X 射线检查.荧光光谱.血管	放射医学
24756-9	引导放置支架	发现（结果）	时间点	静脉	叙述型	X 射线检查.荧光光谱.血管	放射医学
24757-7	多切面	发现（结果）	时间点	冠状动脉	叙述型	计算机 X 射线断层造影术.快速	放射医学
2476-0	吲哚胺	质量浓度	时间点	血清	定量型		化学
24760-1	多切面	发现（结果）	时间点	臀部	叙述型	超声	放射医学
24761-9	视图 1	发现（结果）	时间点	臀部	叙述型	X 射线检查	放射医学
24762-7	多重视图	发现（结果）	时间点	臀部	叙述型	X 射线检查	放射医学
24764-3	多重视图^ W 关节内注射对比剂	发现（结果）	时间点	臀部	叙述型	X 射线检查.荧光光谱	放射医学
24765-0	多重视图 2	发现（结果）	时间点	肱骨	叙述型	X 射线检查	放射医学
24766-8	血管成形术^ W 动脉内注入对比剂	发现（结果）	时间点	回肠动脉	叙述型	X 射线检查.荧光光谱.血管	放射医学
24767-6	多切面	发现（结果）	时间点	内耳道	叙述型	X 射线检查.体层扫描	放射医学
24769-2	引导注射	发现（结果）	时间点	关节.空间.XXX	叙述型	计算机 X 射线断层造影术	放射医学
247-7	氟氯西林	药物敏感度	时间点	分离物＋血清	等级型	测序分型	抗生素敏感性
24770-0	多重视图^ W 关节内注射 ^{111}In	发现（结果）	时间点	XXX 关节	叙述型	放射性核素扫描	放射医学
24771-8	引导抽吸	发现（结果）	时间点	关节.空间.XXX	叙述型	X 射线检查.荧光光谱	放射医学
24772-6	引导活组织检查	发现（结果）	时间点	肾脏	叙述型	超声	放射医学
24773-4	多重视图^ W 放射性核素移植物扫描	发现（结果）	时间点	肾脏.双侧＋采集系统	叙述型	放射性核素扫描	放射医学
24774-2	多切面	发现（结果）	时间点	肾脏.双侧＋采集系统	叙述型	计算机 X 射线断层造影术	放射医学

LOINC 代码	名称	属性	时间特征	系统	标尺类型	方法类型	分类
24775-9	多切面^W 静脉注入对比剂	发现（结果）	时间点	肾脏.双侧+采集系统	叙述型	计算机X射线断层造影术	放射医学
24776-7	多重视图^W 静脉注入放射性核素	发现（结果）	时间点	肾脏.双侧+采集系统	叙述型	放射性核素扫描	放射医学
24777-5	多切面	发现（结果）	时间点	肾脏.双侧+采集系统	叙述型	超声	放射医学
2477-8	吲哚	质量浓度	时间点	血清	定量型		化学
24778-3	多重视图3系列^W & WO 静脉注入对比剂	发现（结果）	时间点	肾脏.双侧+采集系统	叙述型	X射线检查	放射医学
24779-1	引导放置经皮肤肾造口术^W 对比剂通过插管	发现（结果）	时间点	肾脏.双侧+采集系统	叙述型	X射线检查.荧光光谱	放射医学
24780-9	多重视图^W 对比剂通过肾盂引流管	发现（结果）	时间点	肾脏.双侧+采集系统	叙述型	X射线检查.荧光光谱	放射医学
24781-7	引导更换经皮肤肾造口术插管^W 对比剂	发现（结果）	时间点	肾脏.双侧+采集系统	叙述型	X射线检查.荧光光谱	放射医学
24782-5	引导放置经皮肤肾输尿管扩张支架^W 对比通过扩张支架	发现（结果）	时间点	肾脏.双侧+采集系统	叙述型	X射线检查.荧光光谱	放射医学
24783-3	尿动力学	发现（结果）	时间点	肾脏.双侧+采集系统	叙述型	X射线检查.荧光光谱	放射医学
24784-1	多切面^W & WO 静脉注入对比剂	发现（结果）	时间点	肾脏.双侧+采集系统	叙述型	X射线检查.体层扫描	放射医学
24785-8	视图1	发现（结果）	时间点	肾脏.双侧+采集系统	叙述型	X射线检查.体层扫描	放射医学
2478-6	抑制素	质量浓度	时间点	血清	定量型		化学
24786-6	多切面^W & WO 静脉注入对比剂	发现（结果）	时间点	肾脏.双侧+采集系统	叙述型	X射线检查.体层扫描	放射医学
24787-4	多切面^W & WO 静脉注入对比剂后10分钟	发现（结果）	时间点	肾脏.双侧+采集系统	叙述型	X射线检查.体层扫描	放射医学
24788-2	多重视图^W 静脉注入对比剂	发现（结果）	时间点	肾脏.双侧+采集系统	叙述型	X射线检查	放射医学
24789-0	多切面	发现（结果）	时间点	肾脏.双侧+采集系统	叙述型	X射线检查.体层扫描	放射医学
24790-8	多切面^W 静脉注入对比剂	发现（结果）	时间点	肾脏.双侧+采集系统	叙述型	X射线检查.体层扫描	放射医学
24791-6	多切面	发现（结果）	时间点	肾脏.双侧+采集系统	叙述型	X射线检查.体层扫描	放射医学
24792-4	多重视图 AP（KUB & 左侧卧位）便携式	发现（结果）	时间点	腹部	叙述型	X射线检查	放射医学
24793-2	多重视图 AP KUB & 侧位 便携式	发现（结果）	时间点	腹部	叙述型	X射线检查	放射医学
2479-4	次黄嘌呤核苷	质量浓度	时间点	血清	定量型		化学
24794-0	多重视图 AP KUB & 侧位	发现（结果）	时间点	腹部	叙述型	X射线检查	放射医学
24795-7	多重视图 AP（KUB & 直立位）便携式	发现（结果）	时间点	腹部	叙述型	X射线检查	放射医学
24796-5	多重视图 AP（KUB & 左侧卧位）	发现（结果）	时间点	腹部	叙述型	X射线检查	放射医学

LOINC 代码	名称	属性	时间特征	系统	标尺类型	方法类型	分类
24797-3	多重视图 AP KUB & 斜俯卧位	发现（结果）	时间点	腹部	叙述型	X 射线检查	放射医学
24798-1	多重视图 AP（KUB & 直立位）	发现（结果）	时间点	腹部	叙述型	X 射线检查	放射医学
24799-9	视图 AP KUB	发现（结果）	时间点	腹部	叙述型	X 射线检查	放射医学
24800-5	多重视图^ W 关节内注射对比剂	发现（结果）	时间点	膝	叙述型	X 射线检查.荧光光谱	放射医学
24801-3	视图 商人	发现（结果）	时间点	膝	叙述型	X 射线检查	放射医学
2480-2	肌醇.游离型	质量浓度	时间点	血清	定量型		化学
24802-1	多切面	发现（结果）	时间点	膝	叙述型	核磁共振成像	放射医学
24803-9	多切面^ W & WO 静脉注入对比剂	发现（结果）	时间点	膝	叙述型	核磁共振成像	放射医学
24804-7	多重视图^ W 静脉注入放射性核素	发现（结果）	时间点	膝	叙述型	放射性核素扫描	放射医学
24805-4	多重视图 AP & 侧位^直立位	发现（结果）	时间点	膝	叙述型	X 射线检查	放射医学
24806-2	多重视图 2	发现（结果）	时间点	膝	叙述型	X 射线检查	放射医学
24807-0	视图 AP^直立位	发现（结果）	时间点	膝	叙述型	X 射线检查	放射医学
24808-8	多重视图 AP & PA^直立位	发现（结果）	时间点	膝	叙述型	X 射线检查	放射医学
24809-6	多重视图^直立位	发现（结果）	时间点	膝	叙述型	X 射线检查	放射医学
2481-0	胰岛素 Ab	任意浓度	时间点	血清	等级型		血清学
24811-2	引导抽吸	发现（结果）	时间点	肝脏	叙述型	计算机 X 射线断层造影术	放射医学
24812-0	引导活组织检查	发现（结果）	时间点	肝脏	叙述型	计算机 X 射线断层造影术	放射医学
24813-8	引导活组织检查.真实切割针头	发现（结果）	时间点	肝脏	叙述型	计算机 X 射线断层造影术	放射医学
24814-6	多切面	发现（结果）	时间点	肝脏	叙述型	计算机 X 射线断层造影术	放射医学
24815-3	多切面^ W 静脉注入对比剂	发现（结果）	时间点	肝脏	叙述型	计算机 X 射线断层造影术	放射医学
24816-1	引导活组织检查	发现（结果）	时间点	肝脏	叙述型	超声	放射医学
24817-9	多切面^ W 静脉注入 ^{99m}Tc	发现（结果）	时间点	肝脏	叙述型	放射性核素扫描.SPECT	放射医学
24818-7	多切面	发现（结果）	时间点	肝脏＋膈	叙述型	超声	放射医学
24819-5	多重视图^ W 静脉注入 ^{99m}Tc 钙胶体	发现（结果）	时间点	肝脏＋脾脏	叙述型	放射性核素扫描	放射医学
24820-3	多切面^ W 静脉注入对比剂	发现（结果）	时间点	小腿血管	叙述型	核磁共振成像.血管	放射医学
24821-1	多切面	发现（结果）	时间点	小腿	叙述型	核磁共振成像	放射医学

LOINC 代码	名称	属性	时间特征	系统	标尺类型	方法类型	分类
24822-9	引导抽吸	发现（结果）	时间点	肺	叙述型	计算机 X 射线断层造影术	放射医学
24823-7	引导活组织检查	发现（结果）	时间点	肺	叙述型	计算机 X 射线断层造影术	放射医学
24824-5	多重视图 便携式^W 静脉注入放射性核素	发现（结果）	时间点	肺	叙述型	放射性核素扫描	放射医学
24825-2	多重视图^W 支气管内注射对比剂	发现（结果）	时间点	肺	叙述型	X 射线检查	放射医学
24826-0	多重视图^W 淋巴管内注入放射性核素	发现（结果）	时间点	淋巴管	叙述型	放射性核素扫描	放射医学
24827-8	多重视图^W 淋巴管内注入对比剂	发现（结果）	时间点	淋巴管	叙述型	X 射线检查. 荧光光谱	放射医学
2482-8	胰岛素 Ab	质量浓度	时间点	血清	定量型		血清学
24828-6	视图 单抗 17-1A	发现（结果）	时间点	下颌骨	叙述型	X 射线检查	放射医学
24829-4	多重视图	发现（结果）	时间点	下颌骨	叙述型	X 射线检查	放射医学
24830-2	多重视图	发现（结果）	时间点	乳突	叙述型	X 射线检查	放射医学
24831-0	多重视图^W 静脉注入 ^{99m}Tc M04	发现（结果）	时间点	美克尔憩室	叙述型	放射性核素扫描	放射医学
24832-8	血管成形术^W 动脉内注入对比剂	发现（结果）	时间点	肠系膜动脉	叙述型	X 射线检查. 荧光光谱. 血管	放射医学
24833-6	多重视图^W 动脉内注入对比剂	发现（结果）	时间点	肠系膜动脉	叙述型	X 射线检查. 荧光光谱. 血管	放射医学
24834-4	多重视图	发现（结果）	时间点	鼻骨	叙述型	X 射线检查	放射医学
24835-1	多切面	发现（结果）	时间点	鼻咽部＋颈部	叙述型	计算机 X 射线断层造影术	放射医学
2483-6	胰岛素样生长因子结合蛋白 3	质量浓度	时间点	血清/血浆	定量型		化学
24836-9	多切面^W 静脉注入对比剂	发现（结果）	时间点	鼻咽部＋颈部	叙述型	计算机 X 射线断层造影术	放射医学
24837-7	引导抽吸	发现（结果）	时间点	颈部	叙述型	计算机 X 射线断层造影术	放射医学
24838-5	引导活组织检查	发现（结果）	时间点	颈部	叙述型	计算机 X 射线断层造影术	放射医学
24839-3	多切面	发现（结果）	时间点	颈部	叙述型	核磁共振成像	放射医学
24840-1	多切面^W & WO 静脉注入对比剂	发现（结果）	时间点	颈部	叙述型	核磁共振成像	放射医学
24841-9	多切面^W 静脉注入对比剂	发现（结果）	时间点	颈部	叙述型	核磁共振成像	放射医学
24842-7	多切面	发现（结果）	时间点	颈部	叙述型	超声	放射医学
24843-5	视图 侧位	发现（结果）	时间点	颈部	叙述型	X 射线检查	放射医学

LOINC 代码	名称	属性	时间特征	系统	标尺类型	方法类型	分类
2484-4	胰岛素样生长因子-Ⅰ	质量浓度	时间点	血清/血浆	定量型		化学
24844-3	多切面^W 静脉注入对比剂	发现（结果）	时间点	颈部血管	叙述型	核磁共振成像.血管	放射医学
24845-0	多重视图^W 喉内注入对比剂	发现（结果）	时间点	颈部	叙述型	X 射线检查	放射医学
24846-8	多重视图	发现（结果）	时间点	视神经孔	叙述型	X 射线检查	放射医学
24848-4	多切面	发现（结果）	时间点	眼眶.双侧	叙述型	计算机 X 射线断层造影术	放射医学
24849-2	多切面^W & WO 静脉注入对比剂	发现（结果）	时间点	眼眶.双侧	叙述型	计算机 X 射线断层造影术	放射医学
248-5	氟康唑	药物敏感度	时间点	分离物	定量型	最小致死浓度	抗生素敏感性
24850-0	多切面^W 静脉注入对比剂	发现（结果）	时间点	眼眶.双侧	叙述型	计算机 X 射线断层造影术	放射医学
2485-1	胰岛素样生长因子-Ⅱ	质量浓度	时间点	血清/血浆	定量型		化学
24851-8	多切面^W & WO 静脉注入对比剂	发现（结果）	时间点	眼眶.双侧	叙述型	核磁共振成像	放射医学
24852-6	多切面^W 静脉注入对比剂	发现（结果）	时间点	眼眶.双侧	叙述型	核磁共振成像	放射医学
24853-4	多切面	发现（结果）	时间点	眼眶.双侧	叙述型	超声	放射医学
24854-2	多重视图	发现（结果）	时间点	眼眶.双侧	叙述型	X 射线检查	放射医学
24855-9	多重视图	发现（结果）	时间点	口咽	叙述型	X 射线检查.荧光光谱.视频	放射医学
24856-7	引导抽吸	发现（结果）	时间点	胰腺	叙述型	计算机 X 射线断层造影术	放射医学
24857-5	多切面	发现（结果）	时间点	胰腺	叙述型	计算机 X 射线断层造影术	放射医学
24858-3	多切面^W 静脉注入对比剂	发现（结果）	时间点	胰腺	叙述型	计算机 X 射线断层造影术	放射医学
24859-1	多切面	发现（结果）	时间点	胰腺	叙述型	超声	放射医学
24860-9	多重视图^W 动脉内注入对比剂	发现（结果）	时间点	胰腺动脉	叙述型	X 射线检查.荧光光谱.血管	放射医学
24861-7	多重视图 2	发现（结果）	时间点	髌骨	叙述型	X 射线检查	放射医学
24862-5	多重视图^W 动脉内注入对比剂	发现（结果）	时间点	回肠动脉.内侧	叙述型	X 射线检查.荧光光谱.血管	放射医学
24863-3	引导抽吸	发现（结果）	时间点	骨盆	叙述型	计算机 X 射线断层造影术	放射医学
24864-1	引导活组织检查	发现（结果）	时间点	骨盆	叙述型	计算机 X 射线断层造影术	放射医学

LOINC 代码	名称	属性	时间特征	系统	标尺类型	方法类型	分类
24865-8	多切面	发现（结果）	时间点	骨盆	叙述型	计算机 X 射线断层造影术	放射医学
24866-6	多切面^W 静脉注入对比剂	发现（结果）	时间点	骨盆	叙述型	计算机 X 射线断层造影术	放射医学
24867-4	多切面	发现（结果）	时间点	骨盆	叙述型	核磁共振成像	放射医学
24868-2	引导引流	发现（结果）	时间点	骨盆	叙述型	超声	放射医学
2486-9	生长调节素	质量浓度	时间点	血清/血浆	定量型		化学
24869-0	多切面	发现（结果）	时间点	骨盆	叙述型	超声	放射医学
24870-8	多切面	发现（结果）	时间点	骨盆血管	叙述型	超声.多普勒	放射医学
24871-6	视图 骨盆测量	发现（结果）	时间点	骨盆	叙述型	X 射线检查	放射医学
24872-4	多切面	发现（结果）	时间点	骨盆＋臀部	叙述型	核磁共振成像	放射医学
24873-2	多切面^W 静脉注入对比剂	发现（结果）	时间点	骨盆血管	叙述型	核磁共振成像.血管	放射医学
24874-0	多重视图^W 动脉内注入对比剂	发现（结果）	时间点	外周动脉	叙述型	X 射线检查.荧光光谱.血管	放射医学
24875-7	外周平面	发现（结果）	时间点	外周血管	叙述型	超声.多普勒	放射医学
24876-5	多重视图 分流开放^W ^{99m}Tc DTPA IT	发现（结果）	时间点	腹腔静脉分流	叙述型	放射性核素扫描	放射医学
2487-7	内 α 胰蛋白酶抑制剂	质量浓度	时间点	血清	定量型		化学
24877-3	多切面	发现（结果）	时间点	颞骨岩部	叙述型	计算机 X 射线断层造影术	放射医学
24878-1	多切面^W 静脉注入对比剂	发现（结果）	时间点	颞骨岩部	叙述型	计算机 X 射线断层造影术	放射医学
24879-9	多切面^W & WO 静脉注入对比剂	发现（结果）	时间点	垂体＋蝶鞍	叙述型	核磁共振成像	放射医学
24880-7	多切面	发现（结果）	时间点	垂体＋蝶鞍	叙述型	核磁共振成像	放射医学
24881-5	多切面	发现（结果）	时间点	腘窝	叙述型	超声	放射医学
24882-3	血管经皮肤穿腔血管成形术^W 动脉内注入对比剂	发现（结果）	时间点	腘	叙述型	X 射线检查.荧光光谱.血管	放射医学
24883-1	引导活组织检查	发现（结果）	时间点	前列腺	叙述型	超声	放射医学
24884-9	多切面	发现（结果）	时间点	前列腺	叙述型	超声	放射医学
2488-5	内因子	质量浓度	时间点	血清	定量型		化学
24885-6	引导修补	发现（结果）	时间点	假动脉瘤/动静脉瘘	叙述型	超声	放射医学
24886-4	多重视图^W 肺动脉内注入对比剂	发现（结果）	时间点	肺动脉	叙述型	X 射线检查.荧光光谱.血管	放射医学
24887-2	栓子切除术^W 动脉内注入对比剂	发现（结果）	时间点	肺动脉	叙述型	X 射线检查.荧光光谱.血管	放射医学

LOINC 代码	名称	属性	时间特征	系统	标尺类型	方法类型	分类
24888-0	多重视图 换气与灌流^W吸入^{133}Xe & W ^{99m}Tc DTPA IT	发现（结果）	时间点	肺系	叙述型	放射性核素扫描	放射医学
24889-8	多切面，幽门狭窄	发现（结果）	时间点	幽门＋胃部	叙述型	超声	放射医学
24890-6	骨密度	单位面积的质量	时间点	桡骨＋尺骨	定量型	X射线检查. DEXA	放射医学
24891-4	多重视图	发现（结果）	时间点	桡骨＋尺骨	叙述型	X射线检查	放射医学
24892-2	多切面	发现（结果）	时间点	直肠	叙述型	超声	放射医学
2489-3	内因子阻断型 Ab	稀释系数、稀释倍数（滴度）	时间点	血清	定量型		化学
24893-0	视图^排便期间直肠灌入对比剂后	发现（结果）	时间点	直肠	叙述型	X射线检查.荧光光谱	放射医学
24894-8	多重视图^W排便期间直肠和膀胱内灌入对比剂	发现（结果）	时间点	直肠＋膀胱	叙述型	X射线检查.荧光光谱	放射医学
24896-3	引导引流	发现（结果）	时间点	肾脏	叙述型	超声	放射医学
24899-7	多重视图	发现（结果）	时间点	肋	叙述型	X射线检查	放射医学
24900-3	多重视图	发现（结果）	时间点	骶髂关节	叙述型	X射线检查	放射医学
2490-1	菊糖	质量浓度	时间点	血清/血浆	定量型		药物水平/毒理学
24901-1	引导注射	发现（结果）	时间点	骶髂关节	叙述型	计算机X射线断层造影术	放射医学
24902-9	多重视图^W唾液腺导管内注入对比剂	发现（结果）	时间点	唾液腺	叙述型	X射线检查.荧光光谱	放射医学
24903-7	多重视图	发现（结果）	时间点	肩胛骨	叙述型	X射线检查	放射医学
24904-5	多切面^W & WO静脉注入对比剂	发现（结果）	时间点	垂体＋蝶鞍	叙述型	计算机X射线断层造影术	放射医学
24905-2	多切面	发现（结果）	时间点	肩部	叙述型	核磁共振成像	放射医学
24906-0	多切面^W & WO静脉注入对比剂	发现（结果）	时间点	肩部	叙述型	核磁共振成像	放射医学
24907-8	多切面	发现（结果）	时间点	肩部	叙述型	超声	放射医学
24908-6	多重视图 3	发现（结果）	时间点	肩部	叙述型	X射线检查	放射医学
24909-4	多重视图	发现（结果）	时间点	肩部	叙述型	X射线检查	放射医学
24910-2	多重视图^W关节内注射对比剂	发现（结果）	时间点	肩部	叙述型	X射线检查.荧光光谱	放射医学
24911-0	多重视图	发现（结果）	时间点	分流. XXX	叙述型	X射线检查.荧光光谱	放射医学
24912-8	多重视图^W窦道内注入对比剂	发现（结果）	时间点	窦道. XXX	叙述型	X射线检查	放射医学
24913-6	多切面，有限的	发现（结果）	时间点	窦	叙述型	计算机X射线断层造影术	放射医学
24914-4	多切面	发现（结果）	时间点	窦	叙述型	核磁共振成像	放射医学
24915-1	多切面^W静脉注入对比剂	发现（结果）	时间点	窦	叙述型	核磁共振成像	放射医学
24916-9	多重视图	发现（结果）	时间点	窦	叙述型	X射线检查	放射医学
24917-7	视图 1	发现（结果）	时间点	颅骨	叙述型	X射线检查	放射医学

LOINC 代码	名称	属性	时间特征	系统	标尺类型	方法类型	分类
24918-5	多重视图 3	发现（结果）	时间点	颅骨	叙述型	X 射线检查	放射医学
2491-9	菊糖肾清除率	容积速率	24 小时	尿液	定量型		药物水平/毒理学
24919-3	多重视图 AP 与侧位	发现（结果）	时间点	颅骨	叙述型	X 射线检查	放射医学
24920-1	视图 侧位	发现（结果）	时间点	颅骨	叙述型	X 射线检查	放射医学
24921-9	视图 羊水	发现（结果）	时间点	颅骨	叙述型	X 射线检查	放射医学
24922-7	多重视图 5	发现（结果）	时间点	颅骨	叙述型	X 射线检查	放射医学
24923-5	灌肠视图^W 通过十二指肠插管口服对比剂	发现（结果）	时间点	小肠	叙述型	X 射线检查.荧光光谱	放射医学
24924-3	多重视图^W 口服对比剂	发现（结果）	时间点	小肠	叙述型	X 射线检查.荧光光谱	放射医学
24925-0	多重视图^W 动脉内注入对比剂	发现（结果）	时间点	椎动脉	叙述型	X 射线检查.荧光光谱.血管	放射医学
24926-8	多切面	发现（结果）	时间点	脊柱	叙述型	超声	放射医学
2492-7	碘	质量速率	24 小时	尿液	定量型		化学
24927-6	多重视图^W 椎间盘内注射对比剂	发现（结果）	时间点	脊柱	叙述型	X 射线检查.荧光光谱	放射医学
24928-4	多重视图 AP 与侧位	发现（结果）	时间点	脊柱	叙述型	X 射线检查	放射医学
24929-2	多重视图 脊柱侧凸^W 屈位与伸位	发现（结果）	时间点	脊柱	叙述型	X 射线检查	放射医学
249-3	氟康唑	药物敏感度	时间点	分离物	定量或等级型	最小抑制浓度	抗生素敏感性
24930-0	多重视图 脊柱侧凸	发现（结果）	时间点	脊柱	叙述型	X 射线检查	放射医学
24931-8	引导注射	发现（结果）	时间点	脊柱小面关节	叙述型	X 射线检查.荧光光谱	放射医学
24932-6	多切面	发现（结果）	时间点	脊柱.颈段	叙述型	计算机 X 射线断层造影术	放射医学
24933-4	多切面^W 静脉注入对比剂	发现（结果）	时间点	脊柱.颈段	叙述型	计算机 X 射线断层造影术	放射医学
24934-2	多切面^W 对比剂 IT	发现（结果）	时间点	脊柱.颈段	叙述型	计算机 X 射线断层造影术	放射医学
2493-5	碘.游离型	质量浓度	时间点	尿液	定量型		化学
24935-9	多切面	发现（结果）	时间点	脊柱.颈段	叙述型	核磁共振成像	放射医学
24936-7	多切面^W 麻醉	发现（结果）	时间点	脊柱.颈段	叙述型	核磁共振成像	放射医学
24937-5	多切面^W & WO 静脉注入对比剂	发现（结果）	时间点	脊柱.颈段	叙述型	核磁共振成像	放射医学
24938-3	多切面^W 静脉注入对比剂	发现（结果）	时间点	脊柱.颈段	叙述型	核磁共振成像	放射医学
24939-1	多重视图 5	发现（结果）	时间点	脊柱.颈段	叙述型	X 射线检查	放射医学
24940-9	视图 1	发现（结果）	时间点	脊柱.颈段	叙述型	X 射线检查	放射医学
24941-7	多重视图 3	发现（结果）	时间点	脊柱.颈段	叙述型	X 射线检查	放射医学
24942-5	多重视图 AP 与侧位	发现（结果）	时间点	脊柱.颈段	叙述型	X 射线检查	放射医学
2494-3	碘	质量浓度	时间点	血清/血浆	定量型		化学

LOINC代码	名称	属性	时间特征	系统	标尺类型	方法类型	分类
24943-3	视图 侧位	发现（结果）	时间点	脊柱.颈段	叙述型	X射线检查	放射医学
24944-1	视图 游泳者	发现（结果）	时间点	脊柱.颈段	叙述型	X射线检查	放射医学
24945-8	多重视图^W屈曲与W伸展	发现（结果）	时间点	脊柱.颈段	叙述型	X射线检查	放射医学
24946-6	多重视图	发现（结果）	时间点	脊柱.颈段	叙述型	X射线检查	放射医学
24947-4	多重视图^W对比剂IT	发现（结果）	时间点	脊柱.颈段	叙述型	X射线检查.荧光光谱	放射医学
24948-2	视图 AP	发现（结果）	时间点	脊柱.颈段.齿状+脊柱.颈段.轴	叙述型	X射线检查	放射医学
2495-0	碘	质量浓度	时间点	尿液	定量型		化学
24963-1	多切面	发现（结果）	时间点	脊髓.腰段	叙述型	计算机X射线断层造影术	放射医学
24964-9	多切面^W静脉注入对比剂	发现（结果）	时间点	脊髓.腰段	叙述型	计算机X射线断层造影术	放射医学
24965-6	多切面^W对比剂IT	发现（结果）	时间点	脊髓.腰段	叙述型	计算机X射线断层造影术	放射医学
24966-4	骨密度	单位面积的质量	时间点	脊髓.腰段	定量型	X射线检查.DEXA	放射医学
24967-2	多切面^W & WO静脉注入对比剂	发现（结果）	时间点	脊髓.腰段	叙述型	核磁共振成像	放射医学
2496-8	碘邻碘马尿酸钠肾清除率	容积速率	24小时	尿液	定量型		化学
24968-0	多切面	发现（结果）	时间点	脊髓.腰段	叙述型	核磁共振成像	放射医学
24969-8	视图 侧位	发现（结果）	时间点	脊髓.腰段	叙述型	X射线检查	放射医学
24970-6	多重视图 AP与侧位	发现（结果）	时间点	脊髓.腰段	叙述型	X射线检查	放射医学
24971-4	多重视图^W屈曲与W伸展	发现（结果）	时间点	脊髓.腰段	叙述型	X射线检查	放射医学
24972-2	多重视图	发现（结果）	时间点	脊髓.腰段	叙述型	X射线检查	放射医学
24973-0	引导抽吸	发现（结果）	时间点	脊髓.腰间隙	叙述型	X射线检查.荧光光谱	放射医学
24974-8	多重视图^W对比剂IT	发现（结果）	时间点	脊髓.腰段	叙述型	X射线检查.荧光光谱	放射医学
24975-5	多重视图	发现（结果）	时间点	脊柱.腰段+骶骨关节	叙述型	X射线检查	放射医学
2497-6	铁	质量含量	时间点	头发	定量型		化学
24977-1	多切面^W麻醉	发现（结果）	时间点	脊髓.腰段	叙述型	核磁共振成像	放射医学
24978-9	多切面	发现（结果）	时间点	脊髓.胸段	叙述型	计算机X射线断层造影术	放射医学
24979-7	多切面^W静脉注入对比剂	发现（结果）	时间点	脊髓.胸段	叙述型	计算机X射线断层造影术	放射医学
24980-5	多切面	发现（结果）	时间点	脊髓.胸段	叙述型	核磁共振成像	放射医学

LOINC 代码	名称	属性	时间特征	系统	标尺类型	方法类型	分类
24981-3	多切面^W & WO 对比剂	发现（结果）	时间点	脊髓.胸段	叙述型	核磁共振成像	放射医学
24982-1	多切面^W 静脉注入对比剂	发现（结果）	时间点	脊髓.胸段	叙述型	核磁共振成像	放射医学
24983-9	多重视图	发现（结果）	时间点	脊髓.胸段	叙述型	X 射线检查	放射医学
2498-4	铁	质量浓度	时间点	血清/血浆	定量型		化学
24984-7	多重视图 2	发现（结果）	时间点	脊柱.胸段+脊柱.腰段	叙述型	X 射线检查	放射医学
24985-4	多重视图^W 对比剂 IT	发现（结果）	时间点	脊髓.胸段	叙述型	X 射线检查.荧光光谱	放射医学
24986-2	引导活组织检查	发现（结果）	时间点	脊柱	叙述型	计算机 X 射线断层造影术	放射医学
24987-0	多切面^W 静脉注入对比剂	发现（结果）	时间点	脊柱	叙述型	计算机 X 射线断层造影术	放射医学
24988-8	多切面	发现（结果）	时间点	脾脏	叙述型	计算机 X 射线断层造影术	放射医学
24989-6	多切面^W & WO 静脉注入对比剂	发现（结果）	时间点	脾脏	叙述型	计算机 X 射线断层造影术	放射医学
24990-4	多切面	发现（结果）	时间点	脾脏	叙述型	超声	放射医学
24991-2	多重视图^W 动脉内注入对比剂	发现（结果）	时间点	脾静脉+门静脉	叙述型	X 射线检查.荧光光谱.血管	放射医学
2499-2	铁	质量速率	24 小时	尿液	定量型		化学
24992-0	多重视图^W 动脉内注入对比剂	发现（结果）	时间点	脾动脉	叙述型	X 射线检查.荧光光谱.血管	放射医学
24993-8	多重视图	发现（结果）	时间点	胸锁关节	叙述型	X 射线检查	放射医学
24994-6	多重视图	发现（结果）	时间点	胸骨	叙述型	X 射线检查	放射医学
24995-3	引导置管	发现（结果）	时间点	胃	叙述型	X 射线检查.荧光光谱	放射医学
24996-1	引导经皮胃造口术置换	发现（结果）	时间点	胃	叙述型	X 射线检查.荧光光谱	放射医学
24997-9	多重视图 胃排空 固相^W 口服 ^{99m}Tc SC	发现（结果）	时间点	胃	叙述型	放射性核素扫描	放射医学
24998-7	对胃造口术插管位置的检查^W 对比剂通过 GI 插管	发现（结果）	时间点	胃	叙述型	X 射线检查.荧光光谱	放射医学
24999-5	多切面	发现（结果）	时间点	颞下颌关节	叙述型	核磁共振成像	放射医学
25000-1	多重视图	发现（结果）	时间点	颞下颌关节	叙述型	X 射线检查	放射医学
25001-9	多重视图^W 静脉注入 ^{99m}Tc 高锝酸钠	发现（结果）	时间点	阴囊+睾丸	叙述型	放射性核素扫描	放射医学
25002-7	多切面	发现（结果）	时间点	阴囊+睾丸	叙述型	超声	放射医学
25003-5	多切面^W 静脉注入对比剂	发现（结果）	时间点	股.血管	叙述型	核磁共振成像.血管	放射医学
25004-3	多切面	发现（结果）	时间点	股	叙述型	核磁共振成像	放射医学

LOINC 代码	名称	属性	时间特征	系统	标尺类型	方法类型	分类
25005-0	多重视图^W 血管内注射对比剂	发现（结果）	时间点	三血管.XXX	叙述型	X 射线检查.荧光光谱.血管	放射医学
25006-8	多重视图	发现（结果）	时间点	拇指	叙述型	X 射线检查	放射医学
2500-7	铁结合力	质量浓度	时间点	血清/血浆	定量型		化学
25007-6	多重视图^W 静脉注入 ^{131}I	发现（结果）	时间点	甲状腺	叙述型	放射性核素扫描	放射医学
25008-4	多重视图与摄取^W 静脉注入 ^{131}I	发现（结果）	时间点	甲状腺	叙述型	放射性核素扫描	放射医学
25009-2	引导活组织检查	发现（结果）	时间点	甲状腺	叙述型	超声	放射医学
250-1	氟康唑	药物敏感度	时间点	分离物	定量或等级型	琼脂扩散	抗生素敏感性
25010-0	多切面	发现（结果）	时间点	甲状腺	叙述型	超声	放射医学
25011-8	多重视图	发现（结果）	时间点	胫骨＋腓骨	叙述型	X 射线检查	放射医学
25012-6	血管成形术^W 动脉内注入对比剂	发现（结果）	时间点	胫骨动脉	叙述型	X 射线检查.荧光光谱.血管	放射医学
25013-4	多重视图	发现（结果）	时间点	脚趾	叙述型	X 射线检查	放射医学
25014-2	多重视图^W 静脉注入对比剂	发现（结果）	时间点	二血管.XXX	叙述型	X 射线检查.荧光光谱.血管	放射医学
2501-5	铁结合力.未饱和的	质量浓度	时间点	血清/血浆	定量型		化学
25015-9	经皮肤的胃空肠吻合术置换	发现（结果）	时间点	上消化道	叙述型		放射医学
25016-7	多重视图^W 尿道内注入对比剂	发现（结果）	时间点	尿道	叙述型	X 射线检查.荧光光谱	放射医学
25017-5	多重视图^W 膀胱内注入对比剂	发现（结果）	时间点	膀胱＋尿道	叙述型	X 射线检查.荧光光谱	放射医学
25018-3	多重视图^W 静脉注入放射性核素	发现（结果）	时间点	膀胱	叙述型	放射性核素扫描	放射医学
25019-1	多切面	发现（结果）	时间点	膀胱	叙述型	超声	放射医学
25020-9	多重视图^W 对比剂逆行通过尿道	发现（结果）	时间点	膀胱＋尿道	叙述型	X 射线检查.荧光光谱	放射医学
25021-7	多重视图^W 排泄	发现（结果）	时间点	膀胱＋尿道	叙述型	X 射线检查.荧光光谱	放射医学
25022-5	多重视图^W 子宫内注射对比剂	发现（结果）	时间点	子宫＋输卵管	叙述型	X 射线检查.荧光光谱	放射医学
2502-3	铁饱和度	质量浓度比率	时间点	血清/血浆	定量型		化学
25023-3	多重视图^W 静脉注入对比剂	发现（结果）	时间点	静脉	叙述型	X 射线检查.荧光光谱.血管	放射医学
25024-1	引导放置长期外周导管	发现（结果）	时间点	中央静脉	叙述型	X 射线检查.荧光光谱.血管	放射医学
25025-8	多重视图^W 静脉注入对比剂	发现（结果）	时间点	腔静脉	叙述型	X 射线检查.荧光光谱.血管	放射医学
25026-6	引导放置 IVC 过滤器^W 静脉注入对比剂	发现（结果）	时间点	腔静脉.下	叙述型	X 射线检查.荧光光谱.血管	放射医学

LOINC 代码	名称	属性	时间特征	系统	标尺类型	方法类型	分类
25027-4	引导放置大口径导管入血管	发现（结果）	时间点	中央静脉	叙述型		放射医学
25028-2	引导放置溶栓导管^W对比剂血管内	发现（结果）	时间点	血管.XXX	叙述型	X射线检查.荧光光谱.血管	放射医学
25029-0	引导放置血管收缩剂导管	发现（结果）	时间点	血管.XXX	叙述型	X射线检查.荧光光谱.血管	放射医学
25030-8	多重视图^W动脉内注入对比剂	发现（结果）	时间点	腹内动脉.XXX	叙述型	X射线检查.荧光光谱.血管	放射医学
2503-1	铁.螯合型	质量浓度	时间点	尿液	定量型		化学
25031-6	多重视图^W静脉注入放射性核素	发现（结果）	时间点	骨	叙述型	放射性核素扫描	放射医学
25032-4	多重视图^W静脉注入 ^{111}In 标记的白细胞	发现（结果）	时间点	骨	叙述型	放射性核素扫描	放射医学
25033-2	多切面	发现（结果）	时间点	腕部	叙述型	核磁共振成像	放射医学
25034-0	多重视图^W关节内注射对比剂	发现（结果）	时间点	腕部	叙述型	X射线检查.荧光光谱	放射医学
25035-7	多切面^W & WO静脉注入对比剂	发现（结果）	时间点	腕部	叙述型	核磁共振成像	放射医学
25036-5	多切面	发现（结果）	时间点	腕部	叙述型	超声	放射医学
25037-3	多重视图	发现（结果）	时间点	腕部	叙述型	X射线检查	放射医学
25038-1	免费会诊.XXX	发现（结果）	时间点	XXX	叙述型		放射医学
25039-9	多切面，有限的	发现（结果）	时间点	XXX	叙述型	计算机X射线断层造影术	放射医学
25040-7	多切面	发现（结果）	时间点	XXX	叙述型	计算机X射线断层造影术.3维	放射医学
25041-5	引导抽吸或活组织检查^W静脉注入对比剂	发现（结果）	时间点	XXX	叙述型	计算机X射线断层造影术	放射医学
25042-3	引导抽吸或活组织检查	发现（结果）	时间点	XXX	叙述型	计算机X射线断层造影术	放射医学
25043-1	引导抽吸	发现（结果）	时间点	XXX	叙述型	计算机X射线断层造影术	放射医学
25044-9	引导活组织检查	发现（结果）	时间点	XXX	叙述型	计算机X射线断层造影术	放射医学
25045-6	多切面	发现（结果）	时间点	XXX	叙述型	计算机X射线断层造影术	放射医学
25046-4	多切面^W麻醉	发现（结果）	时间点	XXX	叙述型	计算机X射线断层造影术	放射医学

LOINC 代码	名称	属性	时间特征	系统	标尺类型	方法类型	分类
25047-2	多切面^W 清醒性镇静	发现（结果）	时间点	XXX	叙述型	计算机 X 射线断层造影术	放射医学
2504-9	铁	质量浓度	时间点	尿液	定量型		化学
25049-8	多重视图 多重 矢状与冠状	发现（结果）	时间点	XXX	叙述型	计算机 X 射线断层造影术.3 维	放射医学
25050-6	多切面，矢状与冠状关节断离术	发现（结果）	时间点	XXX	叙述型	计算机 X 射线断层造影术.3 维	放射医学
25051-4	多切面，矢状	发现（结果）	时间点	XXX	叙述型	计算机 X 射线断层造影术	放射医学
25052-2	多切面，矢状与冠状	发现（结果）	时间点	XXX	叙述型	计算机 X 射线断层造影术	放射医学
25053-0	引导放射外科	发现（结果）	时间点	XXX	叙述型	计算机 X 射线断层造影术	放射医学
25054-8	引导放射外科^W 静脉注入对比剂	发现（结果）	时间点	XXX	叙述型	计算机 X 射线断层造影术	放射医学
25055-5	多切面，附加序列	发现（结果）	时间点	XXX	叙述型	核磁共振成像	放射医学
2505-6	铁/铁结合力.总计	质量浓度比率	时间点	血清/血浆	定量型		化学
25056-3	多切面	发现（结果）	时间点	XXX	叙述型	核磁共振成像	放射医学
25057-1	多切面^W 清醒性镇静	发现（结果）	时间点	XXX	叙述型	核磁共振成像	放射医学
25058-9	多切面^W 静脉注入对比剂	发现（结果）	时间点	XXX	叙述型	核磁共振成像.血管	放射医学
25059-7	引导活组织检查	发现（结果）	时间点	XXX	叙述型	超声	放射医学
25060-5	免收费用	发现（结果）	时间点	XXX	叙述型	超声	放射医学
25061-3	其他片段	发现（结果）	时间点	XXX	叙述型	超声	放射医学
25062-1	比较视图.XXX	发现（结果）	时间点	XXX	叙述型	X 射线检查	放射医学
25063-9	视图 1^W 动脉内注入对比剂	发现（结果）	时间点	血管.XXX	叙述型	X 射线检查.荧光光谱.血管	放射医学
2506-4	异构橼酸脱氢酶	催化浓度	时间点	血清/血浆	定量型		化学
25064-7	血管成形术^W 动脉内注入对比剂	发现（结果）	时间点	血管.XXX	叙述型	X 射线检查.荧光光谱.血管	放射医学
25065-4	视图	发现（结果）	15 分钟	XXX	叙述型	X 射线检查.荧光光谱	放射医学
25066-2	视图	发现（结果）	30 分钟	XXX	叙述型	X 射线检查.荧光光谱	放射医学
25067-0	视图	发现（结果）	45 分钟	XXX	叙述型	X 射线检查.荧光光谱	放射医学
25068-8	视图	发现（结果）	1 小时	XXX	叙述型	X 射线检查.荧光光谱	放射医学

LOINC 代码	名称	属性	时间特征	系统	标尺类型	方法类型	分类
25069-6	引导活组织检查	发现（结果）	时间点	XXX	叙述型	X射线检查.荧光光谱	放射医学
25070-4	多重视图^外科手术期间	发现（结果）	时间点	XXX	叙述型	X射线检查.荧光光谱	放射医学
25071-2	多切面	发现（结果）	时间点	XXX	叙述型	X射线检查.体层扫描	放射医学
2507-2	异亮氨酸	任意浓度	时间点	血清/血浆	等级型		化学
25072-0	放置输注口	发现（结果）	时间点	XXX	叙述型		放射医学
25073-8	从血管腔去除异物	发现（结果）	时间点	血管.XXX	叙述型	X射线检查.荧光光谱.血管	放射医学
25074-6	多重视图	发现（结果）	时间点	颧弓	叙述型	X射线检查	放射医学
25076-1	多重视图^W动脉内注入对比剂	发现（结果）	时间点	肝动脉	叙述型	X射线检查.荧光光谱.血管	放射医学
25077-9	放置导管^W动脉内注入对比剂	发现（结果）	时间点	肝动脉	叙述型	X射线检查.荧光光谱.血管	放射医学
25078-7	引导放置支架	发现（结果）	时间点	肝内，肝脏门静脉系统	叙述型	X射线检查.荧光光谱	放射医学
25079-5	多重视图^W动脉内注入对比剂	发现（结果）	时间点	肾脏动脉	叙述型	X射线检查.荧光光谱.血管	放射医学
2508-0	异亮氨酸	质量浓度	时间点	血清/血浆	定量型		化学
25080-3	多重视图^W静脉注入高血压蛋白原酶与W对比剂	发现（结果）	时间点	肾静脉.双侧	叙述型	X射线检查.荧光光谱.血管	放射医学
25081-1	血管成形术^W动脉内注入对比剂	发现（结果）	时间点	肾脏血管	叙述型	X射线检查.荧光光谱.血管	放射医学
25082-9	2-甲基，3-羟基丁酸/肌酐	摩尔浓度比率	时间点	尿液	定量型		化学
25083-7	2-羰基，3-甲基戊酸/肌酐	摩尔浓度比率	时间点	尿液	定量型		化学
25084-5	2-羰基异己酸盐/肌酐	摩尔浓度比率	时间点	尿液	定量型		化学
25085-2	2-羰基异戊酸/肌酐	摩尔浓度比率	时间点	尿液	定量型		化学
25086-0	β氨基异丁酸/肌酐	摩尔浓度比率	时间点	尿液	定量型		化学
25087-8	3-甲基戊烯二酸/肌酐	摩尔浓度比率	时间点	尿液	定量型		化学
25088-6	4-羟基乙酸苯酯/肌酐	摩尔浓度比率	时间点	尿液	定量型		药物水平/毒理学
25089-4	4-羟基苯乳酸/肌酐	摩尔浓度比率	时间点	尿液	定量型		化学
25090-2	苯甲酸盐/肌酐	摩尔浓度比率	时间点	尿液	定量型		药物水平/毒理学
25091-0	C肽/肌酐	摩尔浓度比率	时间点	尿液	定量型		化学
25092-8	胱硫醚/肌酐	摩尔浓度比率	时间点	尿液	定量型		化学
25093-6	癸二烯二酸/肌酐	摩尔浓度比率	时间点	尿液	定量型		化学
25094-4	癸烯二酸/肌酐	摩尔浓度比率	时间点	尿液	定量型		化学
25095-1	脱氧吡啶啉/肌酐	摩尔浓度比率	时间点	尿液	定量型		化学

LOINC 代码	名称	属性	时间特征	系统	标尺类型	方法类型	分类
25096-9	脱氧吡啶啉/肌酐	摩尔浓度比率	2 小时	尿液	定量型		化学
25097-7	十二烷二酸/肌酐	摩尔浓度比率	时间点	尿液	定量型		化学
2509-8	异亮氨酸	质量浓度	时间点	尿液	定量型		化学
25098-5	乙醇胺/肌酐	摩尔浓度比率	时间点	尿液	定量型		化学
25099-3	乙基丙二酸/肌酐	摩尔浓度比率	时间点	尿液	定量型		化学
25100-9	甲酸/肌酐	摩尔浓度比率	时间点	尿液	定量型		药物水平/毒理学
25101-7	延胡索酸/肌酐	摩尔浓度比率	时间点	尿液	定量型		化学
25102-5	半乳糖/肌酐	摩尔浓度比率	时间点	尿液	定量型		化学
25103-3	戊烯二酸/肌酐	摩尔浓度比率	时间点	尿液	定量型		化学
25104-1	戊二酸/肌酐	摩尔浓度比率	时间点	尿液	定量型		化学
25105-8	甘油酸/肌酐	摩尔浓度比率	时间点	尿液	定量型		化学
2510-6	异亮氨酸	质量速率	24 小时	尿液	定量型		化学
25106-6	乙醇酸/肌酐	摩尔浓度比率	时间点	尿液	定量型		化学
25107-4	乙醛酸/肌酐	摩尔浓度比率	时间点	尿液	定量型		化学
25108-2	羟基癸二酸/肌酐	摩尔浓度比率	时间点	尿液	定量型		化学
25109-0	羟基赖氨酸/肌酐	摩尔浓度比率	时间点	尿液	定量型		化学
25110-8	羟基脯氨酸/肌酐	摩尔浓度比率	时间点	尿液	定量型		化学
25111-6	异枸橼酸/肌酐	摩尔浓度比率	时间点	尿液	定量型		化学
25112-4	乳酸/肌酐	摩尔浓度比率	时间点	尿液	定量型		化学
25113-2	苹果酸/肌酐	摩尔浓度比率	时间点	尿液	定量型		化学
2511-4	硫酸角质素	质量浓度	时间点	全血	定量型		化学
25114-0	2-枸橼酸甲酯/肌酐	摩尔浓度比率	时间点	尿液	定量型		化学
25115-7	甲基丙二酸/肌酐	摩尔浓度比率	24 小时	尿液	定量型		化学
25116-5	甲基丙二酸/肌酐	摩尔浓度比率	时间点	尿液	定量型		化学
25117-3	丁二酸二甲酯/肌酐	摩尔浓度比率	时间点	尿液	定量型		化学
25118-1	甲羟戊酸/肌酐	摩尔浓度比率	时间点	尿液	定量型		化学
25119-9	N-乙酰酪氨酸/肌酐	摩尔浓度比率	时间点	尿液	定量型		化学
25120-7	辛酸/肌酐	摩尔浓度比率	时间点	尿液	定量型		化学
25121-5	辛烯二酸/肌酐	摩尔浓度比率	时间点	尿液	定量型		化学
2512-2	硫酸角质素	质量浓度	时间点	尿液	定量型		化学
25122-3	磷酸乙醇胺/肌酐	摩尔浓度比率	时间点	尿液	定量型		化学
25123-1	对硝基苯酚/肌酐	摩尔浓度比率	时间点	尿液	定量型		药物水平/毒理学
25124-9	乙酸苯酯/肌酐	摩尔浓度比率	时间点	尿液	定量型		药物水平/毒理学
25125-6	苯乳酸/肌酐	摩尔浓度比率	时间点	尿液	定量型		化学
25126-4	苯丙酮酸/肌酐	摩尔浓度比率	时间点	尿液	定量型		化学
25127-2	磷酸盐/肌酐	摩尔浓度比率	24 小时	尿液	定量型		化学
25128-0	磷酸丝氨酸/肌酐	摩尔浓度比率	时间点	尿液	定量型		化学
25129-8	吡啶诺林/肌酐	摩尔浓度比率	时间点	尿液	定量型		化学
2513-0	酮类	任意浓度	时间点	血清/血浆	等级型		化学
25130-6	吡啶诺林/肌酐	摩尔浓度比率	24 小时	尿液	定量型		化学
25131-4	吡啶诺林/肌酐	摩尔浓度比率	2 小时	尿液	定量型		化学
25132-2	丙酮酸/肌酐	摩尔浓度比率	时间点	尿液	定量型		化学
25133-0	肌氨酸/肌酐	摩尔浓度比率	时间点	尿液	定量型		化学
25134-8	癸二酸/肌酐	摩尔浓度比率	时间点	尿液	定量型		化学
25135-5	辛二酸/肌酐	摩尔浓度比率	时间点	尿液	定量型		化学
25136-3	琥珀酸盐/肌酐	摩尔浓度比率	时间点	尿液	定量型		化学

LOINC 代码	名称	属性	时间特征	系统	标尺类型	方法类型	分类
25137-1	琥珀酰丙酮/肌酐	摩尔浓度比率	时间点	尿液	定量型		化学
25138-9	牛磺酸/肌酐	摩尔浓度比率	时间点	尿液	定量型		化学
25139-7	色氨酸/肌酐	摩尔浓度比率	时间点	尿液	定量型		化学
25140-5	尿嘧啶/肌酐	摩尔浓度比率	时间点	尿液	定量型		化学
25141-3	肉碱酯/肌酐	摩尔浓度比率	时间点	尿液	定量型		化学
25142-1	5-氟胞嘧啶^峰值	质量浓度	时间点	血清/血浆	定量型		药物水平/毒理学
25143-9	5-氟胞嘧啶^谷值	质量浓度	时间点	血清/血浆	定量型		药物水平/毒理学
25144-7	尿酸铵结晶	单位面积数量或计数	时间点	尿沉渣	定量型	光学显微镜检查.高倍视野	尿液分析
25145-4	细菌	任意浓度	时间点	尿沉渣	等级型	光学显微镜检查	尿液分析
25146-2	胆红素结晶	单位面积数量或计数	时间点	尿沉渣	定量型	光学显微镜检查.高倍视野	尿液分析
25147-0	碳酸钙结晶	单位面积数量或计数	时间点	尿沉渣	定量型	光学显微镜检查.高倍视野	尿液分析
2514-8	酮类	任意浓度	时间点	尿液	等级型	试纸条	化学
25148-8	草酸钙结晶	单位面积数量或计数	时间点	尿沉渣	定量型	光学显微镜检查.高倍视野	尿液分析
25149-6	磷酸钙结晶	单位面积数量或计数	时间点	尿沉渣	定量型	光学显微镜检查.高倍视野	尿液分析
25150-4	硫酸钙结晶	单位面积数量或计数	时间点	尿沉渣	定量型	光学显微镜检查.高倍视野	尿液分析
25153-8	胆固醇结晶	单位面积数量或计数	时间点	尿沉渣	定量型	光学显微镜检查.高倍视野	尿液分析
25154-6	未经鉴定的结晶	单位面积数量或计数	时间点	尿沉渣	定量型	光学显微镜检查.高倍视野	尿液分析
2515-5	犬尿氨酸	质量浓度	时间点	尿液	定量型		化学
25155-3	胱氨酸结晶	单位面积数量或计数	时间点	尿沉渣	定量型	光学显微镜检查.高倍视野	尿液分析
25156-1	嗜酸粒细胞	任意浓度	时间点	尿沉渣	等级型	光学显微镜检查	尿液分析
25157-9	上皮细胞管型	任意浓度	时间点	尿沉渣	等级型	光学显微镜检查	尿液分析
25158-7	脂肪小体.卵圆形	任意浓度	时间点	尿沉渣	等级型	光学显微镜检查	尿液分析
25159-5	脂肪管型	任意浓度	时间点	尿沉渣	等级型	光学显微镜检查	尿液分析
25160-3	颗粒管型	任意浓度	时间点	尿沉渣	等级型	光学显微镜检查	尿液分析

LOINC 代码	名称	属性	时间特征	系统	标尺类型	方法类型	分类
25161-1	马尿酸结晶	单位面积数量或计数	时间点	尿沉渣	定量型	光学显微镜检查.高倍视野	尿液分析
25162-9	透明管型	任意浓度	时间点	尿沉渣	等级型	光学显微镜检查	尿液分析
2516-3	L-依地醇脱氢酶	催化浓度	时间点	羊水	定量型		化学
25163-7	亮氨酸结晶	单位面积数量或计数	时间点	尿沉渣	定量型	光学显微镜检查.高倍视野	尿液分析
25164-5	细胞.CD21	数量或计数浓度（计数/容积）	时间点	全血	定量型		细胞标志物
25165-2	细胞.CD23	数量或计数浓度（计数/容积）	时间点	全血	定量型		细胞标志物
25166-0	尿卟啉	摩尔浓度	时间点	尿液	定量型		化学
25167-8	粪卟啉	摩尔浓度	时间点	尿液	定量型		化学
25168-6	哌克昔林	质量浓度	时间点	血清/血浆	定量型		药物水平/毒理学
25169-4	镍	摩尔浓度	时间点	全血	定量型		药物水平/毒理学
25170-2	汞	摩尔浓度	时间点	全血	定量型		药物水平/毒理学
2517-1	L-依地醇脱氢酶	催化浓度	时间点	血清	定量型		化学
25171-0	溴化物	摩尔浓度	时间点	全血	定量型		药物水平/毒理学
25172-8	氰化物	摩尔浓度	时间点	全血	定量型		药物水平/毒理学
25173-6	铊	摩尔浓度	时间点	全血	定量型		药物水平/毒理学
25174-4	阿米卡星 8.0μg/ml	药物敏感度	时间点	分离物	等级型	抗酸杆菌抗生素敏感性试验	抗生素敏感性
25175-1	阿米卡星 16.0μg/ml	药物敏感度	时间点	分离物	等级型	抗酸杆菌抗生素敏感性试验	抗生素敏感性
25176-9	阿米卡星 32.0μg/ml	药物敏感度	时间点	分离物	等级型	抗酸杆菌抗生素敏感性试验	抗生素敏感性
25177-7	阿米卡星 12.0μg/ml	药物敏感度	时间点	分离物	等级型	抗酸杆菌抗生素敏感性试验	抗生素敏感性
25178-5	阿米卡星 30.0μg/ml	药物敏感度	时间点	分离物	等级型	抗酸杆菌抗生素敏感性试验	抗生素敏感性
25179-3	阿米卡星 6.0μg/ml	药物敏感度	时间点	分离物	等级型	抗酸杆菌抗生素敏感性试验	抗生素敏感性
25180-1	环丙沙星 2.0μg/ml	药物敏感度	时间点	分离物	等级型	抗酸杆菌抗生素敏感性试验	抗生素敏感性
25181-9	环丙沙星 4.0μg/ml	药物敏感度	时间点	分离物	等级型	抗酸杆菌抗生素敏感性试验	抗生素敏感性

LOINC 代码	名称	属性	时间特征	系统	标尺类型	方法类型	分类
25182-7	卡那霉素 5.0μg/ml	药物敏感度	时间点	分离物	等级型	抗酸杆菌抗生素敏感性试验	抗生素敏感性
25183-5	乙硫异烟胺 11.0μg/ml	药物敏感度	时间点	分离物	等级型	抗酸杆菌抗生素敏感性试验	抗生素敏感性
25184-3	利福平 14.0μg/ml	药物敏感度	时间点	分离物	等级型	抗酸杆菌抗生素敏感性试验	抗生素敏感性
25185-0	链霉素 6.0μg/ml	药物敏感度	时间点	分离物	等级型	抗酸杆菌抗生素敏感性试验	抗生素敏感性
25186-8	吡嗪酰胺 25.0μg/ml	药物敏感度	时间点	分离物	等级型	抗酸杆菌抗生素敏感性试验	抗生素敏感性
25187-6	乙胺丁醇 7.5μg/ml	药物敏感度	时间点	分离物	等级型	抗酸杆菌抗生素敏感性试验	抗生素敏感性
25188-4	环丙沙星 8.0μg/ml	药物敏感度	时间点	分离物	等级型	抗酸杆菌抗生素敏感性试验	抗生素敏感性
2518-9	乳酸	摩尔浓度	时间点	动脉全血	定量型		化学
25189-2	环丙沙星 5.0μg/ml	药物敏感度	时间点	分离物	等级型	抗酸杆菌抗生素敏感性试验	抗生素敏感性
251-9	氟康唑	药物敏感度	时间点	分离物＋血清	等级型	测序分型	抗生素敏感性
25190-0	克拉霉素 8.0μg/ml	药物敏感度	时间点	分离物	等级型	抗酸杆菌抗生素敏感性试验	抗生素敏感性
25191-8	克拉霉素 16.0μg/ml	药物敏感度	时间点	分离物	等级型	抗酸杆菌抗生素敏感性试验	抗生素敏感性
25192-6	克拉霉素 32.0μg/ml	药物敏感度	时间点	分离物	等级型	抗酸杆菌抗生素敏感性试验	抗生素敏感性
25194-2	乙胺丁醇 5.0μg/ml	药物敏感度	时间点	分离物	等级型	抗酸杆菌抗生素敏感性试验	抗生素敏感性
25195-9	乙胺丁醇 10.0μg/ml	药物敏感度	时间点	分离物	等级型	抗酸杆菌抗生素敏感性试验	抗生素敏感性
25196-7	乙硫异烟胺 5.0μg/ml	药物敏感度	时间点	分离物	等级型	抗酸杆菌抗生素敏感性试验	抗生素敏感性
2519-7	乳酸	摩尔浓度	时间点	静脉全血	定量型		化学
25198-3	乙硫异烟胺 15.0μg/ml	药物敏感度	时间点	分离物	等级型	抗酸杆菌抗生素敏感性试验	抗生素敏感性

LOINC 代码	名称	属性	时间特征	系统	标尺类型	方法类型	分类
25199-1	利福布汀 1.0 μg/ml	药物敏感度	时间点	分离物	等级型	抗酸杆菌抗生素敏感性试验	抗生素敏感性
25200-7	利福布汀 2.0 μg/ml	药物敏感度	时间点	分离物	等级型	抗酸杆菌抗生素敏感性试验	抗生素敏感性
25201-5	利福布汀 4.0 μg/ml	药物敏感度	时间点	分离物	等级型	抗酸杆菌抗生素敏感性试验	抗生素敏感性
25202-3	利福平 1.0 μg/ml	药物敏感度	时间点	分离物	等级型	抗酸杆菌抗生素敏感性试验	抗生素敏感性
25203-1	利福平 2.0 μg/ml	药物敏感度	时间点	分离物	等级型	抗酸杆菌抗生素敏感性试验	抗生素敏感性
25204-9	利福平 5.0 μg/ml	药物敏感度	时间点	分离物	等级型	抗酸杆菌抗生素敏感性试验	抗生素敏感性
2520-5	乳酸	摩尔浓度	时间点	脑脊液	定量型		化学
25205-6	链霉素 2.0 μg/ml	药物敏感度	时间点	分离物	等级型	抗酸杆菌抗生素敏感性试验	抗生素敏感性
25206-4	链霉素 10.0 μg/ml	药物敏感度	时间点	分离物	等级型	抗酸杆菌抗生素敏感性试验	抗生素敏感性
25207-2	环丝氨酸 10.0 μg/ml	药物敏感度	时间点	分离物	等级型	抗酸杆菌抗生素敏感性试验	抗生素敏感性
25208-0	环丝氨酸 20.0 μg/ml	药物敏感度	时间点	分离物	等级型	抗酸杆菌抗生素敏感性试验	抗生素敏感性
25209-8	环丝氨酸 30.0 μg/ml	药物敏感度	时间点	分离物	等级型	抗酸杆菌抗生素敏感性试验	抗生素敏感性
25210-6	卷曲霉素 10.0 μg/ml	药物敏感度	时间点	分离物	等级型	抗酸杆菌抗生素敏感性试验	抗生素敏感性
25211-4	卷曲霉素 20.0 μg/ml	药物敏感度	时间点	分离物	等级型	抗酸杆菌抗生素敏感性试验	抗生素敏感性
25212-2	卷曲霉素 30.0 μg/ml	药物敏感度	时间点	分离物	等级型	抗酸杆菌抗生素敏感性试验	抗生素敏感性
2521-3	乳酸	任意浓度	时间点	胃液	等级型		化学
25213-0	卡那霉素 6.0 μg/ml	药物敏感度	时间点	分离物	等级型	抗酸杆菌抗生素敏感性试验	抗生素敏感性
25214-8	卡那霉素 30.0 μg/ml	药物敏感度	时间点	分离物	等级型	抗酸杆菌抗生素敏感性试验	抗生素敏感性

LOINC 代码	名称	属性	时间特征	系统	标尺类型	方法类型	分类
25215-5	对氨基水杨酸 2.0 μg/ml	药物敏感度	时间点	分离物	等级型	抗酸杆菌抗生素敏感性试验	抗生素敏感性
25216-3	对氨基水杨酸 8.0 μg/ml	药物敏感度	时间点	分离物	等级型	抗酸杆菌抗生素敏感性试验	抗生素敏感性
25217-1	异烟肼 0.1 μg/ml	药物敏感度	时间点	分离物	等级型	抗酸杆菌抗生素敏感性试验	抗生素敏感性
25218-9	异烟肼 0.2 μg/ml	药物敏感度	时间点	分离物	等级型	抗酸杆菌抗生素敏感性试验	抗生素敏感性
25219-7	异烟肼 1.0 μg/ml	药物敏感度	时间点	分离物	等级型	抗酸杆菌抗生素敏感性试验	抗生素敏感性
25220-5	头孢西丁 30.0 μg/ml	药物敏感度	时间点	分离物	等级型	抗酸杆菌抗生素敏感性试验	抗生素敏感性
2522-1	乳酸	摩尔浓度	时间点	胸水	定量型		化学
25221-3	亚胺培南 10.0 μg/ml	药物敏感度	时间点	分离物	等级型	抗酸杆菌抗生素敏感性试验	抗生素敏感性
25222-1	头孢美唑 30.0 μg/ml	药物敏感度	时间点	分离物	等级型	抗酸杆菌抗生素敏感性试验	抗生素敏感性
25223-9	强力霉素 30.0 μg/ml	药物敏感度	时间点	分离物	等级型	抗酸杆菌抗生素敏感性试验	抗生素敏感性
25224-7	红霉素 15.0 μg/ml	药物敏感度	时间点	分离物	等级型	抗酸杆菌抗生素敏感性试验	抗生素敏感性
25225-4	二甲胺四环素 30.0 μg/ml	药物敏感度	时间点	分离物	等级型	抗酸杆菌抗生素敏感性试验	抗生素敏感性
25226-2	磺胺异噁唑 300.0 μg/ml	药物敏感度	时间点	分离物	等级型	抗酸杆菌抗生素敏感性试验	抗生素敏感性
25227-0	妥布霉素 10.0 μg/ml	药物敏感度	时间点	分离物	等级型	抗酸杆菌抗生素敏感性试验	抗生素敏感性
25228-8	万古霉素 30.0 μg/ml	药物敏感度	时间点	分离物	等级型	抗酸杆菌抗生素敏感性试验	抗生素敏感性
25229-6	吡嗪酰胺 100.0 μg/ml	药物敏感度	时间点	分离物	等级型	抗酸杆菌抗生素敏感性试验	抗生素敏感性
25230-4	乙胺丁醇 2.5 μg/ml	药物敏感度	时间点	分离物	等级型	抗酸杆菌抗生素敏感性试验	抗生素敏感性

LOINC 代码	名称	属性	时间特征	系统	标尺类型	方法类型	分类
25231-2	乙硫异烟胺 10.0 μg/ml	药物敏感度	时间点	分离物	等级型	抗酸杆菌抗生素敏感性试验	抗生素敏感性
25232-0	萘夫西林	质量浓度	时间点	XXX	定量型		药物水平/毒理学
25233-8	阿奇霉素	质量浓度	时间点	XXX	定量型		药物水平/毒理学
25234-6	氨曲南	质量浓度	时间点	XXX	定量型		药物水平/毒理学
25235-3	头孢唑林	质量浓度	时间点	XXX	定量型		药物水平/毒理学
25236-1	头孢克肟	质量浓度	时间点	XXX	定量型		药物水平/毒理学
25237-9	头孢尼西	质量浓度	时间点	XXX	定量型		药物水平/毒理学
25238-7	头孢噻肟	质量浓度	时间点	XXX	定量型		药物水平/毒理学
2523-9	乳酸	摩尔浓度	时间点	腹腔液	定量型		化学
25239-5	头孢替坦	质量浓度	时间点	XXX	定量型		药物水平/毒理学
25240-3	头孢西丁	质量浓度	时间点	XXX	定量型		药物水平/毒理学
25241-1	头孢泊肟	质量浓度	时间点	XXX	定量型		药物水平/毒理学
25242-9	头孢磺啶	质量浓度	时间点	XXX	定量型		药物水平/毒理学
25243-7	头孢唑肟	质量浓度	时间点	XXX	定量型		药物水平/毒理学
25244-5	头孢曲松	质量浓度	时间点	XXX	定量型		药物水平/毒理学
25245-2	头孢呋辛.胃肠外	质量浓度	时间点	XXX	定量型		药物水平/毒理学
25246-0	头孢噻吩	质量浓度	时间点	XXX	定量型		药物水平/毒理学
2524-7	乳酸	摩尔浓度	时间点	血清/血浆	定量型		化学
25247-8	氯霉素	质量浓度	时间点	XXX	定量型		药物水平/毒理学
25248-6	环丙沙星	质量浓度	时间点	XXX	定量型		药物水平/毒理学
25249-4	克林霉素	质量浓度	时间点	XXX	定量型		药物水平/毒理学
25250-2	氯唑西林	质量浓度	时间点	XXX	定量型		药物水平/毒理学
25251-0	环丝氨酸	质量浓度	时间点	XXX	定量型		药物水平/毒理学
25252-8	双氯西林	质量浓度	时间点	XXX	定量型		药物水平/毒理学
25253-6	克拉霉素	质量浓度	时间点	XXX	定量型		药物水平/毒理学

LOINC 代码	名称	属性	时间特征	系统	标尺类型	方法类型	分类
2525-4	乳酸	摩尔浓度	时间点	关节液	定量型		化学
25254-4	替卡西林	质量浓度	时间点	XXX	定量型		药物水平/毒理学
25255-1	氟康唑	质量浓度	时间点	XXX	定量型		药物水平/毒理学
25256-9	更昔洛维	质量浓度	时间点	XXX	定量型		药物水平/毒理学
25257-7	亚胺培南	质量浓度	时间点	XXX	定量型		药物水平/毒理学
25258-5	伊曲康唑	质量浓度	时间点	XXX	定量型		药物水平/毒理学
25259-3	酮康唑	质量浓度	时间点	XXX	定量型		药物水平/毒理学
25261-9	萘啶酮酸	质量浓度	时间点	XXX	定量型		药物水平/毒理学
2526-2	乳酸	质量速率	24 小时	尿液	定量型		化学
25262-7	新霉素	质量浓度	时间点	XXX	定量型		药物水平/毒理学
25263-5	奈替米星	质量浓度	时间点	XXX	定量型		药物水平/毒理学
25264-3	氧氟沙星	质量浓度	时间点	XXX	定量型		药物水平/毒理学
25265-0	苯唑西林	质量浓度	时间点	XXX	定量型		药物水平/毒理学
25266-8	土霉素	质量浓度	时间点	XXX	定量型		药物水平/毒理学
25267-6	青霉素	质量浓度	时间点	XXX	定量型		药物水平/毒理学
25268-4	哌拉西林	质量浓度	时间点	XXX	定量型		药物水平/毒理学
25269-2	多粘菌素 B	质量浓度	时间点	XXX	定量型		药物水平/毒理学
252-7	5-氟胞嘧啶	药物敏感度	时间点	分离物	定量型	最小致死浓度	抗生素敏感性
2527-0	乳酸脱氢酶	催化浓度	时间点	羊水	定量型		化学
25270-0	吡嗪酰胺	质量浓度	时间点	XXX	定量型		药物水平/毒理学
25271-8	磺胺甲噁唑	质量浓度	时间点	XXX	定量型		药物水平/毒理学
25272-6	四环素	质量浓度	时间点	XXX	定量型		药物水平/毒理学
25273-4	甲氧苄啶+磺胺甲噁唑	质量浓度	时间点	XXX	定量型		药物水平/毒理学
25274-2	阿莫西林	质量浓度	时间点	XXX	定量型		药物水平/毒理学
25275-9	红霉素	质量浓度	时间点	XXX	定量型		药物水平/毒理学
25276-7	肺炎双球菌 9 Ab. IgG ^ 第 2 份标本/第 1 份标本	比率	时间点	血清	定量型		微生物学

LOINC 代码	名称	属性	时间特征	系统	标尺类型	方法类型	分类
25277-5	肺炎双球菌 8 Ab. IgG ^ 第 2 份标本/第 1 份标本	比率	时间点	血清	定量型		微生物学
25278-3	肺炎双球菌 51 Ab. IgG ^ 第 2 份标本/第 1 份标本	比率	时间点	血清	定量型		微生物学
25279-1	肺炎双球菌 26 Ab. IgG ^ 第 1 份标本	任意浓度	时间点	血清	定量型		微生物学
25280-9	肺炎双球菌 26 Ab. IgG ^ 第 2 份标本/第 1 份标本	比率	时间点	血清	定量型		微生物学
25281-7	肺炎双球菌 4 Ab. IgG ^ 第 2 份标本/第 1 份标本	比率	时间点	血清	定量型		微生物学
25282-5	肺炎双球菌 3 Ab. IgG ^ 第 2 份标本/第 1 份标本	比率	时间点	血清	定量型		微生物学
25283-3	肺炎双球菌 23 Ab. IgG ^ 第 2 份标本/第 1 份标本	比率	时间点	血清	定量型		微生物学
25284-1	肺炎双球菌 19 Ab. IgG ^ 第 2 份标本/第 1 份标本	比率	时间点	血清	定量型		微生物学
25285-8	肺炎双球菌 56 Ab. IgG ^ 第 2 份标本/第 1 份标本	比率	时间点	血清	定量型		微生物学
25286-6	肺炎双球菌 1 Ab. IgG ^ 第 2 份标本/第 1 份标本	比率	时间点	血清	定量型		微生物学
25287-4	肺炎双球菌 19 Ab. IgG ^ 第 1 份标本	任意浓度	时间点	血清	定量型		微生物学
2528-8	乳酸脱氢酶	催化浓度	时间点	脑脊液	定量型		化学
25288-2	肺炎双球菌 19 Ab. IgG ^ 第 2 份标本	任意浓度	时间点	血清	定量型		微生物学
25289-0	肺炎双球菌 56 Ab. IgG ^ 第 2 份标本	任意浓度	时间点	血清	定量型		微生物学
25290-8	肺炎双球菌 14 Ab. IgG ^ 第 1 份标本	任意浓度	时间点	血清	定量型		微生物学
25291-6	肺炎双球菌 14 Ab. IgG ^ 第 2 份标本	任意浓度	时间点	血清	定量型		微生物学
25292-4	肺炎双球菌 12 Ab. IgG ^ 第 1 份标本	任意浓度	时间点	血清	定量型		微生物学
25293-2	肺炎双球菌 12 Ab. IgG ^ 第 2 份标本	任意浓度	时间点	血清	定量型		微生物学
25294-0	肺炎双球菌 1 Ab. IgG ^ 第 2 份标本	任意浓度	时间点	血清	定量型		微生物学
25295-7	肺炎双球菌 26 Ab. IgG	任意浓度	时间点	血清	定量型		微生物学
2529-6	乳酸脱氢酶	催化浓度	时间点	体液	定量型		化学
25296-5	肺炎双球菌 51 Ab. IgG	质量浓度	时间点	血清	定量型		微生物学
25297-3	副流感病毒 1 Ab ^第 2 份标本	稀释系数、稀释倍数（滴度）	时间点	血清	定量型	补体结合试验	微生物学
25298-1	风疹病毒 Ab. IgG ^第 1 份标本/第 2 份标本	比率	时间点	血清	定量型		微生物学
25299-9	麻疹病毒 Ab. IgG ^第 1 份标本/第 2 份标本	比率	时间点	血清	定量型		微生物学
25300-5	鼠弓形体 Ab. IgG ^第 1 份标本/第 2 份标本	比率	时间点	血清	定量型		微生物学
25301-3	丙氨酸	摩尔速率	24 小时	尿液	定量型		化学

LOINC 代码	名称	属性	时间特征	系统	标尺类型	方法类型	分类
25302-1	丙氨酸氨基转移酶	催化浓度	时间点	体液	定量型		化学
25303-9	α1 抗胰蛋白酶	质量含量	时间点	大便	定量型		化学
2530-4	乳酸脱氢酶	催化浓度	时间点	胸水	定量型		化学
25304-7	α 氨基己二酸	摩尔速率	24 小时	尿液	定量型		化学
25305-4	α 氨基丁酸	摩尔速率	24 小时	尿液	定量型		化学
25306-2	链格孢 Ab. IgG	任意浓度	时间点	血清	定量型		微生物学
25307-0	链格孢 Ab. IgG. RAST 类	任意浓度	时间点	血清	等级型		微生物学
25308-8	氨	摩尔速率	24 小时	尿液	定量型		化学
25309-6	异戊巴比妥	摩尔浓度	时间点	血清/血浆	定量型		药物水平/毒理学
25310-4	阿莫西林＋克拉维酸	药物敏感度	时间点	分离物	定量或等级型	抗酸杆菌抗生素敏感性试验	抗生素敏感性
25311-2	淀粉酶	催化浓度	24 小时	尿液	定量型		化学
2531-2	乳酸脱氢酶	催化浓度	时间点	腹腔液	定量型		化学
25312-0	淀粉酶. 胰腺/淀粉酶. 总计	催化分数	时间点	血清/血浆	定量型		化学
25313-8	淀粉酶. 唾液/淀粉酶. 总计	催化分数	时间点	血清/血浆	定量型		化学
25314-6	雄烯二醇	摩尔速率	24 小时	尿液	定量型		化学
25315-3	11-脱氧皮质醇	摩尔速率	24 小时	尿液	定量型		化学
25316-1	17-羟基孕烯醇酮	摩尔浓度	时间点	血清/血浆	定量型		化学
25317-9	17-酮类固醇	摩尔浓度	24 小时	尿液	定量型		化学
25318-7	1-甲基组氨酸	摩尔速率	24 小时	尿液	定量型		化学
25319-5	3-甲基组氨酸	摩尔速率	24 小时	尿液	定量型		化学
2532-0	乳酸脱氢酶	催化浓度	时间点	血清/血浆	定量型		化学
25320-3	鹅肌肽	摩尔速率	24 小时	尿液	定量型		化学
25321-1	锑	摩尔浓度	时间点	血清/血浆	定量型		药物水平/毒理学
25322-9	精氨酸	摩尔速率	24 小时	尿液	定量型		化学
25323-7	砷	摩尔浓度	时间点	血清/血浆	定量型		药物水平/毒理学
25324-5	砷/肌酐	摩尔浓度比率	时间点	尿液	定量型		药物水平/毒理学
25325-2	蛔虫属 Ab. IgE	任意浓度	时间点	血清	定量型	酶免疫分析	变态反应
25326-0	天冬酰胺	摩尔速率	24 小时	尿液	定量型		化学
25327-8	天冬氨酸	摩尔速率	24 小时	尿液	定量型		化学
25328-6	花斑曲霉 Ab. IgE. RAST 类	任意浓度	时间点	血清	等级型		变态反应
25329-4	出芽短梗霉菌 Ab. IgE. RAST 类	任意浓度	时间点	血清	等级型		变态反应
25331-0	百日咳杆菌 Ab. IgG	稀释系数、稀释倍数（滴度）	时间点	血清	定量型		微生物学
25332-8	百日咳杆菌 Ab. IgM	稀释系数、稀释倍数（滴度）	时间点	血清	定量型		微生物学
25333-6	胎儿弯曲菌 Ab	稀释系数、稀释倍数（滴度）	时间点	血清	定量型		微生物学
25335-1	贝氏柯克斯体 Ab. IgG	稀释系数、稀释倍数（滴度）	时间点	血清	定量型		微生物学
25336-9	贝氏柯克斯体 Ab. IgM	稀释系数、稀释倍数（滴度）	时间点	血清	定量型		微生物学
25337-7	猪带绦虫幼体 Ab. IgG	任意浓度	时间点	血清	定量型		微生物学
2533-8	乳酸脱氢酶	催化浓度	时间点	关节液	定量型		化学

LOINC 代码	名称	属性	时间特征	系统	标尺类型	方法类型	分类
25338-5	登革热病毒 Ab. IgM	任意浓度	时间点	血清	等级型		微生物学
25339-3	棘球绦虫 Ab	任意浓度	时间点	血清	等级型		微生物学
25342-7	片吸虫 Ab	稀释系数、稀释倍数（滴度）	时间点	血清	定量型		微生物学
25343-5	片吸虫 Ab. IgG	任意浓度	时间点	血清	定量型		微生物学
25344-3	丝虫 Ab	稀释系数、稀释倍数（滴度）	时间点	血清	定量型		微生物学
25345-0	甜菜红 Ab. IgE. RAST 类	任意浓度	时间点	血清	等级型		变态反应
2534-6	乳酸脱氢酶	催化浓度	时间点	尿液	定量型		化学
25346-8	β丙氨酸	摩尔速率	24 小时	尿液	定量型		化学
25347-6	丝虫 Ab. IgG	任意浓度	时间点	血清	定量型		微生物学
25348-4	β氨基异丁酸	摩尔速率	24 小时	尿液	定量型		化学
25349-2	疣皮桦 Ab. IgG	任意浓度	时间点	血清	定量型		变态反应
253-5	5-氟胞嘧啶	药物敏感度	时间点	分离物	定量或等级型	最小抑制浓度	抗生素敏感性
25350-0	疣皮桦 Ab. IgG. RAST 类	任意浓度	时间点	血清	等级型		变态反应
25351-8	铋	摩尔浓度	时间点	血清/血浆	定量型		药物水平/毒理学
25352-6	百日咳杆菌 Ab. IgG	稀释系数、稀释倍数（滴度）	时间点	血清	定量型	免疫荧光	微生物学
2535-3	乳酸脱氢酶 1	催化浓度	时间点	血清/血浆	定量型	化学分离	化学
25353-4	百日咳杆菌 Ab. IgM	稀释系数、稀释倍数（滴度）	时间点	血清	定量型	免疫荧光	微生物学
25354-2	麦麸 Ab. IgG	任意浓度	时间点	血清	定量型		变态反应
25355-9	麦麸 Ab. IgG. RAST 类	任意浓度	时间点	血清	等级型		变态反应
25356-7	虎皮鹦鹉粪 Ab. IgE. RAST 类	任意浓度	时间点	血清	等级型		变态反应
25357-5	仲丁巴比妥	摩尔浓度	时间点	血清/血浆	定量型		药物水平/毒理学
25358-3	C 肽	摩尔速率	24 小时	尿液	定量型		化学
25359-1	镉	摩尔浓度	时间点	血清/血浆	定量型		药物水平/毒理学
25360-9	镉	摩尔浓度	时间点	尿液	定量型		药物水平/毒理学
2536-1	乳酸脱氢酶 1/乳酸脱氢酶. 总计	催化分数	时间点	血清/血浆	定量型	电泳	化学
25361-7	咖啡因	摩尔浓度	时间点	血清/血浆	定量型		药物水平/毒理学
25362-5	钙	摩尔浓度	24 小时	尿液	定量型		化学
25363-3	胎儿弯曲菌 Ab	稀释系数、稀释倍数（滴度）	时间点	血清	定量型	补体结合试验	微生物学
25364-1	空肠弯曲杆菌 Ab	稀释系数、稀释倍数（滴度）	时间点	血清	定量型	补体结合试验	微生物学
25365-8	肌肽	摩尔速率	24 小时	尿液	定量型		化学
25366-6	头孢西丁	药物敏感度	时间点	分离物	定量或等级型	抗酸杆菌抗生素敏感性试验	抗生素敏感性
25367-4	头孢曲松	药物敏感度	时间点	分离物	定量或等级型	抗酸杆菌抗生素敏感性试验	抗生素敏感性
25368-2	蓝干酪 Ab. IgE. RAST 类	任意浓度	时间点	血清	等级型		变态反应
25369-0	衣原体 Ab. IgA	任意浓度	时间点	血清	定量型		微生物学

LOINC 代码	名称	属性	时间特征	系统	标尺类型	方法类型	分类
25370-8	巧克力 Ab. IgE. RAST 类	任意浓度	时间点	血清	等级型		变态反应
25371-6	极低密度脂蛋白胆固醇	摩尔浓度	时间点	血清/血浆	定量型		化学
25372-4	绒毛膜促性腺激素	任意浓度	时间点	尿液	定量型		化学
25373-2	绒毛膜促性腺激素. β 亚单位. 游离型	质量浓度	时间点	血清/血浆	定量型		化学
25374-0	铬	摩尔浓度	时间点	血清/血浆	定量型		药物水平/毒理学
25375-7	糜蛋白酶	催化含量	时间点	大便	定量型		化学
25376-5	瓜氨酸	摩尔速率	24 小时	尿液	定量型		化学
25377-3	钙离子诱导的凝血	时间（如秒数）	时间点	贫血小板血浆^对照	定量型	凝集反应	凝血功能检查
25378-1	钴	摩尔浓度	时间点	血清/血浆	定量型		药物水平/毒理学
2537-9	乳酸脱氢酶 1	催化浓度	时间点	血清/血浆	定量型		化学
25379-9	钴	摩尔速率	24 小时	尿液	定量型		药物水平/毒理学
25380-7	鸭茅 Ab. IgE. RAST 类	任意浓度	时间点	血清	等级型		变态反应
25381-5	皮质酮	摩尔浓度	时间点	血清/血浆	定量型		化学
25382-3	可的松	摩尔浓度	时间点	血清/血浆	定量型		化学
25383-1	牛奶 Ab. IgE. RAST 类	任意浓度	时间点	血清	等级型		变态反应
25384-9	贝氏柯克斯体 Ab. IgG	稀释系数、稀释倍数（滴度）	时间点	血清	定量型	免疫荧光	微生物学
25385-6	贝氏柯克斯体 Ab. IgM	稀释系数、稀释倍数（滴度）	时间点	血清	定量型	免疫荧光	微生物学
25386-4	肌酐	摩尔浓度	时间点	体液	定量型		化学
2538-7	乳酸脱氢酶 2	催化浓度	时间点	血清/血浆	定量型	化学分离	化学
25387-2	氰化物	摩尔浓度	时间点	血清/血浆	定量型		药物水平/毒理学
25388-0	胱硫醚	摩尔速率	24 小时	尿液	定量型		化学
25389-8	猪带绦虫幼体 Ab. IgG	任意浓度	时间点	血清	定量型	酶免疫分析	微生物学
25390-6	细胞角蛋白 19	质量浓度	时间点	血清/血浆	定量型		化学
25391-4	脱氢表雄酮	摩尔速率	24 小时	尿液	定量型		化学
25392-2	登革热病毒 Ab. IgM	任意浓度	时间点	血清	等级型	免疫印迹	微生物学
25393-0	去乙胺碘酮	摩尔浓度	时间点	血清/血浆	定量型		药物水平/毒理学
25394-8	去甲三甲丙咪嗪	摩尔浓度	时间点	血清/血浆	定量型		药物水平/毒理学
2539-5	乳酸脱氢酶 2/乳酸脱氢酶. 总计	催化分数	时间点	血清/血浆	定量型	电泳	化学
25395-5	狗血清白蛋白 Ab. IgE. RAST 类	任意浓度	时间点	血清	等级型		变态反应
25396-3	鸭肉 Ab. IgE. RAST 类	任意浓度	时间点	血清	等级型		变态反应
25397-1	棘球绦虫 Ab	任意浓度	时间点	血清	等级型	酶免疫分析	微生物学
25398-9	棘球绦虫 Ab	任意浓度	时间点	血清	定量型	反向免疫电泳	微生物学
25399-7	肌内膜 Ab	稀释系数、稀释倍数（滴度）	时间点	血清	定量型	免疫荧光	血清学
25400-3	溶组织内阿米巴 Ab	稀释系数、稀释倍数（滴度）	时间点	血清	定量型	免疫荧光	微生物学
25401-1	雌二醇	摩尔速率	24 小时	尿液	定量型		化学
25402-9	雌激素	摩尔速率	24 小时	尿液	定量型		化学
2540-3	乳酸脱氢酶 2	催化浓度	时间点	血清/血浆	定量型		化学
25403-7	雌酮	摩尔浓度	时间点	尿液	定量型		化学

LOINC 代码	名称	属性	时间特征	系统	标尺类型	方法类型	分类
25404-5	乙胺丁醇	任意浓度	时间点	血清/血浆	等级型		药物水平/毒理学
25405-2	乙醇胺	摩尔速率	24 小时	尿液	定量型		化学
25406-0	片吸虫 Ab	稀释系数、稀释倍数（滴度）	时间点	血清	定量型	免疫荧光	微生物学
25407-8	片吸虫 Ab. IgG	任意浓度	时间点	血清	定量型	酶免疫分析	微生物学
25408-6	胡芦巴 Ab. IgE. RAST 类	任意浓度	时间点	血清	等级型		变态反应
25409-4	丝虫 Ab	稀释系数、稀释倍数（滴度）	时间点	血清	定量型	免疫荧光	微生物学
25410-2	丝虫 Ab. IgG	任意浓度	时间点	血清	定量型	酶免疫分析	微生物学
2541-1	乳酸脱氢酶 3	催化浓度	时间点	血清/血浆	定量型	化学分离	化学
25411-0	氟罗沙星	药物敏感度	时间点	分离物	定量或等级型	最小抑制浓度	抗生素敏感性
25412-8	氟硝西泮	摩尔浓度	时间点	血清/血浆	定量型		药物水平/毒理学
25413-6	氟化物	摩尔速率	24 小时	尿液	定量型		药物水平/毒理学
25414-4	肠胃蝇 Ab. IgE. RAST 类	任意浓度	时间点	血清	等级型		变态反应
25415-1	叶酸	摩尔浓度	时间点	全血	定量型		化学
25416-9	疱疹病毒 6 Ab. IgG	稀释系数、稀释倍数（滴度）	时间点	血清	定量型	免疫荧光	微生物学
25417-7	疱疹病毒 6 Ab. IgM	稀释系数、稀释倍数（滴度）	时间点	血清	定量型	免疫荧光	微生物学
25418-5	腮腺炎病毒 Ab. IgG	任意浓度	时间点	血清	定量型	酶免疫分析	微生物学
25419-3	腮腺炎病毒 Ab. IgM	任意浓度	时间点	血清	定量型	酶免疫分析	微生物学
25420-1	风疹病毒 Ab. IgM	任意浓度	时间点	血清	等级型	胶乳凝集试验	微生物学
25421-9	麻疹病毒 Ab. IgM	任意浓度	时间点	血清	定量型	酶免疫分析	微生物学
25422-7	裂体吸虫 sp Ab	稀释系数、稀释倍数（滴度）	时间点	血清	定量型	免疫荧光	微生物学
25423-5	旋毛虫 Ab. IgG	任意浓度	时间点	血清	定量型	酶免疫分析	微生物学
25424-3	锥虫 sp Ab	任意浓度	时间点	血清	定量型	免疫荧光	微生物学
25425-0	加巴喷丁	摩尔浓度	时间点	血清/血浆	定量型		药物水平/毒理学
25426-8	半乳糖	摩尔浓度	时间点	血清/血浆	定量型		化学
25427-6	γ 氨基丁酸	摩尔速率	24 小时	尿液	定量型		化学
25428-4	葡萄糖	任意浓度	时间点	尿液	等级型	试纸条	化学
2542-9	乳酸脱氢酶 3/乳酸脱氢酶. 总计	催化分数	时间点	血清/血浆	定量型	电泳	化学
25429-2	谷氨酸	摩尔速率	24 小时	尿液	定量型		化学
254-3	5-氟胞嘧啶	药物敏感度	时间点	分离物	定量或等级型	琼脂扩散	抗生素敏感性
25430-0	谷氨酰胺	摩尔速率	24 小时	尿液	定量型		化学
25431-8	甘氨酸	摩尔速率	24 小时	尿液	定量型		化学
25432-6	流感嗜血杆菌 Ab	质量浓度	时间点	血清	定量型		微生物学
25433-4	血红蛋白	摩尔浓度	时间点	血浆	定量型		血液学/细胞分类计数
25434-2	七羧基卟啉	摩尔速率	24 小时	尿液	定量型		化学
25435-9	单纯疱疹病毒 Ab. IgM	任意浓度	时间点	血清	等级型		微生物学
2543-7	乳酸脱氢酶 3	催化浓度	时间点	血清/血浆	定量型		化学
25438-3	六羧基卟啉	摩尔速率	24 小时	尿液	定量型		化学
25439-1	组胺	摩尔速率	24 小时	尿液	定量型		化学
25440-9	组氨酸	摩尔速率	24 小时	尿液	定量型		化学

LOINC 代码	名称	属性	时间特征	系统	标尺类型	方法类型	分类
25441-7	同型胱氨酸	摩尔速率	24 小时	尿液	定量型		化学
25442-5	马肉 Ab. IgE. RAST 类	任意浓度	时间点	血清	等级型		变态反应
25443-3	羟基赖氨酸	摩尔速率	24 小时	尿液	定量型		化学
25444-1	IgA	任意浓度	时间点	尿液	等级型	免疫电泳	化学
2544-5	乳酸脱氢酶 4	催化浓度	时间点	血清/血浆	定量型	化学分离	化学
25445-8	IgG	任意浓度	时间点	尿液	等级型	免疫电泳	化学
25446-6	IgM	任意浓度	时间点	尿液	等级型	免疫电泳	化学
25447-4	胰岛素. 游离型	摩尔浓度	时间点	血清/血浆	定量型		化学
25448-2	碘	摩尔浓度	时间点	血清/血浆	定量型		化学
25449-0	碘	摩尔速率	24 小时	尿液	定量型		化学
25450-8	异亮氨酸	摩尔速率	24 小时	尿液	定量型		化学
25451-6	异烟肼	摩尔浓度	时间点	血清/血浆	定量型		药物水平/毒理学
2545-2	乳酸脱氢酶 4/乳酸脱氢酶. 总计	催化分数	时间点	血清/血浆	定量型	电泳	化学
25452-4	伊曲康唑	药物敏感度	时间点	分离物	定量或等级型	最小抑制浓度	抗生素敏感性
25453-2	乳清蛋白 α Ab. IgA	任意浓度	时间点	血清	定量型		变态反应
25454-0	乳清蛋白 α Ab. IgA. RAST 类	任意浓度	时间点	血清	等级型		变态反应
25455-7	乳球蛋白 Ab. IgA	任意浓度	时间点	血清	定量型		变态反应
25456-5	乳球蛋白 Ab. IgA. RAST 类	任意浓度	时间点	血清	等级型		变态反应
25457-3	乳球蛋白 Ab. IgE. RAST 类	任意浓度	时间点	血清	等级型		变态反应
25458-1	拉莫三嗪	摩尔浓度	时间点	血清/血浆	定量型		药物水平/毒理学
25459-9	铅	摩尔浓度	时间点	血清/血浆	定量型		药物水平/毒理学
2546-0	乳酸脱氢酶 4	催化浓度	时间点	血清/血浆	定量型		化学
25460-7	亮氨酸	摩尔速率	24 小时	尿液	定量型		化学
25461-5	锂	摩尔浓度	时间点	全血	定量型		药物水平/毒理学
25462-3	锂	摩尔浓度	时间点	红细胞	定量型		药物水平/毒理学
25463-1	锂	摩尔浓度	时间点	尿液	定量型		药物水平/毒理学
25464-9	赖氨酸	摩尔速率	24 小时	尿液	定量型		化学
25465-6	马来酸酐 Ab. IgE. RAST 类	任意浓度	时间点	血清	等级型		变态反应
25466-4	锰	摩尔浓度	时间点	全血	定量型		药物水平/毒理学
25467-2	锰	摩尔浓度	时间点	血清/血浆	定量型		药物水平/毒理学
25468-0	甲基妥英	摩尔浓度	时间点	血清/血浆	定量型		药物水平/毒理学
25469-8	氨甲丙二酯	摩尔浓度	时间点	血清/血浆	定量型		药物水平/毒理学
25470-6	汞	摩尔浓度	时间点	唾液	定量型		药物水平/毒理学

LOINC代码	名称	属性	时间特征	系统	标尺类型	方法类型	分类
25471-4	汞	摩尔速率	24小时	尿液	定量型		药物水平/毒理学
25472-2	甲砜哒嗪	摩尔浓度	时间点	血清/血浆	定量型		药物水平/毒理学
25473-0	间甲肾上腺素	摩尔浓度	时间点	血清/血浆	定量型		化学
25474-8	间甲肾上腺素	摩尔浓度	时间点	血清/血浆	定量型		化学
25475-5	甲喹酮	摩尔浓度	时间点	血清/血浆	定量型		药物水平/毒理学
25476-3	蛋氨酸	摩尔速率	24小时	尿液	定量型		化学
25477-1	蛋氨酸亚砜	摩尔速率	24小时	尿液	定量型		化学
2547-8	乳酸脱氢酶5	催化浓度	时间点	血清/血浆	定量型	化学分离	化学
25478-9	甲乙哌酮	摩尔浓度	时间点	血清/血浆	定量型		药物水平/毒理学
25479-7	直杆糖多孢菌 Ab. IgG	任意浓度	时间点	血清	定量型		变态反应
25480-5	直杆糖多孢菌 Ab. IgG. RAST类	任意浓度	时间点	血清	等级型		变态反应
25481-3	钼	摩尔浓度	时间点	血清/血浆	定量型		药物水平/毒理学
25484-7	奈法唑酮	摩尔浓度	时间点	血清/血浆	定量型		药物水平/毒理学
25485-4	好食脉孢霉 Ab. IgE. RAST类	任意浓度	时间点	血清	等级型		变态反应
2548-6	乳酸脱氢酶5/乳酸脱氢酶.总计	催化分数	时间点	血清/血浆	定量型	电泳	化学
25486-2	镍	摩尔浓度	时间点	血清/血浆	定量型		药物水平/毒理学
25487-0	镍	摩尔速率	24小时	尿液	定量型		药物水平/毒理学
25488-8	烟酰胺	摩尔浓度	时间点	血清/血浆	定量型		药物水平/毒理学
25489-6	去甲间甲肾上腺素	摩尔浓度	时间点	血清/血浆	定量型		化学
25490-4	橄榄绿 Ab. IgE. RAST类	任意浓度	时间点	血清	等级型		变态反应
25491-2	鸟氨酸	摩尔速率	24小时	尿液	定量型		化学
25492-0	奥昔嘌醇	摩尔浓度	时间点	血清/血浆	定量型		药物水平/毒理学
25493-8	短密青霉 Ab. IgE. RAST类	任意浓度	时间点	血清	等级型		变态反应
2549-4	乳酸脱氢酶5	催化浓度	时间点	血清/血浆	定量型		化学
25494-6	五羧基卟啉	摩尔速率	24小时	尿液	定量型		化学
25495-3	苯丙氨酸	摩尔速率	24小时	尿液	定量型		化学
25496-1	白梧桐 Ab. IgE. RAST类	任意浓度	时间点	血清	等级型		变态反应
25497-9	粗脚粉螨 Ab. IgE. RAST类	任意浓度	时间点	血清	等级型		变态反应
25498-7	一磷酸腺苷.环化型	摩尔浓度	时间点	血清/血浆	定量型		化学
25499-5	肾上腺皮质 Ab	稀释系数、稀释倍数（滴度）	时间点	血清	定量型	免疫荧光	血清学
255-0	5-氟胞嘧啶	药物敏感度	时间点	分离物+血清	等级型	测序分型	抗生素敏感性

LOINC 代码	名称	属性	时间特征	系统	标尺类型	方法类型	分类
25500-0	保泰松	摩尔浓度	时间点	血清/血浆	定量型		药物水平/毒理学
25501-8	磷酸盐	摩尔浓度	时间点	体液	定量型		化学
2550-2	乳酸/丙酮酸	摩尔浓度比率	时间点	全血	定量型		化学
25502-6	磷酸乙醇胺	摩尔浓度	时间点	尿液	定量型		化学
25503-4	磷酸丝氨酸	摩尔速率	24 小时	尿液	定量型		化学
25504-2	辐射松 Ab. IgE. RAST 类	任意浓度	时间点	血清	等级型		变态反应
25505-9	垂体糖蛋白激素. α 亚单位	任意浓度	时间点	血清	定量型		化学
25506-7	钾	摩尔含量	时间点	大便	定量型		化学
25507-5	孕烯诺龙	摩尔浓度	时间点	血清/血浆	定量型		化学
25508-3	孕酮^给予某刺激后第 2 份标本	摩尔浓度	时间点	血清/血浆	定量型		刺激耐受试验
25509-1	孕酮^给予某刺激后第 3 份标本	摩尔浓度	时间点	血清/血浆	定量型		刺激耐受试验
2551-0	乳铁蛋白	质量浓度	时间点	血清	定量型		化学
25510-9	脯氨酸	摩尔速率	24 小时	尿液	定量型		化学
25511-7	丙胺苯丙酮	摩尔浓度	时间点	血清/血浆	定量型		药物水平/毒理学
25512-5	原卟啉	摩尔速率	24 小时	大便	定量型		化学
25513-3	高血压蛋白原酶^给予某刺激后第 1 份标本	催化浓度	时间点	血浆	定量型		刺激耐受试验
25514-1	风疹病毒 Ab. IgG	任意浓度	时间点	血清	等级型		微生物学
25517-4	藏红花 Ab. IgE. RAST 类	任意浓度	时间点	血清	等级型		变态反应
25518-2	肌氨酸	摩尔速率	24 小时	尿液	定量型		化学
25520-8	司可巴比妥	摩尔浓度	时间点	血清/血浆	定量型		药物水平/毒理学
25521-6	硒	摩尔浓度	时间点	血清/血浆	定量型		药物水平/毒理学
25522-4	精液 Ab. IgE. RAST 类	任意浓度	时间点	血清	等级型		变态反应
25523-2	丝氨酸	摩尔速率	24 小时	尿液	定量型		化学
25524-0	5-羟色胺	摩尔浓度	时间点	全血	定量型		化学
25525-7	干朽菌 Ab. IgE. RAST 类	任意浓度	时间点	血清	等级型		变态反应
25526-5	硅	摩尔浓度	时间点	血清/血浆	定量型		药物水平/毒理学
25527-3	银	摩尔浓度	时间点	血清/血浆	定量型		药物水平/毒理学
2552-8	乳糖	质量浓度	时间点	血清/血浆	定量型		化学
25528-1	胰岛素样生长因子	摩尔浓度	时间点	血清/血浆	定量型		化学
25529-9	生长激素	摩尔浓度	时间点	血清/血浆	定量型		化学
25530-7	标本重量	质量速率	24 小时	大便	定量型		标本特性
25531-5	肺炎双球菌 Ab	质量浓度	时间点	血清	定量型		微生物学
25532-3	猪血清白蛋白 Ab. IgE. RAST 类	任意浓度	时间点	血清	等级型		变态反应
25533-1	牛磺酸	摩尔速率	24 小时	尿液	定量型		化学
25534-9	替考拉宁^峰值	摩尔浓度	时间点	血清/血浆	定量型		药物水平/毒理学

LOINC 代码	名称	属性	时间特征	系统	标尺类型	方法类型	分类
25535-6	替考拉宁^低谷	摩尔浓度	时间点	血清/血浆	定量型		药物水平/毒理学
2553-6	乳糖	任意浓度	时间点	尿液	等级型		化学
25536-4	芽胞梭菌属破伤风类毒素 Ab. IgE. RAST 类	任意浓度	时间点	血清	等级型		变态反应
25537-2	铊	摩尔浓度	时间点	血清/血浆	定量型		药物水平/毒理学
25538-0	普通高温放线菌 Ab. IgG	任意浓度	时间点	血清	定量型		微生物学
25539-8	普通高温放线菌 Ab. IgG. RAST 类	任意浓度	时间点	血清	等级型		变态反应
25540-6	苏氨酸	摩尔速率	24 小时	尿液	定量型		化学
25541-4	托吡酯	摩尔浓度	时间点	血清/血浆	定量型		药物水平/毒理学
25542-2	鼠弓形体 Ab. IgM	任意浓度	时间点	血清	等级型		微生物学
25543-0	三酰基甘油酯酶	催化速率	24 小时	尿液	定量型		化学
2554-4	乳糖	质量速率	24 小时	尿液	定量型		化学
25546-3	色氨酸	摩尔速率	24 小时	尿液	定量型		化学
25547-1	酪氨酸	摩尔速率	24 小时	尿液	定量型		化学
25548-9	尿酸	摩尔浓度	时间点	体液	定量型		化学
25549-7	尿素	摩尔浓度	时间点	体液	定量型		化学
25550-5	尿素	摩尔速率	24 小时	尿液	定量型		化学
2555-1	卵磷脂胆固醇酰基转移酶	催化浓度	时间点	血清/血浆	定量型		化学
25551-3	尿胆素原	任意浓度	时间点	体液	等级型		化学
25552-1	尿卟啉	摩尔速率	24 小时	大便	定量型		化学
25553-9	缬氨酸	摩尔速率	24 小时	尿液	定量型		化学
25554-7	黄粉虫 Ab. IgE. RAST 类	任意浓度	时间点	血清	等级型		变态反应
25555-4	斑氏线虫 Ag	任意浓度	时间点	血清	等级型		微生物学
25556-2	木糖	摩尔浓度	时间点	尿液	定量型		化学
25557-0	锌	摩尔浓度	时间点	红细胞	定量型		药物水平/毒理学
25558-8	锌	摩尔浓度	时间点	血清	定量型		药物水平/毒理学
25559-6	唑吡坦	摩尔浓度	时间点	血清/血浆	定量型		药物水平/毒理学
25560-4	阿洛巴比妥	摩尔浓度	时间点	血清/血浆	定量型		药物水平/毒理学
25561-2	11-脱氧皮质酮	摩尔浓度	时间点	血清/血浆	定量型		化学
25562-0	血管紧张素Ⅱ^仰卧位	摩尔浓度	时间点	血浆	定量型		化学
25563-8	血管紧张素Ⅱ^直立位	摩尔浓度	时间点	血浆	定量型		化学
25564-6	胆红素.葡萄糖醛酸化+胆红素.白蛋白结合型	摩尔浓度	时间点	体液	定量型		化学
25565-3	九重葛 Ab. IgE	任意浓度	时间点	血清	定量型		变态反应
25566-1	九重葛 Ab. IgE. RAST 类	任意浓度	时间点	血清	等级型		变态反应
25567-9	虎皮鹦鹉血清蛋白质 Ab. IgE. RAST 类	任意浓度	时间点	血清	等级型		变态反应
25568-7	C 肽^给予某刺激后第 10 份标本	摩尔浓度	时间点	血清/血浆	定量型		刺激耐受试验
2556-9	卵磷脂磷	质量浓度	时间点	羊水	定量型		化学

LOINC 代码	名称	属性	时间特征	系统	标尺类型	方法类型	分类
25569-5	C 肽^给予某刺激后第 11 份标本	摩尔浓度	时间点	血清/血浆	定量型		刺激耐受试验
25570-3	C 肽^给予某刺激后第 12 份标本	摩尔浓度	时间点	血清/血浆	定量型		刺激耐受试验
25571-1	C 肽^给予某刺激后第 13 份标本	摩尔浓度	时间点	血清/血浆	定量型		刺激耐受试验
25572-9	C 肽^给予某刺激后第 14 份标本	摩尔浓度	时间点	血清/血浆	定量型		刺激耐受试验
25573-7	C 肽^给予某刺激后第 15 份标本	摩尔浓度	时间点	血清/血浆	定量型		刺激耐受试验
25574-5	C 肽^给予某刺激后第 1 份标本	摩尔浓度	时间点	血清/血浆	定量型		刺激耐受试验
25575-2	C 肽^给予某刺激后第 2 份标本	摩尔浓度	时间点	血清/血浆	定量型		刺激耐受试验
25576-0	C 肽^给予某刺激后第 3 份标本	摩尔浓度	时间点	血清/血浆	定量型		刺激耐受试验
2557-7	卵磷脂/鞘磷脂	质量浓度比率	时间点	羊水	定量型		化学
25577-8	C 肽^给予某刺激后第 4 份标本	摩尔浓度	时间点	血清/血浆	定量型		刺激耐受试验
25578-6	C 肽^给予某刺激后第 5 份标本	摩尔浓度	时间点	血清/血浆	定量型		刺激耐受试验
25579-4	C 肽^给予某刺激后第 6 份标本	摩尔浓度	时间点	血清/血浆	定量型		刺激耐受试验
25580-2	C 肽^给予某刺激后第 7 份标本	摩尔浓度	时间点	血清/血浆	定量型		刺激耐受试验
25581-0	C 肽^给予某刺激后第 8 份标本	摩尔浓度	时间点	血清/血浆	定量型		刺激耐受试验
25582-8	C 肽^给予某刺激后第 9 份标本	摩尔浓度	时间点	血清/血浆	定量型		刺激耐受试验
25583-6	钙	摩尔浓度	时间点	红细胞	定量型		化学
25584-4	钙^口服 500 mg 钙后 5 小时	摩尔浓度	时间点	尿液	定量型		刺激耐受试验
2558-5	亮氨酸	质量浓度	时间点	全血	等级型		化学
25585-1	猫血清白蛋白 Ab. IgE. RAST 类	任意浓度	时间点	血清	等级型		变态反应
25586-9	鸡粪 Ab. IgE. RAST 类	任意浓度	时间点	血清	等级型		变态反应
25587-7	嗜铬粒蛋白 A	摩尔浓度	时间点	血清/血浆	定量型		化学
25589-3	西酞普兰	摩尔浓度	时间点	血清/血浆	定量型		药物水平/毒理学
2559-3	亮氨酸	任意浓度	时间点	血清/血浆	等级型		化学
25593-5	轮状病毒 Ab. IgG	任意浓度	时间点	血清	等级型		微生物学
25594-3	裂体吸虫 sp Ab. IgG	任意浓度	时间点	血清	定量型		微生物学
25595-0	益康唑	药物敏感度	时间点	分离物	定量或等级型		抗生素敏感性
25596-8	磷霉素	药物敏感度	时间点	分离物	定量或等级型		抗生素敏感性
25597-6	交沙霉素	药物敏感度	时间点	分离物	定量或等级型		抗生素敏感性
25598-4	枝孢菌 Ab. IgG	任意浓度	时间点	血清	定量型		变态反应

LOINC 代码	名称	属性	时间特征	系统	标尺类型	方法类型	分类
25599-2	轮状病毒 Ab. IgG	任意浓度	时间点	血清	定量型		微生物学
25600-8	轮状病毒 Ab. IgM	任意浓度	时间点	血清	定量型		微生物学
2560-1	亮氨酸	质量浓度	时间点	血清/血浆	定量型		化学
25601-6	轮状病毒 Ab. IgM	任意浓度	时间点	血清	等级型		微生物学
25603-2	普氏立克次体 Ab. IgG	稀释系数、稀释倍数（滴度）	时间点	血清	定量型		微生物学
25604-0	普氏立克次体 Ab. IgM	稀释系数、稀释倍数（滴度）	时间点	血清	定量型		微生物学
25607-3	双氯苯咪唑	药物敏感度	时间点	分离物	定量或等级型		抗生素敏感性
25608-1	硝羟喹啉	药物敏感度	时间点	分离物	定量或等级型		抗生素敏感性
25609-9	胭脂虫提取物 Ab. IgE	任意浓度	时间点	血清	定量型		变态反应
25610-7	胭脂虫提取物 Ab. IgE. RAST 类	任意浓度	时间点	血清	等级型		变态反应
25611-5	东方蜚蠊 Ab. IgE	任意浓度	时间点	血清	定量型		变态反应
25612-3	东方蜚蠊 Ab. IgE. RAST 类	任意浓度	时间点	血清	等级型		变态反应
25613-1	黑胸大蠊 Ab. IgE	任意浓度	时间点	血清	定量型		变态反应
25614-9	黑胸大蠊 Ab. IgE. RAST 类	任意浓度	时间点	血清	等级型		变态反应
25615-6	伴清蛋白 Ab. IgE	任意浓度	时间点	血清	定量型		变态反应
25616-4	伴清蛋白 Ab. IgE. RAST 类	任意浓度	时间点	血清	等级型		变态反应
25617-2	皮质醇^肌内注射 250 μg 合成促皮质素后 1 小时	摩尔浓度	时间点	血清/血浆	定量型		刺激耐受试验
25618-0	皮质醇^给予某刺激后第 1 份标本	摩尔浓度	时间点	血清/血浆	定量型		刺激耐受试验
2561-9	亮氨酸	质量浓度	时间点	尿液	定量型		化学
25619-8	皮质醇^给予某刺激后第 2 份标本	摩尔浓度	时间点	血清/血浆	定量型		刺激耐受试验
25620-6	皮质醇^肌内注射 250 μg 合成促皮质素后 30 分钟	摩尔浓度	时间点	血清/血浆	定量型		刺激耐受试验
25621-4	皮质醇^给予某刺激后第 3 份标本	摩尔浓度	时间点	血清/血浆	定量型		刺激耐受试验
25622-2	皮质醇^给予某刺激后第 4 份标本	摩尔浓度	时间点	血清/血浆	定量型		刺激耐受试验
25623-0	皮质醇^给予某刺激后第 5 份标本	摩尔浓度	时间点	血清/血浆	定量型		刺激耐受试验
25624-8	皮质醇^给予某刺激后第 6 份标本	摩尔浓度	时间点	血清/血浆	定量型		刺激耐受试验
25625-5	皮质醇^给予某刺激后第 7 份标本	摩尔浓度	时间点	血清/血浆	定量型		刺激耐受试验
25626-3	皮质醇^2 mg 地塞米松每 6 小时一次口服 2.5 天后 8 小时	摩尔浓度	时间点	血清/血浆	定量型		刺激耐受试验
2562-7	亮氨酸	质量速率	24 小时	尿液	定量型		化学
25627-1	皮质醇^给予某刺激后第 8 份标本	摩尔浓度	时间点	血清/血浆	定量型		刺激耐受试验
25628-9	皮质醇^给予某刺激后第 9 份标本	摩尔浓度	时间点	血清/血浆	定量型		刺激耐受试验

LOINC 代码	名称	属性	时间特征	系统	标尺类型	方法类型	分类
25629-7	皮质醇^肌内注射 250 μg 合成促皮质素前	摩尔浓度	时间点	血清/血浆	定量型		刺激耐受试验
25630-5	细小病毒 B19 Ab. IgG	稀释系数、稀释倍数（滴度）	时间点	血清	定量型		微生物学
25631-3	细小病毒 B19 Ab. IgM	稀释系数、稀释倍数（滴度）	时间点	血清	定量型		微生物学
25632-1	疟原虫 sp Ab	稀释系数、稀释倍数（滴度）	时间点	血清	定量型		微生物学
25633-9	杜氏利什曼虫 Ab	稀释系数、稀释倍数（滴度）	时间点	血清	定量型		微生物学
25634-7	Ribes sylvestre Ab. IgE. RAST 类	任意浓度	时间点	血清	等级型		变态反应
2563-5	白细胞酯酶	催化浓度	时间点	白细胞	定量型		化学
25637-0	益康唑	药物敏感度	时间点	分离物	定量或等级型	最小抑制浓度	抗生素敏感性
25638-8	嗜酸性阳离子蛋白	质量浓度	时间点	血清	定量型		变态反应
25639-6	促卵泡素	任意浓度	时间点	尿液	定量型	第二国际参考标准品	化学
25640-4	促卵泡素^静脉注射 100 μg 黄体化释放激素后 1.5 小时	任意浓度	时间点	血清/血浆	定量型		刺激耐受试验
25641-2	促卵泡素^静脉注射 100 μg 黄体化释放激素后 1 小时	任意浓度	时间点	血清/血浆	定量型		刺激耐受试验
25642-0	促卵泡素^给予某刺激后第 1 份标本	任意浓度	时间点	血清/血浆	定量型	第二国际参考标准品	刺激耐受试验
2564-3	亚油酸	质量浓度	时间点	血清/血浆	定量型		化学
25643-8	促卵泡素^静脉注射 100 μg黄体化释放激素后 2 小时	任意浓度	时间点	血清/血浆	定量型		刺激耐受试验
25644-6	促卵泡素^给予某刺激后第 2 份标本	任意浓度	时间点	血清/血浆	定量型	第二国际参考标准品	刺激耐受试验
25645-3	促卵泡素^静脉注射 100 μg黄体化释放激素后 30 分钟	任意浓度	时间点	血清/血浆	定量型		刺激耐受试验
25646-1	促卵泡素^给予某刺激后第 3 份标本	任意浓度	时间点	血清/血浆	定量型	第二国际参考标准品	刺激耐受试验
25647-9	促卵泡素^给予某刺激后第 4 份标本	任意浓度	时间点	血清/血浆	定量型	第二国际参考标准品	刺激耐受试验
25648-7	促卵泡素^给予某刺激后第 5 份标本	任意浓度	时间点	血清/血浆	定量型	第二国际参考标准品	刺激耐受试验
25649-5	促卵泡素^给予某刺激后第 6 份标本	任意浓度	时间点	血清/血浆	定量型	第二国际参考标准品	刺激耐受试验
2565-0	胆固醇	质量浓度	时间点	血清/血浆	定量型		化学
25650-3	促卵泡素^给予某刺激后第 7 份标本	任意浓度	时间点	血清/血浆	定量型	第二国际参考标准品	刺激耐受试验
25651-1	促卵泡素^给予某刺激后第 8 份标本	任意浓度	时间点	血清/血浆	定量型	第二国际参考标准品	刺激耐受试验
25652-9	促卵泡素^给予某刺激后第 9 份标本	任意浓度	时间点	血清/血浆	定量型	第二国际参考标准品	刺激耐受试验
25653-7	磷霉素	药物敏感度	时间点	分离物	定量或等级型	最小抑制浓度	抗生素敏感性
25654-5	胃泌素^给予某刺激后第 1 份标本	摩尔浓度	时间点	血清/血浆	定量型		刺激耐受试验

LOINC 代码	名称	属性	时间特征	系统	标尺类型	方法类型	分类
25655-2	胃泌素^给予某刺激后第2份标本	摩尔浓度	时间点	血清/血浆	定量型		刺激耐受试验
25656-0	胃泌素^给予某刺激后第3份标本	摩尔浓度	时间点	血清/血浆	定量型		刺激耐受试验
25657-8	胃泌素^给予某刺激后第4份标本	摩尔浓度	时间点	血清/血浆	定量型		刺激耐受试验
25658-6	胃泌素^给予某刺激后第5份标本	摩尔浓度	时间点	血清/血浆	定量型		刺激耐受试验
25659-4	胃泌素^给予某刺激后第6份标本	摩尔浓度	时间点	血清/血浆	定量型		刺激耐受试验
25660-2	胃泌素^给予某刺激后第7份标本	摩尔浓度	时间点	血清/血浆	定量型		刺激耐受试验
25661-0	胃泌素^给予某刺激后第8份标本	摩尔浓度	时间点	血清/血浆	定量型		刺激耐受试验
25662-8	胃泌素^给予某刺激后第9份标本	摩尔浓度	时间点	血清/血浆	定量型		刺激耐受试验
25663-6	葡萄糖^葡萄糖给药后15分钟	摩尔浓度	时间点	血清/血浆	定量型		刺激耐受试验
25664-4	葡萄糖^葡萄糖给药后1小时	质量浓度	时间点	尿液	定量型		刺激耐受试验
25665-1	葡萄糖^给予某刺激后1小时	摩尔浓度	时间点	血清/血浆	定量型		刺激耐受试验
25666-9	葡萄糖^葡萄糖给药后2.5小时	摩尔浓度	时间点	血清/血浆	定量型		刺激耐受试验
25667-7	葡萄糖^葡萄糖给药后2小时	质量浓度	时间点	尿液	定量型		刺激耐受试验
2566-8	脂肪酸.游离型	质量浓度	时间点	血清/血浆	定量型		化学
25668-5	葡萄糖^给予某刺激后2小时	摩尔浓度	时间点	血清/血浆	定量型		刺激耐受试验
25669-3	葡萄糖^葡萄糖给药后3.5小时	摩尔浓度	时间点	血清/血浆	定量型		刺激耐受试验
25670-1	葡萄糖^葡萄糖给药后30分钟	质量浓度	时间点	尿液	定量型		刺激耐受试验
25671-9	葡萄糖^给予某刺激后30分钟	摩尔浓度	时间点	血清/血浆	定量型		刺激耐受试验
25672-7	葡萄糖^葡萄糖给药后4.5小时	摩尔浓度	时间点	血清/血浆	定量型		刺激耐受试验
25673-5	葡萄糖^葡萄糖给药后45分钟	摩尔浓度	时间点	血清/血浆	定量型		刺激耐受试验
25674-3	葡萄糖^给予某刺激后45分钟	摩尔浓度	时间点	血清/血浆	定量型		刺激耐受试验
25675-0	葡萄糖^葡萄糖给药后4小时	质量浓度	时间点	尿液	定量型		刺激耐受试验
2567-6	磷脂磷	质量浓度	时间点	血清	定量型		化学
25676-8	葡萄糖^葡萄糖给药后5.5小时	摩尔浓度	时间点	血清/血浆	定量型		刺激耐受试验
25677-6	葡萄糖^葡萄糖给药后6小时	摩尔浓度	时间点	血清/血浆	定量型		刺激耐受试验
25678-4	葡萄糖^葡萄糖给药后1.5小时	质量浓度	时间点	尿液	定量型		刺激耐受试验

LOINC 代码	名称	属性	时间特征	系统	标尺类型	方法类型	分类
25679-2	葡萄糖^给予某刺激后1.5小时	摩尔浓度	时间点	血清/血浆	定量型		刺激耐受试验
256-8	膦甲酸	药物敏感度	时间点	分离物	定量或等级型		抗生素敏感性
25680-0	葡萄糖^口服 50 g 葡萄糖前	摩尔浓度	时间点	血清/血浆	定量型		刺激耐受试验
25681-8	免疫球蛋白轻链.κ	任意浓度	时间点	血清	等级型	免疫电泳	化学
25682-6	免疫球蛋白轻链.κ	质量速率	24 小时	尿液	定量型		化学
25683-4	免疫球蛋白轻链.λ	任意浓度	时间点	血清	等级型	免疫电泳	化学
2568-4	磷脂	质量浓度	时间点	血清/血浆	定量型		化学
25684-2	免疫球蛋白轻链.λ	质量速率	24 小时	尿液	定量型		化学
25685-9	胰岛素^给予某刺激后第10份标本	摩尔浓度	时间点	血清/血浆	定量型		刺激耐受试验
25686-7	胰岛素^给予某刺激后第11份标本	摩尔浓度	时间点	血清/血浆	定量型		刺激耐受试验
25687-5	胰岛素^给予某刺激后第12份标本	摩尔浓度	时间点	血清/血浆	定量型		刺激耐受试验
25688-3	胰岛素^给予某刺激后第13份标本	摩尔浓度	时间点	血清/血浆	定量型		刺激耐受试验
25689-1	胰岛素^给予某刺激后第14份标本	摩尔浓度	时间点	血清/血浆	定量型		刺激耐受试验
25690-9	胰岛素^给予某刺激后第15份标本	摩尔浓度	时间点	血清/血浆	定量型		刺激耐受试验
25691-7	胰岛素^给予某刺激后第1份标本	摩尔浓度	时间点	血清/血浆	定量型		刺激耐受试验
2569-2	脂类	质量浓度	时间点	血清	定量型		化学
25692-5	胰岛素^给予某刺激后第2份标本	摩尔浓度	时间点	血清/血浆	定量型		刺激耐受试验
25693-3	胰岛素^给予某刺激后第3份标本	摩尔浓度	时间点	血清/血浆	定量型		刺激耐受试验
25694-1	胰岛素^给予某刺激后第4份标本	摩尔浓度	时间点	血清/血浆	定量型		刺激耐受试验
25695-8	胰岛素^给予某刺激后第5份标本	摩尔浓度	时间点	血清/血浆	定量型		刺激耐受试验
25696-6	胰岛素^给予某刺激后7.5小时	摩尔浓度	时间点	血清/血浆	定量型		刺激耐受试验
25697-4	胰岛素^给予某刺激后第7份标本	摩尔浓度	时间点	血清/血浆	定量型		刺激耐受试验
25698-2	胰岛素^给予某刺激后第8份标本	摩尔浓度	时间点	血清/血浆	定量型		刺激耐受试验
25699-0	胰岛素^给予某刺激后第9份标本	摩尔浓度	时间点	血清/血浆	定量型		刺激耐受试验
25-7	两性霉素 B	药物敏感度	时间点	分离物	定量或等级型	琼脂扩散	抗生素敏感性
2570-0	脂类	质量浓度	时间点	大便	定量型		化学
25700-6	解释	印象/检查结果的解释	时间点	血清/血浆	名义型	免疫固定	化学
25701-4	木菠萝 Ab. IgE. RAST 类	任意浓度	时间点	血清	等级型		变态反应
25702-2	交沙霉素	药物敏感度	时间点	分离物	定量或等级型	最小抑制浓度	抗生素敏感性

LOINC 代码	名称	属性	时间特征	系统	标尺类型	方法类型	分类
25703-0	枣树 Ab. IgE	任意浓度	时间点	血清	定量型		变态反应
25704-8	枣树 Ab. IgE. RAST 类	任意浓度	时间点	血清	等级型		变态反应
25705-5	酮类^口服 50 g 葡萄糖后 1 小时	任意浓度	时间点	尿液	等级型		刺激耐受试验
25706-3	酮类^给予葡萄糖后 2 小时	质量浓度	时间点	尿液	定量型	试纸条	刺激耐受试验
25707-1	酮类^给予葡萄糖后 4 小时	质量浓度	时间点	尿液	定量型	试纸条	刺激耐受试验
25708-9	杜氏利什曼原虫 Ab	稀释系数、稀释倍数（滴度）	时间点	血清	定量型	免疫荧光	微生物学
25709-7	问号钩端螺旋体血清型 Canicola Ab	稀释系数、稀释倍数（滴度）	时间点	血清	定量型	补体结合试验	微生物学
25710-5	问号钩端螺旋体血清型 Grippotyphosa Ab	稀释系数、稀释倍数（滴度）	时间点	血清	定量型	补体结合试验	微生物学
25711-3	问号钩端螺旋体血清型出血性黄疸 Ab	稀释系数、稀释倍数（滴度）	时间点	血清	定量型	补体结合试验	微生物学
25712-1	问号钩端螺旋体血清型 Pomona Ab	稀释系数、稀释倍数（滴度）	时间点	血清	定量型	补体结合试验	微生物学
25713-9	栽培亚麻 Ab. IgE. RAST 类	任意浓度	时间点	血清	等级型		变态反应
25714-7	荔枝 Ab. IgE	任意浓度	时间点	血清	定量型		变态反应
25715-4	荔枝 Ab. IgE. RAST 类	任意浓度	时间点	血清	等级型		变态反应
25716-2	促黄体激素	任意浓度	时间点	尿液	定量型	第一国际参考标准品	化学
25717-0	促黄体激素^静脉注射 100 μg 黄体化释放激素后 1.5 小时	任意浓度	时间点	血清/血浆	定量型		刺激耐受试验
2571-8	甘油三酯	质量浓度	时间点	血清/血浆	定量型		化学
25718-8	促黄体激素^静脉注射 100 μg 黄体化释放激素后 1 小时	任意浓度	时间点	血清/血浆	定量型		刺激耐受试验
25719-6	促黄体激素^静脉注射 100 μg 黄体化释放激素后 2 小时	任意浓度	时间点	血清/血浆	定量型		刺激耐受试验
25720-4	促黄体激素^静脉注射 100 μg 黄体化释放激素后 30 分钟	任意浓度	时间点	血清/血浆	定量型		刺激耐受试验
25721-2	米安舍林	摩尔浓度	时间点	血清/血浆	定量型		药物水平/毒理学
25722-0	双氯苯咪唑	药物敏感度	时间点	分离物	定量或等级型	最小抑制浓度	抗生素敏感性
25723-8	硝羟喹啉	药物敏感度	时间点	分离物	定量或等级型	最小抑制浓度	抗生素敏感性
25724-6	去甲舍曲林	质量浓度	时间点	血清/血浆	定量型		药物水平/毒理学
25725-3	卵巢 Ab	稀释系数、稀释倍数（滴度）	时间点	血清	定量型	免疫荧光	血清学
2572-6	脂蛋白脂肪酶	催化浓度	时间点	血清/血浆	定量型		化学
25726-1	奥卡西平	摩尔浓度	时间点	血清/血浆	定量型		药物水平/毒理学
25728-7	佛罗里达帕金森 Ab. IgE. RAST 类	任意浓度	时间点	血清	等级型		变态反应
25729-5	细小病毒 B19 Ab. IgG	稀释系数、稀释倍数（滴度）	时间点	血清	定量型	免疫荧光	微生物学

LOINC 代码	名称	属性	时间特征	系统	标尺类型	方法类型	分类
25730-3	细小病毒 B19 Ab. IgM	稀释系数、稀释倍数（滴度）	时间点	血清	定量型	免疫荧光	微生物学
25731-1	疟原虫 sp Ab	稀释系数、稀释倍数（滴度）	时间点	血清	定量型	免疫荧光	微生物学
25732-9	三羟基孕酮	摩尔速率	24 小时	尿液	定量型		化学
25733-7	前胶原肽. 3 型	任意浓度	时间点	血清	定量型		化学
2573-4	脂蛋白. α	质量浓度	时间点	血清/血浆	定量型		化学
25734-5	催乳激素^静脉注射200 μg 促甲状腺激素释放激素后 10 分钟	质量浓度	时间点	血清/血浆	定量型		刺激耐受试验
25735-2	催乳激素^静脉注射200 μg 促甲状腺激素释放激素后 1 小时	质量浓度	时间点	血清/血浆	定量型		刺激耐受试验
25736-0	催乳激素^给予某刺激后第 1 份标本	质量浓度	时间点	血清/血浆	定量型		刺激耐受试验
25737-8	催乳激素^静脉注射 200 μg 促甲状腺激素释放激素后 20 分钟	质量浓度	时间点	血清/血浆	定量型		刺激耐受试验
25738-6	催乳激素^静脉注射 200 μg 促甲状腺激素释放激素后 2 小时	质量浓度	时间点	血清/血浆	定量型		刺激耐受试验
25739-4	催乳激素^静脉注射 200 μg 促甲状腺激素释放激素后 30 分钟	质量浓度	时间点	血清/血浆	定量型		刺激耐受试验
25740-2	催乳激素^静脉注射 200 μg 促甲状腺激素释放激素后 40 分钟	质量浓度	时间点	血清/血浆	定量型		刺激耐受试验
25741-0	催乳激素^静脉注射 200 μg 促甲状腺激素释放激素后 50 分钟	质量浓度	时间点	血清/血浆	定量型		刺激耐受试验
2574-2	脂蛋白. β	质量浓度	时间点	血清/血浆	定量型		化学
25742-8	凝血酶原片段 1+2	摩尔浓度	时间点	血清/血浆	定量型		凝血功能检查
25743-6	藜麦 Ab. IgE	任意浓度	时间点	血清	定量型		变态反应
25744-4	藜麦 Ab. IgE. RAST 类	任意浓度	时间点	血清	等级型		变态反应
25745-1	类风湿因子	任意浓度	时间点	体液	等级型	绵羊细胞凝集反应	血清学
25746-9	类风湿因子	稀释系数、稀释倍数（滴度）	时间点	体液	定量型	绵羊细胞凝集反应	血清学
25747-7	核糖体 Ab	任意浓度	时间点	血清	等级型	酶免疫分析	血清学
25748-5	核糖体 Ab	稀释系数、稀释倍数（滴度）	时间点	血清	定量型	免疫荧光	血清学
25749-3	康氏立克次体 Ab. IgG	稀释系数、稀释倍数（滴度）	时间点	血清	定量型	免疫荧光	微生物学
25750-1	康氏立克次体 Ab. IgM	稀释系数、稀释倍数（滴度）	时间点	血清	定量型	免疫荧光	微生物学
25751-9	普氏立克次体 Ab. IgG	稀释系数、稀释倍数（滴度）	时间点	血清	定量型	免疫荧光	微生物学
25752-7	普氏立克次体 Ab. IgM	稀释系数、稀释倍数（滴度）	时间点	血清	定量型	免疫荧光	微生物学
25753-5	轮状病毒 Ab. IgG	任意浓度	时间点	血清	等级型	酶免疫分析	微生物学
25754-3	轮状病毒 Ab. IgG	任意浓度	时间点	血清	定量型	酶免疫分析	微生物学
25755-0	轮状病毒 Ab. IgM	任意浓度	时间点	血清	等级型	酶免疫分析	微生物学
25756-8	轮状病毒 Ab. IgM	任意浓度	时间点	血清	定量型	酶免疫分析	微生物学
25757-6	裂体吸虫 sp Ab. IgG	任意浓度	时间点	血清	定量型	酶免疫分析	微生物学
25758-4	胰岛素样生长因子^给予某刺激后第 10 份标本	摩尔浓度	时间点	血清/血浆	定量型		刺激耐受试验

LOINC 代码	名称	属性	时间特征	系统	标尺类型	方法类型	分类
2575-9	脂蛋白. pre-β	质量浓度	时间点	血清/血浆	定量型		化学
25759-2	胰岛素样生长因子^给予某刺激后第 11 份标本	摩尔浓度	时间点	血清/血浆	定量型		刺激耐受试验
257-6	新霉素 b	药物敏感度	时间点	分离物	定量型	最小致死浓度	抗生素敏感性
25760-0	胰岛素样生长因子^给予某刺激后第 12 份标本	摩尔浓度	时间点	血清/血浆	定量型		刺激耐受试验
25761-8	胰岛素样生长因子^给予某刺激后第 13 份标本	摩尔浓度	时间点	血清/血浆	定量型		刺激耐受试验
25762-6	胰岛素样生长因子^给予某刺激后第 14 份标本	摩尔浓度	时间点	血清/血浆	定量型		刺激耐受试验
25763-4	胰岛素样生长因子^给予某刺激后第 1 份标本	摩尔浓度	时间点	血清/血浆	定量型		刺激耐受试验
25764-2	胰岛素样生长因子^给予某刺激后第 2 份标本	摩尔浓度	时间点	血清/血浆	定量型		刺激耐受试验
25765-9	胰岛素样生长因子^给予某刺激后第 3 份标本	摩尔浓度	时间点	血清/血浆	定量型		刺激耐受试验
25766-7	胰岛素样生长因子^给予某刺激后第 4 份标本	摩尔浓度	时间点	血清/血浆	定量型		刺激耐受试验
2576-7	脂蛋白	质量浓度	时间点	血清/血浆	定量型		化学
25767-5	胰岛素样生长因子^给予某刺激后第 5 份标本	摩尔浓度	时间点	血清/血浆	定量型		刺激耐受试验
25768-3	胰岛素样生长因子^给予某刺激后第 6 份标本	摩尔浓度	时间点	血清/血浆	定量型		刺激耐受试验
25769-1	胰岛素样生长因子^给予某刺激后第 7 份标本	摩尔浓度	时间点	血清/血浆	定量型		刺激耐受试验
25770-9	胰岛素样生长因子^给予某刺激后第 8 份标本	摩尔浓度	时间点	血清/血浆	定量型		刺激耐受试验
25771-7	胰岛素样生长因子^给予某刺激后第 9 份标本	摩尔浓度	时间点	血清/血浆	定量型		刺激耐受试验
25772-5	生长激素^给予某刺激后第 11 份标本	摩尔浓度	时间点	血清/血浆	定量型		刺激耐受试验
25773-3	生长激素^给予某刺激后第 12 份标本	摩尔浓度	时间点	血清/血浆	定量型		刺激耐受试验
25774-1	生长激素^给予某刺激后第 13 份标本	摩尔浓度	时间点	血清/血浆	定量型		刺激耐受试验
2577-5	石胆酸	质量浓度	时间点	血清	定量型		化学
25775-8	生长激素^给予某刺激后第 14 份标本	摩尔浓度	时间点	血清/血浆	定量型		刺激耐受试验
25776-6	生长激素^给予某刺激后第 1 份标本	摩尔浓度	时间点	血清/血浆	定量型		刺激耐受试验
25777-4	生长激素^给予某刺激后 40 分钟	摩尔浓度	时间点	血清/血浆	定量型		刺激耐受试验
25778-2	生长激素^给予某刺激后 50 分钟	摩尔浓度	时间点	血清/血浆	定量型		刺激耐受试验
25779-0	纸葡萄穗霉 Ab. IgG	任意浓度	时间点	血清	定量型		变态反应
25780-8	纸葡萄穗霉 Ab. IgG. RAST 类	任意浓度	时间点	血清	等级型		变态反应
2578-3	促黄体激素	摩尔浓度	时间点	精液	定量型		化学

LOINC 代码	名称	属性	时间特征	系统	标尺类型	方法类型	分类
25788-1	链球菌溶血素 O Ab	任意浓度	时间点	血清	定量型	胶乳凝集试验	微生物学
25789-9	促甲状腺激素^给予某刺激后第 1 份标本	任意浓度	时间点	血清/血浆	定量型		刺激耐受试验
25790-7	甲状腺素.游离型^给予某刺激后第 1 份标本	摩尔浓度	时间点	血清/血浆	定量型		刺激耐受试验
2579-1	促黄体激素	摩尔浓度	时间点	血清/血浆	定量型		化学
25791-5	甲状腺素.游离型^给予某刺激后第 2 份标本	摩尔浓度	时间点	血清/血浆	定量型		刺激耐受试验
25792-3	甲状腺素.游离型^给予某刺激后第 3 份标本	摩尔浓度	时间点	血清/血浆	定量型		刺激耐受试验
25793-1	甲状腺素.游离型^给予某刺激后第 4 份标本	摩尔浓度	时间点	血清/血浆	定量型		刺激耐受试验
25794-9	甲状腺素.游离型^给予某刺激后第 5 份标本	摩尔浓度	时间点	血清/血浆	定量型		刺激耐受试验
25795-6	甲状腺素.游离型^给予某刺激后第 6 份标本	摩尔浓度	时间点	血清/血浆	定量型		刺激耐受试验
25796-4	甲状腺素.游离型^给予某刺激后第 7 份标本	摩尔浓度	时间点	血清/血浆	定量型		刺激耐受试验
25797-2	甲状腺素.游离型^给予某刺激后第 8 份标本	摩尔浓度	时间点	血清/血浆	定量型		刺激耐受试验
25798-0	甲状腺素.游离型^给予某刺激后第 9 份标本	摩尔浓度	时间点	血清/血浆	定量型		刺激耐受试验
25799-8	组织多肽特异性 Ag	任意浓度	时间点	尿液	定量型		化学
25800-4	妥布霉素	药物敏感度	时间点	分离物	定量或等级型	抗酸杆菌抗生素敏感性试验	抗生素敏感性
25801-2	var interdigitale 须毛癣菌 Ab. IgE	任意浓度	时间点	血清	定量型		变态反应
25802-0	var interdigitale 须毛癣菌 Ab. IgE. RAST 类	任意浓度	时间点	血清	等级型		变态反应
25803-8	碘塞罗宁.游离型^给予某刺激后第 1 份标本	摩尔浓度	时间点	血清/血浆	定量型		刺激耐受试验
25804-6	碘塞罗宁.游离型^给予某刺激后第 2 份标本	摩尔浓度	时间点	血清/血浆	定量型		刺激耐受试验
25805-3	碘塞罗宁.游离型^给予某刺激后第 3 份标本	摩尔浓度	时间点	血清/血浆	定量型		刺激耐受试验
25806-1	碘塞罗宁.游离型^给予某刺激后第 4 份标本	摩尔浓度	时间点	血清/血浆	定量型		刺激耐受试验
25807-9	碘塞罗宁.游离型^给予某刺激后第 5 份标本	摩尔浓度	时间点	血清/血浆	定量型		刺激耐受试验
25808-7	碘塞罗宁.游离型^给予某刺激后第 6 份标本	摩尔浓度	时间点	血清/血浆	定量型		刺激耐受试验
2580-9	促黄体激素	摩尔浓度	时间点	尿液	定量型		化学
25809-5	碘塞罗宁.游离型^给予某刺激后第 7 份标本	摩尔浓度	时间点	血清/血浆	定量型		刺激耐受试验
25810-3	碘塞罗宁.游离型^给予某刺激后第 8 份标本	摩尔浓度	时间点	血清/血浆	定量型		刺激耐受试验
25811-1	碘塞罗宁.游离型^给予某刺激后第 9 份标本	摩尔浓度	时间点	血清/血浆	定量型		刺激耐受试验

LOINC 代码	名称	属性	时间特征	系统	标尺类型	方法类型	分类
25812-9	曲米帕明＋去甲三甲丙咪嗪	摩尔浓度	时间点	血清/血浆	定量型		药物水平/毒理学
25813-7	克氏锥虫 Ab	稀释系数、稀释倍数（滴度）	时间点	血清	定量型	免疫荧光	微生物学
25814-5	家山黧豆 Ab. IgE	任意浓度	时间点	血清	定量型		变态反应
25815-2	家山黧豆 Ab. IgE. RAST 类	任意浓度	时间点	血清	等级型		变态反应
25816-0	氨己烯酸	摩尔浓度	时间点	血清/血浆	定量型		药物水平/毒理学
2581-7	促性腺激素释放激素	摩尔浓度	时间点	血清/血浆	定量型		化学
25817-8	木糖^口服木糖后 1.5 小时	摩尔浓度	时间点	血清/血浆	定量型		刺激耐受试验
25818-6	木糖^口服木糖后 1 小时	摩尔浓度	时间点	血清/血浆	定量型		刺激耐受试验
25819-4	木糖^基线	摩尔浓度	时间点	血清/血浆	定量型		刺激耐受试验
25820-2	磺基丙氨酸	摩尔速率	24 小时	尿液	定量型		化学
25821-0	金黄色葡萄球菌肠毒素 A Ab. IgE	任意浓度	时间点	血清	定量型		变态反应
25822-8	金黄色葡萄球菌肠毒素 B Ab. IgE	任意浓度	时间点	血清	定量型		变态反应
25823-6	金黄色葡萄球菌肠毒素 B Ab. IgE. RAST 类	任意浓度	时间点	血清	等级型		变态反应
25824-4	金黄色葡萄球菌肠毒素 C Ab. IgE	任意浓度	时间点	血清	定量型		变态反应
2582-5	促黄体激素. α 亚单位	摩尔浓度	时间点	血清/血浆	定量型		化学
25825-1	金黄色葡萄球菌肠毒素 C Ab. IgE. RAST 类	任意浓度	时间点	血清	等级型		变态反应
25826-9	金黄色葡萄球菌肠毒素 D Ab. IgE	任意浓度	时间点	血清	定量型		变态反应
25827-7	金黄色葡萄球菌肠毒素 D Ab. IgE. RAST 类	任意浓度	时间点	血清	等级型		变态反应
25828-5	佛罗里达帕金森 Ab. IgE	任意浓度	时间点	血清	定量型		变态反应
25829-3	β 葡萄糖苷酶	催化含量	时间点	成纤维细胞	定量型		化学
25830-1	β 葡萄糖苷酶激活剂	印象/检查结果的解释	时间点	成纤维细胞	名义型		化学
25831-9	β-N-乙酰己糖胺酶. A	催化含量	时间点	成纤维细胞	定量型		化学
25832-7	β-N-乙酰己糖胺酶. A 激活剂	印象/检查结果的解释	时间点	成纤维细胞	名义型		化学
2583-3	促黄体激素. β 亚单位	摩尔浓度	时间点	血清/血浆	定量型		化学
25833-5	脑苷脂硫酸酯酶激活剂	印象/检查结果的解释	时间点	成纤维细胞	名义型		化学
25834-3	癌症相关性视网膜病变 Ab	任意浓度	时间点	血清	等级型	免疫印迹	血清学
25835-0	艾滋病毒 1 RNA	任意浓度	时间点	血清/血浆	等级型	探针. 扩增. 靶向扩增	微生物学
25836-8	艾滋病毒 1 RNA	数量或计数浓度（计数/容积）	时间点	XXX	定量型	探针. 扩增. 靶向扩增	微生物学
25837-6	单纯疱疹病毒 1 Ab	稀释系数、稀释倍数（滴度）	时间点	血清	定量型	免疫荧光	微生物学
25838-4	单纯疱疹病毒 1 Ab	稀释系数、稀释倍数（滴度）	时间点	脑脊液	定量型	免疫荧光	微生物学
25839-2	单纯疱疹病毒 2 Ab	稀释系数、稀释倍数（滴度）	时间点	血清	定量型	免疫荧光	微生物学
258-4	新霉素 b	药物敏感度	时间点	分离物	定量或等级型	最小抑制浓度	抗生素敏感性
25840-0	单纯疱疹病毒 2 Ab	稀释系数、稀释倍数（滴度）	时间点	脑脊液	定量型	免疫荧光	微生物学

LOINC 代码	名称	属性	时间特征	系统	标尺类型	方法类型	分类
2584-1	赖氨酸	任意浓度	时间点	血清/血浆	等级型		化学
25841-8	艾滋病毒 2 DNA	任意浓度	时间点	全血	等级型	探针.扩增.靶向扩增	微生物学
25842-6	艾滋病毒 2 DNA	任意浓度	时间点	XXX	等级型	探针.扩增.靶向扩增	微生物学
25843-4	丙氨酸	摩尔浓度	24 小时	尿液	定量型		化学
25844-2	丙氨酸/肌酐	摩尔浓度比率	24 小时	尿液	定量型		化学
25845-9	醛固酮	摩尔浓度	24 小时	尿液	定量型		化学
25846-7	α氨基已二酸	摩尔浓度	24 小时	尿液	定量型		化学
25847-5	α氨基已二酸/肌酐	摩尔浓度比率	24 小时	尿液	定量型		化学
25848-3	α氨基丁酸	摩尔浓度	24 小时	尿液	定量型		化学
25849-1	α氨基丁酸/肌酐	摩尔浓度比率	24 小时	尿液	定量型		化学
25850-9	氨	摩尔浓度	24 小时	尿液	定量型		化学
25851-7	氨/肌酐	摩尔浓度比率	24 小时	尿液	定量型		化学
25852-5	17-羟基皮质类固醇	摩尔浓度	24 小时	尿液	定量型		化学
25853-3	1-甲基组氨酸	摩尔浓度	24 小时	尿液	定量型		化学
25854-1	1-甲基组氨酸/肌酐	摩尔浓度比率	24 小时	尿液	定量型		化学
25855-8	3-α-雄甾醇葡糖醛酸化物	摩尔速率	24 小时	尿液	定量型		化学
25856-6	3-甲基组氨酸	摩尔浓度	24 小时	尿液	定量型		化学
25857-4	3-甲基组氨酸/肌酐	摩尔浓度比率	24 小时	尿液	定量型		化学
2585-8	赖氨酸	质量浓度	时间点	血清/血浆	定量型		化学
25858-2	鹅肌肽	摩尔浓度	24 小时	尿液	定量型		化学
25859-0	鹅肌肽/肌酐	摩尔浓度比率	24 小时	尿液	定量型		化学
25860-8	精氨酸	摩尔浓度	24 小时	尿液	定量型		化学
25861-6	精氨酸/肌酐	摩尔浓度比率	24 小时	尿液	定量型		化学
25862-4	天冬酰胺	摩尔浓度	24 小时	尿液	定量型		化学
25863-2	天冬酰胺/肌酐	摩尔浓度比率	24 小时	尿液	定量型		化学
25864-0	天冬氨酸	摩尔浓度	24 小时	尿液	定量型		化学
25865-7	天冬氨酸/肌酐	摩尔浓度比率	24 小时	尿液	定量型		化学
2586-6	赖氨酸	质量浓度	时间点	尿液	定量型		化学
25866-5	波氏钩端螺旋体血清型 Sejroe Ab	稀释系数、稀释倍数（滴度）	时间点	血清	定量型		微生物学
25867-3	棘球绦虫 Ab	稀释系数、稀释倍数（滴度）	时间点	血清	定量型		微生物学
25868-1	β丙氨酸	摩尔浓度	24 小时	尿液	定量型		化学
25869-9	β丙氨酸/肌酐	摩尔浓度比率	24 小时	尿液	定量型		化学
25870-7	β氨基异丁酸	摩尔浓度	24 小时	尿液	定量型		化学
25871-5	β氨基异丁酸/肌酐	摩尔浓度比率	24 小时	尿液	定量型		化学
25872-3	C 肽	摩尔浓度	24 小时	尿液	定量型		化学
25873-1	钙^口服 500 mg 钙前	摩尔浓度	时间点	尿液	定量型		刺激耐受试验
2587-4	赖氨酸	质量速率	24 小时	尿液	定量型		化学
25874-9	肌肽	摩尔浓度	24 小时	尿液	定量型		化学
25875-6	肌肽/肌酐	摩尔浓度比率	24 小时	尿液	定量型		化学
25876-4	枸橼酸盐	摩尔浓度	24 小时	尿液	定量型		化学
25877-2	瓜氨酸	摩尔浓度	24 小时	尿液	定量型		化学
25878-0	瓜氨酸/肌酐	摩尔浓度比率	24 小时	尿液	定量型		化学
25879-8	铜	摩尔浓度	24 小时	尿液	定量型		药物水平/毒理学
25880-6	铜/肌酐	摩尔浓度比率	时间点	尿液	定量型		药物水平/毒理学

LOINC 代码	名称	属性	时间特征	系统	标尺类型	方法类型	分类
25881-4	粪卟啉	摩尔浓度	24 小时	尿液	定量型		化学
2588-2	溶血卵磷脂脂酰基转移酶	催化浓度	时间点	红细胞	定量型		化学
25882-2	皮质醇.游离型	摩尔浓度	24 小时	尿液	定量型	放射免疫分析	化学
25883-0	皮质醇.游离型	摩尔浓度	24 小时	尿液	定量型	高效液相色谱	化学
25884-8	皮质醇.游离型	摩尔速率	24 小时	尿液	定量型	放射免疫分析	化学
25885-5	皮质醇.游离型	摩尔速率	24 小时	尿液	定量型	高效液相色谱	化学
25886-3	肌酐	摩尔浓度	24 小时	尿液	定量型		化学
25887-1	胱硫醚	摩尔浓度	24 小时	尿液	定量型		化学
25888-9	胱硫醚/肌酐	摩尔浓度比率	24 小时	尿液	定量型		化学
25889-7	磺基丙氨酸	摩尔浓度	24 小时	尿液	定量型		化学
2589-0	溶菌酶	质量浓度	时间点	血清/血浆	定量型		化学
25890-5	磺基丙氨酸/肌酐	摩尔浓度比率	24 小时	尿液	定量型		化学
25891-3	半胱氨酸	摩尔浓度	24 小时	尿液	定量型		化学
25892-1	半胱氨酸	摩尔速率	24 小时	尿液	定量型		化学
25893-9	半胱氨酸/肌酐	摩尔浓度比率	24 小时	尿液	定量型		化学
25894-7	胱氨酸/肌酐	摩尔浓度比率	24 小时	尿液	定量型		化学
25895-4	脱氢表雄酮	摩尔浓度	24 小时	尿液	定量型		化学
25896-2	δ氨基酮戊酸	摩尔浓度	24 小时	尿液	定量型		化学
25897-0	δ氨基酮戊酸/肌酐	摩尔浓度比率	24 小时	尿液	定量型		化学
25898-8	脱氧吡啶啉	摩尔浓度	24 小时	尿液	定量型		化学
25899-6	D-乳酸^锻炼后第 1 份标本	摩尔浓度	时间点	血清/血浆	定量型		刺激耐受试验
25900-2	D-乳酸^锻炼后第 2 份标本	摩尔浓度	时间点	血清/血浆	定量型		刺激耐受试验
25901-0	D-乳酸^锻炼后第 3 份标本	摩尔浓度	时间点	血清/血浆	定量型		刺激耐受试验
25902-8	D-乳酸^锻炼后第 4 份标本	摩尔浓度	时间点	血清/血浆	定量型		刺激耐受试验
25903-6	D-乳酸^锻炼后第 5 份标本	摩尔浓度	时间点	血清/血浆	定量型		刺激耐受试验
25904-4	D-乳酸^锻炼后第 6 份标本	摩尔浓度	时间点	血清/血浆	定量型		刺激耐受试验
25905-1	D-乳酸^锻炼前	摩尔浓度	时间点	血清/血浆	定量型		刺激耐受试验
25906-9	多巴胺	摩尔浓度	24 小时	尿液	定量型		化学
25907-7	弹性蛋白酶.胰腺性	质量含量	时间点	大便	定量型		化学
2590-8	溶菌酶	质量速率	24 小时	尿液	定量型		化学
25908-5	肾上腺素	摩尔浓度	24 小时	尿液	定量型		化学
25909-3	肾上腺素/肌酐	摩尔浓度比率	24 小时	尿液	定量型		化学
25910-1	乙醇胺	摩尔浓度	24 小时	尿液	定量型		化学
25911-9	乙醇胺/肌酐	摩尔浓度比率	24 小时	尿液	定量型		化学
25912-7	氟化物	摩尔浓度	24 小时	尿液	定量型		药物水平/毒理学
25913-5	氟化物/肌酐	摩尔浓度比率	24 小时	尿液	定量型		药物水平/毒理学
25914-3	γ氨基丁酸	摩尔浓度	24 小时	尿液	定量型		化学

LOINC 代码	名称	属性	时间特征	系统	标尺类型	方法类型	分类
25915-0	γ氨基丁酸/肌酐	摩尔浓度比率	24 小时	尿液	定量型		化学
2591-6	大分子淀粉酶	催化浓度	时间点	血清/血浆	定量型		化学
25916-8	葡萄糖	摩尔浓度	24 小时	尿液	定量型		化学
25917-6	谷氨酸	摩尔浓度	24 小时	尿液	定量型		化学
25918-4	谷氨酸/肌酐	摩尔浓度比率	24 小时	尿液	定量型		化学
25919-2	谷氨酰胺	摩尔浓度	24 小时	尿液	定量型		化学
259-2	新霉素 b	药物敏感度	时间点	分离物	定量或等级型	琼脂扩散	抗生素敏感性
25920-0	谷氨酰胺/肌酐	摩尔浓度比率	24 小时	尿液	定量型		化学
25921-8	甘氨酸	摩尔浓度	24 小时	尿液	定量型		化学
25922-6	甘氨酸/肌酐	摩尔浓度比率	24 小时	尿液	定量型		化学
25923-4	七羧基卟啉	摩尔浓度	24 小时	尿液	定量型		化学
2592-4	巨球蛋白	质量浓度	时间点	血清/血浆	定量型		化学
25924-2	六羧基卟啉	摩尔浓度	24 小时	尿液	定量型		化学
25925-9	组胺/肌酐	摩尔浓度比率	24 小时	尿液	定量型		化学
25926-7	组氨酸	摩尔浓度	24 小时	尿液	定量型		化学
25927-5	组氨酸/肌酐	摩尔浓度比率	24 小时	尿液	定量型		化学
25928-3	同型胱氨酸	摩尔浓度	24 小时	尿液	定量型		化学
25929-1	同型胱氨酸/肌酐	摩尔浓度比率	24 小时	尿液	定量型		化学
25930-9	同型香子兰酸	摩尔浓度	24 小时	尿液	定量型		化学
25931-7	同型香子兰酸/肌酐	摩尔浓度比率	24 小时	尿液	定量型		化学
2593-2	镁	摩尔浓度	时间点	全血	定量型		化学
25932-5	羟基赖氨酸	摩尔浓度	24 小时	尿液	定量型		化学
25933-3	羟基赖氨酸/肌酐	摩尔浓度比率	24 小时	尿液	定量型		化学
25934-1	羟基脯氨酸	摩尔浓度	24 小时	尿液	定量型		化学
25935-8	羟基脯氨酸/肌酐	摩尔浓度比率	24 小时	尿液	定量型		化学
25936-6	碘	摩尔浓度	24 小时	尿液	定量型		化学
25937-4	铁	摩尔浓度	24 小时	尿液	定量型		化学
25938-2	异亮氨酸	摩尔浓度	24 小时	尿液	定量型		化学
25939-0	异亮氨酸/肌酐	摩尔浓度比率	24 小时	尿液	定量型		化学
2594-0	镁	摩尔浓度	时间点	脑脊液	定量型		化学
25940-8	波氏钩端螺旋体血清型 Sejroe Ab	稀释系数、稀释倍数（滴度）	时间点	血清	定量型	补体结合试验	微生物学
25941-6	亮氨酸	摩尔浓度	24 小时	尿液	定量型		化学
25942-4	亮氨酸/肌酐	摩尔浓度比率	24 小时	尿液	定量型		化学
25943-2	促黄体激素^给予某刺激后第 1 份标本	任意浓度	时间点	血清/血浆	定量型	第一国际参考标准品	刺激耐受试验
25944-0	促黄体激素^给予某刺激后第 2 份标本	任意浓度	时间点	血清/血浆	定量型	第一国际参考标准品	刺激耐受试验
25945-7	促黄体激素^给予某刺激后第 3 份标本	任意浓度	时间点	血清/血浆	定量型	第一国际参考标准品	刺激耐受试验
25946-5	促黄体激素^给予某刺激后第 4 份标本	任意浓度	时间点	血清/血浆	定量型	第一国际参考标准品	刺激耐受试验
25947-3	促黄体激素^给予某刺激后第 5 份标本	任意浓度	时间点	血清/血浆	定量型	第一国际参考标准品	刺激耐受试验
25948-1	促黄体激素^给予某刺激后第 6 份标本	任意浓度	时间点	血清/血浆	定量型	第一国际参考标准品	刺激耐受试验
25949-9	促黄体激素^给予某刺激后第 7 份标本	任意浓度	时间点	血清/血浆	定量型	第一国际参考标准品	刺激耐受试验

LOINC代码	名称	属性	时间特征	系统	标尺类型	方法类型	分类
25950-7	促黄体激素^给予某刺激后第8份标本	任意浓度	时间点	血清/血浆	定量型	第一国际参考标准品	刺激耐受试验
25951-5	促黄体激素^给予某刺激后第9份标本	任意浓度	时间点	血清/血浆	定量型	第一国际参考标准品	刺激耐受试验
25952-3	赖氨酸	摩尔浓度	24小时	尿液	定量型		化学
25953-1	赖氨酸/肌酐	摩尔浓度比率	24小时	尿液	定量型		化学
25954-9	镁	摩尔浓度	24小时	尿液	定量型		化学
25955-6	间甲肾上腺素	摩尔浓度	24小时	尿液	定量型		化学
25956-4	蛋氨酸	摩尔浓度	24小时	尿液	定量型		化学
2595-7	镁	摩尔浓度	时间点	透析液	定量型		化学
25957-2	蛋氨酸亚砜	摩尔浓度	24小时	尿液	定量型		化学
25958-0	蛋氨酸亚砜/肌酐	摩尔浓度比率	24小时	尿液	定量型		化学
25959-8	蛋氨酸/肌酐	摩尔浓度比率	24小时	尿液	定量型		化学
25960-6	甲基四氢邻苯二甲酸酐 Ab. IgE. RAST类	任意浓度	时间点	血清	等级型		变态反应
25961-4	镍	摩尔浓度	24小时	尿液	定量型		药物水平/毒理学
25962-2	镍/肌酐	摩尔浓度比率	24小时	尿液	定量型		药物水平/毒理学
25963-0	去甲肾上腺素	摩尔浓度	24小时	尿液	定量型		化学
25964-8	去甲间甲肾上腺素	摩尔浓度	24小时	尿液	定量型		化学
2596-5	镁	摩尔浓度	时间点	体液	定量型		化学
25965-5	鸟氨酸	摩尔浓度	24小时	尿液	定量型		化学
25966-3	鸟氨酸/肌酐	摩尔浓度比率	24小时	尿液	定量型		化学
25967-1	娄地青霉菌 Ab. IgE. RAST类	任意浓度	时间点	血清	等级型		变态反应
25968-9	五羧基卟啉	摩尔浓度	24小时	尿液	定量型		化学
25969-7	苯丙氨酸	摩尔浓度	24小时	尿液	定量型		化学
25970-5	苯丙氨酸/肌酐	摩尔浓度比率	24小时	尿液	定量型		化学
25971-3	5-羟基吲哚乙酸	摩尔浓度	24小时	尿液	定量型		化学
25972-1	一磷酸腺苷.环化型/肌酐	摩尔浓度比率	24小时	尿液	定量型		化学
2597-3	镁	摩尔浓度	时间点	红细胞	定量型		化学
25973-9	磷酸盐	摩尔浓度	24小时	尿液	定量型		化学
25974-7	磷酸丝氨酸/肌酐	摩尔浓度比率	24小时	尿液	定量型		化学
25975-4	脯氨酸	摩尔浓度	24小时	尿液	定量型		化学
25976-2	脯氨酸/肌酐	摩尔浓度比率	24小时	尿液	定量型		化学
25977-0	吡啶诺林	摩尔浓度	24小时	尿液	定量型		化学
25978-8	肌氨酸/肌酐	摩尔浓度比率	24小时	尿液	定量型		化学
25979-6	丝氨酸	摩尔浓度	24小时	尿液	定量型		化学
25980-4	丝氨酸/肌酐	摩尔浓度比率	24小时	尿液	定量型		化学
2598-1	镁	摩尔浓度	时间点	尿液	定量型		化学
25981-2	5-羟色胺	摩尔浓度	24小时	尿液	定量型		化学
25982-0	绵羊乳 Ab. IgE. RAST类	任意浓度	时间点	血清	等级型		变态反应
25983-8	绵羊乳清 Ab. IgE. RAST类	任意浓度	时间点	血清	等级型		变态反应
25984-6	生长激素^给予某刺激后30分钟	摩尔浓度	时间点	血清/血浆	定量型		刺激耐受试验
25985-3	牛磺酸/肌酐	摩尔浓度比率	24小时	尿液	定量型		化学

LOINC 代码	名称	属性	时间特征	系统	标尺类型	方法类型	分类
25986-1	睾酮	摩尔浓度	24 小时	尿液	定量型		化学
25987-9	睾酮.游离型	摩尔浓度	时间点	血清/血浆	定量型	放射免疫分析	化学
25988-7	苏氨酸	摩尔浓度	24 小时	尿液	定量型		化学
25989-5	苏氨酸/肌酐	摩尔浓度比率	24 小时	尿液	定量型		化学
25990-3	促甲状腺激素^淋巴结内给予促甲状腺激素释放激素后 30 分钟	摩尔浓度	时间点	血清/血浆	定量型		刺激耐受试验
25991-1	促甲状腺激素^淋巴结内给予促甲状腺激素释放激素前	摩尔浓度	时间点	血清/血浆	定量型		刺激耐受试验
25992-9	三酰基甘油酯酶	催化浓度	24 小时	尿液	定量型		化学
25993-7	旋毛虫 Ab	稀释系数、稀释倍数（滴度）	时间点	血清	定量型	免疫荧光	微生物学
25994-5	色氨酸/肌酐	摩尔浓度比率	24 小时	尿液	定量型		化学
25995-2	酪氨酸	摩尔浓度	24 小时	尿液	定量型		化学
25996-0	酪氨酸/肌酐	摩尔浓度比率	24 小时	尿液	定量型		化学
25997-8	尿酸	摩尔浓度	24 小时	尿液	定量型		化学
25998-6	尿素	摩尔浓度	24 小时	尿液	定量型		化学
2599-9	镁	摩尔速率	24 小时	尿液	定量型		化学
25999-4	尿素/肌酐	摩尔浓度比率	24 小时	尿液	定量型		化学
2-6	阿美西林	药物敏感度	时间点	分离物	定量型	最小致死浓度	抗生素敏感性
260-0	新霉素 b	药物敏感度	时间点	分离物＋血清	等级型	测序分型	抗生素敏感性
26000-0	尿卟啉	摩尔浓度	24 小时	尿液	定量型		化学
26001-8	缬氨酸	摩尔浓度	24 小时	尿液	定量型		化学
26002-6	缬氨酸/肌酐	摩尔浓度比率	24 小时	尿液	定量型		化学
26003-4	香草扁桃酸盐	摩尔浓度	24 小时	尿液	定量型		化学
26004-2	香草扁桃酸盐/肌酐	摩尔浓度比率	24 小时	尿液	定量型		化学
2600-5	镁.游离型	摩尔浓度	时间点	血清/血浆	定量型		化学
26005-9	木糖^口服木糖后 2 小时	摩尔浓度	时间点	血清/血浆	定量型		刺激耐受试验
26006-7	博氏疏螺旋体 Ab	任意浓度	时间点	血清	等级型	血凝试验	微生物学
26007-5	棘球绦虫 Ab	任意浓度	时间点	血清	等级型	血凝试验	微生物学
26008-3	棘球绦虫 Ab	稀释系数、稀释倍数（滴度）	时间点	血清	定量型	血凝试验	微生物学
26009-1	苍白密螺旋体 Ab	稀释系数、稀释倍数（滴度）	时间点	血清	定量型	血凝试验	微生物学
26010-9	碱性磷酸酶.其他组份/碱性磷酸酶.总计	催化分数	时间点	血清/血浆	定量型		化学
26011-7	大分子淀粉酶/淀粉酶.总计	催化分数	时间点	血清/血浆	定量型		化学
26012-5	17-羟基皮质类固醇^给予某刺激后 1 天	摩尔速率	24 小时	尿液	定量型		刺激耐受试验
2601-3	镁	摩尔浓度	时间点	血清/血浆	定量型		化学
26013-3	17-羟基皮质类固醇^给予某刺激后 2 天	摩尔速率	24 小时	尿液	定量型		刺激耐受试验
26014-1	虫媒病毒 NOS Ab	稀释系数、稀释倍数（滴度）	时间点	血清	定量型	补体结合试验	微生物学
26015-8	高密度脂蛋白 2 的胆固醇	摩尔浓度	时间点	血清/血浆	定量型		化学
26016-6	高密度脂蛋白 2 的胆固醇	质量浓度	时间点	血清/血浆.超速离心	定量型		化学

LOINC 代码	名称	属性	时间特征	系统	标尺类型	方法类型	分类
26017-4	高密度脂蛋白 3 的胆固醇	摩尔浓度	时间点	血清/血浆	定量型		化学
26018-2	枝孢菌 Ab. IgG. RAST 类	任意浓度	时间点	血清	等级型		变态反应
26019-0	肌酸激酶.大分子型.1 型/肌酸激酶.总计	催化分数	时间点	血清/血浆	定量型		化学
26020-8	肌酸激酶.大分子型.2 型/肌酸激酶.总计	催化分数	时间点	血清/血浆	定量型		化学
2602-1	苹果酸脱氢酶	催化浓度	时间点	血清	定量型		化学
26021-6	去甲安定	摩尔浓度	时间点	血清/血浆	定量型		药物水平/毒理学
26022-4	肠道病毒 NOS Ab	稀释系数、稀释倍数（滴度）	时间点	血清	定量型	补体结合试验	微生物学
26023-2	可提取核 Ab 已鉴定的	存在与否或身份标识	时间点	血清	名义型		血清学
26024-0	胃泌素^进餐后	摩尔浓度	时间点	血清/血浆	定量型		刺激耐受试验
26025-7	牛尾草 Ab. IgE. RAST 类	任意浓度	时间点	血清	等级型		变态反应
26026-5	六氢邻苯二甲酸酐 Ab. IgE. RAST 类	任意浓度	时间点	血清	等级型		变态反应
26027-3	组织细胞	单位面积数量或计数	时间点	尿沉渣	定量型	光学显微镜检查.高倍视野	尿液分析
26028-1	人白细胞抗原-B27	任意浓度	时间点	全血	等级型	流式细胞术	人类白细胞抗原
26029-9	牛乳铁蛋白 Ab. IgE	任意浓度	时间点	血清	定量型		变态反应
26030-7	牛乳铁蛋白 Ab. IgE. RAST 类	任意浓度	时间点	血清	等级型		变态反应
26031-5	唾液酸盐.脂类结合型	摩尔浓度	时间点	血清/血浆	定量型		化学
26032-3	胃蛋白酶 Ab. IgE. RAST 类	任意浓度	时间点	血清	等级型		变态反应
26033-1	原始红细胞/100 细胞	数量或计数分数	时间点	骨髓	定量型		血液学/细胞分类计数
26034-9	蛋白质	质量浓度	时间点	尿液	定量型	电泳	化学
26035-6	5-羟色胺	摩尔浓度	时间点	血浆	定量型		化学
26036-4	金黄色葡萄球菌肠毒素 A Ab. IgE. RAST 类	任意浓度	时间点	血清	等级型		变态反应
26037-2	var goetzii 须毛癣菌 Ab. IgE	任意浓度	时间点	血清	定量型		变态反应
26038-0	var goetzii 须毛癣菌 Ab. IgE. RAST 类	任意浓度	时间点	血清	等级型		变态反应
2603-9	丙二酸	质量浓度	时间点	血清	定量型		化学
26039-8	去甲氟硝安定	摩尔浓度	时间点	血清/血浆	定量型		药物水平/毒理学
26040-6	Norcitalopram	摩尔浓度	时间点	血清/血浆	定量型		药物水平/毒理学
26041-4	去甲美芬妥英	摩尔浓度	时间点	血清/血浆	定量型		药物水平/毒理学
26042-2	Didesmethylcitalopram	摩尔浓度	时间点	血清/血浆	定量型		药物水平/毒理学
26043-0	人类白细胞抗原-B27	任意浓度	时间点	全血	等级型	探针.扩增.靶向扩增	人类白细胞抗原

LOINC 代码	名称	属性	时间特征	系统	标尺类型	方法类型	分类
26044-8	胃蛋白酶 Ab. IgE	任意浓度	时间点	血清	定量型		变态反应
26045-5	苯丁酰脲	摩尔浓度	时间点	血清/血浆	定量型		药物水平/毒理学
26046-3	5-羟基丙胺苯丙酮	摩尔浓度	时间点	血清/血浆	定量型		药物水平/毒理学
2604-7	甘露醇肾清除率	容积速率	24 小时	尿液	定量型		药物水平/毒理学
26047-1	肌醇六磷酸	摩尔浓度	时间点	血清/血浆	定量型		药物水平/毒理学
26048-9	金丝雀血清蛋白 Ab. IgE. RAST 类	任意浓度	时间点	血清	等级型		变态反应
26049-7	翠柏 Ab. IgE	任意浓度	时间点	血清	定量型		变态反应
26050-5	翠柏 Ab. IgE. RAST 类	任意浓度	时间点	血清	等级型		变态反应
26051-3	上皮细胞. 肾外	单位面积数量或计数	时间点	尿沉渣	定量型	光学显微镜检查. 高倍视野	尿液分析
26052-1	上皮细胞. 肾	单位面积数量或计数	时间点	尿沉渣	定量型	光学显微镜检查. 高倍视野	尿液分析
26053-9	N-甲基组胺	摩尔速率	24 小时	尿液	定量型		化学
2605-4	肉类纤维	任意浓度	时间点	大便	等级型	光学显微镜检查	化学
26054-7	线粒体 M2 Ab	任意浓度	时间点	血清	等级型		血清学
26055-4	维生素 B_6 ^口服 250 mg 维生素 B_6 前	摩尔浓度	时间点	血清/血浆	定量型		刺激耐受试验
26056-2	维生素 B_6 ^口服 250 mg 维生素 B_6 后	摩尔浓度	时间点	血清/血浆	定量型		刺激耐受试验
26057-0	维生素 B_6 ^口服维生素 B_6 后	质量浓度	时间点	血清/血浆	定量型		刺激耐受试验
26058-8	欧洲森林脑炎病毒 Ab	稀释系数、稀释倍数（滴度）	时间点	血清	定量型	补体结合试验	微生物学
26059-6	欧洲森林脑炎病毒 Ab. IgG	任意浓度	时间点	血清	定量型	酶免疫分析	微生物学
26060-4	欧洲森林脑炎病毒 Ab. IgM	任意浓度	时间点	血清	定量型	酶免疫分析	微生物学
26061-2	欧洲森林脑炎病毒 Ab	稀释系数、稀释倍数（滴度）	时间点	血清	定量型		微生物学
2606-2	黑色素	任意浓度	时间点	尿液	等级型		化学
26062-0	欧洲森林脑炎病毒 Ab. IgG	任意浓度	时间点	血清	定量型		微生物学
26063-8	欧洲森林脑炎病毒 Ab. IgM	任意浓度	时间点	血清	定量型		微生物学
26064-6	多重视图^ W 静脉注入对比剂	发现（结果）	时间点	静脉. 双侧	叙述型	X 射线检查. 荧光光谱. 血管	放射医学
26065-3	多重视图^ W 静脉注入对比剂	发现（结果）	时间点	静脉. 左侧	叙述型	X 射线检查. 荧光光谱. 血管	放射医学
26066-1	多重视图^ W 静脉注入对比剂	发现（结果）	时间点	静脉. 右侧	叙述型	X 射线检查. 荧光光谱. 血管	放射医学

LOINC 代码	名称	属性	时间特征	系统	标尺类型	方法类型	分类
26067-9	多重视图^W 唾液腺导管内注入对比剂	发现（结果）	时间点	唾液腺.双侧	叙述型	X射线检查.荧光光谱	放射医学
26068-7	多重视图^W 唾液腺导管内注入对比剂	发现（结果）	时间点	唾液腺.左侧	叙述型	X射线检查.荧光光谱	放射医学
26069-5	多重视图^W 唾液腺导管内注入对比剂	发现（结果）	时间点	唾液腺.右侧	叙述型	X射线检查.荧光光谱	放射医学
2607-0	黑色素	质量浓度	时间点	尿液	定量型		化学
26070-3	多重视图^W 关节内注射对比剂	发现（结果）	时间点	臀部.双侧	叙述型	X射线检查.荧光光谱	放射医学
26071-1	多重视图^W 关节内注射对比剂	发现（结果）	时间点	臀部.左侧	叙述型	X射线检查.荧光光谱	放射医学
26072-9	多重视图^W 关节内注射对比剂	发现（结果）	时间点	臀部.右侧	叙述型	X射线检查.荧光光谱	放射医学
26073-7	多重视图^W 关节内注射对比剂	发现（结果）	时间点	膝.双侧	叙述型	X射线检查.荧光光谱	放射医学
26074-5	多重视图^W 关节内注射对比剂	发现（结果）	时间点	膝.左侧	叙述型	X射线检查.荧光光谱	放射医学
26075-2	多重视图^W 关节内注射对比剂	发现（结果）	时间点	膝.右侧	叙述型	X射线检查.荧光光谱	放射医学
26076-0	多重视图^W 关节内注射对比剂	发现（结果）	时间点	肩部.双侧	叙述型	X射线检查.荧光光谱	放射医学
26077-8	多重视图^W 关节内注射对比剂	发现（结果）	时间点	肩部.左侧	叙述型	X射线检查.荧光光谱	放射医学
26078-6	多重视图^W 关节内注射对比剂	发现（结果）	时间点	肩部.右侧	叙述型	X射线检查.荧光光谱	放射医学
26079-4	多重视图^W 动脉内注入对比剂	发现（结果）	时间点	颈动脉.双侧	叙述型	X射线检查.荧光光谱.血管	放射医学
26080-2	多重视图^W 动脉内注入对比剂	发现（结果）	时间点	颈动脉.左侧	叙述型	X射线检查.荧光光谱.血管	放射医学
26081-0	多重视图^W 动脉内注入对比剂	发现（结果）	时间点	颈动脉.右侧	叙述型	X射线检查.荧光光谱.血管	放射医学
26082-8	多重视图^W 动脉内注入对比剂	发现（结果）	时间点	椎动脉.双侧	叙述型	X射线检查.荧光光谱.血管	放射医学
26083-6	多重视图^W 动脉内注入对比剂	发现（结果）	时间点	椎动脉.左侧	叙述型	X射线检查.荧光光谱.血管	放射医学
26084-4	多重视图^W 动脉内注入对比剂	发现（结果）	时间点	椎动脉.右侧	叙述型	X射线检查.荧光光谱.血管	放射医学
26085-1	多重视图^直立位	发现（结果）	时间点	膝.双侧	叙述型	X射线检查	放射医学
26086-9	多重视图^直立位	发现（结果）	时间点	膝.左侧	叙述型	X射线检查	放射医学
26087-7	多重视图^直立位	发现（结果）	时间点	膝.右侧	叙述型	X射线检查	放射医学
2608-8	间甲肾上腺素	质量浓度	时间点	尿液	定量型		化学
26088-5	多重视图^W 静脉注入放射性核素	发现（结果）	时间点	膝.双侧	叙述型	放射性核素扫描	放射医学

LOINC代码	名称	属性	时间特征	系统	标尺类型	方法类型	分类
26089-3	多重视图^W静脉注入放射性核素	发现（结果）	时间点	膝.左侧	叙述型	放射性核素扫描	放射医学
26090-1	多重视图^W静脉注入放射性核素	发现（结果）	时间点	膝.右侧	叙述型	放射性核素扫描	放射医学
26091-9	多重视图^W静脉注入^{99m}Tc高锝酸钠	发现（结果）	时间点	睾丸.双侧	叙述型	放射性核素扫描	放射医学
26092-7	多重视图^W静脉注入^{99m}Tc高锝酸钠	发现（结果）	时间点	睾丸.左侧	叙述型	放射性核素扫描	放射医学
26093-5	多重视图^W静脉注入^{99m}Tc高锝酸钠	发现（结果）	时间点	睾丸.右侧	叙述型	放射性核素扫描	放射医学
26094-3	多重视图^直立位	发现（结果）	时间点	脚.双侧	叙述型	X射线检查	放射医学
26095-0	多重视图^直立位	发现（结果）	时间点	脚.左侧	叙述型	X射线检查	放射医学
2609-6	间甲肾上腺素	质量速率	24小时	尿液	定量型		化学
26096-8	多重视图^直立位	发现（结果）	时间点	脚.右侧	叙述型	X射线检查	放射医学
26097-6	多重视图	发现（结果）	时间点	踝关节.双侧	叙述型	X射线检查	放射医学
26098-4	多重视图	发现（结果）	时间点	踝关节.左侧	叙述型	X射线检查	放射医学
26099-2	多重视图	发现（结果）	时间点	踝关节.右侧	叙述型	X射线检查	放射医学
26100-8	多重视图	发现（结果）	时间点	跟骨.双侧	叙述型	X射线检查	放射医学
26101-6	多重视图	发现（结果）	时间点	跟骨.左侧	叙述型	X射线检查	放射医学
26102-4	多重视图	发现（结果）	时间点	跟骨.右侧	叙述型	X射线检查	放射医学
26103-2	多重视图	发现（结果）	时间点	腕骨.双侧	叙述型	X射线检查	放射医学
2610-4	甲烷	质量浓度	时间点	呼出气体	定量型		药物水平/毒理学
26104-0	多重视图	发现（结果）	时间点	腕骨.左侧	叙述型	X射线检查	放射医学
26105-7	多重视图	发现（结果）	时间点	腕骨.右侧	叙述型	X射线检查	放射医学
26106-5	多重视图	发现（结果）	时间点	锁骨.双侧	叙述型	X射线检查	放射医学
26107-3	多重视图	发现（结果）	时间点	锁骨.左侧	叙述型	X射线检查	放射医学
26108-1	多重视图	发现（结果）	时间点	锁骨.右侧	叙述型	X射线检查	放射医学
26109-9	多重视图	发现（结果）	时间点	肘部.双侧	叙述型	X射线检查	放射医学
26110-7	多重视图	发现（结果）	时间点	肘部.左侧	叙述型	X射线检查	放射医学
26111-5	多重视图	发现（结果）	时间点	肘部.右侧	叙述型	X射线检查	放射医学
2611-2	甲基粪卟啉	质量浓度	时间点	血清/血浆	定量型		化学
26112-3	多重视图	发现（结果）	时间点	下肢.双侧	叙述型	X射线检查	放射医学
26113-1	多重视图	发现（结果）	时间点	下肢.左侧	叙述型	X射线检查	放射医学
26114-9	多重视图	发现（结果）	时间点	下肢.右侧	叙述型	X射线检查	放射医学
26115-6	多重视图	发现（结果）	时间点	上肢.双侧	叙述型	X射线检查	放射医学
26116-4	多重视图	发现（结果）	时间点	上肢.左侧	叙述型	X射线检查	放射医学
26117-2	多重视图	发现（结果）	时间点	上肢.右侧	叙述型	X射线检查	放射医学
26118-0	多重视图	发现（结果）	时间点	股骨.双侧	叙述型	X射线检查	放射医学
26119-8	多重视图	发现（结果）	时间点	股骨.双侧	叙述型	X射线检查.DEXA	放射医学
2612-0	高铁白蛋白	质量浓度	时间点	血清/血浆	定量型		化学
26120-6	多重视图	发现（结果）	时间点	股骨.左侧	叙述型	X射线检查	放射医学
26121-4	多重视图	发现（结果）	时间点	股骨.左侧	叙述型	X射线检查.DEXA	放射医学
26122-2	多重视图	发现（结果）	时间点	股骨.右侧	叙述型	X射线检查	放射医学
26123-0	多重视图	发现（结果）	时间点	股骨.右侧	叙述型	X射线检查.DEXA	放射医学
26124-8	多重视图	发现（结果）	时间点	手指.双侧	叙述型	X射线检查	放射医学

LOINC 代码	名称	属性	时间特征	系统	标尺类型	方法类型	分类
26125-5	多重视图	发现（结果）	时间点	手指.左侧	叙述型	X射线检查	放射医学
26126-3	多重视图	发现（结果）	时间点	手指.右侧	叙述型	X射线检查	放射医学
26127-1	多重视图	发现（结果）	时间点	脚.双侧	叙述型	X射线检查	放射医学
26128-9	多重视图	发现（结果）	时间点	脚.左侧	叙述型	X射线检查	放射医学
26129-7	多重视图	发现（结果）	时间点	脚.右侧	叙述型	X射线检查	放射医学
26130-5	多重视图	发现（结果）	时间点	臀部.双侧	叙述型	X射线检查	放射医学
26131-3	多重视图	发现（结果）	时间点	臀部.左侧	叙述型	X射线检查	放射医学
26132-1	多重视图	发现（结果）	时间点	臀部.右侧	叙述型	X射线检查	放射医学
26133-9	多重视图	发现（结果）	时间点	髋臼.双侧	叙述型	X射线检查	放射医学
26134-7	多重视图	发现（结果）	时间点	髋臼.左侧	叙述型	X射线检查	放射医学
26135-4	多重视图	发现（结果）	时间点	髋臼.右侧	叙述型	X射线检查	放射医学
26136-2	多重视图	发现（结果）	时间点	肩峰锁骨关节.双侧	叙述型	X射线检查	放射医学
26137-0	多重视图	发现（结果）	时间点	肩峰锁骨关节.左侧	叙述型	X射线检查	放射医学
2613-8	高铁血红蛋白	任意浓度	时间点	全血	等级型		化学
26138-8	多重视图	发现（结果）	时间点	肩峰锁骨关节.右侧	叙述型	X射线检查	放射医学
26139-6	多重视图	发现（结果）	时间点	乳突.双侧	叙述型	X射线检查	放射医学
26140-4	多重视图	发现（结果）	时间点	乳突.左侧	叙述型	X射线检查	放射医学
26141-2	多重视图	发现（结果）	时间点	乳突.右侧	叙述型	X射线检查	放射医学
26142-0	多重视图	发现（结果）	时间点	视神经孔.双侧	叙述型	X射线检查	放射医学
26143-8	多重视图	发现（结果）	时间点	视神经孔.左侧	叙述型	X射线检查	放射医学
26144-6	多重视图	发现（结果）	时间点	视神经孔.右侧	叙述型	X射线检查	放射医学
26145-3	多重视图	发现（结果）	时间点	桡骨＋尺骨.双侧	叙述型	X射线检查.DEXA	放射医学
2614-6	高铁血红蛋白/血红蛋白.总计	质量分数	时间点	全血	定量型		化学
26146-1	多重视图	发现（结果）	时间点	桡骨＋尺骨.双侧	叙述型	X射线检查	放射医学
26147-9	多重视图	发现（结果）	时间点	桡骨＋尺骨.左侧	叙述型	X射线检查.DEXA	放射医学
26148-7	多重视图	发现（结果）	时间点	桡骨＋尺骨.左侧	叙述型	X射线检查	放射医学
26149-5	多重视图	发现（结果）	时间点	桡骨＋尺骨.右侧	叙述型	X射线检查.DEXA	放射医学
26150-3	多重视图	发现（结果）	时间点	桡骨＋尺骨.右侧	叙述型	X射线检查	放射医学
26151-1	多重视图	发现（结果）	时间点	肋骨.双侧	叙述型	X射线检查	放射医学
26152-9	多重视图	发现（结果）	时间点	肋骨.左侧	叙述型	X射线检查	放射医学
2615-3	高铁血红蛋白/血红蛋白.总计	质量分数	时间点	动脉全血	定量型		化学
26153-7	多重视图	发现（结果）	时间点	肋骨.右侧	叙述型	X射线检查	放射医学
26154-5	多重视图	发现（结果）	时间点	肩胛骨.双侧	叙述型	X射线检查	放射医学
26155-2	多重视图	发现（结果）	时间点	肩胛骨.左侧	叙述型	X射线检查	放射医学
26156-0	多重视图	发现（结果）	时间点	肩胛骨.右侧	叙述型	X射线检查	放射医学

LOINC 代码	名称	属性	时间特征	系统	标尺类型	方法类型	分类
26157-8	多重视图	发现（结果）	时间点	肩部.双侧	叙述型	X 射线检查	放射医学
26158-6	多重视图	发现（结果）	时间点	肩部.左侧	叙述型	X 射线检查	放射医学
26159-4	多重视图	发现（结果）	时间点	肩部.右侧	叙述型	X 射线检查	放射医学
26160-2	多重视图	发现（结果）	时间点	拇指.双侧	叙述型	X 射线检查	放射医学
2616-1	高铁血红蛋白/血红蛋白.总计	质量分数	时间点	毛细血管全血	定量型		化学
26161-0	多重视图	发现（结果）	时间点	拇指.左侧	叙述型	X 射线检查	放射医学
26162-8	多重视图	发现（结果）	时间点	拇指.右侧	叙述型	X 射线检查	放射医学
26163-6	多重视图	发现（结果）	时间点	胫骨＋腓骨.双侧	叙述型	X 射线检查	放射医学
26164-4	多重视图	发现（结果）	时间点	胫骨＋腓骨.左侧	叙述型	X 射线检查	放射医学
26165-1	多重视图	发现（结果）	时间点	胫骨＋腓骨.右侧	叙述型	X 射线检查	放射医学
26166-9	多重视图	发现（结果）	时间点	脚趾.双侧	叙述型	X 射线检查	放射医学
26167-7	多重视图	发现（结果）	时间点	脚趾.左侧	叙述型	X 射线检查	放射医学
26168-5	多重视图	发现（结果）	时间点	脚趾.右侧	叙述型	X 射线检查	放射医学
26169-3	多重视图	发现（结果）	时间点	腕部.双侧	叙述型	X 射线检查	放射医学
26170-1	多重视图	发现（结果）	时间点	腕部.左侧	叙述型	X 射线检查	放射医学
26171-9	多重视图	发现（结果）	时间点	腕部.右侧	叙述型	X 射线检查	放射医学
26172-7	多重视图	发现（结果）	时间点	颧弓.双侧	叙述型	X 射线检查	放射医学
26173-5	多重视图	发现（结果）	时间点	颧弓.左侧	叙述型	X 射线检查	放射医学
26174-3	多重视图	发现（结果）	时间点	颧弓.右侧	叙述型	X 射线检查	放射医学
26175-0	多重视图 筛查	发现（结果）	时间点	乳腺.双侧	叙述型	乳房 X 线照相	放射医学
26176-8	多重视图 筛查	发现（结果）	时间点	乳腺.左侧	叙述型	乳房 X 线照相	放射医学
26177-6	多重视图 筛查	发现（结果）	时间点	乳腺.右侧	叙述型	乳房 X 线照相	放射医学
26178-4	视图 径流量^W 动脉内注入对比剂	发现（结果）	时间点	股动脉.双侧	叙述型	X 射线检查.荧光光谱.血管	放射医学
2617-9	高铁血红蛋白/血红蛋白.总计	质量分数	时间点	静脉全血	定量型		化学
26179-2	视图 径流量^W 动脉内注入对比剂	发现（结果）	时间点	股动脉.左侧	叙述型	X 射线检查.荧光光谱.血管	放射医学
261-8	夫西地酸	药物敏感度	时间点	分离物	定量型	最小致死浓度	抗生素敏感性
26180-0	视图 径流量^W 动脉内注入对比剂	发现（结果）	时间点	股动脉.右侧	叙述型	X 射线检查.荧光光谱.血管	放射医学
26181-8	多切面^W 静脉注入对比剂	发现（结果）	时间点	胸腔出口血管.双侧	叙述型	核磁共振成像.血管	放射医学
26182-6	多切面^W 静脉注入对比剂	发现（结果）	时间点	胸腔出口血管.左侧	叙述型	核磁共振成像.血管	放射医学
26183-4	多切面^W 静脉注入对比剂	发现（结果）	时间点	胸腔出口血管.右侧	叙述型	核磁共振成像.血管	放射医学

LOINC 代码	名称	属性	时间特征	系统	标尺类型	方法类型	分类
26184-2	多切面^W 静脉注入对比剂	发现（结果）	时间点	肢.双侧	叙述型	计算机X射线断层造影术	放射医学
26185-9	多切面^W 静脉注入对比剂	发现（结果）	时间点	肢.左侧	叙述型	计算机X射线断层造影术	放射医学
26186-7	多切面^W 静脉注入对比剂	发现（结果）	时间点	肢.右侧	叙述型	计算机X射线断层造影术	放射医学
2618-7	高铁血红蛋白/血红蛋白.总计	质量分数	时间点	红细胞	定量型		化学
26187-5	多切面^W & WO 静脉注入对比剂	发现（结果）	时间点	踝关节.双侧	叙述型	核磁共振成像	放射医学
26188-3	多切面^W & WO 静脉注入对比剂	发现（结果）	时间点	踝关节.左侧	叙述型	核磁共振成像	放射医学
26189-1	多切面^W & WO 静脉注入对比剂	发现（结果）	时间点	踝关节.右侧	叙述型	核磁共振成像	放射医学
26190-9	多切面^W & WO 静脉注入对比剂	发现（结果）	时间点	胸腔出口.双侧	叙述型	核磁共振成像	放射医学
26191-7	多切面^W & WO 静脉注入对比剂	发现（结果）	时间点	胸腔出口.左侧	叙述型	核磁共振成像	放射医学
26192-5	多切面^W & WO 静脉注入对比剂	发现（结果）	时间点	胸腔出口.右侧	叙述型	核磁共振成像	放射医学
26193-3	多切面^W & WO 静脉注入对比剂	发现（结果）	时间点	肘部.双侧	叙述型	核磁共振成像	放射医学
26194-1	多切面^W & WO 静脉注入对比剂	发现（结果）	时间点	肘部.左侧	叙述型	核磁共振成像	放射医学
2619-5	高铁血红蛋白	任意浓度	时间点	红细胞	等级型		化学
26195-8	多切面^W & WO 静脉注入对比剂	发现（结果）	时间点	肘部.右侧	叙述型	核磁共振成像	放射医学
26196-6	多切面^W & WO 静脉注入对比剂	发现（结果）	时间点	股.双侧	叙述型	核磁共振成像	放射医学
26197-4	多切面^W & WO 静脉注入对比剂	发现（结果）	时间点	股.左侧	叙述型	核磁共振成像	放射医学
26198-2	多切面^W & WO 静脉注入对比剂	发现（结果）	时间点	股.右侧	叙述型	核磁共振成像	放射医学
26199-0	多切面^W & WO 静脉注入对比剂	发现（结果）	时间点	膝.双侧	叙述型	核磁共振成像	放射医学
26200-6	多切面^W & WO 静脉注入对比剂	发现（结果）	时间点	膝.左侧	叙述型	核磁共振成像	放射医学
26201-4	多切面^W & WO 静脉注入对比剂	发现（结果）	时间点	膝.右侧	叙述型	核磁共振成像	放射医学
26202-2	多切面^W & WO 静脉注入对比剂	发现（结果）	时间点	肩部.双侧	叙述型	核磁共振成像	放射医学
2620-3	蛋氨酸	任意浓度	时间点	全血	等级型		化学
26203-0	多切面^W & WO 静脉注入对比剂	发现（结果）	时间点	肩部.左侧	叙述型	核磁共振成像	放射医学
26204-8	多切面^W & WO 静脉注入对比剂	发现（结果）	时间点	肩部.右侧	叙述型	核磁共振成像	放射医学

LOINC 代码	名称	属性	时间特征	系统	标尺类型	方法类型	分类
26205-5	多切面^W & WO 静脉注入对比剂	发现（结果）	时间点	腕部.双侧	叙述型	核磁共振成像	放射医学
26206-3	多切面^W & WO 静脉注入对比剂	发现（结果）	时间点	腕部.左侧	叙述型	核磁共振成像	放射医学
26207-1	多切面^W & WO 静脉注入对比剂	发现（结果）	时间点	腕部.右侧	叙述型	核磁共振成像	放射医学
26208-9	多切面	发现（结果）	时间点	踝关节.双侧	叙述型	核磁共振成像	放射医学
26209-7	多切面	发现（结果）	时间点	踝关节.左侧	叙述型	核磁共振成像	放射医学
26210-5	多切面	发现（结果）	时间点	踝关节.右侧	叙述型	核磁共振成像	放射医学
2621-1	蛋氨酸	任意浓度	时间点	血清/血浆	等级型		化学
26211-3	多切面	发现（结果）	时间点	胸腔出口.双侧	叙述型	核磁共振成像	放射医学
26212-1	多切面	发现（结果）	时间点	胸腔出口.左侧	叙述型	核磁共振成像	放射医学
26213-9	多切面	发现（结果）	时间点	胸腔出口.右侧	叙述型	核磁共振成像	放射医学
26214-7	多切面	发现（结果）	时间点	乳腺.双侧	叙述型	超声	放射医学
26215-4	多切面	发现（结果）	时间点	乳腺.左侧	叙述型	超声	放射医学
26216-2	多切面	发现（结果）	时间点	乳腺.右侧	叙述型	超声	放射医学
26217-0	多切面	发现（结果）	时间点	颈动脉.双侧	叙述型	超声	放射医学
26218-8	多切面	发现（结果）	时间点	颈动脉.左侧	叙述型	超声	放射医学
26219-6	多切面	发现（结果）	时间点	颈动脉.右侧	叙述型	超声	放射医学
26220-4	多切面	发现（结果）	时间点	肘部.双侧	叙述型	核磁共振成像	放射医学
26221-2	多切面	发现（结果）	时间点	肘部.左侧	叙述型	核磁共振成像	放射医学
26222-0	多切面	发现（结果）	时间点	肘部.右侧	叙述型	核磁共振成像	放射医学
26223-8	多切面	发现（结果）	时间点	肢.双侧	叙述型	超声	放射医学
26224-6	多切面	发现（结果）	时间点	肢.双侧	叙述型	计算机 X 射线断层造影术	放射医学
26225-3	多切面	发现（结果）	时间点	肢.左侧	叙述型	超声	放射医学
26226-1	多切面	发现（结果）	时间点	肢.左侧	叙述型	计算机 X 射线断层造影术	放射医学
26227-9	多切面	发现（结果）	时间点	下肢.关节.双侧	叙述型	核磁共振成像	放射医学
26228-7	多切面	发现（结果）	时间点	下肢.关节.左侧	叙述型	核磁共振成像	放射医学
2622-9	蛋氨酸	质量浓度	时间点	血清/血浆	定量型		化学
26229-5	多切面	发现（结果）	时间点	下肢.关节.右侧	叙述型	核磁共振成像	放射医学
26230-3	多切面	发现（结果）	时间点	肢.右侧	叙述型	超声	放射医学
26231-1	多切面	发现（结果）	时间点	肢.右侧	叙述型	计算机 X 射线断层造影术	放射医学

LOINC 代码	名称	属性	时间特征	系统	标尺类型	方法类型	分类
26232-9	多切面	发现（结果）	时间点	上肢.双侧	叙述型	核磁共振成像	放射医学
26233-7	多切面	发现（结果）	时间点	上肢.左侧	叙述型	核磁共振成像	放射医学
26234-5	多切面	发现（结果）	时间点	上肢.右侧	叙述型	核磁共振成像	放射医学
26235-2	多切面	发现（结果）	时间点	股.双侧	叙述型	核磁共振成像	放射医学
26236-0	多切面	发现（结果）	时间点	股.左侧	叙述型	核磁共振成像	放射医学
2623-7	蛋氨酸	质量浓度	时间点	尿液	定量型		化学
26237-8	多切面	发现（结果）	时间点	股.右侧	叙述型	核磁共振成像	放射医学
26238-6	多切面	发现（结果）	时间点	手指.双侧	叙述型	核磁共振成像	放射医学
26239-4	多切面	发现（结果）	时间点	手指.左侧	叙述型	核磁共振成像	放射医学
26240-2	多切面	发现（结果）	时间点	手指.右侧	叙述型	核磁共振成像	放射医学
26241-0	多切面	发现（结果）	时间点	脚.双侧	叙述型	核磁共振成像	放射医学
26242-8	多切面	发现（结果）	时间点	脚.左侧	叙述型	核磁共振成像	放射医学
26243-6	多切面	发现（结果）	时间点	脚.右侧	叙述型	核磁共振成像	放射医学
26244-4	多切面	发现（结果）	时间点	前臂.双侧	叙述型	核磁共振成像	放射医学
2624-5	蛋氨酸	质量速率	24 小时	尿液	定量型		化学
26245-1	多切面	发现（结果）	时间点	前臂.左侧	叙述型	核磁共振成像	放射医学
26246-9	多切面	发现（结果）	时间点	前臂.右侧	叙述型	核磁共振成像	放射医学
26247-7	多切面	发现（结果）	时间点	手.双侧	叙述型	核磁共振成像	放射医学
26248-5	多切面	发现（结果）	时间点	手.左侧	叙述型	核磁共振成像	放射医学
26249-3	多切面	发现（结果）	时间点	手.右侧	叙述型	核磁共振成像	放射医学
26250-1	多切面	发现（结果）	时间点	臀部.双侧	叙述型	超声	放射医学
26251-9	多切面	发现（结果）	时间点	臀部.左侧	叙述型	超声	放射医学
2625-2	蛋氨酸腺苷转移酶	催化浓度	时间点	血清	定量型		化学
26252-7	多切面	发现（结果）	时间点	臀部.右侧	叙述型	超声	放射医学
26253-5	多切面	发现（结果）	时间点	内耳道.双侧	叙述型	X 射线检查.体层扫描	放射医学
26254-3	多切面	发现（结果）	时间点	内耳道.左侧	叙述型	X 射线检查.体层扫描	放射医学
26255-0	多切面	发现（结果）	时间点	内耳道.右侧	叙述型	X 射线检查.体层扫描	放射医学
26256-8	多切面	发现（结果）	时间点	膝.双侧	叙述型	核磁共振成像	放射医学

LOINC 代码	名称	属性	时间特征	系统	标尺类型	方法类型	分类
26257-6	多切面	发现（结果）	时间点	膝.左侧	叙述型	核磁共振成像	放射医学
26258-4	多切面	发现（结果）	时间点	膝.右侧	叙述型	核磁共振成像	放射医学
26259-2	多切面	发现（结果）	时间点	骨盆+臀部.双侧	叙述型	核磁共振成像	放射医学
262-6	夫西地酸	药物敏感度	时间点	分离物	定量或等级型	最小抑制浓度	抗生素敏感性
2626-0	甲氧乙酸	质量浓度	时间点	血清/血浆	定量型		药物水平/毒理学
26260-0	多切面	发现（结果）	时间点	骨盆+臀部.左侧	叙述型	核磁共振成像	放射医学
26261-8	多切面	发现（结果）	时间点	骨盆+臀部.右侧	叙述型	核磁共振成像	放射医学
26262-6	多切面	发现（结果）	时间点	腘窝.双侧	叙述型	超声	放射医学
26263-4	多切面	发现（结果）	时间点	腘窝.左侧	叙述型	超声	放射医学
26264-2	多切面	发现（结果）	时间点	腘窝.右侧	叙述型	超声	放射医学
26265-9	多切面	发现（结果）	时间点	肩部.双侧	叙述型	超声	放射医学
26266-7	多切面	发现（结果）	时间点	肩部.双侧	叙述型	核磁共振成像	放射医学
26267-5	多切面	发现（结果）	时间点	肩部.左侧	叙述型	超声	放射医学
26268-3	多切面	发现（结果）	时间点	肩部.左侧	叙述型	核磁共振成像	放射医学
26269-1	多切面	发现（结果）	时间点	肩部.右侧	叙述型	超声	放射医学
26270-9	多切面	发现（结果）	时间点	肩部.右侧	叙述型	核磁共振成像	放射医学
26271-7	多切面	发现（结果）	时间点	睾丸.双侧	叙述型	超声	放射医学
26272-5	多切面	发现（结果）	时间点	睾丸.左侧	叙述型	超声	放射医学
26273-3	多切面	发现（结果）	时间点	睾丸.右侧	叙述型	超声	放射医学
26274-1	多切面	发现（结果）	时间点	股.双侧	叙述型	核磁共振成像	放射医学
26275-8	多切面	发现（结果）	时间点	股.左侧	叙述型	核磁共振成像	放射医学
26276-6	多切面	发现（结果）	时间点	股.右侧	叙述型	核磁共振成像	放射医学
26277-4	多切面	发现（结果）	时间点	腕部.双侧	叙述型	核磁共振成像	放射医学
2627-8	亚甲基四氢叶酸脱氢酶.NAD	催化浓度	时间点	血清	定量型		化学
26278-2	多切面	发现（结果）	时间点	腕部.双侧	叙述型	超声	放射医学
26279-0	多切面	发现（结果）	时间点	腕部.左侧	叙述型	核磁共振成像	放射医学
26280-8	多切面	发现（结果）	时间点	腕部.左侧	叙述型	超声	放射医学
26281-6	多切面	发现（结果）	时间点	腕部.右侧	叙述型	核磁共振成像	放射医学
26282-4	多切面	发现（结果）	时间点	腕部.右侧	叙述型	超声	放射医学
26283-2	视图 商人	发现（结果）	时间点	膝.双侧	叙述型	X射线检查	放射医学
26284-0	视图 商人	发现（结果）	时间点	膝.左侧	叙述型	X射线检查	放射医学
26285-7	视图 商人	发现（结果）	时间点	膝.右侧	叙述型	X射线检查	放射医学

LOINC 代码	名称	属性	时间特征	系统	标尺类型	方法类型	分类
2628-6	亚甲基四氢叶酸脱氢酶.NADP	催化浓度	时间点	血清	定量型		化学
26286-5	多切面有限的	发现（结果）	时间点	乳腺.双侧	叙述型	超声	放射医学
26287-3	多重视图 有限的	发现（结果）	时间点	乳腺.双侧	叙述型	乳房X线照相	放射医学
26288-1	多切面有限的	发现（结果）	时间点	乳腺.左侧	叙述型	超声	放射医学
26289-9	多重视图 有限的	发现（结果）	时间点	乳腺.左侧	叙述型	乳房X线照相	放射医学
26290-7	多切面有限的	发现（结果）	时间点	乳腺.右侧	叙述型	超声	放射医学
26291-5	多重视图 有限的	发现（结果）	时间点	乳腺.右侧	叙述型	乳房X线照相	放射医学
26292-3	引导.立体定位活组织检查	发现（结果）	时间点	乳腺.双侧	叙述型	乳房X线照相	放射医学
26293-1	引导.立体定位活组织检查	发现（结果）	时间点	乳腺.左侧	叙述型	乳房X线照相	放射医学
2629-4	甲基丙二酸	质量浓度	时间点	血清/血浆	定量型		化学
26294-9	引导.立体定位活组织检查	发现（结果）	时间点	乳腺.右侧	叙述型	乳房X线照相	放射医学
26295-6	引导复位导管^W静脉注入对比剂	发现（结果）	时间点	中央静脉.双侧	叙述型	X射线检查.荧光光谱.血管	放射医学
26296-4	引导复位导管^W静脉注入对比剂	发现（结果）	时间点	中央静脉.左侧	叙述型	X射线检查.荧光光谱.血管	放射医学
26297-2	引导复位导管^W静脉注入对比剂	发现（结果）	时间点	中央静脉.右侧	叙述型	X射线检查.荧光光谱.血管	放射医学
26298-0	引导经皮腔内斑块旋切术^W静脉注入对比剂	发现（结果）	时间点	静脉.双侧	叙述型	X射线检查.荧光光谱.血管	放射医学
26299-8	引导经皮腔内斑块旋切术^W静脉注入对比剂	发现（结果）	时间点	静脉.左侧	叙述型	X射线检查.荧光光谱.血管	放射医学
26300-4	引导经皮腔内斑块旋切术^W静脉注入对比剂	发现（结果）	时间点	静脉.右侧	叙述型	X射线检查.荧光光谱.血管	放射医学
26301-2	引导放置支架	发现（结果）	时间点	静脉.双侧	叙述型	X射线检查.荧光光谱.血管	放射医学
2630-2	甲基丙二酸	质量浓度	时间点	尿液	定量型		化学
26302-0	引导放置支架	发现（结果）	时间点	静脉.左侧	叙述型	X射线检查.荧光光谱.血管	放射医学
26303-8	引导放置支架	发现（结果）	时间点	静脉.右侧	叙述型	X射线检查.荧光光谱.血管	放射医学
26304-6	引导放置长期外周导管	发现（结果）	时间点	中央静脉.双侧	叙述型	X射线检查.荧光光谱.血管	放射医学

LOINC 代码	名称	属性	时间特征	系统	标尺类型	方法类型	分类
26305-3	引导放置长期外周导管	发现（结果）	时间点	中央静脉.左侧	叙述型	X 射线检查.荧光光谱.血管	放射医学
26306-1	引导放置长期外周导管	发现（结果）	时间点	中央静脉.右侧	叙述型	X 射线检查.荧光光谱.血管	放射医学
26307-9	引导放置大口径导管入血管	发现（结果）	时间点	中央静脉.双侧	叙述型		放射医学
26308-7	引导放置大口径导管入血管	发现（结果）	时间点	中央静脉.左侧	叙述型		放射医学
26309-5	引导放置大口径导管入血管	发现（结果）	时间点	中央静脉.右侧	叙述型		放射医学
2631-0	甲基丙二酸单酰 CoA 变位酶	催化浓度	时间点	血清	定量型		化学
26310-3	引导放置导管^W 静脉注入对比剂	发现（结果）	时间点	中央静脉.双侧	叙述型	X 射线检查.荧光光谱.血管	放射医学
26311-1	引导放置导管^W 静脉注入对比剂	发现（结果）	时间点	中央静脉.左侧	叙述型	X 射线检查.荧光光谱.血管	放射医学
26312-9	引导放置导管^W 静脉注入对比剂	发现（结果）	时间点	中央静脉.右侧	叙述型	X 射线检查.荧光光谱.血管	放射医学
26313-7	引导针定位	发现（结果）	时间点	乳腺.双侧	叙述型	超声	放射医学
26314-5	引导针定位	发现（结果）	时间点	乳腺.左侧	叙述型	超声	放射医学
26315-2	引导针定位团块	发现（结果）	时间点	乳腺.双侧	叙述型	乳房 X 线照相	放射医学
26316-0	引导针定位团块	发现（结果）	时间点	乳腺.左侧	叙述型	乳房 X 线照相	放射医学
26317-8	引导针定位团块	发现（结果）	时间点	乳腺.右侧	叙述型	乳房 X 线照相	放射医学
26318-6	引导针定位	发现（结果）	时间点	乳腺.右侧	叙述型	超声	放射医学
26319-4	引导注射	发现（结果）	时间点	骶髂关节.双侧	叙述型	计算机 X 射线断层造影术	放射医学
26320-2	引导注射	发现（结果）	时间点	骶髂关节.左侧	叙述型	计算机 X 射线断层造影术	放射医学
26321-0	引导注射	发现（结果）	时间点	骶髂关节.右侧	叙述型	计算机 X 射线断层造影术	放射医学
26322-8	引导注射	发现（结果）	时间点	脊柱小面关节.双侧	叙述型	X 射线检查.荧光光谱	放射医学
26323-6	引导注射	发现（结果）	时间点	脊柱小面关节.左侧	叙述型	X 射线检查.荧光光谱	放射医学
26324-4	引导注射	发现（结果）	时间点	脊柱小面关节.右侧	叙述型	X 射线检查.荧光光谱	放射医学
26325-1	引导引流	发现（结果）	时间点	肢.双侧	叙述型	超声	放射医学
26326-9	引导引流	发现（结果）	时间点	肢.左侧	叙述型	超声	放射医学

LOINC 代码	名称	属性	时间特征	系统	标尺类型	方法类型	分类
26327-7	引导引流	发现（结果）	时间点	肢.右侧	叙述型	超声	放射医学
2632-8	甲基睾酮	任意浓度	时间点	尿液	等级型		药物水平/毒理学
26328-5	引导引流	发现（结果）	时间点	肾脏.双侧	叙述型	超声	放射医学
26329-3	引导引流	发现（结果）	时间点	肾脏.左侧	叙述型	超声	放射医学
26330-1	引导引流	发现（结果）	时间点	肾脏.右侧	叙述型	超声	放射医学
26331-9	引导更换中心导管^W静脉注入对比剂	发现（结果）	时间点	中央静脉.双侧	叙述型	X射线检查.荧光光谱.血管	放射医学
26332-7	引导更换中心导管^W静脉注入对比剂	发现（结果）	时间点	中央静脉.左侧	叙述型	X射线检查.荧光光谱.血管	放射医学
26333-5	引导更换中心导管^W静脉注入对比剂	发现（结果）	时间点	中央静脉.右侧	叙述型	X射线检查.荧光光谱.血管	放射医学
26334-3	引导活组织检查.核心针	发现（结果）	时间点	乳腺.双侧	叙述型	乳房X线照相	放射医学
26335-0	引导活组织检查.核心针	发现（结果）	时间点	乳腺.左侧	叙述型	乳房X线照相	放射医学
2633-6	甲基睾酮	质量浓度	时间点	尿液	定量型		药物水平/毒理学
26336-8	引导活组织检查.核心针	发现（结果）	时间点	乳腺.右侧	叙述型	乳房X线照相	放射医学
26337-6	引导活组织检查	发现（结果）	时间点	乳腺.双侧	叙述型	乳房X线照相	放射医学
26338-4	引导活组织检查	发现（结果）	时间点	乳腺.左侧	叙述型	乳房X线照相	放射医学
26339-2	引导活组织检查	发现（结果）	时间点	乳腺.右侧	叙述型	乳房X线照相	放射医学
263-4	夫西地酸	药物敏感度	时间点	分离物	定量或等级型	琼脂扩散	抗生素敏感性
26340-0	引导活组织检查	发现（结果）	时间点	肾脏.双侧	叙述型	超声	放射医学
26341-8	引导活组织检查	发现（结果）	时间点	肾脏.左侧	叙述型	超声	放射医学
26342-6	引导活组织检查	发现（结果）	时间点	肾脏.右侧	叙述型	超声	放射医学
26343-4	引导抽吸胞囊	发现（结果）	时间点	乳腺.双侧	叙述型	乳房X线照相	放射医学
2634-4	甲基睾酮	质量速率	24小时	尿液	定量型		药物水平/毒理学
26344-2	引导抽吸胞囊	发现（结果）	时间点	乳腺.左侧	叙述型	乳房X线照相	放射医学
26345-9	引导抽吸胞囊	发现（结果）	时间点	乳腺.右侧	叙述型	乳房X线照相	放射医学
26346-7	多重视图 诊断	发现（结果）	时间点	乳腺.双侧	叙述型	乳房X线照相	放射医学
26347-5	多重视图 诊断	发现（结果）	时间点	乳腺.左侧	叙述型	乳房X线照相	放射医学
26348-3	多重视图 诊断	发现（结果）	时间点	乳腺.右侧	叙述型	乳房X线照相	放射医学
26349-1	多重视图 诊断 有限的	发现（结果）	时间点	乳腺.双侧	叙述型	乳房X线照相	放射医学

LOINC 代码	名称	属性	时间特征	系统	标尺类型	方法类型	分类
26350-9	多重视图 诊断 有限的	发现（结果）	时间点	乳腺.左侧	叙述型	乳房 X 线照相	放射医学
2635-1	米安舍林	质量浓度	时间点	血清/血浆	定量型		药物水平/毒理学
26351-7	多重视图 诊断 有限的	发现（结果）	时间点	乳腺.右侧	叙述型	乳房 X 线照相	放射医学
26352-5	多重视图 骨龄	发现（结果）	时间点	手＋腕部.双侧	叙述型	X 射线检查	放射医学
26353-3	多重视图 骨龄	发现（结果）	时间点	手＋腕部.左侧	叙述型	X 射线检查	放射医学
26354-1	多重视图 骨龄	发现（结果）	时间点	手＋腕部.右侧	叙述型	X 射线检查	放射医学
26355-8	视图 关节炎	发现（结果）	时间点	手.双侧	叙述型	X 射线检查	放射医学
26356-6	视图 关节炎	发现（结果）	时间点	手.左侧	叙述型	X 射线检查	放射医学
26357-4	视图 关节炎	发现（结果）	时间点	手.右侧	叙述型	X 射线检查	放射医学
26358-2	视图 AP^直立位	发现（结果）	时间点	膝.双侧	叙述型	X 射线检查	放射医学
26359-0	视图 AP^直立位	发现（结果）	时间点	膝.左侧	叙述型	X 射线检查	放射医学
26360-8	视图 AP^直立位	发现（结果）	时间点	膝.右侧	叙述型	X 射线检查	放射医学
26361-6	多重视图 AP & PA^直立位	发现（结果）	时间点	膝.双侧	叙述型	X 射线检查	放射医学
26362-4	多重视图 AP & PA^直立位	发现（结果）	时间点	膝.左侧	叙述型	X 射线检查	放射医学
26363-2	多重视图 AP & PA^直立位	发现（结果）	时间点	膝.右侧	叙述型	X 射线检查	放射医学
26364-0	多重视图 AP & 侧位^直立位	发现（结果）	时间点	膝.双侧	叙述型	X 射线检查	放射医学
26365-7	多重视图 AP & 侧位^直立位	发现（结果）	时间点	膝.左侧	叙述型	X 射线检查	放射医学
26366-5	多重视图 AP & 侧位^直立位	发现（结果）	时间点	膝.右侧	叙述型	X 射线检查	放射医学
26367-3	血管成形术^W 动脉内注入对比剂	发现（结果）	时间点	上臂动脉.双侧＋头部动脉.双侧	叙述型	X 射线检查.荧光光谱.血管	放射医学
26368-1	血管成形术^W 动脉内注入对比剂	发现（结果）	时间点	上臂动脉.左侧＋头部动脉.左侧	叙述型	X 射线检查.荧光光谱.血管	放射医学
2636-9	米安舍林	质量浓度	时间点	尿液	定量型		药物水平/毒理学
26369-9	血管成形术^W 动脉内注入对比剂	发现（结果）	时间点	上臂动脉.右侧＋头部动脉.右侧	叙述型	X 射线检查.荧光光谱.血管	放射医学
26370-7	血管成形术^W 动脉内注入对比剂	发现（结果）	时间点	回肠动脉.双侧	叙述型	X 射线检查.荧光光谱.血管	放射医学
26371-5	血管成形术^W 动脉内注入对比剂	发现（结果）	时间点	回肠动脉.左侧	叙述型	X 射线检查.荧光光谱.血管	放射医学
26372-3	血管成形术^W 动脉内注入对比剂	发现（结果）	时间点	回肠动脉.右侧	叙述型	X 射线检查.荧光光谱.血管	放射医学

LOINC 代码	名称	属性	时间特征	系统	标尺类型	方法类型	分类
26373-1	血管成形术^W 动脉内注入对比剂	发现（结果）	时间点	胫骨动脉.双侧	叙述型	X 射线检查.荧光光谱.血管	放射医学
26374-9	血管成形术^W 动脉内注入对比剂	发现（结果）	时间点	胫骨动脉.左侧	叙述型	X 射线检查.荧光光谱.血管	放射医学
26375-6	血管成形术^W 动脉内注入对比剂	发现（结果）	时间点	胫骨动脉.右侧	叙述型	X 射线检查.荧光光谱.血管	放射医学
26376-4	血管舒张药导管给药	发现（结果）	时间点	静脉.双侧	叙述型		放射医学
2637-7	粘蛋白	质量浓度	时间点	血清	定量型		化学
26377-2	血管舒张药导管给药	发现（结果）	时间点	静脉.左侧	叙述型		放射医学
26378-0	血管舒张药导管给药	发现（结果）	时间点	静脉.右侧	叙述型		放射医学
26379-8	多重视图 3	发现（结果）	时间点	手.双侧	叙述型	X 射线检查	放射医学
26380-6	多重视图 3	发现（结果）	时间点	手.左侧	叙述型	X 射线检查	放射医学
26381-4	多重视图 3	发现（结果）	时间点	手.右侧	叙述型	X 射线检查	放射医学
26382-2	多重视图 3	发现（结果）	时间点	肩部.双侧	叙述型	X 射线检查	放射医学
26383-0	多重视图 3	发现（结果）	时间点	肩部.左侧	叙述型	X 射线检查	放射医学
26384-8	多重视图 3	发现（结果）	时间点	肩部.右侧	叙述型	X 射线检查	放射医学
2638-5	髓磷脂碱性蛋白	质量浓度	时间点	脑脊液	定量型		化学
26385-5	多重视图 2	发现（结果）	时间点	踝关节.双侧	叙述型	X 射线检查	放射医学
26386-3	多重视图 2	发现（结果）	时间点	踝关节.左侧	叙述型	X 射线检查	放射医学
26387-1	多重视图 2	发现（结果）	时间点	踝关节.右侧	叙述型	X 射线检查	放射医学
26388-9	多重视图 2	发现（结果）	时间点	手.双侧	叙述型	X 射线检查	放射医学
26389-7	多重视图 2	发现（结果）	时间点	手.左侧	叙述型	X 射线检查	放射医学
26390-5	多重视图 2	发现（结果）	时间点	手.右侧	叙述型	X 射线检查	放射医学
26391-3	多重视图 2	发现（结果）	时间点	肱骨.双侧	叙述型	X 射线检查	放射医学
26392-1	多重视图 2	发现（结果）	时间点	肱骨.左侧	叙述型	X 射线检查	放射医学
2639-3	肌红蛋白	质量浓度	时间点	血清/血浆	定量型		化学
26393-9	多重视图 2	发现（结果）	时间点	肱骨.右侧	叙述型	X 射线检查	放射医学
26394-7	多重视图 2	发现（结果）	时间点	膝.双侧	叙述型	X 射线检查	放射医学
26395-4	多重视图 2	发现（结果）	时间点	膝.左侧	叙述型	X 射线检查	放射医学
26396-2	多重视图 2	发现（结果）	时间点	膝.右侧	叙述型	X 射线检查	放射医学
26397-0	多重视图 2	发现（结果）	时间点	髌骨.双侧	叙述型	X 射线检查	放射医学
26398-8	多重视图 2	发现（结果）	时间点	髌骨.左侧	叙述型	X 射线检查	放射医学
26399-6	多重视图 2	发现（结果）	时间点	髌骨.右侧	叙述型	X 射线检查	放射医学
26400-2	视图 1	发现（结果）	时间点	臀部.双侧	叙述型	X 射线检查	放射医学
2640-1	肌红蛋白	任意浓度	时间点	尿液	等级型		化学
26401-0	视图 1	发现（结果）	时间点	臀部.左侧	叙述型	X 射线检查	放射医学
26402-8	视图 1	发现（结果）	时间点	臀部.右侧	叙述型	X 射线检查	放射医学
26403-6	链格孢 Ab. IgG4	任意浓度	时间点	血清	定量型		变态反应
26404-4	链格孢 Ab. IgG4. RAST 类	任意浓度	时间点	血清	等级型		变态反应
26405-1	烟曲霉菌 Ab. IgG4	任意浓度	时间点	血清	定量型		变态反应
26406-9	烟曲霉菌 Ab. IgG4. RAST 类	任意浓度	时间点	血清	等级型		变态反应
26407-7	西方蜜蜂 Ab. IgG4	任意浓度	时间点	血清	定量型		变态反应
26408-5	西方蜜蜂 Ab. IgG4. RAST 类	任意浓度	时间点	血清	等级型		变态反应

LOINC 代码	名称	属性	时间特征	系统	标尺类型	方法类型	分类
26409-3	疣皮桦 Ab. IgG4	任意浓度	时间点	血清	定量型		变态反应
26410-1	疣皮桦 Ab. IgG4. RAST 类	任意浓度	时间点	血清	等级型		变态反应
26411-9	麦麸 Ab. IgG4	任意浓度	时间点	血清	定量型		变态反应
26412-7	麦麸 Ab. IgG4. RAST 类	任意浓度	时间点	血清	等级型		变态反应
26413-5	白色念珠菌 Ab. IgG4	任意浓度	时间点	血清	定量型		变态反应
26414-3	白色念珠菌 Ab. IgG4. RAST 类	任意浓度	时间点	血清	等级型		变态反应
26415-0	酪蛋白 Ab. IgG4	任意浓度	时间点	血清	定量型		变态反应
26416-8	酪蛋白 Ab. IgG4. RAST 类	任意浓度	时间点	血清	等级型		变态反应
26417-6	草本支孢霉 Ab. IgG4	任意浓度	时间点	血清	定量型		变态反应
26418-4	芽枝霉属草本 Ab. IgG4. RAST 类	任意浓度	时间点	血清	等级型		变态反应
2641-9	肌红蛋白	质量浓度	时间点	尿液	定量型		化学
26419-2	粉尘螨 Ab. IgG4	任意浓度	时间点	血清	定量型		变态反应
264-2	夫西地酸	药物敏感度	时间点	分离物＋血清	等级型	测序分型	抗生素敏感性
26420-0	粉尘螨 Ab. IgG4. RAST 类	任意浓度	时间点	血清	等级型		变态反应
26421-8	屋尘螨 Ab. IgG4	任意浓度	时间点	血清	定量型		变态反应
26422-6	屋尘螨 Ab. IgG4. RAST 类	任意浓度	时间点	血清	等级型		变态反应
26423-4	卵白 Ab. IgG4	任意浓度	时间点	血清	定量型		变态反应
26424-2	卵白 Ab. IgG4. RAST 类	任意浓度	时间点	血清	等级型		变态反应
26425-9	乳清蛋白 α Ab. IgG4	任意浓度	时间点	血清	定量型		变态反应
26426-7	乳清蛋白 α Ab. IgG4. RAST 类	任意浓度	时间点	血清	等级型		变态反应
2642-7	肌红蛋白	质量速率	24 小时	尿液	定量型		化学
26427-5	乳球蛋白 Ab. IgG4	任意浓度	时间点	血清	定量型		变态反应
26428-3	水稻 Ab. IgG4	任意浓度	时间点	血清	定量型		变态反应
26429-1	水稻 Ab. IgG4. RAST 类	任意浓度	时间点	血清	等级型		变态反应
26430-9	梯牧草 Ab. IgG4	任意浓度	时间点	血清	定量型		变态反应
26431-7	梯牧草 Ab. IgG4. RAST 类	任意浓度	时间点	血清	等级型		变态反应
26432-5	黄蜂毒液 Ab. IgG4	任意浓度	时间点	血清/血浆	定量型		变态反应
26433-3	黄蜂毒液 Ab. IgG4. RAST 类	任意浓度	时间点	血清	等级型		变态反应
26434-1	乳球蛋白 Ab. IgG4. RAST 类	任意浓度	时间点	血清	等级型		变态反应
2643-5	N-乙酰-β-氨基葡萄糖苷酶	催化浓度	时间点	血清	定量型		化学
26435-8	分子病理学研究	复杂	—	病人	集合型		信息附件. 实验室
26436-6	实验室研究	复杂	—	病人	集合型		信息附件. 实验室
26437-4	化学刺激检查	复杂	—	病人	集合型		信息附件. 实验室
26438-2	细胞学检查	复杂	—	病人	集合型		信息附件. 实验室

LOINC 代码	名称	属性	时间特征	系统	标尺类型	方法类型	分类
26439-0	外科病理学研究	复杂	—	病人	集合型		信息附件.实验室
26441-6	心脏检查	复杂	—	病人	集合型		信息附件.心脏
26442-4	产科学研究	复杂	—	病人	集合型		信息附件.产科学
2644-3	α-N-乙酰氨基葡萄糖苷酶	催化浓度	时间点	尿液	定量型		化学
26443-2	临床报告.非实验室说明附件	复杂	—	病人	集合型		信息附件
26444-0	嗜碱粒细胞	数量或计数浓度（计数/容积）	时间点	全血	定量型		血液学/细胞分类计数
26445-7	嗜碱粒细胞/100 白细胞	数量或计数分数	时间点	XXX	定量型		血液学/细胞分类计数
26446-5	幼稚细胞/100 白细胞	数量或计数分数	时间点	全血	定量型		血液学/细胞分类计数
26447-3	幼稚细胞/100 白细胞	数量或计数分数	时间点	脑脊液	定量型		血液学/细胞分类计数
26448-1	幼稚细胞/100 白细胞	数量或计数分数	时间点	体液	定量型		血液学/细胞分类计数
26449-9	嗜酸粒细胞	数量或计数浓度（计数/容积）	时间点	全血	定量型		血液学/细胞分类计数
2645-0	N-乙酰半乳糖胺-4-硫酸酯酶	催化浓度	时间点	羊水	定量型		化学
26450-7	嗜酸粒细胞/100 白细胞	数量或计数分数	时间点	全血	定量型		血液学/细胞分类计数
26451-5	嗜酸粒细胞/100 白细胞	数量或计数分数	时间点	脑脊液	定量型		血液学/细胞分类计数
26452-3	嗜酸粒细胞/100 白细胞	数量或计数分数	时间点	体液	定量型		血液学/细胞分类计数
26453-1	红细胞	数量或计数浓度（计数/容积）	时间点	全血	定量型		血液学/细胞分类计数
26454-9	红细胞	数量或计数浓度（计数/容积）	时间点	脑脊液	定量型		血液学/细胞分类计数
26455-6	红细胞	数量或计数浓度（计数/容积）	时间点	体液	定量型		血液学/细胞分类计数
26456-4	红细胞	数量或计数浓度（计数/容积）	时间点	胸水	定量型		血液学/细胞分类计数
26457-2	红细胞	数量或计数浓度（计数/容积）	时间点	腹腔液	定量型		血液学/细胞分类计数
26458-0	红细胞	数量或计数浓度（计数/容积）	时间点	关节液	定量型		血液学/细胞分类计数
26459-8	有核红细胞	数量或计数浓度（计数/容积）	时间点	脑脊液	定量型		血液学/细胞分类计数
26460-6	有核红细胞	数量或计数浓度（计数/容积）	时间点	体液	定量型		血液学/细胞分类计数
26461-4	有核红细胞/100 红细胞	数量或计数分数	时间点	全血	定量型		血液学/细胞分类计数
26462-2	大型未染色细胞	数量或计数浓度（计数/容积）	时间点	全血	定量型		血液学/细胞分类计数

LOINC 代码	名称	属性	时间特征	系统	标尺类型	方法类型	分类
26463-0	大型未染色细胞/100 白细胞	数量或计数分数	时间点	全血	定量型		血液学/细胞分类计数
26464-8	白细胞	数量或计数浓度（计数/容积）	时间点	全血	定量型		血液学/细胞分类计数
26465-5	白细胞	数量或计数浓度（计数/容积）	时间点	脑脊液	定量型		血液学/细胞分类计数
26466-3	白细胞	数量或计数浓度（计数/容积）	时间点	体液	定量型		血液学/细胞分类计数
26467-1	白细胞	数量或计数浓度（计数/容积）	时间点	胸水	定量型		血液学/细胞分类计数
2646-8	N-乙酰半乳糖胺-4-硫酸酯酶	催化浓度	时间点	血清	定量型		化学
26468-9	白细胞	数量或计数浓度（计数/容积）	时间点	腹腔液	定量型		血液学/细胞分类计数
26469-7	白细胞	数量或计数浓度（计数/容积）	时间点	关节液	定量型		血液学/细胞分类计数
26470-5	其他白细胞	数量或计数浓度（计数/容积）	时间点	脑脊液	定量型		血液学/细胞分类计数
26471-3	其他白细胞/100 白细胞	数量或计数分数	时间点	全血	定量型		血液学/细胞分类计数
26472-1	其他白细胞/100 白细胞	数量或计数分数	时间点	脑脊液	定量型		血液学/细胞分类计数
26473-9	其他白细胞/100 白细胞	数量或计数分数	时间点	体液	定量型		血液学/细胞分类计数
26474-7	淋巴细胞	数量或计数浓度（计数/容积）	时间点	全血	定量型		血液学/细胞分类计数
26475-4	淋巴细胞	数量或计数浓度（计数/容积）	时间点	脑脊液	定量型		血液学/细胞分类计数
2647-6	N-乙酰半乳糖胺-4-硫酸酯酶	催化含量	时间点	组织	定量型		化学
26476-2	淋巴细胞	数量或计数浓度（计数/容积）	时间点	体液	定量型		血液学/细胞分类计数
26477-0	淋巴细胞.异型	数量或计数浓度（计数/容积）	时间点	全血	定量型		血液学/细胞分类计数
26478-8	淋巴细胞/100 白细胞	数量或计数分数	时间点	全血	定量型		血液学/细胞分类计数
26479-6	淋巴细胞/100 白细胞	数量或计数分数	时间点	脑脊液	定量型		血液学/细胞分类计数
26480-4	淋巴细胞/100 白细胞	数量或计数分数	时间点	心包液	定量型		血液学/细胞分类计数
26481-2	淋巴细胞/100 白细胞	数量或计数分数	时间点	胸水	定量型		血液学/细胞分类计数
26482-0	淋巴细胞/100 白细胞	数量或计数分数	时间点	腹腔液	定量型		血液学/细胞分类计数
26483-8	淋巴细胞/100 白细胞	数量或计数分数	时间点	关节液	定量型		血液学/细胞分类计数
2648-4	N-乙酰半乳糖胺-4-硫酸酯酶	催化浓度	时间点	白细胞	定量型		化学
26484-6	单核细胞	数量或计数浓度（计数/容积）	时间点	全血	定量型		血液学/细胞分类计数

LOINC 代码	名称	属性	时间特征	系统	标尺类型	方法类型	分类
26485-3	单核细胞/100 白细胞	数量或计数分数	时间点	全血	定量型		血液学/细胞分类计数
26486-1	单核细胞/100 白细胞	数量或计数分数	时间点	脑脊液	定量型		血液学/细胞分类计数
26487-9	单核细胞/100 白细胞	数量或计数分数	时间点	体液	定量型		血液学/细胞分类计数
26488-7	单核细胞/100 白细胞	数量或计数分数	时间点	腹腔液	定量型		血液学/细胞分类计数
26489-5	单核细胞	数量或计数浓度（计数/容积）	时间点	脑脊液	定量型		血液学/细胞分类计数
26490-3	单核细胞	数量或计数浓度（计数/容积）	时间点	体液	定量型		血液学/细胞分类计数
26491-1	单核细胞	数量或计数浓度（计数/容积）	时间点	关节液	定量型		血液学/细胞分类计数
2649-2	N-乙酰半乳糖胺-6-硫酸酯酶	催化含量	时间点	组织	定量型		化学
26492-9	单核细胞/100 白细胞	数量或计数分数	时间点	脑脊液	定量型		血液学/细胞分类计数
26493-7	单核细胞/100 白细胞	数量或计数分数	时间点	体液	定量型		血液学/细胞分类计数
26494-5	单核细胞/100 白细胞	数量或计数分数	时间点	胸水	定量型		血液学/细胞分类计数
26495-2	单核细胞/100 白细胞	数量或计数分数	时间点	腹腔液	定量型		血液学/细胞分类计数
26496-0	单核细胞/100 白细胞	数量或计数分数	时间点	精液	定量型		血液学/细胞分类计数
26497-8	单核细胞/100 白细胞	数量或计数分数	时间点	关节液	定量型		血液学/细胞分类计数
26498-6	中幼粒细胞/100 白细胞	数量或计数分数	时间点	全血	定量型		血液学/细胞分类计数
26499-4	嗜中性粒细胞	数量或计数浓度（计数/容积）	时间点	全血	定量型		血液学/细胞分类计数
26-5	两性霉素 B	药物敏感度	时间点	分离物＋血清	等级型	测序分型	抗生素敏感性
2650-0	N-乙酰葡萄糖胺-6-硫酸酯酶	催化浓度	时间点	血清	定量型		化学
26500-9	嗜中性粒细胞	数量或计数浓度（计数/容积）	时间点	脑脊液	定量型		血液学/细胞分类计数
26501-7	嗜中性粒细胞	数量或计数浓度（计数/容积）	时间点	胸水	定量型		血液学/细胞分类计数
26502-5	嗜中性粒细胞	数量或计数浓度（计数/容积）	时间点	腹腔液	定量型		血液学/细胞分类计数
26503-3	嗜中性粒细胞	数量或计数浓度（计数/容积）	时间点	精液	定量型		血液学/细胞分类计数
26504-1	嗜中性粒细胞	数量或计数浓度（计数/容积）	时间点	关节液	定量型		血液学/细胞分类计数
26505-8	嗜中性粒细胞.分叶型/100 白细胞	数量或计数分数	时间点	全血	定量型		血液学/细胞分类计数
26506-6	嗜中性粒细胞.分叶型/100 白细胞	数量或计数分数	时间点	脑脊液	定量型		血液学/细胞分类计数

LOINC 代码	名称	属性	时间特征	系统	标尺类型	方法类型	分类
26507-4	嗜中性粒细胞.杆状核	数量或计数浓度（计数/容积）	时间点	全血	定量型		血液学/细胞分类计数
26508-2	嗜中性粒细胞.杆状核/100 白细胞	数量或计数分数	时间点	全血	定量型		血液学/细胞分类计数
26509-0	嗜中性粒细胞.杆状核/100 白细胞	数量或计数分数	时间点	脑脊液	定量型		血液学/细胞分类计数
26510-8	嗜中性粒细胞.杆状核/100 白细胞	数量或计数分数	时间点	体液	定量型		血液学/细胞分类计数
26511-6	嗜中性粒细胞/100 白细胞	数量或计数分数	时间点	全血	定量型		血液学/细胞分类计数
26512-4	嗜中性粒细胞/100 白细胞	数量或计数分数	时间点	脑脊液	定量型		血液学/细胞分类计数
26513-2	嗜中性粒细胞/100 白细胞	数量或计数分数	时间点	体液	定量型		血液学/细胞分类计数
26514-0	嗜中性粒细胞/100 白细胞	数量或计数分数	时间点	腹腔液	定量型		血液学/细胞分类计数
26515-7	血小板	数量或计数浓度（计数/容积）	时间点	全血	定量型		血液学/细胞分类计数
26516-5	血小板	数量或计数浓度（计数/容积）	时间点	血浆	定量型		血液学/细胞分类计数
26517-3	多形核白细胞/100 白细胞	数量或计数分数	时间点	脑脊液	定量型		血液学/细胞分类计数
2651-8	NADH 脱氢酶	催化浓度	时间点	血浆	定量型		化学
26518-1	多形核白细胞/100 白细胞	数量或计数分数	时间点	体液	定量型		血液学/细胞分类计数
26519-9	多形核白细胞/100 白细胞	数量或计数分数	时间点	胸水	定量型		血液学/细胞分类计数
26520-7	多形核白细胞/100 白细胞	数量或计数分数	时间点	腹腔液	定量型		血液学/细胞分类计数
26521-5	多形核白细胞/100 白细胞	数量或计数分数	时间点	精液	定量型		血液学/细胞分类计数
26522-3	多形核白细胞/100 白细胞	数量或计数分数	时间点	关节液	定量型		血液学/细胞分类计数
26523-1	早幼粒细胞	数量或计数浓度（计数/容积）	时间点	全血	定量型		血液学/细胞分类计数
26524-9	早幼粒细胞/100 白细胞	数量或计数分数	时间点	全血	定量型		血液学/细胞分类计数
26525-6	皮质醇.游离型^促肾上腺皮质激素给药后 24 小时	质量浓度	24 小时	尿液	定量型		刺激耐受试验
2652-6	NADH 脱氢酶	催化浓度	时间点	红细胞	定量型		化学
26526-4	皮质醇.游离型^促肾上腺皮质激素给药后 48 小时	质量浓度	24 小时	尿液	定量型		刺激耐受试验
26527-2	皮质醇.游离型^促肾上腺皮质激素给药后 72 小时	质量浓度	24 小时	尿液	定量型		刺激耐受试验
26528-0	皮质醇^促肾上腺皮质激素给药后 1 小时	质量浓度	时间点	血清/血浆	定量型		刺激耐受试验
26529-8	皮质醇^促肾上腺皮质激素给药后 24 小时	质量浓度	时间点	血清/血浆	定量型		刺激耐受试验
26530-6	皮质醇^促肾上腺皮质激素给药后 30 分钟	质量浓度	时间点	血清/血浆	定量型		刺激耐受试验

LOINC 代码	名称	属性	时间特征	系统	标尺类型	方法类型	分类
26531-4	皮质醇^促肾上腺皮质激素给药后 32 小时	质量浓度	时间点	血清/血浆	定量型		刺激耐受试验
26532-2	皮质醇^促肾上腺皮质激素给药后 48 小时	质量浓度	时间点	血清/血浆	定量型		刺激耐受试验
26533-0	皮质醇^促肾上腺皮质激素给药后 56 小时	质量浓度	时间点	血清/血浆	定量型		刺激耐受试验
2653-4	NADH 高铁血红蛋白还原酶	质量浓度	时间点	红细胞	定量型		化学
26534-8	皮质醇^促肾上腺皮质激素给药后 8 小时	质量浓度	时间点	血清/血浆	定量型		刺激耐受试验
26535-5	皮质醇^促肾上腺皮质激素给药后 30 分钟	摩尔浓度	时间点	血清/血浆	定量型		刺激耐受试验
26536-3	皮质醇^促肾上腺皮质激素给药后 1 小时	摩尔浓度	时间点	血清/血浆	定量型		刺激耐受试验
26537-1	葡萄糖^葡萄糖给药后 2.5 小时	任意浓度	时间点	尿液	等级型	试纸条	刺激耐受试验
26538-9	葡萄糖^葡萄糖给药后 3.5 小时	任意浓度	时间点	尿液	等级型	试纸条	刺激耐受试验
26539-7	葡萄糖^葡萄糖给药后 45 分钟	质量浓度	时间点	血清/血浆	定量型		刺激耐受试验
26540-5	葡萄糖^葡萄糖给药后 3 小时	质量浓度	时间点	尿液	定量型		刺激耐受试验
26541-3	葡萄糖^葡萄糖给药后 4 小时	质量浓度	时间点	血清/血浆	定量型		刺激耐受试验
2654-2	后叶激素运载蛋白	质量浓度	时间点	血清/血浆	定量型		化学
26542-1	葡萄糖^葡萄糖给药后 5 小时	质量浓度	时间点	尿液	定量型		刺激耐受试验
26543-9	葡萄糖^葡萄糖给药后 5 小时	质量浓度	时间点	血清/血浆	定量型		刺激耐受试验
26544-7	葡萄糖^葡萄糖给药后 6 小时	质量浓度	时间点	血清/血浆	定量型		刺激耐受试验
26545-4	葡萄糖^葡萄糖给药后 6 小时	质量浓度	时间点	尿液	定量型		刺激耐受试验
26546-2	葡萄糖^葡萄糖给药后 1 小时	任意浓度	时间点	尿液	等级型	试纸条	刺激耐受试验
26547-0	葡萄糖^葡萄糖给药后 2 小时	任意浓度	时间点	尿液	等级型	试纸条	刺激耐受试验
26548-8	葡萄糖^葡萄糖给药后 30 分钟	任意浓度	时间点	尿液	等级型	试纸条	刺激耐受试验
26549-6	葡萄糖^葡萄糖给药后 3 小时	任意浓度	时间点	尿液	等级型	试纸条	刺激耐受试验
26550-4	葡萄糖^葡萄糖给药后 4 小时	任意浓度	时间点	尿液	等级型	试纸条	刺激耐受试验
26551-2	葡萄糖^葡萄糖给药后 5 小时	任意浓度	时间点	尿液	等级型	试纸条	刺激耐受试验
26552-0	葡萄糖^葡萄糖给药后 6 小时	任意浓度	时间点	尿液	等级型	试纸条	刺激耐受试验
26553-8	葡萄糖^葡萄糖给药后1.5 小时	任意浓度	时间点	尿液	等级型	试纸条	刺激耐受试验

LOINC 代码	名称	属性	时间特征	系统	标尺类型	方法类型	分类
26554-6	葡萄糖^葡萄糖给药后2.5小时	质量浓度	时间点	血清/血浆	定量型		刺激耐受试验
26555-3	葡萄糖^葡萄糖给药后3.5小时	质量浓度	时间点	血清/血浆	定量型		刺激耐受试验
26556-1	细胞.CD103/100 细胞	数量或计数分数	时间点	XXX	定量型		细胞标志物
26557-9	细胞.CD11B＋CD56＋/100 细胞	数量或计数分数	时间点	XXX	定量型		细胞标志物
26558-7	细胞.CD11C＋CD25＋/100 细胞	数量或计数分数	时间点	XXX	定量型		细胞标志物
2655-9	神经降压素	质量浓度	时间点	血清	定量型		化学
26559-5	细胞.CD38＋CD56＋/100 细胞	数量或计数分数	时间点	XXX	定量型		细胞标志物
26560-3	细胞.CD16/100 细胞	数量或计数分数	时间点	XXX	定量型		细胞标志物
26561-1	细胞.CD16＋CD56＋	数量或计数浓度（计数/容积）	时间点	XXX	定量型		细胞标志物
26562-9	细胞.CD19＋CD38＋/100 细胞	数量或计数分数	时间点	XXX	定量型		细胞标志物
26563-7	细胞.CD1A/100 细胞	数量或计数分数	时间点	XXX	定量型		细胞标志物
26564-5	细胞.CD30	数量或计数浓度（计数/容积）	时间点	XXX	定量型		细胞标志物
26565-2	细胞.CD19＋κ＋/100 细胞	数量或计数分数	时间点	XXX	定量型		细胞标志物
26566-0	细胞.CD19＋λ＋/100 细胞	数量或计数分数	时间点	XXX	定量型		细胞标志物
2656-7	烟酸	质量速率	24 小时	尿液	定量型		化学
26567-8	淋巴细胞.IgA/100 淋巴细胞	数量或计数分数	时间点	XXX	定量型		细胞标志物
26568-6	细胞.CD3＋HLA-DR＋	数量或计数浓度（计数/容积）	时间点	全血	定量型		细胞标志物
26569-4	细胞.CD4＋CD29＋	数量或计数浓度（计数/容积）	时间点	全血	定量型		细胞标志物
26570-2	细胞.CD4＋CD45＋	数量或计数浓度（计数/容积）	时间点	全血	定量型		细胞标志物
26571-0	细胞.CD16	数量或计数浓度（计数/容积）	时间点	全血	定量型		细胞标志物
26572-8	细胞.CD2＋CD7/100 细胞	数量或计数分数	时间点	全血	定量型		细胞标志物
26573-6	细胞.CD4＋CD45＋/100 细胞	数量或计数分数	时间点	全血	定量型		细胞标志物
26574-4	1-甲基组氨酸/肌酐	摩尔浓度比率	时间点	尿液	定量型		化学
2657-5	亚硝酸盐	质量浓度	时间点	尿液	定量型		化学
26575-1	3-甲基组氨酸/肌酐	摩尔浓度比率	时间点	尿液	定量型		化学
26576-9	鹅肌肽/肌酐	摩尔浓度比率	时间点	尿液	定量型		化学
26577-7	天冬酰胺/肌酐	摩尔浓度比率	时间点	尿液	定量型		化学
26578-5	β丙氨酸/肌酐	摩尔浓度比率	时间点	尿液	定量型		化学
26579-3	β氨基异丁酸/肌酐	摩尔浓度比率	时间点	尿液	定量型		化学
26580-1	肌肽/肌酐	摩尔浓度比率	时间点	尿液	定量型		化学
26581-9	γ氨基丁酸/肌酐	摩尔浓度比率	时间点	尿液	定量型		化学
26582-7	同型半胱氨酸/肌酐	摩尔浓度比率	时间点	尿液	定量型		化学
2658-3	氮	质量浓度	时间点	呼出气体	定量型		化学
26583-5	3-羟基，3-甲基戊二酸/肌酐	摩尔浓度比率	时间点	尿液	定量型		药物水平/毒理学
26584-3	1-甲基组氨酸	摩尔浓度	时间点	脑脊液	定量型		化学
26585-0	3-甲基组氨酸	摩尔浓度	时间点	脑脊液	定量型		化学
26586-8	α氨基丁酸	摩尔浓度	时间点	脑脊液	定量型		化学

LOINC 代码	名称	属性	时间特征	系统	标尺类型	方法类型	分类
26587-6	α氨基己二酸	摩尔浓度	时间点	脑脊液	定量型		化学
26588-4	鹅肌肽	摩尔浓度	时间点	脑脊液	定量型		化学
26589-2	β丙氨酸	摩尔浓度	时间点	脑脊液	定量型		化学
265-9	更昔洛韦	药物敏感度	时间点	分离物	定量或等级型		抗生素敏感性
26590-0	β氨基异丁酸	摩尔浓度	时间点	脑脊液	定量型		化学
2659-1	氮	质量	24小时	大便	定量型		化学
26591-8	肌肽	摩尔浓度	时间点	脑脊液	定量型		化学
26592-6	胱硫醚	摩尔浓度	时间点	脑脊液	定量型		化学
26593-4	乙醇胺	摩尔浓度	时间点	脑脊液	定量型		化学
26594-2	γ氨基丁酸	摩尔浓度	时间点	脑脊液	定量型		化学
26595-9	羟基赖氨酸	摩尔浓度	时间点	脑脊液	定量型		化学
26596-7	羟基脯氨酸	摩尔浓度	时间点	脑脊液	定量型		化学
26597-5	磷酸乙醇胺	摩尔浓度	时间点	脑脊液	定量型		化学
26598-3	肌氨酸	摩尔浓度	时间点	脑脊液	定量型		化学
26599-1	鹅肌肽	摩尔浓度	时间点	血清/血浆	定量型		化学
26600-7	α氨基己二酸	摩尔浓度	时间点	血浆	定量型		化学
26601-5	α氨基己二酸/肌酐	摩尔浓度比率	时间点	尿液	定量型		化学
26602-3	色氨酸	摩尔浓度	时间点	脑脊液	定量型		化学
26603-1	天冬酰胺	摩尔浓度	时间点	脑脊液	定量型		化学
26604-9	β丙氨酸	摩尔浓度	时间点	血清/血浆	定量型		化学
26605-6	β氨基异丁酸	摩尔浓度	时间点	血浆	定量型		化学
26606-4	肌肽	摩尔浓度	时间点	血清/血浆	定量型		化学
26607-2	胱硫醚	摩尔浓度	时间点	血清/血浆	定量型		化学
26608-0	乙醇胺	摩尔浓度	时间点	血清/血浆	定量型		化学
2660-9	氮	质量速率	24小时	尿液	定量型		化学
26609-8	γ氨基丁酸	摩尔浓度	时间点	血清/血浆	定量型		化学
26610-6	羟基赖氨酸	摩尔浓度	时间点	血清/血浆	定量型		化学
26611-4	磷酸乙醇胺	摩尔速率	24小时	尿液	定量型		化学
26612-2	磷酸乙醇胺	摩尔浓度	时间点	血清/血浆	定量型		化学
26613-0	肌氨酸	摩尔浓度	时间点	血清/血浆	定量型		化学
26614-8	牛磺酸	摩尔浓度	时间点	脑脊液	定量型		化学
26615-5	红细胞.CD55	任意浓度	时间点	全血	等级型		细胞标志物
26616-3	红细胞.CD59	任意浓度	时间点	全血	等级型		细胞标志物
2661-7	氮.非蛋白质	任意浓度	时间点	全血	等级型		化学
26617-1	冈比亚布氏锥虫 Ab	任意浓度	时间点	血清	等级型		微生物学
26618-9	罗德西亚布氏锥虫 Ab	任意浓度	时间点	血清	等级型		微生物学
26619-7	弯曲菌 Ab	任意浓度	时间点	血清	等级型		微生物学
26620-5	汉坦病毒 Ab.IgG	任意浓度	时间点	血清	等级型		微生物学
26621-3	军团菌 sp Ag	任意浓度	时间点	XXX	等级型		微生物学
26622-1	巴贝虫 WA1 Ab	任意浓度	时间点	血清	等级型		微生物学
26623-9	基孔肯雅病毒 Ab	任意浓度	时间点	血清	等级型		微生物学
26624-7	康氏立克次体 Ab	任意浓度	时间点	血清	等级型		微生物学
2662-5	氮.非蛋白质	质量浓度	时间点	全血	定量型		化学
26625-4	球孢子菌 Ab	任意浓度	时间点	血清	等级型		微生物学
26626-2	沙眼衣原体 L2 Ab	任意浓度	时间点	血清	等级型		微生物学
26627-0	多价军团菌属 A Ab	任意浓度	时间点	血清	等级型		微生物学
26628-8	多价军团菌属 B Ab	任意浓度	时间点	血清	等级型		微生物学
26629-6	多价军团菌属 C Ab	任意浓度	时间点	血清	等级型		微生物学

LOINC 代码	名称	属性	时间特征	系统	标尺类型	方法类型	分类
26630-4	白喉棒状杆菌毒素 Ab	任意浓度	时间点	血清	等级型		微生物学
26631-2	赫氏疏螺旋体 Ab	任意浓度	时间点	血清	等级型		微生物学
26632-0	杜氏军团菌 Ab	任意浓度	时间点	血清	等级型		微生物学
2663-3	氮.非蛋白质	质量浓度	时间点	血清/血浆	定量型		化学
26633-8	博氏军团菌 Ab	任意浓度	时间点	血清	等级型		微生物学
26634-6	戈氏军团菌 Ab	任意浓度	时间点	血清	等级型		微生物学
26635-3	麦氏军团菌 Ab	任意浓度	时间点	血清	等级型		微生物学
26636-1	念珠菌 Ab	任意浓度	时间点	血清	等级型		微生物学
26637-9	巴西利什曼原虫 Ab	任意浓度	时间点	血清	等级型		微生物学
26638-7	杜氏利什曼原虫 Ab	任意浓度	时间点	血清	等级型		微生物学
26639-5	热带利什曼原虫 Ab	任意浓度	时间点	血清	等级型		微生物学
26640-3	巴西副球孢子菌 Ab	任意浓度	时间点	血清	等级型		微生物学
2664-1	氮	质量	24 小时	大便	定量型		化学
26641-1	组织胞浆菌 Ab	任意浓度	时间点	血清	等级型		微生物学
26642-9	詹姆士城峡谷病毒 Ab	任意浓度	时间点	血清	等级型		微生物学
26643-7	破伤风芽胞梭菌毒素 Ab	任意浓度	时间点	血清	等级型		微生物学
26644-5	格塔病毒 Ab	任意浓度	时间点	血清	等级型		微生物学
26645-2	BK 病毒 Ab	任意浓度	时间点	血清	等级型		微生物学
26646-0	波瓦桑病毒 Ab	任意浓度	时间点	血清	等级型		微生物学
26647-8	塞姆利基森林病毒 Ab	任意浓度	时间点	血清	等级型		微生物学
26648-6	辛德比斯病毒 Ab	任意浓度	时间点	血清	等级型		微生物学
26649-4	雪鞋野兔病毒 Ab	任意浓度	时间点	血清	等级型		微生物学
26650-2	辛诺柏汉坦病毒 Ab. IgM	任意浓度	时间点	血清	等级型		微生物学
26651-0	无根根霉菌 Ab	任意浓度	时间点	血清	等级型		微生物学
26652-8	斑齐病毒 Ab	任意浓度	时间点	血清	等级型		微生物学
26653-6	科罗拉多蜱热病毒 Ab	任意浓度	时间点	血清	等级型		微生物学
26654-4	辛诺柏汉坦病毒 Ab. IgG	任意浓度	时间点	血清	等级型		微生物学
26655-1	内阿米巴 Ab	任意浓度	时间点	血清	等级型		微生物学
26656-9	人 T 淋巴细胞白血病病毒 2 型 Ab	任意浓度	时间点	血清	等级型		微生物学
26657-7	埃及裂体吸虫 Ab	任意浓度	时间点	血清	等级型		微生物学
2665-8	氮	质量速率	时间点	尿液	定量型		化学
26658-5	密螺旋体 sp Ab	任意浓度	时间点	血清	等级型		微生物学
26659-3	Automnalis 钩端螺旋体 Ab	任意浓度	时间点	血清	等级型		微生物学
26660-1	弓蛔虫 sp Ab	任意浓度	时间点	血清	等级型		微生物学
26661-9	旋毛虫 sp Ab	任意浓度	时间点	血清	等级型		微生物学
26662-7	贝巴鲁病毒 Ab	任意浓度	时间点	血清	等级型		微生物学
26663-5	沙眼衣原体 D Ab	任意浓度	时间点	血清	等级型		微生物学
26664-3	沙眼衣原体 E Ab	任意浓度	时间点	血清	等级型		微生物学
26665-0	沙眼衣原体 F Ab	任意浓度	时间点	血清	等级型		微生物学
2666-6	去甲肾上腺素	质量浓度	时间点	血浆	定量型		化学
26666-8	沙眼衣原体 H Ab	任意浓度	时间点	血清	等级型		微生物学
26667-6	沙眼衣原体 I Ab	任意浓度	时间点	血清	等级型		微生物学
26668-4	沙眼衣原体 L1 Ab	任意浓度	时间点	血清	等级型		微生物学
26669-2	伞状犁头霉 Ab	任意浓度	时间点	血清	等级型		微生物学
266-7	庆大霉素	药物敏感度	时间点	分离物	定量型	最小致死浓度	抗生素敏感性
26670-0	微小根毛霉 Ab	任意浓度	时间点	血清	等级型		微生物学

LOINC 代码	名称	属性	时间特征	系统	标尺类型	方法类型	分类
26671-8	蛔虫属 Ab	任意浓度	时间点	血清	等级型		微生物学
26672-6	罗斯河病毒 Ab	任意浓度	时间点	血清	等级型		微生物学
26673-4	细粒棘球绦虫 Ab	任意浓度	时间点	血清	等级型		微生物学
2667-4	去甲肾上腺素	质量浓度	时间点	尿液	定量型		化学
26674-2	长滩军团菌 1 Ab	任意浓度	时间点	血清	等级型		微生物学
26675-9	长滩军团菌 2 Ab	任意浓度	时间点	血清	等级型		微生物学
26676-7	汉赛巴尔通体 Ab	任意浓度	时间点	血清	等级型		微生物学
26677-5	五日热巴尔通体 Ab	任意浓度	时间点	血清	等级型		微生物学
26678-3	伊丽莎白巴尔通体 Ab	任意浓度	时间点	血清	等级型		微生物学
26679-1	司可巴比妥	质量浓度	时间点	玻璃体液	定量型		药物水平/毒理学
26680-9	天冬氨酸	摩尔浓度	时间点	尿液	定量型		化学
26681-7	肺炎双球菌 23 Ab	质量浓度	时间点	血清	定量型		微生物学
2668-2	去甲肾上腺素	质量速率	24 小时	尿液	定量型		化学
26682-5	乙醇酸	任意浓度	时间点	尿液	等级型		化学
26683-3	艾司唑仑	质量浓度	时间点	玻璃体液	定量型		药物水平/毒理学
26684-1	肺炎支原体 Ab. IgA	任意浓度	时间点	血清	等级型	酶免疫分析	微生物学
26685-8	3-羟基异戊酸	任意浓度	时间点	尿液	等级型		化学
26686-6	三唑仑	质量浓度	时间点	玻璃体液	定量型		药物水平/毒理学
26687-4	异戊巴比妥	质量浓度	时间点	玻璃体液	定量型		药物水平/毒理学
26688-2	汞/肌酐	质量浓度比率	24 小时	尿液	定量型		药物水平/毒理学
26689-0	仲丁巴比妥	质量浓度	时间点	玻璃体液	定量型		药物水平/毒理学
2669-0	去甲间甲肾上腺素	质量浓度	时间点	血清/血浆	定量型		化学
26690-8	西方马脑炎病毒 RNA	任意浓度	时间点	脑脊液	等级型	探针	微生物学
26691-6	尿卟啉 1 异构体	质量速率	24 小时	大便	定量型		化学
26692-4	肺炎双球菌 19 Ab	质量浓度	时间点	血清	定量型		微生物学
26693-2	肺炎双球菌 12F Ab	质量浓度	时间点	血清	定量型		微生物学
26694-0	艰难梭菌 Ab. IgM	任意浓度	时间点	血清	定量型		微生物学
26695-7	葡萄糖^给予某刺激后第 7 份标本	质量浓度	时间点	血清/血浆	定量型		刺激耐受试验
26696-5	吗啡. 游离型	质量含量	时间点	大便	定量型		药物水平/毒理学
26697-3	艰难梭菌 Ab. IgA	任意浓度	时间点	血清	定量型		微生物学
26698-1	单核细胞增多性李斯特菌 Ab. IgG	任意浓度	时间点	血清	定量型		微生物学
26699-9	尿蓝母	任意浓度	时间点	尿液	定量型		化学
26700-5	氨基 β 胍基丙酸	摩尔速率	24 小时	尿液	定量型		化学
26701-3	肺炎双球菌 9 Ab	质量浓度	时间点	血清	定量型		微生物学
26702-1	艰难梭菌 Ab. IgG	任意浓度	时间点	血清	定量型		微生物学
26703-9	Smith 可提取核 Ab＋核糖核蛋白可提取核 Ab. IgG	稀释系数、稀释倍数（滴度）	时间点	血清	定量型	酶免疫分析	血清学
26704-7	贝氏等孢球虫	任意浓度	时间点	大便	等级型	免疫荧光	微生物学
26705-4	EB 病毒细胞核 Ab. IgM	稀释系数、稀释倍数（滴度）	时间点	血清	定量型		微生物学

LOINC 代码	名称	属性	时间特征	系统	标尺类型	方法类型	分类
26706-2	香草扁桃酸盐	质量浓度	24 小时	尿液	定量型		化学
26707-0	铝	质量速率	24 小时	尿液	定量型		药物水平/毒理学
2670-8	去甲间甲肾上腺素	质量浓度	时间点	尿液	定量型		化学
26708-8	镁	摩尔含量	时间点	大便	定量型		化学
26709-6	木糖^给予某刺激后第 5 份标本	质量浓度	时间点	血清/血浆	定量型		刺激耐受试验
26710-4	亮氨酸	摩尔浓度	时间点	羊水	定量型		化学
26711-2	苯甲曲嗪	质量含量	时间点	胎粪	定量型		药物水平/毒理学
26712-0	芬美曲嗪	质量含量	时间点	胎粪	定量型		药物水平/毒理学
26713-8	芬特明	质量含量	时间点	胎粪	定量型		药物水平/毒理学
26714-6	苯丙醇胺	质量含量	时间点	胎粪	定量型		药物水平/毒理学
26715-3	沙眼衣原体 Ab. IgG	任意浓度	时间点	血清	定量型	酶免疫分析	微生物学
2671-6	去甲间甲肾上腺素	质量速率	24 小时	尿液	定量型		化学
26716-1	对氯苯丁胺	质量含量	时间点	胎粪	定量型		药物水平/毒理学
26717-9	磷酸乙醇胺	摩尔浓度	时间点	全血	定量型		化学
26718-7	氢吗啡酮	质量含量	时间点	头发	定量型		药物水平/毒理学
26719-5	氢可酮	质量含量	时间点	头发	定量型		药物水平/毒理学
26720-3	可待因	质量含量	时间点	头发	定量型		药物水平/毒理学
26721-1	6-单乙酰吗啡	质量含量	时间点	头发	定量型		药物水平/毒理学
26722-9	羟考酮	质量含量	时间点	头发	定量型		药物水平/毒理学
26723-7	水痘-带状疱疹病毒 Ab	稀释系数、稀释倍数（滴度）	时间点	脑脊液	定量型	免疫荧光	微生物学
2672-4	章鱼胺	摩尔浓度	时间点	尿液	定量型		化学
26724-5	肌氨酸	摩尔浓度	时间点	尿液	定量型		化学
26725-2	α 氨基己二酸	摩尔浓度	时间点	尿液	定量型		化学
26726-0	脯氨酸	摩尔浓度	时间点	尿液	定量型		化学
26727-8	麻黄碱+伪麻黄碱	质量含量	时间点	胎粪	定量型		药物水平/毒理学
26728-6	细胞. CD38	数量或计数浓度（计数/容积）	时间点	全血	定量型		细胞标志物
26729-4	卵巢 Ab. IgG	稀释系数、稀释倍数（滴度）	时间点	血清	定量型	免疫荧光	血清学
26730-2	异亮氨酸	摩尔浓度	时间点	羊水	定量型		化学
26731-0	δ-9-四氢大麻酚	质量含量	时间点	大便	定量型		药物水平/毒理学
2673-2	油酸	质量浓度	时间点	血清/血浆	定量型		化学
26732-8	羧基四氢大麻酚	质量含量	时间点	大便	定量型		药物水平/毒理学
26733-6	仲丁巴比妥	质量含量	时间点	大便	定量型		药物水平/毒理学
26734-4	甲基苯丙胺	质量含量	时间点	大便	定量型		药物水平/毒理学

LOINC 代码	名称	属性	时间特征	系统	标尺类型	方法类型	分类
26735-1	马红球菌 Ab	任意浓度	时间点	血清	等级型	免疫扩散	微生物学
26736-9	异丙嗪	任意浓度	时间点	血清/血浆	等级型		药物水平/毒理学
26737-7	磷酸丝氨酸	摩尔浓度	时间点	脑脊液	定量型		化学
26738-5	磷酸丝氨酸	摩尔浓度	时间点	尿液	定量型		化学
26739-3	木糖^给予某刺激后第 4 份标本	质量浓度	时间点	血清/血浆	定量型		刺激耐受试验
2674-0	鸟氨酸	任意浓度	时间点	血浆	等级型		化学
26740-1	羟基脯氨酸	摩尔浓度	时间点	尿液	定量型		化学
26741-9	丝氨酸	摩尔浓度	时间点	尿液	定量型		化学
26742-7	二亚甲肾上腺素	质量浓度	时间点	乳	定量型		药物水平/毒理学
26743-5	羧基四氢大麻酚	任意浓度	时间点	血清/血浆	等级型		药物水平/毒理学
26744-3	阿片制剂	质量含量	时间点	胎粪	定量型	筛查试验	药物水平/毒理学
26745-0	瓜氨酸	摩尔浓度	时间点	羊水	定量型		化学
26746-8	镁	质量浓度	时间点	红细胞	定量型		化学
26747-6	大麻类物质/肌酐	质量浓度比率	时间点	尿液	定量型		药物水平/毒理学
26748-4	锇	质量浓度	时间点	全血	定量型		药物水平/毒理学
26749-2	尿素氮^第 2 份标本	质量浓度	时间点	腹膜透析液	定量型		化学
267-5	庆大霉素	药物敏感度	时间点	分离物	定量或等级型	最小抑制浓度	抗生素敏感性
26750-0	肌肽	摩尔浓度	时间点	羊水	定量型		化学
26751-8	己二酸	任意浓度	时间点	尿液	等级型		化学
26752-6	肌酐肾清除率	容积速率	2 小时	尿液＋血清/血浆	定量型		化学
26753-4	肉碱酯	任意浓度	时间点	尿液	定量型		化学
26754-2	肺炎双球菌 51 Ab	质量浓度	时间点	血清	定量型		微生物学
26755-9	肺炎双球菌 56 Ab	质量浓度	时间点	血清	定量型		微生物学
26756-7	异烟肼	任意浓度	时间点	血清/血浆	定量型		药物水平/毒理学
2675-7	鸟氨酸	质量浓度	时间点	血浆	定量型		化学
26757-5	游离型肉碱	任意浓度	时间点	尿液	定量型		化学
26758-3	可卡因	质量含量	时间点	大便	定量型		药物水平/毒理学
26759-1	细胞.CD4＋CD45RA＋	数量或计数浓度（计数/容积）	时间点	全血	定量型		细胞标志物
26760-9	大麻类物质	任意浓度	时间点	尿液	定量型		药物水平/毒理学
26761-7	钠肾清除率	容积速率	2 小时	尿液	定量型		化学
26762-5	氯化物	任意浓度	时间点	尿液	定量型		化学
26763-3	钠	质量速率	2 小时	尿液	定量型		化学
26764-1	大麻类物质	任意浓度	时间点	头发	等级型		药物水平/毒理学
2676-5	有机酸	任意浓度	时间点	尿液	等级型		化学
26765-8	锑	任意浓度	时间点	头发	等级型		药物水平/毒理学

LOINC 代码	名称	属性	时间特征	系统	标尺类型	方法类型	分类
26766-6	脆弱类杆菌 Ab. IgG	任意浓度	时间点	血清	定量型		微生物学
26767-4	产气荚膜梭菌 Ab. IgG	任意浓度	时间点	血清	定量型		微生物学
26768-2	产气荚膜梭菌 Ab. IgM	任意浓度	时间点	血清	定量型		微生物学
26769-0	内皮素	质量浓度	时间点	血清/血浆	定量型		血清学
26770-8	三氯乙酸/肌酐	质量浓度比率	时间点	尿液	定量型		药物水平/毒理学
26771-6	麻黄碱＋伪麻黄碱	质量含量	时间点	大便	定量型		药物水平/毒理学
26772-4	甲苯丁胺	质量含量	时间点	大便	定量型		药物水平/毒理学
2677-3	有机氯	质量浓度	时间点	全血	定量型		药物水平/毒理学
26773-2	苄非他明	质量含量	时间点	大便	定量型		药物水平/毒理学
26774-0	氟西泮	质量含量	时间点	头发	定量型		药物水平/毒理学
26775-7	髓磷脂相关糖蛋白 Ab	任意浓度	时间点	血清	等级型	酶免疫分析	血清学
26776-5	喹硫平	质量浓度	时间点	血清/血浆	定量型		药物水平/毒理学
26777-3	葡萄糖^口服乳糖后30分钟	质量浓度	时间点	血清/血浆	定量型		刺激耐受试验
26778-1	葡萄糖^口服乳糖后1小时	质量浓度	时间点	血清/血浆	定量型		刺激耐受试验
26779-9	葡萄糖^口服乳糖后1.5小时	质量浓度	时间点	血清/血浆	定量型		刺激耐受试验
26780-7	葡萄糖^口服乳糖后2小时	质量浓度	时间点	血清/血浆	定量型		刺激耐受试验
2678-1	鸟氨酸	任意浓度	时间点	血清/血浆	等级型		化学
26781-5	葡萄糖^口服乳糖后3小时	质量浓度	时间点	血清/血浆	定量型		刺激耐受试验
26782-3	葡萄糖^口服乳糖后4小时	质量浓度	时间点	血清/血浆	定量型		刺激耐受试验
26783-1	葡萄糖^口服乳糖后5小时	质量浓度	时间点	血清/血浆	定量型		刺激耐受试验
26784-9	地西泮	质量浓度	时间点	血清/血浆	定量型	确认试验	药物水平/毒理学
26785-6	麻黄碱＋伪麻黄碱	质量浓度	时间点	尿液	定量型		药物水平/毒理学
26786-4	甲苯丁胺	质量浓度	时间点	尿液	定量型		药物水平/毒理学
26787-2	鹅肌肽	摩尔浓度	时间点	羊水	定量型		化学
26788-0	肉碱	任意含量	时间点	组织	定量型		化学
26789-8	大肠杆菌 Ab. IgM	任意浓度	时间点	血清	定量型		微生物学
26790-6	氯氮䓬	质量含量	时间点	头发	定量型		药物水平/毒理学
26791-4	苯丙胺	质量含量	时间点	大便	定量型		药物水平/毒理学
26792-2	二亚甲肾上腺素	质量含量	时间点	大便	定量型		药物水平/毒理学

LOINC 代码	名称	属性	时间特征	系统	标尺类型	方法类型	分类
26793-0	亚甲基二氧甲基苯异丙胺	质量含量	时间点	大便	定量型		药物水平/毒理学
26794-8	α氨基丁酸	任意浓度	24 小时	尿液	等级型		化学
26795-5	丙氨酸	任意浓度	24 小时	尿液	等级型		化学
26796-3	草酸盐	任意浓度	时间点	尿液	等级型		化学
26797-1	α羟基丁酸	任意浓度	时间点	尿液	等级型		化学
26798-9	琥珀酸盐	任意浓度	时间点	尿液	等级型		化学
2679-9	鸟氨酸	质量浓度	时间点	血清/血浆	定量型		化学
26799-7	延胡索酸	任意浓度	时间点	尿液	等级型		化学
26800-3	大肠杆菌 Ab. IgG	任意浓度	时间点	血清	定量型		微生物学
26801-1	蛋白质	质量速率	12 小时	尿液	定量型		化学
26802-9	咪达唑仑	质量含量	时间点	头发	定量型		药物水平/毒理学
26803-7	乙醇胺	任意浓度	24 小时	尿液	等级型		化学
26804-5	γ氨基丁酸	任意浓度	24 小时	尿液	等级型		化学
26805-2	谷氨酸	任意浓度	24 小时	尿液	等级型		化学
26806-0	谷氨酰胺	任意浓度	24 小时	尿液	等级型		化学
2680-7	鸟氨酸	质量浓度	时间点	尿液	定量型		化学
26807-8	甘氨酸	任意浓度	24 小时	尿液	等级型		化学
26808-6	组氨酸	任意浓度	24 小时	尿液	等级型		化学
26809-4	同型胱氨酸	任意浓度	24 小时	尿液	等级型		化学
26810-2	羟基脯氨酸	任意浓度	24 小时	尿液	等级型		化学
26811-0	2-枸橼酸甲酯	摩尔浓度	时间点	尿液	定量型		化学
26812-8	木糖^给予某刺激后第 3 份标本	质量浓度	时间点	血清/血浆	定量型		刺激耐受试验
26813-6	酸度. 可滴定	摩尔浓度	时间点	胃液	定量型		化学
26814-4	IgG. 单克隆型	质量浓度	时间点	血清	定量型		化学
2681-5	鸟氨酸	质量速率	24 小时	尿液	定量型		化学
26815-1	古柯乙烯	质量含量	时间点	胎粪	定量型		药物水平/毒理学
26816-9	去甲安定	质量浓度	时间点	玻璃体液	定量型		药物水平/毒理学
26817-7	葡萄糖^给予某刺激后 11 小时	质量浓度	时间点	血清/血浆	定量型		刺激耐受试验
26818-5	空肠弯曲杆菌 Ab	任意浓度	时间点	血清	定量型	酶免疫分析	微生物学
26819-3	α氨基丁酸	摩尔浓度	时间点	羊水	定量型		化学
26820-1	纸葡萄穗霉 Ab. IgA	质量浓度	时间点	血清	定量型		变态反应
26821-9	脂蛋白. β	任意浓度	时间点	体液	等级型		化学
26822-7	脂蛋白. α	任意浓度	时间点	体液	等级型		化学
2682-3	鸟氨酸氨甲酰转移酶	催化浓度	时间点	羊水	定量型		化学
26823-5	促黄体激素. β亚单位	质量浓度	时间点	血清/血浆	定量型		化学
26824-3	磷酸丝氨酸	摩尔浓度	时间点	羊水	定量型		化学
26825-0	东方马脑炎病毒 RNA	任意浓度	时间点	脑脊液	等级型	探针	微生物学
26826-8	睾酮	质量浓度	24 小时	尿液	定量型		化学
26827-6	睾酮/肌酐	质量浓度比率	24 小时	尿液	定量型		化学
26828-4	皮质醇	任意浓度	时间点	唾液	定量型		化学
26829-2	苯环利定	质量含量	时间点	胎粪	定量型	筛查试验	药物水平/毒理学
268-3	庆大霉素	药物敏感度	时间点	分离物	定量或等级型	琼脂扩散	抗生素敏感性

LOINC 代码	名称	属性	时间特征	系统	标尺类型	方法类型	分类
26830-0	甲哌氯丙嗪	任意浓度	时间点	血清/血浆	等级型		药物水平/毒理学
2683-1	鸟氨酸氨甲酰转移酶	催化浓度	时间点	血清	定量型		化学
26831-8	辛二酸	任意浓度	时间点	尿液	等级型		化学
26832-6	乌头酸	任意浓度	时间点	尿液	等级型		化学
26833-4	马尿酸	任意浓度	时间点	尿液	等级型		药物水平/毒理学
26834-2	替马西泮	质量含量	时间点	头发	定量型		药物水平/毒理学
26835-9	癸二酸	任意浓度	时间点	尿液	等级型		化学
26836-7	羟乙基氟胺安定	质量含量	时间点	头发	定量型		药物水平/毒理学
26837-5	地西泮	质量含量	时间点	头发	定量型		药物水平/毒理学
26838-3	氯羟去甲安定	质量含量	时间点	头发	定量型		药物水平/毒理学
26839-1	奥沙西泮	质量含量	时间点	头发	定量型		药物水平/毒理学
26840-9	去甲安定	质量含量	时间点	头发	定量型		药物水平/毒理学
26841-7	N-去烷基氟胺安定	质量含量	时间点	头发	定量型		药物水平/毒理学
26842-5	碘	质量浓度	24 小时	尿液	定量型		化学
26843-3	胱氨酸	任意浓度	24 小时	尿液	等级型		化学
26844-1	蛋氨酸	摩尔浓度	时间点	羊水	定量型		化学
26845-8	唾液酸盐.脂类结合型	质量浓度	时间点	血清/血浆	定量型		化学
26846-6	奋乃静	任意浓度	时间点	血清/血浆	等级型		药物水平/毒理学
26847-4	氟哌啶醇	任意浓度	时间点	血清/血浆	等级型		药物水平/毒理学
26848-2	白介素 10	质量浓度	时间点	血清/血浆	定量型		化学
2684-9	α-1-酸性糖蛋白	质量浓度	时间点	脑脊液	定量型		化学
26849-0	IgA.分泌型	质量浓度	时间点	唾液	定量型		化学
26850-8	奥沙西泮	质量浓度	时间点	玻璃体液	定量型		药物水平/毒理学
26851-6	氯羟去甲安定	质量浓度	时间点	玻璃体液	定量型		药物水平/毒理学
26852-4	氨基β胍基丙酸	摩尔浓度	时间点	羊水	定量型		化学
26853-2	葡萄糖^给予某刺激后第7份标本	任意浓度	时间点	血清/血浆	定量型		刺激耐受试验
26854-0	葡萄糖^给予某刺激后第8份标本	任意浓度	时间点	血清/血浆	定量型		刺激耐受试验
26855-7	副流感病毒 Ab	稀释系数、稀释倍数（滴度）	时间点	血清	定量型	免疫荧光	微生物学
2685-6	α-1-酸性糖蛋白	质量浓度	时间点	血清/血浆	定量型		化学
26856-5	大麻类物质	质量含量	时间点	大便	定量型		药物水平/毒理学
26857-3	甲苯丁胺	质量含量	时间点	胎粪	定量型		药物水平/毒理学
26858-1	细胞.CD3＋CD56＋	数量或计数浓度（计数/容积）	时间点	全血	定量型		细胞标志物

LOINC 代码	名称	属性	时间特征	系统	标尺类型	方法类型	分类
26859-9	苯环利定	质量含量	时间点	胎粪	定量型		药物水平/毒理学
26860-7	吗啡	质量含量	时间点	胎粪	定量型		药物水平/毒理学
26861-5	γ氨基丁酸	摩尔浓度	时间点	羊水	定量型		化学
26862-3	氢吗啡酮	质量含量	时间点	胎粪	定量型		药物水平/毒理学
26863-1	氢可酮	质量含量	时间点	胎粪	定量型		药物水平/毒理学
2686-4	乳清酸	质量浓度	时间点	尿液	定量型		化学
26864-9	申氏孢子丝菌 Ab	任意浓度	时间点	血清	定量型	胶乳凝集试验	微生物学
26865-6	可待因	质量含量	时间点	胎粪	定量型		药物水平/毒理学
26866-4	N-去烷基氟胺安定	质量含量	时间点	胎粪	定量型		药物水平/毒理学
26867-2	芬太尼	任意浓度	24 小时	尿液	定量型		药物水平/毒理学
26868-0	酚酞	任意浓度	时间点	大便	等级型		药物水平/毒理学
26869-8	羟考酮	质量含量	时间点	胎粪	定量型		药物水平/毒理学
26870-6	神经节苷脂 GD1b Ab	任意浓度	时间点	血清	定量型	酶免疫分析	血清学
26871-4	IgA	质量浓度	24 小时	尿液	定量型		化学
2687-2	乳清酸磷酸核糖基转移酶	催化浓度	时间点	血清	定量型		化学
26872-2	乳清酸	任意浓度	时间点	尿液	定量型		化学
26873-0	缬氨酸	摩尔浓度	时间点	羊水	定量型		化学
26874-8	促卵泡素.β亚单位	质量浓度	时间点	血清/血浆	定量型		化学
26875-5	肺炎双球菌 4 Ab	质量浓度	时间点	血清	定量型		微生物学
26876-3	肺炎双球菌 1 Ab	质量浓度	时间点	血清	定量型		微生物学
26877-1	羟基三唑苯二氮	质量含量	时间点	头发	定量型		药物水平/毒理学
26878-9	阿普唑仑	质量浓度	时间点	玻璃体液	定量型		药物水平/毒理学
26879-7	碘塞罗宁	质量浓度	时间点	唾液	定量型		化学
2688-0	乳清酸核苷-5'-磷酸盐脱羧酶	催化浓度	时间点	血清	定量型		化学
26880-5	Smith 可提取核 Ab＋核糖核蛋白可提取核 Ab	任意浓度	时间点	血清	等级型	酶免疫分析	血清学
26881-3	白介素 6	质量浓度	时间点	血清/血浆	定量型		化学
26882-1	同型胱氨酸	摩尔浓度	时间点	羊水	定量型		化学
26883-9	氨基β胍基丙酸	摩尔速率	24 小时	尿液	定量型		化学
26884-7	酮类^给予某刺激后 3 小时	任意浓度	时间点	尿液	等级型	试纸条	刺激耐受试验
26885-4	虫卵＋寄生虫，已鉴定的	存在与否或身份标识	时间点	XXX	名义型	浓聚	微生物学
26886-2	阿普唑仑	质量含量	时间点	头发	定量型		药物水平/毒理学
26887-0	α羟基阿普唑仑	质量含量	时间点	头发	定量型		药物水平/毒理学

LOINC 代码	名称	属性	时间特征	系统	标尺类型	方法类型	分类
26888-8	硫酸盐	摩尔浓度	24 小时	尿液	定量型		化学
26889-6	硫酸盐	摩尔速率	24 小时	尿液	定量型		化学
26890-4	犬瘟热病毒 Ab. IgM	稀释系数、稀释倍数（滴度）	时间点	脑脊液	定量型	免疫荧光	微生物学
26891-2	去甲安定	质量含量	时间点	胎粪	定量型		药物水平/毒理学
26892-0	内因子阻断型 Ab. IgG	任意浓度	时间点	血清	定量型	放射免疫分析	化学
26893-8	δ-9-四氢大麻酚	质量含量	时间点	胎粪	定量型		药物水平/毒理学
26894-6	谷氨酰胺	摩尔浓度	时间点	羊水	定量型		化学
26895-3	苯异丙胺	质量含量	时间点	胎粪	定量型		药物水平/毒理学
26896-1	牛磺酸	任意浓度	时间点	血清/血浆	定量型		化学
26897-9	苏氨酸	任意浓度	时间点	血清/血浆	定量型		化学
2689-8	重量克分子渗透压浓度	同渗重摩、渗透度、溶质度	时间点	羊水	定量型		化学
26898-7	替马西泮	质量浓度	时间点	玻璃体液	定量型		药物水平/毒理学
26899-5	咪达唑仑	质量浓度	时间点	玻璃体液	定量型		药物水平/毒理学
26900-1	氯氮䓬	质量浓度	时间点	玻璃体液	定量型		药物水平/毒理学
26901-9	氟西泮	质量浓度	时间点	玻璃体液	定量型		药物水平/毒理学
26902-7	强力霉素	任意浓度	时间点	XXX	定量型		药物水平/毒理学
26903-5	犬瘟热病毒 Ab. IgG	稀释系数、稀释倍数（滴度）	时间点	脑脊液	定量型	免疫荧光	微生物学
26904-3	2-枸橼酸甲酯	摩尔浓度	时间点	血清/血浆	定量型		化学
26905-0	苯巴比妥	质量含量	时间点	头发	定量型		药物水平/毒理学
2690-6	重量克分子渗透压浓度	同渗重摩、渗透度、溶质度	时间点	胸水	定量型		化学
26906-8	甲苯巴比妥	质量含量	时间点	头发	定量型		药物水平/毒理学
26907-6	李斯特菌 sp Ab	稀释系数、稀释倍数（滴度）	时间点	脑脊液	定量型		微生物学
26908-4	17-羟孕酮	任意浓度	时间点	尿液	定量型		化学
26909-2	α 氨基己二酸	摩尔浓度	时间点	羊水	定量型		化学
269-1	庆大霉素	药物敏感度	时间点	分离物＋血清	等级型	测序分型	抗生素敏感性
26910-0	α 羟基阿普唑仑	质量含量	时间点	胎粪	定量型		药物水平/毒理学
26911-8	阿普唑仑	质量含量	时间点	胎粪	定量型		药物水平/毒理学
26912-6	羟基三唑苯二氮	质量含量	时间点	胎粪	定量型		药物水平/毒理学
26913-4	三唑仑	质量含量	时间点	胎粪	定量型		药物水平/毒理学
2691-4	重量克分子渗透压浓度	同渗重摩、渗透度、溶质度	时间点	腹腔液	定量型		化学
26914-2	艾司唑仑	质量含量	时间点	胎粪	定量型		药物水平/毒理学
26915-9	维生素 B_6	任意浓度	时间点	全血	等级型		化学

LOINC 代码	名称	属性	时间特征	系统	标尺类型	方法类型	分类
26916-7	钴胺素	任意浓度	时间点	全血	等级型		化学
26917-5	肺炎双球菌 23 Ab	质量浓度	时间点	血清	定量型		微生物学
26918-3	戊巴比妥	质量含量	时间点	头发	定量型		药物水平/毒理学
26919-1	α 氨基丁酸/肌酐	摩尔浓度比率	时间点	尿液	定量型		化学
26920-9	异戊巴比妥	质量含量	时间点	头发	定量型		药物水平/毒理学
26921-7	细胞. CD2＋CD26＋	数量或计数浓度（计数/容积）	时间点	全血	定量型		细胞标志物
2692-2	重量克分子渗透压浓度	同渗重摩、渗透度、溶质度	时间点	血清/血浆	定量型		化学
26922-5	细胞. CD4＋CD45RA＋/100 细胞	数量或计数分数	时间点	全血	定量型		细胞标志物
26923-3	仲丁巴比妥	质量含量	时间点	头发	定量型		药物水平/毒理学
26924-1	癌 Ag19-9	任意浓度	时间点	体液	定量型		化学
26925-8	醋奋乃静	任意浓度	时间点	血清/血浆	等级型		药物水平/毒理学
26926-6	神经节苷脂 GD1b Ab	任意浓度	时间点	血清	等级型	酶免疫分析	血清学
26927-4	单纯疱疹病毒 2 Ab. IgM	稀释系数、稀释倍数（滴度）	时间点	血清	定量型	免疫荧光	微生物学
26928-2	加压素	任意浓度	24 小时	尿液	等级型		化学
26929-0	甘氨酸	摩尔浓度	时间点	羊水	定量型		化学
2693-0	重量克分子渗透压浓度	同渗重摩、渗透度、溶质度	时间点	大便	定量型		化学
26930-8	司可巴比妥	质量含量	时间点	头发	定量型		药物水平/毒理学
26931-6	补体 C4	任意浓度	时间点	血清/血浆	定量型		血液学/细胞分类计数
26932-4	肌氨酸	摩尔浓度	时间点	羊水	定量型		化学
26933-2	奥沙西泮	质量含量	时间点	胎粪	定量型		药物水平/毒理学
26934-0	氯羟去甲安定	质量含量	时间点	胎粪	定量型		药物水平/毒理学
26935-7	地西泮	质量含量	时间点	胎粪	定量型		药物水平/毒理学
26936-5	羟乙基氟胺安定	质量含量	时间点	胎粪	定量型		药物水平/毒理学
26937-3	替马西泮	质量含量	时间点	胎粪	定量型		药物水平/毒理学
26938-1	氯氮䓬	质量含量	时间点	胎粪	定量型		药物水平/毒理学
26939-9	肺炎双球菌 19 Ab	质量浓度	时间点	血清	定量型		微生物学
26940-7	髓磷脂碱性蛋白	任意浓度	时间点	脑脊液	定量型		化学
26941-5	肺炎双球菌 9 Ab	质量浓度	时间点	血清	定量型		微生物学
26942-3	腮腺炎病毒 Ab	任意浓度	时间点	血清	等级型	酶免疫分析	微生物学
26943-1	11-酮雄酮	质量浓度	24 小时	尿液	定量型		化学
26944-9	11-酮雄酮	质量浓度	时间点	尿液	定量型		化学
26945-6	三唑仑	质量含量	时间点	头发	定量型		药物水平/毒理学
26946-4	肺炎支原体 Ab. IgM	稀释系数、稀释倍数（滴度）	时间点	脑脊液	定量型	免疫荧光	微生物学
26947-2	肺炎支原体 Ab. IgG	稀释系数、稀释倍数（滴度）	时间点	脑脊液	定量型	免疫荧光	微生物学
2694-8	重量克分子渗透压浓度	同渗重摩、渗透度、溶质度	24 小时	尿液	定量型		化学

LOINC 代码	名称	属性	时间特征	系统	标尺类型	方法类型	分类
26948-0	直杆糖多孢菌 Ab. IgG	质量浓度	时间点	血清	定量型		变态反应
26949-8	高温放线菌 sp Ab. IgG	质量浓度	时间点	血清	定量型		微生物学
26950-6	11-羟基本胆烷醇酮	质量浓度	时间点	尿液	定量型		化学
26951-4	链格孢 Ab. IgG	质量浓度	时间点	血清	定量型		微生物学
26952-2	草茎点霉 Ab. IgG	质量浓度	时间点	血清	定量型		微生物学
26953-0	二氯二苯三氯乙烷	任意浓度	时间点	血清/血浆	等级型		药物水平/毒理学
26954-8	烟曲霉菌 Ab. IgG	质量浓度	时间点	血清	定量型		微生物学
2695-5	重量克分子渗透压浓度	同渗重摩、渗透度、溶质度	时间点	尿液	定量型		化学
26955-5	出芽短梗霉菌 Ab. IgG	质量浓度	时间点	血清	定量型		微生物学
26956-3	可卡因	质量含量	时间点	胎粪	定量型		药物水平/毒理学
26957-1	点青霉 Ab. IgG	质量浓度	时间点	血清	定量型		微生物学
26958-9	IgM	质量浓度	24 小时	尿液	定量型		化学
26959-7	苯丙胺	质量含量	时间点	胎粪	定量型		药物水平/毒理学
26960-5	胰蛋白酶	任意浓度	时间点	大便	等级型		化学
26961-3	缬氨酸	摩尔浓度	时间点	尿液	定量型		化学
26962-1	胱氨酸	摩尔浓度	时间点	尿液	定量型		化学
2696-3	重量克分子渗透压浓度	同渗重摩、渗透度、溶质度	时间点	XXX	定量型		化学
26963-9	蛋氨酸	摩尔浓度	时间点	尿液	定量型		化学
26964-7	胱硫醚	摩尔浓度	时间点	尿液	定量型		化学
26965-4	异亮氨酸	摩尔浓度	时间点	尿液	定量型		化学
26966-2	酪氨酸	摩尔浓度	时间点	尿液	定量型		化学
26967-0	苯丙氨酸	摩尔浓度	时间点	尿液	定量型		化学
26968-8	β丙氨酸	摩尔浓度	时间点	尿液	定量型		化学
26969-6	壁细胞 Ab	任意浓度	时间点	血清	等级型	免疫荧光	血清学
26970-4	网硬蛋白 Ab. IgG	任意浓度	时间点	血清	等级型	免疫荧光	血清学
2697-1	骨钙素	质量浓度	时间点	血清/血浆	定量型		化学
26971-2	平滑肌 Ab	任意浓度	时间点	血清	等级型	免疫荧光	血清学
26972-0	疱疹病毒 7 Ab. IgG	稀释系数、稀释倍数（滴度）	时间点	血清	定量型	免疫荧光	微生物学
26973-8	β氨基异丁酸	摩尔浓度	时间点	尿液	定量型		化学
26974-6	δ氨基酮戊酸	质量浓度	24 小时	尿液	定量型		化学
26975-3	SCL-70 可提取核 Ab	任意浓度	时间点	血清	定量型	酶免疫分析	血清学
26976-1	羟基三唑苯二氮	质量含量	时间点	大便	定量型		药物水平/毒理学
26977-9	粪卟啉 1	任意浓度	时间点	大便	等级型		化学
26978-7	普罗替林	质量浓度	时间点	尿液	定量型		药物水平/毒理学
26979-5	氟西泮	质量含量	时间点	胎粪	定量型		药物水平/毒理学
26980-3	粗球孢子菌 Ab	稀释系数、稀释倍数（滴度）	时间点	血清	定量型	免疫扩散	微生物学
26981-1	苯丙氨酸	摩尔浓度	时间点	羊水	定量型		化学
26982-9	细胞. CD4＋CD25＋	数量或计数浓度（计数/容积）	时间点	全血	定量型		细胞标志物
26983-7	细胞. CD4＋HLA-DR＋	数量或计数浓度（计数/容积）	时间点	全血	定量型		细胞标志物
26984-5	幽门螺杆菌 Ab. IgG	任意浓度	时间点	唾液	定量型		微生物学
26985-2	精氨酸	摩尔浓度	时间点	羊水	定量型		化学
26986-0	绿色木霉 Ab. IgG	任意浓度	时间点	血清	等级型		微生物学
26987-8	五氯苯酚/肌酐	质量浓度比率	时间点	尿液	定量型		药物水平/毒理学

LOINC 代码	名称	属性	时间特征	系统	标尺类型	方法类型	分类
26988-6	18-羟去氧皮质酮	质量速率	24 小时	尿液	定量型		化学
2698-9	骨连接素	质量浓度	时间点	血浆	定量型		化学
26989-4	克氏锥虫 Ab. IgM	任意浓度	时间点	血清	等级型	免疫荧光	微生物学
26990-2	芬特明	质量浓度	时间点	乳	定量型		药物水平/毒理学
26991-0	苯丙醇胺	质量浓度	时间点	乳	定量型		药物水平/毒理学
26992-8	甲苯丁胺	质量浓度	时间点	乳	定量型		药物水平/毒理学
26993-6	苄非他明	质量浓度	时间点	乳	定量型		药物水平/毒理学
26994-4	苯环利定	质量浓度	时间点	乳	定量型		药物水平/毒理学
26995-1	羧基四氢大麻酚	质量浓度	时间点	全血	定量型		药物水平/毒理学
26996-9	补体 C7	任意浓度	时间点	血清/血浆	定量型		血液学/细胞分类计数
2699-7	草酸盐	质量浓度	时间点	血清/血浆	定量型		化学
26997-7	细胞. CD3＋CD25＋	数量或计数浓度（计数/容积）	时间点	全血	定量型		细胞标志物
26998-5	促甲状腺激素	任意浓度	时间点	唾液	定量型		化学
26999-3	同型胱氨酸	摩尔浓度	时间点	尿液	定量型		化学
27000-9	甲状腺素	质量浓度	时间点	唾液	定量型		化学
27001-7	乙醚	任意浓度	时间点	全血	等级型		药物水平/毒理学
27002-5	司可巴比妥	质量含量	时间点	胎粪	定量型		药物水平/毒理学
2700-3	草酸盐	质量浓度	时间点	尿液	定量型		化学
27003-3	甲苯巴比妥	质量含量	时间点	胎粪	定量型		药物水平/毒理学
27004-1	苄非他明	质量含量	时间点	胎粪	定量型		药物水平/毒理学
27005-8	木糖^给予某刺激后第 9 份标本	质量浓度	时间点	血清/血浆	定量型		刺激耐受试验
27006-6	木糖^给予某刺激后第 8 份标本	质量浓度	时间点	血清/血浆	定量型		刺激耐受试验
27007-4	醋酸己脲	质量浓度	时间点	血清/血浆	定量型		药物水平/毒理学
27008-2	木糖^给予某刺激后第 6 份标本	质量浓度	时间点	血清/血浆	定量型		刺激耐受试验
27009-0	球孢子菌 Ab. IgG	任意浓度	时间点	血清	定量型		微生物学
27010-8	中卟啉	质量速率	24 小时	大便	定量型		化学
2701-1	草酸盐	质量速率	24 小时	尿液	定量型		化学
27011-6	细胞. CD14	数量或计数浓度（计数/容积）	时间点	全血	定量型		细胞标志物
27012-4	苯甲醛	任意浓度	时间点	血清/血浆	等级型		药物水平/毒理学
27013-2	丙氨酸	摩尔浓度	时间点	羊水	定量型		化学
27014-0	抑制素 A	任意浓度	时间点	血清	等级型		化学
27015-7	多氯联苯	质量浓度	时间点	体液	定量型		药物水平/毒理学

LOINC 代码	名称	属性	时间特征	系统	标尺类型	方法类型	分类
27016-5	木糖^给予某刺激后第 7 份标本	质量浓度	时间点	血清/血浆	定量型		刺激耐受试验
27017-3	烯丙醇	任意浓度	时间点	血清/血浆	等级型		药物水平/毒理学
27018-1	IgG. 单克隆型	任意浓度	时间点	血清	等级型		化学
27019-9	IgA. 单克隆型	任意浓度	时间点	血清	等级型		化学
27020-7	IgM. 单克隆型	任意浓度	时间点	血清	等级型		化学
27021-5	淋病奈瑟菌 Ab	稀释系数、稀释倍数（滴度）	时间点	脑脊液	定量型	补体结合试验	微生物学
27022-3	对氨基苯酚/肌酐	质量浓度比率	时间点	尿液	定量型		药物水平/毒理学
27023-1	细胞. CD8＋CD11B＋	数量或计数浓度（计数/容积）	时间点	全血	定量型		细胞标志物
27024-9	大麻类物质	质量含量	时间点	胎粪	定量型		药物水平/毒理学
27025-6	格列吡嗪	质量浓度	时间点	尿液	定量型		药物水平/毒理学
27026-4	苯甲酰芽子碱	质量含量	时间点	胎粪	定量型		药物水平/毒理学
27027-2	胱氨酸	摩尔浓度	时间点	羊水	定量型		化学
27028-0	酮类^给予某刺激后 2 小时	任意浓度	时间点	尿液	等级型	试纸条	刺激耐受试验
2702-9	草酸盐肾清除率	容积速率	24 小时	尿液	定量型		化学
27029-8	去甲丙氧芬	质量含量	时间点	胎粪	定量型		药物水平/毒理学
27030-6	髓磷脂相关糖蛋白 Ab. IgM	任意浓度	时间点	脑脊液	定量型		血清学
27031-4	酚丁	质量浓度	时间点	尿液	定量型		药物水平/毒理学
27032-2	锆	质量浓度	时间点	血清/血浆	定量型		药物水平/毒理学
27033-0	脯氨酸	摩尔浓度	时间点	羊水	定量型		化学
27034-8	药物 已鉴定的	存在与否或身份标识	时间点	头发	名义型	筛查试验	药物水平/毒理学
27035-5	二氢可待因＋氢可待因酮	质量含量	时间点	胎粪	定量型		药物水平/毒理学
27036-3	去甲甲氨二氮草	质量浓度	时间点	尿液	定量型		药物水平/毒理学
2703-7	氧	压力或压强（局部性）	时间点	动脉全血	定量型		化学
27037-1	钙/肌酐	质量浓度比率	2 小时	尿液	定量型		化学
27038-9	肌内膜 Ab. IgA	稀释系数、稀释倍数（滴度）	时间点	血清	定量型	免疫荧光	血清学
27039-7	氨	质量浓度	24 小时	尿液	定量型		化学
27040-5	酮类^给予某刺激后 1 小时	任意浓度	时间点	尿液	等级型	试纸条	刺激耐受试验
27041-3	去甲丙氧芬	质量含量	时间点	大便	定量型		药物水平/毒理学
27042-1	甲丙烯基甲戊	质量浓度	时间点	血清/血浆	定量型		药物水平/毒理学
27043-9	谷氨酰胺	摩尔浓度	时间点	尿液	定量型		化学
27044-7	1-甲基组氨酸	摩尔浓度	时间点	尿液	定量型		化学

LOINC代码	名称	属性	时间特征	系统	标尺类型	方法类型	分类
2704-5	氧	压力或压强（局部性）	时间点	毛细血管全血	定量型		化学
27045-4	显微镜检	印象/检查结果的解释	时间点	尿液	名义型	细胞学	细胞学
27046-2	3-甲基组氨酸	摩尔浓度	时间点	尿液	定量型		化学
27047-0	鹅肌肽	摩尔浓度	时间点	尿液	定量型		化学
27048-8	Smith 可提取核 Ab＋核糖核蛋白可提取核 Ab	任意浓度	时间点	血清	定量型		血清学
27049-6	司可巴比妥	质量浓度	时间点	乳	定量型		药物水平/毒理学
27050-4	甲苯巴比妥	质量浓度	时间点	乳	定量型		药物水平/毒理学
27051-2	苯巴比妥	质量浓度	时间点	乳	定量型		药物水平/毒理学
2705-2	氧	压力或压强（局部性）	时间点	静脉全血	定量型		化学
27052-0	美沙酮	质量浓度	时间点	乳	定量型		药物水平/毒理学
27053-8	吗啡	质量浓度	时间点	脑脊液	定量型		药物水平/毒理学
27054-6	吗啡.游离型	质量浓度	时间点	脑脊液	定量型		药物水平/毒理学
27055-3	游离型儿茶酚胺	质量速率	24 小时	尿液	定量型		化学
27056-1	瓜氨酸	摩尔浓度	时间点	尿液	定量型		化学
27057-9	5-羟色胺	质量浓度	时间点	血清	定量型		化学
27058-7	β丙氨酸	摩尔浓度	时间点	羊水	定量型		化学
27059-5	曲唑酮	质量浓度	时间点	尿液	定量型		药物水平/毒理学
2706-0	氧	压力或压强（局部性）	时间点	体液	定量型		化学
27060-3	褪黑素	任意浓度	时间点	唾液	等级型		化学
27061-1	仲丁巴比妥	质量含量	时间点	胎粪	定量型		药物水平/毒理学
27062-9	酮类^给予某刺激后1小时	任意浓度	时间点	尿液	等级型		刺激耐受试验
27063-7	苯二氮	质量含量	时间点	大便	定量型		药物水平/毒理学
27064-5	阿片制剂	质量含量	时间点	大便	定量型		药物水平/毒理学
27065-2	酮类^给予某刺激后2小时	任意浓度	时间点	尿液	等级型		刺激耐受试验
27066-0	酮类^给予某刺激后3小时	任意浓度	时间点	尿液	等级型		刺激耐受试验
27067-8	右丙氧芬	质量含量	时间点	胎粪	定量型		药物水平/毒理学
27068-6	浦肯野细胞 Ab	任意浓度	时间点	血清	定量型		血清学
27069-4	西沙必利	质量浓度	时间点	血清/血浆	定量型		药物水平/毒理学
27070-2	氯雷他定	质量浓度	时间点	血清/血浆	定量型		药物水平/毒理学
27071-0	细胞.CD45	数量或计数浓度（计数/容积）	时间点	全血	定量型		细胞标志物
27072-8	14-3-3 Ag	任意浓度	时间点	脑脊液	定量型	酶免疫分析	血清学

LOINC 代码	名称	属性	时间特征	系统	标尺类型	方法类型	分类
27073-6	6-单乙酰吗啡	任意浓度	时间点	尿液	等级型		药物水平/毒理学
27074-4	亚甲基二氧乙基苯异丙胺	质量浓度	时间点	乳	定量型		药物水平/毒理学
27075-1	番茄红素	摩尔浓度	时间点	血浆	定量型		化学
27076-9	右旋氨基丙苯＋羟甲左吗南	任意浓度	时间点	尿液	等级型		药物水平/毒理学
27077-7	肠球菌 Ab. IgM	任意浓度	时间点	血清	定量型		微生物学
2707-8	氧亲和力		时间点	全血	定量型		化学
27078-5	α 胡萝卜素	摩尔浓度	时间点	血浆	定量型		化学
27079-3	亚甲基二氧乙基苯异丙胺	质量含量	时间点	大便	定量型		药物水平/毒理学
27080-1	亚甲基二氧乙基苯异丙胺	质量含量	时间点	胎粪	定量型		药物水平/毒理学
27081-9	伊曲康唑＋羟基伊曲康唑	质量浓度	时间点	血清/血浆	定量型		药物水平/毒理学
27082-7	地拉韦啶	质量浓度	时间点	血清/血浆	定量型		药物水平/毒理学
27083-5	去甲氟硝安定	质量浓度	时间点	尿液	定量型		药物水平/毒理学
27084-3	7-氨基氟硝安定	质量浓度	时间点	尿液	定量型		药物水平/毒理学
27085-0	亚甲基二氧乙基苯异丙胺	质量浓度	时间点	尿液	定量型		药物水平/毒理学
2708-6	氧饱和度	摩尔分数	时间点	动脉全血	定量型		血液动力学.分子型
27086-8	大麻类物质	任意浓度	时间点	玻璃体液	等级型		药物水平/毒理学
27087-6	单纯疱疹病毒 2 Ab	任意浓度	时间点	脑脊液	定量型		微生物学
27088-4	叶酸	任意浓度	时间点	全血	等级型		化学
27089-2	天冬酰胺	摩尔浓度	时间点	羊水	定量型		化学
270-9	短杆菌肽 D	药物敏感度	时间点	分离物	定量型	最小致死浓度	抗生素敏感性
27090-0	溶组织内阿米巴 Ab. IgA	任意浓度	时间点	唾液	等级型		微生物学
27091-8	钙	质量速率	4 小时	尿液	定量型		化学
27092-6	肺炎双球菌 1 Ab. IgG	质量浓度	时间点	血清	定量型		微生物学
27093-4	钩端螺旋体 sp Ab. IgG	任意浓度	时间点	脑脊液	定量型	酶免疫分析	微生物学
2709-4	氧饱和度	摩尔分数	时间点	毛细血管全血	定量型		血液动力学.分子型
27094-2	肺炎双球菌 4 Ab. IgG	质量浓度	时间点	血清	定量型		微生物学
27095-9	细小病毒 B19 Ab. IgG	稀释系数、稀释倍数（滴度）	时间点	脑脊液	定量型		微生物学
27096-7	肺炎双球菌 3 Ab. IgG	质量浓度	时间点	血清	定量型		微生物学
27097-5	2-甲基丁酰甘氨酸/肌酐	质量浓度比率	时间点	尿液	定量型		化学
27098-3	蛋氨酸	任意浓度	24 小时	尿液	等级型		化学
27099-1	维生素 B_2	任意浓度	时间点	全血	等级型		化学
27100-7	丙磺舒	质量浓度	时间点	血清/血浆	定量型		药物水平/毒理学
27101-5	芬美曲嗪	质量浓度	时间点	乳	定量型		药物水平/毒理学

LOINC 代码	名称	属性	时间特征	系统	标尺类型	方法类型	分类
2710-2	氧饱和度	摩尔分数	时间点	毛细血管全血	定量型	血氧定量法	血液动力学.分子型
27102-3	苯甲曲嗪	质量浓度	时间点	乳	定量型		药物水平/毒理学
27103-1	丙环定	质量浓度	时间点	尿液	定量型		药物水平/毒理学
27104-9	谷氨酸	摩尔浓度	时间点	羊水	定量型		化学
27105-6	苯异丙胺	质量浓度	时间点	乳	定量型		药物水平/毒理学
27106-4	锌	任意浓度	时间点	全血	等级型		药物水平/毒理学
27107-2	赖氨酸	摩尔浓度	时间点	羊水	定量型		化学
27108-0	油酸	任意浓度	时间点	全血	等级型		化学
27109-8	帕罗西汀	任意浓度	时间点	尿液	等级型		药物水平/毒理学
2711-0	氧饱和度	摩尔分数	时间点	静脉全血	定量型		血液动力学.分子型
27110-6	雄酮	质量浓度	时间点	尿液	定量型		化学
27111-4	组氨酸	摩尔浓度	时间点	羊水	定量型		化学
27112-2	显微镜观察	存在与否或身份标识	时间点	体液	名义型	革兰染色	微生物学
27113-0	肺炎双球菌 8 Ab. IgG	质量浓度	时间点	血清	定量型		微生物学
27114-8	可卡因	质量含量	时间点	头发	定量型		药物水平/毒理学
27115-5	细小病毒 B19 Ab. IgM	稀释系数、稀释倍数（滴度）	时间点	脑脊液	定量型		微生物学
27116-3	甲基苯丙胺	质量浓度	时间点	乳	定量型		药物水平/毒理学
27117-1	镉	质量含量	时间点	红细胞	定量型		药物水平/毒理学
27118-9	肺炎双球菌 26 Ab. IgG	质量浓度	时间点	血清	定量型		微生物学
27119-7	肺炎双球菌 23 Ab^第 2 份标本	质量浓度	时间点	血清	定量型		微生物学
27120-5	肺炎双球菌 51 Ab^第 2 份标本	质量浓度	时间点	血清	定量型		微生物学
27121-3	肺炎双球菌 56 Ab^第 2 份标本	质量浓度	时间点	血清	定量型		微生物学
27122-1	镁	质量含量	时间点	红细胞	定量型		化学
27123-9	磷酸盐	质量含量	时间点	红细胞	定量型		化学
27124-7	铜	质量含量	时间点	红细胞	定量型		药物水平/毒理学
27125-4	锌	质量含量	时间点	红细胞	定量型		药物水平/毒理学
27126-2	肺炎双球菌 14 Ab^第 2 份标本	质量浓度	时间点	血清	定量型		微生物学
27127-0	砷	质量含量	时间点	红细胞	定量型		药物水平/毒理学
2712-8	氧饱和度.通过二氧化碳计算.分压	摩尔分数	时间点	全血	定量型		化学
27128-8	肺炎双球菌 12 Ab^第 2 份标本	质量浓度	时间点	血清	定量型		微生物学

LOINC 代码	名称	属性	时间特征	系统	标尺类型	方法类型	分类
27129-6	铅	质量含量	时间点	红细胞	定量型		药物水平/毒理学
27130-4	汞	质量含量	时间点	红细胞	定量型		药物水平/毒理学
27131-2	苯环利定	任意浓度	时间点	玻璃体液	等级型		药物水平/毒理学
27132-0	乙酰乙酸	任意浓度	时间点	尿液	等级型		化学
27133-8	枸橼酸盐	任意浓度	时间点	尿液	等级型		化学
27134-6	精氨基琥珀酸	任意浓度	时间点	尿液	等级型		化学
27135-3	色氨酸	摩尔浓度	时间点	羊水	定量型		化学
2713-6	氧饱和度.通过氧分压计算	摩尔分数	时间点	全血	定量型		化学
27136-1	阿片制剂	任意浓度	时间点	玻璃体液	等级型		药物水平/毒理学
27137-9	锑	质量含量	时间点	红细胞	定量型		药物水平/毒理学
27138-7	肺炎双球菌 23 Ab^第1份标本	质量浓度	时间点	血清	定量型		微生物学
27139-5	肺炎双球菌 7f Ab.IgG	质量浓度	时间点	血清	定量型		微生物学
27140-3	促卵泡素.α亚单位	质量浓度	时间点	血清/血浆	定量型		化学
27141-1	肺炎双球菌 1 Ab^第1份标本	质量浓度	时间点	血清	定量型		微生物学
27142-9	肺炎双球菌 3 Ab^第1份标本	质量浓度	时间点	血清	定量型		微生物学
27143-7	肺炎双球菌 4 Ab^第1份标本	质量浓度	时间点	血清	定量型		微生物学
2714-4	氧合血红蛋白/血红蛋白.总计	质量分数	时间点	动脉全血	定量型		化学
27144-5	肺炎双球菌 8 Ab^第1份标本	质量浓度	时间点	血清	定量型		微生物学
27145-2	肺炎双球菌 9 Ab^第1份标本	质量浓度	时间点	血清	定量型		微生物学
27146-0	肺炎双球菌 12 Ab^第1份标本	质量浓度	时间点	血清	定量型		微生物学
27147-8	肺炎双球菌 19 Ab^第2份标本	质量浓度	时间点	血清	定量型		微生物学
27148-6	肺炎双球菌 19 Ab^第1份标本	质量浓度	时间点	血清	定量型		微生物学
27149-4	维生素 B_1	任意浓度	时间点	全血	等级型		化学
27150-2	肺炎双球菌 51 Ab^第1份标本	质量浓度	时间点	血清	定量型		微生物学
2715-1	氧合血红蛋白/血红蛋白.总计	质量分数	时间点	毛细血管全血	定量型		化学
27151-0	肺炎双球菌 56 Ab^第1份标本	质量浓度	时间点	血清	定量型		微生物学
27152-8	肺炎双球菌 1 Ab^第2份标本	质量浓度	时间点	血清	定量型		微生物学
27153-6	肺炎双球菌 3 Ab^第2份标本	质量浓度	时间点	血清	定量型		微生物学

LOINC 代码	名称	属性	时间特征	系统	标尺类型	方法类型	分类
27154-4	肺炎双球菌 4 Ab^第 2 份标本	质量浓度	时间点	血清	定量型		微生物学
27155-1	肺炎双球菌 6 Ab^第 2 份标本	质量浓度	时间点	血清	定量型		微生物学
27156-9	肺炎双球菌 8 Ab^第 2 份标本	质量浓度	时间点	血清	定量型		微生物学
27157-7	肺炎双球菌 9 Ab^第 2 份标本	质量浓度	时间点	血清	定量型		微生物学
27158-5	肺炎双球菌 14 Ab^第 1 份标本	质量浓度	时间点	血清	定量型		微生物学
27159-3	疱疹病毒 6 Ab. IgM	稀释系数、稀释倍数（滴度）	时间点	脑脊液	定量型	免疫荧光	微生物学
27160-1	白毛莨碱	任意浓度	时间点	血清/血浆	等级型		药物水平/毒理学
27161-9	白介素 4	质量浓度	时间点	血清/血浆	定量型		化学
27162-7	1-甲基组氨酸	摩尔浓度	时间点	羊水	定量型		化学
27163-5	N-甲基乙酰胺/肌酐	质量浓度比率	时间点	尿液	定量型		药物水平/毒理学
27164-3	醋酸己脲	质量浓度	时间点	尿液	定量型		药物水平/毒理学
27165-0	环己烯巴比妥	质量浓度	时间点	尿液	定量型		药物水平/毒理学
27166-8	妥拉磺脲	质量浓度	时间点	尿液	定量型		药物水平/毒理学
27167-6	沙眼衣原体 Ab. IgM	稀释系数、稀释倍数（滴度）	时间点	脑脊液	定量型	免疫荧光	微生物学
27168-4	疱疹病毒 6 Ab. IgG	稀释系数、稀释倍数（滴度）	时间点	脑脊液	定量型	免疫荧光	微生物学
2716-9	氧合血红蛋白/血红蛋白.总计	质量分数	时间点	静脉全血	定量型		化学
27169-2	丁酸	质量含量	时间点	大便	定量型		化学
271-7	短杆菌肽 D	药物敏感度	时间点	分离物	定量或等级型	最小抑制浓度	抗生素敏感性
27170-0	甲苯磺丁脲	质量浓度	时间点	尿液	定量型		药物水平/毒理学
27171-8	对氯苯丁胺	质量浓度	时间点	乳	定量型		药物水平/毒理学
27172-6	钙	质量含量	24 小时	大便	定量型		化学
27173-4	丙硫氧嘧啶	质量浓度	时间点	尿液	定量型		药物水平/毒理学
27174-2	抑制素	任意浓度	时间点	血清	定量型		化学
27175-9	格列本脲	质量浓度	时间点	尿液	定量型		药物水平/毒理学
27176-7	3-甲基组氨酸	摩尔浓度	时间点	羊水	定量型		化学
2717-7	氧合血红蛋白/血红蛋白.总计	质量分数	时间点	血浆	定量型		化学
27177-5	疱疹病毒 7 Ab. IgM	稀释系数、稀释倍数（滴度）	时间点	血清	定量型	免疫荧光	微生物学
27178-3	苯甲曲嗪	质量浓度	时间点	玻璃体液	定量型		药物水平/毒理学
27179-1	苏氨酸	摩尔浓度	时间点	羊水	定量型		化学
27180-9	比沙可啶	质量浓度	时间点	尿液	定量型		药物水平/毒理学

LOINC 代码	名称	属性	时间特征	系统	标尺类型	方法类型	分类
27181-7	羟基脯氨酸	摩尔浓度	时间点	羊水	定量型		化学
27182-5	钙	任意浓度	时间点	全血	等级型		化学
27183-3	心磷脂 Ab. IgG	任意浓度	时间点	血清	等级型		凝血功能检查
27184-1	α1 球蛋白	任意浓度	时间点	尿液	等级型		化学
2718-5	缩宫素	质量浓度	时间点	血清/血浆	定量型		化学
27185-8	沙眼衣原体 Ab. IgG	稀释系数、稀释倍数（滴度）	时间点	脑脊液	定量型	免疫荧光	微生物学
27186-6	溶菌酶	任意浓度	时间点	大便	等级型		化学
27187-4	甲丙烯基甲戊	质量浓度	时间点	尿液	定量型		药物水平/毒理学
27188-2	亚甲基二氧甲基苯异丙胺	质量浓度	时间点	玻璃体液	定量型		药物水平/毒理学
27189-0	二亚甲肾上腺素	质量浓度	时间点	玻璃体液	定量型		药物水平/毒理学
27190-8	右丙氧芬	质量浓度	时间点	玻璃体液	定量型		药物水平/毒理学
27191-6	苯巴比妥	质量浓度	时间点	玻璃体液	定量型		药物水平/毒理学
27192-4	地西泮	质量浓度	时间点	玻璃体液	定量型		药物水平/毒理学
2719-3	棕榈酸酯	质量浓度	时间点	血清/血浆	定量型		化学
27193-2	δ-9-四氢大麻酚	质量浓度	时间点	玻璃体液	定量型		药物水平/毒理学
27194-0	N-去烷基氟胺安定	质量浓度	时间点	玻璃体液	定量型		药物水平/毒理学
27195-7	羟基赖氨酸	摩尔浓度	时间点	羊水	定量型		化学
27196-5	氢吗啡酮. 游离型	质量浓度	时间点	玻璃体液	定量型		药物水平/毒理学
27197-3	苯二氮	任意浓度	时间点	玻璃体液	等级型		药物水平/毒理学
27198-1	胆红素	任意浓度	时间点	羊水	定量型	直接分光光度法	化学
27199-9	18-羟皮质醇/肌酐	质量浓度比率	24 小时	尿液	定量型		化学
27200-5	细胞核 Ab	任意浓度	时间点	血清	定量型		血清学
2720-1	棕榈酰磷脂酰胆碱	质量浓度	时间点	血浆	定量型		化学
27201-3	锌/肌酐	质量浓度比率	24 小时	尿液	定量型		药物水平/毒理学
27202-1	氟烷	质量浓度	时间点	全血	定量型		药物水平/毒理学
27203-9	促卵泡素	任意浓度	24 小时	尿液	定量型		化学
27204-7	可卡因	质量浓度	时间点	玻璃体液	定量型		药物水平/毒理学
27205-4	苯异丙胺	任意浓度	时间点	玻璃体液	等级型		药物水平/毒理学
27206-2	吗啡. 游离型	质量浓度	时间点	玻璃体液	定量型		药物水平/毒理学
27207-0	美沙酮	质量浓度	时间点	玻璃体液	定量型		药物水平/毒理学
27208-8	药物 已鉴定的	存在与否或身份标识	时间点	大便	名义型	筛查试验	药物水平/毒理学

LOINC 代码	名称	属性	时间特征	系统	标尺类型	方法类型	分类
27209-6	荚膜组织胞浆菌酵母 Ab	稀释系数、稀释倍数（滴度）	时间点	脑脊液	定量型	补体结合试验	微生物学
27210-4	镁	任意浓度	时间点	全血	等级型		化学
27211-2	去甲丙氧芬	质量含量	时间点	头发	定量型		药物水平/毒理学
27212-0	多巴胺	质量浓度	24 小时	尿液	定量型		化学
27213-8	羧基四氢大麻酚	质量浓度	时间点	玻璃体液	定量型		药物水平/毒理学
27214-6	浦肯野细胞 Ab	任意浓度	时间点	血清	等级型		血清学
27215-3	线粒体 M2 Ab. IgG	任意浓度	时间点	血清	定量型		血清学
27216-1	磺胺嘧啶	质量浓度	时间点	尿液	定量型		药物水平/毒理学
27217-9	β氨基异丁酸	摩尔浓度	时间点	羊水	定量型		化学
27218-7	奎宁	质量浓度	时间点	尿液	定量型		药物水平/毒理学
2721-9	胰多肽	质量浓度	时间点	血清/血浆	定量型		化学
27219-5	鸟氨酸	摩尔浓度	时间点	羊水	定量型		化学
27220-3	荚膜组织胞浆菌菌丝体 Ab	稀释系数、稀释倍数（滴度）	时间点	脑脊液	定量型	补体结合试验	微生物学
27221-1	去甲肾上腺素	质量浓度	24 小时	尿液	定量型		化学
27222-9	草酸盐	质量浓度	24 小时	尿液	定量型		化学
27223-7	丝氨酸	摩尔浓度	时间点	羊水	定量型		化学
27224-5	巴比妥类	任意浓度	时间点	玻璃体液	等级型		药物水平/毒理学
27225-2	雌三醇	质量浓度	时间点	唾液	定量型		化学
27226-0	古柯乙烯	质量浓度	时间点	血清/血浆	定量型		药物水平/毒理学
2722-7	泛酸	质量浓度	时间点	血清/全血	定量型		化学
27227-8	肺炎双球菌 1 Ab. IgG	质量浓度	时间点	血清	定量型	酶免疫分析	微生物学
27228-6	肺炎双球菌 3 Ab. IgG	质量浓度	时间点	血清	定量型	酶免疫分析	微生物学
27229-4	肺炎双球菌 14 Ab. IgG	质量浓度	时间点	血清	定量型	酶免疫分析	微生物学
27230-2	肺炎双球菌 19 Ab. IgG	质量浓度	时间点	血清	定量型	酶免疫分析	微生物学
27231-0	肺炎双球菌 23 Ab. IgG	质量浓度	时间点	血清	定量型	酶免疫分析	微生物学
27232-8	铅	质量浓度	时间点	乳	定量型		药物水平/毒理学
27233-6	卵磷脂	任意浓度	时间点	羊水	定量型		化学
27234-4	芬特明	质量浓度	时间点	玻璃体液	定量型		药物水平/毒理学
2723-5	对氨基马尿酸肾清除率	容积速率	24 小时	尿液	定量型		药物水平/毒理学
27235-1	苯巴比妥	质量含量	时间点	胎粪	定量型		药物水平/毒理学
27236-9	阿扎他定	质量浓度	时间点	血清/血浆	定量型		药物水平/毒理学
27237-7	氯羟去甲安定	质量含量	时间点	大便	定量型		药物水平/毒理学
27238-5	奥沙西泮	质量含量	时间点	大便	定量型		药物水平/毒理学
27239-3	去甲安定	质量含量	时间点	大便	定量型		药物水平/毒理学

LOINC 代码	名称	属性	时间特征	系统	标尺类型	方法类型	分类
27240-1	苯巴比妥	质量含量	时间点	大便	定量型		药物水平/毒理学
27241-9	甲苯巴比妥	质量含量	时间点	大便	定量型		药物水平/毒理学
27242-7	司可巴比妥	质量含量	时间点	大便	定量型		药物水平/毒理学
2724-3	对氨基马尿酸	质量浓度	时间点	尿液	定量型		药物水平/毒理学
27243-5	戊巴比妥	质量含量	时间点	大便	定量型		药物水平/毒理学
27244-3	二亚甲肾上腺素	质量含量	时间点	胎粪	定量型		药物水平/毒理学
27245-0	异戊巴比妥	质量含量	时间点	大便	定量型		药物水平/毒理学
27246-8	布他比妥	质量含量	时间点	大便	定量型		药物水平/毒理学
27247-6	羟乙基氟胺安定	质量含量	时间点	大便	定量型		药物水平/毒理学
27248-4	苯甲酰芽子碱	质量含量	时间点	大便	定量型		药物水平/毒理学
27249-2	替马西泮	质量含量	时间点	大便	定量型		药物水平/毒理学
272-5	短杆菌肽 D	药物敏感度	时间点	分离物	定量或等级型	琼脂扩散	抗生素敏感性
2725-0	对甲基马尿酸	质量浓度	时间点	尿液	定量型		药物水平/毒理学
27250-0	芬美曲嗪	质量浓度	时间点	玻璃体液	定量型		药物水平/毒理学
27251-8	苯丙醇胺	质量浓度	时间点	玻璃体液	定量型		药物水平/毒理学
27252-6	绒毛膜促性腺激素. α 亚单位	质量浓度	时间点	血清/血浆	定量型		化学
27253-4	对氯苯丁胺	质量浓度	时间点	玻璃体液	定量型		药物水平/毒理学
27254-2	氨基 β 胍基丙酸/肌酐	摩尔浓度比率	时间点	尿液	定量型		化学
27255-9	镁	摩尔含量	24 小时	大便	定量型		化学
27256-7	天冬氨酸	摩尔浓度	时间点	羊水	定量型		化学
27257-5	钠	摩尔含量	24 小时	大便	定量型		化学
27258-3	蛋白质	摩尔浓度	时间点	血清/血浆	定量型		化学
27259-1	雌三醇. 未结合型	任意浓度	时间点	血清/血浆	等级型		化学
27260-9	裂体吸虫 sp Ab. IgG	任意浓度	时间点	脑脊液	定量型	酶免疫分析	微生物学
27261-7	脊髓灰质炎病毒 Ab	稀释系数、稀释倍数（滴度）	时间点	血清	定量型	补体结合试验	微生物学
27262-5	甲喹酮	质量含量	时间点	胎粪	定量型		药物水平/毒理学
27263-3	苯异丙胺	质量浓度	时间点	玻璃体液	定量型		药物水平/毒理学
27264-1	铝	质量浓度	时间点	脑脊液	定量型		药物水平/毒理学

LOINC 代码	名称	属性	时间特征	系统	标尺类型	方法类型	分类
27265-8	贾第鞭毛虫 Ag	任意浓度	时间点	大便	等级型		微生物学
27266-6	荚膜组织胞浆菌 Ab	稀释系数、稀释倍数（滴度）	时间点	血清	定量型	免疫扩散	微生物学
27267-4	同型香子兰酸	任意浓度	时间点	尿液	等级型		化学
2726-8	对硝基苯酚	任意浓度	时间点	尿液	等级型		药物水平/毒理学
27268-2	羟基癸二酸	任意浓度	时间点	尿液	等级型		化学
27269-0	异枸橼酸	任意浓度	时间点	尿液	等级型		化学
27270-8	4-羟基乙酸苯酯	任意浓度	时间点	尿液	等级型		药物水平/毒理学
27271-6	α 酮戊二酸	任意浓度	时间点	尿液	等级型		化学
27272-4	3-羟基异丁酸	任意浓度	时间点	尿液	等级型		化学
27273-2	衣原体 Ab	稀释系数、稀释倍数（滴度）	时间点	脑脊液	定量型	免疫荧光	微生物学
27274-0	苄非他明	质量含量	时间点	胎粪	定量型		药物水平/毒理学
27275-7	地西泮	质量含量	时间点	大便	定量型		药物水平/毒理学
2727-6	对硝基苯酚	质量浓度	时间点	尿液	定量型		药物水平/毒理学
27276-5	阿扎他定	质量浓度	时间点	尿液	定量型		药物水平/毒理学
27277-3	甲基苯丙胺	质量浓度	时间点	玻璃体液	定量型		药物水平/毒理学
27278-1	磷酸乙醇胺	摩尔浓度	时间点	羊水	定量型		化学
27279-9	对氧磷	质量浓度	时间点	血清/血浆	定量型		药物水平/毒理学
27280-7	曲吡那敏	质量浓度	时间点	尿液	定量型		药物水平/毒理学
27281-5	右丙氧芬	质量含量	时间点	大便	定量型		药物水平/毒理学
27282-3	卡比沙明	质量浓度	时间点	尿液	定量型		药物水平/毒理学
27283-1	美沙酮	质量含量	时间点	大便	定量型		药物水平/毒理学
2728-4	对硫磷	质量浓度	时间点	血清/血浆	定量型		药物水平/毒理学
27284-9	溴苯那敏	质量浓度	时间点	尿液	定量型		药物水平/毒理学
27285-6	艾司唑仑	质量含量	时间点	大便	定量型		药物水平/毒理学
27286-4	三唑仑	质量含量	时间点	大便	定量型		药物水平/毒理学
27287-2	氟西泮	质量含量	时间点	大便	定量型		药物水平/毒理学
27288-0	咪达唑仑	质量含量	时间点	大便	定量型		药物水平/毒理学
27289-8	甲基苯丙胺	质量含量	时间点	胎粪	定量型		药物水平/毒理学
27290-6	芬美曲嗪	质量含量	时间点	大便	定量型		药物水平/毒理学

LOINC 代码	名称	属性	时间特征	系统	标尺类型	方法类型	分类
27291-4	羟基赖氨酸	摩尔浓度	时间点	尿液	定量型		化学
2729-2	甲状旁腺素相关蛋白	质量浓度	时间点	血清/血浆	定量型		化学
27292-2	鸟氨酸	摩尔浓度	时间点	尿液	定量型		化学
27293-0	羟考酮.游离型	质量含量	时间点	大便	定量型		药物水平/毒理学
27294-8	肌肽	摩尔浓度	时间点	尿液	定量型		化学
27295-5	古柯乙烯	质量含量	时间点	大便	定量型		药物水平/毒理学
27296-3	精氨酸	摩尔浓度	时间点	尿液	定量型		化学
27297-1	白细胞酯酶	任意浓度	时间点	尿液	定量型		尿液分析
27298-9	蛋白质	任意浓度	时间点	尿液	定量型		尿液分析
27299-7	亚甲基二氧乙基苯异丙胺	质量浓度	时间点	玻璃体液	定量型		药物水平/毒理学
27-3	氨苄西林	药物敏感度	时间点	分离物	定量型	最小致死浓度	抗生素敏感性
2730-0	甲状旁腺素.C-末端	质量浓度	时间点	血清/血浆	定量型		化学
27300-3	甲苯丁胺	质量浓度	时间点	玻璃体液	定量型		药物水平/毒理学
27301-1	戊二酸	摩尔浓度	时间点	血清/血浆	定量型		化学
27302-9	咪达唑仑	质量含量	时间点	胎粪	定量型		药物水平/毒理学
27303-7	苯甲曲嗪	质量含量	时间点	大便	定量型		药物水平/毒理学
27304-5	赖氨酸	摩尔浓度	时间点	尿液	定量型		化学
27305-2	芬特明	质量含量	时间点	大便	定量型		药物水平/毒理学
27306-0	睾酮	任意浓度	时间点	唾液	等级型		化学
27307-8	对氯苯丁胺	质量含量	时间点	大便	定量型		药物水平/毒理学
27308-6	戊巴比妥	质量含量	时间点	胎粪	定量型		药物水平/毒理学
27309-4	黄曲霉菌 Ab	稀释系数、稀释倍数（滴度）	时间点	血清	定量型	免疫扩散	微生物学
27310-2	牛磺酸	摩尔浓度	时间点	羊水	定量型		化学
27311-0	可待因.游离型	质量含量	时间点	大便	定量型		药物水平/毒理学
27312-8	氢可酮.游离型	质量含量	时间点	大便	定量型		药物水平/毒理学
27313-6	黑曲霉菌 Ab	稀释系数、稀释倍数（滴度）	时间点	血清	定量型	免疫扩散	微生物学
27314-4	氢吗啡酮.游离型	质量含量	时间点	大便	定量型		药物水平/毒理学
27315-1	单纯疱疹病毒 2 Ab.IgG	任意浓度	时间点	脑脊液	等级型		微生物学
27316-9	二噁英	任意浓度	时间点	血清/血浆	等级型		药物水平/毒理学
27317-7	天冬酰胺	摩尔浓度	时间点	尿液	定量型		化学
2731-8	甲状旁腺素.完整型	质量浓度	时间点	血清/血浆	定量型		化学
27318-5	肺炎支原体 Ab	稀释系数、稀释倍数（滴度）	时间点	脑脊液	定量型	免疫荧光	微生物学
27319-3	还原物质	任意浓度	时间点	大便	定量型	试纸条	化学
27320-1	壁细胞 Ab	稀释系数、稀释倍数（滴度）	时间点	血清	定量型		血清学
27321-9	阿片制剂	质量浓度	时间点	乳	定量型		药物水平/毒理学

LOINC代码	名称	属性	时间特征	系统	标尺类型	方法类型	分类
27322-7	苏氨酸	摩尔浓度	时间点	尿液	定量型		化学
27323-5	亮氨酸	摩尔浓度	时间点	尿液	定量型		化学
27324-3	异戊巴比妥	质量含量	时间点	胎粪	定量型		药物水平/毒理学
27325-0	甘氨酸	摩尔浓度	时间点	尿液	定量型		化学
2732-6	甲状旁腺素.中分子	质量浓度	时间点	血清/血浆	定量型		化学
27326-8	丙氨酸	摩尔浓度	时间点	尿液	定量型		化学
27327-6	精子.运动型/100精子^射精后12小时	数量或计数分数	时间点	精液	定量型		生育能力
27328-4	生长激素^给予某刺激后第6份标本	质量浓度	时间点	血清/血浆	定量型		刺激耐受试验
27329-2	猫科传染性粒细胞缺乏症病毒 Ab.IgM	稀释系数、稀释倍数（滴度）	时间点	血清	定量型		微生物学
273-3	短杆菌肽 D	药物敏感度	时间点	分离物+血清	等级型	测序分型	抗生素敏感性
27330-0	胰岛素^给予某刺激后1.5小时	任意浓度	时间点	血清/血浆	定量型		刺激耐受试验
27331-8	亚胺培南	任意浓度	时间点	XXX	定量型		药物水平/毒理学
27332-6	猫科传染性粒细胞缺乏症病毒 Ab.IgG	稀释系数、稀释倍数（滴度）	时间点	血清	定量型		微生物学
27333-4	赖氨酸	任意浓度	时间点	血清/血浆	定量型		化学
2733-4	甲状旁腺素.N-末端	质量浓度	时间点	血清/血浆	定量型		化学
27334-2	色氨酸	任意浓度	时间点	血清/血浆	定量型		化学
27335-9	鸟氨酸	任意浓度	时间点	血清/血浆	定量型		化学
27336-7	氨基酸	存在与否或身份标识	时间点	全血	名义型		化学
27337-5	氨基β胍基丙酸	摩尔浓度	时间点	脑脊液	定量型		化学
27338-3	2，4-二氯苯氧乙酸	质量浓度	时间点	血清/血浆	定量型		药物水平/毒理学
27339-1	烟酰胺	任意浓度	时间点	全血	等级型		药物水平/毒理学
27340-9	高密度脂蛋白胆固醇	任意浓度	时间点	血清/血浆	等级型		化学
27341-7	α氨基丁酸	摩尔浓度	时间点	尿液	定量型		化学
2734-2	戊糖	质量速率	24小时	尿液	定量型		化学
27342-5	肝片吸虫 Ab	稀释系数、稀释倍数（滴度）	时间点	血清	定量型	酶免疫分析	微生物学
27343-3	钼	质量含量	时间点	红细胞	定量型		药物水平/毒理学
27344-1	天冬氨酸氨基转移酶	任意浓度	时间点	血清/血浆	等级型		化学
27345-8	血红蛋白 A2	任意浓度	时间点	全血	等级型	电泳	血液学/细胞分类计数
27346-6	苄非他明	质量浓度	时间点	玻璃体液	定量型		药物水平/毒理学
27347-4	甲喹酮	质量浓度	时间点	玻璃体液	定量型		药物水平/毒理学
27348-2	多巴胺^给予某刺激后2小时	质量浓度	时间点	血清/血浆	定量型		刺激耐受试验
27349-0	胱硫醚	任意浓度	24小时	尿液	等级型		化学
27350-8	胱氨酸	任意浓度	时间点	血清/血浆	定量型		化学
27351-6	泛酸	任意浓度	时间点	血清/全血	等级型		化学

LOINC 代码	名称	属性	时间特征	系统	标尺类型	方法类型	分类
27352-4	同型胱氨酸	任意浓度	时间点	血清/血浆	定量型		化学
27353-2	葡萄糖平均值	质量浓度	时间点	全血	定量型	估计自糖化血红蛋白	化学
27354-0	鼠弓形体 Ab. IgE	任意浓度	时间点	血清	等级型		微生物学
27355-7	脂蛋白. pre-β	任意浓度	时间点	胸水	等级型		化学
27356-5	苯环利定	质量浓度	时间点	玻璃体液	定量型		药物水平/毒理学
27357-3	氢可酮. 游离型	质量浓度	时间点	玻璃体液	定量型		药物水平/毒理学
27358-1	苯甲酰芽子碱	质量浓度	时间点	玻璃体液	定量型		药物水平/毒理学
2735-9	胃蛋白酶原	质量浓度	时间点	全血	定量型		化学
27359-9	生长激素^给予某刺激后第 15 份标本	质量浓度	时间点	血清/血浆	定量型		刺激耐受试验
27360-7	髓磷脂碱性蛋白 Ab	任意浓度	时间点	血清	定量型		血清学
27361-5	酪氨酸	任意浓度	时间点	血清/血浆	定量型		化学
27362-3	苯丙氨酸	任意浓度	时间点	血清/血浆	定量型		化学
27363-1	多巴胺^给予某刺激后 3 小时	质量浓度	时间点	血清/血浆	定量型		刺激耐受试验
27364-9	黑曲霉菌 Ab	任意浓度	时间点	体液	等级型	免疫扩散	微生物学
27365-6	免疫球蛋白轻链. κ	质量浓度	时间点	尿液	定量型		化学
27366-4	生长激素^给予某刺激后第 22 份标本	质量浓度	时间点	血清/血浆	定量型		刺激耐受试验
2736-7	胃蛋白酶原Ⅰ	质量浓度	时间点	血清/血浆	定量型		化学
27367-2	锰/肌酐	质量浓度比率	时间点	尿液	定量型		药物水平/毒理学
27368-0	沙眼衣原体 B Ab	稀释系数、稀释倍数（滴度）	时间点	血清	定量型	免疫荧光	微生物学
27369-8	生长激素^给予某刺激后 2.5 小时	质量浓度	时间点	血清/血浆	定量型		刺激耐受试验
27370-6	沙眼衣原体 C Ab	稀释系数、稀释倍数（滴度）	时间点	血清	定量型	免疫荧光	微生物学
27371-4	沙眼衣原体 G+F+K Ab	稀释系数、稀释倍数（滴度）	时间点	血清	定量型	免疫荧光	微生物学
27372-2	胰岛素^给予某刺激后 20 分钟	任意浓度	时间点	血清/血浆	定量型		刺激耐受试验
27373-0	钙	质量浓度	时间点	透析液	定量型		化学
27374-8	肺炎双球菌 12 Ab. IgG	质量浓度	时间点	血清	定量型		微生物学
2737-5	胃蛋白酶原Ⅰ	质量浓度	时间点	尿液	定量型		化学
27375-5	烟曲霉菌 Ab	任意浓度	时间点	体液	等级型	免疫扩散	微生物学
27376-3	C 肽	质量浓度	时间点	血清/血浆	定量型		化学
27377-1	黄曲霉菌 Ab	任意浓度	时间点	体液	等级型	免疫扩散	微生物学
27378-9	pH	摩尔浓度	24 小时	尿液	定量型		化学
27379-7	胰岛素^给予某刺激后 1 小时	任意浓度	时间点	血清/血浆	定量型		刺激耐受试验
27380-5	多巴胺^给予某刺激后 4 小时	质量浓度	时间点	血清/血浆	定量型		刺激耐受试验
27381-3	别异亮氨酸	任意浓度	时间点	血清/血浆	定量型		化学
27382-1	胆色素原	质量浓度	24 小时	尿液	定量型		化学
2738-3	胃蛋白酶原Ⅱ	质量浓度	时间点	血清/血浆	定量型		化学
27383-9	猫科疱疹病毒 1 Ab	任意浓度	时间点	血清	等级型	免疫荧光	微生物学
27384-7	钩端螺旋体 sp Ab. IgM	任意浓度	时间点	脑脊液	定量型	酶免疫分析	微生物学

LOINC 代码	名称	属性	时间特征	系统	标尺类型	方法类型	分类
27385-4	生长激素^给予某刺激后第 18 份标本	质量浓度	时间点	血清/血浆	定量型		刺激耐受试验
27386-2	皮炎芽生菌 Ab	任意浓度	时间点	体液	等级型	免疫扩散	微生物学
27387-0	肺炎双球菌 14 Ab. IgG	质量浓度	时间点	血清	定量型		微生物学
27388-8	肺炎双球菌 26 Ab. IgG	质量浓度	时间点	血清	定量型		微生物学
27389-6	肺炎双球菌 23 Ab. IgG	质量浓度	时间点	血清	定量型		微生物学
27390-4	肺炎双球菌 19 Ab. IgG	质量浓度	时间点	血清	定量型		微生物学
2739-1	胃蛋白酶原	质量浓度	时间点	血清/血浆	定量型		化学
27391-2	念珠菌 Ab. IgM	任意浓度	时间点	血清	定量型	酶免疫分析	微生物学
27392-0	肺炎双球菌 9 Ab. IgG	质量浓度	时间点	血清	定量型		微生物学
27393-8	肺炎双球菌 23f Ab. IgG	质量浓度	时间点	血清	定量型		微生物学
27394-6	免疫球蛋白轻链. λ	质量浓度	时间点	尿液	定量型		化学
27395-3	肺炎双球菌 56 Ab. IgG	质量浓度	时间点	血清	定量型		微生物学
27396-1	血红蛋白. 胃肠道性	质量含量	时间点	大便	定量型		化学
27397-9	肺炎双球菌 12f Ab. IgG	质量浓度	时间点	血清	定量型		微生物学
27398-7	肺炎双球菌 9n Ab. IgG	质量浓度	时间点	血清	定量型		微生物学
27399-5	1-甲基组氨酸	任意浓度	时间点	血清/血浆	定量型		化学
27400-1	六羧基卟啉	质量浓度	时间点	尿液	定量型		化学
27401-9	血红蛋白. 胃肠道性^第 6 份标本	任意浓度	时间点	大便	等级型		化学
27402-7	去甲甲乙双酮	质量浓度	时间点	尿液	定量型		药物水平/毒理学
27403-5	γ 谷氨酰转移酶	催化浓度	时间点	尿液	定量型		化学
27404-3	鹦鹉热嗜衣原体 Ab. IgM	稀释系数、稀释倍数（滴度）	时间点	脑脊液	定量型	免疫荧光	微生物学
27405-0	肺炎双球菌 56 Ab. IgG	质量浓度	时间点	血清	定量型		微生物学
27406-8	肺炎双球菌 19f Ab. IgG	质量浓度	时间点	血清	定量型		微生物学
27407-6	肺炎双球菌 14 Ab. IgG ^第 1 份标本	质量浓度	时间点	血清	定量型	酶免疫分析	微生物学
27408-4	C 肽^给予某刺激后 20 分钟	质量浓度	时间点	血清/血浆	定量型		刺激耐受试验
2740-9	胃蛋白酶	催化浓度	时间点	胃液	定量型		化学
27409-2	二苯氨基甲烷	质量浓度	时间点	尿液	定量型		药物水平/毒理学
274-1	海他西林	药物敏感度	时间点	分离物	定量型	最小致死浓度	抗生素敏感性
27410-0	精子. 运动型/100 精子^射精后 24 小时	数量或计数分数	时间点	精液	定量型		生育能力
27411-8	铁/肌酐	质量浓度比率	时间点	尿液	定量型		化学
27412-6	麻黄碱＋伪麻黄碱	质量浓度	时间点	玻璃体液	定量型		药物水平/毒理学
27413-4	右旋氨基丙苯	任意浓度	时间点	血清/血浆	定量型		药物水平/毒理学
27414-2	真菌 已鉴定的	存在与否或身份标识	时间点	大便	名义型	培养	微生物学
27415-9	干扰素. γ	质量浓度	时间点	血清/血浆	定量型		血液学/细胞分类计数
27416-7	SCL-70 可提取核 Ab	任意浓度	时间点	血清	定量型		血清学
2741-7	胃蛋白酶	催化浓度	时间点	尿液	定量型		化学
27417-5	念珠菌 Ab. IgA	任意浓度	时间点	血清	定量型	酶免疫分析	微生物学
27418-3	氯氮草	质量含量	时间点	大便	定量型		药物水平/毒理学

LOINC 代码	名称	属性	时间特征	系统	标尺类型	方法类型	分类
27419-1	钠	摩尔速率	24 小时	大便	定量型		化学
27420-9	磷脂酰甘油	任意浓度	时间点	羊水	定量型		化学
27421-7	C 肽^给予某刺激后 40 分钟	质量浓度	时间点	血清/血浆	定量型		刺激耐受试验
27422-5	肺炎双球菌 3 Ab. IgG ^ 第 2 份标本	质量浓度	时间点	血清	定量型	酶免疫分析	微生物学
27423-3	1，4-二氧杂环乙烷	任意浓度	时间点	血清/血浆	等级型		药物水平/毒理学
27424-1	脱氧吡啶啉	摩尔浓度	时间点	尿液	定量型		化学
2742-5	血管紧张素转换酶	催化浓度	时间点	血清/血浆	定量型		化学
27425-8	肺炎双球菌 14 Ab. IgG ^ 第 2 份标本	质量浓度	时间点	血清	定量型	酶免疫分析	微生物学
27426-6	旋毛虫 sp Ab. IgM	任意浓度	时间点	血清	定量型	酶免疫分析	微生物学
27427-4	肺炎双球菌 51 Ab. IgG ^ 第 2 份标本	质量浓度	时间点	血清	定量型	酶免疫分析	微生物学
27428-2	肺炎双球菌 1 Ab. IgG ^ 第 1 份标本	质量浓度	时间点	血清	定量型	酶免疫分析	微生物学
27429-0	肺炎双球菌 19 Ab. IgG ^ 第 2 份标本	质量浓度	时间点	血清	定量型	酶免疫分析	微生物学
27430-8	肺炎双球菌 3 Ab. IgG ^ 第 1 份标本	质量浓度	时间点	血清	定量型	酶免疫分析	微生物学
27431-6	肺炎双球菌 1 Ab. IgG ^ 第 2 份标本	质量浓度	时间点	血清	定量型	酶免疫分析	微生物学
27432-4	葡萄糖^给予某刺激后第 8 份标本	质量浓度	时间点	血清/血浆	定量型		刺激耐受试验
2743-3	pH	摩尔浓度	时间点	羊水	定量型		化学
27433-2	肺炎双球菌 51 Ab. IgG ^ 第 1 份标本	质量浓度	时间点	血清	定量型	酶免疫分析	微生物学
27434-0	肺炎双球菌 23 Ab. IgG ^ 第 1 份标本	质量浓度	时间点	血清	定量型	酶免疫分析	微生物学
27435-7	肺炎双球菌 19 Ab. IgG ^ 第 1 份标本	质量浓度	时间点	血清	定量型	酶免疫分析	微生物学
27436-5	N-去烷基氟胺安定	质量含量	时间点	大便	定量型		药物水平/毒理学
27437-3	肺炎双球菌 23 Ab. IgG ^ 第 2 份标本	质量浓度	时间点	血清	定量型	酶免疫分析	微生物学
27438-1	蛋白 C Ag/凝血因子Ⅶ Ag	质量浓度比率	时间点	贫血小板血浆	定量型	免疫学	凝血功能检查
27439-9	α 羟基阿普唑仑	质量含量	时间点	大便	定量型		药物水平/毒理学
27440-7	念珠菌 Ag	任意浓度	时间点	血清/血浆	定量型	酶免疫分析	微生物学
2744-1	pH	摩尔浓度	时间点	动脉全血	定量型		化学
27441-5	钾	摩尔含量	24 小时	大便	定量型		化学
27442-3	苯丙醇胺	质量含量	时间点	大便	定量型		药物水平/毒理学
27443-1	多巴胺^给予某刺激后 1 小时	质量浓度	时间点	血清/血浆	定量型		刺激耐受试验
27444-9	胰岛素^给予某刺激后 40 分钟	任意浓度	时间点	血清/血浆	定量型		刺激耐受试验

LOINC代码	名称	属性	时间特征	系统	标尺类型	方法类型	分类
27445-6	评估.最初的	发现（结果）	时间点	心脏康复治疗计划	叙述型		信息附件.康复.心脏
27446-4	治疗计划	发现（结果）	时间点	心脏康复治疗计划	叙述型		信息附件.康复.心脏
27447-2	进展记录＋目标完成情况	发现（结果）	时间点	心脏康复治疗	叙述型		信息附件.康复.心脏
27448-0	继续的原因	发现（结果）	时间点	心脏康复治疗计划	叙述型		信息附件.康复.心脏
27449-8	正当理由	发现（结果）	时间点	心脏康复治疗计划	叙述型		信息附件.康复.心脏
27450-6	精神病症状	发现（结果）	时间点	心脏康复治疗	叙述型		信息附件.康复.心脏
27456-3	作者标识	标识符	时间点	心脏康复治疗计划	名义型		信息附件.康复.心脏
27457-1	初步的诊断	复杂	时间点	心脏康复治疗	集合型		信息附件.康复.心脏
2745-8	pH	摩尔浓度	时间点	毛细血管全血	定量型		化学
27458-9	开始日期	时间戳、时间标记	时间点/就医过程	住院进行心脏康复治疗	定量型		信息附件.康复.心脏
27459-7	结束日期	时间戳、时间标记	时间点/就医过程	住院进行心脏康复治疗	定量型		信息附件.康复.心脏
27460-5	初步的诊断	印象/检查结果的解释	时间点	心脏康复治疗	叙述型		信息附件.康复.心脏
27461-3	药物名称＋标识	标识符	时间点	心脏康复治疗	名义型		信息附件.康复.心脏
27462-1	某药物	剂量、用量、服药量、给药量	时间点	心脏康复治疗	定量型		信息附件.康复.心脏
27463-9	药物定时＋定量	TQ2（来自 HL7）	时间点	心脏康复治疗	定量型		信息附件.康复.心脏
27464-7	初步的诊断	标识符	时间点	心脏康复治疗	名义型		信息附件.康复.心脏
27465-4	依计划所提出的诊断	标识符	时间点	心脏康复治疗	名义型		信息附件.康复.心脏
2746-6	pH	摩尔浓度	时间点	静脉全血	定量型		化学
27466-2	依计划所提出的诊断	文本	时间点	心脏康复治疗	叙述型		信息附件.康复.心脏
27468-8	药物途径	存在与否或身份标识	时间点	心脏康复治疗	名义型		信息附件.康复.心脏
27470-4	新的/修订的	类型	时间点	熟练护理治疗计划	等级型		信息附件.康复.专科护理
27471-2	发作或恶化日期	时间戳、时间标记	时间点	初步诊断用于熟练护理治疗计划	定量型		信息附件.康复.专科护理
27472-0	开始日期	时间戳、时间标记	时间点	熟练护理治疗计划	定量型		信息附件.康复.专科护理
27473-8	临床学科	类型	时间点	熟练护理治疗计划	名义型		信息附件.康复.专科护理
2747-4	pH	摩尔浓度	时间点	脑脊液	定量型		化学

LOINC 代码	名称	属性	时间特征	系统	标尺类型	方法类型	分类
27474-6	新的/修订的	类型	时间点	酒精及其他物质滥用康复治疗计划	等级型		信息附件.康复.物质滥用
27475-3	开始日期	时间戳、时间标记	时间点	酒精及其他物质滥用康复治疗计划	定量型		信息附件.康复.物质滥用
27476-1	临床学科	类型	时间点	酒精及其他物质滥用康复治疗计划	名义型		信息附件.康复.物质滥用
27477-9	依计划所提出的诊断	印象/检查结果的解释	时间点	酒精及其他物质滥用康复治疗计划	集合型		信息附件.康复.物质滥用
27478-7	治疗计划作者	复杂	时间点	酒精及其他物质滥用康复治疗计划	集合型		信息附件.康复.物质滥用
27479-5	作者姓名	人员编号（来自 HL7）	时间点	酒精及其他物质滥用康复治疗计划	名义型		信息附件.康复.物质滥用
27480-3	作者专业	存在与否或身份标识	时间点	酒精及其他物质滥用康复治疗计划	名义型		信息附件.康复.物质滥用
27481-1	签字日期	时间戳、时间标记	时间点	酒精及其他物质滥用康复治疗计划	定量型		信息附件.康复.物质滥用
2748-2	pH	摩尔浓度	时间点	体液	定量型		化学
27482-9	就诊频率	TQ2（来自 HL7）	时间点	酒精及其他物质滥用康复治疗计划	等级型		信息附件.康复.物质滥用
27483-7	新的/修订的	类型	时间点	心脏康复治疗计划	等级型		信息附件.康复.心脏
27484-5	发作或恶化日期	时间戳、时间标记	时间点	初步诊断用于心脏康复治疗计划	定量型		信息附件.康复.心脏
27485-2	开始日期	时间戳、时间标记	时间点	心脏康复治疗计划	定量型		信息附件.康复.心脏
27486-0	就诊持续时间	时间（如秒数）	时间点	酒精及其他物质滥用康复治疗计划	定量型		信息附件.康复.物质滥用
27487-8	计划所描述的日期范围（起始/完成）	复杂	时间点	酒精及其他物质滥用康复治疗计划	集合型		信息附件.康复.物质滥用
27488-6	开始日期	时间戳、时间标记	时间点	酒精及其他物质滥用康复治疗计划	定量型		信息附件.康复.物质滥用
27489-4	结束日期	时间戳、时间标记	时间点	酒精及其他物质滥用康复治疗计划	定量型		信息附件.康复.物质滥用
2749-0	pH	摩尔浓度	时间点	胃液	定量型		化学

LOINC 代码	名称	属性	时间特征	系统	标尺类型	方法类型	分类
27490-2	日期范围	复杂	就医过程	住院进行酒精及其他物质滥用康复治疗计划	集合型		信息附件.康复.物质滥用
27491-0	延续状况	类型	时间点	酒精及其他物质滥用康复治疗计划	等级型		信息附件.康复.物质滥用
27492-8	主治 MD 转诊病人的日期	时间戳、时间标记	时间点	酒精及其他物质滥用康复治疗	定量型		信息附件.康复.物质滥用
27493-6	主治 MD 签字日期	时间戳、时间标记	时间点	酒精及其他物质滥用康复治疗计划	定量型		信息附件.康复.物质滥用
27494-4	康复治疗专业人员签字的日期	时间戳、时间标记	时间点	酒精及其他物质滥用康复治疗计划	定量型		信息附件.康复.物质滥用
27495-1	文件中责任主治医师的签字	任意	时间点	酒精及其他物质滥用康复治疗计划	等级型		信息附件.康复.物质滥用
27496-9	文件中责任康复治疗专业人员的签字	任意	时间点	酒精及其他物质滥用康复治疗计划	等级型		信息附件.康复.物质滥用
27497-7	临床学科	类型	时间点	心脏康复治疗计划	名义型		信息附件.康复.心脏
27498-5	配给的药物	复杂	时间点	酒精及其他物质滥用康复治疗	集合型		信息附件.康复.物质滥用
27499-3	康复预后	印象/检查结果的解释	时间点	酒精及其他物质滥用康复治疗计划	等级型		信息附件.康复.物质滥用
27500-8	预计完成日期	时间戳、时间标记	时间点	酒精及其他物质滥用康复治疗	定量型		信息附件.康复.物质滥用
27501-6	最后治疗计划证明的日期	时间戳、时间标记	时间点	酒精及其他物质滥用康复治疗计划	定量型		信息附件.康复.物质滥用
27502-4	过去的医学史＋功能水平	发现（结果）	时间点	酒精及其他物质滥用康复治疗计划	叙述型		信息附件.康复.物质滥用
27503-2	评估.最初的	发现（结果）	时间点	酒精及其他物质滥用康复治疗计划	叙述型		信息附件.康复.物质滥用
27504-0	治疗计划	发现（结果）	时间点	酒精及其他物质滥用康复治疗计划	叙述型		信息附件.康复.物质滥用
27505-7	进展记录＋目标完成情况	发现（结果）	时间点	酒精及其他物质滥用康复治疗	叙述型		信息附件.康复.物质滥用
27506-5	继续的原因	发现（结果）	时间点	酒精及其他物质滥用康复治疗计划	叙述型		信息附件.康复.物质滥用

LOINC 代码	名称	属性	时间特征	系统	标尺类型	方法类型	分类
27507-3	正当理由	发现（结果）	时间点	酒精及其他物质滥用康复治疗计划	叙述型		信息附件.康复.物质滥用
2750-8	pH	摩尔浓度	时间点	胸水	定量型		化学
27508-1	精神病症状	发现（结果）	时间点	酒精及其他物质滥用康复治疗	叙述型		信息附件.康复.物质滥用
27514-9	作者标识	标识符	时间点	酒精及其他物质滥用康复治疗计划	名义型		信息附件.康复.物质滥用
27515-6	初步的诊断	复杂	时间点	酒精及其他物质滥用康复治疗	集合型		信息附件.康复.物质滥用
2751-6	pH	摩尔浓度	时间点	腹腔液	定量型		化学
27516-4	开始日期	时间戳、时间标记	时间点/就医过程	住院进行酒精及其他物质滥用康复治疗计划	定量型		信息附件.康复.物质滥用
27517-2	结束日期	时间戳、时间标记	时间点/就医过程	住院进行酒精及其他物质滥用康复治疗计划	定量型		信息附件.康复.物质滥用
27518-0	依计划所提出的诊断	印象/检查结果的解释	时间点	心脏康复治疗计划	集合型		信息附件.康复.心脏
27519-8	治疗计划作者	复杂	时间点	心脏康复治疗计划	集合型		信息附件.康复.心脏
27520-6	作者姓名	人员编号（来自 HL7）	时间点	心脏康复治疗计划	名义型		信息附件.康复.心脏
27521-4	作者专业	存在与否或身份标识	时间点	心脏康复治疗计划	名义型		信息附件.康复.心脏
27522-2	签字日期	时间戳、时间标记	时间点	心脏康复治疗计划	定量型		信息附件.康复.心脏
27523-0	初步的诊断	印象/检查结果的解释	时间点	酒精及其他物质滥用康复治疗	叙述型		信息附件.康复.物质滥用
2752-4	pH	摩尔浓度	时间点	精液	定量型		化学
27524-8	药物名称＋标识	标识符	时间点	酒精及其他物质滥用康复治疗	名义型		信息附件.康复.物质滥用
27525-5	某药物	剂量、用量、服药量、给药量	时间点	酒精及其他物质滥用康复治疗	定量型		信息附件.康复.物质滥用
27526-3	药物定时＋定量	TQ2（来自 HL7）	时间点	酒精及其他物质滥用康复治疗	定量型		信息附件.康复.物质滥用
27527-1	初步的诊断	标识符	时间点	酒精及其他物质滥用康复治疗	名义型		信息附件.康复.物质滥用
27528-9	依计划所提出的诊断	标识符	时间点	酒精及其他物质滥用康复治疗	名义型		信息附件.康复.物质滥用

LOINC 代码	名称	属性	时间特征	系统	标尺类型	方法类型	分类
27529-7	依计划所提出的诊断	文本	时间点	酒精及其他物质滥用康复治疗	叙述型		信息附件.康复.物质滥用
27531-3	就诊频率	TQ2（来自 HL7）	时间点	心脏康复治疗计划	等级型		信息附件.康复.心脏
2753-2	pH	摩尔浓度	时间点	血清/血浆	定量型		化学
27532-1	就诊持续时间	时间（如秒数）	时间点	心脏康复治疗计划	定量型		信息附件.康复.心脏
27533-9	计划所描述的日期范围（起始/完成）	复杂	时间点	心脏康复治疗计划	集合型		信息附件.康复.心脏
27534-7	开始日期	时间戳、时间标记	时间点	心脏康复治疗计划	定量型		信息附件.康复.心脏
27535-4	结束日期	时间戳、时间标记	时间点	心脏康复治疗计划	定量型		信息附件.康复.心脏
27536-2	日期范围	复杂的持续时间	就医过程	住院进行心脏康复治疗	集合型		信息附件.康复.心脏
27537-0	药物途径	存在与否或身份标识	时间点	酒精及其他物质滥用康复治疗	名义型		信息附件.康复.物质滥用
27539-6	延续状况	类型	时间点	心脏康复治疗计划	等级型		信息附件.康复.心脏
2754-0	pH	摩尔浓度	时间点	关节液	定量型		化学
27540-4	主治 MD 转诊病人的日期	时间戳、时间标记	时间点	心脏康复治疗	定量型		信息附件.康复.心脏
27541-2	主治 MD 签字日期	时间戳、时间标记	时间点	心脏康复治疗计划	定量型		信息附件.康复.心脏
27542-0	康复治疗专业人员签字的日期	时间戳、时间标记	时间点	心脏康复治疗计划	定量型		信息附件.康复.心脏
27543-8	文件中责任主治医师的签字	任意	时间点	心脏康复治疗计划	等级型		信息附件.康复.心脏
27544-6	文件中责任康复治疗专业人员的签字	任意	时间点	心脏康复治疗计划	等级型		信息附件.康复.心脏
27545-3	配给的药物	复杂	时间点	心脏康复治疗	集合型		信息附件.康复.心脏
27546-1	康复预后	印象/检查结果的解释	时间点	心脏康复治疗计划	等级型		信息附件.康复.心脏
27547-9	预计完成日期	时间戳、时间标记	时间点	心脏康复治疗	定量型		信息附件.康复.心脏
27548-7	最后治疗计划证明的日期	时间戳、时间标记	时间点	心脏康复治疗计划	定量型		信息附件.康复.心脏
27549-5	过去的医学史＋功能水平	发现（结果）	时间点	心脏康复治疗计划	叙述型		信息附件.康复.心脏
27550-3	依计划所提出的诊断	印象/检查结果的解释	时间点	熟练护理治疗计划	集合型		信息附件.康复.专科护理
27551-1	治疗计划作者	复杂	时间点	熟练护理治疗计划	集合型		信息附件.康复.专科护理
27552-9	作者姓名	人员编号（来自 HL7）	时间点	熟练护理治疗计划	名义型		信息附件.康复.专科护理
27553-7	作者专业	存在与否或身份标识	时间点	熟练护理治疗计划	名义型		信息附件.康复.专科护理

LOINC 代码	名称	属性	时间特征	系统	标尺类型	方法类型	分类
27554-5	签字日期	时间戳、时间标记	时间点	熟练护理治疗计划	定量型		信息附件.康复.专科护理
27555-2	就诊频率	TQ2（来自 HL7）	时间点	熟练护理治疗计划	等级型		信息附件.康复.专科护理
27556-0	就诊持续时间	时间（如秒数）	时间点	熟练护理治疗计划	定量型		信息附件.康复.专科护理
2755-7	pH	摩尔浓度	时间点	大便	定量型		化学
27557-8	计划所描述的日期范围(起始/完成)	复杂	时间点	熟练护理治疗计划	集合型		信息附件.康复.专科护理
27558-6	开始日期	时间戳、时间标记	时间点	熟练护理治疗计划	定量型		信息附件.康复.专科护理
27559-4	结束日期	时间戳、时间标记	时间点	熟练护理治疗计划	定量型		信息附件.康复.专科护理
27560-2	日期范围	复杂	就医过程的持续时间	住院进行熟练护理治疗	集合型		信息附件.康复.专科护理
27561-0	延续状况	类型	时间点	熟练护理治疗计划	等级型		信息附件.康复.专科护理
27562-8	主治 MD 转诊病人的日期	时间戳、时间标记	时间点	熟练护理治疗	定量型		信息附件.康复.专科护理
27563-6	主治 MD 签字日期	时间戳、时间标记	时间点	熟练护理治疗计划	定量型		信息附件.康复.专科护理
27564-4	康复治疗专业人员签字的日期	时间戳、时间标记	时间点	熟练护理治疗计划	定量型		信息附件.康复.专科护理
2756-5	pH	摩尔浓度	时间点	尿液	定量型		化学
27565-1	文件中责任主治医师的签字	任意	时间点	熟练护理治疗计划	等级型		信息附件.康复.专科护理
27566-9	文件中责任康复治疗专业人员的签字	任意	时间点	熟练护理治疗计划	等级型		信息附件.康复.专科护理
27567-7	配给的药物	复杂	时间点	熟练护理治疗	集合型		信息附件.康复.专科护理
27568-5	康复预后	印象/检查结果的解释	时间点	熟练护理治疗计划	等级型		信息附件.康复.专科护理
27569-3	预计完成日期	时间戳、时间标记	时间点	熟练护理治疗	定量型		信息附件.康复.专科护理
27570-1	最后治疗计划证明的日期	时间戳、时间标记	时间点	熟练护理治疗计划	定量型		信息附件.康复.专科护理
27571-9	过去的医学史＋功能水平	发现（结果）	时间点	熟练护理治疗计划	叙述型		信息附件.康复.专科护理
27572-7	评估.最初的	发现（结果）	时间点	熟练护理治疗计划	叙述型		信息附件.康复.专科护理
2757-3	苯酚	质量浓度	时间点	全血	定量型		药物水平/毒理学
27573-5	治疗计划	发现（结果）	时间点	熟练护理治疗计划	叙述型		信息附件.康复.专科护理
27574-3	进展记录目标完成情况	发现（结果）	时间点	熟练护理治疗	叙述型		信息附件.康复.专科护理
27575-0	继续的原因	发现（结果）	时间点	熟练护理治疗计划	叙述型		信息附件.康复.专科护理
27576-8	正当理由	发现（结果）	时间点	熟练护理治疗计划	叙述型		信息附件.康复.专科护理

LOINC代码	名称	属性	时间特征	系统	标尺类型	方法类型	分类
27577-6	精神病症状	发现（结果）	时间点	熟练护理治疗	叙述型		信息附件.康复.专科护理
275-8	海他西林	药物敏感度	时间点	分离物	定量或等级型	最小抑制浓度	抗生素敏感性
2758-1	苯酚	质量浓度	时间点	尿液	定量型		药物水平/毒理学
27583-4	作者标识	标识符	时间点	熟练护理治疗计划	名义型		信息附件.康复.专科护理
27584-2	初步的诊断	复杂	时间点	熟练护理治疗	集合型		信息附件.康复.专科护理
27585-9	开始日期	时间戳、时间标记	时间点/就医过程	住院进行熟练护理治疗	定量型		信息附件.康复.专科护理
27586-7	结束日期	时间戳、时间标记	时间点/就医过程	住院进行熟练护理治疗	定量型		信息附件.康复.专科护理
27587-5	初步的诊断	印象/检查结果的解释	时间点	熟练护理治疗	叙述型		信息附件.康复.专科护理
27588-3	药物名称+标识	标识符	时间点	熟练护理治疗	名义型		信息附件.康复.专科护理
27589-1	药物 XXX	剂量、用量、服药量、给药量	时间点	熟练护理治疗	定量型		信息附件.康复.专科护理
27590-9	药物定时+定量	TQ2（来自 HL7）	时间点	熟练护理治疗	定量型		信息附件.康复.专科护理
27591-7	初步的诊断	标识符	时间点	熟练护理治疗	名义型		信息附件.康复.专科护理
27592-5	依计划所提出的诊断	标识符	时间点	熟练护理治疗	名义型		信息附件.康复.专科护理
27593-3	依计划所提出的诊断	文本	时间点	熟练护理治疗	叙述型		信息附件.康复.专科护理
27595-8	药物途径	存在与否或身份标识	时间点	熟练护理治疗	名义型		信息附件.康复.专科护理
27597-4	新的/修订的	类型	时间点	作业疗法治疗计划	等级型		信息附件.康复.职业治疗
27598-2	发作或恶化日期	时间戳、时间标记	时间点	初步诊断用于作业疗法治疗计划	定量型		信息附件.康复.职业治疗
2759-9	酚类	质量浓度	时间点	尿液	定量型		药物水平/毒理学
27599-0	开始日期	时间戳、时间标记	时间点	作业疗法治疗计划	定量型		信息附件.康复.职业治疗
27600-6	临床学科	类型	时间点	作业疗法治疗计划	名义型		信息附件.康复.职业治疗
27601-4	依计划所提出的诊断	印象/检查结果的解释	时间点	作业疗法治疗计划	集合型		信息附件.康复.职业治疗
27602-2	治疗计划作者	复杂	时间点	作业疗法治疗计划	集合型		信息附件.康复.职业治疗
27603-0	作者姓名	人员编号（来自 HL7）	时间点	作业疗法治疗计划	名义型		信息附件.康复.职业治疗
27604-8	作者专业	存在与否或身份标识	时间点	作业疗法治疗计划	名义型		信息附件.康复.职业治疗

LOINC 代码	名称	属性	时间特征	系统	标尺类型	方法类型	分类
27605-5	签字日期	时间戳、时间标记	时间点	作业疗法治疗计划	定量型		信息附件.康复.职业治疗
27606-3	就诊频率	TQ2（来自 HL7）	时间点	作业疗法治疗计划	等级型		信息附件.康复.职业治疗
2760-7	酚磺酞	质量浓度	时间点	尿液	定量型		药物水平/毒理学
27607-1	就诊持续时间	时间（如秒数）	时间点	作业疗法治疗计划	定量型		信息附件.康复.职业治疗
27608-9	计划所描述的日期范围（起始/完成）	复杂	时间点	作业疗法治疗计划	集合型		信息附件.康复.职业治疗
27609-7	开始日期	时间戳、时间标记	时间点	作业疗法治疗计划	定量型		信息附件.康复.职业治疗
27610-5	结束日期	时间戳、时间标记	时间点	作业疗法治疗计划	定量型		信息附件.康复.职业治疗
27611-3	日期范围	复杂	就医过程	住院进行作业疗法治疗	集合型		信息附件.康复.职业治疗
27612-1	延续状况	类型	时间点	作业疗法治疗计划	等级型		信息附件.康复.职业治疗
27613-9	主治 MD 转诊病人的日期	时间戳、时间标记	时间点	作业疗法治疗	定量型		信息附件.康复.职业治疗
27614-7	主治 MD 签字日期	时间戳、时间标记	时间点	作业疗法治疗计划	定量型		信息附件.康复.职业治疗
2761-5	苯丙酮类	任意浓度	时间点	全血	等级型		化学
27615-4	康复治疗专业人员签字的日期	时间戳、时间标记	时间点	作业疗法治疗计划	定量型		信息附件.康复.职业治疗
27616-2	文件中责任主治医师的签字	任意	时间点	作业疗法治疗计划	等级型		信息附件.康复.职业治疗
27617-0	文件中责任康复治疗专业人员的签字	任意	时间点	作业疗法治疗计划	等级型		信息附件.康复.职业治疗
27618-8	配给的药物	复杂	时间点	作业疗法治疗	集合型		信息附件.康复.职业治疗
27619-6	康复预后	印象/检查结果的解释	时间点	作业疗法治疗计划	等级型		信息附件.康复.职业治疗
27620-4	预计完成日期	时间戳、时间标记	时间点	作业疗法治疗	定量型		信息附件.康复.职业治疗
27621-2	最后治疗计划证明的日期	时间戳、时间标记	时间点	作业疗法治疗计划	定量型		信息附件.康复.职业治疗
27622-0	过去的医学史＋功能水平	发现（结果）	时间点	作业疗法治疗计划	叙述型		信息附件.康复.职业治疗
2762-3	苯丙氨酸	质量浓度	时间点	全血	定量型		化学
27623-8	评估.最初的	发现（结果）	时间点	作业疗法治疗计划	叙述型		信息附件.康复.职业治疗
27624-6	治疗计划	发现（结果）	时间点	作业疗法治疗计划	叙述型		信息附件.康复.职业治疗
27625-3	进展记录＋目标完成情况	发现（结果）	时间点	作业疗法治疗	叙述型		信息附件.康复.职业治疗
27626-1	继续的原因	发现（结果）	时间点	作业疗法治疗计划	叙述型		信息附件.康复.职业治疗
27627-9	正当理由	发现（结果）	时间点	作业疗法治疗计划	叙述型		信息附件.康复.职业治疗

LOINC 代码	名称	属性	时间特征	系统	标尺类型	方法类型	分类
27628-7	精神病症状	发现（结果）	时间点	作业疗法治疗	叙述型		信息附件.康复.职业治疗
2763-1	苯丙氨酸	质量浓度	时间点	脑脊液	定量型		化学
27634-5	作者标识	标识符	时间点	作业疗法治疗计划	名义型		信息附件.康复.职业治疗
27635-2	初步的诊断	复杂	时间点	作业疗法治疗	集合型		信息附件.康复.职业治疗
27636-0	开始日期	时间戳、时间标记	时间点/就医过程	住院进行作业疗法治疗	定量型		信息附件.康复.职业治疗
27637-8	结束日期	时间戳、时间标记	时间点/就医过程	住院进行作业疗法治疗	定量型		信息附件.康复.职业治疗
27638-6	初步的诊断	印象/检查结果的解释	时间点	作业疗法治疗	叙述型		信息附件.康复.职业治疗
27639-4	药物名称＋标识	标识符	时间点	作业疗法治疗	名义型		信息附件.康复.职业治疗
27640-2	某药物	剂量、用量、服药量、给药量	时间点	作业疗法治疗	定量型		信息附件.康复.职业治疗
27641-0	药物定时＋定量	TQ2（来自 HL7）	时间点	作业疗法治疗	定量型		信息附件.康复.职业治疗
27642-8	初步的诊断	标识符	时间点	作业疗法治疗	名义型		信息附件.康复.职业治疗
27643-6	依计划所提出的诊断	标识符	时间点	作业疗法治疗	名义型		信息附件.康复.职业治疗
27644-4	依计划所提出的诊断	文本	时间点	作业疗法治疗	叙述型		信息附件.康复.职业治疗
27646-9	药物途径	存在与否或身份标识	时间点	作业疗法治疗	名义型		信息附件.康复.职业治疗
27648-5	开始日期	时间戳、时间标记	时间点/就医过程	住院进行物理治疗	定量型		信息附件.康复.物理治疗
2764-9	苯丙氨酸	任意浓度	时间点	血清/血浆	等级型		化学
27649-3	结束日期	时间戳、时间标记	时间点/就医过程	住院进行物理治疗	定量型		信息附件.康复.物理治疗
27650-1	初步的诊断	印象/检查结果的解释	时间点	物理治疗计划	叙述型		信息附件.康复.物理治疗
27651-9	药物名称＋标识	标识符	时间点	物理治疗计划	名义型		信息附件.康复.物理治疗
27652-7	某药物	剂量、用量、服药量、给药量	时间点	物理治疗计划	定量型		信息附件.康复.物理治疗
27653-5	药物定时＋定量	TQ2（来自 HL7）	时间点	物理治疗计划	定量型		信息附件.康复.物理治疗
27654-3	初步的诊断	标识符	时间点	物理治疗计划	名义型		信息附件.康复.物理治疗
27655-0	依计划所提出的诊断	标识符	时间点	物理治疗计划	名义型		信息附件.康复.物理治疗
2765-6	苯丙氨酸	质量浓度	时间点	血清/血浆	定量型		化学
27656-8	依计划所提出的诊断	文本	时间点	物理治疗计划	叙述型		信息附件.康复.物理治疗
27658-4	药物途径	存在与否或身份标识	时间点	物理治疗计划	名义型		信息附件.康复.物理治疗

LOINC 代码	名称	属性	时间特征	系统	标尺类型	方法类型	分类
276-6	海他西林	药物敏感度	时间点	分离物	定量或等级型	琼脂扩散	抗生素敏感性
27660-0	新的/修订的	类型	时间点	物理治疗计划	等级型		信息附件.康复.物理治疗
27661-8	发作或恶化日期	时间戳、时间标记	时间点	初步诊断用于物理治疗计划	定量型		信息附件.康复.物理治疗
27662-6	开始日期	时间戳、时间标记	时间点	物理治疗计划	定量型		信息附件.康复.物理治疗
27663-4	临床学科	类型	时间点	物理治疗计划	名义型		信息附件.康复.物理治疗
2766-4	苯丙氨酸	质量浓度	时间点	尿液	定量型		化学
27664-2	依计划所提出的诊断	印象/检查结果的解释	时间点	物理治疗计划	集合型		信息附件.康复.物理治疗
27665-9	治疗计划作者	复杂	时间点	物理治疗计划	集合型		信息附件.康复.物理治疗
27666-7	作者姓名	人员编号（来自 HL7）	时间点	物理治疗计划	名义型		信息附件.康复.物理治疗
27667-5	作者专业	存在与否或身份标识	时间点	物理治疗计划	名义型		信息附件.康复.物理治疗
27668-3	签字日期	时间戳、时间标记	时间点	物理治疗计划	定量型		信息附件.康复.物理治疗
27669-1	就诊频率	TQ2（来自 HL7）	时间点	物理治疗计划	等级型		信息附件.康复.物理治疗
27670-9	就诊持续时间	时间（如秒数）	时间点	物理治疗计划	定量型		信息附件.康复.物理治疗
27671-7	计划所描述的日期范围（起始/完成）	复杂	时间点	物理治疗计划	集合型		信息附件.康复.物理治疗
2767-2	苯丙氨酸	质量速率	24 小时	尿液	定量型		化学
27672-5	开始日期	时间戳、时间标记	时间点	物理治疗计划	定量型		信息附件.康复.物理治疗
27673-3	结束日期	时间戳、时间标记	时间点	物理治疗计划	定量型		信息附件.康复.物理治疗
27674-1	日期范围	复杂	就医过程	住院进行物理治疗	集合型		信息附件.康复.物理治疗
27675-8	延续状况	类型	时间点	物理治疗计划	等级型		信息附件.康复.物理治疗
27676-6	主治 MD 转诊病人的日期	时间戳、时间标记	时间点	物理治疗	定量型		信息附件.康复.物理治疗
27677-4	主治 MD 签字日期	时间戳、时间标记	时间点	物理治疗计划	定量型		信息附件.康复.物理治疗
27678-2	康复治疗专业人员签字的日期	时间戳、时间标记	时间点	物理治疗计划	定量型		信息附件.康复.物理治疗
27679-0	文件中责任主治医师的签字	任意	时间点	物理治疗计划	等级型		信息附件.康复.物理治疗
2768-0	苯丙氨酸/酪氨酸	质量浓度比率	时间点	血清/血浆	定量型		化学
27680-8	文件中责任康复治疗专业人员的签字	任意	时间点	物理治疗计划	等级型		信息附件.康复.物理治疗
27681-6	配给的药物	复杂	时间点	物理治疗	集合型		信息附件.康复.物理治疗

LOINC 代码	名称	属性	时间特征	系统	标尺类型	方法类型	分类
27682-4	康复预后	印象/检查结果的解释	时间点	物理治疗计划	等级型		信息附件.康复.物理治疗
27683-2	预计完成日期	时间戳、时间标记	时间点	物理治疗	定量型		信息附件.康复.物理治疗
27684-0	最后治疗计划证明的日期	时间戳、时间标记	时间点	物理治疗计划	定量型		信息附件.康复.物理治疗
27685-7	过去的医学史+功能水平	发现（结果）	时间点	物理治疗计划	叙述型		信息附件.康复.物理治疗
27686-5	评估.最初的	发现（结果）	时间点	物理治疗计划	叙述型		信息附件.康复.物理治疗
27687-3	治疗计划	发现（结果）	时间点	物理治疗计划	叙述型		信息附件.康复.物理治疗
27688-1	进展记录+目标完成情况	发现（结果）	时间点	物理治疗	叙述型		信息附件.康复.物理治疗
27689-9	继续的原因	发现（结果）	时间点	物理治疗计划	叙述型		信息附件.康复.物理治疗
27690-7	正当理由	发现（结果）	时间点	物理治疗计划	叙述型		信息附件.康复.物理治疗
27691-5	精神病症状	发现（结果）	时间点	物理治疗	叙述型		信息附件.康复.物理治疗
27697-2	作者标识	标识符	时间点	物理治疗计划	名义型		信息附件.康复.物理治疗
2769-8	苯丙酮类	任意浓度	时间点	尿液	等级型		化学
27698-0	初步的诊断	复杂	时间点	物理治疗	集合型		信息附件.康复.物理治疗
27699-8	新的/修订的	类型	时间点	呼吸疗法治疗计划	等级型		信息附件.康复.呼吸治疗
27700-4	发作或恶化日期	时间戳、时间标记	时间点	初步诊断用于呼吸疗法治疗计划	定量型		信息附件.康复.呼吸治疗
27701-2	开始日期	时间戳、时间标记	时间点	呼吸疗法治疗计划	定量型		信息附件.康复.呼吸治疗
27702-0	临床学科	类型	时间点	呼吸疗法治疗计划	名义型		信息附件.康复.呼吸治疗
27703-8	依计划所提出的诊断	印象/检查结果的解释	时间点	呼吸疗法治疗计划	集合型		信息附件.康复.呼吸治疗
27704-6	治疗计划作者	复杂	时间点	呼吸疗法治疗计划	集合型		信息附件.康复.呼吸治疗
27705-3	作者姓名	人员编号（来自 HL7）	时间点	呼吸疗法治疗计划	名义型		信息附件.康复.呼吸治疗
2770-6	苯丙酮酸	质量浓度	时间点	全血	定量型		化学
27706-1	作者专业	存在与否或身份标识	时间点	呼吸疗法治疗计划	名义型		信息附件.康复.呼吸治疗
27707-9	签字日期	时间戳、时间标记	时间点	呼吸疗法治疗计划	定量型		信息附件.康复.呼吸治疗
27708-7	就诊频率	TQ2（来自 HL7）	时间点	呼吸疗法治疗计划	等级型		信息附件.康复.呼吸治疗
27709-5	就诊持续时间	时间（如秒数）	时间点	呼吸疗法治疗	定量型		信息附件.康复.呼吸治疗

LOINC 代码	名称	属性	时间特征	系统	标尺类型	方法类型	分类
27710-3	计划所描述的日期范围（起始/完成）	复杂	时间点	呼吸疗法治疗计划	集合型		信息附件.康复.呼吸治疗
27711-1	开始日期	时间戳、时间标记	时间点	呼吸疗法治疗计划	定量型		信息附件.康复.呼吸治疗
27712-9	结束日期	时间戳、时间标记	时间点	呼吸疗法治疗计划	定量型		信息附件.康复.呼吸治疗
27713-7	日期范围	复杂	就医过程	住院进行呼吸疗法治疗	集合型		信息附件.康复.呼吸治疗
2771-4	苯丙酮酸	质量浓度	时间点	血浆	定量型		化学
27714-5	延续状况	类型	时间点	呼吸疗法治疗计划	等级型		信息附件.康复.呼吸治疗
27715-2	主治 MD 转诊病人的日期	时间戳、时间标记	时间点	呼吸疗法治疗	定量型		信息附件.康复.呼吸治疗
27716-0	主治 MD 签字日期	时间戳、时间标记	时间点	呼吸疗法治疗计划	定量型		信息附件.康复.呼吸治疗
27717-8	康复治疗专业人员签字的日期	时间戳、时间标记	时间点	呼吸疗法治疗计划	定量型		信息附件.康复.呼吸治疗
27718-6	文件中责任主治医师的签字	任意	时间点	呼吸疗法治疗计划	等级型		信息附件.康复.呼吸治疗
27719-4	文件中责任康复治疗专业人员的签字	任意	时间点	呼吸疗法治疗计划	等级型		信息附件.康复.呼吸治疗
27720-2	配给的药物	复杂	时间点	呼吸疗法治疗	集合型		信息附件.康复.呼吸治疗
27721-0	康复预后	印象/检查结果的解释	时间点	呼吸疗法治疗计划	等级型		信息附件.康复.呼吸治疗
2772-2	苯丙酮酸	任意浓度	时间点	尿液	等级型		化学
27722-8	预计完成日期	时间戳、时间标记	时间点	呼吸疗法治疗	定量型		信息附件.康复.呼吸治疗
27723-6	最后治疗计划证明的日期	时间戳、时间标记	时间点	呼吸疗法治疗计划	定量型		信息附件.康复.呼吸治疗
27724-4	过去的医学史＋功能水平	发现（结果）	时间点	呼吸疗法治疗计划	叙述型		信息附件.康复.呼吸治疗
27725-1	评估.最初的	发现（结果）	时间点	呼吸疗法治疗计划	叙述型		信息附件.康复.呼吸治疗
27726-9	治疗计划	发现（结果）	时间点	呼吸疗法治疗计划	叙述型		信息附件.康复.呼吸治疗
27727-7	进展记录＋目标完成情况	发现（结果）	时间点	呼吸疗法治疗	叙述型		信息附件.康复.呼吸治疗
27728-5	继续的原因	发现（结果）	时间点	呼吸疗法治疗计划	叙述型		信息附件.康复.呼吸治疗
27729-3	正当理由	发现（结果）	时间点	呼吸疗法治疗计划	叙述型		信息附件.康复.呼吸治疗
2773-0	苯丙酮酸	质量浓度	时间点	尿液	定量型		化学
27730-1	精神病症状	发现（结果）	时间点	呼吸疗法治疗	叙述型		信息附件.康复.呼吸治疗
27736-8	作者标识	标识符	时间点	呼吸疗法治疗计划	名义型		信息附件.康复.呼吸治疗
27737-6	初步的诊断	复杂	时间点	呼吸疗法治疗	集合型		信息附件.康复.呼吸治疗

LOINC 代码	名称	属性	时间特征	系统	标尺类型	方法类型	分类
27738-4	开始日期	时间戳、时间标记	时间点/就医过程	住院进行呼吸疗法治疗	定量型		信息附件.康复.呼吸治疗
27739-2	结束日期	时间戳、时间标记	时间点/就医过程	住院进行呼吸疗法治疗	定量型		信息附件.康复.呼吸治疗
277-4	海他西林	药物敏感度	时间点	分离物+血清	等级型	测序分型	抗生素敏感性
27740-0	初步的诊断	印象/检查结果的解释	时间点	呼吸疗法治疗	叙述型		信息附件.康复.呼吸治疗
27741-8	药物名称+标识	标识符	时间点	呼吸疗法治疗	名义型		信息附件.康复.呼吸治疗
27742-6	某药物	剂量、用量、服药量、给药量	时间点	呼吸疗法治疗	定量型		信息附件.康复.呼吸治疗
27743-4	药物定时+定量	TQ2(来自 HL7)	时间点	呼吸疗法治疗	定量型		信息附件.康复.呼吸治疗
27744-2	初步的诊断	标识符	时间点	呼吸疗法治疗	名义型		信息附件.康复.呼吸治疗
27745-9	依计划所提出的诊断	标识符	时间点	呼吸疗法治疗	名义型		信息附件.康复.呼吸治疗
27746-7	依计划所提出的诊断	文本	时间点	呼吸疗法治疗	叙述型		信息附件.康复.呼吸治疗
2774-8	磷酸盐	质量浓度	时间点	全血	定量型		化学
27748-3	药物途径	存在与否或身份标识	时间点	呼吸疗法治疗	名义型		信息附件.康复.呼吸治疗
27750-9	新的/修订的	类型	时间点	医学社会服务治疗计划	等级型		信息附件.康复.社会医学工作
27751-7	发作或恶化日期	时间戳、时间标记	时间点	初步诊断用于医学社会服务治疗计划	定量型		信息附件.康复.社会医学工作
27752-5	开始日期	时间戳、时间标记	时间点	医学社会服务治疗计划	定量型		信息附件.康复.社会医学工作
27753-3	临床学科	类型	时间点	医学社会服务治疗计划	名义型		信息附件.康复.社会医学工作
27754-1	依计划所提出的诊断	印象/检查结果的解释	时间点	医学社会服务治疗计划	集合型		信息附件.康复.社会医学工作
2775-5	磷酸盐	质量浓度	时间点	透析液	定量型		化学
27755-8	治疗计划作者	复杂	时间点	医学社会服务治疗计划	集合型		信息附件.康复.社会医学工作
27756-6	作者姓名	人员编号(来自 HL7)	时间点	医学社会服务治疗计划	名义型		信息附件.康复.社会医学工作
27757-4	作者专业	存在与否或身份标识	时间点	医学社会服务治疗计划	名义型		信息附件.康复.社会医学工作
27758-2	签字日期	时间戳、时间标记	时间点	医学社会服务治疗计划	定量型		信息附件.康复.社会医学工作

LOINC 代码	名称	属性	时间特征	系统	标尺类型	方法类型	分类
27759-0	就诊频率	TQ2（来自 HL7）	时间点	医学社会服务治疗计划	等级型		信息附件.康复.社会医学工作
27760-8	就诊持续时间	时间（如秒数）	时间点	医学社会服务治疗计划	定量型		信息附件.康复.社会医学工作
27761-6	计划所描述的日期范围（起始/完成）	复杂	时间点	医学社会服务治疗计划	集合型		信息附件.康复.社会医学工作
27762-4	开始日期	时间戳、时间标记	时间点	医学社会服务治疗计划	定量型		信息附件.康复.社会医学工作
2776-3	磷酸盐肾清除率	容积速率	24 小时	尿液	定量型		化学
27763-2	结束日期	时间戳、时间标记	时间点	医学社会服务治疗计划	定量型		信息附件.康复.社会医学工作
27764-0	日期范围	复杂	就医过程	住院进行医学社会服务治疗	集合型		信息附件.康复.社会医学工作
27765-7	延续状况	类型	时间点	医学社会服务治疗计划	等级型		信息附件.康复.社会医学工作
27766-5	主治 MD 转诊病人的日期	时间戳、时间标记	时间点	医学社会服务治疗	定量型		信息附件.康复.社会医学工作
27767-3	主治 MD 签字日期	时间戳、时间标记	时间点	医学社会服务治疗计划	定量型		信息附件.康复.社会医学工作
27768-1	康复治疗专业人员签字的日期	时间戳、时间标记	时间点	医学社会服务治疗计划	定量型		信息附件.康复.社会医学工作
27769-9	文件中责任主治医师的签字	任意	时间点	医学社会服务治疗计划	等级型		信息附件.康复.社会医学工作
27770-7	文件中责任康复治疗专业人员的签字	任意	时间点	医学社会服务治疗计划	等级型		信息附件.康复.社会医学工作
2777-1	磷酸盐	质量浓度	时间点	血清/血浆	定量型		化学
27771-5	配给的药物	复杂	时间点	医学社会服务治疗	集合型		信息附件.康复.社会医学工作
27772-3	康复预后	印象/检查结果的解释	时间点	医学社会服务治疗计划	等级型		信息附件.康复.社会医学工作
27773-1	预计完成日期	时间戳、时间标记	时间点	医学社会服务治疗	定量型		信息附件.康复.社会医学工作
27774-9	最后治疗计划证明的日期	时间戳、时间标记	时间点	医学社会服务治疗计划	定量型		信息附件.康复.社会医学工作

LOINC代码	名称	属性	时间特征	系统	标尺类型	方法类型	分类
27775-6	过去的医学史＋功能水平	发现（结果）	时间点	医学社会服务治疗计划	叙述型		信息附件.康复.社会医学工作
27776-4	评估.最初的	发现（结果）	时间点	医学社会服务治疗计划	叙述型		信息附件.康复.社会医学工作
27777-2	治疗计划	发现（结果）	时间点	医学社会服务治疗计划	叙述型		信息附件.康复.社会医学工作
27778-0	进展记录＋目标完成情况	发现（结果）	时间点	医学社会服务治疗	叙述型		信息附件.康复.社会医学工作
27779-8	继续的原因	发现（结果）	时间点	医学社会服务治疗计划	叙述型		信息附件.康复.社会医学工作
27780-6	正当理由	发现（结果）	时间点	医学社会服务治疗计划	叙述型		信息附件.康复.社会医学工作
27781-4	精神病症状	发现（结果）	时间点	医学社会服务治疗	叙述型		信息附件.康复.社会医学工作
27787-1	作者标识	标识符	时间点	医学社会服务治疗计划	名义型		信息附件.康复.社会医学工作
27788-9	初步的诊断	复杂	时间点	医学社会服务治疗	集合型		信息附件.康复.社会医学工作
2778-9	磷酸盐	质量浓度	时间点	尿液	定量型		化学
27789-7	开始日期	时间戳、时间标记	时间点/就医过程	住院进行医学社会服务治疗	定量型		信息附件.康复.社会医学工作
27790-5	结束日期	时间戳、时间标记	时间点/就医过程	住院进行医学社会服务治疗	定量型		信息附件.康复.社会医学工作
27791-3	初步的诊断	印象/检查结果的解释	时间点	医学社会服务治疗	叙述型		信息附件.康复.社会医学工作
27792-1	药物名称＋标识	标识符	时间点	医学社会服务治疗	名义型		信息附件.康复.社会医学工作
27793-9	某药物	剂量、用量、服药量、给药量	时间点	医学社会服务治疗	定量型		信息附件.康复.社会医学工作
27794-7	药物定时＋定量	TQ2（来自 HL7）	时间点	医学社会服务治疗	定量型		信息附件.康复.社会医学工作
27795-4	初步的诊断	标识符	时间点	医学社会服务治疗	名义型		信息附件.康复.社会医学工作

LOINC 代码	名称	属性	时间特征	系统	标尺类型	方法类型	分类
27796-2	依计划所提出的诊断	标识符	时间点	医学社会服务治疗	名义型		信息附件.康复.社会医学工作
2779-7	磷酸盐	质量速率	24 小时	尿液	定量型		化学
27797-0	依计划所提出的诊断	文本	时间点	医学社会服务治疗	叙述型		信息附件.康复.社会医学工作
27799-6	药物途径	存在与否或身份标识	时间点	医学社会服务治疗	名义型		信息附件.康复.社会医学工作
27801-0	发作或恶化日期	时间戳、时间标记	时间点	初步诊断用于酒精及其他物质滥用康复治疗计划	定量型		信息附件.康复.物质滥用
2780-5	磷酸盐	任意浓度	时间点	尿液	等级型		化学
27810-1	纤溶酶抑制剂实际/正常	相对催化浓度	时间点	贫血小板血浆	定量型	显色	凝血功能检查
27811-9	抗凝血酶实际值/正常值	相对催化浓度	时间点	贫血小板血浆	定量型	显色	凝血功能检查
27812-7	抗凝血酶 Ag 实际值/正常值	相对质量浓度	时间点	贫血小板血浆	定量型	免疫学	凝血功能检查
2781-3	磷酸盐	质量浓度	时间点	尿液	定量型		化学
27813-5	凝血酶原 Ag 实际/正常	相对质量浓度	时间点	贫血小板血浆	定量型	免疫学	凝血功能检查
27814-3	凝血因子Ⅶ+凝血因子Ⅹ活性实际值/正常值	相对时间	时间点	贫血小板血浆	定量型	凝集反应	凝血功能检查
27815-0	凝血因子Ⅻ活性实际值/正常值	相对催化浓度	时间点	贫血小板血浆	定量型	显色	凝血功能检查
27816-8	血管假性血友病因子 Ag 实际/正常	相对质量浓度	时间点	贫血小板血浆	定量型	免疫学	凝血功能检查
27817-6	β糖蛋白 1 Ab	任意浓度	时间点	血清	等级型	酶免疫分析	血清学
27818-4	蛋白 C 实际/正常	相对催化浓度	时间点	贫血小板血浆	定量型	显色	凝血功能检查
27819-2	蛋白 C 实际/正常	相对时间	时间点	贫血小板血浆	定量型	凝集反应	凝血功能检查
278-2	亚胺培南	药物敏感度	时间点	分离物	定量型	最小致死浓度	抗生素敏感性
27820-0	蛋白 C Ag 实际/正常	相对质量浓度	时间点	贫血小板血浆	定量型	免疫学	凝血功能检查
2782-1	磷酸盐	质量速率	24 小时	尿液	定量型		化学
27821-8	蛋白质 S. 游离型 Ag 实际/正常	相对质量浓度	时间点	贫血小板血浆	定量型	免疫学	凝血功能检查
27822-6	蛋白质 S 实际/正常	相对时间	时间点	贫血小板血浆	定量型	凝集反应	凝血功能检查
27823-4	蛋白质 S Ag 实际/正常	相对质量浓度	时间点	贫血小板血浆	定量型	免疫学	凝血功能检查
27824-2	凝血酶原片段 1+2 Ag	摩尔浓度	时间点	血清/血浆	定量型	免疫学	凝血功能检查
27825-9	血小板相关 Ab	任意浓度	时间点	全血	等级型		血清学

LOINC代码	名称	属性	时间特征	系统	标尺类型	方法类型	分类
27826-7	胰岛素^给予某刺激后2小时	任意浓度	时间点	血清/血浆	定量型		刺激耐受试验
27827-5	胰岛素^给予某刺激后30分钟	任意浓度	时间点	血清/血浆	定量型		刺激耐受试验
27828-3	胰岛素^给予某刺激后3小时	任意浓度	时间点	血清/血浆	定量型		刺激耐受试验
27829-1	生长激素^给予某刺激后第8份标本	质量浓度	时间点	血清/血浆	定量型		刺激耐受试验
27830-9	胰岛素^口服75 g葡萄糖后1小时	任意浓度	时间点	血清/血浆	定量型		刺激耐受试验
27831-7	免疫复合物	任意浓度	时间点	血清/血浆	定量型	C1q结合分析	血清学
27832-5	胰岛素^给予某刺激后第4份标本	任意浓度	时间点	血清/血浆	定量型		刺激耐受试验
27833-3	胰岛素^口服75 g葡萄糖后7小时	任意浓度	时间点	血清/血浆	定量型		刺激耐受试验
27834-1	胰岛素^口服75 g葡萄糖后1.5小时	任意浓度	时间点	血清/血浆	定量型		刺激耐受试验
27835-8	生长激素^给予某刺激后第11份标本	质量浓度	时间点	血清/血浆	定量型		刺激耐受试验
27836-6	生长激素^给予某刺激后第12份标本	质量浓度	时间点	血清/血浆	定量型		刺激耐受试验
27837-4	生长激素^给予某刺激后第13份标本	质量浓度	时间点	血清/血浆	定量型		刺激耐受试验
27838-2	生长激素^给予某刺激后第14份标本	质量浓度	时间点	血清/血浆	定量型		刺激耐受试验
2783-9	卵磷脂	质量浓度	时间点	血浆	定量型		化学
27839-0	C肽^给予某刺激后4小时	质量浓度	时间点	血清/血浆	定量型		刺激耐受试验
27840-8	生长激素^给予某刺激后第16份标本	质量浓度	时间点	血清/血浆	定量型		刺激耐受试验
27841-6	生长激素^给予某刺激后第17份标本	质量浓度	时间点	血清/血浆	定量型		刺激耐受试验
27842-4	生长激素^给予某刺激后第19份标本	质量浓度	时间点	血清/血浆	定量型		刺激耐受试验
27843-2	生长激素^给予某刺激后第20份标本	质量浓度	时间点	血清/血浆	定量型		刺激耐受试验
27844-0	生长激素^给予某刺激后第21份标本	质量浓度	时间点	血清/血浆	定量型		刺激耐受试验
27845-7	生长激素^给予某刺激后第23份标本	质量浓度	时间点	血清/血浆	定量型		刺激耐受试验
27846-5	生长激素^给予某刺激后第24份标本	质量浓度	时间点	血清/血浆	定量型		刺激耐受试验
2784-7	磷酸卵磷酯.饱和型	质量浓度	时间点	羊水	定量型		化学
27847-3	生长激素^给予某刺激后第25份标本	质量浓度	时间点	血清/血浆	定量型		刺激耐受试验
27848-1	促黄体激素^给予某刺激后第2份标本	任意浓度	时间点	血清/血浆	定量型		刺激耐受试验
27849-9	醛固酮^给予某刺激后第2份标本	质量浓度	时间点	血清/血浆	定量型		刺激耐受试验

LOINC 代码	名称	属性	时间特征	系统	标尺类型	方法类型	分类
27850-7	生长激素^给予某刺激后10分钟	质量浓度	时间点	血清/血浆	定量型		刺激耐受试验
27851-5	促黄体激素^给予某刺激后第3份标本	任意浓度	时间点	血清/血浆	定量型		刺激耐受试验
27852-3	胰岛素^给予某刺激后5小时	任意浓度	时间点	血清/血浆	定量型		刺激耐受试验
27853-1	促黄体激素^给予某刺激后第4份标本	任意浓度	时间点	血清/血浆	定量型		刺激耐受试验
2785-4	磷脂酰甘油	任意浓度	时间点	羊水	等级型		化学
27854-9	促黄体激素^给予某刺激后第5份标本	任意浓度	时间点	血清/血浆	定量型		刺激耐受试验
27855-6	促黄体激素^给予某刺激后第6份标本	任意浓度	时间点	血清/血浆	定量型		刺激耐受试验
27856-4	胰岛素原^给予某刺激后2小时	摩尔浓度	时间点	血清/血浆	定量型		刺激耐受试验
27857-2	胰岛素原^给予某刺激后3小时	摩尔浓度	时间点	血清/血浆	定量型		刺激耐受试验
27858-0	促黄体激素^给予某刺激后第7份标本	任意浓度	时间点	血清/血浆	定量型		刺激耐受试验
27859-8	申氏孢子丝菌 Ab	稀释系数、稀释倍数（滴度）	时间点	脑脊液	定量型		微生物学
27860-6	胰岛素^口服75 g 葡萄糖后2小时	任意浓度	时间点	血清/血浆	定量型		刺激耐受试验
27861-4	胰岛素^口服75 g 葡萄糖后3小时	任意浓度	时间点	血清/血浆	定量型		刺激耐受试验
2786-2	磷脂酰甘油	质量浓度	时间点	羊水	定量型		化学
27862-2	胰岛素^口服75 g 葡萄糖后4小时	任意浓度	时间点	血清/血浆	定量型		刺激耐受试验
27863-0	胰岛素^给予某刺激后2.5小时	任意浓度	时间点	血清/血浆	定量型		刺激耐受试验
27864-8	促卵泡素^给予某刺激后第9份标本	任意浓度	时间点	血清/血浆	定量型		刺激耐受试验
27865-5	促卵泡素^给予某刺激后第3份标本	任意浓度	时间点	血清/血浆	定量型		刺激耐受试验
27866-3	17-生酮类固醇	质量浓度	24小时	尿液	定量型		化学
27867-1	胰岛素^给予某刺激后第7份标本	任意浓度	时间点	血清/血浆	定量型		刺激耐受试验
27868-9	促卵泡素^给予某刺激后第5份标本	任意浓度	时间点	血清/血浆	定量型		刺激耐受试验
27869-7	促卵泡素^给予某刺激后第8份标本	任意浓度	时间点	血清/血浆	定量型		刺激耐受试验
2787-0	磷脂酰肌醇	质量浓度	时间点	血清	定量型		化学
27870-5	促卵泡素^给予某刺激后第4份标本	任意浓度	时间点	血清/血浆	定量型		刺激耐受试验
27871-3	干扰素.β Ab.IgG	任意浓度	时间点	血清/血浆	定量型		血清学
27872-1	胰岛素^口服75 g 葡萄糖后6小时	任意浓度	时间点	血清/血浆	定量型		刺激耐受试验
27873-9	胰岛素^热量型禁食后	任意浓度	时间点	血清/血浆	定量型		刺激耐受试验
27874-7	胰岛素^给予某刺激后第5份标本	任意浓度	时间点	血清/血浆	定量型		刺激耐受试验

LOINC 代码	名称	属性	时间特征	系统	标尺类型	方法类型	分类
27875-4	胰岛素^给予某刺激后第6份标本	任意浓度	时间点	血清/血浆	定量型		刺激耐受试验
27876-2	细胞. CD14＋CD11B＋/100 细胞	数量或计数分数	时间点	全血	定量型		细胞标志物
27877-0	细胞. CD33＋CD11B＋/100 细胞	数量或计数分数	时间点	全血	定量型		细胞标志物
27878-8	细胞. CD14＋HLA-DR＋/100 细胞	数量或计数分数	时间点	全血	定量型		细胞标志物
27879-6	细胞. CD33＋HLA-DR＋/100 细胞	数量或计数分数	时间点	全血	定量型		细胞标志物
27880-4	促卵泡素^给予某刺激后第6份标本	任意浓度	时间点	血清/血浆	定量型		刺激耐受试验
27881-2	生长激素^给予某刺激后第4份标本	质量浓度	时间点	血清/血浆	定量型		刺激耐受试验
27882-0	胰岛素原	摩尔浓度	时间点	血清/血浆	定量型		化学
27883-8	促黄体激素^给予某刺激后15分钟	任意浓度	时间点	血清/血浆	定量型		刺激耐受试验
27884-6	促黄体激素^给予某刺激后40分钟	任意浓度	时间点	血清/血浆	定量型		刺激耐受试验
27885-3	促黄体激素^给予某刺激后1.5小时	任意浓度	时间点	血清/血浆	定量型		刺激耐受试验
27886-1	促卵泡素^给予某刺激后40分钟	任意浓度	时间点	血清/血浆	定量型		刺激耐受试验
27887-9	促卵泡素^给予某刺激后15分钟	任意浓度	时间点	血清/血浆	定量型		刺激耐受试验
2788-8	磷酸烯醇丙酮酸羧基激酶	催化浓度	时间点	血清	定量型		化学
27888-7	生长激素^给予某刺激后第2份标本	质量浓度	时间点	血清/血浆	定量型		刺激耐受试验
27889-5	生长激素^给予某刺激后第3份标本	质量浓度	时间点	血清/血浆	定量型		刺激耐受试验
27890-3	生长激素^给予某刺激后第5份标本	质量浓度	时间点	血清/血浆	定量型		刺激耐受试验
27891-1	甲状腺素^基线	质量浓度	时间点	血清/血浆	定量型		刺激耐受试验
27892-9	丁酰甘氨酸/肌酐	质量浓度比率	时间点	尿液	定量型		化学
27893-7	细胞. CD19＋CD23＋/100 细胞	数量或计数分数	时间点	全血	定量型		细胞标志物
27894-5	硫苷脂 Ab. IgG	任意浓度	时间点	血清	等级型	酶免疫分析	血清学
27895-2	胃肠道病学内镜检查	复杂	—	病人	集合型		信息附件. 胃肠道
2789-6	磷酸乙醇胺	质量浓度	时间点	血清/血浆	定量型		化学
27896-0	肺部研究	复杂	—	病人	集合型		信息附件. 呼吸
27897-8	神经肌肉电生理学研究	复杂	—	病人	集合型		信息附件
27898-6	病理学研究	复杂	—	病人	集合型		信息附件. 实验室
27899-4	诊断检查. 非实验室	复杂	—	病人	集合型		信息附件
279-0	亚胺培南	药物敏感度	时间点	分离物	定量或等级型	最小抑制浓度	抗生素敏感性
27900-0	乳杆菌 sp Ab. IgG	任意浓度	时间点	血清	定量型		微生物学

LOINC 代码	名称	属性	时间特征	系统	标尺类型	方法类型	分类
27901-8	乳杆菌 sp Ab. IgM	任意浓度	时间点	血清	定量型		微生物学
27902-6	肠球菌 Ab. IgG	任意浓度	时间点	血清	定量型		微生物学
27903-4	柯萨奇病毒 B2 Ab	任意浓度	时间点	脑脊液	等级型		微生物学
2790-4	磷酸乙醇胺	质量浓度	时间点	尿液	定量型		化学
27904-2	组氨酸	摩尔浓度	时间点	尿液	定量型		化学
27905-9	脆弱类杆菌 Ab. IgM	任意浓度	时间点	血清	定量型		微生物学
27906-7	淋巴细胞. 不成熟性/100 白细胞	数量或计数分数	时间点	羊水	定量型		血液学/细胞分类计数
27907-5	隐孢子虫	存在与否或身份标识	时间点	大便	名义型	微生物特异性培养	微生物学
27908-3	柯萨奇病毒 B1 Ab	任意浓度	时间点	脑脊液	等级型		微生物学
27909-1	钙^给予某刺激后第 1 份标本	质量浓度	时间点	血清/血浆	定量型		刺激耐受试验
27910-9	钙^给予某刺激后第 6 份标本	质量浓度	时间点	血清/血浆	定量型		刺激耐受试验
27911-7	γ 氨基丁酸	摩尔浓度	时间点	尿液	定量型		化学
2791-2	磷酸果糖激酶	催化浓度	时间点	全血	定量型		化学
27912-5	布他比妥	质量含量	时间点	头发	定量型		药物水平/毒理学
27913-3	钙^给予某刺激后第 7 份标本	质量浓度	时间点	血清/血浆	定量型		刺激耐受试验
27914-1	γ 氨基己二酸	摩尔速率	24 小时	尿液	定量型		化学
27915-8	α-1-抗胰凝乳蛋白酶	任意浓度	时间点	大便	定量型		化学
27916-6	钙^给予某刺激后第 2 份标本	质量浓度	时间点	血清/血浆	定量型		刺激耐受试验
27917-4	柯萨奇病毒 B3 Ab	任意浓度	时间点	脑脊液	等级型		微生物学
27918-2	柯萨奇病毒 B4 Ab	任意浓度	时间点	脑脊液	等级型		微生物学
27919-0	钙^给予某刺激后第 3 份标本	质量浓度	时间点	血清/血浆	定量型		刺激耐受试验
2792-0	磷酸果糖激酶	催化浓度	时间点	血清	定量型		化学
27920-8	去甲哌替啶	任意浓度	时间点	尿液	等级型		药物水平/毒理学
27921-6	α 羟基阿普唑仑	质量浓度	时间点	血清/血浆	定量型		药物水平/毒理学
27922-4	埃柯病毒 4 RNA	任意浓度	时间点	脑脊液	等级型		微生物学
27923-2	泛醌 10	质量浓度	时间点	血清/血浆	定量型		化学
27924-0	蛔虫属 Ab	稀释系数、稀释倍数（滴度）	时间点	血清	定量型	酶免疫分析	微生物学
27925-7	血红蛋白. 胃肠道性^第 7 份标本	任意浓度	时间点	大便	等级型		化学
27926-5	血红蛋白. 胃肠道性^第 8 份标本	任意浓度	时间点	大便	等级型		化学
27927-3	布他比妥	质量浓度	时间点	玻璃体液	定量型		药物水平/毒理学
27928-1	埃柯病毒 30 RNA	任意浓度	时间点	脑脊液	等级型	探针	微生物学
27929-9	扁桃酸盐	任意浓度	时间点	尿液	等级型		化学
27930-7	嗜中性粒细胞/100 白细胞	数量或计数分数	时间点	支气管	定量型		血液学/细胞分类计数
27931-5	胆汁酸^餐后两小时	摩尔浓度	时间点	血清	定量型		刺激耐受试验
27932-3	嗜中性粒细胞/100 白细胞	数量或计数分数	时间点	唾液	定量型		血液学/细胞分类计数

LOINC 代码	名称	属性	时间特征	系统	标尺类型	方法类型	分类
27933-1	钙^给予某刺激后第 5 份标本	质量浓度	时间点	血清/血浆	定量型		刺激耐受试验
27934-9	埃柯病毒 11 RNA	任意浓度	时间点	脑脊液	等级型	探针	微生物学
27935-6	钙^给予某刺激后第 4 份标本	质量浓度	时间点	血清/血浆	定量型		刺激耐受试验
27936-4	淋巴细胞/100 白细胞	数量或计数分数	时间点	唾液	定量型		血液学/细胞分类计数
27937-2	申氏孢子丝菌 Ab	稀释系数、稀释倍数（滴度）	时间点	血清	定量型		微生物学
2793-8	磷酸果糖激酶. F 亚基/磷酸果糖激酶. 总计	催化分数	时间点	血小板	定量型		化学
27938-0	副伤寒沙门菌 B O Ab	稀释系数、稀释倍数（滴度）	时间点	血清	定量型	凝集试验	微生物学
27939-8	胶原 N 端交联肽	摩尔浓度	时间点	尿液	定量型		化学
27940-6	胰岛素^口服 75 g 葡萄糖后 1.5 小时	任意浓度	时间点	血清/血浆	定量型		刺激耐受试验
27941-4	乳酸	质量浓度	时间点	脑脊液	定量型		化学
27942-2	促卵泡素	质量浓度	时间点	血清/血浆	定量型		化学
27943-0	干扰素. ω	质量浓度	时间点	血清/血浆	定量型		血液学/细胞分类计数
27944-8	C 肽	质量速率	24 小时	尿液	定量型		化学
27945-5	2 期贝氏柯克斯体 Ab	稀释系数、稀释倍数（滴度）	时间点	血清	定量型	免疫荧光	微生物学
2794-6	磷酸果糖激酶. F 亚基/磷酸果糖激酶. 总计	催化分数	时间点	白细胞	定量型		化学
27946-3	乳酸^给予某刺激后 1 小时	质量浓度	时间点	全血	定量型		刺激耐受试验
27947-1	柯萨奇病毒 A7 RNA	任意浓度	时间点	脑脊液	定量型	探针	微生物学
27948-9	单纯疱疹病毒 1+2 Ab. IgG	任意浓度	时间点	血清	定量型	酶免疫分析	微生物学
27949-7	乳酸^给予某刺激后 4 小时	质量浓度	时间点	全血	定量型		刺激耐受试验
27950-5	圣路易脑炎病毒 RNA	任意浓度	时间点	脑脊液	等级型	探针	微生物学
27951-3	1 期贝氏柯克斯体 Ab	稀释系数、稀释倍数（滴度）	时间点	血清	定量型	免疫荧光	微生物学
27952-1	肠道病毒 RNA	任意浓度	时间点	脑脊液	等级型	探针	微生物学
2795-3	磷酸果糖激酶. L 亚基/磷酸果糖激酶. 总计	催化分数	时间点	红细胞	定量型		化学
27953-9	蛋氨酸	任意浓度	时间点	血清/血浆	定量型		化学
27954-7	柯萨奇病毒 B6 RNA	任意浓度	时间点	脑脊液	定量型	探针	微生物学
27955-4	乳酸^给予某刺激后 2 小时	质量浓度	时间点	全血	定量型		刺激耐受试验
27956-2	胰岛素原^给予某刺激后 1 小时	摩尔浓度	时间点	血清/血浆	定量型		刺激耐受试验
27957-0	丙酮酸^给予某刺激后 4 小时	质量浓度	时间点	全血	定量型		刺激耐受试验
27958-8	胰岛素原^给予某刺激后 4 小时	摩尔浓度	时间点	血清/血浆	定量型		刺激耐受试验
27959-6	丙酮酸^基线	质量浓度	时间点	全血	定量型		刺激耐受试验
27960-4	柯萨奇病毒 B5 RNA	任意浓度	时间点	脑脊液	定量型	探针	微生物学
2796-1	磷酸果糖激酶. M 亚基/磷酸果糖激酶. 总计	催化分数	时间点	红细胞	定量型		化学
27961-2	乳酸^给予某刺激后 3 小时	质量浓度	时间点	全血	定量型		刺激耐受试验

LOINC 代码	名称	属性	时间特征	系统	标尺类型	方法类型	分类
27962-0	布他比妥	质量含量	时间点	胎粪	定量型		药物水平/毒理学
27963-8	丙酮酸^给予某刺激后 1 小时	质量浓度	时间点	全血	定量型		刺激耐受试验
27964-6	肺炎双球菌 6a+6b Ab	质量浓度	时间点	血清	定量型		微生物学
27965-3	田鼠巴贝虫 Ab. IgM	任意浓度	时间点	血清	等级型		微生物学
27966-1	非典型嗜肺军团菌 Ab	稀释系数、稀释倍数（滴度）	时间点	血清	定量型	免疫荧光	微生物学
27967-9	孕酮^基线	质量浓度	时间点	血清/血浆	定量型		刺激耐受试验
27968-7	丙酮酸^给予某刺激后 2 小时	质量浓度	时间点	全血	定量型		刺激耐受试验
27969-5	柯萨奇病毒 A9 RNA	任意浓度	时间点	脑脊液	定量型	探针	微生物学
27970-3	丙酮酸^给予某刺激后 3 小时	质量浓度	时间点	全血	定量型		刺激耐受试验
27971-1	儿茶酚胺^给予某刺激后 4 小时	质量浓度	时间点	血浆	定量型		刺激耐受试验
27972-9	组氨酸	任意浓度	时间点	血清/血浆	定量型		化学
27973-7	3-甲基组氨酸	任意浓度	时间点	血清/血浆	定量型		化学
27974-5	精氨酸	任意浓度	时间点	血清/血浆	定量型		化学
27975-2	促甲状腺激素	质量浓度	时间点	血清/血浆	定量型		化学
27976-0	乳酸^热量型禁食后	质量浓度	时间点	全血	定量型		刺激耐受试验
27977-8	去甲肾上腺素/肌酐	摩尔浓度比率	24 小时	尿液	定量型		化学
27978-6	间甲肾上腺素/肌酐	摩尔浓度比率	24 小时	尿液	定量型		化学
2797-9	磷酸葡萄糖变位酶	催化浓度	时间点	血清	定量型		化学
27979-4	17-生酮类固醇	摩尔速率	24 小时	尿液	定量型		化学
27980-2	甲状腺素结合球蛋白	摩尔浓度	时间点	血清/血浆	定量型		化学
27981-0	2-羟基异丁酸	任意浓度	时间点	尿液	等级型		药物水平/毒理学
27982-8	博氏疏螺旋体 66KD Ab	任意浓度	时间点	血清	等级型	免疫印迹	微生物学
27983-6	博氏疏螺旋体 41KD Ab	任意浓度	时间点	血清	等级型	免疫印迹	微生物学
27984-4	SCA8 基因. CAG 重复序列	任意	时间点	全血/组织	等级型	分子遗传学	分子病理学. 基因三核苷酸重复序列
27985-1	博氏疏螺旋体 18KD Ab	任意浓度	时间点	血清	等级型	免疫印迹	微生物学
27986-9	博氏疏螺旋体 28KD Ab	任意浓度	时间点	血清	等级型	免疫印迹	微生物学
2798-7	磷酸甘油酸酯激酶	催化浓度	时间点	血清	定量型		化学
27987-7	甲状腺素. 游离型^基线	任意浓度	时间点	血清/血浆	定量型		刺激耐受试验
27988-5	醛固酮^基线	质量浓度	时间点	血清/血浆	定量型		刺激耐受试验
27989-3	甲状腺素. 游离型^给予某刺激后 1 小时	任意浓度	时间点	血清/血浆	定量型		刺激耐受试验
27990-1	纤维蛋白原片段	质量浓度	时间点	贫血小板血浆	定量型	胶乳凝集试验	凝血功能检查
27991-9	纤维蛋白原片段	质量浓度	时间点	尿液	定量型	胶乳凝集试验	凝血功能检查
27992-7	博氏疏螺旋体 23KD Ab	任意浓度	时间点	脑脊液	等级型	免疫印迹	微生物学
27993-5	仿交感神经作用类药物	质量浓度	时间点	尿液	定量型		药物水平/毒理学
27994-3	查菲埃立克体 DNA	任意浓度	时间点	全血	等级型	探针. 扩增. 靶向扩增	微生物学
2799-5	磷酸甘油变位酶	催化浓度	时间点	血清	定量型		化学

LOINC 代码	名称	属性	时间特征	系统	标尺类型	方法类型	分类
27995-0	天冬酰胺	任意浓度	时间点	血清/血浆	定量型		化学
27996-8	17-羟孕酮^基线	质量浓度	时间点	血清/血浆	定量型		刺激耐受试验
27997-6	β氨基己二酸/肌酐	摩尔浓度比率	时间点	尿液	定量型		化学
27998-4	雌酮	质量浓度	时间点	唾液	定量型		化学
27999-2	鼠弓形体 DNA	任意浓度	时间点	羊水	等级型	探针.扩增.靶向扩增	微生物学
28000-8	血管假性血友病因子 Ag	任意浓度	时间点	贫血小板血浆	定量型	酶免疫分析	凝血功能检查
2800-1	葡萄糖磷酸异构酶	催化浓度	时间点	血清	定量型		化学
28001-6	单纯疱疹病毒 1 Ab. IgG	任意浓度	时间点	脑脊液	等级型	免疫印迹	微生物学
28002-4	博氏疏螺旋体 39KD Ab	任意浓度	时间点	血清	等级型	免疫印迹	微生物学
28003-2	钠/钾	摩尔浓度比率	时间点	血清/血浆	定量型		化学
28004-0	艾滋病毒 1 Ab. IgG	任意浓度	时间点	脑脊液	等级型	免疫印迹	微生物学
28005-7	亚甲基四氢叶酸还原酶基因. p. C677T	任意	时间点	全血/组织	等级型	分子遗传学	分子病理学.基因突变
28006-5	血红蛋白 F	任意浓度	时间点	呕吐物	等级型		血液学/细胞分类计数
28007-3	尿胆素原	任意速率	24 小时	尿液	定量型		化学
28008-1	巨细胞病毒 DNA	任意浓度	时间点	全血	等级型	探针.扩增.信号扩增	微生物学
28009-9	标本体积	容积、体积	时间点	尿液	定量型		标本特性
28010-7	报告.总计	发现（结果）	时间点	心脏	叙述型	心电图	信息附件.临床报告
28011-5	急诊科说明附件	复杂	—	病人	集合型		信息附件.急诊科
28012-3	研究观察	发现（结果）	检查的持续时间	食管	叙述型	食管镜检查	内窥镜.胃肠道
28013-1	研究观察	发现（结果）	检查的持续时间	食管	名义型	食管镜检查	内窥镜.胃肠道
28014-9	研究观察	发现（结果）	检查的持续时间	胃肠道.上	叙述型	食管胃十二指肠镜检查	内窥镜.胃肠道
28015-6	研究观察	发现（结果）	检查的持续时间	胃肠道.上	名义型	食管胃十二指肠镜检查	内窥镜.胃肠道
28016-4	研究观察	发现（结果）	检查的持续时间	肝脏＋胰腺	叙述型	内窥镜逆向胆管胰腺造影术	内窥镜.胃肠道
28017-2	研究观察	发现（结果）	检查的持续时间	肝脏＋胰腺	名义型	内窥镜逆向胆管胰腺造影术	内窥镜.胃肠道
28018-0	研究观察	发现（结果）	检查的持续时间	小肠	叙述型	肠镜检查	内窥镜.胃肠道
2801-9	磷脂	质量浓度	时间点	血清/血浆	定量型		化学
28019-8	研究观察	发现（结果）	检查的持续时间	小肠	名义型	肠镜检查	内窥镜.胃肠道
28020-6	研究观察	发现（结果）	检查的持续时间	小肠	叙述型	肠镜检查.通过人造口	内窥镜.胃肠道
28021-4	研究观察	发现（结果）	检查的持续时间	小肠	名义型	肠镜检查.通过人造口	内窥镜.胃肠道
28022-2	研究观察	发现（结果）	检查的持续时间	直肠＋结肠	叙述型	结肠镜检查	内窥镜.胃肠道

LOINC 代码	名称	属性	时间特征	系统	标尺类型	方法类型	分类
28023-0	研究观察	发现（结果）	检查的持续时间	直肠＋结肠	名义型	结肠镜检查	内窥镜.胃肠道
28024-8	研究观察	发现（结果）	检查的持续时间	直肠＋结肠	叙述型	直肠乙状结肠镜检查.刚性	内窥镜.胃肠道
28025-5	研究观察	发现（结果）	检查的持续时间	直肠＋结肠	名义型	直肠乙状结肠镜检查.刚性	内窥镜.胃肠道
28026-3	研究观察	发现（结果）	检查的持续时间	直肠＋结肠	叙述型	柔韧性乙状结肠镜检查	内窥镜.胃肠道
2802-7	磷酸丝氨酸	质量浓度	时间点	尿液	定量型		化学
28027-1	研究观察	发现（结果）	检查的持续时间	直肠＋结肠	名义型	柔韧性乙状结肠镜检查	内窥镜.胃肠道
28028-9	研究观察	发现（结果）	检查的持续时间	肛门	叙述型	肛门镜检查	内窥镜.胃肠道
28029-7	研究观察	发现（结果）	检查的持续时间	肛门	名义型	肛门镜检查	内窥镜.胃肠道
28032-1	报告.总计	发现（结果）	时间点	心脏	文档型	心脏超声	信息附件.临床报告
28033-9	研究观察	发现（结果）	检查的持续时间	结肠	叙述型	结肠镜检查.通过人造口	内窥镜.胃肠道
28034-7	研究观察	发现（结果）	检查的持续时间	结肠	名义型	结肠镜检查.通过人造口	内窥镜.胃肠道
2803-5	植烷酸	质量浓度	时间点	血清/血浆	定量型		化学
28035-4	大肠杆菌志贺样	任意浓度	时间点	XXX	定量型	酶免疫分析	微生物学
28036-2	博氏疏螺旋体 39KD Ab. IgG	任意浓度	时间点	脑脊液	等级型	免疫印迹	微生物学
28037-0	博氏疏螺旋体 39KD Ab. IgM	任意浓度	时间点	脑脊液	等级型	免疫印迹	微生物学
28038-8	γ羟基丁酸	质量浓度	时间点	全血	定量型		化学
28039-6	博氏疏螺旋体 66KD Ab. IgG	任意浓度	时间点	脑脊液	等级型	免疫印迹	微生物学
28040-4	博氏疏螺旋体 41KD Ab. IgG	任意浓度	时间点	脑脊液	等级型	免疫印迹	微生物学
28041-2	γ羟基丁酸	质量浓度	时间点	血清/血浆	定量型		化学
28042-0	有机磷酸酯杀虫剂	质量浓度	时间点	尿液	定量型	筛查试验	药物水平/毒理学
2804-3	植烷酸	质量浓度	时间点	血清/血浆	定量型		化学
28043-8	博氏疏螺旋体 41KD Ab. IgM	任意浓度	时间点	脑脊液	等级型	免疫印迹	微生物学
28044-6	γ羟基丁酸	质量浓度	时间点	尿液	定量型		化学
28045-3	皮质醇^第 1 份标本	任意浓度	时间点	唾液	等级型		化学
28046-1	皮质醇^第 2 份标本	任意浓度	时间点	唾液	等级型		化学
28047-9	氨基甲酸酯类杀虫剂	质量浓度	时间点	尿液	定量型		药物水平/毒理学
28048-7	博氏疏螺旋体 58KD Ab. IgG	任意浓度	时间点	脑脊液	等级型	免疫印迹	微生物学

LOINC 代码	名称	属性	时间特征	系统	标尺类型	方法类型	分类
28049-5	1，2，4-三氯苯	质量浓度	时间点	血清/血浆	定量型		药物水平/毒理学
2805-0	哌啶酸	质量浓度	时间点	脑脊液	定量型		化学
28050-3	1，2，3-三氯苯	质量浓度	时间点	血清/血浆	定量型		药物水平/毒理学
28051-1	1，3，5-三氯苯	质量浓度	时间点	血清/血浆	定量型		药物水平/毒理学
28052-9	艾滋病毒 1 Ab. IgG 区带模式	印象/检查结果的解释	时间点	脑脊液	名义型	免疫印迹	微生物学
28053-7	博氏疏螺旋体 30KD Ab. IgG	任意浓度	时间点	脑脊液	等级型	免疫印迹	微生物学
28054-5	博氏疏螺旋体 93KD Ab. IgG	任意浓度	时间点	脑脊液	等级型	免疫印迹	微生物学
28055-2	博氏疏螺旋体 45KD Ab. IgG	任意浓度	时间点	脑脊液	等级型	免疫印迹	微生物学
28056-0	博氏疏螺旋体 28KD Ab. IgG	任意浓度	时间点	脑脊液	等级型	免疫印迹	微生物学
28057-8	博氏疏螺旋体 23KD Ab. IgG	任意浓度	时间点	脑脊液	等级型	免疫印迹	微生物学
28058-6	博氏疏螺旋体 21KD Ab. IgG	任意浓度	时间点	脑脊液	等级型	免疫印迹	微生物学
28059-4	7-氨基氯硝安定	质量浓度	时间点	血清/血浆	定量型		药物水平/毒理学
28060-2	亚甲基四氢叶酸还原酶基因. p. A1298C	任意	时间点	全血/组织	等级型	分子遗传学	分子病理学.基因突变
28061-0	钠洛酮	质量浓度	时间点	血清/血浆	定量型		药物水平/毒理学
28062-8	博氏疏螺旋体 23KD Ab. IgM	任意浓度	时间点	脑脊液	等级型	免疫印迹	微生物学
28063-6	汞^第 2 份标本	质量浓度	时间点	牙质	定量型		药物水平/毒理学
28064-4	氨氯地平	质量浓度	时间点	血清/血浆	定量型		药物水平/毒理学
28065-1	γ羟基丁酸	质量浓度	时间点	尿液	定量型		化学
28066-9	塞来考昔	质量浓度	时间点	血清/血浆	定量型		药物水平/毒理学
28067-7	血红蛋白 F	任意浓度	时间点	羊水	等级型		血液学/细胞分类计数
2806-8	哌啶酸	质量浓度	时间点	血清/血浆	定量型		化学
28068-5	β氨基丁酸	摩尔浓度	时间点	羊水	定量型		化学
28069-3	肉类纤维	单位面积数量或计数	时间点	大便	定量型	光学显微镜检查	化学
28070-1	植物纤维	单位面积数量或计数	时间点	大便	定量型	光学显微镜检查	化学
28071-9	E 选择素	质量浓度	时间点	全血	定量型		化学
28072-7	二氢可待因＋氢可待因酮	质量含量	时间点	大便	定量型		药物水平/毒理学
28073-5	7-氨基氯硝安定	质量浓度	时间点	尿液	定量型		药物水平/毒理学

LOINC 代码	名称	属性	时间特征	系统	标尺类型	方法类型	分类
28074-3	氚	任意浓度	时间点	尿液	等级型		药物水平/毒理学
28075-0	枸橼酸西地那非	质量浓度	时间点	血清/血浆	定量型		药物水平/毒理学
2807-6	哌啶酸	质量浓度	时间点	尿液	定量型		化学
28076-8	舒马普坦	质量浓度	时间点	血清/血浆	定量型		药物水平/毒理学
28077-6	六氯丁二烯	任意浓度	时间点	血清/血浆	等级型		药物水平/毒理学
28078-4	膀胱肿瘤 Ag	任意浓度	时间点	尿液	等级型	酶免疫分析	血清学
28079-2	日常生活活动的改变	发现（结果）	时间点	病人	等级型	观察性. CCC	问卷调查. 护理. 家庭医疗保健分类问卷调查
280-8	亚胺培南	药物敏感度	时间点	分离物	定量或等级型	琼脂扩散	抗生素敏感性
28080-0	活动改变	发现（结果）	时间点	病人	等级型	观察性. CCC	问卷调查. 护理. 家庭医疗保健分类问卷调查
28081-8	活动耐受不良	发现（结果）	时间点	病人	等级型	观察性. CCC	问卷调查. 护理. 家庭医疗保健分类问卷调查
28082-6	活动耐受不良危险	发现（结果）	时间点	病人	等级型	观察性. CCC	问卷调查. 护理. 家庭医疗保健分类问卷调查
28083-4	急性痛	发现（结果）	时间点	病人	等级型	观察性. CCC	问卷调查. 护理. 家庭医疗保健分类问卷调查
2808-4	卟吩胆色素	质量浓度	时间点	血清	定量型		化学
28084-2	调节机能障碍	发现（结果）	时间点	病人	等级型	观察性. CCC	问卷调查. 护理. 家庭医疗保健分类问卷调查
28085-9	气道清除机能障碍	发现（结果）	时间点	呼吸系统	等级型	观察性. CCC	问卷调查. 护理. 家庭医疗保健分类问卷调查
28086-7	决策性心理矛盾	发现（结果）	时间点	病人	等级型	观察性. CCC	问卷调查. 护理. 家庭医疗保健分类问卷调查
28087-5	防御性处理	发现（结果）	时间点	病人	等级型	观察性. CCC	问卷调查. 护理. 家庭医疗保健分类问卷调查

LOINC 代码	名称	属性	时间特征	系统	标尺类型	方法类型	分类
28088-3	否定	发现（结果）	时间点	病人	等级型	观察性. CCC	问卷调查. 护理. 家庭医疗保健分类问卷调查
28089-1	腹泻	发现（结果）	时间点	胃肠道系统	等级型	观察性. CCC	问卷调查. 护理. 家庭医疗保健分类问卷调查
28090-9	残疾家庭应对	发现（结果）	时间点	家族	等级型	观察性. CCC	问卷调查. 护理. 家庭医疗保健分类问卷调查
28091-7	废用综合征	发现（结果）	时间点	病人	等级型	观察性. CCC	问卷调查. 护理. 家庭医疗保健分类问卷调查
2809-2	胆色素原	任意浓度	时间点	尿液	等级型		化学
28092-5	娱乐活动缺乏	发现（结果）	时间点	病人	等级型	观察性. CCC	问卷调查. 护理. 家庭医疗保健分类问卷调查
28093-3	穿衣打扮/修饰障碍	发现（结果）	时间点	病人	等级型	观察性. CCC	问卷调查. 护理. 家庭医疗保健分类问卷调查
28094-1	临终过程	发现（结果）	时间点	病人	等级型	观察性. CCC	问卷调查. 护理. 家庭医疗保健分类问卷调查
28095-8	官能障碍性的悲痛	发现（结果）	时间点	病人	等级型	观察性. CCC	问卷调查. 护理. 家庭医疗保健分类问卷调查
28096-6	自主反射障碍	发现（结果）	时间点	病人	等级型	观察性. CCC	问卷调查. 护理. 家庭医疗保健分类问卷调查
28097-4	内分泌改变	发现（结果）	时间点	内分泌系统	等级型	观察性. CCC	问卷调查. 护理. 家庭医疗保健分类问卷调查
28098-2	家庭应对机能障碍	发现（结果）	时间点	家族	等级型	观察性. CCC	问卷调查. 护理. 家庭医疗保健分类问卷调查
28099-0	家庭过程改变	发现（结果）	时间点	家族	等级型	观察性. CCC	问卷调查. 护理. 家庭医疗保健分类问卷调查

LOINC 代码	名称	属性	时间特征	系统	标尺类型	方法类型	分类
28-1	氨苄西林	药物敏感度	时间点	分离物	定量或等级型	最小抑制浓度	抗生素敏感性
2810-0	胆色素原	质量速率	24 小时	尿液	定量型		化学
28100-6	疲劳	发现（结果）	时间点	病人	等级型	观察性. CCC	问卷调查. 护理. 家庭医疗保健分类问卷调查
28101-4	恐惧	发现（结果）	时间点	病人	等级型	观察性. CCC	问卷调查. 护理. 家庭医疗保健分类问卷调查
28102-2	粪便嵌塞	发现（结果）	时间点	胃肠道系统	等级型	观察性. CCC	问卷调查. 护理. 家庭医疗保健分类问卷调查
28103-0	摄食缺陷	发现（结果）	时间点	病人	等级型	观察性. CCC	问卷调查. 护理. 家庭医疗保健分类问卷调查
28104-8	液体体积改变	发现（结果）	时间点	病人	等级型	观察性. CCC	问卷调查. 护理. 家庭医疗保健分类问卷调查
28105-5	液体体积缺乏	发现（结果）	时间点	病人	等级型	观察性. CCC	问卷调查. 护理. 家庭医疗保健分类问卷调查
28106-3	液体体积缺乏危险	发现（结果）	时间点	病人	等级型	观察性. CCC	问卷调查. 护理. 家庭医疗保健分类问卷调查
28107-1	液体体积过剩	发现（结果）	时间点	病人	等级型	观察性. CCC	问卷调查. 护理. 家庭医疗保健分类问卷调查
28108-9	液体体积过剩危险	发现（结果）	时间点	病人	等级型	观察性. CCC	问卷调查. 护理. 家庭医疗保健分类问卷调查
28109-7	功能性尿失禁	发现（结果）	时间点	泌尿生殖系统	等级型	观察性. CCC	问卷调查. 护理. 家庭医疗保健分类问卷调查
28110-5	气体交换机能障碍	发现（结果）	时间点	呼吸系统	等级型	观察性. CCC	问卷调查. 护理. 家庭医疗保健分类问卷调查
28111-3	胃肠道改变	发现（结果）	时间点	胃肠道系统	等级型	观察性. CCC	问卷调查. 护理. 家庭医疗保健分类问卷调查

LOINC代码	名称	属性	时间特征	系统	标尺类型	方法类型	分类
28112-1	悲痛	发现（结果）	时间点	病人	等级型	观察性.CCC	问卷调查.护理.家庭医疗保健分类问卷调查
28113-9	生长与发育变化	发现（结果）	时间点	病人	等级型	观察性.CCC	问卷调查.护理.家庭医疗保健分类问卷调查
28114-7	味觉改变	发现（结果）	时间点	口	等级型	观察性.CCC	问卷调查.护理.家庭医疗保健分类问卷调查
28115-4	健康维护改变	发现（结果）	时间点	病人	等级型	观察性.CCC	问卷调查.护理.家庭医疗保健分类问卷调查
28116-2	追求健康行为改变	发现（结果）	时间点	病人	等级型	观察性.CCC	问卷调查.护理.家庭医疗保健分类问卷调查
28117-0	家庭给养变更	发现（结果）	时间点	病人	等级型	观察性.CCC	问卷调查.护理.家庭医疗保健分类问卷调查
2811-8	胆色素原	摩尔浓度	时间点	尿液	定量型		化学
28118-8	绝望	发现（结果）	时间点	病人	等级型	观察性.CCC	问卷调查.护理.家庭医疗保健分类问卷调查
28119-6	体温过低	发现（结果）	时间点	病人	等级型	观察性.CCC	问卷调查.护理.家庭医疗保健分类问卷调查
28120-4	体温过高	发现（结果）	时间点	病人	等级型	观察性.CCC	问卷调查.护理.家庭医疗保健分类问卷调查
28121-2	免疫学的变更	发现（结果）	时间点	免疫系统	等级型	观察性.CCC	问卷调查.护理.家庭医疗保健分类问卷调查
28122-0	个人应对能力的削弱	发现（结果）	时间点	病人	等级型	观察性.CCC	问卷调查.护理.家庭医疗保健分类问卷调查
28123-8	感染风险	发现（结果）	时间点	免疫系统	等级型	观察性.CCC	问卷调查.护理.家庭医疗保健分类问卷调查

LOINC 代码	名称	属性	时间特征	系统	标尺类型	方法类型	分类
28124-6	不明感染	发现（结果）	时间点	免疫系统	等级型	观察性. CCC	问卷调查. 护理. 家庭医疗保健分类问卷调查
28125-3	损伤危险	发现（结果）	时间点	病人	等级型	观察性. CCC	问卷调查. 护理. 家庭医疗保健分类问卷调查
2812-6	胆色素原脱氨基酶	催化浓度	时间点	红细胞	定量型		化学
28126-1	日常生活的器械活动（IADLS）的改变	发现（结果）	时间点	病人	等级型	观察性. CCC	问卷调查. 护理. 家庭医疗保健分类问卷调查
28127-9	肌肉运动知觉改变	发现（结果）	时间点	病人	等级型	观察性. CCC	问卷调查. 护理. 家庭医疗保健分类问卷调查
28128-7	知识缺乏	发现（结果）	时间点	病人	等级型	观察性. CCC	问卷调查. 护理. 家庭医疗保健分类问卷调查
28129-5	缺乏诊断检验方面的知识	发现（结果）	时间点	病人	等级型	观察性. CCC	问卷调查. 护理. 家庭医疗保健分类问卷调查
28130-3	缺乏饮食制度方面的知识	发现（结果）	时间点	病人	等级型	观察性. CCC	问卷调查. 护理. 家庭医疗保健分类问卷调查
28131-1	缺乏疾病过程方面的知识	发现（结果）	时间点	病人	等级型	观察性. CCC	问卷调查. 护理. 家庭医疗保健分类问卷调查
28132-9	缺乏体液容量方面的知识	发现（结果）	时间点	病人	等级型	观察性. CCC	问卷调查. 护理. 家庭医疗保健分类问卷调查
28133-7	缺乏药物服法方面的知识	发现（结果）	时间点	病人	等级型	观察性. CCC	问卷调查. 护理. 家庭医疗保健分类问卷调查
2813-4	胆色素原合酶	催化浓度	时间点	红细胞	定量型		化学
28134-5	期待性悲痛	发现（结果）	时间点	病人	等级型	观察性. CCC	问卷调查. 护理. 家庭医疗保健分类问卷调查
28135-2	焦虑	发现（结果）	时间点	病人	等级型	观察性. CCC	问卷调查. 护理. 家庭医疗保健分类问卷调查

LOINC 代码	名称	属性	时间特征	系统	标尺类型	方法类型	分类
28136-0	误吸危险	发现（结果）	时间点	呼吸系统	等级型	观察性. CCC	问卷调查. 护理. 家庭医疗保健分类问卷调查
28137-8	听觉改变	发现（结果）	时间点	耳	等级型	观察性. CCC	问卷调查. 护理. 家庭医疗保健分类问卷调查
28138-6	沐浴/卫生缺陷	发现（结果）	时间点	病人	等级型	观察性. CCC	问卷调查. 护理. 家庭医疗保健分类问卷调查
28139-4	血压变化	发现（结果）	时间点	心血管系统	等级型	观察性. CCC	问卷调查. 护理. 家庭医疗保健分类问卷调查
28140-2	体象障碍	发现（结果）	时间点	病人	等级型	观察性. CCC	问卷调查. 护理. 家庭医疗保健分类问卷调查
28141-0	机体营养缺乏	发现（结果）	时间点	病人	等级型	观察性. CCC	问卷调查. 护理. 家庭医疗保健分类问卷调查
2814-2	卟啉	质量浓度	时间点	红细胞	定量型		化学
28142-8	机体营养缺乏危险	发现（结果）	时间点	病人	等级型	观察性. CCC	问卷调查. 护理. 家庭医疗保健分类问卷调查
28143-6	机体营养过剩	发现（结果）	时间点	病人	等级型	观察性. CCC	问卷调查. 护理. 家庭医疗保健分类问卷调查
28144-4	机体营养过剩危险	发现（结果）	时间点	病人	等级型	观察性. CCC	问卷调查. 护理. 家庭医疗保健分类问卷调查
28145-1	肠道排泄功能的改变	发现（结果）	时间点	胃肠道系统	等级型	观察性. CCC	问卷调查. 护理. 家庭医疗保健分类问卷调查
28146-9	肠失禁	发现（结果）	时间点	胃肠道系统	等级型	观察性. CCC	问卷调查. 护理. 家庭医疗保健分类问卷调查
28147-7	母乳喂养机能障碍	发现（结果）	时间点	病人	等级型	观察性. CCC	问卷调查. 护理. 家庭医疗保健分类问卷调查

LOINC 代码	名称	属性	时间特征	系统	标尺类型	方法类型	分类
28148-5	呼吸型缺陷	发现（结果）	时间点	呼吸系统	等级型	观察性. CCC	问卷调查. 护理. 家庭医疗保健分类问卷调查
28149-3	心输出量改变	发现（结果）	时间点	心血管系统	等级型	观察性. CCC	问卷调查. 护理. 家庭医疗保健分类问卷调查
28150-1	心血管改变	发现（结果）	时间点	心血管系统	等级型	观察性. CCC	问卷调查. 护理. 家庭医疗保健分类问卷调查
28151-9	大脑改变	发现（结果）	时间点	病人	等级型	观察性. CCC	问卷调查. 护理. 家庭医疗保健分类问卷调查
28152-7	慢性低度自尊紊乱	发现（结果）	时间点	病人	等级型	观察性. CCC	问卷调查. 护理. 家庭医疗保健分类问卷调查
28153-5	慢性疼痛	发现（结果）	时间点	病人	等级型	观察性. CCC	问卷调查. 护理. 家庭医疗保健分类问卷调查
28154-3	结肠性便秘	发现（结果）	时间点	胃肠道系统	等级型	观察性. CCC	问卷调查. 护理. 家庭医疗保健分类问卷调查
28155-0	舒适度改变	发现（结果）	时间点	病人	等级型	观察性. CCC	问卷调查. 护理. 家庭医疗保健分类问卷调查
28156-8	交流功能障碍	发现（结果）	时间点	病人	等级型	观察性. CCC	问卷调查. 护理. 家庭医疗保健分类问卷调查
28157-6	家庭应对能力的削弱	发现（结果）	时间点	家族	等级型	观察性. CCC	问卷调查. 护理. 家庭医疗保健分类问卷调查
28158-4	可能选择在生命终结之时自我解脱	发现（结果）	时间点	病人	等级型	报告. 艾滋病病毒感染者	问卷调查. 护理. 关于艾滋病病毒感染者的问卷调查
2815-9	卟啉	质量浓度	时间点	血清/血浆	定量型		化学
28159-2	富有意义的一生	发现（结果）	时间点	病人	等级型	报告. 艾滋病病毒感染者	问卷调查. 护理. 关于艾滋病病毒感染者的问卷调查

LOINC 代码	名称	属性	时间特征	系统	标尺类型	方法类型	分类
281-6	亚胺培南	药物敏感度	时间点	分离物+血清	等级型	测序分型	抗生素敏感性
28160-0	药物正在接管我的生命	发现（结果）	时间点	病人	等级型	报告.艾滋病病毒感染者	问卷调查.护理.关于艾滋病病毒感染者的问卷调查
28161-8	需要帮助让其走	发现（结果）	时间点	病人	等级型	报告.艾滋病病毒感染者	问卷调查.护理.关于艾滋病病毒感染者的问卷调查
28162-6	无力抵抗	发现（结果）	时间点	病人	等级型	报告.艾滋病病毒感染者	问卷调查.护理.关于艾滋病病毒感染者的问卷调查
28163-4	不是享受生活	发现（结果）	时间点	病人	等级型	报告.艾滋病病毒感染者	问卷调查.护理.关于艾滋病病毒感染者的问卷调查
28164-2	痛苦是难以控制的	发现（结果）	时间点	病人	等级型	报告.艾滋病病毒感染者	问卷调查.护理.关于艾滋病病毒感染者的问卷调查
28165-9	那么多的事情尚未完成	发现（结果）	时间点	病人	等级型	报告.艾滋病病毒感染者	问卷调查.护理.关于艾滋病病毒感染者的问卷调查
28166-7	某种程度上失去联系	发现（结果）	时间点	病人	等级型	报告.艾滋病病毒感染者	问卷调查.护理.关于艾滋病病毒感染者的问卷调查
2816-7	卟啉	任意浓度	时间点	大便	等级型		化学
28167-5	待在家中并接受治疗	发现（结果）	时间点	病人	等级型	报告.艾滋病病毒感染者	问卷调查.护理.关于艾滋病病毒感染者的问卷调查
28168-3	把时间花在重要的事情上	发现（结果）	时间点	病人	等级型	报告.艾滋病病毒感染者	问卷调查.护理.关于艾滋病病毒感染者的问卷调查
28169-1	明智地使用时间	发现（结果）	时间点	病人	等级型	报告.艾滋病病毒感染者	问卷调查.护理.关于艾滋病病毒感染者的问卷调查
28170-9	希望死在家中	发现（结果）	时间点	病人	等级型	报告.艾滋病病毒感染者	问卷调查.护理.关于艾滋病病毒感染者的问卷调查
28171-7	缺乏安全预防措施方面的知识	发现（结果）	时间点	病人	等级型	观察性.CCC	问卷调查.护理.家庭医疗保健分类问卷调查

LOINC 代码	名称	属性	时间特征	系统	标尺类型	方法类型	分类
28172-5	缺乏治疗方案方面的知识	发现（结果）	时间点	病人	等级型	观察性. CCC	问卷调查. 护理. 家庭医疗保健分类问卷调查
28173-3	意义的改变	发现（结果）	时间点	病人	等级型	观察性. CCC	问卷调查. 护理. 家庭医疗保健分类问卷调查
28174-1	药物危险	发现（结果）	时间点	病人	等级型	观察性. CCC	问卷调查. 护理. 家庭医疗保健分类问卷调查
2817-5	卟啉	质量浓度	时间点	大便	定量型		化学
28175-8	肌肉骨骼变化	发现（结果）	时间点	肌肉骨骼系统	等级型	观察性. CCC	问卷调查. 护理. 家庭医疗保健分类问卷调查
28176-6	不顺从性	发现（结果）	时间点	病人	等级型	观察性. CCC	问卷调查. 护理. 家庭医疗保健分类问卷调查
28177-4	不符合诊断检验	发现（结果）	时间点	病人	等级型	观察性. CCC	问卷调查. 护理. 家庭医疗保健分类问卷调查
28178-2	不符合饮食制度	发现（结果）	时间点	病人	等级型	观察性. CCC	问卷调查. 护理. 家庭医疗保健分类问卷调查
28179-0	不符合安全预防措施	发现（结果）	时间点	病人	等级型	观察性. CCC	问卷调查. 护理. 家庭医疗保健分类问卷调查
28180-8	不符合治疗方案	发现（结果）	时间点	病人	等级型	观察性. CCC	问卷调查. 护理. 家庭医疗保健分类问卷调查
28181-6	营养改变	发现（结果）	时间点	病人	等级型	观察性. CCC	问卷调查. 护理. 家庭医疗保健分类问卷调查
28182-4	嗅觉改变	发现（结果）	时间点	神经系统	等级型	观察性. CCC	问卷调查. 护理. 家庭医疗保健分类问卷调查
2818-3	卟啉	任意浓度	时间点	尿液	等级型		化学
28183-2	口腔粘膜损伤	发现（结果）	时间点	口与咽喉	等级型	观察性. CCC	问卷调查. 护理. 家庭医疗保健分类问卷调查

LOINC 代码	名称	属性	时间特征	系统	标尺类型	方法类型	分类
28184-0	父母角色冲突	发现（结果）	时间点	病人	等级型	观察性. CCC	问卷调查. 护理. 家庭医疗保健分类问卷调查
28185-7	父母对孩子的养育方面的改变	发现（结果）	时间点	病人	等级型	观察性. CCC	问卷调查. 护理. 家庭医疗保健分类问卷调查
28186-5	察觉到的便秘	发现（结果）	时间点	病人	等级型	观察性. CCC	问卷调查. 护理. 家庭医疗保健分类问卷调查
28187-3	末梢区域的改变	发现（结果）	时间点	皮肤	等级型	观察性. CCC	问卷调查. 护理. 家庭医疗保健分类问卷调查
28188-1	自身区别紊乱	发现（结果）	时间点	病人	等级型	观察性. CCC	问卷调查. 护理. 家庭医疗保健分类问卷调查
28189-9	身体灵活性降低	发现（结果）	时间点	病人	等级型	观察性. CCC	问卷调查. 护理. 家庭医疗保健分类问卷调查
28190-7	身体调节改变	发现（结果）	时间点	病人	等级型	观察性. CCC	问卷调查. 护理. 家庭医疗保健分类问卷调查
2819-1	钾	摩尔浓度	时间点	脑脊液	定量型		化学
28191-5	中毒危险	发现（结果）	时间点	病人	等级型	观察性. CCC	问卷调查. 护理. 家庭医疗保健分类问卷调查
28192-3	复方用药	发现（结果）	时间点	病人	等级型	观察性. CCC	问卷调查. 护理. 家庭医疗保健分类问卷调查
28193-1	创伤后的反应	发现（结果）	时间点	病人	等级型	观察性. CCC	问卷调查. 护理. 家庭医疗保健分类问卷调查
28194-9	无力	发现（结果）	时间点	病人	等级型	观察性. CCC	问卷调查. 护理. 家庭医疗保健分类问卷调查
28195-6	保护改变	发现（结果）	时间点	免疫系统	等级型	观察性. CCC	问卷调查. 护理. 家庭医疗保健分类问卷调查

LOINC 代码	名称	属性	时间特征	系统	标尺类型	方法类型	分类
28196-4	强奸创伤综合征	发现（结果）	时间点	病人	等级型	观察性. CCC	问卷调查. 护理. 家庭医疗保健分类问卷调查
28197-2	反射尿失禁	发现（结果）	时间点	泌尿生殖系统	等级型	观察性. CCC	问卷调查. 护理. 家庭医疗保健分类问卷调查
28198-0	肾脏变化	发现（结果）	时间点	病人	等级型	观察性. CCC	问卷调查. 护理. 家庭医疗保健分类问卷调查
28199-8	呼吸改变	发现（结果）	时间点	呼吸系统	等级型	观察性. CCC	问卷调查. 护理. 家庭医疗保健分类问卷调查
28200-4	角色行为改变	发现（结果）	时间点	病人	等级型	观察性. CCC	问卷调查. 护理. 家庭医疗保健分类问卷调查
28201-2	自我照管缺陷	发现（结果）	时间点	病人	等级型	观察性. CCC	问卷调查. 护理. 家庭医疗保健分类问卷调查
28202-0	自我观念改变	发现（结果）	时间点	病人	等级型	观察性. CCC	问卷调查. 护理. 家庭医疗保健分类问卷调查
28203-8	感官知觉改变	发现（结果）	时间点	病人	等级型	观察性. CCC	问卷调查. 护理. 家庭医疗保健分类问卷调查
28204-6	性功能障碍	发现（结果）	时间点	病人	等级型	观察性. CCC	问卷调查. 护理. 家庭医疗保健分类问卷调查
28205-3	性模式改变	发现（结果）	时间点	病人	等级型	观察性. CCC	问卷调查. 护理. 家庭医疗保健分类问卷调查
28206-1	情境性自尊紊乱	发现（结果）	时间点	病人	等级型	观察性. CCC	问卷调查. 护理. 家庭医疗保健分类问卷调查
28207-9	皮肤切伤	发现（结果）	时间点	皮肤	等级型	观察性. CCC	问卷调查. 护理. 家庭医疗保健分类问卷调查

LOINC 代码	名称	属性	时间特征	系统	标尺类型	方法类型	分类
28208-7	皮肤完整性损伤	发现（结果）	时间点	皮肤	等级型	观察性. CCC	问卷调查. 护理. 家庭医疗保健分类问卷调查
2820-9	钾	摩尔浓度	时间点	透析液	定量型		化学
28209-5	皮肤完整性损伤风险	发现（结果）	时间点	皮肤	等级型	观察性. CCC	问卷调查. 护理. 家庭医疗保健分类问卷调查
28210-3	睡眠模式紊乱	发现（结果）	时间点	病人	等级型	观察性. CCC	问卷调查. 护理. 家庭医疗保健分类问卷调查
28211-1	社会相互作用改变	发现（结果）	时间点	病人	等级型	观察性. CCC	问卷调查. 护理. 家庭医疗保健分类问卷调查
28212-9	社会隔离	发现（结果）	时间点	病人	等级型	观察性. CCC	问卷调查. 护理. 家庭医疗保健分类问卷调查
28213-7	精神苦恼	发现（结果）	时间点	病人	等级型	观察性. CCC	问卷调查. 护理. 家庭医疗保健分类问卷调查
28214-5	精神状态改变	发现（结果）	时间点	病人	等级型	观察性. CCC	问卷调查. 护理. 家庭医疗保健分类问卷调查
28215-2	压迫性尿失禁	发现（结果）	时间点	泌尿生殖系统	等级型	观察性. CCC	问卷调查. 护理. 家庭医疗保健分类问卷调查
28216-0	窒息风险	发现（结果）	时间点	呼吸系统	等级型	观察性. CCC	问卷调查. 护理. 家庭医疗保健分类问卷调查
2821-7	钾	摩尔浓度	时间点	体液	定量型		化学
28217-8	环境卫生. 表现	发现（结果）	时间点	家族	等级型	观察性. OMAHA 系统	问卷调查. 护理. OMAHA 问卷调查
28218-6	环境卫生. 知识	发现（结果）	时间点	家族	等级型	观察性. OMAHA 系统	问卷调查. 护理. OMAHA 问卷调查
28219-4	环境卫生. 状态	发现（结果）	时间点	家族	等级型	观察性. OMAHA 系统	问卷调查. 护理. OMAHA 问卷调查
28220-2	居住. 表现	发现（结果）	时间点	家族	等级型	观察性. OMAHA 系统	问卷调查. 护理. OMAHA 问卷调查

LOINC 代码	名称	属性	时间特征	系统	标尺类型	方法类型	分类
28221-0	居住.知识	发现（结果）	时间点	家族	等级型	观察性.OMAHA 系统	问卷调查.护理.OMAHA 问卷调查
28222-8	居住.状态	发现（结果）	时间点	家族	等级型	观察性.OMAHA 系统	问卷调查.护理.OMAHA 问卷调查
28223-6	邻居/工作场所安全.表现	发现（结果）	时间点	家族	等级型	观察性.OMAHA 系统	问卷调查.护理.OMAHA 问卷调查
28224-4	邻居/工作场所安全.知识	发现（结果）	时间点	家族	等级型	观察性.OMAHA 系统	问卷调查.护理.OMAHA 问卷调查
2822-5	钾	摩尔浓度	时间点	胃液	定量型		化学
28225-1	邻居/工作场所安全.状态	发现（结果）	时间点	家族	等级型	观察性.OMAHA 系统	问卷调查.护理.OMAHA 问卷调查
28226-9	吞咽障碍	发现（结果）	时间点	胃肠道系统	等级型	观察性.CCC	问卷调查.护理.家庭医疗保健分类问卷调查
28227-7	触觉改变	发现（结果）	时间点	神经系统	等级型	观察性.CCC	问卷调查.护理.家庭医疗保健分类问卷调查
28228-5	体温调节障碍	发现（结果）	时间点	病人	等级型	观察性.CCC	问卷调查.护理.家庭医疗保健分类问卷调查
28229-3	思维过程改变	发现（结果）	时间点	病人	等级型	观察性.CCC	问卷调查.护理.家庭医疗保健分类问卷调查
28230-1	组织灌注改变	发现（结果）	时间点	心血管系统	等级型	观察性.CCC	问卷调查.护理.家庭医疗保健分类问卷调查
28231-9	盥洗缺陷	发现（结果）	时间点	病人	等级型	观察性.CCC	问卷调查.护理.家庭医疗保健分类问卷调查
28232-7	完全尿失禁	发现（结果）	时间点	泌尿生殖系统	等级型	观察性.CCC	问卷调查.护理.家庭医疗保健分类问卷调查
2823-3	钾	摩尔浓度	时间点	血清/血浆	定量型		化学
28233-5	外伤风险	发现（结果）	时间点	病人	等级型	观察性.CCC	问卷调查.护理.家庭医疗保健分类问卷调查

LOINC 代码	名称	属性	时间特征	系统	标尺类型	方法类型	分类
28234-3	单方面的忽视	发现（结果）	时间点	病人	等级型	观察性. CCC	问卷调查. 护理. 家庭医疗保健分类问卷调查
28235-0	未指明的便秘	发现（结果）	时间点	胃肠道系统	等级型	观察性. CCC	问卷调查. 护理. 家庭医疗保健分类问卷调查
28236-8	未指明的疼痛	发现（结果）	时间点	病人	等级型	观察性. CCC	问卷调查. 护理. 家庭医疗保健分类问卷调查
28237-6	紧急尿失禁	发现（结果）	时间点	泌尿生殖系统	等级型	观察性. CCC	问卷调查. 护理. 家庭医疗保健分类问卷调查
28238-4	排尿改变	发现（结果）	时间点	泌尿生殖系统	等级型	观察性. CCC	问卷调查. 护理. 家庭医疗保健分类问卷调查
28239-2	尿潴留	发现（结果）	时间点	泌尿生殖系统	等级型	观察性. CCC	问卷调查. 护理. 家庭医疗保健分类问卷调查
282-4	亚胺培南＋西司他丁	药物敏感度	时间点	分离物	定量型	最小致死浓度	抗生素敏感性
28240-0	言语机能障碍	发现（结果）	时间点	病人	等级型	观察性. CCC	问卷调查. 护理. 家庭医疗保健分类问卷调查
2824-1	钾	摩尔浓度	时间点	红细胞	定量型		化学
28241-8	暴力风险	发现（结果）	时间点	病人	等级型	观察性. CCC	问卷调查. 护理. 家庭医疗保健分类问卷调查
28242-6	视觉改变	发现（结果）	时间点	眼	等级型	观察性. CCC	问卷调查. 护理. 家庭医疗保健分类问卷调查
28243-4	滥用. 行为	发现（结果）	时间点	病人	等级型	观察性. OMAHA 系统	问卷调查. 护理. OMAHA 问卷调查
28244-2	滥用. 知识	发现（结果）	时间点	病人	等级型	观察性. OMAHA 系统	问卷调查. 护理. OMAHA 问卷调查
28245-9	滥用. 状况	发现（结果）	时间点	病人	等级型	观察性. OMAHA 系统	问卷调查. 护理. OMAHA 问卷调查

LOINC 代码	名称	属性	时间特征	系统	标尺类型	方法类型	分类
28246-7	产前/产后. 行为	发现（结果）	时间点	病人	等级型	观察性. OMAHA 系统	问卷调查. 护理. OMAHA 问卷调查
28247-5	产前/产后. 状况	发现（结果）	时间点	病人	等级型	观察性. OMAHA 系统	问卷调查. 护理. OMAHA 问卷调查
28248-3	肠道功能. 行为	发现（结果）	时间点	病人	等级型	观察性. OMAHA 系统	问卷调查. 护理. OMAHA 问卷调查
28249-1	肠道功能. 知识	发现（结果）	时间点	病人	等级型	观察性. OMAHA 系统	问卷调查. 护理. OMAHA 问卷调查
28250-9	肠道功能. 状况	发现（结果）	时间点	病人	等级型	观察性. OMAHA 系统	问卷调查. 护理. OMAHA 问卷调查
28251-7	照管/养育行为	发现（结果）	时间点	病人	等级型	观察性. OMAHA 系统	问卷调查. 护理. OMAHA 问卷调查
28252-5	照管/养育知识	发现（结果）	时间点	病人	等级型	观察性. OMAHA 系统	问卷调查. 护理. OMAHA 问卷调查
28253-3	照管/养育状况	发现（结果）	时间点	病人	等级型	观察性. OMAHA 系统	问卷调查. 护理. OMAHA 问卷调查
28254-1	循环. 行为	发现（结果）	时间点	病人	等级型	观察性. OMAHA 系统	问卷调查. 护理. OMAHA 问卷调查
28255-8	循环. 知识	发现（结果）	时间点	病人	等级型	观察性. OMAHA 系统	问卷调查. 护理. OMAHA 问卷调查
28256-6	循环. 状况	发现（结果）	时间点	病人	等级型	观察性. OMAHA 系统	问卷调查. 护理. OMAHA 问卷调查
28257-4	认知. 行为	发现（结果）	时间点	病人	等级型	观察性. OMAHA 系统	问卷调查. 护理. OMAHA 问卷调查
2825-8	钾	摩尔浓度	时间点	唾液	定量型		化学
28258-2	认知. 知识	发现（结果）	时间点	病人	等级型	观察性. OMAHA 系统	问卷调查. 护理. OMAHA 问卷调查
28259-0	认知. 状况	发现（结果）	时间点	病人	等级型	观察性. OMAHA 系统	问卷调查. 护理. OMAHA 问卷调查
28260-8	人际交流. 行为	发现（结果）	时间点	病人	等级型	观察性. OMAHA 系统	问卷调查. 护理. OMAHA 问卷调查
28261-6	人际交流. 知识	发现（结果）	时间点	病人	等级型	观察性. OMAHA 系统	问卷调查. 护理. OMAHA 问卷调查

LOINC代码	名称	属性	时间特征	系统	标尺类型	方法类型	分类
28262-4	人际交流.状况	发现（结果）	时间点	病人	等级型	观察性.OMAHA系统	问卷调查.护理.OMAHA问卷调查
28263-2	意识.行为	发现（结果）	时间点	病人	等级型	观察性.OMAHA系统	问卷调查.护理.OMAHA问卷调查
28264-0	意识.知识	发现（结果）	时间点	病人	等级型	观察性.OMAHA系统	问卷调查.护理.OMAHA问卷调查
28265-7	意识.状况	发现（结果）	时间点	病人	等级型	观察性.OMAHA系统	问卷调查.护理.OMAHA问卷调查
2826-6	钾	摩尔速率	72小时	大便	定量型		化学
28266-5	出牙.行为	发现（结果）	时间点	口与咽喉与牙齿	等级型	观察性.OMAHA系统	问卷调查.护理.OMAHA问卷调查
28267-3	出牙.知识	发现（结果）	时间点	口与咽喉与牙齿	等级型	观察性.OMAHA系统	问卷调查.护理.OMAHA问卷调查
28268-1	出牙.状况	发现（结果）	时间点	口与咽喉与牙齿	等级型	观察性.OMAHA系统	问卷调查.护理.OMAHA问卷调查
28269-9	消化-水合作用.行为	发现（结果）	时间点	病人	等级型	观察性.OMAHA系统	问卷调查.护理.OMAHA问卷调查
28270-7	消化-水合作用.知识	发现（结果）	时间点	病人	等级型	观察性.OMAHA系统	问卷调查.护理.OMAHA问卷调查
28271-5	消化-水合作用.状况	发现（结果）	时间点	病人	等级型	观察性.OMAHA系统	问卷调查.护理.OMAHA问卷调查
28272-3	精神健康.表现	发现（结果）	时间点	病人	等级型	观察性.OMAHA系统	问卷调查.护理.OMAHA问卷调查
28273-1	精神健康.知识	发现（结果）	时间点	病人	等级型	观察性.OMAHA系统	问卷调查.护理.OMAHA问卷调查
2827-4	钾	摩尔浓度	时间点	汗	定量型		化学
28274-9	精神健康.状态	发现（结果）	时间点	病人	等级型	观察性.OMAHA系统	问卷调查.护理.OMAHA问卷调查
28275-6	计划生育.行为	发现（结果）	时间点	病人	等级型	观察性.OMAHA系统	问卷调查.护理.OMAHA问卷调查
28276-4	计划生育.知识	发现（结果）	时间点	病人	等级型	观察性.OMAHA系统	问卷调查.护理.OMAHA问卷调查
28277-2	计划生育.状况	发现（结果）	时间点	病人	等级型	观察性.OMAHA系统	问卷调查.护理.OMAHA问卷调查

LOINC 代码	名称	属性	时间特征	系统	标尺类型	方法类型	分类
28278-0	泌尿生殖系统功能.行为	发现（结果）	时间点	泌尿生殖系统	等级型	观察性.OMAHA 系统	问卷调查.护理.OMAHA 问卷调查
28279-8	泌尿生殖系统功能.知识	发现（结果）	时间点	泌尿生殖系统	等级型	观察性.OMAHA 系统	问卷调查.护理.OMAHA 问卷调查
28280-6	泌尿生殖系统功能.状况	发现（结果）	时间点	泌尿生殖系统	等级型	观察性.OMAHA 系统	问卷调查.护理.OMAHA 问卷调查
28281-4	悲痛.行为	发现（结果）	时间点	病人	等级型	观察性.OMAHA 系统	问卷调查.护理.OMAHA 问卷调查
2828-2	钾	摩尔浓度	时间点	尿液	定量型		化学
28282-2	悲痛.知识	发现（结果）	时间点	病人	等级型	观察性.OMAHA 系统	问卷调查.护理.OMAHA 问卷调查
28283-0	悲痛.状况	发现（结果）	时间点	病人	等级型	观察性.OMAHA 系统	问卷调查.护理.OMAHA 问卷调查
28284-8	生长与发育.行为	发现（结果）	时间点	病人	等级型	观察性.OMAHA 系统	问卷调查.护理.OMAHA 问卷调查
28285-5	生长与发育.知识	发现（结果）	时间点	病人	等级型	观察性.OMAHA 系统	问卷调查.护理.OMAHA 问卷调查
28286-3	生长与发育.状况	发现（结果）	时间点	病人	等级型	观察性.OMAHA 系统	问卷调查.护理.OMAHA 问卷调查
28287-1	卫生保健监督.行为	发现（结果）	时间点	病人	等级型	观察性.OMAHA 系统	问卷调查.护理.OMAHA 问卷调查
28288-9	卫生保健监督.知识	发现（结果）	时间点	病人	等级型	观察性.OMAHA 系统	问卷调查.护理.OMAHA 问卷调查
28289-7	卫生保健监督.状况	发现（结果）	时间点	病人	等级型	观察性.OMAHA 系统	问卷调查.护理.OMAHA 问卷调查
2829-0	钾	摩尔速率	24 小时	尿液	定量型		化学
28290-5	听力.行为	发现（结果）	时间点	病人	等级型	观察性.OMAHA 系统	问卷调查.护理.OMAHA 问卷调查
28291-3	听力.知识	发现（结果）	时间点	病人	等级型	观察性.OMAHA 系统	问卷调查.护理.OMAHA 问卷调查
28292-1	听力.状况	发现（结果）	时间点	病人	等级型	观察性.OMAHA 系统	问卷调查.护理.OMAHA 问卷调查
28293-9	性.表现	发现（结果）	时间点	病人	等级型	观察性.OMAHA 系统	问卷调查.护理.OMAHA 问卷调查

LOINC 代码	名称	属性	时间特征	系统	标尺类型	方法类型	分类
28294-7	性.知识	发现（结果）	时间点	病人	等级型	观察性.OMAHA 系统	问卷调查.护理.OMAHA 问卷调查
28295-4	性.状态	发现（结果）	时间点	病人	等级型	观察性.OMAHA 系统	问卷调查.护理.OMAHA 问卷调查
28296-2	收入.表现	发现（结果）	时间点	病人	等级型	观察性.OMAHA 系统	问卷调查.护理.OMAHA 问卷调查
28297-0	收入.知识	发现（结果）	时间点	病人	等级型	观察性.OMAHA 系统	问卷调查.护理.OMAHA 问卷调查
28298-8	收入.状态	发现（结果）	时间点	病人	等级型	观察性.OMAHA 系统	问卷调查.护理.OMAHA 问卷调查
28299-6	皮肤.表现	发现（结果）	时间点	病人	等级型	观察性.OMAHA 系统	问卷调查.护理.OMAHA 问卷调查
28300-2	皮肤.知识	发现（结果）	时间点	病人	等级型	观察性.OMAHA 系统	问卷调查.护理.OMAHA 问卷调查
28301-0	皮肤.状态	发现（结果）	时间点	病人	等级型	观察性.OMAHA 系统	问卷调查.护理.OMAHA 问卷调查
28302-8	人际关系.表现	发现（结果）	时间点	病人	等级型	观察性.OMAHA 系统	问卷调查.护理.OMAHA 问卷调查
28303-6	人际关系.知识	发现（结果）	时间点	病人	等级型	观察性.OMAHA 系统	问卷调查.护理.OMAHA 问卷调查
28304-4	人际关系.状态	发现（结果）	时间点	病人	等级型	观察性.OMAHA 系统	问卷调查.护理.OMAHA 问卷调查
28305-1	疏忽.表现	发现（结果）	时间点	病人	等级型	观察性.OMAHA 系统	问卷调查.护理.OMAHA 问卷调查
28306-9	疏忽.知识	发现（结果）	时间点	病人	等级型	观察性.OMAHA 系统	问卷调查.护理.OMAHA 问卷调查
28307-7	疏忽.状态	发现（结果）	时间点	病人	等级型	观察性.OMAHA 系统	问卷调查.护理.OMAHA 问卷调查
2830-8	钾肾清除率	容积速率	24 小时	尿液	定量型		化学
28308-5	邻居/工作场所安全.表现	发现（结果）	时间点	病人	等级型	观察性.OMAHA 系统	问卷调查.护理.OMAHA 问卷调查
28309-3	邻居/工作场所安全.知识	发现（结果）	时间点	病人	等级型	观察性.OMAHA 系统	问卷调查.护理.OMAHA 问卷调查

LOINC 代码	名称	属性	时间特征	系统	标尺类型	方法类型	分类
28310-1	邻居/工作场所安全.状态	发现（结果）	时间点	病人	等级型	观察性.OMAHA 系统	问卷调查.护理.OMAHA 问卷调查
28311-9	神经-肌肉-骨骼机能.表现	发现（结果）	时间点	病人	等级型	观察性.OMAHA 系统	问卷调查.护理.OMAHA 问卷调查
28312-7	神经-肌肉-骨骼机能.知识	发现（结果）	时间点	病人	等级型	观察性.OMAHA 系统	问卷调查.护理.OMAHA 问卷调查
28313-5	神经-肌肉-骨骼机能.状态	发现（结果）	时间点	病人	等级型	观察性.OMAHA 系统	问卷调查.护理.OMAHA 问卷调查
28314-3	营养.表现	发现（结果）	时间点	病人	等级型	观察性.OMAHA 系统	问卷调查.护理.OMAHA 问卷调查
28315-0	营养.知识	发现（结果）	时间点	病人	等级型	观察性.OMAHA 系统	问卷调查.护理.OMAHA 问卷调查
2831-6	妊娠特异性蛋白 1	质量浓度	时间点	血清	定量型		化学
28316-8	营养.状态	发现（结果）	时间点	病人	等级型	观察性.OMAHA 系统	问卷调查.护理.OMAHA 问卷调查
28317-6	疼痛.表现	发现（结果）	时间点	病人	等级型	观察性.OMAHA 系统	问卷调查.护理.OMAHA 问卷调查
28318-4	疼痛.知识	发现（结果）	时间点	病人	等级型	观察性.OMAHA 系统	问卷调查.护理.OMAHA 问卷调查
28319-2	疼痛.状态	发现（结果）	时间点	病人	等级型	观察性.OMAHA 系统	问卷调查.护理.OMAHA 问卷调查
283-2	亚胺培南＋西司他丁	药物敏感度	时间点	分离物	定量或等级型	最小抑制浓度	抗生素敏感性
28320-0	个人生活自理.表现	发现（结果）	时间点	病人	等级型	观察性.OMAHA 系统	问卷调查.护理.OMAHA 问卷调查
28321-8	个人生活自理.知识	发现（结果）	时间点	病人	等级型	观察性.OMAHA 系统	问卷调查.护理.OMAHA 问卷调查
28322-6	个人生活自理.状态	发现（结果）	时间点	病人	等级型	观察性.OMAHA 系统	问卷调查.护理.OMAHA 问卷调查
28323-4	体力活动.表现	发现（结果）	时间点	病人	等级型	观察性.OMAHA 系统	问卷调查.护理.OMAHA 问卷调查
2832-4	孕二醇	质量浓度	时间点	羊水	定量型		化学
28324-2	体力活动.知识	发现（结果）	时间点	病人	等级型	观察性.OMAHA 系统	问卷调查.护理.OMAHA 问卷调查

LOINC 代码	名称	属性	时间特征	系统	标尺类型	方法类型	分类
28325-9	体力活动.状态	发现（结果）	时间点	病人	等级型	观察性.OMAHA 系统	问卷调查.护理.OMAHA 问卷调查
28326-7	药物服法.表现	发现（结果）	时间点	病人	等级型	观察性.OMAHA 系统	问卷调查.护理.OMAHA 问卷调查
28327-5	药物服法.知识	发现（结果）	时间点	病人	等级型	观察性.OMAHA 系统	问卷调查.护理.OMAHA 问卷调查
28328-3	药物服法.状态	发现（结果）	时间点	病人	等级型	观察性.OMAHA 系统	问卷调查.护理.OMAHA 问卷调查
28329-1	居住.表现	发现（结果）	时间点	病人	等级型	观察性.OMAHA 系统	问卷调查.护理.OMAHA 问卷调查
28330-9	居住.知识	发现（结果）	时间点	病人	等级型	观察性.OMAHA 系统	问卷调查.护理.OMAHA 问卷调查
28331-7	居住.状态	发现（结果）	时间点	病人	等级型	观察性.OMAHA 系统	问卷调查.护理.OMAHA 问卷调查
2833-2	孕二醇	质量浓度	时间点	尿液	定量型		化学
28332-5	呼吸.表现	发现（结果）	时间点	病人	等级型	观察性.OMAHA 系统	问卷调查.护理.OMAHA 问卷调查
28333-3	呼吸.知识	发现（结果）	时间点	病人	等级型	观察性.OMAHA 系统	问卷调查.护理.OMAHA 问卷调查
28334-1	呼吸.状态	发现（结果）	时间点	病人	等级型	观察性.OMAHA 系统	问卷调查.护理.OMAHA 问卷调查
28335-8	角色转换.表现	发现（结果）	时间点	病人	等级型	观察性.OMAHA 系统	问卷调查.护理.OMAHA 问卷调查
28336-6	角色转换.知识	发现（结果）	时间点	病人	等级型	观察性.OMAHA 系统	问卷调查.护理.OMAHA 问卷调查
28337-4	角色转换.状态	发现（结果）	时间点	病人	等级型	观察性.OMAHA 系统	问卷调查.护理.OMAHA 问卷调查
28338-2	环境卫生.表现	发现（结果）	时间点	病人	等级型	观察性.OMAHA 系统	问卷调查.护理.OMAHA 问卷调查
28339-0	环境卫生.知识	发现（结果）	时间点	病人	等级型	观察性.OMAHA 系统	问卷调查.护理.OMAHA 问卷调查
2834-0	孕二醇	质量速率	24 小时	尿液	定量型		化学
28340-8	环境卫生.状态	发现（结果）	时间点	病人	等级型	观察性.OMAHA 系统	问卷调查.护理.OMAHA 问卷调查

LOINC 代码	名称	属性	时间特征	系统	标尺类型	方法类型	分类
28341-6	睡眠与休息模式. 表现	发现（结果）	时间点	病人	等级型	观察性. OMAHA 系统	问卷调查. 护理. OMAHA 问卷调查
28342-4	睡眠与休息模式. 知识	发现（结果）	时间点	病人	等级型	观察性. OMAHA 系统	问卷调查. 护理. OMAHA 问卷调查
28343-2	睡眠与休息模式. 状态	发现（结果）	时间点	病人	等级型	观察性. OMAHA 系统	问卷调查. 护理. OMAHA 问卷调查
28344-0	社会联系. 表现	发现（结果）	时间点	病人	等级型	观察性. OMAHA 系统	问卷调查. 护理. OMAHA 问卷调查
28345-7	社会联系. 知识	发现（结果）	时间点	病人	等级型	观察性. OMAHA 系统	问卷调查. 护理. OMAHA 问卷调查
28346-5	社会联系. 状态	发现（结果）	时间点	病人	等级型	观察性. OMAHA 系统	问卷调查. 护理. OMAHA 问卷调查
28347-3	言语与语言. 表现	发现（结果）	时间点	病人	等级型	观察性. OMAHA 系统	问卷调查. 护理. OMAHA 问卷调查
28348-1	言语与语言. 知识	发现（结果）	时间点	病人	等级型	观察性. OMAHA 系统	问卷调查. 护理. OMAHA 问卷调查
28349-9	言语与语言. 状态	发现（结果）	时间点	病人	等级型	观察性. OMAHA 系统	问卷调查. 护理. OMAHA 问卷调查
28350-7	精神性. 表现	发现（结果）	时间点	病人	等级型	观察性. OMAHA 系统	问卷调查. 护理. OMAHA 问卷调查
28351-5	精神性. 知识	发现（结果）	时间点	病人	等级型	观察性. OMAHA 系统	问卷调查. 护理. OMAHA 问卷调查
28352-3	精神性. 状态	发现（结果）	时间点	病人	等级型	观察性. OMAHA 系统	问卷调查. 护理. OMAHA 问卷调查
28353-1	物质使用. 表现	发现（结果）	时间点	病人	等级型	观察性. OMAHA 系统	问卷调查. 护理. OMAHA 问卷调查
28354-9	物质使用. 知识	发现（结果）	时间点	病人	等级型	观察性. OMAHA 系统	问卷调查. 护理. OMAHA 问卷调查
28355-6	物质使用. 状态	发现（结果）	时间点	病人	等级型	观察性. OMAHA 系统	问卷调查. 护理. OMAHA 问卷调查
28356-4	技术流程. 表现	发现（结果）	时间点	病人	等级型	观察性. OMAHA 系统	问卷调查. 护理. OMAHA 问卷调查
2835-7	孕三醇	质量浓度	时间点	尿液	定量型		化学

LOINC 代码	名称	属性	时间特征	系统	标尺类型	方法类型	分类
28357-2	技术流程.知识	发现（结果）	时间点	病人	等级型	观察性.OMAHA 系统	问卷调查.护理.OMAHA 问卷调查
28358-0	技术流程.状态	发现（结果）	时间点	病人	等级型	观察性.OMAHA 系统	问卷调查.护理.OMAHA 问卷调查
28359-8	视觉.表现	发现（结果）	时间点	病人	等级型	观察性.OMAHA 系统	问卷调查.护理.OMAHA 问卷调查
28360-6	视觉.知识	发现（结果）	时间点	病人	等级型	观察性.OMAHA 系统	问卷调查.护理.OMAHA 问卷调查
28361-4	视觉.状态	发现（结果）	时间点	病人	等级型	观察性.OMAHA 系统	问卷调查.护理.OMAHA 问卷调查
28362-2	焦虑	发现（结果）	时间点	病人	等级型	观察性质量审核指标	问卷调查.护理.质量审核指标问卷调查
28363-0	恐惧	发现（结果）	时间点	病人	等级型	观察性质量审核指标	问卷调查.护理.质量审核指标问卷调查
28364-8	害怕痛苦	发现（结果）	时间点	病人	等级型	报告.艾滋病病毒感染者	问卷调查.护理.关于艾滋病病毒感染者的问卷调查
2836-5	孕三醇	质量速率	24 小时	尿液	定量型		化学
28365-5	害怕死亡	发现（结果）	时间点	病人	等级型	报告.艾滋病病毒感染者	问卷调查.护理.关于艾滋病病毒感染者的问卷调查
28366-3	舒适且照护周到	发现（结果）	时间点	病人	等级型	报告.艾滋病病毒感染者	问卷调查.护理.关于艾滋病病毒感染者的问卷调查
28367-1	不希望采用高技术来维持我的生命	发现（结果）	时间点	病人	等级型	报告.艾滋病病毒感染者	问卷调查.护理.关于艾滋病病毒感染者的问卷调查
28368-9	不必保持拼搏状态	发现（结果）	时间点	病人	等级型	报告.艾滋病病毒感染者	问卷调查.护理.关于艾滋病病毒感染者的问卷调查
28369-7	因我观看的方式而局促不安	发现（结果）	时间点	病人	等级型	报告.艾滋病病毒感染者	问卷调查.护理.关于艾滋病病毒感染者的问卷调查
28370-5	做事情的额外努力	发现（结果）	时间点	病人	等级型	报告.艾滋病病毒感染者	问卷调查.护理.关于艾滋病病毒感染者的问卷调查

LOINC 代码	名称	属性	时间特征	系统	标尺类型	方法类型	分类
28371-3	当我接近生命终点时感觉到精神上的东西	发现（结果）	时间点	病人	等级型	报告.艾滋病病毒感染者	问卷调查.护理.关于艾滋病病毒感染者的问卷调查
28372-1	财务状况令人苦恼	发现（结果）	时间点	病人	等级型	报告.艾滋病病毒感染者	问卷调查.护理.关于艾滋病病毒感染者的问卷调查
2837-3	孕烯诺龙	质量浓度	时间点	血清/血浆	定量型		化学
28373-9	因吓坏而几乎失去控制	发现（结果）	时间点	病人	等级型	报告.艾滋病病毒感染者	问卷调查.护理.关于艾滋病病毒感染者的问卷调查
28374-7	放弃	发现（结果）	时间点	病人	等级型	报告.艾滋病病毒感染者	问卷调查.护理.关于艾滋病病毒感染者的问卷调查
28375-4	焦虑	发现（结果）	24 小时	病人	等级型	报告的.HIV 感染者症状与体征列表	问卷调查.护理.用于 HIV 感染者问卷调查的症状与体征列表
28376-2	寒战	发现（结果）	24 小时	免疫系统	等级型	报告的.HIV 感染者症状与体征列表	问卷调查.护理.用于 HIV 感染者问卷调查的症状与体征列表
28377-0	自汗	发现（结果）	24 小时	免疫系统	等级型	报告的.HIV 感染者症状与体征列表	问卷调查.护理.用于 HIV 感染者问卷调查的症状与体征列表
28378-8	抑郁	发现（结果）	24 小时	病人	等级型	报告的.HIV 感染者症状与体征列表	问卷调查.护理.用于 HIV 感染者问卷调查的症状与体征列表
28379-6	腹泻	发现（结果）	24 小时	胃肠道系统	等级型	报告的.HIV 感染者症状与体征列表	问卷调查.护理.用于 HIV 感染者问卷调查的症状与体征列表
28380-4	注意力集中障碍	发现（结果）	24 小时	病人	等级型	报告的.HIV 感染者症状与体征列表	问卷调查.护理.用于 HIV 感染者问卷调查的症状与体征列表
2838-1	孕酮	质量浓度	时间点	唾液	定量型		化学

LOINC 代码	名称	属性	时间特征	系统	标尺类型	方法类型	分类
28381-2	定向障碍	发现（结果）	24 小时	病人	等级型	报告的. HIV 感染者症状与体征列表	问卷调查. 护理. 用于 HIV 感染者问卷调查的症状与体征列表
28382-0	口干	发现（结果）	24 小时	口	等级型	报告的. HIV 感染者症状与体征列表	问卷调查. 护理. 用于 HIV 感染者问卷调查的症状与体征列表
28383-8	疲劳	发现（结果）	24 小时	病人	等级型	报告的. HIV 感染者症状与体征列表	问卷调查. 护理. 用于 HIV 感染者问卷调查的症状与体征列表
28384-6	恐惧	发现（结果）	24 小时	病人	等级型	报告的. HIV 感染者症状与体征列表	问卷调查. 护理. 用于 HIV 感染者问卷调查的症状与体征列表
28385-3	发热	发现（结果）	24 小时	免疫系统	等级型	报告的. HIV 感染者症状与体征列表	问卷调查. 护理. 用于 HIV 感染者问卷调查的症状与体征列表
28386-1	气体/胀气	发现（结果）	24 小时	胃肠道系统	等级型	报告的. HIV 感染者症状与体征列表	问卷调查. 护理. 用于 HIV 感染者问卷调查的症状与体征列表
28387-9	食欲不振	发现（结果）	24 小时	胃肠道系统	等级型	报告的. HIV 感染者症状与体征列表	问卷调查. 护理. 用于 HIV 感染者问卷调查的症状与体征列表
28388-7	便溏	发现（结果）	24 小时	胃肠道系统	等级型	报告的. HIV 感染者症状与体征列表	问卷调查. 护理. 用于 HIV 感染者问卷调查的症状与体征列表
28389-5	记忆力丧失	发现（结果）	24 小时	病人	等级型	报告的. HIV 感染者症状与体征列表	问卷调查. 护理. 用于 HIV 感染者问卷调查的症状与体征列表
28390-3	肌肉疼痛	发现（结果）	24 小时	肌肉骨骼系统	等级型	报告的. HIV 感染者症状与体征列表	问卷调查. 护理. 用于 HIV 感染者问卷调查的症状与体征列表

LOINC 代码	名称	属性	时间特征	系统	标尺类型	方法类型	分类
28391-1	恶心	发现（结果）	24 小时	胃肠道系统	等级型	报告的. HIV 感染者症状与体征列表	问卷调查. 护理. 用于 HIV 感染者问卷调查的症状与体征列表
28392-9	盗汗	发现（结果）	24 小时	免疫系统	等级型	报告的. HIV 感染者症状与体征列表	问卷调查. 护理. 用于 HIV 感染者问卷调查的症状与体征列表
28393-7	关节疼痛	发现（结果）	24 小时	肌肉骨骼系统	等级型	报告的. HIV 感染者症状与体征列表	问卷调查. 护理. 用于 HIV 感染者问卷调查的症状与体征列表
28394-5	休息状态下呼吸急促	发现（结果）	24 小时	呼吸系统	等级型	报告的. HIV 感染者症状与体征列表	问卷调查. 护理. 用于 HIV 感染者问卷调查的症状与体征列表
28395-2	活动时呼吸急促	发现（结果）	24 小时	呼吸系统	等级型	报告的. HIV 感染者症状与体征列表	问卷调查. 护理. 用于 HIV 感染者问卷调查的症状与体征列表
28396-0	口渴	发现（结果）	24 小时	病人	等级型	报告的. HIV 感染者症状与体征列表	问卷调查. 护理. 用于 HIV 感染者问卷调查的症状与体征列表
28397-8	呕吐	发现（结果）	24 小时	胃肠道系统	等级型	报告的. HIV 感染者症状与体征列表	问卷调查. 护理. 用于 HIV 感染者问卷调查的症状与体征列表
28398-6	无力	发现（结果）	24 小时	病人	等级型	报告的. HIV 感染者症状与体征列表	问卷调查. 护理. 用于 HIV 感染者问卷调查的症状与体征列表
2839-9	孕酮	质量浓度	时间点	血清/血浆	定量型		化学
28399-4	哮喘	发现（结果）	24 小时	呼吸系统	等级型	报告的. HIV 感染者症状与体征列表	问卷调查. 护理. 用于 HIV 感染者问卷调查的症状与体征列表
284-0	亚胺培南＋西司他丁	药物敏感度	时间点	分离物	定量或等级型	琼脂扩散	抗生素敏感性

LOINC 代码	名称	属性	时间特征	系统	标尺类型	方法类型	分类
28400-0	我活在今天	发现（结果）	时间点	病人	等级型	报告.艾滋病病毒感染者	问卷调查.护理.关于艾滋病病毒感染者的问卷调查
28401-8	掌管很重要	发现（结果）	时间点	病人	等级型	报告.艾滋病病毒感染者	问卷调查.护理.关于艾滋病病毒感染者的问卷调查
28402-6	我所爱的那些人在我身边很重要	发现（结果）	时间点	病人	等级型	报告.艾滋病病毒感染者	问卷调查.护理.关于艾滋病病毒感染者的问卷调查
28403-4	独立性	发现（结果）	时间点	病人	等级型	报告.艾滋病病毒感染者	问卷调查.护理.关于艾滋病病毒感染者的问卷调查
28404-2	日复一日地生活	发现（结果）	时间点	病人	等级型	报告.艾滋病病毒感染者	问卷调查.护理.关于艾滋病病毒感染者的问卷调查
28405-9	失去我的容貌（对我而言）是毁灭性的	发现（结果）	时间点	病人	等级型	报告.艾滋病病毒感染者	问卷调查.护理.关于艾滋病病毒感染者的问卷调查
28406-7	丧失独立性	发现（结果）	时间点	病人	等级型	报告.艾滋病病毒感染者	问卷调查.护理.关于艾滋病病毒感染者的问卷调查
2840-7	胰岛素原	质量浓度	时间点	血清/血浆	定量型		化学
28407-5	许多遗憾	发现（结果）	时间点	病人	等级型	报告.艾滋病病毒感染者	问卷调查.护理.关于艾滋病病毒感染者的问卷调查
28408-3	上盥洗室	发现（结果）	时间点	病人	等级型	观察性质量审核指标	问卷调查.护理.质量审核指标问卷调查
28409-1	穿衣打扮	发现（结果）	时间点	病人	等级型	观察性质量审核指标	问卷调查.护理.质量审核指标问卷调查
28410-9	理毛行为	发现（结果）	时间点	病人	等级型	观察性质量审核指标	问卷调查.护理.质量审核指标问卷调查
28411-7	个人卫生	发现（结果）	时间点	病人	等级型	观察性质量审核指标	问卷调查.护理.质量审核指标问卷调查
28412-5	身体表现	发现（结果）	时间点	病人	等级型	观察性质量审核指标	问卷调查.护理.质量审核指标问卷调查

LOINC 代码	名称	属性	时间特征	系统	标尺类型	方法类型	分类
28413-3	离床活动	发现（结果）	时间点	病人	等级型	观察性质量审核指标	问卷调查.护理.质量审核指标问卷调查
28414-1	活动	发现（结果）	时间点	病人	等级型	观察性质量审核指标	问卷调查.护理.质量审核指标问卷调查
2841-5	催乳激素	质量浓度	时间点	精液	定量型		化学
28415-8	人际交流.行为	发现（结果）	时间点	家族	等级型	观察性.OMAHA 系统	问卷调查.护理.OMAHA 问卷调查
28416-6	人际交流.知识	发现（结果）	时间点	家族	等级型	观察性.OMAHA 系统	问卷调查.护理.OMAHA 问卷调查
28417-4	人际交流.状况	发现（结果）	时间点	家族	等级型	观察性.OMAHA 系统	问卷调查.护理.OMAHA 问卷调查
28418-2	社会联系.表现	发现（结果）	时间点	家族	等级型	观察性.OMAHA 系统	问卷调查.护理.OMAHA 问卷调查
28419-0	社会联系.知识	发现（结果）	时间点	家族	等级型	观察性.OMAHA 系统	问卷调查.护理.OMAHA 问卷调查
28420-8	社会联系.状态	发现（结果）	时间点	家族	等级型	观察性.OMAHA 系统	问卷调查.护理.OMAHA 问卷调查
28421-6	角色转换.表现	发现（结果）	时间点	家族	等级型	观察性.OMAHA 系统	问卷调查.护理.OMAHA 问卷调查
28422-4	角色转换.知识	发现（结果）	时间点	家族	等级型	观察性.OMAHA 系统	问卷调查.护理.OMAHA 问卷调查
2842-3	催乳激素	质量浓度	时间点	血清/血浆	定量型		化学
28423-2	角色转换.状态	发现（结果）	时间点	家族	等级型	观察性.OMAHA 系统	问卷调查.护理.OMAHA 问卷调查
28424-0	人际关系.知识	发现（结果）	时间点	家族	等级型	观察性.OMAHA 系统	问卷调查.护理.OMAHA 问卷调查
28425-7	人际关系.状态	发现（结果）	时间点	家族	等级型	观察性.OMAHA 系统	问卷调查.护理.OMAHA 问卷调查
28426-5	疏忽.表现	发现（结果）	时间点	家族	等级型	观察性.OMAHA 系统	问卷调查.护理.OMAHA 问卷调查
28427-3	精神性.表现	发现（结果）	时间点	家族	等级型	观察性.OMAHA 系统	问卷调查.护理.OMAHA 问卷调查
28428-1	精神性.知识	发现（结果）	时间点	家族	等级型	观察性.OMAHA 系统	问卷调查.护理.OMAHA 问卷调查

LOINC 代码	名称	属性	时间特征	系统	标尺类型	方法类型	分类
28429-9	精神性.状态	发现（结果）	时间点	家族	等级型	观察性.OMAHA 系统	问卷调查.护理.OMAHA 问卷调查
28430-7	悲痛.行为	发现（结果）	时间点	家族	等级型	观察性.OMAHA 系统	问卷调查.护理.OMAHA 问卷调查
2843-1	脯氨酸	质量浓度	时间点	脑脊液	定量型		化学
28431-5	悲痛.知识	发现（结果）	时间点	家族	等级型	观察性.OMAHA 系统	问卷调查.护理.OMAHA 问卷调查
28432-3	悲痛.状况	发现（结果）	时间点	家族	等级型	观察性.OMAHA 系统	问卷调查.护理.OMAHA 问卷调查
28433-1	精神健康.表现	发现（结果）	时间点	家族	等级型	观察性.OMAHA 系统	问卷调查.护理.OMAHA 问卷调查
28434-9	精神健康.知识	发现（结果）	时间点	家族	等级型	观察性.OMAHA 系统	问卷调查.护理.OMAHA 问卷调查
28435-6	精神健康.状态	发现（结果）	时间点	家族	等级型	观察性.OMAHA 系统	问卷调查.护理.OMAHA 问卷调查
28436-4	性.表现	发现（结果）	时间点	家族	等级型	观察性.OMAHA 系统	问卷调查.护理.OMAHA 问卷调查
28437-2	性.知识	发现（结果）	时间点	家族	等级型	观察性.OMAHA 系统	问卷调查.护理.OMAHA 问卷调查
28438-0	性.状态	发现（结果）	时间点	家族	等级型	观察性.OMAHA 系统	问卷调查.护理.OMAHA 问卷调查
28439-8	人际关系.表现	发现（结果）	时间点	家族	等级型	观察性.OMAHA 系统	问卷调查.护理.OMAHA 问卷调查
28440-6	照管/养育行为	发现（结果）	时间点	家族	等级型	观察性.OMAHA 系统	问卷调查.护理.OMAHA 问卷调查
28441-4	照管/养育知识	发现（结果）	时间点	家族	等级型	观察性.OMAHA 系统	问卷调查.护理.OMAHA 问卷调查
28442-2	照管/养育状况	发现（结果）	时间点	家族	等级型	观察性.OMAHA 系统	问卷调查.护理.OMAHA 问卷调查
28443-0	疏忽.知识	发现（结果）	时间点	家族	等级型	观察性.OMAHA 系统	问卷调查.护理.OMAHA 问卷调查
28444-8	忽略.状态	发现（结果）	时间点	家族	等级型	观察性.OMAHA 系统	问卷调查.护理.OMAHA 问卷调查

LOINC 代码	名称	属性	时间特征	系统	标尺类型	方法类型	分类
28445-5	滥用.行为	发现（结果）	时间点	家族	等级型	观察性.OMAHA 系统	问卷调查.护理.OMAHA 问卷调查
28446-3	滥用.知识	发现（结果）	时间点	家族	等级型	观察性.OMAHA 系统	问卷调查.护理.OMAHA 问卷调查
28447-1	滥用.状况	发现（结果）	时间点	家族	等级型	观察性.OMAHA 系统	问卷调查.护理.OMAHA 问卷调查
28448-9	生长与发育.行为	发现（结果）	时间点	家族	等级型	观察性.OMAHA 系统	问卷调查.护理.OMAHA 问卷调查
2844-9	脯氨酸	任意浓度	时间点	血清/血浆	等级型		化学
28449-7	生长与发育.知识	发现（结果）	时间点	家族	等级型	观察性.OMAHA 系统	问卷调查.护理.OMAHA 问卷调查
28450-5	生长与发育.状况	发现（结果）	时间点	家族	等级型	观察性.OMAHA 系统	问卷调查.护理.OMAHA 问卷调查
28451-3	听力.行为	发现（结果）	时间点	家族	等级型	观察性.OMAHA 系统	问卷调查.护理.OMAHA 问卷调查
28452-1	听力.状况	发现（结果）	时间点	家族	等级型	观察性.OMAHA 系统	问卷调查.护理.OMAHA 问卷调查
28453-9	视觉.表现	发现（结果）	时间点	家族	等级型	观察性.OMAHA 系统	问卷调查.护理.OMAHA 问卷调查
28454-7	视觉.知识	发现（结果）	时间点	家族	等级型	观察性.OMAHA 系统	问卷调查.护理.OMAHA 问卷调查
28455-4	视觉.状态	发现（结果）	时间点	家族	等级型	观察性.OMAHA 系统	问卷调查.护理.OMAHA 问卷调查
2845-6	脯氨酸	质量浓度	时间点	血清/血浆	定量型		化学
28456-2	言语与语言.表现	发现（结果）	时间点	家族	等级型	观察性.OMAHA 系统	问卷调查.护理.OMAHA 问卷调查
28457-0	言语与语言.知识	发现（结果）	时间点	家族	等级型	观察性.OMAHA 系统	问卷调查.护理.OMAHA 问卷调查
28458-8	言语与语言.状态	发现（结果）	时间点	家族	等级型	观察性.OMAHA 系统	问卷调查.护理.OMAHA 问卷调查
28459-6	出牙.行为	发现（结果）	时间点	家族	等级型	观察性.OMAHA 系统	问卷调查.护理.OMAHA 问卷调查
28460-4	出牙.知识	发现（结果）	时间点	家族	等级型	观察性.OMAHA 系统	问卷调查.护理.OMAHA 问卷调查

LOINC 代码	名称	属性	时间特征	系统	标尺类型	方法类型	分类
28461-2	出牙. 状况	发现（结果）	时间点	家族	等级型	观察性. OMAHA 系统	问卷调查. 护理. OMAHA 问卷调查
28462-0	认知. 行为	发现（结果）	时间点	家族	等级型	观察性. OMAHA 系统	问卷调查. 护理. OMAHA 问卷调查
28463-8	认知. 知识	发现（结果）	时间点	家族	等级型	观察性. OMAHA 系统	问卷调查. 护理. OMAHA 问卷调查
2846-4	脯氨酸	质量浓度	时间点	尿液	定量型		化学
28464-6	认知. 状况	发现（结果）	时间点	家族	等级型	观察性. OMAHA 系统	问卷调查. 护理. OMAHA 问卷调查
28465-3	疼痛. 表现	发现（结果）	时间点	家族	等级型	观察性. OMAHA 系统	问卷调查. 护理. OMAHA 问卷调查
28466-1	疼痛. 知识	发现（结果）	时间点	家族	等级型	观察性. OMAHA 系统	问卷调查. 护理. OMAHA 问卷调查
28467-9	疼痛. 状态	发现（结果）	时间点	家族	等级型	观察性. OMAHA 系统	问卷调查. 护理. OMAHA 问卷调查
28468-7	意识. 行为	发现（结果）	时间点	家族	等级型	观察性. OMAHA 系统	问卷调查. 护理. OMAHA 问卷调查
28469-5	意识. 知识	发现（结果）	时间点	家族	等级型	观察性. OMAHA 系统	问卷调查. 护理. OMAHA 问卷调查
28470-3	意识. 状况	发现（结果）	时间点	家族	等级型	观察性. OMAHA 系统	问卷调查. 护理. OMAHA 问卷调查
28471-1	皮肤. 表现	发现（结果）	时间点	家族	等级型	观察性. OMAHA 系统	问卷调查. 护理. OMAHA 问卷调查
2847-2	脯氨酸	质量速率	24 小时	尿液	定量型		化学
28472-9	皮肤. 知识	发现（结果）	时间点	家族	等级型	观察性. OMAHA 系统	问卷调查. 护理. OMAHA 问卷调查
28473-7	皮肤. 状态	发现（结果）	时间点	家族	等级型	观察性. OMAHA 系统	问卷调查. 护理. OMAHA 问卷调查
28474-5	神经-肌肉-骨骼机能. 表现	发现（结果）	时间点	家族	等级型	观察性. OMAHA 系统	问卷调查. 护理. OMAHA 问卷调查
28475-2	神经-肌肉-骨骼机能. 知识	发现（结果）	时间点	家族	等级型	观察性. OMAHA 系统	问卷调查. 护理. OMAHA 问卷调查
28476-0	神经-肌肉-骨骼机能. 状态	发现（结果）	时间点	家族	等级型	观察性. OMAHA 系统	问卷调查. 护理. OMAHA 问卷调查

LOINC 代码	名称	属性	时间特征	系统	标尺类型	方法类型	分类
28477-8	呼吸.表现	发现（结果）	时间点	家族	等级型	观察性.OMAHA 系统	问卷调查.护理.OMAHA 问卷调查
28478-6	呼吸.知识	发现（结果）	时间点	家族	等级型	观察性.OMAHA 系统	问卷调查.护理.OMAHA 问卷调查
28479-4	呼吸.状态	发现（结果）	时间点	家族	等级型	观察性.OMAHA 系统	问卷调查.护理.OMAHA 问卷调查
2848-0	脯氨酸二肽酶	催化含量	时间点	组织	定量型		化学
28480-2	循环.行为	发现（结果）	时间点	家族	等级型	观察性.OMAHA 系统	问卷调查.护理.OMAHA 问卷调查
28481-0	循环.知识	发现（结果）	时间点	家族	等级型	观察性.OMAHA 系统	问卷调查.护理.OMAHA 问卷调查
28482-8	循环.状况	发现（结果）	时间点	家族	等级型	观察性.OMAHA 系统	问卷调查.护理.OMAHA 问卷调查
28483-6	消化-水合作用.行为	发现（结果）	时间点	家族	等级型	观察性.OMAHA 系统	问卷调查.护理.OMAHA 问卷调查
28484-4	消化-水合作用.知识	发现（结果）	时间点	家族	等级型	观察性.OMAHA 系统	问卷调查.护理.OMAHA 问卷调查
28485-1	消化-水合作用.状况	发现（结果）	时间点	家族	等级型	观察性.OMAHA 系统	问卷调查.护理.OMAHA 问卷调查
28486-9	肠道功能.行为	发现（结果）	时间点	家族	等级型	观察性.OMAHA 系统	问卷调查.护理.OMAHA 问卷调查
28487-7	肠道功能.知识	发现（结果）	时间点	家族	等级型	观察性.OMAHA 系统	问卷调查.护理.OMAHA 问卷调查
28488-5	肠道功能.状况	发现（结果）	时间点	家族	等级型	观察性.OMAHA 系统	问卷调查.护理.OMAHA 问卷调查
28489-3	泌尿生殖系统功能.行为	发现（结果）	时间点	家族	等级型	观察性.OMAHA 系统	问卷调查.护理.OMAHA 问卷调查
28490-1	泌尿生殖系统功能.知识	发现（结果）	时间点	家族	等级型	观察性.OMAHA 系统	问卷调查.护理.OMAHA 问卷调查
28491-9	泌尿生殖系统功能.状况	发现（结果）	时间点	家族	等级型	观察性.OMAHA 系统	问卷调查.护理.OMAHA 问卷调查
28492-7	产前/产后.行为	发现（结果）	时间点	家族	等级型	观察性.OMAHA 系统	问卷调查.护理.OMAHA 问卷调查

LOINC 代码	名称	属性	时间特征	系统	标尺类型	方法类型	分类
28493-5	产前/产后. 状况	发现（结果）	时间点	家族	等级型	观察性. OMAHA 系统	问卷调查. 护理. OMAHA 问卷调查
28494-3	产前/产后. 知识	发现（结果）	时间点	家族	等级型	观察性. OMAHA 系统	问卷调查. 护理. OMAHA 问卷调查
28495-0	营养. 表现	发现（结果）	时间点	家族	等级型	观察性. OMAHA 系统	问卷调查. 护理. OMAHA 问卷调查
28496-8	营养. 知识	发现（结果）	时间点	家族	等级型	观察性. OMAHA 系统	问卷调查. 护理. OMAHA 问卷调查
28497-6	营养. 状态	发现（结果）	时间点	家族	等级型	观察性. OMAHA 系统	问卷调查. 护理. OMAHA 问卷调查
2849-8	丙酸盐	质量浓度	时间点	血清	定量型		化学
28498-4	睡眠与休息模式. 表现	发现（结果）	时间点	家族	等级型	观察性. OMAHA 系统	问卷调查. 护理. OMAHA 问卷调查
28499-2	睡眠与休息模式. 知识	发现（结果）	时间点	家族	等级型	观察性. OMAHA 系统	问卷调查. 护理. OMAHA 问卷调查
28500-7	睡眠与休息模式. 状态	发现（结果）	时间点	家族	等级型	观察性. OMAHA 系统	问卷调查. 护理. OMAHA 问卷调查
28501-5	体力活动. 表现	发现（结果）	时间点	家族	等级型	观察性. OMAHA 系统	问卷调查. 护理. OMAHA 问卷调查
28502-3	体力活动. 知识	发现（结果）	时间点	家族	等级型	观察性. OMAHA 系统	问卷调查. 护理. OMAHA 问卷调查
28503-1	体力活动. 状态	发现（结果）	时间点	家族	等级型	观察性. OMAHA 系统	问卷调查. 护理. OMAHA 问卷调查
28504-9	个人生活自理. 表现	发现（结果）	时间点	家族	等级型	观察性. OMAHA 系统	问卷调查. 护理. OMAHA 问卷调查
28505-6	个人生活自理. 知识	发现（结果）	时间点	家族	等级型	观察性. OMAHA 系统	问卷调查. 护理. OMAHA 问卷调查
2850-6	丙酰 CO-A 羧化酶	催化含量	时间点	组织	定量型		化学
28506-4	个人生活自理. 状态	发现（结果）	时间点	家族	等级型	观察性. OMAHA 系统	问卷调查. 护理. OMAHA 问卷调查
28507-2	物质使用. 表现	发现（结果）	时间点	家族	等级型	观察性. OMAHA 系统	问卷调查. 护理. OMAHA 问卷调查
28508-0	物质使用. 知识	发现（结果）	时间点	家族	等级型	观察性. OMAHA 系统	问卷调查. 护理. OMAHA 问卷调查

LOINC 代码	名称	属性	时间特征	系统	标尺类型	方法类型	分类
28509-8	物质使用.状态	发现（结果）	时间点	家族	等级型	观察性.OMAHA 系统	问卷调查.护理.OMAHA 问卷调查
28510-6	计划生育.行为	发现（结果）	时间点	家族	等级型	观察性.OMAHA 系统	问卷调查.护理.OMAHA 问卷调查
28511-4	计划生育.知识	发现（结果）	时间点	家族	等级型	观察性.OMAHA 系统	问卷调查.护理.OMAHA 问卷调查
28512-2	计划生育.状况	发现（结果）	时间点	家族	等级型	观察性.OMAHA 系统	问卷调查.护理.OMAHA 问卷调查
28513-0	卫生保健监督.行为	发现（结果）	时间点	家族	等级型	观察性.OMAHA 系统	问卷调查.护理.OMAHA 问卷调查
2851-4	前列腺素 E	质量浓度	时间点	血浆	定量型		化学
28514-8	卫生保健监督.知识	发现（结果）	时间点	家族	等级型	观察性.OMAHA 系统	问卷调查.护理.OMAHA 问卷调查
28515-5	卫生保健监督.状况	发现（结果）	时间点	家族	等级型	观察性.OMAHA 系统	问卷调查.护理.OMAHA 问卷调查
28516-3	药物服法.表现	发现（结果）	时间点	家族	等级型	观察性.OMAHA 系统	问卷调查.护理.OMAHA 问卷调查
28517-1	药物服法.知识	发现（结果）	时间点	家族	等级型	观察性.OMAHA 系统	问卷调查.护理.OMAHA 问卷调查
28518-9	药物服法.状态	发现（结果）	时间点	家族	等级型	观察性.OMAHA 系统	问卷调查.护理.OMAHA 问卷调查
28519-7	技术流程.表现	发现（结果）	时间点	家族	等级型	观察性.OMAHA 系统	问卷调查.护理.OMAHA 问卷调查
28520-5	技术流程.知识	发现（结果）	时间点	家族	等级型	观察性.OMAHA 系统	问卷调查.护理.OMAHA 问卷调查
28521-3	技术流程.状态	发现（结果）	时间点	家族	等级型	观察性.OMAHA 系统	问卷调查.护理.OMAHA 问卷调查
2852-2	前列腺素 E1	质量浓度	时间点	血清/血浆	定量型		化学
28522-1	收入.状态	发现（结果）	时间点	家族	等级型	观察性.OMAHA 系统	问卷调查.护理.OMAHA 问卷调查
28523-9	不符合液体容积	发现（结果）	时间点	病人	等级型	观察性.CCC	问卷调查.护理.家庭医疗保健分类问卷调查

LOINC 代码	名称	属性	时间特征	系统	标尺类型	方法类型	分类
28524-7	不符合药物服法	发现（结果）	时间点	病人	等级型	观察性.CCC	问卷调查.护理.家庭医疗保健分类问卷调查
28525-4	社会化改变	发现（结果）	时间点	病人	等级型	观察性.CCC	问卷调查.护理.家庭医疗保健分类问卷调查
28526-2	皮肤完整性改变	发现（结果）	时间点	皮肤	等级型	观察性.CCC	问卷调查.护理.家庭医疗保健分类问卷调查
28527-0	窘迫的家庭	发现（结果）	时间点	病人	等级型	报告.艾滋病病毒感染者	问卷调查.护理.关于艾滋病病毒感染者的问卷调查
28528-8	没有良好的教堂体验	发现（结果）	时间点	病人	等级型	报告.艾滋病病毒感染者	问卷调查.护理.关于艾滋病病毒感染者的问卷调查
28529-6	源于家庭的力量	发现（结果）	时间点	病人	等级型	报告.艾滋病病毒感染者	问卷调查.护理.关于艾滋病病毒感染者的问卷调查
2853-0	前列腺素 E2	质量浓度	时间点	血清	定量型		化学
28530-4	家庭能够完成需要完成的事情	发现（结果）	时间点	病人	等级型	报告.艾滋病病毒感染者	问卷调查.护理.关于艾滋病病毒感染者的问卷调查
28531-2	我的家乡（对我）意义重大	发现（结果）	时间点	病人	等级型	报告.艾滋病病毒感染者	问卷调查.护理.关于艾滋病病毒感染者的问卷调查
28532-0	生活无目的	发现（结果）	时间点	病人	等级型	报告.艾滋病病毒感染者	问卷调查.护理.关于艾滋病病毒感染者的问卷调查
28533-8	产前/产后.知识	发现（结果）	时间点	病人	等级型	观察性.OMAHA 系统	问卷调查.护理.OMAHA 问卷调查
28534-6	沐浴	发现（结果）	时间点	病人	等级型	观察性质量审核指标	问卷调查.护理.质量审核指标问卷调查
28535-3	收入.知识	发现（结果）	时间点	家族	等级型	观察性.OMAHA 系统	问卷调查.护理.OMAHA 问卷调查
28536-1	收入.表现	发现（结果）	时间点	家族	等级型	观察性.OMAHA 系统	问卷调查.护理.OMAHA 问卷调查

LOINC 代码	名称	属性	时间特征	系统	标尺类型	方法类型	分类
28537-9	听力.知识	发现（结果）	时间点	家族	等级型	观察性.OMAHA 系统	问卷调查.护理.OMAHA 问卷调查
28538-7	腹痛	发现（结果）	时间点	病人	等级型	报告的.HIV 感染者症状与体征列表	问卷调查.护理.用于 HIV 感染者问卷调查的症状与体征列表
28539-5	红细胞平均细胞血红蛋白	实体质量	时间点	红细胞	定量型		血液学/细胞分类计数
28540-3	红细胞平均细胞血红蛋白浓度	质量浓度	时间点	红细胞	定量型		血液学/细胞分类计数
28541-1	晚幼粒细胞/100 白细胞	数量或计数分数	时间点	全血	定量型		血液学/细胞分类计数
28542-9	血小板平均体积	实体容积	时间点	全血	定量型		血液学/细胞分类计数
28543-7	嗜碱粒细胞/100 白细胞	数量或计数分数	时间点	体液	定量型		血液学/细胞分类计数
28544-5	间皮细胞/100 白细胞	数量或计数分数	时间点	体液	定量型		血液学/细胞分类计数
28545-2	粘液	单位面积数量或计数	时间点	尿沉渣	定量型	光学显微镜检查.低倍视野	尿液分析
28546-0	脑膜炎奈瑟菌 A Ab. IgG	质量浓度	时间点	血清	定量型	酶免疫分析	微生物学
28547-8	脑膜炎奈瑟菌 C Ab. IgG	质量浓度	时间点	血清	定量型	酶免疫分析	微生物学
2854-8	前列腺素 F	质量浓度	时间点	血浆	定量型		化学
28548-6	肺炎支原体 Ab	稀释系数、稀释倍数（滴度）	时间点	脑脊液	定量型	补体结合试验	微生物学
28549-4	耶尔森菌 sp，已鉴定的	存在与否或身份标识	时间点	大便	名义型	微生物特异性培养	微生物学
28550-2	皮质醇	任意浓度	时间点	尿液	等级型		化学
28551-0	膀胱肿瘤 Ag	任意浓度	时间点	尿液	定量型	酶免疫分析	血清学
28552-8	草本支孢霉 Ab. IgM	任意浓度	时间点	血清	定量型		变态反应
28553-6	肺炎双球菌 6a＋6b Ab^第 1 份标本	质量浓度	时间点	血清	定量型		微生物学
28554-4	甘油三酯	任意浓度	时间点	血清/血浆	等级型		化学
2855-5	前列腺素 F2	质量浓度	时间点	血清	定量型		化学
28555-1	尼古丁＋可替宁	任意浓度	时间点	尿液	等级型	确认试验	药物水平/毒理学
28556-9	沙眼衣原体 D＋K Ab. IgG	稀释系数、稀释倍数（滴度）	时间点	血清	定量型	免疫荧光	微生物学
28557-7	沙眼衣原体 D＋K Ab. IgA	稀释系数、稀释倍数（滴度）	时间点	血清	定量型	免疫荧光	微生物学
28558-5	沙眼衣原体 D＋K Ab. IgM	稀释系数、稀释倍数（滴度）	时间点	血清	定量型	免疫荧光	微生物学
28559-3	血红蛋白 A2	任意浓度	时间点	全血	等级型		血液学/细胞分类计数
28560-1	神经元线形蛋白	质量浓度	时间点	脑脊液	定量型		血清学
28561-9	多重视图	发现（结果）	时间点	骨盆	叙述型	X 射线检查	放射医学

LOINC 代码	名称	属性	时间特征	系统	标尺类型	方法类型	分类
28562-7	图表小节	复杂	—	病人	集合型		信息附件.临床报告
2856-3	前列腺素	质量浓度	时间点	血清	定量型		化学
28563-5	护理人员记录	复杂	—	病人	集合型		信息附件.临床报告
28564-3	多重视图	发现（结果）	时间点	颅骨	叙述型	X射线检查	放射医学
28565-0	多重视图	发现（结果）	时间点	膝	叙述型	X射线检查	放射医学
28566-8	多切面	发现（结果）	时间点	脊柱	叙述型	计算机X射线断层造影术	放射医学
28567-6	多重视图	发现（结果）	时间点	肱骨	叙述型	X射线检查	放射医学
28568-4	就诊记录	发现（结果）	时间点	急诊	文档型	医师	信息附件.临床报告
28569-2	后继评价记录	发现（结果）	时间点	{设置}	文档型	会诊医师；顾问医师	信息附件.临床报告
285-7	亚胺培南＋西司他丁	药物敏感度	时间点	分离物＋血清	等级型	测序分型	抗生素敏感性
28570-0	操作记录	发现（结果）	时间点	{设置}	文档型	{提供者}	信息附件.临床报告
2857-1	前列腺特异性 Ag	质量浓度	时间点	血清/血浆	定量型		化学
28571-8	就诊记录	发现（结果）	时间点	病人	文档型	言语矫治	信息附件.临床报告
28572-6	初始评估记录	发现（结果）	时间点	{设置}	文档型	牙科	信息附件.临床报告
28573-4	外科手术记录	发现（结果）	时间点	{设置}	文档型	医师	信息附件.临床报告
28574-2	出院记录	发现（结果）	时间点	{设置}	文档型	{提供者}	信息附件.临床报告
28575-9	进展记录	发现（结果）	时间点	病人	文档型	正式护士	信息附件.临床报告
28576-7	多切面	发现（结果）	时间点	XXX关节	叙述型	核磁共振成像	放射医学
28577-5	操作记录	发现（结果）	时间点	{设置}	文档型	牙科	信息附件.临床报告
28578-3	就诊记录	发现（结果）	时间点	病人	文档型	作业疗法	信息附件.临床报告
28579-1	就诊记录	发现（结果）	时间点	{设置}	文档型	物理疗法	信息附件.临床报告
28580-9	进展记录	发现（结果）	时间点	病人	文档型	按摩技士	信息附件.临床报告
28581-7	初始评估记录	发现（结果）	时间点	{设置}	文档型	按摩技士	信息附件.临床报告
28582-5	多重视图	发现（结果）	时间点	手	叙述型	X射线检查	放射医学
28583-3	外科手术记录	发现（结果）	时间点	{设置}	文档型	牙科	信息附件.临床报告
28584-1	2-羰基已二酸/肌酐	比率	时间点	尿液	定量型		化学
28585-8	4-羟基乙酸苯酯/肌酐	比率	时间点	尿液	定量型		药物水平/毒理学
28586-6	4-羟基苯乳酸/肌酐	比率	时间点	尿液	定量型		化学

LOINC 代码	名称	属性	时间特征	系统	标尺类型	方法类型	分类
28587-4	苯甲酸盐/肌酐	比率	时间点	尿液	定量型		药物水平/毒理学
28588-2	β丙氨酸/肌酐	比率	时间点	尿液	定量型		化学
2858-9	蛋白质.CSF/蛋白质.血清	相对质量浓度	时间点	血清＋脑脊液	定量型		化学
28589-0	肉碱酯/肌酐	比率	时间点	尿液	定量型		化学
28590-8	α氨基丁酸/肌酐	比率	时间点	尿液	定量型		化学
28591-6	氨基β胍基丙酸/肌酐	比率	时间点	尿液	定量型		化学
28592-4	β氨基己二酸/肌酐	比率	时间点	尿液	定量型		化学
28593-2	γ氨基丁酸/肌酐	比率	时间点	尿液	定量型		化学
28594-0	3-甲基组氨酸/肌酐	比率	时间点	尿液	定量型		化学
28595-7	牛磺酸/肌酐	比率	时间点	尿液	定量型		化学
28596-5	鹅肌肽/肌酐	比率	时间点	尿液	定量型		化学
2859-7	蛋白质激酶	催化浓度	时间点	血清	定量型		化学
28597-3	肌肽/肌酐	比率	时间点	尿液	定量型		化学
28598-1	α氨基己二酸/肌酐	比率	时间点	尿液	定量型		化学
28599-9	胱硫醚/肌酐	比率	时间点	尿液	定量型		化学
28600-5	磷酸丝氨酸/肌酐	比率	时间点	尿液	定量型		化学
28601-3	羟基脯氨酸/肌酐	比率	时间点	尿液	定量型		化学
28602-1	β氨基异丁酸/肌酐	比率	时间点	尿液	定量型		化学
28603-9	天冬酰胺/肌酐	比率	时间点	尿液	定量型		化学
28604-7	磷酸乙醇胺/肌酐	比率	时间点	尿液	定量型		化学
2860-5	蛋白质氮	质量速率	24 小时	尿液	定量型		化学
28605-4	乙醇胺/肌酐	比率	时间点	尿液	定量型		化学
28606-2	1-甲基组氨酸/肌酐	比率	时间点	尿液	定量型		化学
28607-0	犬细小病毒 Ab	任意浓度	时间点	大便	等级型	血凝抑制试验	微生物学
28608-8	色氨酸/肌酐	比率	时间点	尿液	定量型		化学
28609-6	α氨基丁酸/肌酐	比率	24 小时	尿液	定量型		化学
28610-4	肌氨酸/肌酐	比率	时间点	尿液	定量型		化学
28611-2	氨基β胍基丙酸/肌酐	比率	时间点	尿液	定量型		化学
28612-0	军团菌 sp Ab. IgM	稀释系数、稀释倍数（滴度）	时间点	血清	定量型	免疫荧光	微生物学
2861-3	白蛋白	质量浓度	时间点	脑脊液	定量型	电泳	化学
28613-8	多重视图	发现（结果）	时间点	脊柱	叙述型	X 射线检查	放射医学
28614-6	多切面	发现（结果）	时间点	肝脏	叙述型	超声	放射医学
28615-3	听力学检查	发现（结果）	—	病人	文档型		信息附件.临床报告
28616-1	转移总结记录	发现（结果）	时间点	{设置}	文档型	医师	信息附件.临床报告
28617-9	后继评价记录	发现（结果）	时间点	{设置}	文档型	牙科	信息附件.临床报告
28618-7	就诊记录	发现（结果）	时间点	{设置}	文档型	牙科	信息附件.临床报告
28619-5	眼科学研究	复杂	—	病人	集合型		信息附件.临床报告
28620-3	泌尿学研究	复杂	—	病人	集合型		信息附件.临床报告
2862-1	白蛋白	质量浓度	时间点	血清/血浆	定量型	电泳	化学
28621-1	初始评估记录	发现（结果）	时间点	{设置}	文档型	正式护士	信息附件.临床报告

LOINC代码	名称	属性	时间特征	系统	标尺类型	方法类型	分类
28622-9	出院评估记录	发现（结果）	时间点	{设置}	文档型	护理	信息附件.临床报告
28623-7	后继评价记录	发现（结果）	时间点	{设置}	文档型	护理	信息附件.临床报告
28624-5	外科手术记录	发现（结果）	时间点	{设置}	文档型	脚医学	信息附件.临床报告
28625-2	操作记录	发现（结果）	时间点	{设置}	文档型	脚医学	信息附件.临床报告
28626-0	既往史与体征记录	发现（结果）	时间点	{设置}	文档型	医师	信息附件.临床报告
28627-8	后继评价记录	发现（结果）	时间点	{设置}	文档型	精神病学	信息附件.临床报告
28628-6	就诊记录	发现（结果）	时间点	病人	文档型	精神病学	信息附件.临床报告
28629-4	视野检查法研究	发现（结果）	时间点	病人	多样型	*	信息附件.临床报告
28630-2	眼压测量检查	发现（结果）	时间点	病人	多样型	*	信息附件.临床报告
28631-0	视觉敏锐度检查	发现（结果）	时间点	病人	多样型	*	信息附件.临床报告
28632-8	隐斜视检查	发现（结果）	时间点	病人	多样型	*	信息附件.临床报告
28633-6	研究报告	发现（结果）	时间点	病人	文档型	多导睡眠描记仪	信息附件.临床报告
28634-4	杂项研究	复杂	—	病人	集合型		信息附件.临床报告
28635-1	初始评估记录	发现（结果）	时间点	{设置}	文档型	精神病学	信息附件.临床报告
28636-9	初始评估记录	发现（结果）	时间点	{设置}	文档型	{提供者}	信息附件.临床报告
28637-7	碱缺失	摩尔浓度	时间点	脐带静脉全血	定量型		化学
28638-5	碱剩余	摩尔浓度	时间点	脐带动脉全血	定量型		化学
2863-9	白蛋白	质量浓度	时间点	关节液	定量型	电泳	化学
28639-3	碱剩余	摩尔浓度	时间点	脐带静脉全血	定量型		化学
28640-1	碳酸氢盐	摩尔浓度	时间点	脐带动脉全血	定量型		化学
28641-9	碳酸氢盐	摩尔浓度	时间点	脐带静脉全血	定量型		化学
28642-7	氧饱和度	摩尔分数	时间点	脐带动脉全血	定量型		化学
28643-5	氧饱和度	摩尔分数	时间点	脐带静脉全血	定量型		化学
28644-3	二氧化碳	压力或压强（局部性）	时间点	脐带动脉全血	定量型		化学
28645-0	二氧化碳	压力或压强（局部性）	时间点	脐带静脉全血	定量型		化学

LOINC 代码	名称	属性	时间特征	系统	标尺类型	方法类型	分类
28646-8	pH	摩尔浓度	时间点	脐带动脉全血	定量型		化学
2864-7	α1 球蛋白	质量浓度	时间点	脑脊液	定量型	电泳	化学
28647-6	pH	摩尔浓度	时间点	脐带静脉全血	定量型		化学
28648-4	氧	压力或压强（局部性）	时间点	脐带动脉全血	定量型		化学
28649-2	氧	压力或压强（局部性）	时间点	脐带静脉全血	定量型		化学
286-5	异烟肼	药物敏感度	时间点	分离物	定量型	最小致死浓度	抗生素敏感性
28650-0	临床记录与图表小节	复杂	—	病人	集合型		信息附件.临床报告
28651-8	转移总结记录	发现（结果）	时间点	{设置}	文档型	护理	信息附件.临床报告
28652-6	类肝素	任意浓度	时间点	贫血小板血浆	定量型	显色	凝血功能检查
28653-4	就诊记录	发现（结果）	时间点	{设置}	文档型	社会公益服务	信息附件.临床报告
2865-4	α1 球蛋白	质量浓度	时间点	血清/血浆	定量型	电泳	化学
28654-2	初始评估记录	发现（结果）	时间点	{设置}	文档型	主治医师	信息附件.临床报告
28655-9	出院小结记录	发现（结果）	时间点	{设置}	文档型	主治医师	信息附件.临床报告
28656-7	后继评价记录	发现（结果）	时间点	{设置}	文档型	社会公益服务	信息附件.临床报告
28657-5	凝血因子 X 激活的实际值/正常值	相对催化浓度	时间点	贫血小板血浆	定量型	显色	凝血功能检查
28658-3	纤溶酶抑制剂实际值/正常值	相对质量浓度	时间点	贫血小板血浆	定量型	免疫学	凝血功能检查
28659-1	前激肽释放酶实际值/正常值	相对催化浓度	时间点	贫血小板血浆	定量型	显色	凝血功能检查
28660-9	纤溶酶原实际值/正常值	相对催化浓度	时间点	贫血小板血浆	定量型	显色	凝血功能检查
28661-7	瞳距.双目	长度	时间点	眼	定量型	自动验光仪.视网膜检影法	眼睛.屈光度
2866-2	α1 球蛋白	质量浓度	时间点	关节液	定量型	电泳	化学
28662-5	验光 注释	印象/检查结果的解释	时间点	眼	叙述型	自动验光仪.视网膜检影法	眼睛.屈光度
28663-3	球距	逆向长度	时间点	眼.右侧	定量型	综合验光仪	眼睛.屈光度
28664-1	圆柱距离	逆向长度	时间点	眼.右侧	定量型	综合验光仪	眼睛.屈光度
28665-8	轴距离	角度	时间点	眼.右侧	定量型	综合验光仪	眼睛.屈光度
28666-6	HSA 距离	长度	时间点	眼.右侧	定量型	综合验光仪	眼睛.屈光度
28667-4	视觉敏锐度距离	长度	时间点	眼.右侧	定量型	综合验光仪	眼睛.屈光度
28668-2	球距	逆向长度	时间点	眼.左侧	定量型	综合验光仪	眼睛.屈光度
28669-0	圆柱距离	逆向长度	时间点	眼.左侧	定量型	综合验光仪	眼睛.屈光度
2867-0	α2 球蛋白	质量浓度	时间点	脑脊液	定量型	电泳	化学

LOINC 代码	名称	属性	时间特征	系统	标尺类型	方法类型	分类
28670-8	角膜压痕深度	长度	时间点	眼.右侧	定量型	眼压测量法.Goldmannappl	眼睛.眼压测量法
28671-6	角膜压痕深度	长度	时间点	眼.左侧	定量型	眼压测量法.Goldmannappl	眼睛.眼压测量法
28672-4	眼压测量时间	时间戳、时间标记	时间点	眼	定量型		眼睛.眼压测量法
28673-2	眼压测量注释	印象/检查结果的解释	时间点	眼	叙述型	眼压测量法	眼睛.眼压测量法
28674-0	角膜压痕深度	长度	时间点	眼.右侧	定量型	眼压测量法.不接触	眼睛.眼压测量法
28675-7	角膜压痕深度	长度	时间点	眼.左侧	定量型	眼压测量法.不接触	眼睛.眼压测量法
28676-5	球	逆向长度	时间点	眼.右侧	定量型	自动验光仪.手工	眼睛.屈光度
28677-3	圆柱	逆向长度	时间点	眼.右侧	定量型	自动验光仪.手工	眼睛.屈光度
28678-1	轴	角度	时间点	眼.右侧	定量型	自动验光仪.手工	眼睛.屈光度
28679-9	视觉敏锐度	长度比率	时间点	眼.右侧	定量型	自动验光仪.手工	眼睛.屈光度
28680-7	球	逆向长度	时间点	眼.左侧	定量型	自动验光仪.手工	眼睛.屈光度
28681-5	圆柱	逆向长度	时间点	眼.左侧	定量型	自动验光仪.手工	眼睛.屈光度
28682-3	轴	角度	时间点	眼.左侧	定量型	自动验光仪.手工	眼睛.屈光度
28683-1	视觉敏锐度	长度比率	时间点	眼.左侧	定量型	自动验光仪.手工	眼睛.屈光度
28684-9	视觉敏锐度.双目	长度比率	时间点	眼	定量型	自动验光仪.手工	眼睛.屈光度
28685-6	瞳距.双目	长度	时间点	眼	定量型	自动验光仪.手工	眼睛.屈光度
28686-4	验光 注释	印象/检查结果的解释	时间点	眼	叙述型	自动验光仪.手工	眼睛.屈光度
28687-2	球	逆向长度	时间点	眼.右侧	定量型	自动验光仪.自动	眼睛.屈光度
2868-8	α2 球蛋白	质量浓度	时间点	血清/血浆	定量型	电泳	化学
28688-0	圆柱	逆向长度	时间点	眼.右侧	定量型	自动验光仪.自动	眼睛.屈光度
28689-8	轴	角度	时间点	眼.右侧	定量型	自动验光仪.自动	眼睛.屈光度
28690-6	视觉敏锐度	长度比率	时间点	眼.右侧	定量型	自动验光仪.自动	眼睛.屈光度
28691-4	球	逆向长度	时间点	眼.左侧	定量型	自动验光仪.自动	眼睛.屈光度
28692-2	圆柱	逆向长度	时间点	眼.左侧	定量型	自动验光仪.自动	眼睛.屈光度

LOINC 代码	名称	属性	时间特征	系统	标尺类型	方法类型	分类
28693-0	轴	角度	时间点	眼.左侧	定量型	自动验光仪.自动	眼睛.屈光度
28694-8	视觉敏锐度	长度比率	时间点	眼.左侧	定量型	自动验光仪.自动	眼睛.屈光度
28695-5	视觉敏锐度.双目	长度比率	时间点	眼	定量型	自动验光仪.自动	眼睛.屈光度
2869-6	α2 球蛋白	质量浓度	时间点	关节液	定量型	电泳	化学
28696-3	瞳距.双目	长度	时间点	眼	定量型	自动验光仪.自动	眼睛.屈光度
28697-1	验光 注释	印象/检查结果的解释	时间点	眼	叙述型	自动验光仪.自动	眼睛.屈光度
28698-9	球	逆向长度	时间点	眼.右侧	定量型	自动验光仪.视网膜检影法	眼睛.屈光度
28699-7	圆柱	逆向长度	时间点	眼.右侧	定量型	自动验光仪.视网膜检影法	眼睛.屈光度
28700-3	轴	角度	时间点	眼.右侧	定量型	自动验光仪.视网膜检影法	眼睛.屈光度
28701-1	视觉敏锐度	长度比率	时间点	眼.右侧	定量型	自动验光仪.视网膜检影法	眼睛.屈光度
28702-9	球	逆向长度	时间点	眼.左侧	定量型	自动验光仪.视网膜检影法	眼睛.屈光度
28703-7	圆柱	逆向长度	时间点	眼.左侧	定量型	自动验光仪.视网膜检影法	眼睛.屈光度
2870-4	β球蛋白	质量浓度	时间点	脑脊液	定量型	电泳	化学
28704-5	轴	角度	时间点	眼.左侧	定量型	自动验光仪.视网膜检影法	眼睛.屈光度
28705-2	视觉敏锐度	长度比率	时间点	眼.左侧	定量型	自动验光仪.视网膜检影法	眼睛.屈光度
28706-0	视觉敏锐度.双目	长度比率	时间点	眼	定量型	自动验光仪.视网膜检影法	眼睛.屈光度
28707-8	轴度数距离	角度	时间点	眼.左侧	定量型	综合验光仪	眼睛.屈光度
28708-6	棱镜基距	逆向长度	时间点	眼.左侧	定量型	综合验光仪	眼睛.屈光度
28709-4	HSA 距离	长度	时间点	眼.左侧	定量型	综合验光仪	眼睛.屈光度
28710-2	视觉敏锐度距离	长度	时间点	眼.左侧	定量型	综合验光仪	眼睛.屈光度
28711-0	视觉敏锐度距离.双目	长度	时间点	眼	定量型	综合验光仪	眼睛.屈光度
2871-2	β球蛋白	质量浓度	时间点	血清/血浆	定量型	电泳	化学
28712-8	球 N1	逆向长度	时间点	眼.右侧	定量型	综合验光仪	眼睛.屈光度
28713-6	圆柱 N1	逆向长度	时间点	眼.右侧	定量型	综合验光仪	眼睛.屈光度
28714-4	轴度数 N1	角度	时间点	眼.右侧	定量型	综合验光仪	眼睛.屈光度
28715-1	球 N2	逆向长度	时间点	眼.右侧	定量型	综合验光仪	眼睛.屈光度

LOINC 代码	名称	属性	时间特征	系统	标尺类型	方法类型	分类
28716-9	圆柱 N2	逆向长度	时间点	眼.右侧	定量型	综合验光仪	眼睛.屈光度
28717-7	轴度数 N2	角度	时间点	眼.右侧	定量型	综合验光仪	眼睛.屈光度
28718-5	HSA N	长度	时间点	眼.右侧	定量型	综合验光仪	眼睛.屈光度
28719-3	视觉敏锐度 N	长度比率	时间点	眼.右侧	定量型	综合验光仪	眼睛.屈光度
2872-0	β球蛋白	质量浓度	时间点	关节液	定量型	电泳	化学
28720-1	增加 1	逆向长度	时间点	眼.右侧	定量型	综合验光仪	眼睛.屈光度
28721-9	增加 1.双目	逆向长度	时间点	眼	定量型	综合验光仪	眼睛.屈光度
28722-7	增加 2	逆向长度	时间点	眼.右侧	定量型	综合验光仪	眼睛.屈光度
28723-5	增加 2.双目	逆向长度	时间点	眼	定量型	综合验光仪	眼睛.屈光度
28724-3	球 N1	逆向长度	时间点	眼.左侧	定量型	综合验光仪	眼睛.屈光度
28725-0	圆柱 N1	逆向长度	时间点	眼.左侧	定量型	综合验光仪	眼睛.屈光度
28726-8	轴度数 N	角度	时间点	眼.左侧	定量型	综合验光仪	眼睛.屈光度
28727-6	球 N2	逆向长度	时间点	眼.左侧	定量型	综合验光仪	眼睛.屈光度
28728-4	圆柱 N2	逆向长度	时间点	眼.左侧	定量型	综合验光仪	眼睛.屈光度
28729-2	轴度数 N2	角度	时间点	眼.左侧	定量型	综合验光仪	眼睛.屈光度
287-3	异烟肼	药物敏感度	时间点	分离物	定量或等级型	最小抑制浓度	抗生素敏感性
28730-0	HSA N	长度	时间点	眼.左侧	定量型	综合验光仪	眼睛.屈光度
28731-8	视觉敏锐度 N LI	长度比率	时间点	眼	定量型	综合验光仪	眼睛.屈光度
28732-6	增加 1	逆向长度	时间点	眼.左侧	定量型	综合验光仪	眼睛.屈光度
28733-4	增加 2	逆向长度	时间点	眼.左侧	定量型	综合验光仪	眼睛.屈光度
28734-2	距离注释	印象/检查结果的解释	时间点	眼.右侧	叙述型	综合验光仪	眼睛.屈光度
28735-9	距离注释	印象/检查结果的解释	时间点	眼.左侧	叙述型	综合验光仪	眼睛.屈光度
28736-7	注释 N	印象/检查结果的解释	时间点	眼.左侧	叙述型	综合验光仪	眼睛.屈光度
28737-5	视觉敏锐度 N.双目	长度比率	时间点	眼	定量型	综合验光仪	眼睛.屈光度
2873-8	γ球蛋白	质量浓度	时间点	脑脊液	定量型	电泳	化学
28738-3	距离标志	长度	时间点	眼.右侧	定量型	综合验光仪	眼睛.屈光度
28739-1	距离标志	长度	时间点	眼.左侧	定量型	综合验光仪	眼睛.屈光度
28740-9	距离标志.双目	长度	时间点	眼	定量型	综合验光仪	眼睛.屈光度
28741-7	红绿平衡	类型	时间点	眼.右侧	名义型	综合验光仪	眼睛.屈光度
28742-5	红绿平衡	类型	时间点	眼.左侧	名义型	综合验光仪	眼睛.屈光度
28743-3	红绿平衡.双目的	类型	时间点	眼	名义型	综合验光仪	眼睛.屈光度
28744-1	偏振	存在与否或身份标识	时间点	眼.右侧	名义型	综合验光仪	眼睛.屈光度
28745-8	偏振	存在与否或身份标识	时间点	眼.左侧	名义型	综合验光仪	眼睛.屈光度
2874-6	γ球蛋白	质量浓度	时间点	血清/血浆	定量型	电泳	化学
28746-6	偏振.双目	存在与否或身份标识	时间点	眼	名义型	综合验光仪	眼睛.屈光度
28747-4	视觉.双目	存在与否或身份标识	时间点	眼	名义型	综合验光仪	眼睛.屈光度
28748-2	调节宽度.绝对值	逆向长度	时间点	眼.右侧	定量型	手持式视力计	眼睛.屈光度
28749-0	调节宽度.绝对值	逆向长度	时间点	眼.左侧	定量型	手持式视力计	眼睛.屈光度
28750-8	调节宽度.相对值	逆向长度	时间点	眼	定量型	手持式视力计	眼睛.屈光度
28751-6	调节宽度.测量值 1	长度	时间点	眼	定量型	手持式视力计	眼睛.屈光度
28752-4	调节宽度.测量值 2	长度	时间点	眼	定量型	手持式视力计	眼睛.屈光度
2875-3	γ球蛋白	质量浓度	时间点	关节液	定量型	电泳	化学
28753-2	调节宽度.测量值 3	长度	时间点	眼	定量型	手持式视力计	眼睛.屈光度

LOINC 代码	名称	属性	时间特征	系统	标尺类型	方法类型	分类
28754-0	调节宽度.绝对值	逆向长度	时间点	眼.右侧	定量型	负镜片	眼睛.屈光度
28755-7	调节宽度.绝对值	逆向长度	时间点	眼.左侧	定量型	负镜片	眼睛.屈光度
28756-5	调节宽度.相对值	逆向长度	时间点	眼	定量型	负镜片	眼睛.屈光度
28757-3	调节宽度.测量值 1	长度	时间点	眼	定量型	负镜片	眼睛.屈光度
28758-1	调节宽度.测量值 2	长度	时间点	眼	定量型	负镜片	眼睛.屈光度
28759-9	调节宽度.测量值 3	长度	时间点	眼	定量型	负镜片	眼睛.屈光度
28760-7	调节宽度.绝对值	逆向长度	时间点	眼.右侧	定量型		眼睛.屈光度
2876-1	前白蛋白	质量浓度	时间点	脑脊液	定量型	电泳	化学
28761-5	调节宽度.绝对值	逆向长度	时间点	眼.左侧	定量型		眼睛.屈光度
28762-3	调节宽度.相对值	逆向长度	时间点	眼	定量型		眼睛.屈光度
28763-1	调节宽度.测量值	长度	时间点	眼	定量型		眼睛.屈光度
28764-9	隐斜视	存在与否或身份标识	时间点	眼	名义型	Worth 试验	眼睛.隐斜视
28765-6	隐斜视	存在与否或身份标识	时间点	眼	名义型	Schober 试验	眼睛.隐斜视
28766-4	隐斜视	存在与否或身份标识	时间点	眼	名义型	Bagolini 试验	眼睛.隐斜视
28767-2	隐斜视	存在与否或身份标识	时间点	眼	名义型	Maddox 翼	眼睛.隐斜视
28768-0	隐斜视	存在与否或身份标识	时间点	眼	名义型	隐斜视检测仪测试	眼睛.隐斜视
28769-8	隐斜视	存在与否或身份标识	时间点	眼	名义型	暗红色滤光片试验	眼睛.隐斜视
28770-6	隐斜视	存在与否或身份标识	时间点	眼	名义型	Maddox 双棱镜试验	眼睛.隐斜视
28771-4	类型	类型	时间点	LM 眼镜	名义型		眼睛.普通眼镜
28772-2	类型描述	类型	时间点	LM 眼镜	叙述型		眼睛.普通眼镜
28773-0	从那时以来	时间戳、时间标记	时间点	LM 眼镜	定量型		眼睛.普通眼镜
28774-8	医师代码	标识符	时间点	LM 眼镜	名义型		眼睛.普通眼镜
28775-5	医师	标识符	时间点	LM 眼镜	叙述型		眼睛.普通眼镜
28776-3	类型	类型	时间点	LM 眼镜.镜片.右侧	名义型		眼睛.普通眼镜
28777-1	类型	类型	时间点	LM 眼镜.镜片.右侧	叙述型		眼睛.普通眼镜
28778-9	类型	类型	时间点	LM 眼镜.镜片.左侧	名义型		眼睛.普通眼镜
2877-9	前白蛋白	质量浓度	时间点	血清/血浆	定量型	电泳	化学
28779-7	类型	类型	时间点	LM 眼镜.镜片.左侧	叙述型		眼睛.普通眼镜
28780-5	球距	逆向长度	时间点	LM 眼镜.镜片.右侧	定量型		眼睛.普通眼镜
28781-3	轴距离	角度	时间点	LM 眼镜.镜片.右侧	定量型		眼睛.普通眼镜
28782-1	瞳距	长度	时间点	LM 眼镜.镜片.右侧	定量型		眼睛.普通眼镜
28783-9	HSA 距离	长度	时间点	LM 眼镜.镜片.右侧	定量型		眼睛.普通眼镜

LOINC 代码	名称	属性	时间特征	系统	标尺类型	方法类型	分类
28784-7	SBM 视觉敏锐度距离	长度	时间点	LM 眼镜.镜片.右侧	定量型		眼睛.普通眼镜
28785-4	SBM 球距离	逆向长度	时间点	LM 眼镜.镜片.左侧	定量型		眼睛.普通眼镜
28786-2	圆柱距离	逆向长度	时间点	LM 眼镜.镜片.左侧	定量型		眼睛.普通眼镜
2878-7	蛋白质	质量浓度	时间点	羊水	定量型		化学
28787-0	轴距离	角度	时间点	LM 眼镜.镜片.左侧	定量型		眼睛.普通眼镜
28788-8	棱镜基距	长度	时间点	LM 眼镜.镜片.左侧	定量型		眼睛.普通眼镜
28789-6	瞳距	长度	时间点	LM 眼镜.镜片.左侧	定量型		眼睛.普通眼镜
28790-4	HSA 距离	长度	时间点	LM 眼镜.镜片.左侧	定量型		眼睛.普通眼镜
28791-2	视觉敏锐度距离	长度	时间点	LM 眼镜.镜片.左侧	定量型		眼睛.普通眼镜
28792-0	瞳距.双目	长度	时间点	LM 眼镜	定量型		眼睛.普通眼镜
28793-8	球 N1	逆向长度	时间点	LM 眼镜.镜片.右侧	定量型		眼睛.普通眼镜
28794-6	圆柱 N1	逆向长度	时间点	LM 眼镜.镜片.右侧	定量型		眼睛.普通眼镜
2879-5	蛋白质	任意浓度	时间点	脑脊液	等级型		化学
28795-3	轴 N1	角度	时间点	LM 眼镜.镜片.右侧	定量型		眼睛.普通眼镜
28796-1	球 N2	逆向长度	时间点	LM 眼镜.镜片.右侧	定量型		眼睛.普通眼镜
28797-9	圆柱 N2	逆向长度	时间点	LM 眼镜.镜片.右侧	定量型		眼睛.普通眼镜
28798-7	轴 N2	角度	时间点	LM 眼镜.镜片.右侧	定量型		眼睛.普通眼镜
28799-5	瞳距 N	长度	时间点	LM 眼镜.镜片.右侧	定量型		眼睛.普通眼镜
28800-1	HSA N	长度	时间点	LM 眼镜.镜片.右侧	定量型		眼睛.普通眼镜
28801-9	视觉敏锐度 N	长度比率	时间点	LM 眼镜.镜片.右侧	定量型		眼睛.普通眼镜
28802-7	球 N1	逆向长度	时间点	LM 眼镜.镜片.左侧	定量型		眼睛.普通眼镜
2880-3	蛋白质	质量浓度	时间点	脑脊液	定量型		化学
28803-5	圆柱 N1	逆向长度	时间点	LM 眼镜.镜片.左侧	定量型		眼睛.普通眼镜
28804-3	轴 N1	角度	时间点	LM 眼镜.镜片.左侧	定量型		眼睛.普通眼镜
28805-0	球 N2	逆向长度	时间点	LM 眼镜.镜片.左侧	定量型		眼睛.普通眼镜
28806-8	圆柱 N2	逆向长度	时间点	LM 眼镜.镜片.左侧	定量型		眼睛.普通眼镜

LOINC 代码	名称	属性	时间特征	系统	标尺类型	方法类型	分类
28807-6	轴 N2	角度	时间点	LM 眼镜.镜片.左侧	定量型		眼睛.普通眼镜
28808-4	PO N	长度	时间点	LM 眼镜.镜片.左侧	定量型		眼睛.普通眼镜
28809-2	HSA N	长度	时间点	LM 眼镜.镜片.左侧	定量型		眼睛.普通眼镜
288-1	异烟肼	药物敏感度	时间点	分离物	定量或等级型	琼脂扩散	抗生素敏感性
28810-0	增加 1	逆向长度	时间点	LM 眼镜.镜片.右侧	定量型		眼睛.普通眼镜
2881-1	蛋白质	质量浓度	时间点	体液	定量型		化学
28811-8	增加 2	逆向长度	时间点	LM 眼镜.镜片.右侧	定量型		眼睛.普通眼镜
28812-6	增加 1	逆向长度	时间点	LM 眼镜.镜片.左侧	定量型		眼睛.普通眼镜
28813-4	增加 2	逆向长度	时间点	LM 眼镜.镜片.左侧	定量型		眼睛.普通眼镜
28814-2	增加 1.双目	逆向长度	时间点	LM 眼镜	定量型		眼睛.普通眼镜
28815-9	增加 2.双目	逆向长度	时间点	LM 眼镜	定量型		眼睛.普通眼镜
28816-7	注释	印象/检查结果的解释	时间点	LM 眼镜.镜片.右侧	名义型		眼睛.普通眼镜
28817-5	注释	印象/检查结果的解释	时间点	LM 眼镜.镜片.左侧	名义型		眼睛.普通眼镜
28818-3	眼镜类型	类型	时间点	配镜处方	名义型		眼睛.普通眼镜
28819-1	须经收费	任意	时间点	配镜处方	等级型		眼睛.普通眼镜
28820-9	私人处方	任意	时间点	配镜处方	等级型		眼睛.普通眼镜
28821-7	第一副眼镜	任意	时间点	配镜处方	等级型		眼睛.普通眼镜
28822-5	镜片类型距离	类型	时间点	配镜处方.镜片.右侧	名义型		眼睛.普通眼镜
28823-3	镜片类型距离	类型	时间点	配镜处方.镜片.左侧	名义型		眼睛.普通眼镜
28824-1	镜片类型 N	类型	时间点	配镜处方.镜片.右侧	名义型		眼睛.普通眼镜
28825-8	镜片类型 N	类型	时间点	配镜处方.镜片.左侧	名义型		眼睛.普通眼镜
28826-6	球距	逆向长度	时间点	配镜处方.镜片.右侧	定量型		眼睛.普通眼镜
28827-4	圆柱距离	逆向长度	时间点	配镜处方.镜片.右侧	定量型		眼睛.普通眼镜
28828-2	轴距离	角度	时间点	配镜处方.镜片.右侧	定量型		眼睛.普通眼镜
2882-9	蛋白质	质量浓度	时间点	胸水	定量型		化学
28829-0	棱镜基距	逆向长度	时间点	配镜处方.镜片.右侧	定量型		眼睛.普通眼镜

LOINC 代码	名称	属性	时间特征	系统	标尺类型	方法类型	分类
28830-8	HSA 距离	长度	时间点	配镜处方.镜片.右侧	定量型		眼睛.普通眼镜
28831-6	视觉敏锐度距离	长度	时间点	配镜处方.镜片.右侧	定量型		眼睛.普通眼镜
28832-4	球 N1	逆向长度	时间点	配镜处方.镜片.右侧	定量型		眼睛.普通眼镜
28833-2	圆柱 N1	逆向长度	时间点	配镜处方.镜片.右侧	定量型		眼睛.普通眼镜
28834-0	轴 N1	角度	时间点	配镜处方.镜片.右侧	定量型		眼睛.普通眼镜
28835-7	球 N2	逆向长度	时间点	配镜处方.镜片.右侧	定量型		眼睛.普通眼镜
28836-5	圆柱 N2	逆向长度	时间点	配镜处方.镜片.右侧	定量型		眼睛.普通眼镜
2883-7	蛋白质	质量浓度	时间点	腹腔液	定量型		化学
28837-3	轴 N2	角度	时间点	配镜处方.镜片.右侧	定量型		眼睛.普通眼镜
28838-1	HSA N	长度	时间点	配镜处方.镜片.右侧	定量型		眼睛.普通眼镜
28839-9	视觉敏锐度 N	长度比率	时间点	配镜处方.镜片.右侧	定量型		眼睛.普通眼镜
28840-7	瞳距	长度	时间点	配镜处方.镜片.右侧	定量型		眼睛.普通眼镜
28841-5	瞳距 N	长度	时间点	配镜处方.镜片.右侧	定量型		眼睛.普通眼镜
28842-3	球距	逆向长度	时间点	配镜处方.镜片.左侧	定量型		眼睛.普通眼镜
28843-1	圆柱距离	逆向长度	时间点	配镜处方.镜片.左侧	定量型		眼睛.普通眼镜
28844-9	轴距离	角度	时间点	配镜处方.镜片.左侧	定量型		眼睛.普通眼镜
2884-5	蛋白质	质量浓度	时间点	精液	定量型		化学
28845-6	棱镜基距	逆向长度	时间点	配镜处方.镜片.左侧	定量型		眼睛.普通眼镜
28846-4	HSA 距离	长度	时间点	配镜处方.镜片.左侧	定量型		眼睛.普通眼镜
28847-2	视觉敏锐度距离	长度比率	时间点	配镜处方.镜片.左侧	定量型		眼睛.普通眼镜
28848-0	距离 N.双目	长度	时间点	配镜处方	定量型		眼睛.普通眼镜
28849-8	球 N1	逆向长度	时间点	配镜处方	定量型		眼睛.普通眼镜
28850-6	圆柱 N1	逆向长度	时间点	配镜处方.镜片.左侧	定量型		眼睛.普通眼镜
28851-4	轴 N1	角度	时间点	配镜处方.镜片.左侧	定量型		眼睛.普通眼镜
2885-2	蛋白质	质量浓度	时间点	血清/血浆	定量型		化学
28852-2	球 N2	逆向长度	时间点	配镜处方.镜片.左侧	定量型		眼睛.普通眼镜

LOINC代码	名称	属性	时间特征	系统	标尺类型	方法类型	分类
28853-0	圆柱 N2	逆向长度	时间点	配镜处方.镜片.左侧	定量型		眼睛.普通眼镜
28854-8	轴 N2	角度	时间点	配镜处方.镜片.左侧	定量型		眼睛.普通眼镜
28855-5	HSA N	长度	时间点	配镜处方.镜片.左侧	定量型		眼睛.普通眼镜
28856-3	视觉敏锐度 N	长度比率	时间点	配镜处方.镜片.左侧	定量型		眼睛.普通眼镜
28857-1	瞳距	长度	时间点	配镜处方.镜片.左侧	定量型		眼睛.普通眼镜
28858-9	瞳距.双目	长度	时间点	配镜处方	定量型		眼睛.普通眼镜
28859-7	PO N	长度	时间点	配镜处方.镜片.左侧	定量型		眼睛.普通眼镜
2886-0	蛋白质	质量浓度	时间点	关节液	定量型		化学
28860-5	PO N.双目	长度	时间点	配镜处方	定量型		眼睛.普通眼镜
28861-3	纠错码	发现（结果）	时间点	隐形眼镜.右侧	名义型		眼睛.隐型眼镜
28862-1	矫正文本	发现（结果）	时间点	隐形眼镜.右侧	叙述型		眼睛.隐型眼镜
28863-9	纠错码	发现（结果）	时间点	隐形眼镜.左侧	名义型		眼睛.隐型眼镜
28864-7	矫正文本	发现（结果）	时间点	隐形眼镜.左侧	叙述型		眼睛.隐型眼镜
28865-4	矫正自从	时间戳、时间标记	时间点	隐形眼镜	定量型		眼睛.隐型眼镜
28866-2	处方代码	类型	时间点	隐形眼镜	名义型		眼睛.隐型眼镜
28867-0	处方文本	存在与否或身份标识	时间点	隐形眼镜	叙述型		眼睛.隐型眼镜
28868-8	药剂师代码	类型	时间点	隐形眼镜	名义型		眼睛.隐型眼镜
28869-6	药剂师文本	存在与否或身份标识	时间点	隐形眼镜	叙述型		眼睛.隐型眼镜
28870-4	材料	存在与否或身份标识	时间点	隐形眼镜.右侧	名义型		眼睛.隐型眼镜
28871-2	类型	类型	时间点	隐形眼镜.右侧	名义型		眼睛.隐型眼镜
28872-0	制造商代码	标识符	时间点	隐形眼镜.右侧	名义型		眼睛.隐型眼镜
28873-8	生产商文本	存在与否或身份标识	时间点	隐形眼镜.右侧	叙述型		眼睛.隐型眼镜
28874-6	颜色	类型	时间点	隐形眼镜.右侧	名义型		眼睛.隐型眼镜
28875-3	颜色	类型	时间点	隐形眼镜.右侧	叙述型		眼睛.隐型眼镜
28876-1	基线 1	长度	时间点	隐形眼镜.右侧	定量型		眼睛.隐型眼镜

LOINC 代码	名称	属性	时间特征	系统	标尺类型	方法类型	分类
28877-9	基线 2	长度	时间点	隐形眼镜.右侧	定量型		眼睛.隐型眼镜
2887-8	蛋白质	任意浓度	时间点	尿液	等级型		尿液分析
28878-7	球	逆向长度	时间点	隐形眼镜.右侧	定量型		眼睛.隐型眼镜
28879-5	圆柱	逆向长度	时间点	隐形眼镜.右侧	定量型		眼睛.隐型眼镜
28880-3	轴	角度	时间点	隐形眼镜.右侧	定量型		眼睛.隐型眼镜
28881-1	轴.度数	角度	时间点	隐形眼镜.右侧	定量型		眼睛.隐型眼镜
28882-9	直径	长度	时间点	隐形眼镜.右侧	定量型		眼睛.隐型眼镜
28883-7	Doz.内侧	长度	时间点	隐形眼镜.右侧	定量型		眼睛.隐型眼镜
28884-5	Doz.外侧	长度	时间点	隐形眼镜.右侧	定量型		眼睛.隐型眼镜
28885-2	斜面宽度	长度	时间点	隐形眼镜.右侧	定量型		眼睛.隐型眼镜
2888-6	蛋白质	质量浓度	时间点	尿液	定量型		尿液分析
28886-0	斜面半径	长度	时间点	隐形眼镜.右侧	定量型		眼睛.隐型眼镜
28887-8	几何学	存在与否或身份标识	时间点	隐形眼镜.右侧	名义型		眼睛.隐型眼镜
28888-6	环形	存在与否或身份标识	时间点	隐形眼镜.右侧	名义型		眼睛.隐型眼镜
28889-4	增加	逆向长度	时间点	隐形眼镜.右侧	定量型		眼睛.隐型眼镜
28890-2	视觉敏锐度距离	长度	时间点	隐形眼镜.右侧	定量型		眼睛.隐型眼镜
28891-0	视觉敏锐度 N	长度比率	时间点	隐形眼镜.右侧	定量型		眼睛.隐型眼镜
28892-8	镜片配件	存在与否或身份标识	时间点	隐形眼镜.右侧	名义型		眼睛.隐型眼镜
28893-6	材料	存在与否或身份标识	时间点	隐形眼镜.左侧	名义型		眼睛.隐型眼镜
2889-4	蛋白质	质量速率	24 小时	尿液	定量型		化学
28894-4	类型	类型	时间点	隐形眼镜.左侧	名义型		眼睛.隐型眼镜
28895-1	制造商代码	标识符	时间点	隐形眼镜.左侧	名义型		眼睛.隐型眼镜
28896-9	制造商名称	标识符	时间点	隐形眼镜.左侧	叙述型		眼睛.隐型眼镜
28897-7	颜色	类型	时间点	隐形眼镜.左侧	名义型		眼睛.隐型眼镜
28898-5	颜色	类型	时间点	隐形眼镜.左侧	叙述型		眼睛.隐型眼镜
28899-3	基线 1	长度	时间点	隐形眼镜.左侧	定量型		眼睛.隐型眼镜

LOINC 代码	名称	属性	时间特征	系统	标尺类型	方法类型	分类
28900-9	基线 2	长度	时间点	隐形眼镜.左侧	定量型		眼睛.隐型眼镜
28901-7	球	逆向长度	时间点	隐形眼镜.左侧	定量型		眼睛.隐型眼镜
2890-2	蛋白质/肌酐	质量浓度比率	时间点	尿液	定量型		化学
28902-5	圆柱	逆向长度	时间点	隐形眼镜.左侧	定量型		眼睛.隐型眼镜
28903-3	轴	角度	时间点	隐形眼镜.左侧	定量型		眼睛.隐型眼镜
28904-1	轴.度数	角度	时间点	隐形眼镜.左侧	定量型		眼睛.隐型眼镜
28905-8	半径	长度	时间点	隐形眼镜.左侧	定量型		眼睛.隐型眼镜
28906-6	Doz.内侧	长度	时间点	隐形眼镜.左侧	定量型		眼睛.隐型眼镜
28907-4	Doz.外侧	长度	时间点	隐形眼镜.左侧	定量型		眼睛.隐型眼镜
28908-2	斜面宽度	长度	时间点	隐形眼镜.左侧	定量型		眼睛.隐型眼镜
28909-0	斜面半径	长度	时间点	隐形眼镜.左侧	定量型		眼睛.隐型眼镜
2891-0	原卟啉	质量速率	24 小时	大便	定量型		化学
28910-8	透镜光栅	任意	时间点	隐形眼镜.左侧	等级型		眼睛.隐型眼镜
28911-6	几何学	类型	时间点	隐形眼镜.左侧	名义型		眼睛.隐型眼镜
28912-4	环形	存在与否或身份标识	时间点	隐形眼镜.左侧	名义型		眼睛.隐型眼镜
28913-2	增加	逆向长度	时间点	隐形眼镜.左侧	定量型		眼睛.隐型眼镜
28914-0	视觉敏锐度距离	长度	时间点	隐形眼镜.左侧	定量型		眼睛.隐型眼镜
28915-7	视觉敏锐度 N	长度比率	时间点	隐形眼镜.左侧	定量型		眼睛.隐型眼镜
28916-5	镜片配件	存在与否或身份标识	时间点	隐形眼镜.左侧	名义型		眼睛.隐型眼镜
28917-3	球镜重叠验光	逆向长度	时间点	隐形眼镜.左侧	定量型		眼睛.隐型眼镜
28918-1	柱镜重叠验光	逆向长度	时间点	隐形眼镜.左侧	定量型		眼睛.隐型眼镜
28919-9	重叠验光	角度	时间点	隐形眼镜.左侧	定量型		眼睛.隐型眼镜
28920-7	材料	存在与否或身份标识	时间点	隐形眼镜.处方.右侧	名义型		眼睛.隐型眼镜
28921-5	类型	类型	时间点	隐形眼镜.处方.右侧	名义型		眼睛.隐型眼镜
28922-3	生产商代码	类型	时间点	隐形眼镜.处方.右侧	名义型		眼睛.隐型眼镜
28923-1	生产商文本	存在与否或身份标识	时间点	隐形眼镜.处方.右侧	叙述型		眼睛.隐型眼镜

LOINC 代码	名称	属性	时间特征	系统	标尺类型	方法类型	分类
28924-9	颜色	类型	时间点	隐形眼镜.处方.右侧	名义型		眼睛.隐型眼镜
28925-6	颜色	类型	时间点	隐形眼镜.处方.右侧	叙述型		眼睛.隐型眼镜
28926-4	解释	印象/检查结果的解释	时间点	隐形眼镜.处方.右侧	名义型		眼睛.隐型眼镜
28927-2	基线 1	长度	时间点	隐形眼镜.处方.右侧	定量型		眼睛.隐型眼镜
2892-8	原卟啉.游离型	质量浓度	时间点	全血	定量型		化学
28928-0	基线 2	长度	时间点	隐形眼镜.处方.右侧	定量型		眼睛.隐型眼镜
28929-8	球	逆向长度	时间点	隐形眼镜.处方.右侧	定量型		眼睛.隐型眼镜
28930-6	圆柱	逆向长度	时间点	隐形眼镜.处方.右侧	定量型		眼睛.隐型眼镜
28931-4	轴	角度	时间点	隐形眼镜.处方.右侧	定量型		眼睛.隐型眼镜
28932-2	轴.度数	角度	时间点	隐形眼镜.处方.右侧	定量型		眼睛.隐型眼镜
[illegible]0	半径	长度	时间点	隐形眼镜.处方.右侧	定量型		眼睛.隐型眼镜
28934-8	Doz.内侧	长度	时间点	隐形眼镜.处方.右侧	定量型		眼睛.隐型眼镜
28935-5	Doz.外侧	长度	时间点	隐形眼镜.处方.右侧	定量型		眼睛.隐型眼镜
2893-6	原卟啉.锌	任意浓度	时间点	全血	等级型		化学
28936-3	斜面宽度	长度	时间点	隐形眼镜.处方.右侧	定量型		眼睛.隐型眼镜
28937-1	斜面半径	长度	时间点	隐形眼镜.处方.右侧	定量型		眼睛.隐型眼镜
28938-9	几何学	存在与否或身份标识	时间点	隐形眼镜.处方.右侧	名义型		眼睛.隐型眼镜
28939-7	环形	存在与否或身份标识	时间点	隐形眼镜.处方.右侧	名义型		眼睛.隐型眼镜
28940-5	增加	逆向长度	时间点	隐形眼镜.处方.右侧	定量型		眼睛.隐型眼镜
28941-3	视觉敏锐度距离	长度	时间点	隐形眼镜.处方.右侧	定量型		眼睛.隐型眼镜
28942-1	视觉敏锐度 N	长度比率	时间点	隐形眼镜.处方.右侧	定量型		眼睛.隐型眼镜
28943-9	镜片配件	存在与否或身份标识	时间点	隐形眼镜.处方.右侧	名义型		眼睛.隐型眼镜
2894-4	原卟啉.锌	任意浓度	时间点	红细胞	等级型		化学
28944-7	重叠验光球镜	逆向长度	时间点	隐形眼镜.处方.右侧	定量型		眼睛.隐型眼镜
28945-4	重叠验光柱镜	逆向长度	时间点	隐形眼镜.处方.右侧	定量型		眼睛.隐型眼镜
28946-2	重叠验光轴位	角度	时间点	隐形眼镜.处方.右侧	定量型		眼睛.隐型眼镜

LOINC 代码	名称	属性	时间特征	系统	标尺类型	方法类型	分类
28947-0	材料	存在与否或身份标识	时间点	隐形眼镜.处方.左侧	名义型		眼睛.隐型眼镜
28948-8	类型	类型	时间点	隐形眼镜.处方.左侧	名义型		眼睛.隐型眼镜
28949-6	生产商代码	类型	时间点	隐形眼镜.处方.左侧	名义型		眼睛.隐型眼镜
28950-4	生产商文本	存在与否或身份标识	时间点	隐形眼镜.处方.左侧	叙述型		眼睛.隐型眼镜
2895-1	原卟啉.锌	质量浓度	时间点	红细胞	定量型		化学
28951-2	颜色	类型	时间点	隐形眼镜.处方.左侧	名义型		眼睛.隐型眼镜
28952-0	颜色	类型	时间点	隐形眼镜.处方.左侧	叙述型		眼睛.隐型眼镜
28953-8	解释	印象/检查结果的解释	时间点	隐形眼镜.处方.左侧	名义型		眼睛.隐型眼镜
28954-6	基线 1	长度	时间点	隐形眼镜.处方.左侧	定量型		眼睛.隐型眼镜
28955-3	基线 2	长度	时间点	隐形眼镜.处方.左侧	定量型		眼睛.隐型眼镜
28956-1	球	逆向长度	时间点	隐形眼镜.处方.左侧	定量型		眼睛.隐型眼镜
28957-9	圆柱	逆向长度	时间点	隐形眼镜.处方.左侧	定量型		眼睛.隐型眼镜
28958-7	轴	角度	时间点	隐形眼镜.处方.左侧	定量型		眼睛.隐型眼镜
28959-5	轴.度数	角度	时间点	隐形眼镜.处方.左侧	定量型		眼睛.隐型眼镜
28960-3	半径	长度	时间点	隐形眼镜.处方.左侧	定量型		眼睛.隐型眼镜
28961-1	Doz.内侧	长度	时间点	隐形眼镜.处方.左侧	定量型		眼睛.隐型眼镜
28962-9	Doz.外侧	长度	时间点	隐形眼镜.处方.左侧	定量型		眼睛.隐型眼镜
28963-7	斜面宽度	长度	时间点	隐形眼镜.处方.左侧	定量型		眼睛.隐型眼镜
28964-5	斜面半径	长度	时间点	隐形眼镜.处方.左侧	定量型		眼睛.隐型眼镜
28965-2	几何学	存在与否或身份标识	时间点	隐形眼镜.处方.左侧	名义型		眼睛.隐型眼镜
28966-0	环形	存在与否或身份标识	时间点	隐形眼镜.处方.左侧	名义型		眼睛.隐型眼镜
28967-8	增加	逆向长度	时间点	隐形眼镜.处方.左侧	定量型		眼睛.隐型眼镜
28968-6	视觉敏锐度距离	长度	时间点	隐形眼镜.处方.左侧	定量型		眼睛.隐型眼镜
2896-9	原卟啉	质量浓度	时间点	全血	定量型		化学
28969-4	视觉敏锐度 N	长度比率	时间点	隐形眼镜.处方.左侧	定量型		眼睛.隐型眼镜
28970-2	Linsensitz	存在与否或身份标识	时间点	隐形眼镜.处方.左侧	名义型		眼睛.隐型眼镜

LOINC 代码	名称	属性	时间特征	系统	标尺类型	方法类型	分类
28971-0	验光球镜	逆向长度	时间点	隐形眼镜.处方.左侧	定量型		眼睛.隐型眼镜
28972-8	过屈光柱镜	逆向长度	时间点	隐形眼镜.处方.左侧	定量型		眼睛.隐型眼镜
28973-6	验光轴位	角度	时间点	隐形眼镜.处方.左侧	定量型		眼睛.隐型眼镜
28974-4	基线 1	长度	时间点	眼.右侧	定量型	角膜曲率仪	眼睛.屈光度
28975-1	轴 1	角度	时间点	眼.右侧	定量型	角膜曲率仪	眼睛.屈光度
28976-9	基线 2	长度	时间点	眼.右侧	定量型	角膜曲率仪	眼睛.屈光度
2897-7	原卟啉	任意浓度	时间点	红细胞	等级型		化学
28977-7	轴 2	角度	时间点	眼.右侧	定量型	角膜曲率仪	眼睛.屈光度
28978-5	注释	印象/检查结果的解释	时间点	眼.右侧	叙述型	角膜曲率仪	眼睛.屈光度
28979-3	矢状半径.上方的	长度	时间点	眼.右侧	定量型	角膜曲率仪	眼睛.屈光度
28980-1	矢状半径.下方的	长度	时间点	眼.右侧	定量型	角膜曲率仪	眼睛.屈光度
28981-9	矢状半径.太阳穴的	长度	时间点	眼.右侧	定量型	角膜曲率仪	眼睛.屈光度
28982-7	矢状半径.鼻部的	长度	时间点	眼.右侧	定量型	角膜曲率仪	眼睛.屈光度
28983-5	纵向半径	长度	时间点	眼.右侧	定量型	角膜曲率仪	眼睛.屈光度
28984-3	基线 1	长度	时间点	眼.左侧	定量型	角膜曲率仪	眼睛.屈光度
2898-5	原卟啉	质量浓度	时间点	红细胞	定量型		化学
28985-0	轴	角度	时间点	眼.左侧	定量型	角膜曲率仪	眼睛.屈光度
28986-8	基线 2	长度	时间点	眼.左侧	定量型	角膜曲率仪	眼睛.屈光度
28987-6	轴 2	角度	时间点	眼.左侧	定量型	角膜曲率仪	眼睛.屈光度
28988-4	注释	印象/检查结果的解释	时间点	眼.左侧	叙述型	角膜曲率仪	眼睛.屈光度
28989-2	矢状半径.上方的	长度	时间点	眼.左侧	定量型	角膜曲率仪	眼睛.屈光度
289-9	异烟肼	药物敏感度	时间点	分离物＋血清	等级型	测序分型	抗生素敏感性
28990-0	矢状半径.下方的	长度	时间点	眼.左侧	定量型	角膜曲率仪	眼睛.屈光度
28991-8	矢状半径.太阳穴的	长度	时间点	眼.左侧	定量型	角膜曲率仪	眼睛.屈光度
28992-6	矢状半径.鼻部的	长度	时间点	眼.左侧	定量型	角膜曲率仪	眼睛.屈光度
2899-3	嘌呤核苷磷酸化酶	催化含量	时间点	组织	定量型		化学
28993-4	纵向半径	长度	时间点	眼.左侧	定量型	角膜曲率仪	眼睛.屈光度
28994-2	屈光力 1	逆向长度	时间点	眼.右侧	定量型	角膜曲率仪	眼睛.屈光度
28995-9	屈光力 2	逆向长度	时间点	眼.右侧	定量型	角膜曲率仪	眼睛.屈光度
28996-7	屈光力 1	逆向长度	时间点	眼.左侧	定量型	角膜曲率仪	眼睛.屈光度
28997-5	屈光力 2	逆向长度	时间点	眼.左侧	定量型	角膜曲率仪	眼睛.屈光度
28998-3	突眼	长度	时间点	眼.右侧	定量型	眼球突出测试仪.Hertel	眼睛.体格检查
28999-1	突眼	长度	时间点	眼.左侧	定量型	眼球突出测试仪.Hertel	眼睛.体格检查
29000-7	突眼基	长度	时间点	眼	定量型	眼球突出测试仪.Hertel	眼睛.体格检查
29001-5	突眼注释	印象/检查结果的解释	时间点	眼.右侧	叙述型	眼球突出测试仪.Hertel	眼睛.体格检查
29002-3	突眼注释	印象/检查结果的解释	时间点	眼.左侧	叙述型	眼球突出测试仪.Hertel	眼睛.体格检查
29003-1	泪液分泌 1	长度	时间点	眼.右侧	定量型	Schirmer 试验	眼睛.体格检查
29004-9	泪液分泌 1	长度	时间点	眼.左侧	定量型	Schirmer 试验	眼睛.体格检查

LOINC 代码	名称	属性	时间特征	系统	标尺类型	方法类型	分类
29005-6	泪液分泌 2	长度	时间点	眼.右侧	定量型	Schirmer 试验	眼睛.体格检查
29006-4	泪液分泌 2	长度	时间点	眼.左侧	定量型	Schirmer 试验	眼睛.体格检查
29007-2	泪液分泌分裂	时间（如秒数）	时间点	眼.右侧	定量型	Schirmer 试验	眼睛.体格检查
29008-0	泪液分泌分裂	时间（如秒数）	时间点	眼.左侧	定量型	Schirmer 试验	眼睛.体格检查
2900-9	维生素 B_6	质量浓度	时间点	血清/血浆	定量型		化学
29009-8	泪液分泌注释	印象/检查结果的解释	时间点	眼.右侧	叙述型	Schirmer 试验	眼睛.体格检查
29010-6	泪液分泌注释	印象/检查结果的解释	时间点	眼.左侧	叙述型	Schirmer 试验	眼睛.体格检查
29011-4	氩激光凝固治疗方案效果	数量或计数（正整数）	时间点	眼.右侧	定量型		眼睛.视网膜_治疗
29012-2	氩激光凝固治疗方案	时间（如秒数）	时间点	眼.右侧	定量型		眼睛.视网膜_治疗
29013-0	氩激光凝固治疗方案光点大小	长度	时间点	眼.右侧	定量型		眼睛.视网膜_治疗
29014-8	氩激光凝固治疗方案定位	存在与否或身份标识	时间点	眼.右侧	名义型		眼睛.视网膜_治疗
29015-5	氩激光凝固治疗方案注释	印象/检查结果的解释	时间点	眼.右侧	叙述型		眼睛.视网膜_治疗
29016-3	氩激光凝固治疗方案效果	数量或计数（正整数）	时间点	眼.左侧	定量型		眼睛.视网膜_治疗
2901-7	维生素 B_6 同源物	质量浓度	时间点	血清/血浆	定量型		化学
29017-1	氩激光凝固治疗方案	时间（如秒数）	时间点	眼.左侧	定量型		眼睛.视网膜_治疗
29018-9	氩激光凝固治疗方案光点大小	长度	时间点	眼.左侧	定量型		眼睛.视网膜_治疗
29019-7	氩激光凝固治疗方案定位	存在与否或身份标识	时间点	眼.左侧	名义型		眼睛.视网膜_治疗
29020-5	氩激光凝固治疗方案注释	印象/检查结果的解释	时间点	眼.左侧	叙述型		眼睛.视网膜_治疗
29021-3	氩激光小梁成形术治疗方案效果	数量或计数（正整数）	时间点	眼.右侧	定量型		眼睛.视网膜_治疗
29022-1	氩激光小梁成形术治疗方案	时间（如秒数）	时间点	眼.右侧	定量型		眼睛.视网膜_治疗
29023-9	氩激光小梁成形术治疗方案光点大小	长度	时间点	眼.右侧	定量型		眼睛.视网膜_治疗
29024-7	氩激光小梁成形术治疗方案定位	存在与否或身份标识	时间点	眼.右侧	名义型		眼睛.视网膜_治疗
2902-5	嘧啶-5'-核苷酸酶	任意浓度	时间点	全血	等级型		化学
29025-4	氩激光小梁成形术治疗方案注释	印象/检查结果的解释	时间点	眼.右侧	名义型		眼睛.视网膜_治疗
29026-2	氩激光小梁成形术治疗方案效果	数量或计数（正整数）	时间点	眼.左侧	定量型		眼睛.视网膜_治疗
29027-0	氩激光小梁成形术治疗方案	时间（如秒数）	时间点	眼.左侧	定量型		眼睛.视网膜_治疗

LOINC 代码	名称	属性	时间特征	系统	标尺类型	方法类型	分类
29028-8	氩激光小梁成形术治疗方案光点大小	长度	时间点	眼.左侧	定量型		眼睛.视网膜_治疗
29029-6	氩激光小梁成形术定位	存在与否或身份标识	时间点	眼.左侧	名义型		眼睛.视网膜_治疗
29030-4	氩激光小梁成形术注释	印象/检查结果的解释	时间点	眼.左侧	叙述型		眼睛.视网膜_治疗
29031-2	钇铝石榴石治疗方案模式	存在与否或身份标识	时间点	眼.右侧	名义型		眼睛.视网膜_治疗
29032-0	钇铝石榴石治疗方案强度	能量	时间点	眼.右侧	定量型		眼睛.视网膜_治疗
2903-3	嘧啶-5'-核苷酸酶	催化浓度	时间点	全血	定量型		化学
29033-8	钇铝石榴石治疗方案	数量或计数（正整数）	时间点	眼.右侧	定量型		眼睛.视网膜_治疗
29034-6	钇铝石榴石治疗方案注释	印象/检查结果的解释	时间点	眼.右侧	叙述型		眼睛.视网膜_治疗
29035-3	钇铝石榴石治疗方案模式	存在与否或身份标识	时间点	眼.左侧	名义型		眼睛.视网膜_治疗
29036-1	钇铝石榴石治疗方案强度	能量	时间点	眼.左侧	定量型		眼睛.视网膜_治疗
29037-9	钇铝石榴石治疗方案	数量或计数（正整数）	时间点	眼.左侧	定量型		眼睛.视网膜_治疗
29038-7	钇铝石榴石治疗方案注释	印象/检查结果的解释	时间点	眼.左侧	叙述型		眼睛.视网膜_治疗
29039-5	KW	角度	时间点	眼.右侧	定量型		眼睛.视网膜_治疗
29040-3	KW 印象代码	印象/检查结果的解释	时间点	眼.右侧	名义型		眼睛.视网膜_治疗
2904-1	焦磷酸盐结晶	数量或计数浓度（计数/容积）	时间点	关节液	定量型		化学
29041-1	KW 印象注释	印象/检查结果的解释	时间点	眼.右侧	叙述型		眼睛.视网膜_治疗
29042-9	KW	角度	时间点	眼.左侧	定量型		眼睛.视网膜_治疗
29043-7	KW 印象代码	印象/检查结果的解释	时间点	眼.左侧	名义型		眼睛.视网膜_治疗
29044-5	KW 印象注释	印象/检查结果的解释	时间点	眼.左侧	叙述型		眼睛.视网膜_治疗
29045-2	周长格式	存在与否或身份标识	时间点	视觉	名义型	周边视野检查.Goldman	眼睛.视野
29046-0	周长格式	存在与否或身份标识	时间点	视觉	名义型	周边视野检查.Humphrey	眼睛.视野
29047-8	周长格式	存在与否或身份标识	时间点	视觉	名义型	周边视野检查.octupus	眼睛.视野
29048-6	周长格式	存在与否或身份标识	时间点	视觉	名义型	周边视野检查.Perimat	眼睛.视野
29049-4	周长格式	存在与否或身份标识	时间点	视觉	名义型	周边视野检查.Peristat	眼睛.视野
29050-2	周长格式	存在与否或身份标识	时间点	视觉	名义型	周边视野检查.Dicon	眼睛.视野

LOINC 代码	名称	属性	时间特征	系统	标尺类型	方法类型	分类
29051-0	周长格式	存在与否或身份标识	时间点	视觉	名义型	周边视野检查. Tuebinger 自动化	眼睛. 视野
29052-8	周长格式	存在与否或身份标识	时间点	视觉	名义型	周边视野检查. TEC	眼睛. 视野
29053-6	周长格式	存在与否或身份标识	时间点	视觉	名义型	周边视野检查. Kowa	眼睛. 视野
29054-4	周长格式	存在与否或身份标识	时间点	视觉	名义型	周边视野检查. 标准	眼睛. 视野
29055-1	周长格式	存在与否或身份标识	时间点	视觉	名义型	周边视野检查. 数据交换	眼睛. 视野
29056-9	压力装置类型	类型	时间点	*	名义型	周边视野检查；视野测量	眼睛. 视野
29057-7	压力结果代码	发现（结果）	时间点	眼. 右侧	名义型	周边视野检查；视野测量	眼睛. 视野
2905-8	丙酮酸	质量浓度	时间点	全血	定量型		化学
29058-5	压力结果文本	存在与否或身份标识	时间点	眼. 右侧	叙述型	周边视野检查；视野测量	眼睛. 视野
29059-3	GF 边缘代码	发现（结果）	时间点	眼. 右侧	名义型	周边视野检查；视野测量	眼睛. 视野
29060-1	压力边缘文本	存在与否或身份标识	时间点	眼. 右侧	叙述型	周边视野检查；视野测量	眼睛. 视野
29061-9	压力点代码	发现（结果）	时间点	眼. 右侧	名义型	周边视野检查；视野测量	眼睛. 视野
29062-7	压力点文本	存在与否或身份标识	时间点	眼. 右侧	叙述型	周边视野检查；视野测量	眼睛. 视野
29063-5	压力暗点代码	类型	时间点	眼. 右侧	名义型	周边视野检查；视野测量	眼睛. 视野
29064-3	压力暗点文本	存在与否或身份标识	时间点	眼. 右侧	叙述型	周边视野检查；视野测量	眼睛. 视野
29065-0	压力结果代码	发现（结果）	时间点	眼. 左侧	名义型	周边视野检查；视野测量	眼睛. 视野
2906-6	丙酮酸	质量浓度	时间点	动脉全血	定量型		化学
29066-8	压力结果文本	存在与否或身份标识	时间点	眼. 左侧	叙述型	周边视野检查；视野测量	眼睛. 视野
29067-6	压力边缘代码	发现（结果）	时间点	眼. 左侧	名义型	周边视野检查；视野测量	眼睛. 视野

LOINC 代码	名称	属性	时间特征	系统	标尺类型	方法类型	分类
29068-4	压力边缘文本	存在与否或身份标识	时间点	眼.左侧	叙述型	周边视野检查；视野测量	眼睛.视野
29069-2	压力点代码	发现（结果）	时间点	眼.左侧	名义型	周边视野检查；视野测量	眼睛.视野
290-7	卡那霉素	药物敏感度	时间点	分离物	定量型	最小致死浓度	抗生素敏感性
29070-0	压力点文本	存在与否或身份标识	时间点	眼.左侧	叙述型	周边视野检查；视野测量	眼睛.视野
29071-8	压力暗点代码	类型	时间点	眼.左侧	名义型	周边视野检查；视野测量	眼睛.视野
29072-6	压力暗点文本	存在与否或身份标识	时间点	眼.左侧	叙述型	周边视野检查；视野测量	眼睛.视野
29073-4	位置	存在与否或身份标识	时间点	眼.右侧	名义型		眼睛.体格检查
2907-4	丙酮酸	质量浓度	时间点	脑脊液	定量型		化学
29074-2	位置	存在与否或身份标识	时间点	眼.左侧	名义型		眼睛.体格检查
29075-9	活动性	存在与否或身份标识	时间点	眼.右侧	名义型		眼睛.体格检查
29076-7	活动性	存在与否或身份标识	时间点	眼.左侧	名义型		眼睛.体格检查
29077-5	会聚	存在与否或身份标识	时间点	眼	名义型		眼睛.体格检查
29078-3	隐斜视	存在与否或身份标识	时间点	眼	名义型	遮盖测试	眼睛.隐斜视
29079-1	棱镜遮盖物	存在与否或身份标识	时间点	眼	名义型		眼睛.体格检查
29080-9	融合宽度	存在与否或身份标识	时间点	眼	名义型		眼睛.体格检查
29081-7	瞳孔肌肉运动	存在与否或身份标识	时间点	眼.右侧	名义型		眼睛.体格检查
2908-2	丙酮酸	质量浓度	时间点	尿液	定量型		化学
29082-5	瞳孔肌肉运动	存在与否或身份标识	时间点	眼.左侧	名义型		眼睛.体格检查
29083-3	双目情况代码	发现（结果）	时间点	眼	名义型		眼睛.体格检查
29084-1	双目状况文本	存在与否或身份标识	时间点	眼	叙述型		眼睛.体格检查
29085-8	眼球震颤检查	存在与否或身份标识	时间点	眼.右侧	名义型		眼睛.体格检查
29086-6	眼球震颤检查	发现（结果）	时间点	眼.右侧	叙述型		眼睛.体格检查
29087-4	体征	发现（结果）	时间点	眼睑.右侧	叙述型		眼睛.体格检查
29088-2	体征	发现（结果）	时间点	眼睑.左侧	叙述型		眼睛.体格检查

LOINC 代码	名称	属性	时间特征	系统	标尺类型	方法类型	分类
29089-0	体征	发现（结果）	时间点	泪腺.右侧	叙述型		眼睛.体格检查
2909-0	丙酮酸羧化酶	催化含量	时间点	组织	定量型		化学
29090-8	体征	发现（结果）	时间点	泪腺.左侧	叙述型		眼睛.体格检查
29091-6	体征	发现（结果）	时间点	结膜.右侧	叙述型		眼睛.体格检查
29092-4	体征	发现（结果）	时间点	结膜.左侧	叙述型		眼睛.体格检查
29093-2	体征	发现（结果）	时间点	角膜.右侧	叙述型		眼睛.体格检查
29094-0	体征	发现（结果）	时间点	角膜.左侧	叙述型		眼睛.体格检查
29095-7	体征	发现（结果）	时间点	前室.右侧	叙述型		眼睛.体格检查
29096-5	体征	发现（结果）	时间点	前室.左侧	叙述型		眼睛.体格检查
29097-3	体征	发现（结果）	时间点	虹膜.右侧	叙述型		眼睛.体格检查
29098-1	体征	发现（结果）	时间点	虹膜.左侧	叙述型		眼睛.体格检查
29099-9	体征	发现（结果）	时间点	光学透镜.右侧	叙述型		眼睛.体格检查
29100-5	体征	发现（结果）	时间点	光学透镜.左侧	叙述型		眼睛.体格检查
29101-3	体征	发现（结果）	时间点	睫状体.右侧	叙述型		眼睛.体格检查
29102-1	体征	发现（结果）	时间点	睫状体.左侧	叙述型		眼睛.体格检查
29103-9	体征	发现（结果）	时间点	玻璃体.右侧	叙述型		眼睛.体格检查
29104-7	体征	发现（结果）	时间点	玻璃体.左侧	叙述型		眼睛.体格检查
29105-4	体征	发现（结果）	时间点	视网膜.右侧	叙述型		眼睛.体格检查
29106-2	体征	发现（结果）	时间点	视网膜.左侧	叙述型		眼睛.体格检查
29107-0	体征	发现（结果）	时间点	脉络膜.右侧	叙述型		眼睛.体格检查
2910-8	丙酮酸脱氢酶.细胞色素	催化浓度	时间点	血清/血浆	定量型		化学
29108-8	体征	发现（结果）	时间点	脉络膜.左侧	叙述型		眼睛.体格检查
29109-6	多重视图	印象/检查结果的解释	时间点	眼.右侧	名义型	超声.2维	眼睛.超声
29110-4	多重视图	印象/检查结果的解释	时间点	眼.左侧	名义型	超声.2维	眼睛.超声
29111-2	照片文档编制	任意	时间点	眼.右侧	等级型		眼睛.体格检查
29112-0	照片文档编制	任意	时间点	眼.左侧	等级型		眼睛.体格检查
29113-8	阿巴卡韦	任意浓度	时间点	血清/血浆	定量型		药物水平/毒理学

LOINC 代码	名称	属性	时间特征	系统	标尺类型	方法类型	分类
29114-6	安泼那韦	任意浓度	时间点	血清/血浆	定量型		药物水平/毒理学
29115-3	地拉韦啶	任意浓度	时间点	血清/血浆	定量型		药物水平/毒理学
2911-6	丙酮酸脱氢酶.硫辛酰胺	催化含量	时间点	组织	定量型		化学
29116-1	去羟肌苷	任意浓度	时间点	血清/血浆	定量型		药物水平/毒理学
29117-9	依法韦仑	任意浓度	时间点	血清/血浆	定量型		药物水平/毒理学
29118-7	茚地那韦	任意浓度	时间点	血清/血浆	定量型		药物水平/毒理学
29119-5	拉米夫定	任意浓度	时间点	血清/血浆	定量型		药物水平/毒理学
29120-3	奈非那韦	任意浓度	时间点	血清/血浆	定量型		药物水平/毒理学
29121-1	奈韦拉平	任意浓度	时间点	血清/血浆	定量型		药物水平/毒理学
29122-9	利托那韦	任意浓度	时间点	血清/血浆	定量型		药物水平/毒理学
29123-7	沙奎那韦	任意浓度	时间点	血清/血浆	定量型		药物水平/毒理学
2912-4	丙酮酸激酶	催化浓度	时间点	红细胞	定量型		化学
29124-5	司他夫定	任意浓度	时间点	血清/血浆	定量型		药物水平/毒理学
29125-2	扎西他滨	任意浓度	时间点	血清/血浆	定量型		药物水平/毒理学
29126-0	齐多夫定	任意浓度	时间点	血清/血浆	定量型		药物水平/毒理学
29127-8	角膜压痕深度	长度	时间点	眼.右侧	定量型	眼压测量法.Schistz	眼睛.眼压测量法
29128-6	角膜压痕深度	长度	时间点	眼.左侧	定量型	眼压测量法.Schistz	眼睛.眼压测量法
29129-4	角膜上的重量	质量	时间点	眼.右侧	定量型	眼压测量法.Schistz	眼睛.眼压测量法
29130-2	角膜上的重量	质量	时间点	眼.左侧	定量型	眼压测量法.Schistz	眼睛.眼压测量法
29131-0	调节宽度.测量值 2	长度	时间点	眼	定量型		眼睛.屈光度
2913-2	丙酮酸激酶	催化浓度	时间点	血清	定量型		化学
29132-8	调节宽度.测量值 3	长度	时间点	眼	定量型		眼睛.屈光度
29133-6	隐斜视	存在与否或身份标识	时间点	眼	名义型	Maddox Stsbchen 试验	眼睛.隐斜视
29134-4	圆柱距离	逆向长度	时间点	LM 眼镜.镜片.右侧	定量型		眼睛.普通眼镜
29135-1	眼镜类型	文本	时间点	配镜处方	名义型		眼睛.普通眼镜
29136-9	氩激光凝固治疗方案	能量比率	时间点	眼.左侧	定量型		眼睛.视网膜_治疗
29137-7	氩激光小梁成形术治疗方案	能量比率	时间点	眼.左侧	定量型		眼睛.视网膜_治疗

LOINC 代码	名称	属性	时间特征	系统	标尺类型	方法类型	分类
29138-5	压力装置类型	文本	时间点	*	叙述型	周边视野检查；视野测量	眼睛. 视野
29139-3	氩激光凝固治疗方案	能量	时间点	眼. 右侧	定量型		眼睛. 视网膜_治疗
2914-0	丙酮酸氧化酶	催化浓度	时间点	血清/血浆	定量型		化学
29140-1	氩激光小梁成形术治疗方案	能量	时间点	眼. 右侧	定量型		眼睛. 视网膜_治疗
29141-9	间甲肾上腺素	质量浓度	时间点	血清/血浆	定量型		化学
29142-7	间甲肾上腺素	质量浓度	时间点	血清/血浆	定量型		化学
29143-5	1，4-二甲苯	质量浓度	时间点	血清/血浆	定量型		药物水平/毒理学
29144-3	1，2-二甲苯	质量浓度	时间点	血清/血浆	定量型		药物水平/毒理学
29145-0	1，3-二甲苯	质量浓度	时间点	血清/血浆	定量型		药物水平/毒理学
29146-8	α1 抗胰蛋白酶	质量浓度	时间点	体液	定量型		化学
29147-6	卡马西平 10，11-环氧化物. 结合型	质量浓度	时间点	血清/血浆	定量型		药物水平/毒理学
29148-4	结合型卡马西平	质量浓度	时间点	血清/血浆	定量型		药物水平/毒理学
29149-2	甲氟喹	质量浓度	时间点	血清/血浆	定量型		药物水平/毒理学
291-5	卡那霉素	药物敏感度	时间点	分离物	定量或等级型	最小抑制浓度	抗生素敏感性
29150-0	甲氟喹	质量浓度	时间点	尿液	定量型		药物水平/毒理学
29151-8	生长激素^给予某刺激后 4 小时	质量浓度	时间点	血清/血浆	定量型		刺激耐受试验
29152-6	生长激素^给予某刺激后 5 小时	质量浓度	时间点	血清/血浆	定量型		刺激耐受试验
29153-4	癌 Ag15-3	任意浓度	时间点	体液	定量型		化学
29154-2	绒毛膜促性腺激素. β 亚单位	任意浓度	时间点	体液	定量型		化学
29155-9	促卵泡素/肌酐	比率	24 小时	尿液	定量型		化学
29156-7	促黄体激素	任意浓度	24 小时	尿液	定量型		化学
2915-7	高血压蛋白原酶	催化浓度	时间点	血浆	定量型		化学
29157-5	促黄体激素/肌酐	比率	24 小时	尿液	定量型		化学
29158-3	阿片制剂	质量含量	时间点	胎粪	定量型		药物水平/毒理学
29159-1	美沙酮	质量含量	时间点	胎粪	定量型		药物水平/毒理学
29160-9	苯二氮	质量含量	时间点	胎粪	定量型		药物水平/毒理学
29161-7	巴比妥类	质量含量	时间点	胎粪	定量型		药物水平/毒理学
29162-5	新的/修订的	类型	时间点	言语矫治治疗计划	等级型		信息附件. 康复. 语音治疗

LOINC 代码	名称	属性	时间特征	系统	标尺类型	方法类型	分类
29163-3	发作或恶化日期	时间戳、时间标记	时间点	初步诊断用于言语矫治治疗计划	定量型		信息附件.康复.语音治疗
29164-1	开始日期	时间戳、时间标记	时间点	言语矫治治疗计划	定量型		信息附件.康复.语音治疗
2916-5	高血压蛋白原酶肾清除率	容积速率	24 小时	尿液	定量型		化学
29165-8	临床学科	类型	时间点	言语矫治治疗计划	名义型		信息附件.康复.语音治疗
29166-6	初步的诊断	印象/检查结果的解释	时间点	言语矫治治疗	叙述型		信息附件.康复.语音治疗
29167-4	依计划所提出的诊断	印象/检查结果的解释	时间点	言语矫治治疗计划	集合型		信息附件.康复.语音治疗
29168-2	治疗计划作者	复杂	时间点	言语矫治治疗计划	集合型		信息附件.康复.语音治疗
29169-0	就诊频率	TQ2（来自 HL7）	时间点	言语矫治治疗计划	等级型		信息附件.康复.语音治疗
29170-8	计划所描述的日期范围(起始/完成)	复杂	时间点	言语矫治治疗计划	集合型		信息附件.康复.语音治疗
29171-6	延续状况	类型	时间点	言语矫治治疗计划	等级型		信息附件.康复.语音治疗
29172-4	主治 MD 转诊病人的日期	时间戳、时间标记	时间点	言语矫治治疗	定量型		信息附件.康复.语音治疗
2917-3	高血压蛋白原酶^仰卧位	质量浓度	时间点	血浆	定量型		化学
29173-2	主治 MD 签字日期	时间戳、时间标记	时间点	言语矫治治疗计划	定量型		信息附件.康复.语音治疗
29174-0	文件中责任主治医师的签字	任意	时间点	言语矫治治疗计划	等级型		信息附件.康复.语音治疗
29175-7	康复治疗专业人员签字的日期	时间戳、时间标记	时间点	言语矫治治疗计划	定量型		信息附件.康复.语音治疗
29176-5	文件中责任康复治疗专业人员的签字	任意	时间点	言语矫治治疗计划	等级型		信息附件.康复.语音治疗
29177-3	配给的药物	复杂	时间点	言语矫治治疗	集合型		信息附件.康复.语音治疗
29178-1	康复预后	印象/检查结果的解释	时间点	言语矫治治疗计划	等级型		信息附件.康复.语音治疗
29179-9	预计完成日期	时间戳、时间标记	时间点	言语矫治治疗	定量型		信息附件.康复.语音治疗
29180-7	最后治疗计划证明的日期	时间戳、时间标记	时间点	言语矫治治疗计划	定量型		信息附件.康复.语音治疗
2918-1	高血压蛋白原酶^直立位	催化浓度	时间点	血浆	定量型		化学
29181-5	过去的医学史＋功能水平	发现（结果）	时间点	言语矫治治疗计划	叙述型		信息附件.康复.语音治疗
29182-3	评估.最初的	发现（结果）	时间点	言语矫治治疗计划	叙述型		信息附件.康复.语音治疗
29183-1	治疗计划	发现（结果）	时间点	言语矫治治疗计划	叙述型		信息附件.康复.语音治疗
29184-9	进展记录目标完成情况	发现（结果）	时间点	言语矫治治疗	叙述型		信息附件.康复.语音治疗
29185-6	继续的原因	发现（结果）	时间点	言语矫治治疗计划	叙述型		信息附件.康复.语音治疗

LOINC 代码	名称	属性	时间特征	系统	标尺类型	方法类型	分类
29186-4	正当理由	发现（结果）	时间点	言语矫治治疗计划	叙述型		信息附件.康复.语音治疗
29187-2	精神病症状	发现（结果）	时间点	言语矫治治疗计划	叙述型		信息附件.康复.语音治疗
29188-0	作者标识	标识符	时间点	言语矫治治疗计划	名义型		信息附件.康复.语音治疗
29189-8	作者姓名	人员编号（来自 HL7）	时间点	言语矫治治疗计划	名义型		信息附件.康复.语音治疗
29190-6	作者专业	存在与否或身份标识	时间点	言语矫治治疗计划	名义型		信息附件.康复.语音治疗
29191-4	结束日期	时间戳、时间标记	时间点	言语矫治治疗计划	定量型		信息附件.康复.语音治疗
29192-2	依计划所提出的诊断	标识符	时间点	言语矫治治疗	名义型		信息附件.康复.语音治疗
29193-0	依计划所提出的诊断	文本	时间点	言语矫治治疗	叙述型		信息附件.康复.语音治疗
29194-8	初步的诊断	复杂	时间点	言语矫治治疗	集合型		信息附件.康复.语音治疗
29195-5	初步的诊断	标识符	时间点	言语矫治治疗	名义型		信息附件.康复.语音治疗
29196-3	药物名称+标识	标识符	时间点	言语矫治治疗	名义型		信息附件.康复.语音治疗
29197-1	药物途径	存在与否或身份标识	时间点	言语矫治治疗	名义型		信息附件.康复.语音治疗
29198-9	药物定时定量	TQ2（来自 HL7）	时间点	言语矫治治疗	定量型		信息附件.康复.语音治疗
2919-9	网硬蛋白	质量浓度	时间点	血清	定量型		化学
29199-7	某药物	剂量、用量、服药量、给药量	时间点	言语矫治治疗	定量型		信息附件.康复.语音治疗
29200-3	签字日期	时间戳、时间标记	时间点	言语矫治治疗计划	定量型		信息附件.康复.语音治疗
29201-1	开始日期	时间戳、时间标记	时间点	言语矫治治疗计划	定量型		信息附件.康复.语音治疗
29202-9	就诊持续时间	时间（如秒数）	时间点	言语矫治治疗计划	定量型		信息附件.康复.语音治疗
29203-7	日期范围	复杂	就医过程的持续时间	住院进行言语矫治治疗	集合型		信息附件.康复.语音治疗
29204-5	结束日期	时间戳、时间标记	时间点/就医过程的持续时间	住院进行言语矫治治疗	定量型		信息附件.康复.语音治疗
29205-2	开始日期	时间戳、时间标记	时间点/就医过程的持续时间	住院进行言语矫治治疗	定量型		信息附件.康复.语音治疗
29206-0	康复.言语疗法要求信息附件	复杂	时间点	病人	集合型		信息附件.康复
2920-7	视网膜的	质量浓度	时间点	血清/血浆	定量型		化学
29207-8	胺碘酮	质量浓度	时间点	体液	定量型		药物水平/毒理学
29208-6	链球菌溶血素 O Ab	任意浓度	时间点	体液	定量型		微生物学
29209-4	苯二氮	质量浓度	时间点	体液	定量型		药物水平/毒理学

LOINC 代码	名称	属性	时间特征	系统	标尺类型	方法类型	分类
29210-2	胆红素.非葡萄糖醛酸化	质量浓度	时间点	体液	定量型		化学
29211-0	咖啡因	质量浓度	时间点	体液	定量型		药物水平/毒理学
29212-8	卡马西平	质量浓度	时间点	体液	定量型		药物水平/毒理学
29213-6	铜蓝蛋白	质量浓度	时间点	体液	定量型		化学
29214-4	氯霉素	质量浓度	时间点	体液	定量型		药物水平/毒理学
2921-5	视黄酸	质量浓度	时间点	血清/血浆	定量型		化学
29215-1	洋地黄毒苷	质量浓度	时间点	体液	定量型		药物水平/毒理学
29216-9	地高辛	质量浓度	时间点	体液	定量型		药物水平/毒理学
29217-7	双异丙吡胺	质量浓度	时间点	体液	定量型		药物水平/毒理学
29218-5	乙琥胺	质量浓度	时间点	体液	定量型		药物水平/毒理学
29219-3	氟西汀	质量浓度	时间点	体液	定量型		药物水平/毒理学
29220-1	触珠蛋白	质量浓度	时间点	体液	定量型		血液学/细胞分类计数
29221-9	汞	质量浓度	时间点	体液	定量型		药物水平/毒理学
29222-7	美西律	质量浓度	时间点	体液	定量型		药物水平/毒理学
2922-3	维生素 A	质量浓度	时间点	全血	定量型		化学
29223-5	苯巴比妥	质量浓度	时间点	体液	定量型		药物水平/毒理学
29224-3	苯妥英	质量浓度	时间点	体液	定量型		药物水平/毒理学
29225-0	扑米酮	质量浓度	时间点	体液	定量型		药物水平/毒理学
29226-8	奎尼丁	质量浓度	时间点	体液	定量型		药物水平/毒理学
29227-6	水杨酸盐类药物	质量浓度	时间点	体液	定量型		药物水平/毒理学
29228-4	三环抗抑郁症类药物	质量浓度	时间点	体液	定量型		药物水平/毒理学
29229-2	丙戊酸盐	质量浓度	时间点	体液	定量型		药物水平/毒理学
292-3	卡那霉素	药物敏感度	时间点	分离物	定量或等级型	琼脂扩散	抗生素敏感性
29230-0	柯萨奇病毒 B1 Ab	稀释系数、稀释倍数（滴度）	时间点	体液	定量型		微生物学
2923-1	维生素 A	质量浓度	时间点	血清/血浆	定量型		化学
29231-8	柯萨奇病毒 B2 Ab	稀释系数、稀释倍数（滴度）	时间点	体液	定量型		微生物学
29232-6	柯萨奇病毒 B3 Ab	稀释系数、稀释倍数（滴度）	时间点	体液	定量型		微生物学
29233-4	柯萨奇病毒 B4 Ab	稀释系数、稀释倍数（滴度）	时间点	体液	定量型		微生物学
29234-2	柯萨奇病毒 B5 Ab	稀释系数、稀释倍数（滴度）	时间点	体液	定量型		微生物学
29235-9	柯萨奇病毒 B6 Ab	稀释系数、稀释倍数（滴度）	时间点	体液	定量型		微生物学

LOINC 代码	名称	属性	时间特征	系统	标尺类型	方法类型	分类
29236-7	单纯疱疹病毒 2 Ab	任意浓度	时间点	体液	定量型		微生物学
29237-5	单纯疱疹病毒 1 Ab	任意浓度	时间点	体液	定量型		微生物学
29238-3	胰岛素	任意浓度	时间点	体液	定量型		化学
29239-1	碘塞罗宁.游离型	质量浓度	时间点	血清/血浆	定量型	透析	化学
29240-9	透明质酸盐或透明质酸酯	质量浓度	时间点	体液	定量型		药物水平/毒理学
29241-7	腮腺炎病毒 Ab. IgG	任意浓度	时间点	体液	定量型		微生物学
29242-5	麻疹病毒 Ab. IgG	任意浓度	时间点	体液	定量型		微生物学
29243-3	硫二羟乙酸	质量浓度	时间点	尿液	定量型		药物水平/毒理学
29244-1	硫二羟乙酸/肌酐	质量浓度比率	时间点	尿液	定量型		药物水平/毒理学
29245-8	锌	质量含量	时间点	指甲	定量型		药物水平/毒理学
29246-6	乳酸	质量浓度	时间点	体液	定量型		化学
29247-4	西罗莫司	质量浓度	时间点	全血	定量型		药物水平/毒理学
29248-2	水痘-带状疱疹病毒 DNA	任意浓度	时间点	全血	等级型	探针.扩增.靶向扩增	微生物学
2924-9	维生素 B_2	质量浓度	时间点	血清/血浆	定量型		化学
29249-0	水痘-带状疱疹病毒 Ab. IgG	任意浓度	时间点	体液	定量型		微生物学
29250-8	布鲁氏杆菌 Ab^第一份标本	稀释系数、稀释倍数（滴度）	时间点	血清	定量型		微生物学
29251-6	布鲁氏杆菌 Ab^第二份标本	稀释系数、稀释倍数（滴度）	时间点	血清	定量型		微生物学
29252-4	多切面^WO 对比剂	发现（结果）	时间点	胸部	叙述型	计算机 X 射线断层造影术	放射医学
29253-2	α-1-胎蛋白中位数倍数^^调整	相对比率	时间点	羊水	定量型		化学
29254-0	利奈唑胺	药物敏感度	时间点	分离物	定量或等级型	最小抑制浓度	抗生素敏感性
29255-7	利奈唑胺	药物敏感度	时间点	分离物	定量或等级型	琼脂扩散	抗生素敏感性
2925-6	核糖核酸酶	催化浓度	时间点	血清	定量型		化学
29256-5	脂肪.显微镜观察	存在与否或身份标识	时间点	尿沉渣	名义型	苏丹 IV 染色	尿液分析
29257-3	肺炎支原体 DNA	任意浓度	时间点	XXX	等级型	探针.扩增.靶向扩增	微生物学
29258-1	利奈唑胺	药物敏感度	时间点	分离物	定量或等级型		抗生素敏感性
29259-9	单核细胞.异常/100 白细胞	数量或计数分数	时间点	全血	定量型	手工计数	血液学/细胞分类计数
29260-7	单核细胞.异常	数量或计数浓度（计数/容积）	时间点	全血	定量型	手工计数	血液学/细胞分类计数
29261-5	淋巴细胞.异常/100 白细胞	数量或计数分数	时间点	全血	定量型	手工计数	血液学/细胞分类计数
29262-3	淋巴细胞.异常	数量或计数浓度（计数/容积）	时间点	全血	定量型	手工计数	血液学/细胞分类计数

LOINC 代码	名称	属性	时间特征	系统	标尺类型	方法类型	分类
29263-1	纤维蛋白降解产物	任意浓度	时间点	全血	等级型	凝集试验	凝血功能检查
2926-4	核糖	质量浓度	时间点	血清	定量型		化学
29264-9	采集时间	时间戳、时间标记	时间点	全血	定量型		标本特性
29265-6	钙^^校正白蛋白影响后	摩尔浓度	时间点	血清/血浆	定量型		化学
29266-4	粪卟啉	摩尔含量	时间点	大便	定量型		化学
29267-2	原卟啉	摩尔含量	时间点	大便	定量型		化学
29268-0	隐形眼镜测量	发现（结果）	时间点	病人	多样型		信息附件. 临床报告
29269-8	眼镜测量	发现（结果）	时间点	病人	多样型		信息附件. 临床报告
29270-6	视网膜治疗	发现（结果）	时间点	病人	多样型		信息附件. 临床报告
29271-4	眼部体格检查	发现（结果）	时间点	病人	多样型		信息附件. 临床报告
2927-2	核酮糖	质量浓度	时间点	血清	定量型		化学
29272-2	眼部超声检查	发现（结果）	时间点	病人	多样型		信息附件. 临床报告
29273-0	临床检测	复杂	—	病人	集合型		信息附件. 临床报告
29274-8	生命指征测量	发现（结果）	时间点	病人	多样型		信息附件. 临床报告
29275-5	身体测量	发现（结果）	时间点	病人	多样型		信息附件. 临床报告
29276-3	钙	任意浓度	时间点	尿液	等级型		化学
29277-1	二硫化碳	任意浓度	时间点	全血	等级型		药物水平/毒理学
29278-9	可待因	任意浓度	时间点	胎粪	等级型		药物水平/毒理学
29279-7	乙二醇	任意浓度	时间点	尿液	等级型		药物水平/毒理学
2928-0	β呋喃果糖苷酶	催化浓度	时间点	红细胞	定量型		化学
29280-5	纤维蛋白 D-二聚体	任意浓度	时间点	贫血小板血浆	等级型	胶乳凝集试验	凝血功能检查
29281-3	谷胱甘肽还原酶	任意浓度	时间点	红细胞	等级型		化学
29282-1	格鲁米特	任意浓度	时间点	胃液	等级型		药物水平/毒理学
29283-9	硫化氢	任意浓度	时间点	全血	等级型		药物水平/毒理学
29284-7	亮氨酸	任意浓度	时间点	全血	等级型		化学
29285-4	美沙酮	任意浓度	时间点	胃液	等级型		药物水平/毒理学
29286-2	甲基苯丙胺	任意浓度	时间点	胎粪	等级型		药物水平/毒理学
29287-0	吗啡	任意浓度	时间点	胎粪	等级型		药物水平/毒理学
29288-8	奥芬那君	任意浓度	时间点	尿液	等级型		药物水平/毒理学
29289-6	苯乙基丙二酰胺	任意浓度	时间点	尿液	等级型		药物水平/毒理学

LOINC 代码	名称	属性	时间特征	系统	标尺类型	方法类型	分类
29290-4	二硫化碳	质量浓度	时间点	全血	定量型		药物水平/毒理学
29291-2	格鲁米特	质量浓度	时间点	胃液	定量型		药物水平/毒理学
29292-0	硫化氢	质量浓度	时间点	全血	定量型		药物水平/毒理学
29293-8	亮氨酸	质量浓度	时间点	全血	定量型		化学
29294-6	美沙酮	质量浓度	时间点	胃液	定量型		药物水平/毒理学
29295-3	苯乙基丙二酰胺	质量浓度	时间点	尿液	定量型		药物水平/毒理学
29296-1	二甲苯	任意浓度	时间点	全血	等级型		药物水平/毒理学
29297-9	颜色	类型	时间点	XXX	名义型	目视	病史与体格检查. 体格检查
2929-8	糖类	任意浓度	时间点	尿液	等级型		化学
29298-7	就诊原因	发现（结果）	时间点	病人	名义型		病史与体格检查. 体格检查
29299-5	就诊原因	发现（结果）	时间点	病人	叙述型		病史与体格检查. 体格检查
29300-1	操作	类型	时间点	病人	名义型		病史与体格检查. 体格检查
29301-9	体征	发现（结果）	时间点	内分泌系统	名义型	观察	病史与体格检查. 体格检查
29302-7	体征	发现（结果）	时间点	皮肤系统	叙述型	观察	病史与体格检查. 体格检查
29303-5	配给的药物	类型	时间点	病人	名义型		病史与体格检查. 体格检查
29304-3	调剂的药物	类型	时间点	病人	名义型		病史与体格检查. 体格检查
29305-0	处方中所开列的药物	类型	时间点	病人	名义型		病史与体格检查. 体格检查
2930-6	肌氨酸	任意浓度	时间点	血清/血浆	等级型		化学
29306-8	外科手术流程	类型	时间点	病人	名义型		病史与体格检查. 体格检查
29307-6	体征	发现（结果）	时间点	内分泌系统	叙述型	观察	病史与体格检查. 体格检查
29308-4	诊断	印象/检查结果的解释	时间点	病人	名义型		病史与体格检查. 体格检查
29309-2	体征	发现（结果）	时间点	皮肤系统	名义型	观察	病史与体格检查. 体格检查
293-1	卡那霉素	药物敏感度	时间点	分离物＋血清	等级型	测序分型	抗生素敏感性
29310-0	苍白密螺旋体	任意浓度	时间点	XXX	等级型	免疫荧光	微生物学
29311-8	淋病奈瑟菌 Ag	任意浓度	时间点	XXX	等级型	免疫荧光	微生物学
2931-4	肌氨酸	质量浓度	时间点	血清/血浆	定量型		化学
29314-2	腺病毒 Ab	稀释系数、稀释倍数（滴度）	时间点	体液	定量型	补体结合试验	微生物学

LOINC代码	名称	属性	时间特征	系统	标尺类型	方法类型	分类
29315-9	异烟肼 0.4μg/ml	药物敏感度	时间点	分离物	等级型	抗酸杆菌抗生素敏感性试验	抗生素敏感性
29316-7	促甲状腺激素^给予某刺激后30分钟	任意浓度	时间点	血清/血浆	定量型		刺激耐受试验
29317-5	促甲状腺激素^给予某刺激后1小时	任意浓度	时间点	血清/血浆	定量型		刺激耐受试验
29318-3	肺炎双球菌组 B Ag	任意浓度	时间点	血清	等级型	胶乳凝集试验	微生物学
29319-1	肺炎双球菌组 B Ag	任意浓度	时间点	脑脊液	等级型	胶乳凝集试验	微生物学
29320-9	肺炎双球菌组 B Ag	任意浓度	时间点	尿液	等级型	胶乳凝集试验	微生物学
29321-7	伤寒立克次体 Ab.IgG	任意浓度	时间点	体液	等级型		微生物学
2932-2	肌氨酸	质量浓度	时间点	尿液	定量型		化学
29322-5	伤寒立克次体 Ab.IgM	任意浓度	时间点	体液	等级型		微生物学
29323-3	可卡因	质量浓度	时间点	胃液	定量型		药物水平/毒理学
29324-1	古柯乙烯	质量浓度	时间点	胃液	定量型		药物水平/毒理学
29325-8	古柯乙烯	质量浓度	时间点	玻璃体液	定量型		药物水平/毒理学
29326-6	羧基四氢大麻酚	质量浓度	时间点	胃液	定量型		药物水平/毒理学
29327-4	艾滋病毒 1 Ab	任意浓度	时间点	体液	等级型		微生物学
29328-2	木糖^口服木糖后2.5小时	质量浓度	时间点	全血	定量型		刺激耐受试验
29329-0	葡萄糖^给予某刺激后3.5小时	质量浓度	时间点	血清/血浆	定量型		刺激耐受试验
2933-0	分泌素	质量浓度	时间点	血浆	定量型		化学
29330-8	葡萄糖^给予某刺激后4小时	质量浓度	时间点	血清/血浆	定量型		刺激耐受试验
29331-6	葡萄糖^给予某刺激后5小时	质量浓度	时间点	血清/血浆	定量型		刺激耐受试验
29332-4	葡萄糖^给予某刺激后2.5小时	质量浓度	时间点	血清/血浆	定量型		刺激耐受试验
29333-2	绿色糖单孢菌 Ab	任意浓度	时间点	血清	等级型		微生物学
29334-0	烟曲霉菌 2 Ab	任意浓度	时间点	血清	等级型		微生物学
29335-7	美西律	质量浓度	时间点	尿液	定量型		药物水平/毒理学
29336-5	美西律	质量浓度	时间点	胃液	定量型		药物水平/毒理学
29337-3	吗啡.游离型	质量浓度	时间点	胃液	定量型		药物水平/毒理学
29338-1	氟卡胺	质量浓度	时间点	尿液	定量型		药物水平/毒理学
29339-9	氟卡胺	质量浓度	时间点	胃液	定量型		药物水平/毒理学
29340-7	细胞.CD71	数量或计数浓度（计数/容积）	时间点	全血	定量型		细胞标志物

LOINC 代码	名称	属性	时间特征	系统	标尺类型	方法类型	分类
29341-5	细胞.CD11B	数量或计数浓度（计数/容积）	时间点	全血	定量型		细胞标志物
29342-3	甲基丙二酸	质量速率	24 小时	尿液	定量型		化学
29343-1	风疹病毒 Ab.IgG	任意浓度	时间点	体液	定量型		微生物学
29344-9	氯羟去甲安定	质量浓度	时间点	胃液	定量型		药物水平/毒理学
29345-6	6-单乙酰吗啡	质量含量	时间点	胎粪	定量型		药物水平/毒理学
29346-4	氯霉素	质量浓度	时间点	尿液	定量型		药物水平/毒理学
29347-2	氯霉素	质量浓度	时间点	胃液	定量型		药物水平/毒理学
2934-8	丝氨酸	质量浓度	时间点	脑脊液	定量型		化学
29348-0	阿普唑仑	质量浓度	时间点	胃液	定量型		药物水平/毒理学
29349-8	钾^透析后	摩尔浓度	时间点	血清/血浆	定量型		化学
29350-6	细胞.CD42	数量或计数浓度（计数/容积）	时间点	全血	定量型		细胞标志物
29351-4	类风湿因子	任意浓度	时间点	脑脊液	等级型		血清学
29352-2	水杨酸盐类药物	质量浓度	时间点	胃液	定量型		药物水平/毒理学
29353-0	17-酮类固醇.中性总计	质量速率	12 小时	尿液	定量型		化学
29354-8	呼肠病毒 Ab	稀释系数、稀释倍数（滴度）	时间点	脑脊液	定量型		微生物学
2935-5	丝氨酸	任意浓度	时间点	血清/血浆	等级型		化学
29355-5	呼肠病毒 Ab	稀释系数、稀释倍数（滴度）	时间点	体液	定量型	补体结合试验	微生物学
29356-3	芬太尼	任意浓度	时间点	血清/血浆	等级型		药物水平/毒理学
29357-1	氰化物	质量浓度	时间点	胃液	定量型		药物水平/毒理学
29358-9	皮质醇^给予某刺激前	质量浓度	时间点	血清/血浆	定量型		刺激耐受试验
29359-7	副流感病毒 2 Ab	稀释系数、稀释倍数（滴度）	时间点	体液	定量型		微生物学
29360-5	肺炎双球菌组 B Ag	任意浓度	时间点	尿液	等级型		微生物学
29361-3	肺炎双球菌组 B Ag	任意浓度	时间点	脑脊液	等级型		微生物学
29362-1	肺炎双球菌组 B Ag	任意浓度	时间点	血清	等级型		微生物学
2936-3	丝氨酸	质量浓度	时间点	血清/血浆	定量型		化学
29363-9	皮质醇^给予某刺激后1.5小时	质量浓度	时间点	血清/血浆	定量型		刺激耐受试验
29364-7	镁	质量浓度	时间点	脑脊液	定量型		化学
29365-4	镁	质量浓度	时间点	体液	定量型		化学
29366-2	副流感病毒 1 Ab	稀释系数、稀释倍数（滴度）	时间点	体液	定量型	补体结合试验	微生物学
29367-0	副流感病毒 2 Ab	稀释系数、稀释倍数（滴度）	时间点	体液	定量型	补体结合试验	微生物学
29368-8	副流感病毒 3 Ab	稀释系数、稀释倍数（滴度）	时间点	体液	定量型	补体结合试验	微生物学
29369-6	N-乙酰普鲁卡因胺/普鲁卡因胺	质量浓度比率	时间点	血清/血浆	定量型		药物水平/毒理学
29370-4	氯氮平^谷值	质量浓度	时间点	血清/血浆	定量型		药物水平/毒理学
2937-1	丝氨酸	质量浓度	时间点	尿液	定量型		化学

LOINC 代码	名称	属性	时间特征	系统	标尺类型	方法类型	分类
29371-2	氯氮平^峰值	质量浓度	时间点	血清/血浆	定量型		药物水平/毒理学
29372-0	可待因	质量浓度	时间点	胃液	定量型		药物水平/毒理学
29373-8	乙氯维诺	任意浓度	时间点	胃液	等级型		药物水平/毒理学
29374-6	核糖核蛋白可提取核 Ab	任意浓度	时间点	血清	定量型		血清学
29375-3	甲醇	质量浓度	时间点	不明物质	定量型		药物水平/毒理学
29376-1	麻醉药	存在与否或身份标识	时间点	全血	名义型		药物水平/毒理学
29377-9	麻醉药	存在与否或身份标识	时间点	胃液	名义型		药物水平/毒理学
29378-7	胰岛素^给予某刺激后 4 小时	任意浓度	时间点	血清/血浆	定量型		刺激耐受试验
29379-5	胰岛素^给予某刺激后 6 小时	任意浓度	时间点	血清/血浆	定量型		刺激耐受试验
29380-3	氯氮䓬	质量浓度	时间点	胃液	定量型		药物水平/毒理学
29381-1	氨甲丙二酯	质量浓度	时间点	胃液	定量型		药物水平/毒理学
29382-9	华法林	质量浓度	时间点	尿液	定量型		药物水平/毒理学
29383-7	华法林	质量浓度	时间点	胃液	定量型		药物水平/毒理学
29384-5	地西泮	质量浓度	时间点	胃液	定量型		药物水平/毒理学
29385-2	去甲安定	质量浓度	时间点	胃液	定量型		药物水平/毒理学
29386-0	氯丙嗪	质量浓度	时间点	胃液	定量型		药物水平/毒理学
29387-8	去甲丙氧芬	质量浓度	时间点	胃液	定量型		药物水平/毒理学
29388-6	甲喹酮	质量浓度	时间点	胃液	定量型		药物水平/毒理学
2938-9	丝氨酸	质量速率	24 小时	尿液	定量型		化学
29389-4	对乙酰氨基酚	任意浓度	时间点	胃液	等级型		药物水平/毒理学
29390-2	甲状旁腺素.中分子	摩尔浓度	时间点	血清/血浆	定量型		化学
29391-0	胃泌素^给予某刺激后 2 小时	质量浓度	时间点	血清/血浆	定量型		刺激耐受试验
29392-8	胃泌素^给予某刺激后 1 小时	质量浓度	时间点	血清/血浆	定量型		刺激耐受试验
29393-6	胃泌素^给予某刺激后 3 小时	质量浓度	时间点	血清/血浆	定量型		刺激耐受试验
29394-4	胃泌素^给予某刺激后2.5 小时	质量浓度	时间点	血清/血浆	定量型		刺激耐受试验
29395-1	胃泌素^热量型禁食后	质量浓度	时间点	血清/血浆	定量型		刺激耐受试验
29396-9	胃泌素^给予某刺激后1.5 小时	质量浓度	时间点	血清/血浆	定量型		刺激耐受试验

LOINC 代码	名称	属性	时间特征	系统	标尺类型	方法类型	分类
2939-7	5-羟色胺	质量浓度	时间点	全血	定量型		化学
29397-7	胃泌素^给予某刺激前 30 分钟	质量浓度	时间点	血清/血浆	定量型		刺激耐受试验
29398-5	胃泌素^给予某刺激前 1 分钟	质量浓度	时间点	血清/血浆	定量型		刺激耐受试验
29399-3	氯硝西泮	质量浓度	时间点	胃液	定量型		药物水平/毒理学
29400-9	哌替啶	质量浓度	时间点	胃液	定量型		药物水平/毒理学
29401-7	双异丙吡胺	质量浓度	时间点	胃液	定量型		药物水平/毒理学
29402-5	曲米帕明	质量浓度	时间点	胃液	定量型		药物水平/毒理学
29403-3	替沃噻吨	质量浓度	时间点	尿液	定量型		药物水平/毒理学
29404-1	替沃噻吨	质量浓度	时间点	胃液	定量型		药物水平/毒理学
2940-5	5-羟色胺	质量浓度	时间点	血浆	定量型		化学
29405-8	马普替林	质量浓度	时间点	胃液	定量型		药物水平/毒理学
29406-6	阿米替林	质量浓度	时间点	胃液	定量型		药物水平/毒理学
29407-4	去甲阿密曲替林	质量浓度	时间点	胃液	定量型		药物水平/毒理学
29408-2	丙米嗪	质量浓度	时间点	胃液	定量型		药物水平/毒理学
29409-0	去甲丙咪嗪	质量浓度	时间点	胃液	定量型		药物水平/毒理学
29410-8	多塞平	质量浓度	时间点	胃液	定量型		药物水平/毒理学
29411-6	去甲多虑平	质量浓度	时间点	胃液	定量型		药物水平/毒理学
29412-4	葡萄糖^给予某刺激后 6 小时	质量浓度	时间点	血清/血浆	定量型		刺激耐受试验
2941-3	5-羟色胺	质量浓度	时间点	血小板	定量型		化学
29413-2	呼肠病毒 Ab	稀释系数、稀释倍数（滴度）	时间点	脑脊液	定量型	补体结合试验	微生物学
29414-0	副流感病毒 3 Ab	稀释系数、稀释倍数（滴度）	时间点	体液	定量型		微生物学
29415-7	呼肠病毒 Ab	稀释系数、稀释倍数（滴度）	时间点	体液	定量型		微生物学
29416-5	腺病毒 Ab	稀释系数、稀释倍数（滴度）	时间点	体液	定量型		微生物学
29417-3	副流感病毒 1 Ab	稀释系数、稀释倍数（滴度）	时间点	体液	定量型		微生物学
29418-1	血流量.舒张期.最大值	速度、速率	时间点	肺静脉.右上部	定量型	超声.多普勒	心脏.超声
29419-9	血流量.收缩期.最大值/血流量.舒张期.最大值	速度比率	时间点	肺静脉.右上部	定量型	超声.多普勒	心脏.超声
29420-7	血流量.收缩期.最大值	速度、速率	时间点	肺静脉.右下部	定量型	超声.多普勒	心脏.超声
2942-1	性激素结合球蛋白	质量浓度	时间点	血清/血浆	定量型		化学
29421-5	血流量.舒张期.最大值	速度、速率	时间点	肺静脉.右下部	定量型	超声.多普勒	心脏.超声

LOINC 代码	名称	属性	时间特征	系统	标尺类型	方法类型	分类
29422-3	血流量.收缩期.最大值/血流量.舒张期.最大值	速度比率	时间点	肺静脉.右下部	定量型	超声.多普勒	心脏.超声
29423-1	血流量.收缩期.最大值	速度、速率	时间点	肺静脉.左上部	定量型	超声.多普勒	心脏.超声
29424-9	血流量.舒张期.最大值	速度、速率	时间点	肺静脉.左上部	定量型	超声.多普勒	心脏.超声
29425-6	血流量.收缩期.最大值/血流量.舒张期.最大值	速度比率	时间点	肺静脉.左上部	定量型	超声.多普勒	心脏.超声
29426-4	血流量.收缩期.最大值	速度、速率	时间点	肺静脉.左下部	定量型	超声.多普勒	心脏.超声
29427-2	血流量.舒张期.最大值	速度、速率	时间点	肺静脉.左下部	定量型	超声.多普勒	心脏.超声
29428-0	血流量.收缩期.最大值/血流量.舒张期.最大值	速度比率	时间点	肺静脉.左下部	定量型	超声.多普勒	心脏.超声
29429-8	直径^吸气	长度	时间点	腔静脉.下	定量型	超声	心脏.超声
29430-6	厚度.心脏舒张	长度	时间点	心脏.室间隔	定量型	超声.2维	心脏.超声
29431-4	厚度.心脏舒张	长度	时间点	心脏.室间隔	定量型	超声.M-模式	心脏.超声
29432-2	厚度.心脏收缩	长度	时间点	心脏.室间隔	定量型	超声.2维	心脏.超声
29433-0	厚度.心脏收缩	长度	时间点	心脏.室间隔	定量型	超声.M-模式	心脏.超声
29434-8	局部的缩短.短轴	长度分数	时间点	心脏.心室.左侧	定量型	超声.2维	心脏.超声
29435-5	局部的缩短.短轴	长度分数	时间点	心脏.心室.左侧	定量型	超声.M-模式	心脏.超声
29436-3	内直径.短轴.心脏舒张	长度	时间点	心脏.心室.左侧	定量型	超声	心脏.超声
29437-1	内直径.短轴.心脏舒张	长度	时间点	心脏.心室.左侧	定量型	超声.M-模式	心脏.超声
29438-9	内直径.短轴.心脏收缩	长度	时间点	心脏.心室.左侧	定量型	超声	心脏.超声
2943-9	唾液酸盐	质量浓度	时间点	血浆	定量型		化学
29439-7	内直径.短轴.心脏收缩	长度	时间点	心脏.心室.左侧	定量型	超声.M-模式	心脏.超声
29440-5	厚度.中隔壁/厚度.后壁	长度比率	时间点	心脏.心室.左侧	定量型	超声.2维	心脏.超声
29441-3	厚度.中隔壁/厚度.后壁	长度比率	时间点	心脏.心室.左侧	定量型	超声.M-模式	心脏.超声
29442-1	厚度.心脏舒张	长度	时间点	心脏.心室.左侧.后壁	定量型	超声.2维	心脏.超声
29443-9	厚度.心脏舒张	长度	时间点	心脏.心室.左侧.后壁	定量型	超声.M-模式	心脏.超声
29444-7	厚度.心脏收缩	长度	时间点	心脏.心室.左侧.后壁	定量型	超声.2维	心脏.超声
29445-4	厚度.心脏收缩	长度	时间点	心脏.心室.左侧.后壁	定量型	超声.M-模式	心脏.超声
29446-2	增厚.分次的改变	长度分数	时间点	心脏.心室.左侧.后壁	定量型	超声.2维	心脏.超声
2944-7	唾液酸盐	质量浓度	时间点	尿液	定量型		化学

LOINC 代码	名称	属性	时间特征	系统	标尺类型	方法类型	分类
29447-0	增厚.分次的改变	长度分数	时间点	心脏.心室.左侧.后壁	定量型	超声.M-模式	心脏.超声
29448-8	有效回流口	面积	时间点	二尖瓣	定量型	超声.多普勒.PISA	心脏.超声
29449-6	回流量	容积、体积	时间点	二尖瓣	定量型	超声.多普勒.PISA	心脏.超声
29450-4	血流量.收缩期.最大值	速度、速率	时间点	肺静脉	定量型	超声.多普勒	心脏.超声
29451-2	血流量.舒张期.最大值	速度、速率	时间点	肺静脉	定量型	超声.多普勒	心脏.超声
29452-0	血流量.收缩期.最大值/血流量.舒张期.最大值	速度比率	时间点	肺静脉	定量型	超声.多普勒.导出的	心脏.超声
29453-8	A 波逆转.最大值	速度、速率	时间点	肺静脉	定量型	超声.多普勒	心脏.超声
2945-4	唾液酸酶	催化浓度	时间点	血清	定量型		化学
29454-6	血流量.收缩期.最大值	速度、速率	时间点	肺静脉.右上部	定量型	超声.多普勒	心脏.超声
29455-3	血流量.收缩期.最大值/血流量.舒张期.最大值	速度比率	时间点	肺静脉.右上部	定量型	超声.多普勒.导出的	心脏.超声
29456-1	血流量.收缩期.最大值/血流量.舒张期.最大值	速度比率	时间点	肺静脉.右下部	定量型	超声.多普勒.导出的	心脏.超声
29457-9	血流量.收缩期.最大值/血流量.舒张期.最大值	速度比率	时间点	肺静脉.左上部	定量型	超声.多普勒.导出的	心脏.超声
29458-7	血流量.收缩期.最大值/血流量.舒张期.最大值	速度比率	时间点	肺静脉.左下部	定量型	超声.多普勒.导出的	心脏.超声
29459-5	直径^呼气	长度	时间点	腔静脉.下	定量型	超声	心脏.超声
29460-3	缩窄.血流量.最大值	速度、速率	时间点	主动脉	定量型	超声.多普勒	心脏.超声
29461-1	缺损.速率.收缩期.最大值	速度、速率	时间点	心脏.心室.隔膜	定量型	超声.多普勒	心脏.超声
2946-2	唾液酸酶	催化含量	时间点	组织	定量型		化学
29462-9	肺部流量/全身流量	容积速率比率	时间点	循环系统.XXX	定量型	超声.多普勒	心脏.超声
29463-7	体重	质量	时间点	病人	定量型		心脏.超声
29464-5	血流量.收缩期.最大值/血流量.舒张期.最大值	速度比率	时间点	肺静脉	定量型	超声.多普勒	心脏.超声
29465-2	心脏收缩.最小值	容积、体积	时间点	心脏.心室.左侧	定量型	超声.Teicholz.计算的	心脏.超声
29466-0	上面的-下面的.心尖4心腔	长度	时间点	心脏.心房.右侧	定量型	超声.2维	心脏.超声
29467-8	上面的-下面的.心尖4心腔	长度	时间点	心脏.心房.左侧	定量型	超声.2维	心脏.超声
29468-6	直径.前部-后部.收缩期	长度	时间点	心脏.心房.左侧	定量型	超声.2维	心脏.超声
29469-4	主轴.直径.前部-后部.心脏收缩	长度	时间点	心脏.心房.左侧	定量型	超声.2维	心脏.超声
2947-0	钠	摩尔浓度	时间点	全血	定量型		化学
29470-2	速率-时间积分	长度	时间点	二尖瓣.环	定量型	超声.计算的	心脏.超声

LOINC 代码	名称	属性	时间特征	系统	标尺类型	方法类型	分类
29471-0	血流量.收缩期.最大值	速度、速率	时间点	肝静脉	定量型	超声.多普勒	心脏.超声
29472-8	血流量.舒张期.最大值	速度、速率	时间点	肝静脉	定量型	超声.多普勒	心脏.超声
29473-6	血流量.收缩期.最大值/血流量.舒张期.最大值	速度比率	时间点	肝静脉	定量型	超声.多普勒	心脏.超声
29474-4	A 波逆转.最大值	速度、速率	时间点	肝静脉	定量型	超声.多普勒	心脏.超声
29475-1	血流量.收缩期.最大值^吸气	速度、速率	时间点	肝静脉	定量型	超声.多普勒	心脏.超声
29476-9	血流量.舒张期.最大值^吸气	速度、速率	时间点	肝静脉	定量型	超声.多普勒	心脏.超声
29477-7	血流量.收缩期.最大值/血流量.舒张期.最大值^吸气	速度比率	时间点	肝静脉	定量型	超声.多普勒	心脏.超声
29478-5	A 波逆转.最大值^吸气	速度、速率	时间点	肝静脉	定量型	超声.多普勒	心脏.超声
29479-3	血流量.收缩期.最大值^呼气	速度、速率	时间点	肝静脉	定量型	超声.多普勒	心脏.超声
29480-1	血流量.舒张期.最大值^呼气	速度、速率	时间点	肝静脉	定量型	超声.多普勒	心脏.超声
29481-9	血流量.收缩期.最大值/血流量.舒张期.最大值^呼气	速度比率	时间点	肝静脉	定量型	超声.多普勒	心脏.超声
29482-7	A 波逆转.最大值^呼气	速度、速率	时间点	肝静脉	定量型	超声.多普勒	心脏.超声
29483-5	血流量.收缩期.最大值/血流量.舒张期.最大值	速度比率	时间点	肝静脉	定量型	超声.多普勒.导出的	心脏.超声
29484-3	血流量.收缩期.最大值/血流量.舒张期.最大值^吸气	速度比率	时间点	肝静脉	定量型	超声.多普勒.导出的	心脏.超声
29485-0	血流量.收缩期.最大值/血流量.舒张期.最大值^呼气	速度比率	时间点	肝静脉	定量型	超声.多普勒.导出的	心脏.超声
29486-8	排空.最大值	速度、速率	时间点	心脏.心房.左侧.附件	定量型	超声.多普勒	心脏.超声
29487-6	口	面积	时间点	主动脉瓣	定量型	超声.2 维.面积法	心脏.超声
2948-8	钠	摩尔浓度	时间点	脑脊液	定量型		化学
29488-4	LOINC 信息附件修饰因子代码	复杂	—	病人	集合型		信息附件.修饰成分
29489-2	时间窗口信息附件请求修饰成分代码	复杂	—	病人	集合型		信息附件.修饰成分
294-9	酮康唑	药物敏感度	时间点	分离物	定量型	最小致死浓度	抗生素敏感性
29490-0	选择项目信息附件请求修饰成分代码	复杂	—	病人	集合型		信息附件.修饰成分
29491-8	特殊信息附件请求修饰成分代码	复杂	—	病人	集合型		信息附件.修饰成分

LOINC 代码	名称	属性	时间特征	系统	标尺类型	方法类型	分类
29492-6	二甲氧基苯青霉素	质量浓度	时间点	XXX	定量型		药物水平/毒理学
29493-4	粘杆菌素	质量浓度	时间点	XXX	定量型		药物水平/毒理学
29494-2	地美环素	质量浓度	时间点	XXX	定量型		药物水平/毒理学
29495-9	疱疹病毒 6 DNA	任意浓度	时间点	XXX	等级型	探针.扩增.靶向扩增	微生物学
2949-6	钠	摩尔浓度	时间点	透析液	定量型		化学
29496-7	血小板相关 Ab.IgA	任意浓度	时间点	全血	等级型	流式细胞术	血清学
29497-5	血小板相关 Ab.IgG	任意浓度	时间点	全血	等级型	流式细胞术	血清学
29498-3	血小板相关 Ab.IgM	任意浓度	时间点	全血	等级型	流式细胞术	血清学
29499-1	硒	质量含量	时间点	头发	定量型		药物水平/毒理学
29500-6	2-羟基己二酸/肌酐	摩尔浓度比率	时间点	尿液	定量型		化学
29501-4	2-羟基异丁酸/肌酐	摩尔浓度比率	时间点	尿液	定量型		药物水平/毒理学
29502-2	2-羟基戊二酸/肌酐	摩尔浓度比率	时间点	尿液	定量型		化学
29503-0	2-羟基异己酸/肌酐	摩尔浓度比率	时间点	尿液	定量型		化学
2950-4	钠	摩尔浓度	时间点	体液	定量型		化学
29504-8	2-羟异戊酸/肌酐	摩尔浓度比率	时间点	尿液	定量型		化学
29505-5	2-羟基-3-甲基戊酸盐/肌酐	摩尔浓度比率	时间点	尿液	定量型		化学
29506-3	2-羧基己二酸/肌酐	摩尔浓度比率	时间点	尿液	定量型		化学
29507-1	α酮戊二酸/肌酐	摩尔浓度比率	时间点	尿液	定量型		化学
29508-9	3-羟基己二酸/肌酐	摩尔浓度比率	时间点	尿液	定量型		化学
29509-7	β羟基丁酸/肌酐	摩尔浓度比率	时间点	尿液	定量型		化学
29510-5	3-羟基戊二酸/肌酐	摩尔浓度比率	时间点	尿液	定量型		化学
29511-3	3-羟基异丁酸/肌酐	摩尔浓度比率	时间点	尿液	定量型		化学
2951-2	钠	摩尔浓度	时间点	血清/血浆	定量型		化学
29512-1	β羟基丁酸	质量浓度	时间点	血清/血浆	定量型		化学
29513-9	囊尾蚴 Ab	任意浓度	时间点	脑脊液	定量型		微生物学
29514-7	3-羟基异戊酸/肌酐	摩尔浓度比率	时间点	尿液	定量型		化学
29515-4	3-羟基丙酸/肌酐	摩尔浓度比率	时间点	尿液	定量型		化学
29516-2	3-羟基戊酸/肌酐	摩尔浓度比率	时间点	尿液	定量型		化学
29517-0	香草扁桃酸盐/肌酐	摩尔浓度比率	时间点	尿液	定量型		化学
29518-8	3-甲基戊二酸/肌酐	摩尔浓度比率	时间点	尿液	定量型		化学
29519-6	4-羟基苯丙酮酸/肌酐	摩尔浓度比率	时间点	尿液	定量型		化学
2952-0	钠	物质的量（摩尔、克分子）	24 小时	大便	定量型		化学
29520-4	5-羟基吲哚乙酸/肌酐	摩尔浓度比率	时间点	尿液	定量型		化学
29521-2	5-羟基己酸/肌酐	摩尔浓度比率	时间点	尿液	定量型		化学
29522-0	5-羧基脯氨酸/肌酐	摩尔浓度比率	时间点	尿液	定量型		化学
29523-8	2-乙基-3-羟基丙酸/肌酐	摩尔浓度比率	时间点	尿液	定量型		化学
29524-6	乙酰乙酸/肌酐	摩尔浓度比率	时间点	尿液	定量型		化学
29525-3	乌头酸/肌酐	摩尔浓度比率	时间点	尿液	定量型		化学
29526-1	壬二酸酯/肌酐	摩尔浓度比率	时间点	尿液	定量型		药物水平/毒理学
29527-9	枸橼酸/肌酐	摩尔浓度比率	时间点	尿液	定量型		化学
29528-7	马尿酸/肌酐	摩尔浓度比率	时间点	尿液	定量型		药物水平/毒理学

LOINC代码	名称	属性	时间特征	系统	标尺类型	方法类型	分类
29529-5	对乙酰氨基酚	任意浓度	时间点	XXX	等级型		药物水平/毒理学
29530-3	苯异丙胺	任意浓度	时间点	XXX	等级型		药物水平/毒理学
29531-1	苯海拉明	任意浓度	时间点	XXX	等级型		药物水平/毒理学
29532-9	美沙酮	任意浓度	时间点	XXX	定量型		药物水平/毒理学
29533-7	隐球菌 Ag	任意浓度	时间点	XXX	等级型		微生物学
29534-5	欧洲鳗鲡 Ab. IgE. RAST类	任意浓度	时间点	血清	等级型		变态反应
29535-2	西尼罗河病毒 Ab. IgG	任意浓度	时间点	血清	定量型		微生物学
29536-0	西尼罗河病毒 Ab. IgM	任意浓度	时间点	血清	定量型		微生物学
29537-8	西尼罗河病毒 Ab. IgG	任意浓度	时间点	脑脊液	定量型		微生物学
2953-8	钠	物质的量（摩尔、克分子）	72小时	大便	定量型		化学
29538-6	西尼罗河病毒 Ab. IgM	任意浓度	时间点	脑脊液	定量型		微生物学
29539-4	艾滋病毒1 RNA	数量或计数浓度之对数	时间点	血浆	定量型	探针. 扩增. 信号扩增	微生物学
29540-2	E-钙粘连素	任意浓度	时间点	组织	等级型	免疫染色	病理学
29541-0	艾滋病毒1 RNA	数量或计数浓度之对数	时间点	血浆	定量型	探针. 扩增. 靶向扩增	微生物学
29542-8	β-n-乙酰己糖胺酶	催化含量	时间点	羊水细胞	定量型		化学
29543-6	β-n-乙酰己糖胺酶. A/β-n-乙酰己糖胺酶. 总计	催化分数	时间点	羊水细胞	定量型		化学
29544-4	体征	发现（结果）	时间点	病人	名义型	观察	病史与体格检查. 体格检查
29545-1	体征	发现（结果）	时间点	病人	叙述型	观察	病史与体格检查. 体格检查
2954-6	钠	摩尔浓度	时间点	汗	定量型		化学
29546-9	症状与疾病史	发现（结果）	时间点	病人	叙述型	观察	病史与体格检查. 病史
29547-7	症状与疾病史	发现（结果）	时间点	病人	名义型	观察	病史与体格检查. 病史
29548-5	诊断	印象/检查结果的解释	时间点	病人	叙述型		病史与体格检查. 体格检查
29549-3	配给的药物	类型	时间点	病人	叙述型		病史与体格检查. 体格检查
29550-1	调剂的药物	类型	时间点	病人	叙述型		病史与体格检查. 体格检查
29551-9	处方中所开列的药物	类型	时间点	病人	叙述型		病史与体格检查. 体格检查
29552-7	颜色	类型	时间点	XXX	叙述型	目视	病史与体格检查. 体格检查
2955-3	钠	摩尔浓度	时间点	尿液	定量型		化学
29553-5	年龄	时间（如秒数）	时间点	病人	定量型	计算的	杂项
29554-3	操作	类型	时间点	病人	叙述型		病史与体格检查. 体格检查
29555-0	产乳	质量速率	24小时	病人	定量型		病史与体格检查. 体格检查

LOINC 代码	名称	属性	时间特征	系统	标尺类型	方法类型	分类
29556-8	症状与疾病史	发现（结果）	时间点	行为	名义型	观察	病史与体格检查.病史
29557-6	症状与疾病史	发现（结果）	时间点	行为	叙述型	观察	病史与体格检查.病史
29558-4	肠道病毒 RNA	任意浓度	时间点	脑脊液	等级型	探针.扩增.靶向扩增	微生物学
29559-2	软性下疳嗜血杆菌 DNA	任意浓度	时间点	XXX	等级型	探针.扩增.靶向扩增	微生物学
295-6	酮康唑	药物敏感度	时间点	分离物	定量或等级型	最小抑制浓度	抗生素敏感性
29560-0	嗜吞噬无形体 DNA	任意浓度	时间点	XXX	等级型	探针.扩增.靶向扩增	微生物学
2956-1	钠	摩尔速率	24 小时	尿液	定量型		化学
29561-8	詹姆士城峡谷病毒 Ab.IgG	稀释系数、稀释倍数（滴度）	时间点	血清	定量型	免疫荧光	微生物学
29562-6	詹姆士城峡谷病毒 Ab	稀释系数、稀释倍数（滴度）	时间点	血清	定量型	中和作用	微生物学
29563-4	拉克罗斯病毒 Ab	稀释系数、稀释倍数（滴度）	时间点	血清	定量型	中和作用	微生物学
29564-2	波瓦桑病毒 Ab.IgG	稀释系数、稀释倍数（滴度）	时间点	血清	定量型	免疫荧光	微生物学
29565-9	波瓦桑病毒 Ab.IgM	稀释系数、稀释倍数（滴度）	时间点	血清	定量型	免疫荧光	微生物学
29566-7	西尼罗河病毒 Ab.IgG	任意浓度	时间点	血清	等级型	酶免疫分析	微生物学
29567-5	西尼罗河病毒 Ab.IgM	任意浓度	时间点	血清	等级型	酶免疫分析	微生物学
29568-3	西尼罗河病毒 Ab	稀释系数、稀释倍数（滴度）	时间点	血清	定量型	中和作用	微生物学
29569-1	西尼罗河病毒 Ab.IgM	任意浓度	时间点	脑脊液	等级型	酶免疫分析	微生物学
29570-9	西尼罗河病毒 Ab	稀释系数、稀释倍数（滴度）	时间点	脑脊液	定量型	中和作用	微生物学
29571-7	苯丙氨酸	任意浓度	时间点	全血.滤纸	等级型		化学
29572-5	苯丙氨酸	质量浓度	时间点	全血.滤纸	定量型		化学
29573-3	苯丙氨酸	摩尔浓度	时间点	全血.滤纸	定量型		化学
29574-1	促甲状腺激素	任意浓度	时间点	全血.滤纸	等级型		化学
29575-8	促甲状腺激素	任意浓度	时间点	全血.滤纸	定量型		化学
29576-6	细菌敏感性实验 医嘱组	—	时间点	分离物	定量或等级型		医嘱组.抗生素敏感性
29577-4	真菌抗生素敏感性 医嘱组	—	时间点	分离物	定量或等级型		医嘱组.抗生素敏感性
29578-2	病毒药物敏感性医嘱组	—	时间点	分离物	定量或等级型		医嘱组.抗生素敏感性
2957-9	钠肾清除率	容积速率	24 小时	尿液	定量型		化学
29579-0	分枝杆菌抗生素敏感性医嘱组	—	时间点	分离物	定量或等级型		医嘱组.抗生素敏感性
29580-8	细胞分类 医嘱组	—	时间点	体液	—		医嘱组.血液学/血液细胞计数
29581-6	细胞分类 医嘱组	—	时间点	腹腔液	—		医嘱组.血液学/血液细胞计数
29582-4	细胞分类 医嘱组	—	时间点	关节液	—		医嘱组.血液学/血液细胞计数
29583-2	细胞分类 医嘱组	—	时间点	胸水	—		医嘱组.血液学/血液细胞计数

28933-

LOINC 代码	名称	属性	时间特征	系统	标尺类型	方法类型	分类
29584-0	细胞分类 医嘱组	—	时间点	脑脊液	—		医嘱组. 血液学/血液细胞计数
29585-7	免疫电泳医嘱组	—	时间点	尿液	—	免疫电泳	医嘱组. 化学
29586-5	免疫电泳医嘱组	—	时间点	血清	—	免疫电泳	医嘱组. 化学
2958-7	钠/钾	摩尔浓度比率	时间点	汗	定量型		化学
29587-3	毒理学医嘱组	—	时间点	全血	—		医嘱组. 药物水平/毒理学
29588-1	重金属 医嘱组	—	时间点	全血	—		医嘱组. 药物水平/毒理学
29589-9	重金属 医嘱组	—	时间点	尿液	—		医嘱组. 药物水平/毒理学
29590-7	巨细胞病毒 DNA	质量浓度	时间点	全血	定量型	探针	微生物学
29591-5	肠道病毒 RNA	任意浓度	时间点	XXX	等级型	探针. 扩增. 靶向扩增	微生物学
29592-3	苯丙胺	质量浓度	时间点	血清/血浆	定量型	确认试验	药物水平/毒理学
29593-1	MIB-1 Ag/100 细胞	数量或计数分数	时间点	组织	定量型	免疫染色	细胞标志物
29594-9	CD45RO Ag	任意浓度	时间点	组织	等级型	免疫染色	细胞标志物
2959-5	钠/钾	摩尔浓度比率	时间点	尿液	定量型		化学
29595-6	α-1-胎蛋白中位数倍数	相对比率	时间点	羊水	定量型		化学
29596-4	CD25 Ag	任意浓度	时间点	组织	等级型	免疫染色	细胞标志物
29597-2	甲苯丁胺	质量浓度	时间点	血清/血浆	定量型	确认试验	药物水平/毒理学
29598-0	二亚甲肾上腺素	质量浓度	时间点	血清/血浆	定量型	确认试验	药物水平/毒理学
29599-8	亚甲基二氧乙基苯异丙胺	质量浓度	时间点	血清/血浆	定量型	确认试验	药物水平/毒理学
29600-4	苄非他明	质量浓度	时间点	血清/血浆	定量型	确认试验	药物水平/毒理学
29601-2	苯丙醇胺	质量浓度	时间点	血清/血浆	定量型	确认试验	药物水平/毒理学
29602-0	对氯苯丁胺	质量浓度	时间点	血清/血浆	定量型	确认试验	药物水平/毒理学
2960-3	生长抑素	任意浓度	时间点	血清/血浆	等级型		化学
29603-8	CD5 Ag	任意浓度	时间点	组织	等级型	免疫染色	细胞标志物
29604-6	巨细胞病毒 DNA	数量或计数浓度（计数/容积）	时间点	全血	定量型	探针. 扩增. 靶向扩增	微生物学
29605-3	外观	外观	时间点	关节液	名义型		标本特性
29606-1	外观	外观	时间点	胃液	名义型		标本特性
29607-9	革兰阳性放线菌 DNA	任意浓度	时间点	组织	等级型	探针. 扩增. 靶向扩增	微生物学
29608-7	芬特明	质量浓度	时间点	血清/血浆	定量型	确认试验	药物水平/毒理学
29609-5	丙型肝炎病毒 RNA	任意浓度	时间点	血清/血浆	定量型	探针. 扩增. 信号扩增	微生物学
29610-3	乙型肝炎病毒 DNA	任意浓度	时间点	血清/血浆	等级型	探针. 扩增. 靶向扩增	微生物学
2961-1	生长抑素	质量浓度	时间点	血清/血浆	定量型		化学

LOINC 代码	名称	属性	时间特征	系统	标尺类型	方法类型	分类
29611-1	乙氯维诺	任意浓度	时间点	XXX	等级型		药物水平/毒理学
29612-9	麻黄碱＋伪麻黄碱	质量浓度	时间点	血清/血浆	定量型	确认试验	药物水平/毒理学
29613-7	苯甲曲秦	质量浓度	时间点	血清/血浆	定量型	确认试验	药物水平/毒理学
29614-5	芬美曲秦	质量浓度	时间点	血清/血浆	定量型	确认试验	药物水平/毒理学
29615-2	乙型肝炎病毒 DNA	数量或计数浓度（计数/容积）	时间点	血清/血浆	定量型	探针.扩增.靶向扩增	微生物学
29616-0	纸葡萄穗霉 Ab. IgE	任意浓度	时间点	血清	定量型		变态反应
29617-8	CD23 Ag	任意浓度	时间点	组织	等级型	免疫染色	细胞标志物
29618-6	纸葡萄穗霉 Ab. IgE. RAST 类	任意浓度	时间点	血清	等级型		变态反应
29619-4	亚甲基二氧甲基苯异丙胺	质量浓度	时间点	血清/血浆	定量型	确认试验	药物水平/毒理学
29620-2	唑尼沙胺	质量浓度	时间点	血清/血浆	定量型		药物水平/毒理学
29621-0	3-羟基己二酸	任意浓度	时间点	尿液	等级型		化学
29622-8	β羟基丁酸	任意浓度	时间点	尿液	等级型		化学
29623-6	3-羟基十二烷酸	任意浓度	时间点	尿液	等级型		化学
29624-4	3-羟基戊二酸	任意浓度	时间点	尿液	等级型		化学
29625-1	3-羟基丙酸	任意浓度	时间点	尿液	等级型		化学
29626-9	3-羟基癸二酸	任意浓度	时间点	尿液	等级型		化学
29627-7	3-羟基戊酸	任意浓度	时间点	尿液	等级型		化学
29628-5	3-甲基丁烯酰甘氨酸	任意浓度	时间点	尿液	等级型		化学
2962-9	生长激素	质量浓度	时间点	羊水	定量型		化学
29629-3	3-甲基戊烯二酸	任意浓度	时间点	尿液	等级型		化学
29630-1	3-甲基戊二酸	任意浓度	时间点	尿液	等级型		化学
29631-9	N-乙酰天门冬氨酸	任意浓度	时间点	尿液	等级型		化学
29632-7	N-乙酰酪氨酸	任意浓度	时间点	尿液	等级型		化学
29633-5	CD122 Ag	任意浓度	时间点	组织	等级型	免疫染色	细胞标志物
29634-3	特布他林	任意浓度	时间点	尿液	等级型		药物水平/毒理学
29635-0	沙丁胺醇	任意浓度	时间点	尿液	等级型		药物水平/毒理学
29636-8	外观	外观	时间点	大便	名义型		标本特性
2963-7	生长激素	质量浓度	时间点	血清/血浆	定量型		化学
29637-6	上一次剂量给药时间	时间戳、时间标记	时间点	剂量	定量型		药物剂量
29638-4	标本重量	质量	时间点	组织	定量型		标本特性
29639-2	碱性磷酸酶	催化含量	时间点	组织	定量型		化学
296-4	酮康唑	药物敏感度	时间点	分离物	定量或等级型	琼脂扩散	抗生素敏感性
29640-0	异麦芽糖酶	催化含量	时间点	组织	定量型		化学
29641-8	嗜中性粒细胞细胞质 Ab.非典型的	任意浓度	时间点	血清	等级型	免疫荧光	血清学
29642-6	嗜中性粒细胞细胞质 Ab.标准的.非典型的	任意浓度	时间点	血清	等级型	免疫荧光	血清学
29643-4	髓过氧化物酶 Ab	任意浓度	时间点	血清	等级型	酶免疫分析	血清学

LOINC 代码	名称	属性	时间特征	系统	标尺类型	方法类型	分类
29644-2	蛋白酶 3	任意浓度	时间点	血清	等级型	酶免疫分析	血清学
2964-5	比重	相对密度	时间点	体液	定量型		化学
29645-9	埃柯病毒＋柯萨奇病毒 Ab. IgA	任意浓度	时间点	血清	等级型	酶免疫分析	微生物学
29646-7	副流感病毒 2 Ab. IgM	任意浓度	时间点	血清	等级型	酶免疫分析	微生物学
29647-5	干扰素. beta Ab	任意浓度	时间点	血清/血浆	等级型		血清学
29648-3	澳洲立克次体 Ab	稀释系数、稀释倍数（滴度）	时间点	血清	定量型	免疫荧光	微生物学
29649-1	澳洲立克次体 Ab	任意浓度	时间点	血清	等级型	免疫荧光	微生物学
29650-9	弗诺立克次体 Ab	稀释系数、稀释倍数（滴度）	时间点	血清	定量型	免疫荧光	微生物学
29651-7	弗诺立克次体 Ab	任意浓度	时间点	血清	等级型	免疫荧光	微生物学
2965-2	比重	相对密度	时间点	尿液	定量型		化学
29652-5	度硫平	质量浓度	时间点	血清/血浆	定量型		药物水平/毒理学
29653-3	度硫平	摩尔浓度	时间点	血清/血浆	定量型		药物水平/毒理学
29654-1	替马西泮	摩尔浓度	时间点	血清/血浆	定量型		药物水平/毒理学
29655-8	奥沙西泮	摩尔浓度	时间点	血清/血浆	定量型		药物水平/毒理学
29656-6	仿交感神经作用类药物	任意浓度	时间点	尿液	等级型		药物水平/毒理学
29657-4	百日咳杆菌 Ab. IgA	任意浓度	时间点	血清	等级型	酶免疫分析	微生物学
29658-2	百日咳杆菌 Ab. IgM	任意浓度	时间点	血清	等级型	酶免疫分析	微生物学
29659-0	百日咳杆菌 Ab. IgG	任意浓度	时间点	血清	等级型	酶免疫分析	微生物学
2966-0	比重	相对密度	24 小时	尿液	定量型		化学
29660-8	细小病毒 B19 Ab. IgG	任意浓度	时间点	血清	等级型	酶免疫分析	微生物学
29661-6	登革热病毒 Ab. IgG	任意浓度	时间点	血清	等级型	酶免疫分析	微生物学
29662-4	水痘-带状疱疹病毒 Ab. IgM	任意浓度	时间点	血清	等级型	酶免疫分析	微生物学
29663-2	登革热病毒 Ab. IgM	任意浓度	时间点	血清	等级型	酶免疫分析	微生物学
29664-0	衣原体 Ab. IgA	任意浓度	时间点	血清	等级型	酶免疫分析	微生物学
29665-7	康氏立克次体 Ab	稀释系数、稀释倍数（滴度）	时间点	血清	定量型	免疫荧光	微生物学
29666-5	埃柯病毒＋柯萨奇病毒 Ab. IgA	任意浓度	时间点	血清	等级型		微生物学
29667-3	副流感病毒 2 Ab. IgM	任意浓度	时间点	血清	等级型		微生物学
29668-1	澳洲立克次体 Ab	稀释系数、稀释倍数（滴度）	时间点	血清	定量型		微生物学
29669-9	澳洲立克次体 Ab	任意浓度	时间点	血清	等级型		微生物学
29670-7	弗诺立克次体 Ab	稀释系数、稀释倍数（滴度）	时间点	血清	定量型		微生物学
29671-5	弗诺立克次体 Ab	任意浓度	时间点	血清	等级型		微生物学
29672-3	百日咳杆菌 Ab. IgA	任意浓度	时间点	血清	等级型		微生物学
29673-1	百日咳杆菌 Ab. IgM	任意浓度	时间点	血清	等级型		微生物学
29674-9	百日咳杆菌 Ab. IgG	任意浓度	时间点	血清	等级型		微生物学
29675-6	细小病毒 B19 Ab. IgG	任意浓度	时间点	血清	等级型		微生物学
29676-4	登革热病毒 Ab. IgG	任意浓度	时间点	血清	等级型		微生物学
29677-2	衣原体 Ab. IgA	任意浓度	时间点	血清	等级型		微生物学
2967-8	淀粉颗粒	任意浓度	时间点	大便	等级型	光学显微镜检查	化学
29678-0	康氏立克次体 Ab	稀释系数、稀释倍数（滴度）	时间点	血清	定量型		微生物学
29679-8	西伯利亚立克次体 Ab	稀释系数、稀释倍数（滴度）	时间点	血清	定量型		微生物学

LOINC 代码	名称	属性	时间特征	系统	标尺类型	方法类型	分类
29680-6	螨立克次体 Ab	稀释系数、稀释倍数（滴度）	时间点	血清	定量型		微生物学
29681-4	螨立克次体 Ab	任意浓度	时间点	血清	等级型		微生物学
29682-2	普氏立克次体 Ab	稀释系数、稀释倍数（滴度）	时间点	血清	定量型		微生物学
29683-0	普氏立克次体 Ab	任意浓度	时间点	血清	等级型		微生物学
29684-8	伤寒立克次体 Ab	稀释系数、稀释倍数（滴度）	时间点	血清	定量型		微生物学
29685-5	伤寒立克次体 Ab	任意浓度	时间点	血清	等级型		微生物学
2968-6	淀粉颗粒	任意浓度	时间点	大便	等级型		化学
29686-3	恙虫病东方体 Gilliam Ab	稀释系数、稀释倍数（滴度）	时间点	血清	定量型		微生物学
29687-1	恙虫病东方体 Gilliam Ab	任意浓度	时间点	血清	等级型		微生物学
29688-9	恙虫病东方体 Karp Ab	稀释系数、稀释倍数（滴度）	时间点	血清	定量型		微生物学
29689-7	恙虫病东方体 Karp Ab	任意浓度	时间点	血清	等级型		微生物学
29690-5	恙虫病东方体 Kato Ab	稀释系数、稀释倍数（滴度）	时间点	血清	定量型		微生物学
29691-3	恙虫病东方体 Kato Ab	任意浓度	时间点	血清	等级型		微生物学
29692-1	恙虫病东方体 Litchfield Ab	稀释系数、稀释倍数（滴度）	时间点	血清	定量型		微生物学
29693-9	恙虫病东方体 Litchfield Ab	任意浓度	时间点	血清	等级型		微生物学
2969-4	粪胆素	任意浓度	时间点	大便	等级型		化学
29694-7	问号钩端螺旋体血清型 Celledoni Ab	任意浓度	时间点	血清	等级型		微生物学
29695-4	问号钩端螺旋体血清型 Bulgaria Ab	任意浓度	时间点	血清	等级型		微生物学
29696-2	问号钩端螺旋体血清型 Cynopteri Ab	任意浓度	时间点	血清	等级型		微生物学
29697-0	问号钩端螺旋体血清型 Djasiman Ab	任意浓度	时间点	血清	等级型		微生物学
29698-8	问号钩端螺旋体血清型 Javanica Ab	任意浓度	时间点	血清	等级型		微生物学
29699-6	问号钩端螺旋体血清型 Panama Ab	任意浓度	时间点	血清	等级型		微生物学
29700-2	问号钩端螺旋体血清型 Shermani Ab	任意浓度	时间点	血清	等级型		微生物学
29701-0	问号钩端螺旋体血清型 Zanoni Ab	任意浓度	时间点	血清	等级型		微生物学
2970-2	链霉菌蛋白酶	任意浓度	时间点	血清	等级型		化学
29702-8	康氏立克次体 Ab	任意浓度	时间点	血清	等级型	免疫荧光	微生物学
29703-6	西伯利亚立克次体 Ab	稀释系数、稀释倍数（滴度）	时间点	血清	定量型	免疫荧光	微生物学
29704-4	西伯利亚立克次体 Ab	任意浓度	时间点	血清	等级型	免疫荧光	微生物学
29705-1	立克次氏立克次体 Ab	稀释系数、稀释倍数（滴度）	时间点	血清	定量型	免疫荧光	微生物学
29706-9	立克次氏立克次体 Ab	任意浓度	时间点	血清	等级型	免疫荧光	微生物学
29707-7	螨立克次体 Ab	稀释系数、稀释倍数（滴度）	时间点	血清	定量型	免疫荧光	微生物学
29708-5	螨立克次体 Ab	任意浓度	时间点	血清	等级型	免疫荧光	微生物学
29709-3	普氏立克次体 Ab	稀释系数、稀释倍数（滴度）	时间点	血清	定量型	免疫荧光	微生物学
2971-0	物质 P	质量浓度	时间点	血清/血浆	定量型		化学
29710-1	普氏立克次体 Ab	任意浓度	时间点	血清	等级型	免疫荧光	微生物学
29711-9	伤寒立克次体 Ab	稀释系数、稀释倍数（滴度）	时间点	血清	定量型	免疫荧光	微生物学
29712-7	伤寒立克次体 Ab	任意浓度	时间点	血清	等级型	免疫荧光	微生物学
29713-5	恙虫病东方体 Gilliam Ab	稀释系数、稀释倍数（滴度）	时间点	血清	定量型	免疫荧光	微生物学
29714-3	恙虫病东方体 Gilliam Ab	任意浓度	时间点	血清	等级型	免疫荧光	微生物学

LOINC 代码	名称	属性	时间特征	系统	标尺类型	方法类型	分类
29715-0	恙虫病东方体 Karp Ab	稀释系数、稀释倍数（滴度）	时间点	血清	定量型	免疫荧光	微生物学
29716-8	恙虫病东方体 Karp Ab	任意浓度	时间点	血清	等级型	免疫荧光	微生物学
29717-6	恙虫病东方体 Kato Ab	稀释系数、稀释倍数（滴度）	时间点	血清	定量型	免疫荧光	微生物学
29718-4	恙虫病东方体 Kato Ab	任意浓度	时间点	血清	等级型	免疫荧光	微生物学
29719-2	恙虫病东方体 Litchfield Ab	稀释系数、稀释倍数（滴度）	时间点	血清	定量型	免疫荧光	微生物学
297-2	酮康唑	药物敏感度	时间点	分离物+血清	等级型	测序分型	抗生素敏感性
29720-0	恙虫病东方体 Litchfield Ab	任意浓度	时间点	血清	等级型	免疫荧光	微生物学
29721-8	丙型流感病毒 Ag	任意浓度	时间点	XXX	等级型	免疫荧光	微生物学
29722-6	肺炎衣原体 Ag	任意浓度	时间点	XXX	等级型	免疫荧光	微生物学
29723-4	副百日咳博德特菌 DNA	任意浓度	时间点	XXX	等级型	探针.扩增.靶向扩增	微生物学
29724-2	问号钩端螺旋体血清型 Celledoni Ab	任意浓度	时间点	血清	等级型	凝集试验	微生物学
29725-9	问号钩端螺旋体血清型 Bulgarica Ab	任意浓度	时间点	血清	等级型	凝集试验	微生物学
29726-7	问号钩端螺旋体血清型 Cynopteri Ab	任意浓度	时间点	血清	等级型	凝集试验	微生物学
29727-5	问号钩端螺旋体血清型 Djasiman Ab	任意浓度	时间点	血清	等级型	凝集试验	微生物学
2972-8	琥珀酸盐	质量浓度	时间点	尿液	定量型		化学
29728-3	问号钩端螺旋体血清型 Javanica Ab	任意浓度	时间点	血清	等级型	凝集试验	微生物学
29729-1	问号钩端螺旋体血清型 Panama Ab	任意浓度	时间点	血清	等级型	凝集试验	微生物学
29730-9	问号钩端螺旋体血清型 Shermani Ab	任意浓度	时间点	血清	等级型	凝集试验	微生物学
29731-7	问号钩端螺旋体血清型 Zanoni Ab	任意浓度	时间点	血清	等级型	凝集试验	微生物学
29732-5	问号钩端螺旋体血清型 Robinsoni Ab	任意浓度	时间点	血清	等级型	凝集试验	微生物学
29733-3	问号钩端螺旋体血清型 Kremastos Ab	任意浓度	时间点	血清	等级型	凝集试验	微生物学
29734-1	问号钩端螺旋体血清型 Szwajizak Ab	任意浓度	时间点	血清	等级型	凝集试验	微生物学
29735-8	问号钩端螺旋体血清型 Medanensis Ab	任意浓度	时间点	血清	等级型	凝集试验	微生物学
2973-6	琥珀酰丙酮	质量浓度	时间点	尿液	定量型		化学
29736-6	西伯利亚立克次体 Ab	任意浓度	时间点	血清	等级型		微生物学
29737-4	立克次氏立克次体 Ab	稀释系数、稀释倍数（滴度）	时间点	血清	定量型		微生物学
29738-2	问号钩端螺旋体血清型 Robinsoni Ab	任意浓度	时间点	血清	等级型		微生物学
29739-0	问号钩端螺旋体血清型 Kremastos Ab	任意浓度	时间点	血清	等级型		微生物学
29740-8	问号钩端螺旋体血清型 Szwajizak Ab	任意浓度	时间点	血清	等级型		微生物学
29741-6	问号钩端螺旋体血清型 Medanensis Ab	任意浓度	时间点	血清	等级型		微生物学
29742-4	最后给药日期	时间戳、时间标记	时间点	剂量	定量型		药物剂量

LOINC 代码	名称	属性	时间特征	系统	标尺类型	方法类型	分类
29743-2	冷沉纤维蛋白原	任意浓度	时间点	血浆	等级型	3 天室温孵育	化学
2974-4	蔗糖	质量浓度	时间点	XXX	定量型		化学
29744-0	冷沉纤维蛋白原	任意浓度	时间点	血浆	等级型	3 天 37℃孵育	化学
29745-7	冷球蛋白	任意浓度	时间点	血清	等级型	3 天室温孵育	化学
29746-5	冷球蛋白	任意浓度	时间点	血清	等级型	3 天 37℃孵育	化学
29747-3	生育酚	摩尔浓度	时间点	血清/血浆	定量型		化学
29748-1	蛋白质	质量含量	时间点	组织	定量型		化学
29749-9	透析记录	发现（结果）	—	病人	多样型		信息附件.临床报告
29750-7	新生儿重症护理记录	发现（结果）	—	病人	多样型		信息附件.临床报告
2975-1	硫酸盐	质量浓度	时间点	尿液	定量型		化学
29751-5	危重护理记录	发现（结果）	—	病人	多样型		信息附件.临床报告
29752-3	手术期间的记录	发现（结果）	—	病人	多样型		信息附件.临床报告
29753-1	初始评估记录	发现（结果）	时间点	{设置}	文档型	护理	信息附件.临床报告
29754-9	研究报告	发现（结果）	时间点	XXX	文档型	眼球震颤电图	信息附件.临床报告
29755-6	研究报告	发现（结果）	时间点	病人	文档型	神经传导	信息附件.临床报告
29756-4	研究报告	发现（结果）	时间点	腹膜间隙	文档型	腹腔镜检查	信息附件.临床报告
29757-2	研究报告	发现（结果）	时间点	子宫颈/阴道	文档型	阴道镜检查	信息附件.临床报告
29758-0	眼球震颤检查	存在与否或身份标识	时间点	眼.左侧	名义型		眼睛.体格检查
29759-8	眼球震颤检查	发现（结果）	时间点	眼.左侧	叙述型		眼睛.体格检查
29760-6	胆红素.葡萄糖醛酸化	摩尔浓度	时间点	血清/血浆	定量型		化学
29761-4	出院小结记录	发现（结果）	时间点	{设置}	文档型	牙科	信息附件.临床报告
29762-2	社会史	发现（结果）	时间点	病人	叙述型		病史与体格检查.病史
29763-0	原卟啉.锌	摩尔含量	时间点	红细胞	定量型		化学
29764-8	铁	摩尔浓度	时间点	体液	定量型		化学
29765-5	胆固醇	摩尔浓度	时间点	体液	定量型		化学
29766-3	甘油三酯	摩尔浓度	时间点	体液	定量型		化学
29767-1	胆红素	摩尔浓度	时间点	体液	定量型		化学
29768-9	疫苗信息声明公布日期	时间戳、时间标记	时间点	病人	定量型		免疫接种
2976-9	硫酸盐.无机的	质量浓度	时间点	血清/血浆	定量型		化学
29769-7	疫苗信息声明出示日期	时间戳、时间标记	时间点	病人	定量型		免疫接种
29770-5	染色体组型	存在与否或身份标识	时间点	全血/组织	名义型		分子病理学
29771-3	血红蛋白.胃肠道性	任意浓度	时间点	大便	等级型	免疫学	化学

LOINC代码	名称	属性	时间特征	系统	标尺类型	方法类型	分类
29772-1	2期贝氏柯克斯体 Ab	稀释系数、稀释倍数（滴度）	时间点	血清	定量型	补体结合试验	微生物学
29773-9	2期贝氏柯克斯体 Ab. IgM	任意浓度	时间点	血清	等级型	酶免疫分析	微生物学
29774-7	1期贝氏柯克斯体 Ab	稀释系数、稀释倍数（滴度）	时间点	血清	定量型	补体结合试验	微生物学
29775-4	胰岛素样生长因子-I	摩尔浓度	时间点	血清/血浆	定量型		化学
29776-2	显微镜观察	存在与否或身份标识	时间点	全血	名义型	亮甲酚蓝	微生物学
2977-7	亚硫酸盐氧化酶	催化浓度	时间点	血浆	定量型		化学
29777-0	2期贝氏柯克斯体 Ab. IgG	任意浓度	时间点	血清	等级型	酶免疫分析	微生物学
29778-8	西尼罗河病毒 Ab. IgM	任意浓度	时间点	XXX	等级型	酶免疫分析	微生物学
29779-6	西尼罗河病毒 Ab	稀释系数、稀释倍数（滴度）	时间点	XXX	定量型	中和作用	微生物学
29780-4	西尼罗河病毒 Ab. IgM	任意浓度	时间点	XXX	等级型		微生物学
29781-2	西尼罗河病毒 Ab	稀释系数、稀释倍数（滴度）	时间点	XXX	定量型		微生物学
29782-0	特里费塔图斯病毒 Ab	稀释系数、稀释倍数（滴度）	时间点	XXX	定量型	中和作用	微生物学
29783-8	圣路易脑炎病毒 Ab	稀释系数、稀释倍数（滴度）	时间点	XXX	定量型	中和作用	微生物学
29784-6	高地J病毒 Ab	稀释系数、稀释倍数（滴度）	时间点	XXX	定量型	中和作用	微生物学
2978-5	超氧化物歧化酶	催化浓度	时间点	血浆	定量型		化学
29785-3	东方马脑炎病毒 Ab. IgG	任意浓度	时间点	XXX	等级型	免疫荧光	微生物学
29786-1	詹姆士城峡谷病毒 Ab. IgM	任意浓度	时间点	XXX	定量型	免疫荧光	微生物学
29787-9	詹姆士城峡谷病毒 Ab. IgM	任意浓度	时间点	XXX	等级型	免疫荧光	微生物学
29788-7	詹姆士城峡谷病毒 Ab. IgG	任意浓度	时间点	XXX	定量型	免疫荧光	微生物学
29789-5	拉克罗斯病毒 Ab. IgG	任意浓度	时间点	XXX	等级型	免疫荧光	微生物学
29790-3	拉克罗斯病毒 Ab. IgM	任意浓度	时间点	XXX	等级型	免疫荧光	微生物学
29791-1	波瓦桑病毒 Ab. IgG	任意浓度	时间点	XXX	等级型	免疫荧光	微生物学
29792-9	波瓦桑病毒 Ab. IgM	任意浓度	时间点	XXX	等级型	免疫荧光	微生物学
2979-3	牛磺酸	质量浓度	时间点	脑脊液	定量型		化学
29793-7	嗜吞噬无形体 Ab. IgG	任意浓度	时间点	XXX	等级型	免疫印迹	微生物学
29794-5	嗜吞噬无形体 Ab. IgM	任意浓度	时间点	XXX	等级型	免疫印迹	微生物学
29795-2	特里费塔图斯病毒 Ab	稀释系数、稀释倍数（滴度）	时间点	脑脊液	定量型	中和作用	微生物学
29796-0	圣路易脑炎病毒 Ab	稀释系数、稀释倍数（滴度）	时间点	脑脊液	定量型	中和作用	微生物学
29797-8	高地J病毒 Ab	稀释系数、稀释倍数（滴度）	时间点	脑脊液	定量型	中和作用	微生物学
29798-6	东方马脑炎病毒 Ab. IgG	任意浓度	时间点	脑脊液	等级型	免疫荧光	微生物学
29799-4	詹姆士城峡谷病毒 Ab. IgM	任意浓度	时间点	脑脊液	定量型	免疫荧光	微生物学
298-0	林可霉素	药物敏感度	时间点	分离物	定量型	最小致死浓度	抗生素敏感性
29800-0	詹姆士城峡谷病毒 Ab. IgM	任意浓度	时间点	脑脊液	等级型	免疫荧光	微生物学
2980-1	牛磺酸	任意浓度	时间点	血清/血浆	等级型		化学
29801-8	詹姆士城峡谷病毒 Ab. IgG	任意浓度	时间点	脑脊液	定量型	免疫荧光	微生物学
29802-6	拉克罗斯病毒 Ab. IgG	任意浓度	时间点	脑脊液	等级型	免疫荧光	微生物学
29803-4	拉克罗斯病毒 Ab. IgM	任意浓度	时间点	脑脊液	等级型	免疫荧光	微生物学
29804-2	波瓦桑病毒 Ab. IgG	任意浓度	时间点	脑脊液	等级型	免疫荧光	微生物学

LOINC 代码	名称	属性	时间特征	系统	标尺类型	方法类型	分类
29805-9	波瓦桑病毒 Ab. IgM	任意浓度	时间点	脑脊液	等级型	免疫荧光	微生物学
29806-7	嗜吞噬无形体 Ab. IgG	任意浓度	时间点	脑脊液	等级型	免疫印迹	微生物学
29807-5	嗜吞噬无形体 Ab. IgM	任意浓度	时间点	脑脊液	等级型	免疫印迹	微生物学
29808-3	特里费塔图斯病毒 Ab	稀释系数、稀释倍数（滴度）	时间点	血清	定量型	中和作用	微生物学
29809-1	圣路易脑炎病毒 Ab	稀释系数、稀释倍数（滴度）	时间点	血清	定量型	中和作用	微生物学
29810-9	高地 J 病毒 Ab	稀释系数、稀释倍数（滴度）	时间点	血清	定量型	中和作用	微生物学
29811-7	东方马脑炎病毒 Ab. IgG	任意浓度	时间点	血清	等级型	免疫荧光	微生物学
29812-5	詹姆士城峡谷病毒 Ab. IgM	任意浓度	时间点	血清	定量型	免疫荧光	微生物学
29813-3	詹姆士城峡谷病毒 Ab. IgM	任意浓度	时间点	血清	等级型	免疫荧光	微生物学
29814-1	詹姆士城峡谷病毒 Ab. IgG	任意浓度	时间点	血清	定量型	免疫荧光	微生物学
29815-8	拉克罗斯病毒 Ab. IgG	任意浓度	时间点	血清	等级型	免疫荧光	微生物学
29816-6	拉克罗斯病毒 Ab. IgM	任意浓度	时间点	血清	等级型	免疫荧光	微生物学
29817-4	波瓦桑病毒 Ab. IgG	任意浓度	时间点	血清	等级型	免疫荧光	微生物学
29818-2	波瓦桑病毒 Ab. IgM	任意浓度	时间点	血清	等级型	免疫荧光	微生物学
2981-9	牛磺酸	质量浓度	时间点	血清/血浆	定量型		化学
29819-0	嗜吞噬无形体 Ab. IgG	任意浓度	时间点	血清	等级型	免疫印迹	微生物学
29820-8	嗜吞噬无形体 Ab. IgM	任意浓度	时间点	血清	等级型	免疫印迹	微生物学
29821-6	特里费塔图斯病毒 Ab	稀释系数、稀释倍数（滴度）	时间点	XXX	定量型		微生物学
29822-4	圣路易脑炎病毒 Ab	稀释系数、稀释倍数（滴度）	时间点	XXX	定量型		微生物学
29823-2	高地 J 病毒 Ab	稀释系数、稀释倍数（滴度）	时间点	XXX	定量型		微生物学
29824-0	东方马脑炎病毒 Ab. IgG	任意浓度	时间点	XXX	等级型		微生物学
29825-7	詹姆士城峡谷病毒 Ab. IgM	任意浓度	时间点	XXX	定量型		微生物学
29826-5	詹姆士城峡谷病毒 Ab. IgM	任意浓度	时间点	XXX	等级型		微生物学
2982-7	牛磺酸	质量浓度	时间点	尿液	定量型		化学
29827-3	詹姆士城峡谷病毒 Ab. IgG	任意浓度	时间点	XXX	定量型		微生物学
29828-1	拉克罗斯病毒 Ab. IgG	任意浓度	时间点	XXX	等级型		微生物学
29829-9	拉克罗斯病毒 Ab. IgM	任意浓度	时间点	XXX	等级型		微生物学
29830-7	波瓦桑病毒 Ab. IgG	任意浓度	时间点	XXX	等级型		微生物学
29831-5	波瓦桑病毒 Ab. IgM	任意浓度	时间点	XXX	等级型		微生物学
29832-3	嗜吞噬无形体 Ab. IgG	任意浓度	时间点	XXX	等级型		微生物学
29833-1	嗜吞噬无形体 Ab. IgM	任意浓度	时间点	XXX	等级型		微生物学
29834-9	特里费塔图斯病毒 Ab	稀释系数、稀释倍数（滴度）	时间点	脑脊液	定量型		微生物学
2983-5	末端脱氧核糖核酸转移酶	催化浓度	时间点	血浆	定量型		化学
29835-6	高地 J 病毒 Ab	稀释系数、稀释倍数（滴度）	时间点	脑脊液	定量型		微生物学
29836-4	东方马脑炎病毒 Ab. IgG	任意浓度	时间点	脑脊液	等级型		微生物学
29837-2	詹姆士城峡谷病毒 Ab. IgM	任意浓度	时间点	脑脊液	定量型		微生物学
29838-0	詹姆士城峡谷病毒 Ab. IgM	任意浓度	时间点	脑脊液	等级型		微生物学
29839-8	詹姆士城峡谷病毒 Ab. IgG	任意浓度	时间点	脑脊液	定量型		微生物学
29840-6	拉克罗斯病毒 Ab. IgG	任意浓度	时间点	脑脊液	等级型		微生物学
29841-4	拉克罗斯病毒 Ab. IgM	任意浓度	时间点	脑脊液	等级型		微生物学

LOINC 代码	名称	属性	时间特征	系统	标尺类型	方法类型	分类
29842-2	波瓦桑病毒 Ab. IgG	任意浓度	时间点	脑脊液	等级型		微生物学
2984-3	睾酮	质量浓度	时间点	唾液	定量型		化学
29843-0	波瓦桑病毒 Ab. IgM	任意浓度	时间点	脑脊液	等级型		微生物学
29844-8	嗜吞噬无形体 Ab. IgG	任意浓度	时间点	脑脊液	等级型		微生物学
29845-5	嗜吞噬无形体 Ab. IgM	任意浓度	时间点	脑脊液	等级型		微生物学
29846-3	特里费塔图斯病毒 Ab	稀释系数、稀释倍数（滴度）	时间点	血清	定量型		微生物学
29847-1	高地 J 病毒 Ab	稀释系数、稀释倍数（滴度）	时间点	血清	定量型		微生物学
29848-9	东方马脑炎病毒 Ab. IgG	任意浓度	时间点	血清	等级型		微生物学
29849-7	詹姆士城峡谷病毒 Ab. IgM	任意浓度	时间点	血清	定量型		微生物学
2985-0	睾酮	质量浓度	时间点	精液	定量型		化学
29850-5	詹姆士城峡谷病毒 Ab. IgM	任意浓度	时间点	血清	等级型		微生物学
29851-3	詹姆士城峡谷病毒 Ab. IgG	任意浓度	时间点	血清	定量型		微生物学
29852-1	拉克罗斯病毒 Ab. IgG	任意浓度	时间点	血清	等级型		微生物学
29853-9	拉克罗斯病毒 Ab. IgM	任意浓度	时间点	血清	等级型		微生物学
29854-7	波瓦桑病毒 Ab. IgG	任意浓度	时间点	血清	等级型		微生物学
29855-4	波瓦桑病毒 Ab. IgM	任意浓度	时间点	血清	等级型		微生物学
29856-2	嗜吞噬无形体 Ab. IgG	任意浓度	时间点	血清	等级型		微生物学
29857-0	嗜吞噬无形体 Ab. IgM	任意浓度	时间点	血清	等级型		微生物学
29858-8	α羟基丁酸/肌酐	摩尔浓度比率	时间点	尿液	定量型		化学
29859-6	己二酸/肌酐	摩尔浓度比率	时间点	尿液	定量型		化学
29860-4	心磷脂 Ab	任意浓度	时间点	血清	等级型		凝血功能检查
29861-2	欧当归 Ab. IgE. RAST 类	任意浓度	时间点	血清	等级型		变态反应
29862-0	柿子 Ab. IgE. RAST 类	任意浓度	时间点	血清	等级型		变态反应
29863-8	IgD Ag	任意浓度	时间点	组织	等级型	免疫染色	病理学
29864-6	2-羰基，3-甲基戊酸	任意浓度	时间点	尿液	等级型		化学
29865-3	2-羰基异己酸	任意浓度	时间点	尿液	等级型		化学
29866-1	2-羰基异戊酸	任意浓度	时间点	尿液	等级型		化学
29867-9	3-羟基，3-甲基戊二酸	任意浓度	时间点	尿液	等级型		药物水平/毒理学
2986-8	睾酮	质量浓度	时间点	血清/血浆	定量型		化学
29868-7	γ羟基丁酸	任意浓度	时间点	尿液	等级型		化学
29869-5	4-羟基环己基乙酸	任意浓度	时间点	尿液	等级型		化学
29870-3	4-羟基苯乳酸	任意浓度	时间点	尿液	等级型		化学
29871-1	4-羟基苯丙酮酸	任意浓度	时间点	尿液	等级型		化学
29872-9	5-羰基脯氨酸	任意浓度	时间点	尿液	等级型		化学
29873-7	异丁酰甘氨酸	任意浓度	时间点	尿液	等级型		化学
29874-5	异戊酰甘氨酸	任意浓度	时间点	尿液	等级型		化学
29875-2	乳酸	任意浓度	时间点	尿液	等级型		化学
2987-6	睾酮	任意浓度	时间点	尿液	等级型		化学
29876-0	2-枸橼酸甲酯	任意浓度	时间点	尿液	等级型		化学
29877-8	甲基丙二酸	任意浓度	时间点	尿液	等级型		化学
29878-6	精氨基琥珀酸/肌酐	摩尔浓度比率	时间点	尿液	定量型		化学
29879-4	脱氢表雄酮/肌酐	质量浓度比率	24 小时	尿液	定量型		化学
29880-2	2-羟基-3-甲基戊酸盐	任意浓度	时间点	尿液	等级型		化学
29881-0	2-羟基戊二酸	任意浓度	时间点	尿液	等级型		化学

LOINC 代码	名称	属性	时间特征	系统	标尺类型	方法类型	分类
29882-8	2-羟异戊酸	任意浓度	时间点	尿液	等级型		化学
29883-6	2-羟基苯乙酸	任意浓度	时间点	尿液	等级型		药物水平/毒理学
2988-4	睾酮	质量浓度	时间点	尿液	定量型		化学
29884-4	2-甲基丁酰甘氨酸	任意浓度	时间点	尿液	等级型		化学
29885-1	放线杆菌 已鉴定的	存在与否或身份标识	时间点	XXX	名义型	微生物特异性培养	微生物学
29886-9	脑心肌炎病毒 Ab	稀释系数、稀释倍数（滴度）	时间点	血清	定量型	中和作用	微生物学
29887-7	出血败血性巴斯德菌类型	存在与否或身份标识	时间点	分离物	名义型		微生物学
29888-5	假狂犬病病毒. G1 基因缺失 Ab	任意浓度	时间点	血清	等级型	酶免疫分析	微生物学
29889-3	脑心肌炎病毒 Ab	稀释系数、稀释倍数（滴度）	时间点	血清	定量型		微生物学
29890-1	假狂犬病病毒. G1 基因缺失 Ab	任意浓度	时间点	血清	等级型		微生物学
29891-9	二氧化碳^尿素给药后	任意浓度	时间点	呼出气体	等级型		化学
2989-2	睾酮	质量速率	24 小时	尿液	定量型		化学
29892-7	二氧化碳^尿素给药后	任意浓度	时间点	呼出气体	定量型		化学
29893-5	艾滋病毒 1 Ab	任意浓度	时间点	血清	等级型	酶免疫分析	微生物学
29894-3	磷	质量浓度	24 小时	尿液	定量型		化学
29895-0	磷	质量速率	24 小时	尿液	定量型		化学
29896-8	隐球菌 Ag	任意浓度	时间点	脑脊液	等级型	酶免疫分析	微生物学
29897-6	苯乙烯	质量浓度	时间点	尿液	定量型		药物水平/毒理学
29898-4	博氏疏螺旋体 Ab. IgG	任意浓度	时间点	XXX	等级型	免疫印迹	微生物学
29899-2	γ 球蛋白	任意浓度	24 小时	尿液	等级型		化学
29-9	氨苄西林	药物敏感度	时间点	分离物	定量或等级型	琼脂扩散	抗生素敏感性
2990-0	睾酮. 可生物利用性	质量浓度	时间点	血清/血浆	定量型		化学
29900-8	乙型肝炎病毒 DNA	质量浓度	时间点	血清	定量型	探针. 扩增. 信号扩增	微生物学
29901-6	人 T 淋巴细胞白血病病毒 1+2 Ab	任意浓度	时间点	血清	等级型	酶免疫分析	微生物学
29902-4	氯苯	质量浓度	时间点	尿液	定量型		药物水平/毒理学
29903-2	隐球菌 Ag	任意浓度	时间点	血清	等级型	酶免疫分析	微生物学
29904-0	鼠弓形体 DNA	任意浓度	时间点	XXX	等级型	探针. 扩增. 靶向扩增	微生物学
29905-7	溶组织内阿米巴 Ag	任意浓度	时间点	大便	等级型	酶免疫分析	微生物学
29906-5	流感嗜血杆菌 A DNA	任意浓度	时间点	XXX	等级型	探针. 扩增. 靶向扩增	微生物学
29907-3	流感嗜血杆菌 B DNA	任意浓度	时间点	XXX	等级型	探针. 扩增. 靶向扩增	微生物学
29908-1	副流感病毒 1 RNA	任意浓度	时间点	XXX	等级型	探针. 扩增. 靶向扩增	微生物学
29909-9	副流感病毒 2 RNA	任意浓度	时间点	XXX	等级型	探针. 扩增. 靶向扩增	微生物学
29910-7	副流感病毒 3 RNA	任意浓度	时间点	XXX	等级型	探针. 扩增. 靶向扩增	微生物学
29911-5	镁	质量浓度	时间点	大便	定量型		化学

LOINC 代码	名称	属性	时间特征	系统	标尺类型	方法类型	分类
29912-3	镁	质量速率	时间点	大便	定量型		化学
29913-1	木糖^口服 5 g 木糖后 2 小时	质量浓度	时间点	血清/血浆	定量型		刺激耐受试验
29914-9	砷	质量速率	时间点	尿液	定量型		药物水平/毒理学
29915-6	碲	质量速率	时间点	尿液	定量型		药物水平/毒理学
29916-4	钴	质量速率	24 小时	尿液	定量型		药物水平/毒理学
29917-2	硒/肌酐	质量浓度比率	24 小时	尿液	定量型		药物水平/毒理学
2991-8	睾酮.游离型	质量浓度	时间点	血清/血浆	定量型		化学
29918-0	铋	质量速率	24 小时	尿液	定量型		药物水平/毒理学
29919-8	铬/肌酐	质量浓度比率	24 小时	尿液	定量型		药物水平/毒理学
29920-6	铍/肌酐	质量浓度比率	24 小时	尿液	定量型		药物水平/毒理学
29921-4	硼	质量速率	24 小时	尿液	定量型		药物水平/毒理学
29922-2	硼/肌酐	质量浓度比率	24 小时	尿液	定量型		药物水平/毒理学
29923-0	钪	质量浓度	24 小时	尿液	定量型		药物水平/毒理学
29924-8	钪	质量速率	24 小时	尿液	定量型		药物水平/毒理学
29925-5	钪/肌酐	质量浓度比率	24 小时	尿液	定量型		药物水平/毒理学
2992-6	睾酮	质量浓度	时间点	羊水	定量型		化学
29926-3	硼	质量浓度	24 小时	尿液	定量型		药物水平/毒理学
29927-1	铍	质量浓度	24 小时	尿液	定量型		药物水平/毒理学
29928-9	钛	质量浓度	24 小时	尿液	定量型		药物水平/毒理学
29929-7	钛	质量速率	24 小时	尿液	定量型		药物水平/毒理学
29930-5	钛/肌酐	质量浓度比率	24 小时	尿液	定量型		药物水平/毒理学
29931-3	钒	质量浓度	24 小时	尿液	定量型		药物水平/毒理学
29932-1	钒	质量速率	24 小时	尿液	定量型		药物水平/毒理学
29933-9	钒/肌酐	质量浓度比率	24 小时	尿液	定量型		药物水平/毒理学
2993-4	睾酮	质量浓度	时间点	血清	定量型		化学
29934-7	钴/肌酐	质量浓度比率	24 小时	尿液	定量型		药物水平/毒理学
29935-4	锰/肌酐	质量浓度比率	24 小时	尿液	定量型		药物水平/毒理学

LOINC 代码	名称	属性	时间特征	系统	标尺类型	方法类型	分类
29936-2	镍	质量浓度	24 小时	尿液	定量型		药物水平/毒理学
29937-0	铝/肌酐	质量浓度比率	24 小时	尿液	定量型		药物水平/毒理学
29938-8	铊/肌酐	质量浓度比率	24 小时	尿液	定量型		药物水平/毒理学
29939-6	碲/肌酐	质量浓度比率	24 小时	尿液	定量型		药物水平/毒理学
29940-4	铋/肌酐	质量浓度比率	24 小时	尿液	定量型		药物水平/毒理学
29941-2	锑/肌酐	质量浓度比率	24 小时	尿液	定量型		药物水平/毒理学
2994-2	睾酮.未结合型	质量浓度	时间点	血清/血浆	定量型		化学
29942-0	铜/肌酐	质量浓度比率	24 小时	尿液	定量型		药物水平/毒理学
29943-8	铅/肌酐	质量浓度比率	24 小时	尿液	定量型		药物水平/毒理学
29944-6	α-2-巨球蛋白	质量浓度	时间点	XXX	定量型		化学
29945-3	α1 球蛋白	任意浓度	24 小时	尿液	等级型	电泳	化学
29946-1	白蛋白	任意浓度	24 小时	尿液	等级型	电泳	化学
29947-9	α2 球蛋白	任意浓度	24 小时	尿液	等级型	电泳	化学
29948-7	舍格伦综合征-a 可提取核 Ab	稀释系数、稀释倍数（滴度）	时间点	血清	定量型	免疫扩散	血清学
29949-5	舍格伦综合征-b 可提取核 Ab	稀释系数、稀释倍数（滴度）	时间点	血清	定量型	免疫扩散	血清学
29950-3	细胞核 Ab. IgG	任意浓度	时间点	血清	等级型	酶免疫分析	血清学
29951-1	β 球蛋白	任意浓度	24 小时	尿液	等级型		化学
29952-9	博氏疏螺旋体 Ag	质量浓度	时间点	尿液	定量型	酶免疫分析	微生物学
29953-7	细胞核 Ab	稀释系数、稀释倍数（滴度）	时间点	血清	定量型		血清学
29954-5	可提取核 Ab	任意浓度	时间点	血清	定量型	酶免疫分析	血清学
29955-2	嗜肺军团菌 Ab. IgG	任意浓度	时间点	血清	定量型	酶免疫分析	微生物学
29956-0	溶菌酶	质量浓度	时间点	体液	定量型		化学
29957-8	单纯疱疹病毒 Ag	任意浓度	时间点	血清	等级型	免疫印迹	微生物学
29958-6	核糖核蛋白可提取核 Ab. IgG	任意浓度	时间点	血清	定量型	酶免疫分析	血清学
2995-9	四氢可的索	质量速率	24 小时	尿液	定量型		化学
29959-4	单唾液酸神经节苷脂 GM1 Ab. IgG	质量浓度	时间点	血清	定量型	酶免疫分析	血清学
29960-2	单唾液酸神经节苷脂 GM1 Ab. IgM	质量浓度	时间点	血清	定量型	酶免疫分析	血清学
29961-0	无唾液酸神经节苷脂 GM1 Ab. IgG	质量浓度	时间点	血清	定量型	酶免疫分析	血清学
29962-8	无唾液酸神经节苷脂 GM1 Ab. IgM	质量浓度	时间点	血清	定量型	酶免疫分析	血清学
29963-6	壁细胞 Ab. IgG	任意浓度	时间点	血清	等级型	免疫荧光	血清学
29964-4	舍格伦综合征-A 可提取核 Ab. IgG	任意浓度	时间点	血清	定量型	酶免疫分析	血清学
29965-1	舍格伦综合征-B 可提取核 Ab. IgG	任意浓度	时间点	血清	定量型	酶免疫分析	血清学

LOINC 代码	名称	属性	时间特征	系统	标尺类型	方法类型	分类
29966-9	着丝点 Ab. IgG	稀释系数、稀释倍数（滴度）	时间点	血清	定量型	免疫荧光	血清学
2996-7	四氢脱氧皮质醇	质量速率	24 小时	尿液	定量型		化学
29967-7	嗜中性粒细胞细胞质 Ab. IgG	稀释系数、稀释倍数（滴度）	时间点	血清	定量型	免疫荧光	血清学
29968-5	铷	质量浓度	24 小时	尿液	定量型		药物水平/毒理学
29969-3	铷	质量速率	24 小时	尿液	定量型		药物水平/毒理学
29970-1	铷/肌酐	质量浓度比率	24 小时	尿液	定量型		药物水平/毒理学
29971-9	锶	质量浓度	24 小时	尿液	定量型		药物水平/毒理学
29972-7	锶	质量速率	24 小时	尿液	定量型		药物水平/毒理学
29973-5	锶/肌酐	质量浓度比率	24 小时	尿液	定量型		药物水平/毒理学
29974-3	钽	质量浓度	24 小时	尿液	定量型		药物水平/毒理学
2997-5	四氢叶酸	质量浓度	时间点	血浆	定量型		化学
29975-0	钽	质量速率	24 小时	尿液	定量型		药物水平/毒理学
29976-8	钽/肌酐	质量浓度比率	24 小时	尿液	定量型		药物水平/毒理学
29977-6	铌	质量浓度	24 小时	尿液	定量型		药物水平/毒理学
29978-4	铌/肌酐	质量浓度比率	24 小时	尿液	定量型		药物水平/毒理学
29979-2	锡	质量浓度	24 小时	尿液	定量型		药物水平/毒理学
299-8	林可霉素	药物敏感度	时间点	分离物	定量或等级型	最小抑制浓度	抗生素敏感性
29980-0	锡	质量速率	24 小时	尿液	定量型		药物水平/毒理学
29981-8	锡/肌酐	质量浓度比率	24 小时	尿液	定量型		药物水平/毒理学
29982-6	铯	质量浓度	24 小时	尿液	定量型		药物水平/毒理学
2998-3	维生素 B_1	质量浓度	时间点	全血	定量型		化学
29983-4	铯	质量速率	24 小时	尿液	定量型		药物水平/毒理学
29984-2	铯/肌酐	质量浓度比率	24 小时	尿液	定量型		药物水平/毒理学
29985-9	钡	质量浓度	24 小时	尿液	定量型		药物水平/毒理学
29986-7	钡/肌酐	质量浓度比率	24 小时	尿液	定量型		药物水平/毒理学
29987-5	金	质量浓度	24 小时	尿液	定量型		药物水平/毒理学
29988-3	金/肌酐	质量浓度比率	24 小时	尿液	定量型		药物水平/毒理学

LOINC 代码	名称	属性	时间特征	系统	标尺类型	方法类型	分类
29989-1	铀/肌酐	质量浓度比率	24 小时	尿液	定量型		药物水平/毒理学
29990-9	精子^输精管切除后	任意浓度	时间点	精液	等级型	光学显微镜检查	生育能力
2999-1	维生素 B_1	质量浓度	时间点	血清/血浆	定量型		化学
29991-7	纤维蛋白+纤维蛋白原片段	质量浓度	时间点	血清	定量型	胶乳凝集试验	凝血功能检查
29992-5	嗜酸粒细胞	任意浓度	时间点	鼻	等级型	瑞氏染色	血液学/细胞分类计数
29993-3	嗜酸粒细胞	任意浓度	时间点	唾液	等级型	瑞氏染色	血液学/细胞分类计数
29994-1	基底膜 Ab. IgG	任意浓度	时间点	血清	等级型	免疫荧光	血清学
29995-8	基底膜 Ab. IgA	任意浓度	时间点	血清	等级型	免疫荧光	血清学
29996-6	组蛋白 Ab. IgG	任意浓度	时间点	血清	定量型	酶免疫分析	血清学
29997-4	基底膜 Ab. IgG	任意浓度	时间点	血清	定量型	酶免疫分析	血清学
29998-2	横纹肌 Ab. IgG	稀释系数、稀释倍数（滴度）	时间点	血清	定量型	免疫荧光	血清学
29999-0	木糖	质量浓度	时间点	血清/血浆	定量型		化学
30000-4	白蛋白/肌酐	比率	时间点	尿液	定量型	检出限=20 mg/L	化学
30001-2	白蛋白/肌酐	比率	时间点	尿液	定量型	检出限=20 mg/L 试纸条	化学
30002-0	肌酐	摩尔浓度	时间点	尿液	定量型	试纸条	化学
30003-8	白蛋白	质量浓度	24 小时	尿液	定量型	检出限=20 mg/L	化学
30004-6	肌酐	质量浓度	时间点	尿液	定量型	试纸条	化学
30005-3	CYP21A2 基因突变分析	存在与否或身份标识	时间点	全血/组织	名义型	分子遗传学	分子病理学.基因突变
30006-1	输注粒细胞	容积、体积	时间点	病人	定量型		血库
3000-7	羟化辅酶	质量浓度	时间点	血清	定量型		化学
30007-9	输注冷-贫血浆	容积、体积	时间点	病人	定量型		血库
30008-7	抗体筛查	稀释系数、稀释倍数（滴度）	时间点	血清/血浆	定量型	白蛋白技术	血库
30009-5	纤维蛋白+纤维蛋白原片段	质量浓度	时间点	血清	定量型		凝血功能检查
30010-3	博氏疏螺旋体 93kD Ab. IgG	任意浓度	时间点	关节液	等级型	免疫印迹	微生物学
30011-1	博氏疏螺旋体 45kD Ab. IgG	任意浓度	时间点	关节液	等级型	免疫印迹	微生物学
30012-9	博氏疏螺旋体 28kD Ab. IgG	任意浓度	时间点	关节液	等级型	免疫印迹	微生物学
30013-7	博氏疏螺旋体 23kD Ab. IgG	任意浓度	时间点	关节液	等级型	免疫印迹	微生物学
30014-5	博氏疏螺旋体 21kD Ab. IgG	任意浓度	时间点	关节液	等级型	免疫印迹	微生物学
3001-5	硫氰酸	质量浓度	时间点	全血	定量型		药物水平/毒理学
30015-2	博氏疏螺旋体 41kD Ab. IgG	任意浓度	时间点	关节液	等级型	免疫印迹	微生物学
30016-0	博氏疏螺旋体 66kD Ab. IgG	任意浓度	时间点	关节液	等级型	免疫印迹	微生物学

LOINC 代码	名称	属性	时间特征	系统	标尺类型	方法类型	分类
30017-8	博氏疏螺旋体 58kD Ab. IgG	任意浓度	时间点	关节液	等级型	免疫印迹	微生物学
30018-6	博氏疏螺旋体 30kD Ab. IgG	任意浓度	时间点	关节液	等级型	免疫印迹	微生物学
30019-4	博氏疏螺旋体 41kD Ab. IgM	任意浓度	时间点	关节液	等级型	免疫印迹	微生物学
30020-2	博氏疏螺旋体 39kD Ab. IgM	任意浓度	时间点	关节液	等级型	免疫印迹	微生物学
30021-0	博氏疏螺旋体 23kD Ab. IgM	任意浓度	时间点	关节液	等级型	免疫印迹	微生物学
30022-8	灰霉病菌 Ab. IgG	任意浓度	时间点	血清	定量型		变态反应
3002-3	硫氰酸	质量浓度	时间点	血清/血浆	定量型		药物水平/毒理学
30023-6	枯草芽胞杆菌 Ab. IgE	任意浓度	时间点	血清	定量型		微生物学
30024-4	三硫磷	质量浓度	时间点	血清/血浆	定量型		药物水平/毒理学
30025-1	蝇毒磷	质量浓度	时间点	血清/血浆	定量型		药物水平/毒理学
30026-9	敌敌畏	质量浓度	时间点	血清/血浆	定量型		药物水平/毒理学
30027-7	乐果	质量浓度	时间点	血清/血浆	定量型		药物水平/毒理学
30028-5	乙基o-（p-硝基苯基）苯基二氧磷基硫代硫酸盐	质量浓度	时间点	血清/血浆	定量型		药物水平/毒理学
30029-3	脱氢表雄酮	任意浓度	时间点	唾液	定量型		化学
30030-1	铁	质量浓度	24 小时	尿液	定量型		化学
3003-1	硫氰酸	任意浓度	时间点	血清/血浆	等级型		药物水平/毒理学
30031-9	（链格孢＋粉尘螨）Ab. IgG	任意浓度	时间点	血清	等级型	多盘	变态反应
30032-7	甜菜茎点霉 Ab. IgG	任意浓度	时间点	血清	定量型		变态反应
30033-5	高胱氨酸^给予蛋氨酸后 6 小时	摩尔浓度	时间点	血清/血浆	定量型		刺激耐受试验
30034-3	牛疱疹病毒 1 Ab	任意浓度	时间点	血清	等级型	补体结合试验	微生物学
30035-0	同型胱氨酸^热量型禁食后	摩尔浓度	时间点	血清/血浆	定量型		刺激耐受试验
30036-8	烟曲霉菌 2 Ab	任意浓度	时间点	血清	等级型	免疫扩散	微生物学
30037-6	（链格孢＋粉尘螨）Ab. IgE	任意浓度	时间点	血清	等级型	多盘	变态反应
30038-4	鼠弓形体 Ab. IgG	任意浓度	时间点	脑脊液	定量型	酶免疫分析	微生物学
30039-2	嗜吞噬无形体 DNA	任意浓度	时间点	全血	等级型	探针. 扩增. 靶向扩增	微生物学
300-4	林可霉素	药物敏感度	时间点	分离物	定量或等级型	琼脂扩散	抗生素敏感性
30040-0	犬恶丝虫 Ab	任意浓度	时间点	血清	定量型		微生物学
30041-8	姜黄 Ab. IgE	任意浓度	时间点	血清	定量型		变态反应
30042-6	氨己烯酸	质量浓度	时间点	血清/血浆	定量型		药物水平/毒理学

LOINC 代码	名称	属性	时间特征	系统	标尺类型	方法类型	分类
30043-4	迷迭香 Ab. IgE	任意浓度	时间点	血清	定量型		变态反应
30044-2	犬恶丝虫 Ab	稀释系数、稀释倍数（滴度）	时间点	血清	定量型		微生物学
30045-9	分枝杆菌 sp，已鉴定的	存在与否或身份标识	时间点	透析液	名义型	微生物特异性培养	微生物学
30046-7	嗜肺军团菌 Ab	任意浓度	时间点	血清	定量型	酶免疫分析	微生物学
30047-5	组氨酸/肌酐	比率	时间点	尿液	定量型		化学
30048-3	赖氨酸/肌酐	比率	时间点	尿液	定量型		化学
3004-9	硫氰酸	质量浓度	时间点	尿液	定量型		药物水平/毒理学
30049-1	鸟氨酸/肌酐	比率	时间点	尿液	定量型		化学
30050-9	羟基赖氨酸/肌酐	比率	时间点	尿液	定量型		化学
30051-7	同型胱氨酸/肌酐	比率	时间点	尿液	定量型		化学
30052-5	异亮氨酸/肌酐	比率	时间点	尿液	定量型		化学
30053-3	亮氨酸/肌酐	比率	时间点	尿液	定量型		化学
30054-1	酪氨酸/肌酐	比率	时间点	尿液	定量型		化学
30055-8	苯丙氨酸/肌酐	比率	时间点	尿液	定量型		化学
3005-6	硫代硫酸盐肾清除率	容积速率	24 小时	尿液	定量型		化学
30056-6	谷氨酰胺/肌酐	比率	时间点	尿液	定量型		化学
30057-4	苏氨酸/肌酐	比率	时间点	尿液	定量型		化学
30058-2	丝氨酸/肌酐	比率	时间点	尿液	定量型		化学
30059-0	谷氨酸/肌酐	比率	时间点	尿液	定量型		化学
30060-8	氨基 β 胍基丙酸	摩尔浓度	时间点	血浆	定量型		化学
30061-6	天冬氨酸/肌酐	比率	时间点	尿液	定量型		化学
30062-4	精氨酸/肌酐	比率	时间点	尿液	定量型		化学
30063-2	蛋氨酸/肌酐	比率	时间点	尿液	定量型		化学
3006-4	苏氨酸	质量浓度	时间点	脑脊液	定量型		化学
30064-0	缬氨酸/肌酐	比率	时间点	尿液	定量型		化学
30065-7	胱氨酸/肌酐	比率	时间点	尿液	定量型		化学
30066-5	甘氨酸/肌酐	比率	时间点	尿液	定量型		化学
30067-3	脯氨酸/肌酐	比率	时间点	尿液	定量型		化学
30068-1	丙氨酸/肌酐	比率	时间点	尿液	定量型		化学
30069-9	酪氨酸	摩尔浓度	时间点	羊水	定量型		化学
30070-7	胱硫醚	摩尔浓度	时间点	羊水	定量型		化学
30071-5	绿色木霉 Ab. IgG	任意浓度	时间点	血清	定量型		微生物学
3007-2	苏氨酸	任意浓度	时间点	血清/血浆	等级型		化学
30072-3	可的松	质量浓度	24 小时	尿液	定量型	高效液相色谱	化学
30073-1	电压-门控式钙通道 Ab	任意浓度	时间点	血清	等级型		血清学
30074-9	血红蛋白 F	任意浓度	时间点	XXX	等级型		血液学/细胞分类计数
30075-6	呼吸道合胞病毒 A RNA	任意浓度	时间点	XXX	等级型	探针.扩增.靶向扩增	微生物学
30076-4	呼吸道合胞病毒 B RNA	任意浓度	时间点	XXX	等级型	探针.扩增.靶向扩增	微生物学
30077-2	淀粉酶/肌酐肾清除率	比率	时间点	尿液	定量型		化学
30078-0	标本重量	质量	时间点	大便	定量型		标本特性
30079-8	肾小管性管型	单位面积数量或计数	时间点	尿液	定量型	光学显微镜检查	尿液分析
3008-0	苏氨酸	质量浓度	时间点	血清/血浆	定量型		化学

LOINC代码	名称	属性	时间特征	系统	标尺类型	方法类型	分类
30080-6	组织蛋白酶D	任意浓度	时间点	组织	等级型	免疫染色	病理学
30081-4	IgD	任意浓度	时间点	血清	等级型	免疫固定	化学
30082-2	IgE	任意浓度	时间点	血清	等级型	免疫固定	化学
30083-0	EB病毒细胞核 Ab. IgG	任意浓度	时间点	血清	定量型	酶免疫分析	微生物学
30084-8	红斑狼疮脱氧核蛋白 Ab. IgG	任意浓度	时间点	血清	定量型	酶免疫分析	血清学
30085-5	嗜肺军团菌 Ab. IgG	任意浓度	时间点	血清	定量型		微生物学
30086-3	凝血因子IX抑制剂	任意浓度	时间点	贫血小板血浆	等级型	凝集反应	凝血功能检查
30087-1	奶牛毛＋奶牛毛屑 Ab. IgE	任意浓度	时间点	血清	定量型		变态反应
30088-9	马毛＋马皮屑 Ab. IgE	任意浓度	时间点	血清	定量型		变态反应
30089-7	移行细胞	单位面积数量或计数	时间点	尿沉渣	定量型	光学显微镜检查. 高倍视野	尿液分析
30090-5	伯克氏菌 Ab. IgG	稀释系数、稀释倍数（滴度）	时间点	XXX	定量型	免疫荧光	微生物学
30091-3	伯克氏菌 Ab. IgM	稀释系数、稀释倍数（滴度）	时间点	XXX	定量型	免疫荧光	微生物学
30092-1	犬布鲁氏菌 Ab. IgG	稀释系数、稀释倍数（滴度）	时间点	脑脊液	定量型	免疫荧光	微生物学
30093-9	犬布鲁氏菌 Ab. IgM	稀释系数、稀释倍数（滴度）	时间点	脑脊液	定量型	免疫荧光	微生物学
30094-7	脑膜炎奈瑟菌 A Ag	任意浓度	时间点	XXX	等级型	胶乳凝集试验	微生物学
30095-4	脑膜炎奈瑟菌 B Ag	任意浓度	时间点	XXX	等级型	胶乳凝集试验	微生物学
30096-2	脑膜炎奈瑟菌 C Ag	任意浓度	时间点	XXX	等级型	胶乳凝集试验	微生物学
30097-0	脑膜炎奈瑟菌 w135 Ag	任意浓度	时间点	XXX	等级型	胶乳凝集试验	微生物学
3009-8	苏氨酸	质量浓度	时间点	尿液	定量型		化学
30098-8	脑膜炎奈瑟菌 Y Ag	任意浓度	时间点	XXX	等级型	胶乳凝集试验	微生物学
30099-6	淋病奈瑟菌	任意浓度	时间点	结膜	等级型	微生物特异性培养	微生物学
30100-2	小肠结肠炎耶尔森菌 o3 Ab	稀释系数、稀释倍数（滴度）	时间点	XXX	定量型		微生物学
30101-0	小肠结肠炎耶尔森菌 o5 Ab	稀释系数、稀释倍数（滴度）	时间点	XXX	定量型		微生物学
30102-8	小肠结肠炎耶尔森菌 o8 Ab	稀释系数、稀释倍数（滴度）	时间点	XXX	定量型		微生物学
30103-6	小肠结肠炎耶尔森菌 o9 Ab	稀释系数、稀释倍数（滴度）	时间点	XXX	定量型		微生物学
30104-4	克氏锥虫 Ab. IgG	稀释系数、稀释倍数（滴度）	时间点	XXX	定量型		微生物学
30105-1	克氏锥虫 Ab. IgM	稀释系数、稀释倍数（滴度）	时间点	XXX	定量型		微生物学
3010-6	苏氨酸	质量速率	24小时	尿液	定量型		化学
30106-9	乙酰胆碱酯酶	任意浓度	时间点	羊水	等级型		化学
30107-7	芽子碱甲酯	质量浓度	时间点	血清/血浆	定量型		药物水平/毒理学
30108-5	芽子碱甲酯	质量含量	时间点	胎粪	定量型		药物水平/毒理学
30109-3	芽子碱甲酯	质量浓度	时间点	胃液	定量型		药物水平/毒理学

LOINC 代码	名称	属性	时间特征	系统	标尺类型	方法类型	分类
30110-1	芽子碱甲酯	质量浓度	时间点	玻璃体液	定量型		药物水平/毒理学
30111-9	普通高温放线菌 2 Ab	任意浓度	时间点	血清	等级型		微生物学
30112-7	苯丙胺	质量浓度	时间点	血清/血浆	定量型		药物水平/毒理学
30113-5	淋巴细胞. IgG	数量或计数浓度（计数/容积）	时间点	白细胞	定量型	流式细胞术	细胞标志物
3011-4	血栓素 β 2	质量浓度	时间点	血清	定量型		化学
30114-3	淋巴细胞. lambda	数量或计数浓度（计数/容积）	时间点	全血	定量型		细胞标志物
30115-0	淋巴细胞. kappa	数量或计数浓度（计数/容积）	时间点	全血	定量型		细胞标志物
30116-8	细胞. 末端脱氧核糖核苷酸转移酶/100 细胞	数量或计数分数	时间点	脑脊液	定量型	免疫过氧化物酶染色	细胞标志物
30117-6	细胞. 末端脱氧核糖核苷酸转移酶/100 细胞	数量或计数分数	时间点	XXX	定量型	免疫过氧化物酶染色	细胞标志物
30118-4	淋巴细胞. IgA	数量或计数浓度（计数/容积）	时间点	白细胞	定量型	流式细胞术	细胞标志物
30119-2	淋巴细胞. IgM	数量或计数浓度（计数/容积）	时间点	白细胞	定量型	流式细胞术	细胞标志物
301-2	林可霉素	药物敏感度	时间点	分离物+血清	等级型	测序分型	抗生素敏感性
30120-0	淋巴细胞. IgD	数量或计数浓度（计数/容积）	时间点	白细胞	定量型	流式细胞术	细胞标志物
30121-8	菌落计数	数量或计数浓度（计数/容积）	时间点	透析液	定量型		微生物学
3012-2	血栓素 β 2	质量浓度	时间点	血清/血浆	定量型		化学
30122-6	气单胞菌	任意浓度	时间点	XXX	等级型	微生物特异性培养	微生物学
30123-4	睾酮. 结合型	质量浓度	时间点	血清/血浆	定量型		化学
30124-2	淀粉酶	催化速率	1 小时	尿液	定量型		化学
30125-9	沙鼠毛 Ab. IgE. RAST 类	任意浓度	时间点	血清	等级型		变态反应
30126-7	枫叶法国梧桐 Ab. IgE. RAST 类	任意浓度	时间点	血清	等级型		变态反应
30127-5	沙鼠毛 Ab. IgE	任意浓度	时间点	血清	定量型		变态反应
30128-3	博氏疏螺旋体 Ab ^第 2 份标本	任意浓度	时间点	血清	定量型		微生物学
30129-1	布鲁氏杆菌 Ab ^第 1 份标本	任意浓度	时间点	血清	等级型		微生物学
3013-0	甲状腺球蛋白	质量浓度	时间点	血清/血浆	定量型		化学
30130-9	布鲁氏杆菌 Ab ^第 2 份标本	任意浓度	时间点	血清	等级型		微生物学
30131-7	总溶血补体 CH50	质量浓度	时间点	血清/血浆	定量型		血液学/细胞分类计数
30132-5	柯萨奇病毒 Ab ^第 1 份标本	任意浓度	时间点	血清	等级型		微生物学
30133-3	柯萨奇病毒 Ab ^第 2 份标本	任意浓度	时间点	血清	等级型		微生物学
30134-1	埃柯病毒 Ab ^第 1 份标本	任意浓度	时间点	血清	等级型		微生物学
30135-8	埃柯病毒 Ab ^第 2 份标本	任意浓度	时间点	血清	等级型		微生物学
30136-6	EB 病毒衣壳 Ab. IgG ^第 2 份标本	任意浓度	时间点	血清	等级型		微生物学
30137-4	EB 病毒衣壳 Ab. IgM ^第 2 份标本	任意浓度	时间点	血清	等级型		微生物学

LOINC 代码	名称	属性	时间特征	系统	标尺类型	方法类型	分类
30138-2	EB 病毒细胞核 Ab^第 2 份标本	任意浓度	时间点	血清	等级型		微生物学
30139-0	羟基脯氨酸.游离型	任意浓度	24 小时	尿液	等级型		化学
30140-8	IgA	任意浓度	24 小时	尿液	等级型	免疫电泳	化学
30141-6	IgG	任意浓度	24 小时	尿液	等级型	免疫电泳	化学
30142-4	IgM	任意浓度	24 小时	尿液	等级型	免疫电泳	化学
30143-2	军团菌 sp Ab^第 1 份标本	任意浓度	时间点	血清	等级型		微生物学
30144-0	军团菌 sp Ab^第 2 份标本	任意浓度	时间点	血清	等级型		微生物学
30145-7	单核细胞	数量或计数浓度（计数/容积）	时间点	关节液	定量型	手工计数	血液学/细胞分类计数
30146-5	腮腺炎病毒 Ab^第 2 份标本	任意浓度	时间点	血清	等级型		微生物学
30147-3	呼吸道合胞病毒 Ab^第 1 份标本	任意浓度	时间点	血清	等级型		微生物学
3014-8	甲状腺刺激性免疫球蛋白	质量浓度	时间点	血清	定量型		化学
30148-1	呼吸道合胞病毒 Ab^第 2 份标本	任意浓度	时间点	血清	等级型		微生物学
30149-9	链球菌溶血素 O Ab^第 1 份标本	任意浓度	时间点	血清	定量型		微生物学
30150-7	链球菌溶血素 O Ab^第 2 份标本	任意浓度	时间点	血清	定量型		微生物学
30151-5	促甲状腺激素.长效	任意浓度	时间点	血清/血浆	定量型		化学
30152-3	甘露糖-结合蛋白	质量浓度	时间点	血清	定量型		化学
30153-1	肺炎双球菌 68 Ab.IgG	质量浓度	时间点	血清	定量型		微生物学
30154-9	蛋白质/肌酐	质量浓度比率	时间点	血清/血浆	定量型		化学
3015-5	促甲状腺激素	任意浓度	时间点	全血	定量型		化学
30155-6	网织红细胞.散点型/100 红细胞	数量或计数分数	时间点	红细胞	定量型		血液学/细胞分类计数
30156-4	网织红细胞.密集型/100 红细胞	数量或计数分数	时间点	红细胞	定量型		血液学/细胞分类计数
30157-2	嗜异白细胞/100 白细胞	数量或计数分数	时间点	全血	定量型		血液学/细胞分类计数
30158-0	鼠弓形体 ab	任意浓度	时间点	大便	等级型		微生物学
30159-8	人 T 淋巴细胞白血病病毒 1+2 DNA	任意浓度	时间点	全血	等级型	探针.扩增.靶向扩增	微生物学
30160-6	微管相关蛋白	质量浓度	时间点	脑脊液	定量型		化学
30161-4	瓜氨酸/肌酐	比率	时间点	尿液	定量型		化学
30162-2	菜蓟 Ab.IgG	任意浓度	时间点	血清	定量型		变态反应
3016-3	促甲状腺激素	任意浓度	时间点	血清/血浆	定量型		化学
30163-0	Agapostemon texanus Ab.IgE	任意浓度	时间点	血清	定量型		变态反应
30164-8	(腰果+美国山核桃+胡桃属 REGIA) Ab.IgE	任意浓度	时间点	血清	等级型	多盘	变态反应
30165-5	磷酸卵磷酯/白蛋白	质量浓度比率	时间点	羊水	定量型		化学
30166-3	甲状腺刺激性免疫球蛋白实际/正常	相对质量浓度	时间点	血清	定量型		化学

LOINC 代码	名称	属性	时间特征	系统	标尺类型	方法类型	分类
30167-1	人乳头瘤病毒 16＋18＋31＋33＋35＋39＋45＋51＋52＋56＋58＋59＋68 DNA	任意浓度	时间点	子宫颈	等级型	探针.扩增.信号扩增	微生物学
30168-9	樱核圆柏 Ab. IgE	任意浓度	时间点	血清	定量型		变态反应
30169-7	嗜铬粒蛋白 A	任意浓度	时间点	血清/血浆	定量型	酶免疫分析	化学
30170-5	美洲大蠊 Ab. IgE	任意浓度	时间点	血清	定量型		变态反应
3017-1	促甲状腺激素结合抑制性免疫球蛋白	质量浓度	时间点	血清	定量型		化学
30171-3	皮质醇.游离型/肌酐	摩尔浓度比率	24 小时	尿液	定量型		化学
30172-1	皮质醇.游离型/肌酐	摩尔浓度比率	时间点	尿液	定量型		化学
30173-9	皮质醇.游离型	摩尔浓度	时间点	尿液	定量型		化学
30174-7	詹姆士城峡谷病毒 Ab. IgG	稀释系数、稀释倍数（滴度）	时间点	XXX	定量型	免疫荧光	微生物学
30175-4	詹姆士城峡谷病毒 Ab	任意浓度	时间点	XXX	等级型	中和作用	微生物学
30176-2	拉克罗斯病毒 Ab	任意浓度	时间点	XXX	等级型	中和作用	微生物学
30177-0	波瓦桑病毒 Ab. IgG	稀释系数、稀释倍数（滴度）	时间点	XXX	定量型	免疫荧光	微生物学
30178-8	西尼罗河病毒 Ab. IgG	任意浓度	时间点	XXX	等级型	酶免疫分析	微生物学
30179-6	波瓦桑病毒 Ab. IgM	稀释系数、稀释倍数（滴度）	时间点	XXX	定量型	免疫荧光	微生物学
30180-4	嗜碱粒细胞/100 白细胞	数量或计数分数	时间点	全血	定量型		血液学/细胞分类计数
30181-2	淋巴细胞.龟裂型	数量或计数浓度（计数/容积）	时间点	全血	定量型	手工计数	血液学/细胞分类计数
30182-0	（欧洲齐墩果＋曲柳＋松属五须松＋桉树属＋长叶相思＋白千层）Ab. IgE	任意浓度	时间点	血清	定量型	多盘	变态反应
30183-8	（链格孢＋烟曲霉菌＋白色念珠菌＋草本支孢霉＋长蠕孢菌 HALODES＋点青霉菌）Ab. IgE	任意浓度	时间点	血清	定量型	多盘	变态反应
30184-6	（岑叶槭＋疣皮桦＋白栎＋美国榆＋加利福尼亚胡桃）Ab. IgE	任意浓度	时间点	血清	定量型	多盘	变态反应
30185-3	（猫毛屑＋奶牛毛屑＋狗毛屑＋马毛屑）Ab. IgE	任意浓度	时间点	血清	定量型	多盘	变态反应
30186-1	（德国小蜚蠊蟑螂＋粉尘螨＋屋尘螨＋室内灰尘 GREER）Ab. IgE	任意浓度	时间点	血清	定量型	多盘	变态反应
30187-9	（落花生＋牛奶＋卵白＋大西洋真鳕＋大豆＋小麦）Ab. IgE	任意浓度	时间点	血清	定量型	多盘	变态反应
30188-7	（狗牙根＋黑麦草＋梯牧草＋草地早熟禾＋强生草＋巴伊亚草）Ab. IgE	任意浓度	时间点	血清	定量型	多盘	变态反应
3018-9	促甲状腺激素释放因子	质量浓度	时间点	血清	定量型		化学
30189-5	（鸭茅＋牛尾草＋黑麦草＋梯牧草＋草地早熟禾）Ab. IgE	任意浓度	时间点	血清	定量型	多盘	变态反应
30190-3	3-羟基四癸烯酰肉碱	摩尔浓度	时间点	血清/血浆	定量型		化学

LOINC 代码	名称	属性	时间特征	系统	标尺类型	方法类型	分类
30191-1	乙酰肉毒碱	摩尔浓度	时间点	血清/血浆	定量型		化学
30192-9	乙酰胆碱受体调节 Ab/乙酰胆碱 Ab. 总计	摩尔分数	时间点	血清	定量型		血清学
30193-7	酰基肉毒碱/肉碱. 游离型	摩尔浓度比率	时间点	血清/血浆	定量型		化学
30194-5	脂肪酸. 极长链. C22：0	摩尔浓度	时间点	血清/血浆	定量型		化学
30195-2	脂肪酸. 极长链. C24：0	摩尔浓度	时间点	血清/血浆	定量型		化学
30196-0	脂肪酸. 极长链. C24：0/C22：0	摩尔浓度比率	时间点	血清/血浆	定量型		化学
3019-7	促甲状腺激素. 长效	任意浓度	时间点	血清/血浆	等级型		化学
30197-8	脂肪酸. 极长链. C26：0	摩尔浓度	时间点	血清/血浆	定量型		化学
30198-6	脂肪酸. 极长链. C26：0/C22：0	摩尔浓度比率	时间点	血清/血浆	定量型		化学
30199-4	α 亚单位	质量浓度	时间点	血清/血浆	定量型		化学
302-0	洛美沙星	药物敏感度	时间点	分离物	定量型	最小致死浓度	抗生素敏感性
30200-0	无唾液酸神经节苷脂 GM1 Ab. IgM	任意浓度	时间点	血清	等级型		血清学
30201-8	B Ab	稀释系数、稀释倍数（滴度）	时间点	血清/血浆	定量型		血库
30202-6	布鲁氏杆菌 Ab	任意浓度	时间点	血清	等级型		微生物学
30203-4	白色念珠菌反应风团^皮内给予 0.1 ml 白色念珠菌刺激后 2 天	长度	时间点	皮肤	定量型		皮肤刺激耐受试验
30204-2	沙眼衣原体 Ab	任意浓度	时间点	血清	等级型		微生物学
3020-5	甲状腺素结合球蛋白	质量浓度	时间点	全血	定量型		化学
30205-9	肺炎衣原体 Ab	任意浓度	时间点	血清	等级型		微生物学
30206-7	绒毛膜促性腺激素. α 亚单位. 游离型	任意浓度	时间点	血清/血浆	定量型		化学
30207-5	粗球孢子菌 Ab. IgG	任意浓度	时间点	脑脊液	等级型		微生物学
30208-3	粗球孢子菌 Ab. IgM	任意浓度	时间点	脑脊液	等级型		微生物学
30209-1	粗球孢子菌 Ab	任意浓度	时间点	脑脊液	等级型	补体结合试验	微生物学
30210-9	球孢子菌反应风团^皮内给予 0.1 ml 球孢子菌素刺激后 2 天	长度	时间点	皮肤	定量型		皮肤刺激耐受试验
30211-7	采集持续时间	时间（如秒数）	*	XXX	定量型		标本特性
30212-5	贝氏柯克斯体 Ab. IgG	任意浓度	时间点	血清	等级型		微生物学
3021-3	甲状腺素结合球蛋白	质量浓度	时间点	血清/血浆	定量型		化学
30213-3	贝氏柯克斯体 Ab. IgM	任意浓度	时间点	血清	等级型		微生物学
30214-1	柯萨奇病毒 A10 Ab	任意浓度	时间点	血清	等级型		微生物学
30215-8	柯萨奇病毒 A16 Ab	任意浓度	时间点	血清	等级型		微生物学
30216-6	柯萨奇病毒 A2 Ab	任意浓度	时间点	血清	等级型		微生物学
30217-4	柯萨奇病毒 A4 Ab	任意浓度	时间点	血清	等级型		微生物学
30218-2	柯萨奇病毒 A7 Ab	任意浓度	时间点	血清	等级型		微生物学
30219-0	柯萨奇病毒 A9 Ab	任意浓度	时间点	血清	等级型		微生物学
30220-8	柯萨奇病毒 B1 Ab	任意浓度	时间点	血清	等级型		微生物学
3022-1	甲状腺素游离指数	质量浓度	时间点	血清/血浆	定量型		化学
30221-6	柯萨奇病毒 B2 Ab	任意浓度	时间点	血清	等级型		微生物学
30222-4	柯萨奇病毒 B3 Ab	任意浓度	时间点	血清	等级型		微生物学
30223-2	柯萨奇病毒 B4 Ab	任意浓度	时间点	血清	等级型		微生物学

LOINC 代码	名称	属性	时间特征	系统	标尺类型	方法类型	分类
30224-0	柯萨奇病毒 B5 Ab	任意浓度	时间点	血清	等级型		微生物学
30225-7	柯萨奇病毒 B6 Ab	任意浓度	时间点	血清	等级型		微生物学
30226-5	纤维蛋白＋纤维蛋白原片段	质量浓度	时间点	贫血小板血浆	定量型		凝血功能检查
30227-3	腊肠组织胞浆菌反应疹块^皮内给予 0.1ml 组织胞浆素后 2 天	长度	时间点	皮肤	定量型		皮肤刺激耐受试验
30228-1	腮腺炎反应疹块^皮内给予 0.1ml 腮腺炎标识后 2 天	长度	时间点	皮肤	定量型		皮肤刺激耐受试验
30229-9	嗜中性粒细胞. 杆状核	数量或计数浓度（计数/容积）	时间点	全血	定量型	自动化计数	血液学/细胞分类计数
30230-7	嗜中性粒细胞. 分叶型/100 白细胞	数量或计数分数	时间点	体液	定量型	手工计数	血液学/细胞分类计数
30231-5	类风湿因子	任意浓度	时间点	体液	定量型		血清学
30232-3	发癣菌反应疹块^皮内给予 0.1ml 发癣菌标识后 2 天	长度	时间点	皮肤	定量型		皮肤刺激耐受试验
30233-1	3-羟基十二烷酰肉碱	摩尔浓度	时间点	血清/血浆	定量型		化学
30234-9	3-羟基棕榈酰肉碱	摩尔浓度	时间点	血清/血浆	定量型		化学
30235-6	3-羟基棕榈酰肉碱	摩尔浓度	时间点	血清/血浆	定量型		化学
30236-4	3-羟基己酰肉碱	摩尔浓度	时间点	血清/血浆	定量型		化学
30237-2	3-羟基亚油酰肉碱	摩尔浓度	时间点	血清/血浆	定量型		化学
30238-0	3-羟基十四烷酰肉碱	摩尔浓度	时间点	血清/血浆	定量型		化学
3023-9	甲状腺素摄取	质量浓度	时间点	血清/血浆	定量型		化学
30239-8	天冬氨酸氨基转移酶	催化浓度	时间点	血清/血浆	定量型	采用 P-5’-P	化学
30240-6	纤维蛋白 D-二聚体	质量浓度	时间点	贫血小板血浆	定量型		凝血功能检查
30241-4	乳酸	质量浓度	时间点	静脉全血	定量型		化学
30242-2	乳酸	质量浓度	时间点	动脉全血	定量型		化学
30243-0	绒毛膜促性腺激素. 完整型	任意浓度	时间点	血清/血浆	定量型		化学
30244-8	乙酰胆碱酯酶	催化浓度	时间点	全血	定量型		化学
30245-5	艾滋病毒 1 DNA	任意浓度	时间点	血清/血浆	等级型	探针. 扩增. 靶向扩增	微生物学
30246-3	巨细胞病毒 DNA	任意浓度	时间点	血清/血浆	等级型	探针. 扩增. 靶向扩增	微生物学
3024-7	甲状腺素. 游离型	质量浓度	时间点	血清/血浆	定量型		化学
30247-1	巨细胞病毒 DNA	数量或计数浓度（计数/容积）	时间点	血清/血浆	定量型	探针. 扩增. 靶向扩增	微生物学
30248-9	转铁蛋白受体. 可溶性	质量浓度	时间点	血清/血浆	定量型		化学
30249-7	巴比妥类	质量浓度	时间点	血清/血浆	定量型	筛查试验	药物水平/毒理学
30250-5	苯二氮	质量浓度	时间点	血清/血浆	定量型	筛查试验	药物水平/毒理学
30251-3	葡萄糖^给予葡萄糖后2.6小时	摩尔浓度	时间点	血清/血浆	定量型		刺激耐受试验
30252-1	葡萄糖^给予葡萄糖后2.3小时	摩尔浓度	时间点	血清/血浆	定量型		刺激耐受试验

LOINC 代码	名称	属性	时间特征	系统	标尺类型	方法类型	分类
30253-9	葡萄糖^给予葡萄糖后3.6小时	摩尔浓度	时间点	血清/血浆	定量型		刺激耐受试验
3025-4	甲状腺素	质量浓度	时间点	全血	定量型		化学
30254-7	胰岛素^给予某刺激后 15 分钟	任意浓度	时间点	血清/血浆	定量型		刺激耐受试验
30255-4	胰岛素^给予某刺激后 45 分钟	任意浓度	时间点	血清/血浆	定量型		刺激耐受试验
30256-2	胰岛素^给予某刺激后1.3小时	任意浓度	时间点	血清/血浆	定量型		刺激耐受试验
30257-0	胰岛素^给予某刺激后1.6小时	任意浓度	时间点	血清/血浆	定量型		刺激耐受试验
30258-8	胰岛素^给予某刺激后2.3小时	任意浓度	时间点	血清/血浆	定量型		刺激耐受试验
30259-6	胰岛素^给予某刺激后2.6小时	任意浓度	时间点	血清/血浆	定量型		刺激耐受试验
30260-4	胰岛素^给予某刺激后3.3小时	任意浓度	时间点	血清/血浆	定量型		刺激耐受试验
30261-2	胰岛素^给予某刺激后3.5小时	任意浓度	时间点	血清/血浆	定量型		刺激耐受试验
3026-2	甲状腺素	质量浓度	时间点	血清/血浆	定量型		化学
30262-0	胰岛素^给予某刺激后3.6小时	任意浓度	时间点	血清/血浆	定量型		刺激耐受试验
30263-8	葡萄糖^给予葡萄糖后 20 分钟	摩尔浓度	时间点	血清/血浆	定量型		刺激耐受试验
30264-6	葡萄糖^给予葡萄糖后 40 分钟	摩尔浓度	时间点	血清/血浆	定量型		刺激耐受试验
30265-3	葡萄糖^给予葡萄糖后1.3小时	摩尔浓度	时间点	血清/血浆	定量型		刺激耐受试验
30266-1	葡萄糖^给予葡萄糖后1.6小时	摩尔浓度	时间点	血清/血浆	定量型		刺激耐受试验
30267-9	葡萄糖^给予葡萄糖后2.3小时	摩尔浓度	时间点	血清/血浆	定量型		刺激耐受试验
30268-7	齐多夫定	药物敏感度	时间点	分离物	定量或等级型	表型分析	抗生素敏感性
30269-5	拉米夫定	药物敏感度	时间点	分离物	定量或等级型	表型分析	抗生素敏感性
3027-0	甲状腺素/甲状腺素结合球蛋白	质量浓度比率	时间点	血清/血浆	定量型		化学
30270-3	去羟肌苷	药物敏感度	时间点	分离物	定量或等级型	表型分析	抗生素敏感性
30271-1	扎西他滨	药物敏感度	时间点	分离物	定量或等级型	表型分析	抗生素敏感性
30272-9	司他夫定	药物敏感度	时间点	分离物	定量或等级型	表型分析	抗生素敏感性
30273-7	阿巴卡韦	药物敏感度	时间点	分离物	定量或等级型	表型分析	抗生素敏感性
30274-5	阿德福韦	药物敏感度	时间点	分离物	定量或等级型	表型分析	抗生素敏感性
30275-2	奈韦拉平	药物敏感度	时间点	分离物	定量或等级型	表型分析	抗生素敏感性

LOINC 代码	名称	属性	时间特征	系统	标尺类型	方法类型	分类
30276-0	地拉韦啶	药物敏感度	时间点	分离物	定量或等级型	表型分析	抗生素敏感性
30277-8	依法韦仑	药物敏感度	时间点	分离物	定量或等级型	表型分析	抗生素敏感性
30278-6	茚地那韦	药物敏感度	时间点	分离物	定量或等级型	表型分析	抗生素敏感性
30279-4	利托那韦	药物敏感度	时间点	分离物	定量或等级型	表型分析	抗生素敏感性
30280-2	奈非那韦	药物敏感度	时间点	分离物	定量或等级型	表型分析	抗生素敏感性
30281-0	沙奎那韦	药物敏感度	时间点	分离物	定量或等级型	表型分析	抗生素敏感性
30282-8	齐多夫定	药物敏感度	时间点	分离物	定量或等级型	基因型分析	抗生素敏感性
30283-6	拉米夫定	药物敏感度	时间点	分离物	定量或等级型	基因型分析	抗生素敏感性
30284-4	去羟肌苷	药物敏感度	时间点	分离物	定量或等级型	基因型分析	抗生素敏感性
30285-1	扎西他滨	药物敏感度	时间点	分离物	定量或等级型	基因型分析	抗生素敏感性
30286-9	司他夫定	药物敏感度	时间点	分离物	定量或等级型	基因型分析	抗生素敏感性
30287-7	阿巴卡韦	药物敏感度	时间点	分离物	定量或等级型	基因型分析	抗生素敏感性
3028-8	甲状腺素/碘塞罗宁摄取指数	质量浓度比率	时间点	血清/血浆	定量型		化学
30288-5	阿德福韦	药物敏感度	时间点	分离物	定量或等级型	基因型分析	抗生素敏感性
30289-3	奈韦拉平	药物敏感度	时间点	分离物	定量或等级型	基因型分析	抗生素敏感性
30290-1	地拉韦啶	药物敏感度	时间点	分离物	定量或等级型	基因型分析	抗生素敏感性
30291-9	依法韦仑	药物敏感度	时间点	分离物	定量或等级型	基因型分析	抗生素敏感性
30292-7	茚地那韦	药物敏感度	时间点	分离物	定量或等级型	基因型分析	抗生素敏感性
30293-5	利托那韦	药物敏感度	时间点	分离物	定量或等级型	基因型分析	抗生素敏感性
30294-3	奈非那韦	药物敏感度	时间点	分离物	定量或等级型	基因型分析	抗生素敏感性
30295-0	沙奎那韦	药物敏感度	时间点	分离物	定量或等级型	基因型分析	抗生素敏感性
3029-6	运钴胺素蛋白 I	质量浓度	时间点	血清	定量型		化学
30296-8	安泼那韦	药物敏感度	时间点	分离物	定量或等级型	表型分析	抗生素敏感性
30297-6	安泼那韦	药物敏感度	时间点	分离物	定量或等级型	基因型分析	抗生素敏感性
30298-4	拉米夫定	药物敏感度	时间点	分离物	定量或等级型		抗生素敏感性

LOINC 代码	名称	属性	时间特征	系统	标尺类型	方法类型	分类
30299-2	安泼那韦	药物敏感度	时间点	分离物	定量或等级型		抗生素敏感性
30300-8	去羟肌苷	药物敏感度	时间点	分离物	定量或等级型		抗生素敏感性
30301-6	扎西他滨	药物敏感度	时间点	分离物	定量或等级型		抗生素敏感性
30302-4	司他夫定	药物敏感度	时间点	分离物	定量或等级型		抗生素敏感性
30303-2	阿巴卡韦	药物敏感度	时间点	分离物	定量或等级型		抗生素敏感性
3030-4	运钴胺素蛋白Ⅱ	质量浓度	时间点	血清	定量型		化学
30304-0	阿德福韦	药物敏感度	时间点	分离物	定量或等级型		抗生素敏感性
30305-7	地拉韦啶	药物敏感度	时间点	分离物	定量或等级型		抗生素敏感性
30306-5	依法韦仑	药物敏感度	时间点	分离物	定量或等级型		抗生素敏感性
30307-3	茚地那韦	药物敏感度	时间点	分离物	定量或等级型		抗生素敏感性
30308-1	利托那韦	药物敏感度	时间点	分离物	定量或等级型		抗生素敏感性
30309-9	奈非那韦	药物敏感度	时间点	分离物	定量或等级型		抗生素敏感性
30310-7	沙奎那韦	药物敏感度	时间点	分离物	定量或等级型		抗生素敏感性
30311-5	奈韦拉平	药物敏感度	时间点	分离物	定量或等级型		抗生素敏感性
3031-2	运钴胺素蛋白Ⅲ	质量浓度	时间点	血清	定量型		化学
30312-3	3-羟基油酰肉碱	摩尔浓度	时间点	血清/血浆	定量型		化学
30313-1	血红蛋白	质量浓度	时间点	动脉全血	定量型		血液学/细胞分类计数
30314-9	A Ab	稀释系数、稀释倍数（滴度）	时间点	血清/血浆	定量型		血库
30315-6	α葡萄糖苷酶	催化含量	时间点	小肠组织	定量型		化学
30316-4	α亚单位.游离型	质量浓度	时间点	血清/血浆	定量型		化学
30317-2	碱缺失	摩尔浓度	时间点	脐带动脉全血	定量型		化学
30318-0	碱缺失	摩尔浓度	时间点	全血	定量型		化学
30319-8	β半乳糖苷酶	催化含量	时间点	小肠组织	定量型		化学
3032-0	运钴胺素蛋白	质量浓度	时间点	血清	定量型		化学
30320-6	细胞. CD3＋IL2R1＋	数量或计数浓度（计数/容积）	时间点	全血	定量型		细胞标志物
30321-4	表面诱导的凝血. 因子替换^孵育后 1 小时	时间（如秒数）	时间点	贫血小板血浆^对照	定量型	凝集反应	凝血功能检查
30322-2	表面诱导的凝血. 因子替换^孵育后 1 小时	时间（如秒数）	时间点	贫血小板血浆	定量型		凝血功能检查
30323-0	表面诱导的凝血. 因子替换^加入正常血浆孵育后 1 小时	时间（如秒数）	时间点	贫血小板血浆	定量型	凝集反应	凝血功能检查
30324-8	隐球菌 Ag	任意浓度	时间点	血清	等级型	胶乳凝集试验	微生物学

LOINC 代码	名称	属性	时间特征	系统	标尺类型	方法类型	分类
30325-5	巨细胞病毒 Ab. IgM	任意浓度	时间点	血清	等级型		微生物学
30326-3	巨细胞病毒 DNA	任意浓度	时间点	脑脊液	等级型	探针.扩增.靶向扩增	微生物学
30327-1	癸酰基肉碱	摩尔浓度	时间点	血清/血浆	定量型		化学
30328-9	癸烯酰肉碱	摩尔浓度	时间点	血清/血浆	定量型		化学
30329-7	双唾液酸神经节苷脂 GD1b Ab. IgG	稀释系数、稀释倍数（滴度）	时间点	血清	定量型		血清学
30330-5	双唾液酸神经节苷脂 GD1b Ab. IgM	稀释系数、稀释倍数（滴度）	时间点	血清	定量型		血清学
30331-3	十二烷酰肉碱	摩尔浓度	时间点	血清/血浆	定量型		化学
30332-1	十二烯酰肉碱	摩尔浓度	时间点	血清/血浆	定量型		化学
30333-9	埃柯病毒 11 Ab	任意浓度	时间点	血清	等级型	补体结合试验	微生物学
30334-7	埃柯病毒 30 Ab	任意浓度	时间点	血清	等级型	补体结合试验	微生物学
30335-4	埃柯病毒 4 Ab	任意浓度	时间点	血清	等级型	补体结合试验	微生物学
30336-2	埃柯病毒 7 Ab	任意浓度	时间点	血清	等级型	补体结合试验	微生物学
30337-0	埃柯病毒 9 Ab	任意浓度	时间点	血清	等级型	补体结合试验	微生物学
3033-8	皮质激素传递蛋白	质量浓度	时间点	血清	定量型		化学
30338-8	嗜吞噬无形体 Ab	稀释系数、稀释倍数（滴度）	时间点	血清	定量型	免疫荧光	微生物学
30339-6	EB 病毒衣壳 Ab. IgG	任意浓度	时间点	血清	等级型		微生物学
30340-4	EB 病毒衣壳 Ab. IgM	任意浓度	时间点	血清	等级型		微生物学
30341-2	红细胞沉降速率	速度、速率	时间点	全血	定量型		血液学/细胞分类计数
30342-0	可提取核 Ab	任意浓度	时间点	血清	定量型		血清学
30343-8	肾小球基底膜 Ab. IgG	任意浓度	时间点	血清	定量型	酶免疫分析	血清学
30344-6	葡萄糖^口服乳糖 1.2 g/kg 后 1 小时	质量浓度	时间点	血清/血浆	定量型		刺激耐受试验
30345-3	葡萄糖^口服乳糖 1.2 g/kg后 2 小时	质量浓度	时间点	血清/血浆	定量型		刺激耐受试验
3034-6	转铁蛋白	质量浓度	时间点	血清/血浆	定量型		化学
30346-1	葡萄糖^口服乳糖 1.2 g/kg 后 3 小时	质量浓度	时间点	血清/血浆	定量型		刺激耐受试验
30347-9	谷氨酸脱羧酶 65 Ab	摩尔浓度	时间点	血清	定量型		血清学
30348-7	谷氨酸	摩尔浓度	时间点	尿液	定量型		化学
30349-5	戊二酰肉碱	摩尔浓度	时间点	血清/血浆	定量型		化学
30350-3	血红蛋白	质量浓度	时间点	静脉全血	定量型		血液学/细胞分类计数
30351-1	血红蛋白	质量浓度	时间点	混合静脉全血	定量型		血液学/细胞分类计数
30352-9	血红蛋白	质量浓度	时间点	毛细血管全血	定量型		血液学/细胞分类计数
3035-3	转铁蛋白	质量浓度	时间点	尿液	定量型		化学
30353-7	血红蛋白	质量浓度	时间点	脐带静脉全血	定量型		血液学/细胞分类计数
30354-5	血红蛋白	质量浓度	时间点	脐带动脉全血	定量型		血液学/细胞分类计数

LOINC 代码	名称	属性	时间特征	系统	标尺类型	方法类型	分类
30355-2	单纯疱疹病毒 1+2 Ab. IgM	任意浓度	时间点	血清	等级型	免疫荧光	微生物学
30356-0	棕榈酰肉碱	摩尔浓度	时间点	血清/血浆	定量型		化学
30357-8	Palmitoleylcarnitine	摩尔浓度	时间点	血清/血浆	定量型		化学
30358-6	己酰肉碱	摩尔浓度	时间点	血清/血浆	定量型		化学
30359-4	组蛋白 Ab	任意浓度	时间点	血清	定量型		血清学
30360-2	荚膜组织胞浆菌菌丝体 Ab	任意浓度	时间点	血清	等级型	补体结合试验	微生物学
3036-1	转酮醇酶	催化浓度	时间点	血清	定量型		化学
30361-0	艾滋病毒 2 Ab	任意浓度	时间点	血清	等级型	酶免疫分析	微生物学
30362-8	胰岛素^口服 75 g 葡萄糖后 30 分钟	任意浓度	时间点	血清/血浆	定量型		刺激耐受试验
30363-6	胰岛素^热量型禁食后 12 小时	任意浓度	时间点	血清/血浆	定量型		刺激耐受试验
30364-4	淋巴细胞	数量或计数浓度（计数/容积）	时间点	全血	定量型	流式细胞术	细胞标志物
30365-1	淋巴细胞/100 白细胞	数量或计数分数	时间点	全血	定量型	流式细胞术	细胞标志物
30366-9	晚幼粒细胞/100 白细胞	数量或计数分数	时间点	脑脊液	定量型		血液学/细胞分类计数
30367-7	原始粒细胞/100 白细胞	数量或计数分数	时间点	全血	定量型	自动化计数	血液学/细胞分类计数
30368-5	中幼粒细胞/100 白细胞	数量或计数分数	时间点	脑脊液	定量型	手工计数	血液学/细胞分类计数
30369-3	氧合血红蛋白/血红蛋白.总计	质量分数	时间点	脐带静脉全血	定量型		化学
30370-1	氧合血红蛋白/血红蛋白.总计	质量分数	时间点	脐带动脉全血	定量型		化学
30371-9	早幼粒细胞/100 白细胞	数量或计数分数	时间点	脑脊液	定量型	手工计数	血液学/细胞分类计数
30372-7	蔗糖酶	催化含量	时间点	小肠组织	定量型		化学
30373-5	嗜碱粒细胞/100 白细胞	数量或计数分数	时间点	支气管	定量型		血液学/细胞分类计数
30374-3	嗜碱粒细胞/100 白细胞	数量或计数分数	时间点	脑脊液	定量型		血液学/细胞分类计数
30375-0	嗜碱粒细胞/100 白细胞	数量或计数分数	时间点	唾液	定量型		血液学/细胞分类计数
30376-8	幼稚细胞	数量或计数浓度（计数/容积）	时间点	全血	定量型		血液学/细胞分类计数
30377-6	嗜酸粒细胞/100 白细胞	数量或计数分数	时间点	支气管	定量型		血液学/细胞分类计数
30378-4	嗜酸粒细胞/100 白细胞	数量或计数分数	时间点	鼻	定量型		血液学/细胞分类计数
3037-9	前白蛋白	催化浓度	时间点	血清/血浆	定量型		化学
30379-2	嗜酸粒细胞/100 白细胞	数量或计数分数	时间点	胸水	定量型		血液学/细胞分类计数
303-8	洛美沙星	药物敏感度	时间点	分离物	定量或等级型	最小抑制浓度	抗生素敏感性
30380-0	嗜酸粒细胞/100 白细胞	数量或计数分数	时间点	腹腔液	定量型		血液学/细胞分类计数
30381-8	嗜酸粒细胞/100 白细胞	数量或计数分数	时间点	唾液	定量型		血液学/细胞分类计数

LOINC 代码	名称	属性	时间特征	系统	标尺类型	方法类型	分类
30382-6	嗜酸粒细胞/100 白细胞	数量或计数分数	时间点	大便	定量型		血液学/细胞分类计数
30383-4	上皮细胞	数量或计数浓度（计数/容积）	时间点	尿液	定量型		血液学/细胞分类计数
30384-2	红细胞分布宽度	实体容积	时间点	红细胞	定量型		血液学/细胞分类计数
30385-9	红细胞分布宽度	比率	时间点	红细胞	定量型		血液学/细胞分类计数
30386-7	红细胞平均细胞直径	长度	时间点	红细胞	定量型		血液学/细胞分类计数
3038-7	海藻糖酶	催化浓度	时间点	尿液	定量型		化学
30387-5	红细胞	数量或计数浓度（计数/容积）	时间点	胃液	定量型		血液学/细胞分类计数
30388-3	红细胞	数量或计数浓度（计数/容积）	时间点	心包液	定量型		血液学/细胞分类计数
30389-1	红细胞	数量或计数浓度（计数/容积）	时间点	精液 血浆	定量型		血液学/细胞分类计数
30390-9	红细胞	任意浓度	时间点	大便	定量型		血液学/细胞分类计数
30391-7	红细胞	数量或计数浓度（计数/容积）	时间点	尿液	定量型		血液学/细胞分类计数
30392-5	有核红细胞	数量或计数浓度（计数/容积）	时间点	全血	定量型		血液学/细胞分类计数
30393-3	有核红细胞/100 白细胞	比率	时间点	全血	定量型		血液学/细胞分类计数
30394-1	粒细胞	数量或计数浓度（计数/容积）	时间点	全血	定量型		血液学/细胞分类计数
3039-5	三酰基甘油酯酶	催化浓度	时间点	羊水	定量型		化学
30395-8	粒细胞/100 白细胞	数量或计数分数	时间点	全血	定量型		血液学/细胞分类计数
30396-6	粒细胞/100 白细胞	数量或计数分数	时间点	支气管	定量型		血液学/细胞分类计数
30397-4	毛细胞	数量或计数浓度（计数/容积）	时间点	全血	定量型		血液学/细胞分类计数
30398-2	红细胞压积	容积分数	时间点	脑脊液	定量型		血液学/细胞分类计数
30399-0	血红蛋白分布宽度	长度	时间点	全血	定量型		血液学/细胞分类计数
30400-6	血红蛋白过少	任意浓度	时间点	全血	等级型		血液学/细胞分类计数
30401-4	白细胞	数量或计数浓度（计数/容积）	时间点	支气管	定量型		血液学/细胞分类计数
30402-2	白细胞	数量或计数浓度（计数/容积）	时间点	胃液	定量型		血液学/细胞分类计数
3040-3	三酰基甘油酯酶	催化浓度	时间点	血清/血浆	定量型		化学
30403-0	白细胞	数量或计数浓度（计数/容积）	时间点	心包液	定量型		血液学/细胞分类计数
30404-8	白细胞	数量或计数浓度（计数/容积）	时间点	大便	定量型		血液学/细胞分类计数

LOINC 代码	名称	属性	时间特征	系统	标尺类型	方法类型	分类
30405-5	白细胞	数量或计数浓度（计数/容积）	时间点	尿液	定量型		血液学/细胞分类计数
30406-3	其他白细胞	数量或计数浓度（计数/容积）	时间点	全血	定量型		血液学/细胞分类计数
30407-1	其他白细胞/100 白细胞	数量或计数分数	时间点	心包液	定量型		血液学/细胞分类计数
30408-9	其他白细胞/100 白细胞	数量或计数分数	时间点	胸水	定量型		血液学/细胞分类计数
30409-7	其他白细胞/100 白细胞	数量或计数分数	时间点	腹腔液	定量型		血液学/细胞分类计数
30410-5	其他白细胞/100 白细胞	数量或计数分数	时间点	关节液	定量型		血液学/细胞分类计数
3041-1	三氯乙酸	质量浓度	时间点	尿液	定量型		药物水平/毒理学
30411-3	白细胞.左移	任意浓度	时间点	全血	等级型		血液学/细胞分类计数
30412-1	淋巴细胞.异常	数量或计数浓度（计数/容积）	时间点	全血	定量型		血液学/细胞分类计数
30413-9	淋巴细胞.异常/100 白细胞	数量或计数分数	时间点	全血	定量型		血液学/细胞分类计数
30414-7	淋巴细胞.异常/100 白细胞	数量或计数分数	时间点	脑脊液	定量型		血液学/细胞分类计数
30415-4	淋巴细胞.异常/100 白细胞	数量或计数分数	时间点	关节液	定量型		血液学/细胞分类计数
30416-2	淋巴细胞.异型/100 白细胞	数量或计数分数	时间点	脑脊液	定量型		血液学/细胞分类计数
30417-0	淋巴细胞.异型/100 白细胞	数量或计数分数	时间点	体液	定量型		血液学/细胞分类计数
30418-8	淋巴细胞.龟裂型	数量或计数浓度（计数/容积）	时间点	全血	定量型		血液学/细胞分类计数
30419-6	淋巴细胞.龟裂型/100 白细胞	数量或计数分数	时间点	全血	定量型		血液学/细胞分类计数
30420-4	淋巴细胞.大颗粒型/100 白细胞	数量或计数分数	时间点	全血	定量型		血液学/细胞分类计数
30421-2	淋巴细胞/100 白细胞	数量或计数分数	时间点	支气管	定量型		血液学/细胞分类计数
30422-0	淋巴瘤细胞	数量或计数浓度（计数/容积）	时间点	全血	定量型		血液学/细胞分类计数
30423-8	淋巴瘤细胞/100 白细胞	数量或计数分数	时间点	全血	定量型		血液学/细胞分类计数
30424-6	大红细胞	任意浓度	时间点	全血	等级型		血液学/细胞分类计数
30425-3	巨噬细胞/100 白细胞	数量或计数分数	时间点	支气管	定量型		血液学/细胞分类计数
30426-1	巨噬细胞/100 白细胞	数量或计数分数	时间点	脑脊液	定量型		血液学/细胞分类计数
30427-9	巨噬细胞/100 白细胞	数量或计数分数	时间点	体液	定量型		血液学/细胞分类计数
30428-7	平均红细胞容积	实体容积	时间点	红细胞	定量型		血液学/细胞分类计数

LOINC 代码	名称	属性	时间特征	系统	标尺类型	方法类型	分类
3042-9	水合氯醛	质量浓度	时间点	血清/血浆	定量型		药物水平/毒理学
30429-5	间皮细胞/100 白细胞	数量或计数分数	时间点	脑脊液	定量型		血液学/细胞分类计数
30430-3	间皮细胞/100 白细胞	数量或计数分数	时间点	心包液	定量型		血液学/细胞分类计数
30431-1	间皮细胞/100 白细胞	数量或计数分数	时间点	胸水	定量型		血液学/细胞分类计数
30432-9	间皮细胞/100 白细胞	数量或计数分数	时间点	腹腔液	定量型		血液学/细胞分类计数
30433-7	晚幼粒细胞	数量或计数浓度（计数/容积）	时间点	全血	定量型		血液学/细胞分类计数
30434-5	小红细胞	任意浓度	时间点	全血	等级型		血液学/细胞分类计数
30435-2	单核细胞	数量或计数浓度（计数/容积）	时间点	关节液	定量型		血液学/细胞分类计数
30436-0	单核细胞＋巨噬细胞/100 白细胞	数量或计数分数	时间点	脑脊液	定量型		血液学/细胞分类计数
3043-7	甘油三酯	质量浓度	时间点	全血	定量型		化学
30437-8	单核细胞＋巨噬细胞/100 白细胞	数量或计数分数	时间点	体液	定量型		血液学/细胞分类计数
30438-6	单核细胞＋巨噬细胞/100 白细胞	数量或计数分数	时间点	关节液	定量型		血液学/细胞分类计数
30439-4	单核细胞＋巨噬细胞/100 白细胞	数量或计数分数	时间点	XXX	定量型		血液学/细胞分类计数
30440-2	单核细胞.异常	数量或计数浓度（计数/容积）	时间点	全血	定量型		血液学/细胞分类计数
30441-0	单核细胞.异常/100 白细胞	数量或计数分数	时间点	全血	定量型		血液学/细胞分类计数
30442-8	单核细胞/100 白细胞	数量或计数分数	时间点	尿液	定量型		血液学/细胞分类计数
30443-6	单核细胞/100 白细胞	数量或计数分数	时间点	胃液	定量型		血液学/细胞分类计数
30444-4	原始粒细胞	数量或计数浓度（计数/容积）	时间点	全血	定量型		血液学/细胞分类计数
3044-5	甘油三酯＋酯.高密度脂蛋白中的	质量浓度	时间点	血清/血浆	定量型		化学
30445-1	原始粒细胞/100 白细胞	数量或计数分数	时间点	全血	定量型		血液学/细胞分类计数
30446-9	中幼粒细胞	数量或计数浓度（计数/容积）	时间点	全血	定量型		血液学/细胞分类计数
30447-7	中幼粒细胞/100 白细胞	数量或计数分数	时间点	脑脊液	定量型		血液学/细胞分类计数
30448-5	嗜中性粒细胞	数量或计数浓度（计数/容积）	时间点	尿液	定量型		血液学/细胞分类计数
30449-3	嗜中性粒细胞.过度分叶型	数量或计数浓度（计数/容积）	时间点	全血	定量型		血液学/细胞分类计数
30450-1	嗜中性粒细胞.过度分叶型/100 白细胞	数量或计数分数	时间点	全血	定量型		血液学/细胞分类计数

LOINC 代码	名称	属性	时间特征	系统	标尺类型	方法类型	分类
30451-9	嗜中性粒细胞.分叶型	数量或计数浓度（计数/容积）	时间点	全血	定量型		血液学/细胞分类计数
3045-2	甘油三酯＋酯.中密度脂蛋白中的	质量浓度	时间点	血清/血浆	定量型		化学
30452-7	嗜中性粒细胞.分叶型	数量或计数浓度（计数/容积）	时间点	体液	定量型		血液学/细胞分类计数
30453-5	嗜中性粒细胞.分叶型/100 白细胞	数量或计数分数	时间点	体液	定量型		血液学/细胞分类计数
30454-3	嗜中性粒细胞/100 白细胞	数量或计数分数	时间点	心包液	定量型		血液学/细胞分类计数
30455-0	嗜中性粒细胞/100 白细胞	数量或计数分数	时间点	胸水	定量型		血液学/细胞分类计数
30456-8	非造血细胞/100 白细胞	数量或计数分数	时间点	脑脊液	定量型		血液学/细胞分类计数
30457-6	非造血细胞/100 白细胞	数量或计数分数	时间点	体液	定量型		血液学/细胞分类计数
30458-4	浆细胞	数量或计数浓度（计数/容积）	时间点	全血	定量型		血液学/细胞分类计数
30459-2	血小板平均直径	实体长度	时间点	全血	定量型		血液学/细胞分类计数
304-6	洛美沙星	药物敏感度	时间点	分离物	定量或等级型	琼脂扩散	抗生素敏感性
3046-0	甘油三酯＋酯.低密度脂蛋白中的	质量浓度	时间点	血清/血浆	定量型		化学
30460-0	多形核白细胞/100 白细胞	数量或计数分数	时间点	胃液	定量型		血液学/细胞分类计数
30461-8	多形核白细胞/100 白细胞	数量或计数分数	时间点	大便	定量型		血液学/细胞分类计数
30462-6	多形核白细胞/100 白细胞	数量或计数分数	时间点	尿液	定量型		血液学/细胞分类计数
30463-4	早幼粒细胞/100 白细胞	数量或计数分数	时间点	全血	定量型		血液学/细胞分类计数
30464-2	幼淋巴细胞	数量或计数浓度（计数/容积）	时间点	全血	定量型		血液学/细胞分类计数
30465-9	幼淋巴细胞/100 白细胞	数量或计数分数	时间点	全血	定量型		血液学/细胞分类计数
30466-7	幼单核细胞/100 白细胞	数量或计数分数	时间点	全血	定量型		血液学/细胞分类计数
30467-5	早幼粒细胞/100 白细胞	数量或计数分数	时间点	脑脊液	定量型		血液学/细胞分类计数
30468-3	未经确认的细胞/100 白细胞	数量或计数分数	时间点	脑脊液	定量型		血液学/细胞分类计数
30469-1	未指明的细胞/100 白细胞	数量或计数分数	时间点	体液	定量型		血液学/细胞分类计数
30470-9	心磷脂 Ab.IgA	任意浓度	时间点	血清	等级型		凝血功能检查
30471-7	左乙拉西坦	质量浓度	时间点	血清/血浆	定量型		药物水平/毒理学
30472-5	乙基丙二酸	任意浓度	时间点	尿液	等级型		化学
30473-3	戊烯二酸	任意浓度	时间点	尿液	等级型		化学

LOINC 代码	名称	属性	时间特征	系统	标尺类型	方法类型	分类
30474-1	戊二酸	任意浓度	时间点	尿液	等级型		化学
30475-8	甘油酸	任意浓度	时间点	尿液	等级型		化学
30476-6	乙醛酸	任意浓度	时间点	尿液	等级型		化学
30477-4	己酰甘氨酸	任意浓度	时间点	尿液	等级型		化学
3047-8	甘油三酯+酯.极低密度脂蛋白中的	质量浓度	时间点	血清/血浆	定量型		化学
30478-2	丙二酸	任意浓度	时间点	尿液	等级型		化学
30479-0	丁二酸二甲酯	任意浓度	时间点	尿液	等级型		化学
30480-8	乳清酸	任意浓度	时间点	尿液	等级型		化学
30481-6	丙酮酸	任意浓度	时间点	尿液	等级型		化学
30482-4	环庚基甘氨酸	任意浓度	时间点	尿液	等级型		化学
30483-2	琥珀酰丙酮	任意浓度	时间点	尿液	等级型		化学
30484-0	甲基巴豆酰甘氨酸	任意浓度	时间点	尿液	等级型		化学
30485-7	尿嘧啶	任意浓度	时间点	尿液	等级型		化学
3048-6	甘油三酯^热量型禁食后	质量浓度	时间点	血清/血浆	定量型		刺激耐受试验
30486-5	儿茶酚胺^基线	质量浓度	时间点	血浆	定量型		刺激耐受试验
30487-3	儿茶酚胺^给予某刺激后1小时	质量浓度	时间点	血浆	定量型		刺激耐受试验
30488-1	肺炎双球菌 12 Ab. IgG ^第 1 份标本	质量浓度	时间点	血清	定量型		微生物学
30489-9	肺炎双球菌 12 Ab. IgG ^第 2 份标本	质量浓度	时间点	血清	定量型		微生物学
30490-7	肺炎双球菌 56 Ab. IgG ^第 1 份标本	质量浓度	时间点	血清	定量型		微生物学
30491-5	肺炎双球菌 56 Ab. IgG ^第 2 份标本	质量浓度	时间点	血清	定量型		微生物学
30492-3	肺炎双球菌 19 Ab. IgG ^第 1 份标本	质量浓度	时间点	血清	定量型		微生物学
30493-1	肺炎双球菌 19 Ab. IgG ^第 2 份标本	质量浓度	时间点	血清	定量型		微生物学
3049-4	甘油三酯	质量浓度	时间点	血浆	定量型		化学
30494-9	肺炎双球菌 23 Ab. IgG ^第 1 份标本	质量浓度	时间点	血清	定量型		微生物学
30495-6	肺炎双球菌 23 Ab. IgG ^第 2 份标本	质量浓度	时间点	血清	定量型		微生物学
30496-4	肺炎双球菌 4 Ab. IgG ^第 1 份标本	质量浓度	时间点	血清	定量型		微生物学
30497-2	肺炎双球菌 4 Ab. IgG ^第 2 份标本	质量浓度	时间点	血清	定量型		微生物学
30498-0	肺炎双球菌 26 Ab. IgG ^第 1 份标本	质量浓度	时间点	血清	定量型		微生物学
30499-8	肺炎双球菌 26 Ab. IgG ^第 2 份标本	质量浓度	时间点	血清	定量型		微生物学
30500-3	磷脂酰丝氨酸 Ab. IgA	任意浓度	时间点	血清	等级型		凝血功能检查
30501-1	肺炎双球菌 51 Ab. IgG ^第 1 份标本	质量浓度	时间点	血清	定量型		微生物学
3050-2	碘塞罗宁树脂摄取	数量或计数分数	时间点	血清/血浆	定量型		化学
30502-9	肺炎双球菌 51 Ab. IgG ^第 2 份标本	质量浓度	时间点	血清	定量型		微生物学

LOINC 代码	名称	属性	时间特征	系统	标尺类型	方法类型	分类
30503-7	肺炎双球菌 8 Ab. IgG ^ 第 1 份标本	质量浓度	时间点	血清	定量型		微生物学
30504-5	肺炎双球菌 8 Ab. IgG ^ 第 2 份标本	质量浓度	时间点	血清	定量型		微生物学
30505-2	肺炎双球菌 9 Ab. IgG ^ 第 1 份标本	质量浓度	时间点	血清	定量型		微生物学
30506-0	肺炎双球菌 9 Ab. IgG ^ 第 2 份标本	质量浓度	时间点	血清	定量型		微生物学
30507-8	枯烯	质量浓度	时间点	尿液	定量型		药物水平/毒理学
30508-6	本胆烷醇酮/肌酐	质量浓度比率	时间点	尿液	定量型		化学
30509-4	雄酮/肌酐	质量浓度比率	时间点	尿液	定量型		化学
3051-0	碘塞罗宁. 游离型	质量浓度	时间点	血清/血浆	定量型		化学
30510-2	雌三醇/肌酐	质量浓度比率	时间点	尿液	定量型		化学
30511-0	可的松/肌酐	质量浓度比率	时间点	尿液	定量型		化学
30512-8	孕三醇/肌酐	质量浓度比率	时间点	尿液	定量型		化学
30513-6	三羟基孕酮/肌酐	质量浓度比率	时间点	尿液	定量型		化学
30514-4	四氢可的松/肌酐	质量浓度比率	时间点	尿液	定量型		药物水平/毒理学
30515-1	四氢醛固酮/肌酐	质量浓度比率	时间点	尿液	定量型		化学
30516-9	溴苯海拉明	质量浓度	时间点	血清/血浆	定量型		药物水平/毒理学
30517-7	卡比沙明	质量浓度	时间点	血清/血浆	定量型		药物水平/毒理学
30518-5	胆酸	摩尔浓度	时间点	血清	定量型		化学
30519-3	鹅脱氧胆酸	摩尔浓度	时间点	血清	定量型		化学
30520-1	脱氧胆酸	摩尔浓度	时间点	血清	定量型		化学
30521-9	抑制素 B	任意浓度	时间点	血清/血浆	定量型		化学
30522-7	C 反应蛋白	质量浓度	时间点	血清/血浆	定量型	高敏感性	化学
30523-5	分枝杆菌 sp DNA	任意浓度	时间点	尿液	等级型	探针. 扩增. 靶向扩增	微生物学
30524-3	甘油三酯^热量型禁食后 12 小时	摩尔浓度	时间点	血清/血浆	定量型		刺激耐受试验
30525-0	年龄	时间（如秒数）	时间点	病人	定量型		杂项
30526-8	博氏疏螺旋体 Ab. IgM	任意浓度	时间点	血清	等级型	免疫荧光	微生物学
30527-6	钙	质量浓度	时间点	亲代总营养物	定量型		化学
3052-8	碘塞罗宁. 逆转的	质量浓度	时间点	血清/血浆	定量型		化学
30528-4	七卟啉	任意浓度	时间点	尿液	等级型		化学
30529-2	六卟啉	任意浓度	时间点	尿液	等级型		化学
305-3	洛美沙星	药物敏感度	时间点	分离物＋血清	等级型	测序分型	抗生素敏感性
30530-0	内因子 Ab	任意浓度	时间点	血清	等级型		血清学
30531-8	异戊酰-2-甲基丁酰肉碱	摩尔浓度	时间点	血清/血浆	定量型		化学
30532-6	左氧氟沙星^峰值	质量浓度	时间点	血清/血浆	定量型		药物水平/毒理学
30533-4	左氧氟沙星^低谷	质量浓度	时间点	血清/血浆	定量型		药物水平/毒理学
30534-2	亚油酰肉碱	摩尔浓度	时间点	血清/血浆	定量型		化学

LOINC 代码	名称	属性	时间特征	系统	标尺类型	方法类型	分类
30535-9	肝肾微粒体 1 Ab	任意浓度	时间点	血清	等级型		血清学
3053-6	碘塞罗宁	质量浓度	时间点	血清/血浆	定量型		化学
30536-7	镁	质量浓度	时间点	亲代总营养物	定量型		化学
30537-5	心肌 Ab	任意浓度	时间点	血清	等级型		血清学
30538-3	嗜中性粒细胞细胞质 Ab. 标准的	任意浓度	时间点	血清	等级型		血清学
30539-1	嗜中性粒细胞细胞质 Ab. 核周的	任意浓度	时间点	血清	等级型		血清学
30540-9	辛酰肉碱	摩尔浓度	时间点	血清/血浆	定量型		化学
30541-7	辛烯酰肉碱	摩尔浓度	时间点	血清/血浆	定量型		化学
30542-5	油酰肉碱	摩尔浓度	时间点	血清/血浆	定量型		化学
30543-3	渗透脆性^0.75%氯化钠	数量或计数分数	时间点	红细胞	定量型		血液学/细胞分类计数
3054-4	碘塞罗宁. 真的	质量浓度	时间点	血清/血浆	定量型		化学
30544-1	磷酸盐	质量浓度	时间点	亲代总营养物	定量型		化学
30545-8	血小板 Ab	任意浓度	时间点	血清	等级型		血清学
30546-6	脊髓灰质炎病毒 1 Ab	任意浓度	时间点	血清	等级型		微生物学
30547-4	脊髓灰质炎病毒 2 Ab	任意浓度	时间点	血清	等级型		微生物学
30548-2	脊髓灰质炎病毒 3 Ab	任意浓度	时间点	血清	等级型		微生物学
30549-0	钾	摩尔浓度	时间点	亲代总营养物	定量型		化学
30550-8	姥鲛烷酸/植烷酸盐	摩尔浓度比率	时间点	血清/血浆	定量型		化学
3055-1	碘塞罗宁/碘塞罗宁摄取指数	质量浓度比率	时间点	血清/血浆	定量型		化学
30551-6	丙酰肉碱	摩尔浓度	时间点	血清/血浆	定量型		化学
30552-4	吡哆醛磷酸盐	质量浓度	时间点	血清/血浆	定量型		化学
30553-2	狂犬病病毒 Ab	任意浓度	时间点	血清	等级型		微生物学
30554-0	艾滋病毒逆转录酶基因突变，检测到的	存在与否或身份标识	时间点	分离物	名义型		抗生素敏感性
30555-7	斑疹伤寒立克次体群 Ab. IgG	任意浓度	时间点	血清	等级型		微生物学
30556-5	Smith 可提取核 Ab＋核糖核蛋白可提取核 Ab	稀释系数、稀释倍数（滴度）	时间点	血清	定量型	免疫荧光	血清学
30557-3	平滑肌 Ab. IgG	任意浓度	时间点	血清	等级型		血清学
30558-1	钠	摩尔浓度	时间点	亲代总营养物	定量型		化学
30559-9	精子	任意浓度	时间点	XXX	定量型		生育能力
30560-7	硬脂酰肉碱	摩尔浓度	时间点	血清/血浆	定量型		化学
30561-5	肺炎双球菌 6 Ab. IgG	质量浓度	时间点	血清	定量型	酶免疫分析	微生物学
30562-3	表面活性剂/白蛋白	质量浓度比率	时间点	羊水	定量型		化学
30563-1	牛磺酸	摩尔浓度	时间点	尿液	定量型		化学
30564-9	十四烷二烯酰肉碱	摩尔浓度	时间点	血清/血浆	定量型		化学
30565-6	十四烷酰肉碱	摩尔浓度	时间点	血清/血浆	定量型		化学
30566-4	四癸烯酰基肉碱	摩尔浓度	时间点	血清/血浆	定量型		化学
30567-2	甲状腺刺激性免疫球蛋白	任意浓度	时间点	血清	定量型		化学
30568-0	鼠弓形体 Ab. IgG	任意浓度	时间点	脑脊液	等级型	酶免疫分析	微生物学
3056-9	三甲胺	质量浓度	时间点	尿液	定量型		药物水平/毒理学

LOINC 代码	名称	属性	时间特征	系统	标尺类型	方法类型	分类
30569-8	鼠弓形体 Ab. IgM	任意浓度	时间点	脑脊液	等级型	酶免疫分析	微生物学
30570-6	甘油三酯	百分点、百分位数	时间点	血清/血浆	定量型		化学
30571-4	香草扁桃酸盐/肌酐	质量浓度比率	24 小时	尿液	定量型		化学
30572-2	吡哆醛	质量浓度	时间点	血清/血浆	定量型		化学
30573-0	创伤愈合日期	时间戳、时间标记	时间点	创伤	定量型	观察	临床
30574-8	乙酰乙酸＋丙酮	质量浓度	时间点	血清/血浆	定量型		化学
30575-5	木糖^基线	质量浓度	时间点	血清/血浆	定量型		刺激耐受试验
30576-3	3-羟基-2-丙酸乙酯	任意浓度	时间点	尿液	等级型		化学
3057-7	丙糖激酶	催化浓度	时间点	血浆	定量型		化学
30577-1	3-羟基-2-甲基丁酸	任意浓度	时间点	尿液	等级型		化学
30578-9	引导脓肿引流	发现（结果）	时间点	XXX	叙述型	计算机 X 射线断层造影术	放射医学
30579-7	引导注射	发现（结果）	时间点	脊柱小面关节	叙述型	计算机 X 射线断层造影术	放射医学
30580-5	引导抽吸^细针	发现（结果）	时间点	XXX	叙述型	计算机 X 射线断层造影术	放射医学
30581-3	引导放射治疗^ W 静脉注入对比剂	发现（结果）	时间点	XXX	叙述型	计算机 X 射线断层造影术	放射医学
30582-1	引导放射治疗^ WO 对比剂	发现（结果）	时间点	XXX	叙述型	计算机 X 射线断层造影术	放射医学
30583-9	多切面^ W 静脉注入对比剂	发现（结果）	时间点	内耳道	叙述型	计算机 X 射线断层造影术	放射医学
30584-7	多切面^ WO 对比剂	发现（结果）	时间点	内耳道	叙述型	计算机 X 射线断层造影术	放射医学
3058-5	磷酸丙糖异构酶	催化浓度	时间点	血清	定量型		化学
30585-4	多切面^ WO 对比剂	发现（结果）	时间点	鼻咽部＋颈部	叙述型	计算机 X 射线断层造影术	放射医学
30586-2	多切面^ W & WO 静脉注入对比剂	发现（结果）	时间点	颈部	叙述型	计算机 X 射线断层造影术	放射医学
30587-0	多切面^ WO 对比剂	发现（结果）	时间点	眼眶. 双侧	叙述型	计算机 X 射线断层造影术	放射医学
30588-8	多切面	发现（结果）	时间点	窦	叙述型	计算机 X 射线断层造影术	放射医学
30589-6	多切面^ WO 对比剂	发现（结果）	时间点	颞骨岩部	叙述型	计算机 X 射线断层造影术	放射医学
30590-4	多切面^ W 静脉注入对比剂	发现（结果）	时间点	垂体＋蝶鞍	叙述型	计算机 X 射线断层造影术	放射医学

LOINC 代码	名称	属性	时间特征	系统	标尺类型	方法类型	分类
30591-2	多切面^WO 对比剂	发现（结果）	时间点	垂体+蝶鞍	叙述型	计算机X射线断层造影术	放射医学
30592-0	多切面^WO 对比剂	发现（结果）	时间点	脊柱.颈段	叙述型	计算机X射线断层造影术	放射医学
3059-3	胰蛋白酶	催化浓度	时间点	十二指肠液	定量型		化学
30593-8	多切面^W & WO 静脉注入对比剂	发现（结果）	时间点	头部血管	叙述型	计算机X射线断层造影术.血管	放射医学
30594-6	多切面^W & WO 静脉注入对比剂	发现（结果）	时间点	颈部血管	叙述型	计算机X射线断层造影术.血管	放射医学
30595-3	引导抽吸^细针	发现（结果）	时间点	肺脏	叙述型	计算机X射线断层造影术	放射医学
30596-1	多切面^W 胸内注入对比剂	发现（结果）	时间点	脊髓.胸段	叙述型	计算机X射线断层造影术	放射医学
30597-9	多切面^WO 对比剂	发现（结果）	时间点	脊髓.胸段	叙述型	计算机X射线断层造影术	放射医学
30598-7	多切面^W & WO 静脉注入对比剂	发现（结果）	时间点	胸部	叙述型	计算机X射线断层造影术	放射医学
30599-5	多切面^W 对比剂	发现（结果）	时间点	腹部	叙述型	计算机X射线断层造影术	放射医学
30600-1	灌肠视图^W 通过十二指肠插管口服对比剂	发现（结果）	时间点	小肠	叙述型	计算机X射线断层造影术	放射医学
3060-1	胰蛋白酶	催化浓度	时间点	血清/血浆	定量型		化学
30601-9	引导活组织检查	发现（结果）	时间点	腹部	叙述型	计算机X射线断层造影术	放射医学
30602-7	引导抽吸^细针	发现（结果）	时间点	腹部	叙述型	计算机X射线断层造影术	放射医学
30603-5	引导抽吸^细针	发现（结果）	时间点	肝脏	叙述型	计算机X射线断层造影术	放射医学
30604-3	引导活组织检查	发现（结果）	时间点	胰腺	叙述型	计算机X射线断层造影术	放射医学
30605-0	引导抽吸^细针	发现（结果）	时间点	胰腺	叙述型	计算机X射线断层造影术	放射医学
30606-8	引导抽吸^细针	发现（结果）	时间点	骨盆	叙述型	计算机X射线断层造影术	放射医学

LOINC 代码	名称	属性	时间特征	系统	标尺类型	方法类型	分类
30607-6	引导活组织检查	发现（结果）	时间点	肾脏.双侧＋采集系统	叙述型	计算机 X 射线断层造影术	放射医学
30608-4	引导抽吸^细针	发现（结果）	时间点	肾脏.双侧＋采集系统	叙述型	计算机 X 射线断层造影术	放射医学
30609-2	引导活组织检查	发现（结果）	时间点	脾脏	叙述型	计算机 X 射线断层造影术	放射医学
306-1	氯碳头孢	药物敏感度	时间点	分离物	定量型	最小致死浓度	抗生素敏感性
30610-0	引导抽吸^细针	发现（结果）	时间点	脾脏	叙述型	计算机 X 射线断层造影术	放射医学
30611-8	多切面^WO 对比剂	发现（结果）	时间点	肝脏	叙述型	计算机 X 射线断层造影术	放射医学
30612-6	多切面^W & WO 静脉注入对比剂	发现（结果）	时间点	肝脏	叙述型	计算机 X 射线断层造影术	放射医学
30613-4	多切面^WO 对比剂	发现（结果）	时间点	胰腺	叙述型	计算机 X 射线断层造影术	放射医学
30614-2	多切面^W & WO 静脉注入对比剂	发现（结果）	时间点	胰腺	叙述型	计算机 X 射线断层造影术	放射医学
30615-9	多切面^WO 对比剂	发现（结果）	时间点	骨盆	叙述型	计算机 X 射线断层造影术	放射医学
30616-7	多切面^W & WO 静脉注入对比剂	发现（结果）	时间点	骨盆	叙述型	计算机 X 射线断层造影术	放射医学
30617-5	多切面^WO 对比剂	发现（结果）	时间点	肾脏.双侧＋采集系统	叙述型	计算机 X 射线断层造影术	放射医学
30618-3	多切面^W & WO 静脉注入对比剂	发现（结果）	时间点	肾脏.双侧＋采集系统	叙述型	计算机 X 射线断层造影术	放射医学
3061-9	胰蛋白酶	催化浓度	时间点	大便	等级型		化学
30619-1	多切面	发现（结果）	时间点	骶髂关节	叙述型	计算机 X 射线断层造影术	放射医学
30620-9	多切面^WO 对比剂	发现（结果）	时间点	脊髓.腰段	叙述型	计算机 X 射线断层造影术	放射医学
30621-7	多切面^WO 对比剂	发现（结果）	时间点	脾脏	叙述型	计算机 X 射线断层造影术	放射医学

LOINC 代码	名称	属性	时间特征	系统	标尺类型	方法类型	分类
30622-5	多切面^W 静脉注入对比剂	发现（结果）	时间点	脾脏	叙述型	计算机 X 射线断层造影术	放射医学
30623-3	多切面^W & WO 静脉注入对比剂	发现（结果）	时间点	骨盆血管	叙述型	计算机 X 射线断层造影术.血管	放射医学
30624-1	多切面^W 静脉注入对比剂	发现（结果）	时间点	下肢	叙述型	计算机 X 射线断层造影术	放射医学
30625-8	多切面^WO 对比剂	发现（结果）	时间点	下肢	叙述型	计算机 X 射线断层造影术	放射医学
30626-6	多切面^W 静脉注入对比剂	发现（结果）	时间点	上肢	叙述型	计算机 X 射线断层造影术	放射医学
3062-7	胰蛋白酶	催化速率	24 小时	大便	定量型		化学
30627-4	多切面^WO 对比剂	发现（结果）	时间点	上肢	叙述型	计算机 X 射线断层造影术	放射医学
30628-2	引导清除异物	发现（结果）	时间点	XXX	叙述型	X 射线检查.荧光光谱	放射医学
30629-0	引导操作	发现（结果）	时间点	XXX	叙述型	X 射线检查.荧光光谱	放射医学
30630-8	多重视图^W 对比剂	发现（结果）	时间点	头部.池囊	叙述型	X 射线检查.荧光光谱.视频	放射医学
30631-6	多重视图	发现（结果）	时间点	胸部	叙述型	X 射线检查.荧光光谱	放射医学
30632-4	运动	发现（结果）	时间点	膈	叙述型	X 射线检查.荧光光谱	放射医学
30633-2	多重视图^W 口服钡对比剂	发现（结果）	时间点	食管	叙述型	X 射线检查.荧光光谱	放射医学
30634-0	引导活组织检查	发现（结果）	时间点	肺	叙述型	X 射线检查.荧光光谱	放射医学
3063-5	胰蛋白酶	催化浓度	时间点	大便	定量型		化学
30635-7	多重视图 & AP KUB^W 口服对比剂	发现（结果）	时间点	胃肠道.上	叙述型	X 射线检查.荧光光谱	放射医学
30636-5	复位 W 视图^W 直肠内注入对比剂	发现（结果）	时间点	结肠	叙述型	X 射线检查.荧光光谱	放射医学
30637-3	引导置管	发现（结果）	时间点	胃肠道	叙述型	X 射线检查.荧光光谱	放射医学
30638-1	引导注射	发现（结果）	时间点	臀部	叙述型	X 射线检查.荧光光谱	放射医学
30639-9	视图^W 对比剂	发现（结果）	时间点	血管.XXX	叙述型	X 射线检查.荧光光谱.血管	放射医学
30640-7	血管成形术^W 静脉注入对比剂	发现（结果）	时间点	静脉	叙述型	X 射线检查.荧光光谱.血管	放射医学

LOINC 代码	名称	属性	时间特征	系统	标尺类型	方法类型	分类
30641-5	血管成形术.附加的^W静脉注入对比剂	发现（结果）	时间点	静脉	叙述型	X射线检查.荧光光谱.血管	放射医学
30642-3	视图	发现（结果）	时间点	XXX	叙述型	X射线检查.荧光光谱	放射医学
3064-3	胰蛋白酶+胰蛋白酶原	质量浓度	时间点	血清/血浆	定量型		化学
30643-1	引导放置导管	发现（结果）	时间点	中央静脉	叙述型	超声	放射医学
30644-9	引导放置导管^隧道式	发现（结果）	时间点	中央静脉	叙述型	超声	放射医学
30645-6	多重视图^W静脉注入对比剂	发现（结果）	时间点	腔静脉.上	叙述型	X射线检查.荧光光谱.血管	放射医学
30646-4	引导更换管道^W对比剂	发现（结果）	时间点	窦道.XXX	叙述型	X射线检查.荧光光谱	放射医学
30647-2	多重视图^W通过T-插管（注入）对比剂	发现（结果）	时间点	胆管+胆囊	叙述型	X射线检查.荧光光谱	放射医学
30648-0	血管成形术^W动脉内注入对比剂	发现（结果）	时间点	外周动脉	叙述型	X射线检查.荧光光谱.血管	放射医学
30649-8	血管成形术.附加的^W动脉内注入对比剂	发现（结果）	时间点	外周动脉	叙述型	X射线检查.荧光光谱.血管	放射医学
3065-0	胰蛋白酶原	任意浓度	时间点	血清/血浆	等级型		化学
30650-6	多重视图 分流	发现（结果）	时间点	XXX	叙述型	X射线检查.荧光光谱	放射医学
30651-4	引导活组织检查.核心针	发现（结果）	时间点	乳腺	叙述型	超声	放射医学
30652-2	引导活组织检查.细针	发现（结果）	时间点	乳腺	叙述型	超声	放射医学
30653-0	引导抽吸胞囊	发现（结果）	时间点	乳腺	叙述型	超声	放射医学
30654-8	多切面^WO对比剂	发现（结果）	时间点	胸腔出口	叙述型	核磁共振成像	放射医学
30655-5	多切面	发现（结果）	时间点	头部.池囊	叙述型	核磁共振成像	放射医学
30656-3	引导.立体定位^W静脉注入对比剂	发现（结果）	时间点	大脑	叙述型	核磁共振成像	放射医学
30657-1	多切面^WO对比剂	发现（结果）	时间点	大脑	叙述型	核磁共振成像	放射医学
30658-9	多切面^WO对比剂	发现（结果）	时间点	内耳道	叙述型	核磁共振成像	放射医学
30659-7	多切面^W & WO静脉注入对比剂	发现（结果）	时间点	内耳道	叙述型	核磁共振成像	放射医学
30660-5	多切面^WO对比剂	发现（结果）	时间点	颈部	叙述型	核磁共振成像	放射医学
30661-3	多切面^WO对比剂	发现（结果）	时间点	眼眶.双侧	叙述型	核磁共振成像	放射医学
30662-1	多切面^WO对比剂	发现（结果）	时间点	窦	叙述型	核磁共振成像	放射医学
30663-9	多切面^W & WO静脉注入对比剂	发现（结果）	时间点	窦	叙述型	核磁共振成像	放射医学
30664-7	引导放射治疗^W静脉注入对比剂	发现（结果）	时间点	XXX	叙述型	核磁共振成像	放射医学

LOINC 代码	名称	属性	时间特征	系统	标尺类型	方法类型	分类
30665-4	引导放射治疗^ WO 对比剂	发现（结果）	时间点	XXX	叙述型	核磁共振成像	放射医学
30666-2	多切面^ WO 对比剂	发现（结果）	时间点	垂体＋蝶鞍	叙述型	核磁共振成像	放射医学
30667-0	多切面^ WO 对比剂	发现（结果）	时间点	脊柱. 颈段	叙述型	核磁共振成像	放射医学
3066-8	胰蛋白酶原	质量浓度	时间点	血清/血浆	定量型		化学
30668-8	多切面^ WO 对比剂	发现（结果）	时间点	腹部	叙述型	核磁共振成像	放射医学
30669-6	多切面^ WO 对比剂	发现（结果）	时间点	肝脏	叙述型	核磁共振成像	放射医学
30670-4	多切面^ W & WO 静脉注入对比剂	发现（结果）	时间点	肝脏	叙述型	核磁共振成像	放射医学
30671-2	多切面^ WO 对比剂	发现（结果）	时间点	骨盆＋臀部	叙述型	核磁共振成像	放射医学
30672-0	多切面^ W & WO 静脉注入对比剂	发现（结果）	时间点	骨盆＋臀部	叙述型	核磁共振成像	放射医学
30673-8	多切面^ WO 对比剂	发现（结果）	时间点	骨盆	叙述型	核磁共振成像	放射医学
30674-6	多切面^ W & WO 静脉注入对比剂	发现（结果）	时间点	骨盆	叙述型	核磁共振成像	放射医学
30675-3	多切面	发现（结果）	时间点	前列腺	叙述型	核磁共振成像	放射医学
3067-6	胰蛋白酶原 I. 游离型	质量浓度	时间点	血清/血浆	定量型		化学
30676-1	多切面^ WO 对比剂	发现（结果）	时间点	肾脏. 双侧＋采集系统	叙述型	核磁共振成像	放射医学
30677-9	多切面^ W & WO 静脉注入对比剂	发现（结果）	时间点	肾脏. 双侧＋采集系统	叙述型	核磁共振成像	放射医学
30678-7	多切面^ W 静脉注入对比剂	发现（结果）	时间点	脊髓. 腰段	叙述型	核磁共振成像	放射医学
30679-5	多切面^ WO 对比剂	发现（结果）	时间点	脊髓. 腰段	叙述型	核磁共振成像	放射医学
30680-3	多切面^ WO 对比剂	发现（结果）	时间点	踝关节	叙述型	核磁共振成像	放射医学
30681-1	多切面^ WO 对比剂	发现（结果）	时间点	脚	叙述型	核磁共振成像	放射医学
30682-9	多切面^ W & WO 静脉注入对比剂	发现（结果）	时间点	脚	叙述型	核磁共振成像	放射医学
30683-7	多切面^ WO 对比剂	发现（结果）	时间点	前臂	叙述型	核磁共振成像	放射医学
3068-4	色氨酸	质量浓度	时间点	脑脊液	定量型		化学
30684-5	多切面^ W & WO 静脉注入对比剂	发现（结果）	时间点	前臂	叙述型	核磁共振成像	放射医学
30685-2	多切面^ WO 对比剂	发现（结果）	时间点	手	叙述型	核磁共振成像	放射医学
30686-0	多切面^ W & WO 静脉注入对比剂	发现（结果）	时间点	手	叙述型	核磁共振成像	放射医学
30687-8	多切面^ WO 对比剂	发现（结果）	时间点	臀部	叙述型	核磁共振成像	放射医学

LOINC 代码	名称	属性	时间特征	系统	标尺类型	方法类型	分类
30688-6	多切面^ W & WO 静脉注入对比剂	发现（结果）	时间点	臀部	叙述型	核磁共振成像	放射医学
30689-4	多切面^ WO 对比剂	发现（结果）	时间点	上臂	叙述型	核磁共振成像	放射医学
30690-2	多切面^ W & WO 静脉注入对比剂	发现（结果）	时间点	上臂	叙述型	核磁共振成像	放射医学
30691-0	多切面^ WO 对比剂	发现（结果）	时间点	膝	叙述型	核磁共振成像	放射医学
3069-2	色氨酸	任意浓度	时间点	血清/血浆	等级型		化学
30692-8	多切面	发现（结果）	时间点	下肢	叙述型	核磁共振成像	放射医学
30693-6	多切面^ WO 对比剂	发现（结果）	时间点	肩部	叙述型	核磁共振成像	放射医学
30694-4	多重视图 & 摄取. 单一的^ W 静脉注入放射性核素	发现（结果）	时间点	甲状腺	叙述型	放射性核素扫描	放射医学
30695-1	多重视图^ W 静脉注入放射性核素	发现（结果）	时间点	甲状腺	叙述型	放射性核素扫描	放射医学
30696-9	多重视图^ W 静脉注入放射性核素	发现（结果）	时间点	阴囊＋睾丸	叙述型	放射性核素扫描	放射医学
30697-7	多重视图 换气 & 灌流^ W 吸入放射性核素 & W 静脉注入放射性核素	发现（结果）	时间点	肺系	叙述型	放射性核素扫描	放射医学
30698-5	引导抽吸胞囊	发现（结果）	时间点	XXX	叙述型	超声	放射医学
30699-3	引导引流	发现（结果）	时间点	XXX	叙述型	超声	放射医学
30-7	氨苄西林	药物敏感度	时间点	分离物＋血清	等级型	测序分型	抗生素敏感性
3070-0	色氨酸	质量浓度	时间点	血清/血浆	定量型		化学
30700-9	引导活组织检查. 针	发现（结果）	时间点	XXX	叙述型	超声	放射医学
30701-7	多切面^外科手术中	发现（结果）	时间点	XXX	叙述型	超声	放射医学
30702-5	引导注射	发现（结果）	时间点	甲状腺	叙述型	超声	放射医学
30703-3	引导抽吸	发现（结果）	时间点	心包腔	叙述型	超声	放射医学
30704-1	多切面，有限的	发现（结果）	时间点	腹部	叙述型	超声	放射医学
30705-8	多切面	发现（结果）	时间点	子宫＋输卵管	叙述型	超声	放射医学
30706-6	多切面^外科手术中	发现（结果）	时间点	肝脏	叙述型	超声	放射医学
30707-4	研究观察. 总体的. 随访	印象/检查结果的解释	时间点	胎儿	叙述型	超声	产科学. 超声
30708-2	研究观察. 总体的. 有限的	印象/检查结果的解释	时间点	胎儿	叙述型	超声	放射医学
30709-0	多切面	发现（结果）	时间点	下肢	叙述型	超声	放射医学
30710-8	多切面	发现（结果）	时间点	上肢	叙述型	超声	放射医学
30711-6	多切面^操作. 婴儿视图	发现（结果）	时间点	臀部	叙述型	超声	放射医学
30712-4	多切面^ WO 操作. 婴儿视图	发现（结果）	时间点	臀部	叙述型	超声	放射医学
30713-2	多重视图^ W 右-弯曲 & W 左-弯曲	发现（结果）	时间点	脊柱	叙述型	X 射线检查	放射医学
30714-0	视图 脊柱侧凸 AP	发现（结果）	时间点	脊柱	叙述型	X 射线检查	放射医学
30715-7	多重视图 脊柱侧凸 AP & 侧位	发现（结果）	时间点	脊柱	叙述型	X 射线检查	放射医学
30716-5	多重视图 脊柱侧凸 侧位	发现（结果）	时间点	脊柱	叙述型	X 射线检查	放射医学
30717-3	多重视图 脊柱侧凸^直立位	发现（结果）	时间点	脊柱	叙述型	X 射线检查	放射医学

LOINC 代码	名称	属性	时间特征	系统	标尺类型	方法类型	分类
3071-8	色氨酸	质量浓度	时间点	血清	定量型		化学
30718-1	多重视图 PA & 侧位	发现（结果）	时间点	窦	叙述型	X 射线检查.体层扫描	放射医学
30719-9	多切面	发现（结果）	时间点	颞下颌关节	叙述型	X 射线检查.体层扫描	放射医学
30720-7	多重视图 异物	发现（结果）	时间点	眼眶.双侧	叙述型	X 射线检查	放射医学
30721-5	多重视图 PA & 侧位	发现（结果）	时间点	窦	叙述型	X 射线检查	放射医学
30722-3	视图 1 便携式	发现（结果）	时间点	颅骨	叙述型	X 射线检查	放射医学
30723-1	多重视图 便携式	发现（结果）	时间点	颅骨	叙述型	X 射线检查	放射医学
30724-9	视图 1 便携式	发现（结果）	时间点	脊柱.颈段	叙述型	X 射线检查	放射医学
30725-6	视图 AP	发现（结果）	时间点	脊柱.颈段	叙述型	X 射线检查	放射医学
3072-6	色氨酸	质量浓度	时间点	尿液	定量型		化学
30726-4	多重视图 AP & 侧位 便携式	发现（结果）	时间点	脊柱.颈段	叙述型	X 射线检查	放射医学
30727-2	视图 AP 便携式	发现（结果）	时间点	脊柱.颈段	叙述型	X 射线检查	放射医学
30728-0	多重视图^屈位与伸位	发现（结果）	时间点	脊柱.颈段	叙述型	X 射线检查	放射医学
30729-8	视图 AP 便携式	发现（结果）	时间点	脊柱.颈段.齿状＋脊柱.颈段.轴	叙述型	X 射线检查	放射医学
30730-6	多重视图 便携式	发现（结果）	时间点	颧弓.双侧	叙述型	X 射线检查	放射医学
30731-4	多重视图 便携式	发现（结果）	时间点	颧弓	叙述型	X 射线检查	放射医学
30732-2	右与左-斜位视图	发现（结果）	时间点	胸部	叙述型	X 射线检查	放射医学
30733-0	多重视图 右-和左-斜位便携式	发现（结果）	时间点	胸部	叙述型	X 射线检查	放射医学
3073-4	色氨酸.游离型	质量浓度	时间点	血清/血浆	定量型		化学
30734-8	视图 右-或左-卧位	发现（结果）	时间点	胸部	叙述型	X 射线检查	放射医学
30735-5	视图 右-或左-卧位 便携式	发现（结果）	时间点	胸部	叙述型	X 射线检查	放射医学
30736-3	多重视图^ W 吸气和呼气	发现（结果）	时间点	胸部	叙述型	X 射线检查	放射医学
30737-1	视图 左-侧位	发现（结果）	时间点	胸部	叙述型	X 射线检查	放射医学
30738-9	视图 左-侧位 便携式	发现（结果）	时间点	胸部	叙述型	X 射线检查	放射医学
30739-7	多重视图 右-或-左-斜位便携式	发现（结果）	时间点	胸部	叙述型	X 射线检查	放射医学
30740-5	多重视图 右-或-左-斜位	发现（结果）	时间点	胸部	叙述型	X 射线检查	放射医学
30741-3	多重视图 PA & 侧位与脊柱前凸 直立位	发现（结果）	时间点	胸部	叙述型	X 射线检查	放射医学
3074-2	肿瘤坏死因子.α	质量浓度	时间点	血清/血浆	定量型		化学
30742-1	多重视图 PA & 侧位与右-斜位与左-斜位	发现（结果）	时间点	胸部	叙述型	X 射线检查	放射医学
30743-9	多重视图 PA & 侧位与右-斜位与左-斜位 便携式	发现（结果）	时间点	胸部	叙述型	X 射线检查	放射医学
30744-7	多重视图 PA & 侧位与右-或-左-斜位	发现（结果）	时间点	胸部	叙述型	X 射线检查	放射医学
30745-4	多重视图	发现（结果）	时间点	胸部	叙述型	X 射线检查	放射医学
30746-2	多重视图 便携式	发现（结果）	时间点	胸部	叙述型	X 射线检查	放射医学
30747-0	多重视图 便携式	发现（结果）	时间点	肋	叙述型	X 射线检查	放射医学
30748-8	视图 1	发现（结果）	时间点	肩部	叙述型	X 射线检查	放射医学
30749-6	视图 1 便携式	发现（结果）	时间点	肩部	叙述型	X 射线检查	放射医学
30750-4	多重视图 5	发现（结果）	时间点	肩部	叙述型	X 射线检查	放射医学

LOINC 代码	名称	属性	时间特征	系统	标尺类型	方法类型	分类
30751-2	视图 西点	发现（结果）	时间点	肩部	叙述型	X射线检查	放射医学
30752-0	视图 AP	发现（结果）	时间点	脊髓.胸段	叙述型	X射线检查	放射医学
30753-8	多重视图 AP & 侧位	发现（结果）	时间点	脊髓.胸段	叙述型	X射线检查	放射医学
30754-6	多重视图 AP & 侧位 便携式	发现（结果）	时间点	脊髓.胸段	叙述型	X射线检查	放射医学
30755-3	视图 AP 便携式	发现（结果）	时间点	脊髓.胸段	叙述型	X射线检查	放射医学
30756-1	视图 侧位	发现（结果）	时间点	脊髓.胸段	叙述型	X射线检查	放射医学
30757-9	视图 侧位 便携式	发现（结果）	时间点	脊髓.胸段	叙述型	X射线检查	放射医学
30758-7	视图 斜位	发现（结果）	时间点	脊髓.胸段	叙述型	X射线检查	放射医学
3075-9	酪胺	质量浓度	时间点	脑脊液	定量型		药物水平/毒理学
30759-5	视图 斜位 便携式	发现（结果）	时间点	脊髓.胸段	叙述型	X射线检查	放射医学
30760-3	多切面 3 多重视图^W 静脉注入对比剂	发现（结果）	时间点	肾脏.双侧+采集系统	叙述型	X射线检查.体层扫描	放射医学
30761-1	多重视图^W 通过尿道逆行（注入）对比剂	发现（结果）	时间点	肾脏.双侧+采集系统	叙述型	X射线检查.荧光光谱	放射医学
30762-9	多切面	发现（结果）	时间点	腹部	叙述型	X射线检查.体层扫描	放射医学
30763-7	多重视图 AP KUB & 侧位 十字工作台 便携式	发现（结果）	时间点	腹部	叙述型	X射线检查	放射医学
30764-5	多重视图 便携式	发现（结果）	时间点	髋臼.双侧	叙述型	X射线检查	放射医学
30765-2	多重视图 便携式	发现（结果）	时间点	髋臼	叙述型	X射线检查	放射医学
30766-0	多重视图 3	发现（结果）	时间点	骨盆	叙述型	X射线检查	放射医学
3076-7	酪胺	质量浓度	时间点	尿液	定量型		药物水平/毒理学
30767-8	多重视图	发现（结果）	时间点	骨盆+臀部	叙述型	X射线检查	放射医学
30768-6	多重视图	发现（结果）	时间点	骨盆+臀部.双侧	叙述型	X射线检查	放射医学
30769-4	多重视图^最大外展	发现（结果）	时间点	骨盆+臀部.双侧	叙述型	X射线检查	放射医学
30770-2	多重视图 AP & 蛙式侧位	发现（结果）	时间点	骨盆+臀部	叙述型	X射线检查	放射医学
30771-0	多重视图 入口 与 出口	发现（结果）	时间点	骨盆	叙述型	X射线检查	放射医学
30772-8	多重视图 便携式	发现（结果）	时间点	骨盆	叙述型	X射线检查	放射医学
30773-6	视图 1	发现（结果）	时间点	脊髓.腰段	叙述型	X射线检查	放射医学
30774-4	视图 1 便携式	发现（结果）	时间点	脊髓.腰段	叙述型	X射线检查	放射医学
3077-5	酪氨酸	质量浓度	时间点	全血	定量型		化学
30775-1	多重视图 3	发现（结果）	时间点	脊髓.腰段	叙述型	X射线检查	放射医学
30776-9	多重视图 3 便携式	发现（结果）	时间点	脊髓.腰段	叙述型	X射线检查	放射医学
30777-7	视图 AP	发现（结果）	时间点	脊髓.腰段	叙述型	X射线检查	放射医学
30778-5	视图 斜位	发现（结果）	时间点	脊髓.腰段	叙述型	X射线检查	放射医学
30779-3	多重视图 AP & 侧位	发现（结果）	时间点	踝关节	叙述型	X射线检查	放射医学
30780-1	多重视图	发现（结果）	时间点	手指.第二	叙述型	X射线检查	放射医学
30781-9	多重视图	发现（结果）	时间点	手指.第三	叙述型	X射线检查	放射医学
30782-7	多重视图	发现（结果）	时间点	手指.第四	叙述型	X射线检查	放射医学
3078-3	酪氨酸	任意浓度	时间点	血清/血浆	等级型		化学
30783-5	多重视图	发现（结果）	时间点	手指.第五	叙述型	X射线检查	放射医学
30784-3	多重视图 2	发现（结果）	时间点	脚	叙述型	X射线检查	放射医学
30785-0	多重视图^W 强迫背屈	发现（结果）	时间点	脚	叙述型	X射线检查	放射医学

LOINC 代码	名称	属性	时间特征	系统	标尺类型	方法类型	分类
30786-8	视图 蛙式 侧位	发现（结果）	时间点	臀部	叙述型	X 射线检查	放射医学
30787-6	视图 1	发现（结果）	时间点	XXX 关节	叙述型	X 射线检查	放射医学
30788-4	多重视图 3	发现（结果）	时间点	膝	叙述型	X 射线检查	放射医学
30789-2	多重视图 4	发现（结果）	时间点	膝	叙述型	X 射线检查	放射医学
307-9	氯碳头孢	药物敏感度	时间点	分离物	定量或等级型	最小抑制浓度	抗生素敏感性
30790-0	视图 隧道	发现（结果）	时间点	膝	叙述型	X 射线检查	放射医学
3079-1	酪氨酸	质量浓度	时间点	血清/血浆	定量型		化学
30791-8	多重视图	发现（结果）	时间点	髌骨	叙述型	X 射线检查	放射医学
30792-6	多重视图 便携式	发现（结果）	时间点	髌骨	叙述型	X 射线检查	放射医学
30793-4	多重视图 AP & 侧位	发现（结果）	时间点	腕部	叙述型	X 射线检查	放射医学
30794-2	多切面	发现（结果）	时间点	乳腺	叙述型	核磁共振成像	放射医学
30795-9	多切面	发现（结果）	时间点	乳腺. 双侧	叙述型	核磁共振成像	放射医学
30796-7	多切面^ WO 对比剂	发现（结果）	时间点	肘部	叙述型	核磁共振成像	放射医学
30797-5	多重视图 5	发现（结果）	时间点	脊髓. 腰段	叙述型	X 射线检查	放射医学
30798-3	多重视图^ W 对比剂. 静脉注入 XXX	发现（结果）	时间点	肾脏. 双侧＋采集系统	叙述型	X 射线检查. 体层扫描	放射医学
30799-1	多切面^ WO 对比剂	发现（结果）	时间点	头部	叙述型	计算机 X 射线断层造影术	放射医学
30800-7	引导. 立体定位^ WO 对比剂	发现（结果）	时间点	大脑	叙述型	核磁共振成像	放射医学
30801-5	多切面^ W 静脉注入对比剂	发现（结果）	时间点	面骨＋上颌骨	叙述型	计算机 X 射线断层造影术	放射医学
30802-3	多切面^ WO 对比剂	发现（结果）	时间点	面骨＋上颌骨	叙述型	计算机 X 射线断层造影术	放射医学
30803-1	多切面^ W & WO 静脉注入对比剂	发现（结果）	时间点	面骨＋上颌骨	叙述型	计算机 X 射线断层造影术	放射医学
30804-9	多切面^ W & WO 静脉注入对比剂	发现（结果）	时间点	胸腔血管	叙述型	计算机 X 射线断层造影术. 血管	放射医学
30805-6	多切面^ W & WO 静脉注入对比剂	发现（结果）	时间点	腹部血管	叙述型	计算机 X 射线断层造影术. 血管	放射医学
30806-4	多切面^ W & WO 静脉注入对比剂	发现（结果）	时间点	主动脉＋股动脉	叙述型	计算机 X 射线断层造影术. 血管	放射医学
30807-2	多切面^ W & WO 静脉注入对比剂	发现（结果）	时间点	下肢血管	叙述型	计算机 X 射线断层造影术. 血管	放射医学
30808-0	多重视图^ W 胸内注入对比剂	发现（结果）	时间点	脊柱. 颈段＋脊柱. 胸段＋脊柱. 腰段	叙述型	X 射线检查. 荧光光谱	放射医学

LOINC 代码	名称	属性	时间特征	系统	标尺类型	方法类型	分类
3080-9	酪氨酸	质量浓度	时间点	尿液	定量型		化学
30809-8	视图^口服 W 对比剂	发现（结果）	时间点	胃肠道.上＋小肠	叙述型	X射线检查.荧光光谱	放射医学
30810-6	多重视图^ W 泪管内注入对比剂	发现（结果）	时间点	泪管	叙述型	X射线检查.荧光光谱	放射医学
30811-4	多重视图^ W 胸内注入对比剂	发现（结果）	时间点	后颅窝	叙述型	X射线检查.荧光光谱	放射医学
30812-2	引导注射	发现（结果）	时间点	脊柱.颈段小面关节	叙述型	X射线检查.荧光光谱	放射医学
30813-0	多重视图^ W 支气管内注入对比剂	发现（结果）	时间点	肺.双侧	叙述型	X射线检查	放射医学
30814-8	引导注射	发现（结果）	时间点	脊髓.胸段小面关节	叙述型	X射线检查.荧光光谱	放射医学
30815-5	视图^ W 对比剂逆行	发现（结果）	时间点	胆管＋胰腺导管	叙述型	X射线检查.荧光光谱	放射医学
30816-3	多重视图^ W 经皮（注射）对比剂	发现（结果）	时间点	腹膜	叙述型	X射线检查.荧光光谱.血管	放射医学
3081-7	酪氨酸	质量速率	24 小时	尿液	定量型		化学
30817-1	引导注射	发现（结果）	时间点	脊髓.腰段小面关节	叙述型	X射线检查.荧光光谱	放射医学
30818-9	引导导管插入^经子宫颈	发现（结果）	时间点	输卵管	叙述型	X射线检查.荧光光谱	放射医学
30819-7	多重视图^ W 静脉注入对比剂	发现（结果）	时间点	硬膜外静脉	叙述型	X射线检查.荧光光谱.血管	放射医学
30820-5	多重视图^ W 动脉内注入对比剂	发现（结果）	时间点	颈动脉.外.双侧	叙述型	X射线检查.荧光光谱.血管	放射医学
30821-3	多重视图^ W 动脉内注入对比剂	发现（结果）	时间点	颈动脉.外	叙述型	X射线检查.荧光光谱.血管	放射医学
30822-1	多重视图^ W 动脉内注入对比剂	发现（结果）	时间点	头部＋颈部动脉.双侧	叙述型	X射线检查.荧光光谱.血管	放射医学
30823-9	多重视图^ W 动脉内注入对比剂	发现（结果）	时间点	头部＋颈部动脉	叙述型	X射线检查.荧光光谱.血管	放射医学
30824-7	多重视图^ W 对比剂	发现（结果）	时间点	颅内血管.＋颈部血管	叙述型	X射线检查.荧光光谱.血管	放射医学
3082-5	酪氨酸氨基移换酶	质量浓度	时间点	血浆	定量型		化学
30825-4	多重视图^ W 静脉注入对比剂	发现（结果）	时间点	眼眶静脉	叙述型	X射线检查.荧光光谱.血管	放射医学
30826-2	多重视图^ W 静脉注入对比剂	发现（结果）	时间点	矢状窦静脉＋颈静脉	叙述型	X射线检查.荧光光谱.血管	放射医学

LOINC 代码	名称	属性	时间特征	系统	标尺类型	方法类型	分类
30827-0	多重视图^W 静脉注入对比剂	发现（结果）	时间点	矢状窦静脉	叙述型	X 射线检查.荧光光谱.血管	放射医学
30828-8	多重视图^W 动脉内注入对比剂	发现（结果）	时间点	肱动脉	叙述型	X 射线检查.荧光光谱.血管	放射医学
30829-6	多重视图^W 动脉内注入对比剂	发现（结果）	时间点	黄斑动脉.内部	叙述型	X 射线检查.荧光光谱.血管	放射医学
30830-4	多重视图^W 动脉内注入对比剂	发现（结果）	时间点	肺动脉.双侧	叙述型	X 射线检查.荧光光谱.血管	放射医学
30831-2	多重视图^W 动脉内注入对比剂	发现（结果）	时间点	附件动脉.双侧	叙述型	X 射线检查.荧光光谱.血管	放射医学
30832-0	多重视图^W 动脉内注入对比剂	发现（结果）	时间点	附件动脉	叙述型	X 射线检查.荧光光谱.血管	放射医学
3083-3	尿酸	质量浓度	时间点	羊水	定量型		化学
30833-8	多重视图^W 动脉内注入对比剂	发现（结果）	时间点	骨盆动脉	叙述型	X 射线检查.荧光光谱.血管	放射医学
30834-6	多重视图^W 动脉内注入对比剂	发现（结果）	时间点	肾动脉.双侧	叙述型	X 射线检查.荧光光谱.血管	放射医学
30835-3	视图^W 对比剂.XXX 动脉内注入	发现（结果）	时间点	动脉.肾	叙述型	X 射线检查.荧光光谱	放射医学
30836-1	血管成形术^W 动脉内注入对比剂	发现（结果）	时间点	内脏动脉	叙述型	X 射线检查.荧光光谱.血管	放射医学
30837-9	多重视图^W 动脉内注入对比剂	发现（结果）	时间点	主动脉.腹部	叙述型	X 射线检查.荧光光谱.血管	放射医学
30838-7	多重视图 径流量^W 动脉内注入对比剂	发现（结果）	时间点	主动脉＋动脉.股动脉.双侧	叙述型	X 射线检查.荧光光谱.血管	放射医学
30839-5	多重视图^W 淋巴管内注入对比剂	发现（结果）	时间点	淋巴管.腹部	叙述型	X射线检查.荧光光谱	放射医学
30840-3	多重视图^W 淋巴管内注入对比剂	发现（结果）	时间点	淋巴管.腹部.双侧	叙述型	X射线检查.荧光光谱	放射医学
3084-1	尿酸	质量浓度	时间点	血清/血浆	定量型		化学
30841-1	多重视图^W 经肝脏（注入）对比剂	发现（结果）	时间点	门静脉	叙述型	X 射线检查.荧光光谱.血管	放射医学
30842-9	多重视图^W 经肝脏（注入）对比剂^W 血液动力学	发现（结果）	时间点	门静脉	叙述型	X 射线检查.荧光光谱.血管	放射医学
30843-7	多重视图^W 静脉注入对比剂	发现（结果）	时间点	附件静脉	叙述型	X 射线检查.荧光光谱.血管	放射医学

LOINC 代码	名称	属性	时间特征	系统	标尺类型	方法类型	分类
30844-5	多重视图^W 静脉注入对比剂	发现（结果）	时间点	附件静脉.双侧	叙述型	X 射线检查.荧光光谱.血管	放射医学
30845-2	多重视图^W 静脉注入对比剂	发现（结果）	时间点	腔静脉.下	叙述型	X 射线检查.荧光光谱.血管	放射医学
30846-0	多重视图^W 静脉注入对比剂	发现（结果）	时间点	肾静脉.双侧	叙述型	X 射线检查.荧光光谱.血管	放射医学
30847-8	多重视图^W 静脉注入对比剂	发现（结果）	时间点	肾静脉	叙述型	X 射线检查.荧光光谱.血管	放射医学
30848-6	多重视图^W 动脉内注入对比剂	发现（结果）	时间点	肢动脉	叙述型	X 射线检查.荧光光谱.血管	放射医学
30849-4	多重视图^W 动脉内注入对比剂	发现（结果）	时间点	肢动脉.双侧	叙述型	X 射线检查.荧光光谱.血管	放射医学
30850-2	多重视图^W 淋巴管内注入对比剂	发现（结果）	时间点	淋巴管.肢	叙述型	X射线检查.荧光光谱	放射医学
30851-0	多重视图^W 淋巴管内注入对比剂	发现（结果）	时间点	淋巴管.肢.双侧	叙述型	X射线检查.荧光光谱	放射医学
30852-8	多重视图^W 静脉注入对比剂	发现（结果）	时间点	外周静脉.双侧	叙述型	X 射线检查.荧光光谱.血管	放射医学
30853-6	多切面^W 通过导管注入对比剂	发现（结果）	时间点	乳腺.导管	叙述型	超声	放射医学
30854-4	多切面^WO 对比剂	发现（结果）	时间点	脊柱.颈段+脊柱.胸段+脊柱.腰段	叙述型	核磁共振成像	放射医学
30855-1	多切面^W & WO 静脉注入对比剂	发现（结果）	时间点	脊柱.颈段+脊柱.胸段+脊柱.腰段	叙述型	核磁共振成像	放射医学
30856-9	多切面	发现（结果）	时间点	头部血管	叙述型	核磁共振成像.血管	放射医学
30857-7	多切面	发现（结果）	时间点	神经.颅骨	叙述型	核磁共振成像	放射医学
3085-8	尿酸	质量浓度	时间点	关节液	定量型		化学
30858-5	多切面	发现（结果）	时间点	头部静脉	叙述型	核磁共振成像.血管	放射医学
30859-3	多切面	发现（结果）	时间点	颈动脉+颈部血管	叙述型	核磁共振成像.血管	放射医学
30860-1	多切面	发现（结果）	时间点	鼻咽部	叙述型	核磁共振成像	放射医学
30861-9	多切面	发现（结果）	时间点	主动脉弓+颈部	叙述型	核磁共振成像.血管	放射医学
30862-7	多切面	发现（结果）	时间点	胸腔血管	叙述型	核磁共振成像.血管	放射医学
30863-5	多切面	发现（结果）	时间点	主动脉+腹部动脉	叙述型	核磁共振成像.血管	放射医学

LOINC 代码	名称	属性	时间特征	系统	标尺类型	方法类型	分类
30864-3	多切面	发现（结果）	时间点	腹部静脉＋IVC	叙述型	核磁共振成像.血管	放射医学
30865-0	多切面	发现（结果）	时间点	腹腔＋SMA 血管	叙述型	核磁共振成像.血管	放射医学
3086-6	尿酸	质量浓度	时间点	尿液	定量型		化学
30866-8	多切面	发现（结果）	时间点	腰丛	叙述型	核磁共振成像	放射医学
30867-6	多切面	发现（结果）	时间点	骨盆血管	叙述型	核磁共振成像.血管	放射医学
30868-4	多切面	发现（结果）	时间点	肾脏血管	叙述型	核磁共振成像.血管	放射医学
30869-2	多切面^WO 对比剂	发现（结果）	时间点	小腿	叙述型	核磁共振成像	放射医学
308-7	氯碳头孢	药物敏感度	时间点	分离物	定量或等级型	琼脂扩散	抗生素敏感性
30870-0	多切面^W & WO 静脉注入对比剂	发现（结果）	时间点	小腿	叙述型	核磁共振成像	放射医学
30871-8	多切面	发现（结果）	时间点	股血管	叙述型	核磁共振成像.血管	放射医学
30872-6	多切面	发现（结果）	时间点	脚血管	叙述型	核磁共振成像.血管	放射医学
30873-4	多切面	发现（结果）	时间点	前臂血管	叙述型	核磁共振成像.血管	放射医学
3087-4	尿酸	质量速率	24 小时	尿液	定量型		化学
30874-2	多切面	发现（结果）	时间点	下肢血管	叙述型	核磁共振成像.血管	放射医学
30875-9	多切面	发现（结果）	时间点	上肢.关节	叙述型	核磁共振成像	放射医学
30876-7	多切面	发现（结果）	时间点	肢静脉	叙述型	核磁共振成像.血管	放射医学
30877-5	多重视图^W 静脉注入放射性核素	发现（结果）	时间点	肾脏.双侧＋采集系统＋肾脏血管	叙述型	放射性核素扫描	放射医学
30878-3	引导抽吸	发现（结果）	时间点	XXX	叙述型	超声	放射医学
30879-1	引导引流	发现（结果）	时间点	XXX	叙述型	超声	放射医学
30880-9	多切面	发现（结果）	时间点	头部血管＋颈部血管	叙述型	超声.多普勒	放射医学
30881-7	多切面	发现（结果）	时间点	下肢静脉	叙述型	超声.多普勒	放射医学
3088-2	尿酸肾清除率	容积速率	24 小时	尿液	定量型		化学
30882-5	多切面	发现（结果）	时间点	上肢静脉	叙述型	超声.多普勒	放射医学
30883-3	多重视图	发现（结果）	时间点	尾骨	叙述型	X 射线检查	放射医学
30884-1	多重视图	发现（结果）	时间点	骶骨	叙述型	X 射线检查	放射医学
30885-8	多重视图	发现（结果）	时间点	骨盆.耻骨联合	叙述型	X 射线检查	放射医学
30886-6	多切面^W 对比剂.XXX 静脉注入	发现（结果）	时间点	血管.上肢	叙述型	核磁共振成像.血管	放射医学
30887-4	多切面^W 静脉注入对比剂	发现（结果）	时间点	肾脏血管	叙述型	核磁共振成像.血管	放射医学

LOINC 代码	名称	属性	时间特征	系统	标尺类型	方法类型	分类
30888-2	多切面	发现（结果）	时间点	胫腓骨血管	叙述型	核磁共振成像.血管	放射医学
30889-0	多重视图	发现（结果）	时间点	颞下颌关节.左侧	叙述型	X射线检查	放射医学
3089-0	尿酸/肌酐	质量浓度比率	时间点	尿液	定量型		化学
30890-8	多重视图	发现（结果）	时间点	颞下颌关节.右侧	叙述型	X射线检查	放射医学
30891-6	多重视图^W 动脉内注入对比剂	发现（结果）	时间点	颈部大脑动脉	叙述型	X射线检查.荧光光谱.血管	放射医学
30892-4	引导导管插入^逆行	发现（结果）	时间点	胆管＋胰腺导管	叙述型	X射线检查.荧光光谱	放射医学
30893-2	多切面	发现（结果）	时间点	血管.腹部	叙述型	超声.多普勒	放射医学
30894-0	醛固酮/肾素	比率	时间点	血清/血浆	定量型		化学
30895-7	高血压蛋白原酶	任意浓度	时间点	血清/血浆	定量型		化学
30896-5	参考实验室检验编号	标识符	XXX	标准实验室检查	名义型		杂项
30897-3	红细胞体积	容积、体积	时间点	病人	定量型	放射性核素扫描	化学
30898-1	血浆体积	容积、体积	时间点	病人	定量型	放射性核素扫描	化学
30899-9	血容量	容积、体积	时间点	病人	定量型	放射性核素扫描	化学
30900-5	寒冷凝集素	稀释系数、稀释倍数（滴度）	时间点	血清/血浆	定量型	凝集试验.成人红细胞	血清学
30901-3	寒冷凝集素	稀释系数、稀释倍数（滴度）	时间点	血清/血浆	定量型	凝集试验.脐带血红细胞	血清学
30902-1	纤维蛋白原	质量浓度	时间点	贫血小板血浆	定量型	热变性	凝血功能检查
30903-9	嗜中性粒细胞氧化爆发	任意浓度	时间点	全血	等级型	流式细胞术	血液学/细胞分类计数
30904-7	钴胺素^氰钴胺素给药后	任意浓度	24小时	尿液	定量型		刺激耐受试验
30905-4	钴胺素^氰钴胺＋内因子给药后/钴胺素^氰钴胺素给药后	比率	24小时	尿液	定量型		刺激耐受试验
30906-2	钴胺素^氰钴胺素＋内因子给药后	任意浓度	24小时	尿液	定量型		刺激耐受试验
30907-0	下一次计划内康复治疗的日期	复杂	时间点	酒精及其他物质滥用康复治疗计划	集合型		信息附件.康复.物质滥用
3090-8	尿素	质量浓度	时间点	羊水	定量型		化学
30908-8	下一次计划内治疗的开始日期	时间戳、时间标记	时间点	酒精及其他物质滥用康复治疗计划	定量型		信息附件.康复.物质滥用
30909-6	下一次计划内治疗的结束日期	时间戳、时间标记	时间点	酒精及其他物质滥用康复治疗计划	定量型		信息附件.康复.物质滥用
30910-4	抗微生物剂	任意浓度	时间点	尿液	等级型		微生物学
30911-2	DNA倍体	存在与否或身份标识	时间点	XXX	名义型	流式细胞术	分子病理学

LOINC 代码	名称	属性	时间特征	系统	标尺类型	方法类型	分类
30912-0	DNA 指数	任意浓度	时间点	XXX	定量型	流式细胞术	分子病理学
30913-8	细胞.S 期/100 细胞	数量或计数分数	时间点	XXX	定量型	流式细胞术	分子病理学
30914-6	细胞.超二倍体/100 细胞	数量或计数分数	时间点	XXX	定量型	流式细胞术	分子病理学
30915-3	细胞.非整倍体/100 细胞	数量或计数分数	时间点	XXX	定量型	流式细胞术	分子病理学
3091-6	尿素	质量浓度	时间点	血清/血浆	定量型		化学
30916-1	整倍体细胞＋非整倍体细胞/100 细胞	数量或计数分数	时间点	XXX	定量型		分子病理学
30917-9	DNA 倍体	印象/检查结果的解释	时间点	XXX	叙述型	流式细胞术	分子病理学
30918-7	金	质量浓度	XXX	尿液	定量型		药物水平/毒理学
30919-5	铁	质量浓度	XXX	尿液	定量型		化学
30920-3	铜	质量浓度	XXX	尿液	定量型		药物水平/毒理学
30921-1	汞	质量浓度	XXX	尿液	定量型		药物水平/毒理学
30922-9	镁	质量浓度	XXX	尿液	定量型		化学
30923-7	铬	质量浓度	XXX	尿液	定量型		药物水平/毒理学
3092-4	尿素	质量浓度	时间点	尿液	定量型		化学
30924-5	砷	质量浓度	XXX	尿液	定量型		药物水平/毒理学
30925-2	镉	质量浓度	XXX	尿液	定量型		药物水平/毒理学
30926-0	铝	质量浓度	XXX	尿液	定量型		药物水平/毒理学
30927-8	硒	质量浓度	XXX	尿液	定量型		药物水平/毒理学
30928-6	银	质量浓度	XXX	尿液	定量型		药物水平/毒理学
30929-4	铊	质量浓度	XXX	尿液	定量型		药物水平/毒理学
30930-2	锌	质量浓度	XXX	尿液	定量型		药物水平/毒理学
30931-0	铅	质量浓度	XXX	尿液	定量型		药物水平/毒理学
3093-2	尿素氮	质量浓度	时间点	体液	定量型		化学
30932-8	锰	质量浓度	XXX	尿液	定量型		药物水平/毒理学
30933-6	镍	质量浓度	XXX	尿液	定量型		药物水平/毒理学
30934-4	利钠肽.B	质量浓度	时间点	血清/血浆	定量型		化学
30935-1	ST 偏差	电势、电位（电压、伏特数）	时间点	心脏	定量型	心电图	心电图.指标
30936-9	联合疫苗中白喉棒状杆菌＋破伤风梭菌＋百日咳杆菌的剂量	数量或计数（正整数）	时间点	病人	定量型		免疫接种
30937-7	乙型肝炎病毒剂量计数在组合疫苗中	数量或计数（正整数）	时间点	病人	定量型		免疫接种
30938-5	嗜血杆菌流感 B 剂量计数在组合疫苗中	数量或计数（正整数）	时间点	病人	定量型		免疫接种

LOINC 代码	名称	属性	时间特征	系统	标尺类型	方法类型	分类
30939-3	麻疹病毒在组合疫苗中的剂量计数	数量或计数（正整数）	时间点	病人	定量型		免疫接种
3094-0	尿素氮	质量浓度	时间点	血清/血浆	定量型		化学
30940-1	麻疹病毒＋腮腺炎病毒＋风疹病毒在组合疫苗中的剂量计数	数量或计数（正整数）	时间点	病人	定量型		免疫接种
30941-9	腮腺炎病毒在组合疫苗中的剂量计数	数量或计数（正整数）	时间点	病人	定量型		免疫接种
30942-7	风疹病毒在组合疫苗中的剂量计数	数量或计数（正整数）	时间点	病人	定量型		免疫接种
30943-5	水痘-带状疱疹病毒在组合疫苗中的剂量计数	数量或计数（正整数）	时间点	病人	定量型		免疫接种
30944-3	疫苗接种临时禁忌和/或失效的日期	时间戳、时间标记	时间点	病人	定量型		免疫接种
30945-0	疫苗接种禁忌证和/或预防措施	发现（结果）	时间点	病人	名义型		免疫接种
30946-8	疫苗接种禁忌和/或预防有效的日期	时间戳、时间标记	时间点	病人	定量型		免疫接种
30947-6	完成表格的日期	时间戳、时间标记	时间点	表格	定量型		免疫接种
30948-4	疫苗接种不良反应	发现（结果）	时间点	病人	叙述型		免疫接种
30949-2	疫苗接种不良反应结果	发现（结果）	时间点	病人	名义型		免疫接种
309-5	氯碳头孢	药物敏感度	时间点	分离物＋血清	等级型	测序分型	抗生素敏感性
30950-0	因疫苗接种不良反应而住院就医的天数	数量或计数（正整数）	时间点	病人	定量型		免疫接种
30951-8	恢复的病人	任意浓度	时间点	病人	等级型		免疫接种
30952-6	疫苗接种的日期和时间	时间戳、时间标记	时间点	病人	定量型		免疫接种
30953-4	疫苗接种不良反应发生的日期和时间	时间戳、时间标记	时间点	病人	定量型		免疫接种
30954-2	相关诊断性试验和/或实验室数据	发现（结果）	时间点	病人	叙述型		免疫接种
30955-9	疫苗引起不良反应当天所接种的疫苗	复杂	时间点	疫苗	集合型		免疫接种
30956-7	类型	标识符	时间点	疫苗	名义型		免疫接种
3095-7	尿素氮	质量浓度	时间点	尿液	定量型		化学
30957-5	制造商名称	标识符	时间点	疫苗	名义型		免疫接种
30958-3	途径	存在与否或身份标识	时间点	疫苗.给予的	名义型		免疫接种
30959-1	批号	标识符	时间点	疫苗	名义型		免疫接种
30960-9	先前的剂量数	数量或计数（正整数）	时间点	病人	定量型		免疫接种
30961-7	引起不良反应的疫苗接种前 4 周内指定的其他疫苗	复杂	时间点	病人	集合型		免疫接种
30962-5	疫苗接种于	发现（结果）	时间点	病人	名义型		免疫接种
30963-3	疫苗采购基金	发现（结果）	时间点	病人	名义型		免疫接种
30964-1	其他药物	发现（结果）	时间点	病人	名义型		免疫接种
3096-5	尿素氮	质量速率	24 小时	尿液	定量型		化学
30965-8	疫苗接种时的疾病	发现（结果）	时间点	病人	名义型		免疫接种
30966-6	事先存在的医师诊断的过敏，先天缺陷，医学情况	发现（结果）	时间点	病人	名义型		免疫接种
30967-4	既往报告的不良反应	发现（结果）	时间点	病人	名义型		免疫接种

LOINC 代码	名称	属性	时间特征	系统	标尺类型	方法类型	分类
30968-2	初次疫苗接种之后病人的不良反应	复杂	时间点	病人	集合型		免疫接种
30969-0	初次疫苗接种之后的不良反应	复杂	时间点	兄弟	集合型		免疫接种
30970-8	初次疫苗接种之后的不良反应	复杂	时间点	姐妹	集合型		免疫接种
30971-6	不良反应	发现（结果）	时间点	病人	名义型		免疫接种
30972-4	不良反应发病年龄	时间（如秒数）	时间点	病人	定量型		免疫接种
3097-3	尿素氮/肌酐	质量浓度比率	时间点	血清/血浆	定量型		化学
30973-2	剂量	数量或计数（正整数）	时间点	病人	定量型		免疫接种
30974-0	兄弟姐妹人数	数量或计数（正整数）	时间点	病人	定量型		免疫接种
30975-7	创建者报告编号	标识符	时间点	表格	名义型		免疫接种
30976-5	接受日期	时间戳、时间标记	时间点	表格	定量型		免疫接种
30977-3	15 天报告	任意浓度	时间点	表格	等级型		免疫接种
30978-1	类型	发现（结果）	时间点	表格	名义型		免疫接种
30979-9	疫苗到期下一次	复杂	时间点	病人	集合型		免疫接种
30980-7	疫苗预约日期	时间戳、时间标记	时间点	病人	定量型		免疫接种
3098-1	尿素肾清除率	容积速率	24 小时	尿液	定量型		化学
30981-5	给予的最早日期	时间戳、时间标记	时间点	病人	定量型		免疫接种
30982-3	设计该疫苗的预测逻辑所依据的原因	发现（结果）	时间点	病人	名义型		免疫接种
30983-1	七叶树 Ab. IgE	任意浓度	时间点	血清	等级型		变态反应
30984-9	疣皮桦重组体 RBETV1 Ab. IgE	任意浓度	时间点	血清	定量型		变态反应
30985-6	疣皮桦重组体抑制蛋白 Ab. IgE	任意浓度	时间点	血清	定量型		变态反应
30986-4	烟曲霉菌 Asp f1 Ab. IgE	任意浓度	时间点	血清	定量型		变态反应
30987-2	南美栗鼠上皮 Ab. IgE	任意浓度	时间点	血清	定量型		变态反应
30988-0	黍 Ab. IgE	任意浓度	时间点	血清	定量型		变态反应
30989-8	远东拟沙丁鱼 Ab. IgE	任意浓度	时间点	血清	定量型		变态反应
30990-6	烟曲霉菌 Asp f2 Ab. IgE	任意浓度	时间点	血清	定量型		变态反应
30991-4	烟曲霉菌 Asp f3 Ab. IgE	任意浓度	时间点	血清	定量型		变态反应
30992-2	烟曲霉菌 Asp f4 Ab. IgE	任意浓度	时间点	血清	定量型		变态反应
30993-0	烟曲霉菌 Asp f6 Ab. IgE	任意浓度	时间点	血清	定量型		变态反应
30994-8	梯牧草，重组体 rph1 p1 Ab. IgE	任意浓度	时间点	血清	定量型		变态反应
30995-5	梯牧草，重组体 rph1 p2 Ab. IgE	任意浓度	时间点	血清	定量型		变态反应
30996-3	梯牧草，重组体 rph1 p5 Ab. IgE	任意浓度	时间点	血清	定量型		变态反应
30997-1	梯牧草，原产的 rph1 p4 Ab. IgE	任意浓度	时间点	血清	定量型		变态反应
30998-9	梯牧草，重组体 rph1 p6 Ab. IgE	任意浓度	时间点	血清	定量型		变态反应
3099-9	尿嘧啶核苷二磷酸葡萄糖-4-表异构酶	催化浓度	时间点	血浆	定量型		化学
30999-7	梯牧草，重组体 rph1 p7 Ab. IgE	任意浓度	时间点	血清	定量型		变态反应
31000-3	梯牧草，重组体 rph1 p11 Ab. IgE	任意浓度	时间点	血清	定量型		变态反应

LOINC 代码	名称	属性	时间特征	系统	标尺类型	方法类型	分类
31001-1	犹大墙草 Ab. IgE. RAST 类	任意浓度	时间点	血清	等级型		变态反应
31002-9	海枣 Ab. IgE	任意浓度	时间点	血清	定量型		变态反应
31003-7	(无芒雀麦＋狗牙根＋绒毛草＋黑麦草＋巴伊亚草＋强生草) Ab. IgE	任意浓度	时间点	血清	等级型	多盘	变态反应
31004-5	(金黄色葡萄球菌肠毒素A＋金黄色葡萄球菌肠毒素B) Ab. IgE	任意浓度	时间点	血清	等级型	多盘	变态反应
3100-5	尿苷酰基转移酶	催化浓度	时间点	红细胞	定量型		化学
31005-2	(虎皮鹦鹉羽毛＋金丝雀羽毛＋鹦鹉羽毛＋雀类羽毛) Ab. IgE	任意浓度	时间点	血清	等级型	多盘	变态反应
31006-0	(菠萝＋柠檬＋草莓＋西洋梨) Ab. IgE	任意浓度	时间点	血清	等级型	多盘	变态反应
31007-8	(牛肉＋鸡肉＋猪肉＋火鸡肉) Ab. IgE	任意浓度	时间点	血清	等级型	多盘	变态反应
31008-6	(猕猴桃＋灰黄榛＋芭蕉属＋北极甜虾) Ab. IgE	任意浓度	时间点	血清	等级型	多盘	变态反应
31009-4	(洋葱＋大蒜＋芝麻＋酵母) Ab. IgE	任意浓度	时间点	血清	等级型	多盘	变态反应
31010-2	(龙艾＋欧当归＋马约兰＋百里香) Ab. IgE	任意浓度	时间点	血清	等级型	多盘	变态反应
31011-0	远东拟沙丁鱼 Ab. IgE. RAST 类	任意浓度	时间点	血清	等级型		变态反应
31012-8	万古霉素	摩尔浓度	时间点	血清/血浆	定量型		药物水平/毒理学
3101-3	尿苷酰基转移酶	催化含量	时间点	组织	定量型		化学
31013-6	脱氢氯甲基睾酮	质量浓度	时间点	尿液	定量型		药物水平/毒理学
31014-4	白喉棒状杆菌 Ab^第 2 份标本	任意浓度	时间点	血清	定量型		微生物学
31015-1	乙雌烯醇	质量浓度	时间点	尿液	定量型		药物水平/毒理学
31016-9	左旋苯异丙胺/苯异丙胺类. 总计	质量分数	时间点	尿液	定量型		药物水平/毒理学
31017-7	组织谷氨酰胺转移酶 Ab. IgA	任意浓度	时间点	血清	定量型		血清学
31018-5	流感嗜血杆菌 B Ab. IgG ^第 2 份标本	质量浓度	时间点	血清	定量型		微生物学
31019-3	10-羟基卡巴西平	质量浓度	时间点	血清/血浆	定量型		药物水平/毒理学
31020-1	脱氢表雄酮	质量浓度	时间点	羊水	定量型		化学
3102-1	尿胆素	质量浓度	时间点	大便	定量型		化学
31021-9	干扰素. β1 Ab	稀释系数、稀释倍数（滴度）	时间点	血清/血浆	定量型	中和作用	血清学
31022-7	丝虫 已鉴定的	存在与否或身份标识	时间点	XXX	名义型	浓聚	微生物学
31023-5	髓磷脂相关糖蛋白 Ab. IgM	任意浓度	时间点	血清	等级型	免疫印迹	血清学
31024-3	电压-门控式钙通道 Ab	摩尔浓度	时间点	血清	定量型		血清学

LOINC 代码	名称	属性	时间特征	系统	标尺类型	方法类型	分类
31025-0	右旋苯丙胺/苯异丙胺类.总计	质量分数	时间点	尿液	定量型		药物水平/毒理学
31026-8	右旋甲基苯异丙胺/苯异丙胺类.总计	质量分数	时间点	尿液	定量型		药物水平/毒理学
31027-6	利托那韦	质量浓度	时间点	血清/血浆	定量型		药物水平/毒理学
31028-4	安泼那韦	质量浓度	时间点	血清/血浆	定量型		药物水平/毒理学
31029-2	司腾勃龙	质量浓度	时间点	尿液	定量型		药物水平/毒理学
310-3	赖氨甲四环素	药物敏感度	时间点	分离物	定量型	最小致死浓度	抗生素敏感性
31030-0	睾酮/表睾酮	质量浓度比率	时间点	尿液	定量型		化学
31031-8	酿酒酵母 Ab. IgG	任意浓度	时间点	血清	定量型		变态反应
31032-6	酿酒酵母 Ab. IgA	任意浓度	时间点	血清	定量型		变态反应
31033-4	茚地那韦	质量浓度	时间点	血清/血浆	定量型		药物水平/毒理学
31034-2	部位	存在与否或身份标识	时间点	疫苗. 给予的	名义型		免疫接种
31035-9	疫苗引起不良反应之日之前 4 周内进行其他疫苗接种的日期	时间戳、时间标记	时间点	病人	定量型		免疫接种
31036-7	加替沙星	药物敏感度	时间点	分离物	定量或等级型	最小抑制浓度	抗生素敏感性
31037-5	莫西沙星	药物敏感度	时间点	分离物	定量或等级型	最小抑制浓度	抗生素敏感性
31038-3	加替沙星	药物敏感度	时间点	分离物	定量或等级型		抗生素敏感性
3103-9	尿胆素	任意浓度	时间点	尿液	等级型		化学
31039-1	莫西沙星	药物敏感度	时间点	分离物	定量或等级型		抗生素敏感性
31040-9	加替沙星	药物敏感度	时间点	分离物	定量或等级型	琼脂扩散	抗生素敏感性
31041-7	莫西沙星	药物敏感度	时间点	分离物	定量或等级型	琼脂扩散	抗生素敏感性
31042-5	加替沙星	药物敏感度	时间点	分离物	定量或等级型	梯度纸条	抗生素敏感性
31043-3	莫西沙星	药物敏感度	时间点	分离物	定量或等级型	梯度纸条	抗生素敏感性
31044-1	反应	发现（结果）	时间点	病人	名义型		免疫接种
31045-8	肌酐/尿素氮	质量浓度比率	时间点	血清/血浆	定量型		化学
31046-6	类风湿因子	任意浓度	时间点	体液	等级型		血清学
3104-7	尿胆素	质量浓度	时间点	尿液	定量型		化学
31047-4	风疹病毒 Ab. IgM	任意浓度	时间点	体液	定量型		微生物学
31048-2	粗球孢子菌 Ab	任意浓度	时间点	体液	等级型	补体结合试验	微生物学
31049-0	柯萨奇病毒 A7 Ab	稀释系数、稀释倍数（滴度）	时间点	体液	定量型	补体结合试验	微生物学
31050-8	柯萨奇病毒 A9 Ab	稀释系数、稀释倍数（滴度）	时间点	体液	定量型	补体结合试验	微生物学

LOINC 代码	名称	属性	时间特征	系统	标尺类型	方法类型	分类
31051-6	柯萨奇病毒 A10 Ab	稀释系数、稀释倍数（滴度）	时间点	体液	定量型	补体结合试验	微生物学
31052-4	柯萨奇病毒 A16 Ab	稀释系数、稀释倍数（滴度）	时间点	体液	定量型	补体结合试验	微生物学
31053-2	柯萨奇病毒 B1 Ab	稀释系数、稀释倍数（滴度）	时间点	体液	定量型	补体结合试验	微生物学
3105-4	尿胆素原	任意浓度	时间点	大便	等级型		化学
31054-0	柯萨奇病毒 B2 Ab	稀释系数、稀释倍数（滴度）	时间点	体液	定量型	补体结合试验	微生物学
31055-7	柯萨奇病毒 B3 Ab	稀释系数、稀释倍数（滴度）	时间点	体液	定量型	补体结合试验	微生物学
31056-5	柯萨奇病毒 B4 Ab	稀释系数、稀释倍数（滴度）	时间点	体液	定量型	补体结合试验	微生物学
31057-3	柯萨奇病毒 B5 Ab	稀释系数、稀释倍数（滴度）	时间点	体液	定量型	补体结合试验	微生物学
31058-1	柯萨奇病毒 B6 Ab	稀释系数、稀释倍数（滴度）	时间点	体液	定量型	补体结合试验	微生物学
31059-9	埃柯病毒 4 Ab	稀释系数、稀释倍数（滴度）	时间点	体液	定量型	补体结合试验	微生物学
31060-7	埃柯病毒 9 Ab	稀释系数、稀释倍数（滴度）	时间点	体液	定量型	补体结合试验	微生物学
31061-5	埃柯病毒 11 Ab	稀释系数、稀释倍数（滴度）	时间点	体液	定量型	补体结合试验	微生物学
3106-2	尿胆素原	质量浓度	时间点	大便	定量型		化学
31062-3	埃柯病毒 30 Ab	稀释系数、稀释倍数（滴度）	时间点	体液	定量型	补体结合试验	微生物学
31063-1	脊髓灰质炎病毒 1 Ab	稀释系数、稀释倍数（滴度）	时间点	体液	定量型	补体结合试验	微生物学
31064-9	脊髓灰质炎病毒 2 Ab	稀释系数、稀释倍数（滴度）	时间点	体液	定量型	补体结合试验	微生物学
31065-6	脊髓灰质炎病毒 3 Ab	稀释系数、稀释倍数（滴度）	时间点	体液	定量型	补体结合试验	微生物学
31066-4	单纯疱疹病毒 1 Ab. IgG	任意浓度	时间点	体液	定量型		微生物学
31067-2	单纯疱疹病毒 2 Ab. IgG	任意浓度	时间点	体液	定量型		微生物学
31068-0	单纯疱疹病毒 1 Ab. IgM	任意浓度	时间点	体液	定量型		微生物学
31069-8	单纯疱疹病毒 2 Ab. IgM	稀释系数、稀释倍数（滴度）	时间点	体液	定量型	免疫荧光	微生物学
3107-0	尿胆素原	质量浓度	时间点	尿液	定量型		化学
31070-6	荚膜组织胞浆菌酵母 Ab	稀释系数、稀释倍数（滴度）	时间点	体液	定量型	补体结合试验	微生物学
31071-4	荚膜组织胞浆菌菌丝体 Ab	稀释系数、稀释倍数（滴度）	时间点	体液	定量型	补体结合试验	微生物学
31072-2	艾滋病毒 1 p41 Ab	任意浓度	时间点	血清	等级型	免疫印迹	微生物学
31073-0	艾滋病毒 2	印象/检查结果的解释	时间点	血清	名义型	免疫印迹	微生物学
31074-8	细胞. CD30	数量或计数浓度（计数/容积）	时间点	全血	定量型		细胞标志物
31075-5	嗜肺军团菌 1 Ab. IgM	稀释系数、稀释倍数（滴度）	时间点	脑脊液	定量型	免疫荧光	微生物学
31076-3	伤寒立克次体 Ab. IgG	稀释系数、稀释倍数（滴度）	时间点	体液	定量型		微生物学
31077-1	伤寒立克次体 Ab. IgM	稀释系数、稀释倍数（滴度）	时间点	体液	定量型		微生物学
31078-9	木麻黄 Ab. IgE. RAST 类	任意浓度	时间点	血清	等级型		变态反应
31079-7	沙鼠上皮 Ab. IgE. RAST 类	任意浓度	时间点	血清	等级型		变态反应

LOINC 代码	名称	属性	时间特征	系统	标尺类型	方法类型	分类
31080-5	大麻类物质	任意浓度	时间点	胎粪	等级型	筛查试验	药物水平/毒理学
31081-3	苯二氮	任意浓度	时间点	胎粪	等级型	筛查试验	药物水平/毒理学
31082-1	乙二醇	质量浓度	时间点	胃液	定量型		药物水平/毒理学
31083-9	铅	质量速率	8 小时	尿液	定量型		药物水平/毒理学
31084-7	美沙酮	质量浓度	时间点	胆汁	定量型		药物水平/毒理学
31085-4	甲喹酮	质量浓度	时间点	胆汁	定量型		药物水平/毒理学
31086-2	吗啡.游离型	质量浓度	时间点	胆汁	定量型		药物水平/毒理学
31087-0	甲硫哒嗪	质量浓度	时间点	胃液	定量型		药物水平/毒理学
3108-8	尿胆素原	质量速率	24 小时	尿液	定量型		化学
31088-8	麻醉药	存在与否或身份标识	时间点	胆汁	名义型		药物水平/毒理学
31089-6	对乙酰氨基酚	任意浓度	时间点	胆汁	等级型		药物水平/毒理学
31090-4	乙氯维诺	任意浓度	时间点	胆汁	等级型		药物水平/毒理学
31091-2	庆大霉素^延长给药间歇后的峰值	质量浓度	时间点	血清/血浆	定量型		药物水平/毒理学
31092-0	庆大霉素^延长给药间歇后的谷值	质量浓度	时间点	血清/血浆	定量型		药物水平/毒理学
31093-8	庆大霉素^延长给药间歇后的随机值	质量浓度	时间点	血清/血浆	定量型		药物水平/毒理学
31094-6	妥布霉素^峰值 延长间歇性剂量给药后	质量浓度	时间点	血清/血浆	定量型		药物水平/毒理学
31095-3	妥布霉素^谷值 延长间歇性剂量给药后	质量浓度	时间点	血清/血浆	定量型		药物水平/毒理学
3109-6	尿胆素原	质量速率	2 小时	尿液	定量型		化学
31096-1	妥布霉素^随机 延长间歇性剂量给药后	质量浓度	时间点	血清/血浆	定量型		药物水平/毒理学
31097-9	阿米卡星^延长给药间隔后的峰值	质量浓度	时间点	血清/血浆	定量型		药物水平/毒理学
31098-7	阿米卡星^延长给药间隔后的谷值	质量浓度	时间点	血清/血浆	定量型		药物水平/毒理学
31099-5	阿米卡星^延长给药间隔后的随机值	质量浓度	时间点	血清/血浆	定量型		药物水平/毒理学
31100-1	红细胞压积	容积分数	时间点	全血	定量型	阻抗	血液学/细胞分类计数
31101-9	肌酐	质量速率	24 小时	体液	定量型		化学
31102-7	蛋白质 S 实际/正常	相对催化浓度	时间点	贫血小板血浆	定量型	显色	凝血功能检查
31103-5	渗透脆性^0.0%氯化钠 在 37℃温度下孵育 24 小时	数量或计数分数	时间点	红细胞	定量型		血液学/细胞分类计数

LOINC代码	名称	属性	时间特征	系统	标尺类型	方法类型	分类
3110-4	糖醛酸	质量浓度	时间点	尿液	定量型		化学
31104-3	渗透脆性^ 0.85%氯化钠在37℃温度下孵育24小时	数量或计数分数	时间点	红细胞	定量型		血液学/细胞分类计数
31105-0	渗透脆性^ 0.55%氯化钠在37℃温度下孵育24小时	数量或计数分数	时间点	红细胞	定量型		血液学/细胞分类计数
31106-8	渗透脆性^ 0.50%氯化钠在37℃温度下孵育24小时	数量或计数分数	时间点	红细胞	定量型		血液学/细胞分类计数
31107-6	渗透脆性^ 0.45%氯化钠在37℃温度下孵育24小时	数量或计数分数	时间点	红细胞	定量型		血液学/细胞分类计数
31108-4	渗透脆性^ 0.40%氯化钠在37℃温度下孵育24小时	数量或计数分数	时间点	红细胞	定量型		血液学/细胞分类计数
31109-2	渗透脆性^ 0.35%氯化钠在37℃温度下孵育24小时	数量或计数分数	时间点	红细胞	定量型		血液学/细胞分类计数
311-1	赖氨甲四环素	药物敏感度	时间点	分离物	定量或等级型	最小抑制浓度	抗生素敏感性
31110-0	渗透脆性^ 0.30%氯化钠在37℃温度下孵育24小时	数量或计数分数	时间点	红细胞	定量型		血液学/细胞分类计数
31111-8	网织红细胞/100红细胞^^红细胞比积，调整的	数量或计数分数	时间点	红细胞	定量型		血液学/细胞分类计数
3111-2	尿卟啉1异构体	质量浓度	时间点	红细胞	定量型		化学
31112-6	网织红细胞/100红细胞	数量或计数分数	时间点	红细胞	定量型	手工	血液学/细胞分类计数
31113-4	细胞. HLA-DR+/100细胞	数量或计数分数	时间点	全血	定量型		细胞标志物
31114-2	细胞. 非整倍体. 群1/100细胞	数量或计数分数	时间点	XXX	定量型		分子病理学
31115-9	细胞. 非整倍体. 群2/100细胞	数量或计数分数	时间点	XXX	定量型		分子病理学
31116-7	整倍体细胞+非整倍体细胞. 群1/100细胞	数量或计数分数	时间点	XXX	定量型		分子病理学
31117-5	整倍体细胞+非整倍体细胞. 群2/100细胞	数量或计数分数	时间点	XXX	定量型		分子病理学
31118-3	细胞. G2+M期/100细胞	数量或计数分数	时间点	XXX	定量型		分子病理学
31119-1	细胞. CD227/100细胞	数量或计数分数	时间点	全血	定量型		细胞标志物
3112-0	尿卟啉	任意浓度	时间点	尿液	等级型		化学
31120-9	细胞. CD227	数量或计数浓度（计数/容积）	时间点	全血	定量型		细胞标志物
31121-7	细胞. CD235A/100细胞	数量或计数分数	时间点	全血	定量型		细胞标志物
31122-5	细胞. CD235A	数量或计数浓度（计数/容积）	时间点	全血	定量型		细胞标志物
31123-3	细胞. CD25	数量或计数浓度（计数/容积）	时间点	全血	定量型		细胞标志物
31124-1	细胞. CD20+CD25+/100细胞	数量或计数分数	时间点	全血	定量型		细胞标志物
31125-8	细胞. CD20+CD25+	数量或计数浓度（计数/容积）	时间点	全血	定量型		细胞标志物
31126-6	细胞. CD20+CD25−/100细胞	数量或计数分数	时间点	全血	定量型		细胞标志物
31127-4	细胞. CD20+CD25−	数量或计数浓度（计数/容积）	时间点	全血	定量型		细胞标志物
31128-2	细胞. CD11C−CD20+/100细胞	数量或计数分数	时间点	全血	定量型		细胞标志物
31129-0	细胞. CD11C−CD20+	数量或计数浓度（计数/容积）	时间点	全血	定量型		细胞标志物

LOINC 代码	名称	属性	时间特征	系统	标尺类型	方法类型	分类
31130-8	腮腺炎病毒可溶性 Ab	稀释系数、稀释倍数（滴度）	时间点	血清	定量型		微生物学
31131-6	腮腺炎病毒病毒性 Ab	稀释系数、稀释倍数（滴度）	时间点	血清	定量型		微生物学
31132-4	腮腺炎病毒可溶性 Ab	稀释系数、稀释倍数（滴度）	时间点	脑脊液	定量型		微生物学
31133-2	腮腺炎病毒病毒性 Ab	稀释系数、稀释倍数（滴度）	时间点	脑脊液	定量型		微生物学
31134-0	细胞核基质蛋白 22	任意浓度	时间点	尿液	定量型		血清学
31135-7	古柯乙烯	质量浓度	时间点	胆汁	定量型		药物水平/毒理学
31136-5	羧基四氢大麻酚	质量含量	时间点	胎粪	定量型		药物水平/毒理学
31137-3	可卡因	质量浓度	时间点	胆汁	定量型		药物水平/毒理学
3113-8	尿卟啉	质量速率	24 小时	尿液	定量型		化学
31138-1	头孢噻肟. 脑膜炎	药物敏感度	时间点	分离物	定量或等级型	最小抑制浓度	抗生素敏感性
31139-9	头孢噻肟. 脑膜炎	药物敏感度	时间点	分离物	定量或等级型	梯度纸条	抗生素敏感性
31140-7	头孢曲松. 脑膜炎	药物敏感度	时间点	分离物	定量或等级型	最小抑制浓度	抗生素敏感性
31141-5	头孢曲松. 脑膜炎	药物敏感度	时间点	分离物	定量或等级型	梯度纸条	抗生素敏感性
31142-3	头孢吡肟. 脑膜炎	药物敏感度	时间点	分离物	定量或等级型	最小抑制浓度	抗生素敏感性
31143-1	头孢吡肟. 脑膜炎	药物敏感度	时间点	分离物	定量或等级型	梯度纸条	抗生素敏感性
31144-9	甲状腺素	质量浓度	时间点	全血. 滤纸	定量型		化学
31145-6	甲状腺素	摩尔浓度	时间点	全血. 滤纸	定量型		化学
3114-6	尿卟啉原脱羧酶	催化浓度	时间点	血浆	定量型		化学
31146-4	反应素 Ab	稀释系数、稀释倍数（滴度）	时间点	脑脊液	定量型	絮凝作用	微生物学
31147-2	反应素 Ab	稀释系数、稀释倍数（滴度）	时间点	血清	定量型	快速试验	微生物学
31148-0	重金属	存在与否或身份标识	时间点	组织	名义型		药物水平/毒理学
31149-8	P53 蛋白 Ag/100 细胞	数量或计数分数	时间点	组织	定量型	免疫染色	病理学
31150-6	HER2	任意浓度	时间点	组织	等级型	免疫荧光	病理学
31151-4	α-2-微球蛋白	质量浓度	24 小时	尿液	定量型		化学
31152-2	免疫球蛋白轻链	任意浓度	24 小时	尿液	等级型		化学
3115-3	尿卟啉原Ⅲ合成酶	催化浓度	时间点	血浆	定量型		化学
31153-0	球孢子菌 Ab	任意浓度	时间点	XXX	等级型	免疫扩散	微生物学
31154-8	球孢子菌 Ab. IgG	任意浓度	时间点	XXX	等级型	酶免疫分析	微生物学
31155-5	博氏疏螺旋体 Ab	任意浓度	时间点	XXX	定量型	酶免疫分析	微生物学
31156-3	血红蛋白 Barts/总血红蛋白	质量分数	时间点	全血	定量型		血液学/细胞分类计数
31157-1	碳氧血红蛋白	质量浓度	时间点	全血	定量型		化学
31158-9	纤维蛋白原 Ag/纤维蛋白原	质量浓度比率	时间点	贫血小板血浆	定量型		凝血功能检查
31159-7	肝素 抗 Xa	任意浓度	时间点	不明体液. 非生物性	定量型		凝血功能检查
31160-5	多形核白细胞/100 白细胞	数量或计数分数	时间点	全血	定量型	手工计数	血液学/细胞分类计数
3116-1	缬氨酸	质量浓度	时间点	脑脊液	定量型		化学

LOINC代码	名称	属性	时间特征	系统	标尺类型	方法类型	分类
31161-3	(鸡羽毛＋鸭羽毛＋鹅羽毛＋鹦鹉羽毛) Ab. IgE	任意浓度	时间点	血清	定量型	多盘	变态反应
31162-1	硫酸盐-3-葡萄糖醛酸基对红细胞糖苷脂 Ab	稀释系数、稀释倍数(滴度)	时间点	血清	定量型		血清学
31163-9	神经节苷脂 GD1b Ab	稀释系数、稀释倍数(滴度)	时间点	血清	定量型		血清学
31164-7	神经节苷脂 GQ1b Ab	稀释系数、稀释倍数(滴度)	时间点	血清	定量型		血清学
31165-4	甲基丁基甲酮	质量浓度	时间点	尿液	定量型		药物水平/毒理学
31166-2	甲基异戊基甲酮	质量浓度	时间点	尿液	定量型		药物水平/毒理学
31167-0	甲基丙基甲酮	质量浓度	时间点	尿液	定量型		药物水平/毒理学
31168-8	异亚丙基丙酮	质量浓度	时间点	尿液	定量型		药物水平/毒理学
31169-6	可可碱	质量浓度	时间点	血清/血浆	定量型		药物水平/毒理学
31170-4	2，5-己二酮	质量浓度	时间点	尿液	定量型		药物水平/毒理学
31171-2	2，5-己二酮/肌酐	质量浓度比率	时间点	尿液	定量型		药物水平/毒理学
31172-0	地虫磷	质量浓度	时间点	全血	定量型		药物水平/毒理学
31173-8	速灭磷	质量浓度	时间点	全血	定量型		药物水平/毒理学
31174-6	特丁磷	质量浓度	时间点	全血	定量型		药物水平/毒理学
31175-3	甲基内吸磷	质量浓度	时间点	全血	定量型		药物水平/毒理学
31176-1	雌二醇	质量浓度	时间点	羊水	定量型		化学
31177-9	雌酮	质量浓度	时间点	羊水	定量型		化学
31178-7	鼠弓形体 Ab. IgM	任意浓度	时间点	脑脊液	定量型	酶免疫分析	微生物学
3117-9	缬氨酸	任意浓度	时间点	血清/血浆	等级型		化学
31179-5	洛匹那韦	质量浓度	时间点	血清/血浆	定量型		药物水平/毒理学
31180-3	鼠弓形体 Ab. IgM	任意浓度	时间点	脑脊液	定量型		微生物学
31181-1	鼠弓形体 Ab. IgM	任意浓度	时间点	脑脊液	等级型		微生物学
31182-9	7-氨基硝基安定	质量浓度	时间点	血清/血浆	定量型		药物水平/毒理学
31183-7	肺炎双球菌 5 Ab. IgG	质量浓度	时间点	血清	定量型		微生物学
31184-5	甲基戊基甲酮	质量浓度	时间点	尿液	定量型		药物水平/毒理学
31185-2	血小板 Ab. IgA	任意浓度	时间点	血清	等级型		血清学
31186-0	血小板 Ab. IgM	任意浓度	时间点	血清	等级型		血清学
3118-7	缬氨酸	质量浓度	时间点	血清/血浆	定量型		化学
31187-8	显微镜观察	存在与否或身份标识	时间点	淋巴结. 细针.	名义型	细胞学染色	细胞学
31188-6	显微镜观察	存在与否或身份标识	时间点	肾脏. 细针	名义型	细胞学染色	细胞学
31189-4	显微镜观察	存在与否或身份标识	时间点	颈部 mass. 细针	名义型	细胞学染色	细胞学
31190-2	显微镜观察	存在与否或身份标识	时间点	唾液腺. 细针	名义型	细胞学染色	细胞学

LOINC 代码	名称	属性	时间特征	系统	标尺类型	方法类型	分类
31191-0	显微镜观察	存在与否或身份标识	时间点	前列腺.细针	名义型	细胞学染色	细胞学
31192-8	显微镜观察	存在与否或身份标识	时间点	肝脏.细针	名义型	细胞学染色	细胞学
31193-6	显微镜观察	存在与否或身份标识	时间点	胰腺.细针	名义型	细胞学染色	细胞学
31194-4	显微镜观察	存在与否或身份标识	时间点	下颌骨.细针	名义型	细胞学染色	细胞学
3119-5	缬氨酸	质量浓度	时间点	尿液	定量型		化学
31195-1	显微镜观察	存在与否或身份标识	时间点	软组织.细针	名义型	细胞学染色	细胞学
31196-9	显微镜观察	存在与否或身份标识	时间点	腹部.细针	名义型	细胞学染色	细胞学
31197-7	显微镜观察	存在与否或身份标识	时间点	骨盆.细针	名义型	细胞学染色	细胞学
31198-5	显微镜观察	存在与否或身份标识	时间点	腮腺.细针	名义型	细胞学染色	细胞学
31199-3	显微镜观察	存在与否或身份标识	时间点	肺脏.细针	名义型	细胞学染色	细胞学
31200-9	荚膜组织胞浆菌 Ab. IgG	任意浓度	时间点	血清	等级型		微生物学
31201-7	艾滋病毒 1+2 Ab	任意浓度	时间点	血清	等级型	酶免疫分析	微生物学
31202-5	肺炎支原体 Ab	稀释系数、稀释倍数（滴度）	时间点	血清	定量型	免疫荧光	微生物学
3120-3	缬氨酸	质量速率	24 小时	尿液	定量型		化学
31203-3	5-羟基吲哚乙酸	质量浓度	24 小时	尿液	定量型		化学
31204-1	乙型肝炎病毒核心 Ab. IgM	任意浓度	时间点	血清	等级型		微生物学
31205-8	组织学 ICD-0-3	存在与否或身份标识	时间点	癌. XXX	名义型		肿瘤登记
31206-6	行为 ICD-0-3	存在与否或身份标识	时间点	癌. XXX	名义型		肿瘤登记
31207-4	孕酮受体	摩尔含量	时间点	组织	定量型		病理学
31208-2	标本来源	存在与否或身份标识	时间点	XXX	名义型		标本特性
31209-0	胰岛细胞 512 Ab	任意浓度	时间点	血清	定量型		血清学
31210-8	生命状况	类型	时间点	病人	名义型		肿瘤登记
3121-1	香草扁桃酸盐	质量浓度	时间点	血清	定量型		化学
31211-6	死亡日期	时间戳、时间标记	时间点	病人	定量型		肿瘤登记
31212-4	胸膜肺炎放线杆菌 1 Ab	任意浓度	时间点	血清	等级型		微生物学
31213-2	胸膜肺炎放线杆菌 3 Ab	任意浓度	时间点	血清	等级型		微生物学
31214-0	胸膜肺炎放线杆菌 5 Ab	任意浓度	时间点	血清	等级型		微生物学
31215-7	胸膜肺炎放线杆菌 7 Ab	任意浓度	时间点	血清	等级型		微生物学
31216-5	胸膜肺炎放线杆菌 Ab	任意浓度	时间点	血清	定量型		微生物学
31217-3	腺病毒 Ab	任意浓度	时间点	体液	定量型		微生物学
31218-1	阿菲彼亚猫 Ab. IgG	任意浓度	时间点	血清	定量型		微生物学
31219-9	阿菲彼亚猫 Ab. IgM	任意浓度	时间点	血清	定量型		微生物学
31220-7	非洲马病病毒 Ab	任意浓度	时间点	血清	定量型		微生物学
31221-5	猾羚疱疹病毒 1 Ab	任意浓度	时间点	血清	定量型		微生物学
31222-3	边缘无形原体 Ab	任意浓度	时间点	血清	定量型		微生物学
31223-1	虫媒病毒 NOS Ab	任意浓度	时间点	血清	定量型		微生物学
31224-9	蛔虫属 Ab	任意浓度	时间点	血清	定量型		微生物学
31225-6	无唾液酸神经节苷脂 GM1 Ab	任意浓度	时间点	血清	定量型		血清学
31226-4	无唾液酸神经节苷脂 GM1 Ab. IgG	任意浓度	时间点	血清	定量型		血清学
31227-2	无唾液酸神经节苷脂 GM1 Ab. IgM	任意浓度	时间点	血清	定量型		血清学
31228-0	棒曲霉 Ab	任意浓度	时间点	血清	等级型		微生物学
3122-9	香草扁桃酸盐	质量速率	24 小时	尿液	定量型		化学
31229-8	黄曲霉菌 Ab	任意浓度	时间点	体液	等级型		微生物学
31230-6	黄曲霉菌 Ab	任意浓度	时间点	血清	定量型		微生物学
31231-4	构巢曲霉 Ab	任意浓度	时间点	血清	等级型		微生物学

LOINC 代码	名称	属性	时间特征	系统	标尺类型	方法类型	分类
31232-2	黑曲霉菌 Ab	任意浓度	时间点	体液	等级型		微生物学
31233-0	曲霉菌属 Ab	任意浓度	时间点	脑脊液	定量型		微生物学
31234-8	土曲霉 Ab	任意浓度	时间点	血清	等级型		微生物学
31235-5	出芽短梗霉菌 Ab. IgG	任意浓度	时间点	血清	定量型		变态反应
31236-3	传染性支气管炎病毒 Ab	任意浓度	时间点	血清	定量型		微生物学
3123-7	香草扁桃酸盐/肌酸	质量浓度比率	时间点	尿液	定量型		化学
31237-1	传染性支气管炎病毒 Ark-99 Ab	任意浓度	时间点	血清	定量型		微生物学
31238-9	传染性支气管炎病毒 Conn-42 Ab	任意浓度	时间点	血清	定量型		微生物学
31239-7	传染性支气管炎病毒 Mass-41 Ab	任意浓度	时间点	血清	定量型		微生物学
31240-5	禽传染性喉气管炎病毒 Ab	任意浓度	时间点	血清	定量型		微生物学
31241-3	甲型流感病毒 Ab	任意浓度	时间点	血清	定量型		微生物学
31242-1	禽副粘病毒 1 Ab	任意浓度	时间点	血清	定量型		微生物学
31243-9	禽副粘病毒 2 Ab	任意浓度	时间点	血清	定量型		微生物学
31244-7	田鼠巴贝虫 Ab. IgG	任意浓度	时间点	血清	定量型		微生物学
3124-5	香草扁桃酸盐/肌酐	质量浓度比率	时间点	尿液	定量型		化学
31245-4	田鼠巴贝虫 Ab. IgM	任意浓度	时间点	血清	定量型		微生物学
31246-2	巴贝虫 Ab. IgG	任意浓度	时间点	血清	定量型		微生物学
31247-0	Barmah 森林病毒 Ab. IgG	任意浓度	时间点	血清	等级型		微生物学
31248-8	Barmah 森林病毒 Ab. IgM	任意浓度	时间点	血清	等级型		微生物学
31249-6	汉赛巴尔通体 Ab	任意浓度	时间点	血清	定量型		微生物学
31250-4	汉赛巴尔通体 Ab. IgG	任意浓度	时间点	脑脊液	定量型		微生物学
31251-2	汉赛巴尔通体 Ab. IgM	任意浓度	时间点	脑脊液	定量型		微生物学
3125-2	血管活性肠肽	质量浓度	时间点	血清/血浆	定量型		化学
31252-0	基底膜 Ab	任意浓度	时间点	血清	定量型		血清学
31253-8	基底膜 Ab. IgA	任意浓度	时间点	血清	等级型		血清学
31254-6	基底膜 Ab. IgG	任意浓度	时间点	血清	定量型		血清学
31255-3	基底膜 Ab. IgG	任意浓度	时间点	血清	等级型		血清学
31256-1	β2 糖蛋白 1 Ab	任意浓度	时间点	血清	等级型		血清学
31257-9	β 微管蛋白 Ab. IgG	任意浓度	时间点	血清	定量型		血清学
31258-7	β 微管蛋白 Ab. IgM	任意浓度	时间点	血清	定量型		血清学
31259-5	皮炎芽生菌 Ab	任意浓度	时间点	体液	等级型		微生物学
3126-0	加压素	质量浓度	时间点	血浆	定量型		化学
31260-3	蓝舌病毒 10 Ab	任意浓度	时间点	血清	定量型		微生物学
31261-1	蓝舌病毒 11 Ab	任意浓度	时间点	血清	定量型		微生物学
31262-9	蓝舌病毒 13 Ab	任意浓度	时间点	血清	定量型		微生物学
31263-7	蓝舌病毒 17 Ab	任意浓度	时间点	血清	定量型		微生物学
31264-5	蓝舌病毒 2 Ab	任意浓度	时间点	血清	定量型		微生物学
31265-2	鸟博德特氏菌 Ab	任意浓度	时间点	血清	定量型		微生物学
31266-0	百日咳杆菌 Ab	任意浓度	时间点	XXX	定量型		微生物学
31267-8	百日咳杆菌. 分泌型 Ab. IgA	任意浓度	时间点	XXX	等级型		微生物学
31268-6	博氏疏螺旋体 Ab. IgG	任意浓度	时间点	XXX	等级型		微生物学
31269-4	博氏疏螺旋体 Ab. IgM	任意浓度	时间点	体液	等级型		微生物学

LOINC代码	名称	属性	时间特征	系统	标尺类型	方法类型	分类
31270-2	牛腹泻病毒1 Ab	任意浓度	时间点	血清	定量型		微生物学
31271-0	牛腹泻病毒2 Ab	任意浓度	时间点	血清	定量型		微生物学
31272-8	牛腹泻病毒 Ab	任意浓度	时间点	血清	定量型		微生物学
31273-6	牛疱疹病毒1 Ab	任意浓度	时间点	血清	定量型		微生物学
31274-4	牛白血病病毒 Ab	任意浓度	时间点	血清	定量型		微生物学
31275-1	刷状缘 Ab	任意浓度	时间点	血清	等级型		血清学
31276-9	伯克氏菌 Ab. IgG	任意浓度	时间点	XXX	定量型		微生物学
31277-7	伯克氏菌 Ab. IgM	任意浓度	时间点	XXX	定量型		微生物学
3127-8	粘度	粘度、粘稠度	时间点	体液	定量型		标本特性
31278-5	胎儿弯曲菌 Ab	任意浓度	时间点	血清	定量型		微生物学
31279-3	空肠弯曲杆菌 Ab	任意浓度	时间点	血清	定量型		微生物学
31280-1	金丝雀血清蛋白 Ab	任意浓度	时间点	血清	等级型		变态反应
31281-9	癌症相关性视网膜病变Ab	任意浓度	时间点	血清	等级型		血清学
31282-7	犬腺病毒1 Ab	任意浓度	时间点	血清	等级型		微生物学
31283-5	犬冠状病毒 Ab	任意浓度	时间点	血清	等级型		微生物学
31284-3	犬瘟热病毒 Ab	任意浓度	时间点	血清	定量型		微生物学
31285-0	犬瘟热病毒 Ab	任意浓度	时间点	血清	等级型		微生物学
3128-6	粘度	粘度、粘稠度	时间点	血清	定量型		标本特性
31286-8	犬细小病毒 Ab	任意浓度	时间点	血清	定量型		微生物学
31287-6	犬细小病毒 Ab	任意浓度	时间点	大便	等级型		微生物学
31288-4	犬细小病毒 Ab. IgG	任意浓度	时间点	血清	定量型		微生物学
31289-2	犬细小病毒 Ab. IgM	任意浓度	时间点	血清	定量型		微生物学
312-9	赖氨甲四环素	药物敏感度	时间点	分离物	定量或等级型	琼脂扩散	抗生素敏感性
31290-0	着丝点 Ab. IgG	任意浓度	时间点	血清	定量型		血清学
31291-8	鸡血清 Ab	任意浓度	时间点	血清	等级型		变态反应
31292-6	衣原体 Ab	任意浓度	时间点	脑脊液	定量型		微生物学
31293-4	沙眼衣原体 Ab. IgA	任意浓度	时间点	血清	定量型		微生物学
3129-4	甲萘醌	质量浓度	时间点	血清/血浆	定量型		化学
31294-2	沙眼衣原体B Ab. IgA	任意浓度	时间点	血清	定量型		微生物学
31295-9	沙眼衣原体B Ab. IgM	任意浓度	时间点	血清	定量型		微生物学
31296-7	沙眼衣原体D＋K Ab. IgA	任意浓度	时间点	血清	定量型		微生物学
31297-5	沙眼衣原体D＋K Ab. IgG	任意浓度	时间点	血清	定量型		微生物学
31298-3	沙眼衣原体D＋K Ab. IgM	任意浓度	时间点	血清	定量型		微生物学
31299-1	肺炎衣原体 Ab. IgA	任意浓度	时间点	脑脊液	定量型		微生物学
31300-7	肺炎衣原体 Ab. IgA	任意浓度	时间点	血清	定量型		微生物学
31301-5	肺炎衣原体 Ab. IgG	任意浓度	时间点	脑脊液	定量型		微生物学
3130-2	玻璃体结合蛋白	质量浓度	时间点	血浆	定量型		化学
31302-3	肺炎衣原体 Ab. IgG	任意浓度	时间点	血清	定量型		微生物学
31303-1	肺炎衣原体 Ab. IgM	任意浓度	时间点	脑脊液	定量型		微生物学
31304-9	肺炎衣原体 Ab. IgM	任意浓度	时间点	血清	定量型		微生物学
31305-6	鹦鹉热嗜衣原体 Ab. IgA	任意浓度	时间点	脑脊液	定量型		微生物学
31306-4	鹦鹉热嗜衣原体 Ab. IgA	任意浓度	时间点	血清	定量型		微生物学
31307-2	鹦鹉热嗜衣原体 Ab. IgG	任意浓度	时间点	脑脊液	定量型		微生物学
31308-0	艰难梭菌 Ab	任意浓度	时间点	血清	定量型		微生物学

LOINC 代码	名称	属性	时间特征	系统	标尺类型	方法类型	分类
31309-8	粗球孢子菌 Ab	任意浓度	时间点	体液	等级型		微生物学
3131-0	黄嘌呤	质量浓度	时间点	血清	定量型		化学
31310-6	鸡尾鹦鹉粪 Ab	任意浓度	时间点	血清	等级型		变态反应
31311-4	1 期贝氏柯克斯体 Ab	任意浓度	时间点	血清	定量型		微生物学
31312-2	1 期贝氏柯克斯体 Ab. IgA	任意浓度	时间点	血清	定量型		微生物学
31313-0	2 期贝氏柯克斯体 Ab	任意浓度	时间点	血清	定量型		微生物学
31314-8	2 期贝氏柯克斯体 Ab. IgG	任意浓度	时间点	血清	等级型		微生物学
31315-5	2 期贝氏柯克斯体 Ab. IgM	任意浓度	时间点	血清	等级型		微生物学
31316-3	2 期贝氏柯克斯体 Ab. IgA	任意浓度	时间点	血清	定量型		微生物学
31317-1	柯萨奇病毒 A10 Ab	任意浓度	时间点	体液	定量型		微生物学
31318-9	柯萨奇病毒 A16 Ab	任意浓度	时间点	体液	定量型		微生物学
31319-7	柯萨奇病毒 A7 Ab	任意浓度	时间点	脑脊液	定量型		微生物学
31320-5	柯萨奇病毒 A7 Ab	任意浓度	时间点	体液	定量型		微生物学
31321-3	柯萨奇病毒 A9 Ab	任意浓度	时间点	脑脊液	定量型		微生物学
31322-1	柯萨奇病毒 A9 Ab	任意浓度	时间点	体液	定量型		微生物学
31323-9	柯萨奇病毒 B1 Ab	任意浓度	时间点	脑脊液	定量型		微生物学
31324-7	柯萨奇病毒 B1 Ab	任意浓度	时间点	体液	定量型		微生物学
31325-4	柯萨奇病毒 B2 Ab	任意浓度	时间点	脑脊液	定量型		微生物学
31326-2	柯萨奇病毒 B2 Ab	任意浓度	时间点	体液	定量型		微生物学
31327-0	柯萨奇病毒 B3 Ab	任意浓度	时间点	脑脊液	定量型		微生物学
3132-8	黄嘌呤	质量浓度	时间点	尿液	定量型		化学
31328-8	柯萨奇病毒 B3 Ab	任意浓度	时间点	体液	定量型		微生物学
31329-6	柯萨奇病毒 B4 Ab	任意浓度	时间点	脑脊液	定量型		微生物学
31330-4	柯萨奇病毒 B4 Ab	任意浓度	时间点	体液	定量型		微生物学
31331-2	柯萨奇病毒 B5 Ab	任意浓度	时间点	脑脊液	定量型		微生物学
31332-0	柯萨奇病毒 B5 Ab	任意浓度	时间点	体液	定量型		微生物学
31333-8	柯萨奇病毒 B6 Ab	任意浓度	时间点	脑脊液	定量型		微生物学
31334-6	柯萨奇病毒 B6 Ab	任意浓度	时间点	体液	定量型		微生物学
31335-3	隐球菌 Ab	任意浓度	时间点	血清	定量型		微生物学
3133-6	黄尿酸	质量浓度	时间点	尿液	定量型		化学
31336-1	皮质隐子座菌 Ab	任意浓度	时间点	血清	等级型		微生物学
31337-9	细胞毒性百分比反应 Ab	任意浓度	时间点	血清	等级型		血液学/细胞分类计数
31338-7	登革热病毒 1 Ab	任意浓度	时间点	血清	定量型		微生物学
31339-5	登革热病毒 2 Ab	任意浓度	时间点	血清	定量型		微生物学
31340-3	登革热病毒 3 Ab	任意浓度	时间点	血清	定量型		微生物学
31341-1	登革热病毒 4 Ab	任意浓度	时间点	血清	定量型		微生物学
31342-9	登革热病毒 Ab	任意浓度	时间点	XXX	定量型		微生物学
31343-7	登革热病毒 Ab	任意浓度	时间点	XXX	等级型		微生物学
3134-4	木糖	质量浓度	时间点	全血	定量型		化学
31344-5	双唾液酸神经节苷脂 GD1a Ab	任意浓度	时间点	血清	定量型		血清学
31345-2	双唾液酸神经节苷脂 GD1b Ab	任意浓度	时间点	血清	定量型		血清学
31346-0	双唾液酸神经节苷脂 GD1b Ab. IgG	任意浓度	时间点	血清	定量型		血清学
31347-8	双唾液酸神经节苷脂 GD1b Ab. IgM	任意浓度	时间点	血清	定量型		血清学
31348-6	双链 DNA Ab	任意浓度	时间点	血清	等级型		血清学

LOINC 代码	名称	属性	时间特征	系统	标尺类型	方法类型	分类
31349-4	东方马脑脊髓炎病毒 Ab	任意浓度	时间点	血清	定量型		微生物学
31350-2	埃柯病毒 11 Ab	任意浓度	时间点	血清	等级型		微生物学
3135-1	木糖	质量浓度	时间点	尿液	定量型		化学
31351-0	埃柯病毒 30 Ab	任意浓度	时间点	脑脊液	定量型		微生物学
31352-8	埃柯病毒 30 Ab	任意浓度	时间点	体液	定量型		微生物学
31353-6	埃柯病毒 30 Ab	任意浓度	时间点	血清	等级型		微生物学
31354-4	埃柯病毒 4 Ab	任意浓度	时间点	脑脊液	定量型		微生物学
31355-1	埃柯病毒 4 Ab	任意浓度	时间点	体液	定量型		微生物学
31356-9	埃柯病毒 4 Ab	任意浓度	时间点	血清	等级型		微生物学
31357-7	埃柯病毒 7 Ab	任意浓度	时间点	血清	等级型		微生物学
31358-5	埃柯病毒 9 Ab	任意浓度	时间点	脑脊液	定量型		微生物学
31359-3	埃柯病毒 9 Ab	任意浓度	时间点	体液	定量型		微生物学
31360-1	埃柯病毒 9 Ab	任意浓度	时间点	血清	等级型		微生物学
31361-9	犬埃立克体 Ab	任意浓度	时间点	血清	定量型		微生物学
31362-7	查非埃立克体 Ab. IgM	任意浓度	时间点	血清	定量型		微生物学
31363-5	嗜吞噬无形体 Ab	任意浓度	时间点	血清	定量型		微生物学
31364-3	脑心肌炎病毒 Ab	任意浓度	时间点	血清	定量型		微生物学
31365-0	肌内膜 Ab	任意浓度	时间点	血清	等级型		血清学
31366-8	肌内膜 Ab. IgA	任意浓度	时间点	血清	定量型		血清学
31367-6	肠道病毒 NOS Ab	任意浓度	时间点	血清	定量型		微生物学
31368-4	表皮 Ab	任意浓度	时间点	血清	定量型		血清学
3136-9	木酮糖	质量浓度	时间点	血清	定量型		化学
31369-2	EB 病毒衣壳 Ab. IgA	任意浓度	时间点	血清	定量型		微生物学
313-7	赖氨甲四环素	药物敏感度	时间点	分离物＋血清	等级型	测序分型	抗生素敏感性
31370-0	EB 病毒衣壳 Ab. IgM	任意浓度	时间点	脑脊液	定量型		微生物学
31371-8	EB 病毒早期 Ab. IgG	任意浓度	时间点	脑脊液	定量型		微生物学
31372-6	EB 病毒细胞核 Ab	任意浓度	时间点	血清	定量型		微生物学
31373-4	EB 病毒细胞核 Ab. IgG	任意浓度	时间点	脑脊液	定量型		微生物学
31374-2	EB 病毒细胞核 Ab. IgG	任意浓度	时间点	血清	定量型		微生物学
31375-9	EB 病毒细胞核 Ab. IgM	任意浓度	时间点	血清	定量型		微生物学
31376-7	马动脉炎病毒 Ab	任意浓度	时间点	血清	定量型		微生物学
3137-7	身高	长度	时间点	病人	定量型	测量的	身高. 原子型
31377-5	马疱疹病毒 1 Ab	任意浓度	时间点	血清	定量型		微生物学
31378-3	马疱疹病毒 1＋4 Ab	任意浓度	时间点	血清	定量型		微生物学
31379-1	马流感病毒 A1 Ab	任意浓度	时间点	血清	定量型		微生物学
31380-9	马流感病毒 A2 Ab	任意浓度	时间点	血清	定量型		微生物学
31381-7	大肠杆菌毒素 1 Ab	任意浓度	时间点	大便	定量型		微生物学
31382-5	大肠杆菌毒素 2 Ab	任意浓度	时间点	大便	定量型		微生物学
31383-3	欧洲森林脑炎病毒 Ab	任意浓度	时间点	血清	定量型		微生物学
31384-1	猫科杯状病毒 Ab	任意浓度	时间点	血清	定量型		微生物学
3138-5	身高	长度	时间点	病人	定量型	说明	身高. 原子型
31385-8	猫科冠状病毒 Ab	任意浓度	时间点	血清	定量型		微生物学
31386-6	猫科疱疹病毒 1 Ab	任意浓度	时间点	血清	等级型		微生物学
31387-4	猫科疱疹病毒 Ab	任意浓度	时间点	血清	定量型		微生物学
31388-2	猫科免疫缺陷病毒 Ab	任意浓度	时间点	血清	定量型		微生物学
31389-0	猫科白血病病毒 Ab	任意浓度	时间点	血清	定量型		微生物学
31390-8	猫科传染性粒细胞缺乏症病毒 Ab	任意浓度	时间点	血清	定量型		微生物学

LOINC代码	名称	属性	时间特征	系统	标尺类型	方法类型	分类
31391-6	猫科传染性粒细胞缺乏症病毒 Ab. IgG	任意浓度	时间点	血清	定量型		微生物学
31392-4	猫科传染性粒细胞缺乏症病毒 Ab. IgM	任意浓度	时间点	血清	定量型		微生物学
3139-3	体表	面积	时间点	病人	定量型	测量的	体表面积.原子型
31393-2	猫科疱疹病毒 1 Ab	任意浓度	时间点	血清	定量型		微生物学
31394-0	猫科合胞病毒 Ab	任意浓度	时间点	血清	定量型		微生物学
31395-7	纤丝病毒 Ab	任意浓度	时间点	血清	定量型		微生物学
31396-5	土拉弗氏菌 Ab	任意浓度	时间点	血清	定量型		微生物学
31397-3	神经节苷脂 GD1a Ab. IgG	任意浓度	时间点	血清	定量型		血清学
31398-1	神经节苷脂 GD1a Ab. IgM	任意浓度	时间点	脑脊液	定量型		血清学
31399-9	神经节苷脂 GD1a Ab. IgM	任意浓度	时间点	血清	定量型		血清学
31400-5	神经节苷脂 GD1b Ab	任意浓度	时间点	血清	等级型		血清学
3140-1	体表	面积	时间点	病人	定量型	衍生	体表面积.原子型
31401-3	神经节苷脂 GD1b Ab. IgG	任意浓度	时间点	脑脊液	定量型		血清学
31402-1	神经节苷脂 GD1b Ab. IgG	任意浓度	时间点	血清	定量型		血清学
31403-9	神经节苷脂 GD1b Ab. IgM	任意浓度	时间点	血清	定量型		血清学
31404-7	神经节苷脂 GM1b Ab. IgG	任意浓度	时间点	血清	定量型		血清学
31405-4	神经节苷脂 GM1b Ab. IgM	任意浓度	时间点	血清	定量型		血清学
31406-2	肾小球基底膜 Ab. IgG	任意浓度	时间点	血清	定量型		血清学
31407-0	睡眠嗜血杆菌 Ab	任意浓度	时间点	血清	定量型		微生物学
31408-8	辛诺柏汉坦病毒 Ab. IgG	任意浓度	时间点	血清	定量型		微生物学
31409-6	辛诺柏汉坦病毒 Ab. IgM	任意浓度	时间点	血清	定量型		微生物学
31410-4	单纯疱疹病毒 1 Ab	任意浓度	时间点	脑脊液	定量型		微生物学
31411-2	单纯疱疹病毒 1＋2 Ab. IgG	任意浓度	时间点	血清	定量型		微生物学
31412-0	单纯疱疹病毒 2 Ab. IgM	任意浓度	时间点	体液	定量型		微生物学
31413-8	单纯疱疹病毒 Ab	任意浓度	时间点	脑脊液	定量型		微生物学
31414-6	疱疹病毒 6 Ab. IgG	任意浓度	时间点	脑脊液	定量型		微生物学
31415-3	疱疹病毒 6 Ab. IgM	任意浓度	时间点	脑脊液	定量型		微生物学
31416-1	疱疹病毒 7 Ab. IgG	任意浓度	时间点	血清	定量型		微生物学
31417-9	疱疹病毒 7 Ab. IgM	任意浓度	时间点	血清	定量型		微生物学
31418-7	嗜异性 Ab	任意浓度	时间点	血清	等级型		微生物学
3141-9	体重	质量	时间点	病人	定量型	测量的	体重.原子型
31419-5	嗜异性 Ab	任意浓度	时间点	关节液	等级型		微生物学
31420-3	高地J病毒 Ab	任意浓度	时间点	脑脊液	定量型		微生物学
31421-1	高地J病毒 Ab	任意浓度	时间点	血清	定量型		微生物学
31422-9	高地J病毒 Ab	任意浓度	时间点	XXX	定量型		微生物学
31423-7	组蛋白 Ab. IgG	任意浓度	时间点	血清	定量型		血清学

LOINC 代码	名称	属性	时间特征	系统	标尺类型	方法类型	分类
31424-5	组蛋白 H2a+H2b Ab	任意浓度	时间点	血清	等级型		血清学
31425-2	荚膜组织胞浆菌菌丝体 Ab	任意浓度	时间点	脑脊液	定量型		微生物学
31426-0	荚膜组织胞浆菌菌丝体 Ab	任意浓度	时间点	体液	定量型		微生物学
3142-7	体重	质量	时间点	病人	定量型	说明	体重.原子型
31427-8	荚膜组织胞浆菌酵母 Ab	任意浓度	时间点	脑脊液	定量型		微生物学
31428-6	荚膜组织胞浆菌酵母 Ab	任意浓度	时间点	体液	定量型		微生物学
31429-4	组织胞浆菌 Ab	任意浓度	时间点	血清	定量型		微生物学
31430-2	艾滋病毒 1 Ab. IgG	任意浓度	时间点	脑脊液	等级型		微生物学
31431-0	人 T 淋巴细胞白血病病毒 1+2 Ab. IgG	任意浓度	时间点	血清	等级型		微生物学
31432-8	人抗鼠 Ab	任意浓度	时间点	血清	定量型		血清学
31433-6	嗜吞噬无形体 Ab. IgG	任意浓度	时间点	血清	定量型		微生物学
31434-4	嗜吞噬无形体 Ab. IgM	任意浓度	时间点	血清	定量型		微生物学
3143-5	供者与病人的关系	类型	时间点		名义型		临床
31435-1	透明质酸酶 Ab	任意浓度	时间点	血清	定量型		微生物学
31436-9	传染性粘液囊病病毒 Ab	任意浓度	时间点	血清	定量型		微生物学
31437-7	甲型流感病毒 Ab. IgG	任意浓度	时间点	血清	定量型		微生物学
31438-5	甲型流感病毒 Ab. IgM	任意浓度	时间点	血清	定量型		微生物学
31439-3	胰岛素受体 Ab	任意浓度	时间点	血清	定量型		血清学
31440-1	闰盘 Ab	任意浓度	时间点	血清	定量型		血清学
31441-9	细胞间质 Ab	任意浓度	时间点	血清	定量型		血清学
31442-7	干扰素. β 1 Ab	任意浓度	时间点	血清/血浆	定量型		血清学
3144-3	月经周期持续时间. 末次	时间（如秒数）	时间点	病人	定量或等级型	说明	产科学/妇科学
31443-5	内因子阻断型 Ab	任意浓度	时间点	血清	定量型		化学
31444-3	内因子阻断型 Ab	任意浓度	时间点	血清	等级型		化学
31445-0	内因子阻断型 Ab. IgG	任意浓度	时间点	血清	定量型		化学
31446-8	詹姆士城峡谷病毒 Ab	任意浓度	时间点	血清	定量型		微生物学
31447-6	Jo-1 可提取核 Ab	任意浓度	时间点	血清	定量型		血清学
31448-4	拉克罗斯病毒 Ab	任意浓度	时间点	脑脊液	定量型		微生物学
31449-2	拉克罗斯病毒 Ab	任意浓度	时间点	XXX	等级型		微生物学
314-5	甲氯环素	药物敏感度	时间点	分离物	定量型	最小致死浓度	抗生素敏感性
3145-0	月经周期开始. 末次	时间戳、时间标记	时间点	病人	定量型	说明	产科学/妇科学
31450-0	拉克罗斯病毒 Ab. IgG	任意浓度	时间点	脑脊液	定量型		微生物学
31451-8	拉克罗斯病毒 Ab. IgM	任意浓度	时间点	脑脊液	定量型		微生物学
31452-6	拉沙病毒 Ab. IgG	任意浓度	时间点	血清	定量型		微生物学
31453-4	拉沙病毒 Ab. IgM	任意浓度	时间点	血清	定量型		微生物学
31454-2	嗜肺军团菌 1 Ab	任意浓度	时间点	血清	定量型		微生物学
31455-9	嗜肺军团菌 1 Ab. IgG	任意浓度	时间点	血清	定量型		微生物学
31456-7	嗜肺军团菌 1 Ab. IgM	任意浓度	时间点	脑脊液	定量型		微生物学
31457-5	嗜肺军团菌 2 Ab	任意浓度	时间点	血清	定量型		微生物学
31458-3	嗜肺军团菌 2 Ab. IgG	任意浓度	时间点	血清	定量型		微生物学
31459-1	嗜肺军团菌 3 Ab	任意浓度	时间点	血清	定量型		微生物学
31460-9	嗜肺军团菌 3 Ab. IgG	任意浓度	时间点	血清	定量型		微生物学
31461-7	嗜肺军团菌 4 Ab	任意浓度	时间点	血清	定量型		微生物学

LOINC 代码	名称	属性	时间特征	系统	标尺类型	方法类型	分类
31462-5	嗜肺军团菌 4 Ab. IgG	任意浓度	时间点	血清	定量型		微生物学
31463-3	嗜肺军团菌 5 Ab	任意浓度	时间点	血清	定量型		微生物学
31464-1	嗜肺军团菌 5 Ab. IgG	任意浓度	时间点	血清	定量型		微生物学
31465-8	嗜肺军团菌 6 Ab	任意浓度	时间点	血清	定量型		微生物学
31466-6	嗜肺军团菌 6 Ab. IgG	任意浓度	时间点	血清	定量型		微生物学
31467-4	嗜肺军团菌 6 Ab. IgM	任意浓度	时间点	血清	定量型		微生物学
3146-8	月经状况	类型	时间点	病人	名义型	说明	产科学/妇科学
31468-2	嗜肺军团菌 7 Ab	任意浓度	时间点	血清	定量型		微生物学
31469-0	嗜肺军团菌 8 Ab	任意浓度	时间点	血清	定量型		微生物学
31470-8	嗜肺军团菌 9 Ab	任意浓度	时间点	血清	定量型		微生物学
31471-6	嗜肺军团菌 Ab	任意浓度	时间点	血清	定量型		微生物学
31472-4	嗜肺军团菌 Ab. IgM	任意浓度	时间点	血清	定量型		微生物学
31473-2	非典型嗜肺军团菌 Ab	任意浓度	时间点	血清	定量型		微生物学
31474-0	军团菌 sp Ab. IgM	任意浓度	时间点	血清	定量型		微生物学
31475-7	杜氏利什曼原虫 Ab	任意浓度	时间点	血清	定量型		微生物学
3147-6	氧	压力或压强（局部性）	时间点	呼出气体	定量型		化学
31476-5	波氏钩端螺旋体血清型 Sejroe Ab	任意浓度	时间点	血清	定量型		微生物学
31477-3	问号钩端螺旋体血清型 Bratislava Ab	任意浓度	时间点	血清	定量型		微生物学
31478-1	问号钩端螺旋体血清型 Canicola Ab	任意浓度	时间点	血清	定量型		微生物学
31479-9	问号钩端螺旋体血清型 Grippotyphosa Ab	任意浓度	时间点	血清	定量型		微生物学
31480-7	问号钩端螺旋体血清型 Hardjo Ab	任意浓度	时间点	血清	定量型		微生物学
31481-5	问号钩端螺旋体血清型出血性黄疸 Ab	任意浓度	时间点	血清	定量型		微生物学
31482-3	问号钩端螺旋体血清型 Pomona Ab	任意浓度	时间点	血清	定量型		微生物学
31483-1	钩端螺旋体 sp Ab	任意浓度	时间点	血清	定量型		微生物学
3148-4	氧	压力或压强（局部性）	时间点	气体	定量型		化学
31484-9	钩端螺旋体 sp Ab. IgG	任意浓度	时间点	脑脊液	定量型		微生物学
31485-6	钩端螺旋体 sp Ab. IgG	任意浓度	时间点	血清	定量型		微生物学
31486-4	钩端螺旋体 sp Ab. IgM	任意浓度	时间点	脑脊液	定量型		微生物学
31487-2	钩端螺旋体 sp Ab. IgM	任意浓度	时间点	血清	定量型		微生物学
31488-0	李斯特菌 sp Ab	任意浓度	时间点	脑脊液	定量型		微生物学
31489-8	结节性皮肤病病毒 Ab	任意浓度	时间点	血清	定量型		微生物学
31490-6	红斑狼疮脱氧核蛋白 Ab. IgG	任意浓度	时间点	血清	定量型		血清学
31491-4	淋巴细胞性脉络丛脑膜炎病毒 Ab	任意浓度	时间点	脑脊液	定量型		微生物学
3149-2	氧	压力或压强（局部性）	时间点	吸入气体	定量型		化学
31492-2	淋巴细胞性脉络丛脑膜炎病毒 Ab. IgG	任意浓度	时间点	脑脊液	定量型		微生物学
31493-0	淋巴细胞性脉络丛脑膜炎病毒 Ab. IgG	任意浓度	时间点	血清	定量型		微生物学
31494-8	淋巴细胞性脉络丛脑膜炎病毒 Ab. IgM	任意浓度	时间点	脑脊液	定量型		微生物学

LOINC 代码	名称	属性	时间特征	系统	标尺类型	方法类型	分类
31495-5	淋巴细胞性脉络丛脑膜炎病毒 Ab. IgM	任意浓度	时间点	血清	定量型		微生物学
31496-3	单唾液酸神经节苷脂 GM1 Ab	任意浓度	时间点	血清	定量型		血清学
31497-1	单唾液酸神经节苷脂 GM1 Ab	任意浓度	时间点	血清	等级型		血清学
31498-9	单唾液酸神经节苷脂 GM1 Ab. IgA	任意浓度	时间点	血清	定量型		血清学
31499-7	单唾液酸神经节苷脂 GM1 Ab. IgG	任意浓度	时间点	血清	定量型		血清学
31-5	氨苄西林+舒巴坦	药物敏感度	时间点	分离物	定量型	最小致死浓度	抗生素敏感性
3150-0	吸入的氧	容积分数	时间点	吸入气体	定量型		临床
31500-2	单唾液酸神经节苷脂 GM1 Ab. IgG+IgM	任意浓度	时间点	血清	定量型		血清学
31501-0	单唾液酸神经节苷脂 GM1 Ab. IgG+IgM	任意浓度	时间点	血清	等级型		血清学
31502-8	单唾液酸神经节苷脂 GM1 Ab. IgM	任意浓度	时间点	血清	定量型		血清学
31503-6	腮腺炎病毒 Ab	任意浓度	时间点	血清	等级型		微生物学
31504-4	腮腺炎病毒可溶性 Ab	任意浓度	时间点	脑脊液	定量型		微生物学
31505-1	腮腺炎病毒可溶性 Ab	任意浓度	时间点	血清	定量型		微生物学
31506-9	腮腺炎病毒病毒性 Ab	任意浓度	时间点	脑脊液	定量型		微生物学
31507-7	腮腺炎病毒病毒性 Ab	任意浓度	时间点	血清	定量型		微生物学
31508-5	山羊支原体亚种山羊肺炎 Ab	任意浓度	时间点	全血	等级型		微生物学
31509-3	山羊支原体亚种山羊肺炎 Ab	任意浓度	时间点	血清	定量型		微生物学
31510-1	山羊支原体亚种山羊肺炎 Ab	任意浓度	时间点	血清	等级型		微生物学
31511-9	鸡败血支原体 Ab	任意浓度	时间点	血清	定量型		微生物学
31512-7	人支原体 Ab	任意浓度	时间点	血清	定量型		微生物学
31513-5	猪肺炎支原体 Ab	任意浓度	时间点	血清	等级型		微生物学
31514-3	蕈状支原体亚种蕈状大菌落 Ab	任意浓度	时间点	血清	等级型		微生物学
31515-0	肺炎支原体 Ab. IgA	任意浓度	时间点	血清	等级型		微生物学
31516-8	肺炎支原体 Ab. IgM	任意浓度	时间点	脑脊液	定量型		微生物学
31517-6	支原体 sp Ab	任意浓度	时间点	血清	定量型		微生物学
3151-8	吸入的氧	容积速率	时间点	吸入气体	定量型		临床
31518-4	关节液支原体 Ab	任意浓度	时间点	血清	定量型		微生物学
31519-2	髓磷脂相关糖蛋白 Ab	任意浓度	时间点	脑脊液	等级型		血清学
315-2	甲氯环素	药物敏感度	时间点	分离物	定量或等级型	最小抑制浓度	抗生素敏感性
31520-0	髓磷脂相关糖蛋白 Ab	任意浓度	时间点	血清	定量型		血清学
31521-8	髓磷脂相关糖蛋白 Ab	任意浓度	时间点	血清	等级型		血清学
31522-6	髓磷脂相关糖蛋白 Ab. IgM	任意浓度	时间点	血清	等级型		血清学
31523-4	粘液瘤病毒 Ab	任意浓度	时间点	血清	定量型		微生物学
31524-2	内罗毕羊病病毒 Ab	任意浓度	时间点	血清	定量型		微生物学

LOINC 代码	名称	属性	时间特征	系统	标尺类型	方法类型	分类
31525-9	淋病奈瑟菌 Ab	任意浓度	时间点	脑脊液	定量型		微生物学
3152-6	氧吸入机理	类型	时间点	剂量	名义型		临床
31526-7	脑膜炎奈瑟菌 A Ab. IgG	任意浓度	时间点	血清	定量型		微生物学
31527-5	脑膜炎奈瑟菌 C Ab. IgG	任意浓度	时间点	血清	定量型		微生物学
31528-3	脑膜炎奈瑟菌 Y Ab	任意浓度	时间点	XXX	定量型		微生物学
31529-1	犬新孢子虫 Ab	任意浓度	时间点	血清	定量型		微生物学
31530-9	神经元 Ab	任意浓度	时间点	脑脊液	定量型		血清学
31531-7	神经元 Ab	任意浓度	时间点	脑脊液	等级型		血清学
31532-5	神经元 Ab	任意浓度	时间点	血清	定量型		血清学
31533-3	神经元 Ab	任意浓度	时间点	血清	等级型		血清学
3153-4	标本重量	质量	24 小时	XXX	定量型		标本特性
31534-1	神经元 Ab. IgG	任意浓度	时间点	体液	等级型		血清学
31535-8	神经元细胞核 Ab	任意浓度	时间点	血清	定量型		血清学
31536-6	神经元细胞核 Ab. IgG	任意浓度	时间点	血清	定量型		血清学
31537-4	神经元细胞核类型 1 Ab	任意浓度	时间点	脑脊液	定量型		血清学
31538-2	神经元细胞核类型 2 Ab	任意浓度	时间点	脑脊液	定量型		血清学
31539-0	神经元细胞核类型 2 Ab	任意浓度	时间点	血清	等级型		血清学
31540-8	细胞核 Ab	任意浓度	时间点	体液	定量型		血清学
31541-6	细胞核 Ab	任意浓度	时间点	心包液	定量型		血清学
3154-2	标本重量	质量	时间点	XXX	定量型		标本特性
31542-4	细胞核 Ab	任意浓度	时间点	胸水	定量型		血清学
31543-2	细胞核 Ab	任意浓度	时间点	腹腔液	定量型		血清学
31544-0	细胞核 Ab	任意浓度	时间点	关节液	定量型		血清学
31545-7	细胞核 Ab. IgG	任意浓度	时间点	血清	等级型		血清学
31546-5	卵巢 Ab. IgG	任意浓度	时间点	血清	定量型		血清学
31547-3	胰岛细胞 Ab	任意浓度	时间点	血清	等级型		血清学
31548-1	副流感病毒 1 Ab	任意浓度	时间点	体液	定量型		微生物学
31549-9	副流感病毒 1 Ab. IgM	任意浓度	时间点	血清	定量型		微生物学
31550-7	副流感病毒 2 Ab	任意浓度	时间点	体液	定量型		微生物学
31551-5	副流感病毒 2 Ab. IgM	任意浓度	时间点	血清	定量型		微生物学
31552-3	副流感病毒 3 Ab	任意浓度	时间点	体液	定量型		微生物学
31553-1	副流感病毒 3 Ab. IgG	任意浓度	时间点	血清	定量型		微生物学
31554-9	副流感病毒 3 Ab. IgM	任意浓度	时间点	血清	定量型		微生物学
31555-6	副流感病毒 Ab	任意浓度	时间点	血清	定量型		微生物学
31556-4	壁细胞 Ab. IgG	任意浓度	时间点	血清	等级型		血清学
31557-2	细小病毒 B19 Ab. IgG	任意浓度	时间点	脑脊液	定量型		微生物学
31558-0	细小病毒 B19 Ab. IgM	任意浓度	时间点	脑脊液	定量型		微生物学
3155-9	标本积聚	质量	时间点	XXX	定量型		标本特性
31559-8	出血败血性巴斯德菌 Ab	任意浓度	时间点	血清	定量型		微生物学
31560-6	牛瘟病毒 Ab	任意浓度	时间点	血清	定量型		微生物学
31561-4	磷脂 Ab. IgA	任意浓度	时间点	血清	定量型		凝血功能检查
31562-2	PM-SCL 可提取核 Ab	任意浓度	时间点	血清	定量型		血清学
31563-0	PM-SCL 可提取核 Ab	任意浓度	时间点	血清	等级型		血清学
31564-8	脊髓灰质炎病毒 1 Ab	任意浓度	时间点	脑脊液	定量型		微生物学
31565-5	脊髓灰质炎病毒 1 Ab	任意浓度	时间点	体液	定量型		微生物学
31566-3	脊髓灰质炎病毒 2 Ab	任意浓度	时间点	脑脊液	定量型		微生物学
3156-7	标本体积	容积、体积	时间点	羊水	定量型		标本特性
31567-1	脊髓灰质炎病毒 2 Ab	任意浓度	时间点	体液	定量型		微生物学
31568-9	脊髓灰质炎病毒 3 Ab	任意浓度	时间点	脑脊液	定量型		微生物学

LOINC 代码	名称	属性	时间特征	系统	标尺类型	方法类型	分类
31569-7	脊髓灰质炎病毒 3 Ab	任意浓度	时间点	体液	定量型		微生物学
31570-5	猪流感病毒 A Ab	任意浓度	时间点	血清	定量型		微生物学
31571-3	猪细小病毒 Ab	任意浓度	时间点	血清	定量型		微生物学
31572-1	猪生殖与呼吸综合征病毒 Ab	任意浓度	时间点	血清	定量型		微生物学
31573-9	波瓦桑病毒 Ab. IgG	任意浓度	时间点	血清	定量型		微生物学
31574-7	波瓦桑病毒 Ab. IgG	任意浓度	时间点	XXX	定量型		微生物学
3157-5	标本体积	容积、体积	时间点	全血	定量型		标本特性
31575-4	波瓦桑病毒 Ab. IgM	任意浓度	时间点	血清	定量型		微生物学
31576-2	波瓦桑病毒 Ab. IgM	任意浓度	时间点	XXX	定量型		微生物学
31577-0	假狂犬病病毒 Ab	任意浓度	时间点	血清	定量型		微生物学
31578-8	芽霉菌 sp Ab	任意浓度	时间点	血清	等级型		变态反应
31579-6	浦肯野细胞 Ab	任意浓度	时间点	脑脊液	定量型		血清学
31580-4	浦肯野细胞 Ab. IgG	任意浓度	时间点	血清	定量型		血清学
31581-2	呼肠病毒 Ab	任意浓度	时间点	脑脊液	定量型		微生物学
31582-0	呼肠病毒 Ab	任意浓度	时间点	体液	定量型		微生物学
3158-3	标本体积	质量速率	24 小时	体液	定量型		标本特性
31583-8	呼吸道合胞病毒 Ab. IgG	任意浓度	时间点	脑脊液	定量型		微生物学
31584-6	网硬蛋白 Ab. IgG	任意浓度	时间点	血清	定量型		血清学
31585-3	网硬蛋白 Ab. IgG	任意浓度	时间点	血清	等级型		血清学
31586-1	马红球菌 Ab	任意浓度	时间点	血清	定量型		微生物学
31587-9	马红球菌 Ab	任意浓度	时间点	血清	等级型		微生物学
31588-7	核糖核蛋白可提取核 Ab. IgG	任意浓度	时间点	血清	定量型		血清学
31589-5	核糖体 Ab	任意浓度	时间点	血清	定量型		血清学
31590-3	核糖体 Ab	任意浓度	时间点	血清	等级型		血清学
3159-1	标本体积	容积、体积	时间点	血浆	定量型		标本特性
31591-1	核糖体 P Ab	任意浓度	时间点	血清	定量型		血清学
31592-9	核糖体 P Ab	任意浓度	时间点	血清	等级型		血清学
31593-7	立克次体（变形菌 OX19）Ab	任意浓度	时间点	血清	定量型		微生物学
31594-5	立克次体（变形菌 OXK）Ab	任意浓度	时间点	血清	定量型		微生物学
31595-2	螨立克次体 Ab	任意浓度	时间点	血清	定量型		微生物学
31596-0	澳洲立克次体 Ab	任意浓度	时间点	血清	定量型		微生物学
31597-8	康氏立克次体 Ab	任意浓度	时间点	血清	定量型		微生物学
31598-6	弗诺立克次体 Ab	任意浓度	时间点	血清	定量型		微生物学
31599-4	普氏立克次体 Ab. IgG	任意浓度	时间点	血清	定量型		微生物学
316-0	甲氯环素	药物敏感度	时间点	分离物	定量或等级型	琼脂扩散	抗生素敏感性
31600-0	普氏立克次体 Ab. IgM	任意浓度	时间点	血清	定量型		微生物学
31601-8	斑疹热立克次体群 Ab. IgM	任意浓度	时间点	脑脊液	定量型		微生物学
31602-6	斑疹伤寒立克次体群 Ab. IgM	任意浓度	时间点	脑脊液	定量型		微生物学
31603-4	立克次氏立克次体 Ab	任意浓度	时间点	血清	定量型		微生物学
31604-2	立克次氏立克次体 Ab	任意浓度	时间点	血清	等级型		微生物学
31605-9	西伯利亚立克次体 Ab	任意浓度	时间点	血清	定量型		微生物学
31606-7	恙虫病东方体 Ab. IgG	任意浓度	时间点	血清	定量型		微生物学

LOINC 代码	名称	属性	时间特征	系统	标尺类型	方法类型	分类
31607-5	恙虫病东方体 Gilliam Ab	任意浓度	时间点	血清	定量型		微生物学
31608-3	恙虫病东方体 Karp Ab	任意浓度	时间点	血清	定量型		微生物学
3160-9	标本体积	容积、体积	时间点	精液	定量型		生育能力
31609-1	恙虫病东方体 Kato Ab	任意浓度	时间点	血清	定量型		微生物学
31610-9	恙虫病东方体 Litchfield Ab	任意浓度	时间点	血清	定量型		微生物学
31611-7	伤寒立克次体 Ab. IgM	任意浓度	时间点	体液	定量型		微生物学
31612-5	立夫特山谷热病毒 Ab	任意浓度	时间点	血清	定量型		微生物学
31613-3	牛瘟麻疹病毒 Ab	任意浓度	时间点	血清	定量型		微生物学
31614-1	罗斯河病毒 Ab. IgG	任意浓度	时间点	血清	等级型		微生物学
31615-8	罗斯河病毒 Ab. IgM	任意浓度	时间点	血清	等级型		微生物学
31616-6	风疹病毒 Ab. IgM	任意浓度	时间点	血清	等级型		微生物学
3161-7	标本体积	容积速率	24 小时	唾液	定量型		标本特性
31617-4	圣路易脑炎病毒 Ab	任意浓度	时间点	XXX	定量型		微生物学
31618-2	副伤寒沙门菌 B H Ab	任意浓度	时间点	血清	定量型		微生物学
31619-0	副伤寒沙门菌 B O Ab	任意浓度	时间点	血清	定量型		微生物学
31620-8	鸡瘟沙门菌 Ab	任意浓度	时间点	血清	定量型		微生物学
31621-6	伤寒沙门菌 H D Ab	任意浓度	时间点	血清	定量型		微生物学
31622-4	伤寒沙门菌 O D Ab	任意浓度	时间点	血清	定量型		微生物学
31623-2	鼠伤寒沙门菌 Ab	任意浓度	时间点	血清	定量型		微生物学
31624-0	裂体吸虫 sp Ab. IgG	任意浓度	时间点	脑脊液	定量型		微生物学
3162-5	标本体积	质量速率	24 小时	大便	定量型		标本特性
31625-7	舍格伦综合征-a 可提取核 Ab. IgG	任意浓度	时间点	血清	等级型		血清学
31626-5	舍格伦综合征-b 可提取核 Ab. IgG	任意浓度	时间点	血清	等级型		血清学
31627-3	Smith 可提取核 Ab	任意浓度	时间点	血清	等级型		血清学
31628-1	Smith 可提取核 Ab＋核糖核蛋白可提取核 Ab	任意浓度	时间点	血清	等级型		血清学
31629-9	平滑肌 Ab	任意浓度	时间点	血清	定量型		血清学
31630-7	精子 Ab	任意浓度	时间点	宫颈粘液	等级型		生育能力
31631-5	精子 Ab	任意浓度	时间点	血清	等级型		生育能力
31632-3	精子 Ab	任意浓度	时间点	精液	等级型		生育能力
3163-3	标本体积	容积、体积	72 小时	大便	定量型		标本特性
31633-1	申氏孢子丝菌 Ab	任意浓度	时间点	脑脊液	定量型		微生物学
31634-9	纸葡萄穗霉 Ab. IgA	任意浓度	时间点	血清	定量型		变态反应
31635-6	肺炎双球菌 1 Ab. IgG^第 1 份标本	任意浓度	时间点	血清	定量型		微生物学
31636-4	肺炎双球菌 14 Ab	任意浓度	时间点	血清	定量型		微生物学
31637-2	肺炎双球菌 23 Ab. IgG^第 1 份标本	任意浓度	时间点	血清	定量型		微生物学
31638-0	肺炎双球菌 23 Ab. IgG^第 2 份标本	任意浓度	时间点	血清	定量型		微生物学
31639-8	肺炎双球菌 26 Ab. IgG^第 2 份标本	任意浓度	时间点	血清	定量型		微生物学
31640-6	肺炎双球菌 3 Ab	任意浓度	时间点	血清	定量型		微生物学
3164-1	标本体积	容积速率	24 小时	大便	定量型		标本特性
31641-4	肺炎双球菌 3 Ab. IgG^第 1 份标本	任意浓度	时间点	血清	定量型		微生物学

LOINC 代码	名称	属性	时间特征	系统	标尺类型	方法类型	分类
31642-2	肺炎双球菌 3 Ab. IgG ^ 第 2 份标本	任意浓度	时间点	血清	定量型		微生物学
31643-0	肺炎双球菌 4 Ab. IgG ^ 第 1 份标本	任意浓度	时间点	血清	定量型		微生物学
31644-8	肺炎双球菌 4 Ab. IgG ^ 第 2 份标本	任意浓度	时间点	血清	定量型		微生物学
31645-5	肺炎双球菌 51 Ab. IgG ^ 第 1 份标本	任意浓度	时间点	血清	定量型		微生物学
31646-3	肺炎双球菌 51 Ab. IgG ^ 第 2 份标本	任意浓度	时间点	血清	定量型		微生物学
31647-1	肺炎双球菌 56 Ab. IgG ^ 第 1 份标本	任意浓度	时间点	血清	定量型		微生物学
31648-9	肺炎双球菌 6 Ab. IgG	任意浓度	时间点	血清	定量型		微生物学
31649-7	肺炎双球菌 6 Ab^第 2 份标本	任意浓度	时间点	血清	定量型		微生物学
31650-5	肺炎双球菌 68 Ab. IgG	任意浓度	时间点	血清	定量型		微生物学
31651-3	肺炎双球菌 6a+6b Ab	任意浓度	时间点	血清	定量型		微生物学
31652-1	肺炎双球菌 6a+6b Ab ^ 第 1 份标本	任意浓度	时间点	血清	定量型		微生物学
31653-9	肺炎双球菌 8 Ab. IgG ^ 第 1 份标本	任意浓度	时间点	血清	定量型		微生物学
31654-7	肺炎双球菌 8 Ab. IgG ^ 第 2 份标本	任意浓度	时间点	血清	定量型		微生物学
31655-4	肺炎双球菌 9 Ab	任意浓度	时间点	血清	定量型		微生物学
31656-2	肺炎双球菌 9 Ab. IgG ^ 第 1 份标本	任意浓度	时间点	血清	定量型		微生物学
31657-0	肺炎双球菌 9 Ab. IgG ^ 第 2 份标本	任意浓度	时间点	血清	定量型		微生物学
3165-8	标本体积	容积速率	72 小时	大便	定量型		标本特性
31658-8	化脓性链球菌酶 Ab	任意浓度	时间点	血清	定量型		微生物学
31659-6	横纹肌 Ab	任意浓度	时间点	血清	定量型		血清学
31660-4	横纹肌 Ab. IgG	任意浓度	时间点	血清	定量型		血清学
31661-2	硫酸盐-3-葡萄糖醛酸基对红细胞糖苷脂 Ab	任意浓度	时间点	血清	等级型		血清学
31662-0	硫酸盐-3-葡萄糖醛酸基对红细胞糖苷脂 Ab	任意浓度	时间点	血清	定量型		血清学
31663-8	硫酸盐-3-葡萄糖醛酸基对红细胞糖苷酯 Ab. IgM	任意浓度	时间点	脑脊液	等级型		血清学
31664-6	硫酸盐-3-葡萄糖醛酸基对红细胞糖苷酯 Ab. IgM	任意浓度	时间点	脑脊液	定量型		血清学
31665-3	硫酸盐-3-葡萄糖醛酸基对红细胞糖苷酯 Ab. IgM	任意浓度	时间点	血清	等级型		血清学
3166-6	标本体积	容积速率	24 小时	汗	定量型		标本特性
31666-1	硫酸盐-3-葡萄糖醛酸基对红细胞糖苷酯 Ab. IgM	任意浓度	时间点	血清	定量型		血清学
31667-9	硫苷脂 Ab	任意浓度	时间点	血清	等级型		血清学
31668-7	硫苷脂 Ab	任意浓度	时间点	血清	定量型		血清学
31669-5	硫苷脂 Ab. IgG	任意浓度	时间点	血清	定量型		血清学
31670-3	硫苷脂 Ab. IgG	任意浓度	时间点	血清	等级型		血清学

LOINC 代码	名称	属性	时间特征	系统	标尺类型	方法类型	分类
31671-1	硫苷脂 Ab. IgM	任意浓度	时间点	血清	定量型		血清学
31672-9	马生殖器泰勒菌 Ab	任意浓度	时间点	血清	定量型		微生物学
31673-7	磷壁酸 Ab	任意浓度	时间点	血清	定量型		微生物学
3167-4	标本体积	容积、体积	24 小时	尿液	定量型		标本特性
31674-5	四唾液酸神经节苷脂 GQ1b Ab	任意浓度	时间点	血清	定量型		血清学
31675-2	四唾液酸神经节苷脂 GQ1b Ab	任意浓度	时间点	血清	等级型		血清学
31676-0	四唾液酸神经节苷脂 GQ1b Ab. IgG	任意浓度	时间点	脑脊液	定量型		血清学
31677-8	四唾液酸神经节苷脂 GQ1b Ab. IgG	任意浓度	时间点	脑脊液	等级型		血清学
31678-6	四唾液酸神经节苷脂 GQ1b Ab. IgG	任意浓度	时间点	血清	定量型		血清学
31679-4	四唾液酸神经节苷脂 GQ1b Ab. IgG	任意浓度	时间点	血清	等级型		血清学
31680-2	环状泰累尔梨浆虫 Ab	任意浓度	时间点	血清	定量型		微生物学
31681-0	突变泰累尔梨浆虫 Ab	任意浓度	时间点	血清	定量型		微生物学
3168-2	标本体积	容积速率	24 小时	尿液	定量型		标本特性
31682-8	小泰累尔梨浆虫 Ab	任意浓度	时间点	血清	定量型		微生物学
31683-6	高温放线菌 sp Ab. IgG	任意浓度	时间点	血清	定量型		微生物学
31684-4	鼠弓形体 Ab. IgG	任意浓度	时间点	脑脊液	定量型		微生物学
31685-1	鼠弓形体 Ab. IgG	任意浓度	时间点	脑脊液	等级型		微生物学
31686-9	传染性肠胃炎病毒 Ab	任意浓度	时间点	血清	定量型		微生物学
31687-7	旋毛虫 sp Ab. IgM	任意浓度	时间点	血清	定量型		微生物学
31688-5	特里费塔图斯病毒 Ab	任意浓度	时间点	脑脊液	定量型		微生物学
31689-3	特里费塔图斯病毒 Ab	任意浓度	时间点	血清	定量型		微生物学
3169-0	标本体积	容积、体积	时间点	XXX	定量型		标本特性
31690-1	特里费塔图斯病毒 Ab	任意浓度	时间点	XXX	定量型		微生物学
31691-9	克氏锥虫 Ab. IgG	任意浓度	时间点	XXX	定量型		微生物学
31692-7	马媾疫锥虫 Ab	任意浓度	时间点	血清	定量型		微生物学
31693-5	未经确认的可提取核 Ab	任意浓度	时间点	血清	等级型		血清学
31694-3	水痘-带状疱疹病毒 Ab	任意浓度	时间点	脑脊液	定量型		微生物学
31695-0	水痘-带状疱疹病毒 Ab. IgM	任意浓度	时间点	脑脊液	定量型		微生物学
31696-8	水疱性口炎病毒印第安纳株 Ab	任意浓度	时间点	血清	定量型		微生物学
31697-6	水疱性口炎病毒新泽西株 Ab	任意浓度	时间点	血清	定量型		微生物学
31698-4	霍乱弧菌 Ab	任意浓度	时间点	血清	定量型		微生物学
31699-2	病毒性出血性疾病病毒 Ab	任意浓度	时间点	血清	定量型		微生物学
31700-8	西尼罗河病毒 Ab	任意浓度	时间点	XXX	定量型		微生物学
31701-6	西尼罗河病毒 Ab. IgG	任意浓度	时间点	血清	等级型		微生物学
31702-4	西尼罗河病毒 Ab. IgG	任意浓度	时间点	XXX	等级型		微生物学
31703-2	西尼罗河病毒 Ab. IgM	任意浓度	时间点	脑脊液	等级型		微生物学
31704-0	西尼罗河病毒 Ab. IgM	任意浓度	时间点	血清	等级型		微生物学
31705-7	西方马脑炎病毒 Ab	任意浓度	时间点	脑脊液	定量型		微生物学
31706-5	西方马脑炎病毒 Ab. IgG	任意浓度	时间点	脑脊液	定量型		微生物学

LOINC 代码	名称	属性	时间特征	系统	标尺类型	方法类型	分类
31707-3	小肠结肠炎耶尔森菌 o5 Ab	任意浓度	时间点	XXX	定量型		微生物学
3170-8	标本体积	容积速率	24 小时	XXX	定量型		标本特性
31708-1	小肠结肠炎耶尔森菌 Ab	任意浓度	时间点	血清	定量型		微生物学
31709-9	腺病毒 40+41 Ag	任意浓度	时间点	大便	等级型		微生物学
31710-7	腺病毒 Ag	任意浓度	时间点	结膜	等级型		微生物学
31711-5	腺病毒 Ag	任意浓度	时间点	大便	等级型		微生物学
31712-3	腺病毒 Ag	任意浓度	时间点	咽喉	等级型		微生物学
31713-1	腺病毒 Ag	任意浓度	时间点	尿液	等级型		微生物学
31714-9	腺病毒 Ag	任意浓度	时间点	XXX	等级型		微生物学
31715-6	非洲马病病毒 Ag	任意浓度	时间点	XXX	等级型		微生物学
3171-6	标本. 干重	质量速率	72 小时	大便	定量型		标本特性
31716-4	猪疣病病毒 Ag	任意浓度	时间点	XXX	等级型		微生物学
31717-2	狷羚疱疹病毒 1 Ag	任意浓度	时间点	XXX	等级型		微生物学
31718-0	星形病毒 Ag	任意浓度	时间点	大便	等级型		微生物学
31719-8	传染性支气管炎病毒 Ag	任意浓度	时间点	XXX	等级型		微生物学
31720-6	禽传染性喉气管炎病毒 Ag	任意浓度	时间点	肺组织	等级型		微生物学
31721-4	禽传染性喉气管炎病毒 Ag	任意浓度	时间点	气管	等级型		微生物学
31722-2	禽传染性喉气管炎病毒 Ag	任意浓度	时间点	XXX	等级型		微生物学
31723-0	禽类白细胞增生病毒 Ag	任意浓度	时间点	卵黄	定量型		微生物学
3172-4	时间^锻炼后	时间（如秒数）	时间点	病人	定量型		临床
31724-8	禽类白细胞增生病毒 Ag	任意浓度	时间点	血清	定量型		微生物学
31725-5	禽副粘病毒 1 Ag	任意浓度	时间点	XXX	等级型		微生物学
31726-3	炭疽杆菌 Ag	任意浓度	时间点	XXX	等级型		微生物学
31727-1	脆弱类杆菌 Ag	任意浓度	时间点	XXX	等级型		微生物学
31728-9	产黑色素类杆菌 Ag	任意浓度	时间点	XXX	等级型		微生物学
31729-7	膀胱肿瘤 Ag	任意浓度	时间点	尿液	等级型		血清学
31730-5	膀胱肿瘤 Ag	任意浓度	时间点	尿液	定量型		血清学
31731-3	皮炎芽生菌 Ag	任意浓度	时间点	血清	等级型		微生物学
3173-2	表面诱导的凝血	时间（如秒数）	时间点	全血	定量型	凝集反应	凝血功能检查
31732-1	蓝舌病毒 Ag	任意浓度	时间点	XXX	等级型		微生物学
31733-9	边境病病毒 Ag	任意浓度	时间点	全血	等级型		微生物学
31734-7	边境病病毒 Ag	任意浓度	时间点	XXX	等级型		微生物学
31735-4	支气管败血性博德特氏菌 Ag	任意浓度	时间点	XXX	等级型		微生物学
31736-2	副百日咳博德特菌 Ag	任意浓度	时间点	XXX	等级型		微生物学
31737-0	百日咳杆菌 Ag	任意浓度	时间点	XXX	等级型		微生物学
31738-8	博氏疏螺旋体 Ag	任意浓度	时间点	XXX	等级型		微生物学
31739-6	包柔氏螺旋体 Ag	任意浓度	时间点	XXX	等级型		微生物学
3174-0	抗凝血酶	任意浓度	时间点	贫血小板血浆	定量型	显色	凝血功能检查
31740-4	牛腹泻病毒 Ag	任意浓度	时间点	全血	等级型		微生物学
31741-2	牛腹泻病毒 Ag	任意浓度	时间点	鼻	等级型		微生物学
31742-0	牛腹泻病毒 Ag	任意浓度	时间点	大便	等级型		微生物学
31743-8	牛腹泻病毒 Ag	任意浓度	时间点	XXX	等级型		微生物学
31744-6	牛疱疹病毒 1 Ag	任意浓度	时间点	生殖器	等级型		微生物学

LOINC 代码	名称	属性	时间特征	系统	标尺类型	方法类型	分类
31745-3	牛疱疹病毒 1 Ag	任意浓度	时间点	鼻	等级型		微生物学
31746-1	牛疱疹病毒 1 Ag	任意浓度	时间点	XXX	等级型		微生物学
31747-9	牛疱疹病毒 1 Ag	任意浓度	时间点	XXX	定量型		微生物学
31748-7	牛疱疹病毒 2 Ag	任意浓度	时间点	渗出物	等级型		微生物学
31749-5	牛疱疹病毒 4 Ag	任意浓度	时间点	体液	等级型		微生物学
31750-3	牛内耳 Ag	任意浓度	时间点	血清/血浆	等级型		血清学
31751-1	牛呼吸道合胞病毒 Ag	任意浓度	时间点	肺脏	等级型		微生物学
31752-9	牛病毒性腹泻病毒 Ag	任意浓度	时间点	全血	等级型		微生物学
31753-7	布鲁氏杆菌 Ag	任意浓度	时间点	阴道	等级型		微生物学
31754-5	布鲁氏杆菌 Ag	任意浓度	时间点	胎盘	等级型		微生物学
31755-2	胎儿弯曲菌 Ag	任意浓度	时间点	外阴液体	等级型		微生物学
31756-0	胎儿弯曲菌 Ag	任意浓度	时间点	XXX	等级型		微生物学
3175-7	抗凝血酶 Ag	任意浓度	时间点	贫血小板血浆	定量型	免疫学	凝血功能检查
31757-8	金丝雀痘病毒 Ag	任意浓度	时间点	血清	等级型		微生物学
31758-6	白色念珠菌 Ag	任意浓度	时间点	血清	等级型		微生物学
31759-4	白色念珠菌 Ag	任意浓度	时间点	血清	定量型		微生物学
31760-2	念珠菌 Ag	任意浓度	时间点	血清	定量型		微生物学
31761-0	犬细小病毒 Ag	任意浓度	时间点	大便	等级型		微生物学
31762-8	山羊痘病毒 Ag	任意浓度	时间点	XXX	等级型		微生物学
31763-6	衣原体 Ag	任意浓度	时间点	结膜	等级型		微生物学
31764-4	衣原体 Ag	任意浓度	时间点	体液	等级型		微生物学
3176-5	抗凝血酶	摩尔浓度	时间点	贫血小板血浆	定量型	显色	凝血功能检查
31765-1	衣原体 Ag	任意浓度	时间点	生殖器	等级型		微生物学
31766-9	衣原体 Ag	任意浓度	时间点	大便	等级型		微生物学
31767-7	衣原体 Ag	任意浓度	时间点	XXX	等级型		微生物学
31768-5	沙眼衣原体 Ag	任意浓度	时间点	全血	等级型		微生物学
31769-3	沙眼衣原体 Ag	任意浓度	时间点	结膜	等级型		微生物学
31770-1	沙眼衣原体 Ag	任意浓度	时间点	脑脊液	等级型		微生物学
31771-9	沙眼衣原体 Ag	任意浓度	时间点	子宫颈	等级型		微生物学
31772-7	沙眼衣原体 Ag	任意浓度	时间点	阴道	等级型		微生物学
3177-3	抗凝血酶 Ag	摩尔浓度	时间点	贫血小板血浆	定量型	免疫学	凝血功能检查
31773-5	沙眼衣原体 Ag	任意浓度	时间点	阴茎	等级型		微生物学
31774-3	沙眼衣原体 Ag	任意浓度	时间点	大便	等级型		微生物学
31775-0	沙眼衣原体 Ag	任意浓度	时间点	尿沉渣	等级型		微生物学
31776-8	沙眼衣原体 Ag	任意浓度	时间点	尿道	等级型		微生物学
31777-6	沙眼衣原体 Ag	任意浓度	时间点	XXX	等级型		微生物学
31778-4	肺炎衣原体 Ag	任意浓度	时间点	XXX	等级型		微生物学
31779-2	鹦鹉热嗜衣原体 Ag	任意浓度	时间点	生殖器	等级型		微生物学
317-8	甲氯环素	药物敏感度	时间点	分离物＋血清	等级型	测序分型	抗生素敏感性
31780-0	鹦鹉热嗜衣原体 Ag	任意浓度	时间点	XXX	等级型		微生物学
3178-1	出血时间	时间（如秒数）	时间点	病人	定量型	杜克	凝血功能检查
31781-8	经典猪瘟病毒 Ag	任意浓度	时间点	XXX	等级型		微生物学
31782-6	粗球孢子菌 Ag	任意浓度	时间点	分离物	等级型		微生物学
31783-4	贝氏柯克斯体 Ag	任意浓度	时间点	胎盘	等级型		微生物学
31784-2	贝氏柯克斯体 Ag	任意浓度	时间点	XXX	等级型		微生物学

LOINC 代码	名称	属性	时间特征	系统	标尺类型	方法类型	分类
31785-9	新型隐球菌 Ag	任意浓度	时间点	脑脊液	定量型		微生物学
31786-7	新型隐球菌 Ag	任意浓度	时间点	血清	定量型		微生物学
31787-5	新型隐球菌 Ag	任意浓度	时间点	XXX	定量型		微生物学
31788-3	隐球菌 Ag	任意浓度	时间点	脑脊液	等级型		微生物学
31789-1	隐球菌 Ag	任意浓度	时间点	脑脊液	定量型		微生物学
31790-9	隐球菌 Ag	任意浓度	时间点	血清	等级型		微生物学
31791-7	隐球菌 Ag	任意浓度	时间点	血清	定量型		微生物学
31792-5	隐球菌 Ag	任意浓度	时间点	XXX	定量型		微生物学
31793-3	隐孢子虫 Ag	任意浓度	时间点	大便	定量型		微生物学
31794-1	隐孢子虫 Ag	任意浓度	时间点	XXX	等级型		微生物学
31795-8	巨细胞病毒 Ag	任意浓度	时间点	血清	等级型		微生物学
31796-6	巨细胞病毒 Ag	任意浓度	时间点	尿液	等级型		微生物学
31797-4	巨细胞病毒 Ag	任意浓度	时间点	XXX	等级型		微生物学
31798-2	登革热病毒 Ag	任意浓度	时间点	血清	等级型		微生物学
3179-9	出血时间	时间（如秒数）	时间点	病人	定量型	Ivy 法	凝血功能检查
31799-0	登革热病毒 Ag	任意浓度	时间点	XXX	等级型		微生物学
31800-6	刚果嗜皮菌 Ag	任意浓度	时间点	渗出物	等级型		微生物学
31801-4	犬恶丝虫 Ag	任意浓度	时间点	血清	等级型		微生物学
31802-2	鸭肠炎病毒 Ag	任意浓度	时间点	XXX	等级型		微生物学
31803-0	鸭肝炎病毒 1 Ag	任意浓度	时间点	XXX	等级型		微生物学
31804-8	鸭肝炎病毒 2 Ag	任意浓度	时间点	XXX	等级型		微生物学
31805-5	鸭肝炎病毒 3 Ag	任意浓度	时间点	XXX	等级型		微生物学
31806-3	东方马脑炎病毒 Ag	任意浓度	时间点	大脑	等级型		微生物学
3180-7	心磷脂 Ab	任意浓度	时间点	血清	定量型	酶免疫分析	凝血功能检查
31807-1	东方马脑炎病毒 Ag	任意浓度	时间点	血清	等级型		微生物学
31808-9	东方马脑炎病毒 Ag	任意浓度	时间点	XXX	等级型		微生物学
31809-7	棘球绦虫 Ag	任意浓度	时间点	大便	等级型		微生物学
31810-5	溶组织内阿米巴 Ag	任意浓度	时间点	血清	定量型		微生物学
31811-3	溶组织内阿米巴 Ag	任意浓度	时间点	大便	定量型		微生物学
31812-1	溶组织内阿米巴 Ag	任意浓度	时间点	XXX	定量型		微生物学
31813-9	兽疫流行性出血病病毒 Ag	任意浓度	时间点	肺脏	等级型		微生物学
31814-7	马腺病毒 Ag	任意浓度	时间点	肺脏	等级型		微生物学
3181-5	心磷脂 Ab. IgG	任意浓度	时间点	血清	定量型	酶免疫分析	凝血功能检查
31815-4	马动脉炎病毒 Ag	任意浓度	时间点	XXX	等级型		微生物学
31816-2	马疱疹病毒 1 Ag	任意浓度	时间点	气管拭子	等级型		微生物学
31817-0	马疱疹病毒 1 Ag	任意浓度	时间点	XXX	等级型		微生物学
31818-8	马疱疹病毒 1＋4 Ag	任意浓度	时间点	体液	等级型		微生物学
31819-6	马疱疹病毒 4 Ag	任意浓度	时间点	XXX	等级型		微生物学
31820-4	马传染性贫血病毒 Ag	任意浓度	时间点	XXX	等级型		微生物学
31821-2	马流感病毒 A1 Ag	任意浓度	时间点	XXX	定量型		微生物学
31822-0	马流感病毒 A2 Ag	任意浓度	时间点	XXX	定量型		微生物学
3182-3	心磷脂 Ab. IgM	任意浓度	时间点	血清	定量型	酶免疫分析	凝血功能检查
31823-8	马流感病毒 Ag	任意浓度	时间点	鼻	等级型		微生物学
31824-6	大肠杆菌 K1 Ag	任意浓度	时间点	脑脊液	等级型		微生物学
31825-3	大肠杆菌 K1 Ag	任意浓度	时间点	XXX	等级型		微生物学
31826-1	猫科传染性腹膜炎病毒 Ag	任意浓度	时间点	小肠组织	等级型		微生物学
31827-9	口蹄疫病毒 Ag	任意浓度	时间点	咽喉	等级型		微生物学

LOINC 代码	名称	属性	时间特征	系统	标尺类型	方法类型	分类
31828-7	土拉弗氏菌 Ag	任意浓度	时间点	血清	等级型		微生物学
31829-5	土拉弗氏菌 Ag	任意浓度	时间点	XXX	等级型		微生物学
31830-3	蓝氏贾第鞭毛虫 Ag	任意浓度	时间点	大便	等级型		微生物学
3183-1	凝血时间	时间（如秒数）	时间点	全血	定量型	Lee White 凝固时间（凝血时间）	凝血功能检查
31831-1	蓝氏贾第鞭毛虫 Ag^第 2 份标本	任意浓度	时间点	大便	等级型		微生物学
31832-9	蓝氏贾第鞭毛虫 Ag^第 3 份标本	任意浓度	时间点	大便	等级型		微生物学
31833-7	流感嗜血杆菌 A Ag	任意浓度	时间点	XXX	等级型		微生物学
31834-5	流感嗜血杆菌 B Ag	任意浓度	时间点	XXX	等级型		微生物学
31835-2	流感嗜血杆菌 C Ag	任意浓度	时间点	脑脊液	等级型		微生物学
31836-0	流感嗜血杆菌 C Ag	任意浓度	时间点	XXX	等级型		微生物学
31837-8	流感嗜血杆菌 D Ag	任意浓度	时间点	脑脊液	等级型		微生物学
31838-6	流感嗜血杆菌 D Ag	任意浓度	时间点	XXX	等级型		微生物学
31839-4	流感嗜血杆菌 E Ag	任意浓度	时间点	脑脊液	等级型		微生物学
31840-2	流感嗜血杆菌 E Ag	任意浓度	时间点	XXX	等级型		微生物学
31841-0	流感嗜血杆菌 F Ag	任意浓度	时间点	脑脊液	等级型		微生物学
31842-8	流感嗜血杆菌 F Ag	任意浓度	时间点	XXX	等级型		微生物学
31843-6	幽门螺杆菌 Ag	任意浓度	时间点	大便	等级型		微生物学
31844-4	乙型肝炎病毒 Little e Ag	任意浓度	时间点	血清	等级型		微生物学
31845-1	乙型肝炎病毒 Little e Ag	任意浓度	时间点	血清	定量型		微生物学
31846-9	单纯疱疹病毒 1 Ag	任意浓度	时间点	生殖器	等级型		微生物学
31847-7	单纯疱疹病毒 1 Ag	任意浓度	时间点	皮肤	等级型		微生物学
31848-5	单纯疱疹病毒 1 Ag	任意浓度	时间点	XXX	等级型		微生物学
3184-9	凝血活化	时间（如秒数）	时间点	全血	定量型	凝集反应	凝血功能检查
31849-3	单纯疱疹病毒 2 Ag	任意浓度	时间点	生殖器	等级型		微生物学
31850-1	单纯疱疹病毒 2 Ag	任意浓度	时间点	皮肤	等级型		微生物学
31851-9	单纯疱疹病毒 2 Ag	任意浓度	时间点	XXX	等级型		微生物学
31852-7	单纯疱疹病毒 Ag	任意浓度	时间点	生殖器	等级型		微生物学
31853-5	单纯疱疹病毒 Ag	任意浓度	时间点	血清	等级型		微生物学
31854-3	单纯疱疹病毒 Ag	任意浓度	时间点	皮肤	等级型		微生物学
31855-0	荚膜组织胞浆菌 Ag	任意浓度	时间点	血清	定量型		微生物学
3185-6	凝血因子Ⅸ抑制剂	任意浓度	时间点	贫血小板血浆	定量型	凝集反应	凝血功能检查
31856-8	荚膜组织胞浆菌 Ag	任意浓度	时间点	尿液	定量型		微生物学
31857-6	传染性粘液囊病病毒 Ag	任意浓度	时间点	XXX	等级型		微生物学
31858-4	甲型流感病毒 Ag	任意浓度	时间点	咽喉	等级型		微生物学
31859-2	甲型流感病毒 Ag	任意浓度	时间点	XXX	等级型		微生物学
318-6	甲烯土霉素	药物敏感度	时间点	分离物	定量型	最小致死浓度	抗生素敏感性
31860-0	甲型＋乙型流感病毒 Ag	任意浓度	时间点	咽喉	等级型		微生物学
31861-8	甲型＋乙型＋丙型流感病毒 Ag	任意浓度	时间点	咽喉	等级型		微生物学
31862-6	甲型＋乙型＋丙型流感病毒 Ag	任意浓度	时间点	XXX	等级型		微生物学
31863-4	乙型流感病毒 Ag	任意浓度	时间点	咽喉	等级型		微生物学
3186-4	凝血因子Ⅸ激活的活性	任意浓度	时间点	贫血小板血浆	定量型	凝集反应	凝血功能检查

LOINC 代码	名称	属性	时间特征	系统	标尺类型	方法类型	分类
31864-2	乙型流感病毒 Ag	任意浓度	时间点	XXX	等级型		微生物学
31865-9	丙型流感病毒 Ag	任意浓度	时间点	XXX	等级型		微生物学
31866-7	日本脑炎病毒 Ag	任意浓度	时间点	XXX	等级型		微生物学
31867-5	拉沙病毒 Ag	任意浓度	时间点	血清	等级型		微生物学
31868-3	嗜肺军团菌 1 Ag	任意浓度	时间点	尿液	等级型		微生物学
31869-1	嗜肺军团菌 Ag	任意浓度	时间点	唾液	等级型		微生物学
31870-9	嗜肺军团菌 Ag	任意浓度	时间点	尿液	等级型		微生物学
31871-7	问号钩端螺旋体 Ag	任意浓度	时间点	XXX	等级型		微生物学
3187-2	凝血因子Ⅸ活性 实际值/正常值	相对时间	时间点	贫血小板血浆	定量型	凝集反应	凝血功能检查
31872-5	钩端螺旋体 sp Ag	任意浓度	时间点	尿液	等级型		微生物学
31873-3	鸟类淋巴瘤病毒 Ag	任意浓度	时间点	羽毛	等级型		微生物学
31874-1	鸟类淋巴瘤病毒 Ag	任意浓度	时间点	XXX	等级型		微生物学
31875-8	麻疹病毒 Ag	任意浓度	时间点	脑脊液	等级型		微生物学
31876-6	麻疹病毒 Ag	任意浓度	时间点	子宫颈	等级型		微生物学
31877-4	麻疹病毒 Ag	任意浓度	时间点	眼	等级型		微生物学
31878-2	麻疹病毒 Ag	任意浓度	时间点	阴道	等级型		微生物学
31879-0	麻疹病毒 Ag	任意浓度	时间点	鼻	等级型		微生物学
3188-0	凝血因子Ⅸ活性	任意浓度	时间点	贫血小板血浆	定量型	显色	凝血功能检查
31880-8	麻疹病毒 Ag	任意浓度	时间点	阴茎	等级型		微生物学
31881-6	麻疹病毒 Ag	任意浓度	时间点	血清/血浆	等级型		微生物学
31882-4	麻疹病毒 Ag	任意浓度	时间点	皮肤	等级型		微生物学
31883-2	麻疹病毒 Ag	任意浓度	时间点	唾液	等级型		微生物学
31884-0	麻疹病毒 Ag	任意浓度	时间点	咽喉	等级型		微生物学
31885-7	麻疹病毒 Ag	任意浓度	时间点	尿沉渣	等级型		微生物学
31886-5	麻疹病毒 Ag	任意浓度	时间点	尿道	等级型		微生物学
31887-3	麻疹病毒 Ag	任意浓度	时间点	XXX	等级型		微生物学
31888-1	腮腺炎病毒 Ag	任意浓度	时间点	脑脊液	等级型		微生物学
31889-9	腮腺炎病毒 Ag	任意浓度	时间点	子宫颈	等级型		微生物学
31890-7	腮腺炎病毒 Ag	任意浓度	时间点	眼	等级型		微生物学
31891-5	腮腺炎病毒 Ag	任意浓度	时间点	阴道	等级型		微生物学
31892-3	腮腺炎病毒 Ag	任意浓度	时间点	鼻	等级型		微生物学
31893-1	腮腺炎病毒 Ag	任意浓度	时间点	阴茎	等级型		微生物学
31894-9	腮腺炎病毒 Ag	任意浓度	时间点	血清	等级型		微生物学
31895-6	腮腺炎病毒 Ag	任意浓度	时间点	皮肤	等级型		微生物学
31896-4	腮腺炎病毒 Ag	任意浓度	时间点	唾液	等级型		微生物学
31897-2	腮腺炎病毒 Ag	任意浓度	时间点	咽喉	等级型		微生物学
3189-8	凝血因子Ⅸ Ag	任意浓度	时间点	贫血小板血浆	定量型	免疫学	凝血功能检查
31898-0	腮腺炎病毒 Ag	任意浓度	时间点	尿沉渣	等级型		微生物学
31899-8	腮腺炎病毒 Ag	任意浓度	时间点	尿道	等级型		微生物学
31900-4	腮腺炎病毒 Ag	任意浓度	时间点	XXX	等级型		微生物学
31901-2	鸡败血支原体 Ag	任意浓度	时间点	XXX	等级型		微生物学
31902-0	蕈状支原体亚种蕈状小菌落 Ag	任意浓度	时间点	XXX	等级型		微生物学
31903-8	粘液瘤病毒 Ag	任意浓度	时间点	XXX	等级型		微生物学
31904-6	内罗毕羊病病毒 Ag	任意浓度	时间点	XXX	等级型		微生物学
31905-3	淋病奈瑟菌 Ag	任意浓度	时间点	生殖器	等级型		微生物学

LOINC 代码	名称	属性	时间特征	系统	标尺类型	方法类型	分类
3190-6	凝血因子Ⅸ Ag 实际值/正常值	相对质量浓度	时间点	贫血小板血浆	定量型	免疫学	凝血功能检查
31906-1	淋病奈瑟菌 Ag	任意浓度	时间点	XXX	等级型		微生物学
31907-9	脑膜炎奈瑟菌 A Ag	任意浓度	时间点	脑脊液	等级型		微生物学
31908-7	脑膜炎奈瑟菌 A Ag	任意浓度	时间点	XXX	等级型		微生物学
31909-5	脑膜炎奈瑟菌 A＋C＋w135＋Y Ag	任意浓度	时间点	脑脊液	等级型		微生物学
31910-3	脑膜炎奈瑟菌 A＋C＋w135＋Y Ag	任意浓度	时间点	XXX	等级型		微生物学
31911-1	脑膜炎奈瑟菌 Ag	任意浓度	时间点	脑脊液	定量型		微生物学
31912-9	脑膜炎奈瑟菌 Ag	任意浓度	时间点	XXX	等级型		微生物学
31913-7	脑膜炎奈瑟菌 B Ag	任意浓度	时间点	XXX	等级型		微生物学
3191-4	凝血因子Ⅴ抑制剂	任意浓度	时间点	贫血小板血浆	定量型	凝集反应	凝血功能检查
31914-5	脑膜炎奈瑟菌 B＋大肠杆菌 K1 Ag	任意浓度	时间点	脑脊液	等级型		微生物学
31915-2	脑膜炎奈瑟菌 B＋大肠杆菌 K1 Ag	任意浓度	时间点	XXX	等级型		微生物学
31916-0	脑膜炎奈瑟菌 C Ag	任意浓度	时间点	脑脊液	等级型		微生物学
31917-8	脑膜炎奈瑟菌 C Ag	任意浓度	时间点	XXX	等级型		微生物学
31918-6	脑膜炎奈瑟菌 w135 Ag	任意浓度	时间点	脑脊液	等级型		微生物学
31919-4	脑膜炎奈瑟菌 w135 Ag	任意浓度	时间点	血清/血浆	等级型		微生物学
31920-2	脑膜炎奈瑟菌 w135 Ag	任意浓度	时间点	XXX	等级型		微生物学
31921-0	脑膜炎奈瑟菌 Y Ag	任意浓度	时间点	XXX	等级型		微生物学
3192-2	凝血因子Ⅴ激活的活性	任意浓度	时间点	贫血小板血浆	定量型	凝集反应	凝血功能检查
31922-8	羊进行性肺炎病毒 Ag	任意浓度	时间点	XXX	等级型		微生物学
31923-6	副流感病毒 1 Ag	任意浓度	时间点	咽喉	等级型		微生物学
31924-4	副流感病毒 1 Ag	任意浓度	时间点	XXX	等级型		微生物学
31925-1	副流感病毒 2 Ag	任意浓度	时间点	咽喉	等级型		微生物学
31926-9	副流感病毒 2 Ag	任意浓度	时间点	XXX	等级型		微生物学
31927-7	副流感病毒 3 Ag	任意浓度	时间点	咽喉	等级型		微生物学
31928-5	副流感病毒 3 Ag	任意浓度	时间点	XXX	等级型		微生物学
31929-3	副流感病毒 Ag	任意浓度	时间点	XXX	等级型		微生物学
3193-0	凝血因子Ⅴ活性 实际值/正常值	相对时间	时间点	贫血小板血浆	定量型	凝集反应	凝血功能检查
31930-1	出血败血性巴斯德菌 Ag	任意浓度	时间点	XXX	定量型		微生物学
31931-9	间日疟原虫 Ag	任意浓度	时间点	全血	定量型		微生物学
31932-7	金罗维氏肺孢子虫 Ag	任意浓度	时间点	全血	等级型		微生物学
31933-5	金罗维氏肺孢子虫 Ag	任意浓度	时间点	支气管	等级型		微生物学
31934-3	金罗维氏肺孢子虫 Ag	任意浓度	时间点	脑脊液	等级型		微生物学
31935-0	金罗维氏肺孢子虫 Ag	任意浓度	时间点	眼	等级型		微生物学
31936-8	金罗维氏肺孢子虫 Ag	任意浓度	时间点	鼻	等级型		微生物学
31937-6	金罗维氏肺孢子虫 Ag	任意浓度	时间点	血清	等级型		微生物学
31938-4	金罗维氏肺孢子虫 Ag	任意浓度	时间点	精液	等级型		微生物学
31939-2	金罗维氏肺孢子虫 Ag	任意浓度	时间点	唾液	等级型		微生物学
319-4	甲烯土霉素	药物敏感度	时间点	分离物	定量或等级型	最小抑制浓度	抗生素敏感性
31940-0	金罗维氏肺孢子虫 Ag	任意浓度	时间点	大便	等级型		微生物学

LOINC 代码	名称	属性	时间特征	系统	标尺类型	方法类型	分类
31941-8	金罗维氏肺孢子虫 Ag	任意浓度	时间点	咽喉	等级型		微生物学
31942-6	金罗维氏肺孢子虫 Ag	任意浓度	时间点	尿液	等级型		微生物学
31943-4	金罗维氏肺孢子虫 Ag	任意浓度	时间点	XXX	等级型		微生物学
31944-2	猪肠道病毒 Ag	任意浓度	时间点	XXX	等级型		微生物学
31945-9	假狂犬病病毒 Ag	任意浓度	时间点	XXX	等级型		微生物学
31946-7	狂犬病病毒 Ag	任意浓度	时间点	大脑	等级型		微生物学
31947-5	狂犬病病毒 Ag	任意浓度	时间点	XXX	等级型		微生物学
3194-8	凝血因子 V Ag	任意浓度	时间点	贫血小板血浆	定量型	免疫学	凝血功能检查
31948-3	狂犬病病毒 Ag	任意浓度	时间点	XXX	定量型		微生物学
31949-1	呼吸道合胞病毒 Ag	任意浓度	时间点	咽喉	等级型		微生物学
31950-9	呼吸道合胞病毒 Ag	任意浓度	时间点	XXX	等级型		微生物学
31951-7	立夫特山谷热病毒 Ag	任意浓度	时间点	XXX	等级型		微生物学
31952-5	牛瘟麻疹病毒 Ag	任意浓度	时间点	渗出物	等级型		微生物学
31953-3	牛瘟麻疹病毒 Ag	任意浓度	时间点	XXX	等级型		微生物学
31954-1	牛瘟麻疹病毒 Ag	任意浓度	时间点	XXX	定量型		微生物学
3195-5	凝血因子 V Ag 实际值/正常值	相对质量浓度	时间点	贫血小板血浆	定量型	免疫学	凝血功能检查
31955-8	风疹病毒 Ag	任意浓度	时间点	脑脊液	等级型		微生物学
31956-6	风疹病毒 Ag	任意浓度	时间点	子宫颈	等级型		微生物学
31957-4	风疹病毒 Ag	任意浓度	时间点	眼	等级型		微生物学
31958-2	风疹病毒 Ag	任意浓度	时间点	阴道	等级型		微生物学
31959-0	风疹病毒 Ag	任意浓度	时间点	鼻	等级型		微生物学
31960-8	风疹病毒 Ag	任意浓度	时间点	阴茎	等级型		微生物学
31961-6	风疹病毒 Ag	任意浓度	时间点	皮肤	等级型		微生物学
31962-4	风疹病毒 Ag	任意浓度	时间点	唾液	等级型		微生物学
3196-3	凝血因子Ⅷ抑制剂	任意浓度	时间点	贫血小板血浆	定量型	凝集反应	凝血功能检查
31963-2	风疹病毒 Ag	任意浓度	时间点	咽喉	等级型		微生物学
31964-0	风疹病毒 Ag	任意浓度	时间点	尿沉渣	等级型		微生物学
31965-7	风疹病毒 Ag	任意浓度	时间点	尿道	等级型		微生物学
31966-5	风疹病毒 Ag	任意浓度	时间点	XXX	等级型		微生物学
31967-3	无乳链球菌 Ag	任意浓度	时间点	咽喉	等级型		微生物学
31968-1	肺炎双球菌 Ag	任意浓度	时间点	唾液	等级型		微生物学
31969-9	肺炎双球菌 Ag	任意浓度	时间点	XXX	等级型		微生物学
31970-7	化脓性链球菌 Ag	任意浓度	时间点	血清	等级型		微生物学
3197-1	凝血因子Ⅶ激活的活性	任意浓度	时间点	贫血小板血浆	定量型	凝集反应	凝血功能检查
31971-5	化脓性链球菌 Ag	任意浓度	时间点	XXX	等级型		微生物学
31972-3	猪水泡病病毒 Ag	任意浓度	时间点	皮肤	等级型		微生物学
31973-1	猪水泡病病毒 Ag	任意浓度	时间点	XXX	等级型		微生物学
31974-9	水泡绦虫 Ag	任意浓度	时间点	大便	等级型		微生物学
31975-6	绦虫 sp Ag	任意浓度	时间点	大便	等级型		微生物学
31976-4	马生殖器泰勒菌 Ag	任意浓度	时间点	XXX	等级型		微生物学
31977-2	传染性肠胃炎病毒 Ag	任意浓度	时间点	XXX	等级型		微生物学
31978-0	阴道毛滴虫 Ag	任意浓度	时间点	生殖器	等级型		微生物学
31979-8	伊氏锥虫 Ag	任意浓度	时间点	全血	等级型		微生物学
31980-6	锥虫 sp Ag	任意浓度	时间点	全血	等级型		微生物学
31981-4	水痘-带状疱疹病毒 Ag	任意浓度	时间点	皮肤	等级型		微生物学

LOINC 代码	名称	属性	时间特征	系统	标尺类型	方法类型	分类
31982-2	水痘-带状疱疹病毒 Ag	任意浓度	时间点	XXX	等级型		微生物学
31983-0	委内瑞拉马脑炎病毒 Ag	任意浓度	时间点	血清	等级型		微生物学
31984-8	委内瑞拉马脑炎病毒 Ag	任意浓度	时间点	XXX	等级型		微生物学
31985-5	水疱性口炎病毒 Ag	任意浓度	时间点	皮肤	等级型		微生物学
31986-3	水疱性口炎病毒 Ag	任意浓度	时间点	咽喉	等级型		微生物学
31987-1	西方马脑炎病毒 Ag	任意浓度	时间点	血清	等级型		微生物学
31988-9	西方马脑炎病毒 Ag	任意浓度	时间点	XXX	等级型		微生物学
3198-9	凝血因子Ⅶ活性 实际值/正常值	相对时间	时间点	贫血小板血浆	定量型	凝集反应	凝血功能检查
31989-7	14-3-3 Ag	任意浓度	时间点	脑脊液	等级型		血清学
31990-5	14-3-3 Ag	任意浓度	时间点	脑脊液	定量型		血清学
31991-3	酰基肉毒碱	任意浓度	时间点	血清/血浆	等级型		化学
31992-1	醛固酮	质量浓度	24 小时	尿液	定量型		化学
31993-9	α-1-胎蛋白	任意浓度	时间点	血清/血浆	等级型		化学
31994-7	嗜碱粒细胞/100 白细胞	数量或计数分数	时间点	心包液	定量型	手工计数	血液学/细胞分类计数
31995-4	嗜碱粒细胞/100 白细胞	数量或计数分数	时间点	胸水	定量型	手工计数	血液学/细胞分类计数
31996-2	嗜碱粒细胞/100 白细胞	数量或计数分数	时间点	腹腔液	定量型	手工计数	血液学/细胞分类计数
3199-7	凝血因子Ⅶ活性	任意浓度	时间点	贫血小板血浆	定量型	显色	凝血功能检查
31997-0	生物素	任意浓度	时间点	全血	等级型		化学
31998-8	百日咳杆菌 Ab	任意浓度	时间点	血清	等级型		微生物学
31999-6	宽大管型	任意浓度	时间点	尿沉渣	等级型	光学显微镜检查	尿液分析
32000-2	儿茶酚胺	质量浓度	24 小时	尿液	定量型		化学
32001-0	衣原体 Ag	任意浓度	时间点	阴道	等级型	酶免疫分析	微生物学
32002-8	衣原体 Ag	任意浓度	时间点	阴茎	等级型	酶免疫分析	微生物学
3200-3	凝血因子Ⅶ活性 实际值/正常值	摩尔浓度比率	时间点	贫血小板血浆	定量型	凝集反应	凝血功能检查
32003-6	衣原体 Ag	任意浓度	时间点	腹腔液	等级型	酶免疫分析	微生物学
32004-4	衣原体 Ag	任意浓度	时间点	尿液	等级型	酶免疫分析	微生物学
32005-1	沙眼衣原体 B Ab	稀释系数、稀释倍数（滴度）	时间点	血清	定量型		微生物学
32006-9	沙眼衣原体 C Ab	稀释系数、稀释倍数（滴度）	时间点	血清	定量型		微生物学
32007-7	沙眼衣原体 G+F+K Ab	稀释系数、稀释倍数（滴度）	时间点	血清	定量型		微生物学
32008-5	粪卟啉/肌酐	摩尔浓度比率	24 小时	尿液	定量型		化学
32009-3	皮质醇.游离型/肌酐	质量浓度比率	24 小时	尿液	定量型		化学
32010-1	利尿药	存在与否或身份标识	时间点	血清/血浆	名义型	筛查试验	药物水平/毒理学
3201-1	凝血因子Ⅶ Ag	任意浓度	时间点	贫血小板血浆	定量型	免疫学	凝血功能检查
32011-9	埃立克体 Ab. IgG	稀释系数、稀释倍数（滴度）	时间点	血清	定量型		微生物学
32012-7	埃立克体 Ab. IgM	稀释系数、稀释倍数（滴度）	时间点	血清	定量型		微生物学
32013-5	嗜酸粒细胞/100 白细胞	数量或计数分数	时间点	心包液	定量型	手工计数	血液学/细胞分类计数
32014-3	嗜酸粒细胞/100 白细胞	数量或计数分数	时间点	尿液	定量型	手工计数	尿液分析
32015-0	肾上腺素	质量浓度	24 小时	尿液	定量型		化学
32016-8	葡萄糖	质量浓度	时间点	毛细血管全血	定量型		化学

LOINC 代码	名称	属性	时间特征	系统	标尺类型	方法类型	分类
32017-6	血红蛋白. 其他/总血红蛋白	质量分数	时间点	全血	定量型	电泳	血液学/细胞分类计数
32018-4	甲型肝炎病毒 Ab. IgG	任意浓度	时间点	血清	等级型		微生物学
32019-2	乙型肝炎病毒表面 Ab	稀释系数、稀释倍数（滴度）	时间点	血清	定量型		微生物学
320-2	甲烯土霉素	药物敏感度	时间点	分离物	定量或等级型	琼脂扩散	抗生素敏感性
32020-0	同型半胱氨酸	摩尔浓度	时间点	尿液	定量型		化学
32021-8	人 T 淋巴细胞白血病病毒 1 型 DNA	任意浓度	时间点	血清	等级型	探针. 扩增. 靶向扩增	微生物学
32022-6	羟基脯氨酸. 游离型	摩尔浓度	24 小时	尿液	定量型		化学
32023-4	胰岛素样生长因子-I	质量浓度	时间点	全血	定量型		化学
32024-2	镁	质量浓度	24 小时	尿液	定量型		化学
32025-9	毒曲菌素 Ab	任意浓度	时间点	血清	等级型		血清学
32026-7	显微镜观察	存在与否或身份标识	时间点	鼻	名义型	革兰染色	微生物学
32027-5	单核细胞＋巨噬细胞/100 白细胞	数量或计数分数	时间点	心包液	定量型	手工计数	血液学/细胞分类计数
32028-3	单核细胞＋巨噬细胞/100 白细胞	数量或计数分数	时间点	胸水	定量型	手工计数	血液学/细胞分类计数
3202-9	凝血因子Ⅶ＋无羧基 Ag	任意浓度	时间点	贫血小板血浆	定量型	免疫学	凝血功能检查
32029-1	单核细胞＋巨噬细胞/100 白细胞	数量或计数分数	时间点	腹腔液	定量型	手工计数	血液学/细胞分类计数
32030-9	硝酸盐	任意浓度	时间点	尿液	等级型		药物水平/毒理学
32031-7	磷脂酰丝氨酸 Ab. IgA	任意浓度	时间点	血清	定量型	酶免疫分析	凝血功能检查
32032-5	磷脂酰丝氨酸 Ab. IgG	任意浓度	时间点	血清	定量型	酶免疫分析	凝血功能检查
32033-3	磷脂酰丝氨酸 Ab. IgM	任意浓度	时间点	血清	定量型	酶免疫分析	凝血功能检查
32034-1	多形核白细胞	任意浓度	时间点	脑脊液	等级型	瑞氏染色	血液学/细胞分类计数
32035-8	多形核白细胞	任意浓度	时间点	体液	等级型	瑞氏染色	血液学/细胞分类计数
32036-6	多形核白细胞	任意浓度	时间点	心包液	等级型	瑞氏染色	血液学/细胞分类计数
3203-7	凝血因子Ⅶ＋无羧基 Ag 活性实际值/正常值	相对质量浓度	时间点	贫血小板血浆	定量型	免疫学	凝血功能检查
32037-4	多形核白细胞	任意浓度	时间点	胸水	等级型	瑞氏染色	血液学/细胞分类计数
32038-2	多形核白细胞	任意浓度	时间点	腹腔液	等级型	瑞氏染色	血液学/细胞分类计数
32039-0	多形核白细胞	任意浓度	时间点	关节液	等级型	瑞氏染色	血液学/细胞分类计数
32040-8	呼吸道合胞病毒 Ag	任意浓度	时间点	鼻	等级型	免疫荧光	微生物学
32041-6	舍格伦综合征-A 可提取核 Ab＋舍格伦综合征-B 可提取核 Ab	任意浓度	时间点	血清	定量型		血清学
32042-4	甲状腺过氧化物酶 Ab	任意浓度	时间点	血清	等级型		血清学
32043-2	尿卟啉/肌酐	摩尔浓度比率	24 小时	尿液	定量型		化学
32044-0	挥发性物质	存在与否或身份标识	时间点	血清/血浆	名义型		药物水平/毒理学

LOINC 代码	名称	属性	时间特征	系统	标尺类型	方法类型	分类
3204-5	凝血因子Ⅷ抑制剂	任意浓度	时间点	贫血小板血浆	定量型	凝集反应	凝血功能检查
32045-7	甲状旁腺素.生物完整性	质量浓度	时间点	血清/血浆	定量型		化学
32046-5	妊娠相关血浆蛋白 A	任意浓度	时间点	血清/血浆	定量型		化学
32047-3	人乳头瘤病毒 16＋18＋31＋33＋35＋39＋45＋51＋52＋56＋58＋68＋70 DNA	任意浓度	时间点	组织	等级型	探针	微生物学
32048-1	阿米替林＋去甲阿米替林	任意浓度	时间点	XXX	等级型		药物水平/毒理学
32049-9	异戊巴比妥	任意浓度	时间点	XXX	等级型		药物水平/毒理学
32050-7	巴比妥	摩尔浓度	时间点	血清/血浆	定量型		药物水平/毒理学
32051-5	巴比妥	任意浓度	时间点	XXX	等级型		药物水平/毒理学
3205-2	凝血因子Ⅷ Ab	任意浓度	时间点	贫血小板血浆	定量型	免疫学	凝血功能检查
32052-3	苯二氮	摩尔浓度	时间点	血清/血浆	定量型		药物水平/毒理学
32053-1	布比卡因	摩尔浓度	时间点	血清/血浆	定量型		药物水平/毒理学
32054-9	仲丁巴比妥	任意浓度	时间点	XXX	等级型		药物水平/毒理学
32055-6	布他比妥	摩尔浓度	时间点	血清/血浆	定量型		药物水平/毒理学
32056-4	布他比妥	摩尔浓度	时间点	尿液	定量型		药物水平/毒理学
32057-2	布他比妥	任意浓度	时间点	XXX	等级型		药物水平/毒理学
32058-0	游离型卡马西平	摩尔浓度	时间点	血清/血浆	定量型		药物水平/毒理学
32059-8	氯氮䓬	摩尔浓度	时间点	血清/血浆	定量型		药物水平/毒理学
3206-0	凝血因子Ⅷ抑制剂	任意浓度	时间点	贫血小板血浆	等级型	凝集反应	凝血功能检查
32060-6	氯喹	摩尔浓度	时间点	血清/血浆	定量型		药物水平/毒理学
32061-4	氯丙嗪	任意浓度	时间点	XXX	等级型		药物水平/毒理学
32062-2	氯磺丙脲	摩尔浓度	时间点	血清/血浆	定量型		药物水平/毒理学
32063-0	西咪替丁	任意浓度	时间点	XXX	等级型		药物水平/毒理学
32064-8	氯氮䓬	摩尔浓度	时间点	血清/血浆	定量型		药物水平/毒理学
32065-5	氯氮平	任意浓度	时间点	尿液	等级型		药物水平/毒理学
32066-3	氯氮平	任意浓度	时间点	XXX	等级型		药物水平/毒理学

LOINC 代码	名称	属性	时间特征	系统	标尺类型	方法类型	分类
32067-1	地高辛.游离型	摩尔浓度	时间点	血清/血浆	定量型		药物水平/毒理学
32068-9	苯海拉明＋氯茶碱苯海拉明	任意浓度	时间点	XXX	等级型		药物水平/毒理学
32069-7	麻黄碱＋伪麻黄碱	任意浓度	时间点	XXX	等级型		药物水平/毒理学
32070-5	乙醇	摩尔浓度	时间点	XXX	定量型		药物水平/毒理学
32071-3	乙氯维诺	摩尔浓度	时间点	血清/血浆	定量型		药物水平/毒理学
32072-1	氟西汀	任意浓度	时间点	XXX	等级型		药物水平/毒理学
32073-9	氟伏沙明	摩尔浓度	时间点	血清/血浆	定量型		药物水平/毒理学
32074-7	氟伏沙明	任意浓度	时间点	尿液	等级型		药物水平/毒理学
32075-4	氟伏沙明	任意浓度	时间点	XXX	等级型		药物水平/毒理学
32076-2	格鲁米特	摩尔浓度	时间点	血清/血浆	定量型		药物水平/毒理学
32077-0	格鲁米特	任意浓度	时间点	XXX	等级型		药物水平/毒理学
3207-8	凝血因子Ⅷ Ab	任意浓度	时间点	贫血小板血浆	等级型	显色	凝血功能检查
32078-8	格列本脲	摩尔浓度	时间点	血清/血浆	定量型		药物水平/毒理学
32079-6	金	摩尔浓度	时间点	尿液	定量型		药物水平/毒理学
32080-4	氢可酮	任意浓度	时间点	XXX	等级型		药物水平/毒理学
32081-2	氢吗啡酮	任意浓度	时间点	XXX	等级型		药物水平/毒理学
32082-0	布洛芬	摩尔浓度	时间点	血清/血浆	定量型		药物水平/毒理学
32083-8	丙米嗪＋地昔帕明	任意浓度	时间点	XXX	等级型		药物水平/毒理学
32084-6	异丙醇	摩尔浓度	时间点	XXX	定量型		药物水平/毒理学
32085-3	异丙醇	摩尔浓度	时间点	尿液	定量型		药物水平/毒理学
3208-6	凝血因子Ⅷ激活的活性	任意浓度	时间点	贫血小板血浆	定量型	凝集反应	凝血功能检查
32086-1	利多卡因	任意浓度	时间点	XXX	等级型		药物水平/毒理学
32087-9	克塞平	摩尔浓度	时间点	血清/血浆	定量型		药物水平/毒理学
32088-7	哌替啶	任意浓度	时间点	XXX	等级型		药物水平/毒理学
32089-5	甲苯巴比妥	摩尔浓度	时间点	血清/血浆	定量型		药物水平/毒理学

LOINC 代码	名称	属性	时间特征	系统	标尺类型	方法类型	分类
32090-3	马比佛卡因	任意浓度	时间点	尿液	等级型		药物水平/毒理学
32091-1	氨甲丙二酯	摩尔浓度	时间点	XXX	定量型		药物水平/毒理学
32092-9	氨甲丙二酯	任意浓度	时间点	XXX	等级型		药物水平/毒理学
32093-7	美沙酮	任意浓度	时间点	XXX	等级型		药物水平/毒理学
3209-4	凝血因子Ⅷ活性实际值/正常值	相对时间	时间点	贫血小板血浆	定量型	凝集反应	凝血功能检查
32094-5	甲醇	摩尔浓度	时间点	XXX	定量型		药物水平/毒理学
32095-2	甲醇	摩尔浓度	时间点	尿液	定量型		药物水平/毒理学
32096-0	甲喹酮	任意浓度	时间点	XXX	等级型		药物水平/毒理学
32097-8	甲乙哌酮	任意浓度	时间点	XXX	等级型		药物水平/毒理学
32098-6	美西律	摩尔浓度	时间点	血清/血浆	定量型		药物水平/毒理学
32099-4	6-单乙酰吗啡	任意浓度	时间点	XXX	等级型		药物水平/毒理学
321-0	甲烯土霉素	药物敏感度	时间点	分离物+血清	等级型	测序分型	抗生素敏感性
32100-0	吗啡	任意浓度	时间点	XXX	等级型		药物水平/毒理学
32101-8	羟考酮	任意浓度	时间点	XXX	等级型		药物水平/毒理学
3210-2	凝血因子Ⅷ活性	任意浓度	时间点	贫血小板血浆	定量型	显色	凝血功能检查
32102-6	帕罗西汀	任意浓度	时间点	XXX	等级型		药物水平/毒理学
32103-4	戊巴比妥	摩尔浓度	时间点	血清/血浆	定量型		药物水平/毒理学
32104-2	戊巴比妥	任意浓度	时间点	XXX	等级型		药物水平/毒理学
32105-9	奋乃静	任意浓度	时间点	尿液	等级型		药物水平/毒理学
32106-7	奋乃静	任意浓度	时间点	XXX	等级型		药物水平/毒理学
32107-5	苯环利定	任意浓度	时间点	XXX	等级型		药物水平/毒理学
32108-3	苯巴比妥	任意浓度	时间点	XXX	等级型		药物水平/毒理学
32109-1	苯妥英.游离型	摩尔浓度	时间点	血清/血浆	定量型		药物水平/毒理学
3211-0	凝血因子Ⅷ活性实际值/正常值	相对时间	时间点	贫血小板血浆	定量型	凝集反应.两阶段	凝血功能检查
32110-9	丙环定	摩尔浓度	时间点	血清/血浆	定量型		药物水平/毒理学

LOINC 代码	名称	属性	时间特征	系统	标尺类型	方法类型	分类
32111-7	司可巴比妥	任意浓度	时间点	XXX	等级型		药物水平/毒理学
32112-5	舍曲林	任意浓度	时间点	尿液	等级型		药物水平/毒理学
32113-3	舍曲林	任意浓度	时间点	XXX	等级型		药物水平/毒理学
32114-1	铊	任意浓度	时间点	全血	等级型		药物水平/毒理学
32115-8	茶碱^峰值	摩尔浓度	时间点	血清/血浆	定量型		药物水平/毒理学
32116-6	茶碱^谷值	摩尔浓度	时间点	血清/血浆	定量型		药物水平/毒理学
32117-4	硫喷妥钠	摩尔浓度	时间点	血清/血浆	定量型		药物水平/毒理学
32118-2	甲苯磺丁脲	摩尔浓度	时间点	血清/血浆	定量型		药物水平/毒理学
32119-0	丙戊酸盐.游离型	摩尔浓度	时间点	血清/血浆	定量型		药物水平/毒理学
32120-8	文拉法辛	任意浓度	时间点	尿液	等级型		药物水平/毒理学
32121-6	文拉法辛	任意浓度	时间点	XXX	等级型		药物水平/毒理学
32122-4	绒毛膜促性腺激素.β亚单位.游离型中位数倍数	相对比率	时间点	血清/血浆	定量型		化学
32123-2	妊娠相关血浆蛋白A多重中位	相对比率	时间点	血清/血浆	定量型		化学
32124-0	溴西泮	摩尔浓度	时间点	血清/血浆	定量型		药物水平/毒理学
32125-7	右丙氧芬	摩尔浓度	时间点	血清/血浆	定量型		药物水平/毒理学
32126-5	丙二醇	摩尔浓度	时间点	尿液	定量型		药物水平/毒理学
32127-3	雷尼替丁	任意浓度	时间点	XXX	等级型		药物水平/毒理学
3212-8	凝血因子Ⅷ活性.X (little a) 激活剂	任意浓度	时间点	贫血小板血浆	定量型	显色	凝血功能检查
32128-1	利培酮	任意浓度	时间点	血清/血浆	等级型		药物水平/毒理学
32129-9	利培酮	任意浓度	时间点	尿液	等级型		药物水平/毒理学
32130-7	利培酮	任意浓度	时间点	XXX	等级型		药物水平/毒理学
32131-5	汉坦病毒 Ab. IgM	任意浓度	时间点	血清	等级型		微生物学
32132-3	乳酸	摩尔浓度	时间点	动脉血血浆	定量型		化学
32133-1	乳酸	摩尔浓度	时间点	静脉血血浆	定量型		化学
32134-9	腺病毒+轮状病毒	存在与否或身份标识	时间点	大便	名义型		微生物学
32135-6	碱性磷酸酶.肝	催化浓度	时间点	血清/血浆	定量型	热稳定性	化学
3213-6	凝血因子Ⅷ Ag	任意浓度	时间点	贫血小板血浆	定量型	免疫学	凝血功能检查

LOINC 代码	名称	属性	时间特征	系统	标尺类型	方法类型	分类
32136-4	抗抑郁药	任意浓度	时间点	尿液	等级型		药物水平/毒理学
32137-2	磷酸钙	质量含量	时间点	结石	定量型		化学
32138-0	胱氨酸	质量含量	时间点	结石	定量型		化学
32139-8	流感嗜血杆菌 Ag	任意浓度	时间点	脑脊液	等级型		微生物学
32140-6	血红蛋白 F	任意浓度	时间点	全血	等级型	克一贝试验	血液学/细胞分类计数
32141-4	单纯疱疹病毒 1+2 DNA	任意浓度	时间点	脑脊液	等级型	探针.扩增.靶向扩增	微生物学
32142-2	白细胞	任意浓度	时间点	关节液	等级型	光学显微镜检查	血液学/细胞分类计数
32143-0	磷酸胺镁	质量含量	时间点	结石	定量型		化学
3214-4	凝血因子Ⅷ Ag	任意浓度	时间点	贫血小板血浆	定量型	免疫电泳	凝血功能检查
32144-8	病理学家审查	印象/检查结果的解释	时间点	血清/血浆	名义型		血库
32145-5	磷酸盐结晶.无定形	单位面积数量或计数	时间点	尿沉渣	定量型	光学显微镜检查.高倍视野	尿液分析
32146-3	血小板.大型	任意浓度	时间点	全血	等级型	光学显微镜检查	血液学/细胞分类计数
32147-1	还原物质	质量浓度	时间点	尿液	定量型		尿液分析
32148-9	物质.有毒性的，已鉴定的	存在与否或身份标识	时间点	尿液	名义型		药物水平/毒理学
32149-7	尿酸	质量含量	时间点	结石	定量型		化学
32150-5	尿酸结晶.无定形	单位面积数量或计数	时间点	尿沉渣	定量型	光学显微镜检查.高倍视野	尿液分析
3215-1	凝血因子Ⅷ Ag	质量浓度	时间点	贫血小板血浆	定量型	免疫学	凝血功能检查
32151-3	显微镜观察	存在与否或身份标识	时间点	阴道	名义型	细胞学.非-妇科学	细胞学
32152-1	17-羟基酮类固醇	质量速率	24 小时	尿液	定量型		化学
32153-9	α-苯基-2-哌啶乙酸	质量浓度	时间点	血清/血浆	定量型		药物水平/毒理学
32154-7	嗜碱粒细胞+嗜酸粒细胞+单核细胞	数量或计数浓度（计数/容积）	时间点	全血	定量型	自动化计数	血液学/细胞分类计数
32155-4	嗜碱粒细胞+嗜酸粒细胞+单核细胞/100 白细胞	数量或计数分数	时间点	全血	定量型	自动化计数	血液学/细胞分类计数
32156-2	碳酸钙	质量含量	时间点	结石	定量型		化学
32157-0	草酸钙	质量含量	时间点	结石	定量型		化学
32158-8	肉芽肿鞘杆菌	任意浓度	时间点	生殖器	等级型	光学显微镜检查	微生物学
32159-6	碳磷酸钙	质量含量	时间点	结石	定量型		化学
32160-4	碳氧血红蛋白	任意浓度	时间点	全血	等级型	筛查试验	化学
32161-2	儿茶酚胺	任意浓度	24 小时	尿液	等级型		化学
32162-0	细胞	数量或计数浓度（计数/容积）	时间点	胸水	定量型	手工计数	血液学/细胞分类计数
32163-8	细胞	数量或计数浓度（计数/容积）	时间点	腹腔液	定量型	手工计数	血液学/细胞分类计数

LOINC 代码	名称	属性	时间特征	系统	标尺类型	方法类型	分类
32164-6	细胞	数量或计数浓度（计数/容积）	时间点	关节液	定量型	手工计数	血液学/细胞分类计数
32165-3	已计数细胞.合计	数量或计数（正整数）	时间点	心包液	定量型		血液学/细胞分类计数
32166-1	绒毛膜促性腺激素中位数倍数^^调整	相对比率	时间点	血清/血浆	定量型		化学
32167-9	透明度	类型	时间点	尿液	名义型		标本特性
32168-7	颜色	类型	时间点	脑脊液.已旋转离心的	名义型		标本特性
3216-9	凝血因子 X 抑制剂	任意浓度	时间点	贫血小板血浆	定量型	凝集反应	凝血功能检查
32169-5	胱氨酸	质量浓度	24 小时	尿液	定量型		化学
32170-3	巨细胞病毒 Ab	稀释系数、稀释倍数（滴度）	时间点	血清	定量型	免疫荧光	微生物学
32171-1	棘球绦虫 Ab.IgG	任意浓度	时间点	血清	等级型		微生物学
32172-9	查菲埃立克体 Ab	任意浓度	时间点	血清	等级型		微生物学
32173-7	嗜酸粒细胞	任意浓度	时间点	全血	等级型	瑞氏染色	血液学/细胞分类计数
32174-5	葡萄糖	任意浓度	24 小时	尿液	等级型		化学
32175-2	颗粒管型.粗颗粒	任意浓度	时间点	尿沉渣	等级型	光学显微镜检查	尿液分析
32176-0	颗粒管型.细颗粒	任意浓度	时间点	尿沉渣	等级型	光学显微镜检查	尿液分析
3217-7	凝血因子 X 激活的活性	任意浓度	时间点	贫血小板血浆	定量型	凝集反应	凝血功能检查
32177-8	粒细胞/100 白细胞	数量或计数分数	时间点	阴道	定量型		血液学/细胞分类计数
32178-6	乙型肝炎病毒 Little e Ag	稀释系数、稀释倍数（滴度）	时间点	血清	定量型		微生物学
32179-4	七羧基卟啉/肌酐	摩尔浓度比率	24 小时	尿液	定量型		化学
32180-2	单纯疱疹病毒 1 Ab	任意浓度	时间点	关节液	定量型		微生物学
32181-0	单纯疱疹病毒 2 Ab	任意浓度	时间点	关节液	定量型		微生物学
32182-8	疱疹病毒 6 Ab.IgM	稀释系数、稀释倍数（滴度）	时间点	血清	定量型		微生物学
32183-6	羟基脯氨酸.游离型	摩尔浓度	时间点	尿液	定量型		化学
32184-4	伊曲康唑^峰值	质量浓度	时间点	血清/血浆	定量型		药物水平/毒理学
3218-5	凝血因子 X 活性 实际值/正常值	相对时间	时间点	贫血小板血浆	定量型	凝集反应	凝血功能检查
32185-1	伊曲康唑^谷值	质量浓度	时间点	血清/血浆	定量型		药物水平/毒理学
32186-9	显微镜观察	存在与否或身份标识	时间点	阴茎	名义型	Tzanck 涂片	微生物学
32187-7	显微镜观察	存在与否或身份标识	时间点	皮肤	名义型	Tzanck 涂片	微生物学
32188-5	显微镜观察	存在与否或身份标识	时间点	脑脊液	名义型	抗酸染色	微生物学
32189-3	显微镜观察	存在与否或身份标识	时间点	体液	名义型	抗酸染色	微生物学
32190-1	显微镜观察	存在与否或身份标识	时间点	脑脊液	名义型		微生物学
32191-9	单核细胞＋巨噬细胞	任意浓度	时间点	脑脊液	等级型	光学显微镜检查	血液学/细胞分类计数
32192-7	单核细胞＋巨噬细胞	任意浓度	时间点	体液	等级型	光学显微镜检查	血液学/细胞分类计数
3219-3	凝血因子 X 活性	任意浓度	时间点	贫血小板血浆	定量型	显色	凝血功能检查

LOINC 代码	名称	属性	时间特征	系统	标尺类型	方法类型	分类
32193-5	单核细胞+巨噬细胞	任意浓度	时间点	心包液	等级型	光学显微镜检查	血液学/细胞分类计数
32194-3	单核细胞+巨噬细胞	任意浓度	时间点	胸水	等级型	光学显微镜检查	血液学/细胞分类计数
32195-0	单核细胞+巨噬细胞	任意浓度	时间点	腹腔液	等级型	光学显微镜检查	血液学/细胞分类计数
32196-8	单核细胞+巨噬细胞	任意浓度	时间点	关节液	等级型	光学显微镜检查	血液学/细胞分类计数
32197-6	肌红蛋白	质量浓度	24 小时	尿液	定量型		化学
32198-4	淋病奈瑟菌 rRNA	任意浓度	时间点	子宫颈	等级型	探针	微生物学
32199-2	淋病奈瑟菌 rRNA	任意浓度	时间点	尿道	等级型	探针	微生物学
32200-8	嗜中性粒细胞.分叶型/100 白细胞	数量或计数分数	时间点	全血	定量型	自动化计数	血液学/细胞分类计数
3220-1	凝血因子 X Ag	任意浓度	时间点	贫血小板血浆	定量型	免疫学	凝血功能检查
32201-6	未经确认的细胞	数量或计数浓度（计数/容积）	时间点	脑脊液	定量型	手工计数	血液学/细胞分类计数
32202-4	未经确认的细胞	数量或计数浓度（计数/容积）	时间点	心包液	定量型	手工计数	血液学/细胞分类计数
32203-2	未经确认的细胞	数量或计数浓度（计数/容积）	时间点	胸水	定量型	手工计数	血液学/细胞分类计数
32204-0	未经确认的细胞	数量或计数浓度（计数/容积）	时间点	腹腔液	定量型	手工计数	血液学/细胞分类计数
32205-7	未经确认的细胞	数量或计数浓度（计数/容积）	时间点	关节液	定量型	手工计数	血液学/细胞分类计数
32206-5	疟原虫 sp，已鉴定的	存在与否或身份标识	时间点	全血	名义型	光学显微镜检查	微生物学
32207-3	血小板分布宽度	长度	时间点	全血	定量型	自动化计数	血液学/细胞分类计数
32208-1	血小板.小型	任意浓度	时间点	全血	等级型	光学显微镜检查	血液学/细胞分类计数
32209-9	蛋白质	任意浓度	24 小时	尿液	等级型	试纸条	尿液分析
32210-7	蛋白质模式	印象/检查结果的解释	24 小时	尿液	名义型	电泳	化学
32211-5	还原物质	质量浓度	时间点	大便	定量型		化学
32212-3	副伤寒沙门菌 A Ab	稀释系数、稀释倍数（滴度）	时间点	血清	定量型		微生物学
32213-1	副伤寒沙门菌 B Ab	稀释系数、稀释倍数（滴度）	时间点	血清	定量型		微生物学
32214-9	甲状腺刺激性免疫球蛋白	摩尔浓度	时间点	血清	定量型		化学
32215-6	甲状腺素游离指数	任意浓度	时间点	血清/血浆	定量型		化学
32216-4	尿卟啉	质量浓度	24 小时	尿液	定量型		化学
32217-2	血管假性血友病因子多聚体	任意浓度	时间点	贫血小板血浆	等级型		凝血功能检查
32218-0	环状瓜氨酸化肽 Ab	任意浓度	时间点	血清	定量型	酶免疫分析	血清学
3221-9	凝血因子 X Ag 实际值/正常值	相对质量浓度	时间点	贫血小板血浆	定量型	免疫学	凝血功能检查
32219-8	细胞角蛋白 Ab	任意浓度	时间点	血清	定量型	酶免疫分析	血清学
32220-6	肝肾微粒体 1 Ab	任意浓度	时间点	血清	定量型		血清学
32221-4	丙氨酸	摩尔浓度	时间点	玻璃体液	定量型		化学
32222-2	丙氨酸	摩尔浓度	时间点	体液	定量型		化学
32223-0	α 氨基丁酸	摩尔浓度	时间点	体液	定量型		化学

LOINC 代码	名称	属性	时间特征	系统	标尺类型	方法类型	分类
32224-8	α 氨基丁酸	摩尔浓度	时间点	玻璃体液	定量型		化学
32225-5	精氨酸	摩尔浓度	时间点	体液	定量型		化学
32226-3	精氨酸	摩尔浓度	时间点	玻璃体液	定量型		化学
3222-7	凝血因子 X+无羧基 Ag	任意浓度	时间点	贫血小板血浆	定量型	免疫学	凝血功能检查
32227-1	精氨基琥珀酸	摩尔浓度	时间点	血清/血浆	定量型		化学
32228-9	精氨基琥珀酸	摩尔浓度	时间点	羊水	定量型		化学
32229-7	精氨基琥珀酸/肌酐	比率	时间点	尿液	定量型		化学
32230-5	天冬酰胺	摩尔浓度	时间点	体液	定量型		化学
32231-3	天冬氨酸	摩尔浓度	时间点	玻璃体液	定量型		化学
32232-1	天冬氨酸	摩尔浓度	时间点	体液	定量型		化学
32233-9	氨甲酰磷酸合成酶	催化含量	时间点	组织	定量型		化学
32234-7	瓜氨酸	摩尔浓度	时间点	玻璃体液	定量型		化学
3223-5	凝血因子 X+无羧基 Ag 实际值/正常值	相对质量浓度	时间点	贫血小板血浆	定量型	免疫学	凝血功能检查
32235-4	瓜氨酸	摩尔浓度	时间点	体液	定量型		化学
32236-2	胱硫醚	摩尔浓度	时间点	玻璃体液	定量型		化学
32237-0	胱氨酸	摩尔浓度	时间点	体液	定量型		化学
32238-8	胱氨酸	摩尔浓度	时间点	玻璃体液	定量型		化学
32239-6	乙醇胺	摩尔浓度	时间点	羊水	定量型		化学
32240-4	果糖	任意浓度	时间点	尿液	等级型		化学
32241-2	谷氨酸	摩尔浓度	时间点	玻璃体液	定量型		化学
32242-0	谷氨酰胺	摩尔浓度	时间点	玻璃体液	定量型		化学
3224-3	凝血因子Ⅺ抑制剂	任意浓度	时间点	贫血小板血浆	定量型	凝集反应	凝血功能检查
32243-8	谷氨酰胺	摩尔浓度	时间点	体液	定量型		化学
32244-6	甘氨酸	摩尔浓度	时间点	玻璃体液	定量型		化学
32245-3	甘氨酸	摩尔浓度	时间点	体液	定量型		化学
32246-1	组氨酸	摩尔浓度	时间点	体液	定量型		化学
32247-9	组氨酸	摩尔浓度	时间点	玻璃体液	定量型		化学
32248-7	高瓜氨酸/肌酐	比率	时间点	尿液	定量型		化学
32249-5	羟基脯氨酸	摩尔浓度	时间点	体液	定量型		化学
3225-0	凝血因子Ⅺ激活的活性	催化分数	时间点	贫血小板血浆	定量型	凝集反应	凝血功能检查
32250-3	羟基脯氨酸	摩尔浓度	时间点	玻璃体液	定量型		化学
32251-1	异亮氨酸	摩尔浓度	时间点	体液	定量型		化学
32252-9	异亮氨酸	摩尔浓度	时间点	玻璃体液	定量型		化学
32253-7	亮氨酸	摩尔浓度	时间点	玻璃体液	定量型		化学
32254-5	亮氨酸	摩尔浓度	时间点	体液	定量型		化学
32255-2	赖氨酸	摩尔浓度	时间点	玻璃体液	定量型		化学
32256-0	赖氨酸	摩尔浓度	时间点	体液	定量型		化学
32257-8	蛋氨酸	摩尔浓度	时间点	玻璃体液	定量型		化学
32258-6	蛋氨酸	摩尔浓度	时间点	体液	定量型		化学
32259-4	甲基丙二酸	质量浓度	时间点	脑脊液	定量型		化学
32260-2	鸟氨酸	摩尔浓度	时间点	体液	定量型		化学
32261-0	鸟氨酸	摩尔浓度	时间点	玻璃体液	定量型		化学
32262-8	乳清酸/肌酐	比率	时间点	尿液	定量型		化学
32263-6	苯丙氨酸	摩尔浓度	时间点	体液	定量型		化学
32264-4	苯丙氨酸	摩尔浓度	时间点	玻璃体液	定量型		化学

LOINC 代码	名称	属性	时间特征	系统	标尺类型	方法类型	分类
32265-1	苯丙氨酸/酪氨酸	摩尔浓度比率	时间点	血清/血浆	定量型		化学
32266-9	脯氨酸	摩尔浓度	时间点	玻璃体液	定量型		化学
32267-7	脯氨酸	摩尔浓度	时间点	体液	定量型		化学
3226-8	凝血因子Ⅺ活性实际值/正常值	相对时间	时间点	贫血小板血浆	定量型	凝集反应	凝血功能检查
32268-5	核糖	任意浓度	时间点	尿液	等级型		化学
32269-3	丝氨酸	摩尔浓度	时间点	玻璃体液	定量型		化学
32270-1	丝氨酸	摩尔浓度	时间点	体液	定量型		化学
32271-9	牛磺酸	摩尔浓度	时间点	体液	定量型		化学
32272-7	苏氨酸	摩尔浓度	时间点	玻璃体液	定量型		化学
32273-5	苏氨酸	摩尔浓度	时间点	体液	定量型		化学
32274-3	硫代硫酸盐/肌酐	比率	时间点	尿液	定量型		化学
32275-0	色氨酸	摩尔浓度	时间点	体液	定量型		化学
3227-6	凝血因子Ⅺ活性	任意浓度	时间点	贫血小板血浆	定量型	显色	凝血功能检查
32276-8	酪氨酸	摩尔浓度	时间点	玻璃体液	定量型		化学
32277-6	酪氨酸	摩尔浓度	时间点	体液	定量型		化学
32278-4	缬氨酸	摩尔浓度	时间点	玻璃体液	定量型		化学
32279-2	缬氨酸	摩尔浓度	时间点	体液	定量型		化学
322-8	二甲氧基苯青霉素	药物敏感度	时间点	分离物	定量型	最小致死浓度	抗生素敏感性
32280-0	酰基甘氨酸	任意浓度	时间点	尿液	等级型		化学
32281-8	游离型肉碱/总肉碱	摩尔分数	时间点	血清/血浆	定量型		化学
32282-6	琥珀酰嘌呤	任意浓度	时间点	尿液	等级型		化学
32283-4	丙戊酸盐.游离型/丙戊酸盐.总计	质量分数	时间点	血清/血浆	定量型		药物水平/毒理学
3228-4	凝血因子Ⅺ Ag	任意浓度	时间点	贫血小板血浆	定量型	免疫学	凝血功能检查
32284-2	BK 病毒 DNA	任意浓度	时间点	血清/血浆	定量型	探针.扩增.靶向扩增	微生物学
32285-9	BK 病毒 DNA	任意浓度	时间点	尿液	定量型	探针.扩增.靶向扩增	微生物学
32286-7	丙型肝炎病毒基因型	存在与否或身份标识	时间点	血清/血浆	名义型	探针.扩增.靶向扩增	微生物学
32287-5	甲基丙二酸	摩尔浓度	时间点	尿液	定量型		化学
32288-3	17-羟孕酮^基线	摩尔浓度	时间点	血清/血浆	定量型		刺激耐受试验
32289-1	7-脱氢胆固醇	摩尔浓度	时间点	血清/血浆	定量型		化学
32290-9	丙酮	任意浓度	时间点	XXX	等级型		药物水平/毒理学
32291-7	丙酮	摩尔浓度	时间点	尿液	定量型		药物水平/毒理学
3229-2	凝血因子Ⅺ Ag 实际值/正常值	相对质量浓度	时间点	贫血小板血浆	定量型	免疫学	凝血功能检查
32292-5	丙酮	摩尔浓度	时间点	XXX	定量型		药物水平/毒理学
32293-3	白蛋白	质量浓度	时间点	XXX	定量型		化学
32294-1	白蛋白/肌酐	比率	时间点	尿液	定量型		化学
32295-8	铝	摩尔速率	24 小时	尿液	定量型		药物水平/毒理学

LOINC 代码	名称	属性	时间特征	系统	标尺类型	方法类型	分类
32296-6	氨基酸模式	印象/检查结果的解释	时间点	尿液	名义型		化学
32297-4	氨基酸	印象/检查结果的解释	时间点	尿液	名义型		化学
32298-2	淀粉酶	催化浓度	时间点	XXX	定量型		化学
32299-0	雄烯二酮^基线	摩尔浓度	时间点	血清/血浆	定量型		刺激耐受试验
32-3	氨苄西林+舒巴坦	药物敏感度	时间点	分离物	定量或等级型	最小抑制浓度	抗生素敏感性
3230-0	凝血因子Ⅶ抑制剂	任意浓度	时间点	贫血小板血浆	定量型	凝集反应	凝血功能检查
32300-6	碱剩余	摩尔浓度	时间点	脐带全血	定量型		化学
32301-4	β-2-微球蛋白	摩尔浓度	时间点	脑脊液	定量型		化学
32302-2	β-2-微球蛋白	摩尔浓度	时间点	尿液	定量型		化学
32303-0	胆红素	摩尔浓度	时间点	XXX	定量型		化学
32304-8	镉	摩尔速率	24 小时	尿液	定量型		药物水平/毒理学
32305-5	钙	摩尔浓度	时间点	XXX	定量型		化学
32306-3	二氧化碳	压力或压强（局部性）	时间点	尿液	定量型		化学
32307-1	氯化物	摩尔浓度	时间点	XXX	定量型		化学
32308-9	胆固醇	摩尔浓度	时间点	XXX	定量型		化学
32309-7	总胆固醇/高密度脂蛋白胆固醇	摩尔浓度比率	时间点	血清/血浆	定量型		化学
32310-5	皮质醇	摩尔速率	24 小时	尿液	定量型		化学
32311-3	皮质醇^给予某刺激后 1 小时	摩尔浓度	时间点	血清/血浆	定量型		刺激耐受试验
32312-1	皮质醇^给予某刺激后 2 小时	摩尔浓度	时间点	血清/血浆	定量型		刺激耐受试验
32313-9	皮质醇^给予某刺激后 30 分钟	摩尔浓度	时间点	血清/血浆	定量型		刺激耐受试验
32314-7	皮质醇^给予某刺激后1.5 小时	摩尔浓度	时间点	血清/血浆	定量型		刺激耐受试验
32315-4	皮质醇^基线	摩尔浓度	时间点	血清/血浆	定量型		刺激耐受试验
32316-2	促卵泡素^给予某刺激后 30 分钟	任意浓度	时间点	血清/血浆	定量型		刺激耐受试验
32317-0	促卵泡素^基线	任意浓度	时间点	血清/血浆	定量型		刺激耐受试验
3231-8	凝血因子Ⅻ激活的活性	任意浓度	时间点	贫血小板血浆	定量型	凝集反应	凝血功能检查
32318-8	葡萄糖	摩尔浓度	时间点	XXX	定量型		化学
32319-6	葡萄糖^口服 75 g 葡萄糖后 30 分钟	摩尔浓度	时间点	血清/血浆	定量型		刺激耐受试验
32320-4	葡萄糖^口服 75 g 葡萄糖后 3 小时	摩尔浓度	时间点	血清/血浆	定量型		刺激耐受试验
32321-2	葡萄糖^口服 75 g 葡萄糖后 4 小时	摩尔浓度	时间点	血清/血浆	定量型		刺激耐受试验
32322-0	葡萄糖^口服 75 g 葡萄糖后 5 小时	摩尔浓度	时间点	血清/血浆	定量型		刺激耐受试验
32323-8	酮类	摩尔浓度	时间点	XXX	定量型		化学
32324-6	乳酸脱氢酶	催化浓度	时间点	XXX	定量型		化学
32325-3	铅	摩尔浓度	时间点	红细胞	定量型		药物水平/毒理学
3232-6	凝血因子Ⅻ活性 实际值/正常值	相对时间	时间点	贫血小板血浆	定量型	凝集反应	凝血功能检查

LOINC 代码	名称	属性	时间特征	系统	标尺类型	方法类型	分类
32326-1	促黄体激素^给予某刺激后30分钟	任意浓度	时间点	血清/血浆	定量型		刺激耐受试验
32327-9	促黄体激素^给予某刺激后1小时	任意浓度	时间点	血清/血浆	定量型		刺激耐受试验
32328-7	促黄体激素^基线	任意浓度	时间点	血清/血浆	定量型		刺激耐受试验
32329-5	镁	摩尔浓度	时间点	XXX	定量型		化学
32330-3	汞	摩尔浓度	时间点	血清/血浆	定量型		药物水平/毒理学
32331-1	肌红蛋白	任意浓度	时间点	血清/血浆	等级型		化学
32332-9	新蝶呤/生物蝶呤	摩尔浓度比率	时间点	尿液	定量型		化学
32333-7	苯丙醇胺	任意浓度	时间点	XXX	等级型		药物水平/毒理学
3233-4	凝血因子Ⅻ活性	任意浓度	时间点	贫血小板血浆	定量型	显色	凝血功能检查
32334-5	哌啶酸	摩尔浓度	时间点	血清/血浆	定量型		化学
32335-2	哌啶酸	摩尔浓度	时间点	尿液	定量型		化学
32336-0	钾	摩尔浓度	时间点	XXX	定量型		化学
32337-8	蛋白质	质量浓度	时间点	XXX	定量型		化学
32338-6	丙酮酸	摩尔浓度	时间点	血清/血浆	定量型		化学
32339-4	5-羟色胺	摩尔速率	24小时	尿液	定量型		化学
32340-2	钠	摩尔浓度	时间点	XXX	定量型		化学
32341-0	运钴胺素蛋白Ⅱ	摩尔浓度	时间点	血清	定量型		化学
3234-2	凝血因子Ⅻ Ag	任意浓度	时间点	贫血小板血浆	定量型	免疫学	凝血功能检查
32342-8	甲氧苄啶+磺胺甲噁唑	摩尔浓度	时间点	血清/血浆	定量型		药物水平/毒理学
32343-6	尿酸	摩尔浓度	时间点	XXX	定量型		化学
32344-4	尿胆素	任意浓度	时间点	大便	等级型		化学
32345-1	尿卟啉	摩尔浓度	时间点	红细胞	定量型		化学
32346-9	尿卟啉	摩尔含量	时间点	大便	定量型		化学
32347-7	木糖	摩尔浓度	时间点	血清/血浆	定量型		化学
32348-5	锌	摩尔浓度	时间点	脑脊液	定量型		药物水平/毒理学
32349-3	嗜碱粒细胞+嗜酸粒细胞+单核细胞	数量或计数浓度（计数/容积）	时间点	全血	定量型		血液学/细胞分类计数
32350-1	嗜碱粒细胞+嗜酸粒细胞+单核细胞/100白细胞	数量或计数分数	时间点	全血	定量型		血液学/细胞分类计数
32351-9	碱性磷酸酶.热不稳定型	催化浓度	时间点	血清/血浆	定量型	热稳定性	化学
32352-7	碱性磷酸酶.热稳定型	催化浓度	时间点	血清/血浆	定量型	热稳定性	化学
32353-5	雌三醇中位数倍数	相对比率	时间点	血清/血浆	定量型		化学
32354-3	红细胞压积	容积分数	时间点	动脉全血	定量型		血液学/细胞分类计数
32355-0	细菌 已鉴定的	存在与否或身份标识	时间点	XXX	名义型	呼吸道标本培养	微生物学
32356-8	酵母菌	任意浓度	时间点	尿沉渣	等级型	光学显微镜检查	尿液分析
32357-6	虫卵+寄生虫，已鉴定的	存在与否或身份标识	时间点	大便	名义型		微生物学
32358-4	蛋白质组份.寡克隆带	任意浓度	时间点	脑脊液	等级型		化学
3235-9	凝血因子Ⅻ Ag 实际值/正常值	相对质量浓度	时间点	贫血小板血浆	定量型	免疫学	凝血功能检查

LOINC 代码	名称	属性	时间特征	系统	标尺类型	方法类型	分类
32359-2	葡萄糖^给予葡萄糖后 10 分钟	摩尔浓度	时间点	血清/血浆	定量型		刺激耐受试验
323-6	二甲氧基苯青霉素	药物敏感度	时间点	分离物	定量或等级型	最小抑制浓度	抗生素敏感性
32360-0	胰岛素^给予某刺激后 10 分钟	任意浓度	时间点	血清/血浆	定量型		刺激耐受试验
32361-8	西尼罗河病毒 RNA	任意浓度	时间点	血清	等级型	探针.扩增.靶向扩增	微生物学
32362-6	BK 病毒 DNA	任意浓度	时间点	血清/血浆	等级型	探针.扩增.靶向扩增	微生物学
32363-4	JC 病毒 DNA	任意浓度	时间点	血清/血浆	等级型	探针.扩增.靶向扩增	微生物学
32364-2	疱疹病毒 8 DNA	任意浓度	时间点	血清	等级型	探针.扩增.靶向扩增	微生物学
32365-9	TT 病毒 DNA	任意浓度	时间点	血清/血浆	等级型	探针.扩增.靶向扩增	微生物学
32366-7	乙型肝炎病毒基因型	存在与否或身份标识	时间点	血清/血浆	名义型	探针.扩增.靶向扩增	微生物学
3236-7	凝血因子Ⅻ抑制剂	任意浓度	时间点	贫血小板血浆	定量型	凝集反应	凝血功能检查
32367-5	细菌 已鉴定的	存在与否或身份标识	时间点	分离物	名义型	需氧培养	微生物学
32368-3	脲原体 sp，已鉴定的	存在与否或身份标识	时间点	XXX	名义型	微生物特异性培养	微生物学
32369-1	产气荚膜梭菌肠毒素	存在与否或身份标识	时间点	XXX	名义型		微生物学
32370-9	西尼罗河病毒 RNA	任意浓度	时间点	组织	等级型	探针.扩增.靶向扩增	微生物学
32371-7	西尼罗河病毒 Ag	任意浓度	时间点	组织	等级型	免疫染色	微生物学
32372-5	氟罗沙星	药物敏感度	时间点	分离物	定量或等级型		抗生素敏感性
32373-3	阿贝卡星	药物敏感度	时间点	分离物	定量或等级型		抗生素敏感性
32374-1	头孢替安	药物敏感度	时间点	分离物	定量或等级型		抗生素敏感性
3237-5	凝血因子Ⅻ激活的活性	任意浓度	时间点	贫血小板血浆	定量型	凝集反应	凝血功能检查
32375-8	头孢甲肟	药物敏感度	时间点	分离物	定量或等级型		抗生素敏感性
32376-6	克林沙星	药物敏感度	时间点	分离物	定量或等级型		抗生素敏感性
32377-4	头孢他美	药物敏感度	时间点	分离物	定量或等级型		抗生素敏感性
32378-2	卡泊芬净	药物敏感度	时间点	分离物	定量或等级型		抗生素敏感性
32379-0	伏立康唑	药物敏感度	时间点	分离物	定量或等级型		抗生素敏感性
32380-8	双氯西林	药物敏感度	时间点	分离物	定量或等级型		抗生素敏感性
32381-6	异帕米星	药物敏感度	时间点	分离物	定量或等级型		抗生素敏感性

LOINC 代码	名称	属性	时间特征	系统	标尺类型	方法类型	分类
32382-4	硝羟喹啉	药物敏感度	时间点	分离物	定量或等级型		抗生素敏感性
3238-3	凝血因子Ⅻ Ag	任意浓度	时间点	贫血小板血浆	定量型	免疫学	凝血功能检查
32383-2	普那霉素	药物敏感度	时间点	分离物	定量或等级型		抗生素敏感性
32384-0	氨硫脲	药物敏感度	时间点	分离物	定量或等级型		抗生素敏感性
32385-7	巴宾斯基反射	发现（结果）	时间点	神经系统	名义型	观察	病史与体格检查.体格检查
32386-5	产伤	发现（结果）	时间点	新生儿	名义型	说明	新生儿指标
32387-3	胸腔插管排出总量	容积速率	24 小时	胸膜腔.右侧	定量型		输入与输出_输出.特定时间.分子型
32388-1	胸腔插管排出总量	容积速率	24 小时	胸膜腔.左侧	定量型		输入与输出_输出.特定时间.分子型
32389-9	深度腱反射	发现（结果）	时间点	跟	等级型	观察	病史与体格检查.体格检查
32390-7	深度腱反射	发现（结果）	时间点	二头肌	等级型	观察	病史与体格检查.体格检查
3239-1	凝血因子Ⅻ Ag 实际值/正常值	相对质量浓度	时间点	贫血小板血浆	定量型	免疫学	凝血功能检查
32391-5	深度腱反射	发现（结果）	时间点	前臂桡骨	等级型	观察	病史与体格检查.体格检查
32392-3	深度腱反射	发现（结果）	时间点	髌骨的	等级型	观察	病史与体格检查.体格检查
32393-1	深度腱反射	发现（结果）	时间点	三头肌	等级型	观察	病史与体格检查.体格检查
32394-9	摄取热量.肠道.总计	功率＝能量/时间	24 小时	上消化道	定量型		输入与输出_输入.盐类＋热量
32395-6	婴儿监护类型	类型	时间点	病人	名义型		新生儿指标
32396-4	分娩持续时间	时间（如秒数）	时间点	病人	定量型	说明	产科学/妇科学
32397-2	肋缘下肝缘距离	长度	时间点	肝脏	定量型	观察	病史与体格检查.体格检查
32398-0	男性第二性征发育	发现（结果）	时间点	病人	等级型	观察	病史与体格检查.体格检查
32399-8	产妇风险因素	类型	时间点	病人	名义型	说明	产科学/妇科学
32400-4	发现月经	发现（结果）	时间点	病人	名义型	报告的	产科学/妇科学
32401-2	颜色^分娩后 10 分钟	功能状态	时间点	病人	等级型	阿普伽新生儿评分	新生儿指标
32402-0	心率^分娩后 10 分钟	功能状态	时间点	病人	等级型	阿普伽新生儿评分	新生儿指标
32403-8	肌紧张性^分娩后 10 分钟	功能状态	时间点	病人	等级型	阿普伽新生儿评分	新生儿指标

LOINC 代码	名称	属性	时间特征	系统	标尺类型	方法类型	分类
32404-6	反射兴奋性^分娩后 10 分钟	功能状态	时间点	病人	等级型	阿普伽新生儿评分	新生儿指标
32405-3	呼吸力^分娩后 10 分钟	功能状态	时间点	病人	等级型	阿普伽新生儿评分	新生儿指标
32406-1	颜色^分娩后 1 分钟	功能状态	时间点	病人	等级型	阿普伽新生儿评分	新生儿指标
32407-9	心率^分娩后 1 分钟	功能状态	时间点	病人	等级型	阿普伽新生儿评分	新生儿指标
32408-7	肌紧张性^分娩后 1 分钟	功能状态	时间点	病人	等级型	阿普伽新生儿评分	新生儿指标
3240-9	凝血因子Ⅻ凝块溶解	任意浓度	时间点	贫血小板血浆	定量型	凝集反应	凝血功能检查
32409-5	反射兴奋性^分娩后 1 分钟	功能状态	时间点	病人	等级型	阿普伽新生儿评分	新生儿指标
32410-3	呼吸力^分娩后 1 分钟	功能状态	时间点	病人	等级型	阿普伽新生儿评分	新生儿指标
32411-1	颜色^分娩后 5 分钟	功能状态	时间点	病人	等级型	阿普伽新生儿评分	新生儿指标
32412-9	心率^分娩后 5 分钟	功能状态	时间点	病人	等级型	阿普伽新生儿评分	新生儿指标
32413-7	肌紧张性^分娩后 5 分钟	功能状态	时间点	病人	等级型	阿普伽新生儿评分	新生儿指标
32414-5	反射兴奋性^分娩后 5 分钟	功能状态	时间点	病人	等级型	阿普伽新生儿评分	新生儿指标
32415-2	呼吸力^分娩后 5 分钟	功能状态	时间点	病人	等级型	阿普伽新生儿评分	新生儿指标
32416-0	新生儿并发症	发现（结果）	时间点	病人	名义型		新生儿指标
3241-7	凝血因子Ⅻ凝块溶解 24 小时	任意浓度	时间点	贫血小板血浆	等级型	凝集反应	凝血功能检查
32417-8	新生儿重症监护病房入院诊断	发现（结果）	时间点	病人	名义型		病史与体格检查.病史
32418-6	产科妊娠期的三个月	时间（如秒数）	时间点	病人	等级型	说明	病史与体格检查.病史
32419-4	疼痛性质	发现（结果）	时间点	病人	名义型		病史与体格检查.病史
32420-2	体征	发现（结果）	时间点	附件	名义型	观察	病史与体格检查.体格检查
32421-0	体征	发现（结果）	时间点	耳道	名义型	观察	病史与体格检查.体格检查
32422-8	体征	发现（结果）	时间点	乳腺	名义型	观察	病史与体格检查.体格检查
32423-6	体征	发现（结果）	时间点	子宫颈	名义型	观察	病史与体格检查.体格检查
32424-4	体征	发现（结果）	时间点	结膜	名义型	观察	病史与体格检查.体格检查
3242-5	钙离子诱导的凝血	时间（如秒数）	时间点	贫血小板血浆	定量型	凝集反应	凝血功能检查
32425-1	体征	发现（结果）	时间点	角膜	名义型	观察	病史与体格检查.体格检查

LOINC 代码	名称	属性	时间特征	系统	标尺类型	方法类型	分类
32426-9	体征	发现（结果）	时间点	神经.颅骨	名义型	观察	病史与体格检查.体格检查
32427-7	体征	发现（结果）	时间点	指头	名义型	观察	病史与体格检查.体格检查
32428-5	体征	发现（结果）	时间点	耳.外	名义型	观察	病史与体格检查.体格检查
32429-3	体征	发现（结果）	时间点	眼外肌	名义型	观察	病史与体格检查.体格检查
32430-1	体征	发现（结果）	时间点	肢	名义型	观察	病史与体格检查.体格检查
32431-9	体征	发现（结果）	时间点	眼睑	名义型	观察	病史与体格检查.体格检查
32432-7	体征	发现（结果）	时间点	面部	名义型	观察	病史与体格检查.体格检查
3243-3	凝血酶诱导的凝血	时间（如秒数）	时间点	贫血小板血浆	定量型	凝集反应	凝血功能检查
32433-5	体征	发现（结果）	时间点	步态	名义型	观察	病史与体格检查.体格检查
32434-3	体征	发现（结果）	时间点	一般外观	名义型	观察	病史与体格检查.体格检查
32435-0	症状与疾病史	发现（结果）	时间点	遗传的	名义型		病史与体格检查.病史
32436-8	体征	发现（结果）	时间点	头发	名义型	观察	病史与体格检查.体格检查
32437-6	体征	发现（结果）	时间点	听力	名义型	观察	病史与体格检查.体格检查
32438-4	体征	发现（结果）	时间点	痔	名义型	观察	病史与体格检查.体格检查
32439-2	体征	发现（结果）	时间点	口内	名义型	观察	病史与体格检查.体格检查
324-4	二甲氧基苯青霉素	药物敏感度	时间点	分离物	定量或等级型	琼脂扩散	抗生素敏感性
32440-0	体征	发现（结果）	时间点	虹膜	名义型	观察	病史与体格检查.体格检查
3244-1	血液凝块溶解	时间（如秒数）	时间点	贫血小板血浆	定量型	凝集反应	凝血功能检查
32441-8	体征	发现（结果）	时间点	XXX 关节	名义型	观察	病史与体格检查.体格检查
32442-6	症状与疾病史	发现（结果）	时间点	肾脏	名义型		病史与体格检查.病史
32443-4	体征	发现（结果）	时间点	泪器	名义型	观察	病史与体格检查.体格检查
32444-2	体征	发现（结果）	时间点	喉	名义型	观察	病史与体格检查.体格检查
32445-9	体征	发现（结果）	时间点	小腿	名义型	观察	病史与体格检查.体格检查
32446-7	体征	发现（结果）	时间点	唇	名义型	观察	病史与体格检查.体格检查
32447-5	体征	发现（结果）	时间点	肝脏	名义型		病史与体格检查.体格检查

LOINC 代码	名称	属性	时间特征	系统	标尺类型	方法类型	分类
32448-3	体征	发现（结果）	时间点	下肢	名义型	观察	病史与体格检查.体格检查
32449-1	体征	发现（结果）	时间点	肺脏	名义型		病史与体格检查.体格检查
32450-9	体征	发现（结果）	时间点	淋巴结	名义型	观察	病史与体格检查.体格检查
32451-7	体征	发现（结果）	时间点	黄斑	名义型	观察	病史与体格检查.体格检查
32452-5	体征	发现（结果）	时间点	运动功能	名义型	观察	病史与体格检查.体格检查
32453-3	体征	发现（结果）	时间点	口	名义型	观察	病史与体格检查.体格检查
32454-1	体征	发现（结果）	时间点	粘膜	名义型	观察	病史与体格检查.体格检查
32455-8	体征	发现（结果）	时间点	肌紧张性	名义型	观察	病史与体格检查.体格检查
32456-6	体征	发现（结果）	时间点	指甲	名义型	观察	病史与体格检查.体格检查
32457-4	体征	发现（结果）	时间点	鼻中隔	名义型	观察	病史与体格检查.体格检查
3245-8	血液凝块收缩	时间（如秒数）	时间点	全血	等级型	凝集反应	凝血功能检查
32458-2	体征	发现（结果）	时间点	鼻孔	名义型	观察	病史与体格检查.体格检查
32459-0	体征	发现（结果）	时间点	光学透镜	名义型	观察	病史与体格检查.体格检查
32460-8	体征	发现（结果）	时间点	上腭	名义型	观察	病史与体格检查.体格检查
32461-6	体征	发现（结果）	时间点	子宫旁组织	名义型	观察	病史与体格检查.体格检查
32462-4	体征	发现（结果）	时间点	椎旁肌肉	名义型	观察	病史与体格检查.体格检查
32463-2	体征	发现（结果）	时间点	咽部	名义型	观察	病史与体格检查.体格检查
32464-0	体征	发现（结果）	时间点	色素沉着	名义型	观察	病史与体格检查.体格检查
32465-7	体征	发现（结果）	时间点	前列腺	名义型	观察	病史与体格检查.体格检查
3246-6	纤维蛋白 D-二聚体	任意浓度	时间点	贫血小板血浆	定量型	酶免疫分析	凝血功能检查
32466-5	体征	发现（结果）	时间点	瞳孔	名义型	观察	病史与体格检查.体格检查
32467-3	体征	发现（结果）	时间点	皮疹	名义型	观察	病史与体格检查.体格检查
32468-1	体征	发现（结果）	时间点	视网膜	名义型	观察	病史与体格检查.体格检查
32469-9	体征	发现（结果）	时间点	头皮	名义型	观察	病史与体格检查.体格检查
32470-7	体征	发现（结果）	时间点	皮肤.疤痕	名义型	观察	病史与体格检查.体格检查

LOINC代码	名称	属性	时间特征	系统	标尺类型	方法类型	分类
32471-5	体征	发现（结果）	时间点	巩膜	名义型	观察	病史与体格检查.体格检查
32472-3	症状与疾病史	发现（结果）	时间点	癫痫发作	名义型	观察	病史与体格检查.病史
32473-1	体征.感觉	发现（结果）	时间点	神经系统	名义型	报告的	病史与体格检查.体格检查
3247-4	纤维蛋白D-二聚体	质量浓度	时间点	贫血小板血浆	等级型	胶乳凝集试验	凝血功能检查
32474-9	体征.耸肩	发现（结果）	时间点	肩部.双侧	名义型	观察	病史与体格检查.体格检查
32475-6	体征.皮肤溃疡	发现（结果）	时间点	皮肤	名义型		病史与体格检查.体格检查
32476-4	体征	发现（结果）	时间点	脊柱	名义型	观察	病史与体格检查.体格检查
32477-2	体征	发现（结果）	时间点	脾脏	名义型		病史与体格检查.体格检查
32478-0	体征	发现（结果）	时间点	牙齿与牙龈	名义型	观察	病史与体格检查.体格检查
32479-8	体征	发现（结果）	时间点	甲状腺	名义型	观察	病史与体格检查.体格检查
32480-6	体征	发现（结果）	时间点	脚趾	名义型	观察	病史与体格检查.体格检查
32481-4	体征	发现（结果）	时间点	脚趾甲	名义型	观察	病史与体格检查.体格检查
3248-2	纤维蛋白片段 Ag	任意浓度	时间点	贫血小板血浆	定量型	免疫学	凝血功能检查
32482-2	体征	发现（结果）	时间点	扁桃体	名义型	观察	病史与体格检查.体格检查
32483-0	体征	发现（结果）	时间点	舌	名义型	观察	病史与体格检查.体格检查
32484-8	体征	发现（结果）	时间点	鼓膜	名义型	观察	病史与体格检查.体格检查
32485-5	体征	发现（结果）	时间点	泌尿道	名义型		病史与体格检查.体格检查
32486-3	体征	发现（结果）	时间点	子宫	名义型	观察	病史与体格检查.体格检查
32487-1	体征	发现（结果）	时间点	阴道	名义型	观察	病史与体格检查.体格检查
32488-9	体征	发现（结果）	时间点	视力	名义型	观察	病史与体格检查.体格检查
32489-7	脾脏位置^前缘下	长度	时间点	脾脏	定量型		病史与体格检查.体格检查
3249-0	纤维蛋白片段	存在与否或身份标识	时间点	贫血小板血浆	名义型	免疫电泳	凝血功能检查
32490-5	保胎方法	类型	时间点	病人	名义型	*	输入与输出.导管
32491-3	深度腱反射	发现（结果）	时间点	{反射定位}	等级型	观察	病史与体格检查.体格检查
32492-1	体液性质	类型	时间点	体液	名义型		病史与体格检查.病史

LOINC 代码	名称	属性	时间特征	系统	标尺类型	方法类型	分类
32493-9	细胞.CD25/100 细胞	数量或计数分数	时间点	骨髓	定量型		细胞标志物
32494-7	细胞.CD25/100 细胞	数量或计数分数	时间点	组织	定量型		细胞标志物
32495-4	细胞.CD25/100 细胞	数量或计数分数	时间点	XXX	定量型		细胞标志物
32496-2	细胞.CD57/100 细胞	数量或计数分数	时间点	组织	定量型		细胞标志物
32497-0	细胞.CD57/100 细胞	数量或计数分数	时间点	骨髓	定量型		细胞标志物
32498-8	细胞.CD57/100 细胞	数量或计数分数	时间点	XXX	定量型		细胞标志物
32499-6	细胞.CD7-CD13＋CD33＋/100 细胞	数量或计数分数	时间点	全血	定量型		细胞标志物
32500-1	细胞.CD10＋CD19＋/100 细胞	数量或计数分数	时间点	骨髓	定量型		细胞标志物
32501-9	细胞.CD10＋CD19＋/100 细胞	数量或计数分数	时间点	组织	定量型		细胞标志物
32502-7	细胞.CD10＋CD19＋/100 细胞	数量或计数分数	时间点	全血	定量型		细胞标志物
32503-5	细胞.CD13＋CD33＋/100 细胞	数量或计数分数	时间点	全血	定量型		细胞标志物
32504-3	细胞.CD13＋CD33＋/100 细胞	数量或计数分数	时间点	骨髓	定量型		细胞标志物
32505-0	细胞.CD13＋CD33＋/100 细胞	数量或计数分数	时间点	组织	定量型		细胞标志物
32506-8	细胞.CD14/100 细胞	数量或计数分数	时间点	组织	定量型		细胞标志物
32507-6	细胞.CD14/100 细胞	数量或计数分数	时间点	骨髓	定量型		细胞标志物
3250-8	纤维蛋白单体	任意浓度	时间点	贫血小板血浆	定量型	胶乳凝集试验	凝血功能检查
32508-4	细胞.CD3-CD16＋CD56＋/100 细胞	数量或计数分数	时间点	骨髓	定量型		细胞标志物
32509-2	细胞.CD3-CD16＋CD56＋/100 细胞	数量或计数分数	时间点	组织	定量型		细胞标志物
325-1	二甲氧基苯青霉素	药物敏感度	时间点	分离物＋血清	等级型	测序分型	抗生素敏感性
32510-0	细胞.CD5＋CD19＋/100 细胞	数量或计数分数	时间点	骨髓	定量型		细胞标志物
32511-8	细胞.CD5＋CD19＋/100 细胞	数量或计数分数	时间点	组织	定量型		细胞标志物
32512-6	细胞.CD2	数量或计数浓度（计数/容积）	时间点	XXX	定量型		细胞标志物
32513-4	细胞.CD3＋CD25＋	数量或计数浓度（计数/容积）	时间点	XXX	定量型		细胞标志物
32514-2	细胞.CD3＋CD25＋/100 细胞	数量或计数分数	时间点	XXX	定量型		细胞标志物
32515-9	细胞.CD3＋CD4＋	数量或计数浓度（计数/容积）	时间点	XXX	定量型		细胞标志物
3251-6	纤维蛋白＋纤维蛋白原片段	任意浓度	时间点	贫血小板血浆	定量型	胶乳凝集试验	凝血功能检查
32516-7	细胞.CD3＋CD4＋/100 细胞	数量或计数分数	时间点	XXX	定量型		细胞标志物
32517-5	细胞.CD3＋CD8＋	数量或计数浓度（计数/容积）	时间点	XXX	定量型		细胞标志物
32518-3	细胞.CD3＋CD8＋/100 细胞	数量或计数分数	时间点	XXX	定量型		细胞标志物
32519-1	细胞.CD3-CD16＋CD56＋/100 细胞	数量或计数分数	时间点	XXX	定量型		细胞标志物
32520-9	细胞.CD7-CD13＋CD33＋/100 细胞	数量或计数分数	时间点	XXX	定量型		细胞标志物

LOINC 代码	名称	属性	时间特征	系统	标尺类型	方法类型	分类
32521-7	细胞. CD10＋CD19＋/100 细胞	数量或计数分数	时间点	XXX	定量型		细胞标志物
32522-5	细胞. CD13＋CD33＋/100 细胞	数量或计数分数	时间点	XXX	定量型		细胞标志物
32523-3	细胞. CD5＋CD19＋/100 细胞	数量或计数分数	时间点	XXX	定量型		细胞标志物
3252-4	纤维蛋白＋纤维蛋白原片段	任意浓度	时间点	血清	定量型	胶乳凝集试验	凝血功能检查
32524-1	细胞. CD19	数量或计数浓度（计数/容积）	时间点	骨髓	定量型		细胞标志物
32525-8	细胞. CD19/100 细胞	数量或计数分数	时间点	骨髓	定量型		细胞标志物
32526-6	细胞. CD2	数量或计数浓度（计数/容积）	时间点	骨髓	定量型		细胞标志物
32527-4	细胞. CD2/100 细胞	数量或计数分数	时间点	骨髓	定量型		细胞标志物
32528-2	细胞. CD3	数量或计数浓度（计数/容积）	时间点	骨髓	定量型		细胞标志物
32529-0	细胞. CD3/100 细胞	数量或计数分数	时间点	骨髓	定量型		细胞标志物
32530-8	细胞. CD3＋CD25＋	数量或计数浓度（计数/容积）	时间点	骨髓	定量型		细胞标志物
32531-6	细胞. CD3＋CD25＋/100 细胞	数量或计数分数	时间点	骨髓	定量型		细胞标志物
3253-2	可溶性纤维蛋白	任意浓度	时间点	贫血小板血浆	定量型	显色	凝血功能检查
32532-4	细胞. CD3＋CD4＋	数量或计数浓度（计数/容积）	时间点	骨髓	定量型		细胞标志物
32533-2	细胞. CD3＋CD4＋/100 细胞	数量或计数分数	时间点	骨髓	定量型		细胞标志物
32534-0	细胞. CD3＋CD8＋	数量或计数浓度（计数/容积）	时间点	骨髓	定量型		细胞标志物
32535-7	细胞. CD3＋CD8＋/100 细胞	数量或计数分数	时间点	骨髓	定量型		细胞标志物
32536-5	细胞. CD3-CD16＋CD56＋	数量或计数浓度（计数/容积）	时间点	骨髓	定量型		细胞标志物
32537-3	细胞. CD4/细胞. CD8	数量或计数比率	时间点	骨髓	定量型		细胞标志物
32538-1	17-羟孕酮^给予某刺激后 2 小时	摩尔浓度	时间点	血清/血浆	定量型		刺激耐受试验
32539-9	17-羟孕酮^给予某刺激后 1 小时	摩尔浓度	时间点	血清/血浆	定量型		刺激耐受试验
3254-0	可溶性纤维蛋白	任意浓度	时间点	血清	定量型	凝集反应	凝血功能检查
32540-7	β 葡萄糖苷酶	催化含量	时间点	白细胞	定量型		化学
32541-5	钙	物质的量（摩尔、克分子）	XXX	尿液	定量型		化学
32542-3	氯化物	物质的量（摩尔、克分子）	XXX	尿液	定量型		化学
32543-1	肌酐	物质的量（摩尔、克分子）	XXX	尿液	定量型		化学
32544-9	脂肪摄入	摩尔速率	72 小时	病人	定量型		输入与输出_输入. 盐类＋热量
32545-6	脂肪	摩尔速率	72 小时	大便	定量型		化学
32546-4	葡萄糖-6-磷酸脱氢酶	催化含量	时间点	红细胞	定量型		化学
32547-2	酮类	摩尔浓度	时间点	血清/血浆	定量型	试纸条	化学
32548-0	硝普盐反应性物质	任意浓度	时间点	尿液	等级型		化学
32549-8	去甲肾上腺素/肌酐	摩尔浓度比率	XXX	尿液	定量型		化学
32550-6	钾	物质的量（摩尔、克分子）	XXX	尿液	定量型		化学
32551-4	蛋白质	质量	XXX	尿液	定量型		尿液分析
32552-2	丙酮酸激酶	催化含量	时间点	红细胞	定量型		化学
32553-0	钠	物质的量（摩尔、克分子）	XXX	尿液	定量型		化学
32554-8	维生素 B_1	摩尔浓度	时间点	全血	定量型		化学

LOINC 代码	名称	属性	时间特征	系统	标尺类型	方法类型	分类
32555-5	尿酸	物质的量（摩尔、克分子）	XXX	尿液	定量型		化学
32556-3	尿素	物质的量（摩尔、克分子）	XXX	尿液	定量型		化学
3255-7	纤维蛋白原	质量浓度	时间点	贫血小板血浆	定量型	凝集反应	凝血功能检查
32557-1	白色念珠菌反应风团^皮内给予 50 μg 白色念珠菌刺激后 1 天	长度	时间点	皮肤	定量型		皮肤刺激耐受试验
32558-9	腮腺炎反应疹块^皮内给予 0.1ml 腮腺炎标识后 1 天	长度	时间点	皮肤	定量型		皮肤刺激耐受试验
32559-7	微管相关蛋白	质量浓度	时间点	血清	定量型		化学
32560-5	发癣菌反应疹块^皮内给予 50 μg 发癣菌后 2 天	长度	时间点	皮肤	定量型		皮肤刺激耐受试验
32561-3	结核反应疹块^皮内给予哺乳动物结核菌素后 1 天	长度	时间点	皮肤	定量型		皮肤刺激耐受试验
32562-1	淋巴细胞. IgG/100 淋巴细胞	数量或计数分数	时间点	XXX	定量型	流式细胞术	细胞标志物
32563-9	淋巴细胞. IgG/100 淋巴细胞	数量或计数分数	时间点	脑脊液	定量型	流式细胞术	细胞标志物
32564-7	细胞. CD3 + CD7 +/100 细胞	数量或计数分数	时间点	全血	定量型		细胞标志物
3256-5	纤维蛋白原 Ag	质量浓度	时间点	贫血小板血浆	定量型	免疫学	凝血功能检查
32565-4	SCA3 基因. CAG 重复序列	任意	时间点	全血/组织	等级型	分子遗传学	分子病理学.基因三核苷酸重复序列
32566-2	贝氏柯克斯体 Ab	稀释系数、稀释倍数（滴度）	时间点	脑脊液	定量型		微生物学
32567-0	白色念珠菌反应风团^皮内给予 50 μg 白色念珠菌刺激后 2 天	长度	时间点	皮肤	定量型		皮肤刺激耐受试验
32568-8	发癣菌反应疹块^皮内给予 50 μg 发癣菌后 1 天	长度	时间点	皮肤	定量型		皮肤刺激耐受试验
32569-6	白喉棒状杆菌 Ab ^第 1 份标本	任意浓度	时间点	血清	定量型		微生物学
32570-4	四氢醛固酮/肌酐	质量浓度比率	24 小时	尿液	定量型		化学
32571-2	艾滋病毒 1 Ab	任意浓度	时间点	尿液	等级型	免疫印迹	微生物学
32572-0	罗非鱼 Ab. IgE	任意浓度	时间点	血清	定量型		变态反应
3257-3	纤维蛋白原	质量浓度	时间点	贫血小板血浆	等级型	比浊法	凝血功能检查
32573-8	罗非鱼 Ab. IgE. RAST 类	任意浓度	时间点	血清	等级型		变态反应
32574-6	扎来普隆	质量浓度	时间点	血清/血浆	定量型		药物水平/毒理学
32575-3	汉赛巴尔通体 Ab. IgG	任意浓度	时间点	血清	等级型		微生物学
32576-1	汉赛巴尔通体 Ab. IgM	任意浓度	时间点	血清	等级型		微生物学
32577-9	五日热巴尔通体 Ab. IgG	任意浓度	时间点	血清	等级型		微生物学
32578-7	五日热巴尔通体 Ab. IgM	任意浓度	时间点	血清	等级型		微生物学
32579-5	芬特明	质量浓度	时间点	血清/血浆	定量型		药物水平/毒理学
32580-3	染色质 Ab. IgG	任意浓度	时间点	血清/血浆	定量型		血清学

LOINC 代码	名称	属性	时间特征	系统	标尺类型	方法类型	分类
3258-1	纤维蛋白原 Ag	质量浓度	时间点	贫血小板血浆	定量型	免疫学	凝血功能检查
32581-1	表皮生长因子受体 Ag	任意浓度	时间点	组织	等级型	免疫染色	病理学
32582-9	苯丙酰甘氨酸	任意浓度	时间点	尿液	等级型		化学
32583-7	苯乳酸	任意浓度	时间点	尿液	等级型		化学
32584-5	丙酰甘氨酸	任意浓度	时间点	尿液	等级型		化学
32585-2	EB 病毒 DNA	数量或计数浓度（计数/容积）	时间点	XXX	定量型	探针.扩增.靶向扩增	微生物学
32586-0	促卵泡素^给予某刺激后20 分钟	任意浓度	时间点	血清/血浆	定量型		刺激耐受试验
32587-8	雄烯二酮^给予某刺激后2 小时	摩尔浓度	时间点	血清/血浆	定量型		刺激耐受试验
32588-6	雄烯二酮^给予某刺激后1 小时	摩尔浓度	时间点	血清/血浆	定量型		刺激耐受试验
32589-4	加巴喷丁	质量	时间点	剂量	定量型		药物剂量
32590-2	可用的粒细胞	数量或计数（正整数）	时间点	血液制品单位	定量型		血库
32591-0	重金属	任意浓度	24 小时	尿液	等级型		药物水平/毒理学
32592-8	可用的冷-贫血浆	数量或计数（正整数）	时间点	血液制品单位	定量型		血库
32593-6	嗜酸粒细胞/100 白细胞	数量或计数分数	时间点	XXX	定量型		血液学/细胞分类计数
32594-4	他克莫司	质量	时间点	剂量	定量型		药物剂量
32595-1	托吡酯	质量	时间点	剂量	定量型		药物剂量
32596-9	三氟啦嗪	质量	时间点	剂量	定量型		药物剂量
32597-7	那他霉素	药物敏感度	时间点	分离物	定量或等级型		抗生素敏感性
32598-5	舍曲林	质量	时间点	剂量	定量型		药物剂量
3259-9	纤维蛋白原片段 Ag	任意浓度	时间点	贫血小板血浆	定量型	免疫学	凝血功能检查
32599-3	促黄体激素^给予某刺激后 30 分钟	质量浓度	时间点	血清/血浆	定量型		刺激耐受试验
32600-9	非尔氨酯	质量	时间点	剂量	定量型		药物剂量
32601-7	细胞.CD59/100 细胞	数量或计数分数	时间点	XXX	定量型		细胞标志物
32602-5	艾滋病毒 1+2 Ab	任意浓度	时间点	脑脊液	等级型		微生物学
32603-3	伊曲康唑	药物敏感度	时间点	分离物	定量或等级型		抗生素敏感性
32604-1	钩端螺旋体 sp Ab^第 1 份标本	稀释系数、稀释倍数（滴度）	时间点	血清	定量型		微生物学
32605-8	钩端螺旋体 sp Ab^第 2 份标本	稀释系数、稀释倍数（滴度）	时间点	血清	定量型		微生物学
32606-6	促黄体激素^给予某刺激后 1 小时	质量浓度	时间点	血清/血浆	定量型		刺激耐受试验
3260-7	纤维蛋白肽 B β（1-14）Ag	质量浓度	时间点	贫血小板血浆	定量型	免疫学	凝血功能检查
32607-4	氯氮草	质量	时间点	剂量	定量型		药物剂量
32608-2	氯氮平	质量	时间点	剂量	定量型		药物剂量
32609-0	氨基酸	摩尔浓度	时间点	体液	定量型		化学

LOINC 代码	名称	属性	时间特征	系统	标尺类型	方法类型	分类
32610-8	氨基酸	摩尔浓度	时间点	脑脊液	定量型		化学
32611-6	氨基酸	摩尔浓度	时间点	羊水	定量型		化学
32612-4	氨基酸	摩尔浓度	时间点	玻璃体液	定量型		化学
32613-2	游离型肉碱/总肉碱	摩尔分数	时间点	尿液	定量型		化学
32614-0	谷氨酸	摩尔浓度	时间点	体液	定量型		化学
3261-5	纤维蛋白肽 B β（1-42）Ag	质量浓度	时间点	贫血小板血浆	定量型	免疫学	凝血功能检查
32615-7	高半胱氨酸半胱氨酸二硫化物	摩尔浓度	时间点	血清/血浆	定量型		化学
32616-5	高半胱氨酸半胱氨酸二硫化物/肌酐	比率	时间点	尿液	定量型		化学
32617-3	鸟氨酸氨甲酰转移酶	催化含量	时间点	组织	定量型		化学
32618-1	3-甲氧酪胺	质量速率	24 小时	尿液	定量型		化学
32619-9	生物素化物酶	任意浓度	时间点	血清/血浆	等级型		化学
32620-7	白喉棒状杆菌 Ab	任意浓度	时间点	血清	等级型		微生物学
32621-5	人类白细胞抗原-DR	任意浓度	时间点	全血	等级型		人类白细胞抗原
32622-3	透明质酸酶 Ab	任意浓度	时间点	血清	等级型		微生物学
3262-3	纤维蛋白肽 B β（15-42）Ag	质量浓度	时间点	贫血小板血浆	定量型	免疫学	凝血功能检查
32623-1	血小板平均体积	实体容积	时间点	全血	定量型	自动化计数	血液学/细胞分类计数
32624-9	种族	类型	时间点	病人	名义型		临床
32625-6	精子 Ab. IgA	任意浓度	时间点	血清	等级型		生育能力
32626-4	精子 Ab. IgG	任意浓度	时间点	血清	等级型		生育能力
32627-2	精氨基琥珀酸裂解酶	催化含量	时间点	红细胞	定量型		化学
32628-0	ACADM 基因. c. A985G	任意	时间点	全血/组织	等级型	分子遗传学	分子病理学.基因突变
32629-8	蛋白质. 单克隆性/蛋白质. 总计	质量分数	时间点	XXX	定量型	免疫固定	化学
32630-6	MSH2 基因＋MLH1 基因突变分析	存在与否或身份标识	时间点	全血/组织	名义型	分子遗传学	分子病理学.基因突变
3263-1	纤维蛋白肽 B β（43-47）Ag	质量浓度	时间点	贫血小板血浆	定量型	免疫学	凝血功能检查
32631-4	四唑氮蓝试验	任意浓度	时间点	全血	等级型		血液学/细胞分类计数
32632-2	HEXA 基因突变分析	存在与否或身份标识	时间点	全血/组织	名义型	分子遗传学	分子病理学.基因突变
32633-0	敏感性有机体^^^ 4	存在与否或身份标识	时间点	XXX	名义型		抗生素敏感性
32634-8	间甲肾上腺素. 游离型	质量速率	24 小时	尿液	定量型		化学
32635-5	凝血因子Ⅱ抑制剂	任意浓度	时间点	贫血小板血浆	定量型	凝集反应	凝血功能检查
32636-3	胰岛细胞 512 Ab	稀释系数、稀释倍数（滴度）	时间点	血清	定量型		血清学
32637-1	尿素酶	任意浓度	时间点	组织	等级型		微生物学
32638-9	抗体筛查	任意浓度	时间点	血清/血浆	等级型	盐水	血库
32639-7	FANCC 基因突变分析	存在与否或身份标识	时间点	全血/组织	名义型	分子遗传学	分子病理学.基因突变
32640-5	BLM 基因突变分析	存在与否或身份标识	时间点	全血/组织	名义型	分子遗传学	分子病理学.基因突变

LOINC 代码	名称	属性	时间特征	系统	标尺类型	方法类型	分类
32641-3	SMPD1 基因突变分析	存在与否或身份标识	时间点	全血/组织	名义型	分子遗传学	分子病理学.基因突变
32642-1	右旋苯丙胺/左旋苯异丙胺	质量浓度比率	时间点	血清/血浆	定量型		药物水平/毒理学
32643-9	右旋甲基苯异丙胺/左旋甲基苯异丙胺	质量浓度比率	时间点	血清/血浆	定量型		药物水平/毒理学
32644-7	1 期贝氏柯克斯体 Ab.IgG	任意浓度	时间点	血清	等级型		微生物学
32645-4	1 期贝氏柯克斯体 Ab.IgM	任意浓度	时间点	血清	等级型		微生物学
32646-2	奈韦拉平	质量浓度	时间点	血清/血浆	定量型		药物水平/毒理学
32647-0	奈非那韦	质量浓度	时间点	血清/血浆	定量型		药物水平/毒理学
32648-8	羟乙基氟胺安定	质量浓度	时间点	血清/血浆	定量型		药物水平/毒理学
3264-9	纤维蛋白肽 A Ag	质量浓度	时间点	贫血小板血浆	定量型	免疫学	凝血功能检查
32649-6	羟基三唑苯二氮	质量浓度	时间点	血清/血浆	定量型		药物水平/毒理学
32650-4	去甲氟硝安定	质量浓度	时间点	血清/血浆	定量型		药物水平/毒理学
32651-2	乙硫磷	质量浓度	时间点	血清/血浆	定量型		药物水平/毒理学
32652-0	倍硫磷	质量浓度	时间点	血清/血浆	定量型		药物水平/毒理学
32653-8	DYS 基因突变分析	存在与否或身份标识	时间点	全血/组织	名义型	分子遗传学	分子病理学.基因突变
32654-6	6-甲基-巯嘌呤	摩尔含量	时间点	红细胞	定量型		药物水平/毒理学
32655-3	间甲肾上腺素/肌酐	质量浓度比率	24 小时	尿液	定量型		化学
3265-6	纤维蛋白肽 B Ag	质量浓度	时间点	贫血小板血浆	定量型	免疫学	凝血功能检查
32656-1	黄曲霉毒素 Ab.IgG	任意浓度	时间点	血清/血浆	定量型		微生物学
32657-9	黄曲霉毒素 Ab.IgA	任意浓度	时间点	血清/血浆	定量型		微生物学
32658-7	黄曲霉毒素 Ab.IgM	任意浓度	时间点	血清/血浆	定量型		微生物学
32659-5	黄曲霉毒素 Ab.IgE	任意浓度	时间点	血清/血浆	定量型		微生物学
32660-3	6-硫鸟嘌呤	摩尔含量	时间点	红细胞	定量型		药物水平/毒理学
32661-1	肾上腺 Ab	稀释系数、稀释倍数（滴度）	时间点	血清	定量型		血清学
32662-9	阿菲彼亚猫 Ab.IgG	任意浓度	时间点	血清	等级型		微生物学
32663-7	阿菲彼亚猫 Ab.IgM	任意浓度	时间点	血清	等级型		微生物学
3266-4	肝素 Ab	阈值	时间点	贫血小板血浆	定量型	血小板聚集	凝血功能检查
32664-5	氨	质量浓度	时间点	全血	定量型		化学
32665-2	抗惊厥类药物	存在与否或身份标识	时间点	血清/血浆	名义型		药物水平/毒理学
32666-0	博氏疏螺旋体 25 kD Ab.IgM	任意浓度	时间点	血清	等级型	免疫印迹	微生物学

LOINC 代码	名称	属性	时间特征	系统	标尺类型	方法类型	分类
32667-8	博氏疏螺旋体 DNA	任意浓度	时间点	全血	等级型	探针.扩增.靶向扩增	微生物学
32668-6	博氏疏螺旋体 DNA	任意浓度	时间点	脑脊液	等级型	探针.扩增.靶向扩增	微生物学
32669-4	博氏疏螺旋体 DNA	任意浓度	时间点	关节液	等级型	探针.扩增.靶向扩增	微生物学
32670-2	已计数细胞.合计	数量或计数（正整数）	时间点	羊水	定量型		血液学/细胞分类计数
32671-0	衣原体 Ag	任意浓度	时间点	阴道	等级型		微生物学
3267-2	肝素 Ab	阈值	时间点	血清	定量型	血小板聚集	凝血功能检查
32672-8	寒冷凝集素	任意浓度	时间点	血清/血浆	等级型		血清学
32673-6	肌酸激酶.MB	催化浓度	时间点	血清/血浆	定量型		化学
32674-4	隐球菌 Ag	稀释系数、稀释倍数（滴度）	时间点	脑脊液	定量型		微生物学
32675-1	巨细胞病毒 已鉴定的	存在与否或身份标识	时间点	支气管	名义型	微生物特异性培养	微生物学
32676-9	利尿药	质量浓度	时间点	尿液	定量型		药物水平/毒理学
32677-7	双链 DNA Ab	任意浓度	时间点	血清	定量型	酶免疫分析	血清学
32678-5	查菲埃立克体 Ab.IgG	任意浓度	时间点	脑脊液	等级型		微生物学
32679-3	查菲埃立克体 Ab.IgM	任意浓度	时间点	脑脊液	等级型		微生物学
3268-0	肝素辅因子Ⅱ Ag	质量浓度	时间点	贫血小板血浆	定量型	免疫学	凝血功能检查
32680-1	颗粒管型.细颗粒	单位面积数量或计数	时间点	尿沉渣	定量型	光学显微镜检查.低倍视野	尿液分析
32681-9	血红蛋白 C/总血红蛋白	质量分数	时间点	全血	定量型	电泳	血液学/细胞分类计数
32682-7	血红蛋白 F/总血红蛋白	质量分数	时间点	全血	定量型	电泳	血液学/细胞分类计数
32683-5	血红蛋白 S/总血红蛋白	质量分数	时间点	全血	定量型	电泳	血液学/细胞分类计数
32684-3	肝素.低分子量	任意浓度	时间点	贫血小板血浆	定量型		凝血功能检查
32685-0	乙型肝炎病毒核心 Ab.IgG	任意浓度	时间点	血清	等级型		微生物学
32686-8	乙型肝炎病毒 DNA	质量浓度	时间点	血清	定量型		微生物学
32687-6	单纯疱疹病毒 1 Ab.IgM	任意浓度	时间点	血清	等级型		微生物学
32688-4	单纯疱疹病毒 2 Ab.IgM	任意浓度	时间点	血清	等级型		微生物学
32689-2	单纯疱疹病毒 已鉴定的	存在与否或身份标识	时间点	眼	名义型	微生物特异性培养	微生物学
326-9	甲硝哒唑	药物敏感度	时间点	分离物	定量型	最小致死浓度	抗生素敏感性
32690-0	同型半胱氨酸	摩尔速率	24 小时	尿液	定量型		化学
32691-8	嗜吞噬无形体 Ab.IgG	稀释系数、稀释倍数（滴度）	时间点	血清	定量型		微生物学
32692-6	嗜吞噬无形体 Ab.IgM	稀释系数、稀释倍数（滴度）	时间点	血清	定量型		微生物学
32693-4	乳酸	摩尔浓度	时间点	全血	定量型		化学
32694-2	长滩军团菌 1+2 Ab	稀释系数、稀释倍数（滴度）	时间点	血清	定量型		微生物学
32695-9	非典型嗜肺军团菌 Ab	稀释系数、稀释倍数（滴度）	时间点	血清	定量型		微生物学
32696-7	嗜肺军团菌 1+2+3+4+5+6 Ab	稀释系数、稀释倍数（滴度）	时间点	血清	定量型		微生物学

LOINC 代码	名称	属性	时间特征	系统	标尺类型	方法类型	分类
32697-5	淋巴细胞	数量或计数浓度（计数/容积）	时间点	关节液	定量型	手工计数	血液学/细胞分类计数
3269-8	肝素中和作用	任意浓度	时间点	贫血小板血浆	等级型		凝血功能检查
32698-3	镁.游离型	质量浓度	时间点	血清/血浆	定量型		化学
32699-1	显微镜观察	存在与否或身份标识	时间点	全血	名义型	抗酸染色	微生物学
32700-7	显微镜观察	存在与否或身份标识	时间点	全血	名义型	疟疾涂片	微生物学
32701-5	微孢子目，已鉴定的	存在与否或身份标识	时间点	大便	名义型	改良三色染色	微生物学
32702-3	肌肉肌纤维膜 Ab	任意浓度	时间点	血清	等级型		血清学
32703-1	NADH 高铁血红蛋白还原酶	催化含量	时间点	红细胞	定量型		化学
32704-9	淋病奈瑟菌 Ab	任意浓度	时间点	血清	等级型		微生物学
32705-6	淋病奈瑟菌 DNA	任意浓度	时间点	阴道	等级型	探针.扩增.靶向扩增	微生物学
3270-6	肝素.低分子量	任意浓度	时间点	贫血小板血浆	定量型	凝集反应	凝血功能检查
32706-4	脑膜炎奈瑟菌 A＋C＋w135＋Y Ag	任意浓度	时间点	尿液	等级型		微生物学
32707-2	脑膜炎奈瑟菌 B＋大肠杆菌 K1 Ag	任意浓度	时间点	尿液	等级型		微生物学
32708-0	嗜中性粒细胞细胞质 Ab.标准的	稀释系数、稀释倍数（滴度）	时间点	血清	定量型		血清学
32709-8	嗜中性粒细胞	数量或计数浓度（计数/容积）	时间点	体液	定量型		血液学/细胞分类计数
32710-6	亚硝酸盐	任意浓度	时间点	尿液	等级型		尿液分析
32711-4	血小板平均体积	实体容积	时间点	全血	定量型	自动化计数	血液学/细胞分类计数
32712-2	血小板.巨型/100 白细胞	比率	时间点	全血	定量型	手工计数	血液学/细胞分类计数
32713-0	钾	摩尔浓度	时间点	动脉全血	定量型		化学
3271-4	肝素.低分子量	任意浓度	时间点	贫血小板血浆	定量型	显色	凝血功能检查
32714-8	斑疹伤寒立克次体群 Ab.IgM	任意浓度	时间点	血清	等级型		微生物学
32715-5	SCL-70 可提取核 Ab	稀释系数、稀释倍数（滴度）	时间点	血清	定量型	免疫扩散	血清学
32716-3	舍格伦综合征-A 可提取核 Ab	稀释系数、稀释倍数（滴度）	时间点	血清	定量型		血清学
32717-1	钠	摩尔浓度	时间点	动脉全血	定量型		化学
32718-9	精子 Ab.IgA	任意浓度	时间点	精液	等级型		生育能力
32719-7	精子 Ab.IgG	任意浓度	时间点	精液	等级型		生育能力
32720-5	精子 Ab.IgM	任意浓度	时间点	精液	等级型		生育能力
32721-3	他克莫司	质量浓度	时间点	血清/血浆	定量型		药物水平/毒理学
3272-2	肝素.低分子量	质量速率	24 小时	尿液	定量型		凝血功能检查
32722-1	三酰基甘油酯酶	催化浓度	时间点	腹腔液	定量型		化学
32723-9	旋毛虫 sp Ab.IgG	任意浓度	时间点	血清	定量型	酶免疫分析	微生物学
32724-7	毛滴虫 sp	任意浓度	时间点	尿液	等级型	光学显微镜检查	微生物学

LOINC 代码	名称	属性	时间特征	系统	标尺类型	方法类型	分类
32725-4	克氏锥虫 Ab. IgG	任意浓度	时间点	血清	等级型		微生物学
32726-2	克氏锥虫 Ab. IgM	任意浓度	时间点	血清	等级型		微生物学
32727-0	尿胆素原	任意浓度	时间点	尿液	定量型		化学
32728-8	β1 球蛋白/蛋白质.总计	质量分数	时间点	脑脊液	定量型	电泳	化学
32729-6	β2 球蛋白/蛋白质.总计	质量分数	时间点	脑脊液	定量型	电泳	化学
3273-0	肝素.未分馏性	任意浓度	时间点	贫血小板血浆	定量型	凝集反应	凝血功能检查
32730-4	β1 球蛋白	质量浓度	时间点	血清/血浆	定量型	电泳	化学
32731-2	β2 球蛋白	质量浓度	时间点	血清/血浆	定量型	电泳	化学
32732-0	β1 球蛋白/蛋白质.总计	质量分数	时间点	血清/血浆	定量型	电泳	化学
32733-8	β2 球蛋白/蛋白质.总计	质量分数	时间点	血清/血浆	定量型	电泳	化学
32734-6	β1 球蛋白	质量速率	24 小时	尿液	定量型	电泳	化学
32735-3	β2 球蛋白	质量速率	24 小时	尿液	定量型	电泳	化学
32736-1	β1 球蛋白/蛋白质.总计	质量分数	时间点	尿液	定量型	电泳	化学
32737-9	β2 球蛋白/蛋白质.总计	质量分数	时间点	尿液	定量型	电泳	化学
32738-7	β1 球蛋白	质量浓度	时间点	体液	定量型	电泳	化学
32739-5	β2 球蛋白	质量浓度	时间点	体液	定量型	电泳	化学
32740-3	β1 球蛋白/蛋白质.总计	质量分数	时间点	体液	定量型	电泳	化学
32741-1	β2 球蛋白/蛋白质.总计	质量分数	时间点	体液	定量型	电泳	化学
32742-9	细胞.CD117/100 细胞	数量或计数分数	时间点	XXX	定量型		细胞标志物
32743-7	细胞.CD138/100 细胞	数量或计数分数	时间点	XXX	定量型		细胞标志物
32744-5	细胞.CD55/100 细胞	数量或计数分数	时间点	XXX	定量型		细胞标志物
32745-2	细胞.CD62E/100 细胞	数量或计数分数	时间点	XXX	定量型		细胞标志物
32746-0	细胞.CD62P/100 细胞	数量或计数分数	时间点	XXX	定量型		细胞标志物
32747-8	细胞.CD64/100 细胞	数量或计数分数	时间点	XXX	定量型		细胞标志物
3274-8	肝素.未分馏性	任意浓度	时间点	贫血小板血浆	定量型	显色	凝血功能检查
32748-6	细胞.CD90/100 细胞	数量或计数分数	时间点	XXX	定量型		细胞标志物
32749-4	细胞.cyclin D1/100 细胞	数量或计数分数	时间点	XXX	定量型	流式细胞术	细胞标志物
32750-2	细胞.CD235A/100 细胞	数量或计数分数	时间点	XXX	定量型		细胞标志物
32751-0	细胞.HLA-DR+/100 细胞	数量或计数分数	时间点	XXX	定量型		细胞标志物
32752-8	细胞.CD3/100 细胞	数量或计数分数	时间点	支气管	定量型		细胞标志物
32753-6	细胞.CD4/100 细胞	数量或计数分数	时间点	支气管	定量型		细胞标志物
32754-4	细胞.CD8/100 细胞	数量或计数分数	时间点	支气管	定量型		细胞标志物
3275-5	肝素.未分馏性	质量速率	24 小时	尿液	定量型		凝血功能检查
32755-1	细胞.CD19/100 细胞	数量或计数分数	时间点	支气管	定量型		细胞标志物
32756-9	细胞.CD4/细胞.CD8	数量或计数比率	时间点	支气管	定量型		细胞标志物
32757-7	细胞.BCL2/100 细胞	数量或计数分数	时间点	XXX	定量型	流式细胞术	细胞标志物
32758-5	细胞.CD11B/100 细胞	数量或计数分数	时间点	XXX	定量型		细胞标志物
32759-3	细胞.髓过氧化物酶/100 细胞	数量或计数分数	时间点	XXX	定量型	流式细胞术	细胞标志物
32760-1	细胞类型	类型	时间点	XXX	名义型	流式细胞术	细胞标志物
32761-9	白细胞	任意浓度	时间点	XXX	等级型	湿片法	血液学/细胞分类计数
32762-7	上皮细胞	任意浓度	时间点	XXX	等级型	湿片法	血液学/细胞分类计数
3276-3	激肽原.高分子量	任意浓度	时间点	贫血小板血浆	定量型	凝集反应	凝血功能检查

LOINC 代码	名称	属性	时间特征	系统	标尺类型	方法类型	分类
32763-5	细菌	任意浓度	时间点	XXX	等级型	湿片法	微生物学
32764-3	线索细胞	任意浓度	时间点	XXX	等级型	湿片法	微生物学
32765-0	酵母菌	任意浓度	时间点	XXX	等级型	湿片法	微生物学
32766-8	阴道毛滴虫	任意浓度	时间点	XXX	等级型	湿片法	微生物学
32767-6	博氏疏螺旋体 25 kD Ab. IgM	任意浓度	时间点	血清	等级型		微生物学
32768-4	旋毛虫 sp Ab. IgG	任意浓度	时间点	血清	定量型		微生物学
32769-2	α1 抗胰蛋白酶表型	印象/检查结果的解释	时间点	血清/血浆	名义型		化学
327-7	甲硝哒唑	药物敏感度	时间点	分离物	定量或等级型	最小抑制浓度	抗生素敏感性
32770-0	输血区带号	标识符	时间点	病人	名义型		血库
3277-1	激肽原. 高分子量	质量浓度	时间点	贫血小板血浆	定量型	免疫学	凝血功能检查
32771-8	二氧化碳^^调整至患者实际体温	压力或压强（局部性）	时间点	动脉全血	定量型		化学
32772-6	细胞. CD14	任意浓度	时间点	全血	等级型		细胞标志物
32773-4	细胞. CD24	任意浓度	时间点	全血	等级型		细胞标志物
32774-2	衣原体 DNA	任意浓度	时间点	生殖器	等级型	探针. 扩增. 靶向扩增	微生物学
32775-9	破伤风芽胞梭菌毒素 Ab	任意浓度	时间点	血清	定量型		微生物学
32776-7	红细胞	任意浓度	时间点	尿沉渣	等级型	光学显微镜检查	尿液分析
32777-5	大肠杆菌 O157：H7 Ag	任意浓度	时间点	大便	等级型		微生物学
32778-3	纤维蛋白束	任意浓度	时间点	全血	等级型	光学显微镜检查	血液学/细胞分类计数
32779-1	葡萄糖-6-磷酸酶	催化浓度	时间点	红细胞	定量型		化学
32780-9	组织胞浆菌 Ab	任意浓度	时间点	尿液	定量型		微生物学
32781-7	军团菌 sp Ag	任意浓度	时间点	尿液	等级型		微生物学
32782-5	白细胞酯酶＋亚硝酸盐	任意浓度	时间点	尿液	等级型	试纸条	尿液分析
32783-3	亮氨酸＋异亮氨酸＋缬氨酸	存在与否或身份标识	时间点	血清/血浆	名义型		化学
32784-1	平均过氧化物酶活性指数	任意浓度	时间点	全血	等级型		血液学/细胞分类计数
32785-8	显微镜观察	存在与否或身份标识	时间点	XXX	名义型	细胞学. 非-妇科学	细胞学
32786-6	甲状腺过氧化物酶 Ab	稀释系数、稀释倍数（滴度）	时间点	血清	定量型		血清学
32787-4	嗜中性粒细胞细胞质 Ab. 核周的	稀释系数、稀释倍数（滴度）	时间点	血清	定量型		血清学
32788-2	多形核白细胞/单核细胞	比率	时间点	全血	定量型		血液学/细胞分类计数
3278-9	激肽原. 高分子量实际/正常	相对质量浓度	时间点	贫血小板血浆	定量型	免疫学	凝血功能检查
32789-0	粘度	粘度、粘稠度	时间点	精液	等级型		标本特性
32790-8	单纯疱疹病毒 2 Ab. IgG ^第 1 份标本/第 2 份标本	比率	时间点	血清	定量型	酶免疫分析	微生物学
32791-6	巨细胞病毒 Ab. IgG ^第 1 份标本/第 2 份标本	比率	时间点	血清	定量型	酶免疫分析	微生物学
32792-4	细小病毒 B19 Ab. IgG ^第 2 份标本	任意浓度	时间点	血清	定量型	酶免疫分析	微生物学

LOINC 代码	名称	属性	时间特征	系统	标尺类型	方法类型	分类
32793-2	细小病毒 B19 Ab. IgG ^ 第 1 份标本/第 2 份标本	比率	时间点	血清	定量型	酶免疫分析	微生物学
32794-0	细小病毒 B19 Ab. IgM ^ 第 1 份标本	任意浓度	时间点	血清	定量型	酶免疫分析	微生物学
32795-7	细小病毒 B19 Ab. IgM ^ 第 2 份标本	任意浓度	时间点	血清	定量型	酶免疫分析	微生物学
32796-5	细小病毒 B19 Ab. IgM ^ 第 1 份标本/第 2 份标本	比率	时间点	血清	定量型	酶免疫分析	微生物学
3279-7	激肽原. 低分子量	质量浓度	时间点	贫血小板血浆	定量型	免疫学	凝血功能检查
32797-3	药物 已鉴定的	存在与否或身份标识	时间点	胎粪	名义型	筛查试验	药物水平/毒理学
32798-1	显微镜观察	存在与否或身份标识	时间点	XXX	名义型	油红 O 染色	病理学
32799-9	葡糖胺聚糖/肌酐	质量浓度比率	时间点	尿液	定量型		化学
32800-5	脑膜炎奈瑟菌 C＋w135 Ag	任意浓度	时间点	XXX	等级型	胶乳凝集试验	微生物学
32801-3	标本体积	容积、体积	时间点	支气管	定量型		标本特性
32802-1	颜色	类型	时间点	支气管	名义型		标本特性
32803-9	外观	外观	时间点	支气管	名义型		标本特性
32804-7	嗜中性粒细胞/100 白细胞	数量或计数分数	时间点	支气管	定量型	手工计数	血液学/细胞分类计数
3280-5	激肽原. 低分子量	质量浓度	时间点	血清	定量型	免疫学	凝血功能检查
32805-4	淋巴细胞. 异型/100 白细胞	数量或计数分数	时间点	支气管	定量型	手工计数	血液学/细胞分类计数
32806-2	单核细胞＋巨噬细胞/100 白细胞	数量或计数分数	时间点	支气管	定量型	手工计数	血液学/细胞分类计数
32807-0	单核细胞/100 白细胞	数量或计数分数	时间点	支气管	定量型		血液学/细胞分类计数
32808-8	其他白细胞/100 白细胞	数量或计数分数	时间点	支气管	定量型		血液学/细胞分类计数
32809-6	真菌 已鉴定的	存在与否或身份标识	时间点	支气管	名义型	真菌染色	微生物学
32810-4	细菌 已鉴定的	存在与否或身份标识	时间点	支气管	名义型		微生物学
32811-2	显微镜观察	存在与否或身份标识	时间点	支气管	名义型	铁苏木精染色	微生物学
32812-0	显微镜观察	存在与否或身份标识	时间点	支气管	名义型	油红 O 染色	病理学
3281-3	狼疮抗凝剂	印象/检查结果的解释	时间点	贫血小板血浆	名义型		凝血功能检查
32813-8	病理学家解释	印象/检查结果的解释	时间点	支气管	名义型		病理学
32814-6	显微镜观察	存在与否或身份标识	时间点	XXX	名义型	氯乙酸酯酯酶染色	病理学
32815-3	显微镜观察	存在与否或身份标识	时间点	XXX	名义型	苏丹黑 B 染色	病理学
32816-1	显微镜观察	存在与否或身份标识	时间点	XXX	名义型	末端核苷酸转移酶染色	病理学
32817-9	显微镜观察	存在与否或身份标识	时间点	XXX	名义型	髓过氧物酶染色	病理学
32818-7	显微镜观察	存在与否或身份标识	时间点	XXX	名义型	乙酸酯酯酶染色	病理学
32819-5	微孢子目，已鉴定的	存在与否或身份标识	时间点	大便	名义型	三色染色	微生物学

LOINC 代码	名称	属性	时间特征	系统	标尺类型	方法类型	分类
32820-3	葡萄糖^口服乳糖后 45 分钟	质量浓度	时间点	血清/血浆	定量型		刺激耐受试验
3282-1	狼疮抗凝剂中和作用. 六角相磷脂	时间（如秒数）	时间点	贫血小板血浆	定量型	凝集反应	凝血功能检查
32821-1	解释	印象/检查结果的解释	时间点	体液	名义型	免疫固定	化学
32822-9	鳞状上皮细胞/100 细胞	数量或计数分数	时间点	支气管	定量型	光学显微镜检查	血液学/细胞分类计数
32823-7	柱状细胞/100 细胞	数量或计数分数	时间点	支气管	定量型		血液学/细胞分类计数
32824-5	显微镜观察	存在与否或身份标识	时间点	XXX	名义型	抗酒石酸酸性磷酸酶染色	病理学
32825-2	白细胞	任意浓度	时间点	精液	等级型		生育能力
32826-0	细小病毒 B19 Ab. IgG^第 1 份标本	任意浓度	时间点	血清	定量型	酶免疫分析	微生物学
32827-8	艾滋病毒 1 p17＋p18 Ab	任意浓度	时间点	血清	等级型	免疫印迹	微生物学
32828-6	EB 病毒衣壳 Ab. IgG^第 1 份标本	任意浓度	时间点	血清	定量型	酶免疫分析	微生物学
32829-4	EB 病毒衣壳 Ab. IgG^第 2 份标本	任意浓度	时间点	血清	定量型	酶免疫分析	微生物学
32830-2	EB 病毒衣壳 Ab. IgG^第 1 份标本/第 2 份标本	比率	时间点	血清	定量型	酶免疫分析	微生物学
32831-0	单纯疱疹病毒 1 Ab. IgG^第 1 份标本/第 2 份标本	比率	时间点	血清	定量型	酶免疫分析	微生物学
32832-8	淋巴细胞. 异型/100 白细胞	数量或计数分数	时间点	支气管	定量型		血液学/细胞分类计数
32833-6	单核细胞＋巨噬细胞/100 白细胞	数量或计数分数	时间点	支气管	定量型		血液学/细胞分类计数
32834-4	单纯疱疹病毒 2 Ab. IgG^第 1 份标本/第 2 份标本	比率	时间点	血清	定量型		微生物学
32835-1	巨细胞病毒 Ab. IgG^第 1 份标本/第 2 份标本	比率	时间点	血清	定量型		微生物学
32836-9	细小病毒 B19 Ab. IgG^第 1 份标本	任意浓度	时间点	血清	定量型		微生物学
32837-7	细小病毒 B19 Ab. IgG^第 2 份标本	任意浓度	时间点	血清	定量型		微生物学
32838-5	细小病毒 B19 Ab. IgG^第 1 份标本/第 2 份标本	比率	时间点	血清	定量型		微生物学
3283-9	狼疮抗凝剂中和作用. 高磷脂	时间（如秒数）	时间点	贫血小板血浆	定量型	凝集反应	凝血功能检查
32839-3	细小病毒 B19 Ab. IgM^第 2 份标本	任意浓度	时间点	血清	定量型		微生物学
32840-1	细小病毒 B19 Ab. IgM^第 1 份标本/第 2 份标本	比率	时间点	血清	定量型		微生物学
32841-9	脑膜炎奈瑟菌 C＋w135 Ag	任意浓度	时间点	XXX	等级型		微生物学
32842-7	艾滋病毒 1 p17＋p18 Ab	任意浓度	时间点	血清	等级型		微生物学
32843-5	EB 病毒衣壳 Ab. IgG^第 1 份标本	任意浓度	时间点	血清	定量型		微生物学

LOINC 代码	名称	属性	时间特征	系统	标尺类型	方法类型	分类
32844-3	EB 病毒衣壳 Ab. IgG ^第 2 份标本	任意浓度	时间点	血清	定量型		微生物学
32845-0	EB 病毒衣壳 Ab. IgG ^第 1 份标本/第 2 份标本	比率	时间点	血清	定量型		微生物学
32846-8	单纯疱疹病毒 1 Ab. IgG ^第 1 份标本/第 2 份标本	比率	时间点	血清	定量型		微生物学
3284-7	狼疮抗凝剂中和作用. 血小板	时间（如秒数）	时间点	贫血小板血浆	定量型	凝集反应	凝血功能检查
32847-6	肺炎双球菌 18 Ab. IgG	质量浓度	时间点	血清	定量型		微生物学
32848-4	脑膜炎奈瑟菌 A+Y Ag	任意浓度	时间点	XXX	等级型		微生物学
32849-2	肺炎双球菌 18 Ab. IgG	质量浓度	时间点	血清	定量型	酶免疫分析	微生物学
328-5	甲硝哒唑	药物敏感度	时间点	分离物	定量或等级型	琼脂扩散	抗生素敏感性
32850-0	肺炎双球菌 5 Ab. IgG	质量浓度	时间点	血清	定量型	酶免疫分析	微生物学
32851-8	脑膜炎奈瑟菌 A+Y Ag	任意浓度	时间点	XXX	等级型	胶乳凝集试验	微生物学
32852-6	游离型卡马西平/卡马西平总计	质量分数	时间点	血清/血浆	定量型		药物水平/毒理学
32853-4	神经元 Ab	任意浓度	时间点	血清	定量型	酶免疫分析	血清学
3285-4	磷脂 Ab	任意浓度	时间点	血清	定量型	酶免疫分析	凝血功能检查
32854-2	17-羟孕酮	任意浓度	时间点	全血. 滤纸	等级型		化学
32855-9	细胞. CD62/100 细胞	数量或计数分数	时间点	XXX	定量型		细胞标志物
32856-7	细胞. cyCD22/100 细胞	数量或计数分数	时间点	XXX	定量型		细胞标志物
32857-5	细胞. cyCD3/100 细胞	数量或计数分数	时间点	XXX	定量型		细胞标志物
32858-3	细胞. IgG/100 细胞	数量或计数分数	时间点	XXX	定量型	流式细胞术	细胞标志物
32859-1	细胞. 多重药物抗性/100 细胞	数量或计数分数	时间点	XXX	定量型	流式细胞术	细胞标志物
32860-9	细胞. TCR α β/100 细胞	数量或计数分数	时间点	XXX	定量型		细胞标志物
32861-7	细胞. TCR γ δ/100 细胞	数量或计数分数	时间点	XXX	定量型		细胞标志物
3286-2	磷脂 Ab. IgG	任意浓度	时间点	血清	定量型	酶免疫分析	凝血功能检查
32862-5	渗透脆性^孵化的	印象/检查结果的解释	时间点	红细胞	名义型		血液学/细胞分类计数
32863-3	渗透脆性^新鲜的	印象/检查结果的解释	时间点	红细胞	名义型		血液学/细胞分类计数
32864-1	法兰克福下颌骨水平面	角度	时间点	颅骨	定量型	X 射线检查. 测量的	牙科
32865-8	法兰克福下颌骨水平面	角度	时间点	颅骨	定量型	计算机 X 射线断层造影术. 测量的	牙科
32866-6	法兰克福下颌骨水平面	角度	时间点	颅骨	定量型	数字模型. 测量的	牙科
32867-4	第一齿距边界	存在与否或身份标识	时间点	{牙齿}	名义型		牙科
32868-2	第二齿槽边界	存在与否或身份标识	时间点	{牙齿}	名义型		牙科
32869-0	齿距	长度	时间点	{第一齿间隙边界}{第二齿间隙边界}	定量型	测量的	牙科
3287-0	磷脂 Ab. IgM	任意浓度	时间点	血清	定量型	酶免疫分析	凝血功能检查
32870-8	第一面部标志	存在与否或身份标识	时间点	头部	名义型		牙科
32871-6	第二面部标志	存在与否或身份标识	时间点	头部	名义型		牙科

LOINC 代码	名称	属性	时间特征	系统	标尺类型	方法类型	分类
32872-4	面部测量	长度	时间点	{第一面部界标}{第二面部界标}	定量型	测量的	牙科
32873-2	面部测量方法	类型	时间点	头部	名义型		牙科
32874-0	牙科治疗解剖部位接触	印象/检查结果的解释	时间点	头部	等级型		牙科
32875-7	监护人先前接到病人情况的通知	发现（结果）	时间点	监护人	等级型	观察	牙科
32876-5	监护人接到病人情况的通知	发现（结果）	时间点	监护人	等级型	观察	牙科
32877-3	监护人先前所采取的行动	发现（结果）	时间点	监护人	等级型	观察	牙科
32878-1	监护人当前所采取的行动	发现（结果）	时间点	监护人	等级型	观察	牙科
32879-9	不符合牙科治疗	发现（结果）	时间点	病人	等级型		牙科
32880-7	牙科诊疗史	发现（结果）	时间点	病人	名义型		牙科
32881-5	牙科探查反应	发现（结果）	时间点	牙龈	名义型		牙科
32882-3	牙科评估的原因	发现（结果）	时间点	病人	名义型		牙科
32883-1	牙弓	存在与否或身份标识	时间点	病人	名义型		牙科
32884-9	鉴定	存在与否或身份标识	时间点	{牙齿}	名义型		牙科
32885-6	鉴定	存在与否或身份标识	时间点	{牙齿}	名义型	观察	牙科
32886-4	鉴定	存在与否或身份标识	时间点	{牙齿}	名义型	X 射线检查	牙科
32887-2	鉴定	存在与否或身份标识	时间点	{牙齿}	名义型	最佳估计	牙科
3288-8	凝血酶原 Ag	任意浓度	时间点	贫血小板血浆	定量型	免疫学	凝血功能检查
32888-0	探查部位	存在与否或身份标识	时间点	{牙齿}. 沟	名义型		牙科
32889-8	表面	存在与否或身份标识	时间点	牙齿	名义型		牙科
32890-6	根管	存在与否或身份标识	时间点	牙齿	名义型		牙科
32891-4	根触诊位置	存在与否或身份标识	时间点	牙齿	名义型		牙科
32892-2	侧面	存在与否或身份标识	时间点	牙齿	名义型		牙科
32893-0	第一牙间乳头边界	存在与否或身份标识	时间点	{牙齿}	名义型		牙科
32894-8	第二牙间乳头边界	存在与否或身份标识	时间点	{牙齿}	名义型		牙科
32895-5	齿距，可用的	长度	时间点	{牙弓}	定量型	测量的	牙科
3289-6	凝血酶原. 活性实际/正常	相对时间	时间点	贫血小板血浆	定量型	凝集反应	凝血功能检查
32896-3	宽度	长度	时间点	{牙齿}	定量型	测量的	牙科
32897-1	高度	长度	时间点	{牙齿}	定量型	测量的	牙科
32898-9	齿距，必需的	长度	时间点	{牙弓}	定量型	计算的	牙科
32899-7	齿距，必需的	长度	时间点	{牙弓}	定量型	估计	牙科
32900-3	齿距偏差	长度	时间点	{牙弓}	定量型	测量的	牙科
32901-1	齿距偏差	长度	时间点	{牙弓}	定量型	估计	牙科
32902-9	上耳轮至头部侧面的距离	长度	时间点	耳. 左侧＋头部	定量型	测量的	牙科
32903-7	上耳轮至头部侧面的距离	长度	时间点	耳. 右侧＋头部	定量型	测量的	牙科
3290-4	2-羰基异己酸	质量浓度	时间点	尿液	定量型		化学
32904-5	中耳轮至头部侧面的距离	长度	时间点	耳. 左侧＋头部	定量型	测量的	牙科
32905-2	中耳轮至头部侧面的距离	长度	时间点	耳. 右侧＋头部	定量型	测量的	牙科
32906-0	尖牙至尖牙的距离	长度	时间点	上颌骨	定量型	测量的	牙科
32907-8	牙冠长度	长度	时间点	{牙齿}	定量型	测量的	牙科

LOINC 代码	名称	属性	时间特征	系统	标尺类型	方法类型	分类
32908-6	根长度	长度	时间点	{牙齿}.{表面}	定量型	测量的	牙科
32909-4	牙间隙高度	长度	时间点	{牙弓}	定量型	测量的	牙科
32910-2	探查深度	长度	时间点	{牙齿}.{探查部位}	定量型	测量的	牙科
32911-0	退缩	长度	时间点	{牙齿}.{探查部位}	定量型	测量的	牙科
3291-2	2-吡啶酮	质量浓度	时间点	血清/血浆	定量型		药物水平/毒理学
32912-8	附着水平	长度	时间点	{牙齿}.{探查部位}	定量型	计算的	牙科
32913-6	粘膜牙龈界水平	长度	时间点	{牙齿}.{探查部位}	定量型	测量的	牙科
32914-4	骨附件水平	长度	时间点	{牙齿}.{探查部位}.{表面}＋上颌骨	定量型	测量的	牙科
32915-1	骨附件水平	长度	时间点	{牙齿}.{探查部位}.{表面}＋下颌骨	定量型	测量的	牙科
32916-9	水平重叠	长度	时间点	上颌骨＋下颌骨	定量型	测量的	牙科
32917-7	垂直重叠	长度	时间点	上颌骨＋下颌骨	定量型	测量的	牙科
32918-5	开牙合	长度	时间点	上颌骨＋下颌骨	定量型	测量的	牙科
32919-3	咬合的垂直距离	长度	时间点	上颌骨＋下颌骨	定量型	测量的	牙科
3292-0	2-吡啶酮/N'-甲基烟酰胺	质量浓度比率	时间点	血清/血浆	定量型		药物水平/毒理学
32920-1	偏移距离.最大值	长度	时间点	下颌骨	定量型	测量的	牙科
32921-9	正中颌关系最大牙尖吻合前向位移	长度	时间点	上颌骨＋下颌骨	定量型	测量的	牙科
32922-7	正中颌关系最大牙尖吻合侧向位移	长度	时间点	上颌骨＋下颌骨	定量型	测量的	牙科
32923-5	说话时牙齿之间的最小距离	长度	时间点	牙列	定量型	测量的	牙科
32924-3	单个牙齿区域	存在与否或身份标识	时间点	{牙齿}	名义型	最佳估计	牙科
32925-0	鞍-鼻根点-B点	角度	时间点	颅骨	定量型	X射线检查.测量的	牙科
32926-8	鞍-鼻根点-B点	角度	时间点	颅骨	定量型	计算机X射线断层造影术.测量的	牙科
32927-6	鞍-鼻根点-B点	角度	时间点	颅骨	定量型	数字模型.测量的	牙科
32928-4	A点-鼻根点-B点	角度	时间点	颅骨	定量型	X射线检查.测量的	牙科

LOINC 代码	名称	属性	时间特征	系统	标尺类型	方法类型	分类
32929-2	A 点-鼻根点-B 点	角度	时间点	颅骨	定量型	计算机 X 射线断层造影术.测量的	牙科
329-3	甲硝哒唑	药物敏感度	时间点	分离物＋血清	等级型	测序分型	抗生素敏感性
32930-0	A 点-鼻根点-B 点	角度	时间点	颅骨	定量型	数字模型.测量的	牙科
32931-8	鞍-鼻根点-法兰克福水平面	角度	时间点	颅骨	定量型	X 射线检查.测量的	牙科
32932-6	鞍-鼻根点-法兰克福水平面	角度	时间点	颅骨	定量型	计算机 X 射线断层造影术.测量的	牙科
32933-4	鞍-鼻根点-法兰克福水平面	角度	时间点	颅骨	定量型	数字模型.测量的	牙科
32934-2	眉间-鼻根点-鼻尖	角度	时间点	颅骨	定量型	X 射线检查.测量的	牙科
32935-9	眉间-鼻根点-鼻尖	角度	时间点	颅骨	定量型	计算机 X 射线断层造影术.测量的	牙科
32936-7	眉间-鼻根点-鼻尖	角度	时间点	颅骨	定量型	数字模型.测量的	牙科
32937-5	法兰克福平面-鼻根颏前点线	角度	时间点	颅骨	定量型	X 射线检查.测量的	牙科
3293-8	醋丁洛尔	任意浓度	时间点	尿液	等级型		药物水平/毒理学
32938-3	法兰克福平面-鼻根颏前点线	角度	时间点	颅骨	定量型	计算机 X 射线断层造影术.测量的	牙科
32939-1	法兰克福平面-鼻根颏前点线	角度	时间点	颅骨	定量型	数字模型.测量的	牙科
32940-9	静息时牙合间隙	长度	时间点	牙列	定量型	测量的	牙科
32941-7	最大牙尖吻合左中线偏差	长度	时间点	下颌骨＋面部	定量型	测量的	牙科
32942-5	最大牙尖吻合右中线偏差	长度	时间点	下颌骨＋面部	定量型	测量的	牙科
32943-3	首次接触左中线偏差	长度	时间点	下颌骨＋面部	定量型	测量的	牙科
32944-1	首次接触右中线偏差	长度	时间点	下颌骨＋面部	定量型	测量的	牙科
32945-8	鞍-鼻根点-A 点	角度	时间点	颅骨	定量型	X 射线检查.测量的	牙科
3294-6	醋丁洛尔	质量浓度	时间点	尿液	定量型		药物水平/毒理学
32946-6	鞍-鼻根点-A 点	角度	时间点	颅骨	定量型	计算机 X 射线断层造影术.测量的	牙科
32947-4	鞍-鼻根点-A 点	角度	时间点	颅骨	定量型	数字模型.测量的	牙科
32948-2	大小	任意	时间点	耳.右侧	等级型	估计	牙科

LOINC 代码	名称	属性	时间特征	系统	标尺类型	方法类型	分类
32949-0	大小	任意	时间点	耳.左侧	等级型	估计	牙科
32950-8	探查出血指数	数量或计数分数	时间点	牙龈	定量型	估计	牙科
32951-6	探查出血指数	数量或计数分数	时间点	牙龈	定量型	计算的	牙科
32952-4	斑块指数	数量或计数分数	时间点	牙列	定量型	估计	牙科
3295-3	醋丁洛尔	质量速率	24 小时	尿液	定量型		药物水平/毒理学
32953-2	斑块指数	数量或计数分数	时间点	牙列	定量型	计算的	牙科
32954-0	根部发育	长度分数	时间点	{牙齿}	定量型	估计	牙科
32955-7	垂直重叠	长度分数	时间点	上颌骨＋下颌骨	定量型	估计	牙科
32956-5	牙槽残嵴	性状	时间点	{牙弓}	名义型		牙科
32957-3	上腭	性状	时间点	上颌骨	名义型		牙科
32958-1	牙冠	性状	时间点	{牙齿}	名义型		牙科
32959-9	根	性状	时间点	{牙齿}.{表面}	名义型		牙科
32960-7	横切面	性状	时间点	{牙弓}	名义型		牙科
3296-1	乙酰丙嗪	质量浓度	时间点	血清/血浆	定量型		药物水平/毒理学
32961-5	前段	性状	时间点	{牙弓}	名义型		牙科
32962-3	龋齿危险	印象/检查结果的解释	时间点	牙列	等级型		牙科
32963-1	牙周病风险	印象/检查结果的解释	时间点	牙龈	等级型		牙科
32964-9	牙科预后	印象/检查结果的解释	时间点	病人	名义型	最佳估计	牙科
32965-6	牙科预后	印象/检查结果的解释	时间点	{牙齿}	名义型	最佳估计	牙科
32966-4	牙科预后	印象/检查结果的解释	时间点	{操作步骤}	名义型	最佳估计	牙科
32967-2	根尖发育	发现（结果）	时间点	{牙齿}.{表面}	名义型	X 射线检查	牙科
32968-0	萌出	发现（结果）	时间点	{牙齿}	等级型	X 射线检查	牙科
32969-8	萌出	发现（结果）	时间点	{牙弓}	等级型	X 射线检查	牙科
32970-6	萌出	发现（结果）	时间点	病人	等级型	X 射线检查	牙科
32971-4	脱落	发现（结果）	时间点	{牙齿}	等级型	X 射线检查	牙科
32972-2	脱落	发现（结果）	时间点	{牙弓}	等级型	X 射线检查	牙科
32973-0	脱落	发现（结果）	时间点	病人	等级型	X 射线检查	牙科
32974-8	大小	任意	时间点	{牙弓}	名义型		牙科
32975-5	垂直位移	发现（结果）	时间点	耳.右侧	等级型		牙科
32976-3	垂直位移	发现（结果）	时间点	耳.左侧	等级型		牙科
32977-1	垂直位移	发现（结果）	时间点	面颊.右侧	等级型		牙科
32978-9	垂直位移	发现（结果）	时间点	面颊.左侧	等级型		牙科
3297-9	对乙酰氨基酚	任意浓度	时间点	血清/血浆	等级型		药物水平/毒理学
32979-7	稳定性	印象/检查结果的解释	时间点	{牙弓}.全牙托	等级型	观察	牙科
32980-5	稳定性	印象/检查结果的解释	时间点	{牙弓}.部分牙托	等级型	观察	牙科
32981-3	稳定性	印象/检查结果的解释	时间点	{牙弓}.全牙托	等级型	报告的	牙科
32982-1	稳定性	印象/检查结果的解释	时间点	{牙弓}.部分牙托	等级型	报告的	牙科
32983-9	固位	印象/检查结果的解释	时间点	{牙弓}.全牙托	等级型	观察	牙科

LOINC 代码	名称	属性	时间特征	系统	标尺类型	方法类型	分类
32984-7	固位	印象/检查结果的解释	时间点	{牙弓}. 部分牙托	等级型	观察	牙科
32985-4	固位	印象/检查结果的解释	时间点	{牙弓}. 全牙托	等级型	报告的	牙科
32986-2	固位	印象/检查结果的解释	时间点	{牙弓}. 部分牙托	等级型	报告的	牙科
3298-7	对乙酰氨基酚	质量浓度	时间点	血清/血浆	定量型		药物水平/毒理学
32987-0	支持	印象/检查结果的解释	时间点	{牙弓}. 全牙托	等级型	观察	牙科
32988-8	支持	印象/检查结果的解释	时间点	{牙弓}. 部分牙托	等级型	观察	牙科
32989-6	支持	印象/检查结果的解释	时间点	{牙弓}. 全牙托	等级型	报告的	牙科
32990-4	支持	印象/检查结果的解释	时间点	{牙弓}. 部分牙托	等级型	报告的	牙科
32991-2	美学评分	印象/检查结果的解释	时间点	{牙弓}. 全牙托	等级型	观察	牙科
32992-0	美学评分	印象/检查结果的解释	时间点	{牙弓}. 部分牙托	等级型	观察	牙科
32993-8	美学评分	印象/检查结果的解释	时间点	{牙弓}. 全牙托	等级型	报告的	牙科
32994-6	美学评分	印象/检查结果的解释	时间点	{牙弓}. 部分牙托	等级型	报告的	牙科
3299-5	对乙酰氨基酚	任意浓度	时间点	尿液	等级型		药物水平/毒理学
32995-3	促黄体激素^给予某刺激后 20 分钟	任意浓度	时间点	血清/血浆	定量型		刺激耐受试验
32996-1	HER2	质量浓度	时间点	血清	定量型		病理学
32997-9	环孢霉素^给药后 2 小时	质量浓度	时间点	全血	定量型		药物水平/毒理学
32998-7	组织谷氨酰胺转移酶 Ab. IgG	任意浓度	时间点	血清	定量型		血清学
32999-5	斑疹热立克次体群 Ab. IgG	任意浓度	时间点	血清	等级型		微生物学
33000-1	斑疹热立克次体群 Ab. IgM	任意浓度	时间点	血清	等级型		微生物学
3300-1	乙酰唑胺	质量浓度	时间点	血清/血浆	定量型		药物水平/毒理学
33001-9	伤寒立克次体 Ab. IgM	任意浓度	时间点	血清	等级型		微生物学
33002-7	斯卑尔脱小麦 Ab. IgE	任意浓度	时间点	血清	定量型		变态反应
33003-5	斯卑尔脱小麦 Ab. IgE. RAST 类	任意浓度	时间点	血清	等级型		变态反应
33004-3	大型海藻 Ab. IgE	任意浓度	时间点	血清	定量型		变态反应
33005-0	大型海藻 Ab. IgE. RAST 类	任意浓度	时间点	血清	等级型		变态反应
33006-8	巨细胞病毒 DNA	数量或计数浓度（计数/容积）	时间点	XXX	定量型	探针. 扩增. 靶向扩增	微生物学
33007-6	原卟啉. 锌	质量浓度	时间点	全血	定量型		化学

LOINC 代码	名称	属性	时间特征	系统	标尺类型	方法类型	分类
33008-4	神经元细胞核类型 2 Ab	任意浓度	时间点	血清	等级型	免疫印迹	血清学
33009-2	乳糜微粒	任意浓度	时间点	体液	等级型		化学
330-1	美洛西林	药物敏感度	时间点	分离物	定量型	最小致死浓度	抗生素敏感性
33010-0	科尔比氏干酪 Ab. IgE	任意浓度	时间点	血清	定量型		变态反应
33011-8	科尔比氏干酪 Ab. IgE. RAST 类	任意浓度	时间点	血清	等级型		变态反应
33012-6	意大利菠萝伏洛熏干酪 Ab. IgE	任意浓度	时间点	血清	定量型		变态反应
33013-4	意大利菠萝伏洛熏干酪 Ab. IgE. RAST 类	任意浓度	时间点	血清	等级型		变态反应
33014-2	意大利罗马诺干酪 Ab. IgE	任意浓度	时间点	血清	定量型		变态反应
33015-9	意大利罗马诺干酪 Ab. IgE. RAST 类	任意浓度	时间点	血清	等级型		变态反应
33016-7	亚甲基二氧乙基苯异丙胺	质量浓度	时间点	血清/血浆	定量型		药物水平/毒理学
33017-5	寄生虫	单位面积数量或计数	时间点	尿沉渣	定量型	光学显微镜检查. 低倍视野	尿液分析
33018-3	蛋白质. 单克隆性	任意浓度	时间点	血清/血浆	定量型	电泳	化学
3301-9	乙酰唑胺	任意浓度	时间点	尿液	等级型		药物水平/毒理学
33019-1	假管型	单位面积数量或计数	时间点	尿沉渣	定量型	光学显微镜检查. 低倍视野	尿液分析
33020-9	三磷酸盐结晶	单位面积数量或计数	时间点	尿沉渣	定量型	光学显微镜检查. 低倍视野	尿液分析
33021-7	酪氨酸结晶	单位面积数量或计数	时间点	尿沉渣	定量型	光学显微镜检查. 低倍视野	尿液分析
33022-5	二氧化碳	压力或压强（局部性）	时间点	毛细血管全血	定量型	经皮监护仪	呼吸机管理
33023-3	细胞. CD34/100 细胞	数量或计数分数	时间点	全血^血液制品单位	定量型		细胞标志物
33024-1	葡萄糖^口服乳糖 1.2 g/kg 后 30 分钟	质量浓度	时间点	血清/血浆	定量型		刺激耐受试验
33025-8	血红蛋白	质量浓度	时间点	脐带静脉全血	定量型	计算的	血液学/细胞分类计数
33026-6	血红蛋白	质量浓度	时间点	脐带动脉全血	定量型	计算的	血液学/细胞分类计数
3302-7	乙酰唑胺	质量浓度	时间点	尿液	定量型		药物水平/毒理学
33027-4	单纯疱疹病毒＋水痘病毒 DNA	任意浓度	时间点	XXX	等级型	探针. 扩增. 靶向扩增	微生物学
33028-2	白细胞	数量或计数浓度（计数/容积）	时间点	全血^血液制品单位	定量型		血液学/细胞分类计数
33029-0	细胞. CD3＋TcR/100 细胞	数量或计数分数	时间点	全血	定量型		细胞标志物

LOINC 代码	名称	属性	时间特征	系统	标尺类型	方法类型	分类
33030-8	细胞. CD34	数量或计数浓度（计数/容积）	时间点	全血^血液制品单位	定量型		细胞标志物
33031-6	钠尿酸结晶	单位面积数量或计数	时间点	尿沉渣	定量型	光学显微镜检查. 低倍视野	尿液分析
33032-4	精子. 进行性的	任意浓度	时间点	精液	等级型		生育能力
33033-2	CD45 正性事件	数量或计数（正整数）	时间点	XXX	定量型		细胞标志物
33034-0	CD45 负性事件	数量或计数（正整数）	时间点	XXX	定量型		细胞标志物
3303-5	乙酰唑胺	质量速率	24 小时	尿液	定量型		药物水平/毒理学
33035-7	精液调查研究类型	类型	时间点	精液	名义型		生育能力
33036-5	脂肪酸. 极长链. C26∶1	摩尔浓度	时间点	血清/血浆	定量型		化学
33037-3	阴离子间隙	摩尔浓度	时间点	血清/血浆	定量型		化学
33038-1	念珠菌 已鉴定的	存在与否或身份标识	时间点	阴道	名义型	细胞学染色	微生物学
33039-9	真菌 已鉴定的	存在与否或身份标识	时间点	体液	名义型	真菌染色	微生物学
33040-7	催眠类药物	任意浓度	时间点	血清/血浆	等级型	筛查试验	药物水平/毒理学
33041-5	催眠类药物	任意浓度	时间点	尿液	等级型	筛查试验	药物水平/毒理学
33042-3	解释	印象/检查结果的解释	24 小时	尿液	名义型	免疫固定	化学
3304-3	醋洋地黄毒苷	质量浓度	时间点	血清/血浆	定量型		药物水平/毒理学
33043-1	酮类	任意浓度	24 小时	尿液	等级型		化学
33044-9	核固缩	任意浓度	时间点	全血	等级型	光学显微镜检查	血液学/细胞分类计数
33045-6	呼吸道合胞病毒 Ag	任意浓度	时间点	鼻	等级型		微生物学
33046-4	镇静剂类药物	任意浓度	时间点	血清/血浆	等级型	筛查试验	药物水平/毒理学
33047-2	镇静剂类药物	任意浓度	时间点	尿液	等级型	筛查试验	药物水平/毒理学
33048-0	曙红-5-马来酰亚胺结合	任意浓度	时间点	全血	等级型	流式细胞术	血液学/细胞分类计数
33049-8	高渗性冷溶血	数量或计数分数	时间点	红细胞	定量型		血液学/细胞分类计数
3305-0	乙酰水杨酸	任意浓度	时间点	血清/血浆	等级型		药物水平/毒理学
33050-6	拟胆碱酯酶表现型	存在与否或身份标识	时间点	血清/血浆	名义型		化学
33051-4	红细胞	任意浓度	时间点	尿液	等级型		尿液分析
33052-2	白细胞	任意浓度	时间点	尿液	等级型		尿液分析
33053-0	原卟啉	摩尔含量	时间点	红细胞	定量型		化学
33054-8	BCL2 Ag	任意浓度	时间点	组织	等级型	免疫染色	病理学
33055-5	MIB-1 Ag	任意浓度	时间点	组织	等级型	免疫染色	细胞标志物
33056-3	西泽里细胞	任意浓度	时间点	XXX	等级型	光学显微镜检查	血液学/细胞分类计数
33057-1	海因茨小体/100 红细胞	数量或计数分数	时间点	全血	定量型	光学显微镜检查	血液学/细胞分类计数
33058-9	酮类	质量浓度	时间点	血清/血浆	定量型		化学
33059-7	荧光偏振	任意浓度	时间点	羊水	等级型		化学
33060-5	氯氮䓬+代谢产物	质量浓度	时间点	血清/血浆	定量型		药物水平/毒理学

LOINC 代码	名称	属性	时间特征	系统	标尺类型	方法类型	分类
33061-3	高胱氨酸^给予蛋氨酸后6小时-高胱氨酸^热量型禁食后	摩尔浓度	时间点	血清/血浆	定量型		刺激耐受试验
33062-1	抗原检测	存在与否或身份标识	时间点	红细胞	名义型		血库
33063-9	碱性磷酸酶同功酶	催化浓度	时间点	血清/血浆	定量型	左旋四咪唑抑制	化学
33064-7	铬酸盐	质量浓度	时间点	尿液	定量型		药物水平/毒理学
33065-4	异位妊娠	数量或计数（正整数）	时间点	病人	定量型	报告的	产科学.超声
33066-2	预计完成日期	时间戳、时间标记	时间点	病人	定量型	估计自 EDI	产科学.超声
33067-0	受孕日期	时间戳、时间标记	时间点	病人	定量型	报告的	产科学.超声
3306-8	乙酰水杨酸	质量浓度	时间点	血清/血浆	定量型		药物水平/毒理学
33068-8	胸部面积	面积	时间点	胸腔^胎儿	定量型	超声.测量的	产科学.超声
33069-6	宽度.半透明性	长度	时间点	颈部.软组织^胎儿	定量型	超声.测量的	产科学.超声
33070-4	直径.眼眶内	长度	时间点	眼眶^胎儿	定量型	超声.测量的	产科学.超声
33071-2	长度从 T6 至 L3	长度	时间点	脊柱^胎儿	定量型	超声.测量的	产科学.超声
33072-0	孕龄	时间（如秒数）	时间点	胎儿	定量型	超声.估计自 AC.ASUM.00	产科学.超声
33073-8	孕龄	时间（如秒数）	时间点	胎儿	定量型	超声.估计自 AC.HANSMANN.85	产科学.超声
33074-6	孕龄	时间（如秒数）	时间点	胎儿	定量型	超声.估计自 AC.LESSOWAY.98	产科学.超声
33075-3	孕龄	时间（如秒数）	时间点	胎儿	定量型	超声.估计自 AC.MERZ.88	产科学.超声
3307-6	阿芬他尼	质量浓度	时间点	血清/血浆	定量型		药物水平/毒理学
33076-1	孕龄	时间（如秒数）	时间点	胎儿	定量型	超声.估计自 AC.SHINOZUKA.96	产科学.超声
33077-9	孕龄	时间（如秒数）	时间点	胎儿	定量型	超声.估计自 APAD.LESSOWAY.98	产科学.超声
33078-7	孕龄	时间（如秒数）	时间点	胎儿	定量型	超声.估计自 AXT.SHINOZUKA.96	产科学.超声

LOINC 代码	名称	属性	时间特征	系统	标尺类型	方法类型	分类
33079-5	孕龄	时间（如秒数）	时间点	胎儿	定量型	超声.估计自 BPD.ASUM.89	产科学.超声
33080-3	孕龄	时间（如秒数）	时间点	胎儿	定量型	超声.估计自 BPD.LESSOWAY.98	产科学.超声
33081-1	孕龄	时间（如秒数）	时间点	胎儿	定量型	超声.估计自 BPD.MERZ.88	产科学.超声
33082-9	孕龄	时间（如秒数）	时间点	胎儿	定量型	超声.估计自 BPD.OSAKA.89	产科学.超声
33083-7	孕龄	时间（如秒数）	时间点	胎儿	定量型	超声.估计自 BPD.REMPEN.91	产科学.超声
3308-4	阿法罗定	质量浓度	时间点	血清/血浆	定量型		药物水平/毒理学
33084-5	孕龄	时间（如秒数）	时间点	胎儿	定量型	超声.估计自 BPD.SHINOZUKA.96	产科学.超声
33085-2	孕龄	时间（如秒数）	时间点	胎儿	定量型	超声.估计自 BPD.TOKYO.86	产科学.超声
33086-0	孕龄	时间（如秒数）	时间点	胎儿	定量型	超声.估计自 O-IBPD.CHITTY.97	产科学.超声
33087-8	孕龄	时间（如秒数）	时间点	胎儿	定量型	超声.估计自 O-OBPD.CHITTY.97	产科学.超声
33088-6	孕龄	时间（如秒数）	时间点	胎儿	定量型	超声.估计自锁骨长度.YARKONI.85	产科学.超声
33089-4	孕龄	时间（如秒数）	时间点	胎儿	定量型	超声.估计自 CRL.ASUM.91	产科学.超声
33090-2	孕龄	时间（如秒数）	时间点	胎儿	定量型	超声.估计自 CRL.ASUM.00	产科学.超声
33091-0	孕龄	时间（如秒数）	时间点	胎儿	定量型	超声.估计自 CRL.DAYA.93	产科学.超声
3309-2	阿法罗定	任意浓度	时间点	尿液	等级型		药物水平/毒理学
33092-8	孕龄	时间（如秒数）	时间点	胎儿	定量型	超声.估计自 CRL.JEANTY.82	产科学.超声

LOINC 代码	名称	属性	时间特征	系统	标尺类型	方法类型	分类
33093-6	孕龄	时间（如秒数）	时间点	胎儿	定量型	超声.估计自CRL.OSAKA.89	产科学.超声
33094-4	孕龄	时间（如秒数）	时间点	胎儿	定量型	超声.估计自CRL.REMPEN.91	产科学.超声
33095-1	孕龄	时间（如秒数）	时间点	胎儿	定量型	超声.估计自CRL.SHINOZUKA.96	产科学.超声
33096-9	孕龄	时间（如秒数）	时间点	胎儿	定量型	超声.估计自CRL.TOKYO.86	产科学.超声
33097-7	孕龄	时间（如秒数）	时间点	胎儿	定量型	超声.估计自腓骨长度.JEANTY.83	产科学.超声
33098-5	孕龄	时间（如秒数）	时间点	胎儿	定量型	超声.估计自股骨长度.CHITTY.97	产科学.超声
33099-3	孕龄	时间（如秒数）	时间点	胎儿	定量型	超声.估计自股骨长度.JEANTY.82	产科学.超声
33-1	氨苄西林+舒巴坦	药物敏感度	时间点	分离物	定量或等级型	琼脂扩散	抗生素敏感性
3310-0	阿法罗定	质量浓度	时间点	尿液	定量型		药物水平/毒理学
33100-9	孕龄	时间（如秒数）	时间点	胎儿	定量型	超声.估计自股骨长度.LESSOWAY.98	产科学.超声
33101-7	孕龄	时间（如秒数）	时间点	胎儿	定量型	超声.估计自股骨长度.OSAKA.89	产科学.超声
33102-5	孕龄	时间（如秒数）	时间点	胎儿	定量型	超声.估计自股骨长度.SHINOZUKA.96	产科学.超声
33103-3	孕龄	时间（如秒数）	时间点	胎儿	定量型	超声.估计自股骨长度.TOKYO.86	产科学.超声
33104-1	孕龄	时间（如秒数）	时间点	胎儿	定量型	超声.估计自GSD.DAYA.91	产科学.超声
33105-8	孕龄	时间（如秒数）	时间点	胎儿	定量型	超声.估计自GSL.HANSMANN.79	产科学.超声

LOINC 代码	名称	属性	时间特征	系统	标尺类型	方法类型	分类
33106-6	孕龄	时间（如秒数）	时间点	胎儿	定量型	超声.估计自 GSD. HANSMANN. 82	产科学.超声
33107-4	孕龄	时间（如秒数）	时间点	胎儿	定量型	超声.估计自 GSL. NYBERG. 92	产科学.超声
33108-2	孕龄	时间（如秒数）	时间点	胎儿	定量型	超声.估计自 GSD. TOKYO. 86	产科学.超声
33109-0	孕龄	时间（如秒数）	时间点	胎儿	定量型	超声.估计自 HC. ASUM. 00	产科学.超声
33110-8	孕龄	时间（如秒数）	时间点	胎儿	定量型	超声.估计自 HCMEASURED. CHITTY. 97	产科学.超声
33111-6	孕龄	时间（如秒数）	时间点	胎儿	定量型	超声.估计自 HCDERIVED. CHITTY. 97	产科学.超声
33112-4	孕龄	时间（如秒数）	时间点	胎儿	定量型	超声.估计自 HC. HANSMANN. 85	产科学.超声
33113-2	孕龄	时间（如秒数）	时间点	胎儿	定量型	超声.估计自 HC. JEANTY. 82	产科学.超声
33114-0	孕龄	时间（如秒数）	时间点	胎儿	定量型	超声.估计自 HC. LESSOWAY. 98	产科学.超声
33115-7	孕龄	时间（如秒数）	时间点	胎儿	定量型	超声.估计自 HC. MERZ. 88	产科学.超声
33116-5	孕龄	时间（如秒数）	时间点	胎儿	定量型	超声.估计自 HL. ASUM. 00	产科学.超声
33117-3	孕龄	时间（如秒数）	时间点	胎儿	定量型	超声.估计自 HL. OSAKA. 89	产科学.超声
3311-8	阿法罗定	质量速率	24 小时	尿液	定量型		药物水平/毒理学
33118-1	孕龄	时间（如秒数）	时间点	胎儿	定量型	超声.估计自脊椎长度. TOKYO. 86	产科学.超声
33119-9	孕龄	时间（如秒数）	时间点	胎儿	定量型	超声.估计自 OFD. ASUM. 00	产科学.超声
33120-7	孕龄	时间（如秒数）	时间点	胎儿	定量型	超声.估计自 OFD. HANSMANN. 86	产科学.超声

LOINC 代码	名称	属性	时间特征	系统	标尺类型	方法类型	分类
33121-5	孕龄	时间（如秒数）	时间点	胎儿	定量型	超声.估计自 OFD.LESSOWAY.98	产科学.超声
33122-3	孕龄	时间（如秒数）	时间点	胎儿	定量型	超声.估计自 IOD.MAYDEN.82	产科学.超声
33123-1	孕龄	时间（如秒数）	时间点	胎儿	定量型	超声.估计自 IOD.TROUT.94	产科学.超声
33124-9	孕龄	时间（如秒数）	时间点	胎儿	定量型	超声.估计自 OOD.MAYDEN.82	产科学.超声
33125-6	孕龄	时间（如秒数）	时间点	胎儿	定量型	超声.估计自 OOD.TROUT.94	产科学.超声
3312-6	阿普唑仑	质量浓度	时间点	血清/血浆	定量型		药物水平/毒理学
33126-4	孕龄	时间（如秒数）	时间点	胎儿	定量型	超声.估计自桡骨长度.JEANTY.83	产科学.超声
33127-2	孕龄	时间（如秒数）	时间点	胎儿	定量型	超声.估计自脊柱长度.TOKYO.89	产科学.超声
33128-0	孕龄	时间（如秒数）	时间点	胎儿	定量型	超声.估计自 TAD.ERIKSEN.85	产科学.超声
33129-8	孕龄	时间（如秒数）	时间点	胎儿	定量型	超声.估计自 TAD.HANSMANN.79	产科学.超声
33130-6	孕龄	时间（如秒数）	时间点	胎儿	定量型	超声.估计自 TAD.TOKYO.86	产科学.超声
33131-4	孕龄	时间（如秒数）	时间点	胎儿	定量型	超声.估计自 TC.CHITKARA.87	产科学.超声
33132-2	孕龄	时间（如秒数）	时间点	胎儿	定量型	超声.估计自 TCD.CHITTY.94	产科学.超声
33133-0	孕龄	时间（如秒数）	时间点	胎儿	定量型	超声.估计自 TCD.GOLDSTEIN.87	产科学.超声
3313-4	阿普唑仑	质量浓度	时间点	尿液	定量型		药物水平/毒理学
33134-8	孕龄	时间（如秒数）	时间点	胎儿	定量型	超声.估计自 TCD.HILL.90	产科学.超声

LOINC 代码	名称	属性	时间特征	系统	标尺类型	方法类型	分类
33135-5	孕龄	时间（如秒数）	时间点	胎儿	定量型	超声.估计自 TC.NIMROD.86	产科学.超声
33136-3	孕龄	时间（如秒数）	时间点	胎儿	定量型	超声.估计自 TTD.HANSMANN.85	产科学.超声
33137-1	孕龄	时间（如秒数）	时间点	胎儿	定量型	超声.估计自 TTD.LESSOWAY.98	产科学.超声
33138-9	孕龄	时间（如秒数）	时间点	胎儿	定量型	超声.估计自 FTA.OSAKA.89	产科学.超声
33139-7	体重	质量	时间点	胎儿	定量型	超声.估计自 BPD&TTD.HANSMANN.86	产科学.超声
33140-5	体重	质量	时间点	胎儿	定量型	超声.估计自 BPD&FTA&FL.OSAKA.90	产科学.超声
33141-3	体重	质量	时间点	胎儿	定量型	超声.估计自 EFW1.SHINOZUKA.96	产科学.超声
3314-2	阿普洛尔	质量浓度	时间点	血清/血浆	定量型		药物水平/毒理学
33142-1	体重	质量	时间点	胎儿	定量型	超声.估计自 EFW2.SHINOZUKA.96	产科学.超声
33143-9	体重	质量	时间点	胎儿	定量型	超声.估计自 EFW3.SHINOZUKA.96	产科学.超声
33144-7	体重	质量	时间点	胎儿	定量型	超声.估计自 TOKYO.87	产科学.超声
33145-4	周长	长度	时间点	腹部^胎儿	定量型	超声.估计自 ASUM.00	产科学.超声
33146-2	周长	长度	时间点	腹部^胎儿	定量型	超声.估计自 HADLOCK.84	产科学.超声
33147-0	周长	长度	时间点	腹部^胎儿	定量型	超声.测量来自 CHITTY.94	产科学.超声
33148-8	周长	长度	时间点	腹部^胎儿	定量型	超声.估计自 MERZ.88	产科学.超声

LOINC 代码	名称	属性	时间特征	系统	标尺类型	方法类型	分类
33149-6	周长	长度	时间点	腹部^胎儿	定量型	超声.估计自 SHINOZUKA.96	产科学.超声
33150-4	直径乘积	长度	时间点	腹部^胎儿	定量型	超声.估计自 SHINOZUKA.96	产科学.超声
33151-2	直径.双顶径	长度	时间点	头部^胎儿	定量型	超声.估计自 ASUM.00	产科学.超声
33152-0	直径.双顶径外侧至外侧	长度	时间点	头部^胎儿	定量型	超声.估计自 CHITTY.94	产科学.超声
33153-8	直径.双顶径	长度	时间点	头部^胎儿	定量型	超声.估计自 JEANTY.82	产科学.超声
33154-6	直径.双顶径	长度	时间点	头部^胎儿	定量型	超声.估计自 MERZ.88	产科学.超声
33155-3	直径.双顶径	长度	时间点	头部^胎儿	定量型	超声.估计自 REMPEN.91	产科学.超声
33156-1	直径.双顶径	长度	时间点	头部^胎儿	定量型	超声.估计自 SHINOZUKA.96	产科学.超声
33157-9	直径.双顶径/直径.枕骨	长度比率	时间点	头部^胎儿	定量型	超声.估计自 CHITTY.94	产科学.超声
33158-7	直径.双顶径/直径.枕骨	长度比率	时间点	头部^胎儿	定量型	超声.估计自 HADLOCK.81	产科学.超声
3315-9	阿普洛尔	任意浓度	时间点	尿液	等级型		药物水平/毒理学
33159-5	长度.顶臀长度	长度	时间点	胎儿	定量型	超声.估计自 ASUM.00	产科学.超声
33160-3	长度.顶臀长度	长度	时间点	胎儿	定量型	超声.估计自 REMPEN.91	产科学.超声
33161-1	长度.顶臀长度	长度	时间点	胎儿	定量型	超声.估计自 SHINOZUKA.96	产科学.超声
33162-9	体重	质量	时间点	胎儿	定量型	超声.估计自 HADLOCK.91	产科学.超声
33163-7	体重	质量	时间点	胎儿	定量型	超声.估计自 HANSMANN.86	产科学.超声
33164-5	长轴	长度	时间点	腓骨.骨干^胎儿	定量型	超声.估计自 JEANTY.83	产科学.超声
33165-2	长轴	长度	时间点	股骨.骨干^胎儿	定量型	超声.估计自 ASUM.00	产科学.超声

LOINC 代码	名称	属性	时间特征	系统	标尺类型	方法类型	分类
33166-0	长轴	长度	时间点	股骨.骨干^胎儿	定量型	超声.估计自 HADLOCK.84	产科学.超声
3316-7	阿普洛尔	质量浓度	时间点	尿液	定量型		药物水平/毒理学
33167-8	长轴	长度	时间点	股骨.骨干^胎儿	定量型	超声.估计自 CHITTY.94	产科学.超声
33168-6	长轴	长度	时间点	股骨.骨干^胎儿	定量型	超声.估计自 JEANTY.82	产科学.超声
33169-4	长轴	长度	时间点	股骨.骨干^胎儿	定量型	超声.估计自 MERZ.88	产科学.超声
33170-2	长轴	长度	时间点	股骨.骨干^胎儿	定量型	超声.估计自 SHINOZUKA.96	产科学.超声
33171-0	直径	长度	时间点	妊娠囊	定量型	超声.估计自 REMPEN.91	产科学.超声
33172-8	周长	长度	时间点	头部^胎儿	定量型	超声.估计自 ASUM.00	产科学.超声
33173-6	周长	长度	时间点	头部^胎儿	定量型	超声.估计自 HADLOCK.84	产科学.超声
33174-4	周长	长度	时间点	头部^胎儿	定量型	超声.估计自 CHITTY.94	产科学.超声
3317-5	金刚烷胺	质量浓度	时间点	血清/血浆	定量型		药物水平/毒理学
33175-1	周长	长度	时间点	头部^胎儿	定量型	超声.估计自 JEANTY.82	产科学.超声
33176-9	周长	长度	时间点	头部^胎儿	定量型	超声.估计自 MERZ.88	产科学.超声
33177-7	长轴	长度	时间点	肱骨.骨干^胎儿	定量型	超声.估计自 ASUM.00	产科学.超声
33178-5	枕骨额骨直径	长度	时间点	头部^胎儿	定量型	超声.估计自 ASUM.00	产科学.超声
33179-3	枕骨额骨直径	长度	时间点	头部^胎儿	定量型	超声.估计自 CHITTY.94	产科学.超声
33180-1	长轴	长度	时间点	桡骨.骨干^胎儿	定量型	超声.估计自 JEANTY.83	产科学.超声
33181-9	直径.横向	长度	时间点	小脑^胎儿	定量型	超声.估计自 GOLDSTEIN.87	产科学.超声
33182-7	头围/腹围	长度比率	时间点	胎儿	定量型	超声.估计自 CAMPBELL.97	产科学.超声

LOINC 代码	名称	属性	时间特征	系统	标尺类型	方法类型	分类
3318-3	氮草西林	质量浓度	时间点	血清/血浆	定量型		药物水平/毒理学
33183-5	体重发育百分位数	百分点、百分位数	时间点	胎儿	定量型	超声.估计自 CAMPBELL.91	产科学.超声
33184-3	体重发育百分位数	百分点、百分位数	时间点	胎儿	定量型	超声.估计自 WILLIAMS.82	产科学.超声
33185-0	体重发育百分位数	百分点、百分位数	时间点	胎儿	定量型	超声.估计自 ALEXANDER.96	产科学.超声
33186-8	体重发育百分位数	百分点、百分位数	时间点	胎儿	定量型	超声.估计自 ARBUCKLE.93 单身男性	产科学.超声
33187-6	体重发育百分位数	百分点、百分位数	时间点	胎儿	定量型	超声.估计自 ARBUCKLE.93 单身女性	产科学.超声
33188-4	体重发育百分位数	百分点、百分位数	时间点	胎儿	定量型	超声.估计自 ARBUCKLE.93 女性双胞胎	产科学.超声
33189-2	体重发育百分位数	百分点、百分位数	时间点	胎儿	定量型	超声.估计自 BRENNER.76	产科学.超声
331-9	美洛西林	药物敏感度	时间点	分离物	定量或等级型	最小抑制浓度	抗生素敏感性
33190-0	体重发育百分位数	百分点、百分位数	时间点	胎儿	定量型	超声.估计自 HADLOCK.85	产科学.超声
3319-1	阿米卡星^峰值	质量浓度	时间点	血清/血浆	定量型		药物水平/毒理学
33191-8	直径乘积	面积	时间点	胸腔^胎儿	定量型	超声.导出的	产科学.超声
33192-6	体积	容积、体积	时间点	子宫	定量型	超声.导出的.LWT	产科学.超声
33193-4	活性细胞/100 细胞	数量或计数分数	时间点	全血	定量型	流式细胞术	细胞标志物
33194-2	活性细胞/100 细胞	数量或计数分数	时间点	XXX	定量型	流式细胞术	细胞标志物
33195-9	活性细胞/100 细胞	数量或计数分数	时间点	骨髓	定量型	流式细胞术	细胞标志物
33196-7	宽度.后角	长度	时间点	头部.侧脑室^胎儿	定量型	超声.测量的	产科学.超声
33197-5	宽度.前角	长度	时间点	头部.侧脑室^胎儿	定量型	超声.测量的	产科学.超声
33198-3	直径.双顶径	长度	时间点	头部^胎儿	定量型	超声.估计自 HADLOCK.84	产科学.超声
33199-1	体重发育百分位数	百分点、百分位数	时间点	胎儿	定量型	超声.估计自 ARBUCKLE.93 男性双胞胎	产科学.超声

LOINC 代码	名称	属性	时间特征	系统	标尺类型	方法类型	分类
33200-7	淀粉状蛋白 β42 肽	质量浓度	时间点	血清	定量型		化学
33201-5	细胞. CD11C/100 细胞	数量或计数分数	时间点	组织	定量型		细胞标志物
33202-3	细胞. CD11C/100 细胞	数量或计数分数	时间点	骨髓	定量型		细胞标志物
33203-1	淀粉状蛋白 β42 肽	质量浓度	时间点	脑脊液	定量型		化学
33204-9	肌钙蛋白 T. 心脏型	任意浓度	时间点	血清/血浆	等级型		化学
33205-6	细胞. CD235A/100 细胞	数量或计数分数	时间点	腹腔液	定量型		细胞标志物
33206-4	细胞. CD235A/100 细胞	数量或计数分数	时间点	胸水	定量型		细胞标志物
33207-2	细胞. CD235A/100 细胞	数量或计数分数	时间点	组织	定量型		细胞标志物
33208-0	细胞. CD235A/100 细胞	数量或计数分数	时间点	骨髓	定量型		细胞标志物
3320-9	阿米卡星^随机值	质量浓度	时间点	血清/血浆	定量型		药物水平/毒理学
33209-8	细胞. CD235A/100 细胞	数量或计数分数	时间点	抽出物	定量型		细胞标志物
33210-6	转铁蛋白受体. 可溶性	摩尔浓度	时间点	血清/血浆	定量型		化学
33211-4	白介素 8	质量浓度	时间点	血清/血浆	定量型		化学
33212-2	N-乙酰天门冬氨酸	质量浓度	时间点	体液	定量型		化学
33213-0	血浆甘氨酸/脑脊液甘氨酸	相对物质浓度	时间点	血浆＋脑脊液	定量型		化学
33214-8	牛磺酸	摩尔浓度	时间点	玻璃体液	定量型		化学
33215-5	嗜中性粒细胞. 无颗粒型	任意浓度	时间点	全血	等级型	光学显微镜检查	血液学/细胞分类计数
33216-3	血小板. 无颗粒型	任意浓度	时间点	全血	等级型	光学显微镜检查	血液学/细胞分类计数
3321-7	阿米卡星^谷值	质量浓度	时间点	血清/血浆	定量型		药物水平/毒理学
33217-1	精子. 粘结的	任意浓度	时间点	精液	等级型		生育能力
33218-9	细菌	单位面积数量或计数	时间点	尿沉渣	定量型	自动化计数	尿液分析
33219-7	鳞状上皮细胞	单位面积数量或计数	时间点	尿沉渣	定量型	自动化计数	尿液分析
33220-5	移行细胞	单位面积数量或计数	时间点	尿沉渣	定量型	自动化计数	尿液分析
33221-3	上皮细胞. 肾	单位面积数量或计数	时间点	尿沉渣	定量型	自动化计数	尿液分析
33222-1	脂肪小体. 卵圆形	单位面积数量或计数	时间点	尿沉渣	定量型	自动化计数	尿液分析
33223-9	透明管型	单位面积数量或计数	时间点	尿沉渣	定量型	自动化计数	尿液分析
33224-7	颗粒管型. 细颗粒	单位面积数量或计数	时间点	尿沉渣	定量型	光学显微镜检查. 高倍视野	尿液分析
3322-5	阿米洛利	质量浓度	时间点	血清/血浆	定量型		药物水平/毒理学
33225-4	颗粒管型. 细颗粒	单位面积数量或计数	时间点	尿沉渣	定量型	自动化计数	尿液分析
33226-2	颗粒管型. 粗颗粒	单位面积数量或计数	时间点	尿沉渣	定量型	光学显微镜检查. 高倍视野	尿液分析
33227-0	颗粒管型. 粗颗粒	单位面积数量或计数	时间点	尿沉渣	定量型	自动化计数	尿液分析
33228-8	白细胞管型	单位面积数量或计数	时间点	尿沉渣	定量型	自动化计数	尿液分析
33229-6	红细胞管型	单位面积数量或计数	时间点	尿沉渣	定量型	自动化计数	尿液分析
33230-4	蜡样管型	单位面积数量或计数	时间点	尿沉渣	定量型	自动化计数	尿液分析
33231-2	脂肪管型	单位面积数量或计数	时间点	尿沉渣	定量型	自动化计数	尿液分析
33232-0	精子	任意浓度	时间点	尿沉渣	等级型	自动化计数	尿液分析
3323-3	阿米洛利	任意浓度	时间点	尿液	等级型		药物水平/毒理学
33233-8	尿酸结晶	任意浓度	时间点	尿沉渣	等级型	自动化计数	尿液分析

LOINC 代码	名称	属性	时间特征	系统	标尺类型	方法类型	分类
33234-6	草酸钙结晶	任意浓度	时间点	尿沉渣	等级型	自动化计数	尿液分析
33235-3	磷酸钙结晶	任意浓度	时间点	尿沉渣	等级型	自动化计数	尿液分析
33236-1	胆红素结晶	任意浓度	时间点	尿沉渣	等级型	自动化计数	尿液分析
33237-9	氨苯磺胺结晶	任意浓度	时间点	尿沉渣	等级型	自动化计数	尿液分析
33238-7	三磷酸盐结晶	任意浓度	时间点	尿沉渣	等级型	自动化计数	尿液分析
33239-5	尿酸铵结晶	任意浓度	时间点	尿沉渣	等级型	自动化计数	尿液分析
33240-3	胱氨酸结晶	任意浓度	时间点	尿沉渣	等级型	自动化计数	尿液分析
3324-1	阿米洛利	质量浓度	时间点	尿液	定量型		药物水平/毒理学
33241-1	碳酸钙结晶	任意浓度	时间点	尿沉渣	等级型	自动化计数	尿液分析
33242-9	真菌. 丝状	任意浓度	时间点	尿沉渣	等级型	自动化计数	尿液分析
33243-7	阴道毛滴虫	任意浓度	时间点	尿沉渣	等级型	自动化计数	尿液分析
33244-5	胍基乙酸	摩尔浓度	时间点	血浆	定量型		化学
33245-2	淀粉酶	催化活性	XXX	尿液	定量型		化学
33246-0	卵巢 Ab	稀释系数、稀释倍数（滴度）	时间点	血清	定量型		血清学
33247-8	标本重量	质量	时间点	汗	定量型		标本特性
33248-6	糖尿病状况	存在与否或身份标识	时间点	病人	名义型		杂项
33249-4	血红蛋白过多	任意浓度	时间点	全血	等级型	光学显微镜检查	血液学/细胞分类计数
33250-2	细胞. CD55	任意浓度	时间点	全血	等级型		细胞标志物
33251-0	单核细胞	数量或计数浓度（计数/容积）	时间点	体液	定量型	手工计数	血液学/细胞分类计数
33252-8	单核细胞	数量或计数浓度（计数/容积）	时间点	脑脊液	定量型	手工计数	血液学/细胞分类计数
33253-6	细胞核 Ab	稀释系数、稀释倍数（滴度）	时间点	血清	定量型	Hep2 底物	血清学
33254-4	pH^^调整至患者实际体温	摩尔浓度	时间点	动脉全血	定量型		化学
33255-1	细胞分类	印象/检查结果的解释	时间点	全血	名义型		血液学/细胞分类计数
33256-9	白细胞^^更正为有核红细胞	数量或计数浓度（计数/容积）	时间点	全血	定量型	自动化计数	血液学/细胞分类计数
33257-7	皮质醇	质量浓度	时间点	脑脊液	定量型		化学
3325-8	阿米洛利	质量速率	24 小时	尿液	定量型		药物水平/毒理学
33258-5	促甲状腺激素^给予促甲状腺激素释放激素后 30 分钟	任意浓度	时间点	血清/血浆	定量型		刺激耐受试验
33259-3	促甲状腺激素^给予促甲状腺激素释放激素后 1 小时	任意浓度	时间点	血清/血浆	定量型		刺激耐受试验
33260-1	促甲状腺激素^给予促甲状腺激素释放激素后 1.5 小时	任意浓度	时间点	血清/血浆	定量型		刺激耐受试验
33261-9	促甲状腺激素^给予促甲状腺激素释放激素后 2 小时	任意浓度	时间点	血清/血浆	定量型		刺激耐受试验
33262-7	晚幼粒细胞/100 白细胞	数量或计数分数	时间点	脑脊液	定量型	手工计数	血液学/细胞分类计数
33263-5	晚幼粒细胞/100 白细胞	数量或计数分数	时间点	体液	定量型	手工计数	血液学/细胞分类计数

LOINC 代码	名称	属性	时间特征	系统	标尺类型	方法类型	分类
33264-3	容积渗克分子隙	同渗重摩、渗透度、溶质度	时间点	血清/血浆	定量型		化学
33265-0	鼠弓形体 Ab. IgA	任意浓度	时间点	脑脊液	定量型		微生物学
3326-6	氨基己酸^谷值	质量浓度	时间点	血清/血浆	定量型		药物水平/毒理学
33266-8	曲霉菌属 Ab	稀释系数、稀释倍数（滴度）	时间点	尿液	定量型		微生物学
33267-6	曲霉菌属 Ab. IgG	任意浓度	时间点	尿液	等级型		微生物学
33268-4	百日咳杆菌. 毒素 Ab. IgG	质量浓度	时间点	血清	定量型		微生物学
33269-2	促甲状腺激素^给予促甲状腺激素释放激素前	催化浓度	时间点	血清/血浆	定量型		刺激耐受试验
332-7	美洛西林	药物敏感度	时间点	分离物	定量或等级型	琼脂扩散	抗生素敏感性
33270-0	显微镜观察	存在与否或身份标识	时间点	全血. 白细胞层	名义型	光学显微镜检查	微生物学
33271-8	显微镜观察	存在与否或身份标识	时间点	全血	名义型	疟疾薄涂片	微生物学
33272-6	冷球蛋白	任意浓度	时间点	血清	等级型	7 天冷孵育	化学
33273-4	3-甲基戊烯二酸	摩尔浓度	时间点	血清/血浆	定量型		化学
3327-4	氨基吡啉	质量浓度	时间点	呼出气体	定量型		药物水平/毒理学
33274-2	5-甲基四氢叶酸	任意浓度	时间点	脑脊液	等级型		化学
33275-9	7-脱氢胆固醇	质量浓度	时间点	血清/血浆	定量型		化学
33276-7	出芽短梗霉菌 Ab. IgG. RAST 类	任意浓度	时间点	血清	等级型		变态反应
33277-5	对乙酰氨基酚＋乙酰对氨苯乙醚	任意浓度	时间点	尿液	等级型	筛查试验	药物水平/毒理学
33278-3	乙酰胆碱受体阻断型 Ab	摩尔浓度	时间点	血清	定量型		血清学
33279-1	乙酰胆碱受体调节 Ab	摩尔浓度	时间点	血清	定量型		血清学
33280-9	苯丙胺＋甲基苯丙胺	质量浓度	时间点	尿液	定量型	筛查试验	药物水平/毒理学
33281-7	specifera 弯孢菌 Ab. IgG. RAST 类	任意浓度	时间点	血清	等级型		变态反应
3328-2	氨基吡啉	质量浓度	时间点	血清/血浆	定量型		药物水平/毒理学
33282-5	大麻类物质	质量含量	时间点	胎粪	定量型	确认试验	药物水平/毒理学
33283-3	鲶鱼 Ab. IgG. RAST 类	任意浓度	时间点	血清	等级型		变态反应
33284-1	克林沙星	药物敏感度	时间点	分离物	定量或等级型		抗生素敏感性
33285-8	巨细胞病毒 Ab. IgM	任意浓度	时间点	体液	定量型	酶免疫分析	微生物学
33286-6	串珠镰刀菌 Ab. IgE. RAST 类	任意浓度	时间点	血清	等级型		变态反应
33287-4	葡萄糖-6-磷酸脱氢酶	任意浓度	时间点	全血. 滤纸	等级型		化学
33288-2	半乳糖 1 磷酸尿苷酰转移酶	任意浓度	时间点	全血. 滤纸	等级型		化学
33289-0	长蠕孢菌 Ab. IgG. RAST 类	任意浓度	时间点	血清	等级型		变态反应
3329-0	对氨基水杨酸	质量浓度	时间点	血清/血浆	定量型		药物水平/毒理学
33290-8	组胺	摩尔浓度	时间点	尿液	定量型		化学

LOINC 代码	名称	属性	时间特征	系统	标尺类型	方法类型	分类
33291-6	单纯疱疹病毒 1 Ab. IgG	任意浓度	时间点	血清	等级型	免疫印迹	微生物学
33292-4	单纯疱疹病毒 1+2 Ab	稀释系数、稀释倍数（滴度）	时间点	脑脊液	定量型	免疫荧光	微生物学
33293-2	单纯疱疹病毒 1+2 Ab. IgG	任意浓度	时间点	脑脊液	等级型	免疫印迹	微生物学
33294-0	单纯疱疹病毒 1+2 Ab. IgM	任意浓度	时间点	脑脊液	等级型	免疫荧光	微生物学
33295-7	JC 病毒 DNA	任意浓度	时间点	脑脊液	等级型	探针. 扩增. 靶向扩增	微生物学
33296-5	猕猴桃 Ab. IgG. RAST 类	任意浓度	时间点	血清	等级型		变态反应
33297-3	波罗毛霉菌 Ab. IgG. RAST 类	任意浓度	时间点	血清	等级型		变态反应
33298-1	氮草西林	药物敏感度	时间点	分离物	定量或等级型		抗生素敏感性
33299-9	N-乙酰-L-天门冬氨酸	任意浓度	时间点	尿液	等级型		化学
33300-5	萘普生	任意浓度	时间点	尿液	等级型	筛查试验	药物水平/毒理学
33301-3	去甲甲氨二氮草	任意浓度	时间点	尿液	等级型	筛查试验	药物水平/毒理学
33302-1	邻苯二甲酸酐 Ab. IgG. RAST 类	任意浓度	时间点	血清	等级型		变态反应
33303-9	甜菜茎点霉 Ab. IgG. RAST 类	任意浓度	时间点	血清	等级型		变态反应
33304-7	点青霉 Ab. IgG. RAST 类	任意浓度	时间点	血清	等级型		变态反应
33305-4	金鲈 spp Ab. IgG. RAST 类	任意浓度	时间点	血清	等级型		变态反应
33306-2	磷脂酸 Ab	任意浓度	时间点	血清	等级型		血清学
33307-0	磷酸卵磷酯 Ab	任意浓度	时间点	血清	等级型		凝血功能检查
3330-8	胺碘酮	质量浓度	时间点	血清/血浆	定量型		药物水平/毒理学
33308-8	磷脂酰乙醇胺 Ab	任意浓度	时间点	血清	等级型		凝血功能检查
33309-6	磷脂酰肌醇 Ab	任意浓度	时间点	血清	等级型		凝血功能检查
33310-4	磷脂酰丝氨酸 Ab	任意浓度	时间点	血清	等级型		凝血功能检查
33311-2	卟啉	摩尔浓度	时间点	血清/血浆	定量型		化学
33312-0	黑色根霉菌 Ab. IgG. RAST 类	任意浓度	时间点	血清	等级型		变态反应
33313-8	类风湿因子. IgA	任意浓度	时间点	血清	定量型		血清学
33314-6	类风湿因子. IgG	任意浓度	时间点	血清	定量型		血清学
33315-3	葡柄霉菌 Ab. IgG. RAST 类	任意浓度	时间点	血清	等级型		变态反应
3331-6	胺碘酮+去乙基胺碘酮	质量浓度	时间点	血清/血浆	定量型		药物水平/毒理学
33316-1	副伤寒沙门菌 A O Ab	稀释系数、稀释倍数（滴度）	时间点	血清	定量型		微生物学
33317-9	裂体吸虫 sp Ab. IgG	任意浓度	时间点	血清	等级型		微生物学
33318-7	精子 Ab. IgM	任意浓度	时间点	血清	等级型		生育能力
33319-5	鼠弓形体 Ab. IgE	任意浓度	时间点	血清	等级型		微生物学
33320-3	鼠弓形体 Ab. IgG	任意浓度	时间点	体液	定量型		微生物学
33321-1	鼠弓形体 Ab. IgM	任意浓度	时间点	体液	定量型		微生物学

LOINC 代码	名称	属性	时间特征	系统	标尺类型	方法类型	分类
33322-9	鼠弓形体 DNA	任意浓度	时间点	羊水	等级型	探针.扩增.靶向扩增	微生物学
33323-7	茶碱	任意浓度	时间点	尿液	等级型	筛查试验	药物水平/毒理学
3332-4	阿米替林	任意浓度	时间点	血清/血浆	等级型		药物水平/毒理学
33324-5	发癣菌 Ab. IgG. RAST 类	任意浓度	时间点	血清	等级型		变态反应
33325-2	胰蛋白酶	质量浓度	时间点	血清/血浆	定量型		化学
33326-0	混浊度	任意浓度	时间点	羊水	等级型		标本特性
33327-8	水痘-带状疱疹病毒 Ab	稀释系数、稀释倍数（滴度）	时间点	脑脊液	定量型	补体结合试验	微生物学
33328-6	西尼罗河病毒 Ab. IgG	稀释系数、稀释倍数（滴度）	时间点	脑脊液	定量型		微生物学
33329-4	西尼罗河病毒 Ab. IgG	稀释系数、稀释倍数（滴度）	时间点	血清	定量型		微生物学
33330-2	西尼罗河病毒 Ab. IgM	稀释系数、稀释倍数（滴度）	时间点	脑脊液	定量型		微生物学
33331-0	西尼罗河病毒 Ab. IgM	稀释系数、稀释倍数（滴度）	时间点	血清	定量型		微生物学
3333-2	阿米替林	质量浓度	时间点	血清/血浆	定量型		药物水平/毒理学
33332-8	利奈唑胺	药物敏感度	时间点	分离物	定量或等级型	梯度纸条	抗生素敏感性
33333-6	粘杆菌素	药物敏感度	时间点	分离物	定量或等级型	梯度纸条	抗生素敏感性
33334-4	奎奴普丁＋达福普汀	药物敏感度	时间点	分离物	定量或等级型	梯度纸条	抗生素敏感性
33335-1	二苯基甲氧乙酸	任意浓度	时间点	尿液	等级型	筛查试验	药物水平/毒理学
33336-9	鼠弓形体 Ab. IgM	任意浓度	时间点	血清	等级型	凝集试验	微生物学
33337-7	鼠弓形体 Ab	任意浓度	时间点	血清	等级型	凝集试验	微生物学
33338-5	唑吡坦	任意浓度	时间点	尿液	等级型		药物水平/毒理学
33339-3	唑吡坦	质量浓度	时间点	尿液	定量型		药物水平/毒理学
3334-0	阿米替林	任意浓度	时间点	尿液	等级型		药物水平/毒理学
33340-1	唑吡坦	摩尔浓度	时间点	尿液	定量型		药物水平/毒理学
33341-9	颗粒管型	单位面积数量或计数	时间点	尿沉渣	定量型	自动化计数	尿液分析
33342-7	上皮细胞	单位面积数量或计数	时间点	尿沉渣	定量型	自动化计数	尿液分析
33343-5	白细胞三烯 E4/肌酐	质量浓度比率	时间点	尿液	定量型		化学
33344-3	白细胞三烯 E4	质量浓度	时间点	尿液	定量型		化学
33345-0	组氨瑞林	质量浓度	时间点	尿液	定量型		药物水平/毒理学
33346-8	皮质醇.游离型	质量浓度	24 小时	尿液	定量型		化学
33347-6	17-酮类固醇/肌酐	质量浓度比率	时间点	尿液	定量型		化学
33348-4	匹莫林	质量浓度	时间点	尿液	定量型	筛查试验	药物水平/毒理学
33349-2	匹莫林	质量浓度	时间点	尿液	定量型	确认试验	药物水平/毒理学
333-5	美洛西林	药物敏感度	时间点	分离物＋血清	等级型	测序分型	抗生素敏感性

LOINC 代码	名称	属性	时间特征	系统	标尺类型	方法类型	分类
33350-0	麦角酸二乙胺	质量浓度	时间点	尿液	定量型	筛查试验	药物水平/毒理学
33351-8	血栓素 β2	质量浓度	时间点	尿液	定量型		化学
33352-6	葡萄糖/肌酐	质量浓度比率	时间点	尿液	定量型		化学
33353-4	丙氨酸氨肽酶	催化浓度	时间点	尿液	定量型		化学
33354-2	N-乙酰-β-氨基葡萄糖苷酶	催化浓度	时间点	尿液	定量型		化学
33355-9	尿素氮	摩尔浓度	24 小时	尿液	定量型		化学
33356-7	组织因子诱导的凝血.因子替换^加入正常血浆孵育后 1 小时	时间（如秒数）	时间点	贫血小板血浆	定量型	凝集反应	凝血功能检查
3335-7	阿米替林＋去甲阿米替林	质量浓度	时间点	血清/血浆	定量型		药物水平/毒理学
33357-5	组织因子诱导的凝血.因子替换^孵育后 1 小时	时间（如秒数）	时间点	贫血小板血浆	定量型	凝集反应	凝血功能检查
33358-3	蛋白质.单克隆性	质量浓度	时间点	血清/血浆	定量型	电泳	化学
33359-1	支链酮酸脱氢酶复合物	存在与否或身份标识	时间点	全血	名义型		化学
33360-9	半乳糖 1 磷酸	质量含量	时间点	红细胞	定量型		化学
33361-7	嗜中性粒细胞.杆状核/100 白细胞	数量或计数分数	时间点	关节液	定量型		血液学/细胞分类计数
33362-5	单核细胞/100 白细胞	数量或计数分数	时间点	胸水	定量型		血液学/细胞分类计数
33363-3	正常红细胞的	任意浓度	时间点	全血	等级型	光学显微镜检查	血液学/细胞分类计数
33364-1	常色的	任意浓度	时间点	全血	等级型	光学显微镜检查	血液学/细胞分类计数
3336-5	阿米替林^谷值＞给药后 12 小时	质量浓度	时间点	血清/血浆	定量型		药物水平/毒理学
33365-8	间皮细胞/100 白细胞	数量或计数分数	时间点	关节液	定量型		血液学/细胞分类计数
33366-6	氯化物	摩尔浓度	时间点	腹腔液	定量型		化学
33367-4	乳酸脱氢酶	催化浓度	时间点	心包液	定量型		化学
33368-2	淀粉酶	催化浓度	时间点	心包液	定量型		化学
33369-0	淋巴细胞.异型/100 白细胞	数量或计数分数	时间点	腹腔液	定量型		血液学/细胞分类计数
33370-8	淋巴细胞.异型/100 白细胞	数量或计数分数	时间点	胸水	定量型		血液学/细胞分类计数
33371-6	淋巴细胞.异型/100 白细胞	数量或计数分数	时间点	关节液	定量型		血液学/细胞分类计数
33372-4	幼稚细胞/100 白细胞	数量或计数分数	时间点	腹腔液	定量型		血液学/细胞分类计数
3337-3	异戊巴比妥	任意浓度	时间点	血清/血浆	等级型		药物水平/毒理学
33373-2	幼稚细胞/100 白细胞	数量或计数分数	时间点	胸水	定量型		血液学/细胞分类计数
33374-0	幼稚细胞/100 白细胞	数量或计数分数	时间点	关节液	定量型		血液学/细胞分类计数
33375-7	乳糜微粒	任意浓度	时间点	胸水	等级型		化学
33376-5	巨噬细胞/100 白细胞	数量或计数分数	时间点	关节液	定量型		血液学/细胞分类计数

LOINC 代码	名称	属性	时间特征	系统	标尺类型	方法类型	分类
33377-3	芽生菌 Ab	任意浓度	时间点	血清	等级型	补体结合试验	微生物学
33378-1	芽生菌 Ab	稀释系数、稀释倍数（滴度）	时间点	血清	定量型	补体结合试验	微生物学
33379-9	球孢子菌 Ab	任意浓度	时间点	血清	等级型	补体结合试验	微生物学
33380-7	球孢子菌 Ab	稀释系数、稀释倍数（滴度）	时间点	血清	定量型	补体结合试验	微生物学
3338-1	异戊巴比妥	质量浓度	时间点	血清/血浆	定量型		药物水平/毒理学
33381-5	球孢子菌 Ab	任意浓度	时间点	血清	定量型		微生物学
33382-3	呼吸道合胞病毒 Ab	稀释系数、稀释倍数（滴度）	时间点	脑脊液	定量型		微生物学
33383-1	曼谷甲型流感病毒 Ab	稀释系数、稀释倍数（滴度）	时间点	脑脊液	定量型		微生物学
33384-9	嗜中性粒细胞. 分叶型/100 白细胞	数量或计数分数	时间点	腹腔液	定量型		血液学/细胞分类计数
33385-6	嗜中性粒细胞. 分叶型/100 白细胞	数量或计数分数	时间点	胸水	定量型		血液学/细胞分类计数
33386-4	嗜中性粒细胞. 分叶型/100 白细胞	数量或计数分数	时间点	关节液	定量型		血液学/细胞分类计数
33387-2	嗜中性粒细胞. 分叶型/100 白细胞	数量或计数分数	时间点	心包液	定量型		血液学/细胞分类计数
33388-0	嗜中性粒细胞. 杆状核/100 白细胞	数量或计数分数	时间点	心包液	定量型		血液学/细胞分类计数
33389-8	单核细胞/100 白细胞	数量或计数分数	时间点	心包液	定量型		血液学/细胞分类计数
33390-6	呼吸道合胞病毒 Ab	任意浓度	时间点	血清	等级型		微生物学
33391-4	柯萨奇病毒 A8 Ab	任意浓度	时间点	血清	定量型		微生物学
33392-2	柯萨奇病毒 A8 Ab	任意浓度	时间点	血清	等级型		微生物学
33393-0	颗粒管型. 粗颗粒	单位面积数量或计数	时间点	尿沉渣	定量型	光学显微镜检查. 低倍视野	尿液分析
33394-8	髓磷脂相关糖蛋白 Ab	稀释系数、稀释倍数（滴度）	时间点	血清	定量型		血清学
33395-5	EB 病毒衣壳 Ab	任意浓度	时间点	血清	等级型		微生物学
33396-3	脑膜炎奈瑟菌 A＋C＋w135＋Y Ag	任意浓度	时间点	血清	等级型		微生物学
33397-1	脑膜炎奈瑟菌 A＋C＋w135＋Y Ag	任意浓度	时间点	血清	等级型	胶乳凝集试验	微生物学
33398-9	脑膜炎奈瑟菌 A＋C＋w135＋Y Ag	任意浓度	时间点	尿液	等级型	胶乳凝集试验	微生物学
3339-9	异戊巴比妥	任意浓度	时间点	尿液	等级型		药物水平/毒理学
33399-7	脑膜炎奈瑟菌 B＋大肠杆菌 K1 Ag	任意浓度	时间点	血清	等级型		微生物学
33400-3	脑膜炎奈瑟菌 B＋大肠杆菌 K1 Ag	任意浓度	时间点	血清	等级型	胶乳凝集试验	微生物学
33401-1	脑膜炎奈瑟菌 B＋大肠杆菌 K1 Ag	任意浓度	时间点	尿液	等级型	胶乳凝集试验	微生物学
33402-9	球孢子菌 Ab	稀释系数、稀释倍数（滴度）	时间点	血清	定量型		微生物学
33403-7	脂肪酸. 极长链. C26：0	质量浓度	时间点	血清/血浆	定量型		化学

LOINC 代码	名称	属性	时间特征	系统	标尺类型	方法类型	分类
33404-5	血小板相关 Ab. IgG/血小板相关 Ab. IgM	比率	时间点	全血	定量型		血清学
33405-2	葡萄糖	质量浓度	时间点	心包液	定量型		化学
33406-0	白色念珠菌 Ab	任意浓度	时间点	血清	定量型	补体结合试验	微生物学
3340-7	阿莫沙平	任意浓度	时间点	血清/血浆	等级型		药物水平/毒理学
33407-8	蛋白质	质量浓度	时间点	心包液	定量型		化学
33408-6	补体 C2	任意浓度	时间点	血清/血浆	定量型		血液学/细胞分类计数
33409-4	淋巴细胞. 异型/100 白细胞	数量或计数分数	时间点	心包液	定量型		血液学/细胞分类计数
33410-2	衣原体 Ab. IgG	任意浓度	时间点	血清	定量型	酶免疫分析	微生物学
33411-0	血红蛋白. 游离型	任意浓度	时间点	尿液	等级型		血液学/细胞分类计数
33412-8	幼稚细胞/100 白细胞	数量或计数分数	时间点	心包液	定量型		血液学/细胞分类计数
33413-6	脂蛋白. β/脂蛋白. 总计	质量分数	时间点	胸水	定量型		化学
33414-4	脂蛋白. pre-β/脂蛋白. 总计	质量分数	时间点	胸水	定量型		化学
3341-5	阿莫沙平	质量浓度	时间点	血清/血浆	定量型		药物水平/毒理学
33415-1	IgG	质量浓度	时间点	尿液	定量型		化学
33416-9	球孢子菌 Ab	任意浓度	时间点	血清	等级型	酶免疫分析	微生物学
33417-7	pH	摩尔浓度	时间点	心包液	定量型		化学
33418-5	神经元 Ab. IgG	任意浓度	时间点	血清	等级型		血清学
33419-3	组织胞浆菌 Ab	任意浓度	时间点	血清	等级型		微生物学
33420-1	组织胞浆菌 Ab	任意浓度	时间点	血清	定量型		微生物学
33421-9	碱性磷酸酶. 其他组分	催化浓度	时间点	血清/血浆	定量型		化学
33422-7	神经元突触囊泡 Ab	任意浓度	时间点	血清	等级型		血清学
3342-3	阿莫沙平	任意浓度	时间点	尿液	等级型		药物水平/毒理学
33423-5	神经元突触囊泡 Ab	任意浓度	时间点	血清	定量型		血清学
33424-3	呼吸音修饰词	类型	时间点	呼吸系统	名义型	听诊	呼吸机管理
33425-0	每分呼吸量. 参数设置	容积速率	时间点	呼吸机	定量型		呼吸机管理
33426-8	吸气. 暂停. 参数设置	时间（如秒数）	时间点	呼吸机	定量型		呼吸机管理
33427-6	吸气. 暂停. 参数设置	数量或计数分数	时间点	呼吸机	定量型		呼吸机管理
33428-4	吸气. 持续时间. 参数设置	时间（如秒数）	时间点	呼吸机	定量型		呼吸机管理
33429-2	吸气. 持续时间. 参数设置	数量或计数分数	时间点	呼吸机	定量型		呼吸机管理
334-3	二甲胺四环素	药物敏感度	时间点	分离物	定量型	最小致死浓度	抗生素敏感性
33430-0	呼吸机停止条件. 参数设置	数量或计数分数	时间点	呼吸机	定量型		呼吸机管理
3343-1	阿莫沙平	质量浓度	时间点	尿液	定量型		药物水平/毒理学
33431-8	呼出的体积最大值警报. 参数设置	容积速率	时间点	呼吸机	定量型		呼吸机管理
33432-6	呼出的体积最小值警报. 参数设置	容积速率	时间点	呼吸机	定量型		呼吸机管理

LOINC代码	名称	属性	时间特征	系统	标尺类型	方法类型	分类
33433-4	猝死警报.参数设置	压力或压强	时间点	呼吸机	定量型		呼吸机管理
33434-2	体积.呼出的	容积速率	时间点	呼吸系统	定量型	计算的	呼吸机管理
33435-9	吸气性呼吸^利用呼吸机	时间（如秒数）	时间点	病人	定量型		呼吸机管理
33436-7	压力.驱动力	压力或压强	时间点	呼吸机.伺服系统	定量型		呼吸机管理
33437-5	氧	压力或压强（局部性）	时间点	毛细血管全血	定量型	经皮监护仪	呼吸机管理
33438-3	呼吸.机械性^采用呼吸机	数量或计数速率=计数/时间	时间点	病人	定量型		呼吸机管理
33439-1	类别	类型	时间点	气管内抽吸导管	名义型		呼吸机管理
33440-9	气道抽吸位置	类型	时间点	呼吸系统	名义型		呼吸机管理
33441-7	直径	长度	时间点	吸引导管	定量型		呼吸机管理
33442-5	灌洗量	容积、体积	时间点	插管	定量型		呼吸机管理
33443-3	类别	类型	时间点	插管	名义型		呼吸机管理
33444-1	插管深度	长度	时间点	呼吸系统	定量型		呼吸机管理
33445-8	插管管头压力	压力或压强	时间点	插管	定量型		呼吸机管理
33446-6	温度.气道.参数设置	温度	时间点	呼吸机	定量型		呼吸机管理
33447-4	温度.气道	温度	时间点	呼吸机气道管路	定量型		呼吸机管理
33448-2	管道系统顺应性	顺应性	时间点	通气管	定量型		呼吸机管理
3344-9	阿莫西林	质量浓度	时间点	血清/血浆	定量型		药物水平/毒理学
33449-0	呼吸治疗目的	类型	时间点	呼吸性治疗	名义型		呼吸机管理
33450-8	通风机不良反应	发现（结果）	时间点	病人	名义型		呼吸机管理
33451-6	类别	类型	时间点	呼吸分析仪	名义型		呼吸机管理
33452-4	呼气性气流.最大值	容积速率	时间点	呼吸系统.气道	定量型		呼吸机管理
33453-2	呼气阻力.最大值	液体电阻抗、电阻	时间点	呼吸系统	定量型		呼吸机管理
33454-0	潮气量.呼气.利用呼吸机/压力.最大吸气性.利用呼吸机^最后20%的呼吸	顺应性	时间点	呼吸系统	定量型		呼吸机管理
33455-7	外观	外观	时间点	唾液	名义型		标本特性
3345-6	安非拉酮	任意浓度	时间点	尿液	等级型		药物水平/毒理学
33456-5	气管内插管泄漏	容积分数	时间点	呼吸系统	定量型		呼吸机管理
33457-3	呼吸的最后20%的顺应性/整个呼吸的顺应性	顺应性比率	时间点	呼吸系统	定量型		呼吸机管理
33458-1	胆红素.葡萄糖醛酸化	质量浓度	时间点	体液	定量型		化学
33459-9	鼠弓形体 Ab.IgA	任意浓度	时间点	血清	等级型		微生物学
33460-7	Smith 可提取核 Ab＋核糖核蛋白可提取核 Ab.IgG	任意浓度	时间点	血清	等级型		血清学
33461-5	白色念珠菌 Ab	任意浓度	时间点	脑脊液	等级型		微生物学
33462-3	丙型肝炎病毒 Ab.IgG	任意浓度	时间点	血清	等级型	免疫印迹	微生物学
33463-1	乙型肝炎病毒 Little e Ab.IgG	任意浓度	时间点	血清	等级型	酶免疫分析	微生物学
3346-4	安非拉酮	质量浓度	时间点	尿液	定量型		药物水平/毒理学
33464-9	丁型肝炎病毒 Ag	任意浓度	时间点	血清	等级型		微生物学

LOINC 代码	名称	属性	时间特征	系统	标尺类型	方法类型	分类
33465-6	土拉弗氏菌 Ab. IgG	稀释系数、稀释倍数（滴度）	时间点	血清	定量型		微生物学
33466-4	土拉弗氏菌 Ab. IgM	稀释系数、稀释倍数（滴度）	时间点	血清	定量型		微生物学
33467-2	前白蛋白	质量浓度	时间点	脐带全血	定量型		化学
33468-0	西尼罗河病毒 Ab	任意浓度	时间点	XXX	等级型		微生物学
33469-8	破伤风芽胞梭菌 Ab. IgG	任意浓度	时间点	血清	等级型		微生物学
33470-6	副伤寒沙门菌 A O Ab	稀释系数、稀释倍数（滴度）	时间点	血清	定量型	凝集试验	微生物学
33471-4	氢/呼出的气体^给予某刺激后	容积分数	时间点	呼出气体	定量型		化学
3347-2	安非拉酮	质量速率	24 小时	尿液	定量型		药物水平/毒理学
33472-2	酰基肉毒碱模式	印象/检查结果的解释	时间点	尿液	名义型		化学
33473-0	胆汁酸模式	印象/检查结果的解释	时间点	尿液	名义型		化学
33474-8	葡糖胺聚糖模式	印象/检查结果的解释	时间点	尿液	名义型		化学
33475-5	有机酸模式	印象/检查结果的解释	时间点	血浆	名义型		化学
33476-3	有机酸模式	印象/检查结果的解释	时间点	脑脊液	名义型		化学
33477-1	有机酸模式	印象/检查结果的解释	时间点	尿液	名义型		化学
33478-9	脂肪酸.极长链模式	印象/检查结果的解释	时间点	血清/血浆	名义型		化学
33479-7	EB 病毒早期 Ab. 受限模式	稀释系数、稀释倍数（滴度）	时间点	血清	定量型		微生物学
3348-0	苯异丙胺	任意浓度	时间点	血清/血浆	等级型		药物水平/毒理学
33480-5	甲烷/呼出的气体^口服乳糖后 2 小时	容积分数	时间点	呼出气体	定量型		刺激耐受试验
33481-3	甲烷/呼出的气体^口服乳糖后 2.5 小时	容积分数	时间点	呼出气体	定量型		刺激耐受试验
33482-1	甲烷/呼出的气体^口服乳糖后 3 小时	容积分数	时间点	呼出气体	定量型		刺激耐受试验
33483-9	患者症状^口服乳糖前	印象/检查结果的解释	时间点	病人	名义型		刺激耐受试验
33484-7	患者症状^口服乳糖后 30 分钟	印象/检查结果的解释	时间点	病人	名义型		刺激耐受试验
33485-4	患者症状^口服乳糖后 1 小时	印象/检查结果的解释	时间点	病人	名义型		刺激耐受试验
33486-2	患者症状^口服乳糖后1.5 小时	印象/检查结果的解释	时间点	病人	名义型		刺激耐受试验
33487-0	患者症状^口服乳糖后 2 小时	印象/检查结果的解释	时间点	病人	名义型		刺激耐受试验
33488-8	患者症状^口服乳糖后2.5 小时	印象/检查结果的解释	时间点	病人	名义型		刺激耐受试验
33489-6	氢+甲烷/呼出的气体^口服乳糖后 3 小时	容积分数	时间点	呼出气体	定量型		刺激耐受试验
33490-4	氢/呼出的气体^口服乳糖前	容积分数	时间点	呼出气体	定量型		刺激耐受试验
33491-2	氢/呼出的气体^口服乳糖后 30 分钟	容积分数	时间点	呼出气体	定量型		刺激耐受试验
33492-0	氢/呼出的气体^口服乳糖后 1 小时	容积分数	时间点	呼出气体	定量型		刺激耐受试验
33493-8	氢/呼出的气体^口服乳糖后 1.5 小时	容积分数	时间点	呼出气体	定量型		刺激耐受试验
33494-6	氢/呼出的气体^口服乳糖后 2 小时	容积分数	时间点	呼出气体	定量型		刺激耐受试验

LOINC 代码	名称	属性	时间特征	系统	标尺类型	方法类型	分类
33495-3	氢/呼出的气体^口服乳糖后 2.5 小时	容积分数	时间点	呼出气体	定量型		刺激耐受试验
33496-1	氢/呼出的气体^口服乳糖后 3 小时	容积分数	时间点	呼出气体	定量型		刺激耐受试验
33497-9	甲烷/呼出的气体^口服乳糖前	容积分数	时间点	呼出气体	定量型		刺激耐受试验
3349-8	苯异丙胺	任意浓度	时间点	尿液	等级型		药物水平/毒理学
33498-7	甲烷/呼出的气体^口服乳糖后 30 分钟	容积分数	时间点	呼出气体	定量型		刺激耐受试验
33499-5	甲烷/呼出的气体^口服乳糖后 1 小时	容积分数	时间点	呼出气体	定量型		刺激耐受试验
335-0	二甲胺四环素	药物敏感度	时间点	分离物	定量或等级型	最小抑制浓度	抗生素敏感性
33500-0	甲烷/呼出的气体^口服乳糖后 1.5 小时	容积分数	时间点	呼出气体	定量型		刺激耐受试验
33501-8	氢＋甲烷/呼出 气体^口服乳糖后 30 分钟	容积分数	时间点	呼出气体	定量型		刺激耐受试验
33502-6	氢＋甲烷/呼出 气体^口服乳糖后 1.5 小时	容积分数	时间点	呼出气体	定量型		刺激耐受试验
33503-4	氢＋甲烷/呼出 气体^口服乳糖后 2 小时	容积分数	时间点	呼出气体	定量型		刺激耐受试验
33504-2	氢＋甲烷/呼出 气体^口服乳糖前	容积分数	时间点	呼出气体	定量型		刺激耐受试验
33505-9	氢＋甲烷/呼出 气体^口服乳糖后 1 小时	容积分数	时间点	呼出气体	定量型		刺激耐受试验
3350-6	苯丙胺苄氰	任意浓度	时间点	尿液	等级型		药物水平/毒理学
33506-7	氢＋甲烷/呼出 气体^口服乳糖后 2.5 小时	容积分数	时间点	呼出气体	定量型		刺激耐受试验
33507-5	α-苯基-2-哌啶乙酸	质量浓度	时间点	尿液	定量型		药物水平/毒理学
33508-3	艾滋病毒 1 p65＋p66 Ab	任意浓度	时间点	血清	等级型	免疫印迹	微生物学
33509-1	血红蛋白	质量浓度	时间点	体液	定量型		血液学/细胞分类计数
33510-9	粗球孢子菌 Ab. IgM	任意浓度	时间点	XXX	等级型	酶免疫分析	微生物学
33511-7	外观	外观	时间点	XXX	名义型		标本特性
33512-5	颜色	类型	时间点	XXX	名义型		标本特性
33513-3	比重	相对密度	时间点	XXX	定量型		化学
3351-4	苯丙胺苄氰	质量浓度	时间点	尿液	定量型		药物水平/毒理学
33514-1	标本体积	容积、体积	时间点	汗	定量型		标本特性
33515-8	透明度	类型	时间点	XXX	名义型		标本特性
33516-6	网织红细胞.不成熟型/网织红细胞.总计	数量或计数分数	时间点	红细胞	定量型		血液学/细胞分类计数
33517-4	血红蛋白	任意浓度	时间点	体液	等级型		血液学/细胞分类计数
33518-2	血小板聚集.腺苷二磷酸，诱导的^高剂量	阈值摩尔浓度	时间点	富血小板血浆	定量型		凝血功能检查

LOINC 代码	名称	属性	时间特征	系统	标尺类型	方法类型	分类
33519-0	血小板聚集.腺苷二磷酸,诱导的^低剂量	阈值摩尔浓度	时间点	富血小板血浆	定量型		凝血功能检查
33520-8	血小板聚集.胶原,诱导的^高剂量	阈值质量浓度	时间点	富血小板血浆	定量型		凝血功能检查
33521-6	血小板聚集.胶原,诱导的^低剂量	阈值质量浓度	时间点	富血小板血浆	定量型		凝血功能检查
3352-2	苯丙胺苄氰	质量速率	24 小时	尿液	定量型		药物水平/毒理学
33522-4	血小板聚集.瑞斯托菌素,诱导的^高剂量	阈值质量浓度	时间点	富血小板血浆	定量型		凝血功能检查
33523-2	血小板聚集.瑞斯托菌素,诱导的^低剂量	阈值质量浓度	时间点	富血小板血浆	定量型		凝血功能检查
33524-0	血液凝块溶解	时间(如秒数)	时间点	贫血小板血浆^对照	定量型	凝集反应	凝血功能检查
33525-7	凝血酶诱导的凝血.因子替换^加入正常血浆后立即测	时间(如秒数)	时间点	贫血小板血浆	定量型	凝集反应	凝血功能检查
33526-5	蛇毒凝血酶诱导的凝血.因子替代^加入正常血浆后立即测	时间(如秒数)	时间点	贫血小板血浆	定量型	凝集反应	凝血功能检查
33527-3	美沙酮.长效代谢产物	质量浓度	时间点	尿液	定量型		药物水平/毒理学
33528-1	血小板聚集.腺苷二磷酸,诱导的^高剂量	阈值摩尔浓度	时间点	富血小板血浆^对照	定量型		凝血功能检查
33529-9	血小板聚集.腺苷二磷酸,诱导的^低剂量	阈值摩尔浓度	时间点	富血小板血浆^对照	定量型		凝血功能检查
3353-0	两性霉素 B	质量浓度	时间点	脑脊液	定量型		药物水平/毒理学
33530-7	血小板聚集.肾上腺素,诱导的	阈值摩尔浓度	时间点	富血小板血浆^对照	定量型		凝血功能检查
33531-5	血小板聚集.花生四烯酸,诱导的	阈值摩尔浓度	时间点	富血小板血浆^对照	定量型		凝血功能检查
33532-3	血小板聚集.瑞斯托菌素,诱导的^高剂量	阈值质量浓度	时间点	富血小板血浆^对照	定量型		凝血功能检查
33533-1	血小板聚集.瑞斯托菌素,诱导的^低剂量	阈值质量浓度	时间点	富血小板血浆^对照	定量型		凝血功能检查
33534-9	粗球孢子菌 Ab. IgM	任意浓度	时间点	XXX	等级型		微生物学
33535-6	甲型+乙型流感病毒 Ag	任意浓度	时间点	鼻咽部	等级型		微生物学
33536-4	变应原.混合 Ab. IgE. RAST 类	任意浓度	时间点	血清	等级型		变态反应
33537-2	孕龄	时间(如秒数)	时间点	胎儿	定量型	超声.估计自 AC. JEANTY. 82	产科学.超声
33538-0	孕龄	时间(如秒数)	时间点	胎儿	定量型	超声.估计自 BPD. HANSMANN. 86	产科学.超声
33539-8	孕龄	时间(如秒数)	时间点	胎儿	定量型	超声.估计自 BPD. JEANTY. 82	产科学.超声

LOINC 代码	名称	属性	时间特征	系统	标尺类型	方法类型	分类
33540-6	孕龄	时间（如秒数）	时间点	胎儿	定量型	超声.估计自CRL.HANSMANN.86	产科学.超声
33541-4	孕龄	时间（如秒数）	时间点	胎儿	定量型	超声.估计自股骨长度.HANSMANN.86	产科学.超声
33542-2	孕龄	时间（如秒数）	时间点	胎儿	定量型	估计自股骨长度.MERZ.1988	产科学.超声
33543-0	孕龄	时间（如秒数）	时间点	胎儿	定量型	超声.估计自HC.HANSMANN.86	产科学.超声
33544-8	孕龄	时间（如秒数）	时间点	胎儿	定量型	超声.估计自OFD.HANSMANN.85	产科学.超声
33545-5	孕龄	时间（如秒数）	时间点	胎儿	定量型	超声.估计自BD.JEANTY.82	产科学.超声
33546-3	周长	长度	时间点	腹部^胎儿	定量型	超声.导出自CHITTY.94	产科学.超声
33547-1	肌酸激酶.异常型带/肌酸激酶.总计	催化分数	时间点	血清/血浆	定量型	电泳	化学
3354-8	两性霉素B	质量浓度	时间点	血清/血浆	定量型		药物水平/毒理学
33548-9	淋巴细胞.异常/100白细胞	数量或计数分数	时间点	体液	定量型	手工计数	血液学/细胞分类计数
33549-7	辛诺柏汉坦病毒 Ab	任意浓度	时间点	血清	等级型		微生物学
33550-5	血小板聚集.瑞斯托菌素，诱导的^1500 μg/ml	阈值质量浓度	时间点	富血小板血浆	定量型		凝血功能检查
33551-3	血小板聚集.瑞斯托菌素，诱导的^1200 μg/ml	阈值质量浓度	时间点	富血小板血浆	定量型		凝血功能检查
33552-1	血小板聚集.瑞斯托菌素，诱导的^900 μg/ml	阈值质量浓度	时间点	富血小板血浆	定量型		凝血功能检查
33553-9	血小板聚集.瑞斯托菌素，诱导的^600 μg/ml	阈值质量浓度	时间点	富血小板血浆	定量型		凝血功能检查
33554-7	血小板聚集.瑞斯托菌素，诱导的^300 μg/ml	阈值质量浓度	时间点	富血小板血浆	定量型		凝血功能检查
3355-5	氨苄西林	质量浓度	时间点	血清/血浆	定量型		药物水平/毒理学
33555-4	灭活的脊髓灰质炎病毒疫苗在组合疫苗中的剂量计数	数量或计数（正整数）	时间点	病人	定量型		免疫接种
33556-2	直径.双顶径外侧至内侧	长度	时间点	头部^胎儿	定量型	超声.估计自CHITTY.94	产科学.超声
33557-0	完成情况	类型	时间点	{任务类型}	等级型	观察	临床
33558-8	肌酐肾清除率	容积速率	XXX	尿液+血清/血浆	定量型		化学

LOINC 代码	名称	属性	时间特征	系统	标尺类型	方法类型	分类
33559-6	免疫球蛋白轻链.κ/免疫球蛋白轻链.λ	质量浓度比率	时间点	尿液	定量型		化学
33560-4	苯二氮	质量浓度	时间点	胃液	定量型		药物水平/毒理学
33561-2	大麻类物质	质量浓度	时间点	胃液	定量型		药物水平/毒理学
33562-0	氨苄西林^峰值	质量浓度	时间点	血清/血浆	定量型		药物水平/毒理学
3356-3	阿尼利定	质量浓度	时间点	血清/血浆	定量型		药物水平/毒理学
33563-8	胰岛细胞 Ab. IgG	任意浓度	时间点	血清	定量型		血清学
33564-6	Smith 可提取核 Ab. IgG	任意浓度	时间点	血清	定量型	酶免疫分析	血清学
33565-3	Smith 可提取核 Ab. IgG	任意浓度	时间点	血清	定量型	免疫印迹	血清学
33566-1	舍格伦综合征-A 可提取核 Ab	任意浓度	时间点	血清	定量型	免疫印迹	血清学
33567-9	Smith 可提取核 Ab＋核糖核蛋白可提取核 Ab. IgG	任意浓度	时间点	血清	定量型	酶免疫分析	血清学
33568-7	Smith 可提取核 Ab＋核糖核蛋白可提取核 Ab. IgG	任意浓度	时间点	血清	定量型	免疫印迹	血清学
33569-5	舍格伦综合征-a 可提取核 Ab	任意浓度	时间点	血清	定量型	酶免疫分析	血清学
33570-3	舍格伦综合征-b 可提取核 Ab	任意浓度	时间点	血清	定量型	免疫印迹	血清学
3357-1	阿尼利定	任意浓度	时间点	尿液	等级型		药物水平/毒理学
33571-1	Jo-1 可提取核 Ab. IgG	任意浓度	时间点	血清	定量型		血清学
33572-9	出芽短梗霉菌 Ab. IgG	任意浓度	时间点	血清	等级型		微生物学
33573-7	细菌通透性增加蛋白 Ab. IgG	任意浓度	时间点	血清	定量型	酶免疫分析	血清学
33574-5	沙眼衣原体 I Ab. IgM	稀释系数、稀释倍数（滴度）	时间点	血清	定量型	免疫荧光	微生物学
33575-2	沙眼衣原体 I Ab	稀释系数、稀释倍数（滴度）	时间点	血清	定量型	免疫荧光	微生物学
33576-0	土拉弗氏菌 Ab. IgA	稀释系数、稀释倍数（滴度）	时间点	血清	定量型		微生物学
33577-8	类风湿因子. IgM	稀释系数、稀释倍数（滴度）	时间点	血清	定量型	比浊法	血清学
33578-6	登革热病毒 Ab	稀释系数、稀释倍数（滴度）	时间点	血清	定量型	免疫荧光	微生物学
33579-4	嗜吞噬无形体 Ab. IgM	稀释系数、稀释倍数（滴度）	时间点	血清	定量型	免疫荧光	微生物学
33580-2	嗜吞噬无形体 Ab. IgG	稀释系数、稀释倍数（滴度）	时间点	血清	定量型	免疫荧光	微生物学
33581-0	嗜吞噬无形体 Ab	稀释系数、稀释倍数（滴度）	时间点	血清	定量型	免疫荧光	微生物学
33582-8	细胞. CD13＋CD33＋	数量或计数浓度（计数/容积）	时间点	全血	定量型		细胞标志物
33583-6	舍格伦综合征-A 可提取核 Ab. IgG	任意浓度	时间点	血清	定量型	免疫印迹	血清学
33584-4	胃泌素^给予某刺激前 10 分钟	质量浓度	时间点	血清/血浆	定量型		刺激耐受试验
33585-1	尿卟啉 3 异构体	质量速率	24 小时	大便	定量型		化学
33586-9	细胞. CD2＋CD7	数量或计数浓度（计数/容积）	时间点	全血	定量型		细胞标志物
33587-7	旋毛虫 sp Ab. IgA	任意浓度	时间点	血清	定量型		微生物学
33588-5	磷脂酰乙醇胺 Ab	任意浓度	时间点	血清	定量型	酶免疫分析	凝血功能检查
3358-9	阿尼利定	质量速率	24 小时	尿液	定量型		药物水平/毒理学

LOINC 代码	名称	属性	时间特征	系统	标尺类型	方法类型	分类
33589-3	磷脂酰肌醇 Ab	任意浓度	时间点	血清	定量型	酶免疫分析	凝血功能检查
33590-1	神经元细胞核 Ab. IgG	任意浓度	时间点	脑脊液	定量型		血清学
33591-9	神经元细胞核 Ab. IgG	任意浓度	时间点	血清	定量型	流式细胞术	血清学
33592-7	细胞. CD10＋HLA-DR＋	数量或计数浓度（计数/容积）	时间点	全血	定量型		细胞标志物
33593-5	G-考沙塔血红蛋白/血红蛋白. 总计	质量分数	时间点	全血	定量型		血液学/细胞分类计数
33594-3	血小板因子 4	任意浓度	时间点	贫血小板血浆	等级型		凝血功能检查
33595-0	细胞. CD5＋CD20＋	数量或计数浓度（计数/容积）	时间点	全血	定量型		细胞标志物
33596-8	细胞. CD10＋CD20＋	数量或计数浓度（计数/容积）	时间点	全血	定量型		细胞标志物
3359-7	阿尼利定	摩尔浓度	24 小时	尿液	定量型		药物水平/毒理学
33597-6	博氏疏螺旋体 34 kD Ab. IgM	任意浓度	时间点	血清	定量型		微生物学
33598-4	舍格伦综合征-b 可提取核 Ab. IgG	任意浓度	时间点	血清	定量型	免疫印迹	血清学
33599-2	淀粉酶	催化浓度	XXX	尿液	定量型		化学
33600-8	神经元细胞核 Ab	任意浓度	时间点	血清	定量型	免疫荧光	血清学
33601-6	细胞. CD23＋CD38＋	数量或计数浓度（计数/容积）	时间点	全血	定量型		细胞标志物
33602-4	髓磷脂相关糖蛋白 Ab. IgG	稀释系数、稀释倍数（滴度）	时间点	血清	定量型		血清学
33603-2	细菌通透性增加蛋白 Ab. IgG	任意浓度	时间点	血清	定量型		血清学
33604-0	沙眼衣原体 I Ab. IgM	稀释系数、稀释倍数（滴度）	时间点	血清	定量型		微生物学
3360-5	阿替洛尔	任意浓度	时间点	尿液	等级型		药物水平/毒理学
33605-7	沙眼衣原体 I Ab	稀释系数、稀释倍数（滴度）	时间点	血清	定量型		微生物学
33606-5	登革热病毒 Ab	稀释系数、稀释倍数（滴度）	时间点	血清	定量型		微生物学
33607-3	嗜吞噬无形体 Ab. IgM	稀释系数、稀释倍数（滴度）	时间点	血清	定量型		微生物学
33608-1	嗜吞噬无形体 Ab. IgG	稀释系数、稀释倍数（滴度）	时间点	血清	定量型		微生物学
33609-9	嗜吞噬无形体 Ab	稀释系数、稀释倍数（滴度）	时间点	血清	定量型		微生物学
33610-7	舍格伦综合征-a 可提取核 Ab. IgG	任意浓度	时间点	血清	定量型		血清学
33611-5	磷脂酰乙醇胺 Ab	任意浓度	时间点	血清	定量型		凝血功能检查
33612-3	磷脂酰肌醇 Ab	任意浓度	时间点	血清	定量型		凝血功能检查
3361-3	阿替洛尔	质量浓度	时间点	尿液	定量型		药物水平/毒理学
33613-1	舍格伦综合征-b 可提取核 Ab. IgG	任意浓度	时间点	血清	定量型		血清学
33614-9	转铁蛋白. 碳水化合物缺乏. XXX 成分/转铁蛋白. 总计	质量分数	时间点	血清/血浆	定量型		化学
33615-6	神经元细胞核类型 1 Ab	任意浓度	时间点	血清	等级型		血清学
33616-4	巨细胞病毒早期 Ag	任意浓度	时间点	尿液	等级型		微生物学
33617-2	细胞. HLA-DR＋	数量或计数浓度（计数/容积）	时间点	全血	定量型		细胞标志物
33618-0	粪卟啉 3/粪卟啉 1	质量浓度比率	24 小时	大便	定量型		化学
33619-8	次卟啉. 半-原	质量速率	24 小时	大便	定量型		化学
33620-6	三羧基卟啉 1	质量速率	24 小时	大便	定量型		化学
3362-1	阿替洛尔	质量速率	24 小时	尿液	定量型		药物水平/毒理学

LOINC 代码	名称	属性	时间特征	系统	标尺类型	方法类型	分类
33621-4	三羧基卟啉 3	质量速率	24 小时	大便	定量型		化学
33622-2	异三羧基卟啉	质量速率	24 小时	大便	定量型		化学
33623-0	五羧基卟啉 1	质量速率	24 小时	大便	定量型		化学
33624-8	五羧基卟啉 3	质量速率	24 小时	大便	定量型		化学
33625-5	异粪卟啉	质量速率	24 小时	大便	定量型		化学
33626-3	血卟啉	质量速率	24 小时	大便	定量型		化学
33627-1	替诺福韦	药物敏感度	时间点	分离物	定量或等级型		抗生素敏感性
33628-9	西多福韦	药物敏感度	时间点	分离物	定量或等级型		抗生素敏感性
33629-7	乙型肝炎病毒序列测定	存在与否或身份标识	时间点	血清	叙述型	探针. 扩增. 靶向扩增	微生物学
33630-5	艾滋病毒蛋白酶基因突变，检测到的	存在与否或身份标识	时间点	分离物	名义型		抗生素敏感性
33631-3	检测到的巨细胞病毒 Ul54 基因突变	存在与否或身份标识	时间点	分离物	名义型		抗生素敏感性
33632-1	检测到的巨细胞病毒 Ul54＋Ul97 基因突变	存在与否或身份标识	时间点	分离物	名义型		抗生素敏感性
33633-9	乙型肝炎病毒前核心标签突变	存在与否或身份标识	时间点	血清	名义型	探针. 扩增. 靶向扩增	微生物学
33634-7	结核分枝杆菌. 利福平抗药性	存在与否或身份标识	时间点	唾液	名义型	探针. 扩增. 靶向扩增	微生物学
33635-4	PM-SCL 可提取核 Ab	质量浓度	时间点	血清	定量型	免疫扩散	血清学
33636-2	IgA. 分泌型	任意浓度	时间点	唾液	定量型		化学
33637-0	吞噬指数	任意浓度	时间点	全血	定量型	流式细胞术	血液学/细胞分类计数
33638-8	淋巴细胞增殖. 植物血凝素刺激	质量浓度	时间点	全血	定量型		血清学
3363-9	蒽醌	质量浓度	时间点	血清/血浆	定量型		药物水平/毒理学
33639-6	淋巴细胞增殖. 白色念珠菌刺激	任意浓度	时间点	全血	定量型		微生物学
33640-4	淋巴细胞增殖. 破伤风类毒素刺激	任意浓度	时间点	全血	定量型		微生物学
33641-2	淋巴细胞增殖. 结核菌素刺激	任意浓度	时间点	全血	定量型		微生物学
33642-0	淋巴细胞 Ab	任意浓度	时间点	血清	定量型	流式细胞术	血清学
33643-8	鲎变形细胞溶解产物试验	任意浓度	时间点	不明体液. 非生物性	定量型		微生物学
33644-6	A1 Ab	稀释系数、稀释倍数（滴度）	时间点	血清/血浆	定量型		血库
33645-3	A2 Ab	稀释系数、稀释倍数（滴度）	时间点	血清/血浆	定量型		血库
33646-1	二苯氨基甲烷	质量浓度	时间点	血清/血浆	定量型		药物水平/毒理学
3364-7	安替比林	质量浓度	时间点	血清/血浆	定量型		药物水平/毒理学
33647-9	蛋白质. 单克隆性/蛋白质. 总计	质量分数	时间点	血清/血浆	定量型	电泳	化学
33648-7	冷球蛋白. 类风湿因子	任意浓度	时间点	血清	定量型		血清学
33649-5	冷球蛋白. IgG	质量浓度	时间点	血清	定量型		血清学

LOINC 代码	名称	属性	时间特征	系统	标尺类型	方法类型	分类
33650-3	冷球蛋白. IgA	质量浓度	时间点	血清	定量型		血清学
33651-1	冷球蛋白. IgM	质量浓度	时间点	血清	定量型		血清学
33652-9	细胞. CD56/细胞. CD38	数量或计数比率	时间点	全血	定量型		细胞标志物
33653-7	β半乳糖苷酶	实体催化活性	时间点	白细胞	定量型		化学
3365-4	安替比林肾清除率	容积速率	24 小时	尿液	定量型		药物水平/毒理学
33654-5	胰岛素样生长因子结合蛋白 3^给予某刺激后 1 小时	质量浓度	时间点	血清/血浆	定量型		刺激耐受试验
33655-2	β-n-乙酰己糖胺酶	摩尔浓度	时间点	白细胞	定量型		化学
33656-0	β-n-乙酰己糖胺酶. B	摩尔浓度	时间点	白细胞	定量型		化学
33657-8	β-n-乙酰己糖胺酶. A	摩尔浓度	时间点	白细胞	定量型		化学
33658-6	胰岛素样生长因子结合蛋白 3^给予某刺激后 2 小时	质量浓度	时间点	血清/血浆	定量型		刺激耐受试验
33659-4	哌啶酸/肌酐	比率	时间点	尿液	定量型		化学
33660-2	艾滋病毒 1 p24 Ag	任意浓度	时间点	血清	等级型	中和作用	微生物学
33661-0	β葡萄糖苷酶	实体催化活性	时间点	白细胞	定量型		化学
3366-2	阿替洛尔	质量浓度	时间点	血清/血浆	定量型		药物水平/毒理学
33662-8	红细胞. CD59 缺乏/100 细胞	数量或计数分数	时间点	红细胞	定量型		细胞标志物
33663-6	细胞. CD59 缺乏/100 细胞	数量或计数分数	时间点	全血	定量型		细胞标志物
33664-4	细胞. CD59	任意浓度	时间点	全血	等级型		细胞标志物
33665-1	人 T 淋巴细胞白血病病毒 1+2 Ab 区带模式	印象/检查结果的解释	时间点	血清	名义型	放射免疫沉淀测定	微生物学
33666-9	红细胞. 畸形	数量或计数浓度（计数/容积）	时间点	尿液	定量型	光学显微镜检查	尿液分析
33667-7	前列腺特异性 Ag. 蛋白质结合型	质量浓度	时间点	血清/血浆	定量型		化学
33668-5	红细胞	任意浓度	时间点	大便	等级型		血液学/细胞分类计数
33669-3	胰蛋白酶	稀释系数、稀释倍数（滴度）	时间点	大便	定量型		化学
3367-0	阿托品	质量浓度	时间点	血清/血浆	定量型		药物水平/毒理学
33670-1	血小板聚集. 胶原，诱导的延迟^高剂量	时间（如秒数）	时间点	富血小板血浆	定量型		凝血功能检查
33671-9	血小板聚集. 胶原，诱导的延迟^高剂量	时间（如秒数）	时间点	富血小板血浆^对照	定量型		凝血功能检查
33672-7	血小板聚集. 瑞斯托菌素+对照 PPP，诱导的	阈值质量浓度	时间点	富血小板血浆	定量型		凝血功能检查
33673-5	凝血酶诱导的凝血. 因子替换^加入硫酸鱼精蛋白后立即测	时间（如秒数）	时间点	贫血小板血浆	定量型	凝集反应	凝血功能检查
33674-3	血小板聚集. 瑞斯托菌素+对照 PRP，诱导的	阈值质量浓度	时间点	贫血小板血浆	定量型		凝血功能检查
33675-0	显微镜观察	存在与否或身份标识	时间点	XXX	名义型	酯酶染色. 组合的	病理学

LOINC 代码	名称	属性	时间特征	系统	标尺类型	方法类型	分类
33676-8	土拉弗氏菌	任意浓度	时间点	XXX	等级型	微生物特异性培养	微生物学
33677-6	土拉弗氏菌	任意浓度	时间点	分离物	等级型	微生物特异性培养	微生物学
33678-4	土拉弗氏菌 Ag	任意浓度	时间点	分离物	等级型	免疫荧光	微生物学
33679-2	土拉弗氏菌 DNA	任意浓度	时间点	XXX	等级型	探针. 扩增. 靶向扩增	微生物学
336-8	二甲胺四环素	药物敏感度	时间点	分离物	定量或等级型	琼脂扩散	抗生素敏感性
33680-0	土拉弗氏菌 DNA	任意浓度	时间点	分离物	等级型	探针. 扩增. 靶向扩增	微生物学
33681-8	土拉弗氏菌	任意浓度	时间点	XXX	等级型	细胞壁脂肪酸分析	微生物学
33682-6	土拉弗氏菌	任意浓度	时间点	分离物	等级型	细胞壁脂肪酸分析	微生物学
33683-4	土拉弗氏菌 Ab	稀释系数、稀释倍数（滴度）	时间点	血清	定量型	凝集试验. 显微凝集	微生物学
33684-2	土拉弗氏菌 Ab	稀释系数、稀释倍数（滴度）	时间点	血清	定量型	凝集试验. 标准管	微生物学
33685-9	鼠疫耶尔森菌	任意浓度	时间点	XXX	等级型	微生物特异性培养	微生物学
33686-7	鼠疫耶尔森菌	任意浓度	时间点	分离物	等级型	微生物特异性培养	微生物学
33687-5	鼠疫耶尔森菌 Ag	任意浓度	时间点	XXX	等级型	免疫荧光	微生物学
3368-8	阿洛西林	质量浓度	时间点	血清/血浆	定量型		药物水平/毒理学
33688-3	鼠疫耶尔森菌 Ag	任意浓度	时间点	分离物	等级型	免疫荧光	微生物学
33689-1	鼠疫耶尔森菌 Ab	任意浓度	时间点	血清	等级型	血凝抑制试验	微生物学
33690-9	鼠疫耶尔森菌 Ab	稀释系数、稀释倍数（滴度）	时间点	血清	定量型	酶免疫分析	微生物学
33691-7	鼠疫耶尔森菌 DNA	任意浓度	时间点	XXX	等级型	探针. 扩增. 靶向扩增	微生物学
33692-5	鼠疫耶尔森菌 DNA	任意浓度	时间点	分离物	等级型	探针. 扩增. 靶向扩增	微生物学
33693-3	鼠疫耶尔森菌	任意浓度	时间点	分离物	等级型	噬菌体裂解	微生物学
33694-1	肉毒梭菌	任意浓度	时间点	XXX	等级型	微生物特异性培养	微生物学
33695-8	肉毒梭菌	任意浓度	时间点	分离物	等级型	微生物特异性培养	微生物学
3369-6	氨曲南	质量浓度	时间点	血清/血浆	定量型		药物水平/毒理学
33696-6	肉毒梭菌毒素	任意浓度	时间点	XXX	等级型	小鼠生物鉴定	微生物学
33697-4	炭疽杆菌 Ag	任意浓度	时间点	分离物	等级型	免疫荧光	微生物学
33698-2	炭疽杆菌	任意浓度	时间点	分离物	等级型	噬菌体裂解	微生物学
33699-0	显微镜观察	存在与否或身份标识	时间点	XXX	名义型	孔雀绿染色	微生物学
33700-6	孢子鉴定	存在与否或身份标识	时间点	XXX	名义型	孔雀绿染色	微生物学
33701-4	肉毒梭菌毒素 A	任意浓度	时间点	XXX	等级型	小鼠生物鉴定. 中和作用	微生物学

LOINC代码	名称	属性	时间特征	系统	标尺类型	方法类型	分类
33702-2	肉毒梭菌毒素 E	任意浓度	时间点	XXX	等级型	小鼠生物鉴定.中和作用	微生物学
33703-0	肉毒梭菌毒素 F	任意浓度	时间点	XXX	等级型	小鼠生物鉴定.中和作用	微生物学
3370-4	巴比妥	质量浓度	时间点	血清/血浆	定量型		药物水平/毒理学
33704-8	肉毒梭菌毒素 A+B+E	任意浓度	时间点	XXX	等级型	小鼠生物鉴定.中和作用	微生物学
33705-5	肉毒梭菌毒素 B	任意浓度	时间点	XXX	等级型	小鼠生物鉴定.中和作用	微生物学
33706-3	鼠疫耶尔森菌 Ab	任意浓度	时间点	血清	等级型		微生物学
33707-1	鼠疫耶尔森菌 Ab	稀释系数、稀释倍数（滴度）	时间点	血清	定量型		微生物学
33708-9	肉毒梭菌毒素	任意浓度	时间点	XXX	等级型		微生物学
33709-7	肉毒梭菌毒素 A	任意浓度	时间点	XXX	等级型		微生物学
33710-5	肉毒梭菌毒素 E	任意浓度	时间点	XXX	等级型		微生物学
33711-3	肉毒梭菌毒素 F	任意浓度	时间点	XXX	等级型		微生物学
3371-2	巴比妥	质量浓度	时间点	尿液	定量型		药物水平/毒理学
33712-1	肉毒梭菌毒素 A+B+E	任意浓度	时间点	XXX	等级型		微生物学
33713-9	肉毒梭菌毒素 B	任意浓度	时间点	XXX	等级型		微生物学
33714-7	土拉弗氏菌 Ab	任意浓度	时间点	XXX	等级型	凝集试验.载玻片	微生物学
33715-4	土拉弗氏菌 Ab	任意浓度	时间点	分离物	等级型	凝集试验.载玻片	微生物学
33716-2	研究报告	发现（结果）	时间点	XXX	文档型	细胞学.非-妇科学	信息附件.临床报告
33717-0	研究报告	发现（结果）	时间点	子宫颈/阴道	文档型	细胞学	信息附件.临床报告
33718-8	研究报告	发现（结果）	时间点	组织.已固定的小肠	文档型	细胞学染色	信息附件.临床报告
33719-6	研究报告	发现（结果）	时间点	XXX	文档型	流式细胞术	信息附件.临床报告
3372-0	巴比妥酸盐筛查不存在	存在与否或身份标识	时间点	尿液	名义型		药物水平/毒理学
33720-4	血库会诊	发现（结果）	时间点	病人	文档型		信息附件.临床报告
33721-2	骨髓活组织检查报告	发现（结果）	时间点	骨髓	文档型		信息附件.临床报告
33722-0	采集方法	类型	时间点	标本	名义型	美国病理学会癌症方案	病理学方案.综合
33723-8	标本长度	长度	时间点	标本	定量型	美国病理学会癌症方案	病理学方案.综合
33724-6	采集方法	发现（结果）	时间点	标本	叙述型	美国病理学会癌症方案	病理学方案.综合
33725-3	肿瘤部位	解剖学	时间点	标本	名义型	美国病理学会癌症方案	肿瘤登记
33726-1	肉眼可见的肿瘤构造	发现（结果）	时间点	标本	名义型	美国病理学会癌症方案	病理学方案.综合
33727-9	肉眼可见的肿瘤构造	发现（结果）	时间点	标本	叙述型	美国病理学会癌症方案	病理学方案.综合

LOINC 代码	名称	属性	时间特征	系统	标尺类型	方法类型	分类
33728-7	大小. 最大. 尺寸	长度	时间点	肿瘤	定量型	美国病理学会癌症方案	病理学方案. 综合
33729-5	大小. 附加尺寸	长度	时间点	肿瘤	定量型	美国病理学会癌症方案	病理学方案. 综合
33730-3	切除术彻底性	发现（结果）	时间点	直肠系膜	等级型	美国病理学会癌症方案	病理学方案. 综合
33731-1	组织学类型	发现（结果）	时间点	癌. XXX	叙述型	美国病理学会癌症方案	肿瘤登记
33732-9	组织学分级	存在与否或身份标识	时间点	癌. XXX	名义型	美国病理学会癌症方案	肿瘤登记
33733-7	远端转移部位	解剖学	时间点	标本	叙述型	美国病理学会癌症方案	肿瘤登记
33734-5	外科边缘肿瘤包含. 近端的	发现（结果）	时间点	标本	名义型	美国病理学会癌症方案	病理学方案. 综合
33735-2	外科边缘肿瘤包含. 远端的	发现（结果）	时间点	标本	名义型	美国病理学会癌症方案	病理学方案. 综合
33736-0	外科边缘肿瘤包含. 周围的	发现（结果）	时间点	标本	名义型	美国病理学会癌症方案	病理学方案. 综合
33737-8	肿瘤与最近边缘的距离	长度	时间点	标本	定量型	美国病理学会癌症方案	病理学方案. 综合
3373-8	巴比妥酸盐筛查不存在	存在与否或身份标识	时间点	尿液	名义型		药物水平/毒理学
33738-6	指明最近边缘	存在与否或身份标识	时间点	标本	名义型	美国病理学会癌症方案	病理学方案. 综合
33739-4	淋巴管. 小脉管. 侵犯	存在与否或身份标识	时间点	标本	名义型	美国病理学会癌症方案	病理学方案. 综合
33740-2	静脉. 大脉管. 侵入	存在与否或身份标识	时间点	标本	名义型	美国病理学会癌症方案	病理学方案. 综合
33741-0	神经周侵入	类型	时间点	标本	名义型	美国病理学会癌症方案	病理学方案. 综合
33742-8	肿瘤边界构造	类型	时间点	标本	名义型	美国病理学会癌症方案	肿瘤登记
33743-6	肿瘤及其周围的淋巴细胞反应	类型	时间点	标本	名义型	美国病理学会癌症方案	病理学方案. 综合
33744-4	其他病理检查所见	发现（结果）	时间点	标本	名义型	美国病理学会癌症方案	病理学方案. 综合
33745-1	息肉	发现（结果）	时间点	标本	叙述型	美国病理学会癌症方案	肿瘤登记
3374-6	巴比妥酸盐筛查存在	存在与否或身份标识	时间点	尿液	名义型		药物水平/毒理学
33746-9	病理学发现	发现（结果）	时间点	标本	叙述型	美国病理学会癌症方案	肿瘤登记
33747-7	碎片数	数量或计数（正整数）	时间点	标本	名义型	美国病理学会癌症方案	病理学方案. 综合
33748-5	与痔环的距离	长度	时间点	标本	定量型	美国病理学会癌症方案	病理学方案. 综合
33749-3	与痔环的距离未知	发现（结果）	时间点	标本	名义型	美国病理学会癌症方案	病理学方案. 综合
33750-1	边缘无法评估	发现（结果）	时间点	标本	名义型	美国病理学会癌症方案	肿瘤登记

LOINC 代码	名称	属性	时间特征	系统	标尺类型	方法类型	分类
33751-9	外科边缘肿瘤包含.侧部的	发现（结果）	时间点	标本	名义型	美国病理学会癌症方案	病理学方案.综合
33752-7	癌与最近侧部边缘的距离	长度	时间点	标本	定量型	美国病理学会癌症方案	病理学方案.综合
3375-3	巴比妥酸盐筛查存在	存在与否或身份标识	时间点	尿液	名义型		药物水平/毒理学
33753-5	侧部边缘位置	发现（结果）	时间点	标本	叙述型	美国病理学会癌症方案	病理学方案.综合
33754-3	外科边缘肿瘤包含.深部的	发现（结果）	时间点	标本	叙述型	美国病理学会癌症方案	病理学方案.综合
33755-0	癌与深部边缘的距离	长度	时间点	标本	定量型	美国病理学会癌症方案	病理学方案.综合
33756-8	息肉大小最大尺寸	长度	时间点	标本	定量型	美国病理学会癌症方案	病理学方案.综合
33757-6	息肉大小附加尺寸	长度	时间点	标本	定量型	美国病理学会癌症方案	病理学方案.综合
33758-4	息肉茎长度	存在与否或身份标识	时间点	标本	名义型	美国病理学会癌症方案	病理学方案.综合
33759-2	最深侵犯程度	类型	时间点	标本	等级型	美国病理学会癌症方案	肿瘤登记
337-6	二甲胺四环素	药物敏感度	时间点	分离物+血清	等级型	测序分型	抗生素敏感性
33760-0	外科边缘肿瘤包含.粘膜的	发现（结果）	时间点	标本	名义型	美国病理学会癌症方案	病理学方案.综合
3376-1	巴比妥类	任意浓度	时间点	血清/血浆/全血	等级型		药物水平/毒理学
33761-8	静脉+淋巴管小脉管侵入	发现（结果）	时间点	标本	名义型	美国病理学会癌症方案	病理学方案.综合
33762-6	利钠肽.B 激素原	质量浓度	时间点	血清/血浆	定量型		化学
33763-4	利钠肽.B 激素原	摩尔浓度	时间点	血清/血浆	定量型		化学
33764-2	STX 基因	存在与否或身份标识	时间点	XXX	名义型	探针.扩增.靶向扩增	微生物学
33765-9	白细胞	数量或计数浓度（计数/容积）	时间点	血液制品单位.血小板提取法	定量型	自动化计数	血液学/细胞分类计数
33766-7	放射性^给予放射性氰钴胺前	任意浓度	时间点	尿液	等级型		刺激耐受试验
33767-5	酸度.总计	摩尔浓度	时间点	胃液	定量型		化学
33768-3	白细胞团块	数量或计数浓度（计数/容积）	时间点	尿沉渣	定量型	自动化计数	尿液分析
33769-1	粘蛋白凝块^孵化后 15 分钟	外观	时间点	关节液	等级型		血液学/细胞分类计数
33770-9	粘蛋白凝块^孵化后 30 分钟	外观	时间点	关节液	等级型		血液学/细胞分类计数
33771-7	Pl-12 Ab	任意浓度	时间点	血清	等级型		血清学
33772-5	Pl-7 Ab	任意浓度	时间点	血清	等级型		血清学
33773-3	染色体组型	存在与否或身份标识	时间点	羊水	名义型		分子病理学
33774-1	染色体组型	存在与否或身份标识	时间点	绒毛膜绒毛标本	名义型		分子病理学
33775-8	细胞.CD41A/100 细胞	数量或计数分数	时间点	XXX	定量型		细胞标志物

LOINC 代码	名称	属性	时间特征	系统	标尺类型	方法类型	分类
33776-6	细胞.CD235A/100 细胞	数量或计数分数	时间点	XXX	定量型		细胞标志物
33777-4	细胞.SmIg/100 细胞	数量或计数分数	时间点	XXX	定量型		细胞标志物
33778-2	SmIg Ag	任意浓度	时间点	组织	等级型	免疫染色	细胞标志物
3377-9	巴比妥类	任意浓度	时间点	尿液	等级型		药物水平/毒理学
33779-0	IgG+IgM+IgA 重链 Ag	任意浓度	时间点	组织	等级型	免疫染色	病理学
33780-8	半乳糖 1 磷酸尿嘧啶核苷转移酶表型	类型	时间点	全血	名义型		化学
33781-6	α-1-酸性糖蛋白	摩尔浓度	时间点	血清/血浆	定量型		化学
33782-4	α-2-视黄醇结合蛋白	质量浓度	时间点	尿液	定量型		化学
33783-2	心房利钠因子	摩尔浓度	时间点	血浆	定量型		化学
33784-0	细菌管型	任意浓度	时间点	尿沉渣	等级型	光学显微镜检查	尿液分析
33785-7	嗜碱不成熟粒细胞	数量或计数浓度（计数/容积）	时间点	全血	定量型	手工计数	血液学/细胞分类计数
33786-5	嗜碱不成熟粒细胞/100 白细胞	数量或计数分数	时间点	全血	定量型	手工计数	血液学/细胞分类计数
3378-7	苄氟噻嗪	任意浓度	时间点	尿液	等级型		药物水平/毒理学
33787-3	降钙素^给予某刺激后第 10 份标本	质量浓度	时间点	血清/血浆	定量型		刺激耐受试验
33788-1	降钙素^给予某刺激后第 1 份标本	质量浓度	时间点	血清/血浆	定量型		刺激耐受试验
33789-9	钙^给予某刺激后第 10 份标本	摩尔浓度	时间点	尿液	定量型		刺激耐受试验
33790-7	钙^给予某刺激后第 1 份标本	摩尔浓度	时间点	尿液	定量型		刺激耐受试验
33791-5	钙^给予某刺激后第 5 份标本	摩尔浓度	时间点	尿液	定量型		刺激耐受试验
33792-3	钙^给予某刺激后第 6 份标本	摩尔浓度	时间点	尿液	定量型		刺激耐受试验
33793-1	钙^给予某刺激后第 7 份标本	摩尔浓度	时间点	尿液	定量型		刺激耐受试验
33794-9	钙^给予某刺激后第 8 份标本	摩尔浓度	时间点	尿液	定量型		刺激耐受试验
3379-5	苄氟噻嗪	质量浓度	时间点	尿液	定量型		药物水平/毒理学
33795-6	钙^给予某刺激后第 9 份标本	摩尔浓度	时间点	尿液	定量型		刺激耐受试验
33796-4	可替宁	摩尔浓度	时间点	尿液	定量型		药物水平/毒理学
33797-2	肌酸	摩尔速率	12 小时	尿液	定量型		化学
33798-0	肌酐	摩尔速率	2 小时	尿液	定量型		化学
33799-8	双链 DNA Ab.IgG	任意浓度	时间点	血清	定量型	酶免疫分析	血清学
33800-4	双链 DNA Ab.IgG	任意浓度	时间点	血清	定量型		血清学
33801-2	E 选择素	质量浓度	时间点	血清/血浆	定量型		化学
33802-0	嗜酸不成熟粒细胞	数量或计数浓度（计数/容积）	时间点	全血	定量型	手工计数	血液学/细胞分类计数
3380-3	苄氟噻嗪	质量速率	24 小时	尿液	定量型		药物水平/毒理学

LOINC 代码	名称	属性	时间特征	系统	标尺类型	方法类型	分类
33803-8	嗜酸不成熟粒细胞/100白细胞	数量或计数分数	时间点	全血	定量型	手工计数	血液学/细胞分类计数
33804-6	红细胞管型	任意浓度	时间点	尿沉渣	等级型	光学显微镜检查	尿液分析
33805-3	果糖胺	质量浓度	时间点	血清/血浆	定量型		化学
33806-1	艾滋病毒 2 Ab. IgG	任意浓度	时间点	血清	等级型	免疫印迹	微生物学
33807-9	艾滋病毒 2 Ab. IgG	任意浓度	时间点	血清	等级型		微生物学
33808-7	胰岛素样生长因子结合蛋白 3	摩尔浓度	时间点	血清/血浆	定量型		化学
33809-5	胰岛素^给予某刺激后第10份标本	任意浓度	时间点	血清/血浆	定量型		刺激耐受试验
33810-3	胰岛素^给予某刺激后第11份标本	任意浓度	时间点	血清/血浆	定量型		刺激耐受试验
3381-1	苄非他明	质量浓度	时间点	全血	定量型		药物水平/毒理学
33811-1	胰岛素^给予某刺激后第12份标本	任意浓度	时间点	血清/血浆	定量型		刺激耐受试验
33812-9	胰岛素^给予某刺激后第13份标本	任意浓度	时间点	血清/血浆	定量型		刺激耐受试验
33813-7	胰岛素^给予某刺激后第14份标本	任意浓度	时间点	血清/血浆	定量型		刺激耐受试验
33814-5	胰岛素^给予某刺激后第15份标本	任意浓度	时间点	血清/血浆	定量型		刺激耐受试验
33815-2	胰岛素^给予某刺激后第1份标本	任意浓度	时间点	血清/血浆	定量型		刺激耐受试验
33816-0	胰岛素^给予某刺激后第2份标本	任意浓度	时间点	血清/血浆	定量型		刺激耐受试验
33817-8	胰岛素^给予某刺激后第3份标本	任意浓度	时间点	血清/血浆	定量型		刺激耐受试验
33818-6	胰岛素^给予某刺激后第8份标本	任意浓度	时间点	血清/血浆	定量型		刺激耐受试验
33819-4	胰岛素^给予某刺激后第9份标本	任意浓度	时间点	血清/血浆	定量型		刺激耐受试验
33820-2	干扰素.α	质量浓度	时间点	血清/血浆	定量型		血液学/细胞分类计数
33821-0	白介素 1α	质量浓度	时间点	血清/血浆	定量型		化学
33822-8	白介素 13	质量浓度	时间点	血清/血浆	定量型		化学
33823-6	白介素 18	质量浓度	时间点	血清/血浆	定量型		化学
33824-4	铁	摩尔浓度	时间点	尿液	定量型		化学
33825-1	白细胞管型	任意浓度	时间点	尿沉渣	等级型	光学显微镜检查	尿液分析
33826-9	促黄体激素^给予某刺激后第10份标本	任意浓度	时间点	血清/血浆	定量型		刺激耐受试验
33827-7	促黄体激素^给予某刺激后第1份标本	任意浓度	时间点	血清/血浆	定量型		刺激耐受试验
33828-5	促黄体激素^给予某刺激后第8份标本	任意浓度	时间点	血清/血浆	定量型		刺激耐受试验
3382-9	苄非他明	任意浓度	时间点	尿液	等级型		药物水平/毒理学

LOINC 代码	名称	属性	时间特征	系统	标尺类型	方法类型	分类
33829-3	促黄体激素^给予某刺激后第 9 份标本	任意浓度	时间点	血清/血浆	定量型		刺激耐受试验
33830-1	原始淋巴细胞	数量或计数浓度（计数/容积）	时间点	全血	定量型	手工计数	血液学/细胞分类计数
33831-9	原始淋巴细胞/100 白细胞	数量或计数分数	时间点	全血	定量型	手工计数	血液学/细胞分类计数
33832-7	淋巴细胞. 免疫母细胞型	数量或计数浓度（计数/容积）	时间点	全血	定量型	手工计数	血液学/细胞分类计数
33833-5	淋巴细胞. 免疫母细胞型/100 白细胞	数量或计数分数	时间点	全血	定量型	手工计数	血液学/细胞分类计数
33834-3	淋巴细胞. 类浆细胞	数量或计数浓度（计数/容积）	时间点	全血	定量型	手工计数	血液学/细胞分类计数
33835-0	淋巴细胞. 类浆细胞/100 白细胞	数量或计数分数	时间点	全血	定量型	手工计数	血液学/细胞分类计数
33836-8	恶性细胞	数量或计数浓度（计数/容积）	时间点	全血	定量型	手工计数	血液学/细胞分类计数
3383-7	苄非他明	质量浓度	时间点	尿液	定量型		药物水平/毒理学
33837-6	恶性细胞/100 白细胞	数量或计数分数	时间点	全血	定量型	手工计数	血液学/细胞分类计数
33838-4	甘露醇	摩尔浓度	时间点	血清/血浆	定量型		药物水平/毒理学
33839-2	原单核细胞	数量或计数浓度（计数/容积）	时间点	全血	定量型	手工计数	血液学/细胞分类计数
338-4	麦白霉素	药物敏感度	时间点	分离物	定量型	最小致死浓度	抗生素敏感性
33840-0	原单核细胞/100 白细胞	数量或计数分数	时间点	全血	定量型	手工计数	血液学/细胞分类计数
33841-8	单核细胞. 不成熟性	数量或计数浓度（计数/容积）	时间点	全血	定量型	手工计数	血液学/细胞分类计数
33842-6	单核细胞. 不成熟性/100 白细胞	数量或计数分数	时间点	全血	定量型	手工计数	血液学/细胞分类计数
33843-4	去甲肾上腺素^直立位	摩尔浓度	时间点	血浆	定量型		刺激耐受试验
33844-2	去甲肾上腺素^仰卧位	摩尔浓度	时间点	血浆	定量型		刺激耐受试验
3384-5	苄非他明	质量速率	24 小时	尿液	定量型		药物水平/毒理学
33845-9	甲状旁腺素. 完整型^给予某刺激后 1 小时	摩尔浓度	时间点	血清/血浆	定量型		刺激耐受试验
33846-7	甲状旁腺素. 完整型^给予某刺激后 2 小时	摩尔浓度	时间点	血清/血浆	定量型		刺激耐受试验
33847-5	甲状旁腺素. 完整型^给予某刺激后 30 分钟	摩尔浓度	时间点	血清/血浆	定量型		刺激耐受试验
33848-3	浆细胞前体	数量或计数浓度（计数/容积）	时间点	全血	定量型	手工计数	血液学/细胞分类计数
33849-1	浆细胞前体/100 白细胞	数量或计数分数	时间点	全血	定量型	手工计数	血液学/细胞分类计数
33850-9	浆细胞. 不成熟性	数量或计数浓度（计数/容积）	时间点	骨髓	定量型	手工计数	血液学/细胞分类计数
33851-7	孕酮^给予某刺激后第 10 份标本	质量浓度	时间点	血清/血浆	定量型		刺激耐受试验

LOINC 代码	名称	属性	时间特征	系统	标尺类型	方法类型	分类
3385-2	苯二氮类药物阴性	存在与否或身份标识	时间点	尿液	名义型		药物水平/毒理学
33852-5	孕酮^给予某刺激后第 1 份标本	质量浓度	时间点	血清/血浆	定量型		刺激耐受试验
33853-3	孕酮^给予某刺激后第 1 份标本	摩尔浓度	时间点	血清/血浆	定量型		刺激耐受试验
33854-1	孕酮^给予某刺激后第 4 份标本	摩尔浓度	时间点	血清/血浆	定量型		刺激耐受试验
33855-8	幼单核细胞	数量或计数浓度（计数/容积）	时间点	全血	定量型	手工计数	血液学/细胞分类计数
33856-6	西泽里细胞	数量或计数浓度（计数/容积）	时间点	全血	定量型	手工计数	血液学/细胞分类计数
33857-4	西泽里细胞/100 白细胞	数量或计数分数	时间点	全血	定量型	光学显微镜检查	血液学/细胞分类计数
33858-2	生长激素	任意浓度	时间点	血清/血浆	定量型		化学
33859-0	生长激素/肌酐	比率	12 小时	尿液	定量型		化学
3386-0	苯二氮类药物阴性	存在与否或身份标识	时间点	尿液	名义型		药物水平/毒理学
33860-8	生长激素/肌酐	比率	24 小时	尿液	定量型		化学
33861-6	淀粉颗粒	任意浓度	时间点	尿沉渣	等级型	光学显微镜检查	尿液分析
33862-4	蜡样管型	任意浓度	时间点	尿沉渣	等级型	光学显微镜检查	尿液分析
33863-2	胱蛋白酶抑制剂 C	质量浓度	时间点	血清/血浆	定量型		化学
33864-0	弹性蛋白酶.白细胞性	质量浓度	时间点	血浆	定量型		化学
33865-7	金黄色葡萄球菌肠毒素	存在与否或身份标识	时间点	XXX	名义型		微生物学
33866-5	艾滋病毒 1 Ab	任意浓度	时间点	毛细血管全血	等级型	酶免疫分析	微生物学
33867-3	血液速率/血液速率 2	速度比率	时间点	{循环系统}	定量型	超声	普通.超声
33868-1	血流量.最大值.狭窄.颈内动脉/血流量.最大值.通畅的.颈总动脉	速度比率	时间点	{循环系统}	定量型	超声	普通.超声
33869-9	血流量.最大值.肾动脉/血流量.最大值.主动脉	速度比率	时间点	{循环系统}	定量型	超声	普通.超声
33870-7	胆红素	任意浓度	时间点	XXX	等级型		化学
33871-5	木糖^口服 5 g 木糖后 1 小时	摩尔浓度	时间点	血清/血浆	定量型		刺激耐受试验
33872-3	胱氨酸	摩尔含量	时间点	白细胞	定量型		化学
33873-1	多巴胺/肌酐	摩尔浓度比率	XXX	尿液	定量型		化学
33874-9	肾上腺素/肌酐	摩尔浓度比率	XXX	尿液	定量型		化学
33875-6	寡糖模式	印象/检查结果的解释	时间点	尿液	名义型		化学
33876-4	磺酰半胱氨酸/肌酐	摩尔浓度比率	时间点	尿液	定量型		化学
33877-2	四氢生物蝶呤/生物蝶呤	摩尔分数	时间点	尿液	定量型		化学
3387-8	苯二氮类药物阳性	存在与否或身份标识	时间点	尿液	名义型		药物水平/毒理学
33878-0	血流量.均值	容积速率	时间点	{循环系统}	定量型	超声	普通.超声
33879-8	蛋白质.单克隆性	质量浓度	时间点	XXX	定量型	免疫固定	化学
33880-6	组织因子诱导的凝血.因子替换^加入正常血浆孵育后 2 小时	时间（如秒数）	时间点	贫血小板血浆^对照	定量型	凝集反应	凝血功能检查

LOINC 代码	名称	属性	时间特征	系统	标尺类型	方法类型	分类
33881-4	组织因子诱导的凝血.因子替换^按1∶4加入正常血浆后立即	时间(如秒数)	时间点	贫血小板血浆^对照	定量型	凝集反应	凝血功能检查
33882-2	采集日期	时间戳、时间标记	时间点	XXX	定量型		标本特性
33883-0	组织因子诱导的凝血.因子替换^按1∶4加入正常血浆孵育后1小时	时间(如秒数)	时间点	贫血小板血浆^对照	定量型	凝集反应	凝血功能检查
33884-8	组织因子诱导的凝血.因子替换^加入正常血浆孵育后1小时	时间(如秒数)	时间点	贫血小板血浆^对照	定量型	凝集反应	凝血功能检查
33885-5	组织因子诱导的凝血.因子替换^按1∶4加入正常血浆孵育后2小时	时间(如秒数)	时间点	贫血小板血浆	定量型	凝集反应	凝血功能检查
3388-6	苯二氮类药物阳性	存在与否或身份标识	时间点	尿液	名义型		药物水平/毒理学
33886-3	组织因子诱导的凝血.因子替换^按1∶4加入正常血浆孵育后2小时	时间(如秒数)	时间点	贫血小板血浆^对照	定量型	凝集反应	凝血功能检查
33887-1	组织因子诱导的凝血.因子替换^加入正常血浆孵育后2小时	时间(如秒数)	时间点	贫血小板血浆	定量型	凝集反应	凝血功能检查
33888-9	表面诱导的凝血.因子替换^按1∶4加入正常血浆孵育后1小时	时间(如秒数)	时间点	贫血小板血浆^对照	定量型	凝集反应	凝血功能检查
33889-7	表面诱导的凝血.因子替换^按1∶4加入正常血浆孵育后2小时	时间(如秒数)	时间点	贫血小板血浆^对照	定量型	凝集反应	凝血功能检查
33890-5	表面诱导的凝血.因子替换^加入正常血浆孵育后2小时	时间(如秒数)	时间点	贫血小板血浆	定量型	凝集反应	凝血功能检查
33891-3	表面诱导的凝血.因子替换^加入正常血浆孵育后2小时	时间(如秒数)	时间点	贫血小板血浆^对照	定量型	凝集反应	凝血功能检查
33892-1	表面诱导的凝血.因子替换^按1∶4加入正常血浆后立即	时间(如秒数)	时间点	贫血小板血浆^对照	定量型	凝集反应	凝血功能检查
33893-9	染色体组型	存在与否或身份标识	时间点	骨髓	名义型		分子病理学
3389-4	苯二氮	任意浓度	时间点	血清/血浆	等级型		药物水平/毒理学
33894-7	组织因子诱导的凝血.因子替换^按1∶4加入正常血浆孵育后1小时	时间(如秒数)	时间点	贫血小板血浆	定量型	凝集反应	凝血功能检查
33895-4	组织因子诱导的凝血.因子替换^孵育后2小时	时间(如秒数)	时间点	贫血小板血浆	定量型	凝集反应	凝血功能检查
33896-2	恙虫病东方体 Ab.IgM	任意浓度	时间点	血清/血浆	等级型	酶免疫分析	微生物学
33897-0	恙虫病东方体 Ab.IgM	任意浓度	时间点	血清/血浆	等级型		微生物学
33898-8	胆红素.葡萄糖醛酸化+胆红素.非葡糖醛酸化	质量浓度	时间点	血清/血浆	定量型		化学
33899-6	胆红素.葡萄糖醛酸化+胆红素.非葡糖醛酸化	摩尔浓度	时间点	血清/血浆	定量型		化学

LOINC 代码	名称	属性	时间特征	系统	标尺类型	方法类型	分类
33900-2	胎儿细胞筛查	任意浓度	时间点	全血	等级型	红细胞玫瑰花结试验	血库
33901-0	孕龄	时间（如秒数）	时间点	胎儿	定量型	羊膜穿刺术	杂项
3390-2	苯二氮	任意浓度	时间点	尿液	等级型		药物水平/毒理学
33902-8	免疫复合物	质量浓度	时间点	血清/血浆	定量型	Raji 细胞分析	血清学
33903-6	酮类	任意浓度	时间点	尿液	等级型		化学
33904-4	淋病奈瑟菌 rRNA	任意浓度	时间点	结膜	等级型	探针	微生物学
33905-1	毛滴虫 sp	单位面积数量或计数	时间点	尿沉渣	定量型	光学显微镜检查. 高倍视野	尿液分析
33906-9	催乳激素^静脉注入 200 μg 促甲状腺激素释放激素后 30 分钟	摩尔浓度	时间点	血清/血浆	定量型		刺激耐受试验
33907-7	催乳激素^静脉注入 200 μg 促甲状腺激素释放激素后 1 小时	摩尔浓度	时间点	血清/血浆	定量型		刺激耐受试验
33908-5	催乳激素^静脉注入 200 μg 促甲状腺激素释放激素后 1.5 小时	摩尔浓度	时间点	血清/血浆	定量型		刺激耐受试验
33909-3	催乳激素^静脉内给予 200 μg 促甲状腺激素释放激素后 2 小时	摩尔浓度	时间点	血清/血浆	定量型		刺激耐受试验
3391-0	苯甲酰芽子碱	任意浓度	时间点	血清/血浆	等级型		药物水平/毒理学
33910-1	类风湿因子	任意浓度	时间点	血清	等级型		血清学
33911-9	补体 C1r 实际值/正常值	相对质量浓度	时间点	血清/血浆	定量型		血液学/细胞分类计数
33912-7	补体 C1s 实际值/正常值	相对质量浓度	时间点	血清/血浆	定量型		血液学/细胞分类计数
33913-5	pH	摩尔浓度	时间点	毛细血管全血^胎儿	定量型		化学
33914-3	肾小球滤过率. 估计值	容积速率	时间点	血清/血浆	定量型	MDRM 公式	化学
33915-0	八角枫碱	质量浓度	时间点	尿液	定量型		药物水平/毒理学
33916-8	反式-3-羟基可铁宁	质量浓度	时间点	尿液	定量型		药物水平/毒理学
33917-6	去甲烟碱	质量浓度	时间点	尿液	定量型		药物水平/毒理学
33918-4	乙酰乙酸	摩尔浓度	时间点	尿液	定量型		化学
33919-2	氨苄西林^谷值	质量浓度	时间点	血清/血浆	定量型		药物水平/毒理学
339-2	麦白霉素	药物敏感度	时间点	分离物	定量或等级型	最小抑制浓度	抗生素敏感性
33920-0	S Ab	稀释系数、稀释倍数（滴度）	时间点	血清/血浆	定量型		血库
33921-8	信号识别颗粒 Ab	任意浓度	时间点	血清/血浆	等级型		血清学
33922-6	黄蜂毒液 Ab. IgE. RAST 类	任意浓度	时间点	血清	等级型		变态反应

LOINC 代码	名称	属性	时间特征	系统	标尺类型	方法类型	分类
33923-4	含铁血黄素	任意浓度	时间点	XXX	等级型		血液学/细胞分类计数
33924-2	神经元细胞核类型 3 Ab	稀释系数、稀释倍数（滴度）	时间点	血清	定量型		血清学
33925-9	浦肯野细胞类型 2 Ab	稀释系数、稀释倍数（滴度）	时间点	血清	定量型		血清学
33926-7	浦肯野细胞类型 TR Ab	稀释系数、稀释倍数（滴度）	时间点	血清	定量型		血清学
33927-5	神经元突触囊泡 Ab	稀释系数、稀释倍数（滴度）	时间点	血清	定量型		血清学
3392-8	苯甲酰芽子碱	质量浓度	时间点	血清/血浆	定量型		药物水平/毒理学
33928-3	依法韦仑	质量浓度	时间点	血清/血浆	定量型		药物水平/毒理学
33929-1	他克莫司^谷值	质量浓度	时间点	血清/血浆	定量型		药物水平/毒理学
33930-9	狼疮抗凝剂中和作用. 六角相磷脂	任意浓度	时间点	贫血小板血浆	等级型		凝血功能检查
33931-7	淋巴细胞增殖. 博氏疏螺旋体刺激	任意浓度	时间点	全血	定量型		微生物学
33932-5	博氏疏螺旋体 Ab	稀释系数、稀释倍数（滴度）	时间点	脑脊液	定量型		微生物学
33933-3	戊二醛 Ab. IgE	任意浓度	时间点	血清	定量型		变态反应
33934-1	甲基丙烯酸甲酯 Ab. IgE	任意浓度	时间点	血清	等级型		变态反应
33935-8	环状瓜氨酸化肽 Ab. IgG	任意浓度	时间点	血清	定量型		血清学
3393-6	苯甲酰芽子碱	任意浓度	时间点	尿液	等级型		药物水平/毒理学
33936-6	同型胱氨酸. 游离型	摩尔浓度	时间点	尿液	定量型		化学
33937-4	同型胱氨酸. 游离型	摩尔浓度	时间点	血清/血浆	定量型		化学
33938-2	白介素 5	质量浓度	时间点	血清/血浆	定量型		化学
33939-0	白介素 2	质量浓度	时间点	血清/血浆	定量型		化学
33940-8	疱疹病毒 6 DNA	任意浓度	时间点	组织	等级型	探针. 扩增. 靶向扩增	微生物学
33941-6	疱疹病毒 6 DNA	任意浓度	时间点	全血	等级型	探针. 扩增. 靶向扩增	微生物学
33942-4	疱疹病毒 6 DNA	任意浓度	时间点	脑脊液	等级型	探针. 扩增. 靶向扩增	微生物学
33943-2	肺炎衣原体＋鹦鹉热嗜衣原体 DNA	任意浓度	时间点	脑脊液	等级型	探针. 扩增. 靶向扩增	微生物学
3394-4	苯甲酰芽子碱	质量浓度	时间点	尿液	定量型		药物水平/毒理学
33944-0	免疫球蛋白轻链. λ. 游离型	质量浓度	时间点	血清/血浆	定量型		化学
33945-7	流产布鲁氏杆菌 Ab	稀释系数、稀释倍数（滴度）	时间点	脑脊液	定量型		微生物学
33946-5	齐拉西酮	质量浓度	时间点	血清/血浆	定量型		药物水平/毒理学
33947-3	艰难梭菌毒素 Ab	稀释系数、稀释倍数（滴度）	时间点	血清	定量型	中和作用	微生物学
33948-1	IgG/肌酐	质量浓度比率	时间点	尿液	定量型		化学
33949-9	钾/肌酐	摩尔浓度比率	时间点	尿液	定量型		化学
33950-7	镁/肌酐	摩尔浓度比率	时间点	尿液	定量型		化学
3395-1	可卡因	任意浓度	时间点	血清/血浆	等级型		药物水平/毒理学
33951-5	钠/肌酐	摩尔浓度比率	时间点	尿液	定量型		化学
33952-3	免疫复合物. IgM	质量浓度	时间点	血清/血浆	定量型		血清学

LOINC 代码	名称	属性	时间特征	系统	标尺类型	方法类型	分类
33953-1	免疫复合物. IgA	质量浓度	时间点	血清/血浆	定量型		血清学
33954-9	免疫复合物. IgG	质量浓度	时间点	血清/血浆	定量型		血清学
33955-6	环孢霉素. 单克隆性	质量浓度	时间点	全血	定量型		药物水平/毒理学
33956-4	环孢霉素. 多克隆性	质量浓度	时间点	全血	定量型		药物水平/毒理学
33957-2	幼红细胞/100 胚细胞	数量或计数分数	时间点	全血	定量型		血液学/细胞分类计数
33958-0	胆钙化醇	摩尔浓度	时间点	血清/血浆	定量型		化学
33959-8	原降钙素	质量浓度	时间点	血清/血浆	定量型		化学
33960-6	免疫复合物. IgE	任意浓度	时间点	血清/血浆	定量型		血清学
33961-4	舒噻美	质量浓度	时间点	血清/血浆	定量型		药物水平/毒理学
33962-2	黑色素瘤抑制活性蛋白	质量浓度	时间点	血清/血浆	定量型		化学
33963-0	粒细胞/100 白细胞	数量或计数分数	时间点	脑脊液	定量型		血液学/细胞分类计数
33964-8	Urbani SARS 冠状病毒 RNA	任意浓度	时间点	XXX	等级型	探针. 扩增. 靶向扩增	微生物学
33965-5	Urbani SARS 冠状病毒 RNA	任意浓度	时间点	大便	等级型	探针. 扩增. 靶向扩增	微生物学
33966-3	Urbani SARS 冠状病毒 RNA	任意浓度	时间点	鼻	等级型	探针. 扩增. 靶向扩增	微生物学
33967-1	Urbani SARS 冠状病毒 RNA	任意浓度	时间点	血清/血浆	等级型	探针. 扩增. 靶向扩增	微生物学
33968-9	Urbani SARS 冠状病毒 Ab	任意浓度	时间点	血清	等级型	酶免疫分析	微生物学
3396-9	可卡因	质量浓度	时间点	血清/血浆	定量型		药物水平/毒理学
33969-7	Urbani SARS 冠状病毒 Ab	任意浓度	时间点	血清	定量型	酶免疫分析	微生物学
33970-5	Urbani SARS 冠状病毒 Ab	任意浓度	时间点	血清	等级型	免疫荧光	微生物学
33971-3	Urbani SARS 冠状病毒 Ab	稀释系数、稀释倍数（滴度）	时间点	血清	定量型	免疫荧光	微生物学
33972-1	Urbani SARS 冠状病毒 Ab	任意浓度	时间点	血清	等级型		微生物学
33973-9	Urbani SARS 冠状病毒 Ab	任意浓度	时间点	血清	定量型		微生物学
33974-7	Urbani SARS 冠状病毒 Ab	稀释系数、稀释倍数（滴度）	时间点	血清	定量型		微生物学
33975-4	Urbani SARS 冠状病毒 RNA	任意浓度	时间点	唾液	等级型	探针. 扩增. 靶向扩增	微生物学
33976-2	纤溶酶原激活剂抑制剂 1 Ag	质量浓度	时间点	贫血小板血浆	定量型	酶免疫分析	凝血功能检查
3397-7	可卡因	任意浓度	时间点	尿液	等级型		药物水平/毒理学
33977-0	F little y super little a Ab	稀释系数、稀释倍数（滴度）	时间点	血清/血浆	定量型		血库
33978-8	BK 病毒 DNA	任意浓度	时间点	尿液	等级型	探针. 扩增. 靶向扩增	微生物学

LOINC 代码	名称	属性	时间特征	系统	标尺类型	方法类型	分类
33979-6	电压-门控式钙通道 N 型结合 Ab	摩尔浓度	时间点	血清	定量型		血清学
33980-4	电压-门控式钙通道 PQ 型结合 Ab	摩尔浓度	时间点	血清	定量型		血清学
33981-2	TBP 基因. CAG 重复序列	任意	时间点	全血/组织	等级型	分子遗传学	分子病理学. 基因三核苷酸重复序列
33982-0	加州黑胡桃花粉 Ab. IgE	任意浓度	时间点	血清	定量型		变态反应
33983-8	U1 核内小分子核糖核蛋白 Ab. IgG	任意浓度	时间点	血清	定量型		血清学
33984-6	凝血因子 X 活性 实际值/正常值	相对催化浓度	时间点	贫血小板血浆	定量型	显色	凝血功能检查
3398-5	可卡因	质量浓度	时间点	尿液	定量型		药物水平/毒理学
33985-3	汉赛巴尔通体 DNA	任意浓度	时间点	组织	等级型	探针. 扩增. 靶向扩增	微生物学
33986-1	汉赛巴尔通体 DNA	任意浓度	时间点	XXX	等级型	探针. 扩增. 靶向扩增	微生物学
33987-9	肝素辅因子 Ⅱ 实际值/正常值	相对催化浓度	时间点	贫血小板血浆	定量型	显色	凝血功能检查
33988-7	胸苷磷酸化酶	催化含量	时间点	白细胞	定量型		化学
33989-5	血小板 Ab. 奎宁，诱导的	任意浓度	时间点	血清	等级型		血清学
33990-3	幼红细胞/100 白细胞	比率	时间点	全血	定量型		血液学/细胞分类计数
33991-1	细胞. CD79B/100 细胞	数量或计数分数	时间点	XXX	定量型		细胞标志物
33992-9	疼痛触发点	解剖学	时间点	{主要疼痛位置}	名义型		牙科
3399-3	苄噻嗪	任意浓度	时间点	尿液	等级型		药物水平/毒理学
33993-7	受验者牙齿	解剖学	时间点	*	名义型		牙科
33994-5	参考牙齿	解剖学	时间点	*	名义型		牙科
33995-2	牙齿发育评估	发现（结果）	时间点	{治疗牙}＋{参照牙}	名义型		牙科
33996-0	牙齿大小偏差	长度	时间点	上颌骨. 犬牙＋下颌骨. 犬牙	定量型	测量的. Bolton 分析	牙科
33997-8	牙齿大小偏差	长度	时间点	上颌骨. 第一臼齿＋下颌骨. 第一臼齿	定量型	测量的. Bolton 分析	牙科
33998-6	牙齿大小偏差	发现（结果）	时间点	牙列	等级型	估计的. Bolton 分析	牙科
33999-4	状况	类	时间点	{诊断}	名义型		牙科
3-4	阿美西林	药物敏感度	时间点	分离物	定量或等级型	最小抑制浓度	抗生素敏感性
340-0	麦白霉素	药物敏感度	时间点	分离物	定量或等级型	琼脂扩散	抗生素敏感性
34000-0	治疗的紧急程度	发现（结果）	时间点	{诊断}	等级型		牙科
34001-8	病因学因素. 牙科	发现（结果）	时间点	{口腔科诊断}	名义型		牙科

LOINC 代码	名称	属性	时间特征	系统	标尺类型	方法类型	分类
34002-6	牙齿位置	发现（结果）	时间点	{牙齿}	名义型		牙科
34003-4	牙齿阻生	发现（结果）	时间点	{牙齿}	名义型		牙科
34004-2	牙齿阻生位置	发现（结果）	时间点	{牙齿}	名义型		牙科
34005-9	牙齿活动度	发现（结果）	时间点	{牙齿}	等级型	Miller 分类	牙科
34006-7	正畸疗法	类	时间点	{口腔科治疗}	名义型		牙科
34007-5	牙列类型	发现（结果）	时间点	牙列	名义型		牙科
34008-3	状况	类	时间点	{正畸疗法}	名义型		牙科
3400-9	苄噻嗪	质量浓度	时间点	尿液	定量型		药物水平/毒理学
34009-1	先前拔除的牙齿	发现（结果）	时间点	{牙齿}	等级型		牙科
34010-9	自上次拔牙以来的时间	时间（如秒数）	时间点	{牙齿}	定量型		牙科
34011-7	先前的牙科手术	发现（结果）	时间点	病人	等级型		牙科
34012-5	先前的牙科矫正器磨损	发现（结果）	时间点	病人	等级型		牙科
34013-3	牙周病评估	类	时间点	牙龈	等级型	PSR 标尺	牙科
34014-1	牙周病筛查与记录特殊发现	发现（结果）	时间点	牙龈	名义型	PSR 标尺	牙科
34015-8	叉形分类	类	时间点	{牙齿}	等级型	Glickman 分类	牙科
34016-6	牙斑	发现（结果）	时间点	{探查}	等级型		牙科
3401-7	苄噻嗪	质量速率	24 小时	尿液	定量型		药物水平/毒理学
34017-4	骨外牙齿/骨内牙齿	长度比率	时间点	{牙齿}	定量型	测量的	牙科
34018-2	骨密度	发现（结果）	时间点	{牙弓}	等级型	Branemark 标尺	牙科
34019-0	骨体积	容积、体积	时间点	{牙间隙}	定量型	测量的	牙科
34020-8	第一骨参照	解剖学	时间点	{牙弓}	名义型		牙科
34021-6	第二骨参照	解剖学	时间点	{牙弓}	名义型		牙科
34022-4	骨骼情况	发现（结果）	时间点	{牙弓}	等级型		牙科
34023-2	骨吸收模式	发现（结果）	时间点	{牙弓}	名义型	Lekholm 与 Zarb 分类	牙科
34024-0	牙齿脱落原因	发现（结果）	时间点	{牙齿}	名义型		牙科
3402-5	勃拉睾酮	任意浓度	时间点	尿液	等级型		药物水平/毒理学
34025-7	先前的牙科修补物磨损	发现（结果）	时间点	病人	等级型		牙科
34026-5	牙科修复物	类型	时间点	*	名义型		牙科
34027-3	年龄	时间（如秒数）	时间点	{假牙}	定量型		牙科
34028-1	维护良好	发现（结果）	时间点	{假牙}	等级型		牙科
34029-9	修复物抱怨	发现（结果）	时间点	{假牙}	等级型	报告的	牙科
34030-7	修复物抱怨陈诉的原因	发现（结果）	时间点	{假牙}	名义型	报告的	牙科
34031-5	义齿基托评估	印象/检查结果的解释	时间点	{牙弓}	等级型		牙科
34032-3	假牙牙齿评估	印象/检查结果的解释	时间点	{牙弓}	等级型		牙科
3403-3	勃拉睾酮	质量浓度	时间点	尿液	定量型		药物水平/毒理学
34033-1	假牙咬合	发现（结果）	时间点	{假牙}	名义型		牙科
34034-9	牙槽残嵴外伤	发现（结果）	时间点	牙龈	等级型		牙科
34035-6	牙槽残嵴病理学	发现（结果）	时间点	牙龈	等级型		牙科
34036-4	角质化的牙龈	发现（结果）	时间点	牙龈	等级型		牙科
34037-2	大小	任意	时间点	牙槽嵴	等级型	估计	牙科
34038-0	有问题的上颌结节	发现（结果）	时间点	上颌骨	等级型		牙科

LOINC 代码	名称	属性	时间特征	系统	标尺类型	方法类型	分类
34039-8	无牙嵴的关系	发现（结果）	时间点	上颌骨.左侧＋下颌骨.左侧	名义型		牙科
34040-6	无牙嵴的关系	发现（结果）	时间点	上颌骨.右侧＋下颌骨.右侧	名义型		牙科
3404-1	勃拉睾酮	质量速率	24 小时	尿液	定量型		药物水平/毒理学
34041-4	部分缺齿分类	类	时间点	{牙弓}	名义型	Kennedy 分类	牙科
34042-2	部分缺齿上颌骨切除术分类	类	时间点	上颌骨	名义型	Aramany 分类	牙科
34043-0	牙科检查方法	类型	时间点	牙列	名义型	*	牙科
34044-8	放大器械	类型	时间点	病人	名义型		牙科
34045-5	口腔评估测验	类型	时间点	病人	名义型		牙科
34046-3	医疗史的影响作用	发现（结果）	时间点	{主诉}	等级型		牙科
34047-1	牙科既往史的影响	发现（结果）	时间点	{主诉}	等级型		牙科
34048-9	所采用的/所提议的牙科材料	类型	时间点	病人	名义型		牙科
34049-7	牙齿印模数	数量或计数（正整数）	时间点	牙列	定量型		牙科
34050-5	骨高度	长度	时间点	{第一骨参照}＋{第二骨参照}	定量型	测量的	牙科
34051-3	骨宽度	长度	时间点	{第一骨参照}＋{第二骨参照}	定量型	测量的	牙科
34052-1	骨长度	长度	时间点	{第一骨参照}＋{第二骨参照}	定量型	测量的	牙科
34053-9	木糖^口服 5 g 木糖后 2 小时	摩尔浓度	时间点	血清/血浆	定量型		刺激耐受试验
34054-7	促甲状腺激素^给予促甲状腺激素释放激素前/后	任意浓度	时间点	血清/血浆	定量型		刺激耐受试验
34055-4	促黄体激素^给予某刺激前/后	任意浓度	时间点	血清/血浆	定量型		刺激耐受试验
34056-2	葡萄糖^给予精氨酸前/后	摩尔浓度	时间点	血清/血浆	定量型		刺激耐受试验
34057-0	葡萄糖^给予氯压定前/后	摩尔浓度	时间点	血清/血浆	定量型		刺激耐受试验
3405-8	溴西泮	质量浓度	时间点	血清/血浆	定量型		药物水平/毒理学
34058-8	葡萄糖^给予胰高血糖素前/后	摩尔浓度	时间点	血清/血浆	定量型		刺激耐受试验
34059-6	葡萄糖^给予葡萄糖前/后	摩尔浓度	时间点	血清/血浆	定量型		刺激耐受试验
34060-4	葡萄糖^给予胰岛素前/后	摩尔浓度	时间点	血清/血浆	定量型		刺激耐受试验
34061-2	生长激素^给予精氨酸前/后	质量浓度	时间点	血清/血浆	定量型		刺激耐受试验
34062-0	生长激素^给予可乐定前/后	质量浓度	时间点	血清/血浆	定量型		刺激耐受试验
34063-8	生长激素^给予胰高血糖素前/后	质量浓度	时间点	血清/血浆	定量型		刺激耐受试验

LOINC 代码	名称	属性	时间特征	系统	标尺类型	方法类型	分类
34064-6	生长激素^给予胰岛素前/后	质量浓度	时间点	血清/血浆	定量型		刺激耐受试验
34065-3	皮质醇^给予促肾上腺皮质激素前/后	摩尔浓度	时间点	血清/血浆	定量型		刺激耐受试验
3406-6	溴西泮	质量浓度	时间点	尿液	定量型		药物水平/毒理学
34066-1	框示注意事项小节	—	—	FDA 包装插页	叙述型		文档. 转诊介绍
34067-9	指征与用法小节	—	—	FDA 包装插页	叙述型		文档. 转诊介绍
34068-7	剂量与服用方法小节	—	—	FDA 包装插页	叙述型		文档. 转诊介绍
34069-5	供给方法小节	—	—	FDA 包装插页	叙述型		文档. 转诊介绍
34070-3	禁忌证小节	—	—	FDA 包装插页	叙述型		文档. 转诊介绍
34071-1	警告小节	—	—	FDA 包装插页	叙述型		文档. 转诊介绍
34072-9	一般注意事项小节	—	—	FDA 包装插页	叙述型		文档. 转诊介绍
34073-7	药物相互作用小节	—	—	FDA 包装插页	叙述型		文档. 转诊介绍
3407-4	溴苯那敏	任意浓度	时间点	血清/血浆	等级型		药物水平/毒理学
34074-5	药物和/或实验室检验项目相互作用小节	—	—	FDA 包装插页	叙述型		文档. 转诊介绍
34075-2	实验室检验项目小节	—	—	FDA 包装插页	叙述型		文档. 转诊介绍
34076-0	病人须知小节	—	—	FDA 包装插页	叙述型		文档. 转诊介绍
34077-8	致畸作用小节	—	—	FDA 包装插页	叙述型		文档. 转诊介绍
34078-6	非致畸作用小节	—	—	FDA 包装插页	叙述型		文档. 转诊介绍
34079-4	分娩小节	—	—	FDA 包装插页	叙述型		文档. 转诊介绍
34080-2	哺乳期妇女小节	—	—	FDA 包装插页	叙述型		文档. 转诊介绍
34081-0	儿科使用小节	—	—	FDA 包装插页	叙述型		文档. 转诊介绍
3408-2	溴苯那敏	任意浓度	时间点	尿液	等级型		药物水平/毒理学
34082-8	老年人使用小节	—	—	FDA 包装插页	叙述型		文档. 转诊介绍
34083-6	致癌作用、诱变作用和生育力损害小节	—	—	FDA 包装插页	叙述型		文档. 转诊介绍
34084-4	不良反应小节	—	—	FDA 包装插页	叙述型		文档. 转诊介绍
34085-1	管制药物小节	—	—	FDA 包装插页	叙述型		文档. 转诊介绍

LOINC 代码	名称	属性	时间特征	系统	标尺类型	方法类型	分类
34086-9	滥用小节	—	—	FDA 包装插页	叙述型		文档.转诊介绍
34087-7	依赖性小节	—	—	FDA 包装插页	叙述型		文档.转诊介绍
34088-5	过量用药小节	—	—	FDA 包装插页	叙述型		文档.转诊介绍
34089-3	说明小节	—	—	FDA 包装插页	叙述型		文档.转诊介绍
3409-0	布美他尼	任意浓度	时间点	尿液	等级型		药物水平/毒理学
34090-1	临床药理学小节	—	—	FDA 包装插页	叙述型		文档.转诊介绍
34091-9	动物药理学和或毒理学小节	—	—	FDA 包装插页	叙述型		文档.转诊介绍
34092-7	临床检查小节	—	—	FDA 包装插页	叙述型		文档.转诊介绍
34093-5	参考文献小节	—	—	FDA 包装插页	叙述型		文档.转诊介绍
34094-3	入院病史与查体记录	发现（结果）	时间点	医院	文档型	心脏病学	文档.临床报告
34095-0	详细病史与体格检查记录	发现（结果）	时间点	{设置}	文档型	{提供者}	文档.临床报告
34096-8	详细病史与体格检查	发现（结果）	时间点	疗养院	文档型		文档.临床报告
34097-6	讨论会评估记录	发现（结果）	时间点	疗养院	文档型	{提供者}	文档.临床报告
34098-4	讨论会评估记录	发现（结果）	时间点	{设置}	文档型	{提供者}	文档.临床报告
34099-2	会诊记录	发现（结果）	时间点	{设置}	文档型	心脏病学	文档.临床报告
34100-8	会诊记录	发现（结果）	时间点	危急护理单元	文档型	{提供者}	文档.临床报告
34101-6	会诊记录	发现（结果）	时间点	门诊病人	文档型	普通内科	文档.临床报告
34102-4	会诊记录	发现（结果）	时间点	医院	文档型	精神病学	文档.临床报告
34103-2	会诊记录	发现（结果）	时间点	{设置}	文档型	肺	文档.临床报告
34104-0	会诊记录	发现（结果）	时间点	医院	文档型	{提供者}	文档.临床报告
34105-7	出院小结记录	发现（结果）	时间点	医院	文档型	{提供者}	文档.临床报告
34106-5	出院小结记录	发现（结果）	时间点	医院	文档型	医师	文档.临床报告
34107-3	教育过程记录	发现（结果）	时间点	家庭健康	文档型	{提供者}	文档.临床报告
3410-8	布美他尼	质量浓度	时间点	尿液	定量型		药物水平/毒理学
34108-1	评价与管理记录	发现（结果）	时间点	门诊病人	文档型	{提供者}	文档.临床报告

LOINC代码	名称	属性	时间特征	系统	标尺类型	方法类型	分类
34109-9	评价与管理记录	发现（结果）	时间点	{设置}	文档型	{提供者}	文档.临床报告
34110-7	评价与管理记录	发现（结果）	时间点	门诊病人	文档型	糖尿病学	文档.临床报告
34111-5	评价与管理记录	发现（结果）	时间点	急诊	文档型	{提供者}	文档.临床报告
34112-3	评价与管理记录	发现（结果）	时间点	住院病人	文档型	{提供者}	文档.临床报告
34113-1	评价与管理记录	发现（结果）	时间点	疗养院	文档型	{提供者}	文档.临床报告
34114-9	小组咨询记录	发现（结果）	时间点	医院	文档型	{提供者}	文档.临床报告
34115-6	既往史与体征记录	发现（结果）	时间点	医院	文档型	医科学生；医学生	文档.临床报告
3411-6	布美他尼	质量速率	24小时	尿液	定量型		药物水平/毒理学
34116-4	既往史与体征记录	发现（结果）	时间点	疗养院	文档型	医师	文档.临床报告
34117-2	既往史与体征记录	发现（结果）	时间点	{设置}	文档型	{提供者}	文档.临床报告
34118-0	初始评估记录	发现（结果）	时间点	家庭健康	文档型	{提供者}	文档.临床报告
34119-8	初始评估记录	发现（结果）	时间点	疗养院	文档型	{提供者}	文档.临床报告
34120-6	初始评估记录	发现（结果）	时间点	门诊病人	文档型	{提供者}	文档.临床报告
34121-4	干预性诊疗记录	发现（结果）	时间点	{设置}	文档型		文档.临床报告
34122-2	病理学诊疗记录	发现（结果）	时间点	{设置}	文档型	病理学	文档.临床报告
34123-0	术前评价与管理记录	发现（结果）	时间点	医院	文档型	麻醉	文档.临床报告
3412-4	布比卡因	质量浓度	时间点	血清/血浆	定量型		药物水平/毒理学
34124-8	后继评价记录	发现（结果）	时间点	门诊病人	文档型	心脏病学	文档.临床报告
34125-5	后继评价记录	发现（结果）	时间点	家庭健康护理	文档型	病例管理者	文档.临床报告
34126-3	后继评价记录	发现（结果）	时间点	危急护理单元	文档型	{提供者}	文档.临床报告
34127-1	后继评价记录	发现（结果）	时间点	门诊病人	文档型	牙科卫生学家	文档.临床报告
34128-9	后继评价记录	发现（结果）	时间点	门诊病人	文档型	牙科	文档.临床报告
34129-7	后继评价记录	发现（结果）	时间点	家庭健康	文档型	{提供者}	文档.临床报告
34130-5	后继评价记录	发现（结果）	时间点	医院	文档型	{提供者}	文档.临床报告
34131-3	后继评价记录	发现（结果）	时间点	门诊病人	文档型	{提供者}	文档.临床报告

LOINC 代码	名称	属性	时间特征	系统	标尺类型	方法类型	分类
3413-2	丁丙诺啡	质量浓度	时间点	血清/血浆	定量型		药物水平/毒理学
34132-1	后继评价记录	发现（结果）	时间点	门诊病人	文档型	药学；药剂学；调剂学	文档.临床报告
34133-9	事件小结记录	发现（结果）	时间点	{设置}	文档型	{提供者}	文档.临床报告
34134-7	监督记录	发现（结果）	时间点	门诊病人	文档型	主治医师	文档.临床报告
34135-4	监督记录	发现（结果）	时间点	门诊病人	文档型	主治医师.心脏病学	文档.临床报告
34136-2	监督记录	发现（结果）	时间点	门诊病人	文档型	主治医师.胃肠病学	文档.临床报告
34137-0	外科手术记录	发现（结果）	时间点	门诊病人	文档型	{提供者}	文档.临床报告
34138-8	目标既往史与体征记录	发现（结果）	时间点	{设置}	文档型	{提供者}	文档.临床报告
34139-6	电话接诊记录	发现（结果）	时间点	{设置}	文档型	护理	文档.临床报告
3414-0	丁丙诺啡	任意浓度	时间点	尿液	等级型		药物水平/毒理学
34140-4	转移转诊介绍记录	发现（结果）	时间点	{设置}	文档型	{提供者}	文档.临床报告
34141-2	血流量.最大值	容积速率	时间点	{循环系统}	定量型	超声	普通.超声
34142-0	类肿瘤性 Ab	任意浓度	时间点	血清	等级型	免疫印迹	血清学
34143-8	人类白细胞抗原-DQ Ag.基因座 2	类型	时间点	白细胞	名义型		人类白细胞抗原
34144-6	人类白细胞抗原-DR W Ag.基因座 2	类型	时间点	白细胞	名义型		人类白细胞抗原
34145-3	人抗嵌合体 Ab	质量浓度	时间点	血清	定量型		血清学
34146-1	新蝶呤	摩尔浓度	时间点	脑脊液	定量型		化学
34147-9	苍白密螺旋体 Ab.IgG+IgM	任意浓度	时间点	血清	等级型		微生物学
34148-7	博氏疏螺旋体 Ab.IgG+IgM	任意浓度	时间点	血清	定量型		微生物学
34149-5	N-乙酰-L-天门冬氨酸	摩尔浓度	时间点	羊水	定量型		化学
34150-3	发酵支原体 DNA	任意浓度	时间点	全血	等级型	探针.扩增.靶向扩增	微生物学
34151-1	细胞.CD10+CD25+	数量或计数浓度（计数/容积）	时间点	全血	定量型		细胞标志物
34152-9	单纯疱疹病毒 1+2 Ab.IgM	稀释系数、稀释倍数（滴度）	时间点	血清	定量型		微生物学
34153-7	甲型流感病毒 Ab	任意浓度	时间点	XXX	定量型		微生物学
34154-5	乙型流感病毒 Ab	任意浓度	时间点	XXX	定量型		微生物学
34155-2	胍基乙酸/肌酐	摩尔浓度比率	时间点	尿液	定量型		化学
34156-0	胰岛素.结合型	任意浓度	时间点	血清/血浆	定量型		化学
3415-7	丁丙诺啡	质量浓度	时间点	尿液	定量型		药物水平/毒理学
34157-8	Little E Ab	稀释系数、稀释倍数（滴度）	时间点	血清/血浆	定量型		血库
34158-6	荚膜组织胞浆菌 Ag	任意浓度	时间点	脑脊液	定量型		微生物学
34159-4	微管相关蛋白	任意浓度	时间点	体液	等级型		化学

LOINC代码	名称	属性	时间特征	系统	标尺类型	方法类型	分类
34160-2	肌酸激酶	任意浓度	时间点	体液	等级型		化学
34161-0	癌 Ag72-4	任意浓度	时间点	体液	定量型		化学
34162-8	丙型肝炎病毒 Ab. IgG 区带模式	印象/检查结果的解释	时间点	血清	名义型	免疫印迹	微生物学
34163-6	氧含量	摩尔浓度	时间点	全血	定量型		化学
34164-4	N-乙酰葡萄糖胺-6-硫酸酯酶	催化含量	时间点	组织	定量型		化学
3416-5	丁丙诺啡	质量速率	24小时	尿液	定量型		药物水平/毒理学
34165-1	不成熟粒细胞	任意浓度	时间点	全血	等级型	自动化计数	血液学/细胞分类计数
34166-9	显微镜观察	存在与否或身份标识	时间点	XXX	名义型	电子显微镜检查	微生物学
34167-7	血小板. 大型	任意浓度	时间点	全血	等级型	自动化计数	血液学/细胞分类计数
34168-5	磺酰半胱氨酸/肌酐	比率	时间点	尿液	定量型		化学
34169-3	脂肪酸. 极长链	质量浓度	时间点	血清/血浆	定量型		化学
34170-1	生物蝶呤	摩尔浓度	时间点	尿液	定量型		化学
34171-9	荚膜组织胞浆菌 Ag	任意浓度	时间点	XXX	定量型		微生物学
34172-7	肺炎双球菌 26 Ab	质量浓度	时间点	血清	定量型		微生物学
3417-3	仲丁巴比妥	任意浓度	时间点	血清/血浆	等级型		药物水平/毒理学
34173-5	混合细胞管型	任意浓度	时间点	尿沉渣	等级型	光学显微镜检查	尿液分析
34174-3	血红蛋白管型	任意浓度	时间点	尿沉渣	等级型	光学显微镜检查	尿液分析
34175-0	镇痛药	存在与否或身份标识	时间点	血清/血浆	名义型		药物水平/毒理学
34176-8	三环抗抑郁症类药物	任意浓度	时间点	XXX	等级型		药物水平/毒理学
34177-6	阿片制剂	任意浓度	时间点	XXX	等级型		药物水平/毒理学
34178-4	吩噻嗪	任意浓度	时间点	XXX	等级型		药物水平/毒理学
34179-2	疱疹病毒 6 Ab. IgG	稀释系数、稀释倍数（滴度）	时间点	血清	定量型	酶免疫分析	微生物学
341-8	麦白霉素	药物敏感度	时间点	分离物＋血清	等级型	测序分型	抗生素敏感性
34180-0	乙醇	任意浓度	时间点	尿液	等级型	确认试验	药物水平/毒理学
3418-1	仲丁巴比妥	质量浓度	时间点	血清/血浆	定量型		药物水平/毒理学
34181-8	甲醇	任意浓度	时间点	尿液	等级型	确认试验	药物水平/毒理学
34182-6	甲喹酮代谢产物	任意浓度	时间点	血清/血浆	等级型	确认试验	药物水平/毒理学
34183-4	β球蛋白/蛋白质. 总计	质量分数	24小时	尿液	定量型		化学
34184-2	γ球蛋白/蛋白质. 总计	质量分数	24小时	尿液	定量型		化学
34185-9	甲硫咪唑	质量速率	24小时	尿液	定量型		药物水平/毒理学

LOINC 代码	名称	属性	时间特征	系统	标尺类型	方法类型	分类
34186-7	对氨基苯甲酸	质量速率	24 小时	尿液	定量型		药物水平/毒理学
34187-5	双链 DNA Ab	稀释系数、稀释倍数（滴度）	时间点	血清	定量型	绿蝇短膜虫免疫荧光	血清学
34188-3	有核红细胞	任意浓度	时间点	全血	等级型		血液学/细胞分类计数
34189-1	表面诱导的凝血. 因子替换^加入正常血浆孵育后30 分钟	时间（如秒数）	时间点	贫血小板血浆	定量型		凝血功能检查
34190-9	普通高温放线菌 Ab. IgG	质量浓度	时间点	血清	定量型		微生物学
34191-7	β葡萄糖醛酸酶	催化浓度	时间点	XXX	定量型		化学
34192-5	β半乳糖苷酶	任意浓度	时间点	羊水细胞	等级型		化学
34193-3	SMPD1 基因突变，经检验的	存在与否或身份标识	时间点	全血/组织	名义型	分子遗传学	分子病理学.基因突变
34194-1	果糖	质量浓度	时间点	体液	定量型		化学
34195-8	Little e Ab	稀释系数、稀释倍数（滴度）	时间点	血清	定量型		血库
34196-6	C Ab	稀释系数、稀释倍数（滴度）	时间点	血清/血浆	定量型		血库
34197-4	水杨酰胺^谷值	质量浓度	时间点	血清/血浆	定量型		药物水平/毒理学
34198-2	水杨酰胺^峰值	质量浓度	时间点	血清/血浆	定量型		药物水平/毒理学
3419-9	仲丁巴比妥	任意浓度	时间点	尿液	等级型		药物水平/毒理学
34199-0	嗜中性粒细胞. 过度分叶型	任意浓度	时间点	全血	等级型	自动化计数	血液学/细胞分类计数
34200-6	有核红细胞	任意浓度	时间点	全血	等级型	自动化计数	血液学/细胞分类计数
34201-4	巨细胞病毒 已鉴定的	存在与否或身份标识	时间点	羊水	名义型	微生物特异性培养	微生物学
34202-2	利奈唑胺	质量浓度	时间点	血清/血浆	定量型		药物水平/毒理学
34203-0	SCA12 基因. CAG 重复序列	任意	时间点	全血/组织	等级型	分子遗传学	分子病理学.基因三核苷酸重复序列
34204-8	11-脱氧皮质醇	摩尔浓度	24 小时	尿液	定量型		化学
34205-5	11-脱氧皮质醇	摩尔浓度	时间点	尿液	定量型		化学
34206-3	11-脱氧皮质醇/肌酐	摩尔浓度比率	时间点	尿液	定量型		化学
3420-7	布他比妥	任意浓度	时间点	血清/血浆	等级型		药物水平/毒理学
34207-1	11-羟基雄酮	摩尔浓度	24 小时	尿液	定量型		化学
34208-9	11-羟基雄酮	摩尔浓度	时间点	尿液	定量型		化学
34209-7	11-羟基雄酮/肌酐	摩尔浓度比率	时间点	尿液	定量型		化学
34210-5	11-羟基本胆烷醇酮	摩尔浓度	24 小时	尿液	定量型		化学
34211-3	11-羟基本胆烷醇酮	摩尔浓度	时间点	尿液	定量型		化学
34212-1	11-羟基本胆烷醇酮/肌酐	摩尔浓度比率	时间点	尿液	定量型		化学
34213-9	11-酮雄酮	摩尔浓度	24 小时	尿液	定量型		化学
34214-7	11-酮雄酮	摩尔浓度	时间点	尿液	定量型		化学
3421-5	布他比妥	任意浓度	时间点	尿液	等级型		药物水平/毒理学

LOINC 代码	名称	属性	时间特征	系统	标尺类型	方法类型	分类
34215-4	11-酮雄酮/肌酐	摩尔浓度比率	时间点	尿液	定量型		化学
34216-2	11-酮本胆烷醇酮	摩尔浓度	24 小时	尿液	定量型		化学
34217-0	11-酮本胆烷醇酮	摩尔浓度	时间点	尿液	定量型		化学
34218-8	17-羟基皮质类固醇	摩尔浓度	时间点	尿液	定量型		化学
34219-6	17-羟基皮质类固醇/肌酐	摩尔浓度比率	时间点	尿液	定量型		化学
34220-4	17-羟孕酮	摩尔浓度	24 小时	尿液	定量型		化学
34221-2	17-羟孕酮/肌酐	摩尔浓度比率	时间点	尿液	定量型		化学
34222-0	17-酮类固醇	摩尔浓度	时间点	尿液	定量型		化学
3422-3	咖啡因	质量浓度	时间点	血清/血浆	定量型		药物水平/毒理学
34223-8	17-酮类固醇/肌酐	摩尔浓度比率	时间点	尿液	定量型		化学
34224-6	3-α-雄甾醇葡糖醛酸化物	摩尔浓度	24 小时	尿液	定量型		化学
34225-3	3-α-雄甾醇葡糖醛酸化物	摩尔浓度	时间点	尿液	定量型		化学
34226-1	3-α-雄甾醇葡糖醛酸化物/肌酐	摩尔浓度比率	时间点	尿液	定量型		化学
34227-9	酰基肉毒碱	摩尔速率	24 小时	尿液	定量型		化学
34228-7	酰基肉毒碱	摩尔浓度	24 小时	尿液	定量型		化学
34229-5	酰基肉毒碱/肌酐	摩尔浓度比率	时间点	尿液	定量型		化学
34230-3	一磷酸腺苷.环化型	摩尔浓度	24 小时	尿液	定量型		化学
3423-1	咖啡因	任意浓度	时间点	尿液	等级型		药物水平/毒理学
34231-1	醛固酮/肌酐	摩尔浓度比率	时间点	尿液	定量型		化学
34232-9	波氏足肿菌 Ab. IgG	任意浓度	时间点	血清	等级型	免疫扩散	微生物学
34233-7	链格孢属 Ab. IgG	任意浓度	时间点	血清	等级型	免疫扩散	变态反应
34234-5	氨苄西林 Ab. IgG	任意浓度	时间点	血清	定量型		变态反应
34235-2	淀粉酶/肌酐	比率	时间点	尿液	定量型		化学
34236-0	雄烯二醇	摩尔浓度	时间点	尿液	定量型		化学
34237-8	雄烯二醇	摩尔浓度	24 小时	尿液	定量型		化学
34238-6	雄烯二醇/肌酐	摩尔浓度比率	时间点	尿液	定量型		化学
34239-4	雄烯二酮	摩尔浓度	24 小时	尿液	定量型		化学
34240-2	雄烯二酮/肌酐	摩尔浓度比率	时间点	尿液	定量型		化学
34241-0	雄酮	摩尔浓度	24 小时	尿液	定量型		化学
34242-8	雄酮	摩尔浓度	时间点	尿液	定量型		化学
34243-6	雄酮/肌酐	摩尔浓度比率	时间点	尿液	定量型		化学
34244-4	砷	摩尔速率	24 小时	尿液	定量型		药物水平/毒理学
34245-1	砷	摩尔浓度	24 小时	尿液	定量型		药物水平/毒理学
34246-9	维生素 C	摩尔浓度	24 小时	尿液	定量型		化学
34247-7	维生素 C	摩尔浓度	时间点	尿液	定量型		化学
34248-5	维生素 C/肌酐	摩尔浓度比率	时间点	尿液	定量型		化学
3424-9	咖啡因	质量浓度	时间点	尿液	定量型		药物水平/毒理学
34249-3	无唾液酸神经节苷脂 GM2 Ab	任意浓度	时间点	血清	定量型		血清学
34250-1	疣皮桦重组体 RBET V4 Ab. IgE	任意浓度	时间点	血清	定量型		变态反应
34251-9	加里螺旋体 Ab. IgG	任意浓度	时间点	血清	等级型	免疫印迹	微生物学
34252-7	加里螺旋体 Ab. IgM	任意浓度	时间点	血清	等级型	免疫印迹	微生物学

LOINC 代码	名称	属性	时间特征	系统	标尺类型	方法类型	分类
34253-5	C 肽	摩尔浓度	时间点	尿液	定量型		化学
34254-3	镉	摩尔浓度	24 小时	尿液	定量型		药物水平/毒理学
34255-0	镉	摩尔速率	时间点	尿液	定量型		药物水平/毒理学
3425-6	大麻类物质	任意浓度	时间点	血清/血浆	等级型		药物水平/毒理学
34256-8	癌 Ag50	任意浓度	时间点	血清/血浆	定量型		化学
34257-6	肉碱	摩尔浓度	24 小时	尿液	定量型		化学
34258-4	游离型肉碱	摩尔浓度	24 小时	尿液	定量型		化学
34259-2	游离型肉碱	摩尔速率	24 小时	尿液	定量型		化学
342-6	羟羧氧酰胺菌素	药物敏感度	时间点	分离物	定量型	最小致死浓度	抗生素敏感性
34260-0	儿茶酚胺	摩尔浓度	24 小时	尿液	定量型		化学
34261-8	儿茶酚胺	摩尔浓度	时间点	尿液	定量型		化学
34262-6	儿茶酚胺/肌酐	摩尔浓度比率	时间点	尿液	定量型		化学
34263-4	头孢克洛 Ab. IgG	任意浓度	时间点	血清	定量型		变态反应
3426-4	四氢大麻酚	任意浓度	时间点	尿液	等级型		药物水平/毒理学
34264-2	衣原体 Ab. IgA	稀释系数、稀释倍数（滴度）	时间点	血清	定量型	免疫荧光	微生物学
34265-9	氯化物/肌酐	摩尔浓度比率	时间点	尿液	定量型		化学
34266-7	枸橼酸盐	摩尔浓度	时间点	尿液	定量型		化学
34267-5	芽枝霉 Ab. IgG	任意浓度	时间点	血清	等级型	免疫扩散	微生物学
34268-3	钴	摩尔浓度	时间点	尿液	定量型		药物水平/毒理学
34269-1	钴	摩尔浓度	24 小时	尿液	定量型		药物水平/毒理学
34270-9	钴/肌酐	摩尔浓度比率	时间点	尿液	定量型		药物水平/毒理学
34271-7	胶原 N 端交联肽	质量浓度	时间点	尿液	定量型		化学
3427-2	大麻类物质	任意浓度	时间点	尿液	等级型		药物水平/毒理学
34272-5	胶原 N 端交联肽/肌酐	比率	时间点	尿液	定量型		化学
34273-3	铜	摩尔浓度	时间点	尿液	定量型		药物水平/毒理学
34274-1	肌酸	摩尔浓度	24 小时	尿液	定量型		化学
34275-8	肌酸/肌酐	摩尔浓度比率	时间点	尿液	定量型		化学
34276-6	磺基丙氨酸	摩尔浓度	时间点	尿液	定量型		化学
34277-4	半胱氨酸	摩尔浓度	时间点	尿液	定量型		化学
34278-2	胱氨酸	摩尔浓度	24 小时	尿液	定量型		化学
34279-0	脱氢表雄酮	摩尔浓度	时间点	尿液	定量型		化学
3428-0	坎利酮	任意浓度	时间点	尿液	等级型		药物水平/毒理学
34280-8	脱氢表雄酮硫酸酯	摩尔浓度	时间点	尿液	定量型		化学
34281-6	脱氢表雄酮硫酸酯	摩尔浓度	24 小时	尿液	定量型		化学
34282-4	脱氢表雄酮硫酸酯/肌酐	摩尔浓度比率	时间点	尿液	定量型		化学
34283-2	脱氢表雄酮/肌酐	摩尔浓度比率	时间点	尿液	定量型		化学
34284-0	δ氨基酮戊酸	摩尔浓度	时间点	尿液	定量型		化学
34285-7	埃立克体 Ab	稀释系数、稀释倍数（滴度）	时间点	血清	定量型	补体结合试验	微生物学

LOINC 代码	名称	属性	时间特征	系统	标尺类型	方法类型	分类
34286-5	雌二醇	摩尔浓度	时间点	尿液	定量型		化学
34287-3	雌二醇	摩尔浓度	24 小时	尿液	定量型		化学
34288-1	雌二醇.未结合型	摩尔浓度	24 小时	尿液	定量型		化学
34289-9	雌二醇.未结合型	摩尔浓度	时间点	尿液	定量型		化学
34290-7	雌二醇.未结合型/肌酐	摩尔浓度比率	时间点	尿液	定量型		化学
34291-5	雌二醇/肌酐	摩尔浓度比率	时间点	尿液	定量型		化学
34292-3	雌三醇	摩尔浓度	24 小时	尿液	定量型		化学
34293-1	雌三醇/肌酐	摩尔浓度比率	时间点	尿液	定量型		化学
34294-9	雌激素	摩尔浓度	24 小时	尿液	定量型		化学
34295-6	雌激素	摩尔浓度	时间点	尿液	定量型		化学
34296-4	雌激素/肌酐	摩尔浓度比率	时间点	尿液	定量型		化学
34297-2	雌酮	摩尔浓度	24 小时	尿液	定量型		化学
3429-8	坎利酮	质量浓度	时间点	尿液	定量型		药物水平/毒理学
34298-0	雌酮	摩尔速率	24 小时	尿液	定量型		化学
34299-8	雌酮/肌酐	摩尔浓度比率	时间点	尿液	定量型		化学
34300-4	乙醇胺	摩尔浓度	时间点	尿液	定量型		化学
34301-2	本胆烷醇酮	摩尔浓度	时间点	尿液	定量型		化学
34302-0	本胆烷醇酮	摩尔浓度	24 小时	尿液	定量型		化学
34303-8	本胆烷醇酮/肌酐	摩尔浓度比率	时间点	尿液	定量型		化学
34304-6	氟化物	摩尔浓度	时间点	尿液	定量型		药物水平/毒理学
34305-3	氟哌噻吨	质量浓度	时间点	血清/血浆	定量型		药物水平/毒理学
3430-6	坎利酮	质量速率	24 小时	尿液	定量型		药物水平/毒理学
34306-1	促卵泡素	任意浓度	24 小时	尿液	定量型	第二国际参考标准品	化学
34307-9	果糖	摩尔浓度	24 小时	尿液	定量型		化学
34308-7	果糖	摩尔浓度	时间点	尿液	定量型		化学
34309-5	果糖/肌酐	摩尔浓度比率	时间点	尿液	定量型		化学
34310-3	半乳糖	摩尔浓度	24 小时	尿液	定量型		化学
34311-1	半乳糖	摩尔浓度	时间点	尿液	定量型		化学
34312-9	葡萄糖/肌酐	摩尔浓度比率	时间点	尿液	定量型		化学
34313-7	七羧基卟啉	质量含量	时间点	大便	定量型		化学
3431-4	卡马西平	任意浓度	时间点	血清/血浆	等级型		药物水平/毒理学
34314-5	七羧基卟啉	摩尔浓度	时间点	尿液	定量型		化学
34315-2	六羧基卟啉	质量含量	时间点	大便	定量型		化学
34316-0	组胺	摩尔浓度	时间点	血清/血浆	定量型		化学
34317-8	组胺	摩尔浓度	24 小时	尿液	定量型		化学
34318-6	人 T 淋巴细胞白血病病毒 1+2 Ab	稀释系数、稀释倍数（滴度）	时间点	血清	定量型	补体结合试验	微生物学
34319-4	抑制素 B	质量浓度	时间点	血清/血浆	定量型		化学
34320-2	碘	摩尔浓度	时间点	尿液	定量型		化学
34321-0	碘/肌酐	摩尔浓度比率	时间点	尿液	定量型		化学
3432-2	卡马西平	质量浓度	时间点	血清/血浆	定量型		药物水平/毒理学
34322-8	铁/肌酐	摩尔浓度比率	时间点	尿液	定量型		化学
34323-6	乳酸	摩尔浓度	24 小时	尿液	定量型		化学

LOINC 代码	名称	属性	时间特征	系统	标尺类型	方法类型	分类
34324-4	乳酸	摩尔浓度	时间点	尿液	定量型		化学
34325-1	铅	摩尔浓度	24 小时	尿液	定量型		药物水平/毒理学
34326-9	铅/肌酐	摩尔速率	时间点	尿液	定量型		药物水平/毒理学
34327-7	铅/肌酐	摩尔浓度比率	时间点	尿液	定量型		药物水平/毒理学
34328-5	左旋多巴	摩尔浓度	时间点	血清/血浆	定量型		药物水平/毒理学
34329-3	脂类	质量含量	24 小时	大便	定量型		化学
3433-0	游离型卡马西平	质量浓度	时间点	血清/血浆	定量型		药物水平/毒理学
34330-1	锂	摩尔浓度	24 小时	尿液	定量型		药物水平/毒理学
34331-9	锂/肌酐	摩尔浓度比率	时间点	尿液	定量型		药物水平/毒理学
34332-7	氯甲西泮	质量浓度	时间点	血清/血浆	定量型		药物水平/毒理学
34333-5	促黄体激素	任意浓度	24 小时	尿液	定量型	第一国际参考标准品	化学
34334-3	促黄体激素/肌酐	比率	时间点	尿液	定量型		化学
34335-0	溶菌酶	质量浓度	24 小时	尿液	定量型		化学
34336-8	溶菌酶/肌酐	比率	时间点	尿液	定量型		化学
34337-6	汞	摩尔浓度	24 小时	尿液	定量型		药物水平/毒理学
34338-4	汞	摩尔浓度	时间点	尿液	定量型		药物水平/毒理学
34339-2	间甲肾上腺素	摩尔浓度	时间点	尿液	定量型		化学
343-4	羟羧氧酰胺菌素	药物敏感度	时间点	分离物	定量或等级型	最小抑制浓度	抗生素敏感性
34340-0	蛋氨酸亚砜	摩尔浓度	时间点	尿液	定量型		化学
34341-8	米安舍林＋去甲米安舍林	质量浓度	时间点	血清/血浆	定量型		药物水平/毒理学
34342-6	烟酸	摩尔浓度	时间点	血清/血浆	定量型		化学
34343-4	镍	摩尔浓度	时间点	尿液	定量型		药物水平/毒理学
34344-2	N-甲基组胺	摩尔浓度	24 小时	尿液	定量型		化学
34345-9	N-甲基组胺	摩尔浓度	时间点	尿液	定量型		化学
34346-7	N-甲基组胺/肌酐	摩尔浓度比率	时间点	尿液	定量型		化学
34347-5	去甲间甲肾上腺素	摩尔浓度	时间点	尿液	定量型		化学
3434-8	羧苄青霉素	质量浓度	时间点	血清/血浆	定量型		药物水平/毒理学
34348-3	去甲间甲肾上腺素/肌酐	摩尔浓度比率	时间点	尿液	定量型		化学
34349-1	草酸盐	摩尔浓度	24 小时	尿液	定量型		化学
34350-9	草酸盐/肌酐	摩尔浓度比率	时间点	尿液	定量型		化学
34351-7	五羧基卟啉	质量含量	时间点	大便	定量型		化学
34352-5	五羧基卟啉	摩尔浓度	时间点	尿液	定量型		化学
34353-3	五羧基卟啉/肌酐	摩尔浓度比率	时间点	尿液	定量型		化学
34354-1	磷酸盐/肌酐	摩尔浓度比率	时间点	尿液	定量型		化学

LOINC 代码	名称	属性	时间特征	系统	标尺类型	方法类型	分类
3435-5	羧基四氢大麻酚	任意浓度	时间点	尿液	等级型		药物水平/毒理学
34355-8	磷酸乙醇胺	摩尔浓度	24 小时	尿液	定量型		化学
34356-6	胆色素原	摩尔浓度	24 小时	尿液	定量型		化学
34357-4	胆色素原/肌酐	摩尔浓度比率	时间点	尿液	定量型		化学
34358-2	孕二醇	摩尔浓度	24 小时	尿液	定量型		化学
34359-0	孕二醇/肌酐	摩尔浓度比率	时间点	尿液	定量型		化学
34360-8	孕三醇	摩尔浓度	24 小时	尿液	定量型		化学
34361-6	孕三醇/肌酐	摩尔浓度比率	时间点	尿液	定量型		化学
34362-4	三羟基孕酮	摩尔浓度	24 小时	尿液	定量型		化学
3436-3	羧基四氢大麻酚	质量浓度	时间点	尿液	定量型		药物水平/毒理学
34363-2	三羟基孕酮	摩尔浓度	时间点	尿液	定量型		化学
34364-0	三羟基孕酮/肌酐	摩尔浓度比率	时间点	尿液	定量型		化学
34365-7	扑米酮+苯巴比妥	摩尔浓度	时间点	血清/血浆	定量型		药物水平/毒理学
34366-5	蛋白质/肌酐	比率	时间点	尿液	定量型		化学
34367-3	吡啶诺林	摩尔浓度	时间点	尿液	定量型		化学
34368-1	吡啶诺林	摩尔速率	24 小时	尿液	定量型		化学
34369-9	副伤寒沙门菌 C H Ab	稀释系数、稀释倍数（滴度）	时间点	血清	定量型	凝集试验	微生物学
34370-7	副伤寒沙门菌 C O Ab	稀释系数、稀释倍数（滴度）	时间点	血清	定量型	凝集试验	微生物学
3437-1	卡立普多	质量浓度	时间点	血清/血浆	定量型		药物水平/毒理学
34371-5	伤寒沙门菌 H Ab	稀释系数、稀释倍数（滴度）	时间点	血清	定量型	凝集试验	微生物学
34372-3	伤寒沙门菌 O Ab	稀释系数、稀释倍数（滴度）	时间点	血清	定量型	凝集试验	微生物学
34373-1	5-羟色胺	摩尔浓度	时间点	尿液	定量型		化学
34374-9	5-羟色胺/肌酐	摩尔浓度比率	时间点	尿液	定量型		化学
34375-6	链激酶 Ab	稀释系数、稀释倍数（滴度）	时间点	血清	定量型		凝血功能检查
34376-4	类圆线虫 sp Ab. IgG	任意浓度	时间点	血清	定量型	酶免疫分析	微生物学
34377-2	舒噻美	摩尔浓度	时间点	血清/血浆	定量型		药物水平/毒理学
34378-0	替考拉宁^峰值	质量浓度	时间点	血清/血浆	定量型		药物水平/毒理学
34379-8	替考拉宁^低谷	质量浓度	时间点	血清/血浆	定量型		药物水平/毒理学
34380-6	睾酮/肌酐	摩尔浓度比率	时间点	尿液	定量型		化学
34381-4	硫鸟嘌呤	质量浓度	时间点	血清/血浆	定量型		药物水平/毒理学
34382-2	苍白密螺旋体 Ab	稀释系数、稀释倍数（滴度）	时间点	血清	定量型	免疫荧光	微生物学
34383-0	布氏锥虫 Ab	稀释系数、稀释倍数（滴度）	时间点	血清	定量型	免疫荧光	微生物学
34384-8	色氨酸	摩尔浓度	时间点	尿液	定量型		化学
34385-5	尿酸/肌酐	摩尔浓度比率	时间点	尿液	定量型		化学
34386-3	文拉法辛	摩尔浓度	时间点	血清/血浆	定量型		药物水平/毒理学
34387-1	锌	摩尔浓度	时间点	尿液	定量型		药物水平/毒理学
34388-9	锌	摩尔浓度	24 小时	尿液	定量型		药物水平/毒理学
3438-9	去甲伪麻黄碱	任意浓度	时间点	尿液	等级型		药物水平/毒理学

LOINC 代码	名称	属性	时间特征	系统	标尺类型	方法类型	分类
34389-7	锌/肌酐	摩尔浓度比率	时间点	尿液	定量型		药物水平/毒理学
34390-5	人用非处方药物标签	—	—	FDA 产品标签	叙述型		文件. 规章制度
34391-3	人用处方药物标签	—	—	FDA 产品标签	叙述型		文件. 规章制度
34392-1	(欧洲苹果＋芭蕉属＋桃＋西洋梨) Ab. IgE	任意浓度	时间点	血清	等级型	多盘	变态反应
34393-9	(猕猴桃＋牛肉＋北极甜虾＋芝麻) Ab. IgE	任意浓度	时间点	血清	等级型	多盘	变态反应
34394-7	(落花生＋牛奶＋卵白＋芥末) Ab. IgE	任意浓度	时间点	血清	等级型	多盘	变态反应
34395-4	(灰黄榛＋大西洋真鳕＋大豆＋小麦) Ab. IgE	任意浓度	时间点	血清	等级型	多盘	变态反应
34396-2	11-酮本胆烷醇酮/肌酐	摩尔浓度比率	时间点	尿液	定量型		化学
3439-7	去甲伪麻黄碱	质量浓度	时间点	尿液	定量型		药物水平/毒理学
34397-0	氨磺必利	质量浓度	时间点	血清/血浆	定量型		药物水平/毒理学
34398-8	生物素	摩尔浓度	时间点	血清/血浆	定量型		化学
34399-6	颊粘膜 Ab	稀释系数、稀释倍数(滴度)	时间点	血清	定量型	免疫荧光	血清学
34400-2	结肠 Ab	稀释系数、稀释倍数(滴度)	时间点	血清	定量型	免疫荧光	血清学
34401-0	补体 C3D	质量浓度	时间点	血清/血浆	定量型		血液学/细胞分类计数
34402-8	粪卟啉/血红蛋白	质量浓度比率	时间点	红细胞	定量型		化学
34403-6	巨细胞病毒 Ab 亲合力	任意浓度	时间点	血清	定量型		微生物学
34404-4	细胞骨架 Ab	稀释系数、稀释倍数(滴度)	时间点	血清	定量型	免疫荧光	血清学
3440-5	去甲伪麻黄碱	质量速率	24 小时	尿液	定量型		药物水平/毒理学
34405-1	依他普仑	质量浓度	时间点	血清/血浆	定量型		药物水平/毒理学
34406-9	外分泌胰腺 Ab	稀释系数、稀释倍数(滴度)	时间点	血清	定量型	免疫荧光	血清学
34407-7	白介素 1	质量浓度	时间点	血清/血浆	定量型		化学
34408-5	白介素 2 受体. 可溶性	摩尔浓度	时间点	血清/血浆	定量型		化学
34409-3	角蛋白 Ab	稀释系数、稀释倍数(滴度)	时间点	血清	定量型	免疫荧光	血清学
34410-1	直杆糖多孢菌 Ab. IgG	任意浓度	时间点	血清	等级型	免疫扩散	微生物学
34411-9	线粒体 M4 Ab	任意浓度	时间点	血清	等级型		血清学
34412-7	线粒体 M9 Ab	任意浓度	时间点	血清	等级型		血清学
3441-3	头孢孟多	质量浓度	时间点	血清/血浆	定量型		药物水平/毒理学
34413-5	吗氯贝胺	摩尔浓度	时间点	血清/血浆	定量型		药物水平/毒理学
34414-3	去甲米安舍林	质量浓度	时间点	血清/血浆	定量型		药物水平/毒理学
34415-0	去甲米氮平	质量浓度	时间点	血清/血浆	定量型		药物水平/毒理学
34416-8	核小体 Ab	任意浓度	时间点	血清	定量型	酶免疫分析	血清学
34417-6	原卟啉. 锌	质量含量	时间点	红细胞	定量型		化学
34418-4	原卟啉	质量含量	时间点	红细胞	定量型		化学

LOINC 代码	名称	属性	时间特征	系统	标尺类型	方法类型	分类
34419-2	网织红细胞.成熟型/网织红细胞.总计	数量或计数分数	时间点	红细胞	定量型		血液学/细胞分类计数
344-2	羟羧氧酰胺菌素	药物敏感度	时间点	分离物	定量或等级型	琼脂扩散	抗生素敏感性
34420-0	网织红细胞.中间型/网织红细胞.总计	数量或计数分数	时间点	红细胞	定量型		血液学/细胞分类计数
3442-1	头孢唑林	质量浓度	时间点	血清	定量型		药物水平/毒理学
34421-8	风疹病毒 Ab. IgG 亲合力	任意浓度	时间点	血清	定量型		微生物学
34422-6	鼠弓形体 Ab. IgG 亲合力	任意浓度	时间点	血清	定量型		微生物学
34423-4	肠炎沙门菌 H Ab	稀释系数、稀释倍数（滴度）	时间点	血清	定量型		微生物学
34424-2	鼠伤寒沙门菌 H Ab	稀释系数、稀释倍数（滴度）	时间点	血清	定量型		微生物学
34425-9	疣皮桦重组体 RBET V1＋RBET V2 Ab. IgE	任意浓度	时间点	血清	定量型		变态反应
34426-7	环孢霉素.单克隆性	质量浓度	时间点	血清/血浆	定量型		药物水平/毒理学
34427-5	美沙酮.R	质量浓度	时间点	血清/血浆	定量型		药物水平/毒理学
34428-3	梯牧草，重组体 rph1 p12 Ab. IgE	任意浓度	时间点	血清	定量型		变态反应
34429-1	梯牧草，重组体 rph1 p1＋P5b Ab. IgE	任意浓度	时间点	血清	定量型		变态反应
34430-9	梯牧草，重组体 rph1 p7＋P12 Ab. IgE	任意浓度	时间点	血清	定量型		变态反应
34431-7	肠炎沙门菌 H Ab	稀释系数、稀释倍数（滴度）	时间点	血清	定量型	凝集试验	微生物学
34432-5	鼠伤寒沙门菌 H Ab	稀释系数、稀释倍数（滴度）	时间点	血清	定量型	凝集试验	微生物学
34433-3	汉赛巴尔通体 Ab	稀释系数、稀释倍数（滴度）	时间点	血清	定量型	流式细胞术	微生物学
34434-1	促黄体激素/促卵泡激素	比率	时间点	血清/血浆	定量型		化学
34435-8	蛋白质模式	印象/检查结果的解释	时间点	XXX	名义型	免疫固定	化学
34436-6	3，4-二甘醇	质量浓度	时间点	血清/血浆	定量型		药物水平/毒理学
34437-4	柯萨奇病毒 B Ab	稀释系数、稀释倍数（滴度）	时间点	血清	定量型		微生物学
34438-2	载脂蛋白 E 表型	存在与否或身份标识	时间点	全血	名义型		化学
3443-9	头孢唑林	质量浓度	时间点	血清/血浆	定量型		药物水平/毒理学
34439-0	自然杀伤细胞功能	任意浓度	时间点	全血	定量型		血液学/细胞分类计数
34440-8	解释	印象/检查结果的解释	时间点	尿液	名义型	免疫电泳	化学
34441-6	精子	速度、速率	时间点	精液	定量型		生育能力
34442-4	胆红素.葡萄糖醛酸化/胆红素.总计	质量分数	时间点	血清/血浆	定量型		化学
34443-2	佐米曲坦	质量浓度	时间点	血清/血浆	定量型		药物水平/毒理学
34444-0	在维生素中诱导的蛋白质K，不存在的	质量浓度	时间点	血清/血浆	定量型		凝血功能检查
34445-7	白细胞	任意浓度	时间点	体液	等级型		血液学/细胞分类计数
34446-5	红细胞	任意浓度	时间点	体液	等级型		血液学/细胞分类计数

LOINC 代码	名称	属性	时间特征	系统	标尺类型	方法类型	分类
3444-7	头孢尼西	质量浓度	时间点	血清/血浆	定量型		药物水平/毒理学
34447-3	卡希谷病毒 RNA	任意浓度	时间点	全血	等级型	探针.扩增.靶向扩增	微生物学
34448-1	卡希谷病毒 RNA	任意浓度	时间点	脑脊液	等级型	探针.扩增.靶向扩增	微生物学
34449-9	东方马脑炎病毒 RNA	任意浓度	时间点	全血	等级型	探针.扩增.靶向扩增	微生物学
34450-7	东方马脑炎病毒 RNA	任意浓度	时间点	脑脊液	等级型	探针.扩增.靶向扩增	微生物学
34451-5	单纯疱疹病毒 DNA	任意浓度	时间点	全血	等级型	探针.扩增.靶向扩增	微生物学
34452-3	詹姆士城峡谷病毒 RNA	任意浓度	时间点	全血	等级型	探针.扩增.靶向扩增	微生物学
34453-1	詹姆士城峡谷病毒 RNA	任意浓度	时间点	脑脊液	等级型	探针.扩增.靶向扩增	微生物学
3445-4	头孢哌酮	质量浓度	时间点	血清/血浆	定量型		药物水平/毒理学
34454-9	拉克罗斯病毒 RNA	任意浓度	时间点	全血	等级型	探针.扩增.靶向扩增	微生物学
34455-6	拉克罗斯病毒 RNA	任意浓度	时间点	脑脊液	等级型	探针.扩增.靶向扩增	微生物学
34456-4	波瓦桑病毒 RNA	任意浓度	时间点	全血	等级型	探针.扩增.靶向扩增	微生物学
34457-2	波瓦桑病毒 RNA	任意浓度	时间点	脑脊液	等级型	探针.扩增.靶向扩增	微生物学
34458-0	圣路易脑炎病毒 RNA	任意浓度	时间点	全血	等级型	探针.扩增.靶向扩增	微生物学
34459-8	圣路易脑炎病毒 RNA	任意浓度	时间点	脑脊液	等级型	探针.扩增.靶向扩增	微生物学
34460-6	西尼罗河病毒 RNA	任意浓度	时间点	全血	等级型	探针.扩增.靶向扩增	微生物学
34461-4	西尼罗河病毒 RNA	任意浓度	时间点	脑脊液	等级型	探针.扩增.靶向扩增	微生物学
3446-2	头孢噻肟	质量浓度	时间点	血清/血浆	定量型		药物水平/毒理学
34462-2	加利福尼亚血清群病毒 RNA	任意浓度	时间点	脑脊液	等级型	探针.扩增.靶向扩增	微生物学
34463-0	加利福尼亚血清群病毒 RNA	任意浓度	时间点	全血	等级型	探针.扩增.靶向扩增	微生物学
34464-8	B Ab	稀释系数、稀释倍数（滴度）	时间点	血清/血浆	定量型	抗人球蛋白	血库
34465-5	B Ab	稀释系数、稀释倍数（滴度）	时间点	血清/血浆	定量型	立即旋转	血库
34466-3	碳水化合物	任意浓度	时间点	XXX	等级型		化学
34467-1	乳糜微粒胆固醇	质量浓度	时间点	血清/血浆	定量型		化学
34468-9	艰难梭菌毒素 A+B	任意浓度	时间点	大便	等级型	酶免疫分析	微生物学
34469-7	白细胞	任意浓度	时间点	胆汁	等级型	光学显微镜检查	血液学/细胞分类计数
3447-0	头孢替坦	质量浓度	时间点	血清/血浆	定量型		药物水平/毒理学

LOINC 代码	名称	属性	时间特征	系统	标尺类型	方法类型	分类
34470-5	蓝氏贾第鞭毛虫 Ag	任意浓度	时间点	胆汁	等级型		微生物学
34471-3	胆红素钙结晶	任意浓度	时间点	胆汁	等级型	光学显微镜检查	化学
34472-1	胆固醇结晶	任意浓度	时间点	胆汁	等级型	光学显微镜检查	化学
34473-9	嗜中性粒细胞.空泡型＋碎裂型	任意浓度	时间点	全血	等级型		血液学/细胞分类计数
34474-7	ABO＋Rh 血型	类型	时间点	脐带全血	名义型		血库
34475-4	细胞.CD4＋CD45RO＋	数量或计数浓度（计数/容积）	时间点	全血	定量型		细胞标志物
34476-2	皮质醇^给予 250 μg 促肾上腺皮质激素后 1 小时	质量浓度	时间点	血清/血浆	定量型		刺激耐受试验
34477-0	抗体存在	存在与否或身份标识	时间点	血清/血浆	名义型	洗脱	血库
34478-8	抗体存在	存在与否或身份标识	时间点	全血	名义型	显色	血库
34479-6	抗体存在	存在与否或身份标识	时间点	血清/血浆	名义型	冷吸收	血库
34480-4	抗体存在	存在与否或身份标识	时间点	血清/血浆	名义型	冷孵育	血库
34481-2	抗体存在	存在与否或身份标识	时间点	血清/血浆	名义型	温孵育	血库
34482-0	抗体存在	存在与否或身份标识	时间点	血清/血浆	名义型	温吸收	血库
34483-8	药物.报告请求	发现（结果）	时间点	病人	名义型		信息附件.药物治疗
34484-6	开始给药的时间	时间戳、时间标记	时间点	施用的药物	定量型		信息附件.药物治疗
34485-3	禽副粘病毒 1.外源性 RNA	任意浓度	时间点	XXX	等级型	探针.扩增.靶向扩增	微生物学
34486-1	禽副粘病毒 1 RNA	任意浓度	时间点	XXX	等级型	探针.扩增.靶向扩增	微生物学
34487-9	甲型流感病毒 RNA	任意浓度	时间点	XXX	等级型	探针.扩增.靶向扩增	微生物学
3448-8	头孢西丁	质量浓度	时间点	血清/血浆	定量型		药物水平/毒理学
34488-7	禽副粘病毒 1 亚型	存在与否或身份标识	时间点	分离物	名义型	探针.扩增.靶向扩增	微生物学
34489-5	DYT1 基因缺失	任意	时间点	全血/组织	等级型	分子遗传学	分子病理学.基因缺失
34490-3	MTTK 基因突变分析	存在与否或身份标识	时间点	全血/组织	叙述型	分子遗传学	分子病理学.基因突变
34491-1	PRF1 基因突变分析	存在与否或身份标识	时间点	全血/组织	叙述型	分子遗传学	分子病理学.基因突变
34492-9	NOTCH3 基因突变分析	存在与否或身份标识	时间点	全血/组织	叙述型	分子遗传学	分子病理学.基因突变
34493-7	PRF1 基因突变分析	存在与否或身份标识	时间点	羊水	叙述型	分子遗传学	分子病理学.基因突变
34494-5	SCA10 基因.ATTCT 重复序列	任意	时间点	全血/组织	等级型	分子遗传学	分子病理学.基因三核苷酸重复序列
34495-2	DYT1 基因突变分析	存在与否或身份标识	时间点	全血/组织	叙述型	分子遗传学	分子病理学.基因突变
3449-6	头孢他啶	质量浓度	时间点	血清/血浆	定量型		药物水平/毒理学
34496-0	染色体 7 单亲二体性	任意	时间点	全血/组织	等级型	细胞遗传学	分子病理学.基因三体性染色体

LOINC 代码	名称	属性	时间特征	系统	标尺类型	方法类型	分类
34497-8	SPINK1 基因突变分析	存在与否或身份标识	时间点	全血/组织	叙述型	分子遗传学	分子病理学.基因突变
34498-6	ACADS 基因突变分析	存在与否或身份标识	时间点	全血/组织	叙述型	分子遗传学	分子病理学.基因突变
34499-4	GPC3 基因突变分析	存在与否或身份标识	时间点	全血/组织	叙述型	分子遗传学	分子病理学.基因突变
34500-9	SHOX 基因突变分析	存在与否或身份标识	时间点	全血/组织	叙述型	分子遗传学	分子病理学.基因突变
34501-7	HADHA 基因. g. G1528C 突变分析	存在与否或身份标识	时间点	全血/组织	叙述型	分子遗传学	分子病理学.基因突变
34502-5	VHL 基因突变分析	存在与否或身份标识	时间点	全血/组织	叙述型	分子遗传学	分子病理学.基因突变
34503-3	染色体 15 单亲二体性	任意	时间点	全血/组织	等级型	细胞遗传学	分子病理学.基因三体性染色体
3450-4	头孢唑肟	质量浓度	时间点	血清/血浆	定量型		药物水平/毒理学
34504-1	GJB6 基因突变分析	存在与否或身份标识	时间点	全血/组织	叙述型	分子遗传学	分子病理学.基因突变
34505-8	NPDC 基因突变分析	存在与否或身份标识	时间点	全血/组织	叙述型	分子遗传学	分子病理学.基因突变
34506-6	EGR2 基因突变分析	存在与否或身份标识	时间点	全血/组织	叙述型	分子遗传学	分子病理学.基因突变
34507-4	PRX 基因突变分析	存在与否或身份标识	时间点	全血/组织	叙述型	分子遗传学	分子病理学.基因突变
34508-2	PANK2 基因突变分析	存在与否或身份标识	时间点	全血/组织	叙述型	分子遗传学	分子病理学.基因突变
34509-0	UGT1A1 基因突变分析	存在与否或身份标识	时间点	全血/组织	叙述型	分子遗传学	分子病理学.基因突变
34510-8	SDHB 基因突变分析	存在与否或身份标识	时间点	全血/组织	叙述型	分子遗传学	分子病理学.基因突变
34511-6	SDHD 基因突变分析	存在与否或身份标识	时间点	全血/组织	叙述型	分子遗传学	分子病理学.基因突变
3451-2	头孢曲松	质量浓度	时间点	血清/血浆	定量型		药物水平/毒理学
34512-4	NPHS1 基因突变分析	存在与否或身份标识	时间点	全血/组织	叙述型	分子遗传学	分子病理学.基因突变
34513-2	NPHS1 基因突变分析	存在与否或身份标识	时间点	体液	叙述型	分子遗传学	分子病理学.基因突变
34514-0	SLC22A18L 基因突变分析	存在与否或身份标识	时间点	全血/组织	叙述型	分子遗传学	分子病理学.基因突变
34515-7	GLA 基因突变分析	存在与否或身份标识	时间点	全血/组织	叙述型	分子遗传学	分子病理学.基因突变
34516-5	SPG4 基因突变分析	存在与否或身份标识	时间点	全血/组织	叙述型	分子遗传学	分子病理学.基因突变
34517-3	CATCH22 综合征基因突变分析	存在与否或身份标识	时间点	全血/组织	叙述型	分子遗传学	分子病理学.基因突变
34518-1	SMPD1 基因突变分析	存在与否或身份标识	时间点	全血/组织	叙述型	分子遗传学	分子病理学.基因突变

LOINC 代码	名称	属性	时间特征	系统	标尺类型	方法类型	分类
34519-9	HFE 基因突变分析	存在与否或身份标识	时间点	全血/组织	叙述型	分子遗传学	分子病理学.基因突变
3452-0	头孢呋辛.胃肠外	质量浓度	时间点	血清/血浆	定量型		药物水平/毒理学
34520-7	二氧化碳	摩尔浓度	时间点	脐带全血	定量型		化学
34521-5	肉毒碱脂酰转移酶	催化含量	时间点	组织	定量型		化学
34522-3	磷酸化酶激酶	催化浓度	时间点	红细胞	定量型		化学
34523-1	琥珀酸半醛脱氢酶	催化含量	时间点	白细胞	定量型		化学
34524-9	嗜中性粒细胞.杆状核	任意浓度	时间点	全血	等级型	自动化计数	血液学/细胞分类计数
34525-6	红细胞.细胞溶解耐受性	任意浓度	时间点	全血	等级型	自动化计数	血液学/细胞分类计数
34526-4	唾液酸寡糖类/肌酐	比率	时间点	尿液	定量型		化学
34527-2	血像，血小板，细胞分类与网织红细胞 医嘱组	—	时间点	全血	定量型		医嘱组.血液学/血液细胞计数
34528-0	PT 医嘱组	—	时间点	贫血小板血浆	定量型	凝集反应	医嘱组.凝血功能
34529-8	PT & aPTT 医嘱组	—	时间点	贫血小板血浆	定量型	凝集反应	医嘱组.凝血功能
34530-6	ABO 与 Rh 血型 医嘱组	类型	时间点	全血	名义型		医嘱组.血库
34531-4	血型与交叉配血 医嘱组	—	时间点	全血	—		医嘱组.血库
34532-2	血型与间接抗体筛查 医嘱组	—	时间点	全血	—		医嘱组.血库
34533-0	气味	类型	时间点	尿液	名义型		标本特性
34534-8	12 通道心电图 医嘱组	—	时间点	心脏	—	心电图	医嘱组.心脏检查
34535-5	微量白蛋白/肌酐比值医嘱组	—	时间点	尿液	定量型		医嘱组.化学
34536-3	液体摄入与排出 医嘱组	—	24 小时	病人	—		医嘱组.输入与输出
34537-1	液体摄入与排出 医嘱组	—	8 小时	病人	—		医嘱组.输入与输出
3453-8	头孢氨苄	质量浓度	时间点	血清/血浆	定量型		药物水平/毒理学
34538-9	直立性血压	压力差、压差	时间点	动脉系统	定量型		血压.体位.分子型
34539-7	蛋白电泳医嘱组	—	时间点	尿液	定量型		医嘱组.化学
34540-5	苯妥英游离型与总计 医嘱组	质量浓度	时间点	血清/血浆	定量型		医嘱组.药物水平/毒理学
34541-3	ACTH 刺激试验^ 250 μg 促肾上腺皮质激素肌内 医嘱组	质量浓度	时间点	血清/血浆	定量型		医嘱组.刺激耐受试验
34542-1	ACTH 刺激试验^ 250 μg 促肾上腺皮质激素静脉内 医嘱组	质量浓度	时间点	血清/血浆	定量型		医嘱组.刺激耐受试验
34543-9	直接胆红素与总胆红素 医嘱组	质量浓度	时间点	血清/血浆	定量型		医嘱组.化学
34544-7	补体 C3 与 C4 医嘱组	质量浓度	时间点	血清/血浆	定量型		医嘱组.血液学/血液细胞计数

LOINC 代码	名称	属性	时间特征	系统	标尺类型	方法类型	分类
34545-4	卡马西平游离型与总计医嘱组	质量浓度	时间点	血清/血浆	定量型		医嘱组.药物水平/毒理学
3454-6	头孢噻吩	质量浓度	时间点	血清/血浆	定量型		药物水平/毒理学
34546-2	蛋白质与葡萄糖医嘱组	质量浓度	时间点	脑脊液	定量型		医嘱组.化学
34547-0	补体概况 医嘱组	质量浓度	时间点	血清/血浆	定量型		医嘱组.血液学/血液细胞计数
34548-8	钠与钾医嘱组	摩尔浓度	时间点	血清/血浆	定量型		医嘱组.化学
34549-6	促卵泡素与促黄体激素医嘱组	任意浓度	时间点	血清/血浆	定量型		医嘱组.化学
34550-4	免疫球蛋白医嘱组	质量浓度	时间点	血清	定量型		医嘱组.化学
34551-2	儿茶酚胺 3 医嘱组	质量浓度	时间点	血浆	定量型		医嘱组.化学
34552-0	2D 超声心动图 医嘱组	—	时间点	病人	—		医嘱组.心脏检查
3455-3	氯霉素	质量浓度	时间点	血清/血浆	定量型		药物水平/毒理学
34553-8	直立性血压医嘱组	—	时间点	动脉系统	—		医嘱组.血压
34554-6	电解质 HCFA 98 与静脉血 pH 医嘱组	—	时间点	血清/血浆/静脉全血	定量型		医嘱组.化学
34555-3	肌酐清除 医嘱组	—	时间点	尿液+血清/血浆	定量型		医嘱组.化学
34556-1	细胞计数 医嘱组	—	时间点	体液	定量型		医嘱组.血液学/血液细胞计数
34557-9	细胞计数与细胞分类 医嘱组	—	时间点	体液	定量型		医嘱组.血液学/血液细胞计数
34558-7	细胞计数 医嘱组	—	时间点	腹腔液	定量型		医嘱组.血液学/血液细胞计数
34559-5	细胞计数 医嘱组	—	时间点	关节液	定量型		医嘱组.血液学/血液细胞计数
34560-3	细胞计数与细胞分类 医嘱组	—	时间点	关节液	定量型		医嘱组.血液学/血液细胞计数
3456-1	氯氮草	任意浓度	时间点	血清/血浆	等级型		药物水平/毒理学
34561-1	细胞计数 医嘱组	—	时间点	胸水	定量型		医嘱组.血液学/血液细胞计数
34562-9	细胞计数与细胞分类 医嘱组	—	时间点	胸水	定量型		医嘱组.血液学/血液细胞计数
34563-7	细胞计数 医嘱组	—	时间点	脑脊液	定量型		医嘱组.血液学/血液细胞计数
34564-5	细胞计数与细胞分类 医嘱组	—	时间点	脑脊液	定量型		医嘱组.血液学/血液细胞计数

LOINC 代码	名称	属性	时间特征	系统	标尺类型	方法类型	分类
34565-2	生命指征，体重与身高医嘱组	—	时间点	病人	—		医嘱组.生命体征
34566-0	生命指征 医嘱组	—	时间点	病人	—		医嘱组.生命体征
34567-8	细胞计数与细胞分类 医嘱组	—	时间点	腹腔液	定量型		医嘱组.血液学/血液细胞计数
34568-6	碱性磷酸酶	任意浓度	时间点	体液	等级型		化学
34569-4	血液凝固稀释锁链蛇蛇毒诱导的.因子替代^以1：2加入正常血浆后立即测量	时间（如秒数）	时间点	贫血小板血浆	定量型	凝集反应	凝血功能检查
34570-2	狼疮抗凝剂中和作用.高磷脂.因子替代作用^紧接着加入1：2的正常血浆	时间（如秒数）	时间点	贫血小板血浆	定量型	凝集反应	凝血功能检查
34571-0	表面诱导的凝血.狼疮敏感性	时间（如秒数）	时间点	贫血小板血浆	定量型	凝集反应	凝血功能检查
34572-8	表面诱导的凝血.狼疮敏感性	时间（如秒数）	时间点	贫血小板血浆^对照	定量型	凝集反应	凝血功能检查
34573-6	表面诱导的凝血.狼疮敏感性.因子替换^按1：2加入正常血浆后立即	时间（如秒数）	时间点	贫血小板血浆	定量型	凝集反应	凝血功能检查
34574-4	病理学报告.最终诊断	印象/检查结果的解释	时间点	标本	名义型		肿瘤登记
34575-1	8-羟基克塞平	任意浓度	时间点	血清/血浆/全血	等级型		药物水平/毒理学
34576-9	腺病毒 Ab	稀释系数、稀释倍数（滴度）	时间点	脑脊液	定量型		微生物学
34577-7	血浆分离置换.治疗性	印象/检查结果的解释	时间点	病人	名义型		血库
34578-5	巴比妥类	任意浓度	时间点	胎粪	等级型	筛查试验	药物水平/毒理学
3457-9	氯氮草	质量浓度	时间点	血清/血浆	定量型		药物水平/毒理学
34579-3	嗜碱粒细胞	单位面积数量或计数	时间点	腹腔液	定量型	光学显微镜检查.高倍视野	血液学/细胞分类计数
34580-1	皮炎芽生菌 Ab	任意浓度	时间点	脑脊液	等级型		微生物学
34581-9	离子钙	摩尔浓度	时间点	动脉全血	定量型		化学
34582-7	念珠菌 Ab. IgA	任意浓度	时间点	血清	等级型		微生物学
34583-5	念珠菌 Ab. IgG	任意浓度	时间点	血清	等级型		变态反应
34584-3	念珠菌 Ab. IgM	任意浓度	时间点	血清	等级型		微生物学
34585-0	内耳 68 kD Ab	任意浓度	时间点	血清/血浆	等级型		血清学
34586-8	JC 病毒 DNA	任意浓度	时间点	组织	等级型	探针.扩增.靶向扩增	微生物学
3458-7	氯氮草	任意浓度	时间点	尿液	等级型		药物水平/毒理学
34587-6	棕榈酰蛋白硫酯酶	催化浓度	时间点	血清/血浆	定量型		化学
34588-4	摄食持续时间	时间（如秒数）	XXX	蜱	定量型		微生物学
34589-2	血管假性血友病因子裂解蛋白酶	任意浓度	时间点	贫血小板血浆	等级型		凝血功能检查
345-9	羟羧氧酰胺菌素	药物敏感度	时间点	分离物＋血清	等级型	测序分型	抗生素敏感性
34590-0	血管假性血友病因子裂解蛋白酶抑制剂	任意浓度	时间点	贫血小板血浆	等级型		凝血功能检查

LOINC 代码	名称	属性	时间特征	系统	标尺类型	方法类型	分类
34591-8	艾滋病毒 1 Ab	任意浓度	时间点	体液	等级型	酶免疫分析	微生物学
34592-6	艾滋病毒 1 Ab	任意浓度	时间点	体液	等级型	免疫印迹	微生物学
34593-4	EB 病毒 DNA	数量或计数浓度（计数/容积）	时间点	脑脊液	定量型	探针.扩增.靶向扩增	微生物学
34594-2	裂体吸虫 sp Ab	稀释系数、稀释倍数（滴度）	时间点	血清	定量型		微生物学
3459-5	氯氮䓬	质量浓度	时间点	尿液	定量型		药物水平/毒理学
34595-9	采集时间	时间戳、时间标记	时间点	胃液	定量型		标本特性
34596-7	3-o-甲基多巴	摩尔浓度	时间点	脑脊液	定量型		药物水平/毒理学
34597-5	丁型肝炎病毒 Ab. IgM	任意浓度	时间点	血清	等级型		微生物学
34598-3	唾液酸盐	任意浓度	时间点	尿液	等级型		化学
34599-1	甲氨蝶呤	质量浓度	时间点	体液	定量型		药物水平/毒理学
34600-7	免疫球蛋白重链基因重排	任意	时间点	脑脊液	等级型	分子遗传学	分子病理学.基因重排
34601-5	药物 已鉴定的	存在与否或身份标识	时间点	体液	名义型		药物水平/毒理学
34602-3	E Ab	稀释系数、稀释倍数（滴度）	时间点	血清/血浆	定量型		血库
3460-3	氯汞君	任意浓度	时间点	尿液	等级型		药物水平/毒理学
34603-1	I Ab	稀释系数、稀释倍数（滴度）	时间点	血清/血浆	定量型		血库
34604-9	M Ab	稀释系数、稀释倍数（滴度）	时间点	血清/血浆	定量型		血库
34605-6	2 型胶原 Ab	任意浓度	时间点	血清	定量型		血清学
34606-4	二甲胺四环素	质量浓度	时间点	脑脊液	定量型		药物水平/毒理学
34607-2	干扰素.β Ab	任意浓度	时间点	血清/血浆	定量型		血清学
34608-0	利什曼原虫 sp Ab. IgG	稀释系数、稀释倍数（滴度）	时间点	血清	定量型		微生物学
34609-8	转酮醇酶	催化含量	时间点	全血	定量型		化学
34610-6	N-乙酰天门冬氨酸/肌酐	质量浓度比率	时间点	尿液	定量型		化学
3461-1	氯汞君	质量浓度	24 小时	尿液	定量型		药物水平/毒理学
34611-4	前列腺特异性 Ag	质量浓度	时间点	尿液	定量型		化学
34612-2	铁	质量浓度	时间点	大便	定量型		化学
34613-0	单纯疱疹病毒 1＋2 Ab. IgG	稀释系数、稀释倍数（滴度）	时间点	血清	定量型		微生物学
34614-8	精子 Ab. IgM	任意浓度	时间点	宫颈粘液	定量型		生育能力
34615-5	铁.显微镜观察	存在与否或身份标识	时间点	全血	名义型	亚铁氰化钾染色	血液学/细胞分类计数
34616-3	氨基酸	存在与否或身份标识	时间点	脑脊液	名义型		化学
34617-1	抗生素 XXX	质量浓度	时间点	XXX	定量型		药物水平/毒理学
34618-9	血红蛋白	任意浓度	时间点	XXX	等级型		血液学/细胞分类计数
34619-7	补体 C1 酯酶抑制剂.功能性	质量浓度	时间点	体液	定量型		血液学/细胞分类计数
34620-5	樟脑	质量浓度	时间点	体液	定量型		药物水平/毒理学
34621-3	肝胞质溶胶 Ab	任意浓度	时间点	血清	定量型		血清学

LOINC 代码	名称	属性	时间特征	系统	标尺类型	方法类型	分类
34622-1	细胞.CD4＋CD25＋/100 细胞	数量或计数分数	时间点	XXX	定量型		细胞标志物
34623-9	科罗拉多蜱热病毒 Ab	稀释系数、稀释倍数（滴度）	时间点	血清	定量型		微生物学
34624-7	胱氨酸.游离型	摩尔浓度	时间点	血清/血浆	定量型		化学
34625-4	白喉棒状杆菌毒素 Ab	任意浓度	时间点	血清	定量型		微生物学
34626-2	2-枸橼酸甲酯	摩尔浓度	时间点	羊水	定量型		化学
34627-0	甲基丙二酸	摩尔浓度	时间点	羊水	定量型		化学
34628-8	甲氨蝶呤	摩尔浓度	时间点	脑脊液	定量型		药物水平/毒理学
3462-9	氯汞君	质量浓度	时间点	尿液	定量型		药物水平/毒理学
34629-6	顺铂	质量浓度	时间点	尿液	定量型		药物水平/毒理学
34630-4	物质 P	质量浓度	时间点	脑脊液	定量型		化学
34631-2	赛庚啶	质量浓度	时间点	尿液	定量型		药物水平/毒理学
34632-0	肼苯哒嗪	质量浓度	时间点	尿液	定量型		药物水平/毒理学
34633-8	降血糖药物.磺酰脲	存在与否或身份标识	时间点	尿液	名义型		药物水平/毒理学
34634-6	细胞.CD11＋CD18＋	数量或计数浓度（计数/容积）	时间点	白细胞	定量型		细胞标志物
34635-3	西酞普兰	质量浓度	时间点	血清/血浆	定量型		药物水平/毒理学
34636-1	环丙沙星	质量浓度	时间点	脑脊液	定量型		药物水平/毒理学
3463-7	氯喹	质量浓度	时间点	血清/血浆	定量型		药物水平/毒理学
34637-9	5-甲基四氢叶酸	质量浓度	时间点	脑脊液	定量型		化学
34638-7	克拉霉素	质量浓度	时间点	脑脊液	定量型		药物水平/毒理学
34639-5	EB病毒衣壳 Ab.IgA	稀释系数、稀释倍数（滴度）	时间点	脑脊液	定量型		微生物学
34640-3	胆汁酸	质量浓度	时间点	体液	定量型		化学
34641-1	蛋白质模式	印象/检查结果的解释	时间点	血清/血浆	名义型		化学
34642-9	甲状腺胶质 Ab	稀释系数、稀释倍数（滴度）	时间点	血清	定量型		血清学
34643-7	洛匹那韦	药物敏感度	时间点	分离物	定量或等级型	表型分析	抗生素敏感性
34644-5	替诺福韦	药物敏感度	时间点	分离物	定量或等级型	表型分析	抗生素敏感性
3464-5	氯噻嗪	质量浓度	时间点	血清/血浆	定量型		药物水平/毒理学
34645-2	肺炎衣原体 DNA	任意浓度	时间点	XXX	等级型	探针.扩增.靶向扩增	微生物学
34646-0	硫苷脂类	任意浓度	时间点	尿液	等级型		化学
34647-8	PPT1 基因突变分析	存在与否或身份标识	时间点	全血/组织	叙述型	分子遗传学	分子病理学.基因突变
34648-6	标本重量	质量	XXX	大便	定量型		标本特性
34649-4	MERRF 基因突变分析	存在与否或身份标识	时间点	全血/组织	叙述型	分子遗传学	分子病理学.基因突变
34650-2	TSC 基因突变分析	存在与否或身份标识	时间点	全血/组织	叙述型	分子遗传学	分子病理学.基因突变

LOINC 代码	名称	属性	时间特征	系统	标尺类型	方法类型	分类
34651-0	CYP21A2 基因突变分析	存在与否或身份标识	时间点	全血/组织	叙述型	分子遗传学	分子病理学.基因突变
3465-2	氯苯那敏	任意浓度	时间点	血清/血浆	等级型		药物水平/毒理学
34652-8	胰岛细胞 Ab	摩尔浓度	时间点	血清	定量型		血清学
34653-6	GJB1 基因突变分析	存在与否或身份标识	时间点	全血/组织	叙述型	分子遗传学	分子病理学.基因突变
34654-4	MPZ 基因突变分析	存在与否或身份标识	时间点	全血/组织	叙述型	分子遗传学	分子病理学.基因突变
34655-1	单纯疱疹病毒 1+2 DNA	数量或计数浓度（计数/容积）	时间点	脑脊液	定量型	探针.扩增.靶向扩增	微生物学
34656-9	KEL 基因突变分析	存在与否或身份标识	时间点	羊水	叙述型	分子遗传学	分子病理学.基因突变
34657-7	精子.不能游动的	数量或计数浓度（计数/容积）	时间点	精液	定量型		生育能力
34658-5	MCOLN1 基因突变分析	存在与否或身份标识	时间点	全血/组织	名义型	分子遗传学	分子病理学.基因突变
34659-3	ATP7A 基因突变分析	存在与否或身份标识	时间点	血清/血浆	叙述型	分子遗传学	分子病理学.基因突变
3466-0	氯苯那敏	质量浓度	时间点	血清/血浆	定量型		药物水平/毒理学
34660-1	血红蛋白 A2/总血红蛋白	质量分数	时间点	全血	定量型	色谱法.柱	血液学/细胞分类计数
34661-9	肌动蛋白 Ab.IgG	任意浓度	时间点	血清/血浆	定量型		血清学
34662-7	甲基妥英+去甲甲基妥英	质量浓度	时间点	血清/血浆	定量型		药物水平/毒理学
34663-5	血红蛋白 S	任意浓度	时间点	羊水	等级型		血液学/细胞分类计数
34664-3	肉毒梭菌毒素 A Ab	任意浓度	时间点	血清	等级型		微生物学
34665-0	TORCH 综合征 医嘱组	—	时间点	脑脊液	定量型		医嘱组.微生物学
34666-8	卡立普多+甲丙氨酯	质量浓度	时间点	血清/血浆	定量型		药物水平/毒理学
34667-6	重金属 医嘱组	—	时间点	头发	—		医嘱组.药物水平/毒理学
34668-4	丙胺卡因	质量浓度	时间点	血清/血浆	定量型		药物水平/毒理学
34669-2	乙胺嘧啶	质量浓度	时间点	血清/血浆	定量型		药物水平/毒理学
346-7	萘夫西林	药物敏感度	时间点	分离物	定量型	最小致死浓度	抗生素敏感性
34670-0	绒毛膜促性腺激素	质量浓度	时间点	血清/血浆	定量型		化学
34671-8	8-脱氢胆固醇	质量浓度	时间点	血清/血浆	定量型		化学
34672-6	免疫电泳 医嘱组	—	24 小时	尿液	—	免疫电泳	医嘱组.化学
34673-4	丙泊酚	质量浓度	时间点	血清/血浆	定量型		药物水平/毒理学
34674-2	三肽氨肽酶	催化浓度	时间点	血清/血浆	定量型		化学
34675-9	线粒体 DNA 突变分析	存在与否或身份标识	时间点	全血/组织	叙述型	分子遗传学	分子病理学.基因突变
34676-7	SMA@基因突变分析	存在与否或身份标识	时间点	全血/组织	叙述型	分子遗传学	分子病理学.基因突变

LOINC 代码	名称	属性	时间特征	系统	标尺类型	方法类型	分类
34677-5	细胞核有丝分裂纺锤体 Ab	稀释系数、稀释倍数（滴度）	时间点	血清/血浆	定量型		血清学
3467-8	氯苯那敏	任意浓度	时间点	尿液	等级型		药物水平/毒理学
34678-3	线粒体基因. p. a155g	任意	时间点	全血/组织	等级型	分子遗传学	分子病理学.基因突变
34679-1	PTPN11 基因突变分析	存在与否或身份标识	时间点	全血/组织	叙述型	分子遗传学	分子病理学.基因突变
34680-9	三己糖神经鞘氨醇	任意浓度	时间点	尿液	等级型		化学
34681-7	肌肉活组织检查	印象/检查结果的解释	时间点	XXX	叙述型		病理学
34682-5	组织因子诱导的凝血.因子替换^加入无因子Ⅴ的血浆后立即	时间（如秒数）	时间点	贫血小板血浆	定量型	凝集反应	凝血功能检查
34683-3	表面诱导的凝血.因子替换^加入去因子Ⅸ的血浆后立即	时间（如秒数）	时间点	贫血小板血浆	定量型	凝集反应	凝血功能检查
34684-1	表面诱导的凝血.因子替换^加入去因子Ⅷ的血浆后立即	时间（如秒数）	时间点	贫血小板血浆	定量型	凝集反应	凝血功能检查
34685-8	组织因子诱导的凝血.因子替换^加入无因子Ⅹ的血浆后立即	时间（如秒数）	时间点	贫血小板血浆	定量型	凝集反应	凝血功能检查
3468-6	对氯苯丁胺	质量浓度	时间点	全血	定量型		药物水平/毒理学
34686-6	组织因子诱导的凝血.因子替换^加入无因子Ⅱ的血浆后立即	时间（如秒数）	时间点	贫血小板血浆	定量型	凝集反应	凝血功能检查
34687-4	表面诱导的凝血.因子替换^加入去因子Ⅺ的血浆后立即	时间（如秒数）	时间点	贫血小板血浆	定量型	凝集反应	凝血功能检查
34688-2	表面诱导的凝血.因子替换^加入去因子Ⅻ的血浆后立即	时间（如秒数）	时间点	贫血小板血浆	定量型	凝集反应	凝血功能检查
34689-0	硫苷脂酶	催化浓度	时间点	白细胞	定量型		化学
34690-8	CV2 Ab	任意浓度	时间点	血清/血浆	等级型		血清学
34691-6	赤氨醇	质量浓度	时间点	血清/血浆	定量型		药物水平/毒理学
34692-4	苏氨醇	质量浓度	时间点	血清/血浆	定量型		药物水平/毒理学
34693-2	GALOP Ab	稀释系数、稀释倍数（滴度）	时间点	血清/血浆	定量型		血清学
3469-4	对氯苯丁胺	任意浓度	时间点	尿液	等级型		药物水平/毒理学
34694-0	血管表皮生长因子	质量浓度	时间点	血清/血浆	定量型		化学
34695-7	极低密度脂蛋白胆固醇/甘油三酯	比率	时间点	血清/血浆	定量型		化学
34696-5	采集方法	类型	时间点	精液	名义型		标本特性
34697-3	α1 抗胰蛋白酶 实际值/正常值	相对质量浓度	时间点	血清/血浆	定量型		化学
34698-1	CSTB 基因突变分析	存在与否或身份标识	时间点	全血/组织	叙述型	分子遗传学	分子病理学.基因突变

LOINC 代码	名称	属性	时间特征	系统	标尺类型	方法类型	分类
34699-9	艾滋病毒 2，原病毒的 DNA	任意浓度	时间点	血清/血浆	等级型	探针.扩增.靶向扩增	微生物学
34700-5	艾滋病毒逆转录酶＋蛋白酶基因突变，经检验的	存在与否或身份标识	时间点	分离物	名义型		抗生素敏感性
34701-3	血小板 Ab. 肝素，诱导的	任意浓度	时间点	血清	等级型		血清学
3470-2	对氯苯丁胺	质量浓度	时间点	尿液	定量型		药物水平/毒理学
34702-1	支原体 sp	任意浓度	时间点	XXX	等级型	Hoechst 染色	微生物学
34703-9	丙型肝炎病毒 RNA	任意浓度	时间点	血清/血浆	定量型	探针.扩增.靶向扩增检出限＝500 IU/ml	微生物学
34704-7	丙型肝炎病毒 RNA	任意浓度	时间点	血清/血浆	定量型	探针.扩增.靶向扩增检出限＝50 IU/ml	微生物学
34705-4	二氧化碳^^调整至患者实际体温	压力或压强（局部性）	时间点	全血	定量型		化学
34706-2	CFTR 基因. p. 3199 del6	任意	时间点	全血/组织	等级型	分子遗传学	分子病理学.基因突变
34707-0	肺炎衣原体 rRNA	任意浓度	时间点	XXX	等级型	探针	微生物学
34708-8	衣原体 DNA	任意浓度	时间点	尿液	等级型	探针.扩增.靶向扩增	微生物学
34709-6	沙眼衣原体 Ag	任意浓度	时间点	鼻咽部	等级型		微生物学
3471-0	氯丙嗪	质量浓度	时间点	血清/血浆	定量型		药物水平/毒理学
34710-4	沙眼衣原体 Ag	任意浓度	时间点	肛门	等级型		微生物学
34711-2	胆碱酯酶	任意浓度	时间点	血清/血浆	等级型		化学
34712-0	艰难梭菌	任意浓度	时间点	大便	等级型		微生物学
34713-8	艰难梭菌毒素 A＋B	任意浓度	时间点	大便	等级型		微生物学
34714-6	组织因子诱导的凝血. INR	相对时间	时间点	全血	定量型	凝集反应	凝血功能检查
34715-3	可卡因	任意浓度	时间点	头发	等级型	筛查试验	药物水平/毒理学
34716-1	1 期贝氏柯克斯体 Ab. IgG	稀释系数、稀释倍数（滴度）	时间点	血清	定量型	免疫荧光	微生物学
34717-9	2 期贝氏柯克斯体 Ab. IgG	稀释系数、稀释倍数（滴度）	时间点	血清	定量型	免疫荧光	微生物学
34718-7	CFTR 基因突变分析	存在与否或身份标识	时间点	羊水	名义型	分子遗传学	分子病理学.基因突变
34719-5	巨细胞病毒 DNA	任意浓度	时间点	羊水	等级型	探针.扩增.靶向扩增	微生物学
34720-3	巨细胞病毒 DNA	任意浓度	时间点	XXX	定量型	探针.扩增.靶向扩增	微生物学
34721-1	登革热病毒 Ab. IgM	任意浓度	时间点	脑脊液	等级型		微生物学
34722-9	EGR2 基因突变分析	存在与否或身份标识	时间点	全血/组织	名义型	分子遗传学	分子病理学.基因突变

LOINC 代码	名称	属性	时间特征	系统	标尺类型	方法类型	分类
34723-7	东方马脑炎病毒 Ab	稀释系数、稀释倍数（滴度）	时间点	脑脊液	定量型		微生物学
34724-5	埃柯病毒 4 Ab	任意浓度	时间点	脑脊液	等级型		微生物学
34725-2	埃柯病毒 7 Ab	任意浓度	时间点	脑脊液	等级型		微生物学
34726-0	嗜酸粒细胞	单位面积数量或计数	时间点	腹腔液	定量型	光学显微镜检查. 高倍视野	血液学/细胞分类计数
34727-8	DMPK 基因突变分析	存在与否或身份标识	时间点	全血/组织	名义型	分子遗传学	分子病理学. 基因突变
3472-8	氯丙嗪	任意浓度	时间点	尿液	等级型		药物水平/毒理学
34728-6	二氧化碳	摩尔浓度	时间点	全血	定量型	计算的	化学
34729-4	CFTR 基因. p. R117H＋5T 变体	任意	时间点	全血/组织	等级型	分子遗传学	分子病理学. 基因突变
34730-2	染色体断裂	印象/检查结果的解释	时间点	XXX	名义型		分子病理学
34731-0	APOE 基因等位基因 1	存在与否或身份标识	时间点	全血/组织	名义型	分子遗传学	分子病理学. 基因突变
34732-8	APOE 基因等位基因 2	存在与否或身份标识	时间点	全血/组织	名义型	分子遗传学	分子病理学. 基因突变
34733-6	APOE 基因等位基因 3	存在与否或身份标识	时间点	全血/组织	名义型	分子遗传学	分子病理学. 基因突变
34734-4	APOE 基因基因型	印象/检查结果的解释	时间点	全血/组织	名义型	分子遗传学	分子病理学. 基因突变
34735-1	APOE 基因等位基因 4	存在与否或身份标识	时间点	全血/组织	名义型	分子遗传学	分子病理学. 基因突变
3473-6	氯丙嗪	质量浓度	时间点	尿液	定量型		药物水平/毒理学
34736-9	草酸钙指数	比率	24 小时	尿液	定量型		化学
34737-7	细胞核有丝分裂装置 Ab	印象/检查结果的解释	时间点	血清/血浆	名义型		血清学
34738-5	K Ab	稀释系数、稀释倍数（滴度）	时间点	血清/血浆	定量型		血库
34739-3	NR0B1 基因突变分析	存在与否或身份标识	时间点	全血/组织	叙述型	分子遗传学	分子病理学. 基因突变
34740-1	NEFL 基因突变分析	存在与否或身份标识	时间点	全血/组织	叙述型	分子遗传学	分子病理学. 基因突变
34741-9	RHCE 基因突变分析	存在与否或身份标识	时间点	全血/组织	名义型	分子遗传学	分子病理学. 基因突变
34742-7	染色体断裂	任意浓度	时间点	全血	定量型	二氧桥丁烷；双环氧丁烷	分子病理学
34743-5	血红蛋白. 稳定型	任意浓度	时间点	全血	等级型	异丙醇稳定性	血液学/细胞分类计数
3474-4	氯磺丙脲	质量浓度	时间点	血清/血浆	定量型		药物水平/毒理学
34744-3	入院评价记录	发现（结果）	时间点	{设置}	文档型	护理	文档. 临床报告
34745-0	出院小结记录	发现（结果）	时间点	{设置}	文档型	护理	文档. 临床报告
34746-8	评价与管理记录	发现（结果）	时间点	{设置}	文档型	护理	文档. 临床报告
34747-6	术前评价与管理记录	发现（结果）	时间点	{设置}	文档型	护理	文档. 临床报告
34748-4	电话接诊记录	发现（结果）	时间点	{设置}	文档型	{提供者}	文档. 临床报告
34749-2	会诊记录	发现（结果）	时间点	门诊病人	文档型	麻醉	文档. 临床报告

LOINC 代码	名称	属性	时间特征	系统	标尺类型	方法类型	分类
347-5	萘夫西林	药物敏感度	时间点	分离物	定量或等级型	最小抑制浓度	抗生素敏感性
34750-0	评价与管理记录	发现（结果）	时间点	{设置}	文档型	麻醉	文档.临床报告
3475-1	氯普噻吨	质量浓度	时间点	全血	定量型		药物水平/毒理学
34751-8	术前评价与管理记录	发现（结果）	时间点	{设置}	文档型	麻醉	文档.临床报告
34752-6	评价与管理记录	发现（结果）	时间点	{设置}	文档型	心脏病学	文档.临床报告
34753-4	评价与管理记录	发现（结果）	时间点	门诊病人	文档型	心脏病学	文档.临床报告
34754-2	评价与管理记录	发现（结果）	时间点	{设置}	文档型	重症监护	文档.临床报告
34755-9	转移总结记录	发现（结果）	时间点	{设置}	文档型	重症监护	文档.临床报告
34756-7	会诊记录	发现（结果）	时间点	{设置}	文档型	牙科	文档.临床报告
34757-5	评价与管理记录	发现（结果）	时间点	{设置}	文档型	牙科	文档.临床报告
34758-3	会诊记录	发现（结果）	时间点	{设置}	文档型	皮肤病学	文档.临床报告
34759-1	评价与管理记录	发现（结果）	时间点	{设置}	文档型	皮肤病学	文档.临床报告
34760-9	会诊记录	发现（结果）	时间点	{设置}	文档型	糖尿病学	文档.临床报告
34761-7	会诊记录	发现（结果）	时间点	{设置}	文档型	胃肠病学	文档.临床报告
34762-5	评价与管理记录	发现（结果）	时间点	{设置}	文档型	胃肠病学	文档.临床报告
34763-3	入院病史与查体记录	发现（结果）	时间点	{设置}	文档型	普通内科	文档.临床报告
34764-1	会诊记录	发现（结果）	时间点	{设置}	文档型	普通内科	文档.临床报告
34765-8	评价与管理记录	发现（结果）	时间点	{设置}	文档型	普通内科	文档.临床报告
34766-6	评价与管理记录	发现（结果）	时间点	门诊病人	文档型	普通内科	文档.临床报告
34767-4	评价与管理记录	发现（结果）	时间点	{设置}	文档型	医科学生.普通内科	文档.临床报告
34768-2	评价与管理记录	发现（结果）	时间点	{设置}	文档型	护士.普通内科	文档.临床报告
3476-9	氯普噻吨	质量浓度	时间点	血清/血浆	定量型		药物水平/毒理学
34769-0	评价与管理记录	发现（结果）	时间点	{设置}	文档型	主治医师.普通内科学	文档.临床报告
34770-8	转移总结记录	发现（结果）	时间点	{设置}	文档型	普通内科	文档.临床报告
34771-6	会诊记录	发现（结果）	时间点	{设置}	文档型	普通外科	文档.临床报告
34772-4	评价与管理记录	发现（结果）	时间点	{设置}	文档型	普通外科	文档.临床报告
34773-2	评价与管理记录	发现（结果）	时间点	{设置}	文档型	主治医师.普通外科学	文档.临床报告
34774-0	既往史与体征记录	发现（结果）	时间点	{设置}	文档型	普通外科	文档.临床报告
34775-7	术前评价与管理记录	发现（结果）	时间点	{设置}	文档型	普通外科	文档.临床报告
34776-5	会诊记录	发现（结果）	时间点	{设置}	文档型	老年医学	文档.临床报告
3477-7	氯普噻吨	质量浓度	时间点	尿液	定量型		药物水平/毒理学
34777-3	会诊记录	发现（结果）	时间点	{设置}	文档型	妇科学	文档.临床报告
34778-1	评价与管理记录	发现（结果）	时间点	{设置}	文档型	妇科学	文档.临床报告
34779-9	会诊记录	发现（结果）	时间点	{设置}	文档型	血液学+肿瘤学	文档.临床报告
34780-7	评价与管理记录	发现（结果）	时间点	{设置}	文档型	血液学+肿瘤学	文档.临床报告
34781-5	会诊记录	发现（结果）	时间点	{设置}	文档型	传染病	文档.临床报告
34782-3	评价与管理记录	发现（结果）	时间点	{设置}	文档型	传染病	文档.临床报告
34783-1	会诊记录	发现（结果）	时间点	{设置}	文档型	运动机能治疗	文档.临床报告

LOINC 代码	名称	属性	时间特征	系统	标尺类型	方法类型	分类
34784-9	评价与管理记录	发现（结果）	时间点	{设置}	文档型	运动机能治疗	文档.临床报告
3478-5	氯噻酮	任意浓度	时间点	尿液	等级型		药物水平/毒理学
34785-6	会诊记录	发现（结果）	时间点	{设置}	文档型	心理健康	文档.临床报告
34786-4	评价与管理记录	发现（结果）	时间点	{设置}	文档型	心理健康	文档.临床报告
34787-2	小组咨询记录	发现（结果）	时间点	{设置}	文档型	心理健康	文档.临床报告
34788-0	会诊记录	发现（结果）	时间点	{设置}	文档型	精神病学	文档.临床报告
34789-8	评价与管理记录	发现（结果）	时间点	{设置}	文档型	精神病学	文档.临床报告
34790-6	小组咨询记录	发现（结果）	时间点	{设置}	文档型	精神病学	文档.临床报告
34791-4	会诊记录	发现（结果）	时间点	{设置}	文档型	心理学	文档.临床报告
34792-2	评价与管理记录	发现（结果）	时间点	{设置}	文档型	心理学	文档.临床报告
3479-3	氯噻酮	质量浓度	时间点	尿液	定量型		药物水平/毒理学
34793-0	小组咨询记录	发现（结果）	时间点	{设置}	文档型	心理学	文档.临床报告
34794-8	评价与管理记录	发现（结果）	时间点	{设置}	文档型	多学科	文档.临床报告
34795-5	会诊记录	发现（结果）	时间点	{设置}	文档型	肾病学；肾脏学；肾脏病学	文档.临床报告
34796-3	评价与管理记录	发现（结果）	时间点	{设置}	文档型	肾病学；肾脏学；肾脏病学	文档.临床报告
34797-1	会诊记录	发现（结果）	时间点	{设置}	文档型	神经病学；神经学	文档.临床报告
34798-9	会诊记录	发现（结果）	时间点	{设置}	文档型	神经外科	文档.临床报告
34799-7	评价与管理记录	发现（结果）	时间点	{设置}	文档型	神经外科	文档.临床报告
34800-3	会诊记录	发现（结果）	时间点	{设置}	文档型	营养学＋膳食学	文档.临床报告
3480-1	氯噻酮	质量速率	24 小时	尿液	定量型		药物水平/毒理学
34801-1	评价与管理记录	发现（结果）	时间点	{设置}	文档型	营养学＋膳食学	文档.临床报告
34802-9	评价与管理记录	发现（结果）	时间点	{设置}	文档型	职业保健	文档.临床报告
34803-7	会诊记录	发现（结果）	时间点	{设置}	文档型	职业保健	文档.临床报告
34804-5	评价与管理记录	发现（结果）	时间点	{设置}	文档型	作业疗法	文档.临床报告
34805-2	会诊记录	发现（结果）	时间点	{设置}	文档型	肿瘤学	文档.临床报告
34806-0	评价与管理记录	发现（结果）	时间点	{设置}	文档型	肿瘤学	文档.临床报告
34807-8	会诊记录	发现（结果）	时间点	{设置}	文档型	眼科学	文档.临床报告
34808-6	评价与管理记录	发现（结果）	时间点	{设置}	文档型	眼科学	文档.临床报告
34809-4	术前评价与管理记录	发现（结果）	时间点	{设置}	文档型	眼科学	文档.临床报告
34810-2	会诊记录	发现（结果）	时间点	{设置}	文档型	验光法；视力测定法	文档.临床报告
34811-0	评价与管理记录	发现（结果）	时间点	{设置}	文档型	验光法；视力测定法	文档.临床报告
34812-8	会诊记录	发现（结果）	时间点	{设置}	文档型	上颌及面部外科手术	文档.临床报告
34813-6	评价与管理记录	发现（结果）	时间点	{设置}	文档型	上颌及面部外科手术	文档.临床报告
34814-4	会诊记录	发现（结果）	时间点	{设置}	文档型	矫形外科学	文档.临床报告

LOINC 代码	名称	属性	时间特征	系统	标尺类型	方法类型	分类
34815-1	评价与管理记录	发现（结果）	时间点	{设置}	文档型	矫形外科学	文档.临床报告
34816-9	会诊记录	发现（结果）	时间点	{设置}	文档型	耳鼻喉科学；耳鼻咽喉科学	文档.临床报告
34817-7	评价与管理记录	发现（结果）	时间点	{设置}	文档型	耳鼻喉科学；耳鼻咽喉科学	文档.临床报告
34818-5	手术记录	发现（结果）	时间点	{设置}	文档型	耳鼻喉科学；耳鼻咽喉科学	文档.临床报告
3481-9	西咪替丁	任意浓度	时间点	血清/血浆	等级型		药物水平/毒理学
34819-3	评价与管理记录	发现（结果）	时间点	{设置}	文档型	病理学	文档.临床报告
34820-1	会诊记录	发现（结果）	时间点	{设置}	文档型	药学；药剂学；调剂学	文档.临床报告
34821-9	评价与管理记录	发现（结果）	时间点	{设置}	文档型	药学；药剂学；调剂学	文档.临床报告
34822-7	会诊记录	发现（结果）	时间点	{设置}	文档型	物理治疗学与康复治疗	文档.临床报告
34823-5	评价与管理记录	发现（结果）	时间点	{设置}	文档型	物理治疗学与康复治疗	文档.临床报告
34824-3	会诊记录	发现（结果）	时间点	{设置}	文档型	物理疗法	文档.临床报告
34825-0	评价与管理记录	发现（结果）	时间点	{设置}	文档型	物理疗法	文档.临床报告
34826-8	会诊记录	发现（结果）	时间点	{设置}	文档型	整形外科学	文档.临床报告
3482-7	西咪替丁	质量浓度	时间点	血清/血浆	定量型		药物水平/毒理学
34827-6	评价与管理记录	发现（结果）	时间点	{设置}	文档型	整形外科学	文档.临床报告
34828-4	会诊记录	发现（结果）	时间点	{设置}	文档型	脚医学	文档.临床报告
34829-2	评价与管理记录	发现（结果）	时间点	{设置}	文档型	脚医学	文档.临床报告
348-3	萘夫西林	药物敏感度	时间点	分离物	定量或等级型	琼脂扩散	抗生素敏感性
34830-0	评价与管理记录	发现（结果）	时间点	{设置}	文档型	肺	文档.临床报告
34831-8	会诊记录	发现（结果）	时间点	{设置}	文档型	放射性肿瘤学；射线肿瘤学	文档.临床报告
34832-6	评价与管理记录	发现（结果）	时间点	{设置}	文档型	放射性肿瘤学；射线肿瘤学	文档.临床报告
34833-4	会诊记录	发现（结果）	时间点	{设置}	文档型	娱乐疗法	文档.临床报告
34834-2	评价与管理记录	发现（结果）	时间点	{设置}	文档型	娱乐疗法	文档.临床报告
3483-5	西咪替丁	任意浓度	时间点	尿液	等级型		药物水平/毒理学
34835-9	会诊记录	发现（结果）	时间点	{设置}	文档型	康复；康复治疗	文档.临床报告
34836-7	评价与管理记录	发现（结果）	时间点	{设置}	文档型	康复；康复治疗	文档.临床报告
34837-5	会诊记录	发现（结果）	时间点	{设置}	文档型	呼吸性治疗	文档.临床报告
34838-3	评价与管理记录	发现（结果）	时间点	{设置}	文档型	呼吸性治疗	文档.临床报告
34839-1	会诊记录	发现（结果）	时间点	{设置}	文档型	风湿病学	文档.临床报告

LOINC 代码	名称	属性	时间特征	系统	标尺类型	方法类型	分类
34840-9	评价与管理记录	发现（结果）	时间点	{设置}	文档型	风湿病学	文档.临床报告
34841-7	会诊记录	发现（结果）	时间点	{设置}	文档型	社会工作	文档.临床报告
34842-5	评价与管理记录	发现（结果）	时间点	{设置}	文档型	社会工作	文档.临床报告
3484-3	环丙沙星	质量浓度	时间点	血清/血浆	定量型		药物水平/毒理学
34843-3	小组咨询记录	发现（结果）	时间点	{设置}	文档型	社会工作	文档.临床报告
34844-1	电话接诊记录	发现（结果）	时间点	门诊病人	文档型	社会工作	文档.临床报告
34845-8	会诊记录	发现（结果）	时间点	{设置}	文档型	言语矫治＋听力学	文档.临床报告
34846-6	评价与管理记录	发现（结果）	时间点	{设置}	文档型	言语矫治＋听力学	文档.临床报告
34847-4	会诊记录	发现（结果）	时间点	{设置}	文档型	外科手术	文档.临床报告
34848-2	评价与管理记录	发现（结果）	时间点	{设置}	文档型	外科手术	文档.临床报告
34849-0	会诊记录	发现（结果）	时间点	{设置}	文档型	胸外科	文档.临床报告
3485-0	顺铂	质量浓度	时间点	血清/血浆	定量型		药物水平/毒理学
34850-8	评价与管理记录	发现（结果）	时间点	门诊病人	文档型	胸外科	文档.临床报告
34851-6	会诊记录	发现（结果）	时间点	{设置}	文档型	泌尿学	文档.临床报告
34852-4	评价与管理记录	发现（结果）	时间点	{设置}	文档型	泌尿学	文档.临床报告
34853-2	会诊记录	发现（结果）	时间点	{设置}	文档型	血管外科手术	文档.临床报告
34854-0	评价与管理记录	发现（结果）	时间点	门诊病人	文档型	血管外科手术	文档.临床报告
34855-7	会诊记录	发现（结果）	时间点	{设置}	文档型	作业疗法	文档.临床报告
34856-5	评价与管理记录	发现（结果）	时间点	{设置}	文档型	抗凝作用	文档.临床报告
34857-3	评价与管理记录	发现（结果）	时间点	{设置}	文档型	物质滥用	文档.临床报告
34858-1	评价与管理记录	发现（结果）	时间点	{设置}	文档型	疼痛管理	文档.临床报告
34859-9	评价与管理记录	发现（结果）	时间点	{设置}	文档型	高血脂	文档.临床报告
34860-7	评价与管理记录	发现（结果）	时间点	{设置}	文档型	高血压	文档.临床报告
34861-5	评价与管理记录	发现（结果）	时间点	{设置}	文档型	糖尿病学	文档.临床报告
34862-3	入院评价记录	发现（结果）	时间点	住院病人	文档型	主治医师.普通内科学	文档.临床报告
34863-1	术后评价与管理记录	发现（结果）	时间点	{设置}	文档型	普通外科	文档.临床报告
34864-9	咨询记录	发现（结果）	时间点	{设置}	文档型	心理健康	文档.临床报告
34865-6	咨询记录	发现（结果）	时间点	{设置}	文档型	精神病学	文档.临床报告
34866-4	咨询记录	发现（结果）	时间点	{设置}	文档型	心理学	文档.临床报告
34867-2	术后评价与管理记录	发现（结果）	时间点	门诊病人	文档型	眼科学	文档.临床报告
3486-8	克林霉素	质量浓度	时间点	血清/血浆	定量型		药物水平/毒理学
34868-0	手术记录	发现（结果）	时间点	{设置}	文档型	矫形外科学	文档.临床报告
34869-8	咨询记录	发现（结果）	时间点	{设置}	文档型	药学；药剂学；调剂学	文档.临床报告
34870-6	手术记录	发现（结果）	时间点	{设置}	文档型	整形外科学	文档.临床报告
34871-4	手术记录	发现（结果）	时间点	{设置}	文档型	脚医学	文档.临床报告
34872-2	咨询记录	发现（结果）	时间点	{设置}	文档型	社会工作	文档.临床报告
34873-0	入院评价记录	发现（结果）	时间点	{设置}	文档型	外科手术	文档.临床报告
34874-8	手术记录	发现（结果）	时间点	{设置}	文档型	外科手术	文档.临床报告
34875-5	术后评价与管理记录	发现（结果）	时间点	{设置}	文档型	外科手术	文档.临床报告
3487-6	氯巴占	质量浓度	时间点	血清/血浆	定量型		药物水平/毒理学

LOINC 代码	名称	属性	时间特征	系统	标尺类型	方法类型	分类
34876-3	术前评价与管理记录	发现（结果）	时间点	{设置}	文档型	外科手术	文档.临床报告
34877-1	手术记录	发现（结果）	时间点	{设置}	文档型	泌尿学	文档.临床报告
34878-9	评价与管理记录	发现（结果）	时间点	{设置}	文档型	急救医学	文档.临床报告
34879-7	会诊记录	发现（结果）	时间点	{设置}	文档型	内分泌学	文档.临床报告
34880-5	术后评价与管理记录	发现（结果）	时间点	{设置}	文档型	护士.外科	文档.临床报告
34881-3	术前评价与管理记录	发现（结果）	时间点	{设置}	文档型	护士.外科	文档.临床报告
34882-1	乙醇	质量浓度	时间点	唾液	定量型		药物水平/毒理学
34883-9	支原体 sp Ag	任意浓度	时间点	组织	等级型	免疫染色	微生物学
3488-4	氯苄雷司	任意浓度	时间点	尿液	等级型		药物水平/毒理学
34884-7	副鸡嗜血杆菌 Ab	任意浓度	时间点	血清	定量型	酶免疫分析	微生物学
34885-4	非洲马病病毒 Ab	任意浓度	时间点	血清	等级型	免疫荧光	微生物学
34886-2	病毒性出血性疾病病毒 Ab	稀释系数、稀释倍数（滴度）	时间点	血清	定量型	中和作用	微生物学
34887-0	牛瘟病毒 Ag	任意浓度	时间点	组织	等级型	免疫荧光	微生物学
34888-8	艾罗病毒 Ab	稀释系数、稀释倍数（滴度）	时间点	血清	定量型	中和作用	微生物学
34889-6	阿卡班病毒 Ab	稀释系数、稀释倍数（滴度）	时间点	血清	定量型	中和作用	微生物学
34890-4	大肠杆菌	数量或计数浓度（计数/容积）	时间点	XXX	定量型	生存能力计数	微生物学
34891-2	肠炎沙门菌	任意浓度	时间点	XXX	等级型	微生物特异性培养	微生物学
3489-2	氯苄雷司	质量浓度	时间点	尿液	定量型		药物水平/毒理学
34892-0	西尼罗河病毒 RNA	任意浓度	时间点	XXX	等级型	探针.扩增.靶向扩增	微生物学
34893-8	艾罗病毒 Ab	稀释系数、稀释倍数（滴度）	时间点	血清	定量型		微生物学
34894-6	阿卡班病毒 Ab	稀释系数、稀释倍数（滴度）	时间点	血清	定量型		微生物学
34895-3	教育记录	发现（结果）	时间点	{设置}	文档型	{提供者}	文档.临床报告
34896-1	干预性诊疗记录	发现（结果）	时间点	{设置}	文档型	心脏病学	文档.临床报告
34897-9	教育记录	发现（结果）	时间点	{设置}	文档型	糖尿病学	文档.临床报告
34898-7	评价与管理记录	发现（结果）	时间点	{设置}	文档型	内分泌学	文档.临床报告
34899-5	干预性诊疗记录	发现（结果）	时间点	{设置}	文档型	胃肠病学	文档.临床报告
34-9	氨苄西林+舒巴坦	药物敏感度	时间点	分离物+血清	等级型	测序分型	抗生素敏感性
3490-0	氯贝丁酯	质量浓度	时间点	血清/血浆	定量型		药物水平/毒理学
34900-1	后继评价记录	发现（结果）	时间点	{设置}	文档型	普通内科	文档.临床报告
34901-9	后继评价记录	发现（结果）	时间点	门诊病人	文档型	普通内科	文档.临床报告
34902-7	教育记录	发现（结果）	时间点	门诊病人	文档型	老年医学	文档.临床报告
34903-5	记录	发现（结果）	时间点	{设置}	文档型	心理健康	文档.临床报告
34904-3	后继评价记录	发现（结果）	时间点	{设置}	文档型	心理健康	文档.临床报告
34905-0	评价与管理记录	发现（结果）	时间点	{设置}	文档型	神经病学；神经学	文档.临床报告
34906-8	记录	发现（结果）	时间点	{设置}	文档型	牧师所给予的精神援助或忠告	文档.临床报告
34907-6	钙^^校正总蛋白影响后	质量浓度	时间点	血清/血浆	定量型		化学
34908-4	新蝶呤	质量浓度	时间点	血清/血浆	定量型		化学

LOINC 代码	名称	属性	时间特征	系统	标尺类型	方法类型	分类
34909-2	皮质醇.游离型	质量浓度	24 小时	尿液	定量型	高效液相色谱	化学
349-1	萘夫西林	药物敏感度	时间点	分离物＋血清	等级型	测序分型	抗生素敏感性
34910-0	嗜碱不成熟粒细胞	数量或计数浓度（计数/容积）	时间点	全血	定量型		血液学/细胞分类计数
34911-8	嗜碱不成熟粒细胞/100 白细胞	数量或计数分数	时间点	全血	定量型		血液学/细胞分类计数
34912-6	嗜酸不成熟粒细胞	数量或计数浓度（计数/容积）	时间点	全血	定量型		血液学/细胞分类计数
34913-4	嗜酸不成熟粒细胞/100 白细胞	数量或计数分数	时间点	全血	定量型		血液学/细胞分类计数
34914-2	恶性细胞	数量或计数浓度（计数/容积）	时间点	全血	定量型		血液学/细胞分类计数
34915-9	恶性细胞/100 白细胞	数量或计数分数	时间点	全血	定量型		血液学/细胞分类计数
34916-7	浆细胞前体	数量或计数浓度（计数/容积）	时间点	全血	定量型		血液学/细胞分类计数
34917-5	浆细胞前体/100 白细胞	数量或计数分数	时间点	全血	定量型		血液学/细胞分类计数
3491-8	氯米帕明	质量浓度	时间点	血清/血浆	定量型		药物水平/毒理学
34918-3	西泽里细胞	数量或计数浓度（计数/容积）	时间点	全血	定量型		血液学/细胞分类计数
34919-1	西泽里细胞/100 白细胞	数量或计数分数	时间点	全血	定量型		血液学/细胞分类计数
34920-9	淋巴细胞.免疫母细胞型/100 白细胞	数量或计数分数	时间点	全血	定量型		血液学/细胞分类计数
34921-7	淋巴细胞.类浆细胞/100 白细胞	数量或计数分数	时间点	全血	定量型		血液学/细胞分类计数
34922-5	原始淋巴细胞/100 白细胞	数量或计数分数	时间点	全血	定量型		血液学/细胞分类计数
34923-3	原单核细胞/100 白细胞	数量或计数分数	时间点	全血	定量型		血液学/细胞分类计数
34924-1	单核细胞.不成熟性	数量或计数浓度（计数/容积）	时间点	全血	定量型		血液学/细胞分类计数
34925-8	单核细胞.不成熟性/100 白细胞	数量或计数分数	时间点	全血	定量型		血液学/细胞分类计数
3492-6	氯米帕明	质量浓度	时间点	尿液	定量型		药物水平/毒理学
34926-6	幼单核细胞	数量或计数浓度（计数/容积）	时间点	全血	定量型		血液学/细胞分类计数
34927-4	尿胆素原	摩尔浓度	时间点	尿液	定量型		化学
34928-2	尿胆素原	摩尔浓度	时间点	尿液	定量型	试纸条	尿液分析
34929-0	细胞.CD3＋CD4＋CD45RO＋CD45RA-/100 细胞	数量或计数分数	时间点	全血	定量型		细胞标志物
34930-8	细胞.CD3＋CD4＋CD45RO＋CD45RA＋/100 细胞	数量或计数分数	时间点	全血	定量型		细胞标志物

LOINC 代码	名称	属性	时间特征	系统	标尺类型	方法类型	分类
34931-6	细胞.CD3+CD4+CD45RO-CD45RA-/100 细胞	数量或计数分数	时间点	全血	定量型		细胞标志物
34932-4	细胞. CD3 + CD4 + CD45RO-CD45RA+/100 细胞	数量或计数分数	时间点	全血	定量型		细胞标志物
34933-2	细胞. CD3 + CD8 + CD45RO+CD45RA-/100 细胞	数量或计数分数	时间点	全血	定量型		细胞标志物
3493-4	氯米帕明+去甲氯米帕明	质量浓度	时间点	血清/血浆	定量型		药物水平/毒理学
34934-0	细胞. CD3 + CD8 + CD45RO + CD45RA +/100 细胞	数量或计数分数	时间点	全血	定量型		细胞标志物
34935-7	细胞. CD3 + CD8 + CD45RO-CD45RA-/100 细胞	数量或计数分数	时间点	全血	定量型		细胞标志物
34936-5	细胞. CD3 + CD8 + CD45RO-CD45RA+/100 细胞	数量或计数分数	时间点	全血	定量型		细胞标志物
34937-3	纤维蛋白肽 A	质量浓度	时间点	贫血小板血浆	定量型	酶免疫分析	凝血功能检查
34938-1	磷酸盐	摩尔浓度	时间点	透析液	定量型		化学
34939-9	肿瘤坏死因子.α	摩尔浓度	时间点	血清/血浆	定量型		化学
34940-7	田鼠巴贝虫 Ab. IgG 与 IgM 医嘱组	—	时间点	血清	定量型		医嘱组.微生物学
34941-5	博德特氏菌属百日咳 Ab. IgG 与 IgM 医嘱组	—	时间点	血清	定量型		医嘱组.微生物学
3494-2	氯硝西泮	质量浓度	时间点	血清/血浆	定量型		药物水平/毒理学
34942-3	博氏疏螺旋体 Ab. IgG 与 IgM 医嘱组	—	时间点	血清	定量型		医嘱组.微生物学
34943-1	博氏疏螺旋体 Ab. IgG 与 IgM 医嘱组	—	时间点	脑脊液	定量型		医嘱组.微生物学
34944-9	巨细胞病毒 Ab. IgG 与 IgM 医嘱组	—	时间点	脑脊液	定量型		医嘱组.微生物学
34945-6	疱疹病毒 6 Ab. IgG 与 IgM 医嘱组	—	时间点	血清	定量型		医嘱组.微生物学
34946-4	疱疹病毒 6 Ab. IgG 与 IgM 医嘱组	—	时间点	脑脊液	定量型		医嘱组.微生物学
34947-2	疱疹病毒 7 Ab. IgG 与 IgM 医嘱组	—	时间点	血清	定量型		医嘱组.微生物学
34948-0	麻疹病毒 Ab. IgG 与 IgM 医嘱组	—	时间点	血清	定量型		医嘱组.微生物学
34949-8	麻疹病毒 Ab. IgG 与 IgM 医嘱组	—	时间点	脑脊液	定量型		医嘱组.微生物学
34950-6	细小病毒 B19 Ab. IgG 与 IgM 医嘱组	—	时间点	血清	定量型		医嘱组.微生物学
34951-4	磷脂酰丝氨酸 Ab. IgG 与 IgM 医嘱组	—	时间点	血清	定量型		医嘱组.凝血功能

LOINC 代码	名称	属性	时间特征	系统	标尺类型	方法类型	分类
34952-2	风疹病毒 Ab. IgG 与 IgM 医嘱组	—	时间点	血清	定量型		医嘱组. 微生物学
34953-0	风疹病毒 Ab. IgG 与 IgM 医嘱组	—	时间点	脑脊液	定量型		医嘱组. 微生物学
34954-8	苍白密螺旋体 Ab. IgG 与 IgM 医嘱组	—	时间点	血清	定量型		医嘱组. 微生物学
34955-5	西方马脑炎病毒 Ab. IgG 与 IgM 医嘱组	—	时间点	脑脊液	定量型		医嘱组. 微生物学
34956-3	西方马脑炎病毒 Ab. IgM	任意浓度	时间点	脑脊液	定量型		微生物学
34957-1	嗜酸粒细胞	数量或计数浓度（计数/容积）	时间点	脑脊液	定量型	手工计数	血液学/细胞分类计数
34958-9	嗜酸粒细胞	数量或计数浓度（计数/容积）	时间点	脑脊液	定量型		血液学/细胞分类计数
3495-9	可乐定	质量浓度	时间点	血清/血浆	定量型		药物水平/毒理学
34959-7	显微镜观察	存在与否或身份标识	时间点	全血	名义型	髓过氧物酶染色	血液学/细胞分类计数
34960-5	人类白细胞抗原 Ab	存在与否或身份标识	时间点	全血	名义型		人类白细胞抗原
34961-3	Rh	类型	时间点	全血	名义型	确认试验	血库
34962-1	细胞. CD3＋TcR α β＋/100 细胞	数量或计数分数	时间点	全血	定量型		细胞标志物
34963-9	细胞. CD3＋TcR α β＋	数量或计数浓度（计数/容积）	时间点	全血	定量型		细胞标志物
34964-7	渗透脆性	印象/检查结果的解释	时间点	红细胞	名义型		血液学/细胞分类计数
34965-4	渗透脆性^0.10%氯化钠在 37℃温度下孵育 24 小时	数量或计数分数	时间点	红细胞	定量型		血液学/细胞分类计数
34966-2	渗透脆性^0.10%氯化钠	数量或计数分数	时间点	红细胞	定量型		血液学/细胞分类计数
3496-7	氯哌噻吨	质量浓度	时间点	血清/血浆	定量型		药物水平/毒理学
34967-0	渗透脆性^0.20%氯化钠在 37℃温度下孵育 24 小时	数量或计数分数	时间点	红细胞	定量型		血液学/细胞分类计数
34968-8	渗透脆性^0.20%氯化钠	数量或计数分数	时间点	红细胞	定量型		血液学/细胞分类计数
34969-6	氧合血红蛋白/血红蛋白.总计	质量分数	时间点	混合静脉全血	定量型		化学
34970-4	超声日期	时间戳、时间标记	时间点	病人	定量型		杂项
34971-2	嗜中性粒细胞，相关的 Ab	任意浓度	时间点	全血	等级型		血清学
34972-0	DNA 指数 3	任意浓度	时间点	XXX	定量型	流式细胞术	分子病理学
34973-8	DNA 指数 2	任意浓度	时间点	血清/血浆	定量型	流式细胞术	分子病理学
34974-6	DNA 指数 3	任意浓度	时间点	血清/血浆	定量型	流式细胞术	分子病理学
3497-5	氯哌噻吨	质量浓度	时间点	尿液	定量型		药物水平/毒理学
34975-3	DNA 指数	任意浓度	时间点	血清/血浆	定量型	流式细胞术	分子病理学
34976-1	DNA 指数 2	任意浓度	时间点	XXX	定量型	流式细胞术	分子病理学

LOINC 代码	名称	属性	时间特征	系统	标尺类型	方法类型	分类
34977-9	血小板基因型	存在与否或身份标识	时间点	全血	名义型		血液学/细胞分类计数
34978-7	标本体积	容积、体积	时间点	腹腔液	定量型		标本特性
34979-5	标本体积	容积、体积	时间点	胸水	定量型		标本特性
34980-3	标本体积	容积、体积	时间点	关节液	定量型		标本特性
34981-1	标本体积	容积、体积	时间点	心包液	定量型		标本特性
34982-9	未经确认的细胞/100 白细胞	数量或计数分数	时间点	腹腔液	定量型		血液学/细胞分类计数
3498-3	氯氮䓬	质量浓度	时间点	血清/血浆	定量型		药物水平/毒理学
34983-7	未经确认的细胞/100 白细胞	数量或计数分数	时间点	胸水	定量型		血液学/细胞分类计数
34984-5	未经确认的细胞/100 白细胞	数量或计数分数	时间点	关节液	定量型		血液学/细胞分类计数
34985-2	未经确认的细胞/100 白细胞	数量或计数分数	时间点	体液	定量型		血液学/细胞分类计数
34986-0	未经确认的细胞	数量或计数浓度（计数/容积）	时间点	心包液	定量型		血液学/细胞分类计数
34987-8	未经确认的细胞	数量或计数浓度（计数/容积）	时间点	脑脊液	定量型		血液学/细胞分类计数
34988-6	未经确认的细胞	数量或计数浓度（计数/容积）	时间点	体液	定量型		血液学/细胞分类计数
34989-4	未经确认的细胞	数量或计数浓度（计数/容积）	时间点	胸水	定量型		血液学/细胞分类计数
34990-2	未经确认的细胞	数量或计数浓度（计数/容积）	时间点	腹腔液	定量型		血液学/细胞分类计数
3499-1	氯丙那林	任意浓度	时间点	尿液	等级型		药物水平/毒理学
34991-0	未经确认的细胞	数量或计数浓度（计数/容积）	时间点	关节液	定量型		血液学/细胞分类计数
34992-8	破碎细胞/100 白细胞	数量或计数分数	时间点	全血	定量型		血液学/细胞分类计数
34993-6	破碎细胞	数量或计数浓度（计数/容积）	时间点	全血	定量型		血液学/细胞分类计数
34994-4	涂片形态学 医嘱组	—	时间点	全血	等级型		医嘱组.血液学/血液细胞计数
34995-1	早幼粒细胞	数量或计数浓度（计数/容积）	时间点	脑脊液	定量型		血液学/细胞分类计数
34996-9	早幼粒细胞	数量或计数浓度（计数/容积）	时间点	体液	定量型		血液学/细胞分类计数
34997-7	幼单核细胞	数量或计数浓度（计数/容积）	时间点	体液	定量型		血液学/细胞分类计数
34998-5	幼淋巴细胞	数量或计数浓度（计数/容积）	时间点	体液	定量型		血液学/细胞分类计数
34999-3	多形核白细胞/100 白细胞	数量或计数分数	时间点	全血	定量型		血液学/细胞分类计数
35000-9	多形核白细胞	数量或计数浓度（计数/容积）	时间点	胸水	定量型		血液学/细胞分类计数

LOINC 代码	名称	属性	时间特征	系统	标尺类型	方法类型	分类
35001-7	多形核白细胞	数量或计数浓度（计数/容积）	时间点	脑脊液	定量型		血液学/细胞分类计数
35002-5	多形核白细胞	数量或计数浓度（计数/容积）	时间点	体液	定量型		血液学/细胞分类计数
35003-3	多形核白细胞	数量或计数浓度（计数/容积）	时间点	全血	定量型		血液学/细胞分类计数
35004-1	多形核白细胞	数量或计数浓度（计数/容积）	时间点	关节液	定量型		血液学/细胞分类计数
35005-8	多形核白细胞	数量或计数浓度（计数/容积）	时间点	腹腔液	定量型		血液学/细胞分类计数
3500-6	氯丙那林	质量浓度	时间点	尿液	定量型		药物水平/毒理学
35006-6	浆细胞	数量或计数浓度（计数/容积）	时间点	体液	定量型		血液学/细胞分类计数
35007-4	非造血细胞	数量或计数浓度（计数/容积）	时间点	脑脊液	定量型		血液学/细胞分类计数
35008-2	非造血细胞	数量或计数浓度（计数/容积）	时间点	体液	定量型		血液学/细胞分类计数
35009-0	嗜中性粒细胞.分叶型	数量或计数浓度（计数/容积）	时间点	关节液	定量型		血液学/细胞分类计数
35010-8	嗜中性粒细胞.分叶型	数量或计数浓度（计数/容积）	时间点	腹腔液	定量型		血液学/细胞分类计数
35011-6	嗜中性粒细胞.分叶型	数量或计数浓度（计数/容积）	时间点	脑脊液	定量型		血液学/细胞分类计数
35012-4	嗜中性粒细胞.分叶型	数量或计数浓度（计数/容积）	时间点	胸水	定量型		血液学/细胞分类计数
35013-2	嗜中性粒细胞.杆状核	数量或计数浓度（计数/容积）	时间点	关节液	定量型		血液学/细胞分类计数
3501-4	氯丙那林	质量速率	24 小时	尿液	定量型		药物水平/毒理学
35014-0	嗜中性粒细胞.杆状核	数量或计数浓度（计数/容积）	时间点	体液	定量型		血液学/细胞分类计数
35015-7	嗜中性粒细胞.杆状核	数量或计数浓度（计数/容积）	时间点	脑脊液	定量型		血液学/细胞分类计数
35016-5	中幼粒细胞	数量或计数浓度（计数/容积）	时间点	体液	定量型		血液学/细胞分类计数
35017-3	中幼粒细胞	数量或计数浓度（计数/容积）	时间点	脑脊液	定量型		血液学/细胞分类计数
35018-1	单核细胞	数量或计数浓度（计数/容积）	时间点	胸水	定量型		血液学/细胞分类计数
35019-9	单核细胞＋巨噬细胞/100淋巴细胞	数量或计数分数	时间点	胸水	定量型		血液学/细胞分类计数
35020-7	单核细胞＋巨噬细胞/100白细胞	数量或计数分数	时间点	腹腔液	定量型		血液学/细胞分类计数
35021-5	单核细胞＋巨噬细胞/100白细胞	数量或计数分数	时间点	胸水	定量型		血液学/细胞分类计数
3502-2	氯睾酮	任意浓度	时间点	尿液	等级型		药物水平/毒理学
35022-3	单核细胞＋巨噬细胞	数量或计数浓度（计数/容积）	时间点	胸水	定量型		血液学/细胞分类计数

LOINC 代码	名称	属性	时间特征	系统	标尺类型	方法类型	分类
35023-1	单核细胞+巨噬细胞	数量或计数浓度（计数/容积）	时间点	腹腔液	定量型		血液学/细胞分类计数
35024-9	单核细胞+巨噬细胞	数量或计数浓度（计数/容积）	时间点	关节液	定量型		血液学/细胞分类计数
35025-6	单核细胞+巨噬细胞	数量或计数浓度（计数/容积）	时间点	脑脊液	定量型		血液学/细胞分类计数
35026-4	单核细胞	数量或计数浓度（计数/容积）	时间点	脑脊液	定量型		血液学/细胞分类计数
35027-2	单核细胞	数量或计数浓度（计数/容积）	时间点	腹腔液	定量型		血液学/细胞分类计数
35028-0	单核细胞	数量或计数浓度（计数/容积）	时间点	胸水	定量型		血液学/细胞分类计数
35029-8	原单核细胞	数量或计数浓度（计数/容积）	时间点	全血	定量型		血液学/细胞分类计数
3503-0	氯睾酮	质量浓度	时间点	尿液	定量型		药物水平/毒理学
35030-6	晚幼粒细胞	数量或计数浓度（计数/容积）	时间点	脑脊液	定量型		血液学/细胞分类计数
35031-4	晚幼粒细胞	数量或计数浓度（计数/容积）	时间点	体液	定量型		血液学/细胞分类计数
35032-2	间皮细胞	数量或计数浓度（计数/容积）	时间点	腹腔液	定量型		血液学/细胞分类计数
35033-0	间皮细胞	数量或计数浓度（计数/容积）	时间点	胸水	定量型		血液学/细胞分类计数
35034-8	间皮细胞	数量或计数浓度（计数/容积）	时间点	脑脊液	定量型		血液学/细胞分类计数
35035-5	间皮细胞	数量或计数浓度（计数/容积）	时间点	关节液	定量型		血液学/细胞分类计数
35036-3	巨噬细胞	数量或计数浓度（计数/容积）	时间点	体液	定量型		血液学/细胞分类计数
35037-1	巨噬细胞	数量或计数浓度（计数/容积）	时间点	关节液	定量型		血液学/细胞分类计数
35038-9	巨噬细胞	数量或计数浓度（计数/容积）	时间点	脑脊液	定量型		血液学/细胞分类计数
35039-7	淋巴细胞.类浆细胞	数量或计数浓度（计数/容积）	时间点	全血	定量型		血液学/细胞分类计数
35040-5	淋巴细胞.免疫母细胞型	数量或计数浓度（计数/容积）	时间点	全血	定量型		血液学/细胞分类计数
35041-3	淋巴细胞.异型	数量或计数浓度（计数/容积）	时间点	腹腔液	定量型		血液学/细胞分类计数
35042-1	淋巴细胞.异型	数量或计数浓度（计数/容积）	时间点	胸水	定量型		血液学/细胞分类计数
35043-9	淋巴细胞.异型	数量或计数浓度（计数/容积）	时间点	脑脊液	定量型		血液学/细胞分类计数
35044-7	淋巴细胞.异型	数量或计数浓度（计数/容积）	时间点	关节液	定量型		血液学/细胞分类计数
35045-4	淋巴细胞.异型	数量或计数浓度（计数/容积）	时间点	体液	定量型		血液学/细胞分类计数
35046-2	淋巴细胞.异常	数量或计数浓度（计数/容积）	时间点	体液	定量型		血液学/细胞分类计数

LOINC 代码	名称	属性	时间特征	系统	标尺类型	方法类型	分类
35047-0	淋巴细胞.异常	数量或计数浓度（计数/容积）	时间点	脑脊液	定量型		血液学/细胞分类计数
3504-8	氯睾酮	质量速率	24 小时	尿液	定量型		药物水平/毒理学
35048-8	淋巴细胞.异常	数量或计数浓度（计数/容积）	时间点	关节液	定量型		血液学/细胞分类计数
35049-6	淋巴细胞	数量或计数浓度（计数/容积）	时间点	关节液	定量型		血液学/细胞分类计数
35050-4	原始淋巴细胞	数量或计数浓度（计数/容积）	时间点	全血	定量型		血液学/细胞分类计数
35051-2	其他白细胞	数量或计数浓度（计数/容积）	时间点	体液	定量型		血液学/细胞分类计数
35052-0	其他白细胞	数量或计数浓度（计数/容积）	时间点	胸水	定量型		血液学/细胞分类计数
35053-8	其他白细胞	数量或计数浓度（计数/容积）	时间点	关节液	定量型		血液学/细胞分类计数
35054-6	其他白细胞	数量或计数浓度（计数/容积）	时间点	腹腔液	定量型		血液学/细胞分类计数
3505-5	可待因	任意浓度	时间点	血清/血浆	等级型		药物水平/毒理学
35055-3	组织细胞/100 白细胞	数量或计数分数	时间点	体液	定量型		血液学/细胞分类计数
35056-1	组织细胞	数量或计数浓度（计数/容积）	时间点	脑脊液	定量型		血液学/细胞分类计数
35057-9	组织细胞	数量或计数浓度（计数/容积）	时间点	体液	定量型		血液学/细胞分类计数
35058-7	毛细胞/100 白细胞	数量或计数分数	时间点	全血	定量型		血液学/细胞分类计数
35059-5	粒细胞	数量或计数浓度（计数/容积）	时间点	脑脊液	定量型		血液学/细胞分类计数
35060-3	嗜酸粒细胞	数量或计数浓度（计数/容积）	时间点	关节液	定量型		血液学/细胞分类计数
35061-1	嗜酸粒细胞	数量或计数浓度（计数/容积）	时间点	腹腔液	定量型		血液学/细胞分类计数
35062-9	嗜酸粒细胞	数量或计数浓度（计数/容积）	时间点	胸水	定量型		血液学/细胞分类计数
3506-3	可待因	质量浓度	时间点	血清/血浆	定量型		药物水平/毒理学
35063-7	嗜酸粒细胞	数量或计数浓度（计数/容积）	时间点	体液	定量型		血液学/细胞分类计数
35064-5	幼稚细胞	数量或计数浓度（计数/容积）	时间点	关节液	定量型		血液学/细胞分类计数
35065-2	幼稚细胞	数量或计数浓度（计数/容积）	时间点	腹腔液	定量型		血液学/细胞分类计数
35066-0	幼稚细胞	数量或计数浓度（计数/容积）	时间点	胸水	定量型		血液学/细胞分类计数
35067-8	幼稚细胞	数量或计数浓度（计数/容积）	时间点	体液	定量型		血液学/细胞分类计数
35068-6	幼稚细胞	数量或计数浓度（计数/容积）	时间点	脑脊液	定量型		血液学/细胞分类计数

LOINC 代码	名称	属性	时间特征	系统	标尺类型	方法类型	分类
35069-4	嗜碱粒细胞/100 白细胞	数量或计数分数	时间点	腹腔液	定量型		血液学/细胞分类计数
35070-2	嗜碱粒细胞/100 白细胞	数量或计数分数	时间点	胸水	定量型		血液学/细胞分类计数
3507-1	可待因	任意浓度	时间点	尿液	等级型		药物水平/毒理学
35071-0	嗜碱粒细胞	数量或计数浓度（计数/容积）	时间点	体液	定量型		血液学/细胞分类计数
35072-8	嗜碱粒细胞	数量或计数浓度（计数/容积）	时间点	脑脊液	定量型		血液学/细胞分类计数
35073-6	嗜碱粒细胞	数量或计数浓度（计数/容积）	时间点	腹腔液	定量型		血液学/细胞分类计数
35074-4	嗜碱粒细胞	数量或计数浓度（计数/容积）	时间点	关节液	定量型		血液学/细胞分类计数
35075-1	嗜碱粒细胞	数量或计数浓度（计数/容积）	时间点	胸水	定量型		血液学/细胞分类计数
35076-9	单核细胞	数量或计数浓度（计数/容积）	时间点	体液	定量型		血液学/细胞分类计数
35077-7	淋巴细胞. 异常/100 白细胞	数量或计数分数	时间点	体液	定量型		血液学/细胞分类计数
35078-5	未指明的细胞	数量或计数浓度（计数/容积）	时间点	体液	定量型		血液学/细胞分类计数
35079-3	间皮细胞	数量或计数浓度（计数/容积）	时间点	体液	定量型		血液学/细胞分类计数
35080-1	单核细胞	数量或计数浓度（计数/容积）	时间点	腹腔液	定量型		血液学/细胞分类计数
35081-9	淋巴细胞＋单核细胞	数量或计数浓度（计数/容积）	时间点	全血	定量型		血液学/细胞分类计数
35082-7	淋巴细胞. 大颗粒型	数量或计数浓度（计数/容积）	时间点	全血	定量型		血液学/细胞分类计数
35083-5	氨基酸 医嘱组	摩尔浓度	时间点	血清/血浆	定量型		医嘱组. 化学
35084-3	胎儿肺概况	—	时间点	羊水	定量型		医嘱组. 化学
35085-0	新生儿筛查医嘱组	—	时间点	全血. 滤纸	—		医嘱组. 化学
35086-8	三联标识筛查	—	时间点	血清/血浆	—		医嘱组. 化学
35087-6	氨基酸 医嘱组	比率	时间点	尿液	定量型		医嘱组. 化学
35088-4	昏迷指数	—	时间点	病人	—		医嘱组. 功能状态
3508-9	可待因	质量浓度	时间点	尿液	定量型		药物水平/毒理学
35089-2	既往史与体征 医嘱组	—	时间点	病人	—		医嘱组. 病史与体格检查
350-9	萘啶酮酸	药物敏感度	时间点	分离物	定量型	最小致死浓度	抗生素敏感性
35090-0	病人历史	—	时间点	病人	—		医嘱组. 病史与体格检查
35091-8	病人体征	—	时间点	病人	—		医嘱组. 病史与体格检查
35092-6	泌尿学睾丸超声	—	时间点	病人	—		医嘱组. 泌尿学超声

LOINC 代码	名称	属性	时间特征	系统	标尺类型	方法类型	分类
35093-4	泌尿学泌尿道超声	—	时间点	病人	—		医嘱组. 泌尿学超声
35094-2	血压 医嘱组	—	时间点	病人	—		医嘱组. 血压
35095-9	体温 医嘱组	—	时间点	病人	—		医嘱组. 体温
35096-7	产科超声 医嘱组	—	时间点	病人	—		医嘱组. 产科学超声
3509-7	甲哌氯丙嗪	质量浓度	时间点	血清/血浆	定量型		药物水平/毒理学
35097-5	淋巴细胞	数量或计数浓度（计数/容积）	时间点	腹腔液	定量型		血液学/细胞分类计数
35098-3	淋巴细胞	数量或计数浓度（计数/容积）	时间点	胸水	定量型		血液学/细胞分类计数
35099-1	单核细胞＋巨噬细胞	数量或计数浓度（计数/容积）	时间点	体液	定量型		血液学/细胞分类计数
35100-7	肠道病毒 Ab. IgM	任意浓度	时间点	脑脊液	定量型		微生物学
35101-5	鞘内压力	压力或压强	时间点	鞘内空间	定量型		杂项
35102-3	醋硝香豆素	质量浓度	时间点	血清/血浆	定量型		药物水平/毒理学
35103-1	阿昔洛韦^谷值	质量浓度	时间点	血清/血浆	定量型		药物水平/毒理学
35104-9	阿昔洛韦^峰值	质量浓度	时间点	血清/血浆	定量型		药物水平/毒理学
3510-5	甲哌氯丙嗪	任意浓度	时间点	尿液	等级型		药物水平/毒理学
35105-6	溴哌利多	质量浓度	时间点	血清/血浆	定量型		药物水平/毒理学
35106-4	去甲西酞普兰	质量浓度	时间点	血清/血浆	定量型		药物水平/毒理学
35107-2	去甲氯巴詹	质量浓度	时间点	血清/血浆	定量型		药物水平/毒理学
35108-0	去甲马普替林	质量浓度	时间点	血清/血浆	定量型		药物水平/毒理学
35109-8	苯丙香豆素	质量浓度	时间点	血清/血浆	定量型		药物水平/毒理学
35110-6	氟卡胺^谷值	质量浓度	时间点	血清/血浆	定量型		药物水平/毒理学
35111-4	氟卡胺^峰值	质量浓度	时间点	血清/血浆	定量型		药物水平/毒理学
35112-2	氟氯西林	质量浓度	时间点	血清/血浆	定量型		药物水平/毒理学
3511-3	克罗丙胺	任意浓度	时间点	尿液	等级型		药物水平/毒理学
35113-0	奈非那韦 M8	质量浓度	时间点	血清/血浆	定量型		药物水平/毒理学
35114-8	去甲多切斯特	质量浓度	时间点	血清/血浆	定量型		药物水平/毒理学
35115-5	匹泮哌隆	质量浓度	时间点	血清/血浆	定量型		药物水平/毒理学
35116-3	磺达嗪	质量浓度	时间点	血清/血浆	定量型		药物水平/毒理学

LOINC 代码	名称	属性	时间特征	系统	标尺类型	方法类型	分类
35117-1	舒必利	质量浓度	时间点	血清/血浆	定量型		药物水平/毒理学
35118-9	乙醛	任意浓度	时间点	血清/血浆	等级型		药物水平/毒理学
35119-7	水合氯醛	任意浓度	时间点	血清/血浆	等级型		药物水平/毒理学
35120-5	度硫平硫氧化物	质量浓度	时间点	血清/血浆	定量型		药物水平/毒理学
3512-1	克罗丙胺	质量浓度	时间点	尿液	定量型		药物水平/毒理学
35121-3	E-10-羟基去甲阿米替林	质量浓度	时间点	血清/血浆	定量型		药物水平/毒理学
35122-1	MTM1 基因突变分析	存在与否或身份标识	时间点	全血/组织	叙述型	分子遗传学	分子病理学.基因突变
35123-9	染色体 14 单亲二体性	任意	时间点	全血/组织	等级型	细胞遗传学	分子病理学.基因三体性染色体
35124-7	Dysferlin 蛋白	任意浓度	时间点	白细胞	等级型		化学
35125-4	兔血红蛋白/总血红蛋白	质量分数	时间点	全血	定量型		血液学/细胞分类计数
35126-2	血红蛋白 O-Arab/总血红蛋白	质量分数	时间点	全血	定量型		血液学/细胞分类计数
35127-0	血红蛋白 A2. 基本/总血红蛋白	质量分数	时间点	全血	定量型		血液学/细胞分类计数
35128-8	穿孔素	任意浓度	时间点	白细胞	定量型		化学
35129-6	染色体组型	存在与否或身份标识	时间点	XXX	名义型		分子病理学
35130-4	水杨酸盐类药物	任意浓度	时间点	XXX	等级型		药物水平/毒理学
35131-2	左旋多巴脱羧酶	催化浓度	时间点	血浆	定量型		化学
35132-0	MELAS 基因突变分析	存在与否或身份标识	时间点	全血/组织	叙述型	分子遗传学	分子病理学.基因突变
35133-8	戊二酸	质量浓度	时间点	血清/血浆	定量型		化学
35134-6	促甲状腺激素 Ab	任意浓度	时间点	血清	等级型		血清学
35135-3	三磷酸腺苷/二磷酸腺苷	质量浓度比率	时间点	全血	定量型		化学
35136-1	患者症状^口服乳糖后 3 小时	印象/检查结果的解释	时间点	病人	名义型		刺激耐受试验
35137-9	MECP2 基因突变分析	存在与否或身份标识	时间点	全血/组织	名义型	分子遗传学	分子病理学.基因突变
35138-7	MEFV 基因突变，经检验的	存在与否或身份标识	时间点	全血/组织	名义型	分子遗传学	分子病理学.基因突变
3513-9	克罗丙胺	质量速率	24 小时	尿液	定量型		药物水平/毒理学
35139-5	干扰素.β Ab	稀释系数、稀释倍数（滴度）	时间点	血清/血浆	定量型		血清学
35140-3	反式-3-羟基可铁宁	质量浓度	时间点	血清/血浆	定量型		药物水平/毒理学
35141-1	嘌呤核苷磷酸化酶	催化浓度	时间点	脑脊液	定量型		化学
35142-9	神经元突触囊泡 Ab	稀释系数、稀释倍数（滴度）	时间点	脑脊液	定量型		血清学
35143-7	浦肯野细胞类型 2 Ab	稀释系数、稀释倍数（滴度）	时间点	脑脊液	定量型		血清学
35144-5	神经元细胞核类型 3 Ab	稀释系数、稀释倍数（滴度）	时间点	脑脊液	定量型		血清学

LOINC 代码	名称	属性	时间特征	系统	标尺类型	方法类型	分类
35145-2	辛酸	摩尔浓度	时间点	血清/血浆	定量型		化学
35146-0	癸酸	摩尔浓度	时间点	血清/血浆	定量型		化学
3514-7	克罗乙胺	任意浓度	时间点	尿液	等级型		药物水平/毒理学
35147-8	癸烯酸	摩尔浓度	时间点	血清/血浆	定量型		化学
35148-6	十四烷二酸	摩尔浓度	时间点	血清/血浆	定量型		化学
35149-4	十八烷酸	摩尔浓度	时间点	血清/血浆	定量型		化学
35150-2	月桂酸	摩尔浓度	时间点	血清/血浆	定量型		化学
35151-0	月桂酸	摩尔浓度	时间点	血清/血浆	定量型		化学
35152-8	脂肪酸.极长链.C26：0	摩尔浓度	时间点	血清/血浆	定量型		化学
35153-6	脂肪酸.极长链.C26：1	摩尔浓度	时间点	血清/血浆	定量型		化学
3515-4	克罗乙胺	质量浓度	时间点	尿液	定量型		药物水平/毒理学
35154-4	十六烷二烯酸	摩尔浓度	时间点	血清/血浆	定量型		化学
35155-1	十六烯酸	摩尔浓度	时间点	血清/血浆	定量型		化学
35156-9	脂肪酸.极长链.C24：0	摩尔浓度	时间点	血清/血浆	定量型		化学
35157-7	十四烷酸	摩尔浓度	时间点	血清/血浆	定量型		化学
35158-5	肉豆寇醇酸	摩尔浓度	时间点	血清/血浆	定量型		化学
35159-3	脂肪酸.极长链.C22：0	摩尔浓度	时间点	血清/血浆	定量型		化学
35160-1	二十二烯酸	摩尔浓度	时间点	血清/血浆	定量型		化学
35161-9	棕榈酸酯	摩尔浓度	时间点	血清/血浆	定量型		化学
3516-2	克罗乙胺	质量速率	24 小时	尿液	定量型		药物水平/毒理学
35162-7	棕榈醇酸	摩尔浓度	时间点	血清/血浆	定量型		化学
35163-5	γ 亚麻酸	摩尔浓度	时间点	血清/血浆	定量型		化学
35164-3	α 亚麻酸	摩尔浓度	时间点	血清/血浆	定量型		化学
35165-0	亚油酸	摩尔浓度	时间点	血清/血浆	定量型		化学
35166-8	油酸	摩尔浓度	时间点	血清/血浆	定量型		化学
35167-6	11-十八烯酸	摩尔浓度	时间点	血清/血浆	定量型		化学
35168-4	花生四烯酸	摩尔浓度	时间点	血清/血浆	定量型		化学
35169-2	二十烷酸	摩尔浓度	时间点	血清/血浆	定量型		化学
351-7	萘啶酮酸	药物敏感度	时间点	分离物	定量或等级型	最小抑制浓度	抗生素敏感性
3517-0	环已西林	质量浓度	时间点	血清/血浆	定量型		药物水平/毒理学
35170-0	神经酸	摩尔浓度	时间点	血清/血浆	定量型		化学
35171-8	同型-γ 亚麻酸	摩尔浓度	时间点	血清/血浆	定量型		化学
35172-6	二十烷三烯酸	摩尔浓度	时间点	血清/血浆	定量型		化学
35173-4	二十烷五烯酸	摩尔浓度	时间点	血清/血浆	定量型		化学
35174-2	二十二烷已烯酸	摩尔浓度	时间点	血清/血浆	定量型		化学
35175-9	脂肪酸.饱和型	摩尔浓度	时间点	血清/血浆	定量型		化学
35176-7	脂肪酸.单不饱和	摩尔浓度	时间点	血清/血浆	定量型		化学
35177-5	脂肪酸.多不饱和	摩尔浓度	时间点	血清/血浆	定量型		化学
35178-3	脂肪酸.ω3	摩尔浓度	时间点	血清/血浆	定量型		化学
35179-1	脂肪酸.ω6	摩尔浓度	时间点	血清/血浆	定量型		化学
35180-9	二十二烷五烯酸 ω3	摩尔浓度	时间点	血清/血浆	定量型		化学
35181-7	二十二烷五烯酸 ω6	摩尔浓度	时间点	血清/血浆	定量型		化学
35182-5	二十二烷四烯酸	摩尔浓度	时间点	血清/血浆	定量型		化学
35183-3	血红蛋白	质量或摩尔浓度（单位体积）	时间点	血浆	定量型		血液学/细胞分类计数

LOINC 代码	名称	属性	时间特征	系统	标尺类型	方法类型	分类
35184-1	葡萄糖^热量型禁食后	质量或摩尔浓度（单位体积）	时间点	血清/血浆	定量型		刺激耐受试验
35185-8	醛固酮	质量或摩尔浓度（单位体积）	时间点	血清/血浆	定量型		化学
35186-6	醛固酮	质量或摩尔浓度（单位体积）	时间点	尿液	定量型		化学
35187-4	醛固酮^仰卧位	质量或摩尔浓度（单位体积）	时间点	血清/血浆	定量型		化学
3518-8	赛克力嗪	质量浓度	时间点	血清/血浆	定量型		药物水平/毒理学
35188-2	醛固酮^直立位	质量或摩尔浓度（单位体积）	时间点	血清/血浆	定量型		化学
35189-0	雄诺龙	质量或摩尔浓度（单位体积）	时间点	血清/血浆	定量型		化学
35190-8	雄烯二酮	质量或摩尔浓度（单位体积）	时间点	血清/血浆	定量型		化学
35191-6	胆红素.葡萄糖醛酸化＋胆红素.白蛋白结合型	质量或摩尔浓度（单位体积）	时间点	血清/血浆	定量型		化学
35192-4	胆红素.非葡萄糖醛酸化	质量或摩尔浓度（单位体积）	时间点	血清/血浆	定量型		化学
35193-2	胆红素	质量或摩尔浓度（单位体积）	时间点	体液	定量型		化学
35194-0	胆红素	质量或摩尔浓度（单位体积）	时间点	血清/血浆	定量型		化学
35195-7	C肽	质量或摩尔浓度（单位体积）	时间点	血清/血浆	定量型		化学
3519-6	环丝氨酸	质量浓度	时间点	血清/血浆	定量型		药物水平/毒理学
35196-5	钙化二醇	质量或摩尔浓度（单位体积）	时间点	血清/血浆	定量型		化学
35197-3	高密度脂蛋白胆固醇	质量或摩尔浓度（单位体积）	时间点	血清/血浆	定量型		化学
35198-1	低密度脂蛋白胆固醇	质量或摩尔浓度（单位体积）	时间点	血清/血浆	定量型		化学
35199-9	极低密度脂蛋白胆固醇	质量或摩尔浓度（单位体积）	时间点	血清/血浆	定量型		化学
35200-5	胆固醇	质量或摩尔浓度（单位体积）	时间点	血清/血浆	定量型		化学
35201-3	钴胺素	质量或摩尔浓度（单位体积）	时间点	血清	定量型		化学
35202-1	皮质醇	质量或摩尔浓度（单位体积）	时间点	血清/血浆	定量型		化学
35203-9	肌酐	质量或摩尔浓度（单位体积）	时间点	血清/血浆	定量型		化学
3520-4	环孢霉素	质量浓度	时间点	全血	定量型		药物水平/毒理学
35204-7	肌酐	质量或摩尔浓度（单位体积）	时间点	尿液	定量型		化学
35205-4	脱氢表雄酮硫酸酯	质量或摩尔浓度（单位体积）	时间点	血清/血浆	定量型		化学
35206-2	脱氢表雄酮	质量或摩尔浓度（单位体积）	时间点	血清/血浆	定量型		化学
35207-0	雌二醇	质量或摩尔浓度（单位体积）	时间点	血清/血浆	定量型		化学
35208-8	雌酮	质量或摩尔浓度（单位体积）	时间点	血清/血浆	定量型		化学
35209-6	铁蛋白	质量或摩尔浓度（单位体积）	时间点	血清/血浆	定量型		化学
35210-4	叶酸	质量或摩尔浓度（单位体积）	时间点	血清/血浆	定量型		化学
35211-2	葡萄糖	质量或摩尔浓度（单位体积）	时间点	血清/血浆	定量型		化学
3521-2	环孢霉素	质量浓度	时间点	血清	定量型		药物水平/毒理学
35212-0	葡萄糖	质量或摩尔浓度（单位体积）	时间点	尿液	定量型		化学
35213-8	胰岛素样生长因子-I	质量或摩尔浓度（单位体积）	时间点	血清/血浆	定量型		化学
35214-6	铁	质量或摩尔浓度（单位体积）	时间点	血清/血浆	定量型		化学
35215-3	铁结合力	质量或摩尔浓度（单位体积）	时间点	血清/血浆	定量型		化学
35216-1	铁结合力.未饱和的	质量或摩尔浓度（单位体积）	时间点	血清/血浆	定量型		化学
35217-9	甘油三酯	质量或摩尔浓度（单位体积）	时间点	血清/血浆	定量型		化学
35218-7	骨钙素	质量或摩尔浓度（单位体积）	时间点	血清/血浆	定量型		化学
35219-5	甲状旁腺素.完整型	质量或摩尔浓度（单位体积）	时间点	血清/血浆	定量型		化学
3522-0	环孢霉素＋代谢产物	质量浓度	时间点	全血	定量型		药物水平/毒理学
35220-3	磷酸盐	质量或摩尔浓度（单位体积）	时间点	透析液	定量型		化学
35221-1	磷酸盐	质量或摩尔浓度（单位体积）	时间点	血清/血浆	定量型		化学

LOINC代码	名称	属性	时间特征	系统	标尺类型	方法类型	分类
35222-9	磷酸盐	质量或摩尔浓度（单位体积）	时间点	尿液	定量型		化学
35223-7	孕酮	质量或摩尔浓度（单位体积）	时间点	血清/血浆	定量型		化学
35224-5	睾酮	质量或摩尔浓度（单位体积）	时间点	血清/血浆	定量型		化学
35225-2	睾酮.游离型	质量或摩尔浓度（单位体积）	时间点	血清/血浆	定量型		化学
35226-0	甲状腺素	质量或摩尔浓度（单位体积）	时间点	血清/血浆	定量型		化学
35227-8	甲状腺素结合球蛋白	质量或摩尔浓度（单位体积）	时间点	血清/血浆	定量型		化学
35228-6	甲状腺素.游离型	质量或摩尔浓度（单位体积）	时间点	血清/血浆	定量型		化学
35229-4	转铁蛋白	质量或摩尔浓度（单位体积）	时间点	血清/血浆	定量型		化学
35230-2	碘塞罗宁.游离型	质量或摩尔浓度（单位体积）	时间点	血清/血浆	定量型		化学
35231-0	碘塞罗宁	质量或摩尔浓度（单位体积）	时间点	血清/血浆	定量型		化学
35232-8	尿酸	质量或摩尔浓度（单位体积）	时间点	血清/血浆	定量型		化学
35233-6	尿酸	质量或摩尔浓度（单位体积）	时间点	尿液	定量型		化学
35234-4	尿素氮	质量或摩尔浓度（单位体积）	时间点	血清/血浆	定量型		化学
35235-1	尿素氮	质量或摩尔浓度（单位体积）	时间点	尿液	定量型		化学
35236-9	尿胆素原	质量或摩尔浓度（单位体积）	时间点	尿液	定量型		化学
35237-7	卡马西平	质量或摩尔浓度（单位体积）	时间点	血清/血浆	定量型		药物水平/毒理学
3523-8	环孢霉素^给药后12小时	质量浓度	时间点	全血	定量型		药物水平/毒理学
35238-5	茶碱	质量或摩尔浓度（单位体积）	时间点	血清/血浆	定量型		药物水平/毒理学
35239-3	妥布霉素^谷值	质量或摩尔浓度（单位体积）	时间点	血清/血浆	定量型		药物水平/毒理学
35240-1	乙醇	质量或摩尔浓度（单位体积）	时间点	血清/血浆	定量型		药物水平/毒理学
35241-9	尿素氮	质量或摩尔浓度（单位体积）	时间点	透析液	定量型		化学
35242-7	肌酐	质量或摩尔浓度（单位体积）	时间点	透析液	定量型		化学
35243-5	高密度脂蛋白3的胆固醇	质量或摩尔浓度（单位体积）	时间点	血清/血浆	定量型		化学
35244-3	地高辛	质量或摩尔浓度（单位体积）	时间点	血清/血浆	定量型		药物水平/毒理学
35245-0	乳酸	质量或摩尔浓度（单位体积）	时间点	血清/血浆	定量型		化学
3524-6	环孢霉素^给药后12小时	质量浓度	时间点	血清	定量型		药物水平/毒理学
35246-8	钙	质量或摩尔浓度（单位体积）	时间点	血清/血浆	定量型		化学
35247-6	钙	质量或摩尔浓度（单位体积）	时间点	尿液	定量型		化学
35248-4	钙	质量或摩尔浓度（单位体积）	24小时	尿液	定量型		化学
35249-2	镁	质量或摩尔浓度（单位体积）	时间点	血清/血浆	定量型		化学
352-5	萘啶酮酸	药物敏感度	时间点	分离物	定量或等级型	琼脂扩散	抗生素敏感性
35250-0	镁	质量或摩尔浓度（单位体积）	时间点	尿液	定量型		化学
35251-8	肌酐	质量或摩尔浓度（单位体积）	24小时	尿液	定量型		化学
35252-6	镁	质量或摩尔浓度（单位体积）	24小时	尿液	定量型		化学
3525-3	环孢霉素^给药后24小时	质量浓度	时间点	全血	定量型		药物水平/毒理学
35253-4	尿酸	质量或摩尔浓度（单位体积）	24小时	尿液	定量型		化学
35254-2	氨	质量或摩尔浓度（单位体积）	时间点	血浆	定量型		化学
35255-9	β羟基丁酸	质量或摩尔浓度（单位体积）	时间点	血清/血浆	定量型		化学
35256-7	铁	质量或摩尔浓度（单位体积）	24小时	尿液	定量型		化学
35257-5	利钠肽.B	质量或摩尔浓度（单位体积）	时间点	血清/血浆	定量型		化学

LOINC 代码	名称	属性	时间特征	系统	标尺类型	方法类型	分类
35258-3	钙^^校正总蛋白影响后	质量或摩尔浓度（单位体积）	时间点	血清/血浆	定量型		化学
35259-1	新蝶呤	质量或摩尔浓度（单位体积）	时间点	血清/血浆	定量型		化学
35260-9	组胺	质量或摩尔浓度（单位体积）	时间点	血清/血浆	定量型		化学
3526-1	环孢霉素^给药后 24 小时	质量浓度	时间点	血清	定量型		药物水平/毒理学
35261-7	皮质醇.游离型	质量或摩尔浓度（单位体积）	24 小时	尿液	定量型	高效液相色谱	化学
35262-5	肌酐	质量或摩尔速率（单位时间）	24 小时	尿液	定量型		化学
35263-3	磷酸盐	质量或摩尔速率（单位时间）	24 小时	尿液	定量型		化学
35264-1	钙摄入量	质量速率	24 小时	病人	定量型		输入与输出_输入.盐类+热量
35265-8	病理学报告.附录	发现（结果）	时间点	标本	叙述型		病理学
35266-6	Gleason 分级	发现（结果）	时间点	标本	等级型		病理学
35267-4	病理诊断年龄	发现（结果）	时间点	病人	定量型		病理学
35268-2	禽类分枝杆菌亚种副结核 Ab	任意浓度	时间点	血清	定量型	酶免疫分析	微生物学
35269-0	汉赛巴尔通体 Ab	任意浓度	时间点	血清	等级型	免疫荧光	微生物学
35270-8	念珠菌 Ab	任意浓度	时间点	血清	等级型	免疫扩散	微生物学
35271-6	念珠菌 Ag	任意浓度	时间点	血清	等级型	胶乳凝集试验	微生物学
35272-4	着丝点 Ab.IgG	任意浓度	时间点	血清	等级型		血清学
35273-2	丁型肝炎病毒 Ab.IgG	任意浓度	时间点	血清	等级型	酶免疫分析	微生物学
35274-0	组蛋白 Ab.IgG	任意浓度	时间点	血清	等级型	酶免疫分析	血清学
35275-7	麻疹病毒 Ab.IgG	任意浓度	时间点	血清	等级型	酶免疫分析	微生物学
35276-5	麻疹病毒 Ab.IgM	任意浓度	时间点	血清	等级型	酶免疫分析	微生物学
35277-3	心肌 Ab.IgG	任意浓度	时间点	血清	等级型		血清学
35278-1	神经元细胞核 Ab	任意浓度	时间点	血清	等级型	免疫印迹	血清学
3527-9	丹蒽醌	质量浓度	时间点	尿液	定量型		药物水平/毒理学
35279-9	嗜中性粒细胞细胞质 Ab	任意浓度	时间点	血清	等级型	免疫荧光	血清学
35280-7	组织谷氨酰胺转移酶 Ab.IgA	任意浓度	时间点	血清	等级型	酶免疫分析	血清学
35281-5	鼠弓形体 Ab.IgG	任意浓度	时间点	血清	等级型	免疫荧光	微生物学
35282-3	鼠弓形体 Ab.IgM	任意浓度	时间点	血清	等级型	免疫荧光	微生物学
35283-1	丁型肝炎病毒 Ab.IgG	任意浓度	时间点	血清	等级型		微生物学
35284-9	组蛋白 Ab.IgG	任意浓度	时间点	血清	等级型		血清学
35285-6	组织谷氨酰胺转移酶 Ab.IgA	任意浓度	时间点	血清	等级型		血清学
35286-4	预先疫苗接种之后的不良反应	复杂	时间点	同胞	集合型		免疫接种
3528-7	δ-9-四氢大麻酚	质量浓度	时间点	血清/血浆	定量型		药物水平/毒理学
35287-2	鼠弓形体 HS Ab	任意浓度	时间点	血清	定量型	凝集试验	微生物学
35288-0	MEN1 基因突变分析	存在与否或身份标识	时间点	全血/组织	叙述型	分子遗传学	分子病理学.基因突变
35289-8	过氧化物溶血	数量或计数分数	时间点	红细胞	定量型		血液学/细胞分类计数
35290-6	RPS6KA3 基因突变分析	存在与否或身份标识	时间点	全血/组织	叙述型	分子遗传学	分子病理学.基因突变

LOINC 代码	名称	属性	时间特征	系统	标尺类型	方法类型	分类
35291-4	UBE3A 基因突变分析	存在与否或身份标识	时间点	全血	名义型	分子遗传学	分子病理学.基因突变
35292-2	染色体 11 单亲二体性	任意	时间点	全血/组织	等级型	细胞遗传学	分子病理学.基因三体性染色体
35293-0	TYR 基因突变分析	存在与否或身份标识	时间点	全血/组织	叙述型	分子遗传学	分子病理学.基因突变
35294-8	PYGM 基因突变分析	存在与否或身份标识	时间点	全血/组织	叙述型	分子遗传学	分子病理学.基因突变
3529-5	四氢大麻酚	任意浓度	时间点	尿液	等级型		药物水平/毒理学
35295-5	BTK 基因突变分析	存在与否或身份标识	时间点	全血/组织	名义型	分子遗传学	分子病理学.基因突变
35296-3	PAX3 基因突变分析	存在与否或身份标识	时间点	全血/组织	名义型	分子遗传学	分子病理学.基因突变
35297-1	LMNA 基因突变分析	存在与否或身份标识	时间点	全血/组织	名义型	分子遗传学	分子病理学.基因突变
35298-9	FRDA 基因突变分析	存在与否或身份标识	时间点	全血/组织	叙述型	分子遗传学	分子病理学.基因突变
35299-7	PSEN1 基因突变分析	存在与否或身份标识	时间点	全血/组织	名义型	分子遗传学	分子病理学.基因突变
35300-3	GJB2 基因突变分析	存在与否或身份标识	时间点	全血/组织	叙述型	分子遗传学	分子病理学.基因突变
35301-1	转铁蛋白.碳水化合物缺乏.无唾液酸成分	任意浓度	时间点	脑脊液	等级型		化学
35302-9	HYAL1 基因突变分析	存在与否或身份标识	时间点	全血/组织	名义型	分子遗传学	分子病理学.基因突变
3530-3	四氢大麻酚	质量浓度	时间点	尿液	定量型		药物水平/毒理学
35303-7	β 葡萄糖苷酶	催化含量	时间点	XXX	定量型		化学
35304-5	CLA2 基因突变分析	存在与否或身份标识	时间点	全血/组织	名义型	分子遗传学	分子病理学.基因突变
35305-2	鼠弓形体 AC Ab	任意浓度	时间点	血清	定量型	凝集试验	微生物学
35306-0	TTR 基因等位基因 2	存在与否或身份标识	时间点	全血/组织	名义型	分子遗传学	分子病理学.基因突变
35307-8	TTR 基因等位基因 1	存在与否或身份标识	时间点	全血/组织	名义型	分子遗传学	分子病理学.基因突变
35308-6	胰蛋白酶^给予辛卡利特后第 5 份标本	催化浓度	时间点	体液	定量型		刺激耐受试验
35309-4	胰蛋白酶^给予辛卡利特后第 4 份标本	催化浓度	时间点	体液	定量型		刺激耐受试验
35310-2	胰蛋白酶^给予辛卡利特后第 3 份标本	催化浓度	时间点	体液	定量型		刺激耐受试验
3531-1	去甲丙咪嗪	质量浓度	时间点	血清/血浆	定量型		药物水平/毒理学
35311-0	胰蛋白酶^给予辛卡利特后第 2 份标本	催化浓度	时间点	体液	定量型		刺激耐受试验
35312-8	胰蛋白酶^给予辛卡利特后第 1 份标本	催化浓度	时间点	体液	定量型		刺激耐受试验

LOINC 代码	名称	属性	时间特征	系统	标尺类型	方法类型	分类
35313-6	三酰基甘油酯酶^给予辛卡利特后第 5 份标本	催化浓度	时间点	体液	定量型		刺激耐受试验
35314-4	三酰基甘油酯酶^给予辛卡利特后第 4 份标本	催化浓度	时间点	体液	定量型		刺激耐受试验
35315-1	三酰基甘油酯酶^给予辛卡利特后第 3 份标本	催化浓度	时间点	体液	定量型		刺激耐受试验
35316-9	三酰基甘油酯酶^给予辛卡利特后第 2 份标本	催化浓度	时间点	体液	定量型		刺激耐受试验
35317-7	普通高温放线菌 1 Ab	任意浓度	时间点	血清	等级型	免疫扩散	微生物学
35318-5	萨哈尔热放线菌 Ab	任意浓度	时间点	血清	等级型	免疫扩散	微生物学
35319-3	蛋白质^给予辛卡利特后第 5 份标本	质量浓度	时间点	体液	定量型		刺激耐受试验
35320-1	蛋白质^给予辛卡利特后第 4 份标本	质量浓度	时间点	体液	定量型		刺激耐受试验
35321-9	蛋白质^给予辛卡利特后第 3 份标本	质量浓度	时间点	体液	定量型		刺激耐受试验
35322-7	蛋白质^给予辛卡利特后第 2 份标本	质量浓度	时间点	体液	定量型		刺激耐受试验
35323-5	蛋白质^给予辛卡利特后第 1 份标本	质量浓度	时间点	体液	定量型		刺激耐受试验
35324-3	PMP22 基因等位基因 1	任意浓度	时间点	全血/组织	等级型	分子遗传学	分子病理学.基因突变
35325-0	PMP22 基因等位基因 2	任意浓度	时间点	全血/组织	等级型	分子遗传学	分子病理学.基因突变
35326-8	pH^给予辛卡利特后第 5 份标本	摩尔浓度	时间点	体液	定量型		刺激耐受试验
35327-6	pH^给予辛卡利特后第 4 份标本	摩尔浓度	时间点	体液	定量型		刺激耐受试验
35328-4	pH^给予辛卡利特后第 3 份标本	摩尔浓度	时间点	体液	定量型		刺激耐受试验
3532-9	去甲丙咪嗪	任意浓度	时间点	血清/血浆	等级型		药物水平/毒理学
35329-2	pH^给予辛卡利特后第 2 份标本	摩尔浓度	时间点	体液	定量型		刺激耐受试验
353-3	萘啶酮酸	药物敏感度	时间点	分离物＋血清	等级型	测序分型	抗生素敏感性
35330-0	pH^给予辛卡利特后第 1 份标本	摩尔浓度	时间点	体液	定量型		刺激耐受试验
35331-8	奥卡西平	质量浓度	时间点	血清/血浆	定量型		药物水平/毒理学
35332-6	嗜中性粒细胞.杆状核/100 白细胞	数量或计数分数	时间点	全血	定量型	自动化计数	血液学/细胞分类计数
35333-4	Jo-1 可提取核 Ab	任意浓度	时间点	血清	定量型	酶免疫分析	血清学
35334-2	胶原 N 端交联肽	摩尔浓度	24 小时	尿液	定量型		化学
35335-9	胰凝乳蛋白酶^给予辛卡利特后第 5 份标本	催化浓度	时间点	体液	定量型		刺激耐受试验
35336-7	胰凝乳蛋白酶^给予辛卡利特后第 4 份标本	催化浓度	时间点	体液	定量型		刺激耐受试验
3533-7	去甲丙咪嗪	任意浓度	时间点	尿液	等级型		药物水平/毒理学

LOINC 代码	名称	属性	时间特征	系统	标尺类型	方法类型	分类
35337-5	胰凝乳蛋白酶^给予辛卡利特后第 3 份标本	催化浓度	时间点	体液	定量型		刺激耐受试验
35338-3	胰凝乳蛋白酶^给予辛卡利特后第 2 份标本	催化浓度	时间点	体液	定量型		刺激耐受试验
35339-1	胰凝乳蛋白酶^给予辛卡利特后第 1 份标本	催化浓度	时间点	体液	定量型		刺激耐受试验
35340-9	ASPA 基因. p. Y231X	任意	时间点	全血/组织	等级型	分子遗传学	分子病理学.基因突变
35341-7	ASPA 基因. p. A305E	任意	时间点	全血/组织	等级型	分子遗传学	分子病理学.基因突变
35342-5	淀粉酶^给予辛卡利特后第 5 份标本	催化浓度	时间点	体液	定量型		刺激耐受试验
35343-3	淀粉酶^给予辛卡利特后第 4 份标本	催化浓度	时间点	体液	定量型		刺激耐受试验
35344-1	淀粉酶^给予辛卡利特后第 3 份标本	催化浓度	时间点	体液	定量型		刺激耐受试验
3534-5	去甲丙咪嗪	质量浓度	时间点	尿液	定量型		药物水平/毒理学
35345-8	淀粉酶^给予辛卡利特后第 2 份标本	催化浓度	时间点	体液	定量型		刺激耐受试验
35346-6	淀粉酶^给予辛卡利特后第 1 份标本	催化浓度	时间点	体液	定量型		刺激耐受试验
35347-4	显微镜观察	存在与否或身份标识	时间点	XXX	名义型	免疫荧光	微生物学
35348-2	白喉棒状杆菌 Ab	稀释系数、稀释倍数（滴度）	时间点	血清	定量型		微生物学
35349-0	猪带绦虫幼体 Ab	任意浓度	时间点	脑脊液	等级型	免疫印迹	微生物学
35350-8	NAACCR 生存至末次联系（以月计）	时差	时间点	病人	定量型		肿瘤登记
35351-6	肌强直性营养不良基因突变分析	存在与否或身份标识	时间点	全血/组织	叙述型	分子遗传学	分子病理学.基因突变
3535-2	去甲丙咪嗪^谷值	质量浓度	时间点	血清/血浆	定量型		药物水平/毒理学
35352-4	结核分枝杆菌基因型	存在与否或身份标识	时间点	分离物	名义型		微生物学
35353-2	FSHD 基因突变分析	存在与否或身份标识	时间点	全血/组织	叙述型	分子遗传学	分子病理学.基因突变
35354-0	COL1A1＋COL1A2 基因突变分析	存在与否或身份标识	时间点	全血/组织	名义型	分子遗传学	分子病理学.基因突变
35355-7	PABPN1 基因突变分析	存在与否或身份标识	时间点	全血/组织	名义型	分子遗传学	分子病理学.基因突变
35356-5	TWIST1 基因突变分析	存在与否或身份标识	时间点	全血/组织	叙述型	分子遗传学	分子病理学.基因突变
35357-3	PEO 基因突变分析	存在与否或身份标识	时间点	全血/组织	名义型	分子遗传学	分子病理学.基因突变
35358-1	LHON 综合征基因突变分析	存在与否或身份标识	时间点	全血/组织	叙述型	分子遗传学	分子病理学.基因突变
35359-9	AR 基因突变分析	存在与否或身份标识	时间点	全血/组织	叙述型	分子遗传学	分子病理学.基因突变
3536-0	去甲氯米帕明	质量浓度	时间点	血清/血浆	定量型		药物水平/毒理学
35360-7	甘油三酸酯.脂蛋白(little a）中的	质量浓度	时间点	血清/血浆	定量型		化学

LOINC 代码	名称	属性	时间特征	系统	标尺类型	方法类型	分类
35361-5	甘油三酸酯.脂蛋白(little a)中的	任意浓度	时间点	血清/血浆	等级型		化学
35362-3	甘油三酯.乳糜微粒中的	任意浓度	时间点	血清/血浆	等级型		化学
35363-1	甘油三酯.乳糜微粒中的	质量浓度	时间点	血清/血浆	定量型		化学
35364-9	三酰基甘油酯酶^给予辛卡利特后第1份标本	催化浓度	时间点	体液	定量型		刺激耐受试验
35365-6	维生素 D+代谢产物	质量浓度	时间点	血清/血浆	定量型		化学
35366-4	SCA2 基因等位基因 2.CAG 重复序列	任意	时间点	全血/组织	等级型	分子遗传学	分子病理学.基因三核苷酸重复序列
35367-2	SCA2 基因等位基因 1.CAG 重复序列	任意	时间点	全血/组织	等级型	分子遗传学	分子病理学.基因三核苷酸重复序列
35368-0	SCA1 基因等位基因 2.CAG 重复序列	任意	时间点	全血/组织	等级型	分子遗传学	分子病理学.基因三核苷酸重复序列
35369-8	SCA1 基因等位基因 1.CAG 重复序列	任意	时间点	全血/组织	等级型	分子遗传学	分子病理学.基因三核苷酸重复序列
35370-6	GBA 基因.g.S84GG	任意	时间点	全血/组织	等级型	分子遗传学	分子病理学.基因突变
35371-4	GBA 基因.g.N370S	任意	时间点	全血/组织	等级型	分子遗传学	分子病理学.基因突变
35372-2	GBA 基因.g.L444P	任意	时间点	全血/组织	等级型	分子遗传学	分子病理学.基因突变
35373-0	血小板聚集.XXX,诱导的	阈值摩尔浓度	时间点	富血小板血浆^供者	定量型		凝血功能检查
35374-8	DMPK 基因等位基因 2	任意	时间点	全血/组织	等级型	分子遗传学	分子病理学.基因突变
35375-5	DMPK 基因等位基因 1	任意	时间点	全血/组织	等级型	分子遗传学	分子病理学.基因突变
35376-3	MJD 基因等位基因 2.CAG 重复序列	任意	时间点	全血/组织	等级型	分子遗传学	分子病理学.基因三核苷酸重复序列
35377-1	MJD 基因等位基因 1.CAG 重复序列	任意	时间点	全血/组织	等级型	分子遗传学	分子病理学.基因三核苷酸重复序列
3537-8	去甲安定	质量浓度	时间点	血清/血浆	定量型		药物水平/毒理学
35378-9	HNPCC 基因突变,经检验的	存在与否或身份标识	时间点	全血/组织	名义型	分子遗传学	分子病理学.基因突变
35379-7	HNPCC 基因突变分析	存在与否或身份标识	时间点	全血/组织	名义型	分子遗传学	分子病理学.基因突变
35380-5	HEXA 基因.g.GIVS7A	任意	时间点	全血/组织	等级型	分子遗传学	分子病理学.基因突变
35381-3	HEXA 基因.g.GIVS12C	任意	时间点	全血/组织	等级型	分子遗传学	分子病理学.基因突变
35382-1	HEXA 基因.g.G269S	任意	时间点	全血/组织	等级型	分子遗传学	分子病理学.基因突变

LOINC 代码	名称	属性	时间特征	系统	标尺类型	方法类型	分类
35383-9	半乳甘露聚糖 Ag	任意浓度	时间点	血清/血浆	定量型		微生物学
35384-7	雌二醇	质量浓度	时间点	血清/血浆	定量型	高敏感性	化学
35385-4	塌陷反应介导蛋白 5 Ab. IgG	稀释系数、稀释倍数（滴度）	时间点	脑脊液	定量型		血清学
3538-6	右旋氨基丙苯	任意浓度	时间点	血清/血浆	等级型		药物水平/毒理学
35386-2	塌陷反应介导蛋白 5 Ab. IgG	稀释系数、稀释倍数（滴度）	时间点	血清	定量型		血清学
35387-0	脂蛋白（little a）胆固醇	任意浓度	时间点	血清/血浆	等级型		化学
35388-8	脂蛋白（little a）胆固醇	质量浓度	时间点	血清/血浆	定量型		化学
35389-6	乳糜微粒胆固醇	任意浓度	时间点	血清/血浆	等级型		化学
35390-4	痘苗病毒 DNA	任意浓度	时间点	XXX	等级型	探针.扩增.靶向扩增	微生物学
35391-2	猪带绦虫幼体 Ab. IgG	任意浓度	时间点	脑脊液	定量型		微生物学
35392-0	汉坦病毒 Ab. IgG	任意浓度	时间点	血清	定量型		微生物学
35393-8	汉坦病毒 Ab. IgM	任意浓度	时间点	血清	定量型		微生物学
3539-4	右旋氨基丙苯	任意浓度	时间点	尿液	等级型		药物水平/毒理学
35394-6	嗜肺军团菌 1 Ab. IgG	任意浓度	时间点	血清	等级型		微生物学
35395-3	嗜肺军团菌 1 Ab. IgM	任意浓度	时间点	血清	等级型		微生物学
35396-1	肠道病毒 RNA	任意浓度	时间点	组织	等级型	探针.扩增.靶向扩增	微生物学
35397-9	EB 病毒 DNA	任意浓度	时间点	骨髓	等级型	探针.扩增.靶向扩增	微生物学
35398-7	EB 病毒 DNA	任意浓度	时间点	口	等级型	探针.扩增.靶向扩增	微生物学
35399-5	水痘-带状疱疹病毒 DNA	任意浓度	时间点	眼	等级型	探针.扩增.靶向扩增	微生物学
35400-1	水痘-带状疱疹病毒 DNA	任意浓度	时间点	组织	等级型	探针.扩增.靶向扩增	微生物学
35401-9	巨细胞病毒 DNA	任意浓度	时间点	支气管	等级型	探针.扩增.靶向扩增	微生物学
3540-2	右旋吗酰胺	任意浓度	时间点	尿液	等级型		药物水平/毒理学
35402-7	杜氏利什曼虫 Ab. IgG	任意浓度	时间点	血清	等级型		微生物学
35403-5	杜氏利什曼虫 Ab. IgM	任意浓度	时间点	血清	等级型		微生物学
35404-3	巴西利什曼虫 Ab. IgG	任意浓度	时间点	血清	等级型		微生物学
35405-0	巴西利什曼虫 Ab. IgM	任意浓度	时间点	血清	等级型		微生物学
35406-8	墨西哥利什曼虫 Ab. IgG	任意浓度	时间点	血清	等级型		微生物学
35407-6	墨西哥利什曼虫 Ab. IgM	任意浓度	时间点	血清	等级型		微生物学
35408-4	热带利什曼虫 Ab. IgG	任意浓度	时间点	血清	等级型		微生物学
35409-2	热带利什曼虫 Ab. IgM	任意浓度	时间点	血清	等级型		微生物学
354-1	新霉素	药物敏感度	时间点	分离物	定量型	最小致死浓度	抗生素敏感性
3541-0	右旋吗酰胺	质量浓度	时间点	尿液	定量型		药物水平/毒理学
35410-0	压力.连续主动性气道	压力或压强	时间点	呼吸系统	定量型		呼吸机管理
35411-8	三烯酸/花生四烯酸盐	摩尔浓度比率	时间点	血清/血浆	定量型		化学
35412-6	衣原体 DNA	任意浓度	时间点	鼻	等级型	探针.扩增.靶向扩增	微生物学

LOINC 代码	名称	属性	时间特征	系统	标尺类型	方法类型	分类
35413-4	柯萨奇病毒 A4+A16 Ab	稀释系数、稀释倍数（滴度）	时间点	血清	定量型		微生物学
35414-2	比重	相对密度	时间点	体液	定量型	屈光计检查	化学
35415-9	缩宫素	任意浓度	时间点	血清/血浆	定量型		化学
35416-7	细粒棘球绦虫 Ab	任意浓度	时间点	血清	等级型	免疫印迹	微生物学
35417-5	单纯疱疹病毒 已鉴定的	存在与否或身份标识	时间点	肛门	名义型	微生物特异性培养	微生物学
35418-3	单纯疱疹病毒 已鉴定的	存在与否或身份标识	时间点	支气管	名义型	微生物特异性培养	微生物学
35419-1	单纯疱疹病毒 已鉴定的	存在与否或身份标识	时间点	脑脊液	名义型	微生物特异性培养	微生物学
35420-9	单纯疱疹病毒 已鉴定的	存在与否或身份标识	时间点	子宫颈	名义型	微生物特异性培养	微生物学
35421-7	单纯疱疹病毒 已鉴定的	存在与否或身份标识	时间点	耳	名义型	微生物特异性培养	微生物学
35422-5	单纯疱疹病毒 已鉴定的	存在与否或身份标识	时间点	体液	名义型	微生物特异性培养	微生物学
35423-3	单纯疱疹病毒 已鉴定的	存在与否或身份标识	时间点	阴道	名义型	微生物特异性培养	微生物学
35424-1	单纯疱疹病毒 已鉴定的	存在与否或身份标识	时间点	阴茎	名义型	微生物特异性培养	微生物学
35425-8	单纯疱疹病毒 已鉴定的	存在与否或身份标识	时间点	胎盘	名义型	微生物特异性培养	微生物学
35426-6	单纯疱疹病毒 已鉴定的	存在与否或身份标识	时间点	胸水	名义型	微生物特异性培养	微生物学
35427-4	单纯疱疹病毒 已鉴定的	存在与否或身份标识	时间点	腹腔液	名义型	微生物特异性培养	微生物学
3542-8	右丙氧芬	任意浓度	时间点	血清/血浆	等级型		药物水平/毒理学
35428-2	单纯疱疹病毒 已鉴定的	存在与否或身份标识	时间点	关节液	名义型	微生物特异性培养	微生物学
35429-0	单纯疱疹病毒 已鉴定的	存在与否或身份标识	时间点	大便	名义型	微生物特异性培养	微生物学
35430-8	单纯疱疹病毒 已鉴定的	存在与否或身份标识	时间点	咽喉	名义型	微生物特异性培养	微生物学
35431-6	单纯疱疹病毒 已鉴定的	存在与否或身份标识	时间点	组织	名义型	微生物特异性培养	微生物学
35432-4	单纯疱疹病毒 已鉴定的	存在与否或身份标识	时间点	尿液	名义型	微生物特异性培养	微生物学
35433-2	单纯疱疹病毒 已鉴定的	存在与否或身份标识	时间点	尿道	名义型	微生物特异性培养	微生物学
35434-0	单纯疱疹病毒 已鉴定的	存在与否或身份标识	时间点	创伤	名义型	微生物特异性培养	微生物学
35435-7	荚膜组织胞浆菌酵母 Ab	任意浓度	时间点	血清	等级型	补体结合试验	微生物学
3543-6	右丙氧芬	质量浓度	时间点	血清/血浆	定量型		药物水平/毒理学
35436-5	精子^再吻合术后	任意浓度	时间点	精液	等级型	光学显微镜检查	生育能力
35437-3	艾滋病毒 1 Ab	任意浓度	时间点	唾液	等级型	酶免疫分析	微生物学

LOINC 代码	名称	属性	时间特征	系统	标尺类型	方法类型	分类
35438-1	艾滋病毒 1 Ab	任意浓度	时间点	唾液	定量型	酶免疫分析	微生物学
35439-9	艾滋病毒 1 Ab	任意浓度	时间点	唾液	等级型	免疫印迹	微生物学
35440-7	艾滋病毒 1 gp160 Ab	任意浓度	时间点	唾液	等级型	免疫印迹	微生物学
35441-5	艾滋病毒 1 gp120 Ab	任意浓度	时间点	唾液	等级型	免疫印迹	微生物学
35442-3	艾滋病毒 1 p66 Ab	任意浓度	时间点	唾液	等级型	免疫印迹	微生物学
35443-1	艾滋病毒 1 p65 Ab	任意浓度	时间点	唾液	等级型	免疫印迹	微生物学
3544-4	右丙氧芬	任意浓度	时间点	尿液	等级型		药物水平/毒理学
35444-9	艾滋病毒 1 p55 Ab	任意浓度	时间点	唾液	等级型	免疫印迹	微生物学
35445-6	艾滋病毒 1 p51 Ab	任意浓度	时间点	唾液	等级型	免疫印迹	微生物学
35446-4	艾滋病毒 1 gp41 Ab	任意浓度	时间点	唾液	等级型	免疫印迹	微生物学
35447-2	艾滋病毒 1 p31 Ab	任意浓度	时间点	唾液	等级型	免疫印迹	微生物学
35448-0	艾滋病毒 1 p24 Ab	任意浓度	时间点	唾液	等级型	免疫印迹	微生物学
35449-8	艾滋病毒 1 p17 Ab	任意浓度	时间点	唾液	等级型	免疫印迹	微生物学
35450-6	艾滋病毒 1 p18 Ab	任意浓度	时间点	唾液	等级型	免疫印迹	微生物学
3545-1	右丙氧芬	质量浓度	时间点	尿液	定量型		药物水平/毒理学
35451-4	单纯疱疹病毒 已鉴定的	存在与否或身份标识	时间点	鼻咽部	名义型	微生物特异性培养	微生物学
35452-2	艾滋病毒 1 gp40 Ab	任意浓度	时间点	血清	等级型	免疫印迹	微生物学
35453-0	ARSA 基因 PD 等位基因	存在与否或身份标识	时间点	全血/组织	名义型	分子遗传学	分子病理学.基因突变
35454-8	MLL 基因重排	存在与否或身份标识	时间点	全血/组织	叙述型	分子遗传学	分子病理学.基因重排
35455-5	X 染色体失活	存在与否或身份标识	时间点	全血/组织	叙述型		分子病理学
35456-3	Y 染色体缺失	存在与否或身份标识	时间点	全血/组织	名义型		分子病理学.基因缺失
35457-1	母细胞污染	存在与否或身份标识	时间点	羊水	名义型		分子病理学
35458-9	Ma+Ta Ab	任意浓度	时间点	血清	等级型		血清学
35459-7	T 细胞交叉配血	印象/检查结果的解释	时间点	血清/血浆	名义型		血库
35460-5	血小板基因型	存在与否或身份标识	时间点	羊水	名义型		血液学/细胞分类计数
35461-3	ELN 基因突变分析	存在与否或身份标识	时间点	全血/组织	名义型	分子遗传学	分子病理学.基因突变
35462-1	SMN1 基因突变分析	存在与否或身份标识	时间点	全血/组织	叙述型	分子遗传学	分子病理学.基因突变
35463-9	端粒分析	存在与否或身份标识	时间点	全血/组织	名义型		分子病理学
35464-7	CMT 轴突基因突变分析	存在与否或身份标识	时间点	全血/组织	叙述型	分子遗传学	分子病理学.基因突变
35465-4	RHD 基因突变分析	存在与否或身份标识	时间点	全血/组织	名义型	分子遗传学	分子病理学.基因突变
35466-2	AS+PWS 基因突变分析	存在与否或身份标识	时间点	全血/组织	叙述型	分子遗传学	分子病理学.基因突变
35467-0	M-氯苯哌嗪	任意浓度	时间点	血清/血浆	等级型		药物水平/毒理学
35468-8	细胞.嗜水气单胞菌溶素变异体	任意浓度	时间点	全血	等级型		细胞标志物
3546-9	二乙酰吗啡	任意浓度	时间点	尿液	等级型		药物水平/毒理学

LOINC 代码	名称	属性	时间特征	系统	标尺类型	方法类型	分类
35469-6	单-寡糖/二-寡糖	质量浓度比率	时间点	血清/血浆	定量型		化学
35470-4	线粒体 DNA 缺失	存在与否或身份标识	时间点	全血/组织	名义型	分子遗传学	分子病理学.基因缺失
35471-2	人白细胞抗原 Ab	任意浓度	时间点	全血	等级型		人类白细胞抗原
35472-0	HEXA 基因. g. 1277 ins TATC	任意	时间点	全血/组织	等级型	分子遗传学	分子病理学.基因突变
35473-8	HEXA 基因 7. 6kb 缺失	任意	时间点	全血/组织	等级型	分子遗传学	分子病理学.基因缺失
35474-6	某基因突变分析	存在与否或身份标识	时间点	全血/组织	叙述型	分子遗传学	分子病理学.基因突变
35475-3	A-寡糖/Di-寡糖	质量浓度比率	时间点	血清/血浆	定量型		化学
35476-1	OKT3 阻断性 Ab	稀释系数、稀释倍数（滴度）	时间点	血清/血浆	定量型	流式细胞术	血清学
3547-7	二乙酰吗啡	质量浓度	时间点	尿液	定量型		药物水平/毒理学
35477-9	纤毛柱状衬细胞/100 白细胞	数量或计数比率	时间点	体液	定量型		血液学/细胞分类计数
35478-7	胞质氨基肽酶	催化速率	24 小时	尿液	定量型		化学
35479-5	二嗪磷	质量浓度	时间点	尿液	定量型		药物水平/毒理学
35480-3	1-萘酚	质量浓度	时间点	尿液	定量型		药物水平/毒理学
35481-1	特丁磷	质量浓度	时间点	血清/血浆	定量型		药物水平/毒理学
35482-9	对硝基苯酚	质量浓度	时间点	血清/血浆	定量型		药物水平/毒理学
35483-7	速灭磷	质量浓度	时间点	血清/血浆	定量型		药物水平/毒理学
35484-5	甲基对硫磷	质量浓度	时间点	血清/血浆	定量型		药物水平/毒理学
3548-5	地西泮	质量浓度	时间点	血清/血浆	定量型		药物水平/毒理学
35485-2	甲基内吸磷	质量浓度	时间点	血清/血浆	定量型		药物水平/毒理学
35486-0	地虫磷	质量浓度	时间点	血清/血浆	定量型		药物水平/毒理学
35487-8	皮蝇硫磷	质量浓度	时间点	血清/血浆	定量型		药物水平/毒理学
35488-6	二嗪磷	质量浓度	时间点	血清/血浆	定量型		药物水平/毒理学
35489-4	毒死蜱	质量浓度	时间点	血清/血浆	定量型		药物水平/毒理学
35490-2	甲基谷硫磷	质量浓度	时间点	血清/血浆	定量型		药物水平/毒理学
35491-0	钩端螺旋体 sp DNA	任意浓度	时间点	XXX	等级型	探针.扩增.靶向扩增	微生物学
35492-8	金黄色葡萄球菌.抗甲氧西林 DNA	任意浓度	时间点	XXX	等级型	探针.扩增.靶向扩增	微生物学
3549-3	地西泮	任意浓度	时间点	血清/血浆	等级型		药物水平/毒理学

LOINC 代码	名称	属性	时间特征	系统	标尺类型	方法类型	分类
35493-6	篦麻毒素	任意浓度	时间点	XXX	等级型		药物水平/毒理学
35494-4	琥珀酸盐脱氢酶	催化含量	时间点	组织	定量型		化学
35495-1	枸橼酸合成酶	催化含量	时间点	组织	定量型		化学
35496-9	NADH 脱氢酶	催化含量	时间点	组织	定量型		化学
35497-7	NADH 细胞色素 C 还原酶	催化含量	时间点	组织	定量型		化学
35498-5	琥珀酸盐细胞色素 C 还原酶	催化含量	时间点	组织	定量型		化学
35499-3	农药+杀虫剂 医嘱组	质量浓度	时间点	血清/血浆	定量型		医嘱组. 药物水平/毒理学
35500-8	农药+杀虫剂 医嘱组	质量浓度	时间点	尿液	定量型		医嘱组. 药物水平/毒理学
3550-1	地西泮	任意浓度	时间点	尿液	等级型		药物水平/毒理学
35501-6	农药+杀虫剂 医嘱组	质量浓度	时间点	尿液+血清/血浆	定量型		医嘱组. 药物水平/毒理学
35502-4	线粒体肌病酶 医嘱组	催化含量	时间点	组织	定量型		医嘱组. 化学
35503-2	动脉开放性^动脉穿刺前	任意浓度	时间点	腕动脉	等级型		呼吸机管理
35504-0	对氨基苯甲酸^口服某剂量苯替酪胺后 6 小时	质量分数	6 小时	尿液	定量型		刺激耐受试验
35505-7	脂蛋白. β. 亚微颗粒	类型	时间点	血清/血浆	名义型		化学
35506-5	CLL 基因突变分析	存在与否或身份标识	时间点	全血/组织	叙述型	分子遗传学	分子病理学. 基因突变
35507-3	氨基酸 医嘱组	摩尔浓度	时间点	脑脊液	定量型		医嘱组. 化学
35508-1	氨基酸 医嘱组	摩尔浓度	时间点	羊水	定量型		医嘱组. 化学
35509-9	氨基酸 医嘱组	摩尔速率	24 小时	尿液	定量型		医嘱组. 化学
35510-7	通用信息小节	—	—	临床试验方案	叙述型		文档. 转诊介绍. 临床试验方案
35511-5	背景信息部分	—	—	临床试验方案	叙述型		文档. 转诊介绍. 临床试验方案
35512-3	试验目的与用途小节	—	—	临床试验方案	叙述型		文档. 转诊介绍. 临床试验方案
35513-1	试验设计小节	—	—	临床试验方案	叙述型		文档. 转诊介绍. 临床试验方案
35514-9	对象选择与撤消小节	—	—	临床试验方案	叙述型		文档. 转诊介绍. 临床试验方案
35515-6	对象参与+时代小节	—	—	临床试验方案	叙述型		文档. 转诊介绍. 临床试验方案
35516-4	治疗对象+时代小节	—	—	临床试验方案	叙述型		文档. 转诊介绍. 临床试验方案
35517-2	评估小节	—	—	临床试验方案	叙述型		文档. 转诊介绍. 临床试验方案

LOINC 代码	名称	属性	时间特征	系统	标尺类型	方法类型	分类
35518-0	功效评估小节	—	—	临床试验方案	叙述型		文档. 转诊介绍. 临床试验方案
3551-9	地西泮	质量浓度	时间点	尿液	定量型		药物水平/毒理学
35519-8	安全性评估小节	—	—	临床试验方案	叙述型		文档. 转诊介绍. 临床试验方案
35520-6	统计学小节	—	—	临床试验方案	叙述型		文档. 转诊介绍. 临床试验方案
35521-4	直接使用源数据＋文档部分	—	—	临床试验方案	叙述型		文档. 转诊介绍. 临床试验方案
35522-2	质量控制与质量保证小节	—	—	临床试验方案	叙述型		文档. 转诊介绍. 临床试验方案
35523-0	伦理学小节	—	—	临床试验方案	叙述型		文档. 转诊介绍. 临床试验方案
35524-8	数据处理与记录保管部分	—	—	临床试验方案	叙述型		文档. 转诊介绍. 临床试验方案
35525-5	金融与保险小节	—	—	临床试验方案	叙述型		文档. 转诊介绍. 临床试验方案
35526-3	出版方针小节	—	—	临床试验方案	叙述型		文档. 转诊介绍. 临床试验方案
3552-7	地西泮^谷值	质量浓度	时间点	血清/血浆	定量型		药物水平/毒理学
35527-1	附录小节	—	—	临床试验方案	叙述型		文档. 转诊介绍. 临床试验方案
35528-9	临床试验方案. 总体	—	—	临床试验方案	叙述型		文件. 规章制度
35529-7	牛肉 Ab. IgG	质量浓度	时间点	血清	定量型		变态反应
35530-5	白色念珠菌 Ab. IgG	质量浓度	时间点	血清	定量型		变态反应
35531-3	甘蔗 Ab. IgG	质量浓度	时间点	血清	定量型		变态反应
35532-1	鸡 Ab. IgG	质量浓度	时间点	血清	定量型		变态反应
35533-9	咖啡属 spp Ab. IgG	质量浓度	时间点	血清	定量型		变态反应
35534-7	玉米 Ab. IgG	质量浓度	时间点	血清	定量型		变态反应
3553-5	二苯西平	质量浓度	时间点	全血	定量型		药物水平/毒理学
35535-4	卵白 Ab. IgG	质量浓度	时间点	血清	定量型		变态反应
35536-2	卵黄 Ab. IgG	质量浓度	时间点	血清	定量型		变态反应
35537-0	小麦 Ab. IgG	质量浓度	时间点	血清	定量型		变态反应
35538-8	酿酒酵母 Ab. IgG	质量浓度	时间点	血清	定量型		变态反应
35539-6	牛奶 Ab. IgG	质量浓度	时间点	血清	定量型		变态反应

LOINC 代码	名称	属性	时间特征	系统	标尺类型	方法类型	分类
35540-4	圆生蘑菇 Ab. IgG	质量浓度	时间点	血清	定量型		变态反应
35541-2	洋葱 Ab. IgG	质量浓度	时间点	血清	定量型		变态反应
35542-0	落花生 Ab. IgG	质量浓度	时间点	血清	定量型		变态反应
3554-3	地布卡因量	质量浓度	时间点	血清	定量型		化学
35543-8	猪肉 Ab. IgG	质量浓度	时间点	血清	定量型		变态反应
35544-6	马铃薯 Ab. IgG	质量浓度	时间点	血清	定量型		变态反应
35545-3	水稻 Ab. IgG	质量浓度	时间点	血清	定量型		变态反应
35546-1	大豆 Ab. IgG	质量浓度	时间点	血清	定量型		变态反应
35547-9	番茄 Ab. IgG	质量浓度	时间点	血清	定量型		变态反应
35548-7	串珠镰刀菌 Ab. IgG	质量浓度	时间点	血清	定量型		变态反应
35549-5	总状毛霉菌 Ab. IgG	质量浓度	时间点	血清	定量型		变态反应
3555-0	二氯磺胺	任意浓度	时间点	尿液	等级型		药物水平/毒理学
35550-3	邻苯二甲酸酐 Ab. IgG	质量浓度	时间点	血清	定量型		变态反应
35551-1	甜菜茎点霉 Ab. IgG	质量浓度	时间点	血清	定量型		变态反应
35552-9	黑色根霉菌 Ab. IgG	质量浓度	时间点	血清	定量型		变态反应
35553-7	葡柄霉菌 Ab. IgG	质量浓度	时间点	血清	定量型		变态反应
35554-5	巧克力 Ab. IgG	质量浓度	时间点	血清	定量型		变态反应
35555-2	Halodes 长蠕孢菌 Ab. IgG	质量浓度	时间点	血清	定量型		变态反应
35556-0	红色毛癣菌 Ab. IgG	质量浓度	时间点	血清	定量型		变态反应
35557-8	枝孢菌 Ab. IgG	质量浓度	时间点	血清	定量型		变态反应
35558-6	胆碱酯酶 医嘱组	催化浓度	时间点	全血	定量型		医嘱组. 化学
35559-4	蛋白质. 单克隆性区带 2	质量浓度	时间点	血清/血浆	定量型	电泳	化学
35560-2	蛋白质. 单克隆性	质量浓度	时间点	尿液	定量型		化学
35561-0	蛋白质. 单克隆性区带 2	质量浓度	时间点	尿液	定量型		化学
35562-8	胆汁酸^热量型禁食后	摩尔浓度	时间点	血清	定量型		刺激耐受试验
35563-6	立克次氏立克次体 Ab. IgG 与 IgM 医嘱组	—	时间点	血清	定量型		医嘱组. 微生物学
35564-4	艾滋病毒 1 p31+p32 Ab	任意浓度	时间点	血清	等级型	免疫印迹	微生物学
35565-1	艾滋病毒 1 p40 Ab	任意浓度	时间点	血清	等级型	免疫印迹	微生物学
35566-9	甲状旁腺素^基线	质量浓度	时间点	血清/血浆	定量型		刺激耐受试验
35567-7	甲状旁腺素^切除术后 10 分钟	质量浓度	时间点	血清/血浆	定量型		刺激耐受试验
3556-8	二氯磺胺	质量浓度	时间点	尿液	定量型		药物水平/毒理学
35568-5	蛋白质组份. 寡克隆带	数量或计数（正整数）	时间点	脑脊液	定量型	电泳	化学
35569-3	蛋白质组份. 寡克隆带	数量或计数（正整数）	时间点	血清/血浆	定量型		化学
35570-1	高血压蛋白原酶	质量浓度	时间点	血浆	定量型		化学
35571-9	酪氨酸	摩尔浓度	时间点	全血. 滤纸	定量型		化学
35572-7	苯丙氨酸/酪氨酸	摩尔浓度比率	时间点	全血. 滤纸	定量型		化学
35573-5	前胶原+胶原	存在与否或身份标识	时间点	成纤维细胞	名义型	电泳	化学
35574-3	脂肪酸氧化作用	存在与否或身份标识	时间点	成纤维细胞	名义型		化学
35575-0	鸽抗体 医嘱组	—	时间点	血清	—		医嘱组. 变态反应
3557-6	二氯磺胺	质量速率	24 小时	尿液	定量型		药物水平/毒理学
35576-8	碳氢化合物与氧化型挥发性物质 医嘱组	—	时间点	血清/血浆	—		医嘱组. 药物水平/毒理学

LOINC 代码	名称	属性	时间特征	系统	标尺类型	方法类型	分类
35577-6	超敏感性肺炎 医嘱组	—	时间点	血清	—		医嘱组.变态反应
35578-4	1，2-二硝酸甘油	质量浓度	时间点	全血	定量型		药物水平/毒理学
35579-2	四氢呋喃	质量浓度	时间点	尿液	定量型		药物水平/毒理学
355-8	新霉素	药物敏感度	时间点	分离物	定量或等级型	最小抑制浓度	抗生素敏感性
35580-0	N-甲基缬氨酸	质量浓度	时间点	全血	定量型		化学
35581-8	羟乙基缬氨酸	质量浓度	时间点	全血	定量型		化学
35582-6	肼	质量浓度	时间点	全血	定量型		药物水平/毒理学
35583-4	肼/肌酐	质量浓度比率	时间点	尿液	定量型		药物水平/毒理学
3558-4	双香豆素	质量浓度	时间点	血清/血浆	定量型		药物水平/毒理学
35584-2	苯胺	质量浓度	时间点	全血	定量型		药物水平/毒理学
35585-9	2-丁氧乙酸	质量浓度	时间点	尿液	定量型		药物水平/毒理学
35586-7	4-叔-丁基苯酚	质量浓度	时间点	尿液	定量型		药物水平/毒理学
35587-5	2-乙氧乙酸	质量浓度	时间点	尿液	定量型		药物水平/毒理学
35588-3	乙二醇二硝酸酯	质量浓度	时间点	全血	定量型		药物水平/毒理学
35589-1	糠酸/肌酐	质量浓度比率	时间点	尿液	定量型		药物水平/毒理学
35590-9	苯胺	质量浓度	时间点	尿液	定量型		药物水平/毒理学
35591-7	肌酐肾清除率.估计值	容积速率	时间点	血清/血浆	定量型	Cockroft-Gault 公式	化学
3559-2	洋地黄毒苷	质量浓度	时间点	血清/血浆	定量型		药物水平/毒理学
35592-5	肌酐肾清除率^^按照体表面积校正.估计值	容积速率	时间点	血清/血浆	定量型	Cockroft-Gault 公式，BSA 公式	化学
35593-3	肌酐肾清除率^^按照体表面积校正	容积速率	XXX	尿液＋血清/血浆	定量型		化学
35594-1	肌酐肾清除率^^按照体表面积校正	容积速率	2 小时	尿液＋血清/血浆	定量型		化学
35595-8	对乙酰氨基酚	质量浓度	时间点	血清/血浆	定量型	筛查试验	药物水平/毒理学
35596-6	茶碱	质量浓度	时间点	血清/血浆	定量型	筛查试验	药物水平/毒理学
35597-4	水杨酸盐类药物	质量浓度	时间点	血清/血浆	定量型	筛查试验	药物水平/毒理学
35598-2	布他比妥	质量浓度	时间点	血清/血浆	定量型	筛查试验	药物水平/毒理学

LOINC 代码	名称	属性	时间特征	系统	标尺类型	方法类型	分类
35599-0	卡马西平	质量浓度	时间点	血清/血浆	定量型	筛查试验	药物水平/毒理学
35-6	阿奇霉素	药物敏感度	时间点	分离物	定量型	最小致死浓度	抗生素敏感性
3560-0	洋地黄毒苷	质量浓度	时间点	尿液	定量型		药物水平/毒理学
35600-6	氯氮䓬	质量浓度	时间点	血清/血浆	定量型	筛查试验	药物水平/毒理学
35601-4	氯丙嗪	质量浓度	时间点	血清/血浆	定量型	筛查试验	药物水平/毒理学
35602-2	氯米帕明	质量浓度	时间点	血清/血浆	定量型	筛查试验	药物水平/毒理学
35603-0	氯硝西泮	质量浓度	时间点	血清/血浆	定量型	筛查试验	药物水平/毒理学
35604-8	环苯扎林	质量浓度	时间点	血清/血浆	定量型	筛查试验	药物水平/毒理学
35605-5	N-去烷基氟胺安定	质量浓度	时间点	血清/血浆	定量型	筛查试验	药物水平/毒理学
35606-3	去甲丙咪嗪	质量浓度	时间点	血清/血浆	定量型	筛查试验	药物水平/毒理学
35607-1	地西泮	质量浓度	时间点	血清/血浆	定量型	筛查试验	药物水平/毒理学
35608-9	苯海拉明	质量浓度	时间点	血清/血浆	定量型	筛查试验	药物水平/毒理学
35609-7	多塞平	质量浓度	时间点	血清/血浆	定量型	筛查试验	药物水平/毒理学
35610-5	氟西汀	质量浓度	时间点	血清/血浆	定量型	筛查试验	药物水平/毒理学
35611-3	氟西泮	质量浓度	时间点	血清/血浆	定量型	筛查试验	药物水平/毒理学
35612-1	氟伏沙明	质量浓度	时间点	血清/血浆	定量型	筛查试验	药物水平/毒理学
35613-9	格鲁米特	质量浓度	时间点	血清/血浆	定量型	筛查试验	药物水平/毒理学
35614-7	布洛芬	质量浓度	时间点	血清/血浆	定量型	筛查试验	药物水平/毒理学
35615-4	利多卡因	质量浓度	时间点	血清/血浆	定量型	筛查试验	药物水平/毒理学
35616-2	氯羟去甲安定	质量浓度	时间点	血清/血浆	定量型	筛查试验	药物水平/毒理学
35617-0	哌替啶	质量浓度	时间点	血清/血浆	定量型	筛查试验	药物水平/毒理学
3561-8	洋地黄毒苷^给药后大于6小时	质量浓度	时间点	血清/血浆	定量型		药物水平/毒理学
35618-8	美沙酮	质量浓度	时间点	血清/血浆	定量型	筛查试验	药物水平/毒理学
35619-6	甲喹酮	质量浓度	时间点	血清/血浆	定量型	筛查试验	药物水平/毒理学
35620-4	甲氧乙心安	任意浓度	时间点	血清/血浆	等级型	筛查试验	药物水平/毒理学

LOINC 代码	名称	属性	时间特征	系统	标尺类型	方法类型	分类
35621-2	去甲氯米帕明	质量浓度	时间点	血清/血浆	定量型	筛查试验	药物水平/毒理学
35622-0	去甲安定	质量浓度	时间点	血清/血浆	定量型	筛查试验	药物水平/毒理学
35623-8	去甲多虑平	质量浓度	时间点	血清/血浆	定量型	筛查试验	药物水平/毒理学
35624-6	诺氟西汀	质量浓度	时间点	血清/血浆	定量型	筛查试验	药物水平/毒理学
35625-3	去甲哌替啶	质量浓度	时间点	血清/血浆	定量型	筛查试验	药物水平/毒理学
3562-6	地高辛.游离型	质量浓度	时间点	血清/血浆	定量型		药物水平/毒理学
35626-1	去甲丙氧芬	质量浓度	时间点	血清/血浆	定量型	筛查试验	药物水平/毒理学
35627-9	去甲阿密曲替林	质量浓度	时间点	血清/血浆	定量型	筛查试验	药物水平/毒理学
35628-7	去甲维拉帕米	任意浓度	时间点	血清/血浆	等级型	筛查试验	药物水平/毒理学
35629-5	奥沙西泮	质量浓度	时间点	血清/血浆	定量型	筛查试验	药物水平/毒理学
35630-3	戊巴比妥	质量浓度	时间点	血清/血浆	定量型	筛查试验	药物水平/毒理学
35631-1	苯巴比妥	质量浓度	时间点	血清/血浆	定量型	筛查试验	药物水平/毒理学
35632-9	苯妥英	质量浓度	时间点	血清/血浆	定量型	筛查试验	药物水平/毒理学
35633-7	普萘洛尔	质量浓度	时间点	血清/血浆	定量型	筛查试验	药物水平/毒理学
3563-4	地高辛^给药后大于 12 小时	质量浓度	时间点	血清/血浆	定量型		药物水平/毒理学
35634-5	司可巴比妥	质量浓度	时间点	血清/血浆	定量型	筛查试验	药物水平/毒理学
35635-2	曲唑酮	质量浓度	时间点	血清/血浆	定量型	筛查试验	药物水平/毒理学
35636-0	阿米替林	质量浓度	时间点	血清/血浆	定量型	筛查试验	药物水平/毒理学
35637-8	4-羟基苯乙哌啶酮	质量浓度	时间点	血清/血浆	定量型	筛查试验	药物水平/毒理学
35638-6	博氏疏螺旋体 DNA	任意浓度	时间点	组织	等级型	探针.扩增.靶向扩增	微生物学
35639-4	肺炎衣原体+鹦鹉热嗜衣原体 DNA	任意浓度	时间点	组织	等级型	探针.扩增.靶向扩增	微生物学
35640-2	细胞.CD5/100 细胞	数量或计数分数	时间点	骨髓	定量型		细胞标志物
35641-0	细胞.CD7/100 细胞	数量或计数分数	时间点	骨髓	定量型		细胞标志物
3564-2	二甲基苯丙胺	任意浓度	时间点	尿液	等级型		药物水平/毒理学
35642-8	可替宁	任意浓度	时间点	尿液	等级型	确认试验	药物水平/毒理学
35643-6	2 型胶原 Ab	任意浓度	时间点	血清	等级型	酶免疫分析	血清学

LOINC 代码	名称	属性	时间特征	系统	标尺类型	方法类型	分类
35644-4	间甲肾上腺素/肌酐	质量浓度比率	24 小时	尿液	定量型		化学
35645-1	NSD1 基因缺失	任意	时间点	全血/组织	等级型	分子遗传学	分子病理学.基因缺失
35646-9	脱氧吡啶啉/肌酐	摩尔浓度比率	XXX	尿液	定量型		化学
35647-7	吡啶诺林+脱氧吡啶诺林/肌酐	摩尔浓度比率	XXX	尿液	定量型		化学
35648-5	C 反应蛋白	五分位数	时间点	血清/血浆	定量型	高敏感性	化学
35649-3	右丙氧芬	质量浓度	时间点	血清/血浆	定量型	筛查试验	药物水平/毒理学
35650-1	淋巴细胞性脉络丛脑膜炎病毒 Ab. IgG 与 IgM 医嘱组	—	时间点	脑脊液	定量型		医嘱组.微生物学
35651-9	滑液衬里细胞/100 细胞	数量或计数分数	时间点	关节液	定量型		血液学/细胞分类计数
35652-7	上皮细胞/100 细胞	数量或计数分数	时间点	体液	定量型		血液学/细胞分类计数
35653-5	细胞. CD158	数量或计数浓度（计数/容积）	时间点	全血	定量型		细胞标志物
35654-3	肌酐/公斤体重	质量速率	24 小时	尿液	定量型		化学
35655-0	丁酰肉碱	摩尔浓度	时间点	血清/血浆	定量型		化学
35656-8	3-羟基硬脂酰肉碱	摩尔浓度	时间点	血清/血浆	定量型		化学
35657-6	尿素氮/公斤体重	质量速率	24 小时	尿液	定量型		化学
35658-4	肿瘤存活（以月计）	时差	时间点	病人	定量型		肿瘤登记
3565-9	二甲基苯丙胺	质量浓度	时间点	尿液	定量型		药物水平/毒理学
35659-2	标本收集年龄	时差	时间点	病人	定量型		肿瘤登记
356-6	新霉素	药物敏感度	时间点	分离物	定量或等级型	琼脂扩散	抗生素敏感性
35660-0	病理学报告. 最终诊断小节-文本	印象/检查结果的解释	时间点	标本	名义型		肿瘤登记
35661-8	JC 病毒 DNA	任意浓度	时间点	尿液	等级型	探针.扩增.靶向扩增	微生物学
35662-6	葡萄糖	质量浓度	XXX	尿液	定量型		化学
35663-4	蛋白质	质量浓度	XXX	尿液	定量型		尿液分析
35664-2	乙醇	质量浓度	XXX	尿液	定量型		药物水平/毒理学
35665-9	丙酮	质量浓度	XXX	尿液	定量型		药物水平/毒理学
35666-7	淋巴细胞性脉络丛脑膜炎病毒 Ab. IgG 与 IgM 医嘱组	—	时间点	血清	定量型		医嘱组.微生物学
3566-7	二甲基苯丙胺	质量速率	24 小时	尿液	定量型		药物水平/毒理学
35667-5	阿托西汀	质量浓度	时间点	血清/血浆	定量型		药物水平/毒理学
35668-3	庆大霉素	质量浓度	时间点	血清/血浆	定量型		药物水平/毒理学
35669-1	阿米卡星	质量浓度	时间点	血清/血浆	定量型		药物水平/毒理学
35670-9	妥布霉素	质量浓度	时间点	血清/血浆	定量型		药物水平/毒理学

LOINC 代码	名称	属性	时间特征	系统	标尺类型	方法类型	分类
35671-7	半乳甘露聚糖 Ag	任意浓度	时间点	XXX	定量型		微生物学
35672-5	胆红素.葡糖醛酸化型+胆红素.白蛋白结合型/总胆红素	质量分数	时间点	血清/血浆	定量型		化学
35673-3	磷酸盐	质量浓度	XXX	尿液	定量型		化学
35674-1	肌酐	质量浓度	XXX	尿液	定量型		化学
3567-5	二甲基色胺	质量浓度	时间点	血清/血浆	定量型		药物水平/毒理学
35675-8	钙	质量浓度	XXX	尿液	定量型		化学
35676-6	氯化物	摩尔浓度	XXX	尿液	定量型		化学
35677-4	钾	摩尔浓度	XXX	尿液	定量型		化学
35678-2	钠	摩尔浓度	XXX	尿液	定量型		化学
35679-0	水痘 带状疱疹病毒 Ab.IgG 与 IgM 医嘱组	—	时间点	脑脊液	定量型		医嘱组.微生物学
35680-8	戊型肝炎病毒 Ab.IgG 与 IgM 医嘱组	—	时间点	血清	定量型		医嘱组.微生物学
35681-6	组织谷氨酰胺转移酶 Ab 医嘱组	—	时间点	血清	定量型		医嘱组.血清学
35682-4	克氏锥虫 Ab.IgG 与 IgM 医嘱组	—	时间点	血清	定量型		医嘱组.微生物学
3568-3	二甲基色胺	质量浓度	时间点	尿液	定量型		药物水平/毒理学
35683-2	伯克氏菌 Ab.IgG 与 IgM 医嘱组	—	时间点	血清	定量型		医嘱组.微生物学
35684-0	科罗拉多蜱热病毒 Ab.IgG 与 IgM 医嘱组	—	时间点	血清	定量型		医嘱组.微生物学
35685-7	二氧化碳	摩尔浓度	XXX	尿液	定量型		化学
35686-5	GBA 基因.g.A1226G	任意	时间点	全血/组织	等级型	分子遗传学	分子病理学.基因突变
35687-3	GBA 基因.g.G1297T	任意	时间点	全血/组织	等级型	分子遗传学	分子病理学.基因突变
35688-1	GBA 基因.g.T1448G+GBA 基因.g.T1448C	任意	时间点	全血/组织	等级型	分子遗传学	分子病理学.基因突变
35689-9	GBA 基因.g.G84GG	任意	时间点	全血/组织	等级型	分子遗传学	分子病理学.基因突变
35690-7	GBA 基因.g.GIVS2（+1）A+GBA 基因.g.GIVS2（+1）T	任意	时间点	全血/组织	等级型	分子遗传学	分子病理学.基因突变
3569-1	苯海拉明	任意浓度	时间点	血清/血浆	等级型		药物水平/毒理学
35691-5	某微生物 DNA	任意浓度	时间点	XXX	等级型	探针.扩增.靶向扩增	微生物学
35692-3	细胞.G0+G1 期/100 细胞	数量或计数分数	时间点	XXX	定量型	流式细胞术	分子病理学
35693-1	GBA 基因突变分析	存在与否或身份标识	时间点	全血/组织	叙述型	分子遗传学	分子病理学.基因突变
35694-9	加利福尼亚脑炎病毒 Ab.IgG	稀释系数、稀释倍数（滴度）	时间点	血清	定量型		微生物学
35695-6	加利福尼亚脑炎病毒 Ab.IgM	稀释系数、稀释倍数（滴度）	时间点	血清	定量型		微生物学

LOINC 代码	名称	属性	时间特征	系统	标尺类型	方法类型	分类
35696-4	加利福尼亚脑炎病毒 Ab	稀释系数、稀释倍数（滴度）	时间点	脑脊液	定量型		微生物学
35697-2	拉克罗斯病毒 Ab	稀释系数、稀释倍数（滴度）	时间点	血清	定量型	补体结合试验	微生物学
35698-0	二甲双胍	质量浓度	时间点	血清/血浆	定量型		药物水平/毒理学
35699-8	抗高血糖药	存在与否或身份标识	时间点	血清/血浆	名义型	筛查试验	药物水平/毒理学
35700-4	对乙酰氨基酚	质量浓度	时间点	胃液	定量型		药物水平/毒理学
35701-2	乙酰胆碱酯酶	催化浓度	时间点	XXX	定量型		化学
35702-0	酸性溶血	数量或计数分数	时间点	全血	定量型		血液学/细胞分类计数
35703-8	腺苷脱氨酶	催化浓度	时间点	脑脊液	定量型		化学
35704-6	腺苷脱氨酶	催化浓度	时间点	胸水	定量型		化学
35705-3	腺病毒 Ag	任意浓度	时间点	鼻咽部	等级型		微生物学
35706-1	白蛋白/蛋白质. 总计	质量分数	时间点	血清/血浆	定量型		化学
35707-9	碱性磷酸酶. macrohepatic/总碱性磷酸酯酶.	催化分数	时间点	血清/血浆	定量型		化学
35708-7	α1 球蛋白	质量浓度	24 小时	尿液	定量型	电泳	化学
3570-9	苯海拉明	质量浓度	时间点	血清/血浆	定量型		药物水平/毒理学
35709-5	拉克罗斯病毒 Ab	稀释系数、稀释倍数（滴度）	时间点	体液	定量型		微生物学
35710-3	衣原体 DNA	任意浓度	时间点	结膜	等级型	探针. 扩增. 靶向扩增	微生物学
35711-1	衣原体 DNA	任意浓度	时间点	肛门	等级型	探针. 扩增. 靶向扩增	微生物学
35712-9	衣原体 rRNA	任意浓度	时间点	结膜	等级型	探针	微生物学
35713-7	衣原体 DNA	任意浓度	时间点	子宫颈	等级型	探针. 扩增. 靶向扩增	微生物学
35714-5	衣原体 rRNA	任意浓度	时间点	子宫颈	等级型	探针	微生物学
35715-2	衣原体 rRNA	任意浓度	时间点	生殖器	等级型	探针	微生物学
35716-0	衣原体 DNA	任意浓度	时间点	阴道	等级型	探针. 扩增. 靶向扩增	微生物学
3571-7	苯海拉明	任意浓度	时间点	尿液	等级型		药物水平/毒理学
35717-8	衣原体 rRNA	任意浓度	时间点	阴道	等级型	探针	微生物学
35718-6	衣原体 rRNA	任意浓度	时间点	鼻	等级型	探针	微生物学
35719-4	衣原体 DNA	任意浓度	时间点	阴茎	等级型	探针. 扩增. 靶向扩增	微生物学
35720-2	衣原体 rRNA	任意浓度	时间点	阴茎	等级型	探针	微生物学
35721-0	衣原体 rRNA	任意浓度	时间点	肛门	等级型	探针	微生物学
35722-8	衣原体 DNA	任意浓度	时间点	血清	等级型	探针. 扩增. 靶向扩增	微生物学
35723-6	衣原体 rRNA	任意浓度	时间点	血清	等级型	探针	微生物学
35724-4	衣原体 DNA	任意浓度	时间点	咽喉	等级型	探针. 扩增. 靶向扩增	微生物学
3572-5	苯海拉明	质量浓度	时间点	尿液	定量型		药物水平/毒理学
35725-1	衣原体 rRNA	任意浓度	时间点	咽喉	等级型	探针	微生物学
35726-9	衣原体 rRNA	任意浓度	时间点	尿液	等级型	探针	微生物学

LOINC 代码	名称	属性	时间特征	系统	标尺类型	方法类型	分类
35727-7	衣原体 DNA	任意浓度	时间点	尿道	等级型	探针. 扩增. 靶向扩增	微生物学
35728-5	衣原体 rRNA	任意浓度	时间点	尿道	等级型	探针	微生物学
35729-3	衣原体 DNA	任意浓度	时间点	XXX	等级型	探针. 扩增. 靶向扩增	微生物学
35730-1	衣原体 rRNA	任意浓度	时间点	XXX	等级型	探针	微生物学
35731-9	欧榛 Ab. IgG. RAST 类	任意浓度	时间点	血清	等级型		变态反应
35732-7	荚膜组织胞浆菌 H Ab	任意浓度	时间点	血清	等级型	免疫扩散	微生物学
3573-3	地匹哌酮	任意浓度	时间点	尿液	等级型		药物水平/毒理学
35733-5	荚膜组织胞浆菌 M Ab	任意浓度	时间点	血清	等级型	免疫扩散	微生物学
35734-3	荚膜组织胞浆菌 Ag	任意浓度	时间点	尿液	等级型		微生物学
35735-0	淋病奈瑟菌 DNA	任意浓度	时间点	结膜	等级型	探针. 扩增. 靶向扩增	微生物学
35736-8	衣原体 rRNA	任意浓度	时间点	鼻咽部	等级型	探针	微生物学
35737-6	显微镜观察	存在与否或身份标识	时间点	羊水	名义型	尼罗蓝普鲁士	病理学
35738-4	抑制素 A. 二聚体型多重中位	相对比率	时间点	血清	定量型		化学
35739-2	布鲁氏杆菌 Ab. IgG 与 IgM 医嘱组	—	时间点	血清	定量型		医嘱组. 微生物学
357-4	新霉素	药物敏感度	时间点	分离物+血清	等级型	测序分型	抗生素敏感性
35740-0	立克次体 sp Ab. IgG 与 IgM 医嘱组	—	时间点	血清	定量型		医嘱组. 微生物学
3574-1	地匹哌酮	质量浓度	时间点	尿液	定量型		药物水平/毒理学
35741-8	前列腺特异性 Ag	质量浓度	时间点	血清/血浆	定量型	检出限=0.01ng/mL	化学
35742-6	SH2D1A 基因突变分析	存在与否或身份标识	时间点	全血/组织	叙述型	分子遗传学	分子病理学. 基因突变
35743-4	东方马脑炎病毒 Ab. IgG 与 IgM 医嘱组	—	时间点	XXX	定量型		医嘱组. 微生物学
35744-2	TP73L 基因突变分析	存在与否或身份标识	时间点	全血/组织	名义型	分子遗传学	分子病理学. 基因突变
35745-9	脂肪/固体物质. 总计	质量比率	时间点	大便	定量型		化学
35746-7	血红蛋白过多	任意浓度	时间点	全血	等级型	自动化计数	血液学/细胞分类计数
35747-5	氢离子	摩尔浓度	时间点	动脉全血	定量型		化学
35748-3	氢离子^^调整至病人实际温度	摩尔浓度	时间点	动脉全血	定量型		化学
35749-1	DMPK 表型	类型	时间点	全血/组织	名义型	分子遗传学	分子病理学. 基因突变
35750-9	DMPK 基因等位基因 2. CTG 重复序列	数量或计数（正整数）	时间点	全血/组织	定量型	分子遗传学	分子病理学. 基因三核苷酸重复序列
35751-7	DMPK 基因等位基因 1. CTG 重复序列	数量或计数（正整数）	时间点	全血/组织	定量型	分子遗传学	分子病理学. 基因三核苷酸重复序列

LOINC 代码	名称	属性	时间特征	系统	标尺类型	方法类型	分类
35752-5	大肠杆菌 O157：H7 Ab. IgG＋IgM 医嘱组	—	时间点	血清	定量型		医嘱组.微生物学
35753-3	线粒体肌病基因突变分析	存在与否或身份标识	时间点	全血/组织	叙述型	分子遗传学	分子病理学.基因突变
35754-1	阿维霉素	药物敏感度	时间点	分离物	定量或等级型	琼脂扩散	抗生素敏感性
35755-8	阿维霉素	药物敏感度	时间点	分离物	定量或等级型	最小抑制浓度	抗生素敏感性
35756-6	阿维霉素	药物敏感度	时间点	分离物	定量或等级型		抗生素敏感性
35757-4	头孢地尼	药物敏感度	时间点	分离物	定量或等级型	梯度纸条	抗生素敏感性
3575-8	地匹哌酮	质量速率	24 小时	尿液	定量型		药物水平/毒理学
35758-2	头孢地尼	药物敏感度	时间点	分离物	定量或等级型	琼脂扩散	抗生素敏感性
35759-0	头孢托仑	药物敏感度	时间点	分离物	定量或等级型	琼脂扩散	抗生素敏感性
35760-8	头孢托仑	药物敏感度	时间点	分离物	定量或等级型	梯度纸条	抗生素敏感性
35761-6	头孢托仑	药物敏感度	时间点	分离物	定量或等级型	最小抑制浓度	抗生素敏感性
35762-4	头孢托仑	药物敏感度	时间点	分离物	定量或等级型		抗生素敏感性
35763-2	头孢吡肟＋克拉维酸	药物敏感度	时间点	分离物	定量或等级型	梯度纸条	抗生素敏感性
35764-0	头孢他美	药物敏感度	时间点	分离物	定量或等级型	琼脂扩散	抗生素敏感性
35765-7	头孢他美	药物敏感度	时间点	分离物	定量或等级型	最小抑制浓度	抗生素敏感性
3576-6	双异丙吡胺	质量浓度	时间点	血清/血浆	定量型		药物水平/毒理学
35766-5	头孢克肟	药物敏感度	时间点	分离物	定量或等级型	梯度纸条	抗生素敏感性
35767-3	头孢哌酮	药物敏感度	时间点	分离物	定量或等级型	梯度纸条	抗生素敏感性
35768-1	头孢哌酮＋舒巴坦	药物敏感度	时间点	分离物	定量或等级型	梯度纸条	抗生素敏感性
35769-9	头孢噻肟＋克拉维酸	药物敏感度	时间点	分离物	定量或等级型	琼脂扩散	抗生素敏感性
35770-7	头孢噻肟＋克拉维酸	药物敏感度	时间点	分离物	定量或等级型	最小抑制浓度	抗生素敏感性
35771-5	头孢噻肟＋克拉维酸	药物敏感度	时间点	分离物	定量或等级型		抗生素敏感性
35772-3	头孢替安	药物敏感度	时间点	分离物	定量或等级型	琼脂扩散	抗生素敏感性
35773-1	头孢替安	药物敏感度	时间点	分离物	定量或等级型	最小抑制浓度	抗生素敏感性
3577-4	双硫仑	质量浓度	时间点	血清/血浆	定量型		药物水平/毒理学

LOINC 代码	名称	属性	时间特征	系统	标尺类型	方法类型	分类
35774-9	头孢他啶+克拉维酸	药物敏感度	时间点	分离物	定量或等级型	琼脂扩散	抗生素敏感性
35775-6	头孢他啶+克拉维酸	药物敏感度	时间点	分离物	定量或等级型	最小抑制浓度	抗生素敏感性
35776-4	头孢他啶+克拉维酸	药物敏感度	时间点	分离物	定量或等级型		抗生素敏感性
35777-2	头孢布烯	药物敏感度	时间点	分离物	定量或等级型	琼脂扩散	抗生素敏感性
35778-0	头孢布烯	药物敏感度	时间点	分离物	定量或等级型	最小抑制浓度	抗生素敏感性
35779-8	头孢布烯	药物敏感度	时间点	分离物	定量或等级型		抗生素敏感性
35780-6	头孢噻呋	药物敏感度	时间点	分离物	定量或等级型	琼脂扩散	抗生素敏感性
35781-4	头孢噻呋	药物敏感度	时间点	分离物	定量或等级型	最小抑制浓度	抗生素敏感性
3578-2	多塞平	任意浓度	时间点	血清/血浆	等级型		药物水平/毒理学
35782-2	头孢呋辛.口服剂	药物敏感度	时间点	分离物	定量或等级型	琼脂扩散	抗生素敏感性
35783-0	头孢呋辛.口服剂	药物敏感度	时间点	分离物	定量或等级型		抗生素敏感性
35784-8	头孢氨苄	药物敏感度	时间点	分离物	定量或等级型	梯度纸条	抗生素敏感性
35785-5	克林沙星	药物敏感度	时间点	分离物	定量或等级型	琼脂扩散	抗生素敏感性
35786-3	克林沙星	药物敏感度	时间点	分离物	定量或等级型	最小抑制浓度	抗生素敏感性
35787-1	达托霉素	药物敏感度	时间点	分离物	定量或等级型	琼脂扩散	抗生素敏感性
35788-9	达托霉素	药物敏感度	时间点	分离物	定量或等级型	最小抑制浓度	抗生素敏感性
35789-7	达托霉素	药物敏感度	时间点	分离物	定量或等级型		抗生素敏感性
3579-0	多塞平	质量浓度	时间点	血清/血浆	定量型		药物水平/毒理学
35790-5	二氟沙星	药物敏感度	时间点	分离物	定量或等级型	琼脂扩散	抗生素敏感性
35791-3	二氟沙星	药物敏感度	时间点	分离物	定量或等级型	最小抑制浓度	抗生素敏感性
35792-1	二氟沙星	药物敏感度	时间点	分离物	定量或等级型		抗生素敏感性
35793-9	地红霉素	药物敏感度	时间点	分离物	定量或等级型	琼脂扩散	抗生素敏感性
35794-7	地红霉素	药物敏感度	时间点	分离物	定量或等级型	最小抑制浓度	抗生素敏感性
35795-4	地红霉素	药物敏感度	时间点	分离物	定量或等级型		抗生素敏感性
35796-2	恩氟沙星	药物敏感度	时间点	分离物	定量或等级型	梯度纸条	抗生素敏感性

LOINC 代码	名称	属性	时间特征	系统	标尺类型	方法类型	分类
35797-0	恩氟沙星	药物敏感度	时间点	分离物	定量或等级型	琼脂扩散	抗生素敏感性
35798-8	恩氟沙星	药物敏感度	时间点	分离物	定量或等级型	最小抑制浓度	抗生素敏感性
35799-6	厄他培南	药物敏感度	时间点	分离物	定量或等级型	琼脂扩散	抗生素敏感性
35800-2	厄他培南	药物敏感度	时间点	分离物	定量或等级型	梯度纸条	抗生素敏感性
35801-0	厄他培南	药物敏感度	时间点	分离物	定量或等级型	最小抑制浓度	抗生素敏感性
35802-8	厄他培南	药物敏感度	时间点	分离物	定量或等级型		抗生素敏感性
35803-6	班贝霉素	药物敏感度	时间点	分离物	定量或等级型	琼脂扩散	抗生素敏感性
35804-4	黄霉素	药物敏感度	时间点	分离物	定量或等级型	最小抑制浓度	抗生素敏感性
35805-1	黄霉素	药物敏感度	时间点	分离物	定量或等级型		抗生素敏感性
35806-9	氟罗沙星	药物敏感度	时间点	分离物	定量或等级型	琼脂扩散	抗生素敏感性
35807-7	氟苯尼考	药物敏感度	时间点	分离物	定量或等级型	琼脂扩散	抗生素敏感性
3580-8	多塞平	任意浓度	时间点	尿液	等级型		药物水平/毒理学
35808-5	氟苯尼考	药物敏感度	时间点	分离物	定量或等级型	最小抑制浓度	抗生素敏感性
35809-3	磷霉素	药物敏感度	时间点	分离物	定量或等级型	梯度纸条	抗生素敏感性
35810-1	磷霉素	药物敏感度	时间点	分离物	定量或等级型	琼脂扩散	抗生素敏感性
35811-9	加雷沙星	药物敏感度	时间点	分离物	定量或等级型	琼脂扩散	抗生素敏感性
35812-7	加雷沙星	药物敏感度	时间点	分离物	定量或等级型	最小抑制浓度	抗生素敏感性
35813-5	加雷沙星	药物敏感度	时间点	分离物	定量或等级型		抗生素敏感性
35814-3	吉米沙星	药物敏感度	时间点	分离物	定量或等级型	琼脂扩散	抗生素敏感性
35815-0	吉米沙星	药物敏感度	时间点	分离物	定量或等级型	最小抑制浓度	抗生素敏感性
3581-6	多塞平	质量浓度	时间点	尿液	定量型		药物水平/毒理学
35816-8	吉米沙星	药物敏感度	时间点	分离物	定量或等级型		抗生素敏感性
35817-6	庆大霉素.高效	药物敏感度	时间点	分离物	定量或等级型	梯度纸条	抗生素敏感性
35818-4	格帕沙星	药物敏感度	时间点	分离物	定量或等级型	琼脂扩散	抗生素敏感性
35819-2	亚胺培南+依地酸	药物敏感度	时间点	分离物	定量或等级型	梯度纸条	抗生素敏感性

LOINC 代码	名称	属性	时间特征	系统	标尺类型	方法类型	分类
358-2	奈替米星	药物敏感度	时间点	分离物	定量型	最小致死浓度	抗生素敏感性
35820-0	异帕米星	药物敏感度	时间点	分离物	定量或等级型	琼脂扩散	抗生素敏感性
35821-8	异帕米星	药物敏感度	时间点	分离物	定量或等级型	最小抑制浓度	抗生素敏感性
35822-6	莫匹罗星	药物敏感度	时间点	分离物	定量或等级型	琼脂扩散	抗生素敏感性
35823-4	莫匹罗星	药物敏感度	时间点	分离物	定量或等级型	最小抑制浓度	抗生素敏感性
3582-4	多塞平+去甲多塞平	质量浓度	时间点	血清/血浆	定量型		药物水平/毒理学
35824-2	制霉菌素	药物敏感度	时间点	分离物	定量或等级型	琼脂扩散	抗生素敏感性
35825-9	奥比沙星	药物敏感度	时间点	分离物	定量或等级型	琼脂扩散	抗生素敏感性
35826-7	奥比沙星	药物敏感度	时间点	分离物	定量或等级型	最小抑制浓度	抗生素敏感性
35827-5	奥比沙星	药物敏感度	时间点	分离物	定量或等级型		抗生素敏感性
35828-3	培氟沙星	药物敏感度	时间点	分离物	定量或等级型	琼脂扩散	抗生素敏感性
35829-1	吡利霉素	药物敏感度	时间点	分离物	定量或等级型	琼脂扩散	抗生素敏感性
35830-9	吡利霉素	药物敏感度	时间点	分离物	定量或等级型	最小抑制浓度	抗生素敏感性
35831-7	吡利霉素	药物敏感度	时间点	分离物	定量或等级型		抗生素敏感性
3583-2	多塞平+代谢产物	质量浓度	时间点	血清/血浆	定量型		药物水平/毒理学
35832-5	多粘菌素 B	药物敏感度	时间点	分离物	定量或等级型	梯度纸条	抗生素敏感性
35833-3	普那霉素	药物敏感度	时间点	分离物	定量或等级型	琼脂扩散	抗生素敏感性
35834-1	普那霉素	药物敏感度	时间点	分离物	定量或等级型	最小抑制浓度	抗生素敏感性
35835-8	奎奴普丁+达福普汀	药物敏感度	时间点	分离物	定量或等级型	琼脂扩散	抗生素敏感性
35836-6	沙利霉素	药物敏感度	时间点	分离物	定量或等级型	琼脂扩散	抗生素敏感性
35837-4	沙利霉素	药物敏感度	时间点	分离物	定量或等级型	最小抑制浓度	抗生素敏感性
35838-2	沙利霉素	药物敏感度	时间点	分离物	定量或等级型		抗生素敏感性
35839-0	司帕沙星	药物敏感度	时间点	分离物	定量或等级型	琼脂扩散	抗生素敏感性
3584-0	多塞平^谷值	质量浓度	时间点	血清/血浆	定量型		药物水平/毒理学
35840-8	大观霉素	药物敏感度	时间点	分离物	定量或等级型	梯度纸条	抗生素敏感性

LOINC 代码	名称	属性	时间特征	系统	标尺类型	方法类型	分类
35841-6	链霉素.高效	药物敏感度	时间点	分离物	定量或等级型	梯度纸条	抗生素敏感性
35842-4	氨苯磺胺	药物敏感度	时间点	分离物	定量或等级型	梯度纸条	抗生素敏感性
35843-2	泰利霉素	药物敏感度	时间点	分离物	定量或等级型	琼脂扩散	抗生素敏感性
35844-0	泰利霉素	药物敏感度	时间点	分离物	定量或等级型	最小抑制浓度	抗生素敏感性
35845-7	泰利霉素	药物敏感度	时间点	分离物	定量或等级型		抗生素敏感性
35846-5	硫姆林	药物敏感度	时间点	分离物	定量或等级型	琼脂扩散	抗生素敏感性
35847-3	硫姆林	药物敏感度	时间点	分离物	定量或等级型	最小抑制浓度	抗生素敏感性
35848-1	硫姆林	药物敏感度	时间点	分离物	定量或等级型		抗生素敏感性
35849-9	替米考星	药物敏感度	时间点	分离物	定量或等级型	琼脂扩散	抗生素敏感性
35850-7	替米考星	药物敏感度	时间点	分离物	定量或等级型	最小抑制浓度	抗生素敏感性
35851-5	替米考星	药物敏感度	时间点	分离物	定量或等级型		抗生素敏感性
35852-3	托司哌丁霉素	药物敏感度	时间点	分离物	定量或等级型	琼脂扩散	抗生素敏感性
35853-1	托司哌丁霉素	药物敏感度	时间点	分离物	定量或等级型	最小抑制浓度	抗生素敏感性
35854-9	托司哌丁霉素	药物敏感度	时间点	分离物	定量或等级型		抗生素敏感性
35855-6	曲伐沙星	药物敏感度	时间点	分离物	定量或等级型	琼脂扩散	抗生素敏感性
35856-4	泰洛星	药物敏感度	时间点	分离物	定量或等级型	琼脂扩散	抗生素敏感性
3585-7	多西拉敏	任意浓度	时间点	血清/血浆	等级型		药物水平/毒理学
35857-2	泰洛星	药物敏感度	时间点	分离物	定量或等级型	最小抑制浓度	抗生素敏感性
35858-0	泰洛星	药物敏感度	时间点	分离物	定量或等级型		抗生素敏感性
35859-8	维吉霉素	药物敏感度	时间点	分离物	定量或等级型	琼脂扩散	抗生素敏感性
35860-6	维吉霉素	药物敏感度	时间点	分离物	定量或等级型	最小抑制浓度	抗生素敏感性
35861-4	维吉霉素	药物敏感度	时间点	分离物	定量或等级型		抗生素敏感性
35862-2	伏立康唑	药物敏感度	时间点	分离物	定量或等级型	梯度纸条	抗生素敏感性
35863-0	伏立康唑	药物敏感度	时间点	分离物	定量或等级型	最小抑制浓度	抗生素敏感性
35864-8	CLL 基因突变测试	存在与否或身份标识	时间点	全血/组织	名义型	分子遗传学	分子病理学.基因突变

LOINC 代码	名称	属性	时间特征	系统	标尺类型	方法类型	分类
3586-5	多西拉敏	任意浓度	时间点	尿液	等级型		药物水平/毒理学
35865-5	脂蛋白.中等密度	任意浓度	时间点	血清/血浆	等级型		化学
35866-3	有机酸 医嘱组	—	时间点	血清/血浆	—		医嘱组.化学
35867-1	乙酰乙酸	摩尔浓度	时间点	血清/血浆	定量型		化学
35868-9	2-羰基异戊酸	摩尔浓度	时间点	血清/血浆	定量型		化学
35869-7	2-羰基，3-甲基戊酸	摩尔浓度	时间点	血清/血浆	定量型		化学
35870-5	2-羰基异己酸	摩尔浓度	时间点	血清/血浆	定量型		化学
35871-3	琥珀酸盐	摩尔浓度	时间点	血清/血浆	定量型		化学
35872-1	青霉素＋新生霉素	药物敏感度	时间点	分离物	定量或等级型	琼脂扩散	抗生素敏感性
3587-3	二羟丙茶碱	质量浓度	时间点	血清/血浆	定量型		药物水平/毒理学
35873-9	青霉素＋新生霉素	药物敏感度	时间点	分离物	定量或等级型	最小抑制浓度	抗生素敏感性
35874-7	青霉素＋新生霉素	药物敏感度	时间点	分离物	定量或等级型		抗生素敏感性
35875-4	单纯疱疹病毒 1＋2 Ab	任意浓度	时间点	脑脊液	定量型		微生物学
35876-2	立克次体 sp Ab. IgM	任意浓度	时间点	血清	定量型		微生物学
35877-0	立克次体 sp Ab. IgG	任意浓度	时间点	血清	定量型		微生物学
35878-8	大肠杆菌 O157：H7 Ab. IgM	任意浓度	时间点	血清	定量型		微生物学
35879-6	大肠杆菌 O157：H7 Ab. IgG	任意浓度	时间点	血清	定量型		微生物学
35880-4	组织谷氨酰胺转移酶 Ab. IgM	任意浓度	时间点	血清	定量型		血清学
3588-1	吐根碱	任意浓度	时间点	尿液	等级型		药物水平/毒理学
35881-2	血管成形术^W 动脉内注入对比剂	发现（结果）	时间点	肢动脉	叙述型	X 射线检查.荧光光谱.血管	放射医学
35882-0	血管成形术^W 静脉注入对比剂	发现（结果）	时间点	腔静脉.下	叙述型	X 射线检查.荧光光谱.血管	放射医学
35883-8	经皮腔内斑块旋切术^W 动脉内注入对比剂	发现（结果）	时间点	主动脉	叙述型	X 射线检查.荧光光谱.血管	放射医学
35884-6	引导脓肿引流	发现（结果）	时间点	腹部	叙述型	计算机 X 射线断层造影术	放射医学
35885-3	引导脓肿引流	发现（结果）	时间点	XXX	叙述型	X 射线检查.荧光光谱	放射医学
35886-1	引导抽吸	发现（结果）	时间点	乳腺	叙述型	计算机 X 射线断层造影术	放射医学
35887-9	引导抽吸胞囊	发现（结果）	时间点	XXX	叙述型	计算机 X 射线断层造影术	放射医学

LOINC 代码	名称	属性	时间特征	系统	标尺类型	方法类型	分类
35888-7	引导抽吸	发现（结果）	时间点	臀部	叙述型	X 射线检查.荧光光谱	放射医学
35889-5	引导支气管镜检查	发现（结果）	时间点	胸部	叙述型	X 射线检查.荧光光谱	放射医学
35890-3	引导活组织检查	发现（结果）	时间点	腹部	叙述型	X 射线检查.荧光光谱	放射医学
35891-1	引导活组织检查	发现（结果）	时间点	骨	叙述型	计算机 X 射线断层造影术	放射医学
35892-9	引导活组织检查	发现（结果）	时间点	头部	叙述型	计算机 X 射线断层造影术	放射医学
35893-7	引导活组织检查	发现（结果）	时间点	乳腺	叙述型	计算机 X 射线断层造影术	放射医学
35894-5	引导活组织检查	发现（结果）	时间点	胸部	叙述型	X 射线检查.荧光光谱	放射医学
35895-2	引导活组织检查	发现（结果）	时间点	胸部	叙述型	计算机 X 射线断层造影术	放射医学
35896-0	引导活组织检查	发现（结果）	时间点	下肢	叙述型	计算机 X 射线断层造影术	放射医学
35897-8	引导活组织检查	发现（结果）	时间点	上肢	叙述型	计算机 X 射线断层造影术	放射医学
35898-6	引导活组织检查	发现（结果）	时间点	唾液腺	叙述型	计算机 X 射线断层造影术	放射医学
3589-9	恩卡尼	质量浓度	时间点	血清/血浆	定量型		药物水平/毒理学
35899-4	引导活组织检查	发现（结果）	时间点	肾脏	叙述型	X 射线检查.荧光光谱	放射医学
359-0	奈替米星	药物敏感度	时间点	分离物	定量或等级型	最小抑制浓度	抗生素敏感性
35900-0	引导活组织检查	发现（结果）	时间点	肝脏	叙述型	X 射线检查.荧光光谱	放射医学
35901-8	引导活组织检查	发现（结果）	时间点	淋巴结	叙述型	计算机 X 射线断层造影术	放射医学
35902-6	引导活组织检查	发现（结果）	时间点	胰腺	叙述型	X 射线检查.荧光光谱	放射医学

LOINC 代码	名称	属性	时间特征	系统	标尺类型	方法类型	分类
35903-4	引导活组织检查	发现（结果）	时间点	前列腺	叙述型	计算机X射线断层造影术	放射医学
35904-2	引导活组织检查	发现（结果）	时间点	脊柱.颈段	叙述型	计算机X射线断层造影术	放射医学
35905-9	引导活组织检查	发现（结果）	时间点	脊髓.腰段	叙述型	计算机X射线断层造影术	放射医学
35906-7	引导活组织检查	发现（结果）	时间点	脊髓.胸段	叙述型	计算机X射线断层造影术	放射医学
3590-7	依诺沙星	质量浓度	时间点	血清/血浆	定量型		药物水平/毒理学
35907-5	引导活组织检查	发现（结果）	时间点	脾脏	叙述型	X射线检查.荧光光谱	放射医学
35908-3	引导活组织检查	发现（结果）	时间点	甲状腺	叙述型	计算机X射线断层造影术	放射医学
35909-1	引导活组织检查^W静脉注入对比剂	发现（结果）	时间点	胸部	叙述型	计算机X射线断层造影术	放射医学
35910-9	引导活组织检查^W & WO静脉注入对比剂	发现（结果）	时间点	胸部	叙述型	计算机X射线断层造影术	放射医学
35911-7	引导活组织检查^WO对比剂	发现（结果）	时间点	胸部	叙述型	计算机X射线断层造影术	放射医学
35912-5	引导放置导管	发现（结果）	时间点	XXX	叙述型	X射线检查.荧光光谱	放射医学
35913-3	引导引流	发现（结果）	时间点	腹部	叙述型	计算机X射线断层造影术	放射医学
35914-1	引导引流	发现（结果）	时间点	肛门	叙述型	计算机X射线断层造影术	放射医学
3591-5	麻黄碱	质量浓度	时间点	血清/血浆	定量型		药物水平/毒理学
35915-8	引导引流	发现（结果）	时间点	阑尾	叙述型	计算机X射线断层造影术	放射医学
35916-6	引导引流	发现（结果）	时间点	胸部	叙述型	计算机X射线断层造影术	放射医学
35917-4	引导引流	发现（结果）	时间点	胆囊	叙述型	计算机X射线断层造影术	放射医学

LOINC 代码	名称	属性	时间特征	系统	标尺类型	方法类型	分类
35918-2	引导引流	发现（结果）	时间点	肾脏	叙述型	计算机X射线断层造影术	放射医学
35919-0	引导引流	发现（结果）	时间点	肝脏	叙述型	计算机X射线断层造影术	放射医学
35920-8	引导引流	发现（结果）	时间点	淋巴结	叙述型	计算机X射线断层造影术	放射医学
35921-6	引导引流	发现（结果）	时间点	骨盆	叙述型	计算机X射线断层造影术	放射医学
35922-4	引导引流	发现（结果）	时间点	XXX	叙述型	计算机X射线断层造影术	放射医学
3592-3	麻黄碱	任意浓度	时间点	尿液	等级型		药物水平/毒理学
35923-2	引导引流^W静脉注入对比剂	发现（结果）	时间点	胸部	叙述型	计算机X射线断层造影术	放射医学
35924-0	引导引流^WO对比剂	发现（结果）	时间点	胸部	叙述型	计算机X射线断层造影术	放射医学
35925-7	引导内窥镜检查	发现（结果）	时间点	胃	叙述型	X射线检查.荧光光谱	放射医学
35926-5	引导胃造口术	发现（结果）	时间点	胃	叙述型	X射线检查.荧光光谱	放射医学
35927-3	引导注射	发现（结果）	时间点	骶髂关节	叙述型	X射线检查.荧光光谱	放射医学
35928-1	引导定位	发现（结果）	时间点	乳腺.左侧	叙述型	计算机X射线断层造影术	放射医学
35929-9	引导定位	发现（结果）	时间点	乳腺.右侧	叙述型	计算机X射线断层造影术	放射医学
35930-7	引导神经封闭	发现（结果）	时间点	腹部	叙述型	计算机X射线断层造影术	放射医学
3593-1	麻黄碱	质量浓度	时间点	尿液	定量型		药物水平/毒理学
35931-5	引导神经封闭	发现（结果）	时间点	骨盆	叙述型	计算机X射线断层造影术	放射医学
35932-3	引导神经封闭	发现（结果）	时间点	脊髓.腰段	叙述型	计算机X射线断层造影术	放射医学

LOINC 代码	名称	属性	时间特征	系统	标尺类型	方法类型	分类
35933-1	引导经皮椎骨成型术	发现（结果）	时间点	脊柱	叙述型	计算机X射线断层造影术	放射医学
35934-9	引导经皮椎骨成型术	发现（结果）	时间点	脊髓.腰段	叙述型	计算机X射线断层造影术	放射医学
35935-6	引导经皮椎骨成型术	发现（结果）	时间点	脊髓.胸段	叙述型	计算机X射线断层造影术	放射医学
35936-4	引导经皮椎骨成型术	发现（结果）	时间点	脊柱	叙述型	X射线检查.荧光光谱	放射医学
35937-2	引导布置放射治疗区域	发现（结果）	时间点	XXX	叙述型	计算机X射线断层造影术	放射医学
35938-0	引导置管	发现（结果）	时间点	胸部	叙述型	计算机X射线断层造影术	放射医学
35939-8	多切面	发现（结果）	时间点	踝关节	叙述型	X射线检查.体层扫描	放射医学
35940-6	多切面	发现（结果）	时间点	踝关节	叙述型	计算机X射线断层造影术	放射医学
35941-4	多切面	发现（结果）	时间点	踝关节.双侧	叙述型	计算机X射线断层造影术	放射医学
35942-2	多切面	发现（结果）	时间点	踝关节.左侧	叙述型	计算机X射线断层造影术	放射医学
35943-0	多切面	发现（结果）	时间点	踝关节.左侧	叙述型	X射线检查.体层扫描	放射医学
35944-8	多切面	发现（结果）	时间点	踝关节.右侧	叙述型	计算机X射线断层造影术	放射医学
35945-5	多切面	发现（结果）	时间点	主动脉	叙述型	计算机X射线断层造影术	放射医学
35946-3	多切面	发现（结果）	时间点	主动脉	叙述型	核磁共振成像.血管	放射医学
35947-1	多切面	发现（结果）	时间点	主动脉	叙述型	核磁共振成像	放射医学
35948-9	多切面	发现（结果）	时间点	主动脉.腹部	叙述型	计算机X射线断层造影术	放射医学
3594-9	麻黄碱＋伪麻黄碱	任意浓度	时间点	血清/血浆	等级型		药物水平/毒理学
35949-7	多切面	发现（结果）	时间点	主动脉.腹部	叙述型	核磁共振成像	放射医学

LOINC 代码	名称	属性	时间特征	系统	标尺类型	方法类型	分类
35950-5	多切面	发现（结果）	时间点	主动脉.胸部	叙述型	核磁共振成像	放射医学
35951-3	多切面	发现（结果）	时间点	主动脉弓	叙述型	核磁共振成像.血管	放射医学
35952-1	多切面	发现（结果）	时间点	阑尾	叙述型	计算机X射线断层造影术	放射医学
35953-9	多切面	发现（结果）	时间点	面部	叙述型	核磁共振成像	放射医学
35954-7	多切面	发现（结果）	时间点	乳腺.左侧	叙述型	核磁共振成像	放射医学
35955-4	多切面	发现（结果）	时间点	乳腺.右侧	叙述型	核磁共振成像	放射医学
3595-6	麻黄碱+伪麻黄碱	质量浓度	时间点	血清/血浆	定量型		药物水平/毒理学
35956-2	多切面	发现（结果）	时间点	内耳道	叙述型	核磁共振成像	放射医学
35957-0	多切面	发现（结果）	时间点	内耳道.左侧	叙述型	计算机X射线断层造影术	放射医学
35958-8	多切面	发现（结果）	时间点	内耳道	叙述型	计算机X射线断层造影术	放射医学
35959-6	多切面	发现（结果）	时间点	锁骨	叙述型	X射线检查.体层扫描	放射医学
35960-4	多切面	发现（结果）	时间点	锁骨	叙述型	计算机X射线断层造影术	放射医学
35961-2	多切面	发现（结果）	时间点	锁骨	叙述型	核磁共振成像	放射医学
35962-0	多切面	发现（结果）	时间点	肘部	叙述型	计算机X射线断层造影术	放射医学
35963-8	多切面	发现（结果）	时间点	肘部	叙述型	X射线检查.体层扫描	放射医学
3596-4	麻黄碱+伪麻黄碱	任意浓度	时间点	尿液	等级型		药物水平/毒理学
35964-6	多切面	发现（结果）	时间点	肘部.双侧	叙述型	X射线检查.体层扫描	放射医学
35965-3	多切面	发现（结果）	时间点	肘部.双侧	叙述型	计算机X射线断层造影术	放射医学
35966-1	多切面	发现（结果）	时间点	肘部.左侧	叙述型	计算机X射线断层造影术	放射医学
35967-9	多切面	发现（结果）	时间点	肘部.左侧	叙述型	X射线检查.体层扫描	放射医学

LOINC 代码	名称	属性	时间特征	系统	标尺类型	方法类型	分类
35968-7	多切面	发现（结果）	时间点	肘部.右侧	叙述型	计算机 X 射线断层造影术	放射医学
35969-5	多切面	发现（结果）	时间点	食道	叙述型	计算机 X 射线断层造影术	放射医学
35970-3	多切面	发现（结果）	时间点	肢	叙述型	X 射线检查.体层扫描	放射医学
35971-1	多切面	发现（结果）	时间点	下肢	叙述型	计算机 X 射线断层造影术	放射医学
3597-2	红霉素	质量浓度	时间点	血清/血浆	定量型		药物水平/毒理学
35972-9	多切面	发现（结果）	时间点	下肢	叙述型	X 射线检查.体层扫描	放射医学
35973-7	多切面	发现（结果）	时间点	下肢.双侧	叙述型	计算机 X 射线断层造影术	放射医学
35974-5	多切面	发现（结果）	时间点	下肢血管.双侧	叙述型	核磁共振成像.血管	放射医学
35975-2	多切面	发现（结果）	时间点	下肢.双侧	叙述型	核磁共振成像	放射医学
35976-0	多切面	发现（结果）	时间点	下肢.左侧	叙述型	计算机 X 射线断层造影术	放射医学
35977-8	多切面	发现（结果）	时间点	下肢.左侧	叙述型	X 射线检查.体层扫描	放射医学
35978-6	多切面	发现（结果）	时间点	下肢.左侧	叙述型	核磁共振成像	放射医学
35979-4	多切面	发现（结果）	时间点	下肢.右侧	叙述型	计算机 X 射线断层造影术	放射医学
3598-0	艾司唑仑	质量浓度	时间点	尿液	定量型		药物水平/毒理学
35980-2	多切面	发现（结果）	时间点	下肢.右侧	叙述型	核磁共振成像	放射医学
35981-0	多切面	发现（结果）	时间点	上肢	叙述型	计算机 X 射线断层造影术	放射医学
35982-8	多切面	发现（结果）	时间点	上肢.左侧	叙述型	计算机 X 射线断层造影术	放射医学
35983-6	多切面	发现（结果）	时间点	上肢.右侧	叙述型	计算机 X 射线断层造影术	放射医学
35984-4	多切面	发现（结果）	时间点	股骨	叙述型	计算机 X 射线断层造影术	放射医学
35985-1	多切面	发现（结果）	时间点	股骨	叙述型	X 射线检查.体层扫描	放射医学

LOINC 代码	名称	属性	时间特征	系统	标尺类型	方法类型	分类
35986-9	多切面	发现（结果）	时间点	股骨.双侧	叙述型	X射线检查.体层扫描	放射医学
35987-7	多切面	发现（结果）	时间点	股骨.左侧	叙述型	计算机X射线断层造影术	放射医学
35988-5	多切面	发现（结果）	时间点	股骨.左侧	叙述型	X射线检查.体层扫描	放射医学
35989-3	多切面	发现（结果）	时间点	股骨.右侧	叙述型	计算机X射线断层造影术	放射医学
35990-1	多切面	发现（结果）	时间点	胎儿	叙述型	核磁共振成像	放射医学
35991-9	多切面	发现（结果）	时间点	脚	叙述型	计算机X射线断层造影术	放射医学
35992-7	多切面	发现（结果）	时间点	脚	叙述型	X射线检查.体层扫描	放射医学
35993-5	多切面	发现（结果）	时间点	脚.双侧	叙述型	计算机X射线断层造影术	放射医学
35994-3	多切面	发现（结果）	时间点	脚.左侧	叙述型	计算机X射线断层造影术	放射医学
35995-0	多切面	发现（结果）	时间点	脚.左侧	叙述型	X射线检查.体层扫描	放射医学
35996-8	多切面	发现（结果）	时间点	脚.右侧	叙述型	计算机X射线断层造影术	放射医学
35997-6	多切面	发现（结果）	时间点	前臂	叙述型	计算机X射线断层造影术	放射医学
3599-8	乙非君	任意浓度	时间点	尿液	等级型		药物水平/毒理学
35998-4	多切面	发现（结果）	时间点	前臂.双侧	叙述型	计算机X射线断层造影术	放射医学
35999-2	多切面	发现（结果）	时间点	前臂.左侧	叙述型	计算机X射线断层造影术	放射医学
36000-8	多切面	发现（结果）	时间点	前臂.右侧	叙述型	计算机X射线断层造影术	放射医学
36001-6	多切面	发现（结果）	时间点	胆囊	叙述型	X射线检查.体层扫描	放射医学
36002-4	多切面	发现（结果）	时间点	手	叙述型	计算机X射线断层造影术	放射医学
36003-2	多切面	发现（结果）	时间点	手	叙述型	X射线检查.体层扫描	放射医学

LOINC 代码	名称	属性	时间特征	系统	标尺类型	方法类型	分类
3600-4	乙非君	质量浓度	时间点	尿液	定量型		药物水平/毒理学
36004-0	多切面	发现（结果）	时间点	手.双侧	叙述型	计算机X射线断层造影术	放射医学
36005-7	多切面	发现（结果）	时间点	手.左侧	叙述型	计算机X射线断层造影术	放射医学
36006-5	多切面	发现（结果）	时间点	手.左侧	叙述型	X射线检查.体层扫描	放射医学
36007-3	多切面	发现（结果）	时间点	手.右侧	叙述型	计算机X射线断层造影术	放射医学
36008-1	多切面	发现（结果）	时间点	手+腕部	叙述型	核磁共振成像	放射医学
36009-9	多切面	发现（结果）	时间点	心脏	叙述型	核磁共振成像.血管	放射医学
36010-7	多切面	发现（结果）	时间点	跟骨	叙述型	计算机X射线断层造影术	放射医学
36011-5	多切面	发现（结果）	时间点	跟骨	叙述型	X射线检查.体层扫描	放射医学
3601-2	乙非君	质量速率	24小时	尿液	定量型		药物水平/毒理学
36012-3	多切面	发现（结果）	时间点	臀部	叙述型	X射线检查.体层扫描	放射医学
36013-1	多切面	发现（结果）	时间点	臀部	叙述型	核磁共振成像	放射医学
36014-9	多切面	发现（结果）	时间点	臀部	叙述型	计算机X射线断层造影术	放射医学
36015-6	多切面	发现（结果）	时间点	臀部.双侧	叙述型	X射线检查.体层扫描	放射医学
36016-4	多切面	发现（结果）	时间点	臀部.双侧	叙述型	计算机X射线断层造影术	放射医学
36017-2	多切面	发现（结果）	时间点	臀部.双侧	叙述型	核磁共振成像	放射医学
36018-0	多切面	发现（结果）	时间点	臀部.左侧	叙述型	计算机X射线断层造影术	放射医学
36019-8	多切面	发现（结果）	时间点	臀部.左侧	叙述型	X射线检查.体层扫描	放射医学
3602-0	香草二乙胺	任意浓度	时间点	尿液	等级型		药物水平/毒理学
36020-6	多切面	发现（结果）	时间点	臀部.左侧	叙述型	核磁共振成像	放射医学
36021-4	多切面	发现（结果）	时间点	臀部.右侧	叙述型	计算机X射线断层造影术	放射医学

LOINC 代码	名称	属性	时间特征	系统	标尺类型	方法类型	分类
36022-2	多切面	发现（结果）	时间点	臀部.右侧	叙述型	核磁共振成像	放射医学
36023-0	多切面	发现（结果）	时间点	上臂	叙述型	计算机 X 射线断层造影术	放射医学
36024-8	多切面	发现（结果）	时间点	肱骨	叙述型	X 射线检查.体层扫描	放射医学
36025-5	多切面	发现（结果）	时间点	上臂	叙述型	核磁共振成像	放射医学
36026-3	多切面	发现（结果）	时间点	上臂.双侧	叙述型	计算机 X 射线断层造影术	放射医学
36027-1	多切面	发现（结果）	时间点	上臂.左	叙述型	计算机 X 射线断层造影术	放射医学
36028-9	多切面	发现（结果）	时间点	上臂.左	叙述型	核磁共振成像	放射医学
36029-7	多切面	发现（结果）	时间点	上臂.右	叙述型	计算机 X 射线断层造影术	放射医学
36030-5	多切面	发现（结果）	时间点	上臂.右	叙述型	核磁共振成像	放射医学
36031-3	多切面	发现（结果）	时间点	骶髂关节	叙述型	核磁共振成像	放射医学
36032-1	多切面	发现（结果）	时间点	肾脏	叙述型	X 射线检查.体层扫描	放射医学
36033-9	多切面	发现（结果）	时间点	肾脏	叙述型	核磁共振成像	放射医学
36034-7	多切面	发现（结果）	时间点	肾脏.双侧	叙述型	核磁共振成像	放射医学
36035-4	多切面	发现（结果）	时间点	肾脏.左侧	叙述型	核磁共振成像	放射医学
36036-2	多切面	发现（结果）	时间点	肾脏.右侧	叙述型	核磁共振成像	放射医学
36037-0	多切面	发现（结果）	时间点	膝	叙述型	计算机 X 射线断层造影术	放射医学
3603-8	香草二乙胺	质量浓度	时间点	尿液	定量型		药物水平/毒理学
36038-8	多切面	发现（结果）	时间点	膝	叙述型	X 射线检查.体层扫描	放射医学
36039-6	多切面	发现（结果）	时间点	膝.双侧	叙述型	X 射线检查.体层扫描	放射医学
36040-4	多切面	发现（结果）	时间点	膝.双侧	叙述型	计算机 X 射线断层造影术	放射医学
36041-2	多切面	发现（结果）	时间点	膝.左侧	叙述型	计算机 X 射线断层造影术	放射医学

LOINC 代码	名称	属性	时间特征	系统	标尺类型	方法类型	分类
36042-0	多切面	发现（结果）	时间点	膝.左侧	叙述型	X 射线检查.体层扫描	放射医学
36043-8	多切面	发现（结果）	时间点	膝.右侧	叙述型	计算机 X 射线断层造影术	放射医学
36044-6	多切面	发现（结果）	时间点	喉	叙述型	X 射线检查.体层扫描	放射医学
36045-3	多切面	发现（结果）	时间点	喉	叙述型	核磁共振成像	放射医学
3604-6	香草二乙胺	质量速率	24 小时	尿液	定量型		药物水平/毒理学
36046-1	多切面	发现（结果）	时间点	肝脏	叙述型	核磁共振成像	放射医学
36047-9	多切面	发现（结果）	时间点	下颌骨	叙述型	计算机 X 射线断层造影术	放射医学
36048-7	多切面	发现（结果）	时间点	下颌骨	叙述型	X 射线检查.体层扫描	放射医学
36049-5	多切面	发现（结果）	时间点	上颌骨＋下颌骨	叙述型	计算机 X 射线断层造影术	放射医学
36050-3	多切面	发现（结果）	时间点	上颌骨	叙述型	计算机 X 射线断层造影术	放射医学
36051-1	多切面	发现（结果）	时间点	颈部	叙述型	计算机 X 射线断层造影术	放射医学
36052-9	多切面	发现（结果）	时间点	胰腺	叙述型	核磁共振成像	放射医学
3605-3	利尿酸	任意浓度	时间点	尿液	等级型		药物水平/毒理学
36053-7	多切面	发现（结果）	时间点	甲状旁腺	叙述型	核磁共振成像	放射医学
36054-5	多切面	发现（结果）	时间点	胸腔出口	叙述型	计算机 X 射线断层造影术	放射医学
36055-2	多切面	发现（结果）	时间点	后颅窝	叙述型	计算机 X 射线断层造影术	放射医学
36056-0	多切面	发现（结果）	时间点	后颅窝	叙述型	核磁共振成像	放射医学
36057-8	多切面	发现（结果）	时间点	前列腺	叙述型	计算机 X 射线断层造影术	放射医学
36058-6	多切面	发现（结果）	时间点	骶骨	叙述型	计算机 X 射线断层造影术	放射医学
36059-4	多切面	发现（结果）	时间点	骶骨	叙述型	核磁共振成像	放射医学

LOINC 代码	名称	属性	时间特征	系统	标尺类型	方法类型	分类
36060-2	多切面	发现（结果）	时间点	骶骨＋尾骨	叙述型	核磁共振成像	放射医学
3606-1	利尿酸	质量浓度	时间点	尿液	定量型		药物水平/毒理学
36061-0	多切面	发现（结果）	时间点	肩胛骨	叙述型	核磁共振成像	放射医学
36062-8	多切面	发现（结果）	时间点	肩部	叙述型	计算机 X 射线断层造影术	放射医学
36063-6	多切面	发现（结果）	时间点	肩部. 双侧	叙述型	计算机 X 射线断层造影术	放射医学
36064-4	多切面	发现（结果）	时间点	肩部. 左侧	叙述型	计算机 X 射线断层造影术	放射医学
36065-1	多切面	发现（结果）	时间点	肩部. 左侧	叙述型	X 射线检查. 体层扫描	放射医学
36066-9	多切面	发现（结果）	时间点	肩部. 右侧	叙述型	计算机 X 射线断层造影术	放射医学
36067-7	多切面	发现（结果）	时间点	脊柱	叙述型	核磁共振成像	放射医学
36068-5	多切面	发现（结果）	时间点	脊柱. 颈段	叙述型	X 射线检查. 体层扫描	放射医学
36069-3	多切面	发现（结果）	时间点	脊髓. 腰段	叙述型	X 射线检查. 体层扫描	放射医学
36070-1	多切面	发现（结果）	时间点	脾脏	叙述型	核磁共振成像	放射医学
36071-9	多切面	发现（结果）	时间点	胸骨	叙述型	计算机 X 射线断层造影术	放射医学
36072-7	多切面	发现（结果）	时间点	胸骨	叙述型	核磁共振成像	放射医学
36073-5	多切面	发现（结果）	时间点	阴囊＋睾丸	叙述型	核磁共振成像	放射医学
36074-3	多切面	发现（结果）	时间点	小腿	叙述型	计算机 X 射线断层造影术	放射医学
36075-0	多切面	发现（结果）	时间点	小腿. 左	叙述型	核磁共振成像	放射医学
36076-8	多切面	发现（结果）	时间点	小腿. 右	叙述型	核磁共振成像	放射医学
36077-6	多切面	发现（结果）	时间点	门静脉	叙述型	核磁共振成像. 血管	放射医学
36078-4	多切面	发现（结果）	时间点	肾静脉	叙述型	核磁共振成像. 血管	放射医学
3607-9	乙胺丁醇	质量浓度	时间点	血清/血浆	定量型		药物水平/毒理学
36079-2	多切面	发现（结果）	时间点	下肢静脉	叙述型	核磁共振成像. 血管	放射医学

LOINC 代码	名称	属性	时间特征	系统	标尺类型	方法类型	分类
360-8	奈替米星	药物敏感度	时间点	分离物	定量或等级型	琼脂扩散	抗生素敏感性
36080-0	多切面	发现（结果）	时间点	上肢静脉	叙述型	核磁共振成像. 血管	放射医学
36081-8	多切面	发现（结果）	时间点	腔静脉	叙述型	核磁共振成像. 血管	放射医学
36082-6	多切面	发现（结果）	时间点	腔静脉. 下	叙述型	核磁共振成像. 血管	放射医学
36083-4	多切面	发现（结果）	时间点	腔静脉. 下	叙述型	核磁共振成像	放射医学
36084-2	多切面	发现（结果）	时间点	上肢血管	叙述型	核磁共振成像. 血管	放射医学
36085-9	多切面	发现（结果）	时间点	颈部血管	叙述型	核磁共振成像. 血管	放射医学
36086-7	多切面，有限的	发现（结果）	时间点	腹部	叙述型	计算机 X 射线断层造影术	放射医学
3608-7	乙氯维诺	质量浓度	时间点	全血	定量型		药物水平/毒理学
36087-5	多切面，有限的	发现（结果）	时间点	头部	叙述型	计算机 X 射线断层造影术	放射医学
36088-3	多切面，有限的	发现（结果）	时间点	内耳道	叙述型	核磁共振成像	放射医学
36089-1	多切面，有限的	发现（结果）	时间点	胸部	叙述型	计算机 X 射线断层造影术	放射医学
36090-9	多切面，有限的	发现（结果）	时间点	肢	叙述型	计算机 X 射线断层造影术	放射医学
36091-7	多切面，有限的	发现（结果）	时间点	心脏	叙述型	核磁共振成像	放射医学
36092-5	多切面，有限的	发现（结果）	时间点	臀部	叙述型	计算机 X 射线断层造影术	放射医学
36093-3	多切面，有限的	发现（结果）	时间点	下肢. 关节	叙述型	核磁共振成像	放射医学
36094-1	多切面，有限的	发现（结果）	时间点	上肢. 关节	叙述型	核磁共振成像	放射医学
3609-5	乙氯维诺	任意浓度	时间点	血清/血浆	等级型		药物水平/毒理学
36095-8	多切面，有限的^W 静脉注入对比剂	发现（结果）	时间点	腹部	叙述型	计算机 X 射线断层造影术	放射医学
36096-6	多切面，有限的^W 静脉注入对比剂	发现（结果）	时间点	大脑	叙述型	核磁共振成像	放射医学
36097-4	多切面，有限的^W 静脉注入对比剂	发现（结果）	时间点	上肢	叙述型	计算机 X 射线断层造影术	放射医学

LOINC 代码	名称	属性	时间特征	系统	标尺类型	方法类型	分类
36098-2	多切面，有限的^W 静脉注入对比剂	发现（结果）	时间点	骨盆	叙述型	计算机 X 射线断层造影术	放射医学
36099-0	多切面，有限的^W 静脉注入对比剂	发现（结果）	时间点	脊柱.颈段	叙述型	计算机 X 射线断层造影术	放射医学
36100-6	多切面，有限的^W 静脉注入对比剂	发现（结果）	时间点	脊髓.腰段	叙述型	核磁共振成像	放射医学
36101-4	多切面，有限的^W 静脉注入对比剂	发现（结果）	时间点	脊髓.胸段	叙述型	核磁共振成像	放射医学
36102-2	多切面，有限的^W & WO 静脉注入对比剂	发现（结果）	时间点	腹部	叙述型	计算机 X 射线断层造影术	放射医学
3610-3	乙氯维诺	质量浓度	时间点	血清/血浆	定量型		药物水平/毒理学
36103-0	多切面，有限的^WO 对比剂	发现（结果）	时间点	腹部	叙述型	计算机 X 射线断层造影术	放射医学
36104-8	多切面，有限的^WO 对比剂	发现（结果）	时间点	头部	叙述型	计算机 X 射线断层造影术	放射医学
36105-5	多切面，有限的^WO 对比剂	发现（结果）	时间点	大脑	叙述型	核磁共振成像	放射医学
36106-3	多切面，有限的^WO 对比剂	发现（结果）	时间点	下肢	叙述型	计算机 X 射线断层造影术	放射医学
36107-1	多切面，有限的^WO 对比剂	发现（结果）	时间点	下肢.关节.左侧	叙述型	核磁共振成像	放射医学
36108-9	多切面，有限的^WO 对比剂	发现（结果）	时间点	骨盆	叙述型	计算机 X 射线断层造影术	放射医学
36109-7	多切面，有限的^WO 对比剂	发现（结果）	时间点	脊柱.颈段	叙述型	计算机 X 射线断层造影术	放射医学
36110-5	多切面，有限的^WO 对比剂	发现（结果）	时间点	脊髓.腰段	叙述型	计算机 X 射线断层造影术	放射医学
3611-1	乙氯维诺	任意浓度	时间点	尿液	等级型		药物水平/毒理学
36111-3	多切面，有限的^WO 对比剂	发现（结果）	时间点	脊髓.腰段	叙述型	核磁共振成像	放射医学
36112-1	多切面，有限的^WO 对比剂	发现（结果）	时间点	脊髓.胸段	叙述型	核磁共振成像	放射医学
36113-9	多切面^W 静脉注入对比剂	发现（结果）	时间点	肾脏	叙述型	核磁共振成像	放射医学
36114-7	多切面，动态的^W 静脉注入对比剂	发现（结果）	时间点	乳腺.双侧	叙述型	核磁共振成像	放射医学
36115-4	多切面^W 对比剂，关节内的	发现（结果）	时间点	踝关节	叙述型	核磁共振成像	放射医学

LOINC 代码	名称	属性	时间特征	系统	标尺类型	方法类型	分类
36116-2	多切面^W 对比剂，关节内的	发现（结果）	时间点	踝关节.左侧	叙述型	核磁共振成像	放射医学
36117-0	多切面^W 对比剂，关节内的	发现（结果）	时间点	踝关节.右侧	叙述型	核磁共振成像	放射医学
36118-8	多切面^W 对比剂，关节内的	发现（结果）	时间点	肘部.左侧	叙述型	核磁共振成像	放射医学
36119-6	多切面^W 对比剂，关节内的	发现（结果）	时间点	肘部.右侧	叙述型	核磁共振成像	放射医学
36120-4	多切面^W 对比剂，关节内的	发现（结果）	时间点	臀部	叙述型	核磁共振成像	放射医学
36121-2	多切面^W 对比剂，关节内的	发现（结果）	时间点	臀部.左侧	叙述型	核磁共振成像	放射医学
36122-0	多切面^W 对比剂，关节内的	发现（结果）	时间点	臀部.右侧	叙述型	核磁共振成像	放射医学
36123-8	多切面^W 对比剂，关节内的	发现（结果）	时间点	骶髂关节	叙述型	计算机 X 射线断层造影术	放射医学
36124-6	多切面^W 对比剂，关节内的	发现（结果）	时间点	膝	叙述型	计算机 X 射线断层造影术	放射医学
36125-3	多切面^W 对比剂，关节内的	发现（结果）	时间点	膝	叙述型	核磁共振成像	放射医学
36126-1	多切面^W 对比剂，关节内的	发现（结果）	时间点	膝.左侧	叙述型	核磁共振成像	放射医学
36127-9	多切面^W 对比剂，关节内的	发现（结果）	时间点	膝.右侧	叙述型	核磁共振成像	放射医学
36128-7	多切面^W 对比剂，关节内的	发现（结果）	时间点	肩部	叙述型	计算机 X 射线断层造影术	放射医学
3612-9	乙氯维诺	质量浓度	时间点	尿液	定量型		药物水平/毒理学
36129-5	多切面^W 对比剂，关节内的	发现（结果）	时间点	肩部	叙述型	核磁共振成像	放射医学
36130-3	多切面^W 对比剂，关节内的	发现（结果）	时间点	肩部.左侧	叙述型	核磁共振成像	放射医学
36131-1	多切面^W 对比剂，关节内的	发现（结果）	时间点	肩部.右侧	叙述型	计算机 X 射线断层造影术	放射医学
36132-9	多切面^W 对比剂，关节内的	发现（结果）	时间点	肩部.右侧	叙述型	核磁共振成像	放射医学
36133-7	多切面^W 对比剂 IT	发现（结果）	时间点	头部.池囊	叙述型	计算机 X 射线断层造影术	放射医学
36134-5	多切面^W 静脉注入对比剂	发现（结果）	时间点	腹部	叙述型	核磁共振成像	放射医学
36135-2	多切面^W 静脉注入对比剂	发现（结果）	时间点	踝关节	叙述型	计算机 X 射线断层造影术	放射医学
36136-0	多切面^W 静脉注入对比剂	发现（结果）	时间点	踝关节	叙述型	核磁共振成像	放射医学

LOINC 代码	名称	属性	时间特征	系统	标尺类型	方法类型	分类
3613-7	依索庚嗪	任意浓度	时间点	尿液	等级型		药物水平/毒理学
36137-8	多切面^W 静脉注入对比剂	发现（结果）	时间点	踝关节.左侧	叙述型	计算机 X 射线断层造影术	放射医学
36138-6	多切面^W 静脉注入对比剂	发现（结果）	时间点	踝关节.左侧	叙述型	核磁共振成像	放射医学
36139-4	多切面^W 静脉注入对比剂	发现（结果）	时间点	踝关节.右侧	叙述型	计算机 X 射线断层造影术	放射医学
36140-2	多切面^W 静脉注入对比剂	发现（结果）	时间点	踝关节.右侧	叙述型	核磁共振成像	放射医学
36141-0	多切面^W 静脉注入对比剂	发现（结果）	时间点	主动脉	叙述型	计算机 X 射线断层造影术.血管	放射医学
36142-8	多切面^W 静脉注入对比剂	发现（结果）	时间点	主动脉	叙述型	计算机 X 射线断层造影术	放射医学
36143-6	多切面^W 静脉注入对比剂	发现（结果）	时间点	主动脉.腹部	叙述型	计算机 X 射线断层造影术	放射医学
36144-4	多切面^W 静脉注入对比剂	发现（结果）	时间点	主动脉弓	叙述型	计算机 X 射线断层造影术.血管	放射医学
3614-5	依索庚嗪	质量浓度	时间点	尿液	定量型		药物水平/毒理学
36145-1	多切面^W 静脉注入对比剂	发现（结果）	时间点	阑尾	叙述型	计算机 X 射线断层造影术	放射医学
36146-9	多切面^W 静脉注入对比剂	发现（结果）	时间点	颈动脉	叙述型	计算机 X 射线断层造影术.血管	放射医学
36147-7	多切面^W 静脉注入对比剂	发现（结果）	时间点	肺动脉	叙述型	计算机 X 射线断层造影术.血管	放射医学
36148-5	多切面^W 静脉注入对比剂	发现（结果）	时间点	面部	叙述型	核磁共振成像	放射医学
36149-3	多切面^W 静脉注入对比剂	发现（结果）	时间点	乳腺	叙述型	核磁共振成像	放射医学
36150-1	多切面^W 静脉注入对比剂	发现（结果）	时间点	乳腺.双侧	叙述型	核磁共振成像	放射医学
36151-9	多切面^W 静脉注入对比剂	发现（结果）	时间点	乳腺.左侧	叙述型	核磁共振成像	放射医学
3615-2	依索庚嗪	质量速率	24 小时	尿液	定量型		药物水平/毒理学
36152-7	多切面^W 静脉注入对比剂	发现（结果）	时间点	乳腺.右侧	叙述型	核磁共振成像	放射医学
36153-5	多切面^W 静脉注入对比剂	发现（结果）	时间点	跟骨.左侧	叙述型	计算机 X 射线断层造影术	放射医学

LOINC 代码	名称	属性	时间特征	系统	标尺类型	方法类型	分类
36154-3	多切面^W 静脉注入对比剂	发现（结果）	时间点	跟骨.右侧	叙述型	计算机 X 射线断层造影术	放射医学
36155-0	多切面^W 静脉注入对比剂	发现（结果）	时间点	内耳道	叙述型	核磁共振成像	放射医学
36156-8	多切面^W 静脉注入对比剂	发现（结果）	时间点	胸部	叙述型	核磁共振成像	放射医学
36157-6	多切面^W 静脉注入对比剂	发现（结果）	时间点	肘部	叙述型	计算机 X 射线断层造影术	放射医学
36158-4	多切面^W 静脉注入对比剂	发现（结果）	时间点	肘部	叙述型	核磁共振成像	放射医学
36159-2	多切面^W 静脉注入对比剂	发现（结果）	时间点	肘部.左侧	叙述型	计算机 X 射线断层造影术	放射医学
361-6	奈替米星	药物敏感度	时间点	分离物＋血清	等级型	测序分型	抗生素敏感性
3616-0	乙琥胺	质量浓度	时间点	血清/血浆	定量型		药物水平/毒理学
36160-0	多切面^W 静脉注入对比剂	发现（结果）	时间点	肘部.左侧	叙述型	核磁共振成像	放射医学
36161-8	多切面^W 静脉注入对比剂	发现（结果）	时间点	肘部.右侧	叙述型	计算机 X 射线断层造影术	放射医学
36162-6	多切面^W 静脉注入对比剂	发现（结果）	时间点	肘部.右侧	叙述型	核磁共振成像	放射医学
36163-4	多切面^W 静脉注入对比剂	发现（结果）	时间点	下肢.双侧	叙述型	核磁共振成像	放射医学
36164-2	多切面^W 静脉注入对比剂	发现（结果）	时间点	下肢.左侧	叙述型	计算机 X 射线断层造影术	放射医学
36165-9	多切面^W 静脉注入对比剂	发现（结果）	时间点	下肢.左侧	叙述型	核磁共振成像	放射医学
36166-7	多切面^W 静脉注入对比剂	发现（结果）	时间点	下肢.右侧	叙述型	计算机 X 射线断层造影术	放射医学
36167-5	多切面^W 静脉注入对比剂	发现（结果）	时间点	下肢.右侧	叙述型	核磁共振成像	放射医学
36168-3	多切面^W 静脉注入对比剂	发现（结果）	时间点	上肢.双侧	叙述型	计算机 X 射线断层造影术	放射医学
36169-1	多切面^W 静脉注入对比剂	发现（结果）	时间点	上肢.左侧	叙述型	计算机 X 射线断层造影术	放射医学
36170-9	多切面^W 静脉注入对比剂	发现（结果）	时间点	上肢.右侧	叙述型	计算机 X 射线断层造影术	放射医学
36171-7	多切面^W 静脉注入对比剂	发现（结果）	时间点	上肢.右侧	叙述型	核磁共振成像	放射医学

LOINC 代码	名称	属性	时间特征	系统	标尺类型	方法类型	分类
36172-5	多切面^W 静脉注入对比剂	发现（结果）	时间点	股骨	叙述型	计算机 X 射线断层造影术	放射医学
36173-3	多切面^W 静脉注入对比剂	发现（结果）	时间点	股	叙述型	核磁共振成像	放射医学
36174-1	多切面^W 静脉注入对比剂	发现（结果）	时间点	股骨.左侧	叙述型	计算机 X 射线断层造影术	放射医学
36175-8	多切面^W 静脉注入对比剂	发现（结果）	时间点	股.左侧	叙述型	核磁共振成像	放射医学
36176-6	多切面^W 静脉注入对比剂	发现（结果）	时间点	股骨.右侧	叙述型	计算机 X 射线断层造影术	放射医学
36177-4	多切面^W 静脉注入对比剂	发现（结果）	时间点	股.右侧	叙述型	核磁共振成像	放射医学
3617-8	乙苯妥英	质量浓度	时间点	血清/血浆	定量型		药物水平/毒理学
36178-2	多切面^W 静脉注入对比剂	发现（结果）	时间点	脚	叙述型	计算机 X 射线断层造影术	放射医学
36179-0	多切面^W 静脉注入对比剂	发现（结果）	时间点	脚	叙述型	核磁共振成像	放射医学
36180-8	多切面^W 静脉注入对比剂	发现（结果）	时间点	脚.双侧	叙述型	核磁共振成像	放射医学
36181-6	多切面^W 静脉注入对比剂	发现（结果）	时间点	脚.左侧	叙述型	计算机 X 射线断层造影术	放射医学
36182-4	多切面^W 静脉注入对比剂	发现（结果）	时间点	脚.左侧	叙述型	核磁共振成像	放射医学
36183-2	多切面^W 静脉注入对比剂	发现（结果）	时间点	脚.右侧	叙述型	计算机 X 射线断层造影术	放射医学
36184-0	多切面^W 静脉注入对比剂	发现（结果）	时间点	脚.右侧	叙述型	核磁共振成像	放射医学
36185-7	多切面^W 静脉注入对比剂	发现（结果）	时间点	前臂	叙述型	计算机 X 射线断层造影术	放射医学
3618-6	乙基吗啡	任意浓度	时间点	尿液	等级型		药物水平/毒理学
36186-5	多切面^W 静脉注入对比剂	发现（结果）	时间点	前臂	叙述型	核磁共振成像	放射医学
36187-3	多切面^W 静脉注入对比剂	发现（结果）	时间点	前臂.左侧	叙述型	计算机 X 射线断层造影术	放射医学
36188-1	多切面^W 静脉注入对比剂	发现（结果）	时间点	前臂.左侧	叙述型	核磁共振成像	放射医学
36189-9	多切面^W 静脉注入对比剂	发现（结果）	时间点	前臂.右侧	叙述型	计算机 X 射线断层造影术	放射医学

LOINC 代码	名称	属性	时间特征	系统	标尺类型	方法类型	分类
36190-7	多切面^W 静脉注入对比剂	发现（结果）	时间点	前臂.右侧	叙述型	核磁共振成像	放射医学
36191-5	多切面^W 静脉注入对比剂	发现（结果）	时间点	手	叙述型	计算机 X 射线断层造影术	放射医学
36192-3	多切面^W 静脉注入对比剂	发现（结果）	时间点	手	叙述型	核磁共振成像	放射医学
36193-1	多切面^W 静脉注入对比剂	发现（结果）	时间点	手.左侧	叙述型	计算机 X 射线断层造影术	放射医学
3619-4	乙基吗啡	质量浓度	时间点	尿液	定量型		药物水平/毒理学
36194-9	多切面^W 静脉注入对比剂	发现（结果）	时间点	手.左侧	叙述型	核磁共振成像	放射医学
36195-6	多切面^W 静脉注入对比剂	发现（结果）	时间点	手.右侧	叙述型	计算机 X 射线断层造影术	放射医学
36196-4	多切面^W 静脉注入对比剂	发现（结果）	时间点	手.右侧	叙述型	核磁共振成像	放射医学
36197-2	多切面^W 静脉注入对比剂	发现（结果）	时间点	心脏	叙述型	核磁共振成像	放射医学
36198-0	多切面^W 静脉注入对比剂	发现（结果）	时间点	跟骨	叙述型	计算机 X 射线断层造影术	放射医学
36199-8	多切面^W 静脉注入对比剂	发现（结果）	时间点	臀部	叙述型	核磁共振成像	放射医学
36200-4	多切面^W 静脉注入对比剂	发现（结果）	时间点	臀部	叙述型	计算机 X 射线断层造影术	放射医学
36201-2	多切面^W 静脉注入对比剂	发现（结果）	时间点	臀部.双侧	叙述型	计算机 X 射线断层造影术	放射医学
3620-2	N-乙基烟酰胺	质量浓度	时间点	尿液	定量型		药物水平/毒理学
36202-0	多切面^W 静脉注入对比剂	发现（结果）	时间点	臀部.双侧	叙述型	核磁共振成像	放射医学
36203-8	多切面^W 静脉注入对比剂	发现（结果）	时间点	臀部.左侧	叙述型	计算机 X 射线断层造影术	放射医学
36204-6	多切面^W 静脉注入对比剂	发现（结果）	时间点	臀部.左侧	叙述型	核磁共振成像	放射医学
36205-3	多切面^W 静脉注入对比剂	发现（结果）	时间点	臀部.右侧	叙述型	计算机 X 射线断层造影术	放射医学
36206-1	多切面^W 静脉注入对比剂	发现（结果）	时间点	臀部.右侧	叙述型	核磁共振成像	放射医学
36207-9	多切面^W 静脉注入对比剂	发现（结果）	时间点	上臂	叙述型	计算机 X 射线断层造影术	放射医学

LOINC 代码	名称	属性	时间特征	系统	标尺类型	方法类型	分类
36208-7	多切面^W 静脉注入对比剂	发现（结果）	时间点	上臂	叙述型	核磁共振成像	放射医学
36209-5	多切面^W 静脉注入对比剂	发现（结果）	时间点	上臂.左	叙述型	计算机 X 射线断层造影术	放射医学
3621-0	依替福林	任意浓度	时间点	尿液	等级型		药物水平/毒理学
36210-3	多切面^W 静脉注入对比剂	发现（结果）	时间点	上臂.左	叙述型	核磁共振成像	放射医学
36211-1	多切面^W 静脉注入对比剂	发现（结果）	时间点	上臂.右	叙述型	计算机 X 射线断层造影术	放射医学
36212-9	多切面^W 静脉注入对比剂	发现（结果）	时间点	上臂.右	叙述型	核磁共振成像	放射医学
36213-7	多切面^W 静脉注入对比剂	发现（结果）	时间点	下肢.关节	叙述型	核磁共振成像	放射医学
36214-5	多切面^W 静脉注入对比剂	发现（结果）	时间点	下肢.关节.左侧	叙述型	核磁共振成像	放射医学
36215-2	多切面^W 静脉注入对比剂	发现（结果）	时间点	下肢.关节.右侧	叙述型	核磁共振成像	放射医学
36216-0	多切面^W 静脉注入对比剂	发现（结果）	时间点	上肢.关节	叙述型	核磁共振成像	放射医学
36217-8	多切面^W 静脉注入对比剂	发现（结果）	时间点	骶髂关节	叙述型	计算机 X 射线断层造影术	放射医学
36218-6	多切面^W 静脉注入对比剂	发现（结果）	时间点	骶髂关节	叙述型	核磁共振成像	放射医学
36219-4	多切面^W 静脉注入对比剂	发现（结果）	时间点	肾脏.双侧	叙述型	核磁共振成像	放射医学
36220-2	多切面^W 静脉注入对比剂	发现（结果）	时间点	肾脏.左侧	叙述型	核磁共振成像	放射医学
36221-0	多切面^W 静脉注入对比剂	发现（结果）	时间点	肾脏.右侧	叙述型	核磁共振成像	放射医学
36222-8	多切面^W 静脉注入对比剂	发现（结果）	时间点	膝	叙述型	计算机 X 射线断层造影术	放射医学
36223-6	多切面^W 静脉注入对比剂	发现（结果）	时间点	膝	叙述型	核磁共振成像	放射医学
36224-4	多切面^W 静脉注入对比剂	发现（结果）	时间点	膝.双侧	叙述型	核磁共振成像	放射医学
36225-1	多切面^W 静脉注入对比剂	发现（结果）	时间点	膝.左侧	叙述型	计算机 X 射线断层造影术	放射医学
36226-9	多切面^W 静脉注入对比剂	发现（结果）	时间点	膝.左侧	叙述型	核磁共振成像	放射医学
36227-7	多切面^W 静脉注入对比剂	发现（结果）	时间点	膝.右侧	叙述型	计算机 X 射线断层造影术	放射医学
3622-8	依替福林	质量浓度	时间点	尿液	定量型		药物水平/毒理学

LOINC 代码	名称	属性	时间特征	系统	标尺类型	方法类型	分类
36228-5	多切面^W 静脉注入对比剂	发现（结果）	时间点	膝.右侧	叙述型	核磁共振成像	放射医学
36229-3	多切面^W 静脉注入对比剂	发现（结果）	时间点	喉	叙述型	计算机 X 射线断层造影术	放射医学
36230-1	多切面^W 静脉注入对比剂	发现（结果）	时间点	喉	叙述型	核磁共振成像	放射医学
36231-9	多切面^W 静脉注入对比剂	发现（结果）	时间点	肝脏	叙述型	核磁共振成像	放射医学
36232-7	多切面^W 静脉注入对比剂	发现（结果）	时间点	下颌骨	叙述型	计算机 X 射线断层造影术	放射医学
36233-5	多切面^W 静脉注入对比剂	发现（结果）	时间点	鼻咽部	叙述型	核磁共振成像	放射医学
36234-3	多切面^W 静脉注入对比剂	发现（结果）	时间点	颈部血管	叙述型	计算机 X 射线断层造影术.血管	放射医学
36235-0	多切面^W 静脉注入对比剂	发现（结果）	时间点	颈部	叙述型	计算机 X 射线断层造影术	放射医学
3623-6	依替福林	质量速率	24 小时	尿液	定量型		药物水平/毒理学
36236-8	多切面^W 静脉注入对比剂	发现（结果）	时间点	胰腺	叙述型	核磁共振成像	放射医学
36237-6	多切面^W 静脉注入对比剂	发现（结果）	时间点	骨盆	叙述型	核磁共振成像	放射医学
36238-4	多切面^W 静脉注入对比剂	发现（结果）	时间点	垂体＋蝶鞍	叙述型	核磁共振成像	放射医学
36239-2	多切面^W 静脉注入对比剂	发现（结果）	时间点	胸腔出口	叙述型	核磁共振成像	放射医学
362-4	呋喃妥因	药物敏感度	时间点	分离物	定量型	最小致死浓度	抗生素敏感性
36240-0	多切面^W 静脉注入对比剂	发现（结果）	时间点	胸腔出口.左侧	叙述型	核磁共振成像	放射医学
36241-8	多切面^W 静脉注入对比剂	发现（结果）	时间点	胸腔出口.右侧	叙述型	核磁共振成像	放射医学
36242-6	多切面^W 静脉注入对比剂	发现（结果）	时间点	后颅窝	叙述型	计算机 X 射线断层造影术	放射医学
36243-4	多切面^W 静脉注入对比剂	发现（结果）	时间点	后颅窝	叙述型	核磁共振成像	放射医学
3624-4	芬莰法明	任意浓度	时间点	尿液	等级型		药物水平/毒理学
36244-2	多切面^W 静脉注入对比剂	发现（结果）	时间点	前列腺	叙述型	核磁共振成像	放射医学
36245-9	多切面^W 静脉注入对比剂	发现（结果）	时间点	骶骨	叙述型	计算机 X 射线断层造影术	放射医学
36246-7	多切面^W 静脉注入对比剂	发现（结果）	时间点	骶骨	叙述型	核磁共振成像	放射医学

LOINC 代码	名称	属性	时间特征	系统	标尺类型	方法类型	分类
36247-5	多切面^W 静脉注入对比剂	发现（结果）	时间点	骶骨＋尾骨	叙述型	核磁共振成像	放射医学
36248-3	多切面^W 静脉注入对比剂	发现（结果）	时间点	肩胛骨.左侧	叙述型	核磁共振成像	放射医学
36249-1	多切面^W 静脉注入对比剂	发现（结果）	时间点	肩胛骨.右侧	叙述型	核磁共振成像	放射医学
36250-9	多切面^W 静脉注入对比剂	发现（结果）	时间点	肩部	叙述型	计算机 X 射线断层造影术	放射医学
3625-1	芬茨法明	质量浓度	时间点	尿液	定量型		药物水平/毒理学
36251-7	多切面^W 静脉注入对比剂	发现（结果）	时间点	肩部	叙述型	核磁共振成像	放射医学
36252-5	多切面^W 静脉注入对比剂	发现（结果）	时间点	肩部.左侧	叙述型	计算机 X 射线断层造影术	放射医学
36253-3	多切面^W 静脉注入对比剂	发现（结果）	时间点	肩部.右侧	叙述型	计算机 X 射线断层造影术	放射医学
36254-1	多切面^W 静脉注入对比剂	发现（结果）	时间点	肩部.右侧	叙述型	核磁共振成像	放射医学
36255-8	多切面^W 静脉注入对比剂	发现（结果）	时间点	窦	叙述型	计算机 X 射线断层造影术	放射医学
36256-6	多切面^W 静脉注入对比剂	发现（结果）	时间点	脊柱	叙述型	核磁共振成像	放射医学
36257-4	多切面^W 静脉注入对比剂	发现（结果）	时间点	胸骨	叙述型	计算机 X 射线断层造影术	放射医学
36258-2	多切面^W 静脉注入对比剂	发现（结果）	时间点	小腿	叙述型	计算机 X 射线断层造影术	放射医学
36259-0	多切面^W 静脉注入对比剂	发现（结果）	时间点	小腿	叙述型	核磁共振成像	放射医学
36260-8	多切面^W 静脉注入对比剂	发现（结果）	时间点	小腿.左	叙述型	计算机 X 射线断层造影术	放射医学
36261-6	多切面^W 静脉注入对比剂	发现（结果）	时间点	小腿.左	叙述型	核磁共振成像	放射医学
36262-4	多切面^W 静脉注入对比剂	发现（结果）	时间点	小腿.右	叙述型	计算机 X 射线断层造影术	放射医学
36263-2	多切面^W 静脉注入对比剂	发现（结果）	时间点	小腿.右	叙述型	核磁共振成像	放射医学
36264-0	多切面^W 静脉注入对比剂	发现（结果）	时间点	子宫	叙述型	计算机 X 射线断层造影术	放射医学
36265-7	多切面^W 静脉注入对比剂	发现（结果）	时间点	子宫	叙述型	核磁共振成像	放射医学

LOINC 代码	名称	属性	时间特征	系统	标尺类型	方法类型	分类
36266-5	多切面^W 静脉注入对比剂	发现（结果）	时间点	胸腔血管	叙述型	计算机 X 射线断层造影术.血管	放射医学
36267-3	多切面^W & WO 静脉注入对比剂	发现（结果）	时间点	腹部	叙述型	计算机 X 射线断层造影术	放射医学
36268-1	多切面^W & WO 静脉注入对比剂	发现（结果）	时间点	踝关节	叙述型	计算机 X 射线断层造影术	放射医学
3626-9	芬莰法明	质量速率	24 小时	尿液	定量型		药物水平/毒理学
36269-9	多切面^W & WO 静脉注入对比剂	发现（结果）	时间点	踝关节.左侧	叙述型	计算机 X 射线断层造影术	放射医学
36270-7	多切面^W & WO 静脉注入对比剂	发现（结果）	时间点	踝关节.右侧	叙述型	计算机 X 射线断层造影术	放射医学
36271-5	多切面^W & WO 静脉注入对比剂	发现（结果）	时间点	主动脉.腹部	叙述型	计算机 X 射线断层造影术	放射医学
36272-3	多切面^W & WO 静脉注入对比剂	发现（结果）	时间点	主动脉.腹部	叙述型	核磁共振成像.血管	放射医学
36273-1	多切面^W & WO 静脉注入对比剂	发现（结果）	时间点	主动脉.腹部	叙述型	核磁共振成像	放射医学
36274-9	多切面^W & WO 静脉注入对比剂	发现（结果）	时间点	主动脉.胸部	叙述型	核磁共振成像.血管	放射医学
36275-6	多切面^W & WO 静脉注入对比剂	发现（结果）	时间点	肾动脉	叙述型	核磁共振成像.血管	放射医学
36276-4	多切面^W & WO 静脉注入对比剂	发现（结果）	时间点	乳腺	叙述型	核磁共振成像	放射医学
3627-7	芬乙茶碱	任意浓度	时间点	尿液	等级型		药物水平/毒理学
36277-2	多切面^W & WO 静脉注入对比剂	发现（结果）	时间点	乳腺.双侧	叙述型	核磁共振成像	放射医学
36278-0	多切面^W & WO 静脉注入对比剂	发现（结果）	时间点	乳腺.左侧	叙述型	核磁共振成像	放射医学
36279-8	多切面^W & WO 静脉注入对比剂	发现（结果）	时间点	乳腺.右侧	叙述型	核磁共振成像	放射医学
36280-6	多切面^W & WO 静脉注入对比剂	发现（结果）	时间点	跟骨.左侧	叙述型	计算机 X 射线断层造影术	放射医学
36281-4	多切面^W & WO 静脉注入对比剂	发现（结果）	时间点	跟骨.右侧	叙述型	计算机 X 射线断层造影术	放射医学
36282-2	多切面^W & WO 静脉注入对比剂	发现（结果）	时间点	内耳道	叙述型	计算机 X 射线断层造影术	放射医学
36283-0	多切面^W & WO 静脉注入对比剂	发现（结果）	时间点	胸部	叙述型	核磁共振成像	放射医学

LOINC 代码	名称	属性	时间特征	系统	标尺类型	方法类型	分类
36284-8	多切面^W & WO 静脉注入对比剂	发现（结果）	时间点	腹部＋胸部	叙述型	核磁共振成像	放射医学
3628-5	芬乙茶碱	质量浓度	时间点	尿液	定量型		药物水平/毒理学
36285-5	多切面^W & WO 静脉注入对比剂	发现（结果）	时间点	肘部	叙述型	计算机 X 射线断层造影术	放射医学
36286-3	多切面^W & WO 静脉注入对比剂	发现（结果）	时间点	肘部. 左侧	叙述型	计算机 X 射线断层造影术	放射医学
36287-1	多切面^W & WO 静脉注入对比剂	发现（结果）	时间点	肘部. 右侧	叙述型	计算机 X 射线断层造影术	放射医学
36288-9	多切面^W & WO 静脉注入对比剂	发现（结果）	时间点	下肢	叙述型	计算机 X 射线断层造影术	放射医学
36289-7	多切面^W & WO 静脉注入对比剂	发现（结果）	时间点	下肢. 双侧	叙述型	核磁共振成像	放射医学
36290-5	多切面^W & WO 静脉注入对比剂	发现（结果）	时间点	下肢. 左侧	叙述型	计算机 X 射线断层造影术	放射医学
36291-3	多切面^W & WO 静脉注入对比剂	发现（结果）	时间点	下肢. 左侧	叙述型	核磁共振成像	放射医学
36292-1	多切面^W & WO 静脉注入对比剂	发现（结果）	时间点	下肢. 右侧	叙述型	计算机 X 射线断层造影术	放射医学
3629-3	芬乙茶碱	质量速率	24 小时	尿液	定量型		药物水平/毒理学
36293-9	多重视图 3	发现（结果）	时间点	腹部	叙述型	X 射线检查	放射医学
36294-7	多重视图 3	发现（结果）	时间点	踝关节	叙述型	X 射线检查	放射医学
36295-4	多重视图 3	发现（结果）	时间点	踝关节. 双侧	叙述型	X 射线检查	放射医学
36296-2	多重视图 3	发现（结果）	时间点	踝关节. 左侧	叙述型	X 射线检查	放射医学
36297-0	多重视图 3	发现（结果）	时间点	面骨	叙述型	X 射线检查	放射医学
36298-8	多重视图 3	发现（结果）	时间点	胸部	叙述型	X 射线检查	放射医学
36299-6	多重视图 3	发现（结果）	时间点	肘部	叙述型	X 射线检查	放射医学
36300-2	多重视图 3	发现（结果）	时间点	肘部. 双侧	叙述型	X 射线检查	放射医学
3630-1	芬氟拉明	质量浓度	时间点	血清/血浆	定量型		药物水平/毒理学
36301-0	多重视图 3	发现（结果）	时间点	肘部. 左侧	叙述型	X 射线检查	放射医学
36302-8	多重视图 3	发现（结果）	时间点	股骨	叙述型	X 射线检查	放射医学
36303-6	多重视图 3	发现（结果）	时间点	手指	叙述型	X 射线检查	放射医学
36304-4	多重视图 3	发现（结果）	时间点	手指. 左侧	叙述型	X 射线检查	放射医学
36305-1	多重视图 3	发现（结果）	时间点	脚	叙述型	X 射线检查	放射医学
36306-9	多重视图 3	发现（结果）	时间点	脚. 双侧	叙述型	X 射线检查	放射医学
36307-7	多重视图 3	发现（结果）	时间点	脚. 左侧	叙述型	X 射线检查	放射医学
36308-5	多重视图 3	发现（结果）	时间点	臀部. 双侧	叙述型	X 射线检查	放射医学
36309-3	多重视图 3	发现（结果）	时间点	臀部. 左侧	叙述型	X 射线检查	放射医学
36310-1	多重视图 3	发现（结果）	时间点	膝. 双侧	叙述型	X 射线检查	放射医学
36311-9	多重视图 3	发现（结果）	时间点	膝. 左侧	叙述型	X 射线检查	放射医学

LOINC 代码	名称	属性	时间特征	系统	标尺类型	方法类型	分类
36312-7	多重视图 3	发现（结果）	时间点	下颌骨	叙述型	X 射线检查	放射医学
36313-5	多重视图 3	发现（结果）	时间点	肋骨. 双侧	叙述型	X 射线检查	放射医学
36314-3	多重视图 3	发现（结果）	时间点	肋骨. 左侧	叙述型	X 射线检查	放射医学
36315-0	多重视图 3	发现（结果）	时间点	拇指. 左侧	叙述型	X 射线检查	放射医学
36316-8	多重视图 3	发现（结果）	时间点	脚趾. 左侧	叙述型	X 射线检查	放射医学
36317-6	多重视图 4	发现（结果）	时间点	踝关节	叙述型	X 射线检查	放射医学
36318-4	多重视图 4	发现（结果）	时间点	面骨	叙述型	X 射线检查	放射医学
3631-9	芬氟拉明	质量浓度	时间点	尿液	定量型		药物水平/毒理学
36319-2	多重视图 4	发现（结果）	时间点	乳腺	叙述型	乳房 X 线照相	放射医学
363-2	呋喃妥因	药物敏感度	时间点	分离物	定量或等级型	最小抑制浓度	抗生素敏感性
36320-0	多重视图 4	发现（结果）	时间点	胸部	叙述型	X 射线检查	放射医学
36321-8	多重视图 4	发现（结果）	时间点	胸部	叙述型	X 射线检查. 荧光光谱	放射医学
36322-6	多重视图 4	发现（结果）	时间点	肘部. 双侧	叙述型	X 射线检查	放射医学
36323-4	多重视图 4	发现（结果）	时间点	肘部. 左侧	叙述型	X 射线检查	放射医学
36324-2	多重视图 4	发现（结果）	时间点	股骨. 左侧	叙述型	X 射线检查	放射医学
36325-9	多重视图 4	发现（结果）	时间点	膝. 双侧	叙述型	X 射线检查	放射医学
36326-7	多重视图 4	发现（结果）	时间点	膝. 左侧	叙述型	X 射线检查	放射医学
3632-7	非诺洛芬	质量浓度	时间点	血清/血浆	定量型		药物水平/毒理学
36327-5	多重视图 4	发现（结果）	时间点	下颌骨	叙述型	X 射线检查	放射医学
36328-3	多重视图 4	发现（结果）	时间点	肋骨. 双侧	叙述型	X 射线检查	放射医学
36329-1	多重视图 4	发现（结果）	时间点	肩部. 双侧	叙述型	X 射线检查	放射医学
36330-9	多重视图 4	发现（结果）	时间点	肩部. 左侧	叙述型	X 射线检查	放射医学
36331-7	多重视图 4	发现（结果）	时间点	脊柱. 颈段	叙述型	X 射线检查	放射医学
36332-5	多重视图 4	发现（结果）	时间点	脊髓. 腰段	叙述型	X 射线检查	放射医学
36333-3	多切面^W & WO 静脉注入对比剂	发现（结果）	时间点	下肢. 右侧	叙述型	核磁共振成像	放射医学
36334-1	多切面^W & WO 静脉注入对比剂	发现（结果）	时间点	上肢	叙述型	计算机 X 射线断层造影术	放射医学
3633-5	芬普雷司	任意浓度	时间点	尿液	等级型		药物水平/毒理学
36335-8	多切面^W & WO 静脉注入对比剂	发现（结果）	时间点	上肢. 左侧	叙述型	计算机 X 射线断层造影术	放射医学
36336-6	多切面^W & WO 静脉注入对比剂	发现（结果）	时间点	上肢. 右侧	叙述型	计算机 X 射线断层造影术	放射医学
36337-4	多切面^W & WO 静脉注入对比剂	发现（结果）	时间点	上肢. 右侧	叙述型	核磁共振成像	放射医学
36338-2	多切面^W & WO 静脉注入对比剂	发现（结果）	时间点	股骨	叙述型	计算机 X 射线断层造影术	放射医学

LOINC 代码	名称	属性	时间特征	系统	标尺类型	方法类型	分类
36339-0	多切面^W & WO 静脉注入对比剂	发现（结果）	时间点	股骨.左侧	叙述型	计算机X射线断层造影术	放射医学
36340-8	多切面^W & WO 静脉注入对比剂	发现（结果）	时间点	股骨.右侧	叙述型	计算机X射线断层造影术	放射医学
36341-6	多切面^W & WO 静脉注入对比剂	发现（结果）	时间点	脚	叙述型	计算机X射线断层造影术	放射医学
36342-4	多切面^W & WO 静脉注入对比剂	发现（结果）	时间点	脚.双侧	叙述型	核磁共振成像	放射医学
3634-3	芬普雷司	质量浓度	时间点	尿液	定量型		药物水平/毒理学
36343-2	多切面^W & WO 静脉注入对比剂	发现（结果）	时间点	脚.左侧	叙述型	计算机X射线断层造影术	放射医学
36344-0	多切面^W & WO 静脉注入对比剂	发现（结果）	时间点	脚.左侧	叙述型	核磁共振成像	放射医学
36345-7	多切面^W & WO 静脉注入对比剂	发现（结果）	时间点	脚.右侧	叙述型	计算机X射线断层造影术	放射医学
36346-5	多切面^W & WO 静脉注入对比剂	发现（结果）	时间点	脚.右侧	叙述型	核磁共振成像	放射医学
36347-3	多切面^W & WO 静脉注入对比剂	发现（结果）	时间点	前臂	叙述型	计算机X射线断层造影术	放射医学
36348-1	多切面^W & WO 静脉注入对比剂	发现（结果）	时间点	前臂.左侧	叙述型	计算机X射线断层造影术	放射医学
36349-9	多切面^W & WO 静脉注入对比剂	发现（结果）	时间点	前臂.左侧	叙述型	核磁共振成像	放射医学
3635-0	芬普雷司	质量速率	24 小时	尿液	定量型		药物水平/毒理学
36350-7	多切面^W & WO 静脉注入对比剂	发现（结果）	时间点	前臂.右侧	叙述型	计算机X射线断层造影术	放射医学
36351-5	多切面^W & WO 静脉注入对比剂	发现（结果）	时间点	前臂.右侧	叙述型	核磁共振成像	放射医学
36352-3	多切面^W & WO 静脉注入对比剂	发现（结果）	时间点	手	叙述型	计算机X射线断层造影术	放射医学
36353-1	多切面^W & WO 静脉注入对比剂	发现（结果）	时间点	手.左侧	叙述型	计算机X射线断层造影术	放射医学
36354-9	多切面^W & WO 静脉注入对比剂	发现（结果）	时间点	手.左侧	叙述型	核磁共振成像	放射医学
36355-6	多切面^W & WO 静脉注入对比剂	发现（结果）	时间点	手.右侧	叙述型	计算机X射线断层造影术	放射医学

LOINC 代码	名称	属性	时间特征	系统	标尺类型	方法类型	分类
36356-4	多切面^W & WO 静脉注入对比剂	发现（结果）	时间点	手.右侧	叙述型	核磁共振成像	放射医学
36357-2	多切面^W & WO 静脉注入对比剂	发现（结果）	时间点	心脏	叙述型	核磁共振成像	放射医学
36358-0	多切面^W & WO 静脉注入对比剂	发现（结果）	时间点	跟骨	叙述型	计算机 X 射线断层造影术	放射医学
36359-8	多切面^W & WO 静脉注入对比剂	发现（结果）	时间点	臀部	叙述型	计算机 X 射线断层造影术	放射医学
36360-6	多切面^W & WO 静脉注入对比剂	发现（结果）	时间点	臀部.双侧	叙述型	计算机 X 射线断层造影术	放射医学
36361-4	多切面^W & WO 静脉注入对比剂	发现（结果）	时间点	臀部.双侧	叙述型	核磁共振成像	放射医学
36362-2	多切面^W & WO 静脉注入对比剂	发现（结果）	时间点	臀部.左侧	叙述型	计算机 X 射线断层造影术	放射医学
36363-0	多切面^W & WO 静脉注入对比剂	发现（结果）	时间点	臀部.左侧	叙述型	核磁共振成像	放射医学
36364-8	多切面^W & WO 静脉注入对比剂	发现（结果）	时间点	臀部.右侧	叙述型	计算机 X 射线断层造影术	放射医学
36365-5	多切面^W & WO 静脉注入对比剂	发现（结果）	时间点	臀部.右侧	叙述型	核磁共振成像	放射医学
36366-3	多切面^W & WO 静脉注入对比剂	发现（结果）	时间点	上臂	叙述型	计算机 X 射线断层造影术	放射医学
36367-1	多切面^W & WO 静脉注入对比剂	发现（结果）	时间点	上臂.左	叙述型	计算机 X 射线断层造影术	放射医学
3636-8	芬太尼	质量浓度	时间点	血清/血浆	定量型		药物水平/毒理学
36368-9	多切面^W & WO 静脉注入对比剂	发现（结果）	时间点	上臂.左	叙述型	核磁共振成像	放射医学
36369-7	多切面^W & WO 静脉注入对比剂	发现（结果）	时间点	上臂.右	叙述型	计算机 X 射线断层造影术	放射医学
36370-5	多切面^W & WO 静脉注入对比剂	发现（结果）	时间点	上臂.右	叙述型	核磁共振成像	放射医学
36371-3	多切面^W & WO 静脉注入对比剂	发现（结果）	时间点	下肢.关节	叙述型	核磁共振成像	放射医学
36372-1	多切面^W & WO 静脉注入对比剂	发现（结果）	时间点	下肢.关节.左侧	叙述型	核磁共振成像	放射医学
36373-9	多切面^W & WO 静脉注入对比剂	发现（结果）	时间点	下肢.关节.右侧	叙述型	核磁共振成像	放射医学
36374-7	多切面^W & WO 静脉注入对比剂	发现（结果）	时间点	上肢.关节	叙述型	核磁共振成像	放射医学
36375-4	多切面^W & WO 静脉注入对比剂	发现（结果）	时间点	骶髂关节	叙述型	计算机 X 射线断层造影术	放射医学

LOINC 代码	名称	属性	时间特征	系统	标尺类型	方法类型	分类
3637-6	芬太尼	质量浓度	时间点	尿液	定量型		药物水平/毒理学
36376-2	多切面^W & WO 静脉注入对比剂	发现（结果）	时间点	骶髂关节	叙述型	核磁共振成像	放射医学
36377-0	多切面^W & WO 静脉注入对比剂	发现（结果）	时间点	肾脏.双侧	叙述型	计算机X射线断层造影术	放射医学
36378-8	多切面^W & WO 静脉注入对比剂	发现（结果）	时间点	肾脏.双侧	叙述型	核磁共振成像	放射医学
36379-6	多切面^W & WO 静脉注入对比剂	发现（结果）	时间点	膝	叙述型	计算机X射线断层造影术	放射医学
36380-4	多切面^W & WO 静脉注入对比剂	发现（结果）	时间点	膝.左侧	叙述型	计算机X射线断层造影术	放射医学
36381-2	多切面^W & WO 静脉注入对比剂	发现（结果）	时间点	膝.右侧	叙述型	计算机X射线断层造影术	放射医学
36382-0	多切面^W & WO 静脉注入对比剂	发现（结果）	时间点	喉	叙述型	核磁共振成像	放射医学
36383-8	多切面^W & WO 静脉注入对比剂	发现（结果）	时间点	下颌骨	叙述型	计算机X射线断层造影术	放射医学
3638-4	氟卡胺	质量浓度	时间点	血清/血浆	定量型		药物水平/毒理学
36384-6	多切面^W & WO 静脉注入对比剂	发现（结果）	时间点	鼻咽部	叙述型	核磁共振成像	放射医学
36385-3	多切面^W & WO 静脉注入对比剂	发现（结果）	时间点	胰腺	叙述型	核磁共振成像	放射医学
36387-9	多切面^W & WO 静脉注入对比剂	发现（结果）	时间点	后颅窝	叙述型	计算机X射线断层造影术	放射医学
36388-7	多切面^W & WO 静脉注入对比剂	发现（结果）	时间点	后颅窝	叙述型	核磁共振成像	放射医学
36389-5	多切面^W & WO 静脉注入对比剂	发现（结果）	时间点	前列腺	叙述型	核磁共振成像	放射医学
36390-3	多切面^W & WO 静脉注入对比剂	发现（结果）	时间点	骶骨	叙述型	计算机X射线断层造影术	放射医学
36391-1	多切面^W & WO 静脉注入对比剂	发现（结果）	时间点	骶骨	叙述型	核磁共振成像	放射医学
3639-2	5-氟胞嘧啶	质量浓度	时间点	血清/血浆	定量型		药物水平/毒理学
36392-9	多切面^W & WO 静脉注入对比剂	发现（结果）	时间点	骶骨+尾骨	叙述型	核磁共振成像	放射医学
36393-7	多切面^W & WO 静脉注入对比剂	发现（结果）	时间点	肩胛骨.左侧	叙述型	核磁共振成像	放射医学
36394-5	多切面^W & WO 静脉注入对比剂	发现（结果）	时间点	肩胛骨.右侧	叙述型	核磁共振成像	放射医学

LOINC 代码	名称	属性	时间特征	系统	标尺类型	方法类型	分类
36395-2	多切面^W & WO 静脉注入对比剂	发现（结果）	时间点	肩部	叙述型	计算机 X 射线断层造影术	放射医学
36396-0	多切面^W & WO 静脉注入对比剂	发现（结果）	时间点	肩部.左侧	叙述型	计算机 X 射线断层造影术	放射医学
36397-8	多切面^W & WO 静脉注入对比剂	发现（结果）	时间点	肩部.右侧	叙述型	计算机 X 射线断层造影术	放射医学
36398-6	多切面^W & WO 静脉注入对比剂	发现（结果）	时间点	窦	叙述型	计算机 X 射线断层造影术	放射医学
36399-4	多切面^W & WO 静脉注入对比剂	发现（结果）	时间点	脊柱	叙述型	计算机 X 射线断层造影术	放射医学
36-4	阿奇霉素	药物敏感度	时间点	分离物	定量或等级型	最小抑制浓度	抗生素敏感性
364-0	呋喃妥因	药物敏感度	时间点	分离物	定量或等级型	琼脂扩散	抗生素敏感性
3640-0	氟硝西泮	质量浓度	时间点	全血	定量型		药物水平/毒理学
36400-0	多切面^W & WO 静脉注入对比剂	发现（结果）	时间点	脊柱	叙述型	核磁共振成像	放射医学
36401-8	多切面^W & WO 静脉注入对比剂	发现（结果）	时间点	脊柱.颈段	叙述型	计算机 X 射线断层造影术	放射医学
36402-6	多切面^W & WO 静脉注入对比剂	发现（结果）	时间点	脊髓.腰段	叙述型	计算机 X 射线断层造影术	放射医学
36403-4	多切面^W & WO 静脉注入对比剂	发现（结果）	时间点	脊髓.胸段	叙述型	计算机 X 射线断层造影术	放射医学
36404-2	多切面^W & WO 静脉注入对比剂	发现（结果）	时间点	脾脏	叙述型	核磁共振成像	放射医学
36405-9	多切面^W & WO 静脉注入对比剂	发现（结果）	时间点	胸骨	叙述型	计算机 X 射线断层造影术	放射医学
36406-7	多切面^W & WO 静脉注入对比剂	发现（结果）	时间点	阴囊＋睾丸	叙述型	核磁共振成像	放射医学
36407-5	多切面^W & WO 静脉注入对比剂	发现（结果）	时间点	甲状腺	叙述型	核磁共振成像	放射医学
36408-3	多切面^W & WO 静脉注入对比剂	发现（结果）	时间点	小腿	叙述型	计算机 X 射线断层造影术	放射医学
36409-1	多切面^W & WO 静脉注入对比剂	发现（结果）	时间点	小腿.左	叙述型	计算机 X 射线断层造影术	放射医学
36410-9	多切面^W & WO 静脉注入对比剂	发现（结果）	时间点	小腿.左	叙述型	核磁共振成像	放射医学

LOINC 代码	名称	属性	时间特征	系统	标尺类型	方法类型	分类
36411-7	多切面^W & WO 静脉注入对比剂	发现（结果）	时间点	小腿.右	叙述型	计算机X射线断层造影术	放射医学
36412-5	多切面^W & WO 静脉注入对比剂	发现（结果）	时间点	小腿.右	叙述型	核磁共振成像	放射医学
36413-3	多切面^W & WO 静脉注入对比剂	发现（结果）	时间点	子宫	叙述型	核磁共振成像	放射医学
36414-1	多切面^W & WO 静脉注入对比剂	发现（结果）	时间点	门静脉	叙述型	核磁共振成像.血管	放射医学
36415-8	多切面^W & WO 静脉注入对比剂	发现（结果）	时间点	肾静脉	叙述型	核磁共振成像.血管	放射医学
36416-6	多切面^W & WO 静脉注入对比剂	发现（结果）	时间点	下肢静脉	叙述型	核磁共振成像.血管	放射医学
36417-4	多切面^W & WO 静脉注入对比剂	发现（结果）	时间点	上肢静脉	叙述型	核磁共振成像.血管	放射医学
3641-8	氟硝西泮	质量浓度	时间点	尿液	定量型		药物水平/毒理学
36418-2	多切面^W & WO 静脉注入对比剂	发现（结果）	时间点	腔静脉.下	叙述型	核磁共振成像	放射医学
36419-0	多切面^W & WO 静脉注入对比剂	发现（结果）	时间点	腔静脉.上	叙述型	核磁共振成像	放射医学
36420-8	多切面^W & WO 静脉注入对比剂	发现（结果）	时间点	胸腔血管	叙述型	核磁共振成像.血管	放射医学
36421-6	多切面^W & WO 静脉注入对比剂	发现（结果）	时间点	上肢血管	叙述型	计算机X射线断层造影术.血管	放射医学
36422-4	多切面^W & WO 静脉注入对比剂	发现（结果）	时间点	上肢血管	叙述型	核磁共振成像.血管	放射医学
36423-2	多切面^W & WO 静脉注入对比剂	发现（结果）	时间点	颈部血管	叙述型	核磁共振成像.血管	放射医学
36424-0	多切面^WO 对比剂	发现（结果）	时间点	腹部	叙述型	计算机X射线断层造影术	放射医学
36425-7	多切面^WO 对比剂	发现（结果）	时间点	踝关节	叙述型	计算机X射线断层造影术	放射医学
3642-6	氟尿嘧啶	质量浓度	时间点	血清/血浆	定量型		药物水平/毒理学
36426-5	多切面^WO 对比剂	发现（结果）	时间点	踝关节.左侧	叙述型	计算机X射线断层造影术	放射医学
36427-3	多切面^WO 对比剂	发现（结果）	时间点	踝关节.左侧	叙述型	核磁共振成像	放射医学
36428-1	多切面^WO 对比剂	发现（结果）	时间点	踝关节.右侧	叙述型	计算机X射线断层造影术	放射医学
36429-9	多切面^WO 对比剂	发现（结果）	时间点	踝关节.右侧	叙述型	核磁共振成像	放射医学
36430-7	多切面^WO 对比剂	发现（结果）	时间点	主动脉	叙述型	计算机X射线断层造影术	放射医学

LOINC 代码	名称	属性	时间特征	系统	标尺类型	方法类型	分类
36431-5	多切面^WO 对比剂	发现（结果）	时间点	主动脉.腹部	叙述型	计算机 X 射线断层造影术	放射医学
36432-3	多切面^WO 对比剂	发现（结果）	时间点	主动脉.腹部	叙述型	核磁共振成像.血管	放射医学
36433-1	多切面^WO 对比剂	发现（结果）	时间点	主动脉.胸部	叙述型	核磁共振成像.血管	放射医学
3643-4	氟西汀	任意浓度	时间点	血清/血浆	等级型		药物水平/毒理学
36434-9	多切面^WO 对比剂	发现（结果）	时间点	阑尾	叙述型	计算机 X 射线断层造影术	放射医学
36435-6	多切面^WO 对比剂	发现（结果）	时间点	面部	叙述型	核磁共振成像	放射医学
36436-4	多切面^WO 对比剂	发现（结果）	时间点	乳腺	叙述型	核磁共振成像	放射医学
36437-2	多切面^WO 对比剂	发现（结果）	时间点	乳腺.双侧	叙述型	核磁共振成像	放射医学
36438-0	多切面^WO 对比剂	发现（结果）	时间点	乳腺.左侧	叙述型	核磁共振成像	放射医学
36439-8	多切面^WO 对比剂	发现（结果）	时间点	乳腺.右侧	叙述型	核磁共振成像	放射医学
36440-6	多切面^WO 对比剂	发现（结果）	时间点	跟骨.左侧	叙述型	计算机 X 射线断层造影术	放射医学
36441-4	多切面^WO 对比剂	发现（结果）	时间点	跟骨.右侧	叙述型	计算机 X 射线断层造影术	放射医学
3644-2	氟西汀	质量浓度	时间点	血清/血浆	定量型		药物水平/毒理学
36442-2	多切面^WO 对比剂	发现（结果）	时间点	胸部	叙述型	核磁共振成像	放射医学
36443-0	多切面^WO 对比剂	发现（结果）	时间点	肘部	叙述型	计算机 X 射线断层造影术	放射医学
36444-8	多切面^WO 对比剂	发现（结果）	时间点	肘部.双侧	叙述型	计算机 X 射线断层造影术	放射医学
36445-5	多切面^WO 对比剂	发现（结果）	时间点	肘部.左侧	叙述型	计算机 X 射线断层造影术	放射医学
36446-3	多切面^WO 对比剂	发现（结果）	时间点	肘部.左侧	叙述型	核磁共振成像	放射医学
36447-1	多切面^WO 对比剂	发现（结果）	时间点	肘部.右侧	叙述型	计算机 X 射线断层造影术	放射医学
36448-9	多切面^WO 对比剂	发现（结果）	时间点	肘部.右侧	叙述型	核磁共振成像	放射医学
36449-7	多切面^WO 对比剂	发现（结果）	时间点	下肢.双侧	叙述型	计算机 X 射线断层造影术	放射医学

LOINC 代码	名称	属性	时间特征	系统	标尺类型	方法类型	分类
36450-5	多切面^WO 对比剂	发现（结果）	时间点	下肢血管.双侧	叙述型	核磁共振成像.血管	放射医学
36451-3	多切面^WO 对比剂	发现（结果）	时间点	下肢.双侧	叙述型	核磁共振成像	放射医学
36452-1	多切面^WO 对比剂	发现（结果）	时间点	下肢.左侧	叙述型	计算机 X 射线断层造影术	放射医学
36453-9	多切面^WO 对比剂	发现（结果）	时间点	下肢.左侧	叙述型	核磁共振成像	放射医学
36454-7	多切面^WO 对比剂	发现（结果）	时间点	下肢.右侧	叙述型	计算机 X 射线断层造影术	放射医学
36455-4	多切面^WO 对比剂	发现（结果）	时间点	下肢.右侧	叙述型	核磁共振成像	放射医学
36456-2	多切面^WO 对比剂	发现（结果）	时间点	上肢.双侧	叙述型	计算机 X 射线断层造影术	放射医学
36457-0	多切面^WO 对比剂	发现（结果）	时间点	上肢.左侧	叙述型	计算机 X 射线断层造影术	放射医学
36458-8	多切面^WO 对比剂	发现（结果）	时间点	上肢.右侧	叙述型	计算机 X 射线断层造影术	放射医学
3645-9	氟西汀	任意浓度	时间点	尿液	等级型		药物水平/毒理学
36459-6	多切面^WO 对比剂	发现（结果）	时间点	上肢.右侧	叙述型	核磁共振成像	放射医学
36460-4	多切面^WO 对比剂	发现（结果）	时间点	股骨	叙述型	计算机 X 射线断层造影术	放射医学
36461-2	多切面^WO 对比剂	发现（结果）	时间点	股	叙述型	核磁共振成像	放射医学
36462-0	多切面^WO 对比剂	发现（结果）	时间点	股骨.左侧	叙述型	计算机 X 射线断层造影术	放射医学
36463-8	多切面^WO 对比剂	发现（结果）	时间点	股.左侧	叙述型	核磁共振成像	放射医学
36464-6	多切面^WO 对比剂	发现（结果）	时间点	股骨.右侧	叙述型	计算机 X 射线断层造影术	放射医学
36465-3	多切面^WO 对比剂	发现（结果）	时间点	股.右侧	叙述型	核磁共振成像	放射医学
36466-1	多切面^WO 对比剂	发现（结果）	时间点	脚	叙述型	计算机 X 射线断层造影术	放射医学
3646-7	氟羟甲睾酮	任意浓度	时间点	尿液	等级型		药物水平/毒理学
36467-9	多切面^WO 对比剂	发现（结果）	时间点	脚.双侧	叙述型	核磁共振成像	放射医学

LOINC 代码	名称	属性	时间特征	系统	标尺类型	方法类型	分类
36468-7	多切面^WO 对比剂	发现（结果）	时间点	脚.左侧	叙述型	计算机X射线断层造影术	放射医学
36469-5	多切面^WO 对比剂	发现（结果）	时间点	脚.左侧	叙述型	核磁共振成像	放射医学
36470-3	多切面^WO 对比剂	发现（结果）	时间点	脚.右侧	叙述型	计算机X射线断层造影术	放射医学
36471-1	多切面^WO 对比剂	发现（结果）	时间点	脚.右侧	叙述型	核磁共振成像	放射医学
36472-9	多切面^WO 对比剂	发现（结果）	时间点	前臂	叙述型	计算机X射线断层造影术	放射医学
36473-7	多切面^WO 对比剂	发现（结果）	时间点	前臂.左侧	叙述型	计算机X射线断层造影术	放射医学
36474-5	多切面^WO 对比剂	发现（结果）	时间点	前臂.左侧	叙述型	核磁共振成像	放射医学
3647-5	氟羟甲睾酮	质量浓度	时间点	尿液	定量型		药物水平/毒理学
36475-2	多切面^WO 对比剂	发现（结果）	时间点	前臂.右侧	叙述型	计算机X射线断层造影术	放射医学
36476-0	多切面^WO 对比剂	发现（结果）	时间点	前臂.右侧	叙述型	核磁共振成像	放射医学
36477-8	多切面^WO 对比剂	发现（结果）	时间点	手	叙述型	计算机X射线断层造影术	放射医学
36478-6	多切面^WO 对比剂	发现（结果）	时间点	手.左侧	叙述型	计算机X射线断层造影术	放射医学
36479-4	多切面^WO 对比剂	发现（结果）	时间点	手.左侧	叙述型	核磁共振成像	放射医学
36480-2	多切面^WO 对比剂	发现（结果）	时间点	手.右侧	叙述型	计算机X射线断层造影术	放射医学
36481-0	多切面^WO 对比剂	发现（结果）	时间点	手.右侧	叙述型	核磁共振成像	放射医学
36482-8	多切面^WO 对比剂	发现（结果）	时间点	心脏	叙述型	核磁共振成像	放射医学
3648-3	氟羟甲睾酮	质量速率	24 小时	尿液	定量型		药物水平/毒理学
36483-6	多切面^WO 对比剂	发现（结果）	时间点	跟骨	叙述型	计算机X射线断层造影术	放射医学
36484-4	多切面^WO 对比剂	发现（结果）	时间点	臀部	叙述型	计算机X射线断层造影术	放射医学
36485-1	多切面^WO 对比剂	发现（结果）	时间点	臀部.双侧	叙述型	计算机X射线断层造影术	放射医学

LOINC 代码	名称	属性	时间特征	系统	标尺类型	方法类型	分类
36486-9	多切面^WO 对比剂	发现（结果）	时间点	臀部.双侧	叙述型	核磁共振成像	放射医学
36487-7	多切面^WO 对比剂	发现（结果）	时间点	臀部.左侧	叙述型	计算机 X 射线断层造影术	放射医学
36488-5	多切面^WO 对比剂	发现（结果）	时间点	臀部.左侧	叙述型	核磁共振成像	放射医学
36489-3	多切面^WO 对比剂	发现（结果）	时间点	臀部.右侧	叙述型	计算机 X 射线断层造影术	放射医学
36490-1	多切面^WO 对比剂	发现（结果）	时间点	臀部.右侧	叙述型	核磁共振成像	放射医学
3649-1	氟哌噻吨	质量浓度	时间点	尿液	定量型		药物水平/毒理学
36491-9	多切面^WO 对比剂	发现（结果）	时间点	上臂	叙述型	计算机 X 射线断层造影术	放射医学
36492-7	多切面^WO 对比剂	发现（结果）	时间点	上臂.左	叙述型	计算机 X 射线断层造影术	放射医学
36493-5	多切面^WO 对比剂	发现（结果）	时间点	上臂.左	叙述型	核磁共振成像	放射医学
36494-3	多切面^WO 对比剂	发现（结果）	时间点	上臂.右	叙述型	计算机 X 射线断层造影术	放射医学
36495-0	多切面^WO 对比剂	发现（结果）	时间点	上臂.右	叙述型	核磁共振成像	放射医学
36496-8	多切面^WO 对比剂	发现（结果）	时间点	肩峰锁骨关节	叙述型	核磁共振成像	放射医学
36497-6	多切面^WO 对比剂	发现（结果）	时间点	下肢.关节	叙述型	核磁共振成像	放射医学
36498-4	多切面^WO 对比剂	发现（结果）	时间点	下肢.关节.左侧	叙述型	核磁共振成像	放射医学
36499-2	多切面^WO 对比剂	发现（结果）	时间点	下肢.关节.右侧	叙述型	核磁共振成像	放射医学
36500-7	多切面^WO 对比剂	发现（结果）	时间点	上肢.关节	叙述型	核磁共振成像	放射医学
36501-5	多切面^WO 对比剂	发现（结果）	时间点	骶髂关节	叙述型	计算机 X 射线断层造影术	放射医学
36502-3	多切面^WO 对比剂	发现（结果）	时间点	骶髂关节	叙述型	核磁共振成像	放射医学
36503-1	多切面^WO 对比剂	发现（结果）	时间点	肾脏.双侧	叙述型	计算机 X 射线断层造影术	放射医学
36504-9	多切面^WO 对比剂	发现（结果）	时间点	肾脏.双侧	叙述型	核磁共振成像	放射医学
36505-6	多切面^WO 对比剂	发现（结果）	时间点	膝	叙述型	计算机 X 射线断层造影术	放射医学

LOINC 代码	名称	属性	时间特征	系统	标尺类型	方法类型	分类
36506-4	多切面^WO 对比剂	发现（结果）	时间点	膝.双侧	叙述型	核磁共振成像	放射医学
36507-2	多切面^WO 对比剂	发现（结果）	时间点	膝.左侧	叙述型	计算机 X 射线断层造影术	放射医学
36508-0	多切面^WO 对比剂	发现（结果）	时间点	膝.左侧	叙述型	核磁共振成像	放射医学
3650-9	氟奋乃静	质量浓度	时间点	血清/血浆	定量型		药物水平/毒理学
36509-8	多切面^WO 对比剂	发现（结果）	时间点	膝.右侧	叙述型	计算机 X 射线断层造影术	放射医学
36510-6	多切面^WO 对比剂	发现（结果）	时间点	膝.右侧	叙述型	核磁共振成像	放射医学
36511-4	多切面^WO 对比剂	发现（结果）	时间点	喉	叙述型	计算机 X 射线断层造影术	放射医学
36512-2	多切面^WO 对比剂	发现（结果）	时间点	下颌骨	叙述型	计算机 X 射线断层造影术	放射医学
36513-0	多切面^WO 对比剂	发现（结果）	时间点	鼻咽部	叙述型	核磁共振成像	放射医学
36514-8	多切面^WO 对比剂	发现（结果）	时间点	颈部	叙述型	计算机 X 射线断层造影术	放射医学
36515-5	多切面^WO 对比剂	发现（结果）	时间点	胰腺	叙述型	核磁共振成像	放射医学
36516-3	多切面^WO 对比剂	发现（结果）	时间点	胸腔出口.右侧	叙述型	核磁共振成像	放射医学
3651-7	氟奋乃静	质量浓度	时间点	尿液	定量型		药物水平/毒理学
36517-1	多切面^WO 对比剂	发现（结果）	时间点	后颅窝	叙述型	计算机 X 射线断层造影术	放射医学
36518-9	多切面^WO 对比剂	发现（结果）	时间点	后颅窝	叙述型	核磁共振成像	放射医学
36519-7	多切面^WO 对比剂	发现（结果）	时间点	前列腺	叙述型	核磁共振成像	放射医学
36520-5	多切面^WO 对比剂	发现（结果）	时间点	骶骨	叙述型	计算机 X 射线断层造影术	放射医学
36521-3	多切面^WO 对比剂	发现（结果）	时间点	骶骨	叙述型	核磁共振成像	放射医学
36522-1	多切面^WO 对比剂	发现（结果）	时间点	骶骨＋尾骨	叙述型	核磁共振成像	放射医学
36523-9	多切面^WO 对比剂	发现（结果）	时间点	肩胛骨.左侧	叙述型	核磁共振成像	放射医学
36524-7	多切面^WO 对比剂	发现（结果）	时间点	肩部	叙述型	计算机 X 射线断层造影术	放射医学

LOINC 代码	名称	属性	时间特征	系统	标尺类型	方法类型	分类
3652-5	氟西泮	任意浓度	时间点	血清/血浆	等级型		药物水平/毒理学
36525-4	多切面^WO 对比剂	发现（结果）	时间点	肩部.双侧	叙述型	核磁共振成像	放射医学
36526-2	多切面^WO 对比剂	发现（结果）	时间点	肩部.左侧	叙述型	计算机 X 射线断层造影术	放射医学
36527-0	多切面^WO 对比剂	发现（结果）	时间点	肩部.右侧	叙述型	计算机 X 射线断层造影术	放射医学
36528-8	多切面^WO 对比剂	发现（结果）	时间点	肩部.右侧	叙述型	核磁共振成像	放射医学
36529-6	多切面^WO 对比剂	发现（结果）	时间点	窦	叙述型	计算机 X 射线断层造影术	放射医学
36530-4	多切面^WO 对比剂	发现（结果）	时间点	脊柱	叙述型	计算机 X 射线断层造影术	放射医学
36531-2	多切面^WO 对比剂	发现（结果）	时间点	脊柱	叙述型	核磁共振成像	放射医学
36532-0	多切面^WO 对比剂	发现（结果）	时间点	脊髓.胸段	叙述型	核磁共振成像	放射医学
3653-3	氟西泮	质量浓度	时间点	血清/血浆	定量型		药物水平/毒理学
36533-8	多切面^WO 对比剂	发现（结果）	时间点	脾脏	叙述型	核磁共振成像	放射医学
36534-6	多切面^WO 对比剂	发现（结果）	时间点	胸骨	叙述型	计算机 X 射线断层造影术	放射医学
36535-3	多切面^WO 对比剂	发现（结果）	时间点	阴囊＋睾丸	叙述型	核磁共振成像	放射医学
36536-1	多切面^WO 对比剂	发现（结果）	时间点	甲状腺	叙述型	核磁共振成像	放射医学
36537-9	多切面^WO 对比剂	发现（结果）	时间点	小腿	叙述型	计算机 X 射线断层造影术	放射医学
36538-7	多切面^WO 对比剂	发现（结果）	时间点	小腿.左	叙述型	计算机 X 射线断层造影术	放射医学
36539-5	多切面^WO 对比剂	发现（结果）	时间点	小腿.左	叙述型	核磁共振成像	放射医学
36540-3	多切面^WO 对比剂	发现（结果）	时间点	小腿.右	叙述型	计算机 X 射线断层造影术	放射医学
3654-1	氟西泮	任意浓度	时间点	尿液	等级型		药物水平/毒理学
36541-1	多切面^WO 对比剂	发现（结果）	时间点	小腿.右	叙述型	核磁共振成像	放射医学
36542-9	多切面^WO 对比剂	发现（结果）	时间点	子宫	叙述型	核磁共振成像	放射医学

LOINC 代码	名称	属性	时间特征	系统	标尺类型	方法类型	分类
36543-7	多切面^ WO 对比剂	发现（结果）	时间点	门静脉	叙述型	核磁共振成像.血管	放射医学
36544-5	多切面^ WO 对比剂	发现（结果）	时间点	肾静脉	叙述型	核磁共振成像.血管	放射医学
36545-2	多切面^ WO 对比剂	发现（结果）	时间点	腔静脉.下	叙述型	核磁共振成像	放射医学
36546-0	多切面^ WO 对比剂	发现（结果）	时间点	腔静脉.上	叙述型	核磁共振成像	放射医学
36547-8	多切面^ WO 对比剂	发现（结果）	时间点	胸腔血管	叙述型	核磁共振成像.血管	放射医学
36548-6	多切面^ WO 对比剂	发现（结果）	时间点	上肢血管	叙述型	核磁共振成像.血管	放射医学
36549-4	多切面^ WO 对比剂	发现（结果）	时间点	颈部血管	叙述型	核磁共振成像.血管	放射医学
36550-2	视图 1	发现（结果）	时间点	腹部	叙述型	X 射线检查	放射医学
36551-0	视图 1	发现（结果）	时间点	踝关节	叙述型	X 射线检查	放射医学
36554-4	视图 1	发现（结果）	时间点	胸部	叙述型	X 射线检查	放射医学
36555-1	视图 1	发现（结果）	时间点	锁骨	叙述型	X 射线检查	放射医学
36556-9	视图 1	发现（结果）	时间点	肘部	叙述型	X 射线检查	放射医学
36557-7	视图 1	发现（结果）	时间点	下肢.双侧	叙述型	X 射线检查	放射医学
3655-8	氟西泮	质量浓度	时间点	尿液	定量型		药物水平/毒理学
36558-5	视图 1	发现（结果）	时间点	下肢.左侧	叙述型	X 射线检查	放射医学
36559-3	视图 1	发现（结果）	时间点	股骨	叙述型	X 射线检查	放射医学
36560-1	视图 1	发现（结果）	时间点	股骨.左侧	叙述型	X 射线检查	放射医学
36561-9	视图 1	发现（结果）	时间点	脚	叙述型	X 射线检查	放射医学
36563-5	视图 1	发现（结果）	时间点	手	叙述型	X 射线检查	放射医学
36564-3	视图 1	发现（结果）	时间点	跟骨	叙述型	X 射线检查	放射医学
36565-0	视图 1	发现（结果）	时间点	肱骨	叙述型	X 射线检查	放射医学
3656-6	呋芬雷司	任意浓度	时间点	尿液	等级型		药物水平/毒理学
36566-8	视图 1	发现（结果）	时间点	膝.双侧	叙述型	X 射线检查	放射医学
36567-6	视图 1	发现（结果）	时间点	膝.左侧	叙述型	X 射线检查	放射医学
36568-4	视图 1	发现（结果）	时间点	肩部.双侧	叙述型	X 射线检查	放射医学
36569-2	视图 1	发现（结果）	时间点	肩部.左侧	叙述型	X 射线检查	放射医学
365-7	呋喃妥因	药物敏感度	时间点	分离物＋血清	等级型	测序分型	抗生素敏感性
36570-0	视图 1	发现（结果）	时间点	腕部.左侧	叙述型	X 射线检查	放射医学
36571-8	视图 AP	发现（结果）	时间点	踝关节	叙述型	X 射线检查	放射医学
36572-6	视图 AP	发现（结果）	时间点	胸部	叙述型	X 射线检查	放射医学
36573-4	视图 AP	发现（结果）	时间点	锁骨	叙述型	X 射线检查	放射医学
3657-4	呋芬雷司	质量浓度	时间点	尿液	定量型		药物水平/毒理学
36574-2	视图 AP	发现（结果）	时间点	下肢	叙述型	X 射线检查	放射医学
36575-9	视图 AP	发现（结果）	时间点	股骨	叙述型	X 射线检查	放射医学
36576-7	视图 AP	发现（结果）	时间点	手指.第五	叙述型	X 射线检查	放射医学
36577-5	视图 AP	发现（结果）	时间点	手指.第四	叙述型	X 射线检查	放射医学
36578-3	视图 AP	发现（结果）	时间点	手指.第三	叙述型	X 射线检查	放射医学
36579-1	视图 AP	发现（结果）	时间点	脚	叙述型	X 射线检查	放射医学

LOINC 代码	名称	属性	时间特征	系统	标尺类型	方法类型	分类
36580-9	视图 AP	发现（结果）	时间点	脚.双侧	叙述型	X 射线检查	放射医学
36581-7	视图 AP	发现（结果）	时间点	臀部	叙述型	X 射线检查	放射医学
3658-2	呋芬雷司	质量速率	24 小时	尿液	定量型		药物水平/毒理学
36582-5	视图 AP	发现（结果）	时间点	臀部.左侧	叙述型	X 射线检查	放射医学
36583-3	视图 AP	发现（结果）	时间点	肩峰锁骨关节.左侧	叙述型	X 射线检查	放射医学
36584-1	视图 AP	发现（结果）	时间点	膝	叙述型	X 射线检查	放射医学
36585-8	视图 AP	发现（结果）	时间点	膝.双侧	叙述型	X 射线检查	放射医学
36586-6	视图 AP	发现（结果）	时间点	肩部.双侧	叙述型	X 射线检查	放射医学
36587-4	视图 AP	发现（结果）	时间点	肩部.左侧	叙述型	X 射线检查	放射医学
36588-2	视图 AP 便携式	发现（结果）	时间点	腹部	叙述型	X 射线检查	放射医学
36589-0	视图 AP 便携式	发现（结果）	时间点	胸部	叙述型	X 射线检查	放射医学
3659-0	速尿	质量浓度	时间点	血清/血浆	定量型		药物水平/毒理学
36590-8	多重视图 AP & 侧位	发现（结果）	时间点	膝.双侧	叙述型	X 射线检查	放射医学
36591-6	视图 侧位	发现（结果）	时间点	腹部	叙述型	X 射线检查	放射医学
36592-4	视图 侧位	发现（结果）	时间点	踝关节	叙述型	X 射线检查	放射医学
36593-2	视图 侧位	发现（结果）	时间点	股骨	叙述型	X 射线检查	放射医学
36594-0	视图 侧位	发现（结果）	时间点	手指.第五	叙述型	X 射线检查	放射医学
36595-7	视图 侧位	发现（结果）	时间点	手指.第四	叙述型	X 射线检查	放射医学
36596-5	视图 侧位	发现（结果）	时间点	手指.第二	叙述型	X 射线检查	放射医学
36597-3	视图 侧位	发现（结果）	时间点	手指.第三	叙述型	X 射线检查	放射医学
36598-1	视图 侧位	发现（结果）	时间点	脚.左侧	叙述型	X 射线检查	放射医学
36599-9	视图 侧位	发现（结果）	时间点	手	叙述型	X 射线检查	放射医学
36600-5	视图 侧位	发现（结果）	时间点	手.双侧	叙述型	X 射线检查	放射医学
36601-3	视图 侧位	发现（结果）	时间点	手.左侧	叙述型	X 射线检查	放射医学
36602-1	视图 侧位	发现（结果）	时间点	臀部	叙述型	X 射线检查	放射医学
36603-9	视图 侧位	发现（结果）	时间点	臀部.左侧	叙述型	X 射线检查	放射医学
36604-7	视图 侧位	发现（结果）	时间点	膝	叙述型	X 射线检查	放射医学
36605-4	视图 侧位	发现（结果）	时间点	膝.双侧	叙述型	X 射线检查	放射医学
36606-2	视图 侧位	发现（结果）	时间点	膝.左侧	叙述型	X 射线检查	放射医学
36607-0	视图 斜位	发现（结果）	时间点	腹部	叙述型	X 射线检查	放射医学
3660-8	速尿	任意浓度	时间点	尿液	等级型		药物水平/毒理学
36608-8	多重视图 斜位	发现（结果）	时间点	肘部	叙述型	X 射线检查	放射医学
36609-6	视图 斜位	发现（结果）	时间点	股骨	叙述型	X 射线检查	放射医学
36610-4	视图 斜位	发现（结果）	时间点	手指.第五	叙述型	X 射线检查	放射医学
36611-2	视图 斜位	发现（结果）	时间点	手指.第四	叙述型	X 射线检查	放射医学
36612-0	视图 斜位	发现（结果）	时间点	手指.第二	叙述型	X 射线检查	放射医学
36613-8	视图 斜位	发现（结果）	时间点	手指.第三	叙述型	X 射线检查	放射医学
36614-6	视图 斜位	发现（结果）	时间点	脚	叙述型	X 射线检查	放射医学
36615-3	视图 斜位	发现（结果）	时间点	脚.左侧	叙述型	X 射线检查	放射医学
3661-6	速尿	质量浓度	时间点	尿液	定量型		药物水平/毒理学
36616-1	视图 斜位	发现（结果）	时间点	手	叙述型	X 射线检查	放射医学
36617-9	视图 斜位	发现（结果）	时间点	臀部	叙述型	X 射线检查	放射医学
36618-7	视图 斜位	发现（结果）	时间点	臀部.双侧	叙述型	X 射线检查	放射医学
36619-5	多重视图 斜位	发现（结果）	时间点	膝	叙述型	X 射线检查	放射医学

LOINC 代码	名称	属性	时间特征	系统	标尺类型	方法类型	分类
36620-3	视图 左-前位 斜位	发现（结果）	时间点	胸部	叙述型	X射线检查	放射医学
36621-1	视图 PA	发现（结果）	时间点	手	叙述型	X射线检查	放射医学
36622-9	视图 PA	发现（结果）	时间点	手. 双侧	叙述型	X射线检查	放射医学
36623-7	视图 PA	发现（结果）	时间点	手. 左侧	叙述型	X射线检查	放射医学
3662-4	呋塞米（速尿）	质量速率	24 小时	尿液	定量型		药物水平/毒理学
36624-5	视图 PA	发现（结果）	时间点	腕部. 双侧	叙述型	X射线检查	放射医学
36625-2	多重视图	发现（结果）	时间点	乳腺	叙述型	乳房 X 线照相	放射医学
36626-0	多重视图	发现（结果）	时间点	乳腺. 双侧	叙述型	乳房 X 线照相	放射医学
36627-8	多重视图	发现（结果）	时间点	乳腺. 左侧	叙述型	乳房 X 线照相	放射医学
36628-6	多重视图	发现（结果）	时间点	内耳道	叙述型	X射线检查	放射医学
36629-4	多重视图	发现（结果）	时间点	手. 双侧	叙述型	X射线检查	放射医学
36630-2	多重视图	发现（结果）	时间点	手. 左侧	叙述型	X射线检查	放射医学
36631-0	多重视图	发现（结果）	时间点	骨盆＋臀部. 左侧	叙述型	X射线检查	放射医学
3663-2	庆大霉素^峰值	质量浓度	时间点	血清/血浆	定量型		药物水平/毒理学
36632-8	多重视图	发现（结果）	时间点	肱骨. 左侧	叙述型	X射线检查	放射医学
36633-6	多重视图	发现（结果）	时间点	骶髂关节. 双侧	叙述型	X射线检查	放射医学
36634-4	多重视图	发现（结果）	时间点	骶髂关节. 左侧	叙述型	X射线检查	放射医学
36635-1	多重视图	发现（结果）	时间点	膝. 双侧	叙述型	X射线检查	放射医学
36636-9	多重视图	发现（结果）	时间点	膝. 左侧	叙述型	X射线检查	放射医学
36637-7	多重视图	发现（结果）	时间点	上颌骨	叙述型	X射线检查	放射医学
36638-5	多重视图	发现（结果）	时间点	髌骨. 双侧	叙述型	X射线检查	放射医学
36639-3	多重视图	发现（结果）	时间点	髌骨. 左侧	叙述型	X射线检查	放射医学
3664-0	庆大霉素^随机	质量浓度	时间点	血清/血浆	定量型		药物水平/毒理学
36640-1	多重视图	发现（结果）	时间点	脊柱. 颈段	叙述型	X 射线检查. 荧光光谱	放射医学
36641-9	多重视图 2	发现（结果）	时间点	腹部	叙述型	X射线检查	放射医学
36642-7	多重视图 2	发现（结果）	时间点	乳腺. 左侧	叙述型	乳房 X 线照相	放射医学
36643-5	多重视图 2	发现（结果）	时间点	胸部	叙述型	X射线检查	放射医学
36644-3	多重视图 2	发现（结果）	时间点	胸部	叙述型	X 射线检查. 荧光光谱	放射医学
36645-0	多重视图 2	发现（结果）	时间点	锁骨	叙述型	X射线检查	放射医学
36646-8	多重视图 2	发现（结果）	时间点	锁骨. 左侧	叙述型	X射线检查	放射医学
36647-6	多重视图 2	发现（结果）	时间点	尾骨	叙述型	X射线检查	放射医学
36648-4	多重视图 2	发现（结果）	时间点	肘部	叙述型	X射线检查	放射医学
36649-2	多重视图 2	发现（结果）	时间点	肘部. 双侧	叙述型	X射线检查	放射医学
366-5	诺氟沙星	药物敏感度	时间点	分离物	定量型	最小致死浓度	抗生素敏感性

LOINC 代码	名称	属性	时间特征	系统	标尺类型	方法类型	分类
36650-0	多重视图 2	发现（结果）	时间点	肘部.左侧	叙述型	X 射线检查	放射医学
36651-8	多重视图 2	发现（结果）	时间点	下肢	叙述型	X 射线检查	放射医学
36652-6	多重视图 2	发现（结果）	时间点	股骨	叙述型	X 射线检查	放射医学
36653-4	多重视图 2	发现（结果）	时间点	股骨.双侧	叙述型	X 射线检查	放射医学
36654-2	多重视图 2	发现（结果）	时间点	股骨.左侧	叙述型	X 射线检查	放射医学
36655-9	多重视图 2	发现（结果）	时间点	手指	叙述型	X 射线检查	放射医学
36656-7	多重视图 2	发现（结果）	时间点	手指.左侧	叙述型	X 射线检查	放射医学
3665-7	庆大霉素^谷值	质量浓度	时间点	血清/血浆	定量型		药物水平/毒理学
36657-5	多重视图 2	发现（结果）	时间点	脚.双侧	叙述型	X 射线检查	放射医学
36658-3	多重视图 2	发现（结果）	时间点	桡骨+尺骨	叙述型	X 射线检查	放射医学
36659-1	多重视图 2	发现（结果）	时间点	桡骨+尺骨.双侧	叙述型	X 射线检查	放射医学
36660-9	多重视图 2	发现（结果）	时间点	桡骨+尺骨.左侧	叙述型	X 射线检查	放射医学
36661-7	多重视图 2	发现（结果）	时间点	跟骨	叙述型	X 射线检查	放射医学
36662-5	多重视图 2	发现（结果）	时间点	跟骨.左侧	叙述型	X 射线检查	放射医学
36663-3	多重视图 2	发现（结果）	时间点	臀部	叙述型	X 射线检查	放射医学
36664-1	多重视图 2	发现（结果）	时间点	臀部.左侧	叙述型	X 射线检查	放射医学
3666-5	格鲁米特	质量浓度	时间点	血清/血浆	定量型		药物水平/毒理学
36665-8	多重视图 2	发现（结果）	时间点	肩峰锁骨关节.左侧	叙述型	X 射线检查	放射医学
36666-6	多重视图 2	发现（结果）	时间点	肩胛骨.左侧	叙述型	X 射线检查	放射医学
36667-4	多重视图 2	发现（结果）	时间点	肩部.双侧	叙述型	X 射线检查	放射医学
36668-2	多重视图 2	发现（结果）	时间点	肩部.左侧	叙述型	X 射线检查	放射医学
36669-0	多重视图 2	发现（结果）	时间点	脊柱.颈段	叙述型	X 射线检查	放射医学
36670-8	多重视图 2	发现（结果）	时间点	脊髓.腰段	叙述型	X 射线检查	放射医学
36671-6	多重视图 2	发现（结果）	时间点	胫骨+腓骨.双侧	叙述型	X 射线检查	放射医学
36672-4	多重视图 2	发现（结果）	时间点	胫骨+腓骨.左侧	叙述型	X 射线检查	放射医学
3667-3	格鲁米特	任意浓度	时间点	尿液	等级型		药物水平/毒理学
36673-2	多重视图 2	发现（结果）	时间点	脚趾.左侧	叙述型	X 射线检查	放射医学
36674-0	多重视图 2 便携式	发现（结果）	时间点	脊髓.腰段	叙述型	X 射线检查	放射医学
36675-7	多重视图 5	发现（结果）	时间点	面骨	叙述型	X 射线检查	放射医学
36676-5	多重视图 5	发现（结果）	时间点	膝.左侧	叙述型	X 射线检查	放射医学
36677-3	多重视图 5	发现（结果）	时间点	肩部.左侧	叙述型	X 射线检查	放射医学
36678-1	多重视图 6	发现（结果）	时间点	膝.双侧	叙述型	X 射线检查	放射医学
36679-9	多重视图 6	发现（结果）	时间点	肩部.左侧	叙述型	X 射线检查	放射医学
36680-7	多重视图 7	发现（结果）	时间点	脊柱.颈段	叙述型	X 射线检查	放射医学
3668-1	格鲁米特	质量浓度	时间点	尿液	定量型		药物水平/毒理学
36681-5	多重视图 7	发现（结果）	时间点	脊髓.腰段	叙述型	X 射线检查	放射医学
36682-3	多重视图 8	发现（结果）	时间点	膝.双侧	叙述型	X 射线检查	放射医学
36683-1	多重视图 8	发现（结果）	时间点	腕部.左侧	叙述型	X 射线检查	放射医学
36684-9	多重视图 AP 与侧位	发现（结果）	时间点	踝关节.双侧	叙述型	X 射线检查	放射医学
36685-6	多重视图 AP 与侧位	发现（结果）	时间点	踝关节.左侧	叙述型	X 射线检查	放射医学

LOINC 代码	名称	属性	时间特征	系统	标尺类型	方法类型	分类
36686-4	多重视图 AP 与侧位	发现（结果）	时间点	跟骨. 双侧	叙述型	X 射线检查	放射医学
36687-2	多重视图 AP 与侧位	发现（结果）	时间点	胸部	叙述型	X 射线检查	放射医学
36688-0	多重视图 AP 与侧位	发现（结果）	时间点	尾骨	叙述型	X 射线检查	放射医学
36689-8	多重视图 AP 与侧位	发现（结果）	时间点	肘部	叙述型	X 射线检查	放射医学
36690-6	多重视图 AP 与侧位	发现（结果）	时间点	肘部. 双侧	叙述型	X 射线检查	放射医学
36691-4	多重视图 AP 与侧位	发现（结果）	时间点	肘部. 左侧	叙述型	X 射线检查	放射医学
36692-2	多重视图 AP 与侧位	发现（结果）	时间点	下肢	叙述型	X 射线检查	放射医学
36693-0	多重视图 AP 与侧位	发现（结果）	时间点	股骨	叙述型	X 射线检查	放射医学
36694-8	多重视图 AP 与侧位	发现（结果）	时间点	股骨. 双侧	叙述型	X 射线检查	放射医学
36695-5	多重视图 AP 与侧位	发现（结果）	时间点	股骨. 左侧	叙述型	X 射线检查	放射医学
36696-3	多重视图 AP 与侧位	发现（结果）	时间点	脚. 双侧	叙述型	X 射线检查	放射医学
36697-1	多重视图 AP 与侧位	发现（结果）	时间点	脚. 左侧	叙述型	X 射线检查	放射医学
36698-9	多重视图 AP 与侧位	发现（结果）	时间点	桡骨＋尺骨	叙述型	X 射线检查	放射医学
3669-9	氟哌啶醇	质量浓度	时间点	血清/血浆	定量型		药物水平/毒理学
36699-7	多重视图 AP 与侧位	发现（结果）	时间点	桡骨＋尺骨. 双侧	叙述型	X 射线检查	放射医学
36700-3	多重视图 AP 与侧位	发现（结果）	时间点	桡骨＋尺骨. 左侧	叙述型	X 射线检查	放射医学
36701-1	多重视图 AP 与侧位	发现（结果）	时间点	跟骨. 左侧	叙述型	X 射线检查	放射医学
36702-9	多重视图 AP 与侧位	发现（结果）	时间点	臀部	叙述型	X 射线检查	放射医学
36703-7	多重视图 AP 与侧位	发现（结果）	时间点	臀部. 双侧	叙述型	X 射线检查	放射医学
36704-5	多重视图 AP 与侧位	发现（结果）	时间点	臀部. 左侧	叙述型	X 射线检查	放射医学
36705-2	多重视图 AP 与侧位	发现（结果）	时间点	骨盆＋臀部	叙述型	X 射线检查	放射医学
36706-0	多重视图 AP 与侧位	发现（结果）	时间点	肱骨	叙述型	X 射线检查	放射医学
3670-7	氟哌啶醇	任意浓度	时间点	尿液	等级型		药物水平/毒理学
36707-8	多重视图 AP 与侧位	发现（结果）	时间点	肱骨. 双侧	叙述型	X 射线检查	放射医学
36708-6	多重视图 AP 与侧位	发现（结果）	时间点	肱骨. 左侧	叙述型	X 射线检查	放射医学
36709-4	多重视图 AP 与侧位	发现（结果）	时间点	膝	叙述型	X 射线检查	放射医学
36710-2	多重视图 AP 与侧位	发现（结果）	时间点	膝. 左侧	叙述型	X 射线检查	放射医学
36711-0	多重视图 AP 与侧位	发现（结果）	时间点	下颌骨	叙述型	X 射线检查	放射医学
36712-8	多重视图 AP 与侧位	发现（结果）	时间点	髌骨. 双侧	叙述型	X 射线检查	放射医学
36713-6	多重视图 AP 与侧位	发现（结果）	时间点	髌骨. 左侧	叙述型	X 射线检查	放射医学
36714-4	多重视图 AP 与侧位	发现（结果）	时间点	肩胛骨. 双侧	叙述型	X 射线检查	放射医学
3671-5	氟哌啶醇	质量浓度	时间点	尿液	定量型		药物水平/毒理学
36715-1	多重视图 AP 与侧位	发现（结果）	时间点	肩胛骨. 左侧	叙述型	X 射线检查	放射医学
36716-9	多重视图 AP 与侧位	发现（结果）	时间点	肩部. 双侧	叙述型	X 射线检查	放射医学
36717-7	多重视图 AP 与侧位	发现（结果）	时间点	胫骨＋腓骨. 双侧	叙述型	X 射线检查	放射医学
36718-5	多重视图 AP 与侧位	发现（结果）	时间点	胫骨＋腓骨. 左侧	叙述型	X 射线检查	放射医学
36719-3	多重视图 AP 与侧位	发现（结果）	时间点	脚趾. 左侧	叙述型	X 射线检查	放射医学
36720-1	多重视图 AP 与侧位与斜位	发现（结果）	时间点	踝关节. 双侧	叙述型	X 射线检查	放射医学
36721-9	多重视图 AP 与侧位与斜位	发现（结果）	时间点	踝关节. 左侧	叙述型	X 射线检查	放射医学
36722-7	多重视图 AP 与侧位与斜位	发现（结果）	时间点	肘部	叙述型	X 射线检查	放射医学
3672-3	辛胺醇	任意浓度	时间点	尿液	等级型		药物水平/毒理学

LOINC 代码	名称	属性	时间特征	系统	标尺类型	方法类型	分类
36723-5	多重视图 AP 与侧位与斜位	发现（结果）	时间点	肘部. 双侧	叙述型	X 射线检查	放射医学
36724-3	多重视图 AP 与侧位与斜位	发现（结果）	时间点	肘部. 左侧	叙述型	X 射线检查	放射医学
36725-0	多重视图 AP 与侧位与斜位	发现（结果）	时间点	手指	叙述型	X 射线检查	放射医学
36726-8	多重视图 AP 与侧位与斜位	发现（结果）	时间点	手指. 双侧	叙述型	X 射线检查	放射医学
36727-6	多重视图 AP 与侧位与斜位	发现（结果）	时间点	手指. 左侧	叙述型	X 射线检查	放射医学
36728-4	多重视图 AP 与侧位与斜位	发现（结果）	时间点	脚	叙述型	X 射线检查	放射医学
36729-2	多重视图 AP 与侧位与斜位	发现（结果）	时间点	脚. 双侧	叙述型	X 射线检查	放射医学
367-3	诺氟沙星	药物敏感度	时间点	分离物	定量或等级型	最小抑制浓度	抗生素敏感性
36730-0	多重视图 AP 与侧位与斜位	发现（结果）	时间点	脚. 左侧	叙述型	X 射线检查	放射医学
3673-1	辛胺醇	质量浓度	时间点	尿液	定量型		药物水平/毒理学
36731-8	多重视图 AP 与侧位与斜位	发现（结果）	时间点	跟骨	叙述型	X 射线检查	放射医学
36732-6	多重视图 AP 与侧位与斜位	发现（结果）	时间点	膝. 双侧	叙述型	X 射线检查	放射医学
36733-4	多重视图 AP 与侧位与斜位	发现（结果）	时间点	膝. 左侧	叙述型	X 射线检查	放射医学
36734-2	多重视图 AP 与侧位与斜位	发现（结果）	时间点	脊柱. 颈段	叙述型	X 射线检查	放射医学
36735-9	多重视图 AP 与侧位与斜位	发现（结果）	时间点	脊髓. 腰段	叙述型	X 射线检查	放射医学
36736-7	多重视图 AP 与侧位与斜位	发现（结果）	时间点	拇指. 左侧	叙述型	X 射线检查	放射医学
36737-5	多重视图 有限的	发现（结果）	时间点	面骨	叙述型	X 射线检查	放射医学
36738-3	多重视图 有限的	发现（结果）	时间点	下颌骨	叙述型	X 射线检查	放射医学
36739-1	多重视图 有限的	发现（结果）	时间点	腕部. 双侧	叙述型	X 射线检查	放射医学
36740-9	多重视图 斜位	发现（结果）	时间点	肘部. 双侧	叙述型	X 射线检查	放射医学
36741-7	多重视图 斜位	发现（结果）	时间点	肘部. 左侧	叙述型	X 射线检查	放射医学
36742-5	多重视图 斜位	发现（结果）	时间点	桡骨＋尺骨. 双侧	叙述型	X 射线检查	放射医学
36743-3	多重视图 斜位	发现（结果）	时间点	桡骨＋尺骨. 左侧	叙述型	X 射线检查	放射医学
36744-1	多重视图 斜位	发现（结果）	时间点	肱骨. 左侧	叙述型	X 射线检查	放射医学
36745-8	多重视图 斜位	发现（结果）	时间点	膝. 双侧	叙述型	X 射线检查	放射医学
36746-6	多重视图 斜位	发现（结果）	时间点	膝. 左侧	叙述型	X 射线检查	放射医学
36747-4	多重视图 斜位	发现（结果）	时间点	下颌骨	叙述型	X 射线检查	放射医学
36748-2	多重视图 斜位	发现（结果）	时间点	脊柱. 颈段	叙述型	X 射线检查	放射医学
3674-9	辛胺醇	质量速率	24 小时	尿液	定量型		药物水平/毒理学
36749-0	多重视图 斜位	发现（结果）	时间点	胫骨＋腓骨. 左侧	叙述型	X 射线检查	放射医学
36750-8	多重视图 PA 与卧位	发现（结果）	时间点	胸部	叙述型	X 射线检查	放射医学
36751-6	多重视图 PA 与侧位	发现（结果）	时间点	胸部	叙述型	X 射线检查. 荧光光谱	放射医学
36752-4	多重视图 PA 与侧位	发现（结果）	时间点	手. 双侧	叙述型	X 射线检查	放射医学
36753-2	多重视图 PA 与侧位	发现（结果）	时间点	手. 左侧	叙述型	X 射线检查	放射医学
36754-0	多重视图 PA 与侧位	发现（结果）	时间点	下颌骨	叙述型	X 射线检查	放射医学
36755-7	多重视图 PA 与侧位与斜位	发现（结果）	时间点	手	叙述型	X 射线检查	放射医学
3675-6	双氢氯噻嗪	质量浓度	时间点	血清/血浆	定量型		药物水平/毒理学
36756-5	多重视图 PA 与侧位与斜位	发现（结果）	时间点	手. 双侧	叙述型	X 射线检查	放射医学
36757-3	多重视图 PA 与侧位与斜位	发现（结果）	时间点	手. 左侧	叙述型	X 射线检查	放射医学

LOINC 代码	名称	属性	时间特征	系统	标尺类型	方法类型	分类
36758-1	多重视图 PA 与侧位与斜位与脊柱前凸	发现（结果）	时间点	胸部	叙述型	X 射线检查	放射医学
36759-9	多重视图 PA 与脊柱前凸	发现（结果）	时间点	胸部	叙述型	X 射线检查	放射医学
36760-7	血管重建术^W 对比剂	发现（结果）	时间点	动静脉分流	叙述型	X 射线检查. 荧光光谱. 血管	放射医学
36761-5	气囊扩张术^W 对比剂	发现（结果）	时间点	胆管	叙述型	X 射线检查. 荧光光谱	放射医学
36762-3	血管重建术^W 对比剂	发现（结果）	时间点	末梢血管	叙述型	X 射线检查. 荧光光谱. 血管	放射医学
36763-1	血管成形术^W 动脉内注入对比剂	发现（结果）	时间点	股动脉＋腘动脉	叙述型	X 射线检查. 荧光光谱. 血管	放射医学
3676-4	双氢氯噻嗪	任意浓度	时间点	尿液	等级型		药物水平/毒理学
36764-9	经皮腔内斑块旋切术^W 对比剂	发现（结果）	时间点	股血管＋腘动脉	叙述型	X 射线检查. 荧光光谱. 血管	放射医学
36765-6	经皮腔内斑块旋切术^W 对比剂	发现（结果）	时间点	血管. XXX	叙述型	X 射线检查. 荧光光谱. 血管	放射医学
36766-4	经皮腔内斑块旋切术^W 动脉内注入对比剂	发现（结果）	时间点	冠状动脉	叙述型	X 射线检查. 荧光光谱. 血管	放射医学
36767-2	引导活组织检查	发现（结果）	时间点	肾上腺腺体	叙述型	计算机 X 射线断层造影术	放射医学
36768-0	引导活组织检查	发现（结果）	时间点	肌肉	叙述型	计算机 X 射线断层造影术	放射医学
36769-8	引导更换肾造口术导管	发现（结果）	时间点	肾脏＋尿液收集系统	叙述型	计算机 X 射线断层造影术	放射医学
36770-6	引导引流	发现（结果）	时间点	胆管＋胆囊	叙述型	计算机 X 射线断层造影术	放射医学
36771-4	引导注射	发现（结果）	时间点	XXX 关节	叙述型	X 射线检查. 荧光光谱	放射医学
3677-2	双氢氯噻嗪	质量浓度	时间点	尿液	定量型		药物水平/毒理学
36772-2	引导放置肾造口术导管	发现（结果）	时间点	肾脏＋尿液收集系统	叙述型	计算机 X 射线断层造影术	放射医学
36773-0	多切面	发现（结果）	时间点	颞骨	叙述型	计算机 X 射线断层造影术	放射医学

LOINC 代码	名称	属性	时间特征	系统	标尺类型	方法类型	分类
36774-8	多切面	发现（结果）	时间点	上肢. 关节. 左侧	叙述型	核磁共振成像	放射医学
36775-5	多切面	发现（结果）	时间点	上肢. 关节. 右侧	叙述型	核磁共振成像	放射医学
36776-3	多切面	发现（结果）	时间点	乳突	叙述型	X 射线检查. 体层扫描	放射医学
36777-1	多切面	发现（结果）	时间点	眼眶	叙述型	核磁共振成像	放射医学
36778-9	多切面	发现（结果）	时间点	眼眶. 右侧	叙述型	核磁共振成像	放射医学
36779-7	多切面	发现（结果）	时间点	卵巢	叙述型	核磁共振成像	放射医学
3678-0	双氢氯噻嗪	质量速率	24 小时	尿液	定量型		药物水平/毒理学
36780-5	多切面	发现（结果）	时间点	趾	叙述型	核磁共振成像	放射医学
36781-3	多切面	发现（结果）	时间点	腹部静脉	叙述型	核磁共振成像. 血管	放射医学
36782-1	多切面	发现（结果）	时间点	锁骨下动脉	叙述型	核磁共振成像. 血管	放射医学
36783-9	多切面	发现（结果）	时间点	静脉	叙述型	核磁共振成像. 血管	放射医学
36784-7	多切面	发现（结果）	时间点	下肢静脉. 左侧	叙述型	核磁共振成像. 血管	放射医学
36785-4	多切面	发现（结果）	时间点	下肢静脉. 右侧	叙述型	核磁共振成像. 血管	放射医学
36786-2	多切面	发现（结果）	时间点	上肢静脉. 左侧	叙述型	核磁共振成像. 血管	放射医学
36787-0	多切面	发现（结果）	时间点	上肢静脉. 右侧	叙述型	核磁共振成像. 血管	放射医学
36788-8	多切面	发现（结果）	时间点	颈部静脉	叙述型	核磁共振成像. 血管	放射医学
36789-6	多切面	发现（结果）	时间点	骨盆静脉	叙述型	核磁共振成像. 血管	放射医学
36790-4	多切面	发现（结果）	时间点	腔静脉. 下+下肢静脉	叙述型	核磁共振成像. 血管	放射医学
36791-2	多切面	发现（结果）	时间点	腹部血管	叙述型	核磁共振成像. 血管	放射医学
36792-0	多切面	发现（结果）	时间点	肾上腺血管	叙述型	核磁共振成像. 血管	放射医学
36793-8	多切面	发现（结果）	时间点	颈动脉血管	叙述型	核磁共振成像. 血管	放射医学
36794-6	多切面	发现（结果）	时间点	末梢血管	叙述型	核磁共振成像. 血管	放射医学
36795-3	多切面	发现（结果）	时间点	下肢血管. 左侧	叙述型	核磁共振成像. 血管	放射医学
36796-1	多切面	发现（结果）	时间点	下肢血管. 右侧	叙述型	核磁共振成像. 血管	放射医学
36797-9	多切面	发现（结果）	时间点	上肢血管. 左侧	叙述型	核磁共振成像. 血管	放射医学

LOINC 代码	名称	属性	时间特征	系统	标尺类型	方法类型	分类
3679-8	氢可酮	任意浓度	时间点	血清/血浆	等级型		药物水平/毒理学
36798-7	多切面	发现（结果）	时间点	上肢血管.右侧	叙述型	核磁共振成像.血管	放射医学
36799-5	多切面	发现（结果）	时间点	膝血管	叙述型	核磁共振成像.血管	放射医学
36800-1	多切面	发现（结果）	时间点	膝血管.左侧	叙述型	核磁共振成像.血管	放射医学
36801-9	多切面	发现（结果）	时间点	膝血管.右侧	叙述型	核磁共振成像.血管	放射医学
36802-7	多切面	发现（结果）	时间点	眼眶血管	叙述型	核磁共振成像.血管	放射医学
36803-5	多切面	发现（结果）	时间点	肺部血管	叙述型	核磁共振成像.血管	放射医学
36804-3	多切面	发现（结果）	时间点	肾血管.双侧	叙述型	核磁共振成像.血管	放射医学
36805-0	多切面	发现（结果）	时间点	肩血管	叙述型	核磁共振成像.血管	放射医学
3680-6	氢可酮	质量浓度	时间点	血清/血浆	定量型		药物水平/毒理学
36806-8	多切面	发现（结果）	时间点	肩血管.左侧	叙述型	核磁共振成像.血管	放射医学
36807-6	多切面	发现（结果）	时间点	肩血管.右侧	叙述型	核磁共振成像.血管	放射医学
36808-4	多切面，有限的	发现（结果）	时间点	头部血管	叙述型	核磁共振成像.血管	放射医学
36809-2	多切面^W 动脉内注入对比剂	发现（结果）	时间点	肝动脉	叙述型	计算机 X 射线断层造影术.血管	放射医学
368-1	诺氟沙星	药物敏感度	时间点	分离物	定量或等级型	琼脂扩散	抗生素敏感性
36810-0	多切面^W 关节内注入对比剂	发现（结果）	时间点	上关节	叙述型	计算机 X 射线断层造影术	放射医学
36811-8	多切面^W 关节内注入对比剂	发现（结果）	时间点	XXX 关节	叙述型	计算机 X 射线断层造影术	放射医学
36812-6	多切面^W 关节内注入对比剂	发现（结果）	时间点	XXX 关节	叙述型	核磁共振成像	放射医学
36813-4	多切面^W 静脉注入对比剂	发现（结果）	时间点	腹部+骨盆	叙述型	计算机 X 射线断层造影术	放射医学
3681-4	氢可酮	质量浓度	时间点	尿液	定量型		药物水平/毒理学
36814-2	多切面^W 静脉注入对比剂	发现（结果）	时间点	头部动脉	叙述型	计算机 X 射线断层造影术.血管	放射医学
36815-9	多切面^W 静脉注入对比剂	发现（结果）	时间点	颞骨	叙述型	计算机 X 射线断层造影术	放射医学

LOINC 代码	名称	属性	时间特征	系统	标尺类型	方法类型	分类
36816-7	多切面^W 静脉注入对比剂	发现（结果）	时间点	颞骨.右侧	叙述型	计算机X射线断层造影术	放射医学
36817-5	多切面^W 静脉注入对比剂	发现（结果）	时间点	上肢.关节.双侧	叙述型	核磁共振成像	放射医学
36818-3	多切面^W 静脉注入对比剂	发现（结果）	时间点	上肢.关节.左侧	叙述型	核磁共振成像	放射医学
36819-1	多切面^W 静脉注入对比剂	发现（结果）	时间点	上肢.关节.右侧	叙述型	核磁共振成像	放射医学
36820-9	多切面^W 静脉注入对比剂	发现（结果）	时间点	眼眶	叙述型	核磁共振成像	放射医学
36821-7	多切面^W 静脉注入对比剂	发现（结果）	时间点	眼眶.左侧	叙述型	核磁共振成像	放射医学
3682-2	氢吗啡酮	任意浓度	时间点	血清/血浆	等级型		药物水平/毒理学
36822-5	多切面^W 静脉注入对比剂	发现（结果）	时间点	眼眶.右侧	叙述型	核磁共振成像	放射医学
36823-3	多切面^W 静脉注入对比剂	发现（结果）	时间点	卵巢	叙述型	核磁共振成像	放射医学
36824-1	多切面^W 静脉注入对比剂	发现（结果）	时间点	下肢静脉.左侧	叙述型	计算机X射线断层造影术	放射医学
36825-8	多切面^W 静脉注入对比剂	发现（结果）	时间点	下肢静脉.右侧	叙述型	计算机X射线断层造影术	放射医学
36826-6	多切面^W 静脉注入对比剂	发现（结果）	时间点	头部静脉	叙述型	核磁共振成像.血管	放射医学
36827-4	多切面^W 静脉注入对比剂	发现（结果）	时间点	颈部静脉	叙述型	核磁共振成像.血管	放射医学
36828-2	多切面^W 静脉注入对比剂	发现（结果）	时间点	腹部血管	叙述型	计算机X射线断层造影术.血管	放射医学
36829-0	多切面^W 静脉注入对比剂	发现（结果）	时间点	颈动脉血管	叙述型	核磁共振成像.血管	放射医学
3683-0	氢吗啡酮	质量浓度	时间点	血清/血浆	定量型		药物水平/毒理学
36830-8	多切面^W 静脉注入对比剂	发现（结果）	时间点	头部血管	叙述型	计算机X射线断层造影术.血管	放射医学
36831-6	多切面^W 静脉注入对比剂	发现（结果）	时间点	下肢血管	叙述型	计算机X射线断层造影术.血管	放射医学
36832-4	多切面^W 静脉注入对比剂	发现（结果）	时间点	眼眶血管	叙述型	核磁共振成像.血管	放射医学
36833-2	多切面^W 静脉注入对比剂	发现（结果）	时间点	肾脏血管	叙述型	计算机X射线断层造影术.血管	放射医学
36834-0	多切面^W 静脉注入对比剂	发现（结果）	时间点	血管.XXX	叙述型	计算机X射线断层造影术.血管	放射医学

LOINC代码	名称	属性	时间特征	系统	标尺类型	方法类型	分类
36835-7	多切面^W & WO静脉注入对比剂	发现（结果）	时间点	颞骨岩部	叙述型	计算机X射线断层造影术	放射医学
36836-5	多切面^W & WO静脉注入对比剂	发现（结果）	时间点	颞骨	叙述型	核磁共振成像	放射医学
36837-3	多切面^W & WO静脉注入对比剂	发现（结果）	时间点	颞骨	叙述型	计算机X射线断层造影术	放射医学
36838-1	多重视图3	发现（结果）	时间点	乳突	叙述型	X射线检查	放射医学
36839-9	多重视图4	发现（结果）	时间点	乳突	叙述型	X射线检查	放射医学
36840-7	多切面^W & WO静脉注入对比剂	发现（结果）	时间点	上肢.关节.左侧	叙述型	核磁共振成像	放射医学
36841-5	多切面^W & WO静脉注入对比剂	发现（结果）	时间点	上肢.关节.右侧	叙述型	核磁共振成像	放射医学
36842-3	多切面^W & WO静脉注入对比剂	发现（结果）	时间点	眼眶	叙述型	核磁共振成像	放射医学
36843-1	多切面^W & WO静脉注入对比剂	发现（结果）	时间点	眼眶.左侧	叙述型	核磁共振成像	放射医学
36844-9	多切面^W & WO静脉注入对比剂	发现（结果）	时间点	眼眶.右侧	叙述型	核磁共振成像	放射医学
36845-6	多切面^W & WO静脉注入对比剂	发现（结果）	时间点	卵巢	叙述型	核磁共振成像	放射医学
36846-4	多切面^W & WO静脉注入对比剂	发现（结果）	时间点	腹部静脉	叙述型	核磁共振成像.血管	放射医学
36847-2	多切面^W & WO静脉注入对比剂	发现（结果）	时间点	头部静脉	叙述型	核磁共振成像.血管	放射医学
3684-8	羟化氯喹	质量浓度	时间点	血清/血浆	定量型		药物水平/毒理学
36848-0	多切面^W & WO静脉注入对比剂	发现（结果）	时间点	胸部静脉	叙述型	核磁共振成像.血管	放射医学
36849-8	多切面^W & WO静脉注入对比剂	发现（结果）	时间点	下肢静脉.左侧	叙述型	核磁共振成像.血管	放射医学
36850-6	多切面^W & WO静脉注入对比剂	发现（结果）	时间点	下肢静脉.右侧	叙述型	核磁共振成像.血管	放射医学
36851-4	多切面^W & WO静脉注入对比剂	发现（结果）	时间点	上肢静脉.左侧	叙述型	核磁共振成像.血管	放射医学
36852-2	多切面^W & WO静脉注入对比剂	发现（结果）	时间点	上肢静脉.右侧	叙述型	核磁共振成像.血管	放射医学
36853-0	多切面^W & WO静脉注入对比剂	发现（结果）	时间点	颈部静脉	叙述型	核磁共振成像.血管	放射医学
36854-8	多切面^W & WO静脉注入对比剂	发现（结果）	时间点	骨盆静脉	叙述型	核磁共振成像.血管	放射医学
3685-5	羟基甲氧非那明	质量浓度	时间点	尿液	定量型		药物水平/毒理学
36855-5	多切面^W & WO静脉注入对比剂	发现（结果）	时间点	腹部血管	叙述型	核磁共振成像.血管	放射医学
36856-3	多切面^W & WO静脉注入对比剂	发现（结果）	时间点	颈动脉血管	叙述型	核磁共振成像.血管	放射医学
36857-1	多切面^W & WO静脉注入对比剂	发现（结果）	时间点	头部血管	叙述型	核磁共振成像.血管	放射医学

LOINC 代码	名称	属性	时间特征	系统	标尺类型	方法类型	分类
36858-9	多切面^W & WO 静脉注入对比剂	发现（结果）	时间点	下肢血管.左侧	叙述型	核磁共振成像.血管	放射医学
36859-7	多切面^W & WO 静脉注入对比剂	发现（结果）	时间点	下肢血管.右侧	叙述型	核磁共振成像.血管	放射医学
36860-5	多切面^W & WO 静脉注入对比剂	发现（结果）	时间点	上肢血管.左侧	叙述型	核磁共振成像.血管	放射医学
36861-3	多切面^W & WO 静脉注入对比剂	发现（结果）	时间点	上肢血管.右侧	叙述型	核磁共振成像.血管	放射医学
36862-1	多切面^W & WO 静脉注入对比剂	发现（结果）	时间点	膝血管.右侧	叙述型	核磁共振成像.血管	放射医学
3686-3	羟嗪	质量浓度	时间点	血清/血浆	定量型		药物水平/毒理学
36863-9	多切面^W & WO 静脉注入对比剂	发现（结果）	时间点	骨盆血管	叙述型	核磁共振成像.血管	放射医学
36864-7	多切面^W & WO 静脉注入对比剂	发现（结果）	时间点	肩血管.左侧	叙述型	核磁共振成像.血管	放射医学
36865-4	多切面^W & WO 静脉注入对比剂	发现（结果）	时间点	肩血管.右侧	叙述型	核磁共振成像.血管	放射医学
36866-2	多切面^WO 对比剂	发现（结果）	时间点	颞骨	叙述型	计算机 X 射线断层造影术	放射医学
36867-0	多切面^WO 对比剂	发现（结果）	时间点	颞骨.左侧	叙述型	计算机 X 射线断层造影术	放射医学
36868-8	多切面^WO 对比剂	发现（结果）	时间点	颞骨.右侧	叙述型	计算机 X 射线断层造影术	放射医学
36869-6	多切面^WO 对比剂	发现（结果）	时间点	上肢.关节.左侧	叙述型	核磁共振成像	放射医学
36870-4	多切面^WO 对比剂	发现（结果）	时间点	上肢.关节.右侧	叙述型	核磁共振成像	放射医学
3687-1	布洛芬	质量浓度	时间点	血清/血浆	定量型		药物水平/毒理学
36871-2	多切面^WO 对比剂	发现（结果）	时间点	某关节	叙述型	核磁共振成像	放射医学
36872-0	多切面^WO 对比剂	发现（结果）	时间点	眼眶	叙述型	核磁共振成像	放射医学
36873-8	多切面^WO 对比剂	发现（结果）	时间点	眼眶.左侧	叙述型	核磁共振成像	放射医学
36874-6	多切面^WO 对比剂	发现（结果）	时间点	眼眶.右侧	叙述型	核磁共振成像	放射医学
36875-3	多切面^WO 对比剂	发现（结果）	时间点	卵巢	叙述型	核磁共振成像	放射医学
36876-1	多切面^WO 对比剂	发现（结果）	时间点	头部静脉	叙述型	核磁共振成像.血管	放射医学
36877-9	多切面^WO 对比剂	发现（结果）	时间点	颈部静脉	叙述型	核磁共振成像.血管	放射医学
36878-7	多切面^WO 对比剂	发现（结果）	时间点	腹部血管	叙述型	核磁共振成像.血管	放射医学

LOINC 代码	名称	属性	时间特征	系统	标尺类型	方法类型	分类
36879-5	多切面^ WO 对比剂	发现（结果）	时间点	踝血管	叙述型	核磁共振成像. 血管	放射医学
36880-3	多切面^ WO 对比剂	发现（结果）	时间点	颈动脉血管	叙述型	核磁共振成像. 血管	放射医学
36881-1	多切面^ WO 对比剂	发现（结果）	时间点	头部血管	叙述型	核磁共振成像. 血管	放射医学
36882-9	多切面^ WO 对比剂	发现（结果）	时间点	下肢血管. 左侧	叙述型	核磁共振成像. 血管	放射医学
36883-7	多切面^ WO 对比剂	发现（结果）	时间点	骨盆血管	叙述型	核磁共振成像. 血管	放射医学
36886-0	多重视图	发现（结果）	时间点	眼眶	叙述型	X 射线检查	放射医学
36887-8	多重视图	发现（结果）	时间点	眼眶. 左侧	叙述型	X 射线检查	放射医学
3688-9	亚胺培南＋西司他丁	质量浓度	时间点	血清/血浆	定量型		药物水平/毒理学
36890-2	多重视图 5	发现（结果）	时间点	乳突	叙述型	X 射线检查	放射医学
36893-6	多重视图 有限的	发现（结果）	时间点	乳突	叙述型	X 射线检查	放射医学
36894-4	多重视图 斜位	发现（结果）	时间点	胫骨＋腓骨	叙述型	X 射线检查	放射医学
36895-1	虫媒病毒 Ab	存在与否或身份标识	时间点	XXX	名义型	免疫荧光	微生物学
36896-9	西尼罗河病毒多价 E Ab	任意浓度	时间点	XXX	等级型	酶免疫分析	微生物学
3689-7	丙米嗪	任意浓度	时间点	血清/血浆	等级型		药物水平/毒理学
36897-7	西尼罗河病毒 Ab	任意浓度	时间点	XXX	等级型	酶免疫分析	微生物学
36898-5	西尼罗河病毒 NS5 Ab	任意浓度	时间点	XXX	等级型	酶免疫分析	微生物学
36899-3	虫媒病毒 Ab	存在与否或身份标识	时间点	XXX	名义型		微生物学
36900-9	西尼罗河病毒多价 E Ab	任意浓度	时间点	XXX	等级型		微生物学
36901-7	西尼罗河病毒 NS5 Ab	任意浓度	时间点	XXX	等级型		微生物学
36902-5	沙眼衣原体＋淋病奈瑟菌 DNA	任意浓度	时间点	XXX	等级型	探针. 扩增. 靶向扩增	微生物学
36903-3	沙眼衣原体＋淋病奈瑟菌 DNA	存在与否或身份标识	时间点	XXX	名义型	探针. 扩增. 靶向扩增	微生物学
36904-1	抑制素 A. 二聚体型多重中位^^调整	相对比率	时间点	血清	定量型		化学
3690-5	丙米嗪	质量浓度	时间点	血清/血浆	定量型		药物水平/毒理学
36905-8	抑制素 A. 二聚体型多重中位^^未调整	相对比率	时间点	血清	定量型		化学
36906-6	补体 C1 酯酶抑制剂	质量浓度	时间点	体液	定量型		血液学/细胞分类计数
36907-4	染色体 8 三体型	百分点、百分位数	时间点	全血/组织	定量型	细胞遗传学	分子病理学. 基因三体性染色体
36908-2	某基因突变经测试为了	存在与否或身份标识	时间点	全血/组织	名义型	分子遗传学	分子病理学. 基因突变
36909-0	细胞. G0＋G1 期/100 细胞	数量或计数分数	时间点	全血	定量型		分子病理学
36910-8	细胞. S 期/100 细胞	数量或计数分数	时间点	全血	定量型		分子病理学
36911-6	脊髓小脑性共济失调基因突变分析	存在与否或身份标识	时间点	全血/组织	名义型	分子遗传学	分子病理学. 基因突变
36912-4	CATCH22 综合征基因突变测试	存在与否或身份标识	时间点	全血/组织	名义型	分子遗传学	分子病理学. 基因突变

LOINC 代码	名称	属性	时间特征	系统	标尺类型	方法类型	分类
3691-3	丙米嗪	任意浓度	时间点	尿液	等级型		药物水平/毒理学
36913-2	FMR1 基因突变分析	存在与否或身份标识	时间点	全血/组织	叙述型	分子遗传学	分子病理学.基因突变
36914-0	FMR1 基因突变经测试为了	存在与否或身份标识	时间点	全血/组织	名义型	分子遗传学	分子病理学.基因突变
36915-7	AS+PWS 基因突变测试	存在与否或身份标识	时间点	全血/组织	名义型	分子遗传学	分子病理学.基因突变
36916-5	免疫球蛋白轻链.κ.游离型	质量浓度	时间点	血清	定量型		化学
36917-3	染色体单亲二体性	存在与否或身份标识	时间点	全血/组织	叙述型	分子遗传学	分子病理学.基因三体性染色体
36918-1	ALDOB 基因突变分析	存在与否或身份标识	时间点	全血/组织	叙述型	分子遗传学	分子病理学.基因突变
36919-9	ELN 基因突变经测试为了	存在与否或身份标识	时间点	全血/组织	名义型	分子遗传学	分子病理学.基因突变
36920-7	PROP1 基因突变分析	存在与否或身份标识	时间点	全血/组织	名义型	分子遗传学	分子病理学.基因突变
3692-1	丙米嗪	质量浓度	时间点	尿液	定量型		药物水平/毒理学
36921-5	单纯疱疹病毒 1+2 Ab.IgG	任意浓度	时间点	血清	等级型		微生物学
36922-3	TPMT 基因突变分析	存在与否或身份标识	时间点	全血/组织	叙述型	分子遗传学	分子病理学.基因突变
36923-1	EB 病毒 DNA	数量或计数浓度（计数/容积）	时间点	全血	定量型	探针.扩增.靶向扩增	微生物学
36924-9	14-3-3 蛋白	质量浓度	时间点	脑脊液	定量型		血清学
36925-6	MEFV 基因突变分析	存在与否或身份标识	时间点	全血/组织	叙述型	分子遗传学	分子病理学.基因突变
36926-4	引导抽吸和放置引流管	发现（结果）	时间点	腹部	叙述型	计算机 X 射线断层造影术	放射医学
36927-2	引导活组织检查	发现（结果）	时间点	面骨+上颌骨	叙述型	计算机 X 射线断层造影术	放射医学
36928-0	引导.立体定位活组织检查	发现（结果）	时间点	头部	叙述型	计算机 X 射线断层造影术	放射医学
36929-8	引导.立体定位活组织检查^WO 对比剂	发现（结果）	时间点	头部	叙述型	计算机 X 射线断层造影术	放射医学
36930-6	多切面	发现（结果）	时间点	肾上腺腺体	叙述型	计算机 X 射线断层造影术	放射医学
36931-4	多切面	发现（结果）	时间点	肾上腺腺体	叙述型	核磁共振成像	放射医学
36932-2	多切面	发现（结果）	时间点	垂体+蝶鞍	叙述型	计算机 X 射线断层造影术	放射医学

LOINC 代码	名称	属性	时间特征	系统	标尺类型	方法类型	分类
36933-0	多切面	发现（结果）	时间点	唾液腺	叙述型	核磁共振成像	放射医学
36934-8	多切面，评分	发现（结果）	时间点	心脏	叙述型	计算机 X 射线断层造影术	放射医学
36935-5	多切面，评分^W 静脉注入对比剂	发现（结果）	时间点	心脏	叙述型	计算机 X 射线断层造影术	放射医学
36936-3	引导.立体定位活组织检查	发现（结果）	时间点	大脑	叙述型	核磁共振成像	放射医学
36937-1	多切面，有限的	发现（结果）	时间点	面骨＋上颌骨	叙述型	计算机 X 射线断层造影术	放射医学
36938-9	多切面，有限的^WO 对比剂	发现（结果）	时间点	面骨＋上颌骨	叙述型	计算机 X 射线断层造影术	放射医学
3693-9	丙米嗪^低谷	质量浓度	时间点	血清/血浆	定量型		药物水平/毒理学
36939-7	多切面，立体定向	发现（结果）	时间点	脊柱	叙述型	计算机 X 射线断层造影术	放射医学
36940-5	多切面，立体定向	发现（结果）	时间点	XXX	叙述型	计算机 X 射线断层造影术	放射医学
36941-3	多切面^W 通过唾液腺导管注入对比剂	发现（结果）	时间点	唾液腺	叙述型	计算机 X 射线断层造影术	放射医学
36942-1	多切面^W 静脉注入对比剂	发现（结果）	时间点	腹部＋胸部	叙述型	核磁共振成像	放射医学
36943-9	多切面^W 静脉注入对比剂	发现（结果）	时间点	肾上腺腺体	叙述型	计算机 X 射线断层造影术	放射医学
36944-7	多切面^W & WO 静脉注入对比剂	发现（结果）	时间点	胆管＋胰腺导管	叙述型	核磁共振成像	放射医学
36945-4	多重视图 2^直立位	发现（结果）	时间点	膝.双侧	叙述型	X 射线检查	放射医学
36946-2	多重视图 2^直立位	发现（结果）	时间点	脊髓.腰段	叙述型	X 射线检查	放射医学
3694-7	吲哚美辛（消炎痛）	质量浓度	时间点	血清/血浆	定量型		药物水平/毒理学
36947-0	多重视图 3^直立位	发现（结果）	时间点	脚.双侧	叙述型	X 射线检查	放射医学
36948-8	多重视图 3^直立位	发现（结果）	时间点	脚.左侧	叙述型	X 射线检查	放射医学
36949-6	多重视图 3^直立位	发现（结果）	时间点	脊髓.腰段	叙述型	X 射线检查	放射医学
36950-4	多切面^W & WO 静脉注入对比剂	发现（结果）	时间点	肾上腺腺体	叙述型	计算机 X 射线断层造影术	放射医学
36951-2	多切面^W & WO 静脉注入对比剂	发现（结果）	时间点	肾上腺腺体	叙述型	核磁共振成像	放射医学
36952-0	多切面^WO 对比剂	发现（结果）	时间点	腹部＋骨盆	叙述型	计算机 X 射线断层造影术	放射医学

LOINC 代码	名称	属性	时间特征	系统	标尺类型	方法类型	分类
36953-8	多切面^ WO 对比剂	发现（结果）	时间点	肾上腺腺体	叙述型	计算机 X 射线断层造影术	放射医学
3695-4	胰岛素	质量浓度	时间点	血清/血浆	定量型		化学
36954-6	多切面^ WO 对比剂	发现（结果）	时间点	肾上腺腺体	叙述型	核磁共振成像	放射医学
36955-3	多切面^ WO 对比剂	发现（结果）	时间点	甲状腺	叙述型	计算机 X 射线断层造影术	放射医学
36956-1	多切面^ WO 对比剂	发现（结果）	时间点	眼眶＋面部	叙述型	核磁共振成像	放射医学
36957-9	多切面 & 三维重建	发现（结果）	时间点	面骨＋上颌骨	叙述型	计算机 X 射线断层造影术	放射医学
36958-7	视图 AP	发现（结果）	时间点	肋骨. 双侧	叙述型	X 射线检查	放射医学
36959-5	视图 AP	发现（结果）	时间点	肋骨. 左侧	叙述型	X 射线检查	放射医学
36960-3	视图 AP 直立位 便携式	发现（结果）	时间点	胸部	叙述型	X 射线检查	放射医学
36961-1	多重视图 AP 与西点与出口	发现（结果）	时间点	肩部. 左侧	叙述型	X 射线检查	放射医学
3696-2	胰岛素肾清除率	容积速率	24 小时	尿液	定量型		化学
36962-9	视图 腋下	发现（结果）	时间点	乳腺	叙述型	乳房 X 线照相	放射医学
36963-7	视图 腋下	发现（结果）	时间点	肩部. 双侧	叙述型	X 射线检查	放射医学
36964-5	视图 腋下	发现（结果）	时间点	肩部. 左侧	叙述型	X 射线检查	放射医学
36965-2	视图 接球式	发现（结果）	时间点	手	叙述型	X 射线检查	放射医学
36966-0	视图 Brewerton	发现（结果）	时间点	手. 双侧	叙述型	X 射线检查	放射医学
36967-8	视图 Brewerton	发现（结果）	时间点	手. 左侧	叙述型	X 射线检查	放射医学
36968-6	视图^ W 握紧的拳头	发现（结果）	时间点	腕部. 双侧	叙述型	X 射线检查	放射医学
36969-4	视图 卧位	发现（结果）	时间点	腹部	叙述型	X 射线检查	放射医学
3697-0	异烟肼	质量浓度	时间点	血清/血浆	定量型		药物水平/毒理学
36970-2	视图 卧位 便携式	发现（结果）	时间点	腹部	叙述型	X 射线检查	放射医学
36971-0	视图 侧位^ W 伸位	发现（结果）	时间点	腕部. 左侧	叙述型	X 射线检查	放射医学
36972-8	视图 侧位^ W 屈位	发现（结果）	时间点	腕部. 左侧	叙述型	X 射线检查	放射医学
36973-6	视图 Friedman	发现（结果）	时间点	臀部	叙述型	X 射线检查	放射医学
36974-4	视图 Garth	发现（结果）	时间点	肩部. 左侧	叙述型	X 射线检查	放射医学
36975-1	视图 Harris	发现（结果）	时间点	跟骨. 双侧	叙述型	X 射线检查	放射医学
36976-9	视图 Harris	发现（结果）	时间点	脚	叙述型	X 射线检查	放射医学
36977-7	视图 Harris	发现（结果）	时间点	跟骨. 左侧	叙述型	X 射线检查	放射医学
36978-5	视图 Holmblad	发现（结果）	时间点	膝	叙述型	X 射线检查	放射医学
36979-3	视图 Jones	发现（结果）	时间点	肘部	叙述型	X 射线检查	放射医学
36980-1	视图 Jones	发现（结果）	时间点	肘部. 左侧	叙述型	X 射线检查	放射医学
36981-9	视图 Judet	发现（结果）	时间点	臀部	叙述型	X 射线检查	放射医学
36982-7	视图 Judet	发现（结果）	时间点	臀部. 双侧	叙述型	X 射线检查	放射医学
36983-5	视图 Judet	发现（结果）	时间点	臀部. 左侧	叙述型	X 射线检查	放射医学
36984-3	视图 侧位 十字工作台	发现（结果）	时间点	腹部	叙述型	X 射线检查	放射医学
36985-0	视图 侧位 十字工作台	发现（结果）	时间点	臀部	叙述型	X 射线检查	放射医学
36986-8	视图 侧位 十字工作台	发现（结果）	时间点	臀部. 双侧	叙述型	X 射线检查	放射医学
36987-6	视图 侧位 十字工作台	发现（结果）	时间点	臀部. 左侧	叙述型	X 射线检查	放射医学

LOINC 代码	名称	属性	时间特征	系统	标尺类型	方法类型	分类
3698-8	卡那霉素^峰值	质量浓度	时间点	血清/血浆	定量型		药物水平/毒理学
36988-4	视图 侧位 十字工作台	发现（结果）	时间点	膝	叙述型	X 射线检查	放射医学
36989-2	视图 侧位 十字工作台	发现（结果）	时间点	脊柱. 颈段	叙述型	X 射线检查	放射医学
369-9	诺氟沙星	药物敏感度	时间点	分离物＋血清	等级型	测序分型	抗生素敏感性
36990-0	视图 侧位 十字工作台	发现（结果）	时间点	脊髓. 腰段	叙述型	X 射线检查	放射医学
36991-8	视图 侧位 十字工作台 便携式	发现（结果）	时间点	脊柱. 颈段	叙述型	X 射线检查	放射医学
36992-6	视图 侧位 十字工作台 便携式	发现（结果）	时间点	脊髓. 腰段	叙述型	X 射线检查	放射医学
36993-4	视图 蛙式 侧位	发现（结果）	时间点	臀部. 双侧	叙述型	X 射线检查	放射医学
36994-2	视图 蛙式 侧位	发现（结果）	时间点	臀部. 左侧	叙述型	X 射线检查	放射医学
36995-9	视图 左-侧位	发现（结果）	时间点	腹部	叙述型	X 射线检查	放射医学
3699-6	卡那霉素^随机	质量浓度	时间点	血清/血浆	定量型		药物水平/毒理学
36996-7	视图 右-侧位	发现（结果）	时间点	腹部	叙述型	X 射线检查	放射医学
36997-5	视图 侧位^W 伸位	发现（结果）	时间点	脊柱. 颈段	叙述型	X 射线检查	放射医学
36998-3	视图 侧位^W 屈位	发现（结果）	时间点	脊柱. 颈段	叙述型	X 射线检查	放射医学
36999-1	视图 侧位 过度伸展	发现（结果）	时间点	膝. 双侧	叙述型	X 射线检查	放射医学
37000-7	视图 侧位 过度伸展	发现（结果）	时间点	膝. 左侧	叙述型	X 射线检查	放射医学
37001-5	视图 侧位^直立位	发现（结果）	时间点	脚	叙述型	X 射线检查	放射医学
3700-2	卡那霉素^谷值	质量浓度	时间点	血清/血浆	定量型		药物水平/毒理学
37002-3	视图 侧位^直立位	发现（结果）	时间点	膝. 左侧	叙述型	X 射线检查	放射医学
37003-1	视图 侧位^直立位	发现（结果）	时间点	脊髓. 腰段	叙述型	X 射线检查	放射医学
37004-9	视图 Laurin	发现（结果）	时间点	膝	叙述型	X 射线检查	放射医学
37005-6	视图 放大	发现（结果）	时间点	乳腺. 左侧	叙述型	乳房 X 线照相	放射医学
37006-4	视图 MLO	发现（结果）	时间点	乳腺. 双侧	叙述型	乳房 X 线照相	放射医学
37007-2	视图 榫眼	发现（结果）	时间点	踝关节	叙述型	X 射线检查	放射医学
37008-0	视图 左-斜位	发现（结果）	时间点	胸部	叙述型	X 射线检查	放射医学
37009-8	视图 左-斜位	发现（结果）	时间点	脊髓. 腰段	叙述型	X 射线检查	放射医学
3701-0	氯胺酮	质量浓度	时间点	血清/血浆	定量型		药物水平/毒理学
37010-6	视图 右-斜位	发现（结果）	时间点	胸部	叙述型	X 射线检查	放射医学
37011-4	视图 右-斜位	发现（结果）	时间点	脊髓. 腰段	叙述型	X 射线检查	放射医学
37012-2	视图 出口	发现（结果）	时间点	肩部. 双侧	叙述型	X 射线检查	放射医学
37013-0	视图 出口	发现（结果）	时间点	肩部. 左侧	叙述型	X 射线检查	放射医学
37014-8	视图 PA^直立位	发现（结果）	时间点	膝. 左侧	叙述型	X 射线检查	放射医学
37015-5	视图 PA 俯卧位	发现（结果）	时间点	腹部	叙述型	X 射线检查	放射医学
37016-3	多重视图 滚动	发现（结果）	时间点	乳腺. 双侧	叙述型	乳房 X 线照相	放射医学
37017-1	多重视图 滚动	发现（结果）	时间点	乳腺. 左侧	叙述型	乳房 X 线照相	放射医学
37018-9	视图 Rosenberg^直立位	发现（结果）	时间点	膝	叙述型	X 射线检查	放射医学
37019-7	视图 Rosenberg^直立位	发现（结果）	时间点	膝. 左侧	叙述型	X 射线检查	放射医学
37020-5	视图 Rosenberg^直立位	发现（结果）	时间点	膝. 双侧	叙述型	X 射线检查	放射医学

LOINC 代码	名称	属性	时间特征	系统	标尺类型	方法类型	分类
37021-3	多重视图 跳台滑雪	发现（结果）	时间点	跟骨.双侧	叙述型	X 射线检查	放射医学
37022-1	多重视图 跳台滑雪	发现（结果）	时间点	跟骨	叙述型	X 射线检查	放射医学
37023-9	多重视图 跳台滑雪	发现（结果）	时间点	跟骨.左侧	叙述型	X 射线检查	放射医学
37024-7	视图 Stryker 切口	发现（结果）	时间点	肩部.双侧	叙述型	X 射线检查	放射医学
37025-4	视图 Stryker 切口	发现（结果）	时间点	肩部.左侧	叙述型	X 射线检查	放射医学
37026-2	视图 submentovertex	发现（结果）	时间点	颅骨	叙述型	X 射线检查	放射医学
37027-0	视图 日出	发现（结果）	时间点	膝.双侧	叙述型	X 射线检查	放射医学
3702-8	凯托米酮	任意浓度	时间点	尿液	等级型		药物水平/毒理学
37028-8	视图 正切	发现（结果）	时间点	乳腺	叙述型	乳房 X 线照相	放射医学
37029-6	视图 正切	发现（结果）	时间点	乳腺.双侧	叙述型	乳房 X 线照相	放射医学
37030-4	视图 正切	发现（结果）	时间点	乳腺.左侧	叙述型	乳房 X 线照相	放射医学
37031-2	视图 经胸廓	发现（结果）	时间点	肱骨	叙述型	X 射线检查	放射医学
37032-0	视图 经胸廓	发现（结果）	时间点	肱骨.双侧	叙述型	X 射线检查	放射医学
37033-8	视图 经胸廓	发现（结果）	时间点	肱骨.左侧	叙述型	X 射线检查	放射医学
37034-6	视图 经胸廓	发现（结果）	时间点	肩部.左侧	叙述型	X 射线检查	放射医学
37035-3	视图 Grashey	发现（结果）	时间点	肩部.双侧	叙述型	X 射线检查	放射医学
3703-6	凯托米酮	质量浓度	时间点	尿液	定量型		药物水平/毒理学
37037-9	视图 正 侧位	发现（结果）	时间点	乳腺	叙述型	乳房 X 线照相	放射医学
37038-7	视图 正 侧位	发现（结果）	时间点	乳腺.双侧	叙述型	乳房 X 线照相	放射医学
37039-5	视图 正 侧位	发现（结果）	时间点	臀部	叙述型	X 射线检查	放射医学
37040-3	视图 正 侧位	发现（结果）	时间点	臀部.左侧	叙述型	X 射线检查	放射医学
37041-1	视图 隧道	发现（结果）	时间点	膝.双侧	叙述型	X 射线检查	放射医学
37042-9	视图 隧道	发现（结果）	时间点	膝.左侧	叙述型	X 射线检查	放射医学
37043-7	视图 隧道^直立位	发现（结果）	时间点	膝.左侧	叙述型	X 射线检查	放射医学
3704-4	柳胺苄心定	质量浓度	时间点	血清/血浆	定量型		药物水平/毒理学
37044-5	视图 尺骨 偏移	发现（结果）	时间点	腕部.左侧	叙述型	X 射线检查	放射医学
37045-2	视图 尺骨 变异	发现（结果）	时间点	腕部.双侧	叙述型	X 射线检查	放射医学
37046-0	视图 直立位	发现（结果）	时间点	腹部	叙述型	X 射线检查	放射医学
37047-8	视图 Velpeau 腋下	发现（结果）	时间点	肩部.双侧	叙述型	X 射线检查	放射医学
37048-6	视图 Velpeau 腋下	发现（结果）	时间点	肩部.左侧	叙述型	X 射线检查	放射医学
37049-4	视图 Von rossen	发现（结果）	时间点	臀部	叙述型	X 射线检查	放射医学
37050-2	视图 西点	发现（结果）	时间点	肩部.双侧	叙述型	X 射线检查	放射医学
3705-1	柳胺苄心定	任意浓度	时间点	尿液	等级型		药物水平/毒理学
37051-0	视图 西点	发现（结果）	时间点	肩部.左侧	叙述型	X 射线检查	放射医学
37052-8	视图 XCCL	发现（结果）	时间点	乳腺.双侧	叙述型	乳房 X 线照相	放射医学
37053-6	视图 XCCL	发现（结果）	时间点	乳腺.左侧	叙述型	乳房 X 线照相	放射医学
37054-4	视图 Y	发现（结果）	时间点	肩胛骨.左侧	叙述型	X 射线检查	放射医学
37055-1	视图 Y	发现（结果）	时间点	肩胛骨.双侧	叙述型	X 射线检查	放射医学

LOINC 代码	名称	属性	时间特征	系统	标尺类型	方法类型	分类
37056-9	视图 Zanca	发现（结果）	时间点	肩峰锁骨关节.双侧	叙述型	X 射线检查	放射医学
37057-7	视图 Zanca	发现（结果）	时间点	肩峰锁骨关节.左侧	叙述型	X 射线检查	放射医学
37058-5	视图^直立位	发现（结果）	时间点	跟骨.双侧	叙述型	X 射线检查	放射医学
37059-3	视图^直立位	发现（结果）	时间点	臀部.双侧	叙述型	X 射线检查	放射医学
37060-1	多重视图	发现（结果）	时间点	胎儿	叙述型	X 射线检查	放射医学
37062-7	多重视图	发现（结果）	时间点	肱骨.双侧	叙述型	X 射线检查	放射医学
37063-5	多重视图 异物	发现（结果）	时间点	XXX	叙述型	X 射线检查.荧光光谱	放射医学
37064-3	多重视图 2	发现（结果）	时间点	髋臼.左侧	叙述型	X 射线检查	放射医学
37066-8	多重视图 2	发现（结果）	时间点	肋骨.左侧	叙述型	X 射线检查	放射医学
37067-6	多重视图 2^W 乳头标识	发现（结果）	时间点	胸部	叙述型	X 射线检查	放射医学
37068-4	多重视图 2^直立位	发现（结果）	时间点	脚.双侧	叙述型	X 射线检查	放射医学
3706-9	柳胺苄心定	质量浓度	时间点	尿液	定量型		药物水平/毒理学
37069-2	多重视图 2^直立位	发现（结果）	时间点	脚.左侧	叙述型	X 射线检查	放射医学
370-7	新生霉素	药物敏感度	时间点	分离物	定量型	最小致死浓度	抗生素敏感性
37070-0	多重视图 4	发现（结果）	时间点	腕部.双侧	叙述型	X 射线检查	放射医学
37071-8	多重视图 4	发现（结果）	时间点	腕部.左侧	叙述型	X 射线检查	放射医学
37072-6	多重视图 5	发现（结果）	时间点	腕部.左侧	叙述型	X 射线检查	放射医学
37073-4	多重视图 5^直立位	发现（结果）	时间点	脊髓.腰段	叙述型	X 射线检查	放射医学
37074-2	多重视图 6	发现（结果）	时间点	腕部.左侧	叙述型	X 射线检查	放射医学
37075-9	多重视图 AP 便携式	发现（结果）	时间点	臀部	叙述型	X 射线检查	放射医学
37076-7	多重视图 AP 与卧位 便携式	发现（结果）	时间点	腹部	叙述型	X 射线检查	放射医学
3707-7	柳胺苄心定	质量速率	24 小时	尿液	定量型		药物水平/毒理学
37077-5	多重视图 AP 与侧位 十字工作台 便携式	发现（结果）	时间点	臀部	叙述型	X 射线检查	放射医学
37078-3	多重视图 AP 与侧位 便携式	发现（结果）	时间点	脊髓.腰段	叙述型	X 射线检查	放射医学
37079-1	多重视图 AP 与侧位与齿状 便携式	发现（结果）	时间点	脊柱.颈段	叙述型	X 射线检查	放射医学
37080-9	多重视图 AP 与腋下位	发现（结果）	时间点	肩部.双侧	叙述型	X 射线检查	放射医学
37081-7	多重视图 AP 与腋下位与出口	发现（结果）	时间点	肩部.双侧	叙述型	X 射线检查	放射医学
37082-5	多重视图 AP 与腋下位与出口	发现（结果）	时间点	肩部.左侧	叙述型	X 射线检查	放射医学
37083-3	多重视图 AP 与腋下位与出口与 Zanca	发现（结果）	时间点	肩部.左侧	叙述型	X 射线检查	放射医学
37084-1	多重视图 AP 与腋下位与 Y	发现（结果）	时间点	肩部.左侧	叙述型	X 射线检查	放射医学
3708-5	左旋甲丙嗪	质量浓度	时间点	尿液	定量型		药物水平/毒理学
37085-8	多重视图 AP 与卧位	发现（结果）	时间点	腹部	叙述型	X 射线检查	放射医学
37086-6	多重视图 AP 与侧位 十字工作台	发现（结果）	时间点	臀部	叙述型	X 射线检查	放射医学

LOINC 代码	名称	属性	时间特征	系统	标尺类型	方法类型	分类
37087-4	多重视图 AP 与侧位 十字工作台	发现（结果）	时间点	臀部. 左侧	叙述型	X 射线检查	放射医学
37088-2	多重视图 AP 与侧位 十字工作台	发现（结果）	时间点	骨盆＋臀部. 左侧	叙述型	X 射线检查	放射医学
37089-0	多重视图 AP 与侧位 十字工作台	发现（结果）	时间点	骨盆＋臀部	叙述型	X 射线检查	放射医学
37090-8	多重视图 AP 与侧位 十字工作台	发现（结果）	时间点	膝	叙述型	X 射线检查	放射医学
37091-6	多重视图 AP 与蛙式侧位	发现（结果）	时间点	臀部	叙述型	X 射线检查	放射医学
37092-4	多重视图 AP 与蛙式侧位	发现（结果）	时间点	臀部. 双侧	叙述型	X 射线检查	放射医学
3709-3	左旋甲丙嗪	质量浓度	时间点	尿液	定量型		药物水平/毒理学
37093-2	多重视图 AP 与蛙式侧位	发现（结果）	时间点	臀部. 左侧	叙述型	X 射线检查	放射医学
37094-0	多重视图 AP 与蛙式侧位	发现（结果）	时间点	骨盆＋臀部. 左侧	叙述型	X 射线检查	放射医学
37095-7	多重视图 AP 与侧位与榫眼	发现（结果）	时间点	踝关节	叙述型	X 射线检查	放射医学
37096-5	多重视图 AP 与侧位与榫眼	发现（结果）	时间点	踝关节. 双侧	叙述型	X 射线检查	放射医学
37097-3	多重视图 AP 与侧位与榫眼	发现（结果）	时间点	踝关节. 左侧	叙述型	X 射线检查	放射医学
37098-1	多重视图 AP 与斜位与侧位^ W 屈位与 W 伸位	发现（结果）	时间点	脊柱. 颈段	叙述型	X 射线检查	放射医学
37099-9	多重视图 AP 与侧位与斜位与齿状	发现（结果）	时间点	脊柱. 颈段	叙述型	X 射线检查	放射医学
37100-5	多重视图 AP 与斜位与齿状与侧位^ W 屈位与 W 伸位	发现（结果）	时间点	脊柱. 颈段	叙述型	X 射线检查	放射医学
3710-1	羟甲左吗南	质量浓度	时间点	血清/血浆	定量型		药物水平/毒理学
37101-3	多重视图 AP 与侧位与斜位与点	发现（结果）	时间点	脊髓. 腰段	叙述型	X 射线检查	放射医学
37102-1	多重视图 AP 与侧位与斜位与日出	发现（结果）	时间点	膝. 双侧	叙述型	X 射线检查	放射医学
37103-9	多重视图 AP 与侧位与齿状	发现（结果）	时间点	脊柱. 颈段	叙述型	X 射线检查	放射医学
37104-7	多重视图 AP 与齿状与侧位^ W 屈位与 W 伸位	发现（结果）	时间点	脊柱. 颈段	叙述型	X 射线检查	放射医学
37105-4	多重视图 AP 与侧位与点	发现（结果）	时间点	脊髓. 腰段	叙述型	X 射线检查	放射医学
37106-2	多重视图 AP 与侧位与日出	发现（结果）	时间点	膝	叙述型	X 射线检查	放射医学
37107-0	多重视图 AP 与侧位与日出	发现（结果）	时间点	膝. 双侧	叙述型	X 射线检查	放射医学
37108-8	多重视图 AP 与侧位与日出	发现（结果）	时间点	膝. 左侧	叙述型	X 射线检查	放射医学
37109-6	多重视图 AP 与侧位与日出	发现（结果）	时间点	髌骨. 双侧	叙述型	X 射线检查	放射医学
37110-4	多重视图 AP 与侧位与日出	发现（结果）	时间点	髌骨. 左侧	叙述型	X 射线检查	放射医学

LOINC 代码	名称	属性	时间特征	系统	标尺类型	方法类型	分类
37111-2	多重视图 AP 与侧位与日出与隧道	发现（结果）	时间点	膝	叙述型	X 射线检查	放射医学
37112-0	多重视图 AP 与侧位与隧道	发现（结果）	时间点	膝	叙述型	X 射线检查	放射医学
37113-8	多重视图 AP 与侧位与隧道	发现（结果）	时间点	膝. 双侧	叙述型	X 射线检查	放射医学
37114-6	多重视图 AP 与侧位与隧道	发现（结果）	时间点	膝. 左侧	叙述型	X 射线检查	放射医学
37115-3	多重视图 AP 与侧位与斜位与隧道	发现（结果）	时间点	膝	叙述型	X 射线检查	放射医学
37116-1	多重视图 AP 与侧位与日出与隧道	发现（结果）	时间点	膝. 双侧	叙述型	X 射线检查	放射医学
37117-9	多重视图 AP 与侧位与日出与隧道	发现（结果）	时间点	膝. 左侧	叙述型	X 射线检查	放射医学
37118-7	多重视图 AP 与侧位与斜位与日出与隧道	发现（结果）	时间点	膝. 双侧	叙述型	X 射线检查	放射医学
3711-9	羟甲左吗南	任意浓度	时间点	尿液	等级型		药物水平/毒理学
37119-5	多重视图 AP 与斜位	发现（结果）	时间点	腹部	叙述型	X 射线检查	放射医学
37120-3	多重视图 AP 与齿状与侧位 十字工作台	发现（结果）	时间点	脊柱. 颈段	叙述型	X 射线检查	放射医学
37121-1	多重视图 AP 与偶然发现	发现（结果）	时间点	锁骨. 左侧	叙述型	X 射线检查	放射医学
37122-9	多重视图 AP 与 Stryker 切口	发现（结果）	时间点	肩部. 左侧	叙述型	X 射线检查	放射医学
37123-7	多重视图 AP 与西点	发现（结果）	时间点	肩部. 左侧	叙述型	X 射线检查	放射医学
37124-5	多重视图 AP 与 Y	发现（结果）	时间点	肩胛骨. 左侧	叙述型	X 射线检查	放射医学
37125-2	多重视图 AP 与 Y	发现（结果）	时间点	肩部. 左侧	叙述型	X 射线检查	放射医学
37126-0	多重视图 AP 与腋下位与 Y	发现（结果）	时间点	肩部. 双侧	叙述型	X 射线检查	放射医学
3712-7	羟甲左吗南	质量浓度	时间点	尿液	定量型		药物水平/毒理学
37127-8	多重视图 腋下与 Y	发现（结果）	时间点	肩部. 双侧	叙述型	X 射线检查	放射医学
37128-6	多重视图 腋下与 Y	发现（结果）	时间点	肩部. 左侧	叙述型	X 射线检查	放射医学
37129-4	多重视图 AP 与腋下位与 Y	发现（结果）	时间点	肩部. 左侧	叙述型	X 射线检查	放射医学
37131-0	多重视图 右-侧位与左-侧位	属性（结果）	时间点	腹部	叙述型	X 射线检查	放射医学
37132-8	多重视图 侧位^ W 屈位与 W 伸位	发现（结果）	时间点	脊髓. 腰段	叙述型	X 射线检查	放射医学
37133-6	多重视图 侧位^ W 屈位与 W 伸位	发现（结果）	时间点	脊柱. 颈段	叙述型	X 射线检查	放射医学
37134-4	多重视图 侧位与榫眼	发现（结果）	时间点	踝关节. 双侧	叙述型	X 射线检查	放射医学
3713-5	羟甲左吗南	质量速率	24 小时	尿液	定量型		药物水平/毒理学
37135-1	多重视图 侧位与榫眼	发现（结果）	时间点	踝关节. 左侧	叙述型	X 射线检查	放射医学
37136-9	多重视图 侧位与 Y	发现（结果）	时间点	肩部. 左侧	叙述型	X 射线检查	放射医学
37137-7	多重视图 有限的^ W 静脉注入对比剂	发现（结果）	时间点	肾脏＋尿液收集系统	叙述型	X 射线检查	放射医学
37138-5	多重视图 右-斜位与左-斜位	发现（结果）	时间点	腹部	叙述型	X 射线检查	放射医学
37139-3	多重视图 斜位与侧位^ W 屈位与 W 伸位	发现（结果）	时间点	脊柱. 颈段	叙述型	X 射线检查	放射医学
37140-1	多重视图 出口与 Y	发现（结果）	时间点	肩部. 左侧	叙述型	X 射线检查	放射医学
37141-9	多重视图 PA 与右-侧位	发现（结果）	时间点	胸部	叙述型	X 射线检查	放射医学

LOINC 代码	名称	属性	时间特征	系统	标尺类型	方法类型	分类
37142-7	多重视图 PA 与侧位与接球式	发现（结果）	时间点	手. 双侧	叙述型	X 射线检查	放射医学
3714-3	利多卡因	质量浓度	时间点	血清/血浆	定量型		药物水平/毒理学
37143-5	多重视图 PA 与侧位与卧位	发现（结果）	时间点	胸部	叙述型	X 射线检查	放射医学
37144-3	多重视图 PA 与侧位与左-卧位	发现（结果）	时间点	胸部	叙述型	X 射线检查	放射医学
37145-0	多重视图 PA 与侧位与右-卧位	发现（结果）	时间点	胸部	叙述型	X 射线检查	放射医学
37146-8	多重视图 PA 与侧位与左-斜位	发现（结果）	时间点	胸部	叙述型	X 射线检查	放射医学
37147-6	多重视图 PA 与侧位与右-斜位	发现（结果）	时间点	胸部	叙述型	X 射线检查	放射医学
37148-4	多重视图 PA 与侧位与斜位与 Towne	发现（结果）	时间点	下颌骨	叙述型	X 射线检查	放射医学
37149-2	多重视图 PA 与侧位与日出	发现（结果）	时间点	髌骨. 左侧	叙述型	X 射线检查	放射医学
371-5	新生霉素	药物敏感度	时间点	分离物	定量或等级型	最小抑制浓度	抗生素敏感性
3715-0	利多卡因	任意浓度	时间点	血清/血浆	等级型		药物水平/毒理学
37150-0	多重视图 PA 与右-斜位与左-斜位	发现（结果）	时间点	胸部	叙述型	X 射线检查	放射医学
37151-8	多重视图 便携式	发现（结果）	时间点	XXX	叙述型	X 射线检查. 荧光光谱	放射医学
37152-6	多重视图 出口与 Y	发现（结果）	时间点	肩部. 双侧	叙述型	X 射线检查	放射医学
37153-4	多重视图 Stenver 与 Arcelin	发现（结果）	时间点	乳突	叙述型	X 射线检查	放射医学
37154-2	多重视图 斜位与日出	发现（结果）	时间点	膝	叙述型	X 射线检查	放射医学
37155-9	多重视图 斜位与日出与隧道	发现（结果）	时间点	膝	叙述型	X 射线检查	放射医学
37156-7	多重视图 日出与隧道	发现（结果）	时间点	膝. 左侧	叙述型	X 射线检查	放射医学
37157-5	多重视图 Grashey 与出口	发现（结果）	时间点	肩部. 左侧	叙述型	X 射线检查	放射医学
37158-3	多重视图 Grashey 与腋下位与出口	发现（结果）	时间点	肩部. 左侧	叙述型	X 射线检查	放射医学
37159-1	多重视图 跗骨	发现（结果）	时间点	脚. 左侧	叙述型	X 射线检查	放射医学
37160-9	多重视图 Grashey 与腋下位	发现（结果）	时间点	肩部. 左侧	叙述型	X 射线检查	放射医学
37161-7	多重视图 Grashey 与腋下位与出口与 Zanca	发现（结果）	时间点	肩部. 双侧	叙述型	X 射线检查	放射医学
37162-5	多重视图 Grashey 与出口与偶然发现	发现（结果）	时间点	肩部. 左侧	叙述型	X 射线检查	放射医学
37163-3	多重视图 日出与隧道	发现（结果）	时间点	膝. 双侧	叙述型	X 射线检查	放射医学
37164-1	多重视图 侧位与 Caldwell 与羊水	发现（结果）	时间点	面骨	叙述型	X 射线检查	放射医学
37165-8	多重视图 侧位与 Caldwell 与羊水与 Submentovertex	发现（结果）	时间点	面骨	叙述型	X 射线检查	放射医学

LOINC 代码	名称	属性	时间特征	系统	标尺类型	方法类型	分类
37166-6	多重视图 侧位与 Caldwell 与羊水与 Submentovertex 与 Towne	发现（结果）	时间点	面骨	叙述型	X 射线检查	放射医学
37167-4	多重视图 Grashey 与西点	发现（结果）	时间点	肩部. 左侧	叙述型	X 射线检查	放射医学
3716-8	利多卡因	任意浓度	时间点	尿液	等级型		药物水平/毒理学
37168-2	多重视图 便携式	发现（结果）	时间点	臀部	叙述型	X 射线检查	放射医学
37169-0	多重视图 便携式	发现（结果）	时间点	臀部. 左侧	叙述型	X 射线检查	放射医学
37170-8	多重视图 便携式	发现（结果）	时间点	肱骨	叙述型	X 射线检查	放射医学
37171-6	多重视图 便携式	发现（结果）	时间点	脊柱. 颈段	叙述型	X 射线检查	放射医学
37172-4	多重视图 便携式	发现（结果）	时间点	脊髓. 腰段	叙述型	X 射线检查	放射医学
37173-2	多重视图^W 动脉内注入对比剂	发现（结果）	时间点	脑动脉	叙述型	X 射线检查. 荧光光谱. 血管	放射医学
37174-0	多重视图^W 动脉内注入对比剂	发现（结果）	时间点	冠状动脉	叙述型	X 射线检查. 荧光光谱. 血管	放射医学
37175-7	多重视图^W 动脉内注入对比剂	发现（结果）	时间点	股动脉	叙述型	X 射线检查. 荧光光谱. 血管	放射医学
3717-6	利多卡因^给予大剂量后超过 45 分钟	质量浓度	时间点	血清/血浆	定量型		药物水平/毒理学
37176-5	多重视图^W 动脉内注入对比剂	发现（结果）	时间点	股动脉＋腘动脉	叙述型	X 射线检查. 荧光光谱. 血管	放射医学
37177-3	多重视图^W 动脉内注入对比剂	发现（结果）	时间点	回肠动脉. 双侧	叙述型	X 射线检查. 荧光光谱. 血管	放射医学
37178-1	多重视图^W 动脉内注入对比剂	发现（结果）	时间点	回肠动脉. 左侧	叙述型	X 射线检查. 荧光光谱. 血管	放射医学
37179-9	多重视图^W 动脉内注入对比剂	发现（结果）	时间点	肠系膜下动脉	叙述型	X 射线检查. 荧光光谱. 血管	放射医学
37180-7	多重视图^W 动脉内注入对比剂	发现（结果）	时间点	肠系膜上动脉	叙述型	X 射线检查. 荧光光谱. 血管	放射医学
37181-5	多重视图^W 动脉内注入对比剂	发现（结果）	时间点	腘动脉. 左侧	叙述型	X 射线检查. 荧光光谱. 血管	放射医学
37182-3	多重视图^W 动脉内注入对比剂	发现（结果）	时间点	肺动脉. 左侧	叙述型	X 射线检查. 荧光光谱. 血管	放射医学
37183-1	多重视图^W 关节内注射对比剂	发现（结果）	时间点	踝关节	叙述型	X 射线检查. 荧光光谱	放射医学
3718-4	锂	质量含量	时间点	头发	定量型		药物水平/毒理学
37184-9	多重视图^W 关节内注射对比剂	发现（结果）	时间点	踝关节. 双侧	叙述型	X 射线检查. 荧光光谱	放射医学

LOINC 代码	名称	属性	时间特征	系统	标尺类型	方法类型	分类
37185-6	多重视图^W 关节内注射对比剂	发现（结果）	时间点	踝关节.左侧	叙述型	X 射线检查.荧光光谱	放射医学
37186-4	多重视图^W 关节内注射对比剂	发现（结果）	时间点	肘部	叙述型	X 射线检查.荧光光谱	放射医学
37187-2	多重视图^W 关节内注射对比剂	发现（结果）	时间点	肘部.双侧	叙述型	X 射线检查.荧光光谱	放射医学
37188-0	多重视图^W 关节内注射对比剂	发现（结果）	时间点	肘部.左侧	叙述型	X 射线检查.荧光光谱	放射医学
37189-8	多重视图^W 关节内注射对比剂	发现（结果）	时间点	骶髂关节.双侧	叙述型	X 射线检查.荧光光谱	放射医学
37190-6	多重视图^W 关节内注射对比剂	发现（结果）	时间点	骶髂关节.左侧	叙述型	X 射线检查.荧光光谱	放射医学
37191-4	多重视图^W 关节内注射对比剂	发现（结果）	时间点	XXX 关节	叙述型	X 射线检查.荧光光谱	放射医学
3719-2	锂	质量浓度	时间点	血清/血浆	定量型		药物水平/毒理学
37192-2	多重视图^W 椎间盘内注射对比剂	发现（结果）	时间点	脊柱.颈段	叙述型	X 射线检查.荧光光谱	放射医学
37193-0	多重视图^W 椎间盘内注射对比剂	发现（结果）	时间点	脊髓.腰段	叙述型	X 射线检查.荧光光谱	放射医学
37195-5	多重视图^W 静脉注入对比剂	发现（结果）	时间点	脑静脉	叙述型	X 射线检查.荧光光谱.血管	放射医学
37196-3	多重视图^W 静脉注入对比剂	发现（结果）	时间点	下肢静脉.左侧	叙述型	X 射线检查.荧光光谱.血管	放射医学
37197-1	多重视图^W 静脉注入对比剂	发现（结果）	时间点	颈静脉	叙述型	X 射线检查.荧光光谱.血管	放射医学
37198-9	多重视图^W 口服对比剂	发现（结果）	时间点	食道	叙述型	X 射线检查	放射医学
37199-7	多重视图^W 口服对比剂	发现（结果）	时间点	胸部	叙述型	X 射线检查.荧光光谱	放射医学
37-2	阿奇霉素	药物敏感度	时间点	分离物	定量或等级型	琼脂扩散	抗生素敏感性
3720-0	锂	任意浓度	时间点	血清/血浆	等级型		药物水平/毒理学
37200-3	多重视图^W 口服对比剂	发现（结果）	时间点	胸部	叙述型	X 射线检查	放射医学
37201-1	多重视图^直立位	发现（结果）	时间点	踝关节	叙述型	X 射线检查	放射医学
37202-9	多重视图^直立位	发现（结果）	时间点	踝关节.双侧	叙述型	X 射线检查	放射医学
37203-7	多重视图^直立位	发现（结果）	时间点	踝关节.左侧	叙述型	X 射线检查	放射医学
37204-5	多重视图^直立位	发现（结果）	时间点	下肢	叙述型	X 射线检查	放射医学
37205-2	多重视图^直立位	发现（结果）	时间点	跟骨	叙述型	X 射线检查	放射医学

LOINC 代码	名称	属性	时间特征	系统	标尺类型	方法类型	分类
37206-0	多重视图^直立位	发现（结果）	时间点	跟骨.左侧	叙述型	X 射线检查	放射医学
37207-8	视图^直立位	发现（结果）	时间点	臂部.左侧	叙述型	X 射线检查	放射医学
37208-6	多重视图^直立位	发现（结果）	时间点	脊髓.腰段	叙述型	X 射线检查	放射医学
37209-4	多重视图^直立位	发现（结果）	时间点	脚趾.左侧	叙述型	X 射线检查	放射医学
37210-2	引导抽吸胞囊	发现（结果）	时间点	腹部	叙述型	计算机 X 射线断层造影术	放射医学
37211-0	引导活组织检查	发现（结果）	时间点	骨髓	叙述型	计算机 X 射线断层造影术	放射医学
37212-8	引导活组织检查	发现（结果）	时间点	附睾	叙述型	计算机 X 射线断层造影术	放射医学
37213-6	引导活组织检查	发现（结果）	时间点	胸腔纵隔	叙述型	计算机 X 射线断层造影术	放射医学
37214-4	引导活组织检查	发现（结果）	时间点	表浅组织	叙述型	计算机 X 射线断层造影术	放射医学
37215-1	多切面^W 静脉注入对比剂	发现（结果）	时间点	大脑＋喉	叙述型	核磁共振成像	放射医学
37216-9	多切面	发现（结果）	时间点	主动脉.内移植物	叙述型	计算机 X 射线断层造影术	放射医学
37217-7	多切面	发现（结果）	时间点	脑干＋神经.颅	叙述型	核磁共振成像	放射医学
3721-8	锂	质量浓度	时间点	尿液	定量型		药物水平/毒理学
37218-5	多切面	发现（结果）	时间点	大脑.颞叶	叙述型	核磁共振成像	放射医学
37219-3	多切面	发现（结果）	时间点	胆管	叙述型	核磁共振成像	放射医学
37220-1	多切面	发现（结果）	时间点	胆管＋胰腺导管	叙述型	核磁共振成像	放射医学
37221-9	多切面	发现（结果）	时间点	瘘管	叙述型	计算机 X 射线断层造影术	放射医学
37222-7	多切面	发现（结果）	时间点	足＋踝	叙述型	核磁共振成像	放射医学
37223-5	多切面	发现（结果）	时间点	腮腺	叙述型	计算机 X 射线断层造影术	放射医学
37224-3	多切面	发现（结果）	时间点	腮腺	叙述型	核磁共振成像	放射医学
37225-0	多切面	发现（结果）	时间点	胸锁关节	叙述型	计算机 X 射线断层造影术	放射医学
3722-6	锂肾清除率	容积速率	24 小时	尿液	定量型		药物水平/毒理学

LOINC代码	名称	属性	时间特征	系统	标尺类型	方法类型	分类
37226-8	多切面	发现（结果）	时间点	颞下颌关节	叙述型	计算机X射线断层造影术	放射医学
37227-6	多切面	发现（结果）	时间点	颞下颌关节.双侧	叙述型	X射线检查.体层扫描	放射医学
37228-4	多切面	发现（结果）	时间点	颞下颌关节.双侧	叙述型	核磁共振成像	放射医学
37229-2	多切面	发现（结果）	时间点	颞下颌关节.左侧	叙述型	X射线检查.体层扫描	放射医学
372-3	新生霉素	药物敏感度	时间点	分离物	定量或等级型	琼脂扩散	抗生素敏感性
37230-0	多切面	发现（结果）	时间点	颞下颌关节.左侧	叙述型	核磁共振成像	放射医学
37231-8	多切面	发现（结果）	时间点	颞下颌关节.右侧	叙述型	核磁共振成像	放射医学
37232-6	多切面	发现（结果）	时间点	脊柱.腰骶段关节	叙述型	计算机X射线断层造影术	放射医学
37233-4	多切面	发现（结果）	时间点	胸腔纵隔	叙述型	X射线检查.体层扫描	放射医学
3723-4	锂^低谷	质量浓度	时间点	血清/血浆	定量型		药物水平/毒理学
37234-2	多切面	发现（结果）	时间点	胸腔纵隔	叙述型	核磁共振成像	放射医学
37235-9	多切面	发现（结果）	时间点	威利斯环	叙述型	核磁共振成像.血管	放射医学
37236-7	多切面	发现（结果）	时间点	大血管	叙述型	核磁共振成像	放射医学
37237-5	多切面^W通过窦道注入对比剂	发现（结果）	时间点	窦道.XXX	叙述型	计算机X射线断层造影术	放射医学
37238-3	多切面^W关节内注入对比剂	发现（结果）	时间点	下肢.关节	叙述型	计算机X射线断层造影术	放射医学
37239-1	多切面^W静脉注入对比剂	发现（结果）	时间点	大脑＋内耳道	叙述型	核磁共振成像	放射医学
37240-9	多切面^W静脉注入对比剂	发现（结果）	时间点	腮腺	叙述型	计算机X射线断层造影术	放射医学
37241-7	多切面^W静脉注入对比剂	发现（结果）	时间点	腮腺	叙述型	核磁共振成像	放射医学
3724-2	氯羟去甲安定	质量浓度	时间点	血清/血浆	定量型		药物水平/毒理学
37242-5	多切面^W静脉注入对比剂	发现（结果）	时间点	胸锁关节	叙述型	计算机X射线断层造影术	放射医学
37243-3	多切面^W静脉注入对比剂	发现（结果）	时间点	颞下颌关节	叙述型	计算机X射线断层造影术	放射医学

LOINC 代码	名称	属性	时间特征	系统	标尺类型	方法类型	分类
37244-1	多切面^W 静脉注入对比剂	发现（结果）	时间点	颞下颌关节	叙述型	核磁共振成像	放射医学
37245-8	多切面^W 静脉注入对比剂	发现（结果）	时间点	颞下颌关节.双侧	叙述型	核磁共振成像	放射医学
37246-6	多切面^W 静脉注入对比剂	发现（结果）	时间点	颞下颌关节.左侧	叙述型	计算机 X 射线断层造影术	放射医学
37247-4	多切面^W 静脉注入对比剂	发现（结果）	时间点	颞下颌关节.左侧	叙述型	核磁共振成像	放射医学
37248-2	多切面^W 静脉注入对比剂	发现（结果）	时间点	颞下颌关节.右侧	叙述型	计算机 X 射线断层造影术	放射医学
37249-0	多切面^W 静脉注入对比剂	发现（结果）	时间点	颞下颌关节.右侧	叙述型	核磁共振成像	放射医学
37253-2	多切面^W 静脉注入对比剂	发现（结果）	时间点	软组织	叙述型	核磁共振成像	放射医学
37254-0	多切面^W 静脉注入对比剂	发现（结果）	时间点	威利斯环	叙述型	核磁共振成像.血管	放射医学
37256-5	多重视图 3	发现（结果）	时间点	骨盆＋脊柱.腰段	叙述型	X 射线检查	放射医学
37257-3	多重视图 3	发现（结果）	时间点	脊柱.腰段＋骶髂关节	叙述型	X 射线检查	放射医学
3725-9	氯羟去甲安定	质量浓度	时间点	尿液	定量型		药物水平/毒理学
37259-9	多重视图 3	发现（结果）	时间点	脊柱.腰段＋骶骨	叙述型	X 射线检查	放射医学
37260-7	多重视图 3	发现（结果）	时间点	脊柱.腰段＋骶骨＋尾骨	叙述型	X 射线检查	放射医学
37261-5	多重视图 3	发现（结果）	时间点	脊柱.腰段＋骶骨＋骶髂关节＋尾骨	叙述型	X 射线检查	放射医学
37265-6	多切面^W & WO 静脉注入对比剂	发现（结果）	时间点	腮腺	叙述型	核磁共振成像	放射医学
37266-4	多切面^W & WO 静脉注入对比剂	发现（结果）	时间点	胸锁关节	叙述型	计算机 X 射线断层造影术	放射医学
3726-7	氯甲西泮	质量浓度	时间点	尿液	定量型		药物水平/毒理学
37267-2	多切面^W & WO 静脉注入对比剂	发现（结果）	时间点	颞下颌关节	叙述型	计算机 X 射线断层造影术	放射医学
37268-0	多切面^W & WO 静脉注入对比剂	发现（结果）	时间点	颞下颌关节	叙述型	核磁共振成像	放射医学
37269-8	多切面^W & WO 静脉注入对比剂	发现（结果）	时间点	颞下颌关节.双侧	叙述型	核磁共振成像	放射医学
37270-6	多切面^W & WO 静脉注入对比剂	发现（结果）	时间点	颞下颌关节.左侧	叙述型	核磁共振成像	放射医学
37271-4	多切面^W & WO 静脉注入对比剂	发现（结果）	时间点	颞下颌关节.右侧	叙述型	核磁共振成像	放射医学

LOINC 代码	名称	属性	时间特征	系统	标尺类型	方法类型	分类
37272-2	多切面^W & WO 静脉注入对比剂	发现（结果）	时间点	胸腔纵隔	叙述型	核磁共振成像	放射医学
3727-5	克塞平	任意浓度	时间点	血清/血浆	等级型		药物水平/毒理学
37277-1	多切面^W & WO 静脉注入对比剂	发现（结果）	时间点	椎静脉	叙述型	核磁共振成像.血管	放射医学
37278-9	多切面^WO 对比剂	发现（结果）	时间点	大脑＋内耳道	叙述型	核磁共振成像	放射医学
37279-7	多切面^WO 对比剂	发现（结果）	时间点	大脑＋喉	叙述型	核磁共振成像	放射医学
37280-5	多切面^WO 对比剂	发现（结果）	时间点	腮腺	叙述型	计算机 X 射线断层造影术	放射医学
37281-3	多切面^WO 对比剂	发现（结果）	时间点	腮腺	叙述型	核磁共振成像	放射医学
37282-1	多切面^WO 对比剂	发现（结果）	时间点	胸锁关节	叙述型	计算机 X 射线断层造影术	放射医学
3728-3	克塞平	质量浓度	时间点	血清/血浆	定量型		药物水平/毒理学
37283-9	多切面^WO 对比剂	发现（结果）	时间点	颞下颌关节	叙述型	计算机 X 射线断层造影术	放射医学
37284-7	多切面^WO 对比剂	发现（结果）	时间点	颞下颌关节	叙述型	核磁共振成像	放射医学
37285-4	多切面^WO 对比剂	发现（结果）	时间点	颞下颌关节.双侧	叙述型	核磁共振成像	放射医学
37286-2	多切面^WO 对比剂	发现（结果）	时间点	颞下颌关节.左侧	叙述型	核磁共振成像	放射医学
37287-0	多切面^WO 对比剂	发现（结果）	时间点	颞下颌关节.右侧	叙述型	核磁共振成像	放射医学
37288-8	多切面^WO 对比剂	发现（结果）	时间点	脊柱.腰骶段关节	叙述型	计算机 X 射线断层造影术	放射医学
3729-1	克塞平	任意浓度	时间点	尿液	等级型		药物水平/毒理学
37293-8	多切面^WO 对比剂	发现（结果）	时间点	软组织	叙述型	核磁共振成像	放射医学
37294-6	多切面与三维重建	发现（结果）	时间点	头部	叙述型	计算机 X 射线断层造影术	放射医学
37295-3	多切面与子宫前倾测量	发现（结果）	时间点	股骨＋髋	叙述型	计算机 X 射线断层造影术	放射医学
37297-9	视图 胎龄	发现（结果）	时间点	腹部＋胎儿	叙述型	X 射线检查	放射医学
37298-7	视图 偶然发现	发现（结果）	时间点	胸锁关节.双侧	叙述型	X 射线检查	放射医学
37299-5	视图 偶然发现	发现（结果）	时间点	胸锁关节.左侧	叙述型	X 射线检查	放射医学

LOINC 代码	名称	属性	时间特征	系统	标尺类型	方法类型	分类
37300-1	视图 正 AP	发现（结果）	时间点	脊柱. 腰骶段关节	叙述型	X 射线检查	放射医学
37302-7	多重视图 舟状骨	发现（结果）	时间点	腕部. 左侧	叙述型	X 射线检查	放射医学
37303-5	多重视图	发现（结果）	时间点	面骨＋颧弓	叙述型	X 射线检查	放射医学
37304-3	多重视图 舟状骨	发现（结果）	时间点	腕部. 双侧	叙述型	X 射线检查	放射医学
3730-9	麦角酸二乙胺	任意浓度	时间点	血清/血浆	等级型		药物水平/毒理学
373-1	新生霉素	药物敏感度	时间点	分离物＋血清	等级型	测序分型	抗生素敏感性
3731-7	麦角酸二乙胺	质量浓度	时间点	血清/血浆	定量型		药物水平/毒理学
37319-1	多重视图	发现（结果）	时间点	肱骨. 二头肌沟	叙述型	X 射线检查	放射医学
37320-9	多重视图	发现（结果）	时间点	肱骨. 二头肌沟. 左侧	叙述型	X 射线检查	放射医学
37321-7	多重视图	发现（结果）	时间点	肱骨. 二头肌沟. 双侧	叙述型	X 射线检查	放射医学
37323-3	多重视图	发现（结果）	时间点	胸锁关节. 双侧	叙述型	X 射线检查	放射医学
37324-1	多重视图	发现（结果）	时间点	胸锁关节. 左侧	叙述型	X 射线检查	放射医学
3732-5	麦角酸二乙胺	任意浓度	时间点	尿液	等级型		药物水平/毒理学
37325-8	多重视图	发现（结果）	时间点	颞下颌关节. 双侧	叙述型	X 射线检查	放射医学
37332-4	多重视图	发现（结果）	时间点	鹰嘴. 左侧	叙述型	X 射线检查	放射医学
3733-3	麦角酸二乙胺	质量浓度	时间点	尿液	定量型		药物水平/毒理学
37338-1	多重视图	发现（结果）	时间点	颅骨＋面部骨＋下颌骨	叙述型	X 射线检查	放射医学
37340-7	多重视图	发现（结果）	时间点	脊柱. 腰段＋骶骨	叙述型	X 射线检查	放射医学
3734-1	马普替林	任意浓度	时间点	血清/血浆	等级型		药物水平/毒理学
37341-5	多重视图	发现（结果）	时间点	脊柱. 腰段＋骶骨＋尾骨	叙述型	X 射线检查	放射医学
37342-3	多重视图	发现（结果）	时间点	脊柱. 腰段＋骶骨＋骶髂关节＋尾骨	叙述型	X 射线检查	放射医学
37348-0	多重视图 2	发现（结果）	时间点	脚趾. 双侧	叙述型	X 射线检查	放射医学
37350-6	多重视图 5	发现（结果）	时间点	颞下颌关节. 双侧	叙述型	X 射线检查	放射医学
37351-4	多重视图 5	发现（结果）	时间点	骨盆＋脊柱. 腰段	叙述型	X 射线检查	放射医学
37353-0	多重视图 5	发现（结果）	时间点	脊柱. 腰段＋骶髂关节	叙述型	X 射线检查	放射医学
37355-5	多重视图 5	发现（结果）	时间点	脊柱. 腰段＋骶骨	叙述型	X 射线检查	放射医学
37356-3	多重视图 5	发现（结果）	时间点	脊柱. 腰段＋骶骨＋尾骨	叙述型	X 射线检查	放射医学

LOINC 代码	名称	属性	时间特征	系统	标尺类型	方法类型	分类
37357-1	多重视图 5	发现（结果）	时间点	脊柱.腰段＋骶骨＋骶髂关节＋尾骨	叙述型	X射线检查	放射医学
3735-8	马普替标	质量浓度	时间点	血清/血浆	定量型		药物水平/毒理学
37361-3	多重视图 AP与侧位	发现（结果）	时间点	脊柱.颈段＋脊柱.胸段	叙述型	X射线检查	放射医学
37362-1	多重视图 骨龄	发现（结果）	时间点	XXX骨	叙述型	X射线检查	放射医学
37363-9	多重视图 径流量^W动脉内注入对比剂	发现（结果）	时间点	主动脉＋股动脉	叙述型	X射线检查.荧光光谱.血管	放射医学
37364-7	多重视图 径流量^W动脉内注入对比剂	发现（结果）	时间点	主动脉＋股动脉.左侧	叙述型	X射线检查.荧光光谱.血管	放射医学
37365-4	多重视图 测量转移	发现（结果）	时间点	XXX骨	叙述型	X射线检查	放射医学
3736-6	马普替标	质量浓度	时间点	血清	定量型		药物水平/毒理学
37366-2	多重视图^W动脉内注入对比剂	发现（结果）	时间点	主动脉＋腹部动脉	叙述型	X射线检查.荧光光谱.血管	放射医学
3737-4	马普替标	任意浓度	时间点	尿液	等级型		药物水平/毒理学
37379-5	多重视图^W动脉内注入对比剂	发现（结果）	时间点	主动脉弓＋上肢动脉	叙述型	X射线检查.荧光光谱.血管	放射医学
37380-3	多重视图^W动脉内注入对比剂	发现（结果）	时间点	主动脉弓＋上臂动脉	叙述型	X射线检查.荧光光谱.血管	放射医学
37381-1	多重视图^W动脉内注入对比剂	发现（结果）	时间点	主动脉弓＋颈动脉	叙述型	X射线检查.荧光光谱.血管	放射医学
3738-2	马普替标	质量浓度	时间点	尿液	定量型		药物水平/毒理学
37382-9	多重视图^W动脉内注入对比剂	发现（结果）	时间点	主动脉弓＋锁骨下动脉	叙述型	X射线检查.荧光光谱.血管	放射医学
37383-7	多重视图^W动脉内注入对比剂	发现（结果）	时间点	主动脉弓＋锁骨下动脉.左侧	叙述型	X射线检查.荧光光谱.血管	放射医学
37384-5	多重视图^W动脉内注入对比剂	发现（结果）	时间点	主动脉弓＋脊椎动脉	叙述型	X射线检查.荧光光谱.血管	放射医学
37385-2	多重视图^W动脉内注入对比剂	发现（结果）	时间点	主动脉弓＋脊椎动脉.左侧	叙述型	X射线检查.荧光光谱.血管	放射医学
37386-0	多重视图^W动脉内注入对比剂	发现（结果）	时间点	主动脉弓＋脊椎动脉.右侧	叙述型	X射线检查.荧光光谱.血管	放射医学
37387-8	多重视图^W动脉内注入对比剂	发现（结果）	时间点	肾上腺动脉.左侧	叙述型	X射线检查.荧光光谱.血管	放射医学

LOINC 代码	名称	属性	时间特征	系统	标尺类型	方法类型	分类
37388-6	多重视图^W 动脉内注入对比剂	发现（结果）	时间点	上臂动脉. 双侧	叙述型	X 射线检查. 荧光光谱. 血管	放射医学
37389-4	多重视图^W 动脉内注入对比剂	发现（结果）	时间点	支气管动脉	叙述型	X 射线检查. 荧光光谱. 血管	放射医学
3739-0	去氧安定	质量浓度	时间点	全血	定量型		药物水平/毒理学
37390-2	多重视图^W 动脉内注入对比剂	发现（结果）	时间点	颈动脉. 外. 左侧	叙述型	X 射线检查. 荧光光谱. 血管	放射医学
37391-0	多重视图^W 动脉内注入对比剂	发现（结果）	时间点	颈动脉＋脊椎动脉	叙述型	X 射线检查. 荧光光谱. 血管	放射医学
37392-8	多重视图^W 动脉内注入对比剂	发现（结果）	时间点	颈动脉＋脊椎动脉. 双侧	叙述型	X 射线检查. 荧光光谱. 血管	放射医学
37393-6	多重视图^W 动脉内注入对比剂	发现（结果）	时间点	颈动脉＋脊椎动脉. 左侧	叙述型	X 射线检查. 荧光光谱. 血管	放射医学
37394-4	多重视图^W 动脉内注入对比剂	发现（结果）	时间点	腹腔轴动脉＋肠系膜上动脉＋肠系膜下动脉	叙述型	X 射线检查. 荧光光谱. 血管	放射医学
37395-1	多重视图^W 动脉内注入对比剂	发现（结果）	时间点	末梢动脉. 左侧	叙述型	X 射线检查. 荧光光谱. 血管	放射医学
37396-9	多重视图^W 动脉内注入对比剂	发现（结果）	时间点	上肢动脉. 双侧	叙述型	X 射线检查. 荧光光谱. 血管	放射医学
37397-7	多重视图^W 动脉内注入对比剂	发现（结果）	时间点	胃动脉	叙述型	X 射线检查. 荧光光谱. 血管	放射医学
37398-5	多重视图^W 动脉内注入对比剂	发现（结果）	时间点	胃动脉. 左侧	叙述型	X 射线检查. 荧光光谱. 血管	放射医学
37399-3	多重视图^W 动脉内注入对比剂	发现（结果）	时间点	胃十二指肠动脉	叙述型	X 射线检查. 荧光光谱. 血管	放射医学
37401-7	多重视图^W 动脉内注入对比剂	发现（结果）	时间点	上颌动脉. 内	叙述型	X 射线检查. 荧光光谱. 血管	放射医学
37402-5	多重视图^W 动脉内注入对比剂	发现（结果）	时间点	肠系膜上动脉＋肠系膜下动脉	叙述型	X 射线检查. 荧光光谱. 血管	放射医学
37403-3	多重视图^W 动脉内注入对比剂	发现（结果）	时间点	腹腔轴动脉＋胃动脉. 左侧＋肠系膜上动脉	叙述型	X 射线检查. 荧光光谱. 血管	放射医学

LOINC 代码	名称	属性	时间特征	系统	标尺类型	方法类型	分类
37404-1	多重视图^W 动脉内注入对比剂	发现（结果）	时间点	外阴动脉.内	叙述型	X 射线检查.荧光光谱.血管	放射医学
37405-8	多重视图^W 动脉内注入对比剂	发现（结果）	时间点	锁骨下动脉.双侧	叙述型	X 射线检查.荧光光谱.血管	放射医学
37406-6	多重视图^W 动脉内注入对比剂	发现（结果）	时间点	锁骨下动脉.左侧	叙述型	X 射线检查.荧光光谱.血管	放射医学
37407-4	多重视图^W 动脉内注入对比剂	发现（结果）	时间点	脊椎动脉.双侧	叙述型	X 射线检查.荧光光谱.血管	放射医学
3740-8	去氧安定	质量浓度	时间点	尿液	定量型		药物水平/毒理学
37409-0	多重视图^W 关节内注射对比剂	发现（结果）	时间点	颞下颌关节.双侧	叙述型	X 射线检查.荧光光谱	放射医学
37410-8	多重视图^W 关节内注射对比剂	发现（结果）	时间点	颞下颌关节.左侧	叙述型	X 射线检查.荧光光谱	放射医学
37411-6	多重视图^W 静脉注入对比剂	发现（结果）	时间点	奇静脉	叙述型	X 射线检查.荧光光谱.血管	放射医学
37412-4	多重视图^W 静脉注入对比剂	发现（结果）	时间点	末梢静脉.双侧	叙述型	X 射线检查.荧光光谱.血管	放射医学
37413-2	多重视图^W 静脉注入对比剂	发现（结果）	时间点	末梢静脉.左侧	叙述型	X 射线检查.荧光光谱.血管	放射医学
37414-0	多重视图^W 静脉注入对比剂	发现（结果）	时间点	下肢静脉.双侧	叙述型	X 射线检查.荧光光谱.血管	放射医学
37415-7	多重视图^W 静脉注入对比剂	发现（结果）	时间点	上肢静脉.双侧	叙述型	X 射线检查.荧光光谱.血管	放射医学
3741-6	氯丙苯丙胺	任意浓度	时间点	尿液	等级型		药物水平/毒理学
37416-5	多重视图^W 静脉注入对比剂	发现（结果）	时间点	股静脉	叙述型	X 射线检查.荧光光谱.血管	放射医学
37419-9	多重视图^W 静脉注入对比剂	发现（结果）	时间点	骨内静脉	叙述型	X 射线检查.荧光光谱.血管	放射医学
37420-7	多重视图^W 静脉注入对比剂	发现（结果）	时间点	颈静脉.左侧	叙述型	X 射线检查.荧光光谱.血管	放射医学
37421-5	多重视图^W 静脉注入对比剂	发现（结果）	时间点	肠系膜下静脉	叙述型	X 射线检查.荧光光谱.血管	放射医学

LOINC 代码	名称	属性	时间特征	系统	标尺类型	方法类型	分类
37422-3	多重视图^W 静脉注入对比剂	发现（结果）	时间点	眼眶静脉.左侧	叙述型	X 射线检查.荧光光谱.血管	放射医学
37423-1	多重视图^W 静脉注入对比剂	发现（结果）	时间点	肾静脉.左侧	叙述型	X 射线检查.荧光光谱.血管	放射医学
3742-4	氯丙苯丙胺	质量浓度	时间点	尿液	定量型		药物水平/毒理学
37424-9	高氯酸盐	质量浓度	时间点	XXX	定量型	高效液相色谱	药物水平/毒理学
37425-6	朊病毒蛋白质.异常	任意浓度	时间点	大脑	等级型	酶免疫分析	微生物学
37426-4	血管成形术^W 静脉注入对比剂	发现（结果）	时间点	下肢静脉	叙述型	X 射线检查.荧光光谱.血管	放射医学
37427-2	引导注射	发现（结果）	时间点	脊柱	叙述型	X 射线检查.荧光光谱	放射医学
37428-0	多切面	发现（结果）	时间点	腕部	叙述型	计算机 X 射线断层造影术	放射医学
37429-8	多切面	发现（结果）	时间点	腕部.双侧	叙述型	X 射线检查.体层扫描	放射医学
37430-6	多切面	发现（结果）	时间点	腕部.双侧	叙述型	计算机 X 射线断层造影术	放射医学
37431-4	多切面	发现（结果）	时间点	腕部.左侧	叙述型	计算机 X 射线断层造影术	放射医学
3743-2	氯丙苯丙胺	质量速率	24 小时	尿液	定量型		药物水平/毒理学
37432-2	多切面	发现（结果）	时间点	腕部.左侧	叙述型	X 射线检查.体层扫描	放射医学
37433-0	多切面	发现（结果）	时间点	腕部.右侧	叙述型	计算机 X 射线断层造影术	放射医学
37434-8	多切面，功能电影	发现（结果）	时间点	心脏	叙述型	核磁共振成像	放射医学
37435-5	多切面，电影	发现（结果）	时间点	颞下颌关节	叙述型	核磁共振成像	放射医学
37436-3	多切面，扩散加权的	发现（结果）	时间点	大脑	叙述型	核磁共振成像	放射医学
37437-1	多切面，动态的^W 静脉注入对比剂	发现（结果）	时间点	乳腺	叙述型	核磁共振成像	放射医学
37438-9	多切面，动态的^W 静脉注入对比剂	发现（结果）	时间点	垂体+蝶鞍	叙述型	计算机 X 射线断层造影术	放射医学
37439-7	多切面，高分辨率	发现（结果）	时间点	胸部	叙述型	计算机 X 射线断层造影术	放射医学

LOINC 代码	名称	属性	时间特征	系统	标尺类型	方法类型	分类
3744-0	哌替啶（度冷丁）	任意浓度	时间点	血清/血浆	等级型		药物水平/毒理学
37440-5	多切面，高分辨率^W 对比剂	发现（结果）	时间点	胸部	叙述型	计算机 X 射线断层造影术	放射医学
37441-3	多切面，高分辨率^WO 对比剂	发现（结果）	时间点	胸部	叙述型	计算机 X 射线断层造影术	放射医学
37442-1	多切面，波谱学	发现（结果）	时间点	大脑	叙述型	核磁共振成像	放射医学
37443-9	多切面，波谱学	发现（结果）	时间点	XXX	叙述型	核磁共振成像	放射医学
37444-7	多切面^W 关节内注射对比剂	发现（结果）	时间点	腕部	叙述型	核磁共振成像	放射医学
37445-4	多切面^W 关节内注射对比剂	发现（结果）	时间点	腕部.左侧	叙述型	核磁共振成像	放射医学
37446-2	多切面^W 关节内注射对比剂	发现（结果）	时间点	腕部.右侧	叙述型	核磁共振成像	放射医学
37447-0	多切面^W 静脉注入对比剂	发现（结果）	时间点	腕部	叙述型	计算机 X 射线断层造影术	放射医学
37448-8	多切面^W 静脉注入对比剂	发现（结果）	时间点	腕部	叙述型	核磁共振成像	放射医学
37449-6	多切面^W 静脉注入对比剂	发现（结果）	时间点	腕部.双侧	叙述型	核磁共振成像	放射医学
37450-4	多切面^W 静脉注入对比剂	发现（结果）	时间点	腕部.左侧	叙述型	计算机 X 射线断层造影术	放射医学
37451-2	多切面^W 静脉注入对比剂	发现（结果）	时间点	腕部.左侧	叙述型	核磁共振成像	放射医学
37452-0	多切面^W 静脉注入对比剂	发现（结果）	时间点	腕部.右侧	叙述型	计算机 X 射线断层造影术	放射医学
37453-8	多切面^W 静脉注入对比剂	发现（结果）	时间点	腕部.右侧	叙述型	核磁共振成像	放射医学
37454-6	多重视图 3	发现（结果）	时间点	腕部.双侧	叙述型	X 射线检查	放射医学
37455-3	多重视图 3	发现（结果）	时间点	腕部.左侧	叙述型	X 射线检查	放射医学
3745-7	哌替啶（度冷丁）	质量浓度	时间点	血清/血浆	定量型		药物水平/毒理学
37457-9	多切面^W & WO 静脉注入对比剂	发现（结果）	时间点	腕部	叙述型	计算机 X 射线断层造影术	放射医学
37458-7	多切面^W & WO 静脉注入对比剂	发现（结果）	时间点	腕部.左侧	叙述型	计算机 X 射线断层造影术	放射医学
37459-5	多切面^WO 对比剂	发现（结果）	时间点	腕部	叙述型	计算机 X 射线断层造影术	放射医学
37460-3	多切面^WO 对比剂	发现（结果）	时间点	腕部	叙述型	核磁共振成像	放射医学

LOINC 代码	名称	属性	时间特征	系统	标尺类型	方法类型	分类
37461-1	多切面^ WO 对比剂	发现（结果）	时间点	腕部. 双侧	叙述型	计算机 X 射线断层造影术	放射医学
37462-9	多切面^ WO 对比剂	发现（结果）	时间点	腕部. 双侧	叙述型	核磁共振成像	放射医学
37463-7	多切面^ WO 对比剂	发现（结果）	时间点	腕部. 左侧	叙述型	计算机 X 射线断层造影术	放射医学
37464-5	多切面^ WO 对比剂	发现（结果）	时间点	腕部. 左侧	叙述型	核磁共振成像	放射医学
3746-5	哌替啶（度冷丁）	任意浓度	时间点	尿液	等级型		药物水平/毒理学
37465-2	多切面^ WO 对比剂	发现（结果）	时间点	腕部. 右侧	叙述型	计算机 X 射线断层造影术	放射医学
37466-0	多切面^ WO 对比剂	发现（结果）	时间点	腕部. 右侧	叙述型	核磁共振成像	放射医学
37467-8	视图 10°头角	发现（结果）	时间点	肩峰锁骨关节	叙述型	X 射线检查	放射医学
37468-6	视图 30°尾角	发现（结果）	时间点	肩部. 双侧	叙述型	X 射线检查	放射医学
37469-4	视图 45°头角	发现（结果）	时间点	锁骨. 双侧	叙述型	X 射线检查	放射医学
37470-2	视图 45°头角	发现（结果）	时间点	锁骨. 左侧	叙述型	X 射线检查	放射医学
37471-0	视图 Bora	发现（结果）	时间点	手. 双侧	叙述型	X 射线检查	放射医学
37472-8	视图 Bora	发现（结果）	时间点	手. 左侧	叙述型	X 射线检查	放射医学
3747-3	哌替啶（度冷丁）	质量浓度	时间点	尿液	定量型		药物水平/毒理学
37473-6	视图 Grashey	发现（结果）	时间点	肩部. 左侧	叙述型	X 射线检查	放射医学
37474-4	多重视图 侧位^ W 手工压迫	发现（结果）	时间点	踝关节. 左侧	叙述型	X 射线检查	放射医学
37475-1	视图 榫眼^ W 手工压迫	发现（结果）	时间点	踝关节. 左侧	叙述型	X 射线检查	放射医学
37476-9	视图 PA 45°屈位	发现（结果）	时间点	膝	叙述型	X 射线检查	放射医学
37477-7	视图 PA 45°屈位^直立位	发现（结果）	时间点	膝	叙述型	X 射线检查	放射医学
3748-1	哌替啶（度冷丁）	质量速率	24 小时	尿液	定量型		药物水平/毒理学
37481-9	多重视图	发现（结果）	时间点	脊柱. 颈段＋脊柱. 胸段	叙述型	X 射线检查	放射医学
37482-7	多重视图 2	发现（结果）	时间点	腕部. 双侧	叙述型	X 射线检查	放射医学
37483-5	多重视图 2	发现（结果）	时间点	腕部. 左侧	叙述型	X 射线检查	放射医学
37484-3	多重视图 AP ^ W 手工压迫	发现（结果）	时间点	膝. 左侧	叙述型	X 射线检查	放射医学
37485-0	多重视图 AP 与经胸廓	发现（结果）	时间点	肱骨	叙述型	X 射线检查	放射医学
37486-8	多重视图 Broden ^ W 手工压迫	发现（结果）	时间点	踝关节	叙述型	X 射线检查	放射医学
37487-6	多重视图^ W 动脉内注入对比剂	发现（结果）	时间点	下肢动脉	叙述型	X 射线检查. 荧光光谱. 血管	放射医学
37488-4	多重视图^ W 动脉内注入对比剂	发现（结果）	时间点	上肢动脉. 左侧	叙述型	X 射线检查. 荧光光谱. 血管	放射医学

LOINC 代码	名称	属性	时间特征	系统	标尺类型	方法类型	分类
37489-2	多重视图^W 动脉内注入对比剂	发现（结果）	时间点	胫腓动脉	叙述型	X 射线检查.荧光光谱.血管	放射医学
374-9	氧氟沙星	药物敏感度	时间点	分离物	定量型	最小致死浓度	抗生素敏感性
37490-0	多重视图^W 动脉内注入对比剂	发现（结果）	时间点	脊椎动脉.左侧	叙述型	X 射线检查.荧光光谱.血管	放射医学
37491-8	引导抽吸	发现（结果）	时间点	胸膜腔	叙述型	计算机 X 射线断层造影术	放射医学
37492-6	引导活组织检查	发现（结果）	时间点	胸部.胸膜	叙述型	计算机 X 射线断层造影术	放射医学
37493-4	引导注射	发现（结果）	时间点	脊柱.椎间盘.颈段	叙述型	计算机 X 射线断层造影术	放射医学
37494-2	引导注射	发现（结果）	时间点	XXX 腱	叙述型	X 射线检查.荧光光谱	放射医学
37495-9	多切面	发现（结果）	时间点	颅骨.底部	叙述型	计算机 X 射线断层造影术	放射医学
37496-7	多切面^W 椎间盘内注入对比剂	发现（结果）	时间点	脊柱.颈段	叙述型	计算机 X 射线断层造影术	放射医学
37497-5	多切面	发现（结果）	时间点	脊柱血管	叙述型	核磁共振成像.血管	放射医学
37498-3	多切面^W 静脉注入对比剂	发现（结果）	时间点	头部血管＋颈部血管	叙述型	计算机 X 射线断层造影术.血管	放射医学
3749-9	甲基妥英	质量浓度	时间点	血清/血浆	定量型		药物水平/毒理学
37499-1	多切面^W 静脉注入对比剂	发现（结果）	时间点	主动脉支架	叙述型	计算机 X 射线断层造影术.血管	放射医学
37500-6	多切面^W 静脉注入对比剂	发现（结果）	时间点	脊柱血管	叙述型	核磁共振成像.血管	放射医学
37501-4	多切面^W 静脉注入对比剂	发现（结果）	时间点	脊柱.颈段血管	叙述型	核磁共振成像.血管	放射医学
37502-2	多切面^W 静脉注入对比剂	发现（结果）	时间点	脊柱.腰段血管	叙述型	核磁共振成像.血管	放射医学
37503-0	多切面^W 静脉注入对比剂	发现（结果）	时间点	脊柱.胸段血管	叙述型	核磁共振成像.血管	放射医学
37505-5	多切面^W & WO 静脉注入对比剂	发现（结果）	时间点	脊柱血管	叙述型	核磁共振成像.血管	放射医学
37506-3	多切面^W & WO 静脉注入对比剂	发现（结果）	时间点	脊柱.颈段血管	叙述型	核磁共振成像.血管	放射医学
3750-7	甲苯巴比妥	质量浓度	时间点	血清/血浆	定量型		药物水平/毒理学

LOINC 代码	名称	属性	时间特征	系统	标尺类型	方法类型	分类
37507-1	多切面^W & WO 静脉注入对比剂	发现（结果）	时间点	脊柱.腰段血管	叙述型	核磁共振成像.血管	放射医学
37508-9	多切面^W & WO 静脉注入对比剂	发现（结果）	时间点	脊柱.胸段血管	叙述型	核磁共振成像.血管	放射医学
37509-7	多切面^W 椎间盘内注入对比剂	发现（结果）	时间点	脊髓.腰段	叙述型	计算机X射线断层造影术	放射医学
37510-5	多切面^WO 对比剂	发现（结果）	时间点	脊柱血管	叙述型	核磁共振成像.血管	放射医学
37511-3	多切面^WO 对比剂	发现（结果）	时间点	脊柱.颈段血管	叙述型	核磁共振成像.血管	放射医学
37512-1	多切面^WO 对比剂	发现（结果）	时间点	脊柱.胸段血管	叙述型	核磁共振成像.血管	放射医学
37513-9	视图 10°尾角	发现（结果）	时间点	胫骨.双侧	叙述型	X射线检查	放射医学
37514-7	视图 10°尾角	发现（结果）	时间点	胫骨.左侧	叙述型	X射线检查	放射医学
3751-5	甲苯巴比妥	质量浓度	时间点	血清	定量型		药物水平/毒理学
37515-4	视图 侧位 点	发现（结果）	时间点	脊柱.腰骶段关节	叙述型	X射线检查	放射医学
37516-2	视图 侧位 点^直立位	发现（结果）	时间点	脊柱.腰骶段关节	叙述型	X射线检查	放射医学
37517-0	多重视图	发现（结果）	时间点	手指.第五.双侧	叙述型	X射线检查	放射医学
37518-8	多重视图	发现（结果）	时间点	手指.第五.左侧	叙述型	X射线检查	放射医学
37519-6	多重视图	发现（结果）	时间点	手指.第四.双侧	叙述型	X射线检查	放射医学
37520-4	多重视图	发现（结果）	时间点	手指.第四.左侧	叙述型	X射线检查	放射医学
37521-2	多重视图	发现（结果）	时间点	手指.第二.双侧	叙述型	X射线检查	放射医学
37522-0	多重视图	发现（结果）	时间点	手指.第二.左侧	叙述型	X射线检查	放射医学
3752-3	氨甲丙二酯	任意浓度	时间点	血清/血浆	等级型		药物水平/毒理学
37523-8	多重视图	发现（结果）	时间点	手指.第三.双侧	叙述型	X射线检查	放射医学
37524-6	多重视图	发现（结果）	时间点	手指.第三.左侧	叙述型	X射线检查	放射医学
37530-3	多重视图	发现（结果）	时间点	趾.第五.左侧	叙述型	X射线检查	放射医学
3753-1	氨甲丙二酯	质量浓度	时间点	血清/血浆	定量型		药物水平/毒理学
37531-1	多重视图	发现（结果）	时间点	趾.第四.左侧	叙述型	X射线检查	放射医学
37532-9	多重视图	发现（结果）	时间点	拇趾.双侧	叙述型	X射线检查	放射医学
37533-7	多重视图	发现（结果）	时间点	拇趾.左侧	叙述型	X射线检查	放射医学
37534-5	多重视图	发现（结果）	时间点	趾.第二.左侧	叙述型	X射线检查	放射医学

LOINC 代码	名称	属性	时间特征	系统	标尺类型	方法类型	分类
37535-2	多重视图	发现（结果）	时间点	趾.第三.左侧	叙述型	X射线检查	放射医学
37538-6	多重视图 Grashey 与腋下位与 Y	发现（结果）	时间点	肩部.左侧	叙述型	X射线检查	放射医学
37539-4	多重视图 网格	发现（结果）	时间点	乳腺	叙述型	乳房X线照相	放射医学
37540-2	多重视图 Holmblad ^直立位	发现（结果）	时间点	膝.双侧	叙述型	X射线检查	放射医学
37541-0	Views law 与 Mayer 与 Stenver 与 Towne	发现（结果）	时间点	乳突.双侧	叙述型	X射线检查	放射医学
37542-8	多重视图 放大	发现（结果）	时间点	乳腺	叙述型	乳房X线照相	放射医学
37543-6	多重视图 放大	发现（结果）	时间点	乳腺.双侧	叙述型	乳房X线照相	放射医学
37544-4	多重视图 斜位	发现（结果）	时间点	腕部.双侧	叙述型	X射线检查	放射医学
37545-1	视图 斜位 十字工作台	发现（结果）	时间点	臀部.左侧	叙述型	X射线检查	放射医学
37546-9	多重视图 张口与闭口	发现（结果）	时间点	颞下颌关节.双侧	叙述型	X射线检查	放射医学
37547-7	多重视图 PA 与侧位	发现（结果）	时间点	腕部.双侧	叙述型	X射线检查	放射医学
37548-5	多重视图 PA 与侧位	发现（结果）	时间点	腕部.左侧	叙述型	X射线检查	放射医学
3754-9	氨甲丙二酯	任意浓度	时间点	尿液	等级型		药物水平/毒理学
37549-3	多重视图 PA 与侧位与斜位	发现（结果）	时间点	腕部.双侧	叙述型	X射线检查	放射医学
37550-1	多重视图 PA 与侧位与斜位	发现（结果）	时间点	腕部.左侧	叙述型	X射线检查	放射医学
37551-9	多重视图 点^压缩	发现（结果）	时间点	乳腺	叙述型	乳房X线照相	放射医学
37552-7	多重视图 点^压缩	发现（结果）	时间点	乳腺.双侧	叙述型	乳房X线照相	放射医学
37553-5	多重视图 点^压缩	发现（结果）	时间点	乳腺.左侧	叙述型	乳房X线照相	放射医学
37554-3	多重视图 放大与点	发现（结果）	时间点	乳腺.双侧	叙述型	乳房X线照相	放射医学
37555-0	多重视图 尺骨偏移与桡骨偏移	发现（结果）	时间点	腕部.左侧	叙述型	X射线检查	放射医学
3755-6	氨甲丙二酯	质量浓度	时间点	尿液	定量型		药物水平/毒理学
37556-8	多重视图^W 手工压迫	发现（结果）	时间点	踝关节	叙述型	X射线检查	放射医学
37557-6	多重视图^W 手工压迫	发现（结果）	时间点	踝关节.双侧	叙述型	X射线检查	放射医学
37558-4	多重视图^W 手工压迫	发现（结果）	时间点	踝关节.左侧	叙述型	X射线检查	放射医学
37559-2	多重视图^W 手工压迫	发现（结果）	时间点	脚.左侧	叙述型	X射线检查	放射医学
375-6	氧氟沙星	药物敏感度	时间点	分离物	定量或等级型	最小抑制浓度	抗生素敏感性
37560-0	多重视图^W 手工压迫	发现（结果）	时间点	膝	叙述型	X射线检查	放射医学
37561-8	多重视图^W 手工压迫	发现（结果）	时间点	膝.双侧	叙述型	X射线检查	放射医学
37562-6	多重视图^W 手工压迫	发现（结果）	时间点	膝.左侧	叙述型	X射线检查	放射医学
37563-4	多重视图^W 手工压迫	发现（结果）	时间点	拇指.双侧	叙述型	X射线检查	放射医学
3756-4	汞撒利	任意浓度	时间点	尿液	等级型		药物水平/毒理学

LOINC 代码	名称	属性	时间特征	系统	标尺类型	方法类型	分类
37564-2	多重视图^ W 手工压迫	发现（结果）	时间点	拇指. 左侧	叙述型	X 射线检查	放射医学
37565-9	多重视图^ W 通过瘘管（注入）钡对比剂	发现（结果）	时间点	XXX	叙述型	X 射线检查. 荧光光谱	放射医学
37566-7	多重视图^ W 通过尿液管（注入）对比剂	发现（结果）	时间点	XXX	叙述型	X 射线检查. 荧光光谱	放射医学
37567-5	多重视图^ W 通过结肠造口术（注入）对比剂	发现（结果）	时间点	结肠	叙述型	X 射线检查. 荧光光谱	放射医学
37568-3	多重视图^ W 通过瘘管（注入）对比剂	发现（结果）	时间点	XXX	叙述型	X 射线检查. 荧光光谱	放射医学
37569-1	多重视图^ W 通过耻骨弓上管（注入）对比剂	发现（结果）	时间点	膀胱	叙述型	X 射线检查. 荧光光谱	放射医学
37570-9	多重视图^ W 关节内注射对比剂	发现（结果）	时间点	腕部. 双侧	叙述型	X 射线检查. 荧光光谱	放射医学
37571-7	多重视图^ W 关节内注射对比剂	发现（结果）	时间点	腕部. 左侧	叙述型	X 射线检查. 荧光光谱	放射医学
3757-2	汞撒利	质量浓度	时间点	尿液	定量型		药物水平/毒理学
37572-5	多重视图^ W 对比剂 IT	发现（结果）	时间点	脊柱	叙述型	X 射线检查. 荧光光谱	放射医学
37573-3	多重视图^ W 静脉注入对比剂	发现（结果）	时间点	上肢动脉. 左侧	叙述型	X 射线检查. 荧光光谱. 血管	放射医学
37574-1	多重视图^ W 静脉注入对比剂	发现（结果）	时间点	下肢血管	叙述型	X 射线检查. 荧光光谱. 血管	放射医学
37575-8	多重视图^ W 口服对比剂和脂肪餐	发现（结果）	时间点	胆囊	叙述型	X 射线检查	放射医学
37576-6	多重视图^ W 通过瘘管（注入）泛影葡胺制剂	发现（结果）	时间点	XXX	叙述型	X 射线检查. 荧光光谱	放射医学
37577-4	多重视图^ W 加权	发现（结果）	时间点	肩峰锁骨关节	叙述型	X 射线检查	放射医学
37578-2	多重视图^ W 加权	发现（结果）	时间点	肩峰锁骨关节. 双侧	叙述型	X 射线检查	放射医学
37579-0	多重视图^ W 与油包水型乳剂加权	发现（结果）	时间点	肩峰锁骨关节	叙述型	X 射线检查	放射医学
3758-0	汞撒利	质量速率	24 小时	尿液	定量型		药物水平/毒理学
37580-8	多重视图^ W 与油包水型乳剂加权	发现（结果）	时间点	肩峰锁骨关节. 双侧	叙述型	X 射线检查	放射医学
37581-6	多重视图^ W 与油包水型乳剂加权	发现（结果）	时间点	肩峰锁骨关节. 左侧	叙述型	X 射线检查	放射医学

LOINC代码	名称	属性	时间特征	系统	标尺类型	方法类型	分类
37582-4	多重视图^油包水型乳剂加权	发现（结果）	时间点	肩峰锁骨关节	叙述型	X射线检查	放射医学
37583-2	多重视图与侧位 蛙式	发现（结果）	时间点	骨盆＋臀部.双侧	叙述型	X射线检查	放射医学
37584-0	多重视图^直立位	发现（结果）	时间点	拇趾.左侧	叙述型	X射线检查	放射医学
37585-7	多重视图^W对比剂	发现（结果）	时间点	空肠	叙述型	X射线检查.荧光光谱	放射医学
37586-5	多重视图^W海绵体内注入对比剂	发现（结果）	时间点	阴茎	叙述型	X射线检查.荧光光谱	放射医学
37587-3	多重视图^W动脉内注入对比剂	发现（结果）	时间点	主动脉弓＋颈动脉.双侧＋脊椎动脉.双侧	叙述型	X射线检查.荧光光谱.血管	放射医学
37588-1	多重视图^W动脉内注入对比剂	发现（结果）	时间点	主动脉弓＋颈动脉.普通.双侧	叙述型	X射线检查.荧光光谱.血管	放射医学
37589-9	多重视图^W动脉内注入对比剂	发现（结果）	时间点	主动脉弓＋颈动脉.普通.左侧	叙述型	X射线检查.荧光光谱.血管	放射医学
37590-7	多重视图^W动脉内注入对比剂	发现（结果）	时间点	主动脉弓＋颈动脉.普通.右侧	叙述型	X射线检查.荧光光谱.血管	放射医学
37591-5	多重视图^W动脉内注入对比剂	发现（结果）	时间点	主动脉弓＋颈动脉.外.双侧	叙述型	X射线检查.荧光光谱.血管	放射医学
37592-3	多重视图^W动脉内注入对比剂	发现（结果）	时间点	主动脉弓＋颈动脉.外.左侧	叙述型	X射线检查.荧光光谱.血管	放射医学
37593-1	多重视图^W动脉内注入对比剂	发现（结果）	时间点	主动脉弓＋颈动脉.外.右侧	叙述型	X射线检查.荧光光谱.血管	放射医学
37594-9	多重视图^W动脉内注入对比剂	发现（结果）	时间点	主动脉弓＋颈动脉＋脊椎动脉	叙述型	X射线检查.荧光光谱.血管	放射医学
37595-6	多重视图^W动脉内注入对比剂	发现（结果）	时间点	冠状动脉移植物	叙述型	X射线检查.荧光光谱.血管	放射医学
37596-4	多重视图^W淋巴管内注入对比剂	发现（结果）	时间点	淋巴管.腹部＋淋巴管.骨盆.左侧	叙述型	X射线检查.荧光光谱	放射医学
37597-2	多重视图^W淋巴管内注入对比剂	发现（结果）	时间点	淋巴管.腹部＋淋巴管.骨盆	叙述型	X射线检查.荧光光谱	放射医学
3759-8	美山妥因	质量浓度	时间点	血清	定量型		药物水平/毒理学
37598-0	多重视图^W淋巴管内注入对比剂	发现（结果）	时间点	淋巴管.腹部＋淋巴管.骨盆.双侧	叙述型	X射线检查.荧光光谱	放射医学

LOINC 代码	名称	属性	时间特征	系统	标尺类型	方法类型	分类
37599-8	多重视图^W 淋巴管内注入对比剂	发现（结果）	时间点	淋巴管.末梢.左侧	叙述型	X 射线检查.荧光光谱	放射医学
37600-4	多重视图^W 淋巴管内注入对比剂	发现（结果）	时间点	淋巴管.左侧	叙述型	X 射线检查.荧光光谱	放射医学
37601-2	多重视图^W 淋巴管内注入对比剂	发现（结果）	时间点	淋巴管.骨盆.双侧	叙述型	X 射线检查.荧光光谱	放射医学
37602-0	多重视图^W 静脉注入对比剂	发现（结果）	时间点	肾上腺静脉.左侧	叙述型	X 射线检查.荧光光谱.血管	放射医学
37603-8	多重视图 侧位与 PA 胸	发现（结果）	时间点	肋骨.左侧＋胸部	叙述型	X 射线检查	放射医学
37604-6	多重视图 3	发现（结果）	时间点	鼻骨	叙述型	X 射线检查	放射医学
37605-3	多重视图 侧位与羊水	发现（结果）	时间点	鼻骨	叙述型	X 射线检查	放射医学
3760-6	甲砜哒嗪	质量浓度	时间点	血清/血浆	定量型		药物水平/毒理学
37606-1	多切面	发现（结果）	时间点	鼻骨	叙述型	X 射线检查.体层扫描	放射医学
37607-9	多重视图^W 静脉注入对比剂	发现（结果）	时间点	肾脏＋尿液收集系统	叙述型	X 射线检查	放射医学
37608-7	引导定位异物	发现（结果）	时间点	眼	叙述型	超声	放射医学
37609-5	多重视图 4	发现（结果）	时间点	视神经孔	叙述型	X 射线检查	放射医学
37611-1	多切面	发现（结果）	时间点	眼眶.双侧	叙述型	X 射线检查.体层扫描	放射医学
37612-9	多重视图 4	发现（结果）	时间点	眼眶.双侧	叙述型	X 射线检查	放射医学
37613-7	视图 羊水	发现（结果）	时间点	眼眶.双侧	叙述型	X 射线检查	放射医学
3761-4	美睾酮	任意浓度	时间点	尿液	等级型		药物水平/毒理学
37614-5	视图 1	发现（结果）	时间点	髌骨	叙述型	X 射线检查	放射医学
37615-2	多重视图^W 对比剂	发现（结果）	时间点	骨盆血管	叙述型	X 射线检查.荧光光谱.血管	放射医学
37616-0	视图 1	发现（结果）	时间点	骨盆	叙述型	X 射线检查	放射医学
37617-8	多重视图 2	发现（结果）	时间点	骨盆	叙述型	X 射线检查	放射医学
37618-6	多重视图 AP 与入口	发现（结果）	时间点	骨盆	叙述型	X 射线检查	放射医学
37619-4	多重视图 AP 与 Judet	发现（结果）	时间点	骨盆	叙述型	X 射线检查	放射医学
37620-2	多重视图 AP 与侧位	发现（结果）	时间点	骨盆	叙述型	X 射线检查	放射医学
37621-0	多重视图 AP 与斜位	发现（结果）	时间点	骨盆	叙述型	X 射线检查	放射医学
3762-2	美睾酮	质量浓度	时间点	尿液	定量型		药物水平/毒理学
37622-8	视图 AP	发现（结果）	时间点	骨盆	叙述型	X 射线检查	放射医学
37623-6	多重视图 AP 与入口与出口	发现（结果）	时间点	骨盆	叙述型	X 射线检查	放射医学
37624-4	多重视图 AP 与侧位与斜位	发现（结果）	时间点	骨盆	叙述型	X 射线检查	放射医学
37625-1	视图 Ferguson	发现（结果）	时间点	骨盆	叙述型	X 射线检查	放射医学
37626-9	视图 蛙式 侧位	发现（结果）	时间点	骨盆	叙述型	X 射线检查	放射医学

LOINC 代码	名称	属性	时间特征	系统	标尺类型	方法类型	分类
37627-7	多重视图 入口与出口与斜位	发现（结果）	时间点	骨盆	叙述型	X 射线检查	放射医学
37628-5	视图 入口	发现（结果）	时间点	骨盆	叙述型	X 射线检查	放射医学
37629-3	视图 侧位	发现（结果）	时间点	骨盆	叙述型	X 射线检查	放射医学
3763-0	美睾酮	质量速率	24 小时	尿液	定量型		药物水平/毒理学
37630-1	多重视图 斜位	发现（结果）	时间点	骨盆	叙述型	X 射线检查	放射医学
37631-9	视图 出口	发现（结果）	时间点	骨盆	叙述型	X 射线检查	放射医学
37632-7	多切面	发现（结果）	时间点	骨盆	叙述型	X 射线检查.体层扫描	放射医学
37633-5	视图^直立位	发现（结果）	时间点	骨盆	叙述型	X 射线检查	放射医学
37634-3	视图 AP 20°头角	发现（结果）	时间点	骨盆	叙述型	X 射线检查	放射医学
37635-0	多重视图 3	发现（结果）	时间点	髋臼	叙述型	X 射线检查	放射医学
37636-8	多重视图	发现（结果）	时间点	腹部	叙述型	X 射线检查	放射医学
37637-6	多重视图	发现（结果）	时间点	肢	叙述型	X 射线检查	放射医学
37639-2	多重视图	发现（结果）	时间点	颈部	叙述型	X 射线检查	放射医学
376-4	氧氟沙星	药物敏感度	时间点	分离物	定量或等级型	琼脂扩散	抗生素敏感性
37640-0	多重视图^ W 对比剂	发现（结果）	时间点	肾脏血管	叙述型	X 射线检查.荧光光谱.血管	放射医学
37641-8	多重视图^ W 关节内注射对比剂	发现（结果）	时间点	腕部.右侧	叙述型	X 射线检查.荧光光谱	放射医学
37642-6	多重视图 有限的	发现（结果）	时间点	腕部.右侧	叙述型	X 射线检查	放射医学
37643-4	多重视图 斜位	发现（结果）	时间点	腕部.右侧	叙述型	X 射线检查	放射医学
37644-2	多切面	发现（结果）	时间点	腕部.右侧	叙述型	X 射线检查.体层扫描	放射医学
37645-9	视图 尺骨 偏移	发现（结果）	时间点	腕部.右侧	叙述型	X 射线检查	放射医学
37646-7	多重视图 有限的	发现（结果）	时间点	骶髂关节	叙述型	X 射线检查	放射医学
37647-5	多重视图^ W 关节内注射对比剂	发现（结果）	时间点	骶髂关节	叙述型	X 射线检查.荧光光谱	放射医学
3764-8	去氢甲睾酮	任意浓度	时间点	尿液	等级型		药物水平/毒理学
37648-3	多重视图 3	发现（结果）	时间点	骶髂关节	叙述型	X 射线检查	放射医学
37649-1	多重视图 AP 与斜位	发现（结果）	时间点	骶髂关节	叙述型	X 射线检查	放射医学
37650-9	视图 Ferguson	发现（结果）	时间点	骶髂关节	叙述型	X 射线检查	放射医学
37651-7	多重视图 2	发现（结果）	时间点	骶骨	叙述型	X 射线检查	放射医学
37652-5	多重视图 AP 与侧位	发现（结果）	时间点	骶骨	叙述型	X 射线检查	放射医学
37653-3	多切面	发现（结果）	时间点	骶骨	叙述型	X 射线检查.体层扫描	放射医学
37654-1	视图 1	发现（结果）	时间点	肩胛骨	叙述型	X 射线检查	放射医学
3765-5	去氢甲睾酮	质量浓度	时间点	尿液	定量型		药物水平/毒理学
37655-8	多重视图 2	发现（结果）	时间点	肩胛骨	叙述型	X 射线检查	放射医学
37656-6	视图 Y	发现（结果）	时间点	肩胛骨	叙述型	X 射线检查	放射医学
37658-2	多重视图 2 脊柱侧凸	发现（结果）	时间点	脊柱	叙述型	X 射线检查	放射医学
37659-0	视图 脊柱侧凸 AP^直立位	发现（结果）	时间点	脊柱	叙述型	X 射线检查	放射医学

LOINC 代码	名称	属性	时间特征	系统	标尺类型	方法类型	分类
37660-8	视图 脊柱侧凸 侧位^直立位	发现（结果）	时间点	脊柱	叙述型	X 射线检查	放射医学
37661-6	多重视图 2	发现（结果）	时间点	肩峰锁骨关节.右侧	叙述型	X 射线检查	放射医学
37662-4	视图 AP	发现（结果）	时间点	肩峰锁骨关节.右侧	叙述型	X 射线检查	放射医学
3766-3	去氢甲睾酮	质量速率	24 小时	尿液	定量型		药物水平/毒理学
37663-2	多重视图^W 与油包水型乳剂加权	发现（结果）	时间点	肩峰锁骨关节.右侧	叙述型	X 射线检查	放射医学
37664-0	多重视图 2	发现（结果）	时间点	髋臼.右侧	叙述型	X 射线检查	放射医学
37665-7	多重视图 3	发现（结果）	时间点	踝关节.右侧	叙述型	X 射线检查	放射医学
37666-5	多重视图 AP 与侧位与榫眼	发现（结果）	时间点	踝关节.右侧	叙述型	X 射线检查	放射医学
37667-3	多重视图 AP 与侧位	发现（结果）	时间点	踝关节.右侧	叙述型	X 射线检查	放射医学
37668-1	多重视图 AP 与侧位与斜位	发现（结果）	时间点	踝关节.右侧	叙述型	X 射线检查	放射医学
37669-9	多重视图 侧位^W 手工压迫	发现（结果）	时间点	踝关节.右侧	叙述型	X 射线检查	放射医学
37670-7	多重视图 侧位与榫眼	发现（结果）	时间点	踝关节.右侧	叙述型	X 射线检查	放射医学
3767-1	间羟胺	质量浓度	时间点	尿液	定量型		药物水平/毒理学
37671-5	视图 榫眼^W 手工压迫	发现（结果）	时间点	踝关节.右侧	叙述型	X 射线检查	放射医学
37672-3	多重视图 2^W 手工压迫	发现（结果）	时间点	踝关节.右侧	叙述型	X 射线检查	放射医学
37673-1	多重视图^W 手工压迫	发现（结果）	时间点	踝关节.右侧	叙述型	X 射线检查	放射医学
37674-9	多切面	发现（结果）	时间点	踝关节.右侧	叙述型	X 射线检查.体层扫描	放射医学
37675-6	多重视图 2^直立位	发现（结果）	时间点	踝关节.右侧	叙述型	X 射线检查	放射医学
37676-4	多重视图^直立位	发现（结果）	时间点	踝关节.右侧	叙述型	X 射线检查	放射医学
37677-2	视图 隧道	发现（结果）	时间点	腕骨.右侧	叙述型	X 射线检查	放射医学
37678-0	多重视图 2 隧道	发现（结果）	时间点	腕骨.右侧	叙述型	X 射线检查	放射医学
37679-8	多重视图 2	发现（结果）	时间点	锁骨.右侧	叙述型	X 射线检查	放射医学
37680-6	多重视图 AP 与偶然发现	发现（结果）	时间点	锁骨.右侧	叙述型	X 射线检查	放射医学
37681-4	多重视图 2	发现（结果）	时间点	肘部.右侧	叙述型	X 射线检查	放射医学
37682-2	多重视图 3	发现（结果）	时间点	肘部.右侧	叙述型	X 射线检查	放射医学
37683-0	多重视图 4	发现（结果）	时间点	肘部.右侧	叙述型	X 射线检查	放射医学
37684-8	多重视图 AP 与侧位	发现（结果）	时间点	肘部.右侧	叙述型	X 射线检查	放射医学
37685-5	多重视图 AP 与侧位与斜位	发现（结果）	时间点	肘部.右侧	叙述型	X 射线检查	放射医学
37686-3	多重视图 2 斜位	发现（结果）	时间点	肘部.右侧	叙述型	X 射线检查	放射医学
37687-1	多重视图 斜位	发现（结果）	时间点	肘部.右侧	叙述型	X 射线检查	放射医学
37688-9	多切面	发现（结果）	时间点	肘部.右侧	叙述型	X 射线检查.体层扫描	放射医学
3768-9	美替诺龙	任意浓度	时间点	尿液	等级型		药物水平/毒理学
37689-7	视图 1	发现（结果）	时间点	股骨.右侧	叙述型	X 射线检查	放射医学
37690-5	多重视图 2	发现（结果）	时间点	股骨.右侧	叙述型	X 射线检查	放射医学
37691-3	多重视图 4	发现（结果）	时间点	股骨.右侧	叙述型	X 射线检查	放射医学
37692-1	多重视图 AP 与侧位	发现（结果）	时间点	股骨.右侧	叙述型	X 射线检查	放射医学
37693-9	多重视图^直立位	发现（结果）	时间点	股骨.右侧	叙述型	X 射线检查	放射医学
37694-7	多重视图 2	发现（结果）	时间点	手指.右侧	叙述型	X 射线检查	放射医学

LOINC 代码	名称	属性	时间特征	系统	标尺类型	方法类型	分类
37695-4	多重视图 3	发现（结果）	时间点	手指.右侧	叙述型	X 射线检查	放射医学
37696-2	多重视图 AP 与侧位与斜位	发现（结果）	时间点	手指.右侧	叙述型	X 射线检查	放射医学
3769-7	美替诺龙	质量浓度	时间点	尿液	定量型		药物水平/毒理学
37697-0	多重视图 2	发现（结果）	时间点	脚.右侧	叙述型	X 射线检查	放射医学
37698-8	多重视图 2 ^直立位	发现（结果）	时间点	脚.右侧	叙述型	X 射线检查	放射医学
37699-6	多重视图 3	发现（结果）	时间点	脚.右侧	叙述型	X 射线检查	放射医学
37700-2	多重视图 3 ^直立位	发现（结果）	时间点	脚.右侧	叙述型	X 射线检查	放射医学
37701-0	多重视图 AP 与侧位	发现（结果）	时间点	脚.右侧	叙述型	X 射线检查	放射医学
37702-8	多重视图 AP 与侧位与斜位	发现（结果）	时间点	脚.右侧	叙述型	X 射线检查	放射医学
37703-6	视图 侧位	发现（结果）	时间点	脚.右侧	叙述型	X 射线检查	放射医学
37704-4	视图 斜位	发现（结果）	时间点	脚.右侧	叙述型	X 射线检查	放射医学
3770-5	美替诺龙	质量速率	24 小时	尿液	定量型		药物水平/毒理学
37705-1	多重视图^ W 手工压迫	发现（结果）	时间点	脚.右侧	叙述型	X 射线检查	放射医学
37706-9	多切面	发现（结果）	时间点	脚.右侧	叙述型	X 射线检查.体层扫描	放射医学
37707-7	多重视图 2	发现（结果）	时间点	桡骨+尺骨.右侧	叙述型	X 射线检查	放射医学
37708-5	多重视图 AP 与侧位	发现（结果）	时间点	桡骨+尺骨.右侧	叙述型	X 射线检查	放射医学
37709-3	多重视图 斜位	发现（结果）	时间点	桡骨+尺骨.右侧	叙述型	X 射线检查	放射医学
37710-1	多重视图 AP 与侧位	发现（结果）	时间点	手.右侧	叙述型	X 射线检查	放射医学
37711-9	多重视图 AP 与侧位与斜位	发现（结果）	时间点	手.右侧	叙述型	X 射线检查	放射医学
37712-7	视图 侧位	发现（结果）	时间点	手.右侧	叙述型	X 射线检查	放射医学
3771-3	美沙酮	任意浓度	时间点	血清/血浆	等级型		药物水平/毒理学
37713-5	多重视图 PA 与侧位	发现（结果）	时间点	手.右侧	叙述型	X 射线检查	放射医学
37714-3	视图 PA	发现（结果）	时间点	手.右侧	叙述型	X 射线检查	放射医学
37715-0	多重视图 PA 与侧位与斜位	发现（结果）	时间点	手.右侧	叙述型	X 射线检查	放射医学
37716-8	多重视图	发现（结果）	时间点	手.右侧	叙述型	X 射线检查	放射医学
37717-6	多切面	发现（结果）	时间点	手.右侧	叙述型	X 射线检查.体层扫描	放射医学
37718-4	多重视图 2	发现（结果）	时间点	跟骨.右侧	叙述型	X 射线检查	放射医学
37719-2	多重视图 AP 与侧位	发现（结果）	时间点	跟骨.右侧	叙述型	X 射线检查	放射医学
377-2	氧氟沙星	药物敏感度	时间点	分离物+血清	等级型	测序分型	抗生素敏感性
37720-0	多重视图^直立位	发现（结果）	时间点	跟骨.右侧	叙述型	X 射线检查	放射医学
3772-1	美沙酮	质量浓度	时间点	血清/血浆	定量型		药物水平/毒理学
37721-8	多重视图 2	发现（结果）	时间点	臀部.右侧	叙述型	X 射线检查	放射医学
37722-6	多重视图 3	发现（结果）	时间点	臀部.右侧	叙述型	X 射线检查	放射医学
37723-4	多重视图 AP 与侧位 十字工作台	发现（结果）	时间点	臀部.右侧	叙述型	X 射线检查	放射医学
37724-2	多重视图 AP 与蛙式侧位	发现（结果）	时间点	臀部.右侧	叙述型	X 射线检查	放射医学
37725-9	多重视图 AP 与侧位	发现（结果）	时间点	臀部.右侧	叙述型	X 射线检查	放射医学
37726-7	视图 AP	发现（结果）	时间点	臀部.右侧	叙述型	X 射线检查	放射医学

LOINC 代码	名称	属性	时间特征	系统	标尺类型	方法类型	分类
37727-5	视图 侧位 十字工作台	发现（结果）	时间点	臀部. 右侧	叙述型	X 射线检查	放射医学
37728-3	视图 斜位 十字工作台	发现（结果）	时间点	臀部. 右侧	叙述型	X 射线检查	放射医学
37729-1	视图 蛙式 侧位	发现（结果）	时间点	臀部. 右侧	叙述型	X 射线检查	放射医学
37730-9	视图 侧位	发现（结果）	时间点	臀部. 右侧	叙述型	X 射线检查	放射医学
37731-7	视图^直立位	发现（结果）	时间点	臀部. 右侧	叙述型	X 射线检查	放射医学
37732-5	视图 Judet	发现（结果）	时间点	臀部. 右侧	叙述型	X 射线检查	放射医学
37733-3	视图 AP^直立位	发现（结果）	时间点	下肢. 右侧	叙述型	X 射线检查	放射医学
37734-1	视图^直立位	发现（结果）	时间点	下肢. 右侧	叙述型	X 射线检查	放射医学
37735-8	多切面	发现（结果）	时间点	臀部. 右侧	叙述型	X 射线检查. 体层扫描	放射医学
37736-6	多重视图 AP 与侧位	发现（结果）	时间点	肱骨. 右侧	叙述型	X 射线检查	放射医学
37737-4	多重视图 斜位	发现（结果）	时间点	肱骨. 右侧	叙述型	X 射线检查	放射医学
37738-2	多重视图	发现（结果）	时间点	肱骨. 右侧	叙述型	X 射线检查	放射医学
3773-9	美沙酮	任意浓度	时间点	尿液	等级型		药物水平/毒理学
37739-0	多重视图^W 动脉内注入对比剂	发现（结果）	时间点	回肠动脉. 右侧	叙述型	X 射线检查. 荧光光谱. 血管	放射医学
37740-8	多重视图 AP 与侧位与日出与隧道	发现（结果）	时间点	膝. 右侧	叙述型	X 射线检查	放射医学
37741-6	视图 1	发现（结果）	时间点	膝. 右侧	叙述型	X 射线检查	放射医学
37742-4	多重视图 3	发现（结果）	时间点	膝. 右侧	叙述型	X 射线检查	放射医学
37743-2	多重视图 4	发现（结果）	时间点	膝. 右侧	叙述型	X 射线检查	放射医学
37744-0	多重视图 5	发现（结果）	时间点	膝. 右侧	叙述型	X 射线检查	放射医学
37745-7	多重视图 AP 与侧位	发现（结果）	时间点	膝. 右侧	叙述型	X 射线检查	放射医学
37746-5	多重视图 AP^W 手工压迫	发现（结果）	时间点	膝. 右侧	叙述型	X 射线检查	放射医学
3774-7	美沙酮	质量浓度	时间点	尿液	定量型		药物水平/毒理学
37747-3	多重视图 AP 与侧位与隧道	发现（结果）	时间点	膝. 右侧	叙述型	X 射线检查	放射医学
37748-1	多重视图 AP 与侧位与斜位	发现（结果）	时间点	膝. 右侧	叙述型	X 射线检查	放射医学
37749-9	多重视图 AP 与侧位与日出	发现（结果）	时间点	膝. 右侧	叙述型	X 射线检查	放射医学
37750-7	视图 侧位 过度伸展	发现（结果）	时间点	膝. 右侧	叙述型	X 射线检查	放射医学
37751-5	视图 侧位	发现（结果）	时间点	膝. 右侧	叙述型	X 射线检查	放射医学
37752-3	视图 Rosenberg^直立位	发现（结果）	时间点	膝. 右侧	叙述型	X 射线检查	放射医学
37753-1	多重视图^W 手工压迫	发现（结果）	时间点	膝. 右侧	叙述型	X 射线检查	放射医学
3775-4	美沙酮	质量速率	24 小时	尿液	定量型		药物水平/毒理学
37754-9	视图 侧位^直立位	发现（结果）	时间点	膝. 右侧	叙述型	X 射线检查	放射医学
37755-6	视图 PA^直立位	发现（结果）	时间点	膝. 右侧	叙述型	X 射线检查	放射医学
37756-4	视图 隧道^直立位	发现（结果）	时间点	膝. 右侧	叙述型	X 射线检查	放射医学
37757-2	多重视图 斜位	发现（结果）	时间点	膝. 右侧	叙述型	X 射线检查	放射医学
37758-0	多重视图	发现（结果）	时间点	膝. 右侧	叙述型	X 射线检查	放射医学
37759-8	多重视图 日出与隧道	发现（结果）	时间点	膝. 右侧	叙述型	X 射线检查	放射医学
37760-6	多切面	发现（结果）	时间点	膝. 右侧	叙述型	X 射线检查. 体层扫描	放射医学
37761-4	视图 隧道	发现（结果）	时间点	膝. 右侧	叙述型	X 射线检查	放射医学

LOINC 代码	名称	属性	时间特征	系统	标尺类型	方法类型	分类
3776-2	甲基苯丙胺	质量浓度	时间点	全血	定量型		药物水平/毒理学
37762-2	多重视图 2^直立位	发现（结果）	时间点	膝.右侧	叙述型	X射线检查	放射医学
37763-0	多重视图 4^直立位	发现（结果）	时间点	膝.右侧	叙述型	X射线检查	放射医学
37764-8	视图 1	发现（结果）	时间点	下肢.右侧	叙述型	X射线检查	放射医学
37765-5	多重视图^W 对比剂	发现（结果）	时间点	下肢血管.右侧	叙述型	X射线检查.荧光光谱.血管	放射医学
37766-3	多切面	发现（结果）	时间点	下肢.右侧	叙述型	X射线检查.体层扫描	放射医学
37767-1	多重视图^W 静脉注入对比剂	发现（结果）	时间点	下肢静脉.右侧	叙述型	X射线检查.荧光光谱.血管	放射医学
37768-9	多重视图 2	发现（结果）	时间点	乳腺.右侧	叙述型	乳房X线照相	放射医学
37769-7	多重视图 放大与点	发现（结果）	时间点	乳腺.右侧	叙述型	乳房X线照相	放射医学
3777-0	甲基苯丙胺	任意浓度	时间点	血清/血浆	等级型		药物水平/毒理学
37770-5	视图 正切	发现（结果）	时间点	乳腺.右侧	叙述型	乳房X线照相	放射医学
37771-3	视图 正 侧位	发现（结果）	时间点	乳腺.右侧	叙述型	乳房X线照相	放射医学
37772-1	视图 XCCL	发现（结果）	时间点	乳腺.右侧	叙述型	乳房X线照相	放射医学
37773-9	视图 放大	发现（结果）	时间点	乳腺.右侧	叙述型	乳房X线照相	放射医学
37774-7	多重视图	发现（结果）	时间点	乳腺.右侧	叙述型	乳房X线照相	放射医学
37775-4	多重视图 滚动	发现（结果）	时间点	乳腺.右侧	叙述型	乳房X线照相	放射医学
37776-2	多重视图 AP与侧位	发现（结果）	时间点	髌骨.右侧	叙述型	X射线检查	放射医学
37777-0	多重视图	发现（结果）	时间点	髌骨.右侧	叙述型	X射线检查	放射医学
37778-8	多重视图^W 动脉内注入对比剂	发现（结果）	时间点	腘动脉.右侧	叙述型	X射线检查.荧光光谱.血管	放射医学
37779-6	多重视图^W 动脉内注入对比剂	发现（结果）	时间点	肺动脉.右侧	叙述型	X射线检查.荧光光谱.血管	放射医学
37780-4	多重视图 2	发现（结果）	时间点	肋骨.右侧	叙述型	X射线检查	放射医学
37781-2	多重视图 3	发现（结果）	时间点	肋骨.右侧	叙述型	X射线检查	放射医学
37782-0	多重视图 前位与侧位	发现（结果）	时间点	肋骨.右侧	叙述型	X射线检查	放射医学
37783-8	视图 AP	发现（结果）	时间点	肋骨.右侧	叙述型	X射线检查	放射医学
37784-6	视图 侧位	发现（结果）	时间点	肋骨.右侧	叙述型	X射线检查	放射医学
37785-3	多重视图^W 关节内注射对比剂	发现（结果）	时间点	骶髂关节.右侧	叙述型	X射线检查.荧光光谱	放射医学
37786-1	多重视图	发现（结果）	时间点	骶髂关节.右侧	叙述型	X射线检查	放射医学

LOINC 代码	名称	属性	时间特征	系统	标尺类型	方法类型	分类
37787-9	多重视图 2	发现（结果）	时间点	肩胛骨.右侧	叙述型	X 射线检查	放射医学
3778-8	甲基苯丙胺	质量浓度	时间点	血清/血浆	定量型		药物水平/毒理学
37788-7	多重视图 AP 与侧位	发现（结果）	时间点	肩胛骨.右侧	叙述型	X 射线检查	放射医学
37789-5	多重视图 AP 与 Y	发现（结果）	时间点	肩胛骨.右侧	叙述型	X 射线检查	放射医学
37790-3	视图 Y	发现（结果）	时间点	肩胛骨.右侧	叙述型	X 射线检查	放射医学
37791-1	视图 Stryker 切口	发现（结果）	时间点	肩部.右侧	叙述型	X 射线检查	放射医学
37792-9	视图 1	发现（结果）	时间点	肩部.右侧	叙述型	X 射线检查	放射医学
37793-7	多重视图 2	发现（结果）	时间点	肩部.右侧	叙述型	X 射线检查	放射医学
37794-5	多重视图 4	发现（结果）	时间点	肩部.右侧	叙述型	X 射线检查	放射医学
37795-2	多重视图 5	发现（结果）	时间点	肩部.右侧	叙述型	X 射线检查	放射医学
3779-6	甲基苯丙胺	任意浓度	时间点	尿液	等级型		药物水平/毒理学
37796-0	多重视图 6	发现（结果）	时间点	肩部.右侧	叙述型	X 射线检查	放射医学
37797-8	多重视图 AP 与 Stryker 切口	发现（结果）	时间点	肩部.右侧	叙述型	X 射线检查	放射医学
37798-6	视图 AP	发现（结果）	时间点	肩部.右侧	叙述型	X 射线检查	放射医学
37799-4	多重视图 AP 与西点与出口	发现（结果）	时间点	肩部.右侧	叙述型	X 射线检查	放射医学
378-0	竹桃霉素	药物敏感度	时间点	分离物	定量型	最小致死浓度	抗生素敏感性
37800-0	视图 腋下	发现（结果）	时间点	肩部.右侧	叙述型	X 射线检查	放射医学
37801-8	视图 Garth	发现（结果）	时间点	肩部.右侧	叙述型	X 射线检查	放射医学
37802-6	视图 出口	发现（结果）	时间点	肩部.右侧	叙述型	X 射线检查	放射医学
37803-4	多重视图 侧位与 Y	发现（结果）	时间点	肩部.右侧	叙述型	X 射线检查	放射医学
3780-4	甲基苯丙胺	质量浓度	时间点	尿液	定量型		药物水平/毒理学
37804-2	多重视图 出口与 Y	发现（结果）	时间点	肩部.右侧	叙述型	X 射线检查	放射医学
37805-9	视图 Y	发现（结果）	时间点	肩部.右侧	叙述型	X 射线检查	放射医学
37806-7	多重视图 Grashey 与腋下位与出口	发现（结果）	时间点	肩部.右侧	叙述型	X 射线检查	放射医学
37807-5	多重视图 腋下与 Y	发现（结果）	时间点	肩部.右侧	叙述型	X 射线检查	放射医学
37808-3	视图 偶然发现	发现（结果）	时间点	胸锁关节.右侧	叙述型	X 射线检查	放射医学
37809-1	视图 西点	发现（结果）	时间点	肩部.右侧	叙述型	X 射线检查	放射医学
37810-9	视图 Zanca	发现（结果）	时间点	肩峰锁骨关节.右侧	叙述型	X 射线检查	放射医学
37811-7	多切面	发现（结果）	时间点	肩部.右侧	叙述型	X 射线检查.体层扫描	放射医学
3781-2	噻吡二胺	任意浓度	时间点	血清/血浆	等级型		药物水平/毒理学
37812-5	多重视图 3	发现（结果）	时间点	拇指.右侧	叙述型	X 射线检查	放射医学
37813-3	多重视图 AP 与侧位与斜位	发现（结果）	时间点	拇指.右侧	叙述型	X 射线检查	放射医学
37814-1	多重视图^ W 手工压迫	发现（结果）	时间点	拇指.右侧	叙述型	X 射线检查	放射医学
37815-8	多重视图 2	发现（结果）	时间点	胫骨＋腓骨.右侧	叙述型	X 射线检查	放射医学
37816-6	多重视图 AP 与侧位	发现（结果）	时间点	胫骨＋腓骨.右侧	叙述型	X 射线检查	放射医学
37817-4	多重视图 斜位	发现（结果）	时间点	胫骨＋腓骨.右侧	叙述型	X 射线检查	放射医学

LOINC 代码	名称	属性	时间特征	系统	标尺类型	方法类型	分类
37818-2	多重视图^W 关节内注射对比剂	发现（结果）	时间点	颞下颌关节.右侧	叙述型	X 射线检查.荧光光谱	放射医学
37819-0	多切面	发现（结果）	时间点	颞下颌关节.右侧	叙述型	X 射线检查.体层扫描	放射医学
3782-0	噻吡二胺	质量浓度	时间点	血清/血浆	定量型		药物水平/毒理学
37820-8	多重视图 3	发现（结果）	时间点	脚趾.右侧	叙述型	X 射线检查	放射医学
37821-6	多重视图 2	发现（结果）	时间点	脚趾.右侧	叙述型	X 射线检查	放射医学
37822-4	多重视图 AP 与侧位	发现（结果）	时间点	脚趾.右侧	叙述型	X 射线检查	放射医学
37823-2	多重视图^直立位	发现（结果）	时间点	脚趾.右侧	叙述型	X 射线检查	放射医学
37824-0	多重视图^W 静脉注入对比剂	发现（结果）	时间点	上肢静脉.右侧	叙述型	X 射线检查.荧光光谱.血管	放射医学
37825-7	视图 1	发现（结果）	时间点	腕部.右侧	叙述型	X 射线检查	放射医学
37826-5	多重视图 2	发现（结果）	时间点	腕部.右侧	叙述型	X 射线检查	放射医学
37827-3	多重视图 3	发现（结果）	时间点	腕部.右侧	叙述型	X 射线检查	放射医学
37828-1	多重视图 4	发现（结果）	时间点	腕部.右侧	叙述型	X 射线检查	放射医学
37829-9	多重视图 5	发现（结果）	时间点	腕部.右侧	叙述型	X 射线检查	放射医学
37830-7	多重视图 6	发现（结果）	时间点	腕部.右侧	叙述型	X 射线检查	放射医学
37831-5	多重视图 8	发现（结果）	时间点	腕部.右侧	叙述型	X 射线检查	放射医学
37832-3	多重视图 AP 与侧位	发现（结果）	时间点	腕部.右侧	叙述型	X 射线检查	放射医学
37833-1	视图 侧位^W 伸位	发现（结果）	时间点	腕部.右侧	叙述型	X 射线检查	放射医学
37834-9	视图 侧位^W 屈位	发现（结果）	时间点	腕部.右侧	叙述型	X 射线检查	放射医学
37835-6	多重视图 PA 与侧位	发现（结果）	时间点	腕部.右侧	叙述型	X 射线检查	放射医学
37836-4	多重视图 PA 与侧位与斜位	发现（结果）	时间点	腕部.右侧	叙述型	X 射线检查	放射医学
37837-2	多重视图 3	发现（结果）	时间点	腕部.右侧	叙述型	X 射线检查	放射医学
3783-8	噻吡二胺	任意浓度	时间点	尿液	等级型		药物水平/毒理学
37838-0	多重视图 4	发现（结果）	时间点	腕部.右侧	叙述型	X 射线检查	放射医学
37839-8	多重视图 AP 与侧位与腋下位	发现（结果）	时间点	肩部	叙述型	X 射线检查	放射医学
37840-6	多重视图 2	发现（结果）	时间点	肩部	叙述型	X 射线检查	放射医学
37841-4	多重视图 AP 与侧位	发现（结果）	时间点	肩部	叙述型	X 射线检查	放射医学
37842-2	视图 AP	发现（结果）	时间点	肩部	叙述型	X 射线检查	放射医学
37843-0	视图 Garth	发现（结果）	时间点	肩部	叙述型	X 射线检查	放射医学
37844-8	视图 Grashey	发现（结果）	时间点	肩部	叙述型	X 射线检查	放射医学
37845-5	视图 出口	发现（结果）	时间点	肩部	叙述型	X 射线检查	放射医学
3784-6	甲喹酮	任意浓度	时间点	血清/血浆	等级型		药物水平/毒理学
37846-3	视图 偶然发现	发现（结果）	时间点	胸锁关节	叙述型	X 射线检查	放射医学
37847-1	视图 Y	发现（结果）	时间点	肩部	叙述型	X 射线检查	放射医学
37848-9	视图 Zanca	发现（结果）	时间点	肩峰锁骨关节	叙述型	X 射线检查	放射医学
37849-7	视图 腋下	发现（结果）	时间点	肩部	叙述型	X 射线检查	放射医学
37850-5	多切面	发现（结果）	时间点	肩部	叙述型	X 射线检查.体层扫描	放射医学
37851-3	视图 1	发现（结果）	时间点	窦	叙述型	X 射线检查	放射医学
37852-1	多重视图 Caldwell 与水	发现（结果）	时间点	窦	叙述型	X 射线检查	放射医学

LOINC 代码	名称	属性	时间特征	系统	标尺类型	方法类型	分类
3785-3	甲喹酮	质量浓度	时间点	血清/血浆	定量型		药物水平/毒理学
37853-9	多重视图 2	发现（结果）	时间点	窦	叙述型	X 射线检查	放射医学
37854-7	多重视图 3	发现（结果）	时间点	窦	叙述型	X 射线检查	放射医学
37855-4	多重视图 4	发现（结果）	时间点	窦	叙述型	X 射线检查	放射医学
37856-2	多重视图 5	发现（结果）	时间点	窦	叙述型	X 射线检查	放射医学
37857-0	视图 Caldwell	发现（结果）	时间点	窦	叙述型	X 射线检查	放射医学
37858-8	视图 侧位	发现（结果）	时间点	窦	叙述型	X 射线检查	放射医学
37859-6	多重视图 PA 与侧位与水	发现（结果）	时间点	窦	叙述型	X 射线检查	放射医学
37860-4	多重视图 PA 与侧位与 Caldwell 与水	发现（结果）	时间点	窦	叙述型	X 射线检查	放射医学
3786-1	甲喹酮	任意浓度	时间点	尿液	等级型		药物水平/毒理学
37861-2	视图 submentovertex	发现（结果）	时间点	窦	叙述型	X 射线检查	放射医学
37862-0	多重视图 侧位与水	发现（结果）	时间点	窦	叙述型	X 射线检查	放射医学
37863-8	视图 羊水	发现（结果）	时间点	窦	叙述型	X 射线检查	放射医学
37864-6	多重视图 侧位与 Caldwell 与水	发现（结果）	时间点	窦	叙述型	X 射线检查	放射医学
37865-3	视图 1 限制的	发现（结果）	时间点	窦	叙述型	X 射线检查	放射医学
37866-1	多切面	发现（结果）	时间点	窦	叙述型	X 射线检查.体层扫描	放射医学
37867-9	多重视图 2	发现（结果）	时间点	颅骨	叙述型	X 射线检查	放射医学
37868-7	多重视图 4	发现（结果）	时间点	颅骨	叙述型	X 射线检查	放射医学
37869-5	多重视图 侧位与 Towne	发现（结果）	时间点	颅骨	叙述型	X 射线检查	放射医学
37870-3	视图 Towne	发现（结果）	时间点	颅骨	叙述型	X 射线检查	放射医学
37871-1	多重视图 侧位与 Caldwell 与水与 Towne	发现（结果）	时间点	颅骨	叙述型	X 射线检查	放射医学
37872-9	视图 侧位 十字工作台	发现（结果）	时间点	颅骨	叙述型	X 射线检查	放射医学
37873-7	视图 1 限制的	发现（结果）	时间点	颅骨	叙述型	X 射线检查	放射医学
37874-5	多切面	发现（结果）	时间点	颅骨	叙述型	X 射线检查.体层扫描	放射医学
37875-2	视图 1	发现（结果）	时间点	脊柱	叙述型	X 射线检查	放射医学
37876-0	多重视图 4	发现（结果）	时间点	脊柱	叙述型	X 射线检查	放射医学
37877-8	视图 AP	发现（结果）	时间点	脊柱	叙述型	X 射线检查	放射医学
37878-6	视图 侧位 十字工作台	发现（结果）	时间点	脊柱	叙述型	X 射线检查	放射医学
3787-9	甲喹酮	质量浓度	时间点	尿液	定量型		药物水平/毒理学
37879-4	多重视图 2	发现（结果）	时间点	脊柱	叙述型	X 射线检查	放射医学
37880-2	视图 AP	发现（结果）	时间点	胸锁关节	叙述型	X 射线检查	放射医学
37881-0	多重视图 3	发现（结果）	时间点	胸锁关节	叙述型	X 射线检查	放射医学
37882-8	多重视图 4	发现（结果）	时间点	胸锁关节	叙述型	X 射线检查	放射医学
37883-6	多重视图 2	发现（结果）	时间点	胸骨	叙述型	X 射线检查	放射医学
37884-4	多重视图 PA 与侧位与斜位	发现（结果）	时间点	胸骨	叙述型	X 射线检查	放射医学
37885-1	多切面	发现（结果）	时间点	胸骨	叙述型	X 射线检查.体层扫描	放射医学
37886-9	多重视图^W 动脉内注入对比剂	发现（结果）	时间点	锁骨下动脉	叙述型	X 射线检查.荧光光谱.血管	放射医学

LOINC代码	名称	属性	时间特征	系统	标尺类型	方法类型	分类
3788-7	二甲氧基苯青霉素	质量浓度	时间点	血清/血浆	定量型		药物水平/毒理学
37887-7	引导抽吸	发现（结果）	时间点	胸膜腔	叙述型	X射线检查.荧光光谱	放射医学
37888-5	多重视图 3	发现（结果）	时间点	拇指	叙述型	X射线检查	放射医学
37889-3	多重视图 AP 与侧位	发现（结果）	时间点	拇指	叙述型	X射线检查	放射医学
37890-1	视图 AP	发现（结果）	时间点	拇指	叙述型	X射线检查	放射医学
37891-9	视图 侧位	发现（结果）	时间点	拇指	叙述型	X射线检查	放射医学
37892-7	视图 斜位	发现（结果）	时间点	拇指	叙述型	X射线检查	放射医学
37893-5	视图 侧位	发现（结果）	时间点	胫骨＋腓骨	叙述型	X射线检查	放射医学
37894-3	视图 1	发现（结果）	时间点	胫骨＋腓骨	叙述型	X射线检查	放射医学
3789-5	氨甲酸愈甘醚酯	任意浓度	时间点	血清/血浆	等级型		药物水平/毒理学
37895-0	多重视图 2	发现（结果）	时间点	胫骨＋腓骨	叙述型	X射线检查	放射医学
37896-8	多重视图 AP 与侧位	发现（结果）	时间点	胫骨＋腓骨	叙述型	X射线检查	放射医学
37897-6	视图 AP	发现（结果）	时间点	胫骨＋腓骨	叙述型	X射线检查	放射医学
37898-4	多切面	发现（结果）	时间点	胫骨＋腓骨	叙述型	X射线检查.体层扫描	放射医学
37899-2	多重视图^直立位	发现（结果）	时间点	胫骨＋腓骨	叙述型	X射线检查	放射医学
37900-8	多重视图^W 动脉内注入对比剂	发现（结果）	时间点	胫骨动脉	叙述型	X射线检查.荧光光谱.血管	放射医学
37901-6	多重视图^W 关节内注射对比剂	发现（结果）	时间点	颞下颌关节	叙述型	X射线检查.荧光光谱	放射医学
37902-4	多重视图 2	发现（结果）	时间点	脚趾	叙述型	X射线检查	放射医学
3790-3	氨甲酸愈甘醚酯	质量浓度	时间点	血清/血浆	定量型		药物水平/毒理学
37903-2	视图 侧位 十字工作台	发现（结果）	时间点	脊髓.胸段	叙述型	X射线检查	放射医学
37904-0	视图 1	发现（结果）	时间点	脊髓.胸段	叙述型	X射线检查	放射医学
37905-7	多重视图 2	发现（结果）	时间点	脊髓.胸段	叙述型	X射线检查	放射医学
37906-5	多重视图 3	发现（结果）	时间点	脊髓.胸段	叙述型	X射线检查	放射医学
37907-3	多重视图 4	发现（结果）	时间点	脊髓.胸段	叙述型	X射线检查	放射医学
37908-1	多重视图 AP 与侧位与斜位	发现（结果）	时间点	脊髓.胸段	叙述型	X射线检查	放射医学
37909-9	视图 侧位 过度伸展	发现（结果）	时间点	脊髓.胸段	叙述型	X射线检查	放射医学
37910-7	视图 侧位^直立位	发现（结果）	时间点	脊髓.胸段	叙述型	X射线检查	放射医学
3791-1	氨甲酸愈甘醚酯	任意浓度	时间点	尿液	等级型		药物水平/毒理学
37911-5	多切面	发现（结果）	时间点	脊髓.胸段	叙述型	X射线检查.体层扫描	放射医学
37912-3	引导活组织检查	发现（结果）	时间点	乳腺.双侧	叙述型	超声	放射医学
37913-1	引导活组织检查	发现（结果）	时间点	腹部	叙述型	超声	放射医学
37914-9	引导活组织检查	发现（结果）	时间点	乳腺	叙述型	超声	放射医学
37915-6	引导活组织检查	发现（结果）	时间点	胸部	叙述型	超声	放射医学
37916-4	引导活组织检查.针	发现（结果）	时间点	淋巴结	叙述型	超声	放射医学
37917-2	引导活组织检查	发现（结果）	时间点	肌肉	叙述型	超声	放射医学
37918-0	引导活组织检查	发现（结果）	时间点	颈部	叙述型	超声	放射医学
37919-8	引导活组织检查	发现（结果）	时间点	胰腺	叙述型	超声	放射医学

LOINC 代码	名称	属性	时间特征	系统	标尺类型	方法类型	分类
37920-6	引导活组织检查	发现（结果）	时间点	唾液腺	叙述型	超声	放射医学
37921-4	引导针定位	发现（结果）	时间点	胸部	叙述型	超声	放射医学
37922-2	多重视图 2	发现（结果）	时间点	上肢	叙述型	X 射线检查	放射医学
37923-0	多切面	发现（结果）	时间点	上肢	叙述型	X射线检查.体层扫描	放射医学
37924-8	视图 1	发现（结果）	时间点	腕部	叙述型	X 射线检查	放射医学
37925-5	多重视图 2	发现（结果）	时间点	腕部	叙述型	X 射线检查	放射医学
37926-3	多重视图 3	发现（结果）	时间点	腕部	叙述型	X 射线检查	放射医学
37927-1	多重视图 AP 与侧位与斜位	发现（结果）	时间点	腕部	叙述型	X 射线检查	放射医学
37928-9	视图 Brewerton	发现（结果）	时间点	腕部	叙述型	X 射线检查	放射医学
3792-9	甲氨蝶呤	质量浓度	时间点	脑脊液	定量型		药物水平/毒理学
37929-7	多重视图 侧位^ W 屈位与 W 伸位	发现（结果）	时间点	腕部	叙述型	X 射线检查	放射医学
37930-5	视图 侧位	发现（结果）	时间点	腕部	叙述型	X 射线检查	放射医学
37931-3	视图 PA	发现（结果）	时间点	腕部	叙述型	X 射线检查	放射医学
37932-1	多切面	发现（结果）	时间点	腕部	叙述型	X射线检查.体层扫描	放射医学
37933-9	多重视图 3	发现（结果）	时间点	颧弓	叙述型	X 射线检查	放射医学
37934-7	多重视图 4	发现（结果）	时间点	颧弓	叙述型	X 射线检查	放射医学
37935-4	多重视图^ W 动脉内注入对比剂	发现（结果）	时间点	骨盆动脉＋下肢动脉.双侧	叙述型	X 射线检查.荧光光谱.血管	放射医学
37936-2	多重视图^ W 对比剂	发现（结果）	时间点	外周血管	叙述型	X 射线检查.荧光光谱.血管	放射医学
3793-7	甲氨蝶呤	质量浓度	时间点	血清/血浆	定量型		药物水平/毒理学
37937-0	多重视图	发现（结果）	时间点	肋骨.前部	叙述型	X 射线检查	放射医学
37938-8	多重视图	发现（结果）	时间点	肋骨.后部	叙述型	X 射线检查	放射医学
37939-6	多重视图^ W 动脉内注入对比剂	发现（结果）	时间点	肾上腺动脉.右侧	叙述型	X 射线检查.荧光光谱.血管	放射医学
37940-4	多重视图^ W 静脉注入对比剂	发现（结果）	时间点	肾上腺静脉.右侧	叙述型	X 射线检查.荧光光谱.血管	放射医学
37941-2	多重视图^ W 动脉内注入对比剂	发现（结果）	时间点	踝动脉.右侧	叙述型	X 射线检查.荧光光谱.血管	放射医学
37942-0	多重视图^ W 关节内注射对比剂	发现（结果）	时间点	踝关节.右侧	叙述型	X 射线检查.荧光光谱	放射医学
37943-8	多重视图^ W 动脉内注入对比剂	发现（结果）	时间点	颈动脉＋脊椎动脉.右侧	叙述型	X 射线检查.荧光光谱.血管	放射医学
37944-6	多重视图^ W 动脉内注入对比剂	发现（结果）	时间点	颈动脉＋脑动脉.右侧	叙述型	X 射线检查.荧光光谱.血管	放射医学
3794-5	甲氨蝶呤^给药后 1～2 周	质量浓度	时间点	血清/血浆	定量型		药物水平/毒理学

LOINC 代码	名称	属性	时间特征	系统	标尺类型	方法类型	分类
37945-3	多重视图^W 动脉内注入对比剂	发现（结果）	时间点	颈动脉. 颈段. 右侧	叙述型	X 射线检查. 荧光光谱. 血管	放射医学
37947-9	多重视图^W 关节内注射对比剂	发现（结果）	时间点	肘部. 右侧	叙述型	X 射线检查. 荧光光谱	放射医学
37948-7	多重视图^W 动脉内注入对比剂	发现（结果）	时间点	颈动脉. 外. 右侧	叙述型	X 射线检查. 荧光光谱. 血管	放射医学
37949-5	多重视图^W 动脉内注入对比剂	发现（结果）	时间点	末梢动脉. 右侧	叙述型	X 射线检查. 荧光光谱. 血管	放射医学
37950-3	多重视图^W 静脉注入对比剂	发现（结果）	时间点	末梢静脉. 右侧	叙述型	X 射线检查. 荧光光谱. 血管	放射医学
3795-2	甲氨蝶呤^给药后 24 小时	质量浓度	时间点	血清/血浆	定量型		药物水平/毒理学
37952-9	多重视图^W 动脉内注入对比剂	发现（结果）	时间点	颈动脉. 内. 右侧	叙述型	X 射线检查. 荧光光谱. 血管	放射医学
37953-7	多重视图^W 动脉内注入对比剂	发现（结果）	时间点	颈动脉＋脑动脉内. 右侧	叙述型	X 射线检查. 荧光光谱. 血管	放射医学
37954-5	多重视图^W 静脉注入对比剂	发现（结果）	时间点	颈静脉. 右侧	叙述型	X 射线检查. 荧光光谱. 血管	放射医学
37958-6	多重视图^W 静脉注入对比剂	发现（结果）	时间点	眼眶静脉. 右侧	叙述型	X 射线检查. 荧光光谱. 血管	放射医学
37959-4	多重视图^W 静脉注入对比剂	发现（结果）	时间点	肾静脉. 右侧	叙述型	X 射线检查. 荧光光谱. 血管	放射医学
3796-0	甲氨蝶呤^给药后 48 小时	质量浓度	时间点	血清/血浆	定量型		药物水平/毒理学
37960-2	多重视图	发现（结果）	时间点	肋骨. 下部. 右侧	叙述型	X 射线检查	放射医学
37961-0	多重视图	发现（结果）	时间点	肋骨. 上部. 右侧	叙述型	X 射线检查	放射医学
37962-8	多重视图	发现（结果）	时间点	肋骨. 前部＋后部. 右侧	叙述型	X 射线检查	放射医学
37963-6	多重视图	发现（结果）	时间点	肋骨. 前部. 右侧	叙述型	X 射线检查	放射医学
37964-4	多重视图	发现（结果）	时间点	肋骨. 后部. 右侧	叙述型	X 射线检查	放射医学
37965-1	多重视图	发现（结果）	时间点	胸锁关节. 右侧	叙述型	X 射线检查	放射医学
37966-9	多重视图^W 动脉内注入对比剂	发现（结果）	时间点	锁骨下动脉. 右侧	叙述型	X 射线检查. 荧光光谱. 血管	放射医学

LOINC 代码	名称	属性	时间特征	系统	标尺类型	方法类型	分类
37967-7	多重视图^W 动脉内注入对比剂	发现（结果）	时间点	上肢动脉.右侧	叙述型	X 射线检查.荧光光谱.血管	放射医学
37968-5	多重视图^W 动脉内注入对比剂	发现（结果）	时间点	脊椎动脉.右侧	叙述型	X 射线检查.荧光光谱.血管	放射医学
37969-3	多重视图^W 静脉注入对比剂	发现（结果）	时间点	窦静脉	叙述型	X 射线检查.荧光光谱.血管	放射医学
37970-1	多重视图^W 静脉注入对比剂	发现（结果）	时间点	脾静脉	叙述型	X 射线检查.荧光光谱.血管	放射医学
37971-9	多重视图^W 静脉注入对比剂	发现（结果）	时间点	锁骨下静脉	叙述型	X 射线检查.荧光光谱.血管	放射医学
37972-7	多重视图^W 静脉注入对比剂	发现（结果）	时间点	肠系膜上静脉	叙述型	X 射线检查.荧光光谱.血管	放射医学
37973-5	多重视图^W 对比剂	发现（结果）	时间点	睾丸血管	叙述型	X射线检查	放射医学
37974-3	多重视图 AP 与侧位	发现（结果）	时间点	脊柱.胸腰段关节	叙述型	X射线检查	放射医学
37975-0	多重视图	发现（结果）	时间点	脊柱.胸腰段关节	叙述型	X射线检查	放射医学
37976-8	多重视图^W 对比剂	发现（结果）	时间点	上肢血管	叙述型	X 射线检查.荧光光谱.血管	放射医学
37977-6	多重视图^W 动脉内注入对比剂	发现（结果）	时间点	上肢动脉	叙述型	X 射线检查.荧光光谱.血管	放射医学
3797-8	甲氨蝶呤^给药后 72 小时	质量浓度	时间点	血清/血浆	定量型		药物水平/毒理学
37979-2	多重视图^W 动脉内注入对比剂	发现（结果）	时间点	子宫动脉	叙述型	X 射线检查.荧光光谱.血管	放射医学
379-8	竹桃霉素	药物敏感度	时间点	分离物	定量或等级型	最小抑制浓度	抗生素敏感性
37980-0	多重视图^W 对比剂	发现（结果）	时间点	脊椎血管	叙述型	X 射线检查.荧光光谱.血管	放射医学
37981-8	多重视图^W 对比剂	发现（结果）	时间点	内脏血管	叙述型	X 射线检查.荧光光谱.血管	放射医学
37982-6	禽副粘病毒	任意浓度	时间点	XXX	等级型	微生物特异性培养	微生物学
37983-4	东方马脑炎病毒 cDNA	任意浓度	时间点	XXX	等级型	探针	微生物学
37984-2	圣路易脑炎病毒 cDNA	任意浓度	时间点	XXX	等级型	探针	微生物学
37985-9	西尼罗河病毒 cDNA	任意浓度	时间点	XXX	等级型	探针	微生物学
3798-6	甲氧非那明	任意浓度	时间点	尿液	等级型		药物水平/毒理学

LOINC 代码	名称	属性	时间特征	系统	标尺类型	方法类型	分类
37986-7	加利福尼亚血清群病毒 cDNA	任意浓度	时间点	XXX	等级型	探针	微生物学
37987-5	(德国小蜚蠊蟑螂+粉尘螨+屋尘螨+室内灰尘 Hollister Stier) Ab. IgE	任意浓度	时间点	血清	定量型	多盘	变态反应
37988-3	(烟曲霉菌+德国小蜚蠊蟑螂+猫毛屑+屋尘螨) Ab. IgE	任意浓度	时间点	血清	定量型	多盘	变态反应
37989-1	(藏北艾+疣皮桦+猫毛屑+草本支孢霉+屋尘螨+狗毛屑+梯牧草+黑麦) Ab. IgE	任意浓度	时间点	血清	等级型	多盘	变态反应
37990-9	促肾上腺皮质激素释放激素	摩尔浓度	时间点	血清/血浆	定量型		化学
37991-7	嗜中性粒细胞细胞质 Ab. 核周的	任意浓度	时间点	血清	定量型	酶免疫分析	血清学
37992-5	嗜中性粒细胞细胞质 Ab. 标准的	任意浓度	时间点	血清	定量型	酶免疫分析	血清学
37993-3	双链 DNA Ab	质量浓度	时间点	血清	定量型	放射免疫分析	血清学
3799-4	甲氧非那明	质量浓度	时间点	尿液	定量型		药物水平/毒理学
37994-1	多切面^ WO 对比剂	发现(结果)	时间点	脊柱. 腰段血管	叙述型	核磁共振成像. 血管	放射医学
37995-8	多重视图 Broden	发现(结果)	时间点	跟骨. 双侧	叙述型	X 射线检查	放射医学
37996-6	多重视图 Broden	发现(结果)	时间点	跟骨	叙述型	X 射线检查	放射医学
37997-4	多重视图 Broden	发现(结果)	时间点	跟骨. 左侧	叙述型	X 射线检查	放射医学
37998-2	视图 桡头 小头	发现(结果)	时间点	肘部	叙述型	X 射线检查	放射医学
37999-0	视图 桡头 小头	发现(结果)	时间点	肘部. 双侧	叙述型	X 射线检查	放射医学
38-0	阿奇霉素	药物敏感度	时间点	分离物+血清	等级型	测序分型	抗生素敏感性
3800-0	甲氧非那明	质量速率	24 小时	尿液	定量型		药物水平/毒理学
38000-6	视图 桡头 小头	发现(结果)	时间点	肘部. 左侧	叙述型	X 射线检查	放射医学
38001-4	视图^ W 呼气	发现(结果)	时间点	胸部	叙述型	X 射线检查	放射医学
38002-2	视图^ W 吸气	发现(结果)	时间点	胸部	叙述型	X 射线检查	放射医学
38003-0	多重视图 AP ^直立位	发现(结果)	时间点	脚. 左侧	叙述型	X 射线检查	放射医学
38004-8	多重视图 Grashey ^ W 与油包水型乳剂加权	发现(结果)	时间点	肩部. 左侧	叙述型	X 射线检查	放射医学
38006-3	视图 桡头 小头	发现(结果)	时间点	肘部. 右侧	叙述型	X 射线检查	放射医学
38007-1	视图 经胸廓	发现(结果)	时间点	肱骨. 右侧	叙述型	X 射线检查	放射医学
38008-9	多重视图	发现(结果)	时间点	脊柱. 颈段+脊柱. 胸段+脊柱. 腰段	叙述型	X 射线检查	放射医学
38009-7	多重视图 AP 与侧位与游泳者	发现(结果)	时间点	脊髓. 胸段	叙述型	X 射线检查	放射医学
38010-5	多重视图 侧位^ W 屈位与 W 伸位	发现(结果)	时间点	脊髓. 胸段	叙述型	X 射线检查	放射医学

LOINC 代码	名称	属性	时间特征	系统	标尺类型	方法类型	分类
38011-3	多切面，有限的	发现（结果）	时间点	主动脉	叙述型	超声	放射医学
38012-1	引导抽吸胞囊	发现（结果）	时间点	乳腺.双侧	叙述型	超声	放射医学
38013-9	多切面	发现（结果）	时间点	下肢.双侧	叙述型	超声	放射医学
38014-7	多切面	发现（结果）	时间点	上肢动脉.双侧	叙述型	超声	放射医学
38015-4	多切面，有限的	发现（结果）	时间点	颈动脉	叙述型	超声	放射医学
38016-2	多切面	发现（结果）	时间点	胸腔壁	叙述型	超声	放射医学
38017-0	引导抽吸^细针	发现（结果）	时间点	前列腺	叙述型	超声	放射医学
3801-8	甲琥胺	质量浓度	时间点	血清/血浆	定量型		药物水平/毒理学
38018-8	引导抽吸^细针	发现（结果）	时间点	XXX	叙述型	超声	放射医学
38019-6	引导抽吸^细针	发现（结果）	时间点	甲状腺	叙述型	超声	放射医学
38020-4	多切面，有限的	发现（结果）	时间点	胆囊	叙述型	超声	放射医学
38021-2	多切面	发现（结果）	时间点	胆管＋胆囊	叙述型	超声	放射医学
38022-0	多切面^W 缩胆囊素	发现（结果）	时间点	胆囊	叙述型	超声	放射医学
38023-8	引导活组织检查.核心针	发现（结果）	时间点	乳腺.左侧	叙述型	超声	放射医学
38024-6	引导活组织检查.核心针	发现（结果）	时间点	XXX	叙述型	超声	放射医学
38025-3	引导活组织检查.核心针	发现（结果）	时间点	乳腺.右侧	叙述型	超声	放射医学
3802-6	甲基多巴	质量浓度	时间点	血清/血浆	定量型		药物水平/毒理学
38026-1	引导抽吸^细针	发现（结果）	时间点	乳腺.左侧	叙述型	超声	放射医学
38027-9	引导活组织检查.针	发现（结果）	时间点	肾脏.双侧	叙述型	超声	放射医学
38028-7	引导活组织检查.针	发现（结果）	时间点	乳腺	叙述型	超声	放射医学
38029-5	引导活组织检查.针	发现（结果）	时间点	胸部	叙述型	超声	放射医学
38030-3	引导活组织检查.针	发现（结果）	时间点	脾脏	叙述型	超声	放射医学
38031-1	引导活组织检查.针	发现（结果）	时间点	甲状腺	叙述型	超声	放射医学
38032-9	引导针定位	发现（结果）	时间点	XXX	叙述型	超声	放射医学
38033-7	引导抽吸^细针	发现（结果）	时间点	乳腺.右侧	叙述型	超声	放射医学
3803-4	甲基麻黄碱	任意浓度	时间点	尿液	等级型		药物水平/毒理学
38034-5	多切面，有限的	发现（结果）	时间点	头部	叙述型	超声	放射医学
38035-2	多切面，有限的	发现（结果）	时间点	肾脏	叙述型	超声	放射医学
38036-0	多切面	发现（结果）	时间点	肾脏	叙述型	超声	放射医学
38037-8	多切面	发现（结果）	时间点	股骨.左侧	叙述型	超声	放射医学
38038-6	多切面	发现（结果）	时间点	肾脏.左侧	叙述型	超声	放射医学
38039-4	多切面，有限的	发现（结果）	时间点	下肢.左侧	叙述型	超声	放射医学
38040-2	多切面	发现（结果）	时间点	下肢.左侧	叙述型	超声	放射医学
38041-0	多切面	发现（结果）	时间点	上肢.左侧	叙述型	超声	放射医学
3804-2	甲基麻黄碱	质量浓度	时间点	尿液	定量型		药物水平/毒理学
38042-8	多切面，有限的	发现（结果）	时间点	下肢动脉	叙述型	超声.多普勒	放射医学
38043-6	多切面	发现（结果）	时间点	乳突	叙述型	超声	放射医学
38044-4	多切面	发现（结果）	时间点	胸腔纵隔	叙述型	超声	放射医学
38045-1	多切面	发现（结果）	时间点	甲状旁腺	叙述型	超声	放射医学
38046-9	多切面，有限的	发现（结果）	时间点	骨盆	叙述型	超声	放射医学
38047-7	多切面，有限的	发现（结果）	时间点	腹部.腹膜后腔	叙述型	超声	放射医学
38048-5	多切面	发现（结果）	时间点	股骨.右侧	叙述型	超声	放射医学

LOINC 代码	名称	属性	时间特征	系统	标尺类型	方法类型	分类
38049-3	多切面	发现（结果）	时间点	肾脏. 右侧	叙述型	超声	放射医学
38050-1	多切面，有限的	发现（结果）	时间点	下肢. 右侧	叙述型	超声	放射医学
38051-9	多切面	发现（结果）	时间点	下肢. 右侧	叙述型	超声	放射医学
38052-7	多切面	发现（结果）	时间点	上肢. 右侧	叙述型	超声	放射医学
38053-5	多切面	发现（结果）	时间点	骶骨	叙述型	超声	放射医学
38054-3	多切面	发现（结果）	时间点	内脏动脉	叙述型	超声	放射医学
38055-0	多切面^W 对比剂	发现（结果）	时间点	XXX	叙述型	超声	放射医学
38056-8	Spl 补充性病人资料	—	—	FDA 包装插页	叙述型		文档. 转诊介绍
38057-6	多切面	发现（结果）	时间点	乳腺植入物. 左侧	叙述型	核磁共振成像	放射医学
38058-4	多切面	发现（结果）	时间点	乳腺植入物. 右侧	叙述型	核磁共振成像	放射医学
3805-9	甲基麻黄碱	质量速率	24 小时	尿液	定量型		药物水平/毒理学
38059-2	多切面	发现（结果）	时间点	距骨	叙述型	计算机 X 射线断层造影术	放射医学
380-6	竹桃霉素	药物敏感度	时间点	分离物	定量或等级型	琼脂扩散	抗生素敏感性
38060-0	多切面，矢状	发现（结果）	时间点	脊柱. 腰骶段＋颈段＋胸段	叙述型	核磁共振成像	放射医学
38061-8	多切面^W 静脉注入对比剂	发现（结果）	时间点	脊柱. 颈段＋脊柱. 胸段＋脊柱. 腰段＋骶骨	叙述型	核磁共振成像	放射医学
38062-6	多切面^W & WO 静脉注入对比剂	发现（结果）	时间点	乳腺植入物. 右侧	叙述型	核磁共振成像	放射医学
38064-2	多切面^WO 对比剂	发现（结果）	时间点	乳腺植入物. 左侧	叙述型	核磁共振成像	放射医学
38065-9	视图^外科手术期间	发现（结果）	时间点	臀部. 左侧	叙述型	X 射线检查	放射医学
38066-7	视图 侧位^手术期间	发现（结果）	时间点	臀部. 左侧	叙述型	X 射线检查	放射医学
3806-7	苯哌啶醋酸甲酯	任意浓度	时间点	血清/血浆	等级型		药物水平/毒理学
38067-5	视图 乳头剖面图	发现（结果）	时间点	乳腺. 双侧	叙述型	乳房 X 线照相	放射医学
38068-3	视图 右-前位 斜位	发现（结果）	时间点	胸部	叙述型	X 射线检查	放射医学
38069-1	视图 左-后位 斜位	发现（结果）	时间点	腹部	叙述型	X 射线检查	放射医学
38070-9	多重视图	发现（结果）	时间点	乳腺植入物	叙述型	乳房 X 线照相	放射医学
38071-7	多重视图	发现（结果）	时间点	乳腺植入物. 双侧	叙述型	乳房 X 线照相	放射医学
38072-5	多重视图	发现（结果）	时间点	乳腺植入物. 左侧	叙述型	乳房 X 线照相	放射医学
38073-3	多重视图	发现（结果）	时间点	肋骨. 前部. 双侧	叙述型	X 射线检查	放射医学
38074-1	多重视图	发现（结果）	时间点	肋骨. 前部. 左侧	叙述型	X 射线检查	放射医学

LOINC 代码	名称	属性	时间特征	系统	标尺类型	方法类型	分类
3807-5	苯哌啶醋酸甲酯	质量浓度	时间点	血清/血浆	定量型		药物水平/毒理学
38079-0	多重视图	发现（结果）	时间点	乳腺标本. 双侧	叙述型	乳房 X 线照相	放射医学
38080-8	多重视图	发现（结果）	时间点	乳腺标本. 左侧	叙述型	乳房 X 线照相	放射医学
38082-4	多重视图 AP 与经胸廓	发现（结果）	时间点	肩部. 左侧	叙述型	X 射线检查	放射医学
3808-3	苯哌啶醋酸甲酯	任意浓度	时间点	尿液	等级型		药物水平/毒理学
38083-2	多重视图 AP 与侧位与斜位与齿状与游泳者	发现（结果）	时间点	脊柱. 颈段	叙述型	X 射线检查	放射医学
38084-0	多重视图 AP 与左-后位斜位	发现（结果）	时间点	腹部	叙述型	X 射线检查	放射医学
38085-7	多重视图 放大与点^压缩	发现（结果）	时间点	乳腺. 左侧	叙述型	乳房 X 线照相	放射医学
38086-5	多重视图 商人 30 与 45 与 60 度	发现（结果）	时间点	膝	叙述型	X 射线检查	放射医学
38087-3	多重视图 日出 20 与 40 与 60 度	发现（结果）	时间点	膝. 左侧	叙述型	X 射线检查	放射医学
38088-1	多重视图 日出 20 与 40 与 60 度	发现（结果）	时间点	膝. 双侧	叙述型	X 射线检查	放射医学
38089-9	多重视图 测量 有限的 转移	发现（结果）	时间点	XXX 骨	叙述型	X 射线检查	放射医学
38090-7	多重视图^ W 空气	发现（结果）	时间点	乳腺. 双侧	叙述型	乳房 X 线照相	放射医学
3809-1	苯哌啶醋酸甲酯	质量浓度	时间点	尿液	定量型		药物水平/毒理学
38091-5	多重视图^ W 空气	发现（结果）	时间点	乳腺. 左侧	叙述型	乳房 X 线照相	放射医学
38092-3	多重视图^ W 膀胱内注入对比剂	发现（结果）	时间点	膀胱	叙述型	X 射线检查. 荧光光谱	放射医学
38093-1	多重视图^ W 乳头标识	发现（结果）	时间点	胸部	叙述型	X 射线检查	放射医学
38094-9	多重视图^ W 对比剂	发现（结果）	时间点	脊柱. 腔	叙述型	X 射线检查. 荧光光谱	放射医学
38095-6	多重视图^ W 导管内注入对比剂	发现（结果）	时间点	乳腺. 导管. 双侧	叙述型	乳房 X 线照相	放射医学
38096-4	多重视图^ W 导管内注入对比剂	发现（结果）	时间点	乳腺. 导管. 左侧	叙述型	乳房 X 线照相	放射医学
38097-2	多重视图^ W 唾液腺导管内注入对比剂	发现（结果）	时间点	腮腺. 左侧	叙述型	X 射线检查. 荧光光谱	放射医学
38098-0	多重视图^ W 泪管内注入对比剂	发现（结果）	时间点	泪管. 双侧	叙述型	X 射线检查. 荧光光谱	放射医学
38099-8	多重视图^ W 泪管内注入对比剂	发现（结果）	时间点	泪管. 左侧	叙述型	X 射线检查. 荧光光谱	放射医学

LOINC 代码	名称	属性	时间特征	系统	标尺类型	方法类型	分类
38100-4	多重视图^ W 对比剂顺行	发现（结果）	时间点	膀胱＋尿道	叙述型	X 射线检查. 荧光光谱	放射医学
38101-2	多重视图^ W 对比剂顺行	发现（结果）	时间点	肾脏＋尿液收集系统	叙述型	X 射线检查	放射医学
38102-0	多重视图^ W 对比剂顺行通过肾盂造口术	发现（结果）	时间点	肾脏＋尿液收集系统	叙述型	X 射线检查	放射医学
38103-8	多重视图^ W 对比剂 IT	发现（结果）	时间点	脊柱. 颈段＋脊柱. 腰段	叙述型	X 射线检查. 荧光光谱	放射医学
38104-6	多重视图^ W 对比剂 IT	发现（结果）	时间点	脊柱. 硬膜外腔	叙述型	X 射线检查. 荧光光谱	放射医学
38105-3	多重视图^ W 对比剂逆行	发现（结果）	时间点	肾脏＋尿液收集系统	叙述型	X 射线检查	放射医学
38107-9	多重视图 舟状骨	发现（结果）	时间点	腕部	叙述型	X 射线检查	放射医学
38108-7	多重视图 2 斜位	发现（结果）	时间点	膝. 右侧	叙述型	X 射线检查	放射医学
3810-9	苯哌啶醋酸甲酯	质量速率	24 小时	尿液	定量型		药物水平/毒理学
38112-9	多重视图^ W 对比剂通过肾盂引流管	发现（结果）	时间点	肾脏. 右侧＋采集系统	叙述型	X 射线检查. 荧光光谱	放射医学
38113-7	多重视图^ W 对比剂逆行通过尿道	发现（结果）	时间点	肾脏. 右侧＋采集系统	叙述型	X 射线检查. 荧光光谱	放射医学
38114-5	多重视图 2 斜位	发现（结果）	时间点	胫骨＋腓骨. 右侧	叙述型	X 射线检查	放射医学
38115-2	多重视图 舟状骨	发现（结果）	时间点	腕部. 右侧	叙述型	X 射线检查	放射医学
38116-0	多重视图^ W 唾液腺导管内注入对比剂	发现（结果）	时间点	腮腺	叙述型	X 射线检查. 荧光光谱	放射医学
3811-7	甲乙哌酮	任意浓度	时间点	血清/血浆	等级型		药物水平/毒理学
38117-8	视图 羊水 直立位	发现（结果）	时间点	窦	叙述型	X 射线检查	放射医学
38118-6	多重视图 2 侧位	发现（结果）	时间点	颈部	叙述型	X 射线检查	放射医学
38119-4	多重视图^ W 动脉内注入对比剂	发现（结果）	时间点	胸腔动脉	叙述型	X 射线检查. 荧光光谱. 血管	放射医学
38120-2	多重视图 有限的^ W 对比剂 IT	发现（结果）	时间点	脊髓. 胸段	叙述型	X 射线检查. 荧光光谱	放射医学
38121-0	视图 1	发现（结果）	时间点	脊柱. 胸段＋脊柱. 腰段	叙述型	X 射线检查	放射医学
38123-6	多重视图 AP & 侧位	发现（结果）	时间点	脊柱. 胸段＋脊柱. 腰段	叙述型	X 射线检查	放射医学
38124-4	多重视图^直立位	发现（结果）	时间点	脊柱. 胸段＋脊柱. 腰段	叙述型	X 射线检查	放射医学
3812-5	甲乙哌酮	质量浓度	时间点	血清/血浆	定量型		药物水平/毒理学

LOINC 代码	名称	属性	时间特征	系统	标尺类型	方法类型	分类
38125-1	多重视图 有限的^ W 对比剂 IT	发现（结果）	时间点	脊柱. 颈段＋脊柱. 胸段＋脊柱. 腰段	叙述型	X 射线检查. 荧光光谱	放射医学
38126-9	引导抽吸胞囊	发现（结果）	时间点	肾脏	叙述型	超声	放射医学
38127-7	引导脑脊液抽取	发现（结果）	时间点	脊柱	叙述型	超声	放射医学
38128-5	多切面	发现（结果）	时间点	股血管. 双侧	叙述型	超声	放射医学
38129-3	多切面	发现（结果）	时间点	髂骨血管. 双侧	叙述型	超声	放射医学
38130-1	多切面	发现（结果）	时间点	下肢动脉. 双侧	叙述型	超声	放射医学
38131-9	多切面	发现（结果）	时间点	锁骨下血管. 双侧	叙述型	超声	放射医学
38132-7	引导活组织检查	发现（结果）	时间点	阴囊＋睾丸	叙述型	超声	放射医学
3813-3	甲乙哌酮	任意浓度	时间点	尿液	等级型		药物水平/毒理学
38133-5	引导抽吸胞囊	发现（结果）	时间点	胰腺	叙述型	超声	放射医学
38134-3	多切面	发现（结果）	时间点	股血管	叙述型	超声	放射医学
38135-0	引导抽吸^细针	发现（结果）	时间点	深部组织	叙述型	超声	放射医学
38136-8	引导抽吸^细针	发现（结果）	时间点	表浅组织	叙述型	超声	放射医学
38137-6	多切面	发现（结果）	时间点	髂骨血管. 左侧	叙述型	超声	放射医学
38138-4	多切面	发现（结果）	时间点	腮腺	叙述型	超声	放射医学
38139-2	多切面	发现（结果）	时间点	阴茎血管	叙述型	超声	放射医学
381-4	竹桃霉素	药物敏感度	时间点	分离物＋血清	等级型	测序分型	抗生素敏感性
38140-0	多切面	发现（结果）	时间点	阴茎	叙述型	超声	放射医学
3814-1	甲乙哌酮	质量浓度	时间点	尿液	定量型		药物水平/毒理学
38141-8	多切面	发现（结果）	时间点	髂骨血管. 右侧	叙述型	超声	放射医学
38142-6	引导清除液体	发现（结果）	时间点	胸部 XXX	叙述型	超声	放射医学
38143-4	多切面，有限的	发现（结果）	时间点	上肢动脉	叙述型	超声. 多普勒	放射医学
38144-2	多重视图	发现（结果）	时间点	手指. 第二. 右侧	叙述型	X 射线检查	放射医学
38145-9	多重视图	发现（结果）	时间点	手指. 第三. 右侧	叙述型	X 射线检查	放射医学
38146-7	多重视图	发现（结果）	时间点	手指. 第四. 右侧	叙述型	X 射线检查	放射医学
38147-5	多重视图	发现（结果）	时间点	手指. 第五. 右侧	叙述型	X 射线检查	放射医学
38148-3	多重视图	发现（结果）	时间点	趾. 第二. 右侧	叙述型	X 射线检查	放射医学
38149-1	多重视图	发现（结果）	时间点	趾. 第三. 右侧	叙述型	X 射线检查	放射医学
38150-9	多重视图	发现（结果）	时间点	趾. 第四. 右侧	叙述型	X 射线检查	放射医学
38151-7	多重视图	发现（结果）	时间点	趾. 第五. 右侧	叙述型	X 射线检查	放射医学

LOINC 代码	名称	属性	时间特征	系统	标尺类型	方法类型	分类
38152-5	多重视图	发现（结果）	时间点	拇趾.右侧	叙述型	X射线检查	放射医学
38153-3	多重视图^W唾液腺导管内注入对比剂	发现（结果）	时间点	颌下腺	叙述型	X射线检查.荧光光谱	放射医学
38154-1	引导活组织检查	发现（结果）	时间点	浅表骨	叙述型	X射线检查.荧光光谱	放射医学
38155-8	多重视图 4	发现（结果）	时间点	腕部	叙述型	X射线检查	放射医学
38156-6	多重视图 6	发现（结果）	时间点	腕部	叙述型	X射线检查	放射医学
38157-4	甲状旁腺素.完整型^切除术后5分钟	质量浓度	时间点	血清/血浆	定量型		刺激耐受试验
3815-8	甲氧乙心安	质量浓度	时间点	血清/血浆	定量型		药物水平/毒理学
38158-2	甲状旁腺素.完整型^基线	质量浓度	时间点	血清/血浆	定量型		刺激耐受试验
38159-0	左乙拉西坦	质量浓度	时间点	尿液	定量型		药物水平/毒理学
38160-8	卟啉/肌酐	质量浓度比率	时间点	尿液	定量型		化学
38161-6	五羧基卟啉/肌酐	质量浓度比率	时间点	尿液	定量型		化学
38162-4	粪卟啉/肌酐	质量浓度比率	时间点	尿液	定量型		化学
38163-2	七羧基卟啉/肌酐	质量浓度比率	时间点	尿液	定量型		化学
38164-0	六羧基卟啉/肌酐	质量浓度比率	时间点	尿液	定量型		化学
38165-7	尿卟啉/肌酐	质量浓度比率	24小时	尿液	定量型		化学
3816-6	甲氧乙心安	任意浓度	时间点	尿液	等级型		药物水平/毒理学
38166-5	西尼罗河病毒 Ab.IgM	任意浓度	时间点	血清	定量型	酶免疫分析	微生物学
38167-3	主要交叉配血	印象/检查结果的解释	时间点	血清/血浆	名义型	聚乙二醇	血库
38168-1	主要交叉配血	印象/检查结果的解释	时间点	血清/血浆	名义型	低离子强度盐水	血库
38169-9	免疫球蛋白轻链.λ.游离型	质量速率	24小时	尿液	定量型		化学
38170-7	细胞.CD18/100细胞	数量或计数分数	时间点	XXX	定量型		细胞标志物
38171-5	细胞.CD3-CD19＋/100细胞	数量或计数分数	时间点	XXX	定量型		细胞标志物
38172-3	有机酸	摩尔浓度	时间点	血清/血浆	定量型		化学
38173-1	博氏疏螺旋体 C6 Ab	任意浓度	时间点	血清	定量型	酶免疫分析	微生物学
3817-4	甲氧乙心安	质量浓度	时间点	尿液	定量型		药物水平/毒理学
38174-9	博氏疏螺旋体 C6 Ab	任意浓度	时间点	脑脊液	定量型	酶免疫分析	微生物学
38175-6	七羧酸/肌酐	摩尔浓度比率	时间点	尿液	定量型		化学
38176-4	免疫球蛋白轻链.κ.游离型	质量浓度	时间点	尿液	定量型		化学
38177-2	免疫球蛋白轻链.κ.游离型	质量速率	24小时	尿液	定量型		化学
38178-0	免疫球蛋白轻链.λ.游离型	质量浓度	时间点	尿液	定量型		化学
38179-8	周围神经病基因突变分析	存在与否或身份标识	时间点	全血/组织	叙述型	分子遗传学	分子病理学.基因突变
38180-6	丙型肝炎病毒 RNA	任意浓度之对数	时间点	血清/血浆	定量型	探针.扩增.靶向扩增	微生物学

LOINC 代码	名称	属性	时间特征	系统	标尺类型	方法类型	分类
38181-4	直径. 侧位	长度	时间点	胸部	定量型	X 射线检查	放射医学
3818-2	甲氧乙心安	质量速率	24 小时	尿液	定量型		药物水平/毒理学
38182-2	副流感病毒 1 Ab. IgG	任意浓度	时间点	血清	定量型		微生物学
38183-0	副流感病毒 2 Ab. IgG	任意浓度	时间点	血清	定量型		微生物学
38184-8	嗜碱粒细胞/100 白细胞	数量或计数分数	时间点	羊水	定量型	手工计数	血液学/细胞分类计数
38185-5	β半乳糖苷酶	任意浓度	时间点	全血	等级型		化学
38186-3	β球蛋白	质量浓度	24 小时	尿液	定量型	电泳	化学
38187-1	胆汁酸. 二羟基	摩尔浓度	时间点	血清	定量型		化学
38188-9	胆汁酸. 三羟基	摩尔浓度	时间点	血清	定量型		化学
38189-7	α2 球蛋白	质量浓度	24 小时	尿液	定量型	电泳	化学
3819-0	美西律	质量浓度	时间点	血清/血浆	定量型		药物水平/毒理学
38190-5	α2 球蛋白	质量浓度	时间点	尿液	定量型	电泳	化学
38191-3	尿酸铵	质量含量	时间点	结石	定量型		化学
38192-1	淀粉酶	催化浓度	2 小时	尿液	定量型		化学
38193-9	淀粉酶	催化速率	XXX	尿液	定量型		化学
38194-7	抗抑郁药	存在与否或身份标识	时间点	胃液	名义型		药物水平/毒理学
38195-4	抗组胺药物类	任意浓度	时间点	胃液	等级型		药物水平/毒理学
38196-2	外观	外观	时间点	全血	名义型		标本特性
38197-0	副百日咳博德特菌 Ag	任意浓度	时间点	鼻咽部	等级型	免疫荧光	微生物学
38198-8	百日咳杆菌 Ag	任意浓度	时间点	鼻咽部	等级型	免疫荧光	微生物学
38199-6	压力. 积极末期呼气. 内部的	压力或压强	时间点	呼吸系统	定量型		呼吸机管理
38200-2	标本体积	容积、体积	时间点	唾液	定量型		标本特性
38201-0	疼痛发作	时间戳、时间标记	时间点	病人	定量型	报告的	病史与体格检查. 病史
38202-8	疼痛发作. 数小时以前	时间（如秒数）	时间点	病人	定量型	报告的	病史与体格检查. 病史
38203-6	疼痛发作速度	发现（结果）	时间点	病人	等级型	报告的	病史与体格检查. 病史
38204-4	疼痛原发部位	解剖学	时间点	*	名义型	报告的	病史与体格检查. 病史
38205-1	疼痛放射	发现（结果）	时间点	*	名义型		病史与体格检查. 病史
38206-9	疼痛时间模式	发现（结果）	时间点	病人	名义型	报告的	病史与体格检查. 病史
38207-7	疼痛持续时间	时间（如秒数）	时间点	病人	定量型	报告的	病史与体格检查. 病史
3820-8	美洛西林	质量浓度	时间点	血清/血浆	定量型		药物水平/毒理学
38208-5	疼痛严重性	发现（结果）	时间点	病人	等级型	报告的	病史与体格检查. 病史
38209-3	疼痛加剧因素	发现（结果）	时间点	病人	名义型	报告的	病史与体格检查. 病史
38210-1	疼痛减缓因素	发现（结果）	时间点	病人	名义型	报告的	病史与体格检查. 病史

LOINC 代码	名称	属性	时间特征	系统	标尺类型	方法类型	分类
38211-9	疼痛起始事件	发现（结果）	时间点	病人	叙述型	报告的	病史与体格检查.病史
38212-7	疼痛评估医嘱组	—	时间点	病人	—		医嘱组.病史与体格检查
38213-5	FLACC 疼痛评估 医嘱组	—	时间点	病人	—		医嘱组.病史与体格检查
38214-3	疼痛严重性	发现（结果）	时间点	病人	定量型	报告的.目视模拟评分	病史与体格检查.病史
38215-0	疼痛严重性.总计	发现（结果）	时间点	病人	定量型	观察性.FLACC	病史与体格检查.病史
3821-6	咪达唑仑	质量浓度	时间点	血清/血浆	定量型		药物水平/毒理学
38216-8	疼痛严重性.面部	发现（结果）	时间点	病人	等级型	观察性.FLACC	病史与体格检查.病史
38217-6	疼痛严重性.腿部	发现（结果）	时间点	病人	等级型	观察性.FLACC	病史与体格检查.病史
38218-4	疼痛严重性.活动	发现（结果）	时间点	病人	等级型	观察性.FLACC	病史与体格检查.病史
38219-2	疼痛严重性.哭泣	发现（结果）	时间点	病人	等级型	观察性.FLACC	病史与体格检查.病史
382-2	苯唑西林	药物敏感度	时间点	分离物	定量型	最小致死浓度	抗生素敏感性
38220-0	疼痛严重性.可安慰性	发现（结果）	时间点	病人	等级型	观察性.FLACC	病史与体格检查.病史
38221-8	疼痛严重性	发现（结果）	时间点	病人	等级型	报告的.Wong-Baker 面容疼痛评估量表	病史与体格检查.病史
38222-6	感官知觉	发现（结果）	时间点	皮肤	等级型	观察性.Braden 量表	病史与体格检查.病史
38223-4	体力活动	发现（结果）	时间点	病人	等级型	观察性.Braden 量表	病史与体格检查.病史
3822-4	二甲胺四环素	质量浓度	时间点	血清/血浆	定量型		药物水平/毒理学
38224-2	身体灵活性	发现（结果）	时间点	病人	等级型	观察性.Braden 量表	病史与体格检查.病史
38225-9	营养摄取模式	发现（结果）	时间点	病人	等级型	观察性.Braden 量表	病史与体格检查.病史
38226-7	摩擦与剪切	发现（结果）	时间点	皮肤	等级型	观察性.Braden 量表	病史与体格检查.病史
38227-5	Braden 量表评分.总分	发现（结果）	时间点	病人	等级型	观察性.Braden 量表	病史与体格检查.病史
38228-3	Braden 量表皮肤评估 医嘱组	—	时间点	病人	—		医嘱组.病史与体格检查

LOINC 代码	名称	属性	时间特征	系统	标尺类型	方法类型	分类
38229-1	接触潮湿	发现（结果）	时间点	皮肤	等级型	观察性.Braden 量表	病史与体格检查.病史
38230-9	离子钙	质量浓度	时间点	全血	定量型		化学
38231-7	细胞.CD11B+HLA-DR+/100 细胞	数量或计数分数	时间点	全血	定量型		细胞标志物
3823-2	吗拉宗	任意浓度	时间点	尿液	等级型		药物水平/毒理学
38232-5	细胞.CD13+CD16+/100 细胞	数量或计数分数	时间点	全血	定量型		细胞标志物
38233-3	细胞.CD3+CD62L+	数量或计数浓度（计数/容积）	时间点	全血	定量型		细胞标志物
38234-1	细胞.CD3+CD62L+/100 细胞	数量或计数分数	时间点	全血	定量型		细胞标志物
38235-8	细胞.CD3+TcR γ δ+	数量或计数浓度（计数/容积）	时间点	全血	定量型		细胞标志物
38236-6	细胞.CD3+TcR γ δ+/100 细胞	数量或计数分数	时间点	XXX	定量型		细胞标志物
38237-4	细胞.CD4+CD28+	数量或计数浓度（计数/容积）	时间点	全血	定量型		细胞标志物
38238-2	细胞.CD4+CD28+/100 细胞	数量或计数分数	时间点	全血	定量型		细胞标志物
38239-0	细胞.CD4+CD95+	数量或计数浓度（计数/容积）	时间点	全血	定量型		细胞标志物
3824-0	吗拉宗	质量浓度	时间点	尿液	定量型		药物水平/毒理学
38240-8	细胞.CD4+CD95+/100 细胞	数量或计数分数	时间点	全血	定量型		细胞标志物
38241-6	细胞.CD8+CD95+	数量或计数浓度（计数/容积）	时间点	全血	定量型		细胞标志物
38242-4	细胞.CD8+CD95+/100 细胞	数量或计数分数	时间点	全血	定量型		细胞标志物
38243-2	流产布鲁氏杆菌 Ab.IgG	任意浓度	时间点	血清	等级型		微生物学
38244-0	流产布鲁氏杆菌 Ab.IgM	任意浓度	时间点	血清	等级型		微生物学
38245-7	犬布鲁氏菌 Ab.IgG	任意浓度	时间点	血清	等级型		微生物学
38246-5	犬布鲁氏菌 Ab.IgM	任意浓度	时间点	血清	等级型		微生物学
38247-3	布鲁氏杆菌 Ab.IgG	稀释系数、稀释倍数（滴度）	时间点	血清	定量型		微生物学
38248-1	布鲁氏杆菌 Ab.IgM	稀释系数、稀释倍数（滴度）	时间点	血清	定量型		微生物学
38249-9	C 肽^给予某刺激后 15 分钟	质量浓度	时间点	血清/血浆	定量型		刺激耐受试验
38250-7	钙	质量浓度	时间点	XXX	定量型		化学
38251-5	草酸钙	质量速率	24 小时	尿液	定量型		化学
38252-3	草酸钙一水合物	质量含量	时间点	结石	定量型		化学
38253-1	二氧化碳	摩尔浓度	时间点	XXX	定量型		化学
38254-9	碳磷酸钙	任意浓度	时间点	结石	等级型		化学
38255-6	猫毛屑 Ab.IgE	比率	时间点	血清	定量型		变态反应
38256-4	已计数细胞.合计	数量或计数（正整数）	时间点	体液	定量型		血液学/细胞分类计数
3825-7	吗拉宗	质量速率	24 小时	尿液	定量型		药物水平/毒理学
38257-2	已计数细胞.合计	数量或计数（正整数）	时间点	骨髓	定量型		血液学/细胞分类计数
38258-0	已计数细胞.合计	数量或计数（正整数）	时间点	胸水	定量型		血液学/细胞分类计数

LOINC 代码	名称	属性	时间特征	系统	标尺类型	方法类型	分类
38259-8	已计数细胞.合计	数量或计数（正整数）	时间点	腹腔液	定量型		血液学/细胞分类计数
38260-6	已计数细胞.合计	数量或计数（正整数）	时间点	关节液	定量型		血液学/细胞分类计数
38261-4	骨密度	单位面积的质量	时间点	臀部	定量型	X 射线检查.DEXA	放射医学
38262-2	骨密度	单位面积的质量	时间点	跟骨	定量型	X 射线检查.DEXA	放射医学
38263-0	骨密度 T-评分	比率	时间点	股骨	定量型	X 射线检查.DEXA	放射医学
38264-8	骨密度 T-评分	比率	时间点	臀部	定量型	X 射线检查.DEXA	放射医学
3826-5	吗啡	任意浓度	时间点	血清/血浆	等级型		药物水平/毒理学
38265-5	骨密度 T-评分	比率	时间点	桡骨＋尺骨	定量型	X 射线检查.DEXA	放射医学
38266-3	骨密度 T-评分	比率	时间点	跟骨	定量型	X 射线检查.DEXA	放射医学
38267-1	骨密度 T-评分	比率	时间点	脊髓.腰段	定量型	X 射线检查.DEXA	放射医学
38268-9	骨密度	印象/检查结果的解释	时间点	骨骼系统	叙述型	X 射线检查.DEXA	放射医学
38269-7	研究报告	发现（结果）	时间点	骨骼系统	文档型	X 射线检查.DEXA	放射医学
38270-5	甲型流感病毒血球凝集素 H7 RNA	任意浓度	时间点	XXX	等级型	探针.扩增.靶向扩增	微生物学
38271-3	甲型流感病毒血球凝集素 H6 RNA	任意浓度	时间点	XXX	等级型	探针.扩增.靶向扩增	微生物学
38272-1	甲型流感病毒血球凝集素 H5 RNA	任意浓度	时间点	XXX	等级型	探针.扩增.靶向扩增	微生物学
3827-3	吗啡	质量浓度	时间点	血清/血浆	定量型		药物水平/毒理学
38273-9	甲型流感病毒 Ab	任意浓度	时间点	血清	定量型	酶免疫分析	微生物学
38274-7	鸽圆环病毒 DNA	任意浓度	时间点	XXX	等级型	探针.扩增.靶向扩增	微生物学
38275-4	朊病毒蛋白质.异常	任意浓度	时间点	大脑	等级型	光学显微镜检查	微生物学
38276-2	表面诱导的凝血^孵育后 1 小时	时间（如秒数）	时间点	贫血小板血浆^池	定量型	凝集反应	凝血功能检查
38277-0	淋巴细胞增殖.0.5 μg/ml 白色念珠菌刺激	任意浓度	时间点	全血	定量型		微生物学
38278-8	淋巴细胞增殖.1.0 μg/ml 白色念珠菌刺激	任意浓度	时间点	全血	定量型		微生物学
38279-6	淋巴细胞增殖.2.5 μg/ml 白色念珠菌刺激	任意浓度	时间点	全血	定量型		微生物学
38280-4	淋巴细胞增殖.5.0 μg/ml 白色念珠菌刺激	任意浓度	时间点	全血	定量型		微生物学
3828-1	吗啡.游离型	任意浓度	时间点	尿液	等级型		药物水平/毒理学

LOINC 代码	名称	属性	时间特征	系统	标尺类型	方法类型	分类
38281-2	淋巴细胞增殖.2.41 μg/ml 破伤风毒素刺激	任意浓度	时间点	全血	定量型		微生物学
38282-0	淋巴细胞增殖.4.83 μg/ml 破伤风毒素刺激	任意浓度	时间点	全血	定量型		微生物学
38283-8	淋巴细胞增殖.9.67 μg/ml 破伤风毒素刺激	任意浓度	时间点	全血	定量型		微生物学
38284-6	淋巴细胞增殖.19.3 μg/ml 破伤风毒素刺激	任意浓度	时间点	全血	定量型		微生物学
38285-3	红细胞	任意浓度	时间点	十二指肠液	等级型		血液学/细胞分类计数
38286-1	2，4-二氯苯氧乙酸	质量浓度	时间点	水	定量型		药物水平/毒理学
38287-9	2，2-二氯丙酸	质量浓度	时间点	水	定量型		药物水平/毒理学
38288-7	1，2-二溴-3-氯丙烷	质量浓度	时间点	水	定量型		药物水平/毒理学
38289-5	1，2-二氯苯	质量浓度	时间点	水	定量型		药物水平/毒理学
38290-3	1，4-二氯苯	质量浓度	时间点	水	定量型		药物水平/毒理学
38291-1	1，2-二氯乙烷	质量浓度	时间点	水	定量型		药物水平/毒理学
38292-9	1，1-二氯乙烯	质量浓度	时间点	水	定量型		药物水平/毒理学
38293-7	顺式-1，2-二氯乙烯	质量浓度	时间点	水	定量型		药物水平/毒理学
38294-5	反式-1，2-二氯乙烯	质量浓度	时间点	水	定量型		药物水平/毒理学
38295-2	甲叉二氯	质量浓度	时间点	水	定量型		药物水平/毒理学
38296-0	1，2-二氯丙烷	质量浓度	时间点	水	定量型		药物水平/毒理学
38297-8	二（2-乙基已基）邻苯二甲酸	质量浓度	时间点	水	定量型		药物水平/毒理学
38298-6	地乐酚	质量浓度	时间点	水	定量型		药物水平/毒理学
3829-9	吗啡.游离型	质量浓度	时间点	尿液	定量型		药物水平/毒理学
38299-4	二噁英	质量浓度	时间点	水	定量型		药物水平/毒理学
383-0	苯唑西林	药物敏感度	时间点	分离物	定量或等级型	最小抑制浓度	抗生素敏感性
38300-0	敌草快	质量浓度	时间点	水	定量型		药物水平/毒理学
38301-8	桥氧酞钠	质量浓度	时间点	水	定量型		药物水平/毒理学
38302-6	异狄氏剂	质量浓度	时间点	水	定量型		药物水平/毒理学
38303-4	表氯醇	质量浓度	时间点	水	定量型		药物水平/毒理学

LOINC 代码	名称	属性	时间特征	系统	标尺类型	方法类型	分类
38304-2	二溴化乙烯	质量浓度	时间点	水	定量型		药物水平/毒理学
38305-9	草甘膦	质量浓度	时间点	水	定量型		药物水平/毒理学
38306-7	七氯	质量浓度	时间点	水	定量型		药物水平/毒理学
3830-7	吗啡	任意浓度	时间点	尿液	等级型		药物水平/毒理学
38307-5	七氯环氧化物	质量浓度	时间点	水	定量型		药物水平/毒理学
38308-3	锑	质量浓度	时间点	水	定量型		药物水平/毒理学
38309-1	石棉	质量浓度	时间点	水	定量型		药物水平/毒理学
38310-9	铍	质量浓度	时间点	水	定量型		药物水平/毒理学
38311-7	铊	质量浓度	时间点	水	定量型		药物水平/毒理学
38312-5	四氯乙烯	质量浓度	时间点	水	定量型		药物水平/毒理学
38313-3	甲苯	质量浓度	时间点	水	定量型		药物水平/毒理学
38314-1	环已酮	质量浓度	时间点	水	定量型		药物水平/毒理学
3831-5	吗啡	质量浓度	时间点	尿液	定量型		药物水平/毒理学
38315-8	二氯代苯	质量浓度	时间点	水	定量型		药物水平/毒理学
38316-6	二氯乙烷	质量浓度	时间点	水	定量型		药物水平/毒理学
38317-4	己烷	质量浓度	时间点	水	定量型		药物水平/毒理学
38318-2	丙烯酰胺	质量浓度	时间点	水	定量型		药物水平/毒理学
38319-0	甲草胺	质量浓度	时间点	水	定量型		药物水平/毒理学
38320-8	苯并（α）芘	质量浓度	时间点	水	定量型		药物水平/毒理学
38321-6	卡巴呋喃	质量浓度	时间点	水	定量型		药物水平/毒理学
38322-4	四氯化碳	质量浓度	时间点	水	定量型		药物水平/毒理学
3832-3	吗啡	质量速率	24 小时	尿液	定量型		药物水平/毒理学
38323-2	六氯化苯	质量浓度	时间点	水	定量型		药物水平/毒理学
38324-0	甲氧氯	质量浓度	时间点	水	定量型		药物水平/毒理学
38325-7	草氨酰	质量浓度	时间点	水	定量型		药物水平/毒理学

LOINC 代码	名称	属性	时间特征	系统	标尺类型	方法类型	分类
38326-5	五氯苯酚	质量浓度	时间点	水	定量型		药物水平/毒理学
38327-3	落叶素	质量浓度	时间点	水	定量型		药物水平/毒理学
38328-1	西玛津	质量浓度	时间点	水	定量型		药物水平/毒理学
38329-9	苯乙烯	质量浓度	时间点	水	定量型		药物水平/毒理学
38330-7	八氯莰烯	质量浓度	时间点	水	定量型		药物水平/毒理学
3833-1	羟羧氧酰胺菌素	质量浓度	时间点	血清/血浆	定量型		药物水平/毒理学
38331-5	2，4，5-三氯苯氧乙酸	质量浓度	时间点	水	定量型		药物水平/毒理学
38332-3	1，2，4-三氯苯	质量浓度	时间点	水	定量型		药物水平/毒理学
38333-1	三氯乙烷	质量浓度	时间点	水	定量型		药物水平/毒理学
38334-9	1，1，2-三氯乙烷	质量浓度	时间点	水	定量型		药物水平/毒理学
38335-6	氯化乙烯	质量浓度	时间点	水	定量型		药物水平/毒理学
38336-4	乙苯	质量浓度	时间点	水	定量型		药物水平/毒理学
38337-2	六氯环戊二烯	质量浓度	时间点	水	定量型		药物水平/毒理学
38338-0	氰化物	质量浓度	时间点	水	定量型		药物水平/毒理学
38339-8	苯	质量浓度	时间点	水	定量型		药物水平/毒理学
38340-6	二氯二苯三氯乙烷	质量浓度	时间点	水	定量型		药物水平/毒理学
38341-4	氯丹	质量浓度	时间点	水	定量型		药物水平/毒理学
38342-2	六氯苯	质量浓度	时间点	水	定量型		药物水平/毒理学
38343-0	氯苯	质量浓度	时间点	水	定量型		药物水平/毒理学
38344-8	三氯乙烯	质量浓度	时间点	水	定量型		药物水平/毒理学
38345-5	申氏孢子丝菌 Ab	稀释系数、稀释倍数（滴度）	时间点	脑脊液	定量型	胶乳凝集试验	微生物学
38346-3	申氏孢子丝菌 Ab	稀释系数、稀释倍数（滴度）	时间点	脑脊液	定量型		微生物学
38347-1	某微生物 DNA	存在与否或身份标识	时间点	XXX	名义型	探针. 扩增. 靶向扩增	微生物学
38348-9	疱疹病毒 6 DNA	存在与否或身份标识	时间点	XXX	名义型	探针. 扩增. 靶向扩增	微生物学
3834-9	N-乙酰普鲁卡因胺	质量浓度	时间点	血清/血浆	定量型		药物水平/毒理学

LOINC 代码	名称	属性	时间特征	系统	标尺类型	方法类型	分类
38349-7	疱疹病毒 6 DNA	数量或计数浓度（计数/容积）	时间点	XXX	定量型	探针.扩增.靶向扩增	微生物学
38350-5	疱疹病毒 6 DNA	数量或计数浓度之对数	时间点	XXX	定量型	探针.扩增.靶向扩增	微生物学
38351-3	疱疹病毒 6 DNA 医嘱组	—	时间点	XXX	—	探针.扩增.靶向扩增	医嘱组.微生物学
38352-1	白介素 2 受体	任意浓度	时间点	XXX	定量型		化学
38353-9	链球菌 sp，已鉴定的	存在与否或身份标识	时间点	XXX	名义型	微生物特异性培养	微生物学
38354-7	巴尔通体 已鉴定的	存在与否或身份标识	时间点	XXX	名义型	微生物特异性培养	微生物学
38355-4	壳三糖苷酶	催化浓度	时间点	血清/血浆	定量型		化学
3835-6	N-乙基烟酰胺	质量浓度	时间点	尿液	定量型		药物水平/毒理学
38356-2	甲状腺素 Ab	任意浓度	时间点	血清	等级型		血清学
38357-0	B 细胞交叉配血	印象/检查结果的解释	时间点	血清/血浆	名义型		血库
38358-8	A Ab	稀释系数、稀释倍数（滴度）	时间点	血清/血浆	定量型	抗人球蛋白	血库
38359-6	A Ab	稀释系数、稀释倍数（滴度）	时间点	血清/血浆	定量型	立即旋转	血库
38360-4	异丁酰甘氨酸/肌酐	质量浓度比率	时间点	尿液	定量型		化学
38361-2	（鸡羽毛＋鸭羽毛＋鹅羽毛＋火鸡羽毛）Ab. IgG	质量浓度	时间点	血清	定量型		变态反应
38362-0	肌肉特异性受体酪氨酸激酶 Ab	任意浓度	时间点	血清	等级型		血清学
38363-8	头孢吡肟	质量浓度	时间点	血清/血浆	定量型		药物水平/毒理学
3836-4	纳多洛尔	任意浓度	时间点	尿液	等级型		药物水平/毒理学
38364-6	氟哌啶醇.还原型	质量浓度	时间点	血清/血浆	定量型		药物水平/毒理学
38365-3	十六烷二烯酸/肌酐	质量浓度比率	时间点	尿液	定量型		化学
38366-1	次黄嘌呤/肌酐	摩尔浓度比率	时间点	尿液	定量型		化学
38367-9	N-辛酰基甘氨酸/肌酐	质量浓度比率	时间点	尿液	定量型		化学
38368-7	鸽粪 Ab. IgG	质量浓度	时间点	血清	定量型		变态反应
38369-5	U1 核内小分子核糖核蛋白 Ab. IgG	任意浓度	时间点	血清	等级型		血清学
38370-3	伏立康唑	质量浓度	时间点	血清/血浆	定量型		药物水平/毒理学
38371-1	黄嘌呤/肌酐	摩尔浓度比率	时间点	尿液	定量型		化学
3837-2	纳多洛尔	质量浓度	时间点	尿液	定量型		药物水平/毒理学
38372-9	人乳头瘤病毒 6＋11＋16＋18＋31＋33＋35＋39＋42＋43＋44＋45＋51＋52＋56＋58＋59＋68 DNA	任意浓度	时间点	子宫颈	等级型	探针.扩增.信号扩增	微生物学
38373-7	丁丙诺啡＋去甲基丁丙诺啡	任意浓度	时间点	尿液	等级型		药物水平/毒理学
38374-5	替诺福韦	质量浓度	时间点	血清/血浆	定量型		药物水平/毒理学
38375-2	腺病毒 DNA	任意浓度	时间点	脑脊液	等级型	探针.扩增.靶向扩增	微生物学

LOINC 代码	名称	属性	时间特征	系统	标尺类型	方法类型	分类
38376-0	隐球菌 已鉴定的	存在与否或身份标识	时间点	XXX	名义型	微生物特异性培养	微生物学
38377-8	新型隐球菌	任意浓度	时间点	XXX	等级型	微生物特异性培养	微生物学
38378-6	结核分枝杆菌复合物 rRNA	任意浓度	时间点	XXX	等级型	探针	微生物学
38379-4	结核分枝杆菌复合物 DNA	任意浓度	时间点	XXX	等级型	探针.扩增.靶向扩增	微生物学
3838-0	纳多洛尔	质量速率	24 小时	尿液	定量型		药物水平/毒理学
38380-2	HFE 基因. p. S65C	任意	时间点	全血/组织	等级型	分子遗传学	分子病理学.基因突变
38381-0	甲型流感病毒 cDNA	任意浓度	时间点	XXX	等级型	探针.扩增.靶向扩增	微生物学
38382-8	乙型流感病毒	任意浓度	时间点	XXX	等级型	微生物特异性培养	微生物学
38383-6	肠球菌 rRNA	任意浓度	时间点	XXX	等级型	探针	微生物学
38384-4	可卡因	任意浓度	时间点	胃液	等级型		药物水平/毒理学
38385-1	粗球孢子菌 Ag	任意浓度	时间点	脑脊液	等级型		微生物学
38386-9	颜色	类型	时间点	羊水	名义型		标本特性
38387-7	补体 C3.肾	任意浓度	时间点	血清/血浆	等级型		血液学/细胞分类计数
38388-5	补体 C3	任意浓度	时间点	血清/血浆	等级型		血液学/细胞分类计数
38389-3	2 期贝氏柯克斯体 Ab	稀释系数、稀释倍数（滴度）	时间点	血清	定量型		微生物学
38390-1	新型隐球菌 Ag	任意浓度	时间点	脑脊液	等级型		微生物学
38391-9	新型隐球菌 Ag	任意浓度	时间点	血清	等级型		微生物学
38392-7	军团菌 sp Ab	任意浓度	时间点	血清	等级型		微生物学
38393-5	军团菌 sp 已鉴定的	存在与否或身份标识	时间点	胸水	名义型	微生物特异性培养	微生物学
38394-3	军团菌 sp 已鉴定的	存在与否或身份标识	时间点	尿液	名义型	微生物特异性培养	微生物学
38395-0	副流感病毒 1 Ag	任意浓度	时间点	鼻咽部	等级型	免疫荧光	微生物学
38396-8	副流感病毒 1 Ag	任意浓度	时间点	鼻	等级型	免疫荧光	微生物学
38397-6	结晶	存在与否或身份标识	时间点	羊水	名义型	光学显微镜检查	化学
3839-8	纳布啡	任意浓度	时间点	尿液	等级型		药物水平/毒理学
38398-4	结晶	存在与否或身份标识	时间点	心包液	名义型	光学显微镜检查	化学
38399-2	结晶	存在与否或身份标识	时间点	腹腔液	名义型	光学显微镜检查	化学
38400-8	副流感病毒 1+2+3 Ab	任意浓度	时间点	血清	等级型		微生物学
38401-6	原虫 已鉴定的	存在与否或身份标识	时间点	XXX	名义型		微生物学
38402-4	寄生虫 已鉴定的	存在与否或身份标识	时间点	组织	名义型		微生物学
38403-2	环孢菌 Ag	任意浓度	时间点	大便	等级型	酶免疫分析	微生物学
38404-0	CFTR 基因突变分析	存在与否或身份标识	时间点	全血/组织	叙述型	分子遗传学	分子病理学.基因突变

LOINC 代码	名称	属性	时间特征	系统	标尺类型	方法类型	分类
38405-7	MTATP6 基因突变分析	存在与否或身份标识	时间点	全血/组织	叙述型	分子遗传学	分子病理学.基因突变
3840-6	纳布啡	质量浓度	时间点	尿液	定量型		药物水平/毒理学
38406-5	PABPN1 基因突变分析	存在与否或身份标识	时间点	全血/组织	叙述型	分子遗传学	分子病理学.基因突变
38407-3	PAX3 基因突变分析	存在与否或身份标识	时间点	全血/组织	叙述型	分子遗传学	分子病理学.基因突变
38408-1	PEO 基因突变分析	存在与否或身份标识	时间点	全血/组织	叙述型	分子遗传学	分子病理学.基因突变
38409-9	SERPINA1 基因突变分析	存在与否或身份标识	时间点	全血/组织	叙述型	分子遗传学	分子病理学.基因突变
38410-7	基底膜区 Ab	稀释系数、稀释倍数（滴度）	时间点	血清	定量型		血清学
38411-5	DYT1 基因突变分析	存在与否或身份标识	时间点	全血/组织	名义型	分子遗传学	分子病理学.基因突变
38412-3	FGFR2 基因突变分析	存在与否或身份标识	时间点	全血/组织	叙述型	分子遗传学	分子病理学.基因突变
38413-1	FGFR3 基因突变分析	存在与否或身份标识	时间点	全血/组织	叙述型	分子遗传学	分子病理学.基因突变
3841-4	纳布啡	质量速率	24 小时	尿液	定量型		药物水平/毒理学
38414-9	铁	摩尔含量	时间点	组织	定量型		化学
38415-6	亚甲基四氢叶酸还原酶基因突变分析	存在与否或身份标识	时间点	全血/组织	叙述型	分子遗传学	分子病理学.基因突变
38416-4	寄生虫 已鉴定的	存在与否或身份标识	时间点	体液	名义型	目测	微生物学
38417-2	反式-肉桂酰甘氨酸/肌酐	质量浓度比率	时间点	尿液	定量型		化学
38418-0	鸽粪 Ab. IgG	任意浓度	时间点	血清	等级型		变态反应
38419-8	细胞. CD21/100 细胞	数量或计数分数	时间点	XXX	定量型		细胞标志物
38420-6	细胞角蛋白 Ab. IgG	任意浓度	时间点	血清	定量型	酶免疫分析	血清学
38421-4	C 肽^给予某刺激后 30 分钟	摩尔浓度	时间点	血清/血浆	定量型		刺激耐受试验
3842-2	烯丙吗啡	质量浓度	时间点	尿液	定量型		药物水平/毒理学
38422-2	C 肽^给予某刺激后 1 小时	摩尔浓度	时间点	血清/血浆	定量型		刺激耐受试验
38423-0	C 肽^给予某刺激后 1.5 小时	摩尔浓度	时间点	血清/血浆	定量型		刺激耐受试验
38424-8	C 肽^给予某刺激后 2 小时	摩尔浓度	时间点	血清/血浆	定量型		刺激耐受试验
38425-5	C 肽^给予某刺激后 2.5 小时	摩尔浓度	时间点	血清/血浆	定量型		刺激耐受试验
38426-3	C 肽^给予某刺激后 3 小时	摩尔浓度	时间点	血清/血浆	定量型		刺激耐受试验
38427-1	硫氰酸	质量速率	24 小时	尿液	定量型		药物水平/毒理学
38428-9	布洛芬^给药前	质量浓度	时间点	血清/血浆	定量型		药物水平/毒理学
38429-7	布洛芬^给药后 30 分钟	质量浓度	时间点	血清/血浆	定量型		药物水平/毒理学

LOINC 代码	名称	属性	时间特征	系统	标尺类型	方法类型	分类
3843-0	诺龙	任意浓度	时间点	尿液	等级型		药物水平/毒理学
38430-5	布洛芬^给药后 1 小时	质量浓度	时间点	血清/血浆	定量型		药物水平/毒理学
38431-3	布洛芬^给药后 1.5 小时	质量浓度	时间点	血清/血浆	定量型		药物水平/毒理学
38432-1	布洛芬^给药后 2 小时	质量浓度	时间点	血清/血浆	定量型		药物水平/毒理学
38433-9	布洛芬^给药后 2.5 小时	质量浓度	时间点	血清/血浆	定量型		药物水平/毒理学
38434-7	布洛芬^给药后 3 小时	质量浓度	时间点	血清/血浆	定量型		药物水平/毒理学
38435-4	细胞.末端脱氧核糖核苷酸转移酶/100 细胞	数量或计数分数	时间点	XXX	定量型	流式细胞术	细胞标志物
38436-2	菌落计数	数量或计数含量=计数/质量	时间点	XXX	定量型	目视计数	微生物学
38437-0	腰果 Ab. IgE	比率	时间点	血清	定量型		变态反应
38438-8	烟曲霉菌 Ab. IgE	比率	时间点	血清	定量型		变态反应
38439-6	巴比妥类	任意浓度	时间点	胎粪	等级型	确认试验	药物水平/毒理学
38440-4	基底膜区 Ab	任意浓度	时间点	血清	等级型		血清学
38441-2	苯二氮	任意浓度	时间点	胎粪	等级型	确认试验	药物水平/毒理学
38442-0	胆红素结晶	单位面积数量或计数	时间点	尿沉渣	定量型	光学显微镜检查.低倍视野	尿液分析
38443-8	皮炎芽生菌 Ab. IgM	任意浓度	时间点	血清	等级型	酶免疫分析	微生物学
38444-6	溴化物	任意浓度	24 小时	尿液	等级型		药物水平/毒理学
38445-3	钙卫蛋白	质量含量	时间点	大便	定量型		化学
38446-1	儿茶酚胺	质量速率	72 小时	尿液	定量型		化学
38447-9	CFTR 基因. p. 711+1G>T	任意	时间点	全血/组织	等级型	分子遗传学	分子病理学.基因突变
3844-8	诺龙	质量浓度	时间点	尿液	定量型		药物水平/毒理学
38448-7	CFTR 基因. p. A455E	任意	时间点	全血/组织	等级型	分子遗传学	分子病理学.基因突变
38449-5	CFTR 基因. p. 1078 delT	任意	时间点	全血/组织	等级型	分子遗传学	分子病理学.基因突变
38450-3	CFTR 基因. p. 2184 delA	任意	时间点	全血/组织	等级型	分子遗传学	分子病理学.基因突变
38451-1	CFTR 基因. p. 2789+5G>A	任意	时间点	全血/组织	等级型	分子遗传学	分子病理学.基因突变
38452-9	CFTR 基因. p. 3120+1G>A	任意	时间点	全血/组织	等级型	分子遗传学	分子病理学.基因突变
38453-7	CFTR 基因. p. 3659 delC	任意	时间点	全血/组织	等级型	分子遗传学	分子病理学.基因突变
38454-5	CFTR 基因. p. G85E	任意	时间点	全血/组织	等级型	分子遗传学	分子病理学.基因突变
3845-5	诺龙	质量速率	24 小时	尿液	定量型		药物水平/毒理学

LOINC代码	名称	属性	时间特征	系统	标尺类型	方法类型	分类
38455-2	CFTR 基因. p. 621＋1G＞T	任意	时间点	全血/组织	等级型	分子遗传学	分子病理学.基因突变
38456-0	CFTR 基因. p. 3849＋10KBC＞T	任意	时间点	全血/组织	等级型	分子遗传学	分子病理学.基因突变
38457-8	免疫复合物. C3d＋IgG	任意浓度	时间点	血清/血浆	定量型		血清学
38458-6	结晶	任意浓度	时间点	关节液	等级型	光学显微镜检查	化学
38459-4	结晶	单位面积数量或计数	时间点	尿沉渣	定量型	光学显微镜检查. 高倍视野	尿液分析
38460-2	军团菌 sp Ag	任意浓度	时间点	支气管	等级型	免疫荧光	微生物学
38461-0	军团菌 sp Ag	任意浓度	时间点	胸水	等级型	免疫荧光	微生物学
38462-8	军团菌 sp Ag	任意浓度	时间点	唾液	等级型	免疫荧光	微生物学
3846-3	萘普生	质量浓度	时间点	血清/血浆	定量型		药物水平/毒理学
38463-6	军团菌 sp Ag	任意浓度	时间点	尿液	等级型	免疫荧光	微生物学
38464-4	sabinoides 刺柏 Ab. IgE	比率	时间点	血清	定量型		变态反应
38465-1	鸡 Ab. IgE	比率	时间点	血清	定量型		变态反应
38466-9	鸡血清蛋白 Ab. IgG	任意浓度	时间点	血清	等级型		变态反应
38467-7	衣原体 Ab. IgG	任意浓度	时间点	体液	等级型		微生物学
38468-5	衣原体 Ab	任意浓度	时间点	脑脊液	等级型		微生物学
38469-3	沙眼衣原体 rRNA	任意浓度	时间点	全血	等级型	探针	微生物学
38470-1	氯磺丙脲	质量浓度	24 小时	尿液	定量型		药物水平/毒理学
3847-1	新蝶呤	质量浓度	时间点	尿液	定量型		化学
38471-9	染色体组型	存在与否或身份标识	时间点	尿液	名义型		分子病理学
38472-7	17-羟基皮质类固醇/肌酐	质量浓度比率	时间点	尿液	定量型		化学
38473-5	17-羟孕酮	质量浓度	时间点	全血. 滤纸	定量型		化学
38474-3	酰基肉毒碱	摩尔浓度	时间点	全血. 滤纸	定量型		化学
38475-0	α 葡萄糖苷酶	催化浓度	时间点	血清/血浆	定量型		化学
38476-8	苗勒（氏）抑制物质	质量浓度	时间点	血清/血浆	定量型		化学
38477-6	β 葡萄糖苷酶	催化浓度	时间点	血清/血浆	定量型		化学
38478-4	生物素化物酶	任意浓度	时间点	全血. 滤纸	等级型		化学
38479-2	支链酮酸脱氢酶复合物	任意浓度	时间点	全血. 滤纸	等级型		化学
384-8	苯唑西林	药物敏感度	时间点	分离物	定量或等级型	琼脂扩散	抗生素敏感性
38480-0	肉碱	摩尔浓度	时间点	全血. 滤纸	定量型		化学
38481-8	游离型肉碱	摩尔浓度	时间点	全血. 滤纸	定量型		化学
38482-6	肌酸激酶. MB	任意浓度	时间点	血清/血浆	等级型		化学
38483-4	肌酐	质量浓度	时间点	全血	定量型		化学
38484-2	半胱氨酸	质量速率	24 小时	尿液	定量型		化学
38485-9	半乳糖 1 磷酸	摩尔含量	时间点	红细胞	定量型		化学
38486-7	同型胱氨酸	任意浓度	时间点	全血. 滤纸	等级型		化学
38487-5	IgA	任意浓度	时间点	血清	定量型		化学
38488-3	IgG	任意浓度	时间点	血清	定量型		化学
3848-9	奈替米星^峰值	质量浓度	时间点	血清/血浆	定量型		药物水平/毒理学
38489-1	牛胰岛素 Ab	稀释系数、稀释倍数（滴度）	时间点	血清	定量型		血清学
38490-9	猪胰岛素 Ab	稀释系数、稀释倍数（滴度）	时间点	血清	定量型		血清学
38491-7	胰岛素样生长因子结合蛋白 3. 对酸敏感	质量浓度	时间点	血清/血浆	定量型		化学

LOINC 代码	名称	属性	时间特征	系统	标尺类型	方法类型	分类
38492-5	胰岛素样生长因子-I	任意浓度	时间点	血清/血浆	定量型		化学
38493-3	酮类	稀释系数、稀释倍数（滴度）	时间点	血清/血浆	定量型		化学
38494-1	间甲肾上腺素.游离型	质量浓度	时间点	血清/血浆	定量型		化学
38495-8	苯丙氨酸＋酪氨酸	任意浓度	时间点	尿液	等级型		化学
38496-6	棕榈酸视黄酯	质量浓度	时间点	血清/血浆	定量型		化学
3849-7	奈替米星^随机	质量浓度	时间点	血清/血浆	定量型		药物水平/毒理学
38497-4	精子.无定形头部	任意浓度	时间点	精液	等级型		生育能力
38498-2	精子.非活性的/100 精子	数量或计数分数	时间点	精液	定量型		生育能力
38499-0	精子.进行性的^射精后 4 小时	任意浓度	时间点	精液	等级型		生育能力
38500-5	精子.进行性的.等级 1/100 精子	数量或计数分数	时间点	精液	定量型		生育能力
38501-3	精子.进行性的.等级 2/100 精子	数量或计数分数	时间点	精液	定量型		生育能力
38502-1	精子.进行性的.等级 4/100 精子	数量或计数分数	时间点	精液	定量型		生育能力
38503-9	精子.进行性的.等级 3/100 精子	数量或计数分数	时间点	精液	定量型		生育能力
38504-7	甲状腺球蛋白 Ab	稀释系数、稀释倍数（滴度）	时间点	血清	定量型	免疫荧光	血清学
3850-5	奈替米星^低谷	质量浓度	时间点	血清/血浆	定量型		药物水平/毒理学
38505-4	甲状腺球蛋白恢复	质量分数	时间点	血清/血浆	定量型		化学
38506-2	甲状腺素	任意浓度	时间点	全血.滤纸	等级型		化学
38507-0	尿胆素原	任意含量	时间点	大便	定量型		化学
38508-8	尿卟啉/肌酐	质量浓度比率	时间点	尿液	定量型		化学
38509-6	粘度^采集后 30 分钟	粘度、粘稠度	时间点	精液	等级型		标本特性
38510-4	细胞.CD11B＋CD11C＋/100 细胞	数量或计数分数	时间点	XXX	定量型		细胞标志物
38511-2	细胞. CD19 ＋ CD33 ＋/100 细胞	数量或计数分数	时间点	全血	定量型		细胞标志物
38512-0	细胞. CD2 ＋ CD3 ＋/100 细胞	数量或计数分数	时间点	XXX	定量型		细胞标志物
3851-3	尼可吗啡	质量浓度	时间点	尿液	定量型		药物水平/毒理学
38513-8	细胞.CD2＋CD3＋	数量或计数浓度（计数/容积）	时间点	XXX	定量型		细胞标志物
38514-6	细胞. CD33 ＋ CD34 ＋/100 细胞	数量或计数分数	时间点	全血	定量型		细胞标志物
38515-3	细胞.cyIg mu	数量或计数浓度（计数/容积）	时间点	全血	定量型		细胞标志物
38516-1	细胞.末端脱氧核糖核苷酸转移酶/100 细胞	数量或计数分数	时间点	XXX	定量型	酶免疫分析	细胞标志物
38517-9	表面诱导的凝血.因子替换^孵育 2 小时后	时间（如秒数）	时间点	贫血小板血浆	定量型		凝血功能检查
38518-7	不成熟粒细胞/100 白细胞	数量或计数分数	时间点	全血	定量型		血液学/细胞分类计数
38519-5	显微镜观察	存在与否或身份标识	时间点	全血/骨髓	名义型	普鲁士蓝染色	血液学/细胞分类计数
38520-3	毛细血管脆性	任意浓度	时间点	病人	等级型		凝血功能检查
3852-1	烟酰胺	质量浓度	时间点	尿液	定量型		药物水平/毒理学

LOINC 代码	名称	属性	时间特征	系统	标尺类型	方法类型	分类
38521-1	凝血因子Ⅷ Ag 实际值/正常值	相对质量浓度	时间点	贫血小板血浆	定量型	免疫学	凝血功能检查
38522-9	补体 C4b 结合蛋白 实际值/正常值	相对质量浓度	时间点	血清/血浆	定量型		血液学/细胞分类计数
38523-7	纤维蛋白肽 A	质量浓度	时间点	尿液	定量型		凝血功能检查
38524-5	血红蛋白 F/总血红蛋白	质量分数	时间点	全血	定量型	电泳 pH8.9	血液学/细胞分类计数
38525-2	蛋白质组份. 寡克隆带	质量浓度	时间点	尿液	定量型	电泳	化学
38526-0	标本数，已检验的	数量或计数（正整数）	检查的持续时间	大便	定量型		标本特性
38527-8	标本数，已接收的	数量或计数（正整数）	检查的持续时间	大便	定量型		标本特性
38528-6	蛋白质. 异常区带	质量速率	24 小时	尿液	定量型		化学
38529-4	CMTX2 基因突变分析	存在与否或身份标识	时间点	全血/组织	名义型	分子遗传学	分子病理学.基因突变
38530-2	BRCA2 基因突变分析	存在与否或身份标识	时间点	全血/组织	名义型	分子遗传学	分子病理学.基因突变
38531-0	BRCA2 基因突变检测	存在与否或身份标识	时间点	全血/组织	名义型	分子遗传学	分子病理学.基因突变
38532-8	SPG3A 基因突变分析	存在与否或身份标识	时间点	全血/组织	名义型	分子遗传学	分子病理学.基因突变
38533-6	TCOF1 基因突变分析	存在与否或身份标识	时间点	全血/组织	名义型	分子遗传学	分子病理学.基因突变
38534-4	COL5A1 基因突变分析	存在与否或身份标识	时间点	全血/组织	叙述型	分子遗传学	分子病理学.基因突变
38535-1	LAMA2 基因突变分析	存在与否或身份标识	时间点	全血/组织	叙述型	分子遗传学	分子病理学.基因突变
38536-9	MLH1 基因突变分析	存在与否或身份标识	时间点	全血/组织	叙述型	分子遗传学	分子病理学.基因突变
38537-7	ARX 基因突变分析	存在与否或身份标识	时间点	全血/组织	名义型	分子遗传学	分子病理学.基因突变
38538-5	脂肪酸. 极长链. C26∶1/C22∶0	质量浓度比率	时间点	血清/血浆	定量型		化学
3853-9	尼古丁	质量浓度	时间点	血清/血浆	定量型		药物水平/毒理学
38539-3	精子. 运动型/100 精子^洗涤后	数量或计数分数	时间点	精液	定量型		生育能力
38540-1	精子. 运动型/100 精子^洗涤前	数量或计数分数	时间点	精液	定量型		生育能力
38541-9	精子. 运动型^洗涤前	任意浓度	时间点	精液	等级型		生育能力
38542-7	瑞格列奈	质量浓度	时间点	血清/血浆	定量型		药物水平/毒理学
38543-5	精子^洗涤后	数量或计数浓度（计数/容积）	时间点	精液	定量型		生育能力
38544-3	精子^洗涤前	数量或计数浓度（计数/容积）	时间点	精液	定量型		生育能力
38545-0	甲基汞	质量含量	时间点	组织	定量型		药物水平/毒理学
38546-8	人类白细胞抗原-B Ag. 基因座	类型	时间点	白细胞	名义型		人类白细胞抗原
3854-7	尼古丁	质量浓度	时间点	尿液	定量型		药物水平/毒理学

LOINC 代码	名称	属性	时间特征	系统	标尺类型	方法类型	分类
38547-6	人类白细胞抗原-C Ag. 基因座	类型	时间点	白细胞	名义型		人类白细胞抗原
38548-4	人类白细胞抗原-A Ag. 基因座	类型	时间点	白细胞	名义型		人类白细胞抗原
38549-2	人类白细胞抗原-B W Ag. 基因座	类型	时间点	白细胞	名义型		人类白细胞抗原
385-5	苯唑西林	药物敏感度	时间点	分离物＋血清	等级型	测序分型	抗生素敏感性
38550-0	MSH2 基因突变分析	存在与否或身份标识	时间点	全血/组织	叙述型	分子遗传学	分子病理学.基因突变
38551-8	皮质醇^地塞米松给药前/后	质量浓度	时间点	血清/血浆	定量型		刺激耐受试验
38552-6	酰基肉碱.短链	摩尔浓度	时间点	血清/血浆	定量型		化学
38553-4	发作性睡病，相关的 Ag	任意浓度	时间点	血清/血浆	等级型		血清学
3855-4	尼可刹米	任意浓度	时间点	尿液	等级型		药物水平/毒理学
38554-2	精子.头部.运动型 采用 IgA/100 精子	数量或计数分数	时间点	精液	定量型	免疫珠	生育能力
38555-9	精子.头部.运动型 采用 IgG/100 精子	数量或计数分数	时间点	精液	定量型	免疫珠	生育能力
38556-7	精子.头部.运动型 采用 IgM/100 精子	数量或计数分数	时间点	精液	定量型	免疫珠	生育能力
38557-5	精子.中段.运动型 采用 IgA/100 精子	数量或计数分数	时间点	精液	定量型	免疫珠	生育能力
38558-3	精子.中段.运动型 采用 IgG/100 精子	数量或计数分数	时间点	精液	定量型	免疫珠	生育能力
38559-1	精子.中段.运动型 采用 IgM/100 精子	数量或计数分数	时间点	精液	定量型	免疫珠	生育能力
38560-9	精子.尾部.运动型 采用 IgA/100 精子	数量或计数分数	时间点	精液	定量型	免疫珠	生育能力
38561-7	精子.尾部.运动型 采用 IgG/100 精子	数量或计数分数	时间点	精液	定量型	免疫珠	生育能力
3856-2	尼可刹米	质量浓度	时间点	尿液	定量型		药物水平/毒理学
38562-5	精子.尾部.运动型 采用 IgM/100 精子	数量或计数分数	时间点	精液	定量型	免疫珠	生育能力
38563-3	精子.尾尖.运动型 采用 IgA/100 精子	数量或计数分数	时间点	精液	定量型	免疫珠	生育能力
38564-1	精子.尾尖.运动型 采用 IgG/100 精子	数量或计数分数	时间点	精液	定量型	免疫珠	生育能力
38565-8	精子.尾尖.运动型 采用 IgM/100 精子	数量或计数分数	时间点	精液	定量型	免疫珠	生育能力
38566-6	精子.运动型^洗涤后	任意浓度	时间点	精液	等级型		生育能力
38567-4	苯胺	质量浓度	时间点	空气	定量型		药物水平/毒理学
38568-2	石棉	质量浓度	时间点	空气	定量型		药物水平/毒理学
38569-0	砷	质量浓度	时间点	空气	定量型		药物水平/毒理学

LOINC 代码	名称	属性	时间特征	系统	标尺类型	方法类型	分类
3857-0	尼可刹米	质量速率	24 小时	尿液	定量型		药物水平/毒理学
38570-8	甲基谷硫磷	质量浓度	时间点	空气	定量型		药物水平/毒理学
38571-6	钡	质量浓度	时间点	空气	定量型		药物水平/毒理学
38572-4	联苯胺	质量浓度	时间点	空气	定量型		药物水平/毒理学
38573-2	丙烯酰胺	质量浓度	时间点	空气	定量型		药物水平/毒理学
38574-0	铍	质量浓度	时间点	空气	定量型		药物水平/毒理学
38575-7	三溴甲烷	质量浓度	时间点	空气	定量型		药物水平/毒理学
38576-5	丁烷	质量浓度	时间点	空气	定量型		药物水平/毒理学
38577-3	二硫化碳	质量浓度	时间点	空气	定量型		药物水平/毒理学
38578-1	四氯化碳	质量浓度	时间点	空气	定量型		药物水平/毒理学
38579-9	氯丹	质量浓度	时间点	空气	定量型		药物水平/毒理学
38580-7	甲酚	质量浓度	时间点	空气	定量型		药物水平/毒理学
38581-5	枯烯	质量浓度	时间点	空气	定量型		药物水平/毒理学
38582-3	2，4-二氯苯氧乙酸	质量浓度	时间点	空气	定量型		药物水平/毒理学
38583-1	1，2-二溴-3-氯丙烷	质量浓度	时间点	空气	定量型		药物水平/毒理学
38584-9	乙醛	质量浓度	时间点	空气	定量型		药物水平/毒理学
38585-6	丙酮	质量浓度	时间点	空气	定量型		药物水平/毒理学
38586-4	乙腈	质量浓度	时间点	空气	定量型		药物水平/毒理学
38587-2	丙烯醛	质量浓度	时间点	空气	定量型		药物水平/毒理学
3858-8	硝西泮	质量浓度	时间点	血清/血浆	定量型		药物水平/毒理学
38588-0	丙烯腈	质量浓度	时间点	空气	定量型		药物水平/毒理学
38589-8	氨	质量浓度	时间点	空气	定量型		药物水平/毒理学
38590-6	1，4-二氯苯	质量浓度	时间点	空气	定量型		药物水平/毒理学
38591-4	敌敌畏	质量浓度	时间点	空气	定量型		药物水平/毒理学
38592-2	二甲基甲酰胺	质量浓度	时间点	空气	定量型		药物水平/毒理学

LOINC 代码	名称	属性	时间特征	系统	标尺类型	方法类型	分类
38593-0	1，4-二氧杂环乙烷	质量浓度	时间点	空气	定量型		药物水平/毒理学
38594-8	表氯醇	质量浓度	时间点	空气	定量型		药物水平/毒理学
38595-5	二溴化乙烯	质量浓度	时间点	空气	定量型		药物水平/毒理学
3859-6	硝西泮	质量浓度	时间点	尿液	定量型		药物水平/毒理学
38596-3	乙二醇	质量浓度	时间点	空气	定量型		药物水平/毒理学
38597-1	七氯	质量浓度	时间点	空气	定量型		药物水平/毒理学
38598-9	六氯苯	质量浓度	时间点	空气	定量型		药物水平/毒理学
38599-7	六氯丁二烯	质量浓度	时间点	空气	定量型		药物水平/毒理学
38600-3	六氯乙烷	质量浓度	时间点	空气	定量型		药物水平/毒理学
38601-1	己烷	质量浓度	时间点	空气	定量型		药物水平/毒理学
38602-9	肼	质量浓度	时间点	空气	定量型		药物水平/毒理学
38603-7	硫化氢	质量浓度	时间点	空气	定量型		药物水平/毒理学
3860-4	呋喃妥因	质量浓度	时间点	血清/血浆	定量型		药物水平/毒理学
38604-5	氢醌	质量浓度	时间点	空气	定量型		药物水平/毒理学
38605-2	六氯化苯	质量浓度	时间点	空气	定量型		药物水平/毒理学
38606-0	马来酸酐	质量浓度	时间点	空气	定量型		药物水平/毒理学
38607-8	甲氧氯	质量浓度	时间点	空气	定量型		药物水平/毒理学
38608-6	甲基溴	质量浓度	时间点	空气	定量型		药物水平/毒理学
38609-4	甲基特丁基醚	质量浓度	时间点	空气	定量型		药物水平/毒理学
38610-2	甲叉二氯	质量浓度	时间点	空气	定量型		药物水平/毒理学
38611-0	甲基异丁基甲酮	质量浓度	时间点	空气	定量型		药物水平/毒理学
3861-2	去甲安定	任意浓度	时间点	尿液	等级型		药物水平/毒理学
38612-8	萘	质量浓度	时间点	空气	定量型		药物水平/毒理学
38613-6	对硫磷	质量浓度	时间点	空气	定量型		药物水平/毒理学
38614-4	五氯苯酚	质量浓度	时间点	空气	定量型		药物水平/毒理学

LOINC 代码	名称	属性	时间特征	系统	标尺类型	方法类型	分类
38615-1	苯酚	质量浓度	时间点	空气	定量型		药物水平/毒理学
38616-9	残杀威	质量浓度	时间点	空气	定量型		药物水平/毒理学
38617-7	1，2-二氯丙烷	质量浓度	时间点	空气	定量型		药物水平/毒理学
38618-5	苯乙烯	质量浓度	时间点	空气	定量型		药物水平/毒理学
38619-3	二噁英	质量浓度	时间点	空气	定量型		药物水平/毒理学
3862-0	去甲多虑平	质量浓度	时间点	血清/血浆	定量型		药物水平/毒理学
38620-1	四氯乙烯	质量浓度	时间点	空气	定量型		药物水平/毒理学
38621-9	甲苯	质量浓度	时间点	空气	定量型		药物水平/毒理学
38622-7	八氯莰烯	质量浓度	时间点	空气	定量型		药物水平/毒理学
38623-5	1，2，4-三氯苯	质量浓度	时间点	空气	定量型		药物水平/毒理学
38624-3	1，1，2-三氯乙烷	质量浓度	时间点	空气	定量型		药物水平/毒理学
38625-0	三氯乙烯	质量浓度	时间点	空气	定量型		药物水平/毒理学
38626-8	氯化乙烯	质量浓度	时间点	空气	定量型		药物水平/毒理学
38627-6	苯	质量浓度	时间点	空气	定量型		药物水平/毒理学
38628-4	苯并（α）芘	质量浓度	时间点	空气	定量型		药物水平/毒理学
38629-2	乙酰胺	质量浓度	时间点	空气	定量型		药物水平/毒理学
386-3	土霉素	药物敏感度	时间点	分离物	定量型	最小致死浓度	抗生素敏感性
38630-0	丙烯酸酯	质量浓度	时间点	空气	定量型		药物水平/毒理学
38631-8	烯丙基氯	质量浓度	时间点	空气	定量型		药物水平/毒理学
38632-6	4-联苯胺	质量浓度	时间点	空气	定量型		药物水平/毒理学
38633-4	三氯甲苯	质量浓度	时间点	空气	定量型		药物水平/毒理学
38634-2	苄基氯	质量浓度	时间点	空气	定量型		药物水平/毒理学
38635-9	联二苯	质量浓度	时间点	空气	定量型		药物水平/毒理学
38636-7	二（2-乙基已基）邻苯二甲酸	质量浓度	时间点	空气	定量型		药物水平/毒理学
38637-5	双氯甲醚	质量浓度	时间点	空气	定量型		药物水平/毒理学

LOINC 代码	名称	属性	时间特征	系统	标尺类型	方法类型	分类
3863-8	诺乙雄龙	任意浓度	时间点	尿液	等级型		药物水平/毒理学
38638-3	氧化硼	质量浓度	时间点	空气	定量型		药物水平/毒理学
38639-1	三氟化硼	质量浓度	时间点	空气	定量型		药物水平/毒理学
38640-9	溴	质量浓度	时间点	空气	定量型		药物水平/毒理学
38641-7	溴乙烷	质量浓度	时间点	空气	定量型		药物水平/毒理学
38642-5	1，3-丁二烯	质量浓度	时间点	空气	定量型		药物水平/毒理学
38643-3	氰氨化钙	质量浓度	时间点	空气	定量型		药物水平/毒理学
38644-1	己内酰胺	质量浓度	时间点	空气	定量型		药物水平/毒理学
38645-8	克菌丹	质量浓度	时间点	空气	定量型		药物水平/毒理学
3864-6	诺乙雄龙	质量浓度	时间点	尿液	定量型		药物水平/毒理学
38646-6	儿茶酚	质量浓度	时间点	空气	定量型		药物水平/毒理学
38647-4	氯	质量浓度	时间点	空气	定量型		药物水平/毒理学
38648-2	氯苯	质量浓度	时间点	空气	定量型		药物水平/毒理学
38649-0	三氯甲烷	质量浓度	时间点	空气	定量型		药物水平/毒理学
38650-8	氯甲基甲基醚	质量浓度	时间点	空气	定量型		药物水平/毒理学
38651-6	2-氯-1，3-丁二烯	质量浓度	时间点	空气	定量型		药物水平/毒理学
38652-4	硫化羰	质量浓度	时间点	空气	定量型		药物水平/毒理学
3865-3	诺乙雄龙	质量速率	24 小时	尿液	定量型		药物水平/毒理学
38653-2	草灭平	质量浓度	时间点	空气	定量型		药物水平/毒理学
38654-0	氯代醋酸	质量浓度	时间点	空气	定量型		药物水平/毒理学
38655-7	2-氯苯乙酮	质量浓度	时间点	空气	定量型		药物水平/毒理学
38656-5	乙酯杀螨醇	质量浓度	时间点	空气	定量型		药物水平/毒理学
38657-3	重氮甲烷	质量浓度	时间点	空气	定量型		药物水平/毒理学
38658-1	乙酸	质量浓度	时间点	空气	定量型		药物水平/毒理学
38659-9	乙酰苯	质量浓度	时间点	空气	定量型		药物水平/毒理学

LOINC 代码	名称	属性	时间特征	系统	标尺类型	方法类型	分类
38660-7	乙炔	质量浓度	时间点	空气	定量型		药物水平/毒理学
3866-1	去甲苯福林	质量浓度	时间点	尿液	定量型		药物水平/毒理学
38661-5	氯甲桥萘	质量浓度	时间点	空气	定量型		药物水平/毒理学
38662-3	氧化铝	质量浓度	时间点	空气	定量型		药物水平/毒理学
38663-1	二氯联苯胺	质量浓度	时间点	空气	定量型		药物水平/毒理学
38664-9	双氯乙醚	质量浓度	时间点	空气	定量型		药物水平/毒理学
38665-6	二乙醇胺	质量浓度	时间点	空气	定量型		药物水平/毒理学
38666-4	硫酸二乙酯	质量浓度	时间点	空气	定量型		药物水平/毒理学
38667-2	3，3'-二甲氧基联苯胺	质量浓度	时间点	空气	定量型		药物水平/毒理学
38668-0	二甲基苯胺	质量浓度	时间点	空气	定量型		药物水平/毒理学
38669-8	二氯二苯二氯乙烯	质量浓度	时间点	空气	定量型		药物水平/毒理学
38670-6	邻甲酚	质量浓度	时间点	空气	定量型		药物水平/毒理学
38671-4	M-甲酚	质量浓度	时间点	空气	定量型		药物水平/毒理学
38672-2	P-甲酚	质量浓度	时间点	空气	定量型		药物水平/毒理学
38673-0	二甲基邻苯二甲酸	质量浓度	时间点	空气	定量型		药物水平/毒理学
38674-8	精子.头部 Ab.IgA	数量或计数分数	时间点	XXX	定量型	免疫珠	生育能力
38675-5	精子.中段 Ab.IgA	数量或计数分数	时间点	XXX	定量型	免疫珠	生育能力
38676-3	精子.尾尖 Ab.IgA	数量或计数分数	时间点	XXX	定量型	免疫珠	生育能力
38677-1	精子.尾部 Ab.IgA	数量或计数分数	时间点	XXX	定量型	免疫珠	生育能力
38678-9	精子.头部 Ab.IgG	数量或计数分数	时间点	XXX	定量型	免疫珠	生育能力
3867-9	诺氟沙星	质量浓度	时间点	血清/血浆	定量型		药物水平/毒理学
38679-7	精子.中段 Ab.IgG	数量或计数分数	时间点	XXX	定量型	免疫珠	生育能力
38680-5	精子.尾尖 Ab.IgG	数量或计数分数	时间点	XXX	定量型	免疫珠	生育能力
38681-3	精子.尾部 Ab.IgG	数量或计数分数	时间点	XXX	定量型	免疫珠	生育能力
38682-1	精子.头部 Ab.IgM	数量或计数分数	时间点	XXX	定量型	免疫珠	生育能力
38683-9	精子.中段 Ab.IgM	数量或计数分数	时间点	XXX	定量型	免疫珠	生育能力
38684-7	精子.尾尖 Ab.IgM	数量或计数分数	时间点	XXX	定量型	免疫珠	生育能力
38685-4	精子.尾部 Ab.IgM	数量或计数分数	时间点	XXX	定量型	免疫珠	生育能力
38686-2	精子 Ab.IgA+IgG	数量或计数分数	时间点	XXX	定量型	免疫珠	生育能力
3868-7	诺氟西汀	质量浓度	时间点	血清/血浆	定量型		药物水平/毒理学
38687-0	2-乙酰氨基芴	质量浓度	时间点	空气	定量型		药物水平/毒理学

LOINC 代码	名称	属性	时间特征	系统	标尺类型	方法类型	分类
38688-8	1，1-二甲基苯肼	质量浓度	时间点	空气	定量型		药物水平/毒理学
38689-6	硫酸二甲酯	质量浓度	时间点	空气	定量型		药物水平/毒理学
38690-4	4，6-二硝基-o-甲酚	质量浓度	时间点	空气	定量型		药物水平/毒理学
38691-2	1，2-二苯基苯肼	质量浓度	时间点	空气	定量型		药物水平/毒理学
38692-0	1-丁烯氧化物	质量浓度	时间点	空气	定量型		药物水平/毒理学
38693-8	丙烯酸乙酯	质量浓度	时间点	空气	定量型		药物水平/毒理学
38694-6	氯乙烷	质量浓度	时间点	空气	定量型		药物水平/毒理学
3869-5	去甲哌替啶	质量浓度	时间点	尿液	定量型		药物水平/毒理学
38695-3	1，2-二氯乙烷	质量浓度	时间点	空气	定量型		药物水平/毒理学
38696-1	环氧乙烷	质量浓度	时间点	空气	定量型		药物水平/毒理学
38697-9	乙烯硫脲	质量浓度	时间点	空气	定量型		药物水平/毒理学
38698-7	乙烯亚胺	质量浓度	时间点	空气	定量型		药物水平/毒理学
38699-5	1，1-二氯乙烷	质量浓度	时间点	空气	定量型		药物水平/毒理学
38700-1	甲醛	质量浓度	时间点	空气	定量型		药物水平/毒理学
38701-9	六氯环戊二烯	质量浓度	时间点	空气	定量型		药物水平/毒理学
38702-7	环己二异氰酸酯	质量浓度	时间点	空气	定量型		药物水平/毒理学
3870-3	去甲丙氧芬	任意浓度	时间点	血清/血浆	等级型		药物水平/毒理学
38703-5	六甲基磷酰胺	质量浓度	时间点	空气	定量型		药物水平/毒理学
38704-3	异佛乐酮	质量浓度	时间点	空气	定量型		药物水平/毒理学
38705-0	甲醇	质量浓度	时间点	空气	定量型		药物水平/毒理学
38706-8	氯甲烷	质量浓度	时间点	空气	定量型		药物水平/毒理学
38707-6	三氯乙烷	质量浓度	时间点	空气	定量型		药物水平/毒理学
38708-4	甲肼	质量浓度	时间点	空气	定量型		药物水平/毒理学
38709-2	碘甲烷	质量浓度	时间点	空气	定量型		药物水平/毒理学
387-1	土霉素	药物敏感度	时间点	分离物	定量或等级型	最小抑制浓度	抗生素敏感性

LOINC 代码	名称	属性	时间特征	系统	标尺类型	方法类型	分类
38710-0	硝基苯	质量浓度	时间点	空气	定量型		药物水平/毒理学
3871-1	去甲丙氧芬	任意浓度	时间点	尿液	等级型		药物水平/毒理学
38711-8	2-硝基丙烷	质量浓度	时间点	空气	定量型		药物水平/毒理学
38712-6	N-亚硝基二甲胺	质量浓度	时间点	空气	定量型		药物水平/毒理学
38713-4	N-亚硝基吗啉	质量浓度	时间点	空气	定量型		药物水平/毒理学
38714-2	五氯硝基苯	质量浓度	时间点	空气	定量型		药物水平/毒理学
38715-9	碳酰氯	质量浓度	时间点	空气	定量型		药物水平/毒理学
38716-7	磷化氢	质量浓度	时间点	空气	定量型		药物水平/毒理学
38717-5	磷酸盐	质量浓度	时间点	空气	定量型		药物水平/毒理学
38718-3	邻苯二甲酸酐	质量浓度	时间点	空气	定量型		药物水平/毒理学
38719-1	1，3-丙磺酸内酯	质量浓度	时间点	空气	定量型		药物水平/毒理学
38720-9	β-丙内酯	质量浓度	时间点	空气	定量型		药物水平/毒理学
38721-7	丙醛	质量浓度	时间点	空气	定量型		药物水平/毒理学
38722-5	丙烯亚胺	质量浓度	时间点	空气	定量型		药物水平/毒理学
38723-3	1，4-苯醌	质量浓度	时间点	空气	定量型		药物水平/毒理学
38724-1	喹啉	质量浓度	时间点	空气	定量型		药物水平/毒理学
38725-8	苯乙烯-7，8-氧化物	质量浓度	时间点	空气	定量型		药物水平/毒理学
38726-6	四氯化钛	质量浓度	时间点	空气	定量型		药物水平/毒理学
38727-4	2，4 甲苯二胺	质量浓度	时间点	空气	定量型		药物水平/毒理学
38728-2	2-氨基甲苯	质量浓度	时间点	空气	定量型		药物水平/毒理学
3872-9	去甲阿密曲替林	质量浓度	时间点	血清/血浆	定量型		药物水平/毒理学
38729-0	2，4，5-三氯苯酚	质量浓度	时间点	空气	定量型		药物水平/毒理学
38730-8	2，4，6-三氯苯酚	质量浓度	时间点	空气	定量型		药物水平/毒理学
38731-6	三乙胺	质量浓度	时间点	空气	定量型		药物水平/毒理学
38732-4	氟乐灵	质量浓度	时间点	空气	定量型		药物水平/毒理学

LOINC 代码	名称	属性	时间特征	系统	标尺类型	方法类型	分类
38733-2	乙酸乙烯	质量浓度	时间点	空气	定量型		药物水平/毒理学
38734-0	乙烯基溴	质量浓度	时间点	空气	定量型		药物水平/毒理学
38735-7	1，1-二氯乙烯	质量浓度	时间点	空气	定量型		药物水平/毒理学
38736-5	动物毛发＋上皮	质量浓度	时间点	空气	定量型		药物水平/毒理学
3873-7	去甲阿密曲替林	任意浓度	时间点	血清/血浆	等级型		药物水平/毒理学
38737-3	邻氨基苯甲醚	质量浓度	时间点	空气	定量型		药物水平/毒理学
38738-1	胺甲萘	质量浓度	时间点	空气	定量型		药物水平/毒理学
38739-9	1，3-二氯丙烯	质量浓度	时间点	空气	定量型		药物水平/毒理学
38740-7	二甲基氨基甲酰氯化物	质量浓度	时间点	空气	定量型		药物水平/毒理学
38741-5	2，4-二硝基苯酚	质量浓度	时间点	系统	定量型		药物水平/毒理学
38742-3	2，4-二硝基甲苯	质量浓度	时间点	空气	定量型		药物水平/毒理学
38743-1	氯化氢	质量浓度	时间点	空气	定量型		药物水平/毒理学
38744-9	氟化氢	质量浓度	时间点	空气	定量型		药物水平/毒理学
3874-5	去甲阿密曲替林	任意浓度	时间点	尿液	等级型		药物水平/毒理学
38745-6	异氰酸酯 MDI	质量浓度	时间点	空气	定量型		药物水平/毒理学
38746-4	4，4'-亚甲基双（2-氯苯胺）	质量浓度	时间点	空气	定量型		药物水平/毒理学
38747-2	异氰酸甲酯	质量浓度	时间点	空气	定量型		药物水平/毒理学
38748-0	二苯氨基甲烷	质量浓度	时间点	空气	定量型		药物水平/毒理学
38749-8	P-硝基联苯	质量浓度	时间点	空气	定量型		药物水平/毒理学
38750-6	对硝基苯酚	质量浓度	时间点	空气	定量型		药物水平/毒理学
38751-4	1，4-苯基二胺	质量浓度	时间点	空气	定量型		药物水平/毒理学
3875-2	去甲阿密曲替林	质量浓度	时间点	尿液	定量型		药物水平/毒理学
38752-2	多氯联苯	质量浓度	时间点	空气	定量型		药物水平/毒理学
38753-0	四氯乙烷	质量浓度	时间点	空气	定量型		药物水平/毒理学
38754-8	2，4-甲苯二异氰酸酯	质量浓度	时间点	空气	定量型		药物水平/毒理学

LOINC 代码	名称	属性	时间特征	系统	标尺类型	方法类型	分类
38755-5	二甲苯	质量浓度	时间点	空气	定量型		药物水平/毒理学
38756-3	1，2-二甲苯	质量浓度	时间点	空气	定量型		药物水平/毒理学
38757-1	1，3-二甲苯	质量浓度	时间点	空气	定量型		药物水平/毒理学
38758-9	1，4-二甲苯	质量浓度	时间点	空气	定量型		药物水平/毒理学
38759-7	铝	质量浓度	时间点	空气	定量型		药物水平/毒理学
3876-0	去甲阿密曲替林^谷值＞给药后 12 小时	质量浓度	时间点	血清/血浆	定量型		药物水平/毒理学
38760-5	二苯呋喃	质量浓度	时间点	空气	定量型		药物水平/毒理学
38761-3	沥青	质量浓度	时间点	空气	定量型		药物水平/毒理学
38762-1	异辛烷	质量浓度	时间点	空气	定量型		药物水平/毒理学
38763-9	东方马脑炎病毒 Ab. IgM	任意浓度	时间点	XXX	定量型		微生物学
38764-7	东方马脑炎病毒 Ab. IgG	任意浓度	时间点	XXX	定量型		微生物学
38765-4	引导活组织检查	发现（结果）	时间点	肝脏移植物	叙述型	超声	放射医学
38766-2	引导活组织检查	发现（结果）	时间点	肾脏移植物	叙述型	超声	放射医学
38767-0	多切面	发现（结果）	时间点	内耳道. 右侧	叙述型	计算机 X 射线断层造影术	放射医学
38768-8	多切面	发现（结果）	时间点	股骨. 右侧	叙述型	X 射线检查. 体层扫描	放射医学
38769-6	多切面，有限的^ WO 对比剂	发现（结果）	时间点	下肢. 关节. 右侧	叙述型	核磁共振成像	放射医学
38770-4	多切面^ WO 对比剂	发现（结果）	时间点	肩胛骨. 右侧	叙述型	核磁共振成像	放射医学
38771-2	多重视图	发现（结果）	时间点	骨盆＋臀部. 右侧	叙述型	X 射线检查	放射医学
38772-0	视图 正 侧位	发现（结果）	时间点	臀部. 右侧	叙述型	X 射线检查	放射医学
38773-8	多切面^ WO 对比剂	发现（结果）	时间点	下肢血管. 右侧	叙述型	核磁共振成像. 血管	放射医学
38774-6	多重视图	发现（结果）	时间点	眼眶. 右侧	叙述型	X 射线检查	放射医学
38775-3	视图 Brewerton	发现（结果）	时间点	手. 右侧	叙述型	X 射线检查	放射医学
38776-1	视图 Harris	发现（结果）	时间点	跟骨. 右侧	叙述型	X 射线检查	放射医学
38777-9	视图 Jones	发现（结果）	时间点	肘部. 右侧	叙述型	X 射线检查	放射医学
3877-8	氧氟沙星	质量浓度	时间点	血清/血浆	定量型		药物水平/毒理学
38778-7	多重视图 跳台滑雪	发现（结果）	时间点	跟骨. 右侧	叙述型	X 射线检查	放射医学
38779-5	视图 经胸廓	发现（结果）	时间点	肩部. 右侧	叙述型	X 射线检查	放射医学
38780-3	视图 Velpeau 腋下	发现（结果）	时间点	肩部. 右侧	叙述型	X 射线检查	放射医学
38781-1	多重视图 AP & 腋下位 & 出口	发现（结果）	时间点	肩部. 右侧	叙述型	X 射线检查	放射医学
38782-9	多重视图 AP & 腋下位 & 出口 & Zanca	发现（结果）	时间点	肩部. 右侧	叙述型	X 射线检查	放射医学

LOINC 代码	名称	属性	时间特征	系统	标尺类型	方法类型	分类
38783-7	多重视图 AP & 腋下位 & Y	发现（结果）	时间点	肩部.右侧	叙述型	X射线检查	放射医学
38784-5	多重视图 AP & 侧位 十字工作台	发现（结果）	时间点	骨盆＋臀部.右侧	叙述型	X射线检查	放射医学
38785-2	多重视图 AP & 蛙式侧位	发现（结果）	时间点	骨盆＋臀部.右侧	叙述型	X射线检查	放射医学
3878-6	阿片制剂	任意浓度	时间点	血清/血浆	等级型		药物水平/毒理学
38786-0	多重视图 AP & 侧位 & 日出	发现（结果）	时间点	髌骨.右侧	叙述型	X射线检查	放射医学
38787-8	多重视图 AP & 西点	发现（结果）	时间点	肩部.右侧	叙述型	X射线检查	放射医学
38788-6	多重视图 AP & Y	发现（结果）	时间点	肩部.右侧	叙述型	X射线检查	放射医学
38789-4	多重视图 Grashey & 腋下位 & Y	发现（结果）	时间点	肩部.右侧	叙述型	X射线检查	放射医学
38790-2	多重视图 PA & 侧位 & 日出	发现（结果）	时间点	髌骨.右侧	叙述型	X射线检查	放射医学
38791-0	多重视图 Grashey & 出口	发现（结果）	时间点	肩部.右侧	叙述型	X射线检查	放射医学
38792-8	多重视图 跗骨	发现（结果）	时间点	脚.右侧	叙述型	X射线检查	放射医学
38793-6	多重视图 Grashey & 腋下位	发现（结果）	时间点	肩部.右侧	叙述型	X射线检查	放射医学
3879-4	阿片制剂	任意浓度	时间点	尿液	等级型		药物水平/毒理学
38794-4	多重视图 Grashey & 出口 & 偶然发现	发现（结果）	时间点	肩部.右侧	叙述型	X射线检查	放射医学
38795-1	多重视图 Grashey & 西点	发现（结果）	时间点	肩部.右侧	叙述型	X射线检查	放射医学
38796-9	多重视图 便携式	发现（结果）	时间点	臀部.右侧	叙述型	X射线检查	放射医学
38797-7	多重视图	发现（结果）	时间点	肱骨.二头肌沟.右侧	叙述型	X射线检查	放射医学
38798-5	多重视图	发现（结果）	时间点	鹰嘴.右侧	叙述型	X射线检查	放射医学
38799-3	多重视图 径流量^W 动脉内注入对比剂	发现（结果）	时间点	主动脉＋股动脉.右侧	叙述型	X射线检查.荧光光谱.血管	放射医学
38800-9	多重视图^W 动脉内注入对比剂	发现（结果）	时间点	主动脉弓＋锁骨下动脉.右侧	叙述型	X射线检查.荧光光谱.血管	放射医学
38801-7	多重视图^W 动脉内注入对比剂	发现（结果）	时间点	胃动脉.右侧	叙述型	X射线检查.荧光光谱.血管	放射医学
3880-2	奥芬那君	质量浓度	时间点	血清/血浆	定量型		药物水平/毒理学
38802-5	多切面^W & WO 静脉注入对比剂	发现（结果）	时间点	腕部.右侧	叙述型	计算机X射线断层造影术	放射医学
38803-3	视图 45°头角	发现（结果）	时间点	锁骨.右侧	叙述型	X射线检查	放射医学
38804-1	视图 Bora	发现（结果）	时间点	手.右侧	叙述型	X射线检查	放射医学
38805-8	视图 Grashey	发现（结果）	时间点	肩部.右侧	叙述型	X射线检查	放射医学
38806-6	视图 10°尾角	发现（结果）	时间点	胫骨.右侧	叙述型	X射线检查	放射医学
38807-4	多重视图 点^压缩	发现（结果）	时间点	乳腺.右侧	叙述型	乳房X线照相	放射医学

LOINC 代码	名称	属性	时间特征	系统	标尺类型	方法类型	分类
38808-2	多重视图 尺骨偏移与桡骨偏移	发现（结果）	时间点	腕部.右侧	叙述型	X射线检查	放射医学
38809-0	多重视图^W 动脉内注入对比剂	发现（结果）	时间点	上肢动脉.右侧	叙述型	X射线检查.荧光光谱.血管	放射医学
3881-0	毒毛花苷 G	质量浓度	时间点	血清/血浆	定量型		药物水平/毒理学
38810-8	多重视图^直立位	发现（结果）	时间点	拇趾.右侧	叙述型	X射线检查	放射医学
38811-6	多重视图^W 淋巴管内注入对比剂	发现（结果）	时间点	淋巴管.腹部+淋巴管.骨盆.右侧	叙述型	X射线检查.荧光光谱	放射医学
38812-4	多重视图^W 淋巴管内注入对比剂	发现（结果）	时间点	淋巴管.末梢.右侧	叙述型	X射线检查.荧光光谱	放射医学
38813-2	多重视图^W 淋巴管内注入对比剂	发现（结果）	时间点	淋巴管.右侧	叙述型	X射线检查.荧光光谱	放射医学
38814-0	多重视图 Broden	发现（结果）	时间点	跟骨.右侧	叙述型	X射线检查	放射医学
38815-7	多重视图 AP^直立位	发现（结果）	时间点	脚.右侧	叙述型	X射线检查	放射医学
38816-5	多重视图 Grashey^W & 油包水型乳剂加权	发现（结果）	时间点	肩部.右侧	叙述型	X射线检查	放射医学
38817-3	多切面^WO 对比剂	发现（结果）	时间点	乳腺植入物.右侧	叙述型	核磁共振成像	放射医学
38818-1	视图^外科手术期间	发现（结果）	时间点	臀部.右侧	叙述型	X射线检查	放射医学
38819-9	视图 侧位^手术期间	发现（结果）	时间点	臀部.右侧	叙述型	X射线检查	放射医学
38820-7	多重视图	发现（结果）	时间点	乳腺植入物.右侧	叙述型	乳房X线照相	放射医学
38821-5	多重视图	发现（结果）	时间点	乳腺标本.右侧	叙述型	乳房X线照相	放射医学
38822-3	多重视图 AP & 经胸廓	发现（结果）	时间点	肩部.右侧	叙述型	X射线检查	放射医学
38823-1	多重视图 放大 & 点^压缩	发现（结果）	时间点	乳腺.右侧	叙述型	乳房X线照相	放射医学
38824-9	多重视图 日出 20 & 40 & 60 度	发现（结果）	时间点	膝.右侧	叙述型	X射线检查	放射医学
38825-6	多重视图^W 导管内注入对比剂	发现（结果）	时间点	乳腺.导管.右侧	叙述型	乳房X线照相	放射医学
38826-4	多重视图^W 唾液腺导管内注入对比剂	发现（结果）	时间点	腮腺.右侧	叙述型	X射线检查.荧光光谱	放射医学
38827-2	多重视图^W 泪管内注入对比剂	发现（结果）	时间点	泪管.右侧	叙述型	X射线检查.荧光光谱	放射医学
3882-8	苯唑西林	质量浓度	时间点	血清/血浆	定量型		药物水平/毒理学
38828-0	多切面^W 关节内注射对比剂	发现（结果）	时间点	肩部.左侧	叙述型	计算机X射线断层造影术	放射医学
38829-8	多切面^W 静脉注入对比剂	发现（结果）	时间点	上肢.左侧	叙述型	核磁共振成像	放射医学

LOINC 代码	名称	属性	时间特征	系统	标尺类型	方法类型	分类
38830-6	多切面^W 静脉注入对比剂	发现(结果)	时间点	肩部.左侧	叙述型	核磁共振成像	放射医学
38831-4	多切面^W & WO 静脉注入对比剂	发现(结果)	时间点	上肢.左侧	叙述型	核磁共振成像	放射医学
38832-2	多切面^WO 对比剂	发现(结果)	时间点	上肢.左侧	叙述型	核磁共振成像	放射医学
38833-0	多切面^WO 对比剂	发现(结果)	时间点	胸腔出口.左侧	叙述型	核磁共振成像	放射医学
38834-8	多切面^WO 对比剂	发现(结果)	时间点	肩部.左侧	叙述型	核磁共振成像	放射医学
38835-5	多切面^W 静脉注入对比剂	发现(结果)	时间点	颞骨.左侧	叙述型	计算机 X 射线断层造影术	放射医学
3883-6	氧雄龙	任意浓度	时间点	尿液	等级型		药物水平/毒理学
38836-3	多切面	发现(结果)	时间点	眼眶.左侧	叙述型	核磁共振成像	放射医学
38837-1	多切面^W & WO 静脉注入对比剂	发现(结果)	时间点	膝血管.左侧	叙述型	核磁共振成像.血管	放射医学
38838-9	多重视图 有限的	发现(结果)	时间点	腕部.左侧	叙述型	X 射线检查	放射医学
38839-7	多重视图 斜位	发现(结果)	时间点	腕部.左侧	叙述型	X 射线检查	放射医学
38840-5	多重视图 2^W 手工压迫	发现(结果)	时间点	踝关节.左侧	叙述型	X 射线检查	放射医学
38841-3	多重视图 2^直立位	发现(结果)	时间点	踝关节.左侧	叙述型	X 射线检查	放射医学
38842-1	视图 隧道	发现(结果)	时间点	腕骨.左侧	叙述型	X 射线检查	放射医学
38843-9	多重视图 2 隧道	发现(结果)	时间点	腕骨.左侧	叙述型	X 射线检查	放射医学
3884-4	氧雄龙	质量浓度	时间点	尿液	定量型		药物水平/毒理学
38844-7	多重视图 2 斜位	发现(结果)	时间点	肘部.左侧	叙述型	X 射线检查	放射医学
38845-4	多重视图^直立位	发现(结果)	时间点	股骨.左侧	叙述型	X 射线检查	放射医学
38846-2	多重视图 2	发现(结果)	时间点	脚.左侧	叙述型	X 射线检查	放射医学
38847-0	多重视图 AP & 侧位	发现(结果)	时间点	手.左侧	叙述型	X 射线检查	放射医学
38848-8	多重视图 AP & 侧位 & 斜位	发现(结果)	时间点	手.左侧	叙述型	X 射线检查	放射医学
38849-6	视图 AP^直立位	发现(结果)	时间点	下肢.左侧	叙述型	X 射线检查	放射医学
38850-4	视图^直立位	发现(结果)	时间点	下肢.左侧	叙述型	X 射线检查	放射医学
3885-1	氧雄龙	质量速率	24 小时	尿液	定量型		药物水平/毒理学
38851-2	多重视图 2^直立位	发现(结果)	时间点	膝.左侧	叙述型	X 射线检查	放射医学
38852-0	多重视图 4^直立位	发现(结果)	时间点	膝.左侧	叙述型	X 射线检查	放射医学
38853-8	多重视图^W 对比剂	发现(结果)	时间点	下肢血管.左侧	叙述型	X 射线检查.荧光光谱.血管	放射医学
38854-6	多重视图 放大 & 点	发现(结果)	时间点	乳腺.左侧	叙述型	乳房 X 线照相	放射医学
38855-3	视图 正 侧位	发现(结果)	时间点	乳腺.左侧	叙述型	乳房 X 线照相	放射医学
38856-1	多重视图 前位与侧位	发现(结果)	时间点	肋骨.左侧	叙述型	X 射线检查	放射医学
38857-9	视图 侧位	发现(结果)	时间点	肋骨.左侧	叙述型	X 射线检查	放射医学
38858-7	视图 Y	发现(结果)	时间点	肩部.左侧	叙述型	X 射线检查	放射医学

LOINC代码	名称	属性	时间特征	系统	标尺类型	方法类型	分类
38859-5	多重视图^W静脉注入对比剂	发现（结果）	时间点	上肢静脉.左侧	叙述型	X射线检查.荧光光谱.血管	放射医学
38860-3	多重视图AP&侧位	发现（结果）	时间点	腕部.左侧	叙述型	X射线检查	放射医学
38861-1	多重视图^W动脉内注入对比剂	发现（结果）	时间点	踝动脉.左侧	叙述型	X射线检查.荧光光谱.血管	放射医学
38862-9	多重视图^W动脉内注入对比剂	发现（结果）	时间点	颈动脉+脑动脉.左侧	叙述型	X射线检查.荧光光谱.血管	放射医学
38863-7	多重视图^W动脉内注入对比剂	发现（结果）	时间点	颈动脉.颈段.左侧	叙述型	X射线检查.荧光光谱.血管	放射医学
38864-5	多重视图^W动脉内注入对比剂	发现（结果）	时间点	颈动脉.内.左侧	叙述型	X射线检查.荧光光谱.血管	放射医学
38865-2	多重视图^W动脉内注入对比剂	发现（结果）	时间点	颈动脉+脑动脉内.左侧	叙述型	X射线检查.荧光光谱.血管	放射医学
38866-0	多重视图	发现（结果）	时间点	肋骨.下部.左侧	叙述型	X射线检查	放射医学
38867-8	多重视图	发现（结果）	时间点	肋骨.上部.左侧	叙述型	X射线检查	放射医学
38868-6	多重视图	发现（结果）	时间点	肋骨.前部+后部.左侧	叙述型	X射线检查	放射医学
3886-9	奥沙西泮	质量浓度	时间点	血清/血浆	定量型		药物水平/毒理学
38869-4	多重视图	发现（结果）	时间点	肋骨.后部.左侧	叙述型	X射线检查	放射医学
38870-2	多切面^W&WO静脉注入对比剂	发现（结果）	时间点	乳腺植入物.左侧	叙述型	核磁共振成像	放射医学
38871-0	多重视图2斜位	发现（结果）	时间点	膝.左侧	叙述型	X射线检查	放射医学
38872-8	多重视图^W通过肾盂引流管（注入）对比剂	发现（结果）	时间点	肾脏.左侧+采集系统	叙述型	X射线检查.荧光光谱	放射医学
38873-6	多重视图^W通过尿道逆行（注入）对比剂	发现（结果）	时间点	肾脏.左侧+采集系统	叙述型	X射线检查.荧光光谱	放射医学
38874-4	多重视图2斜位	发现（结果）	时间点	胫骨+腓骨.左侧	叙述型	X射线检查	放射医学
38875-1	组织因子诱导的凝血.INR	相对时间	时间点	XXX	定量型	凝集反应	凝血功能检查
38876-9	因床头抬高超过30°引起的呼吸禁忌	发现（结果）	时间点	病人	名义型		呼吸.原子型
3887-7	奥沙西泮	质量浓度	时间点	尿液	定量型		药物水平/毒理学
38877-7	提供的口腔护理	类型	时间点	病人	名义型		呼吸.原子型
38878-5	通风机模式改变原因	发现（结果）	时间点	病人	名义型		呼吸.原子型
38879-3	通风机断开原因	类型	时间点	病人	名义型		呼吸.原子型

LOINC 代码	名称	属性	时间特征	系统	标尺类型	方法类型	分类
38880-1	通风机报警原因	发现（结果）	时间点	病人	名义型		呼吸. 原子型
38881-9	情绪稳定性表现^{事件}前	发现（结果）	时间点	病人	名义型		呼吸. 原子型
38882-7	情绪稳定性表现^{事件}后	发现（结果）	时间点	病人	名义型		呼吸. 原子型
38883-5	重新插管的紧急情况	类型	时间点	病人	等级型		呼吸. 原子型
38884-3	厂商序列号	标识符	时间点	呼吸机	定量型		呼吸. 原子型
3888-5	对羟福林	质量浓度	时间点	尿液	定量型		药物水平/毒理学
38885-0	紧急拔管	类型	时间点	病人	等级型		呼吸. 原子型
38886-8	气管内插管安全方法	类型	时间点	管	名义型		呼吸. 原子型
38887-6	人在场^在{事件}发生时	类型	时间点	{事件}	名义型		呼吸. 原子型
38888-4	护理室效能水平状况	发现（结果）	时间点	{护理单位}	名义型		呼吸. 原子型
38889-2	通知全体员工{事件}	类型	时间点	{事件}	名义型		呼吸. 原子型
388-9	土霉素	药物敏感度	时间点	分离物	定量或等级型	琼脂扩散	抗生素敏感性
38890-0	疫苗成分类型	标识符	时间点	疫苗	名义型		免疫接种
38891-8	ABCC8 基因突变分析	存在与否或身份标识	时间点	全血/组织	叙述型	分子遗传学	分子病理学. 基因突变
38892-6	异形红细胞	任意浓度	时间点	全血	等级型		血液学/细胞分类计数
3889-3	氧烯洛尔	质量浓度	时间点	血清/血浆	定量型		药物水平/毒理学
38893-4	阿立哌唑	质量浓度	时间点	血清/血浆	定量型		药物水平/毒理学
38894-2	细胞. CD158	数量或计数浓度（计数/容积）	时间点	XXX	定量型		细胞标志物
38895-9	ELA2 基因突变分析	存在与否或身份标识	时间点	全血/组织	名义型	分子遗传学	分子病理学. 基因突变
38896-7	F9 基因突变分析	存在与否或身份标识	时间点	全血/组织	名义型	分子遗传学	分子病理学. 基因突变
38897-5	纤维	任意浓度	时间点	大便	等级型	光学显微镜检查	化学
38898-3	纤维蛋白 D-二聚体	稀释系数、稀释倍数（滴度）	时间点	贫血小板血浆	定量型		凝血功能检查
38899-1	氟奋乃静	任意浓度	时间点	血清/血浆	等级型		药物水平/毒理学
38900-7	HEXA 基因突变检测	存在与否或身份标识	时间点	全血/组织	名义型	分子遗传学	分子病理学. 基因突变
3890-1	氧烯洛尔	任意浓度	时间点	尿液	等级型		药物水平/毒理学
38901-5	来氟米特	质量浓度	时间点	血清/血浆	定量型		药物水平/毒理学
38902-3	LITAF 基因突变分析	存在与否或身份标识	时间点	全血/组织	叙述型	分子遗传学	分子病理学. 基因突变
38903-1	淋巴细胞	任意浓度	时间点	大便	等级型	光学显微镜检查	血液学/细胞分类计数
38904-9	MFN2 基因突变分析	存在与否或身份标识	时间点	全血/组织	叙述型	分子遗传学	分子病理学. 基因突变

LOINC 代码	名称	属性	时间特征	系统	标尺类型	方法类型	分类
38905-6	MLL 基因突变检测	存在与否或身份标识	时间点	全血/组织	名义型	分子遗传学	分子病理学.基因突变
38906-4	MSH6 基因突变分析	存在与否或身份标识	时间点	全血/组织	叙述型	分子遗传学	分子病理学.基因突变
38907-2	NIPA1 基因突变分析	存在与否或身份标识	时间点	全血/组织	名义型	分子遗传学	分子病理学.基因突变
38908-0	红细胞异形	任意浓度	时间点	全血	等级型	自动化计数	血液学/细胞分类计数
38909-8	PTCH 基因突变分析	存在与否或身份标识	时间点	全血/组织	叙述型	分子遗传学	分子病理学.基因突变
38910-6	裂红细胞	任意浓度	时间点	全血	等级型	自动化计数	血液学/细胞分类计数
38911-4	SDHB 基因突变分析	存在与否或身份标识	时间点	全血/组织	叙述型	分子遗传学	分子病理学.基因突变
38912-2	琥珀酰丙酮	摩尔浓度	时间点	羊水	定量型		化学
38913-0	TBX5 基因突变分析	存在与否或身份标识	时间点	全血/组织	叙述型	分子遗传学	分子病理学.基因突变
38914-8	RS1 基因突变分析	存在与否或身份标识	时间点	全血/组织	叙述型	分子遗传学	分子病理学.基因突变
38915-5	小脑锌指蛋白 4 Ab	任意浓度	时间点	血清	等级型		血清学
38916-3	杯状病毒 RNA	任意浓度	时间点	XXX	等级型	探针.扩增.靶向扩增	微生物学
38917-1	人偏肺病毒 RNA	任意浓度	时间点	XXX	等级型	探针.扩增.靶向扩增	微生物学
38918-9	ABCC8 基因突变分析	存在与否或身份标识	时间点	全血/组织	名义型	分子遗传学	分子病理学.基因突变
3891-9	氧烯洛尔	质量浓度	时间点	尿液	定量型		药物水平/毒理学
38919-7	LITAF 基因突变分析	存在与否或身份标识	时间点	全血/组织	名义型	分子遗传学	分子病理学.基因突变
38920-5	MFN2 基因突变分析	存在与否或身份标识	时间点	全血/组织	名义型	分子遗传学	分子病理学.基因突变
38921-3	MSH6 基因突变分析	存在与否或身份标识	时间点	全血/组织	名义型	分子遗传学	分子病理学.基因突变
38922-1	PTCH 基因突变分析	存在与否或身份标识	时间点	全血/组织	名义型	分子遗传学	分子病理学.基因突变
38923-9	SDHB 基因突变分析	存在与否或身份标识	时间点	全血/组织	名义型	分子遗传学	分子病理学.基因突变
38924-7	TBX5 基因突变分析	存在与否或身份标识	时间点	全血/组织	名义型	分子遗传学	分子病理学.基因突变
38925-4	RS1 基因突变分析	存在与否或身份标识	时间点	全血/组织	名义型	分子遗传学	分子病理学.基因突变
38926-2	巨泌乳素	质量浓度	时间点	血清/血浆	定量型		化学
3892-7	氧烯洛尔	质量速率	24 小时	尿液	定量型		药物水平/毒理学
38927-0	TRPS1 基因突变分析	存在与否或身份标识	时间点	全血/组织	叙述型	分子遗传学	分子病理学.基因突变
38928-8	FAH 基因突变分析	存在与否或身份标识	时间点	全血/组织	叙述型	分子遗传学	分子病理学.基因突变

LOINC 代码	名称	属性	时间特征	系统	标尺类型	方法类型	分类
38929-6	FAH 基因突变分析	存在与否或身份标识	时间点	全血/组织	名义型	分子遗传学	分子病理学.基因突变
38930-4	EXT1 基因突变分析	存在与否或身份标识	时间点	全血/组织	名义型	分子遗传学	分子病理学.基因突变
38931-2	TRPS1 基因突变分析	存在与否或身份标识	时间点	全血/组织	名义型	分子遗传学	分子病理学.基因突变
38932-0	VA C&P 测验.肢端肥大	发现（结果）	时间点	{设置}	文档型	{提供者}	文档.临床报告
38933-8	VA C&P 测验.救护与护理和/或不能出门	发现（结果）	时间点	{设置}	文档型	{提供者}	文档.临床报告
38934-6	VA C&P 测验.心律失常	发现（结果）	时间点	{设置}	文档型	{提供者}	文档.临床报告
3893-5	羟考酮	质量浓度	时间点	血清/血浆	定量型		药物水平/毒理学
38935-3	VA C&P 测验.各种动脉和/或静脉	发现（结果）	时间点	{设置}	文档型	{提供者}	文档.临床报告
38936-1	VA C&P 测验.听觉	发现（结果）	时间点	{设置}	文档型	{提供者}	文档.临床报告
38937-9	VA C&P 测验.骨折和/或骨骼疾病	发现（结果）	时间点	{设置}	文档型	{提供者}	文档.临床报告
38938-7	VA C&P 测验.脑和/或脊髓	发现（结果）	时间点	{设置}	文档型	{提供者}	文档.临床报告
38939-5	VA C&P 测验.慢性疲乏综合征	发现（结果）	时间点	{设置}	文档型	{提供者}	文档.临床报告
38940-3	VA C&P 测验.冻伤记录	发现（结果）	时间点	{设置}	文档型	{提供者}	文档.临床报告
38941-1	VA C&P 测验.颅神经	发现（结果）	时间点	{设置}	文档型	{提供者}	文档.临床报告
38942-9	VA C&P 测验.库欣综合征	发现（结果）	时间点	{设置}	文档型	{提供者}	文档.临床报告
3894-3	羟甲睾酮	任意浓度	时间点	尿液	等级型		药物水平/毒理学
38943-7	VA C&P 测验.牙科的和/或口腔科的	发现（结果）	时间点	{设置}	文档型	{提供者}	文档.临床报告
38944-5	VA C&P 测验.糖尿病	发现（结果）	时间点	{设置}	文档型	{提供者}	文档.临床报告
38945-2	VA C&P 测验.各种消化状况	发现（结果）	时间点	{设置}	文档型	{提供者}	文档.临床报告
38946-0	VA C&P 测验.耳朵疾病	发现（结果）	时间点	{设置}	文档型	{提供者}	文档.临床报告
38947-8	VA C&P 测验.心理卫生饮食失调	发现（结果）	时间点	{设置}	文档型	{提供者}	文档.临床报告
38948-6	VA C&P 测验.各种内分泌疾病	发现（结果）	时间点	{设置}	文档型	{提供者}	文档.临床报告
38949-4	VA C&P 测验.癫痫和/或发作性睡眠	发现（结果）	时间点	{设置}	文档型	{提供者}	文档.临床报告
3895-0	羟甲睾酮	质量浓度	时间点	尿液	定量型		药物水平/毒理学
38950-2	VA C&P 测验.食管和/或食管裂孔疝	发现（结果）	时间点	{设置}	文档型	{提供者}	文档.临床报告
38951-0	VA C&P 测验.眼睛	发现（结果）	时间点	{设置}	文档型	{提供者}	文档.临床报告
38952-8	VA C&P 测验.脚	发现（结果）	时间点	{设置}	文档型	{提供者}	文档.临床报告
38953-6	VA C&P 测验.纤维肌痛	发现（结果）	时间点	{设置}	文档型	{提供者}	文档.临床报告
38954-4	VA C&P 测验.总医务	发现（结果）	时间点	{设置}	文档型	{提供者}	文档.临床报告
38955-1	VA C&P 测验.生殖泌尿的	发现（结果）	时间点	{设置}	文档型	{提供者}	文档.临床报告

LOINC 代码	名称	属性	时间特征	系统	标尺类型	方法类型	分类
38956-9	VA C&P 测验.海湾战争退役军人的残疾	发现（结果）	时间点	{设置}	文档型	{提供者}	文档.临床报告
38957-7	VA C&P 测验.妇科情况和/或乳房病症	发现（结果）	时间点	{设置}	文档型	{提供者}	文档.临床报告
38958-5	VA C&P 测验.手和/或大拇指和/或手指	发现（结果）	时间点	{设置}	文档型	{提供者}	文档.临床报告
38959-3	VA C&P 测验.心脏	发现（结果）	时间点	{设置}	文档型	{提供者}	文档.临床报告
38960-1	VA C&P 测验.血液疾病	发现（结果）	时间点	{设置}	文档型	{提供者}	文档.临床报告
38961-9	VA C&P 测验.艾滋病毒相关疾病	发现（结果）	时间点	{设置}	文档型	{提供者}	文档.临床报告
38962-7	VA C&P 测验.高血压	发现（结果）	时间点	{设置}	文档型	{提供者}	文档.临床报告
38963-5	VA C&P 测验.传染性和/或免疫性和/或营养性疾病	发现（结果）	时间点	{设置}	文档型	{提供者}	文档.临床报告
38964-3	VA C&P 测验.初始评价创伤后精神紧张性（精神）障碍	发现（结果）	时间点	{设置}	文档型	{提供者}	文档.临床报告
38965-0	VA C&P 测验.大和/或小肠	发现（结果）	时间点	{设置}	文档型	{提供者}	文档.临床报告
38966-8	VA C&P 测验.末端关节	发现（结果）	时间点	{设置}	文档型	{提供者}	文档.临床报告
38967-6	VA C&P 测验.肝和/或胆囊和/或胰腺	发现（结果）	时间点	{设置}	文档型	{提供者}	文档.临床报告
3896-8	羟甲睾酮	质量速率	24 小时	尿液	定量型		药物水平/毒理学
38968-4	VA C&P 测验.淋巴紊乱	发现（结果）	时间点	{设置}	文档型	{提供者}	文档.临床报告
38969-2	VA C&P 测验.一般精神障碍	发现（结果）	时间点	{设置}	文档型	{提供者}	文档.临床报告
389-7	土霉素	药物敏感度	时间点	分离物＋血清	等级型	测序分型	抗生素敏感性
38970-0	VA C&P 测验.口和/或唇和/或舌	发现（结果）	时间点	{设置}	文档型	{提供者}	文档.临床报告
38971-8	VA C&P 测验.肌肉	发现（结果）	时间点	{设置}	文档型	{提供者}	文档.临床报告
38972-6	VA C&P 测验.各种神经障碍	发现（结果）	时间点	{设置}	文档型	{提供者}	文档.临床报告
38973-4	VA C&P 测验.鼻和/或窦道和/或喉和/或咽	发现（结果）	时间点	{设置}	文档型	{提供者}	文档.临床报告
38974-2	VA C&P 测验.周围神经	发现（结果）	时间点	{设置}	文档型	{提供者}	文档.临床报告
38975-9	VA C&P 测验.战争协议的囚犯	发现（结果）	时间点	{设置}	文档型	{提供者}	文档.临床报告
3897-6	羟甲烯龙	任意浓度	时间点	尿液	等级型		药物水平/毒理学
38976-7	VA C&P 测验.肺结核和/或分枝杆菌病	发现（结果）	时间点	{设置}	文档型	{提供者}	文档.临床报告
38977-5	VA C&P 测验.直肠和/或肛门	发现（结果）	时间点	{设置}	文档型	{提供者}	文档.临床报告
38978-3	VA C&P 测验.截肢术后遗症	发现（结果）	时间点	{设置}	文档型	{提供者}	文档.临床报告
38979-1	VA C&P 测验.梗阻的和/或限制的和/或间隙性呼吸疾病	发现（结果）	时间点	{设置}	文档型	{提供者}	文档.临床报告

LOINC 代码	名称	属性	时间特征	系统	标尺类型	方法类型	分类
38980-9	VA C&P 测验.各种呼吸疾病	发现（结果）	时间点	{设置}	文档型	{提供者}	文档.临床报告
38981-7	VA C&P 测验.回顾评定创伤后精神紧张性（精神）障碍	发现（结果）	时间点	{设置}	文档型	{提供者}	文档.临床报告
38982-5	VA C&P 测验.伤疤	发现（结果）	时间点	{设置}	文档型	{提供者}	文档.临床报告
38983-3	VA C&P 测验.嗅觉和/或味觉	发现（结果）	时间点	{设置}	文档型	{提供者}	文档.临床报告
3898-4	羟甲烯龙	质量浓度	时间点	尿液	定量型		药物水平/毒理学
38984-1	VA C&P 测验.皮肤病而不是伤疤	发现（结果）	时间点	{设置}	文档型	{提供者}	文档.临床报告
38985-8	VA C&P 测验.社会的和/或工业的调查	发现（结果）	时间点	{设置}	文档型	{提供者}	文档.临床报告
38986-6	VA C&P 测验.脊柱	发现（结果）	时间点	{设置}	文档型	{提供者}	文档.临床报告
38987-4	VA C&P 测验.胃和/或十二指肠和/或腹膜粘连	发现（结果）	时间点	{设置}	文档型	{提供者}	文档.临床报告
38988-2	VA C&P 测验.甲状腺的和/或甲状旁腺的疾病	发现（结果）	时间点	{设置}	文档型	{提供者}	文档.临床报告
38989-0	肉毒梭菌毒素 A+B+E+F+G	任意浓度	时间点	XXX	等级型	小鼠生物鉴定.中和作用	微生物学
38990-8	大肠杆菌 O157 ∶ H7 DNA	任意浓度	时间点	XXX	等级型	探针.扩增.靶向扩增	微生物学
38991-6	淀粉酶	催化浓度	12 小时	尿液	定量型		化学
3899-2	羟甲烯龙	质量速率	24 小时	尿液	定量型		药物水平/毒理学
38992-4	淀粉酶	任意浓度	24 小时	尿液	定量型		化学
38993-2	草酸钙二水合物结晶	任意浓度	时间点	尿沉渣	等级型		尿液分析
38994-0	组织细胞	任意浓度	时间点	尿沉渣	等级型	光学显微镜检查	尿液分析
38995-7	混合细胞管型	单位面积数量或计数	时间点	尿沉渣	定量型	光学显微镜检查.低倍视野	尿液分析
38996-5	嗜中性粒细胞	任意浓度	时间点	尿液	等级型	光学显微镜检查	尿液分析
38997-3	西尼罗河病毒 Ab.IgG	任意浓度	时间点	血清	定量型	酶免疫分析	微生物学
38998-1	艾滋病毒 1+丙型肝炎病毒 RNA	任意浓度	时间点	血清/血浆^血液制品单位	等级型	探针.扩增.靶向扩增	微生物学
38999-9	医院出院 DRG	印象/检查结果的解释	时间点	病人	名义型		病史与体格检查.病史
39000-5	3-羟基丁酰肉毒碱	摩尔浓度	时间点	血清/血浆	定量型		化学
39001-3	3-羟基异戊酰肉碱	摩尔浓度	时间点	血清/血浆	定量型		化学
39002-1	己二酰肉碱	摩尔浓度	时间点	血清/血浆	定量型		化学
39003-9	巨细胞病毒 DNA	数量或计数浓度（计数/容积）	时间点	脑脊液	定量型	探针.扩增.靶向扩增	微生物学
39004-7	表皮生长因子受体 Ag	任意浓度	时间点	组织	等级型		病理学
39005-4	乙型肝炎病毒核心 Ab	任意浓度	时间点	体液	等级型		微生物学
39006-2	乙型肝炎病毒 Little e Ab	任意浓度	时间点	体液	等级型		微生物学

LOINC 代码	名称	属性	时间特征	系统	标尺类型	方法类型	分类
39007-0	乙型肝炎病毒 Little e Ag	任意浓度	时间点	XXX	等级型		微生物学
3900-8	羟布宗	质量浓度	时间点	血清/血浆	定量型		药物水平/毒理学
39008-8	丙型肝炎病毒 Ab	任意浓度	时间点	体液	等级型	免疫印迹	微生物学
39009-6	异戊酰肉碱	摩尔浓度	时间点	血清/血浆	定量型		化学
39010-4	甲基丙二酰肉碱	摩尔浓度	时间点	血清/血浆	定量型		化学
39011-2	腮腺炎病毒 Ab. IgG	任意浓度	时间点	脑脊液	等级型		微生物学
39012-0	肺炎支原体 Ab	任意浓度	时间点	体液	等级型		微生物学
39013-8	风疹病毒 Ab. IgG	任意浓度	时间点	脑脊液	等级型		微生物学
39014-6	环庚基肉碱	摩尔浓度	时间点	血清/血浆	定量型		化学
39015-3	苍白密螺旋体 Ab	任意浓度	时间点	体液	定量型	血凝试验	微生物学
3901-6	对羟基苯丙胺	任意浓度	时间点	尿液	等级型		药物水平/毒理学
39016-1	死亡年龄	时间（如秒数）	时间点	病人	定量型		杂项
39017-9	干扰素.γ结核菌素刺激/干扰素.γ分裂素刺激	相对任意浓度	时间点	全血	定量型		微生物学
39018-7	大肠杆菌	数量或计数含量＝计数/质量	时间点	XXX	定量型	生存能力计数	微生物学
39019-5	大肠杆菌 O157：H7 Ag	任意浓度	时间点	乳.生	等级型	酶免疫分析	微生物学
39020-3	朊病毒蛋白质.异常	任意浓度	时间点	组织	等级型	免疫染色	微生物学
39021-1	朊病毒蛋白质.异常	任意浓度	时间点	组织	等级型	酶免疫分析	微生物学
39022-9	神经闪孢子虫 Ab	任意浓度	时间点	血清	等级型	免疫荧光	微生物学
39023-7	水疱性口炎病毒印第安纳株 RNA	任意浓度	时间点	XXX	等级型	探针.扩增.靶向扩增	微生物学
3902-4	对羟基苯丙胺	质量浓度	时间点	尿液	定量型		药物水平/毒理学
39024-5	水疱性口炎病毒新泽西株 RNA	任意浓度	时间点	XXX	等级型	探针.扩增.靶向扩增	微生物学
39025-2	甲型流感病毒血球凝集素 cDNA	存在与否或身份标识	时间点	XXX	名义型	扩增/序列测定	微生物学
39026-0	引导针定位	发现（结果）	时间点	XXX	叙述型	计算机 X 射线断层造影术	放射医学
39027-8	引导针定位	发现（结果）	时间点	XXX	叙述型	X 射线检查.荧光光谱	放射医学
39028-6	引导针定位	发现（结果）	时间点	XXX	叙述型	核磁共振成像	放射医学
39029-4	多切面^W & WO 静脉注入对比剂	发现（结果）	时间点	眼眶＋面部	叙述型	核磁共振成像	放射医学
39030-2	多切面	发现（结果）	时间点	静脉.双侧	叙述型	超声	放射医学
39031-0	多切面	发现（结果）	时间点	肢动脉.双侧	叙述型	超声.多普勒	放射医学
3903-2	对羟基苯丙胺	质量速率	24 小时	尿液	定量型		药物水平/毒理学
39032-8	多切面	发现（结果）	时间点	肾脏移植物	叙述型	超声	放射医学
39033-6	多切面^WO 对比剂	发现（结果）	时间点	上肢	叙述型	核磁共振成像	放射医学
39034-4	多切面^W & WO 静脉注入对比剂	发现（结果）	时间点	上肢	叙述型	核磁共振成像	放射医学

LOINC 代码	名称	属性	时间特征	系统	标尺类型	方法类型	分类
39035-1	多切面	发现（结果）	时间点	XXX	叙述型	超声	放射医学
39036-9	多切面	发现（结果）	时间点	静脉	叙述型	超声	放射医学
39037-7	多切面^ W 静脉注入对比剂	发现（结果）	时间点	上肢	叙述型	核磁共振成像	放射医学
39038-5	多切面^ W 静脉注入对比剂	发现（结果）	时间点	眼眶＋面部	叙述型	核磁共振成像	放射医学
39039-3	多切面	发现（结果）	时间点	上臂＋头部动脉	叙述型	超声. 多普勒	放射医学
3904-0	副醛	质量浓度	时间点	全血	定量型		药物水平/毒理学
39040-1	多切面	发现（结果）	时间点	动静脉瘘	叙述型	超声	放射医学
39041-9	多切面^ W 子宫内注入对比剂	发现（结果）	时间点	子宫＋输卵管	叙述型	超声	放射医学
39042-7	多切面	发现（结果）	时间点	肢动脉	叙述型	超声. 多普勒	放射医学
39043-5	多切面与三维重建	发现（结果）	时间点	XXX	叙述型	核磁共振成像	放射医学
39044-3	多切面，有限的	发现（结果）	时间点	头部血管	叙述型	超声. 多普勒	放射医学
39045-0	多切面，有限的	发现（结果）	时间点	静脉	叙述型	超声	放射医学
39046-8	多切面，有限的骨盆测量^ WO 对比剂	发现（结果）	时间点	骨盆	叙述型	计算机 X 射线断层造影术	放射医学
39047-6	视图^外科手术期间	发现（结果）	时间点	臀部	叙述型	X 射线检查. 荧光光谱	放射医学
39048-4	视图 AP	发现（结果）	时间点	肩胛骨	叙述型	X 射线检查	放射医学
39049-2	视图 AP	发现（结果）	时间点	脊柱. 胸段＋脊柱. 腰段	叙述型	X 射线检查	放射医学
390-5	培氟沙星	药物敏感度	时间点	分离物	定量或等级型	最小抑制浓度	抗生素敏感性
39050-0	视图 AP	发现（结果）	时间点	肋	叙述型	X 射线检查	放射医学
39051-8	视图 侧位	发现（结果）	时间点	胸部	叙述型	X 射线检查	放射医学
39052-6	视图 侧位	发现（结果）	时间点	脊柱	叙述型	X 射线检查	放射医学
39053-4	视图 侧位	发现（结果）	时间点	肋	叙述型	X 射线检查	放射医学
39054-2	多重视图^ W 导管内注入对比剂	发现（结果）	时间点	乳腺. 导管	叙述型	乳房 X 线照相	放射医学
39055-9	多重视图^ W 静脉注入对比剂	发现（结果）	时间点	肢静脉	叙述型	X 射线检查. 荧光光谱. 血管	放射医学
39056-7	多重视图^ W 手工压迫	发现（结果）	时间点	XXX	叙述型	X 射线检查	放射医学
3905-7	副醛	质量浓度	时间点	血清/血浆	定量型		药物水平/毒理学
39057-5	多重视图^ W 动脉内注入对比剂	发现（结果）	时间点	肺动脉	叙述型	X 射线检查. 荧光光谱. 血管	放射医学
39058-3	多重视图	发现（结果）	时间点	唾液腺	叙述型	X 射线检查	放射医学
39059-1	多重视图^ W 口服空气和钡对比剂	发现（结果）	时间点	胃肠道. 上	叙述型	X 射线检查. 荧光光谱	放射医学

LOINC 代码	名称	属性	时间特征	系统	标尺类型	方法类型	分类
39060-9	多重视图 2	发现（结果）	时间点	肋	叙述型	X 射线检查	放射医学
39061-7	多重视图 3	发现（结果）	时间点	骶骨＋尾骨	叙述型	X 射线检查	放射医学
39062-5	多重视图 3	发现（结果）	时间点	肋	叙述型	X 射线检查	放射医学
39063-3	多重视图 5^W 屈曲与 W 蔓延	发现（结果）	时间点	脊髓. 腰段	叙述型	X 射线检查	放射医学
39064-1	多重视图 前位 & 侧位	发现（结果）	时间点	肋	叙述型	X 射线检查	放射医学
3906-5	培氟沙星	质量浓度	时间点	血清/血浆	定量型		药物水平/毒理学
39065-8	多重视图 AP 与入口与出口与斜位	发现（结果）	时间点	骨盆	叙述型	X 射线检查	放射医学
39066-6	多重视图 AP 与侧位	发现（结果）	时间点	胸部	叙述型	X 射线检查. 荧光光谱	放射医学
39067-4	多重视图 AP 与侧位	发现（结果）	时间点	脊柱. 颈段＋脊柱. 胸段＋脊柱. 腰段	叙述型	X 射线检查	放射医学
39068-2	多重视图 AP 与侧位^直立位	发现（结果）	时间点	脚	叙述型	X 射线检查	放射医学
39069-0	多重视图 AP 与侧位	发现（结果）	时间点	脚	叙述型	X 射线检查	放射医学
39070-8	多重视图 AP 与侧位与脊柱前凸的	发现（结果）	时间点	胸部	叙述型	X 射线检查	放射医学
39071-6	多重视图 AP 与侧位与商人	发现（结果）	时间点	膝	叙述型	X 射线检查	放射医学
39072-4	多重视图 AP 与侧位与斜位	发现（结果）	时间点	踝关节	叙述型	X 射线检查	放射医学
3907-3	匹莫林	质量浓度	时间点	血清/血浆	定量型		药物水平/毒理学
39073-2	多重视图 AP 与侧位与右-斜位与左-斜位	发现（结果）	时间点	膝	叙述型	X 射线检查	放射医学
39074-0	多重视图 AP 与侧位与右-斜位与左-斜位	发现（结果）	时间点	胸部	叙述型	X 射线检查	放射医学
39075-7	多重视图 AP 与斜位	发现（结果）	时间点	脚趾	叙述型	X 射线检查	放射医学
39076-5	多重视图 AP 与斜位	发现（结果）	时间点	脚	叙述型	X 射线检查	放射医学
39077-3	多重视图 AP 与经胸廓	发现（结果）	时间点	肩部	叙述型	X 射线检查	放射医学
39078-1	多重视图 PA 与侧位与斜位	发现（结果）	时间点	手指	叙述型	X 射线检查	放射医学
39079-9	多重视图 PA 与斜位	发现（结果）	时间点	手	叙述型	X 射线检查	放射医学
39080-7	EPM2A 基因突变分析	存在与否或身份标识	时间点	全血/组织	名义型	分子遗传学	分子病理学. 基因突变
3908-1	匹莫林	任意浓度	时间点	尿液	等级型		药物水平/毒理学
39081-5	大西洋真鳕 Ab. IgE	比率	时间点	血清	定量型		变态反应
39082-3	庆大霉素^峰值	质量浓度	时间点	脑脊液	定量型		药物水平/毒理学
39083-1	疱疹病毒 8 Ab	任意浓度	时间点	血清	等级型		微生物学
39084-9	沼泽牛蒡 Ab. IgE	比率	时间点	血清	定量型		变态反应
39085-6	加州黑胡桃花粉 Ab. IgE	比率	时间点	血清	定量型		变态反应
39086-4	显微镜观察	存在与否或身份标识	时间点	阴道	名义型	细胞学染色. 薄层制片	细胞学

LOINC 代码	名称	属性	时间特征	系统	标尺类型	方法类型	分类
39087-2	髓磷脂相关糖蛋白 Ab. IgM	稀释系数、稀释倍数（滴度）	时间点	血清	定量型	酶免疫分析	血清学
39088-0	扇贝 spp Ab. IgE	比率	时间点	血清	定量型		变态反应
39089-8	PLP1 基因突变分析	存在与否或身份标识	时间点	全血/组织	名义型	分子遗传学	分子病理学.基因突变
39090-6	蛤仔 spp Ab. IgE	比率	时间点	血清	定量型		变态反应
39091-4	强生草 Ab. IgE	比率	时间点	血清	定量型		变态反应
39092-2	万古霉素^峰值	质量浓度	时间点	脑脊液	定量型		药物水平/毒理学
39093-0	多重视图^W 静脉注入对比剂	发现（结果）	时间点	肝静脉	叙述型	X 射线检查.荧光光谱.血管	放射医学
39094-8	多重视图^W 动脉内注入对比剂	发现（结果）	时间点	颈动脉.颈段.左侧	叙述型	X 射线检查.荧光光谱.血管	放射医学
39095-5	多重视图^W 动脉内注入对比剂	发现（结果）	时间点	颈动脉＋脑动脉.左侧	叙述型	X 射线检查.荧光光谱.血管	放射医学
39096-3	多重视图^W 静脉注入对比剂和 W 血液动力学	发现（结果）	时间点	肝静脉	叙述型	X 射线检查.荧光光谱.血管	放射医学
39097-1	多重视图^W 动脉内注入对比剂	发现（结果）	时间点	颈动脉.双侧＋脑动脉.双侧	叙述型	X 射线检查.荧光光谱.血管	放射医学
39098-9	多重视图^W 动脉内注入对比剂	发现（结果）	时间点	颈动脉.颈段.左侧.双侧	叙述型	X 射线检查.荧光光谱.血管	放射医学
3909-9	匹莫林	质量浓度	时间点	尿液	定量型		药物水平/毒理学
39099-7	多重视图 4 与 PA 胸	发现（结果）	时间点	肋骨.双侧＋胸部	叙述型	X 射线检查	放射医学
39100-3	多重视图 侧位与 PA 胸	发现（结果）	时间点	肋骨.右侧＋胸部	叙述型	X 射线检查	放射医学
39101-1	多重视图 侧位与 PA 胸	发现（结果）	时间点	肋＋胸部	叙述型	X 射线检查	放射医学
39102-9	甲型流感病毒血球凝集素 cDNA	存在与否或身份标识	时间点	XXX	名义型	探针.扩增.靶向扩增	微生物学
39103-7	甲型流感病毒神经氨（糖）酸苷酶 cDNA	存在与否或身份标识	时间点	XXX	名义型	探针.扩增.靶向扩增	微生物学
39104-5	外观	外观	时间点	皮肤	叙述型		病史与体格检查.病史
39105-2	外观	外观	时间点	皮肤	名义型		病史与体格检查.病史
39106-0	温度	发现（结果）	时间点	皮肤	名义型		病史与体格检查.病史
3910-7	匹莫林	质量速率	24 小时	尿液	定量型		药物水平/毒理学
39107-8	颜色	类型	时间点	皮肤	名义型		病史与体格检查.病史
39108-6	头发分布	印象/检查结果的解释	时间点	病人	名义型		病史与体格检查.病史

LOINC 代码	名称	属性	时间特征	系统	标尺类型	方法类型	分类
39109-4	胀满	印象/检查结果的解释	时间点	皮肤	名义型		病史与体格检查.病史
39110-2	保护	类型	时间点	皮肤	名义型		病史与体格检查.病史
39111-0	身体部位	解剖学	时间点	病人	名义型		病史与体格检查.病史
39112-8	身体定位限定	发现（结果）	时间点	病人	名义型		病史与体格检查.病史
39113-6	指甲角度	角度	时间点	指甲	定量型	估计	病史与体格检查.病史
39114-4	深度	发现（结果）	时间点	创伤	名义型		病史与体格检查.病史
3911-5	青霉素	质量浓度	时间点	血清/血浆	定量型		药物水平/毒理学
39115-1	排水描述	外观	时间点	创伤	叙述型		病史与体格检查.病史
39116-9	排水量	发现（结果）	时间点	创伤	名义型		病史与体格检查.病史
39117-7	饱和的 2×2 纱布敷料	数量或计数（正整数）	时间点	创伤	定量型		病史与体格检查.病史
39118-5	饱和的 4×4 纱布敷料	数量或计数（正整数）	时间点	创伤	定量型		病史与体格检查.病史
39119-3	饱和的 4×8 纱布敷料	数量或计数（正整数）	时间点	创伤	定量型		病史与体格检查.病史
39120-1	饱和的异常敷料	数量或计数（正整数）	时间点	创伤	定量型		病史与体格检查.病史
39121-9	敷料	类型	时间点	创伤	名义型		病史与体格检查.病史
39122-7	液体排出.伤口引流	容积、体积	时间点	创伤	定量型	估计	病史与体格检查.病史
3912-3	青霉素	质量浓度	时间点	尿液	定量型		药物水平/毒理学
39123-5	伤口状况	发现（结果）	时间点	创伤	名义型		病史与体格检查.病史
39124-3	临床方向	发现（结果）	时间点	创伤	名义型	观察	病史与体格检查.病史
39125-0	宽度	长度	时间点	创伤	定量型		病史与体格检查.病史
39126-8	长度	长度	时间点	创伤	定量型		病史与体格检查.病史
39127-6	深度	长度	时间点	创伤	定量型		病史与体格检查.病史
39128-4	伤口冲洗和/或洗涤液	类型	时间点	不明体液.非生物性	名义型		病史与体格检查.病史
39129-2	潮湿	类型	时间点	皮肤	名义型		病史与体格检查.病史
391-3	青霉素 G	药物敏感度	时间点	分离物	定量型	最小致死浓度	抗生素敏感性
39130-0	硬度	外观	时间点	指甲	名义型		病史与体格检查.病史

LOINC 代码	名称	属性	时间特征	系统	标尺类型	方法类型	分类
3913-1	青霉素 G	质量浓度	时间点	血清/血浆	定量型		药物水平/毒理学
39131-8	颜色	类型	时间点	指甲	名义型		病史与体格检查.病史
39132-6	颜色	类型	时间点	创伤.基部	名义型		病史与体格检查.病史
39133-4	颜色	类型	时间点	创伤.边缘	名义型		病史与体格检查.病史
39134-2	伤口周围颜色	类型	时间点	创伤	名义型		病史与体格检查.病史
39135-9	伤口鉴定 医嘱组	—	时间点	病人	—		医嘱组.病史与体格检查
39136-7	皮肤鉴定 医嘱组	—	时间点	病人	—		医嘱组.病史与体格检查
39137-5	口腔评估 医嘱组	—	时间点	病人	—		医嘱组.病史与体格检查
39138-3	引导血管通路	发现（结果）	时间点	血管.XXX	叙述型	X 射线检查.荧光光谱.血管	放射医学
39139-1	引导血管通路	发现（结果）	时间点	XXX	叙述型	超声	放射医学
39140-9	多切面，血流速度测绘电影	发现（结果）	时间点	心脏	叙述型	核磁共振成像	放射医学
39141-7	多切面，血流	发现（结果）	时间点	骨髓	叙述型	核磁共振成像	放射医学
39142-5	多切面，灌流^W 静脉注入对比剂	发现（结果）	时间点	头部	叙述型	计算机 X 射线断层造影术	放射医学
39143-3	视图^W 逆行直肠灌入对比剂	发现（结果）	时间点	胃肠道.上	叙述型	X 射线检查.荧光光谱	放射医学
39144-1	视图^W 口服气体对比剂	发现（结果）	时间点	胃肠道.上	叙述型	X 射线检查.荧光光谱	放射医学
39145-8	多重视图^W 多重导管内注入对比剂	发现（结果）	时间点	乳腺.导管.左侧	叙述型	乳房 X 线照相	放射医学
39146-6	多重视图^W 多重导管内注入对比剂	发现（结果）	时间点	乳腺.导管.双侧	叙述型	乳房 X 线照相	放射医学
39147-4	多重视图^W 多重导管内注入对比剂	发现（结果）	时间点	乳腺.导管.右侧	叙述型	乳房 X 线照相	放射医学
39148-2	多重视图^W 多重导管内注入对比剂	发现（结果）	时间点	乳腺.导管	叙述型	乳房 X 线照相	放射医学
3914-9	青霉素 V	质量浓度	时间点	血清/血浆	定量型		药物水平/毒理学
39149-0	视图 异物	发现（结果）	时间点	胃肠道系统＋呼吸系统	叙述型	X 射线检查	放射医学
39150-8	多重视图^定位后	发现（结果）	时间点	乳腺	叙述型	乳房 X 线照相.FFD	放射医学
39151-6	多重视图^W 输精管内注入对比剂	发现（结果）	时间点	输精管	叙述型	X 射线检查.荧光光谱	放射医学

LOINC 代码	名称	属性	时间特征	系统	标尺类型	方法类型	分类
39152-4	多重视图 诊断	发现（结果）	时间点	乳腺	叙述型	乳房 X 线照相. FFD	放射医学
39153-2	多重视图 筛查	发现（结果）	时间点	乳腺	叙述型	乳房 X 线照相. FFD	放射医学
39154-0	多重视图 诊断	发现（结果）	时间点	乳腺. 双侧	叙述型	乳房 X 线照相. FFD	放射医学
39155-7	家族历史或情况或疾病与行动	任意	时间点	家族	等级型	儿童健康保护系统	信息附件. CPHS
3915-6	喷他佐辛	任意浓度	时间点	血清/血浆	等级型		药物水平/毒理学
39156-5	体重指数测量	比率	时间点	病人	定量型		体重. 原子型
39157-3	筛查类型标识	类型	时间点	病人	名义型	儿童健康保护系统	信息附件. CPHS
39158-1	按规定时间筛查病人年龄	任意	时间点	病人	等级型	儿童健康保护系统	信息附件. CPHS
39159-9	筛查范围	任意	时间点	病人	等级型	儿童健康保护系统	信息附件. CPHS
39160-7	就诊为了复查	任意	时间点	病人	等级型	儿童健康保护系统	信息附件. CPHS
39161-5	下次筛查访问日期	时间戳、时间标记	时间点	病人	定量型	儿童健康保护系统	信息附件. CPHS
39162-3	慢性疾病指标	类型	时间点	病人	名义型	儿童健康保护系统	信息附件. CPHS
39163-1	既往史与体征结果标识	类型	时间点	病人	名义型	儿童健康保护系统	信息附件. CPHS
3916-4	喷他佐辛	质量浓度	时间点	血清/血浆	定量型		药物水平/毒理学
39164-9	既往史体征随访状况	类型	时间点	病人	名义型	儿童健康保护系统	信息附件. CPHS
39165-6	既往史与最新体征	类型	时间点	病人	名义型	儿童健康保护系统	信息附件. CPHS
39166-4	行为与或精神健康筛查评估	复杂	时间点	行为	集合型	儿童健康保护系统	信息附件. CPHS
39167-2	行为与或精神健康筛查结果指标	类型	时间点	行为	名义型	儿童健康保护系统	信息附件. CPHS
39168-0	行为与或精神健康筛查随访情况	类型	时间点	行为	名义型	儿童健康保护系统	信息附件. CPHS
39169-8	行为与或精神健康筛查最新发现	类型	时间点	行为	名义型	儿童健康保护系统	信息附件. CPHS
39170-6	心脏筛查结果指标	类型	时间点	心血管系统	名义型	儿童健康保护系统	信息附件. CPHS
39171-4	心脏筛查随访状况	类型	时间点	心血管系统	名义型	儿童健康保护系统	信息附件. CPHS
3917-2	喷他佐辛	任意浓度	时间点	尿液	等级型		药物水平/毒理学
39172-2	近期心脏筛查结果	类型	时间点	心血管系统	名义型	儿童健康保护系统	信息附件. CPHS
39173-0	牙科筛查鉴定	复杂	时间点	牙列	集合型	儿童健康保护系统	信息附件. CPHS

LOINC 代码	名称	属性	时间特征	系统	标尺类型	方法类型	分类
39174-8	牙科筛查结果指示剂	类型	时间点	牙列	名义型	儿童健康保护系统	信息附件. CPHS
39175-5	牙科筛查随访状况	类型	时间点	牙列	名义型	儿童健康保护系统	信息附件. CPHS
39176-3	牙科筛查发现近因	类型	时间点	牙列	名义型	儿童健康保护系统	信息附件. CPHS
39177-1	激素筛查鉴定	复杂	时间点	内分泌系统	集合型	儿童健康保护系统	信息附件. CPHS
39178-9	激素筛查结果指示剂	类型	时间点	内分泌系统	名义型	儿童健康保护系统	信息附件. CPHS
39179-7	激素筛查随访状况	类型	时间点	内分泌系统	名义型	儿童健康保护系统	信息附件. CPHS
3918-0	喷他佐辛	质量浓度	时间点	尿液	定量型		药物水平/毒理学
39180-5	激素筛查发现近因	类型	时间点	内分泌系统	名义型	儿童健康保护系统	信息附件. CPHS
39181-3	泌尿生殖器筛查评估	复杂	时间点	泌尿生殖系统	集合型	儿童健康保护系统	信息附件. CPHS
39182-1	泌尿生殖器筛查结果指示剂	类型	时间点	泌尿生殖系统	名义型	儿童健康保护系统	信息附件. CPHS
39183-9	泌尿生殖器筛查随访状况	类型	时间点	泌尿生殖系统	名义型	儿童健康保护系统	信息附件. CPHS
39184-7	泌尿生殖器筛查发现近因	类型	时间点	泌尿生殖系统	名义型	儿童健康保护系统	信息附件. CPHS
39185-4	生长与发育. 状况（包括言语）筛查鉴定	复杂	时间点	病人	集合型	儿童健康保护系统	信息附件. CPHS
39186-2	生长与发育. 状况（包括言语）筛查结果指示剂	类型	时间点	病人	名义型	儿童健康保护系统	信息附件. CPHS
39187-0	生长与发育. 状况（包括言语）筛查随访状况	类型	时间点	病人	名义型	儿童健康保护系统	信息附件. CPHS
39188-8	生长与发育. 状况（包括言语）筛查发现近因	类型	时间点	病人	名义型	儿童健康保护系统	信息附件. CPHS
39189-6	听力筛查鉴定	复杂	时间点	耳	集合型	儿童健康保护系统	信息附件. CPHS
39190-4	听力筛查结果指示剂	类型	时间点	耳	名义型	儿童健康保护系统	信息附件. CPHS
39191-2	听力筛查随访状况	类型	时间点	耳	名义型	儿童健康保护系统	信息附件. CPHS
39192-0	听力筛查发现近因	类型	时间点	耳	名义型	儿童健康保护系统	信息附件. CPHS
39193-8	铅（接触）筛查评估	复杂	时间点	病人	集合型	儿童健康保护系统	信息附件. CPHS
39194-6	铅（接触）筛查结果标识	类型	时间点	病人	名义型	儿童健康保护系统	信息附件. CPHS
39195-3	铅（接触）筛查随访状况	类型	时间点	病人	名义型	儿童健康保护系统	信息附件. CPHS
39196-1	铅（接触）筛查发现近因	类型	时间点	病人	名义型	儿童健康保护系统	信息附件. CPHS
39197-9	神经系统筛查结果标识	类型	时间点	神经系统	名义型	儿童健康保护系统	信息附件. CPHS

LOINC 代码	名称	属性	时间特征	系统	标尺类型	方法类型	分类
3919-8	喷他佐辛	质量速率	24 小时	尿液	定量型		药物水平/毒理学
39198-7	神经系统筛查随访状况	类型	时间点	神经系统	名义型	儿童健康保护系统	信息附件.CPHS
39199-5	神经系统筛查发现近因	类型	时间点	神经系统	名义型	儿童健康保护系统	信息附件.CPHS
39200-1	营养筛查评估	复杂	时间点	病人	集合型	儿童健康保护系统	信息附件.CPHS
39201-9	营养筛查结果标识	类型	时间点	病人	名义型	儿童健康保护系统	信息附件.CPHS
39202-7	营养筛查随访状况	类型	时间点	病人	名义型	儿童健康保护系统	信息附件.CPHS
39203-5	营养筛查发现近因	类型	时间点	病人	名义型	儿童健康保护系统	信息附件.CPHS
39204-3	矫形外科筛查评估	复杂	时间点	病人	集合型	儿童健康保护系统	信息附件.CPHS
39205-0	矫形外科筛查结果标识	类型	时间点	病人	名义型	儿童健康保护系统	信息附件.CPHS
3920-6	戊四氮	任意浓度	时间点	尿液	等级型		药物水平/毒理学
39206-8	矫形外科筛查随访状况	类型	时间点	病人	名义型	儿童健康保护系统	信息附件.CPHS
39207-6	矫形外科筛查发现近因	类型	时间点	病人	名义型	儿童健康保护系统	信息附件.CPHS
39208-4	结核接触筛查评估	复杂	时间点	病人	集合型	儿童健康保护系统	信息附件.CPHS
39209-2	结核接触筛查结果标识	类型	时间点	病人	名义型	儿童健康保护系统	信息附件.CPHS
392-1	青霉素 G	药物敏感度	时间点	分离物	定量或等级型	最小抑制浓度	抗生素敏感性
39210-0	结核接触筛查随访状况	类型	时间点	病人	名义型	儿童健康保护系统	信息附件.CPHS
39211-8	结核接触筛查发现近因	类型	时间点	病人	名义型	儿童健康保护系统	信息附件.CPHS
39212-6	视觉筛查评估	复杂	时间点	眼	集合型	儿童健康保护系统	信息附件.CPHS
39213-4	视觉筛查结果标识	类型	时间点	眼	名义型	儿童健康保护系统	信息附件.CPHS
3921-4	戊四氮	质量浓度	时间点	尿液	定量型		药物水平/毒理学
39214-2	视觉筛查随访状况	类型	时间点	眼	名义型	儿童健康保护系统	信息附件.CPHS
39215-9	视觉筛查发现近因	类型	时间点	眼	名义型	儿童健康保护系统	信息附件.CPHS
39216-7	其他筛查评估	复杂	时间点	病人	集合型	儿童健康保护系统	信息附件.CPHS
39217-5	其他筛查名称	文本	时间点	病人	叙述型	儿童健康保护系统	信息附件.CPHS
39218-3	其他筛查结果标识	类型	时间点	病人	名义型	儿童健康保护系统	信息附件.CPHS

LOINC 代码	名称	属性	时间特征	系统	标尺类型	方法类型	分类
39219-1	其他筛查随访状况	类型	时间点	病人	名义型	儿童健康保护系统	信息附件.CPHS
39220-9	其他筛查发现近因	类型	时间点	病人	名义型	儿童健康保护系统	信息附件.CPHS
39221-7	诊断治疗建议	复杂	时间点	病人	集合型	儿童健康保护系统	信息附件.CPHS
3922-2	戊四氮	质量速率	24 小时	尿液	定量型		药物水平/毒理学
39222-5	诊断治疗建议，ICD9-CM	类型	时间点	病人	名义型	儿童健康保护系统	信息附件.CPHS
39223-3	诊断治疗建议，描述	文本	时间点	病人	叙述型	儿童健康保护系统	信息附件.CPHS
39224-1	衣原体筛选试验状况	类型	时间点	病人	名义型	儿童健康保护系统	信息附件.CPHS
39225-8	淋病筛选试验状况	类型	时间点	病人	名义型	儿童健康保护系统	信息附件.CPHS
39226-6	HemoBlobin 试验状况	类型	时间点	全血	名义型	儿童健康保护系统	信息附件.CPHS
39227-4	红细胞压积测定状况	类型	时间点	全血	名义型	儿童健康保护系统	信息附件.CPHS
39228-2	铅筛选检验状况	类型	时间点	病人	名义型	儿童健康保护系统	信息附件.CPHS
39229-0	脂类筛查检验状况	类型	时间点	血清/血浆	名义型	儿童健康保护系统	信息附件.CPHS
3923-0	戊巴比妥	任意浓度	时间点	血清/血浆	等级型		药物水平/毒理学
39230-8	镰刀细胞筛选试验状况	类型	时间点	全血	名义型	儿童健康保护系统	信息附件.CPHS
39231-6	梅毒筛查试验状况	类型	时间点	血清	名义型	儿童健康保护系统	信息附件.CPHS
39232-4	筛查试验，其他	复杂	时间点	XXX	集合型	儿童健康保护系统	信息附件.CPHS
39233-2	筛查试验，其他姓名	文本	时间点	XXX	叙述型	儿童健康保护系统	信息附件.CPHS
39234-0	筛查试验，其他状况	类型	时间点	XXX	名义型	儿童健康保护系统	信息附件.CPHS
39235-7	免疫接种数据	复杂	时间点	病人	集合型	儿童健康保护系统	信息附件.CPHS
39236-5	疫苗代码（CPT）	类型	时间点	病人	名义型	儿童健康保护系统	信息附件.CPHS
39237-3	免疫接种状况	类型	时间点	病人	名义型	儿童健康保护系统	信息附件.CPHS
39238-1	预期的指导指示剂	任意	时间点	病人	等级型	儿童健康保护系统	信息附件.CPHS
39239-9	预期的指导或健康教育类型	类型	时间点	病人	名义型	儿童健康保护系统	信息附件.CPHS
39240-7	烟草使用	任意	时间点	病人	等级型	儿童健康保护系统	信息附件.CPHS
39241-5	烟草使用，建议的	任意	时间点	病人	等级型	儿童健康保护系统	信息附件.CPHS

LOINC 代码	名称	属性	时间特征	系统	标尺类型	方法类型	分类
39242-3	烟草预防，提到的	任意	时间点	病人	等级型	儿童健康保护系统	信息附件.CPHS
39243-1	二手烟接触	任意	时间点	病人	等级型	儿童健康保护系统	信息附件.CPHS
39244-9	病人吃药或饮酒	任意	时间点	病人	等级型	儿童健康保护系统	信息附件.CPHS
39245-6	药品和酒滥用警告	类型	时间点	病人	名义型	儿童健康保护系统	信息附件.CPHS
39246-4	风险评估，提供的	任意	时间点	病人	等级型	儿童健康保护系统	信息附件.CPHS
39247-2	提供的产前评估	任意	时间点	病人	等级型	儿童健康保护系统	信息附件.CPHS
3924-8	戊巴比妥	质量浓度	时间点	血清/血浆	定量型		药物水平/毒理学
39248-0	产前会诊 w/婴儿初级护理提供者标识	任意	时间点	病人	等级型	儿童健康保护系统	信息附件.CPHS
39249-8	项目参与	复杂	时间点	病人	集合型	儿童健康保护系统	信息附件.CPHS
39250-6	项目参与，姓名	类型	时间点	病人	名义型	儿童健康保护系统	信息附件.CPHS
39251-4	其他项目参与名称	文本	时间点	病人	叙述型	儿童健康保护系统	信息附件.CPHS
39252-2	看护指示剂	任意	时间点	病人	等级型	儿童健康保护系统	信息附件.CPHS
39253-0	初级护理开业医生(PCP)标识	任意	时间点	?	等级型	儿童健康保护系统	信息附件.CPHS
39254-8	初级护理开业医生(PCP)执行筛查标识	任意	时间点	?	等级型	儿童健康保护系统	信息附件.CPHS
3925-5	戊巴比妥	任意浓度	时间点	尿液	等级型		药物水平/毒理学
39255-5	之前的筛查访问日期	时间戳、时间标记	时间点	病人	定量型	儿童健康保护系统	信息附件.CPHS
39256-3	既往史与体征筛查评估	复杂	时间点	病人	集合型	儿童健康保护系统	信息附件.CPHS
39257-1	心脏筛查评估	复杂	时间点	心血管系统	集合型	儿童健康保护系统	信息附件.CPHS
39258-9	ENT 筛查评估	复杂	时间点	ENT	集合型	儿童健康保护系统	信息附件.CPHS
39259-7	ENT 筛查结果指示剂	类型	时间点	ENT	名义型	儿童健康保护系统	信息附件.CPHS
39260-5	ENT 筛查随访状况	类型	时间点	ENT	名义型	儿童健康保护系统	信息附件.CPHS
39261-3	ENT 筛查发现近因	类型	时间点	ENT	名义型	儿童健康保护系统	信息附件.CPHS
39262-1	神经系统筛查评估	复杂	时间点	神经系统	集合型	儿童健康保护系统	信息附件.CPHS
3926-3	戊巴比妥	质量浓度	时间点	尿液	定量型		药物水平/毒理学
39263-9	结核菌素筛查检验状况	类型	时间点	病人	名义型	儿童健康保护系统	信息附件.CPHS

LOINC 代码	名称	属性	时间特征	系统	标尺类型	方法类型	分类
39264-7	验尿浸渍检查法状况	类型	时间点	尿液	名义型	儿童健康保护系统	信息附件.CPHS
39265-4	验尿全部状况	类型	时间点	尿液	名义型	儿童健康保护系统	信息附件.CPHS
39266-2	随访（涉及）提供者/专家	复杂	时间点	临床转诊	集合型	儿童健康保护系统	信息附件.CPHS
39267-0	随访（涉及的）提供者/专家原因	发现（结果）	时间点	临床转诊	名义型	儿童健康保护系统	信息附件.CPHS
39268-8	随访（涉及）提供者/专家，姓名	人员编号（来自 HL7）	时间点	临床转诊	名义型	儿童健康保护系统	信息附件.CPHS
39269-6	随访（涉及）提供者/专家，提供者类型	类型	时间点	临床转诊	名义型	儿童健康保护系统	信息附件.CPHS
39270-4	随访（涉及）提供者/专家，地址	地址（来自 HL7）	时间点	临床转诊	名义型	儿童健康保护系统	信息附件.CPHS
3927-1	奋乃静	质量浓度	时间点	血清/血浆	定量型		药物水平/毒理学
39271-2	随访（涉及）提供者/专家，电话	电话号码（来自 HL7）	时间点	临床转诊	名义型	儿童健康保护系统	信息附件.CPHS
39272-0	随访（涉及）提供者/专家，网络位置指示剂	类型	时间点	临床转诊	名义型	儿童健康保护系统	信息附件.CPHS
39273-8	随访（涉及）项目	复杂	时间点	转诊程序	集合型	儿童健康保护系统	信息附件.CPHS
39274-6	随访（涉及的）项目原因	发现（结果）	时间点	转诊程序	叙述型	儿童健康保护系统	信息附件.CPHS
39275-3	随访（涉及）项目，姓名	文本	时间点	转诊程序	叙述型	儿童健康保护系统	信息附件.CPHS
39276-1	随访（涉及）项目，地址	地址（来自 HL7）	时间点	转诊程序	名义型	儿童健康保护系统	信息附件.CPHS
39277-9	随访（涉及）项目，电话	电话号码（来自 HL7）	时间点	转诊程序	名义型	儿童健康保护系统	信息附件.CPHS
39278-7	烟草使用，建议的	任意	时间点	家族成员-照顾者	等级型	儿童健康保护系统	信息附件.CPHS
39279-5	烟草预防，提到的	任意	时间点	家族成员-照顾者	等级型	儿童健康保护系统	信息附件.CPHS
39280-3	责任方	复杂	时间点	责任方	集合型	儿童健康保护系统	信息附件.CPHS
39281-1	责任方，姓名	人员编号（来自 HL7）	时间点	责任方	名义型	儿童健康保护系统	信息附件.CPHS
39282-9	责任方，家庭电话号码	电话号码（来自 HL7）	时间点	责任方	名义型	儿童健康保护系统	信息附件.CPHS
39283-7	责任方，工作号码	电话号码（来自 HL7）	时间点	责任方	名义型	儿童健康保护系统	信息附件.CPHS
39284-5	病人护送者	复杂	时间点	护送	集合型	儿童健康保护系统	信息附件.CPHS
39285-2	病人护送者，姓名	人员编号（来自 HL7）	时间点	护送	名义型	儿童健康保护系统	信息附件.CPHS
39286-0	病人护送者，与病人关系	类型	时间点	护送	名义型	儿童健康保护系统	信息附件.CPHS
39287-8	病人护送者，其他护送关系	文本	时间点	护送	叙述型	儿童健康保护系统	信息附件.CPHS

LOINC 代码	名称	属性	时间特征	系统	标尺类型	方法类型	分类
39288-6	预付的卫生计划标识	类型	时间点	病人	等级型	儿童健康保护系统	信息附件.CPHS
3928-9	奋乃静	质量浓度	时间点	尿液	定量型		药物水平/毒理学
39289-4	随访（涉及）提供者/专家，约会日期	时间戳、时间标记	时间点	临床转诊	定量型	儿童健康保护系统	信息附件.CPHS
39290-2	随访（涉及）项目，约会日期	时间戳、时间标记	时间点	转诊程序	定量型	儿童健康保护系统	信息附件.CPHS
39291-0	多切面^W & WO 静脉注入对比剂	发现（结果）	时间点	下肢	叙述型	核磁共振成像	放射医学
39292-8	多切面^WO 对比剂	发现（结果）	时间点	下肢	叙述型	核磁共振成像	放射医学
39293-6	多切面^W 静脉注入对比剂	发现（结果）	时间点	下肢	叙述型	核磁共振成像	放射医学
39294-4	儿童预防保健事业附件	复杂	时间点	病人	集合型		信息附件.CPHS
39295-1	甲型流感病毒 Ab	任意浓度	时间点	卵黄	等级型	免疫扩散	微生物学
39296-9	甲型流感病毒血球凝集素 H1 Ab	稀释系数、稀释倍数（滴度）	时间点	血清	定量型	血凝抑制试验	微生物学
3929-7	非那西丁	质量浓度	时间点	血清/血浆	定量型		药物水平/毒理学
39297-7	甲型流感病毒血球凝集素 H10 Ab	稀释系数、稀释倍数（滴度）	时间点	血清	定量型	血凝抑制试验	微生物学
39298-5	甲型流感病毒血球凝集素 H11 Ab	稀释系数、稀释倍数（滴度）	时间点	血清	定量型	血凝抑制试验	微生物学
39299-3	甲型流感病毒血球凝集素 H12 Ab	稀释系数、稀释倍数（滴度）	时间点	血清	定量型	血凝抑制试验	微生物学
39300-9	甲型流感病毒血球凝集素 H13 Ab	稀释系数、稀释倍数（滴度）	时间点	血清	定量型	血凝抑制试验	微生物学
39301-7	甲型流感病毒血球凝集素 H14 Ab	稀释系数、稀释倍数（滴度）	时间点	血清	定量型	血凝抑制试验	微生物学
39302-5	甲型流感病毒血球凝集素 H15 Ab	稀释系数、稀释倍数（滴度）	时间点	血清	定量型	血凝抑制试验	微生物学
39303-3	甲型流感病毒血球凝集素 H2 Ab	稀释系数、稀释倍数（滴度）	时间点	血清	定量型	血凝抑制试验	微生物学
39304-1	甲型流感病毒血球凝集素 H3 Ab	稀释系数、稀释倍数（滴度）	时间点	血清	定量型	血凝抑制试验	微生物学
3930-5	非那西丁	质量浓度	时间点	血清	定量型		药物水平/毒理学
39305-8	甲型流感病毒血球凝集素 H4 Ab	稀释系数、稀释倍数（滴度）	时间点	血清	定量型	血凝抑制试验	微生物学
39306-6	甲型流感病毒血球凝集素 H5 Ab	稀释系数、稀释倍数（滴度）	时间点	血清	定量型	血凝抑制试验	微生物学
39307-4	甲型流感病毒血球凝集素 H6 Ab	稀释系数、稀释倍数（滴度）	时间点	血清	定量型	血凝抑制试验	微生物学
39308-2	甲型流感病毒血球凝集素 H7 Ab	稀释系数、稀释倍数（滴度）	时间点	血清	定量型	血凝抑制试验	微生物学
39309-0	甲型流感病毒血球凝集素 H8 Ab	稀释系数、稀释倍数（滴度）	时间点	血清	定量型	血凝抑制试验	微生物学

LOINC 代码	名称	属性	时间特征	系统	标尺类型	方法类型	分类
39310-8	甲型流感病毒血球凝集素 H9 Ab	稀释系数、稀释倍数（滴度）	时间点	血清	定量型	血凝抑制试验	微生物学
39311-6	甲型流感病毒神经氨（糖）酸苷酶 N1 Ab	任意浓度	时间点	血清	等级型	中和作用	微生物学
39312-4	甲型流感病毒神经氨（糖）酸苷酶 N2 Ab	任意浓度	时间点	血清	等级型	中和作用	微生物学
3931-3	非那佐辛	任意浓度	时间点	尿液	等级型		药物水平/毒理学
39313-2	甲型流感病毒神经氨（糖）酸苷酶 N3 Ab	任意浓度	时间点	血清	等级型	中和作用	微生物学
39314-0	甲型流感病毒神经氨（糖）酸苷酶 N4 Ab	任意浓度	时间点	血清	等级型	中和作用	微生物学
39315-7	甲型流感病毒神经氨（糖）酸苷酶 N5 Ab	任意浓度	时间点	血清	等级型	中和作用	微生物学
39316-5	甲型流感病毒神经氨（糖）酸苷酶 N6 Ab	任意浓度	时间点	血清	等级型	中和作用	微生物学
39317-3	甲型流感病毒神经氨（糖）酸苷酶 N7 Ab	任意浓度	时间点	血清	等级型	中和作用	微生物学
39318-1	甲型流感病毒神经氨（糖）酸苷酶 N8 Ab	任意浓度	时间点	血清	等级型	中和作用	微生物学
39319-9	甲型流感病毒神经氨（糖）酸苷酶 N9 Ab	任意浓度	时间点	血清	等级型	中和作用	微生物学
39320-7	朊病毒蛋白质.异常	任意浓度	时间点	组织	等级型	免疫印迹	微生物学
3932-1	非那佐辛	质量浓度	时间点	尿液	定量型		药物水平/毒理学
39321-5	多重视图 AP（W 内旋和 W 外旋）与腋前线	发现（结果）	时间点	肩部	叙述型	X 射线检查	放射医学
39322-3	多切面^W 对比剂，椎间盘内的	发现（结果）	时间点	脊柱	叙述型	计算机 X 射线断层造影术	放射医学
39323-1	视图 右-后面的 斜位	发现（结果）	时间点	腹部	叙述型	X 射线检查	放射医学
39324-9	视图 PA^W 握紧的拳头	发现（结果）	时间点	腕部.左侧	叙述型	X 射线检查	放射医学
39325-6	多重视图 AP（W 内旋）与 Grashey 与腋前线 & 出口	发现（结果）	时间点	肩部.左侧	叙述型	X 射线检查	放射医学
39326-4	多重视图	发现（结果）	时间点	肋骨.左侧+胸部	叙述型	X 射线检查	放射医学
39327-2	多重视图 胎龄	发现（结果）	时间点	腹部+胎儿	叙述型	X 射线检查	放射医学
39328-0	多重视图 AP（W 内旋和 W 外旋）	发现（结果）	时间点	肩部.左侧	叙述型	X 射线检查	放射医学
39329-8	多重视图 AP（W 内旋和 W 外旋）	发现（结果）	时间点	肩部.双侧	叙述型	X 射线检查	放射医学
39330-6	多重视图 AP 与侧位^直立位	发现（结果）	时间点	踝关节.双侧	叙述型	X 射线检查	放射医学
39331-4	多重视图 AP 与侧位^直立位	发现（结果）	时间点	脚.双侧	叙述型	X 射线检查	放射医学
39332-2	多重视图 AP 与侧位^直立位	发现（结果）	时间点	脚.左侧	叙述型	X 射线检查	放射医学
39333-0	多重视图 AP 与侧位^直立位	发现（结果）	时间点	脊髓.腰段	叙述型	X 射线检查	放射医学

LOINC 代码	名称	属性	时间特征	系统	标尺类型	方法类型	分类
39334-8	多重视图 AP 与侧位 & 斜位^直立位	发现（结果）	时间点	脚.左侧	叙述型	X 射线检查	放射医学
39335-5	多重视图 AP（W 内旋和 W 外旋）与腋前线	发现（结果）	时间点	肩部.左侧	叙述型	X 射线检查	放射医学
39336-3	多重视图 AP（W 内旋和 W 外旋）与腋前线	发现（结果）	时间点	肩部.双侧	叙述型	X 射线检查	放射医学
39337-1	多重视图 AP（W 内旋和 W 外旋）与腋前线与出口	发现（结果）	时间点	肩部.双侧	叙述型	X 射线检查	放射医学
39338-9	多重视图 AP（W 内旋和 W 外旋）与腋前线与 Y	发现（结果）	时间点	肩部.左侧	叙述型	X 射线检查	放射医学
3933-9	非那佐辛	质量速率	24 小时	尿液	定量型		药物水平/毒理学
39339-7	多重视图 AP 与腋下位与出口与 30°尾角	发现（结果）	时间点	肩部.双侧	叙述型	X 射线检查	放射医学
39340-5	多重视图 侧位^直立位与 W 屈位与 W 伸位	发现（结果）	时间点	脊髓.腰段	叙述型	X 射线检查	放射医学
39341-3	多重视图 侧位与 PA^W 吸气与呼气	发现（结果）	时间点	胸部	叙述型	X 射线检查	放射医学
39342-1	多重视图 PA 与斜位^W 乳头标识	发现（结果）	时间点	胸部	叙述型	X 射线检查	放射医学
39343-9	多重视图 AP（W 内旋和 W 外旋）与 Y	发现（结果）	时间点	肩部.双侧	叙述型	X 射线检查	放射医学
39344-7	多重视图 AP（W 内旋和 W 外旋）与腋前线与 Y	发现（结果）	时间点	肩部.双侧	叙述型	X 射线检查	放射医学
39345-4	多重视图 日出与隧道^直立位	发现（结果）	时间点	膝.左侧	叙述型	X 射线检查	放射医学
39346-2	多重视图 AP（W 内旋）与西点	发现（结果）	时间点	肩部.双侧	叙述型	X 射线检查	放射医学
3934-7	苯环利定	质量浓度	时间点	血清/血浆	定量型		药物水平/毒理学
39347-0	多重视图 AP（W 内旋）与西点	发现（结果）	时间点	肩部.左侧	叙述型	X 射线检查	放射医学
39348-8	多重视图 AP（W 内旋和 W 外旋）与 Y	发现（结果）	时间点	肩部.左侧	叙述型	X 射线检查	放射医学
39349-6	多重视图^W 逆行（注入）对比剂	发现（结果）	时间点	肾脏.双侧+采集系统	叙述型	X 射线检查.荧光光谱	放射医学
39350-4	多重视图 Grashey 与出口与偶然发现	发现（结果）	时间点	肩部.双侧	叙述型	X 射线检查	放射医学
39351-2	多重视图	发现（结果）	时间点	前上肋+左后肋	叙述型	X 射线检查	放射医学
39352-0	多重视图	发现（结果）	时间点	肋骨.后部.双侧	叙述型	X 射线检查	放射医学
39353-8	多重视图	发现（结果）	时间点	左上后肋	叙述型	X 射线检查	放射医学
3935-4	苯环利定	任意浓度	时间点	血清/血浆	等级型		药物水平/毒理学
39354-6	胆碱酯酶.狄布卡因抑制的/胆碱酯酶	催化分数	时间点	血清/血浆	定量型		化学

LOINC 代码	名称	属性	时间特征	系统	标尺类型	方法类型	分类
39355-3	胆碱酯酶. 氟化物抑制的/胆碱酯酶	催化分数	时间点	血清/血浆	定量型		化学
39356-1	胆碱酯酶. 司可林抑制的/胆碱酯酶	催化分数	时间点	血清/血浆	定量型		化学
39357-9	胆碱酯酶. 氯化物抑制的/胆碱酯酶	催化分数	时间点	血清/血浆	定量型		化学
39358-7	胆碱酯酶. RO 020683 抑制的/胆碱酯酶	催化分数	时间点	血清/血浆	定量型		化学
39359-5	多切面^ WO 对比剂	发现（结果）	时间点	肾脏. 双侧＋采集系统	叙述型	X 射线检查. 体层扫描	放射医学
39360-3	多重视图与入口与出口	发现（结果）	时间点	骨盆	叙述型	X 射线检查	放射医学
39361-1	引导脓肿引流	发现（结果）	时间点	肝脏	叙述型	X 射线检查. 荧光光谱	放射医学
3936-2	苯环利定	任意浓度	时间点	尿液	等级型		药物水平/毒理学
39362-9	引导置管	发现（结果）	时间点	胸部	叙述型	X 射线检查. 荧光光谱	放射医学
39363-7	多重视图^ W 对比剂逆行	发现（结果）	时间点	瘘管	叙述型	X 射线检查. 荧光光谱	放射医学
39364-5	多重视图 3 与辐射偏差	发现（结果）	时间点	腕部. 右侧	叙述型	X 射线检查	放射医学
39365-2	多重视图 3 与尺骨偏斜	发现（结果）	时间点	腕部. 右侧	叙述型	X 射线检查	放射医学
39366-0	多重视图 侧位与出口	发现（结果）	时间点	肩胛骨	叙述型	X 射线检查	放射医学
39367-8	多重视图 脊柱侧凸 AP 与侧位^直立位	发现（结果）	时间点	脊柱	叙述型	X 射线检查	放射医学
39368-6	多重视图. AP 与侧位^直立位	发现（结果）	时间点	踝关节. 右侧	叙述型	X 射线检查	放射医学
39369-4	多重视图 AP 与侧位与斜位^ W 手工压迫	发现（结果）	时间点	踝关节. 右侧	叙述型	X 射线检查	放射医学
3937-0	苯环利定	质量浓度	时间点	尿液	定量型		药物水平/毒理学
39370-2	多重视图与视图^ W 手工压迫	发现（结果）	时间点	踝关节. 右侧	叙述型	X 射线检查	放射医学
39371-0	多重视图 AP 与侧位与斜位^直立位	发现（结果）	时间点	踝关节. 右侧	叙述型	X 射线检查	放射医学
39372-8	多重视图与踝关节	发现（结果）	时间点	踝关节. 右侧	叙述型	X 射线检查	放射医学
39373-6	多重视图与斜位	发现（结果）	时间点	肘部. 右侧	叙述型	X 射线检查	放射医学
39374-4	多重视图 AP 与侧位^直立位	发现（结果）	时间点	脚. 右侧	叙述型	X 射线检查	放射医学
39375-1	多重视图 AP 与侧位与斜位^直立位	发现（结果）	时间点	脚. 右侧	叙述型	X 射线检查	放射医学
39376-9	多重视图与斜位	发现（结果）	时间点	桡骨＋尺骨. 右侧	叙述型	X 射线检查	放射医学
39377-7	多重视图与侧位 十字工作台	发现（结果）	时间点	臀部. 右侧	叙述型	X 射线检查	放射医学
39378-5	多重视图 2 与斜位	发现（结果）	时间点	膝. 右侧	叙述型	X 射线检查	放射医学
39379-3	多重视图 2 与日出	发现（结果）	时间点	膝. 右侧	叙述型	X 射线检查	放射医学

LOINC 代码	名称	属性	时间特征	系统	标尺类型	方法类型	分类
39380-1	多重视图 2 与日出与通道	发现（结果）	时间点	膝. 右侧	叙述型	X 射线检查	放射医学
39381-9	多重视图 2 与通道	发现（结果）	时间点	膝. 右侧	叙述型	X 射线检查	放射医学
39382-7	多重视图 2 与通道^直立位	发现（结果）	时间点	膝. 右侧	叙述型	X 射线检查	放射医学
39383-5	多重视图 3 与日出	发现（结果）	时间点	膝. 右侧	叙述型	X 射线检查	放射医学
39384-3	多重视图 4 与 AP^直立位	发现（结果）	时间点	膝. 右侧	叙述型	X 射线检查	放射医学
39385-0	多重视图 4 与斜位	发现（结果）	时间点	膝. 右侧	叙述型	X 射线检查	放射医学
39386-8	多重视图 4 与通道	发现（结果）	时间点	膝. 右侧	叙述型	X 射线检查	放射医学
39387-6	多重视图 4 与日出与通道	发现（结果）	时间点	膝. 右侧	叙述型	X 射线检查	放射医学
3938-8	苯甲曲秦	质量浓度	时间点	血清/血浆	定量型		药物水平/毒理学
39388-4	多重视图 AP 与侧位与右-斜位与左-斜位	发现（结果）	时间点	膝. 右侧	叙述型	X 射线检查	放射医学
39389-2	多重视图与通道	发现（结果）	时间点	膝. 右侧	叙述型	X 射线检查	放射医学
393-9	青霉素 G	药物敏感度	时间点	分离物	定量或等级型	琼脂扩散	抗生素敏感性
39390-0	多重视图与斜位	发现（结果）	时间点	膝. 右侧	叙述型	X 射线检查	放射医学
39391-8	多重视图与日出	发现（结果）	时间点	膝. 右侧	叙述型	X 射线检查	放射医学
39392-6	多重视图（W 内旋和 W 外旋）与腋前线	发现（结果）	时间点	肩部. 右侧	叙述型	X 射线检查	放射医学
39393-4	多重视图 3 与腋前线	发现（结果）	时间点	肩部. 右侧	叙述型	X 射线检查	放射医学
39394-2	多重视图 3 与 Y	发现（结果）	时间点	肩部. 右侧	叙述型	X 射线检查	放射医学
39395-9	多重视图 AP（W 内旋和 W 外旋）	发现（结果）	时间点	肩部. 右侧	叙述型	X 射线检查	放射医学
3939-6	苯甲曲嗪	任意浓度	时间点	尿液	等级型		药物水平/毒理学
39396-7	多重视图 AP（W 内旋）与西点	发现（结果）	时间点	肩部. 右侧	叙述型	X 射线检查	放射医学
39397-5	多重视图 AP（W 内旋和 W 外旋）与西点	发现（结果）	时间点	肩部. 右侧	叙述型	X 射线检查	放射医学
39398-3	多重视图与斜位	发现（结果）	时间点	胫骨+腓骨. 右侧	叙述型	X 射线检查	放射医学
39399-1	多重视图 3 与腕管	发现（结果）	时间点	腕部. 右侧	叙述型	X 射线检查	放射医学
39400-7	多重视图与腕管	发现（结果）	时间点	腕部. 右侧	叙述型	X 射线检查	放射医学
39401-5	多重视图 AP 与 Grashey 与腋前线	发现（结果）	时间点	肩部	叙述型	X 射线检查	放射医学
39402-3	视图 AP（W 内旋和 W 外旋）	发现（结果）	时间点	肩部	叙述型	X 射线检查	放射医学
39403-1	多重视图 腋下与 transcapular	发现（结果）	时间点	肩部	叙述型	X 射线检查	放射医学
3940-4	苯甲曲嗪	质量浓度	时间点	尿液	定量型		药物水平/毒理学
39404-9	多重视图 3 与 submentovertex	发现（结果）	时间点	窦	叙述型	X 射线检查	放射医学
39405-6	多重视图 侧位与右-斜位与左-斜位	发现（结果）	时间点	胸骨	叙述型	X 射线检查	放射医学
39406-4	多重视图 侧位与右-前端斜位	发现（结果）	时间点	胸骨	叙述型	X 射线检查	放射医学

LOINC 代码	名称	属性	时间特征	系统	标尺类型	方法类型	分类
39407-2	多重视图 5 与斜位	发现（结果）	时间点	脊髓.胸段	叙述型	X 射线检查	放射医学
39408-0	多切面 AP	发现（结果）	时间点	脊髓.胸段	叙述型	X 射线检查.体层扫描	放射医学
39409-8	多切面，侧面的	发现（结果）	时间点	脊髓.胸段	叙述型	X 射线检查.体层扫描	放射医学
39410-6	视图 AP^W 左-弯曲	发现（结果）	时间点	脊髓.胸段	叙述型	X 射线检查	放射医学
39411-4	视图 AP^W 右-弯曲	发现（结果）	时间点	脊髓.胸段	叙述型	X 射线检查	放射医学
3941-2	苯甲曲嗪	质量速率	24 小时	尿液	定量型		药物水平/毒理学
39412-2	多重视图与游泳者	发现（结果）	时间点	脊髓.胸段	叙述型	X 射线检查	放射医学
39413-0	多重视图 4 与斜位	发现（结果）	时间点	脊髓.胸段	叙述型	X 射线检查	放射医学
39414-8	多重视图与斜位	发现（结果）	时间点	脊髓.胸段	叙述型	X 射线检查	放射医学
39415-5	多切面	发现（结果）	时间点	胃肠道	叙述型	超声	放射医学
39416-3	多切面	发现（结果）	时间点	泌尿生殖系统	叙述型	超声	放射医学
39417-1	多切面	发现（结果）	时间点	肾脏.双侧+采集系统	叙述型	超声	放射医学
39418-9	多切面	发现（结果）	时间点	末梢静脉.双侧	叙述型	超声.多普勒	放射医学
39419-7	多切面	发现（结果）	时间点	肾血管.双侧	叙述型	超声.多普勒	放射医学
3942-0	非尼拉敏	质量浓度	时间点	血清/血浆	定量型		药物水平/毒理学
39420-5	多切面	发现（结果）	时间点	下肢静脉.双侧	叙述型	超声.多普勒	放射医学
39421-3	多切面	发现（结果）	时间点	下肢动脉.双侧	叙述型	超声.多普勒	放射医学
39422-1	多切面	发现（结果）	时间点	下肢血管.双侧	叙述型	超声.多普勒	放射医学
39423-9	多切面	发现（结果）	时间点	上肢动脉.双侧	叙述型	超声.多普勒	放射医学
39424-7	多切面，有限的	发现（结果）	时间点	末梢血管	叙述型	超声.多普勒	放射医学
39425-4	多切面	发现（结果）	时间点	回肠动脉	叙述型	超声.多普勒	放射医学
39426-2	多切面	发现（结果）	时间点	肾脏血管	叙述型	超声.多普勒	放射医学
39427-0	多切面	发现（结果）	时间点	颈动脉.左侧	叙述型	超声.多普勒	放射医学
39428-8	多切面	发现（结果）	时间点	末梢动脉.左侧	叙述型	超声.多普勒	放射医学
39429-6	多切面	发现（结果）	时间点	末梢静脉.左侧	叙述型	超声.多普勒	放射医学
39430-4	多切面，有限的	发现（结果）	时间点	下肢血管.左侧	叙述型	超声.多普勒	放射医学
39431-2	多切面	发现（结果）	时间点	下肢血管.左侧	叙述型	超声.多普勒	放射医学
39432-0	多切面	发现（结果）	时间点	下肢静脉.左侧	叙述型	超声.多普勒	放射医学

LOINC代码	名称	属性	时间特征	系统	标尺类型	方法类型	分类
39433-8	多切面	发现（结果）	时间点	上肢血管.左侧	叙述型	超声.多普勒	放射医学
39434-6	多切面	发现（结果）	时间点	下肢动脉	叙述型	超声.多普勒	放射医学
39435-3	多切面	发现（结果）	时间点	肾动脉	叙述型	超声.多普勒	放射医学
39436-1	多切面，有限的	发现（结果）	时间点	肾脏血管	叙述型	超声.多普勒	放射医学
39437-9	多切面	发现（结果）	时间点	颈动脉.右侧	叙述型	超声.多普勒	放射医学
3943-8	芬美曲嗪	质量浓度	时间点	血清/血浆	定量型		药物水平/毒理学
39438-7	多切面	发现（结果）	时间点	颈动脉.右侧	叙述型	超声.多普勒	放射医学
39439-5	多切面	发现（结果）	时间点	末梢动脉.右侧	叙述型	超声.多普勒	放射医学
39440-3	多切面	发现（结果）	时间点	末梢静脉.右侧	叙述型	超声.多普勒	放射医学
39441-1	多切面，有限的	发现（结果）	时间点	下肢血管.右侧	叙述型	超声.多普勒	放射医学
39442-9	多切面	发现（结果）	时间点	下肢血管.右侧	叙述型	超声.多普勒	放射医学
39443-7	多切面	发现（结果）	时间点	下肢静脉.右侧	叙述型	超声.多普勒	放射医学
39444-5	多切面	发现（结果）	时间点	上肢血管.右侧	叙述型	超声.多普勒	放射医学
39445-2	多切面	发现（结果）	时间点	血管.XXX	叙述型	超声.多普勒	放射医学
3944-6	芬美曲嗪	任意浓度	时间点	尿液	等级型		药物水平/毒理学
39446-0	多切面	发现（结果）	时间点	睾丸血管	叙述型	超声.多普勒	放射医学
39447-8	多切面	发现（结果）	时间点	上肢动脉	叙述型	超声.多普勒	放射医学
39448-6	多切面	发现（结果）	时间点	上肢血管	叙述型	超声.多普勒	放射医学
39449-4	多切面	发现（结果）	时间点	肢静脉	叙述型	超声.多普勒	放射医学
39450-2	多切面^W口服对比剂	发现（结果）	时间点	胃肠道	叙述型	超声	放射医学
39451-0	引导脓肿引流	发现（结果）	时间点	XXX	叙述型	超声	放射医学
39452-8	引导抽吸	发现（结果）	时间点	卵巢	叙述型	超声	放射医学
3945-3	芬美曲嗪	质量浓度	时间点	尿液	定量型		药物水平/毒理学
39453-6	多切面	发现（结果）	时间点	XXX腱	叙述型	超声	放射医学
39454-4	多切面	发现（结果）	时间点	肝脏移植物	叙述型	超声	放射医学
39455-1	9-羟利培酮	摩尔浓度	时间点	血清/血浆	定量型		药物水平/毒理学
39456-9	对乙酰氨基酚	摩尔浓度	时间点	尿液	定量型		药物水平/毒理学

LOINC 代码	名称	属性	时间特征	系统	标尺类型	方法类型	分类
39457-7	β氨基丁酸	摩尔浓度	时间点	血清/血浆	定量型		化学
39458-5	β-2-微球蛋白	摩尔浓度	时间点	体液	定量型		化学
39459-3	碳酸氢盐^^标准	摩尔浓度	时间点	脐带静脉全血	定量型		化学
39460-1	碳酸氢盐^^标准	摩尔浓度	时间点	脐带动脉全血	定量型		化学
3946-1	芬美曲嗪	质量速率	24小时	尿液	定量型		药物水平/毒理学
39461-9	胆红素	摩尔浓度	时间点	腹腔液	定量型		化学
39462-7	胆红素.葡萄糖醛酸化	摩尔浓度	时间点	体液	定量型		化学
39463-5	胆红素.非葡萄糖醛酸化	摩尔浓度	时间点	体液	定量型		化学
39464-3	二氧化碳	摩尔浓度	时间点	腹膜透析液	定量型		化学
39465-0	二氧化碳	摩尔浓度	时间点	脐带静脉全血	定量型		化学
39466-8	二氧化碳	摩尔浓度	时间点	脐带动脉全血	定量型		化学
39467-6	氯化物	摩尔浓度	时间点	腹膜透析液	定量型		化学
39468-4	胆固醇	摩尔浓度	时间点	胸水	定量型		化学
39469-2	低密度脂蛋白胆固醇	摩尔浓度	时间点	血清/血浆	定量型	计算的	化学
394-7	青霉素G	药物敏感度	时间点	分离物+血清	等级型	测序分型	抗生素敏感性
39470-0	甲哌氯丙嗪	摩尔浓度	时间点	血清/血浆	定量型		药物水平/毒理学
39471-8	肌酐	摩尔浓度	24小时	腹膜透析液	定量型		化学
39472-6	肌酐	摩尔浓度	24小时	透析液	定量型		化学
39473-4	肌酐	摩尔浓度	72小时	尿液	定量型		化学
39474-2	肌酐	摩尔浓度	时间点	腹腔液	定量型		化学
39475-9	茶苯海明	摩尔浓度	时间点	血清/血浆	定量型		药物水平/毒理学
39476-7	苯海拉明	摩尔浓度	时间点	血清/血浆	定量型		药物水平/毒理学
39477-5	氟奋乃静	摩尔浓度	时间点	血清/血浆	定量型		药物水平/毒理学
39478-3	葡萄糖	摩尔浓度	时间点	玻璃体液	定量型		化学
3947-9	苯巴比妥	任意浓度	时间点	血清/血浆	等级型		药物水平/毒理学
39479-1	葡萄糖	摩尔浓度	时间点	心包液	定量型		化学
39480-9	葡萄糖	摩尔浓度	时间点	静脉全血	定量型		化学
39481-7	葡萄糖	摩尔浓度	时间点	动脉全血	定量型		化学
39482-5	阿利马嗪	摩尔浓度	时间点	血清/血浆	定量型		药物水平/毒理学
39483-3	去甲甲琥胺	摩尔浓度	时间点	血清/血浆	定量型		药物水平/毒理学
39484-1	奥氮平	摩尔浓度	时间点	血清/血浆	定量型		药物水平/毒理学
39485-8	pH^^调整至患者实际体温	摩尔浓度	时间点	毛细血管全血	定量型		化学
39486-6	pH^^调整至患者实际体温	摩尔浓度	时间点	静脉全血	定量型		化学

LOINC 代码	名称	属性	时间特征	系统	标尺类型	方法类型	分类
3948-7	苯巴比妥	质量浓度	时间点	血清/血浆	定量型		药物水平/毒理学
39487-4	苯巴比妥	摩尔浓度	时间点	尿液	定量型		药物水平/毒理学
39488-2	苯琥胺	摩尔浓度	时间点	血清/血浆	定量型		药物水平/毒理学
39489-0	多重视图	发现（结果）	时间点	后下肋	叙述型	X 射线检查	放射医学
39490-8	多重视图 腿长	发现（结果）	时间点	股骨+胫骨.右	叙述型	X 射线检查	放射医学
39491-6	多重视图	发现（结果）	时间点	前上肋＋右后肋	叙述型	X 射线检查	放射医学
39492-4	多重视图	发现（结果）	时间点	右上后肋	叙述型	X 射线检查	放射医学
39493-2	多重视图	发现（结果）	时间点	右下肋	叙述型	X 射线检查	放射医学
39494-0	多切面	发现（结果）	时间点	腹壁	叙述型	超声	放射医学
3949-5	苯巴比妥	任意浓度	时间点	尿液	等级型		药物水平/毒理学
39495-7	多切面	发现（结果）	时间点	末梢血管.双侧	叙述型	超声.多普勒	放射医学
39496-5	多切面	发现（结果）	时间点	上肢静脉.双侧	叙述型	超声.多普勒	放射医学
39497-3	多切面	发现（结果）	时间点	髂血管	叙述型	超声.多普勒	放射医学
39498-1	多切面	发现（结果）	时间点	股血管.左	叙述型	超声.多普勒	放射医学
39499-9	多切面	发现（结果）	时间点	下肢动脉.左	叙述型	超声.多普勒	放射医学
39500-4	多切面	发现（结果）	时间点	上肢动脉.左侧	叙述型	超声.多普勒	放射医学
39501-2	多切面	发现（结果）	时间点	上肢静脉.左侧	叙述型	超声.多普勒	放射医学
39502-0	多切面	发现（结果）	时间点	卵巢血管	叙述型	超声.多普勒	放射医学
3950-3	苯巴比妥	质量浓度	时间点	尿液	定量型		药物水平/毒理学
39503-8	多切面	发现（结果）	时间点	末梢血管.右	叙述型	超声.多普勒	放射医学
39504-6	多切面	发现（结果）	时间点	股血管.右	叙述型	超声.多普勒	放射医学
39505-3	多切面	发现（结果）	时间点	下肢动脉.右	叙述型	超声.多普勒	放射医学
39506-1	多切面	发现（结果）	时间点	上肢动脉.右侧	叙述型	超声.多普勒	放射医学
39507-9	多切面	发现（结果）	时间点	上肢静脉.右侧	叙述型	超声.多普勒	放射医学
39508-7	多切面	发现（结果）	时间点	脑血管	叙述型	超声.多普勒	放射医学
39509-5	多切面	发现（结果）	时间点	胰腺移植	叙述型	超声	放射医学
39510-3	多重视图^W 淋巴管内注入对比剂	发现（结果）	时间点	淋巴管.骨盆	叙述型	X 射线检查.荧光光谱	放射医学

LOINC代码	名称	属性	时间特征	系统	标尺类型	方法类型	分类
3951-1	苯巴比妥.游离型	质量浓度	时间点	血清/血浆	定量型		药物水平/毒理学
39511-1	多重视图与斜位	发现（结果）	时间点	骨盆	叙述型	X射线检查	放射医学
39512-9	多重视图 AP & Danelius Miller	发现（结果）	时间点	臀部.右侧	叙述型	X射线检查	放射医学
39513-7	多重视图与 Danelius Miller	发现（结果）	时间点	臀部.右侧	叙述型	X射线检查	放射医学
39514-5	视图 Danelius Miller	发现（结果）	时间点	臀部.右侧	叙述型	X射线检查	放射医学
39515-2	多重视图 侧位^W 屈位与W伸位	发现（结果）	时间点	腕部.右侧	叙述型	X射线检查	放射医学
39516-0	视图 Stryker 切口	发现（结果）	时间点	肩部	叙述型	X射线检查	放射医学
39517-8	视图 Stryker 切口与西点	发现（结果）	时间点	肩部	叙述型	X射线检查	放射医学
39518-6	多重视图 测量 有限的	发现（结果）	时间点	长骨	叙述型	X射线检查	放射医学
39519-4	多重视图 PA 与右-侧位与左-侧位	发现（结果）	时间点	颅骨	叙述型	X射线检查	放射医学
39520-2	多重视图 PA 与右-侧位与左-侧位与 Towne	发现（结果）	时间点	颅骨	叙述型	X射线检查	放射医学
39521-0	多重视图 PA 与右-侧位与左-侧位与 Caldwell 与 Towne	发现（结果）	时间点	颅骨	叙述型	X射线检查	放射医学
39522-8	引导活组织检查	发现（结果）	时间点	淋巴结	叙述型	超声	放射医学
39523-6	多切面	发现（结果）	时间点	XXX动脉	叙述型	超声.多普勒	放射医学
39524-4	多切面，有限的	发现（结果）	时间点	静脉	叙述型	超声.多普勒	放射医学
39525-1	多切面	发现（结果）	时间点	静脉	叙述型	超声.多普勒	放射医学
39526-9	多切面，有限的	发现（结果）	时间点	肢	叙述型	超声	放射医学
39527-7	多切面，异物	发现（结果）	时间点	XXX	叙述型	超声	放射医学
39528-5	腺病毒 DNA	任意浓度	时间点	XXX	等级型	探针.扩增.靶向扩增	微生物学
3952-9	吩噻嗪	任意浓度	时间点	血清/血浆	等级型		药物水平/毒理学
39529-3	丙酮	任意浓度	时间点	全血	等级型		药物水平/毒理学
39530-1	异丙醇	任意浓度	时间点	全血	等级型		药物水平/毒理学
39531-9	乙醛	任意浓度	时间点	全血	等级型		药物水平/毒理学
39532-7	抑制素 B	任意浓度	时间点	血清/血浆	等级型		化学
39533-5	脱氧血红蛋白	质量浓度	时间点	全血	定量型		血液学/细胞分类计数
39534-3	隐孢子虫 Ag	任意浓度	时间点	大便	等级型	免疫荧光	微生物学
39535-0	乙型肝炎病毒表面 Ab	任意浓度	时间点	血清	等级型	放射免疫分析	微生物学
39536-8	甲型流感病毒 Ab	任意浓度	时间点	血清	定量型	补体结合试验	微生物学
3953-7	吩噻嗪	任意浓度	时间点	尿液	等级型		药物水平/毒理学

LOINC 代码	名称	属性	时间特征	系统	标尺类型	方法类型	分类
39537-6	乙型流感病毒 Ab	任意浓度	时间点	血清	定量型	血凝抑制试验	微生物学
39538-4	雀粪 Ab. IgG	任意浓度	时间点	血清	等级型		变态反应
39539-2	鸡尾鹦鹉粪 Ab. IgG	任意浓度	时间点	血清	等级型		变态反应
395-4	青霉素 V	药物敏感度	时间点	分离物	定量型	最小致死浓度	抗生素敏感性
39540-0	铀/肌酐	质量浓度比率	时间点	尿液	定量型		药物水平/毒理学
39541-8	军团菌 sp Ag	任意浓度	时间点	XXX	等级型	免疫荧光	微生物学
39542-6	甜杏 Ab. IgE	比率	时间点	血清	定量型		变态反应
39543-4	欧榛 Ab. IgE	比率	时间点	血清	定量型		变态反应
39544-2	长黄胡蜂 Ab. IgE	比率	时间点	血清	定量型		变态反应
3954-5	吩噻嗪	质量浓度	时间点	尿液	定量型		药物水平/毒理学
39545-9	黄道蟹 Ab. IgE	比率	时间点	血清	定量型		变态反应
39546-7	欧洲龙虾 Ab. IgE	比率	时间点	血清	定量型		变态反应
39547-5	长鳍金枪鱼 Ab. IgE	比率	时间点	血清	定量型		变态反应
39548-3	大西洋鲑 Ab. IgE	比率	时间点	血清	定量型		变态反应
39549-1	褐蜗牛 Ab. IgE	比率	时间点	血清	定量型		变态反应
39550-9	马皮屑 Ab. IgE	比率	时间点	血清	定量型		变态反应
39551-7	奶牛毛屑 Ab. IgE	比率	时间点	血清	定量型		变态反应
3955-2	苯琥胺	质量浓度	时间点	血清/血浆	定量型		药物水平/毒理学
39552-5	羔羊肉 Ab. IgE	比率	时间点	血清	定量型		变态反应
39553-3	青霉素 V Ab. IgE	比率	时间点	血清	定量型		变态反应
39554-1	肌内膜 Ab. IgG	任意浓度	时间点	血清	等级型		血清学
39555-8	西尼罗河病毒 Ab	任意浓度	时间点	血清	定量型		微生物学
39556-6	凝血因子 X 抑制剂	任意浓度	时间点	贫血小板血浆	等级型	凝集反应	凝血功能检查
39557-4	淋病奈瑟菌 rRNA	任意浓度	时间点	子宫颈	等级型	探针	微生物学
39558-2	西尼罗河病毒 Ab	任意浓度	时间点	脑脊液	等级型		微生物学
39559-0	军团菌 sp Ab. IgM	稀释系数、稀释倍数（滴度）	时间点	血清	定量型		微生物学
3956-0	芬特明	质量浓度	时间点	全血	定量型		药物水平/毒理学
39560-8	硫酸盐. 无机的	摩尔速率	24 小时	血清/血浆	定量型		化学
39561-6	葡萄糖^给予乳糖后第 1 份标本	质量浓度	时间点	血清/血浆	定量型		刺激耐受试验
39562-4	葡萄糖^给予乳糖后第 2 份标本	质量浓度	时间点	血清/血浆	定量型		刺激耐受试验
39563-2	葡萄糖^给予乳糖后第 3 份标本	质量浓度	时间点	血清/血浆	定量型		刺激耐受试验
39564-0	促肾上腺皮质激素^给予某刺激后第 1 份标本	质量浓度	时间点	血浆	定量型		刺激耐受试验
39565-7	补体 C4d	质量浓度	时间点	血浆	定量型	酶免疫分析	血液学/细胞分类计数
39566-5	孕三醇/肌酐	质量浓度比率	24 小时	尿液	定量型		化学
39567-3	妥拉磺脲	质量浓度	24 小时	尿液	定量型		药物水平/毒理学
39568-1	甲苯磺丁脲	质量浓度	24 小时	尿液	定量型		药物水平/毒理学

LOINC 代码	名称	属性	时间特征	系统	标尺类型	方法类型	分类
39569-9	绿色木霉 Ab	质量浓度	时间点	血清	定量型		微生物学
39570-7	链格孢属 Ab. IgG	质量浓度	时间点	血清	定量型		变态反应
39571-5	单纯疱疹病毒 1+2 Ab. IgM	稀释系数、稀释倍数（滴度）	时间点	脑脊液	定量型		微生物学
39572-3	西尼罗河病毒 Ab. IgG	任意浓度	时间点	脑脊液	定量型	酶免疫分析	微生物学
39573-1	西尼罗河病毒 Ab. IgM	任意浓度	时间点	脑脊液	定量型	酶免疫分析	微生物学
39574-9	六羧基卟啉	质量速率	24 小时	大便	定量型		化学
39575-6	真菌. 显微镜观察	存在与否或身份标识	时间点	XXX	名义型	高碘酸-Schiff 染色	病理学
39576-4	硫酸盐	质量速率	24 小时	尿液	定量型		化学
39577-2	利什曼原虫 sp Ab. IgM	稀释系数、稀释倍数（滴度）	时间点	血清	定量型		微生物学
3957-8	芬特明	任意浓度	时间点	尿液	等级型		药物水平/毒理学
39578-0	链格孢 Ab	质量浓度	时间点	血清	定量型		变态反应
39579-8	点青霉 Ab	质量浓度	时间点	血清	定量型		变态反应
39580-6	草茎点霉 Ab	质量浓度	时间点	血清	定量型		变态反应
39581-4	风疹病毒 Ab	任意浓度	时间点	脑脊液	等级型		微生物学
39582-2	氨基β胍基丙酸/肌酐	摩尔浓度比率	24 小时	尿液	定量型		化学
39583-0	汞	任意浓度	时间点	头发	等级型		药物水平/毒理学
39584-8	汞	任意浓度	时间点	指甲	等级型		药物水平/毒理学
39585-5	氚	任意浓度	24 小时	尿液	等级型		药物水平/毒理学
3958-6	芬特明	质量浓度	时间点	尿液	定量型		药物水平/毒理学
39586-3	双唾液酸神经节苷脂 GD1b Ab	稀释系数、稀释倍数（滴度）	时间点	血清	定量型		血清学
39587-1	嗜中性粒细胞 Ab	任意浓度	时间点	血清	等级型	酶免疫分析	血清学
39588-9	荚膜组织胞浆菌 Ab. IgG	任意浓度	时间点	血清	等级型	酶免疫分析	微生物学
39589-7	人 T 淋巴细胞白血病病毒 1 p19 Ab	任意浓度	时间点	血清	定量型		微生物学
39590-5	人 T 淋巴细胞白血病病毒 1+2 p19 Ab	任意浓度	时间点	血清	定量型		微生物学
39591-3	帕罗西汀	质量浓度	时间点	尿液	定量型		药物水平/毒理学
39592-1	巴西坚果 Ab. IgE	比率	时间点	血清	定量型		变态反应
39593-9	椰子 Ab. IgE	比率	时间点	血清	定量型		变态反应
3959-4	芬特明	质量速率	24 小时	尿液	定量型		药物水平/毒理学
39594-7	美国山核桃坚果 Ab. IgE	比率	时间点	血清	定量型		变态反应
39595-4	大西洋庸鲽 Ab. IgE	比率	时间点	血清	定量型		变态反应
39596-2	紫贻贝 Ab. IgE	比率	时间点	血清	定量型		变态反应
39597-0	西葫芦 Ab. IgE	比率	时间点	血清	定量型		变态反应
39598-8	月状弯孢霉 Ab. IgE	比率	时间点	血清	定量型		变态反应
39599-6	紫附球菌 Ab. IgE	比率	时间点	血清	定量型		变态反应
39600-2	串珠镰刀菌 Ab. IgE	比率	时间点	血清	定量型		变态反应
39601-0	葡柄霉菌 Ab. IgE	比率	时间点	血清	定量型		变态反应
3960-2	保泰松	质量浓度	时间点	血清/血浆	定量型		药物水平/毒理学

LOINC代码	名称	属性	时间特征	系统	标尺类型	方法类型	分类
39602-8	仓鼠上皮 Ab. IgE	比率	时间点	血清	定量型		变态反应
39603-6	豚鼠上皮 Ab. IgE	比率	时间点	血清	定量型		变态反应
39604-4	藏北艾 Ab. IgE	比率	时间点	血清	定量型		变态反应
39605-1	鹅羽毛 Ab. IgE	比率	时间点	血清	定量型		变态反应
39606-9	兔上皮 Ab. IgE	比率	时间点	血清	定量型		变态反应
39607-7	精子. 运动型	单位面积数量或计数	时间点	精液	定量型	光学显微镜检查. 高倍视野	生育能力
39608-5	精子. 不能游动的	单位面积数量或计数	时间点	精液	定量型	光学显微镜检查. 高倍视野	生育能力
39609-3	黑果越橘 Ab. IgE	比率	时间点	血清	定量型		变态反应
3961-0	保泰松	质量浓度	时间点	血清	定量型		药物水平/毒理学
39610-1	脑膜炎奈瑟菌 w135 Ab	质量浓度	时间点	血清	定量型		微生物学
39611-9	二甲硅油 Ab. IgG	任意浓度	时间点	血清	定量型	酶免疫分析	血清学
39612-7	二甲硅油 Ab. IgA	任意浓度	时间点	血清	定量型	酶免疫分析	血清学
39613-5	二甲硅油 Ab. IgM	任意浓度	时间点	血清	定量型	酶免疫分析	血清学
39614-3	二甲硅油 Ab. IgE	任意浓度	时间点	血清	定量型	酶免疫分析	血清学
39615-0	苯甲酰肉碱	摩尔浓度	时间点	血清/血浆	定量型		化学
39616-8	棕榈酰肉碱	摩尔浓度	时间点	血清/血浆	定量型		化学
39617-6	3-羟基棕榈酰肉碱	摩尔浓度	时间点	血清/血浆	定量型		化学
39618-4	脑膜炎奈瑟菌 Y Ab	质量浓度	时间点	血清	定量型		微生物学
39619-2	多重视图^ W 静脉注入放射性核素	发现（结果）	时间点	肺系	叙述型	放射性核素扫描	放射医学
396-2	青霉素 V	药物敏感度	时间点	分离物	定量或等级型	最小抑制浓度	抗生素敏感性
39620-0	引导局部脓肿定位^ W 静脉注入放射性核素	发现（结果）	时间点	病人	叙述型	放射性核素扫描	放射医学
39621-8	引导脓肿定位^ W 静脉注入放射性核素	发现（结果）	时间点	病人	叙述型	放射性核素扫描. SPECT	放射医学
39622-6	引导脓肿定位全身^ W 静脉注入放射性核素	发现（结果）	时间点	病人	叙述型	放射性核素扫描. SPECT	放射医学
39623-4	引导脓肿定位全身^ W 静脉注入放射性核素	发现（结果）	时间点	病人	叙述型	放射性核素扫描	放射医学
39624-2	多重视图^ W 静脉注入 ^{131}I NP59	发现（结果）	时间点	肾上腺腺体	叙述型	放射性核素扫描	放射医学
39625-9	多重视图^ W 动脉内注入 ^{99m}Tc DTPA	发现（结果）	时间点	XXX 动脉	叙述型	放射性核素扫描	放射医学
39626-7	多重视图^ W 静脉注入放射性核素	发现（结果）	时间点	静脉. 双侧	叙述型	放射性核素扫描	放射医学
39627-5	多重视图 有限的^ W 静脉注入放射性核素	发现（结果）	时间点	骨	叙述型	放射性核素扫描	放射医学
3962-8	去氧肾上腺素	质量浓度	时间点	尿液	定量型		药物水平/毒理学
39628-3	多切面^ W 静脉注入放射性核素	发现（结果）	时间点	美克尔憩室	叙述型	放射性核素扫描. SPECT	放射医学
39629-1	多重视图^ W 静脉注入放射性核素	发现（结果）	时间点	美克尔憩室	叙述型	放射性核素扫描	放射医学

LOINC 代码	名称	属性	时间特征	系统	标尺类型	方法类型	分类
39630-9	多重视图^W 静脉注入 ^{99m}Tc HMPAO	发现（结果）	时间点	大脑	叙述型	放射性核素扫描	放射医学
39631-7	多切面^W 静脉注入 ^{99m}Tc HMPAO	发现（结果）	时间点	大脑	叙述型	放射性核素扫描.SPECT	放射医学
39632-5	多切面^W 静脉注入放射性核素	发现（结果）	时间点	大脑	叙述型	放射性核素扫描.SPECT	放射医学
39633-3	多重视图 静止的^W 静脉注入放射性核素	发现（结果）	时间点	大脑	叙述型	放射性核素扫描	放射医学
39634-1	多重视图 静止的 有限的^W 静脉注入放射性核素	发现（结果）	时间点	大脑	叙述型	放射性核素扫描	放射医学
39635-8	多重视图^W 静脉注入 ^{201}Tl	发现（结果）	时间点	大脑	叙述型	放射性核素扫描	放射医学
3963-6	苯丙醇胺	任意浓度	时间点	血清/血浆	等级型		药物水平/毒理学
39636-6	多重视图 血流^W 静脉注入放射性核素	发现（结果）	时间点	大脑	叙述型	放射性核素扫描	放射医学
39637-4	多切面，血流^W 静脉注入放射性核素	发现（结果）	时间点	大脑	叙述型	放射性核素扫描.SPECT	放射医学
39638-2	多切面^W 静脉注入 ^{123}I	发现（结果）	时间点	大脑	叙述型	放射性核素扫描.SPECT	放射医学
39639-0	多切面^W 静脉注入 ^{201}Tl	发现（结果）	时间点	大脑	叙述型	放射性核素扫描.SPECT	放射医学
39640-8	多切面^W 静脉注入 ^{99m}Tc DTPA	发现（结果）	时间点	大脑	叙述型	放射性核素扫描.SPECT	放射医学
39641-6	多切面^W 静脉注入 ^{99m}Tc 葡庚糖酸盐	发现（结果）	时间点	大脑	叙述型	放射性核素扫描.SPECT	放射医学
39642-4	多重视图^W 静脉注入 ^{99m}Tc 葡庚糖酸盐	发现（结果）	时间点	大脑	叙述型	放射性核素扫描	放射医学
39643-2	多重视图^W 静脉注入放射性核素	发现（结果）	时间点	大脑静脉	叙述型	放射性核素扫描	放射医学
3964-4	苯丙醇胺	质量浓度	时间点	血清/血浆	定量型		药物水平/毒理学
39644-0	多切面^W 静脉注入放射性核素	发现（结果）	时间点	乳腺	叙述型	放射性核素扫描.SPECT	放射医学
39645-7	多重视图 有限的^W 静脉注入放射性核素	发现（结果）	时间点	乳腺	叙述型	放射性核素扫描	放射医学
39646-5	多重视图^W 静脉注入放射性核素	发现（结果）	时间点	乳腺	叙述型	放射性核素扫描	放射医学
39647-3	多切面^W 静脉注入 ^{99m}Tc 替曲膦	发现（结果）	时间点	心脏	叙述型	放射性核素扫描.SPECT	放射医学
39648-1	多切面^W 双嘧哌胺醇与 W 静脉注入放射性核素	发现（结果）	时间点	心脏	叙述型	放射性核素扫描.SPECT	放射医学
39649-9	多切面^W 静脉注入放射性核素	发现（结果）	时间点	心脏	叙述型	放射性核素扫描.SPECT	放射医学
39650-7	多重视图^W 静脉注入放射性核素	发现（结果）	时间点	心脏	叙述型	放射性核素扫描	放射医学
3965-1	苯丙醇胺	任意浓度	时间点	尿液	等级型		药物水平/毒理学
39651-5	多重视图^W 腺苷与 W 静脉注入 ^{201}Tl	发现（结果）	时间点	心脏	叙述型	放射性核素扫描	放射医学

LOINC 代码	名称	属性	时间特征	系统	标尺类型	方法类型	分类
39652-3	多重视图^W 多巴酚丁胺与 W 静脉注入^{201}Tl	发现（结果）	时间点	心脏	叙述型	放射性核素扫描	放射医学
39653-1	多重视图 梗死^W 静脉注入放射性核素	发现（结果）	时间点	心脏	叙述型	放射性核素扫描	放射医学
39654-9	多切面，梗死^W 静脉注入^{99m}Tc PYP	发现（结果）	时间点	心脏	叙述型	放射性核素扫描.SPECT	放射医学
39655-6	多切面，梗死^W 静脉注入^{99m}Tc 甲氧基异丁基异腈	发现（结果）	时间点	心脏	叙述型	放射性核素扫描.SPECT	放射医学
39656-4	多切面，梗死^W 静脉注入放射性核素	发现（结果）	时间点	心脏	叙述型	放射性核素扫描.SPECT	放射医学
39657-2	多重视图 梗死^W 静脉注入^{99m}Tc PYP	发现（结果）	时间点	心脏	叙述型	放射性核素扫描	放射医学
39658-0	多切面^静止的与 W 静脉注入放射性核素	发现（结果）	时间点	心脏	叙述型	放射性核素扫描.SPECT	放射医学
39659-8	多重视图^静止的与 W 静脉注入^{201}Tl	发现（结果）	时间点	心脏	叙述型	放射性核素扫描	放射医学
39660-6	多重视图^静止的与 W 双嘧哌胺醇与 W 静脉注入放射性核素	发现（结果）	时间点	心脏	叙述型	放射性核素扫描	放射医学
39661-4	多重视图^静止的与 W 多巴酚丁胺与 W 静脉注入放射性核素	发现（结果）	时间点	心脏	叙述型	放射性核素扫描	放射医学
39662-2	多切面^静止的与 W 压力与 W 静脉注入^{99m}Tc 甲氧基异丁基异腈	发现（结果）	时间点	心脏	叙述型	放射性核素扫描.SPECT	放射医学
39663-0	多重视图^静止的与 W 压力与 W 静脉注入放射性核素	发现（结果）	时间点	心脏	叙述型	放射性核素扫描	放射医学
39664-8	多重视图 分流探测^W 静脉注入^{99m}Tc MAA	发现（结果）	时间点	心脏	叙述型	放射性核素扫描	放射医学
39665-5	多重视图 分流探测^W 静脉注入放射性核素	发现（结果）	时间点	心脏	叙述型	放射性核素扫描	放射医学
39666-3	多重视图^W 压力与 W 静脉注入^{201}Tl	发现（结果）	时间点	心脏	叙述型	放射性核素扫描	放射医学
39667-1	多重视图^W 压力与 W 静脉注入放射性核素	发现（结果）	时间点	心脏	叙述型	放射性核素扫描	放射医学
39668-9	多切面^W 压力与 W 静脉注入放射性核素	发现（结果）	时间点	心脏	叙述型	放射性核素扫描.SPECT	放射医学
3966-9	苯丙醇胺	质量速率	24 小时	尿液	定量型		药物水平/毒理学
39669-7	多重视图 全身^W 静脉注入^{99m}Tc 阿西莫单抗	发现（结果）	时间点	病人	叙述型	放射性核素扫描	放射医学
39670-5	多重视图^W 泪管内注入放射性核素	发现（结果）	时间点	泪管	叙述型	放射性核素扫描	放射医学
39671-3	多重视图^W 口服放射性核素	发现（结果）	时间点	直肠	叙述型	放射性核素扫描	放射医学
39672-1	多重视图 活动性^W 口服放射性核素	发现（结果）	时间点	食道	叙述型	放射性核素扫描	放射医学

LOINC 代码	名称	属性	时间特征	系统	标尺类型	方法类型	分类
39673-9	多重视图 回流^W 口服放射性核素	发现（结果）	时间点	食道	叙述型	放射性核素扫描	放射医学
39674-7	多重视图^W 静脉注入^{99m}Tc DISIDA	发现（结果）	时间点	胆囊	叙述型	放射性核素扫描	放射医学
39675-4	多切面，感染^W 静脉注入^{67}Ga	发现（结果）	时间点	病人	叙述型	放射性核素扫描.SPECT	放射医学
39676-2	多重视图 静止的 感染^W 静脉注入^{67}Ga	发现（结果）	时间点	病人	叙述型	放射性核素扫描	放射医学
3967-7	苯妥英	任意浓度	时间点	血清/血浆	等级型		药物水平/毒理学
39677-0	多重视图 感染^W 静脉注入^{67}Ga	发现（结果）	时间点	病人	叙述型	放射性核素扫描	放射医学
39678-8	多切面，肿瘤^W 静脉注入^{67}Ga	发现（结果）	时间点	病人	叙述型	放射性核素扫描.SPECT	放射医学
39679-6	多重视图 肿瘤^W 静脉注入^{67}Ga	发现（结果）	时间点	病人	叙述型	放射性核素扫描	放射医学
39680-4	多切面，全身^W 静脉注入^{67}Ga	发现（结果）	时间点	病人	叙述型	放射性核素扫描.SPECT	放射医学
39681-2	多切面，有限的^W 静脉注入^{67}Ga	发现（结果）	时间点	病人	叙述型	放射性核素扫描.SPECT	放射医学
39682-0	多切面^W 静脉注入^{67}Ga	发现（结果）	时间点	病人	叙述型	放射性核素扫描.SPECT	放射医学
39683-8	多重视图 全身^W 静脉注入^{67}Ga	发现（结果）	时间点	病人	叙述型	放射性核素扫描	放射医学
39684-6	多切面，脓肿^W 静脉注入^{67}Ga	发现（结果）	时间点	病人	叙述型	放射性核素扫描.SPECT	放射医学
3968-5	苯妥英	质量浓度	时间点	血清/血浆	定量型		药物水平/毒理学
39685-3	多重视图 脓肿^W 静脉注入^{67}Ga	发现（结果）	时间点	病人	叙述型	放射性核素扫描	放射医学
39686-1	多重视图 淋巴瘤^W 静脉注入^{67}Ga	发现（结果）	时间点	病人	叙述型	放射性核素扫描	放射医学
39687-9	多重视图 有限的^W 静脉注入^{67}Ga	发现（结果）	时间点	病人	叙述型	放射性核素扫描	放射医学
39688-7	多重视图^W 静脉注入^{67}Ga	发现（结果）	时间点	病人	叙述型	放射性核素扫描	放射医学
39689-5	多重视图^W 静脉注入^{99m}Tc SC	发现（结果）	时间点	胃肠道	叙述型	放射性核素扫描	放射医学
39690-3	多重视图^W 静脉注入^{99m}Tc 标记的红细胞	发现（结果）	时间点	肝脏	叙述型	放射性核素扫描	放射医学
39691-1	多切面^W 静脉注入^{99m}Tc 标记的红细胞	发现（结果）	时间点	肝脏	叙述型	放射性核素扫描.SPECT	放射医学
39692-9	多切面^W 静脉注入放射性核素	发现（结果）	时间点	肝脏	叙述型	放射性核素扫描.SPECT	放射医学
3969-3	苯妥英.游离型	质量浓度	时间点	血清/血浆	定量型		药物水平/毒理学
39693-7	多重视图^W 静脉注入放射性核素	发现（结果）	时间点	肝脏	叙述型	放射性核素扫描	放射医学
39694-5	多重视图^W 静脉注入放射性核素	发现（结果）	时间点	肝脏移植物	叙述型	放射性核素扫描	放射医学

LOINC 代码	名称	属性	时间特征	系统	标尺类型	方法类型	分类
39695-2	多重视图 有限的^W 静脉注入放射性核素	发现（结果）	时间点	肺脏	叙述型	放射性核素扫描	放射医学
39696-0	多重视图^W 地普奥肽与 W 静脉注入放射性核素	发现（结果）	时间点	肺脏	叙述型	放射性核素扫描	放射医学
39697-8	多重视图 灌流^W 静脉注入放射性核素	发现（结果）	时间点	肺脏	叙述型	放射性核素扫描	放射医学
39698-6	多重视图 全身^W 静脉注入^{131}I MIBG	发现（结果）	时间点	病人	叙述型	放射性核素扫描	放射医学
39699-4	多重视图 灌流^静止的与 W 静脉注入^{99m}Tc 甲氧基异丁基异腈	发现（结果）	时间点	心脏	叙述型	放射性核素扫描	放射医学
397-0	青霉素 V	药物敏感度	时间点	分离物	定量或等级型	琼脂扩散	抗生素敏感性
39700-0	多切面，灌流^W 腺苷与 W 静脉注入放射性核素	发现（结果）	时间点	心脏	叙述型	放射性核素扫描.SPECT	放射医学
3970-1	福来君	质量浓度	时间点	尿液	定量型		药物水平/毒理学
39701-8	多重视图 灌流^W 腺苷与 W 静脉注入放射性核素	发现（结果）	时间点	心脏	叙述型	放射性核素扫描	放射医学
39702-6	多重视图 灌流^W 多巴酚丁胺与 W 静脉注入^{99m}Tc 甲氧基异丁基异腈	发现（结果）	时间点	心脏	叙述型	放射性核素扫描	放射医学
39703-4	多重视图 灌流^W 多巴酚丁胺与 W 静脉注入放射性核素	发现（结果）	时间点	心脏	叙述型	放射性核素扫描	放射医学
39704-2	多重视图 灌流^W 静脉注入^{99m}Tc 甲氧基异丁基异腈	发现（结果）	时间点	心脏	叙述型	放射性核素扫描	放射医学
39705-9	多重视图 灌流^W 双嘧哌胺醇与 W 静脉注入^{99m}Tc 甲氧基异丁基异腈	发现（结果）	时间点	心脏	叙述型	放射性核素扫描	放射医学
39706-7	多重视图 灌流^W 双嘧哌胺醇与 W 静脉注入^{99m}Tc mibi	发现（结果）	时间点	心脏	叙述型	放射性核素扫描	放射医学
39707-5	多重视图 灌流^W 双嘧哌胺醇与 W 静脉注入^{201}Tl	发现（结果）	时间点	心脏	叙述型	放射性核素扫描	放射医学
39708-3	多重视图 灌流^W 双嘧哌胺醇与 W 静脉注入放射性核素	发现（结果）	时间点	心脏	叙述型	放射性核素扫描	放射医学
39709-1	多重视图 灌流^W 双嘧哌胺醇与 W 静脉注入^{99m}Tc	发现（结果）	时间点	心脏	叙述型	放射性核素扫描	放射医学
39710-9	多切面，灌流^W 静脉注入^{99m}Tc 甲氧基异丁基异腈	发现（结果）	时间点	心脏	叙述型	放射性核素扫描.SPECT	放射医学
39711-7	多切面，灌流^W 静脉注入^{201}Tl	发现（结果）	时间点	心脏	叙述型	放射性核素扫描.SPECT	放射医学
39712-5	多切面，灌流^W 静脉注入放射性核素	发现（结果）	时间点	心脏	叙述型	放射性核素扫描.SPECT	放射医学

LOINC 代码	名称	属性	时间特征	系统	标尺类型	方法类型	分类
39713-3	多重视图 灌流^ W 静脉注入^{201}Tl 与^{99m}Tc 替曲膦	发现（结果）	时间点	心脏	叙述型	放射性核素扫描	放射医学
39714-1	多重视图 灌流^ W 静脉注入^{201}Tl	发现（结果）	时间点	心脏	叙述型	放射性核素扫描	放射医学
39715-8	多重视图 灌流^ W 压力与 W 静脉注入^{201}Tl	发现（结果）	时间点	心脏	叙述型	放射性核素扫描	放射医学
39716-6	多重视图 灌流^ W 静脉注入放射性核素	发现（结果）	时间点	心脏	叙述型	放射性核素扫描	放射医学
39717-4	多重视图 灌流^静止的与 W 静脉注入^{99m}Tc mibi	发现（结果）	时间点	心脏	叙述型	放射性核素扫描	放射医学
39718-2	多切面，灌流^静止的与 W 静脉注入放射性核素	发现（结果）	时间点	心脏	叙述型	放射性核素扫描.SPECT	放射医学
3971-9	吲哚洛尔	质量浓度	时间点	血清/血浆	定量型		药物水平/毒理学
39719-0	多重视图 灌流^静止的与 W 腺苷与 W 静脉注入放射性核素	发现（结果）	时间点	心脏	叙述型	放射性核素扫描	放射医学
39720-8	多重视图 灌流^静止的与 W 双嘧哌胺醇与 W 静脉注入^{99m}Tc 甲氧基异丁基异腈	发现（结果）	时间点	心脏	叙述型	放射性核素扫描	放射医学
39721-6	多重视图 灌流^静止的与 W 压力与 W 静脉注入^{99m}Tc 甲氧基异丁基异腈	发现（结果）	时间点	心脏	叙述型	放射性核素扫描	放射医学
39722-4	多重视图 灌流^静止的与 W 双嘧哌胺醇与 W 静脉注入放射性核素	发现（结果）	时间点	心脏	叙述型	放射性核素扫描	放射医学
39723-2	多切面，灌流^静止的与 W 压力与 W 静脉注入^{201}Tl	发现（结果）	时间点	心脏	叙述型	放射性核素扫描.SPECT	放射医学
39724-0	多切面，灌流^静止的与 W 压力与 W 静脉注入放射性核素	发现（结果）	时间点	心脏	叙述型	放射性核素扫描.SPECT	放射医学
39725-7	多切面，灌流^静止的与 W 腺苷与 W 静脉注入^{201}Tl	发现（结果）	时间点	心脏	叙述型	放射性核素扫描.SPECT	放射医学
39726-5	多重视图 灌流^静止的与 W 压力与 W 静脉注入放射性核素	发现（结果）	时间点	心脏	叙述型	放射性核素扫描	放射医学
3972-7	哌拉西林	质量浓度	时间点	血清/血浆	定量型		药物水平/毒理学
39727-3	多重视图 灌流^静止的与 W 压力与 W 静脉注入^{99m}Tc 甲氧基异丁基异腈	发现（结果）	时间点	心脏	叙述型	放射性核素扫描	放射医学
39728-1	多重视图 灌流^静止的与 W 静脉注入放射性核素	发现（结果）	时间点	心脏	叙述型	放射性核素扫描	放射医学
39729-9	多切面，灌流^静止的与 W 静脉注入^{201}Tl	发现（结果）	时间点	心脏	叙述型	放射性核素扫描.SPECT	放射医学
39730-7	多重视图 灌流^ W 压力与 W 放射性核素 IV	发现（结果）	时间点	心脏	叙述型	放射性核素扫描	放射医学
39731-5	多重视图 灌流^ W 腺苷与 W 静脉注入^{99m}Tc 甲氧基异丁基异腈	发现（结果）	时间点	心脏	叙述型	放射性核素扫描	放射医学

LOINC 代码	名称	属性	时间特征	系统	标尺类型	方法类型	分类
39732-3	多重视图 灌流^W 压力与 W 静脉注入^{99m}Tc 甲氧基异丁基异腈	发现（结果）	时间点	心脏	叙述型	放射性核素扫描	放射医学
39733-1	多重视图 灌流^W 多巴酚丁胺与 W 静脉注入^{201}Tl	发现（结果）	时间点	心脏	叙述型	放射性核素扫描	放射医学
39734-9	多切面，灌流^W 压力与 W 静脉注入放射性核素	发现（结果）	时间点	心脏	叙述型	放射性核素扫描.SPECT	放射医学
3973-5	哌苯甲醇	任意浓度	时间点	尿液	等级型		药物水平/毒理学
39735-6	多重视图 灌流^W 腺苷与 W 静脉注入^{201}Tl	发现（结果）	时间点	心脏	叙述型	放射性核素扫描	放射医学
39736-4	多切面，灌流^W 压力与 W 静脉注入^{99m}Tc 甲氧基异丁基异腈	发现（结果）	时间点	心脏	叙述型	放射性核素扫描.SPECT	放射医学
39737-2	多重视图^W 静脉注入放射性核素	发现（结果）	时间点	颈部	叙述型	放射性核素扫描	放射医学
39738-0	多重视图^W 静脉注入^{111}In 沙妥莫单抗	发现（结果）	时间点	腹部	叙述型	放射性核素扫描	放射医学
39739-8	多重视图^W 静脉注入放射性核素	发现（结果）	时间点	胰腺	叙述型	放射性核素扫描	放射医学
39740-6	多切面^W 静脉注入放射性核素	发现（结果）	时间点	甲状旁腺	叙述型	放射性核素扫描.SPECT	放射医学
39741-4	多重视图 延迟的^W 静脉注入放射性核素	发现（结果）	时间点	甲状旁腺	叙述型	放射性核素扫描	放射医学
39742-2	多重视图^W 静脉注入放射性核素	发现（结果）	时间点	甲状旁腺	叙述型	放射性核素扫描	放射医学
3974-3	哌苯甲醇	质量浓度	时间点	尿液	定量型		药物水平/毒理学
39743-0	多切面^W 静脉注入^{99m}Tc 卡罗单抗 pendatide	发现（结果）	时间点	前列腺	叙述型	放射性核素扫描.SPECT	放射医学
39744-8	多重视图^W 静脉注入^{99m} Tc capromab pendatide	发现（结果）	时间点	前列腺	叙述型	放射性核素扫描	放射医学
39745-5	多重视图^W 静脉注入^{99m}Tc DTPA	发现（结果）	时间点	肾脏.双侧＋采集系统	叙述型	放射性核素扫描	放射医学
39746-3	多重视图^W 静脉注入^{99m}Tc 巯替肽	发现（结果）	时间点	肾脏.双侧＋采集系统	叙述型	放射性核素扫描	放射医学
39747-1	多重视图^W 静脉注入放射性核素	发现（结果）	时间点	唾液腺	叙述型	放射性核素扫描	放射医学
39748-9	多切面，肿瘤^W 静脉注入^{99m}Tc 甲氧基异丁基异腈	发现（结果）	时间点	病人	叙述型	放射性核素扫描.SPECT	放射医学
39749-7	多重视图 肿瘤 全身^W 静脉注入^{99m}Tc 甲氧基异丁基异腈	发现（结果）	时间点	病人	叙述型	放射性核素扫描	放射医学
3975-0	哌苯甲醇	质量速率	24 小时	尿液	定量型		药物水平/毒理学
39750-5	多重视图 肿瘤^W 静脉注入^{99m}Tc 甲氧基异丁基异腈	发现（结果）	时间点	病人	叙述型	放射性核素扫描	放射医学

LOINC 代码	名称	属性	时间特征	系统	标尺类型	方法类型	分类
39751-3	多重视图^W 静脉注入放射性核素	发现（结果）	时间点	脾脏	叙述型	放射性核素扫描	放射医学
39752-1	多重视图^W 静脉注入放射性核素，加标记的，热损伤的红细胞	发现（结果）	时间点	脾脏	叙述型	放射性核素扫描	放射医学
39753-9	多重视图^W 静脉注入^{99m}Tc DTPA	发现（结果）	时间点	阴囊+睾丸	叙述型	放射性核素扫描	放射医学
39754-7	多重视图 有限的^W 静脉注入^{131}I	发现（结果）	时间点	甲状腺	叙述型	放射性核素扫描	放射医学
39755-4	多切面^W 静脉注入^{131}I	发现（结果）	时间点	甲状腺	叙述型	放射性核素扫描.SPECT	放射医学
39756-2	多重视图^W 静脉注入^{99m}Tc 甲氧基异丁基异腈	发现（结果）	时间点	甲状腺	叙述型	放射性核素扫描	放射医学
39757-0	多重视图^W 静脉注入^{99m}Tc	发现（结果）	时间点	甲状腺	叙述型	放射性核素扫描	放射医学
39758-8	引导肿瘤定位^W 静脉注入放射性核素	发现（结果）	时间点	乳腺	叙述型	放射性核素扫描	放射医学
39759-6	引导局部肿瘤定位^W 静脉注入放射性核素	发现（结果）	时间点	病人	叙述型	放射性核素扫描.SPECT	放射医学
39760-4	引导局部肿瘤定位^W 静脉注入放射性核素	发现（结果）	时间点	病人	叙述型	放射性核素扫描	放射医学
39761-2	引导局部肿瘤定位^W 静脉注入^{99m}Tc 甲氧基异丁基异腈	发现（结果）	时间点	病人	叙述型	放射性核素扫描	放射医学
39762-0	引导肿瘤定位^W 静脉注入放射性核素	发现（结果）	时间点	病人	叙述型	放射性核素扫描.SPECT	放射医学
39763-8	引导肿瘤定位^W 静脉注入放射性核素	发现（结果）	时间点	病人	叙述型	放射性核素扫描	放射医学
39764-6	多重视图^W 静脉注入^{99m}Tc SC	发现（结果）	时间点	静脉	叙述型	放射性核素扫描	放射医学
39765-3	多重视图^W 静脉注入^{99m}Tc DTPA	发现（结果）	时间点	静脉	叙述型	放射性核素扫描	放射医学
39766-1	多重视图^W 静脉注入^{99m}Tc HDP	发现（结果）	时间点	静脉	叙述型	放射性核素扫描	放射医学
39767-9	多重视图 胃排空 液相^W 口服放射性核素	发现（结果）	时间点	胃	叙述型	放射性核素扫描	放射医学
3976-8	普拉洛尔	质量浓度	时间点	尿液	定量型		药物水平/毒理学
39768-7	多重视图 胃排空^W 口服^{99m}Tc SC	发现（结果）	时间点	胃	叙述型	放射性核素扫描	放射医学
39769-5	多重视图 胃排空^W 口服放射性核素	发现（结果）	时间点	胃	叙述型	放射性核素扫描	放射医学
39770-3	多切面^W 静脉注入放射性核素	发现（结果）	时间点	胃肠道	叙述型	放射性核素扫描.SPECT	放射医学
39771-1	卟啉	摩尔浓度	时间点	尿液	定量型		化学
39772-9	磺胺甲噁唑	摩尔浓度	时间点	血清/血浆	定量型		药物水平/毒理学
39773-7	β-2-微球蛋白/肌酐	摩尔浓度比率	时间点	尿液	定量型		化学
39774-5	卟啉	摩尔含量	时间点	大便	定量型		化学

LOINC 代码	名称	属性	时间特征	系统	标尺类型	方法类型	分类
39775-2	原卟啉.游离型	摩尔浓度	时间点	红细胞	定量型		化学
3977-6	普拉西泮	质量浓度	时间点	血清/血浆	定量型		药物水平/毒理学
39776-0	尿素^透析后	摩尔浓度	时间点	血清/血浆	定量型		化学
39777-8	尿素^透析前	摩尔浓度	时间点	血清/血浆	定量型		化学
39778-6	铁/铁结合力.总计	摩尔浓度比率	时间点	血清/血浆	定量型		化学
39779-4	尿素	摩尔浓度	24 小时	透析液	定量型		化学
39780-2	尿素	摩尔浓度	时间点	腹膜透析液	定量型		化学
39781-0	尿素	摩尔浓度	时间点	腹腔液	定量型		化学
39782-8	δ氨基酮戊酸/肌酐	摩尔浓度比率	时间点	尿液	定量型		化学
39783-6	尿素/肌酐	摩尔浓度比率	时间点	血清/血浆	定量型		化学
3978-4	扑米酮	质量浓度	时间点	血清/血浆	定量型		药物水平/毒理学
39784-4	卟啉	摩尔浓度	时间点	红细胞	定量型		化学
39785-1	钾	摩尔浓度	时间点	腹膜透析液	定量型		化学
39786-9	维生素 B_6	摩尔浓度	时间点	血清/血浆	定量型		化学
39787-7	钠	摩尔浓度	时间点	腹膜透析液	定量型		化学
39788-5	尿酸	摩尔浓度	时间点	关节液	定量型		化学
39789-3	钾	摩尔浓度	时间点	静脉全血	定量型		化学
39790-1	钾	摩尔浓度	时间点	毛细血管全血	定量型		化学
39791-9	钠	摩尔浓度	时间点	静脉全血	定量型		化学
3979-2	丙磺舒	任意浓度	时间点	尿液	等级型		药物水平/毒理学
39792-7	钠	摩尔浓度	时间点	毛细血管全血	定量型		化学
39793-5	粪卟啉 3/粪卟啉 1	摩尔浓度比率	24 小时	尿液	定量型		化学
39794-3	妥卡尼	摩尔浓度	时间点	血清/血浆	定量型		药物水平/毒理学
39795-0	三氟啦嗪	摩尔浓度	时间点	血清/血浆	定量型		药物水平/毒理学
39796-8	万古霉素^峰值	摩尔浓度	时间点	血清/血浆	定量型		药物水平/毒理学
39797-6	万古霉素^谷值	摩尔浓度	时间点	血清/血浆	定量型		药物水平/毒理学
39798-4	华法林	摩尔浓度	时间点	血清/血浆	定量型		药物水平/毒理学
39799-2	利培酮	摩尔浓度	时间点	血清/血浆	定量型		药物水平/毒理学
39-8	阿洛西林	药物敏感度	时间点	分离物	定量型	最小致死浓度	抗生素敏感性
3980-0	丙磺舒	质量浓度	时间点	尿液	定量型		药物水平/毒理学
39800-8	利培酮＋9-羟利培酮	摩尔浓度	时间点	血清/血浆	定量型		药物水平/毒理学
39801-6	甘油三酯	摩尔浓度	时间点	胸水	定量型		化学
39802-4	分析液肌酐/血清和血浆肌酐	相对物质浓度	时间点	血清/血浆＋透析液	定量型		化学
39803-2	英夫利昔单抗	质量浓度	时间点	血清/血浆	定量型		药物水平/毒理学

LOINC 代码	名称	属性	时间特征	系统	标尺类型	方法类型	分类
39804-0	脂蛋白相关磷脂酶 A2	质量浓度	时间点	血清/血浆	定量型		化学
39805-7	兔毛 Ab. IgE	任意浓度	时间点	血清	定量型		变态反应
39806-5	阶段. 2000 年修订的诊断小结	类型	时间点	癌. XXX	名义型		肿瘤登记
39807-3	外科手术部位. 98-02	解剖学	时间点	癌. XXX	名义型		肿瘤登记
39808-1	首次最明确的外科手术治疗方案日期	时间戳、时间标记	时间点	癌. XXX	定量型		肿瘤登记
39809-9	首次系统治疗日期	时间戳、时间标记	时间点	癌. XXX	定量型		肿瘤登记
39810-7	Ruralurban continuum 1993	任意	时间点	病人	等级型		肿瘤登记
39811-5	多切面，脓肿^W 静脉注入放射性核素	发现（结果）	时间点	病人	叙述型	放射性核素扫描. SPECT	放射医学
39812-3	多重视图^W 静脉注入^{99m}Tc HMPAO	发现（结果）	时间点	骨	叙述型	放射性核素扫描	放射医学
39813-1	多切面，有限的^W 静脉注入放射性核素	发现（结果）	时间点	骨	叙述型	放射性核素扫描. SPECT	放射医学
39814-9	多重视图 静止的 有限的^W 静脉注入放射性核素	发现（结果）	时间点	骨	叙述型	放射性核素扫描	放射医学
39815-6	多重视图 静止的^W 静脉注入放射性核素	发现（结果）	时间点	骨	叙述型	放射性核素扫描	放射医学
39816-4	多切面，全身^W 静脉注入放射性核素	发现（结果）	时间点	骨	叙述型	放射性核素扫描. SPECT	放射医学
39817-2	多重视图 静止的 全身^W 静脉注入放射性核素	发现（结果）	时间点	骨	叙述型	放射性核素扫描	放射医学
3981-8	丙磺舒	质量速率	24 小时	尿液	定量型		药物水平/毒理学
39818-0	多重视图 全身^W 静脉注入放射性核素	发现（结果）	时间点	骨	叙述型	放射性核素扫描	放射医学
39819-8	多重视图 延迟的^W 静脉注入放射性核素	发现（结果）	时间点	骨	叙述型	放射性核素扫描	放射医学
39820-6	多重视图^W 静脉注入 SM153	发现（结果）	时间点	骨	叙述型	放射性核素扫描	放射医学
39821-4	多切面，有限的^W 静脉注入放射性核素	发现（结果）	时间点	骨髓	叙述型	放射性核素扫描. SPECT	放射医学
39822-2	多重视图 有限的^W 静脉注入放射性核素	发现（结果）	时间点	骨髓	叙述型	放射性核素扫描	放射医学
39823-0	多切面^W 静脉注入放射性核素	发现（结果）	时间点	骨髓	叙述型	放射性核素扫描. SPECT	放射医学
39824-8	多重视图 静止的^W 静脉注入放射性核素	发现（结果）	时间点	骨髓	叙述型	放射性核素扫描	放射医学
39825-5	多切面，全身^W 静脉注入放射性核素	发现（结果）	时间点	骨髓	叙述型	放射性核素扫描. SPECT	放射医学
3982-6	普鲁卡因胺	质量浓度	时间点	血清/血浆	定量型		药物水平/毒理学
39826-3	多重视图 全身^W 静脉注入放射性核素	发现（结果）	时间点	骨髓	叙述型	放射性核素扫描	放射医学
39827-1	多重视图 激素肿瘤 全身^W 静脉注入^{131}I MIBG	发现（结果）	时间点	病人	叙述型	放射性核素扫描	放射医学
39828-9	多重视图 激素肿瘤 全身^W 静脉注入^{111}In 喷曲肽	发现（结果）	时间点	病人	叙述型	放射性核素扫描	放射医学

LOINC 代码	名称	属性	时间特征	系统	标尺类型	方法类型	分类
39829-7	多重视图 肿瘤 全身^W 静脉注入^{67}Ga	发现（结果）	时间点	病人	叙述型	放射性核素扫描	放射医学
39830-5	多重视图 感染 全身^W 静脉注入^{67}Ga	发现（结果）	时间点	病人	叙述型	放射性核素扫描	放射医学
39831-3	多重视图 肿瘤 有限的^W 静脉注入^{67}Ga	发现（结果）	时间点	病人	叙述型	放射性核素扫描	放射医学
39832-1	多重视图 静止的^W 静脉注入放射性核素	发现（结果）	时间点	肝脏	叙述型	放射性核素扫描	放射医学
39833-9	多重视图 灌流^W 吸入的放射性核素气体	发现（结果）	时间点	肺脏	叙述型	放射性核素扫描	放射医学
3983-4	普鲁卡因胺＋N-乙酰普鲁卡因胺	质量浓度	时间点	血清/血浆	定量型		药物水平/毒理学
39834-7	多重视图 通风^W 吸入的^{99m}Tc DTPA 气体	发现（结果）	时间点	肺脏	叙述型	放射性核素扫描	放射医学
39835-4	多重视图 通风^W 吸入的放射性核素气体	发现（结果）	时间点	肺脏	叙述型	放射性核素扫描	放射医学
39836-2	多重视图 通风^W 吸入的放射性核素气体	发现（结果）	时间点	肺脏	叙述型	放射性核素扫描	放射医学
39837-0	多重视图 通风^W 吸入的放射性核素	发现（结果）	时间点	肺脏	叙述型	放射性核素扫描	放射医学
39838-8	多切面，通风与灌流^W 吸入的放射性核素与W 静脉注入放射性核素	发现（结果）	时间点	肺脏	叙述型	放射性核素扫描.SPECT	放射医学
39839-6	多切面^W 静脉注入^{131}I MIBG	发现（结果）	时间点	病人	叙述型	放射性核素扫描.SPECT	放射医学
39840-4	多重视图 延迟的^W 静脉注入^{131}I MIBG	发现（结果）	时间点	病人	叙述型	放射性核素扫描	放射医学
39841-2	多重视图^W 静脉注入^{131}I MIBG	发现（结果）	时间点	病人	叙述型	放射性核素扫描	放射医学
3984-2	普罗林坦	任意浓度	时间点	尿液	等级型		药物水平/毒理学
39842-0	多重视图 延迟的^W 静脉注入^{111}In 沙妥莫单抗	发现（结果）	时间点	病人	叙述型	放射性核素扫描	放射医学
39843-8	多重视图 有限的^W 静脉注入^{111}In 沙妥莫单抗	发现（结果）	时间点	病人	叙述型	放射性核素扫描	放射医学
39844-6	多切面^W 静脉注入^{111}In 沙妥莫单抗	发现（结果）	时间点	病人	叙述型	放射性核素扫描.SPECT	放射医学
39845-3	多重视图 全身^W 静脉注入^{111}In 沙妥莫单抗	发现（结果）	时间点	病人	叙述型	放射性核素扫描	放射医学
39846-1	多重视图^W 静脉注入^{111}In 沙妥莫单抗	发现（结果）	时间点	病人	叙述型	放射性核素扫描	放射医学
39847-9	多重视图 血流^W 静脉注入放射性核素	发现（结果）	时间点	腮腺	叙述型	放射性核素扫描	放射医学
39848-7	多重视图 分流开放^W ^{111}In IT	发现（结果）	时间点	腹腔静脉分流	叙述型	放射性核素扫描	放射医学
39849-5	多重视图 分流开放^W 放射性核素 IT	发现（结果）	时间点	腹腔静脉分流	叙述型	放射性核素扫描	放射医学
39850-3	多重视图^W 静脉注入^{131}I	发现（结果）	时间点	肾脏.双侧＋采集系统	叙述型	放射性核素扫描	放射医学

LOINC 代码	名称	属性	时间特征	系统	标尺类型	方法类型	分类
39851-1	多切面^W 静脉注入 ^{99m}Tc 巯替肽	发现（结果）	时间点	肾脏.双侧+采集系统	叙述型	放射性核素扫描.SPECT	放射医学
39852-9	多切面^W 静脉注入放射性核素	发现（结果）	时间点	肾脏.双侧+采集系统	叙述型	放射性核素扫描.SPECT	放射医学
39853-7	多重视图 静止的^W 静脉注入放射性核素	发现（结果）	时间点	肾脏.双侧+采集系统	叙述型	放射性核素扫描	放射医学
39854-5	多重视图 静止的^W 静脉注入 ^{99m}Tc DMSA	发现（结果）	时间点	肾脏.双侧+采集系统	叙述型	放射性核素扫描	放射医学
39855-2	多重视图 静止的^W 静脉注入放射性核素	发现（结果）	时间点	阴囊+睾丸	叙述型	放射性核素扫描	放射医学
39856-0	多重视图 血流^W 静脉注入放射性核素	发现（结果）	时间点	甲状腺	叙述型	放射性核素扫描	放射医学
39857-8	多重视图^W 静脉注入 ^{131}I MIBG	发现（结果）	时间点	肾上腺腺体	叙述型	放射性核素扫描	放射医学
39858-6	多重视图 血流^W 静脉注入放射性核素	发现（结果）	时间点	骨	叙述型	放射性核素扫描	放射医学
3985-9	普罗林坦	质量浓度	时间点	尿液	定量型		药物水平/毒理学
39859-4	多重视图 延迟的 静止的^W 静脉注入放射性核素	发现（结果）	时间点	大脑	叙述型	放射性核素扫描	放射医学
39860-2	多重视图 血池^W 压力与 W 静脉注入放射性核素	发现（结果）	时间点	心脏	叙述型	放射性核素扫描	放射医学
39861-0	多重视图 血池^W 静脉注入放射性核素	发现（结果）	时间点	心脏	叙述型	放射性核素扫描	放射医学
39862-8	多切面，血池^静止的与 W 静脉注入放射性核素	发现（结果）	时间点	心脏	叙述型	放射性核素扫描.SPECT	放射医学
39863-6	多重视图 首次通过^静止的与 W 压力与 W 静脉注入放射性核素	发现（结果）	时间点	心脏	叙述型	放射性核素扫描	放射医学
39864-4	多重视图 首次通过^W 静脉注入放射性核素	发现（结果）	时间点	心脏	叙述型	放射性核素扫描	放射医学
39865-1	多重视图 首次通过^W 静脉注入放射性核素	发现（结果）	时间点	心脏.心室.左侧	叙述型	放射性核素扫描	放射医学
39866-9	多重视图 首次通过^静止的与 W 静脉注入 ^{99m}Tc 甲氧基异丁基异腈	发现（结果）	时间点	心脏	叙述型	放射性核素扫描	放射医学
3986-7	普罗林坦	质量速率	24 小时	尿液	定量型		药物水平/毒理学
39867-7	多重视图 首次通过^静止的与 W 静脉注入放射性核素	发现（结果）	时间点	心脏	叙述型	放射性核素扫描	放射医学
39868-5	多重视图 首次通过^W 压力与 W 静脉注入 ^{99m}Tc 甲氧基异丁基异腈	发现（结果）	时间点	心脏	叙述型	放射性核素扫描	放射医学
39869-3	多重视图 首次通过^W 压力与 W 静脉注入放射性核素	发现（结果）	时间点	心脏	叙述型	放射性核素扫描	放射医学
39870-1	多重视图 血流^W 静脉注入 ^{99m}Tc 高锝酸钠	发现（结果）	时间点	心脏	叙述型	放射性核素扫描	放射医学

LOINC 代码	名称	属性	时间特征	系统	标尺类型	方法类型	分类
39871-9	多重视图 血流^W 静脉注入放射性核素	发现（结果）	时间点	心脏	叙述型	放射性核素扫描	放射医学
39872-7	多切面，室壁运动^W 静脉注入放射性核素	发现（结果）	时间点	心脏	叙述型	放射性核素扫描.SPECT	放射医学
39873-5	多重视图 室壁运动^W 静脉注入放射性核素	发现（结果）	时间点	心脏	叙述型	放射性核素扫描	放射医学
39874-3	多重视图 延迟的^W 放射性核素 IT	发现（结果）	时间点	头部.池囊	叙述型	放射性核素扫描	放射医学
3987-5	丙嗪	质量浓度	时间点	尿液	定量型		药物水平/毒理学
39875-0	多重视图 延迟的^W 静脉注入^{67}Ga	发现（结果）	时间点	病人	叙述型	放射性核素扫描	放射医学
39876-8	多切面^W 静脉注入放射性核素	发现（结果）	时间点	肝脏＋脾脏	叙述型	放射性核素扫描.SPECT	放射医学
39877-6	多重视图^W 静脉注入放射性核素	发现（结果）	时间点	肝脏＋脾脏	叙述型	放射性核素扫描	放射医学
39878-4	多重视图 静止的^W 静脉注入放射性核素	发现（结果）	时间点	肝脏＋脾脏	叙述型	放射性核素扫描	放射医学
39879-2	多切面，1 阶段^W 静脉注入放射性核素	发现（结果）	时间点	骨	叙述型	放射性核素扫描.SPECT	放射医学
398-8	青霉素 V	药物敏感度	时间点	分离物＋血清	等级型	测序分型	抗生素敏感性
39880-0	多重视图 2 期^W 静脉注入放射性核素	发现（结果）	时间点	骨	叙述型	放射性核素扫描	放射医学
39881-8	多切面，3 阶段全身^W 静脉注入放射性核素	发现（结果）	时间点	骨	叙述型	放射性核素扫描.SPECT	放射医学
39882-6	多重视图 3 期 全身^W 静脉注入放射性核素	发现（结果）	时间点	骨	叙述型	放射性核素扫描	放射医学
3988-3	异丙嗪	质量浓度	时间点	血清/血浆	定量型		药物水平/毒理学
39883-4	多重视图 3 期^W 静脉注入放射性核素	发现（结果）	时间点	骨	叙述型	放射性核素扫描	放射医学
39884-2	多重视图 血池^W 静脉注入放射性核素	发现（结果）	时间点	骨	叙述型	放射性核素扫描	放射医学
39885-9	多重视图 首次通过与脑室容积^W 静脉注入放射性核素	发现（结果）	时间点	心脏	叙述型	放射性核素扫描	放射医学
39886-7	多重视图 首次通过与室壁运动^静止的与 W 静脉注入放射性核素	发现（结果）	时间点	心脏	叙述型	放射性核素扫描	放射医学
39887-5	多重视图 首次通过与射血分数^静止的与 W 静脉注入放射性核素	发现（结果）	时间点	心脏	叙述型	放射性核素扫描	放射医学
39888-3	多重视图 首次通过与室壁运动^W 压力与 W 静脉注入放射性核素	发现（结果）	时间点	心脏	叙述型	放射性核素扫描	放射医学
39889-1	多重视图 首次通过与射血分数^W 静脉注入放射性核素	发现（结果）	时间点	心脏	叙述型	放射性核素扫描	放射医学

LOINC 代码	名称	属性	时间特征	系统	标尺类型	方法类型	分类
39890-9	多重视图 首次通过与室壁运动^ W 静脉注入放射性核素	发现（结果）	时间点	心脏	叙述型	放射性核素扫描	放射医学
3989-1	异丙嗪	质量浓度	时间点	尿液	定量型		药物水平/毒理学
39891-7	多重视图 梗死与首次通过^ W 静脉注入 ^{99m}Tc PYP	发现（结果）	时间点	心脏	叙述型	放射性核素扫描	放射医学
39892-5	多重视图 梗死与首次通过^ W 静脉注入放射性核素	发现（结果）	时间点	心脏	叙述型	放射性核素扫描	放射医学
39893-3	多重视图 血流为分流探测^ W 静脉注入放射性核素	发现（结果）	时间点	心脏	叙述型	放射性核素扫描	放射医学
39894-1	多重视图 静止的 分流探测 ^ W 静脉注入放射性核素	发现（结果）	时间点	心脏	叙述型	放射性核素扫描	放射医学
39895-8	多重视图 射血分数^ W 静脉注入 ^{99m}Tc DISIDA	发现（结果）	时间点	胆囊	叙述型	放射性核素扫描	放射医学
39896-6	多重视图 静止的 肿瘤^ W 静脉注入 ^{67}Ga	发现（结果）	时间点	病人	叙述型	放射性核素扫描	放射医学
39897-4	多重视图^ W 静脉注入放射性核素	发现（结果）	时间点	肝脏+肺	叙述型	放射性核素扫描	放射医学
39898-2	多切面，通风^ W 吸入放射性核素气溶胶	发现（结果）	时间点	肺	叙述型	放射性核素扫描. SPECT	放射医学
39899-0	多重视图 血流^ W 静脉注入放射性核素	发现（结果）	时间点	唾液腺	叙述型	放射性核素扫描	放射医学
39900-6	多重视图 静止的^ W 静脉注入放射性核素	发现（结果）	时间点	唾液腺	叙述型	放射性核素扫描	放射医学
39901-4	多重视图 3 期 多重面积^ W 静脉注入放射性核素	发现（结果）	时间点	骨	叙述型	放射性核素扫描	放射医学
39902-2	多重视图 3 期 单一面积^ W 静脉注入放射性核素	发现（结果）	时间点	骨	叙述型	放射性核素扫描	放射医学
39903-0	多重视图 静止的 多重面积 ^ W 静脉注入放射性核素	发现（结果）	时间点	骨	叙述型	放射性核素扫描	放射医学
39904-8	多重视图 多重面积^ W 静脉注入放射性核素	发现（结果）	时间点	骨	叙述型	放射性核素扫描	放射医学
39905-5	多切面，多重部位^ W 静脉注入放射性核素	发现（结果）	时间点	骨	叙述型	放射性核素扫描. SPECT	放射医学
39906-3	多切面，多重部位^ W 静脉注入放射性核素	发现（结果）	时间点	骨髓	叙述型	放射性核素扫描. SPECT	放射医学
39907-1	多重视图 多重面积^ W 静脉注入放射性核素	发现（结果）	时间点	骨髓	叙述型	放射性核素扫描	放射医学
39908-9	多重视图 首次通过与室壁运动与脑室容积^ W 压力与 W 静脉注入放射性核素	发现（结果）	时间点	心脏	叙述型	放射性核素扫描	放射医学
3990-9	普萘洛尔	质量速率	24 小时	尿液	定量型		药物水平/毒理学
39909-7	多重视图 首次通过与室壁运动与脑室容积与射血分数^ W 压力与 W 静脉注入放射性核素	发现（结果）	时间点	心脏	叙述型	放射性核素扫描	放射医学
39910-5	多重视图 首次通过与室壁运动与射血分数^ W 静脉注入放射性核素	发现（结果）	时间点	心脏	叙述型	放射性核素扫描	放射医学

LOINC 代码	名称	属性	时间特征	系统	标尺类型	方法类型	分类
39911-3	视图 首次通过与室壁运动与射血分数^ W 静脉注入放射性核素	发现（结果）	时间点	心脏	叙述型	放射性核素扫描	放射医学
39912-1	多重视图 首次通过与室壁运动与脑室容积 & 射血 分数^ W 静脉注入放射性核素	发现（结果）	时间点	心脏	叙述型	放射性核素扫描	放射医学
39913-9	多切面，门控的与射血分数 ^ W 静脉注入放射性核素	发现（结果）	时间点	心脏	叙述型	放射性核素扫描.SPECT	放射医学
39914-7	多重视图 门控的^ W 静脉注入 ^{99m}Tc 甲氧基异丁基异腈	发现（结果）	时间点	心脏	叙述型	放射性核素扫描	放射医学
39915-4	多重视图 门控的^ W 静脉注入放射性核素	发现（结果）	时间点	心脏	叙述型	放射性核素扫描	放射医学
39916-2	多切面，门控的^ W 静脉注入放射性核素	发现（结果）	时间点	心脏	叙述型	放射性核素扫描.SPECT	放射医学
3991-7	普萘洛尔	任意浓度	时间点	血清/血浆	等级型		药物水平/毒理学
39917-0	多重视图 门控的与射血分数^ W 静脉注入放射性核素	发现（结果）	时间点	心脏	叙述型	放射性核素扫描	放射医学
39918-8	多切面，门控的与室壁运动 ^ W 静脉注入放射性核素	发现（结果）	时间点	心脏	叙述型	放射性核素扫描.SPECT	放射医学
39919-6	多重视图 门控的与首次通过^ W 静脉注入放射性核素	发现（结果）	时间点	心脏	叙述型	放射性核素扫描	放射医学
39920-4	多重视图 门控的^静止的与 W 静脉注入 ^{99m}Tc 甲氧基异丁基异腈	发现（结果）	时间点	心脏	叙述型	放射性核素扫描	放射医学
39921-2	多重视图 门控的^静止的与 W 静脉注入放射性核素	发现（结果）	时间点	心脏	叙述型	放射性核素扫描	放射医学
39922-0	多重视图 门控的^静止的与 W 静脉注入 ^{99m}Tc 放射性高锝酸钠注射液	发现（结果）	时间点	心脏	叙述型	放射性核素扫描	放射医学
39923-8	多重视图 门控的与射血分数^静止的与 W 静脉注入放射性核素	发现（结果）	时间点	心脏	叙述型	放射性核素扫描	放射医学
39924-6	多重视图 门控的^静止的与 W 压力与 W 静脉注入放射性核素	发现（结果）	时间点	心脏	叙述型	放射性核素扫描	放射医学
3992-5	普萘洛尔	质量浓度	时间点	血清/血浆	定量型		药物水平/毒理学
39925-3	多重视图 门控的与室壁运动与射血分数^静止的与 W 静脉注入放射性核素	发现（结果）	时间点	心脏	叙述型	放射性核素扫描	放射医学
39926-1	视图 门控的^ W 压力与 W 静脉注入放射性核素	发现（结果）	时间点	心脏	叙述型	放射性核素扫描	放射医学
39927-9	多重视图 门控的^ W 压力与 W 静脉注入 ^{99m}Tc 放射性高锝酸钠注射液	发现（结果）	时间点	心脏	叙述型	放射性核素扫描	放射医学

LOINC 代码	名称	属性	时间特征	系统	标尺类型	方法类型	分类
39928-7	多重视图 门控的^ W 压力与 W 静脉注入放射性核素	发现（结果）	时间点	心脏	叙述型	放射性核素扫描	放射医学
39929-5	多重视图 门控的与室壁运动^ W 压力与 W 静脉注入放射性核素	发现（结果）	时间点	心脏	叙述型	放射性核素扫描	放射医学
39930-3	多切面，门控的^ W 压力与 W 静脉注入放射性核素	发现（结果）	时间点	心脏	叙述型	放射性核素扫描.SPECT	放射医学
39931-1	多重视图 门控的与室壁运动与射血分数^ W 静脉注入放射性核素	发现（结果）	时间点	心脏	叙述型	放射性核素扫描	放射医学
39932-9	多重视图 室壁运动与射血分数^ W 静脉注入放射性核素	发现（结果）	时间点	心脏	叙述型	放射性核素扫描	放射医学
3993-3	普萘洛尔	任意浓度	时间点	尿液	等级型		药物水平/毒理学
39933-7	多重视图 感染 多重面积 ^ W 静脉注入^{67}Ga	发现（结果）	时间点	病人	叙述型	放射性核素扫描	放射医学
39934-5	多重视图 肿瘤 多重面积 ^ W 静脉注入^{67}Ga	发现（结果）	时间点	病人	叙述型	放射性核素扫描	放射医学
39935-2	多重视图 多重面积^ W 静脉注入^{67}Ga	发现（结果）	时间点	病人	叙述型	放射性核素扫描	放射医学
39936-0	多重视图 有限的^ W 静脉注入放射性核素	发现（结果）	时间点	XXX 关节	叙述型	放射性核素扫描	放射医学
39937-8	多重视图 多重面积^ W 放射性核素 XXX	发现（结果）	时间点	XXX 关节	叙述型	放射性核素扫描	放射医学
39938-6	多切面^ W 静脉注入放射性核素	发现（结果）	时间点	XXX 关节	叙述型	放射性核素扫描.SPECT	放射医学
39939-4	多重视图^ W 静脉注入放射性核素	发现（结果）	时间点	XXX 关节	叙述型	放射性核素扫描	放射医学
39940-2	多重视图 清理^ W 吸入^{99m}Tc DTPA 气溶胶	发现（结果）	时间点	肺	叙述型	放射性核素扫描	放射医学
3994-1	普萘洛尔	质量浓度	时间点	尿液	定量型		药物水平/毒理学
39941-0	多重视图 灌流^ W 静脉注入微粒放射性核素	发现（结果）	时间点	肺	叙述型	放射性核素扫描	放射医学
39942-8	多重视图 通风与灌流^ W 一次性吸入放射性核素与 W 静脉注入微粒放射性核素	发现（结果）	时间点	肺	叙述型	放射性核素扫描	放射医学
39943-6	多重视图 通风与灌流^ W 吸入放射性核素与 W 静脉注入微粒放射性核素	发现（结果）	时间点	肺	叙述型	放射性核素扫描	放射医学
39944-4	多重视图 通风与平衡与冲洗^ W 吸入的放射性核素	发现（结果）	时间点	肺	叙述型	放射性核素扫描	放射医学
39945-1	多重视图 通风^ W 一次性吸入的放射性核素气体	发现（结果）	时间点	肺	叙述型	放射性核素扫描	放射医学
39946-9	多重视图 通风与灌流与鉴别的^ W 吸入的放射性核素与 W 静脉注入放射性核素	发现（结果）	时间点	肺	叙述型	放射性核素扫描	放射医学

LOINC 代码	名称	属性	时间特征	系统	标尺类型	方法类型	分类
39947-7	多重视图 通风与平衡^W 一次性吸入的放射性核素	发现（结果）	时间点	肺	叙述型	放射性核素扫描	放射医学
39948-5	多重视图 通风与平衡与冲洗^W 一次性吸入的放射性核素	发现（结果）	时间点	肺	叙述型	放射性核素扫描	放射医学
39949-3	多重视图 多重面积^W 静脉注入^{111}In 沙妥莫单抗	发现（结果）	时间点	病人	叙述型	放射性核素扫描	放射医学
39950-1	多重视图 多重面积^W 静脉注入^{99m}Tc capromab pendatide	发现（结果）	时间点	前列腺	叙述型	放射性核素扫描	放射医学
39951-9	多重视图 肿瘤 多重面积^W 静脉注入^{99m}Tc Sestamibi	发现（结果）	时间点	病人	叙述型	放射性核素扫描	放射医学
39952-7	多重视图 静止的与血流^W 静脉注入放射性核素	发现（结果）	时间点	阴囊＋睾丸	叙述型	放射性核素扫描	放射医学
39953-5	引导多发肿瘤定位^W 静脉注入放射性核素	发现（结果）	时间点	病人	叙述型	放射性核素扫描	放射医学
39954-3	多重视图 血栓症^W 静脉注入放射性核素	发现（结果）	时间点	静脉	叙述型	放射性核素扫描	放射医学
39955-0	肌酐^给予某刺激前	质量浓度	时间点	血清/血浆	定量型		刺激耐受试验
39956-8	肌酐^给予某刺激前 1.5 小时	质量浓度	时间点	血清/血浆	定量型		刺激耐受试验
39957-6	肌酐^给予某刺激前 1 小时	质量浓度	时间点	血清/血浆	定量型		刺激耐受试验
3995-8	丙己君	质量浓度	时间点	全血	定量型		药物水平/毒理学
39958-4	肌酐^给予某刺激前 45 分钟	质量浓度	时间点	血清/血浆	定量型		刺激耐受试验
39959-2	肌酐^给予某刺激前 30 分钟	质量浓度	时间点	血清/血浆	定量型		刺激耐受试验
399-6	苯氧乙基青霉素	药物敏感度	时间点	分离物	定量型	最小致死浓度	抗生素敏感性
39960-0	肌酐^给予某刺激后 45 分钟	质量浓度	时间点	血清/血浆	定量型		刺激耐受试验
39961-8	肌酐^给予某刺激后 3.5 小时	质量浓度	时间点	血清/血浆	定量型		刺激耐受试验
39962-6	肌酐^给予某刺激后 3.75 小时	质量浓度	时间点	血清/血浆	定量型		刺激耐受试验
39963-4	肌酐^给予某刺激后 4 小时	质量浓度	时间点	血清/血浆	定量型		刺激耐受试验
39964-2	肌酐^给予某刺激后 4.5 小时	质量浓度	时间点	血清/血浆	定量型		刺激耐受试验
39965-9	肌酐^给予某刺激后 5.25 小时	质量浓度	时间点	血清/血浆	定量型		刺激耐受试验
3996-6	丙己君	任意浓度	时间点	尿液	等级型		药物水平/毒理学
39966-7	肌酐^给予某刺激后 5.5 小时	质量浓度	时间点	血清/血浆	定量型		刺激耐受试验

LOINC 代码	名称	属性	时间特征	系统	标尺类型	方法类型	分类
39967-5	肌酐^给予某刺激后 6.5 小时	质量浓度	时间点	血清/血浆	定量型		刺激耐受试验
39968-3	肌酐^给予某刺激后 8 小时	质量浓度	时间点	血清/血浆	定量型		刺激耐受试验
39969-1	肌酐^给予某刺激后 9 小时	质量浓度	时间点	血清/血浆	定量型		刺激耐受试验
39970-9	肌酐^给予某刺激后 10 小时	质量浓度	时间点	血清/血浆	定量型		刺激耐受试验
39971-7	肌酐^给予某刺激后 12 小时	质量浓度	时间点	血清/血浆	定量型		刺激耐受试验
39972-5	肌酐^给予某刺激后 16 小时	质量浓度	时间点	血清/血浆	定量型		刺激耐受试验
39973-3	肌酐^给予某刺激后 18 小时	质量浓度	时间点	血清/血浆	定量型		刺激耐受试验
3997-4	丙己君	质量浓度	时间点	尿液	定量型		药物水平/毒理学
39974-1	肌酐^给予某刺激后 2 天	质量浓度	时间点	血清/血浆	定量型		刺激耐受试验
39975-8	肌酐^给予某刺激后 4 天	质量浓度	时间点	血清/血浆	定量型		刺激耐受试验
39976-6	肌酐^给予某刺激后 7 天	质量浓度	时间点	血清/血浆	定量型		刺激耐受试验
39977-4	肌酐^给予某刺激前	质量浓度	时间点	尿液	定量型		刺激耐受试验
39978-2	肌酐^给予某刺激后 2.25 小时	质量浓度	时间点	尿液	定量型		刺激耐受试验
39979-0	肌酐^给予某刺激前 1.5 小时	质量浓度	时间点	尿液	定量型		刺激耐受试验
39980-8	肌酐^给予某刺激前 1 小时	质量浓度	时间点	尿液	定量型		刺激耐受试验
39981-6	肌酐^给予某刺激前 30 分钟	质量浓度	时间点	尿液	定量型		刺激耐受试验
3998-2	丙己君	质量速率	24 小时	尿液	定量型		药物水平/毒理学
39982-4	肌酐^基线	质量浓度	时间点	尿液	定量型		刺激耐受试验
39983-2	肌酐^给予某刺激后 30 分钟	质量浓度	时间点	尿液	定量型		刺激耐受试验
39984-0	肌酐^给予某刺激后 1 小时	质量浓度	时间点	尿液	定量型		刺激耐受试验
39985-7	肌酐^给予某刺激后 1.5 小时	质量浓度	时间点	尿液	定量型		刺激耐受试验
39986-5	肌酐^给予某刺激后 2 小时	质量浓度	时间点	尿液	定量型		刺激耐受试验
39987-3	肌酐^给予某刺激后 2.5 小时	质量浓度	时间点	尿液	定量型		刺激耐受试验
39988-1	肌酐^给予某刺激后 3 小时	质量浓度	时间点	尿液	定量型		刺激耐受试验
39989-9	肌酐^给予某刺激后 3.5 小时	质量浓度	时间点	尿液	定量型		刺激耐受试验
3999-0	普罗替林	质量浓度	时间点	血清/血浆	定量型		药物水平/毒理学
39990-7	肌酐^给予某刺激后 4 小时	质量浓度	时间点	尿液	定量型		刺激耐受试验

LOINC 代码	名称	属性	时间特征	系统	标尺类型	方法类型	分类
39991-5	肌酐^给予某刺激后 4.5 小时	质量浓度	时间点	尿液	定量型		刺激耐受试验
39992-3	肌酐^给予某刺激后 5 小时	质量浓度	时间点	尿液	定量型		刺激耐受试验
39993-1	肌酐^给予某刺激后 5.5 小时	质量浓度	时间点	尿液	定量型		刺激耐受试验
39994-9	肌酐^给予某刺激后 6 小时	质量浓度	时间点	尿液	定量型		刺激耐受试验
39995-6	肌酐^给予某刺激后 8 小时	质量浓度	时间点	尿液	定量型		刺激耐受试验
39996-4	肌酐^给予某刺激后 1 天	质量浓度	时间点	尿液	定量型		刺激耐受试验
39997-2	葡萄糖^给予某刺激前	质量浓度	时间点	血清/血浆	定量型		刺激耐受试验
39998-0	葡萄糖^给予某刺激前 30 分钟	质量浓度	时间点	血清/血浆	定量型		刺激耐受试验
39999-8	葡萄糖^给予某刺激前 15 分钟	质量浓度	时间点	血清/血浆	定量型		刺激耐受试验
40000-2	葡萄糖^给予某刺激前 5 分钟	质量浓度	时间点	血清/血浆	定量型		刺激耐受试验
40001-0	葡萄糖^给予某刺激后 5 分钟	质量浓度	时间点	血清/血浆	定量型		刺激耐受试验
40002-8	葡萄糖^给予某刺激后 80 分钟	质量浓度	时间点	血清/血浆	定量型		刺激耐受试验
40003-6	葡萄糖^给予某刺激后 1.5 小时	质量浓度	时间点	血清/血浆	定量型		刺激耐受试验
40004-4	葡萄糖^给予某刺激后 100 分钟	质量浓度	时间点	血清/血浆	定量型		刺激耐受试验
40005-1	葡萄糖^给予某刺激后 110 分钟	质量浓度	时间点	血清/血浆	定量型		刺激耐受试验
4000-6	普罗替林	任意浓度	时间点	血清/血浆	等级型		药物水平/毒理学
40006-9	葡萄糖^给予某刺激后 8.5 小时	质量浓度	时间点	血清/血浆	定量型		刺激耐受试验
40007-7	葡萄糖^给予某刺激后 9.5 小时	质量浓度	时间点	血清/血浆	定量型		刺激耐受试验
40008-5	葡萄糖^给予某刺激后 11.5 小时	质量浓度	时间点	血清/血浆	定量型		刺激耐受试验
40009-3	葡萄糖^给予某刺激后 12.5 小时	质量浓度	时间点	血清/血浆	定量型		刺激耐受试验
40010-1	葡萄糖^给予某刺激后 13 小时	质量浓度	时间点	血清/血浆	定量型		刺激耐受试验
40011-9	葡萄糖^给予某刺激后 13.5 小时	质量浓度	时间点	血清/血浆	定量型		刺激耐受试验
40012-7	葡萄糖^给予某刺激后 14 小时	质量浓度	时间点	血清/血浆	定量型		刺激耐受试验
40013-5	葡萄糖^给予某刺激后 15.5 小时	质量浓度	时间点	血清/血浆	定量型		刺激耐受试验
4001-4	普罗替林	任意浓度	时间点	尿液	等级型		药物水平/毒理学
40014-3	葡萄糖^给予某刺激后 16 小时	质量浓度	时间点	血清/血浆	定量型		刺激耐受试验

LOINC 代码	名称	属性	时间特征	系统	标尺类型	方法类型	分类
40015-0	葡萄糖^给予某刺激后 17.5 小时	质量浓度	时间点	血清/血浆	定量型		刺激耐受试验
40016-8	葡萄糖^给予某刺激后 18 小时	质量浓度	时间点	血清/血浆	定量型		刺激耐受试验
40017-6	葡萄糖^给予某刺激后 18.5 小时	质量浓度	时间点	血清/血浆	定量型		刺激耐受试验
40018-4	葡萄糖^给予某刺激后 19.5 小时	质量浓度	时间点	血清/血浆	定量型		刺激耐受试验
40019-2	葡萄糖^给予某刺激后 20 小时	质量浓度	时间点	血清/血浆	定量型		刺激耐受试验
400-2	苯氧乙基青霉素	药物敏感度	时间点	分离物	定量或等级型	最小抑制浓度	抗生素敏感性
40020-0	葡萄糖^给予某刺激后 20.5 小时	质量浓度	时间点	血清/血浆	定量型		刺激耐受试验
40021-8	葡萄糖^给予某刺激后 21.5 小时	质量浓度	时间点	血清/血浆	定量型		刺激耐受试验
4002-2	普罗替林^谷值	质量浓度	时间点	血清/血浆	定量型		药物水平/毒理学
40022-6	葡萄糖^给予某刺激后 22 小时	质量浓度	时间点	血清/血浆	定量型		刺激耐受试验
40023-4	葡萄糖^给予某刺激后 23.5 小时	质量浓度	时间点	血清/血浆	定量型		刺激耐受试验
40024-2	葡萄糖^给予某刺激后 1 天	质量浓度	时间点	血清/血浆	定量型		刺激耐受试验
40025-9	葡萄糖^给予某刺激后 3 分钟	质量浓度	时间点	血清/血浆	定量型		刺激耐受试验
40026-7	葡萄糖^给予某刺激后 6 分钟	质量浓度	时间点	血清/血浆	定量型		刺激耐受试验
40027-5	葡萄糖^给予某刺激后 9 分钟	质量浓度	时间点	血清/血浆	定量型		刺激耐受试验
40028-3	葡萄糖^给予某刺激后 12 分钟	质量浓度	时间点	血清/血浆	定量型		刺激耐受试验
40029-1	葡萄糖^给予某刺激后 14 分钟	质量浓度	时间点	血清/血浆	定量型		刺激耐受试验
4003-0	伪麻黄碱	任意浓度	时间点	尿液	等级型		药物水平/毒理学
40030-9	葡萄糖^给予某刺激后 16 分钟	质量浓度	时间点	血清/血浆	定量型		刺激耐受试验
40031-7	葡萄糖^给予某刺激后 19 分钟	质量浓度	时间点	血清/血浆	定量型		刺激耐受试验
40032-5	葡萄糖^给予某刺激后 22 分钟	质量浓度	时间点	血清/血浆	定量型		刺激耐受试验
40033-3	葡萄糖^给予某刺激后 25 分钟	质量浓度	时间点	血清/血浆	定量型		刺激耐受试验
40034-1	葡萄糖^给予某刺激后 27 分钟	质量浓度	时间点	血清/血浆	定量型		刺激耐受试验
40035-8	葡萄糖^给予某刺激后 4.5 小时	质量浓度	时间点	血清/血浆	定量型		刺激耐受试验
40036-6	葡萄糖^给予某刺激后 5.5 小时	质量浓度	时间点	血清/血浆	定量型		刺激耐受试验

LOINC 代码	名称	属性	时间特征	系统	标尺类型	方法类型	分类
40037-4	葡萄糖^给予某刺激后 25 小时	质量浓度	时间点	血清/血浆	定量型		刺激耐受试验
40038-2	葡萄糖^给予某刺激后 26 小时	质量浓度	时间点	血清/血浆	定量型		刺激耐受试验
40039-0	葡萄糖^给予某刺激后 27 小时	质量浓度	时间点	血清/血浆	定量型		刺激耐受试验
40040-8	葡萄糖^给予某刺激后 28 小时	质量浓度	时间点	血清/血浆	定量型		刺激耐受试验
40041-6	葡萄糖^给予某刺激后 29 小时	质量浓度	时间点	血清/血浆	定量型		刺激耐受试验
40042-4	葡萄糖^给予某刺激后 30 小时	质量浓度	时间点	血清/血浆	定量型		刺激耐受试验
40043-2	葡萄糖^给予某刺激后 31 小时	质量浓度	时间点	血清/血浆	定量型		刺激耐受试验
40044-0	葡萄糖^给予某刺激后 36 小时	质量浓度	时间点	血清/血浆	定量型		刺激耐受试验
40045-7	葡萄糖^给予某刺激后 2 天	质量浓度	时间点	血清/血浆	定量型		刺激耐受试验
40046-5	白蛋白^给予某刺激前	质量浓度	时间点	血清/血浆	定量型		刺激耐受试验
40047-3	白蛋白^给予某刺激前 45 分钟	质量浓度	时间点	血清/血浆	定量型		刺激耐受试验
4004-8	伪麻黄碱	质量浓度	时间点	尿液	定量型		药物水平/毒理学
40048-1	白蛋白^给予某刺激后 30 分钟	质量浓度	时间点	血清/血浆	定量型		刺激耐受试验
40049-9	白蛋白^给予某刺激后 45 分钟	质量浓度	时间点	血清/血浆	定量型		刺激耐受试验
40050-7	白蛋白^给予某刺激后 1 小时	质量浓度	时间点	血清/血浆	定量型		刺激耐受试验
40051-5	白蛋白^给予某刺激后 1.5 小时	质量浓度	时间点	血清/血浆	定量型		刺激耐受试验
40052-3	白蛋白^给予某刺激后 2 小时	质量浓度	时间点	血清/血浆	定量型		刺激耐受试验
40053-1	白蛋白^给予某刺激后 3 小时	质量浓度	时间点	血清/血浆	定量型		刺激耐受试验
40054-9	白蛋白^给予某刺激后 4 小时	质量浓度	时间点	血清/血浆	定量型		刺激耐受试验
4005-5	伪麻黄碱	质量速率	24 小时	尿液	定量型		药物水平/毒理学
40055-6	白蛋白^给予某刺激后 5 小时	质量浓度	时间点	血清/血浆	定量型		刺激耐受试验
40056-4	白蛋白^给予某刺激后 6 小时	质量浓度	时间点	血清/血浆	定量型		刺激耐受试验
40057-2	白蛋白^给予某刺激后 6.5 小时	质量浓度	时间点	血清/血浆	定量型		刺激耐受试验
40058-0	白蛋白^给予某刺激后 8 小时	质量浓度	时间点	血清/血浆	定量型		刺激耐受试验
40059-8	白蛋白^给予某刺激后 12 小时	质量浓度	时间点	血清/血浆	定量型		刺激耐受试验

LOINC 代码	名称	属性	时间特征	系统	标尺类型	方法类型	分类
40060-6	白蛋白^给予某刺激后 1 天	质量浓度	时间点	血清/血浆	定量型		刺激耐受试验
40061-4	白蛋白^给予某刺激后 2 天	质量浓度	时间点	血清/血浆	定量型		刺激耐受试验
40062-2	白蛋白^给予某刺激后 3 天	质量浓度	时间点	血清/血浆	定量型		刺激耐受试验
4006-3	美吡拉敏	质量浓度	时间点	全血	定量型		药物水平/毒理学
40063-0	白蛋白^给予某刺激前 4 天	质量浓度	时间点	血清/血浆	定量型		刺激耐受试验
40064-8	钙^给予某刺激前	质量浓度	时间点	血清/血浆	定量型		刺激耐受试验
40065-5	钙^给予某刺激前 45 分钟	质量浓度	时间点	血清/血浆	定量型		刺激耐受试验
40066-3	钙^给予某刺激后 15 分钟	质量浓度	时间点	血清/血浆	定量型		刺激耐受试验
40067-1	钙^基线	质量浓度	时间点	血清/血浆	定量型		刺激耐受试验
40068-9	钙^给予某刺激后 45 分钟	质量浓度	时间点	血清/血浆	定量型		刺激耐受试验
40069-7	钙^给予某刺激后 1.5 小时	质量浓度	时间点	血清/血浆	定量型		刺激耐受试验
40070-5	钙^给予某刺激后 2.5 小时	质量浓度	时间点	血清/血浆	定量型		刺激耐受试验
4007-1	美吡拉敏	任意浓度	时间点	血清/血浆	等级型		药物水平/毒理学
40071-3	降钙素^给予某刺激后 3 小时	质量浓度	时间点	血清/血浆	定量型		刺激耐受试验
40072-1	降钙素^给予某刺激后 4 小时	质量浓度	时间点	血清/血浆	定量型		刺激耐受试验
40073-9	钙^给予某刺激后 5 小时	质量浓度	时间点	血清/血浆	定量型		刺激耐受试验
40074-7	钙^给予某刺激后 6 小时	质量浓度	时间点	血清/血浆	定量型		刺激耐受试验
40075-4	钙^给予某刺激后 6.5 小时	质量浓度	时间点	血清/血浆	定量型		刺激耐受试验
40076-2	钙^给予某刺激后 7.5 小时	质量浓度	时间点	血清/血浆	定量型		刺激耐受试验
40077-0	钙^给予某刺激后 8 小时	质量浓度	时间点	血清/血浆	定量型		刺激耐受试验
40078-8	钙^给予某刺激后 12 小时	质量浓度	时间点	血清/血浆	定量型		刺激耐受试验
40079-6	钙^给予某刺激后 13 小时	质量浓度	时间点	血清/血浆	定量型		刺激耐受试验
40080-4	钙^给予某刺激后 14 小时	质量浓度	时间点	血清/血浆	定量型		刺激耐受试验
40081-2	钙^给予某刺激后 16 小时	质量浓度	时间点	血清/血浆	定量型		刺激耐受试验
40082-0	钙^给予某刺激后 20 小时	质量浓度	时间点	血清/血浆	定量型		刺激耐受试验
40083-8	钙^给予某刺激后 1 天	质量浓度	时间点	血清/血浆	定量型		刺激耐受试验
40084-6	钙^给予某刺激后 36 小时	质量浓度	时间点	血清/血浆	定量型		刺激耐受试验
40085-3	钙^给予某刺激后 2 天	质量浓度	时间点	血清/血浆	定量型		刺激耐受试验
40086-1	钙^给予某刺激后 3 天	质量浓度	时间点	血清/血浆	定量型		刺激耐受试验
40087-9	组织因子诱导的凝血^给予某刺激前 2 小时	时间（如秒数）	时间点	贫血小板血浆	定量型	凝集反应	凝血功能检查
40088-7	组织因子诱导的凝血^基线	时间（如秒数）	时间点	贫血小板血浆	定量型	凝集反应	凝血功能检查
4008-9	美吡拉敏	质量浓度	时间点	血清/血浆	定量型		药物水平/毒理学
40089-5	组织因子诱导的凝血^给予某刺激后 30 分钟	时间（如秒数）	时间点	贫血小板血浆	定量型	凝集反应	凝血功能检查
40090-3	组织因子诱导的凝血^给予某刺激后 1 小时	时间（如秒数）	时间点	贫血小板血浆	定量型	凝集反应	凝血功能检查
40091-1	组织因子诱导的凝血^给予某刺激后 1.5 小时	时间（如秒数）	时间点	贫血小板血浆	定量型	凝集反应	凝血功能检查
40092-9	组织因子诱导的凝血^给予某刺激后 2 小时	时间（如秒数）	时间点	贫血小板血浆	定量型	凝集反应	凝血功能检查

LOINC 代码	名称	属性	时间特征	系统	标尺类型	方法类型	分类
40093-7	组织因子诱导的凝血^给予某刺激后 3 小时	时间（如秒数）	时间点	贫血小板血浆	定量型	凝集反应	凝血功能检查
40094-5	组织因子诱导的凝血^给予某刺激后 4 小时	时间（如秒数）	时间点	贫血小板血浆	定量型	凝集反应	凝血功能检查
40095-2	组织因子诱导的凝血^给予某刺激后 6 小时	时间（如秒数）	时间点	贫血小板血浆	定量型	凝集反应	凝血功能检查
40096-0	组织因子诱导的凝血^给予某刺激后 8 小时	时间（如秒数）	时间点	贫血小板血浆	定量型	凝集反应	凝血功能检查
4009-7	美吡拉敏	任意浓度	时间点	尿液	等级型		药物水平/毒理学
40097-8	组织因子诱导的凝血^给予某刺激后 12 小时	时间（如秒数）	时间点	贫血小板血浆	定量型	凝集反应	凝血功能检查
40098-6	组织因子诱导的凝血^给予某刺激后 1 天	时间（如秒数）	时间点	贫血小板血浆	定量型	凝集反应	凝血功能检查
40099-4	表面诱导的凝血^给予某刺激前 2 小时	时间（如秒数）	时间点	贫血小板血浆	定量型	凝集反应	凝血功能检查
401-0	苯氧乙基青霉素	药物敏感度	时间点	分离物	定量或等级型	琼脂扩散	抗生素敏感性
40100-0	表面诱导的凝血^基线	时间（如秒数）	时间点	贫血小板血浆	定量型	凝集反应	凝血功能检查
40101-8	表面诱导的凝血^给予某刺激后 30 分钟	时间（如秒数）	时间点	贫血小板血浆	定量型	凝集反应	凝血功能检查
40102-6	表面诱导的凝血^给予某刺激后 1 小时	时间（如秒数）	时间点	贫血小板血浆	定量型	凝集反应	凝血功能检查
40103-4	表面诱导的凝血^给予某刺激后 1.5 小时	时间（如秒数）	时间点	贫血小板血浆	定量型	凝集反应	凝血功能检查
40104-2	表面诱导的凝血^给予某刺激后 2 小时	时间（如秒数）	时间点	贫血小板血浆	定量型	凝集反应	凝血功能检查
4010-5	美吡拉敏	质量浓度	时间点	尿液	定量型		药物水平/毒理学
40105-9	表面诱导的凝血^给予某刺激后 3 小时	时间（如秒数）	时间点	贫血小板血浆	定量型	凝集反应	凝血功能检查
40106-7	表面诱导的凝血^给予某刺激后 4 小时	时间（如秒数）	时间点	贫血小板血浆	定量型	凝集反应	凝血功能检查
40107-5	表面诱导的凝血^给予某刺激后 6 小时	时间（如秒数）	时间点	贫血小板血浆	定量型	凝集反应	凝血功能检查
40108-3	表面诱导的凝血^给予某刺激后 8 小时	时间（如秒数）	时间点	贫血小板血浆	定量型	凝集反应	凝血功能检查
40109-1	表面诱导的凝血^给予某刺激后 12 小时	时间（如秒数）	时间点	贫血小板血浆	定量型	凝集反应	凝血功能检查
40110-9	表面诱导的凝血^给予某刺激后 1 天	时间（如秒数）	时间点	贫血小板血浆	定量型	凝集反应	凝血功能检查
40111-7	表面诱导的凝血^给予某刺激后 18 小时	时间（如秒数）	时间点	贫血小板血浆	定量型	凝集反应	凝血功能检查
40112-5	肌酐^给予某刺激前	摩尔浓度	时间点	血清/血浆	定量型		刺激耐受试验
4011-3	吡咯戊酮	任意浓度	时间点	尿液	等级型		药物水平/毒理学
40113-3	肌酐^给予某刺激前 1.5 小时	摩尔浓度	时间点	血清/血浆	定量型		刺激耐受试验

LOINC 代码	名称	属性	时间特征	系统	标尺类型	方法类型	分类
40114-1	肌酐^给予某刺激前 1 小时	摩尔浓度	时间点	血清/血浆	定量型		刺激耐受试验
40115-8	肌酐^给予某刺激前 45 分钟	摩尔浓度	时间点	血清/血浆	定量型		刺激耐受试验
40116-6	肌酐^给予某刺激前 30 分钟	摩尔浓度	时间点	血清/血浆	定量型		刺激耐受试验
40117-4	肌酐^给予某刺激后 45 分钟	摩尔浓度	时间点	血清/血浆	定量型		刺激耐受试验
40118-2	肌酐^给予某刺激后 3.5 小时	摩尔浓度	时间点	血清/血浆	定量型		刺激耐受试验
40119-0	肌酐^给予某刺激后 4 小时	摩尔浓度	时间点	血清/血浆	定量型		刺激耐受试验
40120-8	肌酐^给予某刺激后 8 小时	摩尔浓度	时间点	血清/血浆	定量型		刺激耐受试验
4012-1	吡咯戊酮	质量浓度	时间点	尿液	定量型		药物水平/毒理学
40121-6	肌酐^给予某刺激后 9 小时	摩尔浓度	时间点	血清/血浆	定量型		刺激耐受试验
40122-4	肌酐^给予某刺激后 10 小时	摩尔浓度	时间点	血清/血浆	定量型		刺激耐受试验
40123-2	肌酐^给予某刺激后 12 小时	摩尔浓度	时间点	血清/血浆	定量型		刺激耐受试验
40124-0	肌酐^给予某刺激后 16 小时	摩尔浓度	时间点	血清/血浆	定量型		刺激耐受试验
40125-7	肌酐^给予某刺激后 18 小时	摩尔浓度	时间点	血清/血浆	定量型		刺激耐受试验
40126-5	肌酐^给予某刺激后 2 天	摩尔浓度	时间点	血清/血浆	定量型		刺激耐受试验
40127-3	肌酐^给予某刺激后 4 天	摩尔浓度	时间点	血清/血浆	定量型		刺激耐受试验
40128-1	肌酐^给予某刺激后 7 天	摩尔浓度	时间点	血清/血浆	定量型		刺激耐受试验
40129-9	肌酐^给予某刺激前	摩尔浓度	时间点	尿液	定量型		刺激耐受试验
40130-7	肌酐^给予某刺激前 1.5 小时	摩尔浓度	时间点	尿液	定量型		刺激耐受试验
40131-5	肌酐^给予某刺激前 1 小时	摩尔浓度	时间点	尿液	定量型		刺激耐受试验
40132-3	肌酐^给予某刺激前 30 分钟	摩尔浓度	时间点	尿液	定量型		刺激耐受试验
40133-1	肌酐^基线	摩尔浓度	时间点	尿液	定量型		刺激耐受试验
40134-9	肌酐^给予某刺激后 30 分钟	摩尔浓度	时间点	尿液	定量型		刺激耐受试验
40135-6	肌酐^给予某刺激后 1 小时	摩尔浓度	时间点	尿液	定量型		刺激耐受试验
40136-4	肌酐^给予某刺激后 1.5 小时	摩尔浓度	时间点	尿液	定量型		刺激耐受试验
40137-2	肌酐^给予某刺激后 2 小时	摩尔浓度	时间点	尿液	定量型		刺激耐受试验
40138-0	肌酐^给予某刺激后 2.5 小时	摩尔浓度	时间点	尿液	定量型		刺激耐受试验
4013-9	吡咯戊酮	质量速率	24 小时	尿液	定量型		药物水平/毒理学

LOINC 代码	名称	属性	时间特征	系统	标尺类型	方法类型	分类
40139-8	肌酐^给予某刺激后 3 小时	摩尔浓度	时间点	尿液	定量型		刺激耐受试验
40140-6	肌酐^给予某刺激后 3.5 小时	摩尔浓度	时间点	尿液	定量型		刺激耐受试验
40141-4	肌酐^给予某刺激后 4 小时	摩尔浓度	时间点	尿液	定量型		刺激耐受试验
40142-2	肌酐^给予某刺激后 4.5 小时	摩尔浓度	时间点	尿液	定量型		刺激耐受试验
40143-0	肌酐^给予某刺激后 5 小时	摩尔浓度	时间点	尿液	定量型		刺激耐受试验
40144-8	肌酐^给予某刺激后 5.5 小时	摩尔浓度	时间点	尿液	定量型		刺激耐受试验
40145-5	肌酐^给予某刺激后 6 小时	摩尔浓度	时间点	尿液	定量型		刺激耐受试验
40146-3	肌酐^给予某刺激后 8 小时	摩尔浓度	时间点	尿液	定量型		刺激耐受试验
4014-7	奎尼丁	质量浓度	时间点	全血	定量型		药物水平/毒理学
40147-1	肌酐^给予某刺激后 1 天	摩尔浓度	时间点	尿液	定量型		刺激耐受试验
40148-9	葡萄糖^给予某刺激前	摩尔浓度	时间点	血清/血浆	定量型		刺激耐受试验
40149-7	葡萄糖^给予某刺激前 30 分钟	摩尔浓度	时间点	血清/血浆	定量型		刺激耐受试验
40150-5	葡萄糖^给予某刺激前 15 分钟	摩尔浓度	时间点	血清/血浆	定量型		刺激耐受试验
40151-3	葡萄糖^给予某刺激后 10 分钟	摩尔浓度	时间点	血清/血浆	定量型		刺激耐受试验
40152-1	葡萄糖^给予某刺激前 5 分钟	摩尔浓度	时间点	血清/血浆	定量型		刺激耐受试验
40153-9	葡萄糖^给予某刺激后 5 分钟	摩尔浓度	时间点	血清/血浆	定量型		刺激耐受试验
4015-4	奎尼丁	任意浓度	时间点	尿液	等级型		药物水平/毒理学
40154-7	葡萄糖^给予某刺激后 10 分钟	摩尔浓度	时间点	血清/血浆	定量型		刺激耐受试验
40155-4	葡萄糖^给予某刺激后 15 分钟	摩尔浓度	时间点	血清/血浆	定量型		刺激耐受试验
40156-2	葡萄糖^给予某刺激后 20 分钟	摩尔浓度	时间点	血清/血浆	定量型		刺激耐受试验
40157-0	葡萄糖^给予某刺激后 40 分钟	摩尔浓度	时间点	血清/血浆	定量型		刺激耐受试验
40158-8	葡萄糖^给予某刺激后 50 分钟	摩尔浓度	时间点	血清/血浆	定量型		刺激耐受试验
40159-6	葡萄糖^给予某刺激后 70 分钟	摩尔浓度	时间点	血清/血浆	定量型		刺激耐受试验
40160-4	葡萄糖^给予某刺激后 75 分钟	摩尔浓度	时间点	血清/血浆	定量型		刺激耐受试验
40161-2	葡萄糖^给予某刺激后 2.5 小时	摩尔浓度	时间点	血清/血浆	定量型		刺激耐受试验
4016-2	奎尼丁+奎宁	任意浓度	时间点	血清/血浆	等级型		药物水平/毒理学

LOINC 代码	名称	属性	时间特征	系统	标尺类型	方法类型	分类
40162-0	葡萄糖^给予某刺激后 3 小时	摩尔浓度	时间点	血清/血浆	定量型		刺激耐受试验
40163-8	葡萄糖^给予某刺激后 4 小时	摩尔浓度	时间点	血清/血浆	定量型		刺激耐受试验
40164-6	葡萄糖^给予某刺激后 5 小时	摩尔浓度	时间点	血清/血浆	定量型		刺激耐受试验
40165-3	葡萄糖^给予某刺激后 6 小时	摩尔浓度	时间点	血清/血浆	定量型		刺激耐受试验
40166-1	葡萄糖^给予某刺激后 6.5 小时	摩尔浓度	时间点	血清/血浆	定量型		刺激耐受试验
40167-9	葡萄糖^给予某刺激后 7 小时	摩尔浓度	时间点	血清/血浆	定量型		刺激耐受试验
40168-7	葡萄糖^给予某刺激后 7.5 小时	摩尔浓度	时间点	血清/血浆	定量型		刺激耐受试验
40169-5	葡萄糖^给予某刺激后 8 小时	摩尔浓度	时间点	血清/血浆	定量型		刺激耐受试验
4017-0	奎尼丁^谷值	质量浓度	时间点	血清/血浆	定量型		药物水平/毒理学
40170-3	葡萄糖^给予某刺激后 8.5 小时	摩尔浓度	时间点	血清/血浆	定量型		刺激耐受试验
40171-1	葡萄糖^给予某刺激后 9 小时	摩尔浓度	时间点	血清/血浆	定量型		刺激耐受试验
40172-9	葡萄糖^给予某刺激后 9.5 小时	摩尔浓度	时间点	血清/血浆	定量型		刺激耐受试验
40173-7	葡萄糖^给予某刺激后 10 小时	摩尔浓度	时间点	血清/血浆	定量型		刺激耐受试验
40174-5	葡萄糖^给予某刺激后 10.75 小时	摩尔浓度	时间点	血清/血浆	定量型		刺激耐受试验
40175-2	葡萄糖^给予某刺激后 11.5 小时	摩尔浓度	时间点	血清/血浆	定量型		刺激耐受试验
40176-0	葡萄糖^给予某刺激后 12 小时	摩尔浓度	时间点	血清/血浆	定量型		刺激耐受试验
40177-8	葡萄糖^给予某刺激后 12.5 小时	摩尔浓度	时间点	血清/血浆	定量型		刺激耐受试验
40178-6	葡萄糖^给予某刺激后 13 小时	摩尔浓度	时间点	血清/血浆	定量型		刺激耐受试验
40179-4	葡萄糖^给予某刺激后 13.5 小时	摩尔浓度	时间点	血清/血浆	定量型		刺激耐受试验
40180-2	葡萄糖^给予某刺激后 14 小时	摩尔浓度	时间点	血清/血浆	定量型		刺激耐受试验
40181-0	葡萄糖^给予某刺激后 15.5 小时	摩尔浓度	时间点	血清/血浆	定量型		刺激耐受试验
40182-8	葡萄糖^给予某刺激后 16 小时	摩尔浓度	时间点	血清/血浆	定量型		刺激耐受试验
40183-6	葡萄糖^给予某刺激后 17.5 小时	摩尔浓度	时间点	血清/血浆	定量型		刺激耐受试验
40184-4	葡萄糖^给予某刺激后 18 小时	摩尔浓度	时间点	血清/血浆	定量型		刺激耐受试验
40185-1	葡萄糖^给予某刺激后 18.5 小时	摩尔浓度	时间点	血清/血浆	定量型		刺激耐受试验

LOINC 代码	名称	属性	时间特征	系统	标尺类型	方法类型	分类
40186-9	葡萄糖^给予某刺激后 19.5 小时	摩尔浓度	时间点	血清/血浆	定量型		刺激耐受试验
40187-7	葡萄糖^给予某刺激后 20 小时	摩尔浓度	时间点	血清/血浆	定量型		刺激耐受试验
4018-8	奎宁	质量浓度	时间点	全血	定量型		药物水平/毒理学
40188-5	葡萄糖^给予某刺激后 20.5 小时	摩尔浓度	时间点	血清/血浆	定量型		刺激耐受试验
40189-3	葡萄糖^给予某刺激后 21.5 小时	摩尔浓度	时间点	血清/血浆	定量型		刺激耐受试验
40190-1	葡萄糖^给予某刺激后 22 小时	摩尔浓度	时间点	血清/血浆	定量型		刺激耐受试验
40191-9	葡萄糖^给予某刺激后 23.5 小时	摩尔浓度	时间点	血清/血浆	定量型		刺激耐受试验
40192-7	葡萄糖^给予某刺激后 1 天	摩尔浓度	时间点	血清/血浆	定量型		刺激耐受试验
40193-5	葡萄糖^餐前	摩尔浓度	时间点	血清/血浆	定量型		刺激耐受试验
40194-3	葡萄糖^给予某刺激前 20 分钟	摩尔浓度	时间点	血清/血浆	定量型		刺激耐受试验
40195-0	葡萄糖^给予某刺激前 13 分钟	摩尔浓度	时间点	血清/血浆	定量型		刺激耐受试验
4019-6	奎宁	质量浓度	时间点	血清/血浆	定量型		药物水平/毒理学
40196-8	葡萄糖^给予某刺激前 8 分钟	摩尔浓度	时间点	血清/血浆	定量型		刺激耐受试验
40197-6	葡萄糖^给予某刺激前 3 分钟	摩尔浓度	时间点	血清/血浆	定量型		刺激耐受试验
40198-4	葡萄糖^给予某刺激后 2 分钟	摩尔浓度	时间点	血清/血浆	定量型		刺激耐受试验
40199-2	葡萄糖^给予某刺激后 3 分钟	摩尔浓度	时间点	血清/血浆	定量型		刺激耐受试验
40200-8	葡萄糖^给予某刺激后 4 分钟	摩尔浓度	时间点	血清/血浆	定量型		刺激耐受试验
40201-6	葡萄糖^给予某刺激后 6 分钟	摩尔浓度	时间点	血清/血浆	定量型		刺激耐受试验
40202-4	葡萄糖^给予某刺激后 8 分钟	摩尔浓度	时间点	血清/血浆	定量型		刺激耐受试验
40203-2	葡萄糖^给予某刺激后 9 分钟	摩尔浓度	时间点	血清/血浆	定量型		刺激耐受试验
4020-4	奎宁	任意浓度	时间点	尿液	等级型		药物水平/毒理学
40204-0	葡萄糖^给予某刺激后 12 分钟	摩尔浓度	时间点	血清/血浆	定量型		刺激耐受试验
40205-7	葡萄糖^给予某刺激后 14 分钟	摩尔浓度	时间点	血清/血浆	定量型		刺激耐受试验
40206-5	葡萄糖^给予某刺激后 16 分钟	摩尔浓度	时间点	血清/血浆	定量型		刺激耐受试验
40207-3	葡萄糖^给予某刺激后 19 分钟	摩尔浓度	时间点	血清/血浆	定量型		刺激耐受试验

LOINC 代码	名称	属性	时间特征	系统	标尺类型	方法类型	分类
40208-1	葡萄糖^给予某刺激后 22 分钟	摩尔浓度	时间点	血清/血浆	定量型		刺激耐受试验
40209-9	葡萄糖^给予某刺激后 25 分钟	摩尔浓度	时间点	血清/血浆	定量型		刺激耐受试验
40210-7	葡萄糖^给予某刺激后 27 分钟	摩尔浓度	时间点	血清/血浆	定量型		刺激耐受试验
40211-5	葡萄糖^给予某刺激后 3.5 小时	摩尔浓度	时间点	血清/血浆	定量型		刺激耐受试验
4021-2	利福平	质量浓度	时间点	血清/血浆	定量型		药物水平/毒理学
40212-3	葡萄糖^给予某刺激后 4.5 小时	摩尔浓度	时间点	血清/血浆	定量型		刺激耐受试验
40213-1	葡萄糖^给予某刺激后 5.5 小时	摩尔浓度	时间点	血清/血浆	定量型		刺激耐受试验
40214-9	葡萄糖^给予某刺激后 25 小时	摩尔浓度	时间点	血清/血浆	定量型		刺激耐受试验
40215-6	葡萄糖^给予某刺激后 26 小时	摩尔浓度	时间点	血清/血浆	定量型		刺激耐受试验
40216-4	葡萄糖^给予某刺激后 27 小时	摩尔浓度	时间点	血清/血浆	定量型		刺激耐受试验
40217-2	葡萄糖^给予某刺激后 28 小时	摩尔浓度	时间点	血清/血浆	定量型		刺激耐受试验
40218-0	葡萄糖^给予某刺激后 29 小时	摩尔浓度	时间点	血清/血浆	定量型		刺激耐受试验
40219-8	葡萄糖^给予某刺激后 30 小时	摩尔浓度	时间点	血清/血浆	定量型		刺激耐受试验
4022-0	水杨酰胺	质量浓度	时间点	血清/血浆	定量型		药物水平/毒理学
40220-6	葡萄糖^给予某刺激后 31 小时	摩尔浓度	时间点	血清/血浆	定量型		刺激耐受试验
40221-4	葡萄糖^给予某刺激后 36 小时	摩尔浓度	时间点	血清/血浆	定量型		刺激耐受试验
40222-2	葡萄糖^给予某刺激后 2 天	摩尔浓度	时间点	血清/血浆	定量型		刺激耐受试验
40223-0	钙^给予某刺激前	摩尔浓度	时间点	血清/血浆	定量型		刺激耐受试验
40224-8	钙^给予某刺激前 45 分钟	摩尔浓度	时间点	血清/血浆	定量型		刺激耐受试验
40225-5	钙^给予某刺激后 15 分钟	摩尔浓度	时间点	血清/血浆	定量型		刺激耐受试验
40226-3	钙^基线	摩尔浓度	时间点	血清/血浆	定量型		刺激耐受试验
40227-1	钙^给予某刺激后 30 分钟	摩尔浓度	时间点	血清/血浆	定量型		刺激耐受试验
40228-9	钙^给予某刺激后 45 分钟	摩尔浓度	时间点	血清/血浆	定量型		刺激耐受试验
40229-7	钙^给予某刺激后 1 小时	摩尔浓度	时间点	血清/血浆	定量型		刺激耐受试验
40230-5	钙^给予某刺激后 1.5 小时	摩尔浓度	时间点	血清/血浆	定量型		刺激耐受试验
40231-3	钙^给予某刺激后 2 小时	摩尔浓度	时间点	血清/血浆	定量型		刺激耐受试验
40232-1	钙^给予某刺激后 2.5 小时	摩尔浓度	时间点	血清/血浆	定量型		刺激耐受试验
40233-9	降钙素^给予某刺激后 3 小时	摩尔浓度	时间点	血清/血浆	定量型		刺激耐受试验
40234-7	降钙素^给予某刺激后 4 小时	摩尔浓度	时间点	血清/血浆	定量型		刺激耐受试验

LOINC 代码	名称	属性	时间特征	系统	标尺类型	方法类型	分类
40235-4	钙^给予某刺激后 5 小时	摩尔浓度	时间点	血清/血浆	定量型		刺激耐受试验
40236-2	钙^给予某刺激后 6.5 小时	摩尔浓度	时间点	血清/血浆	定量型		刺激耐受试验
40237-0	钙^给予某刺激后 7.5 小时	摩尔浓度	时间点	血清/血浆	定量型		刺激耐受试验
4023-8	水杨酸盐类药物	任意浓度	时间点	血清/血浆	等级型		药物水平/毒理学
40238-8	钙^给予某刺激后 8 小时	摩尔浓度	时间点	血清/血浆	定量型		刺激耐受试验
40239-6	钙^给予某刺激后 12 小时	摩尔浓度	时间点	血清/血浆	定量型		刺激耐受试验
40240-4	钙^给予某刺激后 13 小时	摩尔浓度	时间点	血清/血浆	定量型		刺激耐受试验
40241-2	钙^给予某刺激后 14 小时	摩尔浓度	时间点	血清/血浆	定量型		刺激耐受试验
40242-0	钙^给予某刺激后 16 小时	摩尔浓度	时间点	血清/血浆	定量型		刺激耐受试验
40243-8	钙^给予某刺激后 20 小时	摩尔浓度	时间点	血清/血浆	定量型		刺激耐受试验
40244-6	钙^给予某刺激后 1 天	摩尔浓度	时间点	血清/血浆	定量型		刺激耐受试验
40245-3	钙^给予某刺激后 36 小时	摩尔浓度	时间点	血清/血浆	定量型		刺激耐受试验
4024-6	水杨酸盐类药物	质量浓度	时间点	血清/血浆	定量型		药物水平/毒理学
40246-1	钙^给予某刺激后 2 天	摩尔浓度	时间点	血清/血浆	定量型		刺激耐受试验
40247-9	钙^给予某刺激后 3 天	摩尔浓度	时间点	血清/血浆	定量型		刺激耐受试验
40248-7	肌酐^基线	质量浓度	时间点	血清/血浆	定量型		刺激耐受试验
40249-5	肌酐^给予某刺激后 30 分钟	质量浓度	时间点	血清/血浆	定量型		刺激耐受试验
40250-3	肌酐^给予某刺激后 1 小时	质量浓度	时间点	血清/血浆	定量型		刺激耐受试验
40251-1	肌酐^给予某刺激后 1.5 小时	质量浓度	时间点	血清/血浆	定量型		刺激耐受试验
40252-9	肌酐^给予某刺激后 2 小时	质量浓度	时间点	血清/血浆	定量型		刺激耐受试验
4025-3	水杨酸盐类药物	任意浓度	时间点	尿液	等级型		药物水平/毒理学
40253-7	肌酐^给予某刺激后 2.25 小时	质量浓度	时间点	血清/血浆	定量型		刺激耐受试验
40254-5	肌酐^给予某刺激后 2.5 小时	质量浓度	时间点	血清/血浆	定量型		刺激耐受试验
40255-2	肌酐^给予某刺激后 3 小时	质量浓度	时间点	血清/血浆	定量型		刺激耐受试验
40256-0	肌酐^给予某刺激后 5 小时	质量浓度	时间点	血清/血浆	定量型		刺激耐受试验
40257-8	肌酐^给予某刺激后 6 小时	质量浓度	时间点	血清/血浆	定量型		刺激耐受试验
40258-6	肌酐^给予某刺激后 1 天	质量浓度	时间点	血清/血浆	定量型		刺激耐受试验
40259-4	葡萄糖^给予某刺激后 10.5 小时	质量浓度	时间点	血清/血浆	定量型		刺激耐受试验
40260-2	葡萄糖^给予某刺激后 10.75 小时	质量浓度	时间点	血清/血浆	定量型		刺激耐受试验
4026-1	水杨酸盐类药物	质量浓度	时间点	尿液	定量型		药物水平/毒理学
40261-0	葡萄糖^给予某刺激前 13 分钟	质量浓度	时间点	血清/血浆	定量型		刺激耐受试验

LOINC 代码	名称	属性	时间特征	系统	标尺类型	方法类型	分类
40262-8	葡萄糖^给予某刺激前 3 分钟	质量浓度	时间点	血清/血浆	定量型		刺激耐受试验
40263-6	葡萄糖^给予某刺激后 30 分钟	质量浓度	时间点	血清/血浆	定量型		刺激耐受试验
40264-4	肌酐^基线	摩尔浓度	时间点	血清/血浆	定量型		刺激耐受试验
40265-1	肌酐^给予某刺激后 30 分钟	摩尔浓度	时间点	血清/血浆	定量型		刺激耐受试验
40266-9	肌酐^给予某刺激后 1 小时	摩尔浓度	时间点	血清/血浆	定量型		刺激耐受试验
40267-7	肌酐^给予某刺激后 1.5 小时	摩尔浓度	时间点	血清/血浆	定量型		刺激耐受试验
40268-5	肌酐^给予某刺激后 2 小时	摩尔浓度	时间点	血清/血浆	定量型		刺激耐受试验
40269-3	肌酐^给予某刺激后 2.5 小时	摩尔浓度	时间点	血清/血浆	定量型		刺激耐受试验
40270-1	肌酐^给予某刺激后 3 小时	摩尔浓度	时间点	血清/血浆	定量型		刺激耐受试验
40271-9	肌酐^给予某刺激后 5 小时	摩尔浓度	时间点	血清/血浆	定量型		刺激耐受试验
40272-7	肌酐^给予某刺激后 6 小时	摩尔浓度	时间点	血清/血浆	定量型		刺激耐受试验
40273-5	肌酐^给予某刺激后 1 天	摩尔浓度	时间点	血清/血浆	定量型		刺激耐受试验
40274-3	皮质醇^给予某刺激后 15 分钟	摩尔浓度	时间点	血清/血浆	定量型		刺激耐受试验
40275-0	皮质醇^给予某刺激后 45 分钟	摩尔浓度	时间点	血清/血浆	定量型		刺激耐受试验
40276-8	葡萄糖^口服乳糖后 30 分钟	摩尔浓度	时间点	血清/血浆	定量型		刺激耐受试验
40277-6	葡萄糖^口服乳糖后 1 小时	摩尔浓度	时间点	血清/血浆	定量型		刺激耐受试验
40278-4	葡萄糖^口服乳糖后 1.5 小时	摩尔浓度	时间点	血清/血浆	定量型		刺激耐受试验
4027-9	司可巴比妥	任意浓度	时间点	血清/血浆	等级型		药物水平/毒理学
40279-2	葡萄糖^口服乳糖后 2 小时	摩尔浓度	时间点	血清/血浆	定量型		刺激耐受试验
402-8	苯氧乙基青霉素	药物敏感度	时间点	分离物＋血清	等级型	测序分型	抗生素敏感性
40280-0	葡萄糖^口服乳糖后 3 小时	摩尔浓度	时间点	血清/血浆	定量型		刺激耐受试验
40281-8	乳糖^口服乳糖后 30 分钟	摩尔浓度	时间点	血清/血浆	定量型		刺激耐受试验
40282-6	乳糖^口服乳糖后 1 小时	摩尔浓度	时间点	血清/血浆	定量型		刺激耐受试验
40283-4	乳糖^口服乳糖后 1.5 小时	摩尔浓度	时间点	血清/血浆	定量型		刺激耐受试验
40284-2	乳糖^口服乳糖后 2 小时	摩尔浓度	时间点	血清/血浆	定量型		刺激耐受试验
40285-9	葡萄糖^给予葡萄糖后 75 分钟	摩尔浓度	时间点	血清/血浆	定量型		刺激耐受试验
40286-7	葡萄糖^给予葡萄糖后 105 分钟	摩尔浓度	时间点	血清/血浆	定量型		刺激耐受试验

LOINC 代码	名称	属性	时间特征	系统	标尺类型	方法类型	分类
4028-7	司可巴比妥	质量浓度	时间点	血清/血浆	定量型		药物水平/毒理学
40287-5	葡萄糖^餐后 1 小时	摩尔浓度	时间点	血清/血浆	定量型		刺激耐受试验
40288-3	胰岛素^给予某刺激后 30 分钟	摩尔浓度	时间点	血清/血浆	定量型		刺激耐受试验
40289-1	胰岛素^给予某刺激后 1 小时	摩尔浓度	时间点	血清/血浆	定量型		刺激耐受试验
40290-9	胰岛素^给予某刺激后 1.5 小时	摩尔浓度	时间点	血清/血浆	定量型		刺激耐受试验
40291-7	胰岛素^给予某刺激后 2 小时	摩尔浓度	时间点	血清/血浆	定量型		刺激耐受试验
40292-5	胰岛素^给予某刺激后 2.5 小时	摩尔浓度	时间点	血清/血浆	定量型		刺激耐受试验
40293-3	胰岛素^给予某刺激后 3 小时	摩尔浓度	时间点	血清/血浆	定量型		刺激耐受试验
40294-1	胰岛素^给予葡萄糖前/后	摩尔浓度	时间点	血清/血浆	定量型		刺激耐受试验
4029-5	司可巴比妥	任意浓度	时间点	尿液	等级型		药物水平/毒理学
40295-8	碘塞罗宁.游离型^给予某刺激后 2 小时	摩尔浓度	时间点	血清/血浆	定量型		刺激耐受试验
40296-6	木糖^热量型禁食后	摩尔浓度	时间点	血清/血浆	定量型		刺激耐受试验
40297-4	生长激素^给予某刺激后 3.5 小时	质量浓度	时间点	血清/血浆	定量型		刺激耐受试验
40298-2	生长激素^给予可乐定前	质量浓度	时间点	血清/血浆	定量型		刺激耐受试验
40299-0	生长激素^给予可乐定后 1 小时	质量浓度	时间点	血清/血浆	定量型		刺激耐受试验
40300-6	生长激素^给予可乐定后 1.5 小时	质量浓度	时间点	血清/血浆	定量型		刺激耐受试验
40301-4	生长激素^给予可乐定后 2 小时	质量浓度	时间点	血清/血浆	定量型		刺激耐受试验
40302-2	生长激素^给予精氨酸前	质量浓度	时间点	血清/血浆	定量型		刺激耐受试验
4030-3	索他洛尔	任意浓度	时间点	尿液	等级型		药物水平/毒理学
40303-0	生长激素^给予精氨酸后 1 小时	质量浓度	时间点	血清/血浆	定量型		刺激耐受试验
40304-8	生长激素^给予精氨酸后 1.5 小时	质量浓度	时间点	血清/血浆	定量型		刺激耐受试验
40305-5	生长激素^给予精氨酸后 2 小时	质量浓度	时间点	血清/血浆	定量型		刺激耐受试验
40306-3	生长激素^给予精氨酸后 3 小时	质量浓度	时间点	血清/血浆	定量型		刺激耐受试验
40307-1	生长激素^给予精氨酸后 3.5 小时	质量浓度	时间点	血清/血浆	定量型		刺激耐受试验
40308-9	生长激素^给予精氨酸后 4 小时	质量浓度	时间点	血清/血浆	定量型		刺激耐受试验
40309-7	生长激素^给予葡萄糖前/后	质量浓度	时间点	血清/血浆	定量型		刺激耐受试验
40310-5	皮质醇^ triple bolus 试验给药前	摩尔浓度	时间点	血清/血浆	定量型		刺激耐受试验

LOINC 代码	名称	属性	时间特征	系统	标尺类型	方法类型	分类
4031-1	索他洛尔	质量浓度	时间点	尿液	定量型		药物水平/毒理学
40311-3	皮质醇^ triple bolus 试验给药后 15 分钟	摩尔浓度	时间点	血清/血浆	定量型		刺激耐受试验
40312-1	皮质醇^ triple bolus 试验给药后 30 分钟	摩尔浓度	时间点	血清/血浆	定量型		刺激耐受试验
40313-9	皮质醇^ triple bolus 试验给药后 45 分钟	摩尔浓度	时间点	血清/血浆	定量型		刺激耐受试验
40314-7	皮质醇^ triple bolus 试验给药后 1 小时	摩尔浓度	时间点	血清/血浆	定量型		刺激耐受试验
40315-4	皮质醇^ Triple bolus 试验给药后 1.5 小时	摩尔浓度	时间点	血清/血浆	定量型		刺激耐受试验
40316-2	皮质醇^ triple bolus 试验给药后 2 小时	摩尔浓度	时间点	血清/血浆	定量型		刺激耐受试验
40317-0	皮质醇^ triple bolus 试验给药后 3 小时	摩尔浓度	时间点	血清/血浆	定量型		刺激耐受试验
40318-8	葡萄糖^ triple bolus 试验给药前	摩尔浓度	时间点	血清/血浆	定量型		刺激耐受试验
40319-6	葡萄糖^ triple bolus 试验给药后 15 分钟	摩尔浓度	时间点	血清/血浆	定量型		刺激耐受试验
40320-4	葡萄糖^ triple bolus 试验给药后 30 分钟	摩尔浓度	时间点	血清/血浆	定量型		刺激耐受试验
40321-2	葡萄糖^ triple bolus 试验给药后 45 分钟	摩尔浓度	时间点	血清/血浆	定量型		刺激耐受试验
40322-0	葡萄糖^ triple bolus 试验给药后 1 小时	摩尔浓度	时间点	血清/血浆	定量型		刺激耐受试验
40323-8	葡萄糖^ triple bolus 试验给药后 2 小时	摩尔浓度	时间点	血清/血浆	定量型		刺激耐受试验
40324-6	葡萄糖^ triple bolus 试验给药后 3 小时	摩尔浓度	时间点	血清/血浆	定量型		刺激耐受试验
40325-3	睾酮^ triple bolus 试验给药后	摩尔浓度	时间点	血清/血浆	定量型		刺激耐受试验
40326-1	睾酮^ triple bolus 试验给药后 3 小时	摩尔浓度	时间点	血清/血浆	定量型		刺激耐受试验
40327-9	碘塞罗宁.游离型^ triple bolus 试验给药前	摩尔浓度	时间点	血清/血浆	定量型		刺激耐受试验
40328-7	碘塞罗宁.游离型^ triple bolus 试验给药后 2 小时	摩尔浓度	时间点	血清/血浆	定量型		刺激耐受试验
4032-9	索他洛尔	质量速率	24 小时	尿液	定量型		药物水平/毒理学
40329-5	催乳激素^ triple bolus 试验给药前	质量浓度	时间点	血清/血浆	定量型		刺激耐受试验
40330-3	催乳激素^ triple bolus 试验给药后 15 分钟	质量浓度	时间点	血清/血浆	定量型		刺激耐受试验
40331-1	催乳激素^ triple bolus 试验给药后 20 分钟	质量浓度	时间点	血清/血浆	定量型		刺激耐受试验
40332-9	催乳激素^ triple bolus 试验给药后 30 分钟	质量浓度	时间点	血清/血浆	定量型		刺激耐受试验
40333-7	催乳激素^ triple bolus 试验给药后 1 小时	质量浓度	时间点	血清/血浆	定量型		刺激耐受试验

LOINC 代码	名称	属性	时间特征	系统	标尺类型	方法类型	分类
40334-5	生长激素^ triple bolus 试验给药前	质量浓度	时间点	血清/血浆	定量型		刺激耐受试验
40335-2	生长激素^ triple bolus 试验给药后 15 分钟	质量浓度	时间点	血清/血浆	定量型		刺激耐受试验
40336-0	生长激素^ triple bolus 试验给药后 30 分钟	质量浓度	时间点	血清/血浆	定量型		刺激耐受试验
4033-7	螺内酯	质量浓度	时间点	尿液	定量型		药物水平/毒理学
40337-8	生长激素^ triple bolus 试验给药后 45 分钟	质量浓度	时间点	血清/血浆	定量型		刺激耐受试验
40338-6	生长激素^ triple bolus 试验给药后 1 小时	质量浓度	时间点	血清/血浆	定量型		刺激耐受试验
40339-4	生长激素^ triple bolus 试验给药后 2 小时	质量浓度	时间点	血清/血浆	定量型		刺激耐受试验
40340-2	生长激素^ triple bolus 试验给药后 3 小时	质量浓度	时间点	血清/血浆	定量型		刺激耐受试验
40341-0	MTATP 6 基因. c. T8993G	任意	时间点	全血/组织	等级型	分子遗传学	分子病理学. 基因突变
40342-8	Mttl1 基因. c. T3271G	任意	时间点	全血/组织	等级型	分子遗传学	分子病理学. 基因突变
40343-6	MTTK 基因. c. A8296G	任意	时间点	全血/组织	等级型	分子遗传学	分子病理学. 基因突变
40344-4	MTTL1 基因. C. A3243G	任意	时间点	全血/组织	等级型		分子病理学. 基因突变
4034-5	螺内酯	质量浓度	时间点	尿液	定量型		药物水平/毒理学
40345-1	MTTK 基因. c. T8356GC	任意	时间点	全血/组织	等级型	分子遗传学	分子病理学. 基因突变
40346-9	MTCO1 基因. c. A7445G	任意	时间点	全血/组织	等级型	分子遗传学	分子病理学. 基因突变
40347-7	Mttl1 基因. c. C3256T	任意	时间点	全血/组织	等级型	分子遗传学	分子病理学. 基因突变
40348-5	Mttl1 基因. c. T3252C	任意	时间点	全血/组织	等级型	分子遗传学	分子病理学. 基因突变
40349-3	MTTK 基因. c. G8363A	任意	时间点	全血/组织	等级型	分子遗传学	分子病理学. 基因突变
40350-1	Mttl1 基因. c. T3291C	任意	时间点	全血/组织	等级型	分子遗传学	分子病理学. 基因突变
40351-9	Mtnd4 基因. c. G11778A	任意	时间点	全血/组织	等级型	分子遗传学	分子病理学. 基因突变
4035-2	螺内酯	质量速率	24 小时	尿液	定量型		药物水平/毒理学
40352-7	Mtnd5 基因. c. G13513A	任意	时间点	全血/组织	等级型	分子遗传学	分子病理学. 基因突变
40353-5	Mtnd6 基因. c. T14484C	任意	时间点	全血/组织	等级型	分子遗传学	分子病理学. 基因突变
40354-3	Mtnd1 基因. c. G3460A	任意	时间点	全血/组织	等级型	分子遗传学	分子病理学. 基因突变
40355-0	可替宁	任意浓度	时间点	头发	等级型		药物水平/毒理学

LOINC 代码	名称	属性	时间特征	系统	标尺类型	方法类型	分类
40356-8	肌酐	摩尔速率	24 小时	透析液	定量型		化学
40357-6	肌酐	摩尔速率	24 小时	体液	定量型		化学
40358-4	去甲丙咪嗪	任意浓度	时间点	胃液	等级型		药物水平/毒理学
40359-2	右旋氨基丙苯	任意浓度	时间点	XXX	等级型		药物水平/毒理学
403-6	吡哌酸盐	药物敏感度	时间点	分离物	定量型	最小致死浓度	抗生素敏感性
4036-0	司坦唑醇	任意浓度	时间点	尿液	等级型		药物水平/毒理学
40360-0	促卵泡素^ triple bolus 试验给药后 15 分钟	任意浓度	时间点	血清/血浆	定量型		刺激耐受试验
40361-8	促卵泡素^ triple bolus 试验给药后 1 小时	任意浓度	时间点	血清/血浆	定量型		刺激耐受试验
40362-6	促卵泡素^ triple bolus 试验给药后 20 分钟	任意浓度	时间点	血清/血浆	定量型		刺激耐受试验
40363-4	促卵泡素^ triple bolus 试验给药后 2 小时	任意浓度	时间点	血清/血浆	定量型		刺激耐受试验
40364-2	促卵泡素^ triple bolus 试验给药后 30 分钟	任意浓度	时间点	血清/血浆	定量型		刺激耐受试验
40365-9	促卵泡素^ triple bolus 试验给药前	任意浓度	时间点	血清/血浆	定量型		刺激耐受试验
40366-7	葡萄糖	摩尔速率	24 小时	体液	定量型		化学
40367-5	七羧酸	摩尔速率	24 小时	尿液	定量型		化学
40368-3	六羧酸	摩尔速率	24 小时	尿液	定量型		化学
40369-1	氢吗啡酮	任意浓度	时间点	胃液	等级型		药物水平/毒理学
40370-9	丙米嗪	任意浓度	时间点	胃液	等级型		药物水平/毒理学
40371-7	异烟肼	任意浓度	时间点	尿液	等级型		药物水平/毒理学
40372-5	异丙醇	任意浓度	时间点	胃液	等级型		药物水平/毒理学
40373-3	促黄体激素^ triple bolus 试验给药后 15 分钟	任意浓度	时间点	血清/血浆	定量型		刺激耐受试验
40374-1	促黄体激素^ triple bolus 试验给药后 1 小时	任意浓度	时间点	血清/血浆	定量型		刺激耐受试验
40375-8	促黄体激素^ triple bolus 试验给药后 20 分钟	任意浓度	时间点	血清/血浆	定量型		刺激耐受试验
40376-6	促黄体激素^ triple bolus 试验给药后 2 小时	任意浓度	时间点	血清/血浆	定量型		刺激耐受试验
40377-4	促黄体激素^ triple bolus 试验给药后 30 分钟	任意浓度	时间点	血清/血浆	定量型		刺激耐受试验
4037-8	司坦唑醇	质量浓度	时间点	尿液	定量型		药物水平/毒理学
40378-2	促黄体激素^ triple bolus 试验给药前	任意浓度	时间点	血清/血浆	定量型		刺激耐受试验
40379-0	马普替林	任意浓度	时间点	胃液	等级型		药物水平/毒理学

LOINC 代码	名称	属性	时间特征	系统	标尺类型	方法类型	分类
40380-8	氨甲丙二酯	任意浓度	时间点	胃液	等级型		药物水平/毒理学
40381-6	甲基苯丙胺	任意浓度	时间点	XXX	等级型		药物水平/毒理学
40382-4	甲喹酮	任意浓度	时间点	胃液	等级型		药物水平/毒理学
40383-2	甲乙哌酮	任意浓度	时间点	胃液	等级型		药物水平/毒理学
40384-0	吗啡	任意浓度	时间点	头发	等级型		药物水平/毒理学
40385-7	尼古丁	任意浓度	时间点	胎粪	等级型		药物水平/毒理学
4038-6	司坦唑醇	质量速率	24 小时	尿液	定量型		药物水平/毒理学
40386-5	尼古丁	任意浓度	时间点	头发	等级型		药物水平/毒理学
40387-3	尼古丁	任意浓度	时间点	胃液	等级型		药物水平/毒理学
40388-1	氮	摩尔速率	24 小时	尿液	定量型		化学
40389-9	去甲阿密曲替林	任意浓度	时间点	胃液	等级型		药物水平/毒理学
40390-7	奥氮平	任意浓度	时间点	尿液	等级型		药物水平/毒理学
40391-5	对氨基苯甲酸.游离型	质量浓度	时间点	血清/血浆	定量型		药物水平/毒理学
40392-3	五羧酸	摩尔速率	24 小时	尿液	定量型		化学
40393-1	喷他佐辛	任意浓度	时间点	胃液	等级型		药物水平/毒理学
4039-4	链霉素	质量浓度	时间点	血清/血浆	定量型		药物水平/毒理学
40394-9	苯环利定	任意浓度	时间点	头发	等级型		药物水平/毒理学
40395-6	芬特明	任意浓度	时间点	胃液	等级型		药物水平/毒理学
40396-4	卟啉	摩尔速率	24 小时	尿液	定量型		化学
40397-2	促甲状腺激素^ triple bolus 试验给药后 15 分钟	任意浓度	时间点	血清/血浆	定量型		刺激耐受试验
40398-0	促甲状腺激素^ triple bolus 试验给药后 1 小时	任意浓度	时间点	血清/血浆	定量型		刺激耐受试验
40399-8	促甲状腺激素^ triple bolus 试验给药后 20 分钟	任意浓度	时间点	血清/血浆	定量型		刺激耐受试验
40400-4	促甲状腺激素^ triple bolus 试验给药后 30 分钟	任意浓度	时间点	血清/血浆	定量型		刺激耐受试验
40401-2	促甲状腺激素^ triple bolus 试验给药前	任意浓度	时间点	血清/血浆	定量型		刺激耐受试验
4040-2	氨苯磺胺	质量浓度	时间点	血清/血浆	定量型		药物水平/毒理学
40402-0	曲唑酮	任意浓度	时间点	胃液	等级型		药物水平/毒理学

LOINC 代码	名称	属性	时间特征	系统	标尺类型	方法类型	分类
40403-8	曲米帕明	任意浓度	时间点	胃液	等级型		药物水平/毒理学
40404-6	曲吡那敏	任意浓度	时间点	胃液	等级型		药物水平/毒理学
40405-3	尿素	摩尔速率	24 小时	透析液	定量型		化学
40406-1	尿素	摩尔速率	24 小时	体液	定量型		化学
40407-9	尿卟啉 1 异构体	摩尔速率	24 小时	尿液	定量型		化学
40408-7	尿卟啉 3 异构体	摩尔速率	24 小时	尿液	定量型		化学
40409-5	3-甲氧酪胺	摩尔速率	24 小时	尿液	定量型		化学
4041-0	氨苯磺胺	任意浓度	时间点	血清/全血	等级型		药物水平/毒理学
40410-3	碱性磷酸酶	催化浓度	时间点	腹腔液	定量型		化学
40411-1	阿米替林	任意浓度	时间点	胃液	等级型		药物水平/毒理学
40412-9	巴比妥类	任意浓度	时间点	胎粪	等级型		药物水平/毒理学
40413-7	巴比妥类	任意浓度	时间点	头发	等级型		药物水平/毒理学
40414-5	苯二氮	任意浓度	时间点	胎粪	等级型		药物水平/毒理学
40415-2	苯二氮	任意浓度	时间点	头发	等级型		药物水平/毒理学
40416-0	咖啡因	任意浓度	时间点	胃液	等级型		药物水平/毒理学
40417-8	铬	摩尔速率	24 小时	尿液	定量型		药物水平/毒理学
40418-6	可替宁	任意浓度	时间点	胎粪	等级型		药物水平/毒理学
40419-4	苯丙胺＋甲基苯丙胺	任意浓度	时间点	尿液	等级型		药物水平/毒理学
40420-2	苯丙胺＋甲基苯丙胺	任意浓度	时间点	XXX	等级型		药物水平/毒理学
40421-0	苯丙胺＋甲基苯丙胺	任意浓度	时间点	血清/血浆	等级型		药物水平/毒理学
40422-8	左旋甲丙嗪	任意浓度	时间点	尿液	等级型		药物水平/毒理学
40423-6	左旋甲丙嗪	任意浓度	时间点	XXX	等级型		药物水平/毒理学
40424-4	左旋甲丙嗪	任意浓度	时间点	血清/血浆	等级型		药物水平/毒理学
40425-1	CYP2D6 基因突变分析	存在与否或身份标识	时间点	全血/组织	名义型	分子遗传学	分子病理学.基因突变
40426-9	FGD1 基因突变分析	存在与否或身份标识	时间点	全血/组织	叙述型	分子遗传学	分子病理学.基因突变
40427-7	FGF23 基因突变分析	存在与否或身份标识	时间点	全血/组织	叙述型	分子遗传学	分子病理学.基因突变
4042-8	氨苯磺胺	质量浓度	时间点	尿液	定量型		药物水平/毒理学
40428-5	NIPBL 基因突变分析	存在与否或身份标识	时间点	全血/组织	叙述型	分子遗传学	分子病理学.基因突变

LOINC代码	名称	属性	时间特征	系统	标尺类型	方法类型	分类
40429-3	CARD15 基因突变分析	存在与否或身份标识	时间点	全血/组织	叙述型	分子遗传学	分子病理学.基因突变
40430-1	TH 基因突变分析	存在与否或身份标识	时间点	全血/组织	叙述型	分子遗传学	分子病理学.基因突变
40431-9	渗透脆性^新鲜的	印象/检查结果的解释	时间点	红细胞^对照	名义型		血液学/细胞分类计数
40432-7	渗透脆性^孵化的	印象/检查结果的解释	时间点	红细胞^对照	名义型		血液学/细胞分类计数
40433-5	蔗糖溶血	数量或计数分数	时间点	红细胞^对照	定量型		血液学/细胞分类计数
40434-3	APTX 基因突变分析	存在与否或身份标识	时间点	全血/组织	叙述型	分子遗传学	分子病理学.基因突变
40435-0	真菌 已鉴定的	存在与否或身份标识	时间点	尿液	名义型	培养	微生物学
4043-6	替考拉宁	质量浓度	时间点	血清/血浆	定量型		药物水平/毒理学
40436-8	副流感病毒，已鉴定的	存在与否或身份标识	时间点	XXX	名义型	微生物特异性培养	微生物学
40437-6	艾滋病毒 1 p24 Ab	任意浓度	时间点	血清	等级型	酶免疫分析	微生物学
40438-4	艾滋病毒 1 gp41 Ab	任意浓度	时间点	血清	等级型	酶免疫分析	微生物学
40439-2	艾滋病毒 1 gp120＋gp160 Ab	任意浓度	时间点	血清	等级型	酶免疫分析	微生物学
404-4	吡哌酸盐	药物敏感度	时间点	分离物	定量或等级型	最小抑制浓度	抗生素敏感性
40440-0	某微生物血清型	存在与否或身份标识	时间点	分离物	名义型	凝集试验	微生物学
40441-8	呼吸^锻炼后	数量或计数速率＝计数/时间	时间点	呼吸系统	定量型		呼吸机管理
40442-6	心率^锻炼后	数量或计数速率＝计数/时间	时间点	XXX	定量型		心率.分子型
40443-4	心率^静止	数量或计数速率＝计数/时间	时间点	XXX	定量型		心率.分子型
4044-4	丁卡因	质量浓度	时间点	血清/血浆	定量型		药物水平/毒理学
40444-2	巨细胞病毒基因突变检测到的	存在与否或身份标识	时间点	分离物	名义型		抗生素敏感性
40445-9	气体输送来源^静止	类型	时间点	呼吸系统	名义型		呼吸机管理
40446-7	气体输送来源^锻炼后	类型	时间点	呼吸系统	名义型		临床
40447-5	气流.氧^静止的	容积速率	时间点	氧气输送系统	定量型		呼吸机管理
40448-3	气流.氧^锻炼后	容积速率	时间点	氧气输送系统	定量型		呼吸机管理
40449-1	氧饱和度^静止的	摩尔分数	时间点	毛细血管全血	定量型	血氧定量法	血液动力学.分子型
40450-9	氧饱和度^锻炼后	摩尔分数	时间点	毛细血管全血	定量型	血氧定量法	血液动力学.分子型
4045-1	四环素	质量浓度	时间点	血清/血浆	定量型		药物水平/毒理学
40451-7	铅	任意浓度	时间点	大便	等级型		药物水平/毒理学
40452-5	唾液酸盐/肌酐	比率	时间点	尿液	定量型		化学
40453-3	唾液酸寡糖链	任意浓度	时间点	尿液	等级型		化学
40454-1	血液凝块溶解	任意浓度	时间点	贫血小板血浆	等级型	凝集反应	凝血功能检查
40455-8	铜蓝蛋白 检测值/正常值	相对质量浓度	时间点	血清	定量型		化学

LOINC 代码	名称	属性	时间特征	系统	标尺类型	方法类型	分类
40456-6	β2 糖蛋白 1 Ab	任意浓度	时间点	血清	定量型		血清学
40457-4	凝血酶原 Ab	任意浓度	时间点	血清/血浆	定量型		凝血功能检查
40458-2	组织因子诱导的凝血.因子替换^加入无因子Ⅷ的血浆后立即	时间（如秒数）	时间点	贫血小板血浆	定量型	凝集反应	凝血功能检查
40459-0	乙型肝炎病毒 DNA	数量或计数浓度之对数	时间点	血清	定量型	探针.扩增.信号扩增	微生物学
40460-8	苯妥英.混合	质量浓度	时间点	血清/血浆	定量型		药物水平/毒理学
40461-6	GJB1 等位基因 1	存在与否或身份标识	时间点	全血/组织	名义型	分子遗传学	分子病理学.基因突变
40462-4	GJB1 等位基因 2	存在与否或身份标识	时间点	全血/组织	名义型	分子遗传学	分子病理学.基因突变
40463-2	TNFRSF1A 基因突变分析	存在与否或身份标识	时间点	全血/组织	叙述型	分子遗传学	分子病理学.基因突变
40464-0	药物 已鉴定的	存在与否或身份标识	时间点	尿液	名义型	确认试验	药物水平/毒理学
40465-7	格列美脲	质量浓度	时间点	血清/血浆	定量型		药物水平/毒理学
40466-5	单纯疱疹病毒 1 Ab.IgM	任意浓度	时间点	血清	等级型	免疫荧光	微生物学
40467-3	U1 核内小分子核糖核蛋白 Ab.IgG	任意浓度	时间点	血清	定量型	免疫印迹	血清学
40468-1	SLC26A4 基因突变分析	存在与否或身份标识	时间点	全血/组织	叙述型	分子遗传学	分子病理学.基因突变
4046-9	四氢可的松	质量浓度	时间点	尿液	定量型		药物水平/毒理学
40469-9	氢氟噻嗪	任意浓度	时间点	尿液	等级型		药物水平/毒理学
40470-7	淋巴细胞	单位面积数量或计数	时间点	精液	定量型	光学显微镜检查.高倍视野	血液学/细胞分类计数
40471-5	FBN1 基因突变分析	存在与否或身份标识	时间点	全血/组织	名义型	分子遗传学	分子病理学.基因突变
40472-3	十四烷二酸/肌酐	质量浓度比率	时间点	尿液	定量型		化学
40473-1	普通高温放线菌 1 Ab	任意浓度	时间点	血清	等级型		微生物学
40474-9	挥发性物质	存在与否或身份标识	时间点	XXX	名义型		药物水平/毒理学
40475-6	WFS1 基因突变分析	存在与否或身份标识	时间点	全血/组织	叙述型	分子遗传学	分子病理学.基因突变
40476-4	PARK2 基因突变分析	存在与否或身份标识	时间点	全血/组织	叙述型	分子遗传学	分子病理学.基因突变
4047-7	茶碱	质量浓度	时间点	全血	定量型		药物水平/毒理学
40477-2	L1CAM 基因突变分析	存在与否或身份标识	时间点	全血/组织	叙述型	分子遗传学	分子病理学.基因突变
40478-0	MAPT 基因突变分析	存在与否或身份标识	时间点	全血/组织	叙述型	分子遗传学	分子病理学.基因突变
40479-8	病毒，已鉴定的	存在与否或身份标识	时间点	体液	名义型	培养	微生物学
40480-6	病毒，已鉴定的	存在与否或身份标识	时间点	生殖器	名义型	培养	微生物学

LOINC 代码	名称	属性	时间特征	系统	标尺类型	方法类型	分类
40481-4	亚甲基二氧甲基苯异丙胺	任意浓度	时间点	XXX	等级型		药物水平/毒理学
40482-2	未经鉴定的结晶	单位面积数量或计数	时间点	尿沉渣	定量型	光学显微镜检查.低倍视野	尿液分析
40483-0	磷酸盐结晶.无定形	单位面积数量或计数	时间点	尿沉渣	定量型	光学显微镜检查.低倍视野	尿液分析
40484-8	尿酸结晶.无定形	单位面积数量或计数	时间点	尿沉渣	定量型	光学显微镜检查.低倍视野	尿液分析
4048-5	茶碱	质量浓度	时间点	唾液	定量型		药物水平/毒理学
40485-5	尿酸结晶	单位面积数量或计数	时间点	尿沉渣	定量型	光学显微镜检查.低倍视野	尿液分析
40486-3	蛋白质/肌酐	比率	24 小时	尿液	定量型		尿液分析
40487-1	尿素/肌酐	比率	时间点	尿液	定量型		化学
40488-9	葡萄糖/肌酐	比率	时间点	尿液	定量型		化学
40489-7	组织细胞/100 细胞	数量或计数分数	时间点	关节液	定量型	手工计数	血液学/细胞分类计数
40490-5	巨噬细胞/100 白细胞	数量或计数分数	时间点	关节液	定量型	手工计数	血液学/细胞分类计数
40491-3	嗜中性粒细胞/100 白细胞	数量或计数分数	时间点	关节液	定量型	手工计数	血液学/细胞分类计数
40492-1	浆细胞/100 白细胞	数量或计数分数	时间点	关节液	定量型	手工计数	血液学/细胞分类计数
4049-3	茶碱	质量浓度	时间点	血清/血浆	定量型		药物水平/毒理学
40493-9	亚甲基二氧甲基苯异丙胺	任意浓度	时间点	血清/血浆	等级型		药物水平/毒理学
40494-7	假结核耶尔森菌 Ab	稀释系数、稀释倍数（滴度）	时间点	血清	定量型	凝集试验	微生物学
40495-4	假结核耶尔森菌 3 Ab	稀释系数、稀释倍数（滴度）	时间点	血清	定量型		微生物学
40496-2	假结核耶尔森菌 2 Ab	稀释系数、稀释倍数（滴度）	时间点	血清	定量型		微生物学
40497-0	假结核耶尔森菌 1 Ab	稀释系数、稀释倍数（滴度）	时间点	血清	定量型		微生物学
40498-8	小肠结肠炎耶尔森菌 Ab	稀释系数、稀释倍数（滴度）	时间点	血清	定量型	凝集试验	微生物学
40499-6	淋巴细胞性脉络丛脑膜炎病毒 Ab. IgM	稀释系数、稀释倍数（滴度）	时间点	血清	定量型	酶免疫分析	微生物学
40500-1	淋巴细胞性脉络丛脑膜炎病毒 Ab. IgG	稀释系数、稀释倍数（滴度）	时间点	血清	定量型	酶免疫分析	微生物学
4050-1	硫喷妥钠	质量浓度	时间点	血清/血浆	定量型		药物水平/毒理学
40501-9	念珠菌 Ab	稀释系数、稀释倍数（滴度）	时间点	血清	定量型	胶乳凝集试验	微生物学
40502-7	圣路易脑炎病毒 Ab	稀释系数、稀释倍数（滴度）	时间点	血清	定量型	补体结合试验	微生物学
40503-5	辛德比斯病毒 Ab	稀释系数、稀释倍数（滴度）	时间点	血清	定量型	血凝抑制试验	微生物学
40504-3	波瓦桑病毒 Ab	稀释系数、稀释倍数（滴度）	时间点	血清	定量型	补体结合试验	微生物学

LOINC 代码	名称	属性	时间特征	系统	标尺类型	方法类型	分类
40505-0	基孔肯雅病毒 Ab	稀释系数、稀释倍数（滴度）	时间点	血清	定量型	血凝抑制试验	微生物学
40506-8	詹姆士城峡谷病毒 Ab	稀释系数、稀释倍数（滴度）	时间点	血清	定量型	免疫荧光	微生物学
40507-6	詹姆士城峡谷病毒 Ab	稀释系数、稀释倍数（滴度）	时间点	血清	定量型	血凝抑制试验	微生物学
40508-4	詹姆士城峡谷病毒 Ab. IgM	稀释系数、稀释倍数（滴度）	时间点	血清	定量型	中和作用	微生物学
40509-2	雪鞋野兔病毒 Ab. IgM	稀释系数、稀释倍数（滴度）	时间点	血清	定量型	中和作用	微生物学
405-1	吡哌酸盐	药物敏感度	时间点	分离物	定量或等级型	琼脂扩散	抗生素敏感性
40510-0	雪鞋野兔病毒 Ab	稀释系数、稀释倍数（滴度）	时间点	血清	定量型	免疫荧光	微生物学
40511-8	雪鞋野兔病毒 Ab	稀释系数、稀释倍数（滴度）	时间点	血清	定量型	血凝抑制试验	微生物学
40512-6	塞姆利基森林病毒 Ab	稀释系数、稀释倍数（滴度）	时间点	血清	定量型	血凝抑制试验	微生物学
40513-4	波瓦桑病毒 Ab	稀释系数、稀释倍数（滴度）	时间点	血清	定量型	血凝抑制试验	微生物学
40514-2	圣路易脑炎病毒 Ab	稀释系数、稀释倍数（滴度）	时间点	血清	定量型	血凝抑制试验	微生物学
40515-9	登革热病毒 Ab	稀释系数、稀释倍数（滴度）	时间点	血清	定量型	补体结合试验	微生物学
40516-7	组织细胞/100 细胞	数量或计数分数	时间点	腹腔液	定量型	手工计数	血液学/细胞分类计数
40517-5	巨噬细胞/100 白细胞	数量或计数分数	时间点	腹腔液	定量型	手工计数	血液学/细胞分类计数
40518-3	浆细胞/100 白细胞	数量或计数分数	时间点	腹腔液	定量型	手工计数	血液学/细胞分类计数
4051-9	甲硫哒嗪	质量浓度	时间点	血清	定量型		药物水平/毒理学
40519-1	组织细胞/100 细胞	数量或计数分数	时间点	胸水	定量型	手工计数	血液学/细胞分类计数
40520-9	巨噬细胞/100 白细胞	数量或计数分数	时间点	胸水	定量型	手工计数	血液学/细胞分类计数
40521-7	单核细胞/100 白细胞	数量或计数分数	时间点	胸水	定量型	手工计数	血液学/细胞分类计数
40522-5	浆细胞/100 白细胞	数量或计数分数	时间点	胸水	定量型	手工计数	血液学/细胞分类计数
40523-3	组织细胞/100 细胞	数量或计数分数	时间点	心包液	定量型	手工计数	血液学/细胞分类计数
40524-1	巨噬细胞/100 白细胞	数量或计数分数	时间点	心包液	定量型	手工计数	血液学/细胞分类计数
40525-8	单核细胞/100 白细胞	数量或计数分数	时间点	心包液	定量型	手工计数	血液学/细胞分类计数
40526-6	浆细胞/100 白细胞	数量或计数分数	时间点	心包液	定量型	手工计数	血液学/细胞分类计数
4052-7	甲硫哒嗪	质量浓度	时间点	血清/血浆	定量型		药物水平/毒理学
40527-4	可卡因	任意浓度	时间点	胎粪	等级型		药物水平/毒理学

LOINC 代码	名称	属性	时间特征	系统	标尺类型	方法类型	分类
40528-2	阿片制剂	任意浓度	时间点	头发	等级型		药物水平/毒理学
40529-0	苯异丙胺	任意浓度	时间点	头发	等级型		药物水平/毒理学
40530-8	乙醇	任意浓度	时间点	胃液	等级型		药物水平/毒理学
40531-6	二亚甲肾上腺素	任意浓度	时间点	胃液	等级型		药物水平/毒理学
40532-4	甲醇	任意浓度	时间点	胃液	等级型		药物水平/毒理学
40533-2	白细胞	数量或计数浓度（计数/容积）	时间点	腹膜透析液	定量型	手工计数	血液学/细胞分类计数
40534-0	红细胞	数量或计数浓度（计数/容积）	时间点	腹膜透析液	定量型	手工计数	血液学/细胞分类计数
4053-5	甲硫哒嗪	质量浓度	时间点	尿液	定量型		药物水平/毒理学
40535-7	其他白细胞/100 白细胞	数量或计数分数	时间点	腹膜透析液	定量型	手工计数	血液学/细胞分类计数
40536-5	嗜中性粒细胞/100 白细胞	数量或计数分数	时间点	腹膜透析液	定量型	手工计数	血液学/细胞分类计数
40537-3	单核细胞/100 白细胞	数量或计数分数	时间点	腹膜透析液	定量型	手工计数	血液学/细胞分类计数
40538-1	淋巴细胞/100 白细胞	数量或计数分数	时间点	腹膜透析液	定量型	手工计数	血液学/细胞分类计数
40539-9	嗜酸粒细胞/100 白细胞	数量或计数分数	时间点	腹膜透析液	定量型	手工计数	血液学/细胞分类计数
40540-7	嗜碱粒细胞/100 白细胞	数量或计数分数	时间点	腹膜透析液	定量型	手工计数	血液学/细胞分类计数
40541-5	浆细胞/100 白细胞	数量或计数分数	时间点	脑脊液	定量型	显微镜检查	血液学/细胞分类计数
40542-3	风疹病毒 Ab	稀释系数、稀释倍数（滴度）	时间点	脑脊液	定量型	胶乳凝集试验	微生物学
4054-3	替卡西林	质量浓度	时间点	血清/血浆	定量型		药物水平/毒理学
40543-1	其他白细胞/100 白细胞	数量或计数分数	时间点	支气管	定量型	手工计数	血液学/细胞分类计数
40544-9	单核细胞/100 白细胞	数量或计数分数	时间点	支气管	定量型	手工计数	血液学/细胞分类计数
40545-6	血红蛋白 C	任意浓度	时间点	全血	等级型	电泳	血液学/细胞分类计数
40546-4	血红蛋白 E	任意浓度	时间点	全血	等级型	电泳	血液学/细胞分类计数
40547-2	血红蛋白 H	任意浓度	时间点	全血	等级型		血液学/细胞分类计数
40548-0	单核细胞.非典型	数量或计数浓度（计数/容积）	时间点	全血	定量型	手工计数	血液学/细胞分类计数
40549-8	血红蛋白 F	质量浓度	时间点	全血	定量型	电泳	血液学/细胞分类计数
4055-0	替卡西林＋棒酸钾	质量浓度	时间点	血清/血浆	定量型		药物水平/毒理学

LOINC 代码	名称	属性	时间特征	系统	标尺类型	方法类型	分类
40550-6	血红蛋白 H	质量浓度	时间点	全血	定量型	电泳	血液学/细胞分类计数
40551-4	CD10 Ag	任意浓度	时间点	组织	等级型	免疫染色	细胞标志物
40552-2	CD117C Ag	任意浓度	时间点	组织	等级型	免疫染色	细胞标志物
40553-0	CD19 Ag	任意浓度	时间点	组织	等级型	免疫染色	细胞标志物
40554-8	CD45 Ag	任意浓度	时间点	组织	等级型	免疫染色	细胞标志物
40555-5	CD66E Ag	任意浓度	时间点	组织	等级型	免疫染色	细胞标志物
40556-3	雌激素受体 Ag	任意浓度	时间点	组织	等级型	免疫染色	病理学
40557-1	孕酮受体 Ag	任意浓度	时间点	组织	等级型	免疫染色	病理学
40558-9	细胞角蛋白 20 Ag	任意浓度	时间点	组织	等级型	免疫染色	病理学
40559-7	细胞角蛋白 7 Ag	任意浓度	时间点	组织	等级型	免疫染色	病理学
40560-5	细胞角蛋白 AE1＋AE3 Ag	任意浓度	时间点	组织	等级型	免疫染色	病理学
40561-3	细胞角蛋白 Cam5.2 Ag	任意浓度	时间点	组织	等级型	免疫染色	病理学
40562-1	肌动蛋白.肌肉特异性 Ag	任意浓度	时间点	组织	等级型	免疫染色	病理学
40563-9	肌动蛋白.平滑肌 Ag	任意浓度	时间点	组织	等级型	免疫染色	病理学
40564-7	甲状腺粉转录因子 1 Ag	任意浓度	时间点	组织	等级型	免疫染色	病理学
40565-4	早幼粒细胞	数量或计数浓度（计数/容积）	时间点	体液	定量型	手工计数	血液学/细胞分类计数
40566-2	嗜中性粒细胞	数量或计数浓度（计数/容积）	时间点	体液	定量型	手工计数	血液学/细胞分类计数
40567-0	中幼粒细胞	数量或计数浓度（计数/容积）	时间点	体液	定量型	手工计数	血液学/细胞分类计数
4056-8	噻吗洛尔	质量浓度	时间点	血清/血浆	定量型		药物水平/毒理学
40568-8	晚幼粒细胞	数量或计数浓度（计数/容积）	时间点	体液	定量型	手工计数	血液学/细胞分类计数
40569-6	嗜酸粒细胞	数量或计数浓度（计数/容积）	时间点	体液	定量型	手工计数	血液学/细胞分类计数
40570-4	幼稚细胞	数量或计数浓度（计数/容积）	时间点	体液	定量型	手工计数	血液学/细胞分类计数
40571-2	嗜碱粒细胞	数量或计数浓度（计数/容积）	时间点	体液	定量型	手工计数	血液学/细胞分类计数
40572-0	嗜中性粒细胞.杆状核	数量或计数浓度（计数/容积）	时间点	体液	定量型	手工计数	血液学/细胞分类计数
40573-8	淋巴细胞.异型	数量或计数浓度（计数/容积）	时间点	体液	定量型	手工计数	血液学/细胞分类计数
40574-6	血小板	数量或计数浓度（计数/容积）	时间点	体液	定量型	自动化计数	血液学/细胞分类计数
40575-3	小肠结肠炎耶尔森菌 o5, 27 Ab	稀释系数、稀释倍数（滴度）	时间点	血清	定量型	凝集试验	微生物学
4057-6	妥布霉素^峰值	质量浓度	时间点	血清/血浆	定量型		药物水平/毒理学
40576-1	小肠结肠炎耶尔森菌 o8 Ab	稀释系数、稀释倍数（滴度）	时间点	血清	定量型	凝集试验	微生物学
40577-9	小肠结肠炎耶尔森菌 o3 Ab	稀释系数、稀释倍数（滴度）	时间点	血清	定量型	凝集试验	微生物学
40578-7	冷球蛋白.IgM	质量浓度	时间点	血清	定量型	冷孵育	血清学
40579-5	冷球蛋白.IgG	质量浓度	时间点	血清	定量型	冷孵育	血清学
40580-3	冷球蛋白.IgA	质量浓度	时间点	血清	定量型	冷孵育	血清学

LOINC 代码	名称	属性	时间特征	系统	标尺类型	方法类型	分类
40581-1	冷球蛋白. IgM	质量浓度	时间点	血清	定量型	37℃孵育 1 分钟	血清学
40582-9	冷球蛋白. IgG	质量浓度	时间点	血清	定量型	37℃孵育 1 分钟	血清学
40583-7	侵蚀性滋养细胞 Ag	质量浓度	时间点	血清/血浆	定量型		化学
4058-4	妥布霉素^随机	质量浓度	时间点	血清/血浆	定量型		药物水平/毒理学
40584-5	虫媒病毒 Ab. IgM	任意浓度	时间点	血清	等级型		微生物学
40585-2	药物 已鉴定的	存在与否或身份标识	时间点	XXX	名义型	确认试验	药物水平/毒理学
40586-0	心率^锻炼前	数量或计数速率=计数/时间	时间点	XXX	定量型	血氧定量法	心率. 分子型
40587-8	心率^锻炼后	数量或计数速率=计数/时间	时间点	XXX	定量型	血氧定量法	心率. 分子型
40588-6	菊糖	质量浓度	时间点	血清^对照	定量型		药物水平/毒理学
40589-4	氧^锻炼后	压力或压强（局部性）	时间点	全血	定量型	血氧定量法	呼吸机管理
40590-2	氧饱和度^锻炼前	摩尔分数	时间点	动脉全血	定量型	血氧定量法	血液动力学. 分子型
40591-0	氧合血红蛋白/血红蛋白. 总计^锻炼后	质量分数	时间点	动脉全血	定量型	脉冲血氧定量法	呼吸机管理
4059-2	妥布霉素^谷值	质量浓度	时间点	血清/血浆	定量型		药物水平/毒理学
40592-8	氧合血红蛋白/血红蛋白. 总计^静止的	质量分数	时间点	动脉全血	定量型	脉冲血氧定量法	呼吸机管理
40593-6	血小板聚集. 肾上腺素, 诱导的^ 50 um	任意浓度	时间点	富血小板血浆	定量型		凝血功能检查
40594-4	血小板聚集. 肾上腺素, 诱导的^ 100 um	任意浓度	时间点	富血小板血浆	定量型		凝血功能检查
40595-1	凝血酶原 Ab. IgG	任意浓度	时间点	血清/血浆	定量型		凝血功能检查
40596-9	凝血酶原 Ab. IgM	任意浓度	时间点	血清/血浆	定量型		凝血功能检查
40597-7	7-脱氢胆固醇	任意浓度	时间点	羊水	等级型		化学
40598-5	丙酮	任意浓度	时间点	胃液	等级型		药物水平/毒理学
40599-3	白蛋白	质量浓度	时间点	腹膜透析液	定量型		化学
40-6	阿洛西林	药物敏感度	时间点	分离物	定量或等级型	最小抑制浓度	抗生素敏感性
4060-0	妥卡尼	质量浓度	时间点	血清/血浆	定量型		药物水平/毒理学
40600-9	α-1-酸性糖蛋白	任意浓度	时间点	尿液	等级型	免疫电泳	化学
40601-7	α-1-酸性糖蛋白	任意浓度	时间点	血清/血浆	等级型	免疫电泳	化学
40602-5	α1 抗胰蛋白酶	任意浓度	时间点	尿液	等级型	免疫电泳	化学
40603-3	α1 抗胰蛋白酶	任意浓度	时间点	血清/血浆	等级型	免疫电泳	化学
40604-1	α-2-巨球蛋白	任意浓度	时间点	尿液	等级型	免疫电泳	化学
40605-8	α-2-巨球蛋白	任意浓度	时间点	血清	等级型	免疫电泳	化学
40606-6	外观	外观	时间点	腹膜透析液	名义型		标本特性
40607-4	蛔虫 Ab. IgG	任意浓度	时间点	血清	定量型	酶免疫分析	微生物学
40608-2	蛔虫 Ab. IgM	任意浓度	时间点	血清	定量型	酶免疫分析	微生物学
40609-0	苯甲酰芽子碱	任意浓度	时间点	XXX	等级型		药物水平/毒理学
40610-8	β-2 转铁蛋白	任意浓度	时间点	脑脊液	等级型		化学

LOINC 代码	名称	属性	时间特征	系统	标尺类型	方法类型	分类
40611-6	幼稚细胞	数量或计数浓度（计数/容积）	时间点	全血	定量型	自动化计数	血液学/细胞分类计数
40612-4	博氏疏螺旋体 Ab. IgM	任意浓度	时间点	血清	等级型	酶免疫分析	微生物学
40613-2	布鲁氏杆菌 Ab	任意浓度	时间点	血清	等级型	补体结合试验	微生物学
40614-0	布鲁氏杆菌 Ab	任意浓度	时间点	血清	等级型	凝集试验	微生物学
40615-7	草酸钙结晶	任意浓度	时间点	尿沉渣	等级型	光学显微镜检查. 低倍视野	尿液分析
40616-5	弯曲菌 Ab. IgA	任意浓度	时间点	血清	等级型	酶免疫分析	微生物学
40617-3	弯曲菌 Ab. IgG	任意浓度	时间点	血清	等级型	酶免疫分析	微生物学
4061-8	甲苯磺丁脲	质量浓度	时间点	血清/血浆	定量型		药物水平/毒理学
40618-1	癌 Ag125	任意浓度	时间点	腹腔液	定量型		化学
40619-9	二氧化碳^^调整至患者实际体温	压力或压强（局部性）	时间点	静脉全血	定量型		化学
40620-7	二氧化碳^^调整至患者实际体温	压力或压强（局部性）	时间点	毛细血管全血	定量型		化学
40621-5	癌胚抗原	质量浓度	时间点	心包液	定量型		化学
40622-3	癌胚抗原	质量浓度	时间点	腹腔液	定量型		化学
40623-1	细胞. CD3＋CD4＋/100 细胞	数量或计数分数	时间点	支气管	定量型		细胞标志物
40624-9	细胞. CD3＋CD8＋/100 细胞	数量或计数分数	时间点	支气管	定量型		细胞标志物
40625-6	可卡因	任意浓度	时间点	XXX	等级型		药物水平/毒理学
4062-6	反苯环丙胺	质量浓度	时间点	尿液	定量型		药物水平/毒理学
40626-4	可待因	任意浓度	时间点	XXX	等级型		药物水平/毒理学
40627-2	粪卟啉	质量含量	时间点	大便	定量型		化学
40628-0	冷球蛋白. IgA	质量浓度	时间点	血清	定量型	37℃孵育 1 分钟	血清学
40629-8	多塞平	任意浓度	时间点	XXX	等级型		药物水平/毒理学
40630-6	有核红细胞	任意浓度	时间点	全血	等级型	光学显微镜检查	血液学/细胞分类计数
40631-4	有核红细胞/100 白细胞	比率	时间点	脑脊液	定量型	手工计数	血液学/细胞分类计数
40632-2	γ 球蛋白/β 球蛋白	质量浓度比率	时间点	脑脊液	定量型	电泳	化学
40633-0	血红素结合蛋白	任意浓度	时间点	血清	等级型		化学
4063-4	曲唑酮	任意浓度	时间点	血清/血浆	等级型		药物水平/毒理学
40634-8	氢可酮	任意浓度	时间点	胃液	等级型		药物水平/毒理学
40635-5	免疫球蛋白轻链. κ	任意浓度	时间点	血清	等级型	免疫固定	化学
40636-3	免疫球蛋白轻链. κ	任意浓度	时间点	尿液	等级型	免疫固定	化学
40637-1	免疫球蛋白轻链. κ. 游离型	任意浓度	时间点	尿液	等级型		化学

LOINC代码	名称	属性	时间特征	系统	标尺类型	方法类型	分类
40638-9	免疫球蛋白轻链.λ	任意浓度	时间点	尿液	等级型	免疫固定	化学
40639-7	免疫球蛋白轻链.λ	任意浓度	时间点	血清	等级型	免疫固定	化学
40640-5	免疫球蛋白轻链.λ.游离型	任意浓度	时间点	尿液	等级型		化学
40641-3	酮类	任意浓度	时间点	玻璃体液	等级型		化学
4064-2	曲唑酮	质量浓度	时间点	血清/血浆	定量型		药物水平/毒理学
40642-1	Automnalis 钩端螺旋体 Ab	稀释系数、稀释倍数（滴度）	时间点	血清	定量型	凝集试验	微生物学
40643-9	波氏钩端螺旋体血清型 Ballum Ab	稀释系数、稀释倍数（滴度）	时间点	血清	定量型	凝集试验	微生物学
40644-7	波氏钩端螺旋体血清型 Sejroe Ab	稀释系数、稀释倍数（滴度）	时间点	血清	定量型	凝集试验	微生物学
40645-4	波氏钩端螺旋体血清型 Tarrasovi Ab	稀释系数、稀释倍数（滴度）	时间点	血清	定量型	凝集试验	微生物学
40646-2	其他白细胞/100白细胞	数量或计数分数	时间点	全血	定量型	自动化计数	血液学/细胞分类计数
40647-0	狼疮抗凝剂中和作用.血小板	任意浓度	时间点	贫血小板血浆	等级型	凝集反应	凝血功能检查
40648-8	麻疹病毒 Ab.IgG	任意浓度	时间点	脑脊液	等级型	酶免疫分析	微生物学
40649-6	麻疹病毒 Ab.IgM	任意浓度	时间点	脑脊液	定量型	酶免疫分析	微生物学
40650-4	间皮细胞/100白细胞	数量或计数分数	时间点	全血	定量型	手工计数	血液学/细胞分类计数
40651-2	晚幼粒细胞	任意浓度	时间点	全血	等级型		血液学/细胞分类计数
40652-0	甲基苯丙胺	任意浓度	时间点	头发	等级型		药物水平/毒理学
40653-8	中幼粒细胞/100白细胞	数量或计数分数	时间点	体液	定量型	手工计数	血液学/细胞分类计数
40654-6	嗜中性粒细胞.低颗粒型	任意浓度	时间点	全血	等级型	光学显微镜检查	血液学/细胞分类计数
40655-3	细胞核 Ab	稀释系数、稀释倍数（滴度）	时间点	血清	定量型	酶免疫分析	血清学
40656-1	寄生虫，已鉴定的	存在与否或身份标识	时间点	全血	名义型	厚膜法	微生物学
40657-9	细小病毒 B19 Ab.IgG	任意浓度	时间点	血清	等级型	免疫荧光	微生物学
40658-7	细小病毒 B19 Ab.IgM	任意浓度	时间点	血清	等级型	酶免疫分析	微生物学
4065-9	曲唑酮	任意浓度	时间点	尿液	等级型		药物水平/毒理学
40659-5	细小病毒 B19 Ab.IgM	任意浓度	时间点	血清	等级型	免疫荧光	微生物学
40660-3	早幼粒细胞/100白细胞	数量或计数分数	时间点	体液	定量型	手工计数	血液学/细胞分类计数
40661-1	蛋白质.单克隆性	质量浓度	时间点	尿液	定量型	电泳	化学
40662-9	蛋白质^静止的	质量速率	12小时	尿液	定量型		化学
40663-7	蛋白质^直立的	质量速率	12小时	尿液	定量型		化学
40664-5	焦磷酸盐结晶	任意浓度	时间点	体液	等级型		化学
40665-2	网织红细胞	数量或计数浓度（计数/容积）	时间点	红细胞	定量型	手工	血液学/细胞分类计数
40666-0	风疹病毒 Ab	任意浓度	时间点	脑脊液	等级型	胶乳凝集试验	微生物学
4066-7	氨苯蝶啶	质量浓度	时间点	尿液	定量型		药物水平/毒理学

LOINC 代码	名称	属性	时间特征	系统	标尺类型	方法类型	分类
40667-8	风疹病毒 Ab. IgG	任意浓度	时间点	血清	等级型	酶免疫分析	微生物学
40668-6	风疹病毒 Ab. IgG	任意浓度	时间点	脑脊液	等级型	酶免疫分析	微生物学
40669-4	风疹病毒 Ab. IgM	任意浓度	时间点	脑脊液	等级型	酶免疫分析	微生物学
40670-2	破碎细胞/100 白细胞	数量或计数分数	时间点	体液	定量型	手工计数	血液学/细胞分类计数
40671-0	标本体积	容积、体积	72 小时	尿液	定量型		标本特性
40672-8	蔗糖	任意浓度	时间点	大便	等级型		化学
40673-6	促甲状腺激素结合抑制性免疫球蛋白	任意浓度	时间点	血清	定量型		化学
40674-4	犬弓蛔虫 Ab. IgG	任意浓度	时间点	血清	等级型	酶免疫分析	微生物学
4067-5	氨苯蝶啶	质量速率	24 小时	尿液	定量型		药物水平/毒理学
40675-1	犬弓蛔虫 Ab. IgM	任意浓度	时间点	血清	等级型	酶免疫分析	微生物学
40676-9	鼠弓形体 Ab	任意浓度	时间点	血清	等级型	胶乳凝集试验	微生物学
40677-7	鼠弓形体 Ab. IgG	任意浓度	时间点	血清	等级型	酶免疫分析	微生物学
40678-5	鼠弓形体 Ab. IgM	任意浓度	时间点	血清	等级型	酶免疫分析	微生物学
40679-3	苍白密螺旋体 Ab. IgG	任意浓度	时间点	血清	等级型	免疫印迹	微生物学
40680-1	苍白密螺旋体 Ab. IgM	任意浓度	时间点	血清	等级型	免疫印迹	微生物学
40681-9	混浊度	任意浓度	时间点	血清/血浆	等级型		标本特性
40682-7	尿酸结晶	任意浓度	时间点	体液	等级型	光学显微镜检查	化学
4068-3	氨苯蝶啶	任意浓度	时间点	尿液	等级型		药物水平/毒理学
40683-5	苯替酪胺	质量浓度	时间点	血清/血浆	定量型		药物水平/毒理学
40684-3	不动杆菌.多重耐药 已鉴定的	存在与否或身份标识	时间点	XXX	名义型	微生物特异性培养	微生物学
40685-0	解释	印象/检查结果的解释	时间点	脑脊液	名义型	免疫电泳	化学
40686-8	血小板因子 3	任意浓度	时间点	富血小板血浆	定量型		凝血功能检查
40687-6	骨髓细胞/100 细胞	数量或计数分数	时间点	骨髓	定量型	显微镜检查	血液学/细胞分类计数
40688-4	巨核细胞	任意浓度	时间点	骨髓	等级型	显微镜检查	血液学/细胞分类计数
40689-2	红系细胞/100 细胞	数量或计数分数	时间点	骨髓	定量型	显微镜检查	血液学/细胞分类计数
406-9	吡哌酸盐	药物敏感度	时间点	分离物＋血清	等级型	测序分型	抗生素敏感性
40690-0	肿瘤 Ag 90	任意浓度	时间点	血清	定量型		血清学
4069-1	三唑仑	质量浓度	时间点	血清/血浆	定量型		药物水平/毒理学
40691-8	标本体积^洗涤后	容积、体积	时间点	精液	定量型		生育能力
40692-6	标本体积^洗涤前	容积、体积	时间点	精液	定量型		生育能力
40693-4	RET 基因突变分析	存在与否或身份标识	时间点	全血/组织	叙述型	分子遗传学	分子病理学.基因突变
40694-2	磺胺甲噁唑 Ab. IgE	任意浓度	时间点	血清	等级型		变态反应
40695-9	精子^浓缩后	数量或计数浓度（计数/容积）	时间点	精液	定量型		生育能力
40696-7	精子.运动型^浓缩后	数量或计数浓度（计数/容积）	时间点	精液	定量型		生育能力

LOINC 代码	名称	属性	时间特征	系统	标尺类型	方法类型	分类
40697-5	鼠弓形体 Ab. IgM 指数	任意浓度	时间点	血清＋脑脊液	定量型		微生物学
40698-3	支原体 sp，已鉴定的	存在与否或身份标识	时间点	XXX	名义型		微生物学
40699-1	分枝杆菌 sp，已鉴定的	存在与否或身份标识	时间点	XXX	名义型		微生物学
40700-7	芳香族溶剂	存在与否或身份标识	时间点	血清/血浆	名义型		药物水平/毒理学
40701-5	砷	质量浓度	时间点	透析液	定量型		药物水平/毒理学
40702-3	纤维蛋白单体	任意浓度	时间点	贫血小板血浆	等级型		凝血功能检查
40703-1	乳铁蛋白	任意浓度	时间点	大便	等级型	血凝试验	化学
40704-9	母细胞污染	存在与否或身份标识	时间点	全血	名义型	酶免疫分析	分子病理学
40705-6	溴鼠隆	质量浓度	时间点	全血	定量型		药物水平/毒理学
40706-4	秋水仙碱	质量浓度	时间点	尿液	定量型		药物水平/毒理学
40707-2	两性霉素 B^峰值	质量浓度	时间点	血清/血浆	定量型		药物水平/毒理学
40708-0	脊髓灰质炎病毒 Ab. IgG ^第 2 份标本	稀释系数、稀释倍数（滴度）	时间点	血清	定量型		微生物学
4070-9	三唑仑	质量浓度	时间点	尿液	定量型		药物水平/毒理学
40709-8	脊髓灰质炎病毒 Ab	任意浓度	时间点	脑脊液	定量型		微生物学
40710-6	沙眼衣原体 Ab. IgM	任意浓度	时间点	血清	等级型		微生物学
40711-4	破伤风芽胞梭菌 Ab	任意浓度	时间点	血清	定量型	酶免疫分析	微生物学
40712-2	粗球孢子菌 Ab	任意浓度	时间点	血清	等级型	酶免疫分析	微生物学
40713-0	蓝氏贾第鞭毛虫 Ab. IgG	任意浓度	时间点	血清	等级型	酶免疫分析	微生物学
40714-8	蓝氏贾第鞭毛虫 Ab. IgM	任意浓度	时间点	血清	等级型	酶免疫分析	微生物学
40715-5	不成熟粒细胞	任意浓度	时间点	全血	等级型	酶免疫分析	血液学/细胞分类计数
40716-3	毛细胞	任意浓度	时间点	全血	等级型		血液学/细胞分类计数
4071-7	水合氯醛	质量浓度	时间点	全血	定量型	光学显微镜检查	药物水平/毒理学
40717-1	触珠蛋白	任意浓度	时间点	血清	等级型		血液学/细胞分类计数
40718-9	海因茨小体/100 红细胞	数量或计数分数	时间点	全血	定量型		血液学/细胞分类计数
40719-7	血红蛋白	质量浓度	时间点	脐带全血	定量型		血液学/细胞分类计数
40720-5	血红蛋白 C	任意浓度	时间点	全血	等级型		血液学/细胞分类计数
40721-3	血红蛋白 F	任意浓度	时间点	XXX	等级型		血液学/细胞分类计数
40722-1	含铁血黄素	任意浓度	时间点	唾液	等级型	Apt	血液学/细胞分类计数
40723-9	肝素 Ab	任意浓度	时间点	贫血小板血浆	等级型		凝血功能检查
40724-7	甲型肝炎病毒 Ab. IgG	任意浓度	时间点	血清	等级型	血小板聚集	微生物学

LOINC 代码	名称	属性	时间特征	系统	标尺类型	方法类型	分类
4072-5	水合氯醛	质量浓度	时间点	尿液	定量型	酶免疫分析	药物水平/毒理学
40725-4	乙型肝炎病毒核心 Ab. IgG	任意浓度	时间点	血清	等级型		微生物学
40726-2	丙型肝炎病毒 Ab. IgG	任意浓度	时间点	血清	等级型	酶免疫分析	微生物学
40727-0	丁型肝炎病毒 Ab	任意浓度	时间点	血清	等级型	酶免疫分析	微生物学
40728-8	单纯疱疹病毒 Ab. IgG	任意浓度	时间点	血清	等级型	酶免疫分析	微生物学
40729-6	单纯疱疹病毒 Ab. IgM	任意浓度	时间点	血清	等级型	酶免疫分析	微生物学
40730-4	疱疹病毒 6 Ab. IgG	任意浓度	时间点	血清	等级型	酶免疫分析	微生物学
40731-2	疱疹病毒 6 Ab. IgM	任意浓度	时间点	血清	等级型	酶免疫分析	微生物学
40732-0	艾滋病毒 1 Ab. IgG	任意浓度	时间点	血清	等级型	酶免疫分析	微生物学
4073-3	三环抗抑郁症类药物	任意浓度	时间点	血清/血浆	等级型	免疫印迹	药物水平/毒理学
40733-8	艾滋病毒 1+2 Ab. IgG	任意浓度	时间点	血清	等级型		微生物学
40734-6	人类白细胞抗原 Ab	任意浓度	时间点	血清	定量型	酶免疫分析	人类白细胞抗原
40735-3	人 T 淋巴细胞白血病病毒 1+2 Ab. IgG	任意浓度	时间点	血清	等级型		微生物学
40736-1	拉克罗斯病毒 Ab	任意浓度	时间点	血清	等级型	免疫印迹	微生物学
40737-9	腮腺炎病毒 Ab. IgG	任意浓度	时间点	脑脊液	等级型	血凝抑制试验	微生物学
40738-7	腮腺炎病毒 Ab. IgM	任意浓度	时间点	脑脊液	等级型	酶免疫分析	微生物学
40739-5	渗透脆性^未孵化的	数量或计数分数	时间点	红细胞	定量型	酶免疫分析	血液学/细胞分类计数
40740-3	渗透脆性^孵化的	数量或计数分数	时间点	红细胞	定量型		血液学/细胞分类计数
4074-1	三氟啦嗪	质量浓度	时间点	血清/血浆	定量型		药物水平/毒理学
40741-1	血小板簇	任意浓度	时间点	全血	等级型		血液学/细胞分类计数
40742-9	狂犬病病毒 Ab. IgG	任意浓度	时间点	血清	等级型	自动化计数	微生物学
40743-7	浆细胞	任意浓度	时间点	全血	等级型	免疫荧光	血液学/细胞分类计数
40744-5	某因子抑制剂	任意浓度	时间点	贫血小板血浆	等级型	光学显微镜检查	凝血功能检查
40745-2	丝虫 已鉴定的	存在与否或身份标识	时间点	全血	名义型	凝集反应	微生物学
40746-0	碎片	任意浓度	时间点	全血	等级型		血液学/细胞分类计数
40747-8	补体 C2	任意浓度	时间点	血清/血浆	等级型	自动化计数	血液学/细胞分类计数
40748-6	登革热病毒 Ab	任意浓度	时间点	血清	等级型		微生物学
40749-4	棘球绦虫 Ab	任意浓度	时间点	血清	等级型	血凝抑制试验	微生物学
40750-2	EB 病毒衣壳 Ab. IgG	任意浓度	时间点	血清	等级型	补体结合试验	微生物学
40751-0	EB 病毒衣壳 Ab. IgM	任意浓度	时间点	血清	等级型	免疫荧光	微生物学
40752-8	EB 病毒早期 Ab. IgG	任意浓度	时间点	血清	等级型	免疫荧光	微生物学
40753-6	EB 病毒细胞核 Ab. IgG	任意浓度	时间点	血清	定量型	酶免疫分析	微生物学
40754-4	17-羟孕酮	质量浓度	时间点	羊水	定量型	免疫荧光	化学

LOINC 代码	名称	属性	时间特征	系统	标尺类型	方法类型	分类
40755-1	胺碘酮^峰值	质量浓度	时间点	血清/血浆	定量型		药物水平/毒理学
40756-9	胺碘酮^谷值	质量浓度	时间点	血清/血浆	定量型		药物水平/毒理学
40757-7	两性霉素 B^谷值	质量浓度	时间点	血清/血浆	定量型		药物水平/毒理学
4075-8	三甲利定	任意浓度	时间点	尿液	等级型		药物水平/毒理学
40758-5	柯萨奇病毒 A Ab	稀释系数、稀释倍数（滴度）	时间点	脑脊液	定量型		微生物学
40759-3	柯萨奇病毒 A Ab. IgM^第 1 份标本	稀释系数、稀释倍数（滴度）	时间点	血清	定量型		微生物学
40760-1	柯萨奇病毒 A Ab^第 2 份标本	稀释系数、稀释倍数（滴度）	时间点	脑脊液	定量型		微生物学
40761-9	柯萨奇病毒 A Ab^第 2 份标本	稀释系数、稀释倍数（滴度）	时间点	血清	定量型		微生物学
40762-7	柯萨奇病毒 A Ab^第 1 份标本	稀释系数、稀释倍数（滴度）	时间点	血清	定量型		微生物学
40763-5	柯萨奇病毒 B Ab. IgM^第 1 份标本	稀释系数、稀释倍数（滴度）	时间点	血清	定量型		微生物学
40764-3	柯萨奇病毒 B Ab. IgG^第 2 份标本	稀释系数、稀释倍数（滴度）	时间点	血清	定量型		微生物学
40765-0	柯萨奇病毒 B Ab	稀释系数、稀释倍数（滴度）	时间点	脑脊液	定量型		微生物学
4076-6	三甲利定	质量浓度	时间点	尿液	定量型		药物水平/毒理学
40766-8	柯萨奇病毒 B Ab. IgM^第 1 份标本	稀释系数、稀释倍数（滴度）	时间点	脑脊液	定量型		微生物学
40767-6	柯萨奇病毒 B Ab. IgG^第 2 份标本	稀释系数、稀释倍数（滴度）	时间点	脑脊液	定量型		微生物学
40768-4	隐球菌 Ag	稀释系数、稀释倍数（滴度）	时间点	血清	定量型		微生物学
40769-2	乙琥胺^峰值	质量浓度	时间点	血清/血浆	定量型		药物水平/毒理学
407-7	哌拉西林	药物敏感度	时间点	分离物	定量型	最小致死浓度	抗生素敏感性
40770-0	乙琥胺^谷值	质量浓度	时间点	血清/血浆	定量型		药物水平/毒理学
40771-8	流感嗜血杆菌 Ag	任意浓度	时间点	尿液	等级型		微生物学
40772-6	重金属	任意浓度	时间点	尿液	等级型		药物水平/毒理学
40773-4	荚膜组织胞浆菌 Ab. IgM^第 1 份标本	稀释系数、稀释倍数（滴度）	时间点	脑脊液	等级型		微生物学
4077-4	三甲利定	质量速率	24 小时	尿液	定量型		药物水平/毒理学
40774-2	荚膜组织胞浆菌 Ab. IgG^第 2 份标本	稀释系数、稀释倍数（滴度）	时间点	脑脊液	定量型		微生物学
40775-9	荚膜组织胞浆菌 Ab. IgM^第 1 份标本	稀释系数、稀释倍数（滴度）	时间点	血清	定量型		微生物学
40776-7	荚膜组织胞浆菌 Ag	任意浓度	时间点	脑脊液	等级型		微生物学
40777-5	组织胞浆菌 Ab	任意浓度	时间点	脑脊液	等级型		微生物学
40778-3	荚膜组织胞浆菌 Ab. IgG^第 2 份标本	稀释系数、稀释倍数（滴度）	时间点	血清	定量型		微生物学

LOINC 代码	名称	属性	时间特征	系统	标尺类型	方法类型	分类
40779-1	美西律^谷值	质量浓度	时间点	血清/血浆	定量型		药物水平/毒理学
40780-9	美西律^峰值	质量浓度	时间点	血清/血浆	定量型		药物水平/毒理学
40781-7	脊髓灰质炎病毒 Ab. IgM ^第 1 份标本	稀释系数、稀释倍数（滴度）	时间点	血清	定量型		微生物学
4078-2	三甲双酮	质量浓度	时间点	血清/血浆	定量型		药物水平/毒理学
40782-5	脊髓灰质炎病毒 Ab. IgM ^第 1 份标本	稀释系数、稀释倍数（滴度）	时间点	脑脊液	定量型		微生物学
40783-3	脊髓灰质炎病毒 Ab. IgG ^第 2 份标本	稀释系数、稀释倍数（滴度）	时间点	脑脊液	定量型		微生物学
40784-1	无乳链球菌 Ag	任意浓度	时间点	阴道	等级型		微生物学
40785-8	鼠弓形体 Ab. IgM ^第 1 份标本	稀释系数、稀释倍数（滴度）	时间点	血清	定量型		微生物学
40786-6	鼠弓形体 Ab. IgG ^第 2 份标本	稀释系数、稀释倍数（滴度）	时间点	血清	定量型		微生物学
40787-4	结石分析	印象/检查结果的解释	时间点	结石	名义型	红外光谱	化学
40788-2	日本扁柏 Ab. IgE	任意浓度	时间点	血清	定量型		变态反应
40789-0	日本葎草 Ab. IgE	任意浓度	时间点	血清	定量型		变态反应
4079-0	甲氧苄啶	任意浓度	时间点	血清/血浆	等级型		药物水平/毒理学
40790-8	油棕 Ab. IgE	任意浓度	时间点	血清	定量型		变态反应
40791-6	粪卟啉 3	摩尔速率	24 小时	尿液	定量型		化学
40792-4	粪卟啉 1	摩尔速率	24 小时	尿液	定量型		化学
40793-2	碱性磷酸酶. 胎盘	任意浓度	时间点	血清/血浆	等级型		化学
40794-0	碱性磷酸酶. 小肠	任意浓度	时间点	血清/血浆	等级型		化学
40795-7	碱性磷酸酶. 肝 2	任意浓度	时间点	血清/血浆	等级型		化学
40796-5	碱性磷酸酶. 肝 1	任意浓度	时间点	血清/血浆	等级型		化学
40797-3	碱性磷酸酶. 骨骼	任意浓度	时间点	血清/血浆	等级型		化学
40798-1	苯异丙胺	任意浓度	时间点	头发	等级型	筛查试验	药物水平/毒理学
40799-9	苯异丙胺	任意浓度	时间点	唾液	等级型	筛查试验	药物水平/毒理学
40800-5	大麻类物质	任意浓度	时间点	头发	等级型	筛查试验	药物水平/毒理学
40801-3	大麻类物质	任意浓度	时间点	唾液	等级型	筛查试验	药物水平/毒理学
40802-1	可卡因	任意浓度	时间点	唾液	等级型	筛查试验	药物水平/毒理学
40803-9	甲基苯丙胺	任意浓度	时间点	头发	等级型	筛查试验	药物水平/毒理学
40804-7	甲基苯丙胺	任意浓度	时间点	唾液	等级型	筛查试验	药物水平/毒理学
40805-4	阿片制剂	任意浓度	时间点	头发	等级型	筛查试验	药物水平/毒理学
40806-2	阿片制剂	任意浓度	时间点	唾液	等级型	筛查试验	药物水平/毒理学
40807-0	苯环利定	任意浓度	时间点	头发	等级型	筛查试验	药物水平/毒理学

LOINC 代码	名称	属性	时间特征	系统	标尺类型	方法类型	分类
4080-8	甲氧苄啶	任意浓度	时间点	尿液	等级型		药物水平/毒理学
40808-8	苯环利定	任意浓度	时间点	唾液	等级型	筛查试验	药物水平/毒理学
40809-6	11-脱氧皮质醇^给予某刺激后1小时	质量浓度	时间点	血清/血浆	定量型		刺激耐受试验
40810-4	11-脱氧皮质醇^基线	质量浓度	时间点	血清/血浆	定量型		刺激耐受试验
40811-2	11-脱氧皮质酮	任意浓度	时间点	血清/血浆	等级型		化学
40812-0	11-羟基雄酮/肌酐	质量浓度比率	24小时	尿液	定量型		化学
40813-8	11-羟基本胆烷醇酮/肌酐	质量浓度比率	24小时	尿液	定量型		化学
40814-6	11-酮雄酮/肌酐	质量浓度比率	24小时	尿液	定量型		化学
40815-3	11-酮本胆烷醇酮/肌酐	质量浓度比率	24小时	尿液	定量型		化学
4081-6	甲氧苄啶+磺胺甲噁唑	质量浓度	时间点	血清/血浆	定量型		药物水平/毒理学
40816-1	11-脱氧皮质酮^给予某刺激后1小时	质量浓度	时间点	血清/血浆	定量型		刺激耐受试验
40817-9	四氯二苯基乙烷	任意浓度	时间点	血清/血浆	等级型		药物水平/毒理学
40818-7	11-脱氧皮质酮	摩尔浓度	24小时	尿液	定量型		化学
40819-5	双唾液酸神经节苷脂 GD1a Ab. IgM	任意浓度	时间点	血清	定量型		血清学
40820-3	幽门螺杆菌 Ab. IgA	稀释系数、稀释倍数（滴度）	时间点	血清	定量型		微生物学
40821-1	幽门螺杆菌 Ab. IgM	稀释系数、稀释倍数（滴度）	时间点	血清	定量型		微生物学
40822-9	人T淋巴细胞白血病病毒1型 Ab	任意浓度	时间点	脑脊液	等级型		微生物学
40823-7	人T淋巴细胞白血病病毒2型 Ab	任意浓度	时间点	脑脊液	等级型		微生物学
4082-4	曲米帕明	任意浓度	时间点	血清/血浆	等级型		药物水平/毒理学
40824-5	血管假性血友病因子裂解蛋白酶抑制剂	任意浓度	时间点	贫血小板血浆	定量型		凝血功能检查
40825-2	念珠菌 Ab. IgG	稀释系数、稀释倍数（滴度）	时间点	血清	定量型		微生物学
40826-0	皮炎芽生菌 Ab	任意浓度	时间点	体液	等级型		微生物学
40827-8	荚膜组织胞浆菌 Ab	任意浓度	时间点	体液	等级型		微生物学
40828-6	烟曲霉菌 Ab	任意浓度	时间点	体液	等级型		微生物学
40829-4	鸟氨酸	任意浓度	时间点	全血	等级型		化学
40830-2	弓蛔虫 sp Ab	任意浓度	时间点	血清	定量型		微生物学
40831-0	腺病毒+轮状病毒 Ag	任意浓度	时间点	大便	等级型		微生物学
4083-2	曲米帕明	质量浓度	时间点	血清/血浆	定量型		药物水平/毒理学
40832-8	开心果 Ab. IgE	比率	时间点	血清	定量型		变态反应
40833-6	SOD1 基因等位基因 1	存在与否或身份标识	时间点	全血/组织	名义型	分子遗传学	分子病理学.基因突变
40834-4	疱疹病毒 8 Ab. IgG	任意浓度	时间点	血清	等级型	免疫荧光	微生物学
40835-1	草莓 Ab. IgG	质量浓度	时间点	血清	定量型		变态反应
40836-9	氨苯磺胺结晶	单位面积数量或计数	时间点	尿沉渣	定量型	光学显微镜检查.低倍视野	尿液分析
40837-7	链格孢属 Ab. IgG	任意浓度	时间点	血清	等级型		微生物学
40838-5	精氨基琥珀酸	摩尔浓度	时间点	脑脊液	定量型		化学

LOINC 代码	名称	属性	时间特征	系统	标尺类型	方法类型	分类
40839-3	芬太尼	任意浓度	时间点	尿液	等级型	确认试验	药物水平/毒理学
4084-0	曲米帕明	任意浓度	时间点	尿液	等级型		药物水平/毒理学
40840-1	嗜肺军团菌 1 Ab	任意浓度	时间点	血清	等级型		微生物学
40841-9	番茄 Ab. IgE	比率	时间点	血清	定量型		变态反应
40842-7	半乳糖 1 磷酸	质量浓度	时间点	全血. 滤纸	定量型		化学
40843-5	鸡肉 Ab. IgE	比率	时间点	血清	定量型		变态反应
40844-3	免疫球蛋白轻链. κ. 游离型/免疫球蛋白轻链 λ	质量浓度比率	时间点	血清	定量型		化学
40845-0	火鸡肉 Ab. IgE	比率	时间点	血清	定量型		变态反应
40846-8	同型香子兰酸	摩尔浓度	时间点	脑脊液	定量型		化学
40847-6	无芒雀麦 Ab. IgG4	质量浓度	时间点	血清	定量型		变态反应
40848-4	3-甲基丁烯酰甘氨酸	质量速率	24 小时	尿液	定量型		化学
40849-2	葡萄糖^给予某刺激后第 1 份标本	质量浓度	时间点	尿液	定量型	试纸条	刺激耐受试验
408-5	哌拉西林	药物敏感度	时间点	分离物	定量或等级型	最小抑制浓度	抗生素敏感性
40850-0	葡萄糖^给予某刺激后第 2 份标本	质量浓度	时间点	尿液	定量型	试纸条	刺激耐受试验
40851-8	去甲间甲肾上腺素. 游离型	摩尔浓度	时间点	血清/血浆	定量型		化学
40852-6	利什曼原虫 sp Ab. IgG	任意浓度	时间点	血清	定量型		微生物学
40853-4	利什曼原虫 sp Ab. IgG	任意浓度	时间点	脑脊液	定量型		微生物学
40854-2	沙眼衣原体 L2 Ab. IgG	稀释系数、稀释倍数（滴度）	时间点	血清	定量型		微生物学
40855-9	沙眼衣原体 L2 Ab. IgA	稀释系数、稀释倍数（滴度）	时间点	血清	定量型		微生物学
40856-7	沙眼衣原体 L2 Ab. IgM	稀释系数、稀释倍数（滴度）	时间点	血清	定量型		微生物学
4085-7	曲吡那敏	质量浓度	时间点	血清/血浆	定量型		药物水平/毒理学
40857-5	前白蛋白	质量浓度	时间点	尿液	定量型		化学
40858-3	葡萄糖^基线	质量浓度	时间点	毛细血管全血	定量型		刺激耐受试验
40859-1	SOD1 基因等位基因 2	存在与否或身份标识	时间点	全血/组织	名义型	分子遗传学	分子病理学. 基因突变
40860-9	细胞因子	任意浓度	时间点	血清/血浆	等级型		化学
40861-7	细胞. CD103/100 细胞	数量或计数分数	时间点	组织	定量型		细胞标志物
40862-5	羟基苯甲酸甲酯 Ab. IgE	任意浓度	时间点	血清	定量型		变态反应
40863-3	诺沃克病毒 1 Ag	存在与否或身份标识	时间点	大便	名义型		微生物学
40864-1	11-羟基 δ-9 四氢大麻酚	质量浓度	时间点	血清/血浆	定量型		药物水平/毒理学
4086-5	丙戊酸盐	质量浓度	时间点	血清/血浆	定量型		药物水平/毒理学
40865-8	11-氧-雄酮	质量速率	24 小时	尿液	定量型		化学
40866-6	11-氧-雄酮/肌酐	质量浓度比率	24 小时	尿液	定量型		化学
40867-4	11-氧-本胆烷醇酮	质量速率	24 小时	尿液	定量型		化学
40868-2	11-氧-本胆烷醇酮/肌酐	质量浓度比率	24 小时	尿液	定量型		化学
40869-0	肉碱酯/游离型肉碱	摩尔浓度比率	时间点	血清/血浆	定量型		化学
40870-8	胱氨酸. 游离型	任意浓度	时间点	血清/血浆	等级型		化学
40871-6	ZNF9 基因突变分析	存在与否或身份标识	时间点	全血/组织	名义型	分子遗传学	分子病理学. 基因突变

LOINC 代码	名称	属性	时间特征	系统	标尺类型	方法类型	分类
40872-4	CBS 基因. c. T833C	任意	时间点	全血/组织	等级型	分子遗传学	分子病理学.基因突变
4087-3	丙戊酸盐.游离型	质量浓度	时间点	血清/血浆	定量型		药物水平/毒理学
40873-2	CBS 基因. c. G919A	任意	时间点	全血/组织	等级型	分子遗传学	分子病理学.基因突变
40874-0	葡萄糖^第 1 份标本	质量浓度	时间点	XXX	定量型		化学
40875-7	葡萄糖^第 3 份标本	质量浓度	时间点	XXX	定量型		化学
40876-5	AMPD1 基因. p. Q12X＋AMPD1 基因. p. P48L	任意	时间点	全血/组织	等级型	分子遗传学	分子病理学.基因突变
40877-3	CPT2 基因. p. P50H＋S113L	任意	时间点	全血/组织	等级型	分子遗传学	分子病理学.基因突变
40878-1	CPT2 基因. p. Q413FS＋G549D	任意	时间点	全血/组织	等级型	分子遗传学	分子病理学.基因突变
40879-9	鸡 Ab. IgE	任意浓度	时间点	血清	定量型		变态反应
40880-7	细胞. CD3-CD56＋/100 细胞	数量或计数分数	时间点	组织	定量型		细胞标志物
4088-1	丙戊酸盐^谷值	质量浓度	时间点	血清/血浆	定量型		药物水平/毒理学
40881-5	细胞. CD3-CD57＋/100 细胞	数量或计数分数	时间点	骨髓	定量型		细胞标志物
40882-3	细胞. CD3-CD57＋/100 细胞	数量或计数分数	时间点	体液	定量型		细胞标志物
40883-1	细胞. CD19＋CD103/100 细胞	数量或计数分数	时间点	骨髓	定量型		细胞标志物
40884-9	细胞. CD19＋CD103/100 细胞	数量或计数分数	时间点	组织	定量型		细胞标志物
40885-6	细胞. CD19＋CD103/100 细胞	数量或计数分数	时间点	全血	定量型		细胞标志物
40886-4	细胞. CD19＋CD103/100 细胞	数量或计数分数	时间点	体液	定量型		细胞标志物
40887-2	细胞. CD11B＋CD19C＋/100 细胞	数量或计数分数	时间点	组织	定量型		细胞标志物
40888-0	细胞. CD11B＋CD19C＋/100 细胞	数量或计数分数	时间点	体液	定量型		细胞标志物
40889-8	细胞. CD25＋CD19＋/100 细胞	数量或计数分数	时间点	组织	定量型		细胞标志物
40890-6	细胞. CD25＋CD19＋/100 细胞	数量或计数分数	时间点	体液	定量型		细胞标志物
40891-4	细胞. CD3-CD57＋	数量或计数浓度（计数/容积）	时间点	体液	定量型		细胞标志物
40892-2	细胞. CD3-CD16＋/100 细胞	数量或计数分数	时间点	骨髓	定量型		细胞标志物
40893-0	细胞. CD3-CD16＋/100 细胞	数量或计数分数	时间点	组织	定量型		细胞标志物
40894-8	细胞. CD3-CD16＋/100 细胞	数量或计数分数	时间点	体液	定量型		细胞标志物
40895-5	细胞. CD3＋CD56＋	数量或计数浓度（计数/容积）	时间点	骨髓	定量型		细胞标志物
40896-3	细胞. CD3＋CD56＋	数量或计数浓度（计数/容积）	时间点	组织	定量型		细胞标志物
40897-1	细胞. CD3＋CD56＋	数量或计数浓度（计数/容积）	时间点	体液	定量型		细胞标志物
40898-9	细胞. CD3＋CD4＋	数量或计数浓度（计数/容积）	时间点	组织	定量型		细胞标志物

LOINC 代码	名称	属性	时间特征	系统	标尺类型	方法类型	分类
4089-9	万古霉素.游离型	质量浓度	时间点	血清/血浆	定量型		药物水平/毒理学
40899-7	细胞.CD3+CD8+	数量或计数浓度（计数/容积）	时间点	组织	定量型		细胞标志物
40900-3	细胞.CD4/细胞.CD8	数量或计数比率	时间点	组织	定量型		细胞标志物
40901-1	3-羟基苯酰芽子碱	质量含量	时间点	胎粪	定量型		药物水平/毒理学
40902-9	肺炎双球菌 12 Ab.IgG^第 2 份标本	质量浓度	时间点	血清	定量型	酶免疫分析	微生物学
40903-7	肺炎双球菌 12 Ab.IgG	质量浓度	时间点	血清	定量型	酶免疫分析	微生物学
40904-5	肺炎双球菌 12 Ab.IgG^第 1 份标本	质量浓度	时间点	血清	定量型	酶免疫分析	微生物学
40905-2	肺炎双球菌 26 Ab.IgG	质量浓度	时间点	血清	定量型	酶免疫分析	微生物学
40906-0	肺炎双球菌 26 Ab.IgG^第 1 份标本	质量浓度	时间点	血清	定量型	酶免疫分析	微生物学
4090-7	万古霉素^峰值	质量浓度	时间点	血清/血浆	定量型		药物水平/毒理学
40907-8	肺炎双球菌 26 Ab.IgG^第 2 份标本	质量浓度	时间点	血清	定量型	酶免疫分析	微生物学
40908-6	肺炎双球菌 4 Ab.IgG	质量浓度	时间点	血清	定量型	酶免疫分析	微生物学
40909-4	肺炎双球菌 4 Ab.IgG^第 1 份标本	质量浓度	时间点	血清	定量型	酶免疫分析	微生物学
40910-2	肺炎双球菌 4 Ab.IgG^第 2 份标本	质量浓度	时间点	血清	定量型	酶免疫分析	微生物学
40911-0	肺炎双球菌 51 Ab.IgG	质量浓度	时间点	血清	定量型	酶免疫分析	微生物学
40912-8	肺炎双球菌 56 Ab.IgG^第 2 份标本	质量浓度	时间点	血清	定量型	酶免疫分析	微生物学
40913-6	肺炎双球菌 56 Ab.IgG	质量浓度	时间点	血清	定量型	酶免疫分析	微生物学
40914-4	肺炎双球菌 56 Ab.IgG^第 1 份标本	质量浓度	时间点	血清	定量型	酶免疫分析	微生物学
4091-5	万古霉素^随机	质量浓度	时间点	血清/血浆	定量型		药物水平/毒理学
40915-1	肺炎双球菌 57 Ab.IgG	质量浓度	时间点	血清	定量型	酶免疫分析	微生物学
40916-9	肺炎双球菌 57 Ab.IgG^第 1 份标本	质量浓度	时间点	血清	定量型	酶免疫分析	微生物学
40917-7	肺炎双球菌 57 Ab.IgG^第 2 份标本	质量浓度	时间点	血清	定量型	酶免疫分析	微生物学
40918-5	肺炎双球菌 68 Ab.IgG^第 1 份标本	质量浓度	时间点	血清	定量型	酶免疫分析	微生物学
40919-3	肺炎双球菌 68 Ab.IgG^第 2 份标本	质量浓度	时间点	血清	定量型	酶免疫分析	微生物学
40920-1	肺炎双球菌 8 Ab.IgG	质量浓度	时间点	血清	定量型	酶免疫分析	微生物学
40921-9	肺炎双球菌 8 Ab.IgG^第 1 份标本	质量浓度	时间点	血清	定量型	酶免疫分析	微生物学
40922-7	肺炎双球菌 8 Ab.IgG^第 2 份标本	质量浓度	时间点	血清	定量型	酶免疫分析	微生物学
4092-3	万古霉素^谷值	质量浓度	时间点	血清/血浆	定量型		药物水平/毒理学
40923-5	肺炎双球菌 9 Ab.IgG	质量浓度	时间点	血清	定量型	酶免疫分析	微生物学
40924-3	肺炎双球菌 9 Ab.IgG^第 1 份标本	质量浓度	时间点	血清	定量型	酶免疫分析	微生物学

LOINC代码	名称	属性	时间特征	系统	标尺类型	方法类型	分类
40925-0	肺炎双球菌 9 Ab. IgG ^第2份标本	质量浓度	时间点	血清	定量型	酶免疫分析	微生物学
40926-8	肺炎双球菌 68 Ab. IgG	质量浓度	时间点	血清	定量型	酶免疫分析	微生物学
40927-6	3-甲基丁烯酰甘氨酸	摩尔浓度	时间点	全血	定量型		化学
40928-4	皮质醇^地塞米松给药前	质量浓度	时间点	血清/血浆	定量型		刺激耐受试验
40929-2	甲状旁腺素. 完整型^切除术后 10 分钟	质量浓度	时间点	血清/血浆	定量型		刺激耐受试验
409-3	哌拉西林	药物敏感度	时间点	分离物	定量或等级型	琼脂扩散	抗生素敏感性
40930-0	PYGM 基因. p. R49X＋G204S	任意	时间点	全血/组织	等级型	分子遗传学	分子病理学. 基因突变
4093-1	维拉帕米	任意浓度	时间点	血清/血浆	等级型		药物水平/毒理学
40931-8	耶尔森菌 sp Ab	任意浓度	时间点	血清	等级型		微生物学
40932-6	小肠结肠炎耶尔森菌 o3 Ab	任意浓度	时间点	血清	等级型		微生物学
40933-4	小肠结肠炎耶尔森菌 o5 Ab	任意浓度	时间点	血清	等级型		微生物学
40934-2	小肠结肠炎耶尔森菌 o8 Ab	任意浓度	时间点	血清	等级型		微生物学
40935-9	小肠结肠炎耶尔森菌 o9 Ab	任意浓度	时间点	血清	等级型		微生物学
40936-7	假结核耶尔森菌 Ab	任意浓度	时间点	血清	等级型		微生物学
40937-5	锌	任意浓度	时间点	血清/血浆	等级型		药物水平/毒理学
40938-3	耶尔森菌 sp Ab. IgG	任意浓度	时间点	血清	定量型	酶免疫分析	微生物学
40939-1	耶尔森菌 sp Ab. IgM	任意浓度	时间点	血清	定量型	酶免疫分析	微生物学
40940-9	耶尔森菌 sp Ab	稀释系数、稀释倍数（滴度）	时间点	血清	定量型		微生物学
40941-7	小肠结肠炎耶尔森菌 Ab	任意浓度	时间点	血清	等级型		微生物学
40942-5	耶尔森菌 sp Ab. IgM	稀释系数、稀释倍数（滴度）	时间点	血清	定量型	酶免疫分析	微生物学
40943-3	黄胡蜂 spp Ab. IgE	质量浓度	时间点	血清	定量型		变态反应
40944-1	育亨宾	质量浓度	时间点	血清/血浆	定量型		药物水平/毒理学
40945-8	小肠结肠炎耶尔森菌 Ab. IgA	任意浓度	时间点	血清	等级型		微生物学
40946-6	小肠结肠炎耶尔森菌 Ab. IgG	任意浓度	时间点	血清	等级型		微生物学
40947-4	锌	任意浓度	时间点	头发	等级型		药物水平/毒理学
40948-2	小肠结肠炎耶尔森菌 o3 Ab	任意浓度	时间点	脑脊液	等级型		微生物学
4094-9	维拉帕米	质量浓度	时间点	血清/血浆	定量型		药物水平/毒理学
40949-0	小肠结肠炎耶尔森菌 o5 Ab	任意浓度	时间点	脑脊液	等级型		微生物学
40950-8	小肠结肠炎耶尔森菌 o8 Ab	任意浓度	时间点	脑脊液	等级型		微生物学
40951-6	小肠结肠炎耶尔森菌 o9 Ab	任意浓度	时间点	脑脊液	等级型		微生物学
40952-4	黄胡蜂 spp Ab. IgG4	任意浓度	时间点	血清	等级型		变态反应
40953-2	小肠结肠炎耶尔森菌 o3 Ab	稀释系数、稀释倍数（滴度）	时间点	血清	定量型	补体结合试验	微生物学
40954-0	小肠结肠炎耶尔森菌 o8 Ab	稀释系数、稀释倍数（滴度）	时间点	血清	定量型	补体结合试验	微生物学

LOINC 代码	名称	属性	时间特征	系统	标尺类型	方法类型	分类
40955-7	小肠结肠炎耶尔森菌 o9 Ab	稀释系数、稀释倍数（滴度）	时间点	血清	定量型	补体结合试验	微生物学
4095-6	维拉帕米	任意浓度	时间点	尿液	等级型		药物水平/毒理学
40956-5	耶尔森菌 sp Ab	任意浓度	时间点	血清	等级型	补体结合试验	微生物学
40957-3	锌	任意浓度	时间点	尿液	等级型		药物水平/毒理学
40958-1	小球隐孢子虫 已鉴定的	存在与否或身份标识	时间点	大便	名义型		微生物学
40959-9	MUTYH 基因突变分析	存在与否或身份标识	时间点	全血/组织	叙述型	分子遗传学	分子病理学.基因突变
40960-7	壁细胞 Ab. IgG	任意浓度	时间点	血清	定量型		血清学
40961-5	SFTPB 基因突变分析	存在与否或身份标识	时间点	全血/组织	叙述型	分子遗传学	分子病理学.基因突变
40962-3	SFTPC 基因突变分析	存在与否或身份标识	时间点	全血/组织	叙述型	分子遗传学	分子病理学.基因突变
40963-1	肺炎双球菌 17 Ab. IgG	质量浓度	时间点	血清	定量型		微生物学
4096-4	挥发性药物，阴性的	存在与否或身份标识	时间点	尿液	名义型	筛查试验	药物水平/毒理学
40964-9	肺炎双球菌 2 Ab. IgG	质量浓度	时间点	血清	定量型		微生物学
40965-6	肺炎双球菌 20 Ab. IgG	质量浓度	时间点	血清	定量型		微生物学
40966-4	肺炎双球菌 22 Ab. IgG	质量浓度	时间点	血清	定量型		微生物学
40967-2	肺炎双球菌 34 Ab. IgG	质量浓度	时间点	血清	定量型		微生物学
40968-0	肺炎双球菌 43 Ab. IgG	质量浓度	时间点	血清	定量型		微生物学
40969-8	肺炎双球菌 70 Ab. IgG	质量浓度	时间点	血清	定量型		微生物学
40970-6	VWF 基因突变分析	存在与否或身份标识	时间点	全血/组织	名义型	分子遗传学	分子病理学.基因突变
40971-4	某微生物 DNA	任意浓度	时间点	尿液	等级型	探针.扩增.靶向扩增	微生物学
4097-2	挥发性药物，阳性的	存在与否或身份标识	时间点	尿液	名义型	筛查试验	药物水平/毒理学
40972-2	某微生物 DNA	任意浓度	时间点	血清/血浆	等级型	探针.扩增.靶向扩增	微生物学
40973-0	肺炎双球菌 54 Ab. IgG	质量浓度	时间点	血清	定量型		微生物学
40974-8	肺炎双球菌 57 Ab. IgG	质量浓度	时间点	血清	定量型		微生物学
40975-5	腺病毒 DNA	存在与否或身份标识	时间点	XXX	名义型	限制性酶切片段多态性分析	微生物学
40976-3	腺病毒 DNA	存在与否或身份标识	时间点	XXX	名义型	探针.扩增.靶向扩增	微生物学
40977-1	腺病毒 Ab. IgG	任意浓度	时间点	血清	等级型	酶免疫分析	微生物学
40978-9	人偏肺病毒 RNA	存在与否或身份标识	时间点	XXX	名义型	探针.扩增.靶向扩增	微生物学
40979-7	人偏肺病毒 Ag	任意浓度	时间点	XXX	等级型	免疫荧光	微生物学
4098-0	华法林	质量浓度	时间点	血清/血浆	定量型		药物水平/毒理学
40980-5	人偏肺病毒 Ab. IgG	任意浓度	时间点	血清	等级型	酶免疫分析	微生物学
40981-3	甲型流感病毒 RNA	任意浓度	时间点	XXX	等级型	探针.扩增.靶向扩增	微生物学

LOINC 代码	名称	属性	时间特征	系统	标尺类型	方法类型	分类
40982-1	乙型流感病毒 RNA	任意浓度	时间点	XXX	等级型	探针.扩增.靶向扩增	微生物学
40983-9	副流感病毒 1 Ab.IgG	任意浓度	时间点	血清	等级型	酶免疫分析	微生物学
40984-7	副流感病毒 2 Ab.IgG	任意浓度	时间点	血清	等级型	酶免疫分析	微生物学
40985-4	副流感病毒 3 Ab.IgG	任意浓度	时间点	血清	等级型	酶免疫分析	微生物学
40986-2	副流感病毒 4 Ag	任意浓度	时间点	XXX	等级型	免疫荧光	微生物学
40987-0	呼吸道合胞病毒 RNA	存在与否或身份标识	时间点	XXX	名义型	探针.扩增.靶向扩增	微生物学
40988-8	呼吸道合胞病毒 RNA	任意浓度	时间点	XXX	等级型	探针.扩增.靶向扩增	微生物学
40989-6	呼吸道合胞病毒 Ab.IgG	任意浓度	时间点	血清	等级型	酶免疫分析	微生物学
40990-4	鼻病毒 RNA	存在与否或身份标识	时间点	XXX	名义型	探针.扩增.靶向扩增	微生物学
40991-2	鼻病毒+肠道病毒 RNA	任意浓度	时间点	XXX	等级型	探针.扩增.靶向扩增	微生物学
40992-0	鼻病毒+肠道病毒 Ag	任意浓度	时间点	XXX	等级型	免疫荧光	微生物学
40993-8	鼻病毒 Ag	存在与否或身份标识	时间点	XXX	名义型	中和作用	微生物学
40994-6	CPEO 综合征基因突变分析	存在与否或身份标识	时间点	全血/组织	名义型	分子遗传学	分子病理学.基因突变
40995-3	线粒体 DNA 突变分析	存在与否或身份标识	时间点	全血/组织	名义型	分子遗传学	分子病理学.基因突变
40996-1	链格孢 Ab.IgE	比率	时间点	血清	定量型		变态反应
40997-9	西方蜜蜂 Ab.IgE	比率	时间点	血清	定量型		变态反应
4099-8	苯吡烯胺	质量浓度	时间点	血清/血浆	定量型		药物水平/毒理学
40998-7	磷酸氢钙二水合物	质量含量	时间点	结石	定量型		化学
40999-5	磷酸氢钙二水合物	质量速率	24 小时	尿液	定量型		化学
41000-1	人冠状病毒 RNA	存在与否或身份标识	时间点	XXX	名义型	探针.扩增.靶向扩增	微生物学
41001-9	人冠状病毒 RNA	任意浓度	时间点	XXX	等级型	探针.扩增.靶向扩增	微生物学
41002-7	人冠状病毒 229E Ab.IgG	任意浓度	时间点	血清	等级型	酶免疫分析	微生物学
41003-5	人冠状病毒 229E RNA	任意浓度	时间点	XXX	等级型	探针.扩增.靶向扩增	微生物学
4100-4	2-羰基异己酸	质量	时间点	剂量	定量型		药物剂量
41004-3	人冠状病毒 229E Ag	任意浓度	时间点	XXX	等级型	免疫荧光	微生物学
41005-0	人冠状病毒 NL63 RNA	任意浓度	时间点	XXX	等级型	探针.扩增.靶向扩增	微生物学
41006-8	人冠状病毒 NL63 Ab.IgG	任意浓度	时间点	血清	等级型	酶免疫分析	微生物学
41007-6	人冠状病毒 OC43 Ag	任意浓度	时间点	XXX	等级型	免疫荧光	微生物学
41008-4	人冠状病毒 OC43 Ab.IgG	任意浓度	时间点	血清	等级型	酶免疫分析	微生物学
41009-2	人冠状病毒 OC43 RNA	任意浓度	时间点	XXX	等级型	探针.扩增.靶向扩增	微生物学
410-1	哌拉西林	药物敏感度	时间点	分离物+血清	等级型	测序分型	抗生素敏感性
41010-0	副流感病毒 4 RNA	任意浓度	时间点	XXX	等级型	探针.扩增.靶向扩增	微生物学

LOINC 代码	名称	属性	时间特征	系统	标尺类型	方法类型	分类
41011-8	人偏肺病毒 Ab. IgG	任意浓度	时间点	血清	等级型		微生物学
4101-2	2-吡啶酮	质量	时间点	剂量	定量型		药物剂量
41012-6	呼吸道合胞病毒 Ab. IgG	任意浓度	时间点	血清	等级型		微生物学
41013-4	人冠状病毒 229E Ab. IgG	任意浓度	时间点	血清	等级型		微生物学
41014-2	人冠状病毒 NL63 Ab. IgG	任意浓度	时间点	血清	等级型		微生物学
41015-9	人冠状病毒 OC43 Ab. IgG	任意浓度	时间点	血清	等级型		微生物学
41016-7	胆红素	摩尔浓度	时间点	尿液	定量型	试纸条	尿液分析
41017-5	原卟啉	摩尔浓度	时间点	红细胞	定量型		化学
41018-3	睾酮. 可生物利用性	摩尔浓度	时间点	血清/血浆	定量型		化学
41019-1	β内啡肽	摩尔浓度	时间点	血清/血浆	定量型		化学
4102-0	5-氟胞嘧啶	质量	时间点	剂量	定量型		药物剂量
41020-9	氟硝西泮	任意浓度	时间点	尿液	等级型		药物水平/毒理学
41021-7	可卡因	任意浓度	时间点	头发	等级型		药物水平/毒理学
41022-5	枸橼酸盐	物质的量（摩尔、克分子）	XXX	尿液	定量型		化学
41023-3	醛固酮	物质的量（摩尔、克分子）	XXX	尿液	定量型		化学
41024-1	葡萄糖^口服 50 g 葡萄糖后 2 小时	质量浓度	时间点	血清/血浆	定量型		刺激耐受试验
41025-8	核糖核蛋白可提取核 Ab	质量浓度	时间点	血清	定量型		血清学
41026-6	真菌 已鉴定的	存在与否或身份标识	时间点	生殖器	名义型	培养	微生物学
41027-4	微管相关蛋白/淀粉状蛋白β 42 肽	比率	时间点	脑脊液	定量型		化学
41028-2	单核细胞增多性李斯特菌 O1 Ab	稀释系数、稀释倍数（滴度）	时间点	血清	定量型		微生物学
41029-0	单核细胞增多性李斯特菌 H1 Ab	稀释系数、稀释倍数（滴度）	时间点	血清	定量型		微生物学
41030-8	单核细胞增多性李斯特菌 O4b Ab	稀释系数、稀释倍数（滴度）	时间点	血清	定量型		微生物学
41031-6	洛匹那韦	药物敏感度	时间点	分离物	定量或等级型	基因型分析	抗生素敏感性
41032-4	尿卟啉	质量速率	XXX	大便	定量型		化学
41033-2	单纯疱疹病毒 1 Ab	任意浓度	时间点	脑脊液	定量型	免疫荧光	微生物学
41034-0	单纯疱疹病毒 2 Ab	任意浓度	时间点	脑脊液	定量型	免疫荧光	微生物学
41035-7	诺沃克病毒 RNA	任意浓度	时间点	XXX	等级型	探针	微生物学
41036-5	可卡因	任意浓度	时间点	全血	等级型	确认试验	药物水平/毒理学
41037-3	可卡因	任意浓度	时间点	胎粪	等级型	确认试验	药物水平/毒理学
4103-8	醋丁洛尔	质量	时间点	剂量	定量型		药物剂量
41038-1	可待因	质量浓度	时间点	全血	定量型		药物水平/毒理学
41039-9	3-甲基丁烯酰甘氨酸	摩尔浓度	时间点	血清/血浆	定量型		化学
41040-7	棕榈酰肉碱	摩尔浓度	时间点	全血	定量型		化学
41041-5	3-羟基棕榈酰肉碱	摩尔浓度	时间点	全血	定量型		化学
41042-3	WFS1 基因突变分析	存在与否或身份标识	时间点	全血/组织	名义型	分子遗传学	分子病理学.基因突变
41043-1	VHL 基因突变分析	存在与否或身份标识	时间点	全血/组织	名义型	分子遗传学	分子病理学.基因突变

LOINC 代码	名称	属性	时间特征	系统	标尺类型	方法类型	分类
41044-9	UGT1A1 基因突变分析	存在与否或身份标识	时间点	全血/组织	名义型	分子遗传学	分子病理学.基因突变
41045-6	TYR 基因突变分析	存在与否或身份标识	时间点	全血/组织	名义型	分子遗传学	分子病理学.基因突变
4104-6	乙酰丙嗪	质量	时间点	剂量	定量型		药物剂量
41046-4	TWIST1 基因突变分析	存在与否或身份标识	时间点	全血/组织	名义型	分子遗传学	分子病理学.基因突变
41047-2	TSC 基因突变分析	存在与否或身份标识	时间点	全血/组织	名义型	分子遗传学	分子病理学.基因突变
41048-0	TPMT 基因突变分析	存在与否或身份标识	时间点	全血/组织	名义型	分子遗传学	分子病理学.基因突变
41049-8	TNFRSF1A 基因突变分析	存在与否或身份标识	时间点	全血/组织	名义型	分子遗传学	分子病理学.基因突变
41050-6	TH 基因突变分析	存在与否或身份标识	时间点	全血/组织	名义型	分子遗传学	分子病理学.基因突变
41051-4	SPINK1 基因突变分析	存在与否或身份标识	时间点	全血/组织	名义型	分子遗传学	分子病理学.基因突变
41052-2	SPG4 基因突变分析	存在与否或身份标识	时间点	全血/组织	名义型	分子遗传学	分子病理学.基因突变
4105-3	对乙酰氨基酚	质量	时间点	剂量	定量型		药物剂量
41053-0	SMN1 基因突变分析	存在与否或身份标识	时间点	全血/组织	名义型	分子遗传学	分子病理学.基因突变
41054-8	SMA@基因突变分析	存在与否或身份标识	时间点	全血/组织	名义型	分子遗传学	分子病理学.基因突变
41055-5	SLC26A4 基因突变分析	存在与否或身份标识	时间点	全血/组织	名义型	分子遗传学	分子病理学.基因突变
41056-3	SLC22A18 基因突变分析	存在与否或身份标识	时间点	全血/组织	名义型	分子遗传学	分子病理学.基因突变
41057-1	SHOX 基因突变分析	存在与否或身份标识	时间点	全血/组织	名义型	分子遗传学	分子病理学.基因突变
41058-9	SH2D1A 基因突变分析	存在与否或身份标识	时间点	全血/组织	名义型	分子遗传学	分子病理学.基因突变
41059-7	SFTPC 基因突变分析	存在与否或身份标识	时间点	全血/组织	名义型	分子遗传学	分子病理学.基因突变
41060-5	SFTPB 基因突变分析	存在与否或身份标识	时间点	全血/组织	名义型	分子遗传学	分子病理学.基因突变
4106-1	乙酰唑胺	质量	时间点	剂量	定量型		药物剂量
41061-3	SDHD 基因突变分析	存在与否或身份标识	时间点	全血/组织	名义型	分子遗传学	分子病理学.基因突变
41062-1	SDHB 基因突变分析	存在与否或身份标识	时间点	全血/组织	名义型	分子遗传学	分子病理学.基因突变
41063-9	RPS6KA3 基因突变分析	存在与否或身份标识	时间点	全血/组织	名义型	分子遗传学	分子病理学.基因突变
41064-7	PYGM 基因突变分析	存在与否或身份标识	时间点	全血/组织	名义型	分子遗传学	分子病理学.基因突变
41065-4	PTPN11 基因突变分析	存在与否或身份标识	时间点	全血/组织	名义型	分子遗传学	分子病理学.基因突变
41066-2	PRX 基因突变分析	存在与否或身份标识	时间点	全血/组织	名义型	分子遗传学	分子病理学.基因突变

LOINC 代码	名称	属性	时间特征	系统	标尺类型	方法类型	分类
41067-0	PRF1 基因突变分析	存在与否或身份标识	时间点	羊水	名义型	分子遗传学	分子病理学.基因突变
41068-8	PRF1 基因突变分析	存在与否或身份标识	时间点	全血/组织	名义型	分子遗传学	分子病理学.基因突变
41069-6	PPT1 基因突变分析	存在与否或身份标识	时间点	全血/组织	名义型	分子遗传学	分子病理学.基因突变
41070-4	周围神经病基因突变分析	存在与否或身份标识	时间点	全血/组织	名义型	分子遗传学	分子病理学.基因突变
41071-2	PARK2 基因突变分析	存在与否或身份标识	时间点	全血/组织	名义型	分子遗传学	分子病理学.基因突变
41072-0	PANK2 基因突变分析	存在与否或身份标识	时间点	全血/组织	名义型	分子遗传学	分子病理学.基因突变
41073-8	NROB1 基因突变分析	存在与否或身份标识	时间点	全血/组织	名义型	分子遗传学	分子病理学.基因突变
41074-6	NPHS1 基因突变分析	存在与否或身份标识	时间点	体液	名义型	分子遗传学	分子病理学.基因突变
41075-3	NPHS1 基因突变分析	存在与否或身份标识	时间点	全血/组织	名义型	分子遗传学	分子病理学.基因突变
41076-1	NPDC 基因突变分析	存在与否或身份标识	时间点	全血/组织	名义型	分子遗传学	分子病理学.基因突变
41077-9	NOTCH3 基因突变分析	存在与否或身份标识	时间点	全血/组织	名义型	分子遗传学	分子病理学.基因突变
41078-7	NIPBL 基因突变分析	存在与否或身份标识	时间点	全血/组织	名义型	分子遗传学	分子病理学.基因突变
4107-9	阿昔洛韦	质量	时间点	剂量	定量型		药物剂量
41079-5	NEFL 基因突变分析	存在与否或身份标识	时间点	全血/组织	名义型	分子遗传学	分子病理学.基因突变
41080-3	肌强直性营养不良基因突变分析	存在与否或身份标识	时间点	全血/组织	名义型	分子遗传学	分子病理学.基因突变
41081-1	MUTYH 基因突变分析	存在与否或身份标识	时间点	全血/组织	名义型	分子遗传学	分子病理学.基因突变
41082-9	MTTK 基因突变分析	存在与否或身份标识	时间点	全血/组织	名义型	分子遗传学	分子病理学.基因突变
41083-7	MTM1 基因突变分析	存在与否或身份标识	时间点	全血/组织	名义型	分子遗传学	分子病理学.基因突变
41084-5	MSH2 基因突变分析	存在与否或身份标识	时间点	全血/组织	名义型	分子遗传学	分子病理学.基因突变
41085-2	MPZ 基因突变分析	存在与否或身份标识	时间点	全血/组织	名义型	分子遗传学	分子病理学.基因突变
41086-0	MLH1 基因突变分析	存在与否或身份标识	时间点	全血/组织	名义型	分子遗传学	分子病理学.基因突变
4108-7	腺嘌呤	质量	时间点	剂量	定量型		药物剂量
41087-8	线粒体肌病基因突变分析	存在与否或身份标识	时间点	全血/组织	名义型	分子遗传学	分子病理学.基因突变
41088-6	MERRF 基因突变分析	存在与否或身份标识	时间点	全血/组织	名义型	分子遗传学	分子病理学.基因突变
41089-4	MEN1 基因突变分析	存在与否或身份标识	时间点	全血/组织	名义型	分子遗传学	分子病理学.基因突变
41090-2	MELAS 基因突变分析	存在与否或身份标识	时间点	全血/组织	名义型	分子遗传学	分子病理学.基因突变

LOINC 代码	名称	属性	时间特征	系统	标尺类型	方法类型	分类
41091-0	MEFV 基因突变分析	存在与否或身份标识	时间点	全血/组织	名义型	分子遗传学	分子病理学.基因突变
41092-8	MAPT 基因突变分析	存在与否或身份标识	时间点	全血/组织	名义型	分子遗传学	分子病理学.基因突变
41093-6	LHON 综合征基因突变分析	存在与否或身份标识	时间点	全血/组织	名义型	分子遗传学	分子病理学.基因突变
41094-4	LAMA2 基因突变分析	存在与否或身份标识	时间点	全血/组织	名义型	分子遗传学	分子病理学.基因突变
4109-5	阿芬他尼	质量	时间点	剂量	定量型		药物剂量
41095-1	L1CAM 基因突变分析	存在与否或身份标识	时间点	全血/组织	名义型	分子遗传学	分子病理学.基因突变
41096-9	KEL 基因突变分析	存在与否或身份标识	时间点	羊水	名义型	分子遗传学	分子病理学.基因突变
41097-7	HADHA 基因. g. G1528C 突变分析	存在与否或身份标识	时间点	全血/组织	名义型	分子遗传学	分子病理学.基因突变
41098-5	GPC3 基因突变分析	存在与否或身份标识	时间点	全血/组织	名义型	分子遗传学	分子病理学.基因突变
41099-3	GLA 基因突变分析	存在与否或身份标识	时间点	全血/组织	名义型	分子遗传学	分子病理学.基因突变
41100-9	GJB6 基因突变分析	存在与否或身份标识	时间点	全血/组织	名义型	分子遗传学	分子病理学.基因突变
41101-7	GJB2 基因突变分析	存在与否或身份标识	时间点	全血/组织	名义型	分子遗传学	分子病理学.基因突变
41102-5	GJB1 基因突变分析	存在与否或身份标识	时间点	全血/组织	名义型	分子遗传学	分子病理学.基因突变
4110-3	阿法罗定	质量	时间点	剂量	定量型		药物剂量
41103-3	某基因突变分析	存在与否或身份标识	时间点	全血/组织	名义型	分子遗传学	分子病理学.基因突变
41104-1	GBA 基因突变分析	存在与否或身份标识	时间点	全血/组织	名义型	分子遗传学	分子病理学.基因突变
41105-8	FSHD 基因突变分析	存在与否或身份标识	时间点	全血/组织	名义型	分子遗传学	分子病理学.基因突变
41106-6	FRDA 基因突变分析	存在与否或身份标识	时间点	全血/组织	名义型	分子遗传学	分子病理学.基因突变
41107-4	FMR1 基因突变分析	存在与否或身份标识	时间点	全血/组织	名义型	分子遗传学	分子病理学.基因突变
41108-2	FGF23 基因突变分析	存在与否或身份标识	时间点	全血/组织	名义型	分子遗传学	分子病理学.基因突变
41109-0	FGD1 基因突变分析	存在与否或身份标识	时间点	全血/组织	名义型	分子遗传学	分子病理学.基因突变
41110-8	CSTB 基因突变分析	存在与否或身份标识	时间点	全血/组织	名义型	分子遗传学	分子病理学.基因突变
4111-1	阿普唑仑	质量	时间点	剂量	定量型		药物剂量
41111-6	COL5A1 基因突变分析	存在与否或身份标识	时间点	全血/组织	名义型	分子遗传学	分子病理学.基因突变
41112-4	CMT 轴突基因突变分析	存在与否或身份标识	时间点	全血/组织	名义型	分子遗传学	分子病理学.基因突变
41113-2	CLL 基因突变分析	存在与否或身份标识	时间点	全血/组织	名义型	分子遗传学	分子病理学.基因突变

LOINC 代码	名称	属性	时间特征	系统	标尺类型	方法类型	分类
41114-0	CATCH22 综合征基因突变分析	存在与否或身份标识	时间点	全血/组织	名义型	分子遗传学	分子病理学.基因突变
41115-7	CARD15 基因突变分析	存在与否或身份标识	时间点	全血/组织	名义型	分子遗传学	分子病理学.基因突变
41116-5	ATP7A 基因突变分析	存在与否或身份标识	时间点	血清/血浆	名义型	分子遗传学	分子病理学.基因突变
41117-3	AS+PWS 基因突变分析	存在与否或身份标识	时间点	全血/组织	名义型	分子遗传学	分子病理学.基因突变
41118-1	AR 基因突变分析	存在与否或身份标识	时间点	全血/组织	名义型	分子遗传学	分子病理学.基因突变
41119-9	APTX 基因突变分析	存在与否或身份标识	时间点	全血/组织	名义型	分子遗传学	分子病理学.基因突变
41120-7	ALDOB 基因突变分析	存在与否或身份标识	时间点	全血/组织	名义型	分子遗传学	分子病理学.基因突变
41121-5	ACADS 基因突变分析	存在与否或身份标识	时间点	全血/组织	名义型	分子遗传学	分子病理学.基因突变
41122-3	苍白密螺旋体 Ab	任意浓度	时间点	XXX	定量型		微生物学
41123-1	鼠弓形体 HS Ab	任意浓度	时间点	血清	定量型		微生物学
41124-9	鼠弓形体 AC Ab	任意浓度	时间点	血清	定量型		微生物学
41125-6	类圆线虫 sp Ab. IgG	任意浓度	时间点	血清	定量型		微生物学
41126-4	伤寒沙门菌 O D Ab	任意浓度	时间点	血清	等级型		微生物学
41127-2	鸡沙门菌 Ab	任意浓度	时间点	全血	等级型		微生物学
41128-0	狂犬病病毒 Ab. IgG	任意浓度	时间点	血清	等级型		微生物学
4112-9	阿普洛尔	质量	时间点	剂量	定量型		药物剂量
41129-8	细小病毒 B19 Ab. IgM^第1份标本	任意浓度	时间点	血清	定量型		微生物学
41130-6	禽类分枝杆菌亚种副结核 Ab	任意浓度	时间点	血清	定量型		微生物学
41131-4	腮腺炎病毒 Ab. IgM	任意浓度	时间点	脑脊液	等级型		微生物学
41132-2	麻疹病毒 Ab. IgG	任意浓度	时间点	脑脊液	等级型		微生物学
41133-0	詹姆士城峡谷病毒 Ab	任意浓度	时间点	XXX	等级型		微生物学
41134-8	甲型流感病毒神经氨(糖)酸苷酶 N9 Ab	任意浓度	时间点	血清	等级型		微生物学
41135-5	甲型流感病毒神经氨(糖)酸苷酶 N8 Ab	任意浓度	时间点	血清	等级型		微生物学
41136-3	甲型流感病毒神经氨(糖)酸苷酶 N7 Ab	任意浓度	时间点	血清	等级型		微生物学
4113-7	金刚烷胺	质量	时间点	剂量	定量型		药物剂量
41137-1	甲型流感病毒神经氨(糖)酸苷酶 N6 Ab	任意浓度	时间点	血清	等级型		微生物学
41138-9	甲型流感病毒神经氨(糖)酸苷酶 N5 Ab	任意浓度	时间点	血清	等级型		微生物学
41139-7	甲型流感病毒神经氨(糖)酸苷酶 N4 Ab	任意浓度	时间点	血清	等级型		微生物学
41140-5	甲型流感病毒神经氨(糖)酸苷酶 N3 Ab	任意浓度	时间点	血清	等级型		微生物学
41141-3	甲型流感病毒神经氨(糖)酸苷酶 N2 Ab	任意浓度	时间点	血清	等级型		微生物学
41142-1	甲型流感病毒神经氨(糖)酸苷酶 N1 Ab	任意浓度	时间点	血清	等级型		微生物学

LOINC 代码	名称	属性	时间特征	系统	标尺类型	方法类型	分类
41143-9	艾滋病毒 1 Ab	任意浓度	时间点	唾液	定量型		微生物学
41144-7	艾滋病毒 1 Ab	任意浓度	时间点	唾液	等级型		微生物学
4114-5	氮草西林	质量	时间点	剂量	定量型		药物剂量
41145-4	艾滋病毒 1 Ab	任意浓度	时间点	毛细血管全血	等级型		微生物学
41146-2	疱疹病毒 8 Ab. IgG	任意浓度	时间点	血清	等级型		微生物学
41147-0	疱疹病毒 6 Ab. IgM	任意浓度	时间点	血清	等级型		微生物学
41148-8	疱疹病毒 6 Ab. IgG	任意浓度	时间点	血清	等级型		微生物学
41149-6	单纯疱疹病毒 1＋2. Ab. IgM	任意浓度	时间点	血清	等级型		微生物学
41150-4	单纯疱疹病毒 1＋2 Ab. IgM	任意浓度	时间点	脑脊液	等级型		微生物学
41151-2	乙型肝炎病毒 little e Ab. IgG	任意浓度	时间点	血清	等级型		微生物学
4115-2	阿米卡星	质量	时间点	剂量	定量型		药物剂量
41152-0	副鸡嗜血杆菌 Ab	任意浓度	时间点	血清	定量型		微生物学
41153-8	蓝氏贾第鞭毛虫 Ab. IgM	任意浓度	时间点	血清	等级型		微生物学
41154-6	蓝氏贾第鞭毛虫 Ab. IgG	任意浓度	时间点	血清	等级型		微生物学
41155-3	巨细胞病毒 Ab. IgM	任意浓度	时间点	体液	定量型		微生物学
41156-1	球孢子菌 Ab. IgG	任意浓度	时间点	XXX	等级型		微生物学
41157-9	沙眼衣原体 Ab. IgM	任意浓度	时间点	血清	等级型		微生物学
41158-7	犬疱疹病毒 Ab	任意浓度	时间点	血清	等级型		微生物学
41159-5	弯曲菌 Ab. IgG	任意浓度	时间点	血清	等级型		微生物学
4116-0	阿米洛利	质量	时间点	剂量	定量型		药物剂量
41160-3	蛔虫 Ab. IgM	任意浓度	时间点	血清	定量型		微生物学
41161-1	蛔虫 Ab. IgG	任意浓度	时间点	血清	定量型		微生物学
41162-9	腺病毒 Ab. IgG	任意浓度	时间点	血清	等级型		微生物学
41163-7	苍白密螺旋体 DNA	任意浓度	时间点	XXX	等级型	探针. 扩增. 靶向扩增	微生物学
41164-5	铀. 衰竭的	任意浓度	时间点	尿液	等级型		药物水平/毒理学
41165-2	铀^{235}/铀^{238}	质量浓度比率	24 小时	尿液	定量型		药物水平/毒理学
41166-0	铀. 衰竭的/肌酐	质量浓度比率	时间点	尿液	定量型		药物水平/毒理学
41167-8	单核细胞增多性李斯特菌 H Ab	稀释系数、稀释倍数（滴度）	时间点	血清	定量型		微生物学
41168-6	精氨酸	任意浓度	时间点	全血	等级型		化学
41169-4	缬氨酸	任意浓度	时间点	全血	等级型		化学
41170-2	苯丙氨酸＋酪氨酸	任意浓度	时间点	全血	等级型		化学
41171-0	胶原 C 端交联肽	质量浓度	时间点	血清/血浆	定量型		化学
41172-8	酵母菌. 出芽	单位面积数量或计数	时间点	尿沉渣	定量型	光学显微镜检查. 高倍视野	尿液分析
41173-6	木糖^口服木糖后 2 小时	质量浓度	时间点	血清/血浆	定量型		刺激耐受试验
41174-4	蜡样管型. 宽	任意浓度	时间点	尿沉渣	等级型	光学显微镜检查	尿液分析
41175-1	西方马脑炎病毒 Ab	稀释系数、稀释倍数（滴度）	时间点	体液	定量型		微生物学
41176-9	发癣菌反应疹块^给予发癣菌标识后 2 天	长度	时间点	皮肤	定量型		皮肤刺激耐受试验

LOINC 代码	名称	属性	时间特征	系统	标尺类型	方法类型	分类
41177-7	发癣菌反应疹块^给予发癣菌标识后 1 天	长度	时间点	皮肤	定量型		皮肤刺激耐受试验
4117-8	氨基吡啉	质量	时间点	剂量	定量型		药物剂量
41178-5	腮腺炎反应疹块^给予腮腺炎标识后 2 天	长度	时间点	皮肤	定量型		皮肤刺激耐受试验
41179-3	腮腺炎反应疹块^给予腮腺炎标识后 1 天	长度	时间点	皮肤	定量型		皮肤刺激耐受试验
41180-1	白色念珠菌反应风团^皮内给予 50 μg 白色念珠菌刺激后 2 天	长度	时间点	皮肤	定量型		皮肤刺激耐受试验
41181-9	白色念珠菌反应风团^皮内给予白色念珠菌刺激后 1 天	长度	时间点	皮肤	定量型		皮肤刺激耐受试验
41182-7	腊肠组织胞浆菌反应疹块^皮内给予组织胞浆菌素标识后 2 天	长度	时间点	皮肤	定量型		皮肤刺激耐受试验
41183-5	西方马脑炎病毒 Ab	稀释系数、稀释倍数（滴度）	时间点	血清	定量型	补体结合试验	微生物学
41184-3	华法林	任意浓度	时间点	血清/血浆	等级型		药物水平/毒理学
41185-0	木糖^口服木糖后 5 小时	质量浓度	时间点	血清/血浆	定量型		刺激耐受试验
4118-6	对氨基水杨酸	质量	时间点	剂量	定量型		药物剂量
41186-8	酵母菌	任意浓度	时间点	大便	等级型		微生物学
41187-6	蜡样管型	数量或计数浓度（计数/容积）	时间点	尿沉渣	定量型		尿液分析
41188-4	木糖^热量型禁食后	质量浓度	时间点	尿液	定量型		刺激耐受试验
41189-2	木糖^热量型禁食后	质量浓度	时间点	血清/血浆	定量型		刺激耐受试验
411-9	哌拉西林＋三唑巴坦	药物敏感度	时间点	分离物	定量型	最小致死浓度	抗生素敏感性
41190-0	蜡样管型	任意浓度	时间点	尿沉渣	等级型	自动化计数	尿液分析
41191-8	木糖^口服木糖后 2 小时	质量速率	2 小时	尿液	定量型		刺激耐受试验
41192-6	长黄胡蜂 Ab. IgG	任意浓度	时间点	血清	等级型		变态反应
41193-4	斑长黄胡蜂 Ab. IgG	任意浓度	时间点	血清	等级型		变态反应
4119-4	胺碘酮	质量	时间点	剂量	定量型		药物剂量
41194-2	西尼罗河病毒 Ab	任意浓度	时间点	血清	定量型	酶免疫分析	微生物学
41195-9	西尼罗河病毒 Ab. IgM	稀释系数、稀释倍数（滴度）	时间点	体液	定量型		微生物学
41196-7	西尼罗河病毒 Ab. IgG	稀释系数、稀释倍数（滴度）	时间点	体液	定量型		微生物学
41197-5	木糖^口服木糖后 30 分钟	质量浓度	时间点	血清/血浆	定量型		刺激耐受试验
41198-3	胡桃 spp Ab. IgE	比率	时间点	血清	定量型		变态反应
41199-1	伏立康唑	药物敏感度	时间点	分离物	定量或等级型	最小致死浓度	抗生素敏感性
41200-7	伏立康唑	药物敏感度	时间点	分离物	定量或等级型	琼脂扩散	抗生素敏感性
41201-5	电压-门控式钙通道 Ab. IgG	摩尔浓度	时间点	血清	定量型		血清学
4120-2	阿米替林	质量	时间点	剂量	定量型		药物剂量
41202-3	酿酒酵母 Ab. IgE	比率	时间点	血清	定量型		变态反应
41203-1	黄胡蜂 spp Ab. IgE	比率	时间点	血清	定量型		变态反应
41204-9	黄蜂 spp Ab. IgE	比率	时间点	血清	定量型		变态反应
41205-6	西瓜 Ab. IgG	质量浓度	时间点	血清	定量型		变态反应
41206-4	西尼罗河病毒 Ab	任意浓度	时间点	脑脊液	定量型		微生物学

LOINC 代码	名称	属性	时间特征	系统	标尺类型	方法类型	分类
41207-2	小麦 Ab. IgE	比率	时间点	血清	定量型		变态反应
41208-0	粘度+液化	存在与否或身份标识	时间点	精液	名义型		标本特性
41209-8	VWF 基因. p. A91G	任意	时间点	全血/组织	等级型	分子遗传学	分子病理学.基因突变
4121-0	异戊巴比妥	质量	时间点	剂量	定量型		药物剂量
41210-6	VWF 基因. p. A53W	任意	时间点	全血/组织	等级型	分子遗传学	分子病理学.基因突变
41211-4	西尼罗河病毒 Ab. IgG+IgM	任意浓度	时间点	血清	等级型		微生物学
41212-2	西尼罗河病毒 RNA	任意浓度	时间点	血清^供者	等级型	探针.扩增.靶向扩增	微生物学
41213-0	黄单胞菌胶 Ab. IgE	任意浓度	时间点	血清	定量型		变态反应
41214-8	挥发性物质	存在与否或身份标识	时间点	胃液	名义型	筛查试验	药物水平/毒理学
41215-5	酵母菌	单位面积数量或计数	时间点	尿沉渣	定量型	光学显微镜检查.低倍视野	尿液分析
41216-3	黄热病病毒 Ab. IgM	任意浓度	时间点	血清	等级型		微生物学
41217-1	黄热病病毒 Ab. IgG	任意浓度	时间点	血清	等级型		微生物学
41218-9	Xipamid	任意浓度	时间点	尿液	等级型		药物水平/毒理学
41219-7	黄蜂 spp Ab. IgG	质量浓度	时间点	血清	定量型		变态反应
41220-5	黄尿酸	任意浓度	24 小时	尿液	等级型		化学
41221-3	黄尿酸+犬尿氨酸	质量速率	24 小时	尿液	定量型		化学
41222-1	酵母菌	任意浓度	时间点	体液	等级型	光学显微镜检查	微生物学
41223-9	蜡样管型	单位面积数量或计数	时间点	尿沉渣	定量型	光学显微镜检查.高倍视野	尿液分析
41224-7	西尼罗河病毒 Ab	稀释系数、稀释倍数（滴度）	时间点	脑脊液	定量型		微生物学
41225-4	西尼罗河病毒 Ab	稀释系数、稀释倍数（滴度）	时间点	血清	定量型		微生物学
41226-2	粘度	粘度、粘稠度	时间点	水	定量型		标本特性
41227-0	黄嘌呤	摩尔速率	24 小时	尿液	定量型		化学
4122-8	阿莫沙平	质量	时间点	剂量	定量型		药物剂量
41228-8	黄嘌呤	任意浓度	时间点	血清	等级型		化学
41229-6	黄胡蜂 spp Ab. IgG	质量浓度	时间点	血清	定量型		变态反应
41230-4	黄嘌呤	任意浓度	时间点	XXX	等级型		化学
41231-2	黄尿酸+犬尿氨酸	任意浓度	24 小时	尿液	等级型		化学
41232-0	西尼罗河病毒 Ab	任意浓度	时间点	血清	等级型		微生物学
41233-8	体积^被动呼气后 3.0 秒	容积、体积	时间点	呼吸系统	定量型	预测	呼吸机管理
41234-6	体积^被动呼气后 3.0 秒/体积.被动呼气.总计	容积分数	时间点	呼吸系统	定量型		呼吸机管理
41235-3	黄蜂 spp Ab. IgE	质量浓度	时间点	血清	定量型		变态反应
4123-6	阿莫西林	质量	时间点	剂量	定量型		药物剂量
41236-1	西尼罗河病毒 Ab. IgG	任意浓度	时间点	脑脊液	等级型		微生物学
41237-9	木糖^口服木糖后 5 小时	质量浓度	时间点	尿液	定量型		刺激耐受试验
41238-7	粘度	粘度、粘稠度	时间点	关节液	定量型		标本特性
41239-5	黄热病病毒 Ab	任意浓度	时间点	脑脊液	等级型		微生物学
41240-3	黄尿酸	任意浓度	时间点	血清/血浆	等级型		化学

LOINC 代码	名称	属性	时间特征	系统	标尺类型	方法类型	分类
41241-1	粘度	粘度、粘稠度	时间点	血清	等级型		标本特性
41242-9	酵母菌	任意浓度	时间点	脑脊液	等级型	光学显微镜检查	微生物学
41243-7	酵母菌	单位面积数量或计数	时间点	体液	定量型	光学显微镜检查.高倍视野	微生物学
4124-4	安非拉酮	质量	时间点	剂量	定量型		药物剂量
41244-5	西方马脑炎病毒 Ab. IgG	任意浓度	时间点	血清	等级型		微生物学
41245-2	粘度	粘度、粘稠度	时间点	心包液	等级型		标本特性
41246-0	黄热病病毒 Ab^第 2 份标本	稀释系数、稀释倍数（滴度）	时间点	血清	定量型		微生物学
41247-8	黄热病病毒 Ab^第 1 份标本	稀释系数、稀释倍数（滴度）	时间点	血清	定量型		微生物学
41248-6	黄尿酸	任意浓度	时间点	尿液	等级型		化学
41249-4	黄热病病毒 Ab	任意浓度	时间点	血清	等级型		微生物学
41250-2	木糖^基线	质量浓度	时间点	尿液	定量型		刺激耐受试验
4125-1	苯丙胺苄氰	质量	时间点	剂量	定量型		药物剂量
41251-0	木糖^口服 25 g 木糖后 5 小时	质量浓度	时间点	尿液	定量型		刺激耐受试验
41252-8	木糖^口服 25 g 木糖后 5 小时	质量浓度	时间点	血清/血浆	定量型		刺激耐受试验
41253-6	木糖^口服 25 g 木糖后 4 小时	质量浓度	时间点	尿液	定量型		刺激耐受试验
41254-4	木糖^口服 25 g 木糖后 4 小时	质量浓度	时间点	血清/血浆	定量型		刺激耐受试验
41255-1	木糖^口服 25 g 木糖后 3 小时	质量浓度	时间点	尿液	定量型		刺激耐受试验
41256-9	木糖^口服 25 g 木糖后 3 小时	质量浓度	时间点	血清/血浆	定量型		刺激耐受试验
41257-7	木糖^口服 25 g 木糖后 2 小时	质量浓度	时间点	尿液	定量型		刺激耐受试验
41258-5	木糖^口服 25 g 木糖后 1 小时	质量浓度	时间点	尿液	定量型		刺激耐受试验
41259-3	西方马脑炎病毒 Ab. IgM	任意浓度	时间点	脑脊液	等级型		微生物学
41260-1	西方马脑炎病毒 Ab. IgG	任意浓度	时间点	脑脊液	等级型		微生物学
41261-9	电压-门控式钙通道 Ab. IgG	任意浓度	时间点	血清	等级型		血清学
41262-7	粘度	粘度、粘稠度	时间点	腹腔液	等级型		标本特性
41263-5	粘度	粘度、粘稠度	时间点	胸水	等级型		标本特性
41264-3	粘度	粘度、粘稠度	时间点	脑脊液	等级型		标本特性
41265-0	宽度	实体长度	时间点	结石	定量型		病理学
41266-8	挥发性物质	存在与否或身份标识	时间点	全血	名义型		药物水平/毒理学
41267-6	木糖^口服木糖后	质量浓度	时间点	血清/血浆	定量型		刺激耐受试验
41268-4	VWF 基因. p. T28M	任意	时间点	全血	等级型	分子遗传学	分子病理学.基因突变
4126-9	两性霉素 B	质量	时间点	剂量	定量型		药物剂量
41269-2	β羟基丁酸＋γ氨基丁酸	摩尔浓度	时间点	血清/血浆	定量型		化学
412-7	哌拉西林＋三唑巴坦	药物敏感度	时间点	分离物	定量或等级型	最小抑制浓度	抗生素敏感性

LOINC 代码	名称	属性	时间特征	系统	标尺类型	方法类型	分类
41270-0	药物 已鉴定的	存在与否或身份标识	时间点	尿液	名义型		药物水平/毒理学
41271-8	尘螨 Ab. IgE	任意浓度	时间点	血清	定量型		变态反应
41272-6	狗皮屑＋狗上皮 Ab. IgE. RAST 类	任意浓度	时间点	血清	等级型		变态反应
41273-4	α-1-胎蛋白解释	印象/检查结果的解释	时间点	羊水	名义型		化学
41274-2	α-1-胎蛋白解释	印象/检查结果的解释	时间点	血清/血浆	名义型		化学
41275-9	氨基酸强带位置	存在与否或身份标识	时间点	尿液	名义型		化学
41276-7	阴离子间隙	摩尔浓度	时间点	全血	定量型		化学
4127-7	氨苄西林	质量	时间点	剂量	定量型		药物剂量
41277-5	总体血量	任意浓度	时间点	体液	等级型		标本特性
41278-3	总体血量	任意浓度	时间点	大便	等级型		标本特性
41279-1	博氏疏螺旋体 Ab. IgG/博氏疏螺旋体 Ab. IgM	比率	时间点	血清	定量型		微生物学
41280-9	外观	外观	时间点	关节液	名义型	旋转离心	标本特性
41281-7	毛刺细胞	数量或计数浓度（计数/容积）	时间点	脑脊液	定量型	手工计数	血液学/细胞分类计数
41282-5	有核红细胞/100 白细胞	比率	时间点	体液	定量型	手工计数	血液学/细胞分类计数
41283-3	人类白细胞抗原-DQ8	任意浓度	时间点	全血	等级型		人类白细胞抗原
41284-1	上皮细胞. 非鳞状	单位面积数量或计数	时间点	尿沉渣	定量型	光学显微镜检查. 高倍视野	尿液分析
4128-5	阿尼利定	质量	时间点	剂量	定量型		药物剂量
41285-8	铀. 衰竭的/肌酐	质量浓度比率	24 小时	尿液	定量型		药物水平/毒理学
41286-6	铀^{235}/铀^{238}	质量浓度比率	时间点	尿液	定量型		药物水平/毒理学
41287-4	上皮细胞. 副基	任意浓度	时间点	阴道	等级型	光学显微镜检查	血液学/细胞分类计数
41288-2	完整卵 Ab. IgE	比率	时间点	血清	定量型		变态反应
41289-0	11-脱氧皮质醇^给予美替拉酮后	质量浓度	时间点	血清/血浆	定量型		刺激耐受试验
41290-8	艾滋病毒 1+2 Ab. IgM	任意浓度	时间点	血清	定量型	酶免疫分析	微生物学
41291-6	免疫接种史	发现（结果）	时间点	病人	名义型	报告的	病史与体格检查. 病史
41292-4	可溶性卵巢上皮性癌的间皮素相关蛋白	摩尔浓度	时间点	血清/血浆	定量型		化学
4129-3	蒽醌	质量	时间点	剂量	定量型		药物剂量
41293-2	凝块	任意	时间点	XXX	等级型		标本特性
41294-0	细胞. S 期	任意浓度	时间点	XXX	等级型		分子病理学
41295-7	屈曲. 主动活动度	角度	时间点	肩部. 左侧	定量型		病史与体格检查. 体格检查
41296-5	屈曲. 被动活动度	角度	时间点	肩部. 左侧	定量型		病史与体格检查. 体格检查
41297-3	伸展. 主动活动度	角度	时间点	肩部. 左侧	定量型		病史与体格检查. 体格检查
41298-1	伸展. 被动活动度	角度	时间点	肩部. 左侧	定量型		病史与体格检查. 体格检查

LOINC 代码	名称	属性	时间特征	系统	标尺类型	方法类型	分类
41299-9	外展.主动活动度	角度	时间点	肩部.左侧	定量型		病史与体格检查.体格检查
41300-5	外展.被动活动度	角度	时间点	肩部.左侧	定量型		病史与体格检查.体格检查
4130-1	安替比林	质量	时间点	剂量	定量型		药物剂量
41301-3	内收.主动活动度	角度	时间点	肩部.左侧	定量型		病史与体格检查.体格检查
41302-1	内收.被动活动度	角度	时间点	肩部.左侧	定量型		病史与体格检查.体格检查
41303-9	内旋.主动运动范围	角度	时间点	肩部.左侧	定量型		病史与体格检查.体格检查
41304-7	内旋.被动运动范围	角度	时间点	肩部.左侧	定量型		病史与体格检查.体格检查
41305-4	外旋.主动活动度	角度	时间点	肩部.左侧	定量型		病史与体格检查.体格检查
41306-2	外旋.被动活动度	角度	时间点	肩部.左侧	定量型		病史与体格检查.体格检查
41307-0	屈曲.主动活动度	角度	时间点	肩部.右侧	定量型		病史与体格检查.体格检查
41308-8	屈曲.被动活动度	角度	时间点	肩部.右侧	定量型		病史与体格检查.体格检查
41309-6	伸展.主动活动度	角度	时间点	肩部.右侧	定量型		病史与体格检查.体格检查
41310-4	伸展.被动活动度	角度	时间点	肩部.右侧	定量型		病史与体格检查.体格检查
41311-2	外展.主动活动度	角度	时间点	肩部.右侧	定量型		病史与体格检查.体格检查
41312-0	外展.被动活动度	角度	时间点	肩部.右侧	定量型		病史与体格检查.体格检查
41313-8	内收.主动活动度	角度	时间点	肩部.右侧	定量型		病史与体格检查.体格检查
41314-6	内收.被动活动度	角度	时间点	肩部.右侧	定量型		病史与体格检查.体格检查
41315-3	内旋.主动运动范围	角度	时间点	肩部.右侧	定量型		病史与体格检查.体格检查
41316-1	内旋.被动运动范围	角度	时间点	肩部.右侧	定量型		病史与体格检查.体格检查
41317-9	外旋.主动活动度	角度	时间点	肩部.右侧	定量型		病史与体格检查.体格检查
41318-7	外旋.被动活动度	角度	时间点	肩部.右侧	定量型		病史与体格检查.体格检查
4131-9	维生素 C.口服	质量	时间点	剂量	定量型		药物剂量
41319-5	屈曲.主动活动度	角度	时间点	臀部.左侧	定量型		病史与体格检查.体格检查
41320-3	屈曲.被动活动度	角度	时间点	臀部.左侧	定量型		病史与体格检查.体格检查
41321-1	伸展.主动活动度	角度	时间点	臀部.左侧	定量型		病史与体格检查.体格检查
41322-9	伸展.被动活动度	角度	时间点	臀部.左侧	定量型		病史与体格检查.体格检查

LOINC 代码	名称	属性	时间特征	系统	标尺类型	方法类型	分类
41323-7	外展.主动活动度	角度	时间点	臀部.左侧	定量型		病史与体格检查.体格检查
41324-5	外展.被动活动度	角度	时间点	臀部.左侧	定量型		病史与体格检查.体格检查
41325-2	内收.主动活动度	角度	时间点	臀部.左侧	定量型		病史与体格检查.体格检查
41326-0	内收.被动活动度	角度	时间点	臀部.左侧	定量型		病史与体格检查.体格检查
4132-7	阿替洛尔	质量	时间点	剂量	定量型		药物剂量
41327-8	内旋.主动运动范围	角度	时间点	臀部.左侧	定量型		病史与体格检查.体格检查
41328-6	内旋.被动运动范围	角度	时间点	臀部.左侧	定量型		病史与体格检查.体格检查
41329-4	外旋.主动活动度	角度	时间点	臀部.左侧	定量型		病史与体格检查.体格检查
41330-2	外旋.被动活动度	角度	时间点	臀部.左侧	定量型		病史与体格检查.体格检查
41331-0	屈曲.主动活动度	角度	时间点	臀部.右侧	定量型		病史与体格检查.体格检查
41332-8	屈曲.被动活动度	角度	时间点	臀部.右侧	定量型		病史与体格检查.体格检查
41333-6	伸展.主动活动度	角度	时间点	臀部.右侧	定量型		病史与体格检查.体格检查
41334-4	伸展.被动活动度	角度	时间点	臀部.右侧	定量型		病史与体格检查.体格检查
4133-5	阿托品	质量	时间点	剂量	定量型		药物剂量
41335-1	外展.主动活动度	角度	时间点	臀部.右侧	定量型		病史与体格检查.体格检查
41336-9	外展.被动活动度	角度	时间点	臀部.右侧	定量型		病史与体格检查.体格检查
41337-7	内收.主动活动度	角度	时间点	臀部.右侧	定量型		病史与体格检查.体格检查
41338-5	内收.被动活动度	角度	时间点	臀部.右侧	定量型		病史与体格检查.体格检查
41339-3	内旋.主动运动范围	角度	时间点	臀部.右侧	定量型		病史与体格检查.体格检查
41340-1	内旋.被动运动范围	角度	时间点	臀部.右侧	定量型		病史与体格检查.体格检查
41341-9	外旋.主动活动度	角度	时间点	臀部.右侧	定量型		病史与体格检查.体格检查
41342-7	外旋.被动活动度	角度	时间点	臀部.右侧	定量型		病史与体格检查.体格检查
4134-3	阿洛西林	质量	时间点	剂量	定量型		药物剂量
41343-5	屈曲.主动活动度	角度	时间点	膝.左侧	定量型		病史与体格检查.体格检查
41344-3	屈曲.被动活动度	角度	时间点	膝.左侧	定量型		病史与体格检查.体格检查
41345-0	伸展.主动活动度	角度	时间点	膝.左侧	定量型		病史与体格检查.体格检查

LOINC 代码	名称	属性	时间特征	系统	标尺类型	方法类型	分类
41346-8	伸展.被动活动度	角度	时间点	膝.左侧	定量型		病史与体格检查.体格检查
41347-6	屈曲.主动活动度	角度	时间点	膝.右侧	定量型		病史与体格检查.体格检查
41348-4	屈曲.被动活动度	角度	时间点	膝.右侧	定量型		病史与体格检查.体格检查
41349-2	伸展.主动活动度	角度	时间点	膝.右侧	定量型		病史与体格检查.体格检查
413-5	哌拉西林+三唑巴坦	药物敏感度	时间点	分离物	定量或等级型	琼脂扩散	抗生素敏感性
4135-0	氨曲南	质量	时间点	剂量	定量型		药物剂量
41350-0	伸展.被动活动度	角度	时间点	膝.右侧	定量型		病史与体格检查.体格检查
41351-8	屈曲.主动活动度	角度	时间点	肘部.左侧	定量型		病史与体格检查.体格检查
41352-6	屈曲.被动活动度	角度	时间点	肘部.左侧	定量型		病史与体格检查.体格检查
41353-4	伸展.主动活动度	角度	时间点	肘部.左侧	定量型		病史与体格检查.体格检查
41354-2	伸展.被动活动度	角度	时间点	肘部.左侧	定量型		病史与体格检查.体格检查
41355-9	屈曲.主动活动度	角度	时间点	肘部.右侧	定量型		病史与体格检查.体格检查
41356-7	屈曲.被动活动度	角度	时间点	肘部.右侧	定量型		病史与体格检查.体格检查
41357-5	伸展.主动活动度	角度	时间点	肘部.右侧	定量型		病史与体格检查.体格检查
41358-3	伸展.被动活动度	角度	时间点	肘部.右侧	定量型		病史与体格检查.体格检查
41359-1	主动活动度 医嘱组	角度	时间点	XXX	定量型		医嘱组.病史与体格检查
41360-9	被动运动范围医嘱组	角度	时间点	XXX	定量型		医嘱组.病史与体格检查
41361-7	伸展.主动活动度	角度	时间点	肘部	定量型		病史与体格检查.体格检查
41362-5	伸展.被动活动度	角度	时间点	肘部	定量型		病史与体格检查.体格检查
41363-3	屈曲.主动活动度	角度	时间点	肘部	定量型		病史与体格检查.体格检查
41364-1	屈曲.被动活动度	角度	时间点	肘部	定量型		病史与体格检查.体格检查
41365-8	外展.主动活动度	角度	时间点	臀部	定量型		病史与体格检查.体格检查
41366-6	外展.被动活动度	角度	时间点	臀部	定量型		病史与体格检查.体格检查
41367-4	内收.主动活动度	角度	时间点	臀部	定量型		病史与体格检查.体格检查
4136-8	巴比妥	质量	时间点	剂量	定量型		药物剂量
41368-2	内收.被动活动度	角度	时间点	臀部	定量型		病史与体格检查.体格检查

LOINC 代码	名称	属性	时间特征	系统	标尺类型	方法类型	分类
41369-0	伸展.主动活动度	角度	时间点	臀部	定量型		病史与体格检查.体格检查
41370-8	伸展.被动活动度	角度	时间点	臀部	定量型		病史与体格检查.体格检查
41371-6	外旋.主动活动度	角度	时间点	臀部	定量型		病史与体格检查.体格检查
41372-4	外旋.被动活动度	角度	时间点	臀部	定量型		病史与体格检查.体格检查
41373-2	屈曲.主动活动度	角度	时间点	臀部	定量型		病史与体格检查.体格检查
41374-0	屈曲.被动活动度	角度	时间点	臀部	定量型		病史与体格检查.体格检查
41375-7	内旋.主动运动范围	角度	时间点	臀部	定量型		病史与体格检查.体格检查
4137-6	巴比妥类	质量	时间点	剂量	定量型		药物剂量
41376-5	内旋.被动运动范围	角度	时间点	臀部	定量型		病史与体格检查.体格检查
41377-3	伸展.主动活动度	角度	时间点	膝	定量型		病史与体格检查.体格检查
41378-1	伸展.被动活动度	角度	时间点	膝	定量型		病史与体格检查.体格检查
41379-9	屈曲.主动活动度	角度	时间点	膝	定量型		病史与体格检查.体格检查
41380-7	屈曲.被动活动度	角度	时间点	膝	定量型		病史与体格检查.体格检查
41381-5	外展.主动活动度	角度	时间点	肩部	定量型		病史与体格检查.体格检查
41382-3	外展.被动活动度	角度	时间点	肩部	定量型		病史与体格检查.体格检查
41383-1	内收.主动活动度	角度	时间点	肩部	定量型		病史与体格检查.体格检查
4138-4	苄氟噻嗪	质量	时间点	剂量	定量型		药物剂量
41384-9	内收.被动活动度	角度	时间点	肩部	定量型		病史与体格检查.体格检查
41385-6	伸展.主动活动度	角度	时间点	肩部	定量型		病史与体格检查.体格检查
41386-4	伸展.被动活动度	角度	时间点	肩部	定量型		病史与体格检查.体格检查
41387-2	外旋.主动活动度	角度	时间点	肩部	定量型		病史与体格检查.体格检查
41388-0	外旋.被动活动度	角度	时间点	肩部	定量型		病史与体格检查.体格检查
41389-8	屈曲.主动活动度	角度	时间点	肩部	定量型		病史与体格检查.体格检查
41390-6	屈曲.被动活动度	角度	时间点	肩部	定量型		病史与体格检查.体格检查
41391-4	内旋.主动运动范围	角度	时间点	肩部	定量型		病史与体格检查.体格检查
4139-2	苄非他明	质量	时间点	剂量	定量型		药物剂量

LOINC 代码	名称	属性	时间特征	系统	标尺类型	方法类型	分类
41392-2	内旋.被动运动范围	角度	时间点	肩部	定量型		病史与体格检查.体格检查
41393-0	采集日期	时间戳、时间标记	时间点	体液	定量型		标本特性
41394-8	采集日期	时间戳、时间标记	时间点	大便	定量型		标本特性
41395-5	采集日期	时间戳、时间标记	时间点	尿液	定量型		标本特性
41396-3	替诺福韦	药物敏感度	时间点	分离物	定量或等级型	基因型分析	抗生素敏感性
41397-1	β乳球蛋白 Ab. IgE	任意浓度	时间点	血清	定量型		变态反应
41398-9	别异亮氨酸	任意浓度	时间点	血清/血浆	等级型		化学
41399-7	单纯疱疹病毒 1＋2 Ab. IgM	任意浓度	时间点	血清	定量型	酶免疫分析	微生物学
41-4	阿洛西林	药物敏感度	时间点	分离物	定量或等级型	琼脂扩散	抗生素敏感性
4140-0	苯甲酰芽子碱	质量	时间点	剂量	定量型		药物剂量
41400-3	耶尔森菌 sp Ab. IgA	任意浓度	时间点	血清	等级型	免疫印迹	微生物学
41401-1	耶尔森菌 sp Ab. IgG	任意浓度	时间点	血清	等级型	免疫印迹	微生物学
41402-9	恩曲他滨	药物敏感度	时间点	分离物	定量或等级型	基因型分析	抗生素敏感性
41403-7	阿扎那韦	药物敏感度	时间点	分离物	定量或等级型	基因型分析	抗生素敏感性
41404-5	17-羟基皮质类固醇/肌酐	质量浓度比率	24 小时	尿液	定量型		化学
41405-2	副流感病毒 2 Ab. IgG	任意浓度	时间点	血清	定量型	酶免疫分析	微生物学
41406-0	美罗培南	质量浓度	时间点	血清	定量型		药物水平/毒理学
41407-8	皮质醇^促肾上腺皮质激素给药前	质量浓度	时间点	血清/血浆	定量型		刺激耐受试验
41408-6	氧氟沙星 1.0 μg/ml	药物敏感度	时间点	分离物	等级型	抗酸杆菌抗生素敏感性试验	抗生素敏感性
41409-4	氧氟沙星 2.0 μg/ml	药物敏感度	时间点	分离物	等级型	抗酸杆菌抗生素敏感性试验	抗生素敏感性
41410-2	氧氟沙星 4.0 μg/ml	药物敏感度	时间点	分离物	等级型	抗酸杆菌抗生素敏感性试验	抗生素敏感性
41411-0	广州管圆线虫 Ab	任意浓度	时间点	XXX	等级型	免疫印迹	微生物学
41412-8	脊形管圆线虫 Ab	任意浓度	时间点	血清	等级型	凝集试验	微生物学
41413-6	分离巴贝虫 Ab	稀释系数、稀释倍数（滴度）	时间点	血清	定量型	免疫荧光	微生物学
41414-4	田鼠巴贝虫 Ab	稀释系数、稀释倍数（滴度）	时间点	血清	定量型	免疫荧光	微生物学
41415-1	巴贝虫 WA1 Ab	稀释系数、稀释倍数（滴度）	时间点	血清	定量型	免疫荧光	微生物学
41416-9	棘球绦虫 Ab	任意浓度	时间点	血清	等级型	免疫印迹	微生物学
41417-7	丝虫 Ab	任意浓度	时间点	血清	定量型	酶免疫分析	微生物学
4141-8	苄噻嗪	质量	时间点	剂量	定量型		药物剂量
41418-5	颚口（线）虫属 sp Ab	任意浓度	时间点	血清	等级型	免疫印迹	微生物学
41419-3	巴西利什曼原虫 Ab	稀释系数、稀释倍数（滴度）	时间点	血清	定量型	免疫荧光	微生物学
41420-1	热带利什曼原虫 Ab	稀释系数、稀释倍数（滴度）	时间点	血清	定量型	免疫荧光	微生物学
41421-9	并殖吸虫 sp Ab	任意浓度	时间点	血清	等级型	免疫印迹	微生物学
41422-7	埃及裂体吸虫 Ab	任意浓度	时间点	血清	等级型	免疫印迹	微生物学
41423-5	日本裂体吸虫 Ab	任意浓度	时间点	血清	等级型	免疫印迹	微生物学

LOINC代码	名称	属性	时间特征	系统	标尺类型	方法类型	分类
41424-3	曼［森］氏裂体吸虫 Ab	任意浓度	时间点	XXX	等级型	免疫印迹	微生物学
41425-0	犬弓蛔虫 Ab	稀释系数、稀释倍数（滴度）	时间点	XXX	定量型	酶免疫分析	微生物学
4142-6	比沙可啶	质量	时间点	剂量	定量型		药物剂量
41426-8	旋毛虫 Ab	任意浓度	时间点	血清	定量型	酶免疫分析	微生物学
41427-6	冈比亚布氏锥虫 Ab	任意浓度	时间点	血清	等级型	凝集试验	微生物学
41428-4	罗德西亚布氏锥虫 Ab	稀释系数、稀释倍数（滴度）	时间点	血清	定量型	免疫荧光	微生物学
41429-2	棘阿米巴 DNA	任意浓度	时间点	XXX	等级型	探针.扩增.靶向扩增	微生物学
414-3	哌拉西林＋三唑巴坦	药物敏感度	时间点	分离物＋血清	等级型	测序分型	抗生素敏感性
41430-0	广州管圆线虫 DNA	任意浓度	时间点	XXX	等级型	探针.扩增.靶向扩增	微生物学
41431-8	脊形管圆线虫 DNA	任意浓度	时间点	XXX	等级型	探针.扩增.靶向扩增	微生物学
41432-6	曼德利尔阿米巴 DNA	任意浓度	时间点	XXX	等级型	探针.扩增.靶向扩增	微生物学
41433-4	隐孢子虫 DNA	任意浓度	时间点	XXX	等级型	探针.扩增.靶向扩增	微生物学
4143-4	勃拉睾酮	质量	时间点	剂量	定量型		药物剂量
41434-2	小球隐孢子虫 DNA	任意浓度	时间点	XXX	等级型	探针.扩增.靶向扩增	微生物学
41435-9	carcopitheci 环孢子虫 DNA	任意浓度	时间点	XXX	等级型	探针.扩增.靶向扩增	微生物学
41436-7	圆孢子球虫 DNA	任意浓度	时间点	XXX	等级型	探针.扩增.靶向扩增	微生物学
41437-5	colobi 环孢子虫 DNA	任意浓度	时间点	XXX	等级型	探针.扩增.靶向扩增	微生物学
41438-3	papionis 环孢子虫 DNA	任意浓度	时间点	XXX	等级型	探针.扩增.靶向扩增	微生物学
41439-1	家兔脑胞内原虫 DNA	任意浓度	时间点	XXX	等级型	探针.扩增.靶向扩增	微生物学
41440-9	海伦脑炎微孢子虫 DNA	任意浓度	时间点	XXX	等级型	探针.扩增.靶向扩增	微生物学
41441-7	小肠脑炎微孢子虫 DNA	任意浓度	时间点	XXX	等级型	探针.扩增.靶向扩增	微生物学
4144-2	溴西泮	质量	时间点	剂量	定量型		药物剂量
41442-5	迪斯帕内阿米巴 DNA	任意浓度	时间点	XXX	等级型	探针.扩增.靶向扩增	微生物学
41443-3	拜氏微孢子虫 DNA	任意浓度	时间点	XXX	等级型	探针.扩增.靶向扩增	微生物学
41444-1	福（勒）氏耐格里阿米巴 DNA	任意浓度	时间点	脑脊液	等级型	探针.扩增.靶向扩增	微生物学
41445-8	虫卵＋寄生虫，已鉴定的	存在与否或身份标识	时间点	XXX	名义型		微生物学
41446-6	寄生虫，已鉴定的	存在与否或身份标识	时间点	XXX	名义型	培养	微生物学
41447-4	恶性疟原虫 DNA	任意浓度	时间点	全血	等级型	探针.扩增.靶向扩增	微生物学
41448-2	三日疟原虫 DNA	任意浓度	时间点	全血	等级型	探针.扩增.靶向扩增	微生物学
41449-0	卵形疟原虫 DNA	任意浓度	时间点	全血	等级型	探针.扩增.靶向扩增	微生物学

LOINC 代码	名称	属性	时间特征	系统	标尺类型	方法类型	分类
41450-8	间日疟原虫 DNA	任意浓度	时间点	全血	等级型	探针.扩增.靶向扩增	微生物学
41451-6	疟原虫阶段	存在与否或身份标识	时间点	全血	名义型	光学显微镜检查	微生物学
41452-4	腺病毒血清型	存在与否或身份标识	时间点	XXX	名义型	探针.扩增.靶向扩增	微生物学
41453-2	人冠状病毒 Ag	任意浓度	时间点	XXX	等级型	免疫荧光	微生物学
41454-0	人冠状病毒，已鉴定的	存在与否或身份标识	时间点	XXX	名义型		微生物学
41455-7	人偏肺病毒基因型	存在与否或身份标识	时间点	XXX	名义型	探针.扩增.靶向扩增	微生物学
41456-5	呼吸道合胞病毒基因型	存在与否或身份标识	时间点	XXX	名义型	探针.扩增.靶向扩增	微生物学
41457-3	鼻病毒血清型	存在与否或身份标识	时间点	XXX	名义型	探针.扩增.靶向扩增	微生物学
41458-1	SARS 冠状病毒 RNA	任意浓度	时间点	XXX	等级型	探针.扩增.靶向扩增	微生物学
4145-9	溴苯那敏	质量	时间点	剂量	定量型		药物剂量
41459-9	SARS 冠状病毒，已鉴定的	任意浓度	时间点	XXX	等级型		微生物学
41460-7	SARS 冠状病毒 Ab. IgG	任意浓度	时间点	血清	等级型	酶免疫分析	微生物学
41461-5	病毒，已鉴定的	存在与否或身份标识	时间点	XXX	名义型		微生物学
41462-3	猪带绦虫幼体 Ab	任意浓度	时间点	XXX	等级型	免疫印迹	微生物学
41463-1	斑氏线虫+马来丝虫 Ag	任意浓度	时间点	血清	等级型	酶免疫分析	微生物学
41464-9	苯异丙胺类/肌酐	质量浓度比率	时间点	尿液	定量型		药物水平/毒理学
41465-6	阿片制剂/肌酐	质量浓度比率	时间点	尿液	定量型		药物水平/毒理学
41466-4	美沙酮/肌酐	质量浓度比率	时间点	尿液	定量型		药物水平/毒理学
4146-7	布美他尼	质量	时间点	剂量	定量型		药物剂量
41467-2	苯二氮/肌酐	质量浓度比率	时间点	尿液	定量型		药物水平/毒理学
41468-0	巴比妥类/肌酐	质量浓度比率	时间点	尿液	定量型		药物水平/毒理学
41469-8	利巴韦林	质量浓度	时间点	血清/血浆	定量型		药物水平/毒理学
41470-6	阿扎那韦	质量浓度	时间点	血清/血浆	定量型		药物水平/毒理学
41471-4	苯氧乙基青霉素	质量浓度	时间点	血清/血浆	定量型		药物水平/毒理学
41472-2	卡马西平	质量浓度	时间点	全血.滤纸	定量型		药物水平/毒理学
41473-0	卡马西平 10，11-环氧化物	质量浓度	时间点	全血.滤纸	定量型		药物水平/毒理学
41474-8	乙胺嗪	质量浓度	时间点	全血.滤纸	定量型		药物水平/毒理学
4147-5	丁丙诺啡	质量	时间点	剂量	定量型		药物剂量
41475-5	立克次氏立克次体 Ab. IgM	任意浓度	时间点	血清	等级型	酶免疫分析	微生物学

LOINC 代码	名称	属性	时间特征	系统	标尺类型	方法类型	分类
41476-3	立克次氏立克次体 Ab. IgG	任意浓度	时间点	血清	等级型	酶免疫分析	微生物学
41477-1	细菌唾液酸酶	任意浓度	时间点	XXX	等级型		微生物学
41478-9	汉赛巴尔通体 Ab. IgG 和 IgM 医嘱组	—	时间点	血清	定量型		医嘱组. 微生物学
41479-7	BK 病毒 DNA	数量或计数浓度（计数/容积）	时间点	血清/血浆	定量型	探针. 扩增. 靶向扩增	微生物学
41480-5	BK 病毒 DNA	数量或计数浓度（计数/容积）	时间点	尿液	定量型	探针. 扩增. 靶向扩增	微生物学
41481-3	芽生菌 Ab	任意浓度	时间点	血清	等级型	免疫扩散	微生物学
41482-1	衣原体 Ab. IgG 和 IgM 医嘱组	稀释系数、稀释倍数（滴度）	时间点	血清	定量型		医嘱组. 微生物学
4148-3	仲丁巴比妥	质量	时间点	剂量	定量型		药物剂量
41483-9	破伤风芽胞梭菌毒素 Ab	任意浓度	时间点	血清	定量型	酶免疫分析	微生物学
41484-7	柯萨奇病毒 A Ab 医嘱组	稀释系数、稀释倍数（滴度）	时间点	血清	定量型	补体结合试验	医嘱组. 微生物学
41485-4	柯萨奇病毒 B Ab 医嘱组	稀释系数、稀释倍数（滴度）	时间点	血清	定量型	补体结合试验	医嘱组. 微生物学
41486-2	柯萨奇病毒 B Ab 医嘱组	稀释系数、稀释倍数（滴度）	时间点	血清	定量型	中和作用	医嘱组. 微生物学
41487-0	小球隐孢子虫 Ag	任意浓度	时间点	大便	等级型	酶免疫分析	微生物学
41488-8	隐孢子虫	任意浓度	时间点	XXX	等级型	抗酸染色	微生物学
41489-6	埃柯病毒 11 Ab	稀释系数、稀释倍数（滴度）	时间点	血清	定量型	中和作用	微生物学
41490-4	埃柯病毒 16 Ab	稀释系数、稀释倍数（滴度）	时间点	血清	定量型	中和作用	微生物学
4149-1	布他比妥	质量	时间点	剂量	定量型		药物剂量
41491-2	埃柯病毒 30 Ab	稀释系数、稀释倍数（滴度）	时间点	血清	定量型	中和作用	微生物学
41492-0	埃柯病毒 7 Ab	稀释系数、稀释倍数（滴度）	时间点	血清	定量型	中和作用	微生物学
41493-8	热凝集素 Ab 医嘱组	稀释系数、稀释倍数（滴度）	时间点	血清	定量型		医嘱组. 微生物学
41494-6	加替沙星	药物敏感度	时间点	分离物	定量或等级型	抗酸杆菌抗生素敏感性试验	抗生素敏感性
41495-3	流感嗜血杆菌 B Ag	任意浓度	时间点	体液	等级型		微生物学
41496-1	疱疹病毒 6 Ab. IgG	稀释系数、稀释倍数（滴度）	时间点	血清	定量型		微生物学
41497-9	艾滋病毒 1 RNA	数量或计数浓度之对数	时间点	脑脊液	定量型	探针. 扩增. 靶向扩增	微生物学
41498-7	艾滋病毒 1 RNA	数量或计数浓度（计数/容积）	时间点	脑脊液	定量型	探针. 扩增. 靶向扩增	微生物学
41499-5	嗜肺军团菌 1 Ag	任意浓度	时间点	尿液	等级型	酶免疫分析	微生物学
415-0	匹氨西林	药物敏感度	时间点	分离物	定量型	最小致死浓度	抗生素敏感性
41500-0	利奈唑胺	药物敏感度	时间点	分离物	定量或等级型	抗酸杆菌抗生素敏感性试验	抗生素敏感性
41501-8	麻疹病毒 Ab	稀释系数、稀释倍数（滴度）	时间点	血清	定量型	血凝抑制试验	微生物学
41502-6	莫西沙星	药物敏感度	时间点	分离物	定量或等级型	抗酸杆菌抗生素敏感性试验	抗生素敏感性

LOINC 代码	名称	属性	时间特征	系统	标尺类型	方法类型	分类
41503-4	脑膜炎奈瑟菌 B Ag	任意浓度	时间点	体液	等级型		微生物学
41504-2	诺氟沙星	药物敏感度	时间点	分离物	定量或等级型	抗酸杆菌抗生素敏感性试验	抗生素敏感性
41505-9	副流感病毒 Ag 医嘱组	任意浓度	时间点	XXX	等级型	免疫荧光	医嘱组. 微生物学
41506-7	脊髓灰质炎病毒 Ab 医嘱组	稀释系数、稀释倍数（滴度）	时间点	血清	定量型	中和作用	医嘱组. 微生物学
41507-5	狂犬病病毒 Ab	任意浓度	时间点	血清	等级型	酶免疫分析	微生物学
41508-3	无乳链球菌 Ag	任意浓度	时间点	体液	等级型		微生物学
4150-9	咖啡因	质量	时间点	剂量	定量型		药物剂量
41509-1	弓浆虫 sp Ab. IgG	任意浓度	时间点	血清	定量型	酶免疫分析	微生物学
41510-9	弓浆虫 sp Ab. IgM	稀释系数、稀释倍数（滴度）	时间点	血清	定量型	免疫荧光	微生物学
41511-7	阴道毛滴虫 Ag	任意浓度	时间点	阴道	等级型		微生物学
41512-5	水痘-带状疱疹病毒 Ab. IgG	任意浓度	时间点	血清	等级型	免疫荧光	微生物学
41513-3	艾滋病毒 1 RNA	数量或计数浓度（计数/容积）	时间点	血清/血浆	定量型	探针. 扩增检出限 = 400 copies/ml	微生物学
41514-1	艾滋病毒 1 RNA	数量或计数浓度之对数	时间点	血清/血浆	定量型	探针. 扩增检出限 = 2.6 logcopies/ml	微生物学
41515-8	艾滋病毒 1 RNA	数量或计数浓度（计数/容积）	时间点	血清/血浆	定量型	探针. 扩增检出限 = 75 copies/ml	微生物学
41516-6	艾滋病毒 1 RNA	数量或计数浓度之对数	时间点	血清/血浆	定量型	探针. 扩增检出限 = 1.9 logcopies/ml	微生物学
4151-7	坎利酮	质量	时间点	剂量	定量型		药物剂量
4152-5	卡马西平	质量	时间点	剂量	定量型		药物剂量
4153-3	羧苄青霉素	质量	时间点	剂量	定量型		药物剂量
4154-1	卡溴脲	质量	时间点	剂量	定量型		药物剂量
4155-8	卡立普多	质量	时间点	剂量	定量型		药物剂量
4156-6	去甲伪麻黄碱	质量	时间点	剂量	定量型		药物剂量
4157-4	头孢孟多	质量	时间点	剂量	定量型		药物剂量
4158-2	头孢唑林	质量	时间点	剂量	定量型		药物剂量
4159-0	头孢唑林	质量	时间点	剂量	定量型		药物剂量
41598-4	细菌	任意浓度	时间点	心包液	等级型	光学显微镜检查	微生物学
41599-2	细菌	任意浓度	时间点	体液	等级型	光学显微镜检查	微生物学
41600-8	细菌	任意浓度	时间点	关节液	等级型	光学显微镜检查	微生物学
41601-6	细菌	任意浓度	时间点	腹腔液	等级型	光学显微镜检查	微生物学
41602-4	细菌	任意浓度	时间点	脑脊液	等级型	光学显微镜检查	微生物学
41603-2	细菌	任意浓度	时间点	胸水	等级型	光学显微镜检查	微生物学

LOINC 代码	名称	属性	时间特征	系统	标尺类型	方法类型	分类
41604-0	葡萄糖^热量型禁食后	质量浓度	时间点	毛细血管全血	定量型	葡萄糖计	刺激耐受试验
41605-7	乳糖^热量型禁食前	质量浓度	时间点	血清/血浆	定量型		刺激耐受试验
41606-5	乳糖^口服乳糖后 3 小时	质量浓度	时间点	血清/血浆	定量型		刺激耐受试验
41607-3	高铁血红蛋白/血红蛋白.总计	质量分数	时间点	混合静脉全血	定量型		化学
4160-8	头孢尼西	质量	时间点	剂量	定量型		药物剂量
41608-1	催乳激素^给予某刺激后 30 分钟	质量浓度	时间点	血清/血浆	定量型		刺激耐受试验
41609-9	催乳激素^给予某刺激后 1 小时	质量浓度	时间点	血清/血浆	定量型		刺激耐受试验
41610-7	试管编号	标识符	时间点	心包液	名义型		标本特性
41611-5	试管编号	标识符	时间点	腹腔液	名义型		标本特性
41612-3	试管编号	标识符	时间点	胸水	名义型		标本特性
41613-1	试管编号	标识符	时间点	精液	名义型		标本特性
41614-9	试管编号	标识符	时间点	关节液	名义型		标本特性
41615-6	黄尿酸	质量浓度	时间点	血清/血浆	定量型		化学
4161-6	头孢哌酮	质量	时间点	剂量	定量型		药物剂量
41616-4	血小板 Ab	任意浓度	时间点	血清	等级型	流式细胞术	血清学
41617-2	嗜中性粒细胞 Ab	任意浓度	时间点	血清	等级型	流式细胞术	血清学
41618-0	人类白细胞抗原 Ab	任意浓度	时间点	血清	等级型	流式细胞术	人类白细胞抗原
41619-8	血红蛋白.不稳定型	任意浓度	时间点	红细胞	等级型	异丙醇稳定性	血液学/细胞分类计数
41620-6	木糖^口服 5g 木糖 5 后小时	摩尔浓度	时间点	尿液	定量型		刺激耐受试验
41621-4	沙粒病毒 RNA	任意浓度	时间点	XXX	等级型	探针.扩增.靶向扩增	微生物学
41622-2	炭疽杆菌 DNA	存在与否或身份标识	时间点	XXX	名义型	探针.扩增.靶向扩增	微生物学
41623-0	炭疽杆菌 DNA	任意浓度	时间点	XXX	等级型	探针.扩增.靶向扩增	微生物学
4162-4	头孢噻肟	质量	时间点	剂量	定量型		药物剂量
41624-8	布鲁氏杆菌 Ag	任意浓度	时间点	XXX	等级型	免疫荧光	微生物学
41625-5	布鲁氏杆菌 DNA	存在与否或身份标识	时间点	XXX	名义型	探针.扩增.靶向扩增	微生物学
41626-3	布鲁氏杆菌 DNA	任意浓度	时间点	XXX	等级型	探针.扩增.靶向扩增	微生物学
41627-1	伯克霍尔德氏菌 Ag	任意浓度	时间点	XXX	等级型	免疫荧光	微生物学
41628-9	伯克霍尔德氏菌 DNA	任意浓度	时间点	XXX	等级型	探针.扩增.靶向扩增	微生物学
41629-7	伯克霍尔德氏菌 DNA	存在与否或身份标识	时间点	XXX	名义型	探针.扩增.靶向扩增	微生物学
41630-5	肉毒梭菌毒素 A	任意浓度	时间点	XXX	等级型	免疫荧光	微生物学
41631-3	肉毒梭菌毒素 A 基因	任意浓度	时间点	XXX	等级型	探针.扩增.靶向扩增	微生物学
4163-2	头孢替坦	质量	时间点	剂量	定量型		药物剂量
41632-1	肉毒梭菌毒素 B	任意浓度	时间点	XXX	等级型	免疫荧光	微生物学
41633-9	肉毒梭菌毒素 B 基因	任意浓度	时间点	XXX	等级型	探针.扩增.靶向扩增	微生物学

LOINC 代码	名称	属性	时间特征	系统	标尺类型	方法类型	分类
41634-7	肉毒梭菌毒素 E	任意浓度	时间点	XXX	等级型	免疫荧光	微生物学
41635-4	肉毒梭菌毒素 F	任意浓度	时间点	XXX	等级型	免疫荧光	微生物学
41636-2	埃博拉病毒 RNA	任意浓度	时间点	XXX	等级型	探针.扩增.靶向扩增	微生物学
41637-0	埃博拉病毒 Ag	任意浓度	时间点	XXX	等级型	免疫荧光	微生物学
41638-8	马尔堡病毒 RNA	任意浓度	时间点	XXX	等级型	探针.扩增.靶向扩增	微生物学
41639-6	篦麻毒素 Ab.IgM	任意浓度	时间点	血清	等级型	免疫荧光	药物水平/毒理学
4164-0	头孢西丁	质量	时间点	剂量	定量型		药物剂量
41640-4	篦麻毒素 Ab.IgG	任意浓度	时间点	血清	等级型	免疫荧光	药物水平/毒理学
41641-2	篦麻毒素	任意浓度	时间点	XXX	等级型	免疫荧光	药物水平/毒理学
41642-0	西尼罗河病毒 Ab.IgM	任意浓度	时间点	XXX	等级型	免疫荧光	微生物学
41643-8	西尼罗河病毒 Ag	任意浓度	时间点	XXX	等级型	免疫荧光	微生物学
41644-6	离子钙	摩尔浓度	时间点	毛细血管全血	定量型		化学
41645-3	离子钙	摩尔浓度	时间点	静脉全血	定量型		化学
41646-1	离子钙	摩尔浓度	时间点	混合静脉全血	定量型		化学
41647-9	二氧化碳	摩尔浓度	时间点	动脉全血	定量型	计算的	化学
41648-7	碳氧血红蛋白/总血红蛋白	质量分数	时间点	混合静脉全血	定量型		化学
41649-5	氯化物	摩尔浓度	时间点	静脉全血	定量型		化学
41650-3	氯化物	摩尔浓度	时间点	动脉全血	定量型		化学
41651-1	葡萄糖	质量浓度	时间点	动脉全血	定量型		化学
41652-9	葡萄糖	质量浓度	时间点	静脉全血	定量型		化学
41653-7	葡萄糖	质量浓度	时间点	毛细血管全血	定量型	葡萄糖计	化学
41654-5	红细胞压积	容积分数	时间点	静脉全血	定量型		血液学/细胞分类计数
41655-2	红细胞压积	容积分数	时间点	混合静脉全血	定量型		血液学/细胞分类计数
41656-0	钾	摩尔浓度	时间点	混合静脉全血	定量型		化学
4165-7	头孢磺啶	质量	时间点	剂量	定量型		药物剂量
41657-8	钠	摩尔浓度	时间点	混合静脉全血	定量型		化学
41658-6	ABT492	药物敏感度	时间点	分离物	定量或等级型	最小抑制浓度	抗生素敏感性
41659-4	ABT492	药物敏感度	时间点	分离物	定量或等级型	琼脂扩散	抗生素敏感性
41660-2	ABT492	药物敏感度	时间点	分离物	定量或等级型	梯度纸条	抗生素敏感性
41661-0	阿洛西林	药物敏感度	时间点	分离物	定量或等级型	梯度纸条	抗生素敏感性
41662-8	氨曲南+克拉维酸	药物敏感度	时间点	分离物	定量或等级型	最小抑制浓度	抗生素敏感性

LOINC 代码	名称	属性	时间特征	系统	标尺类型	方法类型	分类
41663-6	氨曲南+克拉维酸	药物敏感度	时间点	分离物	定量或等级型	琼脂扩散	抗生素敏感性
41664-4	氨曲南+克拉维酸	药物敏感度	时间点	分离物	定量或等级型	梯度纸条	抗生素敏感性
4166-5	头孢他啶	质量	时间点	剂量	定量型		药物剂量
41665-1	比阿培南	药物敏感度	时间点	分离物	定量或等级型	最小抑制浓度	抗生素敏感性
41666-9	比阿培南	药物敏感度	时间点	分离物	定量或等级型	琼脂扩散	抗生素敏感性
41667-7	比阿培南	药物敏感度	时间点	分离物	定量或等级型	梯度纸条	抗生素敏感性
41668-5	羧苄青霉素	药物敏感度	时间点	分离物	定量或等级型	梯度纸条	抗生素敏感性
41669-3	头孢孟多	药物敏感度	时间点	分离物	定量或等级型	梯度纸条	抗生素敏感性
41670-1	头孢唑林	药物敏感度	时间点	分离物	定量或等级型	梯度纸条	抗生素敏感性
41671-9	头孢噻肟+克拉维酸	药物敏感度	时间点	分离物	定量或等级型	梯度纸条	抗生素敏感性
41672-7	头孢替坦+克拉维酸	药物敏感度	时间点	分离物	定量或等级型	最小抑制浓度	抗生素敏感性
4167-3	头孢唑肟	质量	时间点	剂量	定量型		药物剂量
41673-5	头孢替坦+克拉维酸	药物敏感度	时间点	分离物	定量或等级型	琼脂扩散	抗生素敏感性
41674-3	头孢替坦+克拉维酸	药物敏感度	时间点	分离物	定量或等级型	梯度纸条	抗生素敏感性
41675-0	头孢西丁+克拉维酸	药物敏感度	时间点	分离物	定量或等级型	最小抑制浓度	抗生素敏感性
41676-8	头孢西丁+克拉维酸	药物敏感度	时间点	分离物	定量或等级型	琼脂扩散	抗生素敏感性
41677-6	头孢西丁+克拉维酸	药物敏感度	时间点	分离物	定量或等级型	梯度纸条	抗生素敏感性
41678-4	头孢泊肟+克拉维酸	药物敏感度	时间点	分离物	定量或等级型	梯度纸条	抗生素敏感性
41679-2	头孢泊肟+克拉维酸	药物敏感度	时间点	分离物	定量或等级型	最小抑制浓度	抗生素敏感性
416-8	匹氨西林	药物敏感度	时间点	分离物	定量或等级型	最小抑制浓度	抗生素敏感性
41680-0	头孢泊肟+克拉维酸	药物敏感度	时间点	分离物	定量或等级型	琼脂扩散	抗生素敏感性
4168-1	头孢曲松	质量	时间点	剂量	定量型		药物剂量
41681-8	头孢曲松+克拉维酸	药物敏感度	时间点	分离物	定量或等级型	最小抑制浓度	抗生素敏感性
41682-6	头孢曲松+克拉维酸	药物敏感度	时间点	分离物	定量或等级型	琼脂扩散	抗生素敏感性
41683-4	头孢曲松+克拉维酸	药物敏感度	时间点	分离物	定量或等级型	梯度纸条	抗生素敏感性
41684-2	头孢噻啶	药物敏感度	时间点	分离物	定量或等级型	梯度纸条	抗生素敏感性

LOINC 代码	名称	属性	时间特征	系统	标尺类型	方法类型	分类
41685-9	克拉维酸	药物敏感度	时间点	分离物	定量或等级型	梯度纸条	抗生素敏感性
41686-7	克拉维酸	药物敏感度	时间点	分离物	定量或等级型	琼脂扩散	抗生素敏感性
41687-5	克拉维酸	药物敏感度	时间点	分离物	定量或等级型	最小抑制浓度	抗生素敏感性
41688-3	达巴霉素	药物敏感度	时间点	分离物	定量或等级型	琼脂扩散	抗生素敏感性
41689-1	达巴霉素	药物敏感度	时间点	分离物	定量或等级型	最小抑制浓度	抗生素敏感性
41690-9	达巴霉素	药物敏感度	时间点	分离物	定量或等级型	梯度纸条	抗生素敏感性
41691-7	达托霉素	药物敏感度	时间点	分离物	定量或等级型	梯度纸条	抗生素敏感性
41692-5	依诺沙星	药物敏感度	时间点	分离物	定量或等级型	梯度纸条	抗生素敏感性
41693-3	乙硫异烟胺	药物敏感度	时间点	分离物	定量或等级型	琼脂扩散	抗生素敏感性
41694-1	扁枝衣霉素	药物敏感度	时间点	分离物	定量或等级型	最小抑制浓度	抗生素敏感性
41695-8	扁枝衣霉素	药物敏感度	时间点	分离物	定量或等级型	梯度纸条	抗生素敏感性
41696-6	扁枝衣霉素	药物敏感度	时间点	分离物	定量或等级型	琼脂扩散	抗生素敏感性
41697-4	吉米沙星	药物敏感度	时间点	分离物	定量或等级型	梯度纸条	抗生素敏感性
41698-2	交沙霉素	药物敏感度	时间点	分离物	定量或等级型	琼脂扩散	抗生素敏感性
4169-9	头孢呋辛.胃肠外	质量	时间点	剂量	定量型		药物剂量
41699-0	交沙霉素	药物敏感度	时间点	分离物	定量或等级型	梯度纸条	抗生素敏感性
41700-6	林可霉素	药物敏感度	时间点	分离物	定量或等级型	梯度纸条	抗生素敏感性
41701-4	洛美沙星	药物敏感度	时间点	分离物	定量或等级型	梯度纸条	抗生素敏感性
41702-2	美洛西林	药物敏感度	时间点	分离物	定量或等级型	梯度纸条	抗生素敏感性
41703-0	羟羧氧酰胺菌素	药物敏感度	时间点	分离物	定量或等级型	梯度纸条	抗生素敏感性
41704-8	萘夫西林	药物敏感度	时间点	分离物	定量或等级型	梯度纸条	抗生素敏感性
41705-5	新霉素	药物敏感度	时间点	分离物	定量或等级型	梯度纸条	抗生素敏感性
41706-3	新生霉素	药物敏感度	时间点	分离物	定量或等级型	梯度纸条	抗生素敏感性
4170-7	头孢氨苄	质量	时间点	剂量	定量型		药物剂量
41707-1	奥利万星	药物敏感度	时间点	分离物	定量或等级型	琼脂扩散	抗生素敏感性
41708-9	奥利万星	药物敏感度	时间点	分离物	定量或等级型	最小抑制浓度	抗生素敏感性

LOINC 代码	名称	属性	时间特征	系统	标尺类型	方法类型	分类
41709-7	奥利万星	药物敏感度	时间点	分离物	定量或等级型	梯度纸条	抗生素敏感性
41710-5	雷莫拉宁	药物敏感度	时间点	分离物	定量或等级型	最小抑制浓度	抗生素敏感性
41711-3	雷莫拉宁	药物敏感度	时间点	分离物	定量或等级型	梯度纸条	抗生素敏感性
41712-1	雷莫拉宁	药物敏感度	时间点	分离物	定量或等级型	琼脂扩散	抗生素敏感性
41713-9	罗沙米星	药物敏感度	时间点	分离物	定量或等级型	最小抑制浓度	抗生素敏感性
41714-7	罗沙米星	药物敏感度	时间点	分离物	定量或等级型	梯度纸条	抗生素敏感性
4171-5	头孢噻吩	质量	时间点	剂量	定量型		药物剂量
41715-4	罗沙米星	药物敏感度	时间点	分离物	定量或等级型	琼脂扩散	抗生素敏感性
41716-2	舒巴坦	药物敏感度	时间点	分离物	定量或等级型	琼脂扩散	抗生素敏感性
41717-0	舒巴坦	药物敏感度	时间点	分离物	定量或等级型	梯度纸条	抗生素敏感性
41718-8	舒巴坦	药物敏感度	时间点	分离物	定量或等级型	最小抑制浓度	抗生素敏感性
41719-6	三唑巴坦	药物敏感度	时间点	分离物	定量或等级型	琼脂扩散	抗生素敏感性
41720-4	三唑巴坦	药物敏感度	时间点	分离物	定量或等级型	梯度纸条	抗生素敏感性
41721-2	三唑巴坦	药物敏感度	时间点	分离物	定量或等级型	最小抑制浓度	抗生素敏感性
41722-0	泰利霉素	药物敏感度	时间点	分离物	定量或等级型	梯度纸条	抗生素敏感性
4172-3	水合氯醛	质量	时间点	剂量	定量型		药物剂量
41723-8	甲砜霉素	药物敏感度	时间点	分离物	定量或等级型	琼脂扩散	抗生素敏感性
41724-6	甲砜霉素	药物敏感度	时间点	分离物	定量或等级型	梯度纸条	抗生素敏感性
41725-3	甲砜霉素	药物敏感度	时间点	分离物	定量或等级型	最小抑制浓度	抗生素敏感性
41726-1	ABT492	药物敏感度	时间点	分离物	定量或等级型		抗生素敏感性
41727-9	氨曲南＋克拉维酸	药物敏感度	时间点	分离物	定量或等级型		抗生素敏感性
41728-7	比阿培南	药物敏感度	时间点	分离物	定量或等级型		抗生素敏感性
41729-5	头孢替坦＋克拉维酸	药物敏感度	时间点	分离物	定量或等级型		抗生素敏感性
41730-3	头孢西丁＋克拉维酸	药物敏感度	时间点	分离物	定量或等级型		抗生素敏感性
4173-1	氯霉素	质量	时间点	剂量	定量型		药物剂量
41731-1	头孢泊肟＋克拉维酸	药物敏感度	时间点	分离物	定量或等级型		抗生素敏感性

LOINC 代码	名称	属性	时间特征	系统	标尺类型	方法类型	分类
41732-9	头孢曲松+克拉维酸	药物敏感度	时间点	分离物	定量或等级型		抗生素敏感性
41733-7	克拉维酸	药物敏感度	时间点	分离物	定量或等级型		抗生素敏感性
41734-5	达巴霉素	药物敏感度	时间点	分离物	定量或等级型		抗生素敏感性
41735-2	扁枝衣霉素	药物敏感度	时间点	分离物	定量或等级型		抗生素敏感性
41736-0	奥利万星	药物敏感度	时间点	分离物	定量或等级型		抗生素敏感性
41737-8	雷莫拉宁	药物敏感度	时间点	分离物	定量或等级型		抗生素敏感性
41738-6	罗沙米星	药物敏感度	时间点	分离物	定量或等级型		抗生素敏感性
41739-4	舒巴坦	药物敏感度	时间点	分离物	定量或等级型		抗生素敏感性
41740-2	三唑巴坦	药物敏感度	时间点	分离物	定量或等级型		抗生素敏感性
41741-0	细菌 已鉴定的	存在与否或身份标识	时间点	XXX	名义型		微生物学
41742-8	(链格孢+烟曲霉菌+草本支孢霉+点青霉菌) Ab. IgE	任意浓度	时间点	血清	定量型	多盘	变态反应
41743-6	BBS1 基因突变分析	存在与否或身份标识	时间点	全血/组织	叙述型	分子遗传学	分子病理学.基因突变
41744-4	倍氯美松双丙酸酯	质量浓度	时间点	血清/血浆	定量型		药物水平/毒理学
41745-1	倍他米松	质量浓度	时间点	血清/血浆	定量型		药物水平/毒理学
41746-9	皮炎芽生菌 Ag	任意浓度	时间点	尿液	等级型	酶免疫分析	微生物学
41747-7	布地奈德	质量浓度	时间点	血清/血浆	定量型		药物水平/毒理学
41748-5	CAPN3 基因突变分析	存在与否或身份标识	时间点	全血/组织	叙述型	分子遗传学	分子病理学.基因突变
4174-9	氯氮草	质量	时间点	剂量	定量型		药物剂量
41749-3	CHIC2 基因突变分析	存在与否或身份标识	时间点	全血/组织	叙述型	分子遗传学	分子病理学.基因突变
41750-1	COCH 基因突变分析	存在与否或身份标识	时间点	全血/组织	名义型		分子病理学.基因突变
41751-9	COL3A1 基因突变分析	存在与否或身份标识	时间点	全血/组织	叙述型	分子遗传学	分子病理学.基因突变
41752-7	查菲埃立克体 Ab	稀释系数、稀释倍数(滴度)	时间点	血清	定量型		微生物学
41753-5	FKRP 基因突变分析	存在与否或身份标识	时间点	全血/组织	叙述型	分子遗传学	分子病理学.基因突变
41754-3	氟氢可的松	质量浓度	时间点	血清/血浆	定量型		药物水平/毒理学
41755-0	氟尼缩松	质量浓度	时间点	血清/血浆	定量型		药物水平/毒理学
4175-6	氯氮草	质量	时间点	剂量	定量型		药物剂量
41756-8	氟米龙	质量浓度	时间点	血清/血浆	定量型		药物水平/毒理学

LOINC 代码	名称	属性	时间特征	系统	标尺类型	方法类型	分类
41757-6	丙酸氟替卡松	质量浓度	时间点	血清/血浆	定量型		药物水平/毒理学
41758-4	GNAS1 基因突变分析	存在与否或身份标识	时间点	全血/组织	叙述型	分子遗传学	分子病理学.基因突变
41759-2	免疫球蛋白轻链游离型.κ/免疫球蛋白轻链.λ.游离型	质量浓度比率	时间点	尿液	定量型		化学
417-6	匹氨西林	药物敏感度	时间点	分离物	定量或等级型	琼脂扩散	抗生素敏感性
41760-0	白介素 12	质量浓度	时间点	血清/血浆	定量型		化学
41761-8	拉莫三嗪	质量浓度	时间点	血清/血浆	定量型	筛查试验	药物水平/毒理学
41762-6	醋酸甲地孕酮	质量浓度	时间点	血清/血浆	定量型		药物水平/毒理学
41763-4	风疹病毒 Ab. IgG	稀释系数、稀释倍数（滴度）	时间点	血清	定量型		微生物学
4176-4	氯汞君	质量	时间点	剂量	定量型		药物剂量
41764-2	SBDS 基因突变分析	存在与否或身份标识	时间点	全血/组织	叙述型	分子遗传学	分子病理学.基因突变
41765-9	SCN1A 基因突变分析	存在与否或身份标识	时间点	全血/组织	叙述型	分子遗传学	分子病理学.基因突变
41766-7	曲安西龙	质量浓度	时间点	血清/血浆	定量型		药物水平/毒理学
41767-5	曲安奈德	质量浓度	时间点	血清/血浆	定量型		药物水平/毒理学
41768-3	VWF 基因突变分析	存在与否或身份标识	时间点	全血/组织	叙述型	分子遗传学	分子病理学.基因突变
41769-1	神经元细胞核类型 1 Ab	任意浓度	时间点	血清	等级型	免疫印迹	血清学
41770-9	多重视图^W 胆囊收缩素与 W 静脉注入放射性核素	发现（结果）	时间点	胆囊	叙述型	放射性核素扫描	放射医学
41771-7	多重视图^W 静脉注入 ^{99m}Tc DMSA	发现（结果）	时间点	肾脏.双侧+采集系统	叙述型	放射性核素扫描	放射医学
4177-2	氯噻嗪	质量	时间点	剂量	定量型		药物剂量
41772-5	多切面^W 静脉注入 ^{111}In 标记的白细胞	发现（结果）	时间点	骨	叙述型	放射性核素扫描.SPECT	放射医学
41773-3	多重视图 便携式	发现（结果）	时间点	面骨	叙述型	X 射线检查	放射医学
41774-1	视图 侧位 便携式	发现（结果）	时间点	颈部	叙述型	X 射线检查	放射医学
41775-8	视图 1 便携式	发现（结果）	时间点	骨盆	叙述型	X 射线检查	放射医学
41776-6	多重视图 AP 与蛙式侧位便携式	发现（结果）	时间点	骨盆+臀部.右侧	叙述型	X 射线检查	放射医学
41777-4	多重视图 AP 与侧位 便携式	发现（结果）	时间点	臀部.右侧	叙述型	X 射线检查	放射医学
41778-2	多重视图 便携式	发现（结果）	时间点	股骨.右侧	叙述型	X 射线检查	放射医学
41779-0	多重视图 便携式	发现（结果）	时间点	膝.右侧	叙述型	X 射线检查	放射医学
4178-0	氯苯那敏	质量	时间点	剂量	定量型		药物剂量
41780-8	多重视图	发现（结果）	时间点	胫骨.右侧	叙述型	X 射线检查	放射医学
41781-6	多重视图 便携式	发现（结果）	时间点	胫骨.右侧	叙述型	X 射线检查	放射医学
41782-4	多重视图 便携式	发现（结果）	时间点	踝关节.右侧	叙述型	X 射线检查	放射医学
41783-2	多重视图 便携式	发现（结果）	时间点	肩部.右侧	叙述型	X 射线检查	放射医学
41784-0	多重视图 便携式	发现（结果）	时间点	肱骨.右侧	叙述型	X 射线检查	放射医学

LOINC 代码	名称	属性	时间特征	系统	标尺类型	方法类型	分类
41785-7	多重视图 有限的	发现（结果）	时间点	肘部.右侧	叙述型	X 射线检查	放射医学
41786-5	多重视图 便携式	发现（结果）	时间点	肘部.右侧	叙述型	X 射线检查	放射医学
41787-3	多重视图 便携式	发现（结果）	时间点	腕部.右侧	叙述型	X 射线检查	放射医学
41788-1	多重视图 便携式	发现（结果）	时间点	手.右侧	叙述型	X 射线检查	放射医学
41789-9	多重视图 有限的	发现（结果）	时间点	手.右侧	叙述型	X 射线检查	放射医学
41790-7	视图^外科手术期间	发现（结果）	时间点	胸部	叙述型	X 射线检查	放射医学
41791-5	多重视图 便携式	发现（结果）	时间点	肋骨.右侧	叙述型	X 射线检查	放射医学
41792-3	多重视图 右-斜位与左-斜位	发现（结果）	时间点	胸部	叙述型	X 射线检查	放射医学
41793-1	视图^外科手术期间	发现（结果）	时间点	腹部	叙述型	X 射线检查	放射医学
41794-9	视图 AP KUB 便携式	发现（结果）	时间点	腹部	叙述型	X 射线检查	放射医学
41795-6	视图^W 口服气体对比剂	发现（结果）	时间点	胃肠道.上+小肠	叙述型	X 射线检查.荧光光谱	放射医学
41796-4	多重视图与 AP KUB^W 口服气体对比剂	发现（结果）	时间点	胃肠道.上	叙述型	X 射线检查.荧光光谱	放射医学
41797-2	多重视图 有限的^W 直肠逆行灌入空气与钡对比剂	发现（结果）	时间点	结肠	叙述型	X 射线检查.荧光光谱	放射医学
4179-8	氯丙嗪	质量	时间点	剂量	定量型		药物剂量
41798-0	引导引流	发现（结果）	时间点	前列腺	叙述型	超声	放射医学
41799-8	引导置管	发现（结果）	时间点	肝脏	叙述型	X 射线检查.荧光光谱	放射医学
41800-4	引导引流	发现（结果）	时间点	咽部	叙述型	X 射线检查.荧光光谱	放射医学
41801-2	引导放置导管^W 静脉注入对比剂	发现（结果）	时间点	门静脉	叙述型	X 射线检查.荧光光谱.血管	放射医学
41802-0	引导活组织检查	发现（结果）	时间点	前列腺	叙述型	X 射线检查.荧光光谱	放射医学
41803-8	引导活组织检查.针	发现（结果）	时间点	乳腺	叙述型	X 射线检查.荧光光谱	放射医学
41804-6	多切面与三维重建	发现（结果）	时间点	XXX	叙述型	计算机 X 射线断层造影术	放射医学
41805-3	多切面^W 静脉注入放射性核素	发现（结果）	时间点	骨	叙述型	放射性核素扫描.SPECT	放射医学
4180-6	氯磺丙脲	质量	时间点	剂量	定量型		药物剂量
41806-1	多切面	发现（结果）	时间点	腹部	叙述型	计算机 X 射线断层造影术	放射医学
41807-9	多切面	发现（结果）	时间点	眼眶	叙述型	计算机 X 射线断层造影术	放射医学

LOINC 代码	名称	属性	时间特征	系统	标尺类型	方法类型	分类
41808-7	多切面	发现（结果）	时间点	面骨＋上颌骨	叙述型	计算机X射线断层造影术	放射医学
41809-5	引导引流	发现（结果）	时间点	腹部.腹膜后腔	叙述型	超声	放射医学
41810-3	引导清除液体	发现（结果）	时间点	腹部.XXX	叙述型	计算机X射线断层造影术	放射医学
41811-1	多重视图与PA胸	发现（结果）	时间点	肋骨.双侧＋胸部	叙述型	X射线检查	放射医学
41812-9	多切面，有限的	发现（结果）	时间点	下肢动脉	叙述型	超声	放射医学
41813-7	多切面，有限的	发现（结果）	时间点	上肢动脉	叙述型	超声	放射医学
4181-4	氯普噻吨	质量	时间点	剂量	定量型		药物剂量
41814-5	多切面	发现（结果）	时间点	上肢动脉.右侧	叙述型	超声	放射医学
41815-2	多切面	发现（结果）	时间点	下肢动脉.右	叙述型	超声	放射医学
41816-0	多切面	发现（结果）	时间点	末梢静脉.右侧	叙述型	超声	放射医学
41817-8	多重视图 AP与侧位 便携式	发现（结果）	时间点	臀部.左侧	叙述型	X射线检查	放射医学
41818-6	多重视图 便携式	发现（结果）	时间点	股骨.左侧	叙述型	X射线检查	放射医学
41819-4	多重视图2与通道	发现（结果）	时间点	膝.左侧	叙述型	X射线检查	放射医学
41820-2	多重视图 便携式	发现（结果）	时间点	膝.左侧	叙述型	X射线检查	放射医学
41821-0	多重视图	发现（结果）	时间点	胫骨.左侧	叙述型	X射线检查	放射医学
4182-2	氯喹	质量	时间点	剂量	定量型		药物剂量
41822-8	多重视图 便携式	发现（结果）	时间点	胫骨.左侧	叙述型	X射线检查	放射医学
41823-6	多重视图 便携式	发现（结果）	时间点	踝关节.左侧	叙述型	X射线检查	放射医学
41824-4	多重视图 便携式	发现（结果）	时间点	肩部.左侧	叙述型	X射线检查	放射医学
41825-1	多重视图 便携式	发现（结果）	时间点	肱骨.左侧	叙述型	X射线检查	放射医学
41826-9	多重视图 有限的	发现（结果）	时间点	肘部.左侧	叙述型	X射线检查	放射医学
41827-7	多重视图 便携式	发现（结果）	时间点	肘部.左侧	叙述型	X射线检查	放射医学
41828-5	多重视图 便携式	发现（结果）	时间点	腕部.左侧	叙述型	X射线检查	放射医学
41829-3	多重视图 便携式	发现（结果）	时间点	手.左侧	叙述型	X射线检查	放射医学
4183-0	氯噻酮	质量	时间点	剂量	定量型		药物剂量
41830-1	多重视图 有限的	发现（结果）	时间点	手.左侧	叙述型	X射线检查	放射医学
41831-9	多重视图 便携式	发现（结果）	时间点	肋骨.左侧	叙述型	X射线检查	放射医学
41832-7	多重视图与PA胸	发现（结果）	时间点	肋骨.左侧＋胸部	叙述型	X射线检查	放射医学
41833-5	多切面	发现（结果）	时间点	上肢动脉.左侧	叙述型	超声	放射医学
41834-3	多切面	发现（结果）	时间点	下肢动脉.左侧	叙述型	超声	放射医学
41835-0	多切面	发现（结果）	时间点	末梢静脉.左侧	叙述型	超声	放射医学
41836-8	多重视图 有限的^W静脉注入^{111}In标记的白细胞	发现（结果）	时间点	骨	叙述型	放射性核素扫描	放射医学
41837-6	多切面，全身^W静脉注入^{99m}Tc阿西莫单抗	发现（结果）	时间点	病人	叙述型	放射性核素扫描.SPECT	放射医学

LOINC 代码	名称	属性	时间特征	系统	标尺类型	方法类型	分类
41838-4	多切面^W 静脉注入^{111}In 沙妥莫单抗	发现（结果）	时间点	前列腺	叙述型	放射性核素扫描.SPECT	放射医学
41839-2	伯克氏菌 Ab.IgG 与 IgM 医嘱组	—	时间点	血清	定量型	免疫荧光	医嘱组.微生物学
418-4	匹氨西林	药物敏感度	时间点	分离物＋血清	等级型	测序分型	抗生素敏感性
41840-0	1&2 期贝氏柯克斯体 Ab.IgG 医嘱组	稀释系数、稀释倍数（滴度）	时间点	血清	定量型		医嘱组.微生物学
41841-8	1&2 期贝氏柯克斯体 Ab.IgM 医嘱组	稀释系数、稀释倍数（滴度）	时间点	血清	定量型		医嘱组.微生物学
41842-6	疱疹病毒 7 Ab.IgG 与 IgM 医嘱组	稀释系数、稀释倍数（滴度）	时间点	血清	定量型	免疫荧光	医嘱组.微生物学
41843-4	淋巴细胞性脉络丛脑膜炎病毒 Ab.IgG & IgM 医嘱组	稀释系数、稀释倍数（滴度）	时间点	脑脊液	定量型	免疫荧光	医嘱组.微生物学
41844-2	脑膜炎奈瑟菌 A+B+C+w135+Y+大肠杆菌 K1 Ag	任意浓度	时间点	血清	等级型	凝集试验	微生物学
41845-9	脑膜炎奈瑟菌 A+B+C+w135+Y+大肠杆菌 K1 Ag	任意浓度	时间点	脑脊液	等级型	凝集试验	微生物学
41846-7	脑膜炎奈瑟菌 A+B+C+w135+Y+大肠杆菌 K1 Ag	任意浓度	时间点	尿液	等级型	凝集试验	微生物学
41847-5	辣根 Ab.IgG	任意浓度	时间点	血清	定量型		变态反应
4184-8	西司他丁	质量	时间点	剂量	定量型		药物剂量
41848-3	辣椒 Ab.IgG	任意浓度	时间点	血清	定量型		变态反应
41849-1	咖喱 Ab.IgG	任意浓度	时间点	血清	定量型		变态反应
41850-9	利多卡因 Ab.IgE	任意浓度	时间点	血清	定量型		变态反应
41851-7	百里香 Ab.IgG	任意浓度	时间点	血清	定量型		变态反应
41852-5	微生物或媒介物，已鉴定的	存在与否或身份标识	时间点	XXX	名义型		微生物学
41853-3	正痘病毒 DNA	任意浓度	时间点	XXX	等级型	探针.扩增.靶向扩增	微生物学
41854-1	蓖麻 DNA	任意浓度	时间点	XXX	等级型	探针.扩增.靶向扩增	药物水平/毒理学
4185-5	西咪替丁	质量	时间点	剂量	定量型		药物剂量
41855-8	金黄色葡萄球菌肠毒素 B	任意浓度	时间点	XXX	等级型	免疫荧光	微生物学
41856-6	类天花病毒 DNA	任意浓度	时间点	XXX	等级型	探针.扩增.靶向扩增	微生物学
41857-4	副溶血性弧菌 DNA	任意浓度	时间点	XXX	等级型	探针.扩增.靶向扩增	微生物学
41858-2	2-亚乙基-1，5-二甲基-3，3-二苯吡咯烷	任意浓度	时间点	尿液	等级型		药物水平/毒理学
41859-0	2-亚乙基-1，5-二甲基-3，3-二苯吡咯烷	任意浓度	时间点	XXX	等级型		药物水平/毒理学
41860-8	2-亚乙基-1，5-二甲基-3，3-二苯吡咯烷	任意浓度	时间点	血清/血浆	等级型		药物水平/毒理学
41861-6	酵母菌.菌丝	单位面积数量或计数	时间点	尿沉渣	定量型	光学显微镜检查.高倍视野	尿液分析
41862-4	粘度^采集后 20 分钟	粘度、粘稠度	时间点	精液	定量型		标本特性

LOINC 代码	名称	属性	时间特征	系统	标尺类型	方法类型	分类
4186-3	环丙沙星	质量	时间点	剂量	定量型		药物剂量
41863-2	酵母菌.假菌丝	任意浓度	时间点	尿沉渣	等级型	光学显微镜检查	尿液分析
41864-0	酵母菌.菌丝	任意浓度	时间点	尿沉渣	等级型	自动化计数	尿液分析
41865-7	酵母菌.菌丝	任意浓度	时间点	尿沉渣	等级型	光学显微镜检查	尿液分析
41866-5	血管假性血友病因子 Ag 实际值/正常值	相对比率	时间点	贫血小板血浆	定量型	酶免疫分析	凝血功能检查
41867-3	血管假性血友病因子 Ag	任意浓度	时间点	贫血小板血浆	定量型		凝血功能检查
41868-1	蜡样管型	数量或计数浓度（计数/容积）	时间点	尿液	定量型	自动化计数	尿液分析
41869-9	睾酮.可生物利用性＋游离型/睾酮.总计	质量分数	时间点	血清/血浆	定量型		化学
41870-7	纤溶酶.成熟的	催化浓度	时间点	血清/血浆	定量型		化学
4187-1	顺铂	质量	时间点	剂量	定量型		药物剂量
41871-5	电压-门控式钾通道 Ab	摩尔浓度	时间点	血清	定量型		血清学
41872-3	PDCD10 基因突变分析	存在与否或身份标识	时间点	全血/组织	名义型	分子遗传学	分子病理学.基因突变
41873-1	北美灌木杨 Ab.IgG	任意浓度	时间点	血清	定量型		变态反应
41874-9	白桦 Ab.IgE	任意浓度	时间点	血清	定量型		变态反应
41875-6	百日咳杆菌与副百日咳博德特菌 DNA 医嘱组	任意浓度	时间点	XXX	等级型	探针.扩增.靶向扩增	医嘱组.微生物学
41876-4	伤寒立克次体 ab 与斑疹热立克次体群 Ab.IgG 与 IgM 医嘱组	任意浓度	时间点	血清	等级型		医嘱组.微生物学
41877-2	百日咳杆菌 Ab.IgA 与 IgG 与 IgM panel	任意浓度	时间点	血清	定量型	酶免疫分析	医嘱组.微生物学
41878-0	登革热病毒 Ab.IgG 与 IgM panel	任意浓度	时间点	血清	定量型	酶免疫分析	医嘱组.微生物学
4188-9	克拉维酸	质量	时间点	剂量	定量型		药物剂量
41896-2	类别	类型	时间点	血糖仪	名义型		医疗设备
4189-7	克林霉素	质量	时间点	剂量	定量型		药物剂量
41897-0	厂商设备名称	标识符	时间点	血糖仪	名义型		设备
41898-8	厂商设备模型代码	标识符	时间点	血糖仪	名义型		化学
41899-6	厂商序列号	标识符	时间点	血糖仪	名义型		医疗设备
41900-2	厂商软件版本	标识符	时间点	血糖仪	名义型		医疗设备
41901-0	类别	类型	时间点	血压测量装置	名义型		医疗设备
41902-8	厂商设备模型代码	存在与否或身份标识	时间点	血压测量装置	名义型		医疗设备
41903-6	厂商软件版本	标识符	时间点	血压测量装置	名义型		医疗设备
41904-4	血压测量部位	解剖学	时间点	病人	名义型		血压.原子型
4190-5	氯巴占	质量	时间点	剂量	定量型		药物剂量
41905-1	海拔	长度	时间点	病人	定量型		血压.原子型
41906-9	厂商设备名称	标识符	时间点	衡器	名义型		医疗设备
41907-7	厂商设备模型代码	标识符	时间点	衡器	名义型		医疗设备
41908-5	厂商软件版本	标识符	时间点	衡器	名义型		医疗设备
41909-3	体重指数	比率	时间点	病人	定量型	计算的	体重.原子型

LOINC 代码	名称	属性	时间特征	系统	标尺类型	方法类型	分类
41910-1	类别	类型	时间点	身高仪	名义型		医疗设备
41911-9	厂商设备名称	标识符	时间点	身高仪	名义型		医疗设备
41912-7	厂商设备模型代码	标识符	时间点	身高仪	名义型		医疗设备
4191-3	氯苄雷司	质量	时间点	剂量	定量型		药物剂量
41913-5	厂商序列号	标识符	时间点	身高仪	名义型		医疗设备
41914-3	类别	类型	时间点	凝血检测仪	名义型		医疗设备
41915-0	厂商设备名称	标识符	时间点	凝血检测仪	名义型		医疗设备
41916-8	厂商设备模型代码	存在与否或身份标识	时间点	凝血检测仪	名义型		医疗设备
41917-6	厂商序列号	标识符	时间点	凝血检测仪	名义型		医疗设备
41918-4	厂商软件版本	标识符	时间点	凝血检测仪	名义型		医疗设备
41919-2	厂商软件版本	标识符	时间点	心率测量装置	名义型		医疗设备
419-2	多粘菌素 B	药物敏感度	时间点	分离物	定量型	最小致死浓度	抗生素敏感性
41920-0	心率	数量或计数速率=计数/时间	1 小时^平均值	XXX	定量型		心率. 特定时间. 分子型
4192-1	氯贝丁酯	质量	时间点	剂量	定量型		药物剂量
41921-8	心率	数量或计数速率=计数/时间	8 小时^平均值	XXX	定量型		心率. 特定时间. 分子型
41922-6	心率	数量或计数速率=计数/时间	10 小时^平均值	XXX	定量型		心率. 特定时间. 分子型
41923-4	心率	数量或计数速率=计数/时间	12 小时^平均值	XXX	定量型		心率. 特定时间. 分子型
41924-2	心率	数量或计数速率=计数/时间	24 小时^平均值	XXX	定量型		心率. 特定时间. 分子型
41925-9	类别	类型	时间点	氧气饱和装置	名义型		医疗设备
41926-7	厂商设备名称	标识符	时间点	氧气饱和装置	名义型		医疗设备
41927-5	厂商设备模型代码	标识符	时间点	氧气饱和装置	名义型		医疗设备
41928-3	厂商序列号	标识符	时间点	氧气饱和装置	名义型		医疗设备
41929-1	厂商软件版本	标识符	时间点	氧气饱和装置	名义型		医疗设备
41930-9	类别	类型	时间点	峰值流量仪	名义型		医疗设备
41931-7	厂商设备名称	标识符	时间点	峰值流量仪	名义型		医疗设备
41932-5	厂商设备模型代码	标识符	时间点	峰值流量仪	名义型		医疗设备
41933-3	厂商序列号	标识符	时间点	峰值流量仪	名义型		医疗设备
41934-1	厂商软件版本	标识符	时间点	峰值流量仪	名义型		医疗设备
41935-8	最大流量测量持续时间	时间（如秒数）	*	呼吸系统. 气道	定量型	峰流表	呼吸机管理
41936-6	类别	类型	时间点	胰岛素给药装置	名义型		医疗设备
41937-4	厂商序列号	标识符	时间点	胰岛素给药装置	名义型		医疗设备
41938-2	需要的药丸	剂量、用量、服药量、给药量	时间点	药物. 当前	定量型		信息附件. 药物治疗
4193-9	氯米帕明	质量	时间点	剂量	定量型		药物剂量

LOINC 代码	名称	属性	时间特征	系统	标尺类型	方法类型	分类
41939-0	交付的药丸	剂量、用量、服药量、给药量	时间点	药物.当前	定量型		信息附件.药物治疗
41940-8	药丸类型	类型	时间点	药物.当前	名义型		信息附件.药物治疗
41941-6	基础率	数量或计数速率=计数/时间	时间点	药物.当前	定量型		信息附件.药物治疗
41942-4	胰岛素类型	类型	时间点	药物.当前	名义型		信息附件.药物治疗
41943-2	胰岛素名称+标识	标识符	时间点	药物.当前	名义型		信息附件.药物治疗
41944-0	总体.基本	剂量、用量、服药量、给药量	24 小时	药物.当前	定量型		信息附件.药物治疗
41945-7	总体.大丸药	剂量、用量、服药量、给药量	24 小时	药物.当前	定量型		信息附件.药物治疗
41946-5	类别	类型	时间点	计步器	名义型		医疗设备
4194-7	氯硝西泮	质量	时间点	剂量	定量型		药物剂量
41947-3	厂商设备名称	标识符	时间点	计步器	名义型		医疗设备
41948-1	厂商设备模型代码	标识符	时间点	计步器	名义型		医疗设备
41949-9	厂商软件版本	标识符	时间点	计步器	名义型		临床
41950-7	步数	数量或计数速率=计数/时间	24 小时	病人	定量型	测量的	临床
41951-5	步数	数量或计数速率=计数/时间	24 小时^平均值	病人	定量型	测量的	临床
41952-3	步数	数量或计数速率=计数/时间	1 周	病人	定量型	测量的	产科学.超声
41953-1	步行距离	长度	24 小时	病人	定量型	计算的	临床
4195-4	可乐定	质量	时间点	剂量	定量型		药物剂量
41954-9	步行距离	长度	24 小时^平均值	病人	定量型	计算的	临床
41955-6	步行距离	长度	1 周	病人	定量型	计算的	产科学.超声
41956-4	步行速度	速度、速率	24 小时^最大值	病人	定量型	计算的	临床
41957-2	步行速度	速度、速率	24 小时^平均值	病人	定量型	计算的	临床
41958-0	步行速度	速度、速率	1 周^最大值	病人	定量型	计算的	临床
41959-8	步行速度	速度、速率	1 周^平均值	病人	定量型	计算的	临床
41960-6	类别	类型	时间点	HbA1c 测量仪	名义型		医疗设备
41961-4	厂商设备名称	标识符	时间点	HbA1c 测量仪	名义型		医疗设备
4196-2	氯哌噻吨	质量	时间点	剂量	定量型		药物剂量
41962-2	厂商设备模型代码	标识符	时间点	HbA1c 测量仪	名义型		医疗设备
41963-0	厂商序列号	标识符	时间点	HbA1c 测量仪	名义型		医疗设备
41964-8	厂商软件版本	标识符	时间点	HbA1c 测量仪	名义型		医疗设备
41965-5	类别	类型	时间点	代谢测量仪	名义型		医疗设备
41966-3	厂商设备名称	标识符	时间点	代谢测量仪	名义型		化学

LOINC 代码	名称	属性	时间特征	系统	标尺类型	方法类型	分类
41967-1	厂商设备模型代码	标识符	时间点	代谢测量仪	名义型		医疗设备
41968-9	厂商序列号	标识符	时间点	代谢测量仪	名义型		医疗设备
41969-7	厂商软件版本	标识符	时间点	代谢测量仪	名义型		医疗设备
4197-0	氯丙那林	质量	时间点	剂量	定量型		药物剂量
41970-5	类型	标识符	时间点	代谢测量仪	名义型		医疗设备
41971-3	总代谢	质量	24 小时	病人	定量型		临床
41972-1	名称	标识符	时间点	药物.当前	名义型	报告的	信息附件.药物治疗
41973-9	某药物	剂量、用量、服药量、给药量	时间点	药物.当前	定量型	报告的	信息附件.药物治疗
41974-7	定时+定量	TQ2（来自 HL7）	时间点	药物.当前	定量型	报告的	信息附件.药物治疗
41975-4	途径	存在与否或身份标识	时间点	药物.当前	名义型	报告的	信息附件.药物治疗
41976-2	厂商设备名称	标识符	时间点	胰岛素给药装置	名义型		临床
41977-0	厂商软件版本	标识符	时间点	胰岛素给药装置	名义型		医疗设备
41978-8	厂商序列号	标识符	时间点	计步器	名义型		医疗设备
41979-6	消耗热量	功率=能量/时间	24 小时	病人	定量型	计算的	临床
41980-4	消耗热量	功率=能量/时间	1 周	病人	定量型	计算的	临床
41981-2	消耗热量	功率=能量/时间	时间点	病人	定量型		临床
41982-0	人体脂肪比例	质量分数	时间点	病人	定量型	测量的	体重.原子型
41983-8	厂商设备模型代码	标识符	时间点	胰岛素给药装置	名义型		医疗设备
41984-6	脂蛋白分析状况和/或结果	复杂	时间点	血清/血浆	集合型	儿童健康保护系统	信息附件.CPHS
41985-3	铅筛选检验状况和/或结果	复杂	时间点	病人	集合型	儿童健康保护系统	信息附件.CPHS
41986-1	红细胞压积检测状况和/或结果	复杂	时间点	全血	集合型	儿童健康保护系统	信息附件.CPHS
41987-9	HemoBlobin 检测状况和/或结果	复杂	时间点	全血	集合型	儿童健康保护系统	信息附件.CPHS
4198-8	氯辛酮	质量	时间点	剂量	定量型		药物剂量
41988-7	随访（涉及）提供者/专家，中心区位置指示剂	类型	时间点	临床转诊	名义型	儿童健康保护系统	信息附件.CPHS
41989-5	随访（涉及）提供者/专家，州位置指示	类型	时间点	临床转诊	名义型	儿童健康保护系统	信息附件.CPHS
41990-3	副流感病毒 4 Ab.IgG	任意浓度	时间点	血清	等级型	酶免疫分析	微生物学
41991-1	SARS 冠状病毒 Ab.IgM	任意浓度	时间点	血清	等级型	酶免疫分析	微生物学
41992-9	砷.无机	质量浓度	24 小时	尿液	定量型		药物水平/毒理学
41993-7	阿扎那韦	药物敏感度	时间点	分离物	定量或等级型		抗生素敏感性
41994-5	细胞.CD4+CD45RO+/100 细胞	数量或计数分数	时间点	全血	定量型		细胞标志物
41995-2	血红蛋白 A1c	质量浓度	时间点	全血	定量型		血液学/细胞分类计数
4199-6	可待因	质量	时间点	剂量	定量型		药物剂量

LOINC 代码	名称	属性	时间特征	系统	标尺类型	方法类型	分类
41996-0	丙型肝炎病毒 DNA	任意浓度之对数	时间点	血清/血浆	定量型	探针. 扩增. 信号扩增	微生物学
41997-8	七羧基卟啉	质量浓度	24 小时	尿液	定量型		化学
41998-6	六羧基卟啉	质量浓度	24 小时	尿液	定量型		化学
41999-4	脂蛋白. pre-β	任意浓度	时间点	体液	等级型		化学
4-2	阿美西林	药物敏感度	时间点	分离物	定量或等级型	琼脂扩散	抗生素敏感性
420-0	多粘菌素 B	药物敏感度	时间点	分离物	定量或等级型	最小抑制浓度	抗生素敏感性
42000-0	洛匹那韦＋利托那韦	药物敏感度	时间点	分离物	定量或等级型	基因型分析	抗生素敏感性
42001-8	镍/肌酐	质量浓度比率	24 小时	尿液	定量型		药物水平/毒理学
4200-2	甲哌氯丙嗪	质量	时间点	剂量	定量型		药物剂量
42002-6	五羧基卟啉	质量浓度	24 小时	尿液	定量型		化学
42003-4	丙型肝炎病毒 DNA	数量或计数浓度之对数	时间点	血清/血浆	定量型	探针. 扩增. 信号扩增	微生物学
42004-2	东方马脑炎病毒 Ab. IgM	任意浓度	时间点	脑脊液	等级型	酶免疫分析	微生物学
42005-9	圣路易脑炎病毒 Ab. IgM	任意浓度	时间点	血清	等级型	酶免疫分析	微生物学
42006-7	圣路易脑炎病毒 Ab. IgM	任意浓度	时间点	脑脊液	等级型	酶免疫分析	微生物学
42007-5	多重视图 有限的	发现（结果）	时间点	乳突. 双侧	叙述型	X 射线检查	放射医学
42008-3	视图^外科手术期间	发现（结果）	时间点	肱骨	叙述型	X 射线检查	放射医学
42009-1	多重视图 2 与尖端的	发现（结果）	时间点	胸部	叙述型	X 射线检查	放射医学
4201-0	克罗丙胺	质量	时间点	剂量	定量型		药物剂量
42010-9	多重视图与 PA 胸	发现（结果）	时间点	肋骨. 右侧＋胸部	叙述型	X 射线检查	放射医学
42011-7	多重视图 AP KUB 与 PA 胸	发现（结果）	时间点	腹部＋胸部	叙述型	X 射线检查	放射医学
42012-5	多重视图^ W 直肠灌入水溶性对比剂	发现（结果）	时间点	胃肠道. 上	叙述型	X 射线检查	放射医学
42013-3	多重视图^ W 直肠灌入水溶性对比剂	发现（结果）	时间点	结肠	叙述型	X 射线检查. 荧光光谱	放射医学
42014-1	多重视图^ W 对比剂	发现（结果）	时间点	膀胱＋尿道	叙述型	X 射线检查. 荧光光谱	放射医学
42015-8	多重视图^ W 非离子的对比剂 IT	发现（结果）	时间点	脊柱. 颈段	叙述型	X 射线检查. 荧光光谱	放射医学
42016-6	多重视图^ W 非离子的对比剂 IT	发现（结果）	时间点	脊髓. 胸段	叙述型	X 射线检查. 荧光光谱	放射医学
42017-4	引导置换经皮胆囊造口术	发现（结果）	时间点	腹部	叙述型	X 射线检查. 荧光光谱	放射医学
42018-2	血管经皮经管腔血管成形术^ W 动脉内注入对比剂	发现（结果）	时间点	静脉	叙述型	X 射线检查. 荧光光谱. 血管	放射医学
42019-0	多重视图 AP（KUB 与左-侧卧位）直立位	发现（结果）	时间点	腹部	叙述型	X 射线检查	放射医学

LOINC 代码	名称	属性	时间特征	系统	标尺类型	方法类型	分类
42020-8	引导针定位	发现（结果）	时间点	脊髓.腰段	叙述型	计算机 X 射线断层造影术	放射医学
42021-6	引导针定位	发现（结果）	时间点	脊柱.颈段	叙述型	计算机 X 射线断层造影术	放射医学
42022-4	NAACCR 医院肿瘤登记.永久性	标识符	时间点	病人	名义型		肿瘤登记
42023-2	NAACCR 设备鉴定系统编码系统	存在与否或身份标识	时间点	癌.XXX	名义型		肿瘤登记
42024-0	NAACCR 西班牙鉴定规则西班牙血统	存在与否或身份标识	时间点	病人	名义型	衍生	肿瘤登记
42025-7	NAACCR 印度卫生事业联系	存在与否或身份标识	时间点	病人	名义型		肿瘤登记
42026-5	2000 年确定的人口普查统计区域	类型	时间点	普查地域	名义型		肿瘤登记
42027-3	地理信息系统同等品质	类型	时间点	癌.XXX	名义型		肿瘤登记
4202-8	克罗乙胺	质量	时间点	剂量	定量型		药物剂量
42028-1	NAACCR 不确定的术语作为诊断基础	存在与否或身份标识	时间点	癌.XXX	名义型		肿瘤登记
42029-9	结论性诊断日期	时间戳、时间标记	时间点	癌.XXX	定量型		肿瘤登记
42030-7	报告为单一初级的多重肿瘤	存在与否或身份标识	时间点	癌.XXX	名义型		肿瘤登记
42031-5	多发肿瘤诊断日期	时间戳、时间标记	时间点	癌.XXX	定量型		肿瘤登记
42032-3	诊断中的肿瘤数	数量或计数（正整数）	时间点	癌.XXX	定量型		肿瘤登记
42033-1	肿瘤数量与组织学	数量或计数（正整数）	时间点	病人	定量型		肿瘤登记
42034-9	编码系统.当前的	类型	时间点	癌.XXX.形态学	名义型		肿瘤登记
42035-6	病例发现源	存在与否或身份标识	时间点	癌.XXX	名义型		肿瘤登记
4203-6	氰钴胺.口服	质量	时间点	剂量	定量型		药物剂量
42036-4	本单位的癌症手术 98-02	存在与否或身份标识	时间点	癌.XXX	名义型		肿瘤登记
42037-2	在这个实验室局部淋巴结外科手术范围 98-02	存在与否或身份标识	时间点	癌.XXX	名义型		肿瘤登记
42038-0	在这个实验室进行的其他局部部位，远距离部位，或远距离淋巴结外科手术 98-02	存在与否或身份标识	时间点	癌.XXX	名义型		肿瘤登记
42039-8	系统的疗法和/或外科手术序列号	存在与否或身份标识	时间点	癌.XXX	名义型		肿瘤登记
42040-6	癌症手术 98-02	解剖学	时间点	癌.XXX	名义型		肿瘤登记
42041-4	局部淋巴结外科手术范围 98-02	存在与否或身份标识	时间点	癌.XXX	名义型		肿瘤登记
42042-2	其他局部部位，远距离部位，或远距离淋巴结外科手术 98-02	存在与否或身份标识	时间点	癌.XXX	名义型		肿瘤登记
42043-0	第二疗程治疗.外科手术	存在与否或身份标识	时间点	继发癌症治疗方案	名义型		肿瘤登记
4204-4	环己西林	质量	时间点	剂量	定量型		药物剂量
42044-8	第二疗程治疗.放射疗法	存在与否或身份标识	时间点	继发癌症治疗方案	名义型		肿瘤登记

LOINC 代码	名称	属性	时间特征	系统	标尺类型	方法类型	分类
42045-5	第二疗程治疗.化疗	存在与否或身份标识	时间点	继发癌症治疗方案	名义型		肿瘤登记
42046-3	第二疗程治疗.激素疗法	存在与否或身份标识	时间点	继发癌症治疗方案	名义型		肿瘤登记
42047-1	第二疗程治疗.生物反应修饰剂治疗方案	存在与否或身份标识	时间点	继发癌症治疗方案	名义型		肿瘤登记
42048-9	第二疗程治疗.其他疗法	存在与否或身份标识	时间点	继发癌症治疗方案	名义型		肿瘤登记
42049-7	第三疗程治疗.外科手术	存在与否或身份标识	时间点	继发癌症治疗方案	名义型		肿瘤登记
42050-5	第三疗程治疗.放射疗法	存在与否或身份标识	时间点	继发癌症治疗方案	名义型		肿瘤登记
4205-1	赛克力嗪	质量	时间点	剂量	定量型		药物剂量
42051-3	第三疗程治疗.化疗	存在与否或身份标识	时间点	继发癌症治疗方案	名义型		肿瘤登记
42052-1	第三疗程治疗.激素疗法	存在与否或身份标识	时间点	继发癌症治疗方案	名义型		肿瘤登记
42053-9	第三疗程治疗.生物反应修饰剂治疗方案	存在与否或身份标识	时间点	继发癌症治疗方案	名义型		肿瘤登记
42054-7	第三疗程治疗.其他疗法	存在与否或身份标识	时间点	继发癌症治疗方案	名义型		肿瘤登记
42055-4	第四疗程治疗.外科手术	存在与否或身份标识	时间点	继发癌症治疗方案	名义型		肿瘤登记
42056-2	第四疗程治疗.放射疗法	存在与否或身份标识	时间点	继发癌症治疗方案	名义型		肿瘤登记
42057-0	第四疗程治疗.化疗	存在与否或身份标识	时间点	继发癌症治疗方案	名义型		肿瘤登记
42058-8	第四疗程治疗.激素疗法	存在与否或身份标识	时间点	继发癌症治疗方案	名义型		肿瘤登记
42059-6	第四疗程治疗.生物反应修饰剂治疗方案	存在与否或身份标识	时间点	继发癌症治疗方案	名义型		肿瘤登记
42060-4	第四疗程治疗.其他疗法	存在与否或身份标识	时间点	继发癌症治疗方案	名义型		肿瘤登记
42061-2	随访源	存在与否或身份标识	时间点	癌症登记	名义型		肿瘤登记
42062-0	县--当前	存在与否或身份标识	时间点	癌.XXX	名义型		肿瘤登记
42063-8	复发远隔部位 1	解剖学	时间点	癌.XXX	名义型		肿瘤登记
42064-6	复发远隔部位 2	存在与否或身份标识	时间点	癌.XXX	名义型		肿瘤登记
42065-3	复发远隔部位 3	存在与否或身份标识	时间点	癌.XXX	名义型		肿瘤登记
42066-1	组织学 ICD-0-1	存在与否或身份标识	时间点	癌.XXX	名义型		肿瘤登记
42067-9	阶段.总结与局部阳性淋巴结覆盖标记	任意	时间点	癌症病例.XXX	等级型		肿瘤登记
42068-7	阶段.总结与 TNM-N 覆盖标记	任意	时间点	癌症病例.XXX	等级型		肿瘤登记
4206-9	环丝氨酸	质量	时间点	剂量	定量型		药物剂量
42069-5	阶段.总结与 TNM-M 覆盖标记	任意	时间点	癌症病例.XXX	等级型		肿瘤登记
42070-3	阶段.总结与远距离转移 1 覆盖标记	任意	时间点	癌症病例.XXX	等级型		肿瘤登记
42071-1	新增病列编号与病例类别与替换标记序号	任意	时间点	癌症病例.XXX	等级型		肿瘤登记

LOINC 代码	名称	属性	时间特征	系统	标尺类型	方法类型	分类
42072-9	医院序列号与诊断确认覆盖标记	任意	时间点	癌症病例.XXX	等级型		肿瘤登记
42073-7	COC 部位与类型覆盖标记	任意	时间点	癌症病例.XXX	等级型		肿瘤登记
42074-5	医院序列与地点覆盖标记	任意	时间点	癌症病例.XXX	等级型		肿瘤登记
42075-2	原发部位与 TNM-阶段组覆盖标记	任意	时间点	癌症病例.XXX	等级型		肿瘤登记
42076-0	ICD-0-2 至 ICD-0-3 的转变方法	类型	时间点	癌.XXX	名义型		肿瘤登记
4207-7	环孢霉素	质量	时间点	剂量	定量型		药物剂量
42077-8	电话	存在与否或身份标识	时间点	病人	名义型		肿瘤登记
42078-6	随访联系补充信息	存在与否或身份标识	时间点	病人	名义型		肿瘤登记
42079-4	肿瘤大小.合作分期	长度	时间点	肿瘤	定量型		肿瘤登记
42080-2	蔓延.合作分期	类型	时间点	癌.XXX	名义型		肿瘤登记
42081-0	肿瘤大小范围评估的协作分期	存在与否或身份标识	时间点	癌.XXX	名义型		肿瘤登记
42082-8	淋巴结协同分期	类型	时间点	癌.XXX	名义型		肿瘤登记
42083-6	局部淋巴结评估协作分期	存在与否或身份标识	时间点	癌.XXX	名义型		肿瘤登记
42084-4	转移灶诊断的协作分期	存在与否或身份标识	时间点	癌.XXX	名义型		肿瘤登记
4208-5	丹蒽醌	质量	时间点	剂量	定量型		药物剂量
42085-1	转移评估的协作分期	存在与否或身份标识	时间点	癌.XXX	名义型		肿瘤登记
42086-9	位点特异因素 1 的协作分期	存在与否或身份标识	时间点	癌.XXX	名义型		肿瘤登记
42087-7	位点特异因素 2 的协作分期	存在与否或身份标识	时间点	癌.XXX	名义型		肿瘤登记
42088-5	位点特异因素 3 的协作分期	存在与否或身份标识	时间点	癌.XXX	名义型		肿瘤登记
42089-3	位点特异因素 4 的协作分期	存在与否或身份标识	时间点	癌.XXX	名义型		肿瘤登记
42090-1	位点特异因素 5 的协作分期	存在与否或身份标识	时间点	癌.XXX	名义型		肿瘤登记
42091-9	位点特异因素 6 的协作分期	存在与否或身份标识	时间点	癌.XXX	名义型		肿瘤登记
42092-7	协作分期版本.最早	存在与否或身份标识	时间点	癌.XXX	名义型		肿瘤登记
4209-3	氯米帕明	质量	时间点	剂量	定量型		药物剂量
42093-5	协作分期版本.最新	存在与否或身份标识	时间点	癌.XXX	名义型		肿瘤登记
42094-3	衍生的美国癌症联合委员会 T	存在与否或身份标识	时间点	癌.XXX	名义型	衍生	肿瘤登记
42095-0	衍生的美国癌症联合委员会 T 描述符	存在与否或身份标识	时间点	癌.XXX	名义型		肿瘤登记
42096-8	衍生的美国癌症联合委员会 N	存在与否或身份标识	时间点	癌.XXX	名义型		肿瘤登记
42097-6	衍生的美国癌症联合委员会 N 描述符	存在与否或身份标识	时间点	癌.XXX	名义型		肿瘤登记
42098-4	衍生的美国癌症联合委员会 M	存在与否或身份标识	时间点	癌.XXX	名义型		肿瘤登记
42099-2	衍生的美国癌症联合委员会 M 描述符	存在与否或身份标识	时间点	癌.XXX	名义型		肿瘤登记

LOINC 代码	名称	属性	时间特征	系统	标尺类型	方法类型	分类
42100-8	衍生的美国癌症联合委员会阶段组	存在与否或身份标识	时间点	癌. XXX	名义型		肿瘤登记
4210-1	去甲多虑平	质量	时间点	剂量	定量型		药物剂量
42101-6	衍生的调查总结阶段 1977	存在与否或身份标识	时间点	癌. XXX	名义型		肿瘤登记
42102-4	衍生的调查总结阶段 2000	存在与否或身份标识	时间点	癌. XXX	名义型		肿瘤登记
42103-2	衍生的美国癌症联合委员会颠倒法	任意	时间点	癌. XXX	等级型		肿瘤登记
42104-0	衍生的调查总结阶段 1977 颠倒法	任意	时间点	癌. XXX	等级型		肿瘤登记
42105-7	衍生的调查总结阶段 2000 颠倒法	任意	时间点	癌. XXX	等级型		肿瘤登记
42106-5	档案设备识别编号	标识符	时间点	癌. XXX	名义型		肿瘤登记
42107-3	合并症与并发症 2	存在与否或身份标识	时间点	癌. XXX	名义型		肿瘤登记
42108-1	合并症与并发症 3	存在与否或身份标识	时间点	癌. XXX	名义型		肿瘤登记
42109-9	合并症与并发症 4	存在与否或身份标识	时间点	癌. XXX	名义型		肿瘤登记
42110-7	合并症与并发症 5	存在与否或身份标识	时间点	癌. XXX	名义型		肿瘤登记
42111-5	合并症与并发症 6	存在与否或身份标识	时间点	癌. XXX	名义型		肿瘤登记
42112-3	合并症与并发症 7	存在与否或身份标识	时间点	癌. XXX	名义型		肿瘤登记
42113-1	合并症与并发症 8	存在与否或身份标识	时间点	癌. XXX	名义型		肿瘤登记
42114-9	合并症与并发症 9	存在与否或身份标识	时间点	癌. XXX	名义型		肿瘤登记
42115-6	合并症与并发症 10	存在与否或身份标识	时间点	癌. XXX	名义型		肿瘤登记
42116-4	ICD 修订并存病	存在与否或身份标识	时间点	癌. XXX	名义型		肿瘤登记
42117-2	外科出院日期	时间戳、时间标记	时间点	癌. XXX	定量型		肿瘤登记
42118-0	外科出院后 30 天内再入同一家医院	任意	时间点	癌. XXX	等级型		肿瘤登记
4211-9	去乙胺碘酮	质量	时间点	剂量	定量型		药物剂量
42119-8	追加照射剂量	能量含量	时间点	剂量	定量型		肿瘤登记
42120-6	放射结束日期	时间戳、时间标记	时间点	癌. XXX	定量型		肿瘤登记
42121-4	血液学的移植与内分泌操作	类型	时间点	癌. XXX	名义型		肿瘤登记
42122-2	疼痛评估	存在与否或身份标识	时间点	癌. XXX	名义型		肿瘤登记
42123-0	依靠医疗设备的治标操作流程. XXX	类型	时间点	癌. XXX	名义型		肿瘤登记
42124-8	在这间实验室的治标操作流程	类型	时间点	癌. XXX	名义型		肿瘤登记
42125-5	Ruralurban continuum 2000	任意	时间点	病人	等级型		肿瘤登记
42126-3	合并症/并发症 1	存在与否或身份标识	时间点	病人	名义型		肿瘤登记
4212-7	去甲丙咪嗪	质量	时间点	剂量	定量型		药物剂量
42127-1	随访接触姓名	标识符	时间点	病人	名义型		肿瘤登记
42128-9	增强放射治疗模式	存在与否或身份标识	时间点	放射疗法. 治疗方案	名义型		肿瘤登记
42129-7	部位编码系统. 当前的	类型	时间点	癌. XXX. 解剖部位	名义型		肿瘤登记
42130-5	纬度	角度	时间点	癌. XXX	定量型		肿瘤登记
42131-3	经度	角度	时间点	癌. XXX	定量型		肿瘤登记
42132-1	多切面，筛查	发现（结果）	时间点	乳腺	叙述型	超声	放射医学

LOINC 代码	名称	属性	时间特征	系统	标尺类型	方法类型	分类
42133-9	引导脓肿引流	发现（结果）	时间点	肝脏	叙述型	超声	放射医学
42134-7	引导抽吸	发现（结果）	时间点	甲状腺	叙述型	超声	放射医学
4213-5	去甲安定	质量	时间点	剂量	定量型		药物剂量
42135-4	引导活组织检查	发现（结果）	时间点	浅表骨	叙述型	超声	放射医学
42136-2	引导活组织检查	发现（结果）	时间点	心脏	叙述型	计算机 X 射线断层造影术	放射医学
42137-0	引导活组织检查	发现（结果）	时间点	胸腔纵隔	叙述型	超声	放射医学
42138-8	引导定位胎盘	发现（结果）	时间点	腹部	叙述型	超声	放射医学
42139-6	引导经皮活组织检查	发现（结果）	时间点	肌肉	叙述型	超声	放射医学
42140-4	引导置管	发现（结果）	时间点	胸部	叙述型	超声	放射医学
42141-2	引导除去导管^隧道式	发现（结果）	时间点	中央静脉	叙述型	超声	放射医学
42142-0	引导经皮活组织检查.中心针头	发现（结果）	时间点	乳腺	叙述型	乳房 X 线照相	放射医学
4214-3	右旋氨基丙苯	质量	时间点	剂量	定量型		药物剂量
42143-8	多切面^W 子宫内的盐	发现（结果）	时间点	子宫＋输卵管	叙述型	超声	放射医学
42144-6	多切面	发现（结果）	时间点	末梢静脉.右侧	叙述型	超声	放射医学
42145-3	多切面	发现（结果）	时间点	末梢静脉.左侧	叙述型	超声	放射医学
42146-1	多切面	发现（结果）	时间点	颈动脉	叙述型	超声.多普勒	放射医学
42147-9	多切面	发现（结果）	时间点	髂移植物	叙述型	超声.多普勒	放射医学
42148-7	多切面	发现（结果）	时间点	心脏	叙述型	超声	心脏.超声
42149-5	多切面，有限的	发现（结果）	时间点	颈动脉.左侧	叙述型	超声	放射医学
4215-0	右旋吗酰胺	质量	时间点	剂量	定量型		药物剂量
42150-3	多切面，有限的	发现（结果）	时间点	髂移植物	叙述型	超声.多普勒	放射医学
42151-1	多切面，有限的	发现（结果）	时间点	颈动脉.右侧	叙述型	超声	放射医学
42152-9	多切面，有限的	发现（结果）	时间点	骨盆血管	叙述型	超声.多普勒	放射医学
42153-7	视图 1	发现（结果）	时间点	肢	叙述型	X 射线检查	放射医学
42154-5	视图 AP	发现（结果）	时间点	腹部	叙述型	X 射线检查	放射医学
42155-2	视图 卧位	发现（结果）	时间点	胸部	叙述型	X 射线检查	放射医学
42156-0	多重视图^W 动脉内注入对比剂	发现（结果）	时间点	血管.XXX	叙述型	X 射线检查.荧光光谱.血管	放射医学
42157-8	多重视图^W 静脉注入对比剂	发现（结果）	时间点	末梢血管	叙述型	X 射线检查.荧光光谱.血管	放射医学
42158-6	多重视图^W 静脉注入放射性核素	发现（结果）	时间点	肾上腺腺体	叙述型	放射性核素扫描	放射医学
42159-4	多重视图	发现（结果）	时间点	蝶鞍	叙述型	X 射线检查	放射医学
42160-2	多重视图	发现（结果）	时间点	分流.XXX	叙述型	X 射线检查	放射医学
42161-0	多重视图^W 多巴酚丁胺与 W 静脉注入放射性核素	发现（结果）	时间点	心脏	叙述型	放射性核素扫描	放射医学

LOINC 代码	名称	属性	时间特征	系统	标尺类型	方法类型	分类
42162-8	多重视图与 AP KUB^W 口服水溶性对比剂	发现（结果）	时间点	胃肠道.上	叙述型	X 射线检查.荧光光谱	放射医学
42163-6	多重视图与斜位	发现（结果）	时间点	脊髓.腰段	叙述型	X 射线检查	放射医学
42164-4	多重视图与斜位	发现（结果）	时间点	脊柱.颈段	叙述型	X 射线检查	放射医学
42165-1	多重视图与 PA 胸	发现（结果）	时间点	肋＋胸部	叙述型	X 射线检查	放射医学
42166-9	多重视图 2^静止的与 W 静脉注入 ^{201}Tl	发现（结果）	时间点	心脏	叙述型	放射性核素扫描	放射医学
42167-7	多重视图 AP 与蛙式侧位	发现（结果）	时间点	骨盆＋臀部.双侧	叙述型	X 射线检查	放射医学
4216-8	二乙酰吗啡	质量	时间点	剂量	定量型		药物剂量
42168-5	多重视图 诊断	发现（结果）	时间点	乳腺.右侧	叙述型	乳房 X 线照相. FFD	放射医学
42169-3	多重视图 诊断	发现（结果）	时间点	乳腺.左侧	叙述型	乳房 X 线照相. FFD	放射医学
42170-1	多重视图 淋巴瘤^W 静脉注入放射性核素	发现（结果）	时间点	病人	叙述型	放射性核素扫描	放射医学
42171-9	多重视图 肿瘤 全身^W 静脉注入放射性核素	发现（结果）	时间点	病人	叙述型	放射性核素扫描	放射医学
42172-7	多重视图 便携式	发现（结果）	时间点	胫骨＋腓骨.左侧	叙述型	X 射线检查	放射医学
42173-5	多重视图 便携式	发现（结果）	时间点	胫骨＋腓骨.右侧	叙述型	X 射线检查	放射医学
42174-3	多重视图 筛查	发现（结果）	时间点	乳腺.双侧	叙述型	乳房 X 线照相. FFD	放射医学
42175-0	多重视图 全身^W 静脉注入放射性核素	发现（结果）	时间点	病人	叙述型	放射性核素扫描	放射医学
4217-6	地西泮	质量	时间点	剂量	定量型		药物剂量
42176-8	1，3β 葡聚糖	质量浓度	时间点	血清	定量型		微生物学
42177-6	FC epsilon RI Ab	任意浓度	时间点	血清	等级型		血清学
42178-4	脂蛋白. X	任意浓度	时间点	血清/血浆	等级型		化学
42179-2	PLP1 基因复制	任意	时间点	全血/组织	等级型	分子遗传学	分子病理学.基因突变
421-8	多粘菌素 B	药物敏感度	时间点	分离物	定量或等级型	琼脂扩散	抗生素敏感性
42180-0	C 肽^热量型禁食后	摩尔浓度	时间点	血清/血浆	定量型		刺激耐受试验
42181-8	心肌 Ab	任意浓度	时间点	血清	等级型	免疫荧光	血清学
42182-6	棉酚.结合	质量浓度	时间点	XXX	定量型		药物水平/毒理学
42183-4	棉酚.阴性同分异构体	质量浓度	时间点	XXX	定量型		药物水平/毒理学
4218-4	二苯西平	质量	时间点	剂量	定量型		药物剂量
42184-2	棉酚.阳性同分异构体	质量浓度	时间点	XXX	定量型		药物水平/毒理学
42185-9	标本数，获取的	数量或计数（正整数）	时间点	XXX	定量型		标本特性
42186-7	标本数，已接收的	数量或计数（正整数）	时间点	XXX	定量型		标本特性
42187-5	标本数，已检验的	数量或计数（正整数）	时间点	XXX	定量型		标本特性
42188-3	细胞. CD3＋CD16＋CD56＋	数量或计数浓度（计数/容积）	时间点	全血	定量型		细胞标志物
42189-1	细胞. CD3＋CD16＋CD56＋/100 细胞	数量或计数分数	时间点	全血	定量型		细胞标志物

LOINC 代码	名称	属性	时间特征	系统	标尺类型	方法类型	分类
42190-9	志贺杆菌 sp DNA	存在与否或身份标识	时间点	XXX	名义型	探针.扩增.靶向扩增	微生物学
42191-7	甲型肝炎与乙型肝炎与丙型肝炎 7a 医嘱组	—	时间点	血清	—		医嘱组.微生物学
4219-2	地布卡因量	质量	时间点	剂量	定量型		药物剂量
42192-5	巢	任意浓度	时间点	结石	等级型		病理学
42193-3	细胞.CD3/100 细胞	数量或计数分数	时间点	脑脊液	定量型		细胞标志物
42194-1	细胞.CD4/100 细胞	数量或计数分数	时间点	脑脊液	定量型		细胞标志物
42195-8	细胞.CD8/100 细胞	数量或计数分数	时间点	脑脊液	定量型		细胞标志物
42196-6	着丝点 Ab	稀释系数、稀释倍数（滴度）	时间点	血清	定量型		血清学
42197-4	着丝点 Ab	稀释系数、稀释倍数（滴度）	时间点	体液	定量型		血清学
42198-2	specifera 弯孢菌 Ab.IgE	任意浓度	时间点	血清	定量型		变态反应
42199-0	细胞角蛋白 Ab	任意浓度	时间点	血清	等级型	酶免疫分析	血清学
42-2	阿洛西林	药物敏感度	时间点	分离物＋血清	等级型	测序分型	抗生素敏感性
4220-0	二氯磺胺	质量	时间点	剂量	定量型		药物剂量
42200-6	双链 DNA Ab	任意浓度	时间点	血清	定量型	放射免疫分析	血清学
42201-4	单链 DNA Ab.IgG	任意浓度	时间点	血清	定量型	酶免疫分析	血清学
42202-2	GALOP Ab.IgM	稀释系数、稀释倍数（滴度）	时间点	血清/血浆	定量型		血清学
42203-0	单唾液酸神经节苷脂 GM1 Ab	稀释系数、稀释倍数（滴度）	时间点	血清	定量型		血清学
42204-8	毛细胞/100 白细胞	数量或计数分数	时间点	骨髓	定量型		血液学/细胞分类计数
42205-5	人抗鼠 Ab.IgG	质量浓度	时间点	血清	定量型		血清学
42206-3	IgA.脑脊液/IgA.血清	相对质量浓度	时间点	血清＋脑脊液	定量型		化学
42207-1	IgG.脑脊液/IgG.血清	相对质量浓度	时间点	血清＋脑脊液	定量型		化学
42208-9	IgM.脑脊液/IgM.血清	相对质量浓度	时间点	血清＋脑脊液	定量型		化学
42209-7	显微镜观察	存在与否或身份标识	时间点	脑脊液	名义型	细胞学染色	细胞学
42210-5	显微镜观察	存在与否或身份标识	时间点	支气管	名义型	细胞学染色	细胞学
42211-3	髓磷脂相关糖蛋白-硫酸化葡萄糖醛酸基拟红细胞糖苷酯 Ab	稀释系数、稀释倍数（滴度）	时间点	血清	定量型		血清学
42212-1	细胞核 Ab 模式.核仁型	稀释系数、稀释倍数（滴度）	时间点	体液	定量型		血清学
42213-9	细胞核 Ab 模式.边缘型	稀释系数、稀释倍数（滴度）	时间点	体液	定量型		血清学
42214-7	细胞核 Ab 模式.斑点型	稀释系数、稀释倍数（滴度）	时间点	体液	定量型		血清学
42215-4	有核红细胞/100 细胞	数量或计数分数	时间点	骨髓	定量型	显微镜检查	血液学/细胞分类计数
42216-2	参考实验室名称	类型	XXX	标准实验室检查	名义型		杂项
42217-0	横纹肌 Ab.IgG	稀释系数、稀释倍数（滴度）	时间点	血清	定量型		血清学
4221-8	洋地黄毒苷	质量	时间点	剂量	定量型		药物剂量
42218-8	硫苷脂 Ab.IgG 与 Ab.IgM 医嘱组	—	时间点	血清	定量型		医嘱组.血清学
42219-6	铬	摩尔浓度	时间点	尿液	定量型		药物水平/毒理学

LOINC 代码	名称	属性	时间特征	系统	标尺类型	方法类型	分类
42220-4	铬/肌酐	摩尔浓度比率	时间点	尿液	定量型		药物水平/毒理学
42221-2	锰	摩尔浓度	时间点	尿液	定量型		药物水平/毒理学
42222-0	锰	摩尔速率	24 小时	尿液	定量型		药物水平/毒理学
42223-8	锰/肌酐	摩尔浓度比率	时间点	尿液	定量型		药物水平/毒理学
42224-6	铊	摩尔速率	24 小时	尿液	定量型		药物水平/毒理学
42225-3	铊	摩尔浓度	时间点	尿液	定量型		药物水平/毒理学
4222-6	地高辛	质量	时间点	剂量	定量型		药物剂量
42226-1	铊/肌酐	摩尔浓度比率	时间点	尿液	定量型		药物水平/毒理学
42227-9	药物滥用与依赖性小节	—	—	FDA 包装插页	叙述型		文档. 转诊介绍
42228-7	妊娠小节	—	—	FDA 包装插页	叙述型		文档. 转诊介绍
42229-5	Spl 公开的小节	—	—	FDA 包装插页	叙述型		文档. 转诊介绍
42230-3	Spl 病人用包装说明书小节	—	—	FDA 包装插页	叙述型		文档. 转诊介绍
42231-1	Spl 用药指南小节	—	—	FDA 包装插页	叙述型		文档. 转诊介绍
42232-9	警惕小节	—	—	FDA 包装插页	叙述型		文档. 转诊介绍
42233-7	乙酰胆碱受体神经节烟胺比林 Ab	摩尔浓度	时间点	血清	定量型		血清学
4223-4	氢吗啡酮	质量	时间点	剂量	定量型		药物剂量
42234-5	α 亚单位. 游离型	任意浓度	时间点	血清/血浆	定量型		化学
42235-2	地西泮代谢产物	任意浓度	时间点	尿液	等级型	筛查试验	药物水平/毒理学
42236-0	博氏疏螺旋体 DNA	任意浓度	时间点	蜱	等级型	探针. 扩增. 靶向扩增	微生物学
42237-8	博氏疏螺旋体 18KD Ab. IgG	任意浓度	时间点	关节液	等级型	免疫印迹	微生物学
42238-6	博氏疏螺旋体 23KD Ab	任意浓度	时间点	血清	等级型	免疫印迹	微生物学
42239-4	博氏疏螺旋体 39KD Ab. IgG	任意浓度	时间点	关节液	等级型	免疫印迹	微生物学
42240-2	CHD7 基因突变分析	存在与否或身份标识	时间点	全血/组织	叙述型	分子遗传学	分子病理学. 基因突变
42241-0	可卡因＋苯甲酰芽子碱	任意浓度	时间点	尿液	等级型	筛查试验	药物水平/毒理学
4224-2	苯海拉明	质量	时间点	剂量	定量型		药物剂量
42242-8	乙醇	任意浓度	时间点	尿液	等级型	筛查试验	药物水平/毒理学
42243-6	血红蛋白	质量浓度	时间点	全血	定量型	高效液相色谱	血液学/细胞分类计数

LOINC 代码	名称	属性	时间特征	系统	标尺类型	方法类型	分类
42244-4	血红蛋白 A/总血红蛋白	质量分数	时间点	全血	定量型	高效液相色谱	血液学/细胞分类计数
42245-1	血红蛋白 A2/总血红蛋白	质量分数	时间点	全血	定量型	高效液相色谱	血液学/细胞分类计数
42246-9	血红蛋白 F/总血红蛋白	质量分数	时间点	全血	定量型	高效液相色谱	血液学/细胞分类计数
42247-7	血红蛋白模式	印象/检查结果的解释	时间点	全血	叙述型	高效液相色谱	血液学/细胞分类计数
42248-5	血红蛋白.其他/总血红蛋白	质量分数	时间点	全血	定量型	高效液相色谱	血液学/细胞分类计数
42249-3	左乙拉西坦	任意浓度	时间点	尿液	等级型	筛查试验	药物水平/毒理学
42250-1	淋巴细胞.异型/100 白细胞	数量或计数分数	时间点	全血	定量型	自动化计数	血液学/细胞分类计数
42251-9	美沙酮+代谢产物	任意浓度	时间点	尿液	等级型	筛查试验	药物水平/毒理学
42252-7	甲喹酮+代谢产物	任意浓度	时间点	尿液	等级型	筛查试验	药物水平/毒理学
42253-5	二亚甲肾上腺素	任意浓度	时间点	尿液	等级型		药物水平/毒理学
42254-3	细胞核 Ab	任意浓度	时间点	血清	等级型	免疫荧光	血清学
42255-0	沙门菌 sp 和/或志贺杆菌 sp，已鉴定的	存在与否或身份标识	时间点	XXX	名义型	微生物特异性培养	微生物学
42256-8	鲍氏志贺菌 Ag	任意浓度	时间点	分离物	等级型		微生物学
42257-6	痢疾志贺杆菌 Ag	任意浓度	时间点	分离物	等级型		微生物学
42258-4	福氏志贺杆菌 Ag	任意浓度	时间点	分离物	等级型		微生物学
4225-9	苯妥英	质量	时间点	剂量	定量型		药物剂量
42259-2	宋内志贺杆菌 Ag	任意浓度	时间点	分离物	等级型		微生物学
422-6	多粘菌素 B	药物敏感度	时间点	分离物+血清	等级型	测序分型	抗生素敏感性
42260-0	引导活组织检查^W 静脉注入对比剂	发现（结果）	时间点	XXX	叙述型	计算机 X 射线断层造影术	放射医学
42261-8	多重视图 血流^W 静脉注入放射性核素	发现（结果）	时间点	肾脏.双侧+采集系统	叙述型	放射性核素扫描	放射医学
42262-6	多重视图 血流^W 静脉注入放射性核素	发现（结果）	时间点	肝脏	叙述型	放射性核素扫描	放射医学
42263-4	多重视图 血流^W 静脉注入放射性核素	发现（结果）	时间点	脾脏	叙述型	放射性核素扫描	放射医学
42264-2	多重视图^W 非离子的对比剂 IT	发现（结果）	时间点	脊髓.腰段	叙述型		放射医学
42265-9	引导活组织检查	发现（结果）	时间点	浅表骨	叙述型	计算机 X 射线断层造影术	放射医学
42266-7	引导活组织检查.针	发现（结果）	时间点	浅表骨	叙述型	计算机 X 射线断层造影术	放射医学
4226-7	苯海拉明	质量	时间点	剂量	定量型		药物剂量
42267-5	引导活组织检查.针	发现（结果）	时间点	淋巴结	叙述型	计算机 X 射线断层造影术	放射医学

LOINC 代码	名称	属性	时间特征	系统	标尺类型	方法类型	分类
42268-3	多切面^W & WO 静脉注入对比剂	发现（结果）	时间点	肢	叙述型	计算机X射线断层造影术	放射医学
42269-1	多重视图	发现（结果）	时间点	腹部＋胸部	叙述型	X射线检查	放射医学
42270-9	多切面^W 屈曲与 W 伸展	发现（结果）	时间点	脊柱.颈段	叙述型	核磁共振成像	放射医学
42271-7	多重视图与摄取^W 静脉注入^{123}I	发现（结果）	时间点	甲状腺	叙述型	放射性核素扫描	放射医学
42272-5	多重视图 PA 与侧位	发现（结果）	时间点	胸部	叙述型	X射线检查	放射医学
42273-3	多重视图 6	发现（结果）	时间点	踝关节.双侧	叙述型	X射线检查	放射医学
42274-1	多切面^W & WO 静脉注入对比剂	发现（结果）	时间点	腹部＋骨盆	叙述型	计算机X射线断层造影术	放射医学
4227-5	地匹哌酮	质量	时间点	剂量	定量型		药物剂量
42275-8	多切面^W 静脉注入对比剂	发现（结果）	时间点	腹部＋胸部	叙述型	计算机X射线断层造影术	放射医学
42276-6	多切面^WO 静脉注入对比剂	发现（结果）	时间点	腹部＋胸部	叙述型	计算机X射线断层造影术	放射医学
42277-4	多切面^W & WO 静脉注入对比剂	发现（结果）	时间点	腹部＋胸部	叙述型	计算机X射线断层造影术	放射医学
42278-2	多切面^WO 对比剂	发现（结果）	时间点	肢	叙述型	计算机X射线断层造影术	放射医学
42279-0	引导活组织检查	发现（结果）	时间点	肾脏	叙述型	计算机X射线断层造影术	放射医学
42280-8	引导脓肿引流	发现（结果）	时间点	阑尾	叙述型	计算机X射线断层造影术	放射医学
42281-6	引导脓肿引流	发现（结果）	时间点	胸部	叙述型	计算机X射线断层造影术	放射医学
42282-4	引导脓肿引流	发现（结果）	时间点	肝脏	叙述型	计算机X射线断层造影术	放射医学
4228-3	双异丙吡胺	质量	时间点	剂量	定量型		药物剂量
42283-2	引导引流	发现（结果）	时间点	胰腺	叙述型	计算机X射线断层造影术	放射医学
42284-0	引导脓肿引流	发现（结果）	时间点	胸膜腔	叙述型	计算机X射线断层造影术	放射医学
42285-7	引导脓肿引流	发现（结果）	时间点	肾脏	叙述型	计算机X射线断层造影术	放射医学
42286-5	引导脓肿引流	发现（结果）	时间点	骨盆	叙述型	计算机X射线断层造影术	放射医学

LOINC 代码	名称	属性	时间特征	系统	标尺类型	方法类型	分类
42287-3	引导引流	发现（结果）	时间点	腹部.腹膜后腔	叙述型	计算机X射线断层造影术	放射医学
42288-1	引导活组织检查.针	发现（结果）	时间点	腹部	叙述型	计算机X射线断层造影术	放射医学
42289-9	引导活组织检查.针	发现（结果）	时间点	肾脏	叙述型	计算机X射线断层造影术	放射医学
42290-7	引导活组织检查.针	发现（结果）	时间点	胰腺	叙述型	计算机X射线断层造影术	放射医学
4229-1	双硫仑	质量	时间点	剂量	定量型		药物剂量
42291-5	多切面^WO 对比剂	发现（结果）	时间点	腹部.腹膜后腔	叙述型	计算机X射线断层造影术	放射医学
42292-3	多切面，肿瘤^W 静脉注入^{201}Tl	发现（结果）	时间点	病人	叙述型	计算机X射线断层造影术	放射医学
42293-1	多切面^WO 对比剂	发现（结果）	时间点	头部血管	叙述型	计算机X射线断层造影术.血管	放射医学
42294-9	多切面^W 静脉注入对比剂	发现（结果）	时间点	骨盆血管	叙述型	计算机X射线断层造影术.血管	放射医学
42295-6	多切面^W 静脉注入对比剂	发现（结果）	时间点	上肢血管	叙述型	计算机X射线断层造影术.血管	放射医学
42296-4	引导定位	发现（结果）	时间点	乳腺.左侧	叙述型	乳房X线照相	放射医学
42297-2	引导定位	发现（结果）	时间点	乳腺.右侧	叙述型	乳房X线照相	放射医学
42298-0	多切面^W & WO 静脉注入对比剂	发现（结果）	时间点	XXX	叙述型	核磁共振成像	放射医学
42299-8	多切面^W & WO 静脉注入对比剂	发现（结果）	时间点	锁骨	叙述型	核磁共振成像	放射医学
42300-4	多切面	发现（结果）	时间点	甲状腺	叙述型	核磁共振成像	放射医学
42301-2	多切面	发现（结果）	时间点	子宫	叙述型	核磁共振成像	放射医学
42302-0	多切面^WO 对比剂	发现（结果）	时间点	锁骨	叙述型	核磁共振成像	放射医学
42303-8	多切面	发现（结果）	时间点	眼眶＋面部	叙述型	核磁共振成像	放射医学
42304-6	多切面	发现（结果）	时间点	头部血管＋颈部血管	叙述型	核磁共振成像.血管	放射医学
42305-3	多重视图 肿瘤^W 静脉注入^{201}Tl	发现（结果）	时间点	病人	叙述型	放射性核素扫描	放射医学

LOINC 代码	名称	属性	时间特征	系统	标尺类型	方法类型	分类
42306-1	多重视图 门控的与室壁运动^W静脉注入放射性核素	发现（结果）	时间点	心脏	叙述型	放射性核素扫描	放射医学
42307-9	放置输注口	发现（结果）	时间点	肝动脉	叙述型	放射性核素扫描	放射医学
42308-7	多重视图 血流^W静脉注入放射性核素	发现（结果）	时间点	阴囊＋睾丸	叙述型	放射性核素扫描	放射医学
4230-9	多塞平	质量	时间点	剂量	定量型		药物剂量
42309-5	多重视图^静止的与W压迫与W静脉注入^{201}Tl	发现（结果）	时间点	心脏	叙述型	放射性核素扫描	放射医学
42310-3	多切面	发现（结果）	时间点	肾脏	叙述型	放射性核素扫描.SPECT	放射医学
42311-1	多重视图 异物	发现（结果）	时间点	眼眶.左侧	叙述型	X射线检查	放射医学
42312-9	多重视图 异物	发现（结果）	时间点	眼眶.右侧	叙述型	X射线检查	放射医学
42313-7	视图1	发现（结果）	时间点	肋骨.左侧	叙述型	X射线检查	放射医学
42314-5	视图1	发现（结果）	时间点	肋骨.右侧	叙述型	X射线检查	放射医学
42315-2	APOE基因等位基因2＋3＋4	存在与否或身份标识	时间点	全血/组织	名义型	分子遗传学	分子病理学.基因突变
42316-0	RHD基因突变分析	类型	时间点	羊水	名义型	分子遗传学	分子病理学.基因突变
4231-7	多西拉敏	质量	时间点	剂量	定量型		药物剂量
42317-8	膦甲酸	药物敏感度	时间点	分离物	定量或等级型	基因型分析	抗生素敏感性
42318-6	GALT基因突变分析	存在与否或身份标识	时间点	全血/组织	名义型	分子遗传学	分子病理学.基因突变
42319-4	葡萄糖-6-磷酸脱氢酶表型	印象/检查结果的解释	时间点	红细胞	名义型		化学
42320-2	谷胱甘肽还原酶表型	印象/检查结果的解释	时间点	红细胞	名义型		化学
42321-0	HD基因突变分析	存在与否或身份标识	时间点	全血/组织	名义型	分子遗传学	分子病理学.基因突变
42322-8	乙型肝炎病毒S＋pol基因	存在与否或身份标识	时间点	血清/血浆	名义型	探针.扩增.靶向扩增	微生物学
42323-6	人类白细胞抗原-DR Ag	类型	时间点	组织	名义型		人类白细胞抗原
42324-4	I族表现型	存在与否或身份标识	时间点	全血	名义型		血库
4232-5	二羟丙茶碱	质量	时间点	剂量	定量型		药物剂量
42325-1	RHD＋RHC基因突变分析	存在与否或身份标识	时间点	全血	名义型	分子遗传学	分子病理学.基因突变
42326-9	药物 已鉴定的	存在与否或身份标识	时间点	母乳	名义型	筛查试验	药物水平/毒理学
42327-7	白细胞	任意浓度	时间点	大便	等级型	亚甲蓝染色	尿液分析
42328-5	百日咳杆菌 Ab.IgA	任意浓度	时间点	血清	定量型	酶免疫分析	微生物学
42329-3	百日咳杆菌 Ab.IgM	任意浓度	时间点	血清	定量型	酶免疫分析	微生物学
42330-1	百日咳杆菌 Ab.IgG	任意浓度	时间点	血清	定量型	酶免疫分析	微生物学
42331-9	细胞核 Ab.IgG	任意浓度	时间点	血清	定量型	流式细胞术	血清学
42332-7	α-1-胎蛋白.L3/α-1-胎蛋白.总计	质量分数	时间点	血清/血浆	定量型		化学
4233-3	吐根碱	质量	时间点	剂量	定量型		药物剂量

LOINC 代码	名称	属性	时间特征	系统	标尺类型	方法类型	分类
42333-5	引导活组织检查	发现（结果）	时间点	胸部. 胸膜	叙述型	超声	放射医学
42334-3	引导注射	发现（结果）	时间点	黄斑动脉. 内部. 左	叙述型	X 射线检查. 荧光光谱	放射医学
42335-0	多重视图 有限的^ W 对比剂 IT	发现（结果）	时间点	脊柱. 颈段	叙述型	X 射线检查. 荧光光谱	放射医学
42336-8	巨细胞病毒 Ag	单位面积数量或计数	时间点	XXX	定量型		微生物学
42337-6	单纯疱疹病毒 1 糖蛋白 G Ab. IgG	任意浓度	时间点	血清	定量型		微生物学
42338-4	单纯疱疹病毒 2 糖蛋白 G Ab. IgG	任意浓度	时间点	血清	定量型		微生物学
42339-2	艾滋病毒 1 p24 Ag	质量浓度	时间点	血清	定量型	酶免疫分析	微生物学
423-4	吡嗪酰胺	药物敏感度	时间点	分离物	定量型	最小致死浓度	抗生素敏感性
42340-0	人 T 淋巴细胞白血病病毒 1 型 p42 Ab	任意浓度	时间点	血清	等级型	免疫印迹	微生物学
4234-1	恩卡尼	质量	时间点	剂量	定量型		药物剂量
42341-8	脑膜炎奈瑟菌 A＋w135 Ag	任意浓度	时间点	体液	等级型		微生物学
42342-6	立克次体（变形菌）Ab 医嘱组	—	时间点	血清	定量型		医嘱组. 微生物学
42343-4	鼠弓形体，已鉴定的	存在与否或身份标识	时间点	XXX	名义型	XXX 染色	微生物学
42344-2	出院饮食	发现（结果）	时间点	病人	叙述型		信息附件. 临床报告
42345-9	出院机能状况	发现（结果）	时间点	病人	叙述型		信息附件. 临床报告
42346-7	入院时的给药方法	发现（结果）	时间点	病人	叙述型		信息附件. 临床报告
42347-5	入院诊断	发现（结果）	时间点	病人	叙述型		信息附件. 临床报告
42348-3	预先指示	发现（结果）	时间点	病人	叙述型		信息附件. 临床报告
42349-1	治疗安排的原因	发现（结果）	时间点	病人	叙述型		信息附件. 临床报告
42350-9	头孢吡肟＋克拉维酸	药物敏感度	时间点	分离物	定量或等级型	琼脂扩散	抗生素敏感性
42351-7	头孢吡肟＋克拉维酸	药物敏感度	时间点	分离物	定量或等级型	最小抑制浓度	抗生素敏感性
42352-5	头孢他啶＋克拉维酸	药物敏感度	时间点	分离物	定量或等级型	梯度纸条	抗生素敏感性
42353-3	头孢吡肟＋克拉维酸	药物敏感度	时间点	分离物	定量或等级型		抗生素敏感性
42354-1	替加环素	药物敏感度	时间点	分离物	定量或等级型	梯度纸条	抗生素敏感性
42355-8	替加环素	药物敏感度	时间点	分离物	定量或等级型	最小抑制浓度	抗生素敏感性
42356-6	替加环素	药物敏感度	时间点	分离物	定量或等级型	琼脂扩散	抗生素敏感性

LOINC 代码	名称	属性	时间特征	系统	标尺类型	方法类型	分类
42357-4	替加环素	药物敏感度	时间点	分离物	定量或等级型		抗生素敏感性
4235-8	依诺沙星	质量	时间点	剂量	定量型		药物剂量
42358-2	人类白细胞抗原-B5701	任意浓度	时间点	XXX	等级型		人类白细胞抗原
42359-0	肺炎双球菌 14b Ab. IgG 医嘱组	质量浓度	时间点	血清	定量型		医嘱组. 微生物学
42360-8	肺炎双球菌 14a Ab. IgG 医嘱组	质量浓度	时间点	血清	定量型		医嘱组. 微生物学
42361-6	肺炎双球菌 12 Ab. IgG 医嘱组	质量浓度	时间点	血清	定量型		医嘱组. 微生物学
42362-4	肺炎双球菌 7b Ab. IgG 医嘱组	质量浓度	时间点	血清	定量型		医嘱组. 微生物学
42363-2	肺炎双球菌 7a Ab. IgG 医嘱组	质量浓度	时间点	血清	定量型		医嘱组. 微生物学
42364-0	肺炎双球菌 6 Ab. IgG 医嘱组	质量浓度	时间点	血清	定量型		医嘱组. 微生物学
42365-7	肺炎双球菌 4 Ab. IgG 医嘱组	质量浓度	时间点	血清	定量型		医嘱组. 微生物学
4236-6	麻黄碱	质量	时间点	剂量	定量型		药物剂量
42366-5	肺炎双球菌 23 Ab. IgG 医嘱组	质量浓度	时间点	血清	定量型		医嘱组. 微生物学
42367-3	肺炎双球菌 58 Ab. IgG	质量浓度	时间点	血清	定量型		微生物学
42368-1	脑膜炎奈瑟菌 w135 Ag	任意浓度	时间点	分离物	等级型	凝集试验	微生物学
42369-9	脑膜炎奈瑟菌 A Ag	任意浓度	时间点	分离物	等级型	凝集试验	微生物学
42370-7	脑膜炎奈瑟菌 B Ag	任意浓度	时间点	分离物	等级型	凝集试验	微生物学
42371-5	脑膜炎奈瑟菌 C Ag	任意浓度	时间点	分离物	等级型	凝集试验	微生物学
42372-3	脑膜炎奈瑟菌 D Ag	任意浓度	时间点	分离物	等级型	凝集试验	微生物学
42373-1	脑膜炎奈瑟菌 X Ag	任意浓度	时间点	分离物	等级型	凝集试验	微生物学
4237-4	红霉素	质量	时间点	剂量	定量型		药物剂量
42374-9	脑膜炎奈瑟菌 Y Ag	任意浓度	时间点	分离物	等级型	凝集试验	微生物学
42375-6	脑膜炎奈瑟菌 Z Ag	任意浓度	时间点	分离物	等级型	凝集试验	微生物学
42376-4	脑膜炎奈瑟菌 Z' Ag	任意浓度	时间点	分离物	等级型	凝集试验	微生物学
42377-2	多切面^W 吸入 ^{133}Xe	发现（结果）	时间点	大脑	叙述型	计算机 X 射线断层造影术	放射医学
42378-0	视图 AP^W 左-弯曲	发现（结果）	时间点	脊髓. 腰段	叙述型	X 射线检查	放射医学
42379-8	视图 AP^W 右-弯曲	发现（结果）	时间点	脊髓. 腰段	叙述型	X 射线检查	放射医学
42380-6	多重视图 AP 与侧位^直立位	发现（结果）	时间点	踝关节. 左侧	叙述型	X 射线检查	放射医学
42381-4	多重视图	发现（结果）	时间点	左下肋	叙述型	X 射线检查	放射医学
4238-2	艾司唑仑	质量	时间点	剂量	定量型		药物剂量
42382-2	多重视图 侧位与榫眼与 Broden^W 手工压迫	发现（结果）	时间点	踝关节. 左侧	叙述型	X 射线检查	放射医学
42383-0	多重视图^W 口服双重剂量对比剂	发现（结果）	时间点	胆囊	叙述型	X 射线检查	放射医学
42384-8	多重视图^W 多重导管内注入对比剂	发现（结果）	时间点	乳腺. 导管	叙述型	X 射线检查	放射医学
42385-5	多切面	发现（结果）	时间点	大脑＋垂体＋蝶鞍	叙述型	核磁共振成像	放射医学

LOINC 代码	名称	属性	时间特征	系统	标尺类型	方法类型	分类
42386-3	多切面，CSF 血流	发现（结果）	时间点	大脑	叙述型	核磁共振成像	放射医学
42387-1	多切面，CSF 血流	发现（结果）	时间点	XXX	叙述型	核磁共振成像	放射医学
42388-9	多切面，直肠内的	发现（结果）	时间点	前列腺	叙述型	核磁共振成像	放射医学
42389-7	多切面，直肠内的	发现（结果）	时间点	XXX	叙述型	核磁共振成像	放射医学
4239-0	乙非君	质量	时间点	剂量	定量型		药物剂量
42390-5	多切面，阴道内的	发现（结果）	时间点	XXX	叙述型	核磁共振成像	放射医学
42391-3	多切面^W 静脉注入对比剂	发现（结果）	时间点	大脑＋垂体＋蝶鞍	叙述型	核磁共振成像	放射医学
42392-1	多切面^W & WO 静脉注入对比剂	发现（结果）	时间点	大脑＋垂体＋蝶鞍	叙述型	核磁共振成像	放射医学
42393-9	多切面^WO 对比剂	发现（结果）	时间点	大脑＋垂体＋蝶鞍	叙述型	核磁共振成像	放射医学
42394-7	多切面^W 吸入 ^{133}Xe	发现（结果）	时间点	肺系	叙述型	计算机 X 射线断层造影术	放射医学
42395-4	视图 中轴的	发现（结果）	时间点	脚. 籽骨. 双侧	叙述型	X 射线检查	放射医学
42396-2	视图 中轴的	发现（结果）	时间点	脚. 籽骨. 左	叙述型	X 射线检查	放射医学
42397-0	多重视图 正面的 体视镜	发现（结果）	时间点	胸部	叙述型	X 射线检查	放射医学
42398-8	多重视图 AP 与侧位与斜位^直立位	发现（结果）	时间点	脚	叙述型	X 射线检查	放射医学
42399-6	多重视图	发现（结果）	时间点	脚. 籽骨	叙述型	X 射线检查	放射医学
42400-2	多重视图	发现（结果）	时间点	脚. 籽骨. 双侧	叙述型	X 射线检查	放射医学
42401-0	多重视图（AP^W 右-弯曲与 W 左-弯曲与 WO 弯曲）与侧位	发现（结果）	时间点	脊髓. 腰段	叙述型	X 射线检查	放射医学
42402-8	多重视图 死后	发现（结果）	时间点	XXX	叙述型	X 射线检查	放射医学
42403-6	多重视图 AP^W 右-弯曲与 W 左-弯曲	发现（结果）	时间点	脊髓. 腰段	叙述型	X 射线检查	放射医学
42404-4	多重视图 AP 与侧位与测量	发现（结果）	时间点	臀部. 左侧	叙述型	X 射线检查	放射医学
42405-1	多重视图（AP^直立位）与（侧面^W 伸展过度）	发现（结果）	时间点	膝	叙述型	X 射线检查	放射医学
42406-9	多重视图 AP^W 与 WO 左-弯曲	发现（结果）	时间点	脊髓. 腰段	叙述型	X 射线检查	放射医学
42407-7	多重视图 AP^W 与 WO 右-弯曲	发现（结果）	时间点	脊髓. 腰段	叙述型	X 射线检查	放射医学
4240-8	香草二乙胺	质量	时间点	剂量	定量型		药物剂量
42408-5	多重视图 AP^W 右-弯曲与 W 左-弯曲与 WO 弯曲	发现（结果）	时间点	脊髓. 腰段	叙述型	X 射线检查	放射医学
42409-3	多重视图 AP 与侧位	发现（结果）	时间点	脚. 籽骨	叙述型	X 射线检查	放射医学
42410-1	多重视图 AP 与侧位与斜位与点^直立位	发现（结果）	时间点	脊髓. 腰段	叙述型	X 射线检查	放射医学

LOINC 代码	名称	属性	时间特征	系统	标尺类型	方法类型	分类
42411-9	多重视图（AP^W 右-弯曲与 W 左-弯曲与（侧位^W 屈曲与 W 蔓延）	发现（结果）	时间点	脊髓.腰段	叙述型	X 射线检查	放射医学
42412-7	多重视图 90 度外展	发现（结果）	时间点	肩部.左侧	叙述型	X 射线检查	放射医学
42413-5	多重视图^W 右-弯曲与 W 左-弯曲	发现（结果）	时间点	脊髓.腰段	叙述型	X 射线检查	放射医学
42414-3	多重视图 右-斜位与左-斜位^W 乳头标识	发现（结果）	时间点	胸部	叙述型	X 射线检查	放射医学
42415-0	多重视图^安置金属丝后	发现（结果）	时间点	乳腺.双侧	叙述型	乳房 X 线照相	放射医学
4241-6	利尿酸	质量	时间点	剂量	定量型		药物剂量
42416-8	多重视图^安置金属丝后	发现（结果）	时间点	乳腺.左侧	叙述型	乳房 X 线照相	放射医学
42417-6	多重视图 AP 与侧位与斜位^W 手工压迫	发现（结果）	时间点	踝关节.双侧	叙述型	X 射线检查	放射医学
42418-4	多重视图 AP 与侧位与斜位^W 手工压迫	发现（结果）	时间点	踝关节.左侧	叙述型	X 射线检查	放射医学
42419-2	视图 1	发现（结果）	时间点	腕部.双侧	叙述型	X 射线检查	放射医学
424-2	吡嗪酰胺	药物敏感度	时间点	分离物	定量或等级型	最小抑制浓度	抗生素敏感性
42420-0	视图 AP^直立位	发现（结果）	时间点	骨盆	叙述型	X 射线检查	放射医学
42421-8	引导经皮脓肿引流	发现（结果）	时间点	XXX	叙述型	X 射线检查.荧光光谱	放射医学
42422-6	引导经皮脓肿引流	发现（结果）	时间点	乳腺	叙述型	X 射线检查.荧光光谱	放射医学
42423-4	引导经皮脓肿引流	发现（结果）	时间点	胸部	叙述型	X 射线检查.荧光光谱	放射医学
4242-4	乙胺丁醇	质量	时间点	剂量	定量型		药物剂量
42424-2	多重视图 脊柱侧凸 AP 与侧位^坐着	发现（结果）	时间点	脊柱	叙述型	X 射线检查	放射医学
42425-9	多重视图 脊柱侧凸 AP^直立位与 W 右-弯曲与 W 左-弯曲与 WO 弯曲	发现（结果）	时间点	脊柱	叙述型	X 射线检查	放射医学
42426-7	视图 脊柱侧凸 AP^坐着	发现（结果）	时间点	脊柱	叙述型	X 射线检查	放射医学
42427-5	视图 脊柱侧凸 侧位^坐着	发现（结果）	时间点	脊柱	叙述型	X 射线检查	放射医学
42428-3	视图 脊柱侧凸 AP^直立位与缠着绷带	发现（结果）	时间点	脊柱	叙述型	X 射线检查	放射医学
42429-1	视图 脊柱侧凸 AP^直立位与 W 右-弯曲	发现（结果）	时间点	脊柱	叙述型	X 射线检查	放射医学
42430-9	多重视图 2 与（多重视图^直立位）	发现（结果）	时间点	膝.右侧	叙述型	X 射线检查	放射医学
42431-7	视图 30°^直立位	发现（结果）	时间点	膝.右侧	叙述型	X 射线检查	放射医学
4243-2	乙氯维诺	质量	时间点	剂量	定量型		药物剂量
42432-5	视图 日出与（多重视图^直立位）	发现（结果）	时间点	膝.右侧	叙述型	X 射线检查	放射医学

LOINC 代码	名称	属性	时间特征	系统	标尺类型	方法类型	分类
42433-3	引导.立体定位活组织检查.中心针头	发现（结果）	时间点	乳腺.右侧	叙述型	乳房X线照相	放射医学
42434-1	多重视图	发现（结果）	时间点	脚.籽骨.右	叙述型	X射线检查	放射医学
42435-8	多重视图 2	发现（结果）	时间点	蝶鞍	叙述型	X射线检查	放射医学
42436-6	多重视图 侧位与 Towne	发现（结果）	时间点	蝶鞍	叙述型	X射线检查	放射医学
42437-4	多切面	发现（结果）	时间点	蝶鞍	叙述型	X射线检查.体层扫描	放射医学
42438-2	多重视图 AP 与侧位	发现（结果）	时间点	颈部	叙述型	X射线检查	放射医学
42439-0	视图 AP	发现（结果）	时间点	颈部	叙述型	X射线检查	放射医学
4244-0	依索庚嗪	质量	时间点	剂量	定量型		药物剂量
42440-8	视图 侧位	发现（结果）	时间点	颈部	叙述型	X射线检查	放射医学
42441-6	视图 放大	发现（结果）	时间点	颈部	叙述型	X射线检查	放射医学
42442-4	视图 侧位^直立位	发现（结果）	时间点	脊柱	叙述型	X射线检查	放射医学
42443-2	多重视图 3^直立位	发现（结果）	时间点	脊髓.胸段	叙述型	X射线检查	放射医学
42444-0	多重视图 AP^W 右-弯曲与 W 左-弯曲与 WO 弯曲	发现（结果）	时间点	脊髓.胸段	叙述型	X射线检查	放射医学
42445-7	多重视图 AP^W 左-弯曲与 WO 弯曲	发现（结果）	时间点	脊髓.胸段	叙述型	X射线检查	放射医学
42446-5	多重视图 AP^W 右-弯曲与 WO 弯曲	发现（结果）	时间点	脊髓.胸段	叙述型	X射线检查	放射医学
42447-3	引导抽吸胞囊	发现（结果）	时间点	甲状腺	叙述型	超声	放射医学
42448-1	引导活组织检查.切除	发现（结果）	时间点	乳腺	叙述型	超声	放射医学
42449-9	引导活组织检查	发现（结果）	时间点	乳腺.左侧	叙述型	超声	放射医学
42450-7	引导抽吸胞囊	发现（结果）	时间点	乳腺.左侧	叙述型	超声	放射医学
42451-5	研究观察.总体的，第 1 个妊娠月阴道内的	印象/检查结果的解释	时间点	胎儿	叙述型	超声	产科学.超声
42452-3	研究观察.总体的，第 1 个妊娠月	印象/检查结果的解释	时间点	胎儿	叙述型	超声	产科学.超声
42453-1	研究观察.总体的，第 2 个妊娠月	印象/检查结果的解释	时间点	胎儿	叙述型	超声	产科学.超声
42454-9	研究观察.总体的，第 3 个妊娠月	印象/检查结果的解释	时间点	胎儿	叙述型	超声	产科学.超声
42455-6	多切面，经腹的与阴道内	发现（结果）	时间点	骨盆	叙述型	超声	放射医学
42456-4	引导针头线放置	发现（结果）	时间点	乳腺	叙述型	超声	放射医学
4245-7	乙琥胺	质量	时间点	剂量	定量型		药物剂量
42457-2	引导活组织检查	发现（结果）	时间点	乳腺.右侧	叙述型	超声	放射医学
42458-0	引导抽吸胞囊	发现（结果）	时间点	乳腺.右侧	叙述型	超声	放射医学
42459-8	多重视图^W 口服对比剂	发现（结果）	时间点	胃肠道.上	叙述型	X射线检查.荧光光谱	放射医学
42460-6	多重视图^W 唾液腺导管内注入对比剂	发现（结果）	时间点	颌下腺.左	叙述型	X射线检查.荧光光谱	放射医学
42461-4	多切面	发现（结果）	时间点	下肢血管移植物.左	叙述型	超声.多普勒	放射医学
42462-2	多切面	发现（结果）	时间点	下肢血管移植物.右	叙述型	超声.多普勒	放射医学
42463-0	引导活组织检查	发现（结果）	时间点	心内膜	叙述型	超声	放射医学

LOINC 代码	名称	属性	时间特征	系统	标尺类型	方法类型	分类
42464-8	研究观察. 总体的，第 1 个妊娠月	印象/检查结果的解释	时间点	胎儿	叙述型	超声	产科学. 超声
4246-5	乙苯妥英	质量	时间点	剂量	定量型		药物剂量
42465-5	研究观察. 总体的，第 2 个妊娠月	印象/检查结果的解释	时间点	胎儿	叙述型	超声	产科学. 超声
42466-3	研究观察. 总体的，第 3 个妊娠月	印象/检查结果的解释	时间点	胎儿	叙述型	超声	产科学. 超声
42467-1	研究观察. 总体的. 有限的	印象/检查结果的解释	时间点	胎儿	叙述型	超声	产科学. 超声
42468-9	多切面	发现（结果）	时间点	手术标本	叙述型	超声	放射医学
42469-7	视图^ W 口服对比剂	发现（结果）	时间点	胃肠道. 上＋小肠＋胆囊	叙述型	X 射线检查. 荧光光谱	放射医学
42470-5	视图^ W 口服对比剂	发现（结果）	时间点	胃肠道. 上＋胆囊	叙述型	X 射线检查. 荧光光谱	放射医学
42471-3	视图 体视镜	发现（结果）	时间点	骨盆	叙述型	X 射线检查	放射医学
42472-1	多重视图 脊柱侧凸 AP^ 肌肉牵引	发现（结果）	时间点	脊柱	叙述型	X 射线检查	放射医学
4247-3	乙基吗啡	质量	时间点	剂量	定量型		药物剂量
42473-9	视图 羊水 体视镜	发现（结果）	时间点	窦	叙述型	X 射线检查	放射医学
42474-7	视图 体视镜	发现（结果）	时间点	颅骨	叙述型	X 射线检查	放射医学
42475-4	多切面	发现（结果）	时间点	上肢血管 graft. 左	叙述型	超声. 多普勒	放射医学
42476-2	多切面	发现（结果）	时间点	上肢血管 graft. 右	叙述型	超声. 多普勒	放射医学
42477-0	多切面	发现（结果）	时间点	肾脏血管移植物	叙述型	超声. 多普勒	放射医学
42478-8	引导胞囊引流	发现（结果）	时间点	肾脏	叙述型	超声	放射医学
42479-6	研究观察. 总体的	印象/检查结果的解释	时间点	胎儿	叙述型	超声	产科学. 超声
42480-4	多切面，经腹的	发现（结果）	时间点	骨盆	叙述型	超声	产科学. 超声
4248-1	N-乙基烟酰胺	质量	时间点	剂量	定量型		药物剂量
42481-2	人乳头瘤病毒 6＋11＋42＋43＋44 DNA	任意浓度	时间点	子宫颈	等级型	探针. 扩增. 信号扩增	微生物学
42482-0	蛋白质. 单克隆性	质量速率	24 小时	尿液	定量型	电泳	化学
42483-8	蛋白质. 单克隆性/蛋白质. 总计	质量分数	时间点	尿液	定量型	电泳	化学
42484-6	蛋白质. 单克隆性/蛋白质. 总计	质量分数	24 小时	尿液	定量型	电泳	化学
42485-3	阴离子间隙	摩尔浓度	时间点	玻璃体液	定量型		化学
42486-1	烟曲霉菌 1 Ab	任意浓度	时间点	脑脊液	等级型		微生物学
42487-9	烟曲霉菌 6 Ab	任意浓度	时间点	脑脊液	等级型		微生物学
42488-7	曲霉菌属 Ab	稀释系数、稀释倍数（滴度）	时间点	胸水	定量型	补体结合试验	微生物学
42489-5	出芽短梗霉菌 Ab	任意浓度	时间点	脑脊液	等级型		微生物学
42490-3	皮炎芽生菌 Ab	稀释系数、稀释倍数（滴度）	时间点	胸水	定量型	补体结合试验	微生物学
42491-1	大麻类物质	任意浓度	时间点	全血	等级型	筛查试验	药物水平/毒理学
42492-9	羧基四氢大麻酚	任意浓度	时间点	全血	等级型		药物水平/毒理学
42493-7	游离型儿茶酚胺分级	质量浓度	时间点	血浆	定量型		化学

LOINC 代码	名称	属性	时间特征	系统	标尺类型	方法类型	分类
42494-5	粗球孢子菌 Ab	稀释系数、稀释倍数（滴度）	时间点	胸水	定量型	补体结合试验	微生物学
42495-2	巨细胞病毒 Ab. IgG	任意浓度	时间点	脑脊液	等级型		微生物学
42496-0	棘球绦虫 Ab	任意浓度	时间点	脑脊液	等级型		微生物学
42497-8	EB 病毒早期 Ab	稀释系数、稀释倍数（滴度）	时间点	脑脊液	定量型		微生物学
42498-6	EB 病毒细胞核 Ab	稀释系数、稀释倍数（滴度）	时间点	脑脊液	定量型		微生物学
4249-9	依替福林	质量	时间点	剂量	定量型		药物剂量
42499-4	纤维蛋白 D-二聚体	任意浓度	时间点	脑脊液	等级型		凝血功能检查
42500-9	福沙那韦	药物敏感度	时间点	分离物	定量或等级型	表型分析	抗生素敏感性
42501-7	谷氨酸脱羧酶 65 Ab	任意浓度	时间点	脑脊液	定量型		血清学
42502-5	乙醇酸	摩尔浓度	时间点	血清/血浆	定量型		化学
42503-3	汉坦病毒 Ab	任意浓度	时间点	血清	等级型		微生物学
42504-1	乙型肝炎病毒表面 Ab	任意浓度	时间点	脑脊液	等级型		微生物学
42505-8	乙型肝炎病毒表面 Ag	任意浓度	时间点	脑脊液	等级型		微生物学
42506-6	丙型肝炎病毒 Ab	任意浓度	时间点	脑脊液	等级型		微生物学
4250-7	芬莰法明	质量	时间点	剂量	定量型		药物剂量
42507-4	单纯疱疹病毒 1 Ab. IgG	任意浓度	时间点	脑脊液	等级型		微生物学
42508-2	疱疹病毒 8 Ab. IgG	任意浓度	时间点	血清	定量型	免疫荧光	微生物学
42509-0	荚膜组织胞浆菌 Ab	任意浓度	时间点	胸水	等级型	免疫扩散	微生物学
42510-8	IgD	质量浓度	时间点	尿液	定量型		化学
42511-6	IgD	质量浓度	时间点	脑脊液	定量型		化学
42512-4	IgE	任意浓度	时间点	尿液	定量型		化学
42513-2	IgE	任意浓度	时间点	脑脊液	定量型		化学
42514-0	抑制素 Ag	任意浓度	时间点	组织	等级型	免疫染色	病理学
4251-5	芬乙茶碱	质量	时间点	剂量	定量型		药物剂量
42515-7	詹姆士城峡谷病毒 RNA	任意浓度	时间点	尿液	等级型	探针. 扩增. 靶向扩增	微生物学
42516-5	军团菌 sp Ab	稀释系数、稀释倍数（滴度）	时间点	脑脊液	定量型	免疫荧光	微生物学
42517-3	利什曼虫 sp Ab	任意浓度	时间点	脑脊液	等级型	免疫荧光	微生物学
42518-1	钩端螺旋体 sp Ab	稀释系数、稀释倍数（滴度）	时间点	脑脊液	定量型	凝集试验	微生物学
42519-9	麻疹病毒 Ab. IgG	任意浓度	时间点	脑脊液	等级型		微生物学
42520-7	甲基丙二酸	摩尔浓度	24 小时	尿液	定量型		化学
42521-5	直杆糖多孢菌 Ab	任意浓度	时间点	脑脊液	等级型		微生物学
42522-3	线粒体 Ab	稀释系数、稀释倍数（滴度）	时间点	脑脊液	定量型		血清学
4252-3	芬氟拉明	质量	时间点	剂量	定量型		药物剂量
42523-1	吗茚酮	质量浓度	时间点	尿液	定量型		药物水平/毒理学
42524-9	粘液	任意浓度	时间点	大便	等级型	光学显微镜检查	化学
42525-6	肺炎支原体 Ab. IgM	稀释系数、稀释倍数（滴度）	时间点	胸水	定量型	免疫荧光	微生物学
42526-4	肺炎支原体 Ab. IgG	稀释系数、稀释倍数（滴度）	时间点	胸水	定量型		微生物学
42527-2	壁细胞 Ab	稀释系数、稀释倍数（滴度）	时间点	脑脊液	定量型		血清学
42528-0	吩噻嗪	质量浓度	时间点	血清/血浆	定量型		药物水平/毒理学
42529-8	鸽血清 Ab	任意浓度	时间点	脑脊液	等级型		变态反应
42530-6	平滑肌 Ab	稀释系数、稀释倍数（滴度）	时间点	脑脊液	定量型		血清学
4253-1	非诺洛芬	质量	时间点	剂量	定量型		药物剂量
42531-4	精子. 运动型	数量或计数浓度（计数/容积）	时间点	精液	定量型		生育能力

LOINC 代码	名称	属性	时间特征	系统	标尺类型	方法类型	分类
42532-2	纯白嗜热放线菌 Ab	任意浓度	时间点	脑脊液	等级型		微生物学
42533-0	绿色糖单孢菌 Ab	任意浓度	时间点	脑脊液	等级型		微生物学
42534-8	普通高温放线菌 Ab	任意浓度	时间点	脑脊液	等级型		微生物学
42535-5	替拉那韦	药物敏感度	时间点	分离物	定量或等级型		抗生素敏感性
42536-3	革兰阳性放线菌 DNA	任意浓度	时间点	脑脊液	等级型	探针.扩增.靶向扩增	微生物学
42537-1	水痘-带状疱疹病毒 Ab.IgG	任意浓度	时间点	脑脊液	等级型		微生物学
42538-9	羟基哌克昔林	质量浓度	时间点	血清/血浆	定量型		药物水平/毒理学
42539-7	羟基哌克昔林/哌克昔林	质量浓度比率	时间点	血清/血浆	定量型		药物水平/毒理学
42540-5	影响因素.环境	发现（结果）	时间点	病人	名义型	观察性.MERSTH	病人安全
42541-3	影响因素.病人相关	发现（结果）	时间点	病人	名义型	观察性.MERSTH	病人安全
42542-1	影响因素.医护人员相关	发现（结果）	时间点	病人	名义型	观察性.MERSTH	病人安全
42543-9	影响因素.延迟和/或早产儿	发现（结果）	时间点	病人	名义型	观察性.MERSTH	病人安全
42544-7	影响因素.其他	发现（结果）	时间点	病人	叙述型	观察性.MERSTH	病人安全
42545-4	事件结果	发现（结果）	时间点	病人	等级型	观察性.MERSTH	病人安全
42546-2	事件组.MERS-TH	发现（结果）	时间点	病人	—	观察性.MERSTH	病人安全
42547-0	事件	发现（结果）	时间点	病人	名义型	观察性.MERSTH	病人安全
42548-8	服务	发现（结果）	时间点	病人	名义型	观察性.MERSTH	病人安全
4254-9	芬普雷司	质量	时间点	剂量	定量型		药物剂量
42549-6	事件类型	发现（结果）	时间点	病人	名义型	观察性.MERSTH	病人安全
42550-4	事件描述.药物	发现（结果）	时间点	病人	名义型	观察性.MERSTH	病人安全
42551-2	事件描述.操作和/或治疗处理和/或外科手术	发现（结果）	时间点	病人	名义型	观察性.MERSTH	病人安全
42552-0	事件描述.食物和/或营养	发现（结果）	时间点	病人	名义型	观察性.MERSTH	病人安全
42553-8	事件描述.跌倒	发现（结果）	时间点	病人	名义型	观察性.MERSTH	病人安全
42554-6	事件描述.事故	发现（结果）	时间点	病人	名义型	观察性.MERSTH	病人安全
42555-3	事件描述.一般护理	发现（结果）	时间点	病人	名义型	观察性.MERSTH	病人安全
4255-6	芬太尼	质量	时间点	剂量	定量型		药物剂量
42556-1	事件描述.器械和/或设备	发现（结果）	时间点	病人	名义型	观察性.MERSTH	病人安全

LOINC 代码	名称	属性	时间特征	系统	标尺类型	方法类型	分类
42557-9	事件描述.实验室	发现（结果）	时间点	病人	名义型	观察性.MERSTH	病人安全
42558-7	事件描述.输血服务	发现（结果）	时间点	病人	名义型	观察性.MERSTH	病人安全
42559-5	事件描述.行政	发现（结果）	时间点	病人	名义型	观察性.MERSTH	病人安全
42560-3	事件描述.抱怨	发现（结果）	时间点	病人	名义型	观察性.MERSTH	病人安全
42561-1	事件描述.环境危害和/或安全	发现（结果）	时间点	病人	名义型	观察性.MERSTH	病人安全
42562-9	事件描述.犯罪和/或故意伤害/病人失踪	发现（结果）	时间点	病人	名义型	观察性.MERSTH	病人安全
42563-7	事件描述.不良反应	发现（结果）	时间点	病人	名义型	观察性.MERSTH	病人安全
4256-4	氟卡胺	质量	时间点	剂量	定量型		药物剂量
42564-5	影响因素.技术	发现（结果）	时间点	病人	名义型	观察性.MERSTH	病人安全
42565-2	影响因素.组织	发现（结果）	时间点	病人	名义型	观察性.MERSTH	病人安全
42566-0	影响因素.交流和/或文件	发现（结果）	时间点	病人	名义型	观察性.MERSTH	病人安全
42567-8	离子钙	质量或摩尔浓度（单位体积）	时间点	血清/血浆	定量型		化学
42568-6	纤维蛋白原	质量或摩尔浓度（单位体积）	时间点	贫血小板血浆	定量型	凝集反应	凝血功能检查
42569-4	钾	质量或摩尔浓度（单位体积）	时间点	血清/血浆	定量型		化学
42570-2	钠	质量或摩尔浓度（单位体积）	时间点	血清/血浆	定量型		化学
42571-0	尿素	质量或摩尔浓度（单位体积）	时间点	血清/血浆	定量型		化学
4257-2	5-氟胞嘧啶	质量	时间点	剂量	定量型		药物剂量
42572-8	11-脱氧皮质醇	质量浓度	时间点	尿液	定量型		化学
42573-6	18-羟皮质类固醇	质量浓度	时间点	尿液	定量型		化学
42574-4	1-萘酚	任意浓度	时间点	尿液	等级型		药物水平/毒理学
42575-1	阿莫西林 Ab. IgE	比率	时间点	血清	定量型		变态反应
42576-9	苯丙胺	质量浓度	时间点	全血	定量型	确认试验	药物水平/毒理学
42577-7	氨苄西林 Ab. IgE	比率	时间点	血清	定量型		变态反应
42578-5	人工制品	任意浓度	时间点	尿沉渣	等级型	光学显微镜检查	尿液分析
42579-3	烟曲霉菌 Ab. IgM	任意浓度	时间点	血清	定量型		微生物学
4258-0	氟硝西泮	质量	时间点	剂量	定量型		药物剂量
42580-1	巴贝虫 Ab. IgM	任意浓度	时间点	血清	等级型		微生物学
42581-9	巴贝虫 Ab. IgG	任意浓度	时间点	血清	等级型		微生物学
42582-7	巴比妥类	质量浓度	时间点	全血	定量型	确认试验	药物水平/毒理学
42583-5	四季豆 Ab. IgE. RAST 类	任意浓度	时间点	血清	等级型		变态反应
42584-3	甜菜 Ab. IgG	质量浓度	时间点	血清	定量型		变态反应
42585-0	恶虫威	任意浓度	时间点	尿液	等级型		药物水平/毒理学
42586-8	苯二氮	质量浓度	时间点	全血	定量型	确认试验	药物水平/毒理学

LOINC 代码	名称	属性	时间特征	系统	标尺类型	方法类型	分类
42587-6	BK 病毒 DNA	任意浓度	时间点	XXX	定量型	探针.扩增.靶向扩增	微生物学
42588-4	副百日咳博德特菌 DNA	任意浓度	时间点	鼻咽部	等级型	探针.扩增.靶向扩增	微生物学
42589-2	博氏疏螺旋体 DNA	任意浓度	时间点	体液	等级型	探针.扩增.靶向扩增	微生物学
425-9	吡嗪酰胺	药物敏感度	时间点	分离物	定量或等级型	琼脂扩散	抗生素敏感性
42590-0	包柔氏螺旋体 Ab	稀释系数、稀释倍数（滴度）	时间点	血清	定量型		微生物学
42591-8	灰霉病菌 Ab.IgG	质量浓度	时间点	血清	定量型		变态反应
42592-6	流产布鲁氏杆菌 Ab.IgG	任意浓度	时间点	脑脊液	等级型		微生物学
42593-4	钙	摩尔浓度	时间点	毛细血管全血	定量型		化学
42594-2	美国白腊 Ab.IgE	比率	时间点	血清	定量型		变态反应
42595-9	乙型肝炎病毒 DNA	任意浓度	时间点	血清/血浆	定量型	探针.扩增.靶向扩增	微生物学
42596-7	促肾上腺皮质激素^给予某刺激后 30 分钟	质量浓度	时间点	血浆	定量型		刺激耐受试验
42597-5	促肾上腺皮质激素^给予某刺激后 1.5 小时	质量浓度	时间点	血浆	定量型		刺激耐受试验
4259-8	氟尿嘧啶	质量	时间点	剂量	定量型		药物剂量
42598-3	促肾上腺皮质激素^基线	质量浓度	时间点	血浆	定量型		刺激耐受试验
42599-1	促肾上腺皮质激素^给予某刺激后 1 小时	质量浓度	时间点	血浆	定量型		刺激耐受试验
42600-7	艾滋病毒 1+2 Ab	任意浓度	时间点	XXX	等级型	酶免疫分析	微生物学
42601-5	免疫复合物 Ab.IgG	任意浓度	时间点	关节液	定量型	C1q 结合分析	血清学
42602-3	革兰阳性放线菌 DNA	任意浓度	时间点	全血	等级型	探针.扩增.靶向扩增	微生物学
42603-1	柯萨奇病毒 A6 Ab	稀释系数、稀释倍数（滴度）	时间点	血清	定量型		微生物学
42604-9	葡萄糖^口服乳糖后 3 小时	质量浓度	时间点	尿液	定量型		刺激耐受试验
42605-6	透析袋数量	标识符	时间点	腹腔液	名义型		标本特性
4260-6	氟西汀	质量	时间点	剂量	定量型		药物剂量
42606-4	单纯疱疹病毒 2 Ab.IgM	任意浓度	时间点	脑脊液	等级型	免疫荧光	微生物学
42607-2	催乳激素.游离型	质量浓度	时间点	血清/血浆	定量型		化学
42608-0	细胞. CD10 + CD20 +/100 细胞	数量或计数分数	时间点	骨髓	定量型		细胞标志物
42609-8	葡萄糖^口服乳糖后 6 小时	质量浓度	时间点	尿液	定量型		刺激耐受试验
42610-6	水杨酰基尿酸	质量浓度	时间点	血清/血浆	定量型		药物水平/毒理学
42611-4	葡萄糖^口服乳糖后 1 小时	质量浓度	时间点	尿液	定量型		刺激耐受试验
42612-2	水杨酰基尿酸	质量浓度	时间点	尿液	定量型		药物水平/毒理学
42613-0	葡萄糖^口服乳糖后 2 小时	质量浓度	时间点	尿液	定量型		刺激耐受试验
4261-4	氟羟甲睾酮	质量	时间点	剂量	定量型		药物剂量
42614-8	科罗拉多蜱热病毒 Ab	稀释系数、稀释倍数（滴度）	时间点	脑脊液	定量型		微生物学

LOINC 代码	名称	属性	时间特征	系统	标尺类型	方法类型	分类
42615-5	葡萄糖^口服乳糖后 30 分钟	质量浓度	时间点	尿液	定量型		刺激耐受试验
42616-3	镁	质量浓度	时间点	透析液	定量型		化学
42617-1	丙型肝炎病毒 RNA	任意浓度之对数	时间点	血清/血浆	定量型	探针.扩增.信号扩增	微生物学
42618-9	钠洛酮	任意浓度	时间点	尿液	等级型	筛查试验	药物水平/毒理学
42619-7	细胞.CD28/100 细胞	数量或计数分数	时间点	骨髓	定量型		细胞标志物
42620-5	细胞.末端脱氧核糖核苷酸转移酶/100 细胞	数量或计数分数	时间点	骨髓	定量型	流式细胞术	细胞标志物
42621-3	人支原体 DNA	任意浓度	时间点	全血	等级型	探针.扩增.靶向扩增	微生物学
4262-2	氟哌噻吨	质量	时间点	剂量	定量型		药物剂量
42622-1	细胞. CD13 + CD56 +/100 细胞	数量或计数分数	时间点	骨髓	定量型		细胞标志物
42623-9	柯萨奇病毒 A3 Ab	稀释系数、稀释倍数（滴度）	时间点	血清	定量型		微生物学
42624-7	胃泌素^给予某刺激后 2 分钟	质量浓度	时间点	血清/血浆	定量型		刺激耐受试验
42625-4	柯萨奇病毒 A6 Ab	稀释系数、稀释倍数（滴度）	时间点	血清/血浆	定量型		微生物学
42626-2	鼠弓形体 DNA	任意浓度	时间点	脑脊液	等级型	探针.扩增.靶向扩增	微生物学
42627-0	艾滋病毒 1 Ab	任意浓度	时间点	脑脊液	等级型	免疫荧光	微生物学
42628-8	细胞.CD9＋CD41＋/100 细胞	数量或计数分数	时间点	全血	定量型		细胞标志物
42629-6	葡萄糖^口服乳糖后 4 小时	质量浓度	时间点	尿液	定量型		刺激耐受试验
4263-0	氟奋乃静	质量	时间点	剂量	定量型		药物剂量
42630-4	大麻类物质	任意浓度	时间点	全血	等级型		药物水平/毒理学
42631-2	葡萄糖^口服乳糖后 5 小时	质量浓度	时间点	尿液	定量型		刺激耐受试验
42632-0	等级 ICD-0-1	存在与否或身份标识	时间点	癌.XXX	名义型		肿瘤登记
42633-8	行为 ICD-0-1	存在与否或身份标识	时间点	癌.XXX	名义型		肿瘤登记
42634-6	Del（1p，19q）基因缺失	任意	时间点	已固定的组织	等级型	分子遗传学	分子病理学.基因缺失
42635-3	染色体 12p 四体性	任意	时间点	已固定的组织	等级型	分子遗传学	分子病理学
42636-1	尿素酶^孵育后 3 小时	任意浓度	时间点	组织	等级型		微生物学
42637-9	利钠肽.B	质量浓度	时间点	全血	定量型		化学
42638-7	组织因子诱导的凝血	时间（如秒数）	时间点	贫血小板血浆	定量型	凝集反应.盐水 1∶1	凝血功能检查
42639-5	免疫复合物 Ab.IgG	任意浓度	时间点	血清/血浆	定量型	C1q 结合分析	血清学
42640-3	尿素酶^孵育 1 天后	任意浓度	时间点	组织	等级型		微生物学
42641-1	巴贝虫 DNA	任意浓度	时间点	XXX	等级型	探针.扩增.靶向扩增	微生物学
42642-9	阿米卡星 2.0 μg/ml	药物敏感度	时间点	分离物	定量或等级型	分支杆菌.缓慢	抗生素敏感性
42643-7	卷曲霉素 10.0 μg/ml	药物敏感度	时间点	分离物	定量或等级型	分支杆菌.缓慢	抗生素敏感性

LOINC 代码	名称	属性	时间特征	系统	标尺类型	方法类型	分类
42644-5	环丙沙星 2.0 μg/ml	药物敏感度	时间点	分离物	定量或等级型	分支杆菌.缓慢	抗生素敏感性
42645-2	乙胺丁醇 10.0 μg/ml	药物敏感度	时间点	分离物	定量或等级型	分支杆菌.缓慢	抗生素敏感性
42646-0	乙胺丁醇 5.0 μg/ml	药物敏感度	时间点	分离物	定量或等级型	分支杆菌.缓慢	抗生素敏感性
42647-8	乙硫异烟胺 10.0 μg/ml	药物敏感度	时间点	分离物	定量或等级型	分支杆菌.缓慢	抗生素敏感性
4264-8	氟西泮	质量	时间点	剂量	定量型		药物剂量
42648-6	乙硫异烟胺 5.0 μg/ml	药物敏感度	时间点	分离物	定量或等级型	分支杆菌.缓慢	抗生素敏感性
42649-4	异烟肼 0.2 μg/ml	药物敏感度	时间点	分离物	定量或等级型	分支杆菌.缓慢	抗生素敏感性
42650-2	异烟肼 1.0 μg/ml	药物敏感度	时间点	分离物	定量或等级型	分支杆菌.缓慢	抗生素敏感性
42651-0	异烟肼 5.0 μg/ml	药物敏感度	时间点	分离物	定量或等级型	分支杆菌.缓慢	抗生素敏感性
42652-8	卡那霉素 5.0 μg/ml	药物敏感度	时间点	分离物	定量或等级型	分支杆菌.缓慢	抗生素敏感性
42653-6	氧氟沙星 2.0 μg/ml	药物敏感度	时间点	分离物	定量或等级型	分支杆菌.缓慢	抗生素敏感性
42654-4	对氨基水杨酸 2.0 μg/ml	药物敏感度	时间点	分离物	定量或等级型	分支杆菌.缓慢	抗生素敏感性
4265-5	呋芬雷司	质量	时间点	剂量	定量型		药物剂量
42655-1	利福布汀 0.5 μg/ml	药物敏感度	时间点	分离物	定量或等级型	分支杆菌.缓慢	抗生素敏感性
42656-9	利福布汀 2.0 μg/ml	药物敏感度	时间点	分离物	定量或等级型	分支杆菌.缓慢	抗生素敏感性
42657-7	利福平 1.0 μg/ml	药物敏感度	时间点	分离物	定量或等级型	分支杆菌.缓慢	抗生素敏感性
42658-5	链霉素 10.0 μg/ml	药物敏感度	时间点	分离物	定量或等级型	分支杆菌.缓慢	抗生素敏感性
42659-3	链霉素 2.0 μg/ml	药物敏感度	时间点	分离物	定量或等级型	分支杆菌.缓慢	抗生素敏感性
42660-1	α2 层粘连蛋白	任意浓度	时间点	组织	等级型	免疫染色	病理学
42661-9	细菌 已鉴定的	存在与否或身份标识	时间点	分离物	名义型	PFGE	微生物学
42662-7	苯二氮	任意浓度	时间点	全血	等级型		药物水平/毒理学
4266-3	速尿	质量	时间点	剂量	定量型		药物剂量
42663-5	人类白细胞抗原-C W Ag.基因座	类型	时间点	白细胞	名义型		人类白细胞抗原
42664-3	人类白细胞抗原-C W Ag	类型	时间点	白细胞	名义型		人类白细胞抗原
42665-0	丹蒽醌	质量含量	时间点	大便	定量型		药物水平/毒理学
42666-8	脂肪.中性	单位面积数量或计数	时间点	胸水	定量型		化学
42667-6	脂肪酸	任意浓度	时间点	尿液	等级型		化学
42668-4	脂肪酸	任意浓度	时间点	大便	等级型		化学
42669-2	脂肪酸	任意浓度	时间点	胸水	等级型		化学

LOINC 代码	名称	属性	时间特征	系统	标尺类型	方法类型	分类
426-7	吡嗪酰胺	药物敏感度	时间点	分离物＋血清	等级型	测序分型	抗生素敏感性
42670-0	pH	摩尔浓度	时间点	玻璃体液	定量型		化学
4267-1	半乳糖. 口服	质量	时间点	剂量	定量型		药物剂量
42671-8	5-羟色胺	质量含量	时间点	富血小板血浆	定量型		化学
42672-6	碎片	任意浓度	时间点	精液	等级型		生育能力
42673-4	磷酸氢钙二水合物	分率性饱和度	24 小时	尿液	定量型		化学
42674-2	脂肪. 中性	单位面积数量或计数	时间点	尿液	定量型		尿液分析
42675-9	人白细胞抗原 Ag	印象/检查结果的解释	时间点	全血	名义型		人类白细胞抗原
42676-7	精子. 正常. 运动型	数量或计数浓度（计数/容积）	时间点	精液	定量型		生育能力
42677-5	琥珀酰丙酮	物质的量（摩尔、克分子）	时间点	全血. 滤纸	定量型		化学
42678-3	尿酸	分率性饱和度	24 小时	尿液	定量型		化学
42679-1	肝素	任意浓度	时间点	贫血小板血浆	定量型	显色	凝血功能检查
42680-9	视图 XCCL	发现（结果）	时间点	乳腺	叙述型	乳房 X 线照相	放射医学
42681-7	多重视图^ W 直肠灌入泛影葡胺制剂	发现（结果）	时间点	结肠	叙述型	X 射线检查. 荧光光谱	放射医学
42682-5	丁二酰腺苷	摩尔浓度	时间点	脑脊液	定量型		化学
42683-3	多重视图^ W 口服钡对比剂	发现（结果）	时间点	胃肠道. 上	叙述型	X 射线检查. 荧光光谱	放射医学
42684-1	多重视图^ W 口服泛影葡胺制剂	发现（结果）	时间点	胃肠道. 上	叙述型	X 射线检查. 荧光光谱	放射医学
42685-8	多重视图 2	发现（结果）	时间点	骨盆＋臀部. 左侧	叙述型	X 射线检查	放射医学
42686-6	多重视图 2	发现（结果）	时间点	骨盆＋臀部. 右侧	叙述型	X 射线检查	放射医学
42687-4	多重视图 2	发现（结果）	时间点	肋骨. 双侧	叙述型	X 射线检查	放射医学
42688-2	引导麻醉性阻滞注射	发现（结果）	时间点	脊柱	叙述型	计算机 X 射线断层造影术	放射医学
4268-9	庆大霉素	质量	时间点	剂量	定量型		药物剂量
42689-0	视图 斜位	发现（结果）	时间点	脊柱	叙述型	X 射线检查	放射医学
42690-8	多重视图^ W 屈曲与 W 伸展	发现（结果）	时间点	脊柱	叙述型	X 射线检查	放射医学
42691-6	多重视图 6	发现（结果）	时间点	脊柱. 颈段	叙述型	X 射线检查	放射医学
42692-4	多重视图	发现（结果）	时间点	脊柱. 胸段＋脊柱. 腰段	叙述型	X 射线检查	放射医学
42693-2	多切面，电影	发现（结果）	时间点	膀胱＋尿道	叙述型	核磁共振成像	放射医学
42694-0	多切面^ W 静脉注入对比剂	发现（结果）	时间点	锁骨	叙述型	核磁共振成像	放射医学
42695-7	多切面^ W 静脉注入对比剂	发现（结果）	时间点	小腿. 双侧	叙述型	核磁共振成像	放射医学

LOINC 代码	名称	属性	时间特征	系统	标尺类型	方法类型	分类
42696-5	多切面	发现（结果）	时间点	小腿.双侧	叙述型	核磁共振成像	放射医学
4269-7	葡萄糖.口服	质量	时间点	剂量	定量型		药物剂量
42697-3	多切面^W与WO静脉注入对比剂	发现（结果）	时间点	小腿.双侧	叙述型	核磁共振成像	放射医学
42698-1	多切面	发现（结果）	时间点	脊柱.颈段＋脊柱.胸段＋脊柱.腰段	叙述型	核磁共振成像	放射医学
42699-9	视图 1	发现（结果）	时间点	腹部＋胸部	叙述型	X射线检查	放射医学
42700-5	多重视图^W静脉注入^{99m}Tc标记的白细胞	发现（结果）	时间点	骨	叙述型	放射性核素扫描	放射医学
42701-3	引导定位胎盘	发现（结果）	时间点	腹部	叙述型	计算机X射线断层造影术	放射医学
42702-1	视图	发现（结果）	Gt 1小时	XXX	叙述型	X射线检查.荧光光谱	放射医学
42703-9	视图	发现（结果）	Lt 1小时	XXX	叙述型	X射线检查.荧光光谱	放射医学
42704-7	直径^基线	长度	时间点	滤泡或卵泡	定量型	超声.测量的	产科学.超声
4270-5	格鲁米特	质量	时间点	剂量	定量型		药物剂量
42705-4	引导脓肿引流	发现（结果）	时间点	阑尾	叙述型	超声	放射医学
42706-2	引导注射	发现（结果）	时间点	胸膜腔	叙述型	超声	放射医学
42707-0	多切面，有限的	发现（结果）	时间点	心脏	叙述型	超声	放射医学
42708-8	多重视图^W静脉注入^{111}In tiuxetan	发现（结果）	时间点	病人	叙述型	放射性核素扫描	放射医学
42709-6	多重视图 血池^W静脉注入放射性核素	发现（结果）	时间点	肝脏	叙述型	放射性核素扫描	放射医学
42710-4	多重视图 有限的	发现（结果）	时间点	脊柱.颈段	叙述型	X射线检查	放射医学
42711-2	多重视图 全身^W静脉注入^{111}In标记的白细胞	发现（结果）	时间点	病人	叙述型	放射性核素扫描	放射医学
42712-0	AML＋MDS 基因 7q31 缺失	存在与否或身份标识	时间点	全血/组织	名义型	分子遗传学	分子病理学.基因缺失
4271-3	促性腺激素释放激素	质量	时间点	剂量	定量型		药物剂量
42713-8	AML＋MDS 基因 CEP8 三体型	任意	时间点	全血/组织	等级型	分子遗传学	分子病理学.基因三体性染色体
42714-6	T（9，22）（ABL1，BCR）p210 基因易位	任意	时间点	全血/组织	等级型	分子遗传学	分子病理学.基因易位
42715-3	Del（5）（q12-35）基因缺失	存在与否或身份标识	时间点	全血/组织	名义型	分子遗传学	分子病理学.基因缺失
42716-1	分枝杆菌 sp rRNA	存在与否或身份标识	时间点	分离物	叙述型	探针.扩增.靶向扩增	微生物学
42717-9	结核分枝杆菌复合物基因型	存在与否或身份标识	时间点	分离物	叙述型		微生物学
42718-7	碱性磷酸酶.热不稳定型/碱性磷酸酶.总计	催化分数	时间点	血清/血浆	定量型	热稳定性	化学

LOINC 代码	名称	属性	时间特征	系统	标尺类型	方法类型	分类
42719-5	胆红素	质量浓度	时间点	全血	定量型		化学
42720-3	克林霉素.诱导的	药物敏感度	时间点	分离物	定量或等级型	琼脂扩散	抗生素敏感性
4272-1	氟哌啶醇	质量	时间点	剂量	定量型		药物剂量
42721-1	葡萄球菌 sp.抗苯唑西林隔离	任意浓度	时间点	分离物	等级型	胶乳凝集试验	微生物学
42722-9	慢性化脓性中耳炎 Ab	任意浓度	时间点	血清	等级型		血清学
42723-7	慢性化脓性中耳炎 Ab	任意浓度	时间点	血清	定量型		血清学
42724-5	慢性化脓性中耳炎 Ab	任意浓度	时间点	血清	等级型	酶免疫分析	血清学
42725-2	溴化物	质量浓度	时间点	全血	定量型		药物水平/毒理学
42726-0	脑苷脂硫酸酯酶	催化浓度	24 小时	尿液	定量型		化学
42727-8	纤维蛋白 D-二聚体	质量浓度	时间点	脑脊液	定量型	胶乳凝集试验	凝血功能检查
42728-6	pH	摩尔浓度	时间点	眼液	定量型		化学
42729-4	心磷脂 Ab. IgA. B2GP1 依赖中位数倍数	相对比率	时间点	血清	等级型		凝血功能检查
42730-2	心磷脂 Ab. IgA. 非 B2GP1 依赖中位数倍数	相对比率	时间点	血清	等级型		凝血功能检查
42731-0	心磷脂 Ab. IgG. B2GP1 依赖中位数倍数	相对比率	时间点	血清	等级型		凝血功能检查
42732-8	心磷脂 Ab. IgG. 非 B2GP1 依赖中位数倍数	相对比率	时间点	血清	等级型		凝血功能检查
42733-6	心磷脂 Ab. IgM. B2GP1 依赖中位数倍数	相对比率	时间点	血清	等级型		凝血功能检查
42734-4	心磷脂 Ab. IgM. 非 B2GP1 依赖中位数倍数	相对比率	时间点	血清	等级型		凝血功能检查
42735-1	细胞. CD20＋CD117C＋/100 细胞	数量或计数分数	时间点	全血	定量型		细胞标志物
42736-9	细胞. CD20 ＋ CD23 ＋/100 细胞	数量或计数分数	时间点	全血	定量型		细胞标志物
42737-7	细胞. CD4 ＋ CD7 ＋/100 细胞	数量或计数分数	时间点	全血	定量型		细胞标志物
42738-5	细胞. CD7 ＋ CD8 ＋/100 细胞	数量或计数分数	时间点	全血	定量型		细胞标志物
4273-9	辛胺醇	质量	时间点	剂量	定量型		药物剂量
42739-3	磷酸卵磷酯 Ab. IgA. B2GP1 依赖性中位数倍数	相对比率	时间点	血清	等级型		凝血功能检查
42740-1	磷酸卵磷酯 Ab. IgA. B2GP1 非依赖中位数倍数	相对比率	时间点	血清	等级型		凝血功能检查
42741-9	磷酸卵磷酯 Ab. IgG. B2GP1 依赖性中位数倍数	相对比率	时间点	血清	等级型		凝血功能检查
42742-7	磷酸卵磷酯 Ab. IgG. B2GP1 非依赖中位数倍数	相对比率	时间点	血清	等级型		凝血功能检查
42743-5	磷酸卵磷酯 Ab. IgM. B2GP1 依赖性中位数倍数	相对比率	时间点	血清	等级型		凝血功能检查

LOINC 代码	名称	属性	时间特征	系统	标尺类型	方法类型	分类
42744-3	磷酸卵磷酯 Ab. IgM. B2GP1 非依赖中位数倍数	相对比率	时间点	血清	等级型		凝血功能检查
42745-0	磷脂酰乙醇胺 Ab. IgA. B2GP1 依赖性中位数倍数	相对比率	时间点	血清	等级型		凝血功能检查
42746-8	磷脂酰乙醇胺 Ab. IgA. B2GP1 非依赖中位数倍数	相对比率	时间点	血清	等级型		凝血功能检查
4274-7	马尿酸	质量	时间点	剂量	定量型		药物剂量
42747-6	磷脂酰乙醇胺 Ab. IgG. B2GP1 依赖性中位数倍数	相对比率	时间点	血清	等级型		凝血功能检查
42748-4	磷脂酰乙醇胺 Ab. IgG. B2GP1 非依赖中位数倍数	相对比率	时间点	血清	等级型		凝血功能检查
42749-2	磷脂酰乙醇胺 Ab. IgM. B2GP1 依赖性中位数倍数	相对比率	时间点	血清	等级型		凝血功能检查
427-5	利福平	药物敏感度	时间点	分离物	定量型	最小致死浓度	抗生素敏感性
42750-0	磷脂酰乙醇胺 Ab. IgM. B2GP1 非依赖中位数倍数	相对比率	时间点	血清	等级型		凝血功能检查
42751-8	磷脂酰丝氨酸 Ab. IgA. B2GP1 依赖性中位数倍数	相对比率	时间点	血清	等级型		凝血功能检查
42752-6	磷脂酰丝氨酸 Ab. IgA. B2GP1 非依赖中位数倍数	相对比率	时间点	血清	等级型		凝血功能检查
42753-4	磷脂酰丝氨酸 Ab. IgG. B2GP1 依赖性中位数倍数	相对比率	时间点	血清	等级型		凝血功能检查
4275-4	双氢氯噻嗪	质量	时间点	剂量	定量型		药物剂量
42754-2	磷脂酰丝氨酸 Ab. IgG. B2GP1 非依赖中位数倍数	相对比率	时间点	血清	等级型		凝血功能检查
42755-9	磷脂酰丝氨酸 Ab. IgM. B2GP1 依赖性中位数倍数	相对比率	时间点	血清	等级型		凝血功能检查
42756-7	磷脂酰丝氨酸 Ab. IgM. B2GP1 非依赖中位数倍数	相对比率	时间点	血清	等级型		凝血功能检查
42757-5	肌钙蛋白 I. 心脏型	质量浓度	时间点	全血	定量型		化学
42758-3	网织红细胞	数量或计数浓度（计数/容积）	时间点	红细胞	定量型	计算的	血液学/细胞分类计数
42759-1	淋巴细胞 B	数量或计数浓度（计数/容积）	时间点	骨髓	定量型		细胞标志物
42760-9	肠炎 Ab 医嘱组	—	时间点	血清	定量型		医嘱组. 血清学
4276-2	氢可酮	质量	时间点	剂量	定量型		药物剂量
42764-1	结晶	存在与否或身份标识	时间点	玻璃体液	名义型	光学显微镜检查	化学
42765-8	试管编号	标识符	时间点	体液	名义型		标本特性
42766-6	曲霉菌属 Ab	印象/检查结果的解释	时间点	血清	叙述型	免疫扩散	微生物学
42767-4	博氏疏螺旋体 Ab. IgG 与 IgM	印象/检查结果的解释	时间点	脑脊液	名义型		微生物学
42768-2	艾滋病毒 1&2 Ab	印象/检查结果的解释	时间点	血清	叙述型		微生物学
42769-0	人 T 淋巴细胞白血病病毒 1+2 Ab	印象/检查结果的解释	时间点	血清	叙述型		微生物学
4277-0	氢吗啡酮	质量	时间点	剂量	定量型		药物剂量
42770-8	人乳头瘤病毒高与低风险 DNA 医嘱组	—	时间点	子宫颈	等级型		医嘱组. 微生物学

LOINC 代码	名称	属性	时间特征	系统	标尺类型	方法类型	分类
42771-6	肺炎双球菌血清型 Ab. IgG	印象/检查结果的解释	时间点	血清	叙述型		微生物学
42772-4	纤维蛋白原	质量浓度	时间点	贫血小板血浆	定量型	比浊法	凝血功能检查
42773-2	多重抗药有机体，已鉴定的	存在与否或身份标识	时间点	尿液	名义型		微生物学
42774-0	多重抗药有机体，已鉴定的	存在与否或身份标识	时间点	创伤	名义型		微生物学
42775-7	多重抗药有机体，已鉴定的	存在与否或身份标识	时间点	唾液	名义型		微生物学
42776-5	多重视图^W 静脉注入放射性核素	发现（结果）	时间点	动静脉分流	叙述型	放射性核素扫描	放射医学
42777-3	AKT1 基因突变分析	存在与否或身份标识	时间点	全血/组织	名义型	分子遗传学	分子病理学.基因突变
42778-1	BRCA1 Ag	任意浓度	时间点	组织	等级型	免疫染色	病理学
42779-9	BRCA2 Ag	任意浓度	时间点	组织	等级型	免疫染色	病理学
42780-7	CCND1 基因突变分析	存在与否或身份标识	时间点	全血/组织	名义型	分子遗传学	分子病理学.基因重排
42781-5	外科手术日期	时间戳、时间标记	时间点	癌.XXX	定量型		肿瘤登记
42782-3	磷酸化的表皮生长因子受体 Ag	任意浓度	时间点	组织	等级型	免疫染色	病理学
42783-1	ERBB2 基因突变分析	存在与否或身份标识	时间点	全血/组织	名义型	分子遗传学	分子病理学.基因突变
42784-9	种族背景	类型	时间点	病人	名义型	说明	肿瘤登记
42785-6	FGFR1 基因突变分析	存在与否或身份标识	时间点	全血/组织	名义型	分子遗传学	分子病理学.基因突变
42786-4	HER2 Ag	任意浓度	时间点	组织	等级型	免疫染色	病理学
42787-2	HER2 Ag	任意浓度	时间点	组织	等级型	免疫染色	病理学
4278-8	羟化氯喹	质量	时间点	剂量	定量型		药物剂量
42788-0	胰岛素样生长因子-I 受体 Ag	任意浓度	时间点	组织	等级型	免疫染色	病理学
42789-8	分裂素-有活性的蛋白质激酶 14 Ag	任意浓度	时间点	组织	等级型	免疫染色	病理学
42790-6	MAP 激酶 14	任意浓度	时间点	组织	等级型	免疫染色	病理学
42791-4	分裂素-有活性的蛋白质激酶 3 Ag	任意浓度	时间点	组织	等级型	免疫染色	病理学
42792-2	分裂素-有活性的蛋白质激酶 8 Ag	任意浓度	时间点	组织	等级型	免疫染色	病理学
42793-0	分裂素-有活性的蛋白质激酶 9 Ag	任意浓度	时间点	组织	等级型	免疫染色	病理学
42794-8	MYC 基因突变分析	存在与否或身份标识	时间点	全血/组织	名义型	分子遗传学	分子病理学.基因突变
42795-5	成视网膜母细胞瘤蛋白	任意浓度	时间点	组织	等级型	免疫染色	病理学
4279-6	羟基甲氧非那明	质量	时间点	剂量	定量型		药物剂量
42796-3	试验名称	—	—	临床试验方案	叙述型		文档.转诊介绍.临床试验方案
42797-1	首次妊娠年龄	时间（如秒数）	时间点	病人	定量型		杂项
42798-9	月经初潮年龄	时间（如秒数）	时间点	病人	定量型		杂项

LOINC 代码	名称	属性	时间特征	系统	标尺类型	方法类型	分类
42799-7	四分体	任意	时间点	乳腺	名义型		肿瘤登记
42800-3	皮层脑电图皮层状态等级	存在与否或身份标识	时间点	病人	名义型	观察	肿瘤登记
42801-1	组织学分级	存在与否或身份标识	时间点	癌. XXX	名义型	诺丁汉联合分级	肿瘤登记
42802-9	绝经年龄	时间（如秒数）	时间点	病人	定量型		杂项
42803-7	细菌 已鉴定的	存在与否或身份标识	时间点	分离物	名义型		微生物学
4280-4	羟嗪	质量	时间点	剂量	定量型		药物剂量
42804-5	真菌 已鉴定的	存在与否或身份标识	时间点	分离物	名义型		微生物学
42805-2	真菌 已鉴定的	存在与否或身份标识	时间点	XXX	名义型		微生物学
42806-0	细菌 已鉴定的	存在与否或身份标识	时间点	分离物	名义型		微生物学
42807-8	寄生虫，已鉴定的	存在与否或身份标识	时间点	分离物	名义型		微生物学
42808-6	病毒，已鉴定的	存在与否或身份标识	时间点	分离物	名义型		微生物学
42809-4	真菌 已鉴定的	存在与否或身份标识	时间点	XXX	名义型	培养	微生物学
42810-2	血红蛋白	实体质量	时间点	网织红细胞	定量型		血液学/细胞分类计数
42811-0	视图 舟状骨	发现（结果）	时间点	腕部. 右侧	叙述型	X 射线检查	放射医学
4281-2	布洛芬	质量	时间点	剂量	定量型		药物剂量
42812-8	视图 舟状骨	发现（结果）	时间点	腕部	叙述型	X 射线检查	放射医学
42813-6	视图 舟状骨	发现（结果）	时间点	腕部. 双侧	叙述型	X 射线检查	放射医学
42814-4	视图 舟状骨	发现（结果）	时间点	腕部. 左侧	叙述型	X 射线检查	放射医学
42815-1	纸葡萄穗霉 Ab. IgE	质量浓度	时间点	血清	定量型		变态反应
42816-9	纸葡萄穗霉 Ab. IgG	质量浓度	时间点	血清	定量型		变态反应
42817-7	细胞. CD38＋κ＋/100 细胞	数量或计数分数	时间点	全血	定量型		细胞标志物
42818-5	细胞. CD38＋λ＋/100 细胞	数量或计数分数	时间点	全血	定量型		细胞标志物
42819-3	不能茁壮成长	发现（结果）	时间点	病人	等级型	观察性. CCC	问卷调查. 护理. 家庭医疗保健分类问卷调查
4282-0	亚胺培南	质量	时间点	剂量	定量型		药物剂量
42820-1	颅内适应能力缺陷	发现（结果）	时间点	病人	等级型	观察性. CCC	问卷调查. 护理. 家庭医疗保健分类问卷调查
42821-9	照顾者角色障碍	发现（结果）	时间点	照顾者	等级型	观察性. CCC	问卷调查. 护理. 家庭医疗保健分类问卷调查
42822-7	重置压力综合征	发现（结果）	时间点	病人	等级型	观察性. CCC	问卷调查. 护理. 家庭医疗保健分类问卷调查
42823-5	自杀风险	发现（结果）	时间点	病人	等级型	观察性. CCC	问卷调查. 护理. 家庭医疗保健分类问卷调查
42824-3	自身致残风险	发现（结果）	时间点	病人	等级型	观察性. CCC	问卷调查. 护理. 家庭医疗保健分类问卷调查

LOINC 代码	名称	属性	时间特征	系统	标尺类型	方法类型	分类
42825-0	手术期间的创伤风险	发现（结果）	时间点	病人	等级型	观察性.CCC	问卷调查.护理.家庭医疗保健分类问卷调查
42826-8	手术期间的定位损伤	发现（结果）	时间点	病人	等级型	观察性.CCC	问卷调查.护理.家庭医疗保健分类问卷调查
42827-6	外科恢复延迟	发现（结果）	时间点	病人	等级型	观察性.CCC	问卷调查.护理.家庭医疗保健分类问卷调查
42828-4	精神性药物滥用	发现（结果）	时间点	病人	等级型	观察性.CCC	问卷调查.护理.家庭医疗保健分类问卷调查
42829-2	烟草滥用	发现（结果）	时间点	病人	等级型	观察性.CCC	问卷调查.护理.家庭医疗保健分类问卷调查
428-3	利福平	药物敏感度	时间点	分离物	定量或等级型	最小抑制浓度	抗生素敏感性
42830-0	酗酒	发现（结果）	时间点	病人	等级型	观察性.CCC	问卷调查.护理.家庭医疗保健分类问卷调查
42831-8	药物滥用	发现（结果）	时间点	病人	等级型	观察性.CCC	问卷调查.护理.家庭医疗保健分类问卷调查
42832-6	乳胶过敏反应	发现（结果）	时间点	病人	等级型	观察性.CCC	问卷调查.护理.家庭医疗保健分类问卷调查
42833-4	生殖风险	发现（结果）	时间点	病人	等级型	观察性.CCC	问卷调查.护理.家庭医疗保健分类问卷调查
42834-2	生育风险	发现（结果）	时间点	病人	等级型	观察性.CCC	问卷调查.护理.家庭医疗保健分类问卷调查
42835-9	不孕风险	发现（结果）	时间点	病人	等级型	观察性.CCC	问卷调查.护理.家庭医疗保健分类问卷调查
42836-7	避孕风险	发现（结果）	时间点	病人	等级型	观察性.CCC	问卷调查.护理.家庭医疗保健分类问卷调查

LOINC 代码	名称	属性	时间特征	系统	标尺类型	方法类型	分类
42837-5	围产期的风险	发现（结果）	时间点	病人	等级型	观察性.CCC	问卷调查.护理.家庭医疗保健分类问卷调查
4283-8	丙米嗪	质量	时间点	剂量	定量型		药物剂量
42838-3	妊娠风险	发现（结果）	时间点	病人	等级型	观察性.CCC	问卷调查.护理.家庭医疗保健分类问卷调查
42839-1	分娩风险	发现（结果）	时间点	病人	等级型	观察性.CCC	问卷调查.护理.家庭医疗保健分类问卷调查
42840-9	分娩风险	发现（结果）	时间点	病人	等级型	观察性.CCC	问卷调查.护理.家庭医疗保健分类问卷调查
42841-7	产后风险	发现（结果）	时间点	病人	等级型	观察性.CCC	问卷调查.护理.家庭医疗保健分类问卷调查
42842-5	新生儿表现变化	发现（结果）	时间点	病人	等级型	观察性.CCC	问卷调查.护理.家庭医疗保健分类问卷调查
42843-3	婴儿行为改变	发现（结果）	时间点	病人	等级型	观察性.CCC	问卷调查.护理.家庭医疗保健分类问卷调查
42844-1	儿童行为改变	发现（结果）	时间点	病人	等级型	观察性.CCC	问卷调查.护理.家庭医疗保健分类问卷调查
42845-8	少年行为改变	发现（结果）	时间点	病人	等级型	观察性.CCC	问卷调查.护理.家庭医疗保健分类问卷调查
4284-6	吲哚美辛（消炎痛）	质量	时间点	剂量	定量型		药物剂量
42846-6	成人行为改变	发现（结果）	时间点	病人	等级型	观察性.CCC	问卷调查.护理.家庭医疗保健分类问卷调查
42847-4	睡眠剥夺	发现（结果）	时间点	病人	等级型	观察性.CCC	问卷调查.护理.家庭医疗保健分类问卷调查
42848-2	恶心	发现（结果）	时间点	胃肠道系统	等级型	观察性.CCC	问卷调查.护理.家庭医疗保健分类问卷调查

LOINC 代码	名称	属性	时间特征	系统	标尺类型	方法类型	分类
42849-0	混乱	发现（结果）	时间点	病人	等级型	观察性. CCC	问卷调查. 护理. 家庭医疗保健分类问卷调查
42850-8	记忆缺陷	发现（结果）	时间点	病人	等级型	观察性. CCC	问卷调查. 护理. 家庭医疗保健分类问卷调查
42851-6	婴儿喂养模式缺陷	发现（结果）	时间点	病人	等级型	观察性. CCC	问卷调查. 护理. 家庭医疗保健分类问卷调查
42852-4	老年行为改变. 65 岁及以上	发现（结果）	时间点	病人	等级型	观察性. CCC	问卷调查. 护理. 家庭医疗保健分类问卷调查
4285-3	慢胰岛素	质量	时间点	剂量	定量型		药物剂量
42853-2	通风机依赖缺陷	发现（结果）	时间点	呼吸系统	等级型	观察性. CCC	问卷调查. 护理. 家庭医疗保健分类问卷调查
42854-0	社交功能障碍	发现（结果）	时间点	社区	等级型	观察性. CCC	问卷调查. 护理. 家庭医疗保健分类问卷调查
42855-7	11-脱氧皮质酮	质量浓度	时间点	尿液	定量型		化学
42856-5	苯甲酰芽子碱	质量浓度	时间点	全血	定量型	确认试验	药物水平/毒理学
42857-3	钙	摩尔浓度	时间点	静脉全血	定量型		化学
42859-9	白色念珠菌 Ab	稀释系数、稀释倍数（滴度）	时间点	血清	定量型		微生物学
42860-7	大麻类物质	质量浓度	时间点	尿液	定量型		药物水平/毒理学
4286-1	低精蛋白锌胰岛素	质量	时间点	剂量	定量型		药物剂量
42861-5	胺甲萘	任意浓度	时间点	尿液	等级型		药物水平/毒理学
42862-3	卡巴呋喃	任意浓度	时间点	尿液	等级型		药物水平/毒理学
42863-1	翠柏 Ab. IgE	比率	时间点	血清	定量型		变态反应
42864-9	细胞. CD103/100 细胞	数量或计数分数	时间点	体液	定量型		细胞标志物
42865-6	细胞. CD117/100 细胞	数量或计数分数	时间点	组织	定量型		细胞标志物
42866-4	细胞. CD117/100 细胞	数量或计数分数	时间点	骨髓	定量型		细胞标志物
42867-2	细胞. CD117/100 细胞	数量或计数分数	时间点	体液	定量型		细胞标志物
42868-0	细胞. CD11C＋CD19＋/100 细胞	数量或计数分数	时间点	骨髓	定量型		细胞标志物
42869-8	细胞. CD138/100 细胞	数量或计数分数	时间点	全血	定量型		细胞标志物
42870-6	细胞. CD138/100 细胞	数量或计数分数	时间点	骨髓	定量型		细胞标志物
42871-4	细胞. CD138/100 细胞	数量或计数分数	时间点	体液	定量型		细胞标志物
42872-2	细胞. CD138/100 细胞	数量或计数分数	时间点	组织	定量型		细胞标志物
42873-0	细胞. CD18/100 细胞	数量或计数分数	时间点	组织	定量型		细胞标志物

LOINC 代码	名称	属性	时间特征	系统	标尺类型	方法类型	分类
42874-8	细胞.CD18/100 细胞	数量或计数分数	时间点	骨髓	定量型		细胞标志物
42875-5	细胞.CD22/100 细胞	数量或计数分数	时间点	体液	定量型		细胞标志物
42876-3	细胞.CD25＋CD19＋/100 细胞	数量或计数分数	时间点	骨髓	定量型		细胞标志物
42877-1	细胞.CD3-CD16＋	数量或计数浓度（计数/容积）	时间点	体液	定量型		细胞标志物
42878-9	细胞.CD3-CD16＋	数量或计数浓度（计数/容积）	时间点	骨髓	定量型		细胞标志物
4287-9	普通胰岛素	质量	时间点	剂量	定量型		药物剂量
42879-7	细胞.CD3-CD16＋	数量或计数浓度（计数/容积）	时间点	组织	定量型		细胞标志物
42880-5	细胞.CD3-CD57＋	数量或计数浓度（计数/容积）	时间点	骨髓	定量型		细胞标志物
42881-3	细胞.CD3-CD57＋	数量或计数浓度（计数/容积）	时间点	组织	定量型		细胞标志物
42882-1	细胞.CD3-CD57＋/100 细胞	数量或计数分数	时间点	组织	定量型		细胞标志物
42883-9	细胞.CD52/100 细胞	数量或计数分数	时间点	组织	定量型		细胞标志物
42884-7	细胞.CD52/100 细胞	数量或计数分数	时间点	XXX	定量型		细胞标志物
42885-4	细胞.CD52/100 细胞	数量或计数分数	时间点	体液	定量型		细胞标志物
42886-2	细胞.CD52/100 细胞	数量或计数分数	时间点	骨髓	定量型		细胞标志物
4288-7	中慢胰岛素	质量	时间点	剂量	定量型		药物剂量
42887-0	细胞.CD79B/100 细胞	数量或计数分数	时间点	组织	定量型		细胞标志物
42888-8	细胞.CD79B/100 细胞	数量或计数分数	时间点	体液	定量型		细胞标志物
42889-6	细胞.CD79B/100 细胞	数量或计数分数	时间点	骨髓	定量型		细胞标志物
42890-4	细胞.髓过氧化物酶/100 细胞	数量或计数分数	时间点	体液	定量型	流式细胞术	细胞标志物
42891-2	绒毛膜促性腺激素	任意浓度	时间点	体液	定量型		化学
42892-0	瓜氨酸	摩尔浓度	时间点	全血.滤纸	定量型		化学
42893-8	草本支孢霉 Ab.IgG	质量浓度	时间点	血清	定量型		微生物学
42894-6	克林霉素 Ab.IgE	任意浓度	时间点	血清	定量型		变态反应
4289-5	特慢胰岛素	质量	时间点	剂量	定量型		药物剂量
42895-3	科罗拉多蜱热病毒 Ab.IgG	任意浓度	时间点	血清	等级型	免疫荧光	微生物学
42896-1	科罗拉多蜱热病毒 Ab.IgM	稀释系数、稀释倍数（滴度）	时间点	血清	定量型	免疫荧光	微生物学
42897-9	1 期贝氏柯克斯体 Ab.IgM	任意浓度	时间点	血清	定量型	免疫荧光	微生物学
42898-7	环状瓜氨酸化肽 Ab.IgG	任意浓度	时间点	血清	等级型		血清学
42899-5	巨细胞病毒 Ab.IgM	任意浓度	时间点	脑脊液	等级型	免疫荧光	微生物学
42900-1	胡萝卜 Ab.IgE	比率	时间点	血清	定量型		变态反应
42901-9	二氢可待因	质量浓度	时间点	血清/血浆	定量型		药物水平/毒理学
42902-7	弹性蛋白酶.胰腺性	任意浓度	时间点	大便	等级型		化学
4290-3	异烟肼	质量	时间点	剂量	定量型		药物剂量
42903-5	肠道病毒 NOS Ab	稀释系数、稀释倍数（滴度）	时间点	脑脊液	定量型		微生物学
42904-3	紫附球菌 Ab.IgG	质量浓度	时间点	血清	定量型		变态反应
42905-0	甲酸/肌酐	质量浓度比率	24 小时	尿液	定量型		药物水平/毒理学
42906-8	半乳糖 1 磷酸尿苷酰转移酶	催化浓度	时间点	全血.滤纸	定量型		化学
42907-6	长蠕孢菌 Ab.IgG	质量浓度	时间点	血清	定量型		变态反应
42908-4	红细胞压积	容积分数	时间点	毛细血管全血	定量型		血液学/细胞分类计数

LOINC 代码	名称	属性	时间特征	系统	标尺类型	方法类型	分类
42909-2	血红蛋白. 胃肠道性^第 1 份标本	任意浓度	时间点	胃液	等级型		化学
429-1	利福平	药物敏感度	时间点	分离物	定量或等级型	琼脂扩散	抗生素敏感性
42910-0	血红蛋白. 胃肠道性^第 2 份标本	任意浓度	时间点	胃液	等级型		化学
4291-1	卡那霉素	质量	时间点	剂量	定量型		药物剂量
42911-8	血红蛋白. 胃肠道性^第 3 份标本	任意浓度	时间点	胃液	等级型		化学
42912-6	血红蛋白. 胃肠道性^第 2 份标本	任意浓度	时间点	XXX	等级型		化学
42913-4	血红蛋白. 胃肠道性^第 1 份标本	任意浓度	时间点	XXX	等级型		化学
42914-2	HER2	质量浓度	时间点	血清	定量型	酶免疫分析	病理学
42915-9	疱疹病毒 6 Ab. IgM	任意浓度	时间点	脑脊液	等级型		微生物学
42916-7	荚膜组织胞浆菌 Ag	任意浓度	时间点	XXX	定量型	酶免疫分析	微生物学
42917-5	艾滋病毒 1 RNA	任意浓度	时间点	脑脊液	等级型	探针. 扩增. 靶向扩增	微生物学
42918-3	氢氟噻嗪	质量浓度	时间点	血清/血浆	定量型		药物水平/毒理学
42919-1	胰岛素^口服 100g 葡萄糖前	质量浓度	时间点	血清/血浆	定量型		刺激耐受试验
42920-9	异戊酰肉碱	摩尔浓度	时间点	全血. 滤纸	定量型		化学
42921-7	JC 病毒 DNA	任意浓度	时间点	XXX	等级型	探针. 扩增. 靶向扩增	微生物学
42922-5	氯胺酮	任意浓度	时间点	血清/血浆	等级型		药物水平/毒理学
42923-3	地肤 Ab. IgE	比率	时间点	血清	定量型		变态反应
42924-1	乳铁蛋白	质量浓度	时间点	大便	定量型		化学
42925-8	骨髓细胞/100 细胞	数量或计数分数	时间点	体液	定量型		血液学/细胞分类计数
42926-6	骨髓细胞/100 细胞	数量或计数分数	时间点	全血	定量型		血液学/细胞分类计数
42927-4	骨髓细胞/100 细胞	数量或计数分数	时间点	XXX	定量型		血液学/细胞分类计数
42928-2	丝虫 Ag	任意浓度	时间点	血清	等级型		微生物学
4292-9	氯胺酮	质量	时间点	剂量	定量型		药物剂量
42929-0	乳酸脱氢酶 医嘱组	—	时间点	血清/血浆	定量型		医嘱组. 化学
42930-8	细胞. CD11+CD18+	任意浓度	时间点	全血	等级型		细胞标志物
42931-6	沙眼衣原体 rRNA	任意浓度	时间点	尿液	等级型	探针. 扩增. 靶向扩增检出限=50 IU/mL	微生物学
42932-4	细胞. CD40/100 细胞	数量或计数分数	时间点	XXX	定量型		细胞标志物
42933-2	细胞. CD79A/100 细胞	数量或计数分数	时间点	XXX	定量型		细胞标志物
42934-0	细胞. CD83/100 细胞	数量或计数分数	时间点	XXX	定量型		细胞标志物
42935-7	吡嗪酰胺 100.0 μg/ml	药物敏感度	时间点	分离物	定量或等级型	分枝杆菌. 缓慢	抗生素敏感性
42936-5	细胞间质 Ab. IgA	任意浓度	时间点	血清	等级型	免疫荧光	血清学

LOINC 代码	名称	属性	时间特征	系统	标尺类型	方法类型	分类
4293-7	凯托米酮	质量	时间点	剂量	定量型		药物剂量
42937-3	乙酰胆碱受体阻断型 Ab/乙酰胆碱 Ab. 总计	摩尔分数	时间点	血清	定量型		血清学
42938-1	CFTR 基因等位基因 1	任意	时间点	全血/组织	等级型	分子遗传学	分子病理学.基因突变
42939-9	CFTR 基因等位基因 2	任意	时间点	全血/组织	等级型	分子遗传学	分子病理学.基因突变
42940-7	GALT 基因等位基因 1	任意	时间点	全血	等级型	分子遗传学	分子病理学.基因突变
42941-5	GALT 基因等位基因 2	任意	时间点	全血	等级型	分子遗传学	分子病理学.基因突变
42942-3	耶尔森菌 sp Ab. IgM	稀释系数、稀释倍数（滴度）	时间点	血清	定量型		微生物学
42943-1	小肠结肠炎耶尔森菌 o5，27 Ab	稀释系数、稀释倍数（滴度）	时间点	血清	定量型		微生物学
42944-9	水疱性口炎病毒新泽西株 Ab	稀释系数、稀释倍数（滴度）	时间点	血清	定量型		微生物学
4294-5	左旋多巴. 口服	质量	时间点	剂量	定量型		药物剂量
42945-6	水疱性口炎病毒印第安纳株 Ab	稀释系数、稀释倍数（滴度）	时间点	血清	定量型		微生物学
42946-4	罗德西亚布氏锥虫 Ab	稀释系数、稀释倍数（滴度）	时间点	血清	定量型		微生物学
42947-2	布氏锥虫 Ab	稀释系数、稀释倍数（滴度）	时间点	血清	定量型		微生物学
42948-0	弓浆虫 sp Ab. IgM	稀释系数、稀释倍数（滴度）	时间点	血清	定量型		微生物学
42949-8	鼠弓形体 Ab	稀释系数、稀释倍数（滴度）	时间点	血清	定量型		微生物学
42950-6	犬弓蛔虫 Ab	稀释系数、稀释倍数（滴度）	时间点	XXX	定量型		微生物学
42951-4	马生殖器泰勒菌 Ab	稀释系数、稀释倍数（滴度）	时间点	血清	定量型		微生物学
4295-2	柳胺苄心定	质量	时间点	剂量	定量型		药物剂量
42952-2	雪鞋野兔病毒 Ab	稀释系数、稀释倍数（滴度）	时间点	血清	定量型		微生物学
42953-0	雪鞋野兔病毒 Ab. IgM	稀释系数、稀释倍数（滴度）	时间点	血清	定量型		微生物学
42954-8	辛德比斯病毒 Ab	稀释系数、稀释倍数（滴度）	时间点	血清	定量型		微生物学
42955-5	塞姆利基森林病毒 Ab	稀释系数、稀释倍数（滴度）	时间点	血清	定量型		微生物学
42956-3	SARS 冠状病毒 Ab. IgM	任意浓度	时间点	血清	等级型		微生物学
42957-1	SARS 冠状病毒 Ab. IgG	任意浓度	时间点	血清	等级型		微生物学
42958-9	鼠伤寒沙门菌 Ab	稀释系数、稀释倍数（滴度）	时间点	血清	定量型		微生物学
42959-7	伤寒沙门菌 O Ab	稀释系数、稀释倍数（滴度）	时间点	血清	定量型		微生物学
4296-0	左旋甲丙嗪	质量	时间点	剂量	定量型		药物剂量
42960-5	伤寒沙门菌 H Ab	稀释系数、稀释倍数（滴度）	时间点	血清	定量型		微生物学
42961-3	鸡瘟沙门菌 Ab	稀释系数、稀释倍数（滴度）	时间点	血清	定量型		微生物学
42962-1	副伤寒沙门菌 C O Ab	稀释系数、稀释倍数（滴度）	时间点	血清	定量型		微生物学
42963-9	副伤寒沙门菌 C H Ab	稀释系数、稀释倍数（滴度）	时间点	血清	定量型		微生物学
42964-7	副伤寒沙门菌 B O Ab	稀释系数、稀释倍数（滴度）	时间点	血清	定量型		微生物学
42965-4	圣路易脑炎病毒 Ab. IgM	任意浓度	时间点	血清	等级型		微生物学
42966-2	圣路易脑炎病毒 Ab. IgM	任意浓度	时间点	脑脊液	等级型		微生物学
42967-0	风疹病毒 Ab	稀释系数、稀释倍数（滴度）	时间点	脑脊液	定量型		微生物学
42968-8	立克次氏立克次体 Ab. IgG	任意浓度	时间点	血清	等级型		微生物学
42969-6	立克次氏立克次体 Ab. IgM	任意浓度	时间点	血清	等级型		微生物学
42970-4	波氏足肿菌 Ab. IgG	任意浓度	时间点	血清	等级型		微生物学
42971-2	波瓦桑病毒 Ab. IgM	稀释系数、稀释倍数（滴度）	时间点	XXX	定量型		微生物学

LOINC 代码	名称	属性	时间特征	系统	标尺类型	方法类型	分类
42972-0	波瓦桑病毒 Ab. IgM	稀释系数、稀释倍数（滴度）	时间点	血清	定量型		微生物学
42973-8	波瓦桑病毒 Ab. IgG	稀释系数、稀释倍数（滴度）	时间点	XXX	定量型		微生物学
42974-6	波瓦桑病毒 Ab. IgG	稀释系数、稀释倍数（滴度）	时间点	血清	定量型		微生物学
42975-3	波瓦桑病毒 Ab	稀释系数、稀释倍数（滴度）	时间点	血清	定量型		微生物学
42976-1	猪生殖与呼吸综合征病毒 Ab	稀释系数、稀释倍数（滴度）	时间点	血清	定量型		微生物学
42977-9	猪流感病毒 A Ab	稀释系数、稀释倍数（滴度）	时间点	血清	定量型		微生物学
4297-8	左旋甲丙嗪	质量	时间点	剂量	定量型		药物剂量
42978-7	脊髓灰质炎病毒 2 Ab	稀释系数、稀释倍数（滴度）	时间点	体液	定量型		微生物学
42979-5	脊髓灰质炎病毒 3 Ab	稀释系数、稀释倍数（滴度）	时间点	体液	定量型		微生物学
42980-3	脊髓灰质炎病毒 Ab	稀释系数、稀释倍数（滴度）	时间点	血清	定量型		微生物学
42981-1	脊髓灰质炎病毒 1 Ab	稀释系数、稀释倍数（滴度）	时间点	体液	定量型		微生物学
42982-9	副流感病毒 Ab	稀释系数、稀释倍数（滴度）	时间点	血清	定量型		微生物学
42983-7	副流感病毒 4 Ab. IgG	任意浓度	时间点	血清	等级型		微生物学
42984-5	副流感病毒 1 Ab^第 2 份样本	稀释系数、稀释倍数（滴度）	时间点	血清	定量型		微生物学
42985-2	脑膜炎奈瑟菌 C Ab. IgG	质量浓度	时间点	血清	定量型		微生物学
4298-6	羟甲左吗南	质量	时间点	剂量	定量型		药物剂量
42986-0	脑膜炎奈瑟菌 A Ab. IgG	质量浓度	时间点	血清	定量型		微生物学
42987-8	淋病奈瑟菌 Ab	稀释系数、稀释倍数（滴度）	时间点	脑脊液	定量型		微生物学
42988-6	关节液支原体 Ab	稀释系数、稀释倍数（滴度）	时间点	血清	定量型		微生物学
42989-4	肺炎支原体 Ab. IgG	稀释系数、稀释倍数（滴度）	时间点	胸水	定量型	免疫荧光	微生物学
42990-2	肺炎支原体 Ab. IgM	稀释系数、稀释倍数（滴度）	时间点	胸水	定量型		微生物学
42991-0	肺炎支原体 Ab. IgM	稀释系数、稀释倍数（滴度）	时间点	脑脊液	定量型		微生物学
42992-8	肺炎支原体 Ab. IgG	稀释系数、稀释倍数（滴度）	时间点	脑脊液	定量型		微生物学
42993-6	肺炎支原体 Ab	稀释系数、稀释倍数（滴度）	时间点	脑脊液	定量型		微生物学
4299-4	利多卡因	质量	时间点	剂量	定量型		药物剂量
42994-4	钩端螺旋体 sp Ab	稀释系数、稀释倍数（滴度）	时间点	脑脊液	定量型		微生物学
42995-1	波氏钩端螺旋体血清型 Tarrasovi Ab	稀释系数、稀释倍数（滴度）	时间点	血清	定量型		微生物学
42996-9	波氏钩端螺旋体血清型 Ballum Ab	稀释系数、稀释倍数（滴度）	时间点	血清	定量型		微生物学
42997-7	automnalis 钩端螺旋体 Ab	稀释系数、稀释倍数（滴度）	时间点	血清	定量型		微生物学
42998-5	热带利什曼原虫 Ab	稀释系数、稀释倍数（滴度）	时间点	血清	定量型		微生物学
42999-3	利什曼原虫 sp Ab	任意浓度	时间点	脑脊液	等级型		微生物学
43-0	氨曲南	药物敏感度	时间点	分离物	定量型	最小致死浓度	抗生素敏感性
4300-0	锂	质量	时间点	剂量	定量型		药物剂量
43000-9	巴西利什曼原虫 Ab	稀释系数、稀释倍数（滴度）	时间点	血清	定量型		微生物学
43001-7	军团菌 sp Ab	稀释系数、稀释倍数（滴度）	时间点	脑脊液	定量型		微生物学
43002-5	嗜肺军团菌 1 Ab. IgM	稀释系数、稀释倍数（滴度）	时间点	脑脊液	定量型		微生物学
43003-3	詹姆士城峡谷病毒 Ab. IgM	稀释系数、稀释倍数（滴度）	时间点	血清	定量型		微生物学
43004-1	詹姆士城峡谷病毒 Ab. IgG	稀释系数、稀释倍数（滴度）	时间点	XXX	定量型		微生物学
43005-8	詹姆士城峡谷病毒 Ab. IgG	稀释系数、稀释倍数（滴度）	时间点	血清	定量型		微生物学
43006-6	詹姆士城峡谷病毒 Ab	稀释系数、稀释倍数（滴度）	时间点	血清	定量型		微生物学

LOINC 代码	名称	属性	时间特征	系统	标尺类型	方法类型	分类
43007-4	人 T 淋巴细胞白血病病毒 1+2 Ab	稀释系数、稀释倍数（滴度）	时间点	血清	定量型		微生物学
43008-2	艾滋病毒 1+2 Ab. IgM	任意浓度	时间点	血清	定量型		微生物学
43009-0	艾滋病毒 1+2 Ab. IgG	任意浓度	时间点	血清	等级型		微生物学
43010-8	艾滋病毒 1+2 Ab	任意浓度	时间点	XXX	等级型		微生物学
43011-6	艾滋病毒 1 p24 Ab	任意浓度	时间点	血清	等级型		微生物学
43012-4	艾滋病毒 1 gp41 Ab	任意浓度	时间点	血清	等级型		微生物学
43013-2	艾滋病毒 1 gp120+gp160 Ab	任意浓度	时间点	血清	等级型		微生物学
43014-0	组织胞浆菌 Ab	稀释系数、稀释倍数（滴度）	时间点	血清	定量型		微生物学
43015-7	荚膜组织胞浆菌酵母 Ab	稀释系数、稀释倍数（滴度）	时间点	体液	定量型		微生物学
43016-5	荚膜组织胞浆菌酵母 Ab	稀释系数、稀释倍数（滴度）	时间点	脑脊液	定量型		微生物学
43017-3	荚膜组织胞浆菌菌丝体 Ab	稀释系数、稀释倍数（滴度）	时间点	体液	定量型		微生物学
4301-8	氯羟去甲安定	质量	时间点	剂量	定量型		药物剂量
43018-1	荚膜组织胞浆菌菌丝体 Ab	稀释系数、稀释倍数（滴度）	时间点	脑脊液	定量型		微生物学
43019-9	荚膜组织胞浆菌 Ab	任意浓度	时间点	胸水	等级型		微生物学
43020-7	嗜异性 Ab	稀释系数、稀释倍数（滴度）	时间点	血清	定量型		微生物学
43021-5	疱疹病毒 8 Ab. IgG	任意浓度	时间点	血清	定量型		微生物学
43022-3	疱疹病毒 7 Ab. IgM	稀释系数、稀释倍数（滴度）	时间点	血清	定量型		微生物学
43023-1	疱疹病毒 7 Ab. IgG	稀释系数、稀释倍数（滴度）	时间点	血清	定量型		微生物学
43024-9	疱疹病毒 6 Ab. IgG	稀释系数、稀释倍数（滴度）	时间点	脑脊液	定量型		微生物学
43025-6	疱疹病毒 6 Ab. IgM	稀释系数、稀释倍数（滴度）	时间点	脑脊液	定量型		微生物学
4302-6	氯甲西泮	质量	时间点	剂量	定量型		药物剂量
43026-4	单纯疱疹病毒 2 Ab. IgM	任意浓度	时间点	脑脊液	等级型		微生物学
43027-2	单纯疱疹病毒 2 Ab. IgM	稀释系数、稀释倍数（滴度）	时间点	体液	定量型		微生物学
43028-0	单纯疱疹病毒 2 Ab	稀释系数、稀释倍数（滴度）	时间点	血清	定量型		微生物学
43029-8	单纯疱疹病毒 2 Ab	稀释系数、稀释倍数（滴度）	时间点	脑脊液	定量型		微生物学
43030-6	单纯疱疹病毒 1+2 Ab. IgM	任意浓度	时间点	血清	定量型		微生物学
43031-4	单纯疱疹病毒 1 Ab	稀释系数、稀释倍数（滴度）	时间点	血清	定量型		微生物学
43032-2	单纯疱疹病毒 1 Ab	稀释系数、稀释倍数（滴度）	时间点	脑脊液	定量型		微生物学
43033-0	单纯疱疹病毒 1+2 Ab	稀释系数、稀释倍数（滴度）	时间点	脑脊液	定量型		微生物学
4303-4	克塞平	质量	时间点	剂量	定量型		药物剂量
43034-8	猫科白血病病毒 Ab	稀释系数、稀释倍数（滴度）	时间点	血清	定量型		微生物学
43035-5	猫科免疫缺陷病毒 Ab	稀释系数、稀释倍数（滴度）	时间点	血清	定量型		微生物学
43036-3	猫科疱疹病毒 Ab	稀释系数、稀释倍数（滴度）	时间点	血清	定量型		微生物学
43037-1	肝片吸虫 Ab	稀释系数、稀释倍数（滴度）	时间点	血清	定量型		微生物学
43038-9	肠道病毒 NOS Ab	稀释系数、稀释倍数（滴度）	时间点	血清	定量型		微生物学
43039-7	埃立克体 Ab	稀释系数、稀释倍数（滴度）	时间点	血清	定量型		微生物学
43040-5	埃柯病毒 30 Ab	稀释系数、稀释倍数（滴度）	时间点	体液	定量型		微生物学
43041-3	埃柯病毒 9 Ab	稀释系数、稀释倍数（滴度）	时间点	体液	定量型		微生物学
4304-2	马普替林	质量	时间点	剂量	定量型		药物剂量
43042-1	埃柯病毒 4 Ab	稀释系数、稀释倍数（滴度）	时间点	体液	定量型		微生物学
43043-9	埃柯病毒 11 Ab	稀释系数、稀释倍数（滴度）	时间点	体液	定量型		微生物学
43044-7	东方马脑炎病毒 Ab. IgM	任意浓度	时间点	脑脊液	等级型		微生物学
43045-4	巨细胞病毒 Ab. IgM	任意浓度	时间点	脑脊液	等级型		微生物学
43046-2	柯萨奇病毒 A16 Ab	稀释系数、稀释倍数（滴度）	时间点	体液	定量型		微生物学

LOINC 代码	名称	属性	时间特征	系统	标尺类型	方法类型	分类
43047-0	柯萨奇病毒 A7 Ab	稀释系数、稀释倍数（滴度）	时间点	体液	定量型		微生物学
43048-8	柯萨奇病毒 A9 Ab	稀释系数、稀释倍数（滴度）	时间点	体液	定量型		微生物学
43049-6	柯萨奇病毒 A10 Ab	稀释系数、稀释倍数（滴度）	时间点	体液	定量型		微生物学
43050-4	1 期贝氏柯克斯体 Ab	稀释系数、稀释倍数（滴度）	时间点	血清	定量型		微生物学
43051-2	科罗拉多蜱热病毒 Ab. IgG	任意浓度	时间点	血清	等级型		微生物学
43052-0	球孢子菌 Ab	任意浓度	时间点	XXX	等级型		微生物学
43053-8	粗球孢子菌 Ab	稀释系数、稀释倍数（滴度）	时间点	胸水	定量型		微生物学
43054-6	破伤风芽胞梭菌毒素 Ab	任意浓度	时间点	血清	定量型		微生物学
43055-3	艰难梭菌毒素 Ab	稀释系数、稀释倍数（滴度）	时间点	血清	定量型		微生物学
43056-1	芽枝霉 Ab. IgG	任意浓度	时间点	血清	等级型		微生物学
43057-9	鹦鹉热嗜衣原体 Ab. IgM	稀释系数、稀释倍数（滴度）	时间点	脑脊液	定量型		微生物学
43058-7	沙眼衣原体 D＋K Ab. IgM	稀释系数、稀释倍数（滴度）	时间点	血清	定量型		微生物学
4305-9	去氧安定	质量	时间点	剂量	定量型		药物剂量
43059-5	沙眼衣原体 D＋K Ab. IgG	稀释系数、稀释倍数（滴度）	时间点	血清	定量型		微生物学
43060-3	沙眼衣原体 D＋K Ab. IgA	稀释系数、稀释倍数（滴度）	时间点	血清	定量型		微生物学
43061-1	沙眼衣原体 Ab. IgM	稀释系数、稀释倍数（滴度）	时间点	脑脊液	定量型		微生物学
43062-9	沙眼衣原体 Ab. IgG	稀释系数、稀释倍数（滴度）	时间点	脑脊液	定量型		微生物学
43063-7	衣原体 Ab. IgA	稀释系数、稀释倍数（滴度）	时间点	血清	定量型		微生物学
43064-5	基孔肯雅病毒 Ab	稀释系数、稀释倍数（滴度）	时间点	血清	定量型		微生物学
43065-2	犬瘟热病毒 Ab. IgM	稀释系数、稀释倍数（滴度）	时间点	脑脊液	定量型		微生物学
43066-0	犬瘟热病毒 Ab. IgG	稀释系数、稀释倍数（滴度）	时间点	脑脊液	定量型		微生物学
4306-7	氯丙苯丙胺	质量	时间点	剂量	定量型		药物剂量
43067-8	念珠菌 Ab	稀释系数、稀释倍数（滴度）	时间点	血清	定量型		微生物学
43068-6	弯曲菌 Ab. IgA	任意浓度	时间点	血清	等级型		微生物学
43069-4	伯克氏菌 Ab. IgM	稀释系数、稀释倍数（滴度）	时间点	XXX	定量型		微生物学
43070-2	伯克氏菌 Ab. IgG	稀释系数、稀释倍数（滴度）	时间点	XXX	定量型		微生物学
43071-0	犬布鲁氏菌 Ab. IgM	稀释系数、稀释倍数（滴度）	时间点	脑脊液	定量型		微生物学
43072-8	犬布鲁氏菌 Ab. IgG	稀释系数、稀释倍数（滴度）	时间点	脑脊液	定量型		微生物学
43073-6	牛白血病病毒 Ab	稀释系数、稀释倍数（滴度）	时间点	血清	定量型		微生物学
43074-4	博氏疏螺旋体 C6 Ab	任意浓度	时间点	脑脊液	定量型		微生物学
4307-5	哌替啶（度冷丁）	质量	时间点	剂量	定量型		药物剂量
43075-1	博氏疏螺旋体 C6 Ab	任意浓度	时间点	血清	定量型		微生物学
43076-9	博氏疏螺旋体 Ab. IgM	稀释系数、稀释倍数（滴度）	时间点	脑脊液	定量型		微生物学
43077-7	博氏疏螺旋体 Ab	任意浓度	时间点	XXX	定量型		微生物学
43078-5	蓝舌病毒 2 Ab	稀释系数、稀释倍数（滴度）	时间点	血清	定量型		微生物学
43079-3	蓝舌病毒 17 Ab	稀释系数、稀释倍数（滴度）	时间点	血清	定量型		微生物学
43080-1	蓝舌病毒 13 Ab	稀释系数、稀释倍数（滴度）	时间点	血清	定量型		微生物学
43081-9	蓝舌病毒 11 Ab	稀释系数、稀释倍数（滴度）	时间点	血清	定量型		微生物学
43082-7	蓝舌病毒 10 Ab	稀释系数、稀释倍数（滴度）	时间点	血清	定量型		微生物学
4308-3	甲基妥英	质量	时间点	剂量	定量型		药物剂量
43083-5	芽生菌 Ab	稀释系数、稀释倍数（滴度）	时间点	血清	定量型		微生物学
43084-3	皮炎芽生菌 Ab	稀释系数、稀释倍数（滴度）	时间点	胸水	定量型		微生物学
43085-0	巴贝虫 WA1 Ab	稀释系数、稀释倍数（滴度）	时间点	血清	定量型		微生物学
43086-8	分离巴贝虫 Ab	稀释系数、稀释倍数（滴度）	时间点	血清	定量型		微生物学
43087-6	犬巴贝虫 Ab	稀释系数、稀释倍数（滴度）	时间点	血清	定量型		微生物学

LOINC 代码	名称	属性	时间特征	系统	标尺类型	方法类型	分类
43088-4	曲霉菌属 Ab	稀释系数、稀释倍数（滴度）	时间点	胸水	定量型		微生物学
43089-2	黑曲霉菌 Ab	稀释系数、稀释倍数（滴度）	时间点	血清	定量型		微生物学
430-9	利福平	药物敏感度	时间点	分离物+血清	等级型	测序分型	抗生素敏感性
43090-0	黄曲霉菌 Ab	稀释系数、稀释倍数（滴度）	时间点	血清	定量型		微生物学
4309-1	甲苯巴比妥	质量	时间点	剂量	定量型		药物剂量
43091-8	蛔虫属 Ab	稀释系数、稀释倍数（滴度）	时间点	血清	定量型		微生物学
43092-6	虫媒病毒 NOS Ab	稀释系数、稀释倍数（滴度）	时间点	血清	定量型		微生物学
43093-4	脊形管圆线虫 Ab	任意浓度	时间点	血清	等级型		微生物学
43094-2	广州管圆线虫 Ab	任意浓度	时间点	XXX	等级型		微生物学
43095-9	边缘无形原体 Ab	稀释系数、稀释倍数（滴度）	时间点	血清	定量型		微生物学
43096-7	东方马脑炎病毒 Ab. IgM	任意浓度	时间点	XXX	等级型		微生物学
43097-5	COL3A1 基因突变分析	存在与否或身份标识	时间点	全血/组织	名义型	分子遗传学	分子病理学.基因突变
43098-3	耶尔森菌 sp Ab 医嘱组	任意浓度	时间点	血清	等级型		医嘱组.微生物学
43099-1	香草扁桃酸盐 医嘱组	—	24 小时	尿液	—		医嘱组.化学
43100-7	舍格伦综合征-a & b 可提取核 Ab 医嘱组	任意浓度	时间点	血清	等级型		医嘱组.血清学
43101-5	磷脂酰丝氨酸 Ab. IgA & IgG & IgM 医嘱组	任意浓度	时间点	血清	等级型		医嘱组.凝血功能
43102-3	神经元细胞核类型 3 Ab	任意浓度	时间点	血清	等级型		血清学
43103-1	塌陷反应介导蛋白 5 Ab. IgG	任意浓度	时间点	血清	定量型		血清学
43104-9	类肿瘤性 Ab 医嘱组	—	时间点	血清	—		医嘱组.血清学
43105-6	乙醛与三聚乙醛 医嘱组	质量浓度	时间点	血清/血浆	定量型		医嘱组.药物水平/毒理学
43106-4	阿米替林与去甲阿米替林医嘱组	质量浓度	时间点	血清/血浆	定量型		医嘱组.药物水平/毒理学
43107-2	支原体 sp+脲原体 sp 医嘱组	存在与否或身份标识	时间点	XXX	名义型	微生物特异性培养	医嘱组.微生物学
43108-0	间甲肾上腺素与去甲间甲肾上腺素 医嘱组	质量浓度	时间点	血清/血浆	定量型		医嘱组.化学
4310-9	氨甲丙二酯	质量	时间点	剂量	定量型		药物剂量
43109-8	利什曼原虫 sp Ab. IgG & IgM 医嘱组	任意浓度	时间点	血清	等级型		医嘱组.微生物学
43110-6	免疫球蛋白轻链 医嘱组	—	24 小时	尿液	定量型		医嘱组.化学
43111-4	单纯疱疹病毒 1 Ab	任意浓度	时间点	血清	等级型		微生物学
43112-2	单纯疱疹病毒 Ab 医嘱组	任意浓度	时间点	血清	等级型		医嘱组.微生物学
43113-0	血红蛋白 医嘱组	质量分数	时间点	全血	定量型	电泳	医嘱组.血液学/血液细胞计数
43114-8	卟啉，分割的	印象/检查结果的解释	24 小时	尿液	名义型		化学
43115-5	六羧基卟啉	任意浓度	24 小时	尿液	等级型		化学
43116-3	卟啉，分割的医嘱组	—	24 小时	大便	—		医嘱组.化学
4311-7	汞撒利	质量	时间点	剂量	定量型		药物剂量
43117-1	氟西汀与去甲氟西汀 医嘱组	质量浓度	时间点	血清/血浆	定量型		医嘱组.药物水平/毒理学

LOINC 代码	名称	属性	时间特征	系统	标尺类型	方法类型	分类
43118-9	脂肪 医嘱组	任意浓度	时间点	大便	等级型		医嘱组. 化学
43119-7	可提取核 Ab 医嘱组	—	时间点	血清	—		医嘱组. 血清学
43120-5	埃柯病毒 Ab 医嘱组	任意浓度	时间点	血清	等级型		医嘱组. 微生物学
43121-3	埃柯病毒 6 Ab	任意浓度	时间点	血清	等级型		微生物学
43122-1	多塞平与去甲多塞平 医嘱组	质量浓度	时间点	血清/血浆	定量型		医嘱组. 药物水平/毒理学
43123-9	丙米嗪与地昔帕明 医嘱组	质量浓度	时间点	血清/血浆	定量型		医嘱组. 药物水平/毒理学
43124-7	胱氨酸 医嘱组	—	时间点	尿液	定量型		医嘱组. 化学
4312-5	美山妥因	质量	时间点	剂量	定量型		药物剂量
43125-4	尼古丁与代谢产物医嘱组	质量浓度	时间点	尿液	定量型		医嘱组. 药物水平/毒理学
43126-2	皮质醇. 游离型 医嘱组	—	24 小时	尿液	定量型		医嘱组. 化学
43127-0	氯米帕明与去甲氯米帕明 医嘱组	质量浓度	时间点	血清/血浆	定量型		医嘱组. 药物水平/毒理学
43128-8	氯化物 医嘱组	—	24 小时	尿液	定量型		医嘱组. 化学
43129-6	流产布鲁氏杆菌 Ab. IgG&IgM 医嘱组	任意浓度	时间点	血清	等级型		医嘱组. 微生物学
43130-4	胆汁酸分类 医嘱组	摩尔浓度	时间点	血清	定量型		医嘱组. 化学
43131-2	细菌 Ag 医嘱组	任意浓度	时间点	脑脊液	等级型		医嘱组. 微生物学
43132-0	加利福尼亚脑炎病毒 Ab	任意浓度	时间点	血清	等级型		微生物学
4313-3	甲砜哒嗪	质量	时间点	剂量	定量型		药物剂量
43133-8	别嘌醇与别嘌二醇 医嘱组	质量浓度	时间点	血清/血浆	定量型		医嘱组. 药物水平/毒理学
43134-6	钙化二醇与钙化醇与钙三醇 医嘱组	质量浓度	时间点	血清/血浆	定量型		医嘱组. 化学
43135-3	17-酮类固醇与 17-生酮类固醇 医嘱组	—	24 小时	尿液	定量型		医嘱组. 化学
43136-1	存在的临床表现	存在与否或身份标识	时间点	人口	名义型	调查	临床
43137-9	不存在的临床表现	存在与否或身份标识	时间点	人口	名义型	调查	临床
43138-7	人口规模	数量或计数（正整数）	时间点	人口	定量型	调查	临床
43139-5	存在的临床表现	存在与否或身份标识	时间点	人口	叙述型	调查	临床
43140-3	不存在的临床表现	存在与否或身份标识	时间点	人口	叙述型	调查	临床
4314-1	美睾酮	质量	时间点	剂量	定量型		药物剂量
43141-1	合成糖皮质激素 医嘱组	质量浓度	时间点	血清/血浆	定量型		医嘱组. 化学
43142-9	高度测量仪器 医嘱组	—	时间点	病人	—		医嘱组. 医疗设备
43143-7	称重仪器 医嘱组	—	时间点	病人	—		医嘱组. 医疗设备
43144-5	计步器 医嘱组	—	时间点	病人	—		医嘱组. 医疗设备
43145-2	最大流量计 医嘱组	—	时间点	病人	—		医嘱组. 医疗设备
43146-0	氧饱和度测量仪 医嘱组	—	时间点	病人	—		医嘱组. 医疗设备
43147-8	新陈代谢测量仪器 医嘱组	—	时间点	病人	—		医嘱组. 医疗设备

LOINC 代码	名称	属性	时间特征	系统	标尺类型	方法类型	分类
43148-6	胰岛素运送仪器 医嘱组	—	时间点	病人	—		医嘱组. 医疗设备
43149-4	心率测量仪 医嘱组	—	时间点	病人	—		医嘱组. 医疗设备
43150-2	HbA1c 测量仪 医嘱组	—	时间点	病人	—		医嘱组. 医疗设备
43151-0	葡萄糖计 医嘱组	—	时间点	病人	—		医嘱组. 医疗设备
43152-8	血压计 医嘱组	—	时间点	病人	—		医嘱组. 医疗设备
43153-6	血液凝固计 医嘱组	—	时间点	病人	—		医嘱组. 医疗设备
43154-4	精子^浓缩后	任意浓度	时间点	精液	等级型	光学显微镜检查	生育能力
43155-1	精子. 运动型/100 精子^浓缩后	数量或计数分数	时间点	精液	定量型	光学显微镜检查. 高倍视野	生育能力
43156-9	批号	标识符	时间点	试剂	名义型		医疗设备
43157-7	厂商序列号	标识符	时间点	实验室设备	名义型		医疗设备
4315-8	去氢甲睾酮	质量	时间点	剂量	定量型		药物剂量
43158-5	游离氯	质量浓度	时间点	水	定量型		药物水平/毒理学
43159-3	甲醛	质量浓度	时间点	不明体液. 非生物性	定量型		药物水平/毒理学
43160-1	戊二醛	质量分数	时间点	XXX	定量型		药物水平/毒理学
43161-9	微生物	数量或计数浓度（计数/容积）	时间点	XXX	定量型	生存能力计数	微生物学
43162-7	一氯铵	质量浓度	时间点	水	定量型		药物水平/毒理学
43163-5	季铵化合物	质量浓度	时间点	XXX	定量型		药物水平/毒理学
43164-3	硅酸酐	质量浓度	时间点	水	定量型		药物水平/毒理学
43165-0	溶解的固体	质量浓度	时间点	水	定量型		药物水平/毒理学
4316-6	间羟胺	质量	时间点	剂量	定量型		药物剂量
43166-8	有机碳	质量浓度	时间点	XXX	定量型		药物水平/毒理学
43169-2	溴化物	摩尔浓度	时间点	尿液	定量型		药物水平/毒理学
431-7	利托菌素	药物敏感度	时间点	分离物	定量型	最小致死浓度	抗生素敏感性
43170-0	人乳头瘤病毒 31＋33 DNA	任意浓度	时间点	组织	等级型	探针. 扩增. 信号扩增	微生物学
43171-8	白介素 2 受体	任意浓度	时间点	血清/血浆	定量型		化学
43172-6	碘塞罗宁 Ab	任意浓度	时间点	血清	等级型		血清学
43173-4	沙眼衣原体 L2 Ab. IgG	稀释系数、稀释倍数（滴度）	时间点	血清	定量型	免疫荧光	微生物学
4317-4	美替诺龙	质量	时间点	剂量	定量型		药物剂量

LOINC 代码	名称	属性	时间特征	系统	标尺类型	方法类型	分类
43174-2	沙眼衣原体 L2 Ab. IgA	稀释系数、稀释倍数（滴度）	时间点	血清	定量型	免疫荧光	微生物学
43175-9	沙眼衣原体 L2 Ab. IgM	稀释系数、稀释倍数（滴度）	时间点	血清	定量型	免疫荧光	微生物学
43176-7	锂	摩尔浓度	时间点	唾液	定量型		药物水平/毒理学
43177-5	芬美曲嗪	任意浓度	时间点	头发	等级型	筛查试验	药物水平/毒理学
43178-3	芬特明	任意浓度	时间点	头发	等级型	筛查试验	药物水平/毒理学
43179-1	无唾液酸神经节苷脂 GM1 Ab. IgM	稀释系数、稀释倍数（滴度）	时间点	血清	定量型	酶免疫分析	血清学
43180-9	单纯疱疹病毒 2 Ab. IgG	任意浓度	时间点	血清	等级型	酶免疫分析	微生物学
43181-7	砷. 有机	质量浓度	24 小时	尿液	定量型		药物水平/毒理学
4318-2	美沙酮	质量	时间点	剂量	定量型		药物剂量
43182-5	Smith 可提取核 Ab	任意浓度	时间点	血清	定量型	酶免疫分析	血清学
43183-3	氰化物	质量浓度	时间点	全血	定量型	确认试验	药物水平/毒理学
43184-1	6-单乙酰吗啡	任意浓度	时间点	血清/血浆	等级型	确认试验	药物水平/毒理学
43185-8	艾滋病毒 1&2 Ab 区带模式	印象/检查结果的解释	时间点	血清	名义型	免疫印迹	微生物学
43186-6	酰基肉毒碱/肉碱. 游离型	摩尔浓度比率	时间点	尿液	定量型		化学
43187-4	神经元细胞核类型 2 Ab	任意浓度	时间点	血清	等级型	免疫荧光	血清学
43188-2	神经元细胞核类型 2 Ab	稀释系数、稀释倍数（滴度）	时间点	血清	定量型	免疫荧光	血清学
43189-0	酿酒酵母 Ab. IgA	稀释系数、稀释倍数（滴度）	时间点	血清	定量型		变态反应
4319-0	甲基苯丙胺	质量	时间点	剂量	定量型		药物剂量
43190-8	髓磷脂相关糖蛋白-硫酸化葡萄糖醛酸基拟红细胞糖苷酯 Ab. IgM	稀释系数、稀释倍数（滴度）	时间点	血清	定量型	酶免疫分析	血清学
43191-6	FANCC 基因突变分析	存在与否或身份标识	时间点	全血/组织	叙述型	分子遗传学	分子病理学. 基因突变
43192-4	嗜肺军团菌 2+3+4+5+6+8 Ab	稀释系数、稀释倍数（滴度）	时间点	血清	定量型	免疫荧光	微生物学
43193-2	非嗜肺军团菌 sp Ab	稀释系数、稀释倍数（滴度）	时间点	血清	定量型	免疫荧光	微生物学
43194-0	γ 羟基丁酸	质量浓度	时间点	血清/血浆	定量型	确认试验	化学
43195-7	尼古丁	任意浓度	时间点	尿液	等级型	确认试验	药物水平/毒理学
43196-5	可替宁	质量浓度	时间点	血清/血浆	定量型	确认试验	药物水平/毒理学
43197-3	γ 羟基丁酸	任意浓度	时间点	尿液	等级型	筛查试验	化学
43198-1	γ 羟基丁酸	质量浓度	时间点	尿液	定量型	确认试验	化学
43199-9	去甲芬太奴	任意浓度	时间点	尿液	等级型		药物水平/毒理学
43200-5	去甲芬太奴	任意浓度	时间点	尿液	等级型	确认试验	药物水平/毒理学
43201-3	BK 病毒 DNA	数量或计数浓度之对数	时间点	XXX	定量型	探针. 扩增. 靶向扩增	微生物学
43202-1	肝肾微粒体 1 Ab. IgG	任意浓度	时间点	血清	定量型		血清学
43203-9	副流感病毒 1 Ab	稀释系数、稀释倍数（滴度）	时间点	脑脊液	定量型	补体结合试验	微生物学

LOINC 代码	名称	属性	时间特征	系统	标尺类型	方法类型	分类
43204-7	副流感病毒 2 Ab	任意浓度	时间点	脑脊液	定量型		微生物学
43205-4	副流感病毒 3 Ab	任意浓度	时间点	脑脊液	等级型	补体结合试验	微生物学
43206-2	四氯乙烯	质量浓度	时间点	尿液	定量型		药物水平/毒理学
43207-0	侵蚀性滋养细胞 Ag	任意浓度	时间点	血清/血浆	等级型		化学
4320-8	噻吡二胺	质量	时间点	剂量	定量型		药物剂量
43208-8	侵蚀性滋养细胞 Ag 多重中位	相对比率	时间点	血清/血浆	定量型		化学
43209-6	人乳头瘤病毒 16+18+31+33+35+39+45+51+52+56+58+59+68+70 DNA	任意浓度	时间点	肛门	等级型	探针.扩增.信号扩增	微生物学
43210-4	人乳头瘤病毒 16+18+31+33+35+39+45+51+52+56+58+59+68+70 DNA	任意浓度	时间点	肛门	等级型	探针.扩增.靶向扩增	微生物学
43211-2	人乳头瘤病毒 6+11+42+43+44 DNA	任意浓度	时间点	肛门	等级型	探针	微生物学
43212-0	白蛋白	质量浓度	时间点	体液	定量型	电泳	化学
43213-8	多氯联苯	质量浓度	时间点	全血	定量型		药物水平/毒理学
43214-6	细菌 已鉴定的	存在与否或身份标识	时间点	鼻咽部	名义型	培养	微生物学
43215-3	皮质醇^基线	质量浓度	时间点	血清/血浆	定量型		刺激耐受试验
4321-6	甲喹酮	质量	时间点	剂量	定量型		药物剂量
43216-1	肺炎衣原体+鹦鹉热嗜衣原体 DNA	任意浓度	时间点	咽喉	等级型	探针.扩增.靶向扩增	微生物学
43217-9	皮质醇^肌内注射促肾上腺皮质激素后 15 分钟	质量浓度	时间点	血清/血浆	定量型		刺激耐受试验
43218-7	尼古丁+可替宁	任意浓度	时间点	尿液	等级型		药物水平/毒理学
43219-5	曲马多	任意浓度	时间点	尿液	等级型		药物水平/毒理学
43220-3	有核红细胞	数量或计数浓度（计数/容积）	时间点	关节液	定量型	手工计数	血液学/细胞分类计数
43221-1	氯化物/肌酐	比率	时间点	尿液	定量型		化学
43222-9	钾/肌酐	比率	时间点	尿液	定量型		化学
43223-7	钠/肌酐	比率	时间点	尿液	定量型		化学
4322-4	二甲氧基苯青霉素	质量	时间点	剂量	定量型		药物剂量
43224-5	球孢子菌 Ab	任意浓度	时间点	血清	定量型	补体结合试验	微生物学
43225-2	弓蛔虫 sp Ab	任意浓度	时间点	血清	定量型	酶免疫分析	微生物学
43226-0	2-羟基异己酸	任意浓度	时间点	尿液	等级型		化学
43227-8	虫卵+寄生虫，已鉴定的	存在与否或身份标识	时间点	大便	名义型	三色染色	微生物学
43228-6	隐球菌 Ag	任意浓度	时间点	XXX	等级型	胶乳凝集试验	微生物学
43229-4	隐球菌 Ag	稀释系数、稀释倍数（滴度）	时间点	XXX	定量型	胶乳凝集试验	微生物学
43230-2	苯甲酰芽子碱	质量浓度	时间点	XXX	定量型		药物水平/毒理学
43231-0	组蛋白 Ab	任意浓度	时间点	血清	定量型	酶免疫分析	血清学
4323-2	氨甲酸愈甘醚酯	质量	时间点	剂量	定量型		药物剂量

LOINC 代码	名称	属性	时间特征	系统	标尺类型	方法类型	分类
43232-8	圣路易脑炎病毒 Ab. IgG	任意浓度	时间点	血清	等级型		微生物学
43233-6	OTC 基因突变分析	存在与否或身份标识	时间点	全血/组织	叙述型	分子遗传学	分子病理学.基因突变
43234-4	肝肾微粒体 1 Ab. IgG	任意浓度	时间点	血清	等级型		血清学
43235-1	丙烯肉碱	摩尔浓度	时间点	血清/血浆	定量型		化学
43236-9	肺炎双球菌 Ab. IgG	质量浓度	时间点	血清	定量型	酶免疫分析	微生物学
43237-7	血小板生成素	质量浓度	时间点	贫血小板血浆	定量型	酶免疫分析	血液学/细胞分类计数
43238-5	苍白密螺旋体 Ab	任意浓度	时间点	血清^供者	等级型	免疫荧光	微生物学
43239-3	去甲替多芬	质量浓度	时间点	血清/血浆	定量型		药物水平/毒理学
4324-0	甲氨蝶呤	质量	时间点	剂量	定量型		药物剂量
43240-1	神经节苷脂 GM1 Ab. IgG	稀释系数、稀释倍数（滴度）	时间点	血清	定量型	酶免疫分析	血清学
43241-9	神经节苷脂 GM1 Ab. IgM	稀释系数、稀释倍数（滴度）	时间点	血清	定量型	酶免疫分析	血清学
43242-7	ACADM 基因突变分析	存在与否或身份标识	时间点	全血/组织	叙述型	分子遗传学	分子病理学.基因突变
43243-5	异丁酰肉碱	摩尔浓度	时间点	血清/血浆	定量型		化学
43244-3	疱疹病毒 6 DNA	任意浓度	时间点	血清	等级型	探针.扩增.靶向扩增	微生物学
43245-0	红细胞	数量或计数浓度（计数/容积）	时间点	精液	定量型	光学显微镜检查	生育能力
43246-8	PHOX2B 基因突变分析	存在与否或身份标识	时间点	全血/组织	叙述型	分子遗传学	分子病理学.基因突变
43247-6	儿茶酚胺/肌酐	质量浓度比率	24 小时	尿液	定量型		化学
43248-4	肾上腺素/肌酐	质量浓度比率	24 小时	尿液	定量型		化学
43249-2	X 射线结晶	任意浓度	时间点	尿沉渣	等级型	光学显微镜检查	尿液分析
432-5	利托菌素	药物敏感度	时间点	分离物	定量或等级型	最小抑制浓度	抗生素敏感性
43250-0	黄嘌呤衍化物	任意浓度	时间点	尿液	等级型		化学
43251-8	体积^被动吸气后 1.0 秒	容积、体积	时间点	呼吸系统	定量型	预测	呼吸机管理
43252-6	体积.残余/容量.总计	容积分数	时间点	呼吸系统	定量型	预测	呼吸机管理
43253-4	体积^被动呼气后 1.0 秒^给予醋甲胆碱前	容积、体积	时间点	呼吸系统	定量型		呼吸机管理
43254-2	体积^被动呼气后 1.0 秒^锻炼前	容积、体积	时间点	呼吸系统	定量型		呼吸机管理
43255-9	体积^被动呼气后 1.0 秒^给予醋甲胆碱后	容积、体积	时间点	呼吸系统	定量型		呼吸机管理
43256-7	体积^被动呼气后 1.0 秒^给予 25mg/ml 醋甲胆碱后	容积、体积	时间点	呼吸系统	定量型		呼吸机管理
4325-7	甲氧非那明	质量	时间点	剂量	定量型		药物剂量
43257-5	体积^被动呼气后 1.0 秒^给予 2.5mg/ml 醋甲胆碱后	容积、体积	时间点	呼吸系统	定量型		呼吸机管理
43258-3	体积^被动呼气后 1.0 秒^给予 10mg/ml 醋甲胆碱后	容积、体积	时间点	呼吸系统	定量型		呼吸机管理

LOINC 代码	名称	属性	时间特征	系统	标尺类型	方法类型	分类
43259-1	体积^被动呼气后 1.0 秒^给予 0.25mg/ml 醋甲胆碱后	容积、体积	时间点	呼吸系统	定量型		呼吸机管理
43260-9	体积^被动呼气后 1.0 秒^给予 0.025mg/ml 醋甲胆碱后	容积、体积	时间点	呼吸系统	定量型		呼吸机管理
43261-7	体积^被动呼气后 1.0 秒^锻炼 5 分钟后	容积、体积	时间点	呼吸系统	定量型		呼吸机管理
43262-5	体积^被动呼气后 1.0 秒^锻炼 15 分钟后	容积、体积	时间点	呼吸系统	定量型		呼吸机管理
43263-3	体积^被动呼气后 1.0 秒^锻炼 10 分钟后	容积、体积	时间点	呼吸系统	定量型		呼吸机管理
43264-1	体积^被动吸气后 1.0 秒/体积.被动吸气.总计	容积分数	时间点	呼吸系统	定量型	预测	呼吸机管理
4326-5	甲琥胺	质量	时间点	剂量	定量型		药物剂量
43265-8	苯扎托品	任意浓度	时间点	尿液	等级型		药物水平/毒理学
43266-6	恰加斯（氏）利什曼原虫 K39 Ab	任意浓度	时间点	血清	等级型		微生物学
43267-4	铀.衰竭的截断值	质量浓度	时间点	尿液	定量型		药物水平/毒理学
43268-2	细胞. CD3-CD57 +/100 细胞	数量或计数分数	时间点	组织	定量型		细胞标志物
43269-0	头孢呋汀	药物敏感度	时间点	分离物	定量或等级型	琼脂扩散	抗生素敏感性
43270-8	头孢呋汀	药物敏感度	时间点	分离物	定量或等级型	最小致死浓度	抗生素敏感性
43271-6	头孢呋汀	药物敏感度	时间点	分离物	定量或等级型	最小抑制浓度	抗生素敏感性
43272-4	头孢呋汀	药物敏感度	时间点	分离物	定量或等级型		抗生素敏感性
4327-3	甲基多巴	质量	时间点	剂量	定量型		药物剂量
43273-2	细胞. CD19+CD27+IgD+/100 细胞	数量或计数分数	时间点	全血/组织	定量型		细胞标志物
43274-0	细胞. CD1c + CD22 +/100 细胞	数量或计数分数	时间点	XXX	定量型		细胞标志物
43275-7	细胞. CD3/细胞. CD4	数量或计数比率	时间点	XXX	定量型		细胞标志物
43276-5	尘螨 Ab. IgE. RAST 类	任意浓度	时间点	血清	等级型		变态反应
43277-3	GDAP1 基因突变分析	存在与否或身份标识	时间点	全血/组织	名义型	分子遗传学	分子病理学.基因突变
43278-1	葡萄糖^餐后 2 小时	质量浓度	时间点	乳	定量型		刺激耐受试验
43279-9	乙型肝炎病毒 YMDD 突变	存在与否或身份标识	时间点	血清/血浆	名义型	探针.扩增.靶向扩增	微生物学
43280-7	丁型肝炎病毒 Ag	质量浓度	时间点	尿液	定量型		微生物学
4328-1	甲基麻黄碱	质量	时间点	剂量	定量型		药物剂量
43281-5	丁型肝炎病毒 Ag	质量浓度	时间点	血清	定量型		微生物学
43282-3	嗜异性 Ab	任意浓度	时间点	血清^对照	等级型		微生物学
43283-1	骨髓细胞/100 细胞	数量或计数分数	时间点	组织	定量型		血液学/细胞分类计数

LOINC 代码	名称	属性	时间特征	系统	标尺类型	方法类型	分类
43284-9	精子 IgA 结合部	存在与否或身份标识	时间点	精液	名义型		生育能力
43285-6	精子 Ab. IgM	数量或计数分数	时间点	血清	定量型		生育能力
43286-4	精子 Ab. IgG	数量或计数分数	时间点	血清	定量型		生育能力
43287-2	精子 IgG 结合部	存在与否或身份标识	时间点	精液	名义型		生育能力
43288-0	精子 Ab. IgA	数量或计数分数	时间点	血清	定量型		生育能力
43289-8	甲基巴豆酰肉毒碱	摩尔浓度	时间点	血清/血浆	定量型		化学
43290-6	人类白细胞抗原-DRB1	任意浓度	时间点	全血	等级型		人类白细胞抗原
43291-4	人类白细胞抗原-DQB1	任意浓度	时间点	全血	等级型		人类白细胞抗原
43292-2	嗜中性粒细胞氧化爆发/100 细胞	数量或计数分数	时间点	全血	定量型	流式细胞术	细胞标志物
43293-0	人 T 淋巴细胞白血病病毒 1+2 p28 Ab	任意浓度	时间点	血清	等级型		微生物学
43294-8	人 T 淋巴细胞白血病病毒 1+2 p26 Ab	任意浓度	时间点	血清	等级型		微生物学
43295-5	人 T 淋巴细胞白血病病毒 1+2 p53 Ab	任意浓度	时间点	血清	等级型		微生物学
43296-3	人 T 淋巴细胞白血病病毒 1+2 gp46 Ab	任意浓度	时间点	血清	等级型		微生物学
43297-1	人 T 淋巴细胞白血病病毒 1+2 p32 Ab	任意浓度	时间点	血清	等级型		微生物学
43298-9	人 T 淋巴细胞白血病病毒 1+2 rgp21 Ab	任意浓度	时间点	血清	等级型		微生物学
4329-9	苯哌啶醋酸甲酯	质量	时间点	剂量	定量型		药物剂量
43299-7	人 T 淋巴细胞白血病病毒 1+2 p19 Ab	任意浓度	时间点	血清	等级型		微生物学
43300-3	人 T 淋巴细胞白血病病毒 1+2 p24 Ab	任意浓度	时间点	血清	等级型		微生物学
43301-1	人 T 淋巴细胞白血病病毒 1+2 p36 Ab	任意浓度	时间点	血清	等级型		微生物学
43302-9	血小板糖蛋白 Ab	任意浓度	时间点	血清	等级型	酶免疫分析	血清学
43303-7	免疫复合物. C3d	任意浓度	时间点	血清/血浆	定量型		血清学
43304-5	沙眼衣原体 rRNA	任意浓度	时间点	XXX	等级型	探针. 扩增. 靶向扩增	微生物学
43305-2	淋病奈瑟菌 rRNA	任意浓度	时间点	XXX	等级型	探针. 扩增. 靶向扩增	微生物学
43306-0	染色体 21 三体型	百分点、百分位数	时间点	全血/组织	定量型	细胞遗传学	分子病理学. 基因三体性染色体
4330-7	甲乙哌酮	质量	时间点	剂量	定量型		药物剂量
43307-8	细菌已鉴定的	存在与否或身份标识	时间点	窦	名义型	培养	微生物学
43308-6	狼疮抗凝剂中和作用. 缓冲	时间（如秒数）	时间点	贫血小板血浆	定量型	凝集反应	凝血功能检查
43309-4	桥粒核心糖蛋白 1 与桥粒核心糖蛋白 3 Ab 医嘱组	任意浓度	时间点	血清	定量型		医嘱组. 血清学
43310-2	FBN2 基因突变分析	存在与否或身份标识	时间点	全血/组织	名义型	分子遗传学	分子病理学. 基因突变
43311-0	桥粒核心糖蛋白 1 Ab	任意浓度	时间点	血清	定量型		血清学

LOINC 代码	名称	属性	时间特征	系统	标尺类型	方法类型	分类
43312-8	桥粒核心糖蛋白 3 Ab	任意浓度	时间点	血清	定量型		血清学
43313-6	禽腺病毒 127 Ab	稀释系数、稀释倍数（滴度）	时间点	血清	定量型	血凝抑制试验	微生物学
43314-4	禽副粘病毒 6 Ab	稀释系数、稀释倍数（滴度）	时间点	血清	定量型	血凝抑制试验	微生物学
4331-5	甲氧乙心安	质量	时间点	剂量	定量型		药物剂量
43315-1	禽副粘病毒 7 Ab	稀释系数、稀释倍数（滴度）	时间点	血清	定量型	血凝抑制试验	微生物学
43316-9	禽副粘病毒 8 Ab	稀释系数、稀释倍数（滴度）	时间点	血清	定量型	血凝抑制试验	微生物学
43317-7	禽副粘病毒 9 Ab	稀释系数、稀释倍数（滴度）	时间点	血清	定量型	血凝抑制试验	微生物学
43318-5	禽肺病毒 A Ab	任意浓度	时间点	血清	等级型	免疫荧光	微生物学
43319-3	禽肺病毒 A Ab	稀释系数、稀释倍数（滴度）	时间点	血清	定量型	酶免疫分析	微生物学
43320-1	禽肺病毒 B Ab	任意浓度	时间点	血清	等级型	免疫荧光	微生物学
43321-9	禽肺病毒 B Ab	稀释系数、稀释倍数（滴度）	时间点	血清	定量型	酶免疫分析	微生物学
43322-7	禽肺病毒 C Ab	任意浓度	时间点	血清	等级型	免疫荧光	微生物学
4332-3	美西律	质量	时间点	剂量	定量型		药物剂量
43323-5	禽肺病毒 C Ab	稀释系数、稀释倍数（滴度）	时间点	血清	定量型	酶免疫分析	微生物学
43324-3	禽呼肠孤病毒 Ab	任意浓度	时间点	血清	等级型	免疫荧光	微生物学
43325-0	鸡贫血病毒 Ab	任意浓度	时间点	血清	等级型	免疫荧光	微生物学
43326-8	经典猪瘟病毒 Ab	稀释系数、稀释倍数（滴度）	时间点	血清	定量型	中和作用	微生物学
43327-6	经典猪瘟病毒 Ag	任意浓度	时间点	XXX	等级型	免疫染色	微生物学
43328-4	鸭肠炎病毒 Ab	任意浓度	时间点	血清	等级型	免疫荧光	微生物学
43329-2	东方马脑炎病毒 Ab	稀释系数、稀释倍数（滴度）	时间点	血清	定量型	补体结合试验	微生物学
433-3	利托菌素	药物敏感度	时间点	分离物	定量或等级型	琼脂扩散	抗生素敏感性
43330-0	东方马脑炎病毒 Ab. IgM	稀释系数、稀释倍数（滴度）	时间点	血清	定量型	酶免疫分析	微生物学
4333-1	美洛西林	质量	时间点	剂量	定量型		药物剂量
43331-8	立氏埃立克体 Ab	稀释系数、稀释倍数（滴度）	时间点	血清	定量型	免疫荧光	微生物学
43332-6	马疱疹病毒 1 Ab	稀释系数、稀释倍数（滴度）	时间点	脑脊液	定量型	中和作用	微生物学
43333-4	马疱疹病毒 2 Ab	稀释系数、稀释倍数（滴度）	时间点	血清	定量型	中和作用	微生物学
43334-2	马疱疹病毒 3 Ab	稀释系数、稀释倍数（滴度）	时间点	血清	定量型	中和作用	微生物学
43335-9	禽腺病毒 1 Ab	任意浓度	时间点	血清	等级型	免疫扩散	微生物学
43336-7	鹅肝炎病毒 Ab	任意浓度	时间点	血清	等级型	免疫荧光	微生物学
43337-5	鹅肝炎病毒 RNA	任意浓度	时间点	XXX	等级型	探针. 扩增. 靶向扩增	微生物学
43338-3	传染性支气管炎病毒 JMK Ab	稀释系数、稀释倍数（滴度）	时间点	血清	定量型	血凝抑制试验	微生物学
43339-1	猪腺病毒 Ab	任意浓度	时间点	血清	等级型	免疫荧光	微生物学
43340-9	鹦鹉疱疹病毒 1 Ab	任意浓度	时间点	血清	等级型	免疫荧光	微生物学
43341-7	委内瑞拉马脑炎病毒 Ab	稀释系数、稀释倍数（滴度）	时间点	血清	定量型	酶免疫分析	微生物学
43342-5	西尼罗河病毒 Ab. IgM	稀释系数、稀释倍数（滴度）	时间点	脑脊液	定量型	酶免疫分析	微生物学
43343-3	西尼罗河病毒 Ab. IgM	稀释系数、稀释倍数（滴度）	时间点	血清	定量型	酶免疫分析	微生物学
43344-1	禽腺病毒 127 Ab	稀释系数、稀释倍数（滴度）	时间点	血清	定量型		微生物学
43345-8	禽副粘病毒 6 Ab	稀释系数、稀释倍数（滴度）	时间点	血清	定量型		微生物学
43346-6	禽副粘病毒 7 Ab	稀释系数、稀释倍数（滴度）	时间点	血清	定量型		微生物学
43347-4	禽副粘病毒 8 Ab	稀释系数、稀释倍数（滴度）	时间点	血清	定量型		微生物学

LOINC 代码	名称	属性	时间特征	系统	标尺类型	方法类型	分类
43348-2	禽副粘病毒 9 Ab	稀释系数、稀释倍数（滴度）	时间点	血清	定量型		微生物学
4334-9	咪达唑仑	质量	时间点	剂量	定量型		药物剂量
43349-0	禽肺病毒 A Ab	任意浓度	时间点	血清	等级型		微生物学
43350-8	禽肺病毒 A Ab	稀释系数、稀释倍数（滴度）	时间点	血清	定量型		微生物学
43351-6	禽肺病毒 B Ab	任意浓度	时间点	血清	等级型		微生物学
43352-4	禽肺病毒 B Ab	稀释系数、稀释倍数（滴度）	时间点	血清	定量型		微生物学
43353-2	禽肺病毒 C Ab	任意浓度	时间点	血清	等级型		微生物学
43354-0	禽肺病毒 C Ab	稀释系数、稀释倍数（滴度）	时间点	血清	定量型		微生物学
43355-7	沙眼衣原体 D+E+F+G+H+I+J+K Ab. IgG	稀释系数、稀释倍数（滴度）	时间点	血清	定量型	免疫荧光	微生物学
4335-6	二甲胺四环素	质量	时间点	剂量	定量型		药物剂量
43356-5	沙眼衣原体 D+E+F+G+H+I+J+K Ab. IgA	稀释系数、稀释倍数（滴度）	时间点	血清	定量型	免疫荧光	微生物学
43357-3	沙眼衣原体 D+E+F+G+H+I+J+K Ab. IgM	稀释系数、稀释倍数（滴度）	时间点	血清	定量型	免疫荧光	微生物学
43358-1	UNC13D 基因突变分析	存在与否或身份标识	时间点	全血/组织	名义型	分子遗传学	分子病理学. 基因突变
43359-9	11-酮本胆烷醇酮	质量浓度	24 小时	尿液	定量型		化学
43360-7	博德特氏菌 Ag	任意浓度	时间点	XXX	等级型	免疫荧光	微生物学
43361-5	心磷脂 Ab. IgA	质量浓度	时间点	血清	定量型		凝血功能检查
43362-3	心磷脂 Ab. IgG	质量浓度	时间点	血清	定量型		凝血功能检查
43363-1	心磷脂 Ab. IgM	质量浓度	时间点	血清	定量型		凝血功能检查
4336-4	吗拉宗	质量	时间点	剂量	定量型		药物剂量
43364-9	肠道病毒 已鉴定的	存在与否或身份标识	时间点	XXX	名义型	免疫荧光	微生物学
43365-6	奴卡氏菌 sp 已鉴定的	存在与否或身份标识	时间点	XXX	名义型	微生物特异性培养	微生物学
43366-4	副流感病毒 Ag	存在与否或身份标识	时间点	XXX	名义型	免疫荧光	微生物学
43367-2	毛滴虫 sp	单位面积数量或计数	时间点	尿沉渣	定量型	光学显微镜检查. 低倍视野	尿液分析
43368-0	微卫星不稳性	存在与否或身份标识	时间点	组织	名义型	分子遗传学	分子病理学
43369-8	PlA1 Ab	任意浓度	时间点	富血小板血浆	等级型		血清学
43370-6	CFTR 基因. p. IVS8 polyT	存在与否或身份标识	时间点	全血/组织	名义型	分子遗传学	分子病理学. 基因突变
43371-4	沙门氏菌 sp 和/或志贺杆菌 sp，已鉴定的	存在与否或身份标识	时间点	大便	名义型	微生物特异性培养	微生物学
4337-2	吗啡	质量	时间点	剂量	定量型		药物剂量
43372-2	相关图形	—	时间点	病人	—		杂项
43373-0	鼠上皮+血清蛋白+尿蛋白 Ab. IgE. RAST 类	任意浓度	时间点	血清	等级型		变态反应
43374-8	弱墙草 Ab. IgE. RAST 类	任意浓度	时间点	血清	等级型		变态反应
43375-5	海枣 Ab. IgE. RAST 类	任意浓度	时间点	血清	等级型		变态反应
43376-3	精子. 进行性的^洗涤后	任意浓度	时间点	精液	等级型		生育能力
43377-1	精子. 进行性的^洗涤前	任意浓度	时间点	精液	等级型		生育能力
43378-9	精子. 运动型^洗涤后	数量或计数浓度（计数/容积）	时间点	精液	定量型		生育能力
43379-7	人类白细胞抗原-DRB3	任意浓度	时间点	全血	等级型		人类白细胞抗原

LOINC代码	名称	属性	时间特征	系统	标尺类型	方法类型	分类
4338-0	羟羧氧酰胺菌素	质量	时间点	剂量	定量型		药物剂量
43380-5	粗球孢子菌 Ab. IgG	任意浓度	时间点	XXX	定量型		微生物学
43381-3	百日咳杆菌 Ab	任意浓度	时间点	XXX	等级型	免疫荧光	微生物学
43382-1	碱性磷酸酶. 热稳定型/碱性磷酸酶. 总计	催化分数	时间点	血清/血浆	定量型	热稳定性	化学
43383-9	奈瑟菌 sp，已鉴定的	存在与否或身份标识	时间点	咽喉	名义型	微生物特异性培养	微生物学
43384-7	奈瑟菌 sp，已鉴定的	存在与否或身份标识	时间点	尿道	名义型	微生物特异性培养	微生物学
43385-4	奈瑟菌 sp，已鉴定的	存在与否或身份标识	时间点	子宫颈	名义型	微生物特异性培养	微生物学
43386-2	奈瑟菌 sp，已鉴定的	存在与否或身份标识	时间点	肛门	名义型	微生物特异性培养	微生物学
43387-0	奈瑟菌 sp，已鉴定的	存在与否或身份标识	时间点	XXX	名义型	微生物特异性培养	微生物学
43389-6	链球菌 sp，已鉴定的	存在与否或身份标识	时间点	分离物	名义型	微生物特异性培养	微生物学
43390-4	链球菌 sp，已鉴定的	存在与否或身份标识	时间点	分离物	名义型		微生物学
43391-2	细菌性阴道病评分	任意浓度	时间点	阴道	等级型		微生物学
43392-0	低密度脂蛋白 1 的胆固醇	质量浓度	时间点	血清/血浆	定量型		化学
43393-8	低密度脂蛋白 4 的胆固醇	质量浓度	时间点	血清/血浆	定量型		化学
43394-6	乙酰化低密度脂蛋白的胆固醇	质量浓度	时间点	血清/血浆	定量型		化学
43395-3	乙酰化极低密度脂蛋白胆固醇	质量浓度	时间点	血清/血浆	定量型		化学
43396-1	非高密度脂蛋白胆固醇	质量浓度	时间点	血清/血浆	定量型		化学
43397-9	血液凝固稀释锁链蛇蛇毒诱导的. 因子替代^加入正常血浆后立即测量	时间（如秒数）	时间点	贫血小板血浆	定量型	凝集反应	凝血功能检查
4339-8	N-乙酰普鲁卡因胺	质量	时间点	剂量	定量型		药物剂量
43398-7	加特纳尔菌＋前列腺炎 sp 态模标本	任意浓度	时间点	阴道	等级型	光学显微镜检查	微生物学
43399-5	JAK2 基因. p. V617F	任意	时间点	全血/组织	等级型	分子遗传学	分子病理学. 基因突变
43400-1	乳酸菌 sp 态模标本	任意浓度	时间点	阴道	等级型	光学显微镜检查	微生物学
43401-9	冷沉纤维蛋白原	任意浓度	时间点	血浆	等级型	37℃孵育 1 周	化学
43402-7	红细胞沉降速率	速度、速率	时间点	全血	定量型	15M 读	血液学/细胞分类计数
43403-5	淋病奈瑟菌 DNA	任意浓度	时间点	XXX	等级型	探针. 扩增. 信号扩增	微生物学
43404-3	沙眼衣原体 DNA	任意浓度	时间点	XXX	等级型	探针. 扩增. 信号扩增	微生物学
43405-0	沙眼衣原体＋淋病奈瑟菌 DNA	存在与否或身份标识	时间点	XXX	名义型	探针. 扩增. 信号扩增	微生物学
4340-6	N-乙基烟酰胺	质量	时间点	剂量	定量型		药物剂量
43406-8	沙眼衣原体＋淋病奈瑟菌 DNA	任意浓度	时间点	XXX	等级型	探针. 扩增. 信号扩增	微生物学

LOINC 代码	名称	属性	时间特征	系统	标尺类型	方法类型	分类
43407-6	细菌 已鉴定的	存在与否或身份标识	时间点	深伤口	名义型	培养	微生物学
43408-4	细菌 已鉴定的	存在与否或身份标识	时间点	组织	名义型	培养	微生物学
43409-2	细菌 已鉴定的	存在与否或身份标识	时间点	分离物	名义型	培养	微生物学
434-1	利托菌素	药物敏感度	时间点	分离物＋血清	等级型	测序分型	抗生素敏感性
43410-0	细菌 已鉴定的	存在与否或身份标识	时间点	子宫颈	名义型	培养	微生物学
43411-8	细菌 已鉴定的	存在与否或身份标识	时间点	抽出物	名义型	培养	微生物学
43412-6	血制品配给单位数	数量或计数（正整数）	时间点	血液制品单位	定量型		血库
43413-4	血制品申请单元数	数量或计数（正整数）	时间点	血液制品单位	定量型		血库
4341-4	纳多洛尔	质量	时间点	剂量	定量型		药物剂量
43414-2	血制品可用单位数	数量或计数（正整数）	时间点	血液制品单位	定量型		血库
43415-9	未经确认的细胞/100 细胞	数量或计数分数	时间点	骨髓	定量型		血液学/细胞分类计数
43416-7	红细胞压积	容积分数	时间点	干细胞产品	定量型		血液学/细胞分类计数
43417-5	显微镜观察	存在与否或身份标识	时间点	食管刷	名义型	细胞学染色	细胞学
43418-3	提供的干细胞产品	容积、体积	时间点	病人	定量型		血库
43419-1	结核反应疹块^皮内注射 1 结核菌素单位后 3 天	长度	时间点	皮肤	定量型		皮肤刺激耐受试验
43420-9	铀剂量评估	印象/检查结果的解释	时间点	尿液	名义型		药物水平/毒理学
43421-7	硫代嘌呤甲基转移酶	催化含量	时间点	红细胞	定量型		化学
4342-2	纳布啡	质量	时间点	剂量	定量型		药物剂量
43422-5	兔皮屑 Ab. IgE	任意浓度	时间点	血清	定量型		变态反应
43423-3	钠尿酸	分率性饱和度	24 小时	尿液	定量型		化学
43424-1	巴尔通体 Ab. IgM	稀释系数、稀释倍数（滴度）	时间点	脑脊液	定量型		微生物学
43425-8	巴尔通体 sp Ab. IgG	稀释系数、稀释倍数（滴度）	时间点	脑脊液	定量型		微生物学
43426-6	细菌 已鉴定的	存在与否或身份标识	时间点	鼻咽部	名义型	需氧培养	微生物学
43427-4	显微镜观察	存在与否或身份标识	时间点	组织	名义型	快速染色	病理学
43428-2	胆红素. 显微镜观察	存在与否或身份标识	时间点	组织	名义型	Hall ’ s stain	病理学
43429-0	流感嗜血杆菌 B Ag	任意浓度	时间点	血清	等级型		微生物学
4343-0	烯丙吗啡	质量	时间点	剂量	定量型		药物剂量
43430-8	脑膜炎奈瑟菌 B Ag	任意浓度	时间点	血清	等级型		微生物学
43431-6	大肠杆菌 K1 Ag	任意浓度	时间点	血清	等级型		微生物学
43432-4	大肠杆菌 K1 Ag	任意浓度	时间点	尿液	等级型		微生物学
43433-2	酰基肉毒碱 医嘱组	摩尔浓度	时间点	血清/血浆	定量型		医嘱组. 化学
43434-0	细菌 Ag 医嘱组	任意浓度	时间点	血清	等级型		医嘱组. 微生物学
43435-7	汉赛巴尔通体与五日热巴尔通体 Ab. IgM 医嘱组	任意浓度	时间点	脑脊液	等级型		医嘱组. 微生物学
43436-5	汉赛巴尔通体与五日热巴尔通体 Ab. IgG 医嘱组	任意浓度	时间点	脑脊液	等级型		医嘱组. 微生物学
43437-3	汉赛巴尔通体与五日热巴尔通体 Ab. IgG&IgM 医嘱组	任意浓度	时间点	脑脊液	等级型		医嘱组. 微生物学

LOINC 代码	名称	属性	时间特征	系统	标尺类型	方法类型	分类
43438-1	汉赛巴尔通体与五日热巴尔通体 Ab. IgG&IgM 医嘱组	任意浓度	时间点	血清	等级型		医嘱组. 微生物学
43439-9	汉赛巴尔通体与五日热巴尔通体 Ab. IgG 医嘱组	稀释系数、稀释倍数（滴度）	时间点	血清	定量型		医嘱组. 微生物学
43440-7	汉赛巴尔通体与五日热巴尔通体 Ab. IgM 医嘱组	稀释系数、稀释倍数（滴度）	时间点	血清	定量型		医嘱组. 微生物学
43441-5	细菌 已鉴定的	存在与否或身份标识	时间点	BAL	名义型	需氧培养	微生物学
43442-3	细菌 已鉴定的	存在与否或身份标识	时间点	支气管刷	名义型	需氧培养	微生物学
43443-1	细菌 Ag 医嘱组	任意浓度	时间点	尿液	等级型		医嘱组. 微生物学
43444-9	引导经皮脓肿引流	发现（结果）	时间点	腔. XXX	叙述型	计算机 X 射线断层造影术	放射医学
43445-6	多切面	发现（结果）	时间点	肺系	叙述型	计算机 X 射线断层造影术	放射医学
43446-4	多切面，肿瘤全身	发现（结果）	时间点	病人	叙述型	计算机 X 射线断层造影术	放射医学
43447-2	引导活组织检查. 针	发现（结果）	时间点	乳腺. 右侧	叙述型	乳房 X 线照相	放射医学
4344-8	诺龙	质量	时间点	剂量	定量型		药物剂量
43448-0	多切面^W & WO 静脉注入 ferumoxides	发现（结果）	时间点	肝脏	叙述型	核磁共振成像	放射医学
43449-8	多切面，动态的^W 静脉注入对比剂	发现（结果）	时间点	踝关节. 右侧	叙述型	核磁共振成像	放射医学
43450-6	多切面，动态的^W 静脉注入对比剂	发现（结果）	时间点	肘部. 左侧	叙述型	核磁共振成像	放射医学
43451-4	多切面，动态的^W 静脉注入对比剂	发现（结果）	时间点	肘部. 右侧	叙述型	核磁共振成像	放射医学
43452-2	多切面，动态的^W 静脉注入对比剂	发现（结果）	时间点	膝. 左侧	叙述型	核磁共振成像	放射医学
43453-0	多切面，动态的^W 静脉注入对比剂	发现（结果）	时间点	膝. 右侧	叙述型	核磁共振成像	放射医学
43454-8	多切面	发现（结果）	时间点	肺系	叙述型	核磁共振成像	放射医学
4345-5	萘普生	质量	时间点	剂量	定量型		药物剂量
43455-5	多切面	发现（结果）	时间点	口咽	叙述型	核磁共振成像	放射医学
43456-3	多切面^W & WO 静脉注入对比剂	发现（结果）	时间点	脊柱. 颈段＋脊柱. 胸段	叙述型	核磁共振成像	放射医学
43457-1	多切面	发现（结果）	时间点	脊柱. 颈段＋脊柱. 胸段	叙述型	核磁共振成像	放射医学
43458-9	多切面^W & WO 静脉注入对比剂	发现（结果）	时间点	眼眶血管	叙述型	核磁共振成像. 血管	放射医学
43459-7	多重视图^电休克治疗期间	发现（结果）	时间点	大脑	叙述型	放射性核素扫描	放射医学
43460-5	多重视图^电休克治疗期间	发现（结果）	时间点	心脏	叙述型	放射性核素扫描	放射医学

LOINC 代码	名称	属性	时间特征	系统	标尺类型	方法类型	分类
43461-3	多重视图^W 呋塞米和 W 静脉注入放射性核素	发现（结果）	时间点	肾脏. 双侧＋采集系统	叙述型	放射性核素扫描	放射医学
43462-1	引导活组织检查. 针	发现（结果）	时间点	乳腺. 左侧	叙述型	超声	放射医学
4346-3	新蝶呤	质量	时间点	剂量	定量型		药物剂量
43463-9	多重视图 AP（KUB 与直立位）与 PA 胸	发现（结果）	时间点	腹部＋胸部	叙述型	X 射线检查	放射医学
43464-7	多重视图 侧位与 PA 胸	发现（结果）	时间点	肋骨. 双侧＋胸部	叙述型	X 射线检查	放射医学
43465-4	视图 左-卧位	发现（结果）	时间点	胸部	叙述型	X 射线检查	放射医学
43466-2	视图 右-卧位	发现（结果）	时间点	胸部	叙述型	X 射线检查	放射医学
43467-0	多重视图 2 与右-倾斜与左-倾斜	发现（结果）	时间点	胸部	叙述型	X 射线检查	放射医学
43468-8	多重视图	发现（结果）	时间点	XXX	叙述型	X 射线检查	放射医学
43469-6	多重视图 异物	发现（结果）	时间点	XXX	叙述型	X 射线检查	放射医学
43470-4	多重视图 LE 3	发现（结果）	时间点	颅骨	叙述型	X 射线检查	放射医学
4347-1	奈替米星	质量	时间点	剂量	定量型		药物剂量
43471-2	视图	发现（结果）	2 小时	XXX	叙述型	X 射线检查. 荧光光谱	放射医学
43472-0	视图	发现（结果）	90M	XXX	叙述型	X 射线检查. 荧光光谱	放射医学
43473-8	内窥镜检查指导^逆行（注入）对比剂后 2 小时	发现（结果）	时间点	胆管＋胰腺导管	叙述型	X 射线检查. 荧光光谱	放射医学
43474-6	内窥镜检查指导^逆行（注入）对比剂后 15 分钟	发现（结果）	时间点	胆管＋胰腺导管	叙述型	X 射线检查. 荧光光谱	放射医学
43475-3	内窥镜检查指导^逆行（注入）对比剂后 30 分钟	发现（结果）	时间点	胆管＋胰腺导管	叙述型	X 射线检查. 荧光光谱	放射医学
43476-1	内窥镜检查指导^逆行（注入）对比剂后 45 分钟	发现（结果）	时间点	胆管＋胰腺导管	叙述型	X 射线检查. 荧光光谱	放射医学
43477-9	内窥镜检查指导^逆行（注入）对比剂后 1 小时	发现（结果）	时间点	胆管＋胰腺导管	叙述型	X 射线检查. 荧光光谱	放射医学
43478-7	内窥镜检查指导^逆行（注入）对比剂后 1.5 小时	发现（结果）	时间点	胆管＋胰腺导管	叙述型	X 射线检查. 荧光光谱	放射医学
43479-5	多重视图 径流量^W 动脉内注入对比剂	发现（结果）	时间点	主动脉. 腹部	叙述型	X 射线检查. 荧光光谱. 血管	放射医学
43480-3	多重视图 侧位^W 手工压迫	发现（结果）	时间点	XXX 关节	叙述型	X 射线检查	放射医学
43481-1	多重视图^W 屈曲与 W 伸展	发现（结果）	时间点	XXX 关节	叙述型	X 射线检查	放射医学
43482-9	多重视图 GE 3	发现（结果）	时间点	膝. 右侧	叙述型	X 射线检查	放射医学
43483-7	多重视图 3 或 4	发现（结果）	时间点	脚. 右侧	叙述型	X 射线检查	放射医学
43484-5	引导定位出血部位^W 静脉注入放射性核素	发现（结果）	时间点	病人	叙述型	放射性核素扫描	放射医学
43485-2	多重视图^外科手术期间 W 逆行（注入）对比剂	发现（结果）	时间点	肾脏＋尿液收集系统	叙述型	X 射线检查	放射医学
43486-0	多重视图 GE 3	发现（结果）	时间点	窦	叙述型	X 射线检查	放射医学
43487-8	引导布置放射治疗野	发现（结果）	时间点	XXX	叙述型	超声	放射医学
43488-6	多重视图 GE 3	发现（结果）	时间点	拇指. 左侧	叙述型	X 射线检查	放射医学
4348-9	尼可吗啡	质量	时间点	剂量	定量型		药物剂量

LOINC 代码	名称	属性	时间特征	系统	标尺类型	方法类型	分类
43489-4	多重视图 GE 3	发现（结果）	时间点	手指. 第二. 左侧	叙述型	X 射线检查	放射医学
43490-2	多重视图 GE 3	发现（结果）	时间点	手指. 第三. 左侧	叙述型	X 射线检查	放射医学
43491-0	多重视图 GE 3	发现（结果）	时间点	手指. 第四. 左侧	叙述型	X 射线检查	放射医学
43492-8	多重视图 GE 3	发现（结果）	时间点	手指. 第五. 左侧	叙述型	X 射线检查	放射医学
43493-6	多重视图 GE 3	发现（结果）	时间点	拇指. 右侧	叙述型	X 射线检查	放射医学
43494-4	多重视图 GE 3	发现（结果）	时间点	手指. 第二. 右侧	叙述型	X 射线检查	放射医学
43495-1	多重视图 GE 3	发现（结果）	时间点	手指. 第三. 右侧	叙述型	X 射线检查	放射医学
43496-9	多重视图 GE 3	发现（结果）	时间点	手指. 第四. 右侧	叙述型	X 射线检查	放射医学
4349-7	烟酰胺	质量	时间点	剂量	定量型		药物剂量
43497-7	多重视图 GE 3	发现（结果）	时间点	手指. 第五. 右侧	叙述型	X 射线检查	放射医学
43498-5	多重视图 GE 3	发现（结果）	时间点	膝. 左侧	叙述型	X 射线检查	放射医学
43499-3	多重视图 3 或 4	发现（结果）	时间点	脚. 左侧	叙述型	X 射线检查	放射医学
43500-8	多重视图 血流^ W 静脉注入放射性核素	发现（结果）	时间点	血管. XXX	叙述型	放射性核素扫描	放射医学
43501-6	多重视图 静止的^ W 静脉注入放射性核素	发现（结果）	时间点	血管. XXX	叙述型	放射性核素扫描	放射医学
43502-4	引导脓肿引流	发现（结果）	时间点	膈下间隙	叙述型	计算机 X 射线断层造影术	放射医学
43503-2	多切面^ W 静脉注入对比剂	发现（结果）	时间点	主动脉和下肢血管	叙述型	计算机 X 射线断层造影术. 血管	放射医学
43504-0	多切面^ W 静脉注入对比剂	发现（结果）	时间点	腋窝. 左	叙述型	核磁共振成像	放射医学
4350-5	尼古丁	质量	时间点	剂量	定量型		药物剂量
43505-7	多切面^ W 静脉注入对比剂	发现（结果）	时间点	腋窝. 右	叙述型	核磁共振成像	放射医学
43506-5	多切面	发现（结果）	时间点	卵巢. 双侧	叙述型	核磁共振成像	放射医学
43507-3	多切面	发现（结果）	时间点	胸腺	叙述型	核磁共振成像	放射医学
43508-1	多切面	发现（结果）	时间点	腋窝. 左	叙述型	核磁共振成像	放射医学
43509-9	多切面^ W & WO 静脉注入对比剂	发现（结果）	时间点	腋窝. 左	叙述型	核磁共振成像	放射医学
43510-7	多切面	发现（结果）	时间点	腋窝. 右	叙述型	核磁共振成像	放射医学
43511-5	多切面^ W & WO 静脉注入对比剂	发现（结果）	时间点	腋窝. 右	叙述型	核磁共振成像	放射医学
43512-3	多切面^ W 静脉注入对比剂	发现（结果）	时间点	小腿血管. 双侧	叙述型	核磁共振成像. 血管	放射医学

LOINC 代码	名称	属性	时间特征	系统	标尺类型	方法类型	分类
4351-3	尼可刹米	质量	时间点	剂量	定量型		药物剂量
43513-1	多切面	发现（结果）	时间点	小腿血管.左	叙述型	核磁共振成像.血管	放射医学
43514-9	多切面^WO 对比剂	发现（结果）	时间点	股.血管.左	叙述型	核磁共振成像.血管	放射医学
43515-6	多切面^WO 对比剂	发现（结果）	时间点	股.血管.右	叙述型	核磁共振成像.血管	放射医学
43516-4	多切面^WO 对比剂	发现（结果）	时间点	腕部血管.左	叙述型	核磁共振成像.血管	放射医学
43517-2	多切面^WO 对比剂	发现（结果）	时间点	腕部血管.右	叙述型	核磁共振成像.血管	放射医学
43518-0	多重视图 测量	发现（结果）	时间点	XXX 骨	叙述型	X 射线检查	放射医学
43519-8	多重视图 测量 有限的	发现（结果）	时间点	XXX 骨	叙述型	X 射线检查	放射医学
43520-6	多重视图 右-卧位与左-卧位	发现（结果）	时间点	胸部	叙述型	X 射线检查	放射医学
4352-1	硝西泮	质量	时间点	剂量	定量型		药物剂量
43521-4	多重视图 1 或 2	发现（结果）	时间点	下颌骨	叙述型	X 射线检查	放射医学
43522-2	多重视图 1 或 2	发现（结果）	时间点	骨盆	叙述型	X 射线检查	放射医学
43523-0	多重视图 1 或 2	发现（结果）	时间点	窦	叙述型	X 射线检查	放射医学
43524-8	多重视图 GE 5	发现（结果）	时间点	颅骨	叙述型	X 射线检查	放射医学
43525-5	多切面^WO 对比剂	发现（结果）	时间点	XXX	叙述型	计算机 X 射线断层造影术	放射医学
43526-3	多切面	发现（结果）	时间点	XXX	叙述型	放射性核素扫描.SPECT	放射医学
43527-1	多切面，动态的^W 静脉注入对比剂	发现（结果）	时间点	XXX	叙述型	计算机 X 射线断层造影术	放射医学
43528-9	多切面^W & WO 静脉注入对比剂	发现（结果）	时间点	乳腺.单侧	叙述型	核磁共振成像	放射医学
43529-7	多重视图	发现（结果）	时间点	眼眶＋面骨	叙述型	X 射线检查	放射医学
43530-5	多切面	发现（结果）	时间点	眼眶＋面部＋颈部	叙述型	核磁共振成像	放射医学
43531-3	引导定位出血部位	发现（结果）	时间点	眼	叙述型	超声	放射医学
43532-1	视图 直立位与 PA 胸	发现（结果）	时间点	腹部＋胸部	叙述型	X 射线检查	放射医学
43533-9	多重视图	发现（结果）	时间点	下颌骨.右	叙述型	X 射线检查	放射医学
43534-7	多重视图 4	发现（结果）	时间点	下颌骨.左	叙述型	X 射线检查	放射医学
43535-4	多重视图 4	发现（结果）	时间点	下颌骨.右	叙述型	X 射线检查	放射医学
43536-2	多重视图	发现（结果）	时间点	脊髓.腰段	叙述型	X 射线检查.荧光光谱.视频	放射医学
43537-0	引导引流	发现（结果）	时间点	XXX	叙述型	X 射线检查.荧光光谱	放射医学
43538-8	多重视图	发现（结果）	时间点	脊柱.颈段	叙述型	X 射线检查.荧光光谱.视频	放射医学
4353-9	呋喃妥因	质量	时间点	剂量	定量型		药物剂量
43539-6	多重视图 2 或 3	发现（结果）	时间点	脊柱.颈段	叙述型	X 射线检查	放射医学

LOINC 代码	名称	属性	时间特征	系统	标尺类型	方法类型	分类
43540-4	多重视图 GE 3	发现（结果）	时间点	手指. 第五. 右侧	叙述型	X 射线检查	放射医学
43541-2	多重视图 GE 3	发现（结果）	时间点	手指. 第二. 左侧	叙述型	X 射线检查	放射医学
43542-0	多重视图 GE 3	发现（结果）	时间点	手指. 第五. 左侧	叙述型	X 射线检查	放射医学
43543-8	多重视图 GE 3	发现（结果）	时间点	骨盆	叙述型	X 射线检查	放射医学
43544-6	多重视图 GE 3	发现（结果）	时间点	手指. 第四. 左侧	叙述型	X 射线检查	放射医学
43545-3	多重视图 GE 3	发现（结果）	时间点	手指. 第三. 左侧	叙述型	X 射线检查	放射医学
43546-1	多重视图 GE 3	发现（结果）	时间点	手指. 第二. 右侧	叙述型	X 射线检查	放射医学
4354-7	去甲安定	质量	时间点	剂量	定量型		药物剂量
43547-9	多重视图 GE 3	发现（结果）	时间点	手指. 第三. 右侧	叙述型	X 射线检查	放射医学
43548-7	多重视图 GE 3	发现（结果）	时间点	手指. 第四. 右侧	叙述型	X 射线检查	放射医学
43549-5	多重视图 灌流^W 压力	发现（结果）	时间点	心脏	叙述型	放射性核素扫描	放射医学
43550-3	多重视图 静止的与血流^W 静脉注入放射性核素	发现（结果）	时间点	大脑	叙述型	放射性核素扫描	放射医学
43551-1	引导脓肿引流	发现（结果）	时间点	腹膜腔	叙述型	超声	放射医学
43552-9	多切面	发现（结果）	时间点	颈动脉. 单侧	叙述型	超声	放射医学
43553-7	研究观察. 总体的	印象/检查结果的解释	时间点	胎儿. 双胞胎	叙述型	超声	放射医学
4355-4	去甲多虑平	质量	时间点	剂量	定量型		药物剂量
43554-5	多重视图^W 静脉注入对比剂	发现（结果）	时间点	血管. 左	叙述型	X 射线检查. 荧光光谱. 血管	放射医学
43555-2	多切面，动态的^W 静脉注入对比剂	发现（结果）	时间点	踝关节. 左侧	叙述型	核磁共振成像	放射医学
43556-0	多切面	发现（结果）	时间点	小腿血管. 右	叙述型	核磁共振成像. 血管	放射医学
43557-8	多重视图^W 静脉注入放射性核素	发现（结果）	时间点	肝脏＋胆管＋胆囊	叙述型	放射性核素扫描	放射医学
43558-6	引导透析导管变化^W 静脉注入对比剂	发现（结果）	时间点	XXX	叙述型	X 射线检查. 荧光光谱	放射医学
43559-4	多重视图^W 排泄期间在膀胱内注入对比剂	发现（结果）	时间点	膀胱＋尿道	叙述型	X 射线检查. 荧光光谱	放射医学
43560-2	多重视图^W 口服泛影葡胺制剂与 W 直肠灌入钡对比剂	发现（结果）	时间点	结肠	叙述型	X 射线检查. 荧光光谱	放射医学
43561-0	多重视图 AP 直立位与 AP 胸	发现（结果）	时间点	腹部＋胸部	叙述型	X 射线检查	放射医学
4356-2	去甲肾上腺素	质量	时间点	剂量	定量型		药物剂量
43562-8	骨密度	印象/检查结果的解释	时间点	骨骼系统. 中轴骨	叙述型	放射性核素扫描	放射医学

LOINC 代码	名称	属性	时间特征	系统	标尺类型	方法类型	分类
43563-6	骨密度	印象/检查结果的解释	时间点	骨骼系统.周围骨	叙述型	放射性核素扫描	放射医学
43564-4	引导活组织检查	发现（结果）	时间点	浅表肌肉	叙述型	超声	放射医学
43565-1	引导活组织检查	发现（结果）	时间点	深部骨	叙述型	超声	放射医学
43566-9	多切面	发现（结果）	时间点	臀部＋股	叙述型	超声	放射医学
43567-7	引导活组织检查	发现（结果）	时间点	深部骨	叙述型	计算机X射线断层造影术	放射医学
43568-5	引导活组织检查.针	发现（结果）	时间点	深部骨	叙述型	计算机X射线断层造影术	放射医学
43569-3	多重视图 脊柱侧凸 AP^直立位与仰卧的	发现（结果）	时间点	脊柱	叙述型	X射线检查	放射医学
4357-0	诺乙雄龙	质量	时间点	剂量	定量型		药物剂量
43570-1	多重视图 便携式	发现（结果）	时间点	手	叙述型	X射线检查	放射医学
43571-9	引导活组织检查.针	发现（结果）	时间点	脆骨	叙述型	计算机X射线断层造影术	放射医学
43572-7	多切面，有限的	发现（结果）	时间点	腹部血管	叙述型	超声.多普勒	放射医学
43573-5	博氏疏螺旋体 Ab. IgM	任意浓度	时间点	脑脊液	定量型	免疫印迹	微生物学
43574-3	多重视图^W口服钡对比剂	发现（结果）	时间点	胃肠道.上＋小肠	叙述型	X射线检查.荧光光谱	放射医学
43575-0	补体 C3	质量浓度	时间点	心包液	定量型		血液学/细胞分类计数
43576-8	酰基肉毒碱/肉碱.游离型	比率	时间点	尿液	定量型		化学
43577-6	组胺/肌酐	比率	时间点	尿液	定量型		化学
43578-4	补体 C3	质量浓度	时间点	腹腔液	定量型		血液学/细胞分类计数
43579-2	补体 C3	质量浓度	时间点	胸水	定量型		血液学/细胞分类计数
435-8	罗利环素	药物敏感度	时间点	分离物	定量型	最小致死浓度	抗生素敏感性
43580-0	补体 C4	质量浓度	时间点	心包液	定量型		血液学/细胞分类计数
43581-8	补体 C4	质量浓度	时间点	腹腔液	定量型		血液学/细胞分类计数
43582-6	补体 C4	质量浓度	时间点	胸水	定量型		血液学/细胞分类计数
43583-4	脂蛋白（little a）	摩尔浓度	时间点	血清/血浆	定量型		化学
43584-2	异形细胞	任意浓度	时间点	全血	等级型	光学显微镜检查	血液学/细胞分类计数
43585-9	ECGF1 基因突变分析	存在与否或身份标识	时间点	全血/组织	叙述型	分子遗传学	分子病理学.基因突变
43586-7	假结核耶尔森菌 Ab	任意浓度	时间点	脑脊液	等级型		微生物学
43587-5	葡萄 Ab. IgE	比率	时间点	血清	定量型		变态反应
4358-8	去甲苯福林	质量	时间点	剂量	定量型		药物剂量
43588-3	水痘-带状疱疹病毒 Ab. IgM	任意浓度	时间点	血清	等级型	免疫荧光	微生物学

LOINC代码	名称	属性	时间特征	系统	标尺类型	方法类型	分类
43589-1	志贺杆菌 sp Ab	任意浓度	时间点	血清	等级型		微生物学
43590-9	狂犬病病毒 Ab	任意浓度	时间点	血清	定量型	酶免疫分析	微生物学
43591-7	桃树 Ab. IgE	比率	时间点	血清	定量型		变态反应
43592-5	杏梅 Ab. IgE	比率	时间点	血清	定量型		变态反应
43593-3	三日疟原虫 Ab. IgG	稀释系数、稀释倍数（滴度）	时间点	血清	定量型		微生物学
43594-1	巢	质量	时间点	结石	定量型		病理学
43595-8	美沙酮	任意浓度	时间点	胎粪	等级型		药物水平/毒理学
4359-6	诺氟沙星	质量	时间点	剂量	定量型		药物剂量
43596-6	欧洲苹果 Ab. IgE	比率	时间点	血清	定量型		变态反应
43597-4	内耳 68KD Ab	任意浓度	时间点	血清/血浆	等级型	免疫印迹	血清学
43598-2	尿蓝母	任意浓度	24 小时	尿液	等级型		化学
43599-0	艾滋病毒 1 Ab	任意浓度	时间点	血清	定量型	免疫荧光	微生物学
43600-6	神经节苷脂 GD1b Ab. IgM	任意浓度	时间点	血清	等级型		血清学
43601-4	神经节苷脂 GD1b Ab. IgG	任意浓度	时间点	血清	等级型		血清学
43602-2	细粒棘球绦虫 Ab	任意浓度	时间点	血清	定量型	酶免疫分析	微生物学
43603-0	雄烯二酮^给予某刺激后第 1 份标本	质量浓度	时间点	血清/血浆	定量型		刺激耐受试验
4360-4	去甲间甲肾上腺素	质量	时间点	剂量	定量型		药物剂量
43604-8	醛固酮^给予某刺激后第 1 份标本	质量浓度	时间点	血清/血浆	定量型		刺激耐受试验
43605-5	白蛋白	质量浓度	4 小时	尿液	定量型	检出限＝20 mg/L	化学
43606-3	白蛋白	质量速率	4 小时	尿液	定量型	检出限＝20 mg/L	化学
43607-1	白蛋白	质量速率	12 小时	尿液	定量型	检出限＝20 mg/L	化学
43608-9	肾上腺皮质 Ab	任意浓度	时间点	血清	等级型		血清学
43609-7	已二酸	任意浓度	24 小时	尿液	等级型		化学
43610-5	腺病毒 Ag	任意浓度	时间点	鼻咽部	等级型	免疫荧光	微生物学
43611-3	腺病毒 Ag	任意浓度	时间点	支气管	等级型	免疫荧光	微生物学
4361-2	去甲阿密曲替林	质量	时间点	剂量	定量型		药物剂量
43612-1	腺病毒 Ag	任意浓度	时间点	鼻	等级型	免疫荧光	微生物学
43613-9	腺病毒 Ag	任意浓度	时间点	气管	等级型	免疫荧光	微生物学
43614-7	腺病毒 Ag	任意浓度	时间点	鼻	等级型		微生物学
43615-4	腺病毒 Ag	任意浓度	时间点	生殖器	等级型		微生物学
43616-2	腺病毒 Ab	任意浓度	时间点	血清	等级型		微生物学
43617-0	腺病毒 Ab	任意浓度	时间点	脑脊液	等级型		微生物学
43618-8	腺病毒 Ab	任意浓度	时间点	血清	等级型	补体结合试验	微生物学
43619-6	放线菌 Ab	任意浓度	时间点	血清	等级型		微生物学
4362-0	氧氟沙星	质量	时间点	剂量	定量型		药物剂量
43620-4	衣氏放线菌 Ab	任意浓度	时间点	血清	等级型		微生物学
43621-2	牛放线菌 Ab	任意浓度	时间点	血清	等级型		微生物学
43622-0	乌头酸	任意浓度	24 小时	尿液	等级型		化学
43623-8	乙酰胆碱受体阻断型 Ab	任意浓度	时间点	血清	等级型		血清学
43624-6	乙酰胆碱受体结合 Ab	任意浓度	时间点	血清	等级型		血清学

LOINC 代码	名称	属性	时间特征	系统	标尺类型	方法类型	分类
43625-3	乙酰胆碱受体 Ab	任意浓度	时间点	血清	等级型		血清学
43626-1	醋酸己脲	任意浓度	时间点	血清/血浆	等级型		药物水平/毒理学
43627-9	乙酰唑胺	任意浓度	时间点	血清/血浆	等级型		药物水平/毒理学
43628-7	对乙酰氨基酚结晶	任意浓度	时间点	尿沉渣	等级型	光学显微镜检查	尿液分析
43629-5	8-羟基阿莫沙平	任意浓度	时间点	血清/血浆	等级型		药物水平/毒理学
43630-3	6-硫鸟嘌呤	任意浓度	时间点	红细胞	等级型		药物水平/毒理学
43631-1	6-甲基-巯嘌呤代谢产物	任意浓度	时间点	红细胞	等级型		药物水平/毒理学
43632-9	6-甲基-巯嘌呤	任意浓度	时间点	红细胞	等级型		药物水平/毒理学
43633-7	5-羰基脯氨酸	任意浓度	24 小时	尿液	等级型		化学
43634-5	3-甲氧基-4-羟基苯乙二醇	任意浓度	时间点	尿液	等级型		化学
43635-2	2-羟基戊二酸	任意浓度	24 小时	尿液	等级型		化学
43636-0	纤溶酶原激活剂组织类型	任意浓度	时间点	贫血小板血浆	等级型	显色	凝血功能检查
43637-8	鹦鹉粪 Ab. IgG	任意浓度	时间点	血清	等级型		变态反应
4363-8	奥芬那君	质量	时间点	剂量	定量型		药物剂量
43638-6	眼脑脊髓病 Ab. IgG	任意浓度	时间点	血清/血浆	等级型		血清学
43639-4	颈基嘌呤	任意浓度	时间点	全血	等级型		药物水平/毒理学
43640-2	醛固酮-18-葡糖苷酸	任意浓度	时间点	尿液	定量型		化学
43641-0	多重视图	发现（结果）	时间点	脚.籽骨.左	叙述型	X 射线检查	放射医学
43642-8	多重视图 血流^W 静脉注入 ^{99m}Tc DTPA	发现（结果）	时间点	大脑	叙述型	放射性核素扫描	放射医学
43643-6	多重视图 血流^W 静脉注入 ^{99m}Tc 葡庚糖酸盐	发现（结果）	时间点	大脑	叙述型	放射性核素扫描	放射医学
43644-4	多重视图 血流 受限的^W 静脉注入放射性核素	发现（结果）	时间点	大脑	叙述型	放射性核素扫描	放射医学
43645-1	多重视图 梗死 定性的^W 静脉注入放射性核素	发现（结果）	时间点	心脏	叙述型	放射性核素扫描	放射医学
4364-6	毒毛花苷 G	质量	时间点	剂量	定量型		药物剂量
43646-9	多重视图 梗死 定性的与定量的^W 静脉注入放射性核素	发现（结果）	时间点	心脏	叙述型	放射性核素扫描	放射医学
43647-7	多重视图 梗死 定量的^W 静脉注入放射性核素	发现（结果）	时间点	心脏	叙述型	放射性核素扫描	放射医学
43648-5	多重视图 内分泌肿瘤 多重面积^W 静脉注入 ^{131}I MIBG	发现（结果）	时间点	病人	叙述型	放射性核素扫描	放射医学
43649-3	多重视图 内分泌肿瘤 多重面积^W 静脉注入 ^{111}In 喷曲肽	发现（结果）	时间点	病人	叙述型	放射性核素扫描	放射医学
43650-1	多重视图^W 胆囊收缩素与 W 静脉注入放射性核素	发现（结果）	时间点	肝脏＋胆管＋胆囊	叙述型	放射性核素扫描	放射医学

LOINC 代码	名称	属性	时间特征	系统	标尺类型	方法类型	分类
43651-9	多重视图^W 辛卡利特与W 静脉注入放射性核素	发现（结果）	时间点	肝脏＋胆管＋胆囊	叙述型	放射性核素扫描	放射医学
43652-7	多切面，血流^W 静脉注入放射性核素	发现（结果）	时间点	肝脏＋脾脏	叙述型	放射性核素扫描.SPECT	放射医学
4365-3	苯唑西林	质量	时间点	剂量	定量型		药物剂量
43653-5	多重视图 血流^W 静脉注入放射性核素	发现（结果）	时间点	肝脏＋脾脏	叙述型	放射性核素扫描	放射医学
43654-3	多重视图 血流^W 静脉注入 ^{99m}Tc 标记的红细胞	发现（结果）	时间点	肝脏	叙述型	放射性核素扫描	放射医学
43655-0	多切面，血流^W 静脉注入放射性核素	发现（结果）	时间点	肝脏	叙述型	放射性核素扫描.SPECT	放射医学
43656-8	多重视图 灌流 定量的^W 静脉注入放射性核素	发现（结果）	时间点	肺脏	叙述型	放射性核素扫描	放射医学
43657-6	多重视图 定量的^W 静脉注入放射性核素	发现（结果）	时间点	肺脏	叙述型	放射性核素扫描	放射医学
43658-4	多重视图 灌流 定量的^W 静脉注入放射性核素	发现（结果）	时间点	心脏	叙述型	放射性核素扫描	放射医学
43659-2	多切面，灌流，定性的^静止的 & W 静脉注入放射性核素	发现（结果）	时间点	心脏	叙述型	放射性核素扫描.SPECT	放射医学
436-6	罗利环素	药物敏感度	时间点	分离物	定量或等级型	最小抑制浓度	抗生素敏感性
43660-0	多重视图 灌流 定性的^静止的 & W 静脉注入放射性核素	发现（结果）	时间点	心脏	叙述型	放射性核素扫描	放射医学
4366-1	氧雄龙	质量	时间点	剂量	定量型		药物剂量
43661-8	多重视图 灌流 定量的^静止的 & W 静脉注入放射性核素	发现（结果）	时间点	心脏	叙述型	放射性核素扫描	放射医学
43662-6	多切面，血流^W 静脉注入 ^{99m}Tc 葡庚糖酸盐	发现（结果）	时间点	肾脏血管	叙述型	放射性核素扫描.SPECT	放射医学
43663-4	多重视图 血流^W 静脉注入 ^{99m}Tc 葡庚糖酸盐	发现（结果）	时间点	肾脏血管	叙述型	放射性核素扫描	放射医学
43664-2	多重视图 血流^W 静脉注入 ^{99m}Tc DTPA	发现（结果）	时间点	肾脏血管	叙述型	放射性核素扫描	放射医学
43665-9	多重视图 血流^W 静脉注入 ^{99m}Tc 巯替肽	发现（结果）	时间点	肾脏血管	叙述型	放射性核素扫描	放射医学
43666-7	多重视图 血流^W 静脉注入 ^{99m}Tc 葡庚糖酸盐	发现（结果）	时间点	肾脏.双侧＋采集系统＋肾脏血管	叙述型	放射性核素扫描	放射医学
43667-5	多重视图^W 静脉注入 ^{99m}Tc DTPA	发现（结果）	时间点	肾脏.双侧＋采集系统＋肾脏血管	叙述型	放射性核素扫描	放射医学
43668-3	多重视图^W 静脉注入 ^{99m}Tc 巯替肽	发现（结果）	时间点	肾脏.双侧＋采集系统＋肾脏血管	叙述型	放射性核素扫描	放射医学
43669-1	多重视图^W 静脉注入放射性核素	发现（结果）	时间点	肾脏血管	叙述型	放射性核素扫描	放射医学
43670-9	多切面，血流^W 静脉注入放射性核素	发现（结果）	时间点	脾脏	叙述型	放射性核素扫描.SPECT	放射医学

LOINC 代码	名称	属性	时间特征	系统	标尺类型	方法类型	分类
43671-7	视图 斑点^ W 静脉注入放射性核素	发现（结果）	时间点	甲状腺	叙述型	放射性核素扫描	放射医学
43672-5	多重视图与摄取^ W 静脉注入放射性核素	发现（结果）	时间点	甲状腺	叙述型	放射性核素扫描	放射医学
43673-3	多切面，血流^ W 静脉注入放射性核素	发现（结果）	时间点	甲状腺	叙述型	放射性核素扫描. SPECT	放射医学
43674-1	脂肪酸 医嘱组. 综合的 C8-C26	—	时间点	血清/血浆	定量型		医嘱组. 化学
43675-8	脂肪酸 医嘱组. 线粒体 C8-C18	—	时间点	血清/血浆	定量型		医嘱组. 化学
43676-6	脂肪酸 医嘱组. 本质的 C12-C22	—	时间点	血清/血浆	定量型		医嘱组. 化学
43677-4	脂肪酸 医嘱组. 过氧化物酶病 C22-C26	—	时间点	血清/血浆	定量型		医嘱组. 化学
43678-2	药物剂型与强度小节	—	—	FDA 包装插页	叙述型		文档. 转诊介绍
4367-9	奥沙西泮	质量	时间点	剂量	定量型		药物剂量
43679-0	作用原理小节	—	—	FDA 包装插页	叙述型		文档. 转诊介绍
43680-8	非临床毒理学小节	—	—	FDA 包装插页	叙述型		文档. 转诊介绍
43681-6	药效动力学小节	—	—	FDA 包装插页	叙述型		文档. 转诊介绍
43682-4	药代动力学小节	—	—	FDA 包装插页	叙述型		文档. 转诊介绍
43683-2	最近主要变化小节	—	—	FDA 包装插页	叙述型		文档. 转诊介绍
43684-0	使用于特定人群小节	—	—	FDA 包装插页	叙述型		文档. 转诊介绍
43685-7	警告与警惕小节	—	—	FDA 包装插页	叙述型		文档. 转诊介绍
43686-5	唾液腺 Ab. IgA	任意浓度	时间点	唾液	定量型		血清学
4368-7	对羟福林	质量	时间点	剂量	定量型		药物剂量
43687-3	波瓦桑病毒多价 E Ab	任意浓度	时间点	XXX	等级型	酶免疫分析	微生物学
43688-1	16-α 羟基孕烯醇酮/肌酐	质量浓度比率	时间点	尿液	定量型		化学
43689-9	人类白细胞抗原-DQ2 和人类白细胞抗原-DQ8	印象/检查结果的解释	时间点	全血	名义型		人类白细胞抗原
43690-7	氨苯蝶啶	质量含量	时间点	结石	定量型		药物水平/毒理学
43691-5	分支孢子菌属 sp Ab. IgE	任意浓度	时间点	血清	等级型		变态反应
43692-3	镰孢菌 Ab. IgE. RAST 类	任意浓度	时间点	血清	等级型		变态反应
43693-1	水痘-带状疱疹病毒，已鉴定的	存在与否或身份标识	时间点	皮肤	名义型	Shell vial 培养	微生物学
43694-9	内耳 68KD Ab	任意浓度	时间点	体液	等级型		血清学
4369-5	氧烯洛尔	质量	时间点	剂量	定量型		药物剂量
43695-6	疱疹病毒 已鉴定的	存在与否或身份标识	时间点	XXX	名义型	Shell vial 培养	微生物学
43696-4	单纯疱疹病毒 已鉴定的	存在与否或身份标识	时间点	脑脊液	名义型	Shell vial 培养	微生物学

LOINC代码	名称	属性	时间特征	系统	标尺类型	方法类型	分类
43697-2	单纯疱疹病毒 已鉴定的	存在与否或身份标识	时间点	XXX	名义型	Shell vial 培养	微生物学
43698-0	肠道病毒 已鉴定的	存在与否或身份标识	时间点	XXX	名义型	Shell vial 培养	微生物学
43699-8	肠道病毒 已鉴定的	存在与否或身份标识	时间点	脑脊液	名义型	Shell vial 培养	微生物学
43700-4	巨细胞病毒 已鉴定的	存在与否或身份标识	时间点	尿液	名义型	Shell vial 培养	微生物学
43701-2	巨细胞病毒 已鉴定的	存在与否或身份标识	时间点	XXX	名义型	Shell vial 培养	微生物学
43702-0	巨细胞病毒 已鉴定的	存在与否或身份标识	时间点	脑脊液	名义型	Shell vial 培养	微生物学
4370-3	羟考酮	质量	时间点	剂量	定量型		药物剂量
43703-8	巨细胞病毒 已鉴定的	存在与否或身份标识	时间点	全血	名义型	Shell vial 培养	微生物学
43704-6	巨细胞病毒 已鉴定的	存在与否或身份标识	时间点	体液	名义型	Shell vial 培养	微生物学
43705-3	巨细胞病毒 已鉴定的	存在与否或身份标识	时间点	骨髓	名义型	Shell vial 培养	微生物学
43706-1	巨细胞病毒 已鉴定的	存在与否或身份标识	时间点	直肠	名义型	Shell vial 培养	微生物学
43707-9	巨细胞病毒 已鉴定的	存在与否或身份标识	时间点	组织	名义型	Shell vial 培养	微生物学
43708-7	碱性磷酸酶.肝+骨	任意浓度	时间点	血清/血浆	等级型		化学
43709-5	碱性磷酸酶.小肠+肾脏	任意浓度	时间点	血清/血浆	等级型		化学
43710-3	碱性磷酸酶.热稳定型	任意浓度	时间点	血清/血浆	等级型	热稳定性	化学
4371-1	羟甲睾酮	质量	时间点	剂量	定量型		药物剂量
43711-1	白蛋白	任意浓度	时间点	脑脊液	等级型		化学
43712-9	白蛋白	任意浓度	时间点	血清/血浆	等级型		化学
43713-7	白蛋白	任意浓度	时间点	体液	等级型		化学
43714-5	腺病毒 Ab	任意浓度	时间点	XXX	等级型		微生物学
43715-2	酰基肉毒碱	任意浓度	时间点	全血	等级型		化学
43716-0	酰基肉毒碱	任意浓度	时间点	尿液	等级型		化学
43717-8	酰基肉毒碱	任意浓度	时间点	全血.滤纸	等级型		化学
43718-6	酸性磷酸酶.前列腺性	任意浓度	时间点	血清	等级型		化学
43719-4	对乙酰氨基酚+14-羟基二氢可待因酮	任意浓度	时间点	血清/血浆	等级型		药物水平/毒理学
43720-2	对乙酰氨基酚+可待因	任意浓度	时间点	血清/血浆	等级型		药物水平/毒理学
43721-0	乙醛+三聚乙醛	任意浓度	时间点	血清/血浆	等级型		药物水平/毒理学
43722-8	5-甲基-5-苯基乙内酰脲	任意浓度	时间点	XXX	等级型		药物水平/毒理学
43723-6	5，10-甲烯四氢叶酸还原酶	任意浓度	时间点	血清	等级型		化学
43724-4	2，5-二氯苯酚	任意浓度	时间点	尿液	等级型		药物水平/毒理学
43725-1	2，4-二氯苯酚	任意浓度	时间点	尿液	等级型		药物水平/毒理学

LOINC 代码	名称	属性	时间特征	系统	标尺类型	方法类型	分类
43726-9	17-生酮类固醇	任意浓度	24 小时	尿液	等级型		化学
43727-7	脂蛋白.β.亚微颗粒.小	摩尔浓度	时间点	血清/血浆	定量型		化学
43728-5	脂蛋白.pre-β.亚粒子.大	摩尔浓度	时间点	血清/血浆	定量型		化学
4372-9	羟甲烯龙	质量	时间点	剂量	定量型		药物剂量
43729-3	脂蛋白.α.亚粒子.大	摩尔浓度	时间点	血清/血浆	定量型		化学
43730-1	EB 病毒 DNA	任意浓度	时间点	血清/血浆	定量型	探针.扩增.靶向扩增	微生物学
43731-9	碱性磷酸酶.胎儿＋肺＋淋巴细胞	任意浓度	时间点	血清/血浆	等级型		化学
43732-7	4-羟苯酸盐	任意浓度	时间点	尿液	等级型		药物水平/毒理学
43733-5	4-羟苯酸盐	任意浓度	24 小时	尿液	等级型		药物水平/毒理学
43734-3	表面诱导的凝血	时间（如秒数）	时间点	贫血小板血浆	定量型	凝集反应.盐水 1∶1	凝血功能检查
43735-0	表面诱导的凝血.因子替换^加入正常血浆后立即测量	时间（如秒数）	时间点	贫血小板血浆	定量型	凝集反应	凝血功能检查
43736-8	福沙那韦	药物敏感度	时间点	分离物	定量或等级型	基因型分析	抗生素敏感性
4373-7	羟布宗	质量	时间点	剂量	定量型		药物剂量
43737-6	替拉那韦	药物敏感度	时间点	分离物	定量或等级型	基因型分析	抗生素敏感性
43738-4	血液凝固稀释锁链蛇蛇毒诱导的.因子替代^加入正常血浆后立即测量	时间（如秒数）	时间点	贫血小板血浆	定量型	凝集反应	凝血功能检查
43739-2	血型 Ag	印象/检查结果的解释	时间点	红细胞^血液制品单位	名义型		血库
437-4	罗利环素	药物敏感度	时间点	分离物	定量或等级型	琼脂扩散	抗生素敏感性
43740-0	葡萄糖/胰岛素	质量浓度比率	时间点	血清/血浆	定量型		化学
43741-8	温度	温度	时间点	精液	定量型		生育能力
43742-6	下一次剂量给药时间	时间戳、时间标记	时间点	病人	定量型		药物剂量
43743-4	淋巴细胞.异型	数量或计数浓度（计数/容积）	时间点	全血	定量型	自动化计数	血液学/细胞分类计数
43744-2	COX10 基因突变分析	存在与否或身份标识	时间点	全血/组织	叙述型	分子遗传学	分子病理学.基因突变
4374-5	对甲基马尿酸	质量	时间点	剂量	定量型		药物剂量
43745-9	DYS 基因突变分析	存在与否或身份标识	时间点	全血/组织	名义型	分子遗传学	分子病理学.基因突变
43746-7	KCNQ1 基因突变分析	存在与否或身份标识	时间点	全血/组织	叙述型	分子遗传学	分子病理学.基因突变
43747-5	OCA2 基因突变分析	存在与否或身份标识	时间点	全血/组织	名义型	分子遗传学	分子病理学.基因突变
43748-3	SCO1 基因突变分析	存在与否或身份标识	时间点	全血/组织	叙述型	分子遗传学	分子病理学.基因突变
43749-1	SCO2 基因突变分析	存在与否或身份标识	时间点	全血/组织	叙述型	分子遗传学	分子病理学.基因突变
43750-9	SURF1 基因突变分析	存在与否或身份标识	时间点	全血/组织	叙述型	分子遗传学	分子病理学.基因突变

LOINC 代码	名称	属性	时间特征	系统	标尺类型	方法类型	分类
43751-7	莫西沙星	质量浓度	时间点	血清/血浆	定量型		药物水平/毒理学
4375-2	对羟基苯丙胺	质量	时间点	剂量	定量型		药物剂量
43752-5	眼脑脊髓病 Ab. IgG	任意浓度	时间点	血清/血浆	定量型	免疫荧光	血清学
43753-3	精子 IgM 结合部	存在与否或身份标识	时间点	精液	名义型		生育能力
43754-1	硫酸盐	质量浓度	XXX	尿液	定量型		化学
43755-8	管型	单位面积数量或计数	时间点	尿沉渣	定量型	自动化计数	尿液分析
43756-6	引导抽吸	发现（结果）	时间点	乳腺	叙述型	超声	放射医学
43757-4	引导抽吸^细针	发现（结果）	时间点	肾脏	叙述型	计算机 X 射线断层造影术	放射医学
43758-2	引导定位	发现（结果）	时间点	乳腺. 左侧	叙述型	超声	放射医学
43759-0	引导定位	发现（结果）	时间点	乳腺. 双侧	叙述型	超声	放射医学
4376-0	副醛	质量	时间点	剂量	定量型		药物剂量
43760-8	引导定位	发现（结果）	时间点	乳腺. 右侧	叙述型	超声	放射医学
43761-6	引导血栓切除术^W 静脉注入对比剂	发现（结果）	时间点	静脉. 双侧	叙述型	X 射线检查. 荧光光谱. 血管	放射医学
43762-4	引导血栓切除术^W 静脉注入对比剂	发现（结果）	时间点	静脉. 左侧	叙述型	X 射线检查. 荧光光谱. 血管	放射医学
43763-2	引导血栓切除术^W 静脉注入对比剂	发现（结果）	时间点	静脉	叙述型	X 射线检查. 荧光光谱. 血管	放射医学
43764-0	引导血栓切除术^W 静脉注入对比剂	发现（结果）	时间点	静脉. 右侧	叙述型	X 射线检查. 荧光光谱. 血管	放射医学
43765-7	多切面	发现（结果）	时间点	颈动脉. 双侧	叙述型	超声. 多普勒	放射医学
43766-5	多切面^W 静脉注入对比剂	发现（结果）	时间点	肾脏. 双侧	叙述型	计算机 X 射线断层造影术	放射医学
43767-3	多切面	发现（结果）	时间点	肾脏. 双侧	叙述型	计算机 X 射线断层造影术	放射医学
43768-1	多切面^W & WO 静脉注入对比剂	发现（结果）	时间点	肾脏	叙述型	计算机 X 射线断层造影术	放射医学
43769-9	多切面^W & WO 静脉注入对比剂	发现（结果）	时间点	大脑＋内耳道	叙述型	核磁共振成像	放射医学
43770-7	多切面^WO 对比剂	发现（结果）	时间点	肾脏	叙述型	计算机 X 射线断层造影术	放射医学
43771-5	多切面	发现（结果）	时间点	末梢血管	叙述型	超声. 多普勒	放射医学
43772-3	多切面	发现（结果）	时间点	大脑＋内耳道	叙述型	核磁共振成像	放射医学
43773-1	多切面^WO 对比剂	发现（结果）	时间点	肾脏	叙述型	核磁共振成像	放射医学

LOINC 代码	名称	属性	时间特征	系统	标尺类型	方法类型	分类
43774-9	多切面	发现（结果）	时间点	肾脏. 双侧	叙述型	超声	放射医学
43775-6	多切面^W & WO 静脉注入对比剂	发现（结果）	时间点	肾脏	叙述型	核磁共振成像	放射医学
43776-4	多切面，有限的	发现（结果）	时间点	回肠动脉	叙述型	超声. 多普勒	放射医学
43777-2	多重视图 灌流^静止的与 W 腺苷与 W 静脉注入^{201}Tl	发现（结果）	时间点	心脏	叙述型	放射性核素扫描	放射医学
4377-8	培氟沙星	质量	时间点	剂量	定量型		药物剂量
43778-0	视图 AP 仰卧位 便携式	发现（结果）	时间点	胸部	叙述型	X 射线检查	放射医学
43779-8	视图 日出	发现（结果）	时间点	膝. 左侧	叙述型	X 射线检查	放射医学
43780-6	视图 日出	发现（结果）	时间点	膝	叙述型	X 射线检查	放射医学
43781-4	多重视图	发现（结果）	时间点	脊柱. 颈胸段	叙述型	X 射线检查	放射医学
43782-2	多重视图^W 动脉内注入对比剂	发现（结果）	时间点	回肠动脉	叙述型	X 射线检查. 荧光光谱. 血管	放射医学
43783-0	多重视图^W 静脉注入对比剂与 W 高血压蛋白原酶抽样	发现（结果）	时间点	肾静脉	叙述型	X 射线检查. 荧光光谱. 血管	放射医学
43784-8	多重视图 2	发现（结果）	时间点	脊柱. 颈段＋脊柱. 胸段＋脊柱. 腰段	叙述型	X 射线检查	放射医学
43785-5	多重视图 AP 与侧位	发现（结果）	时间点	脊柱. 颈胸段	叙述型	X 射线检查	放射医学
4378-6	匹莫林	质量	时间点	剂量	定量型		药物剂量
43786-3	多重视图 AP（仰卧位 KUB 与直立位）与 PA 直立位 胸	发现（结果）	时间点	腹部＋胸部	叙述型	X 射线检查	放射医学
43787-1	多重视图 牙齿测量	发现（结果）	时间点	颅骨＋面部骨＋下颌骨	叙述型	X 射线检查	放射医学
43788-9	多重视图 开放性^W 对比剂通过导管	发现（结果）	时间点	XXX 管	叙述型	X 射线检查. 荧光光谱	放射医学
43789-7	多重视图 开放性^W 静脉注入^{99m}Tc	发现（结果）	时间点	肝脏＋胆管＋胆囊	叙述型	放射性核素扫描	放射医学
43790-5	多重视图 Grashey & Y	发现（结果）	时间点	肩部. 右侧	叙述型	X 射线检查	放射医学
43791-3	多重视图 斜位	发现（结果）	时间点	脊髓. 腰段	叙述型	X 射线检查	放射医学
43792-1	血管成形术^W 动脉内注入对比剂	发现（结果）	时间点	胫腓动脉. 右	叙述型	X 射线检查. 荧光光谱. 血管	放射医学
43793-9	血管成形术^W 动脉内注入对比剂	发现（结果）	时间点	胫腓动脉	叙述型	X 射线检查. 荧光光谱. 血管	放射医学
4379-4	青霉素 G 苄星青霉素	质量	时间点	剂量	定量型		药物剂量
43794-7	血管成形术^W 动脉内注入对比剂	发现（结果）	时间点	胫腓动脉. 双侧	叙述型	X 射线检查. 荧光光谱. 血管	放射医学
43795-4	血管成形术^W 动脉内注入对比剂	发现（结果）	时间点	胫腓动脉. 左	叙述型	X 射线检查. 荧光光谱. 血管	放射医学
43796-2	多重视图 隧道	发现（结果）	时间点	腕骨. 双侧	叙述型	X 射线检查	放射医学

LOINC 代码	名称	属性	时间特征	系统	标尺类型	方法类型	分类
43797-0	引导活组织检查	发现（结果）	时间点	浅表淋巴结	叙述型	超声	放射医学
43798-8	α-1-胎蛋白	任意浓度	时间点	羊水	等级型		化学
43799-6	绒毛膜促性腺激素. β 亚单位	任意浓度	时间点	XXX	等级型		化学
43800-2	绒毛膜促性腺激素. β 亚单位	任意浓度	时间点	脑脊液	等级型		化学
43801-0	绒毛膜促性腺激素.完整型	任意浓度	时间点	羊水	定量型		化学
4380-2	青霉素 G 钾	质量	时间点	剂量	定量型		药物剂量
43802-8	雌三醇	质量浓度	24 小时	尿液	定量型		化学
43803-6	雌三醇中位数倍数^^调整后	相对比率	时间点	血清/血浆	定量型		化学
43804-4	氨基酸	印象/检查结果的解释	时间点	脑脊液	名义型		化学
43805-1	尿素酶^孵育后 1 天	任意浓度	时间点	组织	等级型		微生物学
43806-9	尿素酶^孵育后 20 分钟	任意浓度	时间点	组织	等级型		微生物学
43807-7	尿素酶^孵育后 4 小时	任意浓度	时间点	组织	等级型		微生物学
43808-5	尿素酶^孵育后 30 分钟	任意浓度	时间点	组织	等级型		微生物学
43809-3	砷	任意浓度	时间点	组织	等级型		药物水平/毒理学
4381-0	普鲁卡因青霉素 G	质量	时间点	剂量	定量型		药物剂量
43810-1	风疹病毒 Ab	任意浓度	时间点	血清	等级型	酶免疫分析	微生物学
43811-9	右丙氧芬	任意浓度	时间点	XXX	等级型		药物水平/毒理学
43812-7	甲型流感病毒 Ab	任意浓度	时间点	血清	等级型		微生物学
43813-5	反应素 Ab	任意浓度	时间点	脐带全血	等级型		微生物学
43814-3	基底膜 Ab. IgG	任意浓度	时间点	血清	等级型	酶免疫分析	血清学
43815-0	砷	任意浓度	时间点	XXX	等级型		药物水平/毒理学
43816-8	淀粉酶	任意浓度	时间点	体液	等级型		化学
43817-6	雄烯二酮	任意浓度	时间点	血清/血浆	等级型		化学
43818-4	β-2-微球蛋白	任意浓度	时间点	血清	等级型		化学
43819-2	β-2-微球蛋白	任意浓度	时间点	尿液	等级型		化学
438-2	罗利环素	药物敏感度	时间点	分离物＋血清	等级型	测序分型	抗生素敏感性
43820-0	胆红素. 葡萄糖醛酸化＋胆红素. 白蛋白结合型	任意浓度	时间点	血清/血浆	等级型		化学
43821-8	淀粉酶	任意浓度	24 小时	尿液	等级型		化学
43822-6	天冬氨酸氨基转移酶	任意浓度	时间点	体液	等级型		化学
43823-4	灰绿曲霉 Ab	任意浓度	时间点	血清	等级型	免疫扩散	微生物学
43824-2	胆红素	任意浓度	时间点	体液	等级型		化学
43825-9	砷	任意浓度	时间点	胃液	等级型		药物水平/毒理学
43826-7	雄诺龙	任意浓度	时间点	血清/血浆	等级型		化学
43827-5	巴比妥类	质量浓度	时间点	XXX	定量型		药物水平/毒理学
4382-8	青霉素 V 钾	质量	时间点	剂量	定量型		药物剂量
43828-3	苯二氮	任意浓度	时间点	XXX	等级型		药物水平/毒理学
43829-1	咖啡因	任意浓度	时间点	XXX	等级型		药物水平/毒理学

LOINC 代码	名称	属性	时间特征	系统	标尺类型	方法类型	分类
43830-9	尼古丁	任意浓度	时间点	XXX	等级型		药物水平/毒理学
43831-7	苯妥英	任意浓度	时间点	XXX	等级型		药物水平/毒理学
43832-5	奎尼丁	任意浓度	时间点	XXX	等级型		药物水平/毒理学
43833-3	奎宁	任意浓度	时间点	XXX	等级型		药物水平/毒理学
43834-1	四氢大麻酚	任意浓度	时间点	XXX	等级型		药物水平/毒理学
43835-8	载脂蛋白 E	任意浓度	时间点	血清/血浆	等级型		化学
4383-6	喷他佐辛	质量	时间点	剂量	定量型		药物剂量
43836-6	β球蛋白	任意浓度	时间点	血清/血浆	等级型	电泳	化学
43837-4	甲型流感病毒 Ab. IgG	任意浓度	时间点	血清	等级型		微生物学
43838-2	甲型流感病毒 Ab. IgM	任意浓度	时间点	血清	等级型		微生物学
43839-0	乙型流感病毒 Ab. IgG	任意浓度	时间点	血清	等级型		微生物学
43840-8	乙型流感病毒 Ab. IgM	任意浓度	时间点	血清	等级型		微生物学
43841-6	白桦 Ab. IgE. RAST 类	任意浓度	时间点	血清	等级型		变态反应
43842-4	博氏疏螺旋体 Ab	稀释系数、稀释倍数（滴度）	时间点	血清	定量型	酶免疫分析	微生物学
43843-2	流产布鲁氏杆菌 Ab. IgG	任意浓度	时间点	血清	定量型	酶免疫分析	微生物学
4384-4	戊四氮	质量	时间点	剂量	定量型		药物剂量
43844-0	肺炎衣原体 Ab. IgM	任意浓度	时间点	血清	等级型	免疫荧光	微生物学
43845-7	肺炎衣原体 Ab	稀释系数、稀释倍数（滴度）	时间点	血清	定量型	免疫荧光	微生物学
43846-5	嗜衣原体 Ab	印象/检查结果的解释	时间点	血清	名义型		微生物学
43847-3	嗜衣原体 Ab	任意浓度	时间点	血清	等级型	免疫荧光	微生物学
43848-1	沙眼衣原体 Ab. IgG	任意浓度	时间点	血清	等级型		微生物学
43849-9	球孢子菌 Ab. IgG	任意浓度	时间点	血清	等级型	酶免疫分析	微生物学
43850-7	球孢子菌 Ab. IgM	任意浓度	时间点	血清	等级型	酶免疫分析	微生物学
4385-1	戊巴比妥	质量	时间点	剂量	定量型		药物剂量
43851-5	甲型流感病毒 Ab. IgA	任意浓度	时间点	血清	等级型		微生物学
43852-3	乙型流感病毒 Ab. IgA	任意浓度	时间点	血清	等级型		微生物学
43853-1	嗜肺军团菌 1＋3＋4＋5＋6＋8 Ab. IgM	任意浓度	时间点	血清	等级型		微生物学
43854-9	分枝杆菌 sp rRNA	任意浓度	时间点	XXX	等级型	探针	微生物学
43855-6	尿素酶^孵育后 2 小时	任意浓度	时间点	组织	等级型		微生物学
43856-4	细胞. CD3＋CD25＋/100 细胞	数量或计数分数	时间点	体液	定量型		细胞标志物
43857-2	苯扎托品	任意浓度	时间点	血清/血浆	等级型		药物水平/毒理学
43858-0	β-2 转铁蛋白	任意浓度	时间点	XXX	等级型		化学
43859-8	勃拉睾酮	任意浓度	时间点	XXX	等级型		药物水平/毒理学
43860-6	苯丙胺＋甲基苯丙胺	任意浓度	时间点	胃液	等级型	筛查试验	药物水平/毒理学
43861-4	无唾液酸神经节苷脂 GM1 Ab	任意浓度	时间点	血清	等级型		血清学
43862-2	曲霉菌属 Ab. IgE. RAST 类	任意浓度	时间点	血清	等级型		变态反应
43863-0	苄噻嗪	任意浓度	24 小时	尿液	等级型		药物水平/毒理学

LOINC 代码	名称	属性	时间特征	系统	标尺类型	方法类型	分类
43864-8	皮炎芽生菌 Ab. IgG	任意浓度	时间点	脑脊液	等级型	酶免疫分析	微生物学
43865-5	皮炎芽生菌 Ab. IgG	任意浓度	时间点	血清	等级型	酶免疫分析	微生物学
43866-3	巴尔通体 Ab	任意浓度	时间点	血清	等级型		微生物学
43867-1	β-2 转铁蛋白	任意浓度	时间点	血清	等级型		化学
43868-9	鹦鹉热嗜衣原体 Ab. IgG	任意浓度	时间点	血清	等级型		微生物学
4386-9	奋乃静	质量	时间点	剂量	定量型		药物剂量
43869-7	抗凝血酶 Ag	任意浓度	时间点	贫血小板血浆	等级型	免疫学	凝血功能检查
43870-5	曲霉菌属 Ab	任意浓度	时间点	血清	等级型	补体结合试验	微生物学
43871-3	曲霉菌属 Ab. IgA	任意浓度	时间点	血清	等级型		微生物学
43872-1	曲霉菌属 Ab. IgG	任意浓度	时间点	血清	等级型		微生物学
43873-9	曲霉菌属 Ab. IgM	任意浓度	时间点	血清	等级型		微生物学
43874-7	甲型流感病毒 Ag	任意浓度	时间点	鼻咽部	等级型		微生物学
43875-4	基底膜 Ab. IgM	任意浓度	时间点	血清	等级型		血清学
43876-2	锑	任意浓度	24 小时	尿液	等级型		药物水平/毒理学
4387-7	非那西丁	质量	时间点	剂量	定量型		药物剂量
43877-0	胆汁酸	任意浓度	时间点	血清	等级型		化学
43878-8	铋	任意浓度	24 小时	尿液	等级型		药物水平/毒理学
43879-6	副百日咳博德特菌 Ag	任意浓度	时间点	鼻咽部	等级型	微生物特异性培养	微生物学
43880-4	百日咳杆菌. 丝状血凝素 Ab. IgA	任意浓度	时间点	血清	等级型		微生物学
43881-2	百日咳杆菌. 丝状血凝素 Ab. IgG	任意浓度	时间点	血清	等级型		微生物学
43882-0	百日咳杆菌. 丝状血凝素 Ab. IgM	任意浓度	时间点	血清	等级型		微生物学
43883-8	氨苄西林	任意浓度	时间点	血清/血浆	等级型		药物水平/毒理学
43884-6	氨苄西林	任意浓度	时间点	尿液	等级型		药物水平/毒理学
4388-5	非那佐辛	质量	时间点	剂量	定量型		药物剂量
43885-3	铍	任意浓度	时间点	XXX	等级型		药物水平/毒理学
43886-1	铋	任意浓度	时间点	XXX	等级型		药物水平/毒理学
43887-9	胆红素	任意浓度	时间点	羊水	等级型	直接分光光度法	化学
43888-7	胆汁酸	任意浓度	时间点	胆汁	等级型		化学
43889-5	胆汁酸	任意浓度	时间点	尿液	等级型		化学
43890-3	百日咳杆菌	任意浓度	时间点	唾液	等级型	微生物特异性培养	微生物学
43891-1	百日咳杆菌 Ag	任意浓度	时间点	唾液	等级型	免疫荧光	微生物学
43892-9	硼酸盐	任意浓度	时间点	全血	等级型		药物水平/毒理学
4389-3	苯环利定	质量	时间点	剂量	定量型		药物剂量
43893-7	田鼠巴贝虫 Ab. IgG	任意浓度	时间点	血清	等级型		微生物学
43894-5	铋	任意浓度	时间点	血清/血浆	等级型		药物水平/毒理学

LOINC 代码	名称	属性	时间特征	系统	标尺类型	方法类型	分类
43895-2	乙型流感病毒 Ag	任意浓度	时间点	鼻咽部	等级型		微生物学
43896-0	百日咳杆菌	任意浓度	时间点	胸水	等级型	微生物特异性培养	微生物学
43897-8	巴氯芬	任意浓度	时间点	血清/血浆	等级型		药物水平/毒理学
43898-6	β羟基丁酸	任意浓度	24 小时	尿液	等级型		化学
43899-4	β促脂解素	任意浓度	时间点	血清/血浆	等级型		化学
439-0	罗索沙星	药物敏感度	时间点	分离物	定量型	最小致死浓度	抗生素敏感性
43900-0	皮炎芽生菌 Ab	任意浓度	时间点	脑脊液	等级型	补体结合试验	微生物学
4390-1	苯甲曲嗪	质量	时间点	剂量	定量型		药物剂量
43901-8	钡	任意浓度	24 小时	尿液	等级型		药物水平/毒理学
43902-6	甲基谷硫磷	任意浓度	时间点	全血	等级型		药物水平/毒理学
43903-4	甲基谷硫磷	任意浓度	时间点	血清/血浆	等级型		药物水平/毒理学
43904-2	甲基谷硫磷	任意浓度	时间点	尿液	等级型		药物水平/毒理学
43905-9	虫媒病毒 Ab. IgG	任意浓度	时间点	血清	等级型		微生物学
43906-7	鹅肌肽	任意浓度	时间点	尿液	等级型		化学
43907-5	精氨基琥珀酸	任意浓度	时间点	血清/血浆	等级型		化学
43908-3	禽脑脊髓炎病毒 Ab	任意浓度	时间点	脑脊液	等级型		微生物学
43909-1	百日咳杆菌 Ag	任意浓度	时间点	鼻咽部	等级型		微生物学
43910-9	蛔虫属 Ab. IgM	任意浓度	时间点	血清	等级型		微生物学
43911-7	花斑曲霉 Ab	任意浓度	时间点	血清	等级型		变态反应
43912-5	比沙可啶	任意浓度	时间点	尿液	等级型		药物水平/毒理学
43913-3	百日咳杆菌 DNA	任意浓度	时间点	鼻咽部	等级型	探针.扩增.靶向扩增	微生物学
43914-1	β2 糖蛋白 1 Ab. IgG	任意浓度	时间点	血清	等级型		血清学
43915-8	β2 糖蛋白 1 Ab. IgA	任意浓度	时间点	血清	等级型		血清学
43916-6	β2 糖蛋白 1 Ab. IgM	任意浓度	时间点	血清	等级型		血清学
43917-4	苯	任意浓度	时间点	尿液	等级型		药物水平/毒理学
43918-2	田鼠巴贝虫 Ab	任意浓度	时间点	血清	等级型		微生物学
4391-9	非尼拉敏	质量	时间点	剂量	定量型		药物剂量
43919-0	β-2-微球蛋白	任意浓度	时间点	脑脊液	等级型		化学
43920-8	巴尔通体 Ab. IgG	任意浓度	时间点	血清	等级型		微生物学
43921-6	巴尔通体 Ab. IgM	任意浓度	时间点	血清	等级型		微生物学
43922-4	β内啡肽	任意浓度	时间点	血清/血浆	等级型		化学
43923-2	β羟基丁酸	任意浓度	时间点	血清/血浆	等级型		化学
43924-0	硫唑嘌呤	任意浓度	时间点	血清/血浆	等级型		药物水平/毒理学
43925-7	副百日咳博德特菌 Ag	任意浓度	时间点	XXX	等级型	微生物特异性培养	微生物学
43926-5	巴贝虫 Ab	任意浓度	时间点	血清	等级型		微生物学
4392-7	芬美曲嗪	质量	时间点	剂量	定量型		药物剂量

LOINC 代码	名称	属性	时间特征	系统	标尺类型	方法类型	分类
43927-3	精氨酸	任意浓度	时间点	全血.滤纸	等级型		化学
43928-1	2期贝氏柯克斯体 Ab.IgM	任意浓度	时间点	血清	等级型	免疫荧光	微生物学
43929-9	蒽醌	质量浓度	时间点	尿液	定量型		药物水平/毒理学
43930-7	小肠结肠炎耶尔森菌 Ab	任意浓度	时间点	脑脊液	等级型		微生物学
43931-5	加利福尼亚脑炎病毒 Ab	稀释系数、稀释倍数(滴度)	时间点	血清	定量型		微生物学
43932-3	类风湿因子	稀释系数、稀释倍数(滴度)	时间点	体液	定量型		血清学
43933-1	去甲伪麻黄碱	质量含量	时间点	胎粪	定量型		药物水平/毒理学
43934-9	苯异丙胺	质量含量	时间点	胎粪	定量型	确认试验	药物水平/毒理学
4393-5	苯巴比妥	质量	时间点	剂量	定量型		药物剂量
43935-6	细胞.CD55/100 细胞	数量或计数分数	时间点	体液	定量型		细胞标志物
43936-4	细胞.CD55/100 细胞	数量或计数分数	时间点	组织	定量型		细胞标志物
43937-2	细胞.CD59/100 细胞	数量或计数分数	时间点	组织	定量型		细胞标志物
43938-0	细胞.CD59/100 细胞	数量或计数分数	时间点	体液	定量型		细胞标志物
43939-8	碱性磷酸酶.肝	任意浓度	时间点	血清/血浆	等级型		化学
43940-6	免疫球蛋白轻链.κ.游离型	质量浓度	24 小时	尿液	定量型		化学
43941-4	本特草 Ab.IgE	比率	时间点	血清	定量型		变态反应
43942-2	胰岛素.游离型	质量浓度	时间点	血清/血浆	定量型		化学
4394-3	吩噻嗪	质量	时间点	剂量	定量型		药物剂量
43943-0	猫上皮 Ab.IgE	比率	时间点	血清	定量型		变态反应
43944-8	细胞.CD4+CD45+/100 细胞	数量或计数分数	时间点	骨髓	定量型		细胞标志物
43945-5	细胞.CD4+CD45RO+/100 细胞	数量或计数分数	时间点	体液	定量型		细胞标志物
43946-3	细胞.CD4+CD45RO+/100 细胞	数量或计数分数	时间点	脑脊液	定量型		细胞标志物
43947-1	细胞.CD4+CD45+/100 细胞	数量或计数分数	时间点	组织	定量型		细胞标志物
43948-9	细胞.CD4+CD45RO+/100 细胞	数量或计数分数	时间点	XXX	定量型		细胞标志物
43949-7	细胞.CD2	数量或计数浓度(计数/容积)	时间点	脑脊液	定量型		细胞标志物
4395-0	苯琥胺	质量	时间点	剂量	定量型		药物剂量
43950-5	细胞.CD2	数量或计数浓度(计数/容积)	时间点	体液	定量型		细胞标志物
43951-3	细胞.CD2	数量或计数浓度(计数/容积)	时间点	组织	定量型		细胞标志物
43952-1	细胞.CD4+CD45RO+	数量或计数浓度(计数/容积)	时间点	骨髓	定量型		细胞标志物
43953-9	细胞.CD4+CD45RO+	数量或计数浓度(计数/容积)	时间点	脑脊液	定量型		细胞标志物
43954-7	细胞.CD4+CD45RO+	数量或计数浓度(计数/容积)	时间点	体液	定量型		细胞标志物
43955-4	细胞.CD4+CD45RO+	数量或计数浓度(计数/容积)	时间点	组织	定量型		细胞标志物
43956-2	细胞.CD4+CD45RO+	数量或计数浓度(计数/容积)	时间点	XXX	定量型		细胞标志物
43957-0	细胞.CD3+HLA-DR+	数量或计数浓度(计数/容积)	时间点	骨髓	定量型		细胞标志物
43958-8	细胞.CD3+HLA-DR+	数量或计数浓度(计数/容积)	时间点	脑脊液	定量型		细胞标志物
43959-6	细胞.CD3+HLA-DR+	数量或计数浓度(计数/容积)	时间点	体液	定量型		细胞标志物
43960-4	细胞.CD3+HLA-DR+	数量或计数浓度(计数/容积)	时间点	组织	定量型		细胞标志物

LOINC 代码	名称	属性	时间特征	系统	标尺类型	方法类型	分类
43961-2	细胞.CD3+HLA-DR+	数量或计数浓度（计数/容积）	时间点	XXX	定量型		细胞标志物
43962-0	细胞.CD4+CD45RA+/100 细胞	数量或计数分数	时间点	骨髓	定量型		细胞标志物
43963-8	细胞.CD4+CD45RA+/100 细胞	数量或计数分数	时间点	脑脊液	定量型		细胞标志物
43964-6	细胞.CD4+CD45RA+/100 细胞	数量或计数分数	时间点	体液	定量型		细胞标志物
43965-3	细胞.CD4+CD45RA+/100 细胞	数量或计数分数	时间点	组织	定量型		细胞标志物
43966-1	细胞.CD4+CD45RA+/100 细胞	数量或计数分数	时间点	XXX	定量型		细胞标志物
43967-9	细胞.CD3+CD25+/100 细胞	数量或计数分数	时间点	脑脊液	定量型		细胞标志物
4396-8	芬特明	质量	时间点	剂量	定量型		药物剂量
43968-7	细胞.CD3+HLA-DR+/100 细胞	数量或计数分数	时间点	脑脊液	定量型		细胞标志物
43969-5	细胞.CD3+CD25+	数量或计数浓度（计数/容积）	时间点	组织	定量型		细胞标志物
43970-3	细胞.CD3+CD4+/100 细胞	数量或计数分数	时间点	脑脊液	定量型		细胞标志物
43971-1	细胞.CD3+CD8+/100 细胞	数量或计数分数	时间点	脑脊液	定量型		细胞标志物
43972-9	细胞.CD19	数量或计数浓度（计数/容积）	时间点	脑脊液	定量型		细胞标志物
43973-7	锌	摩尔浓度	时间点	XXX	定量型		药物水平/毒理学
43974-5	球孢子菌 Ab	任意浓度	时间点	血清	等级型	免疫扩散	微生物学
43975-2	阿普比妥	任意浓度	时间点	XXX	等级型		药物水平/毒理学
4397-6	保泰松	质量	时间点	剂量	定量型		药物剂量
43976-0	麻疹病毒 Ab	任意浓度	时间点	血清	等级型	酶免疫分析	微生物学
43977-8	促同化激素类	任意浓度	时间点	尿液	等级型		化学
43978-6	水痘-带状疱疹病毒 Ab	任意浓度	时间点	血清	等级型	酶免疫分析	微生物学
43979-4	曲霉菌属 已鉴定的	存在与否或身份标识	时间点	XXX	名义型	微生物特异性培养	微生物学
43980-2	狂犬病病毒 Ab	稀释系数、稀释倍数（滴度）	时间点	血清	定量型	中和作用	微生物学
43981-0	绒毛膜促性腺激素.完整型多重中位^^调整的	相对比率	时间点	血清/血浆	定量型		化学
43982-8	绒毛膜促性腺激素.完整型多重中位	相对比率	时间点	血清/血浆	定量型		化学
43983-6	苯异丙胺	任意浓度	时间点	尿液	等级型	筛查试验>500ng/ml	药物水平/毒理学
4398-4	去氧肾上腺素	质量	时间点	剂量	定量型		药物剂量
43984-4	苯甲酰芽子碱	任意浓度	时间点	尿液	等级型	筛查试验>150ng/ml	药物水平/毒理学
43985-1	苯甲酰芽子碱	任意浓度	时间点	尿液	等级型	筛查试验>300ng/ml	药物水平/毒理学
43986-9	氯法齐明 2.0μg/ml	药物敏感度	时间点	分离物	等级型	抗酸杆菌抗生素敏感性试验	抗生素敏感性
43987-7	克拉霉素 12.0μg/ml	药物敏感度	时间点	分离物	等级型	抗酸杆菌抗生素敏感性试验	抗生素敏感性

LOINC代码	名称	属性	时间特征	系统	标尺类型	方法类型	分类
43988-5	氯法齐明 0.5 μg/ml	药物敏感度	时间点	分离物	等级型	抗酸杆菌抗生素敏感性试验	抗生素敏感性
43989-3	氯法齐明 1.0 μg/ml	药物敏感度	时间点	分离物	等级型	抗酸杆菌抗生素敏感性试验	抗生素敏感性
43990-1	克拉霉素 3.0 μg/ml	药物敏感度	时间点	分离物	等级型	抗酸杆菌抗生素敏感性试验	抗生素敏感性
43991-9	克拉霉素 6.0 μg/ml	药物敏感度	时间点	分离物	等级型	抗酸杆菌抗生素敏感性试验	抗生素敏感性
4399-2	苯丙醇胺	质量	时间点	剂量	定量型		药物剂量
43992-7	嗜吞噬无形体 Ab	印象/检查结果的解释	时间点	血清	名义型	免疫荧光	微生物学
43993-5	年龄.分娩	时间（如秒数）	时间点	病人	定量型		产科学.超声
43994-3	染色体18三体型风险	印象/检查结果的解释	时间点	病人	名义型		化学
43995-0	唐氏综合征的风险	发现（结果）	时间点	病人	等级型		化学
43996-8	α-1-胎蛋白中位数倍数^^依糖尿病+体重调整	相对比率	时间点	血清/血浆	定量型		化学
43997-6	α-1-胎蛋白中位数倍数^^依体重调整	相对比率	时间点	血清/血浆	定量型		化学
43998-4	α-1-胎蛋白中位数倍数^^依糖尿病调整	相对比率	时间点	血清/血浆	定量型		化学
43999-2	绒毛膜促性腺激素中位数倍数	相对比率	时间点	羊水	定量型		化学
44000-8	绒毛膜促性腺激素	任意浓度	时间点	羊水	定量型		化学
44001-6	绒毛膜促性腺激素	任意浓度	时间点	脑脊液	定量型		化学
44002-4	绒毛膜促性腺激素中位数倍数^^调整	相对比率	时间点	羊水	定量型		化学
44003-2	绒毛膜促性腺激素.β亚单位.游离型中位数倍数	相对比率	时间点	羊水	定量型		化学
44004-0	雌三醇.未结合型中位数倍数	相对比率	时间点	羊水	定量型		化学
44005-7	沙眼衣原体 D&K Ab.IgA&IgG&IgM	印象/检查结果的解释	时间点	血清	名义型		微生物学
44006-5	1&2期贝氏柯克斯体 Ab.IgG&IgM	印象/检查结果的解释	时间点	血清	名义型		微生物学
44007-3	红细胞.CD55&CD59	印象/检查结果的解释	时间点	全血	名义型		细胞标志物
4400-8	苯妥英	质量	时间点	剂量	定量型		药物剂量
44008-1	单纯疱疹病毒 1&2 Ab.IgM	印象/检查结果的解释	时间点	血清	名义型		微生物学
44009-9	单纯疱疹病毒 1&2 Ab.IgG	印象/检查结果的解释	时间点	血清	名义型	酶免疫分析	微生物学
44010-7	甲型和乙型流感病毒 Ab	印象/检查结果的解释	时间点	体液	名义型		微生物学
44011-5	麻疹病毒 Ab.IgG & IgM	印象/检查结果的解释	时间点	脑脊液	名义型		微生物学
44012-3	麻疹病毒 Ab.IgG & IgM	印象/检查结果的解释	时间点	血清	名义型		微生物学
44013-1	间甲肾上腺素和去甲间甲肾上腺素	印象/检查结果的解释	时间点	尿液	名义型		化学
44014-9	卟啉	印象/检查结果的解释	时间点	尿液	名义型		化学
44015-6	幽门螺杆菌	任意浓度	时间点	胃液	等级型	微生物特异性培养	微生物学

LOINC 代码	名称	属性	时间特征	系统	标尺类型	方法类型	分类
4401-6	福来君	质量	时间点	剂量	定量型		药物剂量
44016-4	胆汁	任意浓度	时间点	体液	等级型		化学
44017-2	幼稚细胞	任意浓度	时间点	全血	等级型	光学显微镜检查	血液学/细胞分类计数
44018-0	嗜碱粒细胞	任意浓度	时间点	体液	等级型	光学显微镜检查	血液学/细胞分类计数
44019-8	副百日咳博德特菌 Ab	任意浓度	时间点	体液	等级型		微生物学
44020-6	博氏疏螺旋体 Ab	任意浓度	时间点	关节液	等级型	免疫印迹	微生物学
44021-4	贝氏柯克斯体 Ab	印象/检查结果的解释	时间点	血清	名义型		微生物学
44022-2	细菌	任意浓度	时间点	子宫颈	等级型	湿片法	微生物学
44023-0	细菌	任意浓度	时间点	阴道	等级型	湿片法	微生物学
4402-4	吲哚洛尔	质量	时间点	剂量	定量型		药物剂量
44024-8	勃地酮	任意浓度	时间点	XXX	等级型		药物水平/毒理学
44025-5	黄曲霉菌 B Ab	任意浓度	时间点	血清	等级型	免疫扩散	微生物学
44026-3	黄曲霉菌 H Ab	任意浓度	时间点	血清	等级型	免疫扩散	微生物学
44027-1	烟曲霉菌 B Ab	任意浓度	时间点	血清	等级型	免疫扩散	微生物学
44028-9	烟曲霉菌 H Ab	任意浓度	时间点	血清	等级型	免疫扩散	微生物学
44029-7	构巢曲霉 B Ab	任意浓度	时间点	血清	等级型	免疫扩散	微生物学
44030-5	构巢曲霉 H Ab	任意浓度	时间点	血清	等级型	免疫扩散	微生物学
44031-3	黑曲霉菌 B Ab	任意浓度	时间点	血清	等级型	免疫扩散	微生物学
4403-2	哌拉西林	质量	时间点	剂量	定量型		药物剂量
44032-1	黑曲霉菌 H Ab	任意浓度	时间点	血清	等级型	免疫扩散	微生物学
44033-9	胆红素	任意浓度	24 小时	尿液	等级型	试纸条	尿液分析
44034-7	胆汁小管 Ab	任意浓度	时间点	血清	等级型		血清学
44035-4	镇痛药.非麻醉药	任意浓度	时间点	血清/血浆	等级型		药物水平/毒理学
44036-2	镇痛药.非麻醉药	任意浓度	时间点	尿液	等级型		药物水平/毒理学
44037-0	β葡萄糖苷酶	任意浓度	时间点	全血	等级型		化学
44038-8	细菌	任意浓度	时间点	XXX	等级型		微生物学
44039-6	细菌	任意浓度	时间点	眼	等级型	光学显微镜检查	微生物学
4404-0	哌苯甲醇	质量	时间点	剂量	定量型		药物剂量
44040-4	嗜碱粒细胞	任意浓度	时间点	脑脊液	等级型	光学显微镜检查	血液学/细胞分类计数
44041-2	嗜碱粒细胞	任意浓度	时间点	关节液	等级型	光学显微镜检查	血液学/细胞分类计数
44042-0	嗜碱粒细胞	任意浓度	时间点	心包液	等级型	光学显微镜检查	血液学/细胞分类计数
44043-8	嗜碱粒细胞	任意浓度	时间点	胸水	等级型	光学显微镜检查	血液学/细胞分类计数
44044-6	嗜碱粒细胞	任意浓度	时间点	腹腔液	等级型	光学显微镜检查	血液学/细胞分类计数
44045-3	烟曲霉菌 O Ab	任意浓度	时间点	血清	等级型		微生物学
44046-1	百日咳杆菌 Higashi-Hama Ab	任意浓度	时间点	血清	定量型		微生物学
44047-9	百日咳杆菌 Yamaguchi Ab	任意浓度	时间点	血清	等级型		微生物学

LOINC 代码	名称	属性	时间特征	系统	标尺类型	方法类型	分类
44048-7	嗜碱粒细胞	任意浓度	时间点	鼻	等级型	光学显微镜检查	血液学/细胞分类计数
44049-5	四氢大麻酚	质量浓度	时间点	血清/血浆	定量型	确认试验	药物水平/毒理学
44050-3	葡萄糖磷酸异构酶	催化含量	时间点	红细胞	定量型		化学
44051-1	腺苷酸激酶	催化含量	时间点	红细胞	定量型		化学
44052-9	磷酸果糖激酶	催化含量	时间点	全血	定量型		化学
44053-7	磷酸甘油酸酯激酶	催化含量	时间点	红细胞	定量型		化学
44054-5	磷酸丙糖异构酶	催化含量	时间点	红细胞	定量型		化学
44055-2	嘧啶-5'-核苷酸酶	催化含量	时间点	全血	定量型		化学
44056-0	细胞. CD4＋CD45RA＋CD45RB＋CD45RC＋	数量或计数浓度（计数/容积）	时间点	骨髓	定量型		细胞标志物
4405-7	普拉洛尔	质量	时间点	剂量	定量型		药物剂量
44057-8	细胞. CD4＋CD45RA＋CD45RB＋CD45RC＋	数量或计数浓度（计数/容积）	时间点	脑脊液	定量型		细胞标志物
44058-6	细胞. CD4＋CD45RA＋CD45RB＋CD45RC＋	数量或计数浓度（计数/容积）	时间点	体液	定量型		细胞标志物
44059-4	细胞. CD4＋CD45RA＋CD45RB＋CD45RC＋	数量或计数浓度（计数/容积）	时间点	组织	定量型		细胞标志物
44060-2	细胞. CD4＋CD45RA＋CD45RB＋CD45RC＋	数量或计数浓度（计数/容积）	时间点	XXX	定量型		细胞标志物
44061-0	细胞. CD20＋FMC7＋/100 细胞	数量或计数分数	时间点	骨髓	定量型		细胞标志物
44062-8	细胞. CD20＋FMC7＋/100 细胞	数量或计数分数	时间点	脑脊液	定量型		细胞标志物
44063-6	细胞. CD20＋FMC7＋/100 细胞	数量或计数分数	时间点	体液	定量型		细胞标志物
44064-4	细胞. CD20＋FMC7＋/100 细胞	数量或计数分数	时间点	组织	定量型		细胞标志物
4406-5	普拉西泮	质量	时间点	剂量	定量型		药物剂量
44065-1	细胞. CD20＋FMC7＋	数量或计数浓度（计数/容积）	时间点	骨髓	定量型		细胞标志物
44066-9	细胞. CD20＋FMC7＋	数量或计数浓度（计数/容积）	时间点	脑脊液	定量型		细胞标志物
44067-7	细胞. CD20＋FMC7＋	数量或计数浓度（计数/容积）	时间点	体液	定量型		细胞标志物
44068-5	细胞. CD20＋FMC7＋	数量或计数浓度（计数/容积）	时间点	组织	定量型		细胞标志物
44069-3	细胞. CD20＋FMC7＋	数量或计数浓度（计数/容积）	时间点	XXX	定量型		细胞标志物
44070-1	细胞. CD20＋CD52＋/100 细胞	数量或计数分数	时间点	骨髓	定量型		细胞标志物
44071-9	细胞. CD20＋CD52＋/100 细胞	数量或计数分数	时间点	脑脊液	定量型		细胞标志物
44072-7	细胞. CD20＋CD52＋/100 细胞	数量或计数分数	时间点	体液	定量型		细胞标志物
4407-3	扑米酮	质量	时间点	剂量	定量型		药物剂量
44073-5	细胞. CD20＋CD52＋/100 细胞	数量或计数分数	时间点	组织	定量型		细胞标志物
44074-3	虫媒病毒 Ab	印象/检查结果的解释	时间点	血清	名义型	免疫荧光	微生物学
44075-0	胆红素管型	任意浓度	时间点	尿沉渣	等级型	光学显微镜检查	尿液分析
44076-8	α生育酚和βγ生育酚	印象/检查结果的解释	时间点	血清/血浆	名义型		化学
44077-6	犬布鲁氏菌 Ab. IgG&IgM	印象/检查结果的解释	时间点	血清	名义型		微生物学

LOINC 代码	名称	属性	时间特征	系统	标尺类型	方法类型	分类
44078-4	儿茶酚胺	印象/检查结果的解释	时间点	尿液	名义型		化学
44079-2	沙眼衣原体 Ab. IgA&IgG&IgM	印象/检查结果的解释	时间点	血清	名义型		微生物学
440-8	罗索沙星	药物敏感度	时间点	分离物	定量或等级型	最小抑制浓度	抗生素敏感性
44080-0	肺炎衣原体 Ab. IgG&IgM	印象/检查结果的解释	时间点	血清	名义型		微生物学
4408-1	丙磺舒	质量	时间点	剂量	定量型		药物剂量
44081-8	鹦鹉热嗜衣原体 Ab. IgA&IgG&IgM	印象/检查结果的解释	时间点	血清	名义型		微生物学
44082-6	冷球蛋白 IgG&IgM	印象/检查结果的解释	时间点	血清	名义型		化学
44083-4	可提取核 Ab	印象/检查结果的解释	时间点	血清	名义型		血清学
44084-2	脂肪酸	印象/检查结果的解释	时间点	血清/血浆	名义型		化学
44085-9	木糖吸收	印象/检查结果的解释	时间点	尿液＋血清/血浆	名义型		刺激耐受试验
44086-7	ABO 和 Rh	印象/检查结果的解释	时间点	全血^新生儿	名义型		血库
44087-5	大肠杆菌 O157：H7 Ag	任意浓度	时间点	XXX	等级型		微生物学
44088-3	大肠杆菌 O157：H7 DNA	存在与否或身份标识	时间点	XXX	名义型	探针.扩增.靶向扩增	微生物学
44089-1	大肠杆菌 O157：H7	存在与否或身份标识	时间点	XXX	名义型	微生物特异性培养	微生物学
44090-9	大肠杆菌 O157：H7 已鉴定的	存在与否或身份标识	时间点	分离物	名义型	微生物特异性培养	微生物学
44091-7	甲型流感病毒血球凝集素 H5 RNA	任意浓度	时间点	XXX	等级型	探针.扩增.靶向扩增	微生物学
44092-5	白细胞	单位面积数量或计数	时间点	阴道	定量型	湿片法	血液学/细胞分类计数
44093-3	脑膜炎奈瑟菌	存在与否或身份标识	时间点	分离物	名义型	微生物特异性培养	微生物学
44094-1	鳞状上皮细胞	单位面积数量或计数	时间点	阴道	定量型	光学显微镜检查	微生物学
44095-8	未经确认的细胞/100 白细胞	数量或计数分数	时间点	全血	定量型	手工计数	血液学/细胞分类计数
44096-6	未经确认的细胞/100 白细胞	数量或计数分数	时间点	全血	定量型	自动化计数	血液学/细胞分类计数
44097-4	未经确认的细胞/100 白细胞	数量或计数分数	时间点	全血	定量型		血液学/细胞分类计数
44098-2	显微镜观察	存在与否或身份标识	时间点	XXX	名义型	Wayson 染色	微生物学
4409-9	普鲁卡因胺	质量	时间点	剂量	定量型		药物剂量
44099-0	半乳甘露聚糖 Ag	任意浓度	时间点	血清/血浆	等级型	酶免疫分析	微生物学
44100-6	医学问题	发现（结果）	时间点	病人	名义型		病史与体格检查.病史
44101-4	为组织切除引导	发现（结果）	时间点	肝脏	叙述型	计算机 X 射线断层造影术	放射医学
44102-2	引导操作	发现（结果）	时间点	关节.空间.XXX	叙述型	计算机 X 射线断层造影术	放射医学

LOINC 代码	名称	属性	时间特征	系统	标尺类型	方法类型	分类
44103-0	引导抽吸^细针	存在与否或身份标识	时间点	淋巴结	名义型	计算机X射线断层造影术	放射医学
44104-8	引导抽吸^细针	发现（结果）	时间点	胸腔纵隔	叙述型	计算机X射线断层造影术	放射医学
44105-5	引导抽吸^细针	发现（结果）	时间点	肌肉	叙述型	计算机X射线断层造影术	放射医学
44106-3	引导抽吸^细针	发现（结果）	时间点	前列腺	叙述型	计算机X射线断层造影术	放射医学
4410-7	普罗林坦	质量	时间点	剂量	定量型		药物剂量
44107-1	引导抽吸^细针	发现（结果）	时间点	腹部.腹膜后腔	叙述型	计算机X射线断层造影术	放射医学
44108-9	引导抽吸^细针	发现（结果）	时间点	肾上腺腺体	叙述型	计算机X射线断层造影术	放射医学
44109-7	引导活组织检查	发现（结果）	时间点	深部肌肉	叙述型	计算机X射线断层造影术	放射医学
44110-5	引导针定位	发现（结果）	时间点	乳腺	叙述型	计算机X射线断层造影术	放射医学
44111-3	多切面^W & WO 静脉注入对比剂	发现（结果）	时间点	颅骨.底部	叙述型	计算机X射线断层造影术	放射医学
44112-1	多切面^WO 对比剂	发现（结果）	时间点	颅骨.底部	叙述型	计算机X射线断层造影术	放射医学
44113-9	多切面^W & WO 对比剂 IT	发现（结果）	时间点	脊髓.胸段	叙述型	计算机X射线断层造影术	放射医学
44114-7	多切面^W & WO 对比剂 IT	发现（结果）	时间点	脊髓.腰段	叙述型	计算机X射线断层造影术	放射医学
4411-5	丙嗪	质量	时间点	剂量	定量型		药物剂量
44115-4	多切面	发现（结果）	时间点	腹部+骨盆	叙述型	计算机X射线断层造影术	放射医学
44116-2	多切面，有限的	发现（结果）	时间点	下颌骨	叙述型	计算机X射线断层造影术	放射医学
44117-0	引导活组织检查	发现（结果）	时间点	腹部.腹膜后腔	叙述型	计算机X射线断层造影术	放射医学
44118-8	引导针定位^W & WO 静脉注入对比剂	发现（结果）	时间点	乳腺	叙述型	计算机X射线断层造影术	放射医学

LOINC 代码	名称	属性	时间特征	系统	标尺类型	方法类型	分类
44119-6	多切面^WO 对比剂	发现（结果）	时间点	乳腺.双侧	叙述型	计算机 X 射线断层造影术	放射医学
44120-4	多切面	发现（结果）	时间点	结肠	叙述型	计算机 X 射线断层造影术	放射医学
44121-2	引导经皮活组织检查.针头	发现（结果）	时间点	乳腺	叙述型	乳房 X 线照相	放射医学
44122-0	引导.立体定位^W 和 WO 静脉注入对比剂	发现（结果）	时间点	大脑	叙述型	核磁共振成像	放射医学
4412-3	异丙嗪	质量	时间点	剂量	定量型		药物剂量
44123-8	多切面^WO 对比剂	发现（结果）	时间点	胆管＋胰腺导管	叙述型	核磁共振成像	放射医学
44124-6	多切面^W 静脉注入对比剂	发现（结果）	时间点	肾上腺腺体	叙述型	核磁共振成像	放射医学
44125-3	多切面^W 静脉注入对比剂	发现（结果）	时间点	胆管＋胰腺导管	叙述型	核磁共振成像	放射医学
44126-1	多切面，血流速度测绘^W 静脉注入对比剂	发现（结果）	时间点	心脏	叙述型	核磁共振成像	放射医学
44127-9	多切面，有限的功能	发现（结果）	时间点	心脏	叙述型	核磁共振成像	放射医学
44128-7	多切面^W & WO 静脉注入对比剂	发现（结果）	时间点	下肢血管	叙述型	核磁共振成像.血管	放射医学
44129-5	多切面^WO 对比剂	发现（结果）	时间点	下肢血管	叙述型	核磁共振成像.血管	放射医学
44130-3	多切面^WO 对比剂	发现（结果）	时间点	主动脉弓	叙述型	核磁共振成像.血管	放射医学
4413-1	丙醇	质量	时间点	剂量	定量型		药物剂量
44131-1	多切面^W & WO 静脉注入对比剂	发现（结果）	时间点	主动脉	叙述型	核磁共振成像.血管	放射医学
44132-9	多切面^WO 对比剂	发现（结果）	时间点	主动脉	叙述型	核磁共振成像.血管	放射医学
44133-7	多切面^WO 对比剂	发现（结果）	时间点	肾脏血管	叙述型	核磁共振成像.血管	放射医学
44134-5	多切面^W & WO 静脉注入对比剂	发现（结果）	时间点	肾脏血管	叙述型	核磁共振成像.血管	放射医学
44135-2	多切面^W 静脉注入对比剂	发现（结果）	时间点	下肢血管.双侧	叙述型	核磁共振成像.血管	放射医学
44136-0	多切面	发现（结果）	时间点	XXX	叙述型	放射性核素扫描.PET	放射医学
44137-8	多切面	发现（结果）	时间点	心脏	叙述型	放射性核素扫描.PET	放射医学
44138-6	多切面	发现（结果）	时间点	大脑	叙述型	放射性核素扫描.PET	放射医学
44139-4	多切面，全身	发现（结果）	时间点	病人	叙述型	放射性核素扫描.PET	放射医学
44140-2	多重视图 肿瘤	发现（结果）	时间点	腹部＋骨盆	叙述型	放射性核素扫描	放射医学
44141-0	多重视图^W 静脉注入 ^{99m}Tc MAA	发现（结果）	时间点	肝脏＋脾脏	叙述型	放射性核素扫描	放射医学

LOINC 代码	名称	属性	时间特征	系统	标尺类型	方法类型	分类
44142-8	多重视图^W静脉注入^{99m}Tc亚甲基二磷酸	发现（结果）	时间点	骨	叙述型	放射性核素扫描	放射医学
44143-6	多重视图^W静脉注入^{99m}Tc标记的红细胞	发现（结果）	时间点	心脏	叙述型	放射性核素扫描	放射医学
44144-4	多重视图^W吸入^{133}Xe	发现（结果）	时间点	肝脏	叙述型	放射性核素扫描	放射医学
44145-1	多重视图^W静脉注入^{99m}Tc甲氧基异丁基异腈	发现（结果）	时间点	甲状旁腺	叙述型	放射性核素扫描	放射医学
44146-9	多重视图^W静脉注入^{99m}Tc SC	发现（结果）	时间点	骨髓	叙述型	放射性核素扫描	放射医学
44147-7	多重视图与摄取^W静脉注入^{99m}Tc高锝酸钠	发现（结果）	时间点	甲状腺	叙述型	放射性核素扫描	放射医学
44148-5	多重视图 血流^W静脉注入^{99m}Tc比西酯	发现（结果）	时间点	大脑	叙述型	放射性核素扫描	放射医学
4414-9	普萘洛尔	质量	时间点	剂量	定量型		药物剂量
44149-3	多重视图 分流开放^W ^{99m}Tc MAA注射液	发现（结果）	时间点	腹腔静脉分流	叙述型	放射性核素扫描	放射医学
44150-1	多重视图 静止的^W静脉注入^{99m}Tc比西酯	发现（结果）	时间点	大脑	叙述型	放射性核素扫描	放射医学
44151-9	多切面^W静脉注入^{99m}Tc甲氧基异丁基异腈	发现（结果）	时间点	心脏	叙述型	放射性核素扫描.SPECT	放射医学
44152-7	多切面^W静脉注入^{99m}Tc比西酯	发现（结果）	时间点	大脑	叙述型	放射性核素扫描.SPECT	放射医学
44153-5	多切面^W静脉注入^{99m}Tc葡庚糖酸盐	发现（结果）	时间点	肾脏	叙述型	放射性核素扫描.SPECT	放射医学
44154-3	多切面^W双嘧哌胺醇与W静脉注入^{99m}Tc甲氧基异丁基异腈	发现（结果）	时间点	心脏	叙述型	放射性核素扫描.SPECT	放射医学
44155-0	为组织切除引导	发现（结果）	时间点	肝脏	叙述型	超声	放射医学
4415-6	丙己君	质量	时间点	剂量	定量型		药物剂量
44156-8	为组织切除引导	发现（结果）	时间点	肾脏	叙述型	超声	放射医学
44157-6	引导抽吸^细针	发现（结果）	时间点	胰腺	叙述型	超声	放射医学
44158-4	引导抽吸^细针	发现（结果）	时间点	肝脏	叙述型	超声	放射医学
44159-2	引导抽吸^细针	发现（结果）	时间点	肾脏	叙述型	超声	放射医学
441-6	罗索沙星	药物敏感度	时间点	分离物	定量或等级型	琼脂扩散	抗生素敏感性
44160-0	引导抽吸^细针	发现（结果）	时间点	乳腺	叙述型	超声	放射医学
44161-8	引导活组织检查	发现（结果）	时间点	肺	叙述型	超声	放射医学
44162-6	引导活组织检查	发现（结果）	时间点	腹部.腹膜后腔	叙述型	超声	放射医学
44163-4	多切面	发现（结果）	时间点	胸腔出口	叙述型	超声	放射医学
4416-4	普罗替林	质量	时间点	剂量	定量型		药物剂量
44164-2	多切面	发现（结果）	时间点	头部＋颈部	叙述型	超声	放射医学
44165-9	多切面与三维重建	发现（结果）	时间点	XXX	叙述型	超声	放射医学
44166-7	引导脓肿引流	发现（结果）	时间点	膈下间隙	叙述型	超声	放射医学
44167-5	引导脓肿引流	发现（结果）	时间点	肾脏	叙述型	超声	放射医学
44168-3	引导脓肿引流	发现（结果）	时间点	骨盆	叙述型	超声	放射医学
44169-1	引导脓肿引流	发现（结果）	时间点	腹膜腔	叙述型	超声	放射医学
44170-9	引导活组织检查.针	发现（结果）	时间点	肝脏	叙述型	超声	放射医学
44171-7	引导活组织检查.针	发现（结果）	时间点	胸部.胸膜	叙述型	超声	放射医学

LOINC 代码	名称	属性	时间特征	系统	标尺类型	方法类型	分类
4417-2	伪麻黄碱	质量	时间点	剂量	定量型		药物剂量
44172-5	引导引流	发现（结果）	时间点	胰腺	叙述型	超声	放射医学
44173-3	多切面，有限的	发现（结果）	时间点	外周动脉	叙述型	超声	放射医学
44174-1	多切面	发现（结果）	时间点	下肢血管	叙述型	超声.多普勒	放射医学
44175-8	多切面	发现（结果）	时间点	颈部血管	叙述型	超声.多普勒	放射医学
44176-6	视图 1 便携式	发现（结果）	时间点	臀部	叙述型	X 射线检查	放射医学
44177-4	视图 AP^直立位	发现（结果）	时间点	下肢.双侧	叙述型	X 射线检查	放射医学
44178-2	多重视图与斜位^ W 右-弯曲与 W 左-弯曲	发现（结果）	时间点	脊髓.腰段	叙述型	X 射线检查	放射医学
44179-0	多重视图 2	发现（结果）	时间点	骶骨＋尾骨	叙述型	X 射线检查	放射医学
4418-0	美吡拉敏	质量	时间点	剂量	定量型		药物剂量
44180-8	多重视图 2 限制的	发现（结果）	时间点	窦	叙述型	X 射线检查	放射医学
44181-6	多重视图 2 或 3	发现（结果）	时间点	骶髂关节	叙述型	X 射线检查	放射医学
44182-4	多重视图 2 便携式	发现（结果）	时间点	手	叙述型	X 射线检查	放射医学
44183-2	多重视图 2 便携式	发现（结果）	时间点	桡骨＋尺骨	叙述型	X 射线检查	放射医学
44184-0	多重视图 2 便携式	发现（结果）	时间点	肘部	叙述型	X 射线检查	放射医学
44185-7	多重视图 AP 与侧位 便携式	发现（结果）	时间点	股骨	叙述型	X 射线检查	放射医学
44186-5	多重视图 AP 与侧位 便携式	发现（结果）	时间点	脚	叙述型	X 射线检查	放射医学
44187-3	多重视图 AP 与斜位与齿状与侧位 便携式^ W 屈位 & W 伸位	发现（结果）	时间点	脊柱.颈段	叙述型	X 射线检查	放射医学
44188-1	多重视图 GE 3	发现（结果）	时间点	脚	叙述型	X 射线检查	放射医学
44189-9	多重视图 GE 3	发现（结果）	时间点	骶髂关节	叙述型	X 射线检查	放射医学
44190-7	多重视图 GE 3	发现（结果）	时间点	腕部	叙述型	X 射线检查	放射医学
44191-5	多重视图 GE 3 与 PA 胸	发现（结果）	时间点	肋＋胸部	叙述型	X 射线检查	放射医学
44192-3	多重视图 GE 3 便携式	发现（结果）	时间点	骨盆	叙述型	X 射线检查	放射医学
44193-1	多重视图 GE 3 便携式	发现（结果）	时间点	手	叙述型	X 射线检查	放射医学
44194-9	多重视图 GE 4 ^ W 右-弯曲与 W 左-弯曲	发现（结果）	时间点	脊柱	叙述型	X 射线检查	放射医学
44195-6	多重视图 GE 5	发现（结果）	时间点	膝	叙述型	X 射线检查	放射医学
44196-4	多重视图 GE 5 ^ W 右-弯曲与 W 左-弯曲	发现（结果）	时间点	脊髓.腰段	叙述型	X 射线检查	放射医学
44197-2	多重视图 GE 5 ^直立位	发现（结果）	时间点	膝.双侧	叙述型	X 射线检查	放射医学
4419-8	奎尼丁	质量	时间点	剂量	定量型		药物剂量
44198-0	多重视图 1 或 2	发现（结果）	时间点	膝	叙述型	X 射线检查	放射医学
44199-8	多重视图 1 或 2	发现（结果）	时间点	面骨	叙述型	X 射线检查	放射医学
44200-4	多重视图 1 或 2 限制的	发现（结果）	时间点	窦	叙述型	X 射线检查	放射医学
44201-2	多重视图 1 或 2 便携式	发现（结果）	时间点	骨盆	叙述型	X 射线检查	放射医学
44202-0	多重视图 1 或 2 便携式	发现（结果）	时间点	膝	叙述型	X 射线检查	放射医学
44203-8	多重视图 便携式	发现（结果）	时间点	脊柱.颈段＋脊柱.胸段＋脊柱.腰段	叙述型	X 射线检查	放射医学
44204-6	引导经皮活组织检查.针头	发现（结果）	时间点	肺脏	叙述型	X 射线检查	放射医学
44205-3	视图^直立位	发现（结果）	时间点	下肢.双侧	叙述型	X 射线检查	放射医学

LOINC 代码	名称	属性	时间特征	系统	标尺类型	方法类型	分类
4420-6	奎宁	质量	时间点	剂量	定量型		药物剂量
44206-1	视图 脊柱侧凸	发现（结果）	时间点	脊柱	叙述型	X射线检查	放射医学
44207-9	多重视图 AP^直立位	发现（结果）	时间点	膝.双侧	叙述型	X射线检查	放射医学
44208-7	多重视图 异物	发现（结果）	时间点	眼眶	叙述型	X射线检查	放射医学
44209-5	多重视图 有限的	发现（结果）	时间点	窦	叙述型	X射线检查	放射医学
44210-3	多重视图 GE 3	发现（结果）	时间点	踝关节	叙述型	X射线检查	放射医学
44211-1	多重视图 GE 4	发现（结果）	时间点	胸部	叙述型	X射线检查	放射医学
44212-9	多重视图 GE 4	发现（结果）	时间点	脊柱.颈段	叙述型	X射线检查	放射医学
44213-7	视图^W逆行（注入）对比剂	发现（结果）	时间点	胰管	叙述型	X射线检查.荧光光谱	放射医学
4421-4	利福平	质量	时间点	剂量	定量型		药物剂量
44214-5	视图^W逆行（注入）对比剂	发现（结果）	时间点	胆管	叙述型	X射线检查.荧光光谱	放射医学
44215-2	引导抽吸^细针	发现（结果）	时间点	XXX	叙述型	X射线检查.荧光光谱	放射医学
44216-0	引导抽吸^细针	发现（结果）	时间点	甲状腺	叙述型	X射线检查.荧光光谱	放射医学
44217-8	引导抽吸^细针	发现（结果）	时间点	肾脏	叙述型	X射线检查.荧光光谱	放射医学
44218-6	引导抽吸^细针	发现（结果）	时间点	胰腺	叙述型	X射线检查.荧光光谱	放射医学
44219-4	引导抽吸^细针	存在与否或身份标识	时间点	淋巴结	叙述型	X射线检查.荧光光谱	放射医学
44220-2	引导抽吸^细针	发现（结果）	时间点	肝脏	叙述型	X射线检查.荧光光谱	放射医学
44221-0	引导抽吸^细针	发现（结果）	时间点	深部组织	叙述型	X射线检查.荧光光谱	放射医学
4422-2	水杨酰胺	质量	时间点	剂量	定量型		药物剂量
44222-8	引导操作	发现（结果）	时间点	关节.空间.XXX	叙述型	X射线检查.荧光光谱	放射医学
44223-6	引导经皮脓肿引流	发现（结果）	时间点	卵巢	叙述型	X射线检查.荧光光谱	放射医学
44224-4	引导置管	发现（结果）	时间点	XXX	叙述型	X射线检查.荧光光谱	放射医学
44225-1	引导活组织检查.针^W静脉注入对比剂	发现（结果）	时间点	肝脏	叙述型	X射线检查.荧光光谱	放射医学
44226-9	复位W视图^W直肠灌入钡对比剂	发现（结果）	时间点	结肠	叙述型	X射线检查.荧光光谱	放射医学
44227-7	多重视图^W直肠灌入钡对比剂	发现（结果）	时间点	结肠	叙述型	X射线检查.荧光光谱	放射医学
44228-5	为组织切除引导	发现（结果）	时间点	肾脏.双侧+采集系统	叙述型	计算机X射线断层造影术	放射医学
44229-3	多切面	发现（结果）	时间点	XXX骨	叙述型	计算机X射线断层造影术	放射医学
4423-0	水杨酸盐类药物	质量	时间点	剂量	定量型		药物剂量
44230-1	多切面^WO对比剂	发现（结果）	时间点	肠系膜上静脉血管	叙述型	核磁共振成像.血管	放射医学

LOINC 代码	名称	属性	时间特征	系统	标尺类型	方法类型	分类
44231-9	多切面^W & WO 静脉注入对比剂	发现（结果）	时间点	肠系膜上静脉血管	叙述型	核磁共振成像.血管	放射医学
44232-7	多重视图^W & WO 静脉注入油包水型乳剂 ^{99m}Tc 巯替肽	发现（结果）	时间点	肾脏.双侧＋采集系统	叙述型	放射性核素扫描	放射医学
44233-5	多重视图^W & WO 静脉注入油包水型乳剂 ^{99m}Tc DTPA	发现（结果）	时间点	肾脏.双侧＋采集系统	叙述型	放射性核素扫描	放射医学
44234-3	多重视图^W 静脉注入 ^{99m}Tc 葡庚糖酸盐	发现（结果）	时间点	肾脏.双侧＋采集系统	叙述型	放射性核素扫描	放射医学
44235-0	多切面	发现（结果）	时间点	肠系膜上静脉血管	叙述型	超声.多普勒	放射医学
44236-8	多切面	发现（结果）	时间点	上肢血管 graft.双侧	叙述型	超声.多普勒	放射医学
44237-6	多切面，有限的	发现（结果）	时间点	上肢血管 graft.双侧	叙述型	超声.多普勒	放射医学
44238-4	多重视图	发现（结果）	时间点	气管	叙述型	X 射线检查	放射医学
44239-2	多重视图 GE 3 与 PA 胸便携式	发现（结果）	时间点	单侧肋＋胸	叙述型	X 射线检查	放射医学
442-4	罗索沙星	药物敏感度	时间点	分离物＋血清	等级型	测序分型	抗生素敏感性
44240-0	多重视图^W 动脉内注入对比剂	发现（结果）	时间点	外周动脉.双侧	叙述型	X 射线检查.荧光光谱.血管	放射医学
44241-8	线索细胞	单位面积数量或计数	时间点	阴道	定量型	湿片法	微生物学
44242-6	红细胞	单位面积数量或计数	时间点	阴道	定量型	湿片法	血液学/细胞分类计数
44243-4	细菌	单位面积数量或计数	时间点	阴道	定量型	湿片法	微生物学
44244-2	阴道毛滴虫	单位面积数量或计数	时间点	阴道	定量型	湿片法	微生物学
44245-9	真菌.丝状	单位面积数量或计数	时间点	阴道	定量型	湿片法	微生物学
44246-7	酵母菌	单位面积数量或计数	时间点	阴道	定量型	湿片法	微生物学
44247-5	精子.运动型	单位面积数量或计数	时间点	阴道	定量型	湿片法	微生物学
4424-8	司可巴比妥	质量	时间点	剂量	定量型		药物剂量
44248-3	精子.非运动性的	单位面积数量或计数	时间点	阴道	定量型		微生物学
44249-1	PHQ-9 快速抑郁评估医嘱组表格	—	时间点	病人	—	报告的.PHQ-9	调查.PHQ9
44250-9	情感冷漠	发现（结果）	时间点	病人	等级型	报告的.PHQ-9	调查.PHQ9
44251-7	丧失食欲	发现（结果）	时间点	病人	等级型	报告的.PHQ-9	调查.PHQ9
44252-5	注意力集中障碍	发现（结果）	时间点	病人	等级型	报告的.PHQ-9	调查.PHQ9
44253-3	能量	发现（结果）	时间点	病人	等级型	报告的.PHQ-9	调查.PHQ9
44254-1	疲劳	发现（结果）	时间点	病人	等级型	报告的.PHQ-9	调查.PHQ9
4425-5	索他洛尔	质量	时间点	剂量	定量型		药物剂量
44255-8	忧郁症	发现（结果）	时间点	病人	等级型	报告的.PHQ-9	调查.PHQ9

LOINC 代码	名称	属性	时间特征	系统	标尺类型	方法类型	分类
44256-6	察觉到的困难	发现（结果）	时间点	病人	等级型	报告的. PHQ-9	调查. PHQ9
44257-4	PHQ-9. 问题医嘱组	—	时间点	病人	等级型	报告的. PHQ-9	调查. PHQ9
44258-2	自我反对	发现（结果）	时间点	病人	等级型	报告的. PHQ-9	调查. PHQ9
44259-0	睡眠问题	发现（结果）	时间点	病人	等级型	报告的. PHQ-9	调查. PHQ9
44260-8	自杀观念	发现（结果）	时间点	病人	等级型	报告的. PHQ-9	调查. PHQ9
44261-6	PHQ-9 总分数	发现（结果）	时间点	病人	等级型	报告的. PHQ-9	调查. PHQ9
44262-4	PHQ-9 解释	发现（结果）	时间点	病人	名义型	报告的. PHQ-9	调查. PHQ9
4426-3	螺内酯	质量	时间点	剂量	定量型		药物剂量
44263-2	甲型流感病毒 RNA	任意浓度	时间点	XXX	定量型	探针. 扩增. 靶向扩增	微生物学
44264-0	甲型流感病毒血球凝集素 H5 RNA	任意浓度	时间点	XXX	定量型	探针. 扩增. 靶向扩增	微生物学
44265-7	甲型流感病毒血球凝集素 H6 RNA	任意浓度	时间点	XXX	定量型	探针. 扩增. 靶向扩增	微生物学
44266-5	甲型流感病毒血球凝集素 H7 RNA	任意浓度	时间点	XXX	定量型	探针. 扩增. 靶向扩增	微生物学
44267-3	禽副粘病毒 1 RNA	任意浓度	时间点	XXX	定量型	探针. 扩增. 靶向扩增	微生物学
44268-1	禽副粘病毒 1. 外源性 RNA	任意浓度	时间点	XXX	定量型	探针. 扩增. 靶向扩增	微生物学
44269-9	炭疽杆菌细胞 wall Ag	存在与否或身份标识	时间点	XXX	名义型	免疫荧光	微生物学
44270-7	炭疽杆菌 spore Ag	存在与否或身份标识	时间点	XXX	名义型	免疫荧光	微生物学
4427-1	司坦唑醇	质量	时间点	剂量	定量型		药物剂量
44271-5	布鲁氏杆菌 Ag	存在与否或身份标识	时间点	XXX	名义型	免疫荧光	微生物学
44272-3	卡希谷病毒 Ab	稀释系数、稀释倍数（滴度）	时间点	血清	定量型	中和作用	微生物学
44273-1	经典猪瘟病毒 RNA	任意浓度	时间点	XXX	定量型	探针. 扩增. 靶向扩增	微生物学
44274-9	肉毒梭菌毒素	存在与否或身份标识	时间点	XXX	名义型	酶免疫分析	微生物学
44275-6	贝氏柯克斯体	任意浓度	时间点	XXX	等级型	光学显微镜检查	微生物学
44276-4	马腺病毒 Ag	稀释系数、稀释倍数（滴度）	时间点	血清	定量型	中和作用	微生物学
44277-2	15β，17α-二羟基孕烷醇酮/肌酐	质量浓度比率	时间点	尿液	定量型		化学
44278-0	16-α 羟脱氢表雄酮/肌酐	质量浓度比率	时间点	尿液	定量型		化学
44279-8	16-α 羟基孕烯醇酮/16-α 羟脱氢表雄酮	质量浓度比率	时间点	尿液	定量型		化学
44280-6	17-α 羟基孕烯醇酸/肌酐	质量浓度比率	时间点	尿液	定量型		化学
44281-4	17-酮类固醇/肌酐	质量浓度比率	24 小时	尿液	定量型		化学
44282-2	2-羟基异己酸/肌酐	质量浓度比率	24 小时	尿液	定量型		化学
44283-0	2-羟基苯乙酸/肌酐	质量浓度比率	时间点	尿液	定量型		药物水平/毒理学
44284-8	2-枸橼酸甲酯/肌酐	摩尔浓度比率	24 小时	尿液	定量型		化学

LOINC 代码	名称	属性	时间特征	系统	标尺类型	方法类型	分类
44285-5	3-甲基丁烯酰甘氨酸/肌酐	质量浓度比率	24 小时	尿液	定量型		化学
44286-3	3-甲基组氨酸/肌酐	质量浓度比率	24 小时	尿液	定量型		化学
44287-1	5-羟基己酸/肌酐	质量浓度比率	24 小时	尿液	定量型		化学
44288-9	5-羟基吲哚乙酸/肌酐	质量浓度比率	24 小时	尿液	定量型		化学
4428-9	链霉素	质量	时间点	剂量	定量型		药物剂量
44289-7	腺病毒 Ab	任意浓度	时间点	血清	定量型	补体结合试验	微生物学
44290-5	腺病毒 Ab	任意浓度	时间点	体液	定量型		微生物学
44291-3	丙氨酸/肌酐	质量浓度比率	24 小时	尿液	定量型		化学
44292-1	白蛋白/肌酐	质量浓度比率	12 小时	尿液	定量型	检出限=20 mg/L	化学
44293-9	白蛋白/球蛋白	质量浓度比率	时间点	尿液	定量型	电泳	化学
44294-7	白蛋白/球蛋白	质量浓度比率	24 小时	尿液	定量型	电泳	化学
44295-4	醛固酮/肌酐	质量浓度比率	24 小时	尿液	定量型		化学
44296-2	α 氨基丁酸/肌酐	质量浓度比率	24 小时	尿液	定量型		化学
4429-7	舒巴坦	质量	时间点	剂量	定量型		药物剂量
44297-0	雄酮/肌酐	质量浓度比率	24 小时	尿液	定量型		化学
44298-8	西方蜜蜂 Ab. IgG. RAST 类	任意浓度	时间点	血清	等级型		变态反应
44299-6	精氨酸/肌酐	质量浓度比率	24 小时	尿液	定量型		化学
44300-2	砷. 无机/肌酐	质量浓度比率	24 小时	尿液	定量型		药物水平/毒理学
44301-0	天冬酰胺/肌酐	质量浓度比率	24 小时	尿液	定量型		化学
44302-8	天冬氨酸/肌酐	质量浓度比率	24 小时	尿液	定量型		化学
44303-6	β-2-微球蛋白/肌酐	质量浓度比率	24 小时	尿液	定量型		化学
44304-4	肌肽/肌酐	质量浓度比率	24 小时	尿液	定量型		化学
4430-5	磺胺嘧啶	质量	时间点	剂量	定量型		药物剂量
44305-1	水合氯醛/肌酐	质量浓度比率	时间点	尿液	定量型		药物水平/毒理学
44306-9	枸橼酸/肌酐	质量浓度比率	24 小时	尿液	定量型		化学
44307-7	瓜氨酸/肌酐	质量浓度比率	24 小时	尿液	定量型		化学
44308-5	胶原 N 端交联肽/肌酐	摩尔浓度比率	24 小时	尿液	定量型	酶免疫分析	化学
44309-3	皮质醇. 游离型/肌酐	质量浓度比率	时间点	尿液	定量型		化学
44310-1	皮质醇/肌酐	质量浓度比率	24 小时	尿液	定量型		化学
44311-9	可替宁/肌酐	质量浓度比率	时间点	尿液	定量型		药物水平/毒理学
44312-7	胱氨酸/肌酐	质量浓度比率	24 小时	尿液	定量型		化学
4431-3	磺胺甲噁唑	质量	时间点	剂量	定量型		药物剂量
44313-5	δ 氨基酮戊酸/肌酐	质量浓度比率	24 小时	尿液	定量型		化学
44314-3	D-乳酸/肌酐	摩尔浓度比率	时间点	尿液	定量型		化学
44315-0	斑长黄胡蜂 Ab. IgG. RAST 类	任意浓度	时间点	血清	等级型		变态反应
44316-8	多巴胺/肌酐	质量浓度比率	24 小时	尿液	定量型		化学
44317-6	人胰岛素 Ab	任意浓度	时间点	血清	等级型		血清学
44318-4	猪胰岛素 Ab	任意浓度	时间点	血清	等级型		血清学
44319-2	胰岛素. 结合型	任意浓度	时间点	血清/血浆	等级型		化学
443-2	罗红霉素	药物敏感度	时间点	分离物	定量型	最小致死浓度	抗生素敏感性

LOINC 代码	名称	属性	时间特征	系统	标尺类型	方法类型	分类
44320-0	干扰素.α	任意浓度	时间点	血清/血浆	等级型		血液学/细胞分类计数
4432-1	磺胺异噁唑	质量	时间点	剂量	定量型		药物剂量
44321-8	白介素 5	任意浓度	时间点	血清/血浆	等级型		化学
44322-6	白介素 6	任意浓度	时间点	血清/血浆	等级型		化学
44323-4	碘	任意浓度	时间点	血清/血浆	等级型		化学
44324-2	碘.无机	任意浓度	时间点	血清/血浆	等级型		化学
44325-9	铁	任意浓度	时间点	头发	等级型		化学
44326-7	铁	任意浓度	时间点	血清/血浆	等级型		化学
44327-5	铁	任意浓度	时间点	体液	等级型		化学
44328-3	异枸橼酸	任意浓度	24 小时	尿液	等级型		化学
44329-1	异亮氨酸/肌酐	质量浓度比率	24 小时	尿液	定量型		化学
44330-9	贝氏等孢球虫	任意浓度	时间点	大便	等级型		微生物学
44331-7	异戊酰甘氨酸/肌酐	质量浓度比率	24 小时	尿液	定量型		化学
44332-5	Jo-1 可提取核 Ab. IgG	任意浓度	时间点	血清	等级型		血清学
44333-3	乳酸/肌酐	质量浓度比率	24 小时	尿液	定量型		化学
44334-1	亮氨酸/肌酐	质量浓度比率	24 小时	尿液	定量型		化学
44335-8	赖氨酸/肌酐	质量浓度比率	24 小时	尿液	定量型		化学
44336-6	镁/肌酐	质量浓度比率	24 小时	尿液	定量型		化学
44337-4	间甲肾上腺素.游离型/肌酐	质量浓度比率	时间点	尿液	定量型		化学
44338-2	蛋氨酸/肌酐	质量浓度比率	24 小时	尿液	定量型		化学
4433-9	氨苯磺胺	质量	时间点	剂量	定量型		药物剂量
44340-8	N-甲基组胺/肌酐	质量浓度比率	24 小时	尿液	定量型		化学
44341-6	去甲肾上腺素/肌酐	质量浓度比率	24 小时	尿液	定量型		化学
44342-4	去甲间甲肾上腺素/肌酐	质量浓度比率	24 小时	尿液	定量型		化学
44343-2	有机酸/肌酐	质量浓度比率	时间点	尿液	定量型		化学
44344-0	鸟氨酸/肌酐	质量浓度比率	24 小时	尿液	定量型		化学
44345-7	乳清酸/肌酐	摩尔浓度比率	24 小时	尿液	定量型		化学
44346-5	苯酚/肌酐	摩尔浓度比率	时间点	尿液	定量型		药物水平/毒理学
4434-7	氨苯磺胺	质量	时间点	剂量	定量型		药物剂量
44347-3	苯酚/肌酐	摩尔浓度比率	24 小时	尿液	定量型		药物水平/毒理学
44348-1	苯丙氨酸/肌酐	质量浓度比率	24 小时	尿液	定量型		化学
44349-9	苯丙氨酸/肌酐	质量浓度比率	时间点	尿液	定量型		化学
44350-7	苯丙酰甘氨酸/肌酐	质量浓度比率	24 小时	尿液	定量型		化学
44351-5	磷酸乙醇胺/肌酐	摩尔浓度比率	24 小时	尿液	定量型		化学
44352-3	磷酸乙醇胺/肌酐	质量浓度比率	24 小时	尿液	定量型		化学
44353-1	卟啉/肌酐	质量浓度比率	24 小时	尿液	定量型		化学
4435-4	替考拉宁	质量	时间点	剂量	定量型		药物剂量
44354-9	乙基丙二酸/肌酐	质量浓度比率	24 小时	尿液	定量型		化学
44355-6	本胆烷醇酮/肌酐	质量浓度比率	24 小时	尿液	定量型		化学
44356-4	促卵泡素/肌酐	质量浓度比率	24 小时	尿液	定量型		化学
44357-2	半乳甘露聚糖 Ag	任意浓度	时间点	血清/血浆	定量型	酶免疫分析	微生物学
44358-0	γ羟基丁酸/肌酐	质量浓度比率	时间点	尿液	定量型		化学
44359-8	谷氨酸/肌酐	质量浓度比率	24 小时	尿液	定量型		化学
44360-6	谷氨酸＋谷氨酰胺/肌酐	摩尔浓度比率	时间点	尿液	定量型		化学
44361-4	谷氨酸＋谷氨酰胺/肌酐	质量浓度比率	时间点	尿液	定量型		化学

LOINC 代码	名称	属性	时间特征	系统	标尺类型	方法类型	分类
4436-2	丁卡因	质量	时间点	剂量	定量型		药物剂量
44362-2	谷氨酰胺/肌酐	质量浓度比率	24 小时	尿液	定量型		化学
44363-0	戊二酸/肌酐	质量浓度比率	24 小时	尿液	定量型		化学
44364-8	戊二酸/肌酐	摩尔浓度比率	24 小时	尿液	定量型		化学
44365-5	甘氨酸/肌酐	质量浓度比率	24 小时	尿液	定量型		化学
44366-3	葡糖胺聚糖/肌酐	质量浓度比率	24 小时	尿液	定量型		化学
44367-1	葡糖胺聚糖/肌酐	摩尔浓度比率	时间点	尿液	定量型		化学
44368-9	己酰甘氨酸/肌酐	质量浓度比率	24 小时	尿液	定量型		化学
44369-7	己糖激酶	任意浓度	时间点	血浆	等级型		化学
4437-0	四环素	质量	时间点	剂量	定量型		药物剂量
44370-5	马尿酸/肌酐	质量浓度比率	24 小时	尿液	定量型		药物水平/毒理学
44371-3	组胺/肌酐	摩尔浓度比率	时间点	尿液	定量型		化学
44372-1	组氨酸/肌酐	质量浓度比率	24 小时	尿液	定量型		化学
44373-9	同型半胱氨酸	任意浓度	时间点	尿液	等级型		化学
44374-7	同型半胱氨酸	任意浓度	时间点	血清/血浆	等级型		化学
44375-4	同型半胱氨酸	任意浓度	时间点	全血	等级型		化学
44376-2	同型半胱氨酸	任意浓度	时间点	全血. 滤纸	等级型		化学
44377-0	同型半胱氨酸/肌酐	摩尔浓度比率	24 小时	尿液	定量型		化学
44378-8	同型胱氨酸/肌酐	质量浓度比率	24 小时	尿液	定量型		化学
44379-6	马毛＋马皮屑 Ab. IgE. RAST 类	任意浓度	时间点	血清	等级型		变态反应
44380-4	室尘 Hollister Stier Ab. IgG. RAST 类	任意浓度	时间点	血清	等级型		变态反应
44381-2	日本葎草 Ab. IgE. RAST 类	任意浓度	时间点	血清	等级型		变态反应
44382-0	透明管型. 宽的	任意浓度	时间点	尿沉渣	等级型	光学显微镜检查	尿液分析
44383-8	透明质酸盐或透明质酸酯	任意浓度	时间点	胸水	等级型		药物水平/毒理学
44384-6	双氢氯噻嗪	任意浓度	24 小时	尿液	等级型		药物水平/毒理学
44385-3	氢氟噻嗪	任意浓度	24 小时	尿液	等级型		药物水平/毒理学
44386-1	羟基脯氨酸/肌酐	质量浓度比率	24 小时	尿液	定量型		化学
44387-9	催眠类药物	任意浓度	时间点	胃液	等级型	筛查试验	药物水平/毒理学
4438-8	四氢大麻酚	质量	时间点	剂量	定量型		药物剂量
44388-7	IgA	任意浓度	24 小时	尿液	等级型	免疫固定	化学
44389-5	IgA	任意浓度	时间点	血清	等级型		化学
44390-3	丙米嗪	任意浓度	时间点	XXX	等级型		药物水平/毒理学
44391-1	免疫复合物	任意浓度	时间点	血清/血浆	等级型	C1q 结合分析	血清学
44392-9	免疫复合物	任意浓度	时间点	血清/血浆	等级型	Raji 细胞分析	血清学
44393-7	免疫复合物	任意浓度	时间点	血清/血浆	等级型		血清学
44394-5	免疫球蛋白轻链. κ	任意浓度	24 小时	尿液	等级型		化学
44395-2	免疫球蛋白轻链. λ	任意浓度	24 小时	尿液	等级型		化学

LOINC 代码	名称	属性	时间特征	系统	标尺类型	方法类型	分类
4439-6	四氢可的松	质量	时间点	剂量	定量型		药物剂量
44396-0	胰岛素	任意浓度	时间点	血清/血浆	等级型		化学
44397-8	牛胰岛素 Ab	任意浓度	时间点	血清	等级型		血清学
44398-6	脯氨酸/肌酐	质量浓度比率	24 小时	尿液	定量型		化学
44399-4	丙酰甘氨酸/肌酐	质量浓度比率	24 小时	尿液	定量型		化学
444-0	罗红霉素	药物敏感度	时间点	分离物	定量或等级型	最小抑制浓度	抗生素敏感性
44400-0	丙酮酸/肌酐	质量浓度比率	24 小时	尿液	定量型		化学
44401-8	肌氨酸/肌酐	质量浓度比率	24 小时	尿液	定量型		化学
44402-6	硒/肌酐	摩尔浓度比率	24 小时	尿液	定量型		药物水平/毒理学
44403-4	丝氨酸/肌酐	质量浓度比率	24 小时	尿液	定量型		化学
4440-4	茶碱	质量	时间点	剂量	定量型		药物剂量
44404-2	硅/肌酐	质量浓度比率	时间点	尿液	定量型		药物水平/毒理学
44405-9	钠/肌酐	摩尔浓度比率	24 小时	尿液	定量型		化学
44406-7	钠/钾	摩尔浓度比率	24 小时	尿液	定量型		化学
44407-5	生长激素/肌酐	质量浓度比率	时间点	尿液	定量型		化学
44408-3	辛二酸/肌酐	摩尔浓度比率	24 小时	尿液	定量型		化学
44409-1	琥珀酸盐/肌酐	摩尔浓度比率	24 小时	尿液	定量型		化学
44410-9	超氧化物歧化酶	任意浓度	时间点	血浆	等级型		化学
44411-7	牛磺酸/肌酐	质量浓度比率	24 小时	尿液	定量型		化学
4441-2	硫喷妥钠	质量	时间点	剂量	定量型		药物剂量
44412-5	四氢脱氧皮质醇/肌酐	质量浓度比率	时间点	尿液	定量型		化学
44413-3	苏氨酸/肌酐	质量浓度比率	24 小时	尿液	定量型		化学
44414-1	色氨酸/肌酐	质量浓度比率	24 小时	尿液	定量型		化学
44415-8	酪氨酸/肌酐	质量浓度比率	24 小时	尿液	定量型		化学
44416-6	尿素氮/肌酐	质量浓度比率	时间点	尿液	定量型		化学
44417-4	缬氨酸/肌酐	质量浓度比率	24 小时	尿液	定量型		化学
44418-2	香草扁桃酸盐/肌酸	质量浓度比率	24 小时	尿液	定量型		化学
44419-0	CIAS1 基因突变分析	存在与否或身份标识	时间点	全血/组织	叙述型	分子遗传学	分子病理学.基因突变
4442-0	甲硫哒嗪	质量	时间点	剂量	定量型		药物剂量
44420-8	CACNA1S 基因突变分析	存在与否或身份标识	时间点	全血/组织	叙述型	分子遗传学	分子病理学.基因突变
44421-6	PKD1 基因＋PKD2 基因突变分析	存在与否或身份标识	时间点	全血/组织	叙述型		分子病理学.基因突变
44422-4	白介素 2 受体 α 链.可溶性	任意浓度	时间点	血清/血浆	定量型		化学
44423-2	疱疹病毒 7 DNA	任意浓度	时间点	XXX	等级型	探针.扩增.靶向扩增	微生物学
44424-0	亚甲基二氧甲基苯异丙胺/肌酐	质量浓度比率	时间点	尿液	定量型		药物水平/毒理学
44425-7	储存与处理小节	—	—	FDA 包装插页	叙述型		文档.转诊介绍
44426-5	3-羟基乙酰苯酯/肌酐	摩尔浓度比率	时间点	尿液	定量型		药物水平/毒理学
44427-3	3-羟基乙酰苯酯/肌酐	质量浓度比率	时间点	尿液	定量型		药物水平/毒理学

LOINC 代码	名称	属性	时间特征	系统	标尺类型	方法类型	分类
44428-1	一磷酸腺苷.环化型.肾原性/肌酐	摩尔浓度比率	时间点	尿液	定量型		化学
44429-9	白蛋白/球蛋白	质量浓度比率	时间点	血清/血浆	定量型	电泳	化学
44430-7	α 皮酮四醇/肌酐	质量浓度比率	时间点	尿液	定量型		化学
44431-5	锚定蛋白 V Ab. IgG	任意浓度	时间点	血清/血浆	定量型		血清学
44432-3	锚定蛋白 V Ab. IgM	任意浓度	时间点	血清/血浆	定量型		血清学
44433-1	某抗生素^峰值	质量浓度	时间点	血清/血浆	定量型		药物水平/毒理学
44434-9	某抗生素^谷值	质量浓度	时间点	血清/血浆	定量型		药物水平/毒理学
44435-6	蛔虫成体 Ab. IgG	任意浓度	时间点	血清	定量型	酶免疫分析	微生物学
44436-4	蛔虫幼体 Ab. IgG	任意浓度	时间点	血清	定量型	酶免疫分析	微生物学
44437-2	蛔虫属 Ab. IgG	任意浓度	时间点	血清	定量型		微生物学
4443-8	替卡西林	质量	时间点	剂量	定量型		药物剂量
44438-0	烟曲霉菌 1 Ab	任意浓度	时间点	血清	定量型		微生物学
44439-8	烟曲霉菌 3 Ab	任意浓度	时间点	血清	定量型		微生物学
44440-6	烟曲霉菌 6 Ab	任意浓度	时间点	血清	定量型		微生物学
44441-4	黑曲霉菌 Ab	任意浓度	时间点	血清	定量型	补体结合试验	微生物学
44442-2	汉赛巴尔通体 Ab	任意浓度	时间点	血清	定量型	酶免疫分析	微生物学
44443-0	巴尔通体 Ab. IgG	任意浓度	时间点	血清	定量型	酶免疫分析	微生物学
44444-8	巴尔通体 Ab. IgM	任意浓度	时间点	血清	定量型	酶免疫分析	微生物学
44445-5	基底膜 Ab. IgA	任意浓度	时间点	血清	定量型		血清学
4444-6	噻吗洛尔	质量	时间点	剂量	定量型		药物剂量
44446-3	基底膜 Ab. IgG	任意浓度	时间点	血清	定量型	免疫荧光	血清学
44447-1	β2 糖蛋白 1 Ab. IgA	任意浓度	时间点	血清	定量型	酶免疫分析	血清学
44448-9	β2 糖蛋白 1 Ab. IgG	任意浓度	时间点	血清	定量型	酶免疫分析	血清学
44449-7	β2 糖蛋白 1 Ab. IgM	任意浓度	时间点	血清	定量型	酶免疫分析	血清学
44450-5	β 皮酮四醇/肌酐	质量浓度比率	时间点	尿液	定量型		化学
44451-3	皮炎芽生菌 Ab	任意浓度	时间点	血清	定量型	补体结合试验	微生物学
44452-1	博氏疏螺旋体 Ab	任意浓度	时间点	血清	定量型	免疫印迹	微生物学
4445-3	妥布霉素	质量	时间点	剂量	定量型		药物剂量
44453-9	博氏疏螺旋体 Ab	任意浓度	时间点	脑脊液	定量型	免疫印迹	微生物学
44454-7	博氏疏螺旋体 Ab	任意浓度	时间点	关节液	定量型		微生物学
44455-4	博氏疏螺旋体 Ab^第 1 份标本	任意浓度	时间点	血清	定量型	酶免疫分析	微生物学
44456-2	博氏疏螺旋体 Ab^第 1 份标本	任意浓度	时间点	血清	定量型		微生物学
44457-0	包柔氏螺旋体 Ab	任意浓度	时间点	血清	定量型		微生物学
44458-8	流产布鲁氏杆菌 Ab. IgG +IgM	任意浓度	时间点	血清	定量型		微生物学
44459-6	C 肽/肌酐^给予某刺激后第 2 份标本	质量浓度比率	时间点	尿液	定量型		刺激耐受试验
44460-4	草本支孢霉 Ab	任意浓度	时间点	血清	等级型	免疫扩散	变态反应
4446-1	妥卡尼	质量	时间点	剂量	定量型		药物剂量
44461-2	粉尘螨 Ab	任意浓度	时间点	血清	等级型	免疫扩散	变态反应
44462-0	胰岛素.游离型+结合型	任意浓度	时间点	血清/血浆	等级型		化学
44463-8	单纯疱疹病毒 1	任意浓度	时间点	阴道	等级型	微生物特异性培养	微生物学

LOINC 代码	名称	属性	时间特征	系统	标尺类型	方法类型	分类
44464-6	单纯疱疹病毒 1	任意浓度	时间点	皮肤	等级型	微生物特异性培养	微生物学
44465-3	单纯疱疹病毒 1	任意浓度	时间点	生殖器	等级型	微生物特异性培养	微生物学
44466-1	单纯疱疹病毒 1	任意浓度	时间点	咽喉	等级型	微生物特异性培养	微生物学
44467-9	单纯疱疹病毒 1	任意浓度	时间点	子宫颈	等级型	微生物特异性培养	微生物学
44468-7	单纯疱疹病毒 1	任意浓度	时间点	肛门	等级型	微生物特异性培养	微生物学
44469-5	单纯疱疹病毒 1 Ab	任意浓度	时间点	体液	等级型		微生物学
44470-3	单纯疱疹病毒 1 Ag	任意浓度	时间点	肛门	等级型		微生物学
44471-1	单纯疱疹病毒 1 Ag	任意浓度	时间点	子宫颈	等级型		微生物学
44472-9	单纯疱疹病毒 1 Ag	任意浓度	时间点	眼	等级型		微生物学
44473-7	单纯疱疹病毒 1 Ag	任意浓度	时间点	阴茎	等级型		微生物学
44474-5	单纯疱疹病毒 1 Ag	任意浓度	时间点	咽喉	等级型		微生物学
44475-2	单纯疱疹病毒 1 Ag	任意浓度	时间点	组织	等级型		微生物学
44476-0	单纯疱疹病毒 1 Ag	任意浓度	时间点	尿道	等级型		微生物学
44477-8	单纯疱疹病毒 1 Ag	任意浓度	时间点	阴道	等级型		微生物学
44478-6	单纯疱疹病毒 1 DNA	任意浓度	时间点	羊水	等级型	探针. 扩增. 靶向扩增	微生物学
4447-9	甲苯磺丁脲	质量	时间点	剂量	定量型		药物剂量
44479-4	单纯疱疹病毒 1+2 Ab	任意浓度	时间点	脑脊液	等级型		微生物学
44480-2	单纯疱疹病毒 1+2 Ab	任意浓度	时间点	血清	等级型		微生物学
44481-0	单纯疱疹病毒 1+2 Ab. IgG	任意浓度	时间点	脑脊液	等级型		微生物学
44482-8	单纯疱疹病毒 1+2 Ab. IgG	任意浓度	时间点	体液	等级型		微生物学
44483-6	单纯疱疹病毒 1+2 Ab. IgM	任意浓度	时间点	体液	等级型		微生物学
44484-4	单纯疱疹病毒 2	任意浓度	时间点	XXX	等级型	微生物特异性培养	微生物学
44485-1	单纯疱疹病毒 2	任意浓度	时间点	阴道	等级型	微生物特异性培养	微生物学
44486-9	单纯疱疹病毒 2	任意浓度	时间点	皮肤	等级型	微生物特异性培养	微生物学
4448-7	甲苯磺丁脲. IV	质量	时间点	剂量	定量型		药物剂量
44487-7	单纯疱疹病毒 2	任意浓度	时间点	生殖器	等级型	微生物特异性培养	微生物学
44488-5	单纯疱疹病毒 2	任意浓度	时间点	咽喉	等级型	微生物特异性培养	微生物学
44489-3	单纯疱疹病毒 2	任意浓度	时间点	子宫颈	等级型	微生物特异性培养	微生物学
44490-1	单纯疱疹病毒 2	任意浓度	时间点	肛门	等级型	微生物特异性培养	微生物学
44491-9	单纯疱疹病毒 2 Ab	任意浓度	时间点	体液	等级型		微生物学
44492-7	单纯疱疹病毒 2 Ab	任意浓度	时间点	脑脊液	等级型	免疫荧光	微生物学
44493-5	单纯疱疹病毒 2 Ab	任意浓度	时间点	脑脊液	等级型		微生物学
44494-3	单纯疱疹病毒 2 Ab. IgM	任意浓度	时间点	血清	等级型	酶免疫分析	微生物学
4449-5	反苯环丙胺	质量	时间点	剂量	定量型		药物剂量

LOINC代码	名称	属性	时间特征	系统	标尺类型	方法类型	分类
44495-0	单纯疱疹病毒2 Ag	任意浓度	时间点	眼	等级型		微生物学
44496-8	单纯疱疹病毒2 Ag	任意浓度	时间点	阴茎	等级型		微生物学
44497-6	单纯疱疹病毒2 Ag	任意浓度	时间点	阴道	等级型		微生物学
44498-4	单纯疱疹病毒2 Ag	任意浓度	时间点	肛门	等级型		微生物学
44499-2	单纯疱疹病毒2 Ag	任意浓度	时间点	尿道	等级型		微生物学
44500-7	单纯疱疹病毒2 Ag	任意浓度	时间点	子宫颈	等级型		微生物学
44501-5	单纯疱疹病毒2 Ag	任意浓度	时间点	咽喉	等级型		微生物学
44502-3	单纯疱疹病毒2 Ag	任意浓度	时间点	组织	等级型		微生物学
4450-3	曲唑酮	质量	时间点	剂量	定量型		药物剂量
44503-1	单纯疱疹病毒2 DNA	任意浓度	时间点	羊水	等级型	探针.扩增.靶向扩增	微生物学
44504-9	单纯疱疹病毒 Ab	任意浓度	时间点	体液	等级型	免疫荧光	微生物学
44505-6	单纯疱疹病毒 Ab.IgG	任意浓度	时间点	脑脊液	等级型		微生物学
44506-4	单纯疱疹病毒 Ab	任意浓度	时间点	脑脊液	等级型		微生物学
44507-2	单纯疱疹病毒 Ab.IgM	任意浓度	时间点	血清	等级型	免疫荧光	微生物学
44508-0	单纯疱疹病毒 Ag	任意浓度	时间点	子宫颈	等级型		微生物学
44509-8	单纯疱疹病毒 Ag	任意浓度	时间点	阴茎	等级型		微生物学
44510-6	单纯疱疹病毒 Ag	任意浓度	时间点	阴道	等级型		微生物学
4451-1	氨苯蝶啶	质量	时间点	剂量	定量型		药物剂量
44511-4	单纯疱疹病毒 Ag	任意浓度	时间点	眼	等级型		微生物学
44512-2	单纯疱疹病毒 Ag	任意浓度	时间点	鼻	等级型		微生物学
44513-0	单纯疱疹病毒 Ag	任意浓度	时间点	支气管	等级型	免疫荧光	微生物学
44514-8	单纯疱疹病毒 Ag	任意浓度	时间点	脑脊液	等级型	酶免疫分析	微生物学
44515-5	单纯疱疹病毒 Ag	任意浓度	时间点	子宫颈	等级型	酶免疫分析	微生物学
44516-3	单纯疱疹病毒 Ag	任意浓度	时间点	子宫颈	等级型	免疫荧光	微生物学
44517-1	单纯疱疹病毒 DNA	任意浓度	时间点	羊水	等级型	探针.扩增.靶向扩增	微生物学
44518-9	单纯疱疹病毒 DNA	任意浓度	时间点	血清/血浆	等级型	探针.扩增.靶向扩增	微生物学
44519-7	疱疹病毒6 Ab	任意浓度	时间点	血清	等级型		微生物学
44520-5	疱疹病毒6 Ab.IgG	任意浓度	时间点	脑脊液	等级型		微生物学
44521-3	疱疹病毒6 Ab.IgG	任意浓度	时间点	血清	等级型	免疫荧光	微生物学
44522-1	荚膜组织胞浆菌 Ab	任意浓度	时间点	血清	等级型	酶免疫分析	微生物学
44523-9	荚膜组织胞浆菌 Ab.IgG	任意浓度	时间点	脑脊液	等级型	酶免疫分析	微生物学
44524-7	荚膜组织胞浆菌 Ag	任意浓度	时间点	尿液	等级型	酶免疫分析	微生物学
44525-4	荚膜组织胞浆菌 Ag	任意浓度	时间点	血清	等级型	酶免疫分析	微生物学
44526-2	荚膜组织胞浆菌 H Ab	任意浓度	时间点	脑脊液	等级型		微生物学
44527-0	荚膜组织胞浆菌 H Ab	任意浓度	时间点	血清	等级型		微生物学
44528-8	荚膜组织胞浆菌 M Ab	任意浓度	时间点	血清	等级型		微生物学
4452-9	三唑仑	质量	时间点	剂量	定量型		药物剂量
44529-6	荚膜组织胞浆菌菌丝体 Ab	任意浓度	时间点	血清	等级型	免疫扩散	微生物学
44530-4	荚膜组织胞浆菌酵母 Ab	任意浓度	时间点	血清	等级型	免疫扩散	微生物学
44531-2	艾滋病毒1 Ag	任意浓度	时间点	血清^供者	等级型		微生物学
44532-0	艾滋病毒1 GP120 Ab	任意浓度	时间点	血清	等级型		微生物学
44533-8	艾滋病毒1+2 Ab	任意浓度	时间点	血清^供者	等级型		微生物学
44534-6	人类白细胞抗原 Ab	任意浓度	时间点	血清	等级型		人类白细胞抗原
44535-3	人T淋巴细胞白血病病毒1型 Ab	任意浓度	时间点	血清^供者	等级型		微生物学

LOINC 代码	名称	属性	时间特征	系统	标尺类型	方法类型	分类
44536-1	人T淋巴细胞白血病病毒1型 DNA	任意浓度	时间点	全血	等级型	探针	微生物学
4453-7	三甲利定	质量	时间点	剂量	定量型		药物剂量
44537-9	人T淋巴细胞白血病病毒1型 DNA	任意浓度	时间点	全血	等级型	探针. 扩增. 靶向扩增	微生物学
44538-7	人T淋巴细胞白血病病毒1+2 Ab	任意浓度	时间点	血清^供者	等级型		微生物学
44539-5	人T淋巴细胞白血病病毒2型 Ab	任意浓度	时间点	血清	等级型	酶免疫分析	微生物学
44540-3	人T淋巴细胞白血病病毒2型 Ab. IgG	任意浓度	时间点	血清	等级型	酶免疫分析	微生物学
44541-1	人T淋巴细胞白血病病毒2型 DNA	任意浓度	时间点	全血	等级型	探针	微生物学
44542-9	人T淋巴细胞白血病病毒2型 DNA	任意浓度	时间点	全血	等级型	探针. 扩增. 靶向扩增	微生物学
44543-7	人乳头瘤病毒 31+33 Ag	任意浓度	时间点	XXX	等级型		微生物学
44544-5	人乳头瘤病毒 35 Ag	任意浓度	时间点	XXX	等级型		微生物学
4454-5	三甲双酮	质量	时间点	剂量	定量型		药物剂量
44545-2	人乳头瘤病毒 DNA	任意浓度	时间点	尿道	等级型	探针	微生物学
44546-0	人乳头瘤病毒 DNA	任意浓度	时间点	阴道	等级型	探针	微生物学
44547-8	人乳头瘤病毒 DNA	任意浓度	时间点	XXX	等级型	探针. 扩增. 信号扩增	微生物学
44548-6	人乳头瘤病毒 DNA	任意浓度	时间点	尿道	等级型	探针. 扩增. 信号扩增	微生物学
44549-4	人乳头瘤病毒 DNA	任意浓度	时间点	阴道	等级型	探针. 扩增. 信号扩增	微生物学
44550-2	人乳头瘤病毒 DNA	任意浓度	时间点	子宫颈	等级型	探针	微生物学
44551-0	人乳头瘤病毒 DNA	任意浓度	时间点	组织	等级型	探针	微生物学
4455-2	甲氧苄啶	质量	时间点	剂量	定量型		药物剂量
44552-8	双氢氯噻嗪	任意浓度	时间点	血清/血浆	等级型		药物水平/毒理学
44553-6	羟基伊曲康唑	任意浓度	时间点	血清/血浆	等级型		药物水平/毒理学
44554-4	膜翅目 Ab. IgE. RAST 类	任意浓度	时间点	血清	等级型		变态反应
44555-1	免疫球蛋白轻链. κ. 游离型	任意浓度	时间点	血清	等级型	免疫固定	化学
44556-9	甲型流感病毒 Ab	任意浓度	时间点	血清	等级型	补体结合试验	微生物学
44557-7	甲型流感病毒 Ab	任意浓度	时间点	体液	等级型		微生物学
44558-5	甲型流感病毒 Ag	任意浓度	时间点	鼻咽部	等级型	免疫荧光	微生物学
44559-3	甲型流感病毒 Ag	任意浓度	时间点	支气管	等级型	免疫荧光	微生物学
4456-0	曲米帕明	质量	时间点	剂量	定量型		药物剂量
44560-1	甲型流感病毒 Ag	任意浓度	时间点	鼻	等级型	免疫荧光	微生物学
44561-9	甲型流感病毒 Ag	任意浓度	时间点	气管	等级型	免疫荧光	微生物学
44562-7	甲型流感病毒 Ag	任意浓度	时间点	支气管	等级型		微生物学
44563-5	甲型流感病毒 Ag	任意浓度	时间点	鼻	等级型		微生物学
44564-3	甲型流感病毒 Ag	任意浓度	时间点	鼻	等级型	酶免疫分析	微生物学
44565-0	甲型+乙型流感病毒 Ab	任意浓度	时间点	血清	等级型		微生物学
44566-8	甲型+乙型流感病毒 Ag	任意浓度	时间点	支气管	等级型		微生物学
44567-6	甲型+乙型流感病毒 Ag	任意浓度	时间点	鼻	等级型		微生物学

LOINC 代码	名称	属性	时间特征	系统	标尺类型	方法类型	分类
44568-4	乙型流感病毒 Ab	任意浓度	时间点	血清	等级型	补体结合试验	微生物学
44569-2	乙型流感病毒 Ab	任意浓度	时间点	体液	等级型		微生物学
445-7	罗红霉素	药物敏感度	时间点	分离物	定量或等级型	琼脂扩散	抗生素敏感性
44570-0	乙型流感病毒 Ab	任意浓度	时间点	血清	等级型		微生物学
44571-8	乙型流感病毒 Ag	任意浓度	时间点	鼻咽部	等级型	免疫荧光	微生物学
44572-6	乙型流感病毒 Ag	任意浓度	时间点	支气管	等级型	免疫荧光	微生物学
44573-4	乙型流感病毒 Ag	任意浓度	时间点	鼻	等级型	免疫荧光	微生物学
44574-2	乙型流感病毒 Ag	任意浓度	时间点	气管	等级型	免疫荧光	微生物学
44575-9	乙型流感病毒 Ag	任意浓度	时间点	鼻	等级型	酶免疫分析	微生物学
44576-7	乙型流感病毒 Ag	任意浓度	时间点	支气管	等级型		微生物学
44577-5	乙型流感病毒 Ag	任意浓度	时间点	鼻	等级型		微生物学
4457-8	曲吡那敏	质量	时间点	剂量	定量型		药物剂量
44578-3	丙型流感病毒 Ab	任意浓度	时间点	血清	等级型	补体结合试验	微生物学
44579-1	丙型流感病毒 Ab	任意浓度	时间点	血清	等级型		微生物学
44580-9	人 T 淋巴细胞白血病病毒 1+2 p21 env Ab	任意浓度	时间点	血清	等级型	免疫印迹	微生物学
44581-7	人 T 淋巴细胞白血病病毒 1+2 p38 tax Ab	任意浓度	时间点	血清	等级型	免疫印迹	微生物学
44582-5	IgA	任意浓度	时间点	皮肤	等级型	免疫荧光	化学
44583-3	IgA Ab	任意浓度	时间点	血清/血浆	等级型	血凝抑制试验	化学
44584-1	IgA Ab	任意浓度	时间点	血清/血浆	等级型		化学
44585-8	IgA Ab. IgG	任意浓度	时间点	血清/血浆	等级型		化学
4458-6	丙戊酸盐	质量	时间点	剂量	定量型		药物剂量
44586-6	IgA Ab. IgM	任意浓度	时间点	血清/血浆	等级型		化学
44587-4	IgA. 单克隆型	任意浓度	时间点	血清	等级型	免疫固定	化学
44588-2	IgA. 单克隆型	任意浓度	时间点	尿液	等级型	免疫固定	化学
44589-0	IgA. 单克隆型	任意浓度	时间点	脑脊液	等级型	免疫固定	化学
44590-8	IgA. 分泌型	任意浓度	时间点	唾液	等级型		化学
44591-6	IgD	任意浓度	时间点	尿液	等级型	免疫固定	化学
44592-4	IgD	任意浓度	时间点	血清	等级型		化学
44593-2	IgE	任意浓度	时间点	尿液	等级型	免疫固定	化学
4459-4	万古霉素	质量	时间点	剂量	定量型		药物剂量
44594-0	IgE	任意浓度	时间点	血清	等级型		化学
44595-7	IgG	任意浓度	24 小时	尿液	等级型	免疫固定	化学
44596-5	IgG Ag	任意浓度	时间点	皮肤	等级型	免疫荧光	病理学
44597-3	IgG. 单克隆型	任意浓度	时间点	血清	等级型	免疫固定	化学
44598-1	IgG. 单克隆型	任意浓度	时间点	尿液	等级型	免疫固定	化学
44599-9	IgG. 单克隆型	任意浓度	时间点	脑脊液	等级型	免疫固定	化学
44600-5	IgM	任意浓度	24 小时	尿液	等级型	免疫固定	化学
44601-3	IgM. 单克隆型	任意浓度	时间点	血清	等级型	免疫固定	化学
4460-2	维拉帕米	质量	时间点	剂量	定量型		药物剂量
44602-1	IgM. 单克隆型	任意浓度	时间点	尿液	等级型	免疫固定	化学
44603-9	IgM. 单克隆型	任意浓度	时间点	脑脊液	等级型	免疫固定	化学
44604-7	免疫球蛋白轻链. κ. 游离型	任意浓度	时间点	尿液	等级型	免疫固定	化学

LOINC 代码	名称	属性	时间特征	系统	标尺类型	方法类型	分类
44605-4	免疫球蛋白轻链. κ	任意浓度	时间点	脑脊液	等级型	免疫固定	化学
44606-2	ALOX3＋ALOX12B 基因突变分析	存在与否或身份标识	时间点	全血/组织	名义型	分子遗传学	分子病理学. 基因突变
44607-0	艾滋病毒 1	印象/检查结果的解释	时间点	血清	名义型	酶免疫分析	微生物学
44608-8	KCNQ1 基因突变，经检验的	存在与否或身份标识	时间点	全血/组织	名义型	分子遗传学	分子病理学. 基因突变
44609-6	心率	数量或计数速率＝计数/时间	事件^最大值	毛细血管床	定量型	血氧定量法	心率. 分子型
4461-0	华法林	质量	时间点	剂量	定量型		药物剂量
44610-4	心率	数量或计数速率＝计数/时间	事件^最小时	毛细血管床	定量型	血氧定量法	心率. 分子型
44611-2	心率	数量或计数速率＝计数/时间	事件^平均值	毛细血管床	定量型	血氧定量法	心率. 分子型
44612-0	氧饱和度	摩尔分数	事件^最大值	毛细血管全血	定量型	血氧定量法	血液动力学. 分子型
44613-8	氧饱和度	摩尔分数	事件^最小时	毛细血管全血	定量型	血氧定量法	血液动力学. 分子型
44614-6	氧饱和度.	摩尔分数	事件^平均值	毛细血管全血	定量型	血氧定量法	血液动力学. 分子型
44615-3	设备错误码	存在与否或身份标识	时间点	{设备}	名义型		血液动力学. 分子型
44616-1	脉搏血氧定量法医嘱组		时间点	毛细血管床＋毛细血管全血	定量型	血氧定量法	医嘱组. CV
44617-9	PWS 基因突变分析	存在与否或身份标识	时间点	全血/组织	名义型	分子遗传学	分子病理学. 基因突变
44618-7	癌总体毫米长度	长度	时间点	标本	定量型	美国病理学会癌症方案	病理学方案. 前列腺
44619-5	组织核心长度	长度	时间点	标本	定量型	美国病理学会癌症方案	病理学方案. 乳腺
44620-3	其他定量	发现（结果）	时间点	标本	叙述型	美国病理学会癌症方案	病理学方案. 前列腺
44621-1	Nregional lymph nodes identified	数量或计数（正整数）	时间点	标本	定量型	美国病理学会癌症方案	病理学方案. 前列腺
44622-9	局部淋巴结. 包含性转移	数量或计数（正整数）	时间点	标本	定量型	美国病理学会癌症方案	病理学方案. 皮肤
44623-7	无光泽结点	存在与否或身份标识	时间点	标本	名义型	美国病理学会癌症方案	病理学方案. 皮肤
44624-5	其他病理检查所见	发现（结果）	时间点	肿瘤	名义型	美国病理学会癌症方案	病理学方案. 皮肤
44625-2	前列腺周脂肪侵入	存在与否或身份标识	时间点	标本	名义型	美国病理学会癌症方案	病理学方案. 前列腺
44626-0	精囊侵入	存在与否或身份标识	时间点	标本	名义型	美国病理学会癌症方案	病理学方案. 前列腺
44627-8	前列腺外的累及	存在与否或身份标识	时间点	标本	名义型	美国病理学会癌症方案	病理学方案. 前列腺
4462-8	木糖. 口服	质量	时间点	剂量	定量型		药物剂量
44628-6	标本大小. 不能决定	任意	时间点	乳腺肿瘤	叙述型	美国病理学会癌症方案	病理学方案. 乳腺
44629-4	标本大小. 最大尺寸	长度	时间点	乳腺肿瘤	定量型	美国病理学会癌症方案	病理学方案. 乳腺

LOINC 代码	名称	属性	时间特征	系统	标尺类型	方法类型	分类
44630-2	标本大小. 附加尺寸 1	面积	时间点	乳腺肿瘤	定量型	美国病理学会癌症方案	病理学方案. 乳腺
44631-0	标本大小. 附加尺寸 2	面积	时间点	乳腺肿瘤	定量型	美国病理学会癌症方案	病理学方案. 乳腺
44632-8	伴行静脉结，存在的	存在与否或身份标识	时间点	皮肤黑色素瘤	名义型	美国病理学会癌症方案	病理学方案. 皮肤
44633-6	肿瘤色素沉着	存在与否或身份标识	时间点	皮肤黑色素瘤	名义型	美国病理学会癌症方案	病理学方案. 皮肤
44634-4	侵入性组件大小. 无法决定	任意	时间点	乳腺肿瘤	叙述型	美国病理学会癌症方案	病理学方案. 乳腺
44635-1	侵入性组件大小. 最大. 尺寸	长度	时间点	乳腺肿瘤	定量型	美国病理学会癌症方案	病理学方案. 乳腺
4463-6	活动性与计数. 精子	—	时间点	精液	—		生育能力
44636-9	侵入性组件大小. 附加尺寸 1	长度	时间点	乳腺肿瘤	定量型	美国病理学会癌症方案	病理学方案. 乳腺
44637-7	侵入性组件大小. 附加尺寸 2	长度	时间点	乳腺肿瘤	定量型	美国病理学会癌症方案	病理学方案. 乳腺
44638-5	组织学类型	发现（结果）	时间点	乳腺肿瘤	名义型	美国病理学会癌症方案	病理学方案. 乳腺
44639-3	组织学类型	发现（结果）	时间点	前列腺肿瘤	名义型	美国病理学会癌症方案	病理学方案. 前列腺
44640-1	组织学类型	发现（结果）	时间点	皮肤黑色素瘤	名义型	美国病理学会癌症方案	病理学方案. 皮肤
44641-9	Gleason 分级. 原发	类型	时间点	前列腺肿瘤	名义型	美国病理学会癌症方案	病理学方案. 前列腺
44642-7	Gleason 分级. 继发	类型	时间点	前列腺肿瘤	名义型	美国病理学会癌症方案	病理学方案. 前列腺
44643-5	Gleason 分级. 三级	类型	时间点	前列腺肿瘤	名义型	美国病理学会癌症方案	病理学方案. 前列腺
4464-4	精子评估. 宫颈粘液穿透试验	印象/检查结果的解释	时间点	精液	名义型		生育能力
44644-3	小管信息	任意	时间点	乳腺肿瘤	等级型	美国病理学会癌症方案	病理学方案. 乳腺
44645-0	细胞核多形性	任意	时间点	乳腺肿瘤	等级型	美国病理学会癌症方案	病理学方案. 乳腺
44646-8	诺丁汉有丝分裂计数. 25x obj	发现（结果）	时间点	乳腺肿瘤	名义型	美国病理学会癌症方案	病理学方案. 乳腺
44647-6	诺丁汉有丝分裂计数. 40x obj	发现（结果）	时间点	乳腺肿瘤	名义型	美国病理学会癌症方案	病理学方案. 乳腺
44648-4	组织学分级. 诺丁汉评分	发现（结果）	时间点	乳腺肿瘤	等级型	美国病理学会癌症方案	病理学方案. 乳腺
44649-2	分级系统	发现（结果）	时间点	乳腺肿瘤	叙述型	美国病理学会癌症方案	病理学方案. 乳腺
446-5	罗红霉素	药物敏感度	时间点	分离物＋血清	等级型	测序分型	抗生素敏感性
44650-0	每 10HPF 的有丝分裂计数	面积	时间点	乳腺肿瘤	定量型	美国病理学会癌症方案	病理学方案. 乳腺
4465-1	精子评估. 仓鼠卵细胞穿透试验	印象/检查结果的解释	时间点	精液	名义型		生育能力

LOINC 代码	名称	属性	时间特征	系统	标尺类型	方法类型	分类
44651-8	组织核心. 阳性的. 癌	数量或计数（正整数）	时间点	组织芯	定量型	美国病理学会癌症方案	病理学方案. 前列腺
44652-6	核心数量	数量或计数（正整数）	时间点	组织芯	定量型	美国病理学会癌症方案	病理学方案. 前列腺
44653-4	肿瘤定量. 偶然的	发现（结果）	时间点	前列腺肿瘤	名义型	美国病理学会癌症方案	病理学方案. 前列腺
44654-2	被肿瘤包围的前列腺组织	数量或计数分数	时间点	前列腺肿瘤	定量型	美国病理学会癌症方案	病理学方案. 前列腺
44655-9	组织切片. 阳性的. 癌	数量或计数（正整数）	时间点	组织切片	定量型	美国病理学会癌症方案	病理学方案. 前列腺
44656-7	组织芯片数	数量或计数（正整数）	时间点	组织切片	定量型	美国病理学会癌症方案	病理学方案. 前列腺
44657-5	优势结节. 最大尺寸	长度	时间点	前列腺肿瘤	定量型	美国病理学会癌症方案	病理学方案. 前列腺
44658-3	优势结节. 附加尺寸 1	长度	时间点	前列腺肿瘤	定量型	美国病理学会癌症方案	病理学方案. 前列腺
44659-1	优势结节. 附加尺寸 2	长度	时间点	前列腺肿瘤	定量型	美国病理学会癌症方案	病理学方案. 前列腺
44660-9	肿瘤被溃疡包围	存在与否或身份标识	时间点	皮肤黑色素瘤	名义型	美国病理学会癌症方案	病理学方案. 皮肤
44661-7	肿瘤侵润深度	长度	时间点	皮肤黑色素瘤	定量型	美国病理学会癌症方案	病理学方案. 皮肤
44662-5	未知的肿瘤侵润尝试小节	发现（结果）	时间点	皮肤黑色素瘤	叙述型	美国病理学会癌症方案	病理学方案. 皮肤
44663-3	T 分类. 乳腺肿瘤	发现（结果）	时间点	乳腺肿瘤	名义型	美国病理学会癌症方案	病理学方案. 乳腺
44664-1	T 分类. 前列腺肿瘤	发现（结果）	时间点	前列腺肿瘤	名义型	美国病理学会癌症方案	病理学方案. 前列腺
44665-8	T 分类. 皮肤黑素瘤	发现（结果）	时间点	皮肤黑色素瘤	名义型	美国病理学会癌症方案	病理学方案. 皮肤
44666-6	远端转移 M 阶段. 乳腺肿瘤	发现（结果）	时间点	乳腺肿瘤	等级型	美国病理学会癌症方案	病理学方案. 乳腺
44667-4	远处转移灶	发现（结果）	时间点	乳腺肿瘤	叙述型	美国病理学会癌症方案	病理学方案. 乳腺
44668-2	远端转移 M 阶段. 皮肤黑素瘤	发现（结果）	时间点	皮肤黑色素瘤	等级型	美国病理学会癌症方案	病理学方案. 皮肤
4466-9	染色. 活体的	存在与否或身份标识	时间点	精液	名义型		生育能力
44669-0	边缘包含. 胸	发现（结果）	时间点	乳腺肿瘤	名义型	美国病理学会癌症方案	病理学方案. 乳腺
44670-8	边缘包含. 前列腺	发现（结果）	时间点	前列腺肿瘤	名义型	美国病理学会癌症方案	病理学方案. 前列腺
44671-6	边缘包含. 皮肤	发现（结果）	时间点	皮肤黑色素瘤	名义型	美国病理学会癌症方案	病理学方案. 皮肤
44672-4	浸润性癌. 未包含的边缘距离. 最近	长度	时间点	乳腺肿瘤	定量型	美国病理学会癌症方案	病理学方案. 乳腺
44673-2	DCIS. 未包含的边缘距离. 最近	长度	时间点	乳腺肿瘤	定量型	美国病理学会癌症方案	病理学方案. 乳腺
44674-0	浸润性癌. 未包含的边缘. 最近	发现（结果）	时间点	乳腺肿瘤	名义型	美国病理学会癌症方案	病理学方案. 乳腺

LOINC 代码	名称	属性	时间特征	系统	标尺类型	方法类型	分类
44675-7	DCIS. 未包含的边缘. 最近	发现（结果）	时间点	乳腺肿瘤	名义型	美国病理学会癌症方案	病理学方案. 乳腺
44676-5	边缘被浸润性癌包含. 胸	发现（结果）	时间点	乳腺肿瘤	名义型	美国病理学会癌症方案	病理学方案. 乳腺
4467-7	粘液成丝试验	长度	时间点	宫颈粘液	定量型		生育能力
44677-3	边缘被 DCIS 包含	发现（结果）	时间点	乳腺肿瘤	名义型	美国病理学会癌症方案	病理学方案. 乳腺
44678-1	边缘被浸润性癌包含. 前列腺	发现（结果）	时间点	前列腺肿瘤	名义型	美国病理学会癌症方案	病理学方案. 前列腺
44679-9	边缘被侵袭性黑素瘤包含	发现（结果）	时间点	皮肤黑色素瘤	名义型	美国病理学会癌症方案	病理学方案. 皮肤
44680-7	边缘被原位黑素瘤包含	发现（结果）	时间点	皮肤黑色素瘤	名义型	美国病理学会癌症方案	病理学方案. 皮肤
44681-5	侵袭性黑素瘤. 未包含边缘. 最近	发现（结果）	时间点	皮肤黑色素瘤	名义型	美国病理学会癌症方案	病理学方案. 皮肤
44682-3	侵袭性黑素瘤. 未包含的边缘. 最近	发现（结果）	时间点	皮肤黑色素瘤	名义型	美国病理学会癌症方案	病理学方案. 皮肤
44683-1	侵袭性黑素瘤与最近侧边缘距离	长度	时间点	皮肤黑色素瘤	定量型	美国病理学会癌症方案	病理学方案. 皮肤
44684-9	原位黑素瘤与最近侧边缘距离	长度	时间点	皮肤黑色素瘤	定量型	美国病理学会癌症方案	病理学方案. 皮肤
4468-5	碳氧血红蛋白/总血红蛋白	质量分数	时间点	全血	定量型		血液学/细胞分类计数
44685-6	侵袭性黑素瘤与最近深边缘距离	长度	时间点	皮肤黑色素瘤	定量型	美国病理学会癌症方案	病理学方案. 皮肤
44686-4	侵袭性黑素瘤. 相对最近未包含侧边缘位置	发现（结果）	时间点	皮肤黑色素瘤	叙述型	美国病理学会癌症方案	病理学方案. 皮肤
44687-2	原位黑素瘤. 相对最近未包含侧边缘位置	发现（结果）	时间点	皮肤黑色素瘤	叙述型	美国病理学会癌症方案	病理学方案. 皮肤
44688-0	侵袭性黑素瘤. 相对包含的侧边缘位置	发现（结果）	时间点	皮肤黑色素瘤	叙述型	美国病理学会癌症方案	病理学方案. 皮肤
44689-8	原位黑素瘤. 相对包含侧边缘位置	发现（结果）	时间点	皮肤黑色素瘤	叙述型	美国病理学会癌症方案	病理学方案. 皮肤
44690-6	侵袭性黑素瘤. 相对最近未包含深边缘位置	发现（结果）	时间点	皮肤黑色素瘤	叙述型	美国病理学会癌症方案	病理学方案. 皮肤
44691-4	侵袭性黑素瘤. 相对最近未包含深边缘位置	发现（结果）	时间点	皮肤黑色素瘤	叙述型	美国病理学会癌症方案	病理学方案. 皮肤
44692-2	微钙化	发现（结果）	时间点	乳腺肿瘤	名义型	美国病理学会癌症方案	病理学方案. 乳腺
4469-3	塞拉诺 Ag	任意浓度	时间点	红细胞	等级型	凝集试验	血库
44693-0	肿瘤浸润淋巴细胞	发现（结果）	时间点	皮肤黑色素瘤	名义型	美国病理学会癌症方案	病理学方案. 皮肤
44694-8	肿瘤退化	发现（结果）	时间点	皮肤黑色素瘤	名义型	美国病理学会癌症方案	病理学方案. 皮肤
44695-5	分裂指数	发现（结果）	时间点	皮肤黑色素瘤	名义型	美国病理学会癌症方案	病理学方案. 皮肤
44696-3	炎症类型	发现（结果）	时间点	前列腺肿瘤	叙述型	美国病理学会癌症方案	病理学方案. 前列腺
44697-1	损伤大小. 最大. 尺寸	长度	时间点	皮肤	定量型	美国病理学会癌症方案	病理学方案. 皮肤

LOINC代码	名称	属性	时间特征	系统	标尺类型	方法类型	分类
44698-9	损伤大小.附加尺寸1	面积	时间点	皮肤	定量型	美国病理学会癌症方案	病理学方案.皮肤
44699-7	边缘包含范围	发现（结果）	时间点	癌	名义型	美国病理学会癌症方案	病理学方案.乳腺
44700-3	ACTA1基因突变分析	存在与否或身份标识	时间点	全血/组织.	叙述型	分子遗传学	分子病理学.基因突变
4470-1	胆绿蛋白/总血红蛋白	质量分数	时间点	全血	定量型		血液学/细胞分类计数
44701-1	BHD基因突变分析	存在与否或身份标识	时间点	全血/组织	叙述型	分子遗传学	分子病理学.基因突变
44702-9	补体C1q Ab	任意浓度	时间点	血清	定量型		血液学/细胞分类计数
44703-7	MC4R基因突变分析	存在与否或身份标识	时间点	全血/组织	叙述型	分子遗传学	分子病理学.基因突变
44704-5	NEB基因突变分析	存在与否或身份标识	时间点	全血/组织	叙述型	分子遗传学	分子病理学.基因突变
44705-2	ALS4基因突变分析	存在与否或身份标识	时间点	全血/组织	叙述型	分子遗传学	分子病理学.基因突变
44706-0	肌动蛋白.平滑肌 Ab.IgG	任意浓度	时间点	血清	定量型		血清学
44707-8	白蛋白/肌酐	质量浓度比率	时间点	脑脊液	定量型		化学
44708-6	无唾液酸神经节苷脂GM1 Ab.IgG	任意浓度	时间点	血清	定量型	酶免疫分析	血清学
44709-4	无唾液酸神经节苷脂GM1 Ab.IgM	任意浓度	时间点	血清	定量型	酶免疫分析	血清学
44710-2	肉碱/酰基肉碱	摩尔浓度比率	时间点	血清/血浆	定量型		化学
44711-0	低密度脂蛋白胆固醇/载脂蛋白B	质量浓度比率	时间点	血清/血浆	定量型		化学
44712-8	胶原N端交联肽/肌酐	摩尔浓度比率	时间点	尿液	定量型	酶免疫分析	化学
44713-6	胶原N端交联肽/肌酐	摩尔浓度比率	时间点	XXX	定量型	酶免疫分析	化学
44714-4	补体C3/蛋白质	质量浓度比率	时间点	关节液	定量型		血液学/细胞分类计数
44715-1	补体C4/蛋白质	质量浓度比率	时间点	关节液	定量型		血液学/细胞分类计数
44716-9	肌酐/钙	质量浓度比率	时间点	尿液	定量型		化学
44717-7	脂蛋白.β/脂蛋白.总计.α	质量浓度比率	时间点	血清/血浆	定量型		化学
44718-5	脂蛋白.pre-β/甘油三酯	质量浓度比率	时间点	血清/血浆	定量型		化学
4471-9	补体活性.细胞表面诱导	任意浓度	时间点	血清/血浆	定量型		血液学/细胞分类计数
44719-3	甲基丙二酸/同型半胱氨酸	质量浓度比率	时间点	血清/血浆	定量型		化学
44720-1	甲基丙二酸/同型胱氨酸	摩尔浓度比率	时间点	血清/血浆	定量型		化学
44721-9	组织细胞	任意浓度	时间点	全血	等级型	光学显微镜检查	血液学/细胞分类计数
44722-7	组织细胞	任意浓度	时间点	体液	等级型	光学显微镜检查	血液学/细胞分类计数
44723-5	组织细胞	任意浓度	时间点	骨髓	等级型	光学显微镜检查	血液学/细胞分类计数
44724-3	人类白细胞抗原-A29	任意浓度	时间点	全血	等级型		人类白细胞抗原

LOINC 代码	名称	属性	时间特征	系统	标尺类型	方法类型	分类
44725-0	人类白细胞抗原-B w1	任意浓度	时间点	全血	等级型		人类白细胞抗原
44726-8	人类白细胞抗原-B w51	任意浓度	时间点	全血	等级型		人类白细胞抗原
4472-7	补体 C'2 酯酶		时间点	血清	定量型		血液学/细胞分类计数
44727-6	人白细胞抗原-DP2	任意浓度	时间点	全血	等级型		人类白细胞抗原
44728-4	人白细胞抗原-DQA1	任意浓度	时间点	全血	等级型		人类白细胞抗原
44729-2	孕酮/11-去氧皮质酮	质量浓度比率	时间点	血清/血浆	定量型		化学
447-3	西索米星	药物敏感度	时间点	分离物	定量型	最小致死浓度	抗生素敏感性
44730-0	孕酮/雌二醇	质量浓度比率	时间点	血清/血浆	定量型		化学
44731-8	转铁蛋白.碳水化合物缺乏.无唾液酸成分/转铁蛋白.总计.碳水化合物缺乏.无唾液酸成分	质量浓度比率	时间点	血清/血浆	定量型		化学
44732-6	转铁蛋白.碳水化合物缺乏.单唾液酸成分/转铁蛋白.总计.碳水化合物缺乏.无唾液酸成分	质量浓度比率	时间点	血清/血浆	定量型		化学
44733-4	甘油三酯/胆固醇.高密度脂蛋白中的	质量浓度比率	时间点	血清/血浆	定量型		化学
44734-2	尿素氮/肌酐	质量浓度比率	时间点	全血	定量型		化学
4473-5	补体 C'3 酯酶		时间点	血清	定量型		血液学/细胞分类计数
44735-9	尿素氮/肌酐	质量浓度比率	时间点	体液	定量型		化学
44736-7	无唾液酸神经节苷脂 GM1 Ab	任意浓度	时间点	血清	等级型	酶免疫分析	血清学
44737-5	无唾液酸神经节苷脂 GM1 Ab	任意浓度	时间点	血清	定量型	酶免疫分析	血清学
44738-3	无唾液酸神经节苷脂 GM1 Ab. IgG	任意浓度	时间点	血清	等级型		血清学
44739-1	β微管蛋白 Ab. IgM	任意浓度	时间点	血清	等级型		血清学
44740-9	双唾液酸神经节苷脂 GD1a Ab	任意浓度	时间点	血清	等级型		血清学
44741-7	双唾液酸神经节苷脂 GD1b Ab	任意浓度	时间点	血清	等级型		血清学
44742-5	双唾液酸神经节苷脂 GD1b Ab. IgG	任意浓度	时间点	血清	等级型		血清学
4474-3	补体 C'4 酯酶		时间点	血清	定量型		血液学/细胞分类计数
44743-3	双唾液酸神经节苷脂 GD1b Ab. IgM	任意浓度	时间点	血清	等级型		血清学
44744-1	拉克罗斯病毒 Ab	任意浓度	时间点	血清	等级型	免疫荧光	微生物学
44745-8	拉克罗斯病毒 Ab	任意浓度	时间点	血清	等级型	酶免疫分析	微生物学
44746-6	拉克罗斯病毒 Ab	任意浓度	时间点	血清	定量型	免疫荧光	微生物学
44747-4	拉克罗斯病毒 Ab	任意浓度	时间点	血清	等级型		微生物学
44748-2	拉克罗斯病毒 Ab	任意浓度	时间点	血清	定量型	酶免疫分析	微生物学

LOINC 代码	名称	属性	时间特征	系统	标尺类型	方法类型	分类
44749-0	单唾液酸神经节苷脂 GM1 Ab. IgA	任意浓度	时间点	血清	等级型		血清学
4475-0	补体 C1		时间点	血浆	定量型		血液学/细胞分类计数
44750-8	单唾液酸神经节苷脂 GM1 Ab. IgM	任意浓度	时间点	血清	等级型		血清学
44751-6	细胞核 Ab	任意浓度	时间点	血清	等级型	免疫荧光大鼠肾脏底物	血清学
44752-4	细胞核 Ab	任意浓度	时间点	血清	定量型	免疫荧光大鼠肾脏底物	血清学
44753-2	硫苷脂 Ab. IgM	任意浓度	时间点	血清	等级型		血清学
44754-0	丁型肝炎病毒 Ag	任意浓度	时间点	血清	等级型	酶免疫分析	微生物学
44755-7	丁型肝炎病毒 Ag	任意浓度	时间点	血清	定量型	酶免疫分析	微生物学
44756-5	移植原因	发现（结果）	时间点	病人	名义型		器官移植
44757-3	血制品使用单位数	数量或计数（正整数）	时间点	血液制品单位	定量型		血库
44758-1	移植治疗方案风险因素	发现（结果）	时间点	病人	名义型		器官移植
44759-9	体积	容积、体积	时间点	腹腔液	定量型	估计	器官移植
44760-7	末期肝病分数模型	发现（结果）	时间点	病人	定量型		器官移植
44761-5	移植物部分	发现（结果）	时间点	肝脏	名义型		器官移植
44762-3	肝脏移植吻合部位	解剖学	时间点	肝动脉	名义型		器官移植
44763-1	本地下腔静脉肝脏移植附件	类型	时间点	病人	名义型		器官移植
44764-9	胆管吻合操作	类型	时间点	病人	名义型		器官移植
44765-6	从门静脉撤去夹子的时间	时间戳、时间标记	时间点	门静脉	定量型		器官移植
44766-4	从动脉撤去夹子的时间	时间戳、时间标记	时间点	XXX 动脉	定量型		器官移植
44767-2	受验者与病人的关系	类型	时间点	病人	名义型		器官移植
4476-8	补体 C1 酯酶抑制剂. 功能性	质量浓度	时间点	血清/血浆	定量型		血液学/细胞分类计数
44768-0	神经元细胞核类型 1 Ab	任意浓度	时间点	脑脊液	等级型	免疫荧光	血清学
44769-8	神经元细胞核类型 1 Ab	任意浓度	时间点	脑脊液	等级型	免疫印迹	血清学
44770-6	神经元细胞核 Ab. IgG	稀释系数、稀释倍数（滴度）	时间点	血清	定量型	免疫荧光	血清学
44771-4	水痘-带状疱疹病毒 Ab	稀释系数、稀释倍数（滴度）	时间点	血清	定量型	免疫荧光	微生物学
44772-2	肝脏动脉解剖	解剖学	时间点	{科目}	名义型		器官移植
44773-0	肝脏移植吻合部位	解剖学	时间点	肝动脉^移植物	名义型		器官移植
44774-8	插入移植	类型	时间点	{血管}	名义型		器官移植
44775-5	肝脏移植吻合部位	解剖学	时间点	门静脉^移植物	名义型		器官移植
4477-6	补体 C1 酯酶抑制剂	质量浓度	时间点	血清/血浆	定量型		血液学/细胞分类计数
44776-3	交叉钳应用时间	时间戳、时间标记	时间点	{器官}	定量型		器官移植
44777-1	感冒康复所需的时间	时间戳、时间标记	时间点	{器官}	定量型		器官移植
44778-9	冷梗塞时间	时间（如秒数）	时间点	{器官}	定量型		器官移植
44779-7	温热局部缺血时间	时间（如秒数）	时间点	{器官}	定量型		器官移植
44780-5	器官供者身份证号码	标识符	时间点	供者	叙述型		器官移植
44781-3	移植物的功能状况	发现（结果）	时间点	{移植物}	名义型		器官移植
44782-1	移植物衰竭原因	发现（结果）	时间点	{移植物}	名义型		器官移植
44783-9	钠	摩尔浓度	检查的持续时间^最大值	血清/血浆	定量型		化学

LOINC 代码	名称	属性	时间特征	系统	标尺类型	方法类型	分类
4478-4	补体 C1q	质量浓度	时间点	血清/血浆	定量型		血液学/细胞分类计数
44784-7	肌酐	质量浓度	检查的持续时间^最大值	血清/血浆	定量型		化学
44785-4	丙氨酸氨基转移酶	催化浓度	检查的持续时间^最大值	血清/血浆	定量型	不采用 P-5'-P	化学
44786-2	天冬氨酸氨基转移酶	催化浓度	检查的持续时间^最大值	血清/血浆	定量型		化学
44787-0	防腐液	类型	时间点	{器官}	名义型		器官移植
44788-8	器官供者	类型	时间点	供者	名义型		器官移植
44789-6	淀粉酶/肌酐清除率 医嘱组	—	时间点	尿液+血清/血浆	定量型		医嘱组.化学
44790-4	碘	质量浓度	时间点	XXX	定量型		药物水平/毒理学
44791-2	月经过多 医嘱组	—	时间点	贫血小板血浆	定量型		医嘱组.凝血功能
4479-2	补体 C1q Ag	摩尔浓度	时间点	血清/血浆	定量型		血液学/细胞分类计数
44792-0	免疫球蛋白轻链 医嘱组	—	时间点	尿液	定量型		化学
44793-8	免疫球蛋白轻链 医嘱组	质量浓度	时间点	血清	定量型		化学
44794-6	眼脑脊髓病 Ab.IgG	稀释系数、稀释倍数（滴度）	时间点	血清/血浆	定量型	免疫荧光	血清学
44795-3	甲型流感病毒血球凝集素 H5 亚洲 RNA	任意浓度	时间点	XXX	等级型	探针.扩增.靶向扩增	微生物学
44796-1	肉毒梭菌毒素	存在与否或身份标识	时间点	XXX	名义型		微生物学
44797-9	布鲁氏杆菌	任意浓度	时间点	XXX	等级型	微生物特异性培养	微生物学
44798-7	伯克霍尔德氏菌 已鉴定的	存在与否或身份标识	时间点	XXX	名义型	微生物特异性培养	微生物学
44799-5	贝氏柯克斯体	任意浓度	时间点	XXX	等级型	微生物特异性培养	微生物学
44-8	氨曲南	药物敏感度	时间点	分离物	定量或等级型	最小抑制浓度	抗生素敏感性
4480-0	补体 C1q 结合		时间点	血清	定量型	免疫扩散	血液学/细胞分类计数
44800-1	伯克霍尔德氏菌	任意浓度	时间点	XXX	等级型	微生物特异性培养	微生物学
44801-9	醛缩酶	催化浓度	时间点	胸水	定量型		化学
44802-7	烯醇化酶.神经元特异性	质量浓度	时间点	脑脊液	定量型		化学
44803-5	GNE 基因突变分析	存在与否或身份标识	时间点	全血/组织	名义型	分子遗传学	分子病理学.基因突变
44804-3	猪带绦虫 Ab.IgG	任意浓度	时间点	血清	定量型	免疫印迹	微生物学
44805-0	BK 病毒 DNA	数量或计数浓度之对数	时间点	血清/血浆	定量型	探针.扩增.靶向扩增	微生物学
44806-8	沙眼衣原体+淋病奈瑟菌 DNA	任意浓度	时间点	尿液	等级型	探针.扩增.靶向扩增	微生物学
44807-6	沙眼衣原体+淋病奈瑟菌 DNA	任意浓度	时间点	生殖器	等级型	探针.扩增.靶向扩增	微生物学

LOINC 代码	名称	属性	时间特征	系统	标尺类型	方法类型	分类
44808-4	荚膜组织胞浆菌 H Ab 区带模式	印象/检查结果的解释	时间点	血清	名义型	免疫印迹	微生物学
44809-2	荚膜组织胞浆菌 M Ab 区带模式	印象/检查结果的解释	时间点	血清	名义型	免疫印迹	微生物学
448-1	西索米星	药物敏感度	时间点	分离物	定量或等级型	最小抑制浓度	抗生素敏感性
44810-0	人 T 淋巴细胞白血病病毒 1 型 gp21e Ab	任意浓度	时间点	血清	等级型		微生物学
44811-8	球孢子菌 Ab. IgA	任意浓度	时间点	血清	等级型	酶免疫分析	微生物学
44812-6	酵母菌. 菌丝	任意浓度	时间点	XXX	等级型	湿片法	微生物学
44813-4	丙型肝炎病毒 c22p Ab	任意浓度	时间点	血清	等级型	免疫印迹	微生物学
44814-2	2 期贝氏柯克斯体 Ab. IgM	稀释系数、稀释倍数（滴度）	时间点	血清	定量型	免疫荧光	微生物学
44815-9	流产布鲁氏杆菌 Ab. IgM	任意浓度	时间点	血清	定量型	免疫荧光	微生物学
44816-7	克氏锥虫 Ab. IgG	任意浓度	时间点	血清	等级型	免疫荧光	微生物学
44817-5	巨细胞病毒 Ab. IgM	任意浓度	时间点	脑脊液	定量型	酶免疫分析	微生物学
4481-8	补体 C1r	质量浓度	时间点	血清/血浆	定量型		血液学/细胞分类计数
44818-3	流产布鲁氏杆菌 Ab. IgG	任意浓度	时间点	血清	定量型	免疫荧光	微生物学
44819-1	杜氏利什曼原虫 Ab. IgM	稀释系数、稀释倍数（滴度）	时间点	血清	定量型	免疫荧光	微生物学
44820-9	巴西利什曼原虫 Ab. IgM	稀释系数、稀释倍数（滴度）	时间点	血清	定量型	免疫荧光	微生物学
44821-7	巴西利什曼原虫 Ab. IgG	稀释系数、稀释倍数（滴度）	时间点	血清	定量型	免疫荧光	微生物学
44822-5	拉克罗斯病毒 Ab. IgM	稀释系数、稀释倍数（滴度）	时间点	血清	定量型	酶免疫分析	微生物学
44823-3	五日热巴尔通体 Ab. IgM	任意浓度	时间点	血清	定量型	免疫荧光	微生物学
44824-1	杜氏利什曼原虫 Ab. IgG	稀释系数、稀释倍数（滴度）	时间点	血清	定量型	免疫荧光	微生物学
44825-8	五日热巴尔通体 Ab. IgM	稀释系数、稀释倍数（滴度）	时间点	血清	定量型	免疫荧光	微生物学
4482-6	补体 C1r2＋C1s2	任意浓度	时间点	血清/血浆	定量型		血液学/细胞分类计数
44826-6	丁型肝炎病毒 Ab. IgM	任意浓度	时间点	血清	定量型	酶免疫分析	微生物学
44827-4	五日热巴尔通体 Ab. IgG	稀释系数、稀释倍数（滴度）	时间点	血清	定量型	免疫荧光	微生物学
44828-2	特立氟胺	质量浓度	时间点	血清/血浆	定量型		药物水平/毒理学
44829-0	支顶孢 Ab. IgG. RAST 类	任意浓度	时间点	血清	等级型		变态反应
44830-8	磷酸化酶	催化浓度	时间点	全血	定量型		化学
44831-6	丙型肝炎病毒 c100p＋5-1-1 Ab	任意浓度	时间点	血清	等级型		微生物学
44832-4	糖原合成酶 I/总糖原合成酶	催化分数	时间点	全血	定量型		化学
44833-2	初步的诊断	印象/检查结果的解释	时间点	病人	名义型		病史与体格检查. 体格检查
4483-4	补体 C1s	质量浓度	时间点	血清/血浆	定量型		血液学/细胞分类计数
44834-0	酸性磷酸酶. 耐酒石酸	任意浓度	时间点	骨髓	等级型		化学
44835-7	酸性磷酸酶. 耐酒石酸	任意浓度	时间点	全血	等级型		化学
44836-5	5-羟甲基-2-糠酸酯	任意浓度	时间点	尿液	等级型		药物水平/毒理学
44837-3	肾上腺素＋去甲肾上腺素	质量浓度	24 小时	尿液	定量型		化学
44838-1	儿茶酚胺	印象/检查结果的解释	时间点	血浆	名义型		化学
44839-9	绒毛膜促性腺激素	任意浓度	时间点	血清^对照	等级型		化学

LOINC 代码	名称	属性	时间特征	系统	标尺类型	方法类型	分类
44840-7	真菌 已鉴定的^^^ 5	存在与否或身份标识	时间点	XXX	名义型	培养	微生物学
44841-5	细菌 已鉴定的^^^ 2	存在与否或身份标识	时间点	XXX	名义型	培养	微生物学
4484-2	补体 C2	质量浓度	时间点	血清/血浆	定量型		血液学/细胞分类计数
44842-3	细菌 已鉴定的^^^ 3	存在与否或身份标识	时间点	XXX	名义型	培养	微生物学
44843-1	细菌 已鉴定的^^^ 2	存在与否或身份标识	时间点	XXX	名义型	厌氧培养	微生物学
44844-9	细菌 已鉴定的^^^ 4	存在与否或身份标识	时间点	XXX	名义型	培养	微生物学
44845-6	细菌 已鉴定的^^^ 5	存在与否或身份标识	时间点	XXX	名义型	培养	微生物学
44846-4	细菌 已鉴定的^^^ 6	存在与否或身份标识	时间点	XXX	名义型	培养	微生物学
44847-2	细菌 已鉴定的^^^ 7	存在与否或身份标识	时间点	尿液	名义型	需氧培养	微生物学
44848-0	细菌 已鉴定的^^^ 7	存在与否或身份标识	时间点	XXX	名义型	培养	微生物学
44849-8	细菌 已鉴定的^^^ 8	存在与否或身份标识	时间点	尿液	名义型	需氧培养	微生物学
44850-6	细菌 已鉴定的^^^ 8	存在与否或身份标识	时间点	XXX	名义型	培养	微生物学
44851-4	分枝杆菌 sp，已鉴定的^^^ 2	存在与否或身份标识	时间点	XXX	名义型	微生物特异性培养	微生物学
44852-2	分枝杆菌 sp，已鉴定的^^^ 3	存在与否或身份标识	时间点	XXX	名义型	微生物特异性培养	微生物学
44853-0	细菌 已鉴定的^^^ 3	存在与否或身份标识	时间点	XXX	名义型	厌氧培养	微生物学
44854-8	分枝杆菌 sp，已鉴定的^^^ 4	存在与否或身份标识	时间点	XXX	名义型	微生物特异性培养	微生物学
44855-5	分枝杆菌 sp，已鉴定的^^^ 5	存在与否或身份标识	时间点	XXX	名义型	微生物特异性培养	微生物学
44856-3	细菌 已鉴定的^^^ 4	存在与否或身份标识	时间点	XXX	名义型	厌氧培养	微生物学
44857-1	细菌 已鉴定的^^^ 5	存在与否或身份标识	时间点	XXX	名义型	厌氧培养	微生物学
44858-9	细菌 已鉴定的^^^ 6	存在与否或身份标识	时间点	XXX	名义型	厌氧培养	微生物学
4485-9	补体 C3	质量浓度	时间点	血清/血浆	定量型		血液学/细胞分类计数
44859-7	细菌 已鉴定的^^^ 7	存在与否或身份标识	时间点	XXX	名义型	厌氧培养	微生物学
44860-5	甲氧乙酸/肌酐	质量浓度比率	时间点	尿液	定量型		药物水平/毒理学
44861-3	4-羟基扁桃酸盐/肌酐	质量浓度比率	时间点	尿液	定量型		化学
44862-1	5-α 四氢-11-脱氢皮质酮/肌酐	质量浓度比率	时间点	尿液	定量型		化学
44863-9	6-α 羟基四氢-11-脱氢皮质甾酮/肌酐	质量浓度比率	时间点	尿液	定量型		化学
44864-7	6-α 羟基四氢-11-脱氧皮质醇/肌酐	质量浓度比率	时间点	尿液	定量型		化学
44865-4	尿酸铵	任意浓度	时间点	结石	等级型		化学
4486-7	补体 C3 片段	任意浓度	时间点	红细胞	等级型		血液学/细胞分类计数
44867-0	铁. 显微镜观察	任意浓度	时间点	体液	等级型	XXX 染色	病理学
44868-8	单纯疱疹病毒 1+2 DNA	任意浓度	时间点	阴道	等级型	探针. 扩增. 靶向扩增	微生物学
44869-6	荚膜组织胞浆菌 Ab	任意浓度	时间点	血清	等级型	反向免疫电泳	微生物学
44870-4	荚膜组织胞浆菌 Ag	任意浓度	时间点	尿液	等级型	放射免疫分析	微生物学
44871-2	艾滋病毒 1 DNA	任意浓度	时间点	全血	等级型	探针. 扩增. 靶向扩增	微生物学

LOINC 代码	名称	属性	时间特征	系统	标尺类型	方法类型	分类
44872-0	艾滋病毒 1 p24 Ag	任意浓度	时间点	血清^供者	等级型	酶免疫分析	微生物学
44873-8	艾滋病毒 1+2 Ab	任意浓度	时间点	血清	等级型	免疫印迹	微生物学
44874-6	人 T 淋巴细胞白血病病毒 1+2 RNA	任意浓度	时间点	血清	等级型	探针. 扩增. 靶向扩增	微生物学
4487-5	补体 C3 片段	质量浓度	时间点	红细胞	定量型		血液学/细胞分类计数
44875-3	IgM Ag	任意浓度	时间点	皮肤	等级型	免疫荧光	化学
44876-1	甲型流感病毒 Ab	任意浓度	时间点	脑脊液	等级型		微生物学
44877-9	胰岛素依赖型糖尿病	任意浓度	时间点	病人	等级型		杂项
44878-7	金黄色葡萄球菌肠毒素 A 基因	任意浓度	时间点	XXX	等级型	探针. 扩增. 靶向扩增	微生物学
44879-5	金黄色葡萄球菌肠毒素 E 基因	任意浓度	时间点	XXX	等级型	探针. 扩增. 靶向扩增	微生物学
44880-3	金黄色葡萄球菌肠毒素 B 基因	任意浓度	时间点	XXX	等级型	探针. 扩增. 靶向扩增	微生物学
44881-1	金黄色葡萄球菌中毒性休克综合征毒素基因	任意浓度	时间点	XXX	等级型	探针. 扩增. 靶向扩增	微生物学
44882-9	恶性细胞	数量或计数浓度（计数/容积）	时间点	腹腔液	定量型		血液学/细胞分类计数
4488-3	补体 C3a	质量浓度	时间点	血清/血浆	定量型		血液学/细胞分类计数
44883-7	恶性细胞	数量或计数浓度（计数/容积）	时间点	脑脊液	定量型	手工计数	血液学/细胞分类计数
44884-5	恶性细胞	数量或计数浓度（计数/容积）	时间点	胸水	定量型	手工计数	血液学/细胞分类计数
44885-2	恶性细胞	数量或计数浓度（计数/容积）	时间点	关节液	定量型	手工计数	血液学/细胞分类计数
44886-0	恶性细胞	数量或计数浓度（计数/容积）	时间点	心包液	定量型	手工计数	血液学/细胞分类计数
44887-8	恶性细胞	数量或计数浓度（计数/容积）	时间点	腹腔液	定量型	手工计数	血液学/细胞分类计数
44888-6	恶性细胞	数量或计数浓度（计数/容积）	时间点	关节液	定量型		血液学/细胞分类计数
44889-4	恶性细胞	数量或计数浓度（计数/容积）	时间点	胸水	定量型		血液学/细胞分类计数
44890-2	恶性细胞	数量或计数浓度（计数/容积）	时间点	脑脊液	定量型		血液学/细胞分类计数
4489-1	补体 C3b	质量浓度	时间点	血清/血浆	定量型		血液学/细胞分类计数
44891-0	恶性细胞	数量或计数浓度（计数/容积）	时间点	心包液	定量型		血液学/细胞分类计数
44892-8	恶性细胞/100 细胞	数量或计数分数	时间点	脑脊液	定量型		血液学/细胞分类计数
44893-6	恶性细胞/100 细胞	数量或计数分数	时间点	关节液	定量型		血液学/细胞分类计数
44894-4	恶性细胞/100 细胞	数量或计数分数	时间点	脑脊液	定量型	手工计数	血液学/细胞分类计数
44895-1	恶性细胞/100 细胞	数量或计数分数	时间点	胸水	定量型	手工计数	血液学/细胞分类计数

LOINC 代码	名称	属性	时间特征	系统	标尺类型	方法类型	分类
44896-9	恶性细胞/100 细胞	数量或计数分数	时间点	关节液	定量型	手工计数	血液学/细胞分类计数
44897-7	恶性细胞/100 细胞	数量或计数分数	时间点	心包液	定量型	手工计数	血液学/细胞分类计数
44898-5	恶性细胞/100 细胞	数量或计数分数	时间点	腹腔液	定量型	手工计数	血液学/细胞分类计数
44899-3	恶性细胞/100 细胞	数量或计数分数	时间点	尿液	定量型	手工计数	血液学/细胞分类计数
44900-9	恶性细胞/100 细胞	数量或计数分数	时间点	骨髓	定量型	手工计数	血液学/细胞分类计数
44901-7	恶性细胞/100 细胞	数量或计数分数	时间点	肝脏	定量型	手工计数	血液学/细胞分类计数
44902-5	恶性细胞/100 细胞	数量或计数分数	时间点	胸水	定量型		血液学/细胞分类计数
44903-3	恶性细胞/100 细胞	数量或计数分数	时间点	骨髓	定量型		血液学/细胞分类计数
44904-1	恶性细胞/100 细胞	数量或计数分数	时间点	心包液	定量型		血液学/细胞分类计数
44905-8	恶性细胞/100 细胞	数量或计数分数	时间点	腹腔液	定量型		血液学/细胞分类计数
44906-6	同型香子兰酸 医嘱组	—	24 小时	尿液	—		医嘱组.化学
44907-4	5-羟基吲哚乙酸 医嘱组	—	24 小时	尿液	—		医嘱组.化学
44908-2	同型香子兰酸与肌酐	印象/检查结果的解释	时间点	尿液	名义型		化学
4490-9	补体 C3b-C4b 受体	实体数量	时间点	红细胞	定量型		血液学/细胞分类计数
44909-0	5-羟基吲哚乙酸与肌酐	印象/检查结果的解释	时间点	尿液	名义型		化学
44910-8	α-1-胎蛋白	任意浓度	时间点	体液	定量型		化学
44911-6	β2 球蛋白＋γ 球蛋白	质量浓度	时间点	血清/血浆	定量型	电泳	化学
44912-4	β2 球蛋白＋γ 球蛋白/蛋白质.总计	质量分数	时间点	血清/血浆	定量型	电泳	化学
44913-2	β 球蛋白＋γ 球蛋白	质量浓度	时间点	血清/血浆	定量型	电泳	化学
44914-0	β 球蛋白＋γ 球蛋白/蛋白质.总计	质量分数	时间点	血清/血浆	定量型	电泳	化学
44915-7	低密度脂蛋白胆固醇/高密度脂蛋白胆固醇	摩尔浓度比率	时间点	血清/血浆	定量型		化学
44916-5	皮质醇^给予某刺激前	摩尔浓度	时间点	血清/血浆	定量型		刺激耐受试验
4491-7	补体 C3c	质量浓度	时间点	血浆	定量型		血液学/细胞分类计数
44917-3	皮质醇^地塞米松给药后	摩尔浓度	时间点	血清/血浆	定量型		刺激耐受试验
44918-1	多巴胺/肌酐	摩尔浓度比率	24 小时	尿液	定量型		化学
44919-9	葡萄糖^餐后 1.5 小时	摩尔浓度	时间点	血清/血浆	定量型		刺激耐受试验
44920-7	血红蛋白 C/总血红蛋白	质量分数	时间点	全血	定量型	高效液相色谱	血液学/细胞分类计数
44921-5	血红蛋白 D/总血红蛋白	质量分数	时间点	全血	定量型	高效液相色谱	血液学/细胞分类计数
44922-3	血红蛋白 E/总血红蛋白	质量分数	时间点	全血	定量型	高效液相色谱	血液学/细胞分类计数
44923-1	血红蛋白 S/总血红蛋白	质量分数	时间点	全血	定量型	高效液相色谱	血液学/细胞分类计数

LOINC 代码	名称	属性	时间特征	系统	标尺类型	方法类型	分类
44924-9	去甲间甲肾上腺素/肌酐	摩尔浓度比率	24 小时	尿液	定量型		化学
4492-5	补体 C3D	实体数量	时间点	红细胞	定量型		血液学/细胞分类计数
44925-6	催乳激素^静脉注入促甲状腺激素释放激素后 1 小时	任意浓度	时间点	血清/血浆	定量型		刺激耐受试验
44926-4	催乳激素^静脉注入促甲状腺激素释放激素后 1.5 小时	任意浓度	时间点	血清/血浆	定量型		刺激耐受试验
44927-2	催乳激素^静脉注入促甲状腺激素释放激素后 30 分钟	任意浓度	时间点	血清/血浆	定量型		刺激耐受试验
44928-0	催乳激素^静脉注入促甲状腺激素释放激素前 15 分钟	任意浓度	时间点	血清/血浆	定量型		刺激耐受试验
44929-8	催乳激素^静脉注入促甲状腺激素释放激素后 15 分钟	任意浓度	时间点	血清/血浆	定量型		刺激耐受试验
44930-6	催乳激素^静脉注入促甲状腺激素释放激素后 2 小时	任意浓度	时间点	血清/血浆	定量型		刺激耐受试验
44931-4	催乳激素^静脉注入促甲状腺激素释放激素前	任意浓度	时间点	血清/血浆	定量型		刺激耐受试验
44932-2	蛋白质.单克隆性区带 2/蛋白质.总计	质量分数	时间点	血清/血浆	定量型	电泳	化学
4493-3	补体 C3d+G	任意浓度	时间点	血浆	定量型		血液学/细胞分类计数
44933-0	比重	相对密度	24 小时	尿液	定量型	屈光计检查	化学
44934-8	胸苷激酶	催化浓度	时间点	血清	定量型		化学
44935-5	促甲状腺激素^静脉注入促甲状腺激素释放激素后 15 分钟	任意浓度	时间点	血清/血浆	定量型		刺激耐受试验
44936-3	促甲状腺激素^静脉注入促甲状腺激素释放激素前 15 分钟	任意浓度	时间点	血清/血浆	定量型		刺激耐受试验
44937-1	促甲状腺激素^静脉注入促甲状腺激素释放激素前	任意浓度	时间点	血清/血浆	定量型		刺激耐受试验
44938-9	丁型肝炎病毒 Ab. IgM	任意浓度	时间点	血清	等级型	酶免疫分析	微生物学
44939-7	不良药物反应史	发现（结果）	时间点	病人	叙述型		病史与体格检查.病史
44940-5	每周饮酒次数	数量或计数速率=计数/时间	1 周	病人	定量型	报告的	病史与体格检查.病史
4494-1	补体 C3d+G	质量浓度	时间点	血浆	定量型		血液学/细胞分类计数
44941-3	自我管理障碍	发现（结果）	时间点	病人	等级型		病史与体格检查.病史
44942-1	原居民生活状况	发现（结果）	时间点	家族	等级型		病史与体格检查.病史
44943-9	自我管理	发现（结果）	时间点	病人	等级型		文档.临床报告

LOINC 代码	名称	属性	时间特征	系统	标尺类型	方法类型	分类
44944-7	其他警报史	印象/检查结果的解释	时间点	病人	名义型		病史与体格检查.病史
44945-4	澳大利亚宫颈细胞学编码	印象/检查结果的解释	时间点	XXX	名义型		细胞学
44946-2	博氏疏螺旋体 31kD Ab.IgG	任意浓度	时间点	血清	等级型	免疫印迹	微生物学
44947-0	博氏疏螺旋体 31kD Ab.IgM	任意浓度	时间点	血清	等级型	免疫印迹	微生物学
44948-8	博氏疏螺旋体 34KD Ab.IgM	任意浓度	时间点	血清	等级型	免疫印迹	微生物学
44949-6	博氏疏螺旋体 34kD Ab.IgG	任意浓度	时间点	血清	等级型	免疫印迹	微生物学
44950-4	表面诱导的凝血.因子替换^加入正常血浆孵育后1小时	时间（如秒数）	时间点	贫血小板血浆^对照	定量型	凝集反应	凝血功能检查
44951-2	医师 NPI	标识符	时间点	病人	名义型		肿瘤登记
44952-0	外科医师初级 NPI	标识符	时间点	病人	名义型		肿瘤登记
44953-8	医师随访 NPI	标识符	时间点	病人	名义型		肿瘤登记
44954-6	医师管理 NPI	标识符	时间点	病人	名义型		肿瘤登记
44955-3	档案设备识别编号 NPI	标识符	时间点	癌.XXX	名义型		肿瘤登记
44956-1	随访登记 NPI	标识符	时间点	癌症登记	名义型		肿瘤登记
44957-9	机构转诊至 NPI	标识符	时间点	癌症登记	名义型		肿瘤登记
4495-8	补体 C3d+G	摩尔浓度	时间点	血浆	定量型		血液学/细胞分类计数
44958-7	机构转诊自 NPI	标识符	时间点	癌症登记	名义型		肿瘤登记
44959-5	医院.NPI（旧疾）报告	标识符	时间点	癌.XXX	名义型		肿瘤登记
44960-3	机构数据源 NPI	标识符	时间点	挂号登记消息	名义型		肿瘤登记
44961-1	霍曼斯征	发现（结果）	时间点	下肢.右侧	等级型		病史与体格检查.体格检查
44962-9	霍曼斯征	发现（结果）	时间点	下肢.左侧	等级型		病史与体格检查.体格检查
44963-7	毛细血管再充盈	时间（如秒数）	时间点	指甲	定量型	观察	病史与体格检查.体格检查
44964-5	毛细血管再充盈	时间（如秒数）	时间点	胸部	定量型	观察	病史与体格检查.体格检查
44965-2	颈静脉扩张^头部上仰 30°角	长度	时间点	病人	定量型	观察	病史与体格检查.体格检查
4496-6	补体 C3d-C3d+Gg-iC3b 受体	任意浓度	时间点	白细胞	等级型		血液学/细胞分类计数
44966-0	水肿	发现（结果）	时间点	病人	等级型		病史与体格检查.体格检查
44967-8	心电图导联	发现（结果）	时间点	病人	名义型		心电图.指标
44968-6	温度	发现（结果）	时间点	皮肤	等级型	触诊	病史与体格检查.体格检查
44969-4	心率节律	类型	时间点	XXX	名义型	触诊	病史与体格检查.体格检查
44970-2	心脏监护解释	印象/检查结果的解释	时间点	心脏	叙述型		病史与体格检查.体格检查
44971-0	毛细血管再充盈	时间（如秒数）	时间点	{身体部位}	定量型	观察	病史与体格检查.体格检查

LOINC代码	名称	属性	时间特征	系统	标尺类型	方法类型	分类
44972-8	水肿部位	发现（结果）	时间点	{身体部位}	名义型		病史与体格检查.体格检查
44973-6	QRS持续时间	时间（如秒数）	时间点	{心电图导联}	定量型		心电图.指标
4497-4	补体C3PA		时间点	血清	定量型	免疫扩散	血液学/细胞分类计数
44974-4	动脉搏强度	机械力	时间点	{动脉}	等级型	触诊	病史与体格检查.体格检查
44975-1	QT间期	时间（如秒数）	时间点	{心电图导联}	定量型		心电图.指标
44976-9	PR间期	时间（如秒数）	时间点	{心电图导联}	定量型		心电图.指标
44977-7	鹦鹉热嗜衣原体Ab.IgM	任意浓度	时间点	血清	等级型		微生物学
44978-5	鹦鹉热嗜衣原体Ab.IgA	任意浓度	时间点	血清	等级型		微生物学
44979-3	肺炎衣原体Ab^第2份标本	任意浓度	时间点	血清	等级型		微生物学
44980-1	肺炎衣原体Ab^第1份标本	任意浓度	时间点	血清	等级型		微生物学
44981-9	肺炎衣原体Ab.IgG	任意浓度	时间点	血清	等级型		微生物学
4498-2	补体C4	质量浓度	时间点	血清/血浆	定量型		血液学/细胞分类计数
44982-7	肺炎衣原体Ab.IgA	任意浓度	时间点	血清	等级型		微生物学
44983-5	沙眼衣原体L2 Ab.IgM	任意浓度	时间点	血清	等级型		微生物学
44984-3	沙眼衣原体L2 Ab.IgG	任意浓度	时间点	血清	等级型		微生物学
44985-0	沙眼衣原体L2 Ab.IgA	任意浓度	时间点	血清	等级型		微生物学
44986-8	沙眼衣原体G＋F＋K Ab.IgM	任意浓度	时间点	血清	等级型		微生物学
44987-6	沙眼衣原体G＋F＋K Ab.IgA	任意浓度	时间点	血清	等级型		微生物学
44988-4	沙眼衣原体D＋K Ab.IgM	任意浓度	时间点	血清	等级型		微生物学
44989-2	沙眼衣原体D＋K Ab.IgG	任意浓度	时间点	血清	等级型		微生物学
449-9	西索米星	药物敏感度	时间点	分离物	定量或等级型	琼脂扩散	抗生素敏感性
4499-0	补体C4激活型		时间点	血清	定量型		血液学/细胞分类计数
44990-0	沙眼衣原体D＋K Ab.IgA	任意浓度	时间点	血清	等级型		微生物学
44991-8	沙眼衣原体C Ab.IgM	任意浓度	时间点	血清	等级型		微生物学
44992-6	沙眼衣原体C Ab.IgG	任意浓度	时间点	血清	等级型		微生物学
44993-4	沙眼衣原体C Ab.IgA	任意浓度	时间点	血清	等级型		微生物学
44994-2	沙眼衣原体B Ab.IgM	任意浓度	时间点	血清	等级型		微生物学
44995-9	沙眼衣原体B Ab.IgG	任意浓度	时间点	血清	等级型		微生物学
44996-7	沙眼衣原体B Ab.IgA	任意浓度	时间点	血清	等级型		微生物学
44997-5	沙眼衣原体Ab^第2份标本	任意浓度	时间点	血清	定量型		微生物学
44998-3	沙眼衣原体Ab^第1份标本	任意浓度	时间点	血清	等级型		微生物学
44999-1	沙眼衣原体Ab.IgM	任意浓度	时间点	脑脊液	等级型		微生物学

LOINC 代码	名称	属性	时间特征	系统	标尺类型	方法类型	分类
45000-7	沙眼衣原体 Ab. IgM	稀释系数、稀释倍数（滴度）	时间点	血清	定量型	酶免疫分析	微生物学
45001-5	沙眼衣原体 Ab. IgM	任意浓度	时间点	血清	定量型	酶免疫分析	微生物学
45002-3	沙眼衣原体 Ab. IgG	任意浓度	时间点	脑脊液	等级型		微生物学
45003-1	沙眼衣原体 Ab. IgG	稀释系数、稀释倍数（滴度）	时间点	血清	定量型	酶免疫分析	微生物学
45004-9	沙眼衣原体 Ab. IgA	任意浓度	时间点	脑脊液	等级型		微生物学
4500-5	补体 C4 CH50	质量浓度	时间点	脑脊液	定量型		血液学/细胞分类计数
45005-6	沙眼衣原体 Ab. IgA	任意浓度	时间点	血清	等级型		微生物学
45006-4	沙眼衣原体 Ab. IgA	任意浓度	时间点	血清	定量型	酶免疫分析	微生物学
45007-2	沙眼衣原体 Ab	任意浓度	时间点	血清	定量型	酶免疫分析	微生物学
45008-0	沙眼衣原体 Ab	任意浓度	时间点	血清	等级型	补体结合试验	微生物学
45009-8	沙眼衣原体 Ab	任意浓度	时间点	血清	等级型	免疫荧光	微生物学
45010-6	衣原体 Ab. IgG	任意浓度	时间点	脑脊液	等级型		微生物学
45011-4	衣原体 Ab	任意浓度	时间点	脑脊液	定量型	酶免疫分析	微生物学
45012-2	衣原体 Ab	任意浓度	时间点	血清	等级型		微生物学
4501-3	补体 C4A	质量浓度	时间点	血浆	定量型		血液学/细胞分类计数
45013-0	一磷酸腺苷. 环化型^给予某刺激后 2 小时	摩尔浓度	时间点	尿液	定量型		刺激耐受试验
45014-8	一磷酸腺苷. 环化型^给予某刺激后 6 小时	摩尔浓度	时间点	尿液	定量型		刺激耐受试验
45015-5	一磷酸腺苷. 环化型^基线	摩尔浓度	时间点	尿液	定量型		刺激耐受试验
45016-3	一磷酸腺苷. 环化型^给予某刺激后 4 小时	摩尔浓度	时间点	尿液	定量型		刺激耐受试验
45017-1	一磷酸腺苷. 环化型/肌酐^基线	比率	时间点	尿液	定量型		刺激耐受试验
45018-9	一磷酸腺苷. 环化型/肌酐^给予某刺激后 6 小时	比率	时间点	尿液	定量型		刺激耐受试验
45019-7	一磷酸腺苷. 环化型/肌酐^给予某刺激后 2 小时	比率	时间点	尿液	定量型		刺激耐受试验
45020-5	一磷酸腺苷. 环化型/肌酐^给予某刺激后 4 小时	比率	时间点	尿液	定量型		刺激耐受试验
4502-1	补体 C4b 结合蛋白	任意浓度	时间点	血清/血浆	定量型		血液学/细胞分类计数
45021-3	间甲肾上腺素和去甲间甲肾上腺素	印象/检查结果的解释	时间点	血清/血浆	名义型		化学
45022-1	美沙酮＋代谢产物	任意浓度	时间点	血清/血浆	等级型	确认试验	药物水平/毒理学
45023-9	人类白细胞抗原乳糜泻分型 医嘱组	—	时间点	全血	—		医嘱组. 人类白细胞抗原
45024-7	人类白细胞抗原发作性睡病分型 医嘱组	—	时间点	全血	—		医嘱组. 人类白细胞抗原
45025-4	人类白细胞抗原-A SBT	类型	时间点	全血	名义型	高分辨率	人类白细胞抗原
45026-2	人类白细胞抗原-A2 SBT	类型	时间点	全血	名义型	高分辨率	人类白细胞抗原
45027-0	人类白细胞抗原-A2 医嘱组	—	时间点	全血	—		医嘱组. 人类白细胞抗原

LOINC代码	名称	属性	时间特征	系统	标尺类型	方法类型	分类
45028-8	人类白细胞抗原-B SBT	类型	时间点	全血	名义型	高分辨率	人类白细胞抗原
45029-6	人类白细胞抗原-DQB1 SBT	类型	时间点	全血	名义型	高分辨率	人类白细胞抗原
45030-4	人类白细胞抗原-DRB1 SBT	类型	时间点	全血	定量型	高分辨率	人类白细胞抗原
45031-2	人类白细胞抗原-C SBT	类型	时间点	全血	名义型	高分辨率	人类白细胞抗原
45032-0	酪氨酸	质量浓度	时间点	全血.滤纸	定量型		化学
45033-8	CV 评估 医嘱组	—	时间点	病人	—		医嘱组.CV
45034-6	细菌过氧化氢酶	任意浓度	时间点	分离物	等级型		微生物学
45035-3	细菌毒力	任意浓度	时间点	XXX	等级型	小鼠生物鉴定	微生物学
45036-1	细菌氧化酶	任意浓度	时间点	分离物	等级型		微生物学
45037-9	细菌尿素酶	任意浓度	时间点	分离物	等级型		微生物学
45038-7	细菌精氨酸脱羧酶	任意浓度	时间点	分离物	等级型		微生物学
4503-9	补体 C4b 结合蛋白	质量浓度	时间点	血清/血浆	定量型		血液学/细胞分类计数
45039-5	肉毒梭菌毒素	任意浓度	时间点	XXX	等级型	酶免疫分析	微生物学
45040-3	土拉弗氏菌 Ab	任意浓度	时间点	血清	等级型	凝集试验.显微凝集	微生物学
45041-1	土拉弗氏菌 Ag	任意浓度	时间点	XXX	等级型	凝集试验.载玻片	微生物学
45042-9	某种微生物 Ag	存在与否或身份标识	时间点	XXX	名义型	免疫荧光	微生物学
45043-7	显微镜观察	存在与否或身份标识	时间点	XXX	名义型	Tzanck 涂片	微生物学
45044-5	细菌吲哚	任意浓度	时间点	分离物	等级型		微生物学
45045-2	鼠疫耶尔森菌 Ab	任意浓度	时间点	XXX	等级型	血凝试验	微生物学
45046-0	细菌 X 与 V 因子	任意浓度	时间点	分离物	等级型		微生物学
4504-7	补体 C4d	实体数量	时间点	红细胞	定量型		血液学/细胞分类计数
45047-8	皮质醇^上午 12 点标本	摩尔浓度	时间点	血清/血浆	定量型		刺激耐受试验
45048-6	皮质醇^下午 12 点标本	摩尔浓度	时间点	血清/血浆	定量型		刺激耐受试验
45049-4	皮质醇^下午 4 点标本	摩尔浓度	时间点	血清/血浆	定量型		刺激耐受试验
45050-2	皮质醇^上午 8 点标本	摩尔浓度	时间点	血清/血浆	定量型		刺激耐受试验
45051-0	皮质醇^下午 8 点标本	摩尔浓度	时间点	血清/血浆	定量型		刺激耐受试验
45052-8	葡萄糖^上午 12 点标本	摩尔浓度	时间点	血清/血浆	定量型		刺激耐受试验
45053-6	葡萄糖^上午 8 点标本	摩尔浓度	时间点	血清/血浆	定量型		刺激耐受试验
4505-4	补体 C5	质量浓度	时间点	血清/血浆	定量型		血液学/细胞分类计数
45054-4	葡萄糖^下午 12 点标本	摩尔浓度	时间点	血清/血浆	定量型		刺激耐受试验
45055-1	葡萄糖^下午 4 点标本	摩尔浓度	时间点	血清/血浆	定量型		刺激耐受试验
45056-9	葡萄糖^下午 8 点标本	摩尔浓度	时间点	血清/血浆	定量型		刺激耐受试验
45057-7	心磷脂 Ab.IgA&IgG&IgM 医嘱组	—	时间点	血清	定量型		医嘱组.血清学
45058-5	环孢霉素.单克隆性与 Polyclonal 医嘱组	质量浓度	时间点	全血	定量型		医嘱组.药物水平/毒理学
45059-3	查菲埃立克体 Ab.IgG&IgM 医嘱组	稀释系数、稀释倍数（滴度）	XXX	血清	定量型	免疫荧光	医嘱组.微生物学
45060-1	蛋白质和葡萄糖 医嘱组	任意浓度	时间点	尿液	等级型	试纸条	化学

LOINC 代码	名称	属性	时间特征	系统	标尺类型	方法类型	分类
45061-9	精子 Ab. IgA & IgG & IgM 医嘱组	任意浓度	时间点	血清	定量型		医嘱组. 生育能力
4506-2	补体 C5a	质量浓度	时间点	血浆	定量型		血液学/细胞分类计数
45062-7	C 反应蛋白	质量浓度	时间点	脑脊液	定量型		化学
45063-5	水痘 带状疱疹病毒 Ab. IgG & IgM 医嘱组	—	时间点	血清	定量型		医嘱组. 微生物学
45064-3	基础代谢 医嘱组和肾小球滤过率预测	—	时间点	血清/血浆	定量型		医嘱组. 化学
45065-0	综合代谢组和肾小球滤过率	—	时间点	血清/血浆	定量型		医嘱组. 化学
45066-8	肌酐和肾小球滤过率估计值 医嘱组	—	时间点	血清/血浆	定量型		医嘱组. 化学
45067-6	沙眼衣原体＋淋病奈瑟菌 rRNA	任意浓度	时间点	子宫颈	等级型	探针	微生物学
45068-4	沙眼衣原体＋淋病奈瑟菌 DNA	任意浓度	时间点	子宫颈	等级型	探针. 扩增. 靶向扩增	微生物学
45069-2	沙眼衣原体＋淋病奈瑟菌 rRNA	任意浓度	时间点	生殖器	等级型	探针	微生物学
450-7	西索米星	药物敏感度	时间点	分离物＋血清	等级型	测序分型	抗生素敏感性
4507-0	补体 C6	质量浓度	时间点	血清/血浆	定量型		血液学/细胞分类计数
45070-0	沙眼衣原体＋淋病奈瑟菌 rRNA	任意浓度	时间点	阴道	等级型	探针	微生物学
45071-8	沙眼衣原体＋淋病奈瑟菌 rRNA	任意浓度	时间点	阴茎	等级型	探针	微生物学
45072-6	沙眼衣原体＋淋病奈瑟菌 rRNA	任意浓度	时间点	肛门	等级型	探针	微生物学
45073-4	沙眼衣原体＋淋病奈瑟菌 rRNA	任意浓度	时间点	组织	等级型	探针	微生物学
45074-2	沙眼衣原体＋淋病奈瑟菌 rRNA	任意浓度	时间点	尿液	等级型	探针	微生物学
45075-9	沙眼衣原体＋淋病奈瑟菌 rRNA	任意浓度	时间点	尿道	等级型	探针	微生物学
45076-7	沙眼衣原体＋淋病奈瑟菌 rRNA	任意浓度	时间点	XXX	等级型	探针	微生物学
45077-5	沙眼衣原体 rRNA	任意浓度	时间点	结膜	等级型	探针	微生物学
45078-3	沙眼衣原体 rRNA	任意浓度	时间点	子宫颈	等级型	探针	微生物学
45079-1	沙眼衣原体 rRNA	任意浓度	时间点	生殖器	等级型	探针	微生物学
45080-9	沙眼衣原体 rRNA	任意浓度	时间点	阴道	等级型	探针	微生物学
45081-7	沙眼衣原体 rRNA	任意浓度	时间点	尿道	等级型	探针	微生物学
45082-5	沙眼衣原体 rRNA	任意浓度	时间点	子宫颈	等级型	探针	微生物学
45083-3	沙眼衣原体 rRNA	任意浓度	时间点	阴道	等级型	探针	微生物学
45084-1	沙眼衣原体 DNA	任意浓度	时间点	阴道	等级型	探针. 扩增. 靶向扩增	微生物学
45085-8	沙眼衣原体 rRNA	任意浓度	时间点	鼻咽部	等级型	探针	微生物学
45086-6	沙眼衣原体 DNA	任意浓度	时间点	鼻咽部	等级型	探针. 扩增. 靶向扩增	微生物学

LOINC 代码	名称	属性	时间特征	系统	标尺类型	方法类型	分类
45087-4	沙眼衣原体 DNA	任意浓度	时间点	阴茎	等级型	探针.扩增.靶向扩增	微生物学
4508-8	补体 C7	质量浓度	时间点	血清/血浆	定量型		血液学/细胞分类计数
45088-2	沙眼衣原体 rRNA	任意浓度	时间点	阴茎	等级型	探针	微生物学
45089-0	沙眼衣原体 rRNA	任意浓度	时间点	肛门	等级型	探针	微生物学
45090-8	沙眼衣原体 DNA	任意浓度	时间点	肛门	等级型	探针.扩增.靶向扩增	微生物学
45091-6	沙眼衣原体 Ag	任意浓度	时间点	生殖器	等级型		微生物学
45092-4	沙眼衣原体 Ag	任意浓度	时间点	鼻咽部	等级型	酶免疫分析	微生物学
45093-2	沙眼衣原体	任意浓度	时间点	肛门	等级型	微生物特异性培养	微生物学
45094-0	沙眼衣原体	任意浓度	时间点	结膜	等级型	微生物特异性培养	微生物学
45095-7	沙眼衣原体	任意浓度	时间点	生殖器	等级型	微生物特异性培养	微生物学
4509-6	补体 C8	质量浓度	时间点	血清/血浆	定量型		血液学/细胞分类计数
45096-5	沙眼衣原体	任意浓度	时间点	鼻咽部	等级型	微生物特异性培养	微生物学
45097-3	衣原体 已鉴定的	存在与否或身份标识	时间点	肛门	名义型	微生物特异性培养	微生物学
45098-1	衣原体 已鉴定的	存在与否或身份标识	时间点	子宫颈	名义型	微生物特异性培养	微生物学
45099-9	衣原体 已鉴定的	存在与否或身份标识	时间点	体液	名义型	微生物特异性培养	微生物学
45100-5	衣原体 已鉴定的	存在与否或身份标识	时间点	阴道	名义型	微生物特异性培养	微生物学
45101-3	衣原体 已鉴定的	存在与否或身份标识	时间点	鼻咽部	名义型	微生物特异性培养	微生物学
45102-1	衣原体 已鉴定的	存在与否或身份标识	时间点	阴茎	名义型	微生物特异性培养	微生物学
45103-9	衣原体 Ag	任意浓度	时间点	肛门	等级型	免疫荧光	微生物学
4510-4	补体 C9	质量浓度	时间点	血清/血浆	定量型		血液学/细胞分类计数
45104-7	衣原体 Ag	任意浓度	时间点	肛门	等级型	酶免疫分析	微生物学
45105-4	衣原体 Ag	任意浓度	时间点	肛门	等级型		微生物学
45106-2	衣原体 Ag	任意浓度	时间点	子宫颈	等级型	酶免疫分析	微生物学
45107-0	衣原体 Ag	任意浓度	时间点	子宫颈	等级型		微生物学
45108-8	衣原体 Ag	任意浓度	时间点	子宫颈	等级型	免疫荧光	微生物学
45109-6	衣原体 Ag	任意浓度	时间点	体液	等级型	免疫荧光	微生物学
45110-4	衣原体 Ag	任意浓度	时间点	阴茎	等级型		微生物学
45111-2	衣原体 Ag	任意浓度	时间点	阴茎	等级型	免疫荧光	微生物学
4511-2	总溶血补体 CH50	任意浓度	时间点	体液	定量型		血液学/细胞分类计数
45112-0	衣原体 Ag	任意浓度	时间点	尿液	等级型	免疫荧光	微生物学
45113-8	衣原体 Ag	任意浓度	时间点	尿道	等级型	酶免疫分析	微生物学
45114-6	衣原体 Ag	任意浓度	时间点	尿道	等级型		微生物学
45115-3	衣原体 Ag	任意浓度	时间点	尿道	等级型	免疫荧光	微生物学

LOINC 代码	名称	属性	时间特征	系统	标尺类型	方法类型	分类
45116-1	戈氏分枝杆菌 rRNA	任意浓度	时间点	XXX	等级型	探针.扩增.靶向扩增	微生物学
45117-9	堪萨斯分枝杆菌 rRNA	任意浓度	时间点	XXX	等级型	探针.扩增.靶向扩增	微生物学
45118-7	水疱性口炎病毒印第安纳株 1 Ag	任意浓度	时间点	XXX	等级型	补体结合试验	微生物学
45119-5	水疱性口炎病毒印第安纳株 1 Ab	稀释系数、稀释倍数（滴度）	时间点	血清	定量型	中和作用	微生物学
4512-0	补体 CH50		时间点	血清	定量型		血液学/细胞分类计数
45120-3	水疱性口炎病毒印第安纳株 1 Ag	任意浓度	时间点	XXX	等级型	酶免疫分析	微生物学
45121-1	水疱性口炎病毒印第安纳株 2 Ag	任意浓度	时间点	XXX	等级型	补体结合试验	微生物学
45122-9	水疱性口炎病毒印第安纳株 2 Ag	任意浓度	时间点	XXX	等级型	酶免疫分析	微生物学
45123-7	水疱性口炎病毒印第安纳株 2 Ab	稀释系数、稀释倍数（滴度）	时间点	血清	定量型	中和作用	微生物学
45124-5	水疱性口炎病毒印第安纳株 3 Ab	稀释系数、稀释倍数（滴度）	时间点	血清	定量型	中和作用	微生物学
45125-2	水疱性口炎病毒印第安纳株 3 Ag	任意浓度	时间点	XXX	等级型	补体结合试验	微生物学
45126-0	水疱性口炎病毒印第安纳株 3 Ag	任意浓度	时间点	XXX	等级型	酶免疫分析	微生物学
45127-8	水疱性口炎病毒新泽西株 Ag	任意浓度	时间点	XXX	等级型	酶免疫分析	微生物学
45128-6	水疱性口炎病毒新泽西株 Ag	任意浓度	时间点	XXX	等级型	补体结合试验	微生物学
45129-4	带醒目标记的人处方药物标签	—	—	FDA 产品标签	叙述型		文件.规章制度
45130-2	沙眼衣原体 Ab	任意浓度	时间点	体液	等级型		微生物学
45131-0	衣原体 Ag	任意浓度	时间点	鼻咽部	等级型	免疫荧光	微生物学
45132-8	衣原体 Ag	任意浓度	时间点	鼻咽部	等级型	酶免疫分析	微生物学
45133-6	衣原体 Ag	任意浓度	时间点	鼻咽部	等级型		微生物学
45134-4	空肠弯曲杆菌 Ab. IgM	稀释系数、稀释倍数（滴度）	时间点	血清	定量型		微生物学
45135-1	沙眼衣原体 Ab. IgG	任意浓度	时间点	血清	等级型	酶免疫分析	微生物学
45136-9	肌内膜 Ab. IgG	任意浓度	时间点	血清	定量型		血清学
45137-7	IgA. 分泌型	质量浓度	时间点	体液	定量型		化学
4513-8	补体 C1r2＋C1s2	质量浓度	时间点	血清/血浆	定量型		血液学/细胞分类计数
45138-5	单核细胞增多性李斯特菌 O4b Ab. IgG	稀释系数、稀释倍数（滴度）	时间点	血清	定量型		微生物学
45139-3	单核细胞增多性李斯特菌 O4b Ab. IgM	稀释系数、稀释倍数（滴度）	时间点	血清	定量型		微生物学
45140-1	酚类	质量速率	24 小时	尿液	定量型		药物水平/毒理学
45141-9	血小板相关 Ab	任意浓度	时间点	全血	等级型	流式细胞术	血清学
45142-7	舍格伦综合征-b 可提取核 Ab	任意浓度	时间点	血清	定量型	酶免疫分析	血清学

LOINC 代码	名称	属性	时间特征	系统	标尺类型	方法类型	分类
45143-5	亚甲基二氧乙基苯异丙胺	质量浓度	时间点	尿液	定量型	确认试验	药物水平/毒理学
45144-3	氯米帕明	任意浓度	时间点	尿液	等级型		药物水平/毒理学
45145-0	甲地拉嗪	任意浓度	时间点	血清/血浆	等级型		药物水平/毒理学
4514-6	补体降解加速因子	实体数量	时间点	红细胞	定量型		血液学/细胞分类计数
45146-8	三氟丙嗪	任意浓度	时间点	血清/血浆	等级型		药物水平/毒理学
45147-6	丙酰马嗪	任意浓度	时间点	血清/血浆	等级型		药物水平/毒理学
45148-4	慢性化脓性中耳炎 Ab. IgA	任意浓度	时间点	血清	等级型		血清学
45149-2	Ej Ab	任意浓度	时间点	血清	等级型		血清学
451-5	大观霉素	药物敏感度	时间点	分离物	定量型	最小致死浓度	抗生素敏感性
45150-0	嗜中性粒细胞 Ab	任意浓度	时间点	血清	定量型	酶免疫分析	血清学
45151-8	嗜中性粒细胞细胞质 Ab	任意浓度	时间点	血清	定量型	酶免疫分析	血清学
45152-6	OJ Ab	任意浓度	时间点	血清	等级型		血清学
4515-3	补体因子 B	质量浓度	时间点	血浆	定量型		血液学/细胞分类计数
45153-4	人类白细胞抗原 Ab	数量或计数分数	时间点	血清	定量型		血液学/细胞分类计数
45154-2	苯丙氨酸羟化酶 Ab	任意浓度	时间点	血清	定量型		血清学
45155-9	血小板 Ab. 肝素，诱导的	任意浓度	时间点	血清	定量型		血清学
45156-7	类风湿因子	任意浓度	时间点	体液	等级型	胶乳凝集试验	血清学
45157-5	U2 核内小分子核糖核蛋白 Ab. IgG	任意浓度	时间点	血清	等级型		血清学
45158-3	免疫复合物	任意浓度	时间点	血清	定量型	C3d 结合分析	血清学
45159-1	乙型肝炎病毒 DNA 和丁型肝炎病毒 Ab	印象/检查结果的解释	时间点	血清	叙述型		微生物学
45160-9	支顶孢 Ab	任意浓度	时间点	血清	等级型	免疫扩散	变态反应
4516-1	补体因子 Ba	质量浓度	时间点	血清/血浆	定量型		血液学/细胞分类计数
45161-7	乙型肝炎病毒 DNA	数量或计数浓度之对数	时间点	血清/血浆	定量型	探针. 扩增. 靶向扩增	微生物学
45162-5	大肠杆菌 O157 Ag	任意浓度	时间点	分离物	等级型	胶乳凝集试验	微生物学
45163-3	链格孢 Ab	任意浓度	时间点	血清	等级型		变态反应
45164-1	无唾液酸神经节苷脂 GM2 Ab	任意浓度	时间点	血清	等级型		血清学
45165-8	博氏疏螺旋体 Ab. IgA	任意浓度	时间点	血清	定量型	免疫荧光	微生物学
45166-6	白喉棒状杆菌 Ab. IgG	任意浓度	时间点	血清	等级型		微生物学
45167-4	IgE	质量浓度	时间点	XXX	定量型		化学
45168-2	丙二酸	质量浓度	时间点	尿液	定量型		化学
45169-0	单唾液酸神经节苷脂 GM1 Ab. IgG	任意浓度	时间点	血清	等级型		血清学

LOINC代码	名称	属性	时间特征	系统	标尺类型	方法类型	分类
45170-8	髓磷脂相关糖蛋白 Ab	任意浓度	时间点	血清	定量型	免疫荧光	血清学
45171-6	胰岛细胞 Ab	任意浓度	时间点	血清	定量型	免疫荧光	血清学
45172-4	浦肯野细胞 Ab	任意浓度	时间点	血清	定量型	免疫荧光	血清学
45173-2	促甲状腺激素.α亚单位	质量浓度	时间点	血清/血浆	定量型		化学
45174-0	妊娠疱疹 Ab 医嘱组	—	时间点	血清	—		医嘱组.血清学
45175-7	艾滋病毒核苷逆转录酶基因突变，检测到的	存在与否或身份标识	时间点	分离物	名义型		抗生素敏感性
45176-5	艾滋病毒非核苷逆转录酶基因突变，检测到的	存在与否或身份标识	时间点	分离物	名义型		抗生素敏感性
45177-3	妊娠疱疹 Ab.IgG.非补体结合	任意浓度	时间点	血清	等级型	免疫荧光	血清学
45178-1	基底膜区 Ab.IgG	任意浓度	时间点	血清	等级型	免疫荧光	血清学
4517-9	补体因子 Bb	质量浓度	时间点	血清/血浆	定量型		血液学/细胞分类计数
45179-9	妊娠疱疹 Ab.IgG.补体结合	任意浓度	时间点	血清	等级型	免疫荧光	血清学
45180-7	1p染色体缺失	任意	时间点	全血/组织	等级型	分子遗传学	分子病理学.基因缺失
45181-5	19q染色体缺失	任意	时间点	全血/组织	等级型	分子遗传学	分子病理学.基因缺失
45182-3	艾滋病毒表现型	药物敏感度	时间点	分离物	名义型	表型分析	抗生素敏感性
45183-1	脑膜炎奈瑟菌	存在与否或身份标识	时间点	分离物	名义型	凝集试验	微生物学
45184-9	11-脱氧皮质醇/皮质醇	质量浓度比率	时间点	血清/血浆	定量型		化学
45185-6	2-氧-3-羟基-麦角酸二乙胺	质量浓度	时间点	尿液	定量型		药物水平/毒理学
45186-4	猕猴桃 Ab.IgE	比率	时间点	血清	定量型		变态反应
4518-7	补体因子 D	质量浓度	时间点	血清/血浆	定量型		血液学/细胞分类计数
45187-2	某抗生素	药物敏感度	时间点	分离物	定量或等级型	琼脂扩散	抗生素敏感性
45188-0	基底膜区 BP180 Ab	任意浓度	时间点	血清	定量型		血清学
45189-8	博氏疏螺旋体 Ab	任意浓度	时间点	脑脊液	等级型	免疫荧光	微生物学
45190-6	CASR 基因突变分析	存在与否或身份标识	时间点	全血/组织	名义型	分子遗传学	分子病理学.基因突变
45191-4	CAPN3 基因突变分析	存在与否或身份标识	时间点	全血/组织	名义型	分子遗传学	分子病理学.基因突变
45192-2	肉碱酯/游离型肉碱	摩尔浓度比率	时间点	全血.滤纸	定量型		化学
45193-0	细胞.CD20＋CD52＋/100细胞	数量或计数分数	时间点	全血	定量型		细胞标志物
45194-8	绒毛膜促性腺激素.完整型＋β亚单位	任意浓度	时间点	血清/血浆	定量型		化学
4519-5	补体因子 H	质量浓度	时间点	血清/血浆	定量型		血液学/细胞分类计数
45195-5	奶牛上皮＋奶牛毛屑 Ab.IgE	任意浓度	时间点	血清	定量型		变态反应
45196-3	细胞因子	任意浓度	时间点	XXX	等级型		化学
45197-1	癸酰基肉碱	摩尔浓度	时间点	全血.滤纸	定量型		化学
45198-9	癸烯酰肉碱	摩尔浓度	时间点	全血.滤纸	定量型		化学

LOINC 代码	名称	属性	时间特征	系统	标尺类型	方法类型	分类
45199-7	十二烷酰肉碱	摩尔浓度	时间点	全血.滤纸	定量型		化学
45200-3	十二烯酰肉碱	摩尔浓度	时间点	全血.滤纸	定量型		化学
45201-1	完整卵 Ab.IgG	质量浓度	时间点	血清	定量型		变态反应
45202-9	神经节苷脂 GD1a Ab	任意浓度	时间点	血清	等级型		血清学
4520-3	补体因子 I	质量浓度	时间点	血清/血浆	定量型		血液学/细胞分类计数
45203-7	神经节苷脂 GQ1b Ab	任意浓度	时间点	血清	等级型		血清学
45204-5	葡萄糖^给予某刺激后第3份标本	质量浓度	时间点	尿液	定量型	试纸条	刺激耐受试验
45205-2	葡萄糖^给予某刺激后第4份标本	质量浓度	时间点	尿液	定量型	试纸条	刺激耐受试验
45206-0	葡萄糖^给予某刺激后第5份标本	质量浓度	时间点	尿液	定量型	试纸条	刺激耐受试验
45207-8	戊二酰肉碱	摩尔浓度	时间点	全血.滤纸	定量型		化学
45208-6	血红蛋白 A	任意浓度	时间点	全血	等级型	电泳	血液学/细胞分类计数
45209-4	七羧基卟啉	摩尔浓度	时间点	全血.滤纸	定量型		化学
45210-2	单纯疱疹病毒 2 Ab.IgM	任意浓度	时间点	血清	等级型	免疫荧光	微生物学
4521-1	补体因子 P	质量浓度	时间点	血浆	定量型		血液学/细胞分类计数
45211-0	己酰肉碱	摩尔浓度	时间点	全血.滤纸	定量型		化学
45212-8	艾滋病毒 2 p31+p34 Ab	任意浓度	时间点	血清	等级型	免疫印迹	微生物学
45213-6	异丁酰肉碱	摩尔浓度	时间点	全血.滤纸	定量型		化学
45214-4	异亮氨酸+亮氨酸	摩尔浓度	时间点	全血.滤纸	定量型		化学
45215-1	异烟肼 2.0 μg/ml	药物敏感度	时间点	分离物	定量或等级型	分支杆菌.缓慢	抗生素敏感性
45216-9	异戊酰-2-甲基丁酰肉碱	摩尔浓度	时间点	全血.滤纸	定量型		化学
45217-7	亚油酰肉碱	摩尔浓度	时间点	全血.滤纸	定量型		化学
45218-5	淋巴细胞性脉络丛脑膜炎病毒 Ab.IgG	任意浓度	时间点	血清	等级型		微生物学
45219-3	淋巴细胞性脉络丛脑膜炎病毒 Ab.IgG	任意浓度	时间点	脑脊液	等级型		微生物学
45220-1	淋巴细胞性脉络丛脑膜炎病毒 Ab.IgM	任意浓度	时间点	血清	等级型		微生物学
45221-9	淋巴细胞性脉络丛脑膜炎病毒 Ab.IgM	任意浓度	时间点	脑脊液	等级型		微生物学
45222-7	甲基丙二酰肉碱	摩尔浓度	时间点	全血.滤纸	定量型		化学
45223-5	莫西沙星	质量浓度	时间点	血清/血浆	定量型		药物水平/毒理学
45224-3	肺炎支原体 Ab.IgG	任意浓度	时间点	血清	等级型	酶免疫分析	微生物学
45225-0	胰岛细胞补体固定 Ab	稀释系数、稀释倍数（滴度）	时间点	血清	定量型	免疫荧光	血清学
45226-8	核糖体 P Ab.IgG	任意浓度	时间点	血清	等级型		血清学
45227-6	树莓 Ab.IgE	比率	时间点	血清	定量型		变态反应
45228-4	链球菌溶血素 O Ab	质量浓度	时间点	血清	定量型		微生物学
4522-9	补体 iC3	质量浓度	时间点	血浆	定量型		血液学/细胞分类计数
45229-2	猫弓蛔虫 Ab	任意浓度	时间点	血清	等级型		微生物学
452-3	大观霉素	药物敏感度	时间点	分离物	定量或等级型	最小抑制浓度	抗生素敏感性

LOINC 代码	名称	属性	时间特征	系统	标尺类型	方法类型	分类
4523-7	补体 iC3b 受体	实体数量	时间点	白细胞	定量型		血液学/细胞分类计数
4524-5	补体膜攻击复合物(C5B-C6-C7-C8-C9N)	质量浓度	时间点	血浆	定量型		血液学/细胞分类计数
4525-2	补体细胞膜 C3b-C4b 辅因子蛋白	实体数量	时间点	白细胞	定量型		血液学/细胞分类计数
4526-0	补体蛋白		时间点	血浆	定量型		血液学/细胞分类计数
45265-6	免疫缺陷标记	印象/检查结果的解释	时间点	XXX	叙述型		细胞标志物
45266-4	慢性白血病标记	印象/检查结果的解释	时间点	XXX	叙述型		细胞标志物
45267-2	急性白血病标记	印象/检查结果的解释	时间点	XXX	叙述型		细胞标志物
45268-0	免疫缺陷 医嘱组	—	时间点	全血	—		医嘱组.细胞标志物
45269-8	慢性白血病 医嘱组	—	时间点	XXX	—		医嘱组.细胞标志物
45270-6	急性白血病 医嘱组	—	时间点	XXX	—		医嘱组.细胞标志物
45271-4	支气管败血性博德特氏菌 DNA	任意浓度	时间点	鼻咽部	等级型	探针.扩增.靶向扩增	微生物学
45272-2	仿交感神经作用类药物	任意浓度	时间点	尿液	等级型	确认试验	药物水平/毒理学
45273-0	妊娠相关血浆蛋白 A 多重中位	百分点、百分位数	时间点	血清/血浆	定量型		化学
45274-8	血小板 Ab.低分子量肝素，诱导的	任意浓度	时间点	血清	等级型		凝血功能检查
45275-5	细菌 已鉴定的	存在与否或身份标识	时间点	全血	名义型	需氧培养 25℃孵育.1 分钟	微生物学
45276-3	细菌 已鉴定的	存在与否或身份标识	时间点	全血	名义型	厌氧培养 25℃孵育.1 分钟	微生物学
45277-1	淋巴细胞性脉络丛脑膜炎病毒 Ab.IgM	任意浓度	时间点	体液	等级型		微生物学
4527-8	补体受体 1		时间点	白细胞			血液学/细胞分类计数
45278-9	淋巴细胞性脉络丛脑膜炎病毒 Ab.IgG	任意浓度	时间点	体液	等级型		微生物学
45279-7	甲型+乙型流感病毒 Ab	任意浓度	时间点	体液	等级型		微生物学
45280-5	埃柯病毒 9 Ab	任意浓度	时间点	体液	等级型		微生物学
45281-3	埃柯病毒 7 Ab	任意浓度	时间点	体液	等级型		微生物学
45282-1	埃柯病毒 30 Ab	任意浓度	时间点	体液	等级型		微生物学
45283-9	埃柯病毒 11 Ab	任意浓度	时间点	体液	等级型		微生物学
45284-7	DPYD 基因突变分析	存在与否或身份标识	时间点	全血/组织	名义型	分子遗传学	分子病理学.基因突变
45285-4	日期和时间	时间戳、时间标记	时间点	剂量	定量型		药物剂量
4528-6	补体受体 2		时间点	白细胞			血液学/细胞分类计数
45286-2	巨细胞病毒 Ab.IgA	任意浓度	时间点	体液	等级型		微生物学
45287-0	柯萨奇病毒 B6 Ab	任意浓度	时间点	体液	等级型		微生物学

LOINC 代码	名称	属性	时间特征	系统	标尺类型	方法类型	分类
45288-8	柯萨奇病毒 B5 Ab	任意浓度	时间点	体液	等级型		微生物学
45289-6	柯萨奇病毒 B4 Ab	任意浓度	时间点	体液	等级型		微生物学
45290-4	柯萨奇病毒 B3 Ab	任意浓度	时间点	体液	等级型		微生物学
45291-2	柯萨奇病毒 B2 Ab	任意浓度	时间点	体液	等级型		微生物学
45292-0	柯萨奇病毒 B1 Ab	任意浓度	时间点	体液	等级型		微生物学
45293-8	绒毛膜促性腺激素. β 亚单位. 游离型中位数倍数	百分点、百分位数	时间点	血清/血浆	定量型		化学
4529-4	补体受体 3		时间点	白细胞			血液学/细胞分类计数
45294-6	支气管败血性博德特氏菌 DNA	任意浓度	时间点	XXX	等级型	探针. 扩增. 靶向扩增	微生物学
45295-3	乙酰胆碱酯酶/胆碱酯酶	催化浓度比率	时间点	羊水	定量型		化学
45296-1	皮质醇^地塞米松给药前	摩尔浓度	时间点	血清/血浆	定量型		刺激耐受试验
45297-9	葡萄糖	摩尔浓度	24 小时	透析液	定量型		化学
45298-7	葡萄糖^口服 50 g 乳糖后 2.5 小时	摩尔浓度	时间点	血清/血浆	定量型		刺激耐受试验
45299-5	葡萄糖^口服乳糖后 45 分钟	摩尔浓度	时间点	血清/血浆	定量型		刺激耐受试验
45300-1	甘油	摩尔浓度	时间点	血清/血浆	定量型		化学
45301-9	去甲阿密曲替林	摩尔浓度	时间点	尿液	定量型		药物水平/毒理学
4530-2	补体受体 4		时间点	白细胞			血液学/细胞分类计数
45302-7	尿素	摩尔浓度	时间点	透析液	定量型		化学
45303-5	尿素^2 小时标本	摩尔浓度	时间点	透析液	定量型		化学
45304-3	尿素^4 小时标本	摩尔浓度	时间点	透析液	定量型		化学
45305-0	粪卟啉 1	摩尔含量	时间点	大便	定量型		化学
45306-8	粪卟啉 3	摩尔含量	时间点	大便	定量型		化学
45307-6	次卟啉	摩尔含量	时间点	大便	定量型		化学
45308-4	七羧酸	摩尔含量	时间点	大便	定量型		化学
45309-2	六羧酸	摩尔含量	时间点	大便	定量型		化学
453-1	大观霉素	药物敏感度	时间点	分离物	定量或等级型	琼脂扩散	抗生素敏感性
4531-0	总溶血补体	任意浓度	时间点	全血	定量型		血液学/细胞分类计数
45310-0	中卟啉	摩尔含量	时间点	大便	定量型		化学
45311-8	五羧酸	摩尔含量	时间点	大便	定量型		化学
45312-6	尿卟啉 3 异构体	摩尔含量	时间点	大便	定量型		化学
45313-4	粪卟啉 1/肌酐	摩尔浓度比率	时间点	尿液	定量型		化学
45314-2	粪卟啉 3/粪卟啉 1	摩尔浓度比率	时间点	尿液	定量型		化学
45315-9	粪卟啉 3/肌酐	摩尔浓度比率	时间点	尿液	定量型		化学
45316-7	六羧酸/肌酐	摩尔浓度比率	时间点	尿液	定量型		化学
45317-5	五羧酸/肌酐	摩尔浓度比率	时间点	尿液	定量型		化学
45318-3	尿卟啉 3 异构体/肌酐	摩尔浓度比率	时间点	尿液	定量型		化学
45319-1	尿卟啉/肌酐	摩尔浓度比率	时间点	尿液	定量型		化学
45320-9	芽子碱甲酯	任意浓度	时间点	血清/血浆	等级型	确认试验	药物水平/毒理学
45321-7	FMR1 基因等位基因 1. CGG 重复序列	数量或计数（正整数）	时间点	全血/组织	定量型	分子遗传学	分子病理学. 基因三核苷酸重复序列

LOINC 代码	名称	属性	时间特征	系统	标尺类型	方法类型	分类
45322-5	FMR1 基因等位基因 2. CGG 重复序列	数量或计数（正整数）	时间点	全血/组织	定量型	分子遗传学	分子病理学.基因三核苷酸重复序列
45323-3	干扰素.γ结核菌素刺激	任意浓度	时间点	全血	等级型		微生物学
45324-1	葡萄糖醛酸苷乙酯	质量浓度	时间点	尿液	定量型		药物水平/毒理学
45325-8	空肠弯曲杆菌 Ab. IgG	稀释系数、稀释倍数（滴度）	时间点	血清	定量型		微生物学
45326-6	巨细胞病毒 Ab. IgG 亲和力	任意浓度	时间点	血清	定量型		微生物学
45327-4	FMR1 基因突变分析	存在与否或身份标识	时间点	羊水	叙述型	分子遗传学	分子病理学.基因突变
4532-8	总溶血补体 CH50	任意浓度	时间点	血清/血浆	定量型		血液学/细胞分类计数
45328-2	谷胱甘肽过氧化物酶	催化浓度	时间点	全血	定量型		化学
45329-0	谷胱甘肽还原酶	催化浓度	时间点	血清	定量型		化学
45330-8	问号钩端螺旋体 Ab. IgG	稀释系数、稀释倍数（滴度）	时间点	血清	定量型	免疫荧光	微生物学
45331-6	NF1 基因突变分析	存在与否或身份标识	时间点	羊水	名义型	分子遗传学	分子病理学.基因突变
45332-4	NF2 基因突变分析	存在与否或身份标识	时间点	羊水	名义型	分子遗传学	分子病理学.基因突变
45333-2	超氧化物歧化酶	催化浓度	时间点	全血	定量型		化学
45334-0	纤溶酶	质量浓度	时间点	体液	定量型		化学
45335-7	细菌检测	任意浓度	时间点	分离物	等级型	培养	微生物学
4533-6	补体+免疫球蛋白	任意浓度	时间点	红细胞	定量型		血液学/细胞分类计数
45336-5	细菌溶血	任意浓度	时间点	分离物	等级型		微生物学
45337-3	细菌生物化学检测清单	存在与否或身份标识	时间点	分离物	名义型	培养	微生物学
45338-1	胰岛素原/胰岛素	比率	时间点	血清/血浆	定量型		化学
45339-9	螨，已鉴定的^^^ 4	存在与否或身份标识	时间点	XXX	名义型		微生物学
45340-7	螨，已鉴定的^^^ 3	存在与否或身份标识	时间点	XXX	名义型		微生物学
45341-5	螨，已鉴定的^^^ 2	存在与否或身份标识	时间点	XXX	名义型		微生物学
45342-3	螨，已鉴定的	存在与否或身份标识	时间点	XXX	名义型		微生物学
45343-1	性+阶段	存在与否或身份标识	时间点	蜱	名义型		微生物学
4534-4	氰化高铁血红蛋白/总血红蛋白	质量分数	时间点	全血	定量型		血液学/细胞分类计数
45344-9	嘴完好无伤	存在与否或身份标识	时间点	蜱	名义型		微生物学
45345-6	充血	任意浓度	时间点	蜱	等级型		微生物学
45346-4	记号移除日期	时间戳、时间标记	时间点	蜱	定量型		微生物学
45347-2	记号附加日期	时间戳、时间标记	时间点	蜱	定量型		微生物学
45348-0	记号获得日期	时间戳、时间标记	时间点	蜱	定量型		微生物学
45349-8	蜱的情况	存在与否或身份标识	时间点	蜱	名义型		微生物学
45350-6	螨鉴定医嘱组	—	时间点	蜱	—		医嘱组.微生物学
4535-1	细胞毒性百分比反应 Ab	任意浓度	时间点	血清	等级型	快速法	血液学/细胞分类计数
45351-4	皮肤试验的日期	时间戳、时间标记	时间点	皮肤	定量型		皮肤刺激耐受试验
45352-2	皮肤试验解释日期	时间戳、时间标记	时间点	皮肤	定量型		皮肤刺激耐受试验

LOINC 代码	名称	属性	时间特征	系统	标尺类型	方法类型	分类
45353-0	分析日期	时间戳、时间标记	时间点	XXX	定量型		杂项
45354-8	下次给药日期	时间戳、时间标记	时间点	病人	定量型		免疫接种
45355-5	罗加姆给药日期	时间戳、时间标记	时间点	病人	定量型		血库
45356-3	提供罗加姆的时间	时间戳、时间标记	时间点	病人	定量型		血库
45357-1	红细胞.丝状	任意浓度	时间点	全血	等级型	光学显微镜检查	血液学/细胞分类计数
45358-9	禁食长度	时间（如秒数）	时间点	病人	定量型		杂项
45359-7	某剂量后的时间长度	时间（如秒数）	时间点	病人	定量型		杂项
45360-5	淋巴细胞增殖.0.125 μg 美洲商陆有丝分裂原刺激	任意浓度	时间点	全血	定量型		血清学
45361-3	淋巴细胞增殖.0.25 μg 美洲商陆有丝分裂原刺激	任意浓度	时间点	全血	定量型		血清学
45362-1	淋巴细胞增殖.0.50 μg 美洲商陆有丝分裂原刺激	任意浓度	时间点	全血	定量型		血清学
45363-9	淋巴细胞增殖.1.0 μg 植物血凝素刺激	任意浓度	时间点	全血	定量型		血清学
45364-7	淋巴细胞增殖.1.0 μg 美洲商陆有丝分裂原刺激	任意浓度	时间点	全血	定量型		血清学
45365-4	淋巴细胞增殖.10 μg 刀豆球蛋白 A 刺激	任意浓度	时间点	全血	定量型		血清学
45366-2	淋巴细胞增殖.2.0 μg 植物血凝素刺激作用	任意浓度	时间点	全血	定量型		血清学
45367-0	淋巴细胞增殖.20 μg 刀豆球蛋白 A 刺激作用	任意浓度	时间点	全血	定量型		血清学
45368-8	淋巴细胞增殖.5 μg 刀豆球蛋白 A 分裂素刺激	任意浓度	时间点	全血	定量型		血清学
4536-9	脱氧血红蛋白/总血红蛋白	质量分数	时间点	全血	定量型		血液学/细胞分类计数
45369-6	淋巴细胞增殖.0.5 μg 植物血细胞凝集素刺激	任意浓度	时间点	全血	定量型		血清学
45370-4	血小板交叉配血	印象/检查结果的解释	时间点	血清/血浆	名义型		血库
45371-2	多重妊娠	发现（结果）	时间点	病人	名义型		临床
45372-0	血压^静脉切开术后	压力或压强	时间点	动脉系统	定量型		临床
45373-8	药物途径	存在与否或身份标识	时间点	剂量	名义型		药物剂量
45374-6	标本失效日期	时间戳、时间标记	时间点	全血	定量型		标本特性
45375-3	分析时间	时间戳、时间标记	时间点	XXX	定量型		杂项
45376-1	输血反应日期	时间戳、时间标记	时间点	病人	定量型		血库
4537-7	红细胞沉降速率	速度、速率	时间点	全血	定量型	韦斯特格伦法	血液学/细胞分类计数
45377-9	输血反应时间	时间戳、时间标记	时间点	病人	定量型		血库
45378-7	谷胱甘肽过氧化物酶	催化含量	时间点	红细胞	定量型		化学
45379-5	嗜酸粒细胞	任意浓度	时间点	大便	等级型	光学显微镜检查	血液学/细胞分类计数
45380-3	嗜碱性颗粒.细	任意浓度	时间点	全血	等级型	光学显微镜检查	血液学/细胞分类计数
45381-1	嗜碱性颗粒.粗	任意浓度	时间点	全血	等级型	光学显微镜检查	血液学/细胞分类计数
45382-9	表皮 Ab	任意浓度	时间点	血清	等级型		血清学
45383-7	白细胞	单位面积数量或计数	时间点	尿沉渣	定量型	光学显微镜检查.低倍视野	血液学/细胞分类计数

LOINC 代码	名称	属性	时间特征	系统	标尺类型	方法类型	分类
45384-5	亮氨酸结晶	单位面积数量或计数	时间点	尿沉渣	定量型	光学显微镜检查. 低倍视野	尿液分析
4538-5	红细胞沉降速率	速度、速率	时间点	全血	定量型	温特罗布法；温氏法	血液学/细胞分类计数
45385-2	马尿酸结晶	单位面积数量或计数	时间点	尿沉渣	定量型	光学显微镜检查. 低倍视野	尿液分析
45386-0	上皮细胞管型	单位面积数量或计数	时间点	尿沉渣	定量型	光学显微镜检查. 高倍视野	尿液分析
45387-8	胱氨酸结晶	单位面积数量或计数	时间点	尿沉渣	定量型	光学显微镜检查. 低倍视野	尿液分析
45388-6	磷酸钙结晶	单位面积数量或计数	时间点	尿沉渣	定量型	光学显微镜检查. 低倍视野	尿液分析
45389-4	碳酸钙结晶	单位面积数量或计数	时间点	尿沉渣	定量型	光学显微镜检查. 低倍视野	尿液分析
45390-2	鳞状上皮细胞	单位面积数量或计数	时间点	尿沉渣	定量型	光学显微镜检查. 低倍视野	尿液分析
45391-0	上皮细胞. 肾	单位面积数量或计数	时间点	尿沉渣	定量型	光学显微镜检查. 低倍视野	尿液分析
45392-8	名	人员编号（来自 HL7）	时间点	病人	名义型		调查. MDS
4539-3	红细胞沉降速率. Zeta	速度、速率	时间点	全血	定量型	Zeta 血沉比积测定仪	血液学/细胞分类计数
45393-6	中间开始	标识符	时间点	病人	名义型		调查. MDS
45394-4	姓氏	人员编号（来自 HL7）	时间点	病人	名义型		调查. MDS
45395-1	姓名后缀	人员编号（来自 HL7）	时间点	病人	名义型		调查. MDS
45396-9	社会保险数量	标识符	时间点	病人	名义型		调查. MDS
45397-7	医疗保险或可比数目	标识符	时间点	病人	名义型		调查. MDS
45398-5	国家提供者数量	标识符	时间点	设施	名义型		调查. MDS
45399-3	联邦提供者数量	标识符	时间点	设施	名义型		调查. MDS
45400-9	医疗辅助计划数目	标识符	时间点	病人	名义型		调查. MDS
4540-1	乙醇胶凝作用		时间点	血清	定量型		血液学/细胞分类计数
45401-7	邮政编码	任意	时间点	病人	名义型		调查. MDS
45402-5	语言. 基本	发现（结果）	时间点	病人	名义型	MDS	调查. MDS
45403-3	房间号	位置、场所	时间点	病人	名义型		调查. MDS
45404-1	婚姻状况	类型	时间点	病人	名义型		调查. MDS
45405-8	理解他人的能力	发现（结果）	时间点	病人	等级型	MDS	调查. MDS
45406-6	交流及听力的改变	发现（结果）	时间点	病人	等级型	MDS	调查. MDS
45407-4	视觉	发现（结果）	时间点	病人	等级型	MDS	调查. MDS
45408-2	评估原因. 基本的	类型	时间点	病人	名义型	MDS	调查. MDS
45409-0	评估原因. 特别的	类型	时间点	病人	名义型	MDS	调查. MDS
45410-8	从何处接收入院	类型	时间点	设施	名义型	MDS	调查. MDS

LOINC代码	名称	属性	时间特征	系统	标尺类型	方法类型	分类
45411-6	入院前独自生活	发现（结果）	时间点	病人	等级型	MDS	调查.MDS
45412-4	先前在这家疗养所的居留史	发现（结果）	时间点	病人	等级型	MDS	调查.MDS
45413-2	在其他疗养所居留史	发现（结果）	时间点	病人	等级型	MDS	调查.MDS
45414-0	在其他居住设施的居留史	发现（结果）	时间点	病人	等级型	MDS	调查.MDS
45415-7	心理卫生和/或精神病背景史	发现（结果）	时间点	病人	等级型	MDS	调查.MDS
45416-5	精神发育迟缓与发育性残疾背景史	发现（结果）	时间点	病人	等级型	MDS	调查.MDS
45417-3	无先前居住史	发现（结果）	时间点	病人	等级型	MDS	调查.MDS
45418-1	终生职业	发现（结果）	时间点	病人	名义型	MDS	调查.MDS
4541-9	优球蛋白凝块溶解	时间（如秒数）	时间点	血浆	定量型		血液学/细胞分类计数
45419-9	语言.其他	发现（结果）	时间点	病人	叙述型	MDS	调查.MDS
45420-7	精神健康史	发现（结果）	时间点	病人	等级型	MDS	调查.MDS
45421-5	无精神发育迟缓及发育性残疾	发现（结果）	时间点	病人	等级型	MDS	调查.MDS
45422-3	唐氏综合征	发现（结果）	时间点	病人	等级型	MDS	调查.MDS
45423-1	自闭症	发现（结果）	时间点	病人	等级型	MDS	调查.MDS
45424-9	癫痫	发现（结果）	时间点	病人	等级型	MDS	调查.MDS
45425-6	其他与精神发育迟缓和发育性残疾相关的器官状况	发现（结果）	时间点	病人	等级型	MDS	调查.MDS
45426-4	非器质性精神发育迟缓与发育性残疾	发现（结果）	时间点	病人	等级型	MDS	调查.MDS
4542-7	触珠蛋白	质量浓度	时间点	血清	定量型		血液学/细胞分类计数
45427-2	已完成的数据背景信息表格	时间戳、时间标记	时间点	病人	定量型	MDS	调查.MDS
45428-0	晚上熬夜至很晚	发现（结果）	时间点	病人	等级型	MDS	调查.MDS
45429-8	日间规律性小睡	发现（结果）	时间点	病人	等级型	MDS	调查.MDS
45430-6	每周至少一天	发现（结果）	时间点	病人	等级型	MDS	调查.MDS
45431-4	忙碌于兴趣爱好，读书或固定的日常常规	发现（结果）	时间点	病人	等级型	MDS	调查.MDS
45432-2	大部分时间自己呆着或看电视	发现（结果）	时间点	病人	等级型	MDS	调查.MDS
45433-0	独立移动到屋内	发现（结果）	时间点	病人	等级型	MDS	调查.MDS
45434-8	经常吸烟	发现（结果）	时间点	病人	等级型	MDS	调查.MDS
4543-5	触珠蛋白	质量浓度	时间点	血清	定量型	电泳	血液学/细胞分类计数
45435-5	无日常事务循环	发现（结果）	时间点	病人	等级型	MDS	调查.MDS
45436-3	特殊食物偏好	发现（结果）	时间点	病人	等级型	MDS	调查.MDS
45437-1	平常的餐间饮食	发现（结果）	时间点	病人	等级型	MDS	调查.MDS
45438-9	每周饮酒	发现（结果）	时间点	病人	等级型	MDS	调查.MDS
45439-7	无吃饭模式	发现（结果）	时间点	病人	等级型	MDS	调查.MDS
45440-5	全天大部分时间卧床	发现（结果）	时间点	病人	等级型	MDS	调查.MDS
45441-3	多数夜里醒来去厕所	发现（结果）	时间点	病人	等级型	MDS	调查.MDS
45442-1	排便是否规律	发现（结果）	时间点	病人	等级型	MDS	调查.MDS
4544-3	红细胞压积	容积分数	时间点	全血	定量型	自动化计数	血液学/细胞分类计数

LOINC 代码	名称	属性	时间特征	系统	标尺类型	方法类型	分类
45443-9	沐浴	发现（结果）	时间点	病人	等级型	MDS	调查.MDS
45444-7	晚间沐浴	发现（结果）	时间点	病人	等级型	MDS	调查.MDS
45445-4	无附加 ADL 模式	发现（结果）	时间点	病人	等级型	MDS	调查.MDS
45446-2	平常与亲戚和或朋友联系的情况	发现（结果）	时间点	病人	等级型	MDS	调查.MDS
45447-0	经常参观教堂、庙宇等	发现（结果）	时间点	病人	等级型	MDS	调查.MDS
45448-8	结果的可信度	发现（结果）	时间点	病人	等级型	MDS	调查.MDS
45449-6	日常动物伴侣	发现（结果）	时间点	病人	等级型	MDS	调查.MDS
4545-0	红细胞压积	容积分数	时间点	全血	定量型	旋转离心	血液学/细胞分类计数
45450-4	参与群体活动	发现（结果）	时间点	病人	等级型	MDS	调查.MDS
45451-2	无参与模式	发现（结果）	时间点	病人	等级型	MDS	调查.MDS
45452-0	未知的惯例	发现（结果）	时间点	病人	等级型	MDS	调查.MDS
45453-8	观察期最后一天的日期	时间戳、时间标记	时间点	病人	定量型	MDS	调查.MDS
45454-6	最初或更正过的表格复本	数量或计数（正整数）	时间点	病人	等级型	MDS	调查.MDS
45455-3	再次参加日期	时间戳、时间标记	时间点	病人	定量型	MDS	调查.MDS
45456-1	每日的医疗辅助计划	发现（结果）	时间点	病人	等级型	MDS	调查.MDS
45457-9	每日的医疗保险	发现（结果）	时间点	病人	等级型	MDS	调查.MDS
45458-7	医疗保险辅助 a 部分支付	发现（结果）	时间点	病人	等级型	MDS	调查.MDS
45459-5	医疗保险辅助 b 部分支付	发现（结果）	时间点	病人	等级型	MDS	调查.MDS
45460-3	每日 Champus	发现（结果）	时间点	病人	等级型	MDS	调查.MDS
45461-1	VA 每日	发现（结果）	时间点	病人	等级型	MDS	调查.MDS
45462-9	自己或家庭每日负担全部	发现（结果）	时间点	病人	等级型	MDS	调查.MDS
45463-7	医疗辅助计划住院医师责任或医疗保险定额手续费	发现（结果）	时间点	病人	等级型	MDS	调查.MDS
45464-5	每日私人保险	发现（结果）	时间点	病人	等级型	MDS	调查.MDS
45465-2	其他每日	发现（结果）	时间点	病人	等级型	MDS	调查.MDS
45466-0	法定监护人	发现（结果）	时间点	病人	等级型	MDS	调查.MDS
45467-8	其他合法的监管	发现（结果）	时间点	病人	等级型	MDS	调查.MDS
4546-8	血红蛋白 A/总血红蛋白	质量分数	时间点	全血	定量型		血液学/细胞分类计数
45468-6	健康护理持久力律师	发现（结果）	时间点	病人	等级型	MDS	调查.MDS
45469-4	财政持久力律师	发现（结果）	时间点	病人	等级型	MDS	调查.MDS
45470-2	负责的家庭成员	发现（结果）	时间点	病人	等级型	MDS	调查.MDS
45471-0	病人对自己负责	发现（结果）	时间点	病人	等级型	MDS	调查.MDS
45472-8	责任一以上皆不是	发现（结果）	时间点	病人	等级型	MDS	调查.MDS
45473-6	预先指示一求生意愿	发现（结果）	时间点	病人	等级型	MDS	调查.MDS
45474-4	预先指示一未复苏	发现（结果）	时间点	病人	等级型	MDS	调查.MDS
45475-1	预先指示一非住院	发现（结果）	时间点	病人	等级型	MDS	调查.MDS
4547-6	血红蛋白 A1/总血红蛋白	质量分数	时间点	全血	定量型		血液学/细胞分类计数
45476-9	预先指示一器官捐献	发现（结果）	时间点	病人	等级型	MDS	调查.MDS
45477-7	预先指示一尸检要求	发现（结果）	时间点	病人	等级型	MDS	调查.MDS
45478-5	预先指示一饮食限制	发现（结果）	时间点	病人	等级型	MDS	调查.MDS
45479-3	预先指示一药物限制	发现（结果）	时间点	病人	等级型	MDS	调查.MDS
45480-1	预先指示一其他治疗限制	发现（结果）	时间点	病人	等级型	MDS	调查.MDS
45481-9	预先指示一无	发现（结果）	时间点	病人	等级型	MDS	调查.MDS
45482-7	昏迷	发现（结果）	时间点	病人	等级型	MDS	调查.MDS
45483-5	短期记忆完好	发现（结果）	时间点	病人	等级型	MDS	调查.MDS

LOINC 代码	名称	属性	时间特征	系统	标尺类型	方法类型	分类
4548-4	血红蛋白 A1c/总血红蛋白	质量分数	时间点	全血	定量型		血液学/细胞分类计数
45484-3	长时性记忆完好	发现（结果）	时间点	病人	等级型	MDS	调查. MDS
45485-0	能记起当前季节	发现（结果）	时间点	病人	等级型	MDS	调查. MDS
45486-8	能记起自己房间的位置	发现（结果）	时间点	病人	等级型	MDS	调查. MDS
45487-6	能记起同事姓名和/或面貌	发现（结果）	时间点	病人	等级型	MDS	调查. MDS
45488-4	能知道自己在疗养所	发现（结果）	时间点	病人	等级型	MDS	调查. MDS
45489-2	记忆/回忆—以上皆不是	发现（结果）	时间点	病人	等级型	MDS	调查. MDS
454-9	大观霉素	药物敏感度	时间点	分离物＋血清	等级型	测序分型	抗生素敏感性
45490-0	做日常工作相关的决定	发现（结果）	时间点	病人	等级型	MDS	调查. MDS
45491-8	易分神	发现（结果）	时间点	病人	等级型	MDS	调查. MDS
4549-2	血红蛋白 A1c/总血红蛋白	质量分数	时间点	全血	定量型	电泳	血液学/细胞分类计数
45492-6	变化的对周围感知或觉察的时段	发现（结果）	时间点	病人	等级型	MDS	调查. MDS
45493-4	杂乱无章的插话	发现（结果）	时间点	病人	等级型	MDS	调查. MDS
45494-2	坐立不安时期	发现（结果）	时间点	病人	等级型	MDS	调查. MDS
45495-9	昏睡症时期	发现（结果）	时间点	病人	等级型	MDS	调查. MDS
45496-7	精神机能在一天内变化	发现（结果）	时间点	病人	等级型	MDS	调查. MDS
45497-5	认知状态的改变	发现（结果）	时间点	病人	等级型	MDS	调查. MDS
45498-3	听力	发现（结果）	时间点	病人	等级型	MDS	调查. MDS
45499-1	当前辅助听力和曾用的	发现（结果）	时间点	病人	等级型	MDS	调查. MDS
45-5	氨曲南	药物敏感度	时间点	分离物	定量或等级型	琼脂扩散	抗生素敏感性
4550-0	血红蛋白 A2	摩尔浓度	时间点	全血	定量型	色谱法. 柱	血液学/细胞分类计数
45500-6	当前辅助听力和不常用的	发现（结果）	时间点	病人	等级型	MDS	调查. MDS
45501-4	所使用的其他接受交流技术	发现（结果）	时间点	病人	等级型	MDS	调查. MDS
45502-2	无交流设备	发现（结果）	时间点	病人	等级型	MDS	调查. MDS
45503-0	使用言语	发现（结果）	时间点	病人	等级型	MDS	调查. MDS
45504-8	使用书面消息	发现（结果）	时间点	病人	等级型	MDS	调查. MDS
45505-5	使用美国聋哑人手语或盲文	发现（结果）	时间点	病人	等级型	MDS	调查. MDS
45506-3	使用符号/手语/声音	发现（结果）	时间点	病人	等级型	MDS	调查. MDS
45507-1	使用交流板	发现（结果）	时间点	病人	等级型	MDS	调查. MDS
45508-9	使用其他表达形式	发现（结果）	时间点	病人	等级型	MDS	调查. MDS
45509-7	表现模式—以上皆不是	发现（结果）	时间点	病人	等级型	MDS	调查. MDS
45510-5	让自己理解	发现（结果）	时间点	病人	等级型	MDS	调查. MDS
45511-3	言语透明度	发现（结果）	时间点	病人	等级型	MDS	调查. MDS
45512-1	侧面视觉问题	发现（结果）	时间点	病人	等级型	MDS	调查. MDS
45513-9	看到在光、闪光或眼睛上方窗帘周围的晕或环	发现（结果）	时间点	病人	等级型	MDS	调查. MDS
45514-7	无视觉限制	发现（结果）	时间点	病人	等级型	MDS	调查. MDS
45515-4	视觉矫正器	发现（结果）	时间点	病人	等级型	MDS	调查. MDS
45516-2	做否定陈述	发现（结果）	时间点	病人	等级型	MDS	调查. MDS
45517-0	重复问题	发现（结果）	时间点	病人	等级型	MDS	调查. MDS

LOINC 代码	名称	属性	时间特征	系统	标尺类型	方法类型	分类
4551-8	血红蛋白.A2/总血红蛋白	质量分数	时间点	全血	定量型		血液学/细胞分类计数
45518-8	重复言语	发现（结果）	时间点	病人	等级型	MDS	调查.MDS
45519-6	对自己或他人持久的愤怒	发现（结果）	时间点	病人	等级型	MDS	调查.MDS
45520-4	自我反对	发现（结果）	时间点	病人	等级型	MDS	调查.MDS
45521-2	表达不现实的恐惧	发现（结果）	时间点	病人	等级型	MDS	调查.MDS
45522-0	可怕的将来复发的陈述	发现（结果）	时间点	病人	等级型	MDS	调查.MDS
45523-8	坐位平衡	发现（结果）	时间点	病人	等级型	MDS	调查.MDS
45524-6	运动范围	发现（结果）	时间点	颈部	等级型	MDS	调查.MDS
45525-3	随意运动	发现（结果）	时间点	颈部	等级型	MDS	调查.MDS
4552-6	血红蛋白 A2/总血红蛋白	质量分数	时间点	全血	定量型	电泳	血液学/细胞分类计数
45526-1	运动范围	发现（结果）	时间点	上肢	等级型	MDS	调查.MDS
45527-9	随意运动	发现（结果）	时间点	上肢	等级型	MDS	调查.MDS
45528-7	运动范围	发现（结果）	时间点	手	等级型	MDS	调查.MDS
45529-5	随意运动	发现（结果）	时间点	手	等级型	MDS	调查.MDS
45530-3	运动范围	发现（结果）	时间点	下肢	等级型	MDS	调查.MDS
45531-1	随意运动	发现（结果）	时间点	下肢	等级型	MDS	调查.MDS
45532-9	运动范围	发现（结果）	时间点	脚	等级型	MDS	调查.MDS
45533-7	随意运动	发现（结果）	时间点	脚	等级型	MDS	调查.MDS
4553-4	血红蛋白 A2/总血红蛋白	质量分数	时间点	全血	定量型	电泳 pH6.3	血液学/细胞分类计数
45534-5	其他-运动范围	发现（结果）	时间点	病人	等级型	MDS	调查.MDS
45535-2	其他-随意运动	发现（结果）	时间点	病人	等级型	MDS	调查.MDS
45536-0	使用手杖、助步器或拐杖	发现（结果）	时间点	病人	等级型	MDS	调查.MDS
45537-8	自己用轮椅行走	发现（结果）	时间点	病人	等级型	MDS	调查.MDS
45538-6	其他坐轮椅的人	发现（结果）	时间点	病人	等级型	MDS	调查.MDS
45539-4	基本移动依靠轮椅	发现（结果）	时间点	病人	等级型	MDS	调查.MDS
45540-2	无移动模式	发现（结果）	时间点	病人	等级型	MDS	调查.MDS
45541-0	一直或多数时间卧床不起	发现（结果）	时间点	病人	等级型	MDS	调查.MDS
4554-2	血红蛋白 A2/总血红蛋白	质量分数	时间点	全血	定量型	电泳 pH8.9	血液学/细胞分类计数
45542-8	床栏杆—便于床上活动或转移	发现（结果）	时间点	病人	等级型	MDS	调查.MDS
45543-6	手动提起	发现（结果）	时间点	病人	等级型	MDS	调查.MDS
45544-4	机械提起	发现（结果）	时间点	病人	等级型	MDS	调查.MDS
45545-1	转移协助	发现（结果）	时间点	病人	等级型	MDS	调查.MDS
45546-9	无传递模式	发现（结果）	时间点	病人	等级型	MDS	调查.MDS
45547-7	重复健康陈述	发现（结果）	时间点	病人	等级型	MDS	调查.MDS
45548-5	重复焦虑性陈述或担忧	发现（结果）	时间点	病人	等级型	MDS	调查.MDS
45549-3	早晨不好的情绪	发现（结果）	时间点	病人	等级型	MDS	调查.MDS
45550-1	失眠或睡眠型式改变	发现（结果）	时间点	病人	等级型	MDS	调查.MDS
45551-9	悲伤的，痛苦的，或焦急的面部表情	发现（结果）	时间点	病人	等级型	MDS	调查.MDS
45552-7	哭泣	发现（结果）	时间点	病人	等级型	MDS	调查.MDS
45553-5	重复身体移动	发现（结果）	时间点	病人	等级型	MDS	调查.MDS
45554-3	推出兴趣活动	发现（结果）	时间点	病人	等级型	MDS	调查.MDS
45555-0	减少的社会相互作用	发现（结果）	时间点	病人	等级型	MDS	调查.MDS
45556-8	情绪持久性	发现（结果）	时间点	病人	等级型	MDS	调查.MDS

LOINC 代码	名称	属性	时间特征	系统	标尺类型	方法类型	分类
45557-6	心情的改变	发现（结果）	时间点	病人	等级型	MDS	调查.MDS
45558-4	迷路的频率	数量或计数速率=计数/时间	时间点	病人	等级型	MDS	调查.MDS
4555-9	血红蛋白 A3/总血红蛋白	质量分数	时间点	全血	定量型		血液学/细胞分类计数
45559-2	迷路的可变性	发现（结果）	时间点	病人	等级型	MDS	调查.MDS
455-6	螺旋霉素	药物敏感度	时间点	分离物	定量型	最小致死浓度	抗生素敏感性
45560-0	言语滥用行为的频率	数量或计数速率=计数/时间	时间点	病人	定量型	MDS	调查.MDS
45561-8	语方滥用行为的可变性	发现（结果）	时间点	病人	等级型	MDS	调查.MDS
45562-6	身体虐待行为的频率	数量或计数速率=计数/时间	时间点	病人	定量型	MDS	调查.MDS
45563-4	生理虐待行为的可变性	发现（结果）	时间点	病人	等级型	MDS	调查.MDS
45564-2	社交正常与不正常行为的频率	数量或计数速率=计数/时间	时间点	病人	定量型	MDS	调查.MDS
45565-9	社交融合能力的可变性	发现（结果）	时间点	病人	等级型	MDS	调查.MDS
45566-7	反抗护理的频率	数量或计数速率=计数/时间	时间点	病人	定量型	MDS	调查.MDS
4556-7	血红蛋白 Abruzzo	任意浓度	时间点	全血	等级型	电泳 pH6.3	血液学/细胞分类计数
45567-5	耐药性的可变更性	发现（结果）	时间点	病人	等级型	MDS	调查.MDS
45568-3	行为症状的改变	发现（结果）	时间点	病人	等级型	MDS	调查.MDS
45569-1	较易与其他人交流	发现（结果）	时间点	病人	等级型	MDS	调查.MDS
45570-9	较易进行计划或结构性活动	发现（结果）	时间点	病人	等级型	MDS	调查.MDS
45571-7	较易进行自我激发的活动	发现（结果）	时间点	病人	等级型	MDS	调查.MDS
45572-5	树立自己的目标	发现（结果）	时间点	病人	等级型	MDS	调查.MDS
45573-3	追求融入实验室生活	发现（结果）	时间点	病人	等级型	MDS	调查.MDS
45574-1	能积极参加集体活动	发现（结果）	时间点	病人	等级型	MDS	调查.MDS
4557-5	血红蛋白 Abruzzo	任意浓度	时间点	全血	等级型	电泳 pH8.9	血液学/细胞分类计数
45575-8	主动感－以上皆不是	发现（结果）	时间点	病人	等级型	MDS	调查.MDS
45576-6	与工作人员隐性或公开的冲突	发现（结果）	时间点	病人	等级型	MDS	调查.MDS
45577-4	与室友在一起不高兴	发现（结果）	时间点	病人	等级型	MDS	调查.MDS
45578-2	与他人住在一起不高兴	发现（结果）	时间点	病人	等级型	MDS	调查.MDS
45579-0	跟家人或朋友的公开冲突或发怒	发现（结果）	时间点	病人	等级型	MDS	调查.MDS
45580-8	缺少与家庭或朋友的联系	发现（结果）	时间点	病人	等级型	MDS	调查.MDS
45581-6	最近失去家庭成员或朋友	发现（结果）	时间点	病人	等级型	MDS	调查.MDS
45582-4	不易适应日常变化	发现（结果）	时间点	病人	等级型	MDS	调查.MDS
4558-3	血红蛋白 Barts	任意浓度	时间点	全血	等级型	电泳 pH6.3	血液学/细胞分类计数
45583-2	无不定的关系	发现（结果）	时间点	病人	等级型	MDS	调查.MDS
45584-0	根据过去的社会角色和生活状况所做的有力鉴定	发现（结果）	时间点	病人	等级型	MDS	调查.MDS
45585-7	因失去身份或地位的悲伤和愤怒	发现（结果）	时间点	病人	等级型	MDS	调查.MDS
45586-5	感觉到日常程序同先前的活动非常不同	发现（结果）	时间点	病人	等级型	MDS	调查.MDS
45587-3	过去的角色－以上皆不是	发现（结果）	时间点	病人	等级型	MDS	调查.MDS
45588-1	床上活动度－独自	发现（结果）	时间点	病人	等级型	MDS	调查.MDS

LOINC 代码	名称	属性	时间特征	系统	标尺类型	方法类型	分类
45589-9	床上活动度一需帮助	发现（结果）	时间点	病人	等级型	MDS	调查.MDS
45590-7	转移一自我表现	发现（结果）	时间点	病人	等级型	MDS	调查.MDS
4559-1	血红蛋白 Barts	任意浓度	时间点	全血	等级型	电泳 pH8.9	血液学/细胞分类计数
45591-5	转移一提供的支持	发现（结果）	时间点	病人	等级型	MDS	调查.MDS
45592-3	屋内步行一自我表现	发现（结果）	时间点	病人	等级型	MDS	调查.MDS
45593-1	屋内步行一提供的支持	发现（结果）	时间点	病人	等级型	MDS	调查.MDS
45594-9	走廊中步行一自我表现	发现（结果）	时间点	病人	等级型	MDS	调查.MDS
45595-6	走廊中步行一提供的支持	发现（结果）	时间点	病人	等级型	MDS	调查.MDS
45596-4	移动接通单元一自行执行	发现（结果）	时间点	病人	等级型	MDS	调查.MDS
45597-2	移动接通单元一提供的支持	发现（结果）	时间点	病人	等级型	MDS	调查.MDS
45598-0	移动断开单元一自行执行	发现（结果）	时间点	病人	等级型	MDS	调查.MDS
45599-8	移动断开单元一提供的支持	发现（结果）	时间点	病人	等级型	MDS	调查.MDS
45600-4	穿衣打扮一自我表现	发现（结果）	时间点	病人	等级型	MDS	调查.MDS
45601-2	穿衣打扮一支持	发现（结果）	时间点	病人	等级型	MDS	调查.MDS
45602-0	吃饭一自主	发现（结果）	时间点	病人	等级型	MDS	调查.MDS
45603-8	吃饭一需帮助	发现（结果）	时间点	病人	等级型	MDS	调查.MDS
45604-6	盥洗室使用一自我表现	发现（结果）	时间点	病人	等级型	MDS	调查.MDS
45605-3	盥洗室使用一提供的支持	发现（结果）	时间点	病人	等级型	MDS	调查.MDS
45606-1	个人卫生一自我表现	发现（结果）	时间点	病人	等级型	MDS	调查.MDS
45607-9	个人卫生一提供的支持	发现（结果）	时间点	病人	等级型	MDS	调查.MDS
45608-7	沐浴一独自	发现（结果）	时间点	病人	等级型	MDS	调查.MDS
4560-9	血红蛋白 Bethesda	任意浓度	时间点	全血	等级型		血液学/细胞分类计数
45609-5	沐浴一需帮助	发现（结果）	时间点	病人	等级型	MDS	调查.MDS
45610-3	立位平衡	发现（结果）	时间点	病人	等级型	MDS	调查.MDS
45611-1	任务分节	发现（结果）	时间点	病人	等级型	MDS	调查.MDS
45612-9	住院医师看到增强的独立性能力	发现（结果）	时间点	病人	等级型	MDS	调查.MDS
45613-7	工作人员看到增强的独立能力	发现（结果）	时间点	病人	等级型	MDS	调查.MDS
45614-5	住院医师慢速执行任务或活动	发现（结果）	时间点	病人	等级型	MDS	调查.MDS
45615-2	日常生活中早晚间活动的差异	发现（结果）	时间点	病人	等级型	MDS	调查.MDS
45616-0	日常生活活动的康复一非上述	发现（结果）	时间点	病人	等级型	MDS	调查.MDS
4561-7	血红蛋白 C/总血红蛋白	质量分数	时间点	全血	定量型	电泳 pH6.3	血液学/细胞分类计数
45617-8	日常生活能力的改变	发现（结果）	时间点	病人	等级型	MDS	调查.MDS
45618-6	肠道节制功能	发现（结果）	时间点	病人	等级型	MDS	调查.MDS
45619-4	膀胱节制	发现（结果）	时间点	病人	等级型	MDS	调查.MDS
45620-2	规律性大便排泄	发现（结果）	时间点	病人	等级型	MDS	调查.MDS
45621-0	便秘	发现（结果）	时间点	病人	等级型	MDS	调查.MDS
45622-8	腹泻	发现（结果）	时间点	病人	等级型	MDS	调查.MDS
45623-6	粪便嵌塞	发现（结果）	时间点	病人	等级型	MDS	调查.MDS
45624-4	排便方式一非上述	发现（结果）	时间点	病人	等级型	MDS	调查.MDS

LOINC 代码	名称	属性	时间特征	系统	标尺类型	方法类型	分类
4562-5	血红蛋白 C/总血红蛋白	质量分数	时间点	全血	定量型	电泳 pH8.9	血液学/细胞分类计数
45625-1	安排好的化妆计划	发现（结果）	时间点	病人	等级型	MDS	调查.MDS
45626-9	膀胱再训练	发现（结果）	时间点	病人	等级型	MDS	调查.MDS
45627-7	外部导管	发现（结果）	时间点	病人	等级型	MDS	调查.MDS
45628-5	留置导管	发现（结果）	时间点	病人	等级型	MDS	调查.MDS
45629-3	间隔导管	发现（结果）	时间点	病人	等级型	MDS	调查.MDS
45630-1	不使用厕所和/或便桶和/或尿壶	发现（结果）	时间点	病人	等级型	MDS	调查.MDS
45631-9	所使用的垫子和/或贴身内裤	发现（结果）	时间点	病人	等级型	MDS	调查.MDS
45632-7	灌肠和/或冲洗	发现（结果）	时间点	病人	等级型	MDS	调查.MDS
4563-3	血红蛋白 C/总血红蛋白	质量分数	时间点	全血	定量型		血液学/细胞分类计数
45633-5	造瘘术，存在的	发现（结果）	时间点	病人	等级型	MDS	调查.MDS
45634-3	节制器械和程序－非上述	发现（结果）	时间点	病人	等级型	MDS	调查.MDS
45635-0	控尿能力的改变	发现（结果）	时间点	病人	等级型	MDS	调查.MDS
45636-8	糖尿病	发现（结果）	时间点	病人	等级型	MDS	调查.MDS
45637-6	甲状腺功能亢进症	发现（结果）	时间点	病人	等级型	MDS	调查.MDS
45638-4	甲状腺功能减退症	发现（结果）	时间点	病人	等级型	MDS	调查.MDS
45639-2	动脉硬化性心脏病	发现（结果）	时间点	病人	等级型	MDS	调查.MDS
456-4	螺旋霉素	药物敏感度	时间点	分离物	定量或等级型	最小抑制浓度	抗生素敏感性
45640-0	心律失常	发现（结果）	时间点	病人	等级型	MDS	调查.MDS
4564-1	血红蛋白 C-Harlem	任意浓度	时间点	全血	等级型		血液学/细胞分类计数
45641-8	充血性心力衰竭	发现（结果）	时间点	病人	等级型	MDS	调查.MDS
45642-6	深静脉血栓	发现（结果）	时间点	病人	等级型	MDS	调查.MDS
45643-4	高血压	发现（结果）	时间点	病人	等级型	MDS	调查.MDS
45644-2	低血压	发现（结果）	时间点	病人	等级型	MDS	调查.MDS
45645-9	周围血管疾病	发现（结果）	时间点	病人	等级型	MDS	调查.MDS
45646-7	其他心血管疾病	发现（结果）	时间点	病人	等级型	MDS	调查.MDS
45647-5	关节炎	发现（结果）	时间点	病人	等级型	MDS	调查.MDS
45648-3	髋骨折	发现（结果）	时间点	病人	等级型	MDS	调查.MDS
45649-1	缺失的肢	发现（结果）	时间点	病人	等级型	MDS	调查.MDS
45650-9	骨质疏松症	发现（结果）	时间点	病人	等级型	MDS	调查.MDS
45651-7	病理学骨折	发现（结果）	时间点	病人	等级型	MDS	调查.MDS
45652-5	阿尔茨海默病	发现（结果）	时间点	病人	等级型	MDS	调查.MDS
45653-3	失语	发现（结果）	时间点	病人	等级型	MDS	调查.MDS
45654-1	大脑性瘫痪	发现（结果）	时间点	病人	等级型	MDS	调查.MDS
45655-8	脑血管意外	发现（结果）	时间点	病人	等级型	MDS	调查.MDS
45656-6	除阿尔茨海默病外的痴呆	发现（结果）	时间点	病人	等级型	MDS	调查.MDS
45657-4	偏瘫或轻偏瘫	发现（结果）	时间点	病人	等级型	MDS	调查.MDS
4565-8	血红蛋白 Chesapeake	任意浓度	时间点	全血	等级型	电泳 pH6.3	血液学/细胞分类计数
45658-2	多重硬化症	发现（结果）	时间点	病人	等级型	MDS	调查.MDS
45659-0	半身不遂	发现（结果）	时间点	病人	等级型	MDS	调查.MDS
45660-8	帕金森病	发现（结果）	时间点	病人	等级型	MDS	调查.MDS
45661-6	四肢瘫痪	发现（结果）	时间点	病人	等级型	MDS	调查.MDS

LOINC 代码	名称	属性	时间特征	系统	标尺类型	方法类型	分类
45662-4	发作紊乱	发现（结果）	时间点	病人	等级型	MDS	调查.MDS
45663-2	短暂性缺血发作	发现（结果）	时间点	病人	等级型	MDS	调查.MDS
45664-0	外伤性脑损伤	发现（结果）	时间点	病人	等级型	MDS	调查.MDS
45665-7	焦虑障碍	发现（结果）	时间点	病人	等级型	MDS	调查.MDS
4566-6	血红蛋白 Chesapeake	任意浓度	时间点	全血	等级型	电泳 pH8.9	血液学/细胞分类计数
45666-5	抑郁	发现（结果）	时间点	病人	等级型	MDS	调查.MDS
45667-3	躁狂抑郁的	发现（结果）	时间点	病人	等级型	MDS	调查.MDS
45668-1	精神分裂症	发现（结果）	时间点	病人	等级型	MDS	调查.MDS
45669-9	哮喘	发现（结果）	时间点	病人	等级型	MDS	调查.MDS
45670-7	肺气肿或 COPD	发现（结果）	时间点	病人	等级型	MDS	调查.MDS
45671-5	白内障	发现（结果）	时间点	病人	等级型	MDS	调查.MDS
45672-3	糖尿病性视网膜病	发现（结果）	时间点	病人	等级型	MDS	调查.MDS
45673-1	青光眼	发现（结果）	时间点	病人	等级型	MDS	调查.MDS
4567-4	血红蛋白 Constant Spring	任意浓度	时间点	全血	等级型	电泳 pH6.3	血液学/细胞分类计数
45674-9	黄斑变性	发现（结果）	时间点	病人	等级型	MDS	调查.MDS
45675-6	变态反应	发现（结果）	时间点	病人	等级型	MDS	调查.MDS
45676-4	贫血	发现（结果）	时间点	病人	等级型	MDS	调查.MDS
45677-2	癌症	发现（结果）	时间点	病人	等级型	MDS	调查.MDS
45678-0	肾衰竭	发现（结果）	时间点	病人	等级型	MDS	调查.MDS
45679-8	疾病 非上述	发现（结果）	时间点	病人	等级型	MDS	调查.MDS
45680-6	抗生素耐药菌感染	发现（结果）	时间点	病人	等级型	MDS	调查.MDS
45681-4	艰难梭状芽胞杆菌感染	发现（结果）	时间点	病人	等级型	MDS	调查.MDS
4568-2	血红蛋白 Constant Spring	任意浓度	时间点	全血	等级型	电泳 pH8.9	血液学/细胞分类计数
45682-2	结膜炎	发现（结果）	时间点	病人	等级型	MDS	调查.MDS
45683-0	艾滋病毒感染	发现（结果）	时间点	病人	等级型	MDS	调查.MDS
45684-8	肺炎	发现（结果）	时间点	病人	等级型	MDS	调查.MDS
45685-5	呼吸道感染	发现（结果）	时间点	病人	等级型	MDS	调查.MDS
45686-3	败血症	发现（结果）	时间点	病人	等级型	MDS	调查.MDS
45687-1	性传播疾病	发现（结果）	时间点	病人	等级型	MDS	调查.MDS
45688-9	结核	发现（结果）	时间点	病人	等级型	MDS	调查.MDS
45689-7	在最后 30 天的尿道感染	发现（结果）	时间点	病人	等级型	MDS	调查.MDS
4569-0	血红蛋白 D/总血红蛋白	质量分数	时间点	全血	定量型		血液学/细胞分类计数
45690-5	病毒性肝炎	发现（结果）	时间点	病人	等级型	MDS	调查.MDS
45691-3	伤口感染	发现（结果）	时间点	病人	等级型	MDS	调查.MDS
45692-1	非上述感染	发现（结果）	时间点	病人	等级型	MDS	调查.MDS
45693-9	其他当前或更具体的诊断与 ICD9 代码	存在与否或身份标识	时间点	病人	名义型	MDS	调查.MDS
45694-7	重量波动 3＋磅重.在 7 天内	发现（结果）	时间点	病人	等级型	MDS	调查.MDS
45695-4	因呼吸急促不能平躺	发现（结果）	时间点	病人	等级型	MDS	调查.MDS
45696-2	脱水	发现（结果）	时间点	病人	等级型	MDS	调查.MDS
45697-0	最后 3 天体液不足	发现（结果）	时间点	病人	等级型	MDS	调查.MDS
45698-8	妄想	发现（结果）	时间点	病人	等级型	MDS	调查.MDS
45699-6	头晕或眩晕	发现（结果）	时间点	病人	等级型	MDS	调查.MDS
45700-2	水肿	发现（结果）	时间点	病人	等级型	MDS	调查.MDS

LOINC 代码	名称	属性	时间特征	系统	标尺类型	方法类型	分类
45701-0	发热	发现（结果）	时间点	病人	等级型	MDS	调查. MDS
45702-8	幻觉	发现（结果）	时间点	病人	等级型	MDS	调查. MDS
45703-6	内衄	发现（结果）	时间点	病人	等级型	MDS	调查. MDS
45704-4	在最后 90 天复发的肺抽吸	发现（结果）	时间点	病人	等级型	MDS	调查. MDS
45705-1	呼吸急促	发现（结果）	时间点	病人	等级型	MDS	调查. MDS
45706-9	晕厥	发现（结果）	时间点	病人	等级型	MDS	调查. MDS
45707-7	不稳定步态	发现（结果）	时间点	病人	等级型	MDS	调查. MDS
4570-8	血红蛋白 D-Punjab	任意浓度	时间点	全血	等级型	电泳 pH6. 3	血液学/细胞分类计数
45708-5	呕吐	发现（结果）	时间点	病人	等级型	MDS	调查. MDS
45709-3	问题情况－以上皆不是	发现（结果）	时间点	病人	等级型	MDS	调查. MDS
45710-1	疼痛频度	数量或计数速率＝计数/时间	时间点	病人	等级型	MDS	调查. MDS
45711-9	疼痛强度	发现（结果）	时间点	病人	等级型	MDS	调查. MDS
45712-7	背痛	发现（结果）	时间点	病人	等级型	MDS	调查. MDS
45713-5	骨痛	发现（结果）	时间点	病人	等级型	MDS	调查. MDS
45714-3	日常活动中的胸痛	发现（结果）	时间点	病人	等级型	MDS	调查. MDS
45715-0	头痛	发现（结果）	时间点	病人	等级型	MDS	调查. MDS
4571-6	血红蛋白 D-Punjab	任意浓度	时间点	全血	定量型	电泳 pH8. 9	血液学/细胞分类计数
45716-8	髋痛	发现（结果）	时间点	病人	等级型	MDS	调查. MDS
45717-6	切口疼痛	发现（结果）	时间点	病人	等级型	MDS	调查. MDS
45718-4	关节痛	发现（结果）	时间点	病人	等级型	MDS	调查. MDS
45719-2	软组织疼痛	发现（结果）	时间点	病人	等级型	MDS	调查. MDS
457-2	螺旋霉素	药物敏感度	时间点	分离物	定量或等级型	琼脂扩散	抗生素敏感性
45720-0	肚子疼	发现（结果）	时间点	病人	等级型	MDS	调查. MDS
45721-8	其他疼痛	发现（结果）	时间点	病人	等级型	MDS	调查. MDS
45722-6	昏迷 30 天	发现（结果）	时间点	病人	等级型	MDS	调查. MDS
45723-4	昏迷 31～180 天	发现（结果）	时间点	病人	等级型	MDS	调查. MDS
4572-4	血红蛋白 Denver	任意浓度	时间点	全血	等级型		血液学/细胞分类计数
45724-2	髋骨折，在最后的 180 天内	发现（结果）	时间点	病人	等级型	MDS	调查. MDS
45725-9	在最后 180 天的其他骨折	发现（结果）	时间点	病人	等级型	MDS	调查. MDS
45726-7	事故－非上述	发现（结果）	时间点	病人	等级型	MDS	调查. MDS
45727-5	导致病情不稳定的情况和疾病	发现（结果）	时间点	病人	等级型	MDS	调查. MDS
45728-3	经历急性事件或骤然复发或慢性问题	发现（结果）	时间点	病人	等级型	MDS	调查. MDS
45729-1	疾病晚期	发现（结果）	时间点	病人	等级型	MDS	调查. MDS
45730-9	情况稳定－以上皆不是	发现（结果）	时间点	病人	等级型	MDS	调查. MDS
45731-7	咀嚼问题	发现（结果）	时间点	病人	等级型	MDS	调查. MDS
4573-2	血红蛋白 E/总血红蛋白	质量分数	时间点	全血	定量型	电泳 pH6. 3	血液学/细胞分类计数
45732-5	吞咽问题	发现（结果）	时间点	病人	等级型	MDS	调查. MDS
45733-3	嘴疼	发现（结果）	时间点	病人	等级型	MDS	调查. MDS
45734-1	口腔问题－以上皆不是	发现（结果）	时间点	病人	等级型	MDS	调查. MDS
45735-8	减重	发现（结果）	时间点	病人	等级型	MDS	调查. MDS

LOINC 代码	名称	属性	时间特征	系统	标尺类型	方法类型	分类
45736-6	增重	发现（结果）	时间点	病人	等级型	MDS	调查. MDS
45737-4	食物味觉不适	发现（结果）	时间点	病人	等级型	MDS	调查. MDS
45738-2	规律性叫饿	发现（结果）	时间点	病人	等级型	MDS	调查. MDS
45739-0	叶 25%＋大部分吃饭时未吃的食物	发现（结果）	时间点	病人	等级型	MDS	调查. MDS
4574-0	血红蛋白 E/总血红蛋白	质量分数	时间点	全血	定量型	电泳 pH8.9	血液学/细胞分类计数
45740-8	营养问题－以上皆不是	发现（结果）	时间点	病人	等级型	MDS	调查. MDS
45741-6	静脉注入羟嗪	发现（结果）	时间点	病人	等级型	MDS	调查. MDS
45742-4	喂食管	发现（结果）	时间点	病人	等级型	MDS	调查. MDS
45743-2	机械式改变的饮食	发现（结果）	时间点	病人	等级型	MDS	调查. MDS
45744-0	注射或经口喂养	发现（结果）	时间点	病人	等级型	MDS	调查. MDS
45745-7	治疗性饮食	发现（结果）	时间点	病人	等级型	MDS	调查. MDS
45746-5	两餐间所补充的食物	发现（结果）	时间点	病人	等级型	MDS	调查. MDS
45747-3	托基防护器，稳定的器皿，等等	发现（结果）	时间点	病人	等级型	MDS	调查. MDS
45748-1	执行一个体重改变计划	发现（结果）	时间点	病人	等级型	MDS	调查. MDS
45749-9	营养进路－以上皆不是	发现（结果）	时间点	病人	等级型	MDS	调查. MDS
45750-7	在最后 7 天通过羟嗪或喂食管接收的总体卡路里比例	发现（结果）	时间点	病人	等级型	MDS	调查. MDS
45751-5	过去一周平均每日经静滴或导管摄入液体量	发现（结果）	时间点	病人	等级型	MDS	调查. MDS
45752-3	通风机或呼吸器治疗	发现（结果）	时间点	病人	等级型	MDS	调查. MDS
45753-1	酒精或药物成瘾治疗计划	发现（结果）	时间点	病人	等级型	MDS	调查. MDS
45754-9	阿尔茨海默病或痴呆特护病房	发现（结果）	时间点	病人	等级型	MDS	调查. MDS
45755-6	疗养所	发现（结果）	时间点	病人	等级型	MDS	调查. MDS
45756-4	儿科单元	发现（结果）	时间点	病人	等级型	MDS	调查. MDS
4575-7	血红蛋白 E/总血红蛋白	质量分数	时间点	全血	定量型		血液学/细胞分类计数
45757-2	缓解性护理	发现（结果）	时间点	病人	等级型	MDS	调查. MDS
45758-0	社会技巧训练	发现（结果）	时间点	病人	等级型	MDS	调查. MDS
45759-8	特别治疗/项目-以上皆不是	发现（结果）	时间点	病人	等级型	MDS	调查. MDS
45760-6	每日至少 15 分钟言语疗法的天数	数量或计数（正整数）	时间点	病人	定量型	MDS	调查. MDS
45761-4	言语疗法总体时间	时间（如秒数）	时间点	病人	定量型	MDS	调查. MDS
45762-2	每日至少 15 分钟职业疗法的天数	数量或计数（正整数）	时间点	病人	定量型	MDS	调查. MDS
45763-0	职业疗法总体时间	时间（如秒数）	时间点	病人	定量型	MDS	调查. MDS
45764-8	每日至少 15 分钟物理疗法的天数	数量或计数（正整数）	时间点	病人	定量型	MDS	调查. MDS
4576-5	血红蛋白 F/总血红蛋白	质量分数	时间点	全血	定量型		血液学/细胞分类计数
45765-5	物理疗法总体时间	时间（如秒数）	时间点	病人	定量型	MDS	调查. MDS
45766-3	每日至少 15 分钟呼吸疗法的天数	时间（如秒数）	时间点	病人	定量型	MDS	调查. MDS
45767-1	呼吸疗法总体时间	时间（如秒数）	时间点	病人	定量型	MDS	调查. MDS

LOINC 代码	名称	属性	时间特征	系统	标尺类型	方法类型	分类
45768-9	每日至少 15 分钟心理疗法的天数	数量或计数（正整数）	时间点	病人	定量型	MDS	调查. MDS
45769-7	睡觉前嘴中的碎屑	发现（结果）	时间点	病人	等级型	MDS	调查. MDS
45770-5	是否有假牙或活动桥	发现（结果）	时间点	病人	等级型	MDS	调查. MDS
45771-3	一些或所有自然牙齿脱落，但不具备或使用假牙或部分牙托	发现（结果）	时间点	病人	等级型	MDS	调查. MDS
45772-1	牙齿断裂松动或龋齿	发现（结果）	时间点	病人	等级型	MDS	调查. MDS
4577-3	血红蛋白 F-Texas	任意浓度	时间点	全血	等级型	电泳 pH6.3	血液学/细胞分类计数
45773-9	牙龈发炎或出血，口腔脓肿等	发现（结果）	时间点	病人	等级型	MDS	调查. MDS
45774-7	日常牙齿或假牙的清洁或口腔护理情况	发现（结果）	时间点	病人	等级型	MDS	调查. MDS
45775-4	口腔状况/疾病预防－以上皆不是	发现（结果）	时间点	病人	等级型	MDS	调查. MDS
45776-2	溃疡. 阶段 1	数量或计数（正整数）	时间点	病人	定量型	MDS	调查. MDS
45777-0	溃疡. 阶段 2	数量或计数（正整数）	时间点	病人	定量型	MDS	调查. MDS
45778-8	溃疡. 阶段 3	数量或计数（正整数）	时间点	病人	定量型	MDS	调查. MDS
45779-6	溃疡. 阶段 4	数量或计数（正整数）	时间点	病人	定量型	MDS	调查. MDS
45780-4	压迫性溃疡阶段	发现（结果）	时间点	病人	名义型	MDS	调查. MDS
4578-1	血红蛋白 F-Texas	任意浓度	时间点	全血	定量型	电泳 pH8.9	血液学/细胞分类计数
45781-2	淤积性溃疡阶段	发现（结果）	时间点	病人	名义型	MDS	调查. MDS
45782-0	愈合溃疡史	发现（结果）	时间点	病人	等级型	MDS	调查. MDS
45783-8	擦伤或撞伤	发现（结果）	时间点	病人	等级型	MDS	调查. MDS
45784-6	二度或三度烧伤	发现（结果）	时间点	病人	等级型	MDS	调查. MDS
45785-3	除溃疡、疹、切口之外的开放性损伤	发现（结果）	时间点	病人	等级型	MDS	调查. MDS
45786-1	疹	发现（结果）	时间点	病人	等级型	MDS	调查. MDS
45787-9	皮肤已脱敏于疼痛或压力	发现（结果）	时间点	病人	等级型	MDS	调查. MDS
45788-7	皮肤撕裂或剪切（并非外科手术）	发现（结果）	时间点	病人	等级型	MDS	调查. MDS
45789-5	外科伤口	发现（结果）	时间点	病人	等级型	MDS	调查. MDS
45790-3	其他皮肤问题－以上皆不是	发现（结果）	时间点	病人	等级型	MDS	调查. MDS
45791-1	椅子上压力释放装置	发现（结果）	时间点	病人	等级型	MDS	调查. MDS
45792-9	床上压力释放装置	发现（结果）	时间点	病人	等级型	MDS	调查. MDS
45793-7	旋转或复位计划	发现（结果）	时间点	病人	等级型	MDS	调查. MDS
45794-5	营养或水合介入	发现（结果）	时间点	病人	等级型	MDS	调查. MDS
45795-2	溃疡护理	发现（结果）	时间点	病人	等级型	MDS	调查. MDS
45796-0	外科伤口护理	发现（结果）	时间点	病人	等级型	MDS	调查. MDS
45797-8	敷料应用	发现（结果）	时间点	病人	等级型	MDS	调查. MDS
45798-6	软膏或药物的应用	发现（结果）	时间点	病人	等级型	MDS	调查. MDS
4579-9	血红蛋白 F	任意浓度	时间点	全血	等级型		血液学/细胞分类计数
45799-4	其他预防性或保护性皮肤护理	发现（结果）	时间点	病人	等级型	MDS	调查. MDS
458-0	螺旋霉素	药物敏感度	时间点	分离物＋血清	等级型	测序分型	抗生素敏感性

LOINC 代码	名称	属性	时间特征	系统	标尺类型	方法类型	分类
45800-0	皮肤治疗—以上皆不是	发现（结果）	时间点	病人	等级型	MDS	调查. MDS
45801-8	一个或多个脚上的问题	发现（结果）	时间点	病人	等级型	MDS	调查. MDS
45802-6	足部感染	发现（结果）	时间点	病人	等级型	MDS	调查. MDS
45803-4	脚上的开放性损伤	发现（结果）	时间点	病人	等级型	MDS	调查. MDS
45804-2	在最后 90 天修整的指甲或胼胝	发现（结果）	时间点	病人	等级型	MDS	调查. MDS
45805-9	接受的预防性或保护性足部护理	发现（结果）	时间点	病人	等级型	MDS	调查. MDS
45806-7	敷料应用（足）	发现（结果）	时间点	病人	等级型	MDS	调查. MDS
4580-7	血红蛋白 F1/总血红蛋白	质量分数	时间点	全血	定量型		血液学/细胞分类计数
45807-5	足病与护理—非上述	发现（结果）	时间点	病人	等级型	MDS	调查. MDS
45808-3	早晨清醒程度	发现（结果）	时间点	病人	等级型	MDS	调查. MDS
45809-1	下午清醒程度	发现（结果）	时间点	病人	等级型	MDS	调查. MDS
45810-9	晚间清醒程度	发现（结果）	时间点	病人	等级型	MDS	调查. MDS
45811-7	清醒时间—以上皆不是	发现（结果）	时间点	病人	等级型	MDS	调查. MDS
45812-5	活动平均时间	发现（结果）	时间点	病人	等级型	MDS	调查. MDS
45813-3	倾向的活动环境—自己屋里	发现（结果）	时间点	病人	等级型	MDS	调查. MDS
45814-1	倾向的活动环境—白天或活动室	发现（结果）	时间点	病人	等级型	MDS	调查. MDS
4581-5	血红蛋白 G-考沙塔	任意浓度	时间点	全血	等级型	电泳 pH6.3	血液学/细胞分类计数
45815-8	倾向的活动环境—NH/Off 单元内	发现（结果）	时间点	病人	等级型	MDS	调查. MDS
45816-6	倾向的活动环境—室外设施	发现（结果）	时间点	病人	等级型	MDS	调查. MDS
45817-4	倾向的活动环境—以上皆不是	发现（结果）	时间点	病人	等级型	MDS	调查. MDS
45818-2	活动选择—纸牌或其他游戏	发现（结果）	时间点	病人	等级型	MDS	调查. MDS
45819-0	活动选择—手艺或艺术	发现（结果）	时间点	病人	等级型	MDS	调查. MDS
45820-8	活动选择—锻炼或其他运动	发现（结果）	时间点	病人	等级型	MDS	调查. MDS
45821-6	活动选择—音乐	发现（结果）	时间点	病人	等级型	MDS	调查. MDS
45822-4	活动选择—阅读或写作	发现（结果）	时间点	病人	等级型	MDS	调查. MDS
4582-3	血红蛋白 G-考沙塔	任意浓度	时间点	全血	定量型	电泳 pH8.9	血液学/细胞分类计数
45823-2	活动选择—精神或宗教活动	发现（结果）	时间点	病人	等级型	MDS	调查. MDS
45824-0	活动选择—旅游或购物	发现（结果）	时间点	病人	等级型	MDS	调查. MDS
45825-7	活动选择—户外散步或骑车	发现（结果）	时间点	病人	等级型	MDS	调查. MDS
45826-5	活动选择—看电视	发现（结果）	时间点	病人	等级型	MDS	调查. MDS
45827-3	活动选择—园艺或种植	发现（结果）	时间点	病人	等级型	MDS	调查. MDS
45828-1	活动选择—讨论或谈话	发现（结果）	时间点	病人	等级型	MDS	调查. MDS
45829-9	活动选择—帮助别人	发现（结果）	时间点	病人	等级型	MDS	调查. MDS
45830-7	活动选择—非上述	发现（结果）	时间点	病人	等级型	MDS	调查. MDS
4583-1	血红蛋白 G-Georgia	任意浓度	时间点	全血	等级型	电泳 pH6.3	血液学/细胞分类计数

LOINC代码	名称	属性	时间特征	系统	标尺类型	方法类型	分类
45831-5	相关活动的改变	发现（结果）	时间点	病人	等级型	MDS	调查.MDS
45832-3	活动侵袭范围	发现（结果）	时间点	病人	等级型	MDS	调查.MDS
45833-1	药物数量	数量或计数（正整数）	时间点	病人	定量型	MDS	调查.MDS
45834-9	新型药物	发现（结果）	时间点	病人	等级型	MDS	调查.MDS
45835-6	接受注射的天数	数量或计数（正整数）	时间点	病人	定量型	MDS	调查.MDS
45836-4	接受抗精神病药物的天数	数量或计数（正整数）	时间点	病人	定量型	MDS	调查.MDS
45837-2	接受抗焦虑药物的天数	数量或计数（正整数）	时间点	病人	定量型	MDS	调查.MDS
45838-0	接受抗抑郁症药物的天数	数量或计数（正整数）	时间点	病人	定量型	MDS	调查.MDS
45839-8	接受催眠药物的天数	数量或计数（正整数）	时间点	病人	定量型	MDS	调查.MDS
45840-6	接受利尿剂类药物的天数	数量或计数（正整数）	时间点	病人	定量型	MDS	调查.MDS
45841-4	化疗治疗处理	发现（结果）	时间点	病人	等级型	MDS	调查.MDS
45842-2	透析治疗	发现（结果）	时间点	病人	等级型	MDS	调查.MDS
45843-0	静脉注射药物治疗	发现（结果）	时间点	病人	等级型	MDS	调查.MDS
45844-8	摄入和/或排出治疗	发现（结果）	时间点	病人	等级型	MDS	调查.MDS
45845-5	急性医疗情况监测	发现（结果）	时间点	病人	等级型	MDS	调查.MDS
45846-3	造瘘术护理治疗	发现（结果）	时间点	病人	等级型	MDS	调查.MDS
45847-1	氧疗法	发现（结果）	时间点	病人	等级型	MDS	调查.MDS
45848-9	放射疗法	发现（结果）	时间点	病人	等级型	MDS	调查.MDS
4584-9	血红蛋白 G-Georgia	任意浓度	时间点	全血	等级型	电泳 pH8.9	血液学/细胞分类计数
45849-7	抽痰法抽吸术	发现（结果）	时间点	病人	等级型	MDS	调查.MDS
45850-5	气管造口术护理	发现（结果）	时间点	病人	等级型	MDS	调查.MDS
45851-3	输血	发现（结果）	时间点	病人	等级型	MDS	调查.MDS
45852-1	心理疗法总体时间	时间（如秒数）	时间点	病人	定量型	MDS	调查.MDS
45853-9	特别行为征状评价项目	发现（结果）	时间点	病人	等级型	MDS	调查.MDS
45854-7	由有资质的精神健康专家评估	发现（结果）	时间点	病人	等级型	MDS	调查.MDS
45855-4	群体治疗方案	发现（结果）	时间点	病人	等级型	MDS	调查.MDS
4585-6	血红蛋白 G-Philadelphia	任意浓度	时间点	全血	等级型	电泳 pH6.3	血液学/细胞分类计数
45856-2	住院医师-环境的具体改变	发现（结果）	时间点	病人	等级型	MDS	调查.MDS
45857-0	再定向	发现（结果）	时间点	病人	等级型	MDS	调查.MDS
45858-8	情绪，表现，认知丧失计划-以上皆不是	发现（结果）	时间点	病人	等级型	MDS	调查.MDS
45859-6	被动运动范围护理康复的天数	数量或计数（正整数）	时间点	病人	定量型	MDS	调查.MDS
45860-4	主动运动范围护理康复的天数	数量或计数（正整数）	时间点	病人	定量型	MDS	调查.MDS
45861-2	夹板或支具辅助护理康复的天数	数量或计数（正整数）	时间点	病人	定量型	MDS	调查.MDS
45862-0	床上活动度护理康复的训练和技巧锻炼的天数	数量或计数（正整数）	时间点	病人	定量型	MDS	调查.MDS
45863-8	传递护理康复的训练和技巧锻炼的天数	数量或计数（正整数）	时间点	病人	定量型	MDS	调查.MDS
4586-4	血红蛋白 G-Philadelphia	任意浓度	时间点	全血	等级型	电泳 pH8.9	血液学/细胞分类计数
45864-6	行走护理康复的训练和技巧锻炼的天数	数量或计数（正整数）	时间点	病人	定量型	MDS	调查.MDS

LOINC 代码	名称	属性	时间特征	系统	标尺类型	方法类型	分类
45865-3	穿衣或整饰护理康复的训练和技巧锻炼的天数	数量或计数（正整数）	时间点	病人	定量型	MDS	调查.MDS
45866-1	吃或吞咽护理康复的训练和技巧锻炼的天数	数量或计数（正整数）	时间点	病人	定量型	MDS	调查.MDS
45867-9	截肢术或假体护理康复的训练和技巧锻炼的天数	数量或计数（正整数）	时间点	病人	定量型	MDS	调查.MDS
45868-7	交流护理康复的训练和技巧锻炼的天数	数量或计数（正整数）	时间点	病人	定量型	MDS	调查.MDS
45869-5	其他护理康复的训练和技巧锻炼的天数	数量或计数（正整数）	时间点	病人	定量型	MDS	调查.MDS
45870-3	四周配有护栏的床	发现（结果）	时间点	病人	等级型	MDS	调查.MDS
45871-1	所使用的其他类型的侧栏抑制	发现（结果）	时间点	病人	等级型	MDS	调查.MDS
4587-2	血红蛋白 H/总血红蛋白	质量分数	时间点	全血	定量型	电泳	血液学/细胞分类计数
45872-9	躯干抑制	发现（结果）	时间点	病人	等级型	MDS	调查.MDS
45873-7	四肢约束	发现（结果）	时间点	病人	等级型	MDS	调查.MDS
45874-5	束缚椅	发现（结果）	时间点	病人	等级型	MDS	调查.MDS
45875-2	在最后 90 天入院的次数	数量或计数（正整数）	时间点	病人	定量型	MDS	调查.MDS
45876-0	在最后 90 天急诊室就诊次数	数量或计数（正整数）	时间点	病人	定量型	MDS	调查.MDS
45877-8	在最后 14 天的医师探视次数	数量或计数（正整数）	时间点	病人	定量型	MDS	调查.MDS
45878-6	在最后 14 天医师医嘱改变的次数	数量或计数（正整数）	时间点	病人	定量型	MDS	调查.MDS
45879-4	在最后 90 天内异常的实验室检查值	发现（结果）	时间点	病人	等级型	MDS	调查.MDS
4588-0	血红蛋白 H/总血红蛋白	质量分数	时间点	全血	定量型		血液学/细胞分类计数
45880-2	希望回归社区	发现（结果）	时间点	病人	等级型	MDS	调查.MDS
45881-0	支持积极于出院的人	发现（结果）	时间点	病人	等级型	MDS	调查.MDS
45882-8	90 天内出院	发现（结果）	时间点	病人	叙述型	MDS	调查.MDS
45883-6	因护理需要而做的整体改变	发现（结果）	时间点	病人	等级型	MDS	调查.MDS
45884-4	参与评估	发现（结果）	时间点	病人	等级型	MDS	调查.MDS
45885-1	参与评估	发现（结果）	时间点	家族	等级型	MDS	调查.MDS
45886-9	实施休闲疗法超过 15 分钟的天数	数量或计数（正整数）	时间点	病人	定量型	MDS	调查.MDS
45887-7	在最后 7 天总体休闲疗法	时间（如秒数）	时间点	病人	定量型	MDS	调查.MDS
45888-5	在第一个 14 天的居留中开始的治疗医嘱	发现（结果）	时间点	病人	等级型	MDS	调查.MDS
45889-3	15 天内可完成的治疗所预计的数量	数量或计数（正整数）	时间点	病人	定量型	MDS	调查.MDS
45890-1	15 天内可完成的治疗所预计分钟数	时间（如秒数）	时间点	病人	定量型	MDS	调查.MDS
45891-9	最远步行距离	发现（结果）	时间点	病人	等级型	MDS	调查.MDS
45892-7	行走不包含坐下的时间	发现（结果）	时间点	病人	等级型	MDS	调查.MDS
45893-5	步行时的自我表现	发现（结果）	时间点	病人	等级型	MDS	调查.MDS
45894-3	提供的步行支持	发现（结果）	时间点	病人	等级型	MDS	调查.MDS

LOINC 代码	名称	属性	时间特征	系统	标尺类型	方法类型	分类
45895-0	所使用的双杠	发现（结果）	时间点	病人	等级型	MDS	调查. MDS
45896-8	谵妄诱因	发现（结果）	时间点	病人	叙述型	MDS	调查. MDS
45897-6	认知能力受损或痴呆触发	发现（结果）	时间点	病人	叙述型	MDS	调查. MDS
4589-8	血红蛋白 Hasharon	任意浓度	时间点	全血	等级型	电泳 pH6.3	血液学/细胞分类计数
45898-4	视觉机能触发器	发现（结果）	时间点	病人	叙述型	MDS	调查. MDS
45899-2	交流触发	发现（结果）	时间点	病人	叙述型	MDS	调查. MDS
45900-8	ADL-康复诱因 A	发现（结果）	时间点	病人	叙述型	MDS	调查. MDS
45901-6	ADL-康复诱因 B	发现（结果）	时间点	病人	叙述型	MDS	调查. MDS
45902-4	尿失禁与内置导尿管触发器	发现（结果）	时间点	病人	叙述型	MDS	调查. MDS
45903-2	精神社会健康触发器	发现（结果）	时间点	病人	叙述型	MDS	调查. MDS
45904-0	情绪状况触发器	发现（结果）	时间点	病人	叙述型	MDS	调查. MDS
45905-7	行为症状诱因	发现（结果）	时间点	病人	叙述型	MDS	调查. MDS
4590-6	血红蛋白 Hasharon	任意浓度	时间点	全血	等级型	电泳 pH8.9	血液学/细胞分类计数
45906-5	活动诱因 A	发现（结果）	时间点	病人	叙述型	MDS	调查. MDS
45907-3	活动诱因 B	发现（结果）	时间点	病人	叙述型	MDS	调查. MDS
45908-1	跌倒诱因	发现（结果）	时间点	病人	叙述型	MDS	调查. MDS
45909-9	营养状况触发器	发现（结果）	时间点	病人	叙述型	MDS	调查. MDS
45910-7	喂食管触发器	发现（结果）	时间点	病人	叙述型	MDS	调查. MDS
45911-5	脱水和/或体液保护机制	发现（结果）	时间点	病人	叙述型	MDS	调查. MDS
45912-3	牙科护理的原因	发现（结果）	时间点	病人	叙述型	MDS	调查. MDS
45913-1	压迫性溃疡触发器	发现（结果）	时间点	病人	叙述型	MDS	调查. MDS
4591-4	血红蛋白 Hope	任意浓度	时间点	全血	等级型	电泳 pH6.3	血液学/细胞分类计数
45914-9	精神药物使用触发器	发现（结果）	时间点	病人	叙述型	MDS	调查. MDS
45915-6	医师抑制触发器	发现（结果）	时间点	病人	叙述型	MDS	调查. MDS
45916-4	住院医师评估记录 1--谵妄-被触发的	发现（结果）	时间点	病人	名义型	MDS	调查. MDS
45917-2	住院医师评估记录 1--谵妄-小心进行	发现（结果）	时间点	病人	等级型	MDS	调查. MDS
45918-0	住院医师评估记录 2--认知缺失-被触发的	发现（结果）	时间点	病人	名义型	MDS	调查. MDS
45919-8	住院医师评估记录 2--认知缺失-小心进行	发现（结果）	时间点	病人	等级型	MDS	调查. MDS
45920-6	住院医师评估记录 3--视觉功能-被触发的	发现（结果）	时间点	病人	名义型	MDS	调查. MDS
45921-4	住院医师评估记录 3--视觉功能-小心进行	发现（结果）	时间点	病人	等级型	MDS	调查. MDS
4592-2	血红蛋白 Hope	任意浓度	时间点	全血	等级型	电泳 pH8.9	血液学/细胞分类计数
45922-2	住院医师评估记录 4--交流-被触发的	发现（结果）	时间点	病人	名义型	MDS	调查. MDS
45923-0	住院医师评估记录 4--交流-小心进行	发现（结果）	时间点	病人	等级型	MDS	调查. MDS
45924-8	住院医师评估记录 5--ADL 机能/康复-被触发的	发现（结果）	时间点	病人	名义型	MDS	调查. MDS

LOINC 代码	名称	属性	时间特征	系统	标尺类型	方法类型	分类
45925-5	住院医师评估记录 5--ADL 机能/康复-小心进行	发现（结果）	时间点	病人	等级型	MDS	调查. MDS
45926-3	住院医师评估记录 6--尿失禁-被触发的	发现（结果）	时间点	病人	名义型	MDS	调查. MDS
45927-1	住院医师评估记录 6--尿失禁-小心进行	发现（结果）	时间点	病人	等级型	MDS	调查. MDS
45928-9	住院医师评估记录 7--心理社会的-被触发的	发现（结果）	时间点	病人	名义型	MDS	调查. MDS
45929-7	住院医师评估记录 7--心理社会的-小心进行	发现（结果）	时间点	病人	等级型	MDS	调查. MDS
4593-0	血红蛋白 I	任意浓度	时间点	全血	等级型	电泳 pH6.3	血液学/细胞分类计数
45930-5	住院医师评估记录 8--情绪状态-被触发的	发现（结果）	时间点	病人	名义型	MDS	调查. MDS
45931-3	住院医师评估记录 8--情绪状态-小心进行	发现（结果）	时间点	病人	等级型	MDS	调查. MDS
45932-1	住院医师评估记录 9--行为症状-被触发的	发现（结果）	时间点	病人	名义型	MDS	调查. MDS
45933-9	住院医师评估记录 9--行为症状-小心进行	发现（结果）	时间点	病人	等级型	MDS	调查. MDS
45934-7	住院医师评估记录 10--活动-被触发的	发现（结果）	时间点	病人	名义型	MDS	调查. MDS
45935-4	住院医师评估记录 10--活动-小心进行	发现（结果）	时间点	病人	等级型	MDS	调查. MDS
45936-2	住院医师评估记录 11--落下-被触发的	发现（结果）	时间点	病人	名义型	MDS	调查. MDS
45937-0	住院医师评估记录 11--落下-小心进行	发现（结果）	时间点	病人	等级型	MDS	调查. MDS
45938-8	住院医师评估记录 12--营养状况-被触发的	发现（结果）	时间点	病人	名义型	MDS	调查. MDS
45939-6	住院医师评估记录 12--营养状况-小心进行	发现（结果）	时间点	病人	等级型	MDS	调查. MDS
45940-4	住院医师评估记录 13--加液管-被触发的	发现（结果）	时间点	病人	名义型	MDS	调查. MDS
45941-2	住院医师评估记录 13--加液管-小心进行	发现（结果）	时间点	病人	等级型	MDS	调查. MDS
45942-0	住院医师评估记录 14--脱水/体液维护-被触发的	发现（结果）	时间点	病人	名义型	MDS	调查. MDS
45943-8	住院医师评估记录 14--脱水/体液维护-小心进行	发现（结果）	时间点	病人	等级型	MDS	调查. MDS
45944-6	住院医师评估记录 15--牙齿护理-被触发的	发现（结果）	时间点	病人	名义型	MDS	调查. MDS
45945-3	住院医师评估记录 15--牙齿护理-小心进行	发现（结果）	时间点	病人	等级型	MDS	调查. MDS
45946-1	住院医师评估记录 16--压迫性溃疡-被触发的	发现（结果）	时间点	病人	名义型	MDS	调查. MDS
45947-9	住院医师评估记录 16--压迫性溃疡-小心进行	发现（结果）	时间点	病人	等级型	MDS	调查. MDS

LOINC 代码	名称	属性	时间特征	系统	标尺类型	方法类型	分类
4594-8	血红蛋白 I	任意浓度	时间点	全血	等级型	电泳 pH8.9	血液学/细胞分类计数
45948-7	住院医师评估记录 17--精神药物-被触发的	发现（结果）	时间点	病人	名义型	MDS	调查. MDS
45949-5	住院医师评估记录 17--精神药物-小心进行	发现（结果）	时间点	病人	等级型	MDS	调查. MDS
45950-3	住院医师评估记录 18--身体抑制-被触发的	发现（结果）	时间点	病人	名义型	MDS	调查. MDS
45951-1	住院医师评估记录 18--身体抑制-小心进行	发现（结果）	时间点	病人	等级型	MDS	调查. MDS
45952-9	国家供应者身份标识	发现（结果）	时间点	服务提供方	定量型	MDS	调查. MDS
45953-7	在医疗机构接种的流感病毒疫苗	发现（结果）	时间点	病人	等级型	MDS	调查. MDS
45954-5	流感病毒疫苗未接受的原因	发现（结果）	时间点	病人	名义型	MDS	调查. MDS
4595-5	血红蛋白 J-Baltimore	任意浓度	时间点	全血	等级型	电泳 pH6.3	血液学/细胞分类计数
45955-2	肺炎双球菌菌苗最新状况	发现（结果）	时间点	病人	等级型	MDS	调查. MDS
45956-0	肺炎双球菌菌苗未接受的原因	发现（结果）	时间点	病人	名义型	MDS	调查. MDS
45957-8	参与评估	发现（结果）	时间点	其它意义	等级型	MDS	调查. MDS
45958-6	其他当前或更具体的诊断和 ICD9 代码^^^ 2	存在与否或身份标识	时间点	病人	名义型	MDS	调查. MDS
45959-4	其他当前或更具体的诊断和 ICD9 代码^^^ 3	存在与否或身份标识	时间点	病人	名义型	MDS	调查. MDS
45960-2	其他当前或更具体的诊断和 ICD9 代码^^^ 4	存在与否或身份标识	时间点	病人	名义型	MDS	调查. MDS
45961-0	其他当前或更具体的诊断和 ICD9 代码^^^ 5	存在与否或身份标识	时间点	病人	名义型	MDS	调查. MDS
45962-8	为疗养所居住评估与护理筛查设置的最小数据	—	时间点	病人	—		医嘱组. 调查. MDS
4596-3	血红蛋白 J-Baltimore	任意浓度	时间点	全血	等级型	电泳 pH8.9	血液学/细胞分类计数
45963-6	MDS 基本评估追踪表	—	时间点	病人	—		医嘱组. 调查. MDS
45964-4	鉴定信息小节	—	时间点	病人	—		医嘱组. 调查. MDS
45965-1	名称	—	时间点	病人	集合型		医嘱组. 调查. MDS
45966-9	社会保险和医疗保险数量	—	时间点	病人	集合型		医嘱组. 调查. MDS
45967-7	设备提供者数量	—	时间点	设施	集合型		医嘱组. 调查. MDS
45968-5	评估原因	—	时间点	病人	集合型		医嘱组. 调查. MDS
45969-3	入院表上的 MDS 背景信息	—	时间点	病人	—		医嘱组. 调查. MDS
45970-1	人口统计信息小节	—	时间点	病人	—		医嘱组. 调查. MDS

LOINC 代码	名称	属性	时间特征	系统	标尺类型	方法类型	分类
4597-1	血红蛋白 J-Capetown	任意浓度	时间点	全血	等级型		血液学/细胞分类计数
45971-9	进入前 5 年的居住史	—	时间点	病人	集合型		医嘱组.调查.MDS
45972-7	语言	—	时间点	病人	集合型		医嘱组.调查.MDS
45973-5	与智力迟钝和发育残疾相关的情况	—	时间点	病人	集合型		医嘱组.调查.MDS
45974-3	器质性精神发育迟缓与发育性残疾	—	时间点	病人	集合型		医嘱组.调查.MDS
45975-0	习惯常规小节	—	时间点	病人	—		医嘱组.调查.MDS
45976-8	在登记前一年的习惯常规	—	时间点	病人	集合型		医嘱组.调查.MDS
45977-6	日常事件的周期	—	时间点	病人	集合型		医嘱组.调查.MDS
45978-4	吃饭习惯	—	时间点	病人	集合型		医嘱组.调查.MDS
45979-2	ADL 模式	—	时间点	病人	集合型		医嘱组.调查.MDS
459-8	链霉素	药物敏感度	时间点	分离物	定量型	最小致死浓度	抗生素敏感性
45980-0	参与形式	—	时间点	病人	集合型		医嘱组.调查.MDS
45981-8	MDS 全部评估表	—	时间点	病人	—		医嘱组.调查.MDS
45982-6	鉴定与背景信息小节	—	时间点	病人	—		医嘱组.调查.MDS
45983-4	转诊日期的评估	—	时间点	病人	集合型		医嘱组.调查.MDS
45984-2	当前长期家庭护理支付来源	—	时间点	病人	集合型		医嘱组.调查.MDS
45985-9	责任和/或法定监护人	—	时间点	病人	集合型		医嘱组.调查.MDS
45986-7	预先指示	—	时间点	病人	集合型		医嘱组.调查.MDS
45987-5	认知模式小节	—	时间点	病人	—		医嘱组.调查.MDS
45988-3	记忆	—	时间点	病人	集合型		医嘱组.调查.MDS
4598-9	血红蛋白 J-Oxford	任意浓度	时间点	全血	等级型	电泳 pH6.3	血液学/细胞分类计数
45989-1	记忆回忆和/或能力	—	时间点	病人	集合型		医嘱组.调查.MDS
45990-9	谵妄指征一周期性妄想或幻觉	—	时间点	病人	集合型		医嘱组.调查.MDS
45991-7	交流与听力模式 小节	—	时间点	病人	—		医嘱组.调查.MDS
45992-5	交流设备与技巧	—	时间点	病人	集合型		医嘱组.调查.MDS

LOINC 代码	名称	属性	时间特征	系统	标尺类型	方法类型	分类
45993-3	表现模式	—	时间点	病人	集合型		医嘱组.调查.MDS
45994-1	视觉模式小节	—	时间点	病人	—		医嘱组.调查.MDS
45995-8	视觉限制和困难	—	时间点	病人	集合型		医嘱组.调查.MDS
45996-6	情绪与行为模式小节	—	时间点	病人	—		医嘱组.调查.MDS
4599-7	血红蛋白 J-Oxford	任意浓度	时间点	全血	等级型	电泳 pH8.9	血液学/细胞分类计数
45997-4	抑郁，焦虑，伤感指征	—	时间点	病人	集合型		医嘱组.调查.MDS
45998-2	苦恼的言语表达	—	时间点	病人	集合型		医嘱组.调查.MDS
45999-0	睡眠－循环问题	—	时间点	病人	集合型		医嘱组.调查.MDS
46000-6	悲伤的，默然的，焦虑的外表	—	时间点	病人	集合型		医嘱组.调查.MDS
46001-4	行为症状	—	时间点	病人	集合型		医嘱组.调查.MDS
46002-2	精神社会健康小节	—	时间点	病人	—		医嘱组.调查.MDS
4600-3	血红蛋白 Kansas	任意浓度	时间点	全血	等级型		血液学/细胞分类计数
46003-0	主动与参与感	—	时间点	病人	集合型		医嘱组.调查.MDS
46004-8	未确定的关系	—	时间点	病人	集合型		医嘱组.调查.MDS
46005-5	过去的角色	—	时间点	病人	集合型		医嘱组.调查.MDS
46006-3	医师功能与结构问题小节	—	时间点	病人	集合型		医嘱组.调查.MDS
46007-1	ADL 自我表现或支持	—	时间点	病人	集合型		医嘱组.调查.MDS
46008-9	沐浴	—	时间点	病人	集合型		医嘱组.调查.MDS
46009-7	平衡试验	—	时间点	病人	集合型		医嘱组.调查.MDS
46010-5	运动范围的功能限制	—	时间点	病人	集合型		医嘱组.调查.MDS
4601-1	血红蛋白 Kempsey	任意浓度	时间点	全血	等级型	电泳 pH6.3	血液学/细胞分类计数
46011-3	移动模式	—	时间点	病人	集合型		医嘱组.调查.MDS
46012-1	转移模式	—	时间点	病人	集合型		医嘱组.调查.MDS
46013-9	ADL 功能康复能力	—	时间点	病人	集合型		医嘱组.调查.MDS
46014-7	过去 14 天中的节欲情况小节	—	时间点	病人	集合型		医嘱组.调查.MDS

LOINC 代码	名称	属性	时间特征	系统	标尺类型	方法类型	分类
46015-4	自我控制分类	—	时间点	病人	集合型		医嘱组.调查.MDS
46016-2	排便方式	—	时间点	病人	集合型		医嘱组.调查.MDS
46017-0	节制器械和程序	—	时间点	病人	集合型		医嘱组.调查.MDS
46018-8	疾病诊断小节	—	时间点	病人	—		医嘱组.调查.MDS
46019-6	疾病	—	时间点	病人	集合型		医嘱组.调查.MDS
46020-4	内分泌、代谢或营养疾病	—	时间点	病人	集合型		医嘱组.调查.MDS
46021-2	心脏和循环系统疾病	—	时间点	病人	集合型		医嘱组.调查.MDS
46022-0	肌肉骨骼疾病	—	时间点	病人	集合型		医嘱组.调查.MDS
46023-8	神经学疾病	—	时间点	病人	集合型		医嘱组.调查.MDS
46024-6	精神病或情绪紊乱	—	时间点	病人	集合型		医嘱组.调查.MDS
46025-3	肺病	—	时间点	病人	集合型		医嘱组.调查.MDS
46026-1	感觉性疾病	—	时间点	病人	集合型		医嘱组.调查.MDS
46027-9	其他疾病	—	时间点	病人	集合型		医嘱组.调查.MDS
46028-7	感染	—	时间点	病人	集合型		医嘱组.调查.MDS
4602-9	血红蛋白 Kempsey	任意浓度	时间点	全血	等级型	电泳 pH8.9	血液学/细胞分类计数
46029-5	其他当前或更具体的诊断和 ICD9 代码	—	时间点	病人	集合型		医嘱组.调查.MDS
46030-3	卫生条件小节	—	时间点	病人	—		医嘱组.调查.MDS
46031-1	体液状态指征	—	时间点	病人	集合型		医嘱组.调查.MDS
46032-9	其他标识	—	时间点	病人	集合型		医嘱组.调查.MDS
46033-7	疼痛症状	—	时间点	病人	集合型		医嘱组.调查.MDS
46034-5	疼痛部位	—	时间点	病人	集合型		医嘱组.调查.MDS
46035-2	事故	—	时间点	病人	集合型		医嘱组.调查.MDS
46036-0	情况稳定	—	时间点	病人	集合型		医嘱组.调查.MDS
4603-7	血红蛋白 Koln	任意浓度	时间点	全血	等级型		血液学/细胞分类计数
46037-8	口腔与营养状况小节	—	时间点	病人	—		医嘱组.调查.MDS

LOINC 代码	名称	属性	时间特征	系统	标尺类型	方法类型	分类
46038-6	口腔问题	—	时间点	病人	集合型		医嘱组. 调查. MDS
46039-4	高度和重量	—	时间点	病人	集合型		医嘱组. 调查. MDS
46040-2	重量变化	—	时间点	病人	集合型		医嘱组. 调查. MDS
46041-0	营养问题	—	时间点	病人	集合型		医嘱组. 调查. MDS
46042-8	营养进路	—	时间点	病人	集合型		医嘱组. 调查. MDS
46043-6	羟嗪或肠内摄入	—	时间点	病人	集合型		医嘱组. 调查. MDS
46044-4	口腔或牙齿状况小节	—	时间点	病人	—		医嘱组. 调查. MDS
4604-5	血红蛋白 Lepore	任意浓度	时间点	全血	等级型	电泳 pH6. 3	血液学/细胞分类计数
46045-1	口腔状况与疾病预防	—	时间点	病人	集合型		医嘱组. 调查. MDS
46046-9	皮肤状况小节	—	时间点	病人	—		医嘱组. 调查. MDS
46047-7	溃疡	—	时间点	病人	集合型		医嘱组. 调查. MDS
46048-5	溃疡类型	—	时间点	病人	集合型		医嘱组. 调查. MDS
46049-3	其他皮肤问题或损伤	—	时间点	病人	集合型		医嘱组. 调查. MDS
46050-1	皮肤治疗	—	时间点	病人	集合型		医嘱组. 调查. MDS
46051-9	足病与护理	—	时间点	病人	集合型		医嘱组. 调查. MDS
4605-2	血红蛋白 Lepore	任意浓度	时间点	全血	等级型	电泳 pH8. 9	血液学/细胞分类计数
46052-7	活动爱好模式部分	—	时间点	病人	—		医嘱组. 调查. MDS
46053-5	清醒时间	—	时间点	病人	集合型		医嘱组. 调查. MDS
46054-3	倾向的活动环境	—	时间点	病人	集合型		医嘱组. 调查. MDS
46055-0	一般活动远择	—	时间点	病人	集合型		医嘱组. 调查. MDS
46056-8	倾向日常常规的改变	—	时间点	病人	集合型		医嘱组. 调查. MDS
46057-6	药物小节	—	时间点	病人	—		医嘱组. 调查. MDS
46058-4	服用药物的日子	—	时间点	病人	集合型		医嘱组. 调查. MDS
46059-2	特别治疗与操作小节	—	时间点	病人	—		医嘱组. 调查. MDS
460-6	链霉素	药物敏感度	时间点	分离物	定量或等级型	最小抑制浓度	抗生素敏感性

LOINC 代码	名称	属性	时间特征	系统	标尺类型	方法类型	分类
4606-0	血红蛋白 M-Boston	任意浓度	时间点	全血	等级型		血液学/细胞分类计数
46060-0	特别治疗，操作及项目	—	时间点	病人	集合型		医嘱组.调查.MDS
46061-8	特别护理	—	时间点	病人	集合型		医嘱组.调查.MDS
46062-6	治疗	—	时间点	病人	集合型		医嘱组.调查.MDS
46063-4	项目	—	时间点	病人	集合型		医嘱组.调查.MDS
46064-2	治疗	—	时间点	病人	集合型		医嘱组.调查.MDS
46065-9	对情绪，表现和认知丧失的干预计划	—	时间点	病人	集合型		医嘱组.调查.MDS
46066-7	护理康复与恢复护理	—	时间点	病人	集合型		医嘱组.调查.MDS
46067-5	设备和限制	—	时间点	病人	集合型		医嘱组.调查.MDS
46068-3	出院可能性与总体状态小节	—	时间点	病人	—		医嘱组.调查.MDS
46069-1	出院可能性	—	时间点	病人	集合型		医嘱组.调查.MDS
46070-9	评估信息小节	—	时间点	病人	—		医嘱组.调查.MDS
46071-7	参与评估	—	时间点	病人	集合型		医嘱组.调查.MDS
46072-5	医疗保险的治疗补充 PPS 小节	—	时间点	病人	—		医嘱组.调查.MDS
46073-3	特别治疗与操作	—	时间点	病人	集合型		医嘱组.调查.MDS
46074-1	文娱疗法	—	时间点	病人	集合型		医嘱组.调查.MDS
46075-8	当最自负时步行	—	时间点	病人	集合型		医嘱组.调查.MDS
46076-6	补充 MDS 项目小节	—	时间点	病人	—		医嘱组.调查.MDS
46077-4	流感疫苗	—	时间点	病人	集合型		医嘱组.调查.MDS
4607-8	血红蛋白 M-Hyde park	任意浓度	时间点	全血	等级型		血液学/细胞分类计数
46078-2	肺炎双球菌菌苗	—	时间点	病人	集合型		医嘱组.调查.MDS
46079-0	住院医师评估记录总结小节	—	时间点	病人	—		医嘱组.调查.MDS
46080-8	红细胞.CD55/100 红细胞	数量或计数分数	时间点	全血	定量型		细胞标志物
46081-6	茶碱	摩尔浓度	时间点	尿液	定量型		药物水平/毒理学
46082-4	甲型流感病毒 Ag	任意浓度	时间点	鼻咽部	等级型	酶免疫分析	微生物学

LOINC 代码	名称	属性	时间特征	系统	标尺类型	方法类型	分类
46083-2	乙型流感病毒 Ag	任意浓度	时间点	鼻咽部	等级型	酶免疫分析	微生物学
46084-0	免疫球蛋白轻链	质量速率	24 小时	尿液	定量型		化学
46085-7	γ羟基丁酸	任意浓度	时间点	血清/血浆	等级型		化学
4608-6	血红蛋白 M-Iwate	任意浓度	时间点	全血	等级型		血液学/细胞分类计数
46086-5	肌酐^2 小时标本	摩尔浓度	时间点	透析液	定量型		化学
46087-3	红细胞^第 2 份标本	数量或计数浓度（计数/容积）	时间点	脑脊液	定量型	手工计数	血液学/细胞分类计数
46088-1	白细胞^第 2 份标本	数量或计数浓度（计数/容积）	时间点	脑脊液	定量型		血液学/细胞分类计数
46089-9	白细胞^第 3 份标本	数量或计数浓度（计数/容积）	时间点	脑脊液	定量型		血液学/细胞分类计数
46090-7	白细胞^第 4 份标本	数量或计数浓度（计数/容积）	时间点	脑脊液	定量型		血液学/细胞分类计数
46091-5	红细胞^第 3 份标本	数量或计数浓度（计数/容积）	时间点	脑脊液	定量型	手工计数	血液学/细胞分类计数
46092-3	红细胞^第 4 份标本	数量或计数浓度（计数/容积）	时间点	脑脊液	定量型	手工计数	血液学/细胞分类计数
46093-1	离子钙	摩尔浓度	时间点	透析液	定量型		化学
4609-4	血红蛋白 M-Milwaukee	任意浓度	时间点	全血	等级型		血液学/细胞分类计数
46094-9	疟原虫 sp Ag	任意浓度	时间点	全血	等级型	酶免疫分析	微生物学
46095-6	促同化激素类	摩尔浓度	时间点	血清/血浆	定量型		化学
46096-4	砷	摩尔含量	时间点	头发	定量型		药物水平/毒理学
46097-2	提供促肾上腺皮质激素的时间	时间戳、时间标记	时间点	剂量	定量型		刺激耐受试验
46098-0	性别	类型	时间点	病人	名义型	MDS	调查. MDS
46099-8	钙^^校正白蛋白影响后	质量浓度	时间点	血清/血浆	定量型		化学
46100-4	孕烯诺龙^给予 250 μg 促肾上腺皮质激素后 1 小时	质量浓度	时间点	血清/血浆	定量型		刺激耐受试验
46101-2	医嘱疗法	—	时间点	病人	集合型		医嘱组. 调查. MDS
4610-2	血红蛋白 M-Saskatoon	任意浓度	时间点	全血	等级型		血液学/细胞分类计数
46102-0	MDS 按季评估表	—	时间点	病人	—		医嘱组. 调查. MDS
46103-8	MDS 按季评估表－对 RUG-Ⅲ的任选版本	—	时间点	病人	—		医嘱组. 调查. MDS
46104-6	MDS 按季评估表－对 RUG-Ⅲ的任意版本 1997 升级版	—	时间点	病人	—		医嘱组. 调查. MDS
46105-3	问题情况	—	时间点	病人	集合型		医嘱组. 调查. MDS
46106-1	病历号	标识符	时间点	病人	叙述型	MDS	调查. MDS
46107-9	丧失兴趣	—	时间点	病人	集合型		医嘱组. 调查. MDS
46108-7	18q 染色体缺失	存在与否或身份标识	时间点	全血/组织	名义型	分子遗传学	分子病理学. 基因缺失

LOINC 代码	名称	属性	时间特征	系统	标尺类型	方法类型	分类
46109-5	风疹病毒 Ab. IgM	稀释系数、稀释倍数（滴度）	时间点	脑脊液	定量型		微生物学
4611-0	血红蛋白 Malmo	任意浓度	时间点	全血	等级型	电泳 pH6.3	血液学/细胞分类计数
46110-3	风疹病毒 Ab. IgG	稀释系数、稀释倍数（滴度）	时间点	脑脊液	定量型		微生物学
46111-1	支原体 sp DNA	任意浓度	时间点	体液	等级型	探针.扩增.靶向扩增	微生物学
46112-9	博氏疏螺旋体 18 kD Ab. IgG	任意浓度	时间点	血清	等级型	酶免疫分析	微生物学
46113-7	博氏疏螺旋体 23 kD Ab. IgM	任意浓度	时间点	血清	等级型	酶免疫分析	微生物学
46114-5	博氏疏螺旋体 23 kD Ab. IgG	任意浓度	时间点	血清	等级型	酶免疫分析	微生物学
46115-2	博氏疏螺旋体 28 kD Ab. IgG	任意浓度	时间点	血清	等级型	酶免疫分析	微生物学
46116-0	博氏疏螺旋体 30 kD Ab. IgG	任意浓度	时间点	血清	等级型	酶免疫分析	微生物学
46117-8	博氏疏螺旋体 39 kD Ab. IgM	任意浓度	时间点	血清	等级型	酶免疫分析	微生物学
46118-6	博氏疏螺旋体 39 kD Ab. IgG	任意浓度	时间点	血清	等级型	酶免疫分析	微生物学
46119-4	博氏疏螺旋体 41 kD Ab. IgM	任意浓度	时间点	血清	等级型	酶免疫分析	微生物学
46120-2	博氏疏螺旋体 41 kD Ab. IgG	任意浓度	时间点	血清	等级型	酶免疫分析	微生物学
46121-0	博氏疏螺旋体 45 kD Ab. IgG	任意浓度	时间点	血清	等级型	酶免疫分析	微生物学
46122-8	博氏疏螺旋体 58 kD Ab. IgG	任意浓度	时间点	血清	等级型	酶免疫分析	微生物学
46123-6	博氏疏螺旋体 66 kD Ab. IgG	任意浓度	时间点	血清	等级型	酶免疫分析	微生物学
46124-4	博氏疏螺旋体 93 kD Ab. IgG	任意浓度	时间点	血清	等级型	酶免疫分析	微生物学
46125-1	心磷脂 Ab	任意浓度	时间点	血清	等级型	酶免疫分析	凝血功能检查
46126-9	肌内膜 Ab. IgA	任意浓度	时间点	血清	等级型	免疫荧光	血清学
46127-7	触珠蛋白	质量浓度	时间点	血清	定量型	比浊法	血液学/细胞分类计数
4612-8	血红蛋白 Malmo	任意浓度	时间点	全血	等级型	电泳 pH8.9	血液学/细胞分类计数
46128-5	组织谷氨酰胺转移酶 Ab. IgA	任意浓度	时间点	血清	定量型	酶免疫分析	血清学
46129-3	α1 抗胰蛋白酶	质量浓度	时间点	血清/血浆	定量型	比浊法	化学
46130-1	前白蛋白	质量浓度	时间点	血清/血浆	定量型	比浊法	化学
46131-9	艰难梭菌毒素 B	任意浓度	时间点	大便	等级型	细胞毒素组织培养分析	微生物学
46132-7	葡糖胺聚糖/肌酐	比率	时间点	尿液	定量型		化学
46133-5	上皮细胞	单位面积数量或计数	时间点	尿沉渣	定量型	光学显微镜检查.低倍视野	尿液分析
46134-3	颗粒管型	单位面积数量或计数	时间点	尿沉渣	定量型	光学显微镜检查.高倍视野	尿液分析

LOINC 代码	名称	属性	时间特征	系统	标尺类型	方法类型	分类
46135-0	透明管型	单位面积数量或计数	时间点	尿沉渣	定量型	光学显微镜检查. 高倍视野	尿液分析
4613-6	血红蛋白 N-Baltimore	任意浓度	时间点	全血	等级型	电泳 pH6.3	血液学/细胞分类计数
46136-8	移行细胞	单位面积数量或计数	时间点	尿沉渣	定量型	光学显微镜检查. 低倍视野	尿液分析
46137-6	三磷酸盐结晶	单位面积数量或计数	时间点	尿沉渣	定量型	光学显微镜检查. 高倍视野	尿液分析
46138-4	尿酸结晶	单位面积数量或计数	时间点	尿沉渣	定量型	光学显微镜检查. 高倍视野	尿液分析
46139-2	营养进路（按季）	—	时间点	病人	集合型		医嘱组. 调查. MDS
461-4	链霉素	药物敏感度	时间点	分离物	定量或等级型	琼脂扩散	抗生素敏感性
46140-0	问题情况（按季的）	—	时间点	病人	集合型		医嘱组. 调查. MDS
46141-8	其他当前或更具体的诊断和 ICD9 代码（按季的）	—	时间点	病人	集合型		医嘱组. 调查. MDS
46142-6	感染（按季的）	—	时间点	病人	集合型		医嘱组. 调查. MDS
46143-4	节制器械和程序（季节性）	—	时间点	病人	集合型		医嘱组. 调查. MDS
4614-4	血红蛋白 N-Baltimore	任意浓度	时间点	全血	等级型	电泳 pH8.9	血液学/细胞分类计数
46144-2	Bowel elimination pattern（按季的）	—	时间点	病人	集合型		医嘱组. 调查. MDS
46145-9	转移模式（按季的）	—	时间点	病人	集合型		医嘱组. 调查. MDS
46146-7	沐浴（一年 4 次）	—	时间点	病人	集合型		医嘱组. 调查. MDS
46147-5	ADL 自我表现或支持（每季）	—	时间点	病人	集合型		医嘱组. 调查. MDS
46148-3	营养进路（按季 RUG-Ⅲ）	—	时间点	病人	集合型		医嘱组. 调查. MDS
46149-1	问题情况（按季的 RUG-Ⅲ）	—	时间点	病人	集合型		医嘱组. 调查. MDS
46150-9	疾病（RUG-Ⅲ每季）	—	时间点	病人	集合型		医嘱组. 调查. MDS
4615-1	血红蛋白 N-Seattle	任意浓度	时间点	全血	等级型	电泳 pH6.3	血液学/细胞分类计数
46151-7	排便方式（每季 RUG-Ⅲ）	—	时间点	病人	集合型		医嘱组. 调查. MDS
46152-5	疾病（RUG-Ⅲ97 每季更新）	—	时间点	病人	集合型		医嘱组. 调查. MDS
46153-3	口腔问题（按季 RUG-Ⅱ）	—	时间点	病人	集合型		医嘱组. 调查. MDS

LOINC 代码	名称	属性	时间特征	系统	标尺类型	方法类型	分类
46154-1	阴道毛滴虫 rRNA	任意浓度	时间点	XXX	等级型	探针.扩增.靶向扩增	微生物学
46155-8	蛔虫成体 Ab. IgG	任意浓度	时间点	血清	定量型		微生物学
46156-6	蛔虫幼体 Ab. IgG	任意浓度	时间点	血清	定量型		微生物学
46157-4	灰绿曲霉 Ab	任意浓度	时间点	血清	等级型		微生物学
46158-2	巴尔通体 Ab. IgG	任意浓度	时间点	血清	定量型		微生物学
46159-0	巴尔通体 Ab. IgM	任意浓度	时间点	血清	定量型		微生物学
46160-8	皮炎芽生菌 Ab. IgG	任意浓度	时间点	脑脊液	等级型		微生物学
46161-6	博氏疏螺旋体 18 kD Ab. IgG	任意浓度	时间点	血清	等级型		微生物学
46162-4	博氏疏螺旋体 23 kD Ab. IgG	任意浓度	时间点	血清	等级型		微生物学
46163-2	博氏疏螺旋体 23 kD Ab. IgM	任意浓度	时间点	血清	等级型		微生物学
46164-0	博氏疏螺旋体 28 kD Ab. IgG	任意浓度	时间点	血清	等级型		微生物学
46165-7	博氏疏螺旋体 30 kD Ab. IgG	任意浓度	时间点	血清	等级型		微生物学
46166-5	博氏疏螺旋体 39 kD Ab. IgG	任意浓度	时间点	血清	等级型		微生物学
46167-3	博氏疏螺旋体 39 kD Ab. IgM	任意浓度	时间点	血清	等级型		微生物学
46168-1	博氏疏螺旋体 41 kD Ab. IgG	任意浓度	时间点	血清	等级型		微生物学
4616-9	血红蛋白 N-Seattle	任意浓度	时间点	全血	等级型	电泳 pH8.9	血液学/细胞分类计数
46169-9	博氏疏螺旋体 41 kD Ab. IgM	任意浓度	时间点	血清	等级型		微生物学
46170-7	博氏疏螺旋体 45 kD Ab. IgG	任意浓度	时间点	血清	等级型		微生物学
46171-5	博氏疏螺旋体 58 kD Ab. IgG	任意浓度	时间点	血清	等级型		微生物学
46172-3	博氏疏螺旋体 66 kD Ab. IgG	任意浓度	时间点	血清	等级型		微生物学
46173-1	博氏疏螺旋体 93 kD Ab. IgG	任意浓度	时间点	血清	等级型		微生物学
46174-9	博氏疏螺旋体 Ab. IgA	任意浓度	时间点	血清	定量型		微生物学
46175-6	卡希谷病毒 Ab	稀释系数、稀释倍数（滴度）	时间点	血清	定量型		微生物学
46176-4	沙眼衣原体 D+E+F+G+H+I+J+K Ab. IgA	稀释系数、稀释倍数（滴度）	时间点	血清	定量型		微生物学
4617-7	血红蛋白 O-Arab	任意浓度	时间点	全血	等级型	电泳 pH6.3	血液学/细胞分类计数
46177-2	沙眼衣原体 D+E+F+G+H+I+J+K Ab. IgG	稀释系数、稀释倍数（滴度）	时间点	血清	定量型		微生物学
46178-0	沙眼衣原体 D+E+F+G+H+I+J+K Ab. IgM	稀释系数、稀释倍数（滴度）	时间点	血清	定量型		微生物学
46179-8	嗜衣原体 Ab	任意浓度	时间点	血清	等级型		微生物学
46180-6	经典猪瘟病毒 Ab	稀释系数、稀释倍数（滴度）	时间点	血清	定量型		微生物学
46181-4	球孢子菌 Ab. IgA	任意浓度	时间点	血清	等级型		微生物学

LOINC 代码	名称	属性	时间特征	系统	标尺类型	方法类型	分类
46182-2	球孢子菌 Ab. IgG	任意浓度	时间点	血清	等级型		微生物学
46183-0	球孢子菌 Ab. IgM	任意浓度	时间点	血清	等级型		微生物学
46184-8	细粒棘球绦虫 Ab	任意浓度	时间点	血清	定量型		微生物学
4618-5	血红蛋白 O-Arab	任意浓度	时间点	全血	等级型	电泳 pH8.9	血液学/细胞分类计数
46185-5	立氏埃立克体 Ab	稀释系数、稀释倍数（滴度）	时间点	血清	定量型		微生物学
46186-3	马疱疹病毒 1 Ab	稀释系数、稀释倍数（滴度）	时间点	脑脊液	定量型		微生物学
46187-1	马疱疹病毒 2 Ab	稀释系数、稀释倍数（滴度）	时间点	血清	定量型		微生物学
46188-9	马疱疹病毒 3 Ab	稀释系数、稀释倍数（滴度）	时间点	血清	定量型		微生物学
46189-7	鹅肝炎病毒 Ab	任意浓度	时间点	血清	等级型		微生物学
46190-5	单纯疱疹病毒 Ab	任意浓度	时间点	体液	等级型		微生物学
46191-3	荚膜组织胞浆菌 Ab. IgG	任意浓度	时间点	脑脊液	等级型		微生物学
46192-1	人 T 淋巴细胞白血病病毒 2 型 Ab. IgG	任意浓度	时间点	血清	等级型		微生物学
4619-3	血红蛋白 Ranier	任意浓度	时间点	全血	等级型		血液学/细胞分类计数
46193-9	传染性支气管炎病毒 JMK Ab	稀释系数、稀释倍数（滴度）	时间点	血清	定量型		微生物学
46194-7	非嗜肺军团菌 sp Ab	稀释系数、稀释倍数（滴度）	时间点	血清	定量型		微生物学
46195-4	嗜肺军团菌 2＋3＋4＋5＋6＋8 Ab	稀释系数、稀释倍数（滴度）	时间点	血清	定量型		微生物学
46196-2	问号钩端螺旋体 Ab. IgG	稀释系数、稀释倍数（滴度）	时间点	血清	定量型		微生物学
46197-0	麻疹病毒 Ab	任意浓度	时间点	血清	等级型		微生物学
46198-8	肺炎支原体 Ab. IgG	任意浓度	时间点	血清	等级型		微生物学
46199-6	副流感病毒 1 Ab	稀释系数、稀释倍数（滴度）	时间点	脑脊液	定量型		微生物学
46200-2	副流感病毒 3 Ab	任意浓度	时间点	脑脊液	等级型		微生物学
4620-1	血红蛋白 S	摩尔分数	时间点	全血	定量型		血液学/细胞分类计数
46201-0	猪腺病毒 Ab	任意浓度	时间点	血清	等级型		微生物学
46202-8	鹦鹉疱疹病毒 1 Ab	任意浓度	时间点	血清	等级型		微生物学
46203-6	反应素 Ab	稀释系数、稀释倍数（滴度）	时间点	脑脊液	定量型		微生物学
46204-4	伤寒沙门菌 O D Ab	稀释系数、稀释倍数（滴度）	时间点	血清	定量型		微生物学
46205-1	肺炎双球菌 Ab. IgG	质量浓度	时间点	血清	定量型		微生物学
46206-9	苍白密螺旋体 Ab	任意浓度	时间点	血清^供者	等级型		微生物学
46207-7	PKD1 基因＋PKD2 基因突变分析	存在与否或身份标识	时间点	全血/组织	名义型		分子病理学.基因突变
46208-5	护理记录	发现（结果）	—	病人	多样型		信息附件.临床报告
46209-3	提供者医嘱	发现（结果）	—	病人	多样型		信息附件.临床报告
46210-1	记录	发现（结果）	时间点	{设置}	文档型	病例管理者	信息附件.临床报告
46211-9	术后照片	—	时间点	XXX	—		信息附件.临床报告
46212-7	术前照片	—	时间点	XXX	—		信息附件.临床报告
46213-5	倾斜床检查	发现（结果）	时间点	心血管系统	文档型		信息附件.临床报告
46214-3	心内切除研究	发现（结果）	时间点	心脏	文档型		信息附件.临床报告

LOINC 代码	名称	属性	时间特征	系统	标尺类型	方法类型	分类
46215-0	记录	发现（结果）	时间点	{设置}	文档型	创伤护理管理	信息附件.临床报告
46216-8	干扰素.γ结核菌素刺激/干扰素.γ分裂素刺激	任意浓度	时间点	全血^对照	定量型		微生物学
46217-6	干扰素.γ结核菌素刺激	任意浓度	时间点	全血	定量型		微生物学
46218-4	5-氟胞嘧啶	摩尔浓度	时间点	血清/血浆	定量型		药物水平/毒理学
4621-9	血红蛋白 S	任意浓度	时间点	全血	等级型		血液学/细胞分类计数
46219-2	肌酐^第 4 份标本	摩尔浓度	时间点	透析液	定量型		化学
462-2	链霉素	药物敏感度	时间点	分离物＋血清	等级型	测序分型	抗生素敏感性
46220-0	肌酐^过夜	摩尔浓度	时间点	透析液	定量型		化学
46221-8	葡萄糖^第 2 份标本	摩尔浓度	时间点	透析液	定量型		化学
46222-6	葡萄糖^4 小时标本	摩尔浓度	时间点	透析液	定量型		化学
46223-4	葡萄糖^过夜	摩尔浓度	时间点	透析液	定量型		化学
46224-2	凝血酶诱导的凝血^加入肝素酶后	时间（如秒数）	时间点	贫血小板血浆	定量型	凝集反应	凝血功能检查
46225-9	ABCA3 基因突变分析	存在与否或身份标识	时间点	全血/组织	叙述型	分子遗传学	分子病理学.基因突变
46226-7	SGCA 基因突变分析	存在与否或身份标识	时间点	全血/组织	叙述型	分子遗传学	分子病理学.基因突变
4622-7	血红蛋白 S	任意浓度	时间点	全血	等级型	电泳 pH6.3	血液学/细胞分类计数
46227-5	度洛西汀	质量浓度	时间点	血清/血浆	定量型		药物水平/毒理学
46228-3	克仑特罗	质量浓度	时间点	尿液	定量型		药物水平/毒理学
46229-1	去脂舒	质量浓度	时间点	尿液	定量型		药物水平/毒理学
46230-9	Methanolone	质量浓度	时间点	尿液	定量型		药物水平/毒理学
46231-7	细胞.ZAP70/100 细胞	数量或计数分数	时间点	组织	定量型		细胞标志物
46232-5	细胞.ZAP70/100 细胞	数量或计数分数	时间点	XXX	定量型		细胞标志物
46233-3	细胞.ZAP70/100 细胞	数量或计数分数	时间点	体液	定量型		细胞标志物
46234-1	细胞.ZAP70/100 细胞	数量或计数分数	时间点	骨髓	定量型		细胞标志物
4623-5	血红蛋白 S	任意浓度	时间点	全血	等级型	电泳 pH8.9	血液学/细胞分类计数
46235-8	细胞.ZAP70/100 细胞	数量或计数分数	时间点	全血	定量型		细胞标志物
46236-6	人类白细胞抗原-B*51	类型	时间点	白细胞	名义型		人类白细胞抗原
46237-4	淋巴细胞.κ/100 淋巴细胞	数量或计数分数	时间点	骨髓	定量型		细胞标志物
46238-2	淋巴细胞.κ/100 淋巴细胞	数量或计数分数	时间点	体液	定量型		细胞标志物
46239-0	主诉＋就诊原因	发现（结果）	时间点	病人	叙述型		病史与体格检查.病史
46240-8	住院治疗史＋门诊就诊史	发现（结果）	时间点	病人	叙述型	报告的	病史与体格检查.病史

LOINC 代码	名称	属性	时间特征	系统	标尺类型	方法类型	分类
46241-6	医院入院诊断	印象/检查结果的解释	时间点	病人	叙述型	报告的	病史与体格检查.病史
46242-4	生命指征测量	发现（结果）	时间点	胎儿	多样型		信息附件.临床报告
4624-3	血红蛋白 S	质量浓度	时间点	全血	等级型		血液学/细胞分类计数
46243-2	尿素^过夜	摩尔浓度	时间点	透析液	定量型		化学
46244-0	结核分枝杆菌 DNA. rpoB	存在与否或身份标识	时间点	分离物	名义型	探针.扩增.靶向扩增	微生物学
46245-7	结核分枝杆菌 DNA. pncA	存在与否或身份标识	时间点	分离物	名义型	探针.扩增.靶向扩增	微生物学
46246-5	结核分枝杆菌 DNA. katG	存在与否或身份标识	时间点	分离物	名义型	探针.扩增.靶向扩增	微生物学
46247-3	结核分枝杆菌 DNA. embB	存在与否或身份标识	时间点	分离物	名义型	探针.扩增.靶向扩增	微生物学
46248-1	博氏疏螺旋体 Ab. IgG 和 IgM	印象/检查结果的解释	时间点	血清	名义型	酶免疫分析	微生物学
46249-9	疫苗接种反应类型	存在与否或身份标识	时间点	病人	名义型		免疫接种
4625-0	血红蛋白 S/总血红蛋白	质量分数	时间点	全血	定量型		血液学/细胞分类计数
46250-7	疫苗接种反应日期	时间戳、时间标记	时间点	病人	定量型		免疫接种
46251-5	年龄	类型	时间点	病人	等级型		临床
46252-3	酰基肉毒碱模式	印象/检查结果的解释	时间点	血清/血浆	名义型		化学
46253-1	百日咳杆菌. 丝状血凝素 Ab. IgG	任意浓度	时间点	血清	定量型	免疫荧光	微生物学
46254-9	百日咳杆菌. 毒素 Ab. IgG	任意浓度	时间点	血清	定量型	免疫荧光	微生物学
46255-6	甲乙酮	质量浓度	时间点	血清/血浆	定量型		药物水平/毒理学
46256-4	羟考酮. 游离型	任意浓度	时间点	血清/血浆	等级型	筛查试验	药物水平/毒理学
46257-2	二氢可待因+氢可待因酮	任意浓度	时间点	血清/血浆	等级型	筛查试验	药物水平/毒理学
46258-0	羟吗啡酮. 游离型	任意浓度	时间点	血清/血浆	等级型	筛查试验	药物水平/毒理学
46259-8	吗啡. 游离型	任意浓度	时间点	血清/血浆	等级型	筛查试验	药物水平/毒理学
46260-6	氢吗啡酮. 游离型	任意浓度	时间点	血清/血浆	等级型	筛查试验	药物水平/毒理学
46261-4	氢可酮. 游离型	任意浓度	时间点	血清/血浆	等级型		药物水平/毒理学
46262-2	可待因. 游离型	任意浓度	时间点	血清/血浆	等级型	筛查试验	药物水平/毒理学
46263-0	6-单乙酰吗啡. 游离型	任意浓度	时间点	血清/血浆	等级型		药物水平/毒理学
46264-8	内科装置使用史	发现（结果）	时间点	{设置}	文档型	{提供者}	信息附件.临床报告
46265-5	冷沉纤维蛋白原	任意浓度	时间点	血浆	等级型	1 周冷孵育	化学
46266-3	髓过氧化物酶 Ab	任意浓度	时间点	血清	定量型	酶免疫分析	血清学

LOINC 代码	名称	属性	时间特征	系统	标尺类型	方法类型	分类
46267-1	蛋白酶 3 Ab	任意浓度	时间点	血清	定量型	酶免疫分析	血清学
4626-8	血红蛋白 Yakima	任意浓度	时间点	全血	等级型		血液学/细胞分类计数
46268-9	ABO+Rh 血型^输血反应后	类型	时间点	全血^血液制品单位	名义型		血库
46269-7	25-羟基钙化醇	摩尔浓度	时间点	血清/血浆	定量型		化学
46270-5	ABO 血型^输血反应后	类型	时间点	全血	名义型		血库
46271-3	抗体筛查^输血反应后	任意浓度	时间点	血清/血浆	等级型		血库
46272-1	外观^输血反应后	外观	时间点	尿液	名义型		标本特性
46273-9	外观^输血反应后	外观	时间点	血清	名义型		标本特性
46274-7	直接抗球蛋白试验.多特异性试剂^输血反应后	任意浓度	时间点	红细胞	等级型		血库
46275-4	主要交叉配血^输血反应后	印象/检查结果的解释	时间点	血清/血浆	名义型		血库
4627-6	血红蛋白 Yoshizuka	任意浓度	时间点	全血	等级型		血液学/细胞分类计数
46276-2	Rh^输血反应后	类型	时间点	全血	名义型		血库
46277-0	罗加姆，提供的	标识符	时间点	服务提供方	名义型		血库
46278-8	骨密度	单位面积的质量	时间点	臀部.左侧	定量型	X 射线检查.DEXA	放射医学
46279-6	骨密度	单位面积的质量	时间点	臀部.右侧	定量型	X 射线检查.DEXA	放射医学
46280-4	骨密度	单位面积的质量	时间点	桡骨+尺骨.右侧	定量型	X 射线检查.DEXA	放射医学
46281-2	引导抽吸或注射胞囊	发现（结果）	时间点	XXX	叙述型	计算机 X 射线断层造影术	放射医学
46282-0	引导抽吸或注射胞囊	发现（结果）	时间点	XXX	叙述型	超声	放射医学
46283-8	引导抽吸^细针	发现（结果）	时间点	乳腺.右侧	叙述型	乳房 X 线照相	放射医学
4628-4	血红蛋白 Ypsilanti	任意浓度	时间点	全血	等级型		血液学/细胞分类计数
46284-6	引导抽吸^细针	发现（结果）	时间点	乳腺.左侧	叙述型	乳房 X 线照相	放射医学
46285-3	引导活组织检查.核心针	发现（结果）	时间点	甲状腺	叙述型	超声	放射医学
46286-1	引导活组织检查.针	发现（结果）	时间点	乳腺	叙述型	乳房 X 线照相	放射医学
46287-9	引导活组织检查.针	发现（结果）	时间点	XXX	叙述型	计算机 X 射线断层造影术	放射医学
46288-7	引导活组织检查.针	发现（结果）	时间点	前列腺	叙述型	超声	放射医学
46289-5	引导活组织检查^W & WO 静脉注入对比剂	发现（结果）	时间点	XXX	叙述型	计算机 X 射线断层造影术	放射医学
46290-3	引导活组织检查^WO 对比剂	发现（结果）	时间点	XXX	叙述型	计算机 X 射线断层造影术	放射医学
46291-1	引导引流^W & WO 静脉注入对比剂	发现（结果）	时间点	XXX	叙述型	计算机 X 射线断层造影术	放射医学

LOINC 代码	名称	属性	时间特征	系统	标尺类型	方法类型	分类
4629-2	血红蛋白 Zurich	任意浓度	时间点	全血	等级型	电泳 pH6.3	血液学/细胞分类计数
46292-9	引导引流^W 静脉注入对比剂	发现（结果）	时间点	XXX	叙述型	计算机 X 射线断层造影术	放射医学
46293-7	引导引流^WO 对比剂	发现（结果）	时间点	XXX	叙述型	计算机 X 射线断层造影术	放射医学
46294-5	引导经皮引流管置换	发现（结果）	时间点	胃	叙述型	X 射线检查.荧光光谱	放射医学
46295-2	引导.立体定位活组织检查.中心针头	发现（结果）	时间点	乳腺.左侧	叙述型	乳房 X 线照相	放射医学
46296-0	引导.立体定位活组织检查.中心针头	发现（结果）	时间点	乳腺	叙述型	乳房 X 线照相	放射医学
46297-8	多切面^W 静脉注入放射性核素	发现（结果）	时间点	病人	叙述型	放射性核素扫描.SPECT	放射医学
46298-6	多切面	发现（结果）	时间点	乳突.双侧	叙述型	计算机 X 射线断层造影术	放射医学
46299-4	多切面	发现（结果）	时间点	乳腺.单侧	叙述型	核磁共振成像	放射医学
46-3	氨曲南	药物敏感度	时间点	分离物＋血清	等级型	测序分型	抗生素敏感性
463-0	磺胺嘧啶	药物敏感度	时间点	分离物	定量型	最小致死浓度	抗生素敏感性
4630-0	血红蛋白 Zurich	任意浓度	时间点	全血	等级型	电泳 pH8.9	血液学/细胞分类计数
46300-0	多切面，冠状的	发现（结果）	时间点	窦	叙述型	计算机 X 射线断层造影术	放射医学
46301-8	多切面，有限的	发现（结果）	时间点	末梢静脉.双侧	叙述型	超声.多普勒	放射医学
46302-6	多切面，有限的	发现（结果）	时间点	上肢动脉.双侧	叙述型	超声.多普勒	放射医学
46303-4	多切面，有限的	发现（结果）	时间点	上肢血管	叙述型	超声.多普勒	放射医学
46304-2	多切面，有限的^WO 对比剂	发现（结果）	时间点	窦	叙述型	计算机 X 射线断层造影术	放射医学
46305-9	多切面，全身	发现（结果）	时间点	病人	叙述型	计算机 X 射线断层造影术	放射医学
46306-7	多切面，全身^W 静脉注入对比剂	发现（结果）	时间点	病人	叙述型	计算机 X 射线断层造影术	放射医学
46307-5	多切面^W & WO 静脉注入对比剂	发现（结果）	时间点	下肢血管.右侧	叙述型	计算机 X 射线断层造影术.血管	放射医学

LOINC 代码	名称	属性	时间特征	系统	标尺类型	方法类型	分类
46308-3	多切面^W & WO 静脉注入对比剂	发现（结果）	时间点	下肢血管.左侧	叙述型	计算机X射线断层造影术.血管	放射医学
46309-1	多切面^W & WO 静脉注入对比剂	发现（结果）	时间点	上肢血管.右侧	叙述型	计算机X射线断层造影术.血管	放射医学
46310-9	多切面^W & WO 静脉注入对比剂	发现（结果）	时间点	眼眶＋面部＋颈部	叙述型	核磁共振成像	放射医学
46311-7	多切面^W & WO 静脉注入对比剂	发现（结果）	时间点	腮腺	叙述型	计算机X射线断层造影术	放射医学
46312-5	多切面^W & WO 静脉注入对比剂	发现（结果）	时间点	上肢血管.左侧	叙述型	计算机X射线断层造影术.血管	放射医学
46313-3	多切面^W & WO 静脉注入减少容积对比剂	发现（结果）	时间点	骨盆	叙述型	计算机X射线断层造影术	放射医学
46314-1	多切面^W & WO 静脉注入减少容积对比剂	发现（结果）	时间点	内耳道	叙述型	计算机X射线断层造影术	放射医学
46315-8	多切面^W & WO 静脉注入减少容积对比剂	发现（结果）	时间点	面骨＋上颌骨	叙述型	计算机X射线断层造影术	放射医学
46316-6	多切面^W & WO 静脉注入减少容积对比剂	发现（结果）	时间点	头部	叙述型	计算机X射线断层造影术	放射医学
46317-4	多切面^W & WO 静脉注入减少容积对比剂	发现（结果）	时间点	胸部	叙述型	计算机X射线断层造影术	放射医学
4631-8	血红蛋白F	任意浓度	时间点	大便	等级型	Apt	血液学/细胞分类计数
46318-2	多切面^W & WO 静脉注入减少容积对比剂	发现（结果）	时间点	腹部	叙述型	计算机X射线断层造影术	放射医学
46319-0	多切面^W 关节内注射对比剂	发现（结果）	时间点	肘部	叙述型	核磁共振成像	放射医学
46320-8	多切面^W 静脉注入对比剂	发现（结果）	时间点	眼眶＋面部	叙述型	计算机X射线断层造影术	放射医学
46321-6	多切面^W 静脉注入对比剂	发现（结果）	时间点	眼眶＋面部＋颈部	叙述型	核磁共振成像	放射医学
46322-4	多切面^W 静脉注入对比剂	发现（结果）	时间点	肾脏	叙述型	计算机X射线断层造影术	放射医学
46323-2	多切面^W 静脉注入对比剂	发现（结果）	时间点	乳腺.单侧	叙述型	核磁共振成像	放射医学
46324-0	多切面^W 静脉注入对比剂	发现（结果）	时间点	下肢血管	叙述型	核磁共振成像.血管	放射医学
46325-7	多切面^W 静脉注入减少容积对比剂	发现（结果）	时间点	内耳道	叙述型	计算机X射线断层造影术	放射医学

LOINC 代码	名称	属性	时间特征	系统	标尺类型	方法类型	分类
4632-6	血红蛋白 F	任意浓度	时间点	全血	等级型	碱变性	血液学/细胞分类计数
46326-5	多切面^W 静脉注入减少容积对比剂	发现（结果）	时间点	面骨＋上颌骨	叙述型	计算机 X 射线断层造影术	放射医学
46327-3	多切面^W 静脉注入减少容积对比剂	发现（结果）	时间点	胸部	叙述型	计算机 X 射线断层造影术	放射医学
46328-1	多切面^W 静脉注入减少容积对比剂	发现（结果）	时间点	头部	叙述型	计算机 X 射线断层造影术	放射医学
46329-9	多切面^W 静脉注入减少容积对比剂	发现（结果）	时间点	骨盆	叙述型	计算机 X 射线断层造影术	放射医学
46330-7	多切面^W 静脉注入减少容积对比剂	发现（结果）	时间点	腹部	叙述型	计算机 X 射线断层造影术	放射医学
46331-5	多切面^WO 对比剂	发现（结果）	时间点	眼眶	叙述型	计算机 X 射线断层造影术	放射医学
46332-3	多切面^WO 对比剂	发现（结果）	时间点	眼眶＋面部＋颈部	叙述型	核磁共振成像	放射医学
46333-1	多切面^WO 对比剂	发现（结果）	时间点	乳腺. 单侧	叙述型	核磁共振成像	放射医学
4633-4	血红蛋白 F/总血红蛋白	质量分数	时间点	全血	定量型	克一贝试验	血液学/细胞分类计数
46334-9	引导结石去除^W 通过胆道（注入）对比剂	发现（结果）	时间点	总胆管	叙述型	X 射线检查	放射医学
46335-6	视图 1	发现（结果）	时间点	乳腺. 双侧	叙述型	乳房 X 线照相	放射医学
46336-4	视图 1	发现（结果）	时间点	乳腺. 左侧	叙述型	乳房 X 线照相	放射医学
46337-2	视图 1	发现（结果）	时间点	乳腺. 右侧	叙述型	乳房 X 线照相	放射医学
46338-0	视图 1	发现（结果）	时间点	乳腺. 单侧	叙述型	乳房 X 线照相	放射医学
46339-8	多重视图	发现（结果）	时间点	乳腺. 单侧	叙述型	乳房 X 线照相	放射医学
46340-6	多重视图	发现（结果）	时间点	脊柱. 腰骶段关节	叙述型	X 射线检查	放射医学
46341-4	多重视图	发现（结果）	时间点	腹部	叙述型	X 射线检查. 荧光光谱	放射医学
4634-2	血红蛋白. 胎儿型	任意浓度	时间点	红细胞	名义型	克一贝试验	血液学/细胞分类计数
46342-2	多重视图	发现（结果）	时间点	乳腺	叙述型	乳房 X 线照相. FFD	放射医学
46343-0	多重视图 GE 3	发现（结果）	时间点	腕部. 右侧	叙述型	X 射线检查	放射医学
46344-8	多重视图 GE 3	发现（结果）	时间点	肘部. 左侧	叙述型	X 射线检查	放射医学
46345-5	多重视图 GE 3	发现（结果）	时间点	肘部. 右侧	叙述型	X 射线检查	放射医学
46346-3	多重视图 GE 3	发现（结果）	时间点	腕部. 左侧	叙述型	X 射线检查	放射医学

LOINC 代码	名称	属性	时间特征	系统	标尺类型	方法类型	分类
46347-1	多重视图 GE 3	发现（结果）	时间点	踝关节.右侧	叙述型	X 射线检查	放射医学
46348-9	多重视图 GE 2 与 PA 与侧位	发现（结果）	时间点	胸部	叙述型	X 射线检查	放射医学
46349-7	多重视图 AP 与经胸廓	发现（结果）	时间点	肩部.双侧	叙述型	X 射线检查	放射医学
46350-5	多重视图 诊断	发现（结果）	时间点	乳腺.单侧	叙述型	乳房 X 线照相	放射医学
46351-3	多重视图 移置	发现（结果）	时间点	乳腺植入物.双侧	叙述型	乳房 X 线照相	放射医学
46352-1	多重视图^外科手术期间 W 通过导管注入对比剂	发现（结果）	时间点	乳腺.导管	叙述型	乳房 X 线照相	放射医学
46353-9	多重视图 PA 与侧位与斜位	发现（结果）	时间点	胸部	叙述型	X 射线检查	放射医学
46354-7	多重视图 筛查	发现（结果）	时间点	乳腺.右侧	叙述型	乳房 X 线照相.FFD	放射医学
46355-4	多重视图 筛查	发现（结果）	时间点	乳腺.左侧	叙述型	乳房 X 线照相.FFD	放射医学
46356-2	多重视图 筛查	发现（结果）	时间点	乳腺.单侧	叙述型	乳房 X 线照相	放射医学
46357-0	多重视图^ W 直肠灌入空气对比剂	发现（结果）	时间点	结肠	叙述型	X 射线检查.荧光光谱	放射医学
46358-8	多切面，全身	发现（结果）	时间点	病人	叙述型	核磁共振成像	放射医学
4635-9	血红蛋白.游离型	质量浓度	时间点	血清/血浆	定量型		血液学/细胞分类计数
46359-6	多切面	发现（结果）	时间点	肠系膜上静脉血管	叙述型	核磁共振成像.血管	放射医学
46360-4	多切面^ W & WO 静脉注入对比剂	发现（结果）	时间点	主动脉弓	叙述型	核磁共振成像.血管	放射医学
46361-2	多重视图 通风^ W 吸入 ^{133}Xe	发现（结果）	时间点	肺	叙述型	放射性核素扫描	放射医学
46362-0	多切面	发现（结果）	时间点	脚血管	叙述型	超声.多普勒	放射医学
46363-8	多切面	发现（结果）	时间点	下肢静脉	叙述型	超声	放射医学
46364-6	多切面	发现（结果）	时间点	下肢静脉.双侧	叙述型	超声	放射医学
46365-3	为组织切除引导	发现（结果）	时间点	腹腔神经丛	叙述型	计算机 X 射线断层造影术	放射医学
46366-1	引导活组织检查^ W 静脉注入放射性核素	发现（结果）	时间点	骨	叙述型	放射性核素扫描.SPECT	放射医学
4636-7	血红蛋白.游离型	质量浓度	时间点	尿液	定量型		血液学/细胞分类计数
46367-9	引导活组织检查.针	发现（结果）	时间点	肾上腺腺体	叙述型	计算机 X 射线断层造影术	放射医学
46368-7	引导活组织检查.针	发现（结果）	时间点	乳腺	叙述型	计算机 X 射线断层造影术	放射医学

LOINC 代码	名称	属性	时间特征	系统	标尺类型	方法类型	分类
46369-5	引导活组织检查.针	发现（结果）	时间点	卵巢	叙述型	超声	放射医学
46370-3	引导活组织检查.针	发现（结果）	时间点	骨盆	叙述型	超声	放射医学
46371-1	引导更换经皮肤肾造口术插管^W 对比剂	发现（结果）	时间点	XXX	叙述型	X 射线检查	放射医学
46372-9	引导经皮肤引流	发现（结果）	时间点	胆管	叙述型	X 射线检查.荧光光谱	放射医学
46373-7	引导置管^W 静脉注入放射性核素	发现（结果）	时间点	胸部	叙述型	放射性核素扫描.SPECT	放射医学
46374-5	多切面	发现（结果）	时间点	脑动脉	叙述型	超声	放射医学
4637-5	血红蛋白.糖化型		时间点	全血	定量型		血液学/细胞分类计数
46375-2	多切面	发现（结果）	时间点	XXX 动脉	叙述型	超声	放射医学
46376-0	多重视图^W 对比剂顺行	发现（结果）	时间点	肾脏.双侧＋采集系统	叙述型	X 射线检查.荧光光谱	放射医学
46377-8	多重视图 GE 3	发现（结果）	时间点	颅骨	叙述型	X 射线检查	放射医学
46378-6	多重视图 PA^直立位与W 屈位	发现（结果）	时间点	膝.双侧	叙述型	X 射线检查	放射医学
46379-4	多切面	发现（结果）	时间点	上肢血管.双侧	叙述型	超声.多普勒	放射医学
46380-2	多重视图	发现（结果）	时间点	乳腺植入物.单侧	叙述型	乳房 X 线照相	放射医学
46381-0	多重视图	发现（结果）	时间点	桡骨＋尺骨＋肘部	叙述型	X 射线检查	放射医学
46382-8	多切面	发现（结果）	时间点	手血管	叙述型	超声.多普勒	放射医学
4638-3	血红蛋白.热稳定型/总血红蛋白	质量分数	时间点	红细胞	定量型		血液学/细胞分类计数
46383-6	骨密度	单位面积的质量	时间点	XXX 骨	定量型	X 射线检查.DEXA	放射医学
46384-4	引导活组织检查^W 静脉注入放射性核素	发现（结果）	时间点	浅表骨	叙述型	放射性核素扫描.SPECT	放射医学
46385-1	多切面	发现（结果）	时间点	上肢血管graft	叙述型	超声.多普勒	放射医学
46386-9	多重视图 咬合翼片	发现（结果）	时间点	牙齿	叙述型	X 射线检查	放射医学
46387-7	引导抽吸^细针	发现（结果）	时间点	乳腺	叙述型	乳房 X 线照相	放射医学
46388-5	多切面	发现（结果）	时间点	主动脉	叙述型	超声.多普勒	放射医学
46389-3	多重视图与桡头 小头	发现（结果）	时间点	肘部.双侧	叙述型	X 射线检查	放射医学
46390-1	多重视图 GE 3	发现（结果）	时间点	踝关节.左侧	叙述型	X 射线检查	放射医学
4639-1	血红蛋白.不稳定型	任意浓度	时间点	红细胞	等级型		血液学/细胞分类计数
46391-9	多重视图 便携式	发现（结果）	时间点	肩部	叙述型	X 射线检查	放射医学
46392-7	引导注射	发现（结果）	时间点	窦	叙述型	X 射线检查.荧光光谱	放射医学

LOINC 代码	名称	属性	时间特征	系统	标尺类型	方法类型	分类
46393-5	多切面^W 吸入 ^{133}Xe	发现（结果）	时间点	肝脏	叙述型	计算机X射线断层造影术	放射医学
46394-3	多切面，动态的^W 静脉注入对比剂	发现（结果）	时间点	头部	叙述型	计算机X射线断层造影术	放射医学
46395-0	多切面，门控的与射血分数^静止的与 W 压力与 W 静脉注入放射性核素	发现（结果）	时间点	心脏	叙述型	放射性核素扫描. SPECT	放射医学
46396-8	多切面，门控的^静止的与 W 静脉注入 ^{99m}Tc 甲氧基异丁基异腈	发现（结果）	时间点	心脏	叙述型	放射性核素扫描. SPECT	放射医学
46397-6	皮质醇^静脉注射 1 μg/kg CRH 后 15 分钟	质量浓度	时间点	血清/血浆	定量型		刺激耐受试验
46398-4	皮质醇^静脉注射 1 μg/kg CRH 后 1.5 小时	质量浓度	时间点	血清/血浆	定量型		刺激耐受试验
46399-2	皮质醇^静脉注射 1 μg/kg CRH 后 2 小时	质量浓度	时间点	血清/血浆	定量型		刺激耐受试验
46400-8	促肾上腺皮质激素^静脉注射 1 μg/kg CRH 后 15 分钟	质量浓度	时间点	血浆	定量型		刺激耐受试验
46401-6	促肾上腺皮质激素^静脉注射 1 μg/kg CRH 后 1.5 小时	质量浓度	时间点	血浆	定量型		刺激耐受试验
46402-4	促肾上腺皮质激素^静脉注射 1 μg/kg CRH 后 2 小时	质量浓度	时间点	血浆	定量型		刺激耐受试验
46403-2	皮质醇^静脉注射胰岛素后 2 小时	质量浓度	时间点	血清/血浆	定量型		刺激耐受试验
46404-0	生长激素^静脉注射胰岛素后 2 小时	质量浓度	时间点	血清/血浆	定量型		刺激耐受试验
46405-7	生长激素^口服 1 g/kg 葡萄糖前 30 分钟	质量浓度	时间点	血清/血浆	定量型		刺激耐受试验
46406-5	生长激素^口服 1 g/kg 葡萄糖后 30 分钟	质量浓度	时间点	血清/血浆	定量型		刺激耐受试验
46407-3	生长激素^口服 1 g/kg 葡萄糖后 1.5 小时	质量浓度	时间点	血清/血浆	定量型		刺激耐受试验
46408-1	生长激素^给予精氨酸前 15 分钟	质量浓度	时间点	血清/血浆	定量型		刺激耐受试验
4640-9	溶血素.冷	质量浓度	时间点	血浆	定量型		血液学/细胞分类计数
46409-9	生长激素^给予精氨酸后 15 分钟	质量浓度	时间点	血清/血浆	定量型		刺激耐受试验
46410-7	生长激素^给予精氨酸后 30 分钟	质量浓度	时间点	血清/血浆	定量型		刺激耐受试验
46411-5	生长激素^给予精氨酸后 45 分钟	质量浓度	时间点	血清/血浆	定量型		刺激耐受试验
46412-3	生长激素^给予精氨酸后 105 分钟	质量浓度	时间点	血清/血浆	定量型		刺激耐受试验

LOINC代码	名称	属性	时间特征	系统	标尺类型	方法类型	分类
46413-1	降钙素^静脉注射0.5μg/kg五肽胃泌素后7分钟	质量浓度	时间点	血清/血浆	定量型		刺激耐受试验
46414-9	促黄体激素^给予促性腺激素释放激素后15分钟	任意浓度	时间点	血清/血浆	定量型		刺激耐受试验
46415-6	促黄体激素^给予促性腺激素释放激素后45分钟	任意浓度	时间点	血清/血浆	定量型		刺激耐受试验
46416-4	皮质醇^口服8mg地塞米松过夜后8小时	质量浓度	时间点	血清/血浆	定量型		刺激耐受试验
4641-7	溶血素.热	质量浓度	时间点	血浆	定量型		血液学/细胞分类计数
46417-2	组织因子诱导的凝血	时间（如秒数）	时间点	毛细血管全血	定量型	凝集反应	凝血功能检查
46418-0	组织因子诱导的凝血.INR	相对时间	时间点	毛细血管全血	定量型	凝集反应	凝血功能检查
46419-8	红细胞	单位面积数量或计数	时间点	尿沉渣	定量型	自动化计数	尿液分析
46420-6	白细胞团块	单位面积数量或计数	时间点	尿沉渣	定量型	光学显微镜检查.高倍视野	尿液分析
46421-4	粘液	单位面积数量或计数	时间点	尿沉渣	定量型	光学显微镜检查.高倍视野	尿液分析
46422-2	阴道毛滴虫	单位面积数量或计数	时间点	尿沉渣	定量型	光学显微镜检查.高倍视野	尿液分析
46423-0	血红蛋白分布宽度	质量浓度	时间点	全血	定量型		血液学/细胞分类计数
46424-8	溶血指数	任意浓度	时间点	血清/血浆	定量型		标本特性
4642-5	血红素结合蛋白	质量浓度	时间点	血清	定量型		血液学/细胞分类计数
46425-5	混浊指数	任意浓度	时间点	血清/血浆	定量型		标本特性
46426-3	黄疸指数	任意浓度	时间点	血清/血浆	定量型		标本特性
46427-1	β呋喃果糖苷酶	催化含量	时间点	组织	定量型		化学
46428-9	木糖^口服25g木糖后15分钟	质量浓度	时间点	血清/血浆	定量型		刺激耐受试验
46429-7	α1抗胰蛋白酶	质量含量	24小时	大便	定量型		化学
46430-5	α1抗胰蛋白酶	质量含量	48小时	大便	定量型		化学
46431-3	α1抗胰蛋白酶	质量含量	72小时	大便	定量型		化学
46432-1	氢/呼出的气体^口服50g乳糖后	容积分数	时间点	呼出气体	定量型		刺激耐受试验
4643-3	含铁血黄素	质量浓度	时间点	血清	定量型		血液学/细胞分类计数
46433-9	氢/呼出的气体^口服10g乳果糖后	容积分数	时间点	呼出气体	定量型		刺激耐受试验
46434-7	BCR/ ABL	数量或计数比率	时间点	全血/组织	定量型	分子遗传学	分子病理学.基因易位
46435-4	类风湿因子和环状瓜氨酸化肽 Ab. IgG	印象/检查结果的解释	时间点	血清	名义型		血清学
46436-2	组胺	摩尔浓度	时间点	全血	定量型		药物水平/毒理学

LOINC 代码	名称	属性	时间特征	系统	标尺类型	方法类型	分类
46437-0	类风湿因子和环状瓜氨酸化肽 Ab. IgG 医嘱组	任意浓度	时间点	血清	定量型		医嘱组. 血清学
46438-8	癌症鉴别部分	—	时间点	病人	集合型	NAACCR	医嘱组. 肿瘤登记
46439-6	人口统计小节	—	时间点	病人	集合型	NAACCR	医嘱组. 肿瘤登记
46440-4	优先编辑/修改历史/系统管理小节	—	时间点	病人	集合型	NAACCR	医嘱组. 肿瘤登记
4644-1	含铁血黄素	任意浓度	时间点	尿液	等级型		血液学/细胞分类计数
46441-2	随访/复发/死亡小节	—	时间点	病人	集合型	NAACCR	医嘱组. 肿瘤登记
46442-0	医院一机密小节	—	时间点	病人	集合型	NAACCR	医嘱组. 肿瘤登记
46443-8	医院一特定小节	—	时间点	病人	集合型	NAACCR	医嘱组. 肿瘤登记
46444-6	其他一机密小节	—	时间点	病人	集合型	NAACCR	医嘱组. 肿瘤登记
46445-3	病人一机密小节	—	时间点	病人	集合型	NAACCR	医嘱组. 肿瘤登记
46446-1	记录标识小节	—	时间点	病人	集合型	NAACCR	医嘱组. 肿瘤登记
46447-9	特别用途小节	—	时间点	病人	集合型	NAACCR	医嘱组. 肿瘤登记
46448-7	阶段/预兆因素小节	—	时间点	病人	集合型	NAACCR	医嘱组. 肿瘤登记
46449-5	文本一诊断小节	—	时间点	病人	集合型	NAACCR	医嘱组. 肿瘤登记
46450-3	文本一杂项小节	—	时间点	病人	集合型	NAACCR	医嘱组. 肿瘤登记
46451-1	文本一治疗小节	—	时间点	病人	集合型	NAACCR	医嘱组. 肿瘤登记
46452-9	治疗一第一疗程小节	—	时间点	病人	集合型	NAACCR	医嘱组. 肿瘤登记
46453-7	治疗一后续与其他小节	—	时间点	病人	集合型	NAACCR	医嘱组. 肿瘤登记
46454-5	志贺杆菌 sp	任意浓度	时间点	XXX	等级型	微生物特异性培养	微生物学
46455-2	志贺杆菌 sp DNA	任意浓度	时间点	XXX	等级型	探针. 扩增. 靶向扩增	微生物学
46456-0	医疗补助机构编号	标识符	时间点	服务提供方	名义型	OASIS	调查. OASIS
46457-8	入院病人出院设备	类型	时间点	病人	名义型	OASIS	调查. OASIS
4645-8	含铁血黄素	质量浓度	时间点	尿液	定量型		血液学/细胞分类计数
46458-6	入院病人设备诊断	—	时间点	病人	集合型		医嘱组. 调查. OASIS
46459-4	改变的医疗制度诊断	—	时间点	病人	集合型		医嘱组. 调查. OASIS
46460-2	每个阶段压迫性溃疡数	—	时间点	病人	集合型		医嘱组. 调查. OASIS

LOINC 代码	名称	属性	时间特征	系统	标尺类型	方法类型	分类
46461-0	紧急护理	发现（结果）	时间点	病人	名义型	OASIS	调查.OASIS
46462-8	结果与评估信息集表格	—	时间点	病人	集合型		医嘱组.调查.OASIS
46463-6	种族或种族划分	发现（结果）	时间点	病人	名义型	OASIS	调查.OASIS
46464-4	当前家庭护理支付来源	发现（结果）	时间点	病人	名义型	OASIS	调查.OASIS
46465-1	医疗或治疗方法改变之前的情况或入院病人住院最后 14 天	发现（结果）	时间点	病人	等级型	OASIS	调查.OASIS
4646-6	肝素	质量浓度	时间点	血浆	定量型		血液学/细胞分类计数
46466-9	家中治疗	发现（结果）	时间点	病人	名义型	OASIS	调查.OASIS
46467-7	高风险因素	发现（结果）	时间点	病人	名义型	OASIS	调查.OASIS
46468-5	近期生活安排	发现（结果）	时间点	病人	名义型	OASIS	调查.OASIS
46469-3	辅助人员除外家庭护理机构员工	发现（结果）	时间点	病人	名义型	OASIS	调查.OASIS
46470-1	主要监护人护理类型	—	时间点	病人	集合型		医嘱组.调查.OASIS
46471-9	家中呼吸治疗	发现（结果）	时间点	病人	名义型	OASIS	调查.OASIS
46472-7	抑郁情绪	发现（结果）	时间点	病人	名义型	OASIS	调查.OASIS
46473-5	至少每周表现一次的行为	发现（结果）	时间点	病人	名义型	OASIS	调查.OASIS
4647-4	肝素	质量速率	24 小时	尿液	定量型		血液学/细胞分类计数
46474-3	紧急护理原因	发现（结果）	时间点	病人	名义型	OASIS	调查.OASIS
46475-0	出院支持服务或帮助	发现（结果）	时间点	病人	名义型	OASIS	调查.OASIS
46476-8	住院原因	发现（结果）	时间点	病人	名义型	OASIS	调查.OASIS
46477-6	疗养院入院原因	发现（结果）	时间点	病人	名义型	OASIS	调查.OASIS
46478-4	理毛行为	—	时间点	病人	集合型		医嘱组.调查.OASIS
46479-2	为上体穿衣的能力	—	时间点	病人	集合型		医嘱组.调查.OASIS
464-8	磺胺嘧啶	药物敏感度	时间点	分离物	定量或等级型	最小抑制浓度	抗生素敏感性
46480-0	为下体穿衣的能力	—	时间点	病人	集合型		医嘱组.调查.OASIS
46481-8	上盥洗室	—	时间点	病人	集合型		医嘱组.调查.OASIS
4648-2	同源限制因子		时间点				血液学/细胞分类计数
46482-6	转移	—	时间点	病人	集合型		医嘱组.调查.OASIS
46483-4	移动	—	时间点	病人	集合型		医嘱组.调查.OASIS
46484-2	喂养或吃饭	—	时间点	病人	集合型		医嘱组.调查.OASIS
46485-9	计划和准备清淡食物	—	时间点	病人	集合型		医嘱组.调查.OASIS
46486-7	运输	—	时间点	病人	集合型		医嘱组.调查.OASIS
46487-5	洗衣	—	时间点	病人	集合型		医嘱组.调查.OASIS

LOINC代码	名称	属性	时间特征	系统	标尺类型	方法类型	分类
46488-3	家政	—	时间点	病人	集合型		医嘱组.调查.OASIS
46489-1	购物	—	时间点	病人	集合型		医嘱组.调查.OASIS
4649-0	干扰素	任意浓度	时间点	血清	定量型		血液学/细胞分类计数
46490-9	使用电话的能力	—	时间点	病人	集合型		医嘱组.调查.OASIS
46491-7	口腔药物的管理	—	时间点	病人	集合型		医嘱组.调查.OASIS
46492-5	吸入的/雾状药物管理	—	时间点	病人	集合型		医嘱组.调查.OASIS
46493-3	医疗补助机构编号	标识符	时间点	服务提供方	名义型	OASIS	调查.OASIS
46494-1	国家机构分支位置	发现（结果）	时间点	机构	等级型	OASIS	调查.OASIS
46495-8	部门编号	标识符	时间点	机构	等级型	OASIS	调查.OASIS
46496-6	病人号码	标识符	时间点	病人	名义型	OASIS	调查.OASIS
46497-4	开始护理日期	时间戳、时间标记	时间点	病人	定量型	OASIS	调查.OASIS
46498-2	恢复护理日期	时间戳、时间标记	时间点	病人	定量型	OASIS	调查.OASIS
46499-0	居住状况	发现（结果）	时间点	病人	名义型	OASIS	调查.OASIS
46500-5	人格完成评估规则	类型	时间点	服务提供方	名义型	OASIS	调查.OASIS
46501-3	鉴定信息完成日期	时间戳、时间标记	时间点	病人	定量型	OASIS	调查.OASIS
46502-1	评估原因	发现（结果）	时间点	病人	名义型	OASIS	调查.OASIS
46503-9	多数现住院病人出院日期	时间戳、时间标记	时间点	病人	定量型	OASIS	调查.OASIS
46504-7	入院病人住院的最后14天内：ICD代码	存在与否或身份标识	时间点	病人	名义型	OASIS	调查.OASIS
46505-4	入院病人住院的最后14天内：ICD代码^^^2	存在与否或身份标识	时间点	病人	名义型	OASIS	调查.OASIS
46506-2	在过去14天中医疗或治疗方法的改变	发现（结果）	时间点	病人	等级型	OASIS	调查.OASIS
46507-0	在过去14天治疗方法的改变：ICD代码1	存在与否或身份标识	时间点	病人	名义型	OASIS	调查.OASIS
4650-8	白介素1	任意浓度	时间点	血清/血浆	定量型		化学
46508-8	在过去14天治疗方法的改变：ICD代码^^^2	存在与否或身份标识	时间点	病人	名义型	OASIS	调查.OASIS
46509-6	在过去14天治疗方法的改变：ICD代码^^^3	存在与否或身份标识	时间点	病人	名义型	OASIS	调查.OASIS
46510-4	在过去14天治疗方法的改变：ICD代码^^^4	存在与否或身份标识	时间点	病人	名义型	OASIS	调查.OASIS
46511-2	初步诊断ICD代码	存在与否或身份标识	时间点	病人	名义型	OASIS	调查.OASIS
46512-0	初步诊断严重程度	发现（结果）	时间点	病人	等级型	OASIS	调查.OASIS
46513-8	其他诊断1：ICD代码	存在与否或身份标识	时间点	病人	名义型	OASIS	调查.OASIS
46514-6	其他诊断1：严重等级	发现（结果）	时间点	病人	等级型	OASIS	调查.OASIS
46515-3	其他诊断2：ICD代码	存在与否或身份标识	时间点	病人	名义型	OASIS	调查.OASIS
4651-6	白介素2	任意浓度	时间点	血清/血浆	定量型		化学
46516-1	其他诊断2：严重等级	发现（结果）	时间点	病人	等级型	OASIS	调查.OASIS
46517-9	其他诊断3：ICD代码	存在与否或身份标识	时间点	病人	名义型	OASIS	调查.OASIS
46518-7	其他诊断3：严重等级	发现（结果）	时间点	病人	等级型	OASIS	调查.OASIS
46519-5	其他诊断4：ICD代码	存在与否或身份标识	时间点	病人	名义型	OASIS	调查.OASIS
46520-3	其他诊断4：严重等级	发现（结果）	时间点	病人	等级型	OASIS	调查.OASIS

LOINC 代码	名称	属性	时间特征	系统	标尺类型	方法类型	分类
46521-1	其他诊断 5：ICD 代码	存在与否或身份标识	时间点	病人	名义型	OASIS	调查.OASIS
46522-9	其他诊断 5：严重等级	发现（结果）	时间点	病人	等级型	OASIS	调查.OASIS
46523-7	为从此次发作中恢复而做的整体预测	发现（结果）	时间点	病人	等级型	OASIS	调查.OASIS
4652-4	白介素 3	任意浓度	时间点	血清/血浆	定量型		化学
46524-5	康复预测	发现（结果）	时间点	病人	等级型	OASIS	调查.OASIS
46525-2	预期寿命	发现（结果）	时间点	病人	等级型	OASIS	调查.OASIS
46526-0	现居地	发现（结果）	时间点	病人	名义型	OASIS	调查.OASIS
46527-8	主要监护人	发现（结果）	时间点	病人	名义型	OASIS	调查.OASIS
46528-6	主要监护人的援助频率	发现（结果）	时间点	病人	等级型	OASIS	调查.OASIS
46529-4	感觉的状况：视觉	发现（结果）	时间点	病人	等级型	OASIS	调查.OASIS
46530-2	感觉的状况：听力和语言理解力	发现（结果）	时间点	病人	等级型	OASIS	调查.OASIS
46531-0	感觉的状况：言语能力	发现（结果）	时间点	病人	等级型	OASIS	调查.OASIS
4653-2	白介素 4	任意浓度	时间点	血清/血浆	定量型		化学
46532-8	感觉的状况：疼痛频率	发现（结果）	时间点	病人	等级型	OASIS	调查.OASIS
46533-6	经历顽固性疼痛	发现（结果）	时间点	病人	等级型	OASIS	调查.OASIS
46534-4	皮肤病损或开放性创伤	发现（结果）	时间点	病人	等级型	OASIS	调查.OASIS
46535-1	压迫性溃疡	发现（结果）	时间点	病人	等级型	OASIS	调查.OASIS
46536-9	压迫性溃疡数－阶段 1	数量或计数（正整数）	时间点	病人	定量型	OASIS	调查.OASIS
46537-7	压迫性溃疡数－阶段 2	数量或计数（正整数）	时间点	病人	定量型	OASIS	调查.OASIS
46538-5	压迫性溃疡数－阶段 3	数量或计数（正整数）	时间点	病人	定量型	OASIS	调查.OASIS
46539-3	压迫性溃疡数－阶段 4	数量或计数（正整数）	时间点	病人	定量型	OASIS	调查.OASIS
4654-0	白介素 5	任意浓度	时间点	血清/血浆	定量型		化学
46540-1	未发现的压迫性溃疡	发现（结果）	时间点	病人	等级型	OASIS	调查.OASIS
46541-9	多数难定的压迫性溃疡阶段	发现（结果）	时间点	病人	等级型	OASIS	调查.OASIS
46542-7	多数难定的压迫性溃疡状况	发现（结果）	时间点	病人	等级型	OASIS	调查.OASIS
46543-5	淤积性溃疡	发现（结果）	时间点	病人	等级型	OASIS	调查.OASIS
46544-3	淤积性溃疡数	数量或计数（正整数）	时间点	病人	定量型	OASIS	调查.OASIS
46545-0	未发现的淤积性溃疡	发现（结果）	时间点	病人	等级型	OASIS	调查.OASIS
46546-8	多数难定的淤积性溃疡状况	发现（结果）	时间点	病人	等级型	OASIS	调查.OASIS
46547-6	外科伤口	发现（结果）	时间点	病人	等级型	OASIS	调查.OASIS
46548-4	外科伤口数	数量或计数（正整数）	时间点	病人	定量型	OASIS	调查.OASIS
46549-2	未发现的外科伤口	发现（结果）	时间点	病人	等级型	OASIS	调查.OASIS
465-5	磺胺嘧啶	药物敏感度	时间点	分离物	定量或等级型	琼脂扩散	抗生素敏感性
46550-0	多数难定的外科伤口状况	发现（结果）	时间点	病人	等级型	OASIS	调查.OASIS
46551-8	呼吸急促的时候	发现（结果）	时间点	病人	等级型	OASIS	调查.OASIS
46552-6	在过去 14 天对泌尿道感染的治疗	发现（结果）	时间点	病人	等级型	OASIS	调查.OASIS
46553-4	尿失禁或导尿管，存在的	发现（结果）	时间点	病人	等级型	OASIS	调查.OASIS
46554-2	先前：下床活动	发现（结果）	时间点	病人	等级型	OASIS	调查.OASIS
46555-9	现在：下床活动	发现（结果）	时间点	病人	等级型	OASIS	调查.OASIS
46556-7	先前：喂养	发现（结果）	时间点	病人	等级型	OASIS	调查.OASIS
4655-7	白介素 6	任意浓度	时间点	血清/血浆	定量型		化学
46557-5	现在：喂养	发现（结果）	时间点	病人	等级型	OASIS	调查.OASIS

LOINC 代码	名称	属性	时间特征	系统	标尺类型	方法类型	分类
46558-3	先前：准备清淡食物	发现（结果）	时间点	病人	等级型	OASIS	调查.OASIS
46559-1	现在：准备清淡食物	发现（结果）	时间点	病人	等级型	OASIS	调查.OASIS
46560-9	先前：运输	发现（结果）	时间点	病人	等级型	OASIS	调查.OASIS
46561-7	现在：运输	发现（结果）	时间点	病人	等级型	OASIS	调查.OASIS
46562-5	先前：洗衣	发现（结果）	时间点	病人	等级型	OASIS	调查.OASIS
46563-3	现在：洗衣	发现（结果）	时间点	病人	等级型	OASIS	调查.OASIS
46564-1	先前：家政	发现（结果）	时间点	病人	等级型	OASIS	调查.OASIS
4656-5	白介素 7	任意浓度	时间点	血清/血浆	定量型		化学
46565-8	现在：家政	发现（结果）	时间点	病人	等级型	OASIS	调查.OASIS
46566-6	先前：购物	发现（结果）	时间点	病人	等级型	OASIS	调查.OASIS
46567-4	现在：购物	发现（结果）	时间点	病人	等级型	OASIS	调查.OASIS
46568-2	先前：电话使用	发现（结果）	时间点	病人	等级型	OASIS	调查.OASIS
46569-0	现在：电话使用	发现（结果）	时间点	病人	等级型	OASIS	调查.OASIS
46570-8	先前：口腔药物管理	发现（结果）	时间点	病人	等级型	OASIS	调查.OASIS
46571-6	现在：口腔药物管理	发现（结果）	时间点	病人	等级型	OASIS	调查.OASIS
46572-4	先前：吸入药物管理	发现（结果）	时间点	病人	等级型	OASIS	调查.OASIS
4657-3	激肽释放酶	催化浓度	时间点	血浆	定量型		血液学/细胞分类计数
46573-2	现在：吸入药物管理	发现（结果）	时间点	病人	等级型	OASIS	调查.OASIS
46574-0	先前：注射药物管理	发现（结果）	时间点	病人	等级型	OASIS	调查.OASIS
46575-7	现在：注射药物管理	发现（结果）	时间点	病人	等级型	OASIS	调查.OASIS
46576-5	设备管理	发现（结果）	时间点	病人	等级型	OASIS	调查.OASIS
46577-3	设备管理	发现（结果）	时间点	照顾者	等级型	OASIS	调查.OASIS
46578-1	入院病人设备	类型	时间点	病人	名义型	OASIS	调查.OASIS
46579-9	出院安排	发现（结果）	时间点	病人	名义型	OASIS	调查.OASIS
46580-7	急救入院病因	发现（结果）	时间点	病人	等级型	OASIS	调查.OASIS
4658-1	激肽释放酶.组织型	任意浓度	时间点	血浆	定量型		血液学/细胞分类计数
46581-5	上次家庭随访日期	时间戳、时间标记	时间点	病人	定量型	OASIS	调查.OASIS
46582-3	出院，转院，死亡日期	时间戳、时间标记	时间点	病人	定量型	OASIS	调查.OASIS
46583-1	治疗需要	发现（结果）	时间点	病人	等级型	OASIS	调查.OASIS
46584-9	支付诊断：初级 ICD	存在与否或身份标识	时间点	病人	名义型	OASIS	调查.OASIS
46585-6	支付诊断：首次中级 ICD	存在与否或身份标识	时间点	病人	名义型	OASIS	调查.OASIS
46586-4	当尿失禁发生时	发现（结果）	时间点	病人	等级型	OASIS	调查.OASIS
46587-2	大便失禁频度	发现（结果）	时间点	病人	等级型	OASIS	调查.OASIS
46588-0	为大便排泄所做的造瘘术	发现（结果）	时间点	病人	等级型	OASIS	调查.OASIS
46589-8	认知功能	发现（结果）	时间点	病人	等级型	OASIS	调查.OASIS
46590-6	当困惑时	发现（结果）	时间点	病人	等级型	OASIS	调查.OASIS
46591-4	当焦急时	发现（结果）	时间点	病人	等级型	OASIS	调查.OASIS
46592-2	问题行为的频率	发现（结果）	时间点	病人	等级型	OASIS	调查.OASIS
46593-0	接受精神病护理	发现（结果）	时间点	病人	等级型	OASIS	调查.OASIS
46594-8	先前：刷拭整理	发现（结果）	时间点	病人	等级型	OASIS	调查.OASIS
46595-5	现在：刷拭整理	发现（结果）	时间点	病人	等级型	OASIS	调查.OASIS
46596-3	先前：为上体穿衣	发现（结果）	时间点	病人	等级型	OASIS	调查.OASIS
46597-1	现在：为上体穿衣	发现（结果）	时间点	病人	等级型	OASIS	调查.OASIS
46598-9	先前：为下体穿衣	发现（结果）	时间点	病人	等级型	OASIS	调查.OASIS
4659-9	磷酸酯酶.白细胞	催化浓度	时间点	白细胞	定量型		血液学/细胞分类计数
46599-7	现在：为下体穿衣	发现（结果）	时间点	病人	等级型	OASIS	调查.OASIS

LOINC 代码	名称	属性	时间特征	系统	标尺类型	方法类型	分类
46600-3	先前：沐浴	发现（结果）	时间点	病人	等级型	OASIS	调查. OASIS
46601-1	现在：沐浴	发现（结果）	时间点	病人	等级型	OASIS	调查. OASIS
46602-9	先前：上盥洗室	发现（结果）	时间点	病人	等级型	OASIS	调查. OASIS
46603-7	现在：上盥洗室	发现（结果）	时间点	病人	等级型	OASIS	调查. OASIS
46604-5	先前：转移	发现（结果）	时间点	病人	等级型	OASIS	调查. OASIS
46605-2	现在：转铁蛋白	发现（结果）	时间点	病人	等级型	OASIS	调查. OASIS
46606-0	沐浴能力	—	时间点	病人	集合型		医嘱组. 调查. OASIS
4660-7	白细胞. 检测 Ab		时间点	血清	名义型		血液学/细胞分类计数
46607-8	性别	发现（结果）	时间点	病人	等级型	OASIS	调查. OASIS
46608-6	初级咨询医生身份标识	标识符	时间点	服务提供方	名义型		调查. OASIS
46609-4	诊断与严重性指数	—	时间点	病人	集合型		医嘱组. 调查. OASIS
46610-2	支付诊断	—	时间点	病人	集合型		医嘱组. 调查. OASIS
46611-0	精神残留功能容量（RFC）评估表格	—	时间点	病人	—		医嘱组. 调查. RFC
46612-8	概括总结	—	时间点	病人	集合型		医嘱组. 调查. RFC
46613-6	记忆位置和工作般流程	发现（结果）	时间点	病人	等级型	RFC 评估	调查. RFC
46614-4	理解和记忆短暂和简单指令	发现（结果）	时间点	病人	等级型	RFC 评估	调查. RFC
4661-5	红斑狼疮因子		时间点	血清	定量型		血清学
46615-1	理解和记忆详细指令	发现（结果）	时间点	病人	等级型	RFC 评估	调查. RFC
46616-9	执行简短和简单的指令	发现（结果）	时间点	病人	等级型	RFC 评估	调查. RFC
46617-7	执行具体指令	发现（结果）	时间点	病人	等级型	RFC 评估	调查. RFC
46618-5	保持注意力在扩展的时期	发现（结果）	时间点	病人	等级型	RFC 评估	调查. RFC
46619-3	按日程实施活动，保持常规的出勤，在习惯的忍耐力范围内准时	发现（结果）	时间点	病人	等级型	RFC 评估	调查. RFC
46620-1	维持普通的常规，不需特殊的监管	发现（结果）	时间点	病人	等级型	RFC 评估	调查. RFC
46621-9	和别人协调一致的工作，不因他们分心	发现（结果）	时间点	病人	等级型	RFC 评估	调查. RFC
46622-7	做简单的工作相关的决定	发现（结果）	时间点	病人	等级型	RFC 评估	调查. RFC
4662-3	淋巴细胞＋单核细胞/100 白细胞	数量或计数分数	时间点	全血	定量型		血液学/细胞分类计数
46623-5	完成正常工作日和周 WO 因为心理症状而间断与保持连贯的步伐 WO 不合理的休息次数与长度	发现（结果）	时间点	病人	等级型	RFC 评估	调查. RFC
46624-3	适当地与普通大众相互作用	发现（结果）	时间点	病人	等级型	RFC 评估	调查. RFC
46625-0	询问简单问题或要求帮助	发现（结果）	时间点	病人	等级型	RFC 评估	调查. RFC
46626-8	接受指令和恰当回应管理者的批评	发现（结果）	时间点	病人	等级型	RFC 评估	调查. RFC
46627-6	与同事或同级相处 WO 使他们分心或表现极端举止	发现（结果）	时间点	病人	等级型	RFC 评估	调查. RFC

LOINC 代码	名称	属性	时间特征	系统	标尺类型	方法类型	分类
46628-4	保持恰当的社交举止和坚持基本的整洁及清洁标准	发现（结果）	时间点	病人	等级型	RFC 评估	调查. RFC
46629-2	对工作设置问题的合理反应	发现（结果）	时间点	病人	等级型	RFC 评估	调查. RFC
466-3	磺胺嘧啶	药物敏感度	时间点	分离物＋血清	等级型	测序分型	抗生素敏感性
46630-0	注意一般危险和适度警惕	发现（结果）	时间点	病人	等级型	RFC 评估	调查. RFC
4663-1	淋巴细胞毒性	???	时间点	血清	定量型	不采用滴定	血液学/细胞分类计数
46631-8	在不熟悉的地方旅行或使用公共运输	发现（结果）	时间点	病人	等级型	RFC 评估	调查. RFC
46632-6	设定现实的目标或独立制定其他的计划	发现（结果）	时间点	病人	等级型	RFC 评估	调查. RFC
46633-4	评论	发现（结果）	时间点	病人	叙述型	RFC 评估	调查. RFC
46634-2	机能评估	发现（结果）	时间点	病人	叙述型	RFC 评估	调查. RFC
46635-9	分类	发现（结果）	时间点	病人	叙述型	RFC 评估	调查. RFC
46636-7	完成表格的日期	时间戳、时间标记	时间点	表格	定量型	RFC 评估	调查. RFC
46637-5	剩余身体机能（RFC）评估表格	—	时间点	病人	—	RFC 评估	医嘱组. 调查. RFC
46638-3	IP CDB claim number-holder	标识符	时间点	病人	名义型	RFC 评估	调查. RFC
46639-1	初步的诊断	印象/检查结果的解释	时间点	病人	叙述型	RFC 评估	调查. RFC
46640-9	进一步诊断	印象/检查结果的解释	时间点	病人	叙述型	RFC 评估	调查. RFC
46641-7	其他被指称的损伤	印象/检查结果的解释	时间点	病人	叙述型	RFC 评估	调查. RFC
46642-5	限制小节	—	时间点	病人	集合型	RFC 评估	医嘱组. 调查. RFC
46643-3	限制劳累	—	时间点	病人	集合型	RFC 评估	医嘱组. 调查. RFC
46644-1	无出力限制	任意	时间点	病人	等级型	RFC 评估	调查. RFC
46645-8	偶尔举和/或搬	发现（结果）	时间点	病人	等级型	RFC 评估	调查. RFC
46646-6	经常性搬运	发现（结果）	时间点	病人	等级型	RFC 评估	调查. RFC
46647-4	站和/或走	发现（结果）	时间点	病人	等级型	RFC 评估	调查. RFC
46648-2	坐	发现（结果）	时间点	病人	等级型	RFC 评估	调查. RFC
4664-9	淋巴细胞毒性	???	时间点	血清	定量型	采用滴定	血液学/细胞分类计数
46649-0	推和/或拉	发现（结果）	时间点	病人	等级型	RFC 评估	调查. RFC
46650-8	限制劳累	发现（结果）	时间点	病人	叙述型	RFC 评估	调查. RFC
46651-6	姿势限制	—	时间点	病人	集合型	RFC 评估	医嘱组. 调查. RFC
46652-4	无姿势限制	任意	时间点	病人	等级型	RFC 评估	调查. RFC
46653-2	爬	发现（结果）	时间点	病人	等级型	RFC 评估	调查. RFC
46654-0	平衡	发现（结果）	时间点	病人	等级型	RFC 评估	调查. RFC
46655-7	弯腰	发现（结果）	时间点	病人	等级型	RFC 评估	调查. RFC
4665-6	溶菌酶	催化浓度	时间点	血清/血浆	定量型		化学
46656-5	跪	发现（结果）	时间点	病人	等级型	RFC 评估	调查. RFC
46657-3	蹲	发现（结果）	时间点	病人	等级型	RFC 评估	调查. RFC
46658-1	爬行	发现（结果）	时间点	病人	等级型	RFC 评估	调查. RFC
46659-9	姿势限制	发现（结果）	时间点	病人	叙述型	RFC 评估	调查. RFC
46660-7	操作法限制	—	时间点	病人	集合型	RFC 评估	医嘱组. 调查. RFC

LOINC 代码	名称	属性	时间特征	系统	标尺类型	方法类型	分类
46661-5	无操作法限制	任意	时间点	病人	等级型	RFC 评估	调查.RFC
46662-3	在所有方向达到	发现（结果）	时间点	病人	等级型	RFC 评估	调查.RFC
46663-1	处理	发现（结果）	时间点	病人	等级型	RFC 评估	调查.RFC
4666-4	渗透脆性	数量或计数分数	时间点	红细胞	等级型		血液学/细胞分类计数
46664-9	抚弄	发现（结果）	时间点	病人	等级型	RFC 评估	调查.RFC
46665-6	感觉	发现（结果）	时间点	病人	等级型	RFC 评估	调查.RFC
46666-4	操作法限制	发现（结果）	时间点	病人	叙述型	RFC 评估	调查.RFC
46667-2	视觉限制	—	时间点	病人	集合型	RFC 评估	医嘱组.调查.RFC
46668-0	无视觉限制	任意	时间点	病人	等级型	RFC 评估	调查.RFC
46669-8	分辨能力弱	发现（结果）	时间点	病人	等级型	RFC 评估	调查.RFC
46670-6	分辨能力强	发现（结果）	时间点	病人	等级型	RFC 评估	调查.RFC
46671-4	深度知觉	发现（结果）	时间点	病人	等级型	RFC 评估	调查.RFC
4667-2	渗透脆性	数量或计数分数	时间点	红细胞	定量型		血液学/细胞分类计数
46672-2	调节	发现（结果）	时间点	病人	等级型	RFC 评估	调查.RFC
46673-0	色觉	发现（结果）	时间点	病人	等级型	RFC 评估	调查.RFC
46674-8	视觉范围	发现（结果）	时间点	病人	等级型	RFC 评估	调查.RFC
46675-5	视觉限制	发现（结果）	时间点	病人	叙述型	RFC 评估	调查.RFC
46676-3	交流受限	—	时间点	病人	集合型	RFC 评估	医嘱组.调查.RFC
46677-1	无言语限制	任意	时间点	病人	等级型	RFC 评估	调查.RFC
46678-9	听力	发现（结果）	时间点	病人	等级型	RFC 评估	调查.RFC
46679-7	说话	发现（结果）	时间点	病人	等级型	RFC 评估	调查.RFC
4668-0	纤溶酶原 Ag	质量浓度	时间点	贫血小板血浆	定量型		凝血功能检查
46680-5	交流受限	发现（结果）	时间点	病人	叙述型	RFC 评估	调查.RFC
46681-3	环境限制	发现（结果）	时间点	病人	集合型	RFC 评估	医嘱组.调查.RFC
46682-1	酷寒	发现（结果）	时间点	病人	等级型	RFC 评估	调查.RFC
46683-9	酷热	发现（结果）	时间点	病人	等级型	RFC 评估	调查.RFC
46684-7	潮湿	发现（结果）	时间点	病人	等级型	RFC 评估	调查.RFC
46685-4	湿气	发现（结果）	时间点	病人	等级型	RFC 评估	调查.RFC
46686-2	噪声	发现（结果）	时间点	病人	等级型	RFC 评估	调查.RFC
46687-0	减震	发现（结果）	时间点	病人	等级型	RFC 评估	调查.RFC
46688-8	烟雾，气味，灰尘，气体，通风条件差等	发现（结果）	时间点	病人	等级型	RFC 评估	调查.RFC
46689-6	危害	发现（结果）	时间点	病人	等级型	RFC 评估	调查.RFC
46690-4	环境限制	发现（结果）	时间点	病人	叙述型	RFC 评估	调查.RFC
46691-2	症状	发现（结果）	时间点	病人	叙述型	RFC 评估	调查.RFC
46692-0	治疗或检查源陈述	—	时间点	病人	集合型	RFC 评估	医嘱组.调查.RFC
46693-8	存档中有关索赔者身体能力的治疗或检查源陈述	任意	时间点	病人	等级型	RFC 评估	调查.RFC
46694-6	有关索赔者权限的与你的存档明显不同的治疗或检查源结论	任意	时间点	病人	等级型	RFC 评估	调查.RFC
46695-3	为什么存档的证据不支持结论	印象/检查结果的解释	时间点	病人	叙述型	RFC 评估	调查.RFC

LOINC 代码	名称	属性	时间特征	系统	标尺类型	方法类型	分类
46696-1	附加注释	印象/检查结果的解释	时间点	病人	叙述型	RFC 评估	调查. RFC
46697-9	日期	时间戳、时间标记	时间点	病人	定量型	RFC 评估	调查. RFC
4669-8	前激肽释放酶	质量浓度	时间点	贫血小板血浆	定量型		凝血功能检查
46698-7	氰化物	任意浓度	时间点	全血	等级型		药物水平/毒理学
46699-5	成纤维细胞生长因子 23	任意浓度	时间点	血浆	定量型		化学
46700-1	7-脱氢胆固醇	摩尔浓度	时间点	羊水	定量型		化学
46701-9	三磷酸腺苷	摩尔浓度	时间点	红细胞	定量型		化学
46702-7	白细胞	单位面积数量或计数	时间点	尿液	定量型	自动化计数	血液学/细胞分类计数
46703-5	二氢可待因. 游离型＋二氢可待因酮. 游离型	任意浓度	时间点	血清/血浆	等级型	筛查试验	药物水平/毒理学
46704-3	二氢可待因. 游离型＋二氢可待因酮. 游离型	质量浓度	时间点	血清/血浆	定量型	筛查试验	药物水平/毒理学
46705-0	肉毒梭菌毒素基因	存在与否或身份标识	时间点	XXX	名义型	探针. 扩增. 靶向扩增	微生物学
4670-6	备解素因子 B	质量浓度	时间点	血浆	定量型		血液学/细胞分类计数
46706-8	产气荚膜梭菌毒素基因	存在与否或身份标识	时间点	XXX	名义型	探针. 扩增. 靶向扩增	微生物学
46707-6	（腰果＋美国山核桃＋胡桃属＋开心果）Ab. IgE	任意浓度	时间点	血清	定量型	多盘	变态反应
46708-4	（落花生＋巴西坚果＋椰子＋灰黄榛＋甜杏）Ab. IgE	任意浓度	时间点	血清	定量型	多盘	变态反应
46709-2	（藏北艾＋白藜＋矛尖状车前草＋毛果一枝黄花＋大荨麻）Ab. IgE	质量浓度	时间点	血清	定量型	多盘	变态反应
467-1	磺胺甲噁唑	药物敏感度	时间点	分离物	定量型	最小致死浓度	抗生素敏感性
46710-0	（牛肉＋鸡肉＋猪肉＋火鸡肉）Ab. IgE	任意浓度	时间点	血清	定量型	多盘	变态反应
46711-8	（青花菜＋胡萝卜＋肾豆＋豌豆＋玉米）Ab. IgE	任意浓度	时间点	血清	定量型	多盘	变态反应
46712-6	（大西洋真鳕＋紫贻贝＋北极甜虾＋大西洋鲑＋长鳍金枪鱼）Ab. IgE	任意浓度	时间点	血清	定量型	多盘	变态反应
46713-4	（大麦＋水稻＋黑麦＋小麦）Ab. IgE	任意浓度	时间点	血清	定量型	多盘	变态反应
4671-4	蛋白 C	质量浓度	时间点	血浆	定量型		凝血功能检查
46714-2	（欧洲苹果＋芭蕉属＋桃＋西洋梨）Ab. IgE	任意浓度	时间点	血清	定量型	多盘	变态反应
46715-9	B 细胞交叉配血	任意浓度	时间点	全血	等级型		血库
46716-7	铜蓝蛋白	质量浓度	时间点	全血. 滤纸	定量型		化学
46717-5	凝血酶诱导的凝血. 因子替换^加入牛凝血酶后立即	时间（如秒数）	时间点	贫血小板血浆	定量型	凝集反应	凝血功能检查
46718-3	眼脑脊髓病 Ab. IgG	任意浓度	时间点	脑脊液	等级型		血清学

LOINC 代码	名称	属性	时间特征	系统	标尺类型	方法类型	分类
46719-1	链霉素 4.0 μg/mL	药物敏感度	时间点	分离物	等级型	抗酸杆菌抗生素敏感性试验	抗生素敏感性
46720-9	T 细胞交叉配血	任意浓度	时间点	全血	等级型		血库
46721-7	大麦散黑穗病菌 Ab. IgE	任意浓度	时间点	血清	定量型		变态反应
4672-2	蛋白 C Ag	质量浓度	时间点	贫血小板血浆	定量型		凝血功能检查
46722-5	细胞. ZAP70	任意浓度	时间点	全血	等级型		细胞标志物
46723-3	α-1-微球蛋白	质量浓度	时间点	尿液	定量型		化学
46724-1	CYP21A9 基因突变分析	存在与否或身份标识	时间点	全血/组织	名义型	分子遗传学	分子病理学. 基因突变
46725-8	革兰阳性放线菌 DNA	任意浓度	时间点	XXX	等级型	探针. 扩增. 靶向扩增	微生物学
46726-6	HTR2A 基因 + HTR2C 基因突变分析	存在与否或身份标识	时间点	全血	叙述型	分子遗传学	分子病理学. 基因缺失
46727-4	催乳激素. 单节显性	质量浓度	时间点	血清/血浆	定量型		化学
46728-2	重量	质量	时间点	水	定量型		标本特性
46729-0	重量容器+标本	质量	时间点	大便	定量型		标本特性
4673-0	人类白细胞抗原-B27	任意浓度	时间点	全血^供者	等级型		人类白细胞抗原
46730-8	细菌性阴道病 whiff 试验	任意浓度	时间点	阴道	等级型		微生物学
46731-6	RHC 基因突变分析	类型	时间点	羊水	名义型	分子遗传学	分子病理学. 基因突变
46732-4	土拉弗氏菌亚型	存在与否或身份标识	时间点	XXX	名义型	探针. 扩增. 靶向扩增	微生物学
46733-2	氨酸血症	印象/检查结果的解释	时间点	全血. 滤纸	等级型		化学
46734-0	瓜氨酸血症和/或精氨基琥珀酸尿	印象/检查结果的解释	时间点	全血. 滤纸	等级型		化学
46735-7	内分泌紊乱	印象/检查结果的解释	时间点	全血. 滤纸	等级型		化学
46736-5	脂肪酸氧化作用缺失	印象/检查结果的解释	时间点	全血. 滤纸	等级型		化学
46737-3	半乳糖血症	印象/检查结果的解释	时间点	全血. 滤纸	等级型		化学
46738-1	遗传紊乱	印象/检查结果的解释	时间点	全血. 滤纸	等级型		化学
46739-9	1 型戊二酸血症	印象/检查结果的解释	时间点	全血. 滤纸	等级型		化学
46740-7	血红蛋白病	印象/检查结果的解释	时间点	全血. 滤纸	等级型		化学
46741-5	高胱胺酸尿症和/或其他高蛋氨酸血症	印象/检查结果的解释	时间点	全血. 滤纸	等级型		化学
46742-3	异戊酸血症和/或 2-甲基丁酸血症	印象/检查结果的解释	时间点	全血. 滤纸	等级型		化学
46743-1	槭糖尿病	印象/检查结果的解释	时间点	全血. 滤纸	等级型		化学
46744-9	有机酸血症	印象/检查结果的解释	时间点	全血. 滤纸	等级型		化学
46745-6	其他氨基酸代谢障碍	印象/检查结果的解释	时间点	全血. 滤纸	等级型		化学
46746-4	苯丙酮酸尿和变异体和/或生物蝶呤缺乏	印象/检查结果的解释	时间点	全血. 滤纸	等级型		化学
46747-2	丙酸和/或甲基丙二酸血症	印象/检查结果的解释	时间点	全血. 滤纸	等级型		化学
4674-8	蛋白 C 抑制剂. 激活型		时间点	血浆	定量型		血液学/细胞分类计数
46748-0	酪氨酸血症	印象/检查结果的解释	时间点	全血. 滤纸	等级型		化学
46749-8	3-甲基巴豆酸和/或羟甲基戊二酸和或甲基戊烯二酸	印象/检查结果的解释	时间点	全血. 滤纸	等级型		化学

LOINC 代码	名称	属性	时间特征	系统	标尺类型	方法类型	分类
46750-6	2-甲基，3-羟丁酸血症和/或β酮硫解酶缺乏	印象/检查结果的解释	时间点	全血.滤纸	等级型		化学
46751-4	其他有机酸血症	印象/检查结果的解释	时间点	全血.滤纸	等级型		化学
46752-2	中链酰基脱氢酶缺乏症和/或戊二酸血症 2 型	印象/检查结果的解释	时间点	全血.滤纸	等级型		化学
46753-0	超长链氢基酰基脱氢酶缺乏症	印象/检查结果的解释	时间点	全血.滤纸	等级型		化学
46754-8	长链氢基酰基脱氢酶和/或三功能性蛋白缺乏症	印象/检查结果的解释	时间点	全血.滤纸	等级型		化学
4675-5	人类白细胞抗原-B35	任意浓度	时间点	全血^供者	等级型		人类白细胞抗原
46755-5	肉毒碱摄取缺陷症和/或CPT1 缺乏症	印象/检查结果的解释	时间点	全血.滤纸	等级型		化学
46756-3	其他脂肪酸氧化作用紊乱	印象/检查结果的解释	时间点	全血.滤纸	等级型		化学
46757-1	先天性甲状腺功能减退	印象/检查结果的解释	时间点	全血.滤纸	等级型		化学
46758-9	先天性肾上腺增生	印象/检查结果的解释	时间点	全血.滤纸	等级型		化学
46759-7	Hb SS，Hb SC，Hb SB thal	印象/检查结果的解释	时间点	全血.滤纸	等级型		化学
46760-5	其他血红蛋白病	印象/检查结果的解释	时间点	全血.滤纸	等级型		化学
46761-3	生物素酰胺酶缺乏症	印象/检查结果的解释	时间点	全血.滤纸	等级型		化学
46762-1	原发性先天性甲状腺功能减退症	印象/检查结果的解释	时间点	全血.滤纸	等级型		化学
4676-3	人类白细胞抗原-B35	任意浓度	时间点	全血^病人	等级型		人类白细胞抗原
46763-9	继发性先天性甲状腺功能减退症	印象/检查结果的解释	时间点	全血.滤纸	等级型		化学
46764-7	甲状腺结合球蛋白缺乏症	印象/检查结果的解释	时间点	全血.滤纸	等级型		化学
46765-4	镰状细胞贫血	印象/检查结果的解释	时间点	全血.滤纸	等级型		化学
46766-2	血红蛋白镰状细胞病	印象/检查结果的解释	时间点	全血.滤纸	等级型		化学
46767-0	镰状细胞血红蛋白β地中海贫血	印象/检查结果的解释	时间点	全血.滤纸	等级型		化学
46768-8	镰状细胞携带者（性状）	印象/检查结果的解释	时间点	全血.滤纸	等级型		化学
46769-6	纤维囊泡症	印象/检查结果的解释	时间点	全血.滤纸	等级型		化学
46770-4	听力丧失	印象/检查结果的解释	时间点	全血.滤纸	等级型		化学
4677-1	蛋白质 S.游离型 Ag	任意浓度	时间点	贫血小板血浆	定量型	免疫学	凝血功能检查
46771-2	典型半乳糖血症	印象/检查结果的解释	时间点	全血.滤纸	等级型		化学
46772-0	半乳糖激酶缺乏症	印象/检查结果的解释	时间点	全血.滤纸	等级型		化学
46773-8	半乳糖表异构酶缺乏	印象/检查结果的解释	时间点	全血.滤纸	等级型		化学
46774-6	肉毒碱摄取缺陷症	印象/检查结果的解释	时间点	全血.滤纸	等级型		化学
46775-3	1 型肉毒碱棕榈酰基转移酶缺乏症	印象/检查结果的解释	时间点	全血.滤纸	等级型		化学
46776-1	CPT2 和/或 CACT	印象/检查结果的解释	时间点	全血.滤纸	等级型		化学
46777-9	2 型戊二酸血症和/或乙基丙二酸脑病	印象/检查结果的解释	时间点	全血.滤纸	等级型		化学
46778-7	轻微冠状动脉病	印象/检查结果的解释	时间点	全血.滤纸	等级型		化学
46779-5	培养基和/或短链脂肪酸去氢酶缺乏症	印象/检查结果的解释	时间点	全血.滤纸	等级型		化学
46780-3	SCAD 和/或乙基丙二酸脑病和/或异丁酰基脱氢酶缺乏症	印象/检查结果的解释	时间点	全血.滤纸	等级型		化学

LOINC 代码	名称	属性	时间特征	系统	标尺类型	方法类型	分类
46781-1	丙二酸血症	印象/检查结果的解释	时间点	全血. 滤纸	等级型		化学
46782-9	精氨酸血症	印象/检查结果的解释	时间点	全血. 滤纸	等级型		化学
46783-7	滥用. 行为	发现（结果）	时间点	社区	等级型	观察性. OMAHA 系统	问卷调查. 护理. OMAHA 问卷调查
46784-5	滥用. 知识	发现（结果）	时间点	社区	等级型	观察性. OMAHA 系统	问卷调查. 护理. OMAHA 问卷调查
46785-2	滥用. 状况	发现（结果）	时间点	社区	等级型	观察性. OMAHA 系统	问卷调查. 护理. OMAHA 问卷调查
46786-0	肠道功能. 行为	发现（结果）	时间点	社区	等级型	观察性. OMAHA 系统	问卷调查. 护理. OMAHA 问卷调查
46787-8	肠道功能. 知识	发现（结果）	时间点	社区	等级型	观察性. OMAHA 系统	问卷调查. 护理. OMAHA 问卷调查
46788-6	肠道功能. 状况	发现（结果）	时间点	社区	等级型	观察性. OMAHA 系统	问卷调查. 护理. OMAHA 问卷调查
4678-9	蛋白质 S	任意浓度	时间点	血浆	定量型	凝集反应	凝血功能检查
46789-4	照管/养育行为	发现（结果）	时间点	社区	等级型	观察性. OMAHA 系统	问卷调查. 护理. OMAHA 问卷调查
46790-2	照管/养育知识	发现（结果）	时间点	社区	等级型	观察性. OMAHA 系统	问卷调查. 护理. OMAHA 问卷调查
46791-0	照管/养育状况	发现（结果）	时间点	社区	等级型	观察性. OMAHA 系统	问卷调查. 护理. OMAHA 问卷调查
46792-8	循环. 行为	发现（结果）	时间点	社区	等级型	观察性. OMAHA 系统	问卷调查. 护理. OMAHA 问卷调查
46793-6	循环. 知识	发现（结果）	时间点	社区	等级型	观察性. OMAHA 系统	问卷调查. 护理. OMAHA 问卷调查
46794-4	循环. 状况	发现（结果）	时间点	社区	等级型	观察性. OMAHA 系统	问卷调查. 护理. OMAHA 问卷调查
46795-1	认知. 行为	发现（结果）	时间点	社区	等级型	观察性. OMAHA 系统	问卷调查. 护理. OMAHA 问卷调查
46796-9	认知. 知识	发现（结果）	时间点	社区	等级型	观察性. OMAHA 系统	问卷调查. 护理. OMAHA 问卷调查
4679-7	网织红细胞/100 红细胞	数量或计数分数	时间点	红细胞	定量型		血液学/细胞分类计数
46797-7	认知. 状况	发现（结果）	时间点	社区	等级型	观察性. OMAHA 系统	问卷调查. 护理. OMAHA 问卷调查

LOINC 代码	名称	属性	时间特征	系统	标尺类型	方法类型	分类
46798-5	传染性疾病监控功能.表现	发现（结果）	时间点	社区	等级型	观察性.OMAHA 系统	问卷调查.护理.OMAHA 问卷调查
46799-3	传染性疾病监控功能.知识	发现（结果）	时间点	社区	等级型	观察性.OMAHA 系统	问卷调查.护理.OMAHA 问卷调查
46800-9	传染性疾病监控功能.状况	发现（结果）	时间点	社区	等级型	观察性.OMAHA 系统	问卷调查.护理.OMAHA 问卷调查
46801-7	人际交流.行为	发现（结果）	时间点	社区	等级型	观察性.OMAHA 系统	问卷调查.护理.OMAHA 问卷调查
46802-5	人际交流.知识	发现（结果）	时间点	社区	等级型	观察性.OMAHA 系统	问卷调查.护理.OMAHA 问卷调查
46803-3	人际交流.状况	发现（结果）	时间点	社区	等级型	观察性.OMAHA 系统	问卷调查.护理.OMAHA 问卷调查
46804-1	意识.行为	发现（结果）	时间点	社区	等级型	观察性.OMAHA 系统	问卷调查.护理.OMAHA 问卷调查
4680-5	血管假性血友病因子.瑞斯托菌素辅因子	任意浓度	时间点	贫血小板血浆	定量型		凝血功能检查
46805-8	意识.知识	发现（结果）	时间点	社区	等级型	观察性.OMAHA 系统	问卷调查.护理.OMAHA 问卷调查
46806-6	意识.状况	发现（结果）	时间点	社区	等级型	观察性.OMAHA 系统	问卷调查.护理.OMAHA 问卷调查
46807-4	消化-水合作用.行为	发现（结果）	时间点	社区	等级型	观察性.OMAHA 系统	问卷调查.护理.OMAHA 问卷调查
46808-2	消化-水合作用.知识	发现（结果）	时间点	社区	等级型	观察性.OMAHA 系统	问卷调查.护理.OMAHA 问卷调查
46809-0	消化-水合作用.状况	发现（结果）	时间点	社区	等级型	观察性.OMAHA 系统	问卷调查.护理.OMAHA 问卷调查
46810-8	计划生育.行为	发现（结果）	时间点	社区	等级型	观察性.OMAHA 系统	问卷调查.护理.OMAHA 问卷调查
46811-6	计划生育.知识	发现（结果）	时间点	社区	等级型	观察性.OMAHA 系统	问卷调查.护理.OMAHA 问卷调查
46812-4	计划生育.状况	发现（结果）	时间点	社区	等级型	观察性.OMAHA 系统	问卷调查.护理.OMAHA 问卷调查
4681-3	链激酶	催化浓度	时间点	血浆	定量型		血液学/细胞分类计数

LOINC 代码	名称	属性	时间特征	系统	标尺类型	方法类型	分类
46813-2	悲痛. 行为	发现（结果）	时间点	社区	等级型	观察性. OMAHA 系统	问卷调查. 护理. OMAHA 问卷调查
46814-0	悲痛. 知识	发现（结果）	时间点	社区	等级型	观察性. OMAHA 系统	问卷调查. 护理. OMAHA 问卷调查
46815-7	悲痛. 状况	发现（结果）	时间点	社区	等级型	观察性. OMAHA 系统	问卷调查. 护理. OMAHA 问卷调查
46816-5	生长与发育. 行为	发现（结果）	时间点	社区	等级型	观察性. OMAHA 系统	问卷调查. 护理. OMAHA 问卷调查
46817-3	生长与发育. 知识	发现（结果）	时间点	社区	等级型	观察性. OMAHA 系统	问卷调查. 护理. OMAHA 问卷调查
46818-1	生长与发育. 状况	发现（结果）	时间点	社区	等级型	观察性. OMAHA 系统	问卷调查. 护理. OMAHA 问卷调查
46819-9	卫生保健监督. 行为	发现（结果）	时间点	社区	等级型	观察性. OMAHA 系统	问卷调查. 护理. OMAHA 问卷调查
46820-7	卫生保健监督. 知识	发现（结果）	时间点	社区	等级型	观察性. OMAHA 系统	问卷调查. 护理. OMAHA 问卷调查
4682-1	链激酶	稀释系数、稀释倍数（滴度）	时间点	血清	定量型		血液学/细胞分类计数
46821-5	卫生保健监督. 状况	发现（结果）	时间点	社区	等级型	观察性. OMAHA 系统	问卷调查. 护理. OMAHA 问卷调查
46822-3	听力. 行为	发现（结果）	时间点	社区	等级型	观察性. OMAHA 系统	问卷调查. 护理. OMAHA 问卷调查
46823-1	听力. 知识	发现（结果）	时间点	社区	等级型	观察性. OMAHA 系统	问卷调查. 护理. OMAHA 问卷调查
46824-9	听力. 状况	发现（结果）	时间点	社区	等级型	观察性. OMAHA 系统	问卷调查. 护理. OMAHA 问卷调查
46825-6	收入. 表现	发现（结果）	时间点	社区	等级型	观察性. OMAHA 系统	问卷调查. 护理. OMAHA 问卷调查
46826-4	收入. 知识	发现（结果）	时间点	社区	等级型	观察性. OMAHA 系统	问卷调查. 护理. OMAHA 问卷调查
46827-2	收入. 状态	发现（结果）	时间点	社区	等级型	观察性. OMAHA 系统	问卷调查. 护理. OMAHA 问卷调查
46828-0	人际关系. 表现	发现（结果）	时间点	社区	等级型	观察性. OMAHA 系统	问卷调查. 护理. OMAHA 问卷调查

LOINC 代码	名称	属性	时间特征	系统	标尺类型	方法类型	分类
46829-8	人际关系.知识	发现（结果）	时间点	社区	等级型	观察性.OMAHA 系统	问卷调查.护理.OMAHA 问卷调查
46830-6	人际关系.状态	发现（结果）	时间点	社区	等级型	观察性.OMAHA 系统	问卷调查.护理.OMAHA 问卷调查
46831-4	药物服法.表现	发现（结果）	时间点	社区	等级型	观察性.OMAHA 系统	问卷调查.护理.OMAHA 问卷调查
46832-2	药物服法.知识	发现（结果）	时间点	社区	等级型	观察性.OMAHA 系统	问卷调查.护理.OMAHA 问卷调查
46833-0	药物服法.状态	发现（结果）	时间点	社区	等级型	观察性.OMAHA 系统	问卷调查.护理.OMAHA 问卷调查
46834-8	精神健康.表现	发现（结果）	时间点	社区	等级型	观察性.OMAHA 系统	问卷调查.护理.OMAHA 问卷调查
46835-5	精神健康.知识	发现（结果）	时间点	社区	等级型	观察性.OMAHA 系统	问卷调查.护理.OMAHA 问卷调查
46836-3	精神健康.状态	发现（结果）	时间点	社区	等级型	观察性.OMAHA 系统	问卷调查.护理.OMAHA 问卷调查
46837-1	疏忽.表现	发现（结果）	时间点	社区	等级型	观察性.OMAHA 系统	问卷调查.护理.OMAHA 问卷调查
46838-9	疏忽.知识	发现（结果）	时间点	社区	等级型	观察性.OMAHA 系统	问卷调查.护理.OMAHA 问卷调查
4683-9	硫血红蛋白	质量浓度	时间点	全血	定量型		化学
46839-7	疏忽.状态	发现（结果）	时间点	社区	等级型	观察性.OMAHA 系统	问卷调查.护理.OMAHA 问卷调查
46840-5	邻居/工作场所安全.表现	发现（结果）	时间点	社区	等级型	观察性.OMAHA 系统	问卷调查.护理.OMAHA 问卷调查
46841-3	邻居/工作场所安全.知识	发现（结果）	时间点	社区	等级型	观察性.OMAHA 系统	问卷调查.护理.OMAHA 问卷调查
46842-1	邻居/工作场所安全.状态	发现（结果）	时间点	社区	等级型	观察性.OMAHA 系统	问卷调查.护理.OMAHA 问卷调查
46843-9	神经-肌肉-骨骼机能.表现	发现（结果）	时间点	社区	等级型	观察性.OMAHA 系统	问卷调查.护理.OMAHA 问卷调查
46844-7	神经-肌肉-骨骼机能.知识	发现（结果）	时间点	社区	等级型	观察性.OMAHA 系统	问卷调查.护理.OMAHA 问卷调查

LOINC 代码	名称	属性	时间特征	系统	标尺类型	方法类型	分类
46845-4	神经-肌肉-骨骼机能.状态	发现（结果）	时间点	社区	等级型	观察性.OMAHA 系统	问卷调查.护理.OMAHA 问卷调查
46846-2	营养.表现	发现（结果）	时间点	社区	等级型	观察性.OMAHA 系统	问卷调查.护理.OMAHA 问卷调查
4684-7	硫血红蛋白	任意浓度	时间点	全血	等级型		化学
46847-0	营养.知识	发现（结果）	时间点	社区	等级型	观察性.OMAHA 系统	问卷调查.护理.OMAHA 问卷调查
46848-8	营养.状态	发现（结果）	时间点	社区	等级型	观察性.OMAHA 系统	问卷调查.护理.OMAHA 问卷调查
46849-6	口腔卫生.表现	发现（结果）	时间点	社区	等级型	观察性.OMAHA 系统	问卷调查.护理.OMAHA 问卷调查
46850-4	口腔卫生.知识	发现（结果）	时间点	社区	等级型	观察性.OMAHA 系统	问卷调查.护理.OMAHA 问卷调查
46851-2	口腔卫生.状态	发现（结果）	时间点	社区	等级型	观察性.OMAHA 系统	问卷调查.护理.OMAHA 问卷调查
46852-0	疼痛.表现	发现（结果）	时间点	社区	等级型	观察性.OMAHA 系统	问卷调查.护理.OMAHA 问卷调查
46853-8	疼痛.知识	发现（结果）	时间点	社区	等级型	观察性.OMAHA 系统	问卷调查.护理.OMAHA 问卷调查
4685-4	硫血红蛋白/血红蛋白.总计	质量分数	时间点	全血	定量型		化学
46854-6	疼痛.状态	发现（结果）	时间点	社区	等级型	观察性.OMAHA 系统	问卷调查.护理.OMAHA 问卷调查
46855-3	个人生活自理.表现	发现（结果）	时间点	社区	等级型	观察性.OMAHA 系统	问卷调查.护理.OMAHA 问卷调查
46856-1	个人生活自理.知识	发现（结果）	时间点	社区	等级型	观察性.OMAHA 系统	问卷调查.护理.OMAHA 问卷调查
46857-9	个人生活自理.状态	发现（结果）	时间点	社区	等级型	观察性.OMAHA 系统	问卷调查.护理.OMAHA 问卷调查
46858-7	体力活动.表现	发现（结果）	时间点	社区	等级型	观察性.OMAHA 系统	问卷调查.护理.OMAHA 问卷调查
46859-5	体力活动.知识	发现（结果）	时间点	社区	等级型	观察性.OMAHA 系统	问卷调查.护理.OMAHA 问卷调查

LOINC 代码	名称	属性	时间特征	系统	标尺类型	方法类型	分类
46860-3	体力活动.状态	发现（结果）	时间点	社区	等级型	观察性.OMAHA 系统	问卷调查.护理.OMAHA 问卷调查
46861-1	产后机能.表现	发现（结果）	时间点	社区	等级型	观察性.OMAHA 系统	问卷调查.护理.OMAHA 问卷调查
4686-2	血小板球蛋白	质量浓度	时间点	血浆	定量型		血液学/细胞分类计数
46862-9	产后机能.知识	发现（结果）	时间点	社区	等级型	观察性.OMAHA 系统	问卷调查.护理.OMAHA 问卷调查
46863-7	产后机能.状态	发现（结果）	时间点	社区	等级型	观察性.OMAHA 系统	问卷调查.护理.OMAHA 问卷调查
46864-5	妊娠机能.表现	发现（结果）	时间点	社区	等级型	观察性.OMAHA 系统	问卷调查.护理.OMAHA 问卷调查
46865-2	妊娠机能.知识	发现（结果）	时间点	社区	等级型	观察性.OMAHA 系统	问卷调查.护理.OMAHA 问卷调查
46866-0	妊娠机能.状态	发现（结果）	时间点	社区	等级型	观察性.OMAHA 系统	问卷调查.护理.OMAHA 问卷调查
46867-8	生殖机能.表现	发现（结果）	时间点	社区	等级型	观察性.OMAHA 系统	问卷调查.护理.OMAHA 问卷调查
46868-6	生殖机能.知识	发现（结果）	时间点	社区	等级型	观察性.OMAHA 系统	问卷调查.护理.OMAHA 问卷调查
46869-4	生殖机能.状态	发现（结果）	时间点	社区	等级型	观察性.OMAHA 系统	问卷调查.护理.OMAHA 问卷调查
4687-0	血小板球蛋白 β		时间点	血浆	定量型		血液学/细胞分类计数
46870-2	居住.表现	发现（结果）	时间点	社区	等级型	观察性.OMAHA 系统	问卷调查.护理.OMAHA 问卷调查
46871-0	居住.知识	发现（结果）	时间点	社区	等级型	观察性.OMAHA 系统	问卷调查.护理.OMAHA 问卷调查
46872-8	居住.状态	发现（结果）	时间点	社区	等级型	观察性.OMAHA 系统	问卷调查.护理.OMAHA 问卷调查
46873-6	呼吸.表现	发现（结果）	时间点	社区	等级型	观察性.OMAHA 系统	问卷调查.护理.OMAHA 问卷调查
46874-4	呼吸.知识	发现（结果）	时间点	社区	等级型	观察性.OMAHA 系统	问卷调查.护理.OMAHA 问卷调查

LOINC 代码	名称	属性	时间特征	系统	标尺类型	方法类型	分类
46875-1	呼吸.状态	发现（结果）	时间点	社区	等级型	观察性.OMAHA 系统	问卷调查.护理.OMAHA 问卷调查
46876-9	角色转换.表现	发现（结果）	时间点	社区	等级型	观察性.OMAHA 系统	问卷调查.护理.OMAHA 问卷调查
46877-7	角色转换.知识	发现（结果）	时间点	社区	等级型	观察性.OMAHA 系统	问卷调查.护理.OMAHA 问卷调查
46878-5	角色转换.状态	发现（结果）	时间点	社区	等级型	观察性.OMAHA 系统	问卷调查.护理.OMAHA 问卷调查
46879-3	环境卫生.表现	发现（结果）	时间点	社区	等级型	观察性.OMAHA 系统	问卷调查.护理.OMAHA 问卷调查
46880-1	环境卫生.知识	发现（结果）	时间点	社区	等级型	观察性.OMAHA 系统	问卷调查.护理.OMAHA 问卷调查
46881-9	环境卫生.状态	发现（结果）	时间点	社区	等级型	观察性.OMAHA 系统	问卷调查.护理.OMAHA 问卷调查
46882-7	性.表现	发现（结果）	时间点	社区	等级型	观察性.OMAHA 系统	问卷调查.护理.OMAHA 问卷调查
46883-5	性.知识	发现（结果）	时间点	社区	等级型	观察性.OMAHA 系统	问卷调查.护理.OMAHA 问卷调查
46884-3	性.状态	发现（结果）	时间点	社区	等级型	观察性.OMAHA 系统	问卷调查.护理.OMAHA 问卷调查
46885-0	皮肤.表现	发现（结果）	时间点	社区	等级型	观察性.OMAHA 系统	问卷调查.护理.OMAHA 问卷调查
46886-8	皮肤.知识	发现（结果）	时间点	社区	等级型	观察性.OMAHA 系统	问卷调查.护理.OMAHA 问卷调查
46887-6	皮肤.状态	发现（结果）	时间点	社区	等级型	观察性.OMAHA 系统	问卷调查.护理.OMAHA 问卷调查
4688-8	血栓调节素		时间点	血浆	定量型		血液学/细胞分类计数
46888-4	睡眠与休息模式.表现	发现（结果）	时间点	社区	等级型	观察性.OMAHA 系统	问卷调查.护理.OMAHA 问卷调查
46889-2	睡眠与休息模式.知识	发现（结果）	时间点	社区	等级型	观察性.OMAHA 系统	问卷调查.护理.OMAHA 问卷调查
468-9	磺胺甲噁唑	药物敏感度	时间点	分离物	定量或等级型	最小抑制浓度	抗生素敏感性

LOINC 代码	名称	属性	时间特征	系统	标尺类型	方法类型	分类
46890-0	睡眠与休息模式. 状态	发现（结果）	时间点	社区	等级型	观察性. OMAHA 系统	问卷调查. 护理. OMAHA 问卷调查
46891-8	社会联系. 表现	发现（结果）	时间点	社区	等级型	观察性. OMAHA 系统	问卷调查. 护理. OMAHA 问卷调查
46892-6	社会联系. 知识	发现（结果）	时间点	社区	等级型	观察性. OMAHA 系统	问卷调查. 护理. OMAHA 问卷调查
46893-4	社会联系. 状态	发现（结果）	时间点	社区	等级型	观察性. OMAHA 系统	问卷调查. 护理. OMAHA 问卷调查
46894-2	言语与语言. 表现	发现（结果）	时间点	社区	等级型	观察性. OMAHA 系统	问卷调查. 护理. OMAHA 问卷调查
46895-9	言语与语言. 知识	发现（结果）	时间点	社区	等级型	观察性. OMAHA 系统	问卷调查. 护理. OMAHA 问卷调查
4689-6	胆绿蛋白		时间点	全血			血液学/细胞分类计数
46896-7	言语与语言. 状态	发现（结果）	时间点	社区	等级型	观察性. OMAHA 系统	问卷调查. 护理. OMAHA 问卷调查
46897-5	精神性. 表现	发现（结果）	时间点	社区	等级型	观察性. OMAHA 系统	问卷调查. 护理. OMAHA 问卷调查
46898-3	精神性. 知识	发现（结果）	时间点	社区	等级型	观察性. OMAHA 系统	问卷调查. 护理. OMAHA 问卷调查
46899-1	精神性. 状态	发现（结果）	时间点	社区	等级型	观察性. OMAHA 系统	问卷调查. 护理. OMAHA 问卷调查
46900-7	物质使用. 表现	发现（结果）	时间点	社区	等级型	观察性. OMAHA 系统	问卷调查. 护理. OMAHA 问卷调查
46901-5	物质使用. 知识	发现（结果）	时间点	社区	等级型	观察性. OMAHA 系统	问卷调查. 护理. OMAHA 问卷调查
46902-3	物质使用. 状态	发现（结果）	时间点	社区	等级型	观察性. OMAHA 系统	问卷调查. 护理. OMAHA 问卷调查
46903-1	泌尿机能. 表现	发现（结果）	时间点	社区	等级型	观察性. OMAHA 系统	问卷调查. 护理. OMAHA 问卷调查
4690-4	粘度	粘度、粘稠度	时间点	全血	定量型		标本特性
46904-9	泌尿机能. 知识	发现（结果）	时间点	社区	等级型	观察性. OMAHA 系统	问卷调查. 护理. OMAHA 问卷调查
46905-6	泌尿机能. 状态	发现（结果）	时间点	社区	等级型	观察性. OMAHA 系统	问卷调查. 护理. OMAHA 问卷调查

LOINC 代码	名称	属性	时间特征	系统	标尺类型	方法类型	分类
46906-4	视觉.表现	发现（结果）	时间点	社区	等级型	观察性. OMAHA 系统	问卷调查.护理. OMAHA 问卷调查
46907-2	视觉.知识	发现（结果）	时间点	社区	等级型	观察性. OMAHA 系统	问卷调查.护理. OMAHA 问卷调查
46908-0	视觉.状态	发现（结果）	时间点	社区	等级型	观察性. OMAHA 系统	问卷调查.护理. OMAHA 问卷调查
46909-8	传染性疾病监控功能.表现	发现（结果）	时间点	家族	等级型	观察性. OMAHA 系统	问卷调查.护理. OMAHA 问卷调查
46910-6	传染性疾病监控功能.知识	发现（结果）	时间点	家族	等级型	观察性. OMAHA 系统	问卷调查.护理. OMAHA 问卷调查
46911-4	传染性疾病监控功能.状况	发现（结果）	时间点	家族	等级型	观察性. OMAHA 系统	问卷调查.护理. OMAHA 问卷调查
4691-2	粘度	粘度、粘稠度	时间点	血浆	定量型		标本特性
46912-2	口腔卫生.表现	发现（结果）	时间点	家族	等级型	观察性. OMAHA 系统	问卷调查.护理. OMAHA 问卷调查
46913-0	口腔卫生.知识	发现（结果）	时间点	家族	等级型	观察性. OMAHA 系统	问卷调查.护理. OMAHA 问卷调查
46914-8	口腔卫生.状态	发现（结果）	时间点	家族	等级型	观察性. OMAHA 系统	问卷调查.护理. OMAHA 问卷调查
46915-5	产后机能.表现	发现（结果）	时间点	家族	等级型	观察性. OMAHA 系统	问卷调查.护理. OMAHA 问卷调查
46916-3	产后机能.知识	发现（结果）	时间点	家族	等级型	观察性. OMAHA 系统	问卷调查.护理. OMAHA 问卷调查
46917-1	产后机能.状态	发现（结果）	时间点	家族	等级型	观察性. OMAHA 系统	问卷调查.护理. OMAHA 问卷调查
46918-9	妊娠机能.表现	发现（结果）	时间点	家族	等级型	观察性. OMAHA 系统	问卷调查.护理. OMAHA 问卷调查
46919-7	妊娠机能.知识	发现（结果）	时间点	家族	等级型	观察性. OMAHA 系统	问卷调查.护理. OMAHA 问卷调查
4692-0	人类白细胞抗原 Ag	任意含量	时间点	组织	定量型		人类白细胞抗原
46920-5	妊娠机能.状态	发现（结果）	时间点	家族	等级型	观察性. OMAHA 系统	问卷调查.护理. OMAHA 问卷调查
46921-3	生殖机能.表现	发现（结果）	时间点	家族	等级型	观察性. OMAHA 系统	问卷调查.护理. OMAHA 问卷调查

LOINC 代码	名称	属性	时间特征	系统	标尺类型	方法类型	分类
46922-1	生殖机能. 知识	发现（结果）	时间点	家族	等级型	观察性. OMAHA 系统	问卷调查. 护理. OMAHA 问卷调查
46923-9	生殖机能. 状态	发现（结果）	时间点	家族	等级型	观察性. OMAHA 系统	问卷调查. 护理. OMAHA 问卷调查
46924-7	泌尿机能. 表现	发现（结果）	时间点	家族	等级型	观察性. OMAHA 系统	问卷调查. 护理. OMAHA 问卷调查
46925-4	泌尿机能. 知识	发现（结果）	时间点	家族	等级型	观察性. OMAHA 系统	问卷调查. 护理. OMAHA 问卷调查
46926-2	泌尿机能. 状态	发现（结果）	时间点	家族	等级型	观察性. OMAHA 系统	问卷调查. 护理. OMAHA 问卷调查
46927-0	传染性疾病监控功能. 表现	发现（结果）	时间点	病人	等级型	观察性. OMAHA 系统	问卷调查. 护理. OMAHA 问卷调查
46928-8	传染性疾病监控功能. 知识	发现（结果）	时间点	病人	等级型	观察性. OMAHA 系统	问卷调查. 护理. OMAHA 问卷调查
46929-6	传染性疾病监控功能. 状况	发现（结果）	时间点	病人	等级型	观察性. OMAHA 系统	问卷调查. 护理. OMAHA 问卷调查
46930-4	口腔卫生. 表现	发现（结果）	时间点	病人	等级型	观察性. OMAHA 系统	问卷调查. 护理. OMAHA 问卷调查
46931-2	口腔卫生. 知识	发现（结果）	时间点	病人	等级型	观察性. OMAHA 系统	问卷调查. 护理. OMAHA 问卷调查
46932-0	口腔卫生. 状态	发现（结果）	时间点	病人	等级型	观察性. OMAHA 系统	问卷调查. 护理. OMAHA 问卷调查
46933-8	产后机能. 表现	发现（结果）	时间点	病人	等级型	观察性. OMAHA 系统	问卷调查. 护理. OMAHA 问卷调查
46934-6	产后机能. 知识	发现（结果）	时间点	病人	等级型	观察性. OMAHA 系统	问卷调查. 护理. OMAHA 问卷调查
46935-3	产后机能. 状态	发现（结果）	时间点	病人	等级型	观察性. OMAHA 系统	问卷调查. 护理. OMAHA 问卷调查
46936-1	妊娠机能. 表现	发现（结果）	时间点	病人	等级型	观察性. OMAHA 系统	问卷调查. 护理. OMAHA 问卷调查
46937-9	妊娠机能. 知识	发现（结果）	时间点	病人	等级型	观察性. OMAHA 系统	问卷调查. 护理. OMAHA 问卷调查
4693-8	人类白细胞抗原 Ag 不存在	存在与否或身份标识	时间点	全血	名义型		人类白细胞抗原

LOINC 代码	名称	属性	时间特征	系统	标尺类型	方法类型	分类
46938-7	妊娠机能.状态	发现（结果）	时间点	病人	等级型	观察性.OMAHA 系统	问卷调查.护理.OMAHA 问卷调查
46939-5	生殖机能.表现	发现（结果）	时间点	病人	等级型	观察性.OMAHA 系统	问卷调查.护理.OMAHA 问卷调查
46940-3	生殖机能.知识	发现（结果）	时间点	病人	等级型	观察性.OMAHA 系统	问卷调查.护理.OMAHA 问卷调查
46941-1	生殖机能.状态	发现（结果）	时间点	病人	等级型	观察性.OMAHA 系统	问卷调查.护理.OMAHA 问卷调查
46942-9	泌尿机能.表现	发现（结果）	时间点	病人	等级型	观察性.OMAHA 系统	问卷调查.护理.OMAHA 问卷调查
46943-7	泌尿机能.知识	发现（结果）	时间点	病人	等级型	观察性.OMAHA 系统	问卷调查.护理.OMAHA 问卷调查
46944-5	泌尿机能.状态	发现（结果）	时间点	病人	等级型	观察性.OMAHA 系统	问卷调查.护理.OMAHA 问卷调查
46945-2	倍氯美松双丙酸酯	质量浓度	时间点	尿液	定量型		药物水平/毒理学
4694-6	人类白细胞抗原 Ag 存在	存在与否或身份标识	时间点	全血	名义型		人类白细胞抗原
46946-0	倍他米松	质量浓度	时间点	尿液	定量型		药物水平/毒理学
46947-8	布地奈德	质量浓度	时间点	尿液	定量型		药物水平/毒理学
46948-6	地塞米松	质量浓度	时间点	尿液	定量型		药物水平/毒理学
46949-4	氟氢可的松	质量浓度	时间点	尿液	定量型		药物水平/毒理学
46950-2	氟尼缩松	质量浓度	时间点	尿液	定量型		药物水平/毒理学
46951-0	氟米龙	质量浓度	时间点	尿液	定量型		药物水平/毒理学
46952-8	丙酸氟替卡松	质量浓度	时间点	尿液	定量型		药物水平/毒理学
4695-3	人类白细胞抗原-A w19	任意浓度	时间点	全血^供者	等级型		人类白细胞抗原
46953-6	醋酸甲地孕酮	质量浓度	时间点	尿液	定量型		药物水平/毒理学
46954-4	甲泼尼龙	质量浓度	时间点	尿液	定量型		药物水平/毒理学
46955-1	泼尼松龙	质量浓度	时间点	尿液	定量型		药物水平/毒理学
46956-9	泼尼松	质量浓度	时间点	尿液	定量型		药物水平/毒理学
46957-7	曲安西龙	质量浓度	时间点	尿液	定量型		药物水平/毒理学

LOINC 代码	名称	属性	时间特征	系统	标尺类型	方法类型	分类
46958-5	曲安奈德	质量浓度	时间点	尿液	定量型		药物水平/毒理学
46959-3	合成糖皮质激素 医嘱组	质量浓度	时间点	尿液	定量型		医嘱组. 化学
46960-1	TCR α β Ag	任意浓度	时间点	组织	等级型	免疫染色	细胞标志物
4696-1	人类白细胞抗原-A w19	任意浓度	时间点	全血	等级型		人类白细胞抗原
46961-9	TCR γ δ Ag	任意浓度	时间点	组织	等级型	免疫染色	细胞标志物
46962-7	血管活性肠肽 Ag	任意浓度	时间点	组织	等级型	免疫染色	病理学
46963-5	试管编号	标识符	时间点	全血	名义型		标本特性
46964-3	隐球菌 Ag	任意浓度	时间点	脑脊液	等级型	胶乳凝集试验	微生物学
46965-0	MCOLN1 基因突变分析	存在与否或身份标识	时间点	全血/组织	叙述型	分子遗传学	分子病理学. 基因突变
46966-8	细胞. CD69	数量或计数浓度（计数/容积）	时间点	全血	定量型		细胞标志物
46967-6	细胞. CD40	数量或计数浓度（计数/容积）	时间点	全血	定量型		细胞标志物
46968-4	细胞. CD122	数量或计数浓度（计数/容积）	时间点	全血	定量型		细胞标志物
46969-2	无唾液酸神经节苷脂 GM1 Ab. IgG	稀释系数、稀释倍数（滴度）	时间点	血清	定量型	酶免疫分析	血清学
469-7	磺胺甲噁唑	药物敏感度	时间点	分离物	定量或等级型	琼脂扩散	抗生素敏感性
46970-0	BK 病毒 DNA	任意浓度	时间点	脑脊液	等级型	探针. 扩增. 靶向扩增	微生物学
46971-8	氢吗啡酮. 游离型	质量浓度	时间点	尿液	定量型	确认试验	药物水平/毒理学
46972-6	6-单乙酰吗啡. 游离型	质量浓度	时间点	血清/血浆	定量型	确认试验	药物水平/毒理学
46973-4	羟考酮. 游离型	质量浓度	时间点	尿液	定量型	确认试验	药物水平/毒理学
46974-2	羟吗啡酮. 游离型	质量浓度	时间点	血清/血浆	定量型	确认试验	药物水平/毒理学
46975-9	羟吗啡酮. 游离型	质量浓度	时间点	尿液	定量型	确认试验	药物水平/毒理学
46976-7	苯二氮	任意浓度	时间点	血清/血浆	等级型	筛查试验	药物水平/毒理学
46977-5	苯二氮	质量浓度	时间点	血清/血浆	定量型	确认试验	药物水平/毒理学
46978-3	水杨酸盐类药物	质量浓度	时间点	血清/血浆	定量型	确认试验	药物水平/毒理学
4697-9	人类白细胞抗原-A w33 (w19)	任意浓度	时间点	全血^供者	等级型		人类白细胞抗原
46979-1	氟西泮	质量浓度	时间点	血清/血浆	定量型	确认试验	药物水平/毒理学
46980-9	N-去烷基氟胺安定	质量浓度	时间点	血清/血浆	定量型	确认试验	药物水平/毒理学
46981-7	硅	质量浓度	时间点	尿液	定量型		药物水平/毒理学
46982-5	肝肾微粒体 Ab. IgG	稀释系数、稀释倍数（滴度）	时间点	血清	定量型	免疫荧光	血清学
46983-3	乙醇	质量浓度	时间点	尿液	定量型	确认试验	药物水平/毒理学

LOINC 代码	名称	属性	时间特征	系统	标尺类型	方法类型	分类
46984-1	低密度脂蛋白 2 的胆固醇	质量浓度	时间点	血清	定量型		化学
46985-8	低密度脂蛋白 3 的胆固醇	质量浓度	时间点	血清	定量型		化学
46986-6	极低密度脂蛋白 3 的胆固醇	质量浓度	时间点	血清/血浆	定量型		化学
4698-7	人类白细胞抗原-A w33 (w19)	任意浓度	时间点	全血	等级型		人类白细胞抗原
46987-4	幽门螺杆菌 Ab. IgM	任意浓度	时间点	血清	等级型	酶免疫分析	微生物学
46988-2	GBA 基因突变检测	存在与否或身份标识	时间点	全血/组织	名义型	分子遗传学	分子病理学. 基因突变
46989-0	CFTR 基因突变分析	存在与否或身份标识	时间点	羊水	叙述型	分子遗传学	分子病理学. 基因突变
46990-8	ASPA 基因突变分析	存在与否或身份标识	时间点	全血/组织	叙述型	分子遗传学	分子病理学. 基因突变
46991-6	BLM 基因突变分析	存在与否或身份标识	时间点	全血/组织	叙述型	分子遗传学	分子病理学. 基因突变
46992-4	DYS 基因突变分析	存在与否或身份标识	时间点	全血/组织	叙述型	分子遗传学	分子病理学. 基因突变
46993-2	人类白细胞抗原 Ab 医嘱组	—	时间点	血清	—		医嘱组. 人类白细胞抗原
46994-0	人类白细胞抗原-A+B+C Ab	数量或计数分数	时间点	血清	定量型		人类白细胞抗原
4699-5	人类白细胞抗原-A w34 (10)	任意浓度	时间点	全血^供者	等级型		人类白细胞抗原
46995-7	人类白细胞抗原-DP+DQ+DR Ab	数量或计数分数	时间点	血清	定量型		人类白细胞抗原
46996-5	人类白细胞抗原 Ab 阳性细胞	数量或计数（正整数）	时间点	血清	定量型		人类白细胞抗原
46997-3	人类白细胞抗原 Ab 经检验的细胞	数量或计数（正整数）	时间点	血清	定量型		人类白细胞抗原
46998-1	TCRB 和免疫球蛋白重链基因重排	存在与否或身份标识	时间点	全血/组织	叙述型	分子遗传学	分子病理学. 基因重排
46999-9	细菌性阴道病和阴道炎 rRNA 医嘱组	任意浓度	时间点	阴道	等级型	探针	医嘱组. 微生物学
47000-5	念珠菌 rRNA	任意浓度	时间点	阴道	等级型	探针	微生物学
4700-1	人类白细胞抗原-A w34 (10)	任意浓度	时间点	全血	等级型		人类白细胞抗原
47001-3	布鲁氏杆菌 Ag	任意浓度	时间点	XXX	等级型	凝集试验	微生物学
47002-1	水痘-带状疱疹病毒 DNA	数量或计数浓度（计数/容积）	时间点	脑脊液	定量型	探针. 扩增. 靶向扩增	微生物学
47003-9	水痘-带状疱疹病毒 DNA	数量或计数浓度（计数/容积）	时间点	血清/血浆	定量型	探针. 扩增. 靶向扩增	微生物学
47004-7	6-单乙酰吗啡. 游离型	质量浓度	时间点	尿液	定量型	确认试验	药物水平/毒理学
47005-4	精子 Ab. IgM	数量或计数分数	时间点	血清	定量型	免疫珠	生育能力
47006-2	精子 Ab. IgG	数量或计数分数	时间点	血清	定量型	免疫珠	生育能力
47007-0	精子 Ab. IgA	数量或计数分数	时间点	血清	定量型	免疫珠	生育能力
47008-8	血小板相关 Ab. IgG	任意浓度	时间点	血清	等级型	酶免疫分析	血清学
47009-6	BCL6 Ag	任意浓度	时间点	组织	等级型	免疫染色	病理学
47010-4	Ber-EP4 Ag	任意浓度	时间点	组织	等级型	免疫染色	病理学

LOINC 代码	名称	属性	时间特征	系统	标尺类型	方法类型	分类
47011-2	钙视网膜蛋白 Ag	任意浓度	时间点	组织	等级型	免疫染色	病理学
47012-0	癌 Ag72-4	任意浓度	时间点	组织	等级型	免疫染色	病理学
47013-8	CD1 Ag	任意浓度	时间点	组织	等级型	免疫染色	细胞标志物
47014-6	CD21 Ag	任意浓度	时间点	组织	等级型	免疫染色	细胞标志物
47015-3	CD31 Ag	任意浓度	时间点	组织	等级型	免疫染色	细胞标志物
47016-1	CD4 Ag	任意浓度	时间点	组织	等级型	免疫染色	细胞标志物
47017-9	CD68 Ag	任意浓度	时间点	组织	等级型	免疫染色	细胞标志物
47018-7	CD79A Ag	任意浓度	时间点	组织	等级型	免疫染色	细胞标志物
4701-9	人类白细胞抗原-A w36	任意浓度	时间点	全血^供者	等级型		人类白细胞抗原
47019-5	CD8 Ag	任意浓度	时间点	组织	等级型	免疫染色	细胞标志物
47020-3	CD99 Ag	任意浓度	时间点	组织	等级型	免疫染色	细胞标志物
47021-1	CDX2 Ag	任意浓度	时间点	组织	等级型	免疫染色	病理学
47022-9	细胞. CD11C＋CD19＋/100 细胞	数量或计数分数	时间点	XXX	定量型		细胞标志物
47023-7	细胞. CD19＋CD23＋/100 细胞	数量或计数分数	时间点	XXX	定量型		细胞标志物
47024-5	绒毛膜促性腺激素. β 亚单位 Ag	任意浓度	时间点	组织	等级型	免疫染色	病理学
47025-2	细胞角蛋白 5＋6 Ag	任意浓度	时间点	组织	等级型	免疫染色	病理学
47026-0	细胞角蛋白 HMW Ag	任意浓度	时间点	组织	等级型	免疫染色	病理学
4702-7	人类白细胞抗原-A w36	任意浓度	时间点	全血	等级型		人类白细胞抗原
47027-8	DBA44 Ag	任意浓度	时间点	组织	等级型	免疫染色	病理学
47028-6	促卵泡素 Ag	任意浓度	时间点	组织	等级型	免疫染色	病理学
47029-4	艾滋病毒 2 Ab	任意浓度	时间点	脑脊液	等级型	免疫印迹	微生物学
47030-2	磷脂酸 Ab. IgA	任意浓度	时间点	血清	定量型	酶免疫分析	血清学
47031-0	黑素-A Ag	任意浓度	时间点	组织	等级型	免疫染色	病理学
47032-8	Myod1 Ag	任意浓度	时间点	组织	等级型	免疫染色	病理学
47033-6	肌细胞生成素 Ag	任意浓度	时间点	组织	等级型	免疫染色	病理学
47034-4	神经丝 Ag	任意浓度	时间点	组织	等级型	免疫染色	病理学
4703-5	人类白细胞抗原-A w43	任意浓度	时间点	全血^供者	等级型		人类白细胞抗原
47035-1	NKI-C3 Ag	任意浓度	时间点	组织	等级型	免疫染色	病理学
47036-9	肺炎双球菌 34 Ab. IgG^第 1 份标本	质量浓度	时间点	血清	定量型	酶免疫分析	微生物学
47037-7	肺炎双球菌 68 Ab. IgG^第 2 份标本/第 1 份标本	比率	时间点	血清	定量型	酶免疫分析	微生物学
47038-5	绒毛蛋白 Ag	任意浓度	时间点	组织	等级型	免疫染色	病理学
47039-3	入院病史与查体记录	发现（结果）	时间点	住院病人	文档型	{提供者}	文档. 临床报告
47040-1	确证性会诊记录	发现（结果）	时间点	{设置}	文档型	{提供者}	文档. 临床报告
47041-9	确证性会诊记录	发现（结果）	时间点	住院病人	文档型	{提供者}	文档. 临床报告
47042-7	咨询记录	发现（结果）	时间点	{设置}	文档型	{提供者}	文档. 临床报告
4704-3	人类白细胞抗原-A w43	任意浓度	时间点	全血	等级型		人类白细胞抗原

LOINC 代码	名称	属性	时间特征	系统	标尺类型	方法类型	分类
47043-5	小组咨询记录	发现（结果）	时间点	{设置}	文档型	{提供者}	文档. 临床报告
47044-3	初始评估记录	发现（结果）	时间点	住院病人	文档型	{提供者}	文档. 临床报告
47045-0	研究报告	发现（结果）	时间点	{设置}	文档型	{提供者}	文档. 临床报告
47046-8	死亡总结	发现（结果）	时间点	{设置}	文档型	{提供者}	文档. 临床报告
47047-6	监督记录	发现（结果）	时间点	{设置}	文档型	{提供者}	文档. 临床报告
47048-4	干预性诊断研究报告	发现（结果）	时间点	{设置}	文档型	介入放射学	文档. 临床报告
47049-2	交流	发现（结果）	时间点	{设置}	文档型	{非病人}	文档. 临床报告
470-5	磺胺甲噁唑	药物敏感度	时间点	分离物＋血清	等级型	测序分型	抗生素敏感性
4705-0	人类白细胞抗原-A w66 (10)	任意浓度	时间点	全血^供者	等级型		人类白细胞抗原
47050-0	疱疹病毒 8 Ab. IgG	稀释系数、稀释倍数（滴度）	时间点	血清	定量型	免疫荧光	微生物学
47051-8	苍白密螺旋体 Ab. IgG	任意浓度	时间点	脑脊液	定量型	免疫荧光	微生物学
47052-6	肺炎衣原体 Ab	任意浓度	时间点	血清	定量型	免疫荧光	微生物学
47053-4	烯醇化酶. 神经元特异性	质量浓度	时间点	脑脊液	定量型	酶免疫分析	化学
47054-2	嗜肺军团菌 10 Ab. IgM	稀释系数、稀释倍数（滴度）	时间点	血清	定量型	免疫荧光	微生物学
47055-9	嗜肺军团菌 11 Ab. IgG	稀释系数、稀释倍数（滴度）	时间点	血清	定量型	免疫荧光	微生物学
47056-7	嗜肺军团菌 11 Ab. IgM	稀释系数、稀释倍数（滴度）	时间点	血清	定量型	免疫荧光	微生物学
47057-5	嗜肺军团菌 12 Ab. IgG	稀释系数、稀释倍数（滴度）	时间点	血清	定量型	免疫荧光	微生物学
47058-3	嗜肺军团菌 12 Ab. IgM	稀释系数、稀释倍数（滴度）	时间点	血清	定量型	免疫荧光	微生物学
47059-1	嗜肺军团菌 13 Ab. IgG	稀释系数、稀释倍数（滴度）	时间点	血清	定量型	免疫荧光	微生物学
47060-9	嗜肺军团菌 13 Ab. IgM	稀释系数、稀释倍数（滴度）	时间点	血清	定量型	免疫荧光	微生物学
47061-7	嗜肺军团菌 14 Ab. IgG	稀释系数、稀释倍数（滴度）	时间点	血清	定量型	免疫荧光	微生物学
47062-5	嗜肺军团菌 14 Ab. IgM	稀释系数、稀释倍数（滴度）	时间点	血清	定量型	免疫荧光	微生物学
47063-3	苍白密螺旋体 Ab. IgM	任意浓度	时间点	脑脊液	定量型	免疫荧光	微生物学
47064-1	EB 病毒衣壳 Ab. IgG	稀释系数、稀释倍数（滴度）	时间点	体液	定量型	免疫荧光	微生物学
47065-8	伤寒立克次体 Ab. IgG	稀释系数、稀释倍数（滴度）	时间点	脑脊液	定量型	免疫荧光	微生物学
47066-6	EB 病毒衣壳 Ab. IgM	稀释系数、稀释倍数（滴度）	时间点	体液	定量型	免疫荧光	微生物学
47067-4	伤寒立克次体 Ab. IgM	稀释系数、稀释倍数（滴度）	时间点	脑脊液	定量型	免疫荧光	微生物学
4706-8	人类白细胞抗原-A w66 (10)	任意浓度	时间点	全血	等级型		人类白细胞抗原
47068-2	EB 病毒早期 Ab. IgG	稀释系数、稀释倍数（滴度）	时间点	体液	定量型	免疫荧光	微生物学
47069-0	立克次氏立克次体 Ab. IgG	稀释系数、稀释倍数（滴度）	时间点	脑脊液	定量型	免疫荧光	微生物学
47070-8	立克次氏立克次体 Ab. IgM	稀释系数、稀释倍数（滴度）	时间点	脑脊液	定量型	免疫荧光	微生物学
47071-6	田鼠巴贝虫 Ab. IgG	稀释系数、稀释倍数（滴度）	时间点	脑脊液	定量型		微生物学
47072-4	EB 病毒早期 Ab. IgA	稀释系数、稀释倍数（滴度）	时间点	血清	定量型	免疫荧光	微生物学
47073-2	田鼠巴贝虫 Ab. IgM	稀释系数、稀释倍数（滴度）	时间点	脑脊液	定量型		微生物学
47074-0	PCNA 可提取核 Ab	任意浓度	时间点	血清	等级型	免疫荧光	血清学
47075-7	1 期贝氏柯克斯体 Ab. IgM	稀释系数、稀释倍数（滴度）	时间点	血清	定量型	免疫荧光	微生物学

LOINC 代码	名称	属性	时间特征	系统	标尺类型	方法类型	分类
4707-6	人类白细胞抗原-A w68 (28)	任意浓度	时间点	全血^供者	等级型		人类白细胞抗原
47076-5	嗜肺军团菌 7 Ab. IgG	稀释系数、稀释倍数（滴度）	时间点	血清	定量型	免疫荧光	微生物学
47077-3	嗜肺军团菌 7 Ab. IgM	稀释系数、稀释倍数（滴度）	时间点	血清	定量型	免疫荧光	微生物学
47078-1	嗜肺军团菌 8 Ab. IgG	稀释系数、稀释倍数（滴度）	时间点	血清	定量型	免疫荧光	微生物学
47079-9	嗜肺军团菌 8 Ab. IgM	稀释系数、稀释倍数（滴度）	时间点	血清	定量型	免疫荧光	微生物学
47080-7	嗜肺军团菌 9 Ab. IgG	稀释系数、稀释倍数（滴度）	时间点	血清	定量型	免疫荧光	微生物学
47081-5	嗜肺军团菌 9 Ab. IgM	稀释系数、稀释倍数（滴度）	时间点	血清	定量型	免疫荧光	微生物学
47082-3	嗜肺军团菌 10 Ab. IgG	稀释系数、稀释倍数（滴度）	时间点	血清	定量型	免疫荧光	微生物学
47083-1	IgG	质量浓度	24 小时	尿液	定量型		化学
4708-4	人类白细胞抗原-A w68 (28)	任意浓度	时间点	全血	等级型		人类白细胞抗原
47084-9	血小板糖蛋白 Ia-IIa Ab	任意浓度	时间点	血清	等级型	酶免疫分析	血清学
47085-6	疟原虫 sp DNA	任意浓度	时间点	全血	等级型	探针. 扩增. 靶向扩增	微生物学
47086-4	11-羟雄烯二酮	摩尔浓度	时间点	血清/血浆	定量型		化学
47087-2	血管紧张素原	摩尔浓度	时间点	血浆	定量型		化学
47088-0	δ氨基酮戊酸	摩尔浓度	时间点	血清	定量型		化学
47089-8	尿蓝母	摩尔速率	24 小时	尿液	定量型		化学
47090-6	尿蓝母/肌酐	摩尔浓度比率	24 小时	尿液	定量型		化学
47091-4	甲基丙二酸	摩尔速率	24 小时	尿液	定量型		化学
4709-2	人类白细胞抗原-A w69 (28)	任意浓度	时间点	全血^供者	等级型		人类白细胞抗原
47092-2	利钠肽. B	摩尔浓度	时间点	血清/血浆	定量型		化学
47093-0	甲状旁腺素. 生物完整性	摩尔浓度	时间点	血清/血浆	定量型		化学
47094-8	钙化醇	摩尔浓度	时间点	血清/血浆	定量型		化学
47095-5	对乙酰氨基酚	摩尔浓度	时间点	胃液	定量型		药物水平/毒理学
47096-3	铝	摩尔浓度	时间点	红细胞	定量型		药物水平/毒理学
47097-1	卡马西平 10，11-环氧化物. 游离型	摩尔浓度	时间点	血清/血浆	定量型		药物水平/毒理学
47098-9	铬	摩尔浓度	时间点	体液	定量型		药物水平/毒理学
47099-7	铬	摩尔浓度	24 小时	尿液	定量型		药物水平/毒理学
47-1	巴氨西林	药物敏感度	时间点	分离物	定量型	最小致死浓度	抗生素敏感性
4710-0	人类白细胞抗原-A w69 (28)	任意浓度	时间点	全血	等级型		人类白细胞抗原
47100-3	铜	摩尔浓度	时间点	全血	定量型		化学
47101-1	铜	摩尔浓度	时间点	体液	定量型		化学
47102-9	铜	摩尔浓度	时间点	红细胞	定量型		化学
47103-7	铜	摩尔含量	时间点	头发	定量型		化学
47104-5	多塞平	摩尔浓度	时间点	胃液	定量型		药物水平/毒理学
47105-2	麻黄碱	任意浓度	时间点	胃液	等级型		药物水平/毒理学
47106-0	麻黄碱	任意浓度	时间点	血清/血浆	等级型		药物水平/毒理学

LOINC 代码	名称	属性	时间特征	系统	标尺类型	方法类型	分类
47107-8	乙醇	摩尔浓度	时间点	胃液	定量型		药物水平/毒理学
47108-6	速尿	任意浓度	时间点	胃液	等级型		药物水平/毒理学
47109-4	庆大霉素	摩尔浓度	时间点	血清/血浆	定量型		药物水平/毒理学
47110-2	格鲁米特	摩尔浓度	时间点	胃液	定量型		药物水平/毒理学
47111-0	格鲁米特	摩尔浓度	时间点	尿液	定量型		药物水平/毒理学
47112-8	金	摩尔速率	24 小时	尿液	定量型		药物水平/毒理学
47113-6	金/肌酐	摩尔浓度比率	24 小时	尿液	定量型		药物水平/毒理学
47114-4	氯羟去甲安定	摩尔浓度	时间点	胃液	定量型		药物水平/毒理学
47115-1	氯羟去甲安定	摩尔浓度	时间点	尿液	定量型		药物水平/毒理学
47116-9	锰	摩尔浓度	时间点	胃液	定量型		药物水平/毒理学
47117-7	马普替标	摩尔浓度	时间点	胃液	定量型		药物水平/毒理学
4711-8	人类白细胞抗原-A w74 (w19)	任意浓度	时间点	全血^供者	等级型		人类白细胞抗原
47118-5	马普替标	摩尔浓度	时间点	尿液	定量型		药物水平/毒理学
47119-3	氨甲丙二酯	摩尔浓度	时间点	胃液	定量型		药物水平/毒理学
47120-1	氨甲丙二酯	摩尔浓度	时间点	尿液	定量型		药物水平/毒理学
47121-9	汞	摩尔含量	时间点	XXX	标尺型		药物水平/毒理学
47122-7	甲乙哌酮	摩尔浓度	时间点	胃液	定量型		药物水平/毒理学
47123-5	镍	摩尔含量	时间点	头发	定量型		药物水平/毒理学
47124-3	苯巴比妥	摩尔浓度	时间点	胃液	定量型		药物水平/毒理学
47125-0	扑米酮	摩尔浓度	时间点	胃液	定量型		药物水平/毒理学
4712-6	人类白细胞抗原-A w74 (w19)	任意浓度	时间点	全血	等级型		人类白细胞抗原
47126-8	普罗替林	摩尔浓度	时间点	胃液	定量型		药物水平/毒理学
47127-6	普罗替林	摩尔浓度	时间点	尿液	定量型		药物水平/毒理学
47128-4	水杨酸盐类药物	摩尔浓度	时间点	胃液	定量型		药物水平/毒理学
47129-2	银	摩尔速率	24 小时	尿液	定量型		药物水平/毒理学

LOINC 代码	名称	属性	时间特征	系统	标尺类型	方法类型	分类
471-3	磺胺异噁唑	药物敏感度	时间点	分离物	定量型	最小致死浓度	抗生素敏感性
47130-0	铊	摩尔浓度	时间点	红细胞	定量型		药物水平/毒理学
47131-8	甲硫哒嗪	摩尔浓度	时间点	胃液	定量型		药物水平/毒理学
47132-6	甲硫哒嗪	摩尔浓度	时间点	尿液	定量型		药物水平/毒理学
47133-4	曲米帕明	摩尔浓度	时间点	胃液	定量型		药物水平/毒理学
4713-4	人类白细胞抗原-A10	任意浓度	时间点	全血^供者	等级型		人类白细胞抗原
47134-2	曲米帕明	摩尔浓度	时间点	尿液	定量型		药物水平/毒理学
47135-9	维生素 C^给药后	摩尔浓度	时间点	血清/血浆	定量型		刺激耐受试验
47136-7	肾上腺素^口服 300 μg 氯压定后 1 小时	摩尔浓度	时间点	血浆	定量型		刺激耐受试验
47137-5	肾上腺素^口服 300 μg 氯压定后 2 小时	摩尔浓度	时间点	血浆	定量型		刺激耐受试验
47138-3	肾上腺素^给予某刺激后 2 小时	摩尔浓度	时间点	血浆	定量型		刺激耐受试验
47139-1	肾上腺素^给予某刺激后第 2 份标本	摩尔浓度	时间点	血浆	定量型		刺激耐受试验
47140-9	肾上腺素^给予某刺激后第 2 份标本	摩尔浓度	时间点	尿液	定量型		刺激耐受试验
47141-7	肾上腺素^口服 300 μg 氯压定后 3 小时	摩尔浓度	时间点	血浆	定量型		刺激耐受试验
4714-2	人类白细胞抗原-A10	任意浓度	时间点	全血	等级型		人类白细胞抗原
47142-5	肾上腺素^给予某刺激后第 3 份标本	摩尔浓度	时间点	血浆	定量型		刺激耐受试验
47143-3	肾上腺素^给予某刺激后第 3 份标本	摩尔浓度	时间点	尿液	定量型		刺激耐受试验
47144-1	肾上腺素^给予某刺激后 4 小时	摩尔浓度	时间点	血浆	定量型		刺激耐受试验
47145-8	肾上腺素^给予某刺激后第 4 份标本	摩尔浓度	时间点	尿液	定量型		刺激耐受试验
47146-6	肾上腺素^给予某刺激后第 4 份标本	摩尔浓度	时间点	血浆	定量型		刺激耐受试验
47147-4	肾上腺素^给予某刺激后第 5 份标本	摩尔浓度	时间点	血浆	定量型		刺激耐受试验
47148-2	肾上腺素^给予某刺激后第 5 份标本	摩尔浓度	时间点	尿液	定量型		刺激耐受试验
47149-0	肾上腺素^给予某刺激后第 6 份标本	摩尔浓度	时间点	血浆	定量型		刺激耐受试验
47150-8	肾上腺素^给予某刺激后第 6 份标本	摩尔浓度	时间点	尿液	定量型		刺激耐受试验
47151-6	肾上腺素^给予某刺激后第 7 份标本	摩尔浓度	时间点	血浆	定量型		刺激耐受试验

LOINC 代码	名称	属性	时间特征	系统	标尺类型	方法类型	分类
47152-4	肾上腺素^给予某刺激后第 7 份标本	摩尔浓度	时间点	尿液	定量型		刺激耐受试验
47153-2	肾上腺素^口服 300 μg 氯压定前	摩尔浓度	时间点	血浆	定量型		刺激耐受试验
47154-0	铅^ EDTA 治疗后	摩尔浓度	时间点	尿液	定量型		刺激耐受试验
47155-7	去甲肾上腺素^直立 10 分钟后	摩尔浓度	时间点	血浆	定量型		刺激耐受试验
47156-5	去甲肾上腺素^口服 300 μg 氯压定后 1 小时	摩尔浓度	时间点	血浆	定量型		刺激耐受试验
47157-3	去甲肾上腺素^给予某刺激后 1 小时	摩尔浓度	时间点	血浆	定量型		刺激耐受试验
47158-1	去甲肾上腺素^口服 300 μg 氯压定后 2 小时	摩尔浓度	时间点	血浆	定量型		刺激耐受试验
4715-9	人类白细胞抗原-A11	任意浓度	时间点	全血^供者	等级型		人类白细胞抗原
47159-9	去甲肾上腺素^给予某刺激后 2 小时	摩尔浓度	时间点	血浆	定量型		刺激耐受试验
47160-7	去甲肾上腺素^给予某刺激后第 2 份标本	摩尔浓度	时间点	血浆	定量型		刺激耐受试验
47161-5	去甲肾上腺素^给予某刺激后第 2 份标本	摩尔浓度	时间点	尿液	定量型		刺激耐受试验
47162-3	去甲肾上腺素^口服 300 μg 氯压定后 3 小时	摩尔浓度	时间点	血浆	定量型		刺激耐受试验
47163-1	去甲肾上腺素^给予某刺激后 3 小时	摩尔浓度	时间点	血浆	定量型		刺激耐受试验
47164-9	去甲肾上腺素^给予某刺激后第 3 份标本	摩尔浓度	时间点	血浆	定量型		刺激耐受试验
47165-6	去甲肾上腺素^给予某刺激后第 3 份标本	摩尔浓度	时间点	尿液	定量型		刺激耐受试验
47166-4	去甲肾上腺素^给予某刺激后 4 小时	摩尔浓度	时间点	血浆	定量型		刺激耐受试验
4716-7	人类白细胞抗原-A11	任意浓度	时间点	全血	等级型		人类白细胞抗原
47167-2	去甲肾上腺素^给予某刺激后第 4 份标本	摩尔浓度	时间点	血浆	定量型		刺激耐受试验
47168-0	去甲肾上腺素^给予某刺激后第 4 个标本	摩尔浓度	时间点	尿液	定量型		刺激耐受试验
47169-8	去甲肾上腺素^给予某刺激后第 5 份标本	摩尔浓度	时间点	血浆	定量型		刺激耐受试验
47170-6	去甲肾上腺素^给予某刺激后第 5 份标本	摩尔浓度	时间点	尿液	定量型		刺激耐受试验
47171-4	去甲肾上腺素^给予某刺激后第 6 份标本	摩尔浓度	时间点	血浆	定量型		刺激耐受试验
47172-2	去甲肾上腺素^给予某刺激后第 6 份标本	摩尔浓度	时间点	尿液	定量型		刺激耐受试验
47173-0	儿茶酚胺^给予某刺激后第 7 份标本	摩尔浓度	时间点	血浆	定量型		刺激耐受试验
47174-8	去甲肾上腺素^给予某刺激后第 7 份标本	摩尔浓度	时间点	尿液	定量型		刺激耐受试验

LOINC 代码	名称	属性	时间特征	系统	标尺类型	方法类型	分类
4717-5	人类白细胞抗原-A1	任意浓度	时间点	全血^供者	等级型		人类白细胞抗原
47175-5	去甲肾上腺素^口服 300 μg 氯压定前	摩尔浓度	时间点	血浆	定量型		刺激耐受试验
47176-3	甲状旁腺素.完整型^切除术后 10 分钟	摩尔浓度	时间点	血清/血浆	定量型		刺激耐受试验
47177-1	甲状旁腺激.完整型^切除术后 5 分钟	摩尔浓度	时间点	血清/血浆	定量型		刺激耐受试验
47178-9	甲状旁腺素.完整型^基线	摩尔浓度	时间点	血清/血浆	定量型		刺激耐受试验
47179-7	甲状旁腺素^切除术后 10 分钟	摩尔浓度	时间点	血清/血浆	定量型		刺激耐受试验
47180-5	甲状旁腺素^基线	摩尔浓度	时间点	血清/血浆	定量型		刺激耐受试验
47181-3	孕酮^给予某刺激后 1.5 小时	摩尔浓度	时间点	血清/血浆	定量型		刺激耐受试验
47182-1	孕酮^给予某刺激后第 10 份标本	摩尔浓度	时间点	血清/血浆	定量型		刺激耐受试验
4718-3	人类白细胞抗原-A1	任意浓度	时间点	全血	等级型		人类白细胞抗原
47183-9	孕酮^给予某刺激后 15 分钟	摩尔浓度	时间点	血清/血浆	定量型		刺激耐受试验
47184-7	孕酮^给予某刺激后 1 小时	摩尔浓度	时间点	血清/血浆	定量型		刺激耐受试验
47185-4	孕酮^给予某刺激后 2 小时	摩尔浓度	时间点	血清/血浆	定量型		刺激耐受试验
47186-2	孕酮^给予某刺激后 30 分钟	摩尔浓度	时间点	血清/血浆	定量型		刺激耐受试验
47187-0	孕酮^给予某刺激后 45 分钟	摩尔浓度	时间点	血清/血浆	定量型		刺激耐受试验
47188-8	孕酮^给予某刺激后第 5 份标本	摩尔浓度	时间点	血清/血浆	定量型		刺激耐受试验
47189-6	孕酮^基线	摩尔浓度	时间点	血清/血浆	定量型		刺激耐受试验
47190-4	胰岛素原^基线	摩尔浓度	时间点	血清/血浆	定量型		刺激耐受试验
4719-1	人类白细胞抗原-A23(9)	任意浓度	时间点	全血^供者	等级型		人类白细胞抗原
47191-2	碘塞罗宁^给予某刺激后第 2 份标本	摩尔浓度	时间点	血清/血浆	定量型		刺激耐受试验
47192-0	碘塞罗宁^给予某刺激后第 3 份标本	摩尔浓度	时间点	血清/血浆	定量型		刺激耐受试验
47193-8	碘塞罗宁^给予某刺激后第 4 份标本	摩尔浓度	时间点	血清/血浆	定量型		刺激耐受试验
47194-6	碘塞罗宁^给予某刺激后第 5 份标本	摩尔浓度	时间点	血清/血浆	定量型		刺激耐受试验
47195-3	碘塞罗宁^给予某刺激后第 6 份标本	摩尔浓度	时间点	血清/血浆	定量型		刺激耐受试验
47196-1	碘塞罗宁^给予某刺激后第 7 份标本	摩尔浓度	时间点	血清/血浆	定量型		刺激耐受试验
47197-9	碘塞罗宁^给予某刺激后第 8 份标本	摩尔浓度	时间点	血清/血浆	定量型		刺激耐受试验
47198-7	加压素^给予某刺激后第 1 份标本	质量浓度	时间点	血浆	定量型		刺激耐受试验

LOINC 代码	名称	属性	时间特征	系统	标尺类型	方法类型	分类
47199-5	蛋氨酸	质量	时间点	剂量	定量型		药物剂量
47200-1	蛋氨酸＋同型半胱氨酸	质量	时间点	剂量	定量型		药物剂量
47201-9	苯替酪胺	质量	时间点	剂量	定量型		药物剂量
47202-7	辛卡利特	质量	时间点	剂量	定量型		药物剂量
47203-5	维生素 B_6	质量	时间点	剂量	定量型		药物剂量
47204-3	格列吡嗪	任意浓度	时间点	尿液	等级型		药物水平/毒理学
47205-0	美替拉酮	质量	时间点	剂量	定量型		药物剂量
47206-8	促肾上腺皮质激素	质量	时间点	剂量	定量型		药物剂量
47207-6	分泌素	质量	时间点	剂量	定量型		药物剂量
47208-4	精氨酸	质量	时间点	剂量	定量型		药物剂量
4720-9	人类白细胞抗原-A23（9）	任意浓度	时间点	全血	等级型		人类白细胞抗原
47209-2	胰高血糖素	质量	时间点	剂量	定量型		药物剂量
472-1	磺胺异噁唑	药物敏感度	时间点	分离物	定量或等级型	最小抑制浓度	抗生素敏感性
47210-0	甘油三酯^热量型禁食后	摩尔浓度	时间点	血清/血浆	定量型		化学
47211-8	沙眼衣原体 L2 DNA	任意浓度	时间点	XXX	等级型	探针.扩增.靶向扩增	微生物学
47212-6	沙眼衣原体 DNA	存在与否或身份标识	时间点	XXX	名义型	探针.扩增.靶向扩增	微生物学
47213-4	真实大小模式的低密度脂蛋白胆固醇	存在与否或身份标识	时间点	血清/血浆	名义型		化学
47214-2	内稳态模型评估	任意浓度	时间点	血清/血浆	定量型		化学
47215-9	脂蛋白.β.亚微颗粒.中	实体长度	时间点	血清/血浆	定量型		化学
47216-7	乙型肝炎病毒 DNA	数量或计数浓度（计数/容积）	时间点	血清/血浆	定量型	探针.扩增.靶向扩增检出限＝200 copies/ml	微生物学
4721-7	人类白细胞抗原-A24（9）	任意浓度	时间点	全血^供者	等级型		人类白细胞抗原
47217-5	免疫复合物.C3d	质量浓度	时间点	血清/血浆	定量型		血清学
47218-3	极低密度脂蛋白 3＋4 的胆固醇	质量浓度	时间点	血清/血浆	定量型		化学
47219-1	极低密度脂蛋白 5＋6 的胆固醇	质量浓度	时间点	血清/血浆	定量型		化学
47220-9	高密度脂蛋白 4＋5 的胆固醇	质量浓度	时间点	血清/血浆	定量型		化学
47221-7	高密度脂蛋白 1＋2 的胆固醇	质量浓度	时间点	血清/血浆	定量型		化学
47222-5	唐氏综合征风险－基于病人年龄＋α-1-胎蛋白＋绒毛膜促性腺激素＋雌三醇.未结合型	发现（结果）	时间点	病人	等级型		化学
47223-3	基于女性年龄的唐氏综合征风险	发现（结果）	时间点	病人	等级型		化学
47224-1	体外受精怀孕	任意浓度	时间点	病人	等级型		临床
4722-5	人类白细胞抗原-A25（10）	任意浓度	时间点	全血^供者	等级型		人类白细胞抗原
47225-8	胆红素 医嘱组	印象/检查结果的解释	时间点	羊水	名义型		化学

LOINC 代码	名称	属性	时间特征	系统	标尺类型	方法类型	分类
47226-6	胎儿肺概况	印象/检查结果的解释	时间点	羊水	名义型		化学
47227-4	血液.干的	任意浓度	时间点	结石	等级型		标本特性
47228-2	非高密度脂蛋白胆固醇/总胆固醇	质量浓度比率	时间点	血清/血浆	定量型		化学
47229-0	单纯疱疹病毒 Ag	任意浓度	时间点	脑脊液	等级型		微生物学
47230-8	单纯疱疹病毒糖蛋白 G Ab. IgG	任意浓度	时间点	血清	等级型		微生物学
47231-6	IgM Ab	任意浓度	时间点	血清/血浆	等级型		化学
47232-4	甲型流感病毒 Ab ^第 1 份标本	任意浓度	时间点	血清	等级型		微生物学
4723-3	人类白细胞抗原-A25 (10)	任意浓度	时间点	全血	等级型		人类白细胞抗原
47233-2	甲型流感病毒 Ab ^第 2 份标本	任意浓度	时间点	血清	等级型		微生物学
47234-0	沙眼衣原体 Ag	任意浓度	时间点	体液	等级型		微生物学
47235-7	反应素 Ab	稀释系数、稀释倍数（滴度）	时间点	XXX	定量型	絮凝作用	微生物学
47236-5	苍白密螺旋体 Ab. IgG＋IgM	任意浓度	时间点	血清	等级型	酶免疫分析	微生物学
47237-3	苍白密螺旋体 Ab. IgM	任意浓度	时间点	血清	等级型	酶免疫分析	微生物学
47238-1	苍白密螺旋体 Ab. IgG	任意浓度	时间点	血清	等级型	酶免疫分析	微生物学
4724-1	人类白细胞抗原-A26 (10)	任意浓度	时间点	全血^供者	等级型		人类白细胞抗原
47250-6	一磷酸腺苷.环化型^给予某刺激后第 2 份标本	摩尔浓度	时间点	尿液	定量型		刺激耐受试验
47251-4	BK 病毒 DNA	任意浓度	时间点	XXX	等级型	探针.扩增.靶向扩增	微生物学
47252-2	丙型肝炎病毒 RNA	数量或计数浓度之对数	时间点	血清/血浆	定量型	探针.扩增.靶向扩增	微生物学
47253-0	粪卟啉 1	质量浓度	24 小时	尿液	定量型		化学
47254-8	粪卟啉 3	质量浓度	24 小时	尿液	定量型		化学
47255-5	前胶原肽.1 型 1 N-终端	质量浓度	时间点	血清	定量型		化学
47256-3	肌酐^给予某刺激后第 2 份标本	质量浓度	时间点	尿液	定量型		微生物学
47257-1	肌酐^给予某刺激后第 1 份标本	质量浓度	时间点	尿液	定量型		微生物学
4725-8	人类白细胞抗原-A26 (10)	任意浓度	时间点	全血	等级型		人类白细胞抗原
47258-9	肌酐^给予某刺激后第 3 份标本	质量浓度	时间点	尿液	定量型		刺激耐受试验
47259-7	肌酐^给予某刺激后第 4 份标本	质量浓度	时间点	尿液	定量型		刺激耐受试验
47260-5	疟原虫 sp DNA	存在与否或身份标识	时间点	全血	名义型	探针.扩增.靶向扩增	微生物学
47261-3	肌酐^给予某刺激后第 6 份标本	质量浓度	时间点	尿液	定量型		刺激耐受试验
47262-1	一磷酸腺苷.环化型^给予某刺激后第 6 份标本	比率	时间点	尿液	定量型		刺激耐受试验
47263-9	一磷酸腺苷.环化型^给予某刺激后第 3 份标本	摩尔浓度	时间点	尿液	定量型		刺激耐受试验

LOINC 代码	名称	属性	时间特征	系统	标尺类型	方法类型	分类
47264-7	一磷酸腺苷.环化型^给予某刺激后第1份标本	摩尔浓度	时间点	尿液	定量型		刺激耐受试验
47265-4	一磷酸腺苷.环化型^给予某刺激后第4份标本	摩尔浓度	时间点	尿液	定量型		刺激耐受试验
4726-6	人类白细胞抗原-A28	任意浓度	时间点	全血^供者	等级型		人类白细胞抗原
47266-2	一磷酸腺苷.环化型^给予某刺激后第5份标本	摩尔浓度	时间点	尿液	定量型		刺激耐受试验
47267-0	一磷酸腺苷.环化型^给予某刺激后第6份标本	摩尔浓度	时间点	尿液	定量型		刺激耐受试验
47268-8	一磷酸腺苷.环化型/肌酐^给予某刺激后第6份标本	比率	时间点	尿液	定量型		刺激耐受试验
47269-6	一磷酸腺苷.环化型/肌酐^给予某刺激后第2份标本	比率	时间点	尿液	定量型		刺激耐受试验
47270-4	一磷酸腺苷.环化型/肌酐^给予某刺激后第3份标本	比率	时间点	尿液	定量型		刺激耐受试验
47271-2	一磷酸腺苷.环化型/肌酐^给予某刺激后第4份标本	比率	时间点	尿液	定量型		刺激耐受试验
47272-0	一磷酸腺苷.环化型/肌酐^给予某刺激后第5份标本	比率	时间点	尿液	定量型		刺激耐受试验
47273-8	肌酐^给予某刺激后第5份标本	质量浓度	时间点	尿液	定量型		刺激耐受试验
4727-4	人类白细胞抗原-A28	任意浓度	时间点	全血	等级型		人类白细胞抗原
47274-6	S100 钙结合蛋白 B	质量浓度	时间点	脑脊液	定量型		化学
47275-3	S100 钙结合蛋白 B	质量浓度	时间点	血清	定量型		化学
47276-1	补体 Sc5b-9 Ab	任意浓度	时间点	血清/血浆	等级型		血液学/细胞分类计数
47277-9	红细胞分布宽度	比率	时间点	脐带全血	定量型		血液学/细胞分类计数
47278-7	红细胞平均细胞血红蛋白	实体质量	时间点	脐带全血	定量型		血液学/细胞分类计数
47279-5	红细胞平均细胞血红蛋白浓度	质量浓度	时间点	脐带全血	定量型		血液学/细胞分类计数
47280-3	红细胞	数量或计数浓度（计数/容积）	时间点	脐带全血	定量型		药物水平/毒理学
47281-1	白细胞	数量或计数浓度（计数/容积）	时间点	脐带全血	定量型		血液学/细胞分类计数
4728-2	人类白细胞抗原-A29 (w19)	任意浓度	时间点	全血^供者	等级型		人类白细胞抗原
47282-9	平均红细胞容积	实体容积	时间点	脐带全血	定量型		血液学/细胞分类计数
47283-7	血小板平均体积	实体容积	时间点	脐带全血	定量型		血液学/细胞分类计数

LOINC 代码	名称	属性	时间特征	系统	标尺类型	方法类型	分类
47284-5	血小板	数量或计数浓度（计数/容积）	时间点	脐带全血	定量型		血液学/细胞分类计数
47285-2	肝素辅因子Ⅱ Ag	任意浓度	时间点	贫血小板血浆	定量型		凝血功能检查
47286-0	细胞分类 医嘱组	—	时间点	骨髓	定量型		医嘱组.血液学/血液细胞计数
47287-8	血像 医嘱组	—	时间点	脐带全血	定量型		医嘱组.血液学/血液细胞计数
47288-6	血像与血小板 医嘱组	—	时间点	脐带全血	定量型		医嘱组.血液学/血液细胞计数
47289-4	IgG 与 IgG 亚类 医嘱组	质量浓度	时间点	血清	定量型		医嘱组.化学
4729-0	人类白细胞抗原-A29(w19)	任意浓度	时间点	全血	等级型		人类白细胞抗原
47290-2	IgG 亚类医嘱组	质量浓度	时间点	血清	定量型		医嘱组.化学
47291-0	真菌 已鉴定的^^^6	存在与否或身份标识	时间点	XXX	名义型	培养	微生物学
47292-8	真菌 已鉴定的^^^7	存在与否或身份标识	时间点	XXX	名义型	培养	微生物学
47293-6	细菌 已鉴定的^^^7	存在与否或身份标识	时间点	生殖器	名义型	需氧培养	微生物学
47294-4	细菌 已鉴定的^^^7	存在与否或身份标识	时间点	浅伤口	名义型	需氧培养	微生物学
47295-1	细菌 已鉴定的^^^8	存在与否或身份标识	时间点	浅伤口	名义型	需氧培养	微生物学
47296-9	破伤风芽胞梭菌毒素 Ab ^第2份标本/第1份标本	比率	时间点	血清	定量型		微生物学
47297-7	白喉棒状杆菌毒素 Ab ^第1份标本	任意浓度	时间点	血清	定量型	酶免疫分析	微生物学
47298-5	白喉棒状杆菌 Ab ^第2份标本/第1份标本	比率	时间点	血清	定量型		微生物学
47299-3	双链 DNA Ab	任意浓度	时间点	血清	定量型	Farr	血清学
47300-9	磷脂酸 Ab. IgM	任意浓度	时间点	血清	定量型	酶免疫分析	血清学
47301-7	核糖体 P Ab	任意浓度	时间点	血清	定量型	酶免疫分析	血清学
47302-5	(洋葱＋大蒜＋旱芹＋番茄＋酵母) Ab. IgE	任意浓度	时间点	血清	定量型	多盘	变态反应
47303-3	间变型淋巴瘤激酶 Ag	任意浓度	时间点	组织	等级型	免疫染色	病理学
47304-1	博氏疏螺旋体 Ab. IgG 指数	任意浓度	时间点	血清＋脑脊液	定量型		微生物学
47305-8	BRST2 Ag	任意浓度	时间点	组织	等级型	免疫染色	病理学
47306-6	软骨寡聚基质蛋白	任意浓度	时间点	血清	定量型	酶免疫分析	血清学
47307-4	巨细胞病毒 Ab. IgG 指数	任意浓度	时间点	血清＋脑脊液	定量型		微生物学
4730-8	人类白细胞抗原-A2	任意浓度	时间点	全血^供者	等级型		人类白细胞抗原
47308-2	细粒棘球绦虫 Ab. IgG	任意浓度	时间点	血清	定量型	酶免疫分析	微生物学
47309-0	流感嗜血杆菌 B Ab. IgG ^第2份标本/第1份标本	比率	时间点	血清	定量型		微生物学
47310-8	流感嗜血杆菌 B Ab. IgG ^第1份标本	质量浓度	时间点	血清	定量型	酶免疫分析	微生物学
47311-6	流感嗜血杆菌 B Ab. IgG ^第2份标本	质量浓度	时间点	血清	定量型	酶免疫分析	微生物学

LOINC 代码	名称	属性	时间特征	系统	标尺类型	方法类型	分类
47312-4	甲型流感病毒 Ab. IgM	任意浓度	时间点	血清	定量型	酶免疫分析	微生物学
47313-2	甲型流感病毒 Ab. IgG	任意浓度	时间点	血清	定量型	酶免疫分析	微生物学
47314-0	乙型流感病毒 Ab. IgG	任意浓度	时间点	血清	定量型	酶免疫分析	微生物学
47315-7	乙型流感病毒 Ab. IgM	任意浓度	时间点	血清	定量型	酶免疫分析	微生物学
4731-6	人类白细胞抗原-A2	任意浓度	时间点	全血	等级型		人类白细胞抗原
47316-5	内耳 68 kD Ab	任意浓度	时间点	血清/血浆	定量型	酶免疫分析	血清学
47317-3	白介素 12	质量浓度	时间点	体液	定量型	酶免疫分析	化学
47318-1	肝肾微粒体 1 Ab. IgG	任意浓度	时间点	血清	定量型	酶免疫分析	血清学
47319-9	髓磷脂碱性蛋白 Ab	任意浓度	时间点	血清	定量型	酶免疫分析	血清学
47320-7	酿酒酵母 Ab. IgA	任意浓度	时间点	血清	定量型	酶免疫分析	变态反应
47321-5	酿酒酵母 Ab. IgG	任意浓度	时间点	血清	定量型	酶免疫分析	变态反应
47322-3	SCL-70 可提取核 Ab. IgG	任意浓度	时间点	血清	定量型	酶免疫分析	血清学
47323-1	肺炎双球菌 17 Ab. IgG	质量浓度	时间点	血清	定量型	酶免疫分析	微生物学
4732-4	人类白细胞抗原-A30 (w19)	任意浓度	时间点	全血^供者	等级型		人类白细胞抗原
47324-9	肺炎双球菌 17 Ab. IgG ^ 第 1 份标本	质量浓度	时间点	血清	定量型	酶免疫分析	微生物学
47325-6	肺炎双球菌 17 Ab. IgG ^ 第 2 份标本	质量浓度	时间点	血清	定量型	酶免疫分析	微生物学
47326-4	肺炎双球菌 17 Ab. IgG ^ 第 2 份标本/第 1 份标本	比率	时间点	血清	定量型		微生物学
47327-2	肺炎双球菌 2 Ab. IgG	质量浓度	时间点	血清	定量型	酶免疫分析	微生物学
47328-0	肺炎双球菌 2 Ab. IgG ^ 第 1 份标本	质量浓度	时间点	血清	定量型	酶免疫分析	微生物学
47329-8	肺炎双球菌 2 Ab. IgG ^ 第 2 份标本	质量浓度	时间点	血清	定量型	酶免疫分析	微生物学
47330-6	肺炎双球菌 2 Ab. IgG ^ 第 2 份标本/第 1 份标本	比率	时间点	血清	定量型		微生物学
47331-4	肺炎双球菌 20 Ab. IgG	质量浓度	时间点	血清	定量型	酶免疫分析	微生物学
4733-2	人类白细胞抗原-A30 (w19)	任意浓度	时间点	全血	等级型		人类白细胞抗原
47332-2	肺炎双球菌 20 Ab. IgG ^ 第 1 份标本	质量浓度	时间点	血清	定量型	酶免疫分析	微生物学
47333-0	肺炎双球菌 20 Ab. IgG ^ 第 2 份标本	质量浓度	时间点	血清	定量型	酶免疫分析	微生物学
47334-8	肺炎双球菌 20 Ab. IgG ^ 第 2 份标本/第 1 份标本	比率	时间点	血清	定量型		微生物学
47335-5	肺炎双球菌 22 Ab. IgG	质量浓度	时间点	血清	定量型	酶免疫分析	微生物学
47336-3	肺炎双球菌 22 Ab. IgG ^ 第 1 份标本	质量浓度	时间点	血清	定量型	酶免疫分析	微生物学
47337-1	肺炎双球菌 22 Ab. IgG ^ 第 2 份标本	质量浓度	时间点	血清	定量型	酶免疫分析	微生物学
47338-9	肺炎双球菌 22 Ab. IgG ^ 第 2 份标本/第 1 份标本	比率	时间点	血清	定量型		微生物学
47339-7	肺炎双球菌 34 Ab. IgG	质量浓度	时间点	血清	定量型	酶免疫分析	微生物学
4734-0	人类白细胞抗原-A31 (w19)	任意浓度	时间点	全血^供者	等级型		人类白细胞抗原
47340-5	肺炎双球菌 34 Ab. IgG ^ 第 2 份标本	质量浓度	时间点	血清	定量型	酶免疫分析	微生物学

LOINC 代码	名称	属性	时间特征	系统	标尺类型	方法类型	分类
47341-3	肺炎双球菌 34 Ab. IgG^第 2 份标本/第 1 份标本	比率	时间点	血清	定量型		微生物学
47342-1	肺炎双球菌 43 Ab. IgG	质量浓度	时间点	血清	定量型	酶免疫分析	微生物学
47343-9	肺炎双球菌 43 Ab. IgG^第 1 份标本	质量浓度	时间点	血清	定量型	酶免疫分析	微生物学
47344-7	肺炎双球菌 43 Ab. IgG^第 2 份标本	质量浓度	时间点	血清	定量型	酶免疫分析	微生物学
47345-4	肺炎双球菌 43 Ab. IgG^第 2 份标本/第 1 份标本	比率	时间点	血清	定量型		微生物学
47346-2	肺炎双球菌 54 Ab. IgG^第 2 份标本	质量浓度	时间点	血清	定量型	酶免疫分析	微生物学
47347-0	肺炎双球菌 54 Ab. IgG^第 2 份标本/第 1 份标本	比率	时间点	血清	定量型		微生物学
47348-8	肺炎双球菌 57 Ab. IgG^第 2 份标本/第 1 份标本	比率	时间点	血清	定量型		微生物学
47349-6	肺炎双球菌 70 Ab. IgG	质量浓度	时间点	血清	定量型	酶免疫分析	微生物学
47350-4	肺炎双球菌 70 Ab. IgG^第 2 份标本/第 1 份标本	比率	时间点	血清	定量型		微生物学
47351-2	肺炎双球菌 70 Ab. IgG^第 1 份标本	质量浓度	时间点	血清	定量型	酶免疫分析	微生物学
47352-0	肺炎双球菌 70 Ab. IgG^第 2 份标本	质量浓度	时间点	血清	定量型	酶免疫分析	微生物学
47353-8	肺炎双球菌 5 Ab. IgG^第 1 份标本	质量浓度	时间点	血清	定量型	酶免疫分析	微生物学
47354-6	肺炎双球菌 5 Ab. IgG^第 2 份标本	质量浓度	时间点	血清	定量型	酶免疫分析	微生物学
47355-3	肺炎双球菌 5 Ab. IgG^第 2 份标本/第 1 份标本	比率	时间点	血清	定量型		微生物学
47356-1	肺炎双球菌 54 Ab. IgG	质量浓度	时间点	血清	定量型	酶免疫分析	微生物学
4735-7	人类白细胞抗原-A31 (w19)	任意浓度	时间点	全血	等级型		人类白细胞抗原
47357-9	肺炎双球菌 54 Ab. IgG^第 1 份标本	质量浓度	时间点	血清	定量型	酶免疫分析	微生物学
47358-7	乙型肝炎病毒核心 Ab	任意浓度	时间点	血清^供者	等级型	酶免疫分析	微生物学
47359-5	艾滋病毒 1 RNA	任意浓度	时间点	血清/血浆^供者	等级型	探针.扩增	微生物学
47360-3	反应素 Ab	任意浓度	时间点	血清^供者	等级型	快速试验	微生物学
47361-1	苍白密螺旋体 Ab. IgG	任意浓度	时间点	血清^供者	等级型	酶免疫分析	微生物学
47362-9	沙眼衣原体+淋病奈瑟菌 rRNA	任意浓度	时间点	XXX^供者	等级型	探针.扩增.靶向扩增	微生物学
47363-7	巨细胞病毒 Ab	任意浓度	时间点	血清^供者	等级型	血凝试验	微生物学
47364-5	乙型肝炎病毒表面 Ag	任意浓度	时间点	血清^供者	等级型	酶免疫分析	微生物学
4736-5	人类白细胞抗原-A32 (w19)	任意浓度	时间点	全血^供者	等级型		人类白细胞抗原
47365-2	丙型肝炎病毒 Ab	任意浓度	时间点	血清^供者	等级型	酶免疫分析	微生物学
47366-0	多切面，有限的^WO 对比剂	发现（结果）	时间点	胸部	叙述型	计算机 X 射线断层造影术	放射医学
47367-8	多重视图 GE 4	发现（结果）	时间点	胸部	叙述型	X 射线检查.荧光光谱	放射医学

LOINC 代码	名称	属性	时间特征	系统	标尺类型	方法类型	分类
47368-6	多重视图 GE 4 与 PA 与侧位	发现（结果）	时间点	胸部	叙述型	X 射线检查	放射医学
47369-4	降钙素	质量浓度	时间点	体液	定量型		化学
47370-2	多重视图 GE 3	发现（结果）	时间点	手. 左侧	叙述型	X 射线检查	放射医学
47371-0	多重视图 GE 3	发现（结果）	时间点	手. 右侧	叙述型	X 射线检查	放射医学
47372-8	多重视图^外科手术期间	发现（结果）	时间点	臀部	叙述型	X 射线检查	放射医学
4737-3	人类白细胞抗原-A32 (w19)	任意浓度	时间点	全血	等级型		人类白细胞抗原
47373-6	多重视图 1 或 2	发现（结果）	时间点	膝. 左侧	叙述型	X 射线检查	放射医学
47374-4	多重视图 GE 4	发现（结果）	时间点	膝. 左侧	叙述型	X 射线检查	放射医学
47375-1	多重视图 1 或 2	发现（结果）	时间点	膝. 右侧	叙述型	X 射线检查	放射医学
47376-9	多重视图 GE 4	发现（结果）	时间点	膝. 右侧	叙述型	X 射线检查	放射医学
47377-7	多重视图 LE 4	发现（结果）	时间点	膝. 右侧	叙述型	X 射线检查	放射医学
47378-5	多切面，血池^W 静脉注入放射性核素	发现（结果）	时间点	肝脏	叙述型	放射性核素扫描. SPECT	放射医学
47379-3	多重视图 GE 4	发现（结果）	时间点	下颌骨	叙述型	X 射线检查	放射医学
47380-1	多重视图 LE 3	发现（结果）	时间点	下颌骨	叙述型	X 射线检查	放射医学
4738-1	人类白细胞抗原-A3	任意浓度	时间点	全血^供者	等级型		人类白细胞抗原
47381-9	多重视图 GE 3	发现（结果）	时间点	乳突	叙述型	X 射线检查	放射医学
47382-7	多重视图 GE 4	发现（结果）	时间点	脊髓. 腰段	叙述型	X 射线检查	放射医学
47383-5	细胞核 Ab	任意浓度	时间点	血清	等级型	酶免疫分析	血清学
47384-3	头孢菌素霉 Ab. IgE. RAST 类	任意浓度	时间点	血清	等级型		变态反应
47385-0	奈替米星	质量浓度	时间点	血清/血浆	定量型		药物水平/毒理学
47386-8	羧基四氢大麻酚	质量浓度	时间点	血清/血浆	定量型	确认试验	药物水平/毒理学
47387-6	淋病奈瑟菌 DNA	任意浓度	时间点	生殖器	等级型	探针. 扩增. 靶向扩增	微生物学
47388-4	伤寒沙门菌 H D Ab	稀释系数、稀释倍数（滴度）	时间点	血清	定量型	凝集试验	微生物学
47389-2	鼠弓形体 Ab. IgG 亲合力	任意浓度	时间点	血清	等级型		微生物学
473-9	磺胺异噁唑	药物敏感度	时间点	分离物	定量或等级型	琼脂扩散	抗生素敏感性
47390-0	鼠弓形体 Ab. IgG	任意浓度	时间点	血清	定量型	染料试验	微生物学
47391-8	磺酰脲	任意浓度	时间点	尿液	等级型		药物水平/毒理学
47392-6	氯磺丙脲	质量浓度	时间点	XXX	定量型		药物水平/毒理学
47393-4	醇溶蛋白肽 Ab. IgA	任意浓度	时间点	血清	等级型	酶免疫分析	血清学
47394-2	醇溶蛋白肽 Ab. IgA	任意浓度	时间点	血清	等级型	酶免疫分析	血清学
47395-9	卡那霉素	质量浓度	时间点	血清/血浆	定量型		药物水平/毒理学
47396-7	田鼠巴贝虫 DNA	任意浓度	时间点	XXX	等级型	探针. 扩增. 靶向扩增	微生物学
47397-5	BCS1L 基因突变分析	存在与否或身份标识	时间点	全血/组织	叙述型	分子遗传学	分子病理学. 基因突变
47398-3	β甘露糖苷酶 实际值/正常值	相对催化浓度	时间点	白细胞	定量型		化学

LOINC 代码	名称	属性	时间特征	系统	标尺类型	方法类型	分类
4739-9	人类白细胞抗原-A3	任意浓度	时间点	全血	等级型		人类白细胞抗原
47399-1	细胞. ZAP70＋CD19＋/100 细胞	数量或计数分数	时间点	全血	定量型		细胞标志物
47400-7	可卡因＋苯甲酰芽子碱	任意浓度	时间点	尿液	等级型	确认试验	药物水平/毒理学
47401-5	塌陷反应介导蛋白 5 Ab. IgG	任意浓度	时间点	血清	等级型	免疫印迹	血清学
47402-3	CV2 Ab	任意浓度	时间点	血清/血浆	等级型	免疫印迹	血清学
47403-1	CYP2D6 基因突变分析	存在与否或身份标识	时间点	全血/组织	叙述型	分子遗传学	分子病理学. 基因突变
47404-9	N-去烷基氟胺安定	质量浓度	时间点	全血	定量型	确认试验	药物水平/毒理学
47405-6	查菲埃立克体 Ab. IgG	稀释系数、稀释倍数（滴度）	时间点	血清	定量型	免疫荧光	微生物学
47406-4	溶组织内阿米巴 Ab	任意浓度	时间点	脑脊液	等级型		微生物学
4740-7	人类白细胞抗原-A9	任意浓度	时间点	全血^供者	等级型		人类白细胞抗原
47407-2	纤维	单位面积数量或计数	时间点	大便	定量型	光学显微镜检查	化学
47408-0	磷苯妥英	质量浓度	时间点	血清/血浆	定量型		药物水平/毒理学
47409-8	单纯疱疹病毒 1＋2 DNA	数量或计数浓度（计数/容积）	时间点	血清/血浆	定量型	探针. 扩增. 靶向扩增	微生物学
47410-6	疱疹病毒 6 DNA	存在与否或身份标识	时间点	血清/血浆	名义型	探针. 扩增. 靶向扩增	微生物学
47411-4	美沙酮	任意浓度	时间点	血清/血浆	等级型	确认试验	药物水平/毒理学
47412-2	腮腺炎病毒 Ab	任意浓度	时间点	血清	定量型	酶免疫分析	微生物学
47413-0	浆细胞/100 白细胞	数量或计数分数	时间点	脑脊液	定量型		血液学/细胞分类计数
47414-8	普瑞巴林	质量浓度	时间点	血清/血浆	定量型		药物水平/毒理学
4741-5	人类白细胞抗原-A9	任意浓度	时间点	全血	等级型		人类白细胞抗原
47415-5	右丙氧芬＋去甲右丙氧芬	质量浓度	时间点	血清/血浆	定量型	确认试验	药物水平/毒理学
47416-3	RB1 基因突变分析	存在与否或身份标识	时间点	全血/组织	叙述型	分子遗传学	分子病理学. 基因突变
47417-1	红色染料 Ab. IgE RAST 类	任意浓度	时间点	血清	等级型		变态反应
47418-9	三酰基甘油酯酶	催化浓度	时间点	胸水	定量型		化学
47419-7	水痘-带状疱疹病毒 Ab	任意浓度	时间点	血清	定量型	酶免疫分析	微生物学
47420-5	功能状况评估	发现（结果）	时间点	{设置}	文档型	{提供者}	文档. 临床报告
47421-3	黄曲霉菌 B Ab	任意浓度	时间点	血清	等级型		微生物学
47422-1	黄曲霉菌 H Ab	任意浓度	时间点	血清	等级型		微生物学
4742-3	人类白细胞抗原-B w22	任意浓度	时间点	全血^供者	等级型		人类白细胞抗原
47423-9	烟曲霉菌 B Ab	任意浓度	时间点	血清	等级型		微生物学

LOINC 代码	名称	属性	时间特征	系统	标尺类型	方法类型	分类
47424-7	烟曲霉菌 H Ab	任意浓度	时间点	血清	等级型		微生物学
47425-4	构巢曲霉 B Ab	任意浓度	时间点	血清	等级型		微生物学
47426-2	构巢曲霉 H Ab	任意浓度	时间点	血清	等级型		微生物学
47427-0	黑曲霉菌 B Ab	任意浓度	时间点	血清	等级型		微生物学
47428-8	黑曲霉菌 H Ab	任意浓度	时间点	血清	等级型		微生物学
47429-6	白喉棒状杆菌毒素 Ab^第 1 份标本	任意浓度	时间点	血清	定量型		微生物学
47430-4	巨细胞病毒 Ab	任意浓度	时间点	血清^供者	等级型		微生物学
4743-1	人类白细胞抗原-B w22	任意浓度	时间点	全血	等级型		人类白细胞抗原
47431-2	细粒棘球绦虫 Ab. IgG	任意浓度	时间点	血清	定量型		微生物学
47432-0	EB 病毒衣壳 Ab. IgG	稀释系数、稀释倍数（滴度）	时间点	体液	定量型		微生物学
47433-8	EB 病毒衣壳 Ab. IgM	稀释系数、稀释倍数（滴度）	时间点	体液	定量型		微生物学
47434-6	EB 病毒早期 Ab. 扩散模式	任意浓度	时间点	血清	等级型		微生物学
47435-3	EB 病毒早期 Ab. IgA	稀释系数、稀释倍数（滴度）	时间点	血清	定量型		微生物学
47436-1	EB 病毒早期 Ab. IgG	稀释系数、稀释倍数（滴度）	时间点	体液	定量型		微生物学
47437-9	EB 病毒早期 Ab. 受限模式	任意浓度	时间点	血清	等级型		微生物学
47438-7	禽腺病毒 1 Ab	任意浓度	时间点	血清	等级型		微生物学
47439-5	流感嗜血杆菌 B Ab. IgG ^第 1 份标本	质量浓度	时间点	血清	定量型		微生物学
47440-3	乙型肝炎病毒核心 Ab	任意浓度	时间点	血清^供者	等级型		微生物学
47441-1	丙型肝炎病毒 Ab	任意浓度	时间点	血清^供者	等级型		微生物学
47442-9	疱疹病毒 8 Ab. IgG	稀释系数、稀释倍数（滴度）	时间点	血清	定量型		微生物学
47443-7	甲型流感病毒 Ab	任意浓度	时间点	卵黄	等级型		微生物学
47444-5	甲型流感病毒血球凝集素 H1 Ab	稀释系数、稀释倍数（滴度）	时间点	血清	定量型		微生物学
47445-2	甲型流感病毒血球凝集素 H10 Ab	稀释系数、稀释倍数（滴度）	时间点	血清	定量型		微生物学
47446-0	甲型流感病毒血球凝集素 H11 Ab	稀释系数、稀释倍数（滴度）	时间点	血清	定量型		微生物学
47447-8	甲型流感病毒血球凝集素 H12 Ab	稀释系数、稀释倍数（滴度）	时间点	血清	定量型		微生物学
47448-6	甲型流感病毒血球凝集素 H13 Ab	稀释系数、稀释倍数（滴度）	时间点	血清	定量型		微生物学
4744-9	人类白细胞抗原-B w41	任意浓度	时间点	全血^供者	等级型		人类白细胞抗原
47449-4	甲型流感病毒血球凝集素 H14 Ab	稀释系数、稀释倍数（滴度）	时间点	血清	定量型		微生物学
47450-2	甲型流感病毒血球凝集素 H15 Ab	稀释系数、稀释倍数（滴度）	时间点	血清	定量型		微生物学
47451-0	甲型流感病毒血球凝集素 H2 Ab	稀释系数、稀释倍数（滴度）	时间点	血清	定量型		微生物学
47452-8	甲型流感病毒血球凝集素 H3 Ab	稀释系数、稀释倍数（滴度）	时间点	血清	定量型		微生物学
47453-6	甲型流感病毒血球凝集素 H4 Ab	稀释系数、稀释倍数（滴度）	时间点	血清	定量型		微生物学
47454-4	甲型流感病毒血球凝集素 H5 Ab	稀释系数、稀释倍数（滴度）	时间点	血清	定量型		微生物学

LOINC 代码	名称	属性	时间特征	系统	标尺类型	方法类型	分类
47455-1	甲型流感病毒血球凝集素 H6 Ab	稀释系数、稀释倍数（滴度）	时间点	血清	定量型		微生物学
4745-6	人类白细胞抗原-B w41	任意浓度	时间点	全血	等级型		人类白细胞抗原
47456-9	甲型流感病毒血球凝集素 H7 Ab	稀释系数、稀释倍数（滴度）	时间点	血清	定量型		微生物学
47457-7	甲型流感病毒血球凝集素 H8 Ab	稀释系数、稀释倍数（滴度）	时间点	血清	定量型		微生物学
47458-5	甲型流感病毒血球凝集素 H9 Ab	稀释系数、稀释倍数（滴度）	时间点	血清	定量型		微生物学
47459-3	嗜肺军团菌 10 Ab. IgG	稀释系数、稀释倍数（滴度）	时间点	血清	定量型		微生物学
47460-1	嗜肺军团菌 10 Ab. IgM	稀释系数、稀释倍数（滴度）	时间点	血清	定量型		微生物学
47461-9	嗜肺军团菌 11 Ab. IgG	稀释系数、稀释倍数（滴度）	时间点	血清	定量型		微生物学
47462-7	嗜肺军团菌 11 Ab. IgM	稀释系数、稀释倍数（滴度）	时间点	血清	定量型		微生物学
47463-5	嗜肺军团菌 12 Ab. IgG	稀释系数、稀释倍数（滴度）	时间点	血清	定量型		微生物学
4746-4	人类白细胞抗原-B w42	任意浓度	时间点	全血^供者	等级型		人类白细胞抗原
47464-3	嗜肺军团菌 12 Ab. IgM	稀释系数、稀释倍数（滴度）	时间点	血清	定量型		微生物学
47465-0	嗜肺军团菌 13 Ab. IgG	稀释系数、稀释倍数（滴度）	时间点	血清	定量型		微生物学
47466-8	嗜肺军团菌 13 Ab. IgM	稀释系数、稀释倍数（滴度）	时间点	血清	定量型		微生物学
47467-6	嗜肺军团菌 14 Ab. IgG	稀释系数、稀释倍数（滴度）	时间点	血清	定量型		微生物学
47468-4	嗜肺军团菌 14 Ab. IgM	稀释系数、稀释倍数（滴度）	时间点	血清	定量型		微生物学
47469-2	嗜肺军团菌 7 Ab. IgG	稀释系数、稀释倍数（滴度）	时间点	血清	定量型		微生物学
474-7	磺胺异噁唑	药物敏感度	时间点	分离物＋血清	等级型	测序分型	抗生素敏感性
47470-0	嗜肺军团菌 7 Ab. IgM	稀释系数、稀释倍数（滴度）	时间点	血清	定量型		微生物学
47471-8	嗜肺军团菌 8 Ab. IgG	稀释系数、稀释倍数（滴度）	时间点	血清	定量型		微生物学
4747-2	人类白细胞抗原-B w42	任意浓度	时间点	全血	等级型		人类白细胞抗原
47472-6	嗜肺军团菌 8 Ab. IgM	稀释系数、稀释倍数（滴度）	时间点	血清	定量型		微生物学
47473-4	嗜肺军团菌 9 Ab. IgG	稀释系数、稀释倍数（滴度）	时间点	血清	定量型		微生物学
47474-2	嗜肺军团菌 9 Ab. IgM	稀释系数、稀释倍数（滴度）	时间点	血清	定量型		微生物学
47475-9	波瓦桑病毒多价 E Ab	任意浓度	时间点	XXX	等级型		微生物学
47476-7	反应素 Ab	稀释系数、稀释倍数（滴度）	时间点	XXX	定量型		微生物学
47477-5	立克次氏立克次体 Ab. IgG	稀释系数、稀释倍数（滴度）	时间点	脑脊液	定量型		微生物学
47478-3	立克次氏立克次体 Ab. IgM	稀释系数、稀释倍数（滴度）	时间点	脑脊液	定量型		微生物学
47479-1	伤寒立克次体 Ab. IgG	稀释系数、稀释倍数（滴度）	时间点	脑脊液	定量型		微生物学
4748-0	人类白细胞抗原-B w46	任意浓度	时间点	全血^供者	等级型		人类白细胞抗原
47480-9	伤寒立克次体 Ab. IgM	稀释系数、稀释倍数（滴度）	时间点	脑脊液	定量型		微生物学
47481-7	肺炎双球菌 1 Ab. IgG ^ 第 1 份标本	质量浓度	时间点	血清	定量型		微生物学
47482-5	肺炎双球菌 1 Ab. IgG ^ 第 2 份标本	质量浓度	时间点	血清	定量型		微生物学
47483-3	肺炎双球菌 14 Ab. IgG ^ 第 1 份标本	质量浓度	时间点	血清	定量型		微生物学
47484-1	肺炎双球菌 14 Ab. IgG ^ 第 2 份标本	质量浓度	时间点	血清	定量型		微生物学

LOINC 代码	名称	属性	时间特征	系统	标尺类型	方法类型	分类
47485-8	肺炎双球菌 17 Ab. IgG ^ 第 1 份标本	质量浓度	时间点	血清	定量型		微生物学
47486-6	肺炎双球菌 17 Ab. IgG ^ 第 2 份标本	质量浓度	时间点	血清	定量型		微生物学
47487-4	肺炎双球菌 2 Ab. IgG ^ 第 1 份标本	质量浓度	时间点	血清	定量型		微生物学
47488-2	肺炎双球菌 2 Ab. IgG ^ 第 2 份标本	质量浓度	时间点	血清	定量型		微生物学
47489-0	肺炎双球菌 20 Ab. IgG ^ 第 1 份标本	质量浓度	时间点	血清	定量型		微生物学
47490-8	肺炎双球菌 20 Ab. IgG ^ 第 2 份标本	质量浓度	时间点	血清	定量型		微生物学
47491-6	肺炎双球菌 22 Ab. IgG ^ 第 1 份标本	质量浓度	时间点	血清	定量型		微生物学
47492-4	肺炎双球菌 22 Ab. IgG ^ 第 2 份标本	质量浓度	时间点	血清	定量型		微生物学
47493-2	肺炎双球菌 3 Ab. IgG ^ 第 1 份标本	质量浓度	时间点	血清	定量型		微生物学
47494-0	肺炎双球菌 3 Ab. IgG ^ 第 2 份标本	质量浓度	时间点	血清	定量型		微生物学
47495-7	肺炎双球菌 34 Ab. IgG ^ 第 1 份标本	质量浓度	时间点	血清	定量型		微生物学
47496-5	肺炎双球菌 34 Ab. IgG ^ 第 2 份标本	质量浓度	时间点	血清	定量型		微生物学
47497-3	肺炎双球菌 43 Ab. IgG ^ 第 1 份标本	质量浓度	时间点	血清	定量型		微生物学
4749-8	人类白细胞抗原-B w46	任意浓度	时间点	全血	等级型		人类白细胞抗原
47498-1	肺炎双球菌 43 Ab. IgG ^ 第 2 份标本	质量浓度	时间点	血清	定量型		微生物学
47499-9	肺炎双球菌 5 Ab. IgG ^ 第 1 份标本	质量浓度	时间点	血清	定量型		微生物学
47500-4	肺炎双球菌 5 Ab. IgG ^ 第 2 份标本	质量浓度	时间点	血清	定量型		微生物学
47501-2	肺炎双球菌 54 Ab. IgG ^ 第 1 份标本	质量浓度	时间点	血清	定量型		微生物学
47502-0	肺炎双球菌 54 Ab. IgG ^ 第 2 份标本	质量浓度	时间点	血清	定量型		微生物学
47503-8	肺炎双球菌 57 Ab. IgG ^ 第 1 份标本	质量浓度	时间点	血清	定量型		微生物学
47504-6	肺炎双球菌 57 Ab. IgG ^ 第 2 份标本	质量浓度	时间点	血清	定量型		微生物学
47505-3	肺炎双球菌 6 Ab. IgG	质量浓度	时间点	血清	定量型		微生物学
4750-6	人类白细胞抗原-B w47	任意浓度	时间点	全血^供者	等级型		人类白细胞抗原
47506-1	肺炎双球菌 68 Ab. IgG ^ 第 1 份标本	质量浓度	时间点	血清	定量型		微生物学
47507-9	肺炎双球菌 68 Ab. IgG ^ 第 2 份标本	质量浓度	时间点	血清	定量型		微生物学

LOINC 代码	名称	属性	时间特征	系统	标尺类型	方法类型	分类
47508-7	肺炎双球菌 68 Ab. IgG ^ 第 2 份标本/第 1 份标本	比率	时间点	血清	定量型		微生物学
47509-5	肺炎双球菌 70 Ab. IgG ^ 第 1 份标本	质量浓度	时间点	血清	定量型		微生物学
47510-3	肺炎双球菌 70 Ab. IgG ^ 第 2 份标本	质量浓度	时间点	血清	定量型		微生物学
47511-1	苍白密螺旋体 Ab	任意浓度	时间点	体液	定量型		微生物学
47512-9	苍白密螺旋体 Ab. IgG	任意浓度	时间点	脑脊液	定量型		微生物学
47513-7	苍白密螺旋体 Ab. IgG	任意浓度	时间点	血清^供者	等级型		微生物学
4751-4	人类白细胞抗原-B w47	任意浓度	时间点	全血	等级型		人类白细胞抗原
47514-5	苍白密螺旋体 Ab. IgM	任意浓度	时间点	脑脊液	定量型		微生物学
47515-2	水疱性口炎病毒印第安纳株 1 Ab	稀释系数、稀释倍数（滴度）	时间点	血清	定量型		微生物学
47516-0	水疱性口炎病毒印第安纳株 2 Ab	稀释系数、稀释倍数（滴度）	时间点	血清	定量型		微生物学
47517-8	水疱性口炎病毒印第安纳株 3 Ab	稀释系数、稀释倍数（滴度）	时间点	血清	定量型		微生物学
47518-6	鼠疫耶尔森菌 Ab	任意浓度	时间点	XXX	等级型		微生物学
47519-4	诊疗史	发现（结果）	时间点	{设置}	文档型	{提供者}	病史与体格检查. 病史
47520-2	细胞学报告	发现（结果）	时间点	唾液	文档型	细胞学染色	细胞学
47521-0	细胞学报告	发现（结果）	时间点	乳腺. 细针	文档型	细胞学染色	细胞学
4752-2	人类白细胞抗原-B w48	任意浓度	时间点	全血^供者	等级型		人类白细胞抗原
47522-8	细胞学报告	发现（结果）	时间点	乳头流出物	文档型	细胞学染色	细胞学
47523-6	细胞学报告	发现（结果）	时间点	体液	文档型	细胞学染色	细胞学
47524-4	细胞学报告	发现（结果）	时间点	甲状腺. 细针	文档型	细胞学染色	细胞学
47525-1	细胞学报告	发现（结果）	时间点	尿液	文档型	细胞学染色	细胞学
47526-9	细胞学报告	发现（结果）	时间点	XXX	文档型	细胞学染色	细胞学
47527-7	细胞学报告	发现（结果）	时间点	子宫颈/阴道	文档型	细胞学染色. 薄层制片	细胞学
47528-5	细胞学报告	发现（结果）	时间点	子宫颈/阴道	文档型	细胞学染色	细胞学
47529-3	细胞学报告	发现（结果）	时间点	组织	文档型	XXX 染色	细胞学
4753-0	人类白细胞抗原-B w48	任意浓度	时间点	全血	等级型		人类白细胞抗原
47530-1	细胞学报告	发现（结果）	时间点	乳腺. 导管灌洗	文档型	细胞学染色	细胞学
47531-9	湿山 医嘱组	—	时间点	阴道	—		医嘱组. 微生物学
475-4	氨苯磺胺	药物敏感度	时间点	分离物	定量型	最小致死浓度	抗生素敏感性
4754-8	人类白细胞抗原-B w4	任意浓度	时间点	全血^供者	等级型		人类白细胞抗原
4755-5	人类白细胞抗原-B w4	任意浓度	时间点	全血	等级型		人类白细胞抗原
4756-3	人类白细胞抗原-B w50 (21)	任意浓度	时间点	全血^供者	等级型		人类白细胞抗原

LOINC 代码	名称	属性	时间特征	系统	标尺类型	方法类型	分类
4757-1	人类白细胞抗原-B w50(21)	任意浓度	时间点	全血	等级型		人类白细胞抗原
4758-9	人类白细胞抗原-B w52(5)	任意浓度	时间点	全血^供者	等级型		人类白细胞抗原
4759-7	人类白细胞抗原-B w52(5)	任意浓度	时间点	全血	等级型		人类白细胞抗原
4760-5	人类白细胞抗原-B w53	任意浓度	时间点	全血^供者	等级型		人类白细胞抗原
4761-3	人类白细胞抗原-B w53	任意浓度	时间点	全血	等级型		人类白细胞抗原
476-2	氨苯磺胺	药物敏感度	时间点	分离物	定量或等级型	最小抑制浓度	抗生素敏感性
4762-1	人类白细胞抗原-B w54(w22)	任意浓度	时间点	全血^供者	等级型		人类白细胞抗原
4763-9	人类白细胞抗原-B w54(w22)	任意浓度	时间点	全血	等级型		人类白细胞抗原
4764-7	人类白细胞抗原-B w55(w22)	任意浓度	时间点	全血^供者	等级型		人类白细胞抗原
4765-4	人类白细胞抗原-B w55(w22)	任意浓度	时间点	全血	等级型		人类白细胞抗原
4766-2	人类白细胞抗原-B w56(w22)	任意浓度	时间点	全血^供者	等级型		人类白细胞抗原
4767-0	人类白细胞抗原-B w56(w22)	任意浓度	时间点	全血	等级型		人类白细胞抗原
4768-8	人类白细胞抗原-B w57(17)	任意浓度	时间点	全血^供者	等级型		人类白细胞抗原
4769-6	人类白细胞抗原-B w57(17)	任意浓度	时间点	全血	等级型		人类白细胞抗原
477-0	氨苯磺胺	药物敏感度	时间点	分离物	定量或等级型	琼脂扩散	抗生素敏感性
4770-4	人类白细胞抗原-B w58(17)	任意浓度	时间点	全血^供者	等级型		人类白细胞抗原
4771-2	人类白细胞抗原-B w58(17)	任意浓度	时间点	全血	等级型		人类白细胞抗原
4772-0	人类白细胞抗原-B w59	任意浓度	时间点	全血^供者	等级型		人类白细胞抗原
4773-8	人类白细胞抗原-B w59	任意浓度	时间点	全血	等级型		人类白细胞抗原
4774-6	人类白细胞抗原-B w60(40)	任意浓度	时间点	全血^供者	等级型		人类白细胞抗原
4775-3	人类白细胞抗原-B w60(40)	任意浓度	时间点	全血	等级型		人类白细胞抗原
4776-1	人类白细胞抗原-B w61(40)	任意浓度	时间点	全血^供者	等级型		人类白细胞抗原
4777-9	人类白细胞抗原-B w61(40)	任意浓度	时间点	全血	等级型		人类白细胞抗原
4778-7	人类白细胞抗原-B w62(15)	任意浓度	时间点	全血^供者	等级型		人类白细胞抗原
4779-5	人类白细胞抗原-B w62(15)	任意浓度	时间点	全血	等级型		人类白细胞抗原

LOINC 代码	名称	属性	时间特征	系统	标尺类型	方法类型	分类
4780-3	人类白细胞抗原-B w63 (15)	任意浓度	时间点	全血^供者	等级型		人类白细胞抗原
4781-1	人类白细胞抗原-B w63 (15)	任意浓度	时间点	全血	等级型		人类白细胞抗原
4782-9	人类白细胞抗原-B w64 (14)	任意浓度	时间点	全血^供者	等级型		人类白细胞抗原
4783-7	人类白细胞抗原-B w64 (14)	任意浓度	时间点	全血	等级型		人类白细胞抗原
4784-5	人类白细胞抗原-B w65 (14)	任意浓度	时间点	全血^供者	等级型		人类白细胞抗原
4785-2	人类白细胞抗原-B w65 (14)	任意浓度	时间点	全血	等级型		人类白细胞抗原
4786-0	人类白细胞抗原-B w67	任意浓度	时间点	全血^供者	等级型		人类白细胞抗原
4787-8	人类白细胞抗原-B w67	任意浓度	时间点	全血	等级型		人类白细胞抗原
478-8	氨苯磺胺	药物敏感度	时间点	分离物	等级型	测序分型	抗生素敏感性
4788-6	人类白细胞抗原-B w6	任意浓度	时间点	全血^供者	等级型		人类白细胞抗原
4789-4	人类白细胞抗原-B w6	任意浓度	时间点	全血	等级型		人类白细胞抗原
4790-2	人类白细胞抗原-B w70	任意浓度	时间点	全血^供者	等级型		人类白细胞抗原
4791-0	人类白细胞抗原-B w70	任意浓度	时间点	全血	等级型		人类白细胞抗原
4792-8	人类白细胞抗原-B w71 (w70)	任意浓度	时间点	全血^供者	等级型		人类白细胞抗原
4793-6	人类白细胞抗原-B w71 (w70)	任意浓度	时间点	全血	等级型		人类白细胞抗原
4794-4	人类白细胞抗原-B w72 (w70)	任意浓度	时间点	全血^供者	等级型		人类白细胞抗原
4795-1	人类白细胞抗原-B w72 (w70)	任意浓度	时间点	全血	等级型		人类白细胞抗原
479-6	酞氨西林	药物敏感度	时间点	分离物	定量型	最小致死浓度	抗生素敏感性
4796-9	人类白细胞抗原-B w73	任意浓度	时间点	全血^供者	等级型		人类白细胞抗原
4797-7	人类白细胞抗原-B w73	任意浓度	时间点	全血	等级型		人类白细胞抗原
4798-5	人类白细胞抗原-B w75 (15)	任意浓度	时间点	全血^供者	等级型		人类白细胞抗原
4799-3	人类白细胞抗原-B w75 (15)	任意浓度	时间点	全血	等级型		人类白细胞抗原
4800-9	人类白细胞抗原-B w76 (15)	任意浓度	时间点	全血^供者	等级型		人类白细胞抗原
4801-7	人类白细胞抗原-B w76 (15)	任意浓度	时间点	全血	等级型		人类白细胞抗原
4802-5	人类白细胞抗原-B w77 (15)	任意浓度	时间点	全血^供者	等级型		人类白细胞抗原

LOINC 代码	名称	属性	时间特征	系统	标尺类型	方法类型	分类
4803-3	人类白细胞抗原-B w77 (15)	任意浓度	时间点	全血	等级型		人类白细胞抗原
480-4	酞氨西林	药物敏感度	时间点	分离物	定量或等级型	最小抑制浓度	抗生素敏感性
4804-1	人类白细胞抗原-B12	任意浓度	时间点	全血^供者	等级型		人类白细胞抗原
4805-8	人类白细胞抗原-B12	任意浓度	时间点	全血	等级型		人类白细胞抗原
4806-6	人类白细胞抗原-B13	任意浓度	时间点	全血^供者	等级型		人类白细胞抗原
4807-4	人类白细胞抗原-B13	任意浓度	时间点	全血	等级型		人类白细胞抗原
4808-2	人类白细胞抗原-B14	任意浓度	时间点	全血^供者	等级型		人类白细胞抗原
4809-0	人类白细胞抗原-B14	任意浓度	时间点	全血	等级型		人类白细胞抗原
4810-8	人类白细胞抗原-B15	任意浓度	时间点	全血^供者	等级型		人类白细胞抗原
4811-6	人类白细胞抗原-B15	任意浓度	时间点	全血	等级型		人类白细胞抗原
481-2	酞氨西林	药物敏感度	时间点	分离物	定量或等级型	琼脂扩散	抗生素敏感性
4812-4	人类白细胞抗原-B16	任意浓度	时间点	全血^供者	等级型		人类白细胞抗原
4813-2	人类白细胞抗原-B16	任意浓度	时间点	全血	等级型		人类白细胞抗原
4814-0	人类白细胞抗原-B17	任意浓度	时间点	全血^供者	等级型		人类白细胞抗原
4815-7	人类白细胞抗原-B17	任意浓度	时间点	全血	等级型		人类白细胞抗原
4816-5	人类白细胞抗原-B18	任意浓度	时间点	全血^供者	等级型		人类白细胞抗原
4817-3	人类白细胞抗原-B18	任意浓度	时间点	全血	等级型		人类白细胞抗原
4818-1	人类白细胞抗原-B21	任意浓度	时间点	全血^供者	等级型		人类白细胞抗原
4819-9	人类白细胞抗原-B21	任意浓度	时间点	全血	等级型		人类白细胞抗原
482-0	酞氨西林	药物敏感度	时间点	分离物+血清	等级型	测序分型	抗生素敏感性
4820-7	人类白细胞抗原-B27	任意浓度	时间点	全血^供者	等级型		人类白细胞抗原
4821-5	人类白细胞抗原-B27	任意浓度	时间点	全血	等级型		人类白细胞抗原
4822-3	人类白细胞抗原-B35	任意浓度	时间点	全血^供者	等级型		人类白细胞抗原
4823-1	人类白细胞抗原-B35	任意浓度	时间点	全血	等级型		人类白细胞抗原
4824-9	人类白细胞抗原-B37	任意浓度	时间点	全血^供者	等级型		人类白细胞抗原

LOINC 代码	名称	属性	时间特征	系统	标尺类型	方法类型	分类
4825-6	人类白细胞抗原-B37	任意浓度	时间点	全血	等级型		人类白细胞抗原
4826-4	人类白细胞抗原-B38 (16)	任意浓度	时间点	全血^供者	等级型		人类白细胞抗原
4827-2	人类白细胞抗原-B38 (16)	任意浓度	时间点	全血	等级型		人类白细胞抗原
4828-0	人类白细胞抗原-B39 (16)	任意浓度	时间点	全血^供者	等级型		人类白细胞抗原
4829-8	人类白细胞抗原-B39 (16)	任意浓度	时间点	全血	等级型		人类白细胞抗原
4830-6	人类白细胞抗原-B40	任意浓度	时间点	全血^供者	等级型		人类白细胞抗原
4831-4	人类白细胞抗原-B40	任意浓度	时间点	全血	等级型		人类白细胞抗原
4832-2	人类白细胞抗原-B44 (12)	任意浓度	时间点	全血^供者	等级型		人类白细胞抗原
4833-0	人类白细胞抗原-B44 (12)	任意浓度	时间点	全血	等级型		人类白细胞抗原
4834-8	人类白细胞抗原-B45 (12)	任意浓度	时间点	全血^供者	等级型		人类白细胞抗原
4835-5	人类白细胞抗原-B45 (12)	任意浓度	时间点	全血	等级型		人类白细胞抗原
4836-3	人类白细胞抗原-B49 (21)	任意浓度	时间点	全血^供者	等级型		人类白细胞抗原
4837-1	人类白细胞抗原-B49 (21)	任意浓度	时间点	全血	等级型		人类白细胞抗原
483-8	替考拉宁	药物敏感度	时间点	分离物	定量型	最小致死浓度	抗生素敏感性
4838-9	人类白细胞抗原-B51 (5)	任意浓度	时间点	全血^供者	等级型		人类白细胞抗原
4839-7	人类白细胞抗原-B51 (5)	任意浓度	时间点	全血	等级型		人类白细胞抗原
4840-5	人类白细胞抗原-B5	任意浓度	时间点	全血^供者	等级型		人类白细胞抗原
4841-3	人类白细胞抗原-B5	任意浓度	时间点	全血	等级型		人类白细胞抗原
4842-1	人类白细胞抗原-B7	任意浓度	时间点	全血^供者	等级型		人类白细胞抗原
4843-9	人类白细胞抗原-B7	任意浓度	时间点	全血	等级型		人类白细胞抗原
4844-7	人类白细胞抗原-B8	任意浓度	时间点	全血^供者	等级型		人类白细胞抗原
4845-4	人类白细胞抗原-B8	任意浓度	时间点	全血	等级型		人类白细胞抗原
484-6	替考拉宁	药物敏感度	时间点	分离物	定量或等级型	最小抑制浓度	抗生素敏感性
4846-2	人类白细胞抗原-C w10 (w3)	任意浓度	时间点	全血^供者	等级型		人类白细胞抗原
4847-0	人类白细胞抗原-C w10 (w3)	任意浓度	时间点	全血	等级型		人类白细胞抗原

LOINC 代码	名称	属性	时间特征	系统	标尺类型	方法类型	分类
4848-8	人类白细胞抗原-C w11	任意浓度	时间点	全血^供者	等级型		人类白细胞抗原
4849-6	人类白细胞抗原-C w11	任意浓度	时间点	全血	等级型		人类白细胞抗原
4850-4	人类白细胞抗原-C w1	任意浓度	时间点	全血^供者	等级型		人类白细胞抗原
4851-2	人类白细胞抗原-C w1	任意浓度	时间点	全血	等级型		人类白细胞抗原
4852-0	人类白细胞抗原-C w2	任意浓度	时间点	全血^供者	等级型		人类白细胞抗原
485-3	替考拉宁	药物敏感度	时间点	分离物	定量或等级型	琼脂扩散	抗生素敏感性
4853-8	人类白细胞抗原-C w2	任意浓度	时间点	全血	等级型		人类白细胞抗原
4854-6	人类白细胞抗原-C w3	任意浓度	时间点	全血^供者	等级型		人类白细胞抗原
4855-3	人类白细胞抗原-C w3	任意浓度	时间点	全血	等级型		人类白细胞抗原
4856-1	人类白细胞抗原-C w4	任意浓度	时间点	全血^供者	等级型		人类白细胞抗原
4857-9	人类白细胞抗原-C w4	任意浓度	时间点	全血	等级型		人类白细胞抗原
4858-7	人类白细胞抗原-C w5	任意浓度	时间点	全血^供者	等级型		人类白细胞抗原
4859-5	人类白细胞抗原-C w5	任意浓度	时间点	全血	等级型		人类白细胞抗原
4860-3	人类白细胞抗原-C w6	任意浓度	时间点	全血^供者	等级型		人类白细胞抗原
486-1	替考拉宁	药物敏感度	时间点	分离物＋血清	等级型	测序分型	抗生素敏感性
4861-1	人类白细胞抗原-C w6	任意浓度	时间点	全血	等级型		人类白细胞抗原
4862-9	人类白细胞抗原-C w7	任意浓度	时间点	全血^供者	等级型		人类白细胞抗原
4863-7	人类白细胞抗原-C w7	任意浓度	时间点	全血	等级型		人类白细胞抗原
4864-5	人类白细胞抗原-C w8	任意浓度	时间点	全血^供者	等级型		人类白细胞抗原
4865-2	人类白细胞抗原-C w8	任意浓度	时间点	全血	等级型		人类白细胞抗原
4866-0	人类白细胞抗原-C w9 (w3)	任意浓度	时间点	全血^供者	等级型		人类白细胞抗原
4867-8	人类白细胞抗原-C w9 (w3)	任意浓度	时间点	全血	等级型		人类白细胞抗原
4868-6	人类白细胞抗原-D w10	任意浓度	时间点	全血^供者	等级型		人类白细胞抗原
4869-4	人类白细胞抗原-D w10	任意浓度	时间点	全血	等级型		人类白细胞抗原
4870-2	人类白细胞抗原-D w11 (w7)	任意浓度	时间点	全血^供者	等级型		人类白细胞抗原

LOINC 代码	名称	属性	时间特征	系统	标尺类型	方法类型	分类
4871-0	人类白细胞抗原-D w11 (w7)	任意浓度	时间点	全血	等级型		人类白细胞抗原
4872-8	人类白细胞抗原-D w12	任意浓度	时间点	全血^供者	等级型		人类白细胞抗原
4873-6	人类白细胞抗原-D w12	任意浓度	时间点	全血	等级型		人类白细胞抗原
4874-4	人类白细胞抗原-D w13	任意浓度	时间点	全血^供者	等级型		人类白细胞抗原
4875-1	人类白细胞抗原-D w13	任意浓度	时间点	全血	等级型		人类白细胞抗原
4876-9	人类白细胞抗原-D w14	任意浓度	时间点	全血^供者	等级型		人类白细胞抗原
4877-7	人类白细胞抗原-D w14	任意浓度	时间点	全血	等级型		人类白细胞抗原
4878-5	人类白细胞抗原-D w15	任意浓度	时间点	全血^供者	等级型		人类白细胞抗原
487-9	替马沙星	药物敏感度	时间点	分离物	定量型	最小致死浓度	抗生素敏感性
4879-3	人类白细胞抗原-D w15	任意浓度	时间点	全血	等级型		人类白细胞抗原
4880-1	人类白细胞抗原-D w16	任意浓度	时间点	全血^供者	等级型		人类白细胞抗原
4881-9	人类白细胞抗原-D w16	任意浓度	时间点	全血	等级型		人类白细胞抗原
4882-7	人类白细胞抗原-D w17 (w7)	任意浓度	时间点	全血^供者	等级型		人类白细胞抗原
4883-5	人类白细胞抗原-D w17 (w7)	任意浓度	时间点	全血	等级型		人类白细胞抗原
4884-3	人类白细胞抗原-D w18 (w6)	任意浓度	时间点	全血^供者	等级型		人类白细胞抗原
4885-0	人类白细胞抗原-D w18 (w6)	任意浓度	时间点	全血	等级型		人类白细胞抗原
4886-8	人类白细胞抗原-D w19 (w6)	任意浓度	时间点	全血^供者	等级型		人类白细胞抗原
488-7	替马沙星	药物敏感度	时间点	分离物	定量或等级型	最小抑制浓度	抗生素敏感性
4887-6	人类白细胞抗原-D w19 (w6)	任意浓度	时间点	全血	等级型		人类白细胞抗原
4888-4	人类白细胞抗原-D w1	任意浓度	时间点	全血^供者	等级型		人类白细胞抗原
4889-2	人类白细胞抗原-D w1	任意浓度	时间点	全血	等级型		人类白细胞抗原
48-9	巴氨西林	药物敏感度	时间点	分离物	定量或等级型	最小抑制浓度	抗生素敏感性
4890-0	人类白细胞抗原-D w20	任意浓度	时间点	全血^供者	等级型		人类白细胞抗原
4891-8	人类白细胞抗原-D w20	任意浓度	时间点	全血	等级型		人类白细胞抗原
4892-6	人类白细胞抗原-D w21	任意浓度	时间点	全血^供者	等级型		人类白细胞抗原

LOINC 代码	名称	属性	时间特征	系统	标尺类型	方法类型	分类
4893-4	人类白细胞抗原-D w21	任意浓度	时间点	全血	等级型		人类白细胞抗原
4894-2	人类白细胞抗原-D w22	任意浓度	时间点	全血^供者	等级型		人类白细胞抗原
489-5	替马沙星	药物敏感度	时间点	分离物	定量或等级型	琼脂扩散	抗生素敏感性
4895-9	人类白细胞抗原-D w22	任意浓度	时间点	全血	等级型		人类白细胞抗原
4896-7	人类白细胞抗原-D w23	任意浓度	时间点	全血^供者	等级型		人类白细胞抗原
4897-5	人类白细胞抗原-D w23	任意浓度	时间点	全血	等级型		人类白细胞抗原
4898-3	人类白细胞抗原-D w24	任意浓度	时间点	全血^供者	等级型		人类白细胞抗原
4899-1	人类白细胞抗原-D w24	任意浓度	时间点	全血	等级型		人类白细胞抗原
4900-7	人类白细胞抗原-D w25	任意浓度	时间点	全血^供者	等级型		人类白细胞抗原
4901-5	人类白细胞抗原-D w25	任意浓度	时间点	全血	等级型		人类白细胞抗原
4902-3	人类白细胞抗原-D w26	任意浓度	时间点	全血^供者	等级型		人类白细胞抗原
490-3	替马沙星	药物敏感度	时间点	分离物＋血清	等级型	测序分型	抗生素敏感性
4903-1	人类白细胞抗原-D w26	任意浓度	时间点	全血	等级型		人类白细胞抗原
4904-9	人类白细胞抗原-D w2	任意浓度	时间点	全血^供者	等级型		人类白细胞抗原
4905-6	人类白细胞抗原-D w2	任意浓度	时间点	全血	等级型		人类白细胞抗原
4906-4	人类白细胞抗原-D w3	任意浓度	时间点	全血^供者	等级型		人类白细胞抗原
4907-2	人类白细胞抗原-D w3	任意浓度	时间点	全血	等级型		人类白细胞抗原
4908-0	人类白细胞抗原-D w4	任意浓度	时间点	全血^供者	等级型		人类白细胞抗原
4909-8	人类白细胞抗原-D w4	任意浓度	时间点	全血	等级型		人类白细胞抗原
4910-6	人类白细胞抗原-D w5	任意浓度	时间点	全血^供者	等级型		人类白细胞抗原
491-1	替莫西林	药物敏感度	时间点	分离物	定量型	最小致死浓度	抗生素敏感性
4911-4	人类白细胞抗原-D w5	任意浓度	时间点	全血	等级型		人类白细胞抗原
4912-2	人类白细胞抗原-D w6	任意浓度	时间点	全血^供者	等级型		人类白细胞抗原
4913-0	人类白细胞抗原-D w6	任意浓度	时间点	全血	等级型		人类白细胞抗原
4914-8	人类白细胞抗原-D w7	任意浓度	时间点	全血^供者	等级型		人类白细胞抗原

LOINC 代码	名称	属性	时间特征	系统	标尺类型	方法类型	分类
4915-5	人类白细胞抗原-D w7	任意浓度	时间点	全血	等级型		人类白细胞抗原
4916-3	人类白细胞抗原-D w8	任意浓度	时间点	全血^供者	等级型		人类白细胞抗原
4917-1	人类白细胞抗原-D w8	任意浓度	时间点	全血	等级型		人类白细胞抗原
4918-9	人类白细胞抗原-D w9	任意浓度	时间点	全血^供者	等级型		人类白细胞抗原
4919-7	人类白细胞抗原-D w9	任意浓度	时间点	全血	等级型		人类白细胞抗原
4920-5	人类白细胞抗原-DP w1	任意浓度	时间点	全血^供者	等级型		人类白细胞抗原
4921-3	人类白细胞抗原-DP w1	任意浓度	时间点	全血	等级型		人类白细胞抗原
4922-1	人类白细胞抗原-DP w2	任意浓度	时间点	全血^供者	等级型		人类白细胞抗原
4923-9	人类白细胞抗原-DP w2	任意浓度	时间点	全血	等级型		人类白细胞抗原
4924-7	人类白细胞抗原-DP w3	任意浓度	时间点	全血^供者	等级型		人类白细胞抗原
4925-4	人类白细胞抗原-DP w3	任意浓度	时间点	全血	等级型		人类白细胞抗原
4926-2	人类白细胞抗原-DP w4	任意浓度	时间点	全血^供者	等级型		人类白细胞抗原
4927-0	人类白细胞抗原-DP w4	任意浓度	时间点	全血	等级型		人类白细胞抗原
4928-8	人类白细胞抗原-DP w5	任意浓度	时间点	全血^供者	等级型		人类白细胞抗原
492-9	替莫西林	药物敏感度	时间点	分离物	定量或等级型	最小抑制浓度	抗生素敏感性
4929-6	人类白细胞抗原-DP w5	任意浓度	时间点	全血	等级型		人类白细胞抗原
4930-4	人类白细胞抗原-DP w6	任意浓度	时间点	全血^供者	等级型		人类白细胞抗原
4931-2	人类白细胞抗原-DP w6	任意浓度	时间点	全血	等级型		人类白细胞抗原
4932-0	人类白细胞抗原-DQ w1	任意浓度	时间点	全血^供者	等级型		人类白细胞抗原
4933-8	人类白细胞抗原-DQ w1	任意浓度	时间点	全血	等级型		人类白细胞抗原
4934-6	人类白细胞抗原-DQ w2	任意浓度	时间点	全血^供者	等级型		人类白细胞抗原
4935-3	人类白细胞抗原-DQ w2	任意浓度	时间点	全血	等级型		人类白细胞抗原
4936-1	人类白细胞抗原-DQ w3	任意浓度	时间点	全血^供者	等级型		人类白细胞抗原
493-7	替莫西林	药物敏感度	时间点	分离物	定量或等级型	琼脂扩散	抗生素敏感性
4937-9	人类白细胞抗原-DQ w3	任意浓度	时间点	全血	等级型		人类白细胞抗原

LOINC 代码	名称	属性	时间特征	系统	标尺类型	方法类型	分类
4938-7	人类白细胞抗原-DQ w4	任意浓度	时间点	全血^供者	等级型		人类白细胞抗原
4939-5	人类白细胞抗原-DQ w4	任意浓度	时间点	全血	等级型		人类白细胞抗原
4940-3	人类白细胞抗原-DQ w5 (w1)	任意浓度	时间点	全血^供者	等级型		人类白细胞抗原
4941-1	人类白细胞抗原-DQ w5 (w1)	任意浓度	时间点	全血	等级型		人类白细胞抗原
4942-9	人类白细胞抗原-DQ w6 (w1)	任意浓度	时间点	全血^供者	等级型		人类白细胞抗原
4943-7	人类白细胞抗原-DQ w6 (w1)	任意浓度	时间点	全血	等级型		人类白细胞抗原
4944-5	人类白细胞抗原-DQ w7 (w3)	任意浓度	时间点	全血^供者	等级型		人类白细胞抗原
494-5	替莫西林	药物敏感度	时间点	分离物+血清	等级型	测序分型	抗生素敏感性
4945-2	人类白细胞抗原-DQ w7 (w3)	任意浓度	时间点	全血	等级型		人类白细胞抗原
4946-0	人类白细胞抗原-DQ w8 (w3)	任意浓度	时间点	全血^供者	等级型		人类白细胞抗原
4947-8	人类白细胞抗原-DQ w8 (w3)	任意浓度	时间点	全血	等级型		人类白细胞抗原
4948-6	人类白细胞抗原-DQ w9 (w3)	任意浓度	时间点	全血^供者	等级型		人类白细胞抗原
4949-4	人类白细胞抗原-DQ w9 (w3)	任意浓度	时间点	全血	等级型		人类白细胞抗原
4950-2	人类白细胞抗原-DR w10	任意浓度	时间点	全血^供者	等级型		人类白细胞抗原
4951-0	人类白细胞抗原-DR w10	任意浓度	时间点	全血	等级型		人类白细胞抗原
495-2	四环素	药物敏感度	时间点	分离物	定量型	最小致死浓度	抗生素敏感性
4952-8	人类白细胞抗原-DR w11 (5)	任意浓度	时间点	全血^供者	等级型		人类白细胞抗原
4953-6	人类白细胞抗原-DR w11 (5)	任意浓度	时间点	全血	等级型		人类白细胞抗原
4954-4	人类白细胞抗原-DR w12 (5)	任意浓度	时间点	全血^供者	等级型		人类白细胞抗原
4955-1	人类白细胞抗原-DR w12 (5)	任意浓度	时间点	全血	等级型		人类白细胞抗原
4956-9	人类白细胞抗原-DR w13 (w6)	任意浓度	时间点	全血^供者	等级型		人类白细胞抗原
4957-7	人类白细胞抗原-DR w13 (w6)	任意浓度	时间点	全血	等级型		人类白细胞抗原
4958-5	人类白细胞抗原-DR w14 (w6)	任意浓度	时间点	全血^供者	等级型		人类白细胞抗原
4959-3	人类白细胞抗原-DR w14 (w6)	任意浓度	时间点	全血	等级型		人类白细胞抗原
496-0	四环素	药物敏感度	时间点	分离物	定量或等级型	最小抑制浓度	抗生素敏感性

LOINC 代码	名称	属性	时间特征	系统	标尺类型	方法类型	分类
4960-1	人类白细胞抗原-DR w15 (2)	任意浓度	时间点	全血^供者	等级型		人类白细胞抗原
4961-9	人类白细胞抗原-DR w15 (2)	任意浓度	时间点	全血	等级型		人类白细胞抗原
4962-7	人类白细胞抗原-DR w16 (2)	任意浓度	时间点	全血^供者	等级型		人类白细胞抗原
4963-5	人类白细胞抗原-DR w16 (2)	任意浓度	时间点	全血	等级型		人类白细胞抗原
4964-3	人类白细胞抗原-DR w17 (3)	任意浓度	时间点	全血^供者	等级型		人类白细胞抗原
4965-0	人类白细胞抗原-DR w17 (3)	任意浓度	时间点	全血	等级型		人类白细胞抗原
4966-8	人类白细胞抗原-DR w18 (3)	任意浓度	时间点	全血^供者	等级型		人类白细胞抗原
4967-6	人类白细胞抗原-DR w18 (3)	任意浓度	时间点	全血	等级型		人类白细胞抗原
4968-4	人类白细胞抗原-DR w52	任意浓度	时间点	全血^供者	等级型		人类白细胞抗原
4969-2	人类白细胞抗原-DR w52	任意浓度	时间点	全血	等级型		人类白细胞抗原
49-7	巴氨西林	药物敏感度	时间点	分离物	定量或等级型	琼脂扩散	抗生素敏感性
4970-0	人类白细胞抗原-DR w53	任意浓度	时间点	全血^供者	等级型		人类白细胞抗原
4971-8	人类白细胞抗原-DR w53	任意浓度	时间点	全血	等级型		人类白细胞抗原
4972-6	人类白细胞抗原-DR w6	任意浓度	时间点	全血^供者	等级型		人类白细胞抗原
4973-4	人类白细胞抗原-DR w6	任意浓度	时间点	全血	等级型		人类白细胞抗原
4974-2	人类白细胞抗原-DR w8	任意浓度	时间点	全血^供者	等级型		人类白细胞抗原
4975-9	人类白细胞抗原-DR w8	任意浓度	时间点	全血	等级型		人类白细胞抗原
4976-7	人类白细胞抗原-DR1	任意浓度	时间点	全血^供者	等级型		人类白细胞抗原
4977-5	人类白细胞抗原-DR1	任意浓度	时间点	全血	等级型		人类白细胞抗原
497-8	四环素	药物敏感度	时间点	分离物	定量或等级型	琼脂扩散	抗生素敏感性
4978-3	人类白细胞抗原-DR2	任意浓度	时间点	全血^供者	等级型		人类白细胞抗原
4979-1	人类白细胞抗原-DR2	任意浓度	时间点	全血	等级型		人类白细胞抗原
4980-9	人类白细胞抗原-DR3	任意浓度	时间点	全血^供者	等级型		人类白细胞抗原
4981-7	人类白细胞抗原-DR3	任意浓度	时间点	全血	等级型		人类白细胞抗原
4982-5	人类白细胞抗原-DR4	任意浓度	时间点	全血^供者	等级型		人类白细胞抗原

LOINC 代码	名称	属性	时间特征	系统	标尺类型	方法类型	分类
4983-3	人类白细胞抗原-DR4	任意浓度	时间点	全血	等级型		人类白细胞抗原
4984-1	人类白细胞抗原-DR5	任意浓度	时间点	全血^供者	等级型		人类白细胞抗原
4985-8	人类白细胞抗原-DR5	任意浓度	时间点	全血	等级型		人类白细胞抗原
498-6	四环素	药物敏感度	时间点	分离物＋血清	等级型	测序分型	抗生素敏感性
4986-6	人类白细胞抗原-DR7	任意浓度	时间点	全血^供者	等级型		人类白细胞抗原
4987-4	人类白细胞抗原-DR7	任意浓度	时间点	全血	等级型		人类白细胞抗原
4988-2	人类白细胞抗原-DR9	任意浓度	时间点	全血^供者	等级型		人类白细胞抗原
4989-0	人类白细胞抗原-DR9	任意浓度	时间点	全血	等级型		人类白细胞抗原
4990-8	皮炎芽生菌 rRNA	任意浓度	时间点	XXX	等级型	探针	微生物学
4991-6	博氏疏螺旋体 DNA	任意浓度	时间点	XXX	等级型	探针.扩增.靶向扩增	微生物学
4992-4	弯曲菌 rRNA	任意浓度	时间点	XXX	等级型	探针	微生物学
4993-2	沙眼衣原体 rRNA	任意浓度	时间点	XXX	等级型	探针	微生物学
499-4	替卡西林	药物敏感度	时间点	分离物	定量型	最小致死浓度	抗生素敏感性
4994-0	粗球孢子菌 rRNA	任意浓度	时间点	XXX	等级型	探针	微生物学
4995-7	新型隐球菌 rRNA	任意浓度	时间点	XXX	等级型	探针	微生物学
4996-5	巨细胞病毒 DNA	任意浓度	时间点	全血	等级型	探针.扩增.靶向扩增	微生物学
4997-3	巨细胞病毒 DNA	任意浓度	时间点	组织	等级型	探针	微生物学
4998-1	巨细胞病毒 DNA	任意浓度	时间点	组织	等级型	探针.扩增.靶向扩增	微生物学
4999-9	巨细胞病毒 DNA	任意浓度	时间点	尿液	等级型	探针.扩增.靶向扩增	微生物学
5000-5	巨细胞病毒 DNA	任意浓度	时间点	XXX	等级型	探针.扩增.靶向扩增	微生物学
5001-3	肠球菌 rRNA	任意浓度	时间点	XXX	等级型	探针	微生物学
5002-1	EB 病毒 DNA	任意浓度	时间点	全血	等级型	探针.扩增.靶向扩增	微生物学
5003-9	EB 病毒 DNA	任意浓度	时间点	组织	等级型	探针	微生物学
5004-7	EB 病毒 DNA	任意浓度	时间点	组织	等级型	探针.扩增.靶向扩增	微生物学
5005-4	EB 病毒 DNA	任意浓度	时间点	XXX	等级型	探针.扩增.靶向扩增	微生物学
5006-2	流感嗜血杆菌 rRNA	任意浓度	时间点	XXX	等级型	探针	微生物学
5007-0	乙型肝炎病毒 DNA	任意浓度	时间点	全血	等级型	探针.扩增.靶向扩增	微生物学
5008-8	乙型肝炎病毒 DNA	任意浓度	时间点	组织	等级型	探针.扩增.靶向扩增	微生物学
500-9	替卡西林	药物敏感度	时间点	分离物	定量或等级型	最小抑制浓度	抗生素敏感性
5009-6	乙型肝炎病毒 DNA	任意浓度	时间点	XXX	等级型	探针.扩增.靶向扩增	微生物学

LOINC 代码	名称	属性	时间特征	系统	标尺类型	方法类型	分类
5010-4	丙型肝炎病毒 RNA	任意浓度	时间点	全血	等级型	探针.扩增.靶向扩增	微生物学
5011-2	丙型肝炎病毒 RNA	任意浓度	时间点	组织	等级型	探针.扩增.靶向扩增	微生物学
5012-0	丙型肝炎病毒 RNA	任意浓度	时间点	XXX	等级型	探针.扩增.靶向扩增	微生物学
5013-8	单纯疱疹病毒 DNA	任意浓度	时间点	脑脊液	等级型	探针.扩增.靶向扩增	微生物学
5014-6	单纯疱疹病毒 DNA	任意浓度	时间点	XXX	等级型	探针.扩增.靶向扩增	微生物学
5015-3	荚膜组织胞浆菌 DNA	任意浓度	时间点	XXX	等级型	探针.扩增.靶向扩增	微生物学
5016-1	荚膜组织胞浆菌 rRNA	任意浓度	时间点	XXX	等级型	探针	微生物学
501-7	替卡西林	药物敏感度	时间点	分离物	定量或等级型	琼脂扩散	抗生素敏感性
5017-9	艾滋病毒 1 RNA	任意浓度	时间点	全血	等级型	探针.扩增.靶向扩增	微生物学
5018-7	艾滋病毒 1 RNA	任意浓度	时间点	XXX	等级型	探针.扩增.靶向扩增	微生物学
5019-5	人 T 淋巴细胞白血病病毒 1+2 RNA	任意浓度	时间点	XXX	等级型	探针.扩增.靶向扩增	微生物学
5020-3	军团菌 sp rRNA	任意浓度	时间点	XXX	等级型	探针	微生物学
5021-1	单核细胞增多性李斯特菌 rRNA	任意浓度	时间点	XXX	等级型	探针	微生物学
5022-9	禽类分枝杆菌复合 rRNA	任意浓度	时间点	XXX	等级型	探针	微生物学
5023-7	禽类分枝杆菌禽类亚种 rRNA	任意浓度	时间点	XXX	等级型	探针	微生物学
5024-5	戈氏分枝杆菌 rRNA	任意浓度	时间点	XXX	等级型	探针	微生物学
502-5	替卡西林	药物敏感度	时间点	分离物+血清	等级型	测序分型	抗生素敏感性
5025-2	细胞内分枝杆菌 rRNA	任意浓度	时间点	XXX	等级型	探针	微生物学
5026-0	堪萨斯分枝杆菌 rRNA	任意浓度	时间点	XXX	等级型	探针	微生物学
5027-8	结核分枝杆菌 rRNA	任意浓度	时间点	XXX	等级型	探针	微生物学
5028-6	淋病奈瑟菌 rRNA	任意浓度	时间点	XXX	等级型	探针	微生物学
5029-4	脑膜炎奈瑟菌 rRNA	任意浓度	时间点	XXX	等级型	探针	微生物学
5030-2	细小病毒 B19 RNA	任意浓度	时间点	全血	等级型	探针.扩增.靶向扩增	微生物学
5031-0	细小病毒 B19 RNA	任意浓度	时间点	组织	等级型	探针.扩增.靶向扩增	微生物学
5032-8	细小病毒 B19 RNA	任意浓度	时间点	XXX	等级型	探针.扩增.靶向扩增	微生物学
503-3	替卡西林+棒酸钾	药物敏感度	时间点	分离物	定量型	最小致死浓度	抗生素敏感性
5033-6	金黄色葡萄球菌 rRNA	任意浓度	时间点	XXX	等级型	探针	微生物学
5034-4	无乳链球菌 rRNA	任意浓度	时间点	XXX	等级型	探针	微生物学
5035-1	肺炎双球菌 rRNA	任意浓度	时间点	XXX	等级型	探针	微生物学
5036-9	化脓性链球菌 rRNA	任意浓度	时间点	XXX	等级型	探针	微生物学
5037-7	乙酰胆碱受体结合 Ab	稀释系数、稀释倍数（滴度）	时间点	血清	定量型	免疫荧光	血清学
5038-5	乙酰胆碱受体阻断型 Ab	稀释系数、稀释倍数（滴度）	时间点	血清	定量型	免疫荧光	血清学

LOINC 代码	名称	属性	时间特征	系统	标尺类型	方法类型	分类
5039-3	乙酰胆碱受体调节 Ab	稀释系数、稀释倍数（滴度）	时间点	血清	定量型	免疫荧光	血清学
5040-1	放线菌 Ab	稀释系数、稀释倍数（滴度）	时间点	血清	定量型	免疫荧光	微生物学
504-1	替卡西林+棒酸钾	药物敏感度	时间点	分离物	定量或等级型	最小抑制浓度	抗生素敏感性
5041-9	腺病毒 Ab	稀释系数、稀释倍数（滴度）	时间点	血清	定量型	补体结合试验	微生物学
5042-7	腺病毒 Ab. IgM	任意浓度	时间点	血清	定量型		微生物学
5043-5	肾上腺 Ab	稀释系数、稀释倍数（滴度）	时间点	血清	定量型	免疫荧光	血清学
5044-3	肾上腺皮质 Ab	任意浓度	时间点	血清	定量型	放射免疫分析	血清学
5045-0	钩虫属 Ab	任意浓度	时间点	血清	定量型		微生物学
5046-8	汉坦病毒 Ab	任意浓度	时间点	血清	定量型		微生物学
5047-6	细胞核 Ab	任意浓度	时间点	血清	定量型	酶免疫分析	血清学
5048-4	细胞核 Ab	稀释系数、稀释倍数（滴度）	时间点	血清	定量型	免疫荧光	血清学
5049-2	蛔虫 Ab	任意浓度	时间点	血清	定量型	酶免疫分析	微生物学
50-5	巴氨西林	药物敏感度	时间点	分离物+血清	等级型	测序分型	抗生素敏感性
5050-0	烟曲霉菌 Ab	任意浓度	时间点	血清	定量型		微生物学
5051-8	黑曲霉菌 Ab	任意浓度	时间点	血清	定量型		微生物学
5052-6	曲霉菌属 Ab	任意浓度	时间点	血清	等级型	免疫扩散	微生物学
5053-4	曲霉菌属 Ab	稀释系数、稀释倍数（滴度）	时间点	血清	定量型	补体结合试验	微生物学
5054-2	巴贝虫 Ab	稀释系数、稀释倍数（滴度）	时间点	血清	定量型	免疫荧光	微生物学
5055-9	炭疽杆菌 Ab	任意浓度	时间点	血清	定量型	血凝试验	微生物学
5056-7	基底膜 Ab	任意浓度	时间点	血清	等级型	免疫荧光	血清学
5057-5	皮炎芽生菌 Ab	稀释系数、稀释倍数（滴度）	时间点	血清	定量型	补体结合试验	微生物学
505-8	替卡西林+棒酸钾	药物敏感度	时间点	分离物	定量或等级型	琼脂扩散	抗生素敏感性
5058-3	皮炎芽生菌 Ab	任意浓度	时间点	血清	等级型	免疫扩散	微生物学
5059-1	百日咳杆菌 Ab	任意浓度	时间点	血清	定量型	酶免疫分析	微生物学
5060-9	博氏疏螺旋体 Ab	任意浓度	时间点	血清	定量型	酶免疫分析	微生物学
5061-7	博氏疏螺旋体 Ab	稀释系数、稀释倍数（滴度）	时间点	血清	定量型	免疫荧光	微生物学
5062-5	博氏疏螺旋体 Ab. IgG	任意浓度	时间点	血清	定量型	酶免疫分析	微生物学
5063-3	博氏疏螺旋体 Ab. IgG	稀释系数、稀释倍数（滴度）	时间点	血清	定量型	免疫荧光	微生物学
5064-1	博氏疏螺旋体 Ab. IgM	任意浓度	时间点	血清	定量型	酶免疫分析	微生物学
5065-8	博氏疏螺旋体 Ab. IgM	稀释系数、稀释倍数（滴度）	时间点	血清	定量型	免疫荧光	微生物学
506-6	替卡西林+棒酸钾	药物敏感度	时间点	分离物+血清	等级型	测序分型	抗生素敏感性
5066-6	流产布鲁氏杆菌 Ab	任意浓度	时间点	血清	等级型	胶乳凝集试验	微生物学
5067-4	流产布鲁氏杆菌 Ab	稀释系数、稀释倍数（滴度）	时间点	血清	定量型	胶乳凝集试验	微生物学
5068-2	犬布鲁氏菌 Ab	稀释系数、稀释倍数（滴度）	时间点	血清	定量型	胶乳凝集试验	微生物学
5069-0	羊流产布氏杆菌 Ab	稀释系数、稀释倍数（滴度）	时间点	血清	定量型	胶乳凝集试验	微生物学
5070-8	布鲁氏杆菌 Ab. IgM	任意浓度	时间点	血清	定量型		微生物学
5071-6	猪流产布氏杆菌 Ab	稀释系数、稀释倍数（滴度）	时间点	血清	定量型	胶乳凝集试验	微生物学

LOINC 代码	名称	属性	时间特征	系统	标尺类型	方法类型	分类
5072-4	刷状缘 Ab	任意浓度	时间点	血清	定量型		血清学
5073-2	拉克罗斯病毒 Ab	任意浓度	时间点	血清	定量型		微生物学
507-4	妥布霉素	药物敏感度	时间点	分离物	定量型	最小致死浓度	抗生素敏感性
5074-0	白色念珠菌 Ab	任意浓度	时间点	血清	等级型	免疫扩散	微生物学
5075-7	白色念珠菌 Ag	稀释系数、稀释倍数（滴度）	时间点	血清	定量型	胶乳凝集试验	微生物学
5076-5	心磷脂 Ab. IgA	任意浓度	时间点	血清	定量型	酶免疫分析	凝血功能检查
5077-3	着丝点 Ab	稀释系数、稀释倍数（滴度）	时间点	血清	定量型	免疫荧光	血清学
5078-1	肺炎衣原体 Ab	任意浓度	时间点	血清	定量型		微生物学
5079-9	鹦鹉热嗜衣原体 Ab	稀释系数、稀释倍数（滴度）	时间点	血清	定量型	补体结合试验	微生物学
5080-7	鹦鹉热嗜衣原体 Ab. IgG	任意浓度	时间点	血清	定量型		微生物学
5081-5	鹦鹉热嗜衣原体 Ab. IgM	任意浓度	时间点	血清	定量型		微生物学
508-2	妥布霉素	药物敏感度	时间点	分离物	定量或等级型	最小抑制浓度	抗生素敏感性
5082-3	衣原体 Ab	任意浓度	时间点	血清	定量型	酶免疫分析	微生物学
5083-1	衣原体 Ab	稀释系数、稀释倍数（滴度）	时间点	血清	定量型	补体结合试验	微生物学
5084-9	衣原体 Ab	稀释系数、稀释倍数（滴度）	时间点	血清	定量型	免疫荧光	微生物学
5085-6	衣原体 Ab. IgG	任意浓度	时间点	血清	定量型		微生物学
5086-4	衣原体 Ab. IgM	任意浓度	时间点	血清	定量型		微生物学
5087-2	沙眼衣原体 Ab	稀释系数、稀释倍数（滴度）	时间点	血清	定量型	补体结合试验	微生物学
5088-0	沙眼衣原体 Ab	稀释系数、稀释倍数（滴度）	时间点	血清	定量型	免疫荧光	微生物学
5089-8	沙眼衣原体 Ab. IgG	任意浓度	时间点	血清	定量型		微生物学
509-0	妥布霉素	药物敏感度	时间点	分离物	定量或等级型	琼脂扩散	抗生素敏感性
5090-6	沙眼衣原体 Ab. IgM	任意浓度	时间点	血清	定量型		微生物学
5091-4	糜蛋白酶 Ab	任意浓度	时间点	血清	定量型		血清学
5092-2	破伤风芽胞梭菌 Ab	任意浓度	时间点	血清	定量型		微生物学
5093-0	破伤风芽胞梭菌 Ab	任意浓度	时间点	血清	等级型		微生物学
5094-8	粗球孢子菌 Ab	任意浓度	时间点	血清	定量型	酶免疫分析	微生物学
5095-5	粗球孢子菌 Ab	任意浓度	时间点	血清	等级型	免疫扩散	微生物学
5096-3	粗球孢子菌 Ab	稀释系数、稀释倍数（滴度）	时间点	血清	定量型	补体结合试验	微生物学
5097-1	寒冷凝集素	任意浓度	时间点	血清/血浆	等级型	凝集试验	血清学
5098-9	寒冷凝集素	稀释系数、稀释倍数（滴度）	时间点	血清/血浆	定量型	凝集试验	血清学
5099-7	冠状病毒 Ab	任意浓度	时间点	血清	定量型		微生物学
5100-3	贝氏柯克斯体 Ab	稀释系数、稀释倍数（滴度）	时间点	血清	定量型	补体结合试验	微生物学
5101-1	柯萨奇病毒 A7 Ab	稀释系数、稀释倍数（滴度）	时间点	血清	定量型	中和作用	微生物学
5102-9	柯萨奇病毒 A9 Ab	稀释系数、稀释倍数（滴度）	时间点	血清	定量型	中和作用	微生物学
5103-7	柯萨奇病毒 B1 Ab	稀释系数、稀释倍数（滴度）	时间点	血清	定量型	中和作用	微生物学
5104-5	柯萨奇病毒 B1 Ab	稀释系数、稀释倍数（滴度）	时间点	血清	定量型	补体结合试验	微生物学
5105-2	柯萨奇病毒 B2 Ab	稀释系数、稀释倍数（滴度）	时间点	血清	定量型	中和作用	微生物学
5106-0	柯萨奇病毒 B2 Ab	稀释系数、稀释倍数（滴度）	时间点	血清	定量型	补体结合试验	微生物学

LOINC 代码	名称	属性	时间特征	系统	标尺类型	方法类型	分类
5107-8	柯萨奇病毒 B3 Ab	稀释系数、稀释倍数（滴度）	时间点	血清	定量型	中和作用	微生物学
510-8	妥布霉素	药物敏感度	时间点	分离物+血清	等级型	测序分型	抗生素敏感性
5108-6	柯萨奇病毒 B3 Ab	稀释系数、稀释倍数（滴度）	时间点	血清	定量型	补体结合试验	微生物学
5109-4	柯萨奇病毒 B4 Ab	稀释系数、稀释倍数（滴度）	时间点	血清	定量型	中和作用	微生物学
5110-2	柯萨奇病毒 B4 Ab	稀释系数、稀释倍数（滴度）	时间点	血清	定量型	补体结合试验	微生物学
5111-0	柯萨奇病毒 B5 Ab	稀释系数、稀释倍数（滴度）	时间点	血清	定量型	中和作用	微生物学
5112-8	柯萨奇病毒 B5 Ab	稀释系数、稀释倍数（滴度）	时间点	血清	定量型	补体结合试验	微生物学
5113-6	柯萨奇病毒 B6 Ab	稀释系数、稀释倍数（滴度）	时间点	血清	定量型	中和作用	微生物学
5114-4	柯萨奇病毒 B6 Ab	稀释系数、稀释倍数（滴度）	时间点	血清	定量型	补体结合试验	微生物学
5115-1	白喉棒状杆菌 Ab	任意浓度	时间点	血清	定量型		微生物学
511-6	甲氧苄啶	药物敏感度	时间点	分离物	定量型	最小致死浓度	抗生素敏感性
5116-9	白喉棒状杆菌 Ab	任意浓度	时间点	血清	定量型	酶免疫分析	微生物学
5117-7	冷球蛋白	任意浓度	时间点	血清	等级型		化学
5118-5	新型隐球菌 Ag	稀释系数、稀释倍数（滴度）	时间点	脑脊液	定量型	胶乳凝集试验	微生物学
5119-3	新型隐球菌 Ag	稀释系数、稀释倍数（滴度）	时间点	血清	定量型	胶乳凝集试验	微生物学
5120-1	猪带绦虫幼体 Ab	任意浓度	时间点	血清	定量型	血凝试验	微生物学
5121-9	巨细胞病毒 Ab	稀释系数、稀释倍数（滴度）	时间点	血清	定量型	胶乳凝集试验	微生物学
5122-7	巨细胞病毒 Ab	任意浓度	时间点	血清	定量型	免疫荧光	微生物学
5123-5	巨细胞病毒 Ab	稀释系数、稀释倍数（滴度）	时间点	血清	定量型	胶乳凝集试验	微生物学
512-4	甲氧苄啶	药物敏感度	时间点	分离物	定量或等级型	最小抑制浓度	抗生素敏感性
5124-3	巨细胞病毒 Ab. IgG	任意浓度	时间点	血清	定量型	酶免疫分析	微生物学
5125-0	巨细胞病毒 Ab. IgG	稀释系数、稀释倍数（滴度）	时间点	血清	定量型	免疫荧光	微生物学
5126-8	巨细胞病毒 Ab. IgM	任意浓度	时间点	血清	定量型	酶免疫分析	微生物学
5127-6	巨细胞病毒 Ab. IgM	稀释系数、稀释倍数（滴度）	时间点	血清	定量型	免疫荧光	微生物学
5128-4	嗜中性粒细胞细胞质 Ab	任意浓度	时间点	血清	定量型		血清学
5129-2	脱氧核糖核酸酶 Ab	任意浓度	时间点	血清	定量型		血清学
51-3	布替罗星	药物敏感度	时间点	分离物	定量型	最小致死浓度	抗生素敏感性
5130-0	双链 DNA Ab	任意浓度	时间点	血清	定量型		血清学
5131-8	双链 DNA Ab	任意浓度	时间点	血清	等级型	免疫荧光	血清学
513-2	甲氧苄啶	药物敏感度	时间点	分离物	定量或等级型	琼脂扩散	抗生素敏感性
5132-6	单链 DNA Ab	任意浓度	时间点	血清	定量型		血清学
5133-4	脱氧核糖核酸酶 B Ab. 链球菌	任意浓度	时间点	血清	定量型		微生物学
5134-2	东方马脑炎病毒 Ab	任意浓度	时间点	血清	定量型		微生物学
5135-9	棘球绦虫 Ab	任意浓度	时间点	血清	定量型	血凝试验	微生物学
5136-7	埃柯病毒 1 Ab	稀释系数、稀释倍数（滴度）	时间点	血清	定量型	中和作用	微生物学

LOINC 代码	名称	属性	时间特征	系统	标尺类型	方法类型	分类
5137-5	埃柯病毒 1 Ab	稀释系数、稀释倍数（滴度）	时间点	血清	定量型	补体结合试验	微生物学
5138-3	埃柯病毒 19 Ab	稀释系数、稀释倍数（滴度）	时间点	血清	定量型	中和作用	微生物学
5139-1	埃柯病毒 19 Ab	稀释系数、稀释倍数（滴度）	时间点	血清	定量型	补体结合试验	微生物学
514-0	甲氧苄啶	药物敏感度	时间点	分离物＋血清	等级型	测序分型	抗生素敏感性
5140-9	埃柯病毒 3 Ab	稀释系数、稀释倍数（滴度）	时间点	血清	定量型	中和作用	微生物学
5141-7	埃柯病毒 3 Ab	稀释系数、稀释倍数（滴度）	时间点	血清	定量型	补体结合试验	微生物学
5142-5	埃柯病毒 4 Ab	稀释系数、稀释倍数（滴度）	时间点	血清	定量型	中和作用	微生物学
5143-3	埃柯病毒 4 Ab	稀释系数、稀释倍数（滴度）	时间点	血清	定量型	补体结合试验	微生物学
5144-1	埃柯病毒 6 Ab	稀释系数、稀释倍数（滴度）	时间点	血清	定量型	中和作用	微生物学
5145-8	埃柯病毒 6 Ab	稀释系数、稀释倍数（滴度）	时间点	血清	定量型	补体结合试验	微生物学
5146-6	埃柯病毒 9 Ab	稀释系数、稀释倍数（滴度）	时间点	血清	定量型	中和作用	微生物学
5147-4	埃柯病毒 9 Ab	稀释系数、稀释倍数（滴度）	时间点	血清	定量型	补体结合试验	微生物学
5148-2	埃柯病毒 NOS Ab	稀释系数、稀释倍数（滴度）	时间点	血清	定量型	中和作用	微生物学
5149-0	埃柯病毒 NOS Ab	稀释系数、稀释倍数（滴度）	时间点	血清	定量型	补体结合试验	微生物学
5150-8	溶组织内阿米巴 Ab	任意浓度	时间点	血清	定量型	酶免疫分析	微生物学
5151-6	溶组织内阿米巴 Ab	任意浓度	时间点	血清	定量型	血凝试验	微生物学
5152-4	表皮 Ab	稀释系数、稀释倍数（滴度）	时间点	血清	定量型	免疫荧光	血清学
5153-2	EB 病毒早期 Ab	任意浓度	时间点	血清	等级型	酶免疫分析	微生物学
5154-0	EB 病毒早期 Ab	任意浓度	时间点	血清	等级型	免疫荧光	微生物学
5155-7	EB 病毒细胞核 Ab. IgG	任意浓度	时间点	血清	等级型	免疫荧光	微生物学
5156-5	EB 病毒细胞核 Ab. IgG	任意浓度	时间点	血清	等级型	酶免疫分析	微生物学
515-7	甲氧苄啶＋磺胺甲噁唑	药物敏感度	时间点	分离物	定量型	最小致死浓度	抗生素敏感性
5157-3	EB 病毒衣壳 Ab. IgG	任意浓度	时间点	血清	定量型	酶免疫分析	微生物学
5158-1	EB 病毒衣壳 Ab. IgG	稀释系数、稀释倍数（滴度）	时间点	血清	定量型	免疫荧光	微生物学
5159-9	EB 病毒衣壳 Ab. IgM	任意浓度	时间点	血清	定量型	酶免疫分析	微生物学
5160-7	EB 病毒衣壳 Ab. IgM	稀释系数、稀释倍数（滴度）	时间点	血清	定量型	免疫荧光	微生物学
5161-5	红细胞 Ab	任意浓度	时间点	血清	定量型		血清学
5162-3	肝片吸虫 Ab	任意浓度	时间点	血清	定量型		微生物学
5163-1	片吸虫 Ab	任意浓度	时间点	血清	定量型		微生物学
5164-9	FC 片段 Ab	任意浓度	时间点	血清	定量型		血清学
516-5	甲氧苄啶＋磺胺甲噁唑	药物敏感度	时间点	分离物	定量或等级型	最小抑制浓度	抗生素敏感性
5165-6	丝虫 Ab	任意浓度	时间点	血清	定量型	血凝试验	微生物学
5166-4	土拉弗氏菌 Ab	任意浓度	时间点	血清	等级型	胶乳凝集试验	微生物学
5167-2	土拉弗氏菌 Ab	稀释系数、稀释倍数（滴度）	时间点	血清	定量型	胶乳凝集试验	微生物学
5168-0	胆小管 Ab	任意浓度	时间点	血清	定量型		血清学
5169-8	蓝氏贾第鞭毛虫 Ab	任意浓度	时间点	血清	定量型		微生物学
5170-6	醇溶蛋白 Ab. IgG	任意浓度	时间点	血清	定量型		血清学

LOINC 代码	名称	属性	时间特征	系统	标尺类型	方法类型	分类
5171-4	嗜中性粒细胞 Ab	任意浓度	时间点	血清	定量型		血清学
5172-2	化脓性链球菌酶 Ab	任意浓度	时间点	血清	等级型	胶乳凝集试验	微生物学
517-3	甲氧苄啶+磺胺甲噁唑	药物敏感度	时间点	分离物	定量或等级型	琼脂扩散	抗生素敏感性
5173-0	化脓性链球菌酶 Ab	稀释系数、稀释倍数（滴度）	时间点	血清	定量型	胶乳凝集试验	微生物学
5174-8	幽门螺杆菌 Ab	任意浓度	时间点	血清	定量型	酶免疫分析	微生物学
5175-5	幽门螺杆菌 Ab	稀释系数、稀释倍数（滴度）	时间点	血清	定量型	胶乳凝集试验	微生物学
5176-3	幽门螺杆菌 Ab. IgG	任意浓度	时间点	血清	定量型	酶免疫分析	微生物学
5177-1	幽门螺杆菌 Ab. IgM	任意浓度	时间点	血清	定量型	酶免疫分析	微生物学
5178-9	流感嗜血杆菌 Ab	任意浓度	时间点	血清	定量型	酶免疫分析	微生物学
5179-7	甲型肝炎病毒 Ab. IgG	任意浓度	时间点	血清	定量型	酶免疫分析	微生物学
5180-5	甲型肝炎病毒 Ab. IgG	任意浓度	时间点	血清	定量型	放射免疫分析	微生物学
518-1	甲氧苄啶+磺胺甲噁唑	药物敏感度	时间点	分离物+血清	等级型	测序分型	抗生素敏感性
5181-3	甲型肝炎病毒 Ab. IgM	任意浓度	时间点	血清	定量型	酶免疫分析	微生物学
5182-1	甲型肝炎病毒 Ab. IgM	任意浓度	时间点	血清	定量型	放射免疫分析	微生物学
5183-9	甲型肝炎病毒 Ab	任意浓度	时间点	血清	定量型	酶免疫分析	微生物学
5184-7	甲型肝炎病毒 Ab	任意浓度	时间点	血清	定量型	放射免疫分析	微生物学
5185-4	乙型肝炎病毒核心 Ab. IgM	任意浓度	时间点	血清	定量型	酶免疫分析	微生物学
5186-2	乙型肝炎病毒核心 Ab. IgM	任意浓度	时间点	血清	定量型	放射免疫分析	微生物学
5187-0	乙型肝炎病毒核心 Ab	任意浓度	时间点	血清	定量型	酶免疫分析	微生物学
5188-8	乙型肝炎病毒核心 Ab	任意浓度	时间点	血清	定量型	放射免疫分析	微生物学
5189-6	乙型肝炎病毒 Little e Ab	任意浓度	时间点	血清	定量型	酶免疫分析	微生物学
5190-4	乙型肝炎病毒 Little e Ab	任意浓度	时间点	血清	定量型	放射免疫分析	微生物学
5191-2	乙型肝炎病毒 Little e Ag	任意浓度	时间点	血清	定量型	酶免疫分析	微生物学
5192-0	乙型肝炎病毒 Little e Ag	任意浓度	时间点	血清	等级型	放射免疫分析	微生物学
5193-8	乙型肝炎病毒表面 Ab	任意浓度	时间点	血清	定量型	酶免疫分析	微生物学
5194-6	乙型肝炎病毒表面 Ab	任意浓度	时间点	血清	定量型	放射免疫分析	微生物学
5195-3	乙型肝炎病毒表面 Ag	任意浓度	时间点	血清	等级型		微生物学
5196-1	乙型肝炎病毒表面 Ag	任意浓度	时间点	血清	等级型	酶免疫分析	微生物学
5197-9	乙型肝炎病毒表面 Ag	任意浓度	时间点	血清	等级型	放射免疫分析	微生物学
5198-7	丙型肝炎病毒 Ab	任意浓度	时间点	血清	定量型	酶免疫分析	微生物学
519-9	醋竹桃霉素	药物敏感度	时间点	分离物	定量型	最小致死浓度	抗生素敏感性
5199-5	丙型肝炎病毒 Ab	任意浓度	时间点	血清	等级型	免疫印迹	微生物学
5200-1	丁型肝炎病毒 Ab	任意浓度	时间点	血清	定量型	酶免疫分析	微生物学

LOINC 代码	名称	属性	时间特征	系统	标尺类型	方法类型	分类
5201-9	丁型肝炎病毒 Ab	任意浓度	时间点	血清	定量型	放射免疫分析	微生物学
5202-7	单纯疱疹病毒 Ab	任意浓度	时间点	血清	定量型	酶免疫分析	微生物学
5203-5	单纯疱疹病毒 Ab	任意浓度	时间点	血清	定量型	胶乳凝集试验	微生物学
5204-3	单纯疱疹病毒 Ab	稀释系数、稀释倍数（滴度）	时间点	血清	定量型	补体结合试验	微生物学
5205-0	单纯疱疹病毒 1 Ab	任意浓度	时间点	血清	定量型	酶免疫分析	微生物学
5206-8	单纯疱疹病毒 1 Ab. IgG	任意浓度	时间点	血清	定量型	酶免疫分析	微生物学
520-7	醋竹桃霉素	药物敏感度	时间点	分离物	定量或等级型	最小抑制浓度	抗生素敏感性
5207-6	单纯疱疹病毒 1 Ab. IgM	任意浓度	时间点	血清	定量型	酶免疫分析	微生物学
5208-4	单纯疱疹病毒 2 Ab	任意浓度	时间点	血清	定量型	酶免疫分析	微生物学
5209-2	单纯疱疹病毒 2 Ab. IgG	任意浓度	时间点	血清	定量型	酶免疫分析	微生物学
52-1	布替罗星	药物敏感度	时间点	分离物	定量或等级型	最小抑制浓度	抗生素敏感性
5210-0	单纯疱疹病毒 2 Ab. IgM	任意浓度	时间点	血清	定量型	酶免疫分析	微生物学
5211-8	疱疹病毒 6 Ab. IgG	任意浓度	时间点	血清	定量型		微生物学
5212-6	疱疹病毒 6 Ab. IgM	任意浓度	时间点	血清	定量型		微生物学
5213-4	嗜异性 Ab	任意浓度	时间点	血清	等级型	胶乳凝集试验	微生物学
5214-2	嗜异性 Ab	任意浓度	时间点	血清	等级型	胶乳凝集试验	微生物学
521-5	醋竹桃霉素	药物敏感度	时间点	分离物	定量或等级型	琼脂扩散	抗生素敏感性
5215-9	嗜异性 Ab	稀释系数、稀释倍数（滴度）	时间点	血清	定量型	胶乳凝集试验	微生物学
5216-7	嗜异性 Ab 吸附后	稀释系数、稀释倍数（滴度）	时间点	血清	定量型	胶乳凝集试验	微生物学
5217-5	组蛋白 Ab	任意浓度	时间点	血清	等级型	免疫荧光	血清学
5218-3	荚膜组织胞浆菌 Ab	任意浓度	时间点	血清	等级型	免疫扩散	微生物学
5219-1	荚膜组织胞浆菌 Ab	稀释系数、稀释倍数（滴度）	时间点	血清	定量型	补体结合试验	微生物学
5220-9	艾滋病毒 1 Ab	任意浓度	时间点	血清	定量型	酶免疫分析	微生物学
5221-7	艾滋病毒 1 Ab	任意浓度	时间点	血清	等级型	免疫印迹	微生物学
5222-5	艾滋病毒 1 Ag	任意浓度	时间点	血清	等级型	酶免疫分析	微生物学
522-3	醋竹桃霉素	药物敏感度	时间点	分离物＋血清	等级型	测序分型	抗生素敏感性
5223-3	艾滋病毒 1＋2 Ab	任意浓度	时间点	血清	定量型	酶免疫分析	微生物学
5224-1	艾滋病毒 2 Ab	任意浓度	时间点	血清	定量型	酶免疫分析	微生物学
5225-8	艾滋病毒 2 Ab	任意浓度	时间点	血清	等级型	免疫印迹	微生物学
5226-6	人 T 淋巴细胞白血病病毒 1＋2 Ab	任意浓度	时间点	血清	定量型	酶免疫分析	微生物学
5227-4	链道酶透明质酸酶 Ab	任意浓度	时间点	血清	等级型		微生物学
5228-2	免疫复合物	任意浓度	时间点	血清/血浆	定量型		血清学
5229-0	甲型流感病毒 Ab	稀释系数、稀释倍数（滴度）	时间点	血清	定量型	补体结合试验	微生物学
5230-8	乙型流感病毒 Ab	稀释系数、稀释倍数（滴度）	时间点	血清	定量型	补体结合试验	微生物学

LOINC 代码	名称	属性	时间特征	系统	标尺类型	方法类型	分类
523-1	万古霉素	药物敏感度	时间点	分离物	定量型	最小致死浓度	抗生素敏感性
5231-6	丙型流感病毒 Ab	稀释系数、稀释倍数（滴度）	时间点	血清	定量型	补体结合试验	微生物学
5232-4	胰岛素 Ab	任意浓度	时间点	血清	定量型	放射免疫分析	血清学
5233-2	内因子 Ab	任意浓度	时间点	血清	等级型	放射免疫分析	血清学
5234-0	Jo-1 可提取核 Ab	任意浓度	时间点	血清	等级型	酶免疫分析	血清学
5235-7	Jo-1 可提取核 Ab	任意浓度	时间点	血清	等级型	免疫扩散	血清学
5236-5	嗜肺军团菌 Ab	任意浓度	时间点	血清	等级型	免疫荧光	微生物学
5237-3	嗜肺军团菌 Ab	稀释系数、稀释倍数（滴度）	时间点	血清	定量型	免疫荧光	微生物学
5238-1	利什曼虫 sp Ab	任意浓度	时间点	血清	定量型		微生物学
5239-9	钩端螺旋体 sp Ab	稀释系数、稀释倍数（滴度）	时间点	血清	定量型	胶乳凝集试验	微生物学
5240-7	单核细胞增多性李斯特菌 Ab	任意浓度	时间点	血清	定量型		微生物学
5241-5	淋巴细胞性脉络丛脑膜炎病毒 Ab	稀释系数、稀释倍数（滴度）	时间点	血清	定量型	补体结合试验	微生物学
5242-3	麻疹病毒 Ab	任意浓度	时间点	血清	定量型	酶免疫分析	微生物学
5243-1	麻疹病毒 Ab	稀释系数、稀释倍数（滴度）	时间点	血清	定量型	补体结合试验	微生物学
5244-9	麻疹病毒 Ab. IgG	任意浓度	时间点	血清	定量型	酶免疫分析	微生物学
5245-6	麻疹病毒 Ab. IgM	稀释系数、稀释倍数（滴度）	时间点	血清	定量型	免疫荧光	微生物学
5246-4	直杆糖多孢菌 Ab	任意浓度	时间点	血清	定量型		微生物学
5247-2	线粒体 Ab	稀释系数、稀释倍数（滴度）	时间点	血清	定量型	免疫荧光	血清学
5248-0	毛霉菌 sp Ab	任意浓度	时间点	血清	定量型		微生物学
524-9	万古霉素	药物敏感度	时间点	分离物	定量或等级型	最小抑制浓度	抗生素敏感性
5249-8	腮腺炎病毒 Ab	稀释系数、稀释倍数（滴度）	时间点	血清	定量型	补体结合试验	微生物学
5250-6	腮腺炎病毒 Ab	稀释系数、稀释倍数（滴度）	时间点	血清	定量型	免疫荧光	微生物学
5251-4	肌肉肌纤维膜 Ab	任意浓度	时间点	血清	定量型		血清学
5252-2	肺炎支原体 Ab	任意浓度	时间点	血清	定量型	胶乳凝集试验	微生物学
5253-0	肺炎支原体 Ab	任意浓度	时间点	血清	等级型	酶免疫分析	微生物学
5254-8	肺炎支原体 Ab	稀释系数、稀释倍数（滴度）	时间点	血清	定量型	补体结合试验	微生物学
5255-5	肺炎支原体 Ab. IgG	任意浓度	时间点	血清	定量型	酶免疫分析	微生物学
525-6	万古霉素	药物敏感度	时间点	分离物	定量或等级型	琼脂扩散	抗生素敏感性
5256-3	肺炎支原体 Ab. IgM	任意浓度	时间点	血清	定量型	酶免疫分析	微生物学
5257-1	肺炎支原体 Ab. IgM	任意浓度	时间点	血清	等级型	酶免疫分析	微生物学
5258-9	肺炎支原体 Ab. IgM	稀释系数、稀释倍数（滴度）	时间点	血清	定量型	免疫荧光	微生物学
5259-7	髓磷脂碱性蛋白 Ab	稀释系数、稀释倍数（滴度）	时间点	血清	定量型	免疫荧光	血清学
5260-5	心肌 Ab	稀释系数、稀释倍数（滴度）	时间点	血清	定量型	免疫荧光	血清学
5261-3	淋病奈瑟菌 Ab	任意浓度	时间点	血清	定量型		微生物学
5262-1	嗜中性粒细胞细胞质 Ab	任意浓度	时间点	血清	定量型	免疫荧光	血清学
5263-9	奴卡氏菌 sp Ab	任意浓度	时间点	血清	定量型		微生物学

LOINC 代码	名称	属性	时间特征	系统	标尺类型	方法类型	分类
526-4	万古霉素	药物敏感度	时间点	分离物＋血清	等级型	测序分型	抗生素敏感性
5264-7	盘尾 sp Ab	任意浓度	时间点	血清	定量型		微生物学
5265-4	胰岛细胞 Ab	任意浓度	时间点	血清	等级型	免疫荧光	血清学
5266-2	巴西副球孢子菌 Ab	稀释系数、稀释倍数（滴度）	时间点	血清	定量型	补体结合试验	微生物学
5267-0	并殖吸虫 sp Ab	稀释系数、稀释倍数（滴度）	时间点	血清	定量型	补体结合试验	微生物学
5268-8	副流感病毒 1 Ab	稀释系数、稀释倍数（滴度）	时间点	血清	定量型	补体结合试验	微生物学
5269-6	副流感病毒 2 Ab	稀释系数、稀释倍数（滴度）	时间点	血清	定量型	补体结合试验	微生物学
5270-4	副流感病毒 3 Ab	稀释系数、稀释倍数（滴度）	时间点	血清	定量型	补体结合试验	微生物学
5271-2	壁细胞 Ab	稀释系数、稀释倍数（滴度）	时间点	血清	定量型	免疫荧光	血清学
527-2	紫霉素	药物敏感度	时间点	分离物	定量型	最小致死浓度	抗生素敏感性
5272-0	细小病毒 B19 Ab	任意浓度	时间点	血清	定量型	酶免疫分析	微生物学
5273-8	细小病毒 B19 Ab. IgG	任意浓度	时间点	血清	定量型	酶免疫分析	微生物学
5274-6	细小病毒 B19 Ab. IgM	任意浓度	时间点	血清	定量型	酶免疫分析	微生物学
5275-3	PCNA 可提取核 Ab	任意浓度	时间点	血清	等级型	酶免疫分析	血清学
5276-1	PCNA 可提取核 Ab	任意浓度	时间点	血清	等级型	免疫扩散	血清学
5277-9	娄地青霉菌 Ab	任意浓度	时间点	血清	定量型		微生物学
5278-7	恶性疟原虫 Ab	任意浓度	时间点	血清	定量型		微生物学
5279-5	疟原虫 sp Ab	任意浓度	时间点	血清	定量型		微生物学
528-0	紫霉素	药物敏感度	时间点	分离物	定量或等级型	最小抑制浓度	抗生素敏感性
5280-3	间日疟原虫 Ab	任意浓度	时间点	血清	定量型		微生物学
5281-1	脊髓灰质炎病毒 1 Ab	稀释系数、稀释倍数（滴度）	时间点	血清	定量型	中和作用	微生物学
5282-9	脊髓灰质炎病毒 1 Ab	稀释系数、稀释倍数（滴度）	时间点	血清	定量型	补体结合试验	微生物学
5283-7	脊髓灰质炎病毒 2 Ab	稀释系数、稀释倍数（滴度）	时间点	血清	定量型	中和作用	微生物学
5284-5	脊髓灰质炎病毒 2 Ab	稀释系数、稀释倍数（滴度）	时间点	血清	定量型	补体结合试验	微生物学
5285-2	脊髓灰质炎病毒 3 Ab	稀释系数、稀释倍数（滴度）	时间点	血清	定量型	中和作用	微生物学
5286-0	脊髓灰质炎病毒 3 Ab	稀释系数、稀释倍数（滴度）	时间点	血清	定量型	补体结合试验	微生物学
5287-8	伯克氏菌 Ab	任意浓度	时间点	血清	定量型	血凝试验	微生物学
5288-6	狂犬病病毒 Ab	任意浓度	时间点	血清	定量型		微生物学
5289-4	反应素 Ab	任意浓度	时间点	脑脊液	定量型	絮凝作用	微生物学
5290-2	反应素 Ab	任意浓度	时间点	脑脊液	等级型	絮凝作用	微生物学
5291-0	反应素 Ab	任意浓度	时间点	血清	定量型	絮凝作用	微生物学
5292-8	反应素 Ab	任意浓度	时间点	血清	等级型	絮凝作用	微生物学
5293-6	呼肠病毒 Ab	任意浓度	时间点	血清	定量型		微生物学
5294-4	呼吸道合胞病毒 Ab	稀释系数、稀释倍数（滴度）	时间点	血清	定量型	补体结合试验	微生物学
5295-1	呼吸道合胞病毒 Ab	稀释系数、稀释倍数（滴度）	时间点	血清	定量型	免疫荧光	微生物学
5296-9	网硬蛋白 Ab	任意浓度	时间点	血清	定量型		血清学
5297-7	类风湿因子	任意浓度	时间点	血清	等级型	胶乳凝集试验	血清学

LOINC 代码	名称	属性	时间特征	系统	标尺类型	方法类型	分类
529-8	紫霉素	药物敏感度	时间点	分离物	定量或等级型	琼脂扩散	抗生素敏感性
5298-5	类风湿因子	任意浓度	时间点	血清	等级型	绵羊红细胞凝集反应	血清学
5299-3	类风湿因子	稀释系数、稀释倍数（滴度）	时间点	血清	定量型	胶乳凝集试验	血清学
5300-9	类风湿因子	稀释系数、稀释倍数（滴度）	时间点	血清	定量型	绵羊红细胞凝集反应	血清学
5301-7	核糖核蛋白可提取核 Ab	任意浓度	时间点	血清	等级型	酶免疫分析	血清学
5302-5	核糖核蛋白可提取核 Ab	任意浓度	时间点	血清	等级型	免疫扩散	血清学
5303-3	立克次体（变形菌 OX19）Ab	任意浓度	时间点	血清	等级型	胶乳凝集试验	微生物学
5304-1	立克次体（变形菌 OX2）Ab	任意浓度	时间点	血清	等级型	胶乳凝集试验	微生物学
5305-8	立克次体（变形菌 OXK）Ab	任意浓度	时间点	血清	等级型	胶乳凝集试验	微生物学
530-6	紫霉素	药物敏感度	时间点	分离物＋血清	等级型	测序分型	抗生素敏感性
5306-6	立克次体 sp Ab	稀释系数、稀释倍数（滴度）	时间点	血清	定量型	补体结合试验	微生物学
5307-4	立克次氏立克次体 Ab. IgG	稀释系数、稀释倍数（滴度）	时间点	血清	定量型	免疫荧光	微生物学
5308-2	立克次氏立克次体 Ab. IgM	稀释系数、稀释倍数（滴度）	时间点	血清	定量型	免疫荧光	微生物学
5309-0	斑疹热立克次体群 Ab	任意浓度	时间点	血清	定量型	酶免疫分析	微生物学
5310-8	斑疹热立克次体群 Ab	任意浓度	时间点	血清	等级型	胶乳凝集试验	微生物学
5311-6	斑疹热立克次体群 Ab	稀释系数、稀释倍数（滴度）	时间点	血清	定量型	免疫荧光	微生物学
5312-4	斑疹热立克次体群 Ab. IgG	任意浓度	时间点	血清	定量型	酶免疫分析	微生物学
5313-2	斑疹热立克次体群 Ab. IgG	稀释系数、稀释倍数（滴度）	时间点	血清	定量型	免疫荧光	微生物学
531-4	齐多夫定	药物敏感度	时间点	分离物	定量或等级型		抗生素敏感性
5314-0	斑疹热立克次体群 Ab. IgM	任意浓度	时间点	血清	定量型	酶免疫分析	微生物学
5315-7	斑疹热立克次体群 Ab. IgM	稀释系数、稀释倍数（滴度）	时间点	血清	定量型	免疫荧光	微生物学
5316-5	斑疹伤寒立克次体群 Ab	任意浓度	时间点	血清	等级型	酶免疫分析	微生物学
5317-3	斑疹伤寒立克次体群 Ab	任意浓度	时间点	血清	等级型	胶乳凝集试验	微生物学
5318-1	斑疹伤寒立克次体群 Ab	稀释系数、稀释倍数（滴度）	时间点	血清	定量型	免疫荧光	微生物学
5319-9	斑疹伤寒立克次体群 Ab. IgG	任意浓度	时间点	血清	定量型	酶免疫分析	微生物学
5320-7	斑疹伤寒立克次体群 Ab. IgG	稀释系数、稀释倍数（滴度）	时间点	血清	定量型	免疫荧光	微生物学
5321-5	斑疹伤寒立克次体群 Ab. IgM	任意浓度	时间点	血清	定量型	酶免疫分析	微生物学
532-2	分枝杆菌 sp，已鉴定的	存在与否或身份标识	时间点	抽出物	名义型	微生物特异性培养	微生物学

LOINC 代码	名称	属性	时间特征	系统	标尺类型	方法类型	分类
5322-3	斑疹伤寒立克次体群 Ab. IgM	稀释系数、稀释倍数（滴度）	时间点	血清	定量型	免疫荧光	微生物学
5323-1	恙虫病东方体 Ab	稀释系数、稀释倍数（滴度）	时间点	血清	定量型	补体结合试验	微生物学
5324-9	伤寒立克次体 Ab. IgG	稀释系数、稀释倍数（滴度）	时间点	血清	定量型	免疫荧光	微生物学
5325-6	伤寒立克次体 Ab. IgM	稀释系数、稀释倍数（滴度）	时间点	血清	定量型	免疫荧光	微生物学
5326-4	汉赛巴尔通体 Ab. IgG	任意浓度	时间点	血清	定量型		微生物学
5327-2	汉赛巴尔通体 Ab. IgM	任意浓度	时间点	血清	定量型		微生物学
5328-0	轮状病毒 Ab	任意浓度	时间点	血清	定量型		微生物学
5329-8	轮状病毒 Ab	任意浓度	时间点	血清	定量型	反向免疫电泳	微生物学
533-0	分枝杆菌 sp，已鉴定的	存在与否或身份标识	时间点	全血	名义型	微生物特异性培养	微生物学
5330-6	风疹病毒 Ab	任意浓度	时间点	血清	定量型	血凝抑制试验	微生物学
5331-4	风疹病毒 Ab	任意浓度	时间点	血清	等级型	血凝抑制试验	微生物学
5332-2	风疹病毒 Ab	任意浓度	时间点	血清	等级型	胶乳凝集试验	微生物学
5333-0	风疹病毒 Ab	稀释系数、稀释倍数（滴度）	时间点	血清	定量型	胶乳凝集试验	微生物学
5334-8	风疹病毒 Ab. IgG	任意浓度	时间点	血清	定量型	酶免疫分析	微生物学
5335-5	风疹病毒 Ab. IgM	任意浓度	时间点	血清	定量型	酶免疫分析	微生物学
5336-3	绿色糖单孢菌 Ab	任意浓度	时间点	血清	定量型		微生物学
5337-1	唾液腺 Ab	任意浓度	时间点	血清	定量型		血清学
5338-9	沙门菌 sp Ab	稀释系数、稀释倍数（滴度）	时间点	血清	定量型	胶乳凝集试验	微生物学
5339-7	副伤寒沙门菌 A H Ab	任意浓度	时间点	血清	等级型	胶乳凝集试验	微生物学
5340-5	副伤寒沙门菌 A O Ab	任意浓度	时间点	血清	等级型	胶乳凝集试验	微生物学
5341-3	副伤寒沙门菌 B H Ab	任意浓度	时间点	血清	等级型	胶乳凝集试验	微生物学
5342-1	副伤寒沙门菌 B O Ab	任意浓度	时间点	血清	等级型	胶乳凝集试验	微生物学
5343-9	副伤寒沙门菌 C H Ab	任意浓度	时间点	血清	等级型	胶乳凝集试验	微生物学
5344-7	副伤寒沙门菌 C O Ab	任意浓度	时间点	血清	等级型	胶乳凝集试验	微生物学
5345-4	伤寒沙门菌 H Ab	任意浓度	时间点	血清	等级型	胶乳凝集试验	微生物学
5346-2	伤寒沙门菌 O Ab	任意浓度	时间点	血清	等级型	胶乳凝集试验	微生物学
5347-0	裂体吸虫 sp Ab	任意浓度	时间点	血清	定量型		微生物学
534-8	分枝杆菌 sp，已鉴定的	存在与否或身份标识	时间点	脑脊液	名义型	微生物特异性培养	微生物学
5348-8	SCL-70 可提取核 Ab	任意浓度	时间点	血清	等级型	酶免疫分析	血清学
5349-6	SCL-70 可提取核 Ab	任意浓度	时间点	血清	等级型	免疫扩散	血清学
5350-4	志贺杆菌 sp Ab	任意浓度	时间点	血清	定量型		微生物学

LOINC 代码	名称	属性	时间特征	系统	标尺类型	方法类型	分类
5351-2	舍格伦综合征-a 可提取核 Ab	任意浓度	时间点	血清	等级型	酶免疫分析	血清学
5352-0	舍格伦综合征-a 可提取核 Ab	任意浓度	时间点	血清	等级型	免疫扩散	血清学
5353-8	舍格伦综合征-b 可提取核 Ab	任意浓度	时间点	血清	等级型	酶免疫分析	血清学
5354-6	舍格伦综合征-b 可提取核 Ab	任意浓度	时间点	血清	等级型	免疫扩散	血清学
535-5	分枝杆菌 sp，已鉴定的	存在与否或身份标识	时间点	体液	名义型	微生物特异性培养	微生物学
5355-3	Smith 可提取核 Ab	任意浓度	时间点	血清	等级型	反向免疫电泳	血清学
5356-1	Smith 可提取核 Ab	任意浓度	时间点	血清	等级型	酶免疫分析	血清学
5357-9	Smith 可提取核 Ab	任意浓度	时间点	血清	等级型	免疫扩散	血清学
5358-7	平滑肌 Ab	稀释系数、稀释倍数（滴度）	时间点	血清	定量型	免疫荧光	血清学
5359-5	生长激素 Ab	任意浓度	时间点	血清/血浆	定量型	放射免疫分析	血清学
5360-3	精子	任意浓度	时间点	宫颈粘液	定量型		生育能力
5361-1	精子	任意浓度	时间点	精液	定量型		生育能力
5362-9	精子	任意浓度	时间点	血清	定量型		生育能力
536-3	分枝杆菌 sp，已鉴定的	存在与否或身份标识	时间点	骨髓	名义型	微生物特异性培养	微生物学
5363-7	小螺菌 Ab	任意浓度	时间点	血清	定量型		微生物学
5364-5	申氏孢子丝菌 Ab	任意浓度	时间点	血清	定量型		微生物学
5365-2	圣路易脑炎病毒 Ab	任意浓度	时间点	血清	定量型		微生物学
5366-0	葡萄球菌溶血素 Ab	任意浓度	时间点	血清	定量型		微生物学
5367-8	念珠状链杆菌 Ab	任意浓度	时间点	血清	定量型		微生物学
5368-6	肺炎双球菌 Ab. IgG	任意浓度	时间点	血清	定量型	酶免疫分析	微生物学
5369-4	链激酶 Ab	任意浓度	时间点	血清	定量型		凝血功能检查
5370-2	链球菌溶血素 O Ab	任意浓度	时间点	血清	定量型		微生物学
537-1	分枝杆菌 sp，已鉴定的	存在与否或身份标识	时间点	腹腔液	名义型	微生物特异性培养	微生物学
5371-0	链球菌溶血素 O Ab	稀释系数、稀释倍数（滴度）	时间点	血清	定量型	胶乳凝集试验	微生物学
5372-8	横纹肌 Ab	稀释系数、稀释倍数（滴度）	时间点	血清	定量型	免疫荧光	血清学
5373-6	类圆线虫 sp Ab	任意浓度	时间点	血清	定量型	血凝试验	微生物学
5374-4	牛肉绦虫 Ab	任意浓度	时间点	血清	定量型	酶免疫分析	微生物学
5375-1	猪带绦虫成体 Ab	任意浓度	时间点	血清	定量型	酶免疫分析	微生物学
5376-9	纯白嗜热放线菌 Ab	任意浓度	时间点	血清	定量型		微生物学
5377-7	萨哈尔（氏）热放线菌 Ab	任意浓度	时间点	血清	定量型		微生物学
5378-5	普通高温放线菌 Ab	任意浓度	时间点	血清	定量型		微生物学
5379-3	血小板 Ab	任意浓度	时间点	血清	定量型		血清学
5380-1	甲状腺球蛋白 Ab	任意浓度	时间点	血清	定量型	放射免疫分析	血清学
5381-9	甲状腺球蛋白 Ab	稀释系数、稀释倍数（滴度）	时间点	血清	定量型	胶乳凝集试验	血清学
5382-7	甲状腺过氧化物酶 Ab	任意浓度	时间点	血清	定量型	放射免疫分析	血清学

LOINC 代码	名称	属性	时间特征	系统	标尺类型	方法类型	分类
5383-5	甲状腺过氧化物酶 Ab	稀释系数、稀释倍数（滴度）	时间点	血清	定量型	胶乳凝集试验	血清学
5384-3	促甲状腺激素 Ab	任意浓度	时间点	血清	定量型		血清学
5385-0	促甲状腺激素受体 Ab	任意浓度	时间点	血清	定量型		血清学
5386-8	犬弓蛔虫 Ab	任意浓度	时间点	血清	定量型	酶免疫分析	微生物学
5387-6	鼠弓形体 Ab	任意浓度	时间点	血清	等级型	染料试验	微生物学
5388-4	鼠弓形体 Ab. IgG	任意浓度	时间点	血清	定量型	酶免疫分析	微生物学
538-9	分枝杆菌 sp，已鉴定的	存在与否或身份标识	时间点	关节液	名义型	微生物特异性培养	微生物学
5389-2	鼠弓形体 Ab. IgG	稀释系数、稀释倍数（滴度）	时间点	血清	定量型	免疫荧光	微生物学
53-9	布替罗星	药物敏感度	时间点	分离物	定量或等级型	琼脂扩散	抗生素敏感性
5390-0	鼠弓形体 Ab. IgM	任意浓度	时间点	血清	定量型	酶免疫分析	微生物学
5391-8	鼠弓形体 Ab. IgM	稀释系数、稀释倍数（滴度）	时间点	血清	定量型	免疫荧光	微生物学
5392-6	苍白密螺旋体 Ab	任意浓度	时间点	血清	定量型	制动试验	微生物学
5393-4	苍白密螺旋体 Ab	任意浓度	时间点	血清	等级型	免疫荧光	微生物学
5394-2	苍白密螺旋体 Ab	稀释系数、稀释倍数（滴度）	时间点	血清	定量型	胶乳凝集试验	微生物学
5395-9	旋毛虫 Ab	稀释系数、稀释倍数（滴度）	时间点	血清	定量型	胶乳凝集试验	微生物学
5396-7	碘塞罗宁 Ab	任意浓度	时间点	血清	定量型		血清学
539-7	分枝杆菌 sp，已鉴定的	存在与否或身份标识	时间点	唾液	名义型	微生物特异性培养	微生物学
5397-5	布氏锥虫 Ab	任意浓度	时间点	血清	定量型		微生物学
5398-3	克氏锥虫 Ab	稀释系数、稀释倍数（滴度）	时间点	血清	定量型	补体结合试验	微生物学
5399-1	锥虫 sp Ab	任意浓度	时间点	血清	定量型		微生物学
5400-7	痘苗病毒 Ab	任意浓度	时间点	血清	定量型		微生物学
5401-5	水痘-带状疱疹病毒 Ab	稀释系数、稀释倍数（滴度）	时间点	血清	定量型	补体结合试验	微生物学
5402-3	水痘-带状疱疹病毒 Ab	稀释系数、稀释倍数（滴度）	时间点	血清	定量型	胶乳凝集试验	微生物学
5403-1	水痘-带状疱疹病毒 Ab. IgG	任意浓度	时间点	血清	定量型	酶免疫分析	微生物学
5404-9	水痘-带状疱疹病毒 Ab. IgM	任意浓度	时间点	血清	定量型	酶免疫分析	微生物学
540-5	分枝杆菌 sp，已鉴定的	存在与否或身份标识	时间点	组织	名义型	微生物特异性培养	微生物学
5405-6	霍乱弧菌 Ab	质量浓度	时间点	血清	定量型		微生物学
5406-4	西方马脑炎病毒 Ab	任意浓度	时间点	血清	定量型		微生物学
5407-2	小肠结肠炎耶尔森菌 o3 Ab	任意浓度	时间点	血清	定量型		微生物学
5408-0	小肠结肠炎耶尔森菌 o8 Ab	任意浓度	时间点	血清	定量型		微生物学
5409-8	小肠结肠炎耶尔森菌 o9 Ab	任意浓度	时间点	血清	定量型		微生物学
5410-6	假结核耶尔森菌 Ab	任意浓度	时间点	血清	定量型		微生物学
5411-4	耶尔森菌 sp Ab	任意浓度	时间点	血清	定量型		微生物学
5412-2	B-B4	任意浓度	时间点	白细胞	定量型		细胞标志物

LOINC 代码	名称	属性	时间特征	系统	标尺类型	方法类型	分类
541-3	分枝杆菌 sp，已鉴定的	存在与否或身份标识	时间点	尿液	名义型	微生物特异性培养	微生物学
5413-0	CD1	任意浓度	时间点	白细胞	定量型		细胞标志物
5414-8	CD10	任意浓度	时间点	白细胞	定量型		细胞标志物
5415-5	CD10+CD20+	任意浓度	时间点	白细胞	定量型		细胞标志物
5416-3	CD100	任意浓度	时间点	白细胞	定量型		细胞标志物
5417-1	CD102	任意浓度	时间点	白细胞	定量型		细胞标志物
5418-9	CD103	任意浓度	时间点	白细胞	定量型		细胞标志物
5419-7	CD104	任意浓度	时间点	白细胞	定量型		细胞标志物
5420-5	CD105	任意浓度	时间点	白细胞	定量型		细胞标志物
542-1	分枝杆菌 sp，已鉴定的	存在与否或身份标识	时间点	创伤	名义型	微生物特异性培养	微生物学
5421-3	CD106	任意浓度	时间点	白细胞	定量型		细胞标志物
5422-1	CD107A	任意浓度	时间点	白细胞	定量型		细胞标志物
5423-9	CD107B	任意浓度	时间点	白细胞	定量型		细胞标志物
5424-7	CD115	任意浓度	时间点	白细胞	定量型		细胞标志物
5425-4	CD117	任意浓度	时间点	白细胞	定量型		细胞标志物
5426-2	CD11A	任意浓度	时间点	白细胞	定量型		细胞标志物
5427-0	CD11B	任意浓度	时间点	白细胞	定量型		细胞标志物
5428-8	CD11C	任意浓度	时间点	白细胞	定量型		细胞标志物
5429-6	CD120A	任意浓度	时间点	白细胞	定量型		细胞标志物
5430-4	CD120B	任意浓度	时间点	白细胞	定量型		细胞标志物
5431-2	CD122	任意浓度	时间点	白细胞	定量型		细胞标志物
5432-0	CD126	任意浓度	时间点	白细胞	定量型		细胞标志物
5433-8	CD128	任意浓度	时间点	白细胞	定量型		细胞标志物
5434-6	CD13	任意浓度	时间点	白细胞	定量型		细胞标志物
5435-3	CD14	任意浓度	时间点	白细胞	定量型		细胞标志物
5436-1	CD15	任意浓度	时间点	白细胞	定量型		细胞标志物
5437-9	CD16	任意浓度	时间点	白细胞	定量型		细胞标志物
5438-7	CD16+CD56+CD3-	任意浓度	时间点	白细胞	定量型		细胞标志物
543-9	分枝杆菌 sp，已鉴定的	存在与否或身份标识	时间点	XXX	名义型	微生物特异性培养	微生物学
5439-5	CD16+CD57+	任意浓度	时间点	白细胞	定量型		细胞标志物
5440-3	CD16+CD57-	任意浓度	时间点	白细胞	定量型		细胞标志物
5441-1	CD16-CD57-	任意浓度	时间点	白细胞	定量型		细胞标志物
5442-9	CD16B	任意浓度	时间点	白细胞	定量型		细胞标志物
5443-7	CD18	任意浓度	时间点	白细胞	定量型		细胞标志物
5444-5	CD19	任意浓度	时间点	白细胞	定量型		细胞标志物
5445-2	CD19+SmIg κ+	任意浓度	时间点	白细胞	定量型		细胞标志物
5446-0	CD19+SmIg λ+	任意浓度	时间点	白细胞	定量型		细胞标志物
544-7	脆弱类杆菌 Ag	任意浓度	时间点	XXX	等级型	免疫荧光	微生物学
5447-8	CD2	任意浓度	时间点	白细胞	定量型		细胞标志物
5448-6	CD20	任意浓度	时间点	白细胞	定量型		细胞标志物
5449-4	CD21	任意浓度	时间点	白细胞	定量型		细胞标志物
5450-2	CD22	任意浓度	时间点	白细胞	定量型		细胞标志物
5451-0	CD22+CD19+	任意浓度	时间点	白细胞	定量型		细胞标志物
5452-8	CD23	任意浓度	时间点	白细胞	定量型		细胞标志物
5453-6	CD24	任意浓度	时间点	白细胞	定量型		细胞标志物
545-4	产黑色素类杆菌 Ag	任意浓度	时间点	XXX	等级型	免疫荧光	微生物学

LOINC 代码	名称	属性	时间特征	系统	标尺类型	方法类型	分类
5454-4	CD25	任意浓度	时间点	白细胞	定量型		细胞标志物
5455-1	CD26	任意浓度	时间点	白细胞	定量型		细胞标志物
5456-9	CD27	任意浓度	时间点	白细胞	定量型		细胞标志物
5457-7	CD28	任意浓度	时间点	白细胞	定量型		细胞标志物
5458-5	CD29	任意浓度	时间点	白细胞	定量型		细胞标志物
5459-3	CD3	任意浓度	时间点	白细胞	定量型		细胞标志物
5460-1	CD3＋DR＋	任意浓度	时间点	白细胞	定量型		细胞标志物
5461-9	CD30	任意浓度	时间点	白细胞	定量型		细胞标志物
546-2	链球菌.β-溶血性	任意浓度	时间点	咽喉	等级型	微生物特异性培养	微生物学
5462-7	CD31	任意浓度	时间点	白细胞	定量型		细胞标志物
5463-5	CD32	任意浓度	时间点	白细胞	定量型		细胞标志物
5464-3	CD33	任意浓度	时间点	白细胞	定量型		细胞标志物
5465-0	CD34	任意浓度	时间点	白细胞	定量型		细胞标志物
5466-8	CD34＋DR＋	任意浓度	时间点	白细胞	定量型		细胞标志物
5467-6	CD35	任意浓度	时间点	白细胞	定量型		细胞标志物
5468-4	CD36	任意浓度	时间点	白细胞	定量型		细胞标志物
5469-2	CD37	任意浓度	时间点	白细胞	定量型		细胞标志物
54-7	布替罗星	药物敏感度	时间点	分离物＋血清	等级型	测序分型	抗生素敏感性
547-0	链球菌.β-溶血性	任意浓度	时间点	XXX	等级型	微生物特异性培养	微生物学
5470-0	CD38	任意浓度	时间点	白细胞	定量型		细胞标志物
5471-8	CD39	任意浓度	时间点	白细胞	定量型		细胞标志物
5472-6	CD4	任意浓度	时间点	白细胞	定量型		细胞标志物
5473-4	CD4＋CD8＋	任意浓度	时间点	白细胞	定量型		细胞标志物
5474-2	CD4/CD8 比值	任意浓度	时间点	白细胞	定量型		细胞标志物
5475-9	CD40	任意浓度	时间点	白细胞	定量型		细胞标志物
5476-7	CD41	任意浓度	时间点	白细胞	定量型		细胞标志物
5477-5	CD42A	任意浓度	时间点	白细胞	定量型		细胞标志物
5478-3	CD42B	任意浓度	时间点	白细胞	定量型		细胞标志物
5479-1	CD42C	任意浓度	时间点	白细胞	定量型		细胞标志物
5480-9	CD42D	任意浓度	时间点	白细胞	定量型		细胞标志物
5481-7	CD43	任意浓度	时间点	白细胞	定量型		细胞标志物
5482-5	CD44	任意浓度	时间点	白细胞	定量型		细胞标志物
5483-3	CD44R	任意浓度	时间点	白细胞	定量型		细胞标志物
5484-1	CD45	任意浓度	时间点	白细胞	定量型		细胞标志物
5485-8	CD45RA	任意浓度	时间点	白细胞	定量型		细胞标志物
5486-6	CD45RB	任意浓度	时间点	白细胞	定量型		细胞标志物
5487-4	CD45RO	任意浓度	时间点	白细胞	定量型		细胞标志物
548-8	百日咳杆菌	任意浓度	时间点	咽喉	等级型	微生物特异性培养	微生物学
5488-2	CD46	任意浓度	时间点	白细胞	定量型		细胞标志物
5489-0	CD47	任意浓度	时间点	白细胞	定量型		细胞标志物
5490-8	CD48	任意浓度	时间点	白细胞	定量型		细胞标志物
5491-6	CD49A	任意浓度	时间点	白细胞	定量型		细胞标志物
5492-4	CD49B	任意浓度	时间点	白细胞	定量型		细胞标志物
5493-2	CD49C	任意浓度	时间点	白细胞	定量型		细胞标志物
5494-0	CD49D	任意浓度	时间点	白细胞	定量型		细胞标志物

LOINC 代码	名称	属性	时间特征	系统	标尺类型	方法类型	分类
5495-7	CD49E	任意浓度	时间点	白细胞	定量型		细胞标志物
549-6	百日咳杆菌	任意浓度	时间点	XXX	等级型	微生物特异性培养	微生物学
5496-5	CD49F	任意浓度	时间点	白细胞	定量型		细胞标志物
5497-3	CD5	任意浓度	时间点	白细胞	定量型		细胞标志物
5498-1	CD5＋CD2-	任意浓度	时间点	白细胞	定量型		细胞标志物
5499-9	CD50	任意浓度	时间点	白细胞	定量型		细胞标志物
5500-4	CD51	任意浓度	时间点	白细胞	定量型		细胞标志物
5501-2	CD52	任意浓度	时间点	白细胞	定量型		细胞标志物
5502-0	CD53	任意浓度	时间点	白细胞	定量型		细胞标志物
5503-8	CD54	任意浓度	时间点	白细胞	定量型		细胞标志物
550-4	百日咳杆菌 Ag	任意浓度	时间点	XXX	等级型	免疫荧光	微生物学
5504-6	CD55	任意浓度	时间点	白细胞	定量型		细胞标志物
5505-3	CD56	任意浓度	时间点	白细胞	定量型		细胞标志物
5506-1	CD57	任意浓度	时间点	白细胞	定量型		细胞标志物
5507-9	CD58	任意浓度	时间点	白细胞	定量型		细胞标志物
5508-7	CD59	任意浓度	时间点	白细胞	定量型		细胞标志物
5509-5	CD6	任意浓度	时间点	白细胞	定量型		细胞标志物
5510-3	CD61	任意浓度	时间点	白细胞	定量型		细胞标志物
5511-1	CD62E	任意浓度	时间点	白细胞	定量型		细胞标志物
551-2	布鲁氏杆菌 已鉴定的	存在与否或身份标识	时间点	全血	名义型	微生物特异性培养	微生物学
5512-9	CD62L	任意浓度	时间点	白细胞	定量型		细胞标志物
5513-7	CD62P	任意浓度	时间点	白细胞	定量型		细胞标志物
5514-5	CD63	任意浓度	时间点	白细胞	定量型		细胞标志物
5515-2	CD64	任意浓度	时间点	白细胞	定量型		细胞标志物
5516-0	CD66A	任意浓度	时间点	白细胞	定量型		细胞标志物
5517-8	CD66B	任意浓度	时间点	白细胞	定量型		细胞标志物
5518-6	CD66C	任意浓度	时间点	白细胞	定量型		细胞标志物
5519-4	CD66D	任意浓度	时间点	白细胞	定量型		细胞标志物
552-0	布鲁氏杆菌 已鉴定的	存在与否或身份标识	时间点	XXX	名义型	微生物特异性培养	微生物学
5520-2	CD66E	任意浓度	时间点	白细胞	定量型		细胞标志物
5521-0	CD68	任意浓度	时间点	白细胞	定量型		细胞标志物
5522-8	CD69	任意浓度	时间点	白细胞	定量型		细胞标志物
5523-6	CD7	任意浓度	时间点	白细胞	定量型		细胞标志物
5524-4	CD7＋CD3-	任意浓度	时间点	白细胞	定量型		细胞标志物
5525-1	CD71	任意浓度	时间点	白细胞	定量型		细胞标志物
5526-9	CD72	任意浓度	时间点	白细胞	定量型		细胞标志物
5527-7	CD73	任意浓度	时间点	白细胞	定量型		细胞标志物
5528-5	CD74	任意浓度	时间点	白细胞	定量型		细胞标志物
5529-3	CD77	任意浓度	时间点	白细胞	定量型		细胞标志物
5530-1	CD79A	任意浓度	时间点	白细胞	定量型		细胞标志物
5531-9	CD79B	任意浓度	时间点	白细胞	定量型		细胞标志物
5532-7	CD8	任意浓度	时间点	白细胞	定量型		细胞标志物
5533-5	CD80	任意浓度	时间点	白细胞	定量型		细胞标志物
5534-3	CD81	任意浓度	时间点	白细胞	定量型		细胞标志物
5535-0	CD82	任意浓度	时间点	白细胞	定量型		细胞标志物
5536-8	CD83	任意浓度	时间点	白细胞	定量型		细胞标志物

LOINC 代码	名称	属性	时间特征	系统	标尺类型	方法类型	分类
5537-6	CD85	任意浓度	时间点	白细胞	定量型		细胞标志物
553-8	念珠菌 已鉴定的	存在与否或身份标识	时间点	唾液	名义型	微生物特异性培养	微生物学
5538-4	CD86	任意浓度	时间点	白细胞	定量型		细胞标志物
5539-2	CD87	任意浓度	时间点	白细胞	定量型		细胞标志物
55-4	卷曲霉素	药物敏感度	时间点	分离物	定量型	最小致死浓度	抗生素敏感性
5540-0	CD88	任意浓度	时间点	白细胞	定量型		细胞标志物
5541-8	CD89	任意浓度	时间点	白细胞	定量型		细胞标志物
5542-6	CD9	任意浓度	时间点	白细胞	定量型		细胞标志物
5543-4	CD91	任意浓度	时间点	白细胞	定量型		细胞标志物
5544-2	CD93	任意浓度	时间点	白细胞	定量型		细胞标志物
5545-9	CD94	任意浓度	时间点	白细胞	定量型		细胞标志物
554-6	念珠菌 已鉴定的	存在与否或身份标识	时间点	大便	名义型	微生物特异性培养	微生物学
5546-7	CD95	任意浓度	时间点	白细胞	定量型		细胞标志物
5547-5	CD96	任意浓度	时间点	白细胞	定量型		细胞标志物
5548-3	CD97	任意浓度	时间点	白细胞	定量型		细胞标志物
5549-1	CD98	任意浓度	时间点	白细胞	定量型		细胞标志物
5550-9	CD99	任意浓度	时间点	白细胞	定量型		细胞标志物
5551-7	CYCD3	任意浓度	时间点	白细胞	定量型		细胞标志物
5552-5	CYCD79	任意浓度	时间点	白细胞	定量型		细胞标志物
555-3	念珠菌 已鉴定的	存在与否或身份标识	时间点	XXX	名义型	微生物特异性培养	微生物学
5553-3	CyIg	任意浓度	时间点	白细胞	定量型		细胞标志物
5554-1	CyIg mu	任意浓度	时间点	白细胞	定量型		细胞标志物
5555-8	FMC7	任意浓度	时间点	白细胞	定量型		细胞标志物
5556-6	GPA	任意浓度	时间点	白细胞	定量型		细胞标志物
5557-4	人类白细胞抗原-DR	任意浓度	时间点	白细胞	定量型		人类白细胞抗原
5558-2	髓过氧化物酶	任意浓度	时间点	白细胞	定量型		细胞标志物
5559-0	RFD9	任意浓度	时间点	白细胞	定量型		细胞标志物
5560-8	SmIg	任意浓度	时间点	白细胞	定量型		细胞标志物
556-1	衣原体 已鉴定的	存在与否或身份标识	时间点	结膜	名义型	微生物特异性培养	微生物学
5561-6	SmIg κ	任意浓度	时间点	白细胞	定量型		细胞标志物
5562-4	SmIg λ	任意浓度	时间点	白细胞	定量型		细胞标志物
5563-2	SmIg-CD79	任意浓度	时间点	白细胞	定量型		细胞标志物
5564-0	TCR-CD3	任意浓度	时间点	白细胞	定量型		细胞标志物
5565-7	末端脱氧核糖核酸转移酶	任意浓度	时间点	白细胞	定量型		细胞标志物
5566-5	丙酮	任意浓度	时间点	呼出气体	等级型		药物水平/毒理学
5567-3	丙酮	任意浓度	时间点	血清/血浆	等级型		药物水平/毒理学
5568-1	丙酮	质量浓度	时间点	血清/血浆	定量型		药物水平/毒理学
5569-9	丙酮	任意浓度	时间点	尿液	等级型		药物水平/毒理学
5570-7	丙酮	质量浓度	时间点	尿液	定量型		药物水平/毒理学

LOINC 代码	名称	属性	时间特征	系统	标尺类型	方法类型	分类
5571-5	丙烯腈	质量浓度	时间点	全血	定量型		药物水平/毒理学
5572-3	铝	质量浓度	时间点	透析液	定量型		药物水平/毒理学
5573-1	铝	质量含量	时间点	头发	定量型		药物水平/毒理学
5574-9	铝	质量浓度	时间点	血清/血浆	定量型		药物水平/毒理学
5575-6	铝	质量浓度	时间点	红细胞	定量型		药物水平/毒理学
5576-4	铝	质量浓度	时间点	血清	定量型		药物水平/毒理学
5577-2	铝	质量浓度	时间点	尿液	定量型		药物水平/毒理学
5578-0	锑	质量浓度	时间点	全血	定量型		药物水平/毒理学
557-9	衣原体 已鉴定的	存在与否或身份标识	时间点	生殖器	名义型	微生物特异性培养	微生物学
5579-8	锑	质量含量	时间点	头发	定量型		药物水平/毒理学
5580-6	锑	质量浓度	时间点	血清/血浆	定量型		药物水平/毒理学
5581-4	锑	质量浓度	时间点	尿液	定量型		药物水平/毒理学
5582-2	砷	任意浓度	时间点	全血	等级型		药物水平/毒理学
5583-0	砷	质量浓度	时间点	全血	定量型		药物水平/毒理学
5584-8	砷	质量含量	时间点	头发	定量型		药物水平/毒理学
5585-5	砷	质量浓度	时间点	血清/血浆	定量型		药物水平/毒理学
5586-3	砷	质量浓度	时间点	尿液	定量型		药物水平/毒理学
558-7	衣原体 已鉴定的	存在与否或身份标识	时间点	咽喉	名义型	微生物特异性培养	微生物学
5587-1	砷	质量速率	24 小时	尿液	定量型		药物水平/毒理学
5588-9	钡	任意浓度	时间点	血清/血浆	等级型		药物水平/毒理学
5589-7	钡	质量浓度	时间点	血清/血浆	定量型		药物水平/毒理学
5590-5	钡	质量浓度	时间点	尿液	定量型		药物水平/毒理学
5591-3	苯	任意浓度	时间点	血清/血浆	等级型		药物水平/毒理学
5592-1	苯	质量浓度	时间点	血清/血浆	定量型		药物水平/毒理学
5593-9	铍	任意浓度	时间点	血清/血浆	等级型		药物水平/毒理学

LOINC 代码	名称	属性	时间特征	系统	标尺类型	方法类型	分类
5594-7	铍	质量浓度	时间点	血清/血浆	定量型		药物水平/毒理学
559-5	衣原体 已鉴定的	存在与否或身份标识	时间点	尿道	名义型	微生物特异性培养	微生物学
5595-4	铍	质量浓度	时间点	尿液	定量型		药物水平/毒理学
5596-2	铍	质量速率	24 小时	尿液	定量型		药物水平/毒理学
5597-0	铋	质量浓度	时间点	血清/血浆	定量型		药物水平/毒理学
5598-8	铋	质量浓度	时间点	尿液	定量型		药物水平/毒理学
5599-6	勃地酮	任意浓度	时间点	尿液	等级型		药物水平/毒理学
5600-2	勃地酮	质量浓度	时间点	尿液	定量型		药物水平/毒理学
5601-0	勃地酮	质量速率	24 小时	尿液	定量型		药物水平/毒理学
5602-8	硼酸盐	质量浓度	时间点	血清/血浆	定量型		药物水平/毒理学
560-3	衣原体 已鉴定的	存在与否或身份标识	时间点	XXX	名义型	微生物特异性培养	微生物学
5603-6	硼酸盐	质量速率	24 小时	尿液	定量型		药物水平/毒理学
5604-4	硼	质量浓度	时间点	全血	定量型		药物水平/毒理学
5605-1	硼	质量浓度	时间点	体液	定量型		药物水平/毒理学
5606-9	硼	质量浓度	时间点	红细胞	定量型		药物水平/毒理学
5607-7	硼	质量浓度	时间点	血清/血浆	定量型		药物水平/毒理学
5608-5	蟾毒色胺	质量浓度	时间点	尿液	定量型		药物水平/毒理学
5609-3	镉	质量浓度	时间点	全血	定量型		药物水平/毒理学
5610-1	镉	质量含量	时间点	头发	定量型		药物水平/毒理学
561-1	衣原体 Ag	任意浓度	时间点	XXX	等级型	免疫荧光	微生物学
5611-9	镉	质量浓度	时间点	尿液	定量型		药物水平/毒理学
5612-7	镉	质量速率	24 小时	尿液	定量型		药物水平/毒理学
5613-5	二硫化碳	质量浓度	时间点	全血	等级型		药物水平/毒理学
5614-3	铯	质量浓度	时间点	全血	定量型		药物水平/毒理学
5615-0	铯	质量含量	时间点	头发	定量型		药物水平/毒理学

LOINC 代码	名称	属性	时间特征	系统	标尺类型	方法类型	分类
5616-8	铯	质量浓度	时间点	血清/血浆	定量型		药物水平/毒理学
5617-6	铯	质量浓度	时间点	红细胞	定量型		药物水平/毒理学
5618-4	铯	质量浓度	时间点	尿液	定量型		药物水平/毒理学
5619-2	铬	质量浓度	时间点	全血	定量型		药物水平/毒理学
56-2	卷曲霉素	药物敏感度	时间点	分离物	定量或等级型	最小抑制浓度	抗生素敏感性
5620-0	铬	质量含量	时间点	头发	定量型		药物水平/毒理学
5621-8	铬	质量浓度	时间点	红细胞	定量型		药物水平/毒理学
5622-6	铬	质量浓度	时间点	血清/血浆	定量型		药物水平/毒理学
5623-4	铬	质量浓度	时间点	尿液	定量型		药物水平/毒理学
5624-2	铬	质量速率	24 小时	尿液	定量型		药物水平/毒理学
5625-9	钴	质量浓度	时间点	全血	定量型		药物水平/毒理学
5626-7	钴	质量含量	时间点	头发	定量型		药物水平/毒理学
5627-5	钴	质量浓度	时间点	血清/血浆	定量型		药物水平/毒理学
5628-3	钴	质量浓度	时间点	尿液	定量型		药物水平/毒理学
562-9	艰难梭菌	任意浓度	时间点	大便	等级型	微生物特异性培养	微生物学
5629-1	铜	质量含量	时间点	头发	定量型		药物水平/毒理学
5630-9	铜	质量浓度	时间点	红细胞	定量型		药物水平/毒理学
5631-7	铜	质量浓度	时间点	血清/血浆	定量型		药物水平/毒理学
5632-5	铜	质量浓度	时间点	尿液	定量型		药物水平/毒理学
5633-3	铜	质量速率	24 小时	尿液	定量型		药物水平/毒理学
5634-1	氰化物	质量浓度	时间点	全血	定量型		药物水平/毒理学
5635-8	氰化物	质量浓度	时间点	血清/血浆	定量型		药物水平/毒理学
5636-6	氰化物	质量含量	时间点	组织	定量型		药物水平/毒理学
563-7	艰难梭菌	任意浓度	时间点	XXX	等级型	微生物特异性培养	微生物学
5637-4	氰化物	质量浓度	时间点	尿液	定量型		药物水平/毒理学

LOINC 代码	名称	属性	时间特征	系统	标尺类型	方法类型	分类
5638-2	二嗪磷	质量浓度	时间点	全血	定量型		药物水平/毒理学
5639-0	乙醇	任意浓度	时间点	全血	等级型		药物水平/毒理学
5640-8	乙醇	质量浓度	时间点	全血	定量型		药物水平/毒理学
5641-6	乙醇	质量浓度	时间点	呼出气体	定量型		药物水平/毒理学
5642-4	乙醇	任意浓度	时间点	血清/血浆	等级型		药物水平/毒理学
5643-2	乙醇	质量浓度	时间点	血清/血浆	定量型		药物水平/毒理学
5644-0	乙醇	任意浓度	时间点	尿液	等级型		药物水平/毒理学
564-5	菌落计数	数量或计数（正整数）	时间点	XXX	定量型	目视计数	微生物学
5645-7	乙醇	质量浓度	时间点	尿液	定量型		药物水平/毒理学
5646-5	乙二醇	质量浓度	时间点	血清/血浆	定量型		药物水平/毒理学
5647-3	乙二醇	质量浓度	时间点	尿液	定量型		药物水平/毒理学
5648-1	氟化物	质量浓度	时间点	全血	定量型		药物水平/毒理学
5649-9	氟化物	质量浓度	时间点	血清/血浆	定量型		药物水平/毒理学
5650-7	氟化物	质量浓度	时间点	尿液	定量型		药物水平/毒理学
5651-5	氟化物	质量速率	24 小时	尿液	定量型		药物水平/毒理学
565-2	菌落计数	数量或计数（正整数）	时间点	XXX	等级型	目视计数	微生物学
5652-3	甲醛	质量浓度	时间点	全血	定量型		药物水平/毒理学
5653-1	甲醛	质量浓度	时间点	尿液	定量型		药物水平/毒理学
5654-9	镓	质量浓度	时间点	尿液	定量型		药物水平/毒理学
5655-6	锗	质量浓度	时间点	尿液	定量型		药物水平/毒理学
5656-4	金	质量浓度	时间点	全血	定量型		药物水平/毒理学
5657-2	金	质量浓度	时间点	脑脊液	定量型		药物水平/毒理学
5658-0	金	质量含量	时间点	头发	定量型		药物水平/毒理学
5659-8	金	质量浓度	时间点	血清/血浆	定量型		药物水平/毒理学
566-0	隐孢子虫 Ag	任意浓度	时间点	XXX	等级型	免疫荧光	微生物学
5660-6	金	质量浓度	时间点	尿液	定量型		药物水平/毒理学

LOINC 代码	名称	属性	时间特征	系统	标尺类型	方法类型	分类
5661-4	金	质量速率	24 小时	尿液	定量型		药物水平/毒理学
5662-2	重金属	任意浓度	时间点	尿液	等级型	雷因希试验	药物水平/毒理学
5663-0	重金属阳性	存在与否或身份标识	时间点	尿液	名义型	筛查试验	药物水平/毒理学
5664-8	重金属阴性	存在与否或身份标识	时间点	尿液	名义型	筛查试验	药物水平/毒理学
5665-5	铟	质量浓度	时间点	全血	定量型		药物水平/毒理学
5666-3	铟	质量浓度	时间点	尿液	定量型		药物水平/毒理学
5667-1	异丙醇	质量浓度	时间点	全血	定量型		药物水平/毒理学
5668-9	异丙醇	任意浓度	时间点	血清/血浆	等级型		药物水平/毒理学
5669-7	异丙醇	质量浓度	时间点	血清/血浆	定量型		药物水平/毒理学
5670-5	异丙醇	任意浓度	时间点	尿液	等级型		药物水平/毒理学
5671-3	铅	质量浓度	时间点	全血	定量型		药物水平/毒理学
5672-1	铅	质量浓度	时间点	全血	等级型		药物水平/毒理学
5673-9	铅	质量含量	时间点	头发	定量型		药物水平/毒理学
5674-7	铅	质量浓度	时间点	红细胞	定量型		药物水平/毒理学
5675-4	铅	任意浓度	时间点	尿液	等级型		药物水平/毒理学
5676-2	铅	质量浓度	时间点	尿液	定量型		药物水平/毒理学
5677-0	铅	质量速率	24 小时	尿液	定量型		药物水平/毒理学
567-8	白喉种 已鉴定的	存在与否或身份标识	时间点	XXX	名义型	微生物特异性培养	微生物学
5678-8	麦角酸二乙胺	质量浓度	时间点	血清/血浆	定量型	放射免疫分析	药物水平/毒理学
5679-6	麦角酸二乙胺	质量浓度	时间点	尿液	定量型		药物水平/毒理学
5680-4	马拉硫磷	质量浓度	时间点	血清/血浆	定量型		药物水平/毒理学
5681-2	锰	质量浓度	时间点	全血	定量型		药物水平/毒理学
5682-0	锰	质量浓度	时间点	红细胞	定量型		药物水平/毒理学
5683-8	锰	质量浓度	时间点	血清/血浆	定量型		药物水平/毒理学
5684-6	锰	质量浓度	时间点	尿液	定量型		药物水平/毒理学

LOINC 代码	名称	属性	时间特征	系统	标尺类型	方法类型	分类
5685-3	汞	质量浓度	时间点	全血	定量型		药物水平/毒理学
568-6	真菌 已鉴定的	存在与否或身份标识	时间点	抽出物	名义型	培养	微生物学
5686-1	汞	质量含量	时间点	头发	定量型		药物水平/毒理学
5687-9	汞	质量浓度	时间点	血清/血浆	定量型		药物水平/毒理学
5688-7	汞	任意浓度	时间点	尿液	等级型	目视. Reinsch	药物水平/毒理学
5689-5	汞	质量浓度	时间点	尿液	定量型		药物水平/毒理学
5690-3	甲醇	任意浓度	时间点	全血	等级型		药物水平/毒理学
5691-1	甲醇	任意浓度	时间点	呼出气体	等级型		药物水平/毒理学
5692-9	甲醇	任意浓度	时间点	血清/血浆	等级型		药物水平/毒理学
5693-7	甲醇	质量浓度	时间点	血清/血浆	定量型		药物水平/毒理学
569-4	真菌 已鉴定的	存在与否或身份标识	时间点	脑脊液	名义型	培养	微生物学
5694-5	甲醇	任意浓度	时间点	尿液	等级型		药物水平/毒理学
5695-2	甲醇	质量浓度	时间点	尿液	定量型		药物水平/毒理学
5696-0	钼	质量浓度	时间点	全血	定量型		药物水平/毒理学
5697-8	钼	质量含量	时间点	头发	定量型		药物水平/毒理学
5698-6	钼	质量浓度	时间点	血清/血浆	定量型		药物水平/毒理学
5699-4	钼	质量浓度	时间点	尿液	定量型		药物水平/毒理学
57-0	卷曲霉素	药物敏感度	时间点	分离物	定量或等级型	琼脂扩散	抗生素敏感性
5700-0	镍	质量浓度	时间点	全血	定量型		药物水平/毒理学
5701-8	镍	质量含量	时间点	头发	定量型		药物水平/毒理学
570-2	真菌 已鉴定的	存在与否或身份标识	时间点	体液	名义型	培养	微生物学
5702-6	镍	质量浓度	时间点	血清/血浆	定量型		药物水平/毒理学
5703-4	镍	质量速率	24 小时	大便	定量型		药物水平/毒理学
5704-2	镍	任意浓度	时间点	尿液	等级型		药物水平/毒理学
5705-9	镍	质量速率	24 小时	尿液	定量型		药物水平/毒理学
5706-7	阿片制剂	存在与否或身份标识	时间点	尿液	名义型		药物水平/毒理学

LOINC 代码	名称	属性	时间特征	系统	标尺类型	方法类型	分类
5707-5	阿片制剂	存在与否或身份标识	时间点	尿液	名义型		药物水平/毒理学
5708-3	百草枯	质量浓度	时间点	全血	定量型		药物水平/毒理学
5709-1	百草枯	质量浓度	时间点	血清/血浆	定量型		药物水平/毒理学
571-0	真菌 已鉴定的	存在与否或身份标识	时间点	头发	名义型	培养	微生物学
5710-9	五氯苯酚	质量浓度	时间点	血清/血浆	定量型		药物水平/毒理学
5711-7	五氯苯酚	质量浓度	时间点	尿液	定量型		药物水平/毒理学
5712-5	五氯苯酚	质量浓度	时间点	尿液	定量型		药物水平/毒理学
5713-3	铂	质量含量	时间点	头发	定量型		药物水平/毒理学
5714-1	铂	质量浓度	时间点	血清/血浆	定量型		药物水平/毒理学
5715-8	铂	质量浓度	时间点	尿液	定量型		药物水平/毒理学
5716-6	多氯联苯	质量浓度	时间点	血清/血浆	定量型		药物水平/毒理学
5717-4	多氯联苯	质量浓度	时间点	尿液	定量型		药物水平/毒理学
5718-2	铷	质量浓度	时间点	全血	定量型		药物水平/毒理学
5719-0	铷	质量含量	时间点	头发	定量型		药物水平/毒理学
5720-8	铷	质量浓度	时间点	血清/血浆	定量型		药物水平/毒理学
5721-6	铷	质量浓度	时间点	尿液	定量型		药物水平/毒理学
5722-4	硒	质量浓度	时间点	全血	定量型		药物水平/毒理学
5723-2	硒	质量浓度	时间点	红细胞	定量型		药物水平/毒理学
5724-0	硒	质量浓度	时间点	血清/血浆	定量型		药物水平/毒理学
5725-7	硒	质量含量	时间点	组织	定量型		药物水平/毒理学
5726-5	硒	质量浓度	时间点	尿液	定量型		药物水平/毒理学
5727-3	硒	质量速率	24 小时	尿液	定量型		药物水平/毒理学
572-8	真菌 已鉴定的	存在与否或身份标识	时间点	骨髓	名义型	培养	微生物学
5728-1	硅	质量浓度	时间点	全血	定量型		药物水平/毒理学
5729-9	硅酸盐	质量浓度	时间点	血浆	定量型		药物水平/毒理学
5730-7	硅酸盐	质量含量	时间点	组织	定量型		药物水平/毒理学

LOINC 代码	名称	属性	时间特征	系统	标尺类型	方法类型	分类
5731-5	硅酸盐	质量浓度	时间点	尿液	定量型		药物水平/毒理学
5732-3	银	质量浓度	时间点	全血	定量型		药物水平/毒理学
5733-1	银	质量含量	时间点	头发	定量型		药物水平/毒理学
5734-9	银	质量浓度	时间点	血清/血浆	定量型		药物水平/毒理学
5735-6	银	质量浓度	时间点	尿液	定量型		药物水平/毒理学
573-6	真菌 已鉴定的	存在与否或身份标识	时间点	指甲	名义型	培养	微生物学
5736-4	锶	质量浓度	时间点	血清/血浆	定量型		药物水平/毒理学
5737-2	士的宁	任意浓度	时间点	血清/血浆	等级型		药物水平/毒理学
5738-0	士的宁	质量浓度	时间点	血清/血浆	定量型		药物水平/毒理学
5739-8	士的宁	任意浓度	时间点	尿液	等级型		药物水平/毒理学
5740-6	士的宁	质量浓度	时间点	尿液	定量型		药物水平/毒理学
5741-4	士的宁	质量速率	24 小时	尿液	定量型		药物水平/毒理学
5742-2	碲	质量浓度	时间点	尿液	定量型		药物水平/毒理学
5743-0	铊	质量浓度	时间点	全血	定量型		药物水平/毒理学
574-4	真菌 已鉴定的	存在与否或身份标识	时间点	腹腔液	名义型	培养	微生物学
5744-8	铊	质量浓度	时间点	血清/血浆	定量型		药物水平/毒理学
5745-5	铊	质量浓度	时间点	尿液	定量型		药物水平/毒理学
5746-3	铊	质量速率	24 小时	尿液	定量型		药物水平/毒理学
5747-1	锡	质量浓度	时间点	全血	定量型		药物水平/毒理学
5748-9	锡	质量浓度	时间点	血清/血浆	定量型		药物水平/毒理学
5749-7	钛	质量浓度	时间点	尿液	定量型		药物水平/毒理学
5750-5	甲苯	质量浓度	时间点	血清/血浆	定量型		药物水平/毒理学
575-1	真菌 已鉴定的	存在与否或身份标识	时间点	皮肤	名义型	培养	微生物学
5751-3	铀	质量浓度	时间点	全血	定量型		药物水平/毒理学
5752-1	铀	质量浓度	时间点	尿液	定量型		药物水平/毒理学
5753-9	钒	质量浓度	时间点	全血	定量型		药物水平/毒理学

LOINC 代码	名称	属性	时间特征	系统	标尺类型	方法类型	分类
5754-7	钒	质量含量	时间点	头发	定量型		药物水平/毒理学
5755-4	钒	质量浓度	时间点	红细胞	定量型		药物水平/毒理学
5756-2	钒	质量浓度	时间点	血清/血浆	定量型		药物水平/毒理学
5757-0	钒	质量浓度	时间点	尿液	定量型		药物水平/毒理学
5758-8	二甲苯	质量浓度	时间点	全血	等级型		药物水平/毒理学
5759-6	二甲苯	质量浓度	时间点	血清/血浆	定量型		药物水平/毒理学
5760-4	锌	质量浓度	时间点	透析液	定量型		药物水平/毒理学
5761-2	锌	质量浓度	时间点	红细胞	定量型		药物水平/毒理学
5762-0	锌	质量浓度	时间点	精液	定量型		药物水平/毒理学
5763-8	锌	质量浓度	时间点	血清/血浆	定量型		药物水平/毒理学
5764-6	锌	质量浓度	时间点	尿液	定量型		药物水平/毒理学
5765-3	锌	质量速率	24 小时	尿液	定量型		药物水平/毒理学
5766-1	尿酸铵结晶	任意浓度	时间点	尿沉渣	等级型	光学显微镜检查	尿液分析
5767-9	外观	外观	时间点	尿液	名义型		标本特性
5768-7	维生素 C	质量浓度	时间点	尿液	定量型	试纸条	尿液分析
576-9	真菌 已鉴定的	存在与否或身份标识	时间点	关节液	名义型	培养	微生物学
5769-5	细菌	单位面积数量或计数	时间点	尿沉渣	定量型	光学显微镜检查.高倍视野	尿液分析
5770-3	胆红素	任意浓度	时间点	尿液	等级型	试纸条	尿液分析
5771-1	胆红素结晶	任意浓度	时间点	尿沉渣	等级型	光学显微镜检查	尿液分析
5772-9	碳酸钙结晶	任意浓度	时间点	关节液	等级型	光学显微镜检查	化学
5773-7	碳酸钙结晶	任意浓度	时间点	尿沉渣	等级型	光学显微镜检查	尿液分析
5774-5	草酸钙结晶	任意浓度	时间点	尿沉渣	等级型	光学显微镜检查	尿液分析
5775-2	磷酸钙结晶	任意浓度	时间点	尿沉渣	等级型	光学显微镜检查	尿液分析
5776-0	硫酸钙结晶	任意浓度	时间点	尿沉渣	等级型	光学显微镜检查	尿液分析
577-7	真菌 已鉴定的	存在与否或身份标识	时间点	唾液	名义型	培养	微生物学
5777-8	胆固醇结晶	任意浓度	时间点	尿沉渣	等级型	光学显微镜检查	尿液分析
5778-6	颜色	类型	时间点	尿液	名义型		标本特性

LOINC 代码	名称	属性	时间特征	系统	标尺类型	方法类型	分类
5779-4	结晶	存在与否或身份标识	时间点	胆汁	名义型	光学显微镜检查	化学
5780-2	结晶	存在与否或身份标识	时间点	十二指肠液	名义型	光学显微镜检查	化学
5781-0	结晶	存在与否或身份标识	时间点	关节液	名义型	光学显微镜检查	化学
5782-8	结晶	存在与否或身份标识	时间点	尿沉渣	名义型	光学显微镜检查	尿液分析
5783-6	未经鉴定的结晶	任意浓度	时间点	尿沉渣	等级型	光学显微镜检查	尿液分析
5784-4	胱氨酸结晶	任意浓度	时间点	尿沉渣	等级型	光学显微镜检查	尿液分析
578-5	真菌 已鉴定的	存在与否或身份标识	时间点	组织	名义型	培养	微生物学
5785-1	嗜酸粒细胞	单位面积数量或计数	时间点	尿沉渣	定量型	光学显微镜检查. 高倍视野	尿液分析
5786-9	上皮细胞管型	单位面积数量或计数	时间点	尿沉渣	定量型	光学显微镜检查. 低倍视野	尿液分析
5787-7	上皮细胞	单位面积数量或计数	时间点	尿沉渣	定量型	光学显微镜检查. 高倍视野	尿液分析
5788-5	脂肪小体. 卵圆形	单位面积数量或计数	时间点	尿沉渣	定量型	光学显微镜检查. 高倍视野	尿液分析
5789-3	脂肪管型	单位面积数量或计数	时间点	尿沉渣	定量型	光学显微镜检查. 低倍视野	尿液分析
5790-1	真菌. 丝状	单位面积数量或计数	时间点	尿沉渣	定量型	光学显微镜检查. 高倍视野	尿液分析
5791-9	真菌. 酵母样	单位面积数量或计数	时间点	尿沉渣	定量型	光学显微镜检查. 高倍视野	尿液分析
5792-7	葡萄糖	质量浓度	时间点	尿液	定量型	试纸条	尿液分析
579-3	真菌 已鉴定的	存在与否或身份标识	时间点	创伤	名义型	培养	微生物学
5793-5	颗粒管型	单位面积数量或计数	时间点	尿沉渣	定量型	光学显微镜检查. 低倍视野	尿液分析
5794-3	血红蛋白	任意浓度	时间点	尿液	等级型	试纸条	尿液分析
5795-0	马尿酸结晶	任意浓度	时间点	尿沉渣	等级型	光学显微镜检查	尿液分析
5796-8	透明管型	单位面积数量或计数	时间点	尿沉渣	定量型	光学显微镜检查. 低倍视野	尿液分析
5797-6	酮类	质量浓度	时间点	尿液	定量型	试纸条	尿液分析
5798-4	亮氨酸结晶	任意浓度	时间点	尿沉渣	等级型	光学显微镜检查	尿液分析
5799-2	白细胞酯酶	任意浓度	时间点	尿液	等级型	试纸条	尿液分析

LOINC 代码	名称	属性	时间特征	系统	标尺类型	方法类型	分类
5800-8	脂类	单位面积数量或计数	时间点	尿沉渣	定量型	光学显微镜检查. 高倍视野	尿液分析
580-1	真菌 已鉴定的	存在与否或身份标识	时间点	XXX	名义型	培养	微生物学
5801-6	磷酸胺镁结晶	任意浓度	时间点	尿沉渣	等级型	光学显微镜检查	尿液分析
5802-4	亚硝酸盐	任意浓度	时间点	尿液	等级型	试纸条	尿液分析
5803-2	pH	摩尔浓度	时间点	尿液	定量型	试纸条	尿液分析
5804-0	蛋白质	质量浓度	时间点	尿液	定量型	试纸条	尿液分析
5805-7	焦磷酸盐结晶	任意浓度	时间点	关节液	等级型	光学显微镜检查	化学
5806-5	焦磷酸盐结晶	任意浓度	时间点	尿沉渣	等级型	光学显微镜检查	尿液分析
5807-3	红细胞管型	单位面积数量或计数	时间点	尿沉渣	定量型	光学显微镜检查. 低倍视野	尿液分析
5808-1	红细胞	数量或计数浓度（计数/容积）	时间点	尿沉渣	定量型	光学显微镜检查. 高倍视野	尿液分析
5809-9	还原物质	任意浓度	时间点	尿液	等级型		尿液分析
5810-7	比重	相对密度	时间点	尿液	定量型	屈光计检查	尿液分析
5811-5	比重	相对密度	时间点	尿液	定量型	试纸条	尿液分析
5812-3	氨苯磺胺结晶	任意浓度	时间点	尿沉渣	等级型	光学显微镜检查	尿液分析
5813-1	阴道毛滴虫	任意浓度	时间点	尿沉渣	等级型	光学显微镜检查	尿液分析
5814-9	三磷酸盐结晶	任意浓度	时间点	尿沉渣	等级型	光学显微镜检查	尿液分析
5815-6	酪氨酸结晶	任意浓度	时间点	尿沉渣	等级型	光学显微镜检查	尿液分析
5816-4	尿酸结晶	任意浓度	时间点	关节液	等级型	光学显微镜检查	化学
5817-2	尿酸结晶	任意浓度	时间点	尿沉渣	等级型	光学显微镜检查	尿液分析
5818-0	尿胆素原	任意浓度	时间点	尿液	等级型	试纸条	化学
581-9	无乳链球菌，已鉴定的	存在与否或身份标识	时间点	子宫颈	名义型	微生物特异性培养	微生物学
5819-8	蜡样管型	单位面积数量或计数	时间点	尿沉渣	定量型	光学显微镜检查. 低倍视野	尿液分析
5820-6	白细胞管型	单位面积数量或计数	时间点	尿沉渣	定量型	光学显微镜检查. 低倍视野	尿液分析
5821-4	白细胞	单位面积数量或计数	时间点	尿沉渣	定量型	光学显微镜检查. 高倍视野	尿液分析
5822-2	酵母菌	单位面积数量或计数	时间点	尿沉渣	定量型	光学显微镜检查. 高倍视野	尿液分析

LOINC 代码	名称	属性	时间特征	系统	标尺类型	方法类型	分类
5823-0	腺病毒 Ag	任意浓度	时间点	结膜	等级型	酶免疫分析	微生物学
5824-8	腺病毒 Ag	任意浓度	时间点	结膜	等级型	免疫荧光	微生物学
5825-5	腺病毒 Ag	任意浓度	时间点	大便	等级型	酶免疫分析	微生物学
5826-3	腺病毒 Ag	任意浓度	时间点	大便	等级型	免疫荧光	微生物学
582-7	无乳链球菌，已鉴定的	存在与否或身份标识	时间点	生殖器	名义型	微生物特异性培养	微生物学
5827-1	腺病毒 Ag	任意浓度	时间点	咽喉	等级型	酶免疫分析	微生物学
5828-9	腺病毒 Ag	任意浓度	时间点	咽喉	等级型	免疫荧光	微生物学
5829-7	腺病毒 Ag	任意浓度	时间点	组织	等级型	酶免疫分析	微生物学
5830-5	腺病毒 Ag	任意浓度	时间点	组织	等级型	免疫荧光	微生物学
5831-3	腺病毒 Ag	任意浓度	时间点	尿液	等级型	酶免疫分析	微生物学
5832-1	腺病毒 Ag	任意浓度	时间点	尿液	等级型	免疫荧光	微生物学
5833-9	腺病毒 Ag	任意浓度	时间点	XXX	等级型	酶免疫分析	微生物学
5834-7	腺病毒 Ag	任意浓度	时间点	XXX	等级型	免疫荧光	微生物学
583-5	无乳链球菌，已鉴定的	存在与否或身份标识	时间点	产后恶露	名义型	微生物特异性培养	微生物学
5835-4	巨细胞病毒 已鉴定的	存在与否或身份标识	时间点	全血	名义型	微生物特异性培养	微生物学
5836-2	巨细胞病毒 已鉴定的	存在与否或身份标识	时间点	组织	名义型	微生物特异性培养	微生物学
5837-0	巨细胞病毒 已鉴定的	存在与否或身份标识	时间点	尿液	名义型	微生物特异性培养	微生物学
5838-8	巨细胞病毒 已鉴定的	存在与否或身份标识	时间点	XXX	名义型	微生物特异性培养	微生物学
5839-6	肠道病毒 已鉴定的	存在与否或身份标识	时间点	脑脊液	名义型	微生物特异性培养	微生物学
5840-4	肠道病毒 已鉴定的	存在与否或身份标识	时间点	分离物	名义型	免疫荧光	微生物学
5841-2	肠道病毒 已鉴定的	存在与否或身份标识	时间点	分离物	名义型	中和作用	微生物学
5842-0	肠道病毒 已鉴定的	存在与否或身份标识	时间点	大便	名义型	微生物特异性培养	微生物学
584-3	无乳链球菌，已鉴定的	存在与否或身份标识	时间点	阴道	名义型	微生物特异性培养	微生物学
5843-8	肠道病毒 已鉴定的	存在与否或身份标识	时间点	XXX	名义型	微生物特异性培养	微生物学
5844-6	单纯疱疹病毒 1 Ag	任意浓度	时间点	生殖器	等级型	免疫荧光	微生物学
5845-3	单纯疱疹病毒 1 Ag	任意浓度	时间点	皮肤	等级型	免疫荧光	微生物学
5846-1	单纯疱疹病毒 1 Ag	任意浓度	时间点	XXX	等级型	免疫荧光	微生物学
5847-9	单纯疱疹病毒 2 Ag	任意浓度	时间点	生殖器	等级型	免疫荧光	微生物学
5848-7	单纯疱疹病毒 2 Ag	任意浓度	时间点	皮肤	等级型	免疫荧光	微生物学
5849-5	单纯疱疹病毒 2 Ag	任意浓度	时间点	XXX	等级型	免疫荧光	微生物学
585-0	无乳链球菌，已鉴定的	存在与否或身份标识	时间点	咽喉	名义型	微生物特异性培养	微生物学
5850-3	单纯疱疹病毒 Ag	任意浓度	时间点	生殖器	等级型	酶免疫分析	微生物学
5851-1	单纯疱疹病毒 Ag	任意浓度	时间点	生殖器	等级型	免疫荧光	微生物学
5852-9	单纯疱疹病毒 Ag	任意浓度	时间点	皮肤	等级型	酶免疫分析	微生物学
5853-7	单纯疱疹病毒 Ag	任意浓度	时间点	皮肤	等级型	免疫荧光	微生物学
5854-5	单纯疱疹病毒 Ag	任意浓度	时间点	XXX	等级型	酶免疫分析	微生物学
5855-2	单纯疱疹病毒 Ag	任意浓度	时间点	XXX	等级型	免疫荧光	微生物学
5856-0	单纯疱疹病毒 已鉴定的	存在与否或身份标识	时间点	生殖器	名义型	微生物特异性培养	微生物学

LOINC 代码	名称	属性	时间特征	系统	标尺类型	方法类型	分类
5857-8	单纯疱疹病毒 已鉴定的	存在与否或身份标识	时间点	分离物	名义型	免疫荧光	微生物学
5858-6	单纯疱疹病毒 已鉴定的	存在与否或身份标识	时间点	皮肤	名义型	微生物特异性培养	微生物学
5859-4	单纯疱疹病毒 已鉴定的	存在与否或身份标识	时间点	XXX	名义型	微生物特异性培养	微生物学
5860-2	甲型流感病毒 Ag	任意浓度	时间点	咽喉	等级型	酶免疫分析	微生物学
5861-0	甲型流感病毒 Ag	任意浓度	时间点	咽喉	等级型	免疫荧光	微生物学
5862-8	甲型流感病毒 Ag	任意浓度	时间点	XXX	等级型	酶免疫分析	微生物学
5863-6	甲型流感病毒 Ag	任意浓度	时间点	XXX	等级型	免疫荧光	微生物学
5864-4	乙型流感病毒 Ag	任意浓度	时间点	咽喉	等级型	酶免疫分析	微生物学
5865-1	乙型流感病毒 Ag	任意浓度	时间点	咽喉	等级型	免疫荧光	微生物学
5866-9	乙型流感病毒 Ag	任意浓度	时间点	XXX	等级型	酶免疫分析	微生物学
5867-7	乙型流感病毒 Ag	任意浓度	时间点	XXX	等级型	免疫荧光	微生物学
586-8	无乳链球菌，已鉴定的	存在与否或身份标识	时间点	XXX	名义型	微生物特异性培养	微生物学
5868-5	副流感病毒 1 Ag	任意浓度	时间点	咽喉	等级型	免疫荧光	微生物学
5869-3	副流感病毒 1 Ag	任意浓度	时间点	XXX	等级型	免疫荧光	微生物学
5870-1	副流感病毒 2 Ag	任意浓度	时间点	咽喉	等级型	免疫荧光	微生物学
5871-9	副流感病毒 2 Ag	任意浓度	时间点	XXX	等级型	免疫荧光	微生物学
5872-7	副流感病毒 3 Ag	任意浓度	时间点	咽喉	等级型	免疫荧光	微生物学
5873-5	副流感病毒 3 Ag	任意浓度	时间点	XXX	等级型	免疫荧光	微生物学
5874-3	呼吸道合胞病毒 Ag	任意浓度	时间点	咽喉	等级型	酶免疫分析	微生物学
5875-0	呼吸道合胞病毒 Ag	任意浓度	时间点	咽喉	等级型	免疫荧光	微生物学
587-6	幽门螺杆菌	任意浓度	时间点	XXX	等级型	微生物特异性培养	微生物学
5876-8	呼吸道合胞病毒 Ag	任意浓度	时间点	XXX	等级型	酶免疫分析	微生物学
5877-6	呼吸道合胞病毒 Ag	任意浓度	时间点	XXX	等级型	免疫荧光	微生物学
5878-4	立克次体 sp，已鉴定的	存在与否或身份标识	时间点	全血	名义型	微生物特异性培养	微生物学
5879-2	轮状病毒 Ag	任意浓度	时间点	大便	等级型	凝集试验	微生物学
58-8	卷曲霉素	药物敏感度	时间点	分离物＋血清	等级型	测序分型	抗生素敏感性
5880-0	轮状病毒 Ag	任意浓度	时间点	大便	等级型	酶免疫分析	微生物学
5881-8	水痘-带状疱疹病毒 Ag	任意浓度	时间点	皮肤	等级型	免疫荧光	微生物学
5882-6	水痘-带状疱疹病毒 Ag	任意浓度	时间点	XXX	等级型	免疫荧光	微生物学
5883-4	病毒，已鉴定的	存在与否或身份标识	时间点	全血	名义型	培养	微生物学
588-4	嗜肺军团菌 Ag	任意浓度	时间点	XXX	等级型	免疫荧光	微生物学
5884-2	病毒，已鉴定的	存在与否或身份标识	时间点	脑脊液	名义型	培养	微生物学
5885-9	病毒，已鉴定的	存在与否或身份标识	时间点	皮肤	名义型	培养	微生物学
5886-7	病毒，已鉴定的	存在与否或身份标识	时间点	大便	名义型	培养	微生物学
5887-5	病毒，已鉴定的	存在与否或身份标识	时间点	咽喉	名义型	培养	微生物学
5888-3	病毒，已鉴定的	存在与否或身份标识	时间点	组织	名义型	培养	微生物学
5889-1	蛋白质 S. 游离型	任意浓度	时间点	贫血小板血浆	定量型	凝集反应	凝血功能检查
5890-9	蛋白质 S＋无羧基. 游离型 Ag	任意浓度	时间点	贫血小板血浆	定量型	免疫学	凝血功能检查
5891-7	蛋白质 S＋无羧基 Ag	任意浓度	时间点	贫血小板血浆	定量型	免疫学	凝血功能检查
589-2	军团菌 sp，已鉴定的	存在与否或身份标识	时间点	支气管	名义型	微生物特异性培养	微生物学

LOINC 代码	名称	属性	时间特征	系统	标尺类型	方法类型	分类
5892-5	蛋白质 S	任意浓度	时间点	贫血小板血浆	定量型	凝集反应	凝血功能检查
5893-3	蛋白质 S	任意浓度	时间点	贫血小板血浆	定量型	显色	凝血功能检查
5894-1	组织因子诱导的凝血 实际值/正常值	相对时间	时间点	贫血小板血浆	定量型	凝集反应	凝血功能检查
5895-7	组织因子诱导的凝血.INR	时间比率	时间点	血浆	定量型	凝集反应	凝血功能检查
5896-5	组织因子诱导的凝血.正常值/检测值	时间比率	时间点	血浆	定量型	凝集反应-反比	凝血功能检查
5897-3	稀释锁链蛇蛇毒诱导的凝血	时间（如秒数）	时间点	血浆	定量型	凝集反应	凝血功能检查
5898-2	表面诱导的凝血	时间（如秒数）	时间点	血浆	定量型	凝集反应	凝血功能检查
5899-0	表面诱导的凝血 正常值/检测值	相对时间	时间点	贫血小板血浆	定量型	凝集反应	凝血功能检查
5-9	阿美西林	药物敏感度	时间点	分离物＋血清	等级型	测序分型	抗生素敏感性
590-0	军团菌 sp，已鉴定的	存在与否或身份标识	时间点	唾液	名义型	微生物特异性培养	微生物学
5900-6	凝血酶原片段 1＋2	任意浓度	时间点	血清/血浆	定量型		凝血功能检查
5901-4	组织因子诱导的凝血	时间（如秒数）	时间点	贫血小板血浆^对照	定量型	凝集反应	凝血功能检查
5902-2	组织因子诱导的凝血	时间（如秒数）	时间点	贫血小板血浆	定量型	凝集反应	凝血功能检查
5903-0	稀释锁链蛇蛇毒诱导的凝血	时间（如秒数）	时间点	贫血小板血浆^对照	定量型	凝集反应	凝血功能检查
5904-8	稀释锁链蛇蛇毒诱导的凝血	时间（如秒数）	时间点	贫血小板血浆	定量型	凝集反应	凝血功能检查
5905-5	单核细胞/100 白细胞	数量或计数分数	时间点	全血	定量型	自动化计数	血液学/细胞分类计数
5906-3	嗜中性粒细胞	数量或计数浓度（计数/容积）	时间点	关节液	定量型	自动化计数	血液学/细胞分类计数
5907-1	血小板	数量或计数浓度（计数/容积）	时间点	全血	定量型	自动化计数	血液学/细胞分类计数
5908-9	血小板.巨型	任意浓度	时间点	全血	等级型	光学显微镜检查	血液学/细胞分类计数
5909-7	全血涂片所见	存在与否或身份标识	时间点	全血	名义型	光学显微镜检查	血液学/细胞分类计数
5910-5	乳酸脱氢酶同功酶	印象/检查结果的解释	时间点	血清/血浆	名义型		化学
5911-3	脂蛋白模式	印象/检查结果的解释	时间点	血清/血浆	名义型		化学
5912-1	肌酸激酶同功酶	印象/检查结果的解释	时间点	血清/血浆	名义型		化学
5913-9	血红蛋白 F/总血红蛋白	质量分数	时间点	羊水	定量型		血液学/细胞分类计数
5914-7	葡萄糖	任意浓度	时间点	全血	等级型	试纸条	化学
5917-0	??? 铅	质量浓度	时间点	透析液	定量型		化学
591-8	军团菌 sp	存在与否或身份标识	时间点	咳出的痰液	名义型	微生物特异性培养	微生物学
5918-8	尿素氮	质量浓度	时间点	透析液	定量型		化学
5919-6	肌酐	质量浓度	时间点	透析液	定量型		化学

LOINC 代码	名称	属性	时间特征	系统	标尺类型	方法类型	分类
5920-4	蛋白质	质量浓度	时间点	透析液	定量型		化学
5921-2	乳酸脱氢酶	催化浓度	时间点	透析液	定量型		化学
5922-0	胃酸	摩尔浓度	时间点	胃液	定量型		化学
5923-8	胃酸.游离型	摩尔浓度	时间点	胃液	定量型		化学
5924-6	pH	摩尔浓度	时间点	胃液	定量型		化学
5925-3	胃酸	容积、体积	时间点	胃液	定量型		化学
592-6	军团菌 sp	存在与否或身份标识	时间点	由气管吸出的痰液	名义型	微生物特异性培养	微生物学
5926-1	钠	摩尔浓度	时间点	透析液	定量型		化学
5927-9	钾	摩尔浓度	时间点	透析液	定量型		化学
5928-1	氯化物	摩尔浓度	时间点	透析液	定量型		化学
5929-5	白色念珠菌反应风团^皮内给予 50 μg 白色念珠菌刺激后 3 天	长度	时间点	皮肤	定量型		皮肤刺激耐受试验
5930-3	腮腺炎反应疹块^皮内给予 0.1ml 腮腺炎标识后 3 天	长度	时间点	皮肤	定量型		皮肤刺激耐受试验
5931-1	发癣菌反应疹块^皮内给予 50 μg 发癣菌后 3 天	长度	时间点	皮肤	定量型		皮肤刺激耐受试验
5932-9	胆固醇	任意浓度	时间点	全血	等级型	试纸条	化学
5933-7	铅	质量浓度	时间点	透析液	定量型		药物水平/毒理学
593-4	军团菌 sp，已鉴定的	存在与否或身份标识	时间点	XXX	名义型	微生物特异性培养	微生物学
5934-5	抗原缺失	存在与否或身份标识	时间点	袋装全血	名义型		血库
5935-2	苯甲酰芽子碱	质量浓度	时间点	尿液	定量型		药物水平/毒理学
5936-0	苯甲酰芽子碱	质量含量	时间点	头发	定量型		药物水平/毒理学
5937-8	可卡因	质量浓度	时间点	尿液	定量型		药物水平/毒理学
5938-6	苯甲酰芽子碱	任意浓度	时间点	头发	等级型		药物水平/毒理学
5939-4	苯甲酰芽子碱	任意浓度	时间点	尿液	等级型		药物水平/毒理学
5940-2	可卡因	任意浓度	时间点	血清	等级型		药物水平/毒理学
5941-0	可卡因	质量浓度	时间点	血清	定量型		药物水平/毒理学
594-2	钩端螺旋体 sp，已鉴定的	存在与否或身份标识	时间点	XXX	名义型	微生物特异性培养	微生物学
5942-8	蛇毒凝血酶诱导的凝血	时间（如秒数）	时间点	贫血小板血浆^对照	定量型	凝集反应	凝血功能检查
5943-6	蛇毒凝血酶诱导的凝血	时间（如秒数）	时间点	贫血小板血浆^对照	定量型	倾斜试管	凝血功能检查
5944-4	稀释锁链蛇蛇毒诱导的凝血	时间（如秒数）	时间点	贫血小板血浆^对照	定量型	倾斜试管	凝血功能检查
5945-1	稀释锁链蛇蛇毒诱导的凝血	时间（如秒数）	时间点	贫血小板血浆	定量型	倾斜试管	凝血功能检查
5946-9	表面诱导的凝血.因子替换^加入正常血浆后立即	时间（如秒数）	时间点	贫血小板血浆	定量型	凝集反应	凝血功能检查

LOINC 代码	名称	属性	时间特征	系统	标尺类型	方法类型	分类
5947-7	表面诱导的凝血. 因子替换^加入正常血浆孵育后20分钟	时间（如秒数）	时间点	贫血小板血浆^对照	定量型	凝集反应	凝血功能检查
5948-5	表面诱导的凝血. 因子替换^加入正常血浆后立即	时间（如秒数）	时间点	贫血小板血浆	定量型	凝集反应	凝血功能检查
5949-3	表面诱导的凝血. 因子替换^加入正常血浆后立即	时间（如秒数）	时间点	贫血小板血浆^对照	定量型	凝集反应	凝血功能检查
5950-1	表面诱导的凝血. 因子替换^加入正常血浆孵育后20分钟	时间（如秒数）	时间点	贫血小板血浆	定量型	凝集反应	凝血功能检查
5951-9	表面诱导的凝血. 因子替换^加入正常血浆后立即	时间（如秒数）	时间点	贫血小板血浆^对照	定量型	倾斜试管	凝血功能检查
5952-7	表面诱导的凝血. 因子替换^加入正常血浆37℃孵育后20分钟	时间（如秒数）	时间点	贫血小板血浆	定量型	倾斜试管	凝血功能检查
5953-5	表面诱导的凝血. 因子替换^加入正常血浆37℃孵育后20分钟	时间（如秒数）	时间点	贫血小板血浆^对照	定量型	倾斜试管	凝血功能检查
5954-3	凝血酶诱导的凝血	时间（如秒数）	时间点	贫血小板血浆	定量型	倾斜试管	凝血功能检查
5955-0	凝血酶诱导的凝血	时间（如秒数）	时间点	贫血小板血浆^对照	定量型	凝集反应	凝血功能检查
5956-8	组织因子诱导的凝血. 因子替换^加入正常血浆后立即	时间（如秒数）	时间点	贫血小板血浆^对照	定量型	凝集反应	凝血功能检查
5957-6	组织因子诱导的凝血. 因子替换^加入正常血浆后孵育20分钟	时间（如秒数）	时间点	贫血小板血浆	定量型	凝集反应	凝血功能检查
5958-4	组织因子诱导的凝血. 因子替换^加入正常血浆后孵育20分钟	时间（如秒数）	时间点	贫血小板血浆^对照	定量型	凝集反应	凝血功能检查
595-9	细菌 已鉴定的	存在与否或身份标识	时间点	脓肿	名义型	需氧培养	微生物学
5959-2	组织因子诱导的凝血. 因子替换^加入正常血浆后立即	时间（如秒数）	时间点	贫血小板血浆	定量型	凝集反应	凝血功能检查
59-6	羧苄青霉素	药物敏感度	时间点	分离物	定量型	最小致死浓度	抗生素敏感性
5960-0	组织因子诱导的凝血. 因子替换^加入正常血浆37℃孵育后20分钟	时间（如秒数）	时间点	贫血小板血浆^对照	定量型	倾斜试管	凝血功能检查
5961-8	组织因子诱导的凝血. 因子替换^加入正常血浆37℃孵育后20分钟	时间（如秒数）	时间点	贫血小板血浆	定量型	倾斜试管	凝血功能检查
5962-6	组织因子诱导的凝血. 因子替换^加入正常血浆后立即	时间（如秒数）	时间点	贫血小板血浆	定量型	倾斜试管	凝血功能检查
5963-4	组织因子诱导的凝血. 因子替换^加入正常血浆后立即	时间（如秒数）	时间点	贫血小板血浆^对照	定量型	倾斜试管	凝血功能检查

LOINC 代码	名称	属性	时间特征	系统	标尺类型	方法类型	分类
5964-2	组织因子诱导的凝血	时间（如秒数）	时间点	全血	定量型	凝集反应	凝血功能检查
5965-9	纤溶酶抑制剂	任意浓度	时间点	贫血小板血浆	定量型	显色	凝血功能检查
5966-7	纤溶酶抑制剂 Ag	质量浓度	时间点	贫血小板血浆	定量型	免疫学	凝血功能检查
596-7	细菌 已鉴定的	存在与否或身份标识	时间点	羊水	名义型	培养	微生物学
5967-5	纤溶酶抑制剂 Ag	任意浓度	时间点	贫血小板血浆	定量型	免疫学	凝血功能检查
5968-3	纤溶酶原激活剂组织类型^给予 VENISTASIS 后 20 分钟	质量浓度	时间点	贫血小板血浆	定量型	产色性（酶）	凝血功能检查
5969-1	纤溶酶-纤溶酶抑制剂复合物	质量浓度	时间点	贫血小板血浆	定量型	免疫学	凝血功能检查
5970-9	纤溶酶原	任意浓度	时间点	贫血小板血浆	定量型	显色	凝血功能检查
5971-7	纤溶酶原激活剂组织类型 Ag	质量浓度	时间点	贫血小板血浆	定量型	免疫学	凝血功能检查
5972-5	纤溶酶原激活剂组织类型 Ag^给予 VENISTASIS 后 20 分钟	质量浓度	时间点	贫血小板血浆	定量型	免疫学	凝血功能检查
5973-3	纤溶酶原激活剂组织类型 Ag^给予 VENISTASIS 后 20 分钟	质量浓度	时间点	贫血小板血浆	定量型	免疫学	凝血功能检查
5974-1	纤溶酶原激活剂抑制剂 1	任意浓度	时间点	贫血小板血浆	定量型	显色	凝血功能检查
597-5	细菌 已鉴定的	存在与否或身份标识	时间点	抽出物	名义型	需氧培养	微生物学
5975-8	纤溶酶原激活剂抑制剂 1 Ag	任意浓度	时间点	贫血小板血浆	定量型	免疫学	凝血功能检查
5976-6	纤溶酶原激活剂抑制剂 1	质量浓度	时间点	贫血小板血浆	定量型	显色	凝血功能检查
5977-4	纤溶酶原激活剂抑制剂 2 Ag	质量浓度	时间点	贫血小板血浆	定量型	免疫学	凝血功能检查
5978-2	纤溶酶原激活剂抑制剂 2	任意浓度	时间点	贫血小板血浆	定量型	显色	凝血功能检查
5979-0	纤溶酶原激活剂抑制剂 2 Ag	任意浓度	时间点	贫血小板血浆	定量型	免疫学	凝血功能检查
5980-8	纤溶酶原激活剂抑制剂 Ag	质量浓度	时间点	贫血小板血浆	定量型	免疫学	凝血功能检查
5981-6	纤溶酶原激活剂组织类型-纤溶酶原激活剂抑制剂 1 复合物	质量浓度	时间点	贫血小板血浆	定量型	免疫学	凝血功能检查
5982-4	纤溶酶原激活剂组织类型-纤溶酶原激活剂抑制剂 1 复合物^给予 VENISTASIS 后 20 分钟	质量浓度	时间点	贫血小板血浆	定量型	免疫学	凝血功能检查
598-3	细菌 已鉴定的	存在与否或身份标识	时间点	抽出物	名义型	厌氧培养	微生物学
5983-2	纤溶酶原激活剂组织类型-纤溶酶原激活剂抑制剂 1 复合物^给予 VENISTASIS 后 10 分钟	质量浓度	时间点	贫血小板血浆	定量型	免疫学	凝血功能检查

LOINC 代码	名称	属性	时间特征	系统	标尺类型	方法类型	分类
5984-0	纤溶酶原激活剂尿激酶类型	任意浓度	时间点	尿液	定量型		凝血功能检查
5985-7	纤溶酶原激活剂尿激酶类型	任意浓度	时间点	贫血小板血浆	定量型		凝血功能检查
5986-5	纤溶酶原激活剂组织类型	任意浓度	时间点	贫血小板血浆	定量型	显色	凝血功能检查
5987-3	纤溶酶原激活剂组织类型	质量浓度	时间点	贫血小板血浆	定量型	显色	凝血功能检查
5988-1	纤溶酶原激活剂组织类型^给予 VENISTASIS 后 10 分钟	质量浓度	时间点	贫血小板血浆	定量型	显色	凝血功能检查
5989-9	纤溶酶原激活剂组织类型^给予 VENISTASIS 后 10 分钟	任意浓度	时间点	贫血小板血浆	定量型	显色	凝血功能检查
5990-7	纤溶酶原激活剂组织类型^给予 VENISTASIS 后 20 分钟	任意浓度	时间点	贫血小板血浆	定量型	显色	凝血功能检查
599-1	细菌 已鉴定的	存在与否或身份标识	时间点	袋装全血	名义型	需氧培养	微生物学
5991-5	纤溶酶原 Ag	任意浓度	时间点	贫血小板血浆	定量型	免疫学	凝血功能检查
5992-3	血小板聚集.腺苷二磷酸，诱导的	阈值摩尔浓度	时间点	富血小板血浆	定量型		凝血功能检查
5993-1	血小板聚集.花生四烯酸，诱导的	阈值摩尔浓度	时间点	富血小板血浆	定量型		凝血功能检查
5994-9	血小板聚集.钙离子载体，诱导的	阈值摩尔浓度	时间点	富血小板血浆	定量型		凝血功能检查
5995-6	血小板聚集.胶原，诱导的	阈值质量浓度	时间点	富血小板血浆	定量型		凝血功能检查
5996-4	血小板聚集.肾上腺素，诱导的	阈值摩尔浓度	时间点	富血小板血浆	定量型		凝血功能检查
5997-2	血小板聚集.去甲肾上腺素，诱导的	阈值摩尔浓度	时间点	富血小板血浆	定量型		凝血功能检查
5998-0	血小板聚集.瑞斯托菌素，诱导的	阈值质量浓度	时间点	富血小板血浆	定量型		凝血功能检查
5999-8	血小板聚集.5-羟色胺，诱导的	阈值摩尔浓度	时间点	富血小板血浆	定量型		凝血功能检查
6000-4	血小板聚集.凝血酶，诱导的	阈值任意浓度	时间点	富血小板血浆	定量型		凝血功能检查
6001-2	血小板因子 3	任意浓度	时间点	贫血小板血浆	定量型		凝血功能检查
6002-0	血小板因子 4	任意浓度	时间点	贫血小板血浆	定量型		凝血功能检查
6003-8	血小板因子 4 Ag	质量浓度	时间点	贫血小板血浆	定量型	免疫学	凝血功能检查
6004-6	前激肽释放酶	质量浓度	时间点	贫血小板血浆	定量型	显色	凝血功能检查
6005-3	前激肽释放酶	任意浓度	时间点	贫血小板血浆	定量型		凝血功能检查
6006-1	蛋白 C	任意浓度	时间点	贫血小板血浆	定量型	显色	凝血功能检查

LOINC 代码	名称	属性	时间特征	系统	标尺类型	方法类型	分类
600-7	细菌 已鉴定的	存在与否或身份标识	时间点	全血	名义型	培养	微生物学
6007-9	蛋白 C	任意浓度	时间点	贫血小板血浆	定量型	凝集反应	凝血功能检查
6008-7	蛋白 C+无羧基 Ag	任意浓度	时间点	贫血小板血浆	定量型	免疫学	凝血功能检查
6009-5	蛋白 C Ag	任意浓度	时间点	贫血小板血浆	定量型	免疫学	凝血功能检查
6010-3	蛋白 C 抑制剂	质量浓度	时间点	贫血小板血浆	定量型	免疫学	凝血功能检查
6011-1	蛋白 C 辅因子	任意浓度	时间点	贫血小板血浆	定量型		凝血功能检查
6012-9	血管假性血友病因子 Ag	任意浓度	时间点	贫血小板血浆	定量型	免疫学	凝血功能检查
6013-7	血管假性血友病因子多聚体	存在与否或身份标识	时间点	贫血小板血浆	名义型	免疫印迹	凝血功能检查
6014-5	血管假性血友病因子. 瑞斯托菌素辅因子	相对时间	时间点	贫血小板血浆	定量型	聚集	凝血功能检查
601-5	真菌 已鉴定的	存在与否或身份标识	时间点	全血	名义型	培养	微生物学
6015-2	长叶相思 Ab. IgE	任意浓度	时间点	血清	定量型		变态反应
6016-0	促肾上腺皮质激素 Ab. IgE	任意浓度	时间点	血清	定量型		变态反应
6017-8	桤木 Ab. IgE	任意浓度	时间点	血清	定量型		变态反应
6018-6	室尘 Allergopharma Ab. IgE	任意浓度	时间点	血清	定量型		变态反应
6019-4	甜杏 Ab. IgE	任意浓度	时间点	血清	定量型		变态反应
6020-2	链格孢 Ab. IgE	任意浓度	时间点	血清	定量型		变态反应
6021-0	欧洲苹果 Ab. IgE	任意浓度	时间点	血清	定量型		变态反应
6022-8	蛔虫属 Ab. IgE	任意浓度	时间点	血清	定量型		变态反应
602-3	细菌 已鉴定的	存在与否或身份标识	时间点	骨	名义型	需氧培养	微生物学
6023-6	阿姆斯特洛达姆曲霉 Ab. IgE	任意浓度	时间点	血清	定量型		变态反应
6024-4	黄曲霉菌 Ab. IgE	任意浓度	时间点	血清	定量型		变态反应
6025-1	烟曲霉菌 Ab. IgE	任意浓度	时间点	血清	定量型		变态反应
6026-9	土曲霉 Ab. IgE	任意浓度	时间点	血清	定量型		变态反应
6027-7	花斑曲霉 Ab. IgE	任意浓度	时间点	血清	定量型		变态反应
6028-3	澳大利亚鹦鹉粪 Ab. IgE	任意浓度	时间点	血清	定量型		变态反应
6028-5	出芽短梗霉菌 Ab. IgE	任意浓度	时间点	血清	定量型		变态反应
6029-3	出芽短梗霉菌 Ab. IgE	任意浓度	时间点	血清	定量型		变态反应
6030-1	虎皮鹦鹉羽毛 Ab. IgE	任意浓度	时间点	血清	定量型		变态反应
603-1	细菌 已鉴定的	存在与否或身份标识	时间点	烧伤	名义型	培养	微生物学
6031-9	虎皮鹦鹉血清蛋白质 Ab. IgE	任意浓度	时间点	血清	定量型		变态反应
6032-7	木麻黄 Ab. IgE	任意浓度	时间点	血清	定量型		变态反应
6033-5	鳄梨 Ab. IgE	任意浓度	时间点	血清	定量型		变态反应
6034-3	巴伊亚草 Ab. IgE	任意浓度	时间点	血清	定量型		变态反应
6035-0	芭蕉 SPP Ab. IgE	任意浓度	时间点	血清	定量型		变态反应
6036-8	大麦 Ab. IgE	任意浓度	时间点	血清	定量型		变态反应
6037-6	大麦 Ab. IgE	任意浓度	时间点	血清	定量型		变态反应
6038-4	山毛榉 Ab. IgE	任意浓度	时间点	血清	定量型		变态反应
6039-2	牛肉 Ab. IgE	任意浓度	时间点	血清	定量型		变态反应

LOINC 代码	名称	属性	时间特征	系统	标尺类型	方法类型	分类
60-4	羧苄青霉素	药物敏感度	时间点	分离物	定量或等级型	最小抑制浓度	抗生素敏感性
6040-0	室尘米安色林 Ab. IgE	任意浓度	时间点	血清	定量型		变态反应
6041-8	狗牙根 Ab. IgE	任意浓度	时间点	血清	定量型		变态反应
6042-6	β乳球蛋白 MF77 Ab. IgE	任意浓度	时间点	血清	定量型		变态反应
6043-4	桦树 Ab. IgE	任意浓度	时间点	血清	定量型		变态反应
6044-2	小黑蚁 Ab. IgE	任意浓度	时间点	血清	定量型		变态反应
6045-9	黑胡椒 Ab. IgE	任意浓度	时间点	血清	定量型		变态反应
6046-7	黑胡桃花粉 Ab. IgE	任意浓度	时间点	血清	定量型		变态反应
6047-5	拟背摇蚊 Ab. IgE	任意浓度	时间点	血清	定量型		变态反应
6048-3	紫贻贝 Ab. IgE	任意浓度	时间点	血清	定量型		变态反应
604-9	细菌 已鉴定的	存在与否或身份标识	时间点	支气管	名义型	需氧培养	微生物学
6049-1	灰霉病菌 Ab. IgE	任意浓度	时间点	血清	定量型		变态反应
6050-9	巴西坚果 Ab. IgE	任意浓度	时间点	血清	定量型		变态反应
6051-7	啤酒酵母 Ab. IgE	任意浓度	时间点	血清	定量型		变态反应
6052-5	青花菜 Ab. IgE	任意浓度	时间点	血清	定量型		变态反应
6053-3	无芒雀麦 Ab. IgE	任意浓度	时间点	血清	定量型		变态反应
6054-1	荞麦 Ab. IgE	任意浓度	时间点	血清	定量型		变态反应
6055-8	虎皮鹦鹉羽毛 Ab. IgE	任意浓度	时间点	血清	定量型		变态反应
605-6	细菌 已鉴定的	存在与否或身份标识	时间点	套管	名义型	需氧培养	微生物学
6056-6	欧洲熊蜂 Ab. IgE	任意浓度	时间点	血清	定量型		变态反应
6057-4	洋甘菊 Ab. IgE	任意浓度	时间点	血清	定量型		变态反应
6058-2	藕草 Ab. IgE	任意浓度	时间点	血清	定量型		变态反应
6059-0	白色念珠菌 Ab. IgE	任意浓度	时间点	血清	定量型		变态反应
6060-8	长芒苋 Ab. IgE	任意浓度	时间点	血清	定量型		变态反应
6061-6	胡萝卜 Ab. IgE	任意浓度	时间点	血清	定量型		变态反应
6062-4	酪蛋白 Ab. IgE	任意浓度	时间点	血清	定量型		变态反应
6063-2	蓖麻 Ab. IgE	任意浓度	时间点	血清	定量型		变态反应
606-4	细菌 已鉴定的	存在与否或身份标识	时间点	脑脊液	名义型	培养	微生物学
6064-0	猫上皮 Ab. IgE	任意浓度	时间点	血清	定量型		变态反应
6065-7	旱芹 Ab. IgE	任意浓度	时间点	血清	定量型		变态反应
6066-5	支顶孢 Ab. IgE	任意浓度	时间点	血清	定量型		变态反应
6067-3	车打奶酪类型 Ab. IgE	任意浓度	时间点	血清	定量型		变态反应
6068-1	乳酪霉菌类型 Ab. IgE	任意浓度	时间点	血清	定量型		变态反应
6069-9	欧洲板栗花粉 Ab. IgE	任意浓度	时间点	血清	定量型		变态反应
6070-7	鸡羽毛 Ab. IgE	任意浓度	时间点	血清	定量型		变态反应
6071-5	鸡肉 Ab. IgE	任意浓度	时间点	血清	定量型		变态反应
607-2	细菌 已鉴定的	存在与否或身份标识	时间点	引流管	名义型	需氧培养	微生物学
6072-3	氯胺 T Ab. IgE	任意浓度	时间点	血清	定量型		变态反应
6073-1	巧克力 Ab. IgE	任意浓度	时间点	血清	定量型		变态反应
6074-9	木瓜凝乳蛋白酶 Ab. IgE	任意浓度	时间点	血清	定量型		变态反应
6075-6	草本支孢霉 Ab. IgE	任意浓度	时间点	血清	定量型		变态反应
6076-4	蛤仔 spp Ab. IgE	任意浓度	时间点	血清	定量型		变态反应
6077-2	commune 苍耳 Ab. IgE	任意浓度	时间点	血清	定量型		变态反应
6078-0	德国小蜚蠊蟑螂 Ab. IgE	任意浓度	时间点	血清	定量型		变态反应
6079-8	德国小蜚蠊蟑螂 Ab. IgE	任意浓度	时间点	血清	定量型		变态反应
608-0	细菌 已鉴定的	存在与否或身份标识	时间点	耳	名义型	需氧培养	微生物学
6080-6	可可碱 Ab. IgE	任意浓度	时间点	血清	定量型		变态反应
6081-4	椰子 Ab. IgE	任意浓度	时间点	血清	定量型		变态反应

LOINC代码	名称	属性	时间特征	系统	标尺类型	方法类型	分类
6082-2	大西洋真鳕 Ab. IgE	任意浓度	时间点	血清	定量型		变态反应
6083-0	咖啡属 spp Ab. IgE	任意浓度	时间点	血清	定量型		变态反应
6084-8	菜籽 Ab. IgE	任意浓度	时间点	血清	定量型		变态反应
6085-5	猪草 Ab. IgE	任意浓度	时间点	血清	定量型		变态反应
6086-3	猪草 Ab. IgE	任意浓度	时间点	血清	定量型		变态反应
6087-1	玉米 Ab. IgE	任意浓度	时间点	血清	定量型		变态反应
6088-9	栽培棉花 Ab. IgE	任意浓度	时间点	血清	定量型		变态反应
6089-7	棉籽 Ab. IgE	任意浓度	时间点	血清	定量型		变态反应
6090-5	美洲黑杨 Ab. IgE	任意浓度	时间点	血清	定量型		变态反应
6091-3	奶牛毛屑 Ab. IgE	任意浓度	时间点	血清	定量型		变态反应
6092-1	黄道蟹 Ab. IgE	任意浓度	时间点	血清	定量型		变态反应
6093-9	栽培燕麦 Ab. IgE	任意浓度	时间点	血清	定量型		变态反应
6094-7	月状弯孢霉 Ab. IgE	任意浓度	时间点	血清	定量型		变态反应
6095-4	粉尘螨 Ab. IgE	任意浓度	时间点	血清	定量型		变态反应
6096-2	屋尘螨 Ab. IgE	任意浓度	时间点	血清	定量型		变态反应
6097-0	蒲公英 Ab. IgE	任意浓度	时间点	血清	定量型		变态反应
609-8	细菌 已鉴定的	存在与否或身份标识	时间点	眼	名义型	需氧培养	微生物学
6098-8	狗毛屑 Ab. IgE	任意浓度	时间点	血清	定量型		变态反应
6099-6	狗上皮 Ab. IgE	任意浓度	时间点	血清	定量型		变态反应
6100-2	鸭羽毛 Ab. IgE	任意浓度	时间点	血清	定量型		变态反应
6101-0	鸭肉 Ab. IgE	任意浓度	时间点	血清	定量型		变态反应
6102-8	粉尘总谱 Ab. IgE	任意浓度	时间点	血清	定量型		变态反应
6103-6	棘球绦虫 Ab. IgE	任意浓度	时间点	血清	定量型		变态反应
6104-4	棘球绦虫 Ab. IgE	任意浓度	时间点	血清	定量型		变态反应
6105-1	欧洲鳗鲡 Ab. IgE	任意浓度	时间点	血清	定量型		变态反应
610-6	细菌 已鉴定的	存在与否或身份标识	时间点	体液	名义型	需氧培养	微生物学
6106-9	卵白 Ab. IgE	任意浓度	时间点	血清	定量型		变态反应
6107-7	卵黄 Ab. IgE	任意浓度	时间点	血清	定量型		变态反应
6108-5	欧洲接骨木 Ab. IgE	任意浓度	时间点	血清	定量型		变态反应
6109-3	美国榆 Ab. IgE	任意浓度	时间点	血清	定量型		变态反应
6110-1	长叶车前 Ab. IgE	任意浓度	时间点	血清	定量型		变态反应
6111-9	紫附球菌 Ab. IgE	任意浓度	时间点	血清	定量型		变态反应
6112-7	环氧乙烷 Ab. IgE	任意浓度	时间点	血清	定量型		变态反应
6113-5	桉树 Ab. IgE	任意浓度	时间点	血清	定量型		变态反应
611-4	细菌 已鉴定的	存在与否或身份标识	时间点	体液	名义型	培养	微生物学
6114-3	梅氏嗜霉螨 Ab. IgE	任意浓度	时间点	血清	定量型		变态反应
6115-0	伪豚草 Ab. IgE	任意浓度	时间点	血清	定量型		变态反应
6116-8	榕属 Ab. IgE	任意浓度	时间点	血清	定量型		变态反应
6117-6	红火蚁 Ab. IgE	任意浓度	时间点	血清	定量型		变态反应
6118-4	地肤 Ab. IgE	任意浓度	时间点	血清	定量型		变态反应
6119-2	甲醛 Ab. IgE	任意浓度	时间点	血清	定量型		变态反应
61-2	羧苄青霉素	药物敏感度	时间点	分离物	定量或等级型	琼脂扩散	抗生素敏感性
6120-0	大刀镰刀菌 Ab. IgE	任意浓度	时间点	血清	定量型		变态反应
6121-8	串珠镰刀菌 Ab. IgE	任意浓度	时间点	血清	定量型		变态反应
612-2	细菌 已鉴定的	存在与否或身份标识	时间点	分离物	名义型	细菌分型	微生物学
6122-6	大蒜 Ab. IgE	任意浓度	时间点	血清	定量型		变态反应
6123-4	天竺葵 sp Ab. IgE	任意浓度	时间点	血清	定量型		变态反应
6124-2	三裂叶豚草 Ab. IgE	任意浓度	时间点	血清	定量型		变态反应

LOINC 代码	名称	属性	时间特征	系统	标尺类型	方法类型	分类
6125-9	麦麸 Ab. IgE	任意浓度	时间点	血清	定量型		变态反应
6126-7	家甜食螨 Ab. IgE	任意浓度	时间点	血清	定量型		变态反应
6127-5	山羊上皮 Ab. IgE	任意浓度	时间点	血清	定量型		变态反应
6128-3	毛果一枝黄花 Ab. IgE	任意浓度	时间点	血清	定量型		变态反应
6129-1	鹅羽毛 Ab. IgE	任意浓度	时间点	血清	定量型		变态反应
613-0	真菌 已鉴定的	存在与否或身份标识	时间点	分离物	名义型	真菌分型	微生物学
6130-9	鹅肉 Ab. IgE	任意浓度	时间点	血清	定量型		变态反应
6131-7	葡萄柚 Ab. IgE	任意浓度	时间点	血清	定量型		变态反应
6132-5	咖啡豆绿 Ab. IgE	任意浓度	时间点	血清	定量型		变态反应
6133-3	Cladotanytarsus lewisi Ab. IgE	任意浓度	时间点	血清	定量型		变态反应
6134-1	豚鼠上皮 Ab. IgE	任意浓度	时间点	血清	定量型		变态反应
6135-8	仓鼠上皮 Ab. IgE	任意浓度	时间点	血清	定量型		变态反应
6136-6	欧榛 Ab. IgE	任意浓度	时间点	血清	定量型		变态反应
6137-4	欧榛花粉 Ab. IgE	任意浓度	时间点	血清	定量型		变态反应
6138-2	Halodes 长蠕孢菌 Ab. IgE	任意浓度	时间点	血清	定量型		变态反应
6139-0	大西洋鲱鱼 Ab. IgE	任意浓度	时间点	血清	定量型		变态反应
6140-8	毡毛山核桃 Ab. IgE	任意浓度	时间点	血清	定量型		变态反应
6141-6	啤酒花 Ab. IgE	任意浓度	时间点	血清	定量型		变态反应
6142-4	胡蜂毒液 Ab. IgE	任意浓度	时间点	血清	定量型		变态反应
6143-2	马皮屑 Ab. IgE	任意浓度	时间点	血清	定量型		变态反应
6144-0	牛虻 spp Ab. IgE	任意浓度	时间点	血清	定量型		变态反应
6145-7	室尘 Ab. IgE	任意浓度	时间点	血清	定量型		变态反应
6146-5	室尘 Ab. IgE	任意浓度	时间点	血清	定量型		变态反应
6147-3	牛胰岛素 Ab. IgE	任意浓度	时间点	血清	定量型		变态反应
614-8	分支杆菌 sp，已鉴定的	存在与否或身份标识	时间点	分离物	名义型	分支杆菌分型	微生物学
6148-1	人胰岛素 Ab. IgE	任意浓度	时间点	血清	定量型		变态反应
6149-9	猪胰岛素 Ab. IgE	任意浓度	时间点	血清	定量型		变态反应
6150-7	Ispaghula laxative Ab. IgE	任意浓度	时间点	血清	定量型		变态反应
6151-5	地中海柏木 Ab. IgE	任意浓度	时间点	血清	定量型		变态反应
6152-3	强生草 Ab. IgE	任意浓度	时间点	血清	定量型		变态反应
6153-1	草地早熟禾 Ab. IgE	任意浓度	时间点	血清	定量型		变态反应
6154-9	猕猴桃 Ab. IgE	任意浓度	时间点	血清	定量型		变态反应
615-5	病毒，已鉴定的	存在与否或身份标识	时间点	分离物	名义型	病毒分型	微生物学
6155-6	羔羊肉 Ab. IgE	任意浓度	时间点	血清	定量型		变态反应
6156-4	白藜 Ab. IgE	任意浓度	时间点	血清	定量型		变态反应
6157-2	羊肉 Ab. IgE	任意浓度	时间点	血清	定量型		变态反应
6158-0	乳胶 Ab. IgE	任意浓度	时间点	血清	定量型		变态反应
6159-8	柠檬 Ab. IgE	任意浓度	时间点	血清	定量型		变态反应
6160-6	害鳞嗜螨 Ab. IgE	任意浓度	时间点	血清	定量型		变态反应
6161-4	莴苣 Ab. IgE	任意浓度	时间点	血清	定量型		变态反应
6162-2	欧洲丁香 Ab. IgE	任意浓度	时间点	血清	定量型		变态反应
616-3	细菌 已鉴定的	存在与否或身份标识	时间点	管道	名义型	血管内管道培养	微生物学
6163-0	白柠檬树 Ab. IgE	任意浓度	时间点	血清	定量型		变态反应
6164-8	弗吉尼亚栎 Ab. IgE	任意浓度	时间点	血清	定量型		变态反应

LOINC 代码	名称	属性	时间特征	系统	标尺类型	方法类型	分类
6165-5	欧洲龙虾 Ab. IgE	任意浓度	时间点	血清	定量型		变态反应
6166-3	麦芽 Ab. IgE	任意浓度	时间点	血清	定量型		变态反应
6167-1	芒果 Ab. IgE	任意浓度	时间点	血清	定量型		变态反应
6168-9	槭树 Ab. IgE	任意浓度	时间点	血清	定量型		变态反应
6169-7	牛尾草 Ab. IgE	任意浓度	时间点	血清	定量型		变态反应
6170-5	狐尾草 Ab. IgE	任意浓度	时间点	血清	定量型		变态反应
617-1	细菌 已鉴定的	存在与否或身份标识	时间点	胎盘	名义型	需氧培养	微生物学
6171-3	白千层 Ab. IgE	任意浓度	时间点	血清	定量型		变态反应
6172-1	甜瓜 Ab. IgE	任意浓度	时间点	血清	定量型		变态反应
6173-9	牧豆树 Ab. IgE	任意浓度	时间点	血清	定量型		变态反应
6174-7	乳 Ab. IgE	任意浓度	时间点	血清	定量型		变态反应
6175-4	黍 Ab. IgE	任意浓度	时间点	血清	定量型		变态反应
6176-2	含羞草 spp Ab. IgE	任意浓度	时间点	血清	定量型		变态反应
6177-0	普通伊蚊 Ab. IgE	任意浓度	时间点	血清	定量型		变态反应
6178-8	sabinoides 刺柏 Ab. IgE	任意浓度	时间点	血清	定量型		变态反应
6179-6	鼠上皮 Ab. IgE	任意浓度	时间点	血清	定量型		变态反应
6180-4	鼠血清蛋白 Ab. IgE	任意浓度	时间点	血清	定量型		变态反应
6181-2	鼠尿蛋白 Ab. IgE	任意浓度	时间点	血清	定量型		变态反应
6182-0	总状毛霉菌 Ab. IgE	任意浓度	时间点	血清	定量型		变态反应
6183-8	藏北艾 Ab. IgE	任意浓度	时间点	血清	定量型		变态反应
6184-6	蛤贝 Ab. IgE	任意浓度	时间点	血清	定量型		变态反应
6185-3	芥末 Ab. IgE	任意浓度	时间点	血清	定量型		变态反应
6186-1	大荨麻 Ab. IgE	任意浓度	时间点	血清	定量型		变态反应
6187-9	好食脉孢霉 Ab. IgE	任意浓度	时间点	血清	定量型		变态反应
6188-7	肉豆蔻 Ab. IgE	任意浓度	时间点	血清	定量型		变态反应
618-9	细菌 已鉴定的	存在与否或身份标识	时间点	胸水	名义型	培养	微生物学
6189-5	白栎 Ab. IgE	任意浓度	时间点	血清	定量型		变态反应
6190-3	燕麦 Ab. IgE	任意浓度	时间点	血清	定量型		变态反应
6191-1	栽培燕麦 Ab. IgE	任意浓度	时间点	血清	定量型		变态反应
6192-9	齐墩果花粉 Ab. IgE	任意浓度	时间点	血清	定量型		变态反应
6193-7	洋葱 Ab. IgE	任意浓度	时间点	血清	定量型		变态反应
6194-5	甜橙 Ab. IgE	任意浓度	时间点	血清	定量型		变态反应
6195-2	鸭茅 Ab. IgE	任意浓度	时间点	血清	定量型		变态反应
6196-0	白菊花 Ab. IgE	任意浓度	时间点	血清	定量型		变态反应
619-7	细菌 已鉴定的	存在与否或身份标识	时间点	腹腔液	名义型	培养	微生物学
6197-8	拟青霉菌 sp Ab. IgE	任意浓度	时间点	血清	定量型		变态反应
6198-6	黄蜂 SPP Ab. IgE	任意浓度	时间点	血清	定量型		变态反应
6199-4	犹大墙草 Ab. IgE	任意浓度	时间点	血清	定量型		变态反应
62-0	羧苄青霉素	药物敏感度	时间点	分离物＋血清	等级型	测序分型	抗生素敏感性
6200-0	弱墙草 Ab. IgE	任意浓度	时间点	血清	定量型		变态反应
6201-8	鹦鹉粪 Ab. IgE	任意浓度	时间点	血清	定量型		变态反应
6202-6	鹦鹉羽毛 Ab. IgE	任意浓度	时间点	血清	定量型		变态反应
6203-4	欧芹 Ab. IgE	任意浓度	时间点	血清	定量型		变态反应
6204-2	豌豆 Ab. IgE	任意浓度	时间点	血清	定量型		变态反应
620-5	细菌 已鉴定的	存在与否或身份标识	时间点	皮肤	名义型	需氧培养	微生物学
6205-9	桃树 Ab. IgE	任意浓度	时间点	血清	定量型		变态反应
6206-7	落花生 Ab. IgE	任意浓度	时间点	血清	定量型		变态反应
6207-5	西洋梨 Ab. IgE	任意浓度	时间点	血清	定量型		变态反应

LOINC 代码	名称	属性	时间特征	系统	标尺类型	方法类型	分类
6208-3	美国山核桃坚果 Ab. IgE	任意浓度	时间点	血清	定量型		变态反应
6209-1	美国山核桃树 Ab. IgE	任意浓度	时间点	血清	定量型		变态反应
6210-9	青霉素 V Ab. IgE	任意浓度	时间点	血清	定量型		变态反应
6211-7	短密青霉 Ab. IgE	任意浓度	时间点	血清	定量型		变态反应
6212-5	点青霉 Ab. IgE	任意浓度	时间点	血清	定量型		变态反应
621-3	细菌 已鉴定的	存在与否或身份标识	时间点	关节液	名义型	培养	微生物学
6213-3	加州胡椒 Ab. IgE	任意浓度	时间点	血清	定量型		变态反应
6214-1	金鲈 SPP Ab. IgE	任意浓度	时间点	血清	定量型		变态反应
6215-8	黑麦草 Ab. IgE	任意浓度	时间点	血清	定量型		变态反应
6216-6	甜菜茎点霉 Ab. IgE	任意浓度	时间点	血清	定量型		变态反应
6217-4	鸽粪 Ab. IgE	任意浓度	时间点	血清	定量型		变态反应
6218-2	菠萝 Ab. IgE	任意浓度	时间点	血清	定量型		变态反应
6219-0	猪肉 Ab. IgE	任意浓度	时间点	血清	定量型		变态反应
6220-8	马铃薯 Ab. IgE	任意浓度	时间点	血清	定量型		变态反应
622-1	细菌 已鉴定的	存在与否或身份标识	时间点	唾液	名义型	需氧培养	微生物学
6221-6	报春花 Ab. IgE	任意浓度	时间点	血清	定量型		变态反应
6222-4	皇后葵 Ab. IgE	任意浓度	时间点	血清	定量型		变态反应
6223-2	兔上皮 Ab. IgE	任意浓度	时间点	血清	定量型		变态反应
6224-0	鼠上皮 Ab. IgE	任意浓度	时间点	血清	定量型		变态反应
6225-7	鼠血清蛋白 Ab. IgE	任意浓度	时间点	血清	定量型		变态反应
6226-5	鼠尿蛋白 Ab. IgE	任意浓度	时间点	血清	定量型		变态反应
6227-3	红胡椒 Ab. IgE	任意浓度	时间点	血清	定量型		变态反应
6228-1	本特草 Ab. IgE	任意浓度	时间点	血清	定量型		变态反应
6229-9	黑色根霉菌 Ab. IgE	任意浓度	时间点	血清	定量型		变态反应
6230-7	水稻 Ab. IgE	任意浓度	时间点	血清	定量型		变态反应
6231-5	蔷薇 spp hip Ab. IgE	任意浓度	时间点	血清	定量型		变态反应
6232-3	沼泽牛蒡 Ab. IgE	任意浓度	时间点	血清	定量型		变态反应
6233-1	涩苋 Ab. IgE	任意浓度	时间点	血清	定量型		变态反应
6234-9	钾猪毛菜 Ab. IgE	任意浓度	时间点	血清	定量型		变态反应
6235-6	黑麦 Ab. IgE	任意浓度	时间点	血清	定量型		变态反应
6236-4	黑麦花粉 Ab. IgE	任意浓度	时间点	血清	定量型		变态反应
6237-2	大西洋鲑 Ab. IgE	任意浓度	时间点	血清	定量型		变态反应
6238-0	美国盐草 Ab. IgE	任意浓度	时间点	血清	定量型		变态反应
623-9	细菌 已鉴定的	存在与否或身份标识	时间点	唾液	名义型	囊肿性纤维化呼吸道培养	微生物学
6239-8	大滨藜 Ab. IgE	任意浓度	时间点	血清	定量型		变态反应
6240-6	精液 Ab. IgE	任意浓度	时间点	血清	定量型		变态反应
6241-4	干朽菌 Ab. IgE	任意浓度	时间点	血清	定量型		变态反应
6242-2	芝麻 Ab. IgE	任意浓度	时间点	血清	定量型		变态反应
6243-0	绵羊上皮 Ab. IgE	任意浓度	时间点	血清	定量型		变态反应
6244-8	小酸模 Ab. IgE	任意浓度	时间点	血清	定量型		变态反应
6245-5	绵羊毛 Ab. IgE	任意浓度	时间点	血清	定量型		变态反应
6246-3	北极甜虾 Ab. IgE	任意浓度	时间点	血清	定量型		变态反应
624-7	细菌 已鉴定的	存在与否或身份标识	时间点	唾液	名义型	呼吸道标本培养	微生物学
6247-1	蚕丝 Ab. IgE	任意浓度	时间点	血清	定量型		变态反应
6248-9	大豆 Ab. IgE	任意浓度	时间点	血清	定量型		变态反应
6249-7	真龙虾 SPP Ab. IgE	任意浓度	时间点	血清	定量型		变态反应

LOINC 代码	名称	属性	时间特征	系统	标尺类型	方法类型	分类
6250-5	刺苋 Ab. IgE	任意浓度	时间点	血清	定量型		变态反应
6251-3	掷孢酵母菌 Ab. IgE	任意浓度	时间点	血清	定量型		变态反应
6252-1	葡柄霉菌 Ab. IgE	任意浓度	时间点	血清	定量型		变态反应
6253-9	蠓叮咬 Ab. IgE	任意浓度	时间点	血清	定量型		变态反应
625-4	细菌 已鉴定的	存在与否或身份标识	时间点	大便	名义型	培养	微生物学
6254-7	粗脚粉螨 Ab. IgE	任意浓度	时间点	血清	定量型		变态反应
6255-4	害鳞嗜螨 Ab. IgE	任意浓度	时间点	血清	定量型		变态反应
6256-2	腐食酸螨 Ab. IgE	任意浓度	时间点	血清	定量型		变态反应
6257-0	草莓 Ab. IgE	任意浓度	时间点	血清	定量型		变态反应
6258-8	向日葵种子 Ab. IgE	任意浓度	时间点	血清	定量型		变态反应
6259-6	欧洲板栗 Ab. IgE	任意浓度	时间点	血清	定量型		变态反应
6260-4	北美枫香 Ab. IgE	任意浓度	时间点	血清	定量型		变态反应
6261-2	香黄花茅 Ab. IgE	任意浓度	时间点	血清	定量型		变态反应
626-2	细菌 已鉴定的	存在与否或身份标识	时间点	咽喉	名义型	培养	微生物学
6262-0	猪上皮 Ab. IgE	任意浓度	时间点	血清	定量型		变态反应
6263-8	一球悬铃木 Ab. IgE	任意浓度	时间点	血清	定量型		变态反应
6264-6	茶 Ab. IgE	任意浓度	时间点	血清	定量型		变态反应
6265-3	梯牧草 Ab. IgE	任意浓度	时间点	血清	定量型		变态反应
6266-1	番茄 Ab. IgE	任意浓度	时间点	血清	定量型		变态反应
6267-9	绿色木霉 Ab. IgE	任意浓度	时间点	血清	定量型		变态反应
6268-7	虹鳟 Ab. IgE	任意浓度	时间点	血清	定量型		变态反应
6269-5	郁金香 spp Ab. IgE	任意浓度	时间点	血清	定量型		变态反应
627-0	细菌 已鉴定的	存在与否或身份标识	时间点	组织	名义型	需氧培养	微生物学
6270-3	长鳍金枪鱼 Ab. IgE	任意浓度	时间点	血清	定量型		变态反应
6271-1	火鸡肉 Ab. IgE	任意浓度	时间点	血清	定量型		变态反应
6272-9	绒毛草 Ab. IgE	任意浓度	时间点	血清	定量型		变态反应
6273-7	胡桃 spp Ab. IgE	任意浓度	时间点	血清	定量型		变态反应
6274-5	加州黑胡桃 Ab. IgE	任意浓度	时间点	血清	定量型		变态反应
6275-2	多年生豚草 Ab. IgE	任意浓度	时间点	血清	定量型		变态反应
6276-0	小麦 Ab. IgE	任意浓度	时间点	血清	定量型		变态反应
6277-8	小麦花粉 Ab. IgE	任意浓度	时间点	血清	定量型		变态反应
6278-6	美国白蜡 Ab. IgE	任意浓度	时间点	血清	定量型		变态反应
6279-4	白豆 Ab. IgE	任意浓度	时间点	血清	定量型		变态反应
6280-2	斑长黄胡蜂 Ab. IgE	任意浓度	时间点	血清	定量型		变态反应
6281-0	桑 Ab. IgE	任意浓度	时间点	血清	定量型		变态反应
6282-8	北美乔松 Ab. IgE	任意浓度	时间点	血清	定量型		变态反应
6283-6	无芒野麦草 Ab. IgE	任意浓度	时间点	血清	定量型		变态反应
6284-4	野蚕丝 Ab. IgE	任意浓度	时间点	血清	定量型		变态反应
6285-1	曲柳 Ab. IgE	任意浓度	时间点	血清	定量型		变态反应
6286-9	苦艾 Ab. IgE	任意浓度	时间点	血清	定量型		变态反应
6287-7	酿酒酵母 Ab. IgE	任意浓度	时间点	血清	定量型		变态反应
628-8	细菌 已鉴定的	存在与否或身份标识	时间点	组织	名义型	厌氧培养	微生物学
6288-5	长黄胡蜂 Ab. IgE	任意浓度	时间点	血清	定量型		变态反应
6289-3	溶菌酶	摩尔浓度	时间点	血清/血浆	定量型		化学
6290-1	补体细胞膜 C3b-C4b 辅因子蛋白	任意浓度	时间点	白细胞	等级型		血液学/细胞分类计数
6291-9	补体 iC3b 受体	任意浓度	时间点	白细胞	等级型		血液学/细胞分类计数
6292-7	补体降解加速因子	任意浓度	时间点	红细胞	等级型		血液学/细胞分类计数

LOINC 代码	名称	属性	时间特征	系统	标尺类型	方法类型	分类
6293-5	补体 C4d	任意浓度	时间点	红细胞	等级型		血液学/细胞分类计数
6294-3	补体 C3d-C3d＋Gg-iC3b 受体	实体数量	时间点	白细胞	定量型		血液学/细胞分类计数
6295-0	补体 C3d	任意浓度	时间点	红细胞	等级型		血液学/细胞分类计数
629-6	细菌 已鉴定的	存在与否或身份标识	时间点	溃疡	名义型	需氧培养	微生物学
6296-8	补体 C3b-C4b 受体	任意浓度	时间点	红细胞	等级型		血液学/细胞分类计数
6297-6	补体 C1q Ag	任意浓度	时间点	血清	定量型		血液学/细胞分类计数
6298-4	钾	摩尔浓度	时间点	全血	定量型		化学
6299-2	尿素氮	质量浓度	时间点	全血	定量型		化学
6300-8	葡萄糖	质量浓度	时间点	羊水	定量型		化学
6301-6	组织因子诱导的凝血. INR	相对时间	时间点	贫血小板血浆	定量型	凝集反应	凝血功能检查
6302-4	组织因子诱导的凝血. 正常值/检测值	相对时间	时间点	贫血小板血浆	定量型	凝集反应反比	凝血功能检查
6303-2	稀释锁链蛇蛇毒诱导的凝血	时间（如秒数）	时间点	贫血小板血浆	定量型	凝集反应	凝血功能检查
630-4	细菌 已鉴定的	存在与否或身份标识	时间点	尿液	名义型	培养	微生物学
6304-0	虎皮鹦鹉粪 Ab. IgE	任意浓度	时间点	血清	定量型		变态反应
6305-7	三日疟原虫 Ab	任意浓度	时间点	血清	定量型		微生物学
6306-5	腺病毒 40＋41 Ag	任意浓度	时间点	大便	等级型	酶免疫分析	微生物学
6307-3	腺病毒 rRNA	任意浓度	时间点	组织	等级型	探针	微生物学
6308-1	腺病毒 rRNA	任意浓度	时间点	XXX	等级型	探针	微生物学
6309-9	虫媒病毒 已鉴定的	存在与否或身份标识	时间点	全血	名义型	微生物特异性培养	微生物学
6310-7	虫媒病毒 已鉴定的	存在与否或身份标识	时间点	XXX	名义型	微生物特异性培养	微生物学
6311-5	田鼠巴贝虫 Ab	任意浓度	时间点	血清	定量型	酶免疫分析	微生物学
631-2	细菌 已鉴定的	存在与否或身份标识	时间点	不明物质	名义型	需氧培养	微生物学
6312-3	汉赛巴尔通体 Ab. IgM	任意浓度	时间点	血清	定量型	酶免疫分析	微生物学
6313-1	皮炎芽生菌 Ag	任意浓度	时间点	血清	等级型	酶免疫分析	微生物学
6314-9	百日咳杆菌 Ab	稀释系数、稀释倍数（滴度）	时间点	XXX	定量型	免疫荧光	微生物学
6315-6	百日咳杆菌 Ab	稀释系数、稀释倍数（滴度）	时间点	血清	定量型	凝集试验	微生物学
6316-4	百日咳杆菌 Ab	稀释系数、稀释倍数（滴度）	时间点	血清	定量型	补体结合试验	微生物学
6317-2	博德特氏菌 已鉴定的	存在与否或身份标识	时间点	XXX	名义型	微生物特异性培养	微生物学
6318-0	博氏疏螺旋体 Ab	任意浓度	时间点	脑脊液	定量型	酶免疫分析	微生物学
6319-8	博氏疏螺旋体 Ab	任意浓度	时间点	体液	定量型	酶免疫分析	微生物学
632-0	细菌 已鉴定的	存在与否或身份标识	时间点	创伤	名义型	需氧培养	微生物学
6320-6	博氏疏螺旋体 Ab. IgG	任意浓度	时间点	血清	等级型	免疫印迹	微生物学
6321-4	博氏疏螺旋体 Ab. IgM	任意浓度	时间点	血清	等级型	免疫印迹	微生物学
6322-2	博氏疏螺旋体 Ag	任意浓度	时间点	血清	定量型		微生物学
6323-0	包柔氏螺旋体 已鉴定的	存在与否或身份标识	时间点	XXX	名义型	微生物特异性培养	微生物学
6324-8	流产布鲁氏杆菌 Ab	稀释系数、稀释倍数（滴度）	时间点	血清	定量型	凝集试验	微生物学

LOINC 代码	名称	属性	时间特征	系统	标尺类型	方法类型	分类
6325-5	流产布鲁氏杆菌 Ab	稀释系数、稀释倍数（滴度）	时间点	血清	定量型	补体结合试验	微生物学
6326-3	流产布鲁氏杆菌 Ab. IgM	任意浓度	时间点	血清	定量型	酶免疫分析	微生物学
6327-1	犬布鲁氏菌 Ab	任意浓度	时间点	血清	定量型	酶免疫分析	微生物学
6328-9	布鲁氏杆菌 Ab	稀释系数、稀释倍数（滴度）	时间点	血清	定量型	免疫荧光	微生物学
6329-7	结肠弯曲杆菌 rRNA	任意浓度	时间点	XXX	等级型	探针	微生物学
6330-5	弯曲菌 已鉴定的	存在与否或身份标识	时间点	全血	名义型	微生物特异性培养	微生物学
6331-3	弯曲菌 已鉴定的	存在与否或身份标识	时间点	大便	名义型	微生物特异性培养	微生物学
6332-1	弯曲菌 已鉴定的	存在与否或身份标识	时间点	XXX	名义型	微生物特异性培养	微生物学
6333-9	空肠弯曲杆菌 rRNA	任意浓度	时间点	XXX	等级型	探针	微生物学
6334-7	红嘴鸥弯曲杆菌 rRNA	任意浓度	时间点	XXX	等级型	探针	微生物学
6335-4	弯曲菌 已鉴定的	存在与否或身份标识	时间点	XXX	名义型	微生物特异性培养	微生物学
6336-2	白色念珠菌 Ab	任意浓度	时间点	血清	定量型	免疫扩散	微生物学
6337-0	白色念珠菌 Ag	任意浓度	时间点	血清	等级型	免疫扩散	微生物学
633-8	细菌 已鉴定的	存在与否或身份标识	时间点	创伤	名义型	厌氧培养	微生物学
6338-8	鹦鹉热嗜衣原体 Ag	任意浓度	时间点	生殖器	等级型	酶免疫分析	微生物学
6339-6	鹦鹉热嗜衣原体 Ag	任意浓度	时间点	生殖器	等级型	免疫荧光	微生物学
6340-4	鹦鹉热嗜衣原体 Ag	任意浓度	时间点	XXX	等级型	酶免疫分析	微生物学
6341-2	鹦鹉热嗜衣原体 Ag	任意浓度	时间点	XXX	等级型	免疫荧光	微生物学
6342-0	衣原体 Ab	稀释系数、稀释倍数（滴度）	时间点	血清	定量型	补体结合试验	微生物学
6343-8	衣原体 Ag	任意浓度	时间点	结膜	等级型	酶免疫分析	微生物学
6344-6	衣原体 Ag	任意浓度	时间点	结膜	等级型	免疫荧光	微生物学
6345-3	衣原体 Ag	任意浓度	时间点	生殖器	等级型	酶免疫分析	微生物学
634-6	细菌 已鉴定的	存在与否或身份标识	时间点	XXX	名义型	需氧培养	微生物学
6346-1	衣原体 Ag	任意浓度	时间点	生殖器	等级型	免疫荧光	微生物学
6347-9	衣原体 Ag	任意浓度	时间点	XXX	等级型	酶免疫分析	微生物学
6348-7	衣原体 已鉴定的	存在与否或身份标识	时间点	唾液	名义型	微生物特异性培养	微生物学
6349-5	沙眼衣原体	任意浓度	时间点	XXX	等级型	微生物特异性培养	微生物学
6350-3	沙眼衣原体 Ag	任意浓度	时间点	结膜	等级型	酶免疫分析	微生物学
6351-1	沙眼衣原体 Ag	任意浓度	时间点	结膜	等级型	免疫荧光	微生物学
6352-9	沙眼衣原体 Ag	任意浓度	时间点	大便	等级型	免疫荧光	微生物学
635-3	细菌 已鉴定的	存在与否或身份标识	时间点	XXX	名义型	厌氧培养	微生物学
6353-7	沙眼衣原体 Ag	任意浓度	时间点	组织	等级型	免疫荧光	微生物学
6354-5	沙眼衣原体 Ag	任意浓度	时间点	XXX	等级型	酶免疫分析	微生物学
6355-2	沙眼衣原体 Ag	任意浓度	时间点	XXX	等级型	免疫荧光	微生物学
6356-0	沙眼衣原体 DNA	任意浓度	时间点	生殖器	等级型	探针. 扩增. 靶向扩增	微生物学
6357-8	沙眼衣原体 DNA	任意浓度	时间点	尿液	等级型	探针. 扩增. 靶向扩增	微生物学
6358-6	沙眼衣原体 rRNA	任意浓度	时间点	XXX	等级型	探针	微生物学
6359-4	艰难梭菌毒素 A	任意浓度	时间点	大便	定量型	酶免疫分析	微生物学
6360-2	艰难梭菌毒素 A	任意浓度	时间点	XXX	定量型	酶免疫分析	微生物学

LOINC 代码	名称	属性	时间特征	系统	标尺类型	方法类型	分类
636-1	细菌 已鉴定的	存在与否或身份标识	时间点	XXX	名义型	无菌体液培养	微生物学
6361-0	艰难梭菌毒素 A+B	任意浓度	时间点	血清	定量型	酶免疫分析	微生物学
6362-8	艰难梭菌毒素 A+B	任意浓度	时间点	大便	等级型	细胞毒素组织培养分析	微生物学
6363-6	艰难梭菌毒素 A+B	任意浓度	时间点	大便	定量型	酶免疫分析	微生物学
6364-4	艰难梭菌毒素 A+B	任意浓度	时间点	XXX	定量型	酶免疫分析	微生物学
6365-1	艰难梭菌毒素 B	任意浓度	时间点	大便	定量型	酶免疫分析	微生物学
6366-9	艰难梭菌毒素 B	任意浓度	时间点	XXX	定量型	酶免疫分析	微生物学
6367-7	破伤风芽孢梭菌 Ab. IgG	任意浓度	时间点	血清	定量型	酶免疫分析	微生物学
6368-5	粗球孢子菌 Ab	稀释系数、稀释倍数（滴度）	时间点	血清	定量型	胶乳凝集试验	微生物学
6369-3	新型隐球菌 Ab	稀释系数、稀释倍数（滴度）	时间点	血清	定量型	凝集试验	微生物学
6370-1	隐球菌 Ab	任意浓度	时间点	血清	等级型	免疫荧光	微生物学
6371-9	隐孢子虫 Ag	任意浓度	时间点	大便	等级型	酶免疫分析	微生物学
6372-7	隐孢子虫 Ag	稀释系数、稀释倍数（滴度）	时间点	大便	定量型	免疫荧光	微生物学
6373-5	猪带绦虫幼体 Ab. IgG	任意浓度	时间点	脑脊液	等级型	免疫印迹	微生物学
6374-3	猪带绦虫幼体 Ab. IgG	任意浓度	时间点	血清	等级型	免疫印迹	微生物学
6375-0	巨细胞病毒 Ag	任意浓度	时间点	全血	定量或等级型	酶倍增免疫测定	微生物学
6376-8	巨细胞病毒 Ag	任意浓度	时间点	血清	等级型	酶免疫分析	微生物学
6377-6	巨细胞病毒 Ag	任意浓度	时间点	血清	等级型	免疫荧光	微生物学
6378-4	巨细胞病毒 Ag	任意浓度	时间点	尿液	定量或等级型	酶倍增免疫测定	微生物学
637-9	显微镜观察	存在与否或身份标识	时间点	全血	名义型	疟疾厚涂片	微生物学
6379-2	巨细胞病毒 Ag	任意浓度	时间点	XXX	等级型	酶免疫分析	微生物学
63-8	头孢羟氨苄	药物敏感度	时间点	分离物	定量型	最小致死浓度	抗生素敏感性
6380-0	巨细胞病毒 Ag	任意浓度	时间点	XXX	定量或等级型	酶倍增免疫测定	微生物学
6381-8	巨细胞病毒 Ag	任意浓度	时间点	XXX	等级型	免疫荧光	微生物学
6382-6	登革热病毒 Ab	任意浓度	时间点	血清	定量或等级型		微生物学
6383-4	登革热病毒 Ab	任意浓度	时间点	XXX	定量或等级型		微生物学
6384-2	登革热病毒 Ag	任意浓度	时间点	血清	等级型	免疫荧光	微生物学
6385-9	登革热病毒 Ag	任意浓度	时间点	XXX	等级型	免疫荧光	微生物学
6386-7	登革热病毒 DNA	任意浓度	时间点	血清	等级型	探针	微生物学
638-7	显微镜观察	存在与否或身份标识	时间点	脑脊液	名义型	印度墨汁处理标本	微生物学
6387-5	登革热病毒 DNA	任意浓度	时间点	XXX	等级型	探针	微生物学
6388-3	东方马脑炎病毒 Ag	任意浓度	时间点	血清	等级型	酶免疫分析	微生物学
6389-1	东方马脑炎病毒 Ag	任意浓度	时间点	血清	等级型	免疫荧光	微生物学
6390-9	棘球绦虫 Ab	任意浓度	时间点	血清	定量型	补体结合试验	微生物学
6391-7	棘球绦虫 Ab	任意浓度	时间点	血清	定量型	酶免疫分析	微生物学
6392-5	埃柯病毒 30 Ab	稀释系数、稀释倍数（滴度）	时间点	血清	定量型	补体结合试验	微生物学
6393-3	埃柯病毒 30 Ab	任意浓度	时间点	血清	定量型	中和作用	微生物学

LOINC 代码	名称	属性	时间特征	系统	标尺类型	方法类型	分类
6394-1	埃柯病毒 40 Ab	稀释系数、稀释倍数（滴度）	时间点	血清	定量型	补体结合试验	微生物学
639-5	显微镜观察	存在与否或身份标识	时间点	脑脊液	名义型	氢氧化钾处理标本	微生物学
6395-8	埃柯病毒 40 Ab	任意浓度	时间点	血清	定量型	中和作用	微生物学
6396-6	溶组织内阿米巴 DNA	任意浓度	时间点	XXX	等级型	探针.扩增.靶向扩增	微生物学
6397-4	溶组织内阿米巴 Ag	任意浓度	时间点	血清	定量型	酶免疫分析	微生物学
6398-2	溶组织内阿米巴 Ag	任意浓度	时间点	大便	定量型	酶免疫分析	微生物学
6399-0	溶组织内阿米巴 Ag	任意浓度	时间点	XXX	定量型	酶免疫分析	微生物学
6400-6	犬埃立克体 Ab	任意浓度	时间点	血清	等级型	酶免疫分析	微生物学
6401-4	查菲埃立克体 Ab. IgG	任意浓度	时间点	血清	等级型	酶免疫分析	微生物学
6402-2	查菲埃立克体 Ab. IgM	任意浓度	时间点	血清	等级型	酶免疫分析	微生物学
640-3	显微镜观察	存在与否或身份标识	时间点	胃液	名义型	抗酸染色.KINYOUN	微生物学
6403-0	嗜吞噬无形体 Ab	任意浓度	时间点	血清	等级型	酶免疫分析	微生物学
6404-8	嗜吞噬无形体 Ab	任意浓度	时间点	血清	等级型	酶免疫分析	微生物学
6405-5	埃立克体 Ab	任意浓度	时间点	血清	等级型	酶免疫分析	微生物学
6406-3	黄病毒 已鉴定的	存在与否或身份标识	时间点	XXX	名义型	微生物特异性培养	微生物学
6407-1	土拉弗氏菌 Ab. IgM	任意浓度	时间点	血清	等级型	胶乳凝集试验	微生物学
6408-9	土拉弗氏菌 Ag	任意浓度	时间点	XXX	等级型	免疫荧光	微生物学
6409-7	真菌 已鉴定的	存在与否或身份标识	时间点	由气管吸出的痰液	名义型	培养	微生物学
6410-5	阴道加德纳菌 rRNA	任意浓度	时间点	生殖器	等级型	探针	微生物学
641-1	显微镜观察	存在与否或身份标识	时间点	胃液	名义型	抗酸染色.KINYOUN 改良的	微生物学
6411-3	蓝氏贾第鞭毛虫 Ab. IgG	稀释系数、稀释倍数（滴度）	时间点	血清	定量型	免疫荧光	微生物学
6412-1	蓝氏贾第鞭毛虫 Ag	任意浓度	时间点	大便	等级型	酶免疫分析	微生物学
6413-9	蓝氏贾第鞭毛虫 Ag	任意浓度	时间点	XXX	等级型	酶免疫分析	微生物学
6414-7	流感嗜血杆菌 A Ag	任意浓度	时间点	XXX	等级型	免疫荧光	微生物学
6415-5	流感嗜血杆菌 C Ag	任意浓度	时间点	XXX	等级型	免疫荧光	微生物学
6416-2	流感嗜血杆菌 D Ag	任意浓度	时间点	XXX	等级型	免疫荧光	微生物学
6417-0	流感嗜血杆菌 E Ag	任意浓度	时间点	XXX	等级型	免疫荧光	微生物学
6418-8	流感嗜血杆菌 F Ag	任意浓度	时间点	XXX	等级型	免疫荧光	微生物学
6419-6	幽门螺杆菌 Ab	任意浓度	时间点	血清	等级型	免疫荧光	微生物学
6420-4	幽门螺杆菌 Ab. IgA	任意浓度	时间点	血清	定量型	酶免疫分析	微生物学
6421-2	乙型肝炎病毒 rRNA	任意浓度	时间点	XXX	等级型	探针	微生物学
6422-0	丙型肝炎病毒 rRNA	任意浓度	时间点	XXX	等级型	探针	微生物学
6423-8	单纯疱疹病毒 Ag	任意浓度	时间点	生殖器	等级型	酶免疫分析	微生物学
6424-6	嗜异性 Ab	稀释系数、稀释倍数（滴度）	时间点	血清	定量型	凝集试验	微生物学
6425-3	嗜异性 Ab	任意浓度	时间点	血清	等级型	酶免疫分析	微生物学
6426-1	荚膜组织胞浆菌 Ab	任意浓度	时间点	血清	定量型	酶免疫分析	微生物学
6427-9	荚膜组织胞浆菌 Ab	任意浓度	时间点	血清	等级型	胶乳凝集试验	微生物学
6428-7	荚膜组织胞浆菌 Ag	任意浓度	时间点	血清	定量型	酶免疫分析	微生物学
642-9	显微镜观察	存在与否或身份标识	时间点	胃液	名义型	抗酸染色.ZIEHL-NEELSEN	微生物学

LOINC 代码	名称	属性	时间特征	系统	标尺类型	方法类型	分类
6429-5	艾滋病毒，已鉴定的	存在与否或身份标识	时间点	全血	名义型	微生物特异性培养	微生物学
6430-3	艾滋病毒，已鉴定的	存在与否或身份标识	时间点	精液	名义型	微生物特异性培养	微生物学
6431-1	艾滋病毒，已鉴定的	存在与否或身份标识	时间点	XXX	名义型	微生物特异性培养	微生物学
6432-9	人 T 淋巴细胞白血病病毒 1 型 Ab	任意浓度	时间点	血清	等级型	免疫印迹	微生物学
6433-7	人 T 淋巴细胞白血病病毒 1 型 Ab. IgG	任意浓度	时间点	血清	等级型	酶免疫分析	微生物学
6434-5	甲型＋乙型流感病毒 Ab	稀释系数、稀释倍数（滴度）	时间点	血清	定量型	免疫荧光	微生物学
6435-2	甲型＋乙型流感病毒 Ag	任意浓度	时间点	咽喉	等级型	酶免疫分析	微生物学
6436-0	甲型＋乙型流感病毒 Ag	任意浓度	时间点	咽喉	等级型	免疫荧光	微生物学
643-7	显微镜观察	存在与否或身份标识	时间点	脓液	名义型	革兰染色	微生物学
6437-8	甲型＋乙型流感病毒 Ag	任意浓度	时间点	XXX	等级型	酶免疫分析	微生物学
6438-6	甲型＋乙型流感病毒 Ag	任意浓度	时间点	XXX	等级型	免疫荧光	微生物学
6439-4	甲型＋乙型＋丙型流感病毒 Ag	任意浓度	时间点	咽喉	等级型	酶免疫分析	微生物学
6440-2	甲型＋乙型＋丙型流感病毒 Ag	任意浓度	时间点	咽喉	等级型	免疫荧光	微生物学
6441-0	甲型＋乙型＋丙型流感病毒 Ag	任意浓度	时间点	XXX	等级型	酶免疫分析	微生物学
6442-8	甲型＋乙型＋丙型流感病毒 Ag	任意浓度	时间点	XXX	等级型	免疫荧光	微生物学
6443-6	乳铁蛋白	任意浓度	时间点	大便	等级型	胶乳凝集试验	化学
6444-4	乳铁蛋白	任意浓度	时间点	XXX	等级型	胶乳凝集试验	化学
644-5	显微镜观察	存在与否或身份标识	时间点	皮肤	名义型	氢氧化钾处理标本	微生物学
6445-1	嗜肺军团菌 Ag	任意浓度	时间点	唾液	等级型	免疫荧光	微生物学
6446-9	嗜肺军团菌 Ag	任意浓度	时间点	唾液	等级型	胶乳凝集试验	微生物学
6447-7	嗜肺军团菌 Ag	任意浓度	时间点	尿液	等级型	酶免疫分析	微生物学
6448-5	嗜肺军团菌 Ag	任意浓度	时间点	尿液	等级型	放射免疫分析	微生物学
6449-3	嗜肺军团菌 Ag	任意浓度	时间点	XXX	等级型	胶乳凝集试验	微生物学
6450-1	军团菌 sp Ab	稀释系数、稀释倍数（滴度）	时间点	血清	定量型	免疫荧光	微生物学
6451-9	军团菌 sp rRNA	任意浓度	时间点	XXX	等级型	探针	微生物学
645-2	显微镜观察	存在与否或身份标识	时间点	唾液	名义型	抗酸染色. KINYOUN	微生物学
6452-7	问号钩端螺旋体 Ag	任意浓度	时间点	XXX	等级型	免疫荧光	微生物学
6453-5	钩端螺旋体 sp，已鉴定的	存在与否或身份标识	时间点	全血	名义型	微生物特异性培养	微生物学
6454-3	钩端螺旋体 sp，已鉴定的	存在与否或身份标识	时间点	脑脊液	名义型	微生物特异性培养	微生物学
6455-0	钩端螺旋体 sp，已鉴定的	存在与否或身份标识	时间点	尿液	名义型	微生物特异性培养	微生物学
6456-8	单核细胞增多性李斯特菌 Ab	稀释系数、稀释倍数（滴度）	时间点	血清	定量型	补体结合试验	微生物学

LOINC 代码	名称	属性	时间特征	系统	标尺类型	方法类型	分类
6457-6	双链 DNA Ab	任意浓度	时间点	血清	等级型	绿蝇短膜虫免疫荧光	血清学
6458-4	淋巴细胞性脉络丛脑膜炎病毒 Ab	稀释系数、稀释倍数（滴度）	时间点	血清	定量型	免疫荧光	微生物学
6459-2	细菌 已鉴定的	存在与否或身份标识	时间点	食物	名义型	培养	微生物学
64-6	头孢羟氨苄	药物敏感度	时间点	分离物	定量或等级型	最小抑制浓度	抗生素敏感性
646-0	显微镜观察	存在与否或身份标识	时间点	唾液	名义型	抗酸染色. KINYOUN 改良的	微生物学
6460-0	细菌 已鉴定的	存在与否或身份标识	时间点	唾液	名义型	培养	微生物学
6461-8	细菌 已鉴定的	存在与否或身份标识	时间点	大便	名义型	厌氧培养	微生物学
6462-6	细菌 已鉴定的	存在与否或身份标识	时间点	创伤	名义型	培养	微生物学
6463-4	细菌 已鉴定的	存在与否或身份标识	时间点	XXX	名义型	培养	微生物学
6464-2	显微镜观察	存在与否或身份标识	时间点	子宫颈	名义型	革兰染色	微生物学
6465-9	显微镜观察	存在与否或身份标识	时间点	十二指肠液	名义型	三色染色	微生物学
6466-7	显微镜观察	存在与否或身份标识	时间点	十二指肠液	名义型	湿片法	微生物学
6467-5	显微镜观察	存在与否或身份标识	时间点	外阴液体	名义型	革兰染色	微生物学
6468-3	显微镜观察	存在与否或身份标识	时间点	唾液	名义型	卡尔科弗卢尔（荧光增白剂）白色制备	微生物学
6469-1	显微镜观察	存在与否或身份标识	时间点	大便	名义型	三色染色	微生物学
6470-9	显微镜观察	存在与否或身份标识	时间点	大便	名义型	湿片法	微生物学
6471-7	显微镜观察	存在与否或身份标识	时间点	组织	名义型	XXX 染色	微生物学
6472-5	显微镜观察	存在与否或身份标识	时间点	组织	名义型	卡尔科弗卢尔（荧光增白剂）白色制备	微生物学
6473-3	显微镜观察	存在与否或身份标识	时间点	组织	名义型	三色染色	微生物学
6474-1	显微镜观察	存在与否或身份标识	时间点	尿道	名义型	革兰染色	微生物学
6475-8	动弯杆菌 sp rRNA	任意浓度	时间点	XXX	等级型	探针	微生物学
6476-6	腮腺炎病毒 Ab. IgG	任意浓度	时间点	血清	等级型	酶免疫分析	微生物学
6477-4	腮腺炎病毒 Ab. IgG	稀释系数、稀释倍数（滴度）	时间点	血清	定量型	免疫荧光	微生物学
647-8	显微镜观察	存在与否或身份标识	时间点	唾液	名义型	抗酸染色. ZIEHL-NEELSEN	微生物学
6478-2	腮腺炎病毒 Ab. IgM	任意浓度	时间点	血清	等级型	酶免疫分析	微生物学
6479-0	腮腺炎病毒 Ab. IgM	稀释系数、稀释倍数（滴度）	时间点	血清	定量型	免疫荧光	微生物学
6480-8	腮腺炎病毒 Ag	任意浓度	时间点	血清	等级型	免疫荧光	微生物学
6481-6	肺炎支原体 Ab. IgG	稀释系数、稀释倍数（滴度）	时间点	血清	定量型	免疫荧光	微生物学
6482-4	肺炎支原体 rRNA	任意浓度	时间点	唾液	等级型	探针	微生物学
6483-2	肺炎支原体 rRNA	任意浓度	时间点	XXX	等级型	探针	微生物学
6484-0	肺炎支原体 rRNA	任意浓度	时间点	唾液	等级型	探针	微生物学
6485-7	肺炎支原体 rRNA	任意浓度	时间点	XXX	等级型	探针	微生物学
648-6	显微镜观察	存在与否或身份标识	时间点	唾液	名义型	革兰染色	微生物学
6486-5	支原体 sp，已鉴定的	存在与否或身份标识	时间点	XXX	名义型	微生物特异性培养	微生物学
6487-3	淋病奈瑟菌 Ag	任意浓度	时间点	生殖器	等级型	酶免疫分析	微生物学
6488-1	淋病奈瑟菌 Ag	任意浓度	时间点	生殖器	等级型	免疫荧光	微生物学

LOINC 代码	名称	属性	时间特征	系统	标尺类型	方法类型	分类
6489-9	淋病奈瑟菌 Ag	任意浓度	时间点	生殖器	等级型	胶乳凝集试验	微生物学
6490-7	淋病奈瑟菌 Ag	任意浓度	时间点	尿道	等级型		微生物学
6491-5	淋病奈瑟菌 rRNA	任意浓度	时间点	XXX	等级型	探针	微生物学
6492-3	脑膜炎奈瑟菌 Ag	任意浓度	时间点	XXX	等级型	免疫荧光	微生物学
6493-1	脑膜炎奈瑟菌 A Ag	任意浓度	时间点	脑脊液	等级型	酶免疫分析	微生物学
649-4	显微镜观察	存在与否或身份标识	时间点	大便	名义型	革兰染色	微生物学
6494-9	脑膜炎奈瑟菌 A Ag	任意浓度	时间点	脑脊液	等级型	胶乳凝集试验	微生物学
6495-6	脑膜炎奈瑟菌 A Ag	任意浓度	时间点	XXX	等级型	免疫荧光	微生物学
6496-4	脑膜炎奈瑟菌 B Ag	任意浓度	时间点	脑脊液	等级型	酶免疫分析	微生物学
6497-2	脑膜炎奈瑟菌 B Ag	任意浓度	时间点	脑脊液	等级型	免疫荧光	微生物学
6498-0	脑膜炎奈瑟菌 B Ag	任意浓度	时间点	脑脊液	等级型	胶乳凝集试验	微生物学
6499-8	脑膜炎奈瑟菌 C Ag	任意浓度	时间点	脑脊液	等级型	酶免疫分析	微生物学
6500-3	脑膜炎奈瑟菌 C Ag	任意浓度	时间点	脑脊液	等级型	胶乳凝集试验	微生物学
6501-1	脑膜炎奈瑟菌 C Ag	任意浓度	时间点	XXX	等级型	免疫荧光	微生物学
650-2	显微镜观察	存在与否或身份标识	时间点	尿液	名义型	抗酸染色.KINYOUN	微生物学
6502-9	脑膜炎奈瑟菌 Y Ab	稀释系数、稀释倍数（滴度）	时间点	XXX	定量型	免疫荧光	微生物学
6503-7	脑膜炎奈瑟菌 Y Ag	任意浓度	时间点	脑脊液	等级型	酶免疫分析	微生物学
6504-5	脑膜炎奈瑟菌 Y Ag	任意浓度	时间点	脑脊液	等级型	免疫荧光	微生物学
6505-2	脑膜炎奈瑟菌 Y Ag	任意浓度	时间点	脑脊液	等级型	胶乳凝集试验	微生物学
6506-0	脑膜炎奈瑟菌 W135 Ag	任意浓度	时间点	脑脊液	等级型	免疫荧光	微生物学
6507-8	脑膜炎奈瑟菌 W135 Ag	任意浓度	时间点	脑脊液	等级型	胶乳凝集试验	微生物学
6508-6	脑膜炎奈瑟菌 Ag	任意浓度	时间点	脑脊液	等级型		微生物学
6509-4	脑膜炎奈瑟菌 rRNA	任意浓度	时间点	脑脊液	等级型	探针	微生物学
651-0	显微镜观察	存在与否或身份标识	时间点	尿液	名义型	抗酸染色.KINYOUN 改良的	微生物学
6510-2	人乳头瘤病毒 Ab	任意浓度	时间点	生殖器	等级型	酶免疫分析	微生物学
6511-0	人乳头瘤病毒 Ab	任意浓度	时间点	生殖器	等级型	免疫印迹	微生物学
6512-8	人乳头瘤病毒 Ab	任意浓度	时间点	组织	等级型	酶免疫分析	微生物学
6513-6	人乳头瘤病毒 Ab	任意浓度	时间点	组织	等级型	免疫印迹	微生物学
6514-4	人乳头瘤病毒 rRNA	任意浓度	时间点	生殖器	等级型	探针.扩增.靶向扩增	微生物学
6515-1	人乳头瘤病毒 rRNA	任意浓度	时间点	组织	等级型	探针.扩增.靶向扩增	微生物学
6516-9	人乳头瘤病毒 rRNA	任意浓度	时间点	XXX	等级型	探针.扩增.靶向扩增	微生物学
6517-7	细小病毒 B19 Ab.IgM	任意浓度	时间点	血清	等级型	免疫印迹	微生物学
6518-5	金罗维氏肺孢子虫 Ag	任意浓度	时间点	血清	等级型	免疫荧光	微生物学
6519-3	金罗维氏肺孢子虫 Ag	任意浓度	时间点	唾液	等级型	免疫荧光	微生物学
6520-1	卡氏肺孢子虫 Ag	任意浓度	时间点	XXX	等级型	免疫荧光	微生物学
6521-9	金罗维氏肺孢子虫 DNA	任意浓度	时间点	XXX	等级型	探针.扩增.靶向扩增	微生物学

LOINC 代码	名称	属性	时间特征	系统	标尺类型	方法类型	分类
6522-7	狂犬病病毒 Ab	任意浓度	时间点	脑脊液	定量型		微生物学
6523-5	狂犬病病毒 Ab	任意浓度	时间点	脑脊液	定量型	中和作用	微生物学
6524-3	狂犬病病毒 Ab	任意浓度	时间点	血清	定量型	中和作用	微生物学
6525-0	狂犬病病毒 Ab	任意浓度	时间点	组织	定量型	中和作用	微生物学
6526-8	狂犬病病毒 Ab	任意浓度	时间点	XXX	定量型		微生物学
6527-6	狂犬病病毒 Ab	任意浓度	时间点	XXX	定量型	中和作用	微生物学
652-8	显微镜观察	存在与否或身份标识	时间点	尿液	名义型	抗酸染色. ZIEHL-NEELSEN	微生物学
6528-4	狂犬病病毒 Ag	任意浓度	时间点	组织	等级型	免疫荧光	微生物学
6529-2	狂犬病病毒 Ag	任意浓度	时间点	组织	定量型	免疫荧光	微生物学
65-3	头孢羟氨苄	药物敏感度	时间点	分离物	定量或等级型	琼脂扩散	抗生素敏感性
6530-0	狂犬病病毒 Ag	任意浓度	时间点	组织	定量型	免疫荧光	微生物学
6531-8	狂犬病病毒 Ag	任意浓度	时间点	组织	定量型	免疫荧光	微生物学
6532-6	狂犬病病毒 Ag	任意浓度	时间点	XXX	等级型	免疫荧光	微生物学
6533-4	狂犬病病毒 Ag	任意浓度	时间点	XXX	定量型	免疫荧光	微生物学
6534-2	狂犬病病毒 Ag	任意浓度	时间点	XXX	定量型	免疫荧光	微生物学
6535-9	狂犬病病毒 Ag	任意浓度	时间点	XXX	定量型	免疫荧光	微生物学
653-6	显微镜观察	存在与否或身份标识	时间点	尿液	名义型	革兰染色	微生物学
6536-7	狂犬病病毒，已鉴定的	存在与否或身份标识	时间点	组织	名义型	微生物特异性培养	微生物学
6537-5	狂犬病病毒，已鉴定的	存在与否或身份标识	时间点	组织	名义型	微生物特异性培养	微生物学
6538-3	狂犬病病毒，已鉴定的	存在与否或身份标识	时间点	组织	名义型	微生物特异性培养	微生物学
6539-1	狂犬病病毒，已鉴定的	存在与否或身份标识	时间点	XXX	名义型	微生物特异性培养	微生物学
6540-9	狂犬病病毒，已鉴定的	存在与否或身份标识	时间点	XXX	名义型	微生物特异性培养	微生物学
6541-7	狂犬病病毒，已鉴定的	存在与否或身份标识	时间点	XXX	名义型	微生物特异性培养	微生物学
6542-5	普氏立克次体 Ab	任意浓度	时间点	血清	定量型	补体结合试验	微生物学
6543-3	立克次氏立克次体 Ag	存在与否或身份标识	时间点	组织	名义型	免疫荧光	微生物学
654-4	显微镜观察	存在与否或身份标识	时间点	XXX	名义型	抗酸染色. KINYOUN	微生物学
6544-1	立克次体 sp，已鉴定的	存在与否或身份标识	时间点	生殖器	名义型	微生物特异性培养	微生物学
6545-8	立克次体 sp，已鉴定的	存在与否或身份标识	时间点	唾液	名义型	微生物特异性培养	微生物学
6546-6	立克次体 sp，已鉴定的	存在与否或身份标识	时间点	XXX	名义型	微生物特异性培养	微生物学
6547-4	轮状病毒，已鉴定的	存在与否或身份标识	时间点	XXX	名义型	微生物特异性培养	微生物学
6548-2	风疹病毒，已鉴定的	存在与否或身份标识	时间点	血清	名义型	微生物特异性培养	微生物学
6549-0	圣路易脑炎病毒 Ag	任意浓度	时间点	血清	定量型		微生物学
6550-8	金黄色葡萄球菌 Ab	任意浓度	时间点	血清	定量型		微生物学

LOINC 代码	名称	属性	时间特征	系统	标尺类型	方法类型	分类
655-1	显微镜观察	存在与否或身份标识	时间点	XXX	名义型	抗酸染色. KINYOUN 改良的	微生物学
6551-6	无乳链球菌 Ag	任意浓度	时间点	咽喉	等级型	免疫荧光	微生物学
6552-4	肺炎双球菌 Ab	任意浓度	时间点	血清	等级型	酶免疫分析	微生物学
6553-2	肺炎双球菌 Ag	任意浓度	时间点	脑脊液	等级型	免疫荧光	微生物学
6554-0	肺炎双球菌 Ag	任意浓度	时间点	唾液	等级型	免疫荧光	微生物学
6555-7	肺炎双球菌 Ag	任意浓度	时间点	XXX	等级型	免疫荧光	微生物学
6556-5	化脓性链球菌 Ag	任意浓度	时间点	咽喉	等级型	酶免疫分析	微生物学
6557-3	化脓性链球菌 Ag	任意浓度	时间点	咽喉	等级型	免疫荧光	微生物学
6558-1	化脓性链球菌 Ag	任意浓度	时间点	XXX	等级型	酶免疫分析	微生物学
6559-9	化脓性链球菌 Ag	任意浓度	时间点	XXX	等级型	免疫荧光	微生物学
6560-7	卵形疟原虫 Ab	任意浓度	时间点	血清	定量型		微生物学
6561-5	苍白密螺旋体 Ab. IgG	任意浓度	时间点	血清	等级型		微生物学
6562-3	苍白密螺旋体 Ab. IgM	任意浓度	时间点	血清	等级型		微生物学
6563-1	旋毛虫 Ab. IgG	任意浓度	时间点	血清	等级型	酶免疫分析	微生物学
6564-9	阴道毛滴虫	任意浓度	时间点	生殖器	等级型	补体结合试验	微生物学
6565-6	阴道毛滴虫	存在与否或身份标识	时间点	生殖器	名义型	湿片法	微生物学
6566-4	阴道毛滴虫 Ag	任意浓度	时间点	生殖器	等级型	酶免疫分析	微生物学
6567-2	阴道毛滴虫 Ag	任意浓度	时间点	生殖器	等级型	免疫荧光	微生物学
6568-0	阴道毛滴虫 rRNA	任意浓度	时间点	生殖器	等级型	探针	微生物学
656-9	显微镜观察	存在与否或身份标识	时间点	XXX	名义型	抗酸染色. ZIEHL-NEELSEN	微生物学
6569-8	水痘-带状疱疹病毒 Ab. IgG	稀释系数、稀释倍数（滴度）	时间点	血清	定量型	免疫荧光	微生物学
6570-6	水痘-带状疱疹病毒 Ab. IgM	稀释系数、稀释倍数（滴度）	时间点	血清	定量型	免疫荧光	微生物学
6571-4	委内瑞拉马脑炎病毒 Ab	任意浓度	时间点	血清	定量型		微生物学
6572-2	委内瑞拉马脑炎病毒 Ag	任意浓度	时间点	血清	等级型	酶免疫分析	微生物学
6573-0	委内瑞拉马脑炎病毒 Ag	任意浓度	时间点	血清	等级型	免疫荧光	微生物学
6574-8	大肠杆菌毒素 1	任意浓度	时间点	大便	等级型		微生物学
6575-5	大肠杆菌毒素 1 Ab	稀释系数、稀释倍数（滴度）	时间点	大便	定量型	中和作用	微生物学
6576-3	大肠杆菌毒素 2	任意浓度	时间点	大便	等级型		微生物学
657-7	显微镜观察	存在与否或身份标识	时间点	XXX	名义型	吖啶橙染色	微生物学
6577-1	大肠杆菌毒素 2 Ab	稀释系数、稀释倍数（滴度）	时间点	大便	定量型	中和作用	微生物学
6578-9	弧菌 sp，已鉴定的	存在与否或身份标识	时间点	全血	名义型	微生物特异性培养	微生物学
6579-7	弧菌 sp，已鉴定的	存在与否或身份标识	时间点	大便	名义型	微生物特异性培养	微生物学
6580-5	弧菌 sp，已鉴定的	存在与否或身份标识	时间点	水	名义型	微生物特异性培养	微生物学
6580-7	密螺旋体，已鉴定的	存在与否或身份标识	时间点	XXX	名义型	微生物特异性培养	微生物学
6581-3	弧菌 sp，已鉴定的	存在与否或身份标识	时间点	XXX	名义型	微生物特异性培养	微生物学
6582-1	病毒包涵体	存在与否或身份标识	时间点	XXX	名义型	Tzanck 涂片	微生物学

LOINC 代码	名称	属性	时间特征	系统	标尺类型	方法类型	分类
6583-9	病毒，已鉴定的	存在与否或身份标识	时间点	精液	名义型	培养	微生物学
6584-7	病毒，已鉴定的	存在与否或身份标识	时间点	XXX	名义型	培养	微生物学
658-5	显微镜观察	存在与否或身份标识	时间点	XXX	名义型	卡尔科弗卢尔（荧光增白剂）白色制备	微生物学
6585-4	西方马脑炎病毒 Ag	任意浓度	时间点	血清	等级型	酶免疫分析	微生物学
6586-2	西方马脑炎病毒 Ag	任意浓度	时间点	血清	等级型	免疫荧光	微生物学
6587-0	黄热病病毒 Ab	稀释系数、稀释倍数（滴度）	时间点	血清	定量型	补体结合试验	微生物学
6588-8	黄热病病毒 Ab	任意浓度	时间点	血清	定量型	血凝抑制试验	微生物学
6589-6	黄热病病毒 Ab	稀释系数、稀释倍数（滴度）	时间点	血清	定量型	免疫荧光	微生物学
6590-4	黄热病病毒 Ab	稀释系数、稀释倍数（滴度）	时间点	血清	定量型	胶乳凝集试验	微生物学
6591-2	黄热病病毒 Ab	任意浓度	时间点	血清	定量型	中和作用	微生物学
6592-0	黄热病病毒 Ab. IgG	任意浓度	时间点	血清	定量型	酶免疫分析	微生物学
659-3	显微镜观察	存在与否或身份标识	时间点	XXX	名义型	碱性品红染色	微生物学
6593-8	黄热病病毒 Ab. IgM	任意浓度	时间点	血清	定量型	酶免疫分析	微生物学
6594-6	阿米巴 已鉴定的	存在与否或身份标识	时间点	XXX	名义型	微生物特异性培养	微生物学
6595-3	肉芽肿鞘杆菌	任意浓度	时间点	分离物	等级型	微生物特异性培养	微生物学
6596-1	白喉种 已鉴定的	存在与否或身份标识	时间点	分离物	名义型	微生物特异性培养	微生物学
6597-9	肌钙蛋白 T. 心脏型	质量浓度	时间点	静脉全血	定量型		化学
6598-7	肌钙蛋白 T. 心脏型	质量浓度	时间点	血清/血浆	定量型		化学
6599-5	流感嗜血杆菌 B Ag	任意浓度	时间点	XXX	等级型	免疫荧光	微生物学
6600-1	嗜血杆菌属 已鉴定的	存在与否或身份标识	时间点	XXX	名义型	微生物特异性培养	微生物学
660-1	显微镜观察	存在与否或身份标识	时间点	XXX	名义型	暗视野检查	微生物学
6601-9	流感病毒，已鉴定的	存在与否或身份标识	时间点	唾液	名义型	微生物特异性培养	微生物学
6602-7	流感病毒，已鉴定的	存在与否或身份标识	时间点	由气管吸出的痰液	名义型	微生物特异性培养	微生物学
6603-5	流感病毒，已鉴定的	存在与否或身份标识	时间点	咽喉	名义型	微生物特异性培养	微生物学
6604-3	流感病毒，已鉴定的	存在与否或身份标识	时间点	XXX	名义型	微生物特异性培养	微生物学
6605-0	问号钩端螺旋体 Ag	任意浓度	时间点	组织	等级型	免疫荧光	微生物学
6606-8	马来丝虫 Ab	任意浓度	时间点	血清	等级型	酶免疫分析	微生物学
6607-6	显微镜观察	存在与否或身份标识	时间点	组织	名义型	暗视野检查	微生物学
6608-4	病毒，已鉴定的	存在与否或身份标识	时间点	分离物	名义型	培养	微生物学
6609-2	李斯特菌 sp，已鉴定的	存在与否或身份标识	时间点	XXX	名义型	微生物特异性培养	微生物学
66-1	头孢羟氨苄	药物敏感度	时间点	分离物＋血清	等级型	测序分型	抗生素敏感性
6610-0	流感嗜血杆菌 A Ag	任意浓度	时间点	脑脊液	等级型	免疫荧光	微生物学

LOINC 代码	名称	属性	时间特征	系统	标尺类型	方法类型	分类
6611-8	流感嗜血杆菌 B Ag	任意浓度	时间点	脑脊液	等级型	免疫荧光	微生物学
6612-6	流感嗜血杆菌 C Ag	任意浓度	时间点	脑脊液	等级型	免疫荧光	微生物学
6613-4	流感嗜血杆菌 D Ag	任意浓度	时间点	脑脊液	等级型	免疫荧光	微生物学
6614-2	流感嗜血杆菌 E Ag	任意浓度	时间点	脑脊液	等级型	免疫荧光	微生物学
6615-9	流感嗜血杆菌 F Ag	任意浓度	时间点	脑脊液	等级型	免疫荧光	微生物学
6616-7	视觉敏锐度对数最小分辨角度.右侧	复杂	时间点	眼.右侧	定量型		眼睛
6617-5	视觉敏锐度对数最小分辨角度.左侧	复杂	时间点	眼.左侧	定量型		眼睛
6618-3	棘阿米巴 Ab	任意浓度	时间点	角膜	等级型	免疫荧光	微生物学
661-9	显微镜观察	存在与否或身份标识	时间点	XXX	名义型	干燥标本制作	微生物学
6619-1	棘阿米巴 Ab	任意浓度	时间点	脑脊液	等级型	免疫荧光	微生物学
6620-9	棘阿米巴 Ab	任意浓度	时间点	脑脊液	等级型	酶免疫分析	微生物学
6621-7	利什曼虫 sp Ab	任意浓度	时间点	血清	等级型	免疫荧光	微生物学
6622-5	利什曼虫 sp Ab	任意浓度	时间点	血清	等级型	血凝试验	微生物学
6623-3	利什曼虫 sp Ab	任意浓度	时间点	血清	等级型	补体结合试验	微生物学
6624-1	福（勒）氏耐格里阿米巴 Ab	任意浓度	时间点	脑脊液	等级型	免疫荧光	微生物学
6625-8	福（勒）氏耐格里阿米巴 Ab	任意浓度	时间点	脑脊液	等级型	酶免疫分析	微生物学
6626-6	日本裂体吸虫 Ab	稀释系数、稀释倍数（滴度）	时间点	血清	定量型	补体结合试验	微生物学
662-7	显微镜观察	存在与否或身份标识	时间点	XXX	名义型	姬姆萨染色	微生物学
6627-4	曼［森］氏裂体吸虫 Ab	任意浓度	时间点	血清	等级型	酶免疫分析	微生物学
6628-2	裂体吸虫 sp Ab	任意浓度	时间点	血清	等级型	免疫荧光	微生物学
6629-0	裂体吸虫 sp Ab	任意浓度	时间点	血清	等级型	酶免疫分析	微生物学
6630-8	裂体吸虫 sp Ab	任意浓度	时间点	血清	等级型	血凝试验	微生物学
6631-6	裂体吸虫 sp Ab	任意浓度	时间点	血清	等级型	补体结合试验	微生物学
6632-4	粪类圆线虫 Ab. IgG	任意浓度	时间点	血清	等级型	酶免疫分析	微生物学
6633-2	斑氏线虫 Ab	任意浓度	时间点	血清	等级型	酶免疫分析	微生物学
6634-0	香港甲型流感病毒 Ab	任意浓度	时间点	血清	定量型	血凝抑制试验	微生物学
663-5	显微镜观察	存在与否或身份标识	时间点	XXX	名义型	Gimenez 染色	微生物学
6635-7	英格兰甲型流感病毒 Ab	任意浓度	时间点	血清	定量型	血凝抑制试验	微生物学
6636-5	Chalmers 港甲型流感病毒 Ab	任意浓度	时间点	血清	定量型	血凝抑制试验	微生物学
6637-3	维多利亚甲型流感病毒 Ab	任意浓度	时间点	血清	定量型	血凝抑制试验	微生物学
6638-1	德克萨斯甲型流感病毒 Ab	任意浓度	时间点	血清	定量型	血凝抑制试验	微生物学
6639-9	曼谷甲型流感病毒 Ab	任意浓度	时间点	血清	定量型	血凝抑制试验	微生物学
6640-7	菲律宾甲型流感病毒 Ab	任意浓度	时间点	血清	定量型	血凝抑制试验	微生物学

LOINC 代码	名称	属性	时间特征	系统	标尺类型	方法类型	分类
6641-5	密西西比甲型流感病毒 Ab	任意浓度	时间点	血清	定量型	血凝抑制试验	微生物学
6642-3	列宁格勒甲型流感病毒 Ab	任意浓度	时间点	血清	定量型	血凝抑制试验	微生物学
664-3	显微镜观察	存在与否或身份标识	时间点	XXX	名义型	革兰染色	微生物学
6643-1	头孢吡肟	药物敏感度	时间点	分离物	定量型	最小致死浓度	抗生素敏感性
6644-9	头孢吡肟	药物敏感度	时间点	分离物	定量或等级型	最小抑制浓度	抗生素敏感性
6645-7	头孢吡肟	药物敏感度	时间点	分离物	定量或等级型	琼脂扩散	抗生素敏感性
6646-5	头孢吡肟	药物敏感度	时间点	分离物＋血清	等级型	测序分型	抗生素敏感性
6647-3	头孢匹罗	药物敏感度	时间点	分离物	定量型	最小致死浓度	抗生素敏感性
6648-1	头孢匹罗	药物敏感度	时间点	分离物	定量或等级型	最小抑制浓度	抗生素敏感性
6649-9	头孢匹罗	药物敏感度	时间点	分离物	定量或等级型	琼脂扩散	抗生素敏感性
665-0	显微镜观察	存在与否或身份标识	时间点	XXX	名义型	苏木精与曙红染色	微生物学
6650-6	头孢匹罗	药物敏感度	时间点	分离物＋血清	等级型	测序分型	抗生素敏感性
6651-4	美罗培南	药物敏感度	时间点	分离物	定量型	最小致死浓度	抗生素敏感性
6652-2	美罗培南	药物敏感度	时间点	分离物	定量或等级型	最小抑制浓度	抗生素敏感性
6653-0	美罗培南	药物敏感度	时间点	分离物	定量或等级型	琼脂扩散	抗生素敏感性
6654-8	美罗培南	药物敏感度	时间点	分离物＋血清	等级型	测序分型	抗生素敏感性
6655-5	显微镜观察	存在与否或身份标识	时间点	组织	名义型	抗酸染色. KINYOUN	微生物学
6656-3	显微镜观察	存在与否或身份标识	时间点	组织	名义型	抗酸染色. KINYOUN 改良的	微生物学
6657-1	显微镜观察	存在与否或身份标识	时间点	组织	名义型	抗酸染色. ZIEHL-NEELSEN	微生物学
6658-9	显微镜观察	存在与否或身份标识	时间点	组织	名义型	吖啶橙染色	微生物学
6659-7	显微镜观察	存在与否或身份标识	时间点	组织	名义型	碱性品红染色	微生物学
6660-5	显微镜观察	存在与否或身份标识	时间点	组织	名义型	暗视野检查	微生物学
6661-3	显微镜观察	存在与否或身份标识	时间点	组织	名义型	干燥标本制作	微生物学
6662-1	显微镜观察	存在与否或身份标识	时间点	组织	名义型	姬姆萨染色	微生物学
6663-9	显微镜观察	存在与否或身份标识	时间点	组织	名义型	Gimenez 染色	微生物学
6664-7	显微镜观察	存在与否或身份标识	时间点	组织	名义型	革兰染色	微生物学

LOINC 代码	名称	属性	时间特征	系统	标尺类型	方法类型	分类
6665-4	显微镜观察	存在与否或身份标识	时间点	组织	名义型	苏木精与曙红染色	微生物学
6666-2	显微镜观察	存在与否或身份标识	时间点	组织	名义型	印度墨汁处理标本	微生物学
6667-0	显微镜观察	存在与否或身份标识	时间点	组织	名义型	氢氧化钾处理标本	微生物学
666-8	显微镜观察	存在与否或身份标识	时间点	XXX	名义型	印度墨汁处理标本	微生物学
6668-8	显微镜观察	存在与否或身份标识	时间点	组织	名义型	M'Fadyean 染色	微生物学
6669-6	显微镜观察	存在与否或身份标识	时间点	组织	名义型	Macchia-vello 染色	微生物学
6670-4	显微镜观察	存在与否或身份标识	时间点	组织	名义型	疟疾涂片	微生物学
6671-2	显微镜观察	存在与否或身份标识	时间点	组织	名义型	乌洛托品硝酸银染色	微生物学
6672-0	显微镜观察	存在与否或身份标识	时间点	组织	名义型	亚甲蓝染色. LOEFFLER	微生物学
6673-8	显微镜观察	存在与否或身份标识	时间点	组织	名义型	Neisser 染色	微生物学
6674-6	显微镜观察	存在与否或身份标识	时间点	组织	名义型	虫卵与寄生虫标本制备	微生物学
6675-3	显微镜观察	存在与否或身份标识	时间点	组织	名义型	高碘酸-Schiff 染色	微生物学
667-6	显微镜观察	存在与否或身份标识	时间点	XXX	名义型	氢氧化钾处理标本	微生物学
6676-1	显微镜观察	存在与否或身份标识	时间点	组织	名义型	蛲虫检查	微生物学
6677-9	显微镜观察	存在与否或身份标识	时间点	组织	名义型	若丹明-金胺荧光染料染色	微生物学
6678-7	显微镜观察	存在与否或身份标识	时间点	组织	名义型	甲苯胺蓝 O 染色	病理学
6679-5	显微镜观察	存在与否或身份标识	时间点	组织	名义型	Warthin-Starry 染色	微生物学
6680-3	显微镜观察	存在与否或身份标识	时间点	组织	名义型	湿片法	微生物学
6681-1	显微镜观察	存在与否或身份标识	时间点	组织	名义型	瑞氏染色	微生物学
6682-9	显微镜观察	存在与否或身份标识	时间点	组织	名义型	瑞氏姬姆萨染色	病理学
6683-7	蛇毒凝血酶诱导的凝血	时间（如秒数）	时间点	贫血小板血浆	定量型	凝集反应	凝血功能检查
668-4	显微镜观察	存在与否或身份标识	时间点	XXX	名义型	M'Fadyean 染色	微生物学
6684-5	蛇毒凝血酶诱导的凝血	时间（如秒数）	时间点	贫血小板血浆	定量型	倾斜试管	凝血功能检查
6685-2	载脂蛋白 B/载脂蛋白 A-I	质量浓度比率	时间点	血清/血浆	定量型		化学
6686-0	维生素 C	质量浓度	时间点	血清/血浆	定量型		化学
6687-8	枸橼酸盐	质量速率	24 小时	尿液	定量型		化学
6688-6	柯萨奇病毒 A16 Ab	稀释系数、稀释倍数（滴度）	时间点	血清	定量型	补体结合试验	微生物学

LOINC 代码	名称	属性	时间特征	系统	标尺类型	方法类型	分类
6689-4	葡萄糖^餐后 2 小时	质量浓度	时间点	全血	定量型		刺激耐受试验
6690-2	白细胞	数量或计数浓度（计数/容积）	时间点	全血	定量型	自动化计数	血液学/细胞分类计数
6691-0	克塞平＋8-羟基氯哌氧	质量浓度	时间点	血清/血浆	定量型		药物水平/毒理学
669-2	显微镜观察	存在与否或身份标识	时间点	XXX	名义型	Macchia-vello 染色	微生物学
6692-8	促黄体激素	摩尔速率	24 小时	尿液	定量型		化学
6693-6	汞	质量速率	24 小时	尿液	定量型		药物水平/毒理学
6694-4	奎尼丁	质量浓度	时间点	血清/血浆	定量型		药物水平/毒理学
6695-1	维生素 B_2	质量浓度	时间点	全血	定量型		化学
6696-9	替沃噻吨	质量浓度	时间点	血清/血浆	定量型		药物水平/毒理学
6697-7	淀粉酶	催化浓度	时间点	血清	定量型		化学
6698-5	醛缩酶	催化浓度	时间点	血清	定量型		化学
6699-3	δ5-孕三醇	质量速率	24 小时	尿液	定量型		化学
6-7	金刚烷胺	药物敏感度	时间点	分离物	定量或等级型		抗生素敏感性
670-0	显微镜观察	存在与否或身份标识	时间点	XXX	名义型	乌洛托品硝酸银染色	微生物学
6700-9	11-羟基本胆烷醇酮	质量速率	24 小时	尿液	定量型		化学
6701-7	11-羟基雄酮	质量速率	24 小时	尿液	定量型		化学
6702-5	11-酮雄酮	质量速率	24 小时	尿液	定量型		化学
6703-3	11-酮本胆烷醇酮	质量速率	24 小时	尿液	定量型		化学
6704-1	11-酮孕三醇	质量速率	24 小时	尿液	定量型		化学
6705-8	雄酮	质量速率	24 小时	尿液	定量型		化学
6706-6	丁氨苯丙酮	质量浓度	时间点	血清/血浆	定量型		药物水平/毒理学
6707-4	CD16-CD57＋	任意浓度	时间点	白细胞	定量型		细胞标志物
6708-2	埃柯病毒 11 Ab	稀释系数、稀释倍数（滴度）	时间点	血清	定量型	补体结合试验	微生物学
6709-0	马尿酸	质量浓度	时间点	尿液	定量型		药物水平/毒理学
6710-8	羟基脯氨酸	质量速率	24 小时	尿液	定量型		化学
6711-6	对乙酰氨基酚 Ab. IgE	任意浓度	时间点	血清	定量型		变态反应
6712-4	氨苄西林 Ab. IgE	任意浓度	时间点	血清	定量型		变态反应
6713-2	面包酵母 Ab. IgG	任意浓度	时间点	血清	定量型		变态反应
6714-0	牛肉 Ab. IgG	任意浓度	时间点	血清	定量型		变态反应
6715-7	啤酒用酵母 Ab. IgG	任意浓度	时间点	血清	定量型		变态反应
6716-5	心磷脂 Ab. IgG	任意浓度	时间点	血清	定量型	酶免疫分析	凝血功能检查
6717-3	心磷脂 Ab. IgM	任意浓度	时间点	血清	定量型	酶免疫分析	凝血功能检查
671-8	显微镜观察	存在与否或身份标识	时间点	XXX	名义型	亚甲蓝染色. LOEFFLER	微生物学
6718-1	腰果 Ab. IgE	任意浓度	时间点	血清	定量型		变态反应
6719-9	甜樱桃 Ab. IgE	任意浓度	时间点	血清	定量型		变态反应
6720-7	巧克力 Ab. IgG	任意浓度	时间点	血清	定量型		变态反应

LOINC 代码	名称	属性	时间特征	系统	标尺类型	方法类型	分类
6721-5	大西洋真鳕 Ab. IgG	任意浓度	时间点	血清	定量型		变态反应
6722-3	咖啡属 spp Ab. IgG	任意浓度	时间点	血清	定量型		变态反应
6723-1	玉米 Ab. IgG	任意浓度	时间点	血清	定量型		变态反应
6724-9	黄瓜 Ab. IgE	任意浓度	时间点	血清	定量型		变态反应
6725-6	卵白 Ab. IgG	任意浓度	时间点	血清	定量型		变态反应
672-6	显微镜观察	存在与否或身份标识	时间点	XXX	名义型	Neisser 染色	微生物学
6726-4	燕麦草 Ab. IgE	任意浓度	时间点	血清	定量型		变态反应
6727-2	西方蜜蜂 Ab. IgG	任意浓度	时间点	血清	定量型		变态反应
6728-0	乳胶手套提取物 Ab. IgE	任意浓度	时间点	血清	定量型		变态反应
6729-8	牛奶 Ab. IgG	任意浓度	时间点	血清	定量型		变态反应
6730-6	甜橙 Ab. IgG	任意浓度	时间点	血清	定量型		变态反应
6731-4	黄蜂 spp Ab. IgG	任意浓度	时间点	血清	定量型		变态反应
6732-2	落花生 Ab. IgG	任意浓度	时间点	血清	定量型		变态反应
6733-0	鸽血清 Ab	任意浓度	时间点	血清	等级型	免疫扩散	变态反应
673-4	显微镜观察	存在与否或身份标识	时间点	XXX	名义型	虫卵与寄生虫标本制备	微生物学
6734-8	猪肉 Ab. IgG	任意浓度	时间点	血清	定量型		变态反应
6735-5	大豆 Ab. IgG	任意浓度	时间点	血清	定量型		变态反应
6736-3	番茄 Ab. IgG	任意浓度	时间点	血清	定量型		变态反应
6737-1	小麦 Ab. IgG	任意浓度	时间点	血清	定量型		变态反应
6738-9	皱叶酸模 Ab. IgE	任意浓度	时间点	血清	定量型		变态反应
6739-7	长黄胡蜂 Ab. IgG	任意浓度	时间点	血清	定量型		变态反应
6740-5	黄胡蜂 spp Ab. IgE	任意浓度	时间点	血清	定量型		变态反应
6741-3	红细胞	数量或计数浓度（计数/容积）	时间点	体液	定量型	手工计数	血液学/细胞分类计数
674-2	显微镜观察	存在与否或身份标识	时间点	XXX	名义型	高碘酸-Schiff 染色	微生物学
6742-1	红细胞	形态学	时间点	全血	名义型		血液学/细胞分类计数
6743-9	白细胞	数量或计数浓度（计数/容积）	时间点	体液	定量型	手工计数	血液学/细胞分类计数
6744-7	淋巴细胞	数量或计数浓度（计数/容积）	时间点	体液	定量型	手工计数	血液学/细胞分类计数
6745-4	嗜中性粒细胞. 分叶型	数量或计数浓度（计数/容积）	时间点	体液	定量型	手工计数	血液学/细胞分类计数
6746-2	幼淋巴细胞/100 白细胞	数量或计数分数	时间点	全血	定量型	手工计数	血液学/细胞分类计数
6747-0	葡萄糖^口服 50 g 乳糖后 1 小时	任意浓度	时间点	尿液	等级型	试纸条	刺激耐受试验
6748-8	葡萄糖^口服 75 g 葡萄糖后 1 小时	任意浓度	时间点	尿液	等级型	试纸条	刺激耐受试验
6749-6	葡萄糖^口服 75 g 葡萄糖后 2.5 小时	质量浓度	时间点	血清/血浆	定量型		刺激耐受试验
6750-4	葡萄糖^口服 50 g 乳糖后 2 小时	任意浓度	时间点	尿液	等级型	试纸条	刺激耐受试验
6751-2	葡萄糖^口服 75 g 葡萄糖后 2 小时	任意浓度	时间点	尿液	等级型	试纸条	刺激耐受试验
6752-0	葡萄糖^口服 75 g 葡萄糖后 3.5 小时	质量浓度	时间点	血清/血浆	定量型		刺激耐受试验

LOINC 代码	名称	属性	时间特征	系统	标尺类型	方法类型	分类
6753-8	葡萄糖^口服 50 g 乳糖后 30 分钟	任意浓度	时间点	尿液	等级型	试纸条	刺激耐受试验
6754-6	葡萄糖^口服 75 g 葡萄糖后 30 分钟	任意浓度	时间点	尿液	等级型	试纸条	刺激耐受试验
6755-3	葡萄糖^口服 75 g 葡萄糖后 3 小时	任意浓度	时间点	尿液	等级型	试纸条	刺激耐受试验
6756-1	葡萄糖^口服 75 g 葡萄糖后 4.5 小时	质量浓度	时间点	血清/血浆	定量型		刺激耐受试验
6757-9	葡萄糖^口服 75 g 葡萄糖后 4 小时	任意浓度	时间点	尿液	等级型	试纸条	刺激耐受试验
6758-7	葡萄糖^口服 75 g 葡萄糖后 5 小时	任意浓度	时间点	尿液	等级型	试纸条	刺激耐受试验
675-9	显微镜观察	存在与否或身份标识	时间点	XXX	名义型	蛲虫检查	微生物学
6759-5	葡萄糖^口服 75 g 葡萄糖后 6 小时	任意浓度	时间点	尿液	等级型	试纸条	刺激耐受试验
6760-3	葡萄糖^口服 75 g 葡萄糖后 6 小时	质量浓度	时间点	血清/血浆	定量型		刺激耐受试验
6761-1	葡萄糖^口服 50 g 乳糖后 1.5 小时	任意浓度	时间点	尿液	等级型	试纸条	刺激耐受试验
6762-9	葡萄糖^口服 50 g 乳糖后 1.5 小时	质量浓度	时间点	血清/血浆	定量型		刺激耐受试验
6763-7	葡萄糖^口服 75 g 葡萄糖后 1.5 小时	任意浓度	时间点	尿液	等级型	试纸条	刺激耐受试验
6764-5	葡萄糖^热量型禁食后	任意浓度	时间点	尿液	等级型	试纸条	刺激耐受试验
6765-2	17-羟基孕烯醇酮	质量浓度	时间点	血清/血浆	定量型		化学
6766-0	17-酮类固醇	质量速率	24 小时	尿液	定量型		化学
676-7	显微镜观察	存在与否或身份标识	时间点	XXX	名义型	若丹明-金胺荧光染料染色	微生物学
6767-8	18-羟皮质类固醇	质量浓度	时间点	血清	定量型		化学
6768-6	碱性磷酸酶	催化浓度	时间点	血清/血浆	定量型		化学
6769-4	碱性磷酸酶	催化浓度	时间点	血清/血浆	定量型		化学
6770-2	α1 抗胰蛋白酶表型	存在与否或身份标识	时间点	血清/血浆	名义型	免疫固定	化学
6771-0	α1 抗胰蛋白酶	质量浓度	时间点	血清/血浆	定量型	比浊法	化学
6772-8	载脂蛋白 B	质量浓度	时间点	血清/血浆	定量型		化学
6773-6	肌酸激酶.MB	催化浓度	时间点	血清/血浆	定量型	酶免疫分析	化学
6774-4	去乙胺碘酮	质量浓度	时间点	血清/血浆	定量型		药物水平/毒理学
677-5	显微镜观察	存在与否或身份标识	时间点	XXX	名义型	甲苯胺蓝 O 染色	微生物学
6775-1	雄诺龙	质量浓度	时间点	血清	定量型		化学
6776-9	雌酮	质量速率	24 小时	尿液	定量型		化学
6777-7	葡萄糖	质量浓度	时间点	血清/血浆	定量型		化学
6778-5	IgA	质量浓度	时间点	尿液	定量型	电泳	化学
6779-3	IgA	质量浓度	时间点	尿液	定量型	酶免疫分析	化学
6780-1	IgG	质量浓度	时间点	尿液	定量型	电泳	化学
6781-9	IgG	质量浓度	时间点	尿液	定量型	酶免疫分析	化学
6782-7	IgG/白蛋白	质量浓度比率	时间点	血清	定量型		化学
678-3	显微镜观察	存在与否或身份标识	时间点	XXX	名义型	三色染色	微生物学
6783-5	IgM	质量浓度	时间点	尿液	定量型	电泳	化学

LOINC 代码	名称	属性	时间特征	系统	标尺类型	方法类型	分类
6784-3	IgM	质量浓度	时间点	尿液	定量型	酶免疫分析	化学
6785-0	免疫球蛋白轻链.κ	任意浓度	时间点	血清	等级型	电泳	化学
6786-8	免疫球蛋白轻链.κ	任意浓度	时间点	尿液	等级型	电泳	化学
6787-6	免疫球蛋白轻链.κ	任意浓度	时间点	血清	等级型	酶免疫分析	化学
6788-4	免疫球蛋白轻链.κ/免疫球蛋白轻链.λ	质量浓度比率	时间点	血清	定量型	酶免疫分析	化学
6789-2	免疫球蛋白轻链.λ	任意浓度	时间点	血清	等级型	电泳	化学
67-9	头孢孟多	药物敏感度	时间点	分离物	定量型	最小致死浓度	抗生素敏感性
6790-0	免疫球蛋白轻链.λ	任意浓度	时间点	尿液	等级型	电泳	化学
679-1	显微镜观察	存在与否或身份标识	时间点	XXX	名义型	Warthin-Starry 染色	微生物学
6791-8	免疫球蛋白轻链.λ	任意浓度	时间点	血清	等级型	酶免疫分析	化学
6792-6	钾	摩尔速率	24 小时	大便	定量型		化学
6793-4	前白蛋白	质量浓度	时间点	血清/血浆	定量型	酶免疫分析	化学
6794-2	α1 球蛋白	质量速率	24 小时	尿液	定量型	电泳	化学
6795-9	α2 球蛋白	质量速率	24 小时	尿液	定量型	电泳	化学
6796-7	转铁蛋白饱和度	质量分数	时间点	血清	定量型		化学
6797-5	环苯扎林	质量浓度	时间点	血清/血浆	定量型		药物水平/毒理学
6798-3	间甲肾上腺素	质量速率	24 小时	尿液	定量型		药物水平/毒理学
6799-1	三环抗抑郁症类药物	任意浓度	时间点	尿液	等级型	酶免疫分析	药物水平/毒理学
6800-7	精子.运动型/100 精子	数量或计数分数	时间点	精液	定量型		生育能力
6801-5	补体 C3	质量浓度	时间点	体液	定量型		血液学/细胞分类计数
6802-3	人类白细胞抗原-DR10	任意浓度	时间点	全血	等级型		人类白细胞抗原
6803-1	人类白细胞抗原-DR15	任意浓度	时间点	全血	等级型		人类白细胞抗原
6804-9	人类白细胞抗原-DR52	任意浓度	时间点	全血	等级型		人类白细胞抗原
6805-6	人类白细胞抗原-DR53	任意浓度	时间点	全血	等级型		人类白细胞抗原
6806-4	人类白细胞抗原-DR6	任意浓度	时间点	全血	等级型		人类白细胞抗原
6807-2	人类白细胞抗原-DR8	任意浓度	时间点	全血	等级型		人类白细胞抗原
6808-0	烟曲霉菌 1 Ab	任意浓度	时间点	血清	等级型	免疫扩散	微生物学
680-9	显微镜观察	存在与否或身份标识	时间点	XXX	名义型	湿片法	微生物学
6809-8	烟曲霉菌 6 Ab	任意浓度	时间点	血清	等级型	免疫扩散	微生物学
6810-6	出芽短梗霉菌 Ab	任意浓度	时间点	血清	等级型	免疫扩散	微生物学
6811-4	登革热病毒 Ab. IgG	稀释系数、稀释倍数（滴度）	时间点	血清	定量型		微生物学
6812-2	登革热病毒 Ab. IgM	稀释系数、稀释倍数（滴度）	时间点	血清	定量型		微生物学
6813-0	埃柯病毒 16 Ab	稀释系数、稀释倍数（滴度）	时间点	血清	定量型	补体结合试验	微生物学
6814-8	EB 病毒早期 Ab. IgG	任意浓度	时间点	血清	等级型	免疫荧光	微生物学

LOINC 代码	名称	属性	时间特征	系统	标尺类型	方法类型	分类
6815-5	EB 病毒细胞核 Ab. IgM	任意浓度	时间点	血清	等级型	酶免疫分析	微生物学
6816-3	荚膜组织胞浆菌菌丝体 Ab	任意浓度	时间点	血清	等级型		微生物学
681-7	显微镜观察	存在与否或身份标识	时间点	XXX	名义型	瑞氏染色	微生物学
6817-1	荚膜组织胞浆菌酵母 Ab	任意浓度	时间点	血清	等级型		微生物学
6818-9	直杆糖多孢菌 Ab	任意浓度	时间点	血清	等级型	免疫扩散	微生物学
6819-7	链球菌 sp Ab	任意浓度	时间点	血清	等级型		微生物学
6820-5	链球菌 sp Ab	稀释系数、稀释倍数（滴度）	时间点	血清	定量型		微生物学
6821-3	普通高温放线菌 Ab	任意浓度	时间点	血清	等级型	免疫扩散	微生物学
6822-1	细胞核 Ab	稀释系数、稀释倍数（滴度）	时间点	关节液	定量型	间接免疫荧光抗体	血清学
6823-9	类风湿因子	任意浓度	时间点	关节液	等级型	胶乳凝集试验	血清学
6824-7	颜色	类型	时间点	体液	名义型	目视	标本特性
682-5	显微镜观察	存在与否或身份标识	时间点	XXX	名义型	瑞氏姬姆萨染色	微生物学
6825-4	结晶	存在与否或身份标识	时间点	体液	名义型	光学显微镜检查	化学
6826-2	结晶	存在与否或身份标识	时间点	胸水	名义型	光学显微镜检查	化学
6827-0	杆菌肽	药物敏感度	时间点	分离物	定量或等级型	最小抑制浓度	抗生素敏感性
6828-8	链格孢 Ab. IgE	任意浓度	时间点	血清	定量型		变态反应
6829-6	阿莫西林 Ab. IgE	任意浓度	时间点	血清	定量型		变态反应
6830-4	黑曲霉菌 Ab. IgE	任意浓度	时间点	血清	定量型		变态反应
6831-2	绿豆 Ab. IgE	任意浓度	时间点	血清	定量型		变态反应
6832-0	阔叶白蜡 Ab. IgE	任意浓度	时间点	血清	定量型		变态反应
683-3	支原体 sp. 生殖器，已鉴定的	存在与否或身份标识	时间点	生殖器	名义型	微生物特异性培养	微生物学
6833-8	猫毛屑 Ab. IgE	任意浓度	时间点	血清	定量型		变态反应
6834-6	猫毛+猫上皮 Ab. IgE	任意浓度	时间点	血清	定量型		变态反应
6835-3	花椰菜 Ab. IgE	任意浓度	时间点	血清	定量型		变态反应
6836-1	鸡血清蛋白质 Ab. IgE	任意浓度	时间点	血清	定量型		变态反应
6837-9	樟属 spp Ab. IgE	任意浓度	时间点	血清	定量型		变态反应
6838-7	鸡尾鹦鹉粪 Ab. IgE	任意浓度	时间点	血清	定量型		变态反应
6839-5	皮质隐子座菌 Ab. IgE	任意浓度	时间点	血清	定量型		变态反应
6840-3	沙鼠 Ab. IgE	任意浓度	时间点	血清	定量型		变态反应
684-1	支原体 sp. 呼吸道，已鉴定的	存在与否或身份标识	时间点	唾液	名义型	微生物特异性培养	微生物学
6841-1	葡萄 Ab. IgE	任意浓度	时间点	血清	定量型		变态反应
6842-9	大西洋庸鲽 Ab. IgE	任意浓度	时间点	血清	定量型		变态反应
6843-7	西方蜜蜂 Ab. IgE	任意浓度	时间点	血清	定量型		变态反应
6844-5	西方蜜蜂 Ab. IgE	任意浓度	时间点	血清	定量型		变态反应
6845-2	乳胶手套提取物，氨化的 Ab. IgE	任意浓度	时间点	血清	定量型		变态反应
6846-0	乳胶手套提取物，缓冲的 Ab. IgE	任意浓度	时间点	血清	定量型		变态反应
6847-8	土荆芥 Ab. IgE	任意浓度	时间点	血清	定量型		变态反应
6848-6	圆生蘑菇 Ab. IgE	任意浓度	时间点	血清	定量型		变态反应

LOINC 代码	名称	属性	时间特征	系统	标尺类型	方法类型	分类
6849-4	白栎 Ab. IgE	任意浓度	时间点	血清	定量型		变态反应
6850-2	番木瓜 Ab. IgE	任意浓度	时间点	血清	定量型		变态反应
6851-0	青霉素 G Ab. IgE	任意浓度	时间点	血清	定量型		变态反应
6852-8	绿胡椒 Ab. IgE	任意浓度	时间点	血清	定量型		变态反应
6853-6	杏梅 Ab. IgE	任意浓度	时间点	血清	定量型		变态反应
6854-4	西葫芦 Ab. IgE	任意浓度	时间点	血清	定量型		变态反应
6855-1	芦苇 Ab. IgE	任意浓度	时间点	血清	定量型		变态反应
6856-9	菠菜 Ab. IgE	任意浓度	时间点	血清	定量型		变态反应
6857-7	欧洲云杉 Ab. IgE	任意浓度	时间点	血清	定量型		变态反应
685-8	支原体 sp. 呼吸道，已鉴定的	存在与否或身份标识	时间点	咽喉	名义型	微生物特异性培养	微生物学
6858-5	枪乌贼 sp Ab. IgE	任意浓度	时间点	血清	定量型		变态反应
6859-3	烟草 Ab. IgE	任意浓度	时间点	血清	定量型		变态反应
6860-1	红色毛癣菌 Ab. IgE	任意浓度	时间点	血清	定量型		变态反应
6861-9	香子兰 Ab. IgG	任意浓度	时间点	血清	定量型		变态反应
6862-7	黑杨柳 Ab. IgE	任意浓度	时间点	血清	定量型		变态反应
6863-5	幼淋巴细胞	数量或计数浓度（计数/容积）	时间点	全血	定量型	手工计数	血液学/细胞分类计数
6864-3	血红蛋白 S	任意浓度	时间点	全血	等级型	可溶性试验	血液学/细胞分类计数
6865-0	1-甲基组氨酸	质量速率	24 小时	尿液	定量型		化学
686-6	支原体 sp. 呼吸道，已鉴定的	存在与否或身份标识	时间点	XXX	名义型	微生物特异性培养	微生物学
6866-8	17-羟基皮质类固醇	质量浓度	24 小时	尿液	定量型		化学
6867-6	3-甲基组氨酸	质量速率	24 小时	尿液	定量型		化学
6868-4	一磷酸腺苷. 环化型	质量浓度	时间点	尿液	定量型		化学
6869-2	别-四氢皮质醇	质量速率	24 小时	尿液	定量型		化学
68-7	头孢孟多	药物敏感度	时间点	分离物	定量或等级型	最小抑制浓度	抗生素敏感性
6870-0	α 氨基丁酸	质量浓度	24 小时	尿液	定量型		化学
6871-8	鹅肌肽	质量速率	24 小时	尿液	定量型		化学
6872-6	β 丙氨酸	质量速率	24 小时	尿液	定量型		化学
6873-4	β 羟基丁酸	摩尔浓度	时间点	血清/血浆	定量型		化学
687-4	支原体 sp+脲原体 sp	存在与否或身份标识	时间点	XXX	名义型	微生物特异性培养	微生物学
6874-2	钙	质量速率	24 小时	尿液	定量型		化学
6875-9	癌 Ag15-3	任意浓度	时间点	血清/血浆	定量型		化学
6876-7	瓜氨酸	质量速率	24 小时	尿液	定量型		化学
6877-5	粪卟啉 1	质量速率	24 小时	尿液	定量型		化学
6878-3	粪卟啉 3	质量速率	24 小时	尿液	定量型		化学
6879-1	促肾上腺皮质激素	质量浓度	时间点	血浆	定量型	放射免疫分析	化学
6880-9	胱硫醚	质量速率	24 小时	尿液	定量型		化学
6881-7	乙醇胺	质量速率	24 小时	尿液	定量型		化学
688-2	淋病奈瑟菌	任意浓度	时间点	子宫颈	等级型	微生物特异性培养	微生物学
6882-5	γ 氨基丁酸	质量速率	24 小时	尿液	定量型		化学
6883-3	葡萄糖. 蛋白质结合型	质量浓度	时间点	血清/血浆	定量型		化学
6884-1	同型胱氨酸	质量速率	24 小时	尿液	定量型		化学

LOINC 代码	名称	属性	时间特征	系统	标尺类型	方法类型	分类
6885-8	羟基赖氨酸	质量速率	24 小时	尿液	定量型		化学
6886-6	IgA 亚类 1	质量浓度	时间点	血清	定量型		化学
6887-4	尿蓝母	质量速率	24 小时	尿液	定量型		化学
6888-2	α2 球蛋白	质量浓度	时间点	尿液	定量型		化学
6889-0	β球蛋白	质量浓度	24 小时	尿液	定量型		化学
689-0	淋病奈瑟菌	任意浓度	时间点	子宫颈	等级型	微生物特异性培养	微生物学
6890-8	γ球蛋白	质量浓度	24 小时	尿液	定量型		化学
6891-6	睾酮.可生物利用性/睾酮.总计	质量分数	时间点	血清/血浆	定量型		化学
6892-4	甲状腺素.游离型	质量浓度	时间点	血清/血浆	定量型	透析	化学
6893-2	尿胆素原	质量速率	24 小时	大便	定量型		化学
6894-0	齐多夫定	质量浓度	时间点	血清/血浆	定量型		药物水平/毒理学
6895-7	布他比妥	质量浓度	时间点	血清/血浆	定量型		药物水平/毒理学
6896-5	氯氮平	质量浓度	时间点	血清/血浆	定量型		药物水平/毒理学
6897-3	去甲舍曲林	质量浓度	时间点	血清/血浆	定量型		药物水平/毒理学
6898-1	地尔硫䓬	质量浓度	时间点	血清/血浆	定量型		药物水平/毒理学
6899-9	非尔氨酯	质量浓度	时间点	血清/血浆	定量型		药物水平/毒理学
6900-5	格鲁米特	质量浓度	时间点	胃液	等级型		药物水平/毒理学
6901-3	胰岛素.游离型	任意浓度	时间点	血清/血浆	定量型		化学
6902-1	美沙酮	质量浓度	时间点	胃液	等级型		药物水平/毒理学
6903-9	去甲维拉帕米	质量浓度	时间点	血清/血浆	定量型		药物水平/毒理学
6904-7	吩噻嗪	质量浓度	时间点	尿液	等级型		药物水平/毒理学
6905-4	丙胺苯丙酮	质量浓度	时间点	血清/血浆	定量型		药物水平/毒理学
6906-2	舍曲林	质量浓度	时间点	血清/血浆	定量型		药物水平/毒理学
6907-0	磺胺嘧啶	质量浓度	时间点	血清/血浆	定量型		药物水平/毒理学
690-8	淋病奈瑟菌	任意浓度	时间点	子宫内膜	等级型	微生物特异性培养	微生物学
6908-8	补体 C4	质量浓度	时间点	体液	定量型		血液学/细胞分类计数
6909-6	粘蛋白凝块	外观	时间点	关节液	等级型		血液学/细胞分类计数
6910-4	流产布鲁氏杆菌 Ab. IgA	任意浓度	时间点	血清	定量型		微生物学
6911-2	流产布鲁氏杆菌 Ab. IgG	任意浓度	时间点	血清	定量型		微生物学
6912-0	肺炎衣原体 Ab. IgA	稀释系数、稀释倍数（滴度）	时间点	血清	定量型	免疫荧光	微生物学
6913-8	肺炎衣原体 Ab. IgG	稀释系数、稀释倍数（滴度）	时间点	血清	定量型	免疫荧光	微生物学

LOINC 代码	名称	属性	时间特征	系统	标尺类型	方法类型	分类
6914-6	肺炎衣原体 Ab. IgM	稀释系数、稀释倍数（滴度）	时间点	血清	定量型	免疫荧光	微生物学
6915-3	鹦鹉热嗜衣原体 Ab. IgA	稀释系数、稀释倍数（滴度）	时间点	血清	定量型	免疫荧光	微生物学
691-6	淋病奈瑟菌	任意浓度	时间点	生殖器	等级型	微生物特异性培养	微生物学
6916-1	鹦鹉热嗜衣原体 Ab. IgG	稀释系数、稀释倍数（滴度）	时间点	血清	定量型	免疫荧光	微生物学
6917-9	鹦鹉热嗜衣原体 Ab. IgM	稀释系数、稀释倍数（滴度）	时间点	血清	定量型	免疫荧光	微生物学
6918-7	沙眼衣原体 Ab. IgA	稀释系数、稀释倍数（滴度）	时间点	血清	定量型	免疫荧光	微生物学
6919-5	沙眼衣原体 Ab. IgG	稀释系数、稀释倍数（滴度）	时间点	血清	定量型	免疫荧光	微生物学
6920-3	沙眼衣原体 Ab. IgM	稀释系数、稀释倍数（滴度）	时间点	血清	定量型	免疫荧光	微生物学
6921-1	巨细胞病毒 Ab. IgG	任意浓度	时间点	脑脊液	定量型	酶免疫分析	微生物学
6922-9	埃柯病毒 7 Ab	稀释系数、稀释倍数（滴度）	时间点	血清	定量型	补体结合试验	微生物学
6923-7	肾上腺皮质 Ab	任意浓度	时间点	血清	定量型	免疫荧光	血清学
692-4	淋病奈瑟菌	任意浓度	时间点	产后恶露	等级型	微生物特异性培养	微生物学
6924-5	醇溶蛋白 Ab. IgA	任意浓度	时间点	血清	定量型		血清学
6925-2	单唾液酸神经节苷脂 GM1 Ab. IgG	稀释系数、稀释倍数（滴度）	时间点	血清	定量型		血清学
6926-0	单唾液酸神经节苷脂 GM1 Ab. IgM	稀释系数、稀释倍数（滴度）	时间点	血清	定量型		血清学
6927-8	血小板 Ab. IgG	任意浓度	时间点	血清	等级型	流式细胞术	血清学
6928-6	类风湿因子	任意浓度	时间点	血清	定量型	酶免疫分析	血清学
6929-4	铝	质量浓度	24 小时	尿液	定量型		药物水平/毒理学
6930-2	西洛西宾	质量浓度	时间点	尿液	定量型		药物水平/毒理学
6931-0	银	质量速率	24 小时	尿液	定量型		药物水平/毒理学
693-2	淋病奈瑟菌	任意浓度	时间点	阴道	等级型	微生物特异性培养	微生物学
6932-8	青霉素	药物敏感度	时间点	分离物	定量或等级型	最小抑制浓度	抗生素敏感性
6933-6	链霉素. 高效	药物敏感度	时间点	分离物	定量或等级型	最小抑制浓度	抗生素敏感性
6934-4	RAST 类	任意浓度	时间点	血清	等级型		变态反应
6935-1	α 氨基己二酸	质量速率	24 小时	尿液	定量型		化学
6936-9	脱氧吡啶啉	质量速率	2 小时	尿液	定量型		化学
6937-7	脱氧吡啶啉	质量速率	24 小时	尿液	定量型		化学
6938-5	IgA	质量浓度	时间点	唾液	定量型		化学
6939-3	IgA 亚类 2	质量浓度	时间点	血清	定量型		化学
694-0	淋病奈瑟菌	任意浓度	时间点	精液	等级型	微生物特异性培养	微生物学
6940-1	钾	摩尔速率	XXX	大便	定量型		化学
6941-9	白蛋白	质量速率	24 小时	尿液	定量型	电泳	化学
6942-7	白蛋白	质量浓度	时间点	尿液	定量型	电泳	化学
6943-5	醋酸己脲	质量浓度	时间点	XXX	定量型		药物水平/毒理学
6944-3	格列吡嗪	质量浓度	时间点	XXX	定量型		药物水平/毒理学

LOINC代码	名称	属性	时间特征	系统	标尺类型	方法类型	分类
6945-0	格列本脲	质量浓度	时间点	XXX	定量型		药物水平/毒理学
6946-8	丙米嗪	质量浓度	时间点	XXX	定量型		药物水平/毒理学
6947-6	异维甲酸	质量浓度	时间点	血清/血浆	定量型		药物水平/毒理学
6948-4	拉莫三嗪	质量浓度	时间点	血清/血浆	定量型		药物水平/毒理学
6949-2	二羟苯基异丙氨基乙醇	质量浓度	时间点	血清/血浆	定量型		药物水平/毒理学
69-5	头孢孟多	药物敏感度	时间点	分离物	定量或等级型	琼脂扩散	抗生素敏感性
6950-0	雷尼替丁	质量浓度	时间点	血清/血浆	定量型		药物水平/毒理学
6951-8	妥拉磺脲	质量浓度	时间点	XXX	定量型		药物水平/毒理学
6952-6	甲苯磺丁脲	质量浓度	时间点	XXX	定量型		药物水平/毒理学
6953-4	唑吡坦	质量浓度	时间点	血清/血浆	定量型		药物水平/毒理学
6954-2	汉赛巴尔通体 Ab. IgG	稀释系数、稀释倍数（滴度）	时间点	血清	定量型	免疫荧光	微生物学
6955-9	汉赛巴尔通体 Ab. IgM	稀释系数、稀释倍数（滴度）	时间点	血清	定量型	免疫荧光	微生物学
6956-7	柯萨奇病毒 A21 Ab	稀释系数、稀释倍数（滴度）	时间点	血清	定量型	补体结合试验	微生物学
695-7	淋病奈瑟菌	任意浓度	时间点	关节液	等级型	微生物特异性培养	微生物学
6957-5	西方马脑炎病毒 Ab. IgG	稀释系数、稀释倍数（滴度）	时间点	血清	定量型	免疫荧光	微生物学
6958-3	西方马脑炎病毒 Ab. IgM	稀释系数、稀释倍数（滴度）	时间点	血清	定量型	免疫荧光	微生物学
6959-1	小肠结肠炎耶尔森菌 o3 Ab	稀释系数、稀释倍数（滴度）	时间点	血清	定量型		微生物学
6960-9	小肠结肠炎耶尔森菌 o5 Ab	稀释系数、稀释倍数（滴度）	时间点	血清	定量型		微生物学
6961-7	小肠结肠炎耶尔森菌 o8 Ab	稀释系数、稀释倍数（滴度）	时间点	血清	定量型		微生物学
6962-5	小肠结肠炎耶尔森菌 o9 Ab	稀释系数、稀释倍数（滴度）	时间点	血清	定量型		微生物学
6963-3	小肠结肠炎耶尔森菌 Ab	稀释系数、稀释倍数（滴度）	时间点	血清	定量型		微生物学
6964-1	小肠结肠炎耶尔森菌 Ab. IgA	任意浓度	时间点	血清	定量型	酶免疫分析	微生物学
696-5	淋病奈瑟菌	任意浓度	时间点	咽喉	等级型	微生物特异性培养	微生物学
6965-8	小肠结肠炎耶尔森菌 Ab. IgG	任意浓度	时间点	血清	定量型	酶免疫分析	微生物学
6966-6	小肠结肠炎耶尔森菌 Ab. IgM	任意浓度	时间点	血清	定量型	酶免疫分析	微生物学
6967-4	假结核耶尔森菌 Ab	稀释系数、稀释倍数（滴度）	时间点	血清	定量型		微生物学
6968-2	蛋白酶 3 Ab	任意浓度	时间点	血清	定量型		血清学
6969-0	髓过氧化物酶 Ab	任意浓度	时间点	血清	定量型		血清学
6970-8	浦肯野细胞 Ab	稀释系数、稀释倍数（滴度）	时间点	血清	定量型		血清学

LOINC 代码	名称	属性	时间特征	系统	标尺类型	方法类型	分类
6971-6	2，4 甲苯二胺	质量浓度	时间点	尿液	定量型		药物水平/毒理学
6972-4	2，6 甲苯二胺	质量浓度	时间点	尿液	定量型		药物水平/毒理学
697-3	淋病奈瑟菌	任意浓度	时间点	尿道	等级型	微生物特异性培养	微生物学
6973-2	锌	质量浓度	时间点	血浆	定量型		药物水平/毒理学
6974-0	锆	质量浓度	时间点	XXX	定量型		药物水平/毒理学
6975-7	阿米卡星	药物敏感度	时间点	分离物	定量或等级型	梯度纸条	抗生素敏感性
6976-5	阿莫西林	药物敏感度	时间点	分离物	定量或等级型	梯度纸条	抗生素敏感性
6977-3	阿莫西林＋克拉维酸	药物敏感度	时间点	分离物	定量或等级型	梯度纸条	抗生素敏感性
6978-1	两性霉素 B	药物敏感度	时间点	分离物	定量或等级型	梯度纸条	抗生素敏感性
6979-9	氨苄西林	药物敏感度	时间点	分离物	定量或等级型	梯度纸条	抗生素敏感性
6980-7	氨苄西林＋舒巴坦	药物敏感度	时间点	分离物	定量或等级型	梯度纸条	抗生素敏感性
698-1	淋病奈瑟菌	任意浓度	时间点	XXX	等级型	微生物特异性培养	微生物学
6981-5	阿奇霉素	药物敏感度	时间点	分离物	定量或等级型	梯度纸条	抗生素敏感性
6982-3	氨曲南	药物敏感度	时间点	分离物	定量或等级型	梯度纸条	抗生素敏感性
6983-1	杆菌肽	药物敏感度	时间点	分离物	定量或等级型	梯度纸条	抗生素敏感性
6984-9	β 内酰胺酶. 广谱	药物敏感度	时间点	分离物	定量或等级型		抗生素敏感性
6985-6	β 内酰胺酶. 普通	药物敏感度	时间点	分离物	定量或等级型		抗生素敏感性
6986-4	头孢克洛	药物敏感度	时间点	分离物	定量或等级型	梯度纸条	抗生素敏感性
6987-2	头孢吡肟	药物敏感度	时间点	分离物	定量或等级型	梯度纸条	抗生素敏感性
6988-0	头孢地秦	药物敏感度	时间点	分离物	定量或等级型	梯度纸条	抗生素敏感性
6989-8	头孢噻肟	药物敏感度	时间点	分离物	定量或等级型	梯度纸条	抗生素敏感性
6990-6	头孢替坦	药物敏感度	时间点	分离物	定量或等级型	梯度纸条	抗生素敏感性
6991-4	头孢西丁	药物敏感度	时间点	分离物	定量或等级型	梯度纸条	抗生素敏感性
6992-2	头孢匹罗	药物敏感度	时间点	分离物	定量或等级型	梯度纸条	抗生素敏感性
6993-0	头孢泊肟	药物敏感度	时间点	分离物	定量或等级型	梯度纸条	抗生素敏感性

LOINC 代码	名称	属性	时间特征	系统	标尺类型	方法类型	分类
6994-8	头孢丙烯	药物敏感度	时间点	分离物	定量或等级型	梯度纸条	抗生素敏感性
6995-5	头孢他啶	药物敏感度	时间点	分离物	定量或等级型	梯度纸条	抗生素敏感性
6996-3	头孢布烯	药物敏感度	时间点	分离物	定量或等级型	梯度纸条	抗生素敏感性
6997-1	头孢唑肟	药物敏感度	时间点	分离物	定量或等级型	梯度纸条	抗生素敏感性
6998-9	头孢曲松	药物敏感度	时间点	分离物	定量或等级型	梯度纸条	抗生素敏感性
699-9	有机体计数	数量或计数浓度（计数/容积）	时间点	XXX	定量型	显微镜计数	微生物学
6999-7	头孢呋辛.胃肠外	药物敏感度	时间点	分离物	定量或等级型	梯度纸条	抗生素敏感性
7000-3	头孢噻吩	药物敏感度	时间点	分离物	定量或等级型	梯度纸条	抗生素敏感性
7001-1	氯霉素	药物敏感度	时间点	分离物	定量或等级型	梯度纸条	抗生素敏感性
7002-9	环丙沙星	药物敏感度	时间点	分离物	定量或等级型	梯度纸条	抗生素敏感性
7003-7	克拉霉素	药物敏感度	时间点	分离物	定量或等级型	梯度纸条	抗生素敏感性
7004-5	克林沙星	药物敏感度	时间点	分离物	定量或等级型	梯度纸条	抗生素敏感性
700-5	金罗维氏肺孢子虫 Ag	任意浓度	时间点	XXX	等级型	免疫荧光	微生物学
7005-2	克林霉素	药物敏感度	时间点	分离物	定量或等级型	梯度纸条	抗生素敏感性
7006-0	地美环素	药物敏感度	时间点	分离物	定量或等级型	梯度纸条	抗生素敏感性
7007-8	地红霉素	药物敏感度	时间点	分离物	定量或等级型	梯度纸条	抗生素敏感性
7008-6	强力霉素	药物敏感度	时间点	分离物	定量或等级型	梯度纸条	抗生素敏感性
7009-4	红霉素	药物敏感度	时间点	分离物	定量或等级型	梯度纸条	抗生素敏感性
7010-2	乙胺丁醇	药物敏感度	时间点	分离物	定量或等级型	梯度纸条	抗生素敏感性
7011-0	乙硫异烟胺	药物敏感度	时间点	分离物	定量或等级型	梯度纸条	抗生素敏感性
7012-8	氟罗沙星	药物敏感度	时间点	分离物	定量或等级型	梯度纸条	抗生素敏感性
701-3	耶尔森菌 sp，已鉴定的	存在与否或身份标识	时间点	XXX	名义型	微生物特异性培养	微生物学
7013-6	氟康唑	药物敏感度	时间点	分离物	定量或等级型	梯度纸条	抗生素敏感性
7014-4	5-氟胞嘧啶	药物敏感度	时间点	分离物	定量或等级型	梯度纸条	抗生素敏感性
7015-1	夫西地酸	药物敏感度	时间点	分离物	定量或等级型	梯度纸条	抗生素敏感性
7016-9	庆大霉素	药物敏感度	时间点	分离物	定量或等级型	梯度纸条	抗生素敏感性

LOINC 代码	名称	属性	时间特征	系统	标尺类型	方法类型	分类
7017-7	庆大霉素.高效	药物敏感度	时间点	分离物	定量或等级型	琼脂扩散	抗生素敏感性
7018-5	庆大霉素.高效	药物敏感度	时间点	分离物	定量或等级型	最小抑制浓度	抗生素敏感性
7019-3	亚胺培南	药物敏感度	时间点	分离物	定量或等级型	梯度纸条	抗生素敏感性
7020-1	异烟肼	药物敏感度	时间点	分离物	定量或等级型	梯度纸条	抗生素敏感性
702-1	异形红细胞	任意浓度	时间点	全血	等级型	光学显微镜检查	血液学/细胞分类计数
7021-9	伊曲康唑	药物敏感度	时间点	分离物	定量或等级型	梯度纸条	抗生素敏感性
7022-7	卡那霉素	药物敏感度	时间点	分离物	定量或等级型	梯度纸条	抗生素敏感性
7023-5	卡那霉素.高效	药物敏感度	时间点	分离物	定量或等级型	琼脂扩散	抗生素敏感性
7024-3	卡那霉素.高效	药物敏感度	时间点	分离物	定量或等级型	最小抑制浓度	抗生素敏感性
7025-0	酮康唑	药物敏感度	时间点	分离物	定量或等级型	梯度纸条	抗生素敏感性
7026-8	左氧氟沙星	药物敏感度	时间点	分离物	定量或等级型	梯度纸条	抗生素敏感性
7027-6	氯碳头孢	药物敏感度	时间点	分离物	定量或等级型	梯度纸条	抗生素敏感性
7028-4	氮草西林	药物敏感度	时间点	分离物	定量或等级型	梯度纸条	抗生素敏感性
7029-2	美罗培南	药物敏感度	时间点	分离物	定量或等级型	梯度纸条	抗生素敏感性
70-3	头孢孟多	药物敏感度	时间点	分离物+血清	等级型	测序分型	抗生素敏感性
7030-0	二甲氧基苯青霉素	药物敏感度	时间点	分离物	定量或等级型	梯度纸条	抗生素敏感性
7031-8	甲硝哒唑	药物敏感度	时间点	分离物	定量或等级型	梯度纸条	抗生素敏感性
7032-6	二甲胺四环素	药物敏感度	时间点	分离物	定量或等级型	梯度纸条	抗生素敏感性
7033-4	莫匹罗星	药物敏感度	时间点	分离物	定量或等级型	梯度纸条	抗生素敏感性
7034-2	萘啶酮酸	药物敏感度	时间点	分离物	定量或等级型	梯度纸条	抗生素敏感性
7035-9	奈替米星	药物敏感度	时间点	分离物	定量或等级型	梯度纸条	抗生素敏感性
7036-7	呋喃妥因	药物敏感度	时间点	分离物	定量或等级型	梯度纸条	抗生素敏感性
7037-5	诺氟沙星	药物敏感度	时间点	分离物	定量或等级型	梯度纸条	抗生素敏感性
7038-3	氧氟沙星	药物敏感度	时间点	分离物	定量或等级型	梯度纸条	抗生素敏感性
703-9	嗜碱性颗粒	任意浓度	时间点	全血	等级型	光学显微镜检查	血液学/细胞分类计数

LOINC 代码	名称	属性	时间特征	系统	标尺类型	方法类型	分类
7039-1	苯唑西林	药物敏感度	时间点	分离物	定量或等级型	梯度纸条	抗生素敏感性
7040-9	培氟沙星	药物敏感度	时间点	分离物	定量或等级型	梯度纸条	抗生素敏感性
7041-7	青霉素 G	药物敏感度	时间点	分离物	定量或等级型	梯度纸条	抗生素敏感性
7042-5	青霉素 V	药物敏感度	时间点	分离物	定量或等级型	梯度纸条	抗生素敏感性
7043-3	哌拉西林	药物敏感度	时间点	分离物	定量或等级型	梯度纸条	抗生素敏感性
7044-1	哌拉西林＋三唑巴坦	药物敏感度	时间点	分离物	定量或等级型	梯度纸条	抗生素敏感性
7045-8	利福平	药物敏感度	时间点	分离物	定量或等级型	梯度纸条	抗生素敏感性
7046-6	罗红霉素	药物敏感度	时间点	分离物	定量或等级型	梯度纸条	抗生素敏感性
704-7	嗜碱粒细胞	数量或计数浓度（计数/容积）	时间点	全血	定量型	自动化计数	血液学/细胞分类计数
7047-4	司帕沙星	药物敏感度	时间点	分离物	定量或等级型	梯度纸条	抗生素敏感性
7048-2	链霉素	药物敏感度	时间点	分离物	定量或等级型	梯度纸条	抗生素敏感性
7049-0	链霉素.高效	药物敏感度	时间点	分离物	定量或等级型	琼脂扩散	抗生素敏感性
7050-8	磺胺嘧啶	药物敏感度	时间点	分离物	定量或等级型	梯度纸条	抗生素敏感性
7051-6	替考拉宁	药物敏感度	时间点	分离物	定量或等级型	梯度纸条	抗生素敏感性
7052-4	四环素	药物敏感度	时间点	分离物	定量或等级型	梯度纸条	抗生素敏感性
7053-2	替卡西林	药物敏感度	时间点	分离物	定量或等级型	梯度纸条	抗生素敏感性
705-4	嗜碱粒细胞	数量或计数浓度（计数/容积）	时间点	全血	定量型	手工计数	血液学/细胞分类计数
7054-0	替卡西林＋棒酸钾	药物敏感度	时间点	分离物	定量或等级型	梯度纸条	抗生素敏感性
7055-7	妥布霉素	药物敏感度	时间点	分离物	定量或等级型	梯度纸条	抗生素敏感性
7056-5	甲氧苄啶	药物敏感度	时间点	分离物	定量或等级型	梯度纸条	抗生素敏感性
7057-3	甲氧苄啶＋磺胺甲噁唑	药物敏感度	时间点	分离物	定量或等级型	梯度纸条	抗生素敏感性
7058-1	曲伐沙星	药物敏感度	时间点	分离物	定量或等级型	梯度纸条	抗生素敏感性
7059-9	万古霉素	药物敏感度	时间点	分离物	定量或等级型	梯度纸条	抗生素敏感性
7060-7	鲍属 spp Ab. IgE	任意浓度	时间点	血清	定量型		变态反应
7061-5	桤木 Ab. IgG	任意浓度	时间点	血清	定量型		变态反应
706-2	嗜碱粒细胞/100 白细胞	数量或计数分数	时间点	全血	定量型	自动化计数	血液学/细胞分类计数

LOINC 代码	名称	属性	时间特征	系统	标尺类型	方法类型	分类
7062-3	美国赤杨 Ab. IgE	任意浓度	时间点	血清	定量型		变态反应
7063-1	北美灌木杨 Ab. IgE	任意浓度	时间点	血清	定量型		变态反应
7064-9	白色桤木 Ab. IgE	任意浓度	时间点	血清	定量型		变态反应
7065-6	紫花苜蓿 Ab. IgE	任意浓度	时间点	血清	定量型		变态反应
7066-4	紫花苜蓿 Ab. IgG	任意浓度	时间点	血清	定量型		变态反应
7067-2	紫花苜蓿花粉 Ab. IgE	任意浓度	时间点	血清	定量型		变态反应
7068-0	藻 Ab. IgE	任意浓度	时间点	血清	定量型		变态反应
7069-8	多香果树 Ab. IgE	任意浓度	时间点	血清	定量型		变态反应
707-0	嗜碱粒细胞/100 白细胞	数量或计数分数	时间点	全血	定量型	手工计数	血液学/细胞分类计数
7070-6	甜杏 Ab. IgG	任意浓度	时间点	血清	定量型		变态反应
7071-4	甜杏与嗜碱细胞混合 Ab	任意浓度	时间点	全血	定量型	白细胞组胺释放	变态反应
7072-2	甜杏树 Ab. IgE	任意浓度	时间点	血清	定量型		变态反应
7073-0	淀粉酶 Ab. IgE	任意浓度	时间点	血清	定量型		变态反应
7074-8	链格孢属 Ab. IgE	任意浓度	时间点	血清	定量型		变态反应
7075-5	链格孢属 Ab. IgG	任意浓度	时间点	血清	定量型		变态反应
7076-3	链格孢 Ab. IgG	任意浓度	时间点	血清	定量型		变态反应
7077-1	链格孢与嗜碱细胞混合 Ab	任意浓度	时间点	全血	定量型	白细胞组胺释放	变态反应
7078-9	氨苄西林 Ab. IgM	任意浓度	时间点	血清	定量型		变态反应
7079-7	欧洲鳀 Ab. IgE	任意浓度	时间点	血清	定量型		变态反应
7080-5	欧洲鳀 Ab. IgG	任意浓度	时间点	血清	定量型		变态反应
7081-3	茴芹 Ab. IgE	任意浓度	时间点	血清	定量型		变态反应
7082-1	小黑蚁 Ab. IgG	任意浓度	时间点	血清	定量型		变态反应
7083-9	小黑蚁与嗜碱细胞混合 Ab	任意浓度	时间点	全血	定量型	白细胞组胺释放	变态反应
7084-7	热带火蚁 Ab. IgG	任意浓度	时间点	血清	定量型		变态反应
7085-4	红火蚁 Ab. IgE	任意浓度	时间点	血清	定量型		变态反应
7086-2	入侵黑火蚁 Ab. IgE	任意浓度	时间点	血清	定量型		变态反应
7087-0	红收获蚁 Ab. IgE	任意浓度	时间点	血清	定量型		变态反应
708-8	幼稚细胞	数量或计数浓度（计数/容积）	时间点	全血	定量型	手工计数	血液学/细胞分类计数
7088-8	欧洲苹果 Ab. IgG	任意浓度	时间点	血清	定量型		变态反应
7089-6	欧洲苹果与嗜碱细胞混合 Ab	任意浓度	时间点	血清	定量型	白细胞组胺释放	变态反应
7090-4	欧洲苹果树 Ab. IgE	任意浓度	时间点	血清	定量型		变态反应
7091-2	杏 Ab. IgE	任意浓度	时间点	血清	定量型		变态反应
7092-0	杏 Ab. IgG	任意浓度	时间点	血清	定量型		变态反应
7093-8	竹芋 Ab. IgE	任意浓度	时间点	血清	定量型		变态反应
7094-6	菜蓟 Ab. IgE	任意浓度	时间点	血清	定量型		变态反应
7095-3	绒毛白蜡 Ab. IgE	任意浓度	时间点	血清	定量型		变态反应
709-6	幼稚细胞/100 白细胞	数量或计数分数	时间点	全血	定量型	手工计数	血液学/细胞分类计数
7097-9	白蜡树 Ab. IgG	任意浓度	时间点	血清	定量型		变态反应
7098-7	美国白蜡与嗜碱细胞混合 Ab	任意浓度	时间点	全血	定量型	白细胞组胺释放	变态反应
7099-5	石刁柏 Ab. IgE	任意浓度	时间点	血清	定量型		变态反应
7100-1	石刁柏 Ab. IgG	任意浓度	时间点	血清	定量型		变态反应

LOINC 代码	名称	属性	时间特征	系统	标尺类型	方法类型	分类
7101-9	欧洲山杨 Ab. IgE	任意浓度	时间点	血清	定量型		变态反应
7102-7	欧洲山杨 Ab. IgG	任意浓度	时间点	血清	定量型		变态反应
7103-5	烟曲霉菌 Ab. IgG	任意浓度	时间点	血清	定量型		变态反应
710-4	全血涂片阳性	存在与否或身份标识	时间点	全血	名义型	光学显微镜检查	血液学/细胞分类计数
7104-3	烟曲霉菌与嗜碱细胞混合 Ab	任意浓度	时间点	全血	定量型	白细胞组胺释放	变态反应
7105-0	构巢曲霉 Ab. IgE	任意浓度	时间点	血清	定量型		变态反应
7106-8	曲霉菌属 Ab. IgE	任意浓度	时间点	血清	定量型		变态反应
7107-6	曲霉菌属 Ab. IgG	任意浓度	时间点	血清	定量型		变态反应
7108-4	乙酰水杨酸 Ab. IgE	任意浓度	时间点	血清	定量型		变态反应
7109-2	鳄梨 Ab. IgG	任意浓度	时间点	血清	定量型		变态反应
71-1	头孢曲秦	药物敏感度	时间点	分离物	定量型	最小致死浓度	抗生素敏感性
7110-0	酒神菊 Ab. IgE	任意浓度	时间点	血清	定量型		变态反应
7111-8	巴伊亚草与嗜碱细胞混合 Ab	任意浓度	时间点	全血	定量型	白细胞组胺释放	变态反应
711-2	嗜酸粒细胞	数量或计数浓度（计数/容积）	时间点	全血	定量型	自动化计数	血液学/细胞分类计数
7112-6	芭蕉 spp Ab. IgG	任意浓度	时间点	血清	定量型		变态反应
7113-4	芭蕉 spp 与嗜碱细胞混合 Ab	任意浓度	时间点	全血	定量型	白细胞组胺释放	变态反应
7114-2	大麦 Ab. IgG	任意浓度	时间点	血清	定量型		变态反应
7115-9	大麦与嗜碱细胞混合 Ab	任意浓度	时间点	全血	定量型	白细胞组胺释放	变态反应
7116-7	大麦花粉 Ab. IgE	任意浓度	时间点	血清	定量型		变态反应
7117-5	（燕麦＋大麦）Ab. IgE	任意浓度	时间点	血清	定量型		变态反应
7118-3	紫叶罗勒 Ab. IgE	任意浓度	时间点	血清	定量型		变态反应
7119-1	紫叶罗勒 Ab. IgG	任意浓度	时间点	血清	定量型		变态反应
712-0	嗜酸粒细胞	数量或计数浓度（计数/容积）	时间点	全血	定量型	手工计数	血液学/细胞分类计数
7120-9	鲈鱼 Ab. IgE	任意浓度	时间点	血清	定量型		变态反应
7121-7	BASSIAI Ab. IgE	任意浓度	时间点	血清	定量型		变态反应
7122-5	美洲椴树 Ab. IgE	任意浓度	时间点	血清	定量型		变态反应
7123-3	杨梅 spp Ab. IgE	任意浓度	时间点	血清	定量型		变态反应
7124-1	杨梅 spp 花粉 Ab. IgE	任意浓度	时间点	血清	定量型		变态反应
7125-8	月桂 Ab. IgE	任意浓度	时间点	血清	定量型		变态反应
7126-6	月桂 Ab. IgG	任意浓度	时间点	血清	定量型		变态反应
7127-4	绿豆 Ab. IgG	任意浓度	时间点	血清	定量型		变态反应
7128-2	绿豆与嗜碱细胞混合 Ab	任意浓度	时间点	全血	定量型	白细胞组胺释放	变态反应
7129-0	红芸豆 Ab. IgE	任意浓度	时间点	血清	定量型		变态反应
7130-8	红芸豆 Ab. IgG	任意浓度	时间点	血清	定量型		变态反应
7131-6	皇帝豆 Ab. IgE	任意浓度	时间点	血清	定量型		变态反应
7132-4	皇帝豆 Ab. IgG	任意浓度	时间点	血清	定量型		变态反应
7133-2	绿豆 Ab. IgE	任意浓度	时间点	血清	定量型		变态反应
7134-0	绿豆 Ab. IgG	任意浓度	时间点	血清	定量型		变态反应
7135-7	菜豆属黑曲霉菌 Ab. IgE	任意浓度	时间点	血清	定量型		变态反应
7136-5	菜豆属黑曲霉菌 Ab. IgG	任意浓度	时间点	血清	定量型		变态反应

LOINC 代码	名称	属性	时间特征	系统	标尺类型	方法类型	分类
7137-3	大豆与嗜碱细胞混合 Ab	任意浓度	时间点	全血	定量型	白细胞组胺释放	变态反应
713-8	嗜酸粒细胞/100 白细胞	数量或计数分数	时间点	全血	定量型	自动化计数	血液学/细胞分类计数
7138-1	大豆粉 Ab. IgE	任意浓度	时间点	血清	定量型		变态反应
7139-9	四季豆 Ab. IgG	任意浓度	时间点	血清	定量型		变态反应
7140-7	蜡豆 Ab. IgE	任意浓度	时间点	血清	定量型		变态反应
7141-5	白豆 Ab. IgG	任意浓度	时间点	血清	定量型		变态反应
7142-3	黄豆 Ab. IgG	任意浓度	时间点	血清	定量型		变态反应
7143-1	牛肉与嗜碱细胞混合 Ab	任意浓度	时间点	全血	定量型	白细胞组胺释放	变态反应
7144-9	牛肝与嗜碱细胞混合 Ab	任意浓度	时间点	全血	定量型	白细胞组胺释放	变态反应
7145-6	甜菜 Ab. IgG	任意浓度	时间点	血清	定量型		变态反应
714-6	嗜酸粒细胞/100 白细胞	数量或计数分数	时间点	全血	定量型	手工计数	血液学/细胞分类计数
7146-4	甜菜红 Ab. IgE	任意浓度	时间点	血清	定量型		变态反应
7147-2	甜菜 Ab. IgE	任意浓度	时间点	血清	定量型		变态反应
7148-0	浆果 Ab. IgE	任意浓度	时间点	血清	定量型		变态反应
7149-8	Bipolanis 弯孢菌 Ab. IgE	任意浓度	时间点	血清	定量型		变态反应
7150-6	白桦 Ab. IgE	任意浓度	时间点	血清	定量型		变态反应
7151-4	树莓 Ab. IgE	任意浓度	时间点	血清	定量型		变态反应
7152-2	黑果越橘 Ab. IgE	任意浓度	时间点	血清	定量型		变态反应
715-3	幼红细胞	数量或计数浓度（计数/容积）	时间点	全血	定量型		血液学/细胞分类计数
7153-0	黑果越橘 Ab. IgG	任意浓度	时间点	血清	定量型		变态反应
7154-8	黑果越橘与嗜碱细胞混合 Ab	任意浓度	时间点	全血	定量型	白细胞组胺释放	变态反应
7155-5	岑叶槭 Ab. IgE	任意浓度	时间点	血清	定量型		变态反应
7156-3	岑叶槭 Ab. IgG	任意浓度	时间点	血清	定量型		变态反应
7157-1	巴西坚果 Ab. IgG	任意浓度	时间点	血清	定量型		变态反应
7158-9	巴西坚果与嗜碱细胞混合 Ab	任意浓度	时间点	全血	定量型	白细胞组胺释放	变态反应
7159-7	青花菜 Ab. IgG	任意浓度	时间点	血清	定量型		变态反应
7160-5	抱子甘蓝 Ab. IgE	任意浓度	时间点	血清	定量型		变态反应
716-1	海因茨小体	任意浓度	时间点	全血	等级型	光学显微镜检查	血液学/细胞分类计数
7161-3	抱子甘蓝 Ab. IgG	任意浓度	时间点	血清	定量型		变态反应
7162-1	荞麦 Ab. IgG	任意浓度	时间点	血清	定量型		变态反应
7163-9	地肤 Ab. IgE	任意浓度	时间点	血清	定量型		变态反应
7164-7	Hymenoclea salsola Ab. IgE	任意浓度	时间点	血清	定量型		变态反应
7165-4	Hymenoclea salsola Ab. IgE	任意浓度	时间点	血清	定量型		变态反应
7166-2	有刺壳果草类 Ab. IgE	任意浓度	时间点	血清	定量型		变态反应
7167-0	蝴蝶 Ab. IgE	任意浓度	时间点	血清	定量型		变态反应
7168-8	酪乳与嗜碱细胞混合 Ab	任意浓度	时间点	全血	定量型	白细胞组胺释放	变态反应
7169-6	结球甘蓝 Ab. IgE	任意浓度	时间点	血清	定量型		变态反应

LOINC 代码	名称	属性	时间特征	系统	标尺类型	方法类型	分类
7170-4	结球甘蓝 Ab. IgG	任意浓度	时间点	血清	定量型		变态反应
7171-2	金丝雀羽毛 Ab. IgE	任意浓度	时间点	血清	定量型		变态反应
7172-0	白色念珠菌 Ab. IgG	任意浓度	时间点	血清	定量型		变态反应
7173-8	白色念珠菌与嗜碱细胞混合 Ab	任意浓度	时间点	全血	定量型	白细胞组胺释放	变态反应
7174-6	念珠菌 Ab. IgG	任意浓度	时间点	血清	定量型		变态反应
7175-3	甜瓜 Ab. IgE	任意浓度	时间点	血清	定量型		变态反应
7176-1	甜瓜 Ab. IgG	任意浓度	时间点	血清	定量型		变态反应
7177-9	甜瓜与嗜碱细胞混合 Ab	任意浓度	时间点	全血	定量型	白细胞组胺释放	变态反应
7178-7	藏茴香 Ab. IgE	任意浓度	时间点	血清	定量型		变态反应
717-9	血红蛋白	任意浓度	时间点	全血	等级型		血液学/细胞分类计数
7179-5	角豆 Ab. IgE	任意浓度	时间点	血清	定量型		变态反应
7180-3	胡萝卜 Ab. IgG	任意浓度	时间点	血清	定量型		变态反应
7181-1	胡萝卜与嗜碱细胞混合 Ab	任意浓度	时间点	全血	定量型	白细胞组胺释放	变态反应
7182-9	酪蛋白 Ab. IgG	任意浓度	时间点	血清	定量型		变态反应
7183-7	腰果 Ab. IgG	任意浓度	时间点	血清	定量型		变态反应
7184-5	猫上皮 Ab. IgG	任意浓度	时间点	血清	定量型		变态反应
7185-2	猫上皮与嗜碱细胞混合 Ab	任意浓度	时间点	全血	定量型	白细胞组胺释放	变态反应
7186-0	猫毛 Ab. IgE	任意浓度	时间点	血清	定量型		变态反应
718-7	血红蛋白	质量浓度	时间点	全血	定量型		血液学/细胞分类计数
7187-8	鲶鱼 Ab. IgE	任意浓度	时间点	血清	定量型		变态反应
7188-6	鲶鱼与嗜碱细胞混合 Ab	任意浓度	时间点	全血	定量型	白细胞组胺释放	变态反应
7189-4	香蒲科 sp Ab. IgE	任意浓度	时间点	血清	定量型		变态反应
7190-2	花椰菜 Ab. IgG	任意浓度	时间点	血清	定量型		变态反应
7191-0	花椰菜与嗜碱细胞混合 Ab	任意浓度	时间点	全血	定量型	白细胞组胺释放	变态反应
7192-8	雪松灰尘 Ab. IgE	任意浓度	时间点	血清	定量型		变态反应
7193-6	sabinoides 刺柏 Ab. IgG	任意浓度	时间点	血清	定量型		变态反应
7194-4	sabinoides 刺柏与嗜碱细胞结合 Ab	任意浓度	时间点	全血	定量型	白细胞组胺释放	变态反应
719-5	血红蛋白	质量浓度	时间点	脑脊液	定量型		血液学/细胞分类计数
7195-1	（美国弗吉尼亚）雪松 Ab. IgE	任意浓度	时间点	血清	定量型		变态反应
7196-9	柽柳 spp Ab. IgE	任意浓度	时间点	血清	定量型		变态反应
7197-7	旱芹 Ab. IgG	任意浓度	时间点	血清	定量型		变态反应
7198-5	旱芹与嗜碱细胞混合 Ab	任意浓度	时间点	全血	定量型	白细胞组胺释放	变态反应
7199-3	头孢菌素霉 Ab. IgE	任意浓度	时间点	血清	定量型		变态反应
7200-9	球毛壳 Ab. IgE	任意浓度	时间点	血清	定量型		变态反应
7201-7	美国乳酪 Ab. IgE	任意浓度	时间点	血清	定量型		变态反应
7202-5	美国乳酪 Ab. IgG	任意浓度	时间点	血清	定量型		变态反应
720-3	血红蛋白	任意浓度	时间点	血浆	等级型		血液学/细胞分类计数

LOINC 代码	名称	属性	时间特征	系统	标尺类型	方法类型	分类
7203-3	蓝乳酪 Ab. IgE	任意浓度	时间点	血清	定量型		变态反应
7204-1	车打乳酪类型 Ab. IgG	任意浓度	时间点	血清	定量型		变态反应
7205-8	车打乳酪类型与嗜碱细胞混合 Ab	任意浓度	时间点	全血	定量型	白细胞组胺释放	变态反应
7206-6	农家乳酪 Ab. IgE	任意浓度	时间点	血清	定量型		变态反应
7207-4	农家乳酪 Ab. IgG	任意浓度	时间点	血清	定量型		变态反应
7208-2	涂沫乳酪与嗜碱细胞混合 Ab	任意浓度	时间点	全血	定量型	白细胞组胺释放	变态反应
7209-0	马苏里拉乳酪 Ab. IgE	任意浓度	时间点	血清	定量型		变态反应
7210-8	马苏里拉乳酪 Ab. IgG	任意浓度	时间点	血清	定量型		变态反应
721-1	血红蛋白	质量浓度	时间点	血浆	定量型		血液学/细胞分类计数
7211-6	马苏里拉乳酪与嗜碱细胞混合 Ab	任意浓度	时间点	全血	定量型	白细胞组胺释放	变态反应
7212-4	帕尔玛乳酪 Ab. IgE	任意浓度	时间点	血清	定量型		变态反应
7213-2	帕尔玛乳酪与嗜碱细胞混合 Ab	任意浓度	时间点	全血	定量型	白细胞组胺释放	变态反应
7214-0	洛克福乳酪 Ab. IgE	任意浓度	时间点	血清	定量型		变态反应
7215-7	瑞士乳酪 Ab. IgE	任意浓度	时间点	血清	定量型		变态反应
7216-5	瑞士乳酪 Ab. IgG	任意浓度	时间点	血清	定量型		变态反应
7217-3	甜樱桃 Ab. IgG	任意浓度	时间点	血清	定量型		变态反应
7218-1	甜樱桃与嗜碱细胞混合 Ab	任意浓度	时间点	全血	定量型	白细胞组胺释放	变态反应
7219-9	欧洲板栗 Ab. IgE	任意浓度	时间点	血清	定量型		变态反应
7220-7	七叶树 Ab. IgE	任意浓度	时间点	血清	定量型		变态反应
7221-5	口香糖 Ab. IgE	任意浓度	时间点	血清	定量型		变态反应
7222-3	鸡 Ab. IgG	任意浓度	时间点	血清	定量型		变态反应
7223-1	鸡与嗜碱细胞混合 Ab	任意浓度	时间点	全血	定量型	白细胞组胺释放	变态反应
7224-9	鸡羽毛 Ab. IgG	任意浓度	时间点	血清	定量型		变态反应
7225-6	菊苣 Ab. IgE	任意浓度	时间点	血清	定量型		变态反应
7226-4	乌桕 Ab. IgE	任意浓度	时间点	血清	定量型		变态反应
7227-2	巧克力与嗜碱细胞混合 Ab	任意浓度	时间点	全血	定量型	白细胞组胺释放	变态反应
7228-0	糜二放体 Ab. IgE	任意浓度	时间点	血清	定量型		变态反应
722-9	血红蛋白	质量浓度	时间点	胸水	定量型		血液学/细胞分类计数
7229-8	樟属 spp Ab. IgG	任意浓度	时间点	血清	定量型		变态反应
7230-6	草本支孢霉 Ab. IgG	任意浓度	时间点	血清	定量型		变态反应
7231-4	草本支孢霉与嗜碱细胞混合 Ab	任意浓度	时间点	全血	定量型	白细胞组胺释放	变态反应
7232-2	蛤仔 spp Ab. IgG	任意浓度	时间点	血清	定量型		变态反应
7233-0	蛤仔 spp 与嗜碱细胞混合 Ab	任意浓度	时间点	全血	定量型	白细胞组胺释放	变态反应
7234-8	丁香 Ab. IgE	任意浓度	时间点	血清	定量型		变态反应
7235-5	丁香 Ab. IgG	任意浓度	时间点	血清	定量型		变态反应
7236-3	苜蓿 Ab. IgE	任意浓度	时间点	血清	定量型		变态反应
723-7	血红蛋白	质量浓度	时间点	腹腔液	定量型		血液学/细胞分类计数

LOINC 代码	名称	属性	时间特征	系统	标尺类型	方法类型	分类
7237-1	葵花鹦鹉 Ab. IgE	任意浓度	时间点	血清	定量型		变态反应
7238-9	commune 苍耳 Ab. IgG	任意浓度	时间点	血清	定量型		变态反应
7239-7	commune 苍耳与嗜碱细胞结合 Ab	任意浓度	时间点	全血	定量型	白细胞组胺释放	变态反应
7240-5	椰子 Ab. IgG	任意浓度	时间点	血清	定量型		变态反应
7241-3	椰子与嗜碱细胞混合 Ab	任意浓度	时间点	全血	定量型	白细胞组胺释放	变态反应
7242-1	大西洋真鳕与嗜碱细胞混合 Ab	任意浓度	时间点	全血	定量型	白细胞组胺释放	变态反应
7243-9	咖啡豆 Ab. IgE	任意浓度	时间点	血清	定量型		变态反应
7244-7	可乐 Ab. IgE	任意浓度	时间点	血清	定量型		变态反应
724-5	血红蛋白	质量浓度	时间点	关节液	定量型		血液学/细胞分类计数
7245-4	可乐 Ab. IgG	任意浓度	时间点	血清	定量型		变态反应
7246-2	可乐果与嗜碱细胞混合 Ab	任意浓度	时间点	全血	定量型	白细胞组胺释放	变态反应
7247-0	玉米与嗜碱细胞混合 Ab	任意浓度	时间点	全血	定量型	白细胞组胺释放	变态反应
7248-8	玉米花粉 Ab. IgE	任意浓度	时间点	血清	定量型		变态反应
7249-6	康尼希母鸡与嗜碱细胞结合 Ab	任意浓度	时间点	全血	定量型	白细胞组胺释放	变态反应
7250-4	轧棉机灰尘 Ab. IgE	任意浓度	时间点	血清	定量型		变态反应
7251-2	棉绒 Ab. IgE	任意浓度	时间点	血清	定量型		变态反应
725-2	血红蛋白	任意浓度	时间点	尿液	等级型		血液学/细胞分类计数
7252-0	棉绒与嗜碱细胞混合 Ab	任意浓度	时间点	全血	定量型	白细胞组胺释放	变态反应
7253-8	棉籽 Ab. IgG	任意浓度	时间点	血清	定量型		变态反应
7254-6	黑杨 Ab. IgE	任意浓度	时间点	血清	定量型		变态反应
7255-3	弗氏黑杨 Ab. IgE	任意浓度	时间点	血清	定量型		变态反应
7256-1	弗氏黑杨 Ab. IgE	任意浓度	时间点	血清	定量型		变态反应
7257-9	奶牛上皮 Ab. IgE	任意浓度	时间点	血清	定量型		变态反应
7258-7	牛奶 Ab. IgE	任意浓度	时间点	血清	定量型		变态反应
7259-5	牛奶与嗜碱细胞混合 Ab	任意浓度	时间点	全血	定量型	白细胞组胺释放	变态反应
726-0	血红蛋白	质量浓度	时间点	尿液	定量型		尿液分析
7260-3	黄道蟹 Ab. IgG	任意浓度	时间点	血清	定量型		变态反应
7261-1	黄道蟹与嗜碱细胞混合 Ab	任意浓度	时间点	全血	定量型	白细胞组胺释放	变态反应
7262-9	红莓苔子 Ab. IgE	任意浓度	时间点	血清	定量型		变态反应
7263-7	红莓苔子 Ab. IgG	任意浓度	时间点	血清	定量型		变态反应
7264-5	红莓苔子与嗜碱细胞混合 Ab	任意浓度	时间点	全血	定量型	白细胞组胺释放	变态反应
7265-2	螯虾 Ab. IgE	任意浓度	时间点	血清	定量型		变态反应
7266-0	蟋蟀 Ab. IgE	任意浓度	时间点	血清	定量型		变态反应
7267-8	土隐球菌 Ab. IgE	任意浓度	时间点	血清	定量型		变态反应
7268-6	黄瓜 Ab. IgG	任意浓度	时间点	血清	定量型		变态反应
7269-4	黄瓜与嗜碱细胞混合 Ab	任意浓度	时间点	全血	定量型	白细胞组胺释放	变态反应

LOINC 代码	名称	属性	时间特征	系统	标尺类型	方法类型	分类
7270-2	咖喱 Ab. IgE	任意浓度	时间点	血清	定量型		变态反应
7271-0	弯孢菌 Ab. IgE	任意浓度	时间点	血清	定量型		变态反应
7272-8	落羽松 Ab. IgE	任意浓度	时间点	血清	定量型		变态反应
7273-6	大丽花 Ab. IgE	任意浓度	时间点	血清	定量型		变态反应
7274-4	雏菊 Ab. IgE	任意浓度	时间点	血清	定量型		变态反应
7275-1	加纳利海枣花粉 Ab. IgE	任意浓度	时间点	血清	定量型		变态反应
7276-9	粉尘螨 Ab. IgG	任意浓度	时间点	血清	定量型		变态反应
7277-7	粉尘螨与嗜碱细胞混合 Ab	任意浓度	时间点	全血	定量型	白细胞组胺释放	变态反应
727-8	血红蛋白分布宽度	长度	时间点	全血	定量型	自动化计数	血液学/细胞分类计数
7278-5	屋尘螨 Ab. IgG	任意浓度	时间点	血清	定量型		变态反应
7279-3	屋尘螨与嗜碱细胞混合 Ab	任意浓度	时间点	全血	定量型	白细胞组胺释放	变态反应
7280-1	莳萝 Ab. IgE	任意浓度	时间点	血清	定量型		变态反应
7281-9	莳萝 Ab. IgG	任意浓度	时间点	血清	定量型		变态反应
7282-7	木瓜凝乳蛋白酶 Ab. IgE	任意浓度	时间点	血清	定量型		变态反应
7283-5	皱叶酸模与嗜碱细胞混合 Ab	任意浓度	时间点	全血	定量型	白细胞组胺释放	变态反应
7284-3	狗毛屑 Ab. IgG	任意浓度	时间点	血清	定量型		变态反应
7285-0	狗上皮 Ab. IgG	任意浓度	时间点	血清	定量型		变态反应
728-6	血红蛋白过少	任意浓度	时间点	全血	等级型	光学显微镜检查	血液学/细胞分类计数
7286-8	狗上皮与嗜碱细胞混合 Ab	任意浓度	时间点	全血	定量型	白细胞组胺释放	变态反应
7287-6	臭春黄菊 Ab. IgE	任意浓度	时间点	血清	定量型		变态反应
7288-4	山茱萸花粉 Ab. IgE	任意浓度	时间点	血清	定量型		变态反应
7289-2	鸭羽毛 Ab. IgG	任意浓度	时间点	血清	定量型		变态反应
72-9	头孢曲秦	药物敏感度	时间点	分离物	定量或等级型	最小抑制浓度	抗生素敏感性
7290-0	卵白与嗜碱细胞混合 Ab	任意浓度	时间点	全血	定量型	白细胞组胺释放	变态反应
7291-8	完整卵 Ab. IgE	任意浓度	时间点	血清	定量型		变态反应
7292-6	完整卵 Ab. IgG	任意浓度	时间点	血清	定量型		变态反应
7293-4	完整卵与嗜碱细胞混合 Ab	任意浓度	时间点	全血	定量型	白细胞组胺释放	变态反应
729-4	其他白细胞	数量或计数浓度（计数/容积）	时间点	全血	定量型	手工计数	血液学/细胞分类计数
7294-2	卵黄 Ab. IgG	任意浓度	时间点	血清	定量型		变态反应
7295-9	卵黄与嗜碱细胞混合 Ab	任意浓度	时间点	全血	定量型	白细胞组胺释放	变态反应
7296-7	茄子 Ab. IgE	任意浓度	时间点	血清	定量型		变态反应
7297-5	茄子 Ab. IgG	任意浓度	时间点	血清	定量型		变态反应
7298-3	欧洲接骨木 Ab. IgG	任意浓度	时间点	血清	定量型		变态反应
7299-1	欧洲接骨木 Ab. IgE	任意浓度	时间点	血清	定量型		变态反应
7300-7	美国榆 Ab. IgE	任意浓度	时间点	血清	定量型		变态反应
7301-5	美国榆与嗜碱细胞混合 Ab	任意浓度	时间点	全血	定量型	白细胞组胺释放	变态反应
730-2	其他白细胞/100 白细胞	数量或计数分数	时间点	全血	定量型	手工计数	血液学/细胞分类计数

LOINC 代码	名称	属性	时间特征	系统	标尺类型	方法类型	分类
7302-3	榆 Ab. IgE	任意浓度	时间点	血清	定量型		变态反应
7303-1	榆 Ab. IgE	任意浓度	时间点	血清	定量型		变态反应
7304-9	苦苣 Ab. IgE	任意浓度	时间点	血清	定量型		变态反应
7305-6	苦苣 Ab. IgG	任意浓度	时间点	血清	定量型		变态反应
7306-4	紫附球菌 Ab. IgE	任意浓度	时间点	血清	定量型		变态反应
7307-2	絮状表皮癣菌 Ab. IgE	任意浓度	时间点	血清	定量型		变态反应
7308-0	酯酶 Ab. IgE	任意浓度	时间点	血清	定量型		变态反应
7309-8	垂叶榕 Ab. IgE	任意浓度	时间点	血清	定量型		变态反应
731-0	淋巴细胞	数量或计数浓度（计数/容积）	时间点	全血	定量型	自动化计数	血液学/细胞分类计数
7310-6	花旗松 Ab. IgE	任意浓度	时间点	血清	定量型		变态反应
7311-4	鱼类 Ab. IgE	任意浓度	时间点	血清	定量型		变态反应
7312-2	栽培亚麻 Ab. IgE	任意浓度	时间点	血清	定量型		变态反应
7313-0	栉头蚤 sp Ab. IgE	任意浓度	时间点	血清	定量型		变态反应
7314-8	栉头蚤 sp Ab. IgG	任意浓度	时间点	血清	定量型		变态反应
7315-5	栉头蚤 sp 与嗜碱细胞混合 Ab	任意浓度	时间点	全血	定量型	白细胞组胺释放	变态反应
7316-3	鲽 Ab. IgE	任意浓度	时间点	血清	定量型		变态反应
7317-1	鲽 Ab. IgG	任意浓度	时间点	血清	定量型		变态反应
7318-9	鲽与嗜碱细胞混合 Ab	任意浓度	时间点	全血	定量型	白细胞组胺释放	变态反应
7319-7	菊黄红眼（整体）Ab. IgE	任意浓度	时间点	血清	定量型		变态反应
7320-5	牛虻 spp Ab. IgG	任意浓度	时间点	血清	定量型		变态反应
7321-3	家蝇与嗜碱细胞混合 Ab	任意浓度	时间点	全血	定量型	白细胞组胺释放	变态反应
7322-1	甲醛与嗜碱细胞混合 Ab	任意浓度	时间点	全血	定量型	白细胞组胺释放	变态反应
7323-9	水果类 Ab. IgE	任意浓度	时间点	血清	定量型		变态反应
7324-7	大刀镰刀菌 Ab. IgG	任意浓度	时间点	血清	定量型		变态反应
7325-4	串珠镰刀菌 Ab. IgG	任意浓度	时间点	血清	定量型		变态反应
7326-2	尖孢镰刀菌 Ab. IgE	任意浓度	时间点	血清	定量型		变态反应
7327-0	腐皮镰刀菌 Ab. IgE	任意浓度	时间点	血清	定量型		变态反应
732-8	淋巴细胞	数量或计数浓度（计数/容积）	时间点	全血	定量型	手工计数	血液学/细胞分类计数
7328-8	腐皮镰刀菌 Ab. IgG	任意浓度	时间点	血清	定量型		变态反应
7329-6	尖孢镰刀菌 Ab. IgE	任意浓度	时间点	血清	定量型		变态反应
7330-4	大蒜 Ab. IgG	任意浓度	时间点	血清	定量型		变态反应
7331-2	大蒜与嗜碱细胞混合 Ab	任意浓度	时间点	全血	定量型	白细胞组胺释放	变态反应
7332-0	明胶 Ab. IgE	任意浓度	时间点	血清	定量型		变态反应
7333-8	念珠地丝菌 Ab. IgE	任意浓度	时间点	血清	定量型		变态反应
7334-6	沙鼠上皮 Ab. IgE	任意浓度	时间点	血清	定量型		变态反应
7335-3	姜 Ab. IgE	任意浓度	时间点	血清	定量型		变态反应
733-6	淋巴细胞.异型	任意浓度	时间点	全血	等级型	手工计数	血液学/细胞分类计数
7336-1	姜 Ab. IgG	任意浓度	时间点	血清	定量型		变态反应
7337-9	唐菖蒲 Ab. IgE	任意浓度	时间点	血清	定量型		变态反应
7338-7	麦麸 Ab. IgG	任意浓度	时间点	血清	定量型		变态反应
7339-5	蚋整体 Ab. IgE	任意浓度	时间点	血清	定量型		变态反应

LOINC 代码	名称	属性	时间特征	系统	标尺类型	方法类型	分类
7340-3	山羊乳 Ab. IgE	任意浓度	时间点	血清	定量型		变态反应
7341-1	山羊乳 Ab. IgG	任意浓度	时间点	血清	定量型		变态反应
7342-9	毛果一枝黄花 Ab. IgG	任意浓度	时间点	血清	定量型		变态反应
7343-7	毛果一枝黄花与嗜碱细胞混合 Ab	任意浓度	时间点	全血	定量型	白细胞组胺释放	变态反应
734-4	淋巴细胞. 异型	数量或计数浓度（计数/容积）	时间点	全血	定量型	手工计数	血液学/细胞分类计数
7344-5	鹅羽毛 Ab. IgG	任意浓度	时间点	血清	定量型		变态反应
7345-2	谷类 Ab. IgE	任意浓度	时间点	血清	定量型		变态反应
7346-0	谷类灰尘 Ab. IgE	任意浓度	时间点	血清	定量型		变态反应
7347-8	谷类磨房灰尘 Ab. IgE	任意浓度	时间点	血清	定量型		变态反应
7348-6	葡萄 Ab. IgG	任意浓度	时间点	血清	定量型		变态反应
7349-4	葡萄干与嗜碱细胞混合 Ab	任意浓度	时间点	全血	定量型	白细胞组胺释放	变态反应
7350-2	葡萄柚 Ab. IgG	任意浓度	时间点	血清	定量型		变态反应
735-1	淋巴细胞. 异型/100 白细胞	数量或计数分数	时间点	全血	定量型	手工计数	血液学/细胞分类计数
7351-0	葡萄柚与嗜碱细胞混合 Ab	任意浓度	时间点	全血	定量型	白细胞组胺释放	变态反应
7352-8	本特草 Ab. IgE	任意浓度	时间点	血清	定量型		变态反应
7353-6	狗牙根 Ab. IgG	任意浓度	时间点	血清	定量型		变态反应
7354-4	狗牙根与嗜碱细胞混合 Ab	任意浓度	时间点	全血	定量型	白细胞组胺释放	变态反应
7355-1	一年生早熟禾 Ab. IgE	任意浓度	时间点	血清	定量型		变态反应
7356-9	加拿大早熟禾 Ab. IgE	任意浓度	时间点	血清	定量型		变态反应
7357-7	草地早熟禾 Ab. IgE	任意浓度	时间点	血清	定量型		变态反应
7358-5	草地早熟禾与嗜碱细胞混合 Ab	任意浓度	时间点	全血	定量型	白细胞组胺释放	变态反应
7359-3	牛尾草与嗜碱细胞混合 Ab	任意浓度	时间点	全血	定量型	白细胞组胺释放	变态反应
7360-1	格兰马草 Ab. IgE	任意浓度	时间点	血清	定量型		变态反应
7361-9	强生草与嗜碱细胞混合 Ab	任意浓度	时间点	全血	定量型	白细胞组胺释放	变态反应
7362-7	Koehlers 禾木 Ab. IgE	任意浓度	时间点	血清	定量型		变态反应
7363-5	牛尾草 Ab. IgE	任意浓度	时间点	血清	定量型		变态反应
7364-3	牛尾草 Ab. IgG	任意浓度	时间点	血清	定量型		变态反应
7365-0	鸭茅 Ab. IgG	任意浓度	时间点	血清	定量型		变态反应
7366-8	鸭茅与嗜碱细胞混合 Ab	任意浓度	时间点	全血	定量型	白细胞组胺释放	变态反应
7367-6	偃麦草 Ab. IgE	任意浓度	时间点	血清	定量型		变态反应
7368-4	本特草与嗜碱细胞混合 Ab	任意浓度	时间点	全血	定量型	白细胞组胺释放	变态反应
736-9	淋巴细胞/100 白细胞	数量或计数分数	时间点	全血	定量型	自动化计数	血液学/细胞分类计数
7369-2	黑麦草 Ab. IgE	任意浓度	时间点	血清	定量型		变态反应
73-7	头孢曲嗪	药物敏感度	时间点	分离物	定量或等级型	琼脂扩散	抗生素敏感性
7370-0	黑麦草 Ab. IgG	任意浓度	时间点	血清	定量型		变态反应
7371-8	黑麦草 Ab. IgE	任意浓度	时间点	血清	定量型		变态反应

LOINC 代码	名称	属性	时间特征	系统	标尺类型	方法类型	分类
7372-6	黑麦草 Ab. IgE	任意浓度	时间点	血清	定量型		变态反应
7373-4	黑麦草 Ab. IgG	任意浓度	时间点	血清	定量型		变态反应
7374-2	黑麦草与嗜碱细胞混合 Ab	任意浓度	时间点	全血	定量型	白细胞组胺释放	变态反应
7375-9	高粱 Ab. IgE	任意浓度	时间点	血清	定量型		变态反应
7376-7	苏丹草 Ab. IgE	任意浓度	时间点	血清	定量型		变态反应
737-7	淋巴细胞/100 白细胞	数量或计数分数	时间点	全血	定量型	手工计数	血液学/细胞分类计数
7377-5	香黄花茅与嗜碱细胞混合 Ab	任意浓度	时间点	全血	定量型	白细胞组胺释放	变态反应
7378-3	Tall oak 禾木 Ab. IgE	任意浓度	时间点	血清	定量型		变态反应
7379-1	小麦草 Ab. IgG	任意浓度	时间点	血清	定量型		变态反应
7380-9	狗鲨 Ab. IgE	任意浓度	时间点	血清	定量型		变态反应
7381-7	黑肉叶刺茎藜 Ab. IgE	任意浓度	时间点	血清	定量型		变态反应
7382-5	阿拉伯胶 Ab. IgE	任意浓度	时间点	血清	定量型		变态反应
7383-3	朴木 Ab. IgE	任意浓度	时间点	血清	定量型		变态反应
7384-1	黑线鳕 Ab. IgE	任意浓度	时间点	血清	定量型		变态反应
738-5	大红细胞	任意浓度	时间点	全血	等级型	光学显微镜检查	血液学/细胞分类计数
7385-8	黑线鳕 Ab. IgG	任意浓度	时间点	血清	定量型		变态反应
7386-6	大西洋庸鲽 Ab. IgG	任意浓度	时间点	血清	定量型		变态反应
7387-4	大西洋庸鲽与嗜碱细胞混合 Ab	任意浓度	时间点	全血	定量型	白细胞组胺释放	变态反应
7388-2	火腿与嗜碱细胞混合 Ab	任意浓度	时间点	全血	定量型	白细胞组胺释放	变态反应
7389-0	干草 Ab. IgE	任意浓度	时间点	血清	定量型		变态反应
7390-8	欧榛 Ab. IgE	任意浓度	时间点	血清	定量型		变态反应
7391-6	欧榛 Ab. IgG	任意浓度	时间点	血清	定量型		变态反应
7392-4	欧榛与嗜碱细胞混合 Ab	任意浓度	时间点	全血	定量型	白细胞组胺释放	变态反应
739-3	晚幼粒细胞	数量或计数浓度（计数/容积）	时间点	全血	定量型	手工计数	血液学/细胞分类计数
7393-2	Interseminatum 长蠕孢菌 Ab. IgE	任意浓度	时间点	血清	定量型		变态反应
7394-0	玉蜀黍长蠕孢菌 Ab. IgE	任意浓度	时间点	血清	定量型		变态反应
7395-7	长蠕孢菌 Ab. IgE	任意浓度	时间点	血清	定量型		变态反应
7396-5	长蠕孢菌 Ab. IgG	任意浓度	时间点	血清	定量型		变态反应
7397-3	加拿大铁杉 Ab. IgE	任意浓度	时间点	血清	定量型		变态反应
7398-1	大麻 Ab. IgE	任意浓度	时间点	血清	定量型		变态反应
7399-9	大麻纤维 Ab. IgE	任意浓度	时间点	血清	定量型		变态反应
7400-5	Tuberculatus 苋 Ab. IgE	任意浓度	时间点	血清	定量型		变态反应
740-1	晚幼粒细胞/100 白细胞	数量或计数分数	时间点	全血	定量型	手工计数	血液学/细胞分类计数
7401-3	大西洋鲱鱼 Ab. IgG	任意浓度	时间点	血清	定量型		变态反应
7402-1	美国山核桃坚果与嗜碱细胞混合 Ab	任意浓度	时间点	全血	定量型	白细胞组胺释放	变态反应
7403-9	毡毛山核桃与嗜碱细胞混合 Ab	任意浓度	时间点	全血	定量型	白细胞组胺释放	变态反应
7404-7	小糙皮山核桃 Ab. IgE	任意浓度	时间点	血清	定量型		变态反应

LOINC 代码	名称	属性	时间特征	系统	标尺类型	方法类型	分类
7405-4	大糙皮山核桃 Ab. IgE	任意浓度	时间点	血清	定量型		变态反应
7406-2	美国山核桃树 Ab. IgE	任意浓度	时间点	血清	定量型		变态反应
7407-0	毡毛山核桃 Ab. IgE	任意浓度	时间点	血清	定量型		变态反应
7408-8	组胺提取物与嗜碱细胞混合 Ab	任意浓度	时间点	全血	定量型	白细胞组胺释放	变态反应
7409-6	猪与嗜碱细胞混合 Ab	任意浓度	时间点	全血	定量型	白细胞组胺释放	变态反应
7410-4	猪上皮 Ab. IgG	任意浓度	时间点	血清	定量型		变态反应
7411-2	蜂蜜 Ab. IgG	任意浓度	时间点	血清	定量型		变态反应
7412-0	蜂蜜 Ab. IgE	任意浓度	时间点	血清	定量型		变态反应
7413-8	忍冬 Ab. IgE	任意浓度	时间点	血清	定量型		变态反应
7414-6	啤酒花 Ab. IgG	任意浓度	时间点	血清	定量型		变态反应
7415-3	球孢枝孢菌 Ab. IgE	任意浓度	时间点	血清	定量型		变态反应
7416-1	欧洲鹅耳 Ab. IgE	任意浓度	时间点	血清	定量型		变态反应
7417-9	斑长黄胡蜂 Ab. IgG	任意浓度	时间点	血清	定量型		变态反应
7418-7	马皮屑与嗜碱细胞混合 Ab	任意浓度	时间点	全血	定量型	白细胞组胺释放	变态反应
741-9	小红细胞	任意浓度	时间点	全血	等级型	光学显微镜检查	血液学/细胞分类计数
7419-5	马上皮 Ab. IgE	任意浓度	时间点	血清	定量型		变态反应
7420-3	辣根 Ab. IgE	任意浓度	时间点	血清	定量型		变态反应
7421-1	室尘 AP Ab. IgE	任意浓度	时间点	血清	定量型		变态反应
7422-9	室尘 AP Ab. IgG	任意浓度	时间点	血清	定量型		变态反应
7423-7	室尘与嗜碱细胞混合 Ab	任意浓度	时间点	全血	定量型	白细胞组胺释放	变态反应
7424-5	室尘 Greer Ab. IgG	任意浓度	时间点	血清	定量型		变态反应
7425-2	室尘 Hollister Stier Ab. IgE	任意浓度	时间点	血清	定量型		变态反应
7426-0	室尘 Hollister Stier Ab. IgG	任意浓度	时间点	血清	定量型		变态反应
742-7	单核细胞	数量或计数浓度（计数/容积）	时间点	全血	定量型	自动化计数	血液学/细胞分类计数
7427-8	Hymenopterase Ab. IgE	任意浓度	时间点	血清	定量型		变态反应
7428-6	囊果碱蓬 Ab. IgE	任意浓度	时间点	血清	定量型		变态反应
7429-4	异氰酸盐 HDI Ab. IgE	任意浓度	时间点	血清	定量型		变态反应
7430-2	异氰酸盐 MDI Ab. IgE	任意浓度	时间点	血清	定量型		变态反应
7431-0	异氰酸盐 TDI Ab. IgE	任意浓度	时间点	血清	定量型		变态反应
7432-8	杜松 Ab. IgE	任意浓度	时间点	血清	定量型		变态反应
7433-6	杜松与嗜碱细胞混合 Ab	任意浓度	时间点	全血	定量型	白细胞组胺释放	变态反应
7434-4	红果刺柏 Ab. IgE	任意浓度	时间点	血清	定量型		变态反应
743-5	单核细胞	数量或计数浓度（计数/容积）	时间点	全血	定量型	手工计数	血液学/细胞分类计数
7435-1	北美西部圆柏 Ab. IgE	任意浓度	时间点	血清	定量型		变态反应
7436-9	黄麻 Ab. IgE	任意浓度	时间点	血清	定量型		变态反应
7437-7	木棉 Ab. IgE	任意浓度	时间点	血清	定量型		变态反应
7438-5	木棉与嗜碱细胞混合 Ab	任意浓度	时间点	全血	定量型	白细胞组胺释放	变态反应
7439-3	刺梧桐树胶 Ab. IgE	任意浓度	时间点	血清	定量型		变态反应

LOINC 代码	名称	属性	时间特征	系统	标尺类型	方法类型	分类
7440-1	猕猴桃 Ab. IgG	任意浓度	时间点	血清	定量型		变态反应
7441-9	猕猴桃与嗜碱细胞混合 Ab	任意浓度	时间点	全血	定量型	白细胞组胺释放	变态反应
7442-7	地肤 Ab. IgA	任意浓度	时间点	血清	定量型		变态反应
744-3	单核细胞/100 白细胞	数量或计数分数	时间点	全血	定量型	手工计数	血液学/细胞分类计数
7443-5	地肤 Ab. IgE	任意浓度	时间点	血清	定量型		变态反应
7444-3	乳清蛋白 Ab. IgG	任意浓度	时间点	血清	定量型		变态反应
7445-0	乳清蛋白 α Ab. IgE	任意浓度	时间点	血清	定量型		变态反应
7446-8	乳清蛋白与嗜碱细胞混合 Ab	任意浓度	时间点	全血	定量型	白细胞组胺释放	变态反应
7447-6	乳球蛋白 Ab. IgG	任意浓度	时间点	血清	定量型		变态反应
7448-4	羔羊肉 Ab. IgG	任意浓度	时间点	血清	定量型		变态反应
7449-2	羔羊肉与嗜碱细胞混合 Ab	任意浓度	时间点	全血	定量型	白细胞组胺释放	变态反应
74-5	头孢曲嗪	药物敏感度	时间点	分离物＋血清	等级型	测序分型	抗生素敏感性
745-0	原始粒细胞	数量或计数浓度（计数/容积）	时间点	全血	定量型	自动化计数	血液学/细胞分类计数
7450-0	白藜与嗜碱细胞混合 Ab	任意浓度	时间点	全血	定量型	白细胞组胺释放	变态反应
7451-8	乳胶 ALK 与嗜碱细胞混合 Ab	任意浓度	时间点	全血	定量型	白细胞组胺释放	变态反应
7452-6	乳胶米安色林与嗜碱细胞混合 Ab	任意浓度	时间点	全血	定量型	白细胞组胺释放	变态反应
7453-4	Greer 乳胶与嗜碱细胞混合 Ab	任意浓度	时间点	全血	定量型	白细胞组胺释放	变态反应
7454-2	Stallerg 乳胶与嗜碱细胞混合 Ab	任意浓度	时间点	全血	定量型	白细胞组胺释放	变态反应
7455-9	柠檬 Ab. IgG	任意浓度	时间点	血清	定量型		变态反应
7456-7	柠檬与嗜碱细胞混合 Ab	任意浓度	时间点	全血	定量型	白细胞组胺释放	变态反应
7457-5	大滨藜 Ab. IgE	任意浓度	时间点	血清	定量型		变态反应
7458-3	兵豆 Ab. IgE	任意浓度	时间点	血清	定量型		变态反应
7459-1	兵豆 Ab. IgG	任意浓度	时间点	血清	定量型		变态反应
7460-9	莴苣 Ab. IgG	任意浓度	时间点	血清	定量型		变态反应
7461-7	莴苣与嗜碱细胞混合 Ab	任意浓度	时间点	全血	定量型	白细胞组胺释放	变态反应
7462-5	美洲甘草 Ab. IgE	任意浓度	时间点	血清	定量型		变态反应
7463-3	铁炮百合 Ab. IgE	任意浓度	时间点	血清	定量型		变态反应
7464-1	白柠檬 Ab. IgE	任意浓度	时间点	血清	定量型		变态反应
7465-8	白柠檬 Ab. IgG	任意浓度	时间点	血清	定量型		变态反应
7466-6	亚麻 Ab. IgE	任意浓度	时间点	血清	定量型		变态反应
7467-4	脂肪酶 Ab. IgE	任意浓度	时间点	血清	定量型		变态反应
746-8	原始粒细胞	数量或计数浓度（计数/容积）	时间点	全血	定量型	手工计数	血液学/细胞分类计数
7468-2	肝 Ab. IgE	任意浓度	时间点	血清	定量型		变态反应
7469-0	小牛肝 Ab. IgE	任意浓度	时间点	血清	定量型		变态反应
7470-8	美洲驼毛皮 Ab. IgE	任意浓度	时间点	血清	定量型		变态反应

LOINC 代码	名称	属性	时间特征	系统	标尺类型	方法类型	分类
7471-6	欧洲龙虾 Ab. IgG	任意浓度	时间点	血清	定量型		变态反应
7472-4	洋槐树 Ab. IgE	任意浓度	时间点	血清	定量型		变态反应
7473-2	刺槐 Ab. IgE	任意浓度	时间点	血清	定量型		变态反应
7474-0	鲭 Ab. IgE	任意浓度	时间点	血清	定量型		变态反应
7475-7	鲭与嗜碱细胞混合 Ab	任意浓度	时间点	全血	定量型	白细胞组胺释放	变态反应
747-6	原始粒细胞/100 白细胞	数量或计数分数	时间点	全血	定量型	手工计数	血液学/细胞分类计数
7476-5	麦芽 Ab. IgG	任意浓度	时间点	血清	定量型		变态反应
7477-3	芒果花粉 Ab. IgE	任意浓度	时间点	血清	定量型		变态反应
7478-1	大叶枫 Ab. IgE	任意浓度	时间点	血清	定量型		变态反应
7479-9	美国红枫 Ab. IgE	任意浓度	时间点	血清	定量型		变态反应
7480-7	美国红枫与嗜碱细胞混合 Ab	任意浓度	时间点	全血	定量型	白细胞组胺释放	变态反应
7481-5	红槭＋银槭 Ab. IgE	任意浓度	时间点	血清	定量型		变态反应
7482-3	槭糖 Ab. IgE	任意浓度	时间点	血清	定量型		变态反应
7483-1	槭糖浆 Ab. IgE	任意浓度	时间点	血清	定量型		变态反应
748-4	中幼粒细胞	数量或计数浓度（计数/容积）	时间点	全血	定量型	手工计数	血液学/细胞分类计数
7484-9	假苍耳 Ab. IgE	任意浓度	时间点	血清	定量型		变态反应
7485-6	假苍耳 Ab. IgG	任意浓度	时间点	血清	定量型		变态反应
7486-4	床垫灰尘 Ab. IgE	任意浓度	时间点	血清	定量型		变态反应
7487-2	蜉蝣 Ab. IgE	任意浓度	时间点	血清	定量型		变态反应
7488-0	蜉蝣与嗜碱细胞混合 Ab	任意浓度	时间点	全血	定量型	白细胞组胺释放	变态反应
7489-8	白千层与嗜碱细胞混合 Ab	任意浓度	时间点	全血	定量型	白细胞组胺释放	变态反应
7490-6	甜瓜 Ab. IgG	任意浓度	时间点	血清	定量型		变态反应
7491-4	墨西哥 Firebush Ab. IgE	任意浓度	时间点	血清	定量型		变态反应
749-2	中幼粒细胞/100 白细胞	数量或计数分数	时间点	全血	定量型	手工计数	血液学/细胞分类计数
7492-2	多重吸入性变应原 Ab. IgE	任意浓度	时间点	血清	定量型		变态反应
7493-0	炼乳 Ab. IgE	任意浓度	时间点	血清	定量型		变态反应
7494-8	黍 Ab. IgG	任意浓度	时间点	血清	定量型		变态反应
7495-5	尘螨 Ab. IgE	任意浓度	时间点	血清	定量型		变态反应
7496-3	乳酪霉菌类型 Ab. IgG	任意浓度	时间点	血清	定量型		变态反应
7497-1	乳酪霉菌类型与嗜碱细胞混合 Ab	任意浓度	时间点	全血	定量型	白细胞组胺释放	变态反应
7498-9	好食脉孢菌 Ab. IgE	任意浓度	时间点	血清	定量型		变态反应
7499-7	猴上皮 Ab. IgE	任意浓度	时间点	血清	定量型		变态反应
7-5	氮革西林	药物敏感度	时间点	分离物	定量型	最小致死浓度	抗生素敏感性
750-0	中幼粒细胞/100 白细胞	数量或计数分数	时间点	全血	定量型	自动化计数	血液学/细胞分类计数
7500-2	普通伊蚊与嗜碱细胞混合 Ab	任意浓度	时间点	全血	定量型	白细胞组胺释放	变态反应
7501-0	松萝凤梨 Ab. IgE	任意浓度	时间点	血清	定量型		变态反应
7502-8	蛾 Ab. IgE	任意浓度	时间点	血清	定量型		变态反应

LOINC 代码	名称	属性	时间特征	系统	标尺类型	方法类型	分类
7503-6	蛾与嗜碱细胞混合 Ab	任意浓度	时间点	全血	定量型	白细胞组胺释放	变态反应
7504-4	鼠毛 Ab. IgE	任意浓度	时间点	血清	定量型		变态反应
7505-1	鼠多克隆 Ab. IgE	任意浓度	时间点	血清	定量型		变态反应
7506-9	毛霉 Ab. IgE	任意浓度	时间点	血清	定量型		变态反应
7507-7	总状毛霉菌 Ab. IgG	任意浓度	时间点	血清	定量型		变态反应
7508-5	总状毛霉菌与嗜碱细胞混合 Ab	任意浓度	时间点	全血	定量型	白细胞组胺释放	变态反应
7509-3	毛霉菌 sp Ab. IgG	任意浓度	时间点	血清	定量型		变态反应
7510-1	藏北艾与嗜碱细胞混合 Ab	任意浓度	时间点	全血	定量型	白细胞组胺释放	变态反应
7511-9	刀拉森蒿 Ab. IgE	任意浓度	时间点	血清	定量型		变态反应
7512-7	桑 Ab. IgE	任意浓度	时间点	血清	定量型		变态反应
7513-5	桑 Ab. IgG	任意浓度	时间点	血清	定量型		变态反应
7514-3	红色桑树 Ab. IgE	任意浓度	时间点	血清	定量型		变态反应
7515-0	圆生蘑菇 Ab. IgG	任意浓度	时间点	血清	定量型		变态反应
7516-8	圆生蘑菇与嗜碱细胞混合 Ab	任意浓度	时间点	全血	定量型	白细胞组胺释放	变态反应
7517-6	糙皮侧耳 Ab. IgE	任意浓度	时间点	血清	定量型		变态反应
751-8	嗜中性粒细胞	数量或计数浓度（计数/容积）	时间点	全血	定量型	自动化计数	血液学/细胞分类计数
7518-4	甜瓜 Ab. IgE	任意浓度	时间点	血清	定量型		变态反应
7519-2	紫贻贝 Ab. IgG	任意浓度	时间点	血清	定量型		变态反应
75-2	头孢唑林	药物敏感度	时间点	分离物	定量型	最小致死浓度	抗生素敏感性
7520-0	紫贻贝与嗜碱细胞混合 Ab	任意浓度	时间点	全血	定量型	白细胞组胺释放	变态反应
7521-8	芥末 Ab. IgG	任意浓度	时间点	血清	定量型		变态反应
7522-6	疣孢霉 sp Ab. IgE	任意浓度	时间点	血清	定量型		变态反应
7523-4	油桃 Ab. IgE	任意浓度	时间点	血清	定量型		变态反应
7524-2	油桃 Ab. IgG	任意浓度	时间点	血清	定量型		变态反应
7525-9	稻黑孢菌 Ab. IgE	任意浓度	时间点	血清	定量型		变态反应
752-6	嗜中性粒细胞	数量或计数浓度（计数/容积）	时间点	全血	定量型	自动化计数	血液学/细胞分类计数
7526-7	球黑孢霉 Ab. IgE	任意浓度	时间点	血清	定量型		变态反应
7527-5	肉豆蔻 Ab. IgG	任意浓度	时间点	血清	定量型		变态反应
7528-3	红橡 Ab. IgE	任意浓度	时间点	血清	定量型		变态反应
7529-1	加州黑栎 Ab. IgE	任意浓度	时间点	血清	定量型		变态反应
7530-9	Gambelii 橡木 Ab. IgE	任意浓度	时间点	血清	定量型		变态反应
7531-7	香藜 Ab. IgE	任意浓度	时间点	血清	定量型		变态反应
7532-5	禾叶栎 Ab. IgE	任意浓度	时间点	血清	定量型		变态反应
7533-3	威氏栎 Ab. IgE	任意浓度	时间点	血清	定量型		变态反应
753-4	嗜中性粒细胞	数量或计数浓度（计数/容积）	时间点	全血	定量型	手工计数	血液学/细胞分类计数
7534-1	北美红栎 Ab. IgE	任意浓度	时间点	血清	定量型		变态反应
7535-8	谷橡木 Ab. IgE	任意浓度	时间点	血清	定量型		变态反应
7536-6	白栎 Ab. IgG	任意浓度	时间点	血清	定量型		变态反应
7537-4	白栎与嗜碱细胞混合 Ab	任意浓度	时间点	全血	定量型	白细胞组胺释放	变态反应

LOINC 代码	名称	属性	时间特征	系统	标尺类型	方法类型	分类
7538-2	燕麦 Ab. IgG	任意浓度	时间点	血清	定量型		变态反应
7539-0	燕麦与嗜碱细胞混合 Ab	任意浓度	时间点	全血	定量型	白细胞组胺释放	变态反应
7540-8	栽培燕麦 Ab. IgE	任意浓度	时间点	血清	定量型		变态反应
7541-6	燕麦 Ab. IgE	任意浓度	时间点	血清	定量型		变态反应
754-2	嗜中性粒细胞	数量或计数浓度（计数/容积）	时间点	脑脊液	定量型	自动化计数	血液学/细胞分类计数
7542-4	Trisetum paniceum Ab. IgE	任意浓度	时间点	血清	定量型		变态反应
7543-2	Oidiodendrum spp Ab. IgE	任意浓度	时间点	血清	定量型		变态反应
7544-0	咖啡黄葵 Ab. IgE	任意浓度	时间点	血清	定量型		变态反应
7545-7	橄榄 Ab. IgE	任意浓度	时间点	血清	定量型		变态反应
7546-5	橄榄 Ab. IgG	任意浓度	时间点	血清	定量型		变态反应
7547-3	橄榄绿 Ab. IgE	任意浓度	时间点	血清	定量型		变态反应
7548-1	洋葱 Ab. IgG	任意浓度	时间点	血清	定量型		变态反应
7549-9	洋葱与嗜碱细胞混合 Ab	任意浓度	时间点	全血	定量型	白细胞组胺释放	变态反应
7550-7	甜橙与嗜碱细胞混合 Ab	任意浓度	时间点	全血	定量型	白细胞组胺释放	变态反应
7551-5	甜橙树 Ab. IgE	任意浓度	时间点	血清	定量型		变态反应
7552-3	牛至 Ab. IgE	任意浓度	时间点	血清	定量型		变态反应
7553-1	牛至 Ab. IgG	任意浓度	时间点	血清	定量型		变态反应
7554-9	牛至与嗜碱细胞混合 Ab	任意浓度	时间点	全血	定量型	白细胞组胺释放	变态反应
7555-6	德国鸢尾草 Ab. IgE	任意浓度	时间点	血清	定量型		变态反应
7556-4	卵清蛋白 Ab. IgE	任意浓度	时间点	血清	定量型		变态反应
7557-2	卵类粘蛋白 Ab. IgE	任意浓度	时间点	血清	定量型		变态反应
7558-0	食用牡蛎 Ab. IgE	任意浓度	时间点	血清	定量型		变态反应
755-9	嗜中性粒细胞	数量或计数浓度（计数/容积）	时间点	脑脊液	定量型	手工计数	血液学/细胞分类计数
7559-8	食用牡蛎 Ab. IgG	任意浓度	时间点	血清	定量型		变态反应
7560-6	食用牡蛎与嗜碱细胞混合 Ab	任意浓度	时间点	全血	定量型	白细胞组胺释放	变态反应
7561-4	长芒苋 Ab. IgE	任意浓度	时间点	血清	定量型		变态反应
7562-2	纸 Ab. IgE	任意浓度	时间点	血清	定量型		变态反应
7563-0	辣椒 Ab. IgE	任意浓度	时间点	血清	定量型		变态反应
7564-8	长尾鹦鹉粪 Ab. IgE	任意浓度	时间点	血清	定量型		变态反应
7565-5	长尾鹦鹉羽毛 Ab. IgE	任意浓度	时间点	血清	定量型		变态反应
7566-3	长尾鹦鹉血清 Ab. IgE	任意浓度	时间点	血清	定量型		变态反应
756-7	嗜中性粒细胞	数量或计数浓度（计数/容积）	时间点	胸水	定量型	自动化计数	血液学/细胞分类计数
7567-1	鹦鹉血清 Ab. IgE	任意浓度	时间点	血清	定量型		变态反应
7568-9	欧芹 Ab. IgG	任意浓度	时间点	血清	定量型		变态反应
7569-7	美国防风 Ab. IgE	任意浓度	时间点	血清	定量型		变态反应
7570-5	豌豆 Ab. IgG	任意浓度	时间点	血清	定量型		变态反应
7571-3	豇豆 Ab. IgE	任意浓度	时间点	血清	定量型		变态反应
7572-1	豇豆 Ab. IgG	任意浓度	时间点	血清	定量型		变态反应
7573-9	鹰嘴豆 Ab. IgE	任意浓度	时间点	血清	定量型		变态反应

LOINC 代码	名称	属性	时间特征	系统	标尺类型	方法类型	分类
7574-7	豌豆绿与嗜碱细胞混合 Ab	任意浓度	时间点	全血	定量型	白细胞组胺释放	变态反应
757-5	嗜中性粒细胞	数量或计数浓度（计数/容积）	时间点	胸水	定量型	手工计数	血液学/细胞分类计数
7575-4	桃树 Ab. IgG	任意浓度	时间点	血清	定量型		变态反应
7576-2	桃树与嗜碱细胞混合 Ab	任意浓度	时间点	全血	定量型	白细胞组胺释放	变态反应
7577-0	落花生与嗜碱细胞混合 Ab	任意浓度	时间点	全血	定量型	白细胞组胺释放	变态反应
7578-8	西洋梨 Ab. IgG	任意浓度	时间点	血清	定量型		变态反应
7579-6	西洋梨花粉 Ab. IgE	任意浓度	时间点	血清	定量型		变态反应
7580-4	美国山核桃坚果 Ab. IgG	任意浓度	时间点	血清	定量型		变态反应
7581-2	美国山核桃坚果与嗜碱细胞混合 Ab	任意浓度	时间点	全血	定量型	白细胞组胺释放	变态反应
7582-0	美国山核桃坚果 Ab. IgE	任意浓度	时间点	血清	定量型		变态反应
758-3	嗜中性粒细胞	数量或计数浓度（计数/容积）	时间点	腹腔液	定量型	自动化计数	血液学/细胞分类计数
7583-8	青霉属 Ab. IgG	任意浓度	时间点	血清	定量型		变态反应
7584-6	点青霉 Ab. IgG	任意浓度	时间点	血清	定量型		变态反应
7585-3	点青霉与嗜碱细胞混合 Ab	任意浓度	时间点	全血	定量型	白细胞组胺释放	变态反应
7586-1	圆椒 Ab. IgE	任意浓度	时间点	血清	定量型		变态反应
7587-9	圆椒 Ab. IgG	任意浓度	时间点	血清	定量型		变态反应
7588-7	黑胡椒 Ab. IgG	任意浓度	时间点	血清	定量型		变态反应
7589-5	黑胡椒与嗜碱细胞混合 Ab	任意浓度	时间点	全血	定量型	白细胞组胺释放	变态反应
7590-3	辣椒 Ab. IgG	任意浓度	时间点	血清	定量型		变态反应
759-1	嗜中性粒细胞	数量或计数浓度（计数/容积）	时间点	腹腔液	定量型	手工计数	血液学/细胞分类计数
7591-1	牛角椒 Ab. IgE	任意浓度	时间点	血清	定量型		变态反应
7592-9	牛角椒 Ab. IgG	任意浓度	时间点	血清	定量型		变态反应
7593-7	牛角椒与嗜碱细胞混合 Ab	任意浓度	时间点	全血	定量型	白细胞组胺释放	变态反应
7594-5	绿胡椒 Ab. IgG	任意浓度	时间点	血清	定量型		变态反应
7595-2	红胡椒与嗜碱细胞混合 Ab	任意浓度	时间点	全血	定量型	白细胞组胺释放	变态反应
7596-0	白胡椒 Ab. IgE	任意浓度	时间点	血清	定量型		变态反应
7597-8	白胡椒 Ab. IgG	任意浓度	时间点	血清	定量型		变态反应
7598-6	金鲈 spp Ab. IgG	任意浓度	时间点	血清	定量型		变态反应
7599-4	呼吸性过敏原 Ab. IgE	任意浓度	时间点	血清	定量型		变态反应
76-0	头孢唑林	药物敏感度	时间点	分离物	定量或等级型	最小抑制浓度	抗生素敏感性
7600-0	磷脂酶 Ab. IgE	任意浓度	时间点	血清	定量型		变态反应
7601-8	邻苯二甲酸酐 Ab. IgE	任意浓度	时间点	血清	定量型		变态反应
7602-6	海蓬子 spp Ab. IgE	任意浓度	时间点	血清	定量型		变态反应
7603-4	鸽粪 Ab. IgG	任意浓度	时间点	血清	定量型		变态反应
7604-2	普通苋 Ab. IgE	任意浓度	时间点	血清	定量型		变态反应
7605-9	苋 Ab. IgG	任意浓度	时间点	血清	定量型		变态反应
7606-7	苋与嗜碱细胞混合 Ab	任意浓度	时间点	全血	定量型	白细胞组胺释放	变态反应

LOINC 代码	名称	属性	时间特征	系统	标尺类型	方法类型	分类
7607-5	北美乔松 Ab. IgE	任意浓度	时间点	血清	定量型		变态反应
7608-3	火炬松 Ab. IgE	任意浓度	时间点	血清	定量型		变态反应
760-9	嗜中性粒细胞	数量或计数浓度（计数/容积）	时间点	关节液	定量型	手工计数	血液学/细胞分类计数
7609-1	辐射松 Ab. IgE	任意浓度	时间点	血清	定量型		变态反应
7610-9	美国黄松 Ab. IgE	任意浓度	时间点	血清	定量型		变态反应
7611-7	山白松 Ab. IgE	任意浓度	时间点	血清	定量型		变态反应
7612-5	菠萝 Ab. IgG	任意浓度	时间点	血清	定量型		变态反应
7613-3	开心果 Ab. IgE	任意浓度	时间点	血清	定量型		变态反应
7614-1	Pitosporium 与嗜碱细胞混合 Ab	任意浓度	时间点	全血	定量型	白细胞组胺释放	变态反应
7615-8	车前草 Ab. IgE	任意浓度	时间点	血清	定量型		变态反应
7616-6	长叶车前与嗜碱细胞混合 Ab	任意浓度	时间点	全血	定量型	白细胞组胺释放	变态反应
761-7	嗜中性粒细胞	数量或计数浓度（计数/容积）	时间点	尿液	定量型	自动化计数	血液学/细胞分类计数
7617-4	杏梅 Ab. IgG	任意浓度	时间点	血清	定量型		变态反应
7618-2	杏梅花粉 Ab. IgE	任意浓度	时间点	血清	定量型		变态反应
7619-0	毒漆藤 Ab. IgE	任意浓度	时间点	血清	定量型		变态反应
7620-8	黑杨 Ab. IgE	任意浓度	时间点	血清	定量型		变态反应
7621-6	白杨 sp Ab. IgE	任意浓度	时间点	血清	定量型		变态反应
7622-4	白杨与嗜碱细胞混合 Ab	任意浓度	时间点	全血	定量型	白细胞组胺释放	变态反应
7623-2	罂粟 Ab. IgE	任意浓度	时间点	血清	定量型		变态反应
7624-0	猪肉与嗜碱细胞混合 Ab	任意浓度	时间点	全血	定量型	白细胞组胺释放	变态反应
762-5	嗜中性粒细胞	数量或计数浓度（计数/容积）	时间点	尿液	定量型	手工计数	血液学/细胞分类计数
7625-7	马铃薯 Ab. IgG	任意浓度	时间点	血清	定量型		变态反应
7626-5	马铃薯与嗜碱细胞混合 Ab	任意浓度	时间点	全血	定量型	白细胞组胺释放	变态反应
7627-3	番薯 Ab. IgE	任意浓度	时间点	血清	定量型		变态反应
7628-1	番薯 Ab. IgG	任意浓度	时间点	血清	定量型		变态反应
7629-9	番薯与嗜碱细胞混合 Ab	任意浓度	时间点	全血	定量型	白细胞组胺释放	变态反应
7630-7	马铃薯 Ab. IgG	任意浓度	时间点	血清	定量型		变态反应
7631-5	小花假苍耳 Ab. IgE	任意浓度	时间点	血清	定量型		变态反应
7632-3	欧洲女贞 Ab. IgE	任意浓度	时间点	血清	定量型		变态反应
763-3	嗜中性粒细胞. 杆状核	数量或计数浓度（计数/容积）	时间点	全血	定量型	手工计数	血液学/细胞分类计数
7633-1	欧洲女贞 Ab. IgG	任意浓度	时间点	血清	定量型		变态反应
7634-9	苯磺素 Ab. IgE	任意浓度	时间点	血清	定量型		变态反应
7635-6	车前草种子 Ab. IgE	任意浓度	时间点	血清	定量型		变态反应
7636-4	产糖芽霉菌 Ab. IgE	任意浓度	时间点	血清	定量型		变态反应
7637-2	芽霉菌 sp Ab. IgE	任意浓度	时间点	血清	定量型		变态反应
7638-0	芽霉菌 sp Ab. IgG	任意浓度	时间点	血清	定量型		变态反应
7639-8	良叶除虫菊 Ab. IgE	任意浓度	时间点	血清	定量型		变态反应
7640-6	良叶除虫菊与嗜碱细胞混合 Ab	任意浓度	时间点	全血	定量型	白细胞组胺释放	变态反应

LOINC代码	名称	属性	时间特征	系统	标尺类型	方法类型	分类
764-1	嗜中性粒细胞.杆状核/100白细胞	数量或计数分数	时间点	全血	定量型	手工计数	血液学/细胞分类计数
7641-4	沙生胶兔木 Ab. IgE	任意浓度	时间点	血清	定量型		变态反应
7642-2	兔肉 Ab. IgE	任意浓度	时间点	血清	定量型		变态反应
7643-0	萝卜 Ab. IgE	任意浓度	时间点	血清	定量型		变态反应
7644-8	萝卜 Ab. IgG	任意浓度	时间点	血清	定量型		变态反应
7645-5	Ambrosioides 豚草 Ab. IgE	任意浓度	时间点	血清	定量型		变态反应
7646-3	猪草 Ab. IgG	任意浓度	时间点	血清	定量型		变态反应
7647-1	Dumosa 豚草 Ab. IgE	任意浓度	时间点	血清	定量型		变态反应
7648-9	伪豚草与嗜碱细胞混合Ab	任意浓度	时间点	全血	定量型	白细胞组胺释放	变态反应
7649-7	三裂叶豚草与嗜碱细胞混合Ab	任意浓度	时间点	全血	定量型	白细胞组胺释放	变态反应
7650-5	猪草 Ab. IgE	任意浓度	时间点	血清	定量型		变态反应
7651-3	猪草 Ab. IgG	任意浓度	时间点	血清	定量型		变态反应
7652-1	猪草与嗜碱细胞混合Ab	任意浓度	时间点	全血	定量型	白细胞组胺释放	变态反应
7653-9	猪草十三裂叶豚草 Ab. IgG	任意浓度	时间点	血清	定量型		变态反应
7654-7	密花豚草 Ab. IgE	任意浓度	时间点	血清	定量型		变态反应
7655-4	Bidentata 豚草 Ab. IgE	任意浓度	时间点	血清	定量型		变态反应
7656-2	复盆子 Ab. IgE	任意浓度	时间点	血清	定量型		变态反应
7657-0	复盆子 Ab. IgG	任意浓度	时间点	血清	定量型		变态反应
765-8	嗜中性粒细胞.过度分叶型	任意浓度	时间点	全血	等级型	光学显微镜检查	血液学/细胞分类计数
7658-8	复盆子与嗜碱细胞混合Ab	任意浓度	时间点	全血	定量型	白细胞组胺释放	变态反应
7659-6	鼠毛 Ab. IgE	任意浓度	时间点	血清	定量型		变态反应
7660-4	muliialgro 大鼠 Ab. IgE	任意浓度	时间点	血清	定量型		变态反应
7661-2	红鳍笛鲷 Ab. IgE	任意浓度	时间点	血清	定量型		变态反应
7662-0	红鳍笛鲷 Ab. IgG	任意浓度	时间点	血清	定量型		变态反应
7663-8	红杉 spp 灰尘 Ab. IgE	任意浓度	时间点	血清	定量型		变态反应
7664-6	红杉 spp Ab. IgE	任意浓度	时间点	血清	定量型		变态反应
7665-3	红酵母 spp Ab. IgE	任意浓度	时间点	血清	定量型		变态反应
766-6	嗜中性粒细胞.过度分叶型	数量或计数浓度（计数/容积）	时间点	全血	定量型	手工计数	血液学/细胞分类计数
7666-1	红酵母 spp Ab. IgE	任意浓度	时间点	血清	定量型		变态反应
7667-9	大黄 spp Ab. IgE	任意浓度	时间点	血清	定量型		变态反应
7668-7	水稻 Ab. IgG	任意浓度	时间点	血清	定量型		变态反应
7669-5	水稻与嗜碱细胞混合Ab	任意浓度	时间点	全血	定量型	白细胞组胺释放	变态反应
7670-3	巴西橡胶树 Ab. IgE	任意浓度	时间点	血清	定量型		变态反应
7671-1	钾猪毛菜 Ab. IgG	任意浓度	时间点	血清	定量型		变态反应
7672-9	小麦杆锈菌 Ab. IgE	任意浓度	时间点	血清	定量型		变态反应
7673-7	黑麦与嗜碱细胞混合Ab	任意浓度	时间点	全血	定量型	白细胞组胺释放	变态反应
767-4	嗜中性粒细胞.过度分叶型/100白细胞	数量或计数分数	时间点	全血	定量型	手工计数	血液学/细胞分类计数

LOINC 代码	名称	属性	时间特征	系统	标尺类型	方法类型	分类
7674-5	黑麦 Ab. IgE	任意浓度	时间点	血清	定量型		变态反应
7675-2	黑麦 Ab. IgG	任意浓度	时间点	血清	定量型		变态反应
7676-0	红花 Ab. IgE	任意浓度	时间点	血清	定量型		变态反应
7677-8	红花 Ab. IgG	任意浓度	时间点	血清	定量型		变态反应
7678-6	欧鼠尾草 Ab. IgE	任意浓度	时间点	血清	定量型		变态反应
7679-4	欧鼠尾草 Ab. IgE	任意浓度	时间点	血清	定量型		变态反应
7680-2	欧鼠尾草 Ab. IgG	任意浓度	时间点	血清	定量型		变态反应
7681-0	三齿蒿 Ab. IgE	任意浓度	时间点	血清	定量型		变态反应
768-2	嗜中性粒细胞. 分叶型	数量或计数浓度（计数/容积）	时间点	全血	定量型	手工计数	血液学/细胞分类计数
7682-8	三齿蒿 Ab. IgE	任意浓度	时间点	血清	定量型		变态反应
7683-6	加利福尼亚蒿 Ab. IgE	任意浓度	时间点	血清	定量型		变态反应
7684-4	三齿蒿 Ab. IgE	任意浓度	时间点	血清	定量型		变态反应
7685-1	大西洋鲑 Ab. IgG	任意浓度	时间点	血清	定量型		变态反应
7686-9	滨藜 Ab. IgE	任意浓度	时间点	血清	定量型		变态反应
7687-7	一年生滨藜 Ab. IgE	任意浓度	时间点	血清	定量型		变态反应
7688-5	沙丁鱼 Ab. IgG	任意浓度	时间点	血清	定量型		变态反应
7689-3	Savinase 蛋白酶 Ab. IgE	任意浓度	时间点	血清	定量型		变态反应
769-0	嗜中性粒细胞. 分叶型/100 白细胞	数量或计数分数	时间点	全血	定量型	手工计数	血液学/细胞分类计数
7690-1	沙滨藜 Ab. IgE	任意浓度	时间点	血清	定量型		变态反应
7691-9	扇贝 spp Ab. IgE	任意浓度	时间点	血清	定量型		变态反应
7692-7	扇贝 spp Ab. IgG	任意浓度	时间点	血清	定量型		变态反应
7693-5	裂体吸虫 sp Ab. IgE	任意浓度	时间点	血清	定量型		变态反应
7694-3	蝎子 Ab. IgE	任意浓度	时间点	血清	定量型		变态反应
7695-0	金雀花 Ab. IgE	任意浓度	时间点	血清	定量型		变态反应
7696-8	芝麻 Ab. IgG	任意浓度	时间点	血清	定量型		变态反应
7697-6	芝麻与嗜碱细胞混合 Ab	任意浓度	时间点	全血	定量型	白细胞组胺释放	变态反应
7698-4	绵羊上皮与嗜碱细胞混合 Ab	任意浓度	时间点	全血	定量型	白细胞组胺释放	变态反应
7699-2	小酸模与嗜碱细胞混合 Ab	任意浓度	时间点	全血	定量型	白细胞组胺释放	变态反应
7700-8	北极甜虾 Ab. IgG	任意浓度	时间点	血清	定量型		变态反应
7701-6	北极甜虾与嗜碱细胞混合 Ab	任意浓度	时间点	全血	定量型	白细胞组胺释放	变态反应
7702-4	胡瓜鱼 Ab. IgE	任意浓度	时间点	血清	定量型		变态反应
7703-2	玉蜀黍黑粉菌 Ab. IgE	任意浓度	时间点	血清	定量型		变态反应
7704-0	狗牙根黑粉菌 Ab. IgE	任意浓度	时间点	血清	定量型		变态反应
7705-7	高粱散粒黑粉菌 Ab. IgE	任意浓度	时间点	血清	定量型		变态反应
7706-5	高粱散粒黑粉菌 Ab. IgG	任意浓度	时间点	血清	定量型		变态反应
7707-3	燕麦散黑穗病 Ab. IgE	任意浓度	时间点	血清	定量型		变态反应
770-8	嗜中性粒细胞/100 白细胞	数量或计数分数	时间点	全血	定量型	自动化计数	血液学/细胞分类计数
7708-1	小麦散黑穗病菌 Ab. IgE	任意浓度	时间点	血清	定量型		变态反应
7709-9	鲷鱼 Ab. IgE	任意浓度	时间点	血清	定量型		变态反应
7710-7	鲷鱼 Ab. IgG	任意浓度	时间点	血清	定量型		变态反应
7711-5	菠菜 Ab. IgG	任意浓度	时间点	血清	定量型		变态反应
7712-3	暗绿椎枝孢 Ab. IgE	任意浓度	时间点	血清	定量型		变态反应

LOINC 代码	名称	属性	时间特征	系统	标尺类型	方法类型	分类
7713-1	南瓜 Ab. IgE	任意浓度	时间点	血清	定量型		变态反应
7714-9	西葫芦 Ab. IgE	任意浓度	时间点	血清	定量型		变态反应
7715-6	西葫芦 Ab. IgG	任意浓度	时间点	血清	定量型		变态反应
771-6	有核红细胞	数量或计数浓度（计数/容积）	时间点	全血	定量型	自动化计数	血液学/细胞分类计数
7716-4	黄南瓜 Ab. IgE	任意浓度	时间点	血清	定量型		变态反应
7717-2	黄南瓜 Ab. IgG	任意浓度	时间点	血清	定量型		变态反应
7718-0	南瓜 绿皮密生西葫芦 Ab. IgE	任意浓度	时间点	血清	定量型		变态反应
7719-8	金黄色葡萄球菌 Ab. IgE	任意浓度	时间点	血清	定量型		变态反应
7720-6	茄匍柄霉 Ab. IgE	任意浓度	时间点	血清	定量型		变态反应
7721-4	草莓 Ab. IgG	任意浓度	时间点	血清	定量型		变态反应
7722-2	草莓与嗜碱细胞混合 Ab	任意浓度	时间点	全血	定量型	白细胞组胺释放	变态反应
7723-0	甘蔗 Ab. IgE	任意浓度	时间点	血清	定量型		变态反应
772-4	有核红细胞	数量或计数浓度（计数/容积）	时间点	全血	定量型	手工计数	血液学/细胞分类计数
7724-8	甘蔗 Ab. IgG	任意浓度	时间点	血清	定量型		变态反应
7725-5	向日葵 Ab. IgG	任意浓度	时间点	血清	定量型		变态反应
7726-3	向日葵花粉 Ab. IgE	任意浓度	时间点	血清	定量型		变态反应
7727-1	向日葵种子与嗜碱细胞混合 Ab	任意浓度	时间点	全血	定量型	白细胞组胺释放	变态反应
7728-9	剑鱼 Ab. IgE	任意浓度	时间点	血清	定量型		变态反应
7729-7	剑鱼 Ab. IgG	任意浓度	时间点	血清	定量型		变态反应
7730-5	一球悬铃木 Ab. IgE	任意浓度	时间点	血清	定量型		变态反应
7731-3	红橘 Ab. IgE	任意浓度	时间点	血清	定量型		变态反应
773-2	有核红细胞/100 红细胞	数量或计数分数	时间点	全血	定量型	手工计数	血液学/细胞分类计数
7732-1	红橘 Ab. IgG	任意浓度	时间点	血清	定量型		变态反应
7733-9	树薯 Ab. IgE	任意浓度	时间点	血清	定量型		变态反应
7734-7	树薯 Ab. IgG	任意浓度	时间点	血清	定量型		变态反应
7735-4	茶 Ab. IgG	任意浓度	时间点	血清	定量型		变态反应
7736-2	特妙酶 Ab. IgE	任意浓度	时间点	血清	定量型		变态反应
7737-0	百里香 Ab. IgE	任意浓度	时间点	血清	定量型		变态反应
7738-8	梯牧草与嗜碱细胞混合 Ab	任意浓度	时间点	全血	定量型	白细胞组胺释放	变态反应
7739-6	烟草 Ab. IgG	任意浓度	时间点	血清	定量型		变态反应
774-0	卵形红细胞	任意浓度	时间点	全血	等级型	光学显微镜检查	血液学/细胞分类计数
7740-4	烟草与嗜碱细胞混合 Ab	任意浓度	时间点	全血	定量型	白细胞组胺释放	变态反应
7741-2	烟草香烟 Ab. IgE	任意浓度	时间点	血清	定量型		变态反应
7742-0	番茄与嗜碱细胞混合 Ab	任意浓度	时间点	全血	定量型	白细胞组胺释放	变态反应
7743-8	黄芪属 spp Ab. IgE	任意浓度	时间点	血清	定量型		变态反应
7744-6	臭椿 Ab. IgE	任意浓度	时间点	血清	定量型		变态反应
7745-3	发癣菌 Ab. IgE	任意浓度	时间点	血清	定量型		变态反应
7746-1	偏苯三酸酐 Ab. IgE	任意浓度	时间点	血清	定量型		变态反应
7747-9	虹鳟鱼 Ab. IgG	任意浓度	时间点	血清	定量型		变态反应

LOINC 代码	名称	属性	时间特征	系统	标尺类型	方法类型	分类
7748-7	纤溶酶 Ab. IgE	任意浓度	时间点	血清	定量型		变态反应
7749-5	长鳍金枪鱼 Ab. IgG	任意浓度	时间点	血清	定量型		变态反应
7750-3	长鳍金枪鱼与嗜碱细胞混合 Ab	任意浓度	时间点	全血	定量型	白细胞组胺释放	变态反应
7751-1	火鸡 Ab. IgG	任意浓度	时间点	血清	定量型		变态反应
7752-9	火鸡与嗜碱细胞混合 Ab	任意浓度	时间点	全血	定量型	白细胞组胺释放	变态反应
7753-7	火鸡羽毛 Ab. IgE	任意浓度	时间点	血清	定量型		变态反应
7754-5	芜菁 Ab. IgE	任意浓度	时间点	血清	定量型		变态反应
7755-2	室内装饰灰尘 Ab. IgE	任意浓度	时间点	血清	定量型		变态反应
7756-0	香子兰 Ab. IgE	任意浓度	时间点	血清	定量型		变态反应
775-7	血小板平均直径	实体长度	时间点	全血	定量型	REES-ECKER	血液学/细胞分类计数
7757-8	小牛肉 Ab. IgE	任意浓度	时间点	血清	定量型		变态反应
7758-6	小牛肉与嗜碱细胞混合 Ab	任意浓度	时间点	全血	定量型	白细胞组胺释放	变态反应
7759-4	鹿肉 Ab. IgE	任意浓度	时间点	血清	定量型		变态反应
7760-2	墙草 Ab. IgE	任意浓度	时间点	血清	定量型		变态反应
7761-0	大眼狮鲈 Ab. IgE	任意浓度	时间点	血清	定量型		变态反应
7762-8	胡桃 spp 与嗜碱细胞混合 Ab	任意浓度	时间点	全血	定量型	白细胞组胺释放	变态反应
7763-6	黑胡桃 Ab. IgE	任意浓度	时间点	血清	定量型		变态反应
7764-4	西部黑胡桃 Ab. IgE	任意浓度	时间点	血清	定量型		变态反应
776-5	血小板平均体积	实体容积	时间点	全血	定量型	REES-ECKER	血液学/细胞分类计数
7765-1	胡桃 Ab. IgE	任意浓度	时间点	血清	定量型		变态反应
7766-9	胡桃花粉 Ab. IgE	任意浓度	时间点	血清	定量型		变态反应
7767-7	胡桃 spp Ab. IgG	任意浓度	时间点	血清	定量型		变态反应
7768-5	黄胡蜂 spp Ab. IgG	任意浓度	时间点	血清	定量型		变态反应
7769-3	水红蓼 Ab. IgE	任意浓度	时间点	血清	定量型		变态反应
7770-1	西瓜 Ab. IgE	任意浓度	时间点	血清	定量型		变态反应
7771-9	西瓜 Ab. IgG	任意浓度	时间点	血清	定量型		变态反应
7772-7	小麦与嗜碱细胞混合 Ab	任意浓度	时间点	全血	定量型	白细胞组胺释放	变态反应
777-3	血小板	数量或计数浓度（计数/容积）	时间点	全血	定量型	自动化计数	血液学/细胞分类计数
7773-5	小麦花粉 Ab. IgE	任意浓度	时间点	血清	定量型		变态反应
7774-3	奶牛乳清 Ab. IgE	任意浓度	时间点	血清	定量型		变态反应
7775-0	白鲑 Ab. IgE	任意浓度	时间点	血清	定量型		变态反应
7776-8	白鲑 Ab. IgG	任意浓度	时间点	血清	定量型		变态反应
7777-6	菰 spp Ab. IgE	任意浓度	时间点	血清	定量型		变态反应
7778-4	法国猫柳 Ab. IgE	任意浓度	时间点	血清	定量型		变态反应
7779-2	四翅滨藜 Ab. IgE	任意浓度	时间点	血清	定量型		变态反应
77-8	头孢唑林	药物敏感度	时间点	分离物	定量或等级型	琼脂扩散	抗生素敏感性
7780-0	华北驼绒藜 Ab. IgE	任意浓度	时间点	血清	定量型		变态反应
778-1	血小板	数量或计数浓度（计数/容积）	时间点	全血	定量型	手工计数	血液学/细胞分类计数
7781-8	苦艾 Ab. IgG	任意浓度	时间点	血清	定量型		变态反应

LOINC 代码	名称	属性	时间特征	系统	标尺类型	方法类型	分类
7782-6	山药 Ab. IgE	任意浓度	时间点	血清	定量型		变态反应
7783-4	面包酵母 Ab. IgE	任意浓度	时间点	血清	定量型		变态反应
7784-2	面包酵母与嗜碱细胞混合 Ab	任意浓度	时间点	全血	定量型	白细胞组胺释放	变态反应
7785-9	啤酒用酵母与嗜碱细胞混合 Ab	任意浓度	时间点	全血	定量型	白细胞组胺释放	变态反应
7786-7	紫杉 spp Ab. IgE	任意浓度	时间点	血清	定量型		变态反应
7787-5	酸乳酪 Ab. IgE	任意浓度	时间点	血清	定量型		变态反应
7788-3	酸乳酪 Ab. IgG	任意浓度	时间点	血清	定量型		变态反应
7789-1	棘形红细胞	任意浓度	时间点	全血	等级型	光学显微镜检查	血液学/细胞分类计数
7790-9	毛刺细胞	任意浓度	时间点	全血	等级型	光学显微镜检查	血液学/细胞分类计数
7791-7	泪细胞	任意浓度	时间点	全血	等级型	光学显微镜检查	血液学/细胞分类计数
7792-5	Dohle 小体	任意浓度	时间点	全血	等级型	光学显微镜检查	血液学/细胞分类计数
7793-3	Howell-Jolly 氏小体	任意浓度	时间点	全血	等级型	光学显微镜检查	血液学/细胞分类计数
7794-1	正常红细胞的/常色多染性	任意浓度	时间点	全血	等级型	光学显微镜检查	血液学/细胞分类计数
7795-8	Pappenheimer 小体	任意浓度	时间点	全血	等级型	光学显微镜检查	血液学/细胞分类计数
7796-6	血小板簇	任意浓度	时间点	全血	等级型	光学显微镜检查	血液学/细胞分类计数
7797-4	缗钱状	任意浓度	时间点	全血	等级型	光学显微镜检查	血液学/细胞分类计数
7798-2	破碎细胞	任意浓度	时间点	全血	等级型	光学显微镜检查	血液学/细胞分类计数
779-9	红细胞异形	任意浓度	时间点	全血	等级型	光学显微镜检查	血液学/细胞分类计数
7799-0	纤维蛋白 D-二聚体	任意浓度	时间点	贫血小板血浆	定量型		凝血功能检查
7800-6	磷脂 Ab	任意浓度	时间点	血清	定量型		凝血功能检查
7801-4	磷脂 Ab. IgG	任意浓度	时间点	血清	定量型		凝血功能检查
7802-2	磷脂 Ab. IgM	任意浓度	时间点	血清	定量型		凝血功能检查
7803-0	棘阿米巴 Ab	任意浓度	时间点	血清	等级型		微生物学
7804-8	放线菌 Ab	任意浓度	时间点	血清	定量型		微生物学
7805-5	腺病毒 Ab	任意浓度	时间点	血清	定量型		微生物学
7806-3	蛔虫 Ab	任意浓度	时间点	血清	定量型		微生物学
780-7	早幼粒细胞	数量或计数浓度（计数/容积）	时间点	全血	定量型	自动化计数	血液学/细胞分类计数
7807-1	曲霉菌属 Ab	任意浓度	时间点	血清	定量型		微生物学
7808-9	曲霉菌属 Ab	任意浓度	时间点	血清	等级型		微生物学
7809-7	星形病毒	任意浓度	时间点	大便	等级型	电子显微镜检查	微生物学
7810-5	星形病毒 Ag	任意浓度	时间点	大便	等级型	酶免疫分析	微生物学
7811-3	星形病毒 RNA	任意浓度	时间点	血清	等级型	探针. 扩增. 靶向扩增	微生物学

LOINC 代码	名称	属性	时间特征	系统	标尺类型	方法类型	分类
7812-1	田鼠巴贝虫 Ab	任意浓度	时间点	血清	定量型		微生物学
7813-9	巴贝虫 Ab	任意浓度	时间点	血清	定量型		微生物学
7814-7	炭疽杆菌 Ab	任意浓度	时间点	血清	定量型		微生物学
781-5	早幼粒细胞	数量或计数浓度（计数/容积）	时间点	全血	定量型	手工计数	血液学/细胞分类计数
7815-4	汉赛巴尔通体 Ab. IgG	任意浓度	时间点	血清	定量型	酶免疫分析	微生物学
7816-2	皮炎芽生菌 Ab	任意浓度	时间点	血清	等级型		微生物学
7817-0	博氏疏螺旋体 Ab. IgG	任意浓度	时间点	血清	定量型		微生物学
7818-8	博氏疏螺旋体 Ab. IgM	任意浓度	时间点	血清	定量型		微生物学
7819-6	马来丝虫 Ab	任意浓度	时间点	血清	等级型		微生物学
7820-4	白色念珠菌 Ab	任意浓度	时间点	血清	定量或等级型		微生物学
7821-2	肺炎衣原体 rRNA	任意浓度	时间点	血清	等级型	探针.扩增.靶向扩增	微生物学
7822-0	鹦鹉热嗜衣原体 Ab	任意浓度	时间点	血清	定量型		微生物学
782-3	早幼粒细胞/100 白细胞	数量或计数分数	时间点	全血	定量型	自动化计数	血液学/细胞分类计数
7823-8	衣原体 Ab	任意浓度	时间点	血清	定量型		微生物学
7824-6	沙眼衣原体 Ab	任意浓度	时间点	血清	定量型		微生物学
7825-3	粗球孢子菌 Ab	任意浓度	时间点	血清	定量或等级型		微生物学
7826-1	粗球孢子菌 Ab. IgG	任意浓度	时间点	血清	定量型		微生物学
7827-9	粗球孢子菌 Ab. IgM	任意浓度	时间点	血清	定量型		微生物学
7828-7	贝氏柯克斯体 Ab	任意浓度	时间点	血清	定量型		微生物学
7829-5	1 期贝氏柯克斯体 Ab. IgG	任意浓度	时间点	血清	定量型		微生物学
7830-3	2 期贝氏柯克斯体 Ab. IgG	任意浓度	时间点	血清	定量型		微生物学
783-1	早幼粒细胞/100 白细胞	数量或计数分数	时间点	全血	定量型	手工计数	血液学/细胞分类计数
7831-1	1 期贝氏柯克斯体 Ab. IgM	任意浓度	时间点	血清	定量型		微生物学
7832-9	2 期贝氏柯克斯体 Ab. IgM	任意浓度	时间点	血清	定量型		微生物学
7833-7	柯萨奇病毒 A16 Ab	任意浓度	时间点	血清	定量型		微生物学
7834-5	柯萨奇病毒 A7 Ab	任意浓度	时间点	血清	定量型		微生物学
7835-2	柯萨奇病毒 A9 Ab	任意浓度	时间点	血清	定量型		微生物学
7836-0	柯萨奇病毒 B1 Ab	任意浓度	时间点	血清	定量型		微生物学
7837-8	柯萨奇病毒 B2 Ab	任意浓度	时间点	血清	定量型		微生物学
7838-6	柯萨奇病毒 B3 Ab	任意浓度	时间点	血清	定量型		微生物学
7839-4	柯萨奇病毒 B4 Ab	任意浓度	时间点	血清	定量型		微生物学
7840-2	柯萨奇病毒 B5 Ab	任意浓度	时间点	血清	定量型		微生物学
7841-0	柯萨奇病毒 B6 Ab	任意浓度	时间点	血清	定量型		微生物学
7842-8	新型隐球菌 Ab	任意浓度	时间点	血清	定量型		微生物学
7843-6	隐球菌 Ab	任意浓度	时间点	血清	等级型		微生物学
7844-4	猪带绦虫幼体 Ab. IgA	任意浓度	时间点	脑脊液	等级型		微生物学
7845-1	猪带绦虫幼体 Ab. IgA	任意浓度	时间点	血清	等级型		微生物学
7846-9	猪带绦虫幼体 Ab. IgG	任意浓度	时间点	脑脊液	等级型		微生物学
7847-7	猪带绦虫幼体 Ab. IgG	任意浓度	时间点	血清	等级型		微生物学

LOINC 代码	名称	属性	时间特征	系统	标尺类型	方法类型	分类
7848-5	猪带绦虫幼体 Ab. IgM	任意浓度	时间点	脑脊液	等级型		微生物学
784-9	红细胞平均细胞直径	长度	时间点	红细胞	定量型	自动化计数	血液学/细胞分类计数
7849-3	猪带绦虫幼体 Ab. IgM	任意浓度	时间点	血清	等级型		微生物学
7850-1	猪带绦虫幼体 Ab	任意浓度	时间点	血清	定量型		微生物学
7851-9	巨细胞病毒 Ab	任意浓度	时间点	血清	定量型		微生物学
7852-7	巨细胞病毒 Ab. IgG	任意浓度	时间点	血清	定量型		微生物学
7853-5	巨细胞病毒 Ab. IgM	任意浓度	时间点	血清	定量型		微生物学
7854-3	登革热病毒 1 Ab	任意浓度	时间点	血清	等级型	酶免疫分析	微生物学
7855-0	登革热病毒 1＋2＋3＋4 RNA	任意浓度	时间点	血清	等级型	探针. 扩增. 靶向扩增	微生物学
785-6	红细胞平均细胞血红蛋白	实体质量	时间点	红细胞	定量型	自动化计数	血液学/细胞分类计数
7856-8	登革热病毒 2 Ab	任意浓度	时间点	血清	等级型	酶免疫分析	微生物学
7857-6	登革热病毒 3 Ab	任意浓度	时间点	血清	等级型	酶免疫分析	微生物学
7858-4	登革热病毒 4 Ab	任意浓度	时间点	血清	等级型	酶免疫分析	微生物学
7859-2	登革热病毒 Ab	任意浓度	时间点	血清	定量型		微生物学
78-6	头孢唑林	药物敏感度	时间点	分离物＋血清	等级型	测序分型	抗生素敏感性
7860-0	东方马脑炎病毒 Ab. IgG	任意浓度	时间点	血清	定量型		微生物学
7861-8	东方马脑炎病毒 Ab. IgM	任意浓度	时间点	血清	定量型		微生物学
7862-6	埃博拉病毒 Ab	稀释系数、稀释倍数（滴度）	时间点	血清	定量型	免疫荧光	微生物学
7863-4	棘球绦虫 Ab	任意浓度	时间点	血清	定量型		微生物学
786-4	红细胞平均细胞血红蛋白浓度	质量浓度	时间点	红细胞	定量型	自动化计数	血液学/细胞分类计数
7864-2	埃柯病毒 1 Ab	任意浓度	时间点	血清	定量型		微生物学
7865-9	埃柯病毒 11 Ab	任意浓度	时间点	血清	定量型		微生物学
7866-7	埃柯病毒 19 Ab	任意浓度	时间点	血清	定量型		微生物学
7867-5	埃柯病毒 3 Ab	任意浓度	时间点	血清	定量型		微生物学
7868-3	埃柯病毒 30 Ab	稀释系数、稀释倍数（滴度）	时间点	血清	定量型		微生物学
7869-1	埃柯病毒 4 Ab	任意浓度	时间点	血清	定量型		微生物学
7870-9	埃柯病毒 40 Ab	稀释系数、稀释倍数（滴度）	时间点	血清	定量型		微生物学
7871-7	埃柯病毒 6 Ab	任意浓度	时间点	血清	定量型		微生物学
787-2	平均红细胞容积	实体容积	时间点	红细胞	定量型	自动化计数	血液学/细胞分类计数
7872-5	埃柯病毒 9 Ab	任意浓度	时间点	血清	定量型		微生物学
7873-3	埃柯病毒 NOS Ab	任意浓度	时间点	血清	定量型		微生物学
7874-1	犬埃立克体 Ab	任意浓度	时间点	血清	等级型		微生物学
7875-8	查菲埃立克体 Ab. IgG	任意浓度	时间点	血清	定量型	酶免疫分析	微生物学
7876-6	查菲埃立克体 Ab. IgM	任意浓度	时间点	血清	等级型		微生物学
7877-4	嗜吞噬无形体 Ab	任意浓度	时间点	血清	等级型		微生物学
7878-2	嗜吞噬无形体 Ab	任意浓度	时间点	血清	等级型		微生物学
7879-0	埃立克体 Ab	任意浓度	时间点	血清	等级型		微生物学
788-0	红细胞分布宽度	比率	时间点	红细胞	定量型	自动化计数	血液学/细胞分类计数
7880-8	溶组织内阿米巴 Ab	任意浓度	时间点	血清	定量型		微生物学
7881-6	肠道病毒 RNA	任意浓度	时间点	鼻	等级型	探针. 扩增. 靶向扩增	微生物学
7882-4	EB 病毒早期 Ab	任意浓度	时间点	血清	等级型		微生物学

LOINC 代码	名称	属性	时间特征	系统	标尺类型	方法类型	分类
7883-2	EB 病毒细胞核 Ab. IgG	任意浓度	时间点	血清	等级型		微生物学
7884-0	EB 病毒细胞核 Ab. IgM	任意浓度	时间点	血清	等级型		微生物学
7885-7	EB 病毒衣壳 Ab. IgG	任意浓度	时间点	血清	定量型		微生物学
7886-5	EB 病毒衣壳 Ab. IgM	任意浓度	时间点	血清	定量型		微生物学
7887-3	丝虫 Ab	任意浓度	时间点	血清	定量型		微生物学
7888-1	土拉弗氏菌 Ab	任意浓度	时间点	血清	等级型		微生物学
7889-9	土拉弗氏菌 Ab. IgG	任意浓度	时间点	血清	等级型		微生物学
7890-7	土拉弗氏菌 Ab. IgM	任意浓度	时间点	血清	等级型		微生物学
7891-5	蓝氏贾第鞭毛虫 Ab. IgG	任意浓度	时间点	血清	定量型		微生物学
7892-3	蓝氏贾第鞭毛虫 Ab. IgM	任意浓度	时间点	血清	定量型		微生物学
7893-1	醇溶蛋白 Ab	任意浓度	时间点	血清	定量型		血清学
7894-9	流感嗜血杆菌 Ab	任意浓度	时间点	血清	定量型		微生物学
7895-6	Hantaan 汉坦病毒 Ab. IgG	任意浓度	时间点	血清	定量型		微生物学
7896-4	Hantaan 汉坦病毒 Ab. IgM	任意浓度	时间点	血清	定量型		微生物学
7897-2	普马拉型汉坦病毒 Ab. IgG	任意浓度	时间点	血清	定量型		微生物学
789-8	红细胞	数量或计数浓度（计数/容积）	时间点	全血	定量型	自动化计数	血液学/细胞分类计数
7898-0	普马拉型汉坦病毒 Ab. IgM	任意浓度	时间点	血清	定量型		微生物学
7899-8	汉坦病毒 RNA	任意浓度	时间点	血清	等级型	探针.扩增.靶向扩增	微生物学
7900-4	幽门螺杆菌 Ab	任意浓度	时间点	血清	定量型		微生物学
7901-2	幽门螺杆菌 Ab. IgA	任意浓度	时间点	血清	定量型		微生物学
7902-0	幽门螺杆菌 Ab. IgG	任意浓度	时间点	血清	定量型		微生物学
7903-8	幽门螺杆菌 Ab. IgM	任意浓度	时间点	血清	定量型		微生物学
7904-6	甲型肝炎病毒 RNA	任意浓度	时间点	血清	等级型	探针.扩增.靶向扩增	微生物学
7905-3	乙型肝炎病毒表面 Ag	任意浓度	时间点	血清	等级型	中和作用	微生物学
790-6	红细胞	数量或计数浓度（计数/容积）	时间点	全血	定量型	手工计数	血液学/细胞分类计数
7906-1	丁型肝炎病毒 RNA	任意浓度	时间点	血清	等级型	探针.扩增.靶向扩增	微生物学
7907-9	单纯疱疹病毒 Ab	任意浓度	时间点	血清	定量型		微生物学
7908-7	单纯疱疹病毒 1 Ab	任意浓度	时间点	血清	定量型		微生物学
7909-5	单纯疱疹病毒 1 Ab. IgG	任意浓度	时间点	血清	定量型		微生物学
7910-3	单纯疱疹病毒 1 Ab. IgM	任意浓度	时间点	血清	定量型		微生物学
7911-1	单纯疱疹病毒 2 Ab	任意浓度	时间点	血清	定量型		微生物学
7912-9	单纯疱疹病毒 2 Ab. IgG	任意浓度	时间点	血清	定量型		微生物学
7913-7	单纯疱疹病毒 2 Ab. IgM	任意浓度	时间点	血清	定量型		微生物学
791-4	红细胞	数量或计数浓度（计数/容积）	时间点	脑脊液	定量型	自动化计数	血液学/细胞分类计数
7914-5	嗜异性 Ab 牛肉细胞吸附后	稀释系数、稀释倍数（滴度）	时间点	血清	定量型		微生物学
7915-2	嗜异性 Ab 豚鼠细胞吸附后	稀释系数、稀释倍数（滴度）	时间点	血清	定量型		微生物学
7916-0	荚膜组织胞浆菌 Ab	任意浓度	时间点	血清	定量型		微生物学

LOINC 代码	名称	属性	时间特征	系统	标尺类型	方法类型	分类
7917-8	艾滋病毒 1 Ab	任意浓度	时间点	血清	等级型		微生物学
7918-6	艾滋病毒 1+2 Ab	任意浓度	时间点	血清	等级型		微生物学
7919-4	艾滋病毒 2 Ab	任意浓度	时间点	血清	等级型		微生物学
7920-2	甲型流感病毒 Ab	任意浓度	时间点	血清	定量型		微生物学
7921-0	曼谷甲型流感病毒 Ab	任意浓度	时间点	血清	定量型		微生物学
792-2	红细胞	数量或计数浓度（计数/容积）	时间点	脑脊液	定量型	手工计数	血液学/细胞分类计数
7922-8	英格兰甲型流感病毒 Ab	任意浓度	时间点	血清	定量型		微生物学
7923-6	香港甲型流感病毒 Ab	任意浓度	时间点	血清	定量型		微生物学
7924-4	列宁格勒甲型流感病毒 Ab	任意浓度	时间点	血清	定量型		微生物学
7925-1	密西西比甲型流感病毒 Ab	任意浓度	时间点	血清	定量型		微生物学
7926-9	菲律宾甲型流感病毒 Ab	任意浓度	时间点	血清	定量型		微生物学
7927-7	Chalmers 港甲型流感病毒 Ab	任意浓度	时间点	血清	定量型		微生物学
7928-5	德克萨斯甲型流感病毒 Ab	任意浓度	时间点	血清	定量型		微生物学
7929-3	维多利亚甲型流感病毒 Ab	任意浓度	时间点	血清	定量型		微生物学
793-0	红细胞	数量或计数浓度（计数/容积）	时间点	胸水	定量型	手工计数	血液学/细胞分类计数
7930-1	甲型+乙型流感病毒 Ab	任意浓度	时间点	血清	定量型		微生物学
7931-9	乙型流感病毒 Ab	任意浓度	时间点	血清	定量型		微生物学
7932-7	丙型流感病毒 Ab	任意浓度	时间点	血清	定量型		微生物学
7933-5	日本脑炎病毒 Ab	任意浓度	时间点	脑脊液	等级型	酶免疫分析	微生物学
7934-3	日本脑炎病毒 Ab	任意浓度	时间点	血清	等级型	酶免疫分析	微生物学
7935-0	日本脑炎病毒 Ab	任意浓度	时间点	血清	定量型	血凝抑制试验	微生物学
7936-8	日本脑炎病毒 RNA	任意浓度	时间点	血清	等级型	探针.扩增.靶向扩增	微生物学
7937-6	胡宁病毒（阿根廷出血热病毒）Ab	任意浓度	时间点	血清	等级型	酶免疫分析	微生物学
7938-4	拉克罗斯病毒 Ab	任意浓度	时间点	血清	定量或等级型	酶免疫分析	微生物学
7939-2	拉克罗斯病毒 Ab	任意浓度	时间点	血清	定量或等级型	免疫荧光	微生物学
79-4	头孢克肟	药物敏感度	时间点	分离物	定量型	最小致死浓度	抗生素敏感性
7940-0	拉克罗斯病毒 Ab.IgG	任意浓度	时间点	血清	定量型		微生物学
7941-8	拉克罗斯病毒 Ab.IgM	任意浓度	时间点	血清	定量型		微生物学
7942-6	拉沙病毒 Ab.IgG	任意浓度	时间点	血清	等级型	酶免疫分析	微生物学
7943-4	拉沙病毒 Ab.IgG	稀释系数、稀释倍数（滴度）	时间点	血清	定量型	免疫荧光	微生物学
7944-2	拉沙病毒 Ab.IgM	任意浓度	时间点	血清	等级型	酶免疫分析	微生物学
7945-9	拉沙病毒 Ab.IgM	稀释系数、稀释倍数（滴度）	时间点	血清	定量型	免疫荧光	微生物学
7946-7	拉沙病毒 Ag	任意浓度	时间点	血清	等级型	酶免疫分析	微生物学
7947-5	嗜肺军团菌 Ab	任意浓度	时间点	血清	等级型		微生物学
794-8	红细胞	数量或计数浓度（计数/容积）	时间点	胸水	定量型	自动化计数	血液学/细胞分类计数

LOINC 代码	名称	属性	时间特征	系统	标尺类型	方法类型	分类
7948-3	嗜肺军团菌 1 Ab	稀释系数、稀释倍数（滴度）	时间点	血清	定量型	免疫荧光	微生物学
7949-1	嗜肺军团菌 2 Ab	稀释系数、稀释倍数（滴度）	时间点	血清	定量型	免疫荧光	微生物学
7950-9	嗜肺军团菌 3 Ab	稀释系数、稀释倍数（滴度）	时间点	血清	定量型	免疫荧光	微生物学
7951-7	嗜肺军团菌 4 Ab	稀释系数、稀释倍数（滴度）	时间点	血清	定量型	免疫荧光	微生物学
7952-5	嗜肺军团菌 5 Ab	稀释系数、稀释倍数（滴度）	时间点	血清	定量型	免疫荧光	微生物学
7953-3	嗜肺军团菌 6 Ab	稀释系数、稀释倍数（滴度）	时间点	血清	定量型	免疫荧光	微生物学
7954-1	嗜肺军团菌 7 Ab	稀释系数、稀释倍数（滴度）	时间点	血清	定量型	免疫荧光	微生物学
795-5	红细胞	数量或计数浓度（计数/容积）	时间点	腹腔液	定量型	手工计数	血液学/细胞分类计数
7955-8	嗜肺军团菌 8 Ab	稀释系数、稀释倍数（滴度）	时间点	血清	定量型	免疫荧光	微生物学
7956-6	嗜肺军团菌 9 Ab	稀释系数、稀释倍数（滴度）	时间点	血清	定量型	免疫荧光	微生物学
7957-4	军团菌 sp Ab	任意浓度	时间点	血清	定量型		微生物学
7958-2	利什曼原虫 sp Ab	任意浓度	时间点	血清	等级型		微生物学
7959-0	钩端螺旋体 sp Ab	稀释系数、稀释倍数（滴度）	时间点	血清	定量型		微生物学
7960-8	问号钩端螺旋体 Ab	任意浓度	时间点	血清	定量型	血凝试验	微生物学
7961-6	麻疹病毒 Ab	任意浓度	时间点	血清	定量型		微生物学
7962-4	麻疹病毒 Ab. IgG	任意浓度	时间点	血清	定量型		微生物学
796-3	红细胞	数量或计数浓度（计数/容积）	时间点	关节液	定量型	自动化计数	血液学/细胞分类计数
7963-2	麻疹病毒 Ab. IgM	任意浓度	时间点	血清	定量型		微生物学
7964-0	麻疹病毒 RNA	任意浓度	时间点	鼻	等级型	探针. 扩增. 靶向扩增	微生物学
7965-7	腮腺炎病毒 Ab	任意浓度	时间点	血清	定量型		微生物学
7966-5	腮腺炎病毒 Ab. IgG	任意浓度	时间点	血清	定量型		微生物学
7967-3	腮腺炎病毒 Ab. IgM	任意浓度	时间点	血清	定量型		微生物学
7968-1	腮腺炎病毒 RNA	任意浓度	时间点	脑脊液	等级型	探针. 扩增. 靶向扩增	微生物学
7969-9	肺炎支原体 Ab	任意浓度	时间点	血清	定量型		微生物学
7970-7	肺炎支原体 Ab. IgG	任意浓度	时间点	血清	定量型		微生物学
797-1	红细胞	数量或计数浓度（计数/容积）	时间点	关节液	定量型	手工计数	血液学/细胞分类计数
7971-5	福（勒）氏耐格里阿米巴 Ab	任意浓度	时间点	脑脊液	等级型		微生物学
7972-3	脑膜炎奈瑟菌 Y Ab	任意浓度	时间点	XXX	等级型		微生物学
7973-1	诺沃克病毒	任意浓度	时间点	大便	等级型	电子显微镜检查	微生物学
7974-9	诺沃克病毒 RNA	任意浓度	时间点	大便	等级型	探针. 扩增. 靶向扩增	微生物学
7975-6	人乳头瘤病毒 Ab	任意浓度	时间点	生殖器	等级型		微生物学
7976-4	巴西副球孢子菌 Ab	任意浓度	时间点	血清	定量型		微生物学
7977-2	并殖吸虫 sp Ab	任意浓度	时间点	血清	定量型		微生物学
7978-0	副流感病毒 1 Ab	任意浓度	时间点	血清	定量型		微生物学
7979-8	副流感病毒 2 Ab	任意浓度	时间点	血清	定量型		微生物学
7980-6	副流感病毒 3 Ab	任意浓度	时间点	血清	定量型		微生物学
7981-4	细小病毒 B19 Ab. IgM	任意浓度	时间点	血清	等级型		微生物学
7982-2	细小病毒 B19 Ab	任意浓度	时间点	血清	定量型		微生物学
7983-0	细小病毒 B19 Ab. IgG	任意浓度	时间点	血清	定量型		微生物学
7984-8	细小病毒 B19 Ab. IgM	任意浓度	时间点	血清	定量型		微生物学
7985-5	脊髓灰质炎病毒 1 Ab	任意浓度	时间点	血清	定量型		微生物学

LOINC 代码	名称	属性	时间特征	系统	标尺类型	方法类型	分类
7986-3	脊髓灰质炎病毒 2 Ab	任意浓度	时间点	血清	定量型		微生物学
7987-1	脊髓灰质炎病毒 3 Ab	任意浓度	时间点	血清	定量型		微生物学
7988-9	伯克氏菌 Ab. IgG	任意浓度	时间点	血清	定量型		微生物学
798-9	红细胞	数量或计数浓度（计数/容积）	时间点	尿液	定量型	自动化计数	血液学/细胞分类计数
7989-7	伯克氏菌 Ab. IgM	任意浓度	时间点	血清	定量型		微生物学
7990-5	呼吸道合胞病毒 Ab	任意浓度	时间点	血清	定量型		微生物学
7991-3	呼吸道合胞病毒 Ab. IgG	任意浓度	时间点	血清	定量型		微生物学
7992-1	呼吸道合胞病毒 Ab. IgM	任意浓度	时间点	血清	定量型		微生物学
7993-9	鼻病毒 RNA	任意浓度	时间点	XXX	等级型	探针.扩增.靶向扩增	微生物学
7994-7	立克次体 sp Ab	任意浓度	时间点	血清	定量型		微生物学
7995-4	普氏立克次体 Ab	任意浓度	时间点	血清	定量型		微生物学
7996-2	普氏立克次体 RNA	任意浓度	时间点	血清	等级型	探针.扩增.靶向扩增	微生物学
799-7	红细胞	数量或计数浓度（计数/容积）	时间点	尿液	定量型	手工计数	血液学/细胞分类计数
7997-0	斑疹热立克次体群 Ab	任意浓度	时间点	血清	定量型		微生物学
7998-8	斑疹热立克次体群 Ab. IgG	任意浓度	时间点	血清	定量型		微生物学
7999-6	斑疹热立克次体群 Ab. IgM	任意浓度	时间点	血清	定量型		微生物学
8000-2	斑疹伤寒立克次体群 Ab	任意浓度	时间点	血清	定量型		微生物学
8001-0	斑疹伤寒立克次体群 Ab. IgG	任意浓度	时间点	血清	定量型		微生物学
8002-8	斑疹伤寒立克次体群 Ab. IgM	任意浓度	时间点	血清	定量型		微生物学
800-3	裂红细胞	任意浓度	时间点	全血	等级型	光学显微镜检查	血液学/细胞分类计数
8003-6	立克次氏立克次体 Ab. IgG	任意浓度	时间点	血清	定量型		微生物学
8004-4	立克次氏立克次体 Ab. IgM	任意浓度	时间点	血清	定量型		微生物学
8005-1	立克次氏立克次体 RNA	任意浓度	时间点	血清	等级型	探针.扩增.靶向扩增	微生物学
8006-9	恙虫病东方体 Ab	任意浓度	时间点	血清	定量型		微生物学
8007-7	伤寒立克次体 Ab. IgG	任意浓度	时间点	血清	定量型		微生物学
8008-5	伤寒立克次体 Ab. IgM	任意浓度	时间点	血清	定量型		微生物学
8009-3	五日热巴尔通体 Ab. IgG	任意浓度	时间点	血清	定量型		微生物学
8010-1	五日热巴尔通体 Ab. IgM	任意浓度	时间点	血清	定量型		微生物学
801-1	镰刀细胞	任意浓度	时间点	全血	等级型	光学显微镜检查	血液学/细胞分类计数
8011-9	轮状病毒	任意浓度	时间点	大便	等级型	电子显微镜检查	微生物学
8012-7	轮状病毒 little（ds）RNA	任意浓度	时间点	大便	等级型	探针.扩增.靶向扩增	微生物学
8013-5	风疹病毒 Ab	任意浓度	时间点	血清	定量型		微生物学
8014-3	风疹病毒 Ab. IgG	任意浓度	时间点	血清	定量型		微生物学
8015-0	风疹病毒 Ab. IgM	任意浓度	时间点	血清	定量型		微生物学

LOINC 代码	名称	属性	时间特征	系统	标尺类型	方法类型	分类
8016-8	圣路易脑炎病毒 Ab. IgG	任意浓度	时间点	血清	定量型		微生物学
8017-6	圣路易脑炎病毒 Ab. IgM	任意浓度	时间点	血清	定量型		微生物学
8018-4	日本裂体吸虫 Ab	任意浓度	时间点	血清	定量型		微生物学
8019-2	曼［森］氏裂体吸虫 Ab	任意浓度	时间点	血清	定量型		微生物学
80-2	头孢克肟	药物敏感度	时间点	分离物	定量或等级型	最小抑制浓度	抗生素敏感性
8020-0	裂体吸虫 sp Ab	任意浓度	时间点	血清	等级型		微生物学
8021-8	圣路易脑炎病毒 Ab	任意浓度	时间点	脑脊液	等级型	酶免疫分析	微生物学
8022-6	圣路易脑炎病毒 Ab	任意浓度	时间点	血清	定量型	补体结合试验	微生物学
8023-4	圣路易脑炎病毒 Ab	任意浓度	时间点	血清	等级型	酶免疫分析	微生物学
8024-2	圣路易脑炎病毒 Ab	任意浓度	时间点	血清	等级型	免疫荧光	微生物学
8025-9	圣路易脑炎病毒 RNA	任意浓度	时间点	血清	等级型	探针. 扩增. 靶向扩增	微生物学
8026-7	染色方法	类型	时间点	XXX	名义型	*	微生物学
8027-5	肺炎双球菌 14 Ab. IgG	任意浓度	时间点	血清	定量型	酶免疫分析	微生物学
8028-3	肺炎双球菌 51 Ab. IgG	任意浓度	时间点	血清	定量型	酶免疫分析	微生物学
802-9	球形红细胞	任意浓度	时间点	全血	等级型	光学显微镜检查	血液学/细胞分类计数
8029-1	肺炎双球菌 9 Ab. IgG	任意浓度	时间点	血清	定量型	酶免疫分析	微生物学
8030-9	肺炎双球菌 Ab	任意浓度	时间点	血清	等级型		微生物学
8031-7	肺炎双球菌 Ab. IgG	任意浓度	时间点	血清	定量型		微生物学
8032-5	肺炎双球菌 Ab. IgM	任意浓度	时间点	血清	定量型		微生物学
8033-3	肺炎双球菌 3 Ab. IgG	任意浓度	时间点	血清	定量型	酶免疫分析	微生物学
8034-1	类圆线虫 sp Ab	任意浓度	时间点	血清	定量型		微生物学
8035-8	粪类圆线虫 Ab. IgG	任意浓度	时间点	血清	等级型		微生物学
8036-6	牛肉绦虫 Ab	任意浓度	时间点	血清	定量型		微生物学
803-7	中毒性颗粒	任意浓度	时间点	全血	等级型	光学显微镜检查	血液学/细胞分类计数
8037-4	猪带绦虫成体 Ab	任意浓度	时间点	血清	定量型		微生物学
8038-2	犬弓蛔虫 Ab	任意浓度	时间点	血清	定量型		微生物学
8039-0	鼠弓形体 Ab. IgG	任意浓度	时间点	血清	定量型		微生物学
8040-8	鼠弓形体 Ab. IgM	任意浓度	时间点	血清	定量型		微生物学
8041-6	苍白密螺旋体 Ab	任意浓度	时间点	血清	等级型	血凝试验	微生物学
8042-4	旋毛虫 Ab	任意浓度	时间点	血清	定量型		微生物学
8043-2	旋毛虫 Ab. IgG	任意浓度	时间点	血清	等级型		微生物学
8044-0	布氏锥虫 Ab	任意浓度	时间点	血清	定量型		微生物学
804-5	白细胞	数量或计数浓度（计数/容积）	时间点	全血	定量型	手工计数	血液学/细胞分类计数
8045-7	克氏锥虫 Ab	任意浓度	时间点	血清	定量型		微生物学
8046-5	水痘-带状疱疹病毒 Ab	任意浓度	时间点	血清	定量型		微生物学
8047-3	水痘-带状疱疹病毒 Ab. IgG	任意浓度	时间点	血清	定量型		微生物学
8048-1	水痘-带状疱疹病毒 Ab. IgM	任意浓度	时间点	血清	定量型		微生物学
8049-9	水痘-带状疱疹病毒 DNA	任意浓度	时间点	血清	等级型	探针. 扩增. 靶向扩增	微生物学
8050-7	委内瑞拉马脑炎病毒 Ab. IgG	任意浓度	时间点	血清	定量型		微生物学

LOINC 代码	名称	属性	时间特征	系统	标尺类型	方法类型	分类
8051-5	委内瑞拉马脑炎病毒 Ab. IgM	任意浓度	时间点	血清	定量型		微生物学
805-2	白细胞	数量或计数浓度（计数/容积）	时间点	脑脊液	定量型	自动化计数	血液学/细胞分类计数
8052-3	西方马脑炎病毒 Ab. IgG	任意浓度	时间点	血清	定量型		微生物学
8053-1	西方马脑炎病毒 Ab. IgM	任意浓度	时间点	血清	定量型		微生物学
8054-9	黄热病病毒 Ab	任意浓度	时间点	血清	定量型		微生物学
8055-6	黄热病病毒 Ab. IgG	任意浓度	时间点	血清	定量型		微生物学
8056-4	黄热病病毒 Ab. IgM	任意浓度	时间点	血清	定量型		微生物学
8057-2	黄热病病毒 RNA	任意浓度	时间点	血清	等级型	探针. 扩增. 靶向扩增	微生物学
8058-0	乙酰胆碱受体 Ab	任意浓度	时间点	血清	定量型		血清学
8059-8	肾上腺 Ab	任意浓度	时间点	血清	定量型		血清学
806-0	白细胞	数量或计数浓度（计数/容积）	时间点	脑脊液	定量型	手工计数	血液学/细胞分类计数
8060-6	肾上腺皮质 Ab	任意浓度	时间点	血清	定量型		血清学
8061-4	细胞核 Ab	任意浓度	时间点	血清	等级型		血清学
8062-2	心磷脂 Ab	任意浓度	时间点	血清	定量型		凝血功能检查
8063-0	心磷脂 Ab. IgA	任意浓度	时间点	血清	定量型		凝血功能检查
8064-8	心磷脂 Ab. IgG	任意浓度	时间点	血清	定量型	酶免疫分析	凝血功能检查
8065-5	心磷脂 Ab. IgG	任意浓度	时间点	血清	定量型		凝血功能检查
8066-3	心磷脂 Ab. IgM	任意浓度	时间点	血清	定量型	酶免疫分析	凝血功能检查
8067-1	心磷脂 Ab. IgM	任意浓度	时间点	血清	定量型		凝血功能检查
8068-9	着丝点 Ab	任意浓度	时间点	血清	定量型		血清学
8069-7	表皮 Ab	稀释系数、稀释倍数（滴度）	时间点	血清	定量型		血清学
8070-5	醇溶蛋白 Ab. IgM	任意浓度	时间点	血清	定量型		血清学
8071-3	组蛋白 Ab	任意浓度	时间点	血清	等级型		血清学
8072-1	胰岛素 Ab	任意浓度	时间点	血清	定量型		血清学
8073-9	牛胰岛素 Ab	任意浓度	时间点	血清	定量型		血清学
8074-7	人胰岛素 Ab	任意浓度	时间点	血清	定量型		血清学
8075-4	猪胰岛素 Ab	任意浓度	时间点	血清	定量型		血清学
8076-2	Jo-1 可提取核 Ab	任意浓度	时间点	血清	等级型		血清学
8077-0	线粒体 Ab	任意浓度	时间点	血清	定量型		血清学
807-8	白细胞	数量或计数浓度（计数/容积）	时间点	胸水	定量型	自动化计数	血液学/细胞分类计数
8078-8	肺炎支原体 Ab. IgM	任意浓度	时间点	血清	定量型		微生物学
8079-6	髓磷脂 Ab. IgA	任意浓度	时间点	血清	定量型		血清学
8080-4	髓磷脂 Ab. IgG	任意浓度	时间点	血清	定量型		血清学
8081-2	髓磷脂 Ab. IgM	任意浓度	时间点	血清	定量型		血清学
8082-0	髓磷脂碱性蛋白 Ab	稀释系数、稀释倍数（滴度）	时间点	血清	定量型		血清学
8083-8	心肌 Ab	任意浓度	时间点	血清	定量型		血清学
8084-6	嗜中性粒细胞细胞质 Ab. 标准的	任意浓度	时间点	血清	定量型		血清学
8085-3	嗜中性粒细胞细胞质 Ab. 核周的	任意浓度	时间点	血清	定量型		血清学
808-6	白细胞	数量或计数浓度（计数/容积）	时间点	胸水	定量型	手工计数	血液学/细胞分类计数
8086-1	胰岛细胞 Ab	任意浓度	时间点	血清	定量型		血清学
8087-9	壁细胞 Ab	任意浓度	时间点	血清	定量型		血清学

LOINC 代码	名称	属性	时间特征	系统	标尺类型	方法类型	分类
8088-7	PCNA 可提取核 Ab	任意浓度	时间点	血清	等级型		血清学
8089-5	血小板相关 Ab. IgG	任意浓度	时间点	全血	定量型		血清学
8090-3	血小板相关 Ab. IgM	任意浓度	时间点	全血	定量型		血清学
8091-1	核糖核蛋白可提取核 Ab	任意浓度	时间点	血清	等级型		血清学
8092-9	SCL-70 可提取核 Ab	任意浓度	时间点	血清	等级型		血清学
8093-7	舍格伦综合征-a 可提取核 Ab	任意浓度	时间点	血清	等级型		血清学
809-4	白细胞	数量或计数浓度（计数/容积）	时间点	腹腔液	定量型	自动化计数	血液学/细胞分类计数
8094-5	舍格伦综合征-b 可提取核 Ab	任意浓度	时间点	血清	等级型		血清学
8095-2	平滑肌 Ab	稀释系数、稀释倍数（滴度）	时间点	血清	定量型		血清学
8096-0	生长激素 Ab	任意浓度	时间点	血清/血浆	定量型		血清学
8097-8	横纹肌 Ab	稀释系数、稀释倍数（滴度）	时间点	血清	定量型		血清学
8098-6	甲状腺球蛋白 Ab	任意浓度	时间点	血清	定量型		血清学
8099-4	甲状腺过氧化物酶 Ab	任意浓度	时间点	血清	定量型		血清学
81-0	头孢克肟	药物敏感度	时间点	分离物	定量或等级型	琼脂扩散	抗生素敏感性
8100-0	标本准备	类型	时间点	XXX	名义型	*	标本特性
8101-8	细胞. CD3＋CD8＋/100 细胞	数量或计数分数	时间点	全血	定量型		细胞标志物
810-2	白细胞	数量或计数浓度（计数/容积）	时间点	腹腔液	定量型	手工计数	血液学/细胞分类计数
8102-6	细胞. CD33/100 细胞	数量或计数分数	时间点	全血	定量型		细胞标志物
8103-4	细胞. CD45＋CD14＋/100 细胞	数量或计数分数	时间点	全血	定量型		细胞标志物
8104-2	细胞. CD5＋CD20＋/100 细胞	数量或计数分数	时间点	全血	定量型		细胞标志物
8105-9	细胞. CD5＋CD8＋/100 细胞	数量或计数分数	时间点	全血	定量型		细胞标志物
8106-7	细胞. CD1/100 细胞	数量或计数分数	时间点	全血	定量型		细胞标志物
8107-5	细胞. CD10/100 细胞	数量或计数分数	时间点	全血	定量型		细胞标志物
8108-3	细胞. CD11C＋CD20＋/100 细胞	数量或计数分数	时间点	全血	定量型		细胞标志物
8109-1	细胞. CD11C/100 细胞	数量或计数分数	时间点	全血	定量型		细胞标志物
811-0	白细胞	数量或计数浓度（计数/容积）	时间点	精液	定量型	自动化计数	血液学/细胞分类计数
8110-9	细胞. CD13/100 细胞	数量或计数分数	时间点	全血	定量型		细胞标志物
8111-7	细胞. CD14/100 细胞	数量或计数分数	时间点	全血	定量型		细胞标志物
8112-5	细胞. CD3-CD16＋CD56＋/100 细胞	数量或计数分数	时间点	全血	定量型		细胞标志物
8113-3	细胞. CD16＋CD57－/100 细胞	数量或计数分数	时间点	全血	定量型		细胞标志物
8114-1	细胞. CD16－CD57＋/100 细胞	数量或计数分数	时间点	全血	定量型		细胞标志物
8115-8	细胞. CD16/100 细胞	数量或计数分数	时间点	全血	定量型		细胞标志物
8116-6	细胞. CD19	数量或计数浓度（计数/容积）	时间点	全血	定量型		细胞标志物
8117-4	细胞. CD19/100 细胞	数量或计数分数	时间点	全血	定量型		细胞标志物
8118-2	细胞. CD2/100 细胞	数量或计数分数	时间点	全血	定量型		细胞标志物

LOINC 代码	名称	属性	时间特征	系统	标尺类型	方法类型	分类
8119-0	细胞.CD20/100 细胞	数量或计数分数	时间点	全血	定量型		细胞标志物
8120-8	细胞.CD21/100 细胞	数量或计数分数	时间点	全血	定量型		细胞标志物
8121-6	细胞.CD25/100 细胞	数量或计数分数	时间点	全血	定量型		细胞标志物
8122-4	细胞.CD3	数量或计数浓度（计数/容积）	时间点	全血	定量型		细胞标志物
8123-2	细胞.CD3＋CD4＋/100 细胞	数量或计数分数	时间点	全血	定量型		细胞标志物
8124-0	细胞.CD3/100 细胞	数量或计数分数	时间点	全血	定量型		细胞标志物
8125-7	细胞.CD34/100 细胞	数量或计数分数	时间点	全血	定量型		细胞标志物
8126-5	细胞.CD38/100 细胞	数量或计数分数	时间点	全血	定量型		细胞标志物
8127-3	细胞.CD4	数量或计数浓度（计数/容积）	时间点	全血	定量型		细胞标志物
812-8	白细胞	数量或计数浓度（计数/容积）	时间点	精液	定量型	手工计数	血液学/细胞分类计数
8128-1	细胞.CD4/100 细胞	数量或计数分数	时间点	全血	定量型		细胞标志物
8129-9	细胞.CD4/细胞.CD8	数量或计数比率	时间点	全血	定量型		细胞标志物
8130-7	细胞.CD45/100 细胞	数量或计数分数	时间点	全血	定量型		细胞标志物
8131-5	细胞.CD5＋CD19＋/100 细胞	数量或计数分数	时间点	全血	定量型		细胞标志物
8132-3	细胞.CD5/100 细胞	数量或计数分数	时间点	全血	定量型		细胞标志物
8133-1	细胞.CD56/100 细胞	数量或计数分数	时间点	全血	定量型		细胞标志物
8134-9	细胞.CD57/100 细胞	数量或计数分数	时间点	全血	定量型		细胞标志物
8135-6	细胞.CD7/100 细胞	数量或计数分数	时间点	全血	定量型		细胞标志物
813-6	白细胞	数量或计数浓度（计数/容积）	时间点	关节液	定量型	自动化计数	血液学/细胞分类计数
8136-4	细胞.CD71/100 细胞	数量或计数分数	时间点	全血	定量型		细胞标志物
8137-2	细胞.CD8	数量或计数浓度（计数/容积）	时间点	全血	定量型		细胞标志物
8138-0	细胞.CD8/100 细胞	数量或计数分数	时间点	全血	定量型		细胞标志物
8139-8	苯异丙胺	质量浓度	时间点	胃液	定量型		药物水平/毒理学
8140-6	苯异丙胺	任意浓度	时间点	胃液	等级型		药物水平/毒理学
8141-4	苯异丙胺	任意浓度	时间点	胃液	等级型	确认试验	药物水平/毒理学
8142-2	苯异丙胺	任意浓度	时间点	胃液	等级型	筛查试验	药物水平/毒理学
8143-0	苯异丙胺	质量浓度	时间点	胎粪	定量型		药物水平/毒理学
814-4	白细胞	数量或计数浓度（计数/容积）	时间点	关节液	定量型	手工计数	血液学/细胞分类计数
8144-8	苯异丙胺	任意浓度	时间点	胎粪	等级型		药物水平/毒理学
8145-5	苯异丙胺	任意浓度	时间点	胎粪	等级型	确认试验	药物水平/毒理学
8146-3	苯异丙胺	任意浓度	时间点	胎粪	等级型	筛查试验	药物水平/毒理学
8147-1	苯异丙胺	质量浓度	时间点	血清/血浆	定量型		药物水平/毒理学
8148-9	苯异丙胺	任意浓度	时间点	血清/血浆	等级型	确认试验	药物水平/毒理学
8149-7	苯异丙胺	任意浓度	时间点	血清/血浆	等级型	筛查试验	药物水平/毒理学

LOINC 代码	名称	属性	时间特征	系统	标尺类型	方法类型	分类
8150-5	苯异丙胺	质量浓度	时间点	尿液	定量型		药物水平/毒理学
815-1	A Ab	任意浓度	时间点	血清/血浆^血液制品单位	等级型		血库
8151-3	苯异丙胺	任意浓度	时间点	尿液	等级型	SAMHSA 确认试验	药物水平/毒理学
8152-1	苯异丙胺	任意浓度	时间点	尿液	等级型	SAMHSA 筛查试验	药物水平/毒理学
8153-9	苯异丙胺	质量浓度	时间点	不明物质	定量型		药物水平/毒理学
8154-7	苯异丙胺	任意浓度	时间点	不明物质	等级型		药物水平/毒理学
8155-4	苯异丙胺	任意浓度	时间点	不明物质	等级型	确认试验	药物水平/毒理学
8156-2	苯异丙胺	任意浓度	时间点	不明物质	等级型	筛查试验	药物水平/毒理学
8157-0	砷	质量含量	时间点	指甲	定量型		药物水平/毒理学
8158-8	砷	质量含量	时间点	组织	定量型		药物水平/毒理学
8159-6	铍	质量浓度	时间点	全血	定量型		药物水平/毒理学
8160-4	铍	质量浓度	时间点	唾液	定量型		药物水平/毒理学
8161-2	铋	质量浓度	时间点	全血	定量型		药物水平/毒理学
8162-0	四氢大麻酚	质量浓度	时间点	胃液	定量型		药物水平/毒理学
8163-8	四氢大麻酚	任意浓度	时间点	胃液	等级型		药物水平/毒理学
8164-6	四氢大麻酚	任意浓度	时间点	胃液	等级型	确认试验	药物水平/毒理学
8165-3	四氢大麻酚	任意浓度	时间点	胃液	等级型	筛查试验	药物水平/毒理学
8166-1	四氢大麻酚	质量浓度	时间点	胎粪	定量型		药物水平/毒理学
8167-9	四氢大麻酚	任意浓度	时间点	胎粪	等级型		药物水平/毒理学
8168-7	四氢大麻酚	任意浓度	时间点	胎粪	等级型	确认试验	药物水平/毒理学
816-9	A Ab	任意浓度	时间点	血清/血浆^供者	等级型		血库
8169-5	四氢大麻酚	任意浓度	时间点	胎粪	等级型	筛查试验	药物水平/毒理学
8170-3	大麻类物质	质量浓度	时间点	血清/血浆	定量型		药物水平/毒理学
8171-1	大麻类物质	任意浓度	时间点	血清/血浆	等级型	确认试验	药物水平/毒理学

LOINC 代码	名称	属性	时间特征	系统	标尺类型	方法类型	分类
8172-9	大麻类物质	任意浓度	时间点	血清/血浆	等级型	筛查试验	药物水平/毒理学
8173-7	四氢大麻酚	质量浓度	时间点	尿液	定量型		药物水平/毒理学
8174-5	四氢大麻酚	任意浓度	时间点	尿液	等级型	SAMHSA 确认试验	药物水平/毒理学
8175-2	四氢大麻酚	任意浓度	时间点	尿液	等级型	SAMHSA 筛查试验	药物水平/毒理学
8176-0	大麻类物质	质量浓度	时间点	不明物质	定量型		药物水平/毒理学
817-7	A Ab	任意浓度	时间点	血清/血浆	等级型		血库
8177-8	大麻类物质	任意浓度	时间点	不明物质	等级型		药物水平/毒理学
8178-6	大麻类物质	任意浓度	时间点	不明物质	等级型	确认试验	药物水平/毒理学
8179-4	大麻类物质	任意浓度	时间点	不明物质	等级型	筛查试验	药物水平/毒理学
8180-2	氯苯	质量浓度	时间点	全血	定量型		药物水平/毒理学
8181-0	铬	质量浓度	时间点	唾液	定量型		药物水平/毒理学
8182-8	苯甲酰芽子碱	质量浓度	时间点	胃液	定量型		药物水平/毒理学
8183-6	苯甲酰芽子碱	任意浓度	时间点	胃液	等级型		药物水平/毒理学
8184-4	苯甲酰芽子碱	任意浓度	时间点	胃液	等级型	确认试验	药物水平/毒理学
818-5	A Ag	任意浓度	时间点	红细胞^血液制品单位	等级型		血库
8185-1	苯甲酰芽子碱	任意浓度	时间点	胃液	等级型	筛查试验	药物水平/毒理学
8186-9	苯甲酰芽子碱	质量浓度	时间点	胎粪	定量型		药物水平/毒理学
8187-7	苯甲酰芽子碱	任意浓度	时间点	胎粪	等级型		药物水平/毒理学
8188-5	苯甲酰芽子碱	任意浓度	时间点	胎粪	等级型	确认试验	药物水平/毒理学
8189-3	苯甲酰芽子碱	任意浓度	时间点	胎粪	等级型	筛查试验	药物水平/毒理学
8190-1	可卡因	任意浓度	时间点	血清/血浆	等级型	确认试验	药物水平/毒理学
8191-9	可卡因	任意浓度	时间点	血清/血浆	等级型	筛查试验	药物水平/毒理学
8192-7	苯甲酰芽子碱	任意浓度	时间点	尿液	等级型	SAMHSA 确认试验	药物水平/毒理学
819-3	A Ag	任意浓度	时间点	红细胞^供者	等级型		血库
8193-5	苯甲酰芽子碱	任意浓度	时间点	尿液	等级型	SAMHSA 筛查试验	药物水平/毒理学
8194-3	可卡因	质量浓度	时间点	不明物质	定量型		药物水平/毒理学

LOINC 代码	名称	属性	时间特征	系统	标尺类型	方法类型	分类
8195-0	可卡因	任意浓度	时间点	不明物质	等级型		药物水平/毒理学
8196-8	可卡因	任意浓度	时间点	不明物质	等级型	确认试验	药物水平/毒理学
8197-6	可卡因	任意浓度	时间点	不明物质	等级型	筛查试验	药物水平/毒理学
8198-4	铜	质量含量	时间点	组织	定量型		药物水平/毒理学
8199-2	乙苯	质量浓度	时间点	全血	定量型		药物水平/毒理学
8200-8	钆	质量浓度	时间点	尿液	定量型		药物水平/毒理学
820-1	A Ag	任意浓度	时间点	红细胞	等级型		血库
8201-6	钆	质量速率	24 小时	尿液	定量型		药物水平/毒理学
8202-4	铅	质量含量	时间点	指甲	定量型		药物水平/毒理学
8203-2	锰	质量速率	24 小时	尿液	定量型		药物水平/毒理学
8204-0	汞	质量含量	时间点	指甲	定量型		药物水平/毒理学
8205-7	汞	质量含量	时间点	组织	定量型		药物水平/毒理学
8206-5	钼	质量浓度	时间点	全血	定量型		药物水平/毒理学
8207-3	镍	质量浓度	时间点	唾液	定量型		药物水平/毒理学
8208-1	镍	质量浓度	时间点	血清	定量型		药物水平/毒理学
8209-9	阿片制剂	质量浓度	时间点	胃液	定量型		药物水平/毒理学
8210-7	阿片制剂	任意浓度	时间点	胃液	等级型		药物水平/毒理学
8211-5	阿片制剂	任意浓度	时间点	胃液	等级型	确认试验	药物水平/毒理学
8212-3	阿片制剂	任意浓度	时间点	胃液	等级型	筛查试验	药物水平/毒理学
8213-1	阿片制剂	质量浓度	时间点	胎粪	定量型		药物水平/毒理学
8214-9	阿片制剂	任意浓度	时间点	胎粪	等级型		药物水平/毒理学
8215-6	阿片制剂	任意浓度	时间点	胎粪	等级型	确认试验	药物水平/毒理学
8216-4	阿片制剂	任意浓度	时间点	胎粪	等级型	筛查试验	药物水平/毒理学
8217-2	阿片制剂	质量浓度	时间点	血清/血浆	定量型		药物水平/毒理学
8218-0	阿片制剂	任意浓度	时间点	血清/血浆	等级型	确认试验	药物水平/毒理学

LOINC 代码	名称	属性	时间特征	系统	标尺类型	方法类型	分类
821-9	A little u super little a Ab	任意浓度	时间点	血清/血浆^血液制品单位	等级型		血库
8219-8	阿片制剂	任意浓度	时间点	血清/血浆	等级型	筛查试验	药物水平/毒理学
8220-6	阿片制剂	质量浓度	时间点	尿液	定量型		药物水平/毒理学
8221-4	阿片制剂	任意浓度	时间点	尿液	等级型	SAMHSA 确认试验	药物水平/毒理学
8222-2	阿片制剂	任意浓度	时间点	尿液	等级型	SAMHSA 筛查试验	药物水平/毒理学
8223-0	阿片制剂	质量浓度	时间点	不明物质	定量型		药物水平/毒理学
8224-8	阿片制剂	任意浓度	时间点	不明物质	等级型		药物水平/毒理学
8225-5	阿片制剂	任意浓度	时间点	不明物质	等级型	确认试验	药物水平/毒理学
8226-3	阿片制剂	任意浓度	时间点	不明物质	等级型	筛查试验	药物水平/毒理学
822-7	A little u super little a Ab	任意浓度	时间点	血清/血浆^供者	等级型		血库
8227-1	苯环利定	质量浓度	时间点	胃液	定量型		药物水平/毒理学
8228-9	苯环利定	任意浓度	时间点	胃液	等级型		药物水平/毒理学
8229-7	苯环利定	任意浓度	时间点	胃液	等级型	确认试验	药物水平/毒理学
8230-5	苯环利定	任意浓度	时间点	胃液	等级型	筛查试验	药物水平/毒理学
8231-3	苯环利定	质量浓度	时间点	胎粪	定量型		药物水平/毒理学
8232-1	苯环利定	任意浓度	时间点	胎粪	等级型		药物水平/毒理学
8233-9	苯环利定	任意浓度	时间点	胎粪	等级型	确认试验	药物水平/毒理学
8234-7	苯环利定	任意浓度	时间点	胎粪	等级型	筛查试验	药物水平/毒理学
823-5	A little u super little a Ab	任意浓度	时间点	血清/血浆	等级型		血库
8235-4	苯环利定	任意浓度	时间点	血清/血浆	等级型	确认试验	药物水平/毒理学
8236-2	苯环利定	任意浓度	时间点	血清/血浆	等级型	筛查试验	药物水平/毒理学
8237-0	苯环利定	任意浓度	时间点	尿液	等级型	SAMHSA 确认试验	药物水平/毒理学
8238-8	苯环利定	任意浓度	时间点	尿液	等级型	SAMHSA 筛查试验	药物水平/毒理学
8239-6	苯环利定	质量浓度	时间点	不明物质	定量型		药物水平/毒理学
8240-4	苯环利定	任意浓度	时间点	不明物质	等级型		药物水平/毒理学

LOINC 代码	名称	属性	时间特征	系统	标尺类型	方法类型	分类
8241-2	苯环利定	任意浓度	时间点	不明物质	等级型	确认试验	药物水平/毒理学
8242-0	苯环利定	任意浓度	时间点	不明物质	等级型	筛查试验	药物水平/毒理学
824-3	A little u super little a Ag	任意浓度	时间点	红细胞^血液制品单位	等级型		血库
8243-8	苯乙烯	质量浓度	时间点	全血	定量型		药物水平/毒理学
8244-6	钛	质量浓度	时间点	血清/血浆	定量型		药物水平/毒理学
8245-3	锌	质量浓度	时间点	全血	定量型		药物水平/毒理学
8246-1	无定形沉积物	任意浓度	时间点	尿沉渣	等级型	光学显微镜检查	尿液分析
8247-9	粘液	任意浓度	时间点	尿沉渣	等级型	光学显微镜检查	尿液分析
8248-7	精子	任意浓度	时间点	尿沉渣	等级型	光学显微镜检查	尿液分析
8249-5	移行细胞	任意浓度	时间点	尿沉渣	等级型	光学显微镜检查	尿液分析
825-0	A little u super little a Ag	任意浓度	时间点	红细胞^供者	等级型		血库
8250-3	显微镜观察	存在与否或身份标识	时间点	大便	名义型	电子显微镜检查	微生物学
8251-1	服务注释 01	印象/检查结果的解释	时间点	XXX	名义型		杂项
8252-9	服务注释 10	印象/检查结果的解释	时间点	XXX	名义型		杂项
8253-7	服务注释 11	印象/检查结果的解释	时间点	XXX	名义型		杂项
8254-5	服务注释 12	印象/检查结果的解释	时间点	XXX	名义型		杂项
8255-2	服务注释 13	印象/检查结果的解释	时间点	XXX	名义型		杂项
8256-0	服务注释 14	印象/检查结果的解释	时间点	XXX	名义型		杂项
8257-8	服务注释 15	印象/检查结果的解释	时间点	XXX	名义型		杂项
8258-6	服务注释 16	印象/检查结果的解释	时间点	XXX	名义型		杂项
8259-4	服务注释 17	印象/检查结果的解释	时间点	XXX	名义型		杂项
8260-2	服务注释 18	印象/检查结果的解释	时间点	XXX	名义型		杂项
8261-0	服务注释 19	印象/检查结果的解释	时间点	XXX	名义型		杂项
8262-8	服务注释 02	印象/检查结果的解释	时间点	XXX	名义型		杂项
8263-6	服务注释 20	印象/检查结果的解释	时间点	XXX	名义型		杂项
8264-4	服务注释 03	印象/检查结果的解释	时间点	XXX	名义型		杂项
8265-1	服务注释 04	印象/检查结果的解释	时间点	XXX	名义型		杂项
8266-9	服务注释 05	印象/检查结果的解释	时间点	XXX	名义型		杂项
8267-7	服务注释 06	印象/检查结果的解释	时间点	XXX	名义型		杂项
826-8	A little u super little a Ag	任意浓度	时间点	红细胞	等级型		血库
8268-5	服务注释 07	印象/检查结果的解释	时间点	XXX	名义型		杂项
8269-3	服务注释 08	印象/检查结果的解释	时间点	XXX	名义型		杂项
8270-1	服务注释 09	印象/检查结果的解释	时间点	XXX	名义型		杂项
8271-9	流感嗜血杆菌 C Ag	任意浓度	时间点	XXX	等级型	免疫荧光	微生物学
8272-7	头孢吡肟	药物敏感度	时间点	分离物	定量或等级型	琼脂扩散	抗生素敏感性
8273-5	头孢吡肟	药物敏感度	时间点	分离物＋血清	等级型	测序分型	抗生素敏感性

LOINC 代码	名称	属性	时间特征	系统	标尺类型	方法类型	分类
8274-3	头孢匹罗	药物敏感度	时间点	分离物	定量型	最小致死浓度	抗生素敏感性
8275-0	头孢匹罗	药物敏感度	时间点	分离物	定量或等级型	最小抑制浓度	抗生素敏感性
827-6	AM Ag	任意浓度	时间点	红细胞^血液制品单位	等级型		血库
8276-8	头孢匹罗	药物敏感度	时间点	分离物	定量或等级型	琼脂扩散	抗生素敏感性
8277-6	体表	面积	时间点	病人	定量型		体表面积.原子型
8278-4	体表面积公式	类型	时间点	公式	名义型	*	体表面积.原子型
8279-2	周长.乳头线水平位	长度	时间点	胸部	定量型		身体周长.分子型
82-8	头孢克肟	药物敏感度	时间点	分离物＋血清	等级型	测序分型	抗生素敏感性
8280-0	周长.脐水平位	长度	时间点	腹部.中	定量型	卷尺	身体周长.分子型
8281-8	周长.脐水平位	长度	时间点	腹部.中	定量型	超声	身体周长.分子型
8282-6	周长.最大值	长度	时间点	腓.左侧	定量型		身体周长.分子型
8283-4	周长.最大值	长度	时间点	腓.右侧	定量型		身体周长.分子型
828-4	AM Ag	任意浓度	时间点	红细胞^供者	等级型		血库
8284-2	周长.最大值	长度	时间点	病人	定量型		身体周长.分子型
8285-9	周长.最大值	长度	时间点	股.左侧	定量型		身体周长.分子型
8286-7	周长.最大值	长度	时间点	股.右侧	定量型		身体周长.分子型
8287-5	周长.枕骨-正面	长度	时间点	头部	定量型	卷尺	身体周长.分子型
8288-3	周长.枕骨-正面	长度	时间点	头部	定量型	超声	身体周长.分子型
8289-1	周长.枕骨-正面	百分点、百分位数	时间点	头部	定量型		身体周长.分子型
8290-9	周长.枕骨-正面^出生时	长度	时间点	头部	定量型	卷尺	身体周长.分子型
8291-7	周长.枕骨-正面^出生时	长度	时间点	头部	定量型	超声	身体周长.分子型
829-2	AM Ag	任意浓度	时间点	红细胞	等级型		血库
8292-5	周长^呼气	长度	时间点	胸部	定量型		身体周长.分子型
8293-3	周长^吸气	长度	时间点	胸部	定量型		身体周长.分子型
8294-1	直径.前部-后部	长度	时间点	胸部	定量型	X 射线检查	放射医学
8295-8	直径^呼气	长度	时间点	胸部	定量型	X 射线检查	放射医学
8296-6	直径^吸气	长度	时间点	胸部	定量型	X 射线检查	放射医学

LOINC 代码	名称	属性	时间特征	系统	标尺类型	方法类型	分类
8297-4	体积	容积、体积	时间点	脚.左侧	定量型		体积.分子型
8298-2	体积	容积、体积	时间点	脚.右侧	定量型		体积.分子型
8299-0	体积	容积、体积	时间点	病人	定量型	估计	体积.分子型
8-3	氮草西林	药物敏感度	时间点	分离物	定量或等级型	最小抑制浓度	抗生素敏感性
830-0	A 变体亚型	任意浓度	时间点	血清/血浆^血液制品单位	等级型	红细胞凝集试验	血库
8300-6	体积	容积、体积	时间点	病人	定量型	浸没	体积.分子型
8301-4	身高	长度	时间点	病人	定量型	估计	身高.原子型
8302-2	身高	长度	时间点	病人	定量型		身高.原子型
8303-0	身高	百分点、百分位数	时间点	病人	定量型		身高.分子型
8304-8	特殊情况身高^*	类型	时间点	病人	名义型		身高.原子型
8305-5	身高^产后	长度	时间点	病人	定量型		身高.分子型
8306-3	身高^卧位	长度	时间点	病人	定量型		身高.分子型
8307-1	身高^外科手术后	长度	时间点	病人	定量型		身高.分子型
8308-9	身高^直立位	长度	时间点	病人	定量型		身高.分子型
8309-7	体温	温度	时间点	保育箱.儿科	定量型		体温.原子型
8310-5	体温	温度	时间点	病人	定量型		体温.原子型
8311-3	体温	温度	1 小时^最大值	XXX	定量型		体温.特定时间.分子型
8312-1	体温	温度	8 小时^最大值	XXX	定量型		体温.特定时间.分子型
8313-9	体温	温度	10 小时^最大值	XXX	定量型		体温.特定时间.分子型
8314-7	体温	温度	12 小时^最大值	XXX	定量型		体温.特定时间.分子型
8315-4	体温	温度	24 小时^最大值	XXX	定量型		体温.特定时间.分子型
8316-2	体温	温度	1 小时^最小值	XXX	定量型		体温.特定时间.分子型
8317-0	体温	温度	8 小时^最小值	XXX	定量型		体温.特定时间.分子型
831-8	A 变体亚型	任意浓度	时间点	血清/血浆^供者	等级型	红细胞凝集试验	血库
8318-8	体温	温度	10 小时^最小值	XXX	定量型		体温.特定时间.分子型
8319-6	体温	温度	12 小时^最小值	XXX	定量型		体温.特定时间.分子型
8320-4	体温	温度	24 小时^最小值	XXX	定量型		体温.特定时间.分子型
8321-2	体温	温度	1 小时	XXX	定量型		体温.特定时间.分子型
8322-0	体温	温度	8 小时	XXX	定量型		体温.特定时间.分子型
8323-8	体温	温度	10 小时	XXX	定量型		体温.特定时间.分子型
8324-6	体温	温度	12 小时	XXX	定量型		体温.特定时间.分子型

LOINC 代码	名称	属性	时间特征	系统	标尺类型	方法类型	分类
8325-3	体温	温度	24 小时	XXX	定量型		体温. 特定时间. 分子型
832-6	A 变体亚型	任意浓度	时间点	血清	等级型	红细胞凝集试验	血库
8326-1	类别	类型	时间点	体温测量装置	名义型	*	医疗设备
8327-9	体温测量部位	解剖学	时间点	*^病人	定量型		体温. 原子型
8328-7	体温	温度	时间点	腋窝的	定量型		体温. 分子型
8329-5	体温	温度	时间点	核心	定量型		体温. 分子型
8330-3	体温	温度	时间点	血管内	定量型		体温. 分子型
8331-1	体温	温度	时间点	口	定量型		体温. 分子型
8332-9	体温	温度	时间点	直肠	定量型		体温. 分子型
8333-7	体温	温度	时间点	鼓膜	定量型		体温. 分子型
833-4	A 变体 NOS Ag	任意浓度	时间点	红细胞^血液制品单位	等级型	红细胞凝集试验	血库
8334-5	体温	温度	时间点	膀胱	定量型		体温. 分子型
8335-2	体重	质量	时间点	病人	定量型	估计	体重. 原子型
8336-0	体重	百分点、百分位数	时间点	病人	定量型	依据年龄	体重. 分子型
8337-8	特殊情况体重^*	类型	时间点	病人	名义型		体重. 原子型
8338-6	体重^分娩前	质量	时间点	病人	定量型	测量的	体重. 分子型
8339-4	体重^出生时	质量	时间点	病人	定量型	测量的	体重. 分子型
8340-2	体重^干重	质量	时间点	病人	定量型	估计	体重. 分子型
8341-0	体重^干重	质量	时间点	病人	定量型	测量的	体重. 分子型
834-2	A 变体 NOS Ag	任意浓度	时间点	红细胞^供者	等级型	红细胞凝集试验	血库
8342-8	体重^倚靠	质量	时间点	病人	定量型	浸没	体重. 分子型
8343-6	体重^倚靠	质量	时间点	病人	定量型	皮肤皱襞	体重. 分子型
8344-4	体重^透析后	质量	时间点	病人	定量型	测量的	体重. 分子型
8345-1	体重^分娩后	质量	时间点	病人	定量型	测量的	体重. 分子型
8346-9	体重^手术后	质量	时间点	病人	定量型	测量的	体重. 分子型
8347-7	体重^透析前	质量	时间点	病人	定量型	测量的	体重. 分子型
8348-5	体重^妊娠前	质量	时间点	病人	定量型	测量的	体重. 分子型
8349-3	体重^手术前	质量	时间点	病人	定量型	测量的	体重. 分子型
8350-1	体重^穿衣	质量	时间点	病人	定量型	测量的	体重. 分子型
8351-9	体重^去衣物	质量	时间点	病人	定量型	测量的	体重. 分子型
8352-7	检查时的衣着	类型	时间点	病人	名义型		体重. 原子型
8353-5	皮肤皱襞厚度	长度	时间点	股	定量型		皮肤褶. 分子型
8354-3	皮肤皱襞厚度	长度	时间点	三头肌	定量型		皮肤褶. 分子型
8355-0	皮肤皱襞厚度	长度	时间点	腰部	定量型		皮肤褶. 分子型
8356-8	类别	类型	时间点	衡器	名义型	*	医疗设备
8357-6	血压测量方法	类型	时间点	病人	名义型	*	血压. 原子型
8358-4	袖带大小	长度	时间点	血压测量装置	定量或等级型		医疗设备
835-9	A 变体亚型	任意浓度	时间点	红细胞^病人	等级型	红细胞凝集试验	血库
8359-2	测量部位	解剖学	时间点	外周动脉	名义型		血压. 原子型

LOINC 代码	名称	属性	时间特征	系统	标尺类型	方法类型	分类
83-6	头孢克洛	药物敏感度	时间点	分离物	定量型	最小致死浓度	抗生素敏感性
8360-0	头部倾斜体位	角度	时间点	病人	定量型	*	血压.原子型
8361-8	重力相关体位	类型	时间点	病人	名义型	*	血压.原子型
8362-6	心搏周期的相位	类型	时间点	心脏	名义型		血压.原子型
8363-4	呼吸相位	类型	时间点	胸部	名义型		血压.原子型
8364-2	选择聚集	类型	时间点	XXX	名义型		血压.原子型
8365-9	血管内舒张压	压力或压强	时间点	主动脉.腹部.远端	定量型		血压.中心.分子型
8366-7	血管内舒张压	压力或压强	时间点	主动脉.腹部.近端	定量型		血压.中心.分子型
836-7	AX Ag	任意浓度	时间点	红细胞^血液制品单位	等级型		血库
8367-5	血管内舒张压	压力或压强	时间点	主动脉.胸部.近端升	定量型		血压.中心.分子型
8368-3	血管内舒张压	压力或压强	时间点	主动脉.胸部.升	定量型		血压.中心.分子型
8369-1	血管内舒张压	压力或压强	时间点	主动脉.胸部.降	定量型		血压.中心.分子型
837-5	AX Ag	任意浓度	时间点	红细胞^供者	等级型		血库
8375-8	心脏房室内舒张压	压力或压强	时间点	心脏.心室.左侧	定量型		血压.中心.分子型
8376-6	心脏房室内舒张压	压力或压强	时间点	心脏.心室.左侧.流出道	定量型		血压.中心.分子型
8377-4	心脏房室内舒张压	压力或压强	时间点	心脏.心室.右侧	定量型		血压.中心.分子型
8378-2	血管内舒张压	压力或压强	时间点	腹腔动脉干	定量型		血压.中心.分子型
8379-0	血管内舒张压	压力或压强	时间点	冠状窦	定量型		血压.中心.分子型
8380-8	血管内舒张压	压力或压强	时间点	动脉导管	定量型		血压.中心.分子型
8381-6	血管内舒张压	压力或压强	时间点	肝动脉	定量型		血压.中心.分子型
8382-4	血管内舒张压	压力或压强	时间点	肠系膜动脉	定量型		血压.中心.分子型
838-3	AX Ag	任意浓度	时间点	红细胞	等级型		血库
8383-2	血管内舒张压	压力或压强	时间点	肠系膜下动脉	定量型		血压.中心.分子型
8384-0	血管内舒张压	压力或压强	时间点	肠系膜上动脉	定量型		血压.中心.分子型
8385-7	血管内舒张压	压力或压强	时间点	肺动脉	定量型		血压.中心.分子型
8386-5	血管内舒张压	压力或压强	时间点	肺动脉.左侧	定量型		血压.中心.分子型
8387-3	血管内舒张压	压力或压强	时间点	肺动脉.右侧	定量型		血压.中心.分子型
8388-1	血管内舒张压	压力或压强	时间点	肾动脉.左侧	定量型		血压.中心.分子型

LOINC 代码	名称	属性	时间特征	系统	标尺类型	方法类型	分类
8389-9	血管内舒张压	压力或压强	时间点	肾动脉.右侧	定量型		血压.中心.分子型
8390-7	血管内舒张压	压力或压强	时间点	脾动脉	定量型		血压.中心.分子型
839-1	A1 Ab	任意浓度	时间点	血清/血浆^血液制品单位	等级型		血库
8391-5	血管内末期舒张压	压力或压强	时间点	心脏.心室.左侧	定量型		血压.中心.分子型
8392-3	血管内末期舒张压	压力或压强	时间点	心脏.心室.右侧	定量型		血压.中心.分子型
8393-1	血管内末期舒张压	压力或压强	时间点	肺动脉	定量型		血压.中心.分子型
8394-9	血管内平均血压	压力或压强	时间点	主动脉.腹部.远端	定量型		血压.中心.分子型
8395-6	血管内平均血压	压力或压强	时间点	主动脉.腹部.近端	定量型		血压.中心.分子型
8396-4	血管内平均血压	压力或压强	时间点	主动脉.胸部.升	定量型		血压.中心.分子型
8397-2	血管内平均血压	压力或压强	时间点	主动脉.胸部.近端升	定量型		血压.中心.分子型
8398-0	血管内平均血压	压力或压强	时间点	主动脉.胸部.降	定量型		血压.中心.分子型
8399-8	心脏房室内平均血压	压力或压强	时间点	心脏.心房.左侧	定量型		血压.中心.分子型
8400-4	心脏房室内平均血压	压力或压强	时间点	心脏.心房.右侧	定量型		血压.中心.分子型
8404-6	心脏房室内平均血压	压力或压强	时间点	心脏.心室.左侧	定量型		血压.中心.分子型
8405-3	心脏房室内平均血压	压力或压强	时间点	心脏.心室.左侧.流出道	定量型		血压.中心.分子型
8406-1	心脏房室内平均血压	压力或压强	时间点	心脏.心室.右侧	定量型		血压.中心.分子型
8407-9	血管内平均血压	压力或压强	时间点	腹腔动脉干	定量型		血压.中心.分子型
8408-7	血管内平均血压	压力或压强	时间点	冠状窦	定量型		血压.中心.分子型
840-9	A1 Ab	任意浓度	时间点	血清/血浆^供者	等级型		血库
8409-5	血管内平均血压	压力或压强	时间点	动脉导管	定量型		血压.中心.分子型
8410-3	血管内平均血压	压力或压强	时间点	肝动脉	定量型		血压.中心.分子型
8411-1	血管内平均血压	压力或压强	时间点	肠系膜动脉	定量型		血压.中心.分子型
8412-9	血管内平均血压	压力或压强	时间点	肠系膜下动脉	定量型		血压.中心.分子型
8413-7	血管内平均血压	压力或压强	时间点	肠系膜上动脉	定量型		血压.中心.分子型

LOINC 代码	名称	属性	时间特征	系统	标尺类型	方法类型	分类
8414-5	血管内平均血压	压力或压强	时间点	肺动脉	定量型		血压.中心.分子型
8415-2	血管内平均血压	压力或压强	时间点	肺动脉.左侧	定量型		血压.中心.分子型
8416-0	血管内平均血压	压力或压强	时间点	肺动脉.右侧	定量型		血压.中心.分子型
841-7	A1 Ab	任意浓度	时间点	血清/血浆	等级型		血库
8417-8	血管内平均血压	压力或压强	时间点	肾动脉.左侧	定量型		血压.中心.分子型
8418-6	血管内平均血压	压力或压强	时间点	肾动脉.右侧	定量型		血压.中心.分子型
8419-4	血管内平均血压	压力或压强	时间点	脾动脉	定量型		血压.中心.分子型
8420-2	血管内收缩压	压力或压强	时间点	主动脉.腹部.远端	定量型		血压.中心.分子型
8421-0	血管内收缩压	压力或压强	时间点	主动脉.腹部.近端	定量型		血压.中心.分子型
8422-8	血管内收缩压	压力或压强	时间点	主动脉.胸部.近端升	定量型		血压.中心.分子型
8423-6	血管内收缩压	压力或压强	时间点	主动脉.胸部.升	定量型		血压.中心.分子型
8424-4	血管内收缩压	压力或压强	时间点	主动脉.胸部.降	定量型		血压.中心.分子型
842-5	A1 Ag	任意浓度	时间点	红细胞^血液制品单位	等级型		血库
8430-1	心脏房室内收缩压	压力或压强	时间点	心脏.心室.左侧	定量型		血压.中心.分子型
8431-9	心脏房室内收缩压	压力或压强	时间点	心脏.心室.左侧.流出道	定量型		血压.中心.分子型
8432-7	心脏房室内收缩压	压力或压强	时间点	心脏.心室.右侧	定量型		血压.中心.分子型
843-3	A1 Ag	任意浓度	时间点	红细胞^供者	等级型		血库
8433-5	血管内收缩压	压力或压强	时间点	腹腔动脉干	定量型		血压.中心.分子型
8434-3	血管内收缩压	压力或压强	时间点	冠状窦	定量型		血压.中心.分子型
8435-0	血管内收缩压	压力或压强	时间点	动脉导管	定量型		血压.中心.分子型
8436-8	血管内收缩压	压力或压强	时间点	肝动脉	定量型		血压.中心.分子型
8437-6	血管内收缩压	压力或压强	时间点	肠系膜动脉	定量型		血压.中心.分子型
8438-4	血管内收缩压	压力或压强	时间点	肠系膜下动脉	定量型		血压.中心.分子型
8439-2	血管内收缩压	压力或压强	时间点	肠系膜上动脉	定量型		血压.中心.分子型
84-4	头孢克洛	药物敏感度	时间点	分离物	定量或等级型	最小抑制浓度	抗生素敏感性
8440-0	血管内收缩压	压力或压强	时间点	肺动脉	定量型		血压.中心.分子型

LOINC 代码	名称	属性	时间特征	系统	标尺类型	方法类型	分类
844-1	A1 Ag	任意浓度	时间点	红细胞	等级型		血库
8441-8	血管内收缩压	压力或压强	时间点	肺动脉.左侧	定量型		血压.中心.分子型
8442-6	血管内收缩压	压力或压强	时间点	肺动脉.右侧	定量型		血压.中心.分子型
8443-4	血管内收缩压	压力或压强	时间点	肾动脉.左侧	定量型		血压.中心.分子型
8444-2	血管内收缩压	压力或压强	时间点	肾动脉.右侧	定量型		血压.中心.分子型
8445-9	血管内收缩压	压力或压强	时间点	脾动脉	定量型		血压.中心.分子型
8446-7	血管内舒张压^呼气	压力或压强	时间点	动脉系统	定量型		血压.分子型
8447-5	血管内舒张压^吸气	压力或压强	时间点	动脉系统	定量型		血压.分子型
8448-3	血管内平均血压^呼气	压力或压强	时间点	动脉系统	定量型		血压.分子型
8449-1	血管内平均血压^吸气	压力或压强	时间点	动脉系统	定量型		血压.分子型
8450-9	血管内收缩压^呼气	压力或压强	时间点	动脉系统	定量型		血压.分子型
8451-7	血管内收缩压^吸气	压力或压强	时间点	动脉系统	定量型		血压.分子型
8452-5	血管内收缩压.吸气—呼气	压力或压强	时间点	动脉系统	定量型		血压.分子型
8453-3	血管内舒张压^坐姿	压力或压强	时间点	动脉系统	定量型		血压.体位.分子型
8454-1	血管内舒张压^直立位	压力或压强	时间点	动脉系统	定量型		血压.体位.分子型
8455-8	血管内舒张压^仰卧位	压力或压强	时间点	动脉系统	定量型		血压.体位.分子型
8456-6	血管内平均血压^坐姿	压力或压强	时间点	动脉系统	定量型		血压.体位.分子型
8457-4	血管内平均血压^直立位	压力或压强	时间点	动脉系统	定量型		血压.体位.分子型
845-8	A1B Ab	任意浓度	时间点	血清/血浆^血液制品单位	等级型	红细胞凝集试验	血库
8458-2	血管内平均血压^仰卧位	压力或压强	时间点	动脉系统	定量型		血压.体位.分子型
8459-0	血管内收缩压^坐姿	压力或压强	时间点	动脉系统	定量型		血压.体位.分子型
8460-8	血管内收缩压^直立位	压力或压强	时间点	动脉系统	定量型		血压.体位.分子型
8461-6	血管内收缩压^仰卧位	压力或压强	时间点	动脉系统	定量型		血压.体位.分子型
8462-4	血管内舒张压	压力或压强	时间点	动脉系统	定量型		血压.原子型
8463-2	血管内舒张压	压力或压强	1小时^最大值	动脉系统	定量型		血压.特定时间.分子型
8464-0	血管内舒张压	压力或压强	8小时^最大值	动脉系统	定量型		血压.特定时间.分子型
8465-7	血管内舒张压	压力或压强	10小时^最大值	动脉系统	定量型		血压.特定时间.分子型
846-6	A1B Ab	任意浓度	时间点	血清/血浆^供者	等级型	红细胞凝集试验	血库
8466-5	血管内舒张压	压力或压强	12小时^最大值	动脉系统	定量型		血压.特定时间.分子型

LOINC 代码	名称	属性	时间特征	系统	标尺类型	方法类型	分类
8467-3	血管内舒张压	压力或压强	24 小时^最大值	动脉系统	定量型		血压. 特定时间. 分子型
8468-1	血管内舒张压	压力或压强	1 小时^平均值	动脉系统	定量型		血压. 特定时间. 分子型
8469-9	血管内舒张压	压力或压强	8 小时^平均值	动脉系统	定量型		血压. 特定时间. 分子型
8470-7	血管内舒张压	压力或压强	10 小时^平均值	动脉系统	定量型		血压. 特定时间. 分子型
8471-5	血管内舒张压	压力或压强	12 小时^平均值	动脉系统	定量型		血压. 特定时间. 分子型
8472-3	血管内舒张压	压力或压强	24 小时^平均值	动脉系统	定量型		血压. 特定时间. 分子型
8473-1	血管内舒张压	压力或压强	1 小时^最小值	动脉系统	定量型		血压. 特定时间. 分子型
847-4	A1B Ab	任意浓度	时间点	血清	等级型	红细胞凝集试验	血库
8474-9	血管内舒张压	压力或压强	8 小时^最小值	动脉系统	定量型		血压. 特定时间. 分子型
8475-6	血管内舒张压	压力或压强	10 小时^最小值	动脉系统	定量型		血压. 特定时间. 分子型
8476-4	血管内舒张压	压力或压强	12 小时^最小值	动脉系统	定量型		血压. 特定时间. 分子型
8477-2	血管内舒张压	压力或压强	24 小时^最小值	动脉系统	定量型		血压. 特定时间. 分子型
8478-0	血管内平均血压	压力或压强	时间点	动脉系统	定量型		血压. 原子型
8479-8	血管内收缩压	压力或压强	时间点	动脉系统	定量型	触诊	血压. 原子型
8480-6	血管内收缩压	压力或压强	时间点	动脉系统	定量型		血压. 原子型
8481-4	血管内收缩压	压力或压强	1 小时^最大值	动脉系统	定量型		血压. 特定时间. 分子型
848-2	A1B Ag	任意浓度	时间点	红细胞^血液制品单位	等级型		血库
8482-2	血管内收缩压	压力或压强	8 小时^最大值	动脉系统	定量型		血压. 特定时间. 分子型
8483-0	血管内收缩压	压力或压强	10 小时^最大值	动脉系统	定量型		血压. 特定时间. 分子型
8484-8	血管内收缩压	压力或压强	12 小时^最大值	动脉系统	定量型		血压. 特定时间. 分子型
8485-5	血管内收缩压	压力或压强	24 小时^最大值	动脉系统	定量型		血压. 特定时间. 分子型
8486-3	血管内收缩压	压力或压强	1 小时^平均值	动脉系统	定量型		血压. 特定时间. 分子型
8487-1	血管内收缩压	压力或压强	8 小时^平均值	动脉系统	定量型		血压. 特定时间. 分子型
8488-9	血管内收缩压	压力或压强	10 小时^平均值	动脉系统	定量型		血压. 特定时间. 分子型
8489-7	血管内收缩压	压力或压强	12 小时^平均值	动脉系统	定量型		血压. 特定时间. 分子型
849-0	A1B Ag	任意浓度	时间点	红细胞^供者	等级型		血库
8490-5	血管内收缩压	压力或压强	24 小时^平均值	动脉系统	定量型		血压. 特定时间. 分子型

LOINC 代码	名称	属性	时间特征	系统	标尺类型	方法类型	分类
8491-3	血管内收缩压	压力或压强	1 小时^最小值	动脉系统	定量型		血压.特定时间.分子型
8492-1	血管内收缩压	压力或压强小值	8 小时^最	动脉系统	定量型		血压.特定时间.分子型
8493-9	血管内收缩压	压力或压强	10 小时^最小值	动脉系统	定量型		血压.特定时间.分子型
8494-7	血管内收缩压	压力或压强	12 小时^最小值	动脉系统	定量型		血压.特定时间.分子型
8495-4	血管内收缩压	压力或压强	24 小时^最小值	动脉系统	定量型		血压.特定时间.分子型
8496-2	血管内舒张压	压力或压强	时间点	肱动脉	定量型		血压.分子型
8497-0	血管内舒张压	压力或压强	时间点	足背动脉	定量型		血压.分子型
8498-8	血管内舒张压	压力或压强	时间点	股动脉	定量型		血压.分子型
8499-6	血管内舒张压	压力或压强	时间点	胫骨后动脉	定量型		血压.分子型
8500-1	血管内舒张压	压力或压强	时间点	桡骨动脉	定量型		血压.分子型
8501-9	血管内舒张压	压力或压强	时间点	脐动脉	定量型		血压.分子型
8502-7	血管内平均血压	压力或压强	时间点	肱动脉	定量型		血压.分子型
8503-5	血管内平均血压	压力或压强	时间点	足背动脉	定量型		血压.分子型
8504-3	血管内平均血压	压力或压强	时间点	股动脉	定量型		血压.分子型
8505-0	血管内平均血压	压力或压强	时间点	胫骨后动脉	定量型		血压.分子型
8506-8	血管内平均血压	压力或压强	时间点	桡骨动脉	定量型		血压.分子型
8507-6	血管内平均血压	压力或压强	时间点	脐动脉	定量型		血压.分子型
850-8	A1B Ag	任意浓度	时间点	红细胞	等级型		血库
8508-4	血管内收缩压	压力或压强	时间点	肱动脉	定量型		血压.分子型
8509-2	血管内收缩压	压力或压强	时间点	足背动脉	定量型		血压.分子型
85-1	头孢克洛	药物敏感度	时间点	分离物	定量或等级型	琼脂扩散	抗生素敏感性
8510-0	血管内收缩压	压力或压强	时间点	股动脉	定量型		血压.分子型
8511-8	血管内收缩压	压力或压强	时间点	胫骨后动脉	定量型		血压.分子型
8512-6	血管内收缩压	压力或压强	时间点	桡骨动脉	定量型		血压.分子型
8513-4	血管内收缩压	压力或压强	时间点	脐动脉	定量型		血压.分子型
8514-2	血管内舒张压	压力或压强	时间点	肱动脉.左侧	定量型		血压.分子型
8515-9	血管内舒张压	压力或压强	时间点	肱动脉.右侧	定量型		血压.分子型
851-6	A2 Ab	任意浓度	时间点	血清/血浆^血液制品单位	等级型	红细胞凝集试验	血库
8516-7	血管内舒张压	压力或压强	时间点	足背动脉.右侧	定量型		血压.分子型
8517-5	血管内舒张压	压力或压强	时间点	足背动脉.左侧	定量型		血压.分子型
8518-3	血管内舒张压	压力或压强	时间点	股动脉.左侧	定量型		血压.分子型
8519-1	血管内舒张压	压力或压强	时间点	股动脉.右侧	定量型		血压.分子型
8520-9	血管内舒张压	压力或压强	时间点	大脚趾动脉.左侧	定量型		血压.分子型
8521-7	血管内舒张压	压力或压强	时间点	大脚趾动脉.右侧	定量型		血压.分子型
8522-5	血管内舒张压	压力或压强	时间点	回肠动脉.左侧	定量型		血压.分子型
8523-3	血管内舒张压	压力或压强	时间点	回肠动脉.右侧	定量型		血压.分子型

LOINC 代码	名称	属性	时间特征	系统	标尺类型	方法类型	分类
852-4	A2 Ab	任意浓度	时间点	血清/血浆^供者	等级型	红细胞凝集试验	血库
8524-1	血管内舒张压	压力或压强	时间点	胫骨后动脉.左侧	定量型		血压.分子型
8525-8	血管内舒张压	压力或压强	时间点	胫骨后动脉.右侧	定量型		血压.分子型
8526-6	血管内舒张压	压力或压强	时间点	桡骨动脉.左侧	定量型		血压.分子型
8527-4	血管内舒张压	压力或压强	时间点	桡骨动脉.右侧	定量型		血压.分子型
8528-2	血管内舒张压	压力或压强	时间点	尺骨动脉.左侧	定量型		血压.分子型
8529-0	血管内舒张压	压力或压强	时间点	尺骨动脉.右侧	定量型		血压.分子型
8530-8	血管内平均血压	压力或压强	时间点	肱动脉.左侧	定量型		血压.分子型
8531-6	血管内平均血压	压力或压强	时间点	肱动脉.右侧	定量型		血压.分子型
853-2	A2 Ab	任意浓度	时间点	血清	等级型	红细胞凝集试验	血库
8532-4	血管内平均血压	压力或压强	时间点	足背动脉.左侧	定量型		血压.分子型
8533-2	血管内平均血压	压力或压强	时间点	足背动脉.右侧	定量型		血压.分子型
8534-0	血管内平均血压	压力或压强	时间点	股动脉.左侧	定量型		血压.分子型
8535-7	血管内平均血压	压力或压强	时间点	股动脉.右侧	定量型		血压.分子型
8536-5	血管内平均血压	压力或压强	时间点	大脚趾动脉.左侧	定量型		血压.分子型
8537-3	血管内平均血压	压力或压强	时间点	大脚趾动脉.右侧	定量型		血压.分子型
8538-1	血管内平均血压	压力或压强	时间点	回肠动脉.左侧	定量型		血压.分子型
8539-9	血管内平均血压	压力或压强	时间点	回肠动脉.右侧	定量型		血压.分子型
854-0	A2 Ag	任意浓度	时间点	红细胞^血液制品单位	等级型		血库
8540-7	血管内平均血压	压力或压强	时间点	胫骨后动脉.左侧	定量型		血压.分子型
8541-5	血管内平均血压	压力或压强	时间点	胫骨后动脉.右侧	定量型		血压.分子型
8542-3	血管内平均血压	压力或压强	时间点	桡骨动脉.左侧	定量型		血压.分子型
8543-1	血管内平均血压	压力或压强	时间点	桡骨动脉.右侧	定量型		血压.分子型
8544-9	血管内平均血压	压力或压强	时间点	尺骨动脉.左侧	定量型		血压.分子型
8545-6	血管内平均血压	压力或压强	时间点	尺骨动脉.右侧	定量型		血压.分子型
8546-4	血管内收缩压	压力或压强	时间点	肱动脉.左侧	定量型		血压.分子型
8547-2	血管内收缩压	压力或压强	时间点	肱动脉.右侧	定量型		血压.分子型
8548-0	血管内收缩压	压力或压强	时间点	指动脉或趾动脉.左侧	定量型		血压.分子型

LOINC 代码	名称	属性	时间特征	系统	标尺类型	方法类型	分类
8549-8	血管内收缩压	压力或压强	时间点	指动脉或趾动脉.右侧	定量型		血压.分子型
8550-6	血管内收缩压	压力或压强	时间点	足背动脉.左侧	定量型		血压.分子型
8551-4	血管内收缩压	压力或压强	时间点	足背动脉.右侧	定量型		血压.分子型
8552-2	血管内收缩压	压力或压强	时间点	阴茎背侧动脉	定量型		血压.分子型
8553-0	血管内收缩压	压力或压强	时间点	股动脉.左侧	定量型		血压.分子型
8554-8	血管内收缩压	压力或压强	时间点	股动脉.右侧	定量型		血压.分子型
8555-5	血管内收缩压	压力或压强	时间点	大脚趾动脉.左侧	定量型		血压.分子型
8556-3	血管内收缩压	压力或压强	时间点	大脚趾动脉.右侧	定量型		血压.分子型
855-7	A2 Ag	任意浓度	时间点	红细胞^供者	等级型		血库
8557-1	血管内收缩压	压力或压强	时间点	回肠动脉.左侧	定量型		血压.分子型
8558-9	血管内收缩压	压力或压强	时间点	回肠动脉.右侧	定量型		血压.分子型
8559-7	血管内收缩压	压力或压强	时间点	食指动脉.左侧	定量型		血压.分子型
8560-5	血管内收缩压	压力或压强	时间点	食指动脉.右侧	定量型		血压.分子型
8561-3	血管内收缩压	压力或压强	时间点	小指动脉.左侧	定量型		血压.分子型
8562-1	血管内收缩压	压力或压强	时间点	小指动脉.右侧	定量型		血压.分子型
8563-9	血管内收缩压	压力或压强	时间点	中指动脉.左侧	定量型		血压.分子型
8564-7	血管内收缩压	压力或压强	时间点	中指动脉.右侧	定量型		血压.分子型
856-5	A2 Ag	任意浓度	时间点	红细胞	等级型		血库
8565-4	血管内收缩压	压力或压强	时间点	胫骨后动脉.左侧	定量型		血压.分子型
8566-2	血管内收缩压	压力或压强	时间点	胫骨后动脉.右侧	定量型		血压.分子型
8567-0	血管内收缩压	压力或压强	时间点	桡骨动脉.左侧	定量型		血压.分子型
8568-8	血管内收缩压	压力或压强	时间点	桡骨动脉.右侧	定量型		血压.分子型
8569-6	血管内收缩压	压力或压强	时间点	视网膜动脉.左侧	定量型		血压.分子型
8570-4	血管内收缩压	压力或压强	时间点	视网膜动脉.右侧	定量型		血压.分子型
8571-2	血管内收缩压	压力或压强	时间点	无名指动脉.左侧	定量型		血压.分子型
8572-0	血管内收缩压	压力或压强	时间点	无名指动脉.右侧	定量型		血压.分子型
857-3	A2B Ab	任意浓度	时间点	血清/血浆^血液制品单位	等级型	红细胞凝集试验	血库

LOINC 代码	名称	属性	时间特征	系统	标尺类型	方法类型	分类
8573-8	血管内收缩压	压力或压强	时间点	拇指动脉. 左侧	定量型		血压. 分子型
8574-6	血管内收缩压	压力或压强	时间点	拇指动脉. 右侧	定量型		血压. 分子型
8575-3	血管内收缩压	压力或压强	时间点	尺骨动脉. 左侧	定量型		血压. 分子型
8576-1	血管内收缩压	压力或压强	时间点	尺骨动脉. 右侧	定量型		血压. 分子型
8577-9	血管内收缩压. 右肱动脉/肱动脉	压力或压强的比率	时间点	外周脉管系统	定量型		血压. 分子型
8578-7	血管内收缩压. 阴茎动脉/肱动脉	压力或压强的比率	时间点	外周脉管系统	定量型		血压. 分子型
8579-5	血管内收缩压. 左胫后动脉/肱动脉	压力或压强的比率	时间点	外周脉管系统	定量型		血压. 分子型
8580-3	血管内收缩压. 右胫后动脉/肱动脉	压力或压强的比率	时间点	外周脉管系统	定量型		血压. 分子型
858-1	A2B Ab	任意浓度	时间点	血清/血浆^供者	等级型	红细胞凝集试验	血库
8581-1	血管内收缩压. 胫后动脉/肱动脉	压力或压强的比率	时间点	外周脉管系统	定量型		血压. 分子型
8582-9	A 波幅	压力或压强	时间点	心脏. 心房. 左侧	定量型		血压. 静脉. 分子型
8583-7	A 波幅	压力或压强	时间点	心脏. 心房. 右侧	定量型		血压. 静脉. 分子型
8584-5	A 波幅	压力或压强	时间点	肺动脉. 楔	定量型		血压. 静脉. 分子型
8585-2	血管内平均血压	压力或压强	时间点	肝动脉. 楔	定量型		血压. 静脉. 分子型
8586-0	血管内平均血压	压力或压强	时间点	腔静脉. 下	定量型		血压. 静脉. 分子型
8587-8	血管内平均血压	压力或压强	时间点	肺动脉. 楔	定量型		血压. 静脉. 分子型
8588-6	血管内平均血压	压力或压强	时间点	锁骨下静脉. 左侧	定量型		血压. 静脉. 分子型
8589-4	血管内平均血压	压力或压强	时间点	锁骨下静脉. 右侧	定量型		血压. 静脉. 分子型
8590-2	血管内平均血压	压力或压强	时间点	腔静脉. 上	定量型		血压. 静脉. 分子型
8591-0	血管内平均血压	压力或压强	时间点	静脉. 中央	定量型		血压. 静脉. 分子型
8592-8	V 波幅度	压力或压强	时间点	心脏. 心房. 左侧	定量型		血压. 静脉. 分子型
8593-6	V 波幅度	压力或压强	时间点	心脏. 心房. 右侧	定量型		血压. 静脉. 分子型
8594-4	V 波幅度	压力或压强	时间点	颈静脉	等级型	目视	血压. 静脉. 分子型
8595-1	V 波幅度	压力或压强	时间点	颈静脉	定量型		血压. 静脉. 分子型
8596-9	V 波幅度	压力或压强	时间点	肺动脉. 楔	定量型		血压. 静脉. 分子型

LOINC 代码	名称	属性	时间特征	系统	标尺类型	方法类型	分类
8597-7	V 波幅度	压力或压强	时间点	腔静脉	定量型		血压.静脉.分子型
8598-5	比较.检查	时间戳、时间标记	时间点	心脏	定量型	心电图	心电图.原子型
859-9	A2B Ab	任意浓度	时间点	血清	等级型	红细胞凝集试验	血库
8599-3	比较.检查	印象/检查结果的解释	时间点	心脏	名义型	心电图	心电图.原子型
8600-9	类别	类型	时间点	心电图装置	名义型		医疗设备
8601-7	心电图印象	印象/检查结果的解释	时间点	心脏	名义型	心电图	心电图.原子型
8602-5	厂商型号	存在与否或身份标识	时间点	心脏起搏器修复术装置	名义型	心电图	医疗设备
8603-3	厂商序列号	标识符	时间点	心脏起搏器修复术装置	名义型	心电图	医疗设备
8604-1	类别	类型	时间点	心脏起搏器修复术装置	名义型	心电图	医疗设备
8605-8	类别	类型	时间点	心电图导联	名义型	心电图	心电图.原子型
8606-6	研究持续时间	时间（如秒数）	检查的持续时间	心脏	定量型	心电图	心电图.原子型
860-7	A2B Ag	任意浓度	时间点	红细胞^血液制品单位	等级型		血库
8607-4	轴	印象/检查结果的解释	时间点	心脏	名义型	心电图	心电图.印象
8608-2	传导	印象/检查结果的解释	时间点	心脏	名义型	心电图	心电图.印象
8609-0	肥大	印象/检查结果的解释	时间点	心脏	名义型	心电图	心电图.印象
8610-8	心肌缺血	印象/检查结果的解释	时间点	心脏	名义型	心电图	心电图.印象
8611-6	心肌梗死年龄	印象/检查结果的解释	时间点	心脏	名义型	心电图	心电图.印象
8612-4	研究观察.总体	发现（结果）	时间点	心脏	名义型	心电图	心电图.印象
8613-2	人工心脏起搏器	印象/检查结果的解释	时间点	心脏	名义型	心电图	心电图.印象
8614-0	暂停	数量或计数速率=计数/时间	检查的持续时间	心脏	定量型	心电图	心电图.指标
861-5	A2B Ag	任意浓度	时间点	红细胞^供者	等级型		血库
8615-7	心房期外收缩	数量或计数速率=计数/时间	检查的持续时间	心脏	定量型	心电图	心电图.指标
8616-5	心室期外收缩	数量或计数速率=计数/时间	检查的持续时间	心脏	定量型	心电图	心电图.印象
8617-3	QRS 复合段	印象/检查结果的解释	时间点	心脏	名义型	心电图	心电图.印象
8618-1	记录持续时间	时间（如秒数）	检查的持续时间	心脏	定量型	心电图	心电图.印象
8619-9	节律段	印象/检查结果的解释	时间点	心脏	名义型	心电图	心电图.印象
8620-7	ST-T 段	印象/检查结果的解释	时间点	心脏	名义型	心电图	心电图.印象
8621-5	心室异位	数量或计数速率=计数/时间	检查的持续时间	心脏	定量型	心电图	心电图.指标
8622-3	心室形态学	印象/检查结果的解释	时间点		名义型	心电图	心电图.印象
862-3	A2B Ag	任意浓度	时间点	红细胞	等级型		血库
8624-9	PP 间期	时间（如秒数）	时间点	心脏	定量型	心电图	心电图.指标
8625-6	PR 间期	时间（如秒数）	时间点	心脏	定量型	心电图	心电图.指标
8626-4	P 波轴	角度	时间点	心脏	定量型	心电图	心电图.指标
8627-2	P 波持续时间	时间（如秒数）	时间点	心脏	定量型	心电图	心电图.指标

LOINC 代码	名称	属性	时间特征	系统	标尺类型	方法类型	分类
8628-0	起搏间期	时间（如秒数）	时间点	人工心脏起搏器	定量型	心电图	心电图.指标
8629-8	Q 波深度	电势、电位（电压、伏特数）	时间点	心脏	定量型	心电图	心电图.指标
8630-6	Q 波深度.导联	存在与否或身份标识	时间点	心脏	名义型	心电图	心电图.指标
863-1	A3 Ab	任意浓度	时间点	血清/血浆^血液制品单位	等级型	红细胞凝集试验	血库
8631-4	Q 波持续时间	时间（如秒数）	时间点	心脏	定量型	心电图	心电图.指标
8632-2	QRS 轴	角度	时间点	心脏	定量型	心电图	心电图.指标
8633-0	QRS 持续时间	时间（如秒数）	时间点	心脏	定量型	心电图	心电图.指标
8634-8	QT 间期	时间（如秒数）	时间点	心脏	定量型	心电图	心电图.指标
8636-3	QTU 间期	时间（如秒数）	时间点	心脏	定量型		心电图.指标
8637-1	RR 间期	时间（如秒数）	时间点	心脏	定量型	心电图	心电图.指标
8638-9	T 波轴	角度	时间点	心脏	定量型	心电图	心电图.指标
8639-7	瞳孔间的	长度	时间点	面部	定量型		眼睛
8640-5	瞳孔直径	长度	时间点	眼.左侧	定量型	自动化	眼睛
8641-3	瞳孔直径	长度	时间点	眼.左侧	定量型	手工	眼睛
8642-1	瞳孔直径	长度	时间点	眼.右侧	定量型	自动化	眼睛
8643-9	瞳孔直径	长度	时间点	眼.右侧	定量型	手工	眼睛
8644-7	视觉敏锐度对数最小分辨角度	复杂	时间点	眼.左侧	定量型		眼睛
8645-4	视觉敏锐度对数最小分辨角度	复杂	时间点	眼.右侧	定量型		眼睛
8646-2	医院入院诊断	印象/检查结果的解释	时间点	病人	名义型		病史与体格检查.病史
8647-0	医院会诊	类型	时间点	病人	名义型		病史与体格检查.病史
8648-8	医院病程	发现（结果）	时间点	病人	叙述型		病史与体格检查.病史
864-9	A3 Ab	任意浓度	时间点	血清/血浆^供者	等级型	红细胞凝集试验	血库
8649-6	医院出院日期	时间戳、时间标记	时间点	病人	定量型		病史与体格检查.病史
8650-4	医院出院安排	类型	时间点	病人	叙述型		病史与体格检查.病史
8651-2	医院出院诊断	印象/检查结果的解释	时间点	病人	名义型		病史与体格检查.病史
8652-0	医院出院史	发现（结果）	时间点	病人	名义型		病史与体格检查.病史
8653-8	医院出院说明	文本	时间点	病人	叙述型		病史与体格检查.病史
8654-6	医院出院药疗法	发现（结果）	时间点	病人	名义型		病史与体格检查.病史
8655-3	医院出院手续	发现（结果）	时间点	病人	名义型		病史与体格检查.病史
865-6	A3 Ab	任意浓度	时间点	血清	等级型	红细胞凝集试验	血库
8656-1	医院入院日期	时间戳、时间标记	时间点	病人	定量型		病史与体格检查.病史

LOINC 代码	名称	属性	时间特征	系统	标尺类型	方法类型	分类
8657-9	医院出院体征	发现（结果）	时间点	病人	名义型		病史与体格检查.病史
8658-7	变态反应史	发现（结果）	时间点	病人	名义型	报告的	病史与体格检查.病史
8659-5	避孕方法	类型	时间点	病人	名义型	报告的	病史与体格检查.病史
8660-3	症状与疾病史	发现（结果）	时间点	心血管系统	名义型	报告的	病史与体格检查.病史
8661-1	主诉	发现（结果）	时间点	病人	名义型	报告的	病史与体格检查.病史
8662-9	儿童期疾病史	发现（结果）	时间点	病人	名义型	报告的	病史与体格检查.病史
8663-7	当前吸烟数（包/天）	数量或计数（正整数）	时间点	病人	定量型	报告的	病史与体格检查.病史
866-4	A3 Ag	任意浓度	时间点	红细胞^血液制品单位	等级型		血库
8664-5	总吸烟数（包/年）	数量或计数（正整数）	时间点	病人	定量型	报告的	病史与体格检查.病史
8665-2	末次月经日期	时间戳、时间标记	时间点	病人	定量型	报告的	病史与体格检查.病史
8666-0	症状与疾病史	发现（结果）	时间点	皮肤	名义型	报告的	病史与体格检查.病史
8667-8	症状与疾病史	发现（结果）	时间点	耳	名义型	报告的	病史与体格检查.病史
8668-6	症状与疾病史	发现（结果）	时间点	内分泌系统	名义型	报告的	病史与体格检查.病史
8669-4	症状与疾病史	发现（结果）	时间点	眼	名义型	报告的	病史与体格检查.病史
8670-2	家族成员疾病史	发现（结果）	时间点	家族	名义型	报告的	病史与体格检查.病史
8671-0	机能状况史	发现（结果）	时间点	病人	名义型	报告的	病史与体格检查.病史
867-2	A3 Ag	任意浓度	时间点	红细胞^供者	等级型		血库
8672-8	症状与疾病史	发现（结果）	时间点	神经系统	叙述型	报告的	病史与体格检查.病史
8673-6	症状与疾病史	发现（结果）	时间点	血液系统	名义型	报告的	病史与体格检查.病史
8674-4	史料	类型	时间点	被接见者或被访问者	名义型	*	病史与体格检查.病史
8675-1	既往史采集者	类型	时间点	病史采集者	名义型		病史与体格检查.病史
8676-9	工业照射史	发现（结果）	时间点	病人	名义型	报告的	病史与体格检查.病史
8677-7	药物使用史	发现（结果）	时间点	病人	名义型	报告的	病史与体格检查.病史
8678-5	月经状况	发现（结果）	时间点	病人	名义型	报告的	病史与体格检查.病史
8679-3	症状与疾病史	发现（结果）	时间点	口腔	名义型	报告的	病史与体格检查.病史

LOINC 代码	名称	属性	时间特征	系统	标尺类型	方法类型	分类
868-0	A3 Ag	任意浓度	时间点	红细胞	等级型		血库
8680-1	症状与疾病史	发现（结果）	时间点	肌肉骨骼系统	名义型	报告的	病史与体格检查.病史
8681-9	症状与疾病史	发现（结果）	时间点	神经系统	名义型	报告的	病史与体格检查.病史
8682-7	症状与疾病史	发现（结果）	时间点	鼻	名义型	报告的	病史与体格检查.病史
8683-5	职业性照射史	发现（结果）	时间点	病人	名义型	报告的	病史与体格检查.病史
8684-3	现病史	发现（结果）	时间点	病人	名义型	报告的	病史与体格检查.病史
8685-0	精神病症状与疾病史	发现（结果）	时间点	病人	名义型	报告的	病史与体格检查.病史
8686-8	症状与疾病史	发现（结果）	时间点	呼吸系统	名义型	报告的	病史与体格检查.病史
8687-6	系统回顾	发现（结果）	时间点	病人	名义型	报告的	病史与体格检查.病史
8688-4	症状与疾病史	发现（结果）	时间点	生殖系统	名义型	报告的	病史与体格检查.病史
8689-2	社交功能史	发现（结果）	时间点	病人	名义型	报告的	病史与体格检查.病史
86-9	头孢克洛	药物敏感度	时间点	分离物＋血清	等级型	测序分型	抗生素敏感性
8690-0	外科手术诊疗史	发现（结果）	时间点	病人	名义型	报告的	病史与体格检查.病史
8691-8	旅行史	发现（结果）	时间点	病人	名义型	报告的	病史与体格检查.病史
8692-6	症状与疾病史	发现（结果）	时间点	泌尿道	名义型	报告的	病史与体格检查.病史
8693-4	精神状态	发现（结果）	时间点	病人	名义型	观察	病史与体格检查.体格检查
8694-2	体征	发现（结果）	时间点	腹部	名义型	观察	病史与体格检查.体格检查
8695-9	体征	发现（结果）	时间点	背部	名义型	观察	病史与体格检查.体格检查
8696-7	体征	发现（结果）	时间点	乳腺（复数）	名义型	观察	病史与体格检查.体格检查
8697-5	体征	发现（结果）	时间点	神经深度腱反射	名义型	观察	病史与体格检查.体格检查
869-8	A3B Ab	任意浓度	时间点	血清/血浆^血液制品单位	等级型	红细胞凝集试验	血库
8698-3	体征	发现（结果）	时间点	耳	名义型	观察	病史与体格检查.体格检查
8699-1	体征	发现（结果）	时间点	眼	名义型	观察	病史与体格检查.体格检查
8700-7	体征	发现（结果）	时间点	泌尿生殖道	名义型	观察	病史与体格检查.体格检查
8701-5	体征	发现（结果）	时间点	头部	名义型	观察	病史与体格检查.体格检查

LOINC 代码	名称	属性	时间特征	系统	标尺类型	方法类型	分类
8702-3	体征	发现（结果）	时间点	心脏	名义型	观察	病史与体格检查. 体格检查
8703-1	体征	发现（结果）	时间点	四肢	名义型	观察	病史与体格检查. 体格检查
8704-9	体征	发现（结果）	时间点	口与咽喉与牙齿	名义型	观察	病史与体格检查. 体格检查
8705-6	体征	发现（结果）	时间点	神经系统	名义型	观察	病史与体格检查. 体格检查
870-6	A3B Ab	任意浓度	时间点	血清/血浆^供者	等级型	红细胞凝集试验	血库
8706-4	体征	发现（结果）	时间点	鼻	名义型	观察	病史与体格检查. 体格检查
8707-2	体征	发现（结果）	时间点	骨盆	名义型	观察	病史与体格检查. 体格检查
8708-0	体征	发现（结果）	时间点	直肠	名义型	观察	病史与体格检查. 体格检查
8709-8	体征	发现（结果）	时间点	皮肤	名义型	观察	病史与体格检查. 体格检查
8710-6	体征	发现（结果）	时间点	胸腔＋肺部	名义型	观察	病史与体格检查. 体格检查
8711-4	体征	发现（结果）	时间点	血管	名义型	观察	病史与体格检查. 体格检查
8712-2	体征	发现（结果）	时间点	神经平衡＋协调	名义型	观察	病史与体格检查. 体格检查
8713-0	体征	发现（结果）	时间点	一般状态或全身状态	名义型	观察	病史与体格检查. 体格检查
871-4	A3B Ab	任意浓度	时间点	血清	等级型	红细胞凝集试验	血库
8714-8	体征	发现（结果）	时间点	触觉	名义型	观察	病史与体格检查. 体格检查
8715-5	体征	发现（结果）	时间点	力量或强度	名义型	观察	病史与体格检查. 体格检查
8716-3	体征	发现（结果）	时间点	生命体征	叙述型	观察	病史与体格检查. 体格检查
8717-1	手术记录估计血液损失	容积、体积的	操作过程持续时间	病人	定量型		病史与体格检查. 手术过程
8718-9	手术记录液体	类型	时间点	病人	名义型		病史与体格检查. 手术过程
8719-7	手术记录术后诊断	印象/检查结果的解释	时间点	病人	名义型		病史与体格检查. 手术过程
8720-5	手术记录术前诊断	印象/检查结果的解释	时间点	病人	名义型		病史与体格检查. 手术过程
8721-3	手术记录所采标本	发现（结果）	时间点	病人	名义型		病史与体格检查. 手术过程
872-2	A3B Ag	任意浓度	时间点	红细胞^血液制品单位	等级型		血库
8722-1	手术记录麻醉	发现（结果）	时间点	病人	名义型		病史与体格检查. 手术过程
8723-9	手术记录日期	时间戳、时间标记	时间点	病人	定量型		病史与体格检查. 手术过程

LOINC 代码	名称	属性	时间特征	系统	标尺类型	方法类型	分类
8724-7	手术记录描述	发现（结果）	时间点	病人	叙述型		病史与体格检查.手术过程
8725-4	手术记录开始结束持续时间	时间（如秒数）	操作过程的持续时间	手术步骤	定量型		病史与体格检查.手术过程
8726-2	手术记录发现	发现（结果）	时间点	病人	名义型		病史与体格检查.手术过程
8727-0	手术记录指征	印象/检查结果的解释	时间点	病人	名义型		病史与体格检查.手术过程
8728-8	手术记录并发症	印象/检查结果的解释	时间点	病人	名义型		病史与体格检查.手术过程
8729-6	手术记录诊疗	存在与否或身份标识	时间点	病人	名义型		病史与体格检查.手术过程
873-0	A3B Ag	任意浓度	时间点	红细胞^供者	等级型		血库
8730-4	类别	类型	时间点	心脏测量装置	名义型	*	医疗设备
8731-2	心输出量	容积速率	时间点	心脏.心室	定量型	2维超声	血液动力学.分子型
8732-0	心输出量	容积速率	时间点	心脏.心室.左侧	定量型	血管造影术.双平面	血液动力学.分子型
8733-8	心输出量	容积速率	时间点	心脏.心室.左侧	定量型	血管造影术.单平面	血液动力学.分子型
8734-6	心输出量	容积速率	时间点	心脏.心室.左侧	定量型	螺旋 CT	血液动力学.分子型
8735-3	心输出量	容积速率	时间点	心脏.心室.左侧	定量型	超声.多普勒	血液动力学.分子型
8736-1	心输出量	容积速率	时间点	心脏.心室.左侧	定量型	Fick 法	血液动力学.分子型
8737-9	心输出量	容积速率	时间点	心脏.心室.左侧	定量型	指示剂稀释	血液动力学.分子型
8738-7	心输出量	容积速率	时间点	心脏.心室.左侧	定量型	核磁共振成像	血液动力学.分子型
8739-5	心输出量	容积速率	时间点	心脏.心室.左侧	定量型	核.血池	血液动力学.分子型
8741-1	心输出量	容积速率	时间点	心脏.心室.左侧	定量型		血液动力学.原子型
8742-9	右心室输出量/左心室	容积比率	时间点	循环系统	定量型	超声.多普勒	血液动力学.分子型
8743-7	右心室输出量/左心室	容积比率	时间点	循环系统	定量型	成像	血液动力学.分子型
8744-5	右心室输出量/左心室	容积比率	时间点	循环系统	定量型	血氧定量法	血液动力学.分子型
8745-2	心输出量/体表面积	容积速率/比率	时间点	心脏.心室.左侧	定量型	超声.2维	血液动力学.分子型
8746-0	心输出量/体表面积	容积速率/比率	时间点	心脏.心室.左侧	定量型	血管造影术.双平面	血液动力学.分子型
8747-8	心输出量/体表面积	容积速率/比率	时间点	心脏.心室.左侧	定量型	血管造影术.单平面	血液动力学.分子型
874-8	A3B Ag	任意浓度	时间点	红细胞	等级型		血库

LOINC 代码	名称	属性	时间特征	系统	标尺类型	方法类型	分类
8748-6	心输出量/体表面积	容积速率/比率	时间点	心脏.心室.左侧	定量型	螺旋 CT	血液动力学.分子型
8749-4	心输出量/体表面积	容积速率/比率	时间点	心脏.心室.左侧	定量型	超声.多普勒	血液动力学.分子型
8750-2	心输出量/体表面积	容积速率/比率	时间点	心脏.心室.左侧	定量型	Fick 法	血液动力学.分子型
8751-0	心输出量/体表面积	容积速率/比率	时间点	心脏.心室.左侧	定量型	指示剂稀释	血液动力学.分子型
8752-8	心输出量/体表面积	容积速率/比率	时间点	心脏.心室.左侧	定量型	核磁共振成像	血液动力学.分子型
8753-6	心输出量/体表面积	容积速率/比率	时间点	心脏.心室.左侧	定量型	核.血池	血液动力学.分子型
875-5	A，B Ab	任意浓度	时间点	血清/血浆^血液制品单位	等级型		血库
8755-1	心输出量/体表面积	容积速率/比率	时间点	心脏.心室.右侧	定量型	2 维超声	血液动力学.分子型
8756-9	心输出量/体表面积	容积速率/比率	时间点	心脏.心室.右侧	定量型	血管造影术.双平面	血液动力学.分子型
8757-7	心输出量/体表面积	容积速率/比率	时间点	心脏.心室.右侧	定量型	血管造影术.单平面	血液动力学.分子型
8758-5	心输出量/体表面积	容积速率/比率	时间点	心脏.心室.右侧	定量型	螺旋 CT	血液动力学.分子型
8759-3	心输出量/体表面积	容积速率/比率	时间点	心脏.心室.右侧	定量型	超声.多普勒	血液动力学.分子型
8760-1	心输出量/体表面积	容积速率/比率	时间点	心脏.心室.右侧	定量型	Fick 法	血液动力学.分子型
8761-9	心输出量/体表面积	容积速率/比率	时间点	心脏.心室.右侧	定量型	指示剂稀释	血液动力学.分子型
8762-7	心输出量/体表面积	容积速率/比率	时间点	心脏.心室.右侧	定量型	核磁共振成像	血液动力学.分子型
876-3	A，B Ab	任意浓度	时间点	血清/血浆^供者	等级型		血库
8763-5	心输出量/体表面积	容积速率/比率	时间点	心脏.心室.右侧	定量型	核.血池	血液动力学.分子型
8765-0	心输出量/心率	容积、体积	时间点	心脏.心室.左侧	定量型	2 维超声	血液动力学.分子型
8766-8	心输出量/心率	容积、体积	时间点	心脏.心室.左侧	定量型	血管造影术.双平面	血液动力学.分子型
8767-6	心输出量/心率	容积、体积	时间点	心脏.心室.左侧	定量型	血管造影术.单平面	血液动力学.分子型
8768-4	心输出量/心率	容积、体积	时间点	心脏.心室.左侧	定量型	螺旋 CT	血液动力学.分子型
8769-2	心输出量/心率	容积、体积	时间点	心脏.心室.左侧	定量型	超声.多普勒	血液动力学.分子型
87-7	头孢美唑	药物敏感度	时间点	分离物	定量型	最小致死浓度	抗生素敏感性
8770-0	心输出量/心率	容积、体积	时间点	心脏.心室.左侧	定量型	Fick 法	血液动力学.分子型

LOINC 代码	名称	属性	时间特征	系统	标尺类型	方法类型	分类
877-1	A，B Ab	任意浓度	时间点	血清	等级型	红细胞凝集试验	血库
8771-8	心输出量/心率	容积、体积	时间点	心脏. 心室. 左侧	定量型	指示剂稀释	血液动力学. 分子型
8772-6	心输出量/心率	容积、体积	时间点	心脏. 心室. 左侧	定量型	核磁共振成像	血液动力学. 分子型
8773-4	心输出量/心率	容积、体积	时间点	心脏. 心室. 左侧	定量型	核. 血池	血液动力学. 分子型
8775-9	心输出量/心率	容积、体积	时间点	心脏. 心室. 右侧	定量型	2 维超声	血液动力学. 分子型
8776-7	心输出量/心率	容积、体积	时间点	心脏. 心室. 右侧	定量型	血管造影术. 双平面	血液动力学. 分子型
8777-5	心输出量/心率	容积、体积	时间点	心脏. 心室. 右侧	定量型	血管造影术. 单平面	血液动力学. 分子型
8778-3	心输出量/心率	容积、体积	时间点	心脏. 心室. 右侧	定量型	螺旋 CT	血液动力学. 分子型
8779-1	心输出量/心率	容积、体积	时间点	心脏. 心室. 右侧	定量型	超声. 多普勒	血液动力学. 分子型
8780-9	心输出量/心率	容积、体积	时间点	心脏. 心室. 右侧	定量型	Fick 法	血液动力学. 分子型
8781-7	心输出量/心率	容积、体积	时间点	心脏. 心室. 右侧	定量型	指示剂稀释	血液动力学. 分子型
8782-5	心输出量/心率	容积、体积	时间点	心脏. 心室. 右侧	定量型	核磁共振成像	血液动力学. 分子型
8783-3	心输出量/心率	容积、体积	时间点	心脏. 心室. 右侧	定量型	核. 血池	血液动力学. 分子型
8785-8	心输出量/心率/体表面积	容积/面积	时间点	心脏. 心室. 左侧	定量型	2 维超声	血液动力学. 分子型
8786-6	心输出量/心率/体表面积	容积/面积	时间点	心脏. 心室. 左侧	定量型	血管造影术. 双平面	血液动力学. 分子型
8787-4	心输出量/心率/体表面积	容积/面积	时间点	心脏. 心室. 左侧	定量型	血管造影术. 单平面	血液动力学. 分子型
8788-2	心输出量/心率/体表面积	容积/面积	时间点	心脏. 心室. 左侧	定量型	螺旋 CT	血液动力学. 分子型
878-9	A，B Ag	任意浓度	时间点	红细胞^血液制品单位	等级型		血库
8789-0	心输出量/心率/体表面积	容积/面积	时间点	心脏. 心室. 左侧	定量型	超声. 多普勒	血液动力学. 分子型
8790-8	心输出量/心率/体表面积	容积/面积	时间点	心脏. 心室. 左侧	定量型	Fick 法	血液动力学. 分子型
8791-6	心输出量/心率/体表面积	容积/面积	时间点	心脏. 心室. 左侧	定量型	指示剂稀释	血液动力学. 分子型
8792-4	心输出量/心率/体表面积	容积/面积	时间点	心脏. 心室. 左侧	定量型	核磁共振成像	血液动力学. 分子型
8793-2	心输出量/心率/体表面积	容积/面积	时间点	心脏. 心室. 左侧	定量型	核. 血池	血液动力学. 分子型
8795-7	心输出量/心率/体表面积	容积/面积	时间点	心脏. 心室. 右侧	定量型	2 维超声	血液动力学. 分子型
8796-5	心输出量/心率/体表面积	容积/面积	时间点	心脏. 心室. 右侧	定量型	血管造影术. 双平面	血液动力学. 分子型

LOINC 代码	名称	属性	时间特征	系统	标尺类型	方法类型	分类
879-7	A，B Ag	任意浓度	时间点	红细胞^供者	等级型		血库
8797-3	心输出量/心率/体表面积	容积/面积	时间点	心脏. 心室. 右侧	定量型	血管造影术. 单平面	血液动力学. 分子型
8798-1	心输出量/心率/体表面积	容积/面积	时间点	心脏. 心室. 右侧	定量型	螺旋 CT	血液动力学. 分子型
8799-9	心输出量/心率/体表面积	容积/面积	时间点	心脏. 心室. 右侧	定量型	超声. 多普勒	血液动力学. 分子型
8800-5	心输出量/心率/体表面积	容积/面积	时间点	心脏. 心室. 右侧	定量型	Fick 法	血液动力学. 分子型
8801-3	心输出量/心率/体表面积	容积/面积	时间点	心脏. 心室. 右侧	定量型	指示剂稀释	血液动力学. 分子型
8802-1	心输出量/心率/体表面积	容积/面积	时间点	心脏. 心室. 右侧	定量型	核磁共振成像	血液动力学. 分子型
8803-9	心输出量/心率/体表面积	容积/面积	时间点	心脏. 心室. 右侧	定量型	核. 血池	血液动力学. 分子型
8804-7	心输出量/心率/体表面积	容积/面积	时间点	心脏. 心室. 右侧	定量型	核. 心肌的	血液动力学. 分子型
880-5	A，B Ag	任意浓度	时间点	红细胞	等级型		血库
8806-2	射血分数	容积比率	时间点	心脏. 心室. 左侧	定量型	2 维超声	血液动力学. 分子型
8807-0	射血分数	容积比率	时间点	心脏. 心室. 左侧	定量型	2 维超声. 目视估计	血液动力学. 分子型
8808-8	射血分数	容积比率	时间点	心脏. 心室. 左侧	定量型	血管造影	血液动力学. 分子型
8809-6	射血分数	容积比率	时间点	心脏. 心室. 左侧	定量型	血管造影. 目视估计	血液动力学. 分子型
8810-4	射血分数	容积比率	时间点	心脏. 心室. 左侧	定量型	螺旋 CT	血液动力学. 分子型
8811-2	射血分数	容积比率	时间点	心脏. 心室. 左侧	定量型	核磁共振成像	血液动力学. 分子型
8812-0	射血分数	容积比率	时间点	心脏. 心室. 左侧	定量型	核. 血池	血液动力学. 分子型
881-3	ABO+Rh 血型	类型	时间点	血清/血浆^血液制品单位	名义型		血库
8813-8	射血分数	容积比率	时间点	心脏. 心室. 右侧	定量型	2 维超声	血液动力学. 分子型
8814-6	射血分数	容积比率	时间点	心脏. 心室. 右侧	定量型	2 维超声. 目视估计	血液动力学. 分子型
8815-3	射血分数	容积比率	时间点	心脏. 心室. 右侧	定量型	血管造影	血液动力学. 分子型
8816-1	射血分数	容积比率	时间点	心脏. 心室. 右侧	定量型	血管造影. 目视估计	血液动力学. 分子型
8817-9	射血分数	容积比率	时间点	心脏. 心室. 右侧	定量型	螺旋 CT	血液动力学. 分子型
8818-7	射血分数	容积比率	时间点	心脏. 心室. 右侧	定量型	核磁共振成像	血液动力学. 分子型
8819-5	射血分数	容积比率	时间点	心脏. 心室. 右侧	定量型	核. 血池	血液动力学. 分子型
8820-3	射血分数几何公式	类型	时间点	心脏. 心室	名义型	*	血液动力学. 分子型

LOINC 代码	名称	属性	时间特征	系统	标尺类型	方法类型	分类
882-1	ABO+Rh 血型	类型	时间点	全血	名义型		血库
8821-1	舒张末期	容积、体积	时间点	心脏. 心室. 左侧	定量型	成像	血液动力学. 分子型
8822-9	舒张末期	容积、体积	时间点	心脏. 心室. 右侧	定量型	成像	血液动力学. 分子型
8823-7	收缩末期	容积、体积	时间点	心脏. 心室. 左侧	定量型	成像	血液动力学. 分子型
8824-5	收缩末期	容积、体积	时间点	心脏. 心室. 右侧	定量型	成像	血液动力学. 分子型
8825-2	血液动力学测量方法	类型	时间点	心脏. 心室. 左侧	名义型	*	血液动力学. 原子型
8826-0	血流动力学阻力	阻力、阻尼	时间点	肺部脉管系统	定量型	Fick 法	血液动力学. 分子型
8827-8	血流动力学阻力	阻力、阻尼	时间点	肺部脉管系统	定量型	指示剂稀释	血液动力学. 分子型
8828-6	血流动力学阻力	阻力、阻尼	时间点	肺部脉管系统	定量型		血液动力学. 原子型
8829-4	血流动力学阻力	阻力、阻尼	时间点	全身脉管系统	定量型	Fick 法	血液动力学. 分子型
8830-2	血流动力学阻力	阻力、阻尼	时间点	全身脉管系统	定量型	指示剂稀释	血液动力学. 分子型
8831-0	血流动力学阻力	阻力、阻尼	时间点	全身脉管系统	定量型		血液动力学. 原子型
8832-8	血流动力学阻力/体表面积	阻抗或阻力/面积	时间点	肺部脉管系统	定量型	Fick 法	血液动力学. 分子型
8833-6	血流动力学阻力/体表面积	阻抗或阻力/面积	时间点	肺部脉管系统	定量型	指示剂稀释	血液动力学. 分子型
8834-4	血流动力学阻力/体表面积	阻抗或阻力/面积	时间点	肺部脉管系统	定量型		血液动力学. 分子型
8835-1	血流动力学阻力/体表面积	阻抗或阻力/面积	时间点	全身脉管系统	定量型	Fick 法	血液动力学. 分子型
8836-9	血流动力学阻力/体表面积	阻抗或阻力/面积	时间点	全身脉管系统	定量型	指示剂稀释	血液动力学. 分子型
8837-7	血流动力学阻力/体表面积	阻抗或阻力/面积	时间点	全身脉管系统	定量型		血液动力学. 分子型
8838-5	观测持续时间	时间（如秒数）	检查的持续时间	XXX	定量型		血液动力学. 原子型
883-9	ABO 血型	类型	时间点	全血	名义型		血库
8839-3	氧饱和度	摩尔分数	时间点	主动脉根	定量型		血液动力学. 分子型
8840-1	氧饱和度	摩尔分数	时间点	心脏. 心房. 左侧	定量型		血液动力学. 分子型
8841-9	氧饱和度	摩尔分数	时间点	心脏. 心房. 右侧	定量型		血液动力学. 分子型
8842-7	氧饱和度	摩尔分数	时间点	心脏. 心房. 右侧. 高	定量型		血液动力学. 分子型
8843-5	氧饱和度	摩尔分数	时间点	心脏. 心房. 右侧. 低	定量型		血液动力学. 分子型
8844-3	氧饱和度	摩尔分数	时间点	心脏. 心房. 右侧. 中	定量型		血液动力学. 分子型

LOINC 代码	名称	属性	时间特征	系统	标尺类型	方法类型	分类
8845-0	氧饱和度	摩尔分数	时间点	心脏. 心室. 左侧	定量型		血液动力学. 分子型
8846-8	氧饱和度	摩尔分数	时间点	心脏. 心室. 右侧. 流出道	定量型		血液动力学. 分子型
884-7	ABO+Rh 血型	类型	时间点	毛细血管全血	名义型		血库
8847-6	氧饱和度	摩尔分数	时间点	心脏. 心室. 右侧	定量型		血液动力学. 分子型
8848-4	氧饱和度	摩尔分数	时间点	冠状窦	定量型		血液动力学. 分子型
8849-2	氧饱和度	摩尔分数	时间点	动脉导管	定量型		血液动力学. 分子型
88-5	头孢美唑	药物敏感度	时间点	分离物	定量或等级型	最小抑制浓度	抗生素敏感性
8850-0	氧饱和度	摩尔分数	时间点	腔静脉. 下	定量型		血液动力学. 分子型
8851-8	氧饱和度	摩尔分数	时间点	肺动脉. 左侧	定量型		血液动力学. 分子型
8852-6	氧饱和度	摩尔分数	时间点	肺动脉. 主	定量型		血液动力学. 分子型
8853-4	氧饱和度	摩尔分数	时间点	肺动脉. 右侧	定量型		血液动力学. 分子型
885-4	AM Ab	任意浓度	时间点	血清/血浆^血液制品单位	等级型		血库
8854-2	氧饱和度	摩尔分数	时间点	肺楔	定量型		血液动力学. 分子型
8855-9	氧饱和度	摩尔分数	时间点	腔静脉. 上	定量型		血液动力学. 分子型
8856-7	测量部位	解剖学	时间点	氧气饱和装置	名义型		医疗设备
8857-5	血液动力学分流方法	类型	时间点	病人	名义型	*	血液动力学. 原子型
8858-3	肺内分流	容积速率	时间点	肺部脉管系统	定量型		血液动力学. 分子型
8859-1	左-右心脏内分流	容积速率	时间点	心脏	定量型		血液动力学. 分子型
8860-9	右-左心脏内分流	容积速率	时间点	心脏	定量型		血液动力学. 分子型
8861-7	功/心搏	能量	时间点	心脏. 心室. 左侧	定量型		血液动力学. 分子型
886-2	AM Ab	任意浓度	时间点	血清/血浆^供者	等级型		血库
8862-5	功/心搏	能量	时间点	心脏. 心室. 右侧	定量型		血液动力学. 分子型
8863-3	功/心搏/体表面积	能量/面积	时间点	心脏. 心室. 左侧	定量型		血液动力学. 分子型
8864-1	功/心搏/体表面积	能量/面积	时间点	心脏. 心室. 右侧	定量型		血液动力学. 分子型
8865-8	动脉搏强度	类型	时间点	XXX	名义型	触诊	心率. 原子型

LOINC 代码	名称	属性	时间特征	系统	标尺类型	方法类型	分类
8866-6	动脉搏特点	类型	时间点	XXX	名义型	触诊	心率.原子型
8867-4	心率	数量或计数速率=计数/时间	时间点	XXX	定量型		心率.原子型
8869-0	心率	数量或计数速率=计数/时间	1小时^最大值	XXX	定量型		心率.特定时间.分子型
887-0	AM Ab	任意浓度	时间点	血清/血浆	等级型		血库
8870-8	心率	数量或计数速率=计数/时间	8小时^最大值	XXX	定量型		心率.特定时间.分子型
8871-6	心率	数量或计数速率=计数/时间	10小时^最大值	XXX	定量型		心率.特定时间.分子型
8872-4	心率	数量或计数速率=计数/时间	12小时^最大值	XXX	定量型		心率.特定时间.分子型
8873-2	心率	数量或计数速率=计数/时间	24小时^最大值	XXX	定量型		心率.特定时间.分子型
8874-0	心率	数量或计数速率=计数/时间	1小时	XXX	定量型		心率.特定时间.分子型
8875-7	心率	数量或计数速率=计数/时间	8小时	XXX	定量型		心率.特定时间.分子型
8876-5	心率	数量或计数速率=计数/时间	10小时	XXX	定量型		心率.特定时间.分子型
8877-3	心率	数量或计数速率=计数/时间	12小时	XXX	定量型		心率.特定时间.分子型
8878-1	心率	数量或计数速率=计数/时间	24小时	XXX	定量型		心率.特定时间.分子型
8879-9	心率	数量或计数速率=计数/时间	1小时^最小值	XXX	定量型		心率.特定时间.分子型
8880-7	心率	数量或计数速率=计数/时间	8小时^最小值	XXX	定量型		心率.特定时间.分子型
8881-5	心率	数量或计数速率=计数/时间	10小时^最小值	XXX	定量型		心率.特定时间.分子型
8882-3	心率	数量或计数速率=计数/时间	12小时^最小值	XXX	定量型		心率.特定时间.分子型
8883-1	心率	数量或计数速率=计数/时间	24小时^最小值	XXX	定量型		心率.特定时间.分子型
8884-9	心率节律	类型	时间点	XXX	名义型		心率.原子型
8885-6	心率测量部位	解剖学	时间点	病人	名义型		心率.原子型
8886-4	心率测量方法	类型	时间点	心率测量	名义型	*	心率.原子型
8887-2	类别	类型	时间点	心率测量装置	名义型		医疗设备
888-8	抗体 已鉴定的	存在与否或身份标识	时间点	血清/血浆	名义型		血库
8888-0	心率测量持续时间	时间(如秒数)	*	心脏检查	定量型		心率.原子型
8889-8	心率	数量或计数速率=计数/时间	时间点	毛细血管床	定量型	血氧定量法	心率.分子型
8890-6	心率	数量或计数速率=计数/时间	时间点	心尖	定量型	听诊	心率.分子型
8891-4	心率	数量或计数速率=计数/时间	时间点	心尖	定量型	触诊	心率.分子型
8892-2	心率	数量或计数速率=计数/时间	时间点	外周动脉	定量型	超声.多普勒	心率.分子型
8893-0	心率	数量或计数速率=计数/时间	时间点	外周动脉	定量型	触诊	心率.分子型
8894-8	P波	数量或计数速率=计数/时间	时间点	心脏.心房	定量型	电信号的波型	心率.分子型
8895-5	P波	数量或计数速率=计数/时间	时间点	心脏.心房.左侧	定量型	电信号的波型	心率.分子型

LOINC 代码	名称	属性	时间特征	系统	标尺类型	方法类型	分类
889-6	抗体存在	存在与否或身份标识	时间点	袋装全血^血液制品单位	名义型		血库
8896-3	P 波	数量或计数速率＝计数/时间	时间点	心脏.心房.右侧	定量型	电信号的波型	心率.分子型
8897-1	QRS 复合段	数量或计数速率＝计数/时间	时间点	心脏.心室	定量型	心电图	心率.分子型
8898-9	动脉搏强度	机械力	时间点	肱动脉.左侧	等级型	触诊	心率.分子型
8899-7	动脉搏强度	机械力	时间点	肱动脉.右侧	等级型	触诊	心率.分子型
8900-3	动脉搏强度	机械力	时间点	颈动脉.左侧	等级型	触诊	心率.分子型
8901-1	动脉搏强度	机械力	时间点	颈动脉.右侧	等级型	触诊	心率.分子型
8902-9	动脉搏强度	机械力	时间点	足背动脉.左侧	等级型	触诊	心率.分子型
8903-7	动脉搏强度	机械力	时间点	足背动脉	等级型	触诊	心率.分子型
890-4	抗体筛查	任意浓度	时间点	血清/血浆	等级型		血库
8904-5	动脉搏强度	机械力	时间点	股动脉.左侧	等级型	触诊	心率.分子型
8905-2	动脉搏强度	机械力	时间点	股动脉.右侧	等级型	触诊	心率.分子型
8906-0	动脉搏强度	机械力	时间点	腘动脉.左侧	等级型	触诊	心率.分子型
8907-8	动脉搏强度	机械力	时间点	腘动脉.右侧	等级型	触诊	心率.分子型
8908-6	动脉搏强度	机械力	时间点	胫骨后动脉.右侧	等级型	触诊	心率.分子型
8909-4	动脉搏强度	机械力	时间点	胫骨后动脉.左侧	等级型	触诊	心率.分子型
8910-2	动脉搏强度	机械力	时间点	桡骨动脉.左侧	等级型	触诊	心率.分子型
8911-0	动脉搏强度	机械力	时间点	桡骨动脉.右侧	等级型	触诊	心率.分子型
891-2	抗体筛查.细胞Ⅰ	任意浓度	时间点	血清/血浆	等级型		血库
8912-8	动脉搏强度	机械力	时间点	尺骨动脉.左侧	等级型	触诊	心率.分子型
8913-6	动脉搏强度	机械力	时间点	尺骨动脉.右侧	等级型	触诊	心率.分子型
8914-4	脉博波型	印象/检查结果的解释	时间点	肱动脉.左侧	名义型	超声.多普勒	心率.分子型
8915-1	脉博波型	印象/检查结果的解释	时间点	肱动脉.右侧	名义型	超声.多普勒	心率.分子型
8916-9	脉博波型	印象/检查结果的解释	时间点	颈动脉.左侧	名义型	超声.多普勒	心率.分子型
8917-7	脉博波型	印象/检查结果的解释	时间点	颈动脉.右侧	名义型	超声.多普勒	心率.分子型
8918-5	脉博波型	印象/检查结果的解释	时间点	足背动脉.左侧	名义型	超声.多普勒	心率.分子型
8919-3	脉博波型	印象/检查结果的解释	时间点	足背动脉	名义型	超声.多普勒	心率.分子型
892-0	抗体筛查.细胞Ⅲ	任意浓度	时间点	血清/血浆	等级型		血库
8920-1	脉博波型	印象/检查结果的解释	时间点	股动脉.左侧	名义型	超声.多普勒	心率.分子型
8921-9	脉博波型	印象/检查结果的解释	时间点	股动脉.右侧	名义型	超声.多普勒	心率.分子型
8922-7	脉博波型	印象/检查结果的解释	时间点	腘动脉.左侧	名义型	超声.多普勒	心率.分子型
8923-5	脉博波型	印象/检查结果的解释	时间点	腘动脉.右侧	名义型	超声.多普勒	心率.分子型

LOINC 代码	名称	属性	时间特征	系统	标尺类型	方法类型	分类
8924-3	脉博波型	印象/检查结果的解释	时间点	胫骨后动脉.右侧	名义型	超声.多普勒	心率.分子型
8925-0	脉博波型	印象/检查结果的解释	时间点	胫骨后动脉.左侧	名义型	超声.多普勒	心率.分子型
8926-8	脉博波型	印象/检查结果的解释	时间点	桡骨动脉.左侧	名义型	超声.多普勒	心率.分子型
8927-6	脉博波型	印象/检查结果的解释	时间点	桡骨动脉.右侧	名义型	超声.多普勒	心率.分子型
8928-4	脉博波型	印象/检查结果的解释	时间点	尺骨动脉.左侧	名义型	超声.多普勒	心率.分子型
8929-2	脉博波型	印象/检查结果的解释	时间点	尺骨动脉.右侧	名义型	超声.多普勒	心率.分子型
89-3	头孢美唑	药物敏感度	时间点	分离物	定量或等级型	琼脂扩散	抗生素敏感性
8930-0	类别	类型	时间点	胸腔插管	名义型		输入与输出.导管
8931-8	胸腔插管部位	解剖学	时间点	*^病人	名义型		输入与输出.导管
8932-6	类别	类型	时间点	灌肠装置	名义型		医疗设备
8933-4	类别	类型	时间点	肠道插管	名义型		输入与输出.导管
8934-2	肠道插管部位	解剖学	时间点	*^病人	名义型		输入与输出.导管
8935-9	IO 插管部位	解剖学	时间点	*^病人	名义型		输入与输出.导管
8936-7	液体摄入.胸腔插管	容积、体积	时间点	胸膜腔	定量型	估计	输入与输出_输入.分子型
8937-5	液体摄入.胸腔插管	容积、体积	时间点	胸膜腔	定量型	测量的	输入与输出_输入.分子型
893-8	抗体筛查.自体	印象/检查结果的解释	时间点	血清/血浆	名义型		血库
8938-3	液体摄入.胸腔插管	容积速率	1 小时	胸膜腔	定量型		输入与输出_输入.特定时间.分子型
8939-1	液体摄入.胸腔插管	容积速率	8 小时	胸膜腔	定量型		输入与输出_输入.特定时间.分子型
8940-9	液体摄入.胸腔插管	容积速率	10 小时	胸膜腔	定量型		输入与输出_输入.特定时间.分子型
8941-7	液体摄入.胸腔插管	容积速率	12 小时	胸膜腔	定量型		输入与输出_输入.特定时间.分子型
8942-5	液体摄入.胸腔插管	容积速率	24 小时	胸膜腔	定量型		输入与输出_输入.特定时间.分子型
8943-3	液体摄入.灌肠	容积、体积	时间点	下胃肠道	定量型	估计	输入与输出_输入.分子型
8944-1	液体摄入.灌肠	容积、体积	时间点	下胃肠道	定量型	测量的	输入与输出_输入.特定时间.分子型

LOINC 代码	名称	属性	时间特征	系统	标尺类型	方法类型	分类
8945-8	液体摄入.灌肠	容积速率	1 小时	下胃肠道	定量型		输入与输出_输入.特定时间.分子型
894-6	抗体筛查.细胞Ⅱ	任意浓度	时间点	血清/血浆	等级型		血库
8946-6	液体摄入.灌肠	容积速率	8 小时	下胃肠道	定量型		输入与输出_输入.特定时间.分子型
8947-4	液体摄入.灌肠	容积速率	10 小时	下胃肠道	定量型		输入与输出_输入.特定时间.分子型
8948-2	液体摄入.灌肠	容积速率	12 小时	下胃肠道	定量型		输入与输出_输入.特定时间.分子型
8949-0	液体摄入.灌肠	容积速率	24 小时	下胃肠道	定量型		输入与输出_输入.特定时间.分子型
8950-8	类别	类型	时间点	灌肠装置	名义型	*	医疗设备
8951-6	灌肠装置部位	解剖学	时间点	*^病人	名义型		医疗设备
8952-4	液体摄入.肠道插管	容积、体积	时间点	上消化道	定量型	估计	输入与输出_输入.分子型
895-3	抗体筛查.细胞Ⅰ+Ⅱ+Ⅲ	任意浓度	时间点	血清/血浆	等级型		血库
8953-2	液体摄入.肠道插管	容积、体积	时间点	上消化道	定量型	测量的	输入与输出_输入.分子型
8954-0	液体摄入.肠道插管	容积速率	1 小时	上消化道	定量型		输入与输出_输入.特定时间.分子型
8955-7	液体摄入.肠道插管	容积速率	8 小时	上消化道	定量型		输入与输出_输入.特定时间.分子型
8956-5	液体摄入.肠道插管	容积速率	10 小时	上消化道	定量型		输入与输出_输入.特定时间.分子型
8957-3	液体摄入.肠道插管	容积速率	12 小时	上消化道	定量型		输入与输出_输入.特定时间.分子型
8958-1	液体摄入.肠道插管	容积速率	24 小时	上消化道	定量型		输入与输出_输入.特定时间.分子型
8959-9	液体摄入.胃造口术插管	容积、体积	时间点	上消化道	定量型	估计	输入与输出_输入.分子型
8960-7	液体摄入.胃造口术插管	容积、体积	时间点	上消化道	定量型	测量的	输入与输出_输入.分子型
896-1	抗体筛查	任意浓度	时间点	血清/血浆	等级型	冷吸收	血库
8961-5	液体摄入.胃造口术插管	容积速率	1 小时	上消化道	定量型		输入与输出_输入.特定时间.分子型
8962-3	液体摄入.胃造口术插管	容积速率	8 小时	上消化道	定量型		输入与输出_输入.特定时间.分子型

LOINC 代码	名称	属性	时间特征	系统	标尺类型	方法类型	分类
8963-1	液体摄入.胃造口术插管	容积速率	10 小时	上消化道	定量型		输入与输出_输入.特定时间.分子型
8964-9	液体摄入.胃造口术插管	容积速率	12 小时	上消化道	定量型		输入与输出_输入.特定时间.分子型
8965-6	液体摄入.胃造口术插管	容积速率	24 小时	上消化道	定量型		输入与输出_输入.特定时间.分子型
8966-4	类别	类型	时间点	胃造口术插管	名义型		输入与输出.导管
8967-2	液体摄入.上胃肠道插管	容积、体积	时间点	上消化道	定量型	估计	输入与输出_输入.分子型
8968-0	液体摄入.上胃肠道插管	容积、体积	时间点	上消化道	定量型	测量的	输入与输出_输入.分子型
8969-8	液体摄入.上胃肠道插管	容积速率	1 小时	上消化道	定量型		输入与输出_输入.特定时间.分子型
8970-6	液体摄入.上胃肠道插管	容积速率	8 小时	上消化道	定量型		输入与输出_输入.特定时间.分子型
8971-4	液体摄入.上胃肠道插管	容积速率	10 小时	上消化道	定量型		输入与输出_输入.特定时间.分子型
8972-2	液体摄入.上胃肠道插管	容积速率	12 小时	上消化道	定量型		输入与输出_输入.特定时间.分子型
8973-0	液体摄入.上胃肠道插管	容积速率	24 小时	上消化道	定量型		输入与输出_输入.特定时间.分子型
8974-8	液体摄入.血管内	容积、体积	时间点	脉管系统	定量型	估计	输入与输出_输入.分子型
8975-5	液体摄入.血管内	容积、体积	时间点	脉管系统	定量型	测量的	输入与输出_输入.分子型
8976-3	液体摄入.血管内	容积速率	1 小时	脉管系统	定量型		输入与输出_输入.特定时间.分子型
8977-1	液体摄入.血管内	容积速率	8 小时	脉管系统	定量型		输入与输出_输入.特定时间.分子型
8978-9	液体摄入.血管内	容积速率	10 小时	脉管系统	定量型		输入与输出_输入.特定时间.分子型
897-9	抗体筛查	任意浓度	时间点	血清/血浆	等级型	洗脱	血库
8979-7	液体摄入.血管内	容积速率	12 小时	脉管系统	定量型		输入与输出_输入.特定时间.分子型
8980-5	液体摄入.血管内	容积速率	24 小时	脉管系统	定量型		输入与输出_输入.特定时间.分子型

LOINC 代码	名称	属性	时间特征	系统	标尺类型	方法类型	分类
8981-3	血管内插管部位	解剖学	时间点	*^病人	名义型		输入与输出.导管
8982-1	类别	类型	时间点	液体摄入血管内物质	名义型		输入与输出_输入.分子型
8983-9	类别	类型	时间点	血管内插管	名义型		输入与输出.导管
8984-7	液体摄入	容积、体积	时间点	XXX	定量型	估计	输入与输出_输入.原子型
8985-4	液体摄入	容积、体积	时间点	XXX	定量型	测量的	输入与输出_输入.原子型
8986-2	液体摄入	容积速率	1 小时	XXX	定量型		输入与输出_输入.特定时间.分子型
898-7	抗体筛查.细胞Ⅰ	任意浓度	时间点	血清/血浆	等级型	预热	血库
8987-0	液体摄入	容积速率	8 小时	XXX	定量型		输入与输出_输入.特定时间.分子型
8988-8	液体摄入	容积速率	10 小时	XXX	定量型		输入与输出_输入.特定时间.分子型
8989-6	液体摄入	容积速率	12 小时	XXX	定量型		输入与输出_输入.特定时间.分子型
8990-4	液体摄入	容积速率	24 小时	XXX	定量型		输入与输出_输入.特定时间.分子型
8991-2	液体摄入途径	类型	时间点	XXX	名义型		输入与输出_输入.原子型
8992-0	液体摄入.鼻饲管	容积、体积	时间点	上消化道	定量型	估计	输入与输出_输入.分子型
8993-8	液体摄入.鼻饲管	容积、体积	时间点	上消化道	定量型	测量的	输入与输出_输入.分子型
8994-6	液体摄入.鼻饲管	容积速率	1 小时	上消化道	定量型		输入与输出_输入.特定时间.分子型
899-5	抗体筛查.细胞Ⅱ	任意浓度	时间点	血清/血浆	等级型	预热	血库
8995-3	液体摄入.鼻饲管	容积速率	8 小时	上消化道	定量型		输入与输出_输入.特定时间.分子型
8996-1	液体摄入.鼻饲管	容积速率	10 小时	上消化道	定量型		输入与输出_输入.特定时间.分子型
8997-9	液体摄入.鼻饲管	容积速率	12 小时	上消化道	定量型		输入与输出_输入.特定时间.分子型
8998-7	液体摄入.鼻饲管	容积速率	24 小时	上消化道	定量型		输入与输出_输入.特定时间.分子型
8999-5	液体摄入.经口	容积、体积	时间点	上消化道	定量型	估计	输入与输出_输入.分子型

LOINC 代码	名称	属性	时间特征	系统	标尺类型	方法类型	分类
9000-1	液体摄入.经口	容积、体积	时间点	上消化道	定量型	测量的	输入与输出_输入.分子型
900-1	抗体筛查.细胞Ⅲ	任意浓度	时间点	血清/血浆	等级型	预热	血库
9001-9	液体摄入.经口	容积速率	1 小时	上消化道	定量型		输入与输出_输入.特定时间.分子型
9002-7	液体摄入.经口	容积速率	8 小时	上消化道	定量型		输入与输出_输入.特定时间.分子型
9003-5	液体摄入.经口	容积速率	10 小时	上消化道	定量型		输入与输出_输入.特定时间.分子型
9004-3	液体摄入.经口	容积速率	12 小时	上消化道	定量型		输入与输出_输入.特定时间.分子型
9007-6	液体摄入.经口	容积速率	24 小时	上消化道	定量型		输入与输出_输入.特定时间.分子型
9008-4	液体摄入.经腹膜	容积、体积	时间点	腹膜腔	定量型	估计	输入与输出_输入.分子型
9009-2	液体摄入.经腹膜	容积、体积	时间点	腹膜腔	定量型	测量的	输入与输出_输入.分子型
90-1	头孢美唑	药物敏感度	时间点	分离物＋血清	等级型	测序分型	抗生素敏感性
9010-0	液体摄入.经腹膜	容积速率	1 小时	腹膜腔	定量型		输入与输出_输入.特定时间.分子型
9011-8	液体摄入.经腹膜	容积速率	8 小时	腹膜腔	定量型		输入与输出_输入.特定时间.分子型
9012-6	液体摄入.经腹膜	容积速率	10 小时	腹膜腔	定量型		输入与输出_输入.特定时间.分子型
9013-4	液体摄入.经腹膜	容积速率	12 小时	腹膜腔	定量型		输入与输出_输入.特定时间.分子型
9014-2	液体摄入.经腹膜	容积速率	24 小时	腹膜腔	定量型		输入与输出_输入.特定时间.分子型
9015-9	类别	类型	时间点	腹膜腔插管	名义型		输入与输出.导管
9017-5	液体摄入.滑膜	容积、体积	时间点	滑膜腔	定量型	估计	输入与输出_输入.分子型
9018-3	液体摄入.滑膜	容积、体积	时间点	滑膜腔	定量型	测量的	输入与输出_输入.分子型
901-9	抗体筛查.细胞Ⅰ＋Ⅱ＋Ⅲ	任意浓度	时间点	血清/血浆	等级型	预热	血库
9019-1	液体摄入.滑膜	容积速率	1 小时	滑膜腔	定量型		输入与输出_输入.特定时间.分子型

LOINC 代码	名称	属性	时间特征	系统	标尺类型	方法类型	分类
9020-9	液体摄入.滑膜	容积速率	8 小时	滑膜腔	定量型		输入与输出_输入.特定时间.分子型
9021-7	液体摄入.滑膜	容积速率	10 小时	滑膜腔	定量型		输入与输出_输入.特定时间.分子型
9022-5	液体摄入.滑膜	容积速率	12 小时	滑膜腔	定量型		输入与输出_输入.特定时间.分子型
9023-3	液体摄入.滑膜	容积速率	24 小时	滑膜腔	定量型		输入与输出_输入.特定时间.分子型
9024-1	类别	类型	时间点	上消化道插管	名义型		输入与输出.导管
9025-8	液体摄入.膀胱灌洗	容积、体积	时间点	泌尿道	定量型	估计	输入与输出_输入.分子型
9026-6	液体摄入.膀胱灌洗	容积、体积	时间点	泌尿道	定量型	测量的	输入与输出_输入.分子型
902-7	抗体筛查.自体	任意浓度	时间点	血清/血浆	等级型	预热	血库
9027-4	液体摄入.膀胱灌洗	容积速率	1 小时	泌尿道	定量型		输入与输出_输入.特定时间.分子型
9028-2	液体摄入.膀胱灌洗	容积速率	8 小时	泌尿道	定量型		输入与输出_输入.特定时间.分子型
9029-0	液体摄入.膀胱灌洗	容积速率	10 小时	泌尿道	定量型		输入与输出_输入.特定时间.分子型
9030-8	液体摄入.膀胱灌洗	容积速率	12 小时	泌尿道	定量型		输入与输出_输入.特定时间.分子型
9031-6	液体摄入.膀胱灌洗	容积速率	24 小时	泌尿道	定量型		输入与输出_输入.特定时间.分子型
9032-4	胃造口术插管部位	解剖学	时间点	*^病人	名义型		输入与输出.导管
9033-2	类别	类型	时间点	胃肠道插管	名义型		输入与输出.导管
903-5	抗体筛查	任意浓度	时间点	血清/血浆	等级型	Rest 吸收	血库
9036-5	经鼻胃管部位	解剖学	时间点	*^病人	名义型		输入与输出.导管
9037-3	类别	类型	时间点	鼻饲管	名义型		输入与输出.导管
9038-1	类别	类型	时间点	口腔插管	名义型		输入与输出.导管
9039-9	口腔插管部位	解剖学	时间点	*^病人	名义型		输入与输出.导管
9040-7	腹膜腔插管部位	解剖学	时间点	*^病人	名义型		输入与输出.导管
9041-5	类别	类型	时间点	滑液引流	名义型		输入与输出.导管

LOINC 代码	名称	属性	时间特征	系统	标尺类型	方法类型	分类
9042-3	滑液引流部位	解剖学	时间点	*^病人	名义型		输入与输出.导管
904-3	抗体筛查	任意浓度	时间点	血清/血浆	等级型	温吸收	血库
9043-1	类别	类型	时间点	膀胱灌洗插管	名义型		输入与输出.导管
9044-9	膀胱灌洗插管部位	解剖学	时间点	*^病人	名义型		输入与输出.导管
9045-6	钙摄入量	物质的量（摩尔、克分子）	时间点	病人	定量型	估计	输入与输出_输入.盐类＋热量
9046-4	钙摄入量	物质的量（摩尔、克分子）	时间点	病人	定量型	测量的	输入与输出_输入.盐类＋热量
9047-2	钙摄入量	摩尔速率	1 小时	病人	定量型		输入与输出_输入.盐类＋热量
9048-0	钙摄入量	摩尔速率	8 小时	病人	定量型		输入与输出_输入.盐类＋热量
9049-8	钙摄入量	摩尔速率	10 小时	病人	定量型		输入与输出_输入.盐类＋热量
905-0	抗原缺失	存在与否或身份标识	时间点	袋装全血^血液制品单位	名义型		血库
9050-6	钙摄入量	摩尔速率	12 小时	病人	定量型		输入与输出_输入.盐类＋热量
9051-4	钙摄入量	摩尔速率	24 小时	病人	定量型		输入与输出_输入.盐类＋热量
9052-2	摄取热量.总计	功率＝能量/时间	时间点	病人	定量型		输入与输出_输入.盐类＋热量
9053-0	摄取热量.总计	功率＝能量/时间	1 小时	病人	定量型		输入与输出_输入.盐类＋热量
9054-8	摄取热量.总计	功率＝能量/时间	8 小时	病人	定量型		输入与输出_输入.盐类＋热量
9055-5	摄取热量.总计	功率＝能量/时间	10 小时	病人	定量型		输入与输出_输入.盐类＋热量
9056-3	摄取热量.总计	功率＝能量/时间	12 小时	病人	定量型		输入与输出_输入.盐类＋热量
9057-1	摄取热量.总计	功率＝能量/时间	24 小时	病人	定量型		输入与输出_输入.盐类＋热量
9058-9	需求热量	功率＝能量/时间	24 小时	病人	定量型	估计	输入与输出_输入.盐类＋热量

LOINC 代码	名称	属性	时间特征	系统	标尺类型	方法类型	分类
9059-7	碳水化合物摄入	质量	时间点	病人	定量型	估计	输入与输出_输入.盐类+热量
9060-5	碳水化合物摄入	质量	时间点	病人	定量型	测量的	输入与输出_输入.盐类+热量
9061-3	碳水化合物摄入	质量速率	1 小时	病人	定量型		输入与输出_输入.盐类+热量
9062-1	碳水化合物摄入	质量速率	8 小时	病人	定量型		输入与输出_输入.盐类+热量
9063-9	碳水化合物摄入	质量速率	10 小时	病人	定量型		输入与输出_输入.盐类+热量
9064-7	碳水化合物摄入	质量速率	12 小时	病人	定量型		输入与输出_输入.盐类+热量
9065-4	碳水化合物摄入	质量速率	24 小时	病人	定量型		输入与输出_输入.盐类+热量
9066-2	脂肪摄入	质量	时间点	病人	定量型	估计	输入与输出_输入.盐类+热量
9067-0	脂肪摄入	质量	时间点	病人	定量型	测量的	输入与输出_输入.盐类+热量
906-8	抗原存在	存在与否或身份标识	时间点	全血	名义型		血库
9068-8	脂肪摄入	质量速率	1 小时	病人	定量型		输入与输出_输入.盐类+热量
9069-6	脂肪摄入	质量速率	8 小时	病人	定量型		输入与输出_输入.盐类+热量
9070-4	脂肪摄入	质量速率	10 小时	病人	定量型		输入与输出_输入.盐类+热量
9071-2	脂肪摄入	质量速率	12 小时	病人	定量型		输入与输出_输入.盐类+热量
9072-0	脂肪摄入	质量速率	24 小时	病人	定量型		输入与输出_输入.盐类+热量
9073-8	钾摄入量	物质的量（摩尔、克分子）	时间点	病人	定量型	估计	输入与输出_输入.盐类+热量
9074-6	钾摄入量	物质的量（摩尔、克分子）	时间点	病人	定量型	测量的	输入与输出_输入.盐类+热量

LOINC 代码	名称	属性	时间特征	系统	标尺类型	方法类型	分类
9075-3	钾摄入量	摩尔速率	1 小时	病人	定量型		输入与输出_输入.盐类+热量
907-6	抗原存在	存在与否或身份标识	时间点	袋装全血^血液制品单位	名义型		血库
9076-1	钾摄入量	摩尔速率	8 小时	病人	定量型		输入与输出_输入.盐类+热量
9077-9	钾摄入量	摩尔速率	10 小时	病人	定量型		输入与输出_输入.盐类+热量
9078-7	钾摄入量	摩尔速率	12 小时	病人	定量型		输入与输出_输入.盐类+热量
9079-5	蛋白质摄入	质量	时间点	病人	定量型	估计	输入与输出_输入.盐类+热量
9080-3	蛋白质摄入	质量	时间点	病人	定量型	测量的	输入与输出_输入.盐类+热量
9081-1	蛋白质摄入	质量速率	1 小时	病人	定量型		输入与输出_输入.盐类+热量
9082-9	蛋白质摄入	质量速率	8 小时	病人	定量型		输入与输出_输入.盐类+热量
9083-7	蛋白质摄入	质量速率	10 小时	病人	定量型		输入与输出_输入.盐类+热量
908-4	AX Ab	任意浓度	时间点	血清/血浆^血液制品单位	等级型		血库
9084-5	蛋白质摄入	质量速率	12 小时	病人	定量型		输入与输出_输入.盐类+热量
9085-2	蛋白质摄入	质量速率	24 小时	病人	定量型		输入与输出_输入.盐类+热量
9086-0	钠摄入	物质的量（摩尔、克分子）	时间点	病人	定量型	估计	输入与输出_输入.盐类+热量
9087-8	钠摄入	物质的量（摩尔、克分子）	时间点	病人	定量型	测量的	输入与输出_输入.盐类+热量
9088-6	钠摄入	摩尔速率	1 小时	病人	定量型		输入与输出_输入.盐类+热量
9089-4	钠摄入	摩尔速率	8 小时	病人	定量型		输入与输出_输入.盐类+热量

LOINC 代码	名称	属性	时间特征	系统	标尺类型	方法类型	分类
9090-2	钠摄入	摩尔速率	10 小时	病人	定量型		输入与输出_输入. 盐类+热量
9091-0	钠摄入	摩尔速率	12 小时	病人	定量型		输入与输出_输入. 盐类+热量
909-2	AX Ab	任意浓度	时间点	血清/血浆^供者	等级型		血库
9092-8	钠摄入	摩尔速率	24 小时	病人	定量型		输入与输出_输入. 盐类+热量
9093-6	体液平衡	容积速率	1 小时	病人	定量型		输入与输出_输入. 汇总
9094-4	体液平衡	容积速率	8 小时	病人	定量型		输入与输出_输入. 汇总
9095-1	体液平衡	容积速率	10 小时	病人	定量型		输入与输出_输入. 汇总
9096-9	体液平衡	容积速率	12 小时	病人	定量型		输入与输出_输入. 汇总
9097-7	体液平衡	容积速率	24 小时	病人	定量型		输入与输出_输入. 汇总
9098-5	类别	类型	时间点	输入与输出插管	名义型	*	输入与输出. 导管
9099-3	方法	类型	时间点	速率控制	名义型	*	输入与输出. 导管
9-1	氮革西林	药物敏感度	时间点	分离物	定量或等级型	琼脂扩散	抗生素敏感性
910-0	AX Ab	任意浓度	时间点	血清/血浆	等级型		血库
9100-9	类别	类型	时间点	速率控制装置	名义型		医疗设备
9101-7	类别	类型	时间点	液体摄入物质	名义型		输入与输出_输入. 原子型
9102-5	液体摄入. 总计	容积、体积	时间点	病人	定量型	估计	输入与输出_输入. 原子型
9103-3	液体摄入. 总计	容积、体积	时间点	病人	定量型	测量的	输入与输出_输入. 原子型
9104-1	液体摄入. 总计	容积速率	1 小时	病人	定量型		输入与输出_输入. 特定时间. 分子型
9105-8	液体摄入. 总计	容积速率	8 小时	病人	定量型		输入与输出_输入. 特定时间. 分子型
9106-6	液体摄入. 总计	容积速率	10 小时	病人	定量型		输入与输出_输入. 特定时间. 分子型
9107-4	液体摄入. 总计	容积速率	12 小时	病人	定量型		输入与输出_输入. 特定时间. 分子型
9108-2	液体摄入. 总计	容积速率	24 小时	病人	定量型		输入与输出_输入. 特定时间. 分子型

LOINC 代码	名称	属性	时间特征	系统	标尺类型	方法类型	分类
9109-0	失血量.术中总计	容积、体积	操作过程的持续时间	病人	定量型	细胞回收器	输入与输出_输出.分子型
9110-8	失血量.术中总计	容积、体积	操作过程的持续时间	病人	定量型	估计	输入与输出_输出.分子型
9111-6	脑室引流部位	解剖学	时间点	*^病人	名义型		输入与输出.导管
9112-4	胸腔插管部位	类型	时间点	*^病人	名义型		输入与输出.导管
9113-2	液体排出.胆汁引流	容积、体积	时间点	胆道	定量型		输入与输出_输出.分子型
9114-0	液体排出.胆汁引流	容积速率	1 小时	胆道	定量型		输入与输出_输出.特定时间.分子型
9115-7	液体排出.胆汁引流	容积速率	8 小时	胆道	定量型		输入与输出_输出.特定时间.分子型
9116-5	液体排出.胆汁引流	容积速率	10 小时	胆道	定量型		输入与输出_输出.特定时间.分子型
9117-3	液体排出.胆汁引流	容积速率	12 小时	胆道	定量型		输入与输出_输出.特定时间.分子型
911-8	B Ab	任意浓度	时间点	血清/血浆^血液制品单位	等级型		血库
9118-1	液体排出.胆汁引流	容积速率	24 小时	胆道	定量型		输入与输出_输出.特定时间.分子型
9119-9	液体排出.烧伤	容积速率	8 小时	皮肤	定量型	估计	输入与输出_输出.特定时间.分子型
9120-7	液体排出.烧伤	容积速率	12 小时	皮肤	定量型	估计	输入与输出_输出.特定时间.分子型
9121-5	液体排出.烧伤	容积速率	24 小时	皮肤	定量型	估计	输入与输出_输出.特定时间.分子型
9122-3	液体排出.脑室引流	容积、体积	时间点	脑室	定量型		输入与输出_输出.分子型
9123-1	液体排出.脑室引流	容积速率	1 小时	脑室	定量型		输入与输出_输出.特定时间.分子型
9124-9	液体排出.脑室引流	容积速率	8 小时	脑室	定量型		输入与输出_输出.特定时间.分子型
9125-6	液体排出.脑室引流	容积速率	10 小时	脑室	定量型		输入与输出_输出.特定时间.分子型

LOINC 代码	名称	属性	时间特征	系统	标尺类型	方法类型	分类
912-6	B Ab	任意浓度	时间点	血清/血浆^供者	等级型		血库
9126-4	液体排出.脑室引流	容积速率	12 小时	脑室	定量型		输入与输出_输出.特定时间.分子型
9127-2	液体排出.脑室引流	容积速率	24 小时	脑室	定量型		输入与输出_输出.特定时间.分子型
9128-0	液体排出.脑室引流	容积、体积	时间点	脊髓蛛网膜下隙	定量型		输入与输出_输出.分子型
9129-8	液体排出.胸腔插管	容积、体积	时间点	胸膜腔	定量型		输入与输出_输出.分子型
9130-6	液体排出.胸腔插管	容积速率	1 小时	胸膜腔	定量型		输入与输出_输出.特定时间.分子型
9131-4	液体排出.胸腔插管	容积速率	8 小时	胸膜腔	定量型		输入与输出_输出.特定时间.分子型
9132-2	液体排出.胸腔插管	容积速率	10 小时	胸膜腔	定量型		输入与输出_输出.特定时间.分子型
9133-0	液体排出.胸腔插管	容积速率	12 小时	胸膜腔	定量型		输入与输出_输出.特定时间.分子型
913-4	B Ab	任意浓度	时间点	血清/血浆	等级型		血库
9134-8	液体排出.胸腔插管	容积速率	24 小时	胸膜腔	定量型		输入与输出_输出.特定时间.分子型
9135-5	液体排出.胸腔插管	外观	时间点	胸膜腔	名义型		输入与输出_输出.分子型
9137-1	液体排出.呕吐	容积、体积	时间点	上消化道	定量型		输入与输出_输出.分子型
9138-9	液体排出.呕吐	容积速率	1 小时	上消化道	定量型		输入与输出_输出.特定时间.分子型
9139-7	液体排出.呕吐	容积速率	8 小时	上消化道	定量型		输入与输出_输出.特定时间.分子型
9140-5	液体排出.呕吐	容积速率	10 小时	上消化道	定量型		输入与输出_输出.特定时间.分子型
9141-3	液体排出.呕吐	容积速率	12 小时	上消化道	定量型		输入与输出_输出.特定时间.分子型
914-2	B Ag	任意浓度	时间点	红细胞^血液制品单位	等级型		血库
9142-1	液体排出.呕吐	容积速率	24 小时	上消化道	定量型		输入与输出_输出.特定时间.分子型

LOINC 代码	名称	属性	时间特征	系统	标尺类型	方法类型	分类
9143-9	液体排出.呕吐	质量	时间点	上消化道	定量型		输入与输出_输出.分子型
9144-7	液体排出.呕吐	质量速率	1 小时	上消化道	定量型		输入与输出_输出.特定时间.分子型
9145-4	液体排出.呕吐	质量速率	8 小时	上消化道	定量型		输入与输出_输出.特定时间.分子型
9146-2	液体排出.呕吐	质量速率	10 小时	上消化道	定量型		输入与输出_输出.特定时间.分子型
9147-0	液体排出.呕吐	质量速率	12 小时	上消化道	定量型		输入与输出_输出.特定时间.分子型
9148-8	液体排出.呕吐	质量速率	24 小时	上消化道	定量型		输入与输出_输出.特定时间.分子型
9149-6	液体排出.胃管	容积、体积	时间点	上消化道	定量型		输入与输出_输出.分子型
9150-4	液体排出.胃管	容积速率	1 小时	上消化道	定量型		输入与输出_输出.特定时间.分子型
9151-2	液体排出.胃管	容积速率	8 小时	上消化道	定量型		输入与输出_输出.特定时间.分子型
9152-0	液体排出.胃管	容积速率	10 小时	上消化道	定量型		输入与输出_输出.特定时间.分子型
9153-8	液体排出.胃管	容积速率	12 小时	上消化道	定量型		输入与输出_输出.特定时间.分子型
9154-6	液体排出.胃管	容积速率	24 小时	上消化道	定量型		输入与输出_输出.特定时间.分子型
9155-3	液体排出.胃管	外观	时间点	上消化道	名义型		输入与输出_输出.分子型
9156-1	液体排出.隐性	容积速率	8 小时	病人	定量型	估计	输入与输出_输出.特定时间.分子型
9157-9	液体排出.隐性	容积速率	10 小时	病人	定量型	估计	输入与输出_输出.特定时间.分子型
9158-7	液体排出.隐性	容积速率	12 小时	病人	定量型	估计	输入与输出_输出.特定时间.分子型
915-9	B Ag	任意浓度	时间点	红细胞^供者	等级型		血库
9159-5	液体排出.隐性	容积速率	24 小时	病人	定量型	估计	输入与输出_输出.特定时间.分子型

LOINC 代码	名称	属性	时间特征	系统	标尺类型	方法类型	分类
9160-3	液体排出.杂项	容积、体积	时间点	XXX	定量型	估计	输入与输出_输出.分子型
9161-1	液体排出.杂项	容积、体积	时间点	XXX	定量型	测量的	输入与输出_输出.分子型
9162-9	液体排出.杂项	容积速率	1 小时	XXX	定量型		输入与输出_输出.特定时间.分子型
9163-7	液体排出.杂项	容积速率	8 小时	XXX	定量型		输入与输出_输出.特定时间.分子型
9164-5	液体排出.杂项	容积速率	10 小时	XXX	定量型		输入与输出_输出.特定时间.分子型
9165-2	液体排出.杂项	容积速率	12 小时	XXX	定量型		输入与输出_输出.特定时间.分子型
9166-0	液体排出.杂项	容积速率	24 小时	XXX	定量型		输入与输出_输出.特定时间.分子型
916-7	B Ag	任意浓度	时间点	红细胞	等级型		血库
9167-8	液体排出.杂项.途径	类型	时间点	XXX	名义型		输入与输出_输出.分子型
9168-6	液体排出.心包引流	容积、体积	时间点	心包腔	定量型		输入与输出_输出.分子型
9169-4	液体排出.心包引流	容积速率	1 小时	心包腔	定量型		输入与输出_输出.特定时间.分子型
9170-2	液体排出.心包引流	容积速率	8 小时	心包腔	定量型		输入与输出_输出.特定时间.分子型
9171-0	液体排出.心包引流	容积速率	10 小时	心包腔	定量型		输入与输出_输出.特定时间.分子型
9172-8	液体排出.心包引流	容积速率	12 小时	心包腔	定量型		输入与输出_输出.特定时间.分子型
9173-6	液体排出.心包引流	容积速率	24 小时	心包腔	定量型		输入与输出_输出.特定时间.分子型
9174-4	液体排出.腹腔引流	容积速率	1 小时	腹膜腔	定量型		输入与输出_输出.特定时间.分子型
917-5	B 变体亚型 Ab	任意浓度	时间点	血清/血浆^血液制品单位	等级型		血库
9175-1	液体排出.腹腔引流	容积速率	8 小时	腹膜腔	定量型		输入与输出_输出.特定时间.分子型
9176-9	液体排出.腹腔引流	容积速率	10 小时	腹膜腔	定量型		输入与输出_输出.特定时间.分子型

LOINC 代码	名称	属性	时间特征	系统	标尺类型	方法类型	分类
9177-7	液体排出.腹腔引流	容积速率	12 小时	腹膜腔	定量型		输入与输出_输出.特定时间.分子型
9178-5	液体排出.腹腔引流	容积速率	24 小时	腹膜腔	定量型		输入与输出_输出.特定时间.分子型
9179-3	液体排出.腹腔引流	容积、体积	时间点	腹膜腔	定量型		输入与输出_输出.分子型
9180-1	液体排出.蛛网膜下腔引流	容积速率	1 小时	脊髓蛛网膜下隙	定量型		输入与输出_输出.特定时间.分子型
9181-9	液体排出.蛛网膜下腔引流	容积速率	8 小时	脊髓蛛网膜下隙	定量型		输入与输出_输出.特定时间.分子型
9182-7	液体排出.蛛网膜下腔引流	容积速率	10 小时	脊髓蛛网膜下隙	定量型		输入与输出_输出.特定时间.分子型
918-3	B 变体亚型 Ab	任意浓度	时间点	血清/血浆^供者	等级型		血库
9183-5	液体排出.蛛网膜下腔引流	容积速率	12 小时	脊髓蛛网膜下隙	定量型		输入与输出_输出.特定时间.分子型
9184-3	液体排出.蛛网膜下腔引流	容积速率	24 小时	脊髓蛛网膜下隙	定量型		输入与输出_输出.特定时间.分子型
9185-0	液体排出.尿失禁	容积、体积	时间点	泌尿道	定量型	估计	输入与输出_输出.分子型
9186-8	液体排出.尿失禁	容积、体积	时间点	泌尿道	定量型	环与称重	输入与输出_输出.分子型
9187-6	液体排出.尿液	容积、体积	时间点	泌尿道	定量型		输入与输出_输出.分子型
9188-4	液体排出.尿液	容积速率	1 小时	泌尿道	定量型		输入与输出_输出.特定时间.分子型
9189-2	液体排出.尿液	容积速率	8 小时	泌尿道	定量型		输入与输出_输出.特定时间.分子型
91-9	头孢地秦	药物敏感度	时间点	分离物	定量型	最小致死浓度	抗生素敏感性
9190-0	液体排出.尿液	容积速率	10 小时	泌尿道	定量型		输入与输出_输出.特定时间.分子型
919-1	B 变体亚型 Ab	任意浓度	时间点	血清/血浆	等级型		血库
9191-8	液体排出.尿液	容积速率	12 小时	泌尿道	定量型		输入与输出_输出.特定时间.分子型
9192-6	液体排出.尿液	容积速率	24 小时	泌尿道	定量型		输入与输出_输出.特定时间.分子型

LOINC 代码	名称	属性	时间特征	系统	标尺类型	方法类型	分类
9193-4	液体排出.尿液	外观	时间点	泌尿道	名义型		输入与输出_输出.分子型
9194-2	类别	类型	时间点	尿液采集方法	名义型	*	输入与输出_输出.分子型
9195-9	液体排出.尿液出入尿道导管	容积、体积	时间点	泌尿道	定量型		输入与输出_输出.分子型
9196-7	类别	类型	时间点	尿液插管	名义型		输入与输出.导管
9197-5	液体排出.尿液^排泄后	容积、体积	时间点	泌尿道	定量型		输入与输出_输出.分子型
9198-3	液体排出.伤口引流	容积速率	8 小时	手术部位	定量型		输入与输出_输出.特定时间.分子型
9199-1	液体排出.伤口引流	容积速率	10 小时	手术部位	定量型		输入与输出_输出.特定时间.分子型
9200-7	液体排出.伤口引流	容积速率	1 小时	手术部位	定量型		输入与输出_输出.特定时间.分子型
9201-5	液体排出.伤口引流	容积速率	12 小时	手术部位	定量型		输入与输出_输出.特定时间.分子型
9202-3	液体排出.伤口引流	容积速率	24 小时	手术部位	定量型		输入与输出_输出.特定时间.分子型
9203-1	液体排出.伤口引流	容积、体积	时间点	手术部位	定量型		输入与输出_输出.分子型
9204-9	液体排出.伤口引流标识	存在与否或身份标识	时间点	手术部位	名义型		输入与输出_输出.分子型
9205-6	伤口引流部位	解剖学	时间点	*^病人	名义型		输入与输出.导管
9206-4	液体排出.伤口引流	容积速率	1 小时	手术部位	定量型		输入与输出_输出.特定时间.分子型
9207-2	液体排出.伤口引流	容积速率	8 小时	手术部位	定量型		输入与输出_输出.特定时间.分子型
9208-0	液体排出.伤口引流	容积速率	10 小时	手术部位	定量型		输入与输出_输出.特定时间.分子型
920-9	B 变体 NOS Ag	任意浓度	时间点	红细胞^血液制品单位	等级型		血库
9209-8	液体排出.伤口引流	容积速率	12 小时	手术部位	定量型		输入与输出_输出.特定时间.分子型
9210-6	液体排出.伤口引流	容积速率	24 小时	手术部位	定量型		输入与输出_输出.特定时间.分子型
9211-4	排出.大便	质量	时间点	下胃肠道	定量型		输入与输出_输出.分子型

LOINC 代码	名称	属性	时间特征	系统	标尺类型	方法类型	分类
9212-2	排出.大便	质量速率	1 小时	下胃肠道	定量型		输入与输出_输出.特定时间.分子型
9213-0	排出.大便	质量速率	8 小时	下胃肠道	定量型		输入与输出_输出.特定时间.分子型
9214-8	排出.大便	质量速率	10 小时	下胃肠道	定量型		输入与输出_输出.特定时间.分子型
9215-5	排出.大便	质量速率	12 小时	下胃肠道	定量型		输入与输出_输出.特定时间.分子型
9216-3	排出.大便	质量速率	24 小时	下胃肠道	定量型		输入与输出_输出.特定时间.分子型
921-7	B 变体 NOS Ag	任意浓度	时间点	红细胞^供者	等级型		血库
9217-1	排出.大便	容积、体积	时间点	下胃肠道	定量型		输入与输出_输出.分子型
9218-9	排出.大便	容积速率	1 小时	下胃肠道	定量型		输入与输出_输出.特定时间.分子型
9219-7	排出.大便	容积速率	8 小时	下胃肠道	定量型		输入与输出_输出.特定时间.分子型
9220-5	排出.大便	容积速率	10 小时	下胃肠道	定量型		输入与输出_输出.特定时间.分子型
9221-3	排出.大便	容积速率	12 小时	下胃肠道	定量型		输入与输出_输出.特定时间.分子型
9222-1	排出.大便	容积速率	24 小时	下胃肠道	定量型		输入与输出_输出.特定时间.分子型
9223-9	排出.结肠造口术	质量	时间点	下胃肠道	定量型		输入与输出_输出.分子型
9224-7	排出.结肠造口术	质量速率	1 小时	下胃肠道	定量型		输入与输出_输出.特定时间.分子型
922-5	B 变体 NOS Ag	任意浓度	时间点	红细胞	等级型		血库
9225-4	排出.结肠造口术	质量速率	8 小时	下胃肠道	定量型		输入与输出_输出.特定时间.分子型
9226-2	排出.结肠造口术	质量速率	10 小时	下胃肠道	定量型		输入与输出_输出.特定时间.分子型
9227-0	排出.结肠造口术	质量速率	12 小时	下胃肠道	定量型		输入与输出_输出.特定时间.分子型
9228-8	排出.结肠造口术	质量速率	24 小时	下胃肠道	定量型		输入与输出_输出.特定时间.分子型

LOINC代码	名称	属性	时间特征	系统	标尺类型	方法类型	分类
9229-6	排出.结肠造口术	容积、体积	时间点	下胃肠道	定量型		输入与输出_输出.分子型
9230-4	排出.结肠造口术	容积速率	1小时	下胃肠道	定量型		输入与输出_输出.特定时间.分子型
9231-2	排出.结肠造口术	容积速率	8小时	下胃肠道	定量型		输入与输出_输出.特定时间.分子型
9232-0	排出.结肠造口术	容积速率	10小时	下胃肠道	定量型		输入与输出_输出.特定时间.分子型
923-3	血液采集袋批次标识	存在与否或身份标识	时间点	袋装全血	名义型		血库
9233-8	排出.结肠造口术	容积速率	12小时	下胃肠道	定量型		输入与输出_输出.特定时间.分子型
9234-6	排出.结肠造口术	容积速率	24小时	下胃肠道	定量型		输入与输出_输出.特定时间.分子型
9235-3	排出.回肠造口术	质量	时间点	下胃肠道	定量型		输入与输出_输出.分子型
9236-1	排出.回肠造口术	质量速率	1小时	下胃肠道	定量型		输入与输出_输出.特定时间.分子型
9237-9	排出.回肠造口术	质量速率	8小时	下胃肠道	定量型		输入与输出_输出.特定时间.分子型
9238-7	排出.回肠造口术	质量速率	10小时	下胃肠道	定量型		输入与输出_输出.特定时间.分子型
9239-5	排出.回肠造口术	质量速率	12小时	下胃肠道	定量型		输入与输出_输出.特定时间.分子型
9240-3	排出.回肠造口术	质量速率	24小时	下胃肠道	定量型		输入与输出_输出.特定时间.分子型
924-1	血制品分配	容积、体积	时间点	血液制品单位	定量型		血库
9241-1	排出.回肠造口术	容积、体积	时间点	下胃肠道	定量型		输入与输出_输出.分子型
9242-9	排出.回肠造口术	容积速率	1小时	下胃肠道	定量型		输入与输出_输出.特定时间.分子型
9243-7	排出.回肠造口术	容积速率	8小时	下胃肠道	定量型		输入与输出_输出.特定时间.分子型
9244-5	排出.回肠造口术	容积速率	10小时	下胃肠道	定量型		输入与输出_输出.特定时间.分子型
9245-2	排出.回肠造口术	容积速率	12小时	下胃肠道	定量型		输入与输出_输出.特定时间.分子型

LOINC 代码	名称	属性	时间特征	系统	标尺类型	方法类型	分类
9246-0	排出.回肠造口术	容积速率	24 小时	下胃肠道	定量型		输入与输出_输出.特定时间.分子型
9247-8	排出.回肠造口术	外观	时间点	下胃肠道	名义型		输入与输出_输出.分子型
9248-6	类别	类型	时间点	大便采集装置	名义型		医疗设备
9249-4	大便	外观	时间点	下胃肠道	名义型		输入与输出_输出.分子型
9250-2	大便	数量或计数速率＝计数/时间	8 小时	下胃肠道	定量型		输入与输出_输出.特定时间.分子型
9251-0	大便	数量或计数速率＝计数/时间	10 小时	下胃肠道	定量型		输入与输出_输出.特定时间.分子型
9252-8	大便	数量或计数速率＝计数/时间	12 小时	下胃肠道	定量型		输入与输出_输出.特定时间.分子型
9253-6	大便	数量或计数速率＝计数/时间	24 小时	下胃肠道	定量型		输入与输出_输出.特定时间.分子型
9254-4	类别	类型	时间点	伤口引流装置	名义型		医疗设备
9255-1	液体排出	外观	时间点	XXX	名义型		输入与输出_输出.原子型
9256-9	液体排出.总计	容积、体积	时间点	病人	定量型	估计	输入与输出_输出.原子型
9257-7	液体排出.总计	容积、体积	时间点	病人	定量型	测量的	输入与输出_输出.原子型
925-8	血制品处置	类型	时间点	血液制品单位	名义型		血库
9258-5	液体排出.总计	容积速率	1 小时	病人	定量型		输入与输出_输出.特定时间.分子型
9259-3	液体排出.总计	容积速率	8 小时	病人	定量型		输入与输出_输出.特定时间.分子型
9260-1	液体排出.总计	容积速率	10 小时	病人	定量型		输入与输出_输出.特定时间.分子型
9261-9	液体排出.总计	容积速率	12 小时	病人	定量型		输入与输出_输出.特定时间.分子型
9262-7	液体排出.总计	容积速率	24 小时	病人	定量型		输入与输出_输出.特定时间.分子型
9263-5	液体排出途径	类型	时间点	*	名义型		输入与输出_输出.原子型
9264-3	急性生理学和慢性健康评估系统Ⅱ	功能状态	时间点	病人	等级型		功能状态

LOINC代码	名称	属性	时间特征	系统	标尺类型	方法类型	分类
9265-0	急性生理学和慢性健康评估系统Ⅲ	功能状态	时间点	病人	等级型		功能状态
926-6	血制品.其他指定	容积、体积	时间点	剂量	定量型		血库
9266-8	急性生理学评分	功能状态	时间点	病人	等级型		功能状态
9267-6	昏迷指数.睁眼反应	功能状态	时间点	病人	等级型		功能状态
9268-4	昏迷指数.动作反应	功能状态	时间点	病人	等级型		功能状态
9269-2	昏迷指数.总计	功能状态	时间点	病人	等级型		功能状态
92-7	头孢地秦	药物敏感度	时间点	分离物	定量或等级型	最小抑制浓度	抗生素敏感性
9270-0	昏迷指数.言语反应	功能状态	时间点	病人	等级型		功能状态
9271-8	评分^出生后10分钟	功能状态	时间点	病人	等级型	阿普伽新生儿评分	新生儿指标
9272-6	评分^出生后1分钟	功能状态	时间点	病人	等级型	阿普伽新生儿评分	新生儿指标
9273-4	评分^出生后2分钟	功能状态	时间点	病人	等级型	阿普伽新生儿评分	新生儿指标
927-4	血制品标识.储备	存在与否或身份标识	时间点	袋装全血	名义型		血库
9274-2	评分^出生后5分钟	功能状态	时间点	病人	等级型	阿普伽新生儿评分	新生儿指标
9275-9	呼吸频率方法	类型	时间点	呼吸速率测量	名义型	*	呼吸.原子型
9277-5	类别	类型	时间点	呼吸速率测量装置	名义型		医疗设备
9278-3	特殊情况呼吸频率^*	类型	时间点	病人	名义型	*	呼吸.原子型
9279-1	呼吸	数量或计数速率=计数/时间	时间点	呼吸系统	定量型		呼吸.原子型
9280-9	呼吸	数量或计数速率=计数/时间	1小时^最大值	呼吸系统	定量型		呼吸.特定时间.分子型
9281-7	呼吸	数量或计数速率=计数/时间	8小时^最大值	呼吸系统	定量型		呼吸.特定时间.分子型
928-2	血制品反应	类型	时间点	血液制品单位	名义型		血库
9282-5	呼吸	数量或计数速率=计数/时间	10小时^最大值	呼吸系统	定量型		呼吸.特定时间.分子型
9283-3	呼吸	数量或计数速率=计数/时间	12小时^最大值	呼吸系统	定量型		呼吸.特定时间.分子型
9284-1	呼吸	数量或计数速率=计数/时间	24小时^最大值	呼吸系统	定量型		呼吸.特定时间.分子型
9285-8	呼吸	数量或计数速率=计数/时间	1小时	呼吸系统	定量型		呼吸.特定时间.分子型
9286-6	呼吸	数量或计数速率=计数/时间	8小时	呼吸系统	定量型		呼吸.特定时间.分子型
9287-4	呼吸	数量或计数速率=计数/时间	10小时	呼吸系统	定量型		呼吸.特定时间.分子型
9288-2	呼吸	数量或计数速率=计数/时间	12小时	呼吸系统	定量型		呼吸.特定时间.分子型
9289-0	呼吸	数量或计数速率=计数/时间	24小时	呼吸系统	定量型		呼吸.特定时间.分子型
929-0	血制品发放时间	时间戳、时间标记	时间点	血液制品单位	定量型		血库
9290-8	呼吸	数量或计数速率=计数/时间	1小时^最小值	呼吸系统	定量型		呼吸.特定时间.分子型

LOINC 代码	名称	属性	时间特征	系统	标尺类型	方法类型	分类
9291-6	呼吸	数量或计数速率=计数/时间	8 小时^最小值	呼吸系统	定量型		呼吸.特定时间.分子型
9292-4	呼吸	数量或计数速率=计数/时间	10 小时^最小值	呼吸系统	定量型		呼吸.特定时间.分子型
9293-2	呼吸	数量或计数速率=计数/时间	12 小时^最小值	呼吸系统	定量型		呼吸.特定时间.分子型
9294-0	呼吸	数量或计数速率=计数/时间	24 小时^最小值	呼吸系统	定量型		呼吸.特定时间.分子型
9295-7	呼吸^支气管镜检查后	数量或计数速率=计数/时间	时间点	呼吸系统	定量型		呼吸.分子型
9296-5	呼吸^心脏复律后	数量或计数速率=计数/时间	时间点	呼吸系统	定量型		呼吸.分子型
9297-3	呼吸^清醒镇静后	数量或计数速率=计数/时间	时间点	呼吸系统	定量型		呼吸.分子型
9298-1	呼吸^吸入治疗后	数量或计数速率=计数/时间	时间点	呼吸系统	定量型		呼吸.分子型
9299-9	呼吸^支气管镜检查前	数量或计数速率=计数/时间	时间点	呼吸系统	定量型		呼吸.分子型
9300-5	呼吸^心脏复律前	数量或计数速率=计数/时间	时间点	呼吸系统	定量型		呼吸.分子型
9301-3	呼吸^清醒性镇静前	数量或计数速率=计数/时间	时间点	呼吸系统	定量型		呼吸.分子型
9302-1	呼吸^吸入治疗前	数量或计数速率=计数/时间	时间点	呼吸系统	定量型		呼吸.分子型
9303-9	呼吸^休息	数量或计数速率=计数/时间	时间点	呼吸系统	定量型		呼吸.分子型
9304-7	呼吸节律	功能状态	时间点	呼吸系统	名义型		呼吸.原子型
9305-4	单核细胞/100 白细胞	数量或计数分数	时间点	体液	定量型	手工计数	血液学/细胞分类计数
9306-2	多形核白细胞/100 白细胞	数量或计数分数	时间点	体液	定量型	手工计数	血液学/细胞分类计数
9307-0	胰岛素^口服 75g 葡萄糖后 30 分钟	质量浓度	时间点	血清/血浆	定量型		刺激耐受试验
930-8	血制品保存	时间戳、时间标记	时间点	血液制品单位	定量型		血库
9308-8	2，4-二硝基苯肼反应物质	任意浓度	时间点	尿液	等级型		化学
9309-6	氨	质量速率	24 小时	尿液	定量型		化学
9310-4	雄烯二酮	质量速率	24 小时	尿液	定量型		化学
9311-2	沙丁胺醇	质量浓度	时间点	血清/血浆	定量型		药物水平/毒理学
9312-0	氨基己酸	质量浓度	时间点	血清/血浆	定量型		药物水平/毒理学
9313-8	布托啡诺	质量浓度	时间点	体液	定量型		药物水平/毒理学
9314-6	西方马脑炎病毒 Ab	稀释系数、稀释倍数（滴度）	时间点	脑脊液	定量型	免疫荧光	微生物学
9315-3	西方马脑炎病毒 Ab. IgG	稀释系数、稀释倍数（滴度）	时间点	脑脊液	定量型	免疫荧光	微生物学
931-6	血制品来源	类型	时间点	血液制品单位	名义型		血库
9316-1	西方马脑炎病毒 Ab. IgM	稀释系数、稀释倍数（滴度）	时间点	脑脊液	定量型	免疫荧光	微生物学
9317-9	血小板	任意浓度	时间点	全血	等级型	手工计数	血液学/细胞分类计数
9318-7	白蛋白/肌酐	质量浓度比率	时间点	尿液	定量型		化学
9319-5	雄烯二酮	质量速率	24 小时	尿液	定量型		化学
9320-3	β氨基异丁酸	质量速率	24 小时	尿液	定量型		化学
9321-1	钙/肌酐	质量浓度比率	时间点	尿液	定量型		化学
9322-9	总胆固醇/高密度脂蛋白胆固醇	百分点、百分位数	时间点	血清/血浆	定量型		化学

LOINC 代码	名称	属性	时间特征	系统	标尺类型	方法类型	分类
9323-7	肌氨酸	摩尔浓度	24 小时	尿液	定量型		化学
932-4	血制品类型	类型	时间点	袋装全血	名义型		血库
9324-5	牛磺酸	摩尔浓度	24 小时	尿液	定量型		化学
9325-2	色氨酸	摩尔浓度	24 小时	尿液	定量型		化学
9326-0	磷脂酰丝氨酸 Ab. IgG	任意浓度	时间点	血清	等级型	酶免疫分析	凝血功能检查
9327-8	磷脂酰丝氨酸 Ab. IgM	任意浓度	时间点	血清	等级型	酶免疫分析	凝血功能检查
9328-6	卡比多巴	质量浓度	时间点	血清/血浆	定量型		药物水平/毒理学
9329-4	基底膜 Ab	任意浓度	时间点	血清	定量型	酶免疫分析	血清学
9330-2	苯	质量浓度	时间点	全血	定量型		药物水平/毒理学
9331-0	硼	质量浓度	时间点	尿液	定量型		药物水平/毒理学
933-2	血制品类型	类型	时间点	血液制品单位	名义型		血库
9332-8	四氯化碳	质量浓度	时间点	全血	定量型		药物水平/毒理学
9333-6	三氯甲烷	质量浓度	时间点	全血	定量型		药物水平/毒理学
9334-4	甲醇	质量浓度	时间点	全血	定量型		药物水平/毒理学
9335-1	外观	外观	时间点	体液	名义型		标本特性
9336-9	IgA 亚类 1/IgA. 总计	质量分数	时间点	血清	定量型		化学
9337-7	IgA 亚类 1/IgA. 总计	质量分数	时间点	血清	定量型		化学
9338-5	类风湿因子. IgM	任意浓度	时间点	血清	定量型	酶免疫分析	血清学
9339-3	胰岛素^口服 75 g 葡萄糖后 6 小时	质量浓度	时间点	血清/血浆	定量型		刺激耐受试验
934-0	血制品单位标识	数量或计数（正整数）	时间点	剂量	定量型		血库
9340-1	载脂蛋白 B/载脂蛋白 A-I	百分点、百分位数	时间点	血清/血浆	定量型		化学
9341-9	脑苷脂硫酸酯酶	质量速率	24 小时	尿液	定量型		化学
9342-7	胆固醇	百分点、百分位数	时间点	血清/血浆	定量型		化学
9343-5	粪卟啉 1	质量浓度	时间点	尿液	定量型		化学
9344-3	粪卟啉 1/粪卟啉. 总计	质量浓度比率	24 小时	尿液	定量型		化学
9345-0	粪卟啉 3	质量浓度	时间点	尿液	定量型		化学
9346-8	脂蛋白. β	质量浓度	时间点	血清/血浆	定量型	计算的	化学
9347-6	pH. 结合型酸	摩尔浓度	时间点	胃液	定量型		化学
9348-4	pH. 游离型酸	摩尔浓度	时间点	胃液	定量型		化学
9349-2	pH. 总计酸	摩尔浓度	时间点	胃液	定量型		化学
93-5	头孢地秦	药物敏感度	时间点	分离物	定量或等级型	琼脂扩散	抗生素敏感性
9350-0	巯基类化合物	任意浓度	时间点	尿液	等级型		化学
9351-8	阿普唑仑	任意浓度	时间点	尿液	等级型		药物水平/毒理学
9352-6	苯异丙胺	质量含量	时间点	头发	定量型		药物水平/毒理学
9353-4	巴氯芬	质量浓度	时间点	血清/血浆	定量型		药物水平/毒理学
9354-2	苯扎托品	质量浓度	时间点	尿液	定量型		药物水平/毒理学

LOINC 代码	名称	属性	时间特征	系统	标尺类型	方法类型	分类
9355-9	布美他尼	质量浓度	时间点	血清/血浆	定量型		药物水平/毒理学
9356-7	丁螺环酮	质量浓度	时间点	血清/血浆	定量型		药物水平/毒理学
935-7	血液单位有效期	时间戳、时间标记	时间点	血液制品单位	定量型		血库
9357-5	双硫仑	质量浓度	时间点	尿液	定量型		药物水平/毒理学
9358-3	锂	质量浓度	时间点	唾液	定量型		药物水平/毒理学
9359-1	他克林	质量浓度	时间点	血清/血浆	定量型		药物水平/毒理学
9360-9	五日热巴尔通体 Ab. IgG	稀释系数、稀释倍数（滴度）	时间点	血清	定量型		微生物学
9361-7	五日热巴尔通体 Ab. IgM	稀释系数、稀释倍数（滴度）	时间点	血清	定量型		微生物学
9362-5	百日咳杆菌 Ab. IgA	任意浓度	时间点	血清	定量型		微生物学
9363-3	百日咳杆菌 Ab. IgG	任意浓度	时间点	血清	定量型		微生物学
9364-1	百日咳杆菌 Ab. IgM	任意浓度	时间点	血清	定量型		微生物学
936-5	血液单位标识	存在与否或身份标识	时间点	袋装全血	名义型		血库
9365-8	艰难梭菌 Ab	稀释系数、稀释倍数（滴度）	时间点	血清	定量型		微生物学
9366-6	砷	质量含量	时间点	XXX	定量型		药物水平/毒理学
9367-4	硼酸盐	质量浓度	时间点	XXX	定量型		药物水平/毒理学
9368-2	硼	质量浓度	时间点	XXX	定量型		药物水平/毒理学
9369-0	樟脑	质量浓度	时间点	全血	定量型		药物水平/毒理学
9370-8	四氯化碳	质量浓度	时间点	全血	定量型		药物水平/毒理学
9371-6	毒死蜱	质量浓度	时间点	全血	定量型		药物水平/毒理学
9372-4	可替宁	质量浓度	时间点	XXX	定量型		药物水平/毒理学
937-3	孟买 Ab	任意浓度	时间点	血清/血浆^血液制品单位	等级型	红细胞凝集试验	血库
9373-2	甲醇	质量浓度	时间点	全血	定量型		药物水平/毒理学
9374-0	性状	外观	时间点	脑脊液	名义型		标本特性
9375-7	葡萄糖^口服 100 g 葡萄糖后 2.5 小时	质量浓度	时间点	血清/血浆	定量型		刺激耐受试验
9376-5	葡萄糖^口服 100 g 葡萄糖后 3.5 小时	质量浓度	时间点	血清/血浆	定量型		刺激耐受试验
9377-3	葡萄糖^口服 100 g 葡萄糖后 4.5 小时	质量浓度	时间点	血清/血浆	定量型		刺激耐受试验
9378-1	葡萄糖^口服 100 g 葡萄糖后 5.5 小时	质量浓度	时间点	血清/血浆	定量型		刺激耐受试验
9379-9	谷胱甘肽还原酶	质量浓度	时间点	红细胞	等级型		化学
9380-7	七羧基卟啉	质量速率	XXX	大便	定量型		化学

LOINC 代码	名称	属性	时间特征	系统	标尺类型	方法类型	分类
938-1	孟买 Ab	任意浓度	时间点	血清/血浆^供者	等级型	红细胞凝集试验	血库
9381-5	吡啶诺林	质量速率	2 小时	尿液	定量型		化学
9382-3	粪卟啉	质量速率	XXX	大便	定量型		化学
9383-1	9-羟利培酮	质量浓度	时间点	血清/血浆	定量型		药物水平/毒理学
9384-9	苯扎托品	质量浓度	时间点	血清/血浆	定量型		药物水平/毒理学
9385-6	左旋多巴	质量浓度	时间点	血清/血浆	定量型		药物水平/毒理学
9386-4	硝苯地平	质量浓度	时间点	血清/血浆	定量型		药物水平/毒理学
9387-2	丙环定	质量浓度	时间点	血清/血浆	定量型		药物水平/毒理学
9388-0	丙硫氧嘧啶	质量浓度	时间点	血清/血浆	定量型		药物水平/毒理学
9389-8	伪麻黄碱	质量浓度	时间点	血清/血浆	定量型		药物水平/毒理学
9390-6	吡啶斯的明	质量浓度	时间点	血清/血浆	定量型		药物水平/毒理学
9391-4	夸西泮	质量浓度	时间点	血清/血浆	定量型		药物水平/毒理学
9392-2	喹乙宗	质量浓度	时间点	尿液	定量型		药物水平/毒理学
9393-0	利培酮	质量浓度	时间点	血清/血浆	定量型		药物水平/毒理学
9394-8	利培酮+9-羟利培酮	质量浓度	时间点	血清/血浆	定量型		药物水平/毒理学
9395-5	舒芬太尼	质量浓度	时间点	血清/血浆	定量型		药物水平/毒理学
9396-3	舒芬太尼	质量浓度	时间点	尿液	定量型		药物水平/毒理学
9397-1	颜色	类型	时间点	大便	名义型		标本特性
9398-9	网硬蛋白 Ab	稀释系数、稀释倍数（滴度）	时间点	血清	定量型		血清学
939-9	孟买 Ab	任意浓度	时间点	血清	等级型	红细胞凝集试验	血库
9399-7	核糖核蛋白可提取核 Ab	稀释系数、稀释倍数（滴度）	时间点	血清	定量型		血清学
9400-3	铂	质量浓度	时间点	XXX	定量型		药物水平/毒理学
9401-1	硅	质量浓度	时间点	XXX	定量型		药物水平/毒理学
9402-9	酰基肉毒碱	质量浓度	时间点	血浆	定量型		化学
9403-7	酰基肉毒碱	质量浓度	时间点	尿液	定量型		化学
9404-5	腺苷脱氨酶	催化浓度	时间点	体液	定量型		化学
9405-2	白蛋白/球蛋白	质量浓度比率	时间点	尿液	定量型		化学
9406-0	白蛋白/球蛋白	质量浓度比率	24 小时	尿液	定量型		化学
940-7	孟买 Ag	任意浓度	时间点	红细胞^血液制品单位	等级型		血库
9407-8	α1 抗胰蛋白酶	质量浓度	时间点	大便	定量型		化学

LOINC 代码	名称	属性	时间特征	系统	标尺类型	方法类型	分类
9408-6	氨基苯甲酸酯	质量浓度	时间点	血清/血浆	定量型		化学
9409-4	促同化激素类	存在与否或身份标识	时间点	尿液	名义型		化学
9410-2	组胺	质量速率	24 小时	尿液	定量型		化学
9411-0	氢化皮质酮	质量速率	24 小时	尿液	定量型		化学
9412-8	亮氨酸	摩尔浓度	时间点	脑脊液	定量型		化学
9413-6	脂类	质量速率	24 小时	大便	定量型		化学
9414-4	磷酸丝氨酸	摩尔浓度	24 小时	尿液	定量型		化学
941-5	孟买 Ag	任意浓度	时间点	红细胞^供者	等级型		血库
9415-1	卡马西平-10，11-环氧化物	质量浓度	时间点	血清/血浆	定量型		药物水平/毒理学
9416-9	阿昔洛韦	质量浓度	时间点	血清/血浆	定量型		药物水平/毒理学
9417-7	蒽醌	质量含量	时间点	大便	定量型		药物水平/毒理学
9418-5	羟基丁氨苯丙酮	质量浓度	时间点	血清/血浆	定量型		药物水平/毒理学
9419-3	人类白细胞抗原-DQ6	任意浓度	时间点	全血	等级型		人类白细胞抗原
9420-1	溶组织内阿米巴 Ab	稀释系数、稀释倍数（滴度）	时间点	血清	定量型	补体结合试验	微生物学
9421-9	溶组织内阿米巴 Ab	任意浓度	时间点	血清	定量型	免疫扩散	微生物学
9422-7	单纯疱疹病毒 Ab.IgG	任意浓度	时间点	血清	定量型		微生物学
942-3	孟买 Ag	任意浓度	时间点	红细胞	等级型		血库
9423-5	细胞核 Ab	任意浓度	时间点	血清	定量型	免疫荧光	血清学
9424-3	细胞间质 Ab	稀释系数、稀释倍数（滴度）	时间点	血清	定量型		血清学
9425-0	丙酮	质量浓度	时间点	全血	定量型		药物水平/毒理学
9426-8	巴比妥类	质量浓度	时间点	尿液	定量型		药物水平/毒理学
9427-6	巴比妥类	质量浓度	时间点	胃液	定量型		药物水平/毒理学
9428-4	苯二氮	质量浓度	时间点	尿液	定量型		药物水平/毒理学
9429-2	铟	质量浓度	时间点	XXX	定量型		药物水平/毒理学
94-3	头孢地秦	药物敏感度	时间点	分离物+血清	等级型	测序分型	抗生素敏感性
9430-0	异丁基甲醇	质量浓度	时间点	全血	定量型		药物水平/毒理学
943-1	C Ab	任意浓度	时间点	血清/血浆^血液制品单位	等级型		血库
9431-8	异丁醇	质量浓度	时间点	全血	定量型		药物水平/毒理学
9432-6	乙酸异丁酯	质量浓度	时间点	XXX	定量型		药物水平/毒理学
9433-4	异氟烷	质量浓度	时间点	全血	定量型		药物水平/毒理学
9434-2	异丙醇	质量浓度	时间点	尿液	定量型		药物水平/毒理学

LOINC 代码	名称	属性	时间特征	系统	标尺类型	方法类型	分类
9435-9	异丙醇	质量含量	时间点	组织	定量型		药物水平/毒理学
9436-7	铅	质量浓度	时间点	体液	定量型		药物水平/毒理学
9437-5	甲基马尿酸	质量速率	时间点	尿液	定量型		药物水平/毒理学
9438-3	吗啡	任意浓度	时间点	胃液	等级型		药物水平/毒理学
9439-1	管型	单位面积数量或计数	时间点	尿沉渣	定量型	光学显微镜检查. 高倍视野	尿液分析
9440-9	淋巴细胞. IgA/100 淋巴细胞	数量或计数分数	时间点	白细胞	定量型	流式细胞术	细胞标志物
9441-7	淋巴细胞. IgD/100 淋巴细胞	数量或计数分数	时间点	白细胞	定量型	流式细胞术	细胞标志物
9442-5	淋巴细胞. IgG/100 淋巴细胞	数量或计数分数	时间点	白细胞	定量型	流式细胞术	细胞标志物
9443-3	淋巴细胞. IgM/100 淋巴细胞	数量或计数分数	时间点	白细胞	定量型	流式细胞术	细胞标志物
9444-1	室尘 Ab. IgE	任意浓度	时间点	血清	定量型		变态反应
9445-8	11-羟孕三醇	质量速率	24 小时	尿液	定量型		化学
9446-6	七羧基卟啉	质量浓度	时间点	红细胞	定量型		化学
9447-4	七羧基卟啉	质量浓度	时间点	血清/血浆	定量型		化学
9448-2	七卟啉	质量浓度	时间点	尿液	定量型		化学
944-9	C Ab	任意浓度	时间点	血清/血浆^供者	等级型		血库
9449-0	七卟啉	质量速率	24 小时	尿液	定量型		化学
9450-8	六羧基卟啉	质量浓度	时间点	红细胞	定量型		化学
9451-6	六羧基卟啉	质量浓度	时间点	血清/血浆	定量型		化学
9452-4	六卟啉	质量浓度	时间点	尿液	定量型		化学
9453-2	组氨酸	摩尔浓度	时间点	脑脊液	定量型		化学
9454-0	单纯疱疹病毒 Ab	稀释系数、稀释倍数（滴度）	时间点	脑脊液	定量型	补体结合试验	微生物学
9455-7	肺炎双球菌 1 Ab. IgG	任意浓度	时间点	血清	定量型	酶免疫分析	微生物学
945-6	C Ab	任意浓度	时间点	血清/血浆	等级型		血库
9456-5	肺炎双球菌 12 Ab. IgG	任意浓度	时间点	血清	定量型	酶免疫分析	微生物学
9457-3	肺炎双球菌 19 Ab. IgG	任意浓度	时间点	血清	定量型	酶免疫分析	微生物学
9458-1	肺炎双球菌 23 Ab. IgG	任意浓度	时间点	血清	定量型	酶免疫分析	微生物学
9459-9	肺炎双球菌 4 Ab. IgG	任意浓度	时间点	血清	定量型	酶免疫分析	微生物学
9460-7	肺炎双球菌 6a＋6b Ab. IgG	任意浓度	时间点	血清	定量型	酶免疫分析	微生物学
9461-5	肺炎双球菌 8 Ab. IgG	任意浓度	时间点	血清	定量型	酶免疫分析	微生物学
9462-3	铝	质量浓度	时间点	水	定量型		药物水平/毒理学
9463-1	砷	质量浓度	时间点	水	定量型		药物水平/毒理学
946-4	C Ag	任意浓度	时间点	红细胞^血液制品单位	等级型		血库
9464-9	钡	质量浓度	时间点	水	定量型		药物水平/毒理学

LOINC 代码	名称	属性	时间特征	系统	标尺类型	方法类型	分类
9465-6	苯	质量浓度	时间点	尿液	定量型		药物水平/毒理学
9466-4	镉	质量浓度	时间点	水	定量型		药物水平/毒理学
9467-2	钙	质量浓度	时间点	水	定量型		化学
9468-0	氯胺类	质量浓度	时间点	水	定量型		药物水平/毒理学
9469-8	铬	质量浓度	时间点	水	定量型		药物水平/毒理学
9470-6	铜	质量浓度	时间点	水	定量型		药物水平/毒理学
9471-4	氟化物	质量浓度	时间点	水	定量型		药物水平/毒理学
947-2	C Ag	任意浓度	时间点	红细胞^供者	等级型		血库
9472-2	七氯	质量浓度	时间点	血清/血浆	定量型		药物水平/毒理学
9473-0	七氯环氧化物	质量浓度	时间点	血清/血浆	定量型		药物水平/毒理学
9474-8	六氯苯	质量浓度	时间点	血清/血浆	定量型		药物水平/毒理学
9475-5	己烷	质量浓度	时间点	全血	定量型		药物水平/毒理学
9476-3	己酰甘氨酸	摩尔浓度	时间点	尿液	定量型		化学
9477-1	铅	质量浓度	时间点	水	定量型		药物水平/毒理学
9478-9	镁	质量浓度	时间点	水	定量型		化学
9479-7	汞	质量浓度	时间点	水	定量型		药物水平/毒理学
948-0	C Ag	任意浓度	时间点	红细胞	等级型		血库
9480-5	硝酸盐	质量浓度	时间点	水	定量型		药物水平/毒理学
9481-3	pH	摩尔浓度	时间点	水	定量型		化学
9482-1	钾	质量浓度	时间点	水	定量型		化学
9483-9	硒	质量浓度	时间点	水	定量型		药物水平/毒理学
9484-7	银	质量浓度	时间点	水	定量型		药物水平/毒理学
9485-4	钠	质量浓度	时间点	水	定量型		化学
9486-2	硫酸盐	质量浓度	时间点	水	定量型		化学
9487-0	锌	质量浓度	时间点	水	定量型		药物水平/毒理学
9489-6	砷	质量浓度	时间点	体液	定量型		药物水平/毒理学
9490-4	黄曲霉菌 Ab	任意浓度	时间点	血清	等级型		微生物学
9491-2	曲霉菌属 Ab. IgA	任意浓度	时间点	血清	定量型		微生物学
9492-0	曲霉菌属 Ab. IgM	任意浓度	时间点	血清	定量型		微生物学
9493-8	铋	质量浓度	时间点	体液	定量型		药物水平/毒理学
9494-6	皮炎芽生菌 Ab. IgG	任意浓度	时间点	血清	定量型		微生物学

LOINC 代码	名称	属性	时间特征	系统	标尺类型	方法类型	分类
9495-3	犬布鲁氏菌 Ab. IgG	任意浓度	时间点	血清	定量型	酶免疫分析	微生物学
9496-1	犬布鲁氏菌 Ab. IgM	任意浓度	时间点	血清	定量型	酶免疫分析	微生物学
9497-9	丁烷	质量浓度	时间点	全血	定量型		药物水平/毒理学
949-8	C little e Ab	任意浓度	时间点	血清/血浆^血液制品单位	等级型		血库
9498-7	念珠菌 Ab. IgA	任意浓度	时间点	血清	定量型		微生物学
9499-5	念珠菌 Ab. IgG	任意浓度	时间点	血清	定量型		微生物学
95-0	头孢尼西	药物敏感度	时间点	分离物	定量型	最小致死浓度	抗生素敏感性
9500-0	念珠菌 Ab. IgM	任意浓度	时间点	血清	定量型		微生物学
9501-8	念珠菌 Ag	稀释系数、稀释倍数（滴度）	时间点	血清	定量型		微生物学
9502-6	三硫磷	质量浓度	时间点	XXX	定量型		药物水平/毒理学
9503-4	水合氯醛	任意浓度	时间点	尿液	等级型		药物水平/毒理学
9504-2	水合氯醛	质量浓度	时间点	血清/血浆	定量型		药物水平/毒理学
9505-9	氯苯	质量浓度	时间点	血清/血浆	定量型		药物水平/毒理学
950-6	C little e Ab	任意浓度	时间点	血清/血浆^供者	等级型		血库
9506-7	氯乙烷	质量浓度	时间点	全血	定量型		药物水平/毒理学
9507-5	氯甲烷	质量浓度	时间点	全血	定量型		药物水平/毒理学
9508-3	氯噻嗪	任意浓度	时间点	尿液	等级型		药物水平/毒理学
9509-1	胆碱酯酶	催化浓度	时间点	血清	定量型		化学
9510-9	铬	质量浓度	时间点	血浆	定量型		药物水平/毒理学
9511-7	瓜氨酸	质量浓度	时间点	脑脊液	定量型		化学
9512-5	甲氧甲酚	任意浓度	时间点	XXX	等级型		药物水平/毒理学
9513-3	巨细胞病毒 Ab	稀释系数、稀释倍数（滴度）	时间点	血清	定量型	补体结合试验	微生物学
951-4	C little e Ab	任意浓度	时间点	血清/血浆	等级型		血库
9514-1	巨细胞病毒 Ab	稀释系数、稀释倍数（滴度）	时间点	脑脊液	定量型	补体结合试验	微生物学
9515-8	双氯芬酸	质量浓度	时间点	血清/血浆	定量型		药物水平/毒理学
9516-6	埃柯病毒 11 Ab	稀释系数、稀释倍数（滴度）	时间点	脑脊液	定量型	补体结合试验	微生物学
9517-4	埃柯病毒 18 Ab	稀释系数、稀释倍数（滴度）	时间点	血清	定量型	补体结合试验	微生物学
9518-2	埃柯病毒 30 Ab	稀释系数、稀释倍数（滴度）	时间点	脑脊液	定量型	补体结合试验	微生物学
9519-0	埃柯病毒 4 Ab	稀释系数、稀释倍数（滴度）	时间点	脑脊液	定量型	补体结合试验	微生物学

LOINC 代码	名称	属性	时间特征	系统	标尺类型	方法类型	分类
9520-8	埃柯病毒 9 Ab	稀释系数、稀释倍数（滴度）	时间点	脑脊液	定量型	补体结合试验	微生物学
9521-6	溶组织内阿米巴 Ab. IgA	任意浓度	时间点	血清	定量型	酶免疫分析	微生物学
952-2	C little e Ag	任意浓度	时间点	红细胞^血液制品单位	等级型		血库
9522-4	溶组织内阿米巴 Ab. IgG	任意浓度	时间点	血清	定量型	酶免疫分析	微生物学
9523-2	溶组织内阿米巴 Ab. IgM	任意浓度	时间点	血清	定量型	酶免疫分析	微生物学
9524-0	蓝氏贾第鞭毛虫 Ab	稀释系数、稀释倍数（滴度）	时间点	血清	定量型	免疫荧光	微生物学
9525-7	丁型肝炎病毒 Ab. IgM	任意浓度	时间点	血清	定量型		微生物学
9526-5	丁型肝炎病毒 Ag	任意浓度	时间点	血清	定量或等级型	酶免疫分析	微生物学
9527-3	六羧基卟啉	质量速率	24 小时	尿液	定量型		化学
9528-1	荚膜组织胞浆菌 Ab. IgA	任意浓度	时间点	血清	定量型	酶免疫分析	微生物学
9529-9	荚膜组织胞浆菌 Ab. IgG	任意浓度	时间点	血清	定量型	酶免疫分析	微生物学
953-0	C little e Ag	任意浓度	时间点	红细胞^供者	等级型		血库
9530-7	荚膜组织胞浆菌 Ab. IgM	任意浓度	时间点	血清	定量型	酶免疫分析	微生物学
9531-5	甲型流感病毒 Ab	稀释系数、稀释倍数（滴度）	时间点	脑脊液	定量型		微生物学
9532-3	甲型流感病毒 Ab. IgG	稀释系数、稀释倍数（滴度）	时间点	血清	定量型		微生物学
9533-1	甲型流感病毒 Ab. IgM	稀释系数、稀释倍数（滴度）	时间点	血清	定量型		微生物学
9534-9	乙型流感病毒 Ab	稀释系数、稀释倍数（滴度）	时间点	脑脊液	定量型		微生物学
9535-6	乙型流感病毒 Ab. IgG	稀释系数、稀释倍数（滴度）	时间点	血清	定量型		微生物学
9536-4	乙型流感病毒 Ab. IgM	稀释系数、稀释倍数（滴度）	时间点	血清	定量型		微生物学
9537-2	内因子阻断型 Ab	任意浓度	时间点	血清	等级型	放射免疫分析	化学
9538-0	拉克罗斯病毒 Ab	稀释系数、稀释倍数（滴度）	时间点	脑脊液	定量型	免疫荧光	微生物学
9539-8	拉克罗斯病毒 Ab. IgG	稀释系数、稀释倍数（滴度）	时间点	脑脊液	定量型	免疫荧光	微生物学
9540-6	拉克罗斯病毒 Ab. IgM	稀释系数、稀释倍数（滴度）	时间点	脑脊液	定量型	免疫荧光	微生物学
9541-4	嗜肺军团菌 1 Ab. IgG	稀释系数、稀释倍数（滴度）	时间点	血清	定量型	免疫荧光	微生物学
9542-2	嗜肺军团菌 1 Ab. IgM	稀释系数、稀释倍数（滴度）	时间点	血清	定量型	免疫荧光	微生物学
9543-0	嗜肺军团菌 1 Ag	任意浓度	时间点	尿液	等级型	放射免疫分析	微生物学
9544-8	嗜肺军团菌 2 Ab. IgG	稀释系数、稀释倍数（滴度）	时间点	血清	定量型	免疫荧光	微生物学
9545-5	嗜肺军团菌 2 Ab. IgM	稀释系数、稀释倍数（滴度）	时间点	血清	定量型	免疫荧光	微生物学
9546-3	嗜肺军团菌 3 Ab. IgG	稀释系数、稀释倍数（滴度）	时间点	血清	定量型	免疫荧光	微生物学
9547-1	嗜肺军团菌 3 Ab. IgM	稀释系数、稀释倍数（滴度）	时间点	血清	定量型	免疫荧光	微生物学
954-8	C little e Ag	任意浓度	时间点	红细胞	等级型		血库
9548-9	嗜肺军团菌 4 Ab. IgG	稀释系数、稀释倍数（滴度）	时间点	血清	定量型	免疫荧光	微生物学
9549-7	嗜肺军团菌 4 Ab. IgM	稀释系数、稀释倍数（滴度）	时间点	血清	定量型	免疫荧光	微生物学
9550-5	嗜肺军团菌 5 Ab. IgG	稀释系数、稀释倍数（滴度）	时间点	血清	定量型	免疫荧光	微生物学
9551-3	嗜肺军团菌 5 Ab. IgM	稀释系数、稀释倍数（滴度）	时间点	血清	定量型	免疫荧光	微生物学
9552-1	嗜肺军团菌 6 Ab. IgG	稀释系数、稀释倍数（滴度）	时间点	血清	定量型	免疫荧光	微生物学
9553-9	嗜肺军团菌 6 Ab. IgM	稀释系数、稀释倍数（滴度）	时间点	血清	定量型	免疫荧光	微生物学
9554-7	细胞. CD10	数量或计数浓度（计数/容积）	时间点	全血	定量型		细胞标志物
955-5	C little w Ab	任意浓度	时间点	血清/血浆^血液制品单位	等级型		血库
9555-4	细胞. CD11C	数量或计数浓度（计数/容积）	时间点	全血	定量型		细胞标志物
9556-2	细胞. CD11C+20C+	数量或计数浓度（计数/容积）	时间点	全血	定量型		细胞标志物
9557-0	细胞. CD2	数量或计数浓度（计数/容积）	时间点	全血	定量型		细胞标志物

LOINC 代码	名称	属性	时间特征	系统	标尺类型	方法类型	分类
9558-8	细胞. CD20	数量或计数浓度（计数/容积）	时间点	全血	定量型		细胞标志物
9559-6	细胞. CD5	数量或计数浓度（计数/容积）	时间点	全血	定量型		细胞标志物
9560-4	淋巴细胞. CD5	数量或计数浓度（计数/容积）	时间点	全血	定量型		细胞标志物
9561-2	细胞. CD5＋CD19＋	数量或计数浓度（计数/容积）	时间点	全血	定量型		细胞标志物
9562-0	淋巴细胞. CD5＋CD19＋	数量或计数浓度（计数/容积）	时间点	全血	定量型		细胞标志物
956-3	C little w Ab	任意浓度	时间点	血清/血浆^供者	等级型		血库
9563-8	细胞. CD7	数量或计数浓度（计数/容积）	时间点	全血	定量型		细胞标志物
9564-6	淋巴细胞性脉络丛脑膜炎病毒 Ab	稀释系数、稀释倍数（滴度）	时间点	脑脊液	定量型	补体结合试验	微生物学
9565-3	麻疹病毒 Ab	稀释系数、稀释倍数（滴度）	时间点	脑脊液	定量型	补体结合试验	微生物学
9566-1	麻疹病毒 Ab. IgG	任意浓度	时间点	脑脊液	定量型	酶免疫分析	微生物学
9567-9	腮腺炎病毒 Ab	稀释系数、稀释倍数（滴度）	时间点	脑脊液	定量型	补体结合试验	微生物学
9568-7	淋病奈瑟菌 Ab	稀释系数、稀释倍数（滴度）	时间点	血清	定量型	补体结合试验	微生物学
9569-5	奴卡氏菌 sp Ab. IgG	任意浓度	时间点	血清	定量型		微生物学
9570-3	对氨基苯甲酸^口服500 mg 苯替酪胺后 6 小时	质量浓度	6 小时	尿液	定量型		刺激耐受试验
957-1	C little w Ab	任意浓度	时间点	血清/血浆	等级型		血库
9571-1	细小病毒 B19 DNA	任意浓度	时间点	XXX	等级型	探针. 扩增. 靶向扩增	微生物学
9572-9	细小病毒 B19 DNA	任意浓度	时间点	血清	等级型	探针. 扩增. 靶向扩增	微生物学
9573-7	呼吸道合胞病毒 Ab. IgG	稀释系数、稀释倍数（滴度）	时间点	血清	定量型	免疫荧光	微生物学
9574-5	呼吸道合胞病毒 Ab. IgM	稀释系数、稀释倍数（滴度）	时间点	血清	定量型	免疫荧光	微生物学
9575-2	轮状病毒 Ab	稀释系数、稀释倍数（滴度）	时间点	血清	定量型	补体结合试验	微生物学
9576-0	风疹病毒 Ab	任意浓度	时间点	脑脊液	定量型	酶免疫分析	微生物学
9577-8	圣路易脑炎病毒 Ab	稀释系数、稀释倍数（滴度）	时间点	脑脊液	定量型	免疫荧光	微生物学
9578-6	圣路易脑炎病毒 Ab	稀释系数、稀释倍数（滴度）	时间点	血清	定量型	免疫荧光	微生物学
9579-4	四氢皮质甾酮	质量速率	24 小时	尿液	定量型		化学
9580-2	甲状腺素 Ab	任意浓度	时间点	血清	定量型		血清学
9581-0	西方马脑炎病毒 Ab	稀释系数、稀释倍数（滴度）	时间点	血清	定量型	免疫荧光	微生物学
9582-8	阿菲彼亚猫 Ab. IgG	稀释系数、稀释倍数（滴度）	时间点	血清	定量型	免疫荧光	微生物学
9583-6	阿菲彼亚猫 Ab. IgM	稀释系数、稀释倍数（滴度）	时间点	血清	定量型	免疫荧光	微生物学
9584-4	巴贝虫 Ab. IgG	稀释系数、稀释倍数（滴度）	时间点	血清	定量型	免疫荧光	微生物学
9585-1	巴贝虫 Ab. IgM	稀释系数、稀释倍数（滴度）	时间点	血清	定量型	免疫荧光	微生物学
9586-9	博氏疏螺旋体 Ab	印象/检查结果的解释	时间点	血清	名义型		微生物学
9587-7	博氏疏螺旋体 41 kD Ab. IgM	任意浓度	时间点	血清	等级型	免疫印迹	微生物学
9588-5	博氏疏螺旋体 18 kD Ab. IgG	任意浓度	时间点	血清	等级型	免疫印迹	微生物学
958-9	C little w Ag	任意浓度	时间点	红细胞^血液制品单位	等级型		血库
9589-3	博氏疏螺旋体 23 kD Ab. IgG	任意浓度	时间点	血清	等级型	免疫印迹	微生物学
9590-1	博氏疏螺旋体 28 kD Ab. IgG	任意浓度	时间点	血清	等级型	免疫印迹	微生物学

LOINC 代码	名称	属性	时间特征	系统	标尺类型	方法类型	分类
9591-9	博氏疏螺旋体 30 kD Ab. IgG	任意浓度	时间点	血清	等级型	免疫印迹	微生物学
9592-7	博氏疏螺旋体 39 kD Ab. IgG	任意浓度	时间点	血清	等级型	免疫印迹	微生物学
9593-5	博氏疏螺旋体 41 kD Ab. IgG	任意浓度	时间点	血清	等级型	免疫印迹	微生物学
9594-3	博氏疏螺旋体 45 kD Ab. IgG	任意浓度	时间点	血清	等级型	免疫印迹	微生物学
9595-0	博氏疏螺旋体 58 kD Ab. IgG	任意浓度	时间点	血清	等级型	免疫印迹	微生物学
9596-8	博氏疏螺旋体 66 kD Ab. IgG	任意浓度	时间点	血清	等级型	免疫印迹	微生物学
959-7	C little w Ag	任意浓度	时间点	红细胞^供者	等级型		血库
9597-6	博氏疏螺旋体 93 kD Ab. IgG	任意浓度	时间点	血清	等级型	免疫印迹	微生物学
9598-4	博氏疏螺旋体 23 kD Ab. IgM	任意浓度	时间点	血清	等级型	免疫印迹	微生物学
9599-2	博氏疏螺旋体 39 kD Ab. IgM	任意浓度	时间点	血清	等级型	免疫印迹	微生物学
9600-8	猪带绦虫幼体 Ab	任意浓度	时间点	血清	等级型	免疫印迹	微生物学
9601-6	猪带绦虫幼体 13 kD Ab	任意浓度	时间点	血清	等级型	免疫印迹	微生物学
9602-4	猪带绦虫幼体 14 kD Ab	任意浓度	时间点	血清	等级型	免疫印迹	微生物学
9603-2	猪带绦虫幼体 18 kD Ab	任意浓度	时间点	血清	等级型	免疫印迹	微生物学
9604-0	猪带绦虫幼体 21 kD Ab	任意浓度	时间点	血清	等级型	免疫印迹	微生物学
960-5	C little w Ag	任意浓度	时间点	红细胞	等级型		血库
9605-7	猪带绦虫幼体 24 kD Ab	任意浓度	时间点	血清	等级型	免疫印迹	微生物学
9606-5	猪带绦虫幼体 39-42 kD Ab	任意浓度	时间点	血清	等级型	免疫印迹	微生物学
9607-3	猪带绦虫幼体 50 kD Ab	任意浓度	时间点	血清	等级型	免疫印迹	微生物学
9608-1	丙型肝炎病毒 100-3 Ab	任意浓度	时间点	血清	等级型	免疫印迹	微生物学
9609-9	丙型肝炎病毒 22-3 Ab	任意浓度	时间点	血清	等级型	免疫印迹	微生物学
9610-7	丙型肝炎病毒 C33C Ab	任意浓度	时间点	血清	等级型	免疫印迹	微生物学
9611-5	肺炎双球菌 56 Ab. IgG	任意浓度	时间点	血清	定量型	酶免疫分析	微生物学
9612-3	皮质醇^肌内注射 250 μg 促肾上腺皮质激素后 15 分钟	质量浓度	时间点	血清/血浆	定量型		刺激耐受试验
961-3	C little x Ab	任意浓度	时间点	血清/血浆^血液制品单位	等级型		血库
9613-1	皮质醇^肌内注射 250 μg 促肾上腺皮质激素后 2 小时	质量浓度	时间点	血清/血浆	定量型		刺激耐受试验
9614-9	皮质醇^ 250 μg 促肾上腺皮质激素后 45 分钟	质量浓度	时间点	血清/血浆	定量型		刺激耐受试验
9615-6	皮质醇^肌内注射250 μg 促肾上腺皮质激素后 1.5 小时	质量浓度	时间点	血清/血浆	定量型		刺激耐受试验
9616-4	17-羟孕酮	质量速率	24 小时	尿液	定量型		化学
9617-2	乳糜微粒	质量浓度	时间点	胸水	定量型		化学

LOINC 代码	名称	属性	时间特征	系统	标尺类型	方法类型	分类
9618-0	胆固醇	质量浓度	时间点	胸水	定量型		化学
9619-8	甘油三酯	质量浓度	时间点	胸水	定量型		化学
9620-6	脂蛋白. β	质量浓度	时间点	胸水	定量型		化学
962-1.	C little x Ab	任意浓度	时间点	血清/血浆^供者	等级型		血库
9621-4	脂蛋白. pre-β	质量浓度	时间点	胸水	定量型		化学
9622-2	维生素 K_1	质量浓度	时间点	血清/血浆	定量型		化学
9623-0	缬氨酸	任意浓度	时间点	尿液	等级型		化学
9624-8	香草扁桃酸盐	质量浓度	时间点	尿液	定量型		化学
9625-5	阿莫沙平+8-羟基阿莫沙平	质量浓度	时间点	血清/血浆	定量型		药物水平/毒理学
9626-3	右丙氧芬+去甲右丙氧芬	质量浓度	时间点	血清/血浆	定量型		药物水平/毒理学
9627-1	丙米嗪+地昔帕明	质量浓度	时间点	血清/血浆	定量型		药物水平/毒理学
9628-9	Norvenlafaxine	质量浓度	时间点	血清/血浆	定量型		药物水平/毒理学
9629-7	妥拉磺脲	质量浓度	时间点	血清/血浆	定量型		药物水平/毒理学
9630-5	文拉法辛	质量浓度	时间点	血清/血浆	定量型		药物水平/毒理学
9631-3	粘度	粘度、粘稠度	时间点	精液	定量型		标本特性
9632-1	烟曲霉菌 Ab	任意浓度	时间点	血清	等级型		微生物学
9633-9	EB 病毒衣壳 Ab. IgA	稀释系数、稀释倍数（滴度）	时间点	血清	定量型	免疫荧光	微生物学
9634-7	圣路易脑炎病毒 Ab. IgG	稀释系数、稀释倍数（滴度）	时间点	XXX	定量型		微生物学
9635-4	圣路易脑炎病毒 Ab. IgM	稀释系数、稀释倍数（滴度）	时间点	XXX	定量型		微生物学
9636-2	水痘-带状疱疹病毒 Ab	任意浓度	时间点	脑脊液	等级型		微生物学
9637-0	甲苯	质量浓度	时间点	全血	定量型		药物水平/毒理学
9638-8	甲苯	质量浓度	时间点	尿液	定量型		药物水平/毒理学
963-9	C little x Ab	任意浓度	时间点	血清/血浆	等级型		血库
9639-6	18-羟皮质类固醇	质量速率	24 小时	尿液	定量型		化学
9640-4	二氢雄酮	质量浓度	时间点	血清/血浆	定量型		化学
9641-2	儿茶酚胺/肌酐	质量浓度比率	时间点	尿液	定量型		化学
9642-0	肌酸激酶. BB/肌酸激酶.总计	催化分数	时间点	血清/血浆	定量型		化学
9643-8	肌酸激酶. MM/肌酸激酶.总计	催化分数	时间点	血清/血浆	定量型		化学
9644-6	胱氨酸	任意浓度	时间点	尿液	等级型		化学
9645-3	间甲肾上腺素/肌酐	质量浓度比率	时间点	尿液	定量型		化学
9646-1	硫化物	质量浓度	时间点	全血	定量型		药物水平/毒理学
964-7	C little x Ag	任意浓度	时间点	红细胞^血液制品单位	等级型		血库
9647-9	硫代硫酸盐	质量浓度	时间点	全血	定量型		化学
9648-7	氯噻嗪	质量浓度	时间点	尿液	定量型		药物水平/毒理学
9649-5	氢氟噻嗪	质量浓度	时间点	尿液	定量型		药物水平/毒理学

LOINC 代码	名称	属性	时间特征	系统	标尺类型	方法类型	分类
9650-3	甲氯噻嗪	质量浓度	时间点	尿液	定量型		药物水平/毒理学
9651-1	美托拉宗	质量浓度	时间点	尿液	定量型		药物水平/毒理学
9652-9	N-去烷基氟胺安定	质量浓度	时间点	血清/血浆	定量型		药物水平/毒理学
9653-7	三氯噻嗪	质量浓度	时间点	尿液	定量型		药物水平/毒理学
965-4	C little x Ag	任意浓度	时间点	红细胞^供者	等级型		血库
9654-5	白介素 2 受体. 可溶性	任意浓度	时间点	血清/血浆	定量型		化学
9655-2	空肠弯曲杆菌 Ab	稀释系数、稀释倍数（滴度）	时间点	血清	定量型		微生物学
9656-0	棘球绦虫 Ab. IgG	任意浓度	时间点	血清	定量型	酶免疫分析	微生物学
9657-8	棘球绦虫 Ab. IgM	任意浓度	时间点	血清	定量型	酶免疫分析	微生物学
9658-6	蓝氏贾第鞭毛虫 Ab. IgA	任意浓度	时间点	血清	定量型		微生物学
9659-4	单纯疱疹病毒 Ab. IgG	任意浓度	时间点	脑脊液	定量型	酶免疫分析	微生物学
9660-2	艾滋病毒 1 gp160 Ab	任意浓度	时间点	血清	等级型	免疫印迹	微生物学
9661-0	艾滋病毒 1 gp120 Ab	任意浓度	时间点	血清	等级型	免疫印迹	微生物学
966-2	C little x Ag	任意浓度	时间点	红细胞	等级型		血库
9662-8	艾滋病毒 1 gp41 Ab	任意浓度	时间点	血清	等级型	免疫印迹	微生物学
9663-6	艾滋病毒 1 p17 Ab	任意浓度	时间点	血清	等级型	免疫印迹	微生物学
9664-4	艾滋病毒 1 p24 Ab	任意浓度	时间点	血清	等级型	免疫印迹	微生物学
9665-1	艾滋病毒 1 p24 Ag	任意浓度	时间点	血清	定量型		微生物学
9666-9	艾滋病毒 1 p31 Ab	任意浓度	时间点	血清	等级型	免疫印迹	微生物学
9667-7	艾滋病毒 1 p51 Ab	任意浓度	时间点	血清	等级型	免疫印迹	微生物学
9668-5	艾滋病毒 1 p55 Ab	任意浓度	时间点	血清	等级型	免疫印迹	微生物学
9669-3	艾滋病毒 1 p66 Ab	任意浓度	时间点	血清	等级型	免疫印迹	微生物学
967-0	D little u Ab	任意浓度	时间点	血清/血浆^血液制品单位	等级型	红细胞凝集试验	血库
9670-1	三日疟原虫 Ab. IgG	任意浓度	时间点	血清	定量型		微生物学
9671-9	三日疟原虫 Ab. IgM	任意浓度	时间点	血清	定量型		微生物学
9672-7	沙门菌 sp Ab. IgA	任意浓度	时间点	血清	定量型		微生物学
9673-5	沙门菌 sp Ab. IgG	任意浓度	时间点	血清	定量型		微生物学
9674-3	沙门菌 sp Ab. IgM	任意浓度	时间点	血清	定量型		微生物学
9675-0	二甲硅油 Ab. IgA	任意浓度	时间点	血清	定量型		血清学
9676-8	二甲硅油 Ab. IgE	任意浓度	时间点	血清	定量型		变态反应
9677-6	二甲硅油 Ab. IgG	任意浓度	时间点	血清	定量型		血清学
9678-4	二甲硅油 Ab. IgM	任意浓度	时间点	血清	定量型		血清学
9679-2	鳞状上皮细胞癌 Ag	质量浓度	时间点	血清/血浆	定量型		化学
96-8	头孢尼西	药物敏感度	时间点	分离物	定量或等级型	最小抑制浓度	抗生素敏感性
9680-0	细胞. CD16 ＋ CD57 ＋/100 细胞	数量或计数分数	时间点	全血	定量型		细胞标志物
9681-8	1-萘酚	质量浓度	时间点	血清/血浆	定量型		药物水平/毒理学
9682-6	2-丁醇	质量浓度	时间点	XXX	定量型		药物水平/毒理学
9683-4	2-甲基-2-丙醇	质量浓度	时间点	XXX	定量型		药物水平/毒理学

LOINC 代码	名称	属性	时间特征	系统	标尺类型	方法类型	分类
9684-2	恶虫威	质量浓度	时间点	血清/血浆	定量型		药物水平/毒理学
9685-9	丁醇	质量浓度	时间点	XXX	定量型		药物水平/毒理学
9686-7	镉	质量浓度	时间点	脑脊液	定量型		药物水平/毒理学
9687-5	镉	质量浓度	时间点	XXX	定量型		药物水平/毒理学
968-8	D little u Ab	任意浓度	时间点	血清/血浆^供者	等级型	红细胞凝集试验	血库
9688-3	胺甲萘	质量浓度	时间点	血清/血浆	定量型		药物水平/毒理学
9689-1	卡巴呋喃	质量浓度	时间点	血清/血浆	定量型		药物水平/毒理学
9690-9	铬	质量浓度	时间点	XXX	定量型		药物水平/毒理学
9691-7	钴	质量浓度	时间点	XXX	定量型		药物水平/毒理学
9692-5	异丁醇	质量浓度	时间点	XXX	定量型		药物水平/毒理学
9693-3	汞	质量浓度	时间点	脑脊液	定量型		药物水平/毒理学
9694-1	残杀威	质量浓度	时间点	血清/血浆	定量型		药物水平/毒理学
9695-8	3-甲氧基-4-羟基苯乙二醇	质量速率	24 小时	尿液	定量型		化学
969-6	D little u Ab	任意浓度	时间点	血清	等级型	红细胞凝集试验	血库
9696-6	8-羟基克塞平	质量浓度	时间点	血清/血浆	定量型		药物水平/毒理学
9697-4	卡马西平-10，11-环氧化物	质量浓度	时间点	血清/血浆	定量型		药物水平/毒理学
9698-2	去甲基氯米帕明	质量浓度	时间点	血清	定量型		药物水平/毒理学
9699-0	帕罗西汀	质量浓度	时间点	血清/血浆	定量型		药物水平/毒理学
9700-6	普鲁卡因	质量浓度	时间点	血清/血浆	定量型		药物水平/毒理学
9701-4	磺胺异噁唑	质量浓度	时间点	血清/血浆	定量型		药物水平/毒理学
9702-2	特布他林	质量浓度	时间点	血清/血浆	定量型		药物水平/毒理学
9703-0	苯海索	质量浓度	时间点	血清/血浆	定量型		药物水平/毒理学
970-4	D little u Ag	任意浓度	时间点	红细胞^血液制品单位	等级型		血库
9704-8	精子	形态学	时间点	精液	名义型		生育能力
9705-5	粗球孢子菌 Ab. IgA	任意浓度	时间点	血清	定量型		微生物学
9706-3	1 期贝氏柯克斯体 Ab. IgA	稀释系数、稀释倍数（滴度）	时间点	血清	定量型		微生物学

LOINC 代码	名称	属性	时间特征	系统	标尺类型	方法类型	分类
9707-1	2 期贝氏柯克斯体 Ab. IgA	稀释系数、稀释倍数（滴度）	时间点	血清	定量型		微生物学
9708-9	1 期贝氏柯克斯体 Ab. IgG	稀释系数、稀释倍数（滴度）	时间点	血清	定量型		微生物学
9709-7	2 期贝氏柯克斯体 Ab. IgG	稀释系数、稀释倍数（滴度）	时间点	血清	定量型		微生物学
9710-5	1 期贝氏柯克斯体 Ab. IgM	稀释系数、稀释倍数（滴度）	时间点	血清	定量型		微生物学
9711-3	2 期贝氏柯克斯体 Ab. IgM	稀释系数、稀释倍数（滴度）	时间点	血清	定量型		微生物学
971-2	D little u Ag	任意浓度	时间点	红细胞^供者	等级型		血库
9712-1	鲍氏志贺菌 Ab	稀释系数、稀释倍数（滴度）	时间点	血清	定量型	补体结合试验	微生物学
9713-9	痢疾志贺杆菌 Ab	稀释系数、稀释倍数（滴度）	时间点	血清	定量型	补体结合试验	微生物学
9714-7	福氏志贺杆菌 Ab	稀释系数、稀释倍数（滴度）	时间点	血清	定量型	补体结合试验	微生物学
9715-4	宋内志贺杆菌 Ab	稀释系数、稀释倍数（滴度）	时间点	血清	定量型	补体结合试验	微生物学
9716-2	链道酶透明质酸酶 Ab	稀释系数、稀释倍数（滴度）	时间点	血清	定量型		微生物学
9717-0	犬弓蛔虫 Ab. IgA	任意浓度	时间点	血清	定量型	酶免疫分析	微生物学
9718-8	犬弓蛔虫 Ab. IgG	任意浓度	时间点	血清	定量型	酶免疫分析	微生物学
9719-6	犬弓蛔虫 Ab. IgM	任意浓度	时间点	血清	定量型	酶免疫分析	微生物学
972-0	D little u Ag	任意浓度	时间点	红细胞	等级型		血库
9720-4	网硬蛋白 Ab. IgA	稀释系数、稀释倍数（滴度）	时间点	血清	定量型		血清学
9721-2	唾液腺 Ab	稀释系数、稀释倍数（滴度）	时间点	血清	定量型		血清学
9722-0	Smith 可提取核 Ab	稀释系数、稀释倍数（滴度）	时间点	血清	定量型		血清学
9723-8	精子 Ab. IgA	任意浓度	时间点	血清	定量型		生育能力
9724-6	精子 Ab. IgG	任意浓度	时间点	血清	定量型		生育能力
9725-3	精子 Ab. IgM	任意浓度	时间点	血清	定量型		生育能力
9726-1	麦司卡林	质量浓度	时间点	尿液	定量型		药物水平/毒理学
9727-9	嗜酸粒细胞/100 白细胞	数量或计数分数	时间点	鼻	定量型	手工计数	血液学/细胞分类计数
9728-7	细胞. CD3-CD16＋CD56＋	数量或计数浓度（计数/容积）	时间点	全血	定量型		细胞标志物
9729-5	金丝雀血清蛋白 Ab. IgE	任意浓度	时间点	血清	定量型		变态反应
9730-3	五羧基卟啉	质量速率	24 小时	尿液	定量型		化学
9731-1	磷酸乙醇胺	质量速率	24 小时	尿液	定量型		化学
9732-9	磷酸丝氨酸	质量速率	24 小时	尿液	定量型		化学
9733-7	卟啉	质量速率	24 小时	大便	定量型		化学
9734-5	α1 球蛋白	质量浓度	时间点	尿液	定量型	电泳	化学
9735-2	尿卟啉/卟啉. 总计	质量分数	24 小时	大便	定量型		化学
9736-0	别嘌醇	质量浓度	时间点	血清/血浆	定量型		药物水平/毒理学
9737-8	右丙氧芬	质量浓度	时间点	胃液	定量型		药物水平/毒理学
973-8	D Ab	任意浓度	时间点	血清/血浆^血液制品单位	等级型		血库

LOINC 代码	名称	属性	时间特征	系统	标尺类型	方法类型	分类
9738-6	加巴喷丁	质量浓度	时间点	血清/血浆	定量型		药物水平/毒理学
9739-4	吗啡	任意浓度	时间点	胃液	等级型		药物水平/毒理学
9740-2	新蝶呤	摩尔浓度	时间点	血清/血浆	定量型		化学
9741-0	鼠弓形体 Ab. IgG	任意浓度	时间点	脑脊液	定量型		微生物学
9742-8	氯化物	摩尔速率	24 小时	大便	定量型		化学
9743-6	异亮氨酸	质量浓度	时间点	脑脊液	定量型		化学
9744-4	β球蛋白	质量浓度	时间点	尿液	定量型	电泳	化学
9745-1	γ球蛋白	质量浓度	时间点	尿液	定量型	电泳	化学
974-6	D Ab	任意浓度	时间点	血清/血浆^供者	等级型		血库
9746-9	硝苯呋海因	质量浓度	时间点	血清/血浆	定量型		药物水平/毒理学
9747-7	氨苯砜	质量浓度	时间点	血清/血浆	定量型		药物水平/毒理学
9748-5	双嘧达莫	质量浓度	时间点	XXX	定量型		药物水平/毒理学
9749-3	血红蛋白 F	任意浓度	时间点	全血	定量型	电泳	血液学/细胞分类计数
9750-1	柯萨奇病毒 A10 Ab	稀释系数、稀释倍数（滴度）	时间点	血清	定量型	补体结合试验	微生物学
9751-9	柯萨奇病毒 A10 Ab	稀释系数、稀释倍数（滴度）	时间点	脑脊液	定量型	补体结合试验	微生物学
9752-7	柯萨奇病毒 A16 Ab	稀释系数、稀释倍数（滴度）	时间点	脑脊液	定量型	补体结合试验	微生物学
975-3	D Ab	任意浓度	时间点	血清/血浆	等级型		血库
9753-5	柯萨奇病毒 A2 Ab	稀释系数、稀释倍数（滴度）	时间点	血清	定量型	补体结合试验	微生物学
9754-3	柯萨奇病毒 A4 Ab	稀释系数、稀释倍数（滴度）	时间点	血清	定量型	补体结合试验	微生物学
9755-0	柯萨奇病毒 A7 Ab	稀释系数、稀释倍数（滴度）	时间点	血清	定量型	补体结合试验	微生物学
9756-8	柯萨奇病毒 A7 Ab	稀释系数、稀释倍数（滴度）	时间点	脑脊液	定量型	补体结合试验	微生物学
9757-6	柯萨奇病毒 A9 Ab	稀释系数、稀释倍数（滴度）	时间点	血清	定量型	补体结合试验	微生物学
9758-4	柯萨奇病毒 A9 Ab	稀释系数、稀释倍数（滴度）	时间点	脑脊液	定量型	补体结合试验	微生物学
9759-2	柯萨奇病毒 B1 Ab	稀释系数、稀释倍数（滴度）	时间点	脑脊液	定量型	补体结合试验	微生物学
97-6	头孢尼西	药物敏感度	时间点	分离物	定量或等级型	琼脂扩散	抗生素敏感性
9760-0	柯萨奇病毒 B2 Ab	稀释系数、稀释倍数（滴度）	时间点	脑脊液	定量型	补体结合试验	微生物学
976-1	D Ag	任意浓度	时间点	红细胞^血液制品单位	等级型		血库
9761-8	柯萨奇病毒 B3 Ab	稀释系数、稀释倍数（滴度）	时间点	脑脊液	定量型	补体结合试验	微生物学
9762-6	柯萨奇病毒 B4 Ab	稀释系数、稀释倍数（滴度）	时间点	脑脊液	定量型	补体结合试验	微生物学

LOINC 代码	名称	属性	时间特征	系统	标尺类型	方法类型	分类
9763-4	柯萨奇病毒 B5 Ab	稀释系数、稀释倍数（滴度）	时间点	脑脊液	定量型	补体结合试验	微生物学
9764-2	柯萨奇病毒 B6 Ab	稀释系数、稀释倍数（滴度）	时间点	脑脊液	定量型	补体结合试验	微生物学
9765-9	淋巴细胞性脉络丛脑膜炎病毒 Ab. IgG	稀释系数、稀释倍数（滴度）	时间点	血清	定量型	免疫荧光	微生物学
9766-7	淋巴细胞性脉络丛脑膜炎病毒 Ab. IgG	稀释系数、稀释倍数（滴度）	时间点	脑脊液	定量型	免疫荧光	微生物学
9767-5	淋巴细胞性脉络丛脑膜炎病毒 Ab. IgM	稀释系数、稀释倍数（滴度）	时间点	血清	定量型	免疫荧光	微生物学
9768-3	淋巴细胞性脉络丛脑膜炎病毒 Ab. IgM	稀释系数、稀释倍数（滴度）	时间点	脑脊液	定量型	免疫荧光	微生物学
9769-1	纯白嗜热放线菌 Ab	任意浓度	时间点	血清	定量或等级型		微生物学
9770-9	萨哈尔（氏）热放线菌 Ab	任意浓度	时间点	血清	定量或等级型		微生物学
9771-7	细胞. CD5＋CD20＋	数量或计数浓度（计数/容积）	时间点	白细胞	定量型		细胞标志物
9772-5	木糖^口服 25 g 木糖后 1 小时	质量浓度	时间点	全血	定量型		刺激耐受试验
9773-3	麦角胺	质量浓度	时间点	血清/血浆	定量型		药物水平/毒理学
9774-1	灭吐灵	质量浓度	时间点	血清/血浆	定量型		药物水平/毒理学
9775-8	莫雷西嗪	质量浓度	时间点	血清/血浆	定量型		药物水平/毒理学
9776-6	去甲甲氨二氮䓬	质量浓度	时间点	血清/血浆	定量型		药物水平/毒理学
9777-4	纳布啡	质量浓度	时间点	XXX	定量型		药物水平/毒理学
9778-2	苯乙肼	质量浓度	时间点	血清/血浆	定量型		药物水平/毒理学
977-9	D Ag	任意浓度	时间点	红细胞^供者	等级型		血库
9779-0	奎尼丁. 游离型	质量浓度	时间点	血清/血浆	定量型		药物水平/毒理学
9780-8	精子	数量或计数浓度（计数/容积）	时间点	精液	定量型		生育能力
9781-6	棘阿米巴 已鉴定的	存在与否或身份标识	时间点	XXX	名义型	微生物特异性培养	微生物学
9782-4	腺病毒 已鉴定的	存在与否或身份标识	时间点	XXX	名义型	微生物特异性培养	微生物学
9783-2	查菲埃立克体 Ab. IgG	稀释系数、稀释倍数（滴度）	时间点	血清	定量型		微生物学
9784-0	查菲埃立克体 Ab. IgM	稀释系数、稀释倍数（滴度）	时间点	血清	定量型		微生物学
9785-7	显微镜观察	存在与否或身份标识	时间点	大便	名义型	虫卵与寄生虫标本制备	微生物学
9786-5	显微镜观察	存在与否或身份标识	时间点	全血/骨髓	名义型	高碘酸-Schiff 染色	微生物学
978-7	D Ag	任意浓度	时间点	红细胞	等级型		血库
9787-3	疥螨，已鉴定的	存在与否或身份标识	时间点	皮肤	名义型	光学显微镜检查	微生物学
9788-1	链球菌溶血素 O Ab	任意浓度	时间点	血清	等级型		微生物学

LOINC 代码	名称	属性	时间特征	系统	标尺类型	方法类型	分类
9789-9	氨基甲酸酯类杀虫剂	类型	时间点	血清/血浆	名义型		药物水平/毒理学
9790-7	甲基溴	质量浓度	时间点	血清/血浆	定量型		药物水平/毒理学
9791-5	有机氯杀虫剂	类型	时间点	血清/血浆	名义型		药物水平/毒理学
9792-3	有机磷酸酯杀虫剂	存在与否或身份标识	时间点	全血	名义型		药物水平/毒理学
9793-1	三氯乙烯	质量浓度	时间点	尿液	定量型		药物水平/毒理学
9794-9	组织蛋白酶 D	摩尔含量	时间点	组织	定量型		化学
979-5	D little i super little a Ab	任意浓度	时间点	血清/血浆^血液制品单位	等级型		血库
9795-6	组成	类型	时间点	结石	名义型		病理学
9796-4	颜色	类型	时间点	结石	名义型		标本特性
9797-2	稠度	类型	时间点	结石	名义型		标本特性
9798-0	深度	长度	时间点	结石	定量型		病理学
9799-8	长度	长度	时间点	结石	定量型		病理学
9800-4	数量	数量或计数（正整数）	时间点	结石	定量型		病理学
9801-2	形状	类型	时间点	结石	名义型		病理学
9802-0	大小	实体容积	时间点	结石	定量型		病理学
980-3	D little i super little a Ab	任意浓度	时间点	血清/血浆^供者	等级型		血库
9803-8	纹理	类型	时间点	结石	名义型		病理学
9804-6	重量	实体质量	时间点	结石	定量型		病理学
9805-3	宽度	长度	时间点	结石	定量型		病理学
9806-1	2，4-二氯苯氧乙酸	质量浓度	时间点	尿液	定量型		药物水平/毒理学
9807-9	氯丹	质量浓度	时间点	血清/血浆	定量型		药物水平/毒理学
9808-7	吩噻嗪	任意浓度	时间点	胃液	等级型		药物水平/毒理学
9809-5	右丙氧芬	任意浓度	时间点	胃液	等级型		药物水平/毒理学
9810-3	奎宁	任意浓度	时间点	胃液	等级型		药物水平/毒理学
981-1	D little i super little a Ab	任意浓度	时间点	血清/血浆	等级型		血库
9811-1	嗜铬粒蛋白 A	质量浓度	时间点	血清/血浆	定量型		化学
9812-9	皮质醇^晚间	质量浓度	时间点	血清/血浆	定量型		化学
9813-7	皮质醇^上午	质量浓度	时间点	血清/血浆	定量型		化学
9814-5	右旋苯丙胺	质量浓度	时间点	血清/血浆	定量型		药物水平/毒理学
9815-2	锂	质量浓度	时间点	红细胞	定量型		药物水平/毒理学
9816-0	放线菌 已鉴定的	存在与否或身份标识	时间点	XXX	名义型	微生物特异性培养	微生物学
9817-8	隐球菌 Ag	稀释系数、稀释倍数（滴度）	时间点	脑脊液	定量型	酶免疫分析	微生物学
9818-6	隐球菌 Ag	稀释系数、稀释倍数（滴度）	时间点	血清	定量型	酶免疫分析	微生物学

LOINC 代码	名称	属性	时间特征	系统	标尺类型	方法类型	分类
9819-4	隐球菌 Ag	稀释系数、稀释倍数（滴度）	时间点	脑脊液	定量型	胶乳凝集试验	微生物学
9820-2	隐球菌 Ag	稀释系数、稀释倍数（滴度）	时间点	血清	定量型	胶乳凝集试验	微生物学
9821-0	艾滋病毒 1 p24 Ag	任意浓度	时间点	血清	等级型		微生物学
9822-8	细菌 已鉴定的	存在与否或身份标识	时间点	透析液	名义型	培养	微生物学
9823-6	分枝杆菌 sp，已鉴定的	存在与否或身份标识	时间点	支气管	名义型	微生物特异性培养	微生物学
9824-4	分枝杆菌 sp，已鉴定的	存在与否或身份标识	时间点	胃液	名义型	微生物特异性培养	微生物学
9825-1	分枝杆菌 sp，已鉴定的	存在与否或身份标识	时间点	分离物	名义型		微生物学
9826-9	苍白密螺旋体 Ab	任意浓度	时间点	脑脊液	等级型	免疫荧光	微生物学
9827-7	百草枯	质量浓度	时间点	尿液	定量型		药物水平/毒理学
9828-5	室尘 Greer Ab. IgE	任意浓度	时间点	血清	定量型		变态反应
982-9	D little i super little a Ag	任意浓度	时间点	红细胞^血液制品单位	等级型		血库
9829-3	β 球蛋白	质量速率	24 小时	尿液	定量型		化学
9830-1	总胆固醇/高密度脂蛋白胆固醇	质量浓度比率	时间点	血清/血浆	定量型		化学
9831-9	γ 球蛋白	质量速率	24 小时	尿液	定量型		化学
9832-7	高密度脂蛋白 2 的胆固醇	质量浓度	时间点	血清/血浆	定量型		化学
9833-5	高密度脂蛋白 3 的胆固醇	质量浓度	时间点	血清/血浆	定量型		化学
9834-3	氢吗啡酮	任意浓度	时间点	尿液	等级型		药物水平/毒理学
9835-0	氢吗啡酮	质量浓度	时间点	尿液	定量型		药物水平/毒理学
9836-8	艾滋病病毒 DNA	任意浓度	时间点	全血	等级型	探针. 扩增	微生物学
983-7	D little i super little a Ag	任意浓度	时间点	红细胞^供者	等级型		血库
9837-6	艾滋病病毒 1 DNA	任意浓度	时间点	全血	等级型	探针. 扩增	微生物学
9838-4	肝肾微粒体 Ab	稀释系数、稀释倍数（滴度）	时间点	血清	定量型	免疫荧光	血清学
9839-2	类风湿关节炎细胞核 Ab	任意浓度	时间点	血清	等级型	免疫扩散	血清学
98-4	头孢尼西	药物敏感度	时间点	分离物＋血清	等级型	测序分型	抗生素敏感性
9840-0	细胞. CD11＋CD20＋	数量或计数浓度（计数/容积）	时间点	白细胞	定量型		细胞标志物
9841-8	管型	单位面积数量或计数	时间点	尿沉渣	定量型	光学显微镜检查. 高倍视野	尿液分析
9842-6	管型	单位面积数量或计数	时间点	尿沉渣	定量型	光学显微镜检查. 低倍视野	尿液分析
9843-4	周长. 枕骨－正面	长度	时间点	头部	定量型		身体周长. 分子型
9844-2	周长	长度	时间点	XXX	定量型		身体周长. 原子型
984-5	D little i super little a Ag	任意浓度	时间点	红细胞	等级型		血库
9845-9	周长	百分点、百分位数	时间点	XXX	定量型		身体周长. 原子型
9846-7	周长测量方法	类型	时间点	XXX	名义型	*	身体周长. 原子型

LOINC 代码	名称	属性	时间特征	系统	标尺类型	方法类型	分类
9847-5	周长测量部位	解剖学	时间点	*	名义型		身体周长. 原子型
9848-3	特殊情况体温^*	类型	时间点	病人	名义型		体温. 原子型
9849-1	机构清单号	标识符	时间点	体温测量装置	名义型		医疗设备
9850-9	厂商型号	存在与否或身份标识	时间点	体温测量装置	名义型		医疗设备
9851-7	厂商序列号	标识符	时间点	体温测量装置	名义型		医疗设备
985-2	D little i super little b Ab	任意浓度	时间点	血清/血浆^血液制品单位	等级型		血库
9852-5	机构清单号	标识符	时间点	衡器	名义型		医疗设备
9853-3	厂商型号	存在与否或身份标识	时间点	衡器	名义型		医疗设备
9854-1	厂商序列号	标识符	时间点	衡器	名义型		医疗设备
9855-8	特殊情况血压^*	类型	时间点	病人	名义型		血压. 原子型
9856-6	机构清单号	标识符	时间点	血压测量装置	名义型		医疗设备
9857-4	厂商型号	存在与否或身份标识	时间点	血压测量装置	名义型		医疗设备
9858-2	厂商序列号	标识符	时间点	血压测量装置	名义型		医疗设备
9859-0	类别	类型	时间点	心脏起搏器修复术导联	名义型	心电图	心电图. 原子型
986-0	D little i super little b Ab	任意浓度	时间点	血清/血浆^供者	等级型		血库
9860-8	机构清单号	标识符	时间点	心电图装置	名义型		医疗设备
9861-6	类型	类型	时间点	心脏起搏器修复术导联	名义型	心电图	心电图. 原子型
9862-4	厂商型号	存在与否或身份标识	时间点	心脏起搏器修复术导联	名义型	心电图	医疗设备
9863-2	厂商型号	存在与否或身份标识	时间点	心电图装置	名义型		医疗设备
9864-0	厂商序列号	标识符	时间点	心脏起搏器修复术导联	名义型	心电图	医疗设备
9865-7	厂商序列号	标识符	时间点	心电图装置	名义型		医疗设备
9866-5	轴	印象/检查结果的解释	时间点	心脏	叙述型	心电图	心电图. 印象
9867-3	人工心脏起搏器	印象/检查结果的解释	时间点	心脏	叙述型	心电图	心电图. 印象
9868-1	传导	印象/检查结果的解释	时间点	心脏	叙述型	心电图	心电图. 印象
9869-9	肥大	印象/检查结果的解释	时间点	心脏	叙述型	心电图	心电图. 印象
9870-7	心室内传导	印象/检查结果的解释	时间点	心脏	叙述型	心电图	心电图. 印象
9871-5	心室内传导	印象/检查结果的解释	时间点	心脏	名义型	心电图	心电图. 印象
9872-3	心肌缺血	印象/检查结果的解释	时间点	心脏	叙述型	心电图	心电图. 印象
9873-1	QRS 复合段	印象/检查结果的解释	时间点	心脏	叙述型	心电图	心电图. 印象
9874-9	节律段	印象/检查结果的解释	时间点	心脏	叙述型	心电图	心电图. 印象
9875-6	ST-T 段	印象/检查结果的解释	时间点	心脏	叙述型	心电图	心电图. 印象
9876-4	心室形态学	印象/检查结果的解释	时间点		叙述型	心电图	心电图. 印象
9877-2	J 点降低. aVF 导联	电势、电位（电压、伏特数）	时间点	心脏	定量型	心电图	心电图. 指标
987-8	D little i super little b Ab	任意浓度	时间点	血清/血浆	等级型		血库
9878-0	J 点降低. aVL 导联	电势、电位（电压、伏特数）	时间点	心脏	定量型	心电图	心电图. 指标
9879-8	J 点降低. aVR 导联	电势、电位（电压、伏特数）	时间点	心脏	定量型	心电图	心电图. 指标

LOINC 代码	名称	属性	时间特征	系统	标尺类型	方法类型	分类
9880-6	J 点降低. Ⅰ导联	电势、电位（电压、伏特数）	时间点	心脏	定量型	心电图	心电图. 指标
9881-4	J 点降低. Ⅱ导联	电势、电位（电压、伏特数）	时间点	心脏	定量型	心电图	心电图. 指标
9882-2	J 点降低. Ⅲ导联	电势、电位（电压、伏特数）	时间点	心脏	定量型	心电图	心电图. 指标
9883-0	J 点降低. V_1 导联	电势、电位（电压、伏特数）	时间点	心脏	定量型	心电图	心电图. 指标
9884-8	J 点降低. V_2 导联	电势、电位（电压、伏特数）	时间点	心脏	定量型	心电图	心电图. 指标
9885-5	J 点降低. V_3 导联	电势、电位（电压、伏特数）	时间点	心脏	定量型	心电图	心电图. 指标
988-6	D little i super little b Ag	任意浓度	时间点	红细胞^血液制品单位	等级型		血库
9886-3	J 点降低. V_4 导联	电势、电位（电压、伏特数）	时间点	心脏	定量型	心电图	心电图. 指标
9887-1	J 点降低. V_5 导联	电势、电位（电压、伏特数）	时间点	心脏	定量型	心电图	心电图. 指标
9888-9	J 点降低. V_6 导联	电势、电位（电压、伏特数）	时间点	心脏	定量型	心电图	心电图. 指标
9889-7	P 波幅. aVF 导联	电势、电位（电压、伏特数）	时间点	心脏	定量型	心电图	心电图. 指标
9890-5	P 波幅. aVL 导联	电势、电位（电压、伏特数）	时间点	心脏	定量型	心电图	心电图. 指标
9891-3	P 波幅. aVR 导联	电势、电位（电压、伏特数）	时间点	心脏	定量型	心电图	心电图. 指标
9892-1	P 波幅. Ⅰ导联	电势、电位（电压、伏特数）	时间点	心脏	定量型	心电图	心电图. 指标
9893-9	P 波幅. Ⅱ导联	电势、电位（电压、伏特数）	时间点	心脏	定量型	心电图	心电图. 指标
989-4	D little i super little b Ag	任意浓度	时间点	红细胞^供者	等级型		血库
9894-7	P 波幅. Ⅲ导联	电势、电位（电压、伏特数）	时间点	心脏	定量型	心电图	心电图. 指标
9895-4	P 波幅. V_1 导联	电势、电位（电压、伏特数）	时间点	心脏	定量型	心电图	心电图. 指标
9896-2	P 波幅. V_2 导联	电势、电位（电压、伏特数）	时间点	心脏	定量型	心电图	心电图. 指标
9897-0	P 波幅. V_3 导联	电势、电位（电压、伏特数）	时间点	心脏	定量型	心电图	心电图. 指标
9898-8	P 波幅. V_4 导联	电势、电位（电压、伏特数）	时间点	心脏	定量型	心电图	心电图. 指标
9899-6	P 波幅. V_5 导联	电势、电位（电压、伏特数）	时间点	心脏	定量型	心电图	心电图. 指标
9900-2	P 波幅. V_6 导联	电势、电位（电压、伏特数）	时间点	心脏	定量型	心电图	心电图. 指标
9901-0	P 波间期. aVF 导联	时间（如秒数）	时间点	心脏	定量型	心电图	心电图. 指标
990-2	D little i super little b Ag	任意浓度	时间点	红细胞	等级型		血库
9902-8	P 波间期. aVL 导联	时间（如秒数）	时间点	心脏	定量型	心电图	心电图. 指标
9903-6	P 波间期. aVR 导联	时间（如秒数）	时间点	心脏	定量型	心电图	心电图. 指标
9904-4	P 波间期. Ⅰ导联	时间（如秒数）	时间点	心脏	定量型	心电图	心电图. 指标
9905-1	P 波间期. Ⅱ导联	时间（如秒数）	时间点	心脏	定量型	心电图	心电图. 指标
9906-9	P 波间期. Ⅲ导联	时间（如秒数）	时间点	心脏	定量型	心电图	心电图. 指标
9907-7	P 波间期. V_1 导联	时间（如秒数）	时间点	心脏	定量型	心电图	心电图. 指标
9908-5	P 波间期. V_2 导联	时间（如秒数）	时间点	心脏	定量型	心电图	心电图. 指标
9909-3	P 波间期. V_3 导联	时间（如秒数）	时间点	心脏	定量型	心电图	心电图. 指标
991-0	D little o super little a Ab	任意浓度	时间点	血清/血浆^血液制品单位	等级型		血库
9910-1	P 波间期. V_4 导联	时间（如秒数）	时间点	心脏	定量型	心电图	心电图. 指标
9911-9	P 波间期. V_5 导联	时间（如秒数）	时间点	心脏	定量型	心电图	心电图. 指标
9912-7	P 波间期. V_6 导联	时间（如秒数）	时间点	心脏	定量型	心电图	心电图. 指标
9913-5	P'波幅. aVF 导联	电势、电位（电压、伏特数）	时间点	心脏	定量型	心电图	心电图. 指标
9914-3	P'波幅. aVL 导联	电势、电位（电压、伏特数）	时间点	心脏	定量型	心电图	心电图. 指标
9915-0	P'波幅. aVR 导联	电势、电位（电压、伏特数）	时间点	心脏	定量型	心电图	心电图. 指标
9916-8	P'波幅. Ⅰ导联	电势、电位（电压、伏特数）	时间点	心脏	定量型	心电图	心电图. 指标
9917-6	P'波幅. Ⅱ导联	电势、电位（电压、伏特数）	时间点	心脏	定量型	心电图	心电图. 指标
9918-4	P'波幅. Ⅲ导联	电势、电位（电压、伏特数）	时间点	心脏	定量型	心电图	心电图. 指标
9919-2	P'波幅. V_1 导联	电势、电位（电压、伏特数）	时间点	心脏	定量型	心电图	心电图. 指标
99-2	头孢哌酮	药物敏感度	时间点	分离物	定量型	最小致死浓度	抗生素敏感性

LOINC 代码	名称	属性	时间特征	系统	标尺类型	方法类型	分类
9920-0	P'波幅. V_2 导联	电势、电位（电压、伏特数）	时间点	心脏	定量型	心电图	心电图. 指标
9921-8	P'波幅. V_3 导联	电势、电位（电压、伏特数）	时间点	心脏	定量型	心电图	心电图. 指标
9922-6	P'波幅. V_4 导联	电势、电位（电压、伏特数）	时间点	心脏	定量型	心电图	心电图. 指标
9923-4	P'波幅. V_5 导联	电势、电位（电压、伏特数）	时间点	心脏	定量型	心电图	心电图. 指标
9924-2	P'波幅. V_6 导联	电势、电位（电压、伏特数）	时间点	心脏	定量型	心电图	心电图. 指标
9925-9	Q 波深度. aVF 导联	电势、电位（电压、伏特数）	时间点	心脏	定量型	心电图	心电图. 指标
9926-7	Q 波深度. aVL 导联	电势、电位（电压、伏特数）	时间点	心脏	定量型	心电图	心电图. 指标
9927-5	Q 波深度. aVR 导联	电势、电位（电压、伏特数）	时间点	心脏	定量型	心电图	心电图. 指标
992-8	D little o super little a Ab	任意浓度	时间点	血清/血浆^供者	等级型		血库
9928-3	Q 波深度. Ⅰ导联	电势、电位（电压、伏特数）	时间点	心脏	定量型	心电图	心电图. 指标
9929-1	Q 波深度. Ⅱ导联	电势、电位（电压、伏特数）	时间点	心脏	定量型	心电图	心电图. 指标
9930-9	Q 波深度. Ⅲ导联	电势、电位（电压、伏特数）	时间点	心脏	定量型	心电图	心电图. 指标
9931-7	Q 波深度. V_1 导联	电势、电位（电压、伏特数）	时间点	心脏	定量型	心电图	心电图. 指标
9932-5	Q 波深度. V_2 导联	电势、电位（电压、伏特数）	时间点	心脏	定量型	心电图	心电图. 指标
9933-3	Q 波深度. V_3 导联	电势、电位（电压、伏特数）	时间点	心脏	定量型	心电图	心电图. 指标
9934-1	Q 波深度. V_4 导联	电势、电位（电压、伏特数）	时间点	心脏	定量型	心电图	心电图. 指标
9935-8	Q 波深度. V_5 导联	电势、电位（电压、伏特数）	时间点	心脏	定量型	心电图	心电图. 指标
993-6	D little o super little a Ab	任意浓度	时间点	血清/血浆	等级型		血库
9936-6	Q 波深度. V_6 导联	电势、电位（电压、伏特数）	时间点	心脏	定量型	心电图	心电图. 指标
9937-4	Q 波间期. aVF 导联	时间（如秒数）	时间点	心脏	定量型	心电图	心电图. 指标
9938-2	Q 波间期. aVL 导联	时间（如秒数）	时间点	心脏	定量型	心电图	心电图. 指标
9939-0	Q 波间期. aVR 导联	时间（如秒数）	时间点	心脏	定量型	心电图	心电图. 指标
9940-8	Q 波间期. Ⅰ导联	时间（如秒数）	时间点	心脏	定量型	心电图	心电图. 指标
9941-6	Q 波间期. Ⅱ导联	时间（如秒数）	时间点	心脏	定量型	心电图	心电图. 指标
9942-4	Q 波间期. Ⅲ导联	时间（如秒数）	时间点	心脏	定量型	心电图	心电图. 指标
9943-2	Q 波间期. V_1 导联	时间（如秒数）	时间点	心脏	定量型	心电图	心电图. 指标
994-4	D little o super little a Ag	任意浓度	时间点	红细胞^血液制品单位	等级型		血库
9944-0	Q 波间期. V_2 导联	时间（如秒数）	时间点	心脏	定量型	心电图	心电图. 指标
9945-7	Q 波间期. V_3 导联	时间（如秒数）	时间点	心脏	定量型	心电图	心电图. 指标
9946-5	Q 波间期. V_4 导联	时间（如秒数）	时间点	心脏	定量型	心电图	心电图. 指标
9947-3	Q 波间期. V_5 导联	时间（如秒数）	时间点	心脏	定量型	心电图	心电图. 指标
9948-1	Q 波间期. V_6 导联	时间（如秒数）	时间点	心脏	定量型	心电图	心电图. 指标
9949-9	QRS 持续时间. aVF 导联	时间（如秒数）	时间点	心脏	定量型	心电图	心电图. 指标
9950-7	QRS 持续时间. aVL 导联	时间（如秒数）	时间点	心脏	定量型	心电图	心电图. 指标
995-1	D little o super little a Ag	任意浓度	时间点	红细胞^供者	等级型		血库
9951-5	QRS 持续时间. aVR 导联	时间（如秒数）	时间点	心脏	定量型	心电图	心电图. 指标
9952-3	QRS 持续时间. Ⅰ导联	时间（如秒数）	时间点	心脏	定量型	心电图	心电图. 指标
9953-1	QRS 持续时间. Ⅱ导联	时间（如秒数）	时间点	心脏	定量型	心电图	心电图. 指标
9954-9	QRS 持续时间. Ⅲ导联	时间（如秒数）	时间点	心脏	定量型	心电图	心电图. 指标
9955-6	QRS 持续时间. V_1 导联	时间（如秒数）	时间点	心脏	定量型	心电图	心电图. 指标
9956-4	QRS 持续时间. V_2 导联	时间（如秒数）	时间点	心脏	定量型	心电图	心电图. 指标
9957-2	QRS 持续时间. V_3 导联	时间（如秒数）	时间点	心脏	定量型	心电图	心电图. 指标
9958-0	QRS 持续时间. V_4 导联	时间（如秒数）	时间点	心脏	定量型	心电图	心电图. 指标
9959-8	QRS 持续时间. V_5 导联	时间（如秒数）	时间点	心脏	定量型	心电图	心电图. 指标
9960-6	QRS 持续时间. V_6 导联	时间（如秒数）	时间点	心脏	定量型	心电图	心电图. 指标
9961-4	QRS 初振幅. aVF 导联	电势、电位（电压、伏特数）	时间点	心脏	定量型	心电图	心电图. 指标
9962-2	QRS 初振幅. aVL 导联	电势、电位（电压、伏特数）	时间点	心脏	定量型	心电图	心电图. 指标

LOINC 代码	名称	属性	时间特征	系统	标尺类型	方法类型	分类
9963-0	QRS 初振幅. aVR 导联	电势、电位（电压、伏特数）	时间点	心脏	定量型	心电图	心电图. 指标
9964-8	QRS 初振幅. Ⅰ导联	电势、电位（电压、伏特数）	时间点	心脏	定量型	心电图	心电图. 指标
9965-5	QRS 初振幅. Ⅱ导联	电势、电位（电压、伏特数）	时间点	心脏	定量型	心电图	心电图. 指标
9966-3	QRS 初振幅. Ⅲ导联	电势、电位（电压、伏特数）	时间点	心脏	定量型	心电图	心电图. 指标
9967-1	QRS 初振幅. V_1 导联	电势、电位（电压、伏特数）	时间点	心脏	定量型	心电图	心电图. 指标
9968-9	QRS 初振幅. V_2 导联	电势、电位（电压、伏特数）	时间点	心脏	定量型	心电图	心电图. 指标
996-9	D little o super little a Ag	任意浓度	时间点	红细胞	等级型		血库
9969-7	QRS 初振幅. V_3 导联	电势、电位（电压、伏特数）	时间点	心脏	定量型	心电图	心电图. 指标
9970-5	QRS 初振幅. V_4 导联	电势、电位（电压、伏特数）	时间点	心脏	定量型	心电图	心电图. 指标
9971-3	QRS 初振幅. V_5 导联	电势、电位（电压、伏特数）	时间点	心脏	定量型	心电图	心电图. 指标
9972-1	QRS 初振幅. V_6 导联	电势、电位（电压、伏特数）	时间点	心脏	定量型	心电图	心电图. 指标
9973-9	QRS 末振幅. aVF 导联	电势、电位（电压、伏特数）	时间点	心脏	定量型	心电图	心电图. 指标
9974-7	QRS 末振幅. aVL 导联	电势、电位（电压、伏特数）	时间点	心脏	定量型	心电图	心电图. 指标
9975-4	QRS 末振幅. aVR 导联	电势、电位（电压、伏特数）	时间点	心脏	定量型	心电图	心电图. 指标
9976-2	QRS 末振幅. Ⅰ导联	电势、电位（电压、伏特数）	时间点	心脏	定量型	心电图	心电图. 指标
997-7	DBG Ag	任意浓度	时间点	红细胞^血液制品单位	等级型		血库
9977-0	QRS 末振幅. Ⅱ导联	电势、电位（电压、伏特数）	时间点	心脏	定量型	心电图	心电图. 指标
9978-8	QRS 末振幅. Ⅲ导联	电势、电位（电压、伏特数）	时间点	心脏	定量型	心电图	心电图. 指标
9979-6	QRS 末振幅. V_1 导联	电势、电位（电压、伏特数）	时间点	心脏	定量型	心电图	心电图. 指标
9980-4	QRS 末振幅. V_2 导联	电势、电位（电压、伏特数）	时间点	心脏	定量型	心电图	心电图. 指标
9981-2	QRS 末振幅. V_3 导联	电势、电位（电压、伏特数）	时间点	心脏	定量型	心电图	心电图. 指标
9982-0	QRS 末振幅. V_4 导联	电势、电位（电压、伏特数）	时间点	心脏	定量型	心电图	心电图. 指标
9983-8	QRS 末振幅. V_5 导联	电势、电位（电压、伏特数）	时间点	心脏	定量型	心电图	心电图. 指标
9984-6	QRS 末振幅. V_6 导联	电势、电位（电压、伏特数）	时间点	心脏	定量型	心电图	心电图. 指标
998-5	DBG Ag	任意浓度	时间点	红细胞^供者	等级型		血库
9985-3	R 波幅. aVF 导联	电势、电位（电压、伏特数）	时间点	心脏	定量型	心电图	心电图. 指标
9986-1	R 波幅. aVL 导联	电势、电位（电压、伏特数）	时间点	心脏	定量型	心电图	心电图. 指标
9987-9	R 波幅. aVR 导联	电势、电位（电压、伏特数）	时间点	心脏	定量型	心电图	心电图. 指标
9988-7	R 波幅. Ⅰ导联	电势、电位（电压、伏特数）	时间点	心脏	定量型	心电图	心电图. 指标
9989-5	R 波幅. Ⅱ导联	电势、电位（电压、伏特数）	时间点	心脏	定量型	心电图	心电图. 指标
9990-3	R 波幅. Ⅲ导联	电势、电位（电压、伏特数）	时间点	心脏	定量型	心电图	心电图. 指标
9991-1	R 波幅. V_1 导联	电势、电位（电压、伏特数）	时间点	心脏	定量型	心电图	心电图. 指标
9992-9	R 波幅. V_2 导联	电势、电位（电压、伏特数）	时间点	心脏	定量型	心电图	心电图. 指标
999-3	DBG Ag	任意浓度	时间点	红细胞	等级型		血库
9993-7	R 波幅. V_3 导联	电势、电位（电压、伏特数）	时间点	心脏	定量型	心电图	心电图. 指标
9994-5	R 波幅. V_4 导联	电势、电位（电压、伏特数）	时间点	心脏	定量型	心电图	心电图. 指标
9995-2	R 波幅. V_5 导联	电势、电位（电压、伏特数）	时间点	心脏	定量型	心电图	心电图. 指标
9996-0	R 波幅. V_6 导联	电势、电位（电压、伏特数）	时间点	心脏	定量型	心电图	心电图. 指标
9997-8	R 波轴	角度	时间点	心脏	定量型	心电图	心电图. 指标
9998-6	R 波间期. aVF 导联	时间（如秒数）	时间点	心脏	定量型	心电图	心电图. 指标
9999-4	R 波间期. aVL 导联	时间（如秒数）	时间点	心脏	定量型	心电图	心电图. 指标

附录　核心词典

A

abbreviated names	缩略名称
abdomen	腹部
abdomen wall	腹壁
acetabulum	髋臼
acetoacetate	乙酰乙酸
acetylcholine	乙酰胆碱
acetylcholinesterase	乙酰胆碱酯酶
acid fast bacteria	抗酸细菌
acid phosphatase	酸性磷酸酶
acid phosphatase stain	酸性磷酸酶染色
acidified buffered plate agglutination	酸化缓冲血小板凝集试验
acridine orange stain	吖啶橙染色
acromioclavicular joint	肩锁关节
actin	肌动蛋白
actinobacillus pleuropneumoniae	胸膜肺炎放线杆菌
acute respiratoy distress(ards)culture	急性呼吸窘迫综合征培养
acylglycines	酰基甘氨酸
additional information	附加信息
adenine	腺嘌呤
adenine phosphoribosyltransferase	腺嘌呤磷酸核糖转移酶
adenosine deaminase	腺苷脱氨酶
adenosine triphosphatase	腺苷三磷酸酶
adenosine triphosphate	三磷酸腺苷
adenovirus	腺病毒
adenylate kinase	腺苷酸激酶
adenylosuccinate lyase	腺苷酸基琥珀酸裂解酶
adjustments/corrections	调整/校正
adnexa	附件
adrenal gland	肾上腺
aerobe culture	需氧培养
aeromonas salmonicida	杀鲑气单胞菌
afipia felis	猫阿菲波菌
agglutination	凝集试验
aino virus	艾罗病毒
airway	气道
akabane virus	阿卡班病毒
alanine	丙氨酸
albumin technique	白蛋白技术
alcelaphine herpesvirus 1	狷羚疱疹病毒 1 型

alcian blue stain	阿尔新蓝染色
alcohol dehydrogenase	乙醇脱氢酶
aldolase	醛缩酶
aldosterone	醛固酮
aleutian disease virus	阿留特氏病病毒
alkaline phosphatase	碱性磷酸酶
alloisoleucine	别异亮氨酸
alternaria alternata	链格孢
aminobutyrates	氨基丁酸
ammonium urate	尿酸铵
amniocentesis	羊膜穿刺术
amniotic fluid	羊水
amoeba	阿米巴
amylase	淀粉酶
anaerobe culture	厌氧培养
anal	肛门
analyte	分析物
androstanolone	雄烯醇酮
androstenediol	雄烯二醇
androsterone	雄酮
anesthesia	麻醉
angiostrongylus cantonensis	广州管圆线虫
angiostrongylus costaricensis	脊形管圆线虫
angiotensin converting enzyme	血管紧张素转换酶
animal inoculation	动物接种
ankle	踝骨
anoscopy	肛门镜检查
anserine	鹅肌肽
antibiotic susceptibilities	抗生素敏感性
antibody coated bacteria	抗体包裹细菌
anticoagulation	抗凝作用
antihuman globulin	抗人球蛋白
antimicrobials	抗菌剂
anus	肛门
aortic arch	主动脉弓
apgar	阿普伽新生儿评分
apolipoproteins	载脂蛋白
appendix	阑尾
arabic numerals	阿拉伯数字
arbitrary units	任意单位
arbovirus	虫媒病毒
arenavirus	沙粒病毒
argentaffin stain	嗜银染色
arginine	精氨酸
artery	动脉
arthropod	节肢动物
arthroscopy	关节内镜检查

artificial cardiac pacemaker	人工心脏起搏器
aspartate	天门冬氨酸
aspartate aminotransferase	天门冬氨酸氨基转移酶
aspartylglucosaminidase	天门冬氨酰氨基葡萄糖苷酶
aspergillus amstelodami	阿姆斯特洛达姆曲霉
aspergillus clavatus	棒曲霉
aspergillus flavus	黄曲霉
aspergillus fumigatus	烟曲霉菌
aspergillus glaucus	灰绿曲霉
aspergillus nidulans	构巢曲霉
aspergillus niger	黑曲霉菌
aspergillus terreus	土曲霉
aspergillus versicolor	花斑曲霉
aspirate	抽吸
associated observations	关联观测指标
astrovirus	星形病毒
atmosphere	大气
atomic variables	原子型变量
attributes	属性
auscultation	听诊
auto	自动
automated count	自动计数

B

bacillus anthracis	炭疽杆菌
bacillus cereus	蜡样芽胞杆菌
bacteria subtyping	细菌分型
bacterial culture methods	细菌培养方法
bacterial sialidase	细菌唾液酸酶
bacteroides fragilis	脆弱拟杆菌
bacteroides melaninogenicus	产黑素拟杆菌
bacteroides sp	拟杆菌
balamuthia mandrillaris	曼德利尔阿米巴
banzi virus	斑齐病毒
bartonella elizabethae	伊丽莎白巴尔通体
bartonella henselae	汉氏巴尔通体
bartonella quintana	五日热巴尔通体
base deficit	碱缺失
base excess	碱剩余
baseline measurements	基线指标
baseline term	基线术语
basic fuchsin stain	碱性品红染色
bebaru virus	贝巴鲁病毒
biceps	二头肌
bile fluid	胆汁液
binary panel	二进制结果组
bioassay	生物测定法

biopsy culture	活组织检查培养
bladder	膀胱
bladder irrigation tube	膀胱冲洗管
blastomyces dermatitidis	皮炎芽生菌
bleach stain	漂白法染色
blood	全血
bluetongue virus	蓝舌病毒
body circumference	人体尺度
body fluid	体液
body height(length)	身高
body hood	身体的保温罩
body measurements	人体测量
body region	身体区域
body surface area	体表面积
body temperature	体温
body weight	体重
bolld cord arterial	脐带动脉血
bombesin	蛙皮素
bone	骨
bone marrow	骨髓
border disease virus	羊边界病毒
bordetella avium	禽博德特菌
bordetella bronchiseptica	支气管炎博德特菌
bordetella parapertussis	副百日咳博德特菌
bordetella pertussis	百日咳博德特菌
borrelia burgdorferi	伯氏疏螺旋体
borrelia garinii	莱姆病螺旋体
borrelia hermsii	赫姆斯氏包柔氏螺旋体
bowel	肠
brachial artery	肱动脉
brachioradialis	肱桡肌
brain	大脑
brain. temporal	大脑. 颞叶
breast	乳腺
breath	呼吸
breathing bag	呼吸袋
brilliant cresyl blue	亮甲酚蓝
bronchial	支气管
bronchoscopy	支气管镜检查
brucella abortus	流产胎布鲁氏菌
brucella canis	犬布鲁氏菌
brucella melitensis	马耳他布鲁氏菌
brucella ovis	绵羊布鲁氏菌
brucella reaction wheal	布鲁氏杆菌反应疹块
brucella suis	猪布鲁氏菌
brugia malayi	马来丝虫
buccal smear	口腔粘膜涂片

buffy coat	血沉棕黄色层
burn	烧伤
bursa of fabricius	法氏囊
buttocks	臀部
butyrate esterse stain	丁酸酯酶染色
butyrylglycine	丁酰甘氨酸

C

cache valley virus	卡希谷病毒
calcitonin	降钙素
calf left	左腓肠(小腿肚)
calf right	右腓肠(小腿肚)
calicivirus	杯状病毒
calymmatobacterium granulomatis	肉芽肿荚膜杆菌
campylobacter coli	大肠弯曲杆菌
campylobacter fetus	胎儿弯曲杆菌
campylobacter jejuni	空肠弯曲杆菌
campylobacter lari	红嘴鸥弯曲杆菌
canarypox virus	金丝雀痘病毒
cancer	癌
candida albicans	白色念珠菌
capillary bed	毛细血管床
capripox virus	山羊痘病毒
carbon dioxide	二氧化碳
carbonate	碳酸盐
carboxyhemoglobin	碳氧血红蛋白
card agglutination	卡片凝集试验
cardiac	心脏
cardiac stress study	心脏负荷检查
cardiac ultrasound	心脏超声
cardiology	心脏病学
carnitine	肉碱
carnitine acyltransferase	肉碱脂酰基转移酶
carnitine esters	肉碱酯类
carnosine	肌肽
carotid artery	颈动脉
carpal bones	腕骨
case manager	病例管理者
case specifying conventions	字母大小写规则
catalase	过氧化氢酶
catecholamines	儿茶酚胺
cathepsin d	组织蛋白酶 D
catheter	导管
cause of death	死亡原因
cavity	腔
celiac artery	腹腔动脉
celiac plexus	腹腔神经丛

central	中心
ceramide trihexoside	三己糖酰基鞘氨醇
cerebellum	小脑
cerebrum	大脑
cervical canal	宫颈管
cervix	子宫颈
cervix or vagina	子宫颈或阴道
challenge chemistry tests	化学刺激试验
challenge observations	观测指标
challenge test	刺激试验
character set	字符集
characteristics	特性
charcot-leyden crystals	夏科-莱登晶体
cheese	乳酪
chest	胸部
chicken anemia virus	鸡贫血病毒
chikungunya virus	基孔肯雅病毒
chitotriosidase	壳三糖酶
chlamydia trachomatis	沙眼衣原体
chlamydophila pneumoniae	肺炎衣原体
chloracetate esterase stain	氯乙酸酯酶染色
cholecystokinin	胆囊收缩素
cholesterol	胆固醇
cholinesterase	胆碱酯酶
choriogonadotropin	绒毛膜促性腺激素
choriomammotropin	绒毛膜催乳素
chorionic villus sample	绒毛膜
choroidea	脉络膜
chromatography column	层析柱
chromatography methods	色谱方法
chylomicrons	乳糜微粒
chymopapain	木瓜凝乳蛋白酶
chymotrypsin	糜蛋白酶
ciliary body	睫状体
circulatory system	循环系统
cisterna magna	小脑延髓池
citrate synthase	枸橼酸合成酶
cladosporium cladosporioides	支孢样支孢霉
cladosporium herbarum	草本支孢霉
cladosporium sphaerospermum	球孢枝孢
claims attachments	说明附件
classical swine fever virus	经典猪瘟病毒
clavicle	锁骨
clinical	临床
clinical document codes	临床文档代码
clinical measures	临床指标
clinical notes	临床记录

clinical observations and measures	临床观测指标
clinical reference ranges	临床参考值范围
clinical referral	转诊
coagulation	凝血功能试验
coccidia	球虫
coccyx	尾骨
coliform bacteria	大肠杆菌
colloquial expressions	口语表达形式
colon	结肠
colonoscopy	结肠镜检查
colony count	菌落计数
colorado tick fever virus	科罗拉多蜱热病毒
colostrum	初乳
colposcopy	阴道镜检查
columbid circovirus	鸽圆环病毒
combination specimens	组合标本
common name	普通名称
complement fixation	补体结合
component	成分
concentration	浓聚
confirmation	鉴定
conglutinin assay	共凝集素分析
congo red stain	刚果红染色
conjunctiva	结膜
conjunctival specimen	结膜标本
consulting physician	会诊医师
contact lens	隐形眼镜
controlled vocabulary	约束性术语
conventional name	惯用名称
coproporphyrinogen oxidases	粪卟啉原氧化酶
core	核心
cornea	角膜
coronary arteries	冠状动脉
coronary sinus	冠状窦
coronavirus	冠状病毒
corticosterone	皮质酮
corticotropin	促肾上腺皮质激素
cortisol	皮质醇
cortisone	肾上腺皮质酮
corynebacterium diphtheriae	白喉棒状杆菌
corynebacterium toxin	棒状杆菌毒素
counterimmunoelectrophoresis(cie)	反向免疫电泳
cowdria ruminantium	反刍类考德里体
coxiella burnetii	贝氏柯克斯体
coxsackievirus	柯萨奇病毒
cranium	颅骨
creatine	肌酸

creatine kinase	肌酸激酶
cresyl echt violet stain	甲苯纯紫染色
critical care	重症监护
cryptococcus neoformans	新型隐球菌
cryptosporidium hominis	人隐孢子虫
cryptosporidium parvum	小球隐孢子虫
cryptostroma corticale	皮质隐子座菌
crystal violet stain	结晶紫染色
culture	培养
cutoffs	界值
cyanobacterium	蓝细菌
cystathionine	胱硫醚
cysteate	磺基丙氨酸
cysteine	半胱氨酸
cystine	胱氨酸
cyto stain	细胞学染色
cytogenetics	细胞遗传学
cytology	细胞学
cytomegalovirus	巨细胞病毒
cytosol aminopeptidase	细胞液氨基肽酶
cytotoxin tissue culture assay	细胞毒素组织培养分析方法

D

dairy product	乳制品
dark field examination	暗视野检查
data elements	数据元素
data transmissions	数据传输
dehydroepiandrosterone	脱氢表雄酮
dehydrogenase	脱氢酶
deletions	缺失
dental	牙科
dentin	牙质
dentistry	牙科
dentition	牙列
deoxypyridinoline	脱氧吡啶啉
derived	衍生
dermatology	皮肤病学
dermatophilus congolensis	刚果嗜皮菌
diabetology	糖尿病学
diagnostic imaging	诊断成像
dialysis	透析
dialysisfluid peritoneal	腹膜透析液
diaphragm	隔膜
dictum	规则
diepoxybutane	二氧桥丁烷
dihydrolipoamide dehydrogenase	二氢硫辛酰胺脱氢酶
dihydropteridine reductase	二氢蝶啶还原酶

dihydroxyacetone phosphate acylcoa acyl transferase	二羟基丙酮磷酸酰基转移酶
diluted rbc	红细胞稀释
dilution	稀释
dinoflagelate	腰鞭毛虫
dipalmitoylphosphatidylcholine	二棕榈酰磷脂酰胆碱
diphosphoglycerate mutase	二磷酸甘油酸变位酶
diphtheria	白喉
direct assay	直接分析
dirofilaria immitis	犬恶丝虫
document type codes	文档类型代码
documents	文档
dodecanedioate	十二烷二酸
dolichol	长萜醇
dopamine	多巴胺
doppler	多普勒
dose	剂量
double check	复核
drain	引流
duodenal fluid	十二指肠液
dyshemoglobin	异常血红蛋白

E

ear	耳
eastern equine encephalitis virus	东方马脑炎病毒
echinococcus granulosus	细粒棘球绦虫
echovirus	埃可病毒
egg	蛋
ehrlichia canis	犬埃立克体
ehrlichia chaffeensis	查菲埃立克体
ehrlichia risticii	立氏埃立克体
ehrlichia sp	埃立克体
elastase	弹性蛋白酶
elbow	肘
electric medical record systems	电子病历系统
electrical wave form	电波型
electrocardiogram(ekg)	心电图(EKG)
electroencephalogram(eeg)	脑电图(EEG)
electromyogram(emg)	肌电图(EMG)
electron microscopy	电子显微镜检查
electron microscopy negative stain	电子显微镜负染色
electron microscopy thin sectiion	电子显微镜薄切片
electrophesis acid	酸性电泳
electrophesis agarose gel	琼脂糖凝胶电泳
electrophesis alalkine	碱性电泳
electrophesis citrate agar	枸橼酸盐琼脂电泳
electrophoresis	电泳
electrophysiology	电生理学

elution	洗脱
embryo	胚胎
emergency department(deeds) variables	急诊科指标
emergency medicine	急救医学
ems system	急救医疗服务系统
encephalitozoon cuniculi	家兔脑胞内原虫
encephalitozoon hellem	脑细胞内原虫
encephalitozoon intestinalis	肠道脑胞内原虫
encephalitozoon sp	脑炎微孢子虫
encephalomyocarditis virus	脑心肌炎病毒
end point detection method	终点检测方法
endocrine	内分泌
endocrine system	内分泌系统
endocrinology	内分泌学
endometrium	子宫内膜
endomyocardium	心内膜心肌
endophyte	内生菌
endoscopic retrograde cholangiopancreatography(ercp)	内镜逆行胰胆管造影术(ERCP)
endoscopy	内镜检查
enema device	灌肠设备
enolase	烯醇化酶
enteral tube	肠管
enterocytozoon bieneusi	肠微孢子虫
enteroglucagon	肠高血糖素
enteropeptidase	肠肽酶
enteroscopy	肠镜检查
enterovirus	肠道病毒
entities	实体对象
envir culture	环境培养
environmental specimens	环境标本
enzyme immune assay	酶免疫分析
eperythrozoon sp	附红细胞体
ephemeral fever virus	暂时热病毒
epiandrosterone	表雄酮
epididymis	附睾
epinephrine	肾上腺素
epitestosterone	表睾酮
epizootic hemorrhagic disease virus	兽疫流行性出血病病毒
epstein barr virus	EB 病毒
escherichia coli	大肠埃希菌
escherichia sp	埃希杆菌
escort	护送
esophagial brushing	食管刷检
esophagogastro duodenoscopy(egd)	食管胃十二指肠镜检查
esophagoscopy	食管镜检查
essential element	基本要素
esterase stain	酯酶染色

estradiol 雌二醇
estriol 雌三醇
estriols 雌三醇
estrone 雌酮
ethanolamine 乙醇胺
ethnicity computation 种族性计算
ethylmalonate 乙基丙二酸
etiocholanolone 本胆烷醇酮
european tick borne encephalitis virus 欧洲蜱传脑炎病毒
exercise stress test 运动负荷试验
exhaled gas 呼出气体
extremities 四肢
extremity 肢
exudate 渗出液
eye 眼
eyes 眼

F

face 面部
facial bones 面骨
facility 设施
fallopian tubes 输卵管
family 家族
fasciola hepatica 肝片吸虫
fat 脂肪
fatty acids 脂肪酸
feather 羽毛
feed 饲料
feeding duration 喂养时间
femoral artery 股动脉
ferrochelatase 亚铁螯合酶
fetus 胎儿
fibroblast 成纤维细胞
fibula diaphysis 腓骨干
fields 字段
filaria 丝虫
filovirus 纤丝病毒
finger 手指
fixed tissue 固定组织
flavivirus 黄病毒
flexble sigmoidoscopy 纤维结肠镜
flocculation 絮凝
flotation 浮集法
flow cytometry(fc) 流式细胞术(FC)
fly larvae 幼蝇
follicle 滤泡
follitropin 促卵泡激素

food	食物
foot	足
forearm	前臂
form	表格
formononetin	芒柄花黄素
formula	公式
fourth ventricle	第四脑室
francisella tularensis	土拉热弗朗西斯菌
free text narrative	自由文本性叙述
fructokinase	果糖激酶
fumarase	延胡索酸酶
fungus	真菌
fungus colony count	真菌集落计数

G

gait	步态
galactokinase	半乳糖激酶
gallbladder	胆囊
gardnerella sp	加德纳菌
gardnerella vaginalis	阴道加德纳菌
gas	气体
gas chromatography	气相色谱
gastric artery	胃动脉
gastric fluid	胃液
gastric inhibitory polypeptide	抑胃肽
gastrin	胃泌素
gastrin releasing polypeptid	胃泌素释放多肽
gastroduodenal artery	胃十二指肠动脉
gastroenterology	胃肠病学
gastrointestinal content	胃肠道内容物
gastrointestine	胃肠道
gastrontestinal	胃肠道
gastrostomy tube	胃造口术插管
general cutoff terms	通用界值术语
general medicine	普通内科
general surgery	普通外科
general ultrasound	普通超声
generic name	通用名
genetic translocations	遗传易位
genital	生殖器
genital fluid	生殖器液体标本
genital lochia	恶露
genital mucus	生殖器粘液
genital mycoplasma	阴部支原体
genital vaginal	生殖器阴道
genitalia	外生殖器
genitourinary system	泌尿生殖系统

genitourinary tract	泌尿生殖道
gerontology	老年医学
gestational age estimation formula	胎龄估算公式
gestational sac	妊娠囊
getah virus	格塔病毒
giardia lamblia	蓝氏贾第鞭毛虫
giardia sp	贾第虫
giemsa stain	姬姆萨染色
gingiva	牙龈
glasses prescription	配眼镜
glasses variables	眼镜指标
glucagon	胰高血糖素
glucometer	血糖仪
glucose phosphate isomerase	葡萄糖磷酸异构酶
glutaconate	戊烯二酸
glutamate	谷氨酸
glutamate dehydrogenase	谷氨酸脱氢酶
glutamine	谷氨酰胺
glutanthione s-transferase	谷胱甘肽 S 转移酶
glutarate	戊二酸
glutathione peroxidase	谷胱甘肽过氧化物酶
glutathione reductase	谷胱甘肽还原酶
glutathione synthase	谷胱甘肽合成酶
glyceraldehyde 3 phosphate dehydrogenase	甘油醛 3 磷酸脱氢酶
glycerol free	游离甘油
glycine	甘氨酸
glycogen synthase	糖原合成酶
glycolate	乙醇酸
gnathostoma sp	颚口线虫
gonadal veins left	左性腺静脉
gonadortropin releasing hormone	促性腺激素释放激素
gonadotropin peptide	促性腺激素肽
gradient strip	梯度胶条
gram stain	革兰染色
great toe	拇指
great vessel	大血管
groin	腹股沟
guanidinoacetate	胍基乙酸
guanine deaminase	鸟嘌呤脱氨酶
guanosine monophosphate. cyclic	环鸟苷单磷酸
guthrie test	居特里试验
gynecology	妇科学

H

haemobartonella felis	猫血巴尔通体
haemobartonella sp	血巴尔通体
haemophilus ducreyi	杜克雷嗜血杆菌

haemophilus influenzae	流感嗜血杆菌
haemophilus paragallinarum	副鸡嗜血杆菌
haemophilus somnus	睡眠嗜血杆菌
haemophilus sp	嗜血杆菌
hair	头发
hand	手
hantavirus	汉坦病毒
hantavirus hantaan	沙滩汉坦病毒
hantavirus puumala	普马拉汉坦病毒
hantavirus sin nombre	辛诺伯汉坦病毒
head	头部
head cistern	脑池
head veins	头部静脉
health care claim	医疗保健索赔
healthcare informatics	医疗保健信息学
hear interventricular septum defect	心室中隔缺损
hearing	听力
heart	心脏
heart atrium septum	心房间隔
heart great vessels	心脏大血管
heart rate	心率
heart rate measure	心率测量
heart study	心脏检查
heart valves	心脏瓣膜
heart ventricle left	左心室
heart ventricle septum	室间隔
heart ventricles	心室
heat denaturation	热变性
heat stability	热稳定性
helicobacter pylori	幽门螺杆菌
helminth	蠕虫
hemagglutination	血细胞凝集
hematologic & lymphatic & immunologic system	血液、淋巴和免疫系统
hematologic system	血液系统
hematosylin-eosin-harris regressive stain	苏木精伊红哈里斯递减染色
hematoxylin and eosin stain	苏木精伊红染色
hematoxylin-eosin-mayers progressive stain	苏木精伊红迈尔渐进染色
hemodynamic	血液动力学
hemosiderin stain	含铁血黄素染色
hemostasis methods	止血方法
heparan-n-sulfatase	类肝素-n-硫酸酯酶
hepatic artery	肝动脉
hepatic artery wedge	肝动脉楔
hepatic veins	肝静脉
hepatitis virus	肝炎病毒
heridatary	遗传
herpes simple virus	单纯疱疹病毒

heterometer test	隐斜视检测仪测试
heterophile	异嗜性
heterophoria	隐斜视
hexanoic acids	己酸
hexanoylglycine	己酰甘氨酸
hexokinase	己糖激酶
high pressure liquid chromatography(hplc)	高效液相色谱
high resolution	高分辨率
high sensitivity	高敏感性
highlands j virus	高地 J 病毒
hip	臀部
histidine	组氨酸
histidine ammonia lyase	组氨酸解氨酶
histomorphometry stain	组织形态测定染色
histoplasma capsulatum	荚膜组织胞浆菌
histoplasma capsulatum exoantigen	荚膜组织胞浆菌外抗原
histoplasma capsulatum farciminosum reaction wheal	腊肠荚膜组织胞浆菌反应疹块
histoplasma capsulatum mycelial	荚膜组织胞浆菌菌丝体
histoplasma capsulatum yeast	荚膜组织胞浆菌酵母
histoplasma farciminosum	鼻疽组织胞浆菌
history	既往史
history catagories	病史分类
history taker	既往史收集者
holter monitor	动态心电图监护仪
homocarnosine	同型肌肽
homocitrulline	高瓜氨酸
homogentisate	同型龙胆酸
homovanillate	同型香子兰酸
human coronavirus	人冠状病毒
human metapneumovirus	人偏肺病毒
human papillona virus	人乳头瘤病毒
humerus	肱骨
humidifier	加湿器
hyaluronidase	透明质酸酶
hydrocorticosterone	氢化皮质酮
hydroxybutyrates	羟基丁酸酯
hydroxydecanedioate	羟基癸二酸
hydroxyethyl valine	羟乙基缬氨酸
hydroxylysine	羟基赖氨酸
hydroxymethylglutaryl coa lyase	羟甲基戊二酸单酰 COA 裂解酶
hydroxyproline	羟基脯氨酸
hyperal solution	高渗溶液
hyperlipidemia	高血脂
hypertension	高血压
hypoxanthine phosphoribosyl transferase	次黄嘌呤磷酸核糖基转移酶

I

identify	标识
identity testing	身份测试
imaging studies	成像检查
immediate spin	立即旋转
immersion	浸没
immobilization	固定
immune diffusion	免疫扩散
immune stain	免疫染色
immune system	免疫系统
immunoassay(eia)	酶免疫反应
immunobead	免疫珠
immunoblot	免疫印迹
immunocytochemical assay	免疫细胞化学试验方法
immunoelectrophoresis	免疫电泳
immunofixation	免疫固定
immunofluorescence(if)	免疫荧光
immunohistochemical	免疫组织化学
immunologic	免疫学
immunological methods	免疫学方法
immunoperoxidase stain	免疫过氧化物酶染色
impedance	阻抗
impression	印象
incubation	孵化
incubator	培养箱
indicans	尿蓝母
indolamine	吲哚胺
indole	吲哚
infected sources	感染源
infectious disease	传染病
inferior vena cava	下腔静脉
influenza virus	流感病毒
infrared absorption	红外线吸收
infrared spectroscopy	红外光谱
ingesta	饮食物
inhaled gas	吸入气体
inosine	肌苷
inpatient	住院病人
inspection	目测
institutional inventory number	法定的商品目录编号
insulin	胰岛素
insulin-like growth factor	胰岛素样生长因子
insulin-like growth factor binding protein 3 acid labile	对酸敏感的胰岛素样生长因子结合蛋白 3
intake and output measurements	出入量指标
intake measures	入量指标
integumentary system	皮肤系统

interferom gamma	γ干扰素
internal auditory canal	内耳道
internal quality assurance	内部质量保证
international convention	国际惯例
international standards	国际标准
interventional radiology	介入放射学
intestine	肠
intraoral	口内
intraosseous veins	骨内静脉
intrathecal space	鞘内
investigation	调查
iris	虹膜
iron hematoxylin stain	铁苏木精染色
isobutyrylglycine	异丁酰甘氨酸
isolate	隔离
isoleucine	异亮氨酸
isomaltase	异麦芽糖酶
isopropanol stability	异丙醇试验
isospora belli	贝氏等孢子球虫
isovalerylglycine	异戊酰甘氨酸

J

jamestown canyon virus	詹姆士城峡谷病毒
japanese encephalitis virus	日本脑炎病毒
joint	关节
junin virus	胡宁病毒

K

kennedy classification	肯尼迪分类法
keto acids	酮酸
ketogenic steroids	生酮类固醇
ketones	酮类
kidney	肾脏
kidney arteries	肾脏动脉
kind of property	属性类型
knee	膝

L

la crosse virus	拉克罗斯病毒
laboratory reporting systems	实验室报告系统
lacrimal apparatus	泪器
lactate dehydrogenase	乳酸脱氢酶
lactobacillus acidophilus colony count	嗜酸乳杆菌集落计数
laparoscopy	腹腔镜
large intestine tissue	大肠组织
lassa virus	拉沙病毒
lateral cerebral ventricles	侧脑室

latex agglutination	乳胶凝集反应
l-dopa decarboxylase	L-多巴脱羧酶
lecithin	卵磷脂
lee white clotting time	试管凝血时间
legionella bozemanii	博兹曼军团菌
legionella dumoffii	杜莫夫军团菌
legionella gormanii	约旦军团菌
legionella longbeachae	长滩军团菌
legionella micdadei	克戴德军团菌
legionella non-pneumophila	非嗜肺军团菌
legionella pneumophila	嗜肺军团菌
legionella sp	军团菌属
leishmania brasiliensis	巴西利什曼原虫
leishmania donovani	杜氏利什曼原虫
leishmania mexicana	墨西哥利什曼原虫
leishmania reaction wheal	利什曼原虫反应疹块
leishmania sp	利什曼原虫
leishmania tropica	热带利什曼原虫
leptospira autumnalis	秋季热型钩端螺旋体
leptospira borgpetersenii	牛钩端螺旋体
leptospira interrogans	问号钩端螺旋体
leucine	亮氨酸
leucine-enkephalin	亮氨酸-脑啡肽
leukocyte esterase	白细胞酯酶
leukotriene e4	白细胞三烯 E4
levamisole inhibition	左旋四咪唑抑制
l-iditol dehydrogenase	L-艾杜糖醇脱氢酶
light microscopy	光学显微镜检查
light scattering	光散射
limbs	肢体
limulus amebocyte lysate test	鲎阿米巴样细胞溶解物试验
line specimen	谱系标本
linear relationship	线性关系
lip	唇
lipoprotein associated phospholipase a2	脂蛋白相关性磷脂酶 Λ2
lipoprotein fractions	脂蛋白成分
lipoprotein lipase	脂蛋白脂肪酶
listeria monocytogenes	产单核李斯特菌
lliac artery	骨盆动脉
lon-selective electrode(ise)	离子选择性电极
low ionic strenght saline(liss)	低离子强度盐水
lower extremit vessels	下肢血管
lower extremity	下肢
lower gl tract	下消化道
lower leg	小腿
lower leg vessels	小腿血管
lumbar plexus	腰丛

lumpy skin disease virus	利瑟林病毒
lung	肺
lung tissue	肺组织
lutropin	促黄体激素
lymph node	淋巴结
lymphatics	淋巴系统
lymphocytic choriomeningitis virus	淋巴细胞性脉络丛脑膜炎病毒
lysine	赖氨酸
lysolecithin acyltransferase	溶血卵磷脂酰基转移酶
lysozyme	溶菌酶

M

macro/micro indentification	大体/显微镜鉴定
macroprolactin	巨泌乳素瘤
macula	黄斑
malachite green stain	孔雀绿染色
malaria smear	疟疾涂片
malate dehydrogenase	苹果酸脱氢酶
mammogram	乳房 X 线照片
mandelate	扁桃酸盐
mandible	下颌骨
marburg virus	马尔堡病毒
mareks disease virus	马雷克病病毒
marrow	骨髓
master vocabulary file	主词汇表文件
mastoid	乳突
maxilla	上颌骨
maxillary artery. internal	上颌内动脉
measles virus	麻疹病毒
measurement	测量
meconium	胎粪
mediastinum	纵隔
medical information producers	医疗信息信源
medical student	医学生
melanocyte stimulating hormone	黑素细胞刺激素
mental health	心理健康
mesenteric artery	肠系膜动脉
messaging standards	通讯标准
metabolism measurement device	代谢测量仪
metanephrines	间甲肾上腺素
methemoglobin	高铁血红蛋白
methionine	蛋氨酸
methionine adenosyltransferase	蛋氨酸腺苷转移酶
methionine sulfoxide	蛋氨酸硫氧化物
method type	方法类型
methyl green stain	甲基绿染色
methyl violet stain	甲基紫染色

methylene blue stain	亚甲蓝染色
methylhistidines	甲基组氨酸
methylmalonyl coa mutase	甲基丙二酸单酰 COA 变位酶
methylsuccinate	丁二酸二甲酯
microagglutination	微量凝集反应
microorganism	微生物
microscopy	显微镜检查
microsporidia	微孢子
milk	乳
minimum inhibitory concentration(mic)	最小抑制浓度
minimum lethal concentration(mlc)	最小致死浓度
minus glass	负镜片
miscellaneous	杂项
mite	螨
mitral valve	二尖瓣
mitral valve regurgitant jet	二尖瓣反流
mitral valve annulus	二尖瓣膜环
mitral valve leaflet anterior	前二尖瓣叶
mixed antiglobulin reaction	混合抗球蛋白反应
modified giemsa stain	改良姬姆萨染色
molecular genetics	分子遗传学
molecular pathology tests	分子病理学检测
molecular variables	分子型变量
monoamine oxidase	单胺氧化酶
monophosphoglyceromutase	单磷酸甘油变位酶
monounsaturated fatty acids	单不饱和脂肪酸
mother's milk	母乳
motor function	运动功能
mouse bioassay	小鼠生物检测法
mouth	口
mri. angio	血管核磁共振成像
mucicarmine stain	粘蛋白卡红染色
mucor plumbeus	毛霉
mucor racemosus	波罗毛霉菌
mucous membrane	粘膜
multidisciplinary	多学科
multidisk	多盘
multiple drug resistant organism	多重耐药菌
multiple-choice result	多项选择型结果
mumps reaction wheal	腮腺炎病毒反应疹块
mumps virus	腮腺炎病毒
mumps virus soluble	腮腺炎病毒可溶型
mumps virus viral	腮腺炎病毒病毒型
muscle	肌肉
muscle tone	肌紧张性
musculoskeletal system	肌肉骨骼系统
mushroom	蘑菇

mushroom. toxin	蘑菇毒素
mutations	突变
mycobacterial subtyping	分枝杆菌分型
mycobacterium avium	鸟型分枝杆菌
mycobacterium bovis	牛型分枝杆菌
mycobacterium gordonae	戈氏分枝杆菌
mycobacterium intracellulare	胞内分枝杆菌
mycobacterium kansasii	堪萨斯分枝杆菌
mycobacterium sp	分枝杆菌
mycobacterium tuberculosis	结核分枝杆菌
mycoplasma	支原体
mycoplasma agalactiae	无乳支原体
mycoplasma arginini	精氨酸支原体
mycoplasma bovis	牛支原体
mycoplasma capricolum	山羊支原体
mycoplasma fermentans	发酵支原体
mycoplasma gallisepticum	鸡败血症支原体
mycoplasma hominis	人支原体
mycoplasma hyopneumoniae	猪肺炎支原体
mycoplasma meleagridis	吐绶鸡支原体
mycoplasma mycoides	丝状支原体
mycoplasma pneumoniae	肺炎支原体
mycoplasma putrefaciens	腐败支原体
mycoplasma synoviae	滑膜支原体
mycotoxin	真菌毒素
myelin basic protein	髓磷脂碱性蛋白
myeloperoxidase stain	髓过氧物酶染色
myoglobin	肌红蛋白
myxoma virus	粘液瘤病毒

N

nail	指甲
nail bed	甲床
nairobi sheep disease virus	内罗毕羊病病毒
name and modifier	名称与修饰成分
naming structure	命名结构
narrative	叙述型
nasal bones	鼻骨
nasal septum	鼻中隔
nasogastric tube	鼻饲管
nasopharynx	鼻咽部
neck	颈部
neck veins	颈静脉
neisseria gonorrhoeae	淋病奈瑟菌
neisseria meningitidis	脑膜炎奈瑟菌
neisseria sp	奈瑟菌
neospora caninum	犬新孢子菌

nephlometry	比浊法
nephrology	肾病学
nerve conduction	神经传导
nerve plexuses	神经丛
nerves cranial	颅神经
nervous system	神经系统
neurologic deep tendon reflexes	神经深度腱反射
neurology	神经病学
neurosurgery	神经外科
neurotensin	神经降压素
neutral red stain	中性红染色
neutralization test	中和试验
nipple discharge	乳头溢液
nitrosonaphthol	亚硝基萘酚
n-methyl valine	N-甲基缬氨酸
nocardia sp	诺卡氏菌
n-octanoylglycine	N-辛酰基甘氨酸
nonbiological fluid	非生物源液体
nonspecific code	非特定代码
normal ranges	正常参考范围
norwalk virus	诺沃克病毒
nose	鼻
nostril	鼻孔
nuchal fold	颈褶
nuclear medicine	核医学
number concentration	数量浓度
nurse	护士
nursing	护理
nursing rehabilitation attachments	护理康复信息附件
nystagmogram	眼球震颤电图

O

O_2 analyzer	O_2 分析器
observation identifier	观测指标标识符
observed	观测
obstetrical	产科
occupational health	职业健康
ocular fluid	眼内液
onchocerca sp	盘尾丝虫
oncology	肿瘤学
ophthalmology	眼科学
ophthalmometer	检眼计
optic foramen	视神经孔
optic lens	光学透镜
optometry	验光
oral cavity	口腔
oral tube	口管

orbit	眼眶
orcein stain	地衣红染色
ordinal	序数型
organ transplant	器官移植
orientia tsutsugamushi	恙虫病东方体
ornithine carbamoyltransferase	鸟氨酸氨甲酰转移酶
oromaxillofacial surgery	口腔颌面部手术
oropharynx	口咽
orotate	乳清酸
orotate phosphoribosyltransferase	乳清酸磷酸核糖转移酶
orthopedics	矫形外科学
orthopoxvirus	正痘病毒
otorhinolaryngology	耳鼻喉科学
outpatient	门诊病人
ovarian vessels	卵巢血管
ovary	卵巢
ovine progressive pneumonia virus	绵羊进行性肺炎病毒
ovine pulmonary adenomatosis retrovirus	绵羊肺部腺瘤病逆转录酶病毒
oxacillin resistant staphylococcus sp	耐苯唑西林葡萄球菌
oximetry	血氧定量法
oxygen	氧
oxygen saturation device	血氧饱和度测量仪
oxyhemoglobin	氧合血红蛋白
oxymiser	氧储存器
oxytocin	后叶催产素

P

pain management	疼痛管理
palate	上腭
palmitoyl protein thioesterase	棕榈酰蛋白硫酯酶
palmitoylphosphatidyl choline	棕榈酰磷脂酰胆碱
palpation	触诊
pancreas	胰腺
pancreatic artery	胰腺动脉
pancreatic duct	胰管
pancreatic polypeptide	胰多肽
paracoccidioides brasiliensis	巴西副球孢子菌
paracoccidioides sp	副球孢子菌
parainfluenza virus	副流感病毒
parametrium	子宫旁组织
parasite	寄生虫
parasite sedimentation	寄生虫沉淀法
parathyrin	甲状旁腺素
parathyroid	甲状旁腺
paratuberculosis reaction wheal	副结核反应疹块
paraverteberal muscles	椎旁肌肉
parvovirus	细小病毒

pasteurella sp	巴斯德菌
pasteutella multocida	多杀性巴氏杆菌
patella	髌骨
pathologist comment	病理学家意见
pathology	病理学
patient safety	患者安全
peak flow meter	最大流量计
pedometer device	计步器
pelvis	骨盆
pelvis symphysis pubis	耻骨联合
pelvis veins	盆静脉
pelvis vessels	盆腔血管
penicillium brevicompactum	短密青霉
penicillium frequentans	常现青霉
penicillium notatum	点青霉
penicillium roqueforti	娄地青霉菌
penis	阴茎
pentanoic acids	戊酸
peptide histidine isoleucine	组异肽
pericardial fluid	心包液
pericardial space	心包间隙
perimetry	视野检查
peripheral arteries	外周动脉
peripheral vascular system	周围血管系统
peripheral vessels	外周血管
peritonea tube	腹膜管
peritoneal drain	腹膜引流
peritoneal fluid	腹水
peritoneal space	腹膜间隙
peritoneoscopy	腹膜镜检
peritoneovenous shunt	腹腔静脉分流
peritoneum	腹膜
permanent mount	永久装片
peroxidase stain	过氧化物酶染色
petrous bone	颞骨岩部
phage lysis	噬菌体裂解
pharmacy	药学
pharynx	咽部
phenylalanine	苯丙氨酸
phenylketones	苯丙酮类
phenyllactate	苯乳酸
phenylpropionylglycine	苯丙酰甘氨酸
phoma betae	甜菜茎点霉
phoma herbarum	草茎点霉
phoma sp	茎点霉
phoropter	综合屈光检查仪
phosphatidylglycerol	磷脂酰甘油

phosphatidylinositol	磷脂酰肌醇
phosphoenolpyruvate carboxykinase	磷酸烯醇丙酮酸羧激酶
phosphoethanolamine	磷酸乙醇胺
phosphofructokinase	磷酸果糖激酶
phosphoglucomutase	磷酸葡萄糖变位酶
phosphoglycerate kinase	磷酸甘油酸酯激酶
phosphoglyceromutase	磷酸甘油变位酶
phospholipid	磷脂
phospholipid phosphorus	磷脂磷
phosphorylase kinase	磷酸化酶激酶
phosphoserine	磷酸丝氨酸
phototungstic acid hematoxylin(ptah)stain	磷乌酸苏木精染色
physician	医师
picornavirus	微小核糖核酸病毒
pigmentation	色素沉着
pinworm exam	蛲虫检查
pipecolate	哌啶酸
placenta	胎盘
plant	植物
plasma	血浆
plasma venous	静脉血浆
plasmodium falciparum	恶性疟原虫
plasmodium malariae	三日疟原虫
plasmodium ovale	卵形疟原虫
plasmodium vivax	间日疟原虫
plastic surgery	整形外科学
plated agglutination	血小板凝集试验
platelet aggregation	血小板聚集
platelet poor plasma	贫血小板血浆
platelet rich plasma	富含血小板血浆
plethysmograph. body box	人体体积描记箱
pleural fluid	胸水
pleural space	胸膜腔
pneumocystis jiroveci	金罗维氏肺孢子虫
pneumocystis sp	肺囊虫
podiatry	足医术
polio virus	脊髓灰质炎病毒
polyacrylamide gel electrophoresis(page)	聚丙烯酰胺凝胶电泳
polyethylene glycol(peg)	聚乙二醇
polysomnography	多导睡眠描记仪
polyunsaturated fatty acids	多不饱和脂肪酸
popliteal artery	腘窝
porcine adenovirus	猪腺病毒
porcine circovirus	猪环状病毒
porcine enterovirus	猪肠道病毒
porcine parvovirus	猪细小病毒
porcine reproductive and respiratory syndrome virus	猪生殖与呼吸综合征病毒

porcine respiratory coronavirus	猪呼吸道冠状病毒
porcine rotavirus	猪轮状病毒
porphobilinogen deaminase	胆色素原脱氨酶
porphobilinogen synthase	胆色素原合成酶
portal vein	门静脉
position	部位
position emmision topography(pet)	正电子发射断层扫描(PET)
posterior fossa	后窝
potassium ferrocyanide stain	亚铁氰化钾染色
powassan virus	波瓦桑病毒
predefined list of codes	预制代码列表
predicted	预测值
pregnancy related	妊娠相关
pregnanediol	孕二醇
pregnanetriol	孕三醇
pregnanetriolone	三羟基孕酮
pregnenolone	孕烯醇酮
preputial wash	包皮冲洗
prewarmed	预热
principal name	主名
prion protein	朊病毒蛋白质
probe with amplification	扩增探针
procalcitonin	降钙素原
progesterone	孕酮
progesterone free	游离型孕酮
progesterone receptor	孕酮受体
proinsulin	胰岛素原
prolactin	催乳激素
proline dipeptidase	脯氨酸二肽酶
property measured	受检属性
propionyl coa carboxylase	丙酰辅酶 A 羧化酶
propionylglycine	丙酰甘氨酸
prorenin	肾素原
prostate	前列腺
prostate adenoma	前列腺腺瘤
prostate tumor	前列腺肿瘤
protein kinase	蛋白质激酶
protheca	原胞管
protocol	方案
prussian blue stain	普鲁士蓝染色
pseudomonas aeruginosa	绿脓杆菌
pseudorabies virus	假狂犬病病毒
psychiatric	精神病学
psychiatry	精神病学
psychology	心理学
pudendal artery. internal	阴部内动脉
pulmonary arteries	肺动脉

pulmonary system	肺系
pulmonary valve	肺动脉瓣
pulmonary vasculature	肺血管系统
pulmonary wedge	肺楔形
pulmonic valve	肺动脉瓣
pulse oximetry	脉冲血氧定量法
punctuation	标点符号
pupil	瞳孔
purine nucleoside phosphorylase	嘌呤核苷磷酸化酶
pus	脓液
pylorus	幽门
pyridinoline	吡啶啉
pyruvate carboxylase	丙酮酸羧化酶
pyruvate dehydrogenase	丙酮酸脱氢酶
pyruvate kinase	丙酮酸激酶
pyruvate oxidase	丙酮酸氧化酶

Q

quality audit marker	质量审核指标
quantitative	定量型
quantitative counts	定量性计数
quantitative test	定量试验
quick method	快速法
quinacrine fluorescent stain	阿的平荧光染色

R

rabies virus	狂犬病病毒
race	种族
radial artery	桡骨动脉
radiation	放射
radioimmunoassay(ria)	放射免疫分析
radioimmunoprecipitation assay(ripa)	放射免疫沉淀反应
radiology	放射学
radius diaphysis	桡骨干
rapid agglutination	快速凝集反应
rapid stain	快速染色
rapid test	快速试验
rash	皮疹
raw milk	生鲜奶
reagent	试剂
rearrangements	重排
rebreathing	再呼吸
recreational therapy	娱乐疗法
rectum	直肠
red blood cells	红细胞
rees-ecker	里埃法血小板计数
reference beat	心搏正常参考值

reference document	参考文献
reference lab test	实验室检查正常参考值
reference range	参考值范围
referral source	转诊来源
reflex tests	级联试验
refraction	屈光
refraction measurements	屈光度测量
refractometry	屈光计检查
regenstrief loinc mapping assistant，relma	对照辅助程序
regional of interest	感兴趣区
registry message	挂号消息
regulatory document	规范文档
rehabilitation	康复治疗
renal artery	肾动脉
renal vein	肾静脉
renal vessel	肾血管
renal vessels bilateral	双侧肾脏血管
renin	肾素
reovirus	呼肠孤病毒
reponsible party	责任主体
report	报告
reported estimated values	估计报告值
reported measured values	测量报告值
reporting threshold	报告阈值
reproductive system	生殖系统
respiratory	呼吸
respiratory mycoplasma	呼吸道支原体
respiratory syncytial virus	呼吸道合胞病毒
respiratory system	呼吸系统
respiratory system alveolus	肺泡
respiratory therapy	呼吸治疗
restricted vocabulary	约束性词汇表
restriction fragment length polymorphysm(rflp)	限制性片段长度多态性(RFLP)
reticulin stain	网硬蛋白染色
reticulocytes	网织红细胞
reticuloendotheliosis virus	成血细胞综合征病毒
retina	视网膜
retinal artery	视网膜动脉
retinal laser photocoagulaton	视网膜激光光凝
retrovirus	逆转录病毒
rfc assessment	RFC 评估
rheumatology	风湿病学
rhinovirus	鼻病毒
rhizomucor pusillus	微小根毛霉
rhizomucor sp	根毛霉
rhizopus arrhizus	无根根霉菌
rhizopus nigricans	黑色根霉菌

rhizopus sp	根霉菌
rhodamine stain	若丹明染色
rhodamine-auramine fluorochrome stain	若丹明-金胺荧光染色
rhodococcus equi	马红球菌
ribonuclease	核糖核酸酶
ribs	肋骨
rickettsia honei	弗诺立克次体
rickettsia sibirica	西伯利亚立克次体
rickettsia sp	立克次体
rickettsia spotted fever group	斑点热群立克次体
rickettsia typhus group	斑疹伤寒群立克次体
rift valley fever virus	地方兽疫性肝炎病毒
rinderpest virus	牛瘟病毒
ring agglutination	环状凝集反应
rodent substrate	啮齿类底物
roman numerals	罗马数字
rosette test	花环试验
ross river virus	罗斯河病毒
rotavirus	轮状病毒
rubella virus	风疹病毒

S

saccharomonospora viridis	绿色糖单孢菌
saccharopolyspora rectivirgula	直杆糖多孢菌
sacroiliac joint	骶髂关节
sacrum	骶骨
safranin stain	碱性藏红
sagittal sinus vein	矢状窦静脉
saint louis encephalitis virus	圣路易脑炎病毒
saline	盐水
saliva spiral colon	结肠螺旋襻唾液
salivary gland	唾液腺
salivary gland fna	唾液腺细针穿刺标本
salmonella abortus	流产沙门菌
salmonella arizonae	亚利桑那沙门菌
salmonella enteritidis	肠炎沙门菌
salmonella gallinarum	鸡沙门菌
salmonella paratyphi	副伤寒沙门菌
salmonella pullorum	鸡瘟沙门菌
salmonella sp	沙门菌
salmonella typhi	伤寒沙门菌
salmonella typhimurium	鼠伤寒沙门菌
sarcocystis neurona	神经元肉孢子虫
sarcoptes scabiei	疥螨
sarcosine	肌氨酸
scale	标尺
scalp	头皮

scapula	肩胛骨
schistosoma haematobium	埃及血吸虫
schistosoma japonicum	日本血吸虫
schistosoma mansoni	曼氏血吸虫
schistosoma sp	裂体吸虫
schmorl stain	施莫尔染色
scientific name	学名
sclera	巩膜
screening test	筛查试验
scrotum	阴囊
sedimentation rate methods	沉降率检查方法
seizure activity	癫痫活动
sella turcica	蝶鞍
semantics	语义学
semen	精液
semliki forest virus	塞姆利基森林病毒
senior review	上级审核
sense of touch	触觉
separate components	单独成分
separate observations	单项指标
serial ring agglutination	系列环状凝集反应
serine	丝氨酸
serpulina hyodysenteriae	猪痢疾密螺旋体
serum	血清
sheep cell agglutination	绵羊细胞凝集试验
shell vial culture	快速组织培养法
shigella boydii	鲍氏志贺菌
shigella dysenteriae	痢疾志贺菌
shigella flexneri	福氏志贺菌
shigella sonnei	宋内志贺菌
shigella sp	志贺菌
shoulder	肩
shoulder vessels	肩血管
shunt	分流管
sibling	同胞
silver stain	银染色
sindbis virus	辛德比斯病毒
sinus	窦
skeletal system	骨骼系统
skilled nursing treatment plan	熟练护理治疗计划
skin	皮肤
skin fold	皮褶厚度
skin melanoma	皮肤黑色素瘤
skin scar	皮肤瘢痕
skin tests	皮肤试验
slide agglutination	玻片凝集反应
slow mycobacteria susceptibility	慢分枝杆菌敏感性试验

small bowel	小肠
small intestine tissue	小肠组织
smear	涂片
snowshoe hare virus	雪鞋野兔病毒
social service	社会公益服务
social work	社会工作
sodium urate crystals	尿酸钠结晶
soft tissue	软组织
solubility test	溶出试验
somatic cells	体细胞
somatostatin	生长抑素
somatotropin	生长激素
somatotropin releasing hormone	生长激素释放激素
specific volume	比容
specimen	标本
spectrophotometry	分光光度法
speech therapy	言语矫治
speech therapy treatment	言语矫治治疗
spermatazoa	精子
spinal canal	椎管
spinal subarachnoid space	脊髓蛛网膜下腔
spine	脊柱
spine cervical facet joint	颈椎小关节
spine lumbar facet joint	腰椎小关节
spine lumbar space	腰椎间隙
spine thoracic facet joint	胸椎小关节
spine thoracolumbar	胸腰椎
spine thoracolumbar junction	胸腰段脊柱
spine vessels	脊柱血管
spiral colon	结肠螺旋襻
spirillum minus	鼠咬热螺旋体
spirometry	肺活量测定法
spleen	脾脏
splenic artery	脾动脉
splenic vein	脾静脉
sporothrix schenckii	申克孢子丝菌
sport	运动
spun	旋转离心
sputum	痰
sputum tracheal aspirate	支气管吸痰
stains	染色试验检查
stains	染色
standardized test	标准化试验
staphylococcus aureus	金黄色葡萄球菌
stated	宣称
stent	支架
sterile body fluid culture	无菌体液培养

sternoclavicular joint	胸锁关节
sternum	胸骨
sticky tape for environmental fungus	环境真菌粘性胶带
stool	大便
strength	强度
streptobacillus moniliformis	念珠状链杆菌
streptobacillus sp	链杆菌
streptococcus pneumoniae	肺炎链球菌
streptococcus suis	猪链球菌
streptococcus. beta-hemolytic	β溶血性链球菌
streptomyces proteinase	链霉菌蛋白酶
stress study	负荷检查
strongyloides stercoralis	粪类圆线虫
subclass	子类
subclavian artery	锁骨下动脉
suberylglycine	环庚基甘氨酸
submandibular fna	颌下细针穿刺标本
submandibular gland. left	左颌下腺
subrachnoid drain	蛛网膜下引流
subsequent cancer rx	继发癌症治疗
substance abuse	某物质滥用
substance p	P 物质
subtyping	亚型鉴定
succinate cytochrome c reductase	琥珀酸细胞色素 C 还原酶
succinate dehydrogenase	琥珀酸脱氢酶
succinic semialdehyde dehydrogenase	琥珀酸半醛脱氢酶
succinylacetone	琥珀酰丙酮
succinyladenosine	琥珀酸腺苷
succinylpurine	琥珀酰嘌呤
sucrase	蔗糖酶
sudan ⅲ stain	苏丹Ⅲ染色
sudan Ⅳ stain	苏丹Ⅳ染色
sudan black stain	苏丹黑染色
sulfatidase	硫苷脂酶
sulfhemoglobin	硫血红蛋白
sulfite oxidase	亚硫酸盐氧化酶
sulfocysteine	硫半胱胺酸
summary data	汇总性数据
super system	超体系
super system source	超体系来源
superficial tissue	浅表组织
superificial muscle	浅层肌肉
superior mesenteric artery	肠系膜上动脉
superior mesenteric vein	肠系膜上静脉
superior vena cava	上腔静脉
superoxide dismutase	超氧化物歧化酶
superscripts	上标

supravital stain	超活体染色
surfactant	表面活性剂
surgery	手术
surgical pathology	外科病理学
surgical procedures history	手术史
surgical site	手术部位
survery instruments	测量仪器
susceptibility	易感性
susceptibility methods	敏感性试验方法
sweat	出汗
swin vesicular disease virus	猪水疱病病毒
swine influenza virus	猪流感病毒
synaptophysin	突触素
synovial drain	滑液引流
synovial fluid	滑液
systemic vasculature	全身血管系统

T

taenia hydatigena	水泡绦虫
taenia solium larvae	猪带绦虫幼虫
talus	距骨
tape measure	卷尺
tartrated inhibited	酒石酸抑制
tartrate-resistant acid phosphatase stain	抗酒石酸酸性磷酸酶染色
taurine	牛磺酸
taylorella equigenitalis	马生殖器泰勒菌
taylorella sp	泰勒菌
tear	眼泪
temporal bones	颞骨
temporomandibular joint	颞下颌关节
terminal deoxynucleotidyl transferase stain	末端核苷酸转移酶染色
terminal deoxyribonucleotidyl transferase	末端脱氧核糖核酸转移酶
terminology	术语学
terms	术语
test dictionary	检验项目字典
test strip	试纸条
testicle	睾丸
testosterone	睾酮
tetrachrome stain	四色染色
tetrahydroaldosterone	四氢醛固酮
tetrahydrocorticosterone	四氢皮质甾酮
tetrahydrocortisol	四氢皮质醇
tetrahydrodeoxycortisol	四氢脱氧皮质醇
theileria annulata	环形泰勒虫
theileria equi	马泰勒虫
theileria mutans	突变泰勒虫
theileria parva	小泰勒虫

theileria sp	泰勒虫
thermoactinomyces	热放线菌
thermoactinomyces candidus	纯白嗜热放线菌
thermoactinomyces sacchari	弯曲高温单孢菌
thermoactinomyces vulgaris	普通高温放线菌
thermophilic actinomycetes colony count	嗜热放线菌集落计数
thermophilic actinomysetes	嗜热放线菌
thigh	大腿
thigh vessels	大腿血管
thin layer chromatography(tlc)	薄层色谱法
thioflavine-s stain	甲基脱硫氢对甲苯胺磺酸-S 染色
thiopurine methyltransferase	硫嘌呤甲基转移酶
third-party payers	第三方赔付者
thoracic	胸
thoracic outlet	胸廓出口
thoracic outlet vessels	胸廓上口血管
thoracic surgery	胸科手术
thorax	胸部
threonine	苏氨酸
throat	咽喉
thrombocyte	血小板
thumb	拇指
thymidine phosphorylase	胸腺嘧啶核苷磷酸化酶
thyroglobulin	甲状腺球蛋白
thyroid	甲状腺
thyroid stimulating immunoglobulins	甲状腺刺激性免疫球蛋白
thyrotropin	促甲状腺激素
thyroxine	甲状腺素
tibia diaphysis	胫骨干
tibioperoneal arteries	胫腓动脉
tibioperoneal vessels	胫腓骨血管
tiglylglycine	甲基巴豆酰甘氨酸
time aspect	时间特征
timed measurements	定时性指标
tissue	组织
tnm classsification	TNM 分期
toenail	趾甲
toes	脚趾
toluidine blue o stain	甲苯胺蓝 O 染色
tongue	舌
tonometry measurements	眼压测量
tooth	牙齿
torovirus	环曲病毒
total parental nutrition	全胃肠外营养
toxic plant	有毒植物
toxicology methods	毒理学方法
toxocara canis	犬弓蛔虫

toxoplasma gondii	鼠弓形体
toxoplasma sp	弓浆虫
trachea	气管
trans-cinnamoylglycine	反式-肉桂酰甘氨酸
transcutaneous monitor	经皮肤监视器
transketolase	转酮醇酶
translocations	基因易位
transmissible gastroenteritis virus	传染性肠胃炎病毒
treatment plan	治疗计划
trehalase	海藻糖酶
treponema pallidum	苍白密螺旋体
treponema sp	密螺旋体
triacylglycerol lipase	三酰基甘油脂肪酶
triceps	三头肌
trichinella sp	毛线虫
trichinella spiralis	旋毛虫
trichoderma sp	木霉
trichoderma viride	绿色木霉
trichomonas sp	毛滴虫
trichophyton mentagrophytes	须疮癣菌
trichophyton reaction wheal	发癣菌反应疹块
trichrome stain	三色染色
tricuspid valve	三尖瓣
triglyceride	甘油三酯
triiodothyronine	三碘甲状腺原氨酸
trinucleotide repeats	三核苷酸重复序列
triokinase	丙糖激酶
triosephosphate isomerase	磷酸丙糖异构酶
tripeptide aminopeptidase	三肽氨基肽酶
trisomy repeats	三体重复
tritrichomonas foetus	胎儿三毛滴虫
tritrichomonas foetus reaction wheal	胎儿三毛滴虫反应疹块
trivittatus virus	特里费塔图斯病毒
tropheryma whippelii	革兰阳性棒状杆菌
trunk	躯干
tryptase	类胰蛋白酶
tryptophan	色氨酸
tube	导管
tube agglutination	试管凝集
tube or drain	导管或引流
tuberculosis reaction wheal	结核病反应疹块
tumor	肿瘤
tumor registry	肿瘤登记
turkey enteritis coronavirus	火鸡肠炎冠状病毒
type of method	方法类型
type of scale	标尺类型
tyrosine	酪氨酸

tyrosine aminotransferase	酪氨酸氨基转移酶

U

ubiquinone 10	泛醌 10
ulcer	溃疡
ulna diaphysis	尺骨干
ulnar artery	尺动脉
ultrasound	超声
umbilical artery	脐动脉
umbilical cord	脐带
universal test identifier	通用试验标识符
unknown substance	不明物质
upper arm	上臂
upper extremity artery	上肢动脉
upper extremity vein	上肢静脉
upper extremity vessel	上肢血管
upper extremity vessel graft	上肢血管移植物
upper extremity vessels	上肢血管
upper gastrointestine & small bowel	上胃肠道和小肠
upper gl tract	上消化道
upper joint	关节上部
uracil	尿嘧啶
urate	尿酸
urate dihydrate crystals	尿酸二水合物结晶
ureaplasma	脲原体
ureaplasma urealyticum	解脲支原体
urethra	尿道
uridyl transferase	尿苷酰基转移酶
urinalysis testing	尿液分析检测
urinary bladder	膀胱
urinary bladder arteries	膀胱动脉
urinary tract	尿路
urine	尿液
urine collection method	尿液收集方法
urine components	尿液成分
urine sediment	尿沉渣
urine tube	尿管
urogenital specimens	泌尿生殖道标本
urology	泌尿外科
urology studies & measures	泌尿科检查和指标
urology us panels	泌尿科超声 医嘱组
uroporphyringogen iii synthase	尿卟啉原Ⅲ合成酶
uroporphyrinogen decarboxylase	尿卟啉原脱羧酶
usual occupationalationa hx	普通职业既往史
uterine artery	子宫动脉
uterus	子宫
utilization review	效用复审

V

vaccination records	接种记录
vaccine	疫苗
vaccinia virus	常见正痘病毒
vagina	阴道
valerates	戊酸
valerylglycine	戊酰甘氨酸
valine	缬氨酸
vancomycin resistant enterococcus	耐万古霉素肠球菌
vanillylmandelate	香草扁桃酸
varicella zoster virus	带状疱疹病毒
variola virus	类天花病毒
vas deferens	输精管
vascular surgery	血管外科
vascular system	血管系统
vasoperssin	加压素
vein	静脉
venezuelan equine encephalitis virus	委内瑞拉马脑炎病毒
venous	静脉
venous central	中心静脉
ventilator	呼吸机
ventilator alarm	呼吸机报警
ventilator circuit	呼吸机管道
ventilator intermittent mandatory	间歇指令性呼吸机
ventilator neonatal	新生儿呼吸机
ventilator servo	伺服呼吸机
ventilator synchronized intermittent mandatory	同步间歇指令性呼吸机
verotoxin	志贺样毒素
vesicular stomatitis virus	水疱性口炎病毒
vessel	血管
vessel intracranial	颅内血管
veterinary	兽医
viability count	存活计数
vibrio cholera	霍乱弧菌
vibrio parahaemolyticus	副溶血性弧菌
vibrio sp	弧菌
viral genotype susceptibility	病毒基因型敏感性试验
viral hemorrhagic disease virus	病毒性出血性疾病病毒
viral inclusion bodies	病毒包涵体
viral phenotypep susceptibility	病毒表型敏感性试验
viral sequencing	病毒序列测定
viral subtyping	病毒分型
virus	病毒
visceral artery	内脏动脉
visual count	人工计数
visual field	视野

visual sensory	视觉
vital signs	生命体征
vitreous body	玻璃体
vitreous fluid	玻璃体液
volume	容积
volume planimetry	通气量求积法
vomitus	呕吐物

W X Y Z

waist	腰部
warm absorption	温吸收
warm incubation	温孵化
water	水
weighing device	衡器
west nile virus	西尼罗病毒
westergren	韦斯特格伦法
western equine encephalitis virus	西方马脑炎病毒
wet preparation	湿式制备
whey	乳清
white blood cells	白细胞
wound	创伤
wound drain device	伤口引流设备
wound shallow	浅表创伤
wrght stain	瑞氏染色
wright giemsa stain	瑞氏姬姆萨染色
wrist	腕
wrist artery	腕动脉
wrist vessels	腕部血管
wuchereria bancrofti	斑氏线虫
xanthine	黄嘌呤
yeast	酵母菌
yellow fever virus	黄热病病毒
yersinia enterocolitica	小肠结肠炎耶尔森菌
yersinia pestis	鼠疫耶尔森菌
yersinia pseudotuberculosis	假结核病耶尔森菌
yersinia sp	耶尔森菌
yolk sac	卵黄囊
zygomatic arch	颧弓